Inhalt

I	Grundlagen	1
1	Pathologie: Aufgaben und Methoden	3
2	Zell- und Gewebereaktionen	21
3	Entzündung	43
4	Pathologische Immunreaktionen	75
5	Angeborene genetische Erkrankungen	113
6	Tumorerkrankungen	123
7	Kreislauferkrankungen	171

II	Klinische Pathologie	199
8	Zentrales Nervensystem	201
9	Peripheres Nervensystem	265
10	Skelettmuskulatur	271
11	Auge	277
12	Ohr	291
13	Hypophyse	295
14	Schilddrüse	303
15	Nebenschilddrüsen	323
16	Nebennieren	329
17	Disseminiertes neuroendokrines System	343
18	Polyglanduläre Störungen	351
19	Herz	357
20	Gefäße	395
21	Blut und Knochenmark	415
22	Lymphatisches System	439
23	Obere Atemwege	467
24	Lunge	475
25	Pleura	515
26	Mundhöhle, Zähne und Speicheldrüsen	521
27	Ösophagus	545
28	Magen	555
29	Duodenum	567
30	Jejunum und Ileum	571
31	Appendix	589
32	Kolon, Rektum und Analkanal	595
33	Leber und intrahepatische Gallenwege	623
34	Gallenblase und extrahepatische Gallenwege	667
35	Pankreas	675
36	Peritoneum	685
37	Niere	693
38	Ableitende Harnwege	721
39	Männliche Geschlechtsorgane	729
40	Weibliche Geschlechtsorgane	751
41	Schwangerschaft, Perinatalperiode und Kindesalter	787
42	Mamma	811
43	Haut	827
44	Knochen	851
45	Gelenke	881
46	Weichgewebe	899
47	Stoffwechselerkrankungen	913
48	Erregerbedingte Erkrankungen	933
49	Fremdmaterialimplantate	971
50	Transplantationspathologie	977
51	Umweltbedingte Erkrankungen	987

Böcker Denk Heitz Höfler Kreipe Moch
Pathologie

Mit Beiträgen von

T. Aigner
K. Amann
H. A. Baba
G. Baretton
W. Böcker
R. M. Bohle
A. Bornemann
M. Brockmann
E. Bruder
L. Bubendorf
G. Cathomas
H. Denk
H.-P. Dienes
M. Dietel
A. C. Feller
F. Fend
H. E. Gabbert
A. Gaspert
S. Gattenlöhner
M. Glatzel
M.-L. Hansmann
A. Hartmann
S. Hauptmann
I. Hegyi
Ph. U. Heitz
F. Heppner
G. Höfler
H. K. Höfler
F. Hofstädter

G. A. Holländer
B. A. Imhof
S. Ihrler
W. Jochum
G. Jundt
R. Kain
D. Kerjaschki
T. Kirchner
C. J. Kirkpatrick
G. Klöppel
R. Knüchel-Clarke
P. Komminoth
D. Kotzot
M. Krismann
H. Kreipe
G. Kristiansen
H. M. Kvasnicka
C. Lackner
C. Langner
S. Lax
I. Leuschner
T. Löning
A. Marx
P. Meyer
G. Mikuz
H. Moch
P. Möller
R. Moll
C. Müller

M. Neumann
F. Offner
A. Perren
I. Petersen
H. Popper
M. Prinz
N. Probst-Hensch
C. Röcken
A. Rosenwald
G. Sauter
P. Schirmacher
K. W. Schmid
B. Sipos
G. A. Spinas
A. Soltermann
T. Stallmach
P. Ströbel
A. Tannapfel
M. Tolnay
M. Trauner
E. Wardelmann
A. Weber
O. D. Wiestler
J. Wohlschläger
K. Zatloukal
B. Zelger
D. Zimmermann
A. zur Hausen

Böcker · Denk · Heitz · Höfler · Kreipe · Moch

Pathologie

5., vollständig überarbeitete Auflage

Herausgegeben von: W. Böcker, H. Denk, Ph. U. Heitz, G. Höfler, H. Kreipe, H. Moch
Koordination: Ph. U. Heitz

Mit 1.340 meist farbigen Abbildungen und rund 150 Tabellen

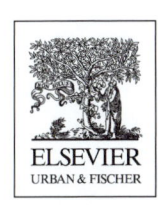

ELSEVIER
URBAN & FISCHER

URBAN & FISCHER München

Zuschriften an:
Elsevier GmbH, Urban & Fischer Verlag, Hackerbrücke 6, 80335 München
medizinstudium@elsevier.de

Wichtiger Hinweis für den Benutzer
Die Erkenntnisse in der Medizin unterliegen laufendem Wandel durch Forschung und klinische Erfahrungen. Herausgeber und Autoren dieses Werkes haben große Sorgfalt darauf verwendet, dass die in diesem Werk gemachten therapeutischen Angaben (insbesondere hinsichtlich Indikation, Dosierung und unerwünschter Wirkungen) dem derzeitigen Wissensstand entsprechen. Das entbindet den Nutzer dieses Werkes aber nicht von der Verpflichtung, anhand weiterer schriftlicher Informationsquellen zu überprüfen, ob die dort gemachten Angaben von denen in diesem Werk abweichen und seine Verordnung in eigener Verantwortung zu treffen.
Für die Vollständigkeit und Auswahl der aufgeführten Medikamente übernimmt der Verlag keine Gewähr.
Geschützte Warennamen (Warenzeichen) werden in der Regel besonders kenntlich gemacht (®). Aus dem Fehlen eines solchen Hinweises kann jedoch nicht automatisch geschlossen werden, dass es sich um einen freien Warennamen handelt.

Bibliografische Information der Deutschen Nationalbibliothek
Die Deutsche Nationalbibliothek verzeichnet diese Publikation in der Deutschen Nationalbibliografie; detaillierte bibliografische Daten sind im Internet über http://www.d-nb.de/ abrufbar.

Alle Rechte vorbehalten
5. Auflage 2012
© Elsevier GmbH, München
Der Urban & Fischer Verlag ist ein Imprint der Elsevier GmbH.

12 13 14 15 16   5 4 3 2 1

Für Copyright in Bezug auf das verwendete Bildmaterial siehe Abbildungsnachweis.
Das Werk einschließlich aller seiner Teile ist urheberrechtlich geschützt. Jede Verwertung außerhalb der engen Grenzen des Urheberrechtsgesetzes ist ohne Zustimmung des Verlages unzulässig und strafbar. Das gilt insbesondere für Vervielfältigungen, Übersetzungen, Mikroverfilmungen und die Einspeicherung und Verarbeitung in elektronischen Systemen.

Um den Textfluss nicht zu stören, wurde bei Patienten und Berufsbezeichnungen die grammatikalisch maskuline Form gewählt. Selbstverständlich sind in diesen Fällen immer Frauen und Männer gemeint.

Planung: Dr. rer. nat. Katja Weimann, Dr. Konstanze Knies
Lektorat: Bettina Lunk, Susanne Szczepanek
Redaktion: Martin Kortenhaus, www.mt-m.de
Herstellung: Petra Laurer, Andrea Mogwitz, München
Satz: abavo GmbH, Buchloe/Deutschland; TnQ, Chennai/Indien
Druck und Bindung: Printer Trento, Trento/Italien
Umschlaggestaltung: SpieszDesign, Neu-Ulm

ISBN Print   978-3-437-42384-0
ISBN e-Book 978-3-437-59051-1

Aktuelle Informationen finden Sie im Internet unter **www.elsevier.de** und **www.elsevier.com**

Vorwort

Tempora mutantur, nos et mutamur in illis.

Die Zeiten ändern sich…

Der zunehmend raschere Fortschritt und die tief greifenden Veränderungen in den „life sciences" sind beeindruckend. Seit dem Beginn unserer Arbeiten an der 1. Auflage des Buches „Pathologie" vor ungefähr 22 Jahren wurde eine Reihe grundlegend neuer diagnostischer und therapeutischer Verfahren auf allen Gebieten der Medizin erfolgreich eingeführt. Prädiktion, Prävention sowie Effizienz der medizinischen Behandlung wurden wesentlich verbessert und führen zu einer längeren, gesunden Lebenszeit und zu einer erhöhten Lebensqualität von Patienten.

Neue Technologien – wie beispielsweise synthetische Biologie, Nanotechnologie – stehen bereits vor der Tür. Es eröffnen sich nun Visionen neuer Gesamtkonzepte in der Medizin. So wird beispielsweise das Konzept „Personalisierte Medizin" als eine wichtige Strategie zur Reform des Gesundheitswesens aufgefasst, die ein Modell für eine qualitativ verbesserte medizinische Versorgung zu tragbaren Kosten ermöglichen soll. Bei der Umsetzung werden Techniken zur Entschlüsselung des menschlichen Genoms, Transkriptoms, Proteoms, Metaboloms, Lipidoms, Mikrobioms, Epigenoms ebenso wie eine wesentlich komplexere Informationstechnologie als heute von entscheidender Bedeutung sein. Es versteht sich, dass dieses Konzept eine Reihe ethischer, legaler und sozialer Fragestellungen aufwirft, die gelöst werden müssen.

Diese Entwicklungen verändern nicht nur das Verhältnis Arzt – Patient grundlegend. Ebenso dramatisch sind ihre Auswirkungen auf die Vermittlung des Wissens in Aus-, Weiter- und Fortbildung.

Was bleibt bestehen?

Unser grundlegendes Anliegen ist es weiterhin, den Wissensdrang sowie die Motivation lebenslangen Lernens zu stimulieren. Wir haben wiederum versucht, dieses Ziel mit Hilfe einer möglichst lebendigen, sachlich richtigen Vermittlung biologischer Grundlagen für Entstehung und Ablauf menschlicher Erkrankungen zu erreichen.

Was ist neu?

Im Rahmen des Versuchs, den oben genannten Entwicklungen Rechnung zu tragen, haben wir das Team nochmals um 2 jüngere Herausgeber erweitert. Diese 5. Auflage wartet mit einem wiederum gründlich überarbeiteten und aktualisierten Inhalt auf, dem auch durch das neue Cover-Design und dem moderneren Layout Rechnung getragen wird.

Das Buch wird außerdem nicht nur in gedruckter Form vorliegen: Es wird in der Elsevier e-Library auch online verfügbar sowie als eBook erhältlich sein. Zusätzlich wird eine Galerie aller Bilder aus dem Buch in hoher Auflösung online zur Verfügung stehen.

Wir danken allen Autorinnen und Autoren für ihre wertvollen Beiträge und die stimulierenden Diskussionen. Die Zusammenarbeit mit den Mitarbeiterinnen und Mitarbeitern des Verlags Elsevier in München war während der gesamten, mitunter wegen des Umbruchs im gesamten Verlagswesen stürmischen, Vorbereitungszeit des Buches wiederum sehr anregend und freundschaftlich. Wir bedanken uns dafür bei Frau Dr. Dorothea Hennessen, Frau Dr. Katja Weimann und Frau Dr. Konstanze Knies sowie Alexandra Frntic, die für die Konzeption und Planung dieser Neuauflage verantwortlich sind sowie bei Frau Bettina Lunk, die die Umsetzung dieser neuen Auflage über 2 Jahre koordinierte, und bei Herrn Martin Kortenhaus für die sehr fundierte und gründliche Bearbeitung der Manuskripte.

Auch für die Arbeit an dieser 5. Auflage geht unser Dank an unsere Familien für ihre fortgesetzte Ermunterung und Unterstützung.

Werner Böcker, Helmut Denk, Philipp U. Heitz,
Gerald Höfler, Hans Kreipe, Holger Moch
im Sommer 2012

Aus dem Vorwort zur 1. Auflage

*Sichere Wahrheit erkannte kein Mensch
und wird keiner erkennen
Über die Götter und alle die Dinge,
von denen ich spreche.
Sollte einer auch einst die vollkommenste Wahrheit verkünden,
Wissen könnt´ er das nicht: Es ist
alles durchwebt von Vermutung.*

Xenophanes, um 500 v.Chr.

Eine wichtige Triebfeder des Fortschritts ist die Suche nach Erkenntnis. Erkenntnis ist aber nicht „sichere Wahrheit". Es ist daher nicht Ziel dieses Buches, „sichere" Wahrheit zu verkünden. Zu sehr ist das, was zum jeweiligen Zeitpunkt als „wahr" und „richtig" empfunden wird, vom Wissensstand und vom „Zeitgeist" abhängig.

Die Anliegen dieses neuen Pathologiebuches sind:
- den Weg zum Verständnis prinzipieller Mechanismen des „Krankhaften" im Vergleich zum „Normalen" auf der Basis aktueller wissenschaftlicher Erkenntnisse zu ebnen.
- Krankheitsbilder und Krankheitsabläufe systematisch und einfach darzulegen, dabei aber der Komplexität der Biologie gerecht zu werden und Schwarzweißmalerei zu vermeiden.
- Verständnis zu wecken für die Krankheit als dynamischer, aber doch nach Regeln ablaufender Prozess.
- die aktuellen morphologischen, biochemischen, genetischen und molekularbiologischen Informationen und klinisches Wissen zu integrieren.
- die Suche nach Erkenntnis als dynamischen Vorgang zu erleben, der nie abgeschlossen, sondern ebenso veränderbar ist, wie das zu Erkennende selbst.

Wir haben versucht, durch systematische Gliederung des Textes, gute Lesbarkeit, informative Bebilderung und zusammenfassende Tabellen der rasanten Zunahme des Wissens und damit auch den gestiegenen Anforderungen an Lehrende und Lernende gerecht zu werden. Auf klinisch-pathologische Korrelationen wurde besonderer Wert gelegt, im Sinne der heutigen Stellung der Pathologie als zentrale klinische Disziplin.

Die Kenntnis der Pathologie ist Voraussetzung für das Verständnis von Krankheiten, damit aber auch wichtig für die Interpretation der klinischen Symptomatik und für eine rationale (kausale) Therapie.

Oft (ja fast immer) betreffen krankhafte Zustände nicht nur ein Organ, sondern Organsysteme oder den ganzen Menschen. Dem wurde in organüberschreitenden Kapiteln Rechnung getragen. Überschneidungen und Wiederholungen sind daher durchaus beabsichtigt. Sie zeigen, daß Erkrankungen, wie in der täglichen ärztlichen Praxis auch, aus unterschiedlichen Blickwinkeln betrachtet werden können.

W. Böcker, H. Denk, Ph. U. Heitz
im November 1996

Autorenverzeichnis

Herausgeber

Prof. Dr. med. Werner Böcker
Albertinen-Krankenhaus
Institut für Pathologie
Fangdieckstraße 75a
22547 Hamburg

o. Univ.-Prof. Dr. med. Helmut Denk
Präsident der Österreichischen
Akademie der Wissenschaften
Österreichische Akademie der
Wissenschaften
Dr. Ignaz Seipel-Platz 2
A-1010 Wien

Prof. Dr. med. Philipp U. Heitz
Nagelfluh
Austraße 50
CH-8804 Au

Univ.-Prof. Dr. med. univ. Gerald Höfler
Medizinische Universität Graz
Institut für Pathologie
Auenbruggerplatz 25
A-8036 Graz

Prof. Dr. med. Hans Kreipe
Medizinische Hochschule Hannover
Institut für Pathologie
Carl-Neuberg-Str. 1
30625 Hannover

Prof. Dr. med. Holger Moch
UniversitätsSpital Zürich
Institut für Klinische Pathologie
Schmelzbergstr. 12
CH-8091 Zürich

Autoren

Prof. Dr. med. Thomas Aigner
Klinikum Coburg
Institut für Pathologie
Ketschendorfer Str. 33
96450 Coburg

Prof. Dr. med. Kerstin Amann
Universitätsklinikum Erlangen
Pathologisches Institut
Krankenhausstr. 8–10
91054 Erlangen

Prof. Dr. med. Hideo A. Baba
Universitätsklinikum Essen
Institut für Pathologie und
Neuropathologie
Hufelandstr. 55
45122 Essen

Prof. Dr. med. Gustavo Baretton
Universitätsklinik Carl G. Carus
Institut für Pathologie
Fetscherstr. 74
01307 Dresden

Prof. Dr. med. Rainer M. Bohle
Universitätsklinikum des Saarlandes
Institut für Allgemeine und
Spezielle Pathologie
Gebäude 26
Kirrberger Str. 10
66421 Homburg-Saar

Prof. Dr. med. Antje Bornemann
Universitätsklinik Tübingen
Institut für Pathologie und
Neuropathologie
Calwer Str. 3
72076 Tübingen

PD Dr. med. Michael Brockmann
Kliniken der Stadt Köln
Krankenhaus Merheim
Institut für Pathologie
Ostmerheimer Str. 208a
51109 Köln

PD Dr. med. Elisabeth Bruder
Universität Basel
Institut für Pathologie
Schönbeinstr. 40
CH-4031 Basel

Prof. Dr. med. Lukas Bubendorf
Institut für Pathologie
Universitätsspital Basel
Schönbeinstr. 40
CH-4031 Basel

Prof. Dr. med. Gieri Cathomas
Kantonsspital Liestal
Kantonales Institut für Pathologie
Mühlemattstr. 11
CH-4410 Liestal

Prof. Dr. med. Hans-Peter Dienes
Universität Köln
Medizinische Fakultät
Institut für Pathologie
Kerpener Str. 62
50924 Köln

Prof. Dr. med. Manfred Dietel
Charité – Universitätsmedizin Berlin
Institut für Pathologie
Charitéplatz 1
10117 Berlin

Prof. Dr. med. Alfred C. Feller
Universitätsklinikum
Schleswig-Holstein
Campus Lübeck
Institut für Pathologie
Ratzeburger Allee 160
23538 Lübeck

Prof. Dr. med. Falko Fend
Universitätsklinikum Tübingen
Institut für Pathologie
Liebermeisterstr. 8
72076 Tübingen

Prof. Dr. med. Helmut E. Gabbert
Universitätsklinikum Düsseldorf
Institut für Pathologie
Moorenstr. 5
40225 Düsseldorf

Dr. med. Ariana Gaspert
UniversitätsSpital Zürich
Institut für Klinische Pathologie
Schmelzbergstr. 12
CH-8091 Zürich

Prof. Dr. med. Stefan Gattenlöhner
Universitätsklinikum Giessen
Institut für Pathologie
Langhansstr. 10
35392 Gießen

Prof. Dr. med. Markus Glatzel
Universitätsklinikum Eppendorf
Institut für Neuropathologie
Martinistr. 52
20246 Hamburg

Prof. Dr. med. Martin-Leo Hansmann
Klinikum der J.-W.-Goethe-Universität
Senckenbergisches Institut für Pathologie
Theodor-Stern-Kai 7
60590 Frankfurt am Main

Prof. Dr. med. Arndt Hartmann
Universitätsklinikum Erlangen
Pathologisches Institut
Krankenhausstr. 8–10
91054 Erlangen

Prof. Dr. med. Steffen Hauptmann
Institut für Pathologie
Allgäu-Oberschwaben
Am Engelberg 33a
88239 Wangen im Allgäu

PD Dr. med. Ivan Hegyi
Inselspital Bern
Universitätsklinik für Dermatologie
Freiburgstr. Eingang 14 A–D
CH-3010 Bern

Prof. Dr. med. Frank Heppner
Charité – Universitätsmedizin Berlin
Institut für Neuropathologie
Charitéplatz 1
10117 Berlin

Prof. Dr. med. Heinz Karl Höfler
Technische Universität München
Institut für Allg. Pathologie und Pathologische Anatomie
Trogerstr. 18
81675 München

Prof. Dr. med. Ferdinand Hofstädter
Universität Regensburg
Institut für Pathologie
Franz-Josef-Strauß-Allee 11
93053 Regensburg

Prof. Dr. med. Georg A. Holländer
Universität Basel
Departement für Biomedizin
Mattenstr. 28
CH-4058 Basel

PD Dr. med. Stephan Ihrler
Labor für Dermatohistologie und Oralpathologie
Bayerstr. 69
80335 München

Prof. Dr. med. Beat A. Imhof
Université de Genève
Centre Médical Universitaire
Département de Pathologie et Immunologie
Rue Michel-Servet 1
CH-1211 Genève 4

Prof. Dr. med. Wolfram Jochum
Kantonsspital St. Gallen
Institut für Pathologie
Rorschacher Str. 95
CH-9007 St. Gallen

Prof. Dr. med. Gernot Jundt
Universitätsspital Basel
Institut für Pathologie
Schönbeinstr. 40
CH-4031 Basel

Ao. Univ.-Prof. PhD Dr. med. univ. Renate Kain
Medizinische Universität Wien
Institut für klinische Pathologie
Währinger Gürtel 18–20
A-1090 Wien

Univ. Prof. Dr. med. Donscho Kerjaschki, FRCP (Edin)
Universität Wien
Klinisches Institut für Pathologie
Währinger Gürtel 18–20
A-1090 Wien

Prof. Dr. med. Thomas Kirchner
Ludwig-Maximilians-Universität München
Pathologisches Institut
Thalkirchner Str. 36
80337 München

Prof. Dr. med. Dr. h. c. mult. C. James Kirkpatrick
Johannes-Gutenberg-Universität Mainz
Institut für Pathologie
Langenbeckstr. 1
55131 Mainz

Prof. Dr. med. Günter Klöppel
Technische Universität München
Institut für Allgemeine Pathologie und Pathologische Anatomie
Trogerstr. 18
81675 München

Prof. Dr. med. Ruth Knüchel-Clarke
Universitätsklinikum RWTH Aachen
Institut für Pathologie
Pauwelsstr. 30
52074 Aachen

Prof. Dr. med. Paul Komminoth
Stadtspital Triemli
Institut für Pathologie
Birmensdorferstr. 497
CH-8063 Zürich

PD Dr. med. Dieter Kotzot
Medizinische Universität Innsbruck
Sektion für Humangenetik
Department für Medizinische Genetik, Molekulare und Klinische Pharmakologie
Schoepfstr. 41
A-6020 Innsbruck

PD Dr. med. Michael Krismann
Ruhr-Universität Bochum
Institut für Pathologie und Zytologie
an der Augusta-Kranken-Anstalt
Zeppelinstr. 18
44791 Bochum

Prof. Dr. med. Glen Kristiansen
Universitätsklinikum Bonn
Institut für Pathologie
Siegmund-Freud-Str. 25
53123 Bonn

Prof. Dr. med. H. M. Kvasnicka
Johann-Wolfgang-Goethe-Universität
Frankfurt
Senckenbergsches Zentrum für
Pathologie
Theodor-Stern-Kai 7
60590 Frankfurt am Main

Ao. Univ.-Prof. Dr. med. univ. Carolin Lackner
Medizinische Universität Graz
Institut für Pathologie
Auenbruggerplatz 25
A-8036 Graz

Univ.-Doz. Dr. med. Cord Langner
Medizinische Universität Graz
Institut für Pathologie
Auenbruggerplatz 25
A-8036 Graz

Prim. Univ. Prof. Dr. med. Sigurd Lax
Landeskrankenhaus Graz West
Institut für Pathologie
Göstingerstr. 22
A-8020 Graz

Prof. Dr. med. Ivo Leuschner
Universitätsklinikum Schleswig-
Holstein, Campus Kiel
Institut für Pathologie
Sektion Kinderpathologie
Arnold-Heller-Str. 3 Haus 14
24105 Kiel

Prof. Dr. med. Thomas Löning
Albertinen-Krankenhaus
Institut für Pathologie
Fangdieckstr. 75a
22547 Hamburg

Prof. Dr. med. Alexander Marx
Universitätsklinikum Mannheim
Pathologisches Institut
Theodor-Kutzer-Ufer 1–3
68167 Mannheim

Prof. Dr. med. Peter Meyer
Universitätsspital Basel
Institut für Pathologie
Abteilung Neuro- und
Ophthalmopathologie
Mittlere Str. 91
CH-4031 Basel

O. Univ.-Prof. Dr. Gregor Mikuz
Medizinische Universität Innsbruck
Institut für Pathologie
Müllerstr. 44
A-6020 Innsbruck

Prof. Dr. med. Peter Möller
Universitätsklinikum Ulm
Institut für Pathologie
Albert-Einstein-Allee 23
89081 Ulm

Prof. Dr. med. Roland Moll
Philipps-Universität Marburg
Institut für Pathologie
Baldingerstr.
35043 Marburg

Prof. Dr. phil. nat., Ph. D. Christoph Müller
Universität Bern
Institut für Pathologie
Murtenstr. 31
CH-3010 Bern

Prof. Dr. med. Manuela Neumann
UniversitätsSpital Zürich
Institut für Neuropathologie
Schmelzbergstr. 12
CH-8091 Zürich

Prim. Univ.-Prof. Dr. Felix Offner
Akademisches Lehrkrankenhaus
Feldkirch
Institut für Pathologie
Carinagasse 47
A-6807 Feldkirch

Prof. Dr. med. Aurel Perren
Universität Bern
Institut für Pathologie
Murtenstr. 31
CH-3010 Bern

Prof. Dr. med. Iver Petersen
Universitätsklinikum Jena
Institut für Pathologie
Ziegelmühlenweg 1
07743 Jena

Univ.-Prof. Dr. med. univ. Helmuth Popper
Institut für Pathologie
Auenbruggerplatz 25
A-8036 Graz

Prof. Dr. med. Marco Prinz
Universitätsklinikum Freiburg
Institut für Pathologie
Abteilung für Neuropathologie
Breisacherstr. 64
79106 Freiburg

Prof. Dr. phil. II Ph. D. Nicole Probst-Hensch
Universität Basel
Schweizerisches Tropen- und
Public Health-Institut
Socinstr. 57
CH-4002 Basel

Prof. Dr. med. Christoph Röcken
Christian-Albrechts-Universität
zu Kiel
Institut für Pathologie
Arnold-Heller-Str. 3
24105 Kiel

Prof. Dr. med. Andreas Rosenwald
Institut für Pathologie
Julius-Maximilians-Universität
Würzburg
Josef-Schneider-Str. 2
97080 Würzburg

Prof. Dr. med. Guido Sauter
Universitätsklinikum
Hamburg-Eppendorf
Institut für Pathologie
Martinistr. 52
20246 Hamburg

Prof. Dr. med. Peter Schirmacher
Universität Heidelberg
Pathologisches Institut
Im Neuenheimer Feld 220/221
69120 Heidelberg

Univ.-Prof. Dr. med. Kurt Werner Schmid
Universitätsklinikum Essen
Institut für Pathologie und Neuropathologie
Hufelandstr. 55
45122 Essen

Prof. Dr. med. Bence Sipos
Universitätsklinikum Tübingen
Institut für Pathologie
Liebermeisterstr. 8
72076 Tübingen

PD Dr. med. Alex Soltermann
UniversitätsSpital Zürich
Institut für Klinische Pathologie
Schmelzbergstr. 12
CH-8091 Zürich

Prof. Dr. med. Giatgen A. Spinas
UniversitätsSpital Zürich
Klinik für Endokrinologie, Diabetologie
und Klinische Ernährung
Rämistr. 100
CH-8091 Zürich

Prof. Dr. med. Thomas Stallmach
Kantonsspital Graubünden
Institut für Pathologie und Rechtsmedizin
Loëstr. 170
CH-7000 Chur

Prof. Dr. med. Philipp Ströbel
Pathologisches Institut
Universitätsmedizin Mannheim
Ruprecht-Karls-Universität Heidelberg
Theodor-Kutzer-Ufer 1–3
68167 Mannheim

Prof. Dr. med. Andrea Tannapfel
Institut für Pathologie der
Ruhr-Universität Bochum
am Berufsgenossenschaftlichen
Universitätsklinikum Bergmannsheil
Bürkle-de-la-Camp-Platz 1
44789 Bochum

Prof. Dr. med. Markus Tolnay
Universitätsspital Basel
Institut für Pathologie
Abteilung für Neuro- und Ophthalmopathologie
Schönbeinstr. 40
CH-4031 Basel

Univ.-Prof. Dr. med. univ. Michael Trauner
Medizinische Universität Wien
Abteilung für Gastroenterologie und Hepatologie
Spitalgasse 23
A-1090 Wien

Prof. Dr. med. Eva Wardelmann
Universitätsklinikum Bonn
Institut für Pathologie
Sigmund-Freud-Str. 25
53127 Bonn

Prof. Dr. med. Achim Weber
UniversitätsSpital Zürich
Institut für Klinische Pathologie
Schmelzbergstr. 12
CH-8091 Zürich

Prof. Dr. med. Otmar D. Wiestler
Deutsches Krebsforschungszentrum (DKFZ)
Im Neuenheimer Feld 280
69120 Heidelberg

Priv.-Doz. Dr. med. Jeremias Wohlschläger
Universitätsklinikum Essen
Institut für Pathologie und Neuropathologie
Hufelandstr. 55
45122 Essen

Prof. Univ.-Prof. Dr. med. univ. Kurt Zatloukal
Medizinische Universität Graz
Institut für Pathologie
Auenbruggerplatz 25
A-8036 Graz

Ao. Univ.-Prof. Dr. med. Bettina Zelger
Medizinische Universität Innsbruck
Institut für Pathologie
Müllerstr. 44
A-6020 Innsbruck

Prof. Dr. sc. nat. Dieter Zimmermann
UniversitätsSpital Zürich
Institut für Klinische Pathologie
Schmelzbergstr. 12
CH-8091 Zürich

Prof. Dr. med. Axel zur Hausen
Maastricht University Medical Center
Department of Pathology
P. Debylaan 25
Postbus 5800
NL-6202 AZ Maastricht

In der Vorauflage unter Mitarbeit von

A. Aguzzi
(Kapitel 8)

K. Becker
(Kapitel 48)

M. Bopp
(Kapitel 1)

B. D. Bültmann
(Kapitel 7, 19 und 20)

K. Deuble-Bente
(Kapitel 11)

D. von Domarus
(Kapitel 11)

B. Eing
(Kapitel 48)

W. Fegeler
(Kapitel 48)

P. O. Fritsch
(Kapitel 42)

V. Hans
(Kapitel 8)

H. Herbst
(Kapitel 3, 22 und 48)

D. Katenkamp
(Kapitel 45)

S. Kriener
(Kapitel 21)

J. Lüttges
(Kapitel 34)

S. Mackensen-Haen
(Kapitel 7 und 19)

K.-M. Müller
(Kapitel 23, 24 und 49)

G. Niedobitek
(Kapitel 3)

H. Nizze
(Kapitel 36)

B. Odermatt
(Kapitel 1)

Ch. Poremba
(Kapitel 6)

J. Roth
(Kapitel 2 und 46)

Abbildungsnachweis

Henriette Rintelen, Velbert: Abb. 3.8c, 3.12, 4.2, 4.7, 6.18, 6.19, 6.40, 6.44, 20.01, 20.10, 48.01.
Kumar et al., Robbins and Cotran Pathologic Basis of Disease; Professional edition; 8th edition; Elsevier Saunders; 2009: Abb. 6.1, 6.28, 6.29, 6.30, 6.31, 6.32, 6.35, 6.36, 6.37, 6.41.
Kumar et al., Robbins and Cotran Pathologic Basis of Disease; 7th edition; Elsevier Saunders; 2005: Abb. 6.17, 6.25, 6.34.
Mit freundlicher Genehmigung der Fa. Covidien: Abb. 49.8a.
Alle anderen Grafiken und Abbildungen von den Autoren bzw. © Elsevier GmbH, München.

Inhaltsverzeichnis

I	Grundlagen	1
1	**Pathologie: Aufgaben und Methoden**	**3**
1.1	Gesundheit	3
1.2	Krankheit und Tod	4
1.2.1	Ätiologie	4
1.2.2	Pathogenese	4
1.2.3	Tod	5
1.3	Diagnostik	5
1.4	Forschung	6
1.5	Aus-, Weiter- und Fortbildung	6
1.6	Methoden in der Pathologie	6
1.6.1	Makroskopie	7
1.6.2	Asservierung von Gewebe und Zellen	7
1.6.3	Mikroskopie	8
1.6.4	Zytopathologie	8
1.6.5	Intraoperative Schnellschnittuntersuchung	11
1.6.6	Durchflusszytometrie	12
1.6.7	Elektronenmikroskopie	12
1.6.8	Enzymhistochemie	12
1.6.9	Immunhistologie	12
1.6.10	Molekularbiologische Techniken	14
1.7	Epidemiologie	17
1.7.1	Zielsetzungen	17
1.7.2	Epidemiologische Maße	17
2	**Zell- und Gewebereaktionen**	**21**
2.1	Zellteilung (Mitose) und Zellproliferation	21
2.2	Zelldifferenzierung	23
2.2.1	Mechanismen der Differenzierung	23
2.2.2	Transdifferenzierung	24
2.2.3	Entdifferenzierung (Dedifferenzierung)	24
2.3	Regeneration	24
2.4	Adaptation, Zellschädigung, Zelltod	24
2.4.1	Adaptation	24
2.4.2	Zellschädigung	27
2.4.3	Zelltod	31
2.4.4	Zelleinschlüsse	36
2.4.5	Pathologie der Zellorganellen	38
2.5	Pathologie des Bindegewebes	40
2.5.1	Pathologie der Basalmembran	40
2.5.2	Pathologie des Elastins	40
2.6	Abnorme Verkalkung von Zellen und Geweben	40
2.7	„Hyaline" Veränderungen	41
2.8	Proteinfaltungserkrankungen	41
2.9	Altern	41
2.9.1	Altersveränderungen	41
2.9.2	Ursachen und Mechanismen	42
3	**Entzündung**	**43**
3.1	Ablauf und Formen	43
3.1.1	Ablauf	43
3.1.2	Formen	44
3.2	Akute Entzündung	44
3.2.1	Vaskuläre Reaktionen	44
3.2.2	Zellen und zelluläre Reaktionen der Entzündung	45
3.2.3	Effektormechanismen der Entzündung	54
3.2.4	Mediatoren der Entzündung	55
3.2.5	Morphologische Formen der akuten Entzündung	59
3.2.6	Ausbreitungswege einer Entzündung	64
3.2.7	Systemische Auswirkungen der Entzündung	65
3.3	Chronische Entzündung	65
3.3.1	Primär chronische Entzündung	66
3.3.2	Sekundär chronische Entzündung	66
3.3.3	Morphologische Merkmale der chronischen Entzündung	67
3.4	Regeneration und Reparation	71
3.4.1	Definition	71
3.4.2	Beispiel: Wundheilung	72
4	**Pathologische Immunreaktionen**	**75**
4.1	Aufbau des Immunsystems	76
4.1.1	Angeborenes und erworbenes Immunsystem	76
4.1.2	Antigene, Antigenpräsentation und Histokompatibilitätsantigene	77
4.1.3	Primäre, sekundäre und tertiäre lymphatische Organe (Immunorgane)	79
4.1.4	Zellen des Immunsystems	79
4.2	Entstehung und Kontrolle einer spezifischen Immunantwort	85
4.2.1	Zytokine	85
4.2.2	Korezeptoren auf Lymphozyten	85
4.2.3	Periphere Differenzierung von B-Lymphozyten	86
4.2.4	Periphere Differenzierung von T-Lymphozyten	88
4.2.5	Primäre und sekundäre Immunantwort, immunologisches Gedächtnis	89
4.2.6	Grundlagen und Mechanismen der immunologischen Toleranz	91
4.2.7	Apoptose	91
4.3	Fehlleistungen des Immunsystems: Überempfindlichkeitsreaktionen und Autoimmunität	91
4.3.1	Überempfindlichkeitsreaktionen	92
4.3.2	Transplantatabstoßung und Immunsuppression bei Transplantationen	96
4.3.3	Immunabwehr gegen Tumoren	96

4.3.4	Autoimmunität – Autoimmunerkrankungen	98	6.5.1	Molekulare Mehrschritt-Theorie der Tumorprogression	141
4.4	**Autoimmunerkrankungen**	101	6.5.2	Protoonkogene, Onkogene und Onkoproteine	142
4.4.1	Mechanismen der Gewebeschädigung	101			
4.4.2	Entstehung von Immuntoleranz und Pathogenese mangelnder Immuntoleranz	101	6.5.3	Tumorsuppressorgene	148
			6.5.4	Apoptoseresistenz	150
4.4.3	Spektrum der Autoimmunerkrankungen	101	6.5.5	Unbegrenztes Replikationspotenzial: Telomere, Telomerase	151
4.4.4	Kollagenosen	101			
4.4.5	Systemische nichtinfektiöse Vaskulitiden	106	6.5.6	DNA-Reparaturgene	152
4.4.6	Sarkoidose	106	6.5.7	Metabolische Veränderungen: der Warburg-Effekt	153
4.5	**Defekte des erworbenen Immunsystems**	107			
4.5.1	Störungen der B-Zell-vermittelten Immunität	109	6.5.8	Mikro-RNAs und Krebs	153
			6.5.9	Tumorangiogenese	154
4.5.2	Störungen der T-Zell-vermittelten Immunität	110	6.6	**Molekulare Mechanismen von Invasion und Metastasierung**	154
4.5.3	Schwere kombinierte Immundefekte	111			
4.5.4	Erworbene Immundefektsyndrome	111	6.6.1	Invasion	154
			6.6.2	Metastasierung	156
5	**Angeborene genetische Erkrankungen**	113	6.7	**Tumorimmunität – Tumorantigene**	157
5.1	**Struktur des Genoms**	113	6.8	**Kanzerogene**	159
5.2	**Störungen des Genoms**	114	6.8.1	Chemische Kanzerogene	159
5.2.1	Genom und Umwelt	114	6.8.2	Ernährung	161
5.2.2	Mutation von Genen	114	6.8.3	Mikrobielle Kanzerogene	161
5.2.3	Instabilität repetitiver Sequenzen (Polymorphismen und pathogene Trinukleotidexpansion)	114	6.8.4	Strahlen	163
			6.9	**Klinische Aspekte von Tumorerkrankungen**	164
			6.9.1	Lokale Auswirkungen	164
5.2.4	Inaktivierung des X-Chromosoms und Prägung von Genen auf Autosomen	114	6.9.2	Systemische Auswirkungen	165
			6.10	**Pathologie und Tumordiagnostik**	168
5.2.5	Somatische und Keimzellmosaike	115	6.10.1	Zytologische und histologische Diagnosesicherung	168
5.2.6	Numerische und strukturelle chromosomale Aberration	115			
			6.10.2	Tumorgraduierung (Grading) und Stadieneinteilung (Staging)	169
5.3	**Vererbung von Merkmalen**	116			
5.3.1	Autosomal dominante Vererbung	116			
5.3.2	Autosomal rezessive Vererbung	118	**7**	**Kreislauferkrankungen**	171
5.3.3	X-chromosomale Vererbung	119	7.1	**Grundformen der kardialen Überbelastung**	172
5.3.4	Extrachromosomale (mitochondriale) Vererbung	120			
			7.1.1	Chronische Druckbelastung	173
5.4	**Chromosomale Aberrationen**	120	7.1.2	Chronische Volumenbelastung	173
5.4.1	Monosomie und Trisomie	121	7.2	**Herzinsuffizienz**	173
5.4.2	Uniparentale Disomie (UPD)	121	7.2.1	Akute Herzinsuffizienz	175
5.4.3	Numerische Aberration der Geschlechtschromosomen	121	7.2.2	Chronische Herzinsuffizienz	175
			7.3	**Hyperämie**	176
5.4.4	Störungen der Ploidie	122	7.3.1	Aktive Hyperämie	176
			7.3.2	Passive Hyperämie	176
6	**Tumorerkrankungen**	123	7.4	**Ödem**	177
6.1	**Grundlagen der Tumorpathologie**	124	7.5	**Störungen der Blutstillung und Blutgerinnung**	180
6.1.1	Grundbegriffe	124			
6.1.2	Pathologisch-anatomische Klassifikation	127	7.5.1	Komponenten der Hämostase	180
6.2	**Tumorwachstum**	134			
6.2.1	Klonales Wachstum	134	7.5.2	Blutungen	182
6.2.2	Krebsstammzellen	136	7.5.3	Thrombose	182
6.2.3	Tumorstroma	136	7.6	**Embolie**	185
6.3	**Invasion und Metastasierung**	137	7.6.1	Thromboembolie	185
6.4	**Epidemiologie**	139	7.6.2	Fettembolie	186
6.5	**Molekulare Pathologie der Krebsentstehung**	141	7.6.3	Septische Embolie	187

7.6.4	Tumorembolie	187
7.6.5	Luftembolie	187
7.6.6	Fruchtwasserembolie	187
7.6.7	Parenchymembolie	187
7.6.8	Fremdkörper- und Cholesterinembolie	188
7.7	**Ischämie**	188
7.8	**Infarkt**	188
7.8.1	Anämischer Infarkt	188
7.8.2	Hämorrhagischer Infarkt	188
7.8.3	Hämorrhagische Infarzierung	189
7.9	**Hypertonie**	190
7.9.1	Hypertonie im großen Kreislauf	190
7.9.2	Hypertonie im kleinen Kreislauf	191
7.9.3	Portale Hypertonie	192
7.10	**Schock**	192
7.10.1	Klassifikation des Schocks	192
7.10.2	Pathogenese des Schocks	193
7.10.3	Organveränderungen bei Schock	196
7.11	**Disseminierte intravasale Gerinnung (DIG)**	197

II	**Klinische Pathologie**	199
8	**Zentrales Nervensystem**	201
8.1	**Hirnödem und intrakraniale Drucksteigerung**	202
8.1.1	Hirnödem	202
8.1.2	Intrakraniale Druckerhöhung und Massenverschiebungen	204
8.2	**Zerebrovaskuläre Erkrankungen**	205
8.2.1	Fokale zerebrale Ischämie	205
8.2.2	Globale zerebrale Ischämie	207
8.2.3	Zerebrale Hypoxie	208
8.2.4	Venöse Infarzierungen	208
8.2.5	Arterielle Hypertonie	209
8.2.6	Gefäßfehlbildungen	210
8.2.7	Intrakraniale Blutungen bei Koagulopathien	212
8.2.8	Perinatale Hirndurchblutungsstörungen	212
8.3	**Entwicklungsstörungen und Fehlbildungen**	215
8.3.1	Dysraphien	215
8.3.2	Differenzierungsstörungen des Prosenzephalons	216
8.3.3	Fehlbildungen des Rhombenzephalons	217
8.3.4	Migrationsstörungen	218
8.3.5	Hydrozephalus	220
8.4	**Schädel-Hirn-Trauma**	220
8.4.1	Commotio cerebri	220
8.4.2	Schädelfraktur	221
8.4.3	Epidurales Hämatom	221
8.4.4	Subdurales Hämatom	221
8.4.5	Traumatische Subarachnoidalblutung	222
8.4.6	Contusio cerebri	223
8.4.7	Intrazerebrales Hämatom	224

8.4.8	Diffuse traumatische axonale Schädigung und traumatische Balkenblutung	224
8.4.9	Ischämische Läsionen	224
8.4.10	Carotis-Sinus-cavernosus-Fistel	224
8.4.11	Schussverletzungen	225
8.4.12	Posttraumatische Infektion	225
8.4.13	Liquorfistel	225
8.5	**Entzündungen**	225
8.5.1	Bakterielle Entzündungen	225
8.5.2	ZNS-Tuberkulose	227
8.5.3	Sarkoidose	228
8.5.4	Neurosyphilis	228
8.5.5	Pilzinfektionen	229
8.5.6	Parasitäre Infektionen	229
8.5.7	Virale Infektionen	230
8.5.8	Prion-Erkrankungen	234
8.6	**Neuroimmunologische Erkrankungen**	235
8.6.1	Multiple Sklerose	236
8.6.2	Para- und postinfektiöse Enzephalomyelitiden	237
8.6.3	Paraneoplastische Enzephalomyelopathien	238
8.7	**Toxische und metabolische ZNS-Schädigung**	238
8.7.1	Metalle	238
8.7.2	Alkohol (Ethanol)	238
8.7.3	Zytostatika	241
8.7.4	Vitaminmangel	243
8.7.5	Angeborene metabolische Enzephalopathien	243
8.7.6	Erworbene metabolische Enzephalopathien	244
8.8	**Neurodegenerative Erkrankungen**	245
8.8.1	Altersveränderungen des Gehirns	245
8.8.2	Morbus Alzheimer	246
8.8.3	Frontotemporale Demenz	247
8.8.4	Chorea Huntington	248
8.8.5	Morbus Parkinson	249
8.8.6	Olivopontozerebellare Atrophie (OPCA)	250
8.8.7	Spinozerebellare Ataxie	250
8.8.8	Degenerative Erkrankungen des motorischen Neurons	251
8.9	**Epilepsie**	252
8.10	**Tumoren**	252
8.10.1	Astrozytome	252
8.10.2	Oligodendrogliom	255
8.10.3	Ependymom	256
8.10.4	Plexuspapillom	256
8.10.5	Neuronale Tumoren	256
8.10.6	Tumoren der Glandula pinealis	257
8.10.7	Embryonale Tumoren	257
8.10.8	Meningeome	258
8.10.9	Primäre Lymphome	259
8.10.10	Metastasen	259
8.10.11	Tumoren der Schädelbasis	260
8.10.12	Erbliche Tumorsyndrome	260

9 Peripheres Nervensystem ... 265
- 9.1 Normale Struktur ... 265
- 9.2 Grundlagen von Neuropathien ... 266
  - 9.2.1 Definitionen und Diagnostik ... 266
  - 9.2.2 Pathologische Reaktionsmuster bei Neuropathien ... 266
- 9.3 Wichtige ätiologische Gruppen von Neuropathien ... 267
  - 9.3.1 Vaskuläre und interstitielle Neuropathien ... 267
  - 9.3.2 Hereditäre Neuropathien ... 267
  - 9.3.3 Entzündliche Neuropathien/Neuritiden ... 268
  - 9.3.4 Immunpathologisch bedingte Neuritiden (speziell Guillain-Barré-Syndrom) ... 269
  - 9.3.5 Metabolische Neuropathien ... 269
  - 9.3.6 Toxische Neuropathien ... 269
- 9.4 Tumoren des peripheren Nervensystems ... 269
  - 9.4.1 Neurinom ... 269

10 Skelettmuskulatur ... 271
- 10.1 Normale Struktur ... 271
- 10.2 Neurogene Muskelatrophien ... 271
  - 10.2.1 Spinale Muskelatrophien ... 271
- 10.3 Primäre Muskelerkrankungen ... 272
  - 10.3.1 Muskeldystrophien ... 272
  - 10.3.2 Kongenitale Myopathien ... 274
  - 10.3.3 Myofibrilläre Myopathien ... 275
  - 10.3.4 Myositiden ... 275
  - 10.3.5 Metabolische Myopathien ... 275
  - 10.3.6 Toxische/medikamenteninduzierte Myopathien ... 276

11 Auge ... 277
- 11.1 Normale Struktur und Funktion ... 278
- 11.2 Lider (Blephara, Palpebrae) ... 278
  - 11.2.1 Entzündungen ... 278
  - 11.2.2 Xanthelasmen ... 278
  - 11.2.3 Fehlstellungen (Ektropium und Entropium) ... 278
  - 11.2.4 Tumoren ... 279
- 11.3 Bindehaut (Konjunktiva) ... 279
  - 11.3.1 Entzündungen (Konjunktivitiden) ... 279
  - 11.3.2 Degenerationen ... 279
  - 11.3.3 Tumoren ... 280
- 11.4 Hornhaut (Kornea) ... 280
  - 11.4.1 Entzündungen (Keratitiden) ... 280
  - 11.4.2 Degenerationen ... 281
  - 11.4.3 Dystrophien ... 281
  - 11.4.4 Tumoren ... 282
- 11.5 Lederhaut (Sklera) ... 282
  - 11.5.1 Entzündungen (Skleritis und Episkleritis) ... 282
  - 11.5.2 Intra- und episklerale Fremdkörper ... 282
- 11.6 Vorderkammer ... 282
- 11.7 Linse ... 282
  - 11.7.1 (Sub-)Luxationen ... 282
  - 11.7.2 Grauer Star (Katarakt) ... 282
  - 11.7.3 Kunstlinsen (Pseudophakos) ... 283
- 11.8 Glaskörper ... 283
- 11.9 Netzhaut (Retina) ... 283
  - 11.9.1 Ursachen retinaler Veränderungen ... 283
  - 11.9.2 Vaskuläre Erkrankungen ... 284
  - 11.9.3 Retinitis pigmentosa ... 284
  - 11.9.4 Netzhautablösung und Netzhautspaltung ... 285
  - 11.9.5 Makuladegeneration ... 285
  - 11.9.6 Retinoblastom ... 285
- 11.10 Gefäßhaut (Uvea) ... 285
  - 11.10.1 Regenbogenhaut (Iris) ... 285
  - 11.10.2 Ziliarkörper ... 286
  - 11.10.3 Aderhaut (Chorioidea) ... 286
- 11.11 Sehnerv (N. opticus) ... 287
  - 11.11.1 Sehnerventzündung (Neuritis nervi optici) ... 287
  - 11.11.2 Vaskuläre Erkrankungen ... 287
  - 11.11.3 Optikusatrophie bei Glaukom ... 287
  - 11.11.4 Tumoren ... 287
- 11.12 Augenhöhle (Orbita) ... 288
  - 11.12.1 Entzündungen ... 288
  - 11.12.2 Tumoren ... 288
- 11.13 Grüner Star (Glaukom) ... 288
- 11.14 Verletzung (Trauma) ... 288
  - 11.14.1 Verletzungsformen ... 288
  - 11.14.2 Sympathische Ophthalmie ... 289
- 11.15 Schrumpfung des Augapfels (Atrophia bulbi und Phthisis bulbi) ... 289
  - 11.15.1 Atrophia bulbi ... 289
  - 11.15.2 Phthisis bulbi ... 289

12 Ohr ... 291
- 12.1 Normale Struktur und Funktion ... 291
- 12.2 Äußeres Ohr ... 291
  - 12.2.1 Entzündliche Erkrankungen ... 291
  - 12.2.2 Nichtinfektiöse Erkrankungen ... 292
  - 12.2.3 Tumoren ... 292
- 12.3 Mittelohr ... 292
  - 12.3.1 Entzündliche Erkrankungen ... 292
  - 12.3.2 Nichtinfektiöse Erkrankungen ... 292
  - 12.3.3 Tumoren ... 294
- 12.4 Innenohr ... 294
  - 12.4.1 Toxische Schädigung ... 294
  - 12.4.2 Infektiöse Schädigung ... 294
  - 12.4.3 Traumatische Schädigung ... 294
  - 12.4.4 Morbus Menière ... 294
  - 12.4.5 Tinnitus ... 294

13 Hypophyse ... 295
- 13.1 Normale Struktur und Funktion ... 295
  - 13.1.1 Aufbau, Funktion und Steuerung der Hypophyse ... 295

13.1.2	Physiopathologie neuroendokriner Regelkreise	296	16.1.10	Überfunktionssyndrome	335
13.2	**Adenohypophyse (Hypophysenvorderlappen)**	**297**	16.1.11	Unterfunktionssyndrome	338
			16.2	**Nebennierenmark und Paraganglien**	**340**
13.2.1	Hyperpituitarismus	297	16.2.1	Normale Struktur und Funktion	340
13.2.2	Hypopituitarismus	300	16.2.2	Tumoren des Nebennierenmarks	340
13.3	**Neurohypophyse (Hypophysenhinterlappen)**	**301**	**17**	**Disseminiertes neuroendokrines System**	**343**
13.3.1	Diabetes insipidus und „syndrome of inappropriate antidiuresis" (SIAD)	301	**17.1**	**Normale Struktur und Funktion**	**343**
			17.2	**Nichtneoplastische Veränderungen**	**345**
			17.2.1	Magen	345
14	**Schilddrüse**	**303**	17.2.2	Endokrines Pankreas	345
14.1	**Normale Struktur und Funktion**	**303**	**17.3**	**Neoplasien**	**345**
14.2	**Kongenitale Anomalien**	**305**	17.3.1	Neoplasien des Bronchialsystems, des Magen-Darm-Trakts, des Urogenitaltrakts und der Haut	345
14.2.1	Allgemeines	305			
14.2.2	Agenesie/Aplasie	305			
14.2.3	Ductus-thyreoglossus-Zyste	305	17.3.2	Neoplasien des Pankreas	349
14.2.4	Ektopie der Schilddrüse	305			
14.3	**Struma**	**305**	**18**	**Polyglanduläre Störungen**	**351**
14.4	**Thyreoiditis**	**306**	**18.1**	**Grundlagen**	**351**
14.4.1	Subakute granulomatöse Thyreoiditis	307	**18.2**	**Multiple endokrine Neoplasie Typ 1 (MEN 1)**	**351**
14.4.2	Autoimmunthyreoiditis Hashimoto	308			
14.4.3	Invasiv-sklerosierende Perithyreoiditis	309	**18.3**	**Multiple endokrine Neoplasie Typ 2 (MEN 2)**	**353**
14.5	**Funktionsstörungen**	**309**			
14.5.1	Hypothyreose	309	**18.4**	**Pluriglanduläre endokrine Insuffizienz**	**354**
14.5.2	Hyperthyreose	310			
14.6	**Tumoren der Schilddrüse**	**313**	**19**	**Herz**	**357**
14.6.1	Allgemeines	313	**19.1**	**Normale Struktur und Funktion**	**357**
14.6.2	Epitheliale Tumoren	313	**19.2**	**Fehlbildungen**	**358**
14.6.3	Nichtepitheliale Tumoren	319	19.2.1	Herzentwicklung	359
14.6.4	Metastasen in der Schilddrüse	319	19.2.2	Blutzirkulation vor der Geburt	360
14.7	**Solitärer Knoten der Schilddrüse**	**319**	19.2.3	Einteilung der Herzfehlbildungen	360
			19.2.4	Arteriovenöse Shuntvitien	360
15	**Nebenschilddrüsen**	**323**	19.2.5	Venoarterielle Shuntvitien	363
15.1	**Normale Struktur und Funktion**	**323**	19.2.6	Obstruktive Erkrankungen	365
15.2	**Agenesie und Aplasie**	**324**	**19.3**	**Störungen des Reizleitungssystems**	**366**
15.3	**Hyperparathyreoidismus**	**324**	19.3.1	Erregungsbildungsstörungen	367
15.3.1	Primärer Hyperparathyreoidismus	324	19.3.2	Erregungsleitungsstörungen	367
15.3.2	Sekundärer und tertiärer Hyperparathyreoidismus	326	**19.4**	**Endokard**	**369**
			19.4.1	Endokarditis	369
15.4	**Hypoparathyreoidismus**	**327**	19.4.2	Erworbene Herzklappenfehler	374
			19.5	**Koronare Herzkrankheit**	**377**
16	**Nebennieren**	**329**	19.5.1	Angina pectoris und relative Koronarinsuffizienz	378
16.1	**Nebennierenrinde**	**329**			
16.1.1	Normale Struktur und Funktion	329	19.5.2	Myokardinfarkt	380
16.1.2	Fehlbildungen	331	**19.6**	**Kardiomyopathien**	**384**
16.1.3	Stoffwechselstörungen	331	19.6.1	Primäre Kardiomyopathien	385
16.1.4	Kreislaufstörungen	332	19.6.2	Sekundäre Kardiomyopathien	387
16.1.5	Entzündungen	332	19.6.3	Erworbene Kardiomyopathien	388
16.1.6	Zysten und Pseudozysten	332	**19.7**	**Plötzlicher Herztod**	**391**
16.1.7	Atrophie	332	**19.8**	**Perikard**	**392**
16.1.8	Hyperplasie	332	19.8.1	Perikarderguss	392
16.1.9	Tumoren	333	19.8.2	Perikarditis	393

19.9	Tumoren des Herzens	393		21.5.2	Sonstige reaktive Knochenmarkveränderungen	426
19.9.1	Primäre Tumoren des Herzens	393		21.6	Myelodysplastische Syndrome	427
19.9.2	Sekundäre Tumoren des Herzens	394		21.7	Myeloproliferative Neoplasien	428
				21.8	Akute myeloische Leukämie	433
20	**Gefäße**	**395**		21.9	Maligne Lymphome im Knochenmark	434
20.1	Normale Struktur und Funktion	395		21.9.1	Plasmazellmyelom	435
20.1.1	Zelltypen	395		21.9.2	Akute lymphoblastische Leukämie	436
20.1.2	Arterien und Arteriolen	396		21.9.3	Chronische lymphozytische Leukämie des B-Zell-Typs	436
20.1.3	Kapillaren, postkapilläre Venolen, Venen	396		21.9.4	Haarzellenleukämie	437
20.1.4	Lymphgefäße	397		21.9.5	Weitere Lymphome	437
20.1.5	Reaktionen von Zellen der Gefäßwand auf Schäden	397		21.10	Metastatische Knochenmarkinfiltration	437
20.2	Arteriosklerose	398				
20.2.1	Atherosklerose	398		**22**	**Lymphatisches System**	**439**
20.2.2	Mediasklerose Mönckeberg	404		22.1	Normale Struktur und Funktion des lymphatischen Systems	439
20.2.3	Arteriolosklerose	404		22.1.1	Primäre lymphatische Organe	439
20.2.4	Arteriolonekrose	405		22.1.2	Sekundäre lymphatische Organe	439
20.3	Idiopathische Medianekrose	405		22.2	Lymphknoten und extranodales lymphatisches System	442
20.4	Aneurysmen	405		22.2.1	Entzündungen und andere reaktive Veränderungen	442
20.5	Vaskulitis	407		22.2.2	Maligne Lymphome	446
20.5.1	Arterien	407		22.3	Milz	457
20.5.2	Venen	412		22.3.1	Normale Struktur und Funktion	457
20.6	Gefäßtumoren	413		22.3.2	Fehlbildungen	457
				22.3.3	Funktionsstörungen	457
21	**Blut und Knochenmark**	**415**		22.3.4	Splenomegalie	457
21.1	Normale Struktur und Funktion der Hämatopoese	415		22.3.5	Kreislaufstörungen	458
21.1.1	Erythrozytopoese	417		22.3.6	Hyperplasie, Entzündungen	459
21.1.2	Granulozytopoese	417		22.3.7	Generalisierte Erkrankungen	460
21.1.3	Monozytopoese	417		22.3.8	Tumoren	461
21.1.4	Thrombozytopoese	417		22.4	Thymus	461
21.2	Nichtneoplastische Störungen der Erythrozytopoese	417		22.4.1	Normale Struktur und Funktion	462
21.2.1	Anämien	418		22.4.2	Fehlbildungen	462
21.2.2	Polyglobulie	424		22.4.3	Entzündungen	463
21.3	Nichtneoplastische Störungen der Granulozytopoese, Monozytopoese und Lymphozytopoese	424		22.4.4	Tumoren	464
21.3.1	Morphologische Störungen der Granulozytopoese	424		**23**	**Obere Atemwege**	**467**
				23.1	Nase und Nebenhöhlen	467
21.3.2	Quantitative Störungen der Granulozytopoese	424		23.1.1	Äußere Nase	467
21.3.3	Quantitative Störungen der Monozytopoese	425		23.1.2	Innere Nase und Nebenhöhlen	467
21.3.4	Quantitative Störungen der Lymphozytopoese	425		23.2	Nasopharynx	469
21.4	Nichtneoplastische Störungen der Thrombozytopoese	425		23.2.1	Entzündungen	469
				23.2.2	Tumoren	469
21.4.1	Kongenitale funktionelle Defekte der Thrombozyten	425		23.3	Oro-/Hypopharynx	469
				23.3.1	Entwicklung und Fehlbildungen	469
21.4.2	Quantitative Störungen der Thrombozytopoese	425		23.3.2	Entzündungen	469
21.5	Infektionen und reaktive Veränderungen in Blut und Knochenmark	426		23.3.3	Tumoren	470
				23.4	Larynx	471
21.5.1	Infektionskrankheiten	426		23.4.1	Fehlbildung	471

23.4.2	Traumen	471
23.4.3	Ödem und Entzündung	471
23.4.4	Tumoren	472

24 Lunge ... 475
24.1 Normale Struktur und Funktion ... 476
24.2 Belüftungsstörungen der Lunge ... 479
- 24.2.1 Atelektase ... 479
- 24.2.2 Emphysem ... 479
24.3 Erkrankungen der Bronchien ... 482
- 24.3.1 Bronchostenosen ... 482
- 24.3.2 Akute Bronchitis/Bronchiolitis ... 483
- 24.3.3 Bronchiolitis ... 483
- 24.3.4 Bronchiektasen ... 483
- 24.3.5 Asthma bronchiale ... 485
- 24.3.6 Erkrankungen der Trachea ... 486
24.4 Raucherbedingte Lungenerkrankungen ... 487
- 24.4.1 Chronische obstruktive Lungenerkrankung (COPD) ... 487
- 24.4.2 Langerhans-Zell-Histiozytose (früher Histiozytosis X) ... 489
- 24.4.3 Respiratorische Bronchiolitis ... 489
- 24.4.4 Desquamative interstitielle Pneumonie (DIP) ... 490
24.5 Kreislaufstörungen der Lunge ... 491
- 24.5.1 Blutstauung der Lungen („Lungenstauung") ... 491
- 24.5.2 Lungenödem ... 492
- 24.5.3 Pulmonale Hypertonie ... 492
- 24.5.4 Akutes Lungenversagen und „Schocklunge" ... 493
- 24.5.5 Lungenembolie ... 494
- 24.5.6 Cor pulmonale ... 495
24.6 Entzündliche Lungenerkrankungen/ Pneumonien ... 496
- 24.6.1 Alveoläre Pneumonien ... 496
- 24.6.2 Interstitielle Pneumonien ... 498
- 24.6.3 Granulomatöse Lungenerkrankungen ... 502
24.7 Alveolarproteinose ... 504
24.8 Pneumokoniosen ... 505
24.9 Tumoren der Lunge ... 506
- 24.9.1 Topografie und makroskopische Befunde ... 507
- 24.9.2 Histologische Klassifikation der Lungentumoren ... 507
- 24.9.3 Sonderformen von Lungentumoren und Präneoplasien ... 510
- 24.9.4 Molekularpathologie des Lungenkarzinoms ... 510
- 24.9.5 Metastasen maligner Lungentumoren ... 511
- 24.9.6 TNM-System und klinische Aspekte ... 511
- 24.9.7 Lungenmetastasen ... 512
24.10 Zytopathologie von Lungenerkrankungen ... 512

25 Pleura ... 515
25.1 Normale Struktur und Funktion ... 515
25.2 Inhaltsveränderungen ... 515
- 25.2.1 Pneumothorax ... 515
- 25.2.2 Pleuraerguss ... 516
- 25.2.3 Pleuraplaques ... 517
25.3 Entzündungen ... 517
- 25.3.1 Fibrinöse, serofibrinöse und granulomatöse Pleuritis ... 517
- 25.3.2 Pleuraempyem ... 517
25.4 Tumoren ... 518
- 25.4.1 Primäre benigne Pleuratumoren ... 518
- 25.4.2 Primäre maligne Pleuratumoren ... 518
- 25.4.3 Sekundäre Pleuratumoren: Metastasen ... 518

26 Mundhöhle, Zähne und Speicheldrüsen ... 521
26.1 Mundhöhle ... 521
- 26.1.1 Normale Struktur und Funktion ... 521
- 26.1.2 Fehlbildungen und Anomalien ... 522
- 26.1.3 Zysten ... 523
- 26.1.4 Stomatitis ... 523
- 26.1.5 Veränderungen der Mundhöhle bei anderen Erkrankungen ... 525
- 26.1.6 Tumoren ... 525
26.2 Zähne ... 529
- 26.2.1 Normale Struktur und Funktion ... 529
- 26.2.2 Zahnkaries ... 530
- 26.2.3 Pulpaentzündungen ... 530
- 26.2.4 Erkrankungen des Zahnhalteapparats ... 530
- 26.2.5 Tumorartige Gingivawucherungen ... 530
- 26.2.6 Kieferzysten ... 531
- 26.2.7 Tumoren ... 533
26.3 Speicheldrüsen ... 535
- 26.3.1 Normale Struktur und Funktion ... 535
- 26.3.2 Fehlbildungen ... 536
- 26.3.3 Sialolithiasis ... 536
- 26.3.4 Zysten ... 536
- 26.3.5 Zystische lymphoide Hyperplasie bei HIV-Infektion ... 537
- 26.3.6 Sialadenitis ... 537
- 26.3.7 Sialadenose ... 539
- 26.3.8 Tumoren ... 539

27 Ösophagus ... 545
27.1 Normale Struktur und Funktion ... 545
27.2 Fehlbildungen ... 546
27.3 Achalasie ... 546
27.4 Veränderungen der Ösophaguslichtung ... 547
- 27.4.1 Divertikel ... 547
- 27.4.2 Ösophagusmembran und -ringe ... 547
- 27.4.3 Intramurale Pseudodivertikulose ... 547
- 27.4.4 Dysphagia lusoria ... 547
27.5 Hiatushernie ... 548
27.6 Ösophagitis ... 548
- 27.6.1 Refluxösophagitis ... 548

27.6.2	Verätzungsösophagitis	549
27.6.3	Herpesösophagitis	549
27.6.4	Zytomegalieösophagitis	549
27.6.5	Soorösophagitis	549
27.6.6	Eosinophile Ösophagitis	550
27.6.7	Andere Ösophagitisformen	550
27.7	**Blutungen**	550
27.8	**Ösophagusruptur/-perforation**	550
27.9	**Weitere nichtneoplastische Epithelveränderungen**	551
27.10	**Tumoren**	551
27.10.1	Papillom	551
27.10.2	Präkanzerose: Barrett-Mukosa	551
27.10.3	Intraepitheliale Neoplasie	552
27.10.4	Plattenepithelkarzinom	552
27.10.5	Barrett-Karzinom	553
27.10.6	Mesenchymale und andere Tumoren	554
28	**Magen**	**555**
28.1	**Normale Struktur und Funktion**	555
28.2	**Fehlbildungen**	556
28.3	**Motilitätsstörungen**	556
28.4	**Lichtungsveränderungen, abnormer Mageninhalt**	556
28.5	**Stoffwechselstörungen**	556
28.6	**Kreislaufstörungen**	556
28.6.1	Blutstauung	556
28.6.2	Magenblutungen	556
28.7	**Gastritis**	556
28.7.1	Klassifikation	556
28.7.2	Autoimmune Gastritis	557
28.7.3	Bakterielle Gastritis	558
28.7.4	Chemisch-reaktive Gastritis	559
28.7.5	Weitere Gastritis-Formen	559
28.8	**Schleimhautdefekte: Erosion und Ulkus**	559
28.8.1	Erosion	560
28.8.2	Ulkus	560
28.9	**Hyperplasien der Magenschleimhaut**	561
28.9.1	Umschriebene Hyperplasien	562
28.9.2	Diffuse Hyperplasien	563
28.10	**Metaplasien der Magenschleimhaut**	563
28.10.1	Intestinale Metaplasie	563
28.10.2	Gastrale Metaplasie	564
28.11	**Tumoren**	564
28.11.1	Adenom	564
28.11.2	Magenkarzinom	564
28.11.3	Neuroendokrine Tumoren	565
28.11.4	Mesenchymale Tumoren	565
28.11.5	Maligne Lymphome	566
29	**Duodenum**	**567**
29.1	**Normale Struktur und Funktion**	567
29.2	**Fehlbildungen**	567
29.3	**Duodenitis**	567
29.3.1	Chronisch aktive Duodenitis	567
29.3.2	Weitere Duodenitisformen	568
29.4	**Ulcus duodeni**	568
29.5	**Hyperplasien**	569
29.6	**Tumoren**	569
29.6.1	Adenom	569
29.6.2	Karzinom	569
29.6.3	Neuroendokrine Tumoren	569
29.6.4	Mesenchymale Tumoren	569
30	**Jejunum und Ileum**	**571**
30.1	**Normale Struktur und Funktion**	571
30.2	**Kongenitale Fehlbildungen**	572
30.2.1	Rotations- und Fixationsanomalien	572
30.2.2	Atresien und Stenosen	572
30.2.3	Meckel-Divertikel	572
30.2.4	Hamartien, Phakomatosen	573
30.3	**Mechanisch verursachte Krankheitsbilder**	573
30.3.1	Invagination	573
30.3.2	Volvulus	574
30.4	**Ileus**	574
30.4.1	Mechanischer Ileus	574
30.4.2	Paralytischer Ileus	575
30.5	**Vaskulär verursachte Erkrankungen**	575
30.5.1	Arterielle Verschlüsse	575
30.5.2	Durchblutungsstörungen ohne arteriellen Verschluss	576
30.5.3	Venöse Hyperämie und Mesenterialvenenthrombose	577
30.5.4	Intestinale Lymphangiektasie	577
30.6	**Malassimilation**	577
30.6.1	Maldigestion	578
30.6.2	Malabsorption	578
30.6.3	Zöliakie	579
30.6.4	Seltene Malassimilationssyndrome	582
30.7	**Entzündliche Erkrankungen**	582
30.7.1	Bakterielle Enteritiden	582
30.7.2	Virale Enteritiden	586
30.7.3	Enteritiden durch Pilze	586
30.7.4	Enteritiden durch Protozoen	586
30.7.5	Enteritiden durch Helminthen	586
30.8	**Tumoren**	587
30.8.1	Epitheliale Tumoren	587
30.8.2	Mesenchymale Tumoren	588
31	**Appendix**	**589**
31.1	**Normale Struktur und Funktion**	589
31.2	**Fehlbildungen**	589
31.3	**Entzündliche Erkrankungen**	589
31.3.1	Akute Appendizitis	589
31.3.2	Chronische bzw. rezidivierende Appendizitis	591

31.4	Neurogene Appendikopathie	591	33	Leber und intrahepatische Gallenwege	623
31.5	Mukozele	592	33.1	Normale Struktur und Funktion	624
31.6	Tumoren	592	33.1.1	Struktur	624
			33.1.2	Funktion	625
32	Kolon, Rektum und Analkanal	595	33.2	Fehlbildungen und Entwicklungsstörungen	625
32.1	Normale Struktur	596	33.2.1	Fehlbildungen der Leber und der intrahepatischen Gallengänge	625
32.2	Kongenitale Fehlbildungen	596			
32.2.1	Anorektale Atresien und Stenosen	596	33.2.2	Vaskuläre Anomalien	626
32.2.2	Angeborene Störungen der kolorektalen Innervation	597	33.3	Bilirubinmetabolismus und Ikterus	626
			33.3.1	Bilirubin und Bilirubinstoffwechsel	626
32.3	Divertikel	598	33.3.2	Hyperbilirubinämie, Ikterus (Gelbsucht) und Cholestase	628
32.4	Vaskulär bedingte Erkrankungen des Kolons und Rektums	599			
			33.4	Entzündliche Lebererkrankungen	631
32.4.1	Ischämische Kolopathie	599	33.4.1	Akute Virushepatitis	631
32.4.2	Hämorrhagische Infarzierung	600	33.4.2	Chronische Hepatitis	637
32.5	Kolitis	600	33.4.3	Nichtvirale Infektionen der Leber	639
32.5.1	Infektiöse Kolitis	600	33.4.4	Granulomatöse Entzündungen („granulomatöse Hepatitis")	641
32.5.2	Idiopathische chronisch entzündliche Darmerkrankungen	602			
			33.5	Toxische und medikamentöse Leberschäden	641
32.5.3	Mikroskopische Kolitis	607	33.5.1	Definitionen und biochemische Grundlagen	641
32.5.4	Allergieassoziierte Kolitis	607	33.5.2	Toxisch bedingte pathologische Veränderungen	642
32.5.5	Medikamentenassoziierte (Entero-)Kolitis	607			
			33.5.3	Alkoholischer Leberschaden	644
32.5.6	Strahleninduzierte (Entero-)Kolitis	608	33.6	Fettlebererkrankung	645
32.6	Weitere, nichtneoplastische Dickdarmerkrankungen	608	33.7	Entzündung der intrahepatischen Gallenwege (Cholangitis)	647
32.6.1	Melanosis coli	608	33.7.1	Akute eitrige Cholangitis	647
32.6.2	Pneumatosis intestinalis	609	33.7.2	Primär biliäre Zirrhose (chronische nichteitrige destruierende Cholangitis)	647
32.6.3	Amyloidose	609			
32.6.4	Mukosaprolaps-Syndrom	610	33.7.3	Sklerosierende Cholangitis	648
32.6.5	Malakoplakie	610	33.8	Folgezustände von Lebererkrankungen	649
32.7	Kolorektale Tumoren	610	33.8.1	Leberfibrose	649
32.7.1	Adenom	610	33.8.2	Leberzirrhose	650
32.7.2	Karzinom	612	33.8.3	Leberversagen	651
32.7.3	Hereditäres kolorektales Karzinom ohne Polypose (HNPCC)	614	33.9	Zirkulationsstörungen in der Leber und im Pfortadersystem	652
			33.9.1	Anatomische Vorbemerkungen	652
32.7.4	Neuroendokrine Tumoren	615	33.9.2	Störung des Pfortaderblutflusses	652
32.7.5	Nichtepitheliale Tumoren	615	33.9.3	Arterielle Verschlüsse (A. hepatica)	652
32.8	Tumorartige Läsionen	615	33.9.4	Leber bei Schock	652
32.8.1	Hyperplastischer Polyp	615	33.9.5	Störung des Blutabflusses aus der Leber	652
32.8.2	Hamartomatöse Polypen	616			
32.8.3	Lymphoider Polyp	616	33.9.6	Portale Hypertonie	653
32.8.4	Endometriose	617	33.10	Metabolische Erkrankungen	655
32.9	Polypose-Syndrome	617	33.10.1	Hämochromatose	655
32.10	Analkanal	620	33.10.2	Morbus Wilson	656
32.10.1	Entzündliche Erkrankungen	620	33.10.3	α_1-Antitrypsin-(AAT-)Mangel	657
32.10.2	Condyloma acuminatum, bowenoide Papulose	620	33.10.4	Andere Stoffwechselstörungen	657
			33.11	Neoplastische Erkrankungen	657
32.10.3	Anale intraepitheliale Neoplasie	620	33.11.1	Benigne epitheliale Tumoren	658
32.10.4	Verruköses Karzinom	621	33.11.2	Maligne epitheliale Tumoren	659
32.10.5	Analkarzinom	621	33.11.3	Mesenchymale Tumoren	661
32.10.6	Weitere Tumoren und tumorartige Läsionen	622	33.11.4	Leberbeteiligung bei Neoplasien des blutbildenden und lymphoretikulären Systems	662

33.11.5	Lebermetastasen	662		36.2.2	Chronische Peritonitis	686
33.12	**Lebererkrankungen und Ikterus im Kindesalter**	662		36.2.3	Tuberkulöse Peritonitis	687
				36.3	**Tumoren**	687
33.12.1	Neugeborenenikterus	662		36.3.1	Malignes Mesotheliom	687
33.12.2	Pathologische Form des Neugeborenenikterus	663		36.3.2	Primäres Karzinom des Peritoneums	687
33.12.3	Hepatitis	663		36.3.3	Tumormetastasen im Peritoneum	687
33.12.4	Gallengangsveränderungen (infantile obstruktive Cholangiopathie)	663		36.3.4	Pseudomyxoma peritonei	687
				36.3.5	Mesenchymale Tumoren	688
33.12.5	Reye-Syndrom	664		36.4	**Tumorähnliche Läsionen**	688
33.12.6	Diverse andere Ursachen des Ikterus in der Neugeborenenperiode	664		36.4.1	Papilläre mesotheliale Hyperplasie	688
				36.4.2	Zysten	688
33.12.7	Leberzirrhose im Kindesalter	664		36.4.3	Retroperitoneale Fibrose	688
33.12.8	Stoffwechselstörungen	665		36.5	**Abnormer Inhalt der Bauchhöhle**	688
33.13	**Schwangerschaft und Leber**	665		36.5.1	Aszites	688
33.13.1	Icterus e graviditate	665		36.5.2	Hämaskos	689
33.13.2	Icterus in graviditate	665		36.5.3	Pneumoperitoneum	689
33.14	**Pathologie der transplantierten Leber**	665		36.6	**Hernien**	689
				36.6.1	Äußere Hernien	689
34	**Gallenblase und extrahepatische Gallenwege**	**667**		36.6.2	Innere Hernien	690
				36.6.3	Komplikationen der Hernien	690
34.1	**Normale Struktur und Funktion**	667				
34.2	**Anomalien**	667		**37**	**Niere**	**693**
34.2.1	Gallenblase	667		37.1	**Normale Struktur und Funktion**	694
34.2.2	Ductus choledochus: Choledochuszyste	667		37.2	**Fehlbildungen**	694
34.3	**Gallensteine**	668		37.3	**Zystische Nierenerkrankungen**	696
34.3.1	Cholesterinsteine	669		37.3.1	Nierenzysten	696
34.3.2	Pigmentsteine	669		37.3.2	Zystennieren	696
34.4	**Entzündungen**	670		37.4	**Glomeruläre Erkrankungen**	697
34.4.1	Akute Cholezystitis	670		37.4.1	Glomerulonephritis	697
34.4.2	Chronische Cholezystitis	670		37.4.2	Glomerulopathie	708
34.5	**Lipoidose**	671		37.5	**Tubulopathien**	709
34.6	**Entzündungen der extrahepatischen Gallenwege**	671		37.5.1	Akutes ischämisches Nierenversagen	709
				37.5.2	Akutes toxisches Nierenversagen	709
34.7	**Tumoren**	671		37.5.3	Nephrokalzinose	710
34.7.1	Benigne Tumoren	671		37.5.4	Uratnephropathie	710
34.7.2	Maligne Tumoren	671		37.5.5	Tubuläre Speicherungen	710
				37.6	**Interstitielle Nephritiden**	711
35	**Pankreas**	**675**		37.6.1	Bakterielle interstitielle Nephritiden	711
35.1	**Normale Struktur und Funktion**	675		37.6.2	Obstruktive Nephropathie	712
35.2	**Kongenitale Anomalien**	675		37.6.3	Sonderform Refluxnephropathie	713
35.3	**Genetisch bedingte Erkrankungen**	676		37.6.4	Abakterielle interstitielle Nephritiden	713
35.4	**Pankreatitis**	676				
35.4.1	Akute Pankreatitis	676		37.6.5	Nierentuberkulose	713
35.4.2	Chronische Pankreatitis	677		37.7	**Kreislaufstörungen**	714
35.5	**Tumoren des exokrinen Pankreas**	680		37.7.1	Arterielle Störungen	714
35.5.1	Duktales Adenokarzinom	680		37.7.2	Venöse Störungen	714
35.5.2	Seltene Pankreastumoren	681		37.7.3	Allgemeine Kreislaufstörungen	714
35.6	**Tumoren der Papilla Vateri**	683		37.8	**Gefäßerkrankungen**	714
				37.8.1	Atherosklerose	714
36	**Peritoneum**	**685**		37.8.2	Arteriolosklerose	714
36.1	**Normale Struktur und Funktion**	685		37.8.3	Thrombotische Mikroangiopathie (TMA)	715
36.2	**Peritonitis**	686		37.8.4	Fibromuskuläre Dysplasie (FMD)	715
36.2.1	Akute Peritonitis	686		37.9	**Schrumpfnieren**	715

37.10	Nierentumoren	716
37.10.1	Benigne epitheliale Tumoren	716
37.10.2	Nierenzellkarzinom	717
37.10.3	Nierenbeckenkarzinom	719
37.10.4	Nephroblastom	720
37.10.5	Mesenchymale Tumoren	720
37.10.6	Neue Tumorentitäten	720
37.10.7	Metastasen	720
38	**Ableitende Harnwege**	**721**
38.1	Normale Struktur und Funktion	721
38.2	Fehlbildungen	721
38.2.1	Nierenbecken und Ureteren	721
38.2.2	Harnblase und Urethra	722
38.3	Entzündungen	722
38.3.1	Infektiöse Entzündungen	722
38.3.2	Nichtinfektiöse Entzündungen	723
38.4	Obstruktive Läsionen der ableitenden Harnwege	723
38.5	Urolithiasis	723
38.6	Tumoren der ableitenden Harnwege	724
38.6.1	Tumorähnliche Läsionen	724
38.6.2	Tumorvorstufen	724
38.6.3	Benigne epitheliale Tumoren	725
38.6.4	Maligne epitheliale Tumoren	725
39	**Männliche Geschlechtsorgane**	**729**
39.1	Hoden	729
39.1.1	Normale Struktur und Funktion	729
39.1.2	Kongenitale Anomalien	730
39.1.3	Kreislaufstörungen	731
39.1.4	Hodenentzündung (Orchitis)	732
39.1.5	Hypogonadismus (männliche Infertilität)	734
39.1.6	Hodentumoren	735
39.2	Nebenhoden, Samenleiter, Samenstrang, Hodenhüllen	742
39.2.1	Normale Struktur und Funktion	742
39.2.2	Kongenitale Anomalien	742
39.2.3	Spermatozele, Hydrozele	742
39.2.4	Entzündungen	742
39.2.5	Paratestikuläre Tumoren	743
39.3	Samenblase	743
39.3.1	Normale Struktur und Funktion	743
39.3.2	Nichtneoplastische Erkrankungen	743
39.3.3	Tumoren	744
39.4	Prostata	744
39.4.1	Normale Struktur und Funktion	744
39.4.2	Prostatitis	744
39.4.3	Prostatahyperplasie (PH)	744
39.4.4	Tumoren	746
39.5	Penis und Skrotum	748
39.5.1	Normale Struktur und Funktion	748
39.5.2	Kongenitale Anomalien	748
39.5.3	Zirkulationsstörungen	748
39.5.4	Unspezifische Entzündungen und venerische Infektionen	748
39.5.5	Tumoren	749
40	**Weibliche Geschlechtsorgane**	**751**
40.1	Ovar	751
40.1.1	Normale Struktur und Funktion	751
40.1.2	Fehlbildungen	752
40.1.3	Erworbene Funktionsstörungen (Endokrinopathien)	753
40.1.4	Zirkulationsstörungen	753
40.1.5	Nichtneoplastische und funktionelle Ovarialzysten	754
40.1.6	Tumorähnliche Läsionen	755
40.1.7	Tumoren	755
40.2	Tube	764
40.2.1	Normale Struktur und Funktion	764
40.2.2	Fehlbildungen	764
40.2.3	Adnexitis	764
40.2.4	Tumorartige Läsionen und Tumoren	764
40.3	Uterus	765
40.3.1	Normale Struktur und Funktion	765
40.3.2	Fehlbildungen	765
40.3.3	Endometrium	766
40.3.4	Myometrium	772
40.3.5	Cervix uteri	774
40.4	Vagina	782
40.4.1	Fehlbildungen	782
40.4.2	Kolpitis	782
40.4.3	Tumoren und tumorartige Läsionen	782
40.5	Vulva	783
40.5.1	Normale Struktur und Funktion	783
40.5.2	Fehlbildungen	783
40.5.3	Vulvitis	783
40.5.4	Chronische Vulvaerkrankungen	784
40.5.5	Tumorähnliche Läsionen	784
40.5.6	Tumoren	785
41	**Schwangerschaft, Perinatalperiode und Kindesalter**	**787**
41.1	Normaler Aufbau und Funktion der Plazenta	788
41.2	Pathologie der Plazenta	788
41.2.1	Fehler bei der Implantation	788
41.2.2	Trophoblasterkrankungen	788
41.2.3	Mehrlingsschwangerschaften	790
41.2.4	Kreislaufstörungen	790
41.2.5	Krankheiten der Mutter in der Schwangerschaft	792
41.3	Intrauterine und perinatale Infektionen	793
41.3.1	Infektionswege	793
41.3.2	Bakterielle Infektionen	794

41.3.3	Protozoen und Pilze	796		43	**Haut**	827
41.3.4	Virale Infektionen	796		43.1	**Normale Struktur und Funktion**	827
41.4	**Kongenitale Anomalien und Fehlbildungen**	798		43.1.1	Aufbau der Haut	827
41.4.1	Epidemiologie und Ursachen	798		43.1.2	Pathophysiologische Grundmechanismen	829
41.4.2	Einteilung und Definitionen	798		43.1.3	Die histologische Musteranalyse der entzündlichen Dermatosen (nach A.B. Ackerman)	830
41.4.3	Fehlbildungssyndrome	798				
41.4.4	Fehlbildungssequenzen	798		43.1.4	Dermatopathologische Grundbegriffe	830
41.4.5	Fehlbildungsassoziationen	799		43.2	**Entzündliche Dermatosen mit epidermaler Spongiose**	831
41.4.6	Disruptionen	800				
41.4.7	Entwicklungsstörungen des Skeletts	801		43.2.1	Ekzeme	831
41.5	**Hydrops des Fetus und der Plazenta**	803		43.3	**Entzündliche Dermatosen mit Veränderung der dermoepidermalen Junktion**	832
41.6	**Adaptationsstörungen des Neugeborenen**	804				
				43.3.1	Lichen ruber	832
41.6.1	Hyaline-Membranen-Krankheit und bronchopulmonale Dysplasie	804		43.3.2	Kollagenosen	832
				43.3.3	Schwere Arzneimittelreaktionen	833
41.6.2	Hirnblutungen und anoxische Enzephalopathie	804		43.4	**Entzündliche Dermatosen mit psoriasiformer Epidermishyperplasie**	834
41.6.3	Nekrotisierende Enterokolitis	805		43.4.1	Psoriasis vulgaris	834
41.7	**Tumoren im Kindesalter**	805		43.5	**Entzündliche Dermatosen ohne epidermale Beteiligung**	835
41.7.1	Neuroblastom	806				
41.7.2	Nephroblastom	807		43.5.1	Lyme-Borreliose	835
41.7.3	Hepatoblastom	807		43.5.2	Urtikaria	835
41.7.4	Retinoblastom	808		43.6	**Vaskulitis**	836
41.7.5	Teratome	808		43.6.1	Leukozytoklastische Vaskulitis	836
41.7.6	Langerhans-Zell-Histiozytose (LCH)	809		43.7	**Dermatosen mit granulomatöser Entzündung**	836
				43.7.1	Granuloma anulare	836
42	**Mamma**	811		43.8	**Dermatosen mit Blasenbildung**	836
42.1	**Normale Struktur und Funktion**	811		43.8.1	Intraepidermale Blasen (Pemphigusgruppe)	837
42.2	**Fehlbildungen**	812		43.8.2	Subepidermale Blasen (Pemphigoidgruppe)	838
42.3	**Fibrozystische Mastopathie**	812				
42.4	**Benigne proliferative Mammaläsionen**	813		43.9	**Infektiöse Hautkrankheiten**	838
42.4.1	Duktale Hyperplasie	813		43.9.1	Bakterielle Infektionen	838
42.4.2	Adenose/sklerosierende Adenose	814		43.9.2	Virusinfektionen	840
42.4.3	Radiäre Narbe	814		43.9.3	Pilzinfektionen	841
42.4.4	Papillom (papilläres Adenom)	815		43.10	**Neoplasien**	843
42.4.5	Adenome	815		43.10.1	Epitheliale Neoplasien	843
42.4.6	Fibroadenom	815		43.10.2	Mesenchymale Neoplasien	846
42.4.7	Phylloider Tumor	816		43.10.3	Melanozytäre Neoplasien	846
42.4.8	Adenomyoepitheliome	816		43.10.4	Kutane Lymphome	849
42.5	**Mastitis**	816		43.10.5	Mastozytosen	849
42.5.1	Infektiöse Mastitis	816				
42.5.2	Periduktale Mastitis	817		44	**Knochen**	851
42.5.3	Fettgewebenekrosen	817		44.1	**Normale Struktur und Funktion**	851
42.6	**Tumoren**	818		44.1.1	Knochenzellen	852
42.6.1	Karzinome	818		44.1.2	Knochenbildung und -umbau	854
42.6.2	Carcinoma in situ (CIS)	819		44.1.3	Kalziumstoffwechsel	855
42.6.3	Invasives Mammakarzinom	823		44.2	**Entzündliche Knochenerkrankungen**	857
42.6.4	Sarkome und maligne Lymphome der Mamma	826		44.2.1	Osteomyelitis	857
				44.2.2	Osteitis deformans	859
42.7	**Männliche Mamma**	826		44.3	**Generalisierte Osteopathien**	860
42.7.1	Gynäkomastie	826		44.3.1	Osteoporose	860
42.7.2	Karzinom	826		44.3.2	Vitamin-D-abhängige Osteopathien	863

44.3.3	Parathormonabhängige Osteopathien	864
44.4	**Aseptische Knochennekrosen**	865
44.4.1	Juvenile Knochennekrosen	865
44.4.2	Aseptische Knochennekrosen im Erwachsenenalter	865
44.5	**Fraktur und Frakturheilung**	865
44.5.1	Frakturen	865
44.5.2	Frakturheilung	866
44.6	**Tumoren des Knochens**	867
44.6.1	Knochenbildende Tumoren	870
44.6.2	Knorpelbildende Tumoren	871
44.6.3	Fibrohistiozytische Tumoren	875
44.6.4	Riesenzelltumor	875
44.6.5	Tumoren anderer Herkunft	875
44.6.6	Tumorähnliche Läsionen	877
44.6.7	Skelettmetastasen	879
45	**Gelenke**	**881**
45.1	**Normale Struktur und Funktion**	881
45.2	**Arthritis**	882
45.2.1	Infektiöse Arthritis	882
45.2.2	Allergische Arthritis	883
45.2.3	Akute rheumatische Polyarthritis	883
45.2.4	Chronisch entzündliche Gelenkerkrankungen	883
45.2.5	Arthritiden durch Kristallablagerung	887
45.3	**Degenerative Gelenkerkrankungen**	889
45.3.1	Arthrosis deformans	889
45.3.2	Andere Arthropathien	890
45.4	**Erkrankungen der Sehnen und Sehnenscheiden**	893
45.4.1	Anatomische Grundlagen	893
45.4.2	Degenerative Veränderungen	893
45.4.3	Traumatische Sehnenruptur	893
45.4.4	Tendovaginitis stenosans	893
45.4.5	Karpaltunnelsyndrom	894
45.4.6	Entzündliche Erkrankungen	894
45.5	**Bursen**	894
45.5.1	Entzündungen	894
45.5.2	Baker-Zyste	894
45.6	**Tumoren und tumorähnliche Veränderungen**	894
45.6.1	Benigne Tumoren	894
45.6.2	Maligne Tumoren	894
45.6.3	Tumorähnliche Läsionen	896
46	**Weichgewebe**	**899**
46.1	**Normale Struktur**	899
46.2	**Grundlagen der Weichgewebstumoren**	899
46.3	**Grundlagen der Klassifikation von Weichgewebstumoren**	901
46.3.1	Tumoren mit lipomatöser Differenzierung	902
46.3.2	Tumoren mit (myo-)fibroblastärer und fibrohistiozytärer Differenzierung	904
46.3.3	Tumoren mit glattmuskulärer Differenzierung	907
46.3.4	Tumoren mit skelettmuskulärer Differenzierung	908
46.3.5	Tumoren mit vaskulärer Differenzierung	910
46.3.6	Sarkome ohne linienspezifische Differenzierung	911
47	**Stoffwechselerkrankungen**	**913**
47.1	**Interaktion von Krankheitsgenen und Umwelteinflüssen**	913
47.1.1	Einteilungskriterien und Klassifikationen	914
47.1.2	Angeborene vs. erworbene Stoffwechselerkrankungen	914
47.2	**Genetisch bedingte Stoffwechselerkrankungen (geringgradige bis keine Umwelteinflüsse)**	915
47.2.1	Mukopolysaccharidosen	915
47.2.2	Morbus Gaucher	916
47.2.3	Glykogenosen	917
47.2.4	Oxalose (primäre Hyperoxalurie Typ 1)	919
47.2.5	Zystinose	920
47.3	**Durch genetische Disposition und Umwelteinflüsse bedingte Stoffwechselerkrankungen**	920
47.3.1	Porphyrie	920
47.3.2	Diabetes mellitus	923
47.3.3	Amyloidose	927
47.4	**Erworbene Stoffwechselerkrankungen (geringgradige bis keine genetischen Einflüsse)**	929
47.4.1	Überernährung	929
47.4.2	Unterernährung	929
47.4.3	Vitaminmangel	930
48	**Erregerbedingte Erkrankungen**	**933**
48.1	**Wechselwirkungen zwischen Mensch und Mikroorganismen**	933
48.2	**Viren**	934
48.2.1	Virus-Zell-Wechselwirkung	935
48.2.2	Virusinfektion	936
48.2.3	Abwehrmechanismen	936
48.2.4	Diagnostik einer Virusinfektion	936
48.2.5	Erkrankungen durch RNA-Viren	936
48.2.6	Erkrankungen durch DNA-Viren	941
48.3	**Bakterien**	943
48.3.1	Morphologie von Bakterien	944
48.3.2	Aufbau eines Bakteriums	944
48.3.3	Pathogenese bakterieller Erkrankungen	945
48.3.4	Abwehrmechanismen	946
48.3.5	Akute Erkrankungen durch Bakterien	946
48.3.6	Chronische Erkrankungen durch Bakterien	953
48.4	**Pilze**	957
48.4.1	Morphologie der Pilze	957
48.4.2	Abwehrmechanismen	958

48.4.3	Erkrankungen durch Pilze (Mykosen)	959		50.2	Transplantation solider Organe	980
48.4.4	Candidosen	959		50.2.1	Niere	980
48.4.5	Kryptokokkose	960		50.2.2	Leber	981
48.4.6	Aspergillose	960		50.2.3	Lunge	982
48.4.7	Mukormykose – Zygomykose	962		50.2.4	Herz	984
48.4.8	Pneumozystose	963		50.2.5	Pankreas und Pankreasinseln	984
48.4.9	Außereuropäische Mykosen	963		50.2.6	Dünndarm	985
48.5	**Protozoen**	963		50.3	Transplantation hämatopoetischer Stammzellen	985
48.5.1	Abwehrmechanismen	964				
48.5.2	Erkrankungen durch Rhizopoden	964				
48.5.3	Erkrankungen durch Sporozoen	964		**51**	**Umweltbedingte Erkrankungen**	**987**
48.5.4	Erkrankungen durch Flagellaten	966		51.1	Schäden durch physikalische Einwirkungen	987
48.6	**Helminthen**	967		51.1.1	Mechanische Einwirkungen	987
48.6.1	Abwehrmechanismen	967		51.1.2	Schäden durch Temperaturänderungen	989
48.6.2	Erkrankungen durch Zestoden (Bandwürmer)	967		51.1.3	Schäden durch Änderungen des atmosphärischen Drucks	990
48.6.3	Erkrankungen durch Nematoden (Rundwürmer)	968		51.1.4	Schäden durch elektromagnetische Energie	990
48.6.4	Erkrankungen durch Trematoden (Saugwürmer)	969		51.2	Umweltbedingte Schäden der Lunge und der Atemwege	992
				51.2.1	Obstruktive Atemwegserkrankungen	992
49	**Fremdmaterialimplantate**	**971**		51.2.2	Pneumokoniosen	992
49.1	Allgemeine Reaktionsmuster nach Fremdmaterialimplantation	971		51.3	Schäden durch chemische Einwirkungen	996
49.2	Blutgefäße, Liquordrainage	972		51.3.1	Umweltgifte	997
49.3	Herz	973		51.3.2	Medikamente	997
49.3.1	Schrittmacher	973		51.4	Umweltbedingte Tumorerkrankungen	998
49.3.2	Herzklappenprothesen	974		51.5	Ernährungsbedingte Schäden	999
49.4	Gelenke	975		51.5.1	Überernährung und Fettsucht	999
49.5	Mamma	975		51.5.2	Unterernährung und Kachexie	1000
49.6	Bauchwand	976		51.6	Schäden durch Tabakrauchen	1000
				51.7	Schäden durch Alkohol	1000
50	**Transplantationspathologie**	**977**		51.8	Schäden durch illegale Drogen	1000
50.1	Grundlagen	977		51.8.1	Schäden durch Rauschmittel: allgemeine Auswirkungen	1001
50.1.1	Typen der Organtransplantation	977				
50.1.2	Pathogenetische Mechanismen und Verlauf von Transplantatabstoßungen	978			**Register**	**1003**
50.1.3	Risiken nach Organtransplantationen	979				

I Grundlagen

1	Pathologie: Aufgaben und Methoden	3
2	Zell- und Gewebereaktionen	21
3	Entzündung	43
4	Pathologische Immunreaktionen	75
5	Angeborene genetische Erkrankungen	113
6	Tumorerkrankungen	123
7	Kreislauferkrankungen	171

Grundlagen

KAPITEL 1

H. Moch, D.R. Zimmermann, N. Probst-Hensch*

* In der Vorauflage unter Mitarbeit von P. Komminoth, B. Odermatt, M. Bopp

Pathologie: Aufgaben und Methoden

1.1	Gesundheit	3	1.6	Methoden in der Pathologie	6
			1.6.1	Makroskopie	7
1.2	Krankheit und Tod	4	1.6.2	Asservierung von Gewebe und Zellen	7
1.2.1	Ätiologie	4	1.6.3	Mikroskopie	8
1.2.2	Pathogenese	4	1.6.4	Zytopathologie	8
1.2.3	Tod	5	1.6.5	Intraoperative Schnellschnittuntersuchung	11
			1.6.6	Durchflusszytometrie	12
1.3	Diagnostik	5	1.6.7	Elektronenmikroskopie	12
			1.6.8	Enzymhistochemie	12
1.4	Forschung	6	1.6.9	Immunhistologie	12
			1.6.10	Molekularbiologische Techniken	14
1.5	Aus-, Weiter- und Fortbildung	6			
			1.7	Epidemiologie	17
			1.7.1	Zielsetzungen	17
			1.7.2	Epidemiologische Maße	17

Zur Orientierung

Pathologie bedeutet ursprünglich „Lehre von den Leiden", d.h. Lehre der krankhaften Organ- und Gewebeveränderungen. Sie beinhaltet noch heute das wissenschaftliche Studium sowie die Erfassung der Ursachen, der Entstehung und der Auswirkungen von Krankheiten.

Der Begriff „Pathologie" wird häufig nur mit der Auseinandersetzung mit dem Tod und der Autopsie (postmortale Diagnostik) assoziiert. Die Tätigkeit in diesem Fach umfasst heute jedoch eine wesentlich erweiterte und intensivere Auseinandersetzung mit **Krankheiten, deren Entstehungsursachen und Symptomen.** Dazu gehört überwiegend die **intravitale Diagnostik,** aber auch die **Forschung** und die **Lehre.** Die diagnostische Tätigkeit in der Pathologie setzt Erfahrung und klinische Kenntnisse voraus. Die gestellte Diagnose bedeutet oft einen Einschnitt im Leben eines Menschen, ist aber gleichzeitig die Grundlage für die Planung der weiterführenden Diagnostik und der Therapie. Für eine optimierte Diagnostik stehen heute eine Reihe von **Untersuchungstechniken** zur Verfügung. Eine sorgfältige Indikation des Einsatzes dieser Methoden erfordert es, sie zu beherrschen, d.h. ihre Möglichkeiten und Grenzen zu kennen. Aus-, Weiter- und Fortbildung müssen auf das Verständnis von Ätiologie, Pathogenese gesundheitlicher Störungen sowie von Grundlagen der Therapie ausgerichtet sein.

Die **Weiterbildung zur Erlangung des Facharzttitels für Pathologie** schließt eine Ausbildung in der Beurteilung von Biopsie, Zytologie und Autopsie ein und dauert etwa 6 Jahre.

1.1 Gesundheit

Die Weltgesundheitsorganisation (WHO) definiert Gesundheit als „Zustand völligen körperlichen, seelischen und sozialen Wohlbefindens". Diese sehr umfassende, zunächst einleuchtende Definition ist in der Praxis schwierig nachvollziehbar, da die Übergänge von Gesundheit zu Krankheit fließend und selbst beim subjektiv „Gesunden" Zustände „völligen Wohlbefindens" schwierig zu definieren sind (s.a. ➤ Abb. 1.12).

Eine wesentliche Voraussetzung für Gesundheit sind intakte Regulationsmechanismen. Der Organismus kann sich durch Regulationsmechanismen an neue Anforderungen, welche die Bandbreite der Normalbelastung über- oder unterschreiten, anpassen **(Adaptation).** Ziel der Adaptation ist es, die Funktion des Gesamtorganismus zu erhalten. Die funktionelle Reserve des Organismus bzw. des betroffenen Organsystems wird bei einer Adaptation gegenüber der Norm geringer. Ist die Belastung hoch oder dauert sie über lange Zeit an, kann dies die Regulationsmechanismen des Organismus überfordern: Es entstehen Regulationsstörungen und/oder Schädigungen, die zunächst reversibel sind, aber auch in Irreversibilität und damit in eine Krankheit übergehen oder zum Tod führen können.

Einen zunehmend höheren Stellenwert nimmt die **Prävention** von Krankheiten ein. Ihr wird in Zukunft auf der Basis der Kenntnisse des menschlichen Genoms und der Kausalkette vom genetischen Schaden zu präklinischen Veränderungen der Genprodukte (Genomics und Proteomics) bis zur gesundheitlichen Störung eine entscheidende Rolle zukommen.

1.2 Krankheit und Tod

Krankheit ist eine Störung der Lebensvorgänge, die den Organismus oder seine Teile so verändert, dass das betroffene Individuum subjektiv, klinisch oder sozial hilfsbedürftig wird. Bei der Entstehung von Krankheiten können verschiedene Phasen unterschieden werden.

1.2.1 Ätiologie

Unter Ätiologie werden die auslösenden Faktoren einer Störung verstanden. Pathologische Veränderungen und Symptome umfassen die aus der Störung entstehenden **Läsionen** und deren klinische Auswirkungen. Aus den Läsionen können **Komplikationen** oder dauerhafte **Schäden** entstehen (➤ Tab. 1.1, ➤ Tab. 1.2).

Grundsätzlich lassen sich die Ursachen von Erkrankungen in 2 Gruppen – genetisch und erworben – einteilen:

- **Genetisch bedingte Krankheiten** können durch die Eltern auf die Kinder übertragen werden oder durch somatische Mutationen beim Kind bedingt sein. Sie entstehen durch numerische (z.B. Trisomie) bzw. strukturelle chromosomale Läsionen (z.B. Translokation, Deletion) oder durch DNA-Mutationen. Diese Krankheiten äußern sich oft bereits vor oder unmittelbar nach der Geburt (**kongenitale** Krankheiten). Andere genetisch bedingte Erkrankungen manifestieren sich erst später (z.B. Muskeldystrophien, familiäre Kolonpolypose).
- Die meisten **erworbenen Krankheiten** treten erst im Lauf des Lebens auf. Auch sie können durch (teilweise exogen bedingte) somatische Mutationen verursacht sein. Einige erworbene Krankheiten können auch schon während der embryonalen oder fetalen Entwicklung (kongenital, angeboren) entstehen. Beispiele dafür sind die Schädigung des Kindes bei Infektion der Mutter durch das Rötelnvirus während des ersten Trimesters der Schwangerschaft und die maternofetale Inkompatibilität.

Eine Kombination genetischer und erworbener Faktoren kann die Fähigkeit zur Adaptation der Regulationsmechanismen (Anpassungsfähigkeit) vermindern, sodass bereits geringe Abwechungen von der Norm zu einer Überforderung führen.

Tab. 1.1 Gruppen ätiologischer Faktoren von Krankheiten und relevante Kapitel der klinischen Pathologie.

Faktor	Kapitel
genetische Ursache	➤ Kap. 5
Sauerstoffmangel	➤ Kap. 2.4.2
Mangel- oder Fehlernährung	➤ Kap. 47.4, ➤ Kap. 51.5
physikalische Ursache (Trauma, Hitze, Kälte, ionisierende Strahlen, abrupte Druckänderungen)	➤ Kap. 51.1
Chemikalien inkl. Medikamente	➤ Kap. 33.5, ➤ Kap. 51.3
Infektion (Viren, Bakterien, Pilze, Parasiten)	➤ Kap. 24, ➤ Kap. 32, ➤ Kap. 33, ➤ Kap. 40, ➤ Kap. 48
neuroendokrine und immunologische Fehlsteuerung	➤ Kap. 3, ➤ Kap. 13 bis ➤ Kap. 18
psychogener Faktor	➤ Kap. 8

Tab. 1.2 Beispiele der Sequenz und des Zusammenhangs zwischen Ätiologie, Pathogenese, pathologischen Veränderungen/Symptomen und Komplikationen.

Ätiologie	Pathogenese	Pathologische Veränderungen/Symptome	Komplikationen
Staphylococcus aureus	entzündliche Reaktion des Organismus	eitrige Gewebeeinschmelzung, Abszess	Septikämie, Narben
Zigarettenrauch (polyzyklische aromatische Kohlenwasserstoffe)	Mutationen in der DNA von Zellen des Bronchusepithels	Bronchuskarzinom	Metastasen (v.a. Gehirn, Knochen, Nebennieren)
Hepatitis-B-Virus	zytotoxische Immunreaktion gegen virusbefallene Hepatozyten	Entzündung (Hepatitis) mit Gewebedestruktion und Vernarbung → Leberzirrhose	Leberversagen, hepatozelluläres Karzinom

Führen beispielsweise Enzymdefekte dazu, dass weniger Jod in Schilddrüsenhormone eingebaut wird, prädisponiert dies zur Entwicklung eines Kropfes selbst bei nur geringgradigem Jodmangel (der bei normaler Hormonsynthese nicht zu einer Struma führt, ➤ Kap. 14.3).

1.2.2 Pathogenese

Die Pathogenese beschreibt den Ablauf der Reaktionen des Organismus, beginnend mit der primären Schädigung durch den schädigenden (ätiologischen) Faktor und die Folgereaktionen (➤ Tab. 1.2).

Die Dauer der Reaktion des Organismus auf einen Schaden kann kurz, d.h. **akut** (Tage oder wenige Wochen), oder lang, d.h. **chronisch,** sein. Dies hängt überwiegend, aber nicht ausschließlich von der Dauer und dem Schweregrad der Einwir-

Tab. 1.3 Unsichere und sichere Todeszeichen.

Unsichere Todeszeichen	Sichere Todeszeichen
• Totenblässe • Kälte des Körpers • Atemstillstand • Fehlen von Herz- und Pulsschlag • Erweichung der Bulbi • Austrocknung der Kornea • Ausbleiben der Hautrötung bei Hitzereiz oder künstlicher Stauung	• Totenstarre, auftretend am Kiefergelenk nach 2–3 Stunden, am ganzen Körper nach ca. 8–10 Stunden, Beginn der spontanen Lösung nach ca. 2 Tagen, vollständige Lösung nach ca. 3–4 Tagen • Totenflecke an abhängigen Körperpartien ab ca. 30 Minuten, am übrigen Körper ab ca. 1 Stunde • konfluierende Totenflecke ab ca. 2 Stunden; voll ausgeprägt und konfluiert ab ca. 4 Stunden; die Totenflecke sind bis ca. 10 Stunden post mortem wegdrückbar (Fingerdruck) und ab 12 Stunden post mortem nicht mehr wegdrückbar • Fäulniserscheinungen (grüne Bauchdecke) ab ca. 2 Tagen

kung des ätiologischen Faktors ab. Die Störung kann mit völliger spontaner oder therapieinduzierter Wiederherstellung, d.h. mit einer **Heilung** (Restitutio ad integrum; sog. Regeneration), enden, zu einer **Defektheilung** (bleibender morphologischer und/oder funktioneller Defekt; sog. Reparation) oder zum **Tod** führen.

Ein vorübergehender Rückgang oder ein vorübergehendes Verschwinden der Symptome und abnormer Befunde einer Krankheit werden als **Remission** bezeichnet. Dieselbe Krankheit kann wieder auftreten, d.h., es kann zu einem **Rezidiv** kommen.

1.2.3 Tod

Der Tod wird definiert als ein in Phasen ablaufender Vorgang des Sistierens der Lebensfunktionen:
- In der ersten Phase kommt es zum **klinischen Tod.** Es tritt ein Herz- und Atmungsstillstand ein mit grundsätzlicher Möglichkeit der Wiederbelebung innerhalb weniger (ca. 3) Minuten.
- Es folgt die zweite Phase des „intermediären Lebens", die sog. **Vita reducta.** Diese beinhaltet erheblich reduzierte Lebensvorgänge infolge Versagens oder Dysfunktion vitaler Zentren. Als Extremfall gilt das auf Umweltfaktoren nicht mehr ansprechende, nur apparativ erhaltbare „Leben" bei Dezerebration.
- In der dritten Phase erfolgt der **biologische Tod,** d.h. der zentrale Hirntod. Die obligaten **Kriterien** des zentralen Hirntodes sind:
  – Bewusstlosigkeit
  – erloschene Spontanatmung
  – Fehlen zerebraler Reflexe und umweltbezogener Lebensäußerungen
  – hirnelektrische Inaktivität (isoelektrisches Elektroenzephalogramm)
  – Kreislaufstopp in A. vertebralis und A. carotis

Die Todeszeichen sind in ▶ Tab. 1.3 zusammengefasst.

1.3 Diagnostik

Die Diagnostik dient der Erkennung und Klassifikation von Krankheiten anhand zytologischer, histologischer und molekularpathologischer Untersuchungen und muss zu einer möglichst präzisen Diagnose oder Differenzialdiagnose führen. Sie schafft dadurch eine wichtige Grundlage für die Einleitung einer adäquaten Therapie. Sie umfasst einerseits die intravitale, andererseits die postmortale Diagnostik (Methoden, ▶ Kap. 1.6).

Intravitale Diagnostik

Zur Tätigkeit in der intravitalen Diagnostik gehört die **Untersuchung von Zellen, Biopsien und Operationspräparaten.** Die makroskopische und mikroskopische Beurteilung von Biopsien und Operationspräparaten ist heute eine der Hauptaufgaben der Pathologie. Sie hat während der vergangenen Jahrzehnte die postmortalen Untersuchungen in den Hintergrund gedrängt. Alle operativ entnommenen Gewebestücke sollten zur mikroskopischen Untersuchung an die Pathologie gesandt werden.

Unter **Biopsien** versteht man kleine Gewebeproben, die zur histopathologischen Untersuchung entnommen werden. Sie umfassen Nadelbiopsien, endoskopische oder offene, d.h. im Verlauf eines chirurgischen Eingriffs entnommene Biopsien. Ziele der Untersuchung von Biopsien und Operationspräparaten sind die präzise Artdiagnose einer Läsion (z.B. Tumor, Entzündung, immunologische Erkrankung) und die möglichst genaue Beurteilung ihres biologischen Verhaltens und somit ihrer klinischen Bedeutung bzw. Prognose. Bei Tumoren wird dazu die Abweichung der Gewebearchitektur, der Zell- und Kernmorphologie sowie der Proliferationszeichen (Mitosen) von der Norm beurteilt und zur sog. histologischen Graduierung („**Grading**") benutzt. Darüber hinaus muss die Ausbreitung eines Tumors im Hinblick auf eine Aussage zur Prognose definiert werden, d.h. ein „**Staging**" erfolgen (▶ Kap. 6.10.2; Zytopathologie, ▶ Kap. 1.6.4, intraoperative Schnellschnittuntersuchungen, ▶ Kap. 1.6.5).

Postmortale Diagnostik

Die postmortale Diagnostik beinhaltet autoptische Untersuchungen. **Ziele der autoptischen Untersuchung** sind die Erfassung von (teilweise zuvor nicht erkannten) Krankheiten und die Erarbeitung klinisch-pathologischer Korrelationen. Die Autopsie ist somit eine ärztliche Untersuchung, die an den Untersucher hohe fachliche und ethische Anforderungen stellt. Sie umfasst analog der intravitalen Diagnostik Makroskopie,

Histologie und Zytopathologie sowie zusätzliche mikrobiologische, biochemische und molekularbiologische Untersuchungen.

Die **klinische Autopsie** befasst sich mit der Bestimmung der Todesursache bei natürlichem Tod. Dabei sind die Erfassung von Therapie- und Nebeneffekten sowie häufig eine Absicherung bzw. Korrektur klinischer, röntgenologischer, biochemischer, zytologischer und bioptischer Befunde von großer Bedeutung für die Entwicklung zukünftiger Therapiekonzepte.

Die **Autopsiediagnose** soll ein zuverlässiges Bild der im Laufe des Lebens durchgemachten Krankheiten vermitteln. Die Formulierung einer Diagnose folgt diagnostischen Algorithmen und muss Anamnese, Symptome, Befunde, Alter, Geschlecht, Beruf, durchgeführte Untersuchungen und Therapien sowie Umweltbedingungen berücksichtigen.

Die Autopsie dient daher nicht nur der Diagnostik, sondern ebenso der Forschung, Ausbildung, Epidemiologie, Vorsorge- und Arbeitsmedizin. Die Durchführung einer Autopsie ist auch wichtig bei der Abklärung vermeintlicher sog. medizinischer Kunstfehler und oft notwendig aus epidemiologischen Gründen (z.B. für die epidemiologische Überwachung von Infektionskrankheiten; sog. Seuchensektion).

Die autoptische Abklärung rechtsmedizinischer Fragen, z.B. des Verdachts auf einen unnatürlichen Tod, wird heute meist durch Institute für Rechtsmedizin oder in Zusammenarbeit von Pathologie und Rechtsmedizin übernommen.

Obduktionen sind damit ein notwendiges **Instrument der Qualitätssicherung und -kontrolle** in der Medizin. Da die Autopsierate in allen europäischen Ländern fällt, müssen Maßnahmen eingeleitet werden, um Angehörige, Ärzte und Politiker von der Notwendigkeit der Autopsie zu überzeugen.

1.4 Forschung

Forschung erweitert nicht nur unser Wissen, sie erlaubt auch, mit diesem Wissen umzugehen und es in die Praxis umzusetzen. In der Forschung werden Hypothesen formuliert, getestet und dadurch verworfen oder bestätigt. Aus den Resultaten wird die nächste Hypothese abgeleitet, welche die vorhergehende ersetzen oder verbessern soll (deduktive Wissenschaft).

Die Forschung in der Pathologie beschäftigt sich vor allem mit der Aufklärung der Ursachen, der Entstehungsweise sowie mit den Auswirkungen von Erkrankungen. Sie beinhaltet auch die Epidemiologie (> Kap. 1.7). Sie beschränkt sich wie die Diagnostik heute keineswegs nur auf morphologische Phänomene, sondern ist vielmehr zell- und molekularbiologisch orientiert und bedient sich einer Vielzahl moderner Techniken.

Dabei wird der Technologietransfer von der Grundlagenforschung zur klinischen Forschung bzw. zur Diagnostik und Therapie zunehmend rascher und komplexer. Daher müssen sich Grundlagenforschung, klinisch orientierte Forschung und Diagnostik mehr denn je ergänzen und stimulieren.

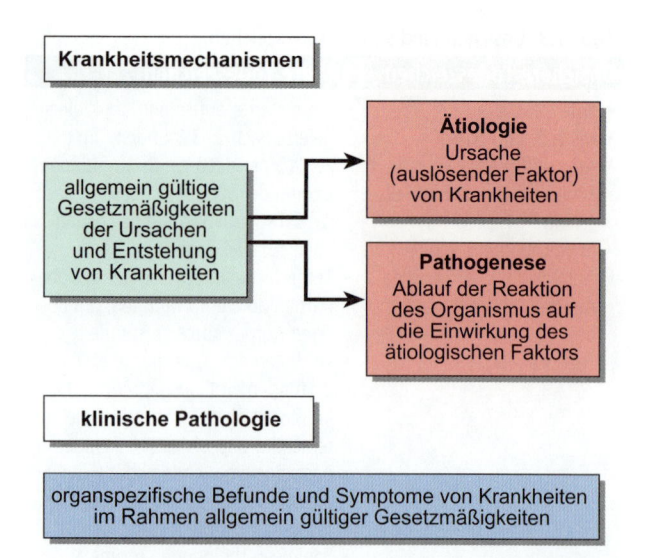

Abb. 1.1 Krankheitsmechanismen und klinische Pathologie sind nicht voneinander zu trennen. Bei den Krankheitsmechanismen liegt der thematische Schwerpunkt auf allgemeingültigen Gesetzmäßigkeiten, bei der klinischen Pathologie dagegen auf organspezifischen Krankheitsabläufen.

1.5 Aus-, Weiter- und Fortbildung

Ziel ist es, das biologische Verständnis der Krankheiten bei Studierenden und Ärzten zu wecken und zu fördern. Diagnostik, klinische Auswirkungen sowie der neueste Stand der Forschung müssen stufengerecht in die Lehre und Ausbildung integriert werden. Sie bilden eine wichtige Basis zum Verständnis klinischer Symptome, biochemischer Befunde oder röntgenologisch gestellter Diagnosen sowie von Therapieeffekten und -nebenwirkungen, d.h. von Krankheitsverläufen.

Dementsprechend müssen Ätiologie und Pathogenese von Krankheiten systematisch vermittelt werden. Die Studierenden müssen zellbiologische Mechanismen und Regulationsstörungen, die zu gesundheitlichen Störungen und Krankheiten führen können, verstehen lernen. Verwendung klarer Begriffe und Definitionen sowie systematische Diskussion klinisch-pathologischer Korrelationen sind dabei ausschlaggebend. Die Lehrinhalte der „Krankheitsmechanismen" und der „Klinischen Pathologie" gehen ineinander über (> Abb. 1.1).

1.6 Methoden in der Pathologie

Während der letzten Jahrzehnte wurden zunehmend enzymhistochemische, immunhistologische, biochemische und molekularbiologische Methoden in die Krankheitsdiagnostik eingeführt. Diese Methoden tragen dazu bei, die Diagnostik zu verfeinern, und eröffnen zudem ein breites Spektrum für die Forschung. Mit Spezialmethoden (Immunhistochemie, Molekularbiologie) wird versucht, den Verlauf einer Erkrankung (prognostische Marker) bzw. das Ansprechen auf eine bestimmte Therapie (prädiktive Marker) besser vorhersagen zu können (> Tab. 1.4).

Tab. 1.4 Übersicht häufig eingesetzter diagnostischer Methoden in der Pathologie.

Verfahren	Ziele und Möglichkeiten
I. Konventionelle Techniken	
Makroskopie	Nachweis von Veränderungen der Form, Größe, des Gewichts, der Oberfläche, Struktur, Farbe, Brüchigkeit, Konsistenz und des Geruchs von Gewebe
Mikroskopie	
• Übersichtsfärbung	Nachweis von Veränderungen der Mikroarchitektur des **Gewebes**, von pathologischen Ablagerungen, Fremdgewebe, Nekrosen, Gewebereaktionen
• Spezialfärbungen	spezifische Anfärbung bestimmter (eigener oder fremder) Zellstrukturen oder -produkte sowie von Gewebekomponenten (z.B. Bindegewebe, Schleim, Fette)
Zytopathologie • Exfoliativzytologie • Punktionszytologie	Nachweis zytoplasmatischer und nukleärer **Zell**veränderungen
II. Spezialtechniken	
Durchflusszytometrie	Erfassung, Quantifizierung und Sortierung von Einzelzellen nach fluoreszenzoptischen oder physikalischen Parametern
Elektronenmikroskopie	Nachweis ultrastruktureller Zellveränderungen (Organellen, Zellmembranen, Zellverbindungen, Zytoskelett)
Enzymhistochemie	Nachweis der Aktivität und Lokalisierung von Enzymen in Gewebe und Zellen
Immunhistologie	Nachweis antigener Substanzen in Gewebe und Zellen
Biochemische Methoden	
• Western- und Lektin-Blotting	Nachweis von Proteinen und Zuckern in Gewebe- und Zell**extrakten**
• ELISA	Nachweis sehr geringer Proteinmengen in Gewebe- und Zell**extrakten**
Molekularbiologische Methoden	
• Hybridisierungstechniken	Nachweis von Nukleinsäuresequenzen: • In-situ-Hybridisierung in Schnittpräparaten und Zellausstrichen (DNA und RNA) • Southern-Blotting von Gewebe- und Zellextrakten **(DNA)** • Northern-Blotting von Gewebe- und Zellextrakten **(RNA)** • Fluorescence-in-situ-Hybridization (FISH) • Comparative Genomic Hybridization (CGH)
• DNA-Amplifikationstechniken	Polymerasekettenreaktion (PCR): enzymatische Vermehrung (Amplifikation) eines DNA-Fragments im Reagenzglas („Replikation in vitro")
• DNA-Sequenzanalyse-Verfahren	Bestimmung der Basenfolge (Sequenz) eines DNA-Fragments

1.6.1 Makroskopie

Beschreibung, Dokumentation und Interpretation makroskopisch sichtbarer Gewebe- bzw. Organveränderungen sowie die Entnahme repräsentativer Gewebeproben für die mikroskopische Untersuchung sind wichtige Schritte in der Diagnostik von Biopsien, Operationspräparaten oder autoptisch entnommenen Organen. Die makroskopische Beurteilung erfordert sehr viel Erfahrung, denn von ihr hängt ab, ob die krankhaften Veränderungen der mikroskopischen Diagnostik zugeführt werden.

Für die makroskopische Begutachtung wird das Präparat zunächst ausgemessen und gewogen. Anschließend werden **makroskopisch erkennbare Abweichungen von der Norm** bezüglich Form, Farbe, Oberfläche und Konsistenz festgehalten und die Befunde gewertet. Bei Tumoren wird spezielles Augenmerk auf die Dokumentation von Größe, Eindringtiefe, Resektionsrändern, Lymphknotenbefall und Metastasierung gelegt, da diese Befunde entscheidend für die Stadieneinteilung vieler Tumortypen sind (➤ Kap. 6.10.2). Oft müssen zur Dokumentation Skizzen, die Makrofotografie und andere bildgebende Verfahren herangezogen werden.

Zur histologischen Untersuchung werden **Gewebeproben aus makroskopisch veränderten Bezirken** entnommen und verarbeitet. Basierend auf der makroskopischen und mikroskopischen bzw. klinischen Verdachtsdiagnose wird die Indikation für Durchführung von Spezialfärbungen und -untersuchungen gestellt.

Ein präzise und **vollständig ausgefülltes Einsendeformular** mit klinischen Angaben sowie klar formulierte **Fragestellungen** an den Pathologen garantieren eine rasche und optimale Verarbeitung der eingesandten Gewebeproben.

1.6.2 Asservierung von Gewebe und Zellen

Ob das Gewebe fixiert oder nativ eingefroren und welche Form der Fixierung gewählt wird, bestimmt letztlich mit, wie umfangreich und mit welchen Untersuchungsverfahren eine Diagnostik überhaupt möglich ist (➤ Tab. 1.5).

Tab. 1.5 Asservierung von Gewebe und Zellen.

Technik	1. Wahl	2. Wahl
konventionell-histologische Diagnostik	gepuffertes 4%iges Formalin	Spezialfixative*
intraoperativer Schnellschnitt	frisch/schockgefrieren	
Zytopathologie	Alkohol/Azeton Alkohol	Spray-Fixative
Elektronenmikroskopie	2%iges Glutaraldehyd/Osmium-Tetroxid 3%iges Paraformaldehyd/0,1%iges Glutaraldehyd	
Immunhistologie	gepuffertes 4%iges Formalin, schockgefrieren	Gefriertrocknung
Enzymhistochemie	frisch (auf Eis)	
Biochemische Methoden	frisch/schockgefrieren	
Zellkultur	frisch, sterile Entnahme	
Molekularbiologie		
• DNA-In-situ-Hybridisierung	gepuffertes 4%iges Formalin	Alkohol
• RNA-In-situ-Hybridisierung	4%iges Paraformaldehyd	gepuffertes 4%iges Formalin
• Blotting-Verfahren	frisch/schockgefrieren	Alkohol
• Polymerasekettenreaktion (PCR)	frisch/schockgefrieren	gepuffertes 4%iges Formalin

* gewisse Fragestellungen und Spezialfärbungen in der konventionell-histologischen Diagnostik erfordern die Asservierung des Untersuchungsgutes in Spezialfixativen (z.B. Hodenbiopsien in Carnoys- oder Bouins-Fixativ, Knochenmark in Schäfer-Lösung oder SUSA-Fixativ, Knochen für die Diagnostik metabolischer Erkrankungen in Alkohol)

1.6.3 Mikroskopie

Für die lichtmikroskopische Beurteilung von Gewebeschnitten müssen diese zuerst in Xylol oder anderen organischen Lösungsmitteln entparaffiniert, in einer absteigenden Alkoholreihe rehydriert und anschließend gefärbt werden (➤ Tab. 1.6). Die in der Pathologie am häufigsten verwendete Färbemethode ist die HE-Färbung (HE = Hämatoxylin-Eosin), in der Zytologie werden die Papanicolaou- (➤ Abb. 1.2) und die Giemsa-Färbung häufig eingesetzt. Gewisse Gewebekomponenten oder Zellprodukte können mittels sog. Spezialfärbungen selektiv dargestellt werden (➤ Abb. 1.3, ➤ Abb. 1.4, ➤ Abb. 1.5, ➤ Abb. 1.6).

1.6.4 Zytopathologie

Während bei der Biopsie Gewebeschnitte untersucht werden, basiert die zytologische Diagnostik (➤ Abb. 1.7) auf der Untersuchung weniger Zellverbände oder Einzelzellen. Diagnostische Beurteilungskriterien sind dabei zytoplasmatische und nukleäre Veränderungen. Zytologische Untersuchungen haben stark an Bedeutung zugenommen, da sie rasch, kostengünstig und zuverlässig sind, d.h. eine hohe diagnostische Aussagekraft aufweisen.

Hauptaufgaben der Zytopathologie sind das prophylaktische Screening von Tumorvorstufen (Reihenuntersuchungen; sekundäre Prävention, ➤ Kap. 1.7.1) und die minimal invasive Tumordiagnostik.

Exfoliativzytologie

Bei der Exfoliativzytologie werden Zellen untersucht, die entweder spontan abgeschilfert sind oder mechanisch mit Bürsten, Spateln oder bei Spülungen gewonnen wurden (➤ Abb. 1.7). Am wichtigsten sind Untersuchungen zur Krebsvorsorge, Therapieverlaufskontrollen, Reihenuntersuchungen von Hochrisikopatienten (z.B. Urinzytologie bei Chemiearbeitern mit Karzinogenexposition, Sputumzytologie bei symptomatischen Rauchern) und die Abklärung tumorverdächtiger Erkrankungen.

Feinnadelpunktionen

Feinnadelpunktionen werden hauptsächlich zur **morphologischen Erstabklärung** von tumorverdächtigen Herdläsionen eingesetzt (z.B. bei mammografisch suspekten Brustdrüsenbefunden oder tumorverdächtigen Schilddrüsen- und Lymphknotenveränderungen). Klinisch tumorverdächtige Läsionen werden mit einer dünnen Punktionsnadel mehrmals fächerförmig angestochen. Zellen und Zellverbände werden durch feine Schneidebewegungen der Nadel und einen leichten Unterdruck der aufgesetzten Injektionsspritze in die Nadel aspiriert. Bei äußerlichen, palpablen Läsionen erfolgen Führung und Lokalisation der Punktionsnadel unter der manuellen Kontrolle des Tastbefundes oder mithilfe des Ultraschalls. Bei der Feinnadelpunktion innerer Organe kommen bildgebende Verfahren (Ultraschall, Computer- oder Magnetresonanztomografie) regelmäßig zum Einsatz.

Die **mikroskopische Beurteilung** von Feinnadelpunktionen setzt umfassende Kenntnisse der Läsionen des betreffenden Organs voraus. Während eine Malignitätsdiagnose oft mit großer

Tab. 1.6 Auswahl histologischer Färbungen in der Pathologie.

Färbung	Abk.	Ergebnis	
Übersichtsfärbungen			
• Hämatoxylin-Eosin (Histologie)	HE	blau	Zellkerne, Bakterien, Kalk, basophiles Zytoplasma, Knorpelgrundsubstanz
		rot	Zytoplasma, Kollagen, Erythrozyten
• Papanicolaou (Zytologie, ➤ Abb. 1.2)	PAP	blau	Zellkerne, Bakterien
		blaugrün	Zytoplasma
		rot bis gelb	Zytoplasma mit Keratin
		braunrot	Schleim
		gelb	Schleim im sauren Milieu
		grün	Kollagen
• Giemsa (Zytologie)		blau	Zellkerne, Bakterien, basophile Stoffe
		rot	eosinophiles Zytoplasma, Granula, kollagene Fasern
		violett	Mastzellen
		grün	Melanin
Spezialfärbungen			
Bindegewebe und Knochen			
• van-Gieson-Elastin	EvG	gelb	Muskulatur, Zytoplasma, Fibrin, Amyloid
		rot	Bindegewebe, Hyalin
		schwarz	elastische Fasern, Zellkerne
• Chromotrop-Anilinblau	CAB	blau	Bindegewebe, Mallory-Denk-Körper
		rotviolett	Zellkerne
		rot	Muskel, Erythrozyten, Mitochondrien
		rot, blauer Saum	α_1-Antitrypsin
Muzine			
• Alcianblau-PAS, Perjodsäure-Schiff-Reaktion	AB-PAS	rot	neutrale Glykosaminoglykane, Kohlenhydrate, Glykogen
		blau	saure Glykosaminoglykane, Zellkerne
Lipide			
• Sudan-Fettfärbung (Gefrierschnitt)	Sudan	rot	Neutralfette
		blau	Zellkerne
Pigmente			
• Berliner-Blau-Reaktion	Fe	blau	Hämosiderin (Fe^{3+})
		rot	Zellkerne
• Kupfer	Cu	grünschwarz	kupferhaltige Verbindungen
• Melanin (Masson-Fontana)		schwarz	Melanin (und weitere silberreduzierende Substanzen)
		rot	Zellkerne
Mikroorganismen			
• Bakterien (Gram)		blauviolett	grampositive Bakterien
		rot	gramnegative Bakterien
• Mykobakterien (Ziehl-Neelsen)		rot	säurefeste Stäbchen
		blau	Hintergrund
• Spirochäten (Warthin-Starry)		schwarz	Spirochäten
		gelbbraun	Hintergrund
• Pilze (Grocott), *Pneumocystis jirovecii* (vormals *carinii*)		schwarz	Pilze, *Pneumocystis jirovecii*
		grün	Hintergrund
• HBsAg (Orceinfärbung nach Shikata)		dunkelbraun	Hepatitis-B-Oberflächenantigen (s = **s**urface)
		schwarz	elastische Fasern

1 Pathologie: Aufgaben und Methoden

Tab. 1.6 Auswahl histologischer Färbungen in der Pathologie. (Forts.)

Färbung	Abk.	Ergebnis	
Spezialfärbungen			
Ablagerungen			
• Kongorot (Puchtler)		rot	Amyloid (β-Fibrillen): flaschengrün in polarisiertem Licht
		blau	Zellkerne
• Glykogen (Best) (Alkoholfixation)		rot	Glykogen
		blau	Zellkerne
• Kalk (von Kossa)		braun-schwarz	Kalk
		rot	Zellkerne
• Fibrin (Picro-Mallory)		rot	Fibrin, Fibrinoid
		orange	Erythrozyten
		braunrot	Zellkerne
		grün	Zytoplasma

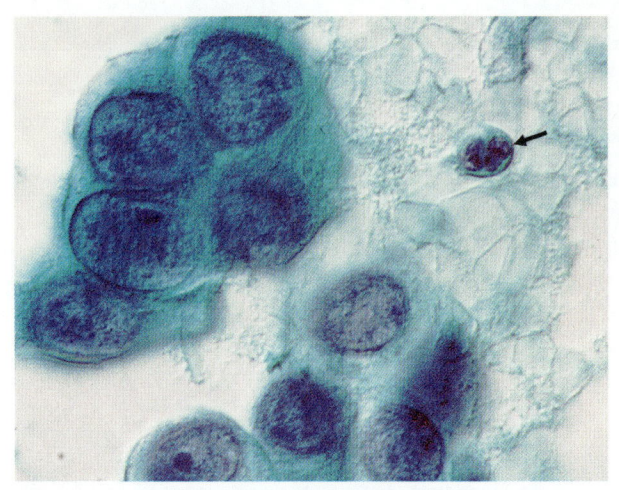

Abb. 1.2 Papanicolaou-Färbung. Zytologischer Ausstrich einer Feinnadelpunktion der Brustdrüse. Große Zellen eines Mammakarzinoms mit unterschiedlich großem und geformtem Zellkern und deutlich erkennbarem Nukleolus. Vgl. dazu die Größe eines neutrophilen Granulozyten (Pfeil). Vergr. 1000-fach.

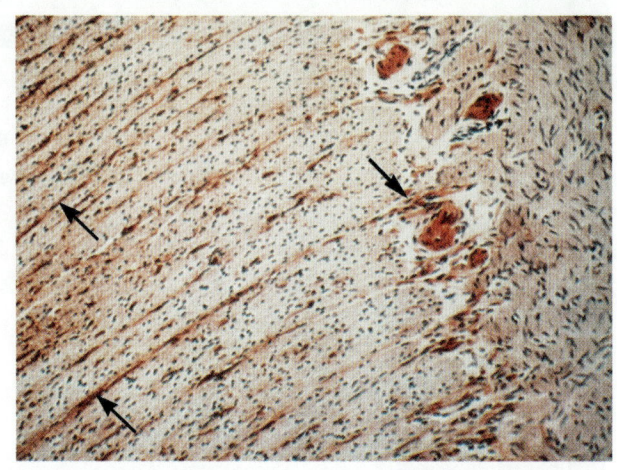

Abb. 1.4 Enzymhistochemie. Nachweis der Acetylcholinesterase: Orangebraune Farbreaktion in Ganglienzellen und cholinergen Nervenfasern in der Muskelschicht einer Kolonbiopsie (Pfeile). Vergr. 200-fach.

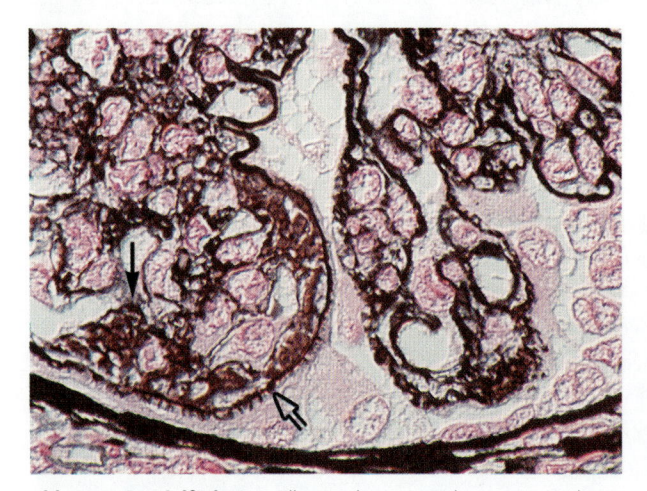

Abb. 1.3 Spezialfärbung. Silber-Methenamin-Färbung zum Nachweis glomerulärer Veränderungen bei membranoproliferativer Glomerulonephritis. Es findet sich eine Aufsplitterung der Basalmembran (schwarz dargestellt; Pfeil) mit sog. Spikes (Ablagerungen von Immunkomplexen und Intrusionen des Mesangiums; Doppelpfeil). Vergr. 1000-fach.

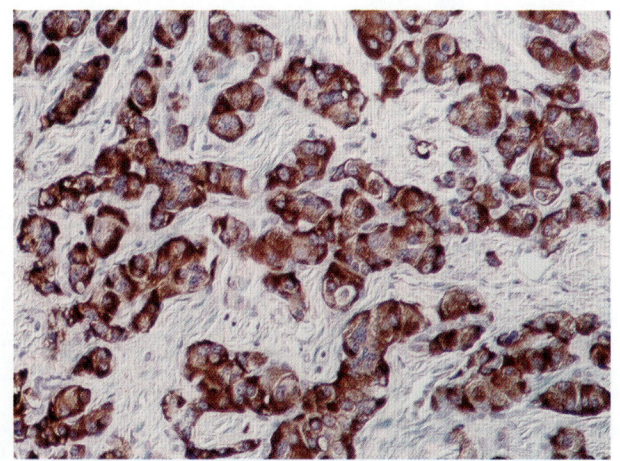

Abb. 1.5 Immunhistologie. Immunhistochemische Darstellung eines Sekretionsprodukts – Insulin – in Zellen eines neuroendokrinen Pankreastumors mithilfe eines Antiserums und einer indirekten immunhistochemischen Technik (Avidin-Biotin-Technik). Der Marker ist Meerrettichperoxidase, das unlösliche Reaktionsprodukt ist braun. Vergr. 400-fach.

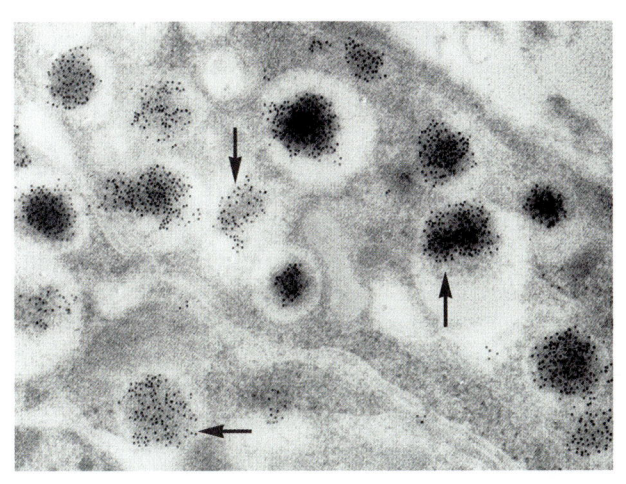

Abb. 1.6 Immunelektronenmikroskopie. Nachweis von Insulin in Sekretgranula (Pfeile) einer Insulinom-Tumorzelle anhand von goldmarkierten Antikörpern. Die kolloidalen Goldpartikel sind als kleine schwarze Punkte zu erkennen. K4M-(Lowicryl-)Einbettung. Dünnschnitt. Vergr. 5000-fach.

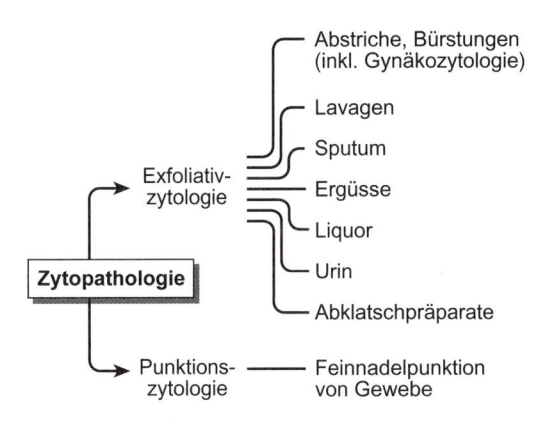

Abb. 1.7 Zytopathologie mit Aufteilung in die Exfoliativ- und die Punktionszytologie.

Sicherheit gestellt werden kann, sind Aussagen über den Tumortyp, seinen Ursprung und Ausdehnung schwieriger und oft nur in groben Kategorien möglich (z.B. Karzinom, Lymphom bzw. Sarkom). Für die exakte Typisierung, vor allem von malignen Lymphomen, muss eine primäre Läsion zusätzlich biopsiert werden.

In vielen Institutionen haben sich **Patienten-Ambulatorien** bewährt, in denen Feinnadelpunktionen durch den beurteilenden Zytologen durchgeführt werden. Dadurch kann mit dem Patienten ein Gespräch geführt, die Läsion makroskopisch beurteilt und die Feinnadelpunktion technisch einwandfrei durchgeführt werden. Da die Herstellung von gefärbten Ausstrichen lediglich wenige Minuten benötigt, kann die Qualität des hergestellten Präparats sofort kontrolliert und die Punktion bei Bedarf wiederholt werden.

Technische Aufarbeitung

Die durch Zentrifugation aus Körperflüssigkeiten, Abstrichen, Bürstungen oder Feinnadelpunktionen gewonnenen Zellen und Zellverbände werden auf einen Objektträger ausgestrichen, fixiert, gefärbt, eingedeckt und anschließend unter dem Lichtmikroskop beurteilt. Zytologische Präparate werden in der Regel nach Papanicolaou oder Giemsa gefärbt (➤ Tab. 1.6), was die Identifizierung von nukleären und zytoplasmatischen Details ermöglicht (➤ Abb. 1.2).

Die erfolgreiche Interpretation von zytologischen Präparaten hängt nicht nur von der Erfahrung des Zytologen, sondern ebenso entscheidend von der fachgerechten, ausreichenden Gewinnung des Zellmaterials und der korrekten Herstellung der Ausstriche einschließlich rascher Zellfixation ab. Ausgetrocknete Zellen oder zu spärlich entnommene, blutdurchsetzte Punktate können nicht zufriedenstellend beurteilt werden.

> **PRAXIS**
> **Exfoliativzytologie** Krebsvorsorge: Portioabstrich ➤ Kap. 40.3.5; Bronchuszytologie ➤ Kap. 24.10; tumorverdächtige Erkrankungen: Bronchuszytologie ➤ Kap. 24.10; Zytopathologie von Pleuraergüssen ➤ Kap. 25.2.2.
> **Feinnadelpunktion** Schilddrüse ➤ Kap. 14.7; Mamma ➤ Kap. 42; Blutausstriche ➤ Kap. 21.

1.6.5 Intraoperative Schnellschnittuntersuchung

Als intraoperative Schnellschnittuntersuchung wird die mikroskopische Untersuchung an entnommenen Gewebeproben während eines operativen Eingriffs bezeichnet. Ziel ist die rasche histologische Diagnose einer makroskopisch nicht sicher zu beurteilenden Läsion innerhalb von Minuten. Das Verfahren ist indiziert, wenn die Beantwortung einen unmittelbaren Einfluss auf das weitere operative Vorgehen hat. Die häufigsten Fragestellungen des Operateurs an den Pathologen lauten:
- Feststellung der **Artdiagnose** eines Prozesses (z.B. Tumor, Entzündung, degenerative Veränderung)
- Bestimmung der **Dignität** eines Tumors (bös- oder gutartig)
- Beurteilung des Tumortyps und der **Vollständigkeit der chirurgischen Entfernung** (Exzision im gesunden umgebenden Gewebe)

Intraoperativ entnommene Gewebestücke müssen möglichst rasch ins Schnellschnittlabor des Institutes für Pathologie überbracht werden (z.B. mittels Rohrpostanlagen). Die Verarbeitung umfasst in der Regel 4 Schritte:
- makroskopische Beurteilung
- Herstellung eines Gefrierschnitts: Exzision eines kleinen Gewebestücks aus der makroskopisch sichtbaren Läsion, rasche Tiefgefrierung, Schnitt (Schnittdicke 5–7 μm), schnelle Färbung
- mikroskopische Beurteilung: trotz der etwas schlechteren Qualität der Schnittpräparate (im Vergleich zu Schnittpräparaten von fixiertem, paraffineingebettetem Gewebe) und der etwas schlechteren Auflösung (infolge der höheren Schnittdicke) kann meist eine Diagnose gestellt werden

- Mitteilung der Diagnose: unbedingt mündlich via Gegensprechanlage oder Telefon direkt an den Operator (der daraufhin über das weitere operative Vorgehen entscheidet)

Der Zeitbedarf für die Herstellung der histologischen Präparate und die anschließende mikroskopische Beurteilung beträgt etwa 20 Minuten.

1.6.6 Durchflusszytometrie

Die Durchflusszytometrie (Flow Cytometry) ist eine computerunterstützte Technik zur Erfassung, Quantifizierung und Sortierung von Einzelzellen, Chromosomen oder anderen zellulären Strukturen anhand verschiedener physikalischer oder fluoreszenzassoziierter Parameter. Es können mit dieser Methode lediglich Suspensionen von Einzelzellen oder deren Bestandteile untersucht werden. Aus Geweben müssen diese deshalb zuerst mithilfe physikalischer oder enzymatischer Methoden herausgelöst werden. Je nach Fragestellung werden ganze Zellen oder Zellbestandteile mittels **fluoreszierender Farbstoffe** oder **immunhistochemischer Methoden** markiert und in einem dünnen Flüssigkeitsstrahl an einem gebündelten Laserstrahl vorbeigeführt. Aufgrund der Farbe und Intensität des reflektierten Lichts oder anhand physikalischer Parameter wie Größe und Struktur werden die Zellen oder Zellbestandteile registriert, ausgezählt und, falls gewünscht, auch sortiert.

Anwendungsbeispiele der Durchflusszytometrie sind die Identifizierung und Auszählung von Lymphozytentypen nach spezifischer Immunfluoreszenzmarkierung (z.B. zur Bestimmung des Verhältnisses von T-Helfer- zu T-Suppressorzellen bei an AIDS erkrankten Patienten oder zur Phänotypisierung von Leukämien und Lymphomen im peripheren Blut), die Analyse des DNA-Gehalts (Ploidie), z.B. in Zellen von frischem oder formalinfixiertem, paraffineingebettetem Tumorgewebe, oder für Zellzyklusanalysen zur Charakterisierung von Zellpopulationen bezüglich ihres DNA-Gehalts und Proliferationsgrades. Durchflusszytometrische Untersuchungen spielen vor allem in der Hämatologie und Forschung eine wichtige Rolle.

1.6.7 Elektronenmikroskopie

Die Elektronenmikroskopie kann subzelluläre Strukturen (Organellen) und in der Zelle angereicherte Substanzen analysieren. Ultradünn geschnittene Gewebe und Zellen werden in einem gebündelten Elektronenstrahl betrachtet, was vieltausendfache Vergrößerungen ermöglicht.

Das Gewebe wird hierzu meist in **Glutaraldehyd** oder einer Mischung von Paraformaldehyd und Glutaraldehyd fixiert, in Osmiumtetroxid nachfixiert und anschließend in Kunststoff (z.B. Araldit, Epon, Lowicryl) eingebettet. Da die eingesetzten Kunststoffe wesentlich härter als Paraffin sind, können mit einem Diamantmesser sehr dünne **Schnitte** (Dicke 60–80 nm) hergestellt werden. Zur Kontrastierung der Zellstrukturen werden Uranylacetat und Bleicitrat oder andere Schwermetallsalze eingesetzt.

Anwendungen der Elektronenmikroskopie in der diagnostischen Pathologie sind die Darstellung submikroskopischer Glomerulusläsionen der Niere (> Kap. 36.4), der Nachweis von Viruspartikeln, intrazellulären Sekretgranula (> Abb. 1.6) oder Organellenveränderungen, was bei gewissen Fragestellungen zur Diagnose einer Krankheit (z.B. Artdiagnose eines Tumors, Stoffwechselstörungen) beitragen kann.

Da die Technik einen erheblichen technischen und zeitlichen Aufwand erfordert, wird sie heute zunehmend durch raschere und präzisere immunhistochemische Methoden (> Kap. 1.6.9) ersetzt. Sie spielt aber in der zellbiologischen Forschung, vor allem in Kombination mit immunhistochemischen Techniken, weiterhin eine wichtige Rolle.

1.6.8 Enzymhistochemie

Die Enzymhistochemie dient der Lokalisation und dem Aktivitätsnachweis von Enzymen im Schnittpräparat und in Zellausstrichen. Die Technik nutzt die Aktivität der gesuchten Enzyme aus, um zugegebene spezifische (natürliche oder artifizielle) Substrate in mikroskopisch sichtbare, unlösliche Farbstoffe umzusetzen.

Enzymhistochemische Methoden können meist nur an **frischem Gewebe oder Zellen** durchgeführt werden, da sie auf der noch erhaltenen Aktivität von Enzymen beruhen. **Anwendungsbeispiele** sind z.B. die Charakterisierung von weißen Blutzellen (Chloracetat-Esterase-Nachweis in neutrophilen Granulozyten) und der Nachweis der Acetylcholinesterase, Laktat- und/oder Succinat-Dehydrogenase bei Innervationsstörungen des Darms (Dysganglionose, z.B. Morbus Hirschsprung des Kolons; > Abb. 1.4, > Kap. 32.2.2).

1.6.9 Immunhistologie

Die Immunhistochemie benutzt die Spezifität und Affinität immunologischer Reaktionen zur präzisen **Lokalisation von Epitopen gesuchter Antigene** (Epitop: Sequenz von 5–10 Aminosäuren, gegen welche die Antigenbindungsstellen des eingesetzten Antikörpers gerichtet sind; > Abb. 1.5, > Tab. 1.7).

Die Techniken haben in den letzten Jahren maßgeblich zur effizienteren **Phänotypisierung** von Tumoren in Diagnostik und Forschung beigetragen.

Im Prinzip bestehen immunhisto- und -zytochemische Techniken aus 2 Schritten:
- Zuerst wird ein sog. **primärer Antikörper** eingesetzt, der sich spezifisch an das Epitop eines gesuchten Antigens im Gewebe oder in der Zelle bindet. Mögliche primäre Antikörper sind einerseits polyklonale Antiseren (oder gereinigte Antikörper) und andererseits monoklonale Antikörper.
- Danach werden diese gebundenen primären Antikörper, d.h. die Antigen-Antikörper-Bindungsstellen, mit verschiedenen direkten und indirekten Methoden lokalisiert und dadurch **sichtbar gemacht** (> Abb. 1.8). Bei den indirekten Methoden sind

1.6 Methoden in der Pathologie

Direkte Methode — **Indirekte Methode** — **Indirekte Methode mit Signalverstärkung**

- M: Markermolekül
- B: Biotin
- Antigen
- Avidin
- primärer Antikörper
- sekundärer Antikörper

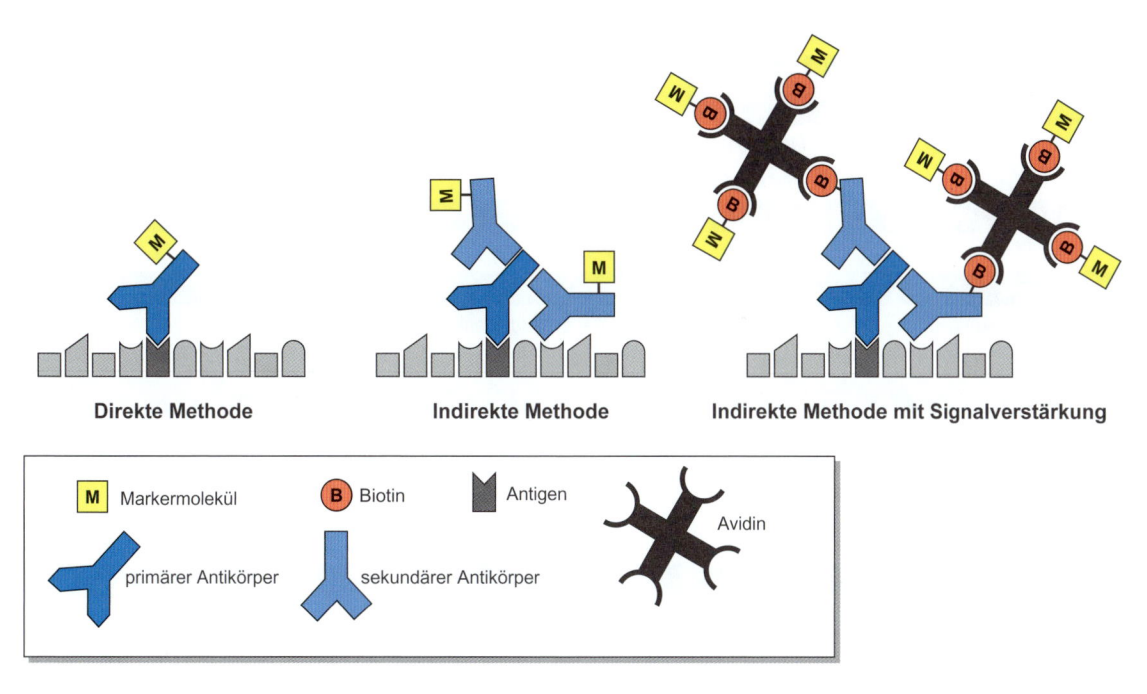

Abb. 1.8 Spezifische Darstellung von Proteinen in Gewebe und Zellen (Immunhistologie) oder in Extrakten (Western-Blot). Für die direkte Methode trägt der primäre Antikörper ein Markermolekül (M = Enzyme, Fluorochrome oder kolloidales Gold), das nach der Immunreaktion im Gewebe nachgewiesen werden kann (bei fluoreszierenden Farbstoffen z.B. im Auflichtmikroskop mit Farbfiltern). Bei den indirekten Methoden wird an den primären Antikörper ein zweiter Antikörper gebunden, der aufgrund seiner Markierung visualisiert werden kann. Ist eine weitere Verstärkung des Signals erforderlich, wird z.B. ein biotinylierter (B) sekundärer Antikörper verwendet, der von einem Komplex aus Avidin und einem biotinylierten Enzymmarker erkannt wird. Da eine höhere Zahl von Markermolekülen an der Reaktion beteiligt ist, wird das Signal verstärkt (Amplifikation).

Tab. 1.7 Auswahl wichtiger immunhistologischer Marker in der Pathologie.

Antigen	Nachweis
Leukozyten	
α_1-Antichymotrypsin	Makrophagen, Retikulumzellen
*CD 45	leukocyte common antigen, Leukozyten
*CD 20	B-Lymphozyten
*CD 3	T-Lymphozyten
*CD 15	myeloische Zellen
CD 30 (Ki-1)	aktivierte Lymphozyten, Sternberg-Reed-Zellen, Subtyp anaplastischer, großzelliger Lymphome
*Immunglobuline	B-Lymphozyten, Plasmazellen, schwere Kette, Typ A, D, G oder M
*Leichtketten	Leichtketten der Immunglobuline in B-Lymphozyten, Plasmazellen κ oder λ
Intermediärfilamente	
*Pan-Zytokeratin	alle 20 bekannten Zytokeratine („epitheliale" Zellen)
einzelne Zytokeratintypen	Epitheltypen (z.B. Drüsen- und Plattenepithelien) aufgrund des Nachweises von einzelnen oder von Gruppen von Zytokeratintypen
*Desmin	Intermediärfilamente glatter und quergestreifter Muskelzellen
*glial fibrillary acidic protein (GFAP)	Intermediärfilamente von Astrozyten
*Neurofilament (NF)	Intermediärfilamente von Neuronen und deren Ausläufern
*Vimentin	Intermediärfilamente „mesenchymaler" Zellen
Hormone/Neurotransmitter/Rezeptoren	
*Chromogranin A	Matrix der Sekretgranula (neuro)endokriner Zellen
*Kalzitonin	C-Zellen, medulläre Schilddrüsenkarzinome
*Synaptophysin	präsynaptische Vesikel (neuroendokrine Zellen und Tumoren)
β-human chorionic gonadotropin	Zellen des Zytotrophoblasten
*Thyreoglobulin	Follikelepithelzellen der Schilddrüse, follikuläres und papilläres Schilddrüsenkarzinom

Tab. 1.7 Auswahl wichtiger immunhistologischer Marker in der Pathologie. (Forts.)

Antigen	Nachweis
Hormone/Neurotransmitter/Rezeptoren	
Hormonrezeptoren	Östrogen- und Progesteronrezeptoren
Her-2/neu	Herceptinrezeptor
Extrazelluläre Matrix	
Typ-IV-Kollagen	Basalmembrankollagen
Onkofetale Antigene	
*karzinoembryonales Antigen	Kolonkarzinom, medulläres Schilddrüsenkarzinom
*α-Fetoprotein	fetales Gewebe und Tumoren (Leber, Dottersack, Keimzellen)
Mikroorganismen	
humanes Papillomavirus Zytomegalievirus Hepatitis-B-Virus Herpes-simplex-Virus humanes Immundefizienzvirus	Hüllproteine des Virus
Diverse	
*prostataspezifisches Antigen	Epithelzellen und Karzinome der Prostata
*α-Aktin	glatte Muskelzellen
*zytoplasmatisches Protein S-100	Zytoplasma von glialen Zellen, Schwann-Zellen, myoepithelialen Zellen, Melanozyten, Melanomzellen, Chondrozyten, dendritischen Retikulumzellen, Satellitenzellen des Nebennierenmarks u.a.
*factor-VIII-related antigen	endotheliale Zellen
*Ki-67(MIB 1)	Proliferationsantigen
Myosin/Myoglobin	Skelettmuskelzellen

CD = internationales Klassifikationssystem von Leukozyten-Antigenen
* wichtige, häufig gebrauchte Antikörper

zahlreiche Variationen beschrieben worden. Alle führen durch den sequenziellen Ablauf mehrerer Reaktionen zu einer kaskadenartigen Verstärkung (Amplifikation) des Nachweissignals.

PRAXIS
Phänotypisierung von Tumoren Zentralnervensystem ➤ Kap. 8; neuroendokrines System ➤ Kap. 13 bis ➤ Kap. 18; lymphatisches System ➤ Kap. 22; Weichgewebe ➤ Kap. 46.
Nachweis von Immunglobulinen/Komplement/Immunkomplexen glomeruläre Erkrankungen ➤ Kap. 37.4.

1.6.10 Molekularbiologische Techniken

Molekularpathologische Methoden dienen dazu, krankhafte Veränderungen von DNA und RNA zu untersuchen. Aktuelle molekularbiologische Methoden (➤ Abb. 1.9) sind z.B.:
- Hybridisierungstechniken wie die In-situ-Hybridisierung, Southern- und Northern-Blot-Verfahren
- DNA-Amplifizierungstechniken wie die Polymerasekettenreaktion (PCR; ➤ Abb. 1.11) und assoziierte Methoden wie die SSCA („single strand conformation analysis")
- DNA-Sequenzanalyse-Verfahren

Die meisten dieser Methoden erfordern eine spezielle Asservierung des Untersuchungsgutes (➤ Tab. 1.5) und können nur in spezialisierten Laboratorien durchgeführt werden. Wegen der Komplexität der Methoden ist eine enge Zusammenarbeit zwischen Pathologen und Molekularbiologen erforderlich.

Hybridisierungsmethoden

Analog zum Nachweis von Antigenstrukturen durch markierte Antikörper (Antigen-Antikörper-Bindung) können DNA- und RNA-Sequenzen mittels markierter, komplementärer DNA-, RNA- oder Oligonukleotidstücke (sog. Proben oder Sonden) nachgewiesen werden. Die sog. Hybridisierung von Proben an DNA- oder RNA-Sequenzen beruht hierbei auf der **komplementären Basenbindung** der Nukleotide Adenin und Thymin (bzw. Uracil) sowie Cytosin und Guanin.

Unter **In-situ-Hybridisierung** versteht man den Nachweis von Nukleinsäuresequenzen in Schnitt- und Zellpräparaten. Sie wird in vielen Laboratorien bereits zum Nachweis viraler DNA (z.B. Zytomegalievirus, Herpesviren) in Gewebeschnitten und Zellen eingesetzt (➤ Abb. 1.10). Die In-situ-Hybridisierung von RNA hingegen ist wegen deren geringerer Stabilität und Kopienzahl schwieriger und erfordert meist eine spezielle Gewebeasservierung und -vorbehandlung. Auch der Nachweis von numerischen und groben strukturellen chromosomalen Veränderungen mittels fluorochrommarkierter chromosomenspezifischer Proben (**FISH,** „fluorescence in-situ hybridi-

1.6 Methoden in der Pathologie

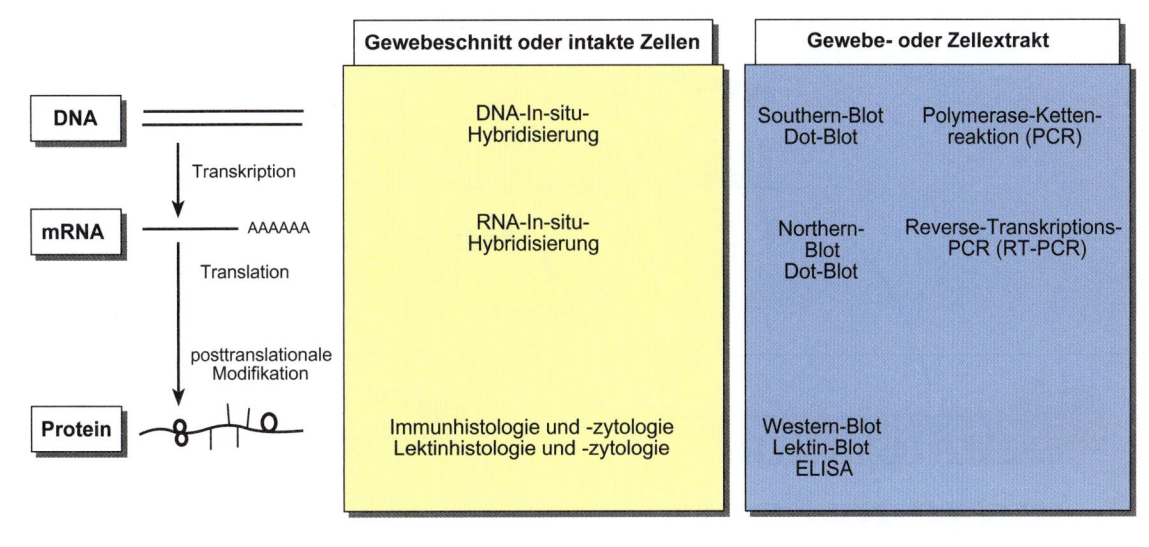

Abb. 1.9 Gebräuchliche Spezialtechniken und ihre Zielmoleküle.

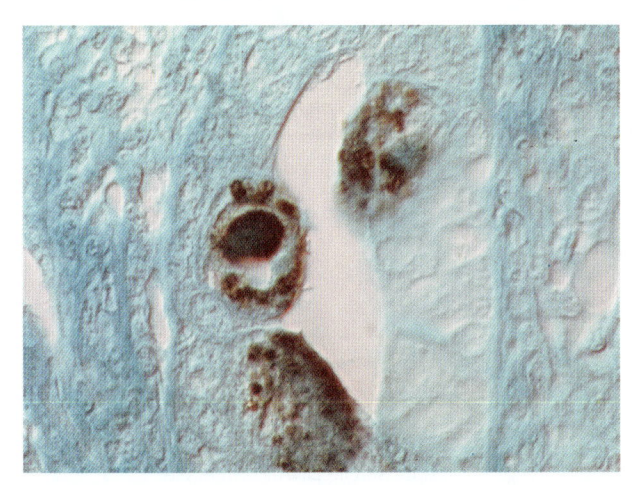

Abb. 1.10 In-situ-Hybridisierung: Nachweis von Zytomegalievirus-(CMV-)DNA im Zellkern und Zytoplasma von Epithelzellen eines Pankreasausführungsgangs. Hierzu wurde eine zur Virus-DNA komplementäre biotinmarkierte DNA-Probe verwendet. Die an die Virus-DNA gebundene Probe wurde mittels immunhistochemischer Methoden sichtbar gemacht. Vergr. 1000-fach.

> **PRAXIS**
> **FISH** neuroendokrine Tumoren ➤ Kap. 18.1; Nierentumoren ➤ Kap. 37.10.2; Harnblasentumoren ➤ Kap. 38.6; Her-2/neu-Rezeptoren in Mammatumoren ➤ Kap. 42.6.3.
> **In-situ-Hybridisierung** Nachweis von Viren: Cervix uteri ➤ Kap. 40.3.5; Plazenta ➤ Kap. 41.2.

zation") in Metaphasen- oder Interphasenpräparaten ist möglich.

DNA und RNA aus Zell- oder Gewebeextrakten können mittels spezifischer **Blotting-Verfahren** untersucht werden. Die Analyse von DNA wird nach dem Namen des Erstbeschreibers Southern-Blotting genannt, der Nachweis von RNA in Analogie Northern-Blotting. Verfahren, bei denen die Nukleinsäuren direkt auf eine Filtermembran gegeben und anschließend hybridisiert werden, nennt man Dot- oder Slot-Blotting. Southern-Blotting ist die am weitesten verbreitete Methode zur Untersuchung von Gen-Rearrangierungen (Umplatzierung von DNA-Sequenzen), die z.B. den Klonalitätsnachweis lymphoproliferativer Erkrankungen ermöglicht. Das Verfahren wird auch diagnostisch eingesetzt.

Mikrodissektionsmethoden

Unter Mikrodissektion versteht man die Gewinnung und Asservierung von **Einzelzellverbänden** oder **Einzelzellen** aus Schnittpräparaten oder Zellpräparationen mittels Lasertechniken oder mechanisch mittels Mikromanipulatoren zur molekularbiologischen Analyse (meist mittels PCR). Die Mikrodissektion stellt ein Bindeglied zwischen Pathologie und Molekularbiologie dar. Im Moment wird diese Methode hauptsächlich in der Forschung eingesetzt, es sind aber viele potenzielle Anwendungen auch in der Diagnostik denkbar.

DNA-Amplifizierungstechniken

Gewisse Nukleinsäuresequenzen sind in derart geringer Kopienzahl vorhanden, dass die oben beschriebenen Methoden sie weder in situ noch in Zellextrakten nachweisen können. Deshalb haben sich in den letzten Jahren Amplifizierungsmethoden wie die **Polymerasekettenreaktion** (PCR) durchgesetzt. Diese Technik imitiert in vitro die Replikation von Nukleinsäuren und ermöglicht es, eine bestimmte Gensequenz im Reagenzglas millionenfach zu kopieren. Bei der PCR (➤ Abb. 1.11) wird die Zahl der Kopien in jedem durchgeführten Zyklus verdoppelt, was zu einer exponentiellen Amplifizierung des gesuchten Genabschnitts (z.B. 2^{30} Kopien nach 30 Zyklen) führt. Die Qualität und Spezifität des PCR-Produkts kann direkt während der Amplifikation durch Hybridisierung mit einer fluro-

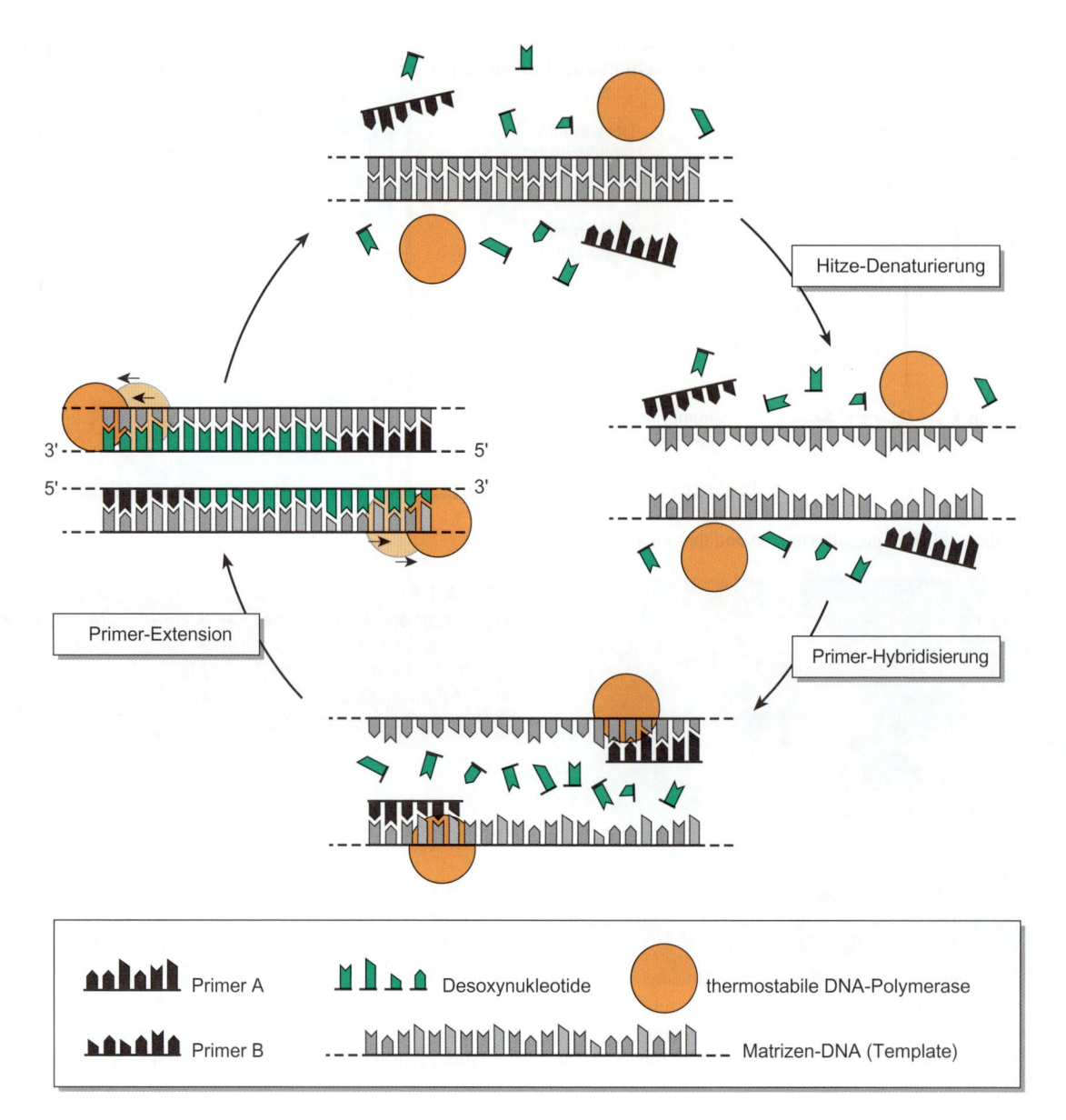

Abb. 1.11 Prinzip der Polymerasekettenreaktion (PCR). PCR-Zyklus. Ein Zyklus der PCR-Reaktion umfasst drei Temperaturschritte: Der erste Schritt besteht aus der Hitzedenaturierung des DNA-Extrakts durch Erwärmen auf 94–96 °C. Im zweiten Schritt wird das Reaktionsgemisch abgekühlt, sodass die zwei Primer an ihre spezifische Komplementärsequenz hybridisieren können (Primer-Hybridisierung). Der dritte Temperaturschritt ist auf die optimale Aktivität der Polymerase eingestellt. In diesem sog. Primer-Extensions-Schritt liest die thermostabile Polymerase, ausgehend von den Primern, die jeweiligen Matrizenstränge und synthetisiert unter Einbau von Desoxynukleotiden die Komplementärstränge. Die Synthese erfolgt nur in der sog. 5' → 3'-Richtung. Am Ende jedes Zyklus kommt es zur Verdoppelung der spezifischen Matrizen-DNA.

reszenzmarkierten internen Probe (Real-Time PCR) oder nachträglich mittels elektrophoretischer Fragmentanalyse und anschließender Sequenzierung oder Southern-Blot-Hybridisierung überprüft werden.

Typische **Anwendungsmöglichkeiten** der PCR für die Diagnostik ist der Nachweis von Erreger-DNA oder -RNA (Viren, Bakterien, Mykobakterien) in Geweben. Die PCR kann auch zur Identifizierung von qualitativen genetischen DNA-Veränderungen wie Mutationen, Deletionen, Rearrangierungen oder Translokationen angewendet werden. Diese Untersuchungen können auch an DNA oder RNA durchgeführt werden, die aus paraffineingebettetem Gewebe extrahiert worden ist. Das Spektrum der PCR-Anwendungen in der Diagnostik wächst insbesondere seit der vollständigen Entschlüsselung des humanen Genoms rasant.

DNA-Sequenzanalyse-Verfahren

Die Nukleinsäuresequenz eines DNA-Strangs kann mittels Sequenzanalysemethoden bestimmt werden. Heute stehen automatisierte Sequenzierungssysteme zur Verfügung. Am häufigsten durchgeführt wird die **Basenterminationsmethode** (nach Sanger), bei der Didesoxynukleotide aller 4 Basen in getrennten Reaktionen während der In-vitro-Replikation in die Produkte eingebaut werden, was den Replikationsvorgang spezifisch abstoppt. Die dadurch resultierenden unterschiedlich langen Fragmente werden durch Kapillarelektrophorese aufgetrennt und analysiert. Als Alternative wird verbreitet auch die **Pyrosequenzierung** eingesetzt. Sie beruht auf einer bioluminometrischen Messung von freigesetztem Pyrophosphat, das beim Nukleotideinbau während der In-vitro-Replikation entsteht.

Daneben erlauben verschiedene **Next-Generation-Sequenzierverfahren** seit Kurzem auch die Sequenzierung ganzer Genome in relativ kurzer Zeit. Diese neueren Hochdurchsatzverfahren finden derzeit hauptsächlich in der Forschung ihre Anwendung.

> **PRAXIS**
> Typisierung von Bakterien ➤ Kap. 48.3; Typisierung von Viren ➤ Kap. 19.6.3, ➤ Kap. 40.3.5 und ➤ Kap. 41.3.4; Nachweis genetischer Erkrankungen ➤ Kap. 5; Nachweis von Translokationen in Non-Hodgkin-Lymphomen und in Weichgewebesarkomen ➤ Kap. 22.2.2 und ➤ Kap. 46; molekulargenetische Untersuchungen von Familien mit genetisch bedingten Tumoren ➤ Kap. 18.

Genexpressionsanalyse von Tumoren mit der Array-Technologie

Tumorzellen weisen im Vergleich zu normalen Zellen ein verändertes Genexpressionsmuster auf der Ebene der Transkription (mRNA) und der Translation (Proteine) auf. Solche differenziell exprimierten Gene können mit der Array-Technologie auf der Stufe der mRNA simultan in großer Zahl bestimmt werden.

Unter einem **Array** (Expressionschip) versteht man in diesem Zusammenhang eine regelmäßige Anordnung von Nukleinsäuremolekülen (Oligonukleotide oder cDNAs) mit bekannter Basensequenz, die äußerst kleinflächig und in hoher Dichte auf einer Trägersubstanz (Glas, Kunststoff usw.) aufgetragen oder direkt auf dem Träger synthetisiert werden. Jede der winzigen Flächen enthält **kurze DNA-Fragmente,** deren Basensequenz jeweils spezifischen Exonabschnitten einzelner Gene entsprechen. Je nach Bedarf können diese Chip-gebundenen Abschnitte sämtliche Gene des Genoms oder aber auch spezifische Gruppen von Genen repräsentieren. An diese arraygebundenen cDNAs (auch als Targets bezeichnet) wird eine **lösliche cDNA-Probe** hybridisiert. Diese Probe trägt einen Marker (z.B. Fluoreszenzfarbstoff) und wird in der Regel durch reverse Transkription aus speziellen mRNA-Isolaten gewonnen. Prinzipiell spiegelt sie das gesamte Transkriptom der zu untersuchenden Zellen oder Gewebe wider. Entsprechend ihrer Sequenz hybridisieren die markierten cDNA-Moleküle auf dem Chip an ihre immobilisierten Ziel-DNAs und färben somit definierte Stellen auf dem Träger. Aus dem Muster der durch die Hybridierung sichtbar gemachten Flächen lässt sich danach ablesen, welche Gene in den jeweiligen Zellen oder Geweben exprimiert werden. Ein direkter Vergleich der Markerintensitäten verschiedener Zell- oder Gewebepräparationen gibt darüber hinaus quantitative Aufschlüsse über Expressionsunterschiede (Genexpressionsprofil). Gene, deren Expressionsprofile gleich oder ähnlich verlaufen, werden in den folgenden Analysen in Gruppen (Cluster) zusammengefasst. Dieses **Clustering** gibt verschiedentlich Hinweise auf eine funktionelle Verknüpfung der einzelnen Genprodukte und ermöglicht in gewissen Fällen eine Cluster-basierte Subklassifizierung morphologisch nicht weiter unterscheidbarer Tumortypen mit unterschiedlichen klinischen Verläufen (Prognose).

1.7 Epidemiologie

1.7.1 Zielsetzungen

Die Epidemiologie befasst sich mit der Häufigkeit und Verteilung von Gesundheitszuständen in der Bevölkerung. Aus den Erkenntnissen auf der Stufe von Kollektiven sollen Präventionsmaßnahmen auf Bevölkerungsebene (Gesundheitsförderung) abgeleitet werden. Erst in jüngster Zeit verfolgt die molekulare Epidemiologie auch vermehrt individualisierte Präventionsansätze (➤ Kap. 1.1). Je nach Zeitpunkt der Präventionsmaßnahmen unterscheidet man:

- **Primärprävention** (Beseitigung von Risikofaktoren, die längerfristig zu einer Erkrankung führen können), z.B. in Form von Impfungen gegen Infektionskrankheiten oder einer Verhinderung der Inhalation von Zigarettenrauch zum Schutz vor bösartigen (malignen) Bronchustumoren,
- **Sekundärprävention** (möglichst frühzeitige Erfassung und Behandlung von Vorstufen zu einer Krankheit) und
- **Tertiärprävention** (Vermeidung von Folgestörungen bestehender Krankheiten). Eine der frühen Maßnahmen zur Primärprävention war der Befehl der britischen Admiralität, ab 1795 den Seeleuten der Kriegsflotte Zitronensaft zu verabreichen, um dem Skorbut vorzubeugen. Dies war möglicherweise einer der Faktoren für die Erfolge der Flotte Admiral Nelsons bei den entscheidenden Seeschlachten von Abukir (1798) und Trafalgar (1805).

Gesundheit und Krankheit sind in einer Bevölkerung nicht zufällig verteilt. Häufigkeitsunterschiede werden dazu verwendet, Hypothesen zur Ätiologie von Krankheiten zu erstellen bzw. Einflussfaktoren auf die Gesundheit (➤ Abb. 1.12) und Risikofaktoren der Krankheiten zu definieren.

1.7.2 Epidemiologische Maße

Es gibt verschiedene Möglichkeiten, die Krankheitshäufigkeiten zu messen und zwischen Bevölkerungsgruppen zu vergleichen (➤ Tab. 1.8). Welche dieser Maßzahlen am besten geeignet ist, wird durch die interessierende Krankheit bestimmt. So

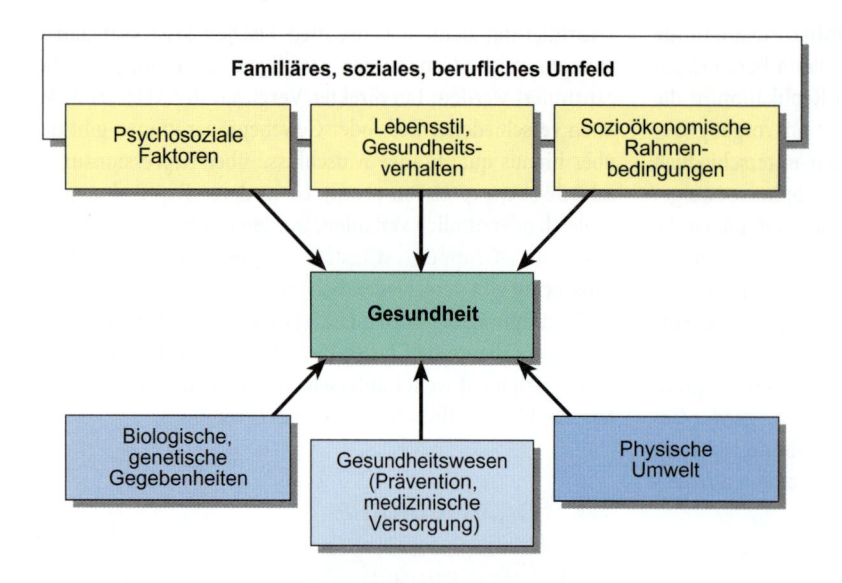

Abb. 1.12 Einflussfaktoren auf die Gesundheit.

Tab. 1.8 Epidemiologische Maßzahlen.

Prävalenz	Anzahl der Fälle einer bestimmten Krankheit oder eines Zustands in einer zahlenmäßig definierten Bevölkerung (in % oder pro 100.000 Personen), i.d.R. an einem definierten Stichdatum (Punktprävalenz)
Inzidenz(rate)	an einer bestimmten Krankheit Neuerkrankte in einer zahlenmäßig definierten Bevölkerung und innerhalb einer bestimmten Zeitspanne (meist pro 100.000 Personenjahre)
Mortalität(srate)	an einer bestimmten Krankheit Verstorbene in einer zahlenmäßig definierten Bevölkerung und innerhalb einer bestimmten Zeitspanne (meist pro 100.000 Personenjahre)
Letalität	Anteil der an einer bestimmten Krankheit Verstorbenen, bezogen auf die Gesamtzahl der von dieser Krankheit betroffenen Personen
Überleben (survival)	Die Überlebenskurve gibt, startend bei 100%, für ein bestimmtes Kollektiv für jeden Zeitpunkt der Beobachtung den Prozentsatz der Überlebenden an. Die häufig verwendeten 5- oder 10-Jahres-Überlebensraten sind ausgewählte Zeitpunkte dieser Kurve

genügt die **Prävalenz** für den Vergleich von Krankheitshäufigkeiten, die zu einer Immunität führen oder mit denen man viele Jahre leben kann, wohingegen für Krankheiten mit sehr kurzer oder unterschiedlich langer Erkrankungsdauer (z.B. Krebs) gültige Vergleiche nur anhand von **Inzidenzen** möglich sind (die Mortalität kann dabei als Sonderfall der Inzidenz betrachtet werden). Generell gilt die Beziehung Prävalenz = Inzidenz mal Erkrankungsdauer.

Erkrankungs**risiken** können entweder **absolut** (z.B. als Wahrscheinlichkeit, in den nächsten 5 Jahren eine bestimmte Krankheit zu entwickeln) oder **relativ** (z.B. im Vergleich mit einer nicht exponierten Bevölkerung) ausgedrückt werden. Hohe relative Risiken sind nicht gleichzusetzen mit einer hohen Wahrscheinlichkeit, eine bestimmte Krankheit zu entwickeln.

Der Vergleich von Krankheitshäufigkeiten zwischen Bevölkerungsgruppen zielt auf die Identifizierung modifizierbarer Risiko-, Präventions- und Prognostikfaktoren ab. Nicht modifizierbare Einflussfaktoren wie Geschlecht und Alter sollten dabei standardmäßig berücksichtigt werden. Zeitliche Trends und geografische Unterschiede sind weitere nicht direkt beeinflussbare, aber meist standardmäßig verfügbare Einflussgrößen.

Geschlecht

Fast alle nichtinfektiösen Krankheiten zeigen mehr oder weniger ausgeprägte Häufigkeitsunterschiede zwischen Männern und Frauen. In den Industrieländern übertrifft das Sterberisiko beim männlichen Geschlecht dasjenige beim weiblichen z.T. um ein Mehrfaches, was zu einer deutlich höheren Lebenserwartung der Frauen führt. Aus diesen Gründen werden Analysen in der Regel nach Geschlechtern getrennt durchgeführt.

Alter

Die meisten chronischen Krankheiten treten mit zunehmendem Alter häufiger auf, und auch das Gesamtsterberisiko verdoppelt sich ab einem Alter von 50 Jahren rund alle 5 Lebensjahre. Je nach Altersstufe dominieren verschiedene Todesursachen. Für den Vergleich von Krankheitshäufigkeiten in Bevölkerungen mit unterschiedlicher Altersstruktur muss deshalb eine mathematische Korrektur für die unterschiedliche Altersverteilung durchgeführt werden (sog. **Altersstandardisierung**).

Zeitliche Trends

Wenn Krankheitshäufigkeiten zeitliche Trends aufweisen, kann dies Hinweise auf Änderungen im Risikoprofil einer Bevölkerung geben. Durch die Analyse von Mortalitätstrends

Tab. 1.9 Beispiele für geografische Unterschiede.

- Entstehung einer Struma infolge natürlichen Jodmangels in während der Quartärzeit vereisten Berggebieten (> Kap. 14.3)
- Burkitt-Lymphom in malariaverseuchten Zonen Afrikas: Auslösung durch das Epstein-Barr-Virus und Stimulation durch chronischen Malariabefall (> Kap. 22.2.2)
- **Migrantenstudien:** Nach Hawaii und Kalifornien ausgewanderte Japaner zeigen bei der Magenkrebshäufigkeit erst nach 2 Generationen ähnlich tiefe Risiken wie die Amerikaner, während die Angleichung an die höheren Risiken beim Darmkrebs und beim Mammakarzinom schneller erfolgt. Auch in Europa lassen sich z.B. bei Migranten aus dem Balkan charakteristische Unterschiede im Krankheitsspektrum feststellen.

kann z.B. der Erfolg von Screeningprogrammen beurteilt werden. Langfristige Zu- oder Abnahmen bedeuten aber nicht automatisch eine Veränderung der Exposition, sondern können auch durch Behandlungsfortschritte, konkomitierende Krankheiten oder einen Wechsel bei den Diagnosekriterien bedingt sein. Die Interpretation wird zusätzlich durch die jahre- bis jahrzehntelange **Latenzzeit** zwischen Exposition, Erkrankung und Tod kompliziert (bei einzelnen Tumorarten 50 Jahre und mehr, > Kap. 6).

Geografische Unterschiede

Erkrankungen können aus mehreren Gründen geografisch unterschiedlich gehäuft auftreten, z.B. durch genetische Faktoren, Unterschiede in der Verteilung modifizierbarer individueller Risikofaktoren oder in der Umweltbelastung, aber auch durch Unterschiede in Gesundheitsversorgung oder -statistik (> Tab. 1.9).

KAPITEL 2

K. Zatloukal, S. Gattenlöhner
In der Vorauflage unter Mitarbeit von J. Roth, H. Denk

Zell- und Gewebereaktionen

2.1	Zellteilung (Mitose) und Zellproliferation	21	2.5	Pathologie des Bindegewebes	40
			2.5.1	Pathologie der Basalmembran	40
2.2	Zelldifferenzierung	23	2.5.2	Pathologie des Elastins	40
2.2.1	Mechanismen der Differenzierung	23			
2.2.2	Transdifferenzierung	24	2.6	Abnorme Verkalkung von Zellen und Geweben	40
2.2.3	Entdifferenzierung (Dedifferenzierung)	24			
2.3	Regeneration	24	2.7	„Hyaline" Veränderungen	41
2.4	Adaptation, Zellschädigung, Zelltod	24	2.8	Proteinfaltungserkrankungen	41
2.4.1	Adaptation	24			
2.4.2	Zellschädigung	27	2.9	Altern	41
2.4.3	Zelltod	31	2.9.1	Altersveränderungen	41
2.4.4	Zelleinschlüsse	36	2.9.2	Ursachen und Mechanismen	42
2.4.5	Pathologie der Zellorganellen	38			

Zur Orientierung

Zell- und Gewebekomponenten sind an allen Erkrankungen beteiligt. Auf zellulärer Ebene kann eine **Erkrankung** als Folge einer Störung des Gleichgewichts der zellulären Prozesse angesehen werden. **Heilung** bedeutet Wiederherstellung dieses Gleichgewichts.
Die **Zelle** dient der Aufrechterhaltung von Struktur und Funktion der diversen Gewebe und Organe und damit des gesamten Organismus. Sie ist ein komplexes Gebilde, das auf den gesamten Organismus fein abgestimmte spezifische Funktionen erfüllt. Dies erfordert Kommunikation mit anderen Zellen sowie differenzierte Steuerung der zellulären Prozesse.

Zell-, Gewebe- und **Organschädigungen** resultieren aus mikrobiell, chemisch, physikalisch oder immunologisch verursachten Beeinträchtigungen der Zellbestandteile, was eine Störung von Energieproduktion, Transport von biologisch wichtigen Molekülen (Elektrolyte, Aminosäuren, Glukose), Syntheseleistungen (z.B. von Makromolekülen), Abbauprozessen (Biotransformation), Zellteilung und Differenzierung sowie den Zelltod zur Folge haben kann. In diesem Kapitel werden wichtige Mechanismen von Zell- und Gewebeschädigungen beschrieben, wie sie bei Stoffwechselerkrankungen, degenerativen Veränderungen, Entzündungen und Tumoren vorkommen.

2.1 Zellteilung (Mitose) und Zellproliferation

In den meisten Geweben und Organen finden zur Erhaltung der normalen Funktion eine kontinuierliche **Proliferation und Erneuerung der Zellen** statt. Davon ausgenommen sind Gewebe, die aus nicht mehr teilungsfähigen Zellen bestehen (z.B. Nervengewebe). Die Zellproliferation steht normalerweise unter strikter Kontrolle und wird insbesondere durch Wachstumsfaktoren sowie Zell-Zell-Interaktionen, aber auch Zell-Matrix-Interaktionen reguliert.

Im Rahmen der **Mitose** kommt es zur Replikation der DNA und damit zur Weitergabe der diploiden genetischen Information an die Tochterzellen. Kontrollmechanismen sorgen dafür, dass die synthetisierten DNA-Kopien identisch sind und korrekt auf die Tochterzellen aufgeteilt werden. Bei der Produktion von Gameten (Eizelle, Spermien) im Rahmen der **Meiose** wird hingegen der diploide Chromosomensatz zu einem haploiden reduziert.

Zellzyklus

Unter Zellzyklus werden die Vorgänge zwischen Zellteilungen (Mitosen) verstanden. Der Zellzyklus besteht aus 4 Schritten, wobei die Mitosephase und die Interphase (bestehend aus G_1-, S-, G_2-Phase) unterschieden werden (➤ Abb. 2.1):

- **G_0-Phase:** In dieser Phase erfüllen die Zellen ihre spezifischen Funktionen.
- **G_1-Phase:** Äußere Faktoren induzieren den Zellteilungsprozess.
- **S-Phase:** Verdoppelung (Replikation) der DNA.
- **G_2-Phase:** Vorbereitung für die Mitose.
- **M-Phase:** Pro-, Meta-, Ana- und Telophase der Mitose mit dem Resultat von 2 Tochterzellen.

Regulatorische Mechanismen

Die Teilung einer Zelle ist eine besonders kritische Phase, in der Störungen schwerwiegende Folgen haben können, z.B. Mutationen, unkontrollierte Zellvermehrung, Tumorentwicklung oder Zelltod. Daher ist es erforderlich, dass die einzelnen Phasen des Zellzyklus exakt gesteuert und kontrolliert werden.

G_0-G_1-Übergang

Der erste kritische Schritt ist die Einleitung des Teilungsvorgangs, bei dem eine ruhende Zelle von der G_0-Phase (ein besonderer Abschnitt der G_1-Phase, in der sich Zellen oft jahrelang befinden und ihre spezifischen Funktionen erfüllen) in die G_1-Phase eintritt. Dieser G_0-G_1-Übergang wird z.B. durch **Wachstumsfaktoren** ausgelöst (> Tab. 2.1). Wachstumsfaktoren binden an die entsprechenden Rezeptoren an der Zelloberfläche und lösen in der Zelle Reaktionen aus, wodurch Proteinkinasen aktiviert werden (> Abb. 2.2). Diese **Proteinkinasen** steuern die einzelnen Phasen des Zellzyklus und setzen sich aus 2 Untereinheiten zusammen:

- Die **regulatorische Einheit** (Zyklin) wird in bestimmten Phasen des Zellzyklus in der Zelle akkumuliert und aktiviert.
- Die **katalytische Einheit** (= zyklinabhängige Kinase, CdK) phosphoryliert Transkriptionsfaktoren und viele Zellproteine und reguliert dadurch die DNA-Replikation und den Teilungsvorgang.

DNA-Replikation

Die Replikation der DNA ist die kritischste Phase im Zellzyklus. Kontrollmechanismen gewährleisten, dass die DNA nur dann repliziert wird, wenn keine schwerwiegenden DNA-Schäden (wie sie etwa durch Bestrahlung ausgelöst werden) vorliegen, und dass der Übergang in die G_2-Phase und Mitose nur dann stattfindet, wenn die DNA-Replikation vollständig und auf Fehlerfreiheit überprüft ist.

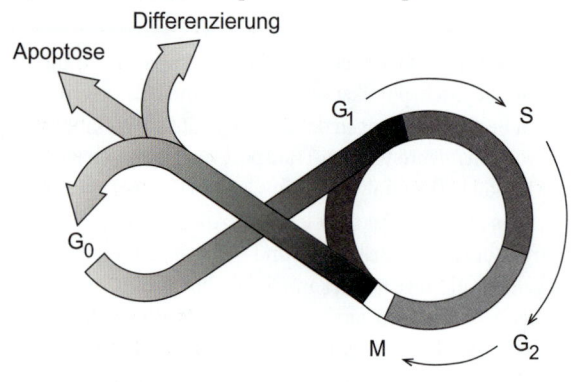

Abb. 2.1 Zellzyklus. G steht für Gap, S für Synthese und M für Mitose.

Tab. 2.1 Wachstumsfaktoren (Beispiele).

epidermaler Wachstumsfaktor (EGF)
Plättchenwachstumsfaktor (PDGF)
insulinähnlicher Wachstumsfaktor (IGF)
Fibroblastenwachstumsfaktor (FGF)
transformierender Wachstumsfaktor (TGF)
koloniestimulierender Faktor (CSF)
Interleukine
Erythropoetin
Tumornekrosefaktor (TNF)
Nervenwachstumsfaktor (NGF)
Bombesin

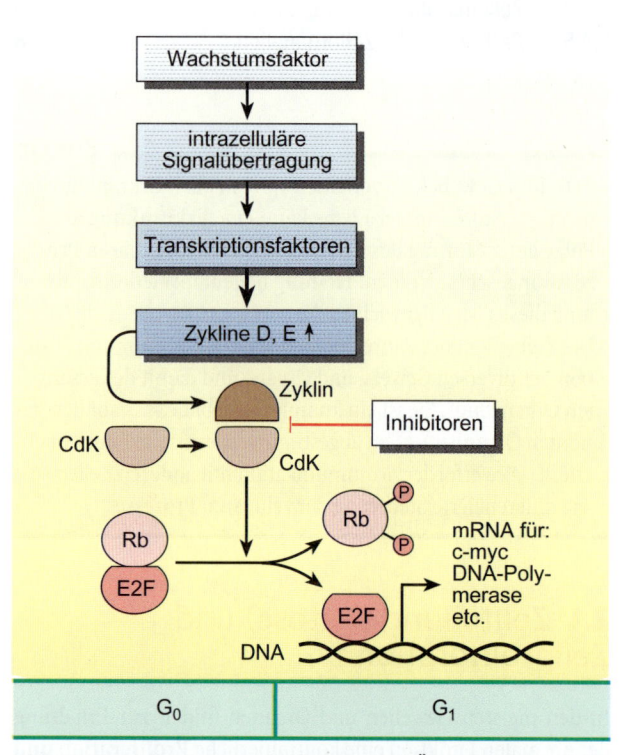

Abb. 2.2 Einleitung der Zellteilung (G_0-G_1-Übergang). Eine Folge der Wirkung von Wachstumsfaktoren ist die Synthese der Zykline D und E. Die Zykline bilden gemeinsam mit zyklinabhängigen Kinasen (CdK) Proteinkinasekomplexe, die das Retinoblastomprotein (Rb) phosphorylieren. Dadurch wird der an Rb gebundene Transkriptionsfaktor E2F frei und kann jene Gene induzieren, welche die Zelle für die Replikation der DNA benötigt. Die Aktivität des Zyklin-CdK-Komplexes kann durch mehrere Proteine wie p16, p21 oder p27 gehemmt werden. Über diese Inhibitoren können wachstumshemmende Faktoren wie TGF-β oder, im Falle von vorliegenden DNA-Schäden, das p53-Protein die Zellproliferation blockieren.

G$_2$-M-Übergang

Der Übergang von der G$_2$- in die M-Phase wird durch Zyklin B-CdK2 (= „mitosis promoting factor") gesteuert. Zyklin B-CdK2 bewirkt die Phosphorylierung von Histonen, Laminen und anderen Zellkernbestandteilen und ist somit für Chromosomenkondensation, Auflösung der Kernmembran und weitere zelluläre Veränderungen maßgeblich.

Zellzyklus bei unterschiedlichen Zelltypen

Schnell teilende Zellen zeigen eine kurze, sich langsam teilende Zellen eine lange G$_1$-Phase (unterschiedlich lange Verweildauer in der G$_0$-Phase). Manche Zellen, z.B. Leberzellen, sind sehr stabil und verbleiben nach der Mitose lange in der Ruhephase (G$_0$). Sie treten erst wieder nach Stimulation (z.B. Organschädigung mit Zelluntergang) in den Zellzyklus ein. Andere Zellen (z.B. Nervenzellen) können nach Ausdifferenzierung keinen Zellzyklus mehr durchmachen. Demnach lassen sich Zellen (und damit Gewebe) nach ihrer proliferativen Potenz unterteilen in:

- **Labile Zellen/Gewebe** mit kontinuierlicher Zellerneuerung sind z.B. die Schleimhäute des Gastrointestinal-, des Urogenital- und des Respirationstrakts, die Epidermis, das blutbildende Knochenmark und das lymphatische System. In diesen Geweben durchlaufen aber nicht alle Zellen den Zellzyklus. Kontinuierlich erneuert werden die Zellen eines Gewebes durch Teilung von **Reservezellen**. Aus ihrer Teilung können wieder Reservezellen oder Tochterzellen hervorgehen, die terminal differenzieren und damit in den meisten Fällen nicht mehr teilungsfähig sind. Neben den Reservezellen gibt es noch die **Stammzellen**, die sich wesentlich seltener als Reservezellen teilen und nur in besonderen Situationen zur Erneuerung von Reservezellen beitragen.
- **Stabile Zellen/Gewebe** mit langsamer, aber bei Schädigung stimulierter Zellerneuerung sind z.B. die Leber und die endokrinen Organe. In ihnen finden sich normalerweise nur wenige mitotische Zellen. Die Mitoserate kann aber bei Schädigung drastisch stimuliert werden und damit zur Regeneration führen.
- **Permanente Zellen/Gewebe** mit terminaler Differenzierung ohne Möglichkeit der Zellteilung und damit des Zellersatzes sind z.B. Nerven-, Herzmuskel- und Augenlinsenzellen.

2.2 Zelldifferenzierung

Unter Differenzierung wird die Entwicklung verschiedener Zelltypen mit spezialisierten Funktionen und damit auch unterschiedlicher Morphologie verstanden. Im reifen Organismus lassen sich ca. 200 verschiedene Zelltypen unterscheiden.

2.2.1 Mechanismen der Differenzierung

Die Entwicklung von der befruchteten Eizelle zum reifen Organismus verläuft über Zellvermehrung (durch Zellteilung) und Differenzierung mit der Bildung neuer Zelltypen. Im erwachsenen Organismus finden sich dann einerseits Zellen, die normalerweise nicht mehr teilungsfähig sind (z.B. Nervenzellen), während sich andere Gewebe durch Zellteilung erneuern. Diese Regeneration geht im Allgemeinen von Stamm- und Reservezellen aus.

Stammzellen

Formen Stammzellen sind in allen Entwicklungsphasen des Menschen vorhanden und haben – abhängig von der Art der Stammzelle – die Fähigkeit, sich in nahezu alle (**pluripotente Stammzellen**) oder mehrere Zelltypen (**multipotente Stammzellen**) eines Organismus zu entwickeln. **Embryonale** Stammzellen (ES) können aus menschlichen Embryonen um den 5. Tag nach der Befruchtung aus der inneren Zellmasse von Blastozysten gewonnen werden, wobei die Blastozysten zerstört werden müssen. ES können sich zwar nicht mehr zu einem Menschen entwickeln, haben jedoch das Potenzial, sich zu allen Zelltypen eines Menschen zu differenzieren und zum Aufbau bzw. zur Regeneration diverser Organe und Gewebe, wie Herz, Leber, Gehirn oder Knorpel- und Knochengewebe, beizutragen. Pluripotente Stammzellen können auch noch zu einem späteren Entwicklungszeitpunkt (bis zur 9. Woche) von abgetriebenen Feten aus den Anlagen der Keimgewebe isoliert werden (primordiale Keimzellen oder Urgeschlechtszellen). Neben ES und primordialen Keimzellen gibt es im Nabelschnurblut sowie auch noch in diversen Organen des Erwachsenen, wie Knochenmark, Gehirn und Bindegewebe, Stammzellen mit großem Entwicklungspotenzial (multipotente Stammzellen).

Teilung und Differenzierung Für Teilung und Differenzierung der Stammzellen sind Zell-Zell-Interaktionen und Wachstumsfaktoren wichtig. Somit sind Stammzellen für die Zellerneuerung in den Geweben während der ganzen Lebenszeit des Individuums verantwortlich. Die Differenzierung geht mit Aktivierung oder Hemmung der Expression von Genen einher, gesteuert durch DNA-Sequenzen, die als Promotor oder Verstärker dienen. Die Differenzierungsrichtung von Zellen ist bereits einige Zeit vor der Ausbildung der Differenzierungscharakteristika in der Zelle festgelegt. Dieser Zustand wird als **Determination** bezeichnet. Wird eine determinierte Zelle in einem Embryo an eine andere Stelle transplantiert, so entwickelt sie sich zu einer differenzierten Zelle, die der ursprünglichen Position (Determination) entspricht. Bei nicht determinierten Zellen entwickelt sich hingegen nach Transplantation eine Zelle mit den Differenzierungscharakteristika der neuen Position. Für die Differenzierung sind einerseits zytoplasmatische Determinanten noch unbekannter Art und andererseits auch die Wirkung umgebender Zellen und Gewebe verantwortlich. Dieser letztgenannte Effekt wird als **Induktion**

bezeichnet. Dabei dürften diverse Wachstumsfaktoren, wie bei der Induktion mesenchymaler Gewebe der Fibroblastenwachstumsfaktor, aber auch der transformierende Wachstumsfaktor (TGF-β) eine Rolle spielen.

Beeinflussung der Differenzierung

Bei der Teilung differenzierter Zellen im reifen Organismus bleiben die Differenzierungscharakteristika in den Tochterzellen erhalten. Der Differenzierungsstatus wird aber von Umweltfaktoren beeinflusst. Dies zeigt sich in der Modifikation von Zellen unter Zellkulturbedingungen in vitro, wobei es zu einer Änderung der Syntheseleistungen (z.B. Verminderung der Albuminsynthese durch Leberzellen) oder von Zytoskelettkomponenten (z.B. Vimentinsynthese durch Epithelzellen) kommt. Durch Änderung der Kulturbedingungen (z.B. andere Nährstoffe oder Substrate, Kokultivation mit anderen Zellen) kann eine Änderung der Genexpression erreicht werden. Damit können auch Einsichten in Regulation und Grundlagen der Genexpression im Rahmen von Differenzierungsvorgängen gewonnen werden.

2.2.2 Transdifferenzierung

Unter Transdifferenzierung wird die direkte Umwandlung eines differenzierten Zelltyps in einen anderen verstanden, wobei es zu Änderungen der Genexpression und damit auch der Zellmorphologie und Zellfunktion kommt. Eine wesentliche Rolle spielen dabei die extrazelluläre Matrix und die gegenseitige Beeinflussung von Zellen (Zell-Zell-Interaktion). Transdifferenzierungsvorgänge finden sich im Rahmen der Embryonalentwicklung (z.B. Umwandlung von Epithelzellen in Mesenchymzellen) und auch unter Zellkulturbedingungen.

2.2.3 Entdifferenzierung (Dedifferenzierung)

Darunter wird ein Verlust von Differenzierungsmerkmalen verstanden. Derartige Veränderungen werden z.B. im Rahmen der Tumorentstehung und bei länger dauernder Kultivierung differenzierter Zellen beobachtet (z.B. Knorpelzellen, die unter Zellkulturbedingungen fibroblastenähnliche Eigenschaften annehmen).

2.3 Regeneration

Unter Regeneration wird die Summe von Vorgängen verstanden, die zu **Erneuerung und Ersatz** von Zellen und Geweben führen. Die Regenerationsprozesse umfassen Zellproliferation, Zellmigration, Änderungen der Zellform, Zellkontakte und Differenzierung. Bei Regenerationsprozessen spielen Wachstumsfaktoren (➤ Tab. 2.1), Hormone (Insulin, Glukagon, Schilddrüsenhormone), aber auch Matrixkomponenten (Fibronektin, Laminin) eine Rolle. Auslösende Faktoren sind Verlust von Zellen, Zellprodukten oder Zellfunktionen. In einigen Organen, wie z.B. in der Leber, ist die Regeneration ein sehr effizienter und schneller Prozess. Eine wichtige Rolle spielt die Regeneration im Rahmen der Wundheilung (➤ Kap. 3.4.2).

2.4 Adaptation, Zellschädigung, Zelltod

Zellen und Organe reagieren auf schädliche Einflüsse zuerst im Sinne einer Adaptation oder Anpassung (**Kompensation**). Wird die Adaptationskapazität überschritten (**Dekompensation**), kommt es zur Schädigung, die anfangs vielfach noch **reversibel**, später aber **irreversibel** ist. Adaptive Veränderungen und reversible oder irreversible Schädigungen hängen somit von Art und Intensität des schädigenden Einflusses (Noxe) und von der Resistenz der Zellen und Gewebe ab. **Noxen** können zu strukturell und funktionell charakteristischen Veränderungen in Zellen, Geweben, Organen und schließlich im Gesamtorganismus führen. Für das Verständnis von krankhaften Veränderungen sind Ätiologie und Pathogenese (Mechanismen der Entstehung) sowie die resultierenden strukturellen und funktionellen Konsequenzen von Bedeutung.

2.4.1 Adaptation

Unter Adaptation wird die Reaktion auf physiologische oder pathologische Reize, einschließlich vermehrter oder verminderter Belastungen, verstanden (➤ Abb. 2.3). Eine stärkere mechanische oder metabolische Belastung führt dazu, dass Zellen oder ihre Organellen größer werden (**Hypertrophie**) und sich damit auch das jeweilige Organ vergrößert. Verminderte Leistung oder Beanspruchung der Zelle dagegen führt zu einer Zell- und Organverkleinerung, zur **Atrophie.** Bei der **Hyperplasie** kommt es zu einer reaktiven Zellvermehrung als Folge einer vermehrten Stimulation (z.B. Hyperplasie der Schilddrüsenfollikel bei vermehrter TSH-Produktion).

Atrophie

Definition Unter **einfacher Atrophie** wird eine reversible Verkleinerung der Zelle (und damit auch eines Gewebes oder Organs) durch Verminderung der Zellmasse verstanden. Die **numerische Atrophie** bedeutet die Verkleinerung eines Organs oder Gewebes durch Verminderung der Zellzahl. Sie kann Folge physiologischer oder pathologischer Ursachen sein.
Ursachen Gewebe oder Organe atrophieren, wenn sie weniger belastet oder durchblutet werden, wenn die endokrine Stimulation durch Hormone oder Wachstumsfaktoren ausbleibt, wenn die Innervation gestört ist oder bei Unterfunktionen, Abmagerung oder im Alter (➤ Abb. 2.4).

2.4 Adaptation, Zellschädigung, Zelltod

in Form sog. **Residualkörper** (z.B. Lipofuszingranula) in der Zelle liegen. Dadurch erhalten atrophe Organe häufig eine schokoladenbraune Verfärbung (braune Atrophie). Die funktionelle, insbesondere akute Belastbarkeit der atrophischen Zellen und Organe ist herabgesetzt und kann sich in vielfältiger Weise manifestieren (z.B. als Knochenfrakturen, Muskelschwäche, verminderte Leistungsfähigkeit des Gehirns).

Hypertrophie

Definition Hypertrophie bedeutet reversible Zellvergrößerung und damit auch Vergrößerung eines Gewebes oder Organs, bedingt durch Vermehrung von Zellkomponenten. Sie kann physiologische oder pathologische Ursachen haben.
Ursachen Gewebe oder Organe hypertrophieren, wenn sie stärker belastet werden und mehr arbeiten müssen (z.B. Hypertrophie der Skelett- oder Herzmuskulatur bei körperlicher Arbeit, Training, Hypertonie [➤ Abb. 2.5]), wenn die hormonelle Stimulation ansteigt oder sie funktionell stärker belastet werden. Letzteres kann z.B. auch zur Hypertrophie von Organellen führen, z.B. des glatten endoplasmatischen Retikulums bei gesteigerter Biotransformation (➤ Abb. 2.6).
Folgen Im Rahmen der Hypertrophie vergrößert sich der Zellkern und vermehren sich die Organellen als Folge von erhöhter RNA- und Proteinsynthese. Unter bestimmten Bedingungen entstehen **Riesenzellen** (➤ Kap. 3.3.3). Riesenzellen sind große ein- oder vielkernige Zellen, die häufig durch Zellfusion entstehen und als Reaktion auf Fremdkörper, Infektionen mit spezifischen Erregern (Bakterien, Viren, Pilze) oder bei Stoffwechselstörungen auftreten. Zur Riesenzellbildung mit mehreren Zellkernen kann es auch bei Kernteilung mit Ausbleiben der Zytoplasmateilung (Zytokinese) kommen.

Hyperplasie

Definition Als Folge erhöhter Anforderungen kommt es zu einer Zellvermehrung durch Mitosen und damit zu einer Organvergrößerung. Dabei kann eine physiologische von einer pathologischen Hyperplasie unterschieden werden. Hypertrophie und Hyperplasie treten oft als Folge identischer Stimuli gemeinsam oder konsekutiv auf. Hyperplasie setzt Zellen mit der Fähigkeit zur DNA-Synthese und damit zur Mitose voraus. Beispielsweise haben Hepatozyten, Fibroblasten und die Zellen des Knochenmarks eine ausgeprägte Neigung zur Hyperplasie, während Nervenzellen diese Fähigkeit fehlt.
Ursachen Die Zellproliferation wird durch Wachstumsfaktoren und Hormone initiiert. Bei der **hormonellen Stimulation** vermehren sich z.B. die Zellen endokriner Organe durch übergeordnete hormonelle Stimuli (z.B. Hyperplasie der Schilddrüse durch TSH-Einfluss). **Kompensatorisch** ist eine Hyperplasie z.B. bei der Wundheilung oder der Leberregeneration nach partieller Hepatektomie. In jedem Fall geht die Hyperplasie mit der verstärkten Expression von zellulären Pro-

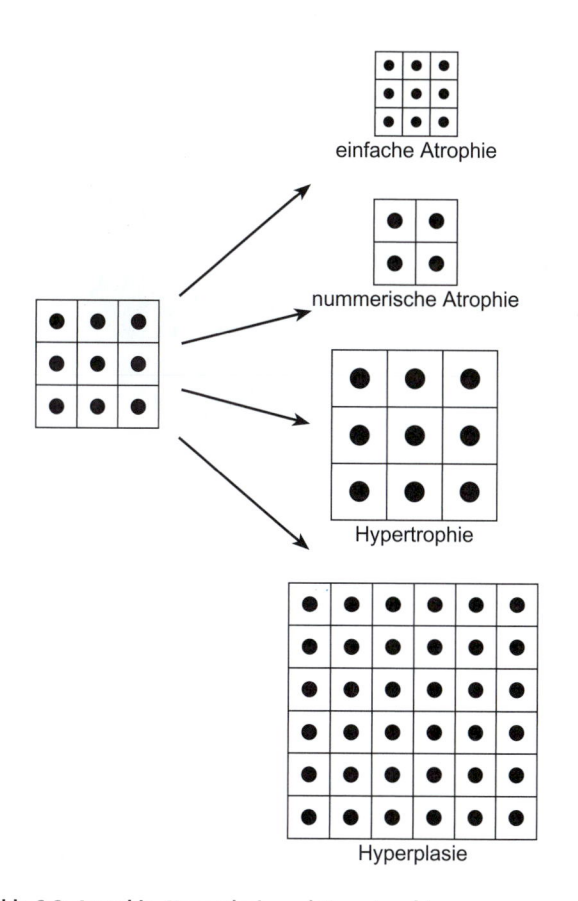

Abb. 2.3 Atrophie, Hyperplasie und Hypertrophie.

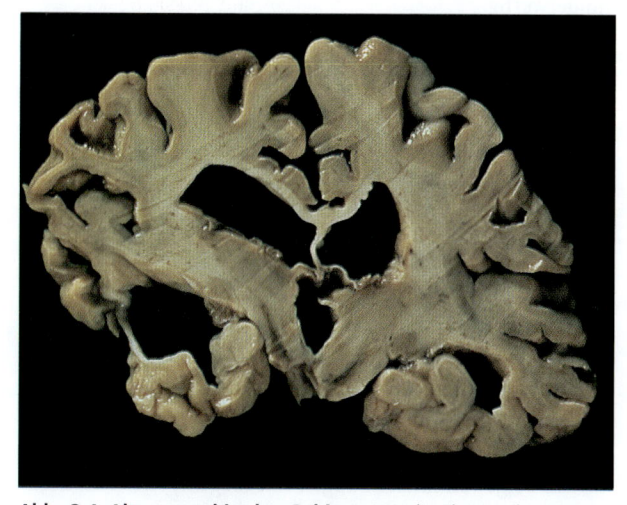

Abb. 2.4 Altersatrophie des Gehirns. Verschmälerung der Gyri und Ausweitung der Ventrikel („Hydrocephalus e vacuo").

Folgen Im Rahmen der Atrophie sind entweder die Zellorganellen (z.B. Mitochondrien, endoplasmatisches Retikulum) oder die ganze Zelle verkleinert oder deren Zahl verringert. Ganze Zellen können durch Apoptose (➤ Kap. 2.4.3) zugrunde gehen. Es werden weniger Zellkomponenten synthetisiert und/oder mehr abgebaut. Der erhöhte Abbau äußert sich im Auftreten von autophagen Vakuolen, in denen der lysosomale Abbau stattfindet. Nicht völlig degradierbares Material bleibt

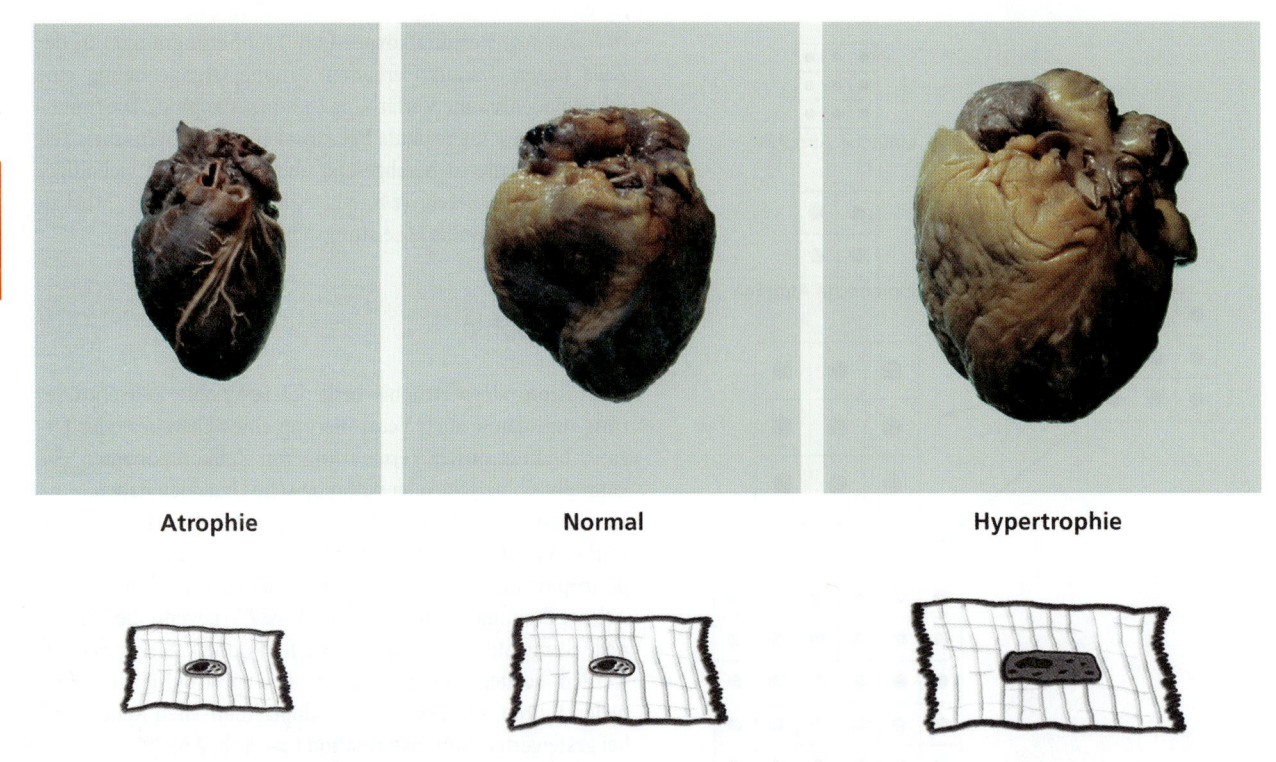

Abb. 2.5 Hypertrophie und Atrophie des Herzens. Veränderung der Herzgröße bei Hypertrophie und Atrophie. Atrophie und Hypertrophie werden durch entsprechende Veränderungen der Herzmuskelzelle verursacht.

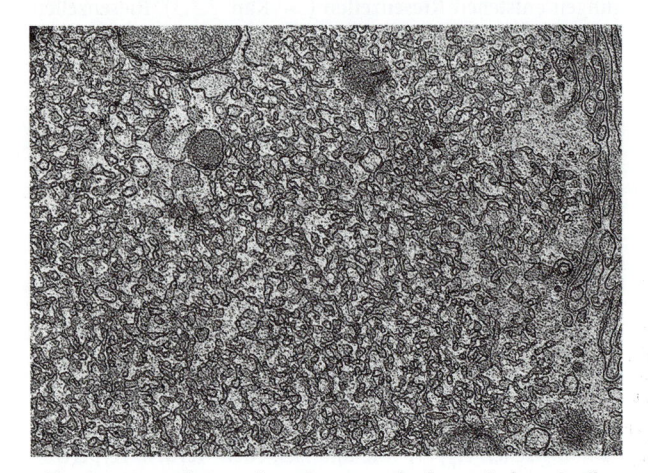

Abb. 2.6 Vermehrung des glatten endoplasmatischen Retikulums. Leberzelle bei Enzyminduktion.

toonkogenen (z.B. c-fos, c-myc, c-ras) einher, die unter dem regelnden Einfluss von Inhibitoren (z.B. TGF-β) stehen.

Metaplasie

Definition Unter dem Begriff Metaplasie wird eine reversible Veränderung verstanden, in deren Rahmen ein reifer (differenzierter) Zelltyp (oder Gewebetyp) durch einen anderen reifen (differenzierten) Zelltyp (oder Gewebetyp) ersetzt wird. Im Allgemeinen ist das metaplastische Gewebe widerstandsfähiger, aber gegenüber dem ursprünglichen Gewebe funktionell minderwertig.

Ursachen Metaplasien treten bei verschiedensten chronischen Irritationen (mechanisch, toxisch) und chronischen Entzündungen auf.

Formen Metaplasien kommen im Epithel- und im Bindegewebe vor:

- **Epitheliale Metaplasien:**
  - **Plattenepithelmetaplasie:** Zylinderepithel wird durch geschichtetes Plattenepithel ersetzt, häufig als Folge von mechanischer oder toxischer Belastung, z.B. Plattenepithelmetaplasie im Bronchus (➤ Abb. 2.7) oder in der Cervix uteri.
  - **Drüsige Metaplasie:** Im Magen kann sich die Magenmukosa in eine Mukosa vom intestinalen Typ (intestinale Metaplasie) umwandeln. Andererseits ist im Dünndarm als Folge von Entzündungen eine magentypische Mukosa möglich (gastrale Metaplasie). Im Ösophagus kann es durch die Wirkung der Magensäure im Rahmen einer Refluxösophagitis zum Ersatz des Plattenepithels durch Drüsenepithel (spezialisiertes Epithel der Barrett-Mukosa) kommen.
- **Bindegewebsmetaplasie:** Fibroblasten können Knochen (auch mit Knochenmark) oder Knorpel produzieren. Beispiele sind die arteriosklerotischen Veränderungen in der Arterienwand (knöcherne Metaplasie).

Von der Metaplasie muss die **Heterotopie** abgegrenzt werden, bei der im Rahmen der embryonalen Entwicklung ein Gewebe

2.4 Adaptation, Zellschädigung, Zelltod

PRAXIS

Atrophie Gehirn, Morbus Alzheimer ▶ Kap. 8.8.2; neurogene Muskelatrophie ▶ Kap. 10.2; chronische lymphozytäre Thyreoiditis ▶ Kap. 14.4.2; Schrumpfnieren ▶ Kap. 37.9.
Hypertrophie kardiale Überbelastung ▶ Kap. 7.1; alkoholischer Leberschaden ▶ Kap. 33.5.3.
Hyperplasie Struma ▶ Kap. 14.3; Hyperthyreose bei diffuser Struma (Morbus Basedow) ▶ Kap. 14.5.2; myoglanduläre Prostatahyperplasie ▶ Kap. 39.4.3.
Metaplasie chronische Bronchitis ▶ Kap. 24.4; Barrett-Mukosa des Ösophagus ▶ Kap. 27.10.2; intestinale Metaplasie der Magenmukosa ▶ Kap. 28.10.

2.4.2 Zellschädigung

Ursachen und Mechanismen

Noxen führen zu komplexen Störungen des Zellstoffwechsels, die je nach Art und Ausmaß zu vorübergehenden (**reversiblen**) Funktionsstörungen, zu permanenten (**irreversiblen**) Funktionsstörungen, zu erblichen Zellalterationen oder zum Zelltod (**Apoptose oder Nekrose**) führen. Mit den Störungen der Zellfunktion gehen morphologisch fassbare Zellveränderungen einher. In der pathologisch-morphologischen Diagnostik wird oft aus der Morphologie auf die zugrunde liegenden Funktionsstörungen geschlossen. Dies ist allerdings nicht immer mit Sicherheit möglich.

Die Reaktionen einer Zelle oder eines Gewebes auf schädigende Einflüsse werden einerseits von Art, Dauer und Schweregrad der Schädigung und andererseits von der Resistenz der betroffenen Zelle oder des Gewebes bestimmt.

Der Effekt einer Schädigung hängt auch von der **Interaktion zwischen Noxe und Zelle** ab. Einerseits beeinflusst die Noxe die Zelle und andererseits die Zelle die Noxe. So kann z.B. die Zelle das schädigende Agens modifizieren, z.B. im Rahmen einer chemischen Schädigung durch Umwandlung in ein toxischeres oder nichttoxisches Produkt. Die Zelle verfügt über diverse Möglichkeiten, Schädigungen zu reparieren oder schädigende Agenzien unschädlich zu machen (z.B. Biotransformation, Phagozytose, Abbau, Ausscheidung). Der Effekt einer Schädigung hängt somit auch vom metabolischen Zustand, von der Sauerstoffversorgung und vom Ernährungsstatus der Zelle ab. Hochaktive Zellen sind häufig gegenüber Schädigungen empfindlicher als weniger aktive. In Abhängigkeit von der Art der Schädigung kommt es zur Störung der Zellmembranen, des Energiehaushalts, der Syntheseleistungen oder der genetischen Kapazität der Zelle mit morphologischen und funktionellen Folgen. Das Schädigungsmuster ist häufig komplex, da die einzelnen Zielstrukturen der Schädigung (z.B. Plasmamembran, Zellkern, Mitochondrien, endoplasmatisches Retikulum) wegen der gegenseitigen Abhängigkeit auch sekundär beeinträchtigt werden können (**direkte** und **indirekte Schädigung**).

Schädigende Noxen können in eine oder mehrere der nachfolgenden Gruppen fallen: Sauerstoffmangel (Hypoxie), Erre-

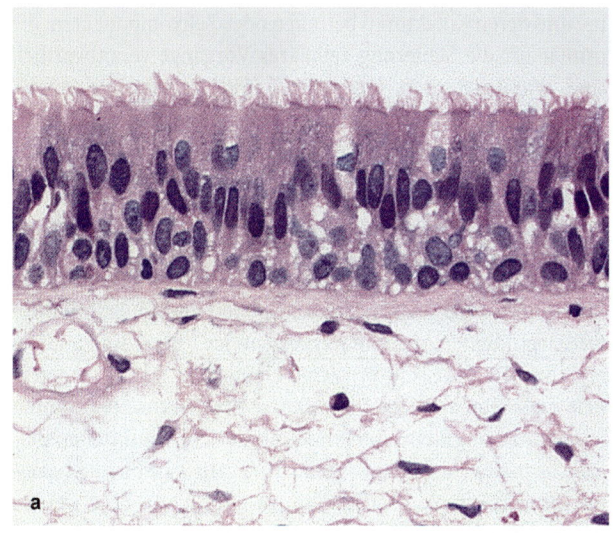

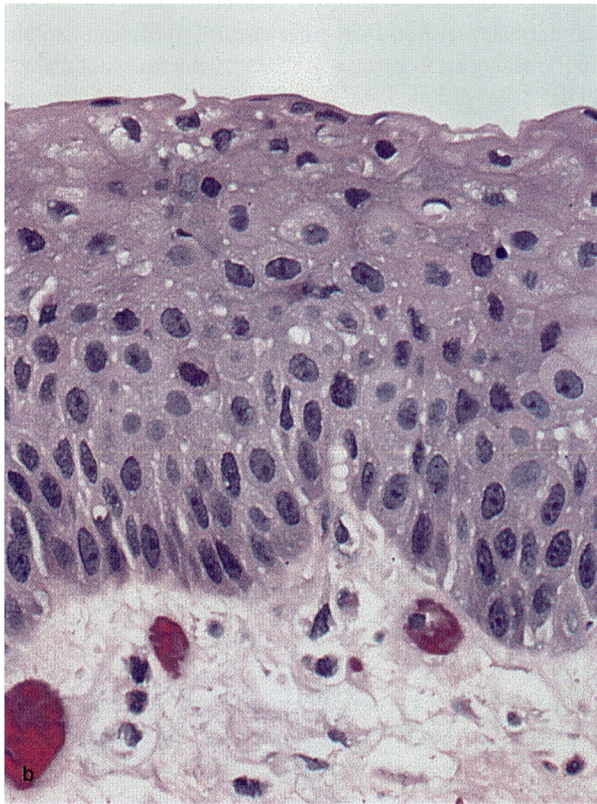

Abb. 2.7 Plattenepithelmetaplasie. Ersatz des Flimmerepithels (**a**) in einem Bronchus durch Plattenepithel (**b**).

an einer ungewöhnlichen Stelle angelegt wurde (z.B. Magenschleimhautinsel im Ösophagus oder im Duodenum).
Folgen Der Ersatz des Flimmerepithels und der Becherzellen der Bronchialmukosa durch Plattenepithel als Folge chronischer Irritationen (z.B. chronische Bronchitis des Rauchers) hat den Verlust wichtiger Reinigungsfunktionen zur Folge. Andererseits ist das Plattenepithel gegenüber mechanischen Einflüssen resistenter.

ger, chemische Substanzen, physikalische Faktoren, immunologische Faktoren, genetische Defekte, Ernährungsstörungen.

Allgemeine Mechanismen der Zellschädigung

Sauerstoffmangel (Ischämie, Hypoxie)

Sauerstoffmangel ist eine der wichtigsten und häufigsten Ursachen einer reversiblen oder irreversiblen Zellschädigung. Das Ausmaß der ischämischen Schädigung hängt von der Sauerstoffabhängigkeit der betroffenen Zellen und Gewebe sowie der Ischämiedauer ab. Bei irreversiblen Schäden kommt es trotz Wiederherstellung der arteriellen Durchblutung zur Nekrose. Hypoxie kann durch mangelhafte arterielle Blutversorgung, venöse Abflussstörung, zu geringe Oxygenierung des Blutes, Hämoglobin- und Erythrozytenmangel (Anämie) oder CO-Vergiftung hervorgerufen werden.

Membranschädigung Durch die Hypoxie können die Membranen direkt geschädigt werden. Aber auch eine indirekte Schädigung ist möglich, weil die oxidative Phosphorylierung beeinträchtigt und dadurch die ATP-Produktion vermindert wird, was die Membranintegrität und Membranpermeabilität beeinträchtigt.

Zellödem, Kalziumerhöhung ATP-Mangel beeinträchtigt die Funktion der Natriumpumpe. Dadurch strömt mehr Na^+ in die Zelle ein und mehr K^+ aus. Den Natriumionen folgt Wasser, die Zelle schwillt an (Zellödem). Zusätzlich versagt die Kalziumpumpe, intrazellulär ist damit das Ca^{2+} erhöht, und Ca^{2+} wird außerdem aus den intrazellulären Ca^{2+}-Speichern (endoplasmatisches Retikulum und Mitochondrien) freigesetzt. Die intrazellulären Kalziumionen wirken zytotoxisch:

- Sie aktivieren Ionenpumpen mit ATPase-Wirkung (Na^+- und Ca^{2+}-aktivierte ATPasen), was den **ATP-Verbrauch** weiter erhöht. Die Zelle schaltet auf ATP-Gewinnung durch anaerobe Glykolyse um, was die Glykogenspeicher aufbraucht, Laktat und anorganische Phosphate anhäuft und dadurch den intrazellulären pH-Wert senkt.
- Phospholipasen, Proteasen, Transglutaminasen und Endonukleasen werden aktiviert und bauen Membranen, Zytoskelett und Chromatin enzymatisch ab. Die Schädigung der Lysosomenmembran führt zum Ausstrom lysosomaler Enzyme, die aufgrund des sauren zellulären pH-Wertes aktiviert sind.

Der Übergang vom reversiblen in den irreversiblen Zellschaden ist fließend und besteht in einer weiteren Verstärkung des Membranschadens und dem Darniederliegen der Protein- und Lipidsynthese.

Interferenz mit endogenen Substanzen oder Kofaktoren

Diverse toxische Substanzen können Zellkomponenten inaktivieren, hemmen oder vermindern. Dies kann Zellmembranen, Strukturproteine, Nukleinsäuren, Stoffwechselprodukte, Enzyme und deren Kofaktoren betreffen oder Zellkomponenten, die primär für die Steuerung zellulärer Vorgänge verantwortlich sind, wie Rezeptoren, Ionenkanäle, Signalübertragungsmoleküle und Transkriptionsfaktoren. In der Folge kommt es zu einer Beeinträchtigung der Zellfunktion und des Stoffwechsels.

Aktivierter Sauerstoff und reaktive Sauerstoffintermediärprodukte

ROS-Entstehung Aktivierter Sauerstoff und Sauerstoffintermediärprodukte („reactive oxygen species", ROS) sind äußerst reaktive Moleküle, die Proteine, Lipide und DNA schädigen. ROS entstehen als Nebenprodukt bei **Stoffwechselreaktionen** wie der Atmungskette, der Zytochrom-P-450-vermittelten Biotransformation und dem Abbau von Fettsäuren in Peroxisomen (peroxisomale β-Oxidation; > Abb. 2.8). Eine weitere wichtige Quelle für ROS ist die **Xanthinoxidase,** ein Enzym, das normalerweise als Dehydrogenase den Abbau von Xanthin zu Harnsäure katalysiert (> Abb. 2.9). Beim Sauerstoffmangel in der Zelle wird die Xanthindehydrogenase zur Oxidase, und in der Folge entstehen beim Abbau von Xanthin ROS. Diese Reaktion spielt eine wesentliche Rolle beim Reperfusionsschaden, der auftritt, wenn die Durchblutung eines Organs unterbrochen war und dann wiederhergestellt wird, z.B. Lyse eines Thrombus bei ischämischem Infarkt oder im Rahmen einer Organtransplantation.

ROS sind Nebenprodukte, die auch physiologisch bei den oben angeführten Reaktionen entstehen. In speziellen pathologischen Situationen kommt es jedoch zu einer Vermehrung, die die Inaktivierungskapazität der Zelle übersteigt, sodass sie zu einem zentralen Faktor der Gewebeschädigung werden.

ROS-Inaktivierung Das Ausmaß der Gewebeschädigung hängt aber nicht nur von der ROS-Entstehung, sondern auch von der Fähigkeit zur ROS-Inaktivierung ab. So entsteht bei der Atmungskette, durch Cytochrom P450 und durch Wirkung der Xanthinoxidase aus Sauerstoff (O_2) Superoxid (O_2^-). Superoxid kann entweder durch Reaktion mit Stickstoffmonoxid (NO) zu $ONOO^-$ oder durch Wirkung der Superoxiddismutase (SOD) zu H_2O_2 (Wasserstoffperoxid) umgewandelt werden (> Abb. 2.8). H_2O_2 wird normalerweise durch die peroxisomale Katalase zu Wasser und Sauerstoff konvertiert oder durch Interaktion mit Antioxidanzien (Glutathion, Vitamin E) eliminiert. Bei zu großem Anfall von H_2O_2 kann der Abbau zu harmlosen Produkten nicht mehr mithalten und es werden sehr schädliche Hydroxylradikale ($OH^•$) gebildet. $OH^•$ entstehen durch Reaktion von H_2O_2 mit Superoxid ($O_2^- + H_2O_2 \leftrightarrow O_2 + OH^- + OH^•$), aber auch im Rahmen einer Reaktion von H_2O_2 mit Fe^{2+} ($H_2O_2 + Fe^{2+} \leftrightarrow OH^- + OH^• + Fe^{3+}$; = Fenton-Reaktion). Außerdem entstehen $OH^•$ direkt durch Einwirkung ionisierender Strahlung auf Wasser.

ROS-Wirkungen $OH^•$ und andere ROS wirken auf Lipidmembranen, reagieren mit Proteinen, verändern Proteinstrukturen und beeinflussen die DNA:

- **Lipidmembranen:** ROS setzen die peroxidative Zerstörung von Lipidmembranen in Gang. Die durch Peroxidation von

2.4 Adaptation, Zellschädigung, Zelltod

von Zellen entweder wieder rückgefaltet, abgebaut oder in Form von Proteinaggregaten abgelagert (➤ Kap. 2.8).

- **DNA-Veränderung:** Ein weiteres Ziel der Wirkung freier Radikale ist die DNA, bei der es insbesondere zu Strangbrüchen kommt. Besonders empfindlich ist diesbezüglich die mitochondriale DNA. Dies führt wiederum zu Defekten in mitochondrialen Enzymen und zu einer Störung der Mitochondrienfunktion. Besonders relevant ist die Störung der Atmungskette, was zur Folge hat, dass aufgrund des gestörten Elektronentransfers in der Atmungskette Mitochondrien selbst zur Hauptquelle der ROS-Bildung werden und gleichzeitig der ATP-Gehalt in der Zelle sinkt. Eine weitere Folge des radikalinduzierten DNA-Schadens kann das Auftreten von Mutationen in der nukleären DNA und die Entstehung von malignen Tumoren sein.

ROS spielen bei zahlreichen Erkrankungen eine wesentliche Rolle bei der Gewebeschädigung. Beispiele hierfür sind ischämische Erkrankungen (Reperfusionsschäden), Entzündungen, chronisch metabolische Erkrankungen (Typ-2-Diabetes, alkoholische und nichtalkoholische Steatohepatitis), neurodegenerative Erkrankungen, Tumoren und Altersschäden.

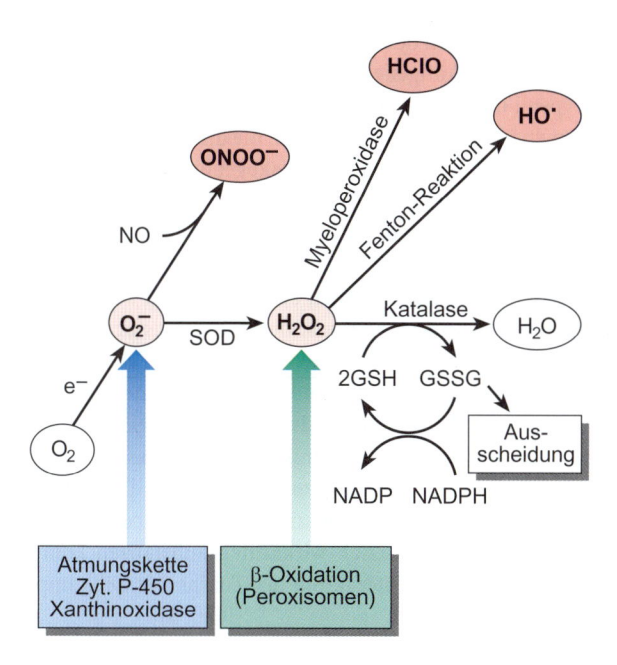

Abb. 2.8 Entstehung und Umwandlung von reaktiven Sauerstoffverbindungen.

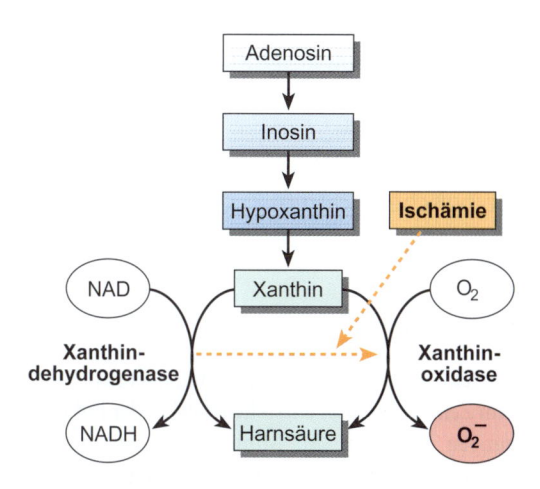

Abb. 2.9 Umwandlung der Xanthindehydrogenase in eine Oxidase durch Ischämie.

Membranlipiden entstehenden Peroxide sind selbst reaktiv, sodass die Zerstörung der Membranen in einer Kettenreaktion weiterläuft. Besonders empfindlich sind die Membranen des endoplasmatischen Retikulums und der Mitochondrien.

- **Proteinmodifikation:** Freie Radikale reagieren auch mit Proteinen und führen zu deren Modifikation. Die Modifikation freier Sulfhydrylgruppen (SH-Gruppen) in Proteinen, z.B. Umwandlung von Sulfhydrylgruppen in Disulfidbrücken, spielt bei der Zellschädigung eine wichtige Rolle, da freie SH-Gruppen für die Aktivität vieler Enzyme und Proteine essenziell sind. Außerdem kommt es durch Oxidation von Proteinen zur Veränderung der Proteinstruktur (Fehlfaltung). Fehlgefaltete Proteine sind inaktiv und werden

Viren

Eine Zellschädigung (= zytopathischer Effekt) im Rahmen viraler Infektionen kann entsprechend den verschiedenen Virusarten auf unterschiedliche Weise zustande kommen. Die Art der Schädigung hängt auch von der infizierten Zelle ab. Neben dem direkten schädigenden Einfluss des Virus auf die Zelle kann auch die Immunabwehr des Organismus gegen virusinfizierte Zellen für die Zellschädigung verantwortlich sein.

- **Zytopathischer Effekt:** Die virusbedingte Zellschädigung wird größtenteils dadurch verursacht, dass Viren für ihre Vermehrung die gesamte synthetische Maschinerie der Wirtszelle für die Synthese ihrer eigenen Komponenten benutzen. Im Extremfall kann das zur Lyse der Wirtszelle führen. Andererseits kann es durch den Einbau viraler Proteine zu Membranschäden und erhöhter Membranpermeabilität kommen. Funktionen der Wirtszelle werden auch durch die Bildung nukleärer (Herpes-simplex-Virus, Adenoviren) oder zytoplasmatischer (Vacciniavirus, diverse RNA-Viren) Viruseinschlusskörper beeinträchtigt. Das Zytomegalievirus verursacht kombinierte Einschlüsse mit der Ausbildung von Riesenzellen mit eulenaugenartigen Zellkernen. Einige Viren greifen auch in die Regulation der Apoptose ein.

- **Induktion einer Immunantwort:** Durch Immunreaktionen kann es zur Schädigung und Zerstörung virusinfizierter Zellen kommen. Ziele für die immunologische Attacke sind dabei an der Zelloberfläche exprimierte Virusantigene. In der Frühphase setzt eine **unspezifische Abwehrreaktion** über Interferon und Natürliche-Killer-Zellen ein. Eine wesentliche Rolle für die Abwehr der Virusinfektion spielen dann T-Lymphozyten. Zytotoxische T-Lymphozyten entfalten ihren antiviralen Effekt indirekt, indem sie virusreplizierende Zellen abtöten. Dabei spielt Perforin, ein Protein, das die

Plasmamembran durchlöchert, eine wichtige Rolle. Die **humorale Immunantwort** (Antikörper) setzt erst später ein und ist dann durch Neutralisation von Viren für die Immunität gegenüber einer erneuten Virusinfektion verantwortlich.

- **Zytoskelettschäden:** Poxviren und REO-Viren führen zur Zerstörung von Intermediärfilamenten und Desorganisation von Mikrotubuli. Verschiedene respiratorische Viren beeinträchtigen die Funktion von Kinozilien über die Veränderung der Zahl von Mikrotubuli.
- **Riesenzellen:** Synzytiale (= mehr- oder vielkernige) Riesenzellen entstehen durch den Einbau fusogener viraler Proteine in die Plasmamembran als Folge der Infektion mit HIV, Masern- oder Herpesviren.

Chemische Substanzen und Medikamente

In entsprechenden Konzentrationen können nicht nur die bekannten Zellgifte, sondern alle chemischen Substanzen auf direktem oder indirektem Weg eine Zellschädigung bewirken. Dies gilt auch für Medikamente. Nach dem Zurückdrängen von Infektionen und Mangelernährung als wesentliche Krankheitsursachen gewinnen heute umweltbedingte Schädigungen, Stress, Arzneimittelnebenwirkungen und Schädigungen durch Chemikalien immer größere pathogenetische Bedeutung in den Industrieländern. Als Antwort des Organismus auf die Verabreichung von Medikamenten oder anderen chemischen Agenzien lassen sich vorhersehbare und (bisher) nicht vorhersehbare Reaktionen unterscheiden. Medikamentenreaktionen können sich in einer Vielzahl von Organen manifestieren.

- **Vorhersehbare Reaktionen:** Sie entsprechen einer verstärkten pharmakologischen Wirkung des Medikaments oder der chemischen Substanz und hängen vom pharmakologischen Wirkungsmechanismus sowie von Metabolismus, Resorption, Verteilung im Organismus und Exkretion ab (z.B. tetrachlorkohlenstoffinduzierte Leberschädigung). Die Schädigung kann entweder direkte **(primäre Wirkung)** oder indirekte Folge der Medikamentenwirkung sein **(sekundäre Wirkung)**. Diese Reaktionen sind häufig im Tierversuch reproduzierbar, dosisabhängig und von charakteristischen Organveränderungen begleitet.
- **Nicht vorhersehbare Reaktionen:** Es handelt sich um Schädigungen, die nicht nur auf die pharmakologische Wirkung der Substanz zurückzuführen sind (z.B. halothaninduzierte Leberschädigung). Die Reaktionen treten nur bei vereinzelten Menschen auf, sind nicht dosisabhängig, im Tierversuch nicht reproduzierbar und zeigen unterschiedliche Organveränderungen. Es kann sich dabei einerseits um toxische Wirkungen handeln, andererseits kommen genetisch oder immunologisch determinierte Mechanismen infrage. Hinsichtlich der genetischen Ursachen wurden bereits mehrere Genpolymorphismen identifiziert, die den Metabolismus der Substanzen oder deren Wirkung beeinflussen. Dadurch kann die Medikamentenwirkung verstärkt werden oder es können abnorme Stoffwechselprodukte als Antigene wirken und Immunreaktionen der Typen I und III hervorrufen. Die systematische Suche nach derartigen genetischen Faktoren, die die Wirkung von Arzneimitteln beeinflussen (Pharmakogenomik), sollte zukünftig einen gezielteren (individuellen) Einsatz von Medikamenten zulassen und das Auftreten von Reaktionen vermindern.

Toxische Chemikalien können entweder direkt auf zelluläre Komponenten wirken oder erst durch Biotransformation zu einem Zellgift umgewandelt werden. In vielen Fällen spielen reaktive Radikale und Intermediärprodukte eine Rolle, wobei eine Membranzerstörung durch Lipidperoxidation häufig ist. Auch protektive Mechanismen können beeinträchtigt werden (z.B. Verminderung von Glutathion). Dies ist z.B. bei einer Reihe von Hepatotoxinen (z.B. Paracetamol) der Fall. Bei direkt zytotoxisch wirksamen Substanzen kommt es zu einer direkten Interaktion des Toxins mit Zellkomponenten.

Physikalische Faktoren

Infrage kommen mechanische, thermische, elektrische und bestrahlungsbedingte Schädigungen sowie Luftdruckveränderungen. Diese Schädigungen spielen in der Praxis und versicherungstechnisch eine sehr wichtige Rolle. Sie werden in ➤ Kap. 51.1 besprochen.

Immunologische Faktoren

➤ Kap. 3.3.

Genetische Defekte

Bei Gendefekten und damit zusammenhängenden Fehlsteuerungen im Zellstoffwechsel entstehen direkt oder indirekt Zellschädigungen (➤ Kap. 5). Minimale Veränderungen wie Punktmutationen können weitreichende systemische Schäden verursachen, z.B. CFTR-Mutation bei zystischer Fibrose, Tumorentstehung durch Mutation des Ras-Protoonkogens. Generell müssen unterschieden werden:

- **Verminderte Proteinfunktion** durch Mutation: z.B. verminderte Aktivität des Faktors VIII bei Hämophilie oder der Verlust der wachstumshemmenden Wirkung von Tumorsuppressorgenen bei Tumoren.
- **Gesteigerte Proteinfunktion** durch Mutation: z.B. verhindert die Mutation des Ras-Protoonkogens die Inaktivierung des Ras-Proteins und führt somit zu einem kontinuierlichen Wachstumsstimulus.

Als Folge mancher Genmutationen werden in Zellen auch **falsche Proteine** gebildet, die aufgrund ihrer abnormen Struktur die Zellen unspezifisch schädigen. So führt z.B. die Mutation des α_1-Antitrypsins einerseits wegen des Verlusts der proteasehemmenden Wirkung zum Lungenemphysem und andererseits wegen der Produktion von abnormem α₁-Antitrypsin zur Leberzirrhose.

Ernährungsstörungen

Fehlerhafte Ernährung (z.B. Protein- oder Vitaminmangel) ist eine wichtige Ursache von Zell- und Gewebeschäden. Gleichermaßen stellt die Überernährung mit Adipositas oder pathologischer Fettsucht die Ursache mannigfaltiger Schäden dar (z.B. Organverfettungen, Arteriosklerose, Diabetes mellitus, Hypertonie).

Morphologische Konsequenzen der Zellschädigung

Ultrastrukturelle Veränderungen Störungen der Membranpermeabilität und des intrazellulären Milieus äußern sich in Schwellung der Mitochondrien und Lysosomen, Dilatation des endoplasmatischen Retikulums, Dissoziation der Polyribosomen und Ribosomenverlust des rauen endoplasmatischen Retikulums. Bei irreversiblen Zellschädigungen kommt es zur Fragmentation der Organellen und zur intrazellulären Anhäufung von Abbauprodukten.

Lichtmikroskopische Veränderungen Bei reversiblen Läsionen sind Zellschwellung und Vakuolenbildung, die eine Zell- und Organvergrößerung nach sich ziehen (hydropische Degeneration, vakuoläre Degeneration, Zellödem), das lichtmikroskopische Korrelat der erwähnten ultrastrukturellen Veränderungen. Störungen des Stoffwechsels (z.B. der Proteinsynthese oder der Sekretion) können sich auch in Form einer Zellverfettung manifestieren. Die irreversible Zellschädigung führt zum Zelltod im Sinne von Nekrose oder Apoptose.

> **PRAXIS**
> **Sauerstoffmangel** Ischämie, Infarkt im Gehirn ➤ Kap. 8.2.1 bzw. Myokard ➤ Kap. 19.5.2; Hypoxie im Gehirn ➤ Kap. 8.2.3; Anämie ➤ Kap. 21.2.1; Kohlenmonoxidvergiftung ➤ Kap. 51.3.
> **Erreger** Virushepatitis ➤ Kap. 33.4.1; HPV-assoziierte Läsionen der Cervix uteri ➤ Kap. 40.3.5; Infektionskrankheiten durch Bakterien, Viren und Pilze ➤ Kap. 48.
> **Chemische Substanzen und Medikamente** medikamentöse Leberschädigungen ➤ Kap. 33.5; Schäden durch chemische Einwirkungen ➤ Kap. 51.3.
> **Physikalische Faktoren** Schäden durch mechanische, thermische, atmosphärische, elektromagnetische Einwirkungen ➤ Kap. 51.1.
> **Immunologische Faktoren** Überempfindlichkeitsreaktionen und Autoimmunität ➤ Kap. 4.3; generalisierte immunologische Erkrankungen ➤ Kap. 4.4.
> **Genetische Defekte** genetische Mechanismen von Krankheiten ➤ Kap. 5.
> **Ernährungsstörungen** erworbene Stoffwechselerkrankungen ➤ Kap. 47.4; ernährungsbedingte Schäden ➤ Kap. 51.5.

2.4.3 Zelltod

Definition Der Zelltod ist das irreversible Endstadium einer Zellschädigung als Folge hypoxischer, toxischer, physikalischer, immunologischer oder mikrobieller Ursachen. Zelltod ist aber auch ein physiologischer Vorgang im Rahmen der Embryonalentwicklung und des normalen Gewebeumsatzes. Der Zelltod äußert sich einerseits in Form der **Apoptose** und andererseits in Form der **Nekrose**, wobei es auch Übergänge zwischen beiden Formen geben kann.

Apoptose

Definition Unter Apoptose (griech.: Abfallen, Abtropfen – z.B. das Abfallen der Blätter im Herbst) wird die genetisch programmierte Elimination von Zellen (= **programmierter Zelltod**) verstanden. Die Apoptose induziert keine immunologische Reaktion des Organismus. Sie ist die natürliche Form der Zellmauserung, die das Gleichgewicht zwischen Zellvermehrung und Zellelimination ermöglicht. Apoptose tritt physiologischerweise im Rahmen der Embryonalentwicklung und von Involutionsprozessen auf. Außerdem spielt sie in vielen pathologischen Situationen eine zentrale Rolle (➤ Abb. 2.10), wie bei der Elimination infizierter Zellen, bei Autoimmunerkrankungen, degenerativen Erkrankungen, ischämischer Gewebeschädigung und insbesondere bei der Krebsentstehung (die Hemmung der Apoptose führt zu einer Zunahme der Zellzahl!).

> **Morphologie**
> Die Apoptose läuft in mehreren Stadien ab (➤ Abb. 2.11). Die apoptotische Zelle verliert zunächst ihre Zellverbindungen und löst sich damit aus dem Zellverband. Apoptotische Zellen werden kleiner und zeigen in der HE-Färbung ein homogen eosinophiles Zytoplasma, das im Gegensatz zur Nekrose weitgehend intakte Zellorganellen enthält. Außerdem verändert sich die Zellmembran: Sie bildet kleine Blasen („blebs"), verliert Mikrovilli und exponiert Phosphatidylserin an ihrer Außenseite. In Zellkernen apoptotischer Zellen wird in der Folge das Chromatin kondensiert und fragmentiert, sodass diese Zellen entweder einen

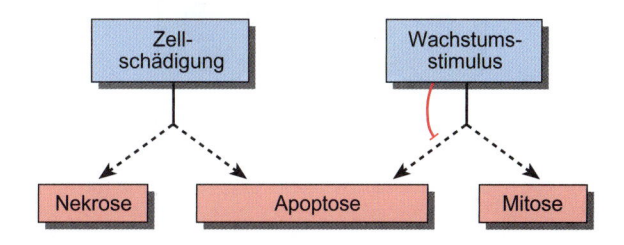

Abb. 2.10 Apoptose als Folge einer Zellschädigung oder abnormen Wachstumsstimulation. Zellen reagieren mit einer Zellteilung nur dann auf einen Wachstumsstimulus, wenn gleichzeitig das Apoptoseprogramm blockiert wird. Dies verhindert unkontrolliertes Zellwachstum und erklärt, warum im Rahmen der Karzinogenese mehrere Mutationen zusammenwirken müssen.

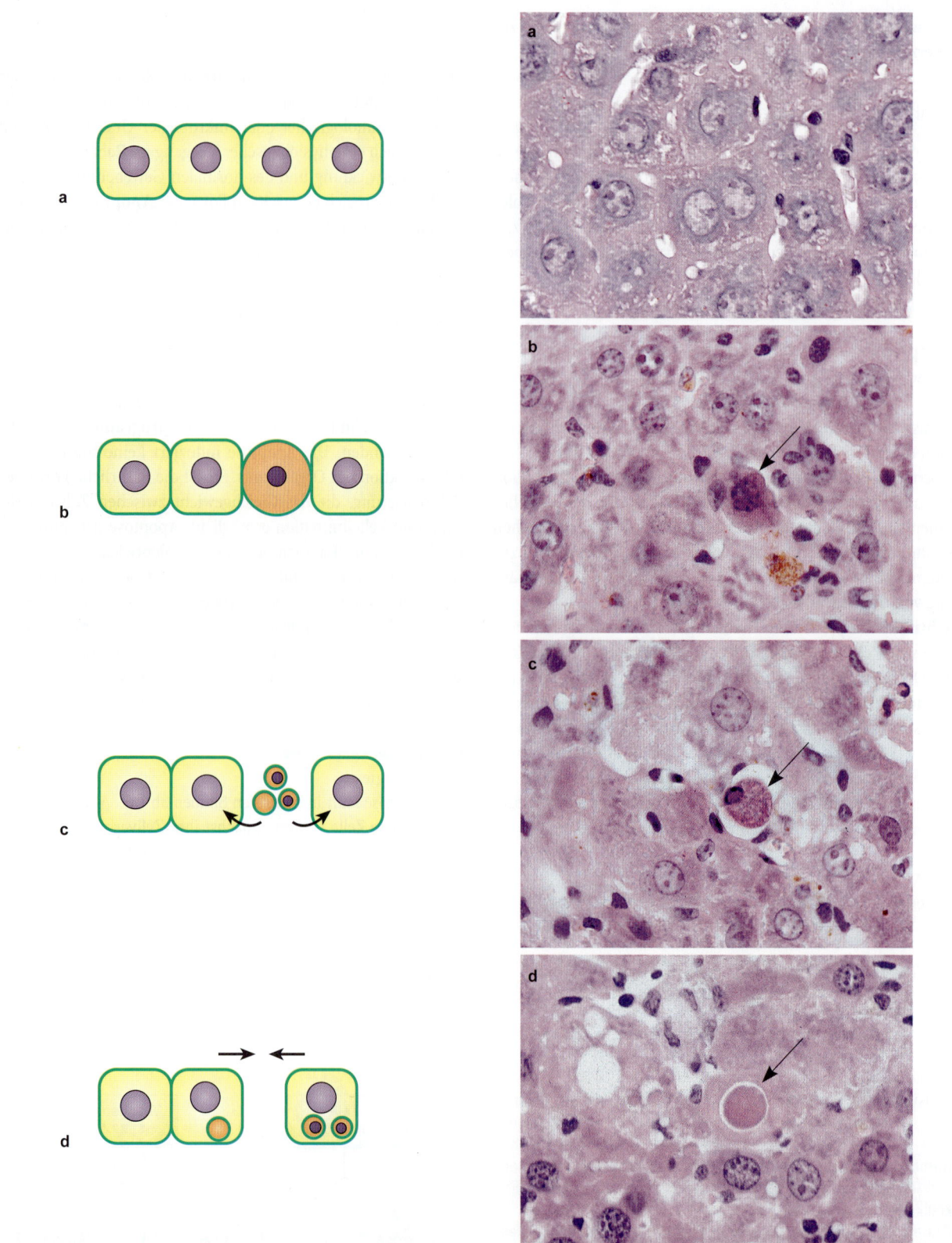

Abb. 2.11 Ablauf der Apoptose (links schematisch, rechts unterschiedliche Apoptosestadien in der Leber). **a** Normaler Zellverband. **b** Lösung der Zellverbindungen und Kondensation des Chromatins. **c** Fragmentierung und Pyknose des Zellkerns in der apoptotischen Zelle. **d** Entzündungsfreie Elimination der apoptotischen Zellteile durch Phagozytose. Pfeile in b–d: Zellen in unterschiedlichen Phasen der Apoptose.

pyknotischen Zellkern, Kernfragmente oder keinen Zellkern mehr enthalten. Apoptotische Zellen werden durch Phagozytose eliminiert, wobei eine umgebende entzündliche Reaktion fehlt. Ein typisches Beispiel für apoptotische Zellen sind die eosinophil veränderten Leberzellen und rote (oxyphile) Körper bei Virushepatitis, die sog. Councilman-Körper (➤ Kap. 33.4.1).

Mechanismen Apoptose kann durch eine Vielzahl von unterschiedlichen Mechanismen ausgelöst werden (➤ Abb. 2.12):
- **Zellschädigungen** wie Hypoxie, Radikale, Toxine, Chemotherapeutika und Bestrahlung induzieren die Freisetzung von Cytochrom C aus den Mitochondrien.
- **Spezifische Signale** (TRAIL, FAS-L, TNF-α) bewirken durch Bindung an „Death"-Rezeptoren (DR 4/5, FAS, TNF-R) die Aktivierung der Caspase 8, die einerseits Caspase 3 aktiviert und andererseits über Bid zur Freisetzung von Cytochrom C aus den Mitochondrien führt.
- **Zytotoxische T-Zellen** (CTL) geben Granzym B ab, das durch Perforinporen in die Zielzelle gelangt und ebenfalls Bid aktiviert und zur Freisetzung von Cytochrom C aus den Mitochondrien führt.

Die Cytochrom-C-Freisetzung hängt vom Verhältnis der in der Zelle vorhanden apoptosehemmenden Faktoren (Bcl-2-Proteine) und apoptosefördernden Faktoren (Bax-Proteine) ab. Das freigesetzte Cytochrom C aktiviert – mit dem Kofaktor Apaf-1 und unter ATP-Verbrauch – aus der inaktiven Vorstufe Procaspase 9 die Caspase 9, die wiederum die Caspase 3 aktiviert, die für viele der bei der Apoptose ablaufenden Zellveränderungen verantwortlich ist. Aktivierte Caspasen führen das apoptotische Programm aus, indem sie eine Reihe von Zellproteinen und die DNA an charakteristischen Stellen spalten. In der Folge kommt es zu einem Einstrom von Ca^{2+} in die Zelle, wodurch Ca^{2+}-abhängige Enzyme wie Transglutaminase aktiviert werden und eine Quervernetzung von Proteinen bewirken.

Das apoptotische Programm wird jedoch nicht nur bei Zellschädigung, sondern auch beim Fehlen von Wachstumsfaktoren und bei inadäquater Wachstumsstimulation ausgelöst. Apoptose ist somit auch ein biologischer Sicherungsprozess, durch den Zellen mit dereguliertem Wachstum eliminiert werden. Dies erklärt, warum im Rahmen der Krebsentstehung mehrere Gendefekte, welche die Regulation der Zellteilung und der Apoptose betreffen, zusammenwirken müssen.

Nachweis von Apoptosen Apoptotische Zellen können am besten anhand ihres charakteristischen morphologischen Erscheinungsbildes in der **HE-Färbung** erkannt werden. Zusätzlich gibt es jedoch eine Reihe von Nachweismethoden, wie die Bindung von fluoreszenzmarkiertem Annexin V an Phosphaditylserin an der Zelloberfläche, die Darstellung der durch Caspasen gespaltenen DNA mittels Einbau von markierten Nukleotiden (TUNEL-Reaktion), den Nachweis von aktivierten Caspasen und den Nachweis der charakteristischen DNA-Fragmente (Nukleosomen-Pattern).

Nekrose

Definition Nekrose ist der durch eine **Noxe** in einem lebenden Gewebe verursachte Zelltod, der mit Denaturierung

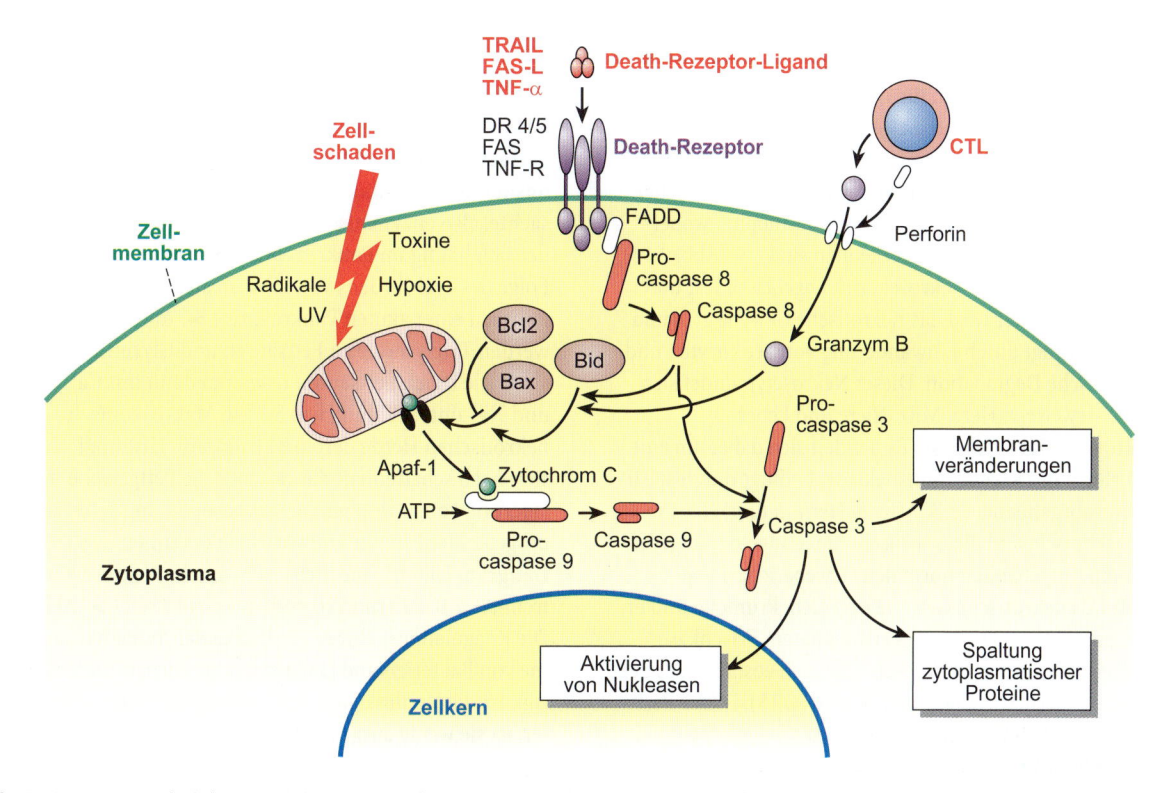

Abb. 2.12 Vorgänge bei der Apoptose. Apoptose kann u.a. durch Zellschädigungen, spezifische Signale oder zytotoxische T-Zellen ausgelöst werden und führt letztlich zur Aktivierung von Caspasen, die das apoptotische Programm ausführen.

(**Koagulation**) von Proteinen und/oder der enzymatischen Auflösung (**Kolliquation**) von Zell- und Gewebekomponenten einhergeht. Das Erscheinungsbild hängt von der Art der Noxe, dem betroffenen Zelltyp und der Reaktion des Organismus auf den Zelltod ab.

Morphologie
Die nekrotische Zelle zeigt im Lichtmikroskop in der HE-Färbung anfangs ein eosinophil homogenisiertes Zytoplasma durch Verlust der RNA und vermehrte Bindung von Eosin an denaturierte zytoplasmatische Proteine. Der Zellkern schrumpft (**Kernpyknose**) und wird aufgelöst (**Karyolyse**). Es kann aber auch zum Zerfall des Zellkerns in einzelne Bruchstücke kommen (**Karyorrhexis**), die dann später aufgelöst werden (➤ Abb. 2.13).

Im Rahmen der Zellschädigung kommt es früh zu Zellschwellung, Zellmembranausbuchtungen, Erweiterung der Zisternen des glatten und Ribosomenverlust des rauen endoplasmatischen Retikulums sowie Schwellung und Matrixveränderungen der Mitochondrien. Es folgen Zerstörungen der Plasmamembran und der intrazellulären Organellenmembranen und damit die Zellauflösung. Die Nekrose ist üblicherweise von einer **entzündlichen Reaktion** mit Überwiegen von neutrophilen Granulozyten begleitet.

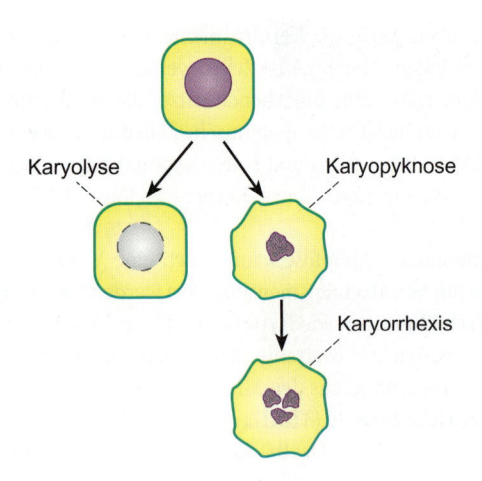

Abb. 2.13 Veränderungen des Zellkerns.

Nekrosetypen Die makroskopisch und histologisch unterscheidbaren Nekrosetypen hängen von den für die Nekrose maßgeblichen Noxen und vom betroffenen Gewebe ab.
- **Koagulationsnekrose:** Dieser Nekrosetyp ist häufig die Folge einer plötzlichen Ischämie, aber auch von ätzenden Chemikalien (z.B. Säure). Es kommt zur Denaturierung zellulärer Proteine. Dies gilt auch für lytische Enzyme der Zelle. Die Zelle wird daher nicht durch eigene Enzyme lysiert. Das makroskopische und mikroskopische Aussehen hängt vom Alter der Nekrose ab. In frühen Phasen sind die nekrotischen Zellen histologisch in der HE-Färbung eosinophil, wobei aber noch zelluläre Details zu erkennen sind (➤ Abb. 2.14). Makroskopisch ist der Nekrosebezirk abgeblasst, fest und geschwollen. Später wird das nekrotische Gewebe gelb und weicher, bedingt durch Einwanderung von Leukozyten und proteolytische Degradation. Dieser Nekrosetyp findet sich klassischerweise in Herz, Milz, Niere und Leber.
- **Fibrillogranuläre Nekrose:** Es handelt sich dabei um eine Sonderform der Koagulationsnekrose, bedingt durch spezielle Mikroorganismen, z.B. *Mycobacterium tuberculosis*. Makroskopisch sind die Nekroseherde graugelb und gegenüber dem umgebenden normalen Gewebe scharf abgegrenzt. Das nekrotische Gewebe ist weich, krümelig und erinnert an die Konsistenz von vertrocknetem Frischkäse („käsige" Nekrose). Histologisch zeigt sich eosinophiles granuläres bis fibrilläres Material (➤ Abb. 2.15). In der Peripherie findet sich Granulationsgewebe.
- **Fibrinoide Nekrose:** Dabei kommt es zu einer Fragmentation von kollagenen und elastischen Fasern. Die Bruchstücke sind in Zelldetritus, Serumbestandteilen und Fibrin eingebettet. Das Nekroseareal ist in der HE-Färbung intensiv rot gefärbt (➤ Abb. 2.16). Derartige Nekrosen finden sich in Gefäßwänden (häufig immunologisch bedingt) und bei peptischen Ulzera (v.a. des oberen Gastrointestinaltrakts).
- **Kolliquationsnekrose:** Dieser Nekrosetyp ist die Folge der Wirkung hydrolytischer Enzyme bei Autolyse (Selbstverdauung durch zelleigene Enzyme) und/oder Heterolyse (z.B. Verdauung durch bakterielle Enzyme). Kolliquationsnekrosen entstehen also dann, wenn Zell- und Gewebeauflösung gegenüber Proteindenaturierung überwiegen. Dieser Nekrosetyp findet sich vornehmlich in proteinärmeren, lipidreicheren Geweben, wie z.B. im Gehirn, oder auch im Rahmen bakterieller Infektionen. Der nekrotische Gehirnbezirk ist weich („malazisch") und wird schließlich verflüssigt, sodass eine von Detritus (Zelltrümmern) und Flüssigkeit erfüllte Höhle (Pseudozyste) entsteht.
- **Fettgewebsnekrose:** Sie ist eine Sonderform der Kolliquationsnekrose. Es handelt sich um eine durch Lipasen verursachte, also enzymatische Nekrose des Fettgewebes. Sie findet sich häufig im Pankreas oder in Pankreasnähe und ist Folge des Freiwerdens von Lipasen aus dem Pankreas im Rahmen einer akuten Pankreatitis (➤ Abb. 2.17). Dabei werden Triglyzeride zu Fettsäuren und Glycerin hydrolysiert. Die freien Fettsäuren reagieren dann mit Ca^{2+}, Mg^{2+} und Na^+ unter Bildung von Seifen. Makroskopisch sind die nekrotischen Herde derb und kalkweiß. Histologisch lässt sich noch schattenhaft das nekrotische Fettgewebe mit Einlagerung von amorphem, leicht basophilem Material und umgebender Entzündungsreaktion erkennen.
- **Gangrän:** Dies ist eine meist ischämische Nekrose einer Extremität, z.B. aufgrund von Gefäßverschlüssen (➤ Abb. 2.18). Die Koagulationsnekrose wird sekundär durch lytische Enzyme von Bakterien und Leukozyten modifiziert und verflüssigt. Ist die Verflüssigung stark ausgeprägt, wird von feuchter, ist sie wenig ausgeprägt, von trockener Gangrän gesprochen (➤ Kap. 3.2.5, nekrotisierende Entzündung).

Schicksal der Nekrose Nekrotisches Gewebe (v.a. bei Koagulationsnekrosen) wird vornehmlich durch Leukozyten ab-

2.4 Adaptation, Zellschädigung, Zelltod   35

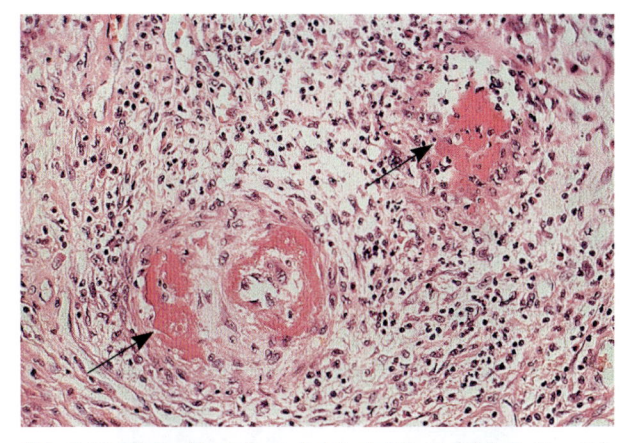

Abb. 2.16 Fibrinoide Nekrose bei Vaskulitis. Gefäßabschnitte mit fibrinoider Nekrose (Pfeil).

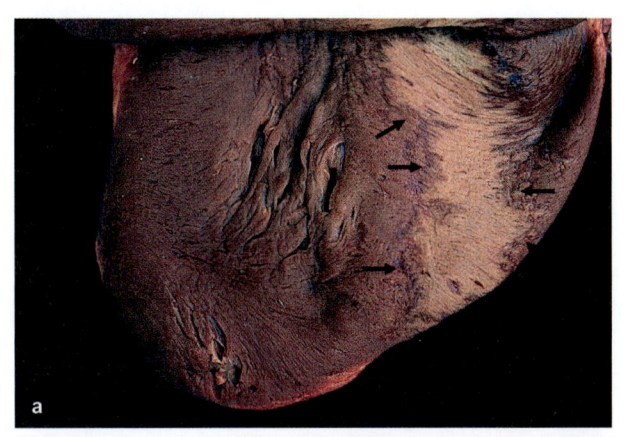

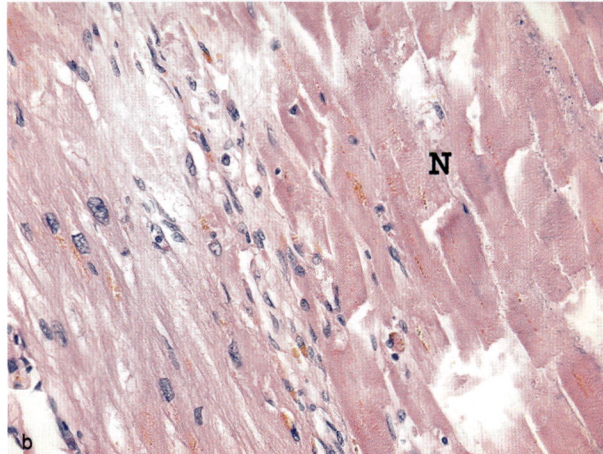

Abb. 2.14 Frischer Myokardinfarkt. a Makroskopisches Bild: lehmfarbene Abblassung des Myokards im Infarktgebiet und rötliches, resorptives Granulationsgewebe im Randbereich (Pfeile). **b** Histologisches Bild: eosinophile Nekrosen (N) des Infarkts.

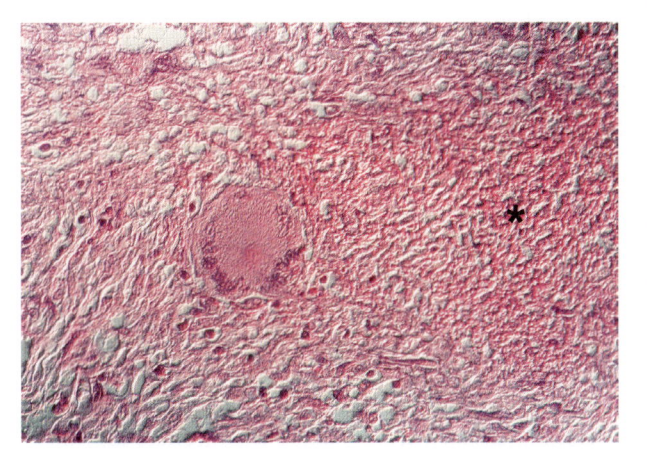

Abb. 2.15 Fibrillogranuläre („käsige") Nekrose bei Tuberkulose (*).

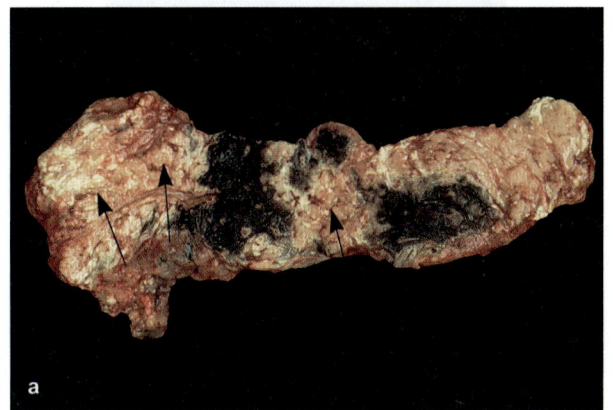

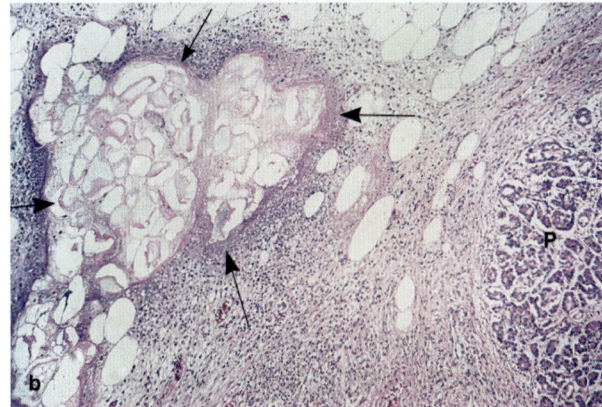

Abb. 2.17 Schwere akute Pankreatitis. a Hämorrhagische Nekrosen und zahlreiche kleine gelbe Fettgewebsnekrosen (Pfeile). **b** Frische autodigestive Fettgewebsnekrose (Pfeile) am Rande des Pankreasparenchyms (P) bei akuter Pankreatitis.

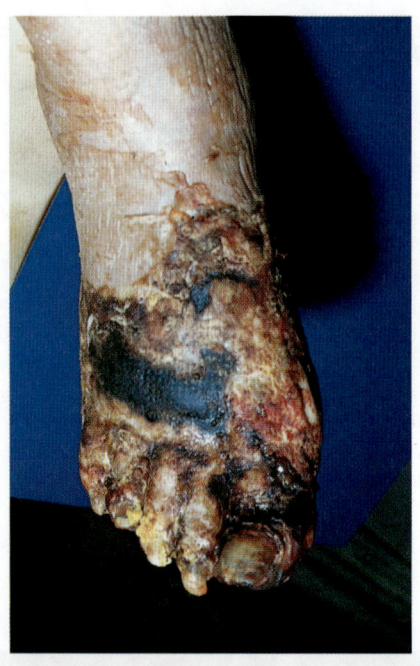

Abb. 2.18 Zehengangrän durch arteriellen Gefäßverschluss bei Diabetes mellitus.

gebaut, durch Granulationsgewebe organisiert und schließlich durch Narbengewebe ersetzt. Kolliquationsnekrosen führen oft zu Pseudozystenbildung durch Abbau und Resorption nekrotischen Materials. Diese Endstadien werden als Defektheilung (Reparatio) bezeichnet. Bei gering ausgedehnten Nekrosen und guter Abwehrlage des Organismus kann das nekrotische Gewebe durch Zellproliferation ersetzt werden, sodass der ursprüngliche Gewebezustand wiederhergestellt wird (Heilung mit Restitutio ad integrum).

> **PRAXIS**
> **Koagulationsnekrose** Myokardinfarkt ➤ Kap. 19.5.2.
> **Fibrillo-granuläre („käsige") Nekrose** ➤ Kap. 3.3.3 und ➤ Kap. 48.3.6.
> **Fibrinoide Nekrose** Vaskulitiden ➤ Kap. 20.5.
> **Kolliquationsnekrose** Gehirninfarkt ➤ Kap. 8.2.1.
> **Fettgewebsnekrose** Schwere akute Pankreatitis ➤ Kap. 35.4.1.
> **Gangrän** Atherosklerose ➤ Kap. 20.2.1.

Unterschiede zwischen Nekrose und Apoptose

Nekrose ist die Folge einer Zell- oder Gewebeschädigung. Es finden sich zytoplasmatische Veränderungen mit Vakuolisierung und Schwellung der Organellen (v.a. des endoplasmatischen Retikulums und der Mitochondrien). Der folgende Zellzerfall führt zum Freiwerden von Enzymen, aber auch von chemotaktisch wirksamen Zellkomponenten, die eine Entzündungsreaktion hervorrufen.

Apoptose kann in Folge einer Gewebeschädigung oder kann auch durch spezifische exogene Signale ausgelöst werden. Bei der Apoptose bleiben Zelle und Organellen lange Zeit intakt („Zellmumie") oder die Zelle zerbricht in größere Bruchstücke. Das apoptotische Material wird phagozytiert ohne Entwicklung einer Entzündungsreaktion.

Häufig treten bei Organschäden (z.B. Infarkten) Apoptose und Nekrosen nebeneinander auf.

2.4.4 Zelleinschlüsse

Im Rahmen von strukturellen und funktionellen Störungen kann es in Zellen oder Geweben zur abnormen Anhäufung von Substanzen im Zytosol oder in Zellorganellen (v.a. Lysosomen) kommen. Dabei handelt es sich entweder um vermehrt vorkommende normale Zellbestandteile (z.B. Triglyzeride, Glykogen, Pigmente), um abnorme Produkte des Zellstoffwechsels oder um aufgenommene exogene Substanzen (z.B. Schwermetalle, Mineralstoffe).

Ursachen Substanzen häufen sich an, wenn
- sie vermehrt gebildet werden (und Ausscheidung oder Abbau nicht Schritt halten können),
- sie chemisch falsch zusammengesetzt sind, sodass ein Abbau durch zelleigene Enzymsysteme nicht oder nur ungenügend möglich ist,
- eine Punktmutation oder freie Radikale eine abnorme Proteinfaltung bewirken, sodass Transport oder Abbau behindert sind oder
- Defekte oder inadäquate Abbaureaktionen auftreten (z.B. durch genetisch determinierte Enzymdefekte).

Folgen Durch die Anhäufung von normalem oder abnormem Material in der Zelle kann die Zelle sekundär geschädigt werden, wie dies z.B. bei einer Reihe von genetisch bedingten Speicherkrankheiten der Fall ist. Andererseits können Zelleinschlüsse **biologisch inert** und harmlos sein (z.B. anthrakotisches Pigment, ➤ Abb. 2.19).

Einlagerung von Lipiden

Die vermehrte Einlagerung von **Triglyzeriden** in Zellen wird als Verfettung bezeichnet. Die Triglyzerideinlagerung zeigt sich in Form unterschiedlich großer **Fettvakuolen** im Zytoplasma. Unter normalen Fixierungs- und Gewebeeinbettungsbedingungen bei Verwendung fettlösender Reagenzien (Alkohol) wird Fett herausgelöst, sodass in den Gewebeschnitten nur mehr leere Vakuolen zurückbleiben. Fett lässt sich aber in unfixierten oder in formalinfixierten Gefrierschnitten mit der Sudan- oder Ölrotfärbung direkt nachweisen. Neben Triglyzeriden (Neutralfetten) kann es im Rahmen pathologischer Veränderungen auch zu verstärkter Einlagerung von **Cholesterin** und **Cholesterinestern** häufig in Makrophagen und anderen Mesenchymzellen (z.B. glatte Muskelzellen) und damit zur Ausbildung von Zellen mit schaumigem Zytoplasma („**Schaumzellen**") kommen.

2.4 Adaptation, Zellschädigung, Zelltod

Abb. 2.19 Anthrakose der Lunge. Einlagerung von schwarzem Pigment (Kohlenstaub).

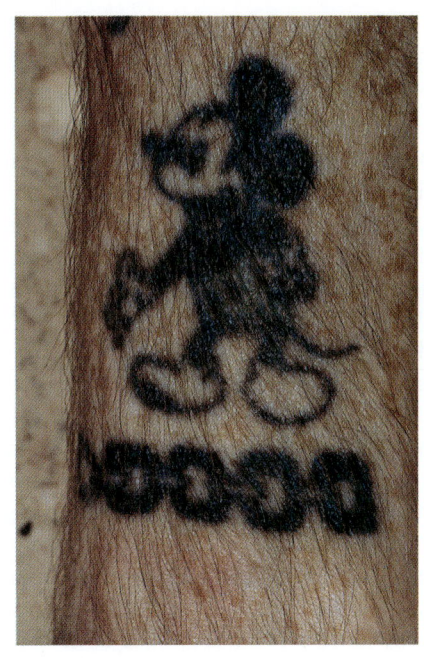

Abb. 2.20 Tätowierung.

Einlagerung von Kohlenhydraten

Pathologische intrazelluläre Ansammlungen von **Glykogen** finden sich bei Diabetes mellitus, bei hereditären Glykogenosen und Mukopolysaccharidosen. Die glykogenreichen Zellen sind vakuolisiert und ähneln in der HE-Färbung Pflanzenzellen, bedingt durch schlechte Anfärbbarkeit des Zytoplasmas bei deutlicher Konturierung der Zellperipherie. Wegen der Wasserlöslichkeit des Glykogens lässt sich der beste direkte Glykogennachweis in alkoholfixiertem Gewebe durch PAS- oder Best-Karmin-Färbung erzielen.

Einlagerung von Proteinen

Vermehrte intrazytoplasmatische Speicherung von Proteinen findet sich bei Proteinurie, in Plasmazellen, Hepatozyten und bei Amyloidose (➤ Kap. 2.8).

Einlagerung von Pigmenten

Allen Pigmenten ist eine Eigenfarbe gemeinsam. Sie unterscheiden sich aber hinsichtlich Ursprung und chemischer Zusammensetzung. Nach dem Ursprung lassen sich von außen kommende (exogene) und im Körper selbst produzierte (endogene) Pigmente unterscheiden.

- **Endogene Pigmente:** Tyrosin- und Tryptophanderivate (z.B. Melanin), Hämoproteinderivate (Hämoglobin, Hämosiderin, Porphyrine, Bilirubin) sowie lipidreiche Pigmente (Lipofuszin, Ceroid).
- **Exogene Pigmente:** Kohlenstoffpartikel (anthrakotisches Pigment), Farbstoffe (z.B. im Rahmen von Tätowierungen; ➤ Abb. 2.20), Schwermetalle und Schwermetallverbindungen und Mineralstäube.

Einige praktisch wichtige Pigmente werden gesondert besprochen.

Anthrakotisches Pigment (Kohlenstaub) und Mischstäube

Kohlenstaub ist eine nahezu ubiquitär in unserer Umwelt vorhandene Verunreinigung. Nach Aufnahme über die Lunge wird er von den Makrophagen in den Alveolen phagozytiert, gelangt in das Interstitium und wird über die Lymphgefäße in die regionären Lymphknoten abtransportiert. Er ist für die Schwarzfärbung des **Lungeninterstitiums,** v.a. subpleural, und der **Lymphknoten** verantwortlich (➤ Abb. 2.19). Bei anthrakotischem Pigment handelt es sich um ein inertes, harmloses Pigment. Im Gegensatz hierzu führen **inhalierte Mischstäube** (Kohlenstaub, Eisenverbindungen, Beryllium, Siliziumoxid) zu schweren Lungenerkrankungen, den Pneumokoniosen (➤ Kap. 51.2.2).

Lipofuszin

Lipofuszin ist eine chemisch komplexe Substanz und besteht aus Lipiden, Phospholipiden und Proteinen. Es wird in Form von braunen lysosomalen Granula im Zytoplasma vornehmlich in Zellkernnähe abgelagert. Es entsteht häufig als Folge lipidperoxidativer Prozesse und ist ein Endprodukt des Abbaus von Zellorganellen. Lipofuszin findet sich vor allem in **Leber-, Herzmuskel-** und **Nervenzellen** und nimmt mit dem Alter und bei Gewebeatrophie zu („braune Atrophie"), ohne die Zellfunktionen negativ zu beeinflussen.

Melanin

Es handelt sich um ein braun-schwarzes Pigment, das in Melanozyten über mehrere Zwischenprodukte aus Tyrosin gebildet wird. Es ist für die Hautpigmentierung verantwortlich und hat eine Schutzfunktion gegenüber Sonnenlicht (UV). Die Melanogenese steht unter Kontrolle des Melanozyten stimulierenden Hormons (MSH) des Hypophysenvorderlappens (beim Menschen auch durch ACTH stimuliert). **Albinismus** (Fehlen von Melanin) ist die Folge einer Störung des Melaninstoffwechsels. Bei Albinismus fehlt die Pigmentierung entweder diffus oder fleckförmig. Dieser Zustand ist mit ausgeprägter Empfindlichkeit gegenüber Sonnen- und UV-Bestrahlung verbunden. Folgen sind Hautrötung und die Ausbildung von Hautneoplasien. Beim **Morbus Parkinson** sind die Substantia nigra und der Locus coeruleus als Folge des Verlustes melaninhaltiger Neuronen depigmentiert. Ein melaninähnliches Pigment wird in großen Mengen bei **Alkaptonurie** gebildet.

Hämosiderin

Hämosiderin ist ein gelb-braunes grobgranuläres Pigment, das aus Ferritin-Aggregaten besteht (➤ Kap. 33.10.1). Der histologische Nachweis erfolgt mittels der Berliner-Blau-Reaktion. Bei saurem pH bildet Hämosiderin mit K-Ferrocyanid die blaue Verbindung Ferri-Ferrocyanid. Die Ablagerung von Hämosiderin in den Zellen findet sich bei vielen pathologischen Situationen, in denen es zum **Eisenüberschuss** kommt:

- Ein lokaler Eisenüberschuss tritt nach Blutungen auf. Dabei wird Hämosiderin in Zellen des histiozytären Systems *(Syn.: hämosiderinspeichernde Makrophagen, Siderophagen, siderophere Zellen)* eingelagert.
- Eine generalisierte Hämosiderineinlagerung in phagozytierenden Zellen, aber auch in Parenchymzellen findet sich bei systemischer Eisenüberladung und wird als **Hämosiderose** bezeichnet.
- Bei der **Hämochromatose** liegt eine genetisch bedingte erhöhte Eisenaufnahme in Zellen vor, die zu einer massiven Eisenüberladung insbesondere in Leber, Herz, Haut und endokrinen Organen führt. Vermehrt eingelagertes Eisen wirkt zytotoxisch.

Bilirubin

Bilirubin an sich wirkt, wenn es intrazellulär an Ligandin (Glutathion-S-Transferase) gebunden ist, nicht zellschädigend. Jedoch kann **freies Bilirubin** bei durchlässiger Blut-Hirn-Schranke für Nervenzellen, die kein Ligandin haben, toxisch sein. Bei verschiedenen Lebererkrankungen kommt es zur Bilirubinablagerung in der Haut und den Schleimhäuten (Ikterus).

> **PRAXIS**
> **Lipide** Enzephalomalazie ➤ Kap. 8.2.1, Atherosklerose ➤ Kap. 20.2.1, Leber ➤ Kap. 33.6, Nierentubuli ➤ Kap. 36.6.5, genetisch bedingte Stoffwechselerkrankungen ➤ Kap. 47.2.
> **Kohlenhydrate** Genetisch bedingte Stoffwechselerkrankungen ➤ Kap. 47.2, Diabetes mellitus ➤ Kap. 47.3.2.
> **Proteine** α_1-Antitrypsin-Mangel ➤ Kap. 5.3.2 und ➤ Kap. 33.10.3, Amyloidose ➤ Kap. 47.3.3.
> **Pigmente** Kohlenstaub, Pneumokoniosen ➤ Kap. 51.2.2, Melanin ➤ Kap. 43.1.1 und ➤ Kap. 43.7.2, Homogentisinsäure ➤ Kap. 45.3.2, Hämosiderin, Blutung ➤ Kap. 8.2.5, Lungenstauung ➤ Kap. 24.5.1, Hämosiderose und Hämochromatose ➤ Kap. 33.10.1, Bilirubin, Kernikterus ➤ Kap. 33.3.2, Ikterus ➤ Kap. 33.3.2.

2.4.5 Pathologie der Zellorganellen

Die Zellschädigung äußert sich in einem variablen Spektrum von morphologischen und funktionellen Veränderungen.

Zellkern

Im Rahmen unterschiedlicher Aktivitätszustände der Zellen, aber auch als Folge von Schädigungen, kann der Zellkern lichtmikroskopisch erfassbare Veränderungen zeigen:

- **Kernzahl:** Zwei- und Mehrkernigkeit finden sich bei reaktiven und neoplastischen Veränderungen.
- **Kernform:** Unregelmäßigkeiten der Kernkontur, Aus- und Einstülpungen oder Einkerbungen finden sich oft bei neoplastischen Zellen, bei Virusinfektionen und Strahlenschäden.
- **Kerngröße:** Normalerweise steht die Kerngröße in Relation zur Zellgröße. Bei Tumorzellen kommt es häufig – relativ zur Zellgröße – zu einer Größenzunahme des Zellkerns, d.h. zu einer Verschiebung der Kern-Plasma-Relation zugunsten des Zellkerns. Da die Kerngröße weitgehend vom DNA-Gehalt abhängt (normalerweise diploid), ist eine DNA-Vermehrung (Polyploidie) mit einer Kernvergrößerung verbunden. Dies findet sich bei gesteigerter Funktion der Zelle und bei neoplastischen Prozessen. Bei degenerativen Prozessen kann es ebenfalls zur Kernvergrößerung kommen („degenerative Kernschwellung"). Eine Atrophie der Zelle geht mit einer Kernverkleinerung einher.
- **Kernchromatin:** Bei Hyperplasie und Zellregeneration kommt es überwiegend zu einer Verschiebung des Heterochromatin-Euchromatin-Verhältnisses zugunsten des Euchromatins, während bei Zellschädigung das Heterochromatin-Euchromatin-Verhältnis zunimmt. Bei Zelltod verklumpt das Chromatin, der Kern wird klein, dicht und basophil. Diese Veränderung wird als **Kernpyknose** bezeichnet. Pyknotische Kerne können zerbrechen (**Karyorrhexis**) oder sich auflösen (**Karyolyse**).
- **Kerneinschlüsse:** Neben echten intranukleären Einschlüssen können auch Zytoplasmaeinstülpungen in den Kern im histologischen Präparat Kerneinschlüsse vortäuschen (Pseudokerneinschlüsse, Lochkerne). Als Kerneinschlüsse kommen u.a. Glykogen, Lipide und Viruskomponenten infrage. Besonders häufig finden sich Kerneinschlüsse in malignen Tumorzellen und virusinfizierten Zellen.
- **Nukleolus:** Morphologische Veränderungen des Nukleolus äußern sich in Variationen von Größe, Form, Zahl oder Lage. Sie finden sich als Folge von neoplastischer Transformation, Virusinfekten, metabolischen und toxischen Zellschädigungen.

Mitochondrien

Mitochondrien sind gegenüber Hypoxie oder toxischen Einwirkungen besonders empfindlich und reagieren darauf mit funktionellen und morphologischen Veränderungen, z.B. Kondensation, Schwellung, Verlust der Cristae. Daneben kann es auch zu Vermehrung oder Verminderung der Mitochondrienzahl oder zu einer Größenzunahme kommen, z.B. Megamitochondrien bei alkoholischer Leberzellschädigung. Vermehrte Mitochondrien verleihen dem Zytoplasma der Zellen in der HE-Färbung ein eosinophil feingranuläres Aussehen. Diese Zellen werden als **Onkozyten** bezeichnet.

Endoplasmatisches Retikulum

Zellschädigungen führen häufig zu einer **Erweiterung der Zisternen** des glatten ER durch Flüssigkeitsansammlung oder Anhäufung von Sekretionsprodukten („hydropische" Zytoplasmaveränderung, Zellödem). Nach länger dauernder Chemikalien- oder Medikamentenexposition kann das glatte ER vermehrt sein, weil die Enzymsysteme ausgebaut werden (Enzyminduktion), die für den Metabolismus dieser Substanzen verantwortlich sind (z.B. das Cytochrom-P450-abhängige mischfunktionelle Oxidationssystem). **Vermehrtes glattes ER** verleiht Zellen (z.B. Leberzellen) ein milchglasartig homogenisiertes Zytoplasma. Die Ablösung von Ribosomen von den Membranen des rauen ER und die Dispersion von Polyribosomen sind Ausdruck einer Störung der Proteinsynthese bei toxischen Zellschädigungen. Bei Proteinmangel und Hunger kommt es zu einer **Verminderung des glatten und rauen ER**. Das raue ER ist in Zellen mit aktiver Proteinsynthese (z.B. Plasmazellen, Azinuszellen des Pankreas) besonders stark entwickelt.

Prä-Golgi-Intermediate

Bei bestimmten Virusinfektionen und im Gefolge der Synthese nicht korrekt gefalteter Virusproteine zeigen die Prä-Golgi-Intermediate eine Hypertrophie.

Golgi-Apparat

Der Golgi-Apparat reagiert auf Situationen, die mit Störungen der Proteinsynthese oder der Sekretion einhergehen (z.B. Hunger, Proteinmangel oder chemisch-toxische Schädigungen) mit **Atrophie** und Kollaps der Zisternen. Andererseits führt die Aktivierung der Syntheseleistungen oder abnorme Syntheseleistungen (Tangier-Krankheit und Niemann-Pick-Krankheit Typ-C) zu einer **Golgi-Hypertrophie** und Zisternendilatation. Zellgifte wie das Kolchizin, aber auch Hitzeschock (Fieber) führen zu einer Vakuolisierung der Golgi-Zisternen. Bei der amyotrophen Lateralsklerose ist der Golgi-Apparat der betroffenen Motoneurone fragmentiert. Solche **Fragmentierungen** beobachtet man auch beim Morbus Alzheimer. **Funktionelle Defekte** des Golgi-Apparats, wie ein Phosphotransferasemangel, manifestieren sich nicht primär in dieser Organelle, sondern wegen des fehlenden Mannose-6-Phosphat-Markers sekundär an lysosomalen Enzymen als Mukolipidose II (I-cell-disease).

Lysosomen

Lysosomen spielen eine Rolle beim Abbau von exogenem (Heterophagozytose) und endogenem (Autophagozytose) Material. Im Rahmen der Autophagozytose kann es durch Abbau von zelleigenem Material (z.B. Zellorganellen) zu einer **Reduktion der Zellmasse** kommen. Zellbestandteile werden nach ihrer Schädigung z.B. durch Bestrahlung, Toxine oder Hypoxie abgebaut. Das phagozytierte Material findet sich in Vesikeln (Phagosomen), die mit Lysosomen unter Bildung von Phagolysosomen verschmelzen. Der Inhalt der Phagosomen kann entweder enzymatisch abgebaut, aus der Zelle ausgestoßen werden oder in der Zelle als Residualkörper verbleiben **(Lipofuszingranula)**. Ist die Lysosomenfunktion gestört, kann einerseits dieser Abbau, aber auch die Abwehr gegenüber Infektionen beeinträchtigt sein; z.B. ist das **Chediak-Higashi-Syndrom** durch das Ausbleiben der Fusion von Lysosomen mit Phagosomen charakterisiert. Bei lysosomalen Enzymdefekten kommt es zur Anhäufung der nicht degradierten Produkte, z.B. Glykogen, Glykoproteine oder Lipide, in den Lysosomen (lysosomale Speicherkrankheiten).

Peroxisomen

Bei Beeinflussung des Zellstoffwechsels, v.a. des oxidativen und des Fettstoffwechsels, kommt es häufig zu Peroxisomenveränderungen. Mehr Peroxisomen findet man bei Einnahme lipidsenkender Medikamente, fettreicher Diät und Alkohol, weniger Peroxisomen v.a. bei Fettleber sowie unter Einwirkung von Kataleaseinhibitoren und einigen Bakterientoxinen. Das **Zellweger-Syndrom** beruht auf einer angeborenen Peroxisomenbildungsstörung.

Mikrotubuli

Mikrotubuli sind labile Strukturen, die durch antimikrotubuläre Agenzien, wie z.B. Kolchizin oder Vinblastin, depolymerisiert werden. Folgen sind Störungen der Sekretion, des intrazellulären Transports und Mitosehemmung. Durch die komplexe Morphologie und Funktion der Zilien ergeben sich diverse Störungsmöglichkeiten, die die Zahl und Form der Zilien, Mikrotubuluszahl, Struktur, Schlagrichtung und -frequenz, Dyneinarme und Radiärspeichen betreffen. Diese Abnormitäten können das Substrat für das **Immobile-Zilien-Syndrom** (Ziliendyskinesiesyndrom) sein. In den meisten Fällen findet sich dabei ein (erblicher) Defekt der Dyneinarme. Der Defekt betrifft Zilien und Flagellen im gesamten Organismus und führt zu Infektionen des Respirationstrakts durch defekte Reinigungsmechanismen, zu Bronchiektasien sowie – durch Fehlen der Spermienmotilität – zu Sterilität. Das **Kartagener-Syndrom** ist durch die Trias Dextrokardie (mit oder ohne Situs inversus), Bronchiektasien und Sinusitis charakterisiert. Der Aufbau sowie die Interaktion von Mikrotubuli mit anderen Zellkomponenten werden durch Proteine beeinflusst, die an Mikrotubuli binden (mikrotubuliassoziierte Proteine, MAP). Eines dieser mikrotubuliassoziierten Proteine, das sog. Tau-

Protein, ist beim **Morbus Alzheimer** verändert, indem es als abnorm phosphoryliertes Tau in Form der „neurofibrillary tangles" in den Nervenzellen des ZNS akkumuliert.

Intermediärfilamente

Neurologische Erkrankungen (z.B. amyotrophe Lateralsklerose, Morbus Parkinson) können mit einer gestörten Architektur des Intermediärfilament-(Neurofilament-)Zytoskeletts und der Bildung von abnormen intrazellulären Einschlüssen einhergehen. In manchen **Astrozytomen** werden ebenfalls Intermediärfilament-(GFAP-)Zytoskeletteinschlüsse (= Rosenthal-Fasern) gefunden. Ebenso kommt es bei **hypertrophen Myopathien** zu abnormen Zytoplasmaeinschlüssen mit Beziehung zum Zytoskelett (Desmin). Auch die im Rahmen der alkoholischen Hepatitis und anderer chronischer Leberzellschädigungen auftretenden **Mallory-Denk-Körper** (➤ Kap. 33.5.3) bestehen z.T. aus Komponenten des Intermediärfilament-Zytoskeletts vom Keratintyp und sind mit einer Störung der Zytoskelettstruktur in der Leberzelle assoziiert.

- Mutationen von **Keratingenen** der Leber werden vereinzelt bei Leberzirrhose gefunden.
- Mutationen von **epidermalen Keratingenen** sind die Ursache einiger bullöser Dermatosen.
- Mutationen in **Lamingenen** sind die Ursache bestimmter Muskel- und Lipodystrophien. Lamine sind Hauptbestandteil der Kernlamina und gehören ebenfalls in die Gruppe der Intermediärfilamente.

2.5 Pathologie des Bindegewebes

Störungen der einzelnen Schritte der Kollagensynthese und des Kollagenabbaus können zu krankhaften Veränderungen führen. Defekte und Störungen betreffen z.B. die Kollagengene, das Prokollagen, die Abspaltung von Propeptiden, die Anordnung in Fibrillen und schließlich die Quervernetzung der Fibrillen. Der Kollagen-, aber auch der Elastinabbau ist bei Entzündungen unterschiedlicher Ursachen sowie bei Proteinaseinhibitordefekten (z.B. α_1-Antitrypsin-Mangel) erhöht. Bei einer Reihe von immunologischen Erkrankungen (sog. Kollagenosen) finden sich Autoantikörper gegen Kollagen.

PRAXIS
Ehlers-Danlos-Syndrom, Marfan-Syndrom, Osteogenesis imperfecta ➤ Kap. 5.3.1, α_1-Antitrypsin-Mangel ➤ Kap. 5.3.2, Skorbut ➤ Kap. 47.4.3, Kollagenosen ➤ Kap. 4.4.4.

2.5.1 Pathologie der Basalmembran

Eine Reihe von Erkrankungen immunologischer (z.B. Glomerulonephritiden, Hauterkrankungen) und metabolischer (Diabetes mellitus, Amyloidose) Natur gehen mit Veränderungen der Basalmembran einher, die sich in einer Verbreiterung, einer Verschmälerung oder Aufsplitterung äußern können.

PRAXIS
Immunologische Erkrankungen Glomeruläre Erkrankungen ➤ Kap. 37.4, bullöse Dermatosen, Pemphigusgruppe ➤ Kap. 43.8.1.
Metabolische Erkrankungen Diabetes mellitus ➤ Kap. 47.3.2, Amyloidose ➤ Kap. 47.3.3.

2.5.2 Pathologie des Elastins

Pathologische Veränderungen der elastischen Fasern gehen auf Bildungs- oder Abbaustörungen des Elastins oder auf die Einlagerung abnormen Materials in elastischen Fasern zurück (s.a. Marfan-Syndrom).

- **Verminderung der Elastinbildung:** Neben altersbedingt eingeschränkter Bildung elastischer Fasern, die zum Elastizitätsverlust der Gewebe, insbesondere der Haut (gerunzelte Altershaut), der Aorta (Ektasie durch Elastizitätsverlust) und der Lunge (Altersemphysem) führt, sind auch vererbte Defekte der Elastogenese bekannt.
- **Bildung abnormer elastischer Fasern**
  – **Aktinische solare Elastose:** Als Folge ausgeprägter Sonnenbestrahlung findet sich bei älteren Menschen in der exponierten Haut eine Ablagerung von abnorm strukturiertem Elastin.
  – **Fibroelastose:** Dabei kommt es im Endokard oder in der Gefäßwand zu einer vermehrten Ablagerung von fragmentierten und dissoziierten elastischen Fasern (aber auch von kollagenen Fasern), wodurch es zu einer Verdickung und makroskopisch porzellanähnlichen Veränderung kommt.
  – **Elastofibroma dorsi:** Es findet sich eine vermehrte Produktion von abnorm strukturiertem elastischem Material durch Fibroblasten als Folge von mechanischen Reizen. Typische Lokalisation ist das Bindegewebe zwischen Skapula und Brustwand.
  – **Elastoderma:** Dieser Erkrankung liegt die Vermehrung abnorm quervernetzten elastischen Materials mit Störung der elastischen Eigenschaften zugrunde.
- **Störung der Elastolyse:** Eine Steigerung der Elastolyse findet sich im Rahmen entzündlicher Erkrankungen (besonders bei Vaskulitiden) und bei Mangel an Proteaseinhibitoren (z.B. bei α_1-Antitrypsin-Mangel).
- **Einlagerung abnormen Materials:** Im Rahmen regressiver Veränderungen kann es zur Einlagerung von Kalziumsalzen und Lipiden in elastische Fasern kommen.

2.6 Abnorme Verkalkung von Zellen und Geweben

Pathologische Verkalkungen lassen sich als dystrophische und metastatische Verkalkungen klassifizieren.

- **Dystrophische Verkalkung:** Dabei handelt es sich um eine Kalkeinlagerung (Ca^{2+}-Phosphat) in schwer geschädigten

oder nekrotischen Geweben (z.B. Herzklappen, Arterienwand, Tuberkulose, Mammakarzinom).
- **Metastatische Verkalkung:** Die Kalkablagerung entsteht in vitalen Geweben meist als Folge einer Hyperkalzämie, z.B. bei Knochenmetastasen, Hyperparathyreoidismus, Vitamin-D-Hypervitaminose, Knochendemineralisation. Auch in diesem Fall scheint aber eine Gewebeschädigung Voraussetzung der Verkalkung zu sein (z.B. Lungenalveolarsepten, Basalmembran der Nierentubuli).

Pathogenese
- Ca^{2+}-Einstrom über geschädigte Plasmamembranen und Störung der intrazellulären Ca^{2+}-Sequestration in Mitochondrien und endoplasmatischem Retikulum.
- Bei Sekretion von Säure (z.B. in Lungenalveolen, Nierentubuli, Magenschleimhaut) begünstigt die lokale OH^--Erhöhung die Präzipitation von Ca^{2+} in Form von Kalziumhydroxid und Hydroxylapatit.

2.7 „Hyaline" Veränderungen

„Hyalin" ist ein rein deskriptiver Begriff und bezeichnet zelluläre oder extrazelluläre Veränderungen, die sich in der HE-Färbung als homogene eosinophile Massen darstellen lassen. Diesem färberischen Verhalten liegt keine spezifische chemische Struktur oder Pathogenese zugrunde.

2.8 Proteinfaltungserkrankungen

Damit ein Protein seine Funktion erfüllen kann, muss es einerseits aus den richtigen Aminosäuren in der richtigen Reihenfolge bestehen, andererseits aber auch korrekt gefaltet sein. Diese Faltung (Tertiärstruktur) erlangen die Proteine mithilfe von Chaperonen (Heat-Shock-Proteinen), wobei Disulfidbrücken und ionische Bindungen die Konformation stabilisieren. Nicht korrekt gefaltete Proteine werden von der Zelle rückgefaltet, abgebaut oder abgelagert. Der Abbau ist besonders dann erschwert, wenn ständig Proteine synthetisiert werden, die – z.B. durch eine Mutation oder durch freie Radikale bedingt – falsch gefaltet werden. Irgendwann ist der zelluläre Abbaumechanismus erschöpft und die abnormen Proteine lagern sich typischerweise als Proteinaggregate im Zytoplasma, ER, Zellkern oder extrazellulär ab (➢ Tab. 2.2).

2.9 Altern

Definition Unter dem Begriff Altern wird ein physiologisches Geschehen verstanden, das mit einer Abnahme der Zell- und Organfunktionen einhergeht und schließlich mit dem Tode endet. Altern ist durch das Auftreten von regressiven Veränderungen in Geweben und Organen charakterisiert. Sie haben unterschiedliches Ausmaß und verlaufen asynchron. Durch die geringere funktionelle Reservekapazität steigt mit zunehmendem Alter das Risiko von Erkrankungen an. Die Fortschritte der Medizin haben nicht zu einer signifikanten Erhöhung der maximalen Lebensspanne des Menschen, wohl aber zu einer Zunahme der Zahl alter Menschen geführt.

2.9.1 Altersveränderungen

Im Rahmen des Alterungsprozesses nimmt – neben den vaskulären Veränderungen (Atherosklerose, ➢ Kap. 20.2.1) – in allen Geweben und Organen der Wassergehalt ab und das Fettgewebe zu. Die bindegewebige Matrix wird in verstärktem Maße quervernetzt. Der Mineralgehalt der Knochen sinkt. Im Zytoplasma wird vermehrt Lipofuszinpigment eingelagert. Als weitere Konsequenz vermindern sich die Kontraktionskraft der Skelett- und Herzmuskulatur, Nervenleitung, Vitalkapazität der Lunge, glomeruläre Filtrationsrate und Gefäßelastizität. Die Adaptationskapazität gegenüber veränderten Umweltbedingungen, Stress oder Stoffwechselbelastungen und die Wundheilungskapazität sinken. Atmungs-, Kreislauf- und Nierenfunktion nehmen im Alter deutlich ab, wobei die Funktionseinschränkungen bei Belastung besonders deutlich werden. Die zellulären Immunreaktionen sind im Alter eingeschränkt.

Tab. 2.2 Beispiele für Proteinfaltungserkrankungen.

Erkrankung	Protein	Aggregat	Lokalisation
$α_1$-Antitrypsin-Mangel	$α_1$-Antitrypsin	Einschlüsse	ER
alkoholische Hepatitis	Keratin	Mallory-Denk-Körper	Zytoplasma
Morbus Alzheimer	Tau	Alzheimer-Fibrillen	Zytoplasma
Morbus Alzheimer	βA4-Protein	neuritische Plaques	extrazellulär
Morbus Parkinson	α-Synuclein	Lewy-Körper	Zytoplasma
Chorea Huntington	Huntingtin	Huntingtin-Einschlüsse	Zellkern
amyotrophe Lateralsklerose	Neurofilamente	hyaline Einschlüsse	Zytoplasma
Creutzfeldt-Jakob-Erkrankung	Prionprotein	Amyloidplaques	extrazellulär
systemische Amyloidosen	Serumamyloid A	Amyloid	extrazellulär

Hirngewicht und Hirnfunktionen sind aber bei Fehlen degenerativer Erkrankungen nur geringfügig vermindert. Eine altersabhängige Funktionseinschränkung des Hypothalamus-Hypophysen-Systems kann zu einer zusätzlichen Minderfunktion des Organismus führen.

2.9.2 Ursachen und Mechanismen

Es existieren eine Reihe von Theorien über die Ursachen des Alterns, die sich auf Beobachtungen in vivo und in vitro stützen. Vieles ist aber noch unklar.

Alterung und schließlich Tod hängen eng mit einem **Verlust der Teilungsfähigkeit** von Zellen und damit der Erneuerungskapazität des Organismus zusammen. So finden sich in postmitotischen (teilungsunfähigen) Zellen biochemische und morphologische Hinweise auf Alterungsprozesse. In Zellkulturexperimenten wurde festgestellt, dass menschliche Fibroblasten nach etwa 50 Populationsverdopplungen ihre Teilungsfähigkeit verlieren und schließlich absterben. Bei Zellen älterer Individuen ist die Verdopplungszahl geringer als bei Zellen jüngerer Individuen. Dies zeigt eine begrenzte Vermehrungs- und damit Regenerationsfähigkeit der Zellen des adulten Organismus. Eine Ursache für die normalerweise begrenzte Teilungsfähigkeit von Zellen liegt in den sich bei jeder Zellteilung verkürzenden Endabschnitten der Chromosomen (**Telomere**). Wird aufgrund der durchgemachten Zellteilungen eine kritische Telomerlänge erreicht, ist keine regelrechte Teilung mehr möglich und die Zelle stirbt. Hingegen können Tumorzellen ein Enzym (Telomerase), das normalerweise nur in Keimzellen vorhanden ist und verloren gegangene Telomerabschnitte ergänzt, produzieren. Dies trägt zur Fähigkeit der Tumorzellen bei, sich unbegrenzt zu teilen (Immortalisierung).

Die **Fehlertheorien** der Alterung gehen von der Annahme aus, dass die kontinuierliche Stabilität der genetischen Information nicht gegeben ist und sich **DNA-Schäden** (insbesondere in den Mitochondrien) mit zunehmendem Alter anhäufen. Dafür sind einerseits freie Radikale, andererseits Störungen diverser Reparaturmechanismen verantwortlich. Auch der fehlerfreie Informationsfluss bei Transkription und Translation ist nicht gesichert, sodass defekte Proteine entstehen. Folge ist ein Circulus vitiosus („Fehlerkatastrophe"). Auch Immundefekte sind auf diese Weise erklärbar. Ferner kann es zu funktionseinschränkenden posttranslationellen Modifikationen (Oxidation, Denaturierung, Glykosylierung) von Proteinen (z.B. von Kollagen, Elastin) und Veränderungen in der Zusammensetzung der Zellmembran kommen. Neben dem normalen Alterungsprozess gibt es auch **vererbte Störungen,** die zu vorzeitiger Vergreisung führen (Progerie; Werner-Syndrom; Hutchinson-Gilford-Syndrom).

KAPITEL 3

Ch. Müller, G. Höfler, B.A. Imhof, G.A. Holländer

Entzündung

3.1	**Ablauf und Formen**	43	3.2.6	Ausbreitungswege einer Entzündung	64
3.1.1	Ablauf	43	3.2.7	Systemische Auswirkungen der Entzündung	65
3.1.2	Formen	44			
			3.3	**Chronische Entzündung**	65
3.2	**Akute Entzündung**	44	3.3.1	Primär chronische Entzündung	66
3.2.1	Vaskuläre Reaktionen	44	3.3.2	Sekundär chronische Entzündung	66
3.2.2	Zellen und zelluläre Reaktionen der Entzündung	45	3.3.3	Morphologische Merkmale der chronischen Entzündung	67
3.2.3	Effektormechanismen der Entzündung	54			
3.2.4	Mediatoren der Entzündung	55	3.4	**Regeneration und Reparation**	71
3.2.5	Morphologische Formen der akuten Entzündung	59	3.4.1	Definition	71
			3.4.2	Beispiel: Wundheilung	71

Zur Orientierung

Die Entzündung bildet einen **Schutzmechanismus** des Organismus und dient der Erhaltung der Integrität des Individuums. Sie ist in erster Linie eine Reaktion des angeborenen, bei Bedarf auch des erworbenen Immunsystems. Entsprechend der Vielzahl schädigender Faktoren, der Vielfalt belebter und unbelebter Agenzien und der Zahl von Organen, die betroffen sein können, ist das Erscheinungsbild von Entzündungen zwar vielfältig, doch der grundlegende Entzündungsablauf immer gleichartig. In unserer Umwelt befinden sich zahlreiche chemische und physikalische **Noxen** sowie mikrobielle Erreger, die unterschiedlich schwere bis tödliche Schädigungen hervorrufen können. Zum Schutz vor derartigen Schädigungen hat das Abwehrsystem des Menschen im Laufe der Evolution eine Reihe von Mechanismen entwickelt, die pathogene Noxen erkennen und beseitigen können. Von besonderer Bedeutung für deren Wirksamkeit ist die Tatsache, dass humorale und zelluläre Komponenten der Abwehr über das Gefäßsystem sehr schnell an den Ort der Gewebeschädigung transportiert werden können. Die dabei auftretenden lokalen Reaktionen bezeichnet man als **Entzündung (Inflammatio)**.

3.1 Ablauf und Formen

Definition und Einteilung Unter einer Entzündung versteht man eine körpereigene Abwehrreaktion der Leukozyten und der Blutgefäße auf Noxen, also pathogene Faktoren, die eine Gewebeschädigung hervorrufen können.
- Die Abwehr des Organismus kann normal (normerg), überschießend (hypererg), zu wenig (hyperg) oder gar nicht (anerg) **reagieren.**
- Nach **Dauer und Verlauf** der Reaktion lassen sich perakute, akute, subakute, chronische und rezidivierende Entzündungen unterscheiden.
- Entsprechend der vorherrschenden **Schädigungs- und Reaktionsform** können exsudative, nekrotisierende, proliferative und granulomatöse Entzündungen vorliegen.

Die komplexe Entzündungsreaktion betrifft das Gefäßsystem sowie Blutzellen (zelluläre Effektormechanismen) und Bestandteile des Blutplasmas (humorale Effektormechanismen, Entzündungsmediatoren). Ziel der Entzündungsreaktion ist die Beseitigung der Noxe bzw. ihrer Folgen und die Wiederherstellung des ursprünglichen Gewebezustandes. Die Entzündung übt somit eine **Schutzfunktion** aus.

3.1.1 Ablauf

Jede Entzündungsreaktion wird ausgelöst durch **Noxen** (➤ Abb. 3.1). Als Noxen wirken:
- mikrobielle Erreger: Viren, Bakterien, Pilze, Protozoen, Würmer

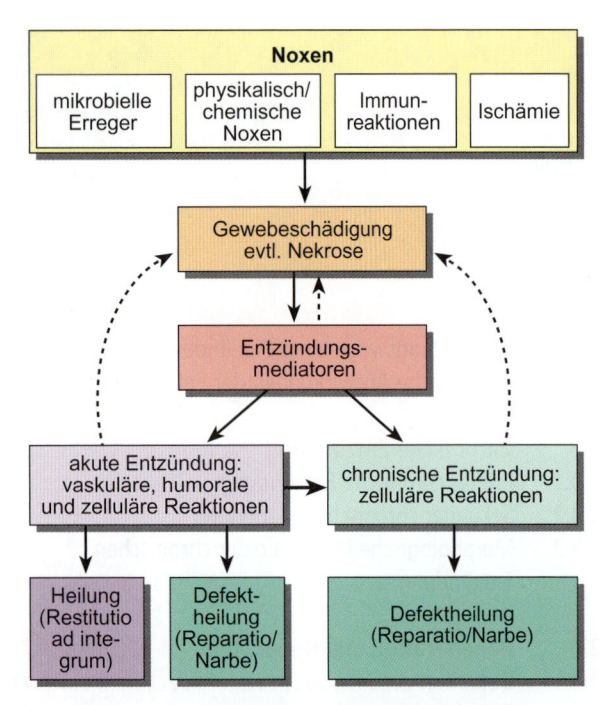

Abb. 3.1 Ablauf der akuten und chronischen Entzündung.

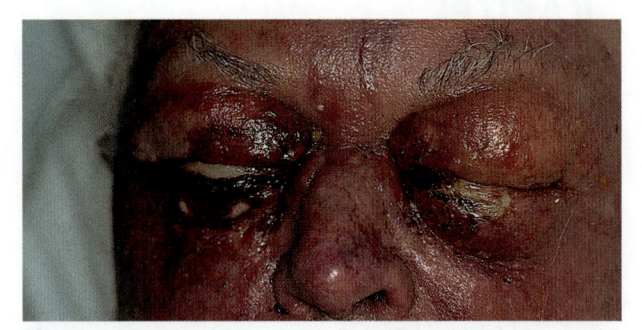

Abb. 3.2 Akute Entzündung der Gesichtshaut und der Augenlider. Starke Rötung und Schwellung der Haut bei einer schweren bakteriellen Entzündung.

- chemische Substanzen: Säuren, Laugen, Fremdstoffe, z.B. Metalle, endogene Substanzen
- physikalische Faktoren: Hitze, Kälte, Bestrahlung, Trauma
- Immunreaktionen (➤ Kap. 4.3.1)

Die Einwirkung von Noxen setzt **Entzündungsmediatoren** frei, die eine Reihe kaskadenartig ablaufender vaskulärer und zellulärer Reaktionen auslöst. Dies wird als Entzündungsprozess verstanden.

Im optimalen Fall kommt es nach einer Entzündung zur Heilung (**Restitutio ad integrum**). Bei schwerer Gewebeschädigung resultiert unter Narbenbildung allerdings ein Ersatz durch Bindegewebe (**Defektheilung, Reparatio**). Bei einer Reihe von Erkrankungen kann die entzündliche Reaktion selbst eine zusätzliche Gewebeschädigung, z.B. eine Gewebeeinschmelzung (Abszess), verursachen.

3.1.2 Formen

Akute Entzündung Sie tritt plötzlich auf und zeigt einen raschen, oft heftigen Verlauf über wenige Stunden oder Tage. Der Höhepunkt der Reaktion ist in kurzer Zeit erreicht und klinisch oft auffällig. Die **klassischen Kardinalsymptome** der akuten Entzündung (➤ Abb. 3.2) sind bereits seit den Beschreibungen von Celsus und Galen bekannt:
- **Rubor:** Rötung durch Vasodilatation
- **Tumor:** Gewebeschwellung durch entzündliches Exsudat
- **Calor:** Erwärmung aufgrund der vermehrten Gewebedurchblutung
- **Dolor:** Schmerz durch Nervenreizung

R. Virchow fügte die **Functio laesa** (gestörte Funktion) als fünftes Symptom hinzu.

Chronische Entzündung Sie verläuft über Wochen, Monate oder gar Jahre. Häufig zeigt sich ein schleichender Beginn mit sich allmählich entwickelnder Symptomatik (**primär chronische Entzündung**). Andererseits kann sie sich aber auch aus einer akuten Entzündung entwickeln (**sekundär chronische Entzündung**). Die chronische Entzündung wird durch die Persistenz der Schädigung unterhalten. Sie führt zu Gewebeuntergang und Defektheilung durch Bildung von kollagenem Bindegewebe (Fibrose, Narbe; ➤ Abb. 3.12; ➤ Abb. 3.26), die häufig mit einem Funktionsverlust des betroffenen Gewebes oder Organs gekoppelt ist.

Besondere Verlaufsformen:
- **Rezidivierende Entzündung:** Sie verläuft schubweise. Krankheitsfreien Intervallen (Remission) folgt ein Wiederaufflackern der Entzündung (Exazerbation). Der Verlauf der rezidivierenden Entzündung spiegelt oft die jeweilige individuelle Abwehrlage wider.
- **Perakute Entzündung:** Sie verläuft extrem kurz, und unter Umständen tödlich. Ausgelöst wird sie durch eine hohe Virulenz oder Dosis eines Erregers, anderen Noxen (z.B. Strahlung). Sie kann aber auch durch eine schlechte Abwehrlage des Organismus ausgelöst werden.
- **Subakute** oder **subchronische Entzündung:** Sie liegt in ihrem zeitlichen Verlauf zwischen akut und chronisch.

3.2 Akute Entzündung

Eine akute Entzündung ist begleitet von rascher Gewebeschädigung. Die Entzündungsantwort läuft ziemlich stereotyp ab, obwohl die Art und das Ausmaß der schädigenden Noxen eine enorme Vielfalt morphologischer und klinischer Bilder ergeben. Die Entzündung umfasst vaskuläre und leukozytäre Reaktionen, die zeitlich überlappend ablaufen und durch lösliche oder membranständige Faktoren reguliert werden.

3.2.1 Vaskuläre Reaktionen

Die Veränderungen der Blutgefäße des geschädigten Gewebes stehen am Beginn einer akuten Entzündungsreaktion. Sie werden hervorgerufen durch sog. **vasoaktive Entzündungsmediatoren.** Die wichtigsten Folgen sind

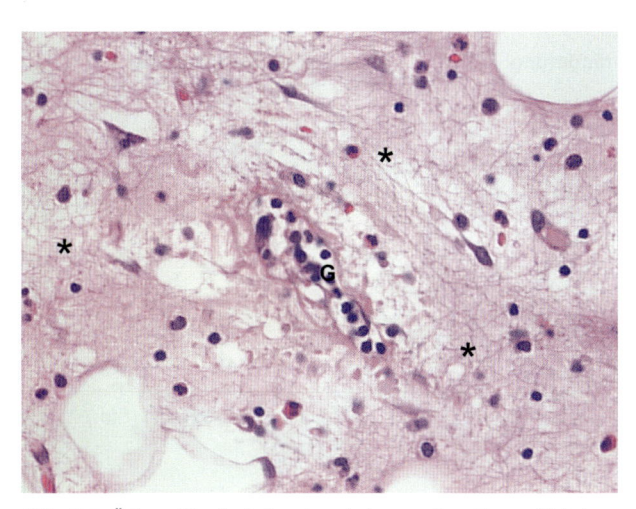

Abb. 3.3 Ödem. Histologischer Ausschnitt aus einer Nasenschleimhaut mit ausgeprägtem proteinreichem Exsudat (Sternchen). Zentral ein kleines Blutgefäß (G), wenige Entzündungszellen im Exsudat. HE, Vergr. 200-fach.

- Vasodilatation mit vermehrter Gewebedurchblutung und
- Permeabilitätssteigerung der Gefäßwand.

Dies führt zur Ausbildung eines entzündlichen Ödems.

Vasodilatation

Direkt nach einem Reiz und ausgelöst durch Endotheline, **kontrahieren die Arteriolen** und stoppen kurzfristig den Blutfluss. Dies führt zur Abblassung des geschädigten Gewebes. Diese Reaktion findet allerdings nicht notwendigerweise bei jeder Entzündung statt.

Wenige Minuten später kommt es unter dem Einfluss von Entzündungsmediatoren wie Histamin, Serotonin, Prostaglandinen, Kininen oder PAF (plättchenaktivierender Faktor") zu einer **Erweiterung der Arteriolen.** Es resultiert eine Dilatation der Kapillaren mit einer bis auf das Zehnfache des Ausgangswertes gesteigerten Durchblutung (aktive Hyperämie, ➤ Kap. 7.3.1). Eine tiefrote Verfärbung **(Rubor)** und Erwärmung **(Calor)** des Entzündungsherdes sind Zeichen dieser erhöhten Durchblutung. Durch die entstehende Hyperämie erhöht sich der hydrostatische Druck und führt zu einem vermehrten Flüssigkeitsausstrom in das Interstitium **(Ödem).** Dadurch wird die Schwellung **(Tumor)** des geschädigten Gewebes eingeleitet. Das Ödem ist zunächst eiweißarm (Transsudat: Dichte < 1020 g/l), wird aber schnell durch eine zunehmende vaskuläre Permeabilität zu einem proteinreichen Ödem (entzündliches Exsudat: Dichte > 1020 g/l, ➤ Kap. 7.4, ➤ Abb. 3.3).

Permeabilitätssteigerung

Eine erhöhte Permeabilität nach etwa 1–2 Stunden (die mehrere Stunden andauert) führt dazu, dass Blutplasma ins Interstitium austritt. Die Viskosität des Blutes nimmt zu, was seine Strömungsgeschwindigkeit verlangsamt **(Prästase)** bzw. bei starken Entzündungsreizen sogar stoppt **(Stase).** Hierbei lagern sich die Erythrozyten teilweise geldrollenförmig aneinander. Die Thrombozyten können auf den freigelegten Basalmembranen Plättchenthromben (➤ Kap. 7.5.3) bilden.

Für das Verständnis ist entscheidend, dass die Gefäßwand für Wasser und Moleküle bis zu 10 kD (überwiegend Elektrolyte) durchlässig ist – aber nicht für Proteine. Die Gesamtwirkung der gegenläufigen hydrostatischen und kolloidosmotischen Drücke des Blutes und des Gewebes führt normalerweise zu einem leichten Nettoausstrom eines (eiweißarmen) Transsudats, das über die Lymphbahn abtransportiert wird. Bei einer Entzündung ist die Permeabilität erhöht, weil die Endothelzellen der Gefäße geschädigt sind oder sich kontrahieren, wodurch jeweils Öffnungen entstehen (➤ Abb. 3.4).

- **Endothelkontraktionen** entstehen, weil Mediatoren wie Histamin, Leukotriene, Kinine oder die Komplementfaktoren C3a und C5a im geschädigten Gewebe freigesetzt werden (➤ Tab. 3.1). Folge dieser Kontraktionen sind Lücken zwischen den Endothelzellen von 0,5–1,0 μm Durchmesser, durch die proteinreiche Flüssigkeit aus dem Blut ins Interstitium strömen kann **(Exsudat).** Die Endothelkontraktionen können unmittelbar nach Reizeinwirkung und/oder verzögert auftreten:
  - Eine sofort einsetzende, kurzfristige (ca. 30 min dauernde) Permeabilitätssteigerung kann z.B. durch **Histamin** (➤ Kap. 3.3.1, ➤ Kap. 3.2.4) im venulären Gefäßteil ausgelöst werden und führt zur Bildung von Quaddeln in der Haut oder zur Schwellung von Schleimhäuten der Atemwege.
  - Eine verzögert einsetzende, lang anhaltende (Stunden bis Tage) Permeabilitätssteigerung wird verursacht durch **Leukotriene,** proinflammatorische **Zytokine** (z.B. Tumornekrosefaktor-α [TNF-α], Interleukin-1, ➤ Kap. 3.2.4) oder toxische Einwirkung auf Endothelzellen. Dieser Typ der Permeabilitätsstörung wird z.B. beim „Sonnenbrand", bei Hitzeschäden und im Rahmen bakterieller Toxinschäden beobachtet.
- **Endothelzellschädigungen** entstehen durch starke zytotoxische Noxen (z.B. Verbrennungen, chemische und bakterielle Toxine) und Schädigungen durch leukozytäre Enzyme oder Sauerstoffradikale. Dadurch lösen sich Endothelzellen von der Basalmembran und es bilden sich subendotheliale Blasen bis hin zu Endothelnekrosen.

Folge der Permeabilitätsstörungen ist eine Exsudation hochmolekularer Eiweiße und evtl. auch der Austritt von Erythrozyten. Darüber hinaus kann die Gerinnungskaskade aktiviert werden und eine intravitale Gerinnung **(Thrombose)** auslösen. Dies wiederum führt zu Durchblutungsstörungen des Gewebes (Ischämie) und schließlich zu Gewebenekrose (➤ Kap. 7.7).

3.2.2 Zellen und zelluläre Reaktionen der Entzündung

Im Mittelpunkt der akuten Entzündung steht die **Auswanderung** von **Leukozyten** (neutrophile und eosinophile Granulozyten, Monozyten und Lymphozyten) aus der Blutbahn in das geschädigte Gewebe.

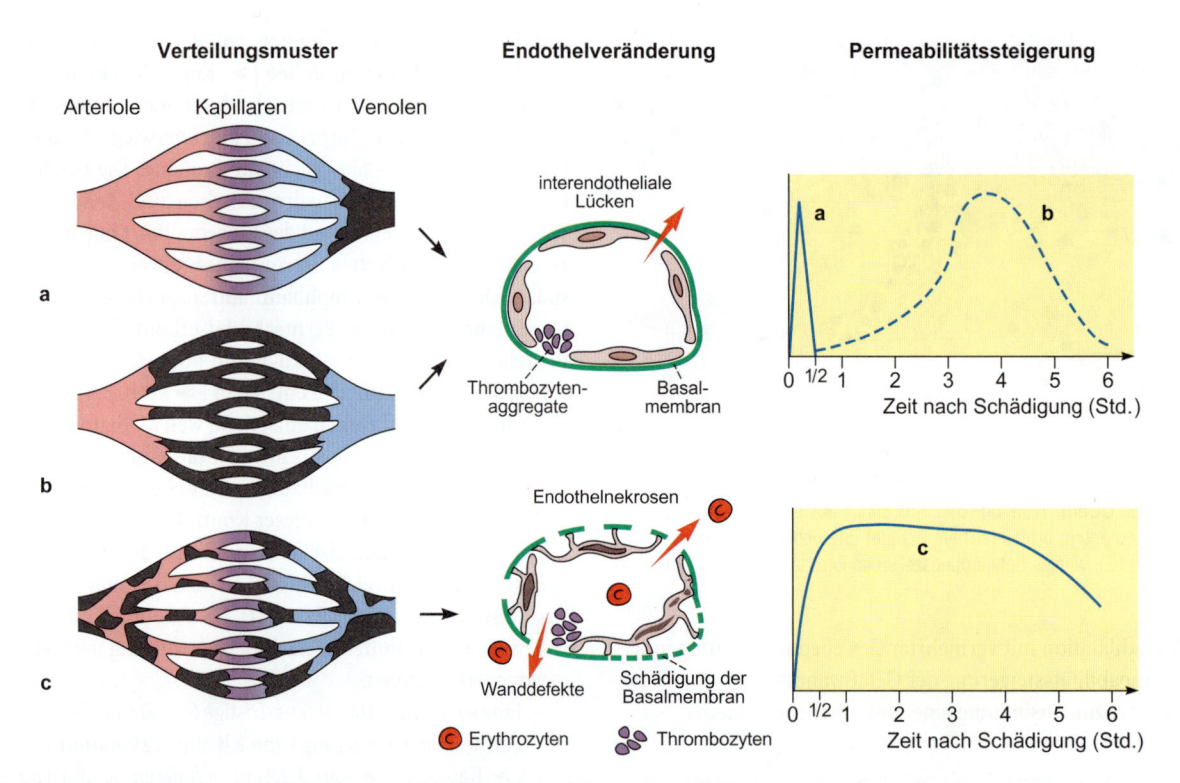

Abb. 3.4 Korrelation zwischen endothelialem Schädigungsmuster und Permeabilitätssteigerung. Nach dem zeitlichen Ablauf der Permeabilitätsstörung und der Ödembildung unterscheidet man 3 Typen: **a** Akut einsetzende, kurzfristige Permeabilitätssteigerung. **b** Verzögert einsetzende, lang anhaltende Permeabilitätssteigerung. Sie kann sich aus a entwickeln oder aber als Sonderform einer Kapillarschädigung entstehen. **c** Akut einsetzende, lang anhaltende Permeabilitätssteigerung.

Tab. 3.1 Mediatoren der Vasodilatation und Gefäßpermeabilität.

Wirkung	Mediator
Vasodilatation	Histamin, Serotonin, Prostaglandine, Kinine, PAF
erhöhte Permeabilität	Histamine, PAF, Leukotriene, Kinine, C3a, C5a

PAF = plättchenaktivierender Faktor

Diese zellulären Reaktionen lassen sich in 4 sequenzielle Schritte gliedern:
- Margination (Wechsel aus dem zentralen, schnell fließenden in den randnahen, langsam fließenden Strombereich)
- Interaktionen mit dem Endothel (endothelial-leukozytäre Interaktion)
- Chemotaxis/Emigration
- Phagozytose oder andere Effektorfunktionen der Entzündungszellen

Zellen der Entzündung

An einer entzündlichen Reaktion sind folgende Zellen beteiligt: Endothelzellen, Thrombozyten, neutrophile, eosinophile und basophile Granulozyten, Mastzellen, Monozyten, Makrophagen, dendritische Zellen, NK Zellen, B- und T Lymphozyten und Plasmazellen (➤ Kap. 3.2.2).

Endothelzellen

Endothelzellen beeinflussen auch als nicht hämatopoetische Zellen den Verlauf von Entzündungs- und Immunreaktionen in entscheidender Weise:
- Die Beschichtung der Endothelien mit Heparansulfat bewirkt einen antithrombogenen Effekt (→ Aktivierung von Antithrombin III).
- Die Permeabilität des Endothels ist bei Entzündungsreaktionen erhöht (➤ Kap. 3.2.1).
- Die Oberflächenexpression von Adhäsionsmolekülen (z.B. ICAM-1, VCAM-1) und MHC-Molekülen und die Sekretion chemotaktischer Zytokine (Chemokine) wird durch proinflammatorische Zytokine (z.B. TNF-α, IFN-γ, IL-1) in Endothelzellen erhöht (→ verstärkte Rekrutierung, Adhäsion, Aktivierung und Transmigration von Entzündungszellen).
- Endothelzellen bilden vasokonstriktorisch und vasodilatatorisch wirkende Substanzen (z.B. Endotheline bzw. Stickstoffmonoxid [NO]).
- Spezialisierte Endothelzellen („hochendotheliale Venolen") vermitteln die selektive Rekrutierung naiver Lymphozyten in sekundäre lymphatische Organe.

Thrombozyten (Blutplättchen)

Blutplättchen sind von herausragender Bedeutung für die Blutstillung. Diese kleinen, kernfreien Zellen enthalten viele Enzyme und Granulakomponenten. Sie spielen im Entzündungsgeschehen insofern eine Rolle, als sie chemotaktische Faktoren (z.B. PAF, Serotonin, Arachidonsäurederivate) und Wachstumsfaktoren (TGF-α und -β, basischer Fibroblastenwachstumsfaktor [bFGF] und Plättchenwachstumsfaktor [PDGF]) bilden.

Neutrophile Granulozyten

Erwachsene Menschen bilden täglich 9×10^8 neue neutrophile Granulozyten pro kg Körpergewicht. Diese Anzahl entspricht ungefähr 60% der täglich neu gebildeten Zellen des Knochenmarks. Die Anzahl neutrophiler Granulozyten im Blut kann im Verlauf einer Entzündung drastisch ansteigen, obwohl ihre mittlere Verweildauer im Blut lediglich 6–8 Stunden beträgt. Dieser Anstieg beruht auf einer Aufhebung der Gefäßmargination und einer verstärkten Neubildung der neutrophilen Granulozyten, die bei akuten Infekten um das 10-Fache gesteigert werden kann.

Eosinophile Granulozyten

Eosinophile Granulozyten sind vornehmlich in der Haut und im Bereich der Mukosa von Lunge und Gastrointestinaltrakt nachweisbar. Nur ein kleiner Anteil (1–4% aller Leukozyten) hält sich bei Gesunden im peripheren Blut auf. Es wird vermutet, dass für jeden zirkulierenden eosinophilen Granulozyten ungefähr 200 dieser Zellen im Knochenmark und 500 im Bereich der Mukosa und Bindegewebe vorhanden sind. Die Halbwertszeit zirkulierender eosinophiler Granulozyten beträgt 6–18 Stunden. Im Gegensatz dazu können die ins Gewebe ausgewanderten eosinophilen Granulozyten einige Tage überleben.

Basophile Granulozyten

Im peripheren Blut machen basophile Granulozyten weniger als 1% aller Leukozyten aus und finden sich hauptsächlich im Bindegewebe unterschiedlicher Organe. Sie enthalten große Granula, die durch anilinhaltige Farbstoffe metachromatisch anfärbbar sind. Basophile Granulozyten werden hauptsächlich durch die Vernetzung der hochaffinen **Rezeptoren für IgE** (FcεRI) an der Zelloberfläche aktiviert und zur Ausschüttung ihres Granulainhalts veranlasst. Zu den freigesetzten Mediatoren gehören unterschiedliche proinflammatorische Effektormoleküle einschließlich Histamin, Lysophospholipase, MBP („major basic protein") und Tryptase. **Histamin** vermittelt über 3 spezifische Rezeptoren (H1, H2, H3) seine biologische Wirkung. Hierzu gehören eine erhöhte kapilläre Permeabilität, die Kontraktion glatter Muskulatur, die vermehrte Schleimproduktion, die gezielte Attraktion sowie teilweise Aktivierung von Leukozyten und die Produktion von Prostaglandinen.

Mastzellen

Mastzellen sind gewebeständige Effektorzellen, die sich bevorzugt in unmittelbarer Nähe zu Gefäßen, entlang peripherer Nervenfasern sowie im Bereich der Haut und der Mukosaoberfläche der Atemwege und des Gastrointestinaltrakts befinden. Charakteristisch für jede Mastzelle sind die 50–200 eng gelagerten metachromatischen Granula, die bei Färbung mit Toluidinblau aufgrund des hohen Heparingehalts eine purpurne Farbe erhalten (➤ Kap. 3.2.2).

Natürliche-Killer-Zellen (NK-Zellen)

NK-Zellen stellen rund 10–15% aller Lymphozyten im peripheren Blut, treten aber auch im Knochenmark, in der Mukosa von Lunge und Darm, in der Leber, in der Marginalzone von Lymphknoten und in der Milz auf. Auf ihrer Zelloberfläche befinden sich verschiedene Rezeptoren, die entweder inhibitorisch oder aktivierend auf die Zellfunktionen wirken. Eine Klasse inhibitorischer NK-Rezeptoren erkennt insbesondere die auf allen Körperzellen exprimierten MHC-Klasse-I-Moleküle (➤ Kap. 4.1.2). Wenn Zellen mit einer verminderten MHC-Klasse-I-Antigen-Expression (z.B. onkogentransformierte oder virusinfizierte Zellen) durch NK-Zellen erkannt werden, fällt die Hemmung der NK-Zell-Aktivierung durch den inhibitorischen Rezeptor weg. Dadurch kommt es zur Aktivierung der NK-Zelle und zur Lyse der Zielzelle. Die NK-Zell-vermittelte Zerstörung erfolgt vor allem durch die Ausschüttung **zytotoxischer Proteine** (➤ Abb. 3.9). Gleichzeitig produzieren aktivierte NK-Zellen auch proinflammatorische **Zytokine** wie Interferon-γ (IFN-γ) und Tumornekrosefaktor-α (TNF-α). Damit nehmen NK-Zellen bedeutende Funktionen bei der Abwehr infektiöser Erreger, der Beseitigung transformierter Zellen, der Pathogenese der Graft-versus-Host-Reaktion und der Abstoßungsreaktion von allogenen (typischerweise hämatopoetischen) Transplantaten wahr. Die bedeutende Rolle von NK-Zellen als **antimikrobielle Effektoren** wurde bei viral infizierten Zielzellen ausführlich dokumentiert und korreliert mit der Beobachtung, dass eine verminderte NK-Aktivität mit einer erhöhten Empfänglichkeit für disseminierte Herpes-simplex-, Epstein-Barr-, Zytomegalie-, Varicella-Zoster- sowie anderen Virusinfektionen einhergeht.

Monozyten

Monozyten entsprechen ca. 1–6% der zirkulierenden Leukozyten des peripheren Blutes und entstehen im Knochenmark im Verlauf von 1–3 Tagen aus hämatopoetischen Stammzellen. Unter physiologischen Bedingungen bildet das Knochenmark täglich 6×10^6 Monozyten pro Kilogramm Körpergewicht. Bei Entzündungen steigt die Produktion um ein Mehrfaches. Monozyten verweilen 1–4 Tage im peripheren Blut. Ihr Prozentsatz an der Leukozytengesamtzahl verändert sich zyklisch im Verlauf von 3–6 Tagen. Dabei haften bis zu zwei Drittel aller Monozyten an Gefäßendothelien **(Margination)** und bilden so einen intravaskulären Zellpool. Monozyten exprimieren viele unterschiedliche **Zelloberflächenmoleküle,** welche für ihre Funktionen der Antigenerkennung, Zellaktivierung und Phagozytose von wesentlicher Bedeutung sind. Hierzu gehören neben CD14, dem membranständigen Rezeptor für Lipopolysaccharide (LPS), auch Rezeptoren für Komplementspaltprodukte (CR1/CD35, CR3/CD11b) und für IgG (CD16, CD32, CD64). Aufgrund unterschiedlicher Zelloberflächenmoleküle kann man residente und inflammatorische Monozyten unterscheiden. Residente Monozyten werden nach dem Übertritt ins Gewebe zu sessilen Gewebemakrophagen, inflammatorische Monozyten zu Exsudatmakrophagen. Für diese funktionelle und morphologische Differenzierung kennt man die präzisen Signale jeweils noch nicht.

Makrophagen

Gewebemakrophagen sind in der Regel organständige Effektorzellen, die in vielen Geweben angesiedelt sind und sich durch ihre Fähigkeit zur Phagozytose auszeichnen. Sie sind vermutlich 400-mal häufiger als Monozyten. Lokale Faktoren beeinflussen ihre Funktion und ihren Phänotyp. Die langlebigen und metabolisch äußerst aktiven Gewebemakrophagen sezernieren sowohl konstitutiv als auch als Folge spezifischer Stimuli unterschiedliche Moleküle (s.u.). Diese stimulieren nicht nur das angeborene und das erworbene Immunsystem sowie den Umbau von Gewebe, sondern tragen auch zur extrazellulären Abtötung von Pathogenen und Tumorzellen bei. Außerdem beseitigen sie sterbende Zellen und totes Zellmaterial und sequestrieren schädigende Fremdpartikel.

Während lokaler Entzündungsreaktionen werden mehr Monozyten rekrutiert. Unter dem Einfluss der proinflammatorischen Umgebung differenzieren sich diese Monozyten zu kurzlebigen **Exsudatmakrophagen,** die zur Verstärkung der Entzündungsreaktion beitragen. Im Gegensatz zu Gewebemakrophagen sind sie in der Regel nicht in der Lage, vor Ort zu proliferieren, und ihre Lebenszeit ist mit weniger als 2 Wochen relativ kurz.

Makrophagen bilden mehr als 100 unterschiedliche, **biologisch aktive Substanzen.** Einige dieser Produkte werden konstitutiv, andere erst nach entsprechender Zellaktivierung synthetisiert. Zu den von Makrophagen gebildeten Molekülen gehören neben dem antimikrobiell wirkenden Lysozym und der sauren Phosphatase auch Enzyme wie Elastase, Kollagenase und Metalloproteasen, die nicht nur die Wundheilung beeinflussen, sondern auch bei Entzündungen den Abbau und die Zerstörung von extrazellulären Bestandteilen des Bindegewebes ermöglichen. Gleichzeitig können Makrophagen Faktoren bilden, die beim Schutz gegen Gewebezerstörung von Bedeutung sind. Im Rahmen von reparativen Gewebeprozessen fördern Makrophagen die Angiogenese, die Bildung von Granulationsgewebe und die Reepithelialisierung. Gemeinsam und in geordneter Weise bewirken diese Vorgänge das **„tissue remodeling",** d.h. den Umbau von verändertem Gewebe.

Bei der natürlichen und erworbenen Immunität nehmen Makrophagen folgende **Funktionen** wahr:
- Phagozytose und Elimination von Erregern, insbesondere bei der Opsonisierung der Erreger mit IgG oder dem Komplementspaltprodukt C3b
- Synthese und Sekretion verschiedenster Mediatoren, z.B. zytotoxische Mediatoren, proinflammatorische Zytokine und Chemokine, Komplementfaktoren C1–C5, Koagulationsfaktoren, fibrogene Zytokine, Kollagenasen
- Entfernung apoptotischer Zellen in primären und sekundären lymphatischen Organen und an Orten der Entzündung, Beseitigung von gealterten Erythrozyten in der roten Pulpa der Milz
- integraler zellulärer Bestandteil von Granulomen
- Aktivierung von CD4-TH1-Zellen und bei der Typ-IV-Überempfindlichkeitsreaktion (➤ Kap. 4.3.1)
- Prozessierung phagozytierter Antigene zur Präsentation mit MHC-Klasse-II-Molekülen zur Aktivierung von CD4-T-Lymphozyten (➤ Kap. 4.1.2)

Dendritische Zellen

Dendritische Zellen sind funktionell und morphologisch heterogen. Meist leiten sie sich von Monozyten ab. Ihre **Morphologie** ist von der Gewebelokalisation abhängig: Im peripheren Blut ähneln sie Monozyten, während sie im Gewebe häufig ihre charakteristischen zytoplasmatischen Fortsätze ausbilden.

Die **Hauptaufgabe** der migratorisch aktiven dendritischen Zellen besteht darin, eine primäre T-Zell-Antwort auszulösen. Dabei spielt die Aufnahme von Antigenen durch Phagozytose und die darauf folgende Spaltung (Prozessierung) dieser Antigene in immunstimulierende Peptide eine sehr wichtige Rolle (➤ Kap. 4.1.2). Gemeinsam bilden die gewebesessilen und die migratorischen dendritischen Zellen ein funktionelles Netzwerk, das sicherstellt, dass Antigene aus nicht lymphatischen Organen in bereits prozessierter Form in lymphatische Organe gelangen.

Nachdem sie Antigene mittels Phago- oder Pinozytose aufgenommen haben, folgen sessile dendritische Zellen (z.B. die Langerhans-Zellen der Haut) einem chemotaktischen Gradienten und gelangen aus ihren Organen über die afferente Lymphe zu den drainierenden Lymphknoten. Durch die Antigenaufnahme wird die Reifung der dendritischen Zellen ausgelöst: Ihre Kapazität zur Antigenaufnahme nimmt ab und die Funktion als professionelle **antigenpräsentierende Zelle** wird ausgebildet (➤ Kap. 4.1.2). Dadurch wird sichergestellt, dass bevorzugt antigene Peptide aus der Eintrittspforte der Erreger durch dendritische Zellen präsentiert und in die drainierenden Lymphknoten transportiert werden. Die Wanderung in die sekundären lymphatischen Organe und die parallel hierzu stattfindende Aufbereitung der Antigene zu Peptiden erlaubt es, unter den Millionen von T-Zellen diejenigen zu finden, welche das antigene Peptid mit höchster Affinität erkennen können.

B-Lymphozyten

B-Lymphozyten stellen rund 10–20% der peripheren Blutlymphozyten. Ihre zentrale Bedeutung für das Immunsystem beruht auf ihrer Fähigkeit, **Antikörper** (Immunglobuline, Ig) zu bilden. B-Lymphozyten sind deshalb vornehmlich für die humorale Immunabwehr verantwortlich, können aber auch als antigenpräsentierende Zellen an der Auslösung einer sekundären Immunantwort beteiligt sein (➤ Kap. 4.1.4).

T-Lymphozyten

T-Lymphozyten stellen rund zwei Drittel aller Lymphozyten im peripheren Blut. Ihre wesentliche Aufgabe besteht in der hochspezifischen Erkennung einer größtmöglichen Anzahl von Fremdantigenen. Nach Abschluss ihrer funktionellen Differenzierung sind T-Zell-Populationen an allen wesentlichen Funktionen der zellvermittelten Antwort des erworbenen Immunsystems beteiligt. Dazu zählen die **T-Zell-Zytotoxizität** (z.B. gegenüber virusinfizierten Zellen), die **Aktivierung von Makrophagen** und die Beeinflussung der **humoralen Immunantwort,** aber auch die Modulation von Immunreaktionen (➤ Kap. 4.1.4).

Zelluläre Reaktionen der Entzündung

Margination

Um im Gewebe Noxen bekämpfen zu können, müssen Leukozyten von der Blutbahn ins Gewebe auswandern können (Transmigration, Emigration). Dieser Prozess fängt mit der Margination von Leukozyten an. Unter Margination versteht man die Verlagerung von Leukozyten aus dem axialen Strom der Kapillaren in deren Randstrom. Dies ist ein physikalischer Effekt, bedingt durch verlangsamte Mikrozirkulation (Prästase und Stase).

Endothel-Leukozyten-Interaktionen

Rolling – Aktivierung – Sticking
In der Folge der Margination kommt es zu vermehrten – über Adhäsionsmleküle (s.u.) regulierte – Interaktionen zwischen Endothelzellen und Leukozyten. Sie laufen in **3 sequenziellen Stufen** ab (➤ Abb. 3.5a):

- **Initiale (primäre) Adhäsion:** Die initiale Adhäsion wird durch auf Leukozyten und Endothelien vorhandene Selektine und deren Bindungspartner vermittelt. Die resultierende schwache Bindung dieser beiden Zelltypen führt zunächst noch zum Abrollen der Leukozyten auf dem Endothel **(Leukozytenrollen).**
- **Aktivierungsphase:** Leukozyten und Endothelien können durch Entzündungsmediatoren (➤ Tab. 3.2) aktiviert werden, was zu einer Vermehrung von Adhäsionsmolekülen führt. So werden auf der endothelialen Seite innerhalb von Sekunden nach Einwirkung des schädigenden Reizes P-Selektine aus Weibel-Palade-Granula in die Zellmembran verlagert. Später kommt es zusätzlich zu einer Neusynthese von weiteren endothelialen Adhäsionsmolekülen (z.B. E-Selektin, ICAM-1 und VCAM-1, s.u.), die normalerweise nur in geringer Zahl exprimiert sind. Diese Aktivierungsphase führt zur stabilen Adhäsion und Immobilisierung der Leukozyten auf dem Endothel.
- **Aktivierungsabhängige stabile Adhäsion:** Durch die zusätzlichen Rezeptor-Ligand-Bindungen haften die Leukozyten schließlich fest am Endothel (stabile Adhäsion, Leukozytensticking). Für die stabile Adhäsion ist neben der erhöhten Zahl der Rezeptoren die Affinität der leukozytären Integrine von besonderer Bedeutung (➤ Abb. 3.5b). So führt die Aktivierung neutrophiler Granulozyten zu einer Konformationsänderung des LFA-1-Integrins und dadurch zu einer hochaffinen Bindung an ICAM-1 auf dem Endothel. Gleichzeitig flachen sich die Leukozyten ab und entziehen sich damit weitgehend den mechanischen Kräften des Blutstroms. Die Endothelien der Venolen haben eine pflasterartige Zellform und sind mit Leukozyten besetzt (➤ Abb. 3.6).

Eine aktive amöboide Bewegung leitet schließlich die Emigration der Zellen zwischen 2 Endothelzellen in den extravasalen Raum ein – ein Prozess, der als Transmigration oder Diapedese bezeichnet wird.

Adhäsionsmoleküle
Die Rekrutierung von Leukozyten aus dem Blut ins geschädigte Gewebe ist entscheidend für die Entzündungsreaktion. Sie wird gesteuert über sog. Adhäsionsmoleküle. Diese befinden sich an der Oberfläche der Leukozyten und des Endothels der Venolen und vermitteln über eine Ligand-Rezeptor-Erkennung die Bindung der Leukozyten an das Endothel (➤ Tab. 3.3).

- **Selektinfamilie:** Es gibt 3 Selektine, die mit L, P, und E bezeichnet werden. L-Selektin wird von Leukozyten konstitutiv exprimiert. P- und E-Selektine dagegen werden von inflammatorischen Endothelien exprimiert. P-Selektin wird nach Aktivierung durch Histamin, Thrombin, Endotoxin oder Zytokine innerhalb von Minuten aus den Weibel-Palade-Körperchen rekrutiert und an die Zelloberfläche gebracht, während E-Selektin von inflammatorischem Endothel (z.B. IL-1, TNF-α) neu synthetisiert wird, was einige Stunden dauert.
- **Immunglobulin-(Ig-)Superfamilie:** Die verschiedenen ICAM und das VCAM-1 sind vaskuläre Adhäsionsmoleküle die zur Ig-Superfamilie gehören und Integrine binden. Das ICAM-2 ist konstitutiv exprimiert, während ICAM-1 und VCAM-1 von inflammatorischem Endothel neu gebildet wird. ICAM-Moleküle kommen auch auf Leukozyten und Lymphozyten vor und stabilisieren die Zell-Zell-Adäsion während Immunreaktionen.
- **Integrinfamilie:** Die Integrine LFA-1, MAC-1, p150/95 und VLA-4 werden auf Leukozyten exprimiert. Die drei ersten sind Liganden für ICAM-1 und -2, während VLA-4 an das VCAM-1 bindet. Das Integrin LFA-1 wird von allen Leukozytenpopulationen exprimiert, während VLA-4 nur von Lymphozyten und Monozyten/Makrophagen, und Mac-1 nur von Granulozyten und Monozyten/Makrophagen produziert wird.

Transmigration und Chemotaxis

Als **Transmigration** (Emigration, Diapedese) wird die Bewegung der Leukozyten durch die Wand der Kapillaren und Ve-

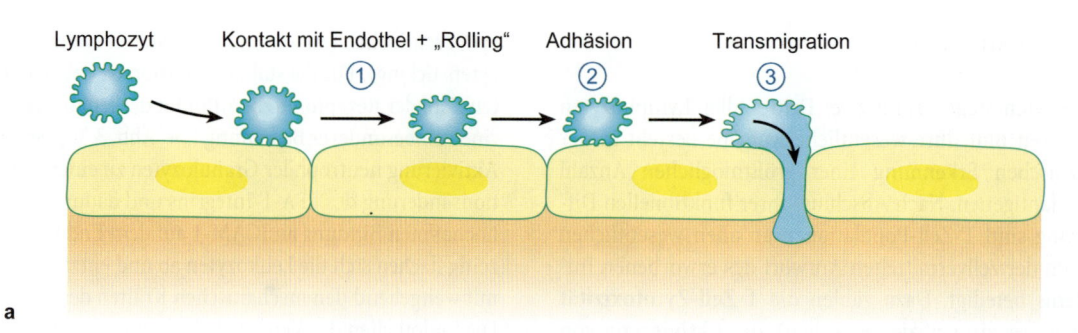

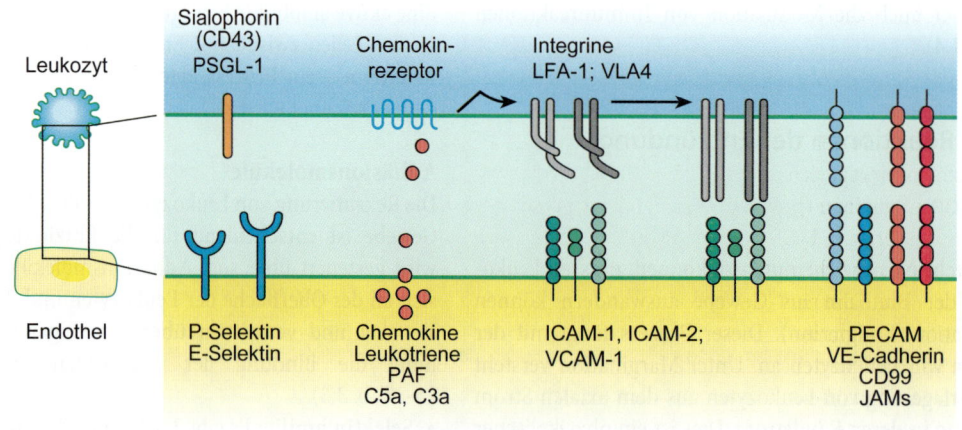

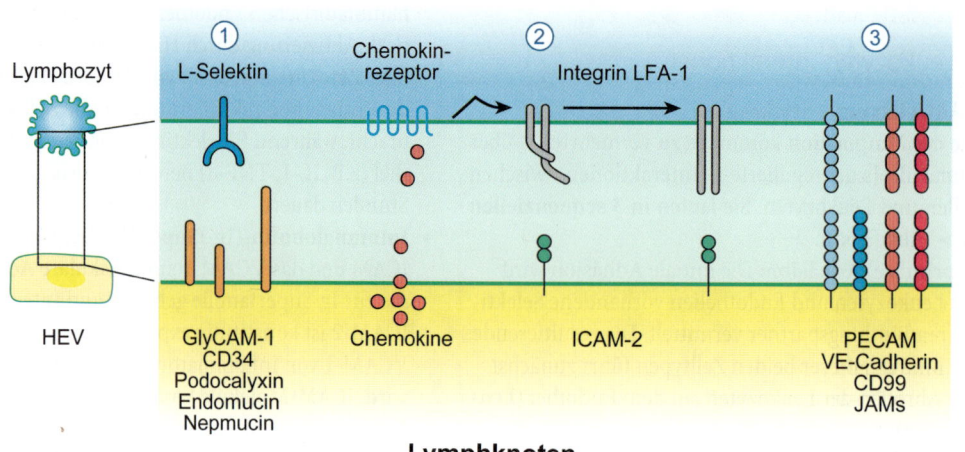

Abb. 3.5 Dreistufenmodell der Leukozyteninteraktion mit dem Endothel der Blutgefäße. a Generelles Prinzip: Leukozyten treten zuerst über Selektine mit dem Endothel in Kontakt, dies führt zu einem Rollen („Rolling") der Leukozyten entlang dem Endothel (1). Trifft der rollende Leukozyt auf ein Chemokin, für das er spezifische Rezeptoren aufweist, aktiviert dies die Integrine auf dem Leukozyten. Diese aktivierten Integrine binden mit hoher Affinität an die Adhäsionsmoleküle des Endothels (2). Aktivierte, adhärierende Leukozyten migrieren schließlich durch das Endothel ins Gewebe (Transmigration) (3). **b Entzündung:** Molekulare Interaktionen, die bei einer Entzündungsreaktion die Transmigration (Emigration, Diapedese) der Leukozyten und Lymphozyten an den Entzündungsherd kontrollieren. **c Lymphknoten:** Molekulare Interaktionen, die die konstitutive, nichtinflammatorische Einwanderung von naiven Lymphozyten in den Lymphknoten während der 3 Phasen der Migration regulieren; PAF = plättchenaktivierender Faktor, LFA-1 = „leucocyte function associated molecule" 1, ICAM = „intercellular adhesion molecule", VCAM-1 = „vascular cell adhesion molecule" 1, sLeX = Sialyl-Lewis-X, PECAM = „platelet endothelial cell adhesion molecule", JAM = „junction adhesion molecule".

nolen verstanden. Sie beginnt etwa 15 Minuten nach der Gewebeschädigung und erreicht ihr Maximum in den ersten 6–24 Stunden (➤ Abb. 3.6, ➤ Abb. 3.7). Weil sehr viele neutrophile Granulozyten aus dem Blut und dem Knochenmark sehr schnell verfügbar sind, stehen diese Leukozyten im Zentrum dieser wichtigen ersten Welle der Abwehr (**1. Abwehrwelle**). Die eingewanderten neutrophilen Granulozyten töten und

Tab. 3.2 Lösliche Mediatoren der endothelial-leukozytären Interaktion.

Mediatoren	• bakterielle Produkte (Endotoxin) • Komplementfragmente (C5a) • chemotaktische Peptide • Leukotrien B_4 (LTB_4) • plättchenaktivierender Faktor (PAF) • Transferrin • Zytokine (IL-1, TNF-α)
Mechanismen	• Stimulierung leukozytärer Adhäsionsmoleküle (Arachidonsäurederivate, PAF, C5a, TNF-α) • Stimulierung endothelialer Adhäsionsmoleküle (Endotoxin, Histamin, Thrombin, Zytokine wie IL-1, TNF-α)

Tab. 3.3 Adhäsionsmoleküle.

Molekülgruppe	Lokalisation	CD-Nomenklatur
Selektinfamilie		
P-Selektin (Plättchenselektin) (= GMP 140, „granule membrane protein" 140; PAGDEM, „platelet activation dependent granule external membrane protein")	Endothel, Thrombozyten	CD62P
E-Selektin (endotheliales Selektin) (= ELAM-1, „endothelial-leucocyte adhesion molecule")	Endothel	CD62E
L-Selektin (Leukozytenselektin) (= LECAM-1, lectin adhesion molecule; MEL 14, LAM-1, Leu 8)	neutrophiler Granulozyt, Makrophage, Lymphozyt	CD62L
Immunglobulinfamilie		
ICAM-1 (= „intercellular adhesion molecule" 1)	Endothel, T- und B-Lymphozyten, Makrophagen	CD54
ICAM-2	Endothel u. a.	CD102
ICAM-3	Lymphozyt	CD50
VCAM-1 (= „vascular adhesion molecule" 1)	Endothel u. a.	CD106
Integrinfamilie		
LFA-1 (= leucocyte function associated antigen 1)	Lymphozyt, Makrophage, neutrophiler Granulozyt	CD11a/ CD18
Mac-1 (= „macrophage antigen alpha polypeptide")	Makrophage, neutrophiler Granulozyt, NK-Zellen	CD11b
VLA-1 (= „very large antigen alpha-1")	Lymphozyt, Makrophage	CD49a
p150/95 (= alpha-X)	Monozyten, Granulozyten, NK-Zellen, Lymphozyten	CD11c/ CD18
Sonstige Glykoproteine		
GlyCAM (= Glykosylation-dependent cell adhesion molecule)	Endothel	CD34
sLeA (= sialyl Lewis A)	Lymphozyt	–
sLeX (= sialyl Lewis X)	neutrophiler Granulozyt, Makrophage, T-Lymphozyt	–
PECAM-1 (= „platelet endothelial cell adhesion molecule")	alle Leukozyten, Endothelzellen	CD31

degradieren die durch Phagozytose aufgenommenen Bakterien. In der Folge gehen sie selbst zugrunde und Eiter entsteht.

Im Gewebe wandert der Leukozyt durch **Chemotaxis** zum Ort der Noxen. Er bewegt sich dabei zum Ort höherer Konzentration von Chemotaxinen (positive Chemotaxis). Chemotaxine können exogener (z.B. bakterielle Produkte) oder endogener Herkunft sein. Die wichtigsten Chemotaxine sind: Komplementfaktor C3a und C5a, niedermolekulare N-Formylpeptide aus Bakterien und Mitochondrien geschädigter Zellen, Fibrinogenspaltprodukte, plättchenaktivierender Faktor (PAF), Produkte des Lipidmetabolismus (z.B. Leukotrien B_4) oder Chemokine. Chemokine bilden eine Familie von mehr als 40 Proteinen. Chemokine, die Granulozyten zum Wandern anregen, haben ein Motiv mit 2 benachbarten Cysteinen (CXC) und werden deshalb als CXCL-Chemokine benannt. Ein prominenter Vertreter ist CXCL-8 (IL-8).

Die **Emigration von Blutmonozyten** ins Gewebe ist die spätere zweite Linie der unspezifischen zellulären Abwehr. Sie erreicht ihr Maximum nach 24–48 Stunden (**2. Abwehrwelle**). Als Exsudatmakrophagen bilden die Blutmonozyten die Spätphase der zellulären Reaktion einer akuten Entzündung und beteiligen sich ebenfalls an der Phagozytose von Bakterien.

Phagozytose

Der Prozess der Aufnahme von Fremdmaterial (z.B. Bakterien, nekrotische Zellen) wird als Phagozytose bezeichnet. Zellen mit dieser Fähigkeit nennt man Phagozyten. Sie werden unterteilt in
- Phagozyten, die überwiegend kleine, partikuläre Substanzen aufnehmen (Mikrophagen, neutrophile Granulozyten), und
- Phagozyten, die auch größere, korpuskuläre Elemente phagozytieren können (Makrophagen, Histiozyten).

Ziele der Phagozytose sind die Elimination der Noxe durch Aufnahme in die Phagozyten und nachfolgenden intrazellulären Abbau.

Phagosombildung

Die Phagozytose von Mikroorganismen wird eingeleitet durch die Erkennung von „pathogen-associated molecular patterns" (PAMPs). PAMPs sind molekulare Strukturen der Mikroorganismen, kommen nicht auf körpereigenen Zellen vor (z.B. endständige Mannose oder Lipopolysaccharide) und werden von den Leukozyten durch „pattern recognition receptors" (PRR) erkannt. Beispiele dafür sind die „toll like receptors" (TLRs, ➤ Abb. 3.8a, ➤ Kap. 4.1.1). Außerdem besitzen neutrophile Granulozyten und Makrophagen an ihrer Oberfläche Rezeptoren für die C3b-Komplement-Komponente. Der C3b-Rezeptor (CR3) ist identisch mit dem β_2-Integrin Mac-1. Mikroorganismen, die durch C3b markiert sind, haften über die entsprechenden Rezeptoren an der Zellmembran des Phagozyten (Immunadhärenz). Allgemein bezeichnet man Substanzen, die an Partikel binden und damit die Phagozytose erleichtern oder ermöglichen als Opsonine. Im Bereich der Haftungsstelle entsteht dann über eine endozytotische Invagination der Zellmembran eine digestive Tasche, die sich schließlich als Phagosom von der Oberfläche ins Zellinnere absetzt. Bereits während der Phagosombildung können in neutrophilen Granulozyten azurophile (primäre) Granula (enthalten saure Hydrolasen, neutrale Proteasen, kationische Proteine, Myeloperoxidase und Lysozym) und spezifische (sekundäre) Granula (enthalten Lysozym und Laktoferrin) des neutrophilen Granulozyten mit dem Phagosom fusionieren und dadurch sog. Phagolysosome entstehen.

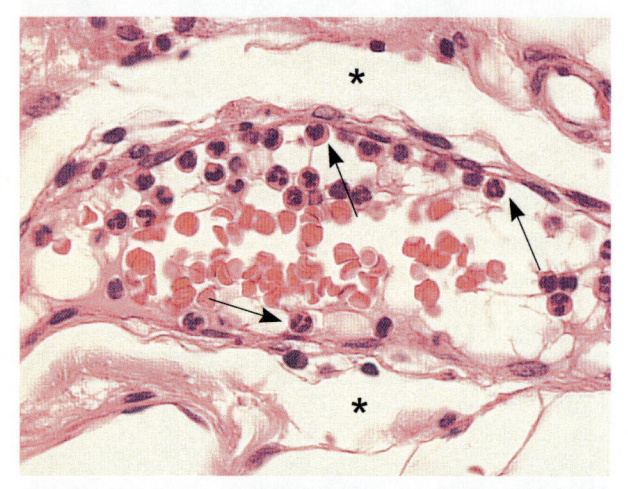

Abb. 3.6 Emigration von neutrophilen Granulozyten aus dem Blutgefäß. Kleines dilatiertes Blutgefäß mit zahlreichen am Endothel adhärierenden neutrophilen Granulozyten (Pfeile). Perivaskuläres Ödem (Sternchen). Bei der „Leukocyte Adhesion Deficiency Type 2" (LAD2) wird das sLex/CD15-Molekül auf neutrophilen Granulozyten nicht exprimiert, sodass diese Leukozyten unter Flussbedingungen nicht ans Endothel binden. Die Folgen sind häufige Infektionen durch Pilze und Bakterien bereits im Kindesalter. HE, Vergr. 200-fach.

Bakterizide

Der Phagozyt hat für mikrobielle Keime eine Reihe von Abtötungsmechanismen zur Verfügung. Den bei der Phagozytose entstehenden hochaktiven, reaktiven Sauerstoffverbindungen kommen dabei besondere Bedeutung zu. Die wichtigsten Bakterizide werden im Phagolysosom über das H_2O_2-Halogenid-Peroxidase-System gebildet (➤ Abb. 3.8b). Dieses generiert mithilfe von NADPH-Oxidase aus Sauerstoffsuperoxid (O_2^-) Wasserstoffperoxid (H_2O_2). H_2O_2 wird durch die lysosomale Myeloperoxidase des neutrophilen Granulozyten in Anwesenheit von Cl^- in Hypochlorid (HOCl) umgewandelt. Wasserstoffperoxid und insbesondere Hypochlorid sind zwei besonders bakterizide Wirkstoffe. Andere bakterizide Faktoren im Phagolysosom sind kationische Proteine (z.B. „bactericidal permeability increasing protein" [BPI], „major basic protein" [MBP] und Defensine), das eisenbindende Protein Laktoferrin sowie Lysozym.

Inflammasom

Mikrobielle Antigene, aber auch anorganische Agentien wie Harnsäurekristalle oder Cholesterinkristalle induzieren in Makrophagen und Granulozyten den Aufbau eines Multiproteinkomplexes, der als Inflammasom bezeichnet wird. Das Inflammasom weist katalytische Aktivität auf und wandelt die Protease Caspase 1 von einem inaktiven Vorläufer in die aktive Form um. Inaktive Vorläufer der IL-1-Zytokinfamilie (z.B. IL-1β, IL-18) werden durch proteolytische Spaltung durch die Caspase 1 aktiviert. Dadurch kommt dem Inflammasom eine wesentliche Rolle bei der Auslösung entzündlicher Reaktionen zu, wie beispielsweise bei der Gicht, aber auch bei atherosklerotischen Läsionen.

Die meisten Bakterien können direkt durch neutrophile Granulozyten effektiv bekämpft werden. Bei einigen Bakterienstämmen müssen die Abtötungsmechanismen des Makrophagen durch Funktionen des erworbenen Immunsystems

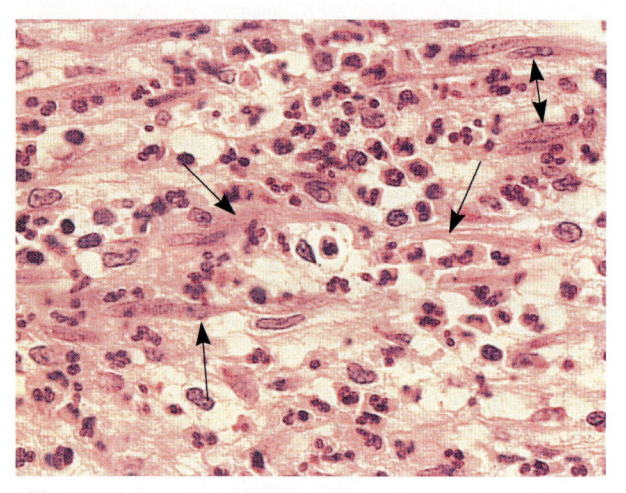

Abb. 3.7 Eitrige Entzündung bei einer akuten Appendizitis. Im noch erkennbaren Exsudat sieht man zahlreiche segmentkernige Granulozyten zwischen glatten Muskelzellen (Pfeile). HE, Vergr. 100-fach.

Abb. 3.8 Phagozytose eines Bakteriums (Schema). **a** Das Bakterium wird entweder über C3b-vermittelte Bindung an den C3b-Rezeptor (Mac-1) (1, 2) oder durch die spezifische Haftung der mit Antikörpern (Ig) beladenen Bakterien über entsprechende Fc-Rezeptoren (3) an den Phagozyten gebunden. Nach der Haftung stülpt sich die Zellmembran ein und bildet eine digestive Tasche (4). Nach deren Abschnürung bildet sich im Zytoplasma ein membranbegrenzter Hohlraum, der das phagozytierte Bakterium enthält (Phagosom, 5). Daraufhin entleeren sich primäre Lysosomen (6) in das Phagosom mit Ausbildung eines sog. Phagolysosoms (7). Im Phagolysosom wird das Bakterium abgetötet und enzymatisch aufgelöst (8). Seine Überreste werden dann in das Interstitium abgegeben (9). **b** Die Bildung von Sauerstoffradikalen („respiratory burst") in Phagolysosomen über das H_2O_2-Halogenid-Peroxidase-System ist eine wichtige Voraussetzung für das Abtöten von Bakterien. MPO = Myeloperoxidase. **c** Das Inflammasom ist ein Multiproteinkomplex in myeloiden Zellen. Nach Aktivierung der Zelle durch Bestandteile infektiöser Erreger (PAMP), extrazelluläres ATP, aber auch durch kristalline Strukturen (z.B. Harnsäurekristalle, Cholesterinkristalle → „sterile Entzündung") wird das Inflammasom im Zytoplasma aus den einzelnen Komponenten zusammengebaut. Durch die Bildung des Inflammasoms wird die Pro-Caspase 1 in die proteolytisch aktive Caspase 1 gespalten, die dadurch die als inaktive Vorläufer produzierten Zytokine der Interleukin-1-Familie (z.B. IL-1β und IL-18) in die biologisch aktiven Formen spaltet, die anschließend sezerniert werden und eine Entzündungsreaktion auslösen und verstärken können.

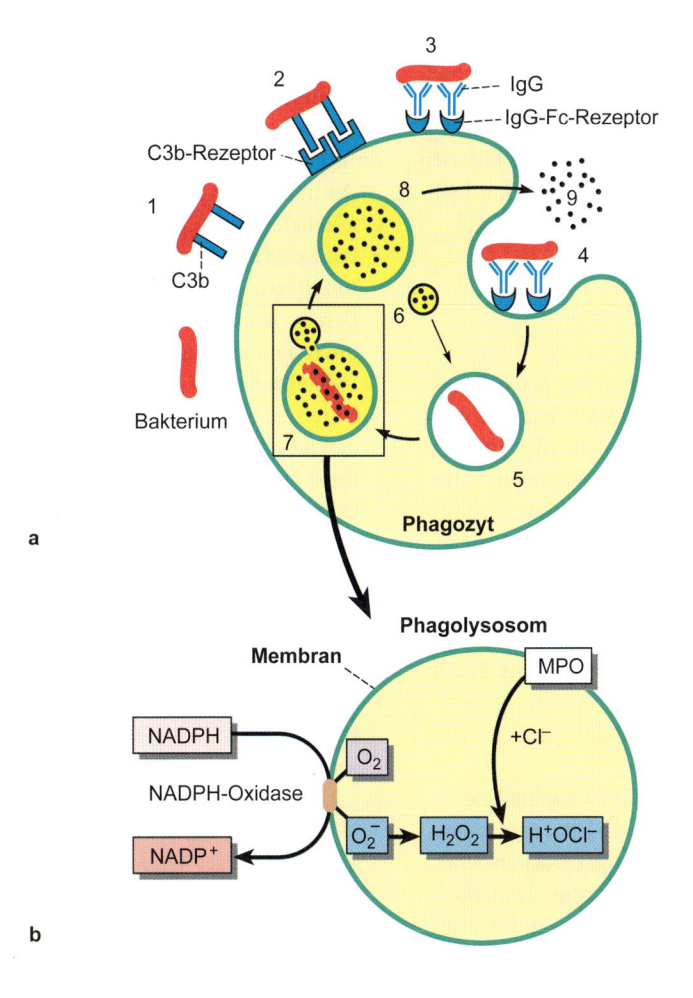

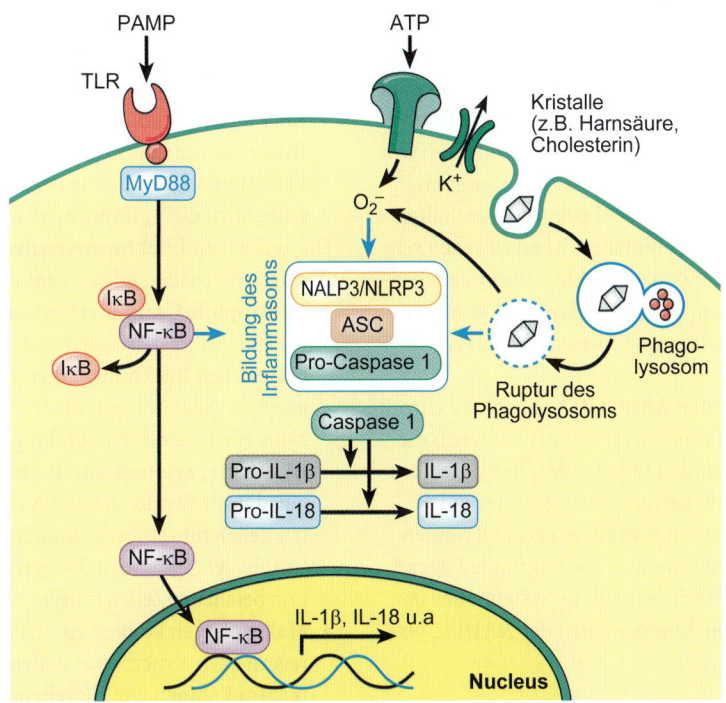

3.2 Akute Entzündung

a

- 1 C3b — Bakterium
- C3b-Rezeptor
- 2
- 3 IgG / IgG-Fc-Rezeptor
- 4
- 5
- 6
- 7
- 8
- 9
- Phagozyt

b

Phagolysosom

- Membran
- MPO
- NADPH → NADPH-Oxidase → O_2
- +Cl^-
- $NADP^+$
- O_2^- → H_2O_2 → H^+OCl^-

c

- PAMP → TLR → MyD88
- ATP
- Kristalle (z.B. Harnsäure, Cholesterin)
- K^+
- O_2^-
- IκB
- NF-κB
- IκB
- Bildung des Inflammasoms: NALP3/NLRP3, ASC, Pro-Caspase 1
- Ruptur des Phagolysosoms
- Phagolysosom
- Caspase 1
- Pro-IL-1β → IL-1β
- Pro-IL-18 → IL-18
- NF-κB → IL-1β, IL-18 u.a
- Nucleus

unterstützt werden, z.B. bei der T-Zell-vermittelten Aktivierung der Makrophagen oder der Bildung von spezifischen Immunglobulinen gegen Bakterien, die dann über Fc-Rezeptoren auf Makrophagen erkannt werden. Zu diesen Stämmen gehören die fakultativen und obligaten intrazellulären Bakterien wie die Mykobakterien und Listerien. Von besonderer Bedeutung ist außerdem, dass einige Bakterien wie z.B. die Listerien sich durch Zell-zu-Zell-Infektion dem Zugriff durch Antibiotika entziehen können.

Defekte neutrophiler Granulozyten

Die Bedeutung neutrophiler Granulozyten bei der Infektabwehr wird durch die häufigeren Infektionen belegt, wenn sie vermindert sind (**Granulozytopenie**), fehlen (**Agranulozytose**) oder wenn **angeborene Funktionsstörungen** vorliegen. Einbußen in praktisch jeder Phase der Leukozytenfunktion – von der Adhärenz am Gefäßendothel bis hin zur mikrobiziden Aktivität – sind möglich. Obwohl sie selten auftreten, unterstreichen diese genetischen Erkrankungen dennoch die Bedeutung der komplexen Leukozytenfunktionen, die für eine effiziente antimikrobielle Antwort überlebenswichtig sind.

Bei folgenden Beispielen sind die zugrunde liegenden Defekte gut untersucht:
- **Leukozyten-Adhäsionsdefizienz (LAD):** Verschiedene Formen (Typen 1 und 2) bewirken wiederholte bakterielle Infektionen und verzögerte Wundheilung. Ursachen sind z.B. defekte Integringene bzw. eine fehlerhafte Glykosylierung der Integrine. Die ungenügende Bindung an Integrinliganden (Mitglieder der Immunglobulin-Superfamilie, die von zytokinaktiviertem Endothel exprimiert werden) bedingt eine abnorme Adhäsion, Ausbreitung und Phagozytenaktivität der Neutrophilen.
- **Phagozytosedefekte:** Der bekannteste Defekt, die **Chediak-Higashi-Erkrankung,** ist eine autosomal rezessive Erkrankung mit Neutropenie, fehlerhafter Degranulation von Granulozyten und verzögerter Abtötung von Mikroorganismen. Die Neutrophilen und andere Leukozyten enthalten Riesengranula, die bereits in Blutausstrichen zu sehen sein können und vermutlich durch eine fehlerhafte Organellenfusion zustande kommen. Bei diesem Syndrom kommt es zu einer reduzierten Verlagerung lysosomaler Enzyme in Phagosomen.
- **Defekte der mikrobiziden Aktivität:** Kongenitale chronische granulomatöse Erkrankungen entstehen, wenn die sauerstoffabhängigen antibakteriellen Mechanismen beeinträchtigt sind. Durch die verminderte bakterizide Funktion sind die Patienten gegenüber rezidivierenden bakteriellen Infekten empfindlich. Die zugrunde liegenden Fehler finden sich im Myeloperoxidase-System oder in Genen, die verschiedene Komponenten der NADPH-Oxidase codieren.

3.2.3 Effektormechanismen der Entzündung

Humorale und zelluläre Effektoren

Die Entzündung ist als komplexer Abwehrprozess zum Schutz des Organismus wesentlich an humorale und zelluläre Effektormechanismen gekoppelt.

Die **humoralen Effektoren** werden mit dem Exsudat in das geschädigte Gewebe transportiert.
- Das Exsudat wirkt indirekt protektiv, indem es schädigende Noxen verdünnt und sie über die Lymphgefäße abtransportiert. Darüber hinaus enthält und generiert es **Entzündungsmediatoren** (Komplementfaktoren, Gerinnungsfaktoren, Kinine und andere), welche die Entzündungsreaktion in Gang halten.
- Durch die Drainage des Entzündungsexsudats in die regionären Lymphknoten werden bakterielle Fremdantigene zumeist durch dendritische Zellen in sekundäre lymphatische Organe transportiert. Hier wird die spezifische Abwehr des erworbenen Immunsystems durch Bildung von Effektor-Lymphozyten und Antikörpern innerhalb von wenigen Tagen bis Wochen aktiviert. Das spezifische System unterstützt seinerseits die unspezifische Abwehr bei der Elimination entzündungsauslösender Agenzien (➤ Kap. 3.1.1).
- **Komplementfaktorfragmente** (C3b) und spezifische Antikörper unterstützen die Elimination von mikrobiellen Erregern oder Toxinen (Opsonin). So werden Mikroorganismen nach Opsonierung spezifisch phagozytiert oder durch antikörpervermittelte, mit Komplementaktivierung einhergehende Lyse abgetötet. Antikörper können darüber hinaus Toxine, Viren und virale Bestandteile neutralisieren und damit gesunde Zellen schützen.
- **Fibrinogen** aggregiert im Exsudat unter dem Einfluss von Gewebethromboplastin zu Fibrin, das eine Barriere gegen bakterielle Ausbreitung darstellt.
- Der Exsudatfluss fördert außerdem den notwendigen Antransport von Sauerstoff und Nährstoffen.
- Über die Exsudation kann die Konzentration von Abwehrstoffen im Entzündungsbereich erhöht werden.
- **Plasmin** und freigesetzte lysosomale Enzyme unterstützen schließlich die Auflösung des Exsudats (Lyse).

Die **zellulären Effektormechanismen** hängen wesentlich von der Art des schädigenden Agens ab (➤ Kap. 4.1.4):
- **Neutrophile Granulozyten** und **Makrophagen** sind die beiden wichtigsten Zelltypen bei pyogenen (eiterbildenden) bakteriellen Infektionen. Ihre primäre Aufgabe ist die Phagozytose. Später tragen die frei werdenden lysosomalen Enzyme zur Lyse des Entzündungsexsudats bei.
- **Aktivierte, zytotoxische T-Zellen** lösen bei viralen Infekten, die zur Expression von Neoantigenen auf den infizierten Zellen führen, eine akute Immunreaktion aus, die zu lymphozytären Entzündungen und schließlich zur Elimination befallener Zellen führen.
- **Makrophagen** können zusätzlich zur Phagozytose von Erregern auch absterbende Zellen und/oder Fibrin resorbieren. Im Rahmen von Gewebenekrosen sind sie für die Re-

sorption zuständig und induzieren durch die Sekretion von Zytokinen die Bildung von Granulationsgewebe, sodass die Nekrose organisiert werden kann (Reparation).
- **Mastzellen** setzen über eine IgE-vermittelte Degranulierung eine große Zahl von Entzündungsmediatoren frei.

Gewebeschädigungen durch Effektormechanismen

Die angeführten Effektormechanismen können auch schwere Gewebeschädigungen mit u.U. letalen Auswirkungen hervorrufen. Die Gewebeschädigungen entstehen einerseits durch die Schwellung, andererseits durch Nekrosen:
- Die **Schwellung** des Gewebes durch das entzündliche Exsudat wird vor allem durch Entzündungsmediatoren (z.B. Arachidonsäurederivate wie Leukotriene und Prostaglandine) unterhalten. Betrifft sie die respiratorischen Schleimhäute (z.B. Larynx, Tracheobronchialsystem) im Rahmen einer allergischen Reaktion (➤ Kap. 23.4.3), entwickelt sich ein Ventilmechanismus mit vorwiegender Behinderung der Exspiration, der zur Erstickung führen kann. Ein entzündliches Hirnödem bei einer Enzephalitis führt dagegen über einen erhöhten Hirndruck und Zirkulationsstörungen zum Funktionsausfall lebenswichtiger Hirnzentren, zum Koma und im Extremfall zum Hirntod.
- **Gewebenekrosen** können durch freigesetzte Substanzen (lysosomale Enzyme und Sauerstoffradikale), entzündlich bedingte Gefäßverschlüsse oder durch zytotoxische Lymphozyten verursacht werden:
  – Lysosomale Enzyme werden zunächst freigesetzt, indem der Inhalt leukozytärer Granula – in der frühen Phase der Phagozytose – in das Interstitium sezerniert wird. Aber auch Antikörperablagerungen in Basalmembranen von Blutgefäßen (z.B. in den Glomerula) aktivieren die Phagozytose, was ebenfalls mit einer Freisetzung der Inhaltsstoffe der leukozytären Granula einhergeht. Schließlich kann es durch Phagozytose membranschädigender Substanzen (z.B. bei Silikaten) zur Zelllyse mit entsprechender Freisetzung ihrer lysosomalen Enzyme kommen.
  – Durch entzündungsbedingt freigesetzte lysosomale Enzyme und Sauerstoffradikale der Leukozyten können schwere Gewebeschäden mit Nekrosen die Folge sein. Darüber hinaus kann auch die **Schädigung kleiner Gefäße** im Entzündungsgebiet zu einer Thrombose mit Gefäßverschluss und nachfolgender Durchblutungsstörung (Ischämie) führen.
  – Zytotoxische T-Lymphozyten oder NK-Zellen können bei viralen Erkrankungen und Autoimmunerkrankungen **Parenchymnekrosen** verursachen. Bei ausgedehnten Nekrosen kann ein Organversagen die Folge sein (z.B. Leberkoma oder Herzinsuffizienz).

3.2.4 Mediatoren der Entzündung

Entzündungsmediatoren regulieren in Abhängigkeit von Art und Intensität der Schädigung alle entzündlichen Reaktionen. So steuern sie zu Beginn der Entzündung die vaskulären Reaktionen, später die zelluläre Phase mit der Emigration von Leukozyten.

Augrund ihrer Herkunft kann man die Mediatoren in zwei große Gruppen unterteilen:
- **Zelluläre Mediatoren:** Sie werden im Rahmen der Entzündung von Zellen sezerniert. Zu ihnen gehören biogene Amine (Histamin, Serotonin), Arachidonsäurederivate (Leukotriene, Prostaglandine, Prostazyklin und Thromboxan), plättchenaktivierender Faktor (PAF), inflammatorische Zytokine (IL-1, IL-8, TNF-α), NO, Sauerstoffradikale und Proteasen.
- **Plasmamediatoren:** Sie werden aus inaktiven Vorstufen gebildet, die im Blutplasma vorhanden sind. Zu ihnen gehören Produkte des Komplementsystems (C5a, C3a, Plasmin, Kinine).

Zelluläre Mediatoren

Die zellulären Mediatoren liegen entweder präformiert in zytoplasmatischen Vakuolen vor oder werden auf den Entzündungsreiz hin neu synthetisiert. Quellen der zellulären Mediatoren sind Endothelzellen, Mastzellen, basophile, neutrophile und eosinophile Granulozyten, Monozyten/Makrophagen, T Lymphozyten, Fibroblasten und schließlich auch geschädigte Parenchymzellen.

Biogene vasoaktive Amine

Zu den biogenen Aminen gehören **Histamin** und **Serotonin.** Histamin ist das klassische vasoaktive Amin und auch der klassische Mediator einer akuten Entzündung. Innerhalb von Minuten erweitert Histamin die Arteriolen und steigert kurzfristig die Permeabilität der Venolen. Die wichtigsten Histaminquellen sind die weit verbreiteten Gewebemastzellen, die zumeist im perivaskulären Stroma von Schleimhäuten und anderen Geweben lokalisiert sind. Auch basophile und eosinophile Granulozyten sowie Thrombozyten enthalten in ihren Vesikeln Histamin. Die Histaminausschüttung erfolgt nach Stimulation durch Komplementfaktoren C3a und C5a, lysosomale Proteine von Leukozyten, durch direkte Zellschädigung (Trauma oder Hitze) und schließlich durch IgE im Rahmen von Überempfindlichkeitsreaktionen (➤ Kap. 4.3.1). Die Wirkung von Histamin wird über Bindung an H_1-Rezeptoren hervorgerufen. Histamin wird kurz nach Freisetzung von der Histaminase inaktiviert.

Arachidonsäurederivate

Die Arachidonsäurederivate sind sehr wirksame zelluläre Entzündungsmediatoren, die bei Schädigung in allen Zellen, insbesondere aber in Endothelzellen, neutrophilen Granulozyten, Mastzellen und Thrombozyten gebildet werden. Zu ihnen zählen die Leukotriene (LT), die Prostaglandine (PGE_2, PGD_2, PGF_2), das Prostazyklin (PGI_2) und das Thromboxan

A$_2$. Viele klassische Symptome der akuten Entzündung lassen sich durch die biologischen Wirkungen dieser Mediatoren erklären:

- **Vaskuläre Reaktionen:** PGE$_2$ und Prostazyklin verursachen eine verzögerte, jedoch lang anhaltende Vasodilatation der Arteriolen. Den gleichen Effekt hat PGD$_2$, das z.B. von Mastzellen sezerniert wird. Die Leukotriene LTC$_4$, LTD$_4$ und LTE$_4$ steigern die Gefäßpermeabilität durch Kontraktion der Endothelien im venösen Teil der Endstrombahn. Die Leukotriene LTC$_4$ und LTD$_4$ sind mit ihrer starken bronchokonstriktorischen Wirkung wichtige Mediatoren der Überempfindlichkeitsreaktionen vom Typ 1 beim Asthma bronchiale.
- **Chemotaxis:** LTB$_4$ ist ein starker chemotaktischer Faktor für neutrophile Granulozyten und Monozyten. Ferner werden durch LTB$_4$ die Haftung der Leukozyten an das Endothel und die Diapedese in das Entzündungsfeld gefördert.
- **Schmerzen und Fieber:** PGE$_2$ erhöht die Schmerzsensibilisierung der Nozizeptoren für Bradykinin. Darüber hinaus ist Prostaglandin bei der Entstehung des Fiebers beteiligt.

Plättchenaktivierender Faktor (PAF)

PAF wird in Endothelzellen, in basophilen Granulozyten, neutrophilen Granulozyten und in Monozyten aus Membranphospholipiden synthetisiert. Chemisch ist er ein Acetyl-Glycerol-Phosphorylcholin. PAF hat eine plättchenaktivierende Wirkung (Aggregation und Sekretion von Histamin/Serotonin). In extrem niedriger Konzentration bewirkt er bereits eine Vasodilatation und Permeabilitätssteigerung mit 100- bis 10.000-fach stärkerer Wirkung als Histamin.

PAF gehört zu den wichtigsten Mediatoren des Asthma bronchiale aufgrund seiner starken bronchokonstriktorischen Wirkung. Außerdem steigert PAF über eine verstärkte Expression von Adhäsionsmolekülen sowie durch eine Konformationsänderung in Integrinen (erhöhte Affinität) durch Bildung hochaffiner Integrine die Leukozytenadhäsion und die Leukotaxis.

Zytokine

Zytokine sind überwiegend niedermolekulare Mediatormoleküle, die im Verlauf einer Entzündung insbesondere von Lymphozyten, Makrophagen und Endothelzellen gebildet werden. Zu den wichtigen, eigentlich inflammatorischen Zytokinen zählen das IL-1, IL-8 und TNF-α. Zytokine sind in ihrer Funktion vielfältig (pleotrop). Sie wirken bei akuten Entzündungen größtenteils synergistisch und aktivierend auf Leukozyten und vaskuläre Endothelzellen und haben deshalb lokale und systemische Wirkungen.

Stickstoffmonoxid (NO)

Stickstoffmonoxid wird vom Endothel und von den Makrophagen mithilfe des Enzyms NO-Synthetase (NOS) synthetisiert. NO hat vasodilatatorische Wirkung, fördert die endotheliale Leukozytenadhäsion, inhibiert die Plättchenaggregation und -adhäsion und hat als Radikal zytotoxische Effekte (Bakterien, Zellen). Die endotheliale NOS wird dabei durch einen zytoplasmatischen Ca^{2+}-Anstieg aktiviert, die NOS in Makrophagen Ca^{2+}-unabhängig durch Zytokine wie TNF-α und IFN-γ.

Die relaxierende parakrine Wirkung von NO auf die Gefäßmuskulatur wird durch Induktion von Guanosin-Monophosphat (GMP) hervorgerufen. Die Bildung von bakteriziden Stickstoff-Sauerstoff-Radikalen wird durch Aktivierung von Makrophagen induziert. Stickoxid spielt auch in der Pathogenese des Schocks eine wichtige Rolle (> Kap. 7.10.2).

Lysosomale Bestandteile der Leukozyten

Die **neutrophilen Granulozyten** setzen selbst eine Reihe von chemischen Substanzen frei, die entzündungssteigernd wirken.

- **Kationische Proteine** (z.B. IL-8) erhöhen die Gefäßpermeabilität teils direkt, teils über eine Histaminfreisetzung und wirken chemotaktisch auf Monozyten und Granulozyten.
- **Saure Proteasen** bauen insbesondere Bakterien und Zellschutt in Phagolysosomen ab.
- **Neutrale Proteasen** bauen extrazelluläres Kollagen, Basalmembranen, Fibrin, Elastin, Knorpel etc. ab. Diese Reaktionen können zum Gewebeuntergang (z.B. Abszessbildung) führen, andererseits sind sie bei der Lyse des Entzündungsexsudats und damit für die Heilung einer akuten Entzündung von Bedeutung.
- **Sauerstoffradikale** können extrazellulär eine Gewebeschädigung verursachen.

Lymphozyten produzieren eine Reihe von **Zytokinen** mit entzündungsmodulierender Wirkung. Hierzu gehören das Monozyten-chemotaktische Protein (MCP-1, CCL-2), das Chemokin RANTES (CCL5) und der Migrationshemmfaktor (MIF).

Plasmamediatoren

Plasmamediatoren liegen als inaktive Vorstufen im Blut bzw. im entzündlichen Exsudat vor. Nach Aktivierung entfalten sie ihre Wirkungen im Entzündungsfeld sowie im Blutplasma. Die drei wichtigen, teilweise interagierenden Systeme sind:
- Komplementsystem (C-System)
- Gerinnungs- und fibrinolytisches System
- Kallikrein-Kinin-System

Komplementsystem (C-System)

Die Namensgebung verdankt dieses System der einmaligen Fähigkeit, Antikörper in ihrer antibakteriellen und zytolytischen Wirkung zu komplementieren, d.h. zu vervollständigen.

Das Komplementsystem besteht aus über 30 verschiedenen Plasmaproteinen und umfasst die **Komplementproteine C1 bis C9** des klassischen Aktivierungsweges und Faktoren des alternativen Aktivierungsweges wie **Faktor B** und **D, Serinpro-**

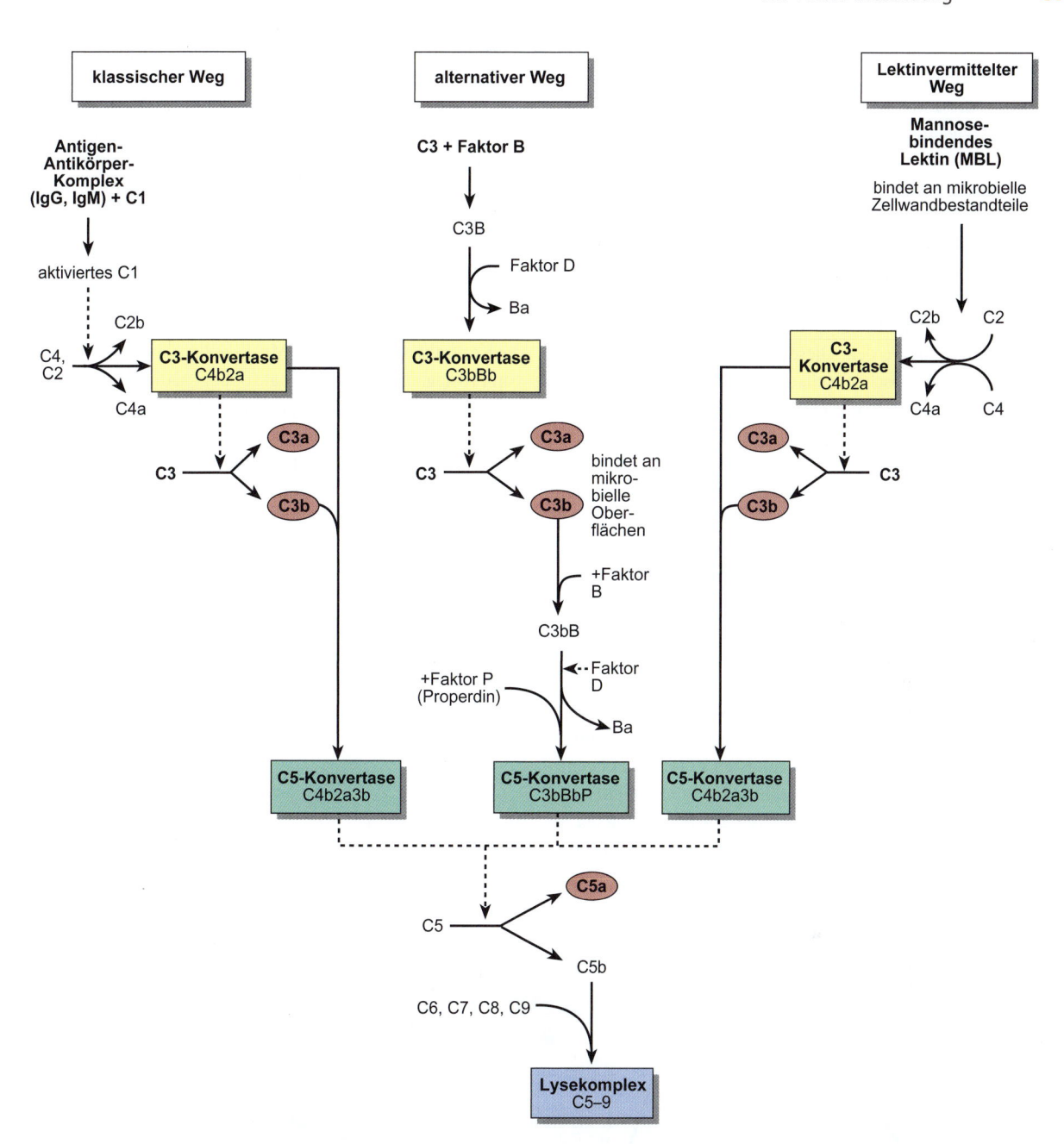

Abb. 3.9 Aktivierung des Komplementsystems.
Klassischer Weg: Antikörper binden an für sie spezifische Antigene. An den Fc-Teil des Antikörpermoleküls wird dann der C1-Komplex gebunden. Dies aktiviert C4 und C2, die zur C3-Konvertase C4b2a werden, die C3 in ein größeres Fragment C3b und ein kleineres Fragment C3a spaltet. C3b entfaltet enzymatische Aktivität gegenüber C5 (= C5-Konvertase) und spaltet dieses in C5a und C5b. Durch Ankopplung von C6 und C7 an C5b entsteht zunächst eine Verbindung mit starker Zellaffinität, die durch weitere Anlagerung von C8 und C9 den Lysekomplex (MAK) bildet.
Alternativer Weg: Bakterielle Proteasen, lysosomale Enzyme, Plasmaproteinasen und Granulozytenelastase können C3b proteolytisch spalten. Aktiviertes C3b bindet an mikrobielle Oberflächen. Diese Bindung wird durch weitere Plasmaproteine stabilisiert (Faktor B, Faktor D, und Faktor P). Über Zwischenschritte wird die Oberflächenkonvertase C3bBb gebildet.
Lektinvermittelter Weg: Das mannosebindende Lektin (MBL) ist ein „pattern-recognition receptor" (PRR) des natürlichen Immunsystems (> Kap. 4.1.1) und weist strukturelle Ähnlichkeiten mit C1q des klassischen Weges der Komplementaktivierung auf. MBL bindet an Glykoproteine und Glykolipide mikrobieller Erreger. Das aktiviert die MBL-assoziierte Serumprotease MASP-1,2. MASP-2 vermittelt die proteolytische Bildung von C2a und C4b, die gemeinsam die C3-Konvertase bilden.

teinasen und weitere regulatorische Proteine. Die Komplementkomponenten C1–C9 liegen im Plasma als inaktive Vorstufen vor, die durch proteolytische Spaltung aktiviert werden.

Die **Aktivierung** des Komplementsystems geschieht auf 3 unterschiedlichen Wegen, dem klassischen, dem alternativen und dem lektinvermittelten Aktivierungsweg (> Abb. 3.9). Alle 3 Aktivierungsmöglichkeiten führen zur Bildung der Komplementkomponente C3b. Wird C3b an die Membran von Zellen (oder Bakterien) gebunden, kann bei der Verfügbarkeit der notwendigen weiteren Komplementkomponenten ein multimolekularer Komplex in die Lipiddoppelmembran der Zielzelle eingebaut werden. Dieser **Lysekomplex** hebt das osmotische Gefälle zwischen Zelläußerem und Zytoplasma auf und verursacht dadurch die Zytolyse (oder Bakteriolyse). Der Komplex setzt sich aus den Komplementkomponenten C5b, C6, C7, C8 und C9 zusammen und wird auch als **membranattackierender Komplex (MAK)** bezeichnet. Diese terminalen Schritte der Komplementaktivierung zur Bildung des MAK sind für alle 3 Aktivierungswege identisch.

- **Klassischer Aktivierungsweg:** Die humanen IgG-Subklassen besitzen ein unterschiedliches Potenzial zur Komplementaktivierung, wobei IgG3 im Vergleich zu IgG1 die klassische Komplementkaskade am effizientesten aktivieren kann.
- **Alternativer Aktivierungsweg:** Diese Aktivierung mit Freisetzung der **Anaphylatoxine** und Entfaltung deren biologischer Aktivitäten ist eine der wichtigsten Voraussetzungen für eine effektive Abwehr von bakteriellen Infektionen.
- **Lektinvermittelter Aktivierungsweg:** Die Bedeutung der Lektinaktivierung wurde durch die klinische Beobachtung bei Kindern mit pyogenen Infekten und Defekten der Opsonisierung erkannt. Bei diesen Patienten konnte im Serum eine verminderte Konzentration des **Mannose-bindenden Lektins** (MBL) nachgewiesen werden.

Neben der Bildung des Lysekomplexes werden während der proteolytischen Spaltung der verschiedenen Komplementkomponenten auch Produkte generiert, die selbst wesentliche biologische Funktionen ausüben. Durch die Bindung an Komplementrezeptoren auf Phagozyten wirkt **C3b** auf der Oberfläche von Zellen und Bakterien als Opsonin. Die Bindung von **C3a** an ihren spezifischen Rezeptor (C3aR) stimuliert unter anderem die Kontraktion von glatten Muskelzellen und die Freisetzung von Prostaglandinen durch Makrophagen, die Chemotaxis von eosinophilen Granulozyten und Mastzellen und die Degranulation von eosinophilen Granulozyten. Die Aktivierung über den Rezeptor für **C5a** (C5aR, CD88) führt ebenfalls zur Chemotaxis, verbesserten Zelladhäsion, vermehrten Bildung von Sauerstoffradikalen und zur Freisetzung unterschiedlicher Entzündungsmediatoren (> Abb. 3.10).

Klinische Relevanz Ein Fehlen von mittleren (C3, C5) und terminalen (C6, C7, C8) Faktoren führt zu rezidivierenden pyogenen Infektionen. Ein Mangel an frühen Komplementfaktoren (C2, C3) wird bei einigen Autoimmunerkrankungen beobachtet, z.B. beim Lupus erythematodes und bei der membranösen Glomerulonephritis.

Gerinnungs- und fibrinolytisches System

In diese Gruppe gehören Plasmaenzymsysteme, die durch Kontaktaktivierung ihre Wirkungen auf das Gerinnungs-

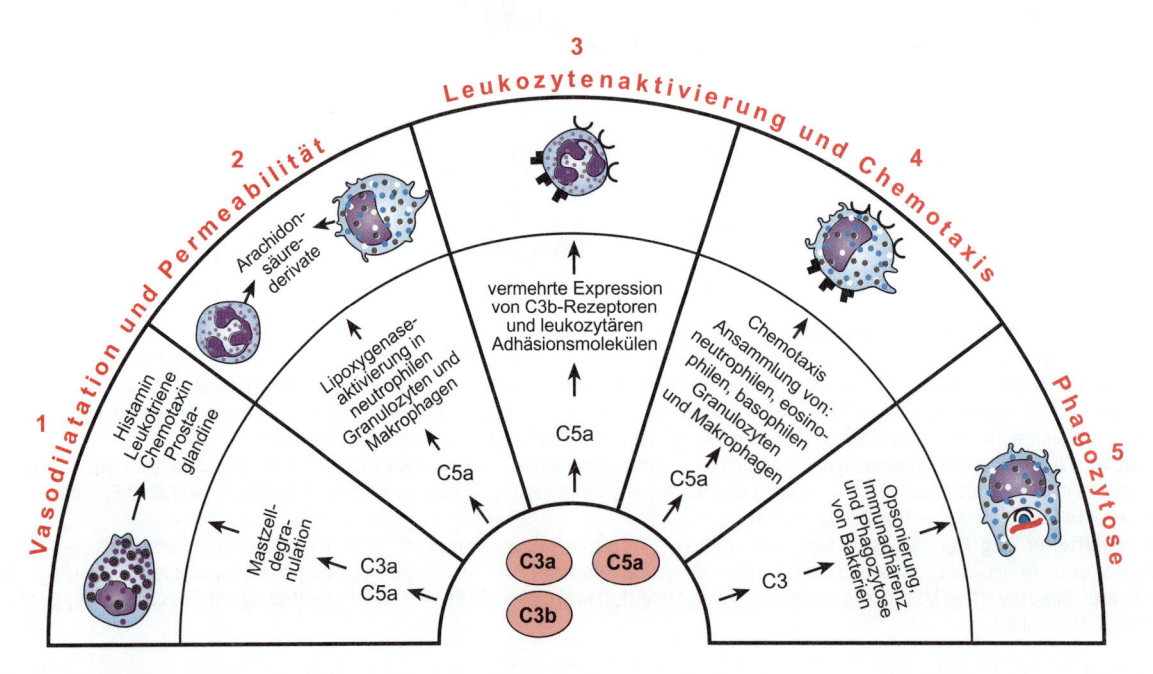

Abb. 3.10 Wirkung der Komplementfaktoren C3a, C3b und C5a: Die Auswirkungen der Bruchstücke C3a und C5a lassen sich unterteilen in: Auswirkungen auf Gefäßdilatation und -permeabilität, überwiegend durch Aktivierung von Mastzellen (**1**), neutrophilen Granulozyten und Monozyten/Makrophagen (**2**) sowie auf die Ansammlung von Entzündungszellen im Gewebe (**3** und **4**). C3b wirkt als Opsonin bei der Phagozytose von Bakterien (**5**). Der Lysekomplex (MAK) C5b–9 führt zur Lyse der Zielzellen (z.B. Bakterien, Tumorzellen).

und fibrinolytische System entfalten (> Abb. 3.11). Im Zentrum dieses Aktivierungsprozesses steht der **Faktor XII** der Blutgerinnung, der Hageman-Faktor (HF). Er bindet zusammen mit 2 weiteren Plasmafaktoren, dem **hochmolekularen Kininogen** („high-molecular-weight kininogen", HMWK) und dem **Präkallikrein,** aufgrund seiner positiv geladenen Außenfläche an negativ geladene Oberflächen wie Kollagen, Basalmembranbestandteile oder Endotoxin. Die Hauptwirkung des entstehenden aktivierten Hageman-Faktors (HFa) ist die Spaltung, d.h. die Aktivierung von HF (autokatalytische positive Rückkopplung), von Präkallikrein und Faktor XI. HFa aktiviert damit sowohl die Gerinnung (mit Bildung von Fibrinthromben) als auch die Fibrinolyse. Mit dieser parallelen Aktivierung bleibt ein für den Organismus lebenswichtiges Gleichgewicht erhalten (> Kap. 7.5.1).

Das System der Kontaktaktivierung wird durch mehrere Mechanismen kontrolliert. Proteinaseinhibitoren im Plasma hemmen die aktiven Enzyme HFa, Kallikrein und XIa. Hierzu zählen der C1-Esteraseinhibitor (C1-INH) und Antithrombin III. Weitere Inhibitoren sind α_1-Antitrypsin (XIa) und α_2-Antiplasmin (β-HFa).

Kallikrein-Kinin-System

Kallikreine sind Kininogenasen (Gruppe der Serinesterasen), die hochmolekulares Kininogen in die Kinine Methionyllysylbradykinin, Lysylbradykinin und Bradykinin spalten.

Die **Kinine** sind hochwirksame Vasodilatatoren. Sie entfalten ihre Wirkung über die Rezeptoren der Gefäßmuskulatur und durch Stimulierung der Prostaglandinsynthese. Bei systemischer Wirkung steigen Herzfrequenz und Schlagvolumen. Darüber hinaus erhöhen sie durch Kontraktion der Endothelzellen in den Venolen die Gefäßpermeabilität.

Bradykinin wirkt auf die Bronchialmuskulatur teils über Prostaglandine konstriktorisch. Es bewirkt durch die Aktivierung von Nervenendigungen den Schmerz. Aufgrund der sehr kurzen Halbwertszeit ist die Wirkung des Bradykinins äußerst flüchtig.

3.2.5 Morphologische Formen der akuten Entzündung

Obwohl der Ablauf einer akuten Entzündung stereotyp ist, zeichnen sich das makroskopische und histologische Bild durch eine erhebliche Vielfalt aus. Nach dem Ausmaß der Ge-

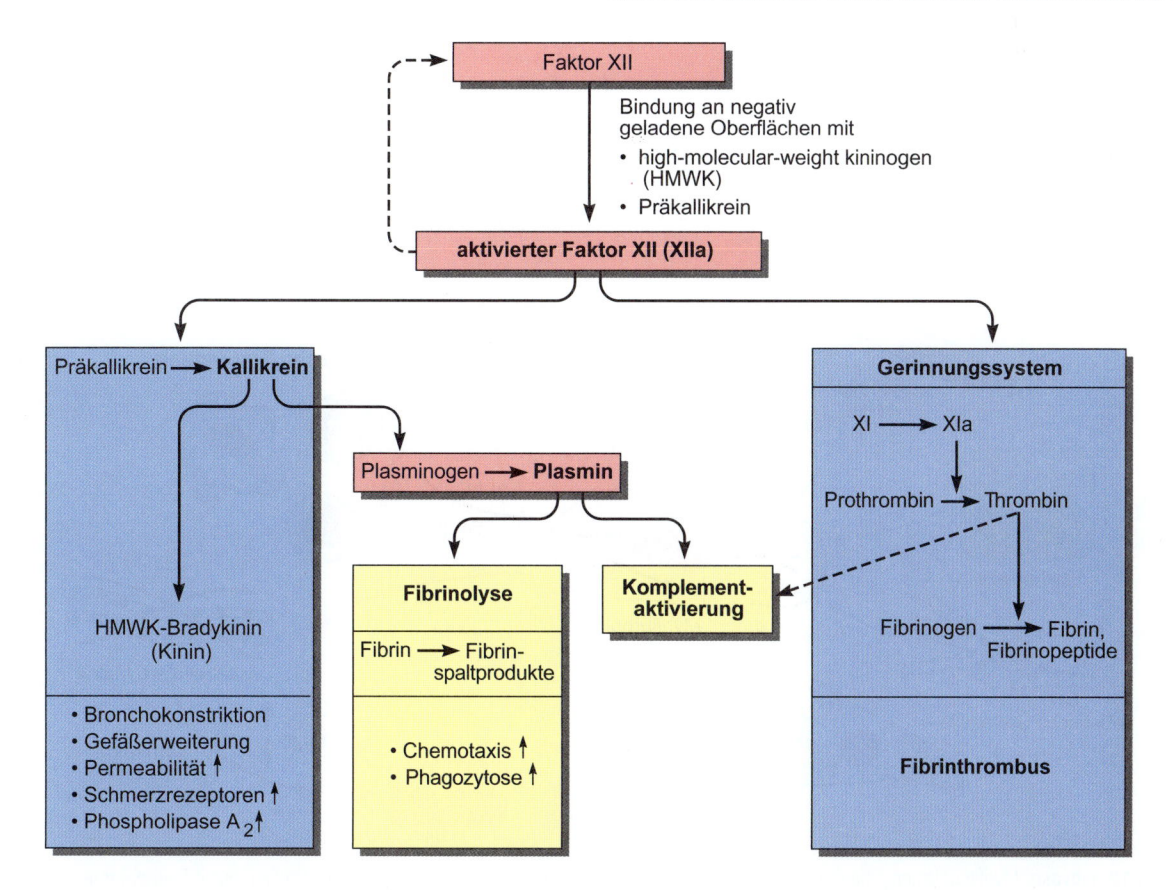

Abb. 3.11 Plasmamediatorsystem, das durch den Faktor XII aktiviert wird. Der erste Schritt ist die Aktivierung des Faktors XII zu Faktor XIIa. XIIa aktiviert das Kallikrein-System (Bildung von Kininen), das Plasmin-System und das Gerinnungssystem. Sowohl Plasmin als auch Thrombin zeigen Querverbindungen zum Komplementsystem mit Aktivierung von C3 und Bildung von C3b und der Anaphylatoxine C3a und C5a.
Im Ergebnis steigt die Permeabilität der Blutgefäße (Kinine), die Chemotaxis ist erhöht, Leukozyten und Phagozytose sind aktiviert (Fibrinolyse) und es bildet sich ein Thrombus (Gerinnungssystem).

webeschädigung und der Art des Exsudats lassen sich folgende Formen der akuten Entzündung unterscheiden:
- **exsudative** Entzündung
  - seröse bzw. katarrhalische Entzündung
  - eitrige Entzündung
  - hämorrhagische Entzündung
- **nekrotisierende** Entzündung und Mischformen mit eitrigen Entzündungen (ulzerierende, abszedierende und gangräneszierende Entzündung)
- **akute lymphozytäre** Entzündung

Exsudative Entzündung

Charakteristisch für diesen Entzündungstyp ist die Bildung eines entzündlichen Exsudats. Je nach Zusammensetzung oder vorwiegendem Bestandteil unterscheidet man die seröse, eitrige oder hämorrhagische Entzündung. Mischformen sind häufig und die Typen können sequenziell ineinander übergehen. So kommt es bei bakteriellen Entzündungen über die seröse und fibrinöse schließlich zu einer eitrigen Entzündung. Bei allergischen Entzündungen dagegen bleibt die Reaktion auf der Stufe der serösen Entzündung stehen. Stärke, Dauer und Art der Schädigung sowie die Lokalisation bestimmen Ausmaß und Typ der Entzündung.

Seröse Entzündung

Im Vordergrund steht der **Austritt einer eiweißreichen Flüssigkeit,** die vor allem Albumin und Globuline enthält, dagegen wenig oder kein Fibrin. Beim Übertritt dieser Flüssigkeit ins Gewebe entsteht ein Ödem, bei Entzündung seröser Oberflächen in vorgebildeten Hohlräumen entsteht ein Erguss in Form hellgelber, durchsichtiger Flüssigkeit. Bei Austritt an die Oberfläche von Schleimhäuten entsteht ein seröser Katarrh (griechisch: katarrhein = herunterfließen). Überwiegt dabei die Schleimbildung, spricht man von einem schleimigen Katarrh.

Ätiologie
- physikalische und chemische Noxen
- virale und bakterielle Infektionen
- Überempfindlichkeitsreaktionen vom Typ I (Soforttyp, ➤ Kap. 4.3.1)

Folgen Die seröse Entzündung verschwindet nach Entfernung der Noxe, kann jedoch auch ein Übergangsstadium zu fibrinösen und fibrinös-eitrigen Entzündungen darstellen, z.B. bei bakteriellen (Super-)Infektionen. Ein chronisches Gewebeödem führt zur Reizung ortsständiger Fibroblasten und damit zur Bildung extrazellulärer Matrix durch diese aktivierten Fibroblasten. Folge ist eine Fibrose (➤ Abb. 3.12).

> **PRAXIS**
> **Seröse Entzündungen mit Gewebeödem** Urtikaria ➤ Kap. 43.5.2, Pemphigus ➤ Kap. 43.8.1, Perikard- und Pleuraergüsse ➤ Kap. 19.8.1 und ➤ Kap. 25.2.2.
> **Katarrhalische Entzündungen** Gewöhnlicher Schnupfen (Rhinitis catarrhalis, „common cold") ➤ Kap. 23.1.2, Cholera ➤ Kap. 30.7.1.

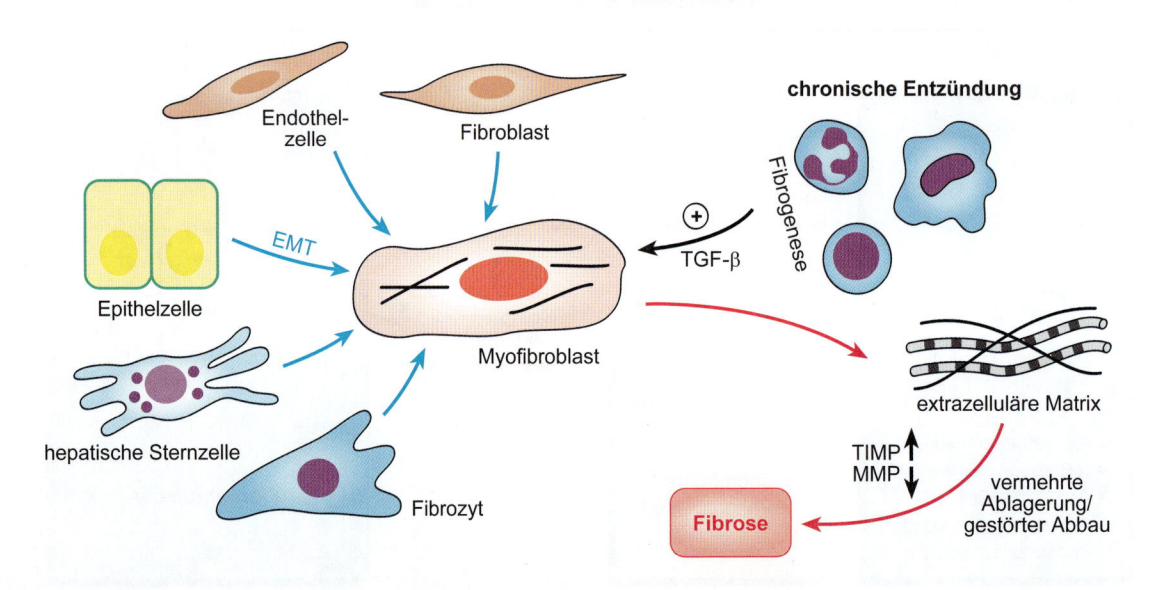

Abb. 3.12 Fibrose. Myofibroblasten differenzieren sich aus verschiedenen Zelltypen wie Endothel- und Epithelzellen (durch Epithel-Mesenchym-Transition, EMT), Fibrozyten und Fibroblasten, oder hepatische Sternzellen (Ito-Zellen). Sie weisen charakteristische kontraktile Fasern auf und sezernieren nach Aktivierung große Mengen an extrazellulären Matrixproteinen, die im Interstitium abgelagert werden. Extrazelluläre Matrixproteine können durch Matrixmetalloproteasen (MMP) abgebaut werden, dieser Prozess kann durch entsprechende Inhibitoren gehemmt werden („Tissue Inhibitors of Metalloproteinase", TIMPs). Die kontinuierliche Ablagerung extrazellulärer Matrixproteine führt zum Ersatz der normalen Gewebearchitektur durch Bindegewebe und dadurch zu einem zunehmenden Funktionsverlust des betroffenen Organs.

Fibrinöse Entzündung

Für diese Form der Entzündung sind der **Austritt von Fibrinogen** und die Bildung eines **Fibrinnetzes** charakteristisch. Als mechanische Barriere gegen eine weitere Ausbreitung der Noxe hat das Fibrinnetz eine Schutzfunktion.

Ätiologie
- physikalisch-chemische Faktoren
- infektiös-toxische Noxen im Gefolge unterschiedlicher Erkrankungen (Urämie, Autoimmunerkrankungen, bakterielle und virale Infekte, Infarkte u.a.)

Folgen Fibrinöse Exsudate an der Oberfläche seröser Höhlen (z.B. Pleurahöhle) können Reibegeräusche („Lederknarren") als auskultatorischen Befund auslösen. Werden die fibrinös belegten Oberflächen durch Flüssigkeit voneinander getrennt, resultiert eine Schalldämpfung.

An Schleimhautoberflächen macht sich die fibrinöse Entzündung durch Bildung von **„(Pseudo-)Membranen"** bemerkbar. Die Nomenklatur dieser Veränderungen ist in der Literatur uneinheitlich; so wird von kruppöser, pseudokruppöser, diphtherischer oder diphtheroider (ohne dabei notwendigerweise die Diphtherie zu meinen!), membranöser, pseudomembranöser und verschorfender Entzündung gesprochen. Wichtig ist zu unterscheiden, ob der darunterliegende Oberflächenschaden nur bis zur Basalmembran (Erosion) oder aber darüber hinaus (Ulkus) reicht:

- Bei einer **pseudomembranös-nekrotisierenden** Entzündung entsprechen die „Membranen" einem Schorf aus Exsudat, nekrotischem Gewebe und ggf. Fremdmaterial. Beim Versuch, diesen Schorf abzulösen, wird der Gewebeschaden nur verstärkt. Wie jedes Ulkus heilt die pseudomembranös-nekrotisierende Entzündung unter Narbenbildung ab. Dadurch können narbige Strikturen an Hohlorganen die Folge sein.
- Bei der **pseudomembranös-nichtnekrotisierenden** Entzündung kann der Schaden durch Reepithelisierung entlang der noch intakten Basalmembran im Sinne einer Restitutio ad integrum ausheilen.

Normalerweise wird das Fibrinnetzwerk durch leukozytäre Enzyme aufgelöst. Besteht ein Leukozytenmangel, z.B. unter antibiotischer Therapie, oder unterbleibt der Fibrinabbau aus anderem Grund, wird das Fibrinpolymer durch Granulationsgewebe organisiert (➤ Kap. 3.3.3; ➤ Abb. 3.13, ➤ Abb. 3.19).

> **PRAXIS**
> **Fibrinöse Exsudate** Fibrinöse Begleitperikarditis bei Myokardinfarkt ➤ Kap. 19.8.2, Pneumonie ➤ Kap. 24.6, fibrinöse Begleitpleuritis bei Pneumonie ➤ Kap. 24.6.
> **Schwerwiegende pseudomembranös-nekrotisierende Entzündungen** Schürfwunde mit bedeckendem Schorf.
> **Pseudomembranöse, nichtnekrotisierende Entzündungen** Grippetracheitis ➤ Kap. 24.3.6, bakterielle Ruhr ➤ Kap. 32.5.1, fibrinöse Verklebung ➤ Kap. 19.8.2, fibröse Adhäsionen, Briden ➤ Kap. 30.4.1, Schwartenbildung im Perikard ➤ Kap. 19.8.2, Schwartenbildung an der Pleura ➤ Kap. 25.2.2.

Hämorrhagische Entzündung

Diese Entzündungsform kommt bei schwerer Schädigung der terminalen Strombahn mit Gefäßwandnekrosen und **Austritt von Erythrozyten** in das geschädigte Gewebe zustande.

Ätiologie Hochtoxische Erreger, immunologisch bedingte Gefäßschäden und enzymatisch bedingte Entzündungen.

Folgen Die Heilung erfolgt über eine granulierende Entzündung mit Vernarbung. Im Zuge des Erythrozytenabbaus kommt es zur Ablagerung von Eisenpigment im Gewebe und gelegentlich zur Bildung von Cholesterinpräzipitaten.

> **PRAXIS**
> Akute hämorrhagische Pankreatitis ➤ Kap. 35.4.1, Goodpasture-Syndrom ➤ Kap. 37.4.1, ➤ Kap. 4.4.3, perakuter bakterieller septischer Schock ➤ Kap. 7.10.2.

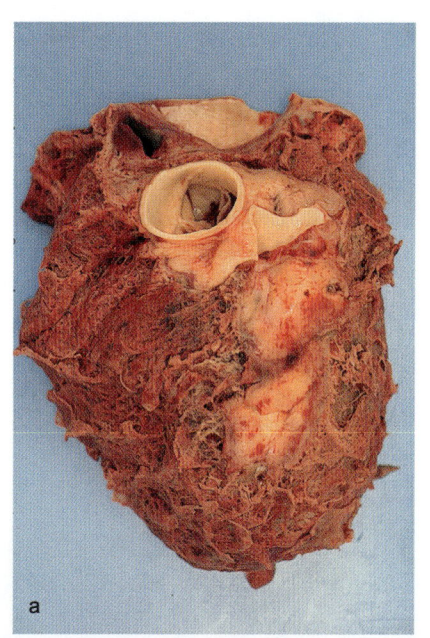

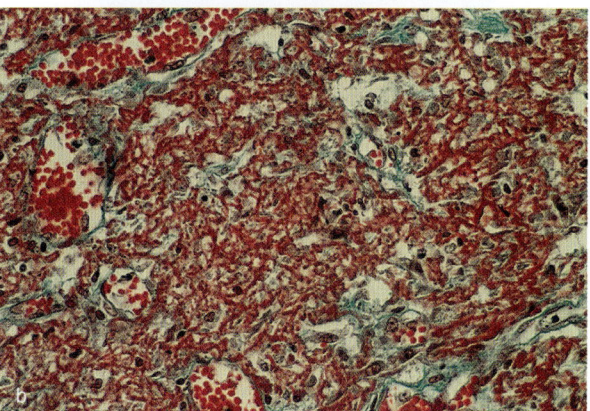

Abb. 3.13 Fibrinöse Entzündung. a Makroskopisches Bild einer schweren fibrinösen Perikarditis mit zottenartigen grauen Fibrinbelägen auf dem viszeralen Perikard (Zottenherz, Cor villosum). **b** Histologie des Fibrinexsudats mit einem Netz rot angefärbter Fibrinfäden. Masson-Goldner-Färbung, Vergr. 30-fach.

Eitrige Entzündung

Kennzeichen der eitrigen Entzündung ist das **leukozytäre Exsudat.** Eiter (lat.: pus) ist eine gelblich grünliche, rahmige Flüssigkeit (➤ Abb. 3.14), die aus abgestorbenen Granulozyten, Gewebedetritus, serös-fibrinösem Exsudat und Erregern besteht. Mischformen mit katarrhalischen (eitriger Katarrh), fibrinösen (fibrinös-eitrig), hämorrhagischen (hämorrhagisch-eitrig) Entzündungen sind häufig, desgleichen Mischformen mit nekrotisierenden Entzündungen (s.u.). Nach dem Ausbreitungsmuster der eitrigen Entzündung unterscheidet man die Phlegmone, das Empyem und den Abszess (➤ Abb. 3.15).

Ätiologie Pyogene Keime wie Streptokokken, Staphylokokken, Pneumokokken, Meningokokken, Gonokokken, gramnegative Keime sowie Chlamydien und Pilze. Phlegmonen werden überwiegend durch Streptokokken ausgelöst.

Folgen **Phlegmone** entstehen bevorzugt durch Erreger, die sich im Gewebe leicht ausbreiten können. So besitzen Streptokokken das Enzym Hyaluronidase, das die Mucopolysaccharide des Bindegewebes auflöst. Unter antibiotischer Therapie kommt es meist zu einer schnellen Rückbildung des entzündlichen Infiltrats mit Heilung. Bei zunehmender granulozytärer Infiltration kann es durch die Wirkung der granulozytären Enzyme und andere Noxen zu einer lokalen Gewebeeinschmelzung kommen (Abszess, s.u.). Die mit Ulzerationen verbundene phlegmonöse Entzündung an Haut und Schleimhäuten wird als ulzerophlegmonöse Entzündung bezeichnet.

Empyeme heilen nicht spontan aus, sondern müssen punktiert oder eröffnet werden. Bei chronischem Verlauf bilden sich flächenhafte Fibroseareale (Schwarten) mit abgekapselten Herden des „Restempyems".

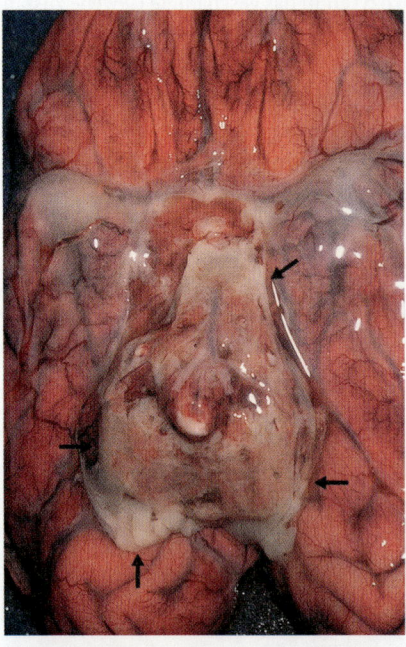

Abb. 3.14 Eitrige, basale Meningitis. Die Arachnoidalräume der Meningen sind mit Eiter ausgefüllt und geben so den typischen makroskopischen Aspekt mit gelber Verfärbung der Meningen (Pfeile).

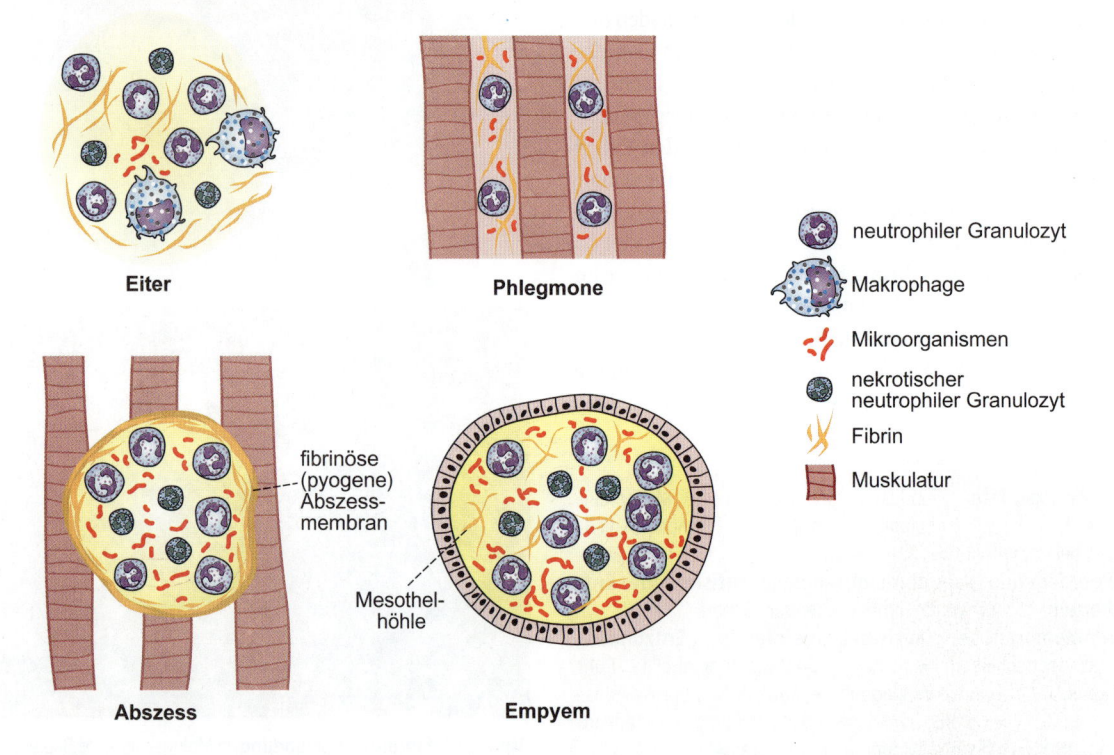

Abb. 3.15 Formen der eitrigen Entzündung. Bei der *Phlegmone* breitet sich das von Granulozyten dominierte leukozytäre Infiltrat diffus im Gewebe aus, das zudem durch ein seröses bzw. serös-fibrinöses Exsudat aufgelockert ist. Als *Empyem* werden Eiteransammlungen in vorbestehenden Körperhöhlen bezeichnet. Sie entstehen vorwiegend durch fortgeleitete bakterielle Entzündungen angrenzender Organe. Der *Abszess* ist eine neu gebildete, mit Eiter gefüllte Höhle als Folge einer entzündlichen, lokalisierten Gewebeeinschmelzung.

PRAXIS
Phlegmone Eitrige Meningitis ➤ Kap. 8.5.1, phlegmonöse Appendizitis ➤ Kap. 31.3.1, phlegmonöse Cholezystitis ➤ Kap. 33.4.1, Erysipel (Wundrose) ➤ Kap. 43.9.1, Weichteilphlegmone ➤ Kap. 48.3.5.
Empyem Pleuraempyem ➤ Kap. 25.3.2, Gallenblasenempyem ➤ Kap. 33.4.1.

Nekrotisierende Entzündung

Hierbei steht der Strukturschaden, die Nekrose, im Vordergrund. Die Nekrosen können als **Einzelzellnekrosen** über das ganze Organ verteilt sein oder als zusammenhängende **Gewebenekrose** innerhalb eines Organs oder an der Oberfläche von Haut und Schleimhäuten auftreten. Einzelzelluntergänge können aber auch im Zuge einer akuten lymphozytären Entzündung durch Apoptose ausgelöst werden (s.u.).

- Bei einer **ulzerierenden (ulzerösen) Entzündung** entsteht durch Abstoßung umschriebener Nekrosen an den Oberflächen von Haut und Schleimhäuten ein **Ulkus.**
- Bei einer **abszedierenden Entzündung** entsteht eine Nekrose durch Gewebeeinschmelzung, die durch granulozytäre Enzyme auf dem Boden einer eitrigen Entzündung bewirkt wird (**Abszess, Furunkel;** ➤ Abb. 3.16).
- Die Infektion nekrotischen Gewebes mit Bakterien (Fäulnisbakterien) führt zu einer **gangräneszierenden (gangränösen) Entzündung.**

Ätiologie Das Ursachenspektrum umfasst chemische und physikalische Noxen (Traumatisierung, Druck, Säuren, Laugen, Verbrennungen, Strahlenschäden), Erreger (Viren, Bakterien, Pilze, Parasiten), Durchblutungsstörungen, Enzyme und Immunreaktionen.

Folgen
- Einzelzelluntergänge in parenchymatösen Organen, Haut und Schleimhäuten heilen vorwiegend durch **Regeneration** folgenlos aus.
- Eine Gewebenekrose mit Zerstörung des mesenchymalen Gerüsts kann dagegen nur unter **Narbenbildung** (Defektheilung) ausheilen. Die Folgen einer ulzerösen Entzündung hängen von Lokalisation und Schädigungsdauer ab. Bei rascher Beseitigung der Noxe heilen die akuten Ulzera in der Regel schnell und mit kleineren Narben aus. Persistiert die Noxe, entsteht ein chronisches Ulkus mit heftiger granulierender und vernarbender Entzündung und schlechter Heilungstendenz (➤ Abb. 3.17).
- Die Abszessbildung ist Folge einer Schädigung durch granulozytäre Enzyme, bakterielle Faktoren und lokale Ischämie durch Thrombosierung kleiner Blutgefäße. Es findet sich ein mit Eiter gefüllter Hohlraum, der noch kompakte nekrotische Gewebeanteile (Sequester) enthalten kann. Der Abszess wird vom umgebenden vitalen Gewebe durch eine sog. **Abszessmembran** abgegrenzt. Diese Membran besteht anfangs aus dem Produkt einer fibrinös-eitrigen, später einer granulierenden und resorptiven Reaktion. Schließlich bildet sich eine fibröse Kapsel aus (chronischer Abszess). Liegt der Abszess an der Oberfläche eines Organs, kann er nach außen durchbrechen (**Fistel**). Den Perforationskanal bezeichnet man als Fistelgang. Auf diesem Wege können Verbindungen

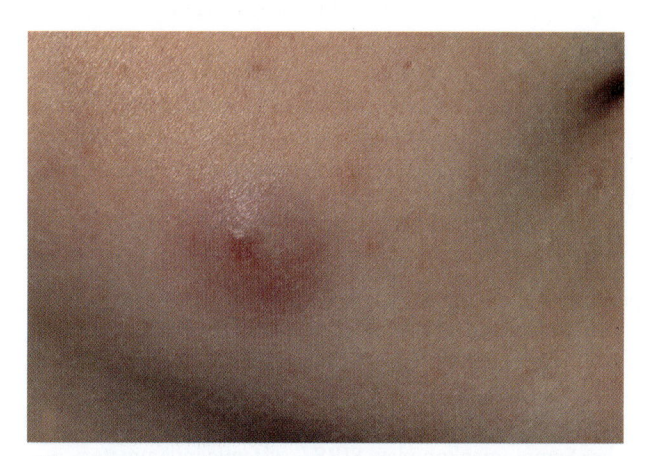

Abb. 3.16 Furunkel der Haut. Deutliche Entzündung der Haut in Form eines roten Hofes, zentral über die Oberfläche vorspringende Eiteransammlung. (Bild: G. Burg, Dermatologische Universitätsklinik, Zürich).

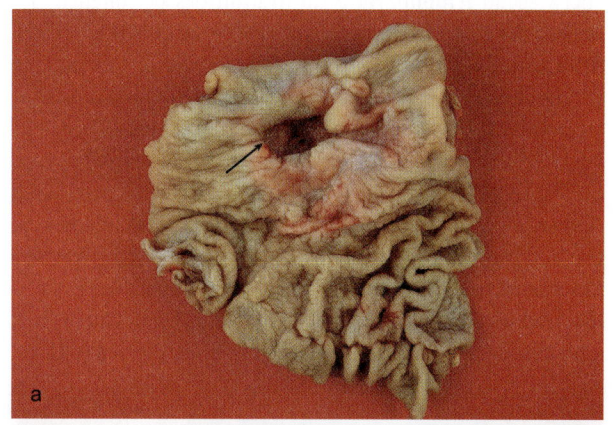

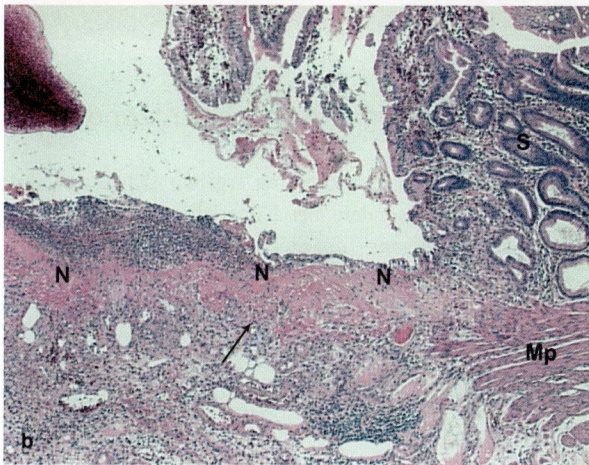

Abb. 3.17 Magenulkus. a Makroskopisches Bild eines akuten Ulkus mit einem wie ausgestanzt erscheinenden Schleimhautdefekt (Pfeil). **b** Histologisches Schnittpräparat durch das Ulkus mit erhaltener Schleimhaut (S) und Muscularis propria (Mp) im Randbereich. Ulkusgrund mit frischer Nekrose (N). Im Ulkusbereich ist die Muscularis propria durchbrochen (Pfeil). HE, Vergr. 20-fach.

zwischen verschiedenen Abszesshöhlen und Hohlorganen entstehen (fistelnde Entzündung).
- Bei einer Gangrän infolge einer Superinfektion durch Fäulniserreger zerfällt das befallene Gewebe zundrig (d.h. wie vermoderndes Holz) und übel riechend (**feuchte Gangrän**).

> **PRAXIS**
> **Einzelzellnekrosen** Virushepatitis ➤ Kap. 33.4.1, Parotitis epidemica (Mumps) ➤ Kap. 26.3.6, Transplantatabstoßung ➤ Kap. 50.2, Knollenblätterpilzvergiftung ➤ Kap. 33.5.2, akute Pankreatitis ➤ Kap. 35.4.1.
> **Ulzerierende Entzündungen** Duodenalulkus ➤ Kap. 29.4, Colitis ulcerosa, Morbus Crohn ➤ Kap. 32.5.2.
> **Abszedierende Entzündungen** Abszesse an Haarfollikeln und Schweißdrüsen ➤ Kap. 43.9.1.
> **Gangräneszierende Entzündungen** Fuß- und Unterschenkelnekrosen ➤ Kap. 2.4.3, Lungengangrän ➤ Kap. 24.6.1.

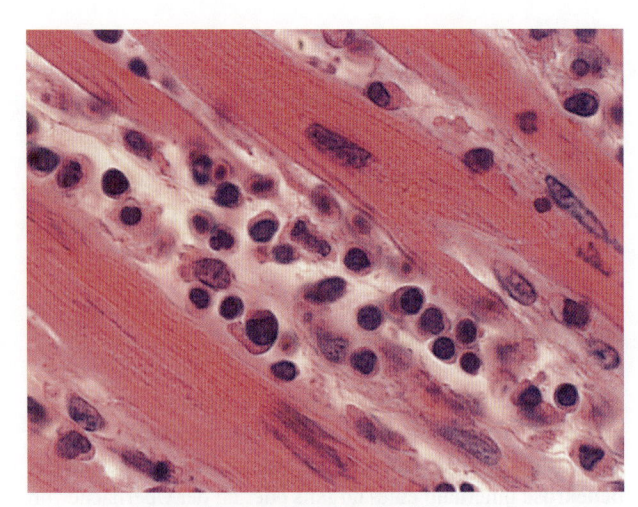

Abb. 3.18 Akute lymphozytäre Myokarditis. Histologischer Ausschnitt aus dem Myokard eines 20-jährigen Patienten mit akuter Virusmyokarditis. Zwischen den Muskelfasern zahlreiche T-Lymphozyten. HE, Vergr. 100-fach.

Akute lymphozytäre Entzündung

Es handelt sich um eine akute Entzündung, die durch eine überwiegend **lymphozytäre Infiltration** des betroffenen Gewebes oder Organs gekennzeichnet ist (➤ Abb. 3.18).
Ätiologie Virusinfektionen, immunologisch vermittelte Entzündungen bei Autoimmunerkrankungen und Transplantatabstoßung bzw. Graft-versus-Host-Erkrankung.
Folgen Durch die Aktivität zytotoxischer T-Zellen (Überempfindlichkeitsreaktion Typ IV) werden einzelne Zellen durch Apoptose eliminiert (➤ Kap. 2.4.3). Apoptotische Zellen werden aufgrund ihrer veränderten Zellmembran durch Phagozyten erkannt und eliminiert. Abhängig vom Umfang der Zellausfälle und von der Reservekapazität des betroffenen Organs tritt schließlich eine organ- und gewebetypische Insuffizienz auf.

> **PRAXIS**
> Virale Myokarditis ➤ Kap. 19.6.3, Virushepatitis ➤ Kap. 33.4.1.

3.2.6 Ausbreitungswege einer Entzündung

Komplikationen einer Entzündung ergeben sich durch ihre Ausbreitung (insbesondere bei bakteriellen Entzündungen) und durch Übergang in eine chronische Entzündung (➤ Kap. 3.3). Bakterielle Entzündungen können sich kontinuierlich, lymphogen und hämatogen ausbreiten.

Kontinuierliche Ausbreitung

Die Entzündung kann sich diffus im Interstitium (Stroma) eines Organs (**per continuitatem**), durch unmittelbaren Kontakt auf ein benachbartes Organ (**per contiguitatem**) oder über vorgebildete Wege wie über das Bronchialsystem oder die Gallenwege ausbreiten (**kanalikuläre** Ausbreitung). Von einer **kavitären** Ausbreitungsform spricht man, wenn sich die Entzündung über vorgebildete Höhlen ausbreitet (z.B. Bauchhöhle).

Lymphogene Ausbreitung

Sie erfolgt über die Lymphbahnen des betroffenen Organs zu den regionären Lymphknoten. Dort können Lymphozyten aktiviert und auch spezifische Antikörper gebildet werden. Pyogene Bakterien können zu einer eitrigen, evtl. sogar abszedierenden Lymphadenitis führen.

Hämatogene Ausbreitung

Die Einschwemmung von Bakterien in die Blutbahn wird als **Bakteriämie** bezeichnet. Dies ist ein häufiges Ereignis, das aufgrund der bakteriziden Eigenschaften des Blutes meist ohne allgemeine Krankheitserscheinungen verläuft. Die Erreger werden von den Zellen des phagozytären Systems vor allem in der Milz aufgenommen und abgebaut. Bei virulenten Erregern und/oder einer Abwehrschwäche kann es jedoch zu einer Überschwemmung des Organismus mit Erregern und der Entwicklung einer **Sepsis** oder einer **Septikopyämie** kommen.

Sepsis

Die durch pathogene Keime (Bakterien, seltener Viren oder Pilze) und deren Toxine verursachten Veränderungen, die mit einer ungehemmten Freisetzung von Mediatoren des Entzündungs-, Gerinnungs- und Komplementsystems einhergehen, werden im klinischen Alltag als **Sepsis** bezeichnet. Ein ähnlicher Symptomenkomplex, **SIRS** („systemic inflammatory response syndrome"), kann auch ohne Erreger nach einem schweren Trauma oder bei anhaltender Gewebehypoxie entstehen.

Für die Diagnose einer Sepsis müssen mindestens 4 der folgenden Befunde vorliegen:
- Nachweis einer Bakteriämie durch die Blutkultur
- hohes Fieber
- stark erhöhte (oder stark verminderte) Leukozytenzahl im peripheren Blut
- Thrombozytopenie
- metabolische Azidose

Ausgangspunkt einer Sepsis ist bei bakteriellen Erkrankungen ein lokaler Entzündungsherd (z.B. Haut, Zähne, Magen-Darm-Trakt, Urogenitaltrakt, Injektionskanülen, Venen- und Herzkatheter), der als **Sepsisherd** oder Eintrittspforte bezeichnet wird.

Häufige Erreger sind Kokken, Klebsiellen, Enterobacter, Serratien, *Pseudomonas aeruginosa*. Die Bakterientoxine verursachen direkt oder über Mediatoren Störungen der Durchblutung (Mikrozirkulationsstörung bis hin zum generalisierten septischen Kreislaufschock, ➤ Kap. 7.10.2) und Fieber. Durch den septischen Schock kann es zu einer Schädigung von Lungen, Nieren, Leber, Darm und anderen Organen kommen (sog. Schockorgane, ➤ Kap. 7.10.3).

Septikopyämie

Die Septikopyämie ist als hämatogene Absiedlung von Bakterien in verschiedenen Organen mit Ausbildung meist **multipler eitriger Entzündungsherde** (Abszesse) definiert.

Diese Herde können ihrerseits Ausgangspunkt weiterer septikopyämischer Streuungen werden. Die Milz zeigt häufig eine entzündliche Reaktion der Milzpulpa mit Organvergrößerung bis zu etwa 300 g und eine weiche Konsistenz.

3.2.7 Systemische Auswirkungen der Entzündung

Entzündungen führen zu einer Reihe von Allgemeinreaktionen des Organismus wie:
- Fieber
- Leukozytose
- Veränderungen der Plasmaproteine
- Gewichtsverlust

Fieber

Fieber entsteht durch Erhöhung des Sollwertes im hypothalamischen Wärmeregulationszentrum. Um die Körpertemperatur auf den erhöhten Sollwert anzuheben, wird die Muskelaktivität erhöht. Bei schweren Infektionen entwickelt sich hieraus der Schüttelfrost. Die Erweiterung von Hautgefäßen und die erhöhte Schweißproduktion (warme, feuchte Haut) führen zu einer vermehrten Wärmeabgabe mit dem subjektiven Kälteempfindung.

Endogene Pyrogene (fiebererzeugende Substanzen) wie IL-1 und TNF-α lösen die Sollwertverstellung der Temperatur aus. Sie werden von Leukozyten am Entzündungsort sezerniert und üben ihre Wirkung auf den Hypothalamus über die Freisetzung von PGE_2 aus. Die Bildung der endogenen Pyrogene in Leukozyten kann auch durch verschiedene exogene Substanzen (**exogene Pyrogene**), zu denen z.B. die Endotoxine gramnegativer Bakterien zählen, stimuliert werden.

Leukozytose

Die Leukozytose ist ein vorübergehender reaktiver Anstieg der Leukozytenzahl im peripheren Blut über die Norm (4,3–10 × 10^3/μl). So steigt bei akuten eitrigen Entzündungen die Zahl der neutrophilen Granulozyten über 10 × 10^3/mm³ an: Man spricht dann von einer **Granulozytose**. Dabei kann es auch zur Ausschwemmung unreifer Formen kommen, die man als **Linksverschiebung** des Blutbildes bezeichnet.

Eine Erhöhung der eosinophilen Granulozyten (**Eosinophilie**) wird bei parasitären Infektionen (➤ Kap. 48.5) und allergischen Reaktionen (➤ Kap. 4.3.1) beobachtet.

Virale Infektionen gehen mit einer Vermehrung von Lymphozyten im peripheren Blut einher (**Lymphozytose**).

Veränderungen der Plasmaproteine

Während der **akuten Entzündung** kommt es zu einer Vermehrung von verschiedenen Plasmaproteinen. Zu ihnen gehören das C-reaktive Protein (ein β-Globulin, das mit dem C-Polysaccharid von Pneumokokken reagiert), das Serumamyloidprotein A, Komplementfaktoren und Fibrinogen.

Bei **chronischen Entzündungen** steht die Vermehrung der Immunglobuline im Vordergrund (Hypergammaglobulinämie). Diese ist polyklonal im Gegensatz zum Plasmozytom (monoklonale Hypergammaglobulinämie).

Die Verschiebung des Mengenverhältnisses der Plasmaproteine bewirkt eine erhöhte Blutkörperchensenkungsgeschwindigkeit (BSG).

Gewichtsverlust

Als pathogenetischen Mechanismus nimmt man einen katabolen Stoffwechsel durch die chronische systemische Wirkung von Mediatoren wie IL-1 und TNF-α an.

3.3 Chronische Entzündung

Die chronische Entzündung wird durch Persistenz des Entzündungsreizes hervorgerufen und kann über Wochen, Monate oder Jahre anhalten.

Histologisch steht die **histiozytenreiche Entzündung** im Vordergrund. Die Histiozyten sezernieren Zytokine, die ihrerseits eine Proliferation von Fibroblasten und Endothelzellen

(Angiogenese) auslösen. Das Ergebnis ist ein **Granulationsgewebe**. Es besteht aus
- zellulären Infiltraten: Makrophagen, Lymphozyten, Plasmazellen und segmentkernige Granulozyten
- Kapillaren
- Fibroblasten und Myofibroblasten

Mit zunehmender Dauer kommt es bei der chronischen Entzündung zu Gewebedestruktion, zum Gewebeumbau und zur Vernarbung.

Man unterscheidet die primäre chronische Entzündung, die von Beginn an chronisch verläuft, von der sekundären chronischen Entzündung, die sich aus einer akuten Entzündung bei Persistenz des Entzündungsreizes entwickelt.

3.3.1 Primär chronische Entzündung

Pathogenese
Viele schädigende Noxen führen von Beginn an zu einer chronischen Infektion (➤ Tab. 3.4):
- einige persistierende Mikroorganismen (z.B. Myobacterium tuberculosis, *Staphylococcus epidermidis* bei Polymer-Implantaten
- nichtdegradierbare Fremdmaterialien (Asbest, Quarzkristalle)
- Autoimmunerkrankungen (z.B. chronische Polyarthritis)

Morphologie
Histologisch vorherrschende Zelltypen bei einer primären chronischen Entzündung sind **Histiozyten/Makrophagen, Lymphozyten** und **Plasmazellen.** Das morphologische Reaktionsmuster ist vielfältig. Es reicht von einer vernarbenden Entzündung, bei der die Bindegewebebildung (Fibrose) und die Narbenbildung (Sklerose) im Vordergrund stehen, über eine lymphoplasmazelluläre Entzündungsreaktion bis schließlich zur granulomatösen Reaktion.

3.3.2 Sekundär chronische Entzündung

Pathogenese
Nach Art der Noxe und der akuten Entzündungsform lassen sich folgende sekundär chronische Entzündungen unterscheiden:
- **Chronisch eitrige Entzündung:** Sie entwickelt sich aus einer akuten bakteriell-eitrigen Entzündung.
- **Abszess:** Hier kommt es zu erheblichen Störungen des Abwehrprozesses. Ein mit Eiter gefüllter, gefäß- und strukturloser Hohlraum bietet den neutrophilen Granulozyten weder den chemotaktischen Gradienten noch die Matrix zur Fortbewegung, um gezielt die im Abszess vorhandenen Bakterien bekämpfen zu können. Der Abszessinhalt seinerseits verursacht im angrenzenden gesunden Gewebe eine chronische granulierende Entzündung, die sich zunehmend in eine dicke narbige **Abszesskapsel** umwandelt. Die fibröse Abszesskapsel enthält häufig Lymphozyten und Plasmazellen als Ausdruck einer lokalen immunologischen Reaktion.
- **Fremdkörperassoziierte, bakteriell-eitrige Entzündungen:** Sie sind häufig Ausgangspunkt sekundärer chronischer Entzündungen. Bakterien vermehren sich auf oder im Fremdkörper und entziehen sich den Abwehrmechanismen des Organismus. Fremdkörper sind entweder **exogene** Fremdmaterialien (bei chirurgischen Eingriffen eingebrachtes, nicht resorbierbares Nahtmaterial, Metalle, Plastik) oder **endogene** Fremdkörper (nekrotischer Knochen bei einer eitrigen Knochenentzündung). So kann z.B. *Staphylococcus epidermidis* auf Polymeroberflächen zu Zellrasen auswachsen und sich mit einem Kohlenhydratschleim umgeben, der den Zugriff von neutrophilen Granulozyten verhindert.
- **Persistenz von Viren oder chemischen/physikalischen Noxen:** Die meisten sekundären chronischen Entzündungen entstehen nicht auf dem Boden einer bakteriell-eitrigen Entzündung, sondern sind Folge chronischer Schädigung durch eine große Zahl von Noxen. Derartige chronische Entzündungen finden sich bei nicht abheilenden Haut- und Schleimhautnekrosen infolge chemischer oder physikalischer Noxen (z.B. chronisches Magen- oder Duodenalulkus; durch den Narbenprozess kann es im Magen-Darm-Trakt zu einer zunehmenden Stenosierung kommen) oder bei der Persistenz von Viren (z.B. chronische Hepatitis B, ➤ Kap. 33.4.2).

Morphologie
Häufig lässt sich das Nebeneinander akuter (Nekrosen, Exsudation) und chronischer (Lymphozyten, Granulationsgewebe, Vernarbung) Reaktionen nachweisen.

Tab. 3.4 Beispiele primär chronischer Entzündungen.

Ursachen der Entzündung	Beispiel
Resistenz von infektiösen Agenzien gegen Phagozytose und intrazelluläre Abtötung	Brucellose, Tuberkulose, virale Infektionen (z.B. Hepatitis B)
• Fremdkörperreaktionen – endogene Fremdkörper – exogenes Material	Nekrosen (z.B. Fettgewebe- und Knochennekrosen), Cholesterinkristalle, Harnsäurekristalle, Silikate, Nahtmaterial, Prothesen
• Autoimmunerkrankungen – organspezifische Autoimmunerkrankungen – nichtorganspezifische Autoimmunerkrankungen	chronische lymphozytäre Thyreoiditis, chronische atrophische Gastritis mit perniziöser Anämie (Autoimmungastritis), chronische Polyarthritis
• deregulierte Immunantwort gegen Antigene aus dem Darmlumen	Colitis ulcerosa, Morbus Crohn

3.3.3 Morphologische Merkmale der chronischen Entzündung

Die chronische Entzündung lässt sich in 3 Subtypen unterteilen:
- chronische granulierende (resorbierende) Entzündung
- chronische lymphozytäre Entzündung
- granulomatöse Entzündung

Chronische granulierende Entzündung

Bei diesem Subtyp steht das **Granulationsgewebe** (➤ Abb. 3.19) im Mittelpunkt. Der vorherrschende Zelltyp sind **Makrophagen**. Neben der phagozytischen Funktion üben diese Zellen über sezernierte Zytokine eine stimulierende Wirkung auf Endothelzellen und Fibroblasten aus (➤ Abb. 3.20). Resultate sind die Neubildung von Gefäßen (Angiogenese) und von kollagenem Bindegewebe (sog. Organisation).

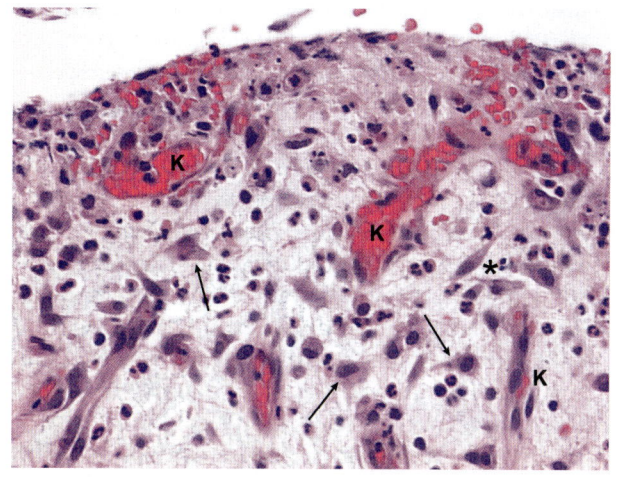

Die **Angiogenese** beginnt mit der Ausbildung solider endothelialer Knospen, die sekundär Lumina ausbilden und miteinander anastomosieren. Die Kapillaren besitzen zunächst keine Basalmembran und sind deshalb extrem permeabel. Hierdurch entsteht ein meist ausgeprägtes proteinreiches, erythrozytenhaltiges Ödem.

Die ebenfalls aktivierten **Fibroblasten** und **Myofibroblasten** bilden kollagene Fasern. Resorbiertes Exsudat und nekrotisches Gewebe werden zunehmend durch kollagenes Bindegewebe ersetzt. Das Kapillarnetz erfüllt vor allem nutritive Funktionen für Makrophagen und Fibroblasten.

Abb. 3.19 Granulationsgewebe mit den typischen Kapillarsprossen (K), Makrophagen (Pfeile) und Fibroblasten (Sternchen). HE, Vergr. 200-fach.

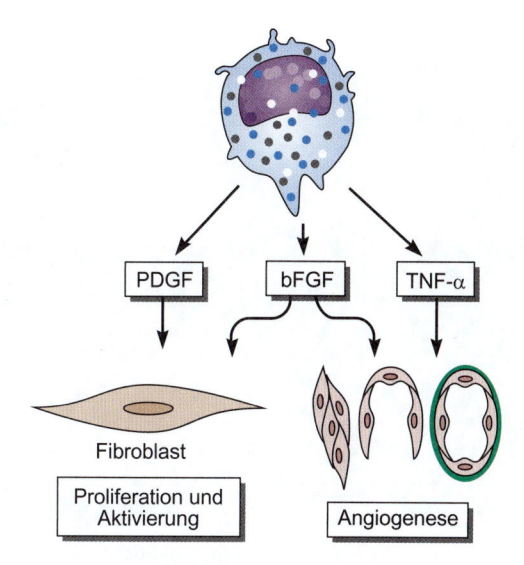

Abb. 3.20 Makrophagenfunktion. Stimulation der Fibroblastenproliferation und der Angiogenese durch eine Reihe von Zytokinen.

PDGF: platelet derived growth factor
bFGF: basic fibroblast growth factor
TNF-α: tumor necrosis factor α

Morphologie

Histologisch ist die granulierende Entzündung durch Makrophagen, Fibroblasten und Kapillaren gekennzeichnet (➤ Abb. 3.19).

Bei einigen Entzündungen, wie z.B. dem chronischen Magenulkus, kann das durch nekrotisches Gewebe überlagerte Granulationsgewebe eine Gliederung in 3 Zonen aufweisen (➤ Abb. 28.5):
- **Resorptionszone** mit Makrophagen (Front des Granulationsgewebes)
- **Reparationszone** mit Kapillarsprossen und Fibroblasten
- **Bindegewebezone** mit kollagenem Bindegewebe (Narbe)

Eine verstärkte resorptive Leistung ist histologisch am Reichtum an Gewebemakrophagen zu erkennen. Das resorbierte Material lässt sich teilweise im Zytoplasma der Makrophagen nachweisen. Nach Phagozytose von Fetten weist z.B. das Zytoplasma der Makrophagen feine Vakuolen auf (sog. **Schaumzellen**; ➤ Abb. 3.21a). Durch den Abbau von Erythrozyten (z.B. bei einem Hämatom) kommt es zur Ablagerung von Hämosiderin in den Makrophagen (sog. **Siderophagen**; ➤ Abb. 3.21b).

Je nach Ausbildung der resorptiven oder der reparativen Komponente ergeben sich folgende Varianten der granulierenden Entzündung:
- Die **chronische xanthomatöse Entzündung** ist gekennzeichnet durch den Reichtum an Schaumzellen und fällt daher bereits makroskopisch durch ihre gelbe Farbe auf. Beispiele sind die xanthomatöse chronische Pyelonephritis und die sog. Lipophagengranulome nach Fettgewebenekrosen (➤ Abb. 3.21a).
- Die **hypertrophische granulierende Entzündung** zeichnet sich durch eine besonders starke Granulationsgewebebildung mit meist deformierenden Narben aus. Beispiele sind das Narbenkeloid und die sog. Granulationspolypen.
- Die **fibroplastische bzw. sklerosierende Entzündung** ist charakterisiert durch eine Proliferation von Fibroblasten mit Bildung von kollagenem Bindegewebe. Ein Beispiel ist das sog. Kapselfibrosesyndrom nach Einsatz einer Mammaprothese. Hierbei handelt es sich um eine erhebliche Vernarbung und Schrumpfung einer sich in der Umgebung einer Silikonprothese bildenden fibrösen Kapsel.

Chronische lymphozytäre Entzündung

Diese Entzündung weist eine überwiegend **lymphozytäre Infiltration** als Ausdruck eines immunologischen Prozesses auf. Die Folgen sind zunehmende Parenchymdestruktion und Vernarbung.

Zu dieser Entzündungsform zählen in erster Linie die Autoimmunerkrankungen (➤ Kap. 4.3.4). Zumeist führen sie über einen Verlauf von vielen Jahren zu einer zunehmenden Parenchymdestruktion z.T. mit ausgeprägter Vernarbung, Fibrose (➤ Abb. 3.12) und Funktionsverlust (➤ Abb. 3.22).

> **PRAXIS**
> Chronische lymphozytäre Thyreoiditis ➤ Kap. 14.4.2, autoimmune (myoepitheliale) Sialadenitis ➤ Kap. 26.3.6, Autoimmunhepatitis ➤ Kap. 33.4.2, Lupus erythematodes visceralis ➤ Kap. 4.4.4, Sklerodermie ➤ Kap. 4.4.4, chronische Polyarthritis ➤ Kap. 45.2.4.

Granulomatöse Entzündung

Granulome bestehen aus knötchenförmigen Zellansammlungen, die sich – abhängig vom Granulom-Typ – aus Makrophagen und ihren Abkömmlingen, Epitheloidzellen und mehrkernigen Riesenzellen sowie aus weiteren Zelltypen zusammensetzen. Dazu zählen z.B. Lymphozyten, Granulozyten und Fibroblasten. Der Begriff „Granulom" leitet sich vom lateinischen granulum (= Körnchen) her. Dieser Stamm findet sich auch in 2 anderen Wortbildungen, Granulozyt und granulierende Entzündung bzw. Granulation.

Die 3 Begriffe sind streng voneinander zu trennen:
- Die Bezeichnung **Granulozyt** bezieht sich auf die Zytomorphologie: Granulozyten enthalten viele Granula.
- Bei der Bildung von **Granulationsgewebe** entstehen an einem Wundgrund makroskopisch sichtbare, körnchenähnliche Proliferate von Kapillaren und Fibroblasten.
- **Granulome** bilden sich nur bei einem eingegrenzten Spektrum von Erkrankungen, sodass man auch von „spezifischen" Entzündungen spricht. Verschiedene Erreger und unbelebte Noxen können die Bildung von Granulomen induzieren, z.B. toxische (Asbest, Quarz), nichttoxische, schwer abbaubare exogene (Plastik, Nahtmaterial, Talkumpuder) und endogene (Cholesterinkristalle, Harnsäurekristalle, Hornschüppchen) Fremdkörper sowie einige Mikroorganismen (z.B. Mykobakterien, Yersinien, Listerien, Leishmanien). Aus dem unterschiedlichen histologischen Aufbau der Granulome können sich Hinweise auf ihre Ätiologie ergeben. Beweisend für eine bestimmte Ätiologie ist allerdings nur der Nachweis des verursachenden Agens bzw. Erregers im Gewebe. Die Pathogenese von Granulomen ist in ➤ Kap. 3.3.1 erläutert.

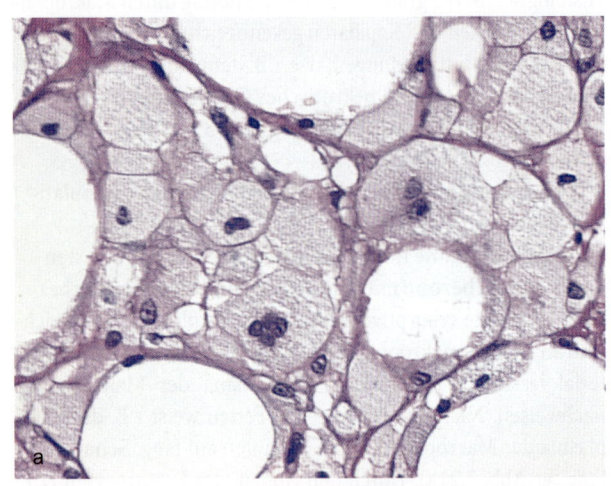

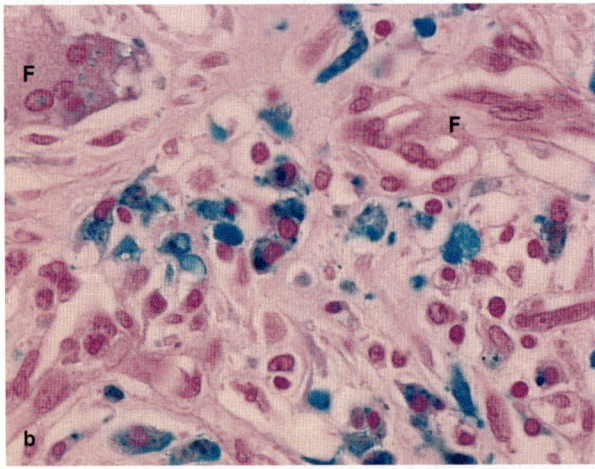

Abb. 3.21 Schaumzellen und Siderophagen. a Histiozytäre Entzündung nach Fettgewebenekrosen mit Ausbildung von Schaumzellen (zytoplasmatische Fettspeicherung der Histiozyten). HE, Vergr. 200-fach. **b** Histiozytäre Entzündung mit Fremdkörperriesenzellen (F) und eisenspeichernden Makrophagen, sog. Siderophagen (blau). Berliner Blau, Vergr. 100-fach.

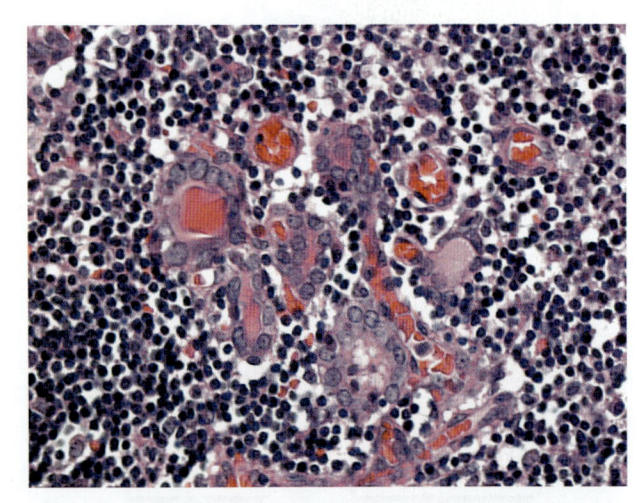

Abb. 3.22 Chronische lymphozytäre Thyreoiditis. Ausschnitt aus der Schilddrüse mit ausgeprägter lymphozytärer Entzündungsinfiltration zwischen den Lymphfollikeln. Die Entzündung führt im Laufe der Zeit zu einem zunehmenden Parenchymverlust mit Fibrose. HE, Vergr. 40-fach.

Granulomzellen

Epitheloidzellen entwickeln sich unter dem Einfluss von CD4-T-Zellen aus Monozyten bzw. Histiozyten. Histiozyten-Ansammlungen sind daher u.U. Vorstufen epitheloidzelliger Granulome. Die Epitheloidzellen zeigen eine enge Verzahnung ihrer Zellmembranen untereinander und weisen daher ein epithelähnliches („epitheloides") Bild auf. In den voll ausgebildeten Granulomen umschließen die Epitheloidzellen wallartig das Granulomzentrum, sodass einerseits Erreger bzw. Noxen vom übrigen Gewebe abgegrenzt und andererseits Enzyme u.a. bakterizide Stoffwechselprodukte lokal konzentriert werden können.

Mehrkernige **Riesenzellen** sind oft Bestandteile von Granulomen, ihr Nachweis ist für die Diagnose eines Granuloms jedoch nicht erforderlich. Diese Riesenzellen entstehen durch Konfluenz zahlreicher Monozyten bzw. Gewebemakrophagen unter Ausbildung eines Synzytiums. Die vielen Kerne können geordnet oder ungeordnet vorliegen:
- **geordnete** Riesenzellen (z.B. Langhans-Riesenzellen) in Granulomen vom Tuberkulose-Typ
- **ungeordnete** Riesenzellen in Granulomen vom Fremdkörper-Typ

Als begleitende Zellen enthalten Granulome **Lymphozyten** und **Plasmazellen** in unterschiedlicher Anzahl und Verteilung, meist in der Peripherie. Die außerhalb gelegenen T-Lymphozyten produzieren verschiedene für die Granulombildung wichtige Zytokine (z.B. TNF-α; Makrophagen-Migrationshemmfaktor, MIF). In Granulomen vom Pseudotuberkulose-Typ treten **neutrophile Granulozyten** hinzu.

Tab. 3.5 Die verschiedenen Granulomtypen und ihre Besonderheiten.

Granulomtyp	Besonderheiten	Vorkommen
Epitheloidzellige Reaktionsformen		
kleinherdige Epitheloidzellansammlungen („sarcoid-like lesions")	–	in Lymphknoten: Abflussgebiet von Tumoren, Toxoplasmose (Piringer-Lymphadenitis), verschiedene Lymphome
Epitheloidzellgranulome vom Sarkoidose-Typ (➤ Abb. 3.23a)	keine zentrale Nekrose, ggf. Untergliederung durch fibröse Septen	Sarkoidose, Morbus Crohn, primäre biliäre Zirrhose (PBC), nach Inhalation von Beryllium-, Aluminium- oder organischen Stäuben
Epitheloidzellgranulome vom Tuberkulose-Typ (➤ Abb. 3.23b, ➤ Abb. 3.24a)	zentrale „verkäsende" Nekrose	Tuberkulose, Lepra, andere Mykobakteriosen, Syphilis; nekrotisches Tumorgewebe, Prostatasekret (granulomatöse Prostatitis), Berylliumstäube, Polyvinylpyrrolidon (PVP), Stärkekörner, Talkum (Handschuhpuder)
Epitheloidzellgranulome vom Pseudotuberkulose-Typ (➤ Abb. 3.23c)	zentraler Mikroabszess	Lymphadenitis mesenterialis durch *Yersinia pseudotuberculosis*, Katzenkratzkrankheit, Lymphogranuloma venereum, Hasenpest (Tularämie), Pilzinfektionen (z.B. Kokzidioidomykose), verschiedene Parasitosen
Histiozytäre granulomatöse Reaktionsformen		
Granulome vom rheumatoiden Typ (➤ Abb. 3.23d)	zentrale „fibrinoide" Nekrose	„Rheumaknoten" bei chronischer Polyarthritis; Granuloma anulare, verschiedene Hauterkrankungen
Granulome vom Typ des rheumatischen Fiebers	Makrophagen (Anitschkow-Zellen) mit „raupenähnlichem" („caterpillar cells") bzw. „eulenaugenähnlichem" Nukleolus, Makrophagen mit basophilem Zytoplasma (Aschoff-Zellen), nach spindelförmiger Narbe	rheumatisches Fieber
Granulome vom Fremdkörper-Typ (➤ Abb. 3.23e, ➤ Abb. 3.24b)	mehrkernige Riesenzellen mit ungeordneten Kernen, Auslöser: sowohl kristalline als auch nichtkristalline, körpereigene und körperfremde Stoffe und Partikel, körpereigene Stoffe (Kristalle: Urat und Cholesterin; nichtkristallin: Hornlamellen, Schleim, nekrotisches Fettgewebe, Talg); körperfremde Stoffe (Nahtfäden, Insekten- und Zeckenanteile, Holzsplitter, Dornen, Stein- und Metallstäube, Endoprothesenabrieb, Silikonöl aus Mammaimplantaten)	Nahtfadengranulome, Cholesteringranulome, Muziphagen-Granulome, Ölzysten
Gemischtzellige Granulome	Epitheloidzellen, Histiozyten, Riesenzellen	Typhus abdominalis, Brucellosen, Listeriosen, Mykosen

Reaktionsformen der granulomatösen Entzündung

Man unterscheidet **epitheloidzellige und histiozytäre granulomatöse** Reaktionsformen (➤ Tab. 3.5, ➤ Abb. 3.23).

PRAXIS

Kleinherdige Epitheloidzellansammlungen Toxoplasmose des Lymphknotens (Piringer-Kuchinka-Lymphadenitis) ➤ Kap. 22.2.1.
Epitheloidzellgranulome vom Sarkoidose-Typ Sarkoidose (Morbus Boeck) ➤ Kap. 24.6.3, ➤ Kap. 4.4.6, Morbus Crohn ➤ Kap. 32.5.2.
Epitheloidzellgranulome vom Tuberkulose-Typ Tuberkulose ➤ Kap. 24.6.3, ➤ Kap. 48.3.6.
Epitheloidzellgranulome vom Pseudotuberkulose-Typ *Yersinia pseudotuberculosis,* Katzenkratzkrankheit ➤ Kap. 22.2.1, Lymphogranuloma venereum ➤ Kap. 40.5.3.
Granulome vom rheumatoiden Typ Chronische Polyarthritis ➤ Kap. 45.2.4.
Granulome vom Typ des rheumatischen Fiebers Rheumatische Myokarditis ➤ Kap. 19.4.1.
Granulome vom Fremdkörper-Typ Chalazion (Gerstenkorn) ➤ Kap. 11.2.1, Muziphagengranulome um Schleimextravasate ➤ Kap. 26.3.4.
Gemischtzellige Granulome Typhus abdominalis ➤ Kap. 30.7.1, Listeriosen ➤ Kap. 48.3.5.

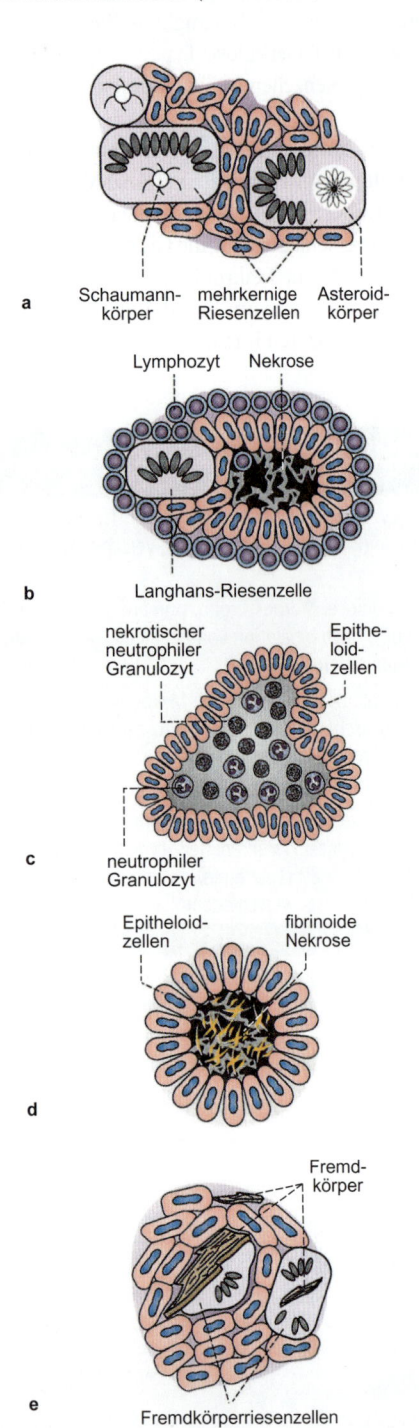

Abb. 3.23 Granulomtypen (Schema). **a** Epitheloidzellgranulom vom Sarkoidose-Typ; **b** Epitheloidzellgranulom vom Tuberkulose-Typ; **c** Epitheloidzellgranulom vom Pseudotuberkulose-Typ; **d** Granulom vom rheumatoiden Typ; **e** Granulom vom Fremdkörpertyp.

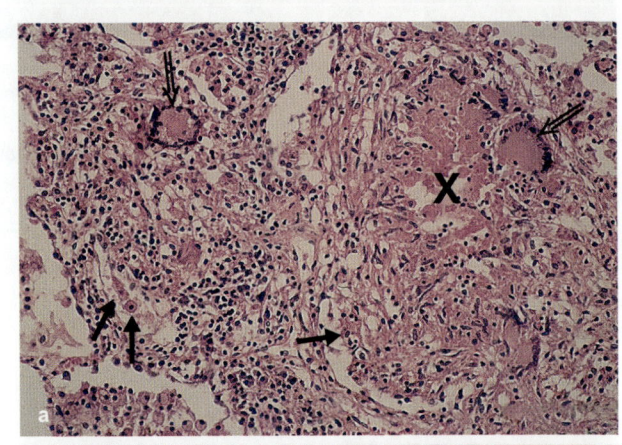

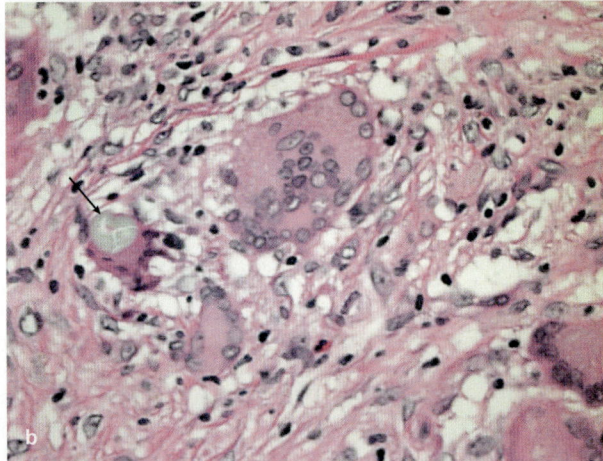

Abb. 3.24 Granulome im histologischen Bild. a Epitheloidzellgranulom vom Typ eines verkäsenden tuberkulösen Granuloms. Knötchenförmige Ansammlung von Epitheloidzellen (Pfeile) und mehrkernigen Riesenzellen (Doppelpfeile) mit zentraler Nekrose in einem Granulom (Kreuz). HE, Vergr. 10-fach; **b** Granulom vom Fremdkörper-Typ mit Histiozyten und ungeordneten Fremdkörperriesenzellen. Im Zytoplasma eingeschlossene Fadenreste (Pfeil). HE, Vergr. 100-fach.

3.4 Regeneration und Reparation

3.4.1 Definition

Bei jeder Entzündung oder bei traumatischen Gewebeschäden kommt es zu einer Zerstörung von Zellen, z.B. Parenchymzellen in Organen oder Epithelzellen in Haut und Schleimhäuten. Der vollwertige Ersatz von Parenchymzellen wird als **Regeneration,** bei oberflächenbedeckenden Epithelien als Reepithelisierung bezeichnet. Ist eine Regeneration nicht möglich, werden die zerstörten Parenchymzellen durch kollagenes Bindegewebe ersetzt (**Reparation,** Defektheilung).

Regeneration (vollständige Heilung)

Vollständige Heilung nach einem Gewebeschaden bedeutet die Wiederherstellung des ursprünglichen Zustandes („Restitutio ad integrum") durch
- Elimination der Noxe
- Auflösung des Entzündungsexsudats
- vollwertigen, funktionellen Ersatz der zugrunde gegangenen Parenchymzellen

Die Beseitigung der Noxen und damit der Ursache der Gewebeschädigung führt zu einer Abnahme der Entzündungsmediatoren. Die Gefäßfunktionen normalisieren sich. Das entzündliche Exsudat wird durch freigesetzte Enzyme aufgelöst. Für die Degradation des Fibrins ist das aus dem Proenzym Plasminogen gebildete Plasmin von besonderer Bedeutung. Dieses kann durch Faktoren der Makrophagen aktiviert werden. Das verflüssigte Exsudat wird über die Lymphbahnen und teilweise über die Blutgefäße abtransportiert. Zelltrümmer (Detritus) werden schließlich von Makrophagen phagozytiert. Mit der Auflösung des Exsudats beginnt die Regeneration durch neue Parenchymzellen. Der ursprüngliche Gewebezustand wird ohne Narbe wiederhergestellt.

Reparation (Defektheilung)

Syn.: Reparatio, Organisation

Eine Heilung durch Reparation ist die Folge einer unvollständigen Abräumung des Exsudats oder Folge größerer Gewebenekrosen in Geweben mit unzureichender Regenerationsfähigkeit.

Nekrosen führen zur Bildung von Granulationsgewebe mit Abbau der Nekrose und Ersatz durch kollagenes Bindegewebe (Narbe). Diesen Prozess bezeichnet man auch als **Organisation.** Die Narbe ist makroskopisch durch ihre grau-weiße Farbe und histologisch durch kollagenes Bindegewebe gekennzeichnet (➤ Abb. 3.25).

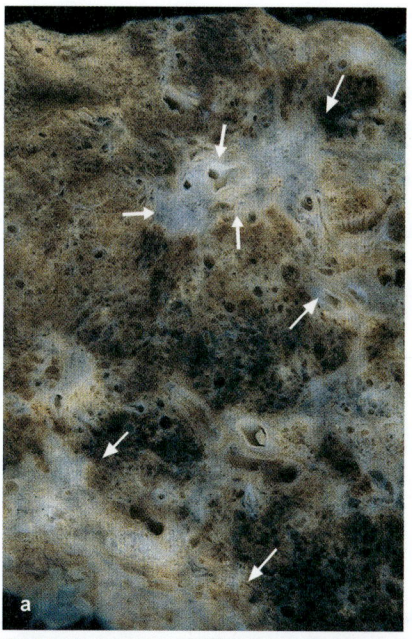

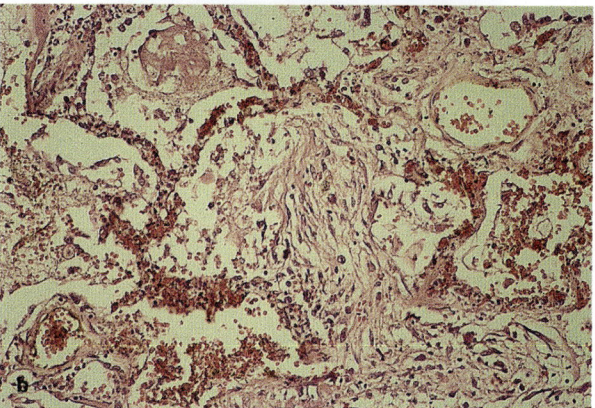

Abb. 3.25 Chronisch vernarbende Entzündung: karnifizierende Pneumonie. **a** Schnittfläche der Lunge mit flächenhaftem Narbengewebe (Pfeile); **b** Histologie mit fibrösem Narbengewebe, das die Alveolen ausfüllt. HE, Vergr. 40-fach.

3.4.2 Beispiel: Wundheilung

Phasen der normalen Wundheilung

Die Wundheilung an der Haut veranschaulicht die Prinzipien des Ineinandergreifens von Entzündung, Regeneration und Reparation (➤ Abb. 3.26).

Jede chirurgische Hautinzision führt zu Zellnekrosen der Epidermis und der Dermis sowie zur Eröffnung von Blutgefäßen. Trotz optimaler Adaptation der Wundränder im Rahmen der chirurgischen Wundnähte kommt es daher zu folgenden Veränderungen:
- **Exsudative Phase:** Der Defekt wird mit koagulierendem Blut und Fibrin aufgefüllt (Blutschorf). **Fibronektin,** ein homodimeres Glykoprotein mit Querverbindungen zwischen Fibrin und Kollagen sowie anderen extrazellulären Matrixkomponenten, ermöglicht eine Stabilisierung der

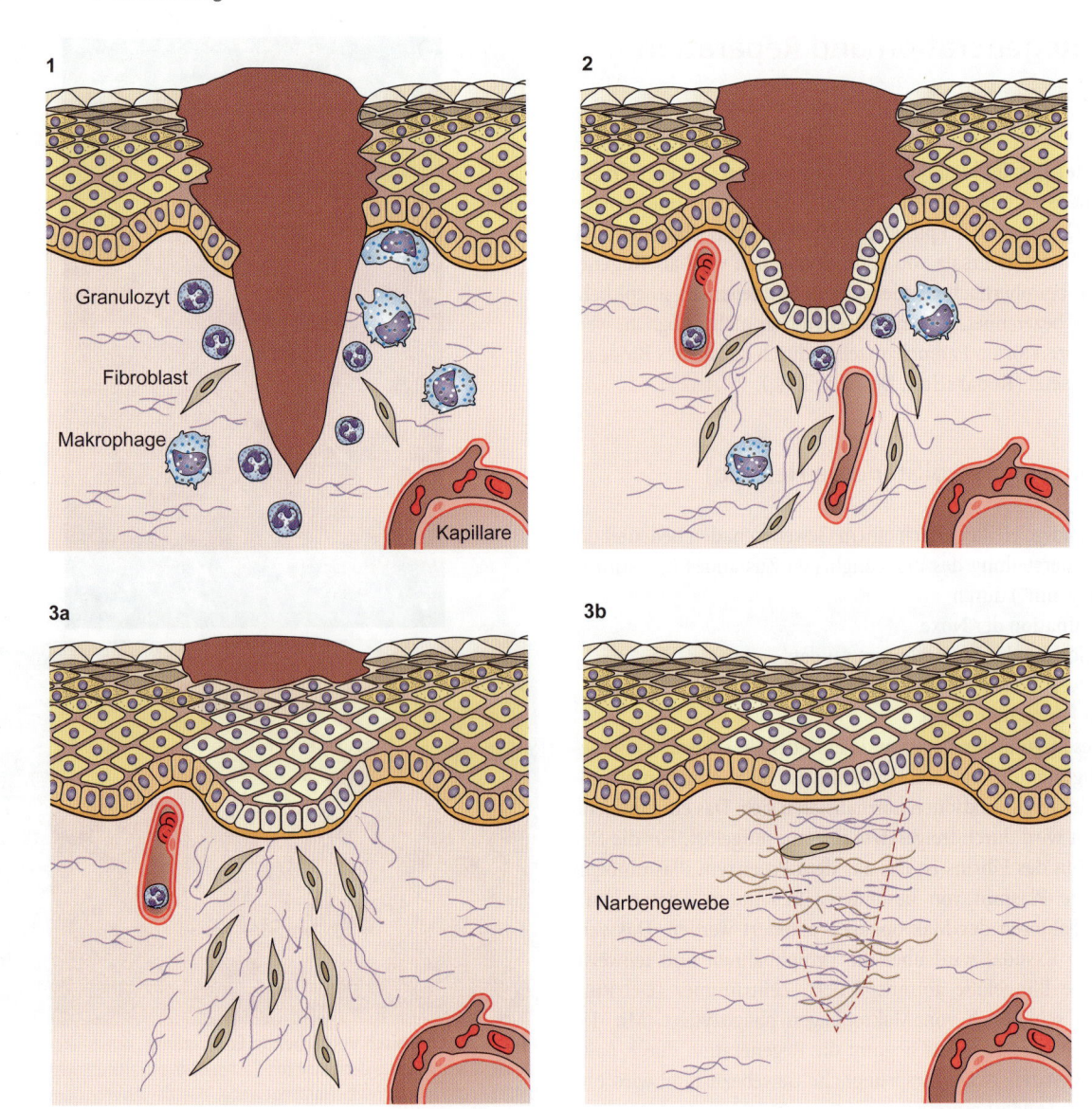

Abb. 3.26 Wundheilung am Beispiel einer Hautwunde. 1 = exsudative Phase, 2 = resorptive Phase, 3a = reparative Phase, 3b = Hautnarbe (Details s. Text).

Wunde. Im angrenzenden Gewebe entsteht eine entzündliche Reaktion mit Anreicherung von neutrophilen Granulozyten und Makrophagen.
- **Resorptive Phase:** Neutrophile Granulozyten und insbesondere Monozyten/Makrophagen wandern in den Defekt ein und beginnen mit dem Abbau des Exsudats. Im Randbereich entwickelt sich ein Granulationsgewebe aus neu gebildeten Kapillaren und Fibroblasten. Gleichzeitig kommt es zu einer Migration des basalen Epithels zwischen Blutschorf und Granulationsgewebe.
- **Reparative Phase:** Die Bildung von Granulationsgewebe durch Proliferation von Kapillaren (Angiogenese) und Fibroblasten leitet die **Reparation** ein. Die Umwandlung des Granulationsgewebes in reifes Narbengewebe nimmt Wochen bis Monate in Anspruch. Sie geht mit einer Resorption des Exsudats und einer ausgeprägten **Kollagensynthese** einher. Kollagenes Bindegewebe sorgt für die mechanische Stabilität der Narbe. Bei der Wundheilung wird zunächst Typ-III-Kollagen gebildet, das mit zunehmender Reifung der Narbe abgebaut und durch Typ-I-Kollagen ersetzt wird. In der reifen Narbe besteht dann ein Verhältnis Typ I/Typ III von 8,5 : 1,5. Dieses Narbengewebe bzw. die Fibrose kann sich in parenchymatösen Organen (z.B. Lunge, Leber, Niere) als Diffusionshindernis bemerkbar machen und zu einer Funktionsminderung des Organs beitragen.
- **Regeneration/Reepithelisierung:** Die Regeneration der Epidermis setzt gleich zu Anfang der reparativen Phase ein mit einer vom Wundrand ausgehenden Migration der Basalzellschicht zwischen oberflächlichem Blutschorf und Granulationsgewebe. Aus der Basalzellschicht differenziert eine mehrschichtige Epidermis. Im Gegensatz zur normalen Epidermis besitzt die neu gebildete keine Reteleisten, ent-

Tab. 3.6 Komplikationen der Wundheilung.
- Wunddehiszenz
- Narbenbruch
- hypertrophische Narben (Caro luxurians, „wildes Fleisch")
- Keloidbildung
- Narbenkontraktur
- Wundinfektion
- Serombildung
- Hämatombildung
- Granulombildung
- Epidermiszysten

hält keine Melanozyten (eine Hautnarbe bleibt zumeist weiß) und keine Hautanhangsgebilde. Der Blutschorf an der Oberfläche wird nach dieser Phase abgestoßen. Eine unkomplizierte Wundheilung mit nur geringer Narbenbildung (z.B. nach chirurgischen Eingriffen) wird als **Heilung per primam intentionem** (PP-Heilung) bezeichnet.

Komplikationen der Wundheilung

Unter Komplikationen der Wundheilung fasst man lokale (Größe, Instabilität der Wunde, Ausmaß der Kontrakturen; Infektionen und Fremdmaterial, Narbenhypertrophie) und systemische (Blutversorgung, Ernährung, Grundleiden wie z.B. Diabetes mellitus, Medikamente, Immunstatus) Faktoren und Prozesse zusammen, die den Heilungsverlauf und das Ergebnis der Narbenbildung negativ beeinflussen. Dies kann zu großen, deformierenden Narben, insuffizienten Narben (Narbenbruch) oder auch nicht heilenden Wunden führen (➤ Tab. 3.6).

Lokale Faktoren

- **Größe:** Die Größe der Hautwunde bestimmt das Ausmaß der Exsudation, Letztere wiederum die Ausdehnung des Granulationsgewebes und damit der Narbe. Die zeitliche Verzögerung des Heilungsprozesses über das makroskopisch bereits erkennbare Granulationsgewebe nennt man **Heilung per secundam intentionem** (PS-Heilung).
- **Instabilität:** Die natürliche Instabilität von Hautwunden in frühen Phasen der Wundheilung kann bei mangelnder Ruhigstellung (frühzeitige Belastung) zu einer Wunddehiszenz führen. Folgen davon sind erneut eintretende Exsudation, Wund- und Narbeninsuffizienz mit Ausbildung eines Narbenbruchs.
- **Kontrakturen:** Durch die Wundkontraktion erfährt die Narbe mit der Zeit eine erhebliche Volumenreduktion. Verantwortlich dafür sind sog. **Myofibroblasten**, die durch ihre kontraktilen Eigenschaften (Aktin, Myosin) das Bindegewebe zusammenziehen. Durch diesen Prozess kann es zu entstellenden Narbenkontrakturen kommen.
- **Infektionen und Fremdmaterial:** Infektionen führen zu einer exsudativen Entzündung, Fremdkörper zu einer Fremdkörperreaktion. Beide Faktoren verhindern die Reparation, sodass der Heilungsverlauf verhindert oder verzögert wird. Zusätzlich wird die Granulations- und Narbenbildung gefördert.
- **Narbenhypertrophie:** Auch bei optimalen Bedingungen kann es gelegentlich zu einer überschießenden Reaktion, d.h. zu einer inadäquat regulierten Proliferation von Bindegewebe kommen. Die dafür verantwortlichen Faktoren sind derzeit noch unbekannt. Folgen sind hypertrophische Narben und sog. **Keloide.**

Systemische Faktoren

- **Blutversorgung:** Eine ausreichende Blutversorgung ist eine wesentliche Voraussetzung einer guten Wundheilung. So ist die Aktivität der Fibroblasten von einem Sauerstoffdruck von mindestens 15 mmHg abhängig. Dieser wird nur bei einem intakten Kapillarnetz erreicht. Die Atherosklerose bei älteren Patienten ist eine häufige Ursache für die Verzögerung der Wundheilung.
- **Ernährung:** Die Ernährung hat ebenfalls einen erheblichen Einfluss auf die Wundheilung. Der wichtigste Faktor ist dabei das **Vitamin C.** Es ist beim Menschen an der Aktivierung der Enzyme Prolyl- und Lysylhydroxylase beteiligt. Vitamin-C-Mangel führt daher zu unterhydroxylierten Aminosäuren und dadurch zur Bildung instabiler Kollagene.
- **Diabetes mellitus:** Aufgrund der Gefäßveränderungen und der erhöhten Infektionsneigung bei Diabetes mellitus kommt es ebenfalls zur Verzögerung oder Beeinträchtigung der Wundheilung (➤ Kap. 47.3.2).
- **Medikamente:** Glukokortikosteroide hemmen die Wundheilung.
- **Abwehrzellen, Immunstatus:** Granulozytopenie und angeborene Defekte in der Leukozytenchemotaxis oder Phagozytose wirken sich negativ auf die Wundheilung aus.

KAPITEL 4

Ch. Müller, G. Höfler, B.A. Imhof, G.A. Holländer

Pathologische Immunreaktionen

4.1	**Aufbau des Immunsystems**	76
4.1.1	Angeborenes und erworbenes Immunsystem	76
4.1.2	Antigene, Antigenpräsentation und Histokompatibilitätsantigene	77
4.1.3	Primäre, sekundäre und tertiäre lymphatische Organe (Immunorgane)	79
4.1.4	Zellen des Immunsystems	79
4.2	**Entstehung und Kontrolle einer spezifischen Immunantwort**	85
4.2.1	Zytokine	85
4.2.2	Korezeptoren auf Lymphozyten	85
4.2.3	Periphere Differenzierung von B-Lymphozyten	86
4.2.4	Periphere Differenzierung von T-Lymphozyten	88
4.2.5	Primäre und sekundäre Immunantwort, immunologisches Gedächtnis	89
4.2.6	Grundlagen und Mechanismen der immunologischen Toleranz	91
4.2.7	Apoptose	91
4.3	**Fehlleistungen des Immunsystems: Überempfindlichkeitsreaktionen und Autoimmunität**	91
4.3.1	Überempfindlichkeitsreaktionen	92
4.3.2	Transplantatabstoßung und Immunsuppression bei Transplantationen	96
4.3.3	Immunabwehr gegen Tumoren	96
4.3.4	Autoimmunität – Autoimmunerkrankungen	98
4.4	**Autoimmunerkrankungen**	101
4.4.1	Mechanismen der Gewebeschädigung	101
4.4.2	Entstehung von Immuntoleranz und Pathogenese mangelnder Immuntoleranz	101
4.4.3	Spektrum der Autoimmunerkrankungen	101
4.4.4	Kollagenosen	101
4.4.5	Systemische nichtinfektiöse Vaskulitiden	106
4.4.6	Sarkoidose	106
4.5	**Defekte des erworbenen Immunsystems**	107
4.5.1	Störungen der B-Zell-vermittelten Immunität	109
4.5.2	Störungen der T-Zell-vermittelten Immunität	110
4.5.3	Schwere kombinierte Immundefekte	111
4.5.4	Erworbene Immundefektsyndrome	111

Zur Orientierung

Die Hauptaufgabe des Immunsystems ist der Schutz des Individuums vor Infektionen. Das System ist funktional eng mit weiteren Regulationssystemen, einschließlich dem Nervensystem und dem endokrinen System, verknüpft. Das Immunsystem besteht aus einer **angeborenen** und einer **erworbenen** Komponente. Diese beiden Systeme ergänzen sich und bilden eine funktionelle Einheit.
Fremdstoffe, die eine antigenspezifische Immunantwort auslösen, werden als **Immunogene** bezeichnet. Das Immunsystem erkennt sie mithilfe von Rezeptorsystemen, welche die Spezifität der jeweiligen Abwehrreaktion gewährleisten. Im Zusammenwirken von angeborener und erworbener Immunabwehr kommt es zu einer koordinierten und präzise regulierten Reaktion auf die Fremdstoffe. Dabei unterstützt und vervollständigt die antigenspezifische Abwehr des erworbenen Immunsystems die Abwehrleistung des angeborenen Systems, die vorwiegend auf der Erkennung mikrobieller Sequenzmuster durch Mustererkennungsrezeptoren („pattern recognition receptors", PRR) beruht. Gleichzeitig führt die gezielte Reaktion des erworbenen Immunsystems gegen Antigene auch zur Fähigkeit, bei erneuter Exposition gegenüber demselben Immunogen schneller, stärker und spezifischer reagieren zu können. Dieses Phänomen wird als **immunologisches Gedächtnis** bezeichnet.
Aufgrund seiner hohen Komplexität ist das Immunsystem ein effektives und überlebenswichtiges, jedoch auch relativ fehleranfälliges System. Einzelne Komponenten des angeborenen oder des erworbenen Immunsystems können aufgrund genetischer Veränderungen Defekte aufweisen (primäre Immundefizienz) oder durch eine unverhältnismäßige (z.B. Allergie) oder eine falsch gerichtete Antwort (z.B. Autoimmunität) große und gelegentlich irreversible Schäden setzen, die zu **schweren Erkrankungen** führen können.

4.1 Aufbau des Immunsystems

Das Immunsystem erkennt schädliche Substanzen durch unterschiedliche, miteinander kooperierende **zelluläre** und **humorale Abwehrmechanismen.** Diese lebensnotwendigen Aufgaben werden beim Menschen durch 2 Abwehrsysteme wahrgenommen, die in engem Kontakt stehen und miteinander kooperieren (➤ Tab. 4.1):
- natürliches System der angeborenen Immunität (unspezifisches Immunsystem, *engl.: innate immune system*)
- adaptives System der erworbenen Immunität (spezifisches Immunsystem, *engl.: adaptive immune system*)

Alle Zellpopulationen des Immunsystems stammen von **hämatopoetischen Stammzellen** des Knochenmarks ab. Die verschiedenen Zellpopulationen werden zwar entweder dem angeborenen oder dem erworbenen Immunsystem zugeteilt, jedoch stehen die einzelnen zellulären und molekularen Komponenten der beiden Systeme durch lösliche Faktoren (Zytokine) und über Zell-Zell-Kontakte (auch über membranständige Rezeptoren und ihre Liganden) in einem vielfältigen Wechselspiel, das für die adäquate Auslösung und Begrenzung einer Immunantwort entscheidend ist.

Tab. 4.1 Eigenschaften des angeborenen und erworbenen Immunsystems.

	Angeborenes Immunsystem	Erworbenes Immunsystem
physikochemische Barrieren	• Haut und Schleimhäute	• Haut und mukosaassoziiertes lymphatisches Gewebe • sekretorische Antikörper (vorwiegend IgA)
humorale (lösliche) Komponenten	• Komplementsystem • Akute-Phase-Proteine • Zytokine (von Zellen des angeborenen Immunsystems)	• Antikörper • Zytokine (von Lymphozyten)
zelluläre Komponenten	• Granulozyten • Monozyten/Makrophagen • natürliche Killer(NK)-Zellen • dendritische Zellen	• B-Lymphozyten • T-Lymphozyten
Erkennungsmechanismen	• PRR (Mustererkennungsrezeptoren)	• spezifische Antigenrezeptoren • B-Lymphozyten: Immunglobuline (als membrangebundene Proteine dienen sie auch als B-Zell-Antigen-Rezeptoren, BCR) • T-Lymphozyten: T-Zell-Antigen-Rezeptoren, TCR
biologische Eigenschaften	• rasche Verfügbarkeit	• hohe Spezifität • immunologisches Gedächtnis

PRR = „pattern recognition receptors"

4.1.1 Angeborenes und erworbenes Immunsystem

Angeborenes (unspezifisches) Immunsystem

Syn.: natürliches Immunsystem

Das angeborene Immunsystem ist bereits bei Geburt ausgebildet und weist nur eine **beschränkte Spezifität** gegenüber den abzuwehrenden Erregern auf. Im Gegensatz zum erworbenen Immunsystem braucht das angeborene Immunsystem für seine Funktion keinen vorausgegangenen Kontakt mit den Antigenen, um seine Effektorzellen zu aktivieren, da die humoralen und zellulären Erkennungsmechanismen der angeborenen Immunität konstitutiv vorhanden sind. Andererseits zeigt dieses Immunsystem im Verlauf seiner Abwehrleistung **keine Adaptation** an die spezifischen Gegebenheiten des Erregers, insbesondere wenn bei den Erregern Mutationen auftreten.

Die **zentrale Funktion** des angeborenen Immunsystems ist darauf ausgerichtet, Erreger rasch zu beseitigen und – im Bedarfsfall – die antigenspezifischen Effektorzellen des erworbenen Immunsystems koordiniert zum Ort der Abwehr zu führen. Die Haut und die Schleimhäute bilden eine erste physische Barriere für Erreger und sind von Zellen des angeborenen Immunsystems durchsetzt. Diese können Erreger phagozytieren und teilweise zerstören.

Die Strategie des angeborenen Immunsystems bei der Identifizierung von Erregern besteht darin, dass konstitutiv exprimierte und gut konservierte Produkte des mikrobiellen Metabolismus durch sog. **Mustererkennungsrezeptoren** („pattern recognition receptors", PRR) erkannt werden. Als Fremdstoffe dienen dabei Polysaccharide, Nukleinsäuren und Lipide von Erregern. Die zellständigen PRR finden sich vielfach auf der Oberfläche von Phagozyten, wo sie für die direkte Erkennung von bestimmten Strukturmerkmalen an der Oberfläche mikrobieller Pathogene verantwortlich sind. Einige PRR sind jedoch auch im Zellinneren lokalisiert. Dort erkennen sie phagozytierte mikrobielle Liganden und können so die Funktion der Effektorzellen des angeborenen Immunsystems regulieren. Um den immunologisch wesentlichen Unterschied zwischen „nicht infektiösem Selbst" und „infektiösem bzw. gefährlichem Fremd" zu erkennen, kommt erleichternd hinzu, dass viele der auf diese Weise erkannten Moleküle ausschließlich von Mikroorganismen gebildet werden. Die für die PRR-Bindung relevanten Strukturen der Lipopolysaccharide (LPS), der Lipoproteine, der Peptidoglykane und anderer Moleküle werden als **„microbe-associated molecular patterns" (MAMP)** oder als **„pathogen-associated molecular patterns" (PAMP)** bezeichnet. PRR konnten solche MAMP/PAMP bereits früh in der Evolution (vor ca. 1 Millarde Jahren) erkennen. Über die PRR ist das angeborene Immunsystem in der Lage, unterschiedlichste MAMP/PAMP zu binden. Es kann jedoch keine Virulenzfaktoren erkennen. Dies hat zur Folge, dass PRR beispielsweise nicht zwischen pathogenen und kommensalen Erregern unterscheiden können.

Bei den löslichen Faktoren spielt das **Komplementsystem** (➤ Kap. 3.2.4) als Mediator eine wichtige Rolle. Es besitzt die einmalige Fähigkeit, Antikörper in ihrer antibakteriellen Wirkung zu „komplementieren" (ergänzen) und hat dadurch seinen Namen erhalten. Dieses System spielt eine wesentliche Rolle bei der

- Lyse von antikörperbeladenen Bakterien und Zellen
- Opsonisierung von Fremdpartikeln (Bakterien, Parasiten, Pilzen, Viren) und Zellen zur erleichterten Phagozytose durch Komplementrezeptor tragende Effektorzellen
- gezielten Beseitigung von Immunkomplexen
- chemotaktischen Rekrutierung von Entzündungszellen
- Präsentation von Antigenen in komplementhaltigen Immunkomplexen, insbesondere auf follikulären dendritischen Zellen im Keimzentrum der sekundären lymphatischen Organe (Lymphknoten, Milz)

Erworbenes (spezifisches) Immunsystem

Syn.: adaptives Immunsystem

Das erworbene Immunsystem zeichnet sich durch ein **hohes Maß an Spezifität** aus und besitzt zudem die Eigenschaft, bei einem Zweitkontakt mit einem als fremd angesehenen Antigen rascher und präziser als bei Erstkontakt reagieren zu können (**immunologisches Gedächtnis,** ➤ Kap. 4.2.5). Die Aktivierung des erworbenen Immunsystems löst eine komplexe Reihe von zeitaufwendigen Differenzierungsschritten aus und führt normalerweise zur vollständigen Beseitigung des Erregers bzw. des Antigens. Für eine optimale Funktion benötigt das erworbene Immunsystem vielgestaltige Kooperationen mit den Zellen und löslichen Mediatoren des angeborenen Immunsystems.

Die **Aufgaben** der erworbenen Immunität werden durch humorale und zelluläre Immunreaktionen gewährleistet:

- Die **humorale Immunität** beruht darauf, dass B-Zellen Antikörper (Immunglobuline) bilden und sezernieren. Antikörper sind wesentlich an der Abwehr gegen Infektionen durch extrazelluläre Erreger beteiligt und können auch Toxine neutralisieren.
- Die **zelluläre Immunität** wird durch T-Zell-Subpopulationen gewährleistet, die einerseits infizierte oder transformierte Zellen direkt eliminieren können (CD8-T-Zellen) und andererseits Zellen des angeborenen Immunsystems (insbesondere Makrophagen) aktivieren und bei der Elimination von Fremdstoffen mittels Phagozytose unterstützen (vornehmlich CD4-T-Zellen).

Hauptmerkmale einer Immunantwort des erworbenen Immunsystems sind:

- Spezifität
- Diversität der Antigenrezeptoren (erlaubt eine spezifische Immunantwort gegen ein weites Spektrum von Antigenen)
- immunologisches Gedächtnis (ermöglicht eine verstärkte Immunantwort bei wiederholtem Kontakt mit dem gleichen Antigen)
- funktionelle Spezialisierung der Effektorzellen
- Begrenzung der Immunantwort (nach der Eliminierung des auslösenden Antigens wird die Zahl der spezifischen Effektorzellen reduziert, um gegen neu auftauchende Antigene wieder reagieren zu können)
- Toleranz gegenüber körpereigenen Antigenen

4.1.2 Antigene, Antigenpräsentation und Histokompatibilitätsantigene

Antigene

Als **Antigene** oder Immunogene werden jene Stoffe definiert, welche eine spezifische Immunantwort auslösen können. **Epitope** bzw. antigene Determinanten sind diejenigen Bereiche der Antigene, die durch Antikörper oder T-Zell-Rezeptoren erkannt und gebunden werden. Epitope bestehen in der Regel aus einigen wenigen Aminosäuren oder repetitiven Zuckerresten. Als **Haptene** werden niedermolekulare Stoffe definiert, welche erst von Antikörpern erkannt werden, wenn sie an hochmolekulare wirtseigene oder fremde Trägerpeptide gebunden werden. Fremdantigene entsprechen Bestandteilen von körperfremden Molekülen, während Selbstantigene (oder Autoantigene) Bestandteile von körpereigenen Zellen sind.

Antigenpräsentation und Histokompatibilitätsantigene

Membranständige Antikörper dienen B-Lymphozyten als Antigenrezeptoren und können gemeinsam mit ihren löslichen Formen sowohl lösliche als auch nicht prozessierte membranständige Antigene erkennen. Im Gegensatz hierzu sind die Antigenrezeptoren der T-Lymphozyten immer membranständig und können die für sie spezifischen Antigene ausschließlich dann erkennen, wenn sie an MHC-Moleküle (MHC = „major histocompatibility complex") gebunden sind. MHC-Moleküle werden auch als **Histokompatibilitätsantigene** bezeichnet. CD4-Moleküle binden an MHC-Klasse-II- und CD8-Moleküle an MHC-Klasse-I-Moleküle an der Oberfläche von antigenpräsentierenden Zellen. Durch diese Bindung von CD4- und CD8-Molekülen als Korezeptoren des T-Zell-Rezeptors und MHC-Moleküle stabilisieren diese Oberflächenproteine die Interaktion zwischen dem T-Zell-Rezeptor und dem MHC-Antigen-Komplex. Der T-Zell-Rezeptor erkennt je nach assoziiertem Korezeptor stets (CD4, CD8) einen MHC-Klasse-II- bzw. Klasse-I-Antigen-Komplex auf der Zelloberfläche.

MHC-I- und -II-Moleküle dienen der **Präsentation von antigenen Peptiden** an der Zelloberfläche. Die Gene, die für die HLA-Moleküle codieren, sind beim Menschen auf Chromosom 6 in einem Genkomplex (Cluster) zusammengefasst. Zusätzlich zu den Genen für HLA-Klasse-I- und -II-Moleküle sind auch Gene für einige ebenfalls immunologisch relevante Proteine (Komplementfaktoren, Stressproteine und Zytokine) sowie für Proteine, die an der Antigenprozessierung beteiligt sind, im HLA-Gen-Komplex lokalisiert.

Aufgrund ihrer Struktur, Verteilung auf den verschiedenen Zellen und ihrer Funktion lassen sich die Produkte des MHC-Genlocus in 3 Klassen unterteilen:

- **MHC-Klasse-I-Moleküle:** Sie sind auf der Oberfläche aller kernhaltigen Zellen exprimiert und umfassen beim Menschen die sog. klassischen HLA-A-, -B- und -C-Molekülfamilien. Zusätzlich sind HLA-E-, -F- und -G-Molekülfamilien bekannt, die aber immunologisch von geringer Bedeutung sind. Einige dieser HLA-Moleküle dienen als Liganden für inhibitorische Rezeptoren der NK-Zellen. Die normalerweise in der Grube der MHC-Klasse-I-Moleküle gebundenen antigenen Peptide stammen von Proteinen, die von der Zelle selbst hergestellt werden (➤ Abb. 4.1a).
- **MHC-Klasse-II-Moleküle:** Die MHC-II-Gene codieren für HLA-DP-, -DQ- und -DR-Molekülfamilien. Diese Moleküle werden unter physiologischen Bedingungen konstitutiv nur auf wenigen spezialisierten Zellpopulationen exprimiert, zu denen die dendritischen Zellen, Makrophagen/Monozyten oder B-Zellen gehören. Diese Zellen werden funktionell als antigenpräsentierende Zellen bezeichnet. Unter dem Einfluss proinflammatorischer Zytokine (IFN-γ oder TNF) können auch andere Zelltypen wie Endothel- oder Epithelzellen zur Expression von MHC-Klasse-II-Molekülen angeregt werden. Die auf MHC-Klasse-II-Molekülen präsentierten antigenen Peptide von etwa 13–20 Aminosäuren Länge sind extrazellulären Ursprungs und werden mittels Endozytose aufgenommen und in Endosomen/Phagolysosomen abgebaut („Antigenprozessierung"; ➤ Abb. 4.1b).
- **MHC-Klasse-III-Moleküle:** Es handelt sich hier um lösliche Serumproteine des Komplementsystems, Stressproteine und Tumornekrosefaktoren (TNF und TNF-β = Lymphotoxin), welche keinen funktionellen Zusammenhang zur Antigenpräsentation besitzen.

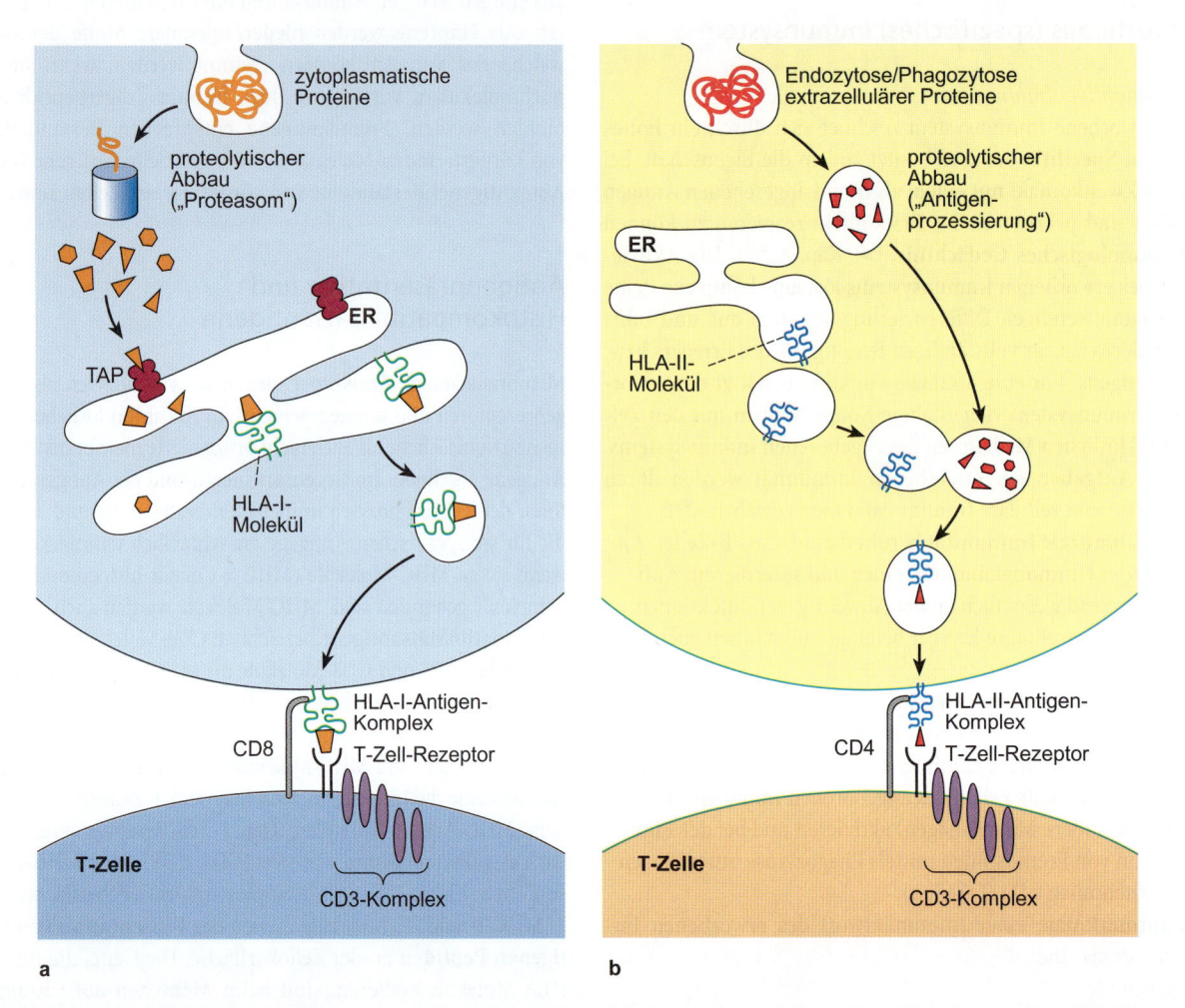

Abb. 4.1 Der MHC-Komplex des Menschen und seine Bedeutung bei der Antigenerkennung durch MHC-restringierte T-Zellen. a HLA-Klasse-I-Moleküle (HLA-I) werden im endoplasmatischen Retikulum mit Peptiden beladen, die durch den proteolytischen Abbau von zelleigenen oder viruscodierten Proteinen im Zytoplasma in einem Proteasenkomplex (sog. Proteasom) generiert wurden. Diese Peptide werden mithilfe von Transportermolekülen (TAP) ins endoplasmatische Retikulum gebracht, wo sie an neugebildete HLA-I-Moleküle binden und anschließend auf der Zelloberfläche „präsentiert" werden. **b HLA-Klasse-II-Moleküle** (HLA-II) werden nach ihrer Synthese im endoplasmatischen Retikulum in Vesikeln transportiert, welche mit Endosomen/Phagolysosomen fusionieren, die antigene Peptide extrazellulären Ursprungs enthalten. Nach der Beladung der HLA-II-Moleküle mit den antigenen Peptiden werden die entstandenen HLA-II-Antigen-Komplexe auf der Zelloberfläche „präsentiert".

Alle HLA-Moleküle der Klasse I und II werden von hochpolymorphen **Genen** codiert. Diese existieren bezüglich Sequenz und damit Struktur in alternativen Formen (sog. Allelen). Die kodominante Expression der MHC-Gene des maternalen und paternalen Allels führt dazu, dass die meisten Menschen für die HLA-Loci heterozygot sind. In der Klasse-I-Region wurden 17, in der Klasse-II-Region 29 und in der Klasse-III-Region 36 Gene und Pseudogene identifiziert. Für HLA-A sind insgesamt 41 Loci, für HLA-B 61 und für HLA-C 18 Loci nachweisbar. Die Kombinierbarkeit der einzelnen Loci führt bei der HLA-Klasse I zu einer rechnerischen Vielfalt von $41 \times 61 \times 18 = 45.000$ Möglichkeiten. Für die HLA-Klasse II findet sich eine ähnliche **kombinatorische Vielfalt.** Daraus wird ersichtlich, dass für ein Individuum als Transplantatempfänger mit einem bestimmten HLA-Klasse-I- und HLA-Klasse-II-Typ allgemein eine nur sehr geringe Chance besteht, einen vollständig passenden (d.h. HLA-identischen) Transplantatspender zu finden. In Bevölkerungsgruppen können aber bestimmte HLA-Molekülkombinationen (sog. Haptotyp) mit erhöhter Frequenz vertreten sein, weshalb die Wahrscheinlichkeit, einen gänzlich HLA-identischen Spender zu identifizieren, deutlich erhöht ist.

4.1.3 Primäre, sekundäre und tertiäre lymphatische Organe (Immunorgane)

Zu den **primären lymphatischen Organen** zählen Knochenmark und Thymus. Sie bilden eine geeignete Mikroumgebung, in welcher aus B- bzw. T-Vorläuferzellen über definierte Zwischenstufen reife Lymphozyten entstehen. Nach ihrer Differenzierung verlassen die ausgereiften Zellen die primären Immunorgane durch im Einzelnen nur unvollständig bekannte Stimuli und siedeln sich in peripheren, **sekundären lymphatischen Organen** an, wo eine spezifische Abwehrantwort gegen Pathogene durch das erworbene Immunsystem stattfinden kann. Zu diesen Organen zählen Milz, Lymphknoten sowie solitäre Lymphfollikel, z.B. in Luftwegen, und Peyer-Plaques im Darm. Sie dienen dem Kontakt zwischen myeloischen und lymphatischen Effektorzellen an einem Ort, an dem auch Antigene angereichert werden können, die vornehmlich durch dendritische Zellen aus peripheren Organen herbeigebracht werden. Das gerichtete Einwandern in sekundäre lymphatische Organe von dendritischen Zellen sowie von naiven T- und B-Zellen wird durch Chemokine reguliert. Der histologische Aufbau der sekundären lymphatischen Organe zeigt eine klare Aufteilung in funktionell unterschiedliche Kompartimente, die den geeigneten Kontakt mit mikrobiellen Antigenen so fördern, dass eine effiziente adaptive Primärantwort möglich wird.

Orte bzw. Gewebe, an denen präferenziell die gebildeten Effektormoleküle und -zellen des erworbenen Immunsystems ihre spezifischen Funktionen ausüben, werden oft auch als **tertiäre lymphatische Organe** bezeichnet. Dazu zählen z.B. lymphoepitheliale Gewebe der Haut, des Gastrointestinaltrakts, der Atemwege und der Harnwege. Diese Strukturen sind besonders häufig und intensiv potenziell pathogenen Keimen ausgesetzt, sodass ein beachtlicher Teil der Effektorzellen des angeborenen und des erworbenen Immunsystems in diesen Geweben zur Verfügung stehen und mit residenten Zellen die lokale Immunüberwachung sicherstellen.

4.1.4 Zellen des Immunsystems

Zellen des angeborenen Immunsystems

Zu den Zellen des angeborenen Immunsystems (> Kap. 3.2.2) zählen:
- polymorphonukleäre **Granulozyten** (neutrophile, eosinophile und basophile Granulozyten)
- **mononukleäre Phagozyten** (Monozyten, Makrophagen, dendritische Zellen)
- **Natürliche-Killer-Zellen** (NK-Zellen).

Granulozyten, Monozyten und NK-Zellen zirkulieren im Blut. Makrophagen und dendritische Zellen finden sich in Geweben und reifen aus Monozyten, die in das Gewebe eingewandert sind. Diese Zellen tragen an ihrer Oberfläche die bereits erwähnten PRR (Mustererkennungsrezeptoren) und können dadurch die molekularen Motive der PAMP spezifisch erkennen. Gelegentlich kann es vorkommen, dass die Effektormechanismen der angeborenen Immunität nicht ausreichen, invasive Pathogene zu beseitigen. In dieser Situation wird das erworbene Immunsystem für eine spezifische Abwehrleistung ebenfalls aktiviert.

Mononukleäres phagozytisches System (MPS)

Monozyten des zirkulierenden Blutes und deren Vorläufer im Knochenmark (Promonozyten), die im Gewebe ausdifferenzierten **Makrophagen** und die **dendritischen Zellen** bilden gemeinsam ein System phagozytierender Zellen, welches gelegentlich als mononukleäres Phagozytensystem (MPS) bezeichnet wird. Typische funktionelle Eigenschaften umfassen die Phagozytose von Mikroorganismen und Zelltrümmern, die Sekretion von Zytokinen und regulatorisch aktiven Molekülen der Entzündung, der Proliferation und der Differenzierung von Immunzellen. Wesentliche Bedeutung kommt dem MPS auch bei der Beeinflussung der zellulären und molekularen Ereignisse zu, die zu einer antigenspezifischen T-Zell-Antwort durch das erworbene Immunsystem führen.

Eine funktionelle Abgrenzung gegenüber anderen phagozytierenden Zellen (wie z.B. neutrophilen und eosinophilen Granulozyten) ist für das MPS aufgrund der zelllinienspezifischen Differenzierung, der Zellmorphologie, der Gewebeverteilung und der Fähigkeit zur effizienten Antigenpräsentation möglich.

Zirkulation von Leukozyten des angeborenen Immunsystems

Unter homöostatischen Bedingungen bleiben die meisten Leukozyten im Blut. Nur wenige fließen am Rand der Gefäße entlang, bleiben am Endothel haften, rollen anschließend der endothelialen Zelloberfläche entlang (Margination) und wandern schließlich durch das Blutgefäß aus (transendotheliale Migration). Dies ändert sich drastisch bei lokalen Entzündungsreaktionen (> Kap. 3.2.2). Die ersten Zellen, die einige Stunden nach Auslösung einer **Entzündung** in großer Zahl aus dem Gefäß auswandern, sind die **neutrophilen Granulozyten.** Ab dem 2. Tag nach Auslösung der Entzündung erscheinen **Monozyten** und schließlich etwa ab dem 3. Tag Lymphozyten. Diese Reihenfolge kommt zustande, weil das Knochenmark ständig Granulozyten in das Blut nachliefert, größere Mengen an Monozyten aber erst nach entzündlicher Stimulierung zur Verfügung stehen.

Myeloische Leukozyten, die einmal in ein Gewebe eingewandert sind, kehren in der Regel nicht mehr in die Blutbahn zurück, d.h. sie rezirkulieren nicht. Dies ist auf die **„Einbahnfunktion"** der Transmigration und die relativ kurze Überlebensdauer der neutrophilen Granulozyten und Monozyten zurückzuführen (> Kap. 3.2.2). Die verzögerte Wanderung der Lymphozyten an den Entzündungsherd ist dadurch zu erklären, dass zu Beginn einer Entzündungsreaktion nur einige wenige antigenspezifische Lymphozyten vorhanden sind, die jedoch nach Antigenkontakt rasch proliferieren, sodass die Frequenz antigenspezifischer Lymphozyten rasch ansteigt. Gleichzeitig sind Lymphozyten, insbesondere Gedächtniszellen, langlebig und zur Rezirkulation befähigt (s.u.).

Zellen des erworbenen Immunsystems

Zu den Zellen des erworbenen Immunsystems (> Kap. 3.2.2) zählen:
- B-Lymphozyten
- T-Lymphozyten

Sie entstehen aus einer lymphatischen Vorläuferzelle, die sich aus einer pluripotenten hämatopoetischen Stammzelle im Knochenmark differenziert. Die Differenzierung von Vorläuferzellen zu funktionell reifen T-Lymphozyten findet im **Thymus** statt (T = Thymus). Der Ausdruck „B-Zelle" stammt ursprünglich von „Bursa Fabricii", einem primären Immunorgan bei Vögeln, das jedoch dem Menschen fehlt. Da die B-Zell-Reifung beim Menschen im **Knochenmark** stattfindet, wird gelegentlich das „B" nun als Akronym für „bone marrow" angesehen.

B-Lymphozyten

Die von B-Lymphozyten sezernierten **Antikörper** (Immunglobuline, Ig) bestehen in ihrer monomeren Form aus 4 Polypeptidketten: 2 identische schwere H-Ketten (H für „heavy") und 2 leichte L-Ketten (L für „light"), die durch Disulfidbrücken (-S-S-) zusammengehalten werden (> Abb. 4.2):
- Die **H-Ketten** bestimmen aufgrund ihrer Aminosäuresequenz (bzw. Antigenizität), Glykosylierung und biologischen Effektorfunktion die 5 Antikörperklassen (Isotypen) IgM, IgD, IgG, IgA und IgE entsprechend der sog. μ-, δ-, γ-, α- und ε-Ketten. Diese Klassen können noch in Subklassen mit unterschiedlichen biologischen Funktionen eingeteilt werden (> Tab. 4.2).
- Die **L-Ketten** können aufgrund ihrer konstanten Region in 2 unterschiedliche Typen, κ und λ, eingeteilt werden.

Sowohl H- als auch L-Ketten setzen sich aus einer genetisch konstanten (C-Region) und einer variablen Region (V-Region) zusammen.

Antikörper finden sich an der Oberfläche von B-Lymphozyten und als lösliche Effektormoleküle in unterschiedlichen Körperflüssigkeiten. Die membranständigen Antikörper bilden mit weiteren Proteinen einschließlich **CD79a** (Igα-Kette) und **CD79b** (Igβ-Kette) funktionelle Komplexe, die nach Antigenkontakt die entsprechenden Signale ins Innere der B-Zelle weiterleiten und so die Zellaktivierung und damit deren Differenzierung ermöglichen. Die membranständigen Antikörper werden deshalb auch als **B-Zell-Rezeptoren (BCR)** bezeichnet.

Antikörper können Antigene direkt und mit hoher Affinität binden. Die wichtigsten Faktoren bei der Charakterisierung von Antikörpern sind:
- Antigenspezifität
- Affinität der Antikörper für das entsprechende Antigen
- Titer (Konzentration)
- Isotyp (Antikörperklasse)

Die große Vielfalt des Antikörperrepertoires wird während der Reifung der B-Zell-Vorläuferzellen im Knochenmark durch eine genetische Umlagerung **(Rearrangement)** jener DNA-Segmente erreicht, welche für die unterschiedlichen Abschnitte der Antikörper codieren.

T-Lymphozyten

T-Lymphozyten tragen auf ihrer Oberfläche Antigenrezeptoren, sog. **T-Zell-Rezeptoren (TCR),** mit denen sie Fremdantigene spezifisch erkennen können. T-Zell-Rezeptoren bestehen aus jeweils 2 unterschiedlichen Eiweißketten (αβ- oder γδ-Ketten). Sie sind in der Zellmembran verankert und bilden gemeinsam mit einem aus 5 Untereinheiten bestehenden Komplex **(CD3-Komplex)** die funktionelle Grundeinheit zur antigenspezifischen Signaltransduktion (> Abb. 4.2). Während αβ-**T-Zellen** ihre Antigene nur erkennen, wenn sie von MHC-Molekülen präsentiert werden, können γδ-**T-Zellen** (0,5–5% aller T-Zellen) Antigene, beispielsweise auch kleine Nichtpeptidantigene wie Phospholipide, direkt erkennen. Die Spezifität dieser Zellen für ihr Antigen ist jedoch oft nur gering und Kreuzreaktivitäten des gleichen γδTCR mit anderen Antigenen treten daher recht häufig auf. Aufgrund dieser Eigenschaften, ihrer bevorzugten Lokalisierung zwischen Epithelien und der raschen Ausbildung von Effektorfunktionen nach Aktivierung sind γδ-T-Zellen wichtig für die **frühe Abwehr von Erregern,** insbesondere von Mykobakterien.

Aufgrund ihrer dominierenden Stellung im erworbenen Immunsystem des Menschen bezieht sich im Folgenden der Begriff „T-Zellen" bzw. „T-Lymphozyten" ausschließlich auf die αβTCR tragenden T-Lymphozyten.

4.1 Aufbau des Immunsystems

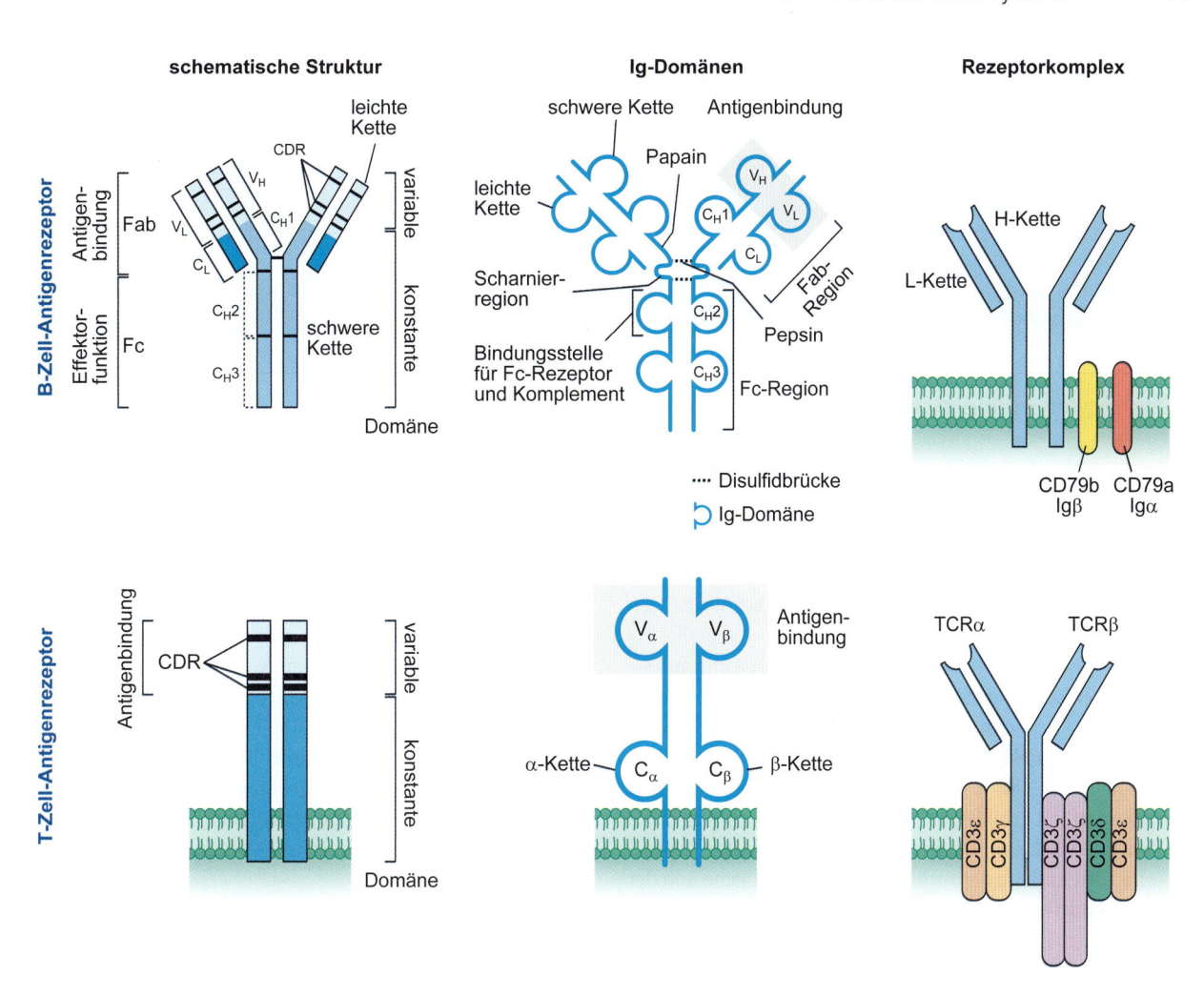

Abb. 4.2 Antigenrezeptoren von B- und T-Zellen. Das Immunsystem ist theoretisch in der Lage, gegenüber allen Fremdantigenen eine spezifische Immunantwort auszubilden. B-Zellen erkennen native Antigene über ihre membranständigen Antikörper, während T-Zellen prozessierte Antigene, die an HLA-Moleküle gebunden sind, erkennen. Unabhängig davon sind beide Rezeptorentypen ähnlich aufgebaut: Zwei unterschiedliche Rezeptorketten (B-Zellen: H- und L-Kette; T-Zellen: α- und β- bzw. γ- und δ-Ketten) bilden als Heterodimere eine gemeinsame Antigenbindungsstelle (Antikörpergrundstruktur: 2; T-Zell-Antigenrezeptoren: 1). Die einzelnen Rezeptorketten von B- und T-Zell-Rezeptoren besitzen eine unterschiedliche Anzahl an sog. Ig-Domänen. Diese Untereinheiten, welche aus ungefähr 110 Aminosäuren gebildet werden und intramolekuläre Disulfidbrücken besitzen, verleihen diesen Abschnitten eine globuläre Struktur mit unterschiedlichen Funktionen. Zur Signalübermittlung ins Zellinnere assoziieren die Antigenrezeptorketten an der Zelloberfläche mit weiteren Molekülen: Der B-Zell-Antigenrezeptor verwendet hierzu Igα- (CD79α) bzw. Igβ-Kette (CD79β), während T-Zell-Antigenrezeptoren sich mit CD3-γ-, -δ- und -ε-Polypeptiden vereinen.

Tab. 4.2 Immunglobuline und ihre Eigenschaften (Serumkonzentration bei Erwachsenen).

	IgG1	IgG2	IgG3	IgG4	IgM	IgA1	IgA2	IgD	IgE
IgH-Schwerketten	γ_1	γ_2	γ_3	γ_4	μ	α_1	α_2	δ	ε
Molekulargewicht (kD)	146	146	165	146	970	160	160	184	188
Serumkonzentration (mg/ml)	2,8–9,50	1,2–4,5	0,17–1,8	0–1,3	0,9–2,5	0,64–3,4	0,1–0,6*	0,003–0,145	0–0,005
Anteil am Gesamt-Immunglobulin im Serum (%)	15–50	5–25	1–10	0–5	2–15	4–20	0,5–3	Spuren (< 1)	Spuren (< 1)
Halbwertszeit (Tage)	21	20	7	21	10	6	6	3	2

Tab. 4.2 Immunglobuline und ihre Eigenschaften (Serumkonzentration bei Erwachsenen). (Forts.)

	IgG1	IgG2	IgG3	IgG4	IgM	IgA1	IgA2	IgD	IgE
Biologische Eigenschaften:									
IgG1, IgG3, IgM: Komplementaktivierung (klassisch)									
IgG1, IgG4: Plazentatransfer									
IgA1, IgA2: Transzytose durch Schleimhautepithel									
IgD: Expression auf naiven B-Zellen									
IgE: Bindung an Mastzellen und basophile Granulozyten									

* IgA2 wird vor allem in den Schleimhäuten produziert. Deshalb ist beim Menschen die gesamte tägliche Produktion von sekretorischem IgA2 trotz geringer Konzentration im Serum mengenmäßig höher als diejenige aller anderen Antikörperklassen

Lymphozytenreifung in primären lymphatischen Organen

Reifungsschritte

Die einzelnen Reifungsschritte von hämatopoetischen Vorläuferzellen in den primären lymphatischen Organen zu B- und T-Lymphozyten laufen ähnlich ab:

- **Proliferation:** Bildung früher linienspezifischer Vorläuferzellen, sog. Pro-Lymphozyten.
- **Bildung eines Antigenrezeptor-Repertoires:** Aufgrund somatischer Rekombination (Genumlagerung, auch als Rearrangement bezeichnet) entsteht eine sehr große Vielfalt an Antigenrezeptoren. Dabei werden in der Regel von einer individuellen B- oder T-Zelle nur Antigenrezeptoren mit gleicher Spezifität gebildet.
- **Zentrale Selektion:** Das gebildete Antigenrezeptor-Repertoire wird mithilfe der vorhandenen Selbstantigene und der neu gebildeten Rezeptorspezifitäten durch verschiedene Selektionsschritte angepasst. Insbesondere werden hier jene B- und T-Zellen entfernt, die spezifische Antigenrezeptoren gegen Selbstantigene exprimieren.

B-Zellen

Die zentrale B-Zell-Differenzierung erfolgt ab der 16. Schwangerschaftswoche im Knochenmark, ist nicht notwendigerweise antigenabhängig und führt zur Bildung von reifen B-Zellen mit einem primären B-Zell-Rezeptor-Repertoire. Der B-Zell-Rezeptor besteht aus einem funktionsfähigen monomeren Antikörper des IgM- und IgD-Isotyps.

T-Zellen

Die als Thymozyten bezeichneten T-Vorläuferzellen durchlaufen verschiedene Entwicklungsschritte, die durch lösliche und zellgebundene Mediatoren vermittelt werden, die vor allem von hämatopoetischen und epithelialen Stromazellen des Thymus bereitgestellt werden. Diese intrathymische **T-Zell-Differenzierung** läuft in mehreren Phasen ab:

- Oberflächenexpression des **CD3-Komplexes,** der für die Signaltransduktion ins Zellinnere notwendig ist (➤ Abb. 4.2) mit gleichzeitiger **Umlagerung** (Rearrangement) der T-Zell-Rezeptor-Gene und der Oberflächenexpression der **CD4-** und **CD8-Korezeptoren.**
- **Selektion:** Die Affinität des T-Zell-Rezeptors der αβTCR-tragenden Thymozyten bestimmt über das weitere Überleben.

Nur Thymozyten mit einem T-Zell-Rezeptor, der die HLA-Antigen-Komplexe mit einer niedrigen, aber ausreichenden Affinität erkennt, werden den Selektionsprozess überleben **(positive Selektion).** Die funktionell reifen T-Zellen verlassen den Thymus als naive T-Zellen und gelangen von dort in die sekundären lymphatischen Organe (Effektor-T-Zellen).

Der komplexe intrathymische Selektionsprozess stellt gemeinsam mit anderen Mechanismen sicher, dass reife T-Zellen Fremdantigene ausschließlich im Kontext mit eigenen MHC-Molekülen erkennen und dass gleichzeitig eine Immunantwort gegen Selbstantigene ausbleibt. Die Erkennung von prozessierten Antigenfragmenten ausschließlich auf MHC-Molekülen wird auch als **MHC-Restriktion** bezeichnet. In diesem Zusammenhang wird das antigenpräsentierende MHC-Molekül gelegentlich auch als Restriktionselement definiert (➤ Abb. 4.1).

Entstehung der Antigenrezeptorvielfalt durch genetische Rekombination

Jede individuelle B- und T-Zelle besitzt in der Regel nur Antigenrezeptoren einer einzelnen Spezifität. Die Vielfalt der von der Gesamtheit der Zellen hergestellten Antigenrezeptoren ist enorm und wird durch den Vorgang der **somatischen Rekombination** einzelner Gene erreicht. In allen Körperzellen liegen die genetischen Elemente, die für die einzelnen Abschnitte der Antigenrezeptoren codieren, in der sog. Keimbahnkonfiguration vor. Durch die genetische Rekombination, die nur in Lymphozyten stattfinden kann, werden die einzelnen Gensegmente modular zu einem rekombinierten Locus zusammengefügt, das für einen funktionellen Antigenrezeptor codiert.

B-Zellen

Bei den B-Zellen werden die für die variable Region der H-Kette notwendigen **DNA-Elemente** als variable (V)-, Diversity(D)- und Joining(J)-Gensegmente bezeichnet. Die variable Region der L-Ketten der Immunglobuline wird hingegen nur durch V- und J-Gensegmente gebildet. Die **Umlagerung der Gensegmente** (engl. „recombination") geschieht für die B-Zell-Reihe im Knochenmark während der Reifung zu Prä-B-Zellen und benötigt die Aktivität von Rekombinasen. Die DNA-Abschnitte, die für eine H-Kette codieren, werden dabei zufällig aus einzelnen Gensegmenten der verschiedenen V-, D-, J- bzw. C-Abschnitte zusammengestellt. Damit sind etwa 8.000 unterschiedliche Einzelgene möglich, die eine H-Kette bilden können. Für die L-Ketten ergeben sich nur etwa 300 verschiedene Kombinationsmöglichkeiten, da die J-Gensegmente zur Umlagerung fehlen. Die freie Kombination von H- mit L-Ketten erlaubt somit die Bildung von 2,4 Millionen verschiedenen Antikörpern. Zusätzlich kann die Vielfalt der Antigenspezifitäten durch die sog. **somatische Hypermutation** während der peripheren Differenzierung von B-Zellen in Keimzentren sekundärer lymphatischer Organe erhöht werden. Kommt es in der Folge dieser Mutationen, die vor allem in den für die Antigenbindungsstelle codierenden Gensegmenten auftreten (hypervariable Region; ➤ Abb. 4.2), zu einer Zunahme der Affinität gegenüber dem Antigen, das die B-Zell-Differenzierung ausgelöst hat, spricht man von **Affinitätsreifung** (➤ Kap. 4.2.3).

T-Zellen
Nach der **Rekombination** der TCR-Gensegmente im Thymus ist die endgültige Antigen-Spezifität der T-Zelle gegeben und es finden – im Gegensatz zu den B-Zellen (➤ Kap. 4.2.3) – im Rahmen der weiteren funktionellen Ausdifferenzierung in den peripheren lymphatischen Organen keine weiteren Anpassungen der T-Zell-Rezeptor-Spezifität statt.

Klonale Umlagerung
Wichtig ist der Nachweis einer klonalen Umlagerung bei der **Diagnostik von malignen Lymphomen.** Da sich maligne Lymphome in der Regel von einer neoplastischen T- bzw. B-Zelle ableiten, tragen alle Lymphomzellen denselben T- bzw. B-Zell-Rezeptor und damit die gleiche Umlagerung der Rezeptorgene (monoklonale Umlagerung der Antigenrezeptorgene). Bei einer reaktiven Expansion von T-Zellen (bzw. B-Zellen) dagegen expandieren verschiedene Zellklone (polyklonale Zellpopulation). Diese Tatsache kann mithilfe der Polymerasekettenreaktion (PCR) untersucht und zu diagnostischen Zwecken eingesetzt werden (➤ Kap. 1.6.10).

Entwicklung der B- und T-Lymphozyten in sekundären lymphatischen Organen

Nach ihrer Reifung in den primären lymphatischen Organen von Knochenmark bzw. Thymus verlassen die fast vollständig (B-Zellen) bzw. gänzlich ausgereiften (T-Zellen) lymphatischen Effektorzellen ihren Entstehungsort und wandern in sekundäre lymphatische Organe oder Gewebe aus, wo sie nach Antigenkontakt aktiviert und zu **Effektorzellen** differenzieren können:
- **B-Zell-Reihe:** Keimzentrum-B-Zellen (Zentrozyten), Plasmazellen und **B-Gedächtniszellen.** Letztere erlauben bei einem erneuten Kontakt mit dem gleichen Antigen die beschleunigte Bildung hochaffiner Antikörper (➤ Kap. 3.2.3, ➤ Kap. 3.2.5).
- **T-Zell-Reihe:** Nach der antigenspezifischen Aktivierung der naiven T-Zellen in sekundären lymphatischen Organen differenzieren sich die T-Zellen in verschiedene Effektor-T-Zell-Subpopulationen (v.a. CD4-TH1-, -TH2-Zellen, TH17-Zellen, regulatorische T-Zellen, zytotoxische CD8-T-Zellen

(➤ Abb. 4.7). Ein Teil der antigenspezifisch aktivierten T-Zellen wird sich in langlebige **T-Gedächtniszellen** differenzieren (➤ Kap. 4.2.4). Die nicht aktivierten Lymphozyten verlassen hingegen das organisierte lymphatische Gewebe über die Lymphe und Blutbahn und zirkulieren weiter zu anderen lymphatischen Geweben (s.u.).

Zirkulation von Lymphozyten

B- und T-Lymphozyten, die noch keinen Kontakt mit ihrem Antigen hatten, werden als **naive Lymphozyten** bezeichnet. Sie zirkulieren permanent von der Blutbahn in sekundäre lymphatische Organe (z.B. Milz, Lymphknoten, Peyer-Plaques), von dort durch die efferenten lymphatischen Gefäße zum Ductus thoracicus und schließlich zurück in die Blutbahn (➤ Abb. 4.3). Dieser als **Rezirkulation** bezeichnete Vorgang erhöht die Wahrscheinlichkeit, dass naive B- und T-Lymphozyten mit Antigenen in Kontakt treten, die sie aufgrund ihrer Rezeptorspezifität erkennen können. Die antigenspezifische Aktivierung erlaubt die funktionelle Differenzierung zu Effektor-Lymphozyten und ihre proliferative Expansion.

Lymphozyten können entweder über die Blutbahn oder über die lymphatischen Gefäße in die sekundären lymphatischen Organe gelangen. Sie erkennen organspezifische Adhäsionsmoleküle und Chemokine auf postkapillären hochendothelialen Venolen („high endothelial venules", **HEV**). Naive Lymphozyten docken selektiv an diese HEV an und gelangen nach ihrer Transmigration in den Parakortex sekundärer lymphatischer Organe.

Spezifische Einwanderung von naiven Lymphozyten in sekundäre lymphatische Organe
Die Interaktion von Lymphozyten mit dem Endothel findet in 3 Stufen statt, die ähnlich den zellulären Reaktionen bei Entzündungen ablaufen (➤ Kap. 3.2.2; ➤ Abb. 3.5). Im Unterschied zur Entzündung werden die beteiligten Moleküle konstitutiv exprimiert.
- **1. Lymphozyten-Rolling:** Naive Lymphozyten „rollen" auf HEV in peripheren Lymphknoten, indem ihr L-Selektin mit den endothelialen Molekülen GlyCAM-1 („glycosylated cell adhesion molecule") und CD34 interagiert. CD34 ist auf allen Blutgefäßen vorhanden, aber die von L-Selektin speziell erkannte Zuckerverbindung sLex von CD34 ist ausschließlich auf HEV nachweisbar, denn nur in diesen Endothelien ist die hierfür notwendige Glykosyltransferase exprimiert. Das ebenfalls auf Lymphozyten exprimierte Integrin α4β7 erkennt als Ligand MadCAM-1 („mucosal addressin cell adhesion molecule"), ein Molekül, das im sekundären lymphatischen Gewebe ausschließlich in Peyer-Plaques und mesenterialen Lymphknoten exprimiert wird.
- **2. Adhäsion:** Die zweite Stufe der Gewebeeinwanderung von Lymphozyten wird von den in sekundären lymphatischen Geweben produzierten **Chemokinen** (CCL17 und CCL27) kontrolliert. Diese Chemokine erkennen den Chemokinrezeptor (CCR7) auf naiven Lymphozyten und aktivieren das Integrin αLβ2 (LFA-1) auf Zellen, die in Lymphknoten wan-

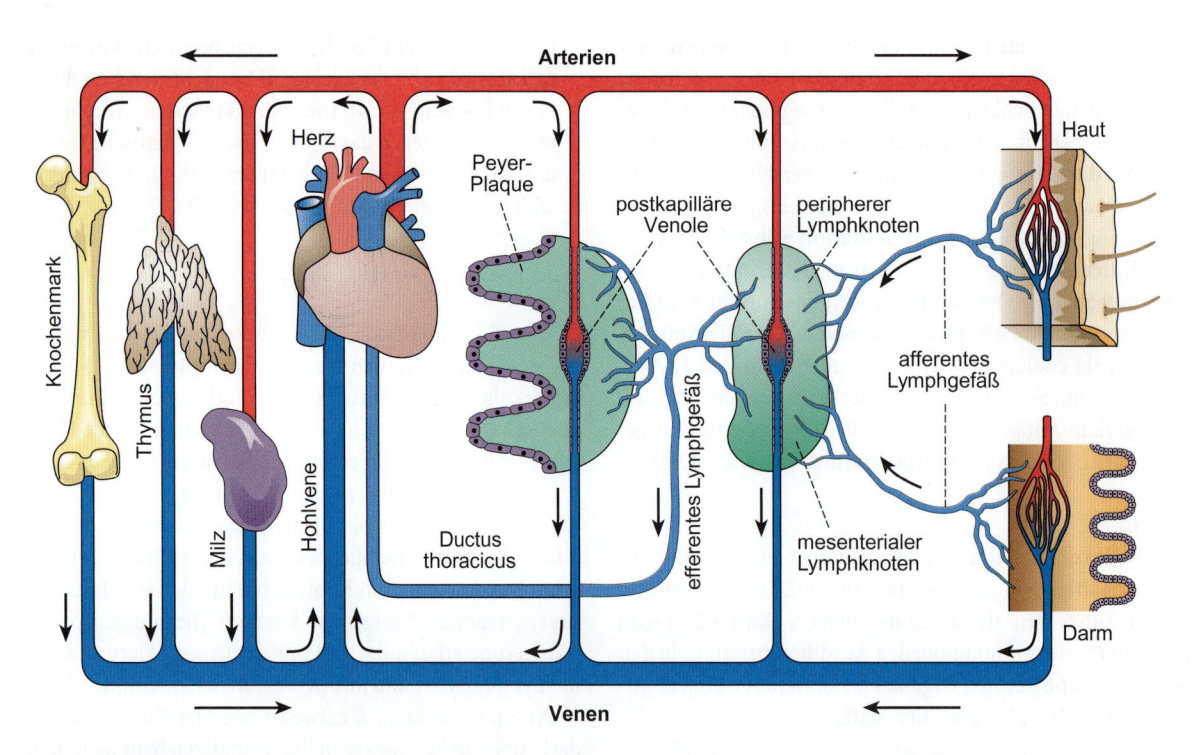

Abb. 4.3 Rezirkulation von Lymphozyten. Primäre und sekundäre lymphatische Organe sowie periphere Organe werden durch Blut und Lymphgefäße miteinander verbunden.
Naive Lymphozyten stammen aus dem Thymus (T-Zellen) oder dem Knochenmark (B-Zellen) und erreichen die sekundären lymphatischen Organe über die Blutbahn. Sie wandern über hochendotheliale Venolen (HEV) in die sekundären lymphatischen Organe ein. Bei dieser selektiven Einwanderung spielen Adhäsionsmoleküle eine entscheidende Rolle. Aus lymphatischen Organen können Lymphozyten über efferente lymphatische Gefäße zum Ductus thoracicus gelangen, der zurück in die Blutbahn führt. In die Milz können sowohl Lymphozyten wie auch myeloische Zellen ohne speziellen Mechanismus durch Öffnungen in den Blutgefäßen (Fenestrierung) eintreten. **Gedächtnis-** wie auch **Effektor-Lymphozyten** wandern über postkapilläre Venolen in periphere Organe ein. Auch dieser Vorgang wird durch Adhäsionsmoleküle kontrolliert. Von den peripheren Organen können diese Lymphozyten über drainierende, **afferente Lymphgefäße** wieder in Lymphknoten bzw. Peyer-Plaques gelangen. Von dort gelangen die Gedächtnis- und Effektor-Lymphozyten ebenfalls über efferente Lymphgefäße wieder in den Ductus thoracicus. Unterschiedliche, gewebespezifische **Adhäsionsmoleküle** und **Chemokine** kontrollieren den Eintritt von Zellen in die jeweiligen Organe.

dern, bzw. das Integrin α4β7 auf Zellen, die in die Peyer-Plaques migrieren. Aktiviertes αLβ2 erkennt ICAM-2 auf den HEV von Lymphknoten und Peyer-Plaques, während α4β7 nur MAdCAM-1 auf den HEV in den Peyer-Plaques erkennt. Dieser Vorgang bindet die rollenden naiven Lymphozyten stärker an die Endotheloberfläche, unterbricht ihre Rollbewegung und leitet den nächsten Schritt ein.
- **3. Transmigration:** Dieser Vorgang findet vor allem an der Kontaktstelle zwischen 2 Endothelzellen statt.

Nachdem die naiven T- und B-Lymphozyten durch die HEV in die lymphatischen Organe eingewandert sind, positionieren sie sich optimal, um mit dendritischen Zellen, die die entsprechenden Antigene präsentieren, in Kontakt zu treten. Diese **Positionierung** wird durch Chemokine gesteuert, die von Stroma und dendritischen Zellen produziert werden. Werden die naiven Zellen durch spezifische Antigene aktiviert und differenzieren zu Effektor- oder Gedächtnis-T-Lymphozyten bzw. zu Immunglobulin produzierenden B-Lymphozyten (Plasmazellen) und Gedächtnis-B-Zellen, verlassen sie anschließend die lymphatischen Organe und gelangen schließlich über die Lymphe zum Ductus thoracicus und dadurch wieder in die Blutbahn.

Einwanderung von aktivierten Lymphozyten in periphere Organe

Die **IgG-produzierenden Plasmazellen** wandern von der Blutbahn vor allem in das Knochenmark und in die Milz, während **IgA-produzierende Plasmazellen** in die Mukosa des Darms einwandern. Die Kontrolle dieser spezifischen Wanderungsbahnen ist auf molekularer Ebene unvollständig definiert, basiert aber vermutlich auf gewebespezifischer Produktion von Chemokinen.

Die **Gedächtnis-T-Lymphozyten** wandern über den Blutweg ebenfalls zu peripheren Organen. Interessant ist dabei, dass Lymphozyten, die z.B. aus mesenterialen Lymphknoten stammen, bevorzugt in den Darm einwandern, während Lymphozyten aus den drainierenden Lymphknoten der Haut selektiv in die Haut migrieren. Der Mechanismus dieser Einwanderungen ist gut untersucht und basiert auf dem bereits für die Migration naiver Lymphozyten beschriebenen Dreistufenmodell, mit dem Unterschied, dass unterschiedliche Adhäsionsmoleküle auf Lymphozyten und Endothelien verwendet werden und andere Chemokine (und deren Rezeptoren) involviert sind.

Treffen die Gedächtniszellen im Gewebe nicht auf ihr spezifisches Antigen, bleibt ein für das Verbleiben vor Ort notwendiges Aktivierungssignal aus und die Zellen wandern über **afferente, lymphatische Gefäße** wieder in die drainierenden lymphatischen Organe zurück, um von dort über efferente Lymphgefäße und den Ductus thoracicus erneut in die Blutbahn zu gelangen. Dieser Vorgang der **Rezirkulation** von Gedächtniszellen dient der ständigen Überwachung des Organismus vor eindringenden Pathogenen.

Kommt es zu einer lokalen **Entzündung,** wandern **Gedächtnis-** und vor allem die **Effektor-Lymphozyten** in großer Zahl zum Ort der Pathologie. Diese ausgeprägte Wanderung kommt zustande, weil die Endothelzellen der Blutgefäße sowohl Adhäsionsmoleküle als auch Chemokine in stark erhöhter Menge zur Verfügung stellen. Das Dreistufenmodell der Lymphozyteninteraktion mit dem Endothel wird dabei zu höchster Effizienz hochgefahren, um die Ursache der Entzündung mit der größtmöglichen Zahl an Effektor-Lymphozyten möglichst rasch beseitigen zu können (➤ Kap. 3.2.2; ➤ Abb. 3.5).

4.2 Entstehung und Kontrolle einer spezifischen Immunantwort

Die Ausreifung naiver B- und T-Lymphozyten zu hochdifferenzierten Zellen ist notwendig für die Wahrnehmung ihrer mannigfaltigen Funktionen im Rahmen einer antigenspezifischen Immunantwort. Sie wird durch **zellgebundene Rezeptor-Ligand-Interaktionen** („cognate cell-interactions"; ➤ Abb. 4.4) und durch **Zytokine** kontrolliert, die ihre Wirkung über membrangebundene Rezeptoren ausüben.

4.2.1 Zytokine

Zytokine bilden eine in ihren Funktionen vielgestaltige Familie von meistens sezernierten, gelegentlich auch membrangebundenen Proteinen, die alle Aspekte einer Immunantwort beeinflussen können. Diese Moleküle werden als Antwort auf mikrobielle Pathogene und andere Antigene von Zellen des natürlichen und des erworbenen Immunsystems gebildet. Epithelzellen oder Fibroblasten und andere Zellen sind außerhalb des Immunsystems aber ebenfalls zur Zytokinproduktion fähig. Die Synthese und Sekretion von Zytokinen werden auch durch endogene Rhythmen (zirkadianer Rhythmus, Lebensalter) und durch Krankheiten (Infektionen, Neoplasien) beeinflusst. Zytokine können ihre Funktion autokrin, parakrin oder endokrin ausüben. Das gleiche Zytokin wirkt oft auf verschiedene Zielzellen, ein Umstand, der als **Pleiotropie** bezeichnet wird. Die Wirkung bestimmter Zytokine auf unterschiedliche Zielzellen ist aber oft **redundant,** d.h. spezifische Funktionen können von verschiedenen Zytokinen ausgelöst werden.

Die Wirkung der Zytokine kann auf verschiedenen Stufen reguliert werden. Neben der transkriptionellen und posttranskriptionellen **Regulation** der Zytokinbildung bestehen auch auf posttranslationeller Ebene verschiedene Möglichkeiten einer Regulation. So kann beispielsweise die biologisch aktive

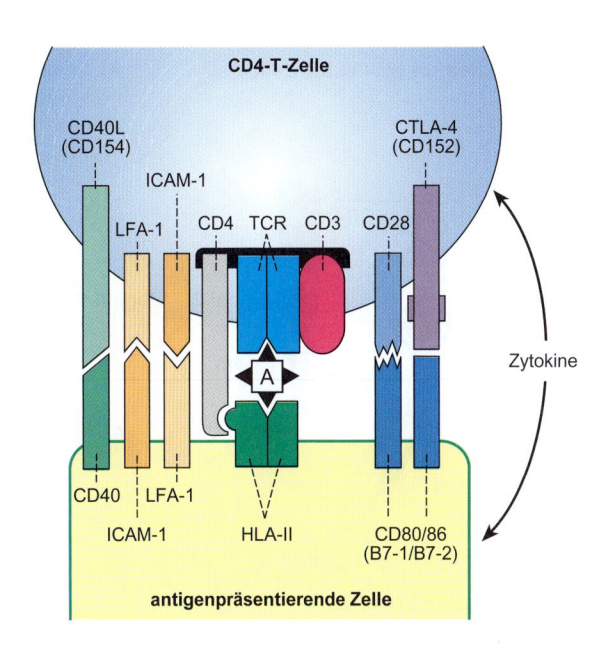

Abb. 4.4 Zell-Zell-Interaktionen zwischen T-Zellen und antigenpräsentierenden Zellen. Neben der HLA-restringierten Erkennung des Antigens durch den T-Zell-Rezeptor bestehen zwischen T-Zellen und antigenpräsentierenden Zellen eine Vielzahl weiterer Interaktionen, die den Zellkontakt verstärken (z.B. LFA-1 – ICAM-1), die Aktivierung und funktionelle Differenzierung der T-Zelle entscheidend beeinflussen (z.B. CD28 – CD80/86; CTLA-4 – CD80/86) oder die Aktivierung und funktionelle Differenzierung antigenpräsentierender Zellen (Makrophagen, dendritische Zellen, B-Zellen) durch T-Effektorzellen vermitteln (CD40L – CD40).

Form eines Zytokins erst durch proteolytische Modifikation aus einer inaktiven Vorstufe des Moleküls hervorgehen (z.B. TGF-β, Interleukin-1β, Interleukin-18). Andererseits kann die Wirkung von Zytokinen auch durch lösliche Rezeptoren neutralisiert werden, da diese wohl das Zytokin binden, aber die entsprechenden zellaktivierenden Signale nicht auslösen können. Diese Form einer posttranslationellen Regulation ist insbesondere bei proinflammatorischen Zytokinen von Bedeutung (z.B. lösliche TNF-Rezeptoren). Zusätzlich kann auch die Expression der spezifischen Zytokinrezeptoren auf der Zelloberfläche moduliert werden.

4.2.2 Korezeptoren auf Lymphozyten

Die Differenzierung und Proliferation von B- und T-Zellen wird zusätzlich zu löslichen Zytokinen auch durch zellständige Rezeptor-Ligand-Interaktionen reguliert, die während der Antigenrezeptor-vermittelten Aktivierung die weiteren Funktionen der Lymphozyten wesentlich beeinflussen. Zu beachten gilt es, dass T-Zellen neben **aktivierenden Korezeptoren** (z.B. **CD28**) auch Korezeptoren aufweisen, die nach Bindung an ihre Liganden eine weitere Differenzierung und proliferative Expansion der T-Zelle hemmen. Beispiele für solche **inhibitorische Korezeptoren** sind **CTLA-4/CD152,** der die gleichen Liganden (CD80/86) bindet wie der aktivierende Korezeptor CD28, sowie ein als **PD1** bezeichneter Rezeptor. Diese hem-

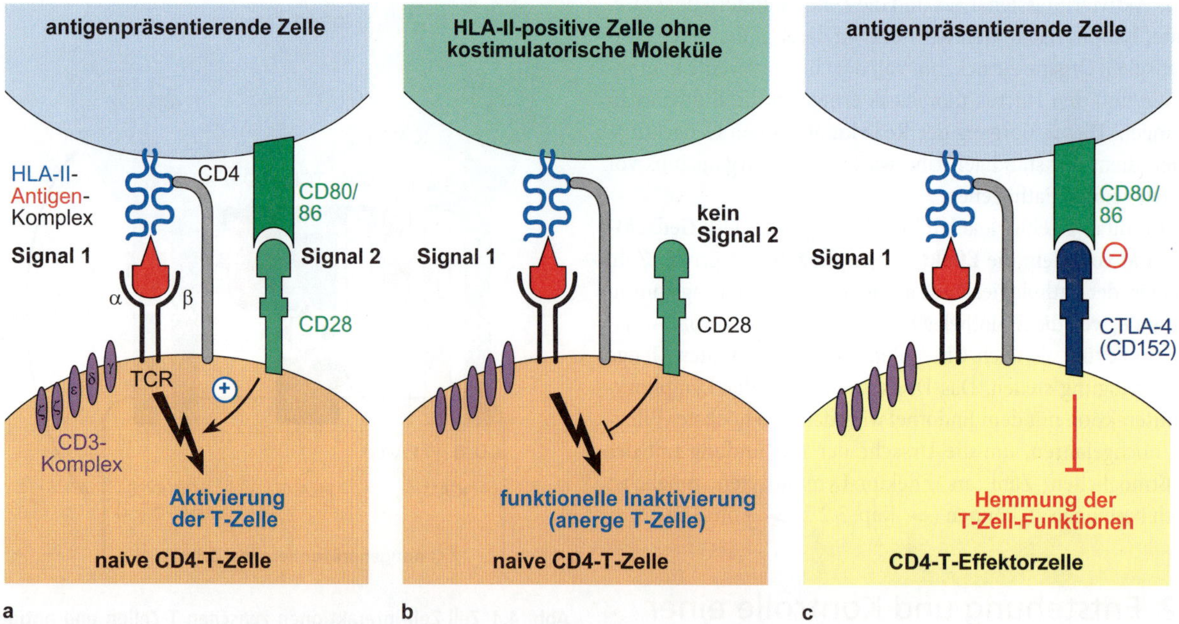

Abb. 4.5 Beeinflussung der T-Zell-Funktionen durch kostimulatorische Rezeptoren. a Die Aktivierung naiver T-Zellen erfolgt aufgrund der Erkennung des HLA-Antigen-Komplexes durch den T-Zell-Rezeptor (Signal 1). Darüber hinaus wird auch ein kostimulatorisches Signal (Signal 2) benötigt, das durch die Bindung von CD28 an die entsprechenden Liganden (CD80, CD86) auf der Oberfläche professioneller antigenpräsentierender Zellen zur Verfügung gestellt wird. **b** Fehlt diese Kostimulation, werden die nur unvollständig aktivierten T-Zellen funktionell inaktiviert („anerg"). **c** Falls auf der Oberfläche von T-Effektorzellen anstelle von CD28 das inhibitorische Molekül CTLA-4 (CD152) exprimiert wird, führt die Aktivierung dieses Moleküls durch Bindung an CD80/86-exprimierende Zellen zur Hemmung der zellulären Funktionen von allen T-Zell-Populationen (s. immunologische Toleranz, ➤ Kap. 4.2.6).

menden Korezeptoren sind für die Beschränkung einer zellulären Immunantwort von wesentlicher Bedeutung (➤ Abb. 4.5).

4.2.3 Periphere Differenzierung von B-Lymphozyten

Nach der zentralen Differenzierung im Knochenmark weisen die **reifen, aber noch naiven B-Zellen** auf ihrer Oberfläche membranständiges IgM und IgD gleicher Antigenspezifität auf. Sie verlassen das Knochenmark und wandern über die Zirkulation in sekundäre lymphatische Organe, wo die **periphere Differenzierung** zu antikörpersezernierenden Plasmazellen und B-Gedächtniszellen stattfindet. Diese Entwicklung kann in folgende Schritte unterteilt werden:
- **Migration:** Die naiven B-Zellen wandern in die parafollikulären Zonen der sekundären lymphatischen Organe. Sollten die B-Zellen dort nicht unmittelbar auf das für sie spezifische Antigen treffen und aktiviert werden, verlassen sie das Organ wieder über die efferente Lymphe (➤ Abb. 4.3).
- **Antigenabhängige Aktivierung:** Je nach Beschaffenheit des Antigens können naive B-Zellen entweder ohne Hilfe von T-Zellen oder nur mithilfe von antigenspezifischen TH-Zellen eine humorale Immunantwort bilden. Ohne T-Zell-Hilfe funktioniert dies, wenn gewisse bakterielle, repetitive Motive (insbesondere Antigene von kapseltragenden Bakterien) die B-Zellen zur Produktion von Antikörpern stimulieren. Dabei werden mehrere Antigenrezeptoren gleichzeitig durch diese multivalenten Antigene an der Oberfläche der B-Zelle gebunden. Diese Quervernetzung erübrigt die Bereitstellung eines weiteren, üblicherweise von T-Zellen vermittelten Signals. Ist eine antigenvermittelte Quervernetzung der Oberflächenrezeptoren nicht gegeben, müssen CD4-T-Zellen dieses 2. Signal bereitstellen: B-Zellen nehmen Proteine auf, die spezifisch an ihren Antigenrezeptor gebunden haben, prozessieren diese zu Peptiden, um sie anschließend auf MHC-Klasse-II-Molekülen den CD4-T-Zellen zu präsentieren. Die Erkennung dieses MHC-II-Antigen-Komplexes auf den B-Zellen durch T-Zellen führt zur gegenseitigen Aktivierung beider Zellen. Die B-Zell-Aktivierung erfolgt hierbei unter Einbezug von CD40, das sich an CD40-Liganden (CD40L, CD154) auf T-Zellen bindet.
- **Proliferation und funktionelle Differenzierung:** Die antigenvermittelte Aktivierung von B-Zellen in Gegenwart von T-Zellen führt einerseits zu einer proliferativen Expansion der B-Zellen und andererseits zur weiteren Differenzierung in B-Zell-Subpopulationen, die entweder die Produktion großer Mengen von Antikörpern sicherstellen (**Plasmazellen**) oder die Bildung von **B-Gedächtniszellen** ermöglichen (➤ Kap. 4.2.5). Bleibt das T-Zell-vermittelte 2. Signal bei der B-Zell-Aktivierung aus, werden B-Zellen anerg, d.h. sie können auch bei Antigenexposition zu einem späteren Zeitpunkt nicht weiter stimuliert werden und werden schließlich eliminiert (➤ Kap. 4.2.6). Antigenaktivierte B-Zellen kön-

nen in den parafollikulären Zonen zu großen **B-Zell-Blasten** differenzieren, aus welchen überwiegend IgM-sezernierende, **kurzlebige Plasmazellen** hervorgehen. Diese Zellen sind für die frühe Produktion von Antikörpern verantwortlich und gelangen bevorzugt aus dem perifollikulären Bereich der sekundären lymphatischen Organe ins Knochenmark zurück. Eine kleinere Zahl der B-Zell-Blasten wandert unter dem Einfluss chemotaktisch wirkender Zytokine (sog. Chemokine) innerhalb des peripheren lymphatischen Gewebes zu den primären Follikeln, wo sie unter Mithilfe von CD4-T-Zellen zu **Keimzentren-B-Zellen** (Zentrozyten) ausreifen. Die über CD40 vermittelten Aktivierungssignale sind für die Bildung der Keimzentren wesentlich, denn sie ermöglichen die klonale B-Zell-Expansion, das Überleben der B-Zellen in Follikeln, die Ausreifung mittels Hypermutation zu B-Zellen mit hochaffinen B-Zell-Rezeptoren, die Differenzierung zu Plasmazellen (s.u.), die Antikörperproduktion und schließlich den Isotypenwechsel sowie die Ausbildung zu B-Gedächtniszellen (➤ Abb. 4.6, ➤ Kap. 4.2.5).

- **Hypermutation, Affinitätsreifung, Isotypenwechsel:** Proliferierende B-Zellen in Keimzentren weisen eine **hohe Mutationsrate** ihrer Immunglobulingene auf. Diejenigen B-Zellen, die aufgrund dieser Mutationen Immunglobuline mit erhöhter Affinität für das Antigen aufweisen, werden dabei aktiviert und proliferieren, während B-Zellen mit niedrigaffinen Immunglobulinen eliminiert werden (**Affinitätsreifung**).

Während der Isotypenwechsel und die somatische Hypermutation stattfinden, stehen die neu generierten B-Zellen kontinuierlich mit dem für sie spezifischen Antigen in Kontakt. Dieses wird durch **follikuläre dendritische Zellen** innerhalb der Keimzentren präsentiert. Die meisten, wenn nicht sogar alle dieser follikulären dendritischen Zellen sind nichthämatopoetischen Ursprungs und funktionell nicht mit den ubiquitären dendritischen Zellen verwandt. Typischerweise besitzen follikuläre dendritische Zellen weitverzweigte Zellausläufer und exprimieren an ihrer Oberfläche nicht nur CD40, sondern auch Fc- und Komplementrezeptoren, über welche sie Antigen-Antikörper-Komplexe bzw. opsonisierte Antigene binden können.

Die meisten der zufällig durch somatische Hypermutation verursachten Sequenzänderungen führen nicht dazu, dass sich die Antikörperaffinität verbessert. In der Folge wird es diesen B-Zellen unmöglich gemacht, über die oberflächenständigen, niedrigaffinen Antikörper die notwendige Überlebenssignale zu erhalten. Beim Vorgang der somatischen Hypermutation können jedoch gelegentlich einzelne Mutationen zu einer **erhöhten Antikörperaffinität** führen. Die auf diese Weise mutierten B-Zellen sind nun bevorzugt in der Lage, über eine verbesserte Antigenbindung die entsprechenden Wachstums- und Überlebenssignale zu erhalten. Durch diesen Vorgang kommt es zur Diversifizierung des Antikörperrepertoires, zur Produktion von hochaffinen Antikörpern durch Plasmazellen und zur Bildung von antigenspezifischen B-Gedächtniszellen (➤ Abb. 4.6). Interessanterweise steht die katalytische Funktion der aktivierungsinduzierten **Cytidin-Deaminase (AID)** so-

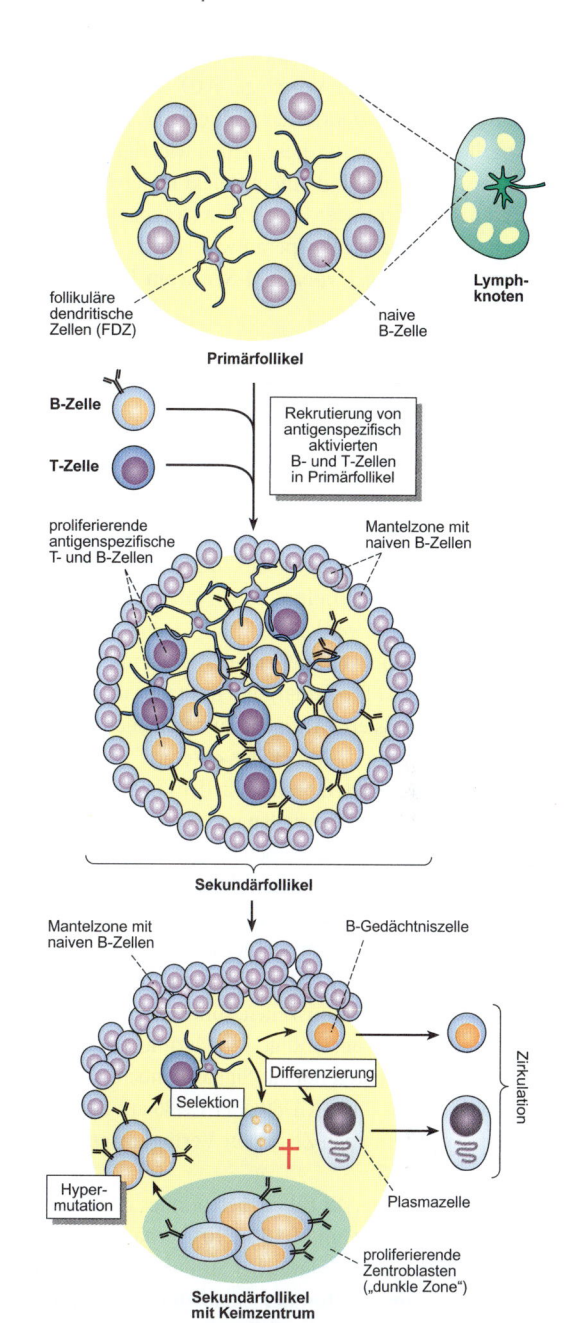

Abb. 4.6 Architektur des Lymphknotens: Bildung von Sekundärfollikel und Keimzentrum. Nach antigenspezifischer B-Zell-Aktivierung im Parakortex wandern sowohl die daran beteiligten B- als auch T-Zellen zu den **primären Follikeln**. Wird das auslösende Antigen von follikulären dendritischen Zellen präsentiert, beginnen die spezifischen T- und B-Zellen zu proliferieren. Dabei drängen sie diejenigen B-Zellen an den Rand der Follikel, welche das Antigen nicht erkennen. Dadurch entsteht eine sog. **Mantelzone.** Bei fortgesetzter antigenvermittelter Stimulation und mit T-Zell-Hilfe entsteht ein **Keimzentrum**, in welchem nun die als **Zentroblasten** bezeichneten B-Zellen expandieren („dunkle Zone"). Antigenspezifische Zentroblasten durchlaufen anschließend eine Phase der **Hypermutation** der Immunglobulingene. Die nun als **Zentrozyten** bezeichneten B-Zellen werden in der hellen Zone der Keimzentren selektioniert. Nur diejenigen B-Zellen mit der höchsten Affinität für das für sie spezifische Antigen überleben und differenzieren sich weiter zu **Plasmazellen** bzw. **Gedächtniszellen**. Plasmazellen und B-Gedächtniszellen verlassen anschließend, vorwiegend über efferente Lymphgefäße, den Lymphknoten und rezirkulieren.

wohl beim Isotypenwechsel als auch bei der Hypermutation im Zentrum der molekularen Vorgänge. AID wird spezifisch in Zentroblasten der Keimzentren exprimiert und ist der einzige B-Zell-spezifische Faktor für diese beiden wichtigen molekularen Ereignisse. Patienten mit einem Defekt in der AID-Funktion sind deshalb weder in der Lage, einen Isotypenwechsel vorzunehmen, noch ihre Antikörperantwort durch Affinitätsreifung zu verbessern (sog. **Hyper-IgM-Syndrom Typ II**).

4.2.4 Periphere Differenzierung von T-Lymphozyten

Nach der erfolgreichen intrathymischen Differenzierung weisen die nun funktionell reifen αβTCR-tragenden T-Zellen beim Verlassen des Thymus auf ihrer Oberflächen entweder den CD4- oder den CD8-Korezeptor auf. Dadurch können αβ-T-Zellen phänotypisch grob in funktionell unterschiedliche Subpopulationen eingeteilt werden:

- Die **CD4-T-Lymphozyten** gelten funktionell in der Regel als **T-Helferzellen** (TH-Zellen) und besitzen einen Rezeptor, welcher prozessierte Antigene ausschließlich im Kontext von MHC-Klasse-II-Molekülen erkennt.
- Die **CD8-T-Lymphozyten** besitzen in der Regel die Funktion von **zytotoxischen Effektorzellen** und tragen an ihrer Oberfläche einen auf MHC-Klasse I beschränkten T-Zell-Rezeptor.

Die Aktivierung von **dendritischen Zellen** durch Erreger oder inflammatorische Stimuli führt nicht nur zur Präsentation von Peptiden auf MHC-Molekülen, sondern auch zur Oberflächenexpression von **CD80** und **CD86**. Dies erlaubt nicht nur die Aktivierung von T-Gedächtniszellen, sondern auch von naiven T-Zellen, die für ihre vollständige Aktivierung neben dem T-Zell-Rezeptor-vermittelten Signal (Signal 1) noch ein weiteres Signal benötigen, das durch CD80 oder CD86 auf der Oberfläche der reifen dendritischen Zellen zur Verfügung gestellt wird (Signal 2, ➤ Abb. 4.5).

Die Zahl der T-Zellen, die für ein bestimmtes nominales Antigen spezifisch sind, ist mit $1:10^4$–$1:10^6$ verhältnismäßig gering. Deshalb folgt nach erfolgreicher Stimulation der T-Zellen eine Phase von **enormer klonaler Expansion,** wobei für CD8-T-Zellen eine Verdopplung der Zellzahl alle 4,5–8 Stunden errechnet wurde. Während der ersten 48 Stunden nach Antigenstimulation sind die T-Zellen außerdem am Ort ihrer Aktivierung eingebunden („antigen-specific trapping") und gelangen erst danach in die Zirkulation, von wo sie schließlich in unterschiedliche Gewebe auswandern können (➤ Kap. 4.1.4).

Funktionelle Differenzierung der CD4-T-Zellen

Die Bedingungen, unter welchen naive CD4-T-Zellen in peripheren lymphatischen Geweben aktiviert werden, entscheiden über ihre weitere Ausdifferenzierung und damit über ihre funktionelle Ausrichtung als Effektorzellen. Prägend sind dabei die zellulären und molekularen Vorgaben zum Zeitpunkt der immunologischen Primärantwort, also, ob bei der Immunantwort

- hauptsächlich über die Bildung von sog. CD4-TH1-Zellen auch **Makrophagen aktiviert** werden, was zur Ausbildung einer Typ-IV-Überempfindlichkeitsreaktion führen kann (➤ Kap. 4.3.1),
- die funktionelle **Differenzierung zytotoxischer CD8-T-Zellen** und **NK-Zellen** in potente Effektorzellen durch die Gegenwart von TH1-Zellen gefördert wird,
- vornehmlich in Gegenwart von CD4-TH2-Zellen **neutralisierende Antikörper gebildet** werden oder
- das Verhältnis der lokal vorhandenen regulatorischen T_{reg}- und entzündungsfördernden TH17-T-Zellen zugunsten der T_{reg}- oder der TH17-T-Zellen ausfällt.

Diese Ausdifferenzierung von naiven CD4-T-Zellen wird wesentlich durch die bei der Antigenstimulation bereitgestellten Zytokine beeinflusst (➤ Abb. 4.7): **CD4-TH1-Zellen** entstehen in Gegenwart von IFN-γ und IL-12, **CD4-TH2-Zellen** in Gegenwart von IL-4. Eine Dominanz antigenspezifischer TH1-Zellen fördert eine zelluläre Immunreaktion, eine TH2-dominierte CD4-T-Zell-Antwort dagegen eine humorale Immunantwort. Sowohl im Gewebe als auch im peripheren Blut können auch T-Zellen mit einem Zytokinmuster nachgewiesen werden, das typisch sowohl für TH1- als auch für TH2-Zellen ist, weshalb diese Zellen gelegentlich auch als **TH0-Zellen** bezeichnet werden. Eine weitere CD4-T-Zell-Subpopulation sind **CD4-TH17-Zellen,** die Interleukin 17 (daher der Name) und Interleukin 22 freisetzen und mehrheitlich entzündungsfördernde Wirkungen haben, welche speziell bei der Immunantwort gegen Pilze von Bedeutung sind. **Regulatorische CD4-T-Zell-Subpopulationen** (T_{reg}), die oft neben CD4 auch CD25 (d.h. die α-Kette des IL-2-Rezeptors) in hohem Maß an ihrer Zelloberfläche tragen, sezernieren die Zytokine IL-10 und TGF-β. Diese Zytokine beeinträchtigen die Aktivierung sowohl von TH1- als auch von TH2-gerichteten T-Zell-Antworten und wirken auf diese Weise immunregulatorisch. **TGF-β** wirkt direkt hemmend auf die Proliferation und Aktivität von T-Zellen, während **IL-10** die Makrophagen zur Bildung von TGF-β anregt. Eine wiederholte antigenspezifische Aktivierung in der Anwesenheit von IL-10 und TGF-β führt zur Differenzierung zu T_{reg}-T-Zellen, während die Aktivierung naiver CD4-T-Zellen in Anwesenheit von TGF-β, IL-6, und/oder TNF die vermehrte Bildung von TH17-CD4-T-Zellen ermöglicht. Das unterschiedliche Repertoire der durch TH17 und T_{reg}-T-Zellen gebildeten Zytokinen wird durch Transkriptionsfaktoren (RORC-2 bzw. FOXP3) kontrolliert, die selektiv in diesen beiden T-Zell-Populationen exprimiert sind.

Funktionelle Differenzierung von CD8-T-Zellen

Die funktionelle Differenzierung naiver CD8-T-Zellen zu potenten zytotoxischen Effektorzellen erfolgt nach der Erkennung von antigenen Peptiden, die mittels **MHC-Klasse-I-Molekülen** präsentiert werden. Dazu treten T-Zellen in Kontakt mit profes-

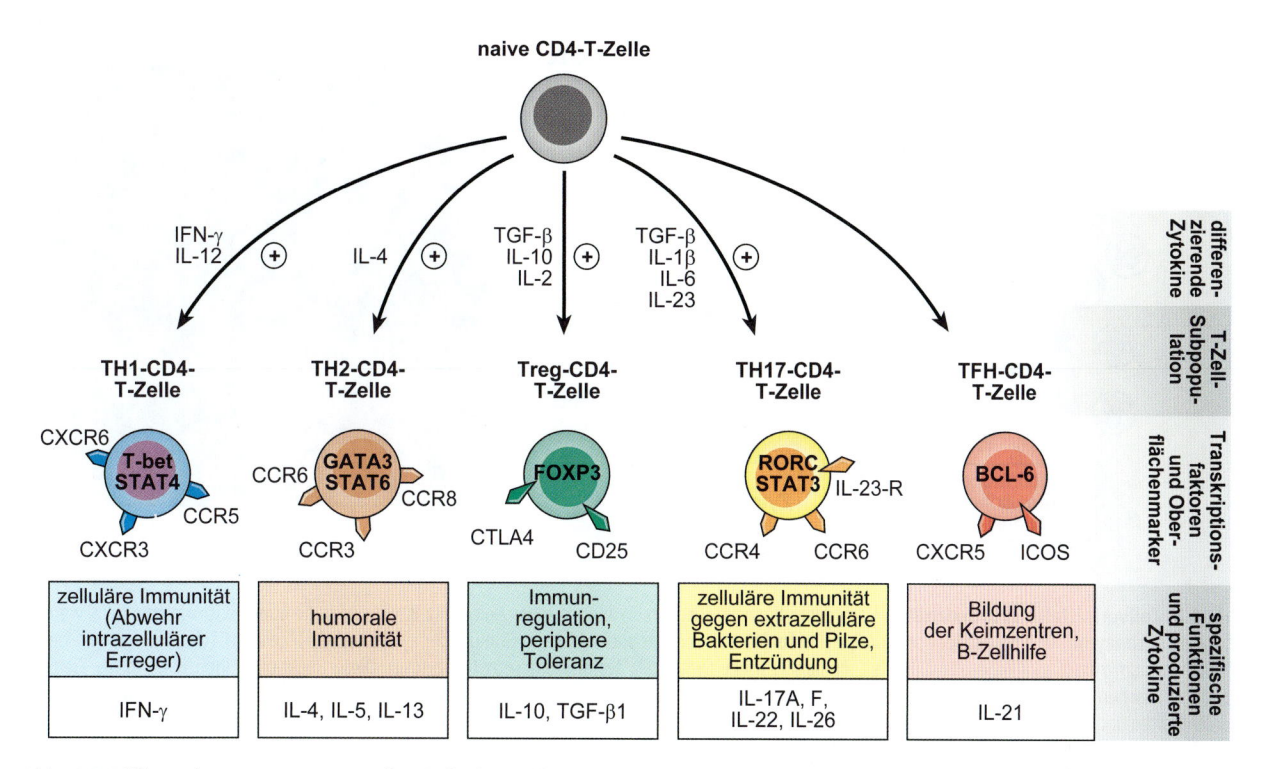

Abb. 4.7 Differenzierung von CD4-T-Zellen in funktionell unterschiedliche Subpopulationen. Naive CD4-T-Zellen können sich nach antigenspezifischer Aktivierung in funktionell unterschiedliche Subpopulationen differenzieren. Diese Differenzierung wird mitbestimmt durch die lokal vorhandenen Zytokine. Die selektive Expression von Transkriptionsfaktoren in den verschiedenen T-Zell-Subpopulationen bestimmt deren Funktionen. Die verschiedenen CD4-T-Zell-Subpopulationen weisen auch unterschiedliche Oberflächenmarker auf, insbesondere Rezeptoren für CC- oder CXC-Chemokine.

sionellen antigenpräsentierenden Zellen, die zusätzlich zu den an der Oberfläche exprimierten MHC-I-Antigen-Komplexen auch die notwendigen kostimulierenden Moleküle wie **CD80** und **CD86** exprimieren. Die zytotoxische Aktivität der T-Zellen kann durch **Zytokine** (v.a. IFN-γ, IL-12, IL-23), die von TH1-Zellen sowie dendritischen Zellen oder Makrophagen bereitgestellt werden, weiter verstärkt werden. In Folge der T-Zell-Aktivierung werden zytotoxische Proteine (Perforin, Granzyme) gebildet und in zytoplasmatischen Granula gespeichert. Diese Granula werden ihren zytolytischen Inhalt schließlich bei der Erkennung der Zielzelle in die gemeinsam durch die Zell-Zell-Bindung gebildetete Kontaktzone abgeben (➤ Abb. 4.8).

Die Apoptose der Zielzelle kann auch durch **Fas-Liganden** (CD95L) induziert werden, die nach Aktivierung auf der Oberfläche zytotoxischer Zellen exprimiert werden.

T-Gedächtniszellen

Die aus naiven T-Zellen differenzierten Effektorzellen besitzen in der Regel eine relativ kurze Lebensspanne und werden meist nach Ablauf einer Immunantwort durch Apoptose eliminiert (➤ Kap. 2.4.3, ➤ Kap. 4.2.7). Eine offensichtliche Ausnahme sind die wenigen, während einer spezifischen Immunantwort gebildeten T-Gedächtniszellen (≤ 5 % aller T-Effektorzellen), die längere Zeit persistieren und teilweise auch ihre funktionelle Differenzierung beibehalten können.

Mit der Differenzierung von naiven T-Zellen zu Effektor- und T-Gedächtniszellen geht auch eine **Änderung des Zell-Phänotyps** einher. So exprimieren naive T-Zellen die CD-45RA-Isoform, während infolge einer T-Zell-Aktivierung sowohl Effektorzellen als auch Gedächtniszellen die CD45RO-Isoform auf ihrer Oberfläche tragen. Obwohl die funktionelle Bedeutung dieser einzelnen Spleißvarianten noch unbekannt ist, können CD45RA und CD45RO zur Unterscheidung von naiven und T-Effektor-/T-Gedächtniszellen in der Diagnostik eingesetzt werden.

4.2.5 Primäre und sekundäre Immunantwort, immunologisches Gedächtnis

Humorale Immunität

Die **primäre humorale Immunantwort** ist durch die Bildung von IgM-Antikörpern mit geringer Affinität gekennzeichnet, da die Prozesse der Affinitätsreifung und des Isotypenwechsels erst spät nach Erstkontakt einer B-Zelle mit ihrem spezifischen Antigen stattfinden. Hingegen stehen bei erneutem Antigenkontakt im Rahmen einer Zweitreaktion (sog. „booster") bereits **B-Gedächtniszellen** zur Verfügung, welche in der Endphase der Primärreaktion durch Affinitätsreifung selektioniert wurden und nun auch in der Lage sind, unterschiedliche Immunglobulin-Isotypen zu sezernieren. Nach Kontakt mit T-

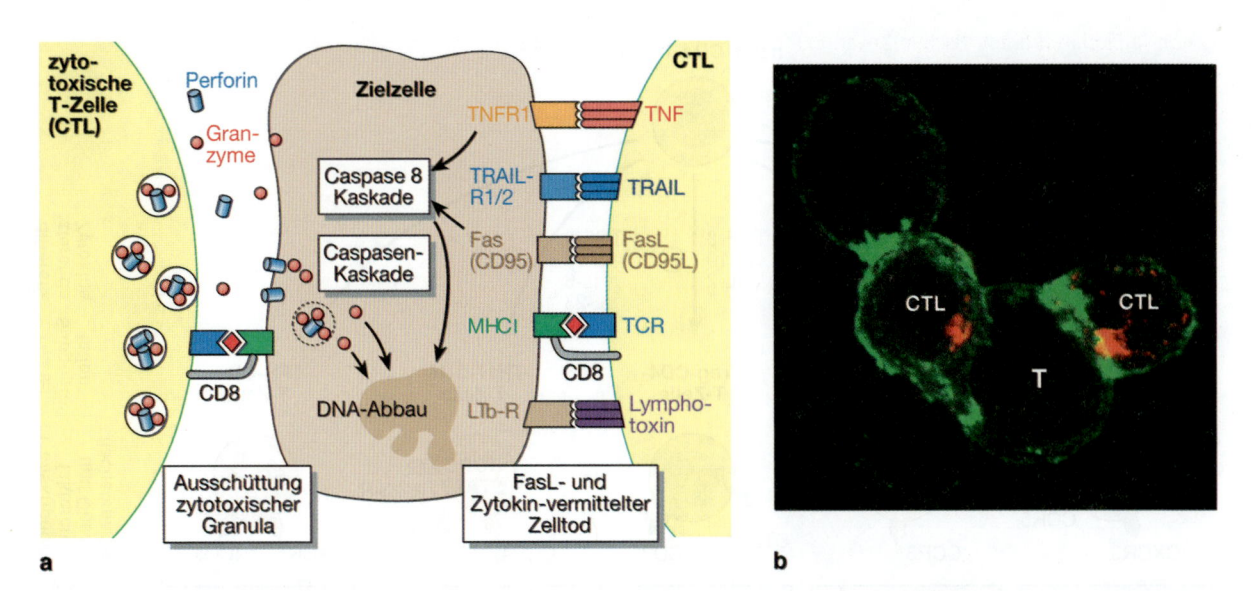

Abb. 4.8 Zellvermittelte Zytotoxizität. a Nach der antigenspezifischen Erkennung einer Zielzelle (z.B. virusinfizierte oder transformierte Zelle) werden Proteasen **(Granzyme)** und porenbildende Proteine **(Perforin)** aus den zytoplasmatischen Granula der zytotoxischen T-Zellen (CTL) in den gemeinsamen Interzellularraum zwischen T-Zelle und Zielzelle („immunologische Synapse") gezielt freigesetzt (Exozytose). Diese Reaktionen induzieren in der Zielzelle jene apoptotischen Prozesse, die schließlich zur Elimination der Zielzelle führen. Caspasen, die als Proteasen in ihrem aktiven Zentrum die Aminosäure Cystein enthalten und Proteine nach der Aminosäure Aspartat schneiden, spielen bei diesem Prozess eine wesentliche Rolle. Die Apoptose von Zielzellen kann auch durch die auf der Oberfläche zytotoxischer Zellen vorhandenen **Fas-Liganden** (CD95L) ausgelöst werden, sofern die Zielzelle den entsprechenden Rezeptor (Fas, CD95) auf der Zelloberfläche exprimiert. Weitere lösliche und membrangebundene Mitglieder der TNF-Familie wie TRAIL, Lymphotoxin oder TNF können durch Bindung an ihre Rezeptoren auf Zielzellen ebenfalls den apoptotischen Zelltod erwirken. **b** Nach der T-Zell-Rezeptor-vermittelten Erkennung einer Zielzelle (hier: eine Tumorzelle, T) werden die zytoplasmatischen Granula (rot) der zytotoxischen T-Zellen (CTL) an die Kontaktzone zwischen Zielzelle und Effektorphase transportiert und durch Exozytose in den Interzellularraum freigesetzt (Bild: G.M. Griffiths, Cambridge, UK).

Gedächtniszellen expandieren diese B-Zellen rasch, bilden ein Keimzentrum und können dort wiederum durch Affinitätsreifung so selektioniert werden, dass Antikörper mit verbesserter Affinität für das spezifische Antigen gebildet werden. Gleichzeitig sind weitere Isotypenwechsel möglich **(sekundäre humorale Immunantwort).** Diese Vorgänge erklären, dass eine sekundäre Immunantwort im Vergleich zu einer Primärantwort ausgeprägter und aufgrund vorselektioneter Gedächtniszellen schneller verlaufen kann und dass eine solche Antwort durch die Bildung von Immunglobulinen der Klasse IgG, IgA und IgE gekennzeichnet ist (➤ Tab. 4.3).

Die Dauer des immunologischen Gedächtnisses wird durch unterschiedliche Einflüsse bestimmt. Dazu zählen die im Vergleich zu Effektor-Lymphozyten erhöhte Lebensdauer von Gedächtniszellen und die Persistenz von Antigenen auf follikulären dendritischen Zellen der Keimzentren.

Zelluläre Immunität

Analog für die bei den B-Zellen beobachteten Vorgänge ist ebenfalls die T-Zell-Antwort bei erneuter Exposition gegenüber einem Antigen deutlich stärker ausgeprägt, als dies bei der Primärantwort beobachtet wird. Für dieses Phänomen ist vornehmlich die erhöhte Anzahl von antigenspezifischen **CD-45RO T-Gedächtniszellen** verantwortlich.

Tab. 4.3 Unterschiede zwischen humoraler Primär- und Sekundärantwort.

Eigenschaften	Primärantwort	Sekundärantwort
Zeitabstand zwischen Immunisierung und Antikörperantwort	5–10 Tage	1–3 Tage
Titerverlauf	kurze Zeitdauer	längere Zeitdauer
Antikörper-Isotyp	IgM > IgG	relative Zunahme von IgG und unter gewissen Bedingungen von IgA und IgE
Antikörperaffinität	tief	hoch
Antigentyp	thymusunabhängige und -abhängige Antigene	thymusabhängige Antigene (Proteine)
Antigenmenge	relativ hohe Dosis	tiefe Dosis
Bedeutung eines Adjuvans (z.B. Aluminiumhydroxid)	in der Regel für Proteinantigene notwendig	nicht zwingend notwendig

Die T-Gedächtnisfunktion persistiert nach ausreichender Aktivierung viele Jahre lang und kann bei gewissen Antigenen wie zum Beispiel Impfstoffen sogar lebenslang sein. Da jedoch auch T-Gedächtniszellen nur eine begrenzte Lebenszeit besitzen, scheint die Aufrechterhaltung ihrer zellulären Funktion durch die Proliferation dieser Zellen gesichert zu sein. Hierbei scheint der Verbleib geringer Antigenmengen an der Oberfläche von follikulären dendritischen Zellen von besonderer Bedeutung zu sein, da diese professionellen Antigen-präsentierenden Zellen der sekundären lymphatischen Gewebe eine Gedächtnisleistung stetig auffrischen können.

4.2.6 Grundlagen und Mechanismen der immunologischen Toleranz

Da die Umlagerung der Genabschnitte für die Antigenrezeptoren einem zufälligen und ungerichteten Prozess entspricht, entstehen bei der Bildung des B- bzw. T-Zell-Rezeptor-Repertoires auch Rezeptorspezifitäten, die körpereigene Strukturen erkennen (potenziell **autoreaktive B- und T-Zellen**).

B-Zell-Toleranz

B-Zellen mit autoreaktiven Rezeptoren müssen durch negative Selektion physisch beseitigt **(Deletion)** oder in einen dauerhaften Zustand der Inaktivität **(Anergie)** versetzt werden. Auf diese Weise wird sichergestellt, dass das Immunsystem gegen körpereigene Proteine, das sog. **„Selbst"**, tolerant ist. Diese beiden unterschiedlichen Mechanismen der Toleranzinduktion finden sowohl während der B-Zell-Entwicklung im **Knochenmark** als auch später während der B-Zell-Differenzierung im **peripheren lymphatischen Gewebe** statt. Bindet ein Antigen auf den unreifen B-Zellen des Knochenmarks an die membranständigen Antikörper, werden Signale ins Zellinnere übermittelt, welche eine Apoptose induzieren. Ferner können in den sekundären lymphatischen Organen autoreaktive B-Zellen ebenfalls ausgeschaltet werden, indem das für ihre weitere Differenzierung und Expansion notwendige 2. Signal der B-Zell-Aktivierung nicht durch T-Helferzellen bereitgestellt wird. Diese B-Zellen werden funktionell inaktiviert (Anergie) und erleiden schließlich den Zelltod durch Apoptose.

T-Zell-Toleranz

Aufgrund ihrer zentralen Mitbeteiligung bei der Induktion von humoralen und zellulären Immunreaktionen ist die Aufrechterhaltung der Toleranz vor allem von CD4-T-Zellen von wesentlicher Bedeutung. Dabei gilt es durch zusätzliche Mechanismen in der Peripherie zu verhindern, dass T-Zellen mit einem autoreaktiven Antigenrezeptor, die der negativen Selektion im Thymus entgangen sind, Schaden zu setzen. Die **periphere T-Zell-Toleranz** wird durch die folgenden **Mechanismen** aufrechterhalten:

- Ein Zustand der **Anergie** autoreaktiver T-Zellen wird durch das Fehlen eines 2. Signals bei der T-Zell-Aktivierung erreicht (z.B. keine CD80- oder CD86-vermittelte Kostimulation der T-Zellen; ➤ Abb. 4.5). Anerge T-Zellen können auch durch nachfolgende antigenspezifische Aktivierung nicht mehr reaktiviert werden. Eine solche Situation ist überall dort gegeben, wo Selbst-Antigene ohne entsprechende Aktivierung der antigenpräsentierenden Zelle und damit der Bereitstellung von kostimulierenden Liganden durch T-Zellen erkannt werden.
- Die **Deletion** autoreaktiver T-Zellen ist nach repetitiver, antigenvermittelter Stimulation möglich. Dieser als „activation-induced cell death" bezeichnete Zustand hat seine Ursache in einer erhöhten Sensitivität dieser T-Zellen gegenüber Fas-Ligand-(CD95L)-vermittelter Apoptoseinduktion.
- Die **Suppression** autoreaktiver T-Zellen kann auch durch regulatorische T-Zellen vermittelt werden. Regulatorische T-Zellen sezernieren die Zytokine IL-10 und TGF-β, die sowohl die Aktivierung anderer T-Zellen als auch deren Proliferation und die funktionelle Differenzierung der T-Effektorzellen (T-Helferzellen, zytotoxische T-Zellen) hemmen.
- Die Aktivierung von T-Zellen kann auch durch Signale membranständiger Rezeptoren blockiert werden. So wird z.B. das inhibierende Molekül CTLA-4 (CD152) 3–4 Tage nach der T-Zellaktivierung exprimiert und kann sich an CD80/86 binden. Das durch CTLA-4 vermittelte Signal führt dann zur Hemmung der Proliferation und zu einer Einschränkung der funktionellen Aktivität von T-Effektorzellen (➤ Abb. 4.5).

4.2.7 Apoptose

Der phylogenetisch konservierte Prozess der Apoptose (Apoptose und Nekrose, ➤ Kap. 2.4.3) führt **ohne lokale Entzündungsreaktion** zum Zelltod. Die Apoptose ist für ein funktionierendes Immunsystem von zentraler Bedeutung, vor allem bei der Selektion von Lymphozyten im primären lymphatischen Gewebe, bei der Homöostase peripherer Lymphozyten und bei der Beseitigung von infizierten oder maligne transformierten Zellen durch zytotoxische T-Zellen.

4.3 Fehlleistungen des Immunsystems: Überempfindlichkeitsreaktionen und Autoimmunität

Das Immunsystem ist komplex und daher relativ fehleranfällig. Einzelne Komponenten des angeborenen oder des erworbenen Immunsystems können aufgrund genetischer Veränderungen Defekte aufweisen (primäre Immundefizienz) oder durch eine unverhältnismäßige (z.B. Allergie) oder eine falsch gerichtete Antwort (z.B. Autoimmunität) große und gelegentlich irreversible Schäden verursachen (➤ Kap. 4.3.4). Eine genaue Kenntnis der zellulären und humoralen Ursachen einer Immunpathologie ist eine notwendige Voraussetzung für gezielte therapeutische Eingriffe.

Überschießende krankheitsinduzierende Immunreaktionen werden auch als **Überempfindlichkeitsreaktionen** bezeichnet (Syn.: Hypersensibilitätsreaktionen, Hypersensitivitätsreaktionen). Der Begriff der Überempfindlichkeitsreaktion ist missverständlich, da die zugrunde liegende Immunantwort durchaus physiologischer Natur sein kann. Es sind die Beschaffenheit der auslösenden Antigene und Erreger bzw. die genetische Prädisposition des reagierenden Individuums, welche mit entscheiden, ob eine Immunantwort zum Gewebeschaden führt.

Bei Überempfindlichkeitsreaktionen kann die Immunantwort **gegen Fremdantigene** gerichtet sein, welche wegen einer Dysregulation oder aufgrund eines partiellen oder vollständigen Fehlens immunologischer Kontrollmechanismen zur Schädigung von körpereigenen Geweben führt. Die Immunantwort kann aber auch **gegen Selbstantigene** gerichtet sein, was voraussetzt, dass die Selbsttoleranz gegenüber diesen Antigenen aufgehoben worden ist oder nie bestanden hat (z.B. Antigene sog. immunprivilegierter Organe, das sind für das Immunsystem anatomisch schwer zugängliche Strukturen wie Augenkammer oder Hoden). Unter solchen seltenen Umständen kann eine Immunantwort zur **Autoimmunität** und zu den entsprechenden organspezifischen, systemischen oder generalisierten Schäden führen (➢ Kap. 4.3.4).

4.3.1 Überempfindlichkeitsreaktionen

Die verschiedenen Formen der Überempfindlichkeitsreaktionen können nach Gell und Coombs in 4 Typen eingeteilt werden. **Typ-I- bis Typ-III**-Reaktionen werden durch **Antikörper** vermittelt, während die **Typ-IV**-Reaktion durch **T-Zellen** ausgelöst wird (➢ Tab. 4.4). Obwohl sich diese Einteilung an pathophysiologischen Mechanismen ausrichtet, sind bei einem Krankheitsgeschehen zumeist verschiedene Überempfindlichkeitsreaktionen gleichzeitig beteiligt. Die zellulären und molekularen Folgen der 4 Reaktionstypen können ebenfalls oft ähnlich sein, sodass eine klare Abgrenzung der einzelnen Kategorien gelegentlich schwierig wird.

Wie alle anderen Immunreaktionen wird die Überempfindlichkeitsreaktion in ihrem Ausmaß zusätzlich durch körperliche Belastung, Stress, Schlafmangel und Ernährungsgewohnheiten (Mangeldiät) beeinflusst. Schließlich bestimmt auch das Lebensalter das Ausmaß einer Überempfindlichkeitsreaktion, denn die Immunabwehr ist bei Kindern und Adoleszenten deutlich ausgeprägter als bei älteren Menschen.

Immunpathologische Reaktionen sind abhängig vom Typ der Immunantwort, nicht jedoch von der Natur des Antigens. Dies bedeutet, dass unterschiedliche Antigene gleichartige Immunreaktionen mit identischem Krankheitsbild auslösen können. Das klinische Bild des Heuschnupfens kann beispielsweise sowohl durch Birkenpollen als auch durch Hausstaub ausgelöst werden. Andererseits vermag ein und dasselbe Antigen unterschiedliche Immunreaktionen mit unterschiedlichen Krankheitsbildern hervorzurufen. Beispielsweise können identische Allergene in unterschiedlichen Individuen eine Urtikaria (Typ-I-Reaktion) oder ein Ekzem (Typ-IV-Reaktion) auslösen.

Typ-I-Überempfindlichkeitsreaktion: IgE-vermittelte Reaktion

Die Typ-I-Überempfindlichkeitsreaktion wird auch als **Atopie** oder **Allergie** bezeichnet und ist die Folge einer erneuten

Tab. 4.4 Überempfindlichkeitsreaktionen und dadurch ausgelöste Erkrankungen.

Typ	Erkrankungen	Mechanismen/immunvermittelte Gewebeschädigung
Typ I IgE-vermittelte Immunreaktion (anaphylaktische Reaktion)	• Asthma bronchiale (➢ Kap. 24.3.5) • akute Rhinitis (➢ Kap. 23.1.2) • Urtikaria (➢ Kap. 43.5.2) • medikamenteninduzierte Allergien vom Soforttyp	allergenvermittelte Vernetzung der IgE-Antikörper auf der Zelloberfläche führt zur Freisetzung von vasoaktiven Aminen und anderen Mediatoren aus Mastzellen und Basophilen → Erhöhung der vaskulären Permeabilität → Initiation einer Entzündungsreaktion durch Rekrutierung weiterer Entzündungszellen
Typ II antikörpervermittelte Immunreaktion (zytotoxische, blockierende oder aktivierende Effekte)	• Goodpasture-Syndrom (➢ Kap. 37.4.1, ➢ Kap. 4.4.3) • Rhesus-Inkompatibilität (➢ Kap. 40) • Pemphigus vulgaris (➢ Kap. 43.8.1) • chronische lymphozytäre Thyreoiditis (➢ Kap. 14) • chronische atrophische Gastritis (➢ Kap. 28.7) • megaloblastäre (perniziöse) Anämie (➢ Kap. 21.2.1) • Myasthenia gravis (➢ Kap. 22.4.3) • Hyperthyreose (➢ Kap. 14.5.2)	• humorale Antikörper (IgM, IgG) binden an Zielantigene auf der Zelloberfläche • Komplementaktivierung • antikörpervermittelte Zytotoxizität (v.a. durch Aktivierung von NK-Zellen) • Antikörper gegen Rezeptoren
Typ III immunkomplexbedingte Immunreaktion (Antigen-Antikörper-Komplex-Erkrankungen)	• Farmerlunge (➢ Kap. 51.2.2) • Glomerulonephritis (➢ Kap. 37.4.1) • generalisierter Lupus erythematodes (➢ Kap. 4.4.4) • Vaskulitiden (➢ Kap. 20.5)	• Antigen-Antikörper-Komplexe lagern sich in Gefäßen ab • Komplementaktivierung • Rekrutierung von Granulozyten und Freisetzung ihrer lysosomalen Enzyme
Typ IV zellulär bedingte Immunreaktion vom verzögerten Typ	• Mantoux-Reaktion = Tbc-Test • Virusinfektionen (akut, chronisch; z.B. Virushepatitis, ➢ Kap. 33.4) • Transplantatabstoßung (➢ Kap. 50.2) • Sarkoidose (➢ Kap. 4.4.4) • Kontaktdermatitis (➢ Kap. 43.2.1)	• Aktivierung von Makrophagen und T-Zellen durch Zytokine • sensibilisierte T-Lymphozyten setzen Zytokine frei • T-Zell-vermittelte Zytotoxizität • Entzündung

Exposition gegenüber Antigenen, die bereits zu einem früheren Zeitpunkt zur Bildung spezifischer IgE geführt haben.

Diese IgE-vermittelten Immunreaktionen treten rasch nach Antigenexposition auf. Davon leitet sich auch der Begriff „**Sofortreaktion**" („immediate-type hypersensitivity") ab. Die Reaktion verläuft in 3 Schritten (➤ Abb. 4.9):

- **1. Sensibilisierungsphase:** Durch Allergene werden CD4-TH2-Zellen aktiviert, die daraufhin Zytokine (insbesondere IL-4) sezernieren und dadurch die Stimulation und Differenzierung von B-Zellen zu IgE-produzierenden Plasmazellen ermöglichen. Die sezernierten IgE-Antikörper gelangen in das umgebende Gewebe, von wo sie in die Blutbahn und in unterschiedliche Körperflüssigkeiten gelangen können. IgE binden mit ihrem Fc-Teil an Rezeptoren (Fcε-Rezeptor) basophiler Granulozyten und Mastzellen. Dort bleiben sie für längere Zeit an der Oberfläche nachweisbar und können dann bei entsprechender Antigenexposition die weiteren immunpathologischen Ereignisse vermitteln.
- **2. Erneute Allergenexposition:** Mastzellen und basophile Granulozyten tragen auf ihrer Membran nach Sensibilisierung bis zu 60.000 IgE-Moleküle. Bei erneuter Antigenexposition binden die Allergene an die zellständigen IgE-Moleküle, deren Quervernetzung zu einer Zellaktivierung und Freisetzung von **Mediatoren** wie Histamin, Proteasen, chemotaktische Faktoren aus den Granula und zur Sekretion von thrombozytenaktivierendem Faktor (plättchenaktivierender Faktor, PAF), Leukotrienen, Lipoxinen, Prostaglandinen und Thromboxan A_2 führt. Schließlich setzen aktivierte Mastzellen auch die in ihren Granula gespeicherten **Zytokine** frei (z.B. TNF, IL-1, IL-4, IL-6), die damit bei Bedarf rasch zur Verfügung stehen.
- **3. Anaphylaktische Reaktion:** Dieser Begriff umfasst die Folgen einer Typ-I-Überempfindlichkeitsreaktion, die durch die Freisetzung von Entzündungsmediatoren (insbesondere Histamin) entstehen können. Je nach Ausmaß unterscheidet man **lokale** anaphylaktische Reaktionen (z.B. allergische Konjunktivitis, allergische Rhinitis/Sinusitis, Asthma bronchiale) von **systemischen** anaphylaktischen Reaktionen (z.B. nach Medikamentenapplikation bei entsprechender Sensibilisierung). **Histamin** verursacht eine erhöhte Durchlässigkeit der Blutgefäße, eine Kontraktion der glatten Muskulatur des Magen-Darm-Trakts (abdominelle Krämpfe, Diarrhöen und Erbrechen) und der Bronchien (Bronchokonstriktion) sowie eine Erschlaffung der Gefäßmuskulatur (Vasodilatation). Ein Asthma bronchiale mit Bronchokonstriktion, Schleimhautödem und vermehrter Schleimsekretion oder ein Ödem der Larynx-/Pharynxschleimhaut (➤ Abb. 4.10) mit Obstruktion der oberen Luftwege kann zu hochgradiger Atemnot und Tod durch Ersticken führen. Bei systemischen anaphylaktischen Reaktionen können Patienten durch Blutdruckabfall (Vasodilatation) innerhalb weniger Minuten einen lebensbedrohenden Zustand (sog. anaphylaktischer Schock) erleiden.

Die IgE-vermittelte Reaktion ist auch für die Beseitigung von **Helminthen** und anderen Parasiten von Bedeutung, denn spezifisches IgE kann sich einerseits an die Oberfläche dieser Erreger binden und andererseits über Fcε-Rezeptoren an eosinophile Granulozyten andocken. Die über polyvalente Antigene ermöglichte Kreuzvernetzung von an Fcε-Rezeptoren gebundenen IgE löst zelluläre Signale aus, welche zur Freisetzung von Entzündungsmediatoren führen. Hierzu gehört auch „major basic protein", MBP, das für Helminthen toxisch ist. Ferner soll IgE auch über die Auslösung einer **lokalen Hypersekretion** und **Hyperperistaltik** sowie lokaler Reflexe durch Husten bzw. Niesen zur Entfernung von Antigenen aus Hohlsystemen (z.B. aus dem Respirationstrakt) beitragen.

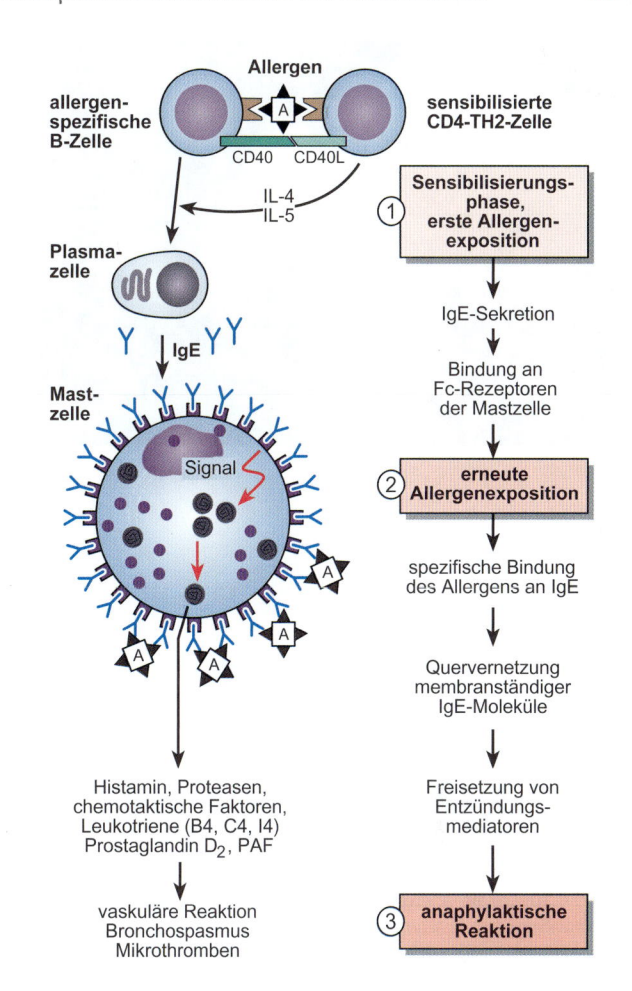

Abb. 4.9 IgE-vermittelte Reaktion (Typ-I-Reaktion nach Gell und Coombs). Dieser Reaktionstyp verläuft in 3 Phasen: **1) Sensibilisierung** mit Bildung von allergenspezifischem IgE und dessen Bindung an Fcε-Rezeptoren auf Mastzellen. **2) erneute Allergenexposition** mit Degranulation von Mastzellen. **3) anaphylaktische Reaktion.**

Typ-II-Überempfindlichkeitsreaktion: antikörpervermittelte Reaktionen

Bei der Typ-II-Überempfindlichkeitsreaktion haben Antikörper, die eine gegen **Zelloberflächenantigene** gerichtete Spezifität besitzen, eine pathogenetische Bedeutung. Die dabei aus-

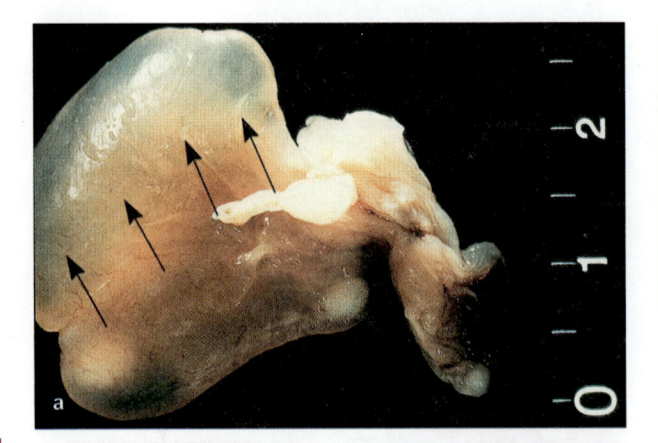

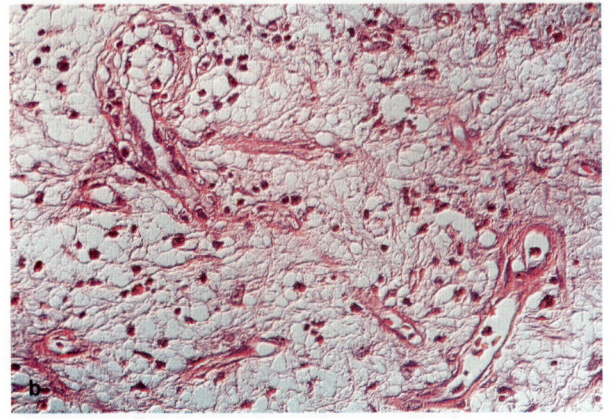

Abb. 4.10 Lokale allergische Reaktion. a Makroskopisches Bild einer lokalen allergischen Reaktion der Nasenschleimhaut mit Ausbildung einer polypös-serösen Entzündungsreaktion: polypoide, ödematöse Schleimhauthyperplasie (Pfeile). **b** Allergische Reaktion mit einem ausgeprägten Ödem zwischen den Gefäßen, dazu reichlich Entzündungszellen im Exsudat; oft eosinophile Granulozyten, die durch IL-5 rekrutiert und aktiviert werden. HE, Vergr. 20-fach.

gelöste Zellschädigung kann über 3 unterschiedliche Mechanismen erfolgen (➤ Abb. 4.11):
- antikörpervermittelte Zytotoxizität mit Komplementaktivierung (➤ Abb. 4.11a–c; meist werden zirkulierende Blutzellen durch diese Typ-II-Überempfindlichkeitsreaktionen geschädigt)
- antikörperabhängige zellvermittelte Zytotoxizität („antibody-dependent cellular cytotoxicity", ADCC, ➤ Abb. 4.11d).
- antikörpervermittelte Funktionsstörung (➤ Abb. 4.11e–f)

Typ-II-Reaktionen scheinen für einen Teil der Wirkungen verantwortlich zu sein, die bei der therapeutischen Verabreichung monoklonaler Antikörper gegen membrangebundene Proteine beobachtet werden. So wird angenommen, dass die rasche Wirkung eines humanisierten Anti-TNF-Antikörpers (Remicade®, Isotyp IgG1) bei der Therapie chronisch entzündlicher Darmerkrankungen dadurch zu erklären ist, dass neben der Neutralisation von löslichem TNF durch diesen Antikörper auch Zellen zerstört werden, die TNF intermediär als Zellmembranprotein exprimieren.

Einige Krankheiten, die durch Antikörper bzw. durch antikörper- und komplementvermittelte Mechanismen bedingt werden, sind in ➤ Tab. 4.5 zusammengefasst.

> **PRAXIS**
> **Antikörperabhängige zellvermittelte Zytotoxizität** Hyperakute Abstoßungsreaktion bei allogener Organtransplantation ➤ Kap. 50.2, chronische lymphozytäre Thyreoiditis (Hashimoto) ➤ Kap. 14.4.2.
> **Antikörpervermittelte Zytotoxizität** Blockierung des Acetylcholinrezeptors bei Myasthenia gravis ➤ Kap. 22.4.3, Blockierung der Bindung von Vitamin B_{12} an den sog. Intrinsic-Faktor bei perniziöser Anämie ➤ Kap. 21.2.1, Stimulierung des TSH-Rezeptors bei autoimmuner Hyperthyreose (Morbus Basedow, ➤ Kap. 14.5.2).

Typ-III-Überempfindlichkeitsreaktion: Immunkomplexreaktionen

Definitionsgemäß wird als **Immunkomplex** die Verbindung zwischen **Antikörper** und **löslichem Antigen** bezeichnet. Die Bindung von Antikörpermolekülen an Antigene mit mehreren Bindungsstellen (Epitope) führt zur Bildung von Immunkomplexen, deren Größe vom Verhältnis der relativen Konzentrationen von Antikörper zu Antigen abhängt. Ob die Bildung von Immunkomplexen zu deren Ablagerung und anschließenden Gewebeschäden führt, hängt von der Größe der zirkulierenden Komplexe ab: Große Komplexe werden durch Phagozyten entfernt, während kleinere länger in Zirkulation bleiben und sich dadurch bevorzugt in kleinen Gefäßen ablagern. Die **Verweildauer** der Immunkomplexe hängt demnach neben der Größe der Komplexe auch von der Effizienz des mononukleären Phagozytensystems (MPS) ab. Zirkulierende Immunkomplexe lagern sich in Geweben an anatomischen Grenzflächen (z.B. Körperhöhlen) oder an der inneren Oberfläche von Gefäßwänden (insbesondere von Arteriolen und Nierenglomeruli) ab. Falls komplementbindende Antikörper (➤ Tab. 4.2) an der Bildung der Immunkomplexe beteiligt sind, kann es zur Aktivierung der Komplement- und Gerinnungskaskade sowie zur Thrombozyten- und Granulozytenaggregation und dadurch zu **Immunkomplexerkrankungen** kommen (➤ Tab. 4.5).

Die **Komplementaktivierung** führt zur proteolytischen Spaltung von C3 und C5 und dabei zur Bildung der Anaphylatoxine C3a und C5a, welche die Rekrutierung von **Granulozyten** und die Degranulierung von **Mastzellen** ermöglichen. Über diesen Vorgang werden lysosomale Enzyme und Sauerstoffradikale freigesetzt, die eine Nekrose des Gewebes bewirken können. Die Freisetzung von Histamin und die Aktivierung von Phospholipasen führt zur Bildung der Entzündungsmediatoren Leukotrien C4, D4, E4 und PAF (plättchenaktivierender Faktor). Die Anaphylatoxine bewirken auch eine Vasodilatation und erhöhte vaskuläre Permeabilität. Folgen sind ein Ödem und eine Störung der Mikrozirkulation (Hypoxie). Durch die Aktivierung der Gerinnungskaskade und die Aggregation von Thrombozyten bilden sich hyaline Mikrothromben und schließlich eine umschriebene Ischämie. Eine solche Entzündungsreaktion entwickelt sich 4–8 Stunden nach Bildung der Immunkomplexe und ist am Beispiel der allergischen Alveolitis in ➤ Abb. 4.12 wiedergegeben.

4.3 Fehlleistungen des Immunsystems: Überempfindlichkeitsreaktionen und Autoimmunität

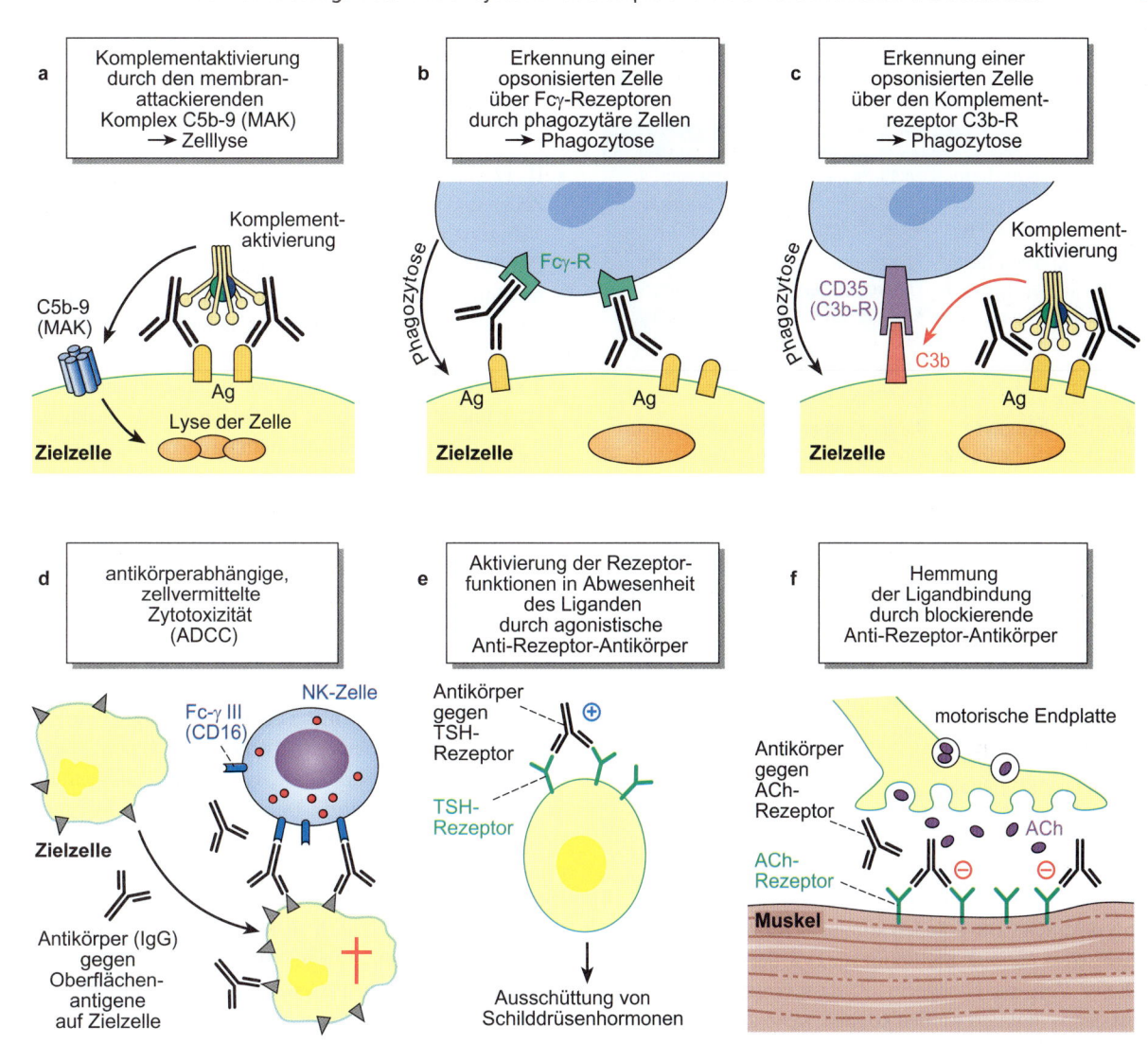

Abb. 4.11 Typ-II-Überempfindlichkeitsreaktionen mit Mechanismen, die zur antikörpervermittelten Schädigung einer Zelle führen. **a–c** Die Erkennung von Oberflächenantigenen durch komplementfixierende Antikörper kann zu einer **komplementvermittelten Lyse** dieser Zelle führen, indem entweder ein membranattackierender Komplex (MAK, **C5b-9**-Komplex) gebildet wird (a), die Antigene durch Antikörper opsonisiert und anschließend über Fc-Rezeptoren erkannt werden (b) oder die bei der Komplementaktivierung gebildeten Komplementfaktoren **C3b** (Opsonin) über C3b-Rezeptoren (CD11b) auf Makrophagen erkannt werden (c). **d** Die Opsonisierung einer Zielzelle durch IgG erlaubt auch deren Erkennung durch **NK-Zellen.** Diese über Fc-Rezeptoren (Fcγ-RIII) vermittelte Erkennung führt zur Aktivierung der NK-Zelle und – über die Exozytose zytolytischer Proteine (Granzyme, Perforin), die die Membran der opsonisierten Zelle permeabilisieren – zur Lyse der opsonisierten Zielzelle. **e, f** Antikörper, die gegen zellständige Rezeptoren gerichtet sind, können auch in Abwesenheit des Liganden den **Rezeptor stimulieren** (z.B. Antikörper gegen Thyreoidea-stimulierendes Hormon [TSH] bei der autoimmunen Hyperthyreose) oder antagonistisch die Bindung des Liganden an den erkannten Rezeptor verhindern (z.B. Antikörper gegen Acetylcholin-Rezeptoren [ACh] bei Myasthenia gravis). Folge ist eine Funktionsstörung der betreffenden Zelle, ohne dass die Zelle zytotoxisch geschädigt wird.

Eine Auswahl von Immunkomplexerkrankungen ist in ➤ Tab. 4.6 aufgeführt.

Typ-IV-Überempfindlichkeitsreaktion: zellvermittelte Immunreaktionen

Unter der Typ-IV-Überempfindlichkeitsreaktion werden alle durch **T-Lymphozyten** verursachten Gewebeschädigungen zusammengefasst. Aufgrund der funktionellen Eigenheiten der an diesen Reaktionen hauptsächlich beteiligten T-Zell-Subpopulationen lassen sich 2 wesentliche Formen unterscheiden:

- zytotoxische T-Zell-vermittelte Reaktion
- CD4-TH1-vermittelte Überempfindlichkeitsreaktion vom verzögerten Typ („delayed type hypersensitivity", DTH)

Zytotoxische T-Zell-vermittelte Reaktion

Bei den durch zytotoxische T-Zellen verursachten Zell- und Gewebeschäden werden **endogene,** d.h. von den Zellen produzierte, **Fremdantigene,** gegen die keine Toleranz besteht (z.B. viruscodierte Fremdproteine oder onkofetale Proteine von Tumorzellen), prozessiert und durch HLA-Klasse-I-Moleküle an der Zelloberfläche präsentiert. Als Folge der Erkennung dieser

Tab. 4.5 Krankheiten, die durch antikörpervermittelte, komplementabhängige, zytotoxische Reaktionen vom Typ II verursacht werden.

Krankheitsbild	Pathomechanismus
Transfusionszwischenfall	Zerstörung von Erythrozyten eines inkompatiblen Spenders durch zirkulierende Blutgruppen-Antikörper
Rhesus-Inkompatibilität (Morbus haemolyticus neonatorum, Erythroblastosis fetalis)	Rhesus-negative Mutter wird durch Erythrozyten eines Rhesus-positiven Kindes sensibilisiert; maternale Rhesus-Antikörper können die Plazentaschranke passieren und die roten Blutkörperchen des Kindes zerstören
Autoimmunhämolyse Autoimmunleukopenie, Autoimmunthrombopenie (Morbus Werlhof, ITP), Panzytopenie	Autoantikörper gegen Bestandteile der Oberflächenstrukturen von Blutzellen und/oder auch Stammzellen können zu Anämie, Leukopenie (Agranulozytose), Thrombopenie und Panzytopenie führen; häufig werden Fremdsubstanzen (z.B. Arzneimittel) als Haptene an Oberflächenproteine gebunden, die dann eine Antikörperproduktion auslösen
Goodpasture-Syndrom (destruierende Glomerulonephritis und rezidivierende Lungenblutungen)	Antikörper gegen Prokollagen 4 der Basalmembranen von Nieren und Lungen
Pemphigus/Pemphigoid, blasenbildende Dermatosen	Zerstörung der Interzellularsubstanz oder der Basalmembran der Haut durch Antikörper, die gegen Intermediärfilamente gerichtet sind

Antigene durch **CD8-T-Zellen** kommt es zur Aktivierung ihrer zytolytischen Aktivität und somit zur Lyse der Zielzellen.

Dieser Vorgang ermöglicht es, dass virusinfizierte Zellen selbst dann eliminiert werden können, wenn der Erreger selbst nicht zytopathisch ist. Auf diese Weise kann die Ausbreitung einer Virusinfektion noch vor Beendigung des gesamten Virusreplikationszyklus gestoppt werden. Zytotoxische T-Zell-vermittelte Reaktionen spielen ferner bei der akuten Abstoßung allogener Transplantate eine zentrale Rolle (➤ Kap. 50.2).

Überempfindlichkeitsreaktion vom verzögerten Typ

Die Typ-IV-Reaktion vom verzögerten Typ entsteht als Antwort des Wirts auf bestimmte **Fremdantigene** (typisches Beispiel: *Mycobacterium tuberculosis*). Dabei erkennen **CD4-TH1-Zellen** zu Beginn der Ereignisse das Fremdantigen, welches in geeigneter Form auf der Oberfläche von professionellen antigenpräsentierenden Zellen präsentiert wird. Über die T-Zell-Rezeptor-vermittelte Aktivierung kommt es zur proliferativen Expansion dieser Zellen und schließlich zur Ausschüttung verschiedener Zytokine, insbesondere von **IL-2, IFN-γ, TNF** und **Lymphotoxin,** welche an der Reaktion vom verzögerten Typ wesentlich beteiligt sind (➤ Abb. 4.13, ➤ Kap. 4.2.4). Differenzierte CD4-TH1-Zellen (T-Gedächtniszellen) können oft über sehr lange Zeit im Körper überleben und jederzeit und schnell durch Antigenpräsentation aktiviert werden.

Die bereitgestellten Zytokine führen gemeinsam mit CD40-vermittelten Signalen zur **Aktivierung von Makrophagen** und so zur erhöhten Sekretion proinflammatorischer Zytokine wie IL-12, IL-23 und TNF:

- **IL-12** und **IL-23** stimulieren zytotoxische T-Zellen und NK-Zellen und verstärken auf diese Weise das Potenzial zur Gewebezerstörung.
- Das durch aktivierte T-Zellen sezernierte **IL-2** hält die Proliferation von T-Zellen aufrecht und ermöglicht die Ausbildung von spezialisierten regulatorischen T-Zellen (FOXP3-positive T-Zellen).
- **TNF** fördert die Rekrutierung proinflammatorischer Lymphozyten und Makrophagen an den Ort der Typ-IV-Reaktion, indem es die Bildung und Ausschüttung chemotaktischer Faktoren verstärkt und die Expression von Adhäsionsmolekülen auf Endothelzellen erhöht. TNF ist ferner essenziell für die Differenzierung von Makrophagen zu Epitheloidzellen, die anschließend zu vielkernigen Riesenzellen fusionieren können.

Riesenzellen sind an der Bildung von **Granulomen** wesentlich beteiligt und so auch für das typische histologische Merkmal einer Typ-IV-Reaktion vom verzögerten Typ verantwortlich (➤ Abb. 4.13; ➤ Kap. 4.3.1). Zahlreiche Krankheiten, die charakteristischerweise mit Granulombildung einhergehen, entsprechen deshalb einer Typ-IV-Reaktion. Typische Beispiele sind Tuberkulose, Sarkoidose, verschiedene Pilzerkrankungen und Kontaktdermatitis. Die TNF-abhängige Bildung von Granulomen wirkt bei chronischen Infekten einer Ausbreitung persistierender intrazellulärer Erreger (z.B. Mykobakterien) entgegen, doch führt die Freisetzung von gewebeschädigenden Enzymen gelegentlich auch zu Nekrosen. Die bei der Granulombildung ebenfalls erfolgte Aktivierung von Fibroblasten kann zu pathologischem Gewebeumbau mit anschließender Vernarbung führen.

4.3.2 Transplantatabstoßung und Immunsuppression bei Transplantationen

Transplantatabstoßungsreaktionen beruhen auf Immunreaktionen gegen körperfremde Antigene des Transplantats, d.h. zumeist allogene HLA-Antigene. Für die Transplantatabstoßung sind sowohl zellvermittelte als auch antikörpervermittelte Immunreaktionen bedeutsam (➤ Kap. 50.2).

4.3.3 Immunabwehr gegen Tumoren

Experimentelle und klinische Beobachtungen deuten darauf hin, dass das Immunsystem die Entstehung transformierter Zellen überwacht (sog. „immunological surveillance"). Zytotoxische CD8-T-Zellen sind hauptverantwortlich für die immunologische Tumorüberwachung, doch können gelegentlich auch antikörpervermittelte Abwehrmechanismen wie Typ-II-Überempfindlichkeitsreaktionen (➤ Kap. 4.3.1) eine Rolle spielen (v.a. komplementabhängige Lyse opsonisierter Tumor-

4.3 Fehlleistungen des Immunsystems: Überempfindlichkeitsreaktionen und Autoimmunität

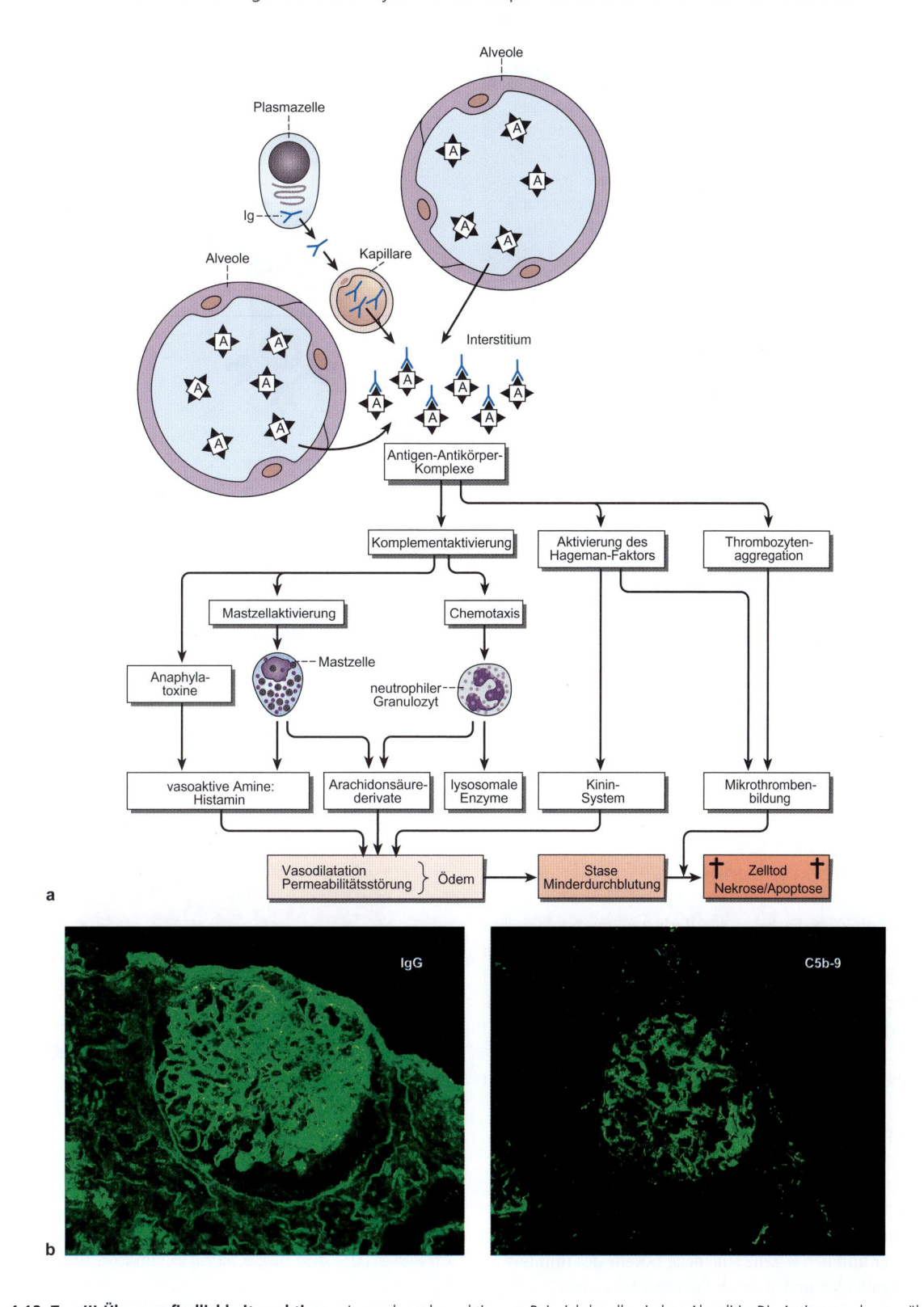

Abb. 4.12 Typ-III-Überempfindlichkeitsreaktion. a Immunkomplexreaktion am Beispiel der allergischen Alveolitis: Die Antigene gelangen über die Alveolen in das Interstitium und bilden mit den über die Kapillaren herangeführten Antikörpern Immunkomplexe (Antigen-Antikörper-Komplexe). Diese führen zu einer Komplementaktivierung mit Mastzelldegranulierung und chemotaktischer Rekrutierung von neutrophilen Granulozyten. Die Folgen sind eine Vasodilatation, Permeabilitätsstörungen und schließlich die Bildung eines Ödems sowie, infolge der Freisetzung von lysosomalen Enzymen, die Ausbildung einer Nekrose. **b** Immunkomplex-Glomerulonephritis: Nachweis von IgG (links) und des membranattackierenden Komplexes C5b-9 (rechts) mittels Immunfluoreszenz in einem Glomerulus einer Patientin mit generalisiertem Lupus erythematodes. Das Färbemuster weist auf die Ablagerung von IgG enthaltenden Immunkomplexen bzw. Komplementaktivierung in Kapillarschlingen hin (Bilder: A. Kappeler und M. Gugger, Institut für Pathologie der Universität Bern).

Tab. 4.6 Immunkomplexerkrankungen.

Erkrankungen	Auslöser/Eigenschaften
Farmerlunge	Antigene von Schimmelpilzen im feuchten Heu → exogen allergische Alveolitis
iatrogene immunkomplexvermittelte Vaskulitis (Arthus-Reaktion)	Reapplikation von Antigenen in ein immunisiertes Individuum → lokale Immunkomplexbildung, Präzipitation und schwere nekrotisierende Vaskulitis
Glomerulonephritis	Folge bakterieller Infekte, bei SLE oder Periarteriitis nodosa → Ablagerung von Immunkomplexen und Komplementaktivierung in glomerulären Gefäßschlingen der Niere
Serumkrankheit	Seren, Medikamente, Kryoglobuline → nekrotisierende Vaskulitis mit unterschiedlicher Ausprägung in Nieren, Gelenke, Haut, Herz, serösen Häuten (Polyserositis) und kleinen Gefäßen
generalisierter Lupus erythematodes (SLE)	Immunkomplexe aus Autoantikörpern und Autoantigenen; mögliche zugrunde liegende Mechanismen sind dysregulierte polyklonale und antigenspezifische T- und B-Zell-Aktivierung; ungenügende Entfernung von Immunkomplexen → immunkomplexvermittelte Vaskulitis oder Glomerulonephritis, die Vaskulitis oft mit fibrinoider Nekrose der Gefäßwand mit Thrombose oder sekundärer Fibrose und Stenose

zellen, antikörpervermittelte zelluläre Zytotoxizität durch NK-Zellen).

4.3.4 Autoimmunität – Autoimmunerkrankungen

Autoimmunität ist die Folge des Verlustes immunologischer Toleranz. Da die Antigenrezeptoren von T- und B-Zellen nach dem Zufallsprinzip generiert werden, bedarf es zentraler und peripherer Mechanismen, die sicherstellen, dass autoreaktive Lymphozyten beseitigt (Deletion) bzw. neutralisiert (Anergie) werden (> Kap. 4.2.6).

Für die Population der **B-Zellen** wird dieses Ziel erreicht durch:

- klonale Deletion unreifer B-Zellen im Knochenmark
- Deletion autoreaktiver B-Zellen in den T-Zell-Zonen von Milz und Lymphknoten
- Induktion der Anergie
- Vorgang des Rezeptor-„editing", d.h. die Möglichkeit, auf Stufe der unreifen B-Zelle eine neue L-Kette des Immunglobulins zu bilden und dadurch der negativen Selektion als Folge der Selbst-Erkennung zu entgehen
- Fehlen der notwendigen T-Zell-Hilfe

Autoreaktive **T-Zellen** können im Thymus wie auch im peripheren Gewebe durch unterschiedliche Selektionsmechanismen eliminiert werden:

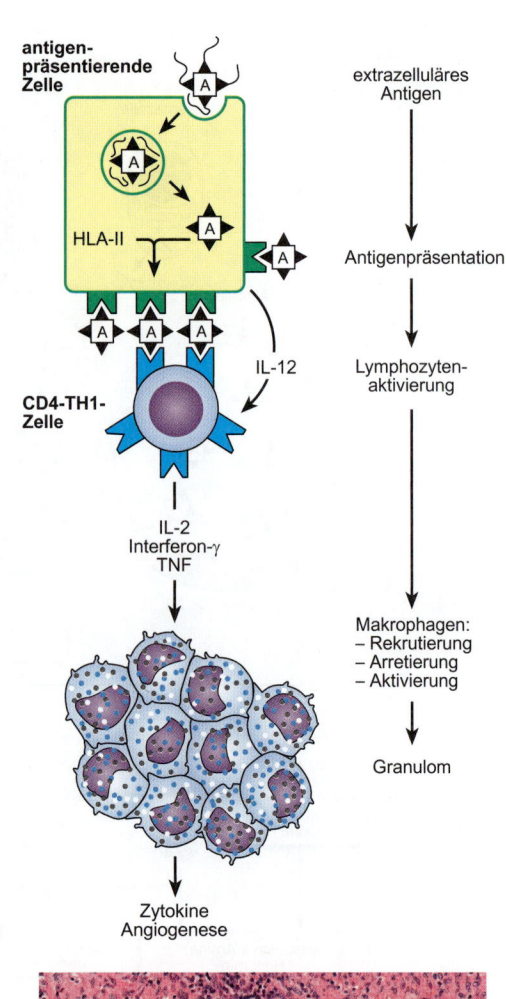

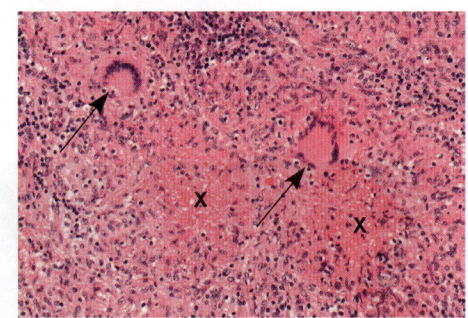

Abb. 4.13 Typ-IV-Überempfindlichkeitsreaktion. Zellvermittelte verzögerte Immunreaktion. **a** Die über den HLA-II-Antigen-Komplex aktivierten CD4-TH1-Lymphozyten stimulieren mittels Zell-Zell-Interaktionen (z.B. CD40-CD40L) und durch Ausschüttung von Zytokinen die Makrophagen. Es folgt eine histiozytäre Entzündungsreaktion, deren Ziel die Retention und abschließende Beseitigung des Antigens im Gewebe ist. **b** Granulomatöse Lymphadenitis bei einer Infektion mit Mykobakterien als Zeichen einer chronischen Typ-IV-Reaktion vom verzögerten Typ mit Riesenzellen (Pfeile) und zentralen Nekroseherden (X) (Bild: M. Gugger, Institut für Pathologie, Universität Bern).

- Deletion unreifer, autoreaktiver T-Zellen im Thymus (sog. negative thymische Selektion)
- Vorgänge der immunologischen Ignoranz durch physische und funktionelle Sequestration des Antigens in der Peripherie
- Anergie durch ungenügende Kostimulation (fehlendes 2. Signal) bei der Antigenerkennung durch periphere T-Zellen

- homöostatische Kontrolle über membranständige Moleküle (z.B. CTLA-4/CD152)
- Aktivität regulatorischer T-Zellen

Gemeinsam stellen diese unterschiedlichen Mechanismen sicher, dass die meisten autoreaktiven Lymphozyten zum Zeitpunkt ihrer Reifung in den primären lymphatischen Organen beseitigt werden oder dass die trotz negativer Selektion in die peripheren lymphatischen Geweben entwichenen autoreaktiven Lymphozyten durch die Vorgänge der peripheren Toleranzinduktion und -aufrechterhaltung in Schach gehalten werden.

Zusätzlich ist die **Apoptose** ein integraler Bestandteil der Ereignisse, welche die immunologische Toleranz aufrechterhalten. Einerseits führt sie zur entzündungsfreien Deletion von Lymphozyten, andererseits stellt sie sicher, dass die Freisetzung von Selbstantigenen infolge des Zelltodes nicht zur Stimulation einer Immunantwort führen.

Mechanismen, die zum Verlust der Immuntoleranz und zur Autoimmunität führen

Die genauen Mechanismen, die zum Verlust der Immuntoleranz führen, sind noch kaum bekannt. Allgemein darf angenommen werden, dass verschiedene **genetische, mikrobielle** und **immunologische Faktoren** zum partiellen Zusammenbruch der Immuntoleranz und zur Entstehung von Autoimmunkrankheiten beitragen.

Genetische Faktoren

Eine genetische Prädisposition zur Entwicklung von Autoimmunität und Autoimmunerkrankung ist bekannt. So beeinflussen bestimmte HLA-Allele die Ausbildung von Autoimmunkrankheiten wesentlich. In der Tat sind eine Reihe von Autoimmunerkrankungen durch eine unverhältnismäßig hohe Frequenz bestimmter **HLA-Allele** gekennzeichnet (➤ Tab. 4.7). Ferner sind bisher auch **nicht-HLA-assoziierte Gene** als Ursache für 3 monogene Autoimmunerkrankungen identifiziert worden:
- **IPEX** („immune dysfunction polyendocrinopathy", „enteropathy", „X-linked") wird durch einen funktionellen Mangel des Transkriptionsfaktors **FOXP3** bedingt, der die Funktion der immunregulatorisch wirkenden Zytokine IL-10 und TGF-β kontrolliert.
- **APECED** („autoimmune polyendocrinopathy ectodermal dystrophy syndrome"), auch als APS1 („autoimmune polyendocrinopathy syndrome, type 1") bezeichnet, wird durch die fehlende Expression des Transkriptionsfaktors **AIRE** („autoimmune regulator") ausgelöst, der im Thymus die Expression gewisser körpereigener Gene kontrolliert, die für die negative thymische Selektion autoreaktiver T-Zellen notwendig sind.
- **ALPS** („autoimmunes lymphoproliferatives Syndrom") entsteht durch mangelnde Apoptose, vorwiegend lymphatischer Zellen, aufgrund funktioneller Defekte von **Fas** (CD95), **Fas-Ligand** (FasL, CD95L) oder **Caspase-8** und **-10**.

Tab. 4.7 Zusammenhang zwischen dem HLA-Genotyp und der Anfälligkeit für Autoimmunkrankheiten.

Krankheit	HLA-Allel	Relatives Risiko	Geschlechterverhältnis (Frauen : Männer)
Spondylitis ankylosans	B27	90	1 : 3
akute anteriore Uveitis	B27	10	< 1 : 2
Goodpasture-Syndrom	DR2	16	ca. 1 : 1
multiple Sklerose	DR2	5	10 : 1
Autoimmunthyreoiditis (Basedow-Krankheit)	DR3	4	10 : 1
Myasthenia gravis	DR3	2,5	ca. 1 : 1
generalisierter Lupus erythematodes	DR3	6	10–20 : 1
insulinabhängiger Typ-1-Diabetes	DR3/DR4-heterozygot	3	ca. 1 : 1
chronische Polyarthritis	DR4	4	3 : 1
Pemphigus vulgaris	DR4	14	ca. 1 : 1
chronische lymphozytäre Thyreoiditis (Hashimoto)	DR5	3	8–10 : 1

Eine erhöhte Bereitschaft zur Ausbildung von Autoimmunerkrankungen kann ferner auch bei bestimmten, genetisch definierten Komplementdefekten (z.B. SLE) und bei einigen primären Immundefizienzen beobachtet werden.

Mikrobielle Faktoren

Infektionen können die Entstehung von Autoimmunreaktionen und -erkrankungen auf verschiedene Weise beeinflussen:
- **Expression kostimulatorischer Moleküle:** Infektiöse Erreger liefern die notwendigen Gefahrensignale („danger signals"), insbesondere Toll-ähnliche Rezeptorliganden (z.B. LPS, Peptidoglykane, bakterielle und virale Nukleinsäuren), die ruhende dendritische Zellen, aber auch Epithelzellen zur Expression kostimulatorischer CD80/CD86-Moleküle anregen. Dadurch werden autoreaktive T-Zellen, die ihre Selbstantigene auf diesen Zellen erkennen, nun nicht mehr toleriert oder deletiert.
- **Molekulares Mimikry** (s.u.)
- **Freisetzung sequestrierter Selbstantigene:** Durch zytopathische Infektionen oder Zellnekrosen könnten normalerweise „kryptische" zytoplasmatische und nukleäre Proteine freigesetzt werden, gegen welche während der B- und T-Zell-Differenzierung in den primären Immunorganen normalerweise keine zentrale Toleranz aufgebaut wurde. Dadurch kann es zu einer Autoimmunreaktion kommen (z.B. Augenkammer, Hoden).
- **Polyklonale Lymphozytenaktivierung:** Einige Viren (insbesondere EBV) können eine polyklonale Aktivierung von B-Zellen bewirken, die ebenfalls die Aktivierung autoreaktiver B-Zellen mit einschließt. Ebenfalls können Staphylokokken-Enterotoxine (als sog. Superantigene) T-Zellen polyklo-

nal aktivieren und so ebenfalls zur Aktivierung autoreaktiver T-Zellen beitragen.

Immunologische Faktoren

Eine fehlerhafte T-Zell-Toleranz bildet die Grundlage für die Entwicklung von Autoimmunerkrankungen, denn den T-Helferzellen kommt eine zentrale Bedeutung in der Regulation humoraler und zellulärer Immunreaktionen zu.

Fehlerhafte zentrale T-Zell-Toleranz: Bisher gibt es mit einer wesentlichen Ausnahme nur wenige Hinweise, dass eine fehlerhafte negative Selektion im Thymus zur Entwicklung von Autoimmunkrankheiten führt. Diese Ausnahme ist das autosomal rezessive APECED-Syndrom, das auf einer defekten Produktion und Präsentation organspezifischer Proteine im Thymus und somit auf einer eingeschränkten negativen Selektion beruht (s.o.).

Fehlerhafte periphere T-Zell-Toleranz: Verschiedene Mechanismen können zu einer fehlerhaften peripheren Toleranzinduktion von autoreaktiven T-Zellen beitragen:

- **Umgehung der Anergieinduktion** von autoreaktiven T-Zellen: Dieser Zustand wird durch die vermehrte Expression von kostimulatorischen Molekülen (CD80/86) auf Zellen möglich, die unter physiologischen Bedingungen solche Moleküle nicht oder nur in ungenügenden Mengen bilden und deshalb nicht in der Lage sind, eine naive T-Zelle zu aktivieren (z.B. während lokaler Entzündungsreaktionen und Gewebenekrose).
- **Polyklonale Aktivierung von T-Zellen:** Mitogene, einschließlich Superantigene (z.B. Staphylokokken-Enterotoxine), können T-Zellen unabhängig von der Antigenspezifität, aber in Abhängigkeit von bestimmten TCR-Vβ-Genabschnitten aktivieren.
- **Beeinträchtigte Elimination von T-Zellen** nach wiederholter (auto)antigenspezifischer Stimulation (activation-induced cell-death). Unterschiedliche funktionelle Defekte von Fas (CD95), Fas-Ligand (FasL, CD95L) oder der Caspase-10 können einem als autoimmunes lymphoproliferatives Syndrom (ALPS) bezeichneten Krankheitsbild zugrunde liegen (s.o.).
- **Molekulares Mimikry:** Kreuzreaktionen zwischen mikrobiellen Antigenen und ähnlichen Selbstpeptiden könnten während einer Immunantwort gegen Pathogene zur Aktivierung autoreaktiver T-Zell-Klone führen. Die Aktivierung solcher T-Zellen wird dadurch gefördert, dass aufgrund der Infektion auch die notwendige Kostimulation (CD80/86-Expression) auf antigenpräsentierenden Zellen verfügbar wird. Dennoch ist die Annahme, dass eine Ähnlichkeit von mikrobiellen Antigenen mit körpereigenen Peptiden (sog. molekulares Mimikry) bereits ausreicht, um *alleine* eine Autoimmunerkrankung auszulösen, keine ausreichende Erklärung für den bei Infektionen beobachteten Verlust der Immuntoleranz. Beim **rheumatischen Fieber** ist eine Kreuzreaktivität zwischen Streptokokken-Antigenen der Gruppe A und körpereigenen Molekülen in Gelenken und im Herzen beschrieben worden. Ferner finden sich Hinweise, dass Oberflächenantigene von Campylobacter jejuni mit Gangliosiden des peripheren Myelins kreuzreagieren und dass dieser Mechanismus für eine Form des **Guillain-Barré-Syndroms** verantwortlich sein könnte (➤ Kap. 9.3.4).
- **Fehlerhafte Regulation** durch regulatorische T-Zellen. Eine Defizienz des FOXP3-Transkriptionsfaktors, der die funktionelle Aktivität der CD4/CD25 exprimierenden, regulatorischen T-Zellen kontrolliert, führt zu einer erhöhten Inzidenz von Autoimmunkrankheiten (IPEX, s.o.). Dies unterstreicht die Bedeutung regulatorisch wirkender T-Zellen für die Aufrechterhaltung der peripheren Toleranz.
- **Pharmakologische Modifikation von Proteinen.** Dabei werden Selbstantigene strukturell durch pharmakologische Wirkstoffe und ihre Metaboliten so verändert, dass sie zu Neoantigenen werden, gegen welche ein humorale Immunantwort gerichtet werden kann. Diese modifizierten Proteine können u.U. die B-Zellen zur Differenzierung in autoantikörperproduzierende Plasmazellen aktivieren.

Autoimmunerkrankungen werden wesentlich häufiger bei Frauen beobachtet. Diese Beobachtung beim Menschen korreliert mit tierexperimentellen Untersuchungen und mit der Tatsache, dass Frauen im Vergleich zu Männern eine robustere Typ-I-polarisierte Immunantwort ausbilden, höhere IgM-Konzentrationen und eine größere Anzahl von CD4-T-Zellen im Blut besitzen und schließlich gegen verabreichte Antigene einen höheren Antikörpertiter generieren und dadurch wohl auch gegen Selbstantigene eine verstärkte Immunreaktion ausbilden. Die Tatsache, dass Östrogene eine immunstimulierende Wirkung besitzen, könnte einen Teil dieser Phänomene erklären. Es bleibt aber weiterhin ungeklärt, weshalb Frauen eine höhere Inzidenz an Autoimmunerkrankungen zeigen.

Generalisierte und organspezifische Autoimmunerkrankungen

Die klinische Präsentation von Autoimmunerkrankungen kann sehr vielgestaltig sein. So reicht das Spektrum einerseits von **organspezifischen Schäden** eines einzelnen Zelltyps, z.B. die Beta-Zellen der Langerhans-Inseln des Pankreas, bis zu **generalisierten Erkrankungen** mit Befall mehrerer Gewebe und Organe, z.B. Lupus erythematodes (➤ Kap. 4.4.4).

Nicht selten können mehrere organspezifische Autoimmunerkrankungen bei einem einzelnen Patienten gleichzeitig diagnostiziert werden. Dieser Umstand lässt sich einerseits durch die zugrunde liegenden immunpathologischen Mechanismen (z.B. Immunkomplexablagerungen) und andererseits durch die zugrunde liegenden genetischen Ursachen der Autoimmunerkrankungen erklären.

4.4 Autoimmunerkrankungen

Ein entscheidender Mechanismus zur Bekämpfung von schädlichen Fremdeinflüssen wie z.B. Erregern ist die Fähigkeit des Organismus, zwischen „selbst" und „fremd" zu unterscheiden. Diese komplexe Fähigkeit ist bei Autoimmunerkrankungen, bei denen sich Abwehrmechanismen gegen körpereigene Gewebe richten, gestört. Zahlreiche, teils genetisch bedingte Faktoren können dafür verantwortlich sein und sowohl generalisierte als auch lokalisierte Gewebeschädigungen hervorrufen. Die Untersuchung der Ursachen dieser Erkrankungen hat entscheidend mitgeholfen, zahlreiche grundlegende Vorgänge der normalen Immunabwehr zu verstehen.

Unter **Autoimmunität** wird eine Immunantwort gegen Komponenten des eigenen Körpers verstanden. Diese Komponenten werden als **Autoantigene** bezeichnet. Die Immunantwort wird durch autoreaktive T-Zellen oder durch Autoantikörper vermittelt. Sie kann, muss jedoch nicht zu einer Krankheit führen. So hat das Auftreten von Autoantikörpern nicht immer Krankheitswert. Autoreaktive T-Zellen und Autoantikörper werden auch bei gesunden Personen gefunden. Sie können physiologische Funktionen haben, z.B. die Entfernung gealterter Erythrozyten infolge Autoantikörperbeladung.

Autoimmunkrankheiten sind Erkrankungen, bei denen pathogenetisch relevante Autoantikörper oder autoreaktive T-Lymphozyten nachweisbar sind. Um die Kriterien einer Autoimmunerkrankung zu erfüllen, muss die **Autoimmunreaktion dauerhaft und primär** zur Gewebeschädigung führen.

Eine häufige Autoimmunkrankheit ist die chronische Polyarthritis. Sie kann schwer invalidisierend sein. Alle anderen Autoimmunkrankheiten sind seltener, aber meist schwerwiegend.

4.4.1 Mechanismen der Gewebeschädigung

Die Mechanismen, die bei Autoimmunerkrankungen zur Gewebeschädigung führen, entsprechen den bekannten Überempfindlichkeitsreaktionen Typ II bis IV (➤ Kap. 4.3.1).

Interessanterweise sind keine Autoimmunkrankheiten bekannt, die durch eine IgE-vermittelte Typ-I-Überempfindlichkeitsreaktion hervorgerufen werden.

4.4.2 Entstehung von Immuntoleranz und Pathogenese mangelnder Immuntoleranz

➤ Kap. 4.2.6, ➤ Kap. 4.3.4
Alle in den angegebenen Kapiteln genannten Mechanismen können pathogenetisch zur Entstehung von Autoimmunerkrankungen beitragen, wobei oft mehrere Mechanismen zusammenwirken. Infolge der Komplexität der Prozesse lassen sich die Einzelfaktoren für den individuellen Erkrankungsfall häufig nicht genau bestimmen.

4.4.3 Spektrum der Autoimmunerkrankungen

Autoimmunerkrankungen weisen ein weites Spektrum auf (➤ Abb. 4.14). Sie können ein einzelnes Organ oder Gewebe spezifisch betreffen, z.B. bei der chronischen lymphozytären Thyreoiditis (➤ Kap. 14.4.2) oder beim juvenilen (insulinabhängigen) Diabetes mellitus Typ 1 (➤ Kap. 47.3.2). Autoimmunkrankheiten können jedoch auch viele Organe einbeziehen (generalisierte Erkrankungen), wie z.B. der systemische Lupus erythematodes. Zwischen diesen Extremfällen liegen Erkrankungen wie das Goodpasture-Syndrom, bei dem die Antikörper gegen Basalmembranstrukturen der Lunge und der Niere gerichtet sind.

Chronische Polyarthritis ➤ Kap. 45.2.4, rheumatisches Fieber ➤ Kap. 19.4.1.

4.4.4 Kollagenosen

Definition Unter diesem Sammelbegriff werden Erkrankungen zusammengefasst, die nicht organspezifisch sind und durch Vaskulitis, fibrinoide Nekrosen und das Auftreten von Autoantikörpern (➤ Tab. 4.8) gekennzeichnet sind. Häufig werden Autoantikörper gegen Strukturen des Zellkerns gefunden.

organspezifisch
- chronische lymphozytäre Thyreoiditis (Hashimoto)
- Autoimmunhyperthyreose (Morbus Basedow)
- chronische Nebennierenrindeninsuffizienz (Morbus Addison)
- megaloblastäre (perniziöse) Anämie
- insulinabhängiger juveniler Diabetes mellitus (Typ 1)
- Myasthenia gravis
- autoimmunhämolytische Anämie
- idiopathische Leukopenie
- idiopathische Thrombozytopenie (Morbus Werlhof)
- Goodpasture-Syndrom
- Pemphigus vulgaris
- primäre biliäre Zirrhose
- Sjögren-Syndrom
- chronische Polyarthritis
- rheumatisches Fieber
- Polymyositis
- Dermatomyositis
- Sklerodermie
- generalisierter Lupus erythematodes
- gemischte Bindegewebekrankheit

generalisiert

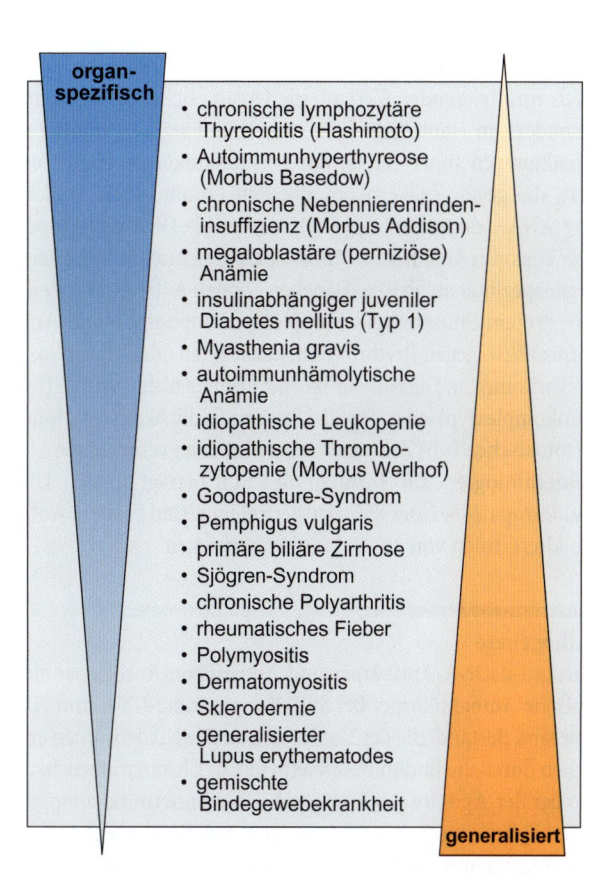

Abb. 4.14 Spektrum der Immunerkrankungen.

Tab. 4.8 Häufigkeit von Autoantikörpern bei systemischen Autoimmunerkrankungen.

Erkrankung	Antinukleäre Antikörper	Anti-DNA (doppelsträngig)	Anti-Histon-Antikörper	Anti-Smith-Antigen (SM)	Anti-Ribonukleoprotein (U1-RNP)	AntiRNP (Ro/SS-A)	AntiRNP (La/SS-B)	Anti-DNA-Topoisomerase (Scl-70)	Antizentromer	Antiphospholipid	Anti-Jo1 (t-RNA-Synthase)
generalisierter Lupus erythematodes	> 90%	40–90%	50–70%	10–30%	10–40%	20–60%	10–40%	–	–	10–30%	–
medikamenteninduzierter LE	> 95%	–	> 90%	–	–	–	–	–	–	–	–
Sklerodermie	> 70%	–	–	–	15%	–	–	30–70%	20–40%	–	–
CREST-Syndrom	70–90%	–	–	–	10%	–	–	10–20%	80–90%	–	–
Dermatomyositis	30–60%	–	–	–	–	5–10%	–	5–10%	–	–	20–30%
gemischte Bindegewebekrankheit	> 90%	–	–	–	> 90%	–	–	–	–	–	–
Sjögren-Syndrom	90%	–	–	–	–	40–70%	30–50%	–	–	–	–

Generalisierter Lupus erythematodes

Definition Der generalisierte (systemische) Lupus erythematodes (SLE) ist eine Autoimmunerkrankung, die in ihrem chronisch rezidivierenden Verlauf alle Organe betreffen kann und besonders an Haut, Gelenken, Nieren und serösen Häuten zu Schädigungen führt. Sie ist durch Autoantikörper charakterisiert, die gegen Zellkernkomponenten (antinukleäre Antikörper, ANA), doppelsträngige DNA (Anti-ds-DNA-Antikörper) oder Histone (Anti-Histon-Antikörper) gerichtet sind und keine Organspezifität aufweisen. Daneben können Autoantikörper gegen Protein-Phospholipid-Komplexe (Antiphospholipid-Antikörper) bzw. gegen Erythrozyten, Leukozyten oder Thrombozyten vorkommen. Die Autoantikörper können über Typ-III- (Immunkomplextyp) oder Typ-II-Überempfindlichkeitsreaktionen (zytotoxischer Typ) Zell- und Gewebeläsionen verursachen.

Epidemiologie Die Inzidenz des SLE beträgt in den USA und Europa 2–8. Über 85% der Betroffenen sind Frauen, wobei die Altersstufen von 20–40 Jahren überwiegen.

Pathogenese

Die Anti-dsDNA-Antikörper und Anti-Histon-Antikörper sind typische Autoantikörper bei SLE. Doppelstrang-DNA und Histone sind Bestandteile der Nukleosomen. Die Nukleosomen entstehen durch die Endonukleaseaktivität als Chromatinbruchstücke bei der Apoptose. Störungen bei der Entfernung apoptotischer Zellen durch Phagozytose könnten für die Entstehung des SLE wesentlich sein. Die dabei anfallenden Bestandteile der Nukleosomen könnten eine Autoantigenquelle darstellen, die zusammen mit dem Verlust der Immunregulation autoreaktiver T- und B-Zellen die Bildung autoreaktiver Antikörper induziert.

Vieles spricht dafür, dass der Prozess der geänderten und zum Toleranzverlust führenden Immunregulation komplex ist. Genetische Faktoren (Häufung bei Familien und eineiigen Zwillingen), hormonelle Faktoren (Häufung bei Frauen im Fortpflanzungsalter), Infektion (Assoziation mit humanen Herpesviren) und Umweltfaktoren (Medikamente wie Hydralazin, Procainamid und D-Penicillamin) können für die Pathogenese des SLE bedeutsam sein.

Die meisten Organläsionen erklären sich durch die Bildung und Ablagerung von Immunkomplexen (Typ-III-Hypersensitivität), die von Autoantigenen und Autoantikörpern gebildet werden und über die Komplementaktivierung eine schwere Entzündung verursachen. So lassen sich DNA-Anti-DNA-Komplexe in kleinen Gefäßen und Glomeruli nachweisen, wo sie eine Vaskulitis oder Glomerulonephritis vom Immunkomplextyp hervorrufen. Die Vaskulitis zeigt fibrinoide Nekrosen der Gefäßwand mit Thrombose oder sekundärer Fibrose und Stenose. Die Anti-dsDNA-Antikörper verursachen die Glomerulonephritis. Zytotoxische Reaktionen (Typ-II-Hypersensitivität) kommen durch Antikörper gegen Erythrozyten, Leukozyten oder Thrombozyten zustande.

Morphologie

Krankheitsmanifestation und Gewebeschäden betreffen vor allem Gelenke, Haut, Niere, seröse Häute, Herz und ZNS.
- **Niere:** Die Niere zeigt lichtmikroskopisch in 60–70% eine Glomerulonephritis vom Immunkomplextyp (➤ Abb. 4.15).

Sehr häufig sind immunhistochemisch und/oder elektronenmikroskopisch Alterationen zu erkennen. Dabei wird angenommen, dass sich in situ DNA-anti-DNA-Komplexe ausbilden. Nach der WHO-Nomenklatur sind 5 Reaktionsklassen zu unterscheiden:
- **Klasse I:** lichtmikroskopisch, immunhistochemisch und elektronenmikroskopisch normale Niere (selten)
- **Klasse II:** leichte mesangiale Lupusglomerulonephritis (mesangiale Ablagerungen von Immunglobulin und Komplement)
- **Klasse III:** fokal-segmentale proliferative Glomerulonephritis (weniger als 50% der Glomeruli betroffen)
- **Klasse IV:** diffuse proliferative Glomerulonephritis (betrifft 40–50% der SLE-Patienten)
- **Klasse V:** membranöse Glomerulonephritis (meist schwere Proteinurie mit nephrotischem Syndrom)
Eine pathognomonische Nierenveränderung gibt es nicht. Die glomerulären Läsionen gehen häufig – vor allem bei Klasse IV – mit tubulointerstitiellen Veränderungen einher.
- **Haut:** Histologisch findet man eine Vaskulitis oder perivaskuläre Infiltrate sowie Ablagerungen von Immunglobulin und Komplement an der dermoepidermalen Grenze.
- **Gelenke:** Die Synovialitis ist mit Auftreten von Neutrophilen und Fibrin verbunden, jedoch nicht destruktiv wie bei der rheumatoiden Arthritis.
- **Seröse Häute:** Akut besteht eine fibrinöse oder mit Erguss einhergehende serofibrinöse Entzündung, die zu Fibrosen und Verwachsungen führen kann.
- **Herz:** Außer der Perikarditis kommt eine nichtbakterielle verruköse Endokarditis (Libman-Sacks) vor, die jede Klappe betreffen kann. Selten ist eine Myokarditis. Zudem wird ein gehäuftes Vorkommen von Koronarsklerosen beschrieben.
- **Lunge:** Selten kommt es zu einer interstitiellen „Lupuspneumonie" oder Alveolitis mit Übergang in eine chronische interstitielle Lungenfibrose.
- **Andere Manifestationen:** Grundsätzlich kann jedes Organ beteiligt sein. Die Autoantikörper gegen Blutzellen bewirken Anämie, Leuko- und/oder Thrombozytopenie als hämatologische Komplikationen.

Klinische Relevanz Der charakteristische Befund an der Haut ist das schmetterlingsförmige Erythem im Gesicht (➤ Kap. 43.3.2). Ähnliche Erytheme kommen an Extremitäten und Rumpf vor. Sie werden durch Sonnenlicht verstärkt. Daneben können urtikarielle, bullöse, makulopapuläre und ulzeröse Exantheme auftreten. Außer den Hautveränderungen sind auch Allgemeinsymptome (z.B. Leistungsschwäche), Gelenkschmerzen und der Befall der serösen Häute (Pleuritis, Perikarditis oder Peritonitis) häufig. Neuropsychiatrische Symptome können auf Intimaproliferationen und Thrombosen kleinerer Gefäße zurückgehen, für die wahrscheinlich Antiphospholipid-Antikörper (s.u.) bedeutsam sind.

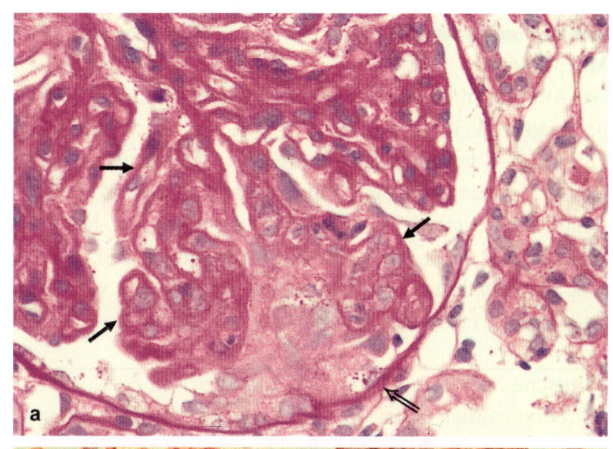

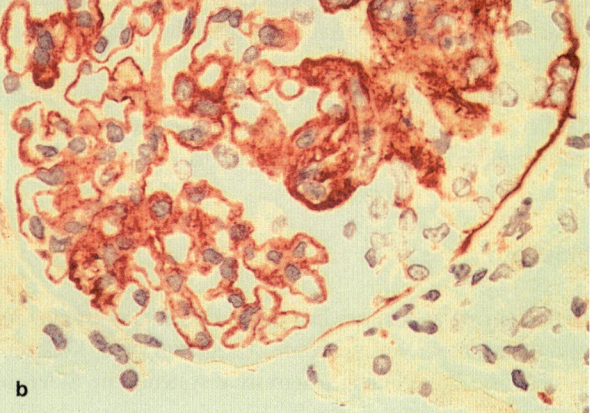

Abb. 4.15 Lupusnephritis mit typischem Drahtschlingenphänomen (wire loops). a Histologie: Deutliche Verdickung der glomerulären Kapillarschlingen (Pfeile), die sich typischerweise in das Mesangium fortsetzen. Außerdem fokale Nekrosen mit einer deutlichen Proliferation des Kapselepithels (Doppelpfeil). PAS-Färbung, Vergr. 250-fach; b Immunhistochemie für IgG: granuläre Ablagerungen von IgG in den Kapillarschlingen und im Mesangium des gleichen Glomerulus wie in (a) (Stufenschnitt). Vergr. 250-fach.

Antiphospholipid-Antikörper-Syndrom

Definition 40–50% der SLE-Patienten entwickeln Autoantikörper gegen Protein-Phospholipid-Komplexe. Erkrankungen, bei denen diese Autoantikörper ohne SLE auftreten, werden als primäres Antiphospholipid-Antikörper-Syndrom bezeichnet.

Epidemiologie Es handelt sich vermutlich um die häufigste Autoimmunerkrankung des Weichteilgewebes.

Pathogenese
Die bei diesem Syndrom gebildeten Autoantikörper richten sich gegen Plasmaproteine, die mit Phospholipiden Komplexe bilden, wie z.B. Prothrombin, Annexin V, β_2-Glykoprotein I, Protein S und Protein C.

Morphologie
Das Antiphospholipid-Antikörper-Syndrom ist durch eine Hyperkoagulabilität mit gehäuften venösen und arteriellen Thrombosen gekennzeichnet. Arterielle Thrombosen führen vor allem zu zerebralen Ischämien, aber auch zu Herz-, Mesenterial- und Niereninfarkten. Venöse Thrombosen betreffen vorrangig die tiefen Beinvenen, aber auch Niere, Leber und Retina. Darüber hinaus werden gehäuft Aborte, eine verruköse Endokarditis oder eine Thrombozytopenie gefunden.

Klinische Relevanz Einige der Antikörper binden auch das Cardiolipinantigen, das in der Syphilisserologie gebraucht wird, sodass falsch positive Reaktionen vorkommen. Diese „falsch positive" Reaktion kann diagnostisch für das Antiphospholipid-Antikörper-Syndrom genutzt werden. Eine exakte Diagnosestellung ist sehr wichtig, da eine gerinnungshemmende Therapie und nicht eine Immunsuppression wie bei anderen Autoimmunerkrankungen zweckmäßig ist.

Sklerodermie

Definition Das Kennzeichen dieser Erkrankung ist eine im gesamten Körper anzutreffende Ablagerung von Kollagen, weshalb die Bezeichnung **progressive systemische Sklerose** (PSS) deskriptiv besser zutrifft. Nach dem vorherrschenden klinischen Erscheinungsbild werden verschiedene Verlaufsformen unterschieden:

- Die **generalisierte Sklerodermie** ist durch großflächige Hautbeteiligung, frühe Beteiligung innerer Organe (in absteigender Häufigkeit: Gastrointestinaltrakt, Lunge, Niere, Skelettsystem, Speicheldrüsen, Herz, Muskulatur, Nervensystem) sowie einen rasch progredienten Verlauf gekennzeichnet.
- Die **lokalisierte Sklerodermie** (auch als **Akrosklerose** bezeichnet) bleibt lange auf bestimmte Hautregionen (mit Betonung der Akren) beschränkt. Meist kommt es nach längerem Verlauf schließlich doch zur viszeralen Beteiligung. Als Sonderformen werden eine plaqueartige **(Morphaea)**, eine lineare sowie eine subkutane Form abgegrenzt.
- Das **CREST-Syndrom** umfasst den Symptomenkomplex aus **C**alcinosis cutis, **R**aynaud-Phänomen, ö**(e)**sophageale Dysmotilität, **S**klerodaktylie und **T**eleangiektasie. Hautveränderungen stehen bei dieser Verlaufsform nicht im Vordergrund. Die Lebenserwartung ist etwas höher als bei der diffusen Sklerodermie (durchschnittlich 10–20 Jahre).

Epidemiologie Die Inzidenz beträgt zwischen 0,6 und 1,2. Frauen erkranken fünfmal häufiger als Männer.

Ätiologie und Pathogenese
Die Ursache der Erkrankung ist unbekannt. Obwohl eine hochgradige Ablagerung von Kollagen besteht, konnte kein Defekt der Kollagensynthese oder des Kollagenabbaus festgestellt werden. Ebenso wenig wurden Mutationen im Bereich der Kollagengene gefunden. Es wird postuliert, dass die Fibrose als Folge einer gestörten Aktivierung des Immunsystems zu betrachten ist. Die Aktivierung von CD4-T-Lymphozyten (Helferzellen) führt zur Ausschüttung von Zytokinen, die ihrerseits Fibroblasten aktivieren und/oder Kapillaren schädigen können. Entzündungsmediatoren wie PDGF („platelet derived growth factor") und TGF-β können die Transkription von Kollagen und anderen extrazellulären Matrixproteinen induzieren und im Endstadium zu Fibrose führen. Pathogenetisch beteiligt sind auch durch Entzündungsmediatoren verursachte Endothelschäden, die zur Plättchenaggregation führen. Diese wiederum hat ebenfalls die Freisetzung von PDGF und TGF-β zur Folge. Der Verschluss kleiner Gefäße führt im Endstadium zu Ischämie und lokalen Nekrosen

Morphologie
Veränderungen der Kapillaren und kleinen Arterien finden sich schon in den frühesten Krankheitsstadien, wobei immer eine Intimafibrose der Fingerarterien zu beobachten ist. **Histologisch** zeigen sich in der Anfangsphase ein Ödem mit perivaskulären Infiltraten von CD4-T-Lymphozyten und eine Degeneration von Kollagenfasern. In den Kapillaren ist die Basalmembran verdickt und es finden sich evtl. Stenosen. Mit Fortschreiten der Erkrankung kommt es zur Vermehrung von Kollagenfasern und schließlich zur ausgeprägten Fibrose. Die morphologischen Veränderungen und ihre klinische Relevanz sind in ➤ Tab. 4.9 gegenübergestellt.

Klinische Relevanz Durch den erwähnten Mechanismus können fast alle Organe geschädigt werden. Fast alle Betroffenen weisen antinukleäre Antikörper auf (➤ Tab. 4.8), von denen die Antikörper gegen DNA-Topoisomerase (Scl 70) fast ausschließlich bei der PSS vorkommen. Zentromerantikörper treten insbesondere bei Patienten mit CREST-Syndrom auf. Das gemeinsame Auftreten beider Antikörper wird nur selten beobachtet.

Dermatomyositis

Definition Diese seltene Erkrankung ist durch eine Entzündung und segmentale Nekrose der Muskulatur mit gleichzeitiger Dermatitis charakterisiert. Sie kann isoliert oder im Rahmen anderer Autoimmunerkrankungen auftreten. Sie wird sie auch als paraneoplastisches Syndrom beobachtet.

Ätiologie und Pathogenese
Obwohl die genauen Ursachen der Erkrankung unbekannt sind, scheinen Kapillaren der Hauptangriffspunkt der Autoimmunreaktion zu sein. Die Entzündungsreaktion führt zu Gefäßverschlüssen, die lokalisierte Nekrosen der Muskulatur zur Folge haben.

4.4 Autoimmunerkrankungen

Tab. 4.9 Veränderungen bei der progressiven systemischen Sklerose.

Organ	Morphologie	Klinik
Haut (100%)	• dünne Epidermis, atrophische Hautanhangsgebilde (insbesondere Akren der oberen Extremitäten) und Gesicht (> Abb. 4.16), Gefäßveränderungen (Kapillarschlingen sind im Anfangsstadium deformiert, später veröden sie)	• im Endstadium evtl. Verschluss von Kapillaren → Nekrosen, Ulzera und Verlust von Fingergliedern
Gastrointestinaltrakt (90%)	• Fibrose insbesondere des Ösophagus	• Schluckstörungen und Refluxösophagitis, evtl. auch Ulzera
	• Atrophie der Darmmukosa	• Durchfälle, Malabsorptionssyndrom
Lunge (70%)	• Gefäßveränderungen	• pulmonaler Hochdruck
	• interstitielle Fibrose	• restriktive Ventilationsstörung, Zeichen einer Diffusionsstörung
Skelettsystem (50%)	• Synovialitis, später Fibrose	• Gelenkschmerzen
Niere (45%)	• Gefäßveränderungen besonders der kleinen Arterien und Arteriolen mit ausgeprägter Intimafibrose (> Abb. 4.17) und Proliferation der Intimazellen	• arterieller Bluthochdruck • terminales Nierenversagen (zählt zu den häufigsten Todesursachen bei PSS)
Speichel- und Tränendrüsen (15%)	• fortschreitende Fibrose	• Xerostomie und Xerophthalmie
Muskulatur (10%)	• Myositis (ähnlich wie bei Polymyositis, s.u.)	
Herz (weniger als 10%)	• Myokardfibrose • Perikarditis mit Perikarderguss • Gefäßveränderungen	• Herzinsuffizienz und Arrhythmien

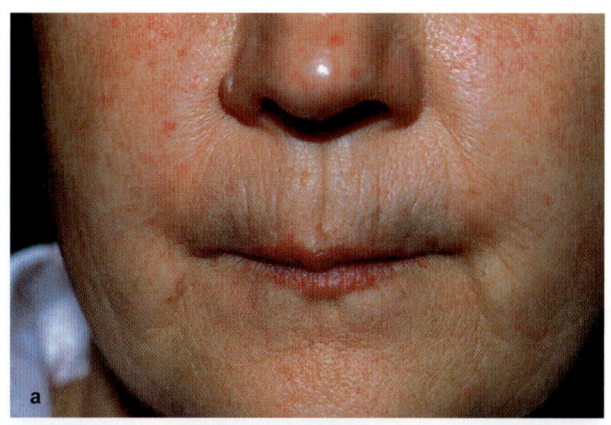

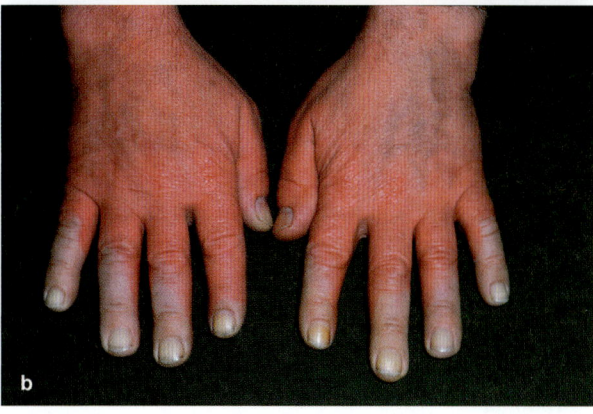

Abb. 4.16 Sklerodermie. a Schmaler kleiner Mund mit senkrecht stehenden Falten, „Tabaksbeutelmund"; b Raynaud-Phänomen: (Anfallsartige) Verengung der Fingerarterien mit Ischämie der Akren.

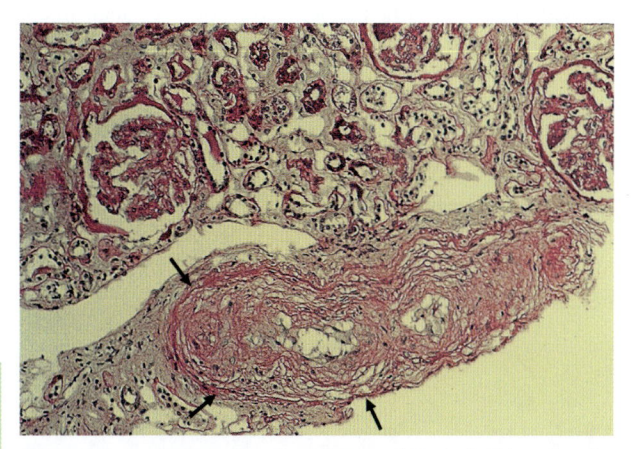

Abb. 4.17 Veränderungen der Nierengefäße bei Sklerodermie. Stanzzylinder. Mittelgroße Nierenarterie mit ausgeprägter stenosierender Intimafibrose (Pfeile). HE, Vergr. 60-fach.

Morphologie

Histologisch findet sich eine fokale, manchmal auch ausgedehnte Infiltration durch Lymphozyten mit deutlicher Betonung um Kapillaren. Typisch sind das Auftreten von perifaszikulären atrophischen Muskelfasergruppen sowie eine Verminderung intramuskulärer Kapillaren. Eine nennenswerte Infiltration durch Lymphozyten im Bereich der Muskeldegeneration wird nicht beobachtet.

Klinische Relevanz Charakteristisch ist das **Erythem** im Gesichtsbereich, das als „fliederfarben" beschrieben wird. Daneben finden sich auch Erytheme an den Streckseiten der Arme und Finger. Die **Muskelveränderungen** äußern sich als plötzliche Muskelschwäche und Druckschmerzhaftigkeit mit Betonung proximaler Muskelgruppen. Später kommt es zu Atrophie, Kontrakturneigung sowie in einem Teil der Fälle zu Schluckstörungen durch Beteiligung der Ösophagusmuskulatur. Seltener findet sich eine Beteiligung von Herz, Niere, Gastrointestinaltrakt oder Lunge.

Wegen der oft fokalen Infiltration schließen Muskelbiopsien ohne wesentliche inflammatorische Veränderungen eine Dermatomyositis nicht aus. Muskelfasernekrosen führen zu einer Erhöhung der Kreatinphosphokinase im Blut. Antinukleäre

Antikörper werden bei einem Drittel der Patienten gefunden (> Tab. 4.8). Relativ spezifisch sind Antikörper (Jo-1) gegen die Histidyl-Transfer-RNA-Synthetase. Daneben kann noch eine Vielzahl anderer Autoantikörper auftreten. Eine immunsuppressive Therapie führt meist zur Besserung. Die Inzidenz von Tumoren des Gastrointestinaltrakts ist bei Patienten mit Dermatomyositis erhöht.

Polymyositis

Definition Die Polymyositis unterscheidet sich von der Dermatomyositis durch das Fehlen von Hauterscheinungen. Das Muster des Muskelbefalls mit Betonung proximaler Muskelgruppen ist aber sehr ähnlich. Eine Beteiligung anderer Organe wie Herz und Lunge kann ebenfalls vorkommen.

Ätiologie und Pathogenese
Im Gegensatz zur Dermatomyositis scheinen Muskelzellen der direkte Angriffspunkt der Autoimmunreaktion zu sein. CD8-T-Lymphozyten (zytotoxisch) sind in der Umgebung von Muskelfasern deutlich vermehrt.

Morphologie
Im Bereich der geschädigten und der angrenzenden normalen Muskelzellen zeigen sich dichte lymphozytäre Infiltrate (> Abb. 4.18). Nennenswerte Gefäßveränderungen werden in der Regel nicht beobachtet. Eine Muskelbiopsie ermöglicht die exakte Diagnosestellung.

Gemischte Bindegewebekrankheit

Definition Der Begriff umfasst ein Krankheitsbild, das Symptome des SLE, der Polymyositis sowie der progressiven systemischen Sklerose zeigt. Ob es sich bei diesem Syndrom um eine eigenständige Erkrankung handelt, ist umstritten.

Morphologie
Die morphologischen Veränderungen entsprechen einer Kombination der zuvor genannten Erkrankungen.

Klinische Relevanz Klinisch stehen Gelenkbeschwerden, Muskelschwäche und Raynaud-Phänomen im Vordergrund. Serologisch ist die Erkrankung durch obligate Autoantikörper gegen ein Ribonukleoprotein (Anti-U1-RNP) gekennzeichnet (> Tab. 4.8). Auffällig ist das gute Ansprechen auf Steroide. Die Prognose ist besser als bei den vorher erwähnten Erkrankungen, was unter anderem auf das Fehlen von Nierenveränderungen zurückzuführen ist.

4.4.5 Systemische nichtinfektiöse Vaskulitiden

Zu diesen Erkrankungen zählen die Wegener-Granulomatose, Polyarteriitis nodosa und Hypersensitivitätsangiitis (> Kap. 20.5.1).

4.4.6 Sarkoidose

Definition Generalisierte granulomatöse Entzündung unbekannter Ätiologie mit bevorzugtem Befall von Lymphknoten, Lunge, Haut, Knochen u.a. Sie ist durch nicht verkäsende Granulome mit zunehmender Vernarbung gekennzeichnet.
Epidemiologie Die Inzidenz liegt in Deutschland bei 10. Frauen sind häufiger betroffen als Männer.

Pathogenese
Diskutiert wird eine Immunantwort auf noch unbekannte (virale?) Antigene, die wahrscheinlich über den Respirationstrakt in den Organismus gelangen. T-Lymphozyten induzieren eine Aktivierung des Makrophagensystems mit Bildung von epitheloidzelligen Granulomen zunächst in Lunge und Lymphknoten, später auch in zahlreichen anderen Organen.

Morphologie
Prinzipiell kann nahezu jedes Organ betroffen sein. Am häufigsten (90%) manifestiert sich die Sarkoidose **intrathorakal.**
- **Lymphknoten:** Bevorzugt sind Hiluslymphknoten, mediastinale und zervikale Lymphknoten vergrößert. **Histologisch** findet man dicht gepackte, jedoch nicht konfluierende, nicht verkäsende Granulome aus Epitheloidzellen und Langhans-Riesenzellen (> Abb. 4.19, > Kap. 3.3.3). Die Riesenzellen enthalten z.T. laminare Kalzium-Protein-Körper (Schaumann-Körper) oder sternförmige Einschlüsse (Asteroidkörper). Beim chronischen Krankheitsverlauf entwickeln sich eine zunehmende Fibrose und schließlich eine knotenförmige Vernarbung.

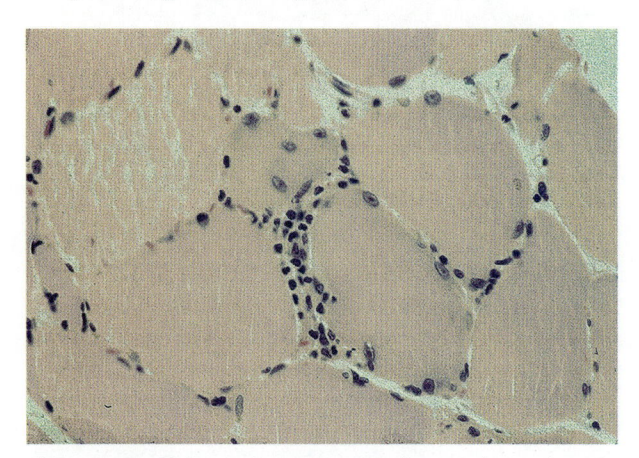

Abb. 4.18 Myositis. Lymphozytäre interstitielle Entzündungsreaktion der quer gestreiften Muskulatur. HE, Vergr. 125-fach.

- **Lunge:** Die Lunge ist meist betroffen, der Befund ist jedoch häufig unauffällig. Selten findet man 1–2 cm große knötchenförmige Indurationen. Im akuten Stadium können Granulome in der Nachbarschaft von Blut-, Lymphgefäßen und Bronchien nachgewiesen werden, die später vernarben und zum Narbenemphysem mit konsekutivem Cor pulmonale führen können (➤ Abb. 4.20).
- **Haut:** In 5–40% liegt eine granulomatöse Dermatitis mit ca. 5 mm großen Läsionen vor. Sind diese im Gesicht lokalisiert, spricht man von **Lupus pernio.** Ein Erythema nodosum kann ebenfalls im Rahmen einer Sarkoidose auftreten.
- **Augen** und **Parotis:** Das sog. Uveo-Parotis-Syndrom **(Heerfordt-Syndrom)** tritt mit einer Häufigkeit von 5–20% auf und ist durch eine granulomatöse Iridozyklitis, Uveitis, Kalkablagerungen in Horn- und Bindehaut sowie durch eine granulomatöse Parotitis gekennzeichnet.
- **Knochen:** In 10% der Fälle werden granulomatöse Knochendestruktionen **(Ostitis multiplex Jüngling)** nachgewiesen.
- **Gelenke:** In 15% kann eine granulomatöse Arthritis in Sprung-, Knie- und Handgelenken die ersten Symptome hervorrufen.
- **Sonstige Manifestationen:** Leber und Milz sind in 20–70% betroffen. Meist handelt es sich dabei um leichte Verläufe, die mit einer Hepatosplenomegalie verbunden sein können. Im Rahmen eines ZNS-Befalls können Hirnnerven betroffen sein. Eine Herzbeteiligung ist extrem selten.

Eine akute Sarkoidose mit radiologisch bihilärer Lymphknotenschwellung, Erythema nodosum und Polyarthritis wird als **Löfgren-Syndrom** bezeichnet.

Klinische Relevanz Die Krankheitssymptome sind zumeist geringgradig ausgeprägt. Häufig wird die Sarkoidose zufällig im Rahmen einer Röntgenuntersuchung des Thorax festgestellt, bei der eine bilaterale Hiluslymphadenopathie auffällt. Viele Patienten suchen den Arzt wegen Atemnot, Brustschmerzen, Hämoptoe oder Allgemeinbeschwerden wie Fieber, Gewichtsverlust und Nachtschweiß auf. Bei 60–70% der Patienten heilt die Sarkoidose ohne Folgen aus. 20–30% zeigen einen Verlauf, der von Remissionen und Rezidiven geprägt ist. Seltener kommt es zu einer Progression mit Entwicklung einer Fibrose.

Eine typische **Befundkonstellation** beim Sarkoidosepatienten zeigt:
- reduzierte Anzahl von T-Lymphozyten im peripheren Blut mit einem verminderten CD4:CD8-Quotienten von 0,8 : 1 (normal: 2 : 1)
- beeinträchtigte T-Zell-Aktivität in betroffenen Organen mit einem Verhältnis von CD4-T-Zellen zu CD8-T-Zellen von 10 : 1
- Vorkommen von hyperreaktiven B-Lymphozyten im peripheren Blut

Zur **Diagnosesicherung** wird zumeist eine Lymphknotenbiopsie durchgeführt, die die typische granulomatöse nicht nekrotisierende Lymphadenitis zeigt. Differenzialdiagnostisch müssen Tuberkulose und andere granulomatöse Erkrankungen ausgeschlossen werden.

4.5 Defekte des erworbenen Immunsystems

Vererbte Defekte des Immunsystems sind sehr seltene Erkrankungen, die die B- oder T-Zell-vermittelte Immunität betreffen. Durch die enge Interaktion dieser beiden Systeme sind oft beide Funktionen beeinträchtigt.

Immundefekterkrankungen entstehen durch das Fehlen oder eine Funktionsstörung einer oder mehrerer Komponenten des erworbenen Immunsystems. Zu diesen Komponenten zählen in erster Linie B- und T-Lymphozyten und ihre Produkte zur spezifischen Erkennung von Pathogenen, die B- und T-Zell-Rezeptoren. Daneben gibt es auch Störungen der nichtadaptiven Elemente des Immunsystems wie der Phagozyten und des Komplementsystems. Durch Untersuchungen der Immundefekte konnten zahlreiche wichtige Rückschlüsse auf die normalen Funktionen des menschlichen Immunsystems gewonnen werden.

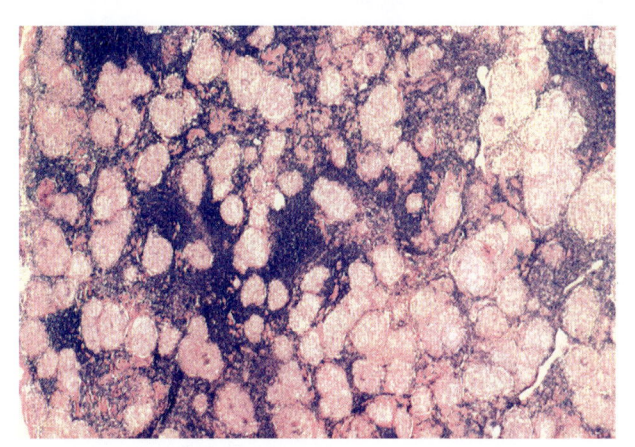

Abb. 4.19 Lymphknotensarkoidose. Granulomatöse Lymphadenitis eines Halslymphknotens mit multiplen nicht verkäsenden tuberkuloiden Granulomen. HE-Färbung, Vergr. 40-fach.

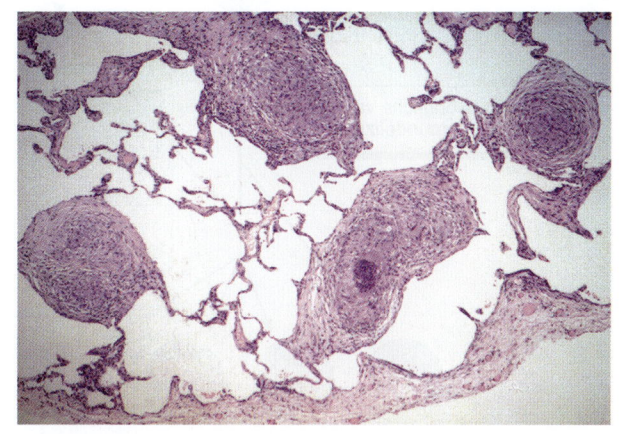

Abb. 4.20 Lungensarkoidose. Fortgeschrittenes Krankheitsstadium mit Ausbildung eines Narbenemphysems. HE-Färbung, Vergr. 200-fach.

4 Pathologische Immunreaktionen

Primäre Immundefekte sind genetisch determiniert, **sekundäre** (erworbene) Immundefekte werden durch exogene Faktoren verursacht. Zu diesen zählen z.B. Medikamente, deren supprimierende Wirkung auf das Immunsystem einerseits eine unerwünschte Nebenwirkung darstellen kann, andererseits z.B. bei Organtransplantationen auch notwendig ist. Weitere erworbene Immundefekte können durch Infektionen (z.B. HIV) oder radioaktive Strahlung verursacht werden.

Immundefekte werden traditionellerweise in B- und T-Zell-Defekte unterteilt, wobei jedoch eine Grenzziehung aufgrund des komplexen Zusammenspiels eigentlich nicht möglich ist (➤ Abb. 4.21). So sind z.B. fast alle T-Zell-Defekte von Störungen der Immunglobulinproduktion begleitet und dann meist nicht von kombinierten Immundefekten zu unterscheiden. Eine detaillierte Klassifikation der Immundefekte findet sich im WHO-Report über Immundefekte.

Immundefekterkrankungen gehen mit einer **erhöhten Infektneigung** einher und führen zu wesentlich schwereren Verlaufsformen von Infektionserkrankungen als bei Personen mit intaktem Immunsystem. Bei Defekten des B-Zell-Systems stehen bakterielle Infekte im Vordergrund, da keine, zu wenige oder zu langsam B-Zell-Rezeptoren bzw. Immunglobuline gebildet werden. Dies führt in erster Linie zu eitrigen Entzündungen wie Pneumonien und Entzündungen im Bereich der oberen Luftwege. Wiederholte Bronchopneumonien bewirken oft irreversible Lungenparenchymzerstörungen und Bronchiektasen. Patienten mit einer Störung der T-Lymphozyten-Funktion weisen Defekte der zellvermittelten Immunität auf und sind

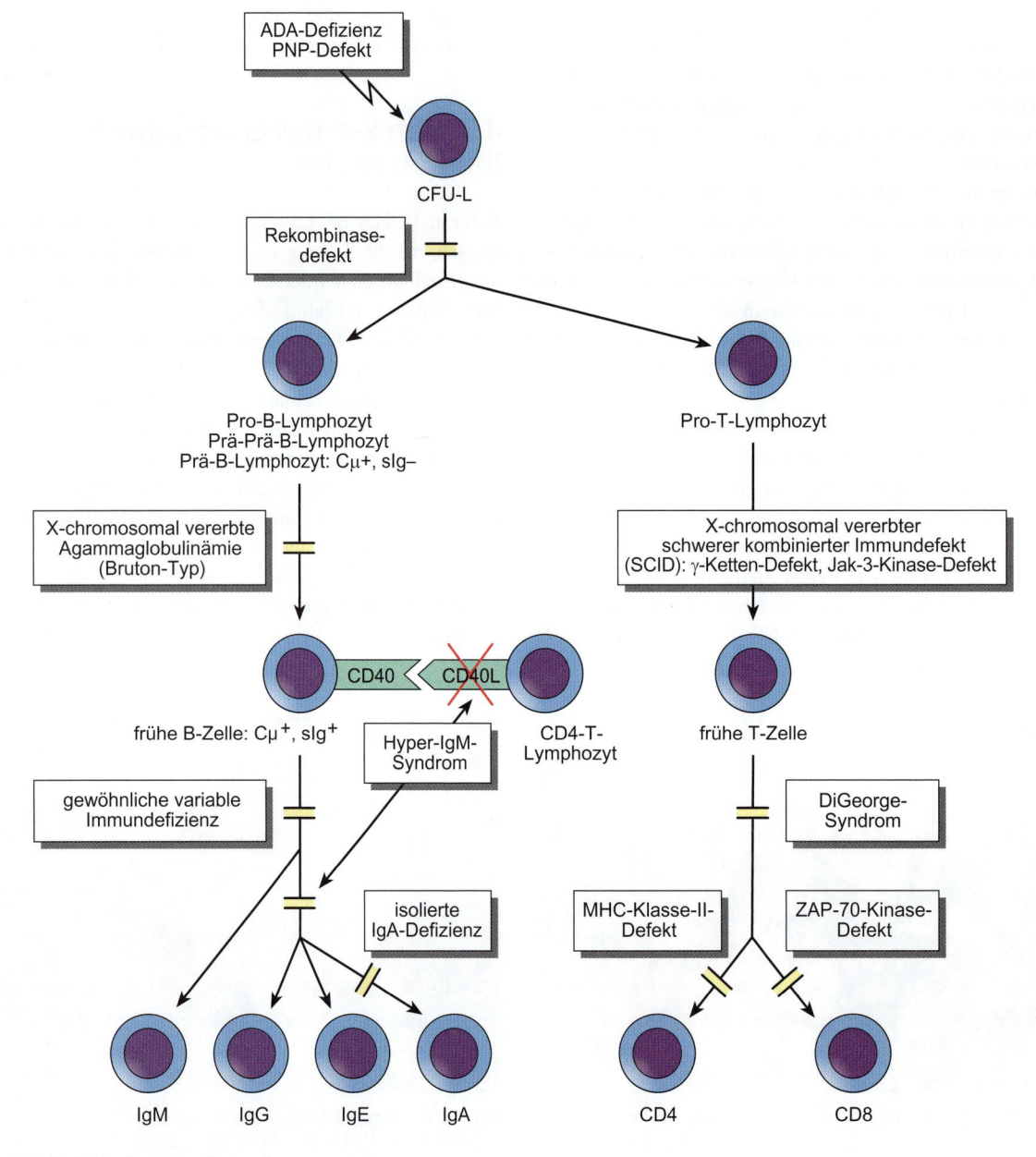

Abb. 4.21 Defekte des erworbenen Immunsystems.

insbesondere empfänglich für Pathogene, gegen die normalerweise eine Immunität erworben wird. Zu diesen zählen „opportunistische" Mikroorganismen (*Candida, Pneumocystis jirovecii* u. a.) und Viren.

4.5.1 Störungen der B-Zell-vermittelten Immunität

X-chromosomal vererbte Agammaglobulinämie (Bruton-Typ)

Definition Dieser „Modellfall" einer B-Zell-Defizienz ist durch eine Entwicklungsstörung der B-Zell-Vorstufen gekennzeichnet. Die Patienten produzieren keine reifen B-Lymphozyten, wobei der Block nach der Rearrangierung des Gens auftritt, das für die schwere Kette des Immunglobulins codiert. Leichtketten werden nicht gebildet, im Serum fehlen IgA, IgM, IgD und IgE vollständig, IgG ist nur in geringen Mengen vorhanden.

Pathogenese
Als molekulare Ursache wurde ein Defekt einer Tyrosinkinase („Bruton tyrosine kinase", btk) festgestellt, der eine Störung der Signaltransduktion der B-Lymphozyten-Vorstufen zur Folge hat. Die Zellen sind dadurch während ihrer Differenzierung im Prä-B-Stadium blockiert und das Leichtketten-Gen-Rearrangement findet nicht statt. Plasmazellen fehlen. Das Gen für die btk ist am langen Arm des X-Chromosoms im Abschnitt Xq21.2-22 lokalisiert, wodurch der X-chromosomale Erbgang erklärt ist. Männliche Patienten überwiegen daher.

Klinische Relevanz Lymphknoten und Tonsillen sind deutlich verkleinert, das mukosaassoziierte lymphatische Gewebe (MALT) ist unterentwickelt. Die Erkrankung manifestiert sich im Alter von ca. 6 Monaten, da die Kinder bis zu diesem Zeitpunkt noch durch mütterliche Antikörper geschützt sind. Die Betroffenen erkranken an bakteriellen Infekten, hervorgerufen durch Erreger, die normalerweise nach Antikörperbindung durch Phagozytose unschädlich gemacht werden. Infolge des Mangels an neutralisierenden Antikörpern kann es auch zu erhöhter Anfälligkeit gegenüber Virusinfektionen kommen. Daneben besteht eine Tendenz zur Generalisation von Virusinfektionen des Gastrointestinaltrakts. In der Regel werden jedoch Virusinfektionen sowie Infektionen mit Pilzen oder Parasiten durch das funktionsfähige T-Zell-System beherrscht.

Für eine definitive Diagnose muss eine Mutation des btk-Gens nachgewiesen werden. Der Defekt kann durch hohe Dosen intravenös verabreichter Gammaglobuline teil- und zeitweise ganz kompensiert werden. Eine Korrektur des Defekts (wie auch der anderen genetisch bedingten Immundefekte) ist nur durch eine Knochenmarktransplantation möglich. Diese hat sich für die meisten schwer verlaufenden Formen als Standardtherapie etabliert. Interessanterweise besteht ein gesteigertes Erkrankungsrisiko für Autoimmunerkrankungen wie SLE und Dermatomyositis.

Gewöhnliche variable Immundefizienz

Definition Unter diesem Sammelbegriff wird eine heterogene Gruppe von Erkrankungen zusammengefasst. Die Diagnose beruht in erster Linie auf dem Ausschluss anderer definierter Ursachen für einen Antikörpermangel. Es werden sowohl sporadische als auch familiäre Formen beobachtet, wobei allerdings kein einfaches Vererbungsmuster vorliegt. Eine Assoziation mit bestimmten HLA-Haplotypen wurde beschrieben.

Pathogenese
Der gemeinsame Nenner ist eine Hypogammaglobulinämie, die meist alle Antikörperklassen betrifft. Diese tritt zum Teil erst im Adoleszentenalter oder noch später auf, manchmal auch als Folge einer Epstein-Barr-Virus-Infektion. Die Patienten weisen im Gegensatz zur X-chromosomal vererbten Agammaglobulinämie vom Bruton-Typ eine normale B-Lymphozyten-Zahl auf, entwickeln jedoch ebenfalls keine Plasmazellen.

Morphologie
Die B-Zell-Areale des lymphatischen Systems sind hyperplastisch, wahrscheinlich aufgrund eines fehlenden Rückkopplungsmechanismus. Die zugrunde liegenden molekularen Defekte sind noch nicht bekannt.

Klinische Relevanz Die klinische Symptomatik beruht wie bei der X-chromosomal vererbten Agammaglobulinämie vom Bruton-Typ auf dem Antikörpermangel und ist mit dieser weitgehend identisch. Beide Geschlechter sind jedoch gleichermaßen betroffen, und das Manifestationsalter liegt in der Kindheit oder der Adoleszenz.

Es besteht ebenfalls ein erhöhtes Erkrankungsrisiko für Autoimmunerkrankungen, insbesondere für die megaloblastäre (perniziöse) Anämie. Darüber hinaus zeigt sich ein erhöhtes Erkrankungsrisiko für maligne Lymphome. Therapeutisch werden wie bei der Agammaglobulinämie vom Bruton-Typ intravenös Gammaglobuline verabreicht.

Isolierte IgA-Defizienz

Definition Die isolierte IgA-Defizienz ist der häufigste Defekt des humoralen Immunsystems. Die Prävalenz liegt bei 0,6–0,8. Die Betroffenen weisen extrem niedrige Serum-IgA-Spiegel auf und produzieren auch fast kein sekretorisches IgA. Die Zahl der IgA-positiven Lymphozyten ist meist normal, sie können jedoch nicht zu IgA-Plasmazellen differenzieren. Die molekulare Ursache hierfür ist nicht bekannt.

Klinische Relevanz Erstaunlicherweise sind die betroffenen Personen meist völlig gesund, bei nur wenigen treten gehäuft sinonasale, intestinale und urogenitale Infektionen auf. Diese sind durch den fehlenden Schutz des IgA als hauptsächliches Immunglobulin der Schleimhäute bedingt. Bei einem Teil der Patienten besteht auch ein zusätzlicher Mangel an einzelnen oder mehreren IgG-Subklassen, weshalb diese Patienten öfter von Infekten betroffen sind. Ein Teil der Patienten besitzt Antikörper gegen IgA, was bei Transfusionen zu u.U. tödlichen anaphylaktischen Reaktionen führen kann. Auch bei der isolierten IgA-Defizienz kommen Autoimmunerkrankungen häufiger vor.

4.5.2 Störungen der T-Zell-vermittelten Immunität

DiGeorge-Syndrom

Definition Die Patienten mit dieser nicht hereditären Erkrankung weisen zusätzlich zum Fehlen der T-Lymphozyten charakteristische Defekte auf, die durch eine fehlerhafte Entwicklung der 3. und 4. Schlundtasche bedingt sind (➤ auch Kap. 15.4).

Pathogenese
Als zugrunde liegende Störung findet sich eine Deletion in der 22q11-Region. Heterozygotie für diese Deletion findet sich im velokardiofazialen Syndrom, das bis auf die Thymushypoplasie ein ähnliches klinisches Bild zeigt.

Klinische Relevanz Die T-Zell-Defizienz wird durch Fehlen oder Hypoplasie des Thymus hervorgerufen. Daher sind virale Infektionen und Mykosen häufiger als bei Gesunden. Ob eine zusätzliche Störung der Immunglobulinproduktion vorliegt, hängt vom Schweregrad des T-Zell-Defekts ab. Zusätzlich zur Störung des Immunsystems finden sich eine Tetanie (durch ein Fehlen der Nebenschilddrüse bedingt), Fehlbildungen des Herzens und des Aortenbogens und eine charakteristische Fehlbildung des Gesichtsschädels (Hypertelorismus, tief sitzende Ohrmuscheln, Verkürzung des Philtrums). Der T-Zell-Defekt ist durch eine Thymustransplantation korrigierbar.

Wiskott-Aldrich-Syndrom

Definition Dieses Syndrom zeichnet sich durch Immundefekte, Ekzemneigung und Thrombozytopenie aus und wird X-chromosomal vererbt. Neben einer Verminderung der T-Lymphozyten findet sich auch ein Mangel an IgM, weshalb die Erkrankung teilweise auch zu den kombinierten Immundefekten gerechnet wird.

Pathogenese
Der Gendefekt ist im Bereich Xp11.23 lokalisiert. Das entsprechende Protein (WASP, Wiskott-Aldrich-Syndrom-Protein) ist ein Faktor in der Signaltransduktion, die in hämatopoetischen Zellen die Regulation des Aktinzytoskeletts steuert. Obwohl der eigentliche pathogenetische Mechanismus unklar ist, könnten sich aus der Kenntnis des Gendefekts neue Therapieansätze ergeben.

Morphologie
Der Thymus ist makroskopisch unverändert, die Parakortikalregion der Lymphknoten ist mikroskopisch jedoch verschmälert. Ultrastrukturell fällt eine drastisch reduzierte Zahl von Mikrovilli an den Lymphozyten auf.

Klinische Relevanz IgM-Serumspiegel sind vermindert, IgG-Spiegel in der Regel normal, IgA- und IgE-Spiegel oft (evtl. kompensatorisch) erhöht. Die Patienten erkranken gehäuft an eitrigen Infekten und entwickeln schwere ekzematöse Hautveränderungen. Des Weiteren zeigt sich eine erhöhte Rate an malignen Erkrankungen, insbesondere malignen Lymphomen.

Hyper-IgM-Syndrom

Definition Bei diesem X-chromosomal vererbten Syndrom fehlen bis auf das IgM alle Immunglobuline. IgM liegt allerdings in erhöhten Serumkonzentrationen vor. Die B- und T-Zell-Entwicklung läuft normal ab.

Pathogenese
Der Defekt beruht auf einem Fehlen der Expression von CD40L, dem Liganden des kostimulierenden Rezeptors CD40. Dies bedingt eine Funktionsstörung der T-Helfer-Lymphozyten und hat neben dem T-Zell-Defekt auch einen Verlust der „Gedächtnisfunktion" der B-Lymphozyten zur Folge. Die Aufklärung dieses spezifischen Defekts hat einen wichtigen Beitrag zum Verständnis der physiologischen Funktion der Interaktion von CD40 und CD40L geleistet.

Morphologie
Aufgrund der fehlenden T-Helfer-Funktion entwickeln sich in Lymphfollikeln keine Keimzentren, B-Lymphozyten differenzieren nicht zu Plasmazellen und der Immunglobulinklassenwechsel findet nicht statt.

Klinische Relevanz Dass die Patienten öfter an bakteriellen und parasitären Infekten erkranken, zeigt, wie wichtig die CD40-CD40L-Interaktion für die Bereitstellung genügender Mengen von IgG (z.B. für die Opsonisierung) und die Entwicklung funktionsfähiger zytotoxischer (CD8-)T-Lymphozyten ist

(Abwehr von Erregern wie z.B. *P. jirovecii*). Die überschießende IgM-Produktion kann durch Autoantikörperbildung zu hämolytischen Anämien, Thrombo- und Neutropenien führen. Auch eine massive Proliferation polyklonaler IgM-produzierender lymphoplasmozytoider Zellen kann in späteren Krankheitsstadien Probleme hervorrufen.

4.5.3 Schwere kombinierte Immundefekte

Definition Unter diesem Sammelbegriff („severe combined immunodeficiency disease", SCID) werden Erkrankungen zusammengefasst, die durch genetisch bedingte Defekte sowohl der humoralen als auch der zellvermittelten Immunität entstehen. Die Patienten erkranken daher schon im frühen Lebensalter an zahlreichen rezidivierenden, schweren bakteriellen, viralen und parasitären Infekten.

Pathogenese
Die zugrunde liegenden Defekte sind sehr unterschiedlich, betreffen meist jedoch Funktionen der T-Lymphozyten.
- **X-chromosomal vererbte Form:** Die Ursache der häufigsten Form der SCID (über 50%) liegt in Mutationen der γ-Kette mehrerer Zytokinrezeptoren. Dadurch fällt die Funktion von Zytokinen aus, die als Wachstumsfaktoren für die Entwicklung und Funktionsfähigkeit von T- und B-Lymphozyten unentbehrlich sind. Die Zahl der T-Lymphozyten und die Immunglobulinsynthese sind hochgradig vermindert.
- **Adenosin-Deaminase(ADA)-Defekt:** Die häufigste autosomal rezessiv vererbte Form der SCID wird durch den Defekt eines Enzyms des Purinabbaus verursacht. Die Ansammlung der Stoffwechselmetaboliten dATP und dGTP ist für die lymphatischen Stammzellen besonders toxisch, da sie einen Mangel an Enzymen aufweisen, die in anderen Zellen für den Defekt kompensatorisch einspringen.
- **Purin-Nukleotid-Phosphorylase(PNP)-Defekt:** Diese (seltenere) Form einer Purinabbaustörung zeigt im Wesentlichen den gleichen Phänotyp wie die ADA-Defizienz.

Seltenere **autosomal rezessiv** vererbte SCID-Formen:
- Defekte des **IL-2-Gens** zeigen eine mildere Verlaufsform.
- Defekte der **Jak-3-Kinase,** einer Komponente der Signaltransduktionskette der γ-Rezeptor-Untereinheit, zeigen eine schwere Verlaufsform.
- Defekte der **ZAP-70-Kinase** führen zu einem Fehlen von CD8-T-Lymphozyten. Die Kinase spielt in der T-Zell-Rezeptor-Signaltransduktion eine Rolle.
- Defekte im **T-Zell-Rezeptor/CD3-Komplex** haben ebenfalls eine Reduktion der CD8-T-Lymphozyten zur Folge.
- Für das Rearrangement der Genloci für die T- und B-Zell-Rezeptoren ist eine **Rekombinase** verantwortlich. Mutationen von Genen, die diese Rekombinase aktivieren, blockieren T- und B-Lymphozyten in ihrer Entwicklung, da sie das Gen-Rearrangement verhindern.
- Mutationen von Transkriptionsfaktoren, die die Expression von **MHC-Molekülen der Klasse II** verhindern, blockieren die Entwicklung von CD4-T-Lymphozyten, da diese von der Antigenpräsentation durch MHC-II-Moleküle im Thymus abhängig ist.
- Derzeit unbekannte Störungen liegen der **schweizerischen Agammaglobulinämie** (Defekt der lymphatischen Stammzelle) und der **retikulären Dysgenesie** (Defekt der hämatopoetischen Stammzelle) zugrunde.

Alle diese Defekte und die Veränderungen in analogen Maus-Gen-„knock-out"-Modellen haben sehr viel zur Aufklärung der normalen Funktion des Immunsystems beigetragen. Die Kenntnis der zugrunde liegenden pathogenetischen Mechanismen ist für das Verständnis der Komplexität des Immunsystems von großer Bedeutung, obwohl die meisten Erkrankungen sehr selten sind.

Morphologie
Die **histologischen** Veränderungen entsprechen dem jeweiligen zugrunde liegenden Defekt. Thymus und andere lymphatische Organe und Gewebe sind hypoplastisch, wobei die T- und/oder B-Regionen betroffen sind.

Klinische Relevanz Eine Knochenmarktransplantation ist in den meisten Fällen die einzige Therapiemöglichkeit. Bei der ADA-Defizienz besteht auch die Möglichkeit einer Enzymsubstitution. Diese Erkrankung hat insofern Berühmtheit erlangt, als bei Patienten mit ADA-Defizienz zum ersten Mal eine **Gentherapie** in der Humanmedizin durchgeführt wurde. Zu diesem Zweck wurden Knochenmarkstammzellen mit einem Vektorkonstrukt transfiziert, das eine normale Kopie der ADA enthielt, und diese Stammzellen dem Patienten rücktransfundiert.

4.5.4 Erworbene Immundefektsyndrome

Definition Sekundären Defekten des Immunsystems liegen andere Grunderkrankungen oder die Einwirkung von Umweltfaktoren zugrunde.

Ätiologie Ein **Immunglobulinmangel** kann z.B. entstehen, wenn Proteine bei chronisch entzündlichen Darmerkrankungen in das Darmlumen verloren gehen oder Verbrennungen großflächige Hautdefekte verursachen. Auch führen maligne B-Zell-Lymphome bzw. Plasmozytome zu sekundären Defekten des Immunsystems, die durch den Ausfall der jeweiligen Funktion bedingt sind. Eine **T-Lymphozyten-Defizienz** wird z.B. durch Chemo- oder Strahlentherapie bei malignen Erkrankungen verursacht.

Proteinmangel ist, weltweit gesehen, sicherlich die häufigste Ursache eines Immundefekts im Kindesalter. Im Erwachsenenalter stehen Infektionserkrankungen (v.a. AIDS, ➤ Kap. 48.2.5) und Tumorerkrankungen im Vordergrund (v.a. maligne Lymphome, aber auch Karzinome).

KAPITEL 5

Th. Stallmach, D. Kotzot

Angeborene genetische Erkrankungen

5.1	**Struktur des Genoms** 113	5.3	**Vererbung von Merkmalen** 116
		5.3.1	Autosomal dominante Vererbung 116
5.2	**Störungen des Genoms** 114	5.3.2	Autosomal rezessive Vererbung 118
5.2.1	Genom und Umwelt 114	5.3.3	X-chromosomale Vererbung 119
5.2.2	Mutation von Genen 114	5.3.4	Extrachromosomale (mitochondriale)
5.2.3	Instabilität repetitiver Sequenzen		Vererbung 120
	(Polymorphismen und pathogene		
	Trinukleotidexpansion) 114	5.4	**Chromosomale Aberrationen** 120
5.2.4	Inaktivierung des X-Chromosoms und	5.4.1	Monosomie und Trisomie 120
	Prägung von Genen auf Autosomen 114	5.4.2	Uniparentale Disomie (UPD) 121
5.2.5	Somatische und Keimzellmosaike 115	5.4.3	Numerische Aberration der
5.2.6	Numerische und strukturelle chromosomale		Geschlechtschromosomen 121
	Aberration 115	5.4.4	Störungen der Ploidie 121

Zur Orientierung

Die genetische Konstitution eines Individuums in Form einer Vielzahl von „Suszeptibilitätsgenen" (Suszeptibilität = Empfänglichkeit) übt einen großen Einfluss auf das Erkrankungsrisiko und den Schweregrad des Verlaufs vieler Erkrankungen aus. Bei einem hohen Erkrankungsrisiko spricht man von „**genetischer Krankheit**". Der Zeitpunkt der Manifestation kann früh oder spät im Leben gelegen sein und durch äußere Einflüsse verschoben werden. Störungen des Genoms in Form **chromosomaler Aberrationen** sind oft Ausgangspunkt von Fehlbildungen. Den Mendel-Regeln folgende **Mutationen in einzelnen Genen** sind die Ursache einer Vielzahl von meist seltenen Stoffwechselkrankheiten, familiären neurologischen und onkologischen Erkrankungen und/oder Dysmorphiesyndromen (**monogene Erbleiden, „single gene disease"**). Bei **nichtmonogenen, malignen Neoplasien** (➤ Kap. 6) sind nach einer möglichen Auslösung durch äußere Einflüsse (z.B. ionisierende Strahlen) in der weiteren Pathogenese bis hin zur klinisch erkennbaren Geschwulst oft Kaskaden von Veränderungen im Genom der Tumorzelle zu beobachten. Weitere krankheitsverursachende Veränderungen des Genoms sind z.B. die „Instabilität repetitiver Sequenzen" oder die Auswirkungen einer fehlerhaften Prägung einzelner Gene.

5.1 Struktur des Genoms

Die genetische Information besteht bei den meisten Lebewesen aus DNA. Die 4 verschiedenen Nukleotide (Purin- bzw. Pyrimidinbasen) Adenin, Cytosin, Guanin oder Thymin bilden einen Buchstabencode, bestehend aus jeweils 3 Nukleotiden für eine Aminosäure. Jeder Zellkern des Menschen enthält 2 × 23 fadenförmige DNA-Riesenmoleküle, die insgesamt ca. $3{,}2 \times 10^9$ Nukleotidpaare besitzen. Dieses genetische Material bildet zusammen mit speziellen Proteinen (Histone) während der Zellteilung die Chromosomen und ermöglicht eine gleichmäßige Aufteilung der genetischen Information auf die Tochterzellen. Die während der Metaphase der Zellteilung gut erkennbaren **Chromosomen** zeigen nach einer Giemsa-Färbung charakteristische Banden, die zu einer groben Beschreibung von Genorten und zur Angabe der Lokalisation von Krankheitsgenen benutzt werden. **Gene** sind DNA-Abschnitte des Gesamtgenoms, welche die Strukturinformation für ein oder – im Falle einer unterschiedlichen Kombination der Exons – für mehrere Proteine der Zelle enthalten. Mit Ausnahme der Gene, die für die Bildung von ribosomaler RNA und Transfer-RNA verantwortlich sind, wird die Basensequenz (Nukleotidabfolge) des Gens im Kern zunächst auf mobile Messenger-(Boten-)RNA-Moleküle (mRNA) kopiert (**Transkription**). Im Zytoplasma der Zelle lagert sich die mRNA an Ribosomen an, und entsprechend der durch sie übertragenen genetischen Information werden die Aminosäuren zu Polypeptiden (**Translation**) zusammengesetzt. Nur ein geringer Teil der Säuger-DNA enthält genetische Informationen. Die ca. 20.000 Gene des Menschen machen weniger als 5% der Gesamt-DNA des Zellkerns aus. Im Mittel ist nur jede 1000. Base zwischen 2 Menschen unterschiedlich. Diese Sequenzpolymorphismen (nicht relevante Unterschiede in der Nukleotidabfolge) treten mit tendenzieller Häufung in den nicht für eine Erbanlage codierenden Abschnitten auf.

5.2 Störungen des Genoms

Prinzipiell kann man Chromosomenveränderungen unterscheiden von Mutationen einzelner Gene, bei denen oft nur ein einziges Nukleotid in einem Kodon ausgetauscht wird. Trotz biologischer Selektion ist bei einigen autosomal rezessiv vererbten Krankheiten jedes 20. Individuum (z.B. zystische Fibrose) oder fast jedes 10. Individuum (z.B. Hämochromatose) Träger der Mutation. Diese erstaunliche Häufigkeit erklärt sich möglicherweise daraus, dass die Mutation für die heterozygoten Träger in bestimmten Zeiten und/oder Situationen von Vorteil war (= **Heterozygotenvorteil** bei z.B. Hämochromatose, ▶ Kap. 33.10.1).

5.2.1 Genom und Umwelt

Die Wahrscheinlichkeit, dass das Genom einer einzelnen Zelle durch eine Mutation verändert wird, ist außerordentlich gering. Da der menschliche Körper aber aus ca. 10^{14} Zellen besteht, ist in jedem Organismus dennoch eine hohe Zahl von Mutationen anzutreffen, wobei der Klon der mutierten Zellen umso größer ist, je früher die Mutation stattfand und je höher die Vermehrungsrate der betroffenen Zelle ist. Manche Mutationen führen zu unkontrolliertem Zellwachstum; viele Tumoren beruhen auf **somatischen** Mutationen, d.h. Mutationen in einer oder mehreren Körperzellen. Findet sich die Mutation auch in den **Keimzellen,** kann sie vererbt werden. Die meisten Mutationen entstehen während der Zellteilung durch Fehler bei der DNA-Replikation und -Reparatur. Bei Frauen schätzt man die Zahl der Teilungen von der Zygote bis zur reifen Eizelle auf 24, bei Männern sind von der Zygote bis zu den Spermien fast 200 Zellteilungen nötig. Eine höhere Fehlerquote ist somit statistisch begründet, und man versteht, dass Krankheiten mit dominantem Erbgang, die auf Neumutationen beruhen, häufiger von den Vätern herrühren. Generell kann die Mutationsrate durch Bestrahlung (z.B. Röntgenstrahlen) oder mutagene Chemikalien (z.B. manche Zytostatika) stark ansteigen.

5.2.2 Mutation von Genen

Die einfachsten Mutationen sind Basensubstitutionen, bei denen innerhalb des Gens ein Nukleotid ausgetauscht wurde. Nicht jede Basensubstitution verändert aufgrund der Degeneration des genetischen Codes die Aminosäuresequenz des codierten Proteins. Mutationen, die sich im Laufe der Evolution im Genom angesammelt haben und welche die zugehörige Funktion des entsprechenden Locus nicht verändern, werden als **Polymorphismus** bezeichnet. Manche Basensubstitutionen führen jedoch zum Einbau einer falschen Aminosäure (**Missense-Mutation,** ▶ Abb. 5.1). Durch andere Basensubstitutionen werden Stopp-Kodons gebildet (**Nonsense-Mutationen),** welche die Translation terminieren. Durch **Deletionen** gehen ein oder mehrere Nukleotide verloren, durch **Insertion** werden zusätzliche eingefügt. Wenn die Zahl der deletierten oder inserierten Nukleotide durch 3 teilbar ist, bleibt das Leseraster erhalten (z.B. 3-Basen-Deletion bei zystischer Fibrose; „in frame mutation") andernfalls ergibt sich eine Verschiebung des Leserasters („frame shift mutation").

5.2.3 Instabilität repetitiver Sequenzen (Polymorphismen und pathogene Trinukleotidexpansion)

Mutationen betreffen nicht alle Abschnitte des Genoms mit gleicher Häufigkeit. Besonders anfällig gegenüber Genomveränderungen sind DNA-Abschnitte, die aus der vielfachen Wiederholung einer Nukleotidsequenz bestehen. Bei der Zellteilung kommt es hier häufiger zu Fehlpaarungen von gegeneinander verschobenen DNA-Strängen. Als Folge sind diese repetitiven Segmente länger oder kürzer als sie sein sollten. Solange es sich um nicht codierende DNA handelt, ist die Genomveränderung nicht direkt pathogen, es entstehen jedoch sog. **Sequenzpolymorphismen,** die u.a. für Kopplungsanalysen (z.B. Pränataldiagnostik) genutzt werden können. Repetitive Trinukleotide, die innerhalb oder in der Nähe von Genen vorkommen und die Methylierung dieser Gene beeinflussen, sind relativ stabil, solange eine bestimmte Zahl nicht überschritten wird (z.B. CAG-Repeats bei Chorea Huntington, ▶ Kap. 8.8.4). Der Mechanismus instabiler expandierender Trinukleotidsequenzen führt aber nicht zu einem eigenständigen Vererbungsmuster, sondern bildet die Grundlage für einige bisher schlecht erklärbare Modifikationen von Krankheitsphänotypen (▶ Kap. 8.8.4 und ▶ Tab. 8.10).

5.2.4 Inaktivierung des X-Chromosoms und Prägung von Genen auf Autosomen

Für alle Gene auf den 22 Autosomen des Menschen ist eine zweifache Gendosis der Normalzustand. Männliche Individuen besitzen aber nur ein X-Chromosom, sodass für Gene auf dem X-Chromosom die einfache Gendosis der Normalzustand ist. Weibliche Individuen werden durch eine bezüglich väterlichen und mütterlichen X-Chromosoms zufällige Methylierung der DNA eines X-Chromosoms in jeder einzelnen Zelle während der frühen Embryonalphase („**Lyonisierung**") vor der doppelten Gendosis geschützt. Auch auf anderen Chromosomen können einzelne Gene durch den gleichen Mechanismus inaktiviert werden, wobei genau reguliert ist, ob diese physiologische Inaktivierung (**Imprinting, Prägung**) in dem vom Vater oder in dem von der Mutter ererbten Chromosom vorzunehmen ist. Eine derartige genomische Prägung kann auch gewebe- oder entwicklungszeitpunktspezifisch sein. Alle geprägten Gene dieses Chromosoms werden dann in der jeweiligen elterlichen Expressionsform benutzt (➤ Abb. 5.2).

5.2.5 Somatische und Keimzellmosaike

Mutationen einzelner Gene können auch während Wachstum und Entwicklung eines Organismus eintreten, sodass ein „Mosaik" genetisch unterschiedlicher Zelllinien entsteht. Solange eine Mutation nur in somatischen Zellen zu finden ist, wird sie nicht auf die Nachkommen vererbt. Betrifft eine Mutation auch einen Teil der Keimzellen, ist eine Weitergabe an die nächste Generation möglich. Die meisten Neumutationen von Genen scheinen beim Menschen nach der mitotischen Vermehrung der Keimzellen erst bei deren Meiose aufzutreten. Ist eine dominante Mutation aber schon während der vorausgegangenen mitotischen Teilungen von Keimzellen aufgetreten, resultiert ein Klon mutierter Zellen (**Keimzellmosaik**). Keimzellmosaike haben als Konsequenz bei Folgeschwangerschaften individuelle Wiederholungsrisiken.

5.2.6 Numerische und strukturelle chromosomale Aberration

Veränderungen der Zahl von Chromosomen in jeder Körperzelle werden als **numerische Aberration** bezeichnet. Das Feh-

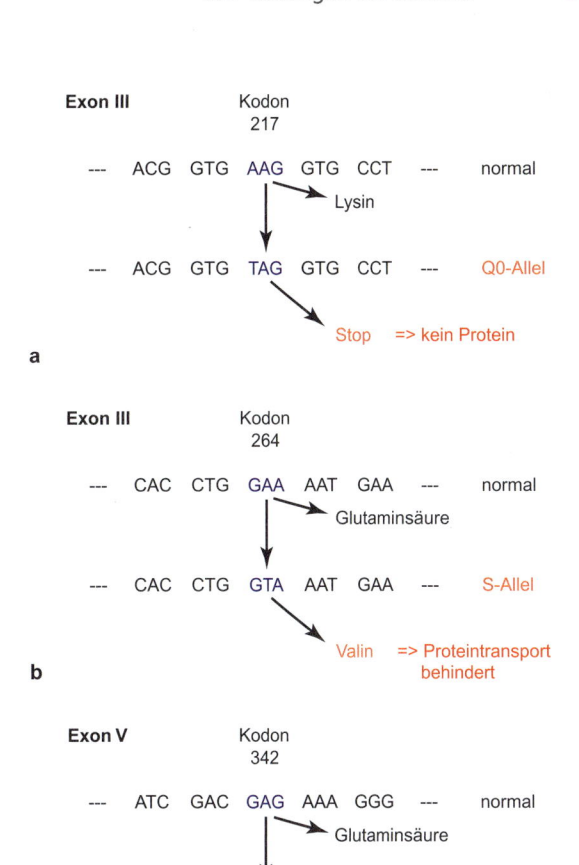

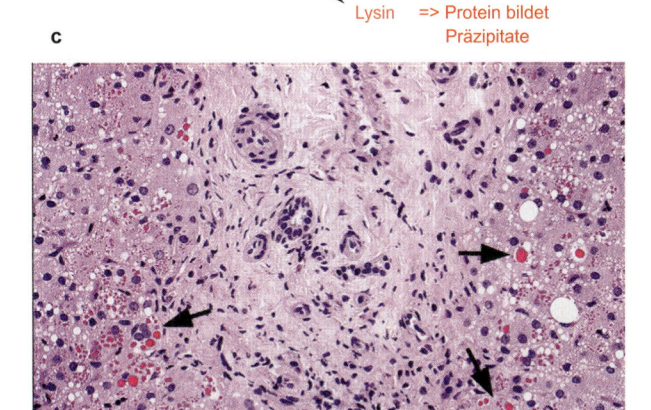

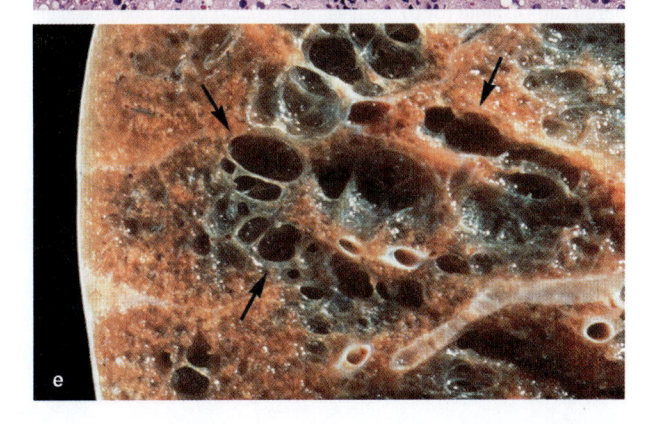

Abb. 5.1 α$_1$-**Antitrypsin-Gen mit Mutationen und deren Auswirkung. a** Beim Basenaustausch in Kodon 217 wird Adenin in 1. Position des Triplets durch Thymin ersetzt (AAG→TAG), was für einen Kettenabbruch des Polypeptidstrangs codiert. Das durch diese sehr selten vorkommende Mutation entstandene Allel trägt die Bezeichnung „Q0". Das bis zur Stelle des Kettenabbruchs entstehende Protein ist funktionslos und wird schnell abgebaut; bei Homozygoten findet sich daher kein α$_1$-Antitrypsin im Blut. **b** Beim Basenaustausch im Kodon 264 wird Adenin in 2. Position des Triplets durch Thymin ersetzt (GAA→GTA), was für Valin statt Glutaminsäure im Genprodukt codiert. Dieses Allel ist in der europäischen Bevölkerung häufig und trägt die Bezeichnung „S". Das vom S-Allel codierte Protein unterliegt einem langsameren intrazellulären Transport; der heterozygote Zustand ist biochemisch allerdings nicht zu erkennen; es findet sich eine normale α$_1$-Antitrypsin-Konzentration von 90–180 mg/dl im Blut. Bei Homozygotie für das S-Allel ist die Serumkonzentration auf 60% reduziert. **c** Beim Basenaustausch im Kodon 342 wird Guanin durch Adenin ersetzt (GAG→AAG), was zum Einbau von Lysin anstelle von Glutaminsäure im Protein führt. Dieses häufige Z-Allel (Genfrequenz 1 : 25) führt zu einem intrazellulär weitgehend unlöslichen, nicht transportierbaren Protein und im homozygoten Zustand zur Reduktion der α$_1$-Antitrypsin-Konzentration im Blut auf weniger als 15% des Normalen. **d** Das schlecht lösliche Genprodukt akkumuliert in der Leber: periportale Hepatozyten mit durch eine PAS-Färbung rot hervorgehobenen kugeligen Einschlüssen verschiedener Größe (Pfeile); PAS-Färbung, Vergr. 200-fach. **e** Wegen der Transportbehinderung ist die Konzentration des Proteaseinhibitors im Blut zu gering; das empfindliche Lungenparenchym wird zerstört und ein Lungenemphysem (Pfeile) ausgebildet.

errationen ändert sich die Chromosomenzahl nicht, aber das Genom ist dennoch verändert: Bei **balancierten Translokationen** bleibt die Gesamtmenge der DNA weitgehend erhalten, und die Träger sind somit auch symptomlos. Ausnahmen sind Translokationen, bei denen ein oder beide Bruchpunkte innerhalb der codierenden Sequenz eines Gens liegen. Während der Gametogenese können bei einer balancierten Translokation jedoch Keimzellen mit einem unbalancierten Chromosomensatz entstehen.

5.3 Vererbung von Merkmalen

Der Begriff „Erbgang" bezieht sich auf ein Merkmal, das in einer bestimmten Weise über Generationen weitergegeben wird. Die genetische Konstitution (**Genotyp**) wird mit den Begriffen **homozygot** (= kein oder beide Allele mutiert) und **heterozygot** (= ein Allel mutiert) beschrieben. Das Merkmal oder die Manifestation einer Krankheit (**Phänotyp**) tritt auf, wenn an einem Genort ein Allel funktionsuntüchtig ist (**dominant**) oder erst wenn beide Allele ausgefallen sind (**rezessiv**). Ist ein Allel physiologisch inaktiviert, handelt es sich um ein **„geprägtes" Gen**. Ein weiterer charakteristischer Erbgang ergibt sich für Merkmale, die von Genen auf den Geschlechtschromosomen codiert werden (**X-gebundene Vererbung**).

5.3.1 Autosomal dominante Vererbung

Darunter versteht man die Vererbung von Merkmalen oder Krankheiten, deren verantwortliche Gene auf **Autosomen** (also auf den Chromosomen 1–22) liegen. Die Veränderungen werden bereits manifest, wenn **nur ein Allel** von der Mutation betroffen ist. Die Mutation „dominiert" also das normale Gen, das auf dem anderen Chromosom liegt. In einem Stammbaum ist die autosomal dominante Vererbung durch das geschlechtsunabhängige Auftreten des Merkmals in jeder Generation und dem 50%igen Erkrankungsrisiko der Kinder eines Merkmalsträgers charakterisiert (➤ Abb. 5.3). Einige der schwersten autosomal dominant vererbten Krankheiten treten erst im späten Erwachsenenalter auf. Manche autosomal dominante Krankheiten manifestieren sich von Generation zu Generation früher und schwerer. Diese „Antizipation" wird nicht selten durch eine Trinukleotidexpansion als molekularem Mechanismus verursacht (➤ Kap. 5.2.3).

Familiäre Hypercholesterinämie (Hyperlipoproteinämie Typ IIa)

Mit einer Inzidenz von 1 : 500 ist sie die häufigste autosomal dominante Krankheit des Menschen. Heterozygote haben stark erhöhte Blutcholesterinwerte, die diätetisch nicht beeinflussbar sind. Sie entwickeln schon früh eine Atherosklerose, und Herzinfarkte treten häufig bereits zwischen dem 40. und 50. Lebens-

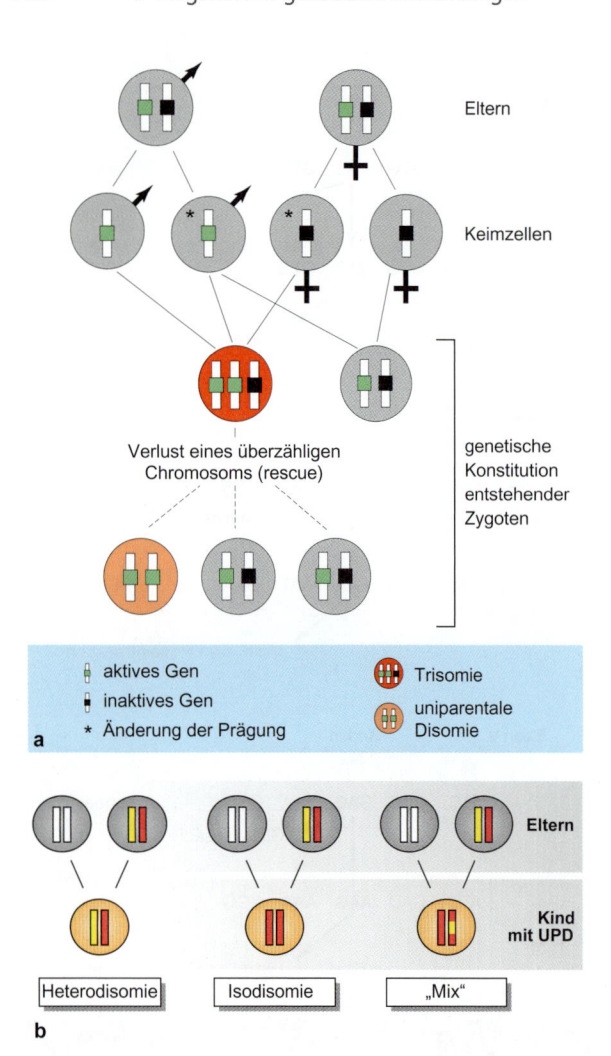

Abb. 5.2 „Imprinting" und uniparentale Disomie. a Imprinting: Dargestellt sind 2 Allele eines Gens, die bei den Eltern in dem von den Großeltern ererbten Prägezustand sind. Erst in den Keimzellen erfolgt die Änderung der Prägung auf „maternal" in allen Eizellen und „paternal" in allen Spermien. In der Nachkommenschaft können durch Fehlverteilung von Chromosomen in einem gewissen Prozentsatz Trisomien entstehen, von denen die meisten letal sind. Manchmal kommt es zu einer „Rettung" (rescue) dadurch, dass eines der überzähligen Chromosomen verloren geht. Dabei verbleiben in einem Drittel der Zygoten beide Chromosomen vom gleichen Elternteil („uniparental") in der Zelle. In dem abgebildeten Beispiel resultiert für alle maternal geprägten (d.h. physiologisch inaktivierten) Gene eine doppelte Gendosis durch die zweifache paternale Expression; **b Uniparentale Disomie (UPD)** beschreibt die Herkunft beider Homologen eines Chromosomenpaars von nur einem Elternteil: **Heterodisomie** = beide Homologe eines Elternteils erhalten, **Isodisomie** = 2 Kopien nur eines elterlichen Homologen, „Mix" = Mischung hetero- und isodisomer Abschnitte aufgrund meiotischer Rekombinationen. Es besteht kein Gendefekt, die Pathologie resultiert aus der „falschen" elterlichen Herkunft der Gene und dadurch bedingter falscher genomischer Prägung („genomic imprinting").

len eines Chromosomenpaars ist mit dem Leben nicht vereinbar. Auch das Fehlen nur eines von 2 „gleichen" Chromosomen (**Monosomie**) sowie einzelne überzählige Chromosomen (**Trisomie**) sind selten mit dem Leben vereinbar. Die relative Dosis genetischer Information ist also sehr wichtig. Bei balancierten oder unbalancierten **strukturellen Chromosomenab-**

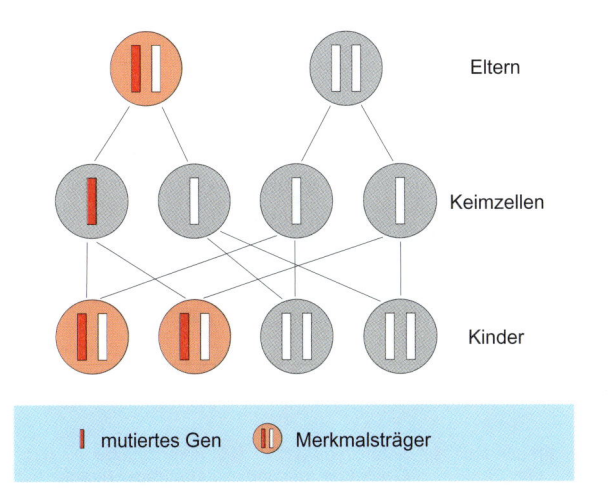

Abb. 5.3 Autosomal dominante Vererbung. Die Mutation führt bereits bei Heterozygotie zu einem Phänotyp. Die Hälfte aller Keimzellen eines Merkmalsträgers enthält das Chromosom mit der Mutation, daher erkranken theoretisch 50% der Kinder.

jahr auf. Einer unter 1 Mio. Menschen ist homozygot; die Betroffenen erleiden oft bereits um das 20. Lebensjahr einen Herzinfarkt. Die Krankheit beruht auf verschiedenen Mutationen des Gens für den Zelloberflächenrezeptor der Low-Density-Lipoproteine (LDL). Die mangelhafte Entfernung von cholesterinbeladenen LDL aus dem Blut bedingt schon im Kindesalter einen Phänotyp mit Xanthomen der Haut, insbesondere an den Augenlidern und im Bereich der Sehnenscheiden.

Osteogenesis imperfecta

Grundlage der Osteogenesis imperfecta sind unterschiedliche Veränderungen im **Gen für das Kollagen I,** die meist als Neumutationen auftreten. Obwohl Kollagen I überall im Bindegewebe benötigt wird, ist der Phänotyp der Mutationen im Kollagen-I-Gen ganz überwiegend durch Knochenveränderungen gekennzeichnet (➤ Abb. 5.4b, c), was bisher nicht erklärt werden kann. Geklärt ist jedoch der dominante Effekt einer Mutation im Kollagen-I-Gen durch die komplexe Weiterverarbeitung entstehender Proteinketten zu tripelhelikalen Makromolekülen (➤ Abb. 5.4a). Die Mutation kann auch die Geschwindigkeit der Synthese der Kollagenmoleküle verändern oder aber enzymatische Veränderungen an der Kollagenkette noch intrazellulär vor der Ausschleusung in den Extrazellularraum bewirken. Durch Kombination dieser Einflüsse führen unterschiedliche Mutationen des Kollagen-I-Gens zu feinen Abstufungen im Schweregrad einer Osteogenesis imperfecta.

Ehlers-Danlos-Syndrom und Marfan-Syndrom

Diese 2 Bindegewebserkrankungen zeigen wegen der komplexen Weiterverarbeitung verkürzter oder räumlich gestörter Kettenmoleküle einen dominanten Erbgang. Der Begriff **Eh-**

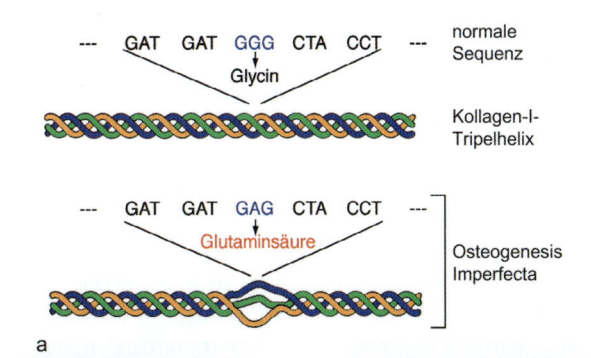

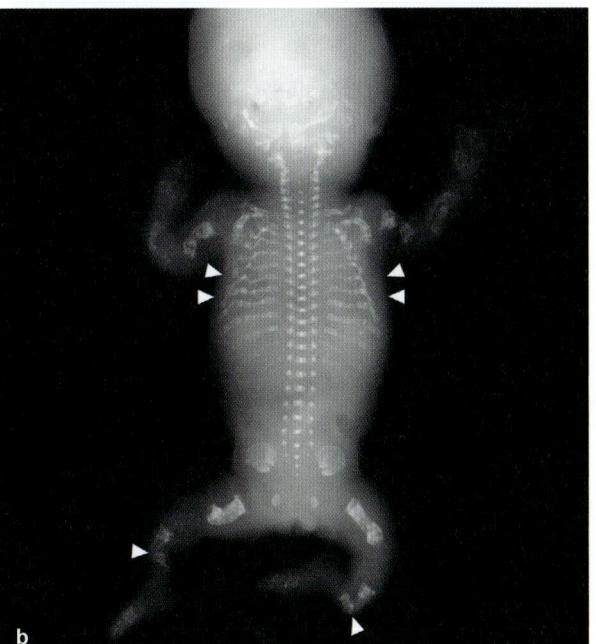

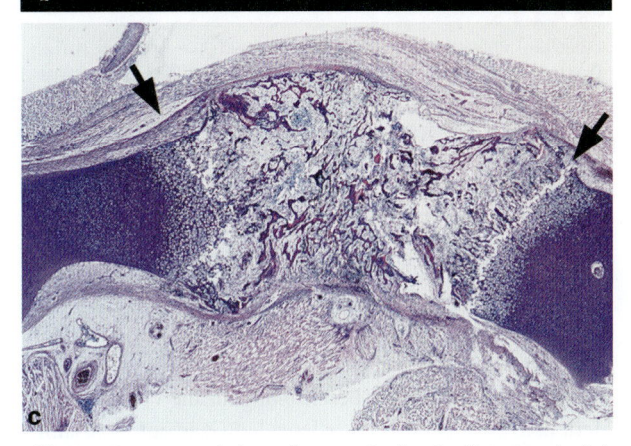

Abb. 5.4 Osteogenesis imperfecta. a Gestörte Tertiärstruktur der Kollagenkette als Konsequenz eines Basenaustauschs in nur einem Allel: Normalerweise liegen kleine Glycinmoleküle im Innern der Kette; Glutaminsäure ist größer und stört den Aufbau der Tripelhelix. Es können kaum normale Kollagen-I-Moleküle entstehen, wenn 50% der produzierten Polypeptidketten Störstellen verursachen; **b** Das Röntgenbild eines Fetus der 21. Schwangerschaftswoche zeigt zahlreiche Frakturen an den Röhrenknochen und an den Rippen (Pfeilspitzen), obwohl während des intrauterinen Lebens nur geringe Kräfte auf die Knochen einwirken; **c** Ein fetaler Röhrenknochen bei Osteogenesis imperfecta ist im Bereich des ruhenden und des wachsenden Knorpels unauffällig. An den Stellen der enchondralen Ossifikation (unterhalb der Pfeile) findet sich nur eine sehr spärliche Knochenbildung.

lers-Danlos-Syndrom bezeichnet eine Gruppe von Krankheiten mit dem Leitsymptom einer hyperelastischen, gleichzeitig aber auch leicht verletzbaren Haut mit deutlich verzögerter Heilung sowie überstreckbaren Gelenken. Infolge von Spontanrupturen großer Blutgefäße oder von Hohlorganen ist die Lebenserwartung meist verkürzt. Primäre Ursache sind Mutationen unterschiedlicher Gene. Beim Ehlers-Danlos-Syndrom Typ IV ist z.B. das COL3A1-Gen betroffen, woraus die Synthese eines von den produzierenden Zellen nur schlecht sezernierbaren Typ-III-Kollagen-Moleküls resultiert, das dann in der extrazellulären Matrix in zu geringer Konzentration vorhanden ist.

Das **Marfan-Syndrom** (Prävalenz ca. 1 : 10.000) ist durch Großwuchs mit langen Extremitäten, Herz- und Augensymptomen gekennzeichnet. Wegen der Schwäche und abnormen Dehnbarkeit von Sehnen, Bändern und Gelenkkapseln, der häufig zu beobachtenden Augensymptome mit Linsenluxation und Netzhautablösung sowie Todesfällen durch Ruptur der Aorta ascendens wurde das Marfan-Syndrom schon früh als „erbliche Bindegewebserkrankung" bezeichnet. Die Expressivität ist auch intrafamiliär unterschiedlich und reicht vom Vollbild bis hin zu einem fast unauffälligen Erscheinungsbild mit z.B. nur milder Subluxation der Linse. Ursache eines Marfan-Syndroms sind Mutationen im Fibrillin1-Gen, welches 220 kB groß ist und für 65 Exons codiert. Fibrillin ist ein Bestandteil von Mikrofibrillen, die in der Struktur elastischer Fasern vorkommen. Führt die Mutation des Fibrillin-Gens nicht zum Wegfall, sondern zur Herstellung eines falschen Bausteins für den weiteren Aufbau elastischer Fasern, ergibt sich ein dominanter Effekt der Mutation. Eine Genotyp-Phänotyp-Korrelation ist kaum feststellbar. Es gibt keine Mutation-Hotspots.

PRAXIS

Erbliche Tumorsyndrome (Neurofibromatosen, ➤ Kap. 8.10.12), Dystrophia myotonica ➤ Kap. 10.3.2; multiple endokrine Neoplasie Typ 1 ➤ Kap. 18.2, multiple endokrine Neoplasie Typ 2 ➤ Kap. 18.3; hypertrophe Kardiomyopathie ➤ Kap. 19.6.1; Kugelzellenanämie ➤ Kap. 21.2.1; familiäre adenomatöse Polypose des Kolons ➤ Kap. 32.9, autosomal dominant erbliches Kolonkarzinom ohne Polypose (HNPCC) ➤ Kap. 32.7.3.

5.3.2 Autosomal rezessive Vererbung

Autosomal rezessiv ist die Bezeichnung für die Vererbung von Merkmalen, bei denen die codierenden Gene auf Autosomen liegen und bei denen geschlechtsunabhängig erst dann ein Phänotyp auftritt, wenn beide Allele eines Gens von einer Mutation betroffen sind (**homozygoter** Zustand). Die Erkrankten haben phänotypisch gesunde Eltern (➤ Abb. 5.5). Das Wiederholungsrisiko für Geschwister von Betroffenen beträgt 25%. Die Häufigkeit von Genen für viele autosomal rezessiv vererbbare Krankheiten beträgt zwischen 1 : 100 bis 1 : 200. Die Chancen für die rein zufällige Verbindung zwischen 2 Genträgern beträgt somit 1 : 10.000 bis 1 : 40.000. Einige dieser rezessiven „Krankheitsgene" haben aber eine Häufigkeit von 1 : 10 (primäre Hämochromatose) oder 1 : 20 (α_1-Antitrypsin-Mangel und zystische Fibrose). Man nimmt an, dass diese Gene in der Population eine gewisse Häufigkeit erreicht haben, weil sie dem heterozygoten Träger des Gens Vorteile boten (Heterozygoten-Vorteil).

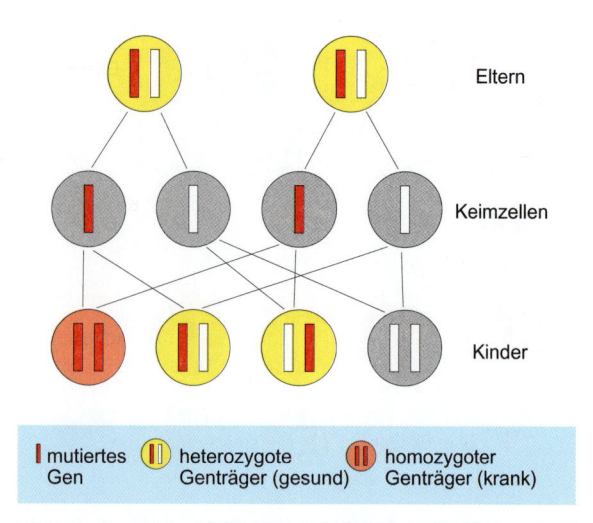

Abb. 5.5 Autosomal rezessive Vererbung. Ein Phänotyp tritt nur auf, wenn von den Eltern, die heterozygote Träger der Mutation sind, je ein mutiertes Gen geerbt wird. Theoretisch sind 25% der Kinder aus einer solchen Verbindung homozygot und zeigen einen Phänotyp. Rund 50% der Kinder sind wiederum heterozygote Träger.

α1-Antitrypsin-Mangel

Vor ca. 40 Jahren bemerkte man bei Patienten, die früh in ihrem Leben ein Lungenemphysem entwickelten, dass die α_1-Protein-Bande in der Serumelektrophorese fehlte. In vitro hat das entsprechende Protein eine Antitrypsinwirkung, woraus die Krankheitsbezeichnung „α_1-Antitrypsin-Mangel" abgeleitet wurde. In vivo ist allerdings die Hemmung der proteolytischen Wirkung der Elastase aus den Granulozyten wichtiger. Der Wegfall dieser Protease-Inhibition (der Genort wurde entsprechend dieser Funktion als **PI-Locus** bezeichnet) führt zum schweren Lungenemphysem im Alter von ca. 45 Jahren. Bei Rauchern tritt das Lungenemphysem bereits mit durchschnittlich 35 Jahren auf, was deutlich macht, dass genetisch bedingte Krankheiten zusätzlichen Umwelteinflüssen unterliegen. Der PI-Locus des menschlichen Genoms ist sehr polymorph; man hat bereits über 60 Genvarianten gefunden, die jeweils für ein in seiner Aminosäuresequenz variiertes α_1-Antitrypsin codieren. Schwere Erkrankungen weisen nur diejenigen Individuen auf, die homozygot für das sog. **Z-Allel** sind. Das vom Z-Allel codierte Protein ist in vitro voll wirksam; allerdings führt der Austausch nur einer Aminosäure (➤ Kap. 5.2.2; ➤ Abb. 5.1) dazu, dass das entstandene Protein intrazellulär im glatten ER der Hepatozyten aggregiert und dadurch den Blutstrom nicht erreicht (➤ Abb. 5.1). Heterozygote Träger eines Z-Allels weisen jedoch aufgrund des gleichzeitig vorhandenen gesunden Allels eine fast normale Konzentration von α_1-Antitrypsin im Blut auf.

Zystische Fibrose

Aus der schweizerischen Volksmedizin des Mittelalters ist der Satz überliefert: „Wehe dem Kind, das beim Kuss auf die Stirn salzig schmeckt; es ist verhext und muss bald sterben." Seit 50 Jahren wird diese Erkenntnis in quantitativer Form im Schweißtest ausgenutzt; erwachsene Patienten mit zystischer Fibrose (ZF) scheiden mehr als 70 mMol Chloridionen pro Liter Schweiß aus (Normalpersonen < 30 mMol/l). Die zystische Fibrose ist der Prototyp einer Ionenkanalkrankheit: Durch eine Transportstörung für Chloridionen und damit auch verminderte Flüssigkeitsausscheidung durch Epithelzellen sind die Sekrete u.a. des exokrinen Pankreas und der Bronchialdrüsen visköser als üblich, woraus sich die alte Krankheitsbezeichnung Mukoviszidose ableitete.

Molekularpathologie
Das CFTR-Protein wird von einem Gen auf Chromosom 7 (7q31) codiert. Etwa 70% der Mitteleuropäer mit zystischer Fibrose weisen in einem der beiden Allele des verantwortlichen Gens eine Mutation mit der Bezeichnung **ΔF508** auf. Etwa 50% aller Kranken sind homozygot für die Delta-F508-Mutation. Die Erkrankung der anderen 50% ist durch die Kombination der Delta-F508- mit einer der ca. 1000 weiteren Mutationen oder durch Kombinationen zweier der anderen Mutationen bedingt. Der Grund für die relative Häufigkeit der Delta-F508-Mutation in der Bevölkerung mag in einem Vorteil während Choleraepidemien gelegen haben. Die durch das Choleratoxin bedingte Diarrhö, d.h. der Flüssigkeitsverlust, fiel geringer aus, sodass heterozygote Genträger eine größere Überlebenschance hatten. In Bevölkerungsgruppen außerhalb Mitteleuropas weichen sowohl die Häufigkeit der Erkrankung und der heterozygoten Überträger als auch das Mutationsspektrum von Mitteleuropa stark ab.

Klinische Relevanz Die klinische Hauptsymptomatik sind eine durch die Pankreasveränderungen bedingte Malabsorption und Gedeihstörung sowie chronisch rezidivierende Bronchitiden. Die Sekretretention lässt sich aber auch in der Nasenschleimhaut beobachten. Bei Neugeborenen führt das in seiner Konsistenz veränderte Mekonium manchmal zu einem Ileus.

PRAXIS
Sichelzellenanämie ➤ Kap. 21.2.1, Hämochromatose ➤ Kap. 33.10.1, Morbus Wilson (Kupferspeicherkrankheit) ➤ Kap. 33.10.2, Mukopolysaccharidosen ➤ Kap. 47.2.1, Glykogenosen ➤ Kap. 47.2.3.

5.3.3 X-chromosomale Vererbung

Die wenigsten Genmutationen auf dem X-Chromosom führen im heterozygoten Zustand zu einem Phänotyp. Somit kann eine Frau mit ihren 2 X-Chromosomen im heterozygoten Zustand eine gesunde Trägerin (Konduktorin) sein, während ihre Brüder mit je nur einem X-Chromosom entweder den vollen Phänotyp zeigen oder aber gesund sind und dann die Krankheit auch nicht weitergeben können. Bekanntestes Beispiel ist die X-chromosomal-rezessiv vererbte Muskeldystrophie vom Typ Duchenne (➤ Kap. 10.3.1). Im Stammbaum ist das Auftreten der Krankheit beim männlichen Geschlecht in verschiedenen Generationen charakteristisch. Es wechseln kranke Männer und gesunde Überträgerinnen ab, und eine Weitergabe von einem erkrankten Vater auf seine Söhne findet praktisch nicht statt.

Anhidrotische ektodermale Dysplasie

Die zufallsmäßige Inaktivierung eines X-Chromosoms bei weiblichen Individuen führt zu Zellklonen, die die Eigenschaft des einen oder des anderen X-Chromosoms exprimieren. Ein Beispiel beim Menschen, bei dem dies unmittelbar sichtbar gemacht werden kann, ist die anhidrotische ektodermale Dysplasie. Konduktorinnen der Krankheit zeigen Hautareale ohne Schweißdrüsen neben Bereichen mit einer normalen Anzahl von Schweißdrüsen. Den erkrankten männlichen Individuen fehlen Schweißdrüsen in der Epidermis fast völlig.

Hämophilie

Sowohl die Hämophilie A als auch die seltenere Hämophilie B werden X-chromosomal rezessiv vererbt. Die **Hämophilie A** betrifft einen unter 5000 Männern und beruht auf Mutationen im Gen für den Gerinnungsfaktor VIII (➤ Kap. 7.5), der in Xq28-ter liegt. Neumutationen sind erstaunlich häufig, was durch besondere Merkmale der Genstruktur erklärt wird. Außerdem kann es vorkommen, dass sich bei ungünstiger Lyonisierung die Hämophilie A auch bei Konduktorinnen manifestiert. Die Hämophilie A ist durch Gabe des fehlenden Gerinnungsfaktors therapierbar, trotzdem ist die Morbidität durch Blutungen hoch. Der Gerinnungsfaktor VIII wird heute meist gentechnisch hergestellt, sodass kein Infektionsrisiko durch Blutkonserven und -derivate mehr besteht. Die bei dieser Krankheit erforderliche Betreuung und Therapie ist wegen der hohen Kosten nur in Wohlstandsregionen möglich.

Die **Hämophilie B** kommt nur etwa einmal unter 30.000 männlichen Neugeborenen vor und beruht auf Mutationen im Gen für den Blutgerinnungsfaktor IX, das auf Xq27 liegt. Viele Erkrankungen beruhen auf einer Neumutation in den mütterlichen Keimzellen.

Fragiles-X-Syndrom

Das Fragile-X-Syndrom tritt vor allem bei Männern auf und führt zu einer geistigen Behinderung in Verbindung mit einer typischen Gesichtsdysmorphie (längliches Gesicht mit prominenter Stirn und markantem Kinn sowie abstehenden Ohren) sowie auffällig vergrößerten Hoden.

Molekularpathologie
Die Krankheit beruht auf der **Expansion eines CGG-Trinukleotids,** von dem sich nach neuester Einteilung bei Normalpersonen bis zu 40 Kopien finden. Das Vorliegen von 41–58 bzw. 59–200 Kopien beschreibt einen Intermediärbereich bzw. stellt eine sog. **Prämutation** dar, deren Träger jeweils symptomlos sind. Weil eine Neigung zur weiteren Verlängerung des repetitierten CGG-Abschnitts während der Meiose besteht, ist das Risiko für das Auftreten einer Vollmutation (> 200 Wiederholungen) gegeben. Die dadurch hervorgerufene Veränderung der Chromatinstruktur verhindert die Expression eines in der Nähe der CGG-Wiederholungen gelegenen Genabschnitts („Abschalten" des FRM1-Gens).

Incontinentia pigmenti

Wenn eine Mutation, die nur eines der beiden bei Frauen vorhandenen X-Chromosomen betrifft, zu einem klinischen Phänotyp führt, spricht man von einem X-chromosomal dominanten Erbgang. Eine der wenigen Krankheiten dieser Art ist die Incontinentia pigmenti, bei der weibliche Individuen ab Geburt streifenförmige Hauteffloreszenzen und später typische Pigmentierungsstörungen aufweisen. Daneben bestehen Störungen der Hautanhangsgebilde (Alopezie) und im Zentralnervensystem (Intelligenzminderung). Wenn im männlichen Geschlecht das einzige verfügbare X-Chromosom eine Mutation trägt, führt dies immer zum frühen Absterben des Embryos. Ein Familienstammbaum ist bei dieser Krankheit dadurch gekennzeichnet, dass 50% der Töchter einer Merkmalsträgerin Symptome zeigen. Geborene Söhne sind gesund und vererben die Krankheit auch nicht weiter. Da die Hälfte der männlichen Embryonen abstirbt, haben kranke Frauen im Durchschnitt halb so viele Söhne wie Töchter. Das verursachende Gen (NEMO) liegt auf dem langen Arm des X-Chromosoms (Xq28) und besteht aus 12 Exons. Das Genprodukt aktiviert einen Transkriptionsfaktor (NF-κB), der bei vielen Immun-, Entzündungs- und Apoptosevorgängen eine wichtige Rolle spielt.

> **PRAXIS**
> Muskeldystrophien, Myopathien ➤ Kap. 10.3, Favismus (Glukose-6-Phosphat-Dehydrogenase-Mangel) ➤ Kap. 21.2.1, Mukopolysaccharidose Typ II ➤ Kap. 47.2.1.

5.3.4 Extrachromosomale (mitochondriale) Vererbung

Die Mitochondrien im Zytoplasma enthalten ringförmige DNA-Moleküle, die essenzielle genetische Information für die Enzyme der Atmungskette tragen. Da bei der Befruchtung einer Eizelle praktisch nur der Kern des Spermiums eindringt, besitzt die entstehende Zygote fast nur mütterliche Mitochondrien. Dementsprechend erben die Kinder bezüglich der Mitochondrien-DNA fast ausschließlich die Eigenschaften der Mutter (**„maternale Vererbung"**). Einige Krankheiten beim Menschen beruhen auf Mutationen der Mitochondrien-DNA. Im Unterschied zum X-chromosomalen Erbgang können aber Kinder beiderlei Geschlechts erkranken. Störungen des Mitochondrien-Stoffwechsels manifestieren sich v.a. in einer Reihe seltener Myopathien und Enzephalopathien.

> **PRAXIS**
> Mitochondriale Myopathien ➤ Kap. 10.3.5.

5.4 Chromosomale Aberrationen

Verteilungsstörungen von Chromosomen treten häufig in der Meiose der Keimzellen sowie bei den ersten Teilungen nach der Befruchtung auf. Unter Einbeziehung sehr früher, von der Mutter oft unbemerkter Aborte hat man beim Menschen eine Rate von bis zu 30% Schwangerschaften mit numerischer chromosomaler Aberration errechnet. Die nur 0,5% der Neugeborenen mit Chromosomenaberration sind somit das Ergebnis einer pränatalen Selektion. Allerdings ist die Proportion geborener Kinder mit einer numerischen Chromosomenaberration deutlich abhängig vom Alter der Mutter. Das Risiko, ein Kind mit einer Trisomie 21 zu bekommen, beträgt ca. 1 : 1000, wenn die Mutter 20 Jahre alt ist, und ca. 1 : 100, wenn sie 40 Jahre alt ist. Zum Teil ist dies auf eine zunehmende Fehlerrate bei der Trennung der Chromatiden in der Meiose zurückzuführen. Chromosomale Aberrationen sind meist schon im 2. und 3. Drittel der Schwangerschaft durch deutliche Abweichungen von der normalen Entwicklung zu erkennen. Zu unterscheiden sind intrauterine Dystrophie (Abweichungen in den Körpermaßen und -proportionen), Fehlbildungen (Architekturstörung mit funktioneller Konsequenz) und Anomalien (Architekturstörungen ohne funktionelle Konsequenz). Schon lange bevor chromosomale Aberrationen als Ursache syndromaler Fehlbildungen erkannt wurden (1959 wurde als erste die Trisomie 21 als für das Down-Syndrom verantwortlich erkannt), bildeten Dysmorphien und Fehlbildungen die Grundlage für die diagnostische Einteilung und die Formulierung von Krankheitsentitäten.

5.4.1 Monosomie und Trisomie

Monosomien eines ganzen Autosoms sind mit dem Leben nicht vereinbar. Kinder mit Monosomien/Trisomien für kleine Abschnitte (Deletionen/Duplikationen) eines Autosoms können jedoch lebensfähig sein. Die häufigsten zu beobachtenden chromosomalen Störungen sind die Trisomien der Chromosomen 21, 18 und 13.

Trisomie 21 Die Trisomie 21 (Down-Syndrom) hat eine Inzidenz von 1 : 600 unter Neugeborenen. Die Patienten zeigen eine allgemeine Muskelhypotonie, eine mittelgradige Intelligenzminderung sowie sehr charakteristische dysmorphe Stigmata an Gesicht und Händen (nach außen ansteigende Lidspalten mit Epikanthus, kleine, wenig modellierte Ohren, große Zunge, kurzer Nacken, kurze Finger und eine sog. Vierfingerfurche). Im Fetalalter sind die dysmorphen Stigmen oft noch nicht sehr ausgeprägt. Die häufigste schwere Fehlbildung beim Down-Syndrom ist ein Herzfehler.

Trisomie 18 Die Trisomie 18 (Edwards-Syndrom) findet sich bei ca. 1 : 3.000 der Neugeborenen. Die Kinder sind durch eine starke Mangelentwicklung, eine Mikrozephalie und wechselnde, zum Teil schwere Fehlbildungen gekennzeichnet. Noch während der späten Intrauterinentwicklung sterben etwa zwei Drittel der betroffenen Feten ab; möglicherweise ist das Erreichen des Geburtstermins an das Vorkommen normaler „disomer" Zellklone in der Plazenta gekoppelt. Nur 4% der geborenen Kinder erleben das Ende des 1. Lebensjahrs.

Trisomie 13 Bei der noch selteneren Trisomie 13 (Pätau-Syndrom) ist das Muster der Fehlbildung wiederum relativ charakteristisch, da ziemlich konstant eine Störung in der Entwicklung der Mittellinie auftritt (Lippen-Kiefer-Gaumen-Spalte, Holoprosenzephalie [das Gehirn bildet keine Hemisphären aus]). An den Händen treten Polydaktylien auf, d.h., es werden zusätzliche Finger und/oder Zehen beobachtet. Die meisten Kinder mit Trisomie 13 versterben bereits in utero. Neugeborene überleben nur in Ausnahmefällen die ersten Lebensmonate.

5.4.2 Uniparentale Disomie (UPD)

Trisomien verschiedener anderer als der oben beschriebenen Chromosomen können in Frühstadien der Embryonalentwicklung noch beobachtet werden; danach stirbt die Fruchtanlage ab und es resultieren die beim Menschen häufigen Frühaborte. Manchmal scheint ein überschüssiges Chromosom auch wieder eliminiert werden zu können; diese und alle abstammenden Zellen sind somit wiederum „disom". Wird die ohnehin nur einzeln vorhandene Kopie eliminiert, entsteht eine uniparentale Disomie des betroffenen Chromosoms. Alternativ kann eine UPD auch durch die Befruchtung einer normalen Gamete mit einer für dieses Chromosom nullisomen Gamete entstehen. Ist diese Konstellation nicht letal, sondern kommt es in der frühen embryonalen Entwicklung zur mitotischen Reduplikation dieses Chromosoms, entsteht ebenfalls eine UPD. Zwei Kopien eines elterlichen Chromosoms erlauben dabei eine **Homozygotisierung** autosomal rezessiver Mutationen. Unabhängig von Isodisomie oder Heterodisomie ist, dass bei einer UPD Erbanlagen, die einer genomischen Prägung unterliegen, völlig „stumm" sein oder in doppelter Dosis exprimiert werden können. Folge können schwere, zum Teil bereits pränatal auftretende Entwicklungsstörungen sein.

5.4.3 Numerische Aberration der Geschlechtschromosomen

Eine abnorme Zahl der Chromosomen X und Y ist relativ häufig zu beobachten. Offenbar sind diese (ungleichen!) Chromosomen besonders oft einer Fehlverteilung ausgesetzt. Ein weiterer Grund für die hohe Inzidenz mag darin liegen, dass Zellen mit überzähligen X-Chromosomen aufgrund der Inaktivierung keinen wesentlichen Nachteil erleiden und somit keiner negativen Selektion unterliegen. Das Y-Chromosom ist für das Leben entbehrlich. Es enthält nach heutigem Wissensstand nur Gene, die für die Differenzierung zum männlichen Geschlecht und zur Spermienbildung notwendig sind.

Karyotyp 47,XYY Ein zusätzliches Y-Chromosom tritt mit einer Inzidenz von 1 : 900 im männlichen Geschlecht auf und kann zu Hochwuchs und leichten Verhaltensstörungen wie Kontaktschwäche und Impulsivität führen.

Karyotyp 47,XXY Ein zusätzliches X-Chromosom beim männlichen Geschlecht (Klinefelter-Syndrom) tritt mit einer Inzidenz von 1 : 500 Männern auf. Hier ist trotz der Inaktivierung des überzähligen X-Chromosoms eine Störung der Geschlechtsentwicklung zu beobachten, sodass eine Sterilität besteht. Manche Klinefelter-Patienten zeigen eine Gynäkomastie. Die Intelligenz kann leicht vermindert sein. Selten werden Verhaltensstörungen wie Antriebsarmut und Konzentrationsschwäche beobachtet. Eine deutlich ausgeprägtere Symptomatik tritt bei den Karyotypen XXYY, XXXY, XXXXY etc. auf.

Karyotyp 45,X Die Inzidenz der Monosomie X (Turner-Syndrom) ist sehr hoch. Der größte Teil dieser Feten wird aber spontan abortiert und zeigt dann meist eine große Nackenblase, häufig auch Ödeme und Ergüsse in den Körperhöhlen sowie eine charakteristische Entwicklungsstörung der Plazenta. Der Karyotyp 45,X findet sich bei weiblichen Neugeborenen dann nur noch mit einer Inzidenz von 1 : 5000. Äußere Stigmen können sehr gering sein. Charakteristisch ist eine Hautfalte von den Ohren zu den Schultern (Pterygium colli), die möglicherweise den Restzustand der durch die Nackenblasen gedehnten Haut darstellt, ein Kleinwuchs (Erwachsene bleiben meist unter 145 cm) sowie das Ausbleiben von Pubertätszeichen mit primärer Amenorrhö und Sterilität. Herzfehler, wie eine Aortenisthmusstenose, sind leicht gehäuft; die Intelligenz ist meist weitgehend normal. Häufig finden sich auch numerische Mosaike (46,XX/45,X), strukturelle Veränderungen an einem X-Chromosom oder Mosaike einer normalen Zelllinie und einer Zelllinie mit einer strukturellen Veränderung eines X-Chromosoms. Je nach Aberration ist der Phänotyp mehr oder weniger abgeschwächt.

5.4.4 Störungen der Ploidie

Liegt in einem Zellkern jedes Chromosom nur in einfacher Zahl vor, spricht man von einem **haploiden Chromosomensatz.** Haploide Embryonen sind im menschlichen Abortmaterial nicht beobachtet worden. Es ist aber möglich, dass sich eine haploide Zygote durch Reduplikation des genetischen Materials ohne anschließende Zellteilung diploidisiert. Beim Menschen führt das zur **kompletten Blasenmole,** bei der es sich um eine Schwangerschaftsanlage ohne Embryo handelt, die durch blasig aufgetriebene Chorionzotten ohne fetale Blutgefäße gekennzeichnet ist. Alle 46 Chromosomen einer solchen Blasenmole stammen vom Vater. Man nimmt an, dass ein Teil der Blasenmolen entsteht, wenn der weibliche Vorkern eines befruchteten Eis degeneriert und deshalb die DNA des männlichen Pronukleus verdoppelt wird, sodass eine diploide Zygote entsteht **(uniparentale Diploidie).** Die dazu komplementäre Konstellation ist eine uniparentale Diploidie mit ausschließlich mütterlichem Genom. Dies findet sich in Teratomen des Ovars, bei denen es sich um eine unorganisierte Masse differenzierenden Embryonalgewebes handelt, jedoch ohne Anteile einer Plazenta. Ist jedes Chromosom dreifach vorhanden, spricht man von einer **Triploidie** (d.h. $3 \times 23 = 69$ Chromosomen). Menschliche Embryonen mit einer Triploidie sind trotz der gewaltigen Überdosis an genetischem Material in einem gewissen Maß entwicklungsfähig und kommen in seltenen Fällen bis zur Geburt. Typische Zeichen sind eine schwere Hypotrophie mit relativ großem Kopf sowie Syndaktylien (insbesondere zwischen dem 3. und 4. Strahl). Triploidien entstehen durch Fehler bei der Keimzellbildung und Befruchtung und dürften bei ca. 1% aller Zygoten zu finden sein; bis zur Geburt wird die Inzidenz durch negative Selektion auf nur noch 1 : 20.000 vermindert. Wenn der zusätzliche Chromosomensatz vom Vater stammt, führt die relative Überdosis paternal exprimierter Gene wiederum zum Bild der Blasenmole in einem Teil der Chorionzotten der Plazenta **(partielle Blasenmole).**

PRAXIS
Dilatative Kardiomyopathien ➤ Kap. 19.6.1, hereditäre Hyperbilirubinämien ➤ Kap. 33.3.2, hereditäre Störungen der Gallesekretion ➤ Kap. 33.3.2, Porphyrien ➤ Kap. 47.3.1.

KAPITEL 6

H. Moch, H.K. Höfler, S. Lax, R. Moll, A. Tannapfel, D. Zimmermann[*]

[*] In der Vorauflage unter Mitarbeit von W. Böcker, Ch. Poremba, N. Probst-Hensch

Tumorerkrankungen

6.1	**Grundlagen der Tumorpathologie** 124	6.5.8	Mikro-RNAs und Krebs 155
6.1.1	Grundbegriffe 124	6.5.9	Tumorangiogenese 155
6.1.2	Pathologisch-anatomische Klassifikation 127	6.6	**Molekulare Mechanismen von Invasion und Metastasierung** 155
6.2	**Tumorwachstum** 134		
6.2.1	Klonales Wachstum 134	6.6.1	Invasion 155
6.2.2	Krebsstammzellen 136	6.6.2	Metastasierung 157
6.2.3	Tumorstroma 136		
		6.7	**Tumorimmunität – Tumorantigene** 158
6.3	**Invasion und Metastasierung** 137		
		6.8	**Kanzerogene** 159
6.4	**Epidemiologie** 139	6.8.1	Chemische Kanzerogene 159
		6.8.2	Ernährung 161
6.5	**Molekulare Pathologie der Krebsentstehung** 141	6.8.3	Mikrobielle Kanzerogene 161
		6.8.4	Strahlen 163
6.5.1	Molekulare Mehrschritt-Theorie der Tumorprogression 141	6.9	**Klinische Aspekte von Tumorerkrankungen** 164
6.5.2	Protoonkogene, Onkogene und Onkoproteine 142	6.9.1	Lokale Auswirkungen 164
6.5.3	Tumorsuppressorgene 148	6.9.2	Systemische Auswirkungen 165
6.5.4	Apoptoseresistenz 150		
6.5.5	Unbegrenztes Replikationspotenzial: Telomere, Telomerase 151	6.10	**Pathologie und Tumordiagnostik** 168
		6.10.1	Zytologische und histologische Diagnosesicherung 168
6.5.6	DNA-Reparaturgene 152		
6.5.7	Metabolische Veränderungen: der Warburg-Effekt 153	6.10.2	Tumorgraduierung (Grading) und Stadieneinteilung (Staging) 169

Zur Orientierung

Tumorerkrankungen sind weltweit sehr häufig und stehen nach den Herz-Kreislauf-Erkrankungen an zweiter Stelle der Todesursachenstatistik. In Deutschland, Österreich und der Schweiz erkranken pro Jahr etwa 500 pro 100.000 Menschen an einem malignen Tumor. Hinsichtlich des Verlaufs und der klinischen Symptomatik sind Tumorerkrankungen heterogen: Das Spektrum reicht von Tumoren, die bei entsprechender Behandlung mit einer normalen Lebenserwartung der Patienten verbunden sind, bis hin zu solchen, die unabhängig von der Therapie schnell zum Tod des Patienten führen.

Kenntnisse von Entstehungsmechanismen, Wachstum und biologischen Eigenschaften von Tumoren bilden die unerlässliche Basis für das Verständnis von Symptomen sowie diagnostischen und therapeutischen Maßnahmen bei Tumorerkrankungen. Die morphologische Diagnostik ist nach wie vor die Grundlage für Klassifikation, Prognose und Therapie von Tumoren. Sie bildet den Ausgangspunkt für eine Reihe biochemischer und molekularbiologischer Untersuchungen.

6.1 Grundlagen der Tumorpathologie

6.1.1 Grundbegriffe

Als **Tumor** *(Syn.: Geschwulst, Neoplasma [= Neubildung], Neoplasie)* bezeichnet man eine abnorme Gewebemasse, die durch eine progressive Vermehrung von körpereigenen entarteten Zellen (transformierte Zellen, Tumorzellen) entsteht. Die molekularen Entstehungsmechanismen dieses Prozesses liegen in Regulationsstörungen von Genen, die v.a. Wachstum (Proliferation), Zellverlust (Apoptose) und Differenzierung von Zellen kontrollieren. Zusätzliche Eigenschaften der Tumorzellen betreffen Invasion und Streuung von Tumorzellen im Körper mit Bildung von Absiedlungen (Metastasierung).

Tumorwachstum

Die Transformation von normalen Körperzellen zu Tumorzellen geht also mit Störungen wichtiger zellulärer Regulationsmechanismen einher. So können z.B. Tumorzellen proliferieren, ohne dass die für eine normale Zelle notwendigen externen Wachstumsstimuli vorliegen. Man spricht in diesem Zusammenhang auch von **autonomem Tumorwachstum.** Da dieser Prozess progressiv und nicht mit dem normalen Gewebe koordiniert ist, entsteht schließlich eine abnorme Gewebemasse (Tumor). Für das Tumorwachstum spielt die durch die Tumorzelle induzierte Gefäßneubildung (Tumorangiogenese) mit Ausbildung eines Tumorstromas eine entscheidende Rolle. Jeder Tumor besteht somit aus den eigentlichen Tumorzellen (Tumorparenchym) und einem gefäßhaltigen Stützgewebe (Tumorstroma). Das Stroma dient als Stütze und ist wichtig für die Blutversorgung des Tumors.

Klinische Relevanz Die klinischen Symptome eines Tumors entstehen durch lokales Wachstum (z.B. Druck, Gewebedestruktion), durch Stoffwechselprodukte der Tumorzellen (z.B. Hormone oder hormonähnliche Substanzen) sowie durch fortschreitende Streuung im Gesamtorganismus. Ein Tumor kann schließlich Schädigungen verursachen **(Tumorerkrankung)**, die den Tod herbeiführen können.

Tumorprogression

Als Tumorprogression wird das Fortschreiten eines Tumors mit Zunahme der Größe und/oder seiner Metastasierungsneigung bezeichnet.

Tumorregression

Unter Tumorregression versteht man die Rückbildung oder Verkleinerung eines Tumors. Sie ist spontan möglich:
- durch ein Missverhältnis zwischen Tumorwachstum und Gefäßversorgung mit Ausbildung einer Tumornekrose (➤ Kap. 6.2.3)
- durch eine Zunahme des Differenzierungskompartiments und der Apoptoserate

Von besonderer Bedeutung ist der therapeutisch induzierte Regressionsgrad (z.B. nach einer Chemotherapie), der röntgenologisch am Rückgang des Tumorvolumens oder morphologisch (Operationspräparat) am Ausmaß der Fibrose und der Nekrosen zu erkennen ist.

Klinische Relevanz Klinisch spricht man in diesen Fällen von partieller oder kompletter Remission („vorübergehendes" Nachlassen von Krankheitserscheinungen).

Dignität eines Tumors

In der klinischen Praxis ist die Einteilung einer Tumorerkrankung in gutartig (benigne) und bösartig (maligne) entscheidend (➤ Tab. 6.1). Das Verhalten eines Tumors (Dignität) ist häufig aus der Morphologie abzuleiten, sodass die morphologische Beurteilung von Tumorgewebe eine besondere Bedeutung hat (➤ Abb. 6.1).

Benigne Tumoren

In soliden Organen wachsen benigne Tumoren überwiegend langsam und expansiv-verdrängend, d.h. die durch das Zellwachstum entstehende zusammenhängende Tumormasse verdrängt und komprimiert das angrenzende normale Gewebe und verursacht dort eine Druckatrophie. Meist sind benigne Tumoren gut begrenzt (ggf. mit einer fibrösen Kapsel) und zeigen histologisch einen hohen Differenzierungsgrad, d.h. sie ähneln ihrem Ursprungsgewebe. Überwiegend enthalten sie gleichförmige (monomorphe) Zellen (➤ Abb. 6.2). Eine Invasion und Metastasierung erfolgt grundsätzlich (definitionsgemäß) nicht.

Klinische Relevanz Gelegentlich verursachen benigne Tumoren schwerwiegende Komplikationen, z.B., wenn ein benigner Tumor des Gehirns oder der Meningen lebenswichtige Zentren komprimiert und zum Tod führt, oder wenn Hämangiome der Leber rupturieren und zu Blutungen in den Bauchraum führen. Tumoren der endokrinen Organe können **Überfunktionssyndrome** auslösen, z.B. können Tumoren des Nebennierenmarks Noradrenalin und/oder Adrenalin ausschütten und Hochdruckkrisen verursachen oder Tumoren des endokrinen Pankreas Insulin sezernieren (Hyperinsulinismus) und Hypoglykämien auslösen (➤ Kap. 17.3.2).

Maligne Tumoren

Maligne Tumoren zeichnen sich durch invasives und destruierendes Wachstum aus. Ihre Zellen können in andere Gewebe und/oder Organe verschleppt werden und sich dort absiedeln, wodurch Tochtergeschwülste entstehen **(Metastasierung).** Histologisch zeigen maligne Tumoren im Vergleich zum Normalgewebe meist stärkere Kern- und Zellveränderungen, sog. **Atypien** (➤ Tab. 6.1).

6.1 Grundlagen der Tumorpathologie

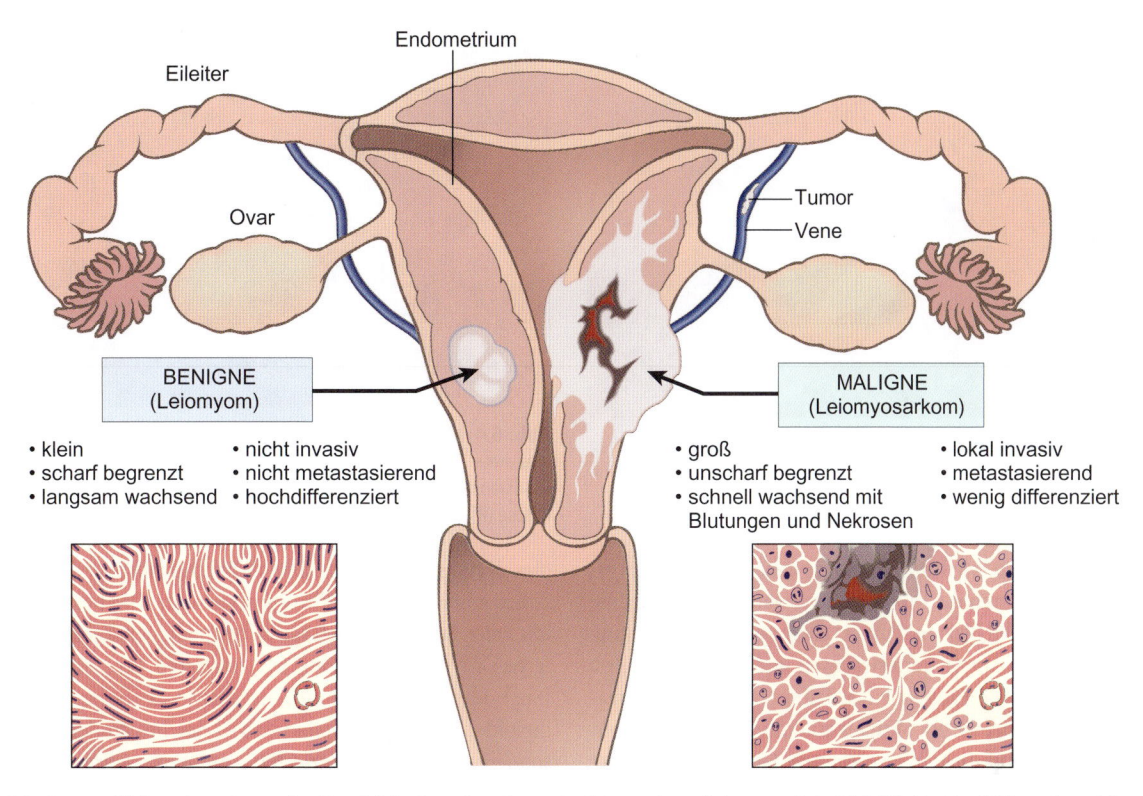

Abb. 6.1 Gut- und bösartiger Tumor im Vergleich. Gutartiger Tumor des Myometriums (Leiomyom, linke Bildhälfte) im Vergleich zu einem bösartigen Tumor in gleicher Lokalisation (Leiomyosarkom). [4]

BENIGNE (Leiomyom)
- klein
- scharf begrenzt
- langsam wachsend
- nicht invasiv
- nicht metastasierend
- hochdifferenziert

MALIGNE (Leiomyosarkom)
- groß
- unscharf begrenzt
- schnell wachsend mit Blutungen und Nekrosen
- lokal invasiv
- metastasierend
- wenig differenziert

Tab. 6.1 Unterscheidungsmerkmale zwischen benignen und malignen Tumoren.

Merkmal	Benigner Tumor	Maligner Tumor
Wachstumsrate	• langsam wachsend • Mitosefiguren selten	• langsam bis schnell wachsend • Mitosefiguren können zahlreich sein • atypische Mitosen
lokale Ausbreitung (Makroskopie)	• meist zusammenhängender, gut begrenzter Tumor • expansives, verdrängendes Wachstum • oft fibröse Tumorkapsel	• meist schlecht begrenzter Tumor • invasives, destruierendes Wachstum
Histologie	• hoher Differenzierungsgrad (Tumorgewebe entspricht häufig dem Ursprungsgewebe) • Zellen meist monomorph	• Differenzierungsverlust (Ähnlichkeit zum Ursprungsgewebe geht in unterschiedlichem Ausmaß verloren) • Zellatypien
umgebendes Gewebe	• Kompression • Druckatrophie	• Invasion • Destruktion
Klinik	• Kompressionssymptome • Hormonsekretion • Heilung durch chirurgische Exzision	• Rezidive • Metastasen • Heilung in Frühfällen durch chirurgische Exzision
Metastasierung	• nein	• ja

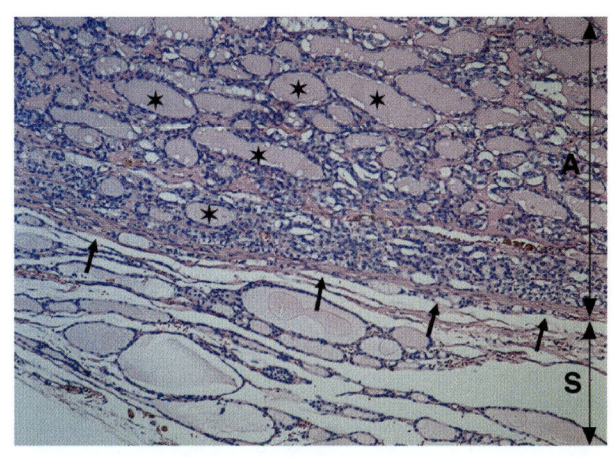

Abb. 6.2 Folliculäres Schilddrüsenadenom (A) und normales Schilddrüsengewebe (S). Der Tumor ist scharf begrenzt, von einer sehr zarten Kapsel (Pfeile) umgeben und zeigt eine ähnliche follikuläre Differenzierung wie das angrenzende normale Schilddrüsengewebe mit unterschiedlich großen Follikeln (Sterne). HE, Vergr. 50-fach.

Invasion und Destruktion

Das entscheidende Merkmal maligner Tumoren liegt in der Fähigkeit ihrer Tumorzellen, das normale Gewebe zu infiltrieren (Invasion, ➤ Kap. 6.3) und zu zerstören (Destruktion). Dementsprechend ist das normale Gewebe beim malignen Tumor schon makroskopisch unscharf vom Tumorgewebe abzugrenzen und die Struktur des Parenchyms zerstört (➤ Abb. 6.3). Die vollständige chirurgische Entfernung ist schwieriger als bei

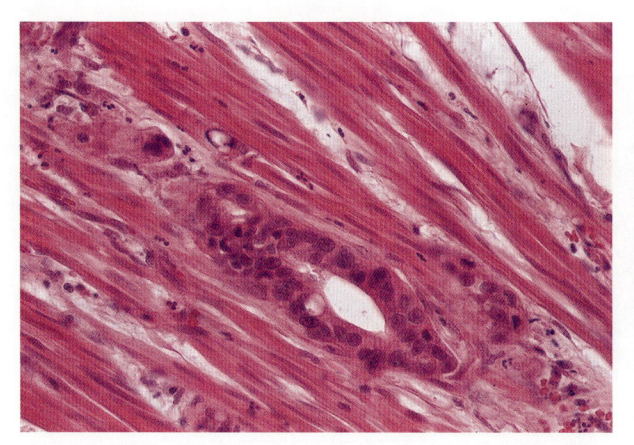

Abb. 6.3 Magenkarzinom. Histologische Darstellung eines atypischen Drüsenkomplexes, der die glatte Muskulatur der Muscularis propria infiltriert. HE, Vergr. 320-fach.

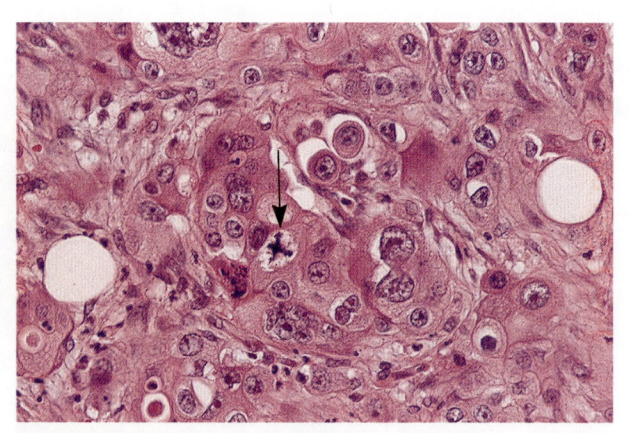

Abb. 6.4 Mammakarzinom. Histologische Merkmale eines wenig differenzierten Karzinoms mit starken zellulären Atypien: Zellpolymorphie, Anisonukleose sowie deutliche Kernhyperchromasie. Im Zentrum eine atypische Mitose (Pfeil). HE, Vergr. 400-fach.

benignen Tumoren, weil das Tumorgewebe mit dem umgebenden Gewebe durch die Infiltration verwachsen ist und eine Kapsel häufig fehlt. Bleiben Tumorzellen bei der Entfernung zurück, kann der Tumor weiterwachsen und erneut auftreten (**Tumorrezidiv**). Die Fähigkeit der Tumorzellen zum invasiven Wachstum führt darüber hinaus zu Einbrüchen in Lymph- und Blutgefäße. Auf diese Weise können Tumorzellkomplexe verschleppt werden und an anderer Stelle weiterwachsen (**Metastase**, ➤ Kap. 6.3).

Atypie

Für die morphologische Diagnostik sind bestimmte zelluläre Merkmale von Bedeutung, die besonders die Zellkerne betreffen und insgesamt als Atypie (➤ Abb. 6.4) zusammengefasst werden:

- Zellpolymorphie: Variabilität von Zellgröße und -form
- Anisonukleose (Anisokaryose): Auftreten unterschiedlich großer Kerne
- Kernpolymorphie: Unterschiede in der Kernform
- Kernhyperchromasie: vergröbertes und stärker anfärbbares Kernchromatin aufgrund eines erhöhten DNA-Gehalts der Tumorzellkerne
- Mitosefiguren: vermehrtes Auftreten normaler sowie insbesondere atypischer Kernteilungsfiguren wie z.B. tri- oder tetrapolarer Mitosen. Die Zahl der Mitosen ist bei einer Reihe von Tumoren für die Bestimmung der Dignität (z.B. bei leiomyomatösen Tumoren) und der Prognose (z.B. bei Mammakarzinomen) von großer Bedeutung.
- Nukleolenvergrößerung
- Verschiebung der Kern-Plasma-Relation zugunsten des Kerns
- vermehrte zytoplasmatische Basophilie der Tumorzellen: Umstellung vom Funktionsstoffwechsel zum Proliferationsstoffwechsel mit Vermehrung des zytoplasmatischen RNA-Gehalts

Im Vergleich zum Normalgewebe ist der **DNA-Gehalt maligner Zellen** erhöht, was sich mit der Durchflusszytometrie messen lässt (➤ Kap. 1.6.6). Im histologischen Schnitt manifestiert sich dies als Kernhyperchromasie. Während normale menschliche Zellen einen doppelten Chromosomensatz (2n) besitzen (Diploidie oder Euploidie), beträgt er bei malignen Zellen ein Mehrfaches davon (Polyploidie, z.B. tetraploid [4n] oder oktaploid [8n]) oder weist Werte auf, die dazwischenliegen (z.B. hyperdiploid [2,5n] oder triploid [3n]). Solches findet sich insbesondere in hochdifferenzierten Tumoren, während die DNA-Werte bei wenig differenzierten malignen Tumoren breit gestreut sind (**Aneuploidie**). Auf der chromosomalen Ebene gehen diese DNA-Veränderungen mit einer erhöhten Zahl von Chromosomen und mit Chromosomenabnormitäten einher.

Histogenese, Differenzierung und Anaplasie

Tumoren weisen häufig eine gewebespezifische zelluläre, histoarchitektonische und funktionelle Ausreifung auf, die sich in der Ähnlichkeit des Tumorgewebes zum Normalgewebe ausdrückt. Den – teils sehr unterschiedlichen – Grad der Ausreifung bezeichnet man als Differenzierung. Ein vom Follikelepithel der Schilddrüse ausgehender hochdifferenzierter Tumor kann z.B. histologische und funktionelle Merkmale des Normalgewebes (Thyreoglobulinproduktion) zeigen. Findet man also primär eine Metastase, kennt den ursprünglichen Tumor aber nicht, kann man u.U. aus der Morphologie auf das Ursprungsgewebe schließen.

Beim Fortschreiten eines Tumors kann die gewebliche Differenzierung verloren gehen. So kann ein Schilddrüsenkarzinom die Fähigkeit zum kohäsiven Wachstum und zur Follikelbildung verlieren und eine zunehmende Gewebeanarchie zeigen. Darüber hinaus verliert es auch die Fähigkeit der Thyreoglobulinsynthese. Dieses Phänomen bezeichnet man als **Entdifferenzierung** oder **Anaplasie**. Entdifferenzierte oder anaplastische Tumoren zeichnen sich somit aus durch:

- eine ausgeprägte Zell- und Kernpolymorphie sowie vermehrte Mitosefiguren
- starke funktionelle Abweichungen vom Ursprungsgewebe mit Vereinfachung des Stoffwechsels und Verlust organtypischer Funktionen
- eine zunehmende Gewebeanarchie

Präkanzerosen

Unter dem Begriff Präkanzerosen fasst man genetische, klinische und/oder morphologisch definierte Erkrankungen zusammen, die mit einer erhöhten Inzidenz von malignen Tumoren einhergehen. Man unterscheidet:
- **Präkanzeröse Kondition:** Dazu zählen familiäre (vererbbare) Dispositionen und/oder erworbene Erkrankungen, wie z.B. die chronisch atrophe Gastritis bei perniziöser Anämie, die solare Keratose der Haut, die Colitis ulcerosa und die Leukoplakie der Mundschleimhaut. Bei einem Teil der familiären Dispositionen handelt es sich um genetisch bekannte Defekte. Bei den erworbenen Erkrankungen sind insbesondere chronische Infektionen zu nennen.
- **Präkanzeröse Läsion:** Hierbei handelt es sich um histologisch definierte Läsionen, die mit einer erhöhten Inzidenz maligner Tumoren einhergehen. Zu den **obligaten Präkanzerosen** gehören die intraepithelialen Neoplasien (Dysplasien) der Cervix uteri, deren Entartungsrisiko relativ hoch ist. **Fakultative Präkanzerosen** umfassen benigne proliferative Läsionen, die selten und meist erst nach langer Zeit zu malignen Tumoren führen oder aber ein geringes allgemeines Karzinomrisiko für das betroffene Organsystem darstellen.

Die präkanzerösen Konditionen führen meist über präkanzeröse Läsionen zu einem Karzinom.

6.1.2 Pathologisch-anatomische Klassifikation

Die Eckpfeiler der heute gültigen Klassifikation sind die Dignität (> Kap. 6.1.1) und die phänotypische Differenzierung. Phänotypisch lassen sich folgende Hauptgruppen unterteilen:
- epitheliale Tumoren (entstehen aus epithelialen Ursprungszellen, also Drüsen, Plattenepithel, Urothel; die Tumorzellen synthetisieren (Zyto-)Keratine)
- neuroendokrine Tumoren (Expression neuroendokriner Marker wie z.B. Synaptophysin; meist epithelialer Phänotyp außer beim Phäochromozytom)
- neuroektodermale Tumoren (Expression des sauren Gliafaserproteins [„glial fibrillary acidic protein", GFAP] oder von Vimentin)
- mesenchymale Tumoren (gehen aus mesenchymalen Zellen hervor)
- hämatologische Neoplasien (gehen vom Knochenmark und vom lymphatischen System aus)
- Keimzelltumoren
- embryonale Tumoren

Darüber hinaus gibt es einige wenige Tumoren, die durch epitheliale und mesenchymale Komponenten charakterisiert sind **(Mischtumoren).** Im Folgenden wird die in > Tab. 6.2 aufgeführte Tumorklassifikation, die in ihren wichtigsten Grundzügen dargelegt ist, in ihrer Systematik besprochen. Neuroendokrine und neuroektodermale Tumoren werden bei den entsprechenden Organen abgehandelt.

Tab. 6.2 Klassifikation von Tumoren.

Vergleichbares Normalgewebe	Benigne Tumoren (Beispiele)	Maligne Tumoren (Beispiele)
I. Epitheliale Tumoren		
epitheliale Tumoren i.e.S.		
Plattenepithel	Plattenepithelpapillom	Plattenepithelkarzinom
Urothel	Urothelpapillom	Urothelkarzinom
Drüsen/Zylinderepithel	Adenom Milchgangspapillom Zystadenom	Adenokarzinom papilläres Adenokarzinom Zystadenokarzinom
	Nebennierenrindenadenom	Nebennierenrindenkarzinom
Sonderformen: gemischte epithelial-mesenchymale Tumoren	Fibroadenom der Mamma	maligner Phylloidtumor der Mamma
	(Zyst-)Adenofibrom des Ovars	Adenosarkom des Uterusendometriums
		Karzinosarkom des Uterusendometriums
II. Neuroendokrine Tumoren		
endokrine epitheliale Zellen in verschiedenen Organen	Insulinom Appendixkarzinoid	neuroendokrine Tumoren und Karzinome
Nebennierenmark	Phäochromozytom	malignes Phäochromozytom
Adenohypophyse	Prolaktinom	
III. Neuroektodermale Tumoren		
Gliazellen	gutartige Gliome	Astrozytom
		Glioblastom
Melanozyten	melanozytärer Nävus	malignes Melanom
IV. Mesenchymale Tumoren		
Bindegewebe und Derivate	Fibrom	Fibrosarkom
	fibröses Histiozytom	undifferenziertes pleomorphes Sarkom
Fettgewebe	Lipom	Liposarkom
Knorpel	Chondrom	Chondrosarkom
Knochen	Osteom	Osteosarkom
Muskulatur	Leiomyom	Leiomyosarkom
	Rhabdomyom	Rhabdomyosarkom*
Gefäße	Hämangioendotheliom Lymphangiom	(Häm-)Angiosarkom (Lymph-)Angiosarkom
periphere Nerven	Schwannom Neurofibrom	maligner peripherer Nervenscheidentumor
Mesothel	benignes Mesotheliom	malignes Mesotheliom
Meningen	Meningeom	
V. Hämatologische Neoplasien		
Knochenmark		myeloische Leukämien
		Plasmozytom
lymphatisches System		maligne Lymphome

6 Tumorerkrankungen

Tab. 6.2 Klassifikation von Tumoren. (Forts.)

Vergleichbares Normalgewebe	Benigne Tumoren (Beispiele)	Maligne Tumoren (Beispiele)
VI. Keimzelltumoren		
Keimzellen	reifes Teratom	unreifes Teratom
		Seminom, Dysgerminom
		embryonales Karzinom
		Chorionkarzinom
		Dottersacktumor
VII. Tumoren der embryonalen Gewebe		
		Neuroblastom
		Nephroblastom (Wilms-Tumor)
		Medulloblastom
		Retinoblastom
		Hepatoblastom

* entsteht nicht aus quergestreifter Muskulatur, sondern aus unreifen mesenchymalen Zellen

Epitheliale Tumoren

Benigne epitheliale Tumoren

Adenom
Adenome sind benigne Tumoren mit epithelialem und drüsigem Phänotyp (➤ Abb. 6.5, ➤ Abb. 6.6). Sie entstehen hauptsächlich in endo- und exokrinen Drüsen, in der Leber, in der Niere, im Ovar, in der Schleimhaut des Magen-Darm- und seltener auch des Respirationstrakts.

Papillom
Das Papillom ist ein vom Epithel (Urothel-, Platten- und Drüsenepithel) ausgehender gutartiger Tumor mit fingerförmigen Strukturen mit bindegewebigen Grundstock. Papillome treten hauptsächlich in den ableitenden Harnwegen, in Ausführungsgängen der Mamma und anderer Drüsen sowie in den Schleimhäuten des Kopf-Hals-Bereichs und des Magen-Darm-Trakts (= villöses Adenom) auf.

> **Morphologie**
> **Makroskopisch** ist das Papillom eine warzenförmige Verdickung mit zottiger Oberfläche.

Maligne epitheliale Tumoren

Die Unterteilung der Karzinome nach ihrem Phänotyp steht heute ganz im Vordergrund der Nomenklatur maligner Tumoren. Demnach unterscheidet man folgende hauptsächlichen Karzinomtypen:
- Plattenepithelkarzinom
- Urothelkarzinom

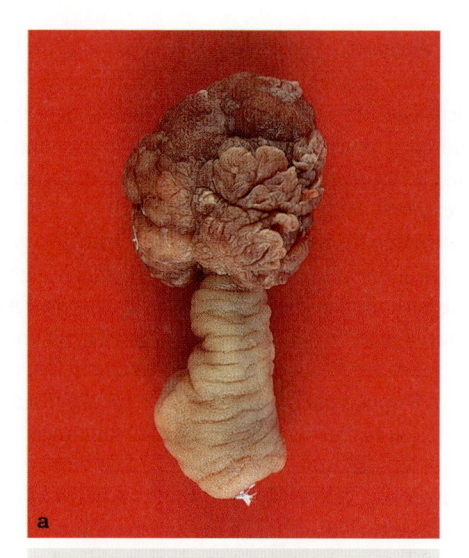

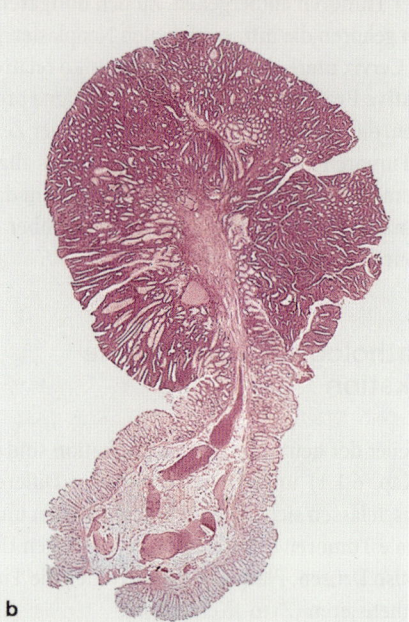

Abb. 6.5 Adenom. a Makroskopischer Aspekt eines tubulären Adenoms des Kolons. Der eigentliche Tumor befindet sich im Bereich des Pilzkopfes. Der Stiel wird von normaler Schleimhaut bedeckt; **b** Histologisches Bild eines tubulären Adenoms. Das Adenom besteht aus tubulären Drüsenverbänden. HE, Vergr. 2,5-fach.

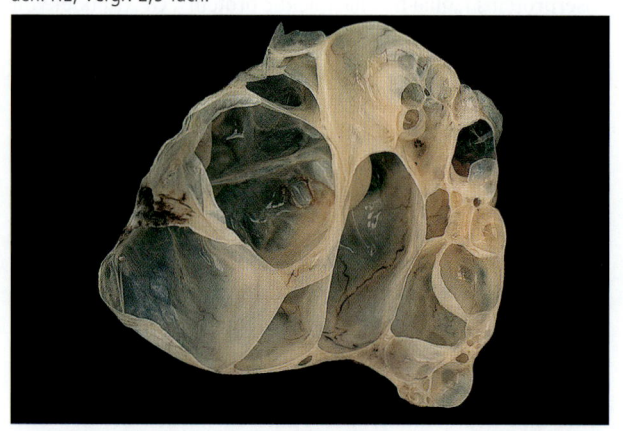

Abb. 6.6 Zystadenom des Ovars mit Ausbildung großer Hohlräume.

- Adenokarzinom
- undifferenziertes (anaplastisches) Karzinom
- Mischtypen

Plattenepithelkarzinom
Es handelt sich um plattenepithelial differenzierte Karzinome mit oder ohne Verhornung. Sie entstehen hauptsächlich im Plattenepithel (Haut, Mund-, Ösophagusschleimhaut, Vagina) oder in Schleimhautepithelien mit der Potenz zu Plattenepithelmetaplasien (Cervix uteri, Bronchialschleimhaut, Urothel- und Gallenblasenschleimhaut).

Morphologie
Makroskopisch liegt meist ein endophytisch wachsender, knotiger, oberflächlich ulzerierter Tumor vor. Seltener wachsen hochdifferenzierte Plattenepithelkarzinome exophytisch-papillär (sog. verruköses Plattenepithelkarzinom).

Histologisch sind die Tumorzellen groß, polygonal oder spindelzellig mit Kernatypien und atypischen Mitosefiguren. Der **verhornende Typ** zeigt die Verhornung in Form von konzentrischen Hornperlen und als Einzelzellverhornung (➤ Abb. 6.7). Daneben gibt es aber auch das **nicht verhornende** Plattenepithelkarzinom.

Es werden 3 histologische Differenzierungsgrade unterschieden (G1–3: G1 hoch/gut differenziert, G2 mittelgradig/mäßig differenziert, G3 niedrig/schlecht differenziert); an den Enden dieses Spektrums finden sich somit das hochdifferenzierte verhornende Plattenepithelkarzinom und das niedrigdifferenzierte Plattenepithelkarzinom ohne erkennbare Ausreifung und Verhornung.

Urothelkarzinom
Das Urothelkarzinom geht vom Urothel der ableitenden Harnwege (Nierenbecken, Ureter, Harnblase, Urethra) aus. In den meisten Fällen liegt ein papillär-exophytisches Wachstum vor (➤ Abb. 6.8). Bei niedrigdifferenzierten Urothelkarzinomen wächst der Tumor solide.

Adenokarzinom
Adenokarzinome sind epitheliale Tumoren mit drüsigem Phänotyp. Sie finden sich in zylinderepithelialen Schleimhäuten (Magen-Darm-Trakt, Respirationstrakt, weibliches Genitale), Leber, Niere sowie in exokrinen Drüsen.

Morphologie
In Organen bilden die Adenokarzinome **makroskopisch** sichtbare knotenförmige Tumorinfiltrate. Ein vom Oberflächenepithel ausgehendes Karzinom kann endophytisch oder exophytisch wachsen. Zusätzlich können Ulzerationen bestehen.

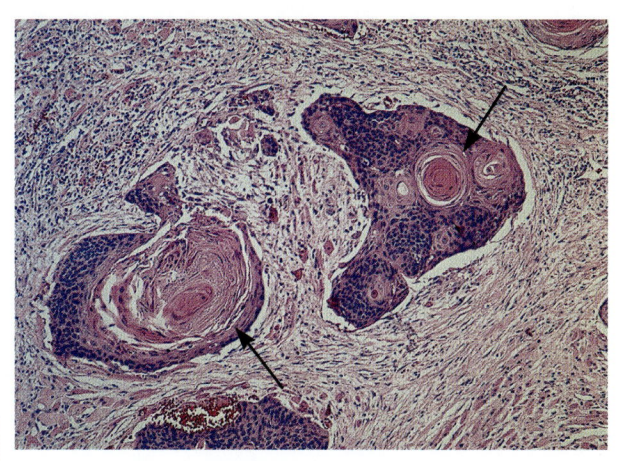

Abb. 6.7 Verhornendes Plattenepithelkarzinom mit Ausbildung unterschiedlich großer Hornperlen (Pfeile) innerhalb der Tumorverbände. HE, Vergr. 200-fach.

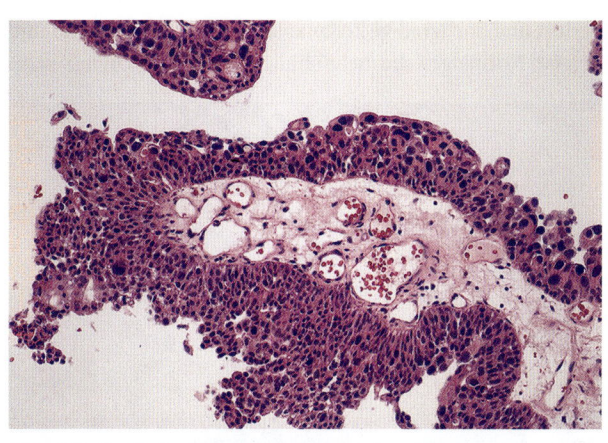

Abb. 6.8 Urothelkarzinom. Histologischer Ausschnitt aus einem papillären Urothelkarzinom mit einer Papille, die oberflächlich von einem atypischen Urothel bedeckt wird. HE, Vergr. 200-fach.

Mikroskopisch sind Adenokarzinome je nach Differenzierungsgrad unterschiedlich ausgereift: Hoch (gut) differenzierte Adenokarzinome (G1) sind überwiegend drüsig (glandulär) oder papillär, niedrig (schlecht) differenzierte Adenokarzinome (G3) überwiegend solide aufgebaut. Die mittelgradig (mäßig) differenzierten Adenokarzinome (G2) liegen dazwischen.

Nach der histologischen **Wuchsform** wurden Adenokarzinome früher in glanduläre, papilläre, tubuläre, trabekuläre, azinäre, kribriforme und solide Adenokarzinome unterteilt. Die neueren organspezifischen Nomenklaturen verzichten aber vielfach auf diese rein deskriptiven Zusatzbezeichnungen, weil sie keine wesentlichen klinischen Zusatzinformationen liefern. Bei der Klassifikation kann zusätzlich berücksichtigt werden, welche **Substanzen** die Tumorzellen bilden, insbesondere Schleimsubstanzen (Muzine). Nach der Schleimproduktion unterscheidet man:

- **Muzinöse Karzinome** mit ausgeprägter extrazellulärer Verschleimung wurden traditionell auch als Gallertkarzinome bezeichnet. Die Tumorzellen liegen häufig in den Schleimseen. Makroskopisch haben diese Karzinome ein glasig-

transparentes Aussehen. Sie kommen im Magen-Darm-Trakt, in der Mamma und im Ovar vor.
- **Siegelringzellkarzinome** sind durch intrazelluläre Schleimakkumulation gekennzeichnet. Der von den Tumorzellen gebildete Schleim liegt im Zytoplasma der Zellen und drängt dabei den Kern siegelringartig an den Rand der Zellen. Siegelringzellkarzinome kommen bevorzugt im Magen vor (> Abb. 6.9).

Bestimmte Adenokarzinome können ein kollagenfasserreiches Stroma ausbilden, wodurch eine derbe Konsistenz entsteht (Mamma, Pankreas, Magen, Prostata). Ein Teil dieser Karzinome (Mamma, Magen) wurden früher als „Szirrhus" oder „szirrhöses Karzinom" bezeichnet.

Undifferenzierte (anaplastische) Karzinome

Undifferenzierte (anaplastische) Karzinome sind maligne epitheliale Tumoren, die durch vollständigen Differenzierungsverlust und hochgradige Zellanaplasie charakterisiert sind und keinem Normalgewebe mehr ähnlich sehen (G4). Oft lassen sie sich nur aufgrund ihrer immunhistochemisch nachweisbaren Keratine z.B. noch als epitheliale Tumoren identifizieren.

Karzinosarkom

Diese Tumoren bestehen aus einer malignen epithelialen und einer malignen mesenchymalen Komponente. Der Prototyp ist das Karzinosarkom des Uterus, ein seltener Tumor des Endometriums der älteren Frau (auch bezeichnet als sog. maligner mesodermaler Mischtumor bzw. maligner Müller-Mischtumor). Der Tumor besteht aus einem typischen endometrialen Adenokarzinom, das zusätzlich unterschiedlich differenzierte sarkomatöse Anteile (Fibro-, Chondro-, Rhabdomyosarkom u.a.) ausbildet. Beide Tumorkomponenten zeigen eine enge molekulargenetische Beziehung. In anderen Organen sind diese Tumoren äußerst selten.

Vorstufen maligner epithelialer Tumoren

Zu dieser Gruppe von Tumoren zählen unterschiedliche epitheliale Läsionen, die durch
- eine Proliferation atypischer neoplastischer Zellen und
- eine Störung der normalen Gewebearchitektur

charakterisiert sind. Die Proliferation der atypischen Zellen liegt innerhalb des ursprünglichen Epithelverbandes und ersetzt diesen (intraepithelial oder in situ). Zum angrenzenden bindegewebigen Stroma ist die Läsion, die definitionsgemäß kein invasives Wachstum ausbildet, durch eine Basalmembran abgegrenzt. Die zelluläre Atypie kommt durch Verlust der Uniformität und der polaren Ausrichtung der Zellen und durch atypische Zellkernveränderungen zum Ausdruck.

Geschichtlich bedingt haben sich in verschiedenen Organen für diese Läsionen unterschiedliche Begriffe entwickelt. Traditionell wurden die Veränderungen in zahlreichen Organen als **Dysplasie** bezeichnet und abhängig vom Ausmaß der Atypien und von der Architekturstörung weiter unterteilt in gering-,

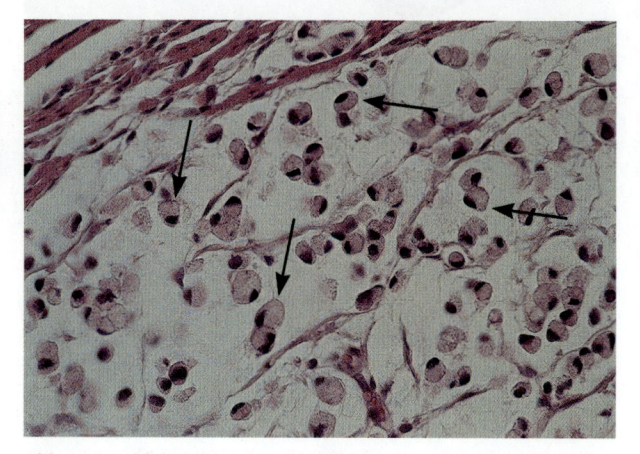

Abb. 6.9 Schleimbildendes Adenokarzinom des Magens mit Siegelringzellen (Pfeile). HE, Vergr. 200-fach.

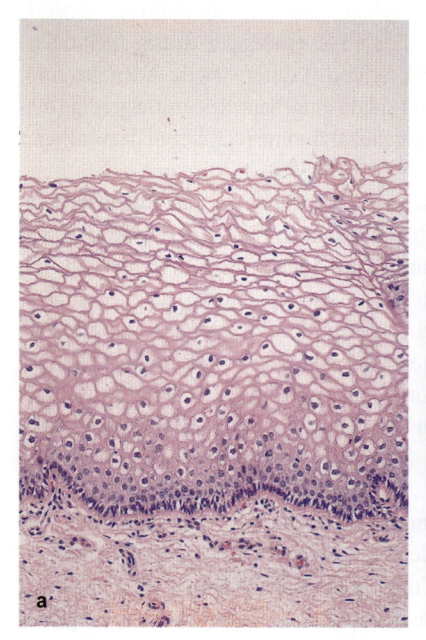

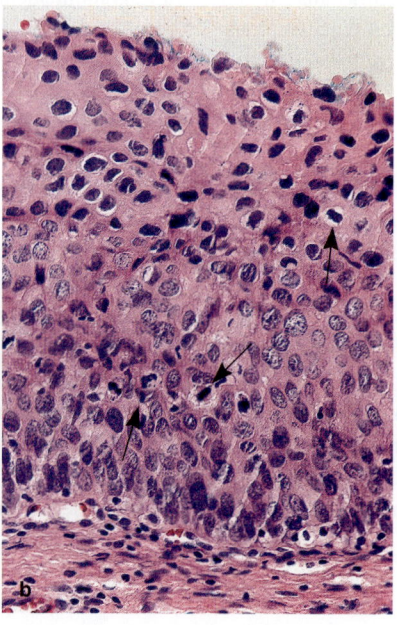

Abb. 6.10 Zervikale intraepitheliale Neoplasie (CIN). a Normales, nicht verhornendes Plattenepithel der Portio-Zervix-Schleimhaut. HE, Vergr. 400-fach. **b** Zervikale intraepitheliale Neoplasie mit Ersatz des gesamten normalen Epithels durch atypische neoplastische Zellen mit deutlicher Kern- und Zellpolymorphie sowie Mitosen in suprabasalen Zellschichten (Pfeile). HE, Vergr. 400-fach.

mittel- und hochgradig (bzw. leicht, mäßig, schwer). Die hochgradige (bzw. schwere) Dysplasie wird heute aus praktischen Gründen meist mit einem **Carcinoma in situ (präinvasives Karzinom)** gleichgesetzt, da eine Abgrenzung histologisch nicht reproduzierbar ist. Eine neuere Bezeichnung, die erstmals für die plattenepithelialen Läsionen der Cervix uteri verwendet wurde, ist die **intraepitheliale Neoplasie:** An der Portio/Cervix uteri unterteilt man die atypischen Proliferationen in Abhängigkeit vom Ausmaß in 3 Grade, in die zervikale intraepitheliale Neoplasie Grad I–III **(CIN I–III).** Die atypischen Zellen verdrängen und ersetzen das normale Plattenepithel. Sie weisen die zytologischen Merkmale maligner Tumorzellen auf und gehen mit einer Architekturstörung des Epithels einher (> Abb. 6.10). Auch in einer Reihe anderer Organe, wie der Vulva und der Vagina, wird im Bereich des Plattenepithels der Begriff der intraepithelialen Neoplasie verwendet (vulväre intraepitheliale Neoplasie = **VIN;** vaginale intraepitheliale Neoplasie = **VAIN)** und wie in der Zervix in 3 Grade eingeteilt. Im Gastrointestinaltrakt werden atypische nichtinvasive Epithelproliferate heute ebenfalls als intraepitheliale Neoplasie bezeichnet, aber in 2 Grade („low grade" [> Abb. 6.11], „high grade") unterteilt.

Dysplasien bzw. intraepitheliale Neoplasien des Plattenepithels gehen häufig mit einer abnormen Verhornung und einer makroskopisch erkennbaren fleckförmigen weißen Verfärbung des Epithels einher (sog. **präkanzeröse Leukoplakie).** Histologisch handelt es sich hierbei um ein atypisches verhorntes Plattenepithel mit Differenzierungsstörungen und oberflächlicher Verhornung.

Sehr wichtig bei den oben beschriebenen Vorstufen ist die mögliche Progression zu einem invasiven Tumor. Aus diesem Grund bezeichnet man diese Läsionen auch als **präkanzeröse (prämaligne) Läsionen** (> Kap. 6.1.1). Die Wahrscheinlichkeit der Progression steigt mit dem Grad und der Ausdehnung der Dysplasie bzw. der intraepithelialen Neoplasie, ebenso wie die Wahrscheinlichkeit einer Rückbildung sinkt.

Mikroinvasives Karzinom und Frühkarzinom

Das **mikroinvasive Karzinom** ist ein invasives Karzinom, das durch eine frühe, meist umschriebene Invasion gekennzeichnet ist. Das **Frühkarzinom** des Magens stellt ein Adenokarzinom mit Invasion von Mukosa und/oder Submukosa dar. Diese Läsionen zeichnen sich durch eine exzellente Prognose (nach Operation) aus, da die Wahrscheinlichkeit von Lymphknotenmetastasen sehr gering ist.

Wuchsformen epithelialer Tumoren

Die Wuchsformen sind von der Lokalisation abhängig. In soliden Organen wachsen Karzinome i.d.R. als mehr oder weniger unscharf begrenzte Knoten. In manchen Organen (z.B. Ovar) kommen zystische Karzinome vor. Bei den vom Oberflächenepithel der Hohlorgane und der Haut ausgehenden Karzinomen unterscheidet man folgende Wuchsformen (> Abb. 6.12):

- **Endophytisch:** Tumorwachstum mit Infiltration der Wand eines Hohlorgans oder Gewebes mit unterschiedlich großen soliden oder knotigen Tumorformationen. Es gibt gelegentlich auch endophytisch wachsende Karzinome, bei denen die Tumorzellen das Organ diffus durchsetzen und makroskopisch eine diffuse Wandverdickung hervorrufen (z.B. diffus wachsendes Magenkarzinom).
- **Exophytisch:** Vom Oberflächenepithel ausgehende Tumoren können auch ein nach außen (in das Lumen oder an die Oberfläche) gerichtetes Wachstum zeigen; sie haben dann eine ins Lumen vorgewölbte, glatt konturierte oder leicht unregelmäßige (polypöse) oder fingerartig verästelte (papilläre) Oberfläche.
- **Ulzerös:** Tumoren von Hohlorganen können sowohl bei exophytischem als auch bei endophytischem Wachstum im Zentrum eine Tumornekrose ausbilden, die zum Aspekt eines schüsselförmig ulzerierten Tumors führt. Diese Veränderung ist auch im Röntgenbild und in der Endoskopie gut sichtbar.

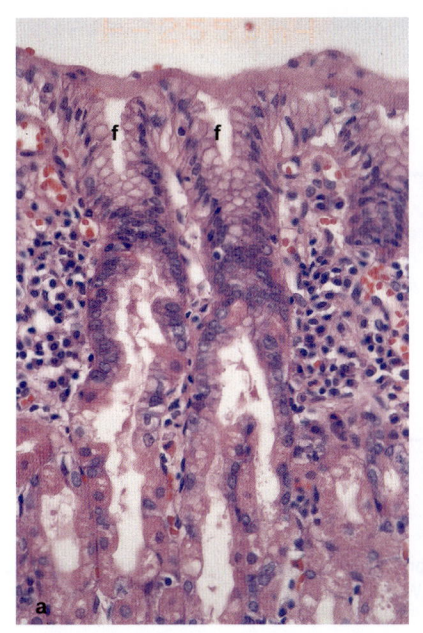

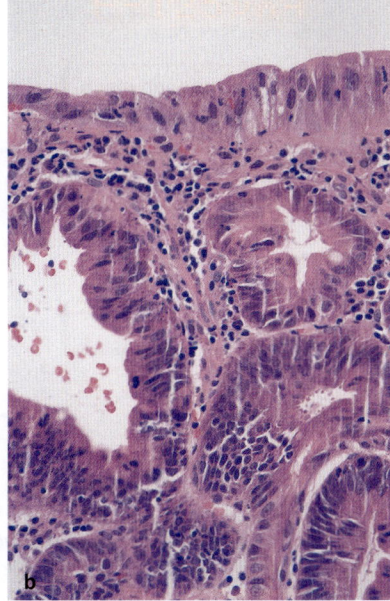

Abb. 6.11 Intraepitheliale Neoplasie der Magenschleimhaut. a Normale Schleimhaut mit Foveolae (f) und Drüsenkörper zur Tiefe. HE, Vergr. 400-fach. **b** Unregelmäßige Drüsenverbände, die durch ein atypisches Epithel ausgekleidet werden („low grade" intraepitheliale Neoplasie). HE, Vergr. 400-fach.

Mesenchymale Tumoren

Es handelt sich um Tumoren mit einer mesenchymalen Differenzierung. Sie kommen hauptsächlich im Binde- und Stützgewebe sowie in der Muskulatur vor, d.h. in den Abkömmlingen des pluripotenten Mesenchyms des Embryos.

Benigne mesenchymale Tumoren

Benigne mesenchymale Tumoren werden nach der vorherrschenden Differenzierung benannt. Die Bezeichnungen enden mit dem Suffix **-om** (z.B. Lipom, > Abb. 6.13), das Präfix kennzeichnet die jeweilige Gewebedifferenzierung. Die Tumoren sind meist gut begrenzt. Bei hohem Kollagenfasergehalt zeigt die Schnittfläche eine wirbelförmige Struktur.
Beispiele für mesenchymale Tumoren sind:

- **Fibrome:** Tumoren, die aus hochdifferenzierten Bindegewebezellen und kollagenen Fasern bestehen. Sie kommen beispielsweise an den Sehnenscheiden und im Ovar vor. Makroskopisch handelt es sich um faserige, weiße Knoten. An der Haut kann man ein Fibroma durum (Dermatofibrom) von fibrohistiozytärem Charakter und ein Fibroma molle (eine Hautausstülpung) unterscheiden.

- Lokalisierte, oberflächliche **Fibromatosen** sind gutartige Proliferationen fibroblastärer Zellen, die als Knoten in Erscheinung treten und im Bereich der Palma manus (Dupuytren-Kontraktur), der Planta pedis (Morbus Ledderhose) sowie des Penis vorkommen. Tiefe Fibromatosen in abdomineller oder extraabdomineller Lokalisation können ausgedehnt sein (aggressive Fibromatosen).

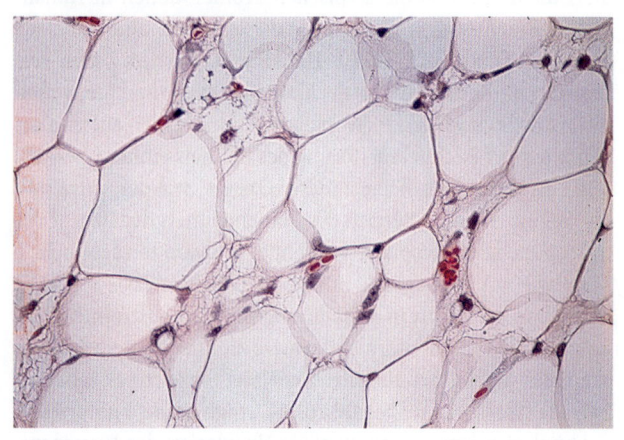

Abb. 6.13 Lipom. Histologischer Ausschnitt aus einem Lipom mit reifen Fettzellen, die nicht von normalen Fettzellen unterschieden werden können. HE, Vergr. 400-fach.

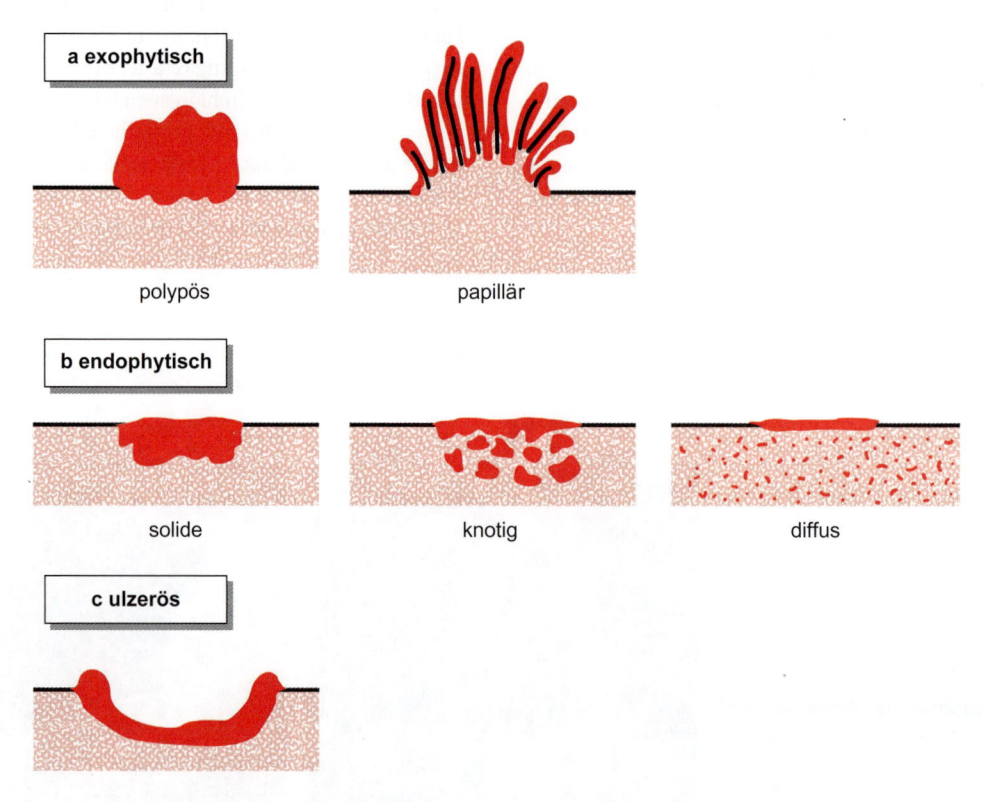

Abb. 6.12 Makroskopische Wuchsformen von Tumoren der Hohlorgane und der Haut. a Exophytisch wachsende Tumoren mit polypösem und papillärem Wachstumsmuster. **b** Endophytisch die Wand infiltrierende Tumoren mit solidem, knotigem oder diffusem Tumorwachstum. **c** Tumor mit zentraler Ulzeration.

Maligne mesenchymale Tumoren (Sarkome)

Maligne mesenchymale Tumoren werden i.d.R. als **Sarkome** bezeichnet. Analog zu den benignen Varianten gibt auch hier das Präfix die zelluläre Differenzierung der Tumorzellen an (➤ Abb. 6.14). Allerdings geht man heute davon aus, dass mesenchymale Stammzellen bei Sarkomen Ausgangspunkt der Entartung sind. Dies erklärt die große morphologische Heterogenität dieser Tumoren. Sarkome metastasieren überwiegend auf dem Blutweg. Mit Ausnahme der Chondro- und Osteosarkome sind die Sarkome oft weich und von fischfleischartigem Aussehen (griech.: sarx = Fleisch). Histologisch sind die Tumorzellen oft spindelförmig, nicht kohäsiv und durch extrazelluläre Matrix voneinander getrennt. Sarkome sind wesentlich seltener als die benignen mesenchymalen Tumoren. Für ihre Prognose ist der Grad der histologischen Differenzierung von Bedeutung, die durch den Grad der zellulären Ausreifung, die Mitoserate sowie Vorkommen und Ausdehnung von Nekrosen bestimmt wird. Sarkome kommen bevorzugt im Weichteilgewebe vor, daneben im Bereich des Skelettsystems und verschiedener Organe. Die Tumorzellen enthalten meist spezifische Antigene, die mittels Immunhistochemie dargestellt und somit für die Differenzialdiagnose verwendet werden können.

Hämatologische Neoplasien

Neoplasien des Knochenmarks

Neoplasien des Knochenmarks leiten sich von den einzelnen zellulären Komponenten des Knochenmarks her – d.h. Stammzellen sowie Zellen der erythrozytopoetischen, granulozytären, megakaryozytär-thrombozytären und myelomonozytären Reihe. Die Tumorzellen sind entsprechend ihrer Differenzierungsreihe unterschiedlich ausgereift und werden sehr oft in das Blut ausgeschwemmt. Die Ausschwemmung bezeichnet man als Leukämie (= Weißblutigkeit).

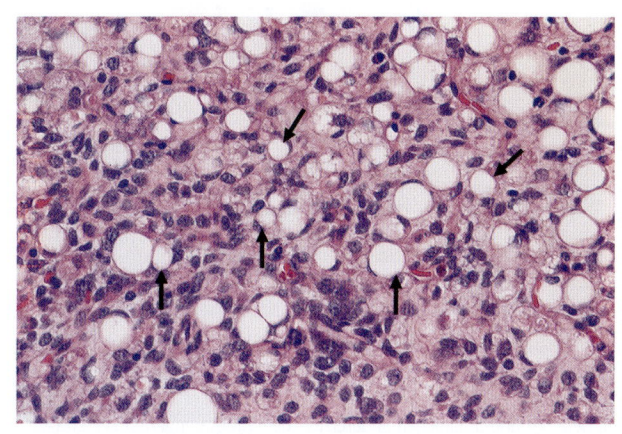

Abb. 6.14 Liposarkom. Histologischer Ausschnitt mit einem relativ zellreichen Tumor mit zahlreichen Lipoblasten, die Fettvakuolen in ihrem Zytoplasma enthalten (Pfeile). HE, Vergr. 400-fach.

Tumoren des lymphatischen Systems

Tumoren des lymphatischen Systems sind durch eine autonome neoplastische Proliferation lymphatischer Zellen charakterisiert. Die grundsätzliche Unterteilung der malignen Lymphome (ML) unterscheidet
- Hodgkin-Lymphome (Morbus Hodgkin, Lymphogranulomatose; ➤ Abb. 6.15a) und
- Non-Hodgkin-Lymphome (➤ Abb. 6.15b, c).

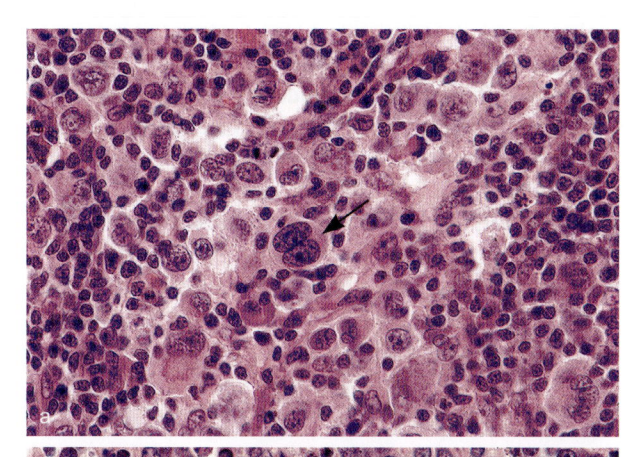

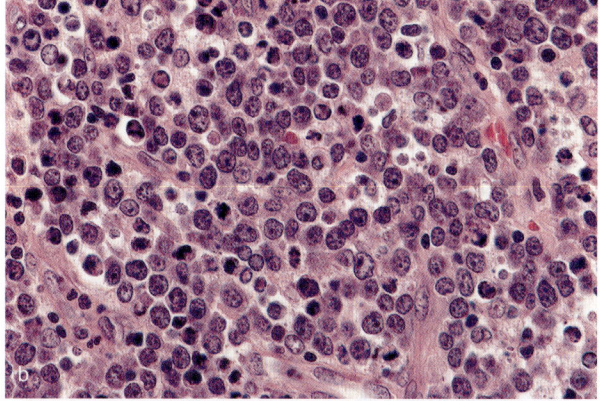

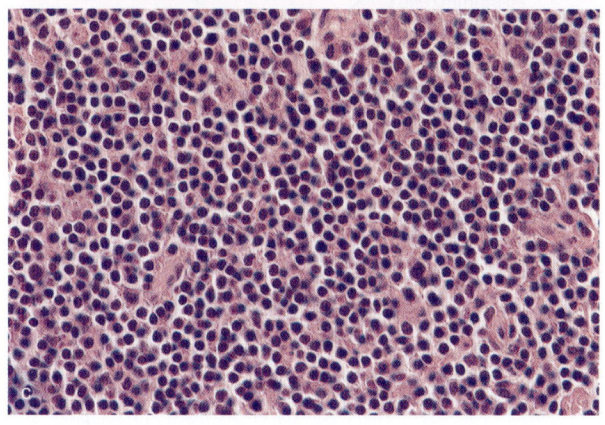

Abb. 6.15 Lymphome. a Morbus Hodgkin: typische große Tumorzellen sowie zweikernige Tumorzelle (Reed-Sternberg-Zelle) mit spiegelbildlich angeordneten Kernen mit prominenten Nukleolen (Pfeil). HE, Vergr. 400-fach; **b** Hochmalignes Lymphom: große Blasten. HE, Vergr. 400-fach; **c** Niedrigmalignes Lymphom: kleine Lymphozyten. HE, Vergr. 400-fach.

Keimzelltumoren

Keimzelltumoren sind von Keimzellen des Hodens oder des Ovars ausgehende Tumoren. Die Differenzierungspotenz der Keimzellen spiegelt sich auch in ihren Tumoren wider.

Teratome (griech.: teras = Ungeheuer, Missgeburt) sind Neubildungen, in denen häufig Abkömmlinge aller 3 Keimblätter (tridermale Differenzierung) entwickelt sind. Morphologisch unterscheidet man reife (adulte) und unreife Teratome:
- **Reife Teratome** enthalten gut differenzierte, ausgereifte Gewebearten wie Fettgewebe, Knorpel, Knochen, Zähne, Hirngewebe, Bronchialschleimhaut, Gastrointestinalschleimhaut bzw. Haut und sind gutartig. Sonderformen sind die monodermale **Dermoidzyste,** eine aus Haut und Hautanhängen bestehende zystische Neubildung, und die sog. **Struma ovarii,** die aus reifem Schilddrüsengewebe aufgebaut ist.
- **Unreife Teratome** sind meist aus unreifen und partiell aus ausgereiften Gewebearten aufgebaut und sind maligne.
- Primitiver aufgebaute Keimzelltumoren wie **Seminom** und **embryonales Karzinom** dominieren beim männlichen Geschlecht und sind stets maligne.

Tumoren der embryonalen Gewebe (Blastome)

Als embryonale Tumoren werden Tumoren zusammengefasst, die sich wahrscheinlich während der embryonalen Organ- und Gewebereifung entwickeln. Entsprechend zeigen diese Tumoren Ähnlichkeiten mit embryonalen Gewebeformen und können aus mesenchymalen und epithelialen Komponenten bestehen (z.B. Nephroblastom). Zu den embryonalen Tumoren gehören das Neuroblastom, das Nephroblastom und andere Tumoren, die vorwiegend im Kindesalter auftreten. Als **Ausnahmen** sind das Osteoblastom, das Lipoblastom und das Chondroblastom nicht zu den embryonalen Tumoren zu rechnen, sondern stellen unreife mesenchymale Tumoren dar.

6.2 Tumorwachstum

6.2.1 Klonales Wachstum

Bei der Entstehung intraepithelialer Neoplasien akkumulieren genetische Veränderungen. Aus dem zunächst heterogenen Pool an Zellen kann sich ein Zellklon mit einem malignen Potenzial selektionieren. Das Tumorwachstum geht damit in der

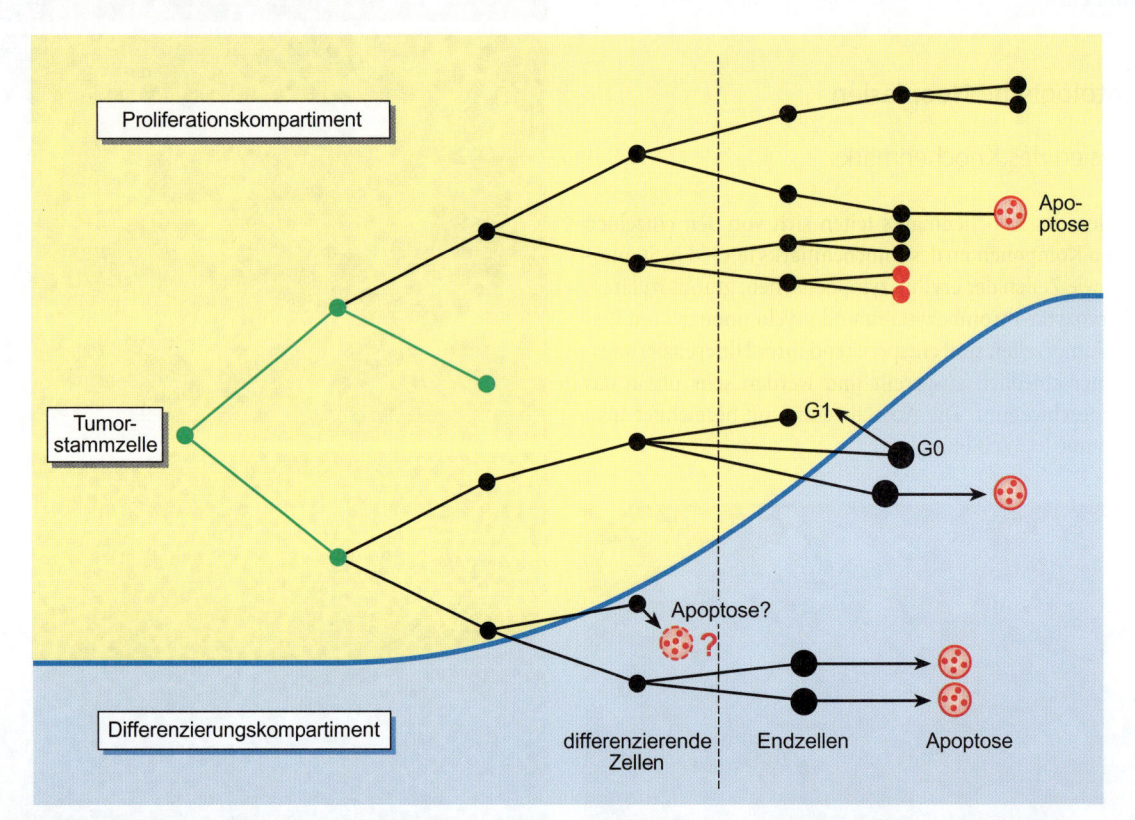

Abb. 6.16 Entwicklung eines differenzierten Tumors. Eine normale Körperzelle transformiert zur Tumorstammzelle, proliferiert und bildet eine homogene monoklonale Zellformation. Im Rahmen der weiteren Tumorprogression differenziert ein Teil der Tumorstammzellen ähnlich wie das Muttergewebe, ein anderer Teil ist für die weitere Proliferation verantwortlich. Das Differenzierungskompartiment umfasst bei vielen Tumoren 75–90% aller Zellen. Die sich differenzierenden Zellen sind einerseits nur noch in begrenztem Ausmaß zur Zellteilung befähigt und unterliegen andererseits dem programmierten Zelltod (Apoptose; rote Kugeln). Vereinzelte Zellen können aus der Differenzierungsphase G0 möglicherweise wieder in das Proliferationskompartiment eintreten. Im Proliferationskompartiment können durch wiederholte Mutationen unterschiedliche Zellklone entstehen, die für den Tumor vorteilhafte Eigenschaften haben, weil sie z.B. gegenüber Sauerstoffmangel weniger empfindlich sind, erhöhte invasive und metastatische Eigenschaften haben oder resistent gegen Zytostatika werden.

ns Regel von einer transformierten somatischen Zielzelle (Tumorstammzelle) aus (**klonale Entwicklungstheorie;** > Abb. 6.16).

Das **Wachstum eines Tumors** hängt anfänglich vor allem vom Verhältnis zwischen Zellzuwachs und Zellverlust ab. Geht man bei einem monoklonalen Tumorwachstum von einer Tumorzellgröße von 1,0 µm aus, entsteht der Tumor über 30 Verdopplungszyklen mit 10^9 Tumorzellen, was einer Masse von 1 g oder einem Durchmesser von 1 cm entspricht. Bei einer Zellzyklusdauer von 3 Tagen würde diese Tumorgröße in 3 Monaten erreicht werden. Klinische Erfahrungen zeigen aber, dass Jahre bis Jahrzehnte von der Transformation bis zur klinischen Manifestation eines Tumors vergehen. Das Tumorwachstum wird also von einer Reihe weiterer Faktoren beeinflusst.

Bei Tumoren überwiegt der Zellzuwachs in der Regel den Zellverlust:

- Der **Zellzuwachs** wird wesentlich durch die Zahl proliferierender Zellen bestimmt. Hinweise für die Größe des Proliferationskompartiments geben z.B. Einbauraten von ^{3}H-Thymidin in Tumorzellen (**Wachstumsfraktion**). Quantitative Untersuchungen mithilfe dieser Methode haben gezeigt, dass die Markierungsindizes (Anteil der in DNA-Synthese befindlichen Zellen zur Gesamtzellzahl des Tumors) bei hochdifferenzierten Tumoren 2–8% betragen, bei anaplastischen, rasch wachsenden Tumoren 30% und mehr. Die Wachstumsfraktion wird heute üblicherweise immunhistochemisch (nukleäres Ki-67-Antigen) bestimmt.
- Die **Zellverlustrate** ist durch die Apoptoserate und durch das Ausmaß der ischämisch oder therapeutisch ausgelösten Tumorzellnekrose bedingt.

Mathematisch wird das Tumorwachstum als Zellzahlverdopplungszeit (die für die Verdopplung der Gesamtzahl der Tumorzellen erforderliche Zeit) bzw. Volumenverdopplungszeit angesehen (> Abb. 6.17).

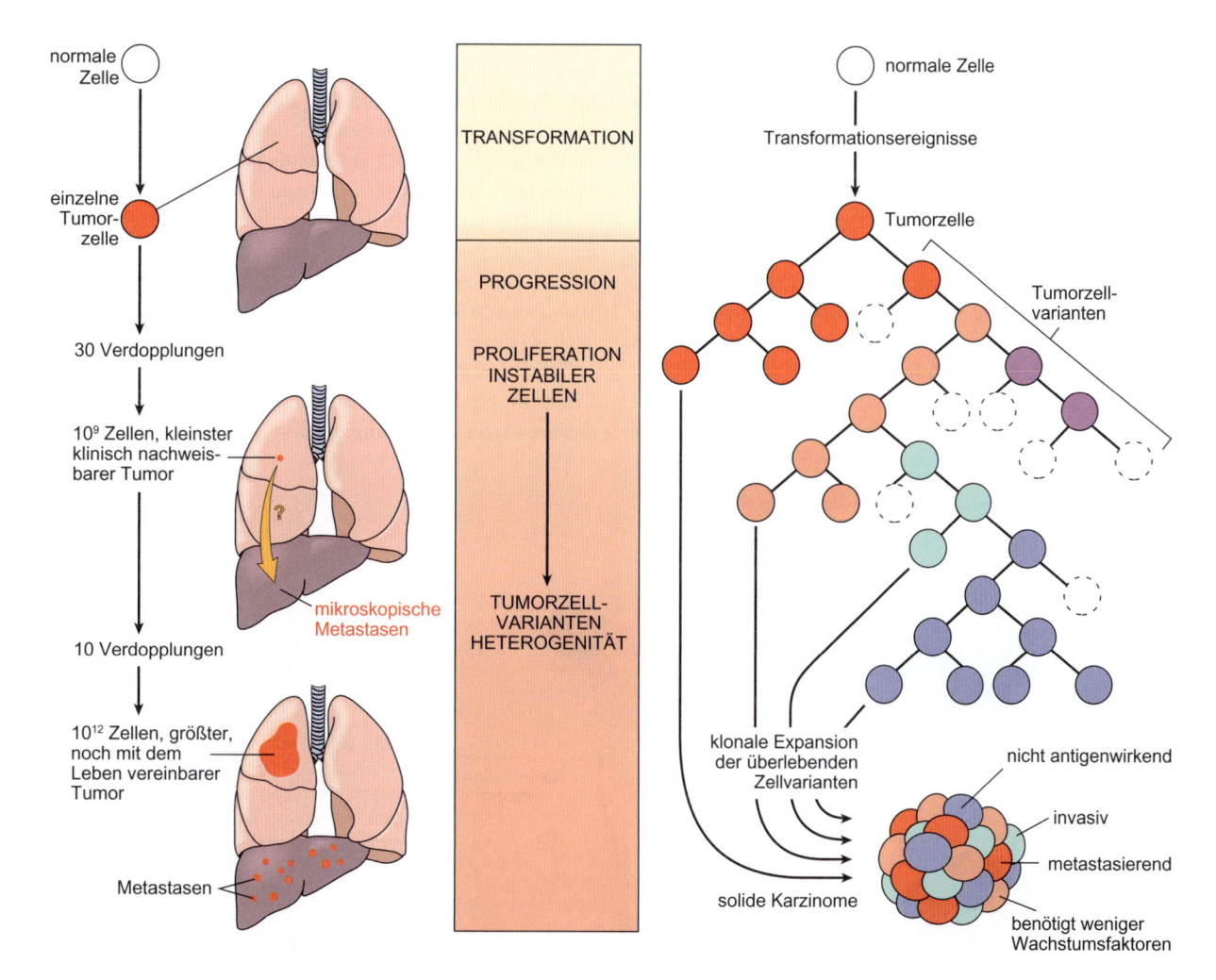

Abb. 6.17 Kinetik des Tumorwachstums. Schätzung der Tumorzellverdopplung, die der Bildung eines klinisch nachweisbaren Tumors vorausgeht (links). Bis der Tumor klinisch nachgewiesen werden kann, ist bereits viel Zeit vergangen (links). Die klonale Evolution eines Tumors und die Ausbildung der Tumorzellheterogenität (rechts) beinhaltet die Bildung von zahlreichen neuen Tumorzellklonen. Aus der primär transformierten Zelle entstehen mehrere neue Subklone, die sich im Verlauf des Tumorwachstums verändern. In einem Tumor überwiegen Varianten, die einerseits weniger vom Immunsystem des Wirtes bekämpft werden können und andererseits ein aggressiveres biologisches Verhalten zeigen. [3]

6.2.2 Krebsstammzellen

Blut, Epithelien des Gastrointestinaltrakts und die Haut sind Beispiele für Gewebe mit kurzlebigen Zellen. Damit solche Gewebe kontinuierlich wachsen und erhalten werden können, ist eine Population von **Gewebestammzellen** erforderlich, die lange leben und sich selbst erneuern können. Solche Gewebestammzellen sind selten und existieren in Nischen, die von unterstützenden Zellen gebildet werden. Diese Zellen produzieren parakrine Faktoren, die die Stammzellen erhalten. Gewebestammzellen teilen sich asymmetrisch und produzieren 2 Typen von Tochterzellen: Ein Typ hat ein limitiertes proliferatives Potenzial, differenziert sich und stirbt, der andere Typ behält das Stammzellpotenzial.

Krebszellen haben eine nahezu endlose proliferative Kapazität. Daraus ist zu schlussfolgern, dass auch in malignen Tumoren Zellen vorhanden sind, die „stammzellähnliche" Eigenschaften besitzen. Man geht heute davon aus, dass sich Tumoren aus teilungsfähigen Zellen normaler Gewebe oder aber aus differenzierteren Zellen entwickeln, d.h. aus dem Stammzell- oder Proliferationspool der labilen und aus potenziell teilungsfähigen Zellen der stabilen Gewebe. Für diese Theorie sprechen klinische und experimentelle Erfahrungen, dass sich Tumoren überwiegend als einzelne fokale Läsion entwickeln, sowie molekulargenetische Untersuchungen, die ein monoklonales Zellwachstum nachweisen konnten. Man nimmt heute an, dass die **Tumorstammzellen** analog den Stammzellen in normalen Geweben nur wenig proliferieren, aber für die Erhaltung des Tumors entscheidend sind (> Abb. 6.18). Das Stammzellkonzept lehnt sich an die Verhältnisse bei den hämatopoetischen Stammzellen und den Vorläuferzellen des Knochenmarks an und wurde bei den Leukämien charakterisiert. Kürzlich sind sog. tumorinitiierende Zellen auch in soliden Tumoren wie Mammakarzinomen, Glioblastomen, Kolonkarzinomen identifiziert worden.

Das Konzept der Krebsstammzelle hat wichtige **Konsequenzen:** Wenn Krebsstammzellen notwendig sind, um neoplastisches Wachstum zu gewährleisten, müssen sie vernichtet werden, um Karzinompatienten zu heilen. Vermutlich besitzen Krebsstammzellen jedoch eine hohe intrinsische Resistenz gegenüber konventionellen Therapien, weil sie sich einerseits nur selten teilen und andererseits bestimmte Faktoren exprimieren (z.B. „multiple drug resistance-1", MDR1), die die Wirksamkeit chemotherapeutischer Medikamente reduzieren. In Tumoren mit einer hohen Anzahl tumorinitiierender Zellen gelingt es daher oft nicht, die Krebsstammzellen zu beseitigen.

6.2.3 Tumorstroma

Ein manifester Tumor enthält eine Vielzahl unterschiedlicher Zelltypen, neben den eigentlichen Tumorzellen auch Entzündungszellen, Fibroblasten, Endothelzellen und andere. Letztere bilden zusammen mit extrazellulärer Matrix das Tumorstroma. Zwischen den Tumorzellen und den mesenchymalen Zellen des Tumorstromas bestehen enge Interaktionen, sodass sämtliche Zelltypen sich gegenseitig beeinflussen können. Die Zellen des Tumorstromas können Wachstumsfaktoren wie PDGF, TGF-β und bFGF freisetzen, die die Tumorzellen parakrin beeinflussen. Dies hat sehr wahrscheinlich einen Einfluss auf die Proliferation, das Überleben und die Metastasierung von Tumorzellen. Möglicherweise muss das Tumorstroma auch bei der Behandlung von Tumoren berücksichtigt werden.

Zum Wachstum benötigt der Tumor ab einer Größe von 2 mm eine eigene Gefäßversorgung, deren Bildung er selbst induzieren kann **(Tumorangiogenese).** Das Tumorwachstum ist

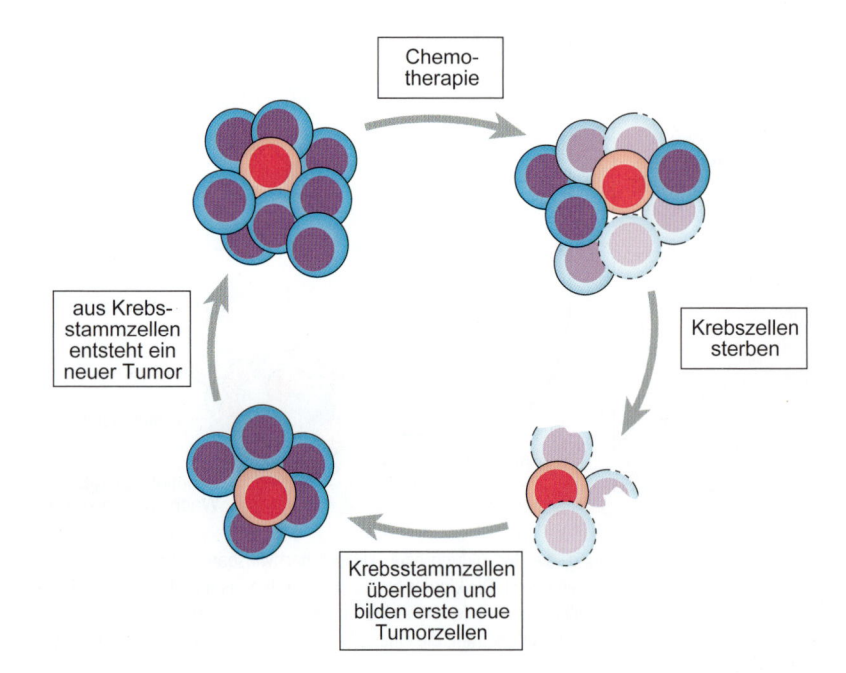

Abb. 6.18 Tumorstammzellen. Verschiedene Forschungsergebnisse postulieren heute ein Stammzellkonzept des malignen Tumorwachstums, das sich am Modell pluripotenter hämatopoetischer Stammzellen und differenzierter Vorläuferzellen des Knochenmarks orientiert. Sog. „Tumorstammzellen" können die Entstehung der Chemoresistenz von Tumoren, bestimmte Metastasierungseigenschaften, aber auch die Entstehung von Tumoren mit verschiedenen histologischen Komponenten erklären. Morphologisch unterschiedliche Tumorzellkomponenten eines Tumors können beispielsweise über heterologe Differenzierungsprogramme einer gemeinsamen Tumorstammzelle entstehen.

in hohem Maße von einer tumoreigenen Gefäßversorgung abhängig. Tumorzellen können bis zu einem Tumordurchmesser von 1–2 mm durch Diffusion aus der Umgebung ernährt werden. Das weitere Wachstum hängt dann allerdings von der Bildung eines eigenen gefäßführenden Tumorstromas ab. Die Induktion der Angiogenese wird durch angiogenetische Faktoren ausgelöst, die von Tumor- und von Wirtszellen sezerniert werden können. Nach ihrer Wirkung unterscheidet man:

- **Angiogenese-Stimulatoren** wie saurer und basischer Fibroblastenwachstumsfaktor (FGF), Angiogenin, vaskulärer endothelialer Wachstumsfaktor (VEGF), transformierender Wachstumsfaktor (TGF)-β und Tumornekrosefaktor (TNF)-α
- **Angiogenese-Inhibitoren** wie Angiostatin, Interferon (INF)-α und -β, Thrombospondin, Gewebeinhibitor von Metalloproteinase-2 (TIMP-2), Heparanase

Obwohl die Regulationsmechanismen der Angiogenese heute noch nicht geklärt sind, lässt sich die große Bedeutung der Gefäßversorgung für das Tumorwachstum aus Tierexperimenten ableiten. Das Einsprossen von Kapillaren und Fibroblasten bewirkt, dass die Tumorzellen durch Perfusion ernährt werden können. Unter optimalen Bedingungen würde ein Tumor zunächst exponentiell wachsen. Da die Gefäßversorgung aber mit dem Tumorwachstum oft nicht Schritt hält, kommt es häufig zu ischämischen Nekrosen. Die Angiogenese ist bei verschiedenen Tumoren sehr unterschiedlich entwickelt und kann bei insuffizienter Ausbildung wesentlicher Faktor einer Rückbildung des Tumors (**Tumorregression**) sein.

6.3 Invasion und Metastasierung

Invasion *(Syn.: Infiltration)* und Metastasierung sind die beiden wichtigsten Merkmale maligner Tumoren. Bei der **Invasion** wachsen Tumorzellen in das normale Gewebe ein und zerstören dabei die normale Gewebestruktur. Die **Metastasierung** (griech.: metastasis = Wegzug) ist die Folge des invasiven Wachstums: Tumorzellen werden vom Primärtumor durch verschiedene Mechanismen (s.u.) in einen anderen Bereich des Körpers verschleppt, wachsen dort an und weiter und bilden so eine Tochtergeschwulst (Metastase). Häufig überleben metastasierte Tumorzellen oder mikroskopisch kleine Tumoren aber auch jahrelang, ohne zu wachsen („tumor dormancy" = Tumorschlaf), ehe sie dann nach erfolgreicher Behandlung des Primärtumors als Spätrezidiv klinisch manifest werden können. Die Metastasierung ist auf dem Lymphweg (lymphogen), auf dem Blutweg (hämatogen) oder über Flüssigkeit in Körperhöhlen (kavitär) möglich.

Für die Invasion und Metastasierung von Tumorzellen spielt der Prozess der **Epithel-Mesenchym-Transition** (EMT) eine Rolle. Während der EMT werden bestimmte epitheliale Marker (z.B. E-Cadherin) herunter- und bestimmte mesenchymale Marker (z.B. Vimentin und glattmuskuläres Aktin) heraufreguliert (➤ Abb. 6.19). Dies führt dazu, dass epitheliale Tumorzellen einen spindelförmigen (mesenchymalen) Phänotyp annehmen, der ihnen bessere Migrationseigenschaft verleiht. Dieser Prozess ist wichtig für die Metastasierung. Insgesamt ist dieser Prozess auch umkehrbar, was als Mesenchym-Epithel-Transition (MET) bezeichnet wird.

Lymphogene Metastasierung

Die lymphogene Metastasierung erfolgt vergleichbar der hämatogenen Ausbreitung (s.u.). Aufgrund ihres invasiven Potenzials können die Tumorzellen in Lymphgefäße eindringen und hier einerseits nach Ablösen einzelner Tumorzellen oder kleiner Tumorzellkomplexe in der nächsten „Filterstation", dem Lymphknoten, Absiedlungen, Metastasen bilden oder andererseits sich per continuatem innerhalb der Lymphgefäße ausbreiten, was früher als Lymphangiosis carcinomatosa bezeichnet wurde. Die erste Lymphabflussstation wird klinisch als „Wächter"-Lymphknoten (= „sentinel node") bezeichnet. Der im Lymphknoten wachsende Tumor verdrängt und infiltriert das lymphatische Gewebe und führt schließlich zu einer tumorösen Vergrößerung der Lymphknoten (**Lymphknotenmetastase**; ➤ Abb. 6.20). Im Laufe einer Tumorerkrankung können weitere Lymphknotenstationen hintereinander befallen, aber auch Lymphknotenstationen übersprungen werden.

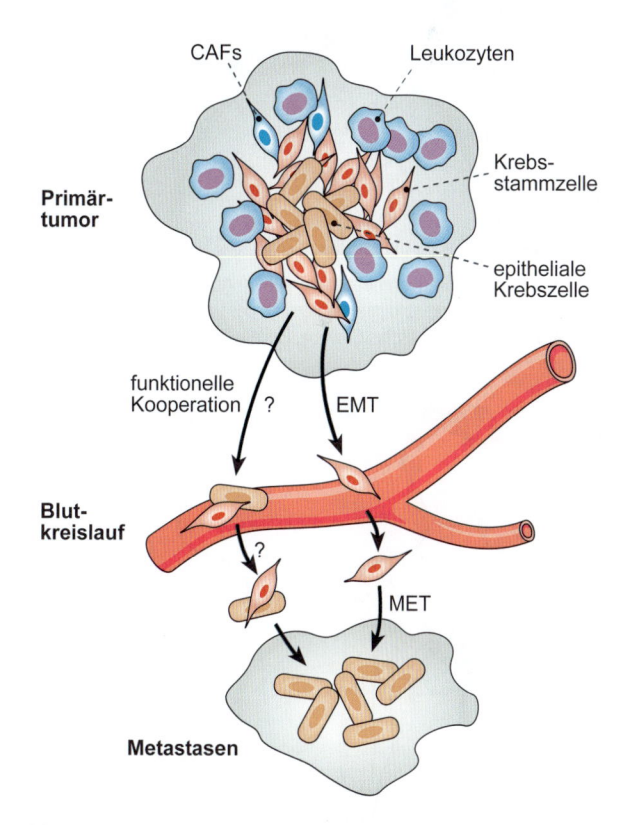

Abb. 6.19 Epithel-Mesenchym-Transition. Ein Karzinom besteht aus Epithelzellen, tumorinfiltrierenden Lymphozyten und „Cancer Associated Fibroblasts" (CAFs). Einzelne Epithelzellen des Tumors nehmen einen spindelzelligen Phänotyp an (sog. Epithel-Mesenchym-Transition; EMT). Diese Zellen haben eine erhöhte Fähigkeit zur Invasion von Blutgefäßen und damit zur Metastasierung. Am Metastasierungsort können diese Zellen wiederum einen epithelialen Phänotyp annehmen (Mesenchym-Epithel-Transition; MET). [6]

Schließlich gelangen die Tumorzellen über den Ductus thoracicus ins Blut.

Klinische Relevanz Je nach Infiltrationstiefe können auch kleine Karzinome Lymphknotenmetastasen aufweisen. Hieraus ergeben sich wichtige Konsequenzen für die Tumorbehandlung (Lymphadenektomie und Bestrahlung).

Hämatogene Metastasierung

Nach den wesentlichen weiterleitenden venösen Gefäßgebieten unterscheidet man 4 Metastasierungstypen (➤ Abb. 6.21):

- **Cava-Typ:** Tumorzellen aus Primärtumoren von Organen, die im Einflussbereich der V. cava inferior oder superior liegen, gelangen über das rechte Herz in den Kapillarfilter der Lungen und führen zur Entwicklung von Lungenmetastasen. Hierzu gehören Tumoren des Kopf-Hals-Bereichs, der Schilddrüse, der Niere, der Leber, des unteren Rektums (Abfluss über die V. cava inferior!) und der Weichteilgewebe der Extremitäten.
- **Pfortader-Typ:** Tumorzellen von Organtumoren im Einzugsbereich der Pfortader (Magen-Darm-Trakt, Pankreas und Milz – Ausnahme: unteres Rektum) gelangen im Rahmen des Pfortaderkreislaufs in die Leber.
- **Lungenvenen-Typ:** Tumorzellen von Primärtumoren der Lunge werden über die Lungenvenen in den linken Ventrikel und von dort über das arterielle Gefäßsystem in Kapillarfilter von Organen des großen Kreislaufs verschleppt.
- **Vertebral-venöser Typ:** Tumorzellen metastasieren retrograd über das paravertebrale Venengeflecht. Dieser Metastasierungsweg erklärt u.a. die häufigen Knochenmetastasen z.B. von Nieren-, Prostata- und Schilddrüsenkarzinomen.

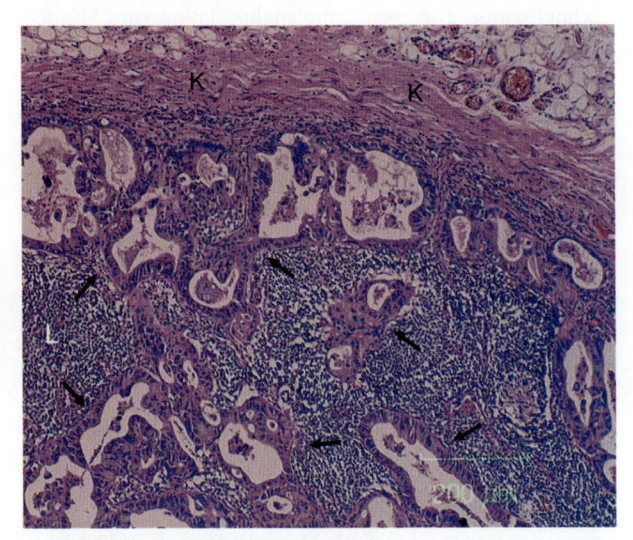

Im Verlauf einer Tumorerkrankung kann auch eine hämatogene Metastasierungskaskade entstehen, die beim Kolonkarzinom z.B. zunächst über den Pfortader-Typ (Lebermetastase), dann den Cava-Typ (Lungenmetastase) und schließlich den Lungenvenen-Typ zur Generalisation des Tumorleidens führt. Darüber hinaus kann auch ein Organfilter (z.B. Lunge) übersprungen werden. So findet man gelegentlich eine generalisierte Skelettmetastasierung beim Prostatakarzinom ohne nachweisbare Lungenmetastasen. Außerdem können Tumorzellen auch aus Lymphbahnen über Querverbindungen direkt in Blutgefäße gelangen und auf diese Weise zur Metastasierung führen.

Kavitäre Metastasierung

Den Einbruch eines Tumors in einen Hohlraum und das An- und Weiterwachsen an anderer Stelle dieses Hohlraums be-

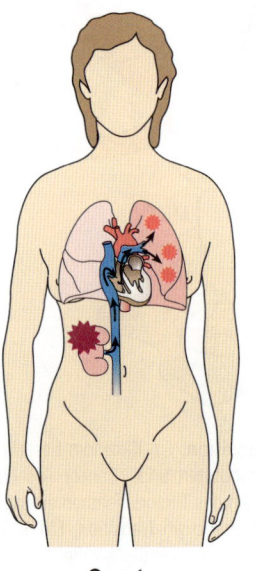

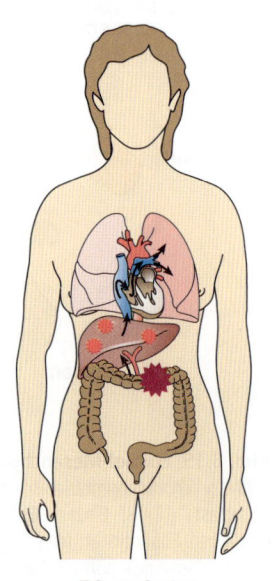

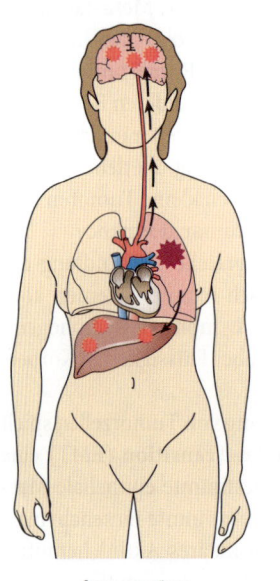

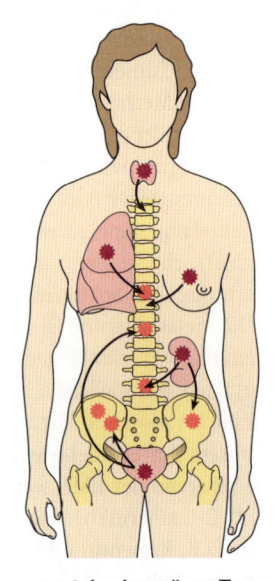

Abb. 6.20 Lymphknotenmetastase eines Adenokarzinoms. Tumorausbreitung in den Rand- und Intermediärsinus des Lymphknotens. K = Lymphknotenkapsel, L = lymphatisches Gewebe, Pfeile = Tumor. HE, Vergr. 250-fach.

Abb. 6.21 Hämatogene Metastasierungswege. Primärtumor: dunkelrot; Metastasen: hellrot.

zeichnet man als kavitäre Metastasierung. Infrage kommen die serösen Höhlen (Pleura, Perikard, Peritoneum) und die Liquorräume des Gehirns. So entstehen meist multiple Abtropfmetastasen, die sich flächenhaft ausbreiten können (klinisch sog. **Karzinose**). Beim Magen- und Ovarialkarzinom kommt es bevorzugt zu einer kavitären Ausbreitung im Peritoneum mit Entwicklung einer **Peritonealkarzinose,** bei Lungen- und Mammakarzinomen zur **Pleurakarzinose.** Glioblastome können z.B. über die Liquorräume Abtropfmetastasen bilden.

Impfmetastasen

Metastasen können auch durch eine direkte mechanische Verschleppung von Tumorzellen entstehen, z.B. nach Stanzbiopsien oder bei Operationen. Nicht selten treten deshalb z.B. auch Metastasen in der Nähe chirurgischer Zugangswege nach offenen Eingriffen von malignen Knochen- und Weichgewebstumoren auf.

6.4 Epidemiologie

Zuverlässige epidemiologische Daten zum Vorkommen und Verlauf von Tumorerkrankungen sind die Basis für jede nationale oder regionale Krebsbekämpfungsstrategie. Die Daten werden in Krebsregistern gesammelt und ausgewertet; darüber hinaus können durch die Auswertung der Todesursachenstatistiken wertvolle Aussagen über die Krebsmortalität in der Bevölkerung gewonnen werden.

Inzidenz und Mortalität

In Westeuropa betrug die altersstandardisierte **Inzidenz** (> Kap. 1.7.2) im Jahr 2002 für alle malignen Tumoren zusammen etwa 330 für Männer und 240 für Frauen. In Deutschland erkranken in einem Jahr insgesamt rund 400.000 Menschen an Krebs, in der Schweiz und in Österreich je rund 35.000 Menschen.

Die altersstandardisierte **Mortalität** für alle maligne Tumoren zusammen beträgt in Europa rund 150–200 für Männer und 80–140 für Frauen. In asiatischen und afrikanischen Ländern sind Tumorerkrankungen seltener; dort liegt die Krebsmortalität an der unteren Grenze der westlichen Werte, z.B. in China bei 160 für Männer und bei 85 für Frauen.

Bei malignen Tumoren mit beschränkter Therapiemöglichkeit (z.B. Lungenkarzinom) ist der Unterschied zwischen Inzidenz (z.B. 55,6 bei Männern in Österreich; 1990) und Mortalität (45,4) und somit auch die Prävalenz gering. Bei Mammakarzinomen hingegen ist wegen der günstigeren Prognose die Inzidenz (59,1) wesentlich höher als die Mortalität (22,3); eine entsprechend hohe Prävalenz ist die Folge.

Altersverteilung

Obwohl maligne Tumoren bevorzugt in höherem Alter entstehen, gibt es dabei doch erhebliche organspezifische Unterschiede: Keimzelltumoren, embryonale Tumoren, bestimmte Sarkome und einige Formen hämatologischer Neoplasien manifestieren sich bevorzugt im Kindes- und frühen Erwachsenenalter, Karzinome hingegen im höheren Lebensalter. Beim Vergleich altersspezifischer Inzidenzen ist es wichtig, die Daten für jede Altersgruppe populationsbezogen zu standardisieren (> Abb. 6.22).

Geschlechtsverteilung

Geschlechtsgebundene Unterschiede in der Tumorinzidenz (> Abb. 6.23) beschränken sich nicht auf Neoplasien des männlichen und weiblichen Genitaltrakts, sondern spiegeln auch eine unterschiedliche Exposition gegenüber Risikofaktoren wider. Dazu zählt die durch Rauchen oder durch Schäden am Arbeitsplatz verursachte höhere Inzidenz von Tumoren von Mund, Rachen, Lunge, Ösophagus und Harnwegen bei Männern. Eine ätiologisch nicht erklärbare Bevorzugung des weiblichen Geschlechts findet sich u.a. bei Meningeomen, beim malignen Melanom und beim Schilddrüsenkarzinom,

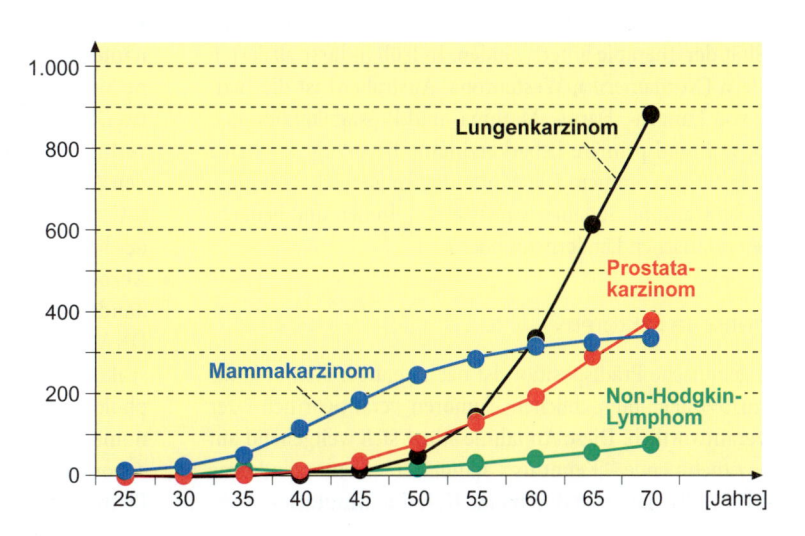

Abb. 6.22 Unterschiede in der altersbezogenen Inzidenz maligner Tumoren. Während die Inzidenz von Mammakarzinomen bei Frauen jenseits des 60. Lebensjahres ein Plateau erreicht, nimmt diejenige des Prostata- und Lungenkarzinoms sowie der Non-Hodgkin-Lymphome bis ins hohe Alter zu (Quelle: Vereinigung Schweizerischer Krebsregister 1997–2001; www.vskr.ch).

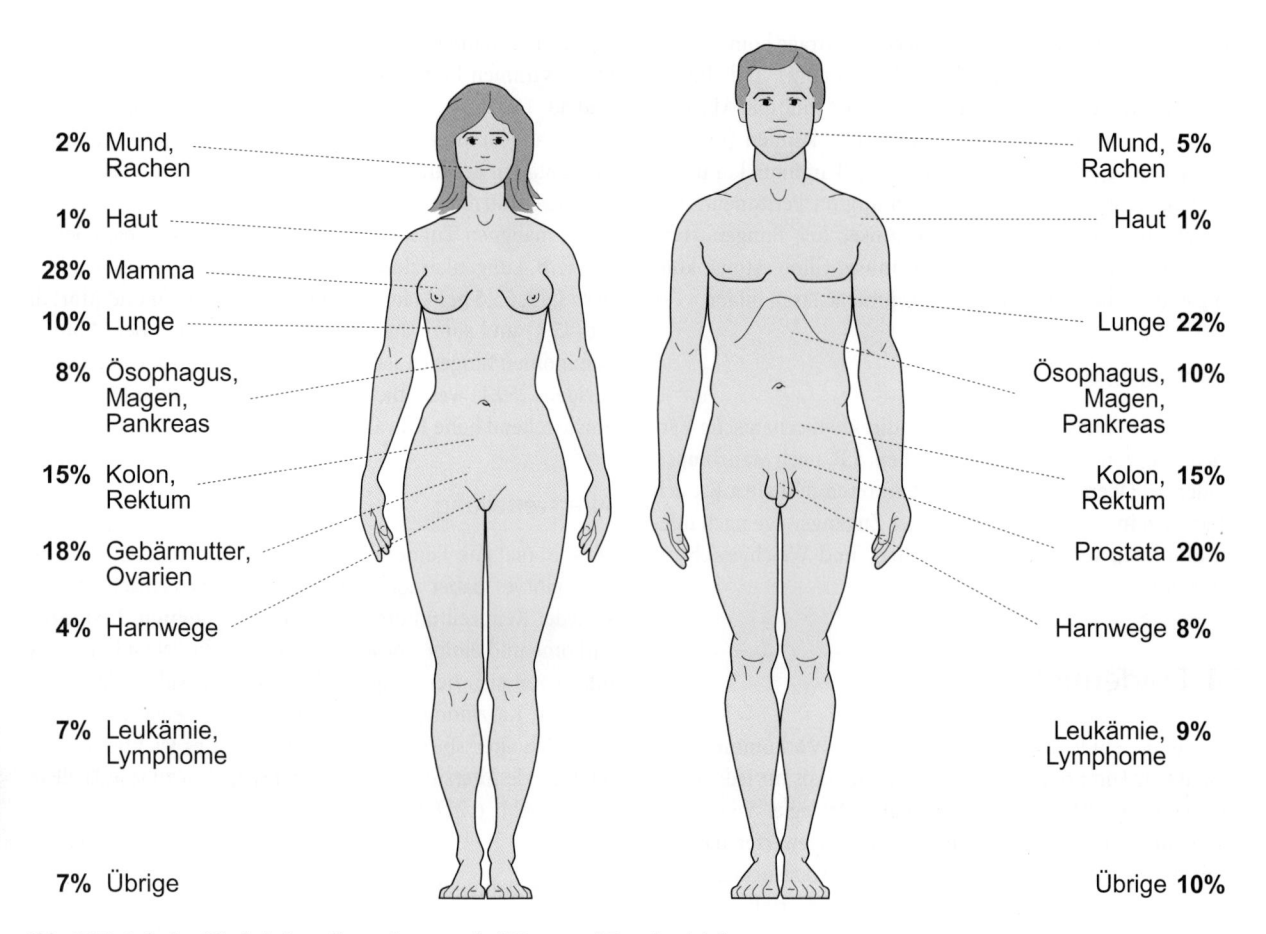

Abb. 6.23 Relative Häufigkeit maligner Tumoren bei Mann und Frau (nach [1]).

Frau:
- 2% Mund, Rachen
- 1% Haut
- 28% Mamma
- 10% Lunge
- 8% Ösophagus, Magen, Pankreas
- 15% Kolon, Rektum
- 18% Gebärmutter, Ovarien
- 4% Harnwege
- 7% Leukämie, Lymphome
- 7% Übrige

Mann:
- Mund, Rachen 5%
- Haut 1%
- Lunge 22%
- Ösophagus, Magen, Pankreas 10%
- Kolon, Rektum 15%
- Prostata 20%
- Harnwege 8%
- Leukämie, Lymphome 9%
- Übrige 10%

während Männer u.a. eine höhere Inzidenz von malignen Gliomen, Leukämien, Magenkarzinomen und hepatozellulären Karzinomen aufweisen.

Geografische Faktoren

Inzidenz und Mortalität maligner Tumoren zeigen eine erhebliche geografische Variabilität, weil sich die Krebsrisikofaktoren, die Qualität der Krebsfrüherkennung (**Screening**) und die Qualität der Therapie unterscheiden. In früh industrialisierten Ländern (Nordamerika, Westeuropa, Australien) ist die Inzidenz von Lungen-, Darm-, Mamma- und Prostatakarzinomen hoch, während primäre Leberkarzinome bevorzugt in Afrika und Asien vorkommen. Die Mortalität an Zervixkarzinomen ist in Zentral- und Südamerika, Ostafrika, Indien und benachbarten asiatischen Ländern am höchsten.

Genetische Faktoren

Eine genetische Prädisposition ist nach heutiger Kenntnis für bis zu 5% aller menschlichen Tumoren verantwortlich oder mitverantwortlich. Diese Annahme stützt sich weitgehend auf die zunehmende Kenntnis familiärer Tumorsyndrome (➤ Tab. 6.3), die meist durch eine **Keimbahnmutation** in einem Tumorsuppressorgen mit hoher Penetranz und nachfolgendem Verlust des zweiten Allels verursacht werden (➤ Kap. 6.5.3). Darüber hinaus kann eine erhöhte Suszeptibilität auch durch das individuelle Expressionsmuster verschiedener Gene mit geringer Penetranz bedingt sein, z.B. die Suszeptibilität gegenüber tabakrauchinduzierter Kanzerogenese.

Beispiele:
- **Familiäre Polyposis coli:** Sie stellt eine autosomal dominante Disposition (prämaligne Kondition) dar, die durch eine Mutation des APC-Gens (Chromosom 5q21) verursacht ist. Die Mutation des APC-Gens führt zu einem Funktionsverlust des APC-Proteins, welches in der normalen Zelle den Abbau von β-Catenin einleitet. Der Anstieg des β-Catenins führt zu einer Zunahme der Proliferationsrate der betroffenen Zellen (➤ Kap. 32.9).
- **Xeroderma pigmentosum** (prämaligne Kondition): Es handelt sich um eine autosomal rezessive Störung der DNA-Reparaturmechanismen (verminderte Endonukleaseaktivität mit der Entstehung von Thymin-Dimeren). Morphologisch findet man früh Dysplasien und In-situ-Karzinome der Epidermis (präkanzeröse Läsionen) an sonnenexponierten Stellen, aus denen sich schließlich invasive Plattenepithelkarzinome entwickeln.

6.5 Molekulare Pathologie der Krebsentstehung

Tab. 6.3 Präkanzeröse familiäre Konditionen.

Erkrankung	Gen	Chromosom	Vererbungsmodus	Lokalisation des Genprodukts	Pathomechanismus	Tumoren
familiäre Polyposis coli 1 : 8000	APC	5q21	autosomal dominant	Zytoplasma	β-Catenin/APC, Zelladhäsion/Proliferation	kolorektales Karzinom
Neurofibromatose 1 1 : 3500	NF1	17q11	autosomal dominant	Zytoplasma	Neurofibromin (GAP) stimuliert GTPase	Neurofibrome, Schwannome
Neurofibromatose 2	NF2	22q12	autosomal dominant	Zytoplasma	Merlin, wachstumsinhibierender Effekt?	Schwannome, Meningeome
Li-Fraumeni-Syndrom	TP53	17q13.1	autosomal dominant	Zellkern	Wächter des Zellzyklus, DNA-Repair-Mechanismen, Apoptose	Mamma-, Kolon-, Lungenkarzinome, Sarkome
familiäres Retinoblastom 1 : 8000	RB	13q14.2	autosomal dominant	Zellkern	Transkriptionsfaktor	Retinoblastom, Osteosarkom
multiple endokrine Neoplasie Typ 2	RET	10q11.2	autosomal dominant	Zellmembran	Rezeptor-Tyrosinkinase	Schilddrüsenkarzinome, Phäochromozytom
Nephroblastom	WT1	11q13	heterogene Mechanismen	Zellkern	Transkriptionsfaktor	Nephroblastom
Xeroderma pigmentosum	unterschiedlich	unterschiedlich	autosomal rezessiv	Zellkern	Endonukleasen u. a.	Plattenepithelkarzinom der Haut

Chronische Entzündungen

Schon Rudolf Virchow vermutete 1863, dass maligne Tumoren durch chronische Entzündungen ausgelöst werden können. Obwohl der Zusammenhang zwischen chronischer Entzündung und Karzinomentstehung für viele Tumorarten gesichert ist, sind die zugrunde liegenden Entstehungsmechanismen oft noch unklar. Unter anderem spielen hier bestimmte Erreger eine Rolle:
- Helicobacter-pylori-Gastritis → Magenkarzinom/MALT-Lymphom
- Hepatitis B und/oder C → hepatozelluläres Karzinom
- Urozystitis durch Schistosomiasis → Blasenkarzinom

Karzinome können aber auch durch Entzündungen ohne definierten Erreger hervorgerufen werden, z.B. das Adenokarzinom der Speiseröhre bei Refluxösophagitis (Barrett-Ösophagus), das Pankreaskarzinom bei chronischer Pankreatitis, das Vulvakarzinom bei Lichen sclerosus, das Mundhöhlenkarzinom bei Lichen planus und das Kolonkarzinom bei Colitis ulcerosa. Diese Erkrankungen zählen ebenfalls zu den präkanzerösen Konditionen.

6.5 Molekulare Pathologie der Krebsentstehung

6.5.1 Molekulare Mehrschritt-Theorie der Tumorprogression

Die Krebsentstehung ist ein in Schritten ablaufender Prozess (Mehrschritt-Theorie der Krebsentstehung): Der maligne Tumor entwickelt sich durch eine Reihe von Defekten in verschiedenen Genen aus Vorstufen, die zunächst nur über molekulargenetische Analysen und später (histo)morphologisch und kli-

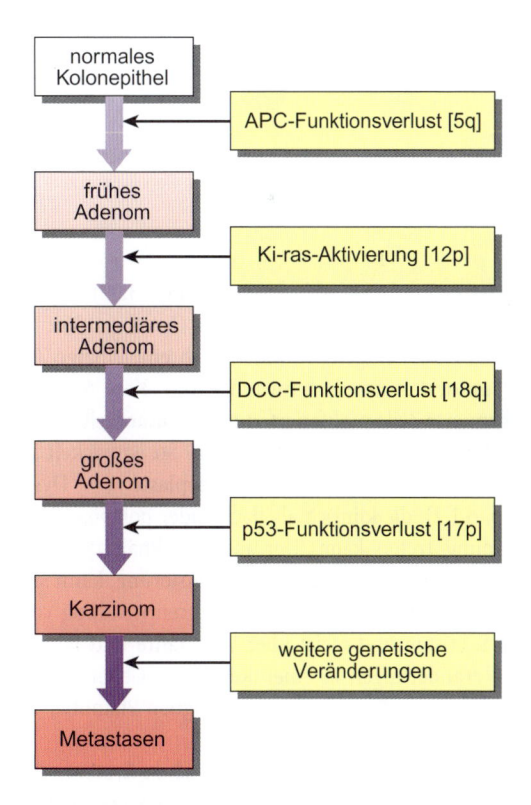

Abb. 6.24 Genetisches Modell der kolorektalen Kanzerogenese. Es ist weniger eine bestimmte Reihenfolge genetischer Veränderungen bedeutsam, sondern vielmehr deren Kumulation bis zu einer kritischen Gesamtzahl, die zur Karzinomentstehung führt.

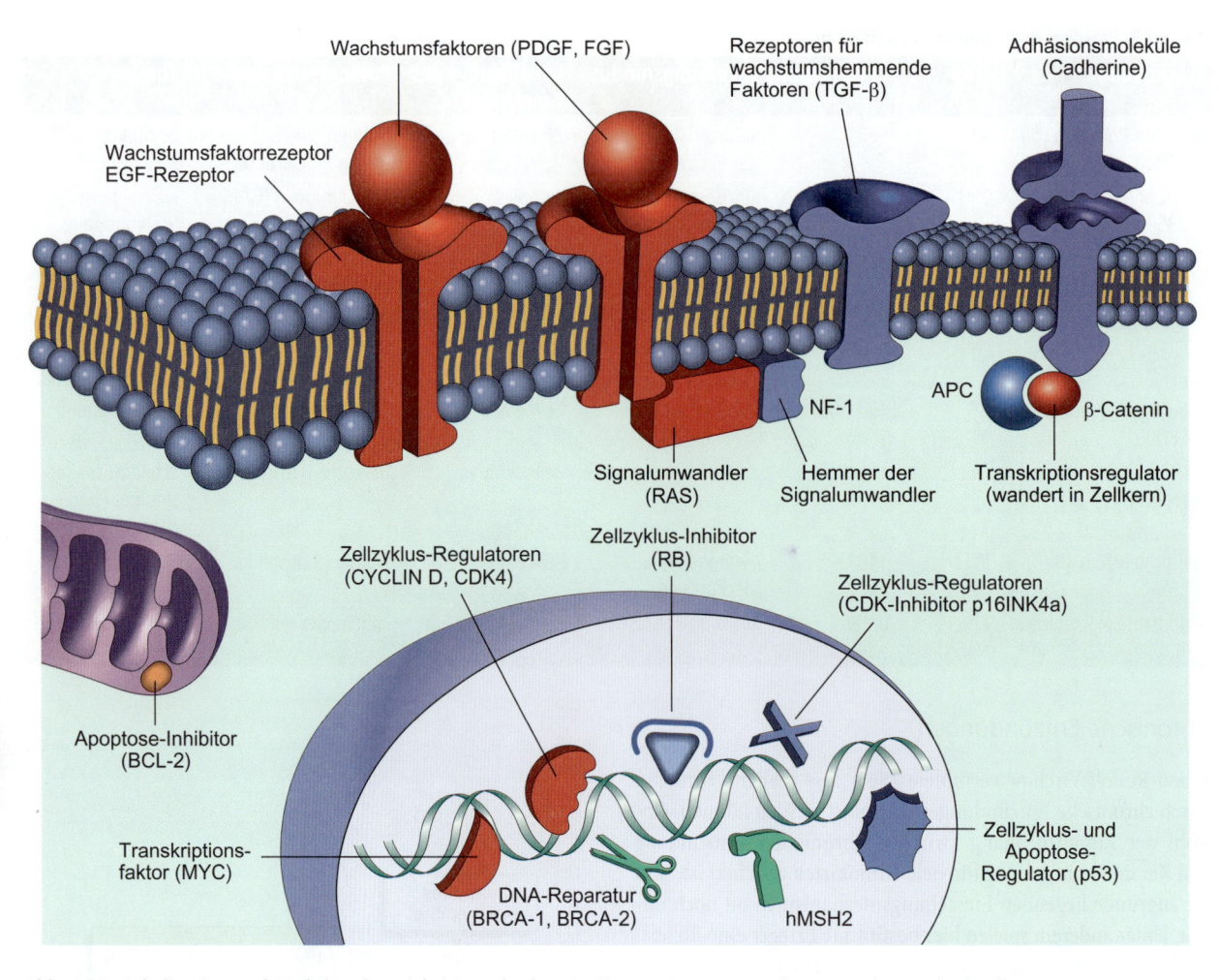

Abb. 6.25 Lokalisation und Funktion der wichtigsten krebsassoziierten Gene. Protoonkogene sind in rot dargestellt, Tumorsuppressorgene in blau, DNA-Reparaturgene in grün und Apoptose-Regulationsgene in violett. [3]

nisch fassbar sind (> Abb. 6.24; > Kap. 32.7). Am besten dokumentiert ist dies in epithelialen Geweben. Vermutlich wird der Prozess eingeleitet, indem sich eine einzige Zelle zu einer **Tumorstammzelle** umwandelt (> Kap. 6.2.2). Diese transformierte Zelle proliferiert, und die Tumorzellen verdrängen und ersetzen die normalen Zellen. So entwickelt sich in Epithelien eine intraepitheliale Neoplasie (= Dysplasie; > Kap. 6.1.2), die klinisch als flache oder polypöse Läsion in Erscheinung treten kann. Der maligne Phänotyp, definiert durch Invasion und Potenz zur Metastasierung, kann sich aus diesen Läsionen entwickeln. Die Tumorentwicklung vollzieht sich in Schritten und meist über viele Jahre und Jahrzehnte, wobei Veränderungen in einer Reihe von Genen und deren Genprodukten schließlich für den malignen Phänotyp verantwortlich sind.

Die beiden wichtigsten **antagonistischen Systeme** des Tumorwachstums werden von den Onkogenen bzw. Tumorsuppressorgenen und ihren Genprodukten repräsentiert. Untergruppen dieser Gensysteme sind z.B. Apoptosegene, Telomerasegene und DNA-Reparatur-Gene (> Abb. 6.25).

6.5.2 Protoonkogene, Onkogene und Onkoproteine

Onkogene sind normale zelluläre Gene, deren Expressionsprodukte Proliferation, Mobilität und Differenzierung von Zellen regulieren. Onkogene spielen bei der Entstehung und Progression von Tumoren eine zentrale Rolle. Zurzeit sind etwa 200 Onkogene bekannt. Ihre Entdeckung geht auf die Erkennung tumorbildender RNA-Viren Anfang des 20. Jahrhunderts zurück. Inzwischen sind mehr als 25 RNA-Tumorviren bekannt (> Tab. 6.4). In diesen RNA-Viren konnten die für eine Tumorentwicklung verantwortlichen Gensequenzen nachgewiesen werden, die als **virale Onkogene** (v-onc) bezeichnet wurden. In der Folgezeit stellte sich heraus, dass entsprechende Sequenzen in normalen Zellen aller Wirbeltierspezies einschließlich des Menschen (**zelluläre Onkogene** = c-onc) vorkommen und dass sich die viralen Onkogene in der Evolution durch Transduktion aus den zellulären Onkogenen entwickelt haben müssen.

Für das Verständnis der Tumorentwicklung ist von Bedeutung, dass viele Onkogenprodukte Komponenten eines komplizierten Netzwerks von Schaltelementen der intrazellulären Signalvermittlung sind, an dessen Ende die mitotische Teilung steht (➤ Abb. 6.26). Der Wachstumsstimulus kommt in der normalen Zelle nur nach entsprechender Rezeptor-Liganden-Bindung zustande. Mutationen von Protoonkogenen dagegen führen zu Proteinen (sog. **Onkoproteine**), bei denen diese Regulationsmechanismen gestört sind, da sie modifiziert und damit konstitutiv aktiviert sind. „Konstitutiv" aktiv bedeutet, dass das qualitativ veränderte Genprodukt eine autonome biologische Aktivität entfaltet, zur Aktivierung also beispielsweise keine Bindung eines Wachstumsfaktors benötigt wird. Andererseits können aktivierte Onkogene zu einer übermäßigen Synthese strukturell nicht veränderter Proteine führen (Überexpression eines normalen Onkoproteins) und damit zur Überfunktion im entsprechenden Signalweg.

Im Ergebnis entsteht durch beide Mechanismen eine deregulierte, gesteigerte Funktion des Gens bzw. seines Expressionsprodukts (**„gain of function"**). Dabei ist es nicht von Bedeutung, ob nur ein oder beide Allele betroffen sind (**„dominantes Verhalten"**).

Onkogengruppen

Basierend auf der Wirkung der Onkoproteine hat sich die in ➤ Tab. 6.4 dargestellte Einteilung der Onkogene bzw. Onkoproteine als praktisch erwiesen.

Autokrine Wachstumsfaktoren

Von autokriner Wachstumsstimulation spricht man, wenn Tumorzellen den Wachstumsfaktor sezernieren, für den sie auch einen entsprechenden Rezeptor besitzen. Eine Überexpression dieser Onkoproteine spielt eine Rolle bei Astrozytomen, Osteosarkomen (SIS), Magen- (fgf4), Blasen- und Mammakarzinomen sowie bei Melanomen (fgf3). Eine autokrine Sekretion von Bombesin/grp („gastrin releasing peptide") ist in kleinzelligen Lungenkarzinomen, von igf1 („insulin growth factor 1") in Kolon- und Pankreaskarzinomen beschrieben worden. Von Bedeutung ist, dass derartige Wachstumsstimuli aber nicht allein für die maligne Transformation der entsprechenden Zellen ausreichen.

Tab. 6.4 Beispiele zellulärer Onkogene (c-onc). Die retroviralen Onkogene (v-onc) sind mit aufgeführt.

Funktion	Onkogen	Protein	Retrovirales Onkogen	Virusstamm/Quelle
Wachstumsfaktor (WF)	SIS	B-Kette des Thrombozytenwachstumsfaktors (pdgf-b)	v-SiS	Simian-Sarkom-Virus (Affe)
	HST1, INT2	Fibroblastenwachstumsfaktor (fgf)		
Wachstumsfaktorrezeptoren (R)	ERB B1	epidermaler Wachstumsfaktorrezeptor (egf-r)		
	ERB B2 (HER-2/NEU)	erbB2-Rezeptor		
intrazelluläre Signalvermittlung	RAS-Familie (z.B. HRAS, KRAS)	ras-Proteine (GTP-bindende Proteine)	v-Ha RAS	Harvey murine sarcoma virus (Ratte)
			v-Ki-RAS	Kirsten murine sarcoma virus (Ratte)
	BRAF	B-Raf Serin/Threonin-Proteinkinase	v-RAF	v-Raf murine sarcoma virus (Maus)
	SRC	src (Proteinkinase)	v-SRC	Rous sarcoma virus (Ratte)
	ABL	abl (Proteinkinase)	v-ABL	Abelson murine leukemia virus (Maus)
nukleäre Transkriptionsfaktoren	MYC-Familie (z.B. N-MYC, L-MYC, C-MYC)	myc-Proteine	v-MYC	Avian myelocytomatosis virus (Huhn)
	FOS	fos	v-FOS	F87 osteosarcoma virus (Maus)
	MYB	myb		Avian myeloblastoma virus (Huhn)

Die Kurzbezeichnungen der viralen Onkogene leiten sich vom entsprechenden Virusnamen oder der virusinduzierten Erkrankung ab. In der Regel wird das Gen durch große Buchstaben gekennzeichnet (z.B. RAS), das Genprodukt durch kleine Buchstaben (ras).

Tab. 6.5 Aktivierte Onkogene (c-onc) mit prognostischer Aussagekraft in menschlichen Tumoren (Auswahl).

Tumor	Aktiviertes c-onc	Aktivierungsmechanismus
Neuroblastom	N-MYC	Amplifikation
Mammakarzinom	ERBB2	Amplifikation, Überexpression (➤ Abb. 6.27)
Ovarialkarzinom	ERBB2	Amplifikation, Überexpression

Wachstumsfaktorrezeptoren

Eine Gruppe von Onkogenen codiert für Wachstumsfaktorrezeptoren. Es handelt sich um transmembranöse Moleküle mit einer extrazellulären Ligandenbindungsdomäne und einer intrazellulären katalytischen Domäne, die in der Regel Tyrosinkinase-Aktivität aufweist. Die Überexpression von Wachstumsfaktorrezeptoren oder die Expression von mutierten Wachstumsfaktorrezeptoren, die konstitutiv aktiv sind, spielen bei einer Reihe von Tumoren eine Rolle (➤ Tab. 6.5). Die Überexpression von **erbB2** *(Syn.: her-2/neu)*, eine Rezeptortyrosinkinase, die unter normalen Umständen mit den anderen Mitgliedern der erbB-Familie verschiedene Wachstumsfaktorrezeptoren bildet, findet man bei einer Reihe von Adenokarzinomen, z.B. der Mamma (➤ Abb. 6.26), des Ovars, des Magens, der Speicheldrüse und der Lunge. Häufig liegt dieser Rezeptorüberexpression eine Genamplifikation zugrunde (➤ Abb. 6.27). Die Überexpression führt durch Dimerisierung (ohne Ligandenbindung) des entsprechenden Wachstumsfaktors zu einer wirksamen mitogenen Stimulation.

Klinische Relevanz Mammakarzinome, die erbB2 (HER2) überexprimieren, sprechen auf eine Therapie mit einem gegen das Onkogen gerichteten Antikörper an.

Tyrosinkinaserezeptor

Bei einem anderen Tyrosinkinaserezeptor, der vom RET-Onkogen codiert wird, stehen dagegen Punktmutationen mit konstitutiver Aktivierung des Rezeptors im Vordergrund. Dieses Gen nimmt insofern eine Sonderstellung ein, als in ihm dominante Keimbahnmutationen auftreten können, die mit den multiplen endokrinen Neoplasien (MEN) Typ 2A und Typ 2B assoziiert sind (➤ Kap. 18.3). Beim papillären Schilddrüsenkarzinom ist dagegen ein somatisches Rearrangement des RET-Gens als eine wichtige genetische Aberration entdeckt worden (➤ Kap. 14.6.2).

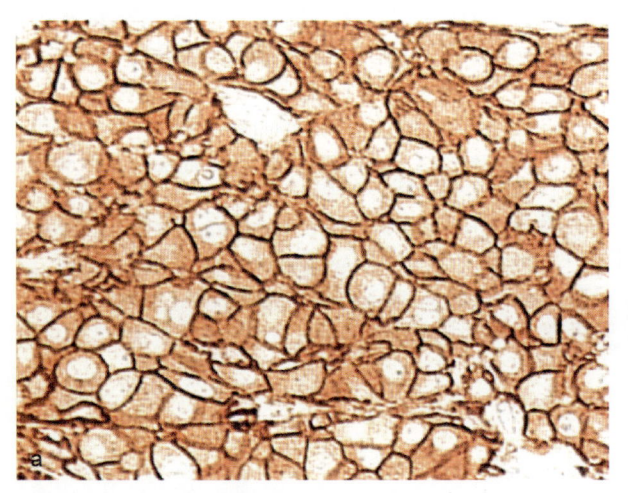

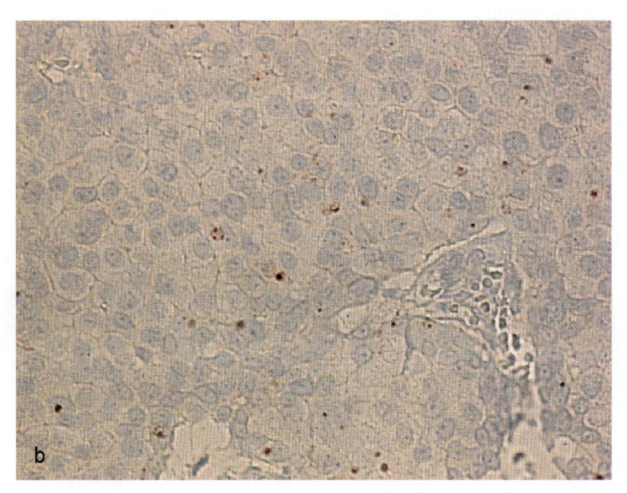

Abb. 6.26 erbB2-Überexpression in Mammakarzinomen. Immunhistochemische Darstellung des erbB2-Rezeptors in den Tumorzellmembranen. **a** Mammakarzinom mit starker Expression. erbB2-Immunhistochemie, Vergr. 200-fach; **b** Mammakarzinom mit fehlender Expression. ERBB2-Immunhistochemie, Vergr. 200-fach.

6.5 Molekulare Pathologie der Krebsentstehung

Tausendfache verstärkt werden. Somit stellt das GAP eine molekulare Bremse für das ras-Protein dar.

Punktmutationen der RAS-Gene können zu einer konstitutiven Aktivierung des entsprechenden ras-Proteins führen, ohne dass eine Rezeptor-Liganden-Bindung vorliegt. Häufig liegen Mutationen vor, bei denen die Inaktivierung zu ras-GDP defekt ist.

Klinische Relevanz Etwa 20% aller Tumoren zeigen RAS-Mutationen, sie treten aber besonders häufig in Tumoren des exokrinen Pankreas und des Kolons auf. Eine KRAS-Mutation als prädiktiver Marker bei einem kolorektalen Karzinom zeigt an, dass eine gegen den EGF-Rezeptor gerichtete Antikörpertherapie nicht ansprechen würde; nur bei KRAS-Wildtyp-Fällen ist eine derartige Behandlung sinnvoll. Der Nachweis von BRAF-Mutationen ist derzeit bedeutsam für die Behandlung des malignen Melanoms.

Transkriptionsfaktoren

Transkriptionsfaktoren sind nukleäre Proteine, die an regulatorische DNA-Sequenzen von Zielgenen binden und damit die Transkription (m-RNA-Synthese) regulieren. Aktivierte Onkogene, die nukleäre proliferationsaktive Transkriptionsfaktoren codieren, sind in Tumoren häufig nachweisbar. Beispiele hierfür sind die Onkoproteine der MYC-, FOS- und JUN-Gen-Familien sowie der E2F-Transkriptionsfaktor.

Die Funktion von **myc** liegt in der Induktion von Proliferation unter Hemmung der terminalen Differenzierung. Die mitogene Wirkung von myc besteht wahrscheinlich in der Transaktivierung von Zielgenen mit Bildung von aktiven zyklinabhängigen Kinasen (CDK) sowie Zyklin D1 und Zyklin A, die wiederum regulatorische und fördernde Bestandteile des Zellzyklusablaufs (Übergang zur G_1-Phase) darstellen. Das myc-Protein benötigt allerdings ein weiteres Protein, **max,** mit dem es Heterodimere bildet, um wirken zu können. Diese Heterodimere binden dann spezifische proliferationsaktivierende Zielgene. Das myc-Protein allein kann Zellen zwar immortalisieren, zur malignen Transformation ist allerdings die Kooperation mit anderen zytoplasmatischen Onkoproteinen, wie z.B. ras, notwendig. Die Komplexität dieses Proteins zeigt sich darin, dass an der Regulation myc/max andere Proteine, wie z.B. das **mad**-Protein, beteiligt sind und dass myc bei fehlender Stimulation durch Wachstumsfaktoren auch zum programmierten Zelltod führen kann.

Klinische Relevanz Amplifikationen des MYC-Onkogens mit Überexpressionen des myc-Proteins kommen in zahlreichen Tumoren vor wie z.B. den Neuroblastomen, den Astrozytomen, den kleinzelligen Lungenkarzinomen sowie auch einzelnen Lymphomen.

Zykline und zyklinabhängige Kinasen

Der Zellzyklus unterliegt einer präzisen Regulation durch extrazelluläre Wachstumsfaktoren (➤ Kap. 2.1). Von besonderer Bedeutung bei der Zellzyklusregulation sind regulatorische Proteine **(Zykline),** die phasenspezifisch hochreguliert werden

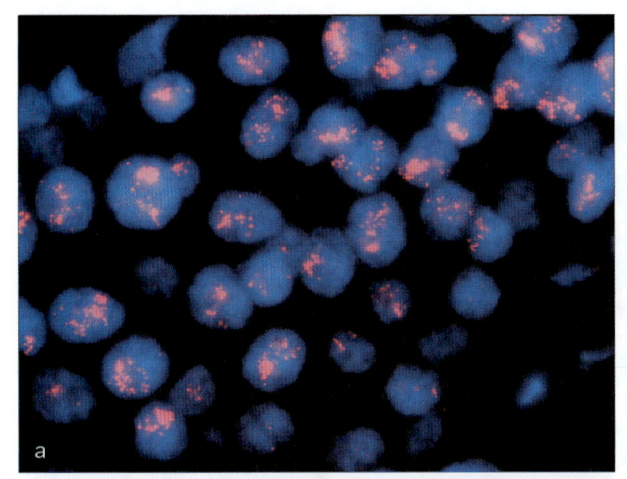

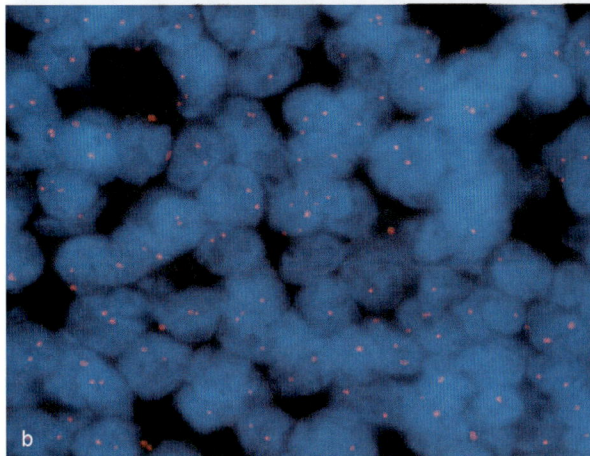

Abb. 6.27 ERBB2-Amplifikation in Mammakarzinomen. In-situ-Hybridisierung mit einer ERBB2-Sonde. **a** Darstellung zahlreicher roter Signale innerhalb der Tumorzellkerne, die auf eine Amplifikation hinweisen. In-situ-Hybridisierung, Vergr. 400-fach; **b** Tumorzellen mit 2 roten Signalen (= Allelen): keine Amplifikation. In-situ-Hybridisierung, Vergr. 400-fach.

Elemente der Signaltransduktionskette

In der Signaltransduktion, also dem Weg vom Wachstumsfaktorrezeptor bis zu den Transkriptionsfaktoren im Zellkern (➤ Abb. 6.26), kann jedes Element als molekularer „Ein-Aus-Schalter" wirken und in der „Einschalt-Position" die nachgeschalteten Elemente aktivieren. Jedes Protein dieser Kette ist somit als potenzielles Onkogenprotein zu betrachten, da es über die nachfolgende Kaskade Wachstumsstimuli zum Zellkern sendet.

Aufgrund der zentralen Position der ras-Proteine ist es nicht verwunderlich, dass die **RAS-Gene** in der Onkogenese bei vielen Tumoren eine zentrale Bedeutung haben (➤ Abb. 6.28). Die RAS-Gene (HRAS, KRAS, NRAS) codieren für GTP-bindende Proteine von ca. 21 kD (p21 ras). Aktiviert wird das RAS-Protein durch Beladung mit GTP, inaktiviert mittels Hydrolyse durch eine intrinsische GTPase, die das ras-GTP in das inaktive ras-GDP überführt. Die Wirkung der GTPase kann durch das GTPase-aktivierende Protein (GAP), das vom Neurofibromatose-Gen-1 (NF1) codiert wird, auf das mehr als

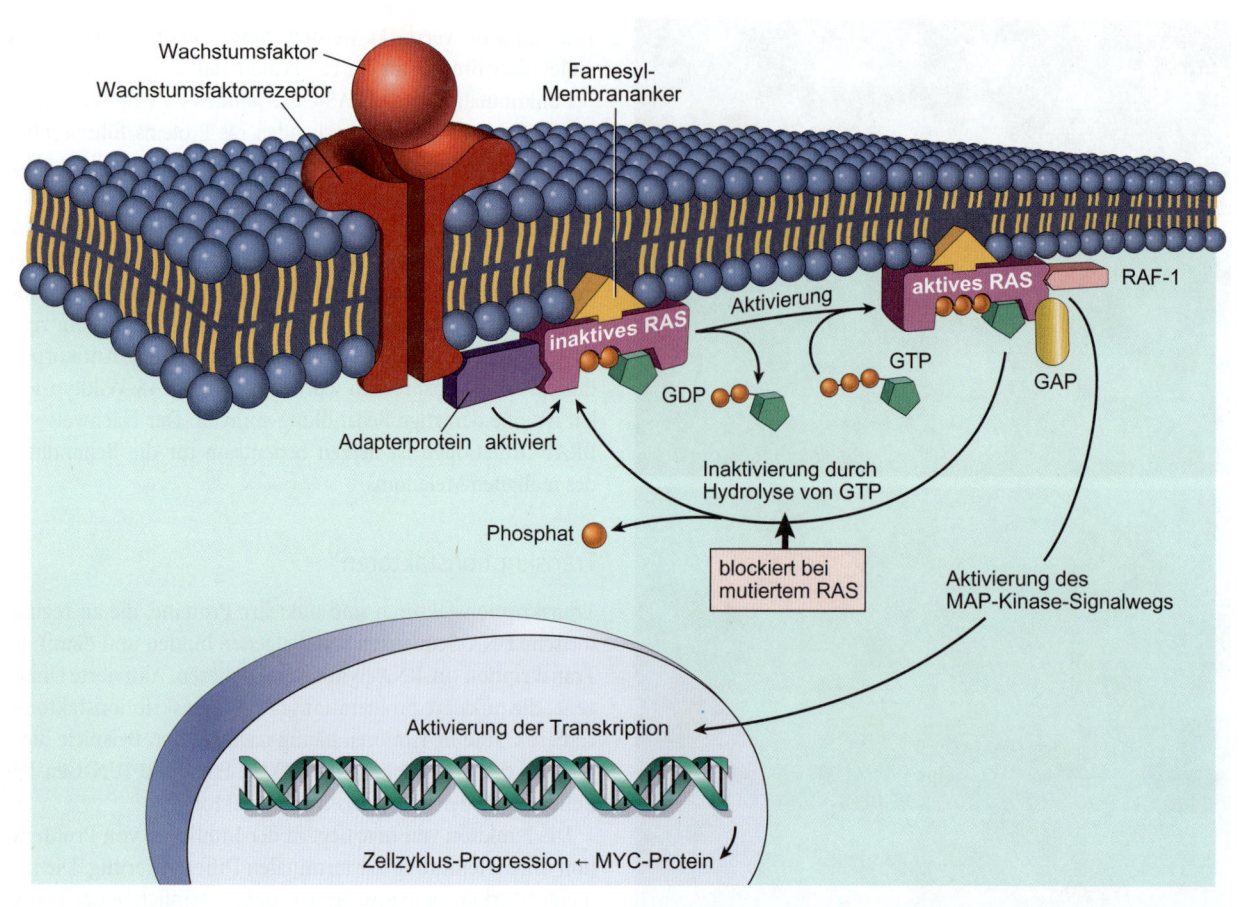

Abb. 6.28 Aktivierung des RAS-Signalweges. Der Wachstumsfaktorrezeptor wird durch Bindung eines Wachstumsfaktors aktiviert. Aktiviertes RAS stimuliert den MAP-Kinase-Signalweg und übermittelt wachstumsfördernde Signale in den Zellkern. Mutiertes RAS-Protein ist permanent aktiviert wegen der fehlenden Möglichkeit, GTP zu hydrolysieren. Damit besteht auch ohne Signale von extern ein permanenter Proliferationsstimulus der Zelle. [4]

und durch Bindung an inaktive zyklinabhängige Proteinkinasen (CDK) zur Aktivierung der Kinasen führen (➤ Abb. 6.29). Die in der G_1-Phase regulierenden D- und E-Zykline sind besonders bedeutsam, da sie für den Übergang in die wachstumsfaktorunabhängige Phase des Zellzyklus und in die S-Phase verantwortlich sind. Gemäß dem klassischen Modell beruht der Wirkmechanismus darauf, dass Zyklin D/CDK4 und 6 sowie Zyklin E/CDK2 das Retinoblastomprotein inaktivieren und damit den mitogenen Transkriptionsfaktor E2F freisetzen.

Die Aktivität der CDK wird andererseits von **Inhibitoren** (CKI) reguliert. Eine Familie dieser Inhibitoren umfasst u.a. die Proteine p15, p16, p18 und p19, die selektiv Zyklin D/CDK4 und Zyklin D/CDK6 inhibieren („inhibitors of CDK4 und CDK6") und daher als INK-Proteine bezeichnet werden.

Vor diesem Hintergrund wird deutlich, dass die oben aufgeführten Zykline als Onkoproteine wirken können. In der Tat ist Zyklin D1 bei einem hohen Prozentsatz von Ösophagus- und Mammakarzinomen überexprimiert, wobei eine Amplifikation des Genlokus 11q13 als Ursache angenommen wird. Die auf Chromosom 12 liegende zyklinabhängige Kinase 4 (CDK4) ist ebenfalls bei einigen Tumoren überexprimiert (z.B. Melanome und Sarkome). Folge der Überexpression von Zyklin D1 bzw. CDK4 ist die Inaktivierung des rb-Proteins (s.u. und ➤ Kap. 41.7.4).

Aktivierungsmechanismen von Onkogenen

Die Veränderungen genetischer Informationen sind vielfältig und umfassen folgende Möglichkeiten:

Amplifikation

Darunter versteht man die Vermehrung der Kopienzahl eines Gens (normale Kopienzahl n = 2), z.B. MYCN in Neuroblastomen, MYCL1 in kleinzelligen Lungenkarzinomen, ERBB2 in Mamma- und Ovarialkarzinomen. Der Nachweis der Amplifikation dieser Protoonkogene besitzt neben einer prognostischen Relevanz vor allem auch eine prädiktive Bedeutung, da das Ansprechen auf bestimmte Therapien vorhergesagt wer-

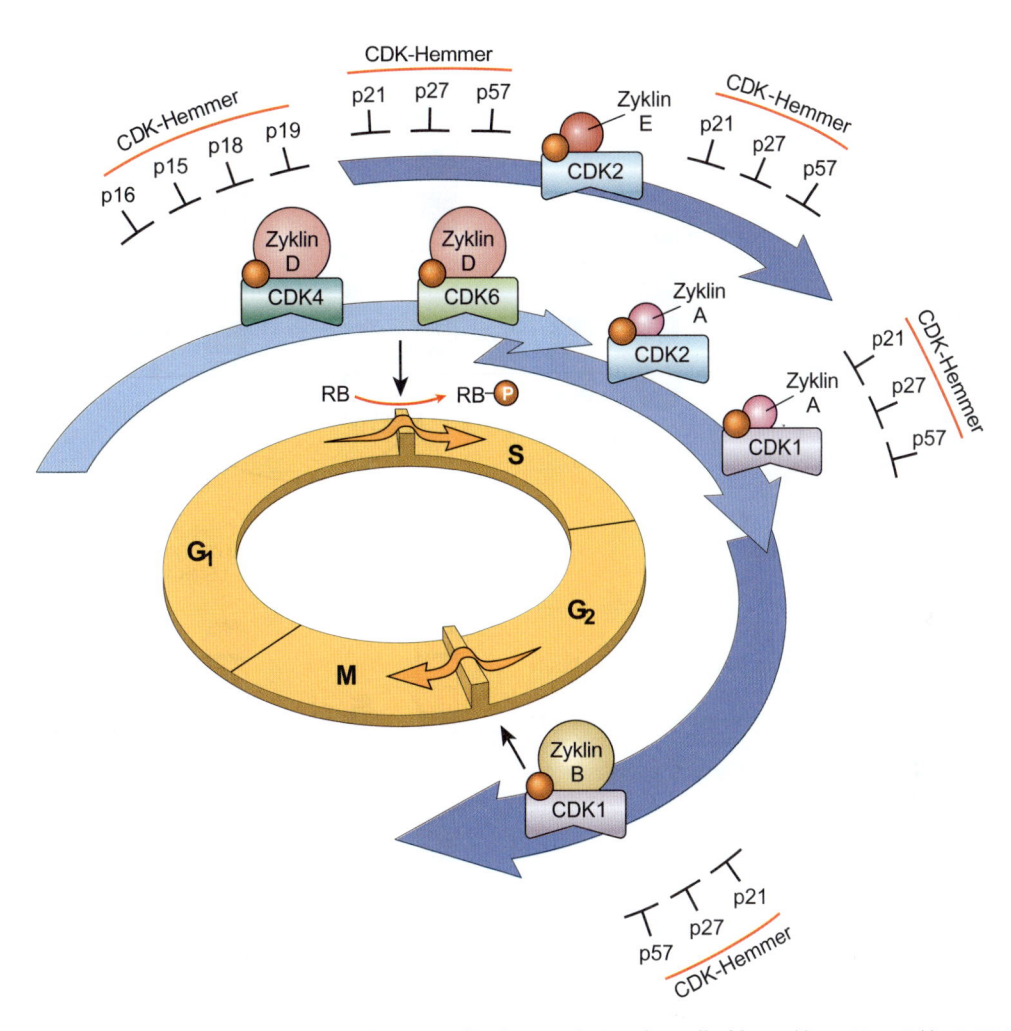

Abb. 6.29 Bedeutung der Zykline, CDKs und CDK-Inhibitoren für die Regulation des Zellzyklus. Zyklin D-CDK4, Zyklin D-CDK-6 und Zyklin E-CDK2 regulieren den Übergang von der G_1- in die S-Phase des Zellzyklus. Zwei Familien der CDKIs blockieren die Aktivität der CDKs und die Progression während des Zellzyklus. Sog. INK4-Inhibitoren (z.B. p16, p15, p18 und p19) wirken auf Zyklin D-CDK4 und Zyklin D-CDK6. Die zweite Familie besteht aus 3 Inhibitoren (p21, p27 und p57) und hemmt alle CDKs. [4]

den kann. Die Amplifikation von Genen kann mit zytologischen Veränderungen wie Aneuploidie und chromosomalen Abnormitäten einhergehen (> Abb. 6.30).

Chromosomale Translokationen

Chromosomale Translokationen (Rearrangement) können entweder zur Überexpression von strukturell nicht veränderten Onkogenprodukten führen – z.B. bei der „klassischen" Translokation t(8,14) in Burkitt-Lymphomen – oder durch eine direkte Veränderung der Chromosomenstruktur Fusionsgene („Zusammenfügung" von 2 unterschiedlichen Genen) bilden, die zur Entstehung sog. chimärer Proteine führen. Letztere Form der Translokation t(9,22) wird bei chronisch myeloischen Leukämien auf mikroskopischer Ebene als sog. **Philadelphia-Chromosom** beobachtet: Hierbei entsteht ein BCR-ABL-Fusionsgen (bcr = „breakpoint cluster region") und führt zur Expression eines entsprechenden chimären Proteins abl mit abnormaler Tyrosinkinaseaktivität. Die chromosomale Translokation t(14,18) in humanen follikulären Lymphomen rekombiniert das BCL2-Gen von Chromosom 18 mit dem Immunglobulin-Schwerkettenlokus auf Chromosom 14. Diese Translokation führt zu einer Überexpression des bcl2-Gen-Produkts (> Kap. 22.2.2) (> Abb. 6.31).

Punktmutationen

Bereits 1982 wurde ein weiterer Mechanismus der Onkogenaktivierung beschrieben: die Punktmutationen von bestimmten Kodons (bes. 12, 13 und 61) innerhalb der Familie der RAS-Gene. Es wurde berichtet, dass 90% der duktalen Adenokarzinome des Pankreas (KRAS), 50% der Kolonkarzinome (KRAS), 30% der Adenokarzinome der Lunge (KRAS), 50% der follikulären und undifferenzierten Schilddrüsenkarzinome (HRAS, KRAS und NRAS) und 30% der myeloischen Leukämien (NRAS) Punktmutationen aufweisen können. Bei 10–20% der Patienten mit Adenokarzinomen der Lunge liegt eine EGFR-Mutation vor. Punktmutationen treten auch bei hereditären

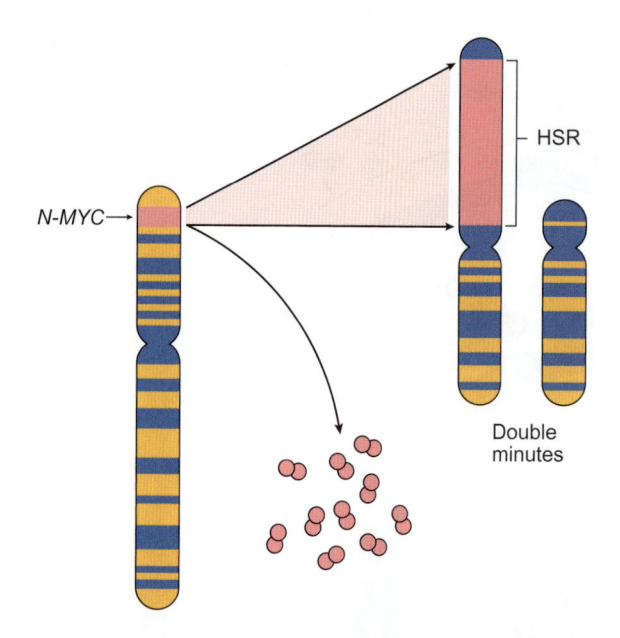

Abb. 6.30 Amplifikation von N-MYC in Neuroblastomen. Das N-MYC-Gen auf Chromosom 2p kann amplifiziert sein. Diese Amplifikation besteht entweder in Form von extrachromosomalen „double minutes" oder als chromosomal integrierte „homogenous staining regions (HSR)." Diese Integration kann auch andere Autosomen betreffen (z.B. Chromosom 4, 9 oder 13). [4]

Tumoren auf, z.B. bei der multiplen endokrinen Neoplasie Typ 2 (MEN 2) im RET-Gen (Chromosom 10p11.2).
Klinische Relevanz Wird bei einem Patienten mit einem Adenokarzinom der Lunge die Mutation des EGFR-Gens nachgewiesen, erlaubt dies eine Vorhersage, ob er auf neue Therapieformen zur Hemmung der Tyrosinkinaseaktivität anspricht.

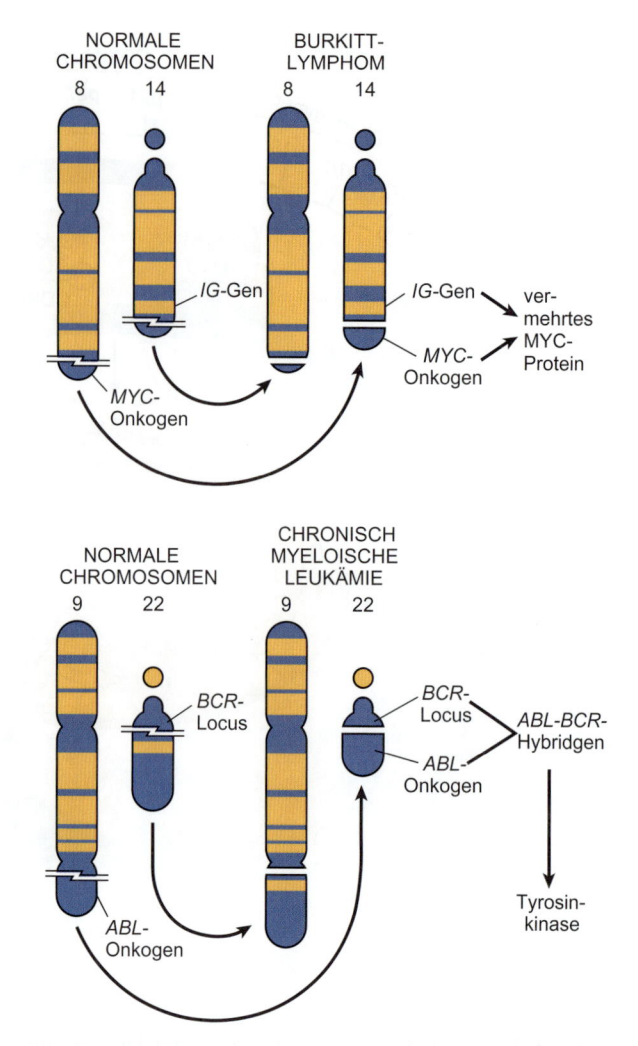

Abb. 6.31 Translokationen. Chromosomale Translokation der distalen Enden von Chromosom 8 und 14 beim Burkitt-Lymphom bzw. der Chromosomen 9 und 22 bei der chronisch myeloischen Leukämie (CML). [4]

6.5.3 Tumorsuppressorgene

Tumorsuppressorgene sind normale zelluläre Gene, deren Genprodukte negative („supprimierende") Regulatoren z.B. von Wachstum sind. Geht diese Funktion verloren (**„loss of function"**), weil das Genprodukt nicht mehr gebildet wird oder fehlerhaft ist, können Tumorzellen ungehindert wachsen. Die tumorpromovierende Wirkung kommt dabei durch Veränderungen beider Allele eines Tumorsuppressorgens zustande. Tumorsuppressorgene zeigen also ein rezessives Verhalten. Bisher wurden mehr als 70 Tumorsuppressorgene untersucht (➤ Tab. 6.6).

Retinoblastomgen

Das „klassische" Tumorsuppressorgen ist das für die Entstehung des Retinoblastoms verantwortliche Retinoblastomgen (RB1). Das Genprodukt rb1 ist normalerweise die molekulare „Bremse" des Zellzyklusablaufs in der G_1-S-Phase – ohne diese Bremse ist der Ablauf des Zellzyklus beschleunigt.

Tab. 6.6 Spezifischer Verlust von wichtigen Tumorsuppressorgenloci in humanen Tumoren (Auswahl).

Gen	Locus	Tumor
RB1	13q14	Retinoblastom, Osteosarkom u.a.
TP53	17q13	Mamma-, Kolon- und Lungenkarzinom, Osteosarkom u.a.
WT1	11p13	Wilms-Tumor
DCC	18q21	Kolonkarzinom
NM23	17q11	Mammakarzinom u.a.
NF1	17q11.2	Neurofibromatose Typ 1
NF2	22q12	Neurofibromatose Typ 2
APC	5q21	familiäre adenomatöse Polyposis coli, Kolonkarzinom
MEN1	11q13	Tumoren der endokrinen Organe
VHL	3p25	Nierenkarzinom
BRCA1	17q21	Mamma-, Ovarial-, Prostatakarzinom
BRCA2	13q12-13	Mamma-, Ovarial-, Prostatakarzinom
E-Cadherin	16q21-22	diffuses Magenkarzinom

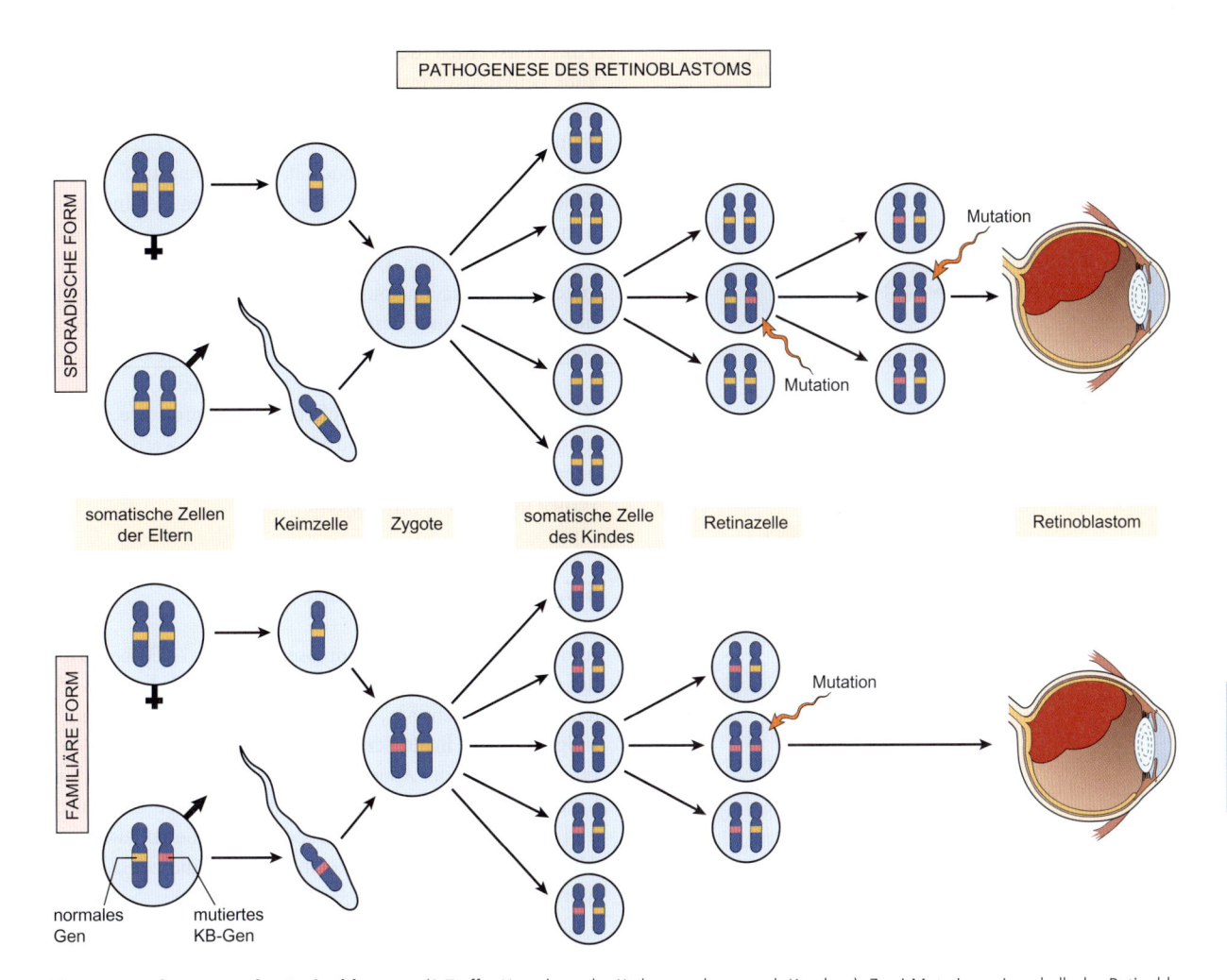

6.5 Molekulare Pathologie der Krebsentstehung

Abb. 6.32 Pathogenese des Retinoblastoms (2-Treffer-Hypothese der Krebsentstehung nach Knudson). Zwei Mutationen innerhalb des Retinoblastom-Gens auf Chromosom 13q14 führen zur neoplastischen Proliferation von Retinazellen. Der erste Treffer (Hit) bedeutet Inaktivierung des ersten Allels, der zweite Hit bezeichnet die funktionelle Zerstörung des zweiten, noch vorhandenen und aktiven Allels. Bei der sporadischen Form (oben) betreffen beide Mutationen den Retinoblastom-Locus innerhalb der Retinazellen nach der Geburt. Bei der hereditären Form (unten) enthalten alle somatischen Zellen ein mutiertes Retinoblastom-Gen von einem Elternteil. Die zweite Mutation betrifft den Retinoblastom-Locus in einer Retinazelle nach der Geburt. [4]

Gendefekt Nachdem zytogenetisch erkennbare Deletionen am langen Arm des Chromosoms 13 bei 15% aller Retinoblastomträger gefunden worden waren, wurde diese Region mit molekularen Techniken genauer analysiert. Der Defekt (Deletionen oder Punktmutationen) konnte einem in der Region 13q14 liegenden Gen, dem RB1-Gen, zugeordnet werden. Dieser Defekt des RB1-Gens liegt immer in beiden Allelen der Tumorzellen vor, z.B. als Deletion der gesamten Region 13q14 des einen und als Punktmutation des anderen Allels. Diese Erkenntnis bestätigt die **„Two-Hit"-Hypothese** von Knudson, nach der das familiäre Retinoblastom das Ergebnis von 2 Mutationen ist, wobei der Defekt an einem Allel (in allen Körperzellen) als Keimbahnmutation vererbt, die maligne Transformation jedoch erst durch eine somatische Mutation des zweiten Allels ausgelöst wird. Dies geht mit dem Verlust der Funktion des RB1-Gens einher (➤ Abb. 6.32). Interessanterweise sind Alterationen des RB1-Gens nicht auf Retinoblastome beschränkt.

Funktion und Funktionsverlust des rb1 Das rb1-Protein ist ein nukleäres Phosphoprotein (p105rb), das den Zellzyklus kontrolliert (➤ Abb. 6.33). Der Verlust oder die Inaktivierung von rb1 bewirkt einen Kontrollverlust in der wichtigsten Phase des Zellzyklus.

Klinische Relevanz In menschlichen Tumoren sind RB1-Mutationen außer beim Retinoblastom bei Mammakarzinomen, kleinzelligen Lungenkarzinomen, Glioblastomen, Melanomen und Sarkomen nachweisbar, wobei die Veränderungen durch somatische Mutationen zustande kommen.

TP53

Gen und Genlokalisation Aufgrund der zellbiologisch wichtigen Funktionen wird das Tumorsuppressorgen TP53 (Syn.: P53) als „Hüter des Genoms" bezeichnet. Es ist verantwortlich für die Entscheidung, ob eine Zelle nach einem DNA-Schaden reparabel ist und damit im Zellverband bleibt oder der pro-

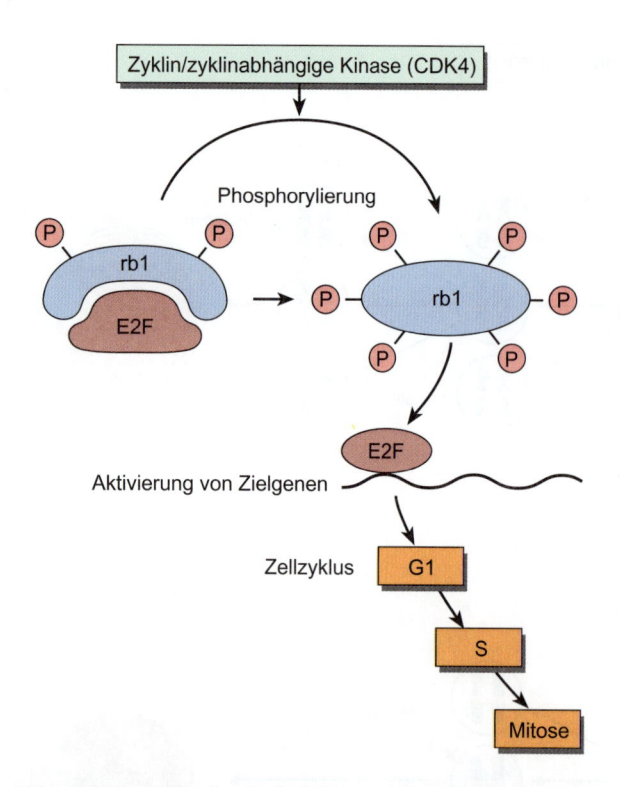

Abb. 6.33 Funktion des Retinoblastom-1-Proteins. In der G_0-G_1-Phase liegt ein hypophosphoryliertes rb1-Protein vor, das an einen Proteinkomplex bindet, der u.a. den Transkriptionsfaktor E2F enthält; durch diesen Komplex werden S-Phase-Gene inhibiert (Zellzyklusbremse). Bei entsprechendem Wachstumsstimulus wird rb1 durch zyklinabhängige Kinasen (CDK) phosphoryliert. Im hyperphosphorylierten Zustand dissoziiert der nukleäre Transkriptionsfaktor E2F aus dem Komplex und kann die für die Synthesephase wichtigen Gene aktivieren, die z.B. für Zyklin E, DNA-Polymerase, Dihydrofolatreduktase codieren.

grammierte Zelltod (Apoptose) eingeleitet wird. Mutationen des P53-Gens können zu einem Verlust oder aber zu einer Fehlfunktion des Proteins p53 führen, sodass diese Zellen ihre DNA-Reparaturmechanismen nicht aktivieren können, andererseits aber auch der programmierte Zelltod nicht ausgelöst wird. Das P53-Gen ist auf dem Chromosomenort 17p13 lokalisiert.

Funktion des p53 Das P53-Gen codiert für den kurzlebigen nukleären Transkriptionsfaktor p53. p53 wird bei einem genetischen Schaden im Genom einer Zelle kurzfristig hochreguliert und aktiviert eine Reihe von Zielgenen, die folgende Wirkungen haben:

- Arretierung des Zellzyklus in der G_1-Phase
- Aktivierung von DNA-Reparaturmechanismen
- Aktivierung des programmierten Zelltods (wenn der DNA-Schaden nicht behoben werden kann)

Die Molekularbiologie dieser Funktionen ist heute in den Grundzügen bekannt (➤ Abb. 6.34).

Kann der Schaden nicht behoben werden, induziert P53 die Transkription von Genen, die die Apoptose einleiten. Dabei spielt das **BAX-Gen** eine große Rolle, dessen Produkte als Homodimere den Apoptoseablauf in Gang setzen können (➤ Kap. 2.4.3).

Funktionsverlust des p53 Kommt es durch Mutationen zum Funktionsverlust des p53-Proteins, häuft es sich infolge der verlängerten Lebensdauer im Zellkern an und ist dadurch immunhistochemisch nachweisbar. Weil die Zellzykluskontrolle (Zellzyklusblockade) ausfällt, haben die transformierten Zellen Wachstumsvorteile. Die chromosomale Instabilität nimmt zu, weil die DNA-Reparaturmechanismen nicht mehr zur Verfügung stehen. Dadurch kann es zur Akkumulation von genetischen Schäden kommen, die für zahlreiche maligne Tumoren typisch sind. Darüber hinaus können Tumorzellen gegenüber Chemo- und Strahlentherapie resistent werden, weil der Apoptoseweg nicht aktiviert werden kann.

Klinische Relevanz In zahlreichen Tumoren wie z.B. Kolon-, Lungen-, Mamma- und Magenkarzinom werden Mutationen (Missense-Mutationen) gefunden, die zum Funktionsverlust des p53-Proteins führen.

6.5.4 Apoptoseresistenz

Apoptoseaktivierung Apoptose (➤ Kap. 2.4.3) bezeichnet den Prozess des programmierten Zelltods. Neoplastische Zellen entstehen nicht nur, weil Onkogene aktiviert oder Tumorsuppressorgene inaktiviert werden, sondern auch durch Mutationen in Genen der Apoptoseregulation. Es gibt 2 unterschiedliche Programme zur Apoptoseaktivierung, die extrinsische und die intrinsische Signalkaskade. Sie induzieren jeweils eine Abfolge von molekularen Veränderungen, die zur Apoptose führen (➤ Abb. 6.35):

- Die **extrinsische Signalkaskade** wird über CD95/Fas initiiert, der an seinen Liganden CD95-L/Fas-L bindet. Dadurch wird ein „death-inducing"-Signalkomplex gebildet. Die Aktivierung verschiedener Kaskaden führt dann zum Zelltod.
- Die **intrinsische Signalkaskade** wird durch verschiedene DNA-Schäden und eine Vielzahl von anderen Reizen aktiviert. Es kommt zu einer Permeabilisation der äußeren Mitochondrienmembran. Dies führt zu einer Freisetzung verschiedener Moleküle, wie z.B. Cytochrom C. Dadurch wird die Apoptose eingeleitet.

BCL2 und B-Zell-Lymphome Wichtig für die Aufrechterhaltung der äußeren Mitochondrienmembran sind verschiedene pro- und antiapoptotische Angehörige der bcl2-Proteinfamilie. Dazu gehören z.B. BAX und BAK. Sehr gut ist die Bedeutung von BCL2 für den Schutz von Tumorzellen vor der Apoptose untersucht. Etwa 85% der B-Zell-Lymphome des follikulären Typs haben eine charakteristische t(14;18) (q32;q21) Translokation. Durch die Überexpression des bcl2-Proteins durch diese Translokation werden Lymphozyten vor der Apoptose geschützt und können dadurch sehr lange überleben. Die Akkumulation oder Vermehrung von B-Lymphozyten führt zur Bildung von Lymphomen und auch zur Infiltration des Knochenmarks. Da bcl2-positive Lymphome mehr durch den reduzierten Zelltod als durch eine explosive Steigerung der Zellproliferation charakterisiert sind, wachsen BCL2-positive

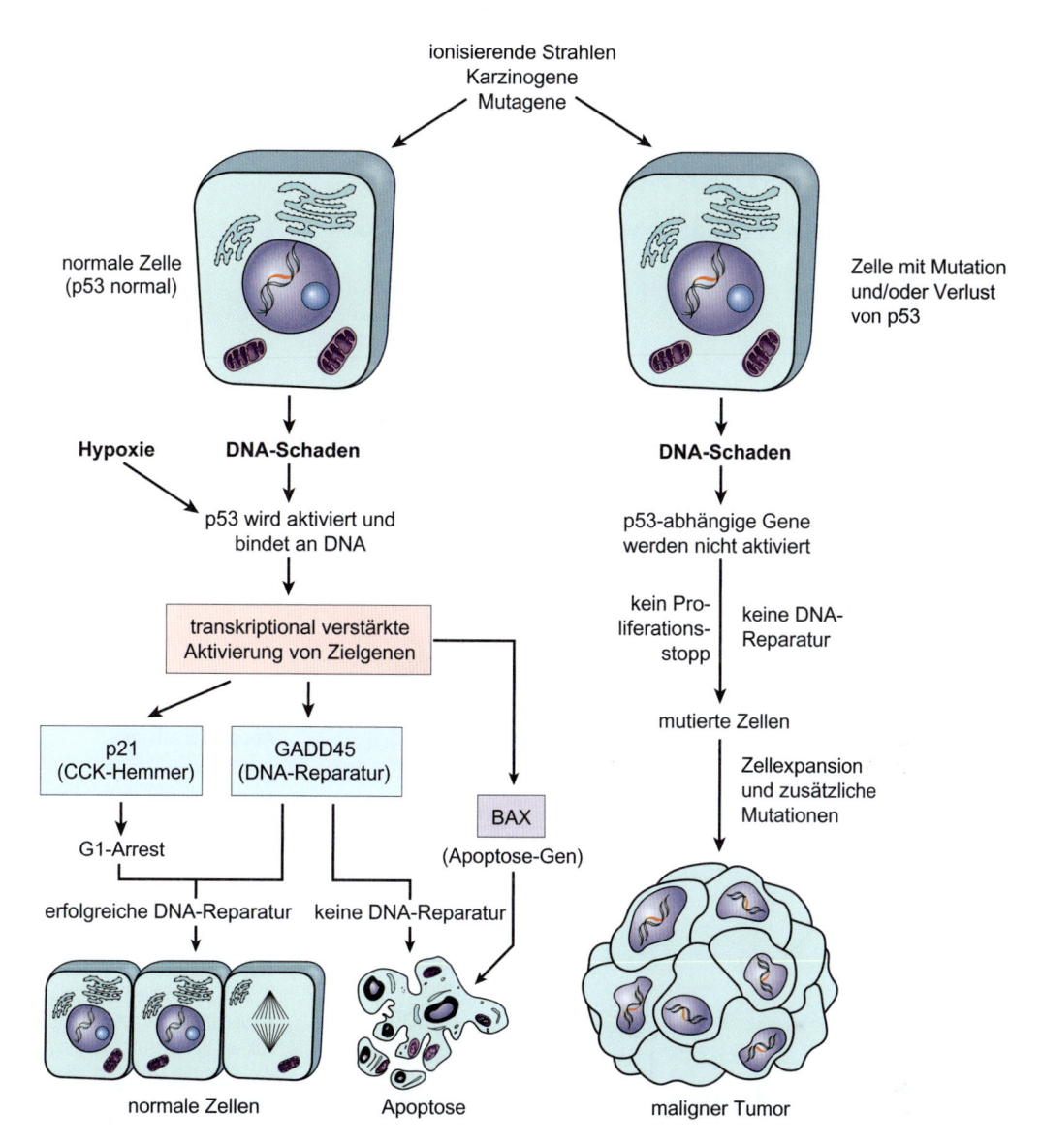

Abb. 6.34 Die Bedeutung von p53 als Wächter des Genoms. p53 kann durch DNA-Schädigungen aktiviert werden und einen Arrest in der G_1-Phase des Zellzyklus mit nachfolgender DNA-Reparatur bewirken (linke Bildhälfte). Dies erfolgt durch transkriptionale Regulation der zyklinabhängigen Kinase-Inhibitoren p21 und des GADD45-Gens. Nach erfolgreicher DNA-Reparatur kann die Zelle weiter proliferieren. Kann der DNA-Schaden nicht repariert werden, induziert p53 BAX und fördert damit die Apoptose der Zelle. Mutiertes p53 kann DNA-Schäden nicht reparieren bzw. die Zelle nicht in den G_1-Arrest überführen (rechte Bildhälfte). Damit können Zellen mit einem DNA-Schaden ungehindert proliferieren und Neoplasien bilden. [4]

Lymphome im Vergleich zu anderen Lymphomtypen relativ indolent und langsam.

6.5.5 Unbegrenztes Replikationspotenzial: Telomere, Telomerase

Die meisten menschlichen Zellen können sich 60–70-mal verdoppeln. Danach verlieren sie ihre Fähigkeit zur Teilung und beginnen zu altern. Dieser Prozess ist verbunden mit einer Verkürzung von Telomeren an den Enden von Chromosomen (➤ Abb. 6.36). Telomere sind nicht codierende Sequenzen, die für die chromosomale Stabilität essenziell sind. Da ab einer bestimmten Telomerlänge weitere Zellteilungen nicht mehr möglich sind, stellen sie eine Art „mitotische Uhr" der Zelle dar. Telomere können durch DNA-Reparaturmechanismen erkannt werden als DNA-Brüche. Dies führt zu einem durch p53 und Retinoblastom vermittelten Zellzyklus-Stopp.

Telomerase Tumorzellen wachsen unbegrenzt und müssen dafür eine zelluläre Alterung vermeiden. Sie aktivieren dazu die Telomerase, einen Ribonukleoproteinenzymkomplex, der die Telomeren verlängern und somit stabilisieren kann. Man geht heute davon aus, dass Telomerasen außer in Gewebestammzellen in normalen somatischen Zellen nicht aktiviert sind. Die genomische Instabilität von Tumorzellen aktiviert sie jedoch, sodass sich Tumorzellen trotz multipler Mutationen

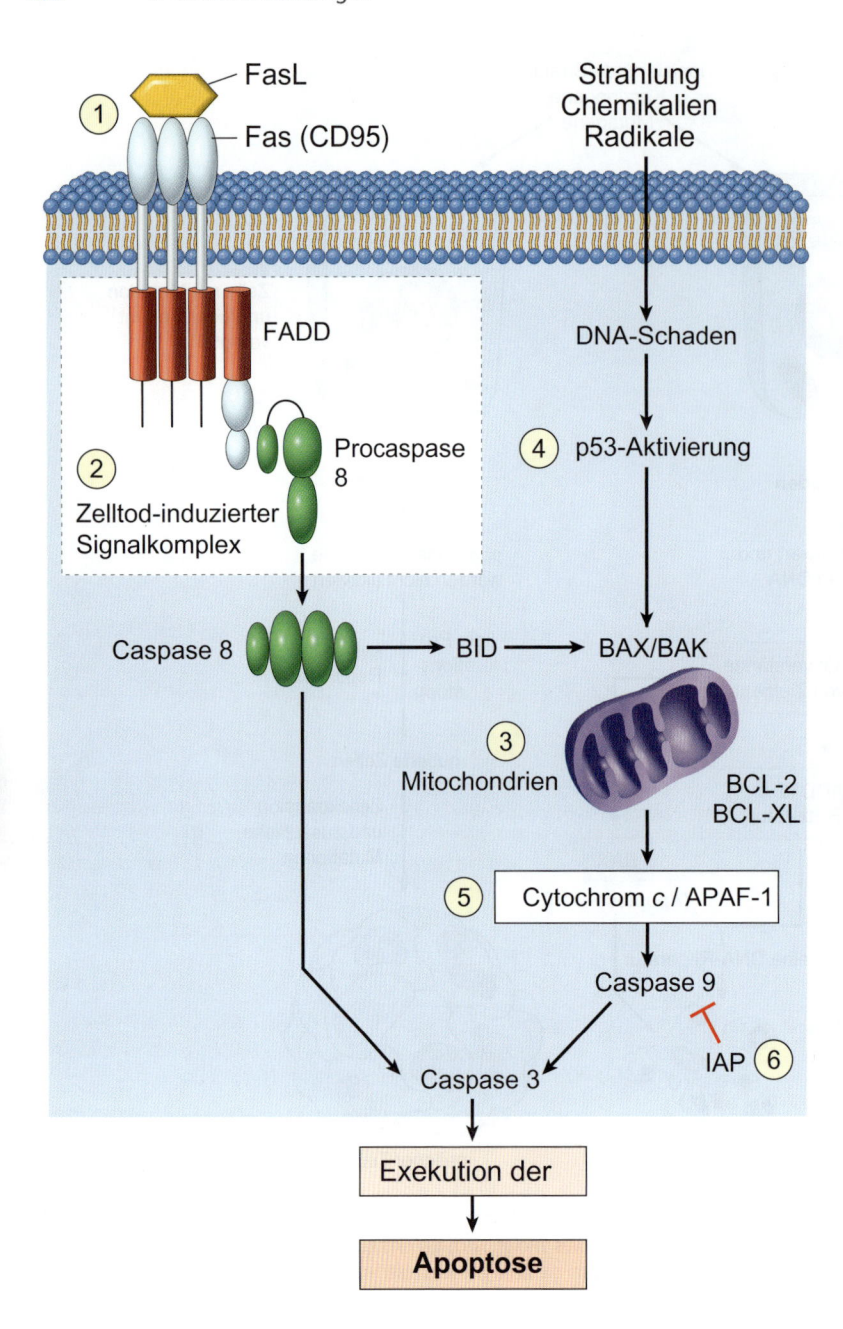

Abb. 6.35 Signalwege der Apoptose und Apoptoseresistenz.
1. Der Fas-Ligand bindet an den Fas-Rezeptor.
2. Das intrazytoplasmatische Adapterprotein FADD aktiviert über Procaspase 8 die Caspase 8. Über die Caspase 3 wird die Apoptose ausgelöst.
3. Ein weiterer Weg zur Apoptose betrifft die Freisetzung von Cytochrom C aus den Mitochondrien. BCL2 verringert die Permeabilität der Mitochondrienmembran für Cytochrom C und wirkt dadurch antiapoptotisch.
4. BAX erhöht die Permeabilität der Mitochondrienmembran und ist damit ein proapoptotischer Faktor. Bei DNA-Schädigung wird p53 aktiviert, das über die Erhöhung von BAX proapoptotisch wirkt.
5. Verlust von apoptotischen Peptidase-Aktivierungsfaktor 1 (APAF1) führt zur Aktivierung von Caspase 9 und Caspase 3.
6. Regulation durch einen Inhibitor der Apoptose (IAP). [4]

vermehren können. Die Telomeraseaktivität verleiht Tumorzellen also eine unendliche Teilungsfähigkeit (Immortalität, Unsterblichkeit).

In 85–95% der Karzinome ist die Telomerase aktiviert. Interessanterweise kann man bei der Progression von Kolonadenomen zu Kolonkarzinomen beobachten, dass frühe Läsionen einen hohen Grad der genomischen Instabilität mit niedriger Telomerase-Expression besitzen. In fortgeschrittenen malignen Läsionen bestehen komplexe Karyotypen mit hohen Telomeraseaktivitäten, sodass von einer telomerabhängigen Karzinogenese gesprochen werden kann.

6.5.6 DNA-Reparaturgene

DNA-Reparatur Der Begriff DNA-Reparatur bezeichnet zelluläre Mechanismen zur Reparatur von DNA-Schäden. Wenn also während der DNA-Replikation oder als Folge mutagener Einflüsse Basenfehlpaarungen in der DNA (z.B. C-T statt C-G) entstehen, stellen die DNA-Reparaturmechanismen die Genomintegrität der Zelle wieder her. Sie erkennen die Fehler, entfernen die veränderten Sequenzen und ersetzen sie durch Replikation am gesunden Gegenstrang.

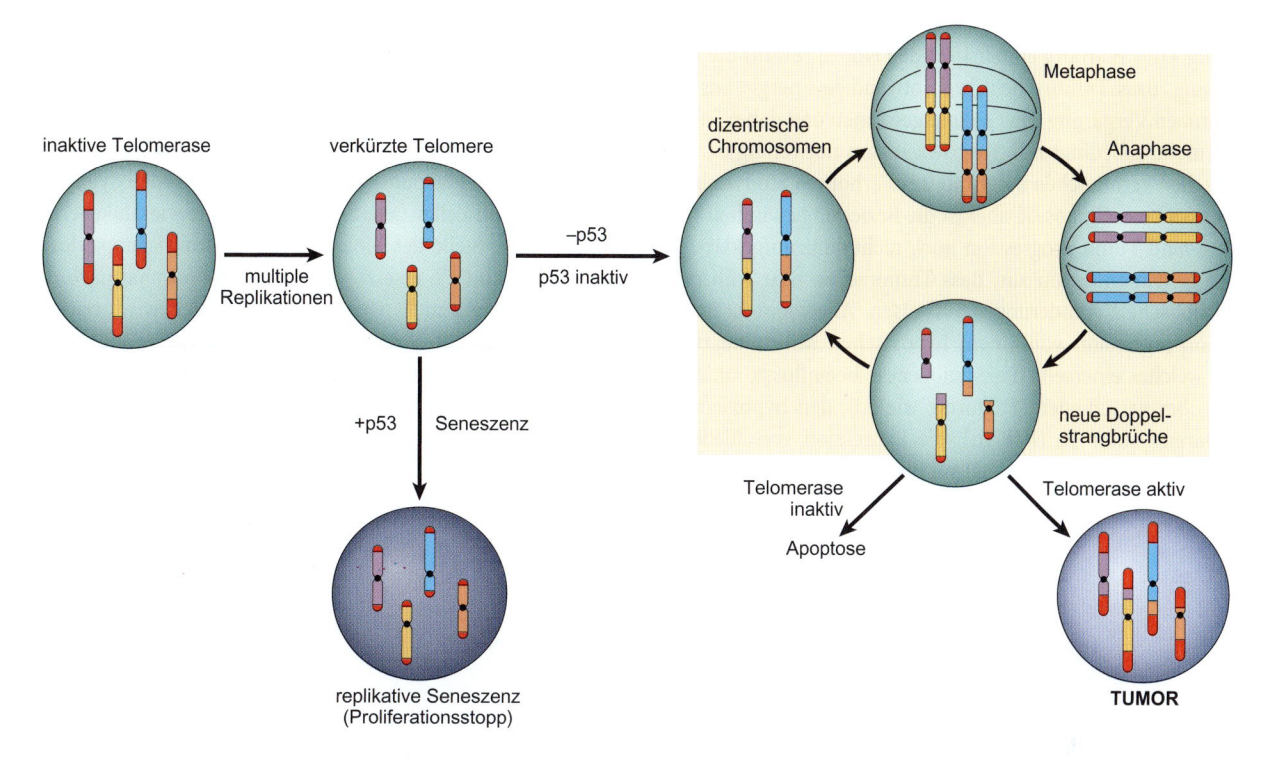

6.5 Molekulare Pathologie der Krebsentstehung

Abb. 6.36 Unbegrenztes Replikationspotenzial eines Tumors. Bei jeder Zellteilung gehen 50–100 Basenpaare der an den Chromosomenenden liegenden Telomere verloren, sodass sie bei inaktiver Telomerase immer kürzer werden. Wenn eine bestimmte Telomerlänge unterschritten wird, gehen die Zellen in einen Zustand der replikativen Seneszenz über. Ohne die Wächterfunktion von p53 und bei ungenügender DNA-Reparatur kommt es zu vermehrter chromosomaler Instabilität und vermehrten Mutationen. Die Re-Expression der Telomerase in malignen Tumoren erlaubt der Zelle, die repetitiven Sequenzen der Telomere zu ergänzen. Dies ist die Voraussetzung, dass Tumoren trotz vermehrter Mutationen ein unbegrenztes Replikationspotenzial erhalten. [4]

Defekte des Reparaturmechanismus Fehlfunktionen dieses Reparaturmechanismus durch einen angeborenen Defekt in einem der Reparaturgene prädisponieren zur Anhäufung von Mutationen in „Krebsgenen" und zur Entwicklung von malignen Tumoren. Es entsteht ein **„Mutatorphänotyp"**, der mit einer 100-fach höheren Mutationsrate einhergeht und damit die Tumorentstehung erleichtert. Inzwischen sind Defekte in 3 Typen der DNA-Reparatursysteme bekannt, die zu verschiedenen Karzinomtypen führen können:

- **DNA-Mismatch-Repair:** Dieser Defekt verursacht z.B. das hereditäre nichtpolypöse kolorektale Karzinom („hereditary nonpolyposis colorectal carcinoma", HNPCC, Lynch-Syndrom). Von den zahlreichen Mismatch-Repair-Genen sind 4 Mutatorgene beim HNPCC-Syndrom betroffen – MSH2 (2p21), hMSH6 (2p16), MLH1 (3p21.3) und PMS2 (7p22). HNPCC-Patienten haben Keimbahnmutationen eines dieser Gene in einem der beiden Allele (heterozygot). Eine zusätzlich in einer Zelle auftretende Mutation im zweiten Allel führt zu Defekten der spezifischen Reparaturproteine. Obwohl diese nicht direkt mutagen wirken, verursachen sie eine genetische Instabilität der betroffenen Zellen mit Anhäufung von Mutationen in kritischen Genen. Die Folge ist die frühe Entwicklung von Dickdarmkarzinomen, insbesondere im Zökum (➤ Kap. 32.8.2).
- **Nucleotide-Excision-Repair:** Verschiedene Proteine des Nukleotid-Excision-Repair-Systems reparieren durch UV-Strahlung ausgelöste DNA-Schäden. Die autosomal rezessiv vererbte Erkrankung Xeroderma pigmentosum mit vermehrten Karzinomen der Haut nach Sonnenexposition entsteht bei einem Verlust dieses Reparaturmechanismus.
- **Recombination-Repair:** Verschiedene autosomal rezessiv vererbte Erkrankungen sind durch eine erhöhte Disposition gegenüber ionisierender Bestrahlung oder Chemotherapie charakterisiert. Neben einer erhöhten Disposition können bei den Betroffenen neurale Symptome (Ataxia teleangiectasia), Knochenmarkaplasien (Fanconi-Anämie) und Entwicklungsdefekte (Bloom-Syndrom) entstehen. Bei der Ataxia teleangiectasia ist das ATM-Gen mutiert, das durch Bestrahlung induzierte DNA-Schäden reparieren kann. Das defekte Gen codiert eine Helicase, die für die DNA-Reparatur durch homologe Rekombination verantwortlich ist. Für den gleichen Reparaturmechanismus sind die Genprodukte von BRCA1- und BRCA2 verantwortlich. Mutationen dieser Gene sind die Ursache verschiedener familiärer Tumoren, z.B. familiäre Mamma- und Ovarialkarzinome (➤ Kap. 42.6.1).

6.5.7 Metabolische Veränderungen: der Warburg-Effekt

Glykolyse Normale Zellen gewinnen ihre Energie hauptsächlich durch den oxidativen Abbau von Glukose in den Mitochondrien (aerobe Glykolyse), aber auch durch anaerobe Vergärung. Otto Warburg erhielt 1931 den Nobelpreis für die Entdeckung, dass Tumorzellen ihre notwendige Energie aus der anaeroben Vergärung von Glukose gewinnen und daher Sauerstoff nicht unbedingt zum Krebswachstum notwendig ist. Tumorzellen verbrauchen aufgrund ihres erhöhten Stoffwechsels besonders viel Glukose. Dabei ist die Beziehung zwischen Glykolyse und Tumorprogression noch nicht ganz aufgeklärt, jedoch geht man davon aus, dass Tumorzellen sehr frühzeitig metabolische Veränderungen aufweisen. Allgemein ist in der Tumorprogression von einem hypoxischen Milieu auszugehen, welches einerseits die Angiogenese beeinflusst, andererseits über verschiedene Faktoren, wie z.B. den hypoxieinduzierbaren Faktor 1α (HIF-1α), die Expression verschiedener metabolischer Enzyme und damit die Glykolyse induziert. Bestimmte Mutationen in Onkogenen und Tumorsuppressorgenen, wie z.B. RAS, TP53 und PTEN stimulieren ebenfalls metabolische Veränderungen in den Tumorzellen.

Klinische Relevanz Der Glukosestoffwechsel der Tumorzellen wird diagnostisch bei der Positronenemissionstomografie (PET) in der Bildgebung ausgenutzt. ^{18}F-Fluordesoxyglucose (FDG) wird von Zellen genauso aufgenommen wie Glukose, obwohl an einer Stelle des Moleküls eine Hydroxylgruppe durch das Radionuklid ^{18}F ersetzt ist. Da FDG-6-Phosphat nach der Phosphorylierung nicht weiter verstoffwechselt wird, reichert es sich an. Dies gilt bereits für normale Gewebe mit erhöhter Zellteilung, aber umso mehr für schnell wachsende Tumoren. Die Verteilung von FDG im Körper erlaubt somit generell Rückschlüsse auf den Glukosestoffwechsel von Geweben, ermöglicht aber auch das Auffinden von Tumoren und Metastasen.

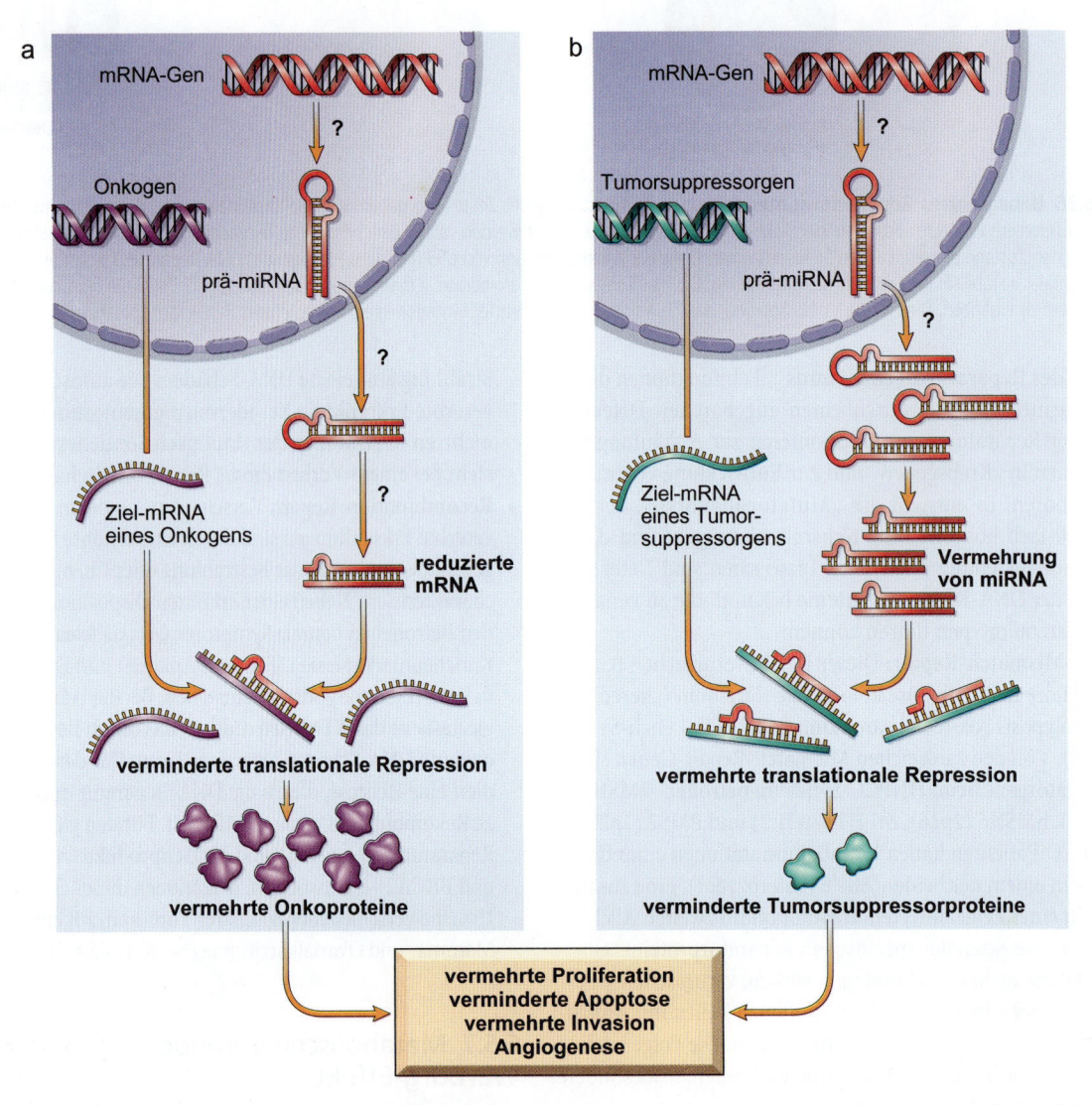

Abb. 6.37 Bedeutung von Mikro-RNAs bei der Tumorentstehung. a Die reduzierte Aktivität von Mikro-RNAs (miRNA) hemmt die Translation eines Onkogens und führt damit zum Überschuss eines Onkoproteins. **b** Die Überaktivität einer Mikro-RNA führt zu verminderter Produktion eines Tumorsuppressorproteins. Die exakten Mechanismen der Regulation der Mikro-RNAs sind noch nicht vollständig aufgeklärt.

6.5.8 Mikro-RNAs und Krebs

Mikro-RNAs (miRNA) sind kleine, nicht codierende einzelsträngige RNAs mit einer Länge von 18–25 Nukleotiden. Mikro-RNAs vermitteln die sequenzabhängige Erkennung von komplementären mRNAs und können damit posttranskriptional deren Funktionen regulieren. Damit spielen mikro-RNAs eine Rolle bei der Kontrolle von Zellwachstum, Differenzierung und Überleben (➤ Abb. 6.37). Sie haben somit einen Einfluss auf die Karzinogenese. Veränderungen der Transkriptionsrate bestimmter mikro-RNAs in Karzinomzellen können die neoplastische Transformation über die Verstärkung von Onkogenen oder verminderte Expression von Tumorsuppressorgenen beeinflussen. Diese Mechanismen sind z.B. für BCL2, RAS und MYC beschrieben worden.

6.5.9 Tumorangiogenese

Wird ein Tumor größer als 1–2 mm, bildet er eigene Gefäße für die Sauerstoff- und Nährstoffzufuhr. Diese Angiogenese ist auch wichtig für eine potenzielle Metastasierung. Die durch Angiogenese entstehenden Tumorgefäße unterscheiden sich von normalen Blutgefäßen, sind häufig dilatiert und durchlässig.

Angiogenic Switch Im frühen Tumorstadium induzieren Tumorzellen noch keine Angiogenese, sodass sie über Jahre klein bleiben können und sich über Diffusion ernähren bzw. mit Sauerstoff versorgen. In einer bestimmten Phase tritt jedoch ein „angiogenic switch" auf, bei dem angiogene Faktoren verstärkt produziert werden (➤ Abb. 6.38, ➤ Abb. 6.39). Neue Blutgefäße sprossen aus existierenden Kapillaren aus, und neu geformte Endothelzellen stimulieren ihrerseits das Wachstum der Tumorzellen über die Sekretion von IGF, PDGF und GM-CSF. Der „angiogenic switch" wird durch verschiedene physiologische Faktoren induziert, wie z.B. intratumorale Hypoxie. Ein relativer Mangel an Sauerstoff stimuliert die Bildung von HIF-1α, ein sauerstoffsensitiver Transkriptionsfaktor, der die Transkription weiterer proangiogener Zytokine, wie z.B. VEGF und BFGF aktiviert. Die Transkription von VEGF ist auch durch andere Signale, z.B. durch den RAS-MAP-Kinase-Signalweg beeinflusst, sodass Mutationen von RAS oder MYC die Produktion von VEGF stimulieren.

Klinische Relevanz Aktuell finden zunehmend monoklonale Anti-VEGF-Antikörper Anwendung in der Behandlung verschiedener Karzinome.

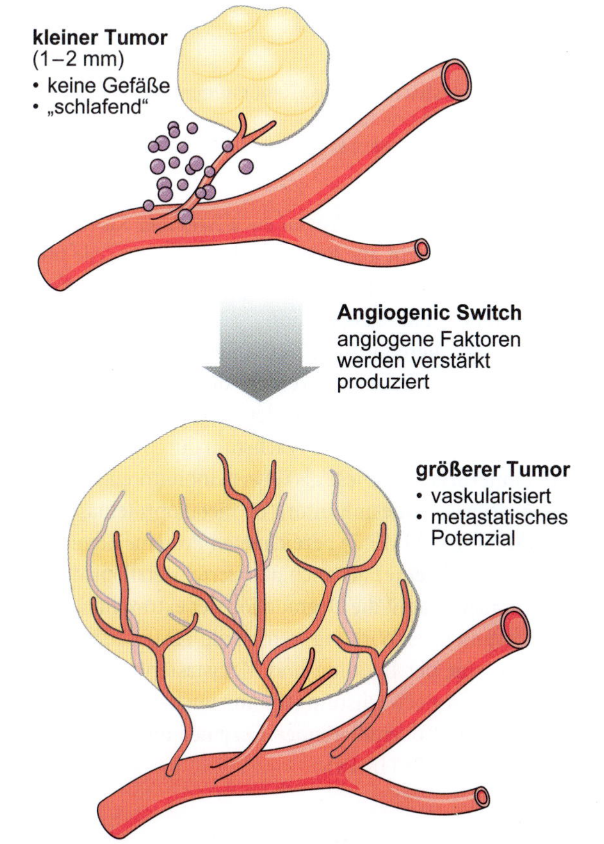

6.6 Molekulare Mechanismen von Invasion und Metastasierung

6.6.1 Invasion

Das invasive Wachstum lässt sich in folgende Schritte untergliedern:
- Auflösung von Zell-Zell-Kontakten
- enzymatische Degradation und Umbau extrazellulärer Gewebematrix
- aktive Bewegung (Lokomotion) der Tumorzellen

Auflösung von Zell-Zell-Kontakten

Voraussetzung für Invasion und Metastasierung ist die Herauslösung einzelner maligner Zellen aus ihrem Zellverband (➤ Abb. 6.40). Dabei ist die Auflösung von Zell-Zell-Kontakten der entscheidende Mechanismus. Eine wichtige Klasse von Proteinen, die durch homologe Interaktionen Zell-Zell-Kontakte ausbilden und unterhalten, sind **Cadherine.** Bei einigen Tumoren (diffuses Magenkarzinom, lobuläres Mammakarzinom) konnte gezeigt werden, dass E-Cadherin durch Allelverlust und/oder Mutation des E-Cadherin-Gens nicht mehr exprimiert wird, sodass die Zelladhäsion abnimmt. Andererseits dürfen Cadherine nicht phosphoryliert sein, damit sie Zell-Zell-Kontakte ausbilden. Wachstumsfaktoren (meist Protein-Tyrosinkinasen), die Cadherine phosphorylieren, können damit zur Auflösung der Kontakte führen und schaffen dadurch die Voraussetzung für die Ablösung von Tumorzellen aus dem Verband. Antagonist dieser Kinasen sind Protein-Tyrosin-

Abb. 6.38 Tumorangiogenese. In kleinen „avaskulären" Tumoren halten sich proangiogene und antiangiogene Faktoren die Waage. Die Tumorzelle „schläft". Bei verstärkter Produktion von proangiogenen Faktoren wird die Angiogenese „eingeschaltet" (Angiogenic Switch). Damit wird der Tumor vaskularisiert und kann dadurch wachsen und metastasieren.

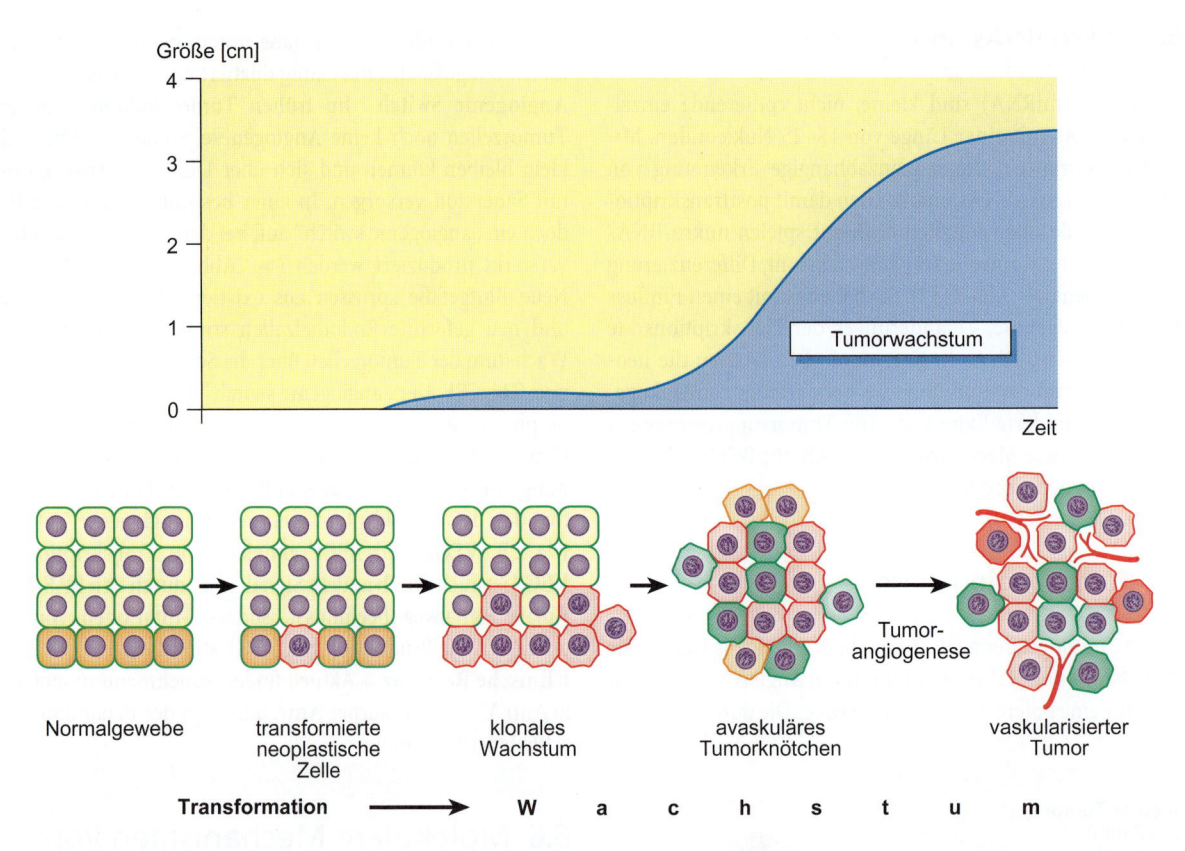

Abb. 6.39 Entwicklung eines Tumors nach Entstehung einer transformierten neoplastischen Zelle (Tumorstammzelle) mit klonalem Wachstum und Differenzierung. Die Tumorstammzelle (rot) zeigt mit zunehmendem Wachstum eine Differenzierung analog dem Ursprungsgewebe (gelb). Aus dem zunächst avaskulären Tumorknötchen entsteht ab einer Größe von 2 mm^3 durch Angiogenese ein vaskularisierter Tumor.

Phosphatasen, die die Cadherine in einem dephosphorylierten Zustand halten. Sie verhindern somit die Auflösung der Zellkontakte und können die Invasion von Zellen unterdrücken.

Enzymatische Degradation extrazellulärer Matrix

Degradierende Enzyme Ein weiterer Schritt der Invasion ist die temporäre und reversible Auflösung (Degradation) von extrazellulärer Matrix wie z.B. von Basalmembranen (> Abb. 6.40). Hierbei spielen Sekretion und Aktivierung einer Reihe von degradierenden Enzymen wie Metalloproteinasen, Serinproteasen (Plasmin, Plasminogenaktivatoren), Cysteinproteasen (Kathepsine), Heparanasen, Hyaluronidasen und Proteoglykanasen eine Rolle; diese werden zum Teil auch von den Tumorzellen sezerniert. Die dabei wichtigsten Enzyme, die Matrix-Metalloproteinasen (MMP), teilt man in 4 Hauptgruppen ein:

- **Kollagenasen:** Sie degradieren interstitielle Typ-I-, -II- und -III-Kollagene.
- **Gelatinasen:** Sie degradieren Basalmembrankollagen Typ IV und Gelatin (denaturiertes Kollagen).
- **Stromelysine:** Sie degradieren v.a. Typ-IV-Kollagen.
- **Membranständige Metalloproteinasen (MT-MMP):** Sie vermitteln eine gerichtete Degradation.

Die verschiedenen MMP hängen nach Art einer Kaskade voneinander ab. Da nicht alle Bestandteile von einer Zelle produziert werden, ist die MMP-Wirkung ein Ausdruck von Zell-Zell-Interaktion und -Kooperation.

TIMPs Degradierende Metalloproteinasen können ihrerseits durch Inhibitoren gehemmt werden, die sowohl von Tumorzellen als auch von normalen Zellen gebildet werden. Experimentell lässt sich das invasive Wachstum durch derartige Inhibitoren unterdrücken. Diese als Gewebeinhibitoren von Metalloproteinasen („tissue inhibitors of metalloproteinase 1 and 2" = TIMP-1 und TIMP-2) bezeichneten Proteine hemmen sowohl inaktive (latente) als auch aktivierte Metalloproteinasen und verhindern damit die Degradation der extrazellulären Matrix. Aufgrund ihrer Wirkung werden die TIMPs auch als Suppressorproteine der Invasion und Metastasierung bezeichnet. Das invasive Tumorwachstum ist somit auch eine Regulationsstörung zwischen degradierenden Enzymen und ihren Regulationsproteinen (z.B. TIMPs).

Aktive Lokomotion der Tumorzellen mit Invasion des Gewebes

Der letzte Schritt besteht in der aktiven Bewegung (Lokomotion) der Tumorzellen mit Invasion des Gewebes. Unter Migration **(Lokomotion)** versteht man die auf dem Aktinfilamentsystem beruhende aktive amöboide Fortbewegung der Tumorzellen in die enzymatisch eröffneten Geweberäume. Dieser Vorgang wird durch membranständige, extrazelluläre Matrixrezeptoren (EM-Rezeptoren) der Tumorzellen unterstützt, die sich an Komponenten der Basalmembran und des Stromas (Kollagene, Laminin, Fibronektin oder Vitronektin) anheften (> Abb. 6.40). Zu den Rezeptoren zählen die große Gruppe der Integrine (z.B. α6β4-Integrin als Lamininrezeptor und α5β1-Integrin als Fibronektinrezeptor) und der Hyaluronsäurerezeptor CD44 mit seinen Spleißvarianten. Die intrazelluläre Domäne der Rezeptoren ist dabei der Fixpunkt für das Angreifen der Aktinfilamente bei der Lokomotion. Zusätzlich zur mechanischen Zell-Matrix-Adhäsion werden über diese Rezeptor-Liganden-Bindung auch Signale zum Zellkern transduziert, die zur Induktion von Synthese und Sekretion degradierender Enzyme (s.o.) und zur Motilität der Tumorzellen beitragen.

6.6.2 Metastasierung

Metastasierungskaskade

Metastasierung bedeutet Verschleppung von Tumorzellen vom Primärtumor an einen anderen Ort mit Ausbildung einer Tochtergeschwulst (Metastase) ohne Kontinuität mit dem Primärtumor. Die Metastasierung verläuft in mehreren Schritten, die man insgesamt als Metastasierungskaskade bezeichnet. Hierbei kommt es zu verschiedenen Interaktionen der Tumorzellen mit Komponenten des Wirtsgewebes. So müssen sich die Tumorzellen mit immunologischen und spezifischen Tumorabwehrmechanismen auseinandersetzen.

Bei der Metastasierungskaskade lassen sich folgende Stufen unterscheiden (> Abb. 6.41):
- **Eindringen in die Metastasierungswege (Intravasation):** Das Eindringen in die Metastasierungswege (Lymphwege, Blutwege, Körperhöhlen) unterliegt den gleichen Prinzipien wie die Invasion.
- **Verschleppung der Tumorzellen:** Die Verschleppung der Tumorzellen durch Lymphe, Blut oder Körperflüssigkeit ist zunächst durch die anatomischen Strukturen (z.B. Verlauf der Gefäße) vorgegeben.
- **Austritt aus den Metastasierungswegen (Extravasation):** Für die Aggregation der Tumorzellen in Lymphbahnen, im Lymphknoten oder im Kapillarfilter von Geweben und Organen und die nachfolgende Extravasation spielen verschiedene Faktoren eine begünstigende Rolle. Um z.B. der letalen tumoriziden Wirkung des Blutes zu entgehen, umgeben sich Tumorzellkomplexe über einen lokalen Gerinnungsvorgang mit Fibrin und Thrombozyten (**Tumorzellenembolus**). Durch diesen Vorgang werden die Tumorzellen geschützt und darüber hinaus wird dadurch die Anhaftung an das Gefäßendothel gefördert. Insofern kommt diesem lokalen Gerinnungsprozess ein unspezifischer „Pförtnereffekt" für die Emigration der Tumorzellen in das Gewebe zu.

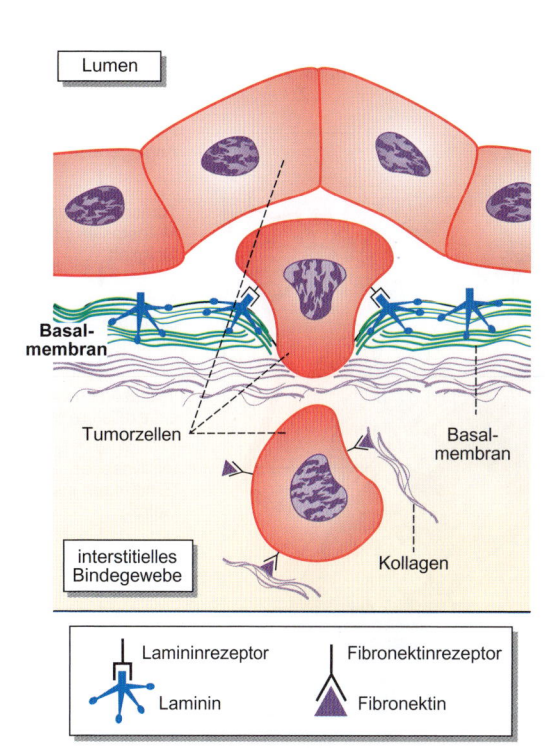

Abb. 6.40 Invasion eines malignen Tumors (Schema). Aufgrund verminderter Zell-Zell-Adhäsion löst sich die Tumorzelle aus dem epithelialen Tumorverband. Über ihre Lamininrezeptoren kommt es zu einer hochaffinen Bindung der Tumorzelle an die Lamininmoleküle der Basalmembran. Die Rezeptor-Liganden-Bindung induziert wiederum u.a. die Sekretion der inaktiven Prokollagenase IV, die durch Plasmin in das aktive Enzym überführt wird. Die Basalmembran wird dadurch enzymatisch fokal aufgelöst. Anschließend wandert die Tumorzelle aktiv durch die Basalmembran hindurch, um dann mithilfe von Fibronektinrezeptoren einen Halt im interstitiellen Bindegewebe zu finden. Die weitere Infiltration des Bindegewebes erfolgt in analoger Weise.

Vaskuläre Aussaat und „Homing" von Tumorzellen

Organotropismus Die Metastasierung folgt im Allgemeinen den in > Kap. 6.3 genannten Metastasierungswegen. Zahlreiche klinische Erfahrungen belegen aber, dass viele Tumoren bevorzugt in bestimmte Zielorgane metastasieren (Organpräferenz bzw. Organotropismus). Beispielsweise metastasiert das Prostatakarzinom vorwiegend in die Knochen, Lungenkarzinome in Nebennieren und Gehirn und das Neuroblastom in Leber und Knochen, was nicht ohne Weiteres mit den hämatogenen Metastasierungswegen allein erklärbar ist.

Mechanismen Dieser „Organotropismus" kann durch folgende Mechanismen erklärt werden:
- Tumorzellen können bestimmte **Membranrezeptoren** (Lektinrezeptoren, Adhäsionsmoleküle, Sialylsäureliganden u.a.) exprimieren, deren Liganden vorzugsweise auf den Endothelzellen des Zielorgans exprimiert werden (z.B. bestimmte Adhäsionsmoleküle der Immunglobulin-Superfamilie oder der Selektine). Endothelzellen verschiedener Gewebe weisen dabei Unterschiede in der Expression der Liganden bestimmter Adhäsionsmoleküle auf. Das CD44-Adhäsionsmolekül ist z.B. auf normalen T-Lymphozyten

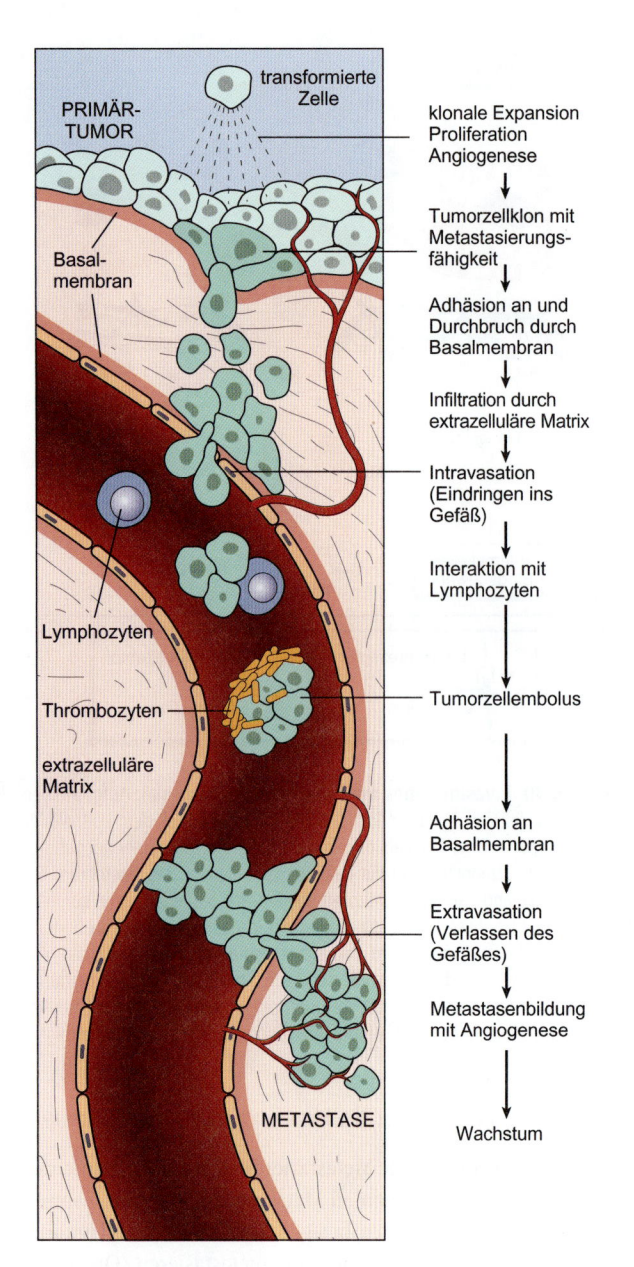

Abb. 6.41 Metastasierungskaskade. Schematische Illustration der Schritte bei der hämatogenen Metastasierung. [4]

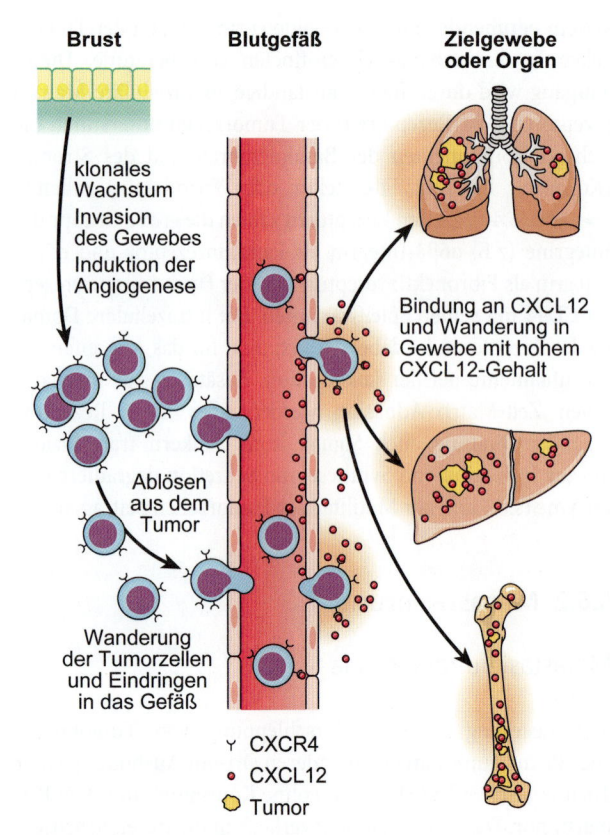

Abb. 6.42 Organpräferenz von Karzinomzellen. Einzelne Tumoren haben bevorzugte Metastasierungsorte (Organpräferenz), z.B. metastasieren Bronchialkarzinome bevorzugt in Nebennieren, Gehirn und Knochen, Prostatakarzinome in den Knochen. Dieses Phänomen bezeichnet man auch als „Homing". Neben einer Interaktion der Tumorzellen mit den Endothelzellen am Metastasierungsort spielt die sog. Chemokin-Rezeptor-Theorie eine Rolle. Tumorzellen mit dem Chemokin-Rezeptor CXCR4 wandern bevorzugt in Organe mit hoher Konzentration von CXCL12, dem entsprechenden Liganden des Chemokin-Rezeptors. Dies kann u.U. die häufige Metastasierung von Mammakarzinomen in Lunge, Leber oder Knochen erklären.

exprimiert und erleichtert die Migration zu bestimmten lymphoiden Organen. Auch bei soliden Tumoren kann die Expression von CD44 die metastatische Ausbreitung zu bestimmten Organen beeinflussen.
- **Chemokine** spielen eine große Rolle in der Beeinflussung der Zielgewebe der Metastasierung. Beispielsweise konnte für Mamma- und Nierenzellkarzinome gezeigt werden, dass Tumorzellen die Chemokinrezeptoren CXCR4 und CCR7 exprimieren. In bestimmten Geweben sind Chemokine vermehrt exprimiert, an die diese Rezeptoren binden (➤ Abb. 6.42).
- Bestimmte Gewebe zeigen trotz guter Vaskularisierung selten Metastasen, z.B. die Skelettmuskulatur. Insofern hat das

Gewebemilieu (Wachstumsfaktoren, Wachstumsfaktorrezeptoren, Durchblutung u.a.) ebenfalls einen Einfluss auf die Metastasierung.

6.7 Tumorimmunität – Tumorantigene

Antigene Tumorassoziierte Antigene können aufgrund ihres Expressionsmusters, ihrer Quantität und ihrer Herkunft in unterschiedliche Klassen eingeteilt werden:
- **Genprodukte tumorspezifischer Onkogene und Tumorsuppressorgene:** Diese Proteine spielen in nicht mutierter Form normalerweise bei der Zellproliferation bzw. beim Zelltod eine Rolle. Verändert durch Punktmutationen, Deletionen, Translokationen oder Insertionen, können diese Genprodukte zur Onkogenese bzw. zum Überleben maligner Zellen beitragen.

- **Mutanten von Genprodukten, welche nicht am Prozess der Onkogenese beteiligt sind:** Diese Klasse von Tumorantigenen werden auch als tumorspezifische Transplantationsantigene oder „tumor-specific transplantation antigens" (TSTA) bezeichnet. Sie können vermehrt in Tumorzellen nachgewiesen werden, welche infolge Bestrahlung oder Exposition gegenüber Karzinogenen entstanden sind.
- **Tumorassoziierte Überexpression regulärer zellulärer Proteine:** Diese Antigene können in transformierten Geweben hochreguliert werden. Zu dieser Klasse gehören sowohl die Rezeptor-Tyrosinkinase HER-2/neu (erbB2) als auch der nicht mutierte Tumorsuppressor p53. Gegen diese Antigene besteht normalerweise keine immunologische Toleranz, da sie wahrscheinlich unter physiologischen Bedingungen in zu geringer Konzentration gebildet werden, um dem Immunsystem zur Toleranzinduktion effektiv präsentiert werden zu können.
- **Genprodukte, welche normalerweise nicht im Gewebe oder nur in einer Frühphase der Ontogenese exprimiert werden:** Sogenannte Cancer-testis-Antigene werden wohl als Folge der Zelltransformation entweder im falschen Gewebe oder zum falschen Zeitpunkt exprimiert, doch steht ihre zellbiologische Funktion nicht im Zusammenhang mit den Ereignissen der Tumorbildung. Die reguläre Expression dieser Proteine durch nicht transformierte Zellen in sog. immunologisch privilegierten Orten wie Hoden und Plazenta führt normalerweise nicht zu einer T-Zell-Toleranz.
- **Genprodukte onkogener DNA- und RNA-Viren:** Zu dieser Klasse von Antigenen gehören virale Proteine wie sie vom *Epstein-Barr-Virus (EBV)*, von humanen Papillomaviren (HPV) oder vom *humanen T-cell lymphotrophic virus (HTLV)-1* codiert werden. Diese Antigene können in der Regel den CD8-T-Zellen präsentiert werden.
- **Anormal modifizierte Glykolipide und Glykoproteine:** Die unvollständige Glykosylierung von Molekülen wie Blutgruppenantigenen und Muzinen ist für diesen Typ von Tumorantigenen verantwortlich und kann im Vergleich zu normalem Gewebe deutlich vermehrt auf Tumorzellen nachgewiesen werden. Gegen die Proteingrundstruktur von Muzinen können sowohl eine Antwort zytotoxischer T-Zellen als auch Antikörper gerichtet sein.
- **Differenzierungsantigene, welche normalerweise auf Zellen gleichen Ursprungs exprimiert werden:** Zu dieser Kategorie zählen z.B. die in Melanozyten nachweisbare Tyrosinase, Glykoproteine von Epithelzellen und die neutrale Endopeptidase (CD10) auf lymphoiden Vorläuferzellen. Einige dieser Antigene können eine zytotoxische T-Zell-Antwort auslösen, welche außer gegen Tumorzellen auch gegen normales Gewebe gerichtet sein kann. Zusätzlich dienen Proteine dieser Kategorie von Tumorantigenen auch als Marker, um eine richtige Zuordnung der Tumorzellen zum Ursprungsgewebe vorzunehmen.

Immunität Tumorzellen sind ebenfalls befähigt, sich durch unterschiedliche Mechanismen den abwehrenden Einflüssen des Immunsystems zu entziehen, ein Vorgang, der für unterschiedliche infektiöse Erreger gut bekannt ist. Die hierzu verwendeten zellautonomen Strategien beinhalten:
- verminderte MHC-Klasse-I-Expression an der Zelloberfläche
- den Verlust von Komponenten zur Antigenprozessierung und -präsentation
- Mangel an kostimulatorischen Signalen, die für die Aktivierung naiver T-Zellen notwendig sind
- Maskierung von Tumorantigenen auf der Zelloberfläche und die Bereitstellung von Zytokinen wie TGF-β, welche die Effektorfunktion von Lymphozyten und Makrophagen einschränken

Einige Tumoren können die zellulären Immunreaktionen gegen Tumorzellen auch aktiv verhindern. Dies geschieht, indem sie auf ihrer Oberfläche CD95L (FasL) exprimieren. Dieser Ligand kann an CD95 auf der Oberfläche von T-Zellen binden und die Apoptose in Effektor-T-Zellen auslösen. Es ist jedoch anzufügen, dass gegenwärtig ein derartiger Mechanismus einzig für ein Mausmodell des Melanoms bekannt ist.

6.8 Kanzerogene

6.8.1 Chemische Kanzerogene

Substanzen

Unter den chemischen Kanzerogenen (➤ Tab. 6.7) ist **Rauchen** (Komponenten des Rauchtabaks) bei Weitem am wichtigsten. In Westeuropa ist Rauchen für 30–35%, weltweit für etwa 15% aller menschlichen Tumoren verantwortlich, mit noch immer steigender Tendenz. Die mit dem Rauchen assoziierten Tumortypen sind weitaus zahlreicher als früher vermutet.

Ein anderes gefährliches Kanzerogen ist **Asbest,** das gegen besseres Wissen bis Ende der 70er Jahre in der Bauindustrie verwendet wurde. Mit der typischen Verzögerung von 20–40 Jahren wird die Inzidenz von Pleuramesotheliomen voraussichtlich bis weit in dieses Jahrtausend hinein ansteigen (➤ Abb. 6.43).

In Zentralafrika und einigen Ländern Asiens ist **Aflatoxin B_1,** das von Schimmelpilzen bei der Lagerung von Getreide in tropischem Klima gebildet wird, allein oder in Kombination mit einer *Hepatitis-B-Virus*-Infektion für eine sehr hohe Inzidenz von Leberzellkarzinomen verantwortlich. Unter den Pharmaka sind einige **Zytostatika** kanzerogen und können für das spätere Auftreten eines zweiten Primärtumors nach Zytostatikatherapie verantwortlich sein; die Zahl der betroffenen Patienten ist jedoch relativ gering.

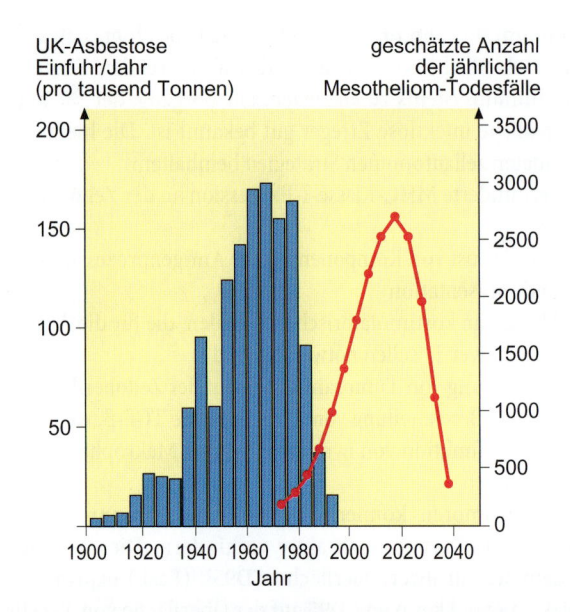

Abb. 6.43 Spätfolgen der Asbestexposition. Zunahme des Verbrauchs von Asbest in Großbritannien bis Ende der 1970er Jahre (Säulen) und beobachtete (bis 1990) sowie geschätzte Zunahme der Todesfälle an Pleuramesotheliomen bei Männern bis zum Jahr 2040. [2]

Tab. 6.7 Wichtige, für den Menschen karzinogene chemische Substanzen.

Karzinogene Verbindungen	Tumor	Quelle
Aromatische Kohlenwasserstoffe		
Ruß, Teer, Mineralöle	Plattenepithelkarzinom der Haut	berufsbedingte Exposition
3,4-Benzpyren	Lungenkarzinom	Zigarettenrauch
Aromatische Amine		
2-Naphthylamin, Benzidin	Harnblasenkarzinom	Farbstoff- und Gummiherstellung
Nitrosamine		
Dimethylnitrosamin, Diethylnitrosamin	Magen-, Darm-, Leberkarzinom	Nitrate und Nitrite in Nahrung (Konservierungsstoffe), Kunstdünger, Tabakrauch
Azofarbstoffe		
2-Acetylaminofluoren	Harnblasen-, Leberkarzinom	Farbstoffherstellung
Alkylierende Substanzen		
Cyclophosphamid, N-Lost	Leukämie, Lymphom	Zytostatika, Kampfgifte
Organische Substanzen/Lösungsmittel		
Vinylchlorid	Angiosarkom der Leber, Glioblastom	PVC-Herstellung
Benzol	Leukämie	chemische Industrie
Anorganische Substanzen		
arsenhaltige Verbindungen	Haut-, Lungen-, Leberkarzinom	Erzverarbeitung
Asbest	Pleuramesotheliom, Lungenkarzinom	Wärmetechnik, Bauindustrie
Chromverbindungen	Lungenkarzinom	Industrie, Bergbau
Nickelverbindungen	Nasenhöhlenkarzinome	Raffinerie
Biologische Substanzen		
Aflatoxin	Leberkarzinom	*Aspergillus flavus*
Diethylstilböstrol	Vaginalkarzinom	synthetisches Östrogen

Pathogenese

Die kanzerogene Aktivität aller chemischen Verbindungen bzw. ihrer aktiven Spalt- oder Endprodukte beruht auf der Fähigkeit, mit zellulären Makromolekülen, insbesondere DNA und RNA, zu reagieren. Diese Reaktionsprodukte (Addukte) sind Auslöser einer Reihe zellulärer Fehlfunktionen wie DNA-Alkylierungen, DNA-Fehlpaarungen im Rahmen der Replikation und Transkription und Beeinträchtigung der DNA-Reparatur. Als gesichert gilt, dass v.a. Onkogene und Tumorsuppressorgene Ziele der für die Initiation infrage kommenden Noxen sind.

Prokanzerogen Chemische Kanzerogene sind Substanzen, die direkt oder als Prokanzerogen nach metabolischer Konversion in das wirksame (ultimale) Kanzerogen im Organismus ihre Wirksamkeit entfalten (> Abb. 6.44). Die kanzerogene Wirkung der Prokanzerogene hängt in erster Linie vom Ort ihrer Metabolisierung ab: Aus den aus der Umwelt aufgenommenen, zunächst biologisch inaktiven Prokanzerogenen werden im Organismus biologisch aktive, instabile Spaltprodukte und schließlich sehr reaktionsfähige Kanzerogene.

Enzymatische Umwandlung in ein Kanzerogen Wenn die für die Metabolisierung erforderlichen Enzyme im Organismus ubiquitär vorkommen, kann das Prokanzerogen an Ort und Stelle in ein Kanzerogen umgewandelt werden. Die induzierten Tumoren können dann bereits an der Eintrittspforte auftreten. So induzieren z.B. polyzyklische aromatische Kohlenwasserstoffe an der Kontaktstelle Hautkrebs oder mit dem Zigarettenrauch inhalierte Benzpyrene Lungenkarzinome. Verbindungen, die durch organspezifische Enzyme transformiert werden, führen zu Tumoren, die fernab der Eintrittspforte liegen. So werden Spaltprodukte aromatischer Amine (s.u.) nach Hydroxylierung und Konjugation in der Leber und Dekonjugation in der Niere erst im Harn kanzerogen und entwickeln ihre Wirkung daher auch erst in den ableitenden Harnwegen, insbesondere in der Harnblase.

Bakterielle Umwandlung in ein Kanzerogen Besondere Bedeutung hat die Konversion über die Nahrung aufgenommener Verbindungen durch Bakterien im Magen-Darm-Trakt. So können Nitrate und Nitrite bei Anwesenheit von Proteinen durch Bakterien (z.B. Helicobacter) zu kanzerogenen Nitrosaminen umgewandelt werden und die Entstehung von Karzinomen des Gastrointestinaltrakts begünstigen.

Die Vielfalt der möglichen Reaktionsmechanismen chemischer Noxen sowie die unterschiedlichen zellulären DNA-Reparatursysteme sind für die Organ- und Speziesspezifität chemischer Kanzerogene verantwortlich. Die Übertragung von Erkenntnissen aus Tierexperimenten auf den Menschen ist allerdings nur mit Vorbehalt möglich.

Typen chemischer Kanzerogene

Aromatische Kohlenwasserstoffe Sie bilden die wichtigste Gruppe chemischer kanzerogener Noxen (> Tab. 6.7). Bereits seit Anfang des 20. Jahrhunderts ist bekannt, dass Teerpinselungen im Tierexperiment Hautkarzinome induzieren. Da die Bioaktivierung (Hydroxylierung) polyzyklischer aromatischer Kohlenwasserstoffe nach Resorption in allen Organen möglich ist, tritt der kanzerogene Effekt auch in zahlreichen Organen auf (z.B. Lungen- und Blasenkarzinome bei Rauchern). Die größte Bedeutung haben chemische Kanzerogene im Tabakrauch. Vor allem **3,4-Benzpyren** ist für die signifikant häufigeren Lungenkarzinome bei Rauchern verantwortlich.

Aromatische Amine Sie haben im Gegensatz zu aromatischen Kohlenwasserstoffen keinen lokalen Effekt, da sie erst durch Enzyme der Leber und Niere aktiviert werden (s.o.).

Andere Substanzen Das schwangeren Frauen verabreichte synthetische Östrogen Diethylstilböstrol führte bei den Töchtern in hoher Inzidenz zu Adenokarzinomen der Vagina. Synthetische Androgene und anabole Steroide sowie Kontrazeptiva können zu Leberadenomen führen. Von Pilzen produzierte Toxine (Mykotoxine) wie das Aflatoxin B_1 des *Aspergillus flavus* sind als Verursacher von Leberkarzinomen bekannt. Bei Parasiten ist die enge Assoziation von Infektionen durch *Clonorchis sinensis* (chinesischer Leberegel) mit Cholangiokarzinomen und von *Schistosoma mansoni* mit Plattenepithelkarzinomen der Harnblase gut dokumentiert.

6.8.2 Ernährung

Die hohe Tumorinzidenz in industrialisierten westlichen Ländern ist zu etwa 30% auf ungesunde Ernährung zurückzuführen, v.a. auf eine zu kalorienreiche, ballaststoffarme Diät mit hohem Gehalt an tierischen Fetten, unzureichendem Anteil von frischem Obst und Gemüse, verbunden mit Bewegungsarmut. Konsequenterweise ist ein hoher Body-Mass-Index (BMI > 25) signifikant assoziiert mit einer hohen Inzidenz von Karzinomen des Kolons, des Rektums, der weiblichen Brust, der Ovarien und der Prostata.

6.8.3 Mikrobielle Kanzerogene

Epidemiologie

Weltweit schätzt man den Anteil der Tumoren, die durch chronische Infektionen hervorgerufen werden, auf 15%, in westlichen Ländern auf etwa 10%. Wichtigste Erreger sind *Helicobacter pylori* (Karzinome und maligne Lymphome des Magens), *Hepatitis-B- und -C-Virus* (Leberzellkarzinom), *humane Papillomviren* (Zervixkarzinom) und das *Epstein-Barr-Virus*, das mit Hodgkin-Lymphomen, malignen B-Zell-Lymphomen, ferner in Asien mit Nasopharyngealkarzinomen und in Afrika mit dem Burkitt-Lymphom assoziiert ist (> Tab. 6.8).

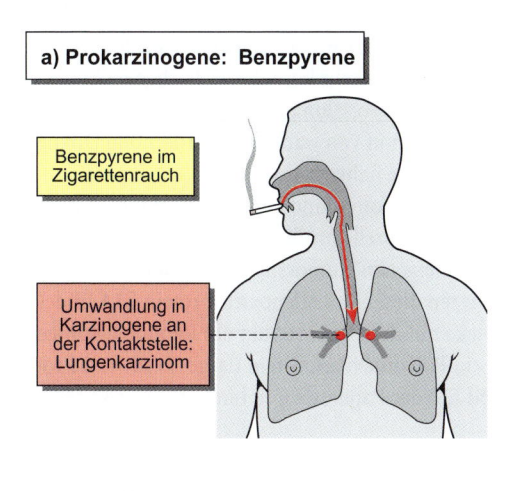

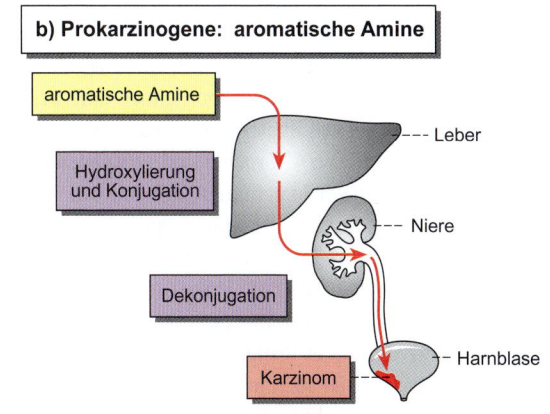

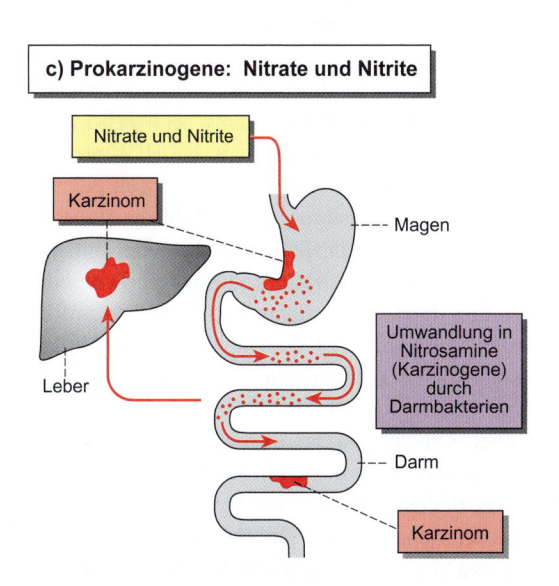

Abb. 6.44 Chemische Kanzerogenese.

Tab. 6.8 Durch chronische Infektionen verursachte Tumoren und ihr weltweiter Anteil an der Krebsmortalität.

Tumor	Neue Fälle/Jahr	Erreger	Krebsmortalität (%)
Magen	505.000	*Helicobacter pylori*	5,4
Zervix und Vulva	447.000	Papillomviren (HPV)	4,8
Leber	399.000	Hepatitisviren (HBV, HCV)	4,3
Lymphome und NPC[1]	105.000	*Epstein-Barr-Virus* (EBV)	1,1
Kaposi-Sarkom	44.000	HIV, humanes Herpesvirus 8 (HHV 8)	0,5
Harnblase	10.000	*Schistosoma*	0,1
Leukämie	3000	HTLV-1[2]	< 0,1
Cholangiokarzinom	4000	*Leberegel*[3]	< 0,1
insgesamt	1.517.000		16

[1] einschließlich Burkitt-Lymphom (Afrika) und Nasopharynxkarzinom (NPC, Südchina)
[2] humanes T-Zell-Leukämie-Virus
[3] vorwiegend in Asien

Tab. 6.9 Für den Menschen onkogene DNA-Viren.

Virus	Tumor
Humane Papillomviren (HPV)	
verschiedene Typen	benigne Hautwarze
Typen 6, 11	Zervixkondylom, Larynxpapillom
Typen 16, 18, 31, 33, 45	Zervixkarzinom
Herpesviren	
Epstein-Barr-Virus (EBV)	Burkitt-Lymphom (in Afrika), Nasopharynxkarzinom
humanes Herpesvirus Typ 8	Kaposi-Sarkom bei AIDS
Hepatitisviren	
Hepatitis-B-Virus	hepatozelluläres Karzinom
Polyomaviren	
Merkelzell-Polyomavirus	Merkelzellkarzinom

Virale Infektionen

Auf eine mögliche Rolle von Viren haben schon Rous (1911) und Shope (1932) hingewiesen. Heute ist ihre Rolle in der Kanzerogenese unbestritten, wenn auch Details noch nicht völlig geklärt sind.

DNA-Tumorviren

Pathogenese
Die mit DNA-Viren (➤ Tab. 6.9) assoziierte Transformation verläuft latent, d.h. meist über Jahre. Die Ursache für diesen protrahierten Effekt der DNA-Viren ist auf die verschiedenen, komplizierten Pathomechanismen zurückzuführen:

- Beim lytischen Infektionszyklus (Lyse der befallenen Zellen) replizieren sich die Viren.
- Wenn die virale DNA nach dem Befall der Wirtszellen fest in das zelluläre Genom integriert wird, unterbleibt eine Lyse der befallenen Zellen. Die in das Genom integrierte virale DNA interferiert – in Abhängigkeit vom Ort der Insertion im Genom – mit der Expression anderer zellulärer Gene. Dadurch kann das sehr komplexe Gleichgewicht der Regulation der Genexpression gestört werden und z.B. die abnorme Expression von wachstumsfördernden Onkogenproteinen zur Folge haben.
- Bei Adeno-, Polyoma- und Papillomviren bilden die von der infizierten Wirtszelle produzierten viralen Proteine Komplexe mit „zelleigenen" tumorsupprimierenden Proteinen und inaktivieren diese. Das Adenovirusprotein E1A bildet z.B. Komplexe mit dem Genprodukt des Retinoblastomgens (rb1), ein Polyomavirusprotein (large-T) sowie 2 Proteine (E6 und E7) der Papillomviren binden rb1- und p53-Protein.

Humane Papillomviren (HPV) Die wohl wichtigste Familie ist die Gruppe der humanen Papillomviren (HPV), der mittlerweile über 150 Typen zugerechnet werden. HPV-Typen verursachen die häufigen Hautwarzen (Verrucae vulgares). Unter den zahlreichen HPV-Subtypen zeigen einige eine besondere Assoziation mit venerisch übertragenen Tumoren des weiblichen Genitaltrakts. Die *HPV-Typen 6* und *11* werden in benignen Kondylomen der Portio gefunden, *HPV 16, 18, 31, 33* und *45* sind in über 80% der zervikalen intraepithelialen Neoplasien II und III und in invasiven Plattenepithelkarzinomen der Cervix uteri nachweisbar. Der kanzerogene Effekt beruht wahrscheinlich auf einer Komplexierung viraler Proteine mit dem rb1- und dem p53-Protein und deren Inaktivierung (➤ Kap. 6.5.3). HPV ist auch in Tumoren des Plattenepithels anderer Lokalisation nachweisbar, z.B. in spitzen Kondylomen der Glans penis und in Larynxpapillomen.

Herpesviren Das *Epstein-Barr-Virus* (EBV) spielt eine Rolle bei verschiedenen menschlichen Tumoren, z.B. bei der afrikanischen Form des Burkitt-Lymphoms, bei B-Zell-Lymphomen immunsupprimierter Patienten (z.B. bei HIV-Infektion oder nach Organtransplantationen), bei einem Teil der Hodgkin-Lymphome, bei nasopharyngealen und einigen Magenkarzinomen. Außerdem wird eine Beteiligung bei seltenen Formen der T-Zell-Lymphome und Natürliche-Killerzell-Lymphome diskutiert. EBV infiziert B-Lymphozyten und möglicherweise Epithelzellen des Oropharynx. B-Lymphozyten, die mit EBV infiziert sind, können sich unendlich vermehren, sodass Lymphome und andere o.g. Neoplasien entstehen können. HHV-8 (*humanes Herpesvirus 8*) wurde als auslösendes Agens für das AIDS-assoziierte Kaposi-Sarkom identifiziert.

Hepatitis-B-Virus (HBV) Das einzige DNA-Virus aus der Gruppe der Hepatitisviren, das *Hepatitis-B-Virus,* ist mit der Entstehung des hepatozellulären Karzinoms eng assoziiert. Diese Assoziation wird durch die Häufigkeit des Leberzellkarzinoms in Ländern mit hoher Hepatitis-B-Durchseuchung und durch den Nachweis von in die Karzinomzellen integrierter HBV-DNA gestützt. Diese Integration einer – primär nicht onkogenen – HBV-Sequenz führt zu einer Überexpression des die Zellproliferation aktivierenden Gens Zyklin A und damit zu einer unregulierten gesteigerten Proliferation der infizierten Leberzellen.

Merkelzell-Polyomavirus Das erst kürzlich entdeckte Merkelzell-Polyomavirus scheint eine wichtige Rolle in der Pathogenese des Merkelzellkarzinoms, eines hochmalignen neuroendokrinen Tumors der Haut älterer oder immunsupprimierter Patienten, zu spielen.

RNA-Tumorviren

Onkogene RNA-Viren (Onkornaviren) gehören in die Gruppe der Retroviren. Im Gegensatz zu den DNA-Viren führen sie akut (innerhalb weniger Wochen) zu einer Transformation.

Wie alle Retroviren haben sie eine einheitliche genomische Strukturierung (➤ Abb. 6.45). Ihre einsträngige RNA enthält:
- ein **gag**-Gen, das für ein gruppenspezifisches Antigen (GAG) codiert
- ein **pol**-Gen, das für die RNA-Polymerase (POL), eine reverse Transkriptase, codiert
- ein **env**-Gen, das für das Hüllprotein (env = envelope) des Virus codiert
- 2 **LTR**-Sequenzen (LTR = „long-terminal-repeats"), die die 3 obigen Strukturgene flankieren

Die Virus-RNA echter Retroviren wird in der Zelle durch eine virale reverse Transkriptase in die Virus-DNA transkribiert. Diese wird als **Provirus** bezeichnet. Bei der Integration der proviralen DNA in das Wirtsgenom wie auch bei der Steuerung ihrer Transkription sind die LTR-Sequenzen involviert. Akut transformierende RNA-Viren enthalten neben gag, pol und env ein zusätzliches Gen (virales Onkogen = **v-onc**), das für diese Wirkung verantwortlich ist. Sowohl die genetische Sequenz als auch die Funktion der Translationsprodukte der meisten heute bekannten ca. 50 viralen Onkogene ist weitgehend geklärt. Die viralen Onkogene codieren für Rezeptoren von Wachstumsfaktoren oder DNA-bindende Proteine, die die Differenzierung oder den Ablauf des Zellzyklus steuern. Obwohl diese Viren in der Tierwelt weit verbreitet sind und ihre kanzerogene Potenz erwiesen ist, spielen sie beim Menschen nur eine untergeordnete Rolle: Lediglich im Fall des *Hepatitis-C-Virus* wird eine Assoziation mit Leberzellkarzinomen beobachtet, und für das zur Familie der *HI-Viren* gehörende *humane T-Zell-Leukämie-Virus (HTLV-1)* ist die kanzerogene Wirkung in Form der Induktion von T-Zell-Lymphomen erwiesen.

Helicobacter pylori

Eine Helicobacter-pylori-Infektion spielt in der Entstehung von Magenkarzinomen und Magenlymphomen eine Rolle. **Magenkarzinome** entwickeln sich ähnlich wie HBV- und HCV-induzierte Leberkarzinome: über eine vermehrte epitheliale Zellproliferation im Zusammenhang mit einer chronischen Entzündungsreaktion. Wie bei der Virushepatitis enthält das entzündliche Milieu zahlreiche genotoxische Substanzen, z.B. reaktive Sauerstoffradikale. Über eine initiale chronische Gastritis, die in eine chronisch atrophe Gastritis und eine intestinale Metaplasie übergeht, entwickelt sich über eine Dysplasie/intraepitheliale Neoplasie das Karzinom. Dieser Mechanismus verläuft über Jahrzehnte und tritt bei etwa 3% der infizierten Patienten auf. Wie bei HBV und HCV enthält das Helicobacter-Genom Gene, die in unmittelbarem Zusammenhang mit der Onkogenese stehen. Bei der Entstehung von **Magenlymphomen** durch eine Helicobacter-Infektion ist die molekulare Pathogenese weitgehend unklar. Diese bei einer Helicobacter-Infektion beobachteten MALT-Lymphome können durch Eradikation des Keims mit Antibiotika zum Teil geheilt werden.

6.8.4 Strahlen

Hinsichtlich der Zahl der induzierten Tumoren ist die **UV-Strahlung** von größter Bedeutung. Chronische Strahlenexposition verursacht epitheliale Tumoren der Haut (Basalzellkarzinome und Plattenepithelkarzinome), intermittierend intensive Sonnenbestrahlung (Ferien!) auch maligne Melanome. Veränderte Freizeitgewohnheiten mit starker Sonnenexposition haben in nordischen Ländern mit hellhäutiger Population während der letzten 10–15 Jahre zu einer Verdoppelung der Inzidenz dieser Tumoren geführt.

Die kanzerogene Wirkung von **ionisierenden Strahlen** ist seit Langem bekannt. Für fast alle Tumoren wurde eine erhöhte Inzidenz nach hohen Dosen ionisierender Strahlung beobachtet, jedoch ist das relative Risiko deutlich geringer als bei UV-Strahlen. Allerdings gibt es eine unterschiedliche Empfindlichkeit gegenüber ionisierender Strahlung. Eine kanzerogene Wirkung von **elektromagnetischen Strahlen** (z.B. Mobiltelefone) gilt derzeit als unbewiesen.

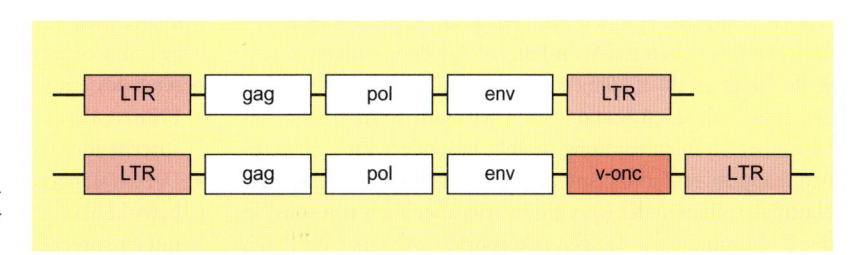

Abb. 6.45 Struktur retroviraler Genome ohne (oben) und mit (unten) akut transformierender Sequenz (Ausschnitt aus der Virus-RNA).

Ionisierende Strahlen

Pathogenese
Die onkogene Wirksamkeit ionisierender Strahlen basiert wahrscheinlich überwiegend auf einer mutagenen Wirkung intrazellulär entstehender O_2-Radikale an der DNA. Ein indirekter Wirkungsmechanismus über eine passagere Phase einer strahlungsbedingten Immunsuppression hat sich zumindest für die Atombombenüberlebenden nicht nachweisen lassen.

Zur Frage des Tumorrisikos nach Einwirkung ionisierender Strahlen wurden nicht nur aus Tierexperimenten, sondern auch aufgrund von Studien an strahlenexponierten Personen viele Daten gewonnen, die als Basis für die Risikoabschätzungen zum Strahlenschutz der Bevölkerung und am Arbeitsplatz dienen. Der Nachweis strahleninduzierter DNA-Alterationen (z.B. an Tumorsuppressorgenen) durch molekularbiologische Untersuchungen dürfte in Zukunft zur Früherkennung des individuellen Risikos beitragen.

Das Risiko eines im Rahmen der Diagnostik durch **Röntgenstrahlen** induzierten Tumors ist aufgrund der heute sehr guten apparativen Ausstattung und entsprechender Sicherheitsvorkehrungen für Arzt und Patient minimal.

Die γ-**Strahlung** ist ein wesentlicher Anteil des onkogenen Wirkungspotenzials von Atombombenexplosionen. Dabei werden am häufigsten Leukämien, ganz besonders bei Kindern, aber auch Magen-, Lungen- und Mammakarzinome induziert. Der unmittelbare Zusammenhang von lokaler Strahlenbelastung und Tumorrisiko geht aus der Erfahrung mit Zweittumoren nach der Strahlentherapie maligner Tumoren hervor. Exakte Risikowerte zur Induktion von Zweittumoren können nicht angegeben werden, das Risiko ist jedoch in jedem Fall wesentlich geringer als der Nutzen. Nach Strahlentherapie des Beckens bei Karzinomen der Gebärmutter machen Knochensarkome z.B. ca. 5% aller Osteosarkome aus.

β-**Strahlen** sind in ihrer onkogenen Wirksamkeit mit den Röntgenstrahlen vergleichbar. Im Zusammenhang mit Atombombenversuchen und Reaktorunfällen besteht die Gefahr einer Inkorporation des kurzlebigen β-Strahlers ^{131}Jod in die Schilddrüse von Jugendlichen. Das signifikant häufigere Auftreten von papillären Schilddrüsenkarzinomen ist durch die Tschernobyl-Katastrophe gut belegt. Die Schilddrüse kann durch kurzfristige therapeutische Verabreichung von (nicht radioaktivem) Jod abgesättigt und damit die Aufnahme von radioaktivem ^{131}Jod verhindert oder stark reduziert werden (Jodprophylaxe).

Wesentlich (etwa 10-fach) wirksamer als die locker ionisierenden Röntgen-, γ- und β-Strahlen sind die dicht ionisierenden, energiereicheren α-**Strahlen.** Infolge der geringen Reichweite dieser Strahlen können sie nur lokal nach Inkorporation der entsprechenden Radionuklide wirksam werden. Die Gefahr einer Strahlenbelastung besteht besonders im Uranbergbau. Langlebige Radiumisotope wurden von den Leuchtzifferblattmalerinnen in der Uhrenindustrie, aber auch von sonst in der Radiumindustrie Tätigen inkorporiert. Ab einer mittleren Skelettdosisbelastung von 10 Gy entwickelten 30% der Personen Osteosarkome, z.T. bereits 4 Jahre nach Inkorporationsbeginn. Auch das kurzlebige ^{224}Radium (Halbwertszeit 3,64 Tage), das zur Behandlung der Knochentuberkulose bei Kindern eingesetzt wurde, induzierte in den therapeutisch üblichen Dosen in 30–40% Knochensarkome. Die besonders hohe onkogene Wirksamkeit des in der Kerntechnik eingesetzten langlebigen α-Strahlers ^{239}Plutonium ist experimentell bewiesen. Die Belastung mit dem langlebigen α-Strahler ^{232}Thorium infolge Speicherung des früher verwendeten kolloidalen Röntgenkontrastmittels Thorotrast in Makrophagen und die Induktion von Angiosarkomen waren dramatisch.

Die onkogene Wirkung von **Neutronen** ist erst experimentell nachgewiesen.

Ultraviolette Strahlen

Pathogenese
Die mutagene Wirkung ultravioletter Strahlung wird durch direkte Schädigung der DNA durch Ausbildung von Thymin-Dimeren vermittelt.

Epitheliale Tumoren der Haut (Basalzellkarzinome und Plattenepithelkarzinome) treten bevorzugt an der dem Sonnenlicht ausgesetzten Haut auf. Besonders wirksam ist das den Sonnenbrand verursachende „UV-B" (Wellenlänge 290–320 nm). Ein sehr drastisches Beispiel sind Plattenepithelkarzinome der Haut bei Kindern mit Xeroderma pigmentosum, einer Hauterkrankung, bei der ein vererbter Defekt des Enzyms zur Reparatur von Thymin-Dimeren vorliegt. Auch die signifikant häufigeren malignen Melanome in den letzten Jahrzehnten werden der zunehmenden Sonnenexposition in der Freizeit zugeschrieben.

6.9 Klinische Aspekte von Tumorerkrankungen

6.9.1 Lokale Auswirkungen

Die lokalen Auswirkungen sind Folge von Expansion und/oder Invasion des Tumors sowie von Nekrosen des Tumors und/oder des angrenzenden normalen Gewebes (➤ Abb. 6.46).
Funktionsstörungen Tumoren führen zu Funktionsstörungen von Organen und Geweben. Funktionsstörungen von Organen wie z.B. dem Gehirn sind meist direkte Folgen des komprimierenden oder destruierenden Tumorwachstums. Zusätzliche tumorbedingte Kreislaufstörungen oder Ödeme im Randbereich des Tumors können diese Störungen noch verstärken.
- Primäre Hirntumoren und Hirnmetastasen führen bei entsprechender Lokalisation zu Lähmungen.
- Der Befall parenchymatöser Organe wie Leber und Nieren bewirkt häufig erst im Endstadium einen Funktionsausfall mit entsprechender Leber- oder Niereninsuffizienz, da für

Kompression | polypöses intraluminales Wachstum | zirkuläres Wachstum | Ulzeration / Gefäßarrosion

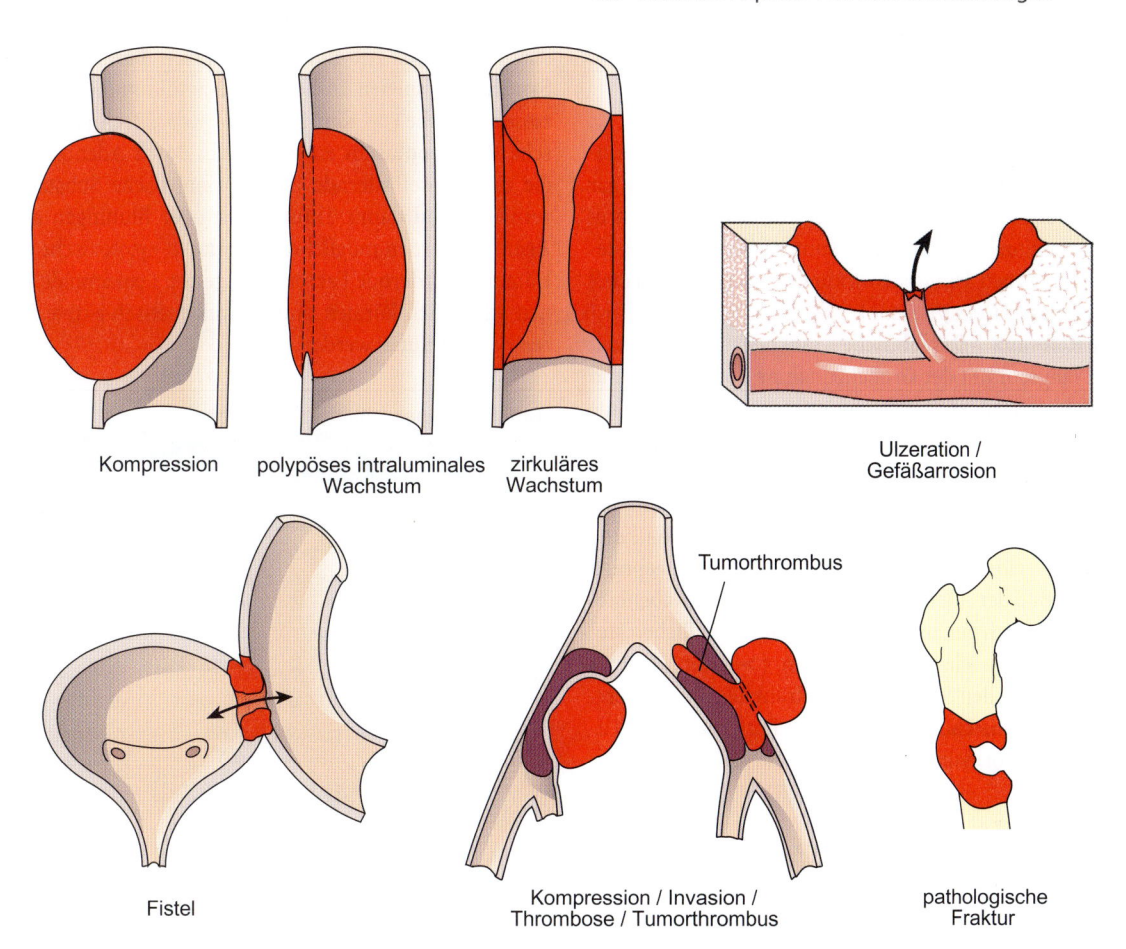

Fistel | Kompression / Invasion / Thrombose / Tumorthrombus | pathologische Fraktur

Abb. 6.46 Lokale Komplikationen des Tumorwachstums.

die Funktion dieser Organe meist 15% des Parenchyms ausreichen.
- Das Tumorwachstum im Knochen ist nicht selten Ursache eines Knochenabbaus mit mechanischer Instabilität. Diese kann dann schon bei kleinen mechanischen Einwirkungen eine Fraktur zur Folge haben (pathologische Fraktur).

Stenose Tumoren von kanalikulären Organen führen zur Stenose. Darunter versteht man die durch intraluminales Tumorwachstum, Wandinfiltration oder auch durch Kompression von außen bedingte Einengung bis hin zum Verschluss (Obstruktion). Die Folgen sind Störungen des intraluminalen Transports mit Rückstau von Inhaltsstoffen (Nahrung, Sekrete, Exkremente). Beispiele sind Tumorstenosen des Magen-Darm-Trakts, der Ureteren, des Gallenwegs- und des Tracheobronchialsystems mit den entsprechenden funktionellen Konsequenzen (mechanischer Ileus, Hydronephrose, mechanischer Ikterus und Atemwegsbehinderung).

Gefäßläsion Von den Gefäßen sind ganz vorwiegend die Venen durch Kompression und/oder Infiltration betroffen, was zu einer lokalen Blutabflussstörung führt. Auf der Basis einer Gefäßwandinfiltration bildet sich häufig ein Thrombus, der später von Tumorzellen durchsetzt wird **(Tumorthrombus)**. Von diesem können **Tumoremboli** in andere Organe verschleppt werden.

Tumornekrosen Tumornekrosen können Ulzerationen, Blutungen und Fisteln verursachen. Die bei größeren Tumoren oft unzureichende Gefäßversorgung sowie tumorbedingte Gefäßverschlüsse sind die Ursachen für Nekrosen des Tumors sowie des angrenzenden normalen Gewebes. Bei Tumoren der Hohlorgane entstehen häufig **Ulzerationen** mit **Gefäßarrosionen** und Blutungen.

Fistelung Bei tumorösem Befall benachbarter Hohlorgane können Tumornekrosen zu Verbindungen zwischen diesen beiden Hohlorganen (Fistelung) führen. Beispiele hierfür sind die Ösophagotracheal-, die enterokolische, die Rektovaginal- oder die Rektovesikalfistel bei fortgeschrittenem Karzinom der entsprechenden Hohlsysteme. Derartige Fisteln können auch Folgen von Tumornekrosen nach Chemo- oder Strahlentherapie sein.

6.9.2 Systemische Auswirkungen

Die systemischen Auswirkungen von Tumoren werden durch den metastasierenden Tumorprozess, durch organspezifische oder ektope Hormone, durch Stoffwechselprodukte (Immunglobuline u.a.) sowie durch den Tumorstoffwechsel ausgelöst.

Hormonelle Überfunktionssyndrome endokriner Tumoren

Wenn benigne oder maligne endokrine Tumoren organspezifische Hormone sezernieren, unterliegt diese Sekretion oft gar nicht mehr oder nur noch teilweise der normalen Hormonregulation (Funktionsautonomie der Tumorzellen). Die entstehenden systemischen Tumorauswirkungen sind ein Spezialfall der Paraneoplasie (Definition s.u.).

Klinische Relevanz Das klinische Krankheitsbild entwickelt sich meist langsam mit der Größenzunahme des Tumors und der dadurch steigenden Sekretionsleistung. Die Symptome sind hormonspezifisch. So ist das Krankheitsbild bei Tumoren der Schilddrüsenfollikel (follikuläres Adenom) durch das Schilddrüsenhormon Thyroxin, bei Tumoren der Inselzellen des Pankreas (z.B. Insulinom, Gastrinom) durch die Wirkung entsprechender Hormone wie Insulin oder Gastrin geprägt. Das klinische Bild der Adenome und Karzinome der Nebennierenrinde kann durch ein Spektrum von unterschiedlichen steroidalen Wirkungen charakterisiert sein (➤ Kap. 16.1.9). Wenn die hormonellen Syndrome das Krankheitsbild beherrschen, führt die vollständige chirurgische Entfernung der Tumoren meist zur Normalisierung.

Paraneoplastische Syndrome (Paraneoplasien)

Definition Unter dem Begriff Paraneoplasien (griech.: neos = neu; plasein = bilden) fasst man Funktionsstörungen und Krankheitszustände zusammen, die weder durch das lokale und metastatische Tumorwachstum noch durch eine für das Muttergewebe des Tumors charakteristische Hormonsekretion zu erklären sind. Die paraneoplastischen Syndrome (➤ Tab. 6.10) werden hervorgerufen durch gestörte Bildung und Abgabe von Wirkstoffen durch die Tumorzellen, die tumorfern ihre Wirkung ausüben. Zu den Wirkstoffen gehören Hormone, Gerinnungsfaktoren, Wachstumsfaktoren u.a.

Paraneoplastische Syndrome werden bei 10–15% der Patienten mit Tumorleiden beobachtet. Man unterscheidet:
- paraneoplastische Endokrinopathien
- paraneoplastische neurologische und muskuläre Syndrome
- paraneoplastische hämatologische Syndrome

Ätiologie und Pathogenese

Eine einheitliche Deutung ist heute noch nicht möglich. Die am besten erklärten Krankheitsbilder sind die **paraneoplastischen Endokrinopathien,** die durch Hormone oder hormonähnliche Substanzen ausgelöst werden. Da diese Tumoren in nicht endokrinen Organen ihren Ursprung haben, spricht man von **ektoper Hormonbildung.** Eine Erklärung hierfür könnte in der Derepression von Genen liegen, die für das betreffende ektope Hormon codieren. Häufig treten Tumoren mit paraneoplastischen Endokrinopathien in Epithelien auf, in denen auch Zellen des disseminierten neuroendokrinen Systems (➤ Kap. 17)

lokalisiert sind. Bei **neuromuskulären paraneoplastischen Syndromen** spielen insbesondere autoimmunologische Prozesse eine Rolle (➤ Kap. 22.4.3, ➤ Kap. 22.4.4). **Hämatologische Paraneoplasien** entstehen z.B. durch Adenokarzinome, die thromboseförderne oder fibrinolytische Substanzen sezernieren und damit Thrombosen oder Blutungen auslösen. Anämien werden möglicherweise durch zytotoxische oder die Hämolyse fördernde Faktoren ausgelöst. Leukämoide Reaktionen schließlich können durch myelopoetisch aktive Substanzen hervorgerufen werden.

Tab. 6.10 Paraneoplastische Syndrome.

Klinische Syndrome	Neoplasmen	Wirkungsmechanismen
Endokrinopathien		
Cushing-Syndrom	kleinzelliges Lungenkarzinom, Pankreaskarzinom, neurale Neoplasien	ACTH oder ACTH-ähnliche Substanz
Hyponatriämie	Lungenkarzinom, intrakraniale Neoplasien	ADH oder ADH-ähnliche Substanz
Hyperkalzämie	Lungenkarzinom	parathormonähnliches Peptid
	Mammakarzinom, Nierenkarzinom, adulte T-Zell-Leukämie/Lymphom	TGF-α
Hyperparathyreoidismus	hämatologische Neoplasien, Lungenkarzinom, Prostatakarzinom	Parathormon oder parathormonähnliches Peptid
Hypoglykämie	Fibrosarkom, andere Weichteiltumoren, Leberzellkarzinom	Insulin oder insulinähnliche Substanz (IGF-II)
Karzinoidsyndrom	neuroendokrine Tumoren z.B. im Dünndarm	Substanz P, Bradykinin, Histamin, Serotonin
Polyzythämie	Nierenkarzinom, zerebelläres Hämangiom, Leberzellkarzinom	Erythropoetin
Neurologische und muskuläre Syndrome		
Myasthenie	Lungenkarzinom	immunologisch?, toxisch?
Störungen des ZNS und des peripheren Nervensystems	Mammakarzinom	unbekannt
Myasthenia gravis	Thymom	Autoantikörper gegen Acetylcholinrezeptoren
Dermatologische Störungen		
Acanthosis nigricans	Magenkarzinom, Lungenkarzinom, Uteruskarzinom	immunologisch?, toxisch?
Dermatomyositis	Lungenkarzinom, Mammakarzinom	immunologisch?, toxisch?

Tab. 6.10 Paraneoplastische Syndrome. (Forts.)

Klinische Syndrome	Neoplasmen	Wirkungsmechanismen
Vaskuläre und hämatologische Veränderungen		
Venenthrombose (Trousseau-Phänomen)	Pankreaskarzinom, Lungenkarzinom, weitere Karzinome	Hyperkoagulabilität?
nichtbakterielle thrombotische Endokarditis	fortgeschrittene Karzinome	Hyperkoagulabilität
Anämie	Neoplasmen des Thymus	unbekannt
leukämoide Reaktion	Neoplasmen des Thymus	unbekannt
Weitere		
nephrotisches Syndrom	verschiedene Karzinome	Immunkomplexe (Tumorantigene)

Tab. 6.11 Ausgewählte „Tumormarker".

Tumormarker	Vorkommen
Onkofetale Antigene	
α-Fetoprotein (AFP)	Leberzellkarzinom, Keimzellneoplasien des Hodens
karzinoembryonales Antigen (CEA)	Karzinome von Kolon, Pankreas, Lunge, Magen und Mamma
Hormone	
humanes Choriongonadotropin (HCG)	Trophoblastenneoplasien, Keimzelltumoren des Hodens
Kalzitonin	medulläres Schilddrüsenkarzinom
Katecholamine und Metaboliten	Phäochromozytom und verwandte Neoplasien
ektopische Hormone	paraneoplastische Syndrome (➤ Tab. 6.10)
Isoenzyme	
saure Prostataphosphatase	Prostatakarzinom
neuronenspezifische Enolase	z.B. kleinzelliges Lungenkarzinom, Neuroblastom
Spezifische Proteine und Glykoproteine	
Immunglobuline	Plasmozytom und andere Gammopathien
prostataspezifisches Antigen (PSA)	Prostatakarzinom
Thyreoglobulin	Schilddrüsenkarzinom
Sonstige Glykoproteine	
CA-125	Ovarialkarzinome
CA-19-9	Karzinome von Kolon und Pankreas
CA-15-3	Mammakarzinome
Intermediärfilamente	
(Zyto-)Keratine	Karzinom (selten in Sarkomen)
Vimentin	Sarkom (selten in Karzinomen)
Neurofilament	neurale Tumoren
Desmin	Muskeltumoren
Aktin	Muskeltumoren
Leukozytenantigen	Lymphome/Leukämien

Tumormarker

Tumormarker sind Substanzen, die von Tumorzellen unter abnormen Bedingungen produziert (zelluläre Marker) oder sezerniert werden (Serummarker). Sie lassen sich immunhistochemisch im Tumorgewebe und biochemisch im Blut und teilweise in Exkrementen nachweisen und können als Spürsubstanzen in der Tumordiagnostik und im Tumorverlauf eingesetzt werden (➤ Tab. 6.11).

- **Onkofetale Antigene:** Zwei der bestetablierten Marker sind das CEA (karzinoembryonales Antigen) und das AFP (α-Fetoprotein). CEA wird normalerweise nur im embryonalen Gewebe des Darmtrakts, des Pankreas und der Leber gebildet. Dieses komplexe Glykoprotein kann von einer Reihe von Tumoren sezerniert werden und dient damit als Verlaufsmarker. Die Erwartungen, diese Substanz auch in der Primärdiagnostik von Tumoren einsetzen zu können, sind leider gescheitert, weil erhöhte CEA-Werte auch bei benignen Erkrankungen gefunden wurden (z.B. Hepatitis, Leberzirrhose, chronisch entzündliche Darmerkrankungen u.a.). Ein ähnlicher Marker ist AFP, das v.a. bei Leberzellkarzinomen und verschiedenen Keimzelltumoren nachweisbar ist.
- **Hormone:** Hierbei handelt es sich einerseits um gewebetypische Hormone, andererseits um eine ektope Bildung von Hormonen im Rahmen paraneoplastischer Syndrome.
- **Isoenzyme:** Eines der wichtigsten Isoenzyme ist die saure Prostataphosphatase, die als Verlaufsmarker des Prostatakarzinoms eingesetzt wird.
- **Spezifische Proteine und Glykoproteine:** Hierzu zählt z.B. das prostataspezifische Antigen (PSA), welches man immunhistochemisch in Prostatakarzinomen sowie im Serum von Karzinompatienten nachweisen kann. PSA ist ein organspezifisches Protein. Das Gleiche gilt für das Thyreoglobulin (TG), ein Glykoprotein, das im Kolloid der normalen Schilddrüse vorkommt, aber auch von differenzierten Karzinomen des Follikelepithels gebildet und sezerniert wird. TG kann somit als Verlaufsmarker bei Schilddrüsenkarzinomen eingesetzt werden.

Tumorkachexie

Definition Unter Kachexie (griech.: kachexia = schlechter Zustand) versteht man die zunehmende Auszehrung des Patienten bei fortgeschrittenem Tumorleiden mit Abmagerung, allgemeinem Kräfteverfall, Appetitlosigkeit, Anämie und Apathie.

Pathogenese
Die Entstehungsmechanismen der Kachexie sind noch nicht im Einzelnen geklärt. Diskutiert werden Stoffwechselprodukte des Tumors, die zu
- katabolem Proteinumsatz
- erhöhter Mobilisierung von Lipiden aus Fettgewebe
- vermehrtem Energieverbrauch (Hypermetabolismus) der Körperzellen

führen. Verantwortlich für einen Teil dieser Wirkungen ist möglicherweise Kachexin (= Tumornekrosefaktor α [= TNF-α]).

Weitere Faktoren sind unzureichende Nahrungsaufnahme durch lokale Tumoreinwirkungen wie Behinderung der Nahrungsaufnahme, der Verdauung (Maldigestion) oder der Resorption (Malresorption), durch depressive Verstimmungen und schließlich auch durch Störungen der Geschmacksempfindungen und/oder Störungen im zentralen Hungerzentrum. Ein weiterer Faktor kann der übermäßige Verlust von Proteinen im Rahmen rezidivierender Blutungen (z.B. ulzeriertes Karzinom im Magen-Darm-Trakt) oder bei polypösen Tumoren des Magen-Darm-Trakts (Proteinverlustsyndrom) sein.

Die Kachexie ist häufig mit einer erhöhten Infektanfälligkeit verbunden, sodass viele Tumorpatienten an interkurrierenden Infekten sterben. Derartige Infekte sowie auch die resorbierende Entzündung bei Tumornekrosen sind im Zusammenspiel mit Wirkungen von Tumorzellprodukten auf die Temperaturregulierung Ursachen des Tumorfiebers.

Tumoranämie

Hierbei handelt es sich um eine Blutarmut, die durch Blutverlust, Mangel an Aufbaustoffen (Aminosäuren, Vitamine), durch vermehrte Hämolyse oder durch Verdrängung der Hämatopoese bei Tumorwachstum im Knochenmark entsteht.

6.10 Pathologie und Tumordiagnostik

6.10.1 Zytologische und histologische Diagnosesicherung

Voraussetzungen für jede Krebstherapie sind der sichere histologische Nachweis des Tumors, die Bestimmung des Tumortyps, des Malignitätsgrades und der Tumorausbreitung. Diese Parameter bestimmen wesentlich Art und Ausmaß der Therapie (Operation, Strahlentherapie, Chemotherapie sowie neue Therapieformen) und die Prognose. Je nach Untersuchungsgut unterscheidet man zytologische und histologische sowie immunhistologische Untersuchungen. In neuerer Zeit kommen zunehmend auch molekularbiologische Methoden zur Anwendung. Entscheidend ist, dass der Tumor in einem möglichst frühen Stadium erkannt wird. Bei bestimmten Tumoren ist dies durch regelmäßige Screeninguntersuchungen der Bevölkerung mit zuverlässigen und preisgünstigen Methoden möglich geworden.

Zytologie

Die Gewinnung von Zellausstrichen und deren zytologische Untersuchung ist eine sehr effektive Suchmethode. Die aus dem Zellverband gelösten Zellen können z.B. durch eine Feinnadelbiopsie (Punktionszytologie) oder durch direkte Abstrichentnahme (Exfoliativzytologie) gewonnen werden (> Kap. 1.6.4). Auch desquamierte Zellen in Körper- oder Spülflüssigkeiten oder in Ergüssen können zytologisch untersucht werden. Bei der mikroskopischen Untersuchung der gefärbten Zellausstriche oder Zellzentrifugate werden die Zellen auf Atypien untersucht. Nach dem Grad der Atypien (> Kap. 6.1.1) werden die Präparate in unverdächtige, zweifelhafte, verdächtige und positive Befunde unterteilt.

Durch die zytologische Vorsorgeuntersuchung kann heute das Zervixkarzinom häufig schon im Vorstadium (intraepitheliale Neoplasie, Carcinoma in situ) erkannt werden. Ein kleiner therapeutischer Eingriff (Konisation) verhindert bei diesen Patientinnen die Progression der Präkanzerosen zu einem invasiven Karzinom. Auf diese Weise konnte die Inzidenz invasiver Plattenepithelkarzinome der Portio und Cervix uteri erheblich reduziert werden.

Punktionszytologische Untersuchungen können heute unter Einsatz bildgebender Verfahren auch schon bei kleinen Tumoren verschiedener Organe durchgeführt werden. Die Punktionszytologie eignet sich auch als schnelle und einfache Methode, um fortgeschrittene maligne Tumoren und maligne Ergüsse nachzuweisen.

Histologie

Die histologische Diagnosesicherung eines Tumors umfasst die Dignitätsbestimmung (> Kap. 6.1.1) und seine Typisierung (> Kap. 6.7), die Beurteilung von Malignitätsgrad (Grading) und Tumorausbreitung (Staging) sowie schließlich die Frage, ob und in welchem Ausmaß ein Tumor im Gesunden entfernt wurde.

Immunhistochemie

Die Immunhistochemie (Immunhistologie) spielt in der Tumorpathologie neben der molekularen Diagnostik (Untersuchung der im > Kap. 6.5 genannten molekularen Veränderungen) eine überragende Rolle. Immunhistochemisch werden häufig Intermediärfilamente und tumorassoziierte Antigene nachgewiesen (> Tab. 6.11). Der immunhistochemische Nachweis von **Intermediärfilamenten** ermöglicht beispielsweise, epitheliale und verschiedene mesenchymale Tumoren voneinander abzugrenzen.

6.10.2 Tumorgraduierung (Grading) und Stadieneinteilung (Staging)

Die Graduierung eines Tumors beinhaltet die Einstufung des Malignitätsgrades aufgrund histologischer und zytologischer Kriterien. Die wichtigsten Kriterien zur Bestimmung des Malignitätsgrades sind:
- Kernatypien (Hyperchromasie, Kernpolymorphie, Anisonukleose u.a.)
- Mitosezahl pro 10 definierte Gesichtsfelder (40er Objektiv)
- Differenzierung (d.h. Ähnlichkeit zum Ursprungsgewebe)

Für die meisten Organ- und Weichgewebetumoren sind Gradingsysteme erstellt worden, die eine Korrelation zur Prognose aufweisen. Die gängigste Einteilung ist:
- Grad 1 (G1) = gut (hoch) differenziert
- Grad 2 (G2) = mäßig (mittelgradig) differenziert
- Grad 3 (G3) = schlecht (niedrig) differenziert
- ggf. Grad 4 (G4) für undifferenzierte anaplastische Tumoren

Das zurzeit am weitesten verbreitete Verfahren für die Stadieneinteilung von Tumoren ist das sog. **TNM-System.** Hierbei werden die lokale Ausbreitung des Primärtumors (T), die regionäre Lymphknotenmetastasierung (N) und die hämatogenen Fernmetastasen (M) berücksichtigt (➤ Tab. 6.12).

In Abhängigkeit von der Methode, mit der die Ausdehnung des Tumors bestimmt wurde, unterscheidet man:
- **Klinische TNM-Klassifikation** (prätherapeutische klinische Klassifikation, TNM): Sie ergibt sich aufgrund klinischer Untersuchungen, z.B. bildgebende Verfahren, Endoskopie, Biopsie oder chirurgische Exploration. Nach der Zuverlässigkeit der angewandten Methode (z.B. Röntgenaufnahme vs. chirurgische Exploration einschließlich Biopsie) kann man 3 Grade der Diagnosesicherheit von C1 bis C3 (C = „certainty") unterscheiden.
- **Pathologische TNM-Klassifikation** (postoperative histopathologische oder autoptische Klassifikation; pTNM): Die Ausbreitung des Tumors wird am chirurgischen Tumorresektat und an den resezierten Lymphknoten oder aber im Rahmen einer Autopsie bestimmt. Die Feststellung von Fernmetastasen (M) erfordert eine histologische Untersuchung der als klinisch oder autoptisch als Metastase eingeordneten Läsion. Anhand dieser histopathologischen Untersuchungen werden dann die pT-, pN- und pM-Kategorien ermittelt (➤ Tab. 6.12). Der Grad der Ausdehnung wird durch Zahlen bestimmt, die für jedes Organ festgelegt sind. Ein Carcinoma in situ wird als pTis klassifiziert. pT1–pT3 bezeichnen organabhängig die Größe des Primärtumors oder seine Beziehung zu Organstrukturen (wie z.B. Infiltration der Muscularis propria oder des angrenzenden Fettgewebes bei Magen- oder Kolontumoren) oder der Organkapsel. pT4 bedeutet ein organüberschreitendes Wachstum mit Infiltration benachbarter Organe. Der Diagnosesicherheitsgrad kann mit C4 (pathologische Untersuchung des definitiven Tumorresektates) oder C5 (Autopsie) symbolisiert werden.

Die pTNM-Klassifikation wird heute durch die Angabe des Fehlens oder Vorhandenseins eines **Residualtumors** (Resttumor) nach der Behandlung ergänzt. R0 bedeutet, dass kein Residualtumor vorhanden ist (Entfernung im Gesunden). R1 beinhaltet den mikroskopischen und R2 den makroskopischen Nachweis eines Residualtumors.

Tab. 6.12 pTNM-Klassifikation.

pT – Primärtumor	
pTis	präinvasives Karzinom (Carcinoma in situ)
pT0	keine histologische Evidenz für einen Primärtumor
pT1, pT2, pT3, pT4	zunehmende Ausbreitung des Primärtumors
pTX	die lokale Tumorausbreitung kann histopathologisch nicht bestimmt werden
pN – regionäre Lymphknoten	
pN0	kein Befall regionärer Lymphknoten
pN1, pN2, pN3, pN4	zunehmender Befall regionärer Lymphknoten
pNX	Befall regionärer Lymphknoten kann nicht bestimmt werden
pM – Fernmetastasen	
pM0	keine Fernmetastasen
pM1	Fernmetastasen
pMX	das Vorliegen von Fernmetastasen kann nicht bestimmt werden

KAPITEL 7

H.A. Baba, J. Wohlschläger, C.J. Kirkpatrick
* In der Vorauflage unter Mitarbeit von B. D. Bültmann, S. Mackensen-Haen, K. W. Schmid

Kreislauferkrankungen

7.1	**Grundformen der kardialen Überbelastung**	172
7.1.1	Chronische Druckbelastung	173
7.1.2	Chronische Volumenbelastung	173
7.2	**Herzinsuffizienz**	173
7.2.1	Akute Herzinsuffizienz	175
7.2.2	Chronische Herzinsuffizienz	175
7.3	**Hyperämie**	176
7.3.1	Aktive Hyperämie	176
7.3.2	Passive Hyperämie	176
7.4	**Ödem**	177
7.5	**Störungen der Blutstillung und Blutgerinnung**	180
7.5.1	Komponenten der Hämostase	180
7.5.2	Blutungen	182
7.5.3	Thrombose	182
7.6	**Embolie**	185
7.6.1	Thromboembolie	185
7.6.2	Fettembolie	186
7.6.3	Septische Embolie	187
7.6.4	Tumorembolie	187
7.6.5	Luftembolie	187
7.6.6	Fruchtwasserembolie	187
7.6.7	Parenchymembolie	187
7.6.8	Fremdkörper- und Cholesterinembolie	188
7.7	**Ischämie**	188
7.8	**Infarkt**	188
7.8.1	Anämischer Infarkt	188
7.8.2	Hämorrhagischer Infarkt	188
7.8.3	Hämorrhagische Infarzierung	189
7.9	**Hypertonie**	190
7.9.1	Hypertonie im großen Kreislauf	190
7.9.2	Hypertonie im kleinen Kreislauf	191
7.9.3	Portale Hypertonie	192
7.10	**Schock**	192
7.10.1	Klassifikation des Schocks	192
7.10.2	Pathogenese des Schocks	193
7.10.3	Organveränderungen bei Schock	196
7.11	**Disseminierte intravasale Gerinnung (DIG)**	197

Zur Orientierung

Die Hauptaufgabe des Herz-Kreislauf-Systems liegt in der Versorgung des Organismus mit Sauerstoff und Nährstoffen. Voraussetzung für diese Funktion sind ein intaktes Herz (Pumpfunktion) und Gefäßsystem (Arterien, Venen, Kapillaren, Lymphgefäße) (Verteilerfunktion), Blut (Transport- und Gerinnungssystem) sowie eine gesunde Lunge (Gasaustausch) (➤ Abb. 7.1). Die Aufrechterhaltung einer adäquaten Kreislauffunktion (Blutdruck, Gefäß-/Blutvolumen, Sauerstoffversorgung) unterliegt komplexen, teilweise neurohumoralen Regulationsmechanismen, deren Kenntnis Voraussetzung ist für die Diagnostik und Therapie der Herz-Kreislauf-Erkrankungen. Organbezogene oder systemische Störungen der Kreislauffunktion führen zu schwerwiegenden klinischen Krankheitsbildern, z.B. Herzinsuffizienz, Schock, Thromboembolien sowie disseminierten Blutgerinnungsstörungen. Herz-Kreislauf-Erkrankungen sind sehr häufige Erkrankungen mit einer hohen Mortalitätsrate, welche zu erheblichen sozioökonomischen Belastungen für das Gesundheitssystem führen.

7.1 Grundformen der kardialen Überbelastung

Einer kardialen Überbelastung passt sich das Myokard zunächst an, indem es physiologische Reserven ausnutzt. Die Muskelmasse nimmt zu, es entsteht zunächst eine **konzentrische** (➤ Abb. 7.2), später eine **exzentrische** (➤ Abb. 7.3) Hypertrophie. Bei fortbestehender Überbelastung kommt es durch Muskelzellnekrosen und der hieraus resultierenden interstitiellen Fibrose zu einem „maladaptiven" Umbau des Myokards **(„Remodeling")** mit zunehmender Herzdilatation (➤ Abb. 7.4), die sich klinisch als **Herzinsuffizienz** (➤ Abb. 7.5) manifestiert.

Zwei Grundformen der chronischen Überbelastung werden unterschieden:
- Druckbelastung
- Volumenbelastung

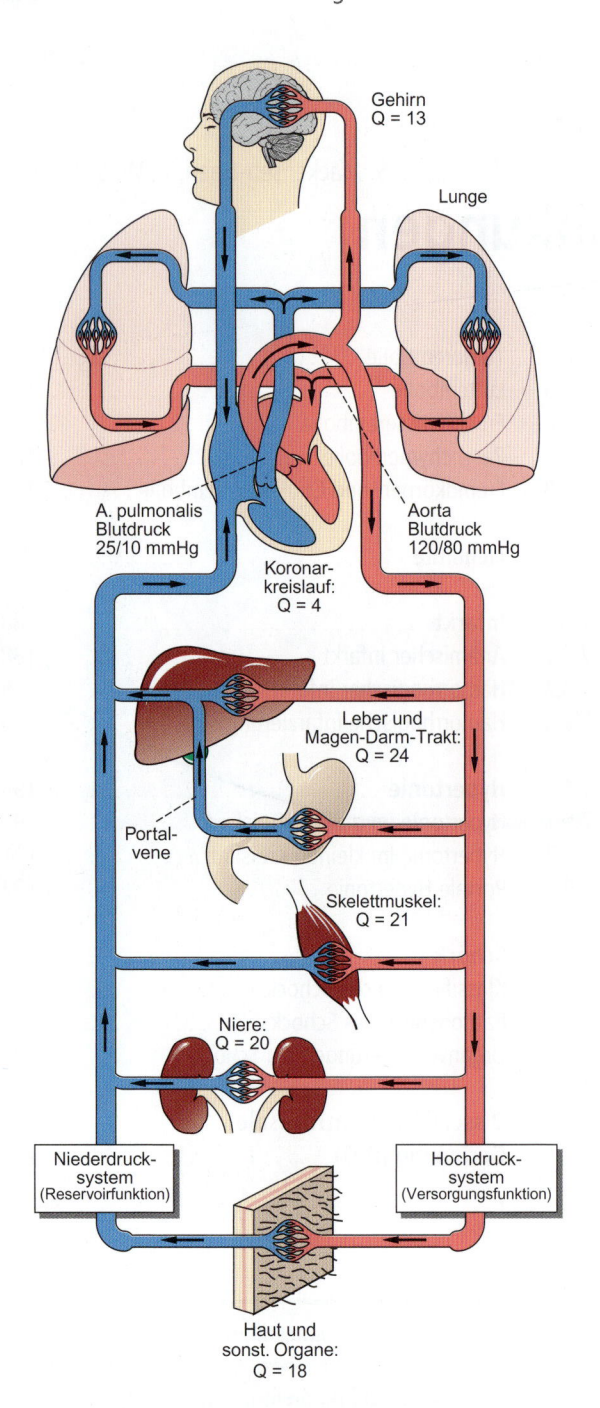

Abb. 7.1 Herz-Kreislauf-System (Schema). Der linke Ventrikel pumpt das Blut in das arterielle Hochdrucksystem mit parallel geschalteten Organen. Der muskelschwächere rechte Ventrikel pumpt das Blut in den Lungenkreislauf, der dem Niederdrucksystem angehört. Der Blutfluss im großen Kreislauf wird durch die Druckdifferenz in der Aorta (systolisch 120 mmHg) und in den großen Venen (5 mmHg) aufrechterhalten. Der Stoffaustausch erfolgt im Kapillarsystem. Die Organdurchblutung (Q) ist als prozentualer Anteil des Herzzeitvolumens angegeben (modifiziert nach [5]).

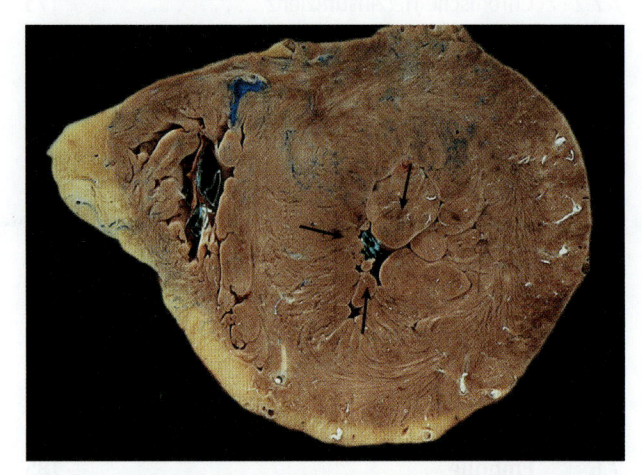

Abb. 7.2 Konzentrische Hypertrophie des linken Ventrikels. Im Vergleich zum normal großen Lumen des rechten Ventrikels (RV) ist das Lumen des linken Ventrikels (LV) eng (Pfeile). Die blaue Verfärbung ergibt sich durch Injektion von Farbstoff zu diagnostischen Zwecken.

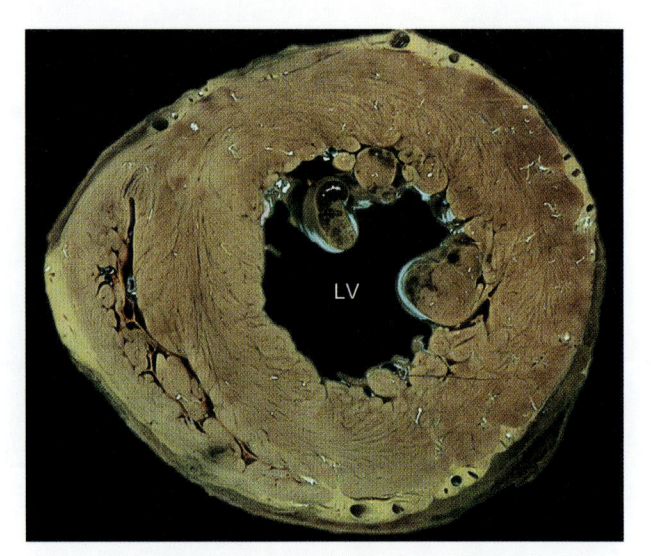

Abb. 7.3 Exzentrische Hypertrophie des linken Ventrikels. Das Lumen des linken Ventrikels (LV) ist weit (Dilatation).

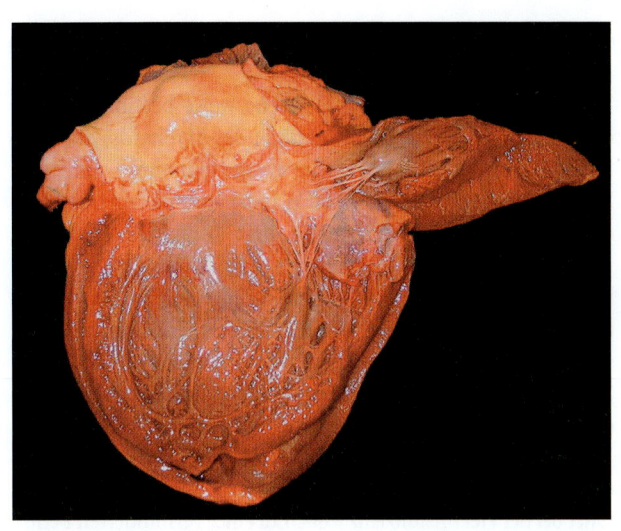

Abb. 7.4 Akute Linksherzdilatation bei Myokarditis mit Ausbildung eines „romanischen Bogens".

7.1.1 Chronische Druckbelastung

Ätiologie Klappeneinengungen oder Hypertonie im großen Kreislauf erfordern eine Mehrarbeit des Myokards des linken und/oder des rechten Ventrikels.

Pathogenese
Die Muskulatur der Ventrikel passt sich einer Mehrbelastung an, indem Masse und Volumen der Herzmuskelfasern (Kardiomyozyten) zunehmen. Organellen werden neu gebildet, insbesondere kontraktile Elemente (Aktin und Myosin) und Mitochondrien. Makroskopisch nimmt die Muskelwanddicke zu (Ventrikelhypertrophie).

Bei einer **Aortenklappenstenose** (➤ Kap. 19.4.2) ist die Durchflusskapazität verringert. Um ein adäquates Auswurfvolumen zu erreichen, muss der systolische Druck ansteigen. Dies wird durch kardiomyozytäre Hypertrophie erreicht. Diese aufgrund von Druckbelastung entstehende Ventrikelwandverdickung wird als **konzentrische Hypertrophie** bezeichnet und ermöglicht eine fortgesetzte Pumpfunktion über längere Zeit (➤ Abb. 7.2). Diese Hypertrophieform kann zu konzentrischer Einengung des Ventrikelvolumens führen, und so Störungen der diastolischen Füllung mit konsekutiver Blutstauung hervorrufen (➤ Kap. 7.3.2).

Wird unter der Druckbelastung eine kritische Muskelmasse des linken Ventrikels überschritten, münden diese adaptiven Vorgänge in eine pathologische Veränderung des Ventrikels. Hierbei ist insbesondere das zunehmende Missverhältnis zwischen wachsender Muskelmasse und Koronargefäßquerschnittsfläche ein limitierender Faktor, sodass bei Belastung das hypertrophierte Myokard nur mehr unzureichend mit Sauerstoff versorgt wird (relative Koronarinsuffizienz, ➤ Kap. 19.5.1), was durch Hypoxie zu **Einzelfasernekrosen** führen kann. Diese werden insbesondere im subendokardialen Myokard durch kollagenes Bindegewebe ersetzt, sodass sich eine netzförmige interstitielle Fibrose ausbildet, die zu systolischen und diastolischen Störungen führen kann. Wird das sog. kritische Herzgewicht (> 500 g) überschritten, kommt es zu Überdehnung hypertrophierter Herzmuskelfasern und Veränderungen der Ventrikelgeometrie mit Ventrikelerweiterung **(sog. Gefügedilatation).** Diese Veränderungen der Herzgeometrie sind mit einem erhöhten enddiastolischen Volumen vergesellschaftet, wodurch die **exzentrische Hypertrophie** entsteht (➤ Abb. 7.3). Die Dilatation führt zu zunehmender Linksherzinsuffizienz (➤ Kap. 7.2).

Analoge Veränderungen zeigen sich auch im rechten Ventrikel bei fortgesetztem Druckanstieg im pulmonalen Kreislauf, welche klinisch in einer Rechtsherzinsuffizienz münden und zu chronischer Blutstauung in vorgeschalteten Organen (z.B. Leber und Milz) führen.

7.1.2 Chronische Volumenbelastung

Bei chronischer Volumenbelastung (z.B. bei Klappeninsuffizienz oder Shunt) kommt es durch die volumenbedingte Dehnung der Herzkammern bei gleichzeitiger Kardiomyozytenhypertrophie zu einer **exzentrischen Hypertrophie.** Dabei nehmen sowohl die Wanddicke als auch das Ventrikelvolumen zu (➤ Abb. 7.3). Die histomorphologischen Veränderungen bei chronischer Druck- oder Volumenbelastung sind identisch.

7.2 Herzinsuffizienz

Definition Dieses klinische Syndrom beruht auf einem Missverhältnis zwischen dem kardialen Auswurfvolumen und dem von den Organen bzw. Geweben des Organismus zur Aufrechterhaltung struktureller und funktioneller Prozesse benötigten Blutvolumen. Man unterscheidet eine akute von einer chronischen Form, die jeweils den linken Ventrikel (Linksherzinsuffizienz), den rechten Ventrikel (Rechtsherzinsuffizienz) oder beide Ventrikel (globale Herzinsuffizienz) betreffen.

Ätiologie Eine akute oder chronische Herzinsuffizienz kann durch strukturelle oder funktionelle Herzerkrankungen hervorgerufen werden (➤ Kap. 19). Hauptursachen umfassen kardiovaskuläre und nichtkardiovaskuläre Faktoren: koronare Herzerkrankung (➤ Kap. 19.5), arterielle Hypertonie (➤ Kap. 7.9), Alter (➤ Kap. 19.1), Diabetes mellitus (➤ Kap. 47.3.2), Nierenerkrankungen (➤ Kap. 37), Adipositas, Alkohol- und Nikotinabusus sowie kardiotoxische Medikamente (➤ Kap. 51). Pathophysiologisch lassen sich die Ursachen der Herzinsuffizienz in 3 Gruppen einteilen (➤ Tab. 7.1).

7 Kreislauferkrankungen

Tab. 7.1 Ursachen der Herzinsuffizienz.

Ursachen	Linksherzinsuffizienz	Rechtsherzinsuffizienz
myokardial	Myokardinfarkt Myokarditis Kardiomyopathie	Myokardinfarkt Myokarditis Kardiomyopathie
Druck- und Volumenbelastung des Herzens	arterielle Hypertonie Aortenklappenstenose Aortenklappeninsuffizienz Mitralklappeninsuffizienz	pulmonale Hypertonie bei: • Linksherzversagen • chronischer Lungenerkrankung • Lungenembolie • arteriovenösen Shuntvitien
diastolische Behinderung der Ventrikelfüllung	Perikarderkrankungen, z.B. chronisch fibrosierende Perikarditis (➤ Kap. 19.8.2) Endokardfibrose Mitralklappenstenose (➤ Kap. 19.4.2)	Perikarderkrankungen, z.B. chronisch fibrosierende Perikarditis (➤ Kap. 19.8.2) Mitralklappenstenose (➤ Kap. 19.4.2)

Pathogenese

Die Herzleistung wird physiologischerweise bestimmt durch die Schlagfrequenz, die Kontraktilität des Myokards, die **Vorlast** (maximale enddiastolische Wandspannung) und die **Nachlast** (maximale systolische Wandspannung zur Überwindung des enddiastolischen Aorten- bzw. Pulmonalisdrucks).

Jede Schädigung des Herzmuskels (z.B. Myokardinfarkt, Myokarditis) vermindert das systolische Schlagvolumen und erhöht das enddiastolische ventrikuläre Füllungsvolumen **(Vorlast)**. Diese Vorlasterhöhung löst beim gesunden Herzen über den Frank-Starling-Mechanismus einen Regulationsmechanismus aus: Durch die gleichzeitige Zunahme der Herzkraft wird mit Zunahme der Vorlast das Schlagvolumen vergrößert. Die durch eine strukturelle oder funktionelle Myokardschädigung verminderte Kontraktilität führt bei der Herzinsuffizienz jedoch zu einer verminderten Perfusion und Sauerstoffversorgung aller Organe. Daraus resultieren folgende pathophysiologische Vorgänge (➤ Abb. 7.5).

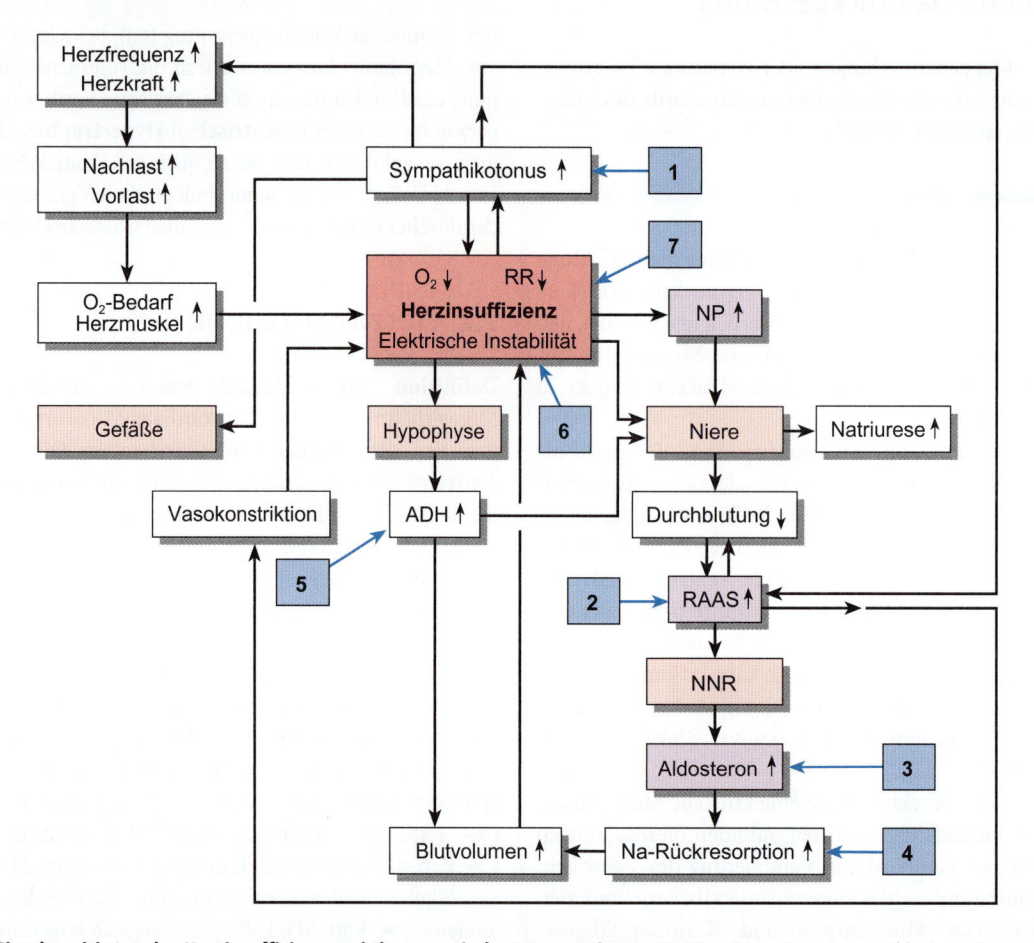

Abb. 7.5 Circulus vitiosus der Herzinsuffizienz und therapeutische Interventionen. RAAS = Renin-Angiotensin-Aldosteron-System, ADH = antidiuretisches Hormon (Vasopressin), NP = natriuretische Peptide, NNR = Nebennierenrinde. Therapieansätze: 1 = β-Blocker, 2 = ACE-Inhibitoren, AT1-Blockade, 3 = Aldosteronantagonisten, 4 = Antidiuretika, 5 = ADH-Antagonisten, 6 = antiarrhythmische Therapie, 7 = positiv inotrope Substanzen (modifiziert nach U. Quast, Abt. Molekulare Pharmakologie, Universitätsklinikum Tübingen).

- **Sympathisches Nervensystem:** Durch Aktivierung der Chemo- und Barorezeptoren peripherer Blutgefäße kommt es zu einem chronisch erhöhten Sympathikotonus mit Anstieg der Herzfrequenz und der Kontraktionskraft des Herzens, zu generalisierter Vasokonstriktion und gesteigerter Reninsekretion. Aus diesen Faktoren resultiert ein erhöhter Sauerstoffbedarf des vorgeschädigten Herzens.
- **Renin-Angiotensin-Aldosteron-System** (RAAS, ➤ Kap. 16.1.1): Die initiale Minderperfusion der Nieren mit Reduktion des effektiven glomerulären Filtrationsdrucks und der erhöhte Sympathikotonus aktivieren das RAAS. Folge ist eine Vasokonstriktion und auch vermehrte Natriumresorption (über vermehrte Aldosteronsekretion der Nebennierenrinde), was zu (herzbelastender) Hypervolämie führt.
- **Antidiuretisches Hormon** (ADH, ➤ Kap. 13.3.1): Die globale Minderperfusion führt zu erhöhter hypophysärer ADH-Sekretion mit resultierender zusätzlicher Hypervolämie.

Kardioprotektive Regulationsmechanismen umfassen die natriuretischen Peptide (➤ Kap. 19.1 und ➤ Kap. 37.1), endothelabhängige regulierende Faktoren (➤ Kap. 20.1.5), z.B. Stickstoffmonoxid (NO) und Prostazyklin (PGI_2).

Diese unter physiologischen Bedingungen sinnvollen Regulationsmechanismen führen bei der Herzinsuffizienz über eine Zunahme von Nachlast und Vorlast zur Reduktion des Auswurfvolumens und über das Remodeling des Herzens, u.a. begleitet durch elektrische Instabilität (Rhythmusstörungen), zu einer Herzdilatation.

Klinische Relevanz Klinisch wird die Herzinsuffizienz traditionell nach der Klassifikation der New York Heart Association (NYHA, 1964), abhängig von der körperlichen Belastbarkeit eines Patienten, in 4 Schweregrade eingeteilt. 2001 wurde diese NYHA-Klassifikation auf Vorschlag des American College of Cardiology (ACC) und der American Heart Association (AHA) ergänzt durch die Hinzunahme ätiologischer, struktureller und pathophysiologischer Faktoren. Es wurden diagnostische und therapeutische Richtlinien für die verschiedenen Stadien der Herzinsuffizienz festgelegt, die heute international akzeptiert sind. Ziel der heutigen Pharmakotherapie (➤ Abb. 7.5) ist eine Beeinflussung der neurohumoralen pathophysiologischen Regulationsmechanismen durch eine meist kombinierte Therapie mit β-Blockern, ACE-Inhibitoren, AT1-Rezeptorblockade, Aldosteronantagonisten, Antidiuretika und ADH-Antagonisten. Durch Einsatz von AT1-Rezeptorblockern und ACE-Inhibitoren kann die Vor- und Nachlast gesenkt, die endotheliale Dysfunktion verbessert und das Remodeling gehemmt werden.

7.2.1 Akute Herzinsuffizienz

Akute Linksherzinsuffizienz

Ätiologie Ursachen der akuten Linksherzinsuffizienz sind:
- Myokardinfarkt
- akute Klappeninsuffizienz, z.B. bei akuter Endokarditis oder bei Papillarmuskelabriss
- akute Myokarditis
- Elektrolytstörungen oder Pharmaka

Pathogenese
Entscheidend für das akute Herzversagen ist meist eine Verminderung energiereicher Phosphate bei ungenügender Sauerstoffzufuhr.

Die Folgen der akuten Linksherzinsuffizienz bei erhaltener Leistung des rechten Ventrikels sind:
- **Rückwärtsversagen:** Der Rückstau von Blut in die Lungenstrombahn führt zur Erhöhung des hydrostatischen Drucks und dadurch zur Ausbildung einer akuten Blutstauung und eines Lungenödems.
- **Vorwärtsversagen:** Durch die ungenügende Auswurfleistung kann ein kardiogener Schock entstehen (➤ Kap. 7.10.1).

Morphologie
Das pathologisch-anatomische Substrat der akuten Linksherzinsuffizienz ist eine Linksherzdilatation mit rundbogiger Herzspitze (sog. romanischer Bogen; ➤ Abb. 7.4).

Akute Rechtsherzinsuffizienz

Ätiologie Ursachen der akuten Rechtsherzinsuffizienz ist eine akute Druckbelastung ausgelöst in erster Linie durch:
- Lungenembolien (z.B. Thromboembolie, Fettembolie)
- akutes Lungenemphysem

Pathogenese
Steigt der Druck im kleinen Kreislauf akut auf 50–80 mmHg an, werden der rechte Ventrikel und der rechte Vorhof überdehnt. Das Blut staut sich im Venensystem der inneren Organe (z.B. Leber, Niere), Haut und Schleimhäute sind zyanotisch. Da die Leber das dem rechten Herzen unmittelbar vorgeschaltete Organ ist, kommt es bei der Rechtsherzinsuffizienz vor allem zu einer ausgeprägten klinisch palpablen Hepatomegalie.

7.2.2 Chronische Herzinsuffizienz

Häufigste Ursache einer chronischen Herzinsuffizienz sind eine chronische Volumen- und Drucküberlastung eines oder beider Ventrikel.

Chronische Linksherzinsuffizienz

Ätiologie Ursachen der chronischen Linksherzinsuffizienz sind:
- koronare Herzkrankheit
- dekompensierter arterieller Hypertonus
- Mitralklappeninsuffizienz
- Aortenklappeninsuffizienz oder -stenose
- Kardiomyopathien

Pathogenese
Das Herz zeigt unterschiedliche Grade der Linksherzhypertrophie *und* -dilatation oder eine konzentrische Hypertrophie, bei der das Ausmaß der Hypertrophie eine ausreichende diastolische Füllung nicht mehr zulässt. Es entsteht eine interstitielle, vorwiegend perivaskuläre Myokardfibrose infolge eines sekundären Hyperaldosteronismus (➤ Kap. 16.1.10 und ➤ Abb. 16.2). Bei chronischer Linksherzinsuffizienz wird Aldosteron durch Endothelzellen und Muskelzellen der Media kleiner Myokardarterien produziert und ausgeschüttet – zusätzlich zur Produktion und Sekretion durch die Nebennierenrinde.
Die Folgen sind:
- **Chronische Lungenstauung:** Es entstehen eine Siderose und Fibrose der Lunge (braune Lungeninduration, ➤ Kap. 24.5.1), die zum klinischen Bild der Atemnot (Dyspnoe) führen. Zumeist entwickelt sich bei der chronischen Linksherzinsuffizienz eine konsekutive Rechtsherzüberlastung mit Hypertrophie und schließlich auch Dilatation des rechten Herzens (konsekutive Rechtsherzhypertrophie).
- **Vermindertes Herzminutenvolumen:** Regulationsmechanismen ➤ Kap. 7.10.2 und ➤ Kap. 7.10.3.

Chronische Rechtsherzinsuffizienz

Ätiologie Ursachen der chronischen Rechtsherzinsuffizienz sind:
- chronisches obstruktives Lungenemphysem
- Staublungenerkrankungen
- schwere Kyphoskoliosen mit Beeinträchtigung der Atemtätigkeit
- rezidivierende Lungenembolien
- chronische Linksherzinsuffizienz

Pathogenese
Das rechte Herz ist hypertrophiert und dilatiert. Das Blut staut sich im gesamten Venensystem des großen Kreislaufs mit chronischer Blutstauung in Leber und Milz sowie Zyanose und Blutstauung in Haut und Schleimhäuten.
Die Erhöhung des hydrostatischen kapillären Drucks führt zu Ödemen der unteren Extremitäten, Aszites und mangelhafter Nierendurchblutung sowie zu Anasarka (generalisiertes Ödem des Unterhautgewebes).

7.3 Hyperämie

Definition Als Hyperämie wird ein vermehrter Blutgehalt eines Organs oder eines Organbezirks bezeichnet. Sie kann durch einen erhöhten Bluteinstrom (aktive Hyperämie) oder einen verminderten Blutausstrom (passive Hyperämie) entstehen. Die **aktive Hyperämie** ist durch eine Dilatation von Arteriolen mit dadurch ausgelöster vermehrter Durchblutung der Endstrombahn gekennzeichnet. Eine **passive Hyperämie** oder **Blutstauung** resultiert aus einem verminderten venösen Abfluss mit Blutrückstau.

7.3.1 Aktive Hyperämie

Die aktive Hyperämie wird entweder durch sympathische neurogene Mechanismen oder durch sog. vasoaktive Substanzen verursacht. Eine Erweiterung der arteriolären Sphinkteren mit einer Zunahme des Blutflusses in die Endstrombahn ist die Folge. Der erhöhte Blutfluss führt zur Rötung und Überwärmung des betroffenen Gewebebezirks.

Beispiele sind die Rötung bei Erwärmung der Haut bei sportlicher (oder auch emotionaler) Aktivität, die Hyperämie der Muskulatur bei Belastung sowie insbesondere die aktive Hyperämie im Rahmen akuter Entzündungen (➤ Kap. 3.2.1).

7.3.2 Passive Hyperämie

Syn.: Blutstauung

Allgemeine passive Hyperämie

Definition Unter allgemeiner passiver Hyperämie versteht man eine Blutstauung im venösen Anteil des großen und/oder kleinen Blutkreislaufs.

Ätiologie und Pathogenese
Die Ursache der Blutstauung ist eine Herabsetzung der Pumptätigkeit des Herzens. Diese kann den rechten oder den linken Ventrikel oder beide betreffen:
- **Linksherzinsuffizienz:** Eine *akute* Linksherzinsuffizienz ruft bei intakter rechtsventrikulärer Pumpfunktion eine Blutstauung im Lungengefäßbett hervor. Dadurch steigt der intrakapilläre Gefäßdruck und das kapilläre Gefäßbett ist in beiden Lungen erweitert. Durch den erhöhten hydrostatischen Druck treten Blutflüssigkeit und Erythrozyten in das Lungengewebe aus. Die Erythrozyten werden von den Alveolarmakrophagen phagozytiert und lysosomal abgebaut. Das Hämoglobin der Erythrozyten wird dabei in Hämosiderin umgewandelt. Die Alveolarmakrophagen, die Hämosiderin enthalten, nennt man **Herzfehlerzellen.** Durch diese Ablagerung des Hämosiderins in den Alveolarepithelien

und im Interstitium entsteht eine Lungenhämosiderose. Bei *chronischer* Linksherzinsuffizienz entwickelt sich schließlich eine Fibrose der Alveolarsepten mit Störung der Diffusion und damit des Gasaustauschs. Makroskopisch zeigt die chronische Stauungslunge durch Fibrose und Hämosiderineinlagerung eine konsistenzvermehrte „rostbraune" Schnittfläche **(braune Induration)**.
- **Rechtsherzinsuffizienz:** Bei Rechtsherzinsuffizienz führt der verminderte venöse Abfluss zu einer allgemeinen passiven Hyperämie im großen Kreislauf. Durch den verminderten Blutfluss kommt es darüber hinaus zu einer vermehrten Deoxygenierung des Hämoglobins im Blut. Dadurch zeigen die Haut, die Schleimhäute und die parenchymatösen Organe eine blaue Verfärbung **(Zyanose)**. Die passive Hyperämie bei Rechtsherzinsuffizienz betrifft besonders die direkt vorgeschaltete Leber (klinisch Lebervergrößerung, erhöhte Leberwerte [➤ Kap. 33.9.5]).

Die Blutstauung im kleinen Kreislauf kann auch durch **Einstromhindernisse** in den linken Ventrikel (z.B. Mitralklappeneinengung = Mitralklappenstenose) oder einen **Rückfluss** des Blutes in der Systole bei unzureichendem Mitralklappenschluss (Mitralklappeninsuffizienz) hervorgerufen werden.

Lokale passive Hyperämie

Definition Die lokale passive Hyperämie betrifft ein Organ/Gewebe oder einen Teil eines Organs/Gewebes. Sie ist Folge einer Venenobstruktion.

Ätiologie Ursachen sind Venenthrombosen oder Kompression der abführenden Vene von außen, z.B. durch Tumoren, arterielle Aneurysmen oder Narbenschrumpfung. Die Folgen sind abhängig von der Lokalisation. **Akute Verschlüsse** führen zu einer akuten lokalen passiven Hyperämie, zu Ödem und Kapillarblutungen. **Chronische Verschlüsse** verursachen zusätzlich eine Fibrosierung.

> **PRAXIS**
> Femoral- und Beckenvenenthrombose ➤ Kap. 20.5.2; portale Hypertonie ➤ Kap. 33.9.6.

7.4 Ödem

Definition Das Ödem ist eine abnorme Flüssigkeitsansammlung im Gewebe. Demgegenüber wird eine abnorme Flüssigkeitsansammlung in präformierten Höhlen als Erguss bezeichnet (z.B. Aszites = Flüssigkeit in der Bauchhöhle, Hydrothorax = Pleuraerguss, Hydroperikard = Perikarderguss, Hydrozele = Flüssigkeit in der Tunica vaginalis testis). Ein Ödem kann je nach Zusammensetzung eiweißarm (= **Transsudat**; Dichte < 1020 g/l) oder eiweißreich sein (= **Exsudat**; Dichte > 1020 g/l). Ein erhöhter hydrostatischer oder ein verminderter kolloidosmotischer (onkotischer) Druck im Gefäß führt zum Transsudat, eine erhöhte Permeabilität der Gefäßwand begünstigt die Entwicklung eines Exsudats. Eine Sonderform des Ödems ist die intrazelluläre Wasseransammlung (hydropische Zellschwellung oder Zellödem), die auf eine Membranschädigung mit Versagen der Natrium-Kalium-Pumpe zurückzuführen ist. Die Ursache der hydropischen Zellschwellung ist meist Sauerstoffmangel (Hypoxie, ➤ Kap. 2.4.2).

Physiologische Grundlagen Zum Verständnis der Ödementstehung ist die Kenntnis der normalen Flüssigkeitsverteilung im Körper wichtig. Etwa 60% des Körpergewichts eines normalgewichtigen Erwachsenen bestehen aus Wasser. Etwa 70% der Gesamtflüssigkeit des Körpers befinden sich intrazellulär, 30% extrazellulär (20% im Interstitium und 10% in den Gefäßen). Da die Kapillarwände für Proteine in der Regel undurchlässig sind, richtet sich die Flüssigkeitsverteilung im Extrazellularraum, also zwischen Interstitium und Gefäßen, nach dem Starling-Gesetz (➤ Abb. 7.6). Der **Flüssigkeitsstrom längs einer Kapillare** wird somit durch die intrakapilläre Druckdifferenz des hydrostatischen und kolloidosmotischen Drucks bestimmt (➤ Abb. 7.7).

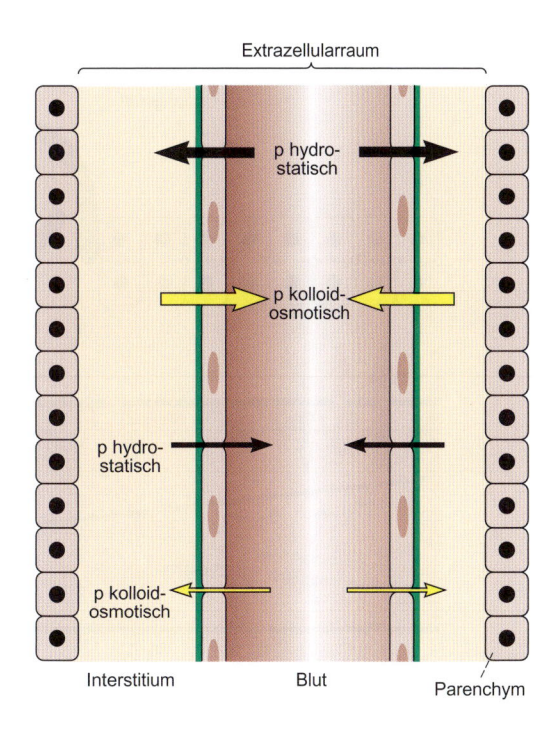

Abb. 7.6 Flüssigkeitsverteilung zwischen den Kompartimenten des Extrazellularraums nach dem Starling-Gesetz. Der intravasale hydrostatische sowie der interstitielle kolloidosmotische (onkotische) Druck begünstigen den Flüssigkeitsstrom aus dem Gefäß in das Interstitium, der intravasale kolloidosmotische Druck (durch Plasmaproteine, am wichtigsten ist dabei Albumin) und der interstitielle hydrostatische Druck den Einstrom von Flüssigkeit in das Gefäß. Sowohl unter physiologischen als auch unter pathologischen Bedingungen sind die entgegengesetzt wirkenden hydrostatischen und kolloidosmotischen Drücke innerhalb der Kapillaren die entscheidenden Größen, da die anderen beiden Drücke wenig ins Gewicht fallen.

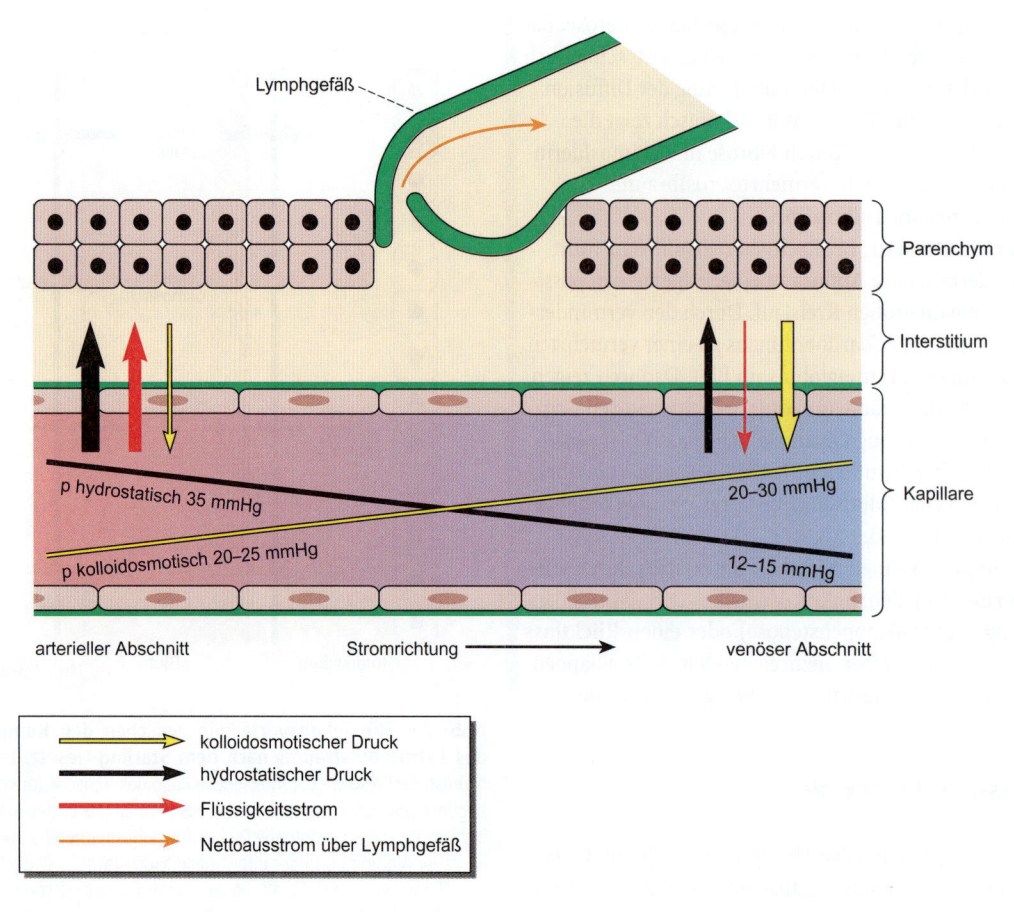

Abb. 7.7 Flüssigkeitsstrom zwischen Gefäßlumen und Interstitium längs einer Kapillare unter physiologischen Bedingungen. Der Flüssigkeitsstrom wird an jedem Punkt der Kapillare durch die Differenz zwischen dem hydrostatischen (schwarze Pfeile) und dem kolloidosmotischen Druck (gelbe Pfeile) bestimmt. Im arteriellen Abschnitt bewirkt diese Druckdifferenz einen Flüssigkeitsausstrom aus dem Kapillarlumen in das Interstitium (roter Pfeil aus dem Gefäß heraus), im venösen Abschnitt einen etwas geringeren Flüssigkeitseinstrom (roter Pfeil ins Gefäß hinein). Über die gesamte Kapillare ergibt sich durch die Druckverhältnisse ein leichter Nettoausstrom, der über die Lymphgefäße abtransportiert wird (brauner Pfeil). Die Dicke der Pfeile soll die jeweilige Druckgröße symbolisieren.

Pathogenese

Ein Ödem entsteht (> Abb. 7.8), wenn der hydrostatische Druck in den Gefäßen erhöht ist, wenn der onkotische Druck in den Gefäßen erniedrigt ist, wenn der Lymphabfluss behindert wird oder sich die Gefäßpermeabilität ändert (z.B. bei Entzündungen [> Kap. 3.2.1]). Diese Veränderungen können auch kombiniert vorkommen.

- **Erhöhung des intravasalen hydrostatischen Drucks:** Diese häufigste Ursache eines Ödems geht auf eine verminderte Leistung des linken und/oder des rechten Ventrikels, auf Einstromhindernisse in die Ventrikel, einen Rückfluss des Blutes bei Klappeninsuffizienz oder lokale venöse Strömungshindernisse zurück:
  - **Linksherzinsuffizienz:** Das Blut staut sich in den linken Vorhof und die Pulmonalvenen zurück. Die Druckerhöhung in der pulmonalen Mikrozirkulation führt zum Flüssigkeitsaustritt ins Interstitium und in die Alveolen (Ausbildung eines **Lungenödems**). Die Linksherzinsuffizienz kann myogene (Herzinfarkt, Myokarditis) und/oder valvuläre Faktoren (z.B. Aorten- oder Mitralklappeninsuffizienz, Aortenklappenstenose) als Ursache haben. Ein Einflusshindernis in den linken Ventrikel wie z.B. bei Einengung der Mitralklappe (Mitralklappenstenose) kann über eine Druckerhöhung im Lungenkreislauf direkte Ursache eines Lungenödems sein.
  - **Rechtsherzinsuffizienz:** Der verminderte Bluteinstrom in den rechten Ventrikel (auch bei konstriktiver Perikarditis) führt durch Abflussstörung im venösen Kreislauf zu peripheren Ödemen der Extremitäten und/oder Ergüssen (z.B. Aszites).
  - **Lokale venöse Druckerhöhung:** Ursache kann z.B. eine umschriebene Lumeneinengung der venösen Strombahn sein (z.B. Thrombose, Druck von außen). Folge ist der Blutrückstau in der zugehörigen Mikrozirkulation und dadurch ein lokales Ödem, wie z.B. ein Ödem des rechten Beins bei einer Thrombose der rechten Femoralvene.

7.4 Ödem

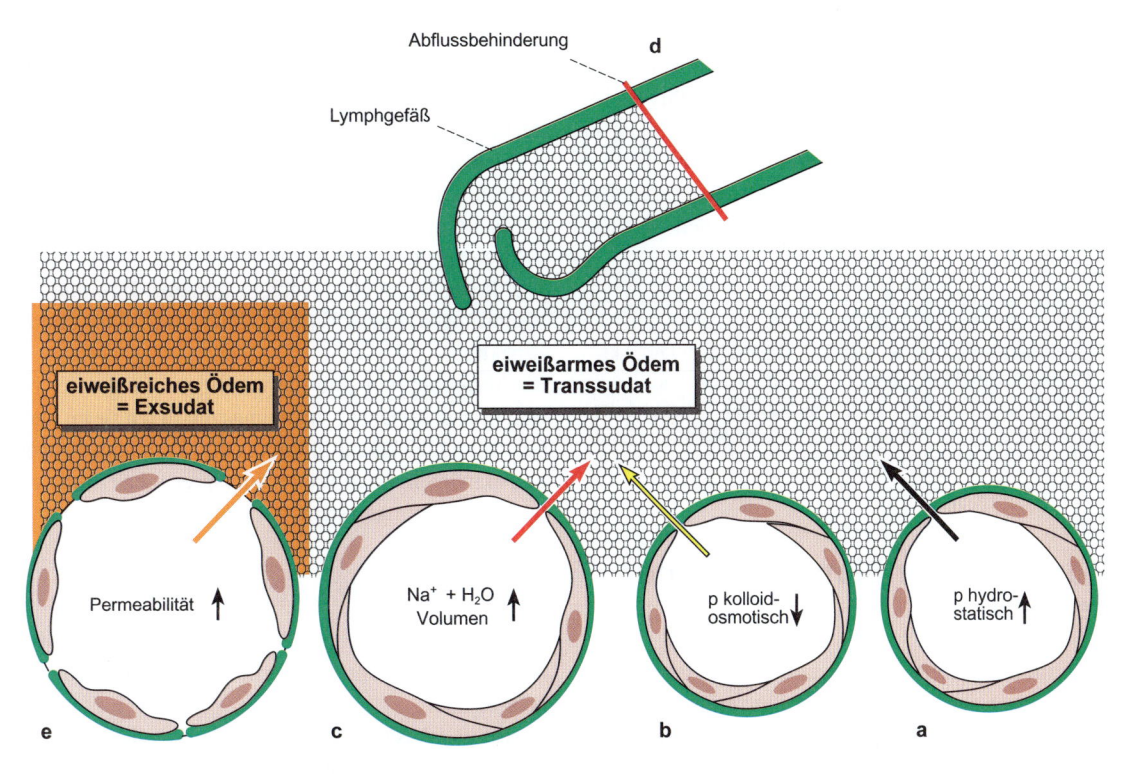

Abb. 7.8 Pathogenese des Ödems. Pathogenetisch entsteht ein eiweißarmes Ödem durch eine Erhöhung des intravasalen hydrostatischen Drucks **(a)** oder eine Erniedrigung des intravasalen kolloidosmotischen Drucks **(b)**. Die Erhöhung des osmotischen Drucks im Blut führt über ein vermehrtes Blutvolumen zu einem Ausgleich mit dem Interstitium und damit zu einem osmotischen Ödem **(c)**. Auch eine Abflussbehinderung in den Lymphgefäßen **(d)** durch Verstopfung oder Fehlbildung kann zu einem eiweißarmen Ödem führen. Die Erhöhung der Gefäßwandpermeabilität ist nahezu immer mit einer Gefäßdilatation verbunden und kommt im Rahmen von akuten Entzündungen vor **(e)**. Die Folge ist ein eiweißreiches Ödem.

- **Erniedrigung des intravasalen (onkotischen) kolloidosmotischen Drucks:** Die Aufrechterhaltung des kolloidosmotischen Drucks im Blutgefäßsystem hängt von einer adäquaten Menge an Plasmaproteinen, insbesondere Albumin, ab. Mögliche Ursachen für eine Hypoproteinämie (Plasmaproteingehalt < 2,5 g/dl) sind die Reduktion der Proteinsynthese in der Leber (z.B. bei Leberzirrhose), Mangelernährung, der Verlust von Proteinen bei Erkrankungen der Niere mit Ausbildung eines nephrotischen Syndroms (➤ Kap. 37.4.1) oder der Verlust von Proteinen bei Erkrankung des Gastrointestinaltrakts. Die länger dauernde ausgeprägte Hypoproteinämie führt zum generalisierten Ödem und zu Ergüssen. Das hypoproteinämische Ödem manifestiert sich klinisch frühzeitig insbesondere im Gesicht als Lidödem.
- **Erhöhung des intravasalen osmotischen Drucks:** Der osmotische Druck wird durch die Natriumkonzentration bestimmt; sie ist für das Blut- und interstitielle Flüssigkeitsvolumen mitverantwortlich. Bei normaler Herz- und Nierenfunktion wird vermehrt aufgenommenes Natrium in kurzer Zeit wieder über die Nieren ausgeschieden. Eine verminderte Nierenfunktion (z.B. Glomerulopathien, akutes Nierenversagen) führt jedoch zur Natriumretention mit Vermehrung des Blutvolumens und konsekutiver Erhöhung des interstitiellen Flüssigkeitsvolumens. Eine Natrium-und Wasserretention tritt bei reduzierter Nierenperfusion mit Erhöhung der Renin- und Angiotensin-I-Produktion und konsekutiver Aldosteronfreisetzung auf oder bei Hyperaldosteronismus durch vermehrte Aldosteronproduktion in der Nebenniere.
- **Abflussbehinderung in den Lymphgefäßen:** Ist der Lymphabfluss z.B. durch Fehlbildung der Lymphgefäße oder durch Verlegung regelrecht ausgebildeter Lymphgefäße behindert, nimmt die Menge der Flüssigkeit ab, die aus dem interstitiellen Raum abtransportiert werden kann. Dadurch sammelt sich Flüssigkeit im Interstitium an. Eine Abflussbehinderung der Lymphgefäße kann bedingt sein durch:
- Tumorzellen (Lymphangiosis carcinomatosa) und/oder Lymphknotenmetastasen
- Traumen
- entzündliche Verödung der Lymphgefäße
- Parasiten (z.B. Filariasis, eine Wurmerkrankung durch Filaria [Wuchereria] bancrofti, bei der die Parasiten in den Lymphgefäßen leben und zu einem massiven Ödem der Extremitäten führen – Elephantiasis)
- iatrogene Ursachen (z.B. chirurgische Entfernung von Lymphknoten)

Klinische Relevanz Art und Lokalisation der Ödeme haben diagnostische Bedeutung, weil sie auf bestimmte Krankheiten hinweisen. Bei Befall lebenswichtiger Organe wie Hirn oder Lunge können Ödeme zum Tod des Patienten führen. Bei den beiden häufigsten systemischen Ursachen, der generalisierten biventrikulären Herzinsuffizienz und der Niereninsuffizienz, bilden sich unterschiedliche Ödemmuster aus. So führt die biventrikuläre Herzinsuffizienz zur Flüssigkeitsansammlung in abhängigen Körperpartien (untere Extremitäten bzw. bei liegenden Patienten in der Sakralgegend). Ödeme renalen Ursprungs manifestieren sich in allen Körperregionen gleichermaßen.

> **PRAXIS**
>
> Biventrikuläre Herzinsuffizienz ➤ Kap. 7.2, Lungenödem bei Linksherzinsuffizienz ➤ Kap. 24.5.2, Rechtsherzinsuffizienz ➤ Kap. 7.2.2; nephrotisches Syndrom ➤ Kap. 37.4.1; Hydrops des Fetus und der Plazenta ➤ Kap. 41.5; Becken- oder Femoralvenenthrombose ➤ Kap. 20.5.2; Hirnödem ➤ Kap. 8.1.1.

7.5 Störungen der Blutstillung und Blutgerinnung

Das Blutgerinnungssystem (Hämostase = Blutgerinnung) schützt den Körper vor Blutungen und Blutverlusten mittels der physiologischen Blutgerinnung, bei der Gefäßwand, Thrombozyten und die im Plasma und in der interstitiellen Flüssigkeit vorkommenden gerinnungsfördernden und -hemmenden Stoffe zusammenwirken. Störungen der Blutgerinnung können einerseits Ursachen für Blutungen sein, andererseits kann durch falsche Aktivierung des Hämostasevorgangs eine gefäßverschließende Thrombose entstehen.

7.5.1 Komponenten der Hämostase

Verletzungen von Gefäßen (Endotheldefekte, Intimaaufbrüche, Gefäßzerreißungen) erfordern eine schnelle Reparatur. Hierbei spielen die Thrombozyten zur sofortigen Abdichtung eines Gefäßes (**primäre Hämostase**) innerhalb von Sekunden und die langsamere plasmatische Blutgerinnung durch enzymatische Bildung eines Fibringerüsts (**sekundäre Hämostase**) eine besondere Rolle. Andererseits muss der Thrombus nach endgültiger Reparatur des Defekts wieder abgebaut werden (**Fibrinolyse**). Darüber hinaus darf das Gerinnungssystem auch nicht überschießend aktiviert werden, da es sonst zu gefäßverschließenden Thromben kommt. Die an der Hämostase beteiligten Systeme werden im Folgenden besprochen.

Thrombozyten (Blutplättchen)

Blutplättchen sind 2,5–5 μm große, kernlose, korpuskuläre Blutelemente mit einer Lebensdauer von ca. 10 Tagen. Sie bestehen aus einer Plasmamembran, einem Hyalomer (äußerer Teil) und einem Ranulomer (innerer Teil). Ihre Zellmembran enthält ca. 15 verschiedene Glykoproteine (z.B. GP Ia, IIa), die Rezeptoren darstellen, sowie verschiedene Enzyme. Von der Oberfläche aus entwickelt sich ein dichtes tubuläres Membransystem, das reich an Enzymen des Arachidonsäurestoffwechsels ist und mit dessen Hilfe Prostaglandine, insbesondere Thromboxan A_2, gebildet werden (➤ Kap. 3.2.4). Thrombozyten haben 2 Arten von Granula:

- Die **dichten Granula** enthalten Serotonin, ATP, ADP und Kalziumionen.
- Die **α-Granula** enthalten spezifische Plättchenproteine und Plasmaproteine wie Plättchenfaktor III, α-Thromboglobulin, Wachstumsfaktor, Thrombospondin, Fibrinogen, Faktor V, Von-Willebrand-Faktor und Fibronektin.

Die Thrombozyten sind die wichtigsten Träger der primären Hämostase. Bei jeder Schädigung adhärieren sie im Bereich des Gefäßwanddefekts mit Bildung eines Thrombozytengerinnsels und aktivieren durch Freisetzung ihrer Inhaltsstoffe gleichzeitig das Gerinnungssystem.

Gerinnungs- und Fibrinolysesystem

Die Hämostase wird im Körper von 2 Kaskadensystemen im Blut kontrolliert, von der Gerinnungskaskade und dem Fibrinolysesystem.

Gerinnungskaskade Die Gerinnungskaskade wird über ein endogenes und ein exogenes System aktiviert (➤ Abb. 7.9).

- Im **endogenen System** der Gerinnungskaskade kommt es über den Kontakt der Thrombozyten mit geschädigten Endothelzellen, Kollagen und negativ geladenen Oberflächen zur Aktivierung des Faktors XII (Hageman-Faktor): sog. **Kontaktaktivierung.** Die nachfolgenden Reaktionen führen zur Bildung der sog. Kaskade, in der die Faktoren XI, IX, VIII und schließlich X aktiviert werden. Am Ende steht das aktive Enzym Thrombin (Faktor IIa), welches Fibrinogen (Faktor I) zu Fibrinmonomeren spaltet. Durch Polymerisierung entsteht ein Fibrinnetz. Das endogene Gerinnungssystem führt zu einem lokalen Gerinnungsthrombus.
- Das **exogene System** wird durch Freisetzung von Phospholipiden (Gewebefaktor) bei Gewebeverletzungen aktiviert. Der wesentliche Schritt ist hierbei die Aktivierung des Faktors VII. Der weitere Aktivierungsablauf ist identisch mit demjenigen des endogenen Systems. Den wirksamen Komplex des aktivierten Faktors X bezeichnet man auch als Thromboplastin, da er Thrombin generiert.

Fibrinolysesystem Das fibrinolytische System dient dem Abbau von Fibrin. Über eine Kette von Aktivatoren kommt es zur Bildung von Plasmin, das aus inaktivem Plasminogen gebildet wird. Die Protease Plasmin spaltet das Fibringerüst zu Fibrinspaltprodukten und löst den Thrombus auf. Plasminogen wird über ein exogenes System von Gewebeaktivatoren und ein endogenes System von Plasmaaktivatoren aktiviert. Einen ähnlichen Effekt der Thrombolyse hat auch Streptokinase, die therapeutisch zur Thrombolyse eingesetzt wird.

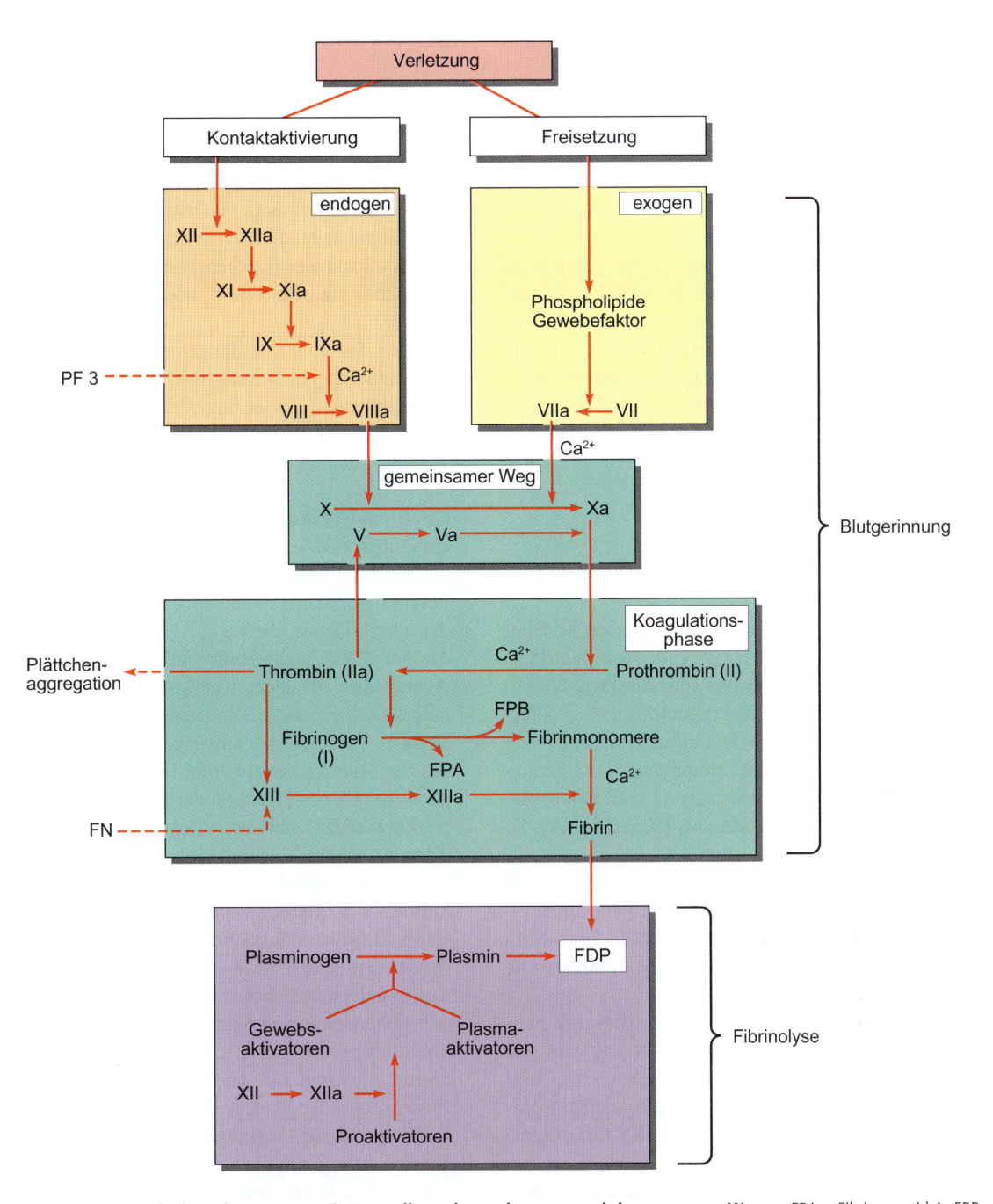

Abb. 7.9 Gerinnungs- und Fibrinolysesystem mit Darstellung des endogenen und des exogenen Weges. FPA = Fibrinopeptid A, FPB = Fibrinopeptid B, PF 3 = Plättchenfaktor 3, partielles Thromboplastin, FDP = Fibrinogen-Degradations(spalt)produkte, FN = Fibronektin.

Gefäßendothel

Durch die Produktion sowohl gerinnungsfördernder als auch -hemmender Faktoren kommt der **Endothelzelle** eine wesentliche Rolle bei der Hämostase zu.

Intaktes Endothel hat eine **antithrombogene Wirkung**. Sie wird hervorgerufen durch:
- Prostazyklin (ein Arachidonsäure-Metabolit mit einer hemmenden Wirkung auf die Thrombozytenaggregation)
- Inaktivierung von Thrombin und anderen Gerinnungsfaktoren durch Antithrombin III, das an der Glykokalixmembran der Endothelfläche gebunden ist
- thrombinbindende Moleküle wie Heparansulfat und Thrombomodulin
- Plasminogenaktivatoren (PA)

Die antithrombogenen Wirkstoffe werden z.T. vom Endothel sezerniert wie z.B. Adenosin, Prostazyklin und Stickstoffmonoxid (NO). Dies macht deutlich, dass Endothelschäden zu

Thrombozytenadhäsionen und zu einer Fibringerinnung führen können.

Zu den wichtigsten **prokoagulatorischen (gerinnungsfördernden) Substanzen** des Endothels gehören Gewebethromboplastin, plättchenaktivierender Faktor (PAF), Fibronektin (FN), Thrombospondin, die Gerinnungsfaktoren V und VIII, die Rezeptoren für die Gerinnungsfaktoren IX und X und Plasminogenaktivator-Inhibitor (PAI-1).

Unter normalen Bedingungen überwiegt die gerinnungshemmende Aktivität. Dieses Gleichgewicht wird unter pathologischen Bedingungen durch eine Vielfalt modulierender Faktoren zugunsten der Gerinnungsförderung verschoben. Dies kann auch ohne erkennbare morphologische Veränderungen der Endothelzellen geschehen. So können z.B. Zytokine aus aktivierten Monozyten wie Interleukin-1 und der Tumornekrosefaktor (TNF) ebenso wie Endotoxine aus Bakterien die Bildung von Gewebethromboplastin anregen.

7.5.2 Blutungen

Definition Kleinere Blutungen in der Haut, den Schleimhäuten oder serösen Oberflächen bezeichnet man, abhängig von ihrer Ausdehnung, als **Petechien** (punktförmige Blutungen), **Purpura** (Blutungen bis 1 cm Durchmesser) oder **Ekchymosen** (flächenhafte Blutungen). Blutungen in Organen oder Geweben führen zur Bildung eines **Hämatoms**. Ansammlungen von Blut in serösen Höhlen bezeichnet man als **hämorrhagischen Erguss**, je nach Lokalisation als Hämatothorax, Hämatoperikard oder Hämatoperitoneum (Hämaskos).

Ätiologie Die Blutung ist Folge einer Gefäßverletzung (**Ruptur**) oder einer Störung der Hämostase. Eine erhöhte Blutungsneigung wird als **hämorrhagische Diathese** bezeichnet. Nach den Ursachen unterscheidet man plasmatische, thrombozytäre und vaskuläre hämorrhagische Diathesen.

Folgen und Schicksal der Blutungen Jede extravasale Blutansammlung wird durch Granulationsgewebe abgebaut und organisiert. Durch den Erythrozytenreichtum kommt es hierbei nach ca. 5 Tagen zu einer starken Eisenablagerung in Makrophagen (Siderose, Siderophagen), die auch im späteren Narbengewebe noch nachweisbar ist.

Klinische Relevanz Die klinische Symptomatik wird durch die Größe und die Geschwindigkeit des Blutverlustes sowie durch die Lokalisation der Blutung bestimmt. Blutverluste bis zu 15% des gesamten Blutvolumens haben nur eine geringe klinische Bedeutung, größere Blutverluste verursachen einen hämorrhagischen (hypovolämischen) Schock (➤ Kap. 7.10). Periodische Blutungen nach außen können zur Blutungsanämie führen.

> **PRAXIS**
> Intrakraniale Blutungen ➤ Kap. 8.2.5, ➤ Kap. 8.2.6, ➤ Kap. 8.2.7, ➤ Kap. 8.2.8; Herzbeuteltamponade ➤ Kap. 19.8.1; Aneurysmablutungen ➤ Kap. 20.4; akute Nebennierenrindeninsuffizienz ➤ Kap. 16.1.11.

7.5.3 Thrombose

Definition Die Thrombose ist eine intravasale, intravitale Blutgerinnung (in einem Gefäß oder einer Herzhöhle) unter Entstehung eines Blutgerinnsels, das als **Thrombus** bezeichnet wird. Der Aufbau des Thrombus ist vom Entstehungsmechanismus abhängig. Danach unterscheidet man den Abscheidungs-, Gerinnungs- und den hyalinen Thrombus. Postmortale Gerinnselbildungen (Leichengerinnsel) werden je nach ihrer Zusammensetzung als Cruor- oder Speckhautgerinnsel bezeichnet.

Ätiologie Die abnorme Blutgerinnung kann durch Gefäßwandveränderungen, Störungen der Hämodynamik, Störungen der Blutzusammensetzung oder eine Kombination dieser Faktoren hervorgerufen werden. Die 3 Faktoren (Gefäßwand-, Strömungs-, Blutfaktor) werden als **Virchow-Trias** zusammengefasst.

- **Gefäßwandveränderungen:** Thromboseauslösend sind strukturelle und funktionelle Veränderungen des Endothels und der darunterliegenden Basalmembran. Von besonderer Bedeutung sind hier Endothelschädigungen im Rahmen einer Atherosklerose (➤ Kap. 20.2.1). Schädigungen können darüber hinaus durch erhöhte mechanische Belastungen (Hypertonus, Turbulenzen an Gefäßabgängen), Traumen, exogene Substanzen (z.B. bakterielle Toxine, ionisierende Strahlen, Rauchen, Chemotherapeutika), endogene Substanzen (Hypercholesterinämie, Hypoxie) oder immunologische Reaktionen (Transplantatabstoßung, Immunkomplexkrankheiten) und Entzündungen ausgelöst werden. In jedem Fall fördert eine Endothelschädigung, unabhängig von ihrer Ursache, die Thrombogenese.

- **Störungen der Hämodynamik:** Unter **Stase** versteht man eine verlangsamte Blutströmung. Sie ist die wichtigste Ursache der Thrombogenese in erweiterten (varikösen) Venen, in Aneurysmen sowie im dilatierten linken Herzvorhof bei lange bestehender, ausgeprägter Mitralstenose. Bei der Rechtsherzinsuffizienz entstehen durch die Verlangsamung des venösen Rückstroms Thromben in den Extremitätenvenen, vor allem in den tiefen Wadenvenen. Wadenvenenthrombosen sind der häufigste Ausgangspunkt von Lungenarterienembolien und deswegen klinisch außerordentlich bedeutsam. Bei Leberzirrhose kann der verlangsamte Blutstrom Thrombosen im Pfortadergebiet begünstigen. **Wirbelbildungen** (Turbulenzen) treten in Aneurysmen, bei chronischer Herzinsuffizienz nach Myokardinfarkt sowie im Bereich atherosklerotischer Plaques und von Gefäßabgängen auf und verursachen umschriebene Endothelschädigungen und eine lokale Stase. Die Ansammlung aktivierter Gerinnungsfaktoren sowie der Kontakt von Thrombozyten mit dem Endothel verursachen lokal die Bildung eines Thrombus.

- **Änderungen der Blutzusammensetzung:** Änderungen der Zellzahl und der Zellzusammensetzung im Blut sowie Änderungen des Plasmas können Thrombosen verursachen. Je mehr **zelluläre Bestandteile** im Blut vorhanden sind, desto visköser ist es und desto größer ist auch sein Strömungswiderstand. Insbesondere in kleinen Gefäßen manifestiert sich dies in Form einer Stase. Eine Erhöhung der Thrombozytenzahl ist z.B. bei verschiedenen myeloproliferativen Neoplasien (> Kap. 21.7.1) Ursache einer Thrombose. Ursachen einer erhöhten Thromboseneigung durch **plasmatische Faktoren** des Blutes sind in ihren Mechanismen nur zum Teil bekannt: So geht der hereditäre Antithrombin-III-Mangel mit einer Thromboseneigung im frühen Erwachsenenalter einher. Beim nephrotischen Syndrom dürften die erhöhte Plasmakonzentration gerinnungsfördernder Faktoren und die vermehrte Ausscheidung von Antithrombin III eine Rolle spielen. Von besonderer klinischer Bedeutung ist die postoperative, postpartale und die im Rahmen ausgedehnter Verletzungen oder Verbrennungen zu beobachtende erhöhte Gerinnungsneigung des Blutes, die möglicherweise mit der Freisetzung von gerinnungsfördernden Gewebefaktoren zusammenhängt. Schließlich ist noch die als paraneoplastisches Syndrom auftretende Thromboseneigung bei einigen metastasierenden Karzinomen (z.B. Pankreas- oder Prostatakarzinom) anzuführen. Hierbei sind durch den Tumor freigesetzte thrombogene Faktoren Ursache der Hyperkoagulabilität.

Pathogenese
- **Abscheidungsthrombus:** Die Endothelaktivierung oder -schädigung mit Freilegung subendothelialer Strukturen (fibrilläre Kollagene, Elastin, Glykosaminoglykane, Fibronektin, Laminin, Thrombospondin) ist entscheidend für die Einleitung der Thrombenbildung. Über die Vermittlung des endothelialen Faktor-VIII-related-Antigens (Von-Willebrand-Faktor), der an den GP-1-Rezeptor der Thrombozyten bindet, kommt es zu einer Thrombozytenadhäsion an Gefäßwandstrukturen (> Abb. 7.10a). Nach der Thrombozytenadhäsion werden verschiedene endotheliale und thrombozytäre Substanzen freigesetzt: Thromboxan A_2, ADP, Kalziumionen, Plättchenfaktor 3 (PF 3), Fibrinogen u.a. (> Abb. 7.10b). Dies führt dazu, dass sich die Thrombozyten zu einem irreversiblen grauweißen **Plättchenthrombus** (viskose Metamorphose) zusammenballen (**Thrombozytenaggregation;** > Abb. 7.10c). Von Bedeutung hierbei ist, dass die Thrombozyten diesen Prozess autokrin unterstützen. Die Gerinnungsfaktoren IXa und VIIIa sowie Kalzium binden sich an Plättchenfaktor 3 und führen zur Bildung von Thrombin. Thrombin bewirkt einerseits die Fibrinbildung und fördert andererseits die Thrombozytenaggregation. Das Fibrin lagert sich in Form eines Netzes auf dem Plättchenthrombus ab; in dieses werden auch Erythrozyten und Leukozyten eingebaut. Durch Wirbelbildungen kann sich der Thrombus um weiße Plättchenaggregate und rote Fibrinnetze (Erythrozyten!) vergrößern und so einen in das Lumen hineinragenden Abscheidungsthrombus mit unterschiedlich ausgeprägter partieller Gefäßobliteration entwickeln (> Abb. 7.10d).
- **Gerinnungsthrombus:** Der Gerinnungsthrombus entwickelt sich aus einer stagnierenden Blutsäule (daher auch **Stagnationsthrombus**). Die gerinnungsaktivierenden Substanzen werden dabei aus geschädigten Thrombozyten und Endothelzellen freigesetzt und führen zu einer Fibrinausfällung mit Gerinnung der gesamten Blutsäule.

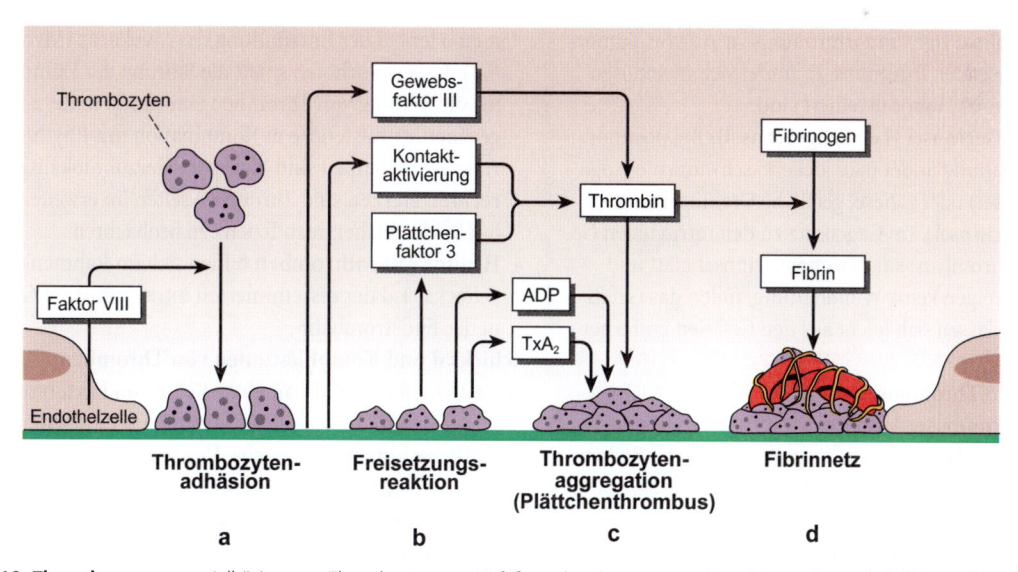

Abb. 7.10 Thrombogenese. a Adhäsion von Thrombozyten an Gefäßwandstrukturen unter Vermittlung des endothelialen Faktors VIII. **b** Hierdurch kommt es zur Aktivierung der Thrombozyten mit Freisetzung von in Granula gespeicherten Substanzen. Diese fördern einerseits die Plättchenadhäsion, andererseits die Fibrinbildung. **c** Die Thrombozyten bilden einen irreversiblen grauweißen Plättchenthrombus. Die endogene Aktivierung der Blutgerinnung führt schließlich zu einem darüber gelagerten Fibrinthrombus, in den Erythrozyten (rote Farbe!), weitere Thrombozyten und auch segmentkernige Leukozyten eingelagert sind. **d** Der voll aufgebaute Thrombus besteht aus korallenstockähnlich angeordneten roten und grauen Lamellen aus Plättchenthromben und Fibrinnetzen mit eingelagerten Erythrozyten und segmentkernigen Leukozyten (> Abb. 7.11).

Morphologie

- **Abscheidungsthrombus:** Makroskopisch hat der Abscheidungsthrombus eine grauweiße bis graurote Farbe, seine Oberfläche ist rau (gerifelt) und die Konsistenz je nach Alter mehr oder weniger brüchig. Er haftet der geschädigten Gefäßwand an (➤ Abb. 7.11). Histologisch zeigt der Thrombus einen schichtweisen Aufbau aus Fibrinnetzen mit Erythrozyten und weißen Blutzellen sowie Thrombozytenlamellen. Abscheidungsthromben sind vorzugsweise im Bereich aufgebrochener atherosklerotischer Beete und bei Vaskulitiden zu beobachten. Außerdem findet man sie in arteriellen Aneurysmen, in Herzwandaneurysmen und im Herzen bei Endokardläsionen nach Endokarditis oder Herzinfarkt (sog. parietale Thromben).
- **Gerinnungsthrombus (Stagnationsthrombus):** Er ist in der Frühphase noch elastisch und flüssigkeitsreich. Der Flüssigkeitsgehalt nimmt aber mit dem Alter des Thrombus ab. Im Gegensatz zum Abscheidungsthrombus ist der Gerinnungsthrombus stets obturierend, d.h., er füllt die Gefäßlichtung vollständig aus. Er besteht aus einem lockeren, gleichmäßigen, feinen Fibrinnetz mit dazwischenliegenden Erythrozyten und einzelnen Leukozyten.
- **Gemischter Thrombus:** Beim gemischten Thrombus handelt es sich um einen Thrombus, der als Abscheidungsthrombus („Kopf" des Thrombus) beginnt, an den sich dahinter ein Gerinnungsthrombus anlagert („Schwanz"). Der gemischte Thrombus ist insbesondere in den größeren Beinvenen zu finden.
- **Hyaliner Mikrothrombus:** Die hyalinen Mikrothromben sind vor allem bei der Verbrauchskoagulopathie (disseminierte intravasale Gerinnung, ➤ Kap. 7.11) in Venolen und Kapillaren, seltener in Arteriolen zu finden.
- **Tumorthrombus:** Der Tumorthrombus ist ein von Tumorgewebe durchsetzter Thrombus. Er findet sich in venösen Gefäßen, die vom Tumor invadiert sind.
- **Postmortale Gerinnsel (Leichengerinnsel):** Bei postmortaler Blutgerinnung findet man lockere, schwarzrote (sog. **Cruorgerinnsel**) oder zähere, gelbliche Gerinnsel (sog. **Speckhautgerinnsel**). Im Gegensatz zu den intravitalen Gerinnseln (= Thromben) sind Leichengerinnsel glatt und elastisch. Sie zeigen keine Wandhaftung, füllen das Gefäß nicht aus und lassen sich leicht aus den Gefäßen entfernen.

Lokalisation von Thrombosen

- **Arterielle Thrombose:** Abscheidungsthromben über atherosklerotischen Plaques haben die größte klinische Bedeutung. Sie sind am häufigsten in den Koronararterien, in der atherosklerotisch veränderten Aorta (v.a. Bauchaorta) und in den Beckenarterien lokalisiert.
- **Venöse Thrombose:** Bei bis zu 30% der Obduktionen von Erwachsenen finden sich Thrombosen in den Venen; sie sind damit die häufigsten Thrombosen. Infolge einer chronischen Rechtsherzinsuffizienz und eines verlangsamten Rückstroms des Blutes (z.B. bei Bettlägerigkeit) bilden sich in der Regel Gerinnungsthromben. Sie sind am häufigsten in den tiefen Wadenvenen, aber auch in den Beckenvenen, seltener in den Nierenvenen lokalisiert. Venenentzündungen (Thrombophlebitis) oder chronische Venenerweiterungen (Varizen) verursachen dagegen meist oberflächliche Beinvenenthrombosen.
- Eine blande (nicht infizierte) Hirnsinusthrombose tritt häufig als Komplikation bei Schädeltraumen oder raumfordernden Tumoren auf. Ursachen der septischen Thrombose der Hirnsinus sind fortgeleitete Infektionen aus der Umgebung, z.B. Furunkel im Gesicht oder eine Otitis media.
- **Kardiale Thrombose:** Die kardiale Thrombose ist eine Thrombose in einer der 4 Herzhöhlen. Zumeist handelt es sich um Thrombosen des **linken Herzens.** Diese entstehen im Rahmen einer Entzündung des Endokards (Endokarditis, ➤ Kap. 19.4.1) oder im Bereich parietaler Endokardschädigungen (z.B. bei Herzinfarkt, in Herzwandaneurysmen oder bei der Entzündung des Myokards [Myokarditis]). In den Vorhöfen spielt die Störung der Hämodynamik für die Bildung von Thromben eine große Rolle, z.B. als Folge einer Mitralstenose in Kombination mit Rhythmusstörungen. Thromben sind häufig im Herzohr lokalisiert. Im **rechten Herzen** sind Thromben selten im erweiterten Vorhof bei Rechtsherzinsuffizienz zu beobachten.
- **Hyaline Mikrothromben** bilden sich im Rahmen des Schocks und der disseminierten intravaskulären Gerinnung in der Endstrombahn.

Schicksal und Komplikationen von Thromben Die Folgen einer Thrombose sind von einer Reihe von Faktoren abhängig und lassen sich in folgende 6 Kategorien untergliedern:

- **Obliteration:** Die sukzessive Vergrößerung eines Thrombus bewirkt eine Stenose oder einen Verschluss (Obliteration) des betreffenden Gefäßes. Eine arterielle Thrombose führt zur Ischämie, eine venöse Thrombose hat eine Blutstauung zur Folge.
- **Thrombolyse:** Durch die Aktivität des endogenen Fibrinolysesystems kann der Thrombus aufgelöst werden. Im Thrombus wird das Plasminogen-Plasmin-System aktiviert. Ob es zu einer vollständigen Auflösung kommt, hängt von

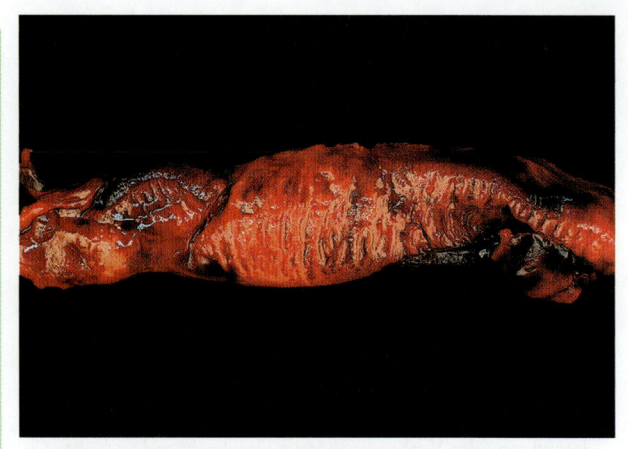

Abb. 7.11 Abscheidungsthrombus mit heller, geriffelter Oberfläche.

der Größe des Thrombus ab. In kleinen Venen ist eine Auflösung häufig, während eine Lyse von Thromben in den großen Extremitätenvenen die Ausnahme darstellt. Der Auflösung der Thromben dient auch die therapeutisch durchgeführte Thrombolyse, die vor allen Dingen bei jungen Thromben wirksam ist. Eine unvollständige Thrombolyse mit Ablösung eines Thrombus oder Thrombusteils kann Ursache einer Embolie sein.

- **Organisation:** Die Organisation eines Thrombus wird vor allem in den Venen beobachtet. Dabei beginnt schon am ersten Tag eine Endothelialisierung, indem Endothelzellen aus der Nachbarschaft über den Thrombus wachsen. Die eigentliche Organisation des Thrombus beginnt um den 5. Tag mit dem Einwandern von Makrophagen aus dem Blut sowie mit dem Einsprossen von Kapillaren und Fibroblasten aus der Gefäßintima. Die Makrophagen bauen mit ihren proteolytischen Enzymen das thrombotische Material ab. Im weiteren Verlauf kommt es zur bindegewebigen Organisation mit mehr oder weniger ausgeprägter **Rekanalisation.** Nach 4–6 Wochen ist eine Narbe entstanden, die entweder die Gefäßlichtung verschließt (Obturation) oder netzförmig von der Intima in die Gefäßlichtung ausgespannt ist (sog. **Strickleiterphänomen**). Sind die Venenklappen in den organisierten Thrombus mit einbezogen, entsteht eine Klappeninsuffizienz. In arteriellen Gefäßen bleibt das thrombotische Material häufig Monate und Jahre unorganisiert liegen und bildet einen hyalinen Thrombus.
- **Puriforme Erweichung:** Granulozyten und Proteasen lösen das thrombotische Material auf.
- **Verkalkung:** Die Verkalkung eines Thrombus führt zur Entstehung von Phlebolithen („Venensteine"). Dabei können im Rahmen der Organisation auch metaplastische Knochen entstehen.
- **Embolie:** Der Thrombus kann sich ablösen und als Embolus verschleppt werden (➤ Kap. 7.6). Die häufigste Komplikation einer Beinvenenthrombose ist eine Lungenembolie. Bei Obduktionen werden bis zu 14% Lungenembolien gefunden, davon haben 5% einen tödlichen Verlauf.

Klinische Relevanz Die klinischen Folgen werden durch Lokalisation und Ausmaß der Thrombose bestimmt:

- **Arterielle Thrombose:** Arterielle Thrombosen können Gefäße verschließen und so einen Infarkt im betroffenen Versorgungsgebiet verursachen. Klinische Relevanz haben insbesondere Thrombosen der Koronar-, Hirn- und Femoralsowie der Mesenterialarterien.
- **Venöse Thrombose:** Venöse Thromben, die insbesondere in großen Venen der unteren Körperhälfte vorkommen, führen zur lokalen Blutstauung. Da die Venenklappen im Rahmen der Organisation der Thromben oft zerstört werden, führt die venöse Stauung zu einer Umleitung des Blutes über Kollateralen zu den oberflächlichen Venen, die Varizen ausbilden. Weitere Folgen sind ein chronisches Ödem und Sklerosierung des Bindegewebes (Ödemsklerose) mit Ernährungsstörungen des Gewebes bis hin zum Hautgeschwür (Ulcus cruris) mit sehr schlechter Heilungstendenz.
- **Kardiale Thrombose:** Thromben in den Herzhöhlen sind gefährlich, weil durch Ablösung linkskardialer Thromben eine arterielle Embolie entsteht.

PRAXIS

Arterielle Thrombosen fokale zerebrale Ischämie ➤ Kap. 8.2.1, kardiale Thrombose ➤ Kap. 19.4.1, ➤ Kap. 19.5.2, Myokardinfarkt ➤ Kap. 19.5.2, Aortenaneurysmen ➤ Kap. 20.4, primäre Vaskulitiden ➤ Kap. 20.5.1.
Venöse Thrombosen Venenthrombosen ➤ Kap. 20.5.2, hyaline Mikrothromben ➤ Kap. 7.11, Mesenterialvenenthrombose ➤ Kap. 30.5.3.

7.6 Embolie

Definition Die Embolie ist eine hämatogene Verschleppung von korpuskulärem Material, Luft oder Gas in andere Gefäßbereiche mit Ausbildung von Gefäßverschlüssen. Beim korpuskulären Material kann es sich um Thromben (Thromboembolie), Fetttropfen (Fettembolie), Cholesterin (Cholesterinembolie), Zellen oder Zellverbände, z.B. Tumorzellen (Gewebe- oder Tumorembolie), Fruchtwasserbestandteile (Fruchtwasserembolie) oder Fremdkörper (z.B. Katheterspitzen; Fremdkörperembolie) handeln.

7.6.1 Thromboembolie

Die Thromboembolie als hämatogene Verschleppung thrombotischen Materials ist die häufigste Embolieform. Man unterscheidet nach Ausgangspunkt eine venöse, eine arterielle und eine sog. paradoxe Thromboembolie.

Venöse Thromboembolie

Definition Die venöse Thromboembolie ist eine von einer venösen Thrombose ausgehende Embolie.
Lokalisation und Ausgangspunkte In den meisten Fällen handelt es sich bei venösen Thromboembolien um die häufigen **Lungenarterienembolien,** seltener um Pfortaderembolien. Ausgangspunkte für eine Lungenembolie sind in der Regel die tiefen Beinvenen, die Beckenvenen, der periprostatische oder periuterische Venenplexus sowie gelegentlich Arm- und Halsvenen, z.B. bei Subklaviakathetern.

Morphologie
Die Thromboembolien werden wie die Thromben organisiert. Typische Residuen sind die sog. Strickleitern („Schicksal und Komplikationen von Thromben" in ➤ Kap. 7.5.3).

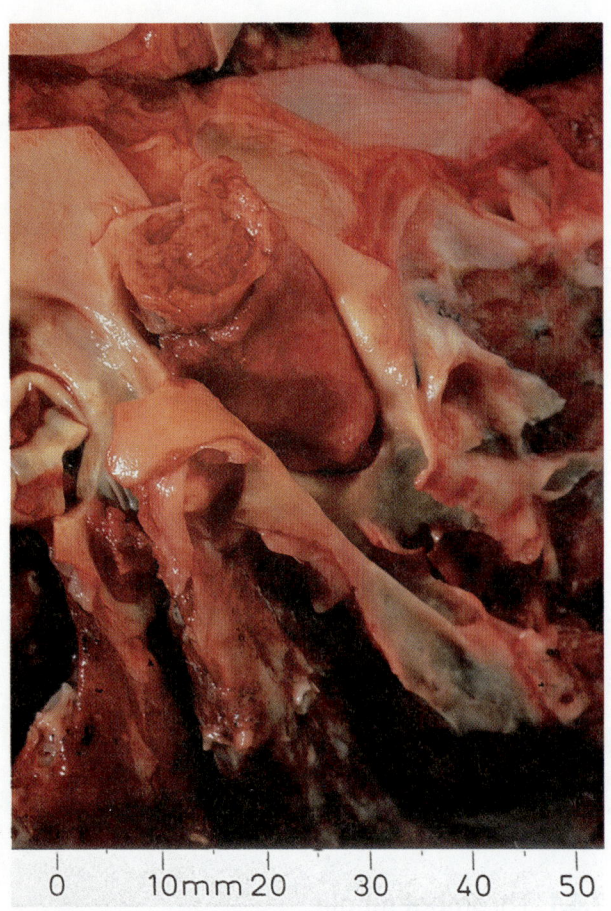

Abb. 7.12 Verlegung des Hauptstamms der linken Lungenarterie durch einen Thrombembolus.

Die Entstehung der Venenthrombose und die Entstehung der Embolie liegen zeitlich meist dicht beieinander. In der Lunge können folgende Formen der Embolie unterschieden werden:
- **Zentrale (fulminante) Lungenembolie:** Verlegung des Truncus pulmonalis und der Pulmonalarterienhauptäste (➤ Abb. 7.12; akutes Cor pulmonale).
- **Embolie in mittelgroßen Pulmonalarterien:** Bei gleichzeitig bestehender Lungenstauung infolge Linksherzinsuffizienz entwickelt sich ein hämorrhagischer Lungeninfarkt (➤ Kap. 7.8.2).
- **Periphere Mikroembolien** haben als Signalembolie klinische Bedeutung, da sie einer massiven Lungenembolie vorausgehen können. Bei rezidivierenden Mikroembolien kommt es durch zunehmende Verlegung der Pulmonalarterienstrombahn schließlich zu einer Hypertonie im kleinen Kreislauf mit Ausbildung eines chronischen Cor pulmonale.

Arterielle Thromboembolie

Definition Arterielle Thromboembolien sind Embolien, die von einer arteriellen oder linkskardialen Thrombose ausgehen.
Lokalisation und Ausgangspunkte Bevorzugter Ausgangspunkt arterieller Embolien ist das linke Herz (80%). Die Organisation parietaler Thromboembolien in den Arterien verläuft im Vergleich zu den Venen meist verzögert.

Paradoxe (gekreuzte) Thromboembolie

Ausgesprochen selten kann ein venöser Thrombembolus über ein offenes Foramen ovale aus dem rechten Herzvorhof in den linken Herzvorhof gelangen. Diese gekreuzte oder paradoxe Embolie setzt voraus, dass der Blutdruck im rechten Herzen höher ist als im linken, wie es z.B. bei einer rezidivierenden Lungenarterienembolie der Fall sein kann.

> **PRAXIS**
> Fokale zerebrale Ischämie bei Embolie ➤ Kap. 8.2.1, Lungenembolie ➤ Kap. 24.5.5, akuter Mesenterialarterienverschluss ➤ Kap. 30.5.1.

7.6.2 Fettembolie

Definition Die Fettembolie ist eine embolische Verschleppung von Fetttropfen (Triglyzeride) in die Lungenstrombahn und von dort in den arteriellen Kreislauf.

Pathogenese
In den meisten Fällen gelangt das Fett nach Traumen infolge traumatischer Ruptur kleiner Blutgefäße aus Fettgewebe oder dem Fettmark (bei Knochenbrüchen) in die Venen und wird in die Lungenstrombahn verschleppt. Es hat sich jedoch gezeigt, dass Fettembolien auch ohne vorausgegangene Traumen auftreten können. Die Pathogenese dieses Vorgangs ist im Einzelnen noch ungeklärt. Diskutiert wird eine Instabilität der Fettemulsion im Blut mit einer Aggregation von Chylomikronen und Fettsäuren zu Fetttropfen.

Arterielle Fettembolien entstehen dadurch, dass nicht alles Fett in der terminalen Lungenstrombahn zurückgehalten wird und in den großen Kreislauf gelangen kann.

Morphologie
Arterielle Fettembolien sind am häufigsten in den Glomeruluskapillaren der Nieren, im Gehirn und in der Herzmuskulatur nachweisbar.

Bei Fettembolien in der Lunge findet man im **histologischen** Schnitt in den Lungenkapillaren verzweigte und rundliche Fetttropfen, die sich meist nur mit speziellen Fettfärbungen darstellen lassen (➤ Abb. 7.13). Fettembolien im Gehirn sind durch multiple hämorrhagische, oft perivaskulär gelegene Nekrosen charakterisiert.

Klinische Relevanz Klinisch können arterielle Fettembolien im Gehirn schwere zentralnervöse Symptome hervorrufen. Fettembolien in der Lunge führen zu einer Lungenfunktionsstörung mit Hypoxie und Tachypnoe. Dank der verbesserten

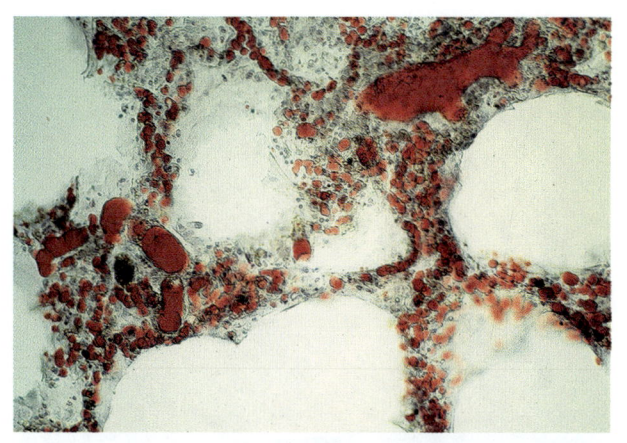

Abb. 7.13 Ausgedehnte Fettembolien (rot) in der Lunge nach ausgeprägten traumatischen Knochenbrüchen. Zahlreiche Fetttropfen in den erweiterten Alveolarkapillaren der Lunge. Sudan-Färbung, Vergr. 100-fach.

Schocktherapie sind die Folgen der Fettembolie besser beherrschbar.

7.6.3 Septische Embolie

Definition Zu septischen Embolien kommt es durch Verschleppung von nekrotischem Material, Bakterien und neutrophilen Granulozyten.

Ätiologie und Pathogenese
Jede bakteriell-eitrige Entzündung im Körper ist ein potenzieller Streuherd für septische Embolien. Häufigste Ursache ist eine bakterielle Endokarditis, insbesondere die durch virulente Erreger bedingte akute Form.

Klinische Relevanz Durch septische Embolien können Infarkte mit Abszedierung in verschiedenen parenchymatösen Organen (sog. metastatische pyämische Abszesse) auftreten. Eine weitere Komplikation der septischen Embolien ist die Schwächung der Wand der embolisierten Arterie durch Nekrosen (bakterielle Entzündung) und bindegewebigen Umbau. Es kann ein embolisch-mykotisches Aneurysma entstehen.

7.6.4 Tumorembolie

Definition Durch Verschleppung von Tumorzellen hervorgerufene Embolie.

Pathogenese
Die Verschleppung von Tumorzellen auf hämatogenem Wege ist ein sehr wichtiger Mechanismus der Metastasierung. Es handelt sich in der Regel um kleine Verbände von Tumorzellen, sehr häufig von Fibrin und Thrombozyten durchsetzt, die nach dem Eindringen in das Gefäßsystem bis in die Mikrozirkulation getragen werden. Selten werden größere Venen invadiert, wobei wesentlich größere Tumorteile abgerissen und abtransportiert werden können.

7.6.5 Luftembolie

Definition Durch Eindringen von Luft in das Gefäßsystem hervorgerufene Embolie.

Ätiologie und Pathogenese
Nach einem Trauma sowie bei Operationen besteht die Gefahr der Luftembolie. Sie ist jedoch selten, da kleinere Mengen von Luft im Blutstrom rasch resorbiert werden. Wenn jedoch mehr als 100 ml Luft in die Venen gelangen und über den rechten Ventrikel in die Pulmonalarterien verschleppt werden, können große Gefäßbezirke in der Lunge blockiert werden. Größere Luftmengen sammeln sich bereits im rechten Ventrikel an. Durch die Herzaktion kommt es im Ventrikel zur Schaumbildung, wodurch der Blutfluss in die Pulmonalarterien blockiert wird. Daher kann eine solche Luftembolie tödlich sein. Bei der Caissonkrankheit (Taucherkrankheit) führt eine rasche Senkung des Überdrucks beim schnellen Auftauchen (Dekompression) zu einer Freisetzung der unter Druck vermehrt gelösten Gase (Stickstoff) in Blasenform im Blut, was zur Verlegung kleiner Gefäße führt.

7.6.6 Fruchtwasserembolie

Definition Durch Eindringen von Fruchtwasser in das mütterliche Gefäßsystem hervorgerufene Embolie.

Pathogenese
Bei lang andauernder Wehentätigkeit bei der Geburt können nach Einrissen in der Plazenta über die uterinen Venen Fruchtwasserbestandteile in das mütterliche Blut gelangen. Diese Bestandteile sind z.B. Plattenepithel der Epidermis oder Mekonium. Sie können in der Lunge zu einer eventuell tödlichen Embolie führen. Wenn das Ereignis überlebt wird, droht als zweite Gefahr die Aktivierung der Blutgerinnung und der Fibrinolyse durch die Fruchtwasserbestandteile.

7.6.7 Parenchymembolie

Obwohl selten, können nach schwerem Trauma verschiedene Gewebearten Zugang zu den Venen bekommen und so verschleppt werden. Beispiele sind Knochenmark- und Pankreasembolien (akute Pankreasnekrose).

7.6.8 Fremdkörper- und Cholesterinembolie

Fremdkörper, die in den Körper eingedrungen sind, oder Cholesterin aus atheromatösen Plaques können durch das Gefäßsystem verschleppt werden und Embolien hervorrufen.

7.7 Ischämie

Definition Unter Ischämie (Blutleere) versteht man eine verminderte arterielle Durchblutung eines Organs oder eines Gewebes infolge unzureichender (**relative Ischämie**) oder völlig fehlender (**absolute Ischämie**) Blutzufuhr.

Ätiologie Eine Einengung oder der Verschluss der Gefäßlichtung im Rahmen einer Atherosklerose sind typische Beispiele für **lokale Ursachen** einer Ischämie. Die Arterien können auch durch Thrombosen, Embolien oder durch Kompressionen eines Gefäßes von außen (Tumor oder Ligaturen) eingeengt werden. Funktionelle Arterienverschlüsse im Sinne eines Angiospasmus sind dagegen selten. Sie können durch exogene Faktoren (Nikotin, Ergotamin), aber auch durch vegetativ-nervöse Reize verursacht sein. Spasmen der Herzkranzarterien können Ursache einer Angina pectoris sein. Als **systemische Ursache** ist ein Blutdruckabfall zu verstehen, der im Rahmen eines Kreislaufschocks oder bei starrer (atherosklerotisch veränderter) Gefäßwand entsteht und zu einer reduzierten Perfusion der Organe führt. Dabei kann eine Ischämie in Organbereichen auftreten, die in der Grenzzone zweier Versorgungsbezirke („letzte Wiesen") liegen oder wegen atherosklerotischer Vorschädigung a priori geringer versorgt werden.

Folgen Als Folgen einer anhaltenden Ischämie entstehen in Abhängigkeit von der Dauer der Ischämie und der Sauerstoffempfindlichkeit des betroffenen Organs Gewebenekrosen, die als **Infarkte** bezeichnet werden.

7.8 Infarkt

Definition Ein Infarkt ist eine Gewebenekrose, die durch Sauerstoffmangel (Hypoxie oder Anoxie) infolge einer raschen Verminderung des Blutflusses (**Ischämie**) durch arteriellen Verschluss verursacht wird. Der Ischämie liegt ein thrombotisch oder thromboembolisch bedingter vollständiger (absolute Ischämie) oder partieller (relative Ischämie) Verschluss einer Arterie zugrunde.

7.8.1 Anämischer Infarkt

Pathogenese
Der anämische Infarkt entsteht durch einen Gefäßverschluss in Organen mit Endarterien oder funktionellen Endarterien. Im nachgeschalteten Versorgungsgebiet entsteht eine Koagulations- oder Kolliquationsnekrose (➤ Kap. 2.4.3).

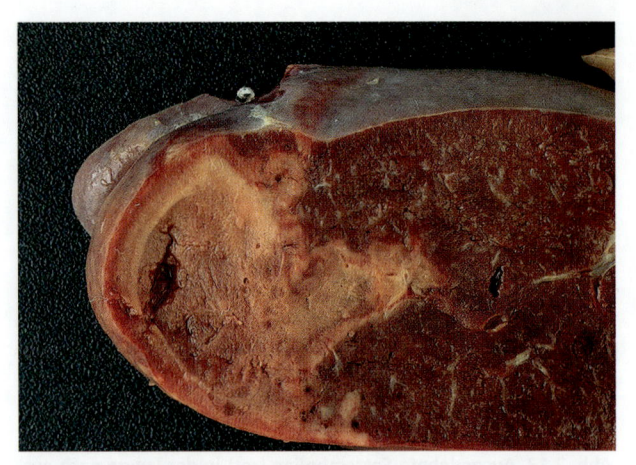

Abb. 7.14 Anämischer Milzinfarkt mit graugelber, lehmartiger Verfärbung. Im Randbereich findet sich bereits eine resorbierende Entzündung. Daran grenzt normales Milzgewebe an.

Morphologie
Die **Koagulationsnekrose** ist makroskopisch durch eine lehmgelbe Abblassung (➤ Abb. 7.14) mit erhöhter Brüchigkeit des Gewebes charakterisiert. Im Gehirn verflüssigt sich die Nekrose mit Pseudozystenbildung. Diese Nekrose wird als **Kolliquationsnekrose** bezeichnet.

7.8.2 Hämorrhagischer Infarkt

Pathogenese
Der hämorrhagische Infarkt entwickelt sich durch einen Gefäßverschluss in Organen mit doppelter Blutversorgung (z.B. Lunge). Wie bei der Entwicklung der anämischen Infarkte entsteht zunächst durch eine absolute oder relative Ischämie eine Nekrose. Zusätzlich kommt es jedoch zur Blutung im Infarktbezirk.

- **Hämorrhagischer Lungeninfarkt:** Die Lunge verfügt über einen nutritiven (Bronchialarterien-) und einen funktionellen (Pulmonalarterien-)Kreislauf. Beide stehen über Anastomosen miteinander in Verbindung. Beim embolischen Verschluss eines mittleren oder kleinen Pulmonalarterienastes reicht die Blutzufuhr über die Bronchialarterien aus, den Blutfluss in der Endstrombahn und in den Pulmonalvenen in Gang zu halten. Es entsteht kein Lungeninfarkt. Liegt jedoch gleichzeitig eine Druckerhöhung im Pulmonalvenensystem (z.B. Linksherzinsuffizienz) vor, ist die Blutzufuhr über die Bronchialarterien nicht mehr in der Lage, den Blutfluss aufrechtzuerhalten (➤ Abb. 7.15a). Es kommt zur Stase (Hypoxie) und zu einer Gewebenekrose (➤ Abb. 7.15b), in die aber über das offene Gefäßgebiet der A. bronchialis eine Sickerblutung erfolgt.

- **Hämorrhagischer Darminfarkt:** Die peripheren Darmarterien stehen über Kollateralen miteinander in Verbindung. Ein Verschluss eines größeren Arterienastes führt im Zentrum zu einer Durchblutungsstörung mit Ausbildung einer Gewebenekrose, in die es aus den randständigen Kollateralen einblutet.

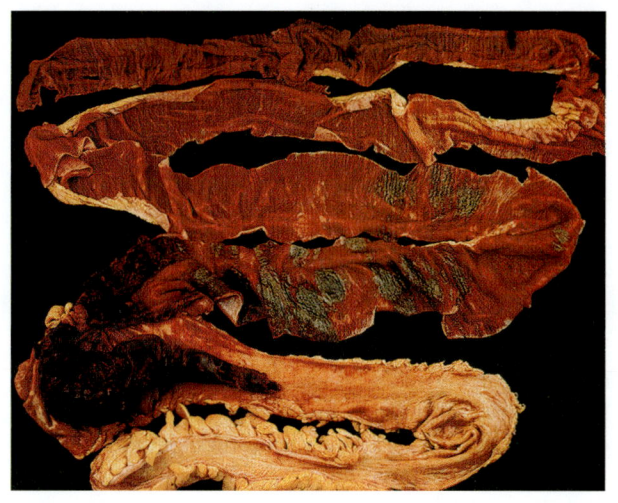

Abb. 7.16 Hämorrhagische Dünndarminfarzierung bei einer Einklemmung dieses Darmabschnitts in einem Leistenbruch.

Morphologie
Der hämorrhagische Infarkt entspricht dem anämischen Infarkt, ist aber zusätzlich durch den Austritt von Blut in das nekrotische Gewebe dunkelrot verfärbt.

7.8.3 Hämorrhagische Infarzierung

Definition Bei der hämorrhagischen Infarzierung handelt es sich um eine Nekrose durch **Störung des venösen Abflusses** bei erhaltenem arteriellem Zufluss.

Pathogenese
Die Folge der venösen Abflussstörung ist eine lokale passive Hyperämie, die in ein hämorrhagisches Ödem mit Diffusionsstörung, Hypoxie und Gewebenekrose übergeht.

Morphologie
Das Gewebe ist durch Nekrose und hämorrhagisches Ödem dunkelrot (➤ Abb. 7.16).

PRAXIS
Anämischer Infarkt Hirninfarkt ➤ Kap. 8.2.1, Myokardinfarkt ➤ Kap. 19.5.2, Milzinfarkt ➤ Kap. 22.3.5, Polyarteriitis nodosa ➤ Kap. 20.5.1, Niereninfarkt ➤ Kap. 37.8.1.
Hämorrhagischer Infarkt Lungeninfarkt ➤ Kap. 24.5.5, Mesenterialinfarkt ➤ Kap. 30.5.1.
Hämorrhagische Infarzierung Venöse Infarzierung des Gehirns ➤ Kap. 8.2.4, Mesenterialvenenthrombose ➤ Kap. 30.5.3, Hodentorsion ➤ Kap. 39.1.3.

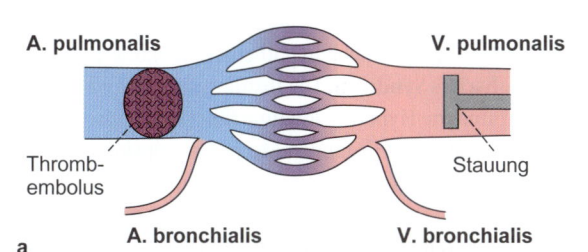

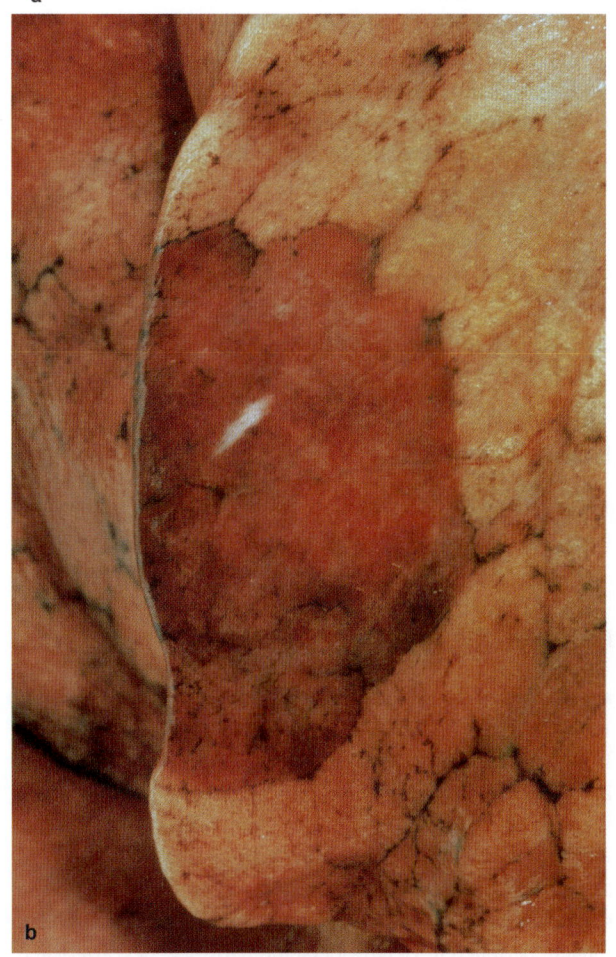

Abb. 7.15 Hämorrhagischer Lungeninfarkt. a Pathophysiologie (Schema). Bei Verschluss eines Pulmonalarterienastes wird der Blutfluss durch das Blut der Aa. bronchiales aufrechterhalten, was für eine Versorgung des Lungengewebes ausreicht. Erst bei zusätzlicher Stauung in der V. pulmonalis (Linksherzinsuffizienz!) entsteht ein hämorrhagischer Infarkt; **b** Makroskopischer Aspekt eines hämorrhagischen Lungeninfarkts.

7.9 Hypertonie

Die Hypertonie ist eine Blutdruckerhöhung über den Normwert. Nach der Lokalisation unterscheidet man die Hypertonie im großen Kreislauf von der im kleinen Kreislauf (pulmonaler Hypertonus).

7.9.1 Hypertonie im großen Kreislauf

Definition Der arterielle Blutdruck ist das Produkt des kardialen Blutauswurfvolumens und des peripheren Gefäßwiderstandes. Die Weltgesundheitsorganisation (WHO) und die deutsche Hochdruckliga (www.hochdruckliga.de) teilen die Blutdruckwerte wie in ➤ Tab. 7.2 gezeigt ein.

Einteilung Nach **pathogenetischen Gesichtspunkten** unterscheidet man
- **Widerstandshochdruck:** Die periphere Vasokonstriktion ist Ursache eines meist stark erhöhten systolischen *und* diastolischen Blutdrucks. Der diastolische Blutdruck liegt über 95 mmHg.
- **Volumenhochdruck:** Er ist Folge eines vermehrten Herzzeit- und/oder Blutvolumens mit meist nur geringgradig erhöhten Blutdruckwerten.
- **Elastizitätshochdruck:** Im Alter ist die Windkesselfunktion der Aorta vermindert. Folge ist die Erhöhung des systolischen Blutdrucks bei normalem diastolischem Blutdruck.

Nach **ätiologischen Gesichtspunkten** (s.u.) unterscheidet man die primäre (essenzielle) Hypertonie, deren Ursache noch nicht geklärt ist (ca. 95%), von der sekundären Hypertonie, deren Ursache bekannt ist (ca. 5%).

Epidemiologie Die arterielle Hypertonie gehört zu den häufigsten Erkrankungen. In Deutschland sind ca. 12% der Gesamtbevölkerung davon betroffen. In der Altersgruppe über 45 Jahre liegt die Häufigkeit bei 25%, in derjenigen über 65 Jahre bei über 50%.

Die eminente praktische Bedeutung der Hypertonie liegt darin, dass sie einen Risikofaktor erster Ordnung für die Atherosklerose und ihre Folgeschäden an Gehirn, Herz und Nieren darstellt (➤ Kap. 20.2.1).

Tab. 7.2 Einteilung der Hypertonie nach WHO und deutscher Hochdruckliga.

Bewertung	Systolisch	Diastolisch
optimal	≤ 120	≤ 80
normal	120–129	80–84
hochnormal	130–139	85–89
milde Hypertonie	140–159	90–99
mittlere Hypertonie	160–179	100–109
schwere Hypertonie	≥ 180	≥ 110
isolierte systolische Hypertonie	> 140	< 90

Primäre (essenzielle) Hypertonieformen

Bei der primären Hypertonie ist die auslösende Ursache nicht geklärt. Die Diagnose kann damit erst gestellt werden, wenn alle Hypertonieformen mit bekannter Ursache ausgeschlossen sind.

Ätiologie und Pathogenese

Die Ätiologie wird zurzeit noch kontrovers diskutiert. Wahrscheinlich handelt es sich zumeist um eine Kombination genetischer, Umwelt- und Lebensstilfaktoren wie z.B. Konsum von Kochsalz, Alkohol und Tabak oder auch Stress und Hormone (multifaktorielle Ätiologie). Die Bedeutung der einzelnen Faktoren ist zum großen Teil noch hypothetisch. Diskutiert werden:
- **Metabolisches Syndrom:** Die Insulinresistenz und die damit verbundene Hyperinsulinämie führt häufig zur Hypertonie. Die zugrunde liegenden Mechanismen sind einerseits eine Salz- und Wasserretention an der Niere und zum anderen eine durch Insulin induzierte Gefäßmuskelproliferation, die zu einer Widerstandserhöhung führt.
- **NO-System:** Die Endothelzellen generieren weniger NO, weil die Aktivität der endothelialen NO-Synthase vermindert ist. Dadurch ist die Vasodilatation eingeschränkt.
- **Renin-Angiotensin-Aldosteron-System:** Dieses System scheint für die Mediahypertrophie der Widerstandsgefäße eine Bedeutung zu haben.

Sekundäre Hypertonieformen

Die sekundären Hypertonieformen werden nach ihrer Ätiologie unterteilt:

Renale Hypertonie

Verschiedene Nierenerkrankungen (vor allem die Glomerulonephritis und Pyelonephritis) sowie Erkrankungen der Nierenarterien (Nierenarterienstenose, Atherosklerose, fibromuskuläre Dysplasie, Polyarteriitis nodosa) und Schwangerschaftsnephropathien sind mit einer Hypertonie assoziiert.

Pathogenese

Pathogenetisch ist eine Minderdurchblutung der Nieren der adäquate Reiz für eine vermehrte Ausschüttung des Renins aus den sekretorisch aktiven Zellen des juxtaglomerulären Apparats. Das Renin-Angiotensin-Aldosteron-System (➤ Kap. 16.1.1) wird aktiviert. Das dabei entstehende Angiotensin II bewirkt eine starke direkte Vasokonstriktion der Arteriolen und erhöht den totalen peripheren Gefäßwiderstand (Anstieg des arteriellen Blutdrucks). Außerdem bewirkt Angiotensin II eine vermehrte Sekretion von Aldosteron aus der Nebennierenrinde mit dadurch bedingter Erhöhung des Blutvolumens (Volumenhochdruck). Beide Faktoren führen damit zur Entstehung des renalen Hypertonus.

Endokrine Hypertonie

Eine Überproduktion bestimmter Hormone kann in seltenen Fällen (3% der sekundären Hypertonieformen) zu einer Hypertonie führen.

Pathogenese
An erster Stelle ist hier die Überproduktion von Noradrenalin bzw. Adrenalin durch ein **Phäochromozytom,** einen Tumor des Nebennierenmarks, zu nennen. Diese Hormone führen über eine Gefäßkonstriktion der peripheren Gefäße zu einem Widerstandshypertonus. Dagegen bewirkt der **Hyperkortisolismus** bzw. der Hyperaldosteronismus über eine vermehrte renale Natrium- und Wasserresorption eine Erhöhung des Blutvolumens und damit einen Volumenhypertonus. Der gleiche Pathomechanismus gilt auch für manche Formen des adrenogenitalen Syndroms. Der Volumenhypertonus bei der Hyperthyreose ist Folge eines erhöhten Herzzeitvolumens (Herzfrequenzsteigerung).

Kardiovaskuläre Hypertonien

Den kardiovaskulären Hypertonien liegen als Ursachen anatomische Veränderungen des Herzens und/oder der Gefäße zugrunde.

Pathogenese
Bei der Aortenisthmusstenose (angeborene Verengung des Aortenbogens vor oder nach dem Abgang der A. subclavia sinistra) entsteht im Gefäßsystem proximal der Stenose eine Hypertonie. Die Folge ist eine schwere vorzeitige Atherosklerose der betroffenen Gefäße. Die Atherosklerose der großen Gefäße geht mit einer sog. **Windkesselhypertonie** einher. Die Aortenwand verliert an Elastizität; dadurch sind die systolischen Blutdruckwerte erhöht und die diastolischen normal oder erniedrigt.

Neurogene Hypertonie

Traumatische oder entzündliche Veränderungen im Bereich der Barorezeptoren im Karotissinus lösen den Entzügelungshochdruck aus. Eine neurogene Hypertonie kann auch durch eine Schädigung zentraler Vasomotorenzentren hervorgerufen werden.

Folgeveränderungen und Komplikationen

Die Hypertonie führt zu schwerwiegenden Schäden des Gefäßsystems und verschiedener Organe. Bei unbehandelter Krankheit sterben 50% der Betroffenen an den Folgen der koronaren Herzkrankheit, 30% an zerebrovaskulären Komplikationen und 20% an einer Niereninsuffizienz.

- **Kardiale Schäden:** Der arterielle **Widerstandshypertonus** im großen Kreislauf bedeutet eine vermehrte Druckarbeit des linken Herzventrikels. Hieraus resultiert eine adaptive konzentrische Herzmuskelhypertrophie des linken Ventrikels, die lange Zeit kompensiert bleibt. Da es bei dieser pathologischen Hypertrophie nicht zu einer gleichzeitigen Kapillarproliferation im Herzen kommt, wird das Myokard minderperfundiert und Kardiomyozyten werden nekrotisch oder gehen in die Apoptose. Diese führt schließlich zu einer Linksherzinsuffizienz (dekompensierter Hypertonus). Der **Volumenhochdruck** führt dagegen primär zu einer dilatativen (exzentrischen) Hypertrophie.
- **Atherosklerose:** Die fortgeschrittene Atherosklerose der Organgefäße ist Ursache der Schäden einer Reihe lebenswichtiger Organe (➤ Kap. 20.2.1).
    - Die Koronararteriensklerose führt zu einer Myokardischämie mit Entwicklung eines Myokardinfarkts (➤ Kap. 19.5.2, ➤ Kap. 19.7).
    - Die Zerebralarteriensklerose ist die häufigste Ursache zerebrovaskulärer Erkrankungen mit Hirninfarkten sowie hypertonische Hirnmassenblutungen und Subarachnoidalblutungen (➤ Kap. 8.2.6).
    - Die Nierenarteriensklerose sowie Veränderungen der großen und kleinen intrarenalen Gefäße haben eine Niereninsuffizienz zur Folge (➤ Kap. 20.2.3, ➤ Kap. 20.2.4, ➤ Kap. 37.8.2, ➤ Kap. 37.8.3).
- **Netzhautveränderungen:** Fundus hypertonicus (➤ Kap. 11.9.2).

7.9.2 Hypertonie im kleinen Kreislauf

Syn.: pulmonale Hypertonie

Definition Unter Hypertonie im kleinen Kreislauf versteht man eine Erhöhung des Pulmonalarteriendrucks über 30/15 mmHg in Ruhe. Die Ursachen hierfür liegen in pulmonalen und extrapulmonalen Erkrankungen.

Ursachen der pulmonalen Hypertonie

Pulmonale Ursachen

Bei den pulmonalen Ursachen unterscheidet man die primäre und die sekundäre pulmonale Hypertonie (➤ Kap. 24.5.6).

Die **primäre** oder **idiopathische pulmonale Hypertonie** ist sehr selten. Die Pathogenese ist im Einzelnen nicht geklärt. Es handelt sich um eine Ausschlussdiagnose. Frauen sind häufiger betroffen als Männer. Wahrscheinlich handelt es sich um eine neurohormonell ausgelöste vaskuläre Hyperreaktivität mit Vasokonstriktion und daraus resultierender pulmonaler Hypertonie, die unterschiedliche morphologische Veränderungen an den Pulmonalarterien hervorruft (Intimaproliferation, Mediahypertrophie).

Die **sekundären pulmonalen Hypertonien** haben ihre Ursachen in
- hypoxisch-ventilatorischen Perfusionsstörungen (ca. 70%)
- mechanisch-obstruktiven (okklusiven) Perfusionsstörungen
- restriktiven Parenchym- und Gefäßveränderungen

Beispiele dafür sind der Zustand nach Lungenoperationen, COPD („chronic obstructive pulmonary disease"), rezidivierende Lungenarterienembolien und Pneumokoniosen (➤ Kap. 24.8, ➤ Kap. 51.2.2) sowie das Lungenemphysem.

Extrapulmonale Ursachen

Die extrapulmonalen Ursachen einer pulmonalen Hypertonie sind zumeist durch Erkrankungen des linken Herzens gegeben. Die wichtigsten Erkrankungen, die mit einem pulmonalen Widerstandshochdruck einhergehen, sind eine Linksherzinsuffizienz aus myogener Ursache und Klappenvitien des linken Herzens sowie Kurzschlüsse zwischen großem und kleinem Kreislauf auf Ventrikelebene (z.B. Ventrikelseptumdefekt) oder auf arterieller Ebene (z.B. offener Ductus arteriosus Botalli). Ein Kurzschluss auf Vorhofebene (z.B. Vorhofseptumdefekt) führt dagegen zu einem Volumenhochdruck.

Folgen der pulmonalen Hypertonie

Unabhängig von der Ursache der Druckerhöhung führt die pulmonale Hypertonie aufgrund der vermehrten Druckarbeit des rechten Ventrikels zu einer adaptiven **Rechtsherzhypertrophie.**

Die adaptiven Veränderungen auf eine erhöhte Volumenarbeit sind zumeist geringgradig ausgeprägt.

Liegt die Ursache der Rechtsherzhypertrophie in einer Lungenerkrankung, spricht man von einem **chronischen Cor pulmonale,** bei primär extrapulmonalen Erkrankungen (z.B. chronische Linksherzinsuffizienz) dagegen von einer **konsekutiven Rechtsherzhypertrophie.** Diese kann lange Zeit die Kreislauffunktion aufrechterhalten. Schließlich kommt es aber zu einer zunehmenden Funktionseinschränkung mit Ausbildung einer Rechtsherzinsuffizienz und einer Stauung vor dem rechten Ventrikel.

Morphologie
Morphologisches Äquivalent einer Rechtsherzinsuffizienz ist die **Rechtsherzdilatation.**

Klinische Relevanz Bei einer akut entstehenden pulmonalen Hypertonie, wie z.B. bei fulminanten Lungenembolien, kann es zu einem akuten Rechtsherzversagen mit letalem Ausgang kommen.

7.9.3 Portale Hypertonie

Die portale Hypertonie ist gekennzeichnet durch eine Druckerhöhung im Pfortadersystem, unabhängig von der zugrunde liegenden Lebererkrankung (➤ Kap. 33.9.6).

7.10 Schock

Definition Der Schock ist ein generalisiertes lebensbedrohliches Kreislaufversagen der Mikrozirkulation mit Gewebeschädigung durch Hypoxie. Trotz der Vielfalt der Ursachen haben alle Formen des Schocks eines gemeinsam, nämlich eine Mangeldurchblutung der terminalen Strombahn. Die daraus resultierende Beeinträchtigung der Funktion wichtiger Organsysteme stellt eine lebensbedrohliche Situation dar, die sich über verschiedene Stadien progressiv entwickelt. Wesentliche pathogenetische Faktoren sind die Verminderung des Flüssigkeits-(Blut-)Volumens, der Pumpkraft des Herzens und eine Erhöhung des Gefäßvolumens.

7.10.1 Klassifikation des Schocks

Eine regelrechte Funktion des Kreislaufs mit ausreichender Sauerstoffversorgung des Gewebes setzt voraus:
- eine ungestörte Pumpfunktion des Herzens mit ausreichendem Herzzeitvolumen
- eine dem Blutvolumen angepasste Kapazität des Gefäßsystems

Störungen ergeben sich bei unzureichender Herzleistung, bei unzureichendem Blutvolumen und/oder mangelhaftem Spannungszustand (Tonus) der Blutgefäße. Hieraus leiten sich folgende Schockformen ab:
- häufige Schockformen
  - hypovolämischer Schock
  - kardiogener Schock
  - septisch-toxischer Schock
- seltene Schockformen
  - anaphylaktischer Schock
  - endokriner Schock
  - neurogener Schock

Der Ablauf eines Schocks ist durch einen kontinuierlichen Übergang von einer zur nächsten, schwerwiegenderen und lebensbedrohlicheren Phase charakterisiert, falls die Ursache nicht behoben werden kann. Der Schock ist zunächst reversibel und kann – muss aber nicht – in eine irreversible Phase übergehen.

Hypovolämischer Schock

Diese Schockform ist Folge eines akuten Verlustes von zirkulierendem Blut (Hypovolämie). Ein akuter Verlust von 50% des Blutes führt zum Koma und Tod des Patienten.

Ursachen der Hypovolämie sind
- massiver Blutverlust (hämorrhagischer Schock) wie z.B. nach Trauma, gastrointestinalen Blutungen, Tumorblutungen, Gefäßrupturen
- Flüssigkeitsverlust oder Störungen der Flüssigkeitsverteilung bei schwerem rezidivierendem Erbrechen, Diarrhö (z.B. Cholera), Verbrennungen, akuter Pankreatitis, Aszites oder Peritonitis

Kardiogener Schock

Der kardiogene Schock stellt ein Pumpversagen des Herzens mit verminderter Durchblutung der Kreislaufperipherie dar. Die Ursachen können intra- oder extrakardialer Natur sein.
- **intrakardiale Ursachen:**
  - Erkrankungen des Myokards: Myokardinfarkt, Entzündungen des Myokards (Myokarditis, ➤ Kap. 19.6.3), degenerative Erkrankungen des Myokards (Kardiomyopathie, ➤ Kap. 19.6.1)
  - Erkrankungen des Klappenapparats: akute Mitral- oder Aortenklappeninsuffizienz infolge einer akuten Endokarditis, eines Papillarmuskelabrisses, eines Traumas oder einer Aortendissektion
- **extrakardiale Ursachen:**
  - Perikardtamponade mit Behinderung der diastolischen Füllung der Herzventrikel, z.B. bei Ruptur eines dissezierenden Aortenaneurysmas mit Blutung ins Perikard (➤ Kap. 19.8.1), Perikarditis mit entzündlichem Perikarderguss (➤ Kap. 19.8.2), Perikardkarzinose mit einem tumorbedingten Erguss
  - akute Obstruktion großer Gefäße, z.B. bei schweren Lungenembolien (➤ Kap. 24.5.5), oder akute Obstruktion der Vorhofkammerklappe, z.B. bei Vorhofmyxom (➤ Kap. 19.9.1) oder Kugelthrombus im linken oder rechten Vorhof

Septisch-toxischer Schock

Der septisch-toxische Schock ist eine häufige und mit einer hohen Letalität verbundene Schockform bei bakterieller Sepsis (überwiegend bei gramnegativen Bakterien) oder Verbrennung. Die Bakterien geben toxische Lipopolysaccharide (Endotoxine) in die Blutbahn ab, die zu einer Dilatation der peripheren Gefäße mit einer daraus resultierenden Fehlverteilung des Blutvolumens führen („redistributive shock"). Eine wesentliche Auswirkung dieser Endotoxine ist eine Aktivierung und schließlich eine Schädigung des Endothels. Die aktivierten Endothelzellen verlieren das physiologische Gleichgewicht zwischen pro- und antikoagulatorischen Funktionen. Es überwiegt die prothrombotische Aktivität, welche die disseminierte intravasale Gerinnung (DIG) fördert (➤ Kap. 7.11).

Anaphylaktischer Schock

Der anaphylaktische Schock ist Folge einer IgE-vermittelten Immunreaktion mit Freisetzung vasoaktiver Substanzen (z.B. Histamin, Arachidonsäurederivate), die zur Erweiterung der Gefäßperipherie führen. Die Symptome treten Sekunden bis Stunden nach Allergenexposition auf und betreffen das Herz-Kreislauf-System, den Atem- und/oder Gastrointestinaltrakt und die Haut (➤ Kap. 3.3.1).

Sonstige Schockformen

Seltene **endokrine Schockformen** kommen z.B. bei Ausfall der Hypophyse, der Nebenniere oder der Schilddrüse mit Störung des Zellstoffwechsels und der Flüssigkeitsverteilung sowie bei Insulinüberdosierung vor.

Zum **neurogenen Schock** kommt es bei einer zentralen oder peripheren Vasomotorenschädigung (z.B. Schädel-Hirn-Trauma), die zu einer Störung der Mikrozirkulation führt.

7.10.2 Pathogenese des Schocks

Hypovolämischer Schock

Reversibles Schockstadium

Eine akute Hypovolämie führt zu einem verminderten venösen Rückstrom des Blutes (➤ Abb. 7.17). Das Herzzeitvolumen nimmt ab und der Blutdruck sinkt. Zentrale und periphere Druckrezeptoren registrieren diese Veränderungen und lösen eine sympathiko-adrenale Reaktion aus: Noradrenalin (sympathisches System und Nebennieren) und Adrenalin (Nebenniere) werden sezerniert und bewirken eine starke Arteriolen- und geringere Venolenkonstriktion (adrenerge, über α-Rezeptoren vermittelte Vasokonstriktion) der Haut (kalte Haut), des Splanchnikusgebiets und der Nieren. Das Blut verlagert sich aus diesen Organen in den „geöffneten" Kreislauf von Hirn und Herz (β-Rezeptoren) **(Zentralisation des Kreislaufs)**. Durch die Minderdurchblutung der Niere wird das Renin-Angiotensin-Aldosteron-System über den juxtaglomerulären Apparat eingeschaltet. Dieses verstärkt einerseits über das Angiotensin II die adrenerge Vasokonstriktion und führt andererseits über die Sekretion von Aldosteron zu einer vermehrten tubulären Rückresorption von Natrium und Wasser mit dem Ziel, das Blutvolumen wieder aufzufüllen (➤ Abb. 7.17, ➤ Kap. 16.1.1). Durch diese Adaptationsmechanismen kann der Blutdruck bei Blutverlusten bis etwa 25% (ca. 1 l) noch stabil gehalten werden.

Irreversibles Schockstadium

Reichen die oben aufgeführten gegenregulatorischen Maßnahmen nicht aus, kommt es bei persistierender Schocksituation zur **Minderperfusion der Organe** (➤ Abb. 7.17). Dies hat zur

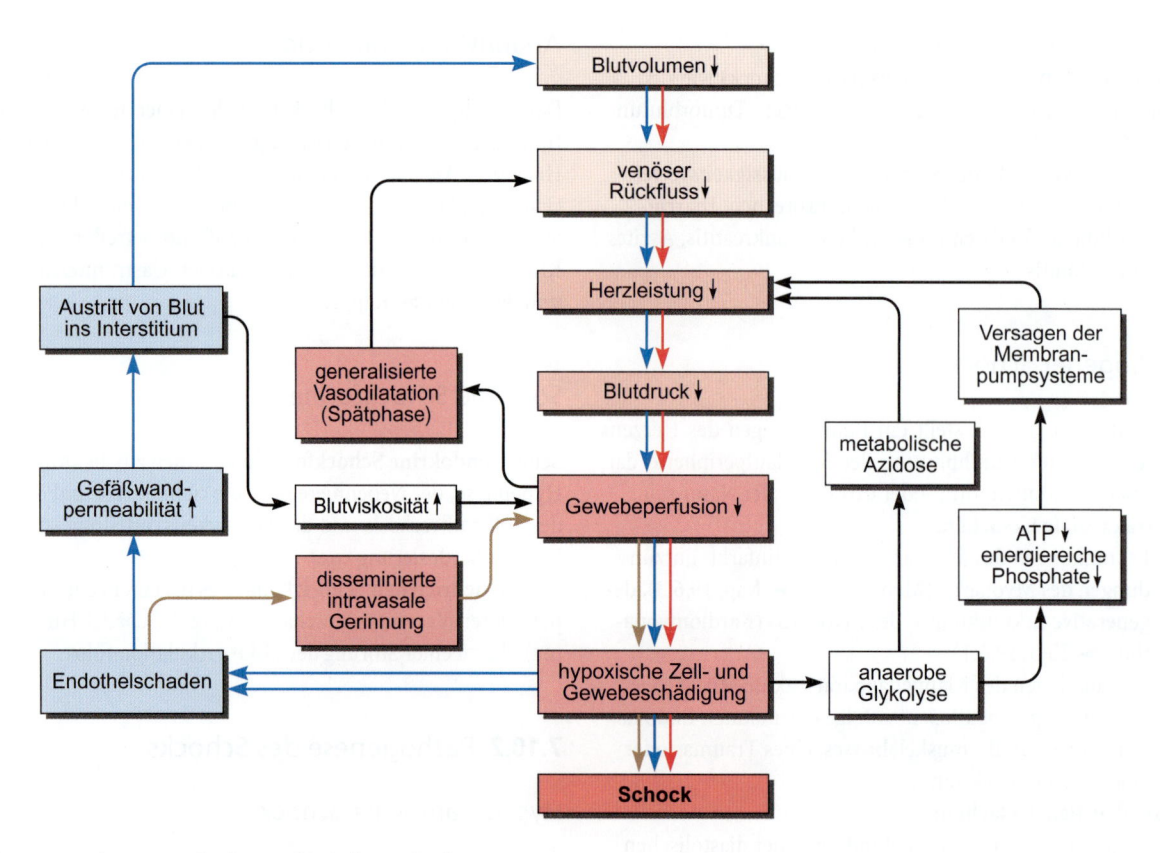

Abb. 7.17 Pathogenese des hypovolämischen Schocks.

Folge, dass der arterioläre Widerstand nachlässt (während die venuläre Kontraktion erhalten bleibt) und eine Hypoxie entsteht, die u.a. das Endothel schädigt. Dadurch steigt der hydrostatische Druck im Kapillarbett und das Endothel wird durchlässiger: Blutflüssigkeit tritt in das Interstitium aus und vermindert damit das Blutvolumen weiter.

Aus der Gewebehypoxie ergeben sich weitere **metabolische Störungen,** nämlich eine ungenügende ATP-Produktion, ein Versagen ATP-abhängiger membrangebundener Transportsysteme und eine Azidose. Zunächst schalten die Zellen aufgrund der Hypoxie auf die anaerobe Glykolyse um. Dadurch kann die ATP-Produktion noch notdürftig aufrechterhalten werden. Dennoch fallen Transportsysteme in den hypoxischen Zellen aus, sodass Natrium und Wasser in die Zellen ein- (hydropische Schwellung) und Kalium ins Interstitium und ins Blut ausströmt (Hyperkaliämie). Schließlich führt der Sauerstoffmangel zu Zellnekrosen. Der Preis dafür ist eine Azidose, die sich u.a. negativ auf die Herzfunktion auswirkt.

Die hypoxische Schädigung von Endothel und Gewebe führt zur **Freisetzung thromboseförderner Faktoren** wie Thromboplastin und Enzymen wie z.B. PAT-1 (Plasminogenaktivator-1) ins Blut. Letztere können das Komplement- und Kininsystem aktivieren und so die Exsudation und Vasodilatation noch verstärken. Thromboplastin fördert die Plättchenaggregation und damit die disseminierte intravasale Gerinnung (➤ Kap. 7.11). Da die Endothelschädigung auch eine Entzündungsreaktion nach sich zieht und daher Leukozyten ins Gewebe emigrieren, kann der Gewebeschaden noch weiter verstärkt werden.

Durch eine Progression der oben aufgeführten Mechanismen kommt es schließlich zu schweren **ischämischen Organschädigungen,** insbesondere von Herz, Gehirn, Lungen, Nieren, und schließlich zum Tod des Patienten im irreversiblen Schock.

Kardiogener Schock

Am Anfang des kardiogenen Schocks steht die **akute Herzinsuffizienz.** Die Folgen entsprechen denen des hypovolämischen Schocks.

Septisch-toxischer Schock

Eine kompliziertere Pathogenese liegt dieser Schockform zugrunde, die aufgrund einer **Weitstellung der Gefäßperipherie bei normalem Blutvolumen** und zumeist initial erhöhter Herzleistung (Tachykardie) zu einem Blutdruckabfall führt. Ursache des septischen Schocks sind Infektionen durch gramnegative und grampositive Bakterien, seltener durch Viren und durch Pilzinfektionen wie z.B. die generalisierte Candidiasis.

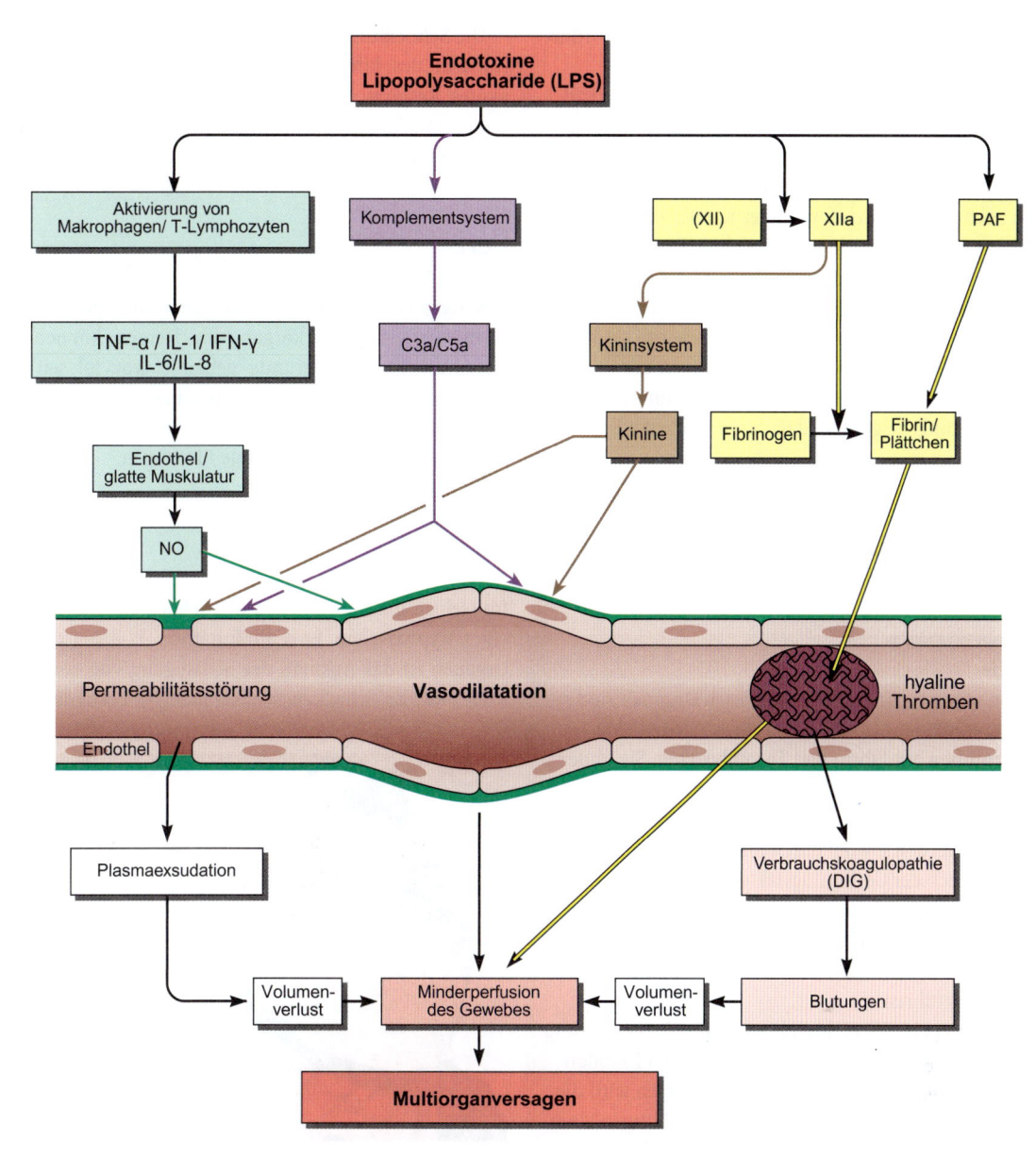

Abb. 7.18 Pathogenese des septischen Schocks. DIG = disseminierte intravasale Gerinnung, PAF = plättchenaktivierender Faktor.

Der septische Schock manifestiert sich als „Multiorganversagen" mit unterschiedlich ausgeprägter Beteiligung folgender Organe: Nieren, Lungen, Herz, Magen-Darm-Trakt, Hirn. Das Vollbild des septischen Schocks hat eine Letalität von 80%.

In der Pathogenese spielen bakterielle **Endotoxine** (Lipopolysaccharide) eine entscheidende Rolle. Sie sind Bestandteil aller gramnegativen Bakterien. Endotoxine aktivieren verschiedene Kaskadensysteme im peripheren Blut wie das Komplementsystem und den Faktor XII, verursachen eine Freisetzung von Zytokinen aus Makrophagen und T-Lymphozyten und wirken zudem direkt zytotoxisch auf Endothelzellen (> Abb. 7.18). Der aktivierte Faktor XII setzt verschiedene humorale Mediatorenketten im Plasma in Gang wie z.B. das Gerinnungssystem, das fibrinolytische System und das Kininsystem. Die Aktivierung der Komplementkaskade führt zur Bildung der Komplementfaktor-Fragmente C3a und C5a, außerdem aktiviert Endotoxin die zellulären Mediatorensysteme (besonders in neutrophilen Granulozyten und Makrophagen) wie Sauerstoffradikale, Arachidonsäure-Metaboliten (Prostaglandine, Leukotriene) und Proteasen (z.B. Elastase). Darüber hinaus wird durch Endotoxin direkt und mittelbar über Zytokine (TNF-α, IL-1, IL-6, IFN-γ) die NO-Synthase von Endothelzellen und glatten Muskelzellen aktiviert mit vermehrter Ausschüttung von NO. NO wirkt vasodilatierend und ist wahrscheinlich ein wesentlicher Faktor für die therapierefraktäre Vasodilatation des septischen Schocks.

Ähnliche Wirkungen wie Endotoxin haben **Zellwandbestandteile** (Peptidoglykane, Lipoteichoiensäure) und Exotoxine grampositiver Bakterien (z.B. Staphylokokken, Enterotoxin, Toxic-Shock-Syndrom-Toxin 1 = TSST-1).

Das Zusammenwirken dieses „Mediatorenorchesters" führt zu:
- **generalisierter Vasodilatation:** NO wirkt vasodilatierend (s.o.), der Gefäßwiderstand der Endstrombahn ist herabgesetzt, der Blutdruck fällt, die Haut ist rosig und warm.
- **Plasmaexsudation:** Entzündungsmediatoren bewirken letztlich auch, dass die Gefäßwand der Kapillaren permeabler wird (> Kap. 3.2.1). Die so entstehende Exsudation hat eine weitere Verminderung des Blutvolumens zur Folge.
- **disseminierter intravasaler Gerinnung** (DIG; Verbrauchskoagulopathie): Das Gerinnungssystem ist überall aktiviert, es entstehen hyaline Thromben. Der Verbrauch der Gerinnungsfaktoren bei diesem Prozess wiederum führt zur allgemeinen Blutungsneigung und dadurch weiterem Blutverlust.

Folge dieser Veränderungen ist trotz adaptiver Erhöhung der Herzmuskelleistung über eine Tachykardie schließlich ein Blutdruckabfall, aus dem eine Minderperfusion der Organe und Gewebe resultiert.

Morphologie
Die pathologischen Veränderungen in diesen Organen sind gekennzeichnet durch
- **Mikrothromben** aus Fibrin und Thrombozyten. Sie finden sich in den Arteriolen, Kapillaren und Venolen.
- **Blutungen** in Haut, Schleimhäuten und parenchymatösen Organen. Sie werden sowohl durch lokale Faktoren als auch durch Verbrauch der Gerinnungsfaktoren im Blut verursacht (Verbrauchskoagulopathie).
- **Gewebenekrosen:** Sie sind Folge von Hypoperfusion und Ischämie. Die Gewebenekrosen können zum Funktionsausfall des Organs führen.
- **Exsudation von eiweißreicher Flüssigkeit:** Die Schädigung der Endstrombahn führt zu einer generalisierten Exsudation mit Ausbildung eines Ödems. Am deutlichsten wird die Exsudation in der Lunge sichtbar, wo sich ein Lungenödem und ein hyalines Membransyndrom ausbilden können (Schocklunge). Die Folge des hyalinen Membransyndroms ist eine akute respiratorische Insuffizienz.

7.10.3 Organveränderungen bei Schock

Der schwere Schock führt zu einer Schädigung aller Organe, insbesondere aber des Herzens, des Gehirns, der Lunge, der Nieren und des Magen-Darm-Trakts.

Todesursachen insbesondere beim septischen Schock sind die schweren Organschäden in Lungen, Herz und Gehirn.

Akutes Lungenversagen und „Schocklunge"

Syn.: akute respiratorische Insuffizienz, akutes Atemnotsyndrom, acute respiratory distress syndrome, ARDS

Die **Schocklunge** (> Kap. 24.5.4) stellt das morphologische Korrelat des klinisch wichtigen Atemnotsyndroms (ARDS: **a**kutes **R**espiratory-**D**istress-**S**yndrom) dar. Sie ist heute mit etwa 50% aller Schockfälle die häufigste und oft letal ausgehende Schockkomplikation.

Herz

Das Herz ist mit etwa 35% der letal ausgehenden Fälle das zweitwichtigste Schockorgan. Im Herzen können einzelne Herzmuskelzellen zugrunde gehen (Myozytolysen) oder es kann zu kleineren oder größeren subendokardialen Myokardinfarkten kommen (> Abb. 7.19). Auch findet man charakteristischerweise subendokardiale Blutungen.

Gehirn

Im Gehirn manifestiert sich der Schock in etwa 10% in Form einer **hypoxischen Enzephalopathie.** Wie bei den anderen Organen ist das Ausmaß der Schädigung von der Dauer und Intensität des Schockzustands abhängig. Besonders empfind-

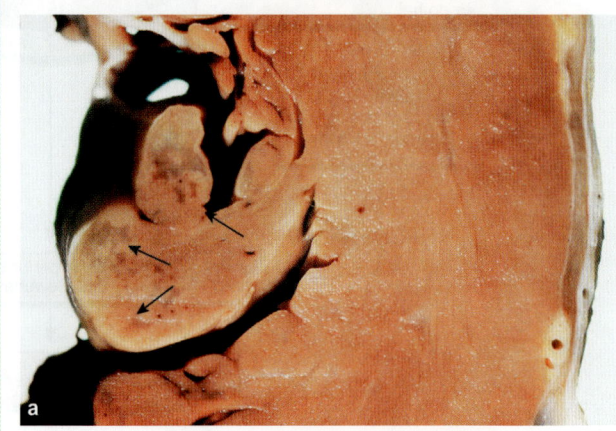

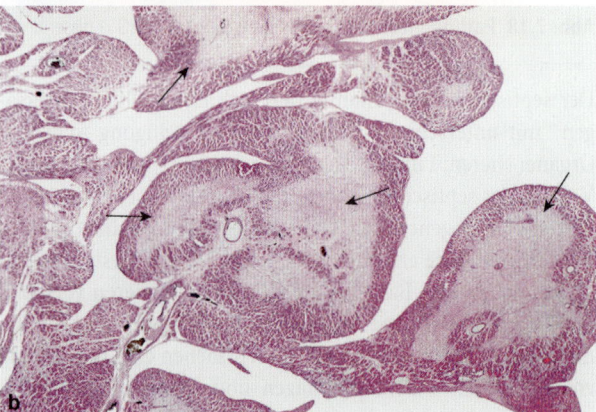

Abb. 7.19 Subendokardiale Nekrosen bei protrahiertem Schock.
a Ausgedehnte lehmfarbene Bezirke subendokardial (Pfeile); **b** Nekrosen subendokardial (Pfeile). Die unmittelbare subendokardiale Schicht ist nicht nekrotisch, da sie durch Diffusion mit Sauerstoff versorgt werden kann. HE, Vergr. 10-fach.

lich sind die Ganglienzellen des Sommer-Sektors des Hippocampus und die Purkinje-Zellen des Kleinhirns. In der Großhirnrinde sind die Grenzgebiete zwischen den arteriellen Versorgungsgebieten, z.B. von A. cerebri anterior und media, am meisten gefährdet (sog. Grenzzonen- oder Wasserscheideninfarkte, ➤ auch Kap. 8.2.2).

Schocknieren

Die Nieren sind mit etwa 20% häufig bei Schockzuständen betroffen. Die Folge ist eine akute Niereninsuffizienz mit Oligo- oder Anurie. Typisch sind hierbei Tubulusnekrosen und hyaline Mikrothromben (➤ Kap. 37.5.1).

Gastrointestinaltrakt

In etwa 15–25% der Patienten mit letal ausgehendem Schock findet man Schädigungen im Gastrointestinaltrakt. Sie können im gesamten Gastrointestinaltrakt auftreten. Prädilektionsstellen sind der Dünn- und Dickdarm mit Ausbildung einer unregelmäßigen, fleckförmigen ischämischen Enteritis. Die aus Nekrosen und Blutungen bestehenden Läsionen führen in schweren Fällen zu einer Durchwanderungsperitonitis.

Leber

Die Leber ist ebenfalls ein häufiges Schockorgan: 45–55% der Schockpatienten sind betroffen. In der Leber bedingt die Hypoxie eine unzureichende β-Oxidation der Fettsäuren, sodass eine Leberparenchymverfettung, besonders im Läppchenzentrum, auftreten kann. Schwerere Verläufe führen zu zentralen Leberparenchymnekrosen (➤ Abb. 7.20). Beim septischen Schock können Ikterus und Cholestase auftreten.

7.11 Disseminierte intravasale Gerinnung (DIG)

Syn.: Verbrauchskoagulopathie

Definition Die disseminierte intravasale Gerinnung (DIG) ist ein multifaktorielles Ereignis, bei dem es zur Bildung von zahlreichen Mikrothromben in der Gefäßendstrombahn mit Verbrauch von Thrombozyten und Blutgerinnungsfaktoren kommt („Verbrauchskoagulopathie").

Ätiologie Es handelt sich nicht um eine primäre Erkrankung, sondern um die Folge unterschiedlicher Krankheitsbilder. In den meisten Fällen tritt die DIG auf als Folge:
- von Infektionen (z.B. gramnegative Sepsis)
- eines Schocks
- eines paraneoplastischen Syndroms bei Karzinomen
- einer Komplikation der Schwangerschaft

Beispiele für die Auslösung der endogenen Aktivierung der Blutgerinnung sind Verbrennungen, schwere Quetschtraumen und Tumoren, Adenokarzinome von Lunge, Prostata, Pankreas und Magen sowie Leukämien. Im Rahmen einer Schwangerschaft kann es durch vorzeitige Plazentalösung (Abruptio placentae) zu einer DIG kommen, da die Plazenta große Mengen an Gewebethromboplastin enthält, das dann ins mütterliche Blut gelangt. Auch ein ausgeprägter Endothelschaden kann die DIG in Gang setzen. Solche Endothelschäden spielen insbesondere eine Rolle bei Schockzuständen auf dem Boden einer Sepsis. In seltenen Fällen können ausgeprägte Vaskulitiden ebenfalls eine DIG hervorrufen.

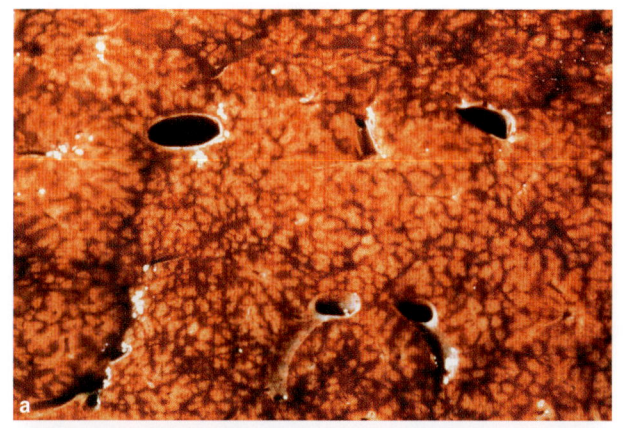

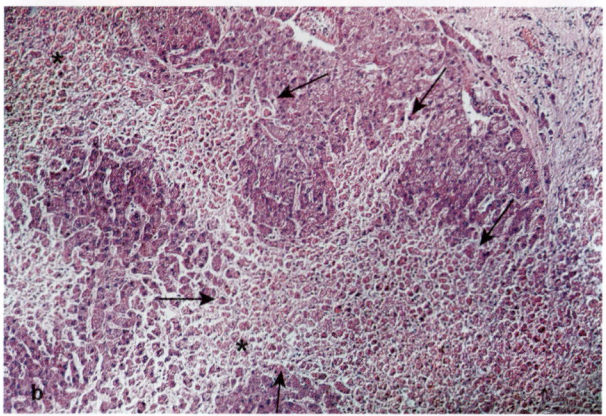

Abb. 7.20 Leber bei protrahiertem Schock. a Multiple läppchenzentrale Nekrosen (gelbe Herde) der Leber; **b** Vorwiegend läppchenzentrale (Pfeile) und Brückennekrosen (Stern). HE, Vergr. 20-fach.

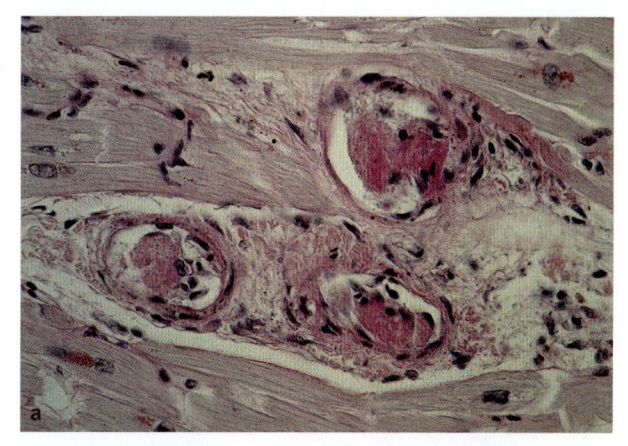

Abb. 7.21 Hyaline Mikrothromben in Kapillaren bei DIG. Eosinophile intravasale Gerinnsel in Kapillaren des Myokards. HE, Vergr. 400-fach.

Pathogenese

Unabhängig von der Ursache wird bei der DIG die **Blutgerinnungskaskade** durch Freisetzung von Gewebethromboplastin aktiviert (➤ Kap. 7.5.1), sodass zahlreiche Mikrothromben aus Fibrin und Plättchenaggregaten entstehen. Diese werden aufgrund ihres Aussehens als **hyaline Thromben** bezeichnet (➤ Abb. 7.21). Die rasche Bildung von Mikrothromben führt zu einem Verbrauch der Blutgerinnungsfaktoren und Thrombozyten (daher auch „Verbrauchskoagulopathie"). Dadurch besteht eine generalisierte Blutungsneigung, die als **hämorrhagische Diathese** bezeichnet wird. Parallel zur Aktivierung der Gerinnungskaskade findet eine Aktivierung der Fibrinolyse statt. Bei der Fibrinolyse werden Fibrin- und Fibrinogenspaltprodukte freigesetzt, die ihrerseits die Blutgerinnung hemmen, sodass die Blutungsneigung noch verstärkt wird. Die Blutgerinnung entsteht also parallel zu einer verstärkten Blutungsneigung. Entwickelt sich die DIG rasch, überwiegt die Blutungsneigung, entsteht sie langsam, überwiegt die Gerinnung.

Folgen der DIG Die oben beschriebenen Pathomechanismen erklären die scheinbar paradoxe Situation des gleichzeitigen Auftretens einer Hyperkoagulabilität und einer Blutungsneigung. Die Auswirkungen der DIG sind abhängig
- von Ausmaß und Dauer der Mikrothrombosierung mit Gewebeischämie
- vom Ausmaß der Blutungsneigung

Mitbestimmend für die Prognose sind ferner die Art und Schwere des Organbefalls. Obwohl fast jedes Organ befallen sein kann, stellen Gehirn, Lunge, Herz, Nieren, Leber und Nebennieren die Prädilektionsstellen dar.

II Klinische Pathologie

8 Zentrales Nervensystem 201

9 Peripheres Nervensystem 265

10 Skelettmuskulatur 271

11 Auge 277

12 Ohr 291

13 Hypophyse 295

14 Schilddrüse 303

15 Nebenschilddrüsen 323

16 Nebennieren 329

17 Disseminiertes neuroendokrines System 343

18 Polyglanduläre Störungen 351

19 Herz 357

20 Gefäße 395

21 Blut und Knochenmark 415

22 Lymphatisches System 439

23 Obere Atemwege 467

24 Lunge 475

25 Pleura 515

26 Mundhöhle, Zähne und Speicheldrüsen 521

27 Ösophagus 545

28	Magen	555
29	Duodenum	567
30	Jejunum und Ileum	571
31	Appendix	589
32	Kolon, Rektum und Analkanal	595
33	Leber und intrahepatische Gallenwege	623
34	Gallenblase und extrahepatische Gallenwege	667
35	Pankreas	675
36	Peritoneum	685
37	Niere	693
38	Ableitende Harnwege	721
39	Männliche Geschlechtsorgane	729
40	Weibliche Geschlechtsorgane	751
41	Schwangerschaft, Perinatalperiode und Kindesalter	787
42	Mamma	811
43	Haut	827
44	Knochen	851
45	Gelenke	881
46	Weichgewebe	899
47	Stoffwechselerkrankungen	913
48	Erregerbedingte Erkrankungen	933
49	Fremdmaterialimplantate	971
50	Transplantationspathologie	977
51	Umweltbedingte Erkrankungen	987

KAPITEL 8

M. Glatzel, M. Neumann, M. Prinz, O.D. Wiestler*

* In der Vorauflage unter Mitarbeit von A. Aguzzi, M. Tolnay, V. Hans

Zentrales Nervensystem

8.1	Hirnödem und intrakraniale Drucksteigerung	202
8.1.1	Hirnödem	202
8.1.2	Intrakraniale Druckerhöhung und Massenverschiebungen	204
8.2	Zerebrovaskuläre Erkrankungen	205
8.2.1	Fokale zerebrale Ischämie	205
8.2.2	Globale zerebrale Ischämie	207
8.2.3	Zerebrale Hypoxie	208
8.2.4	Venöse Infarzierungen	208
8.2.5	Arterielle Hypertonie	209
8.2.6	Gefäßfehlbildungen	210
8.2.7	Intrakraniale Blutungen bei Koagulopathien	212
8.2.8	Perinatale Hirndurchblutungsstörungen	212
8.3	Entwicklungsstörungen und Fehlbildungen	215
8.3.1	Dysrhaphien	215
8.3.2	Differenzierungsstörungen des Prosenzephalons	216
8.3.3	Fehlbildungen des Rhombenzephalons	217
8.3.4	Migrationsstörungen	218
8.3.5	Hydrozephalus	220
8.4	Schädel-Hirn-Trauma	220
8.4.1	Commotio cerebri	220
8.4.2	Schädelfraktur	221
8.4.3	Epidurales Hämatom	221
8.4.4	Subdurales Hämatom	221
8.4.5	Traumatische Subarachnoidalblutung	222
8.4.6	Contusio cerebri	223
8.4.7	Intrazerebrales Hämatom	224
8.4.8	Diffuse traumatische axonale Schädigung und traumatische Balkenblutung	224
8.4.9	Ischämische Läsionen	224
8.4.10	Carotis-Sinus-cavernosus-Fistel	224
8.4.11	Schussverletzungen	225
8.4.12	Posttraumatische Infektion	225
8.4.13	Liquorfistel	225
8.5	Entzündungen	225
8.5.1	Bakterielle Entzündungen	225
8.5.2	ZNS-Tuberkulose	227
8.5.3	Sarkoidose	228
8.5.4	Neurosyphilis	228
8.5.5	Pilzinfektionen	229
8.5.6	Parasitäre Infektionen	229
8.5.7	Virale Infektionen	230
8.5.8	Prion-Erkrankungen	234
8.6	Neuroimmunologische Erkrankungen	235
8.6.1	Multiple Sklerose	236
8.6.2	Para- und postinfektiöse Enzephalomyelitiden	237
8.6.3	Paraneoplastische Enzephalomyelopathien	238
8.7	Toxische und metabolische ZNS-Schädigung	238
8.7.1	Metalle	238
8.7.2	Alkohol (Ethanol)	238
8.7.3	Zytostatika	241
8.7.4	Vitaminmangel	243
8.7.5	Angeborene metabolische Enzephalopathien	243
8.7.6	Erworbene metabolische Enzephalopathien	244
8.8	Neurodegenerative Erkrankungen	245
8.8.1	Altersveränderungen des Gehirns	245
8.8.2	Morbus Alzheimer	246
8.8.3	Frontotemporale Demenz	247
8.8.4	Chorea Huntington	248
8.8.5	Morbus Parkinson	249
8.8.6	Olivopontozerebellare Atrophie (OPCA)	250
8.8.7	Spinozerebellare Ataxie	250
8.8.8	Degenerative Erkrankungen des motorischen Neurons	251
8.9	Epilepsie	252
8.10	Tumoren	252
8.10.1	Astrozytome	252
8.10.2	Oligodendrogliom	255

8.10.3	Ependymom	256	8.10.8 Meningeome	258
8.10.4	Plexuspapillom	256	8.10.9 Primäre Lymphome	259
8.10.5	Neuronale Tumoren	256	8.10.10 Metastasen	259
8.10.6	Tumoren der Glandula pinealis	257	8.10.11 Tumoren der Schädelbasis	260
8.10.7	Embryonale Tumoren	257	8.10.12 Erbliche Tumorsyndrome	260

Zur Orientierung

Erkrankungen des Zentralnervensystems (ZNS: Gehirn und Rückenmark) sind insgesamt sehr häufig. Sie sind teilweise schwerwiegend und lebensbedrohlich. Typische **Symptome** sind Kopfschmerz, Störungen der Motorik wie Zittern oder Lähmungen, Sensibilitätsstörungen, Depressionen, Epilepsie oder Demenz. Besonders alarmierend sind Symptome einer progredienten intrakranialen Druckerhöhung wie Kopfschmerzen, Erbrechen und Visusstörungen. Da das Volumen des intrakranialen Raums knöchern begrenzt ist, führt jede Raumforderung zur intrakranialen Druckerhöhung und zu einer stereotypen Abfolge pathogenetischer Ereignisse, die unbehandelt zum Tode führen.
Die wichtigsten Erkrankungen des ZNS sind **vaskulär, entzündlich, degenerativ, neoplastisch** oder **traumatisch** bedingt.
Vaskuläre und degenerative Erkrankungen sowie **Verletzungen** des ZNS sind häufig und die Kenntnis der morphologischen Befunde ist für das Verständnis klinischer Bilder sowie deren Behandlungsoptionen essenziell. Vor allem bei fokalen Veränderungen kann ein rasches neurochirurgisches Eingreifen notwendig werden (Blutungen), während diffuse Schäden eine differenzierte intensivmedizinische Therapie erfordern.
Fehlbildungen des ZNS reichen von minimalen Architekturstörungen ohne wesentliche klinische Relevanz bis zu ausgedehnten Anlagestörungen von Gehirn und/oder Rückenmark, die mit dem Leben nicht vereinbar sind.
Prinzipiell können sich **Tumoren** in allen Abschnitten des Nervensystems und aus jedem Zelltyp entwickeln. Infolge der Begrenzung des Volumens des intrakriellen Raums können auch benigne Tumoren lebensbedrohlich werden.
Bei der **Diagnostik** spielen Anamnese und klinische neurologische Untersuchung eine entscheidende Rolle. Sie werden ergänzt durch Laboruntersuchungen, bildgebende Verfahren und morphologische Untersuchungen.

8.1 Hirnödem und intrakraniale Drucksteigerung

Von den Reaktionsformen des ZNS auf pathogene Noxen ist das Hirnödem von besonderer Bedeutung. Es tritt als Komplikation fast aller akuten Erkrankungen des ZNS auf und ist klinisch von überragender Bedeutung, da die mit dem Ödem verbundene Volumenvermehrung rasch zur lebensbedrohenden intrakranialen Drucksteigerung führen kann.

8.1.1 Hirnödem

Definition Diffuse oder lokale abnorme Flüssigkeitsansammlung im Hirngewebe, die zur Volumenvermehrung führt.

Pathogenese
Nach der Pathogenese unterscheidet man das vasogene, das zelluläre (zytotoxische) bzw. hyposmotische und das interstitielle Hirnödem (> Tab. 8.1). Mischformen sind häufig.
Die häufigste Form ist das **vasogene Ödem**. Ihm liegt eine Funktionsstörung der Blut-Hirn-Schranke mit erhöhter Kapillarpermeabilität zugrunde. Morphologisches Korrelat der Blut-Hirn-Schranke sind „tight junctions". Über diese wird der Flüssigkeits- und Stoffaustausch zwischen intra- und extravaskulärem Raum im Zentralnervensystem kontrolliert und so die Konstanz des inneren Milieus gewährleistet. Eine Öffnung der „tight junctions" führt durch Austritt von Blutplasma und Plasmaproteinen in den Extrazellulärraum des Hirnparenchyms zum Ödem (> Abb. 8.1). Das vasogene Ödem kann durch eine Vielzahl zentralnervöser Erkrankungen verursacht werden. Dazu gehören u.a. primäre und metastatische Hirntumoren, Hirntraumen, entzündliche und neuroimmunologische Erkrankungen, Blutungen sowie Hirnkreislaufstörungen.
Das **zelluläre (zytotoxische)** und **hyposmotische Hirnödem** wird durch einen Zusammenbruch des zerebralen Energiestoffwechsels ausgelöst. Dabei kommt es zum Funktionsdefizit der ATP-abhängigen Na^+-K^+-Pumpen in der Zytoplasmamembran. Folge ist ein passiver Einstrom von Natrium und Wasser in das Zytoplasma von Ganglienzellen, Gliazellen (besonders Astrozyten) und Endothelien mit einer Volumenzunahme des intrazellulären und einer Volumenabnahme des extrazellulären Raums (> Abb. 8.1). Häufigste Ursachen eines zellulären Hirnödems sind Kreislaufstörungen (Hypoxie, Ischämie), Stoffwechselstörungen (z.B. hepatogene Enzephalopathie), mikrobielle Toxine (z.B. Diphtherie-Toxin) sowie zerebrale Intoxikationen (z.B. durch Zyanid, Kohlenmonoxid, Triäthylzinn), die den Stoffwechsel lahmlegen. Eine weitere mögliche Ursache ist eine Hypervolämie mit konsekutiver Hyponatriämie

("Wasserintoxikation") und passivem Einstrom von Flüssigkeit in das Hirnparenchym. Typischer Auslöser dieser Situation ist die zu schnelle Korrektur einer laborchemisch festgestellten Hypernatriämie.

Das **interstitielle (hydrozephale) Hirnödem** entsteht durch Liquorabflussstörungen mit Ausbildung eines Hydrocephalus internus und einem Anstieg des intraventrikulären Drucks. Folge ist eine Volumenzunahme der periventrikulären weißen Substanz durch eine passive transependymale Liquordiapedese in das Hirngewebe oder durch eine verminderte Drainage extrazellulärer Flüssigkeit in das Ventrikelsystem.

Ödemausbreitung und -rückbildung

Das **generalisierte Hirnödem** ist durch eine Volumenvermehrung aller Hirnabschnitte gekennzeichnet. Das **perifokale Hirnödem** ist auf die Umgebung herdförmiger pathologischer Prozesse (z.B. Tumoren, Blutungen, Abszesse) beschränkt (➤ Abb. 8.2).

Manifestation und Ausbreitung des **vasogenen Hirnödems** finden bevorzugt in der weißen Substanz statt (Marklager) – oft interfaszikulär – und sekundär in der grauen Substanz, deren höhere Zelldichte und ausgeprägte Kompartimentierung des Extrazellularraums durch zahlreiche Zellfortsätze eine mechanische Barriere für die Ödemausbreitung darstellen. Ein vasogenes Ödem aufgrund einer kurzfristigen und mäßiggradigen Permeabilitätsstörung der Blut-Hirn-Schranke ist ohne strukturelle Hirnschädigung reversibel. Bei hochgradiger oder persistierender Funktionsstörung der Blut-Hirn-Schranke kann es zu einer Schädigung von Markscheiden mit Demyelinisierung oder zur irreversiblen Zellschädigung (Ödemnekrose) kommen.

Das **zelluläre Ödem** kann in grauer und weißer Substanz lokalisiert sein. Manifestation, Ausbreitungsmodus und Prognose sind von der Grunderkrankung abhängig.

Tab. 8.1 Formen des Hirnödems.

	Vasogenes Ödem	Zelluläres (zytotoxisches) und hyposmotisches Ödem	Interstitielles Ödem
Pathogenese	Eröffnung der Blut-Hirn-Schranke	Zellschädigung (Glia und Neurone)	Hydrozephalus
Ätiologie	Hirntumor, Trauma, Blutung, Infarkt, Abszess, Bleivergiftung	Ischämie (akut), Reye-Syndrom, eitrige Meningitis, Triäthylzinn-Vergiftung, Hyponatriämie (Hyposmose)	Liquorabflussstörungen, Okklusionshydrozephalus
Kapillarpermeabilität	erhöht	normal	normal
Ödemlokalisation	weiße Substanz, interstitiell	graue und weiße Substanz, intrazellulär (in Neuronen und Gliazellen)	weiße Substanz, periventrikulär
Ödemflüssigkeit	Plasmafiltrat mit Proteinen	intrazelluläres Wasser mit Na^+-Ionen	Liquor
extrazelluläre Flüssigkeit	vermehrt	vermindert	vermehrt

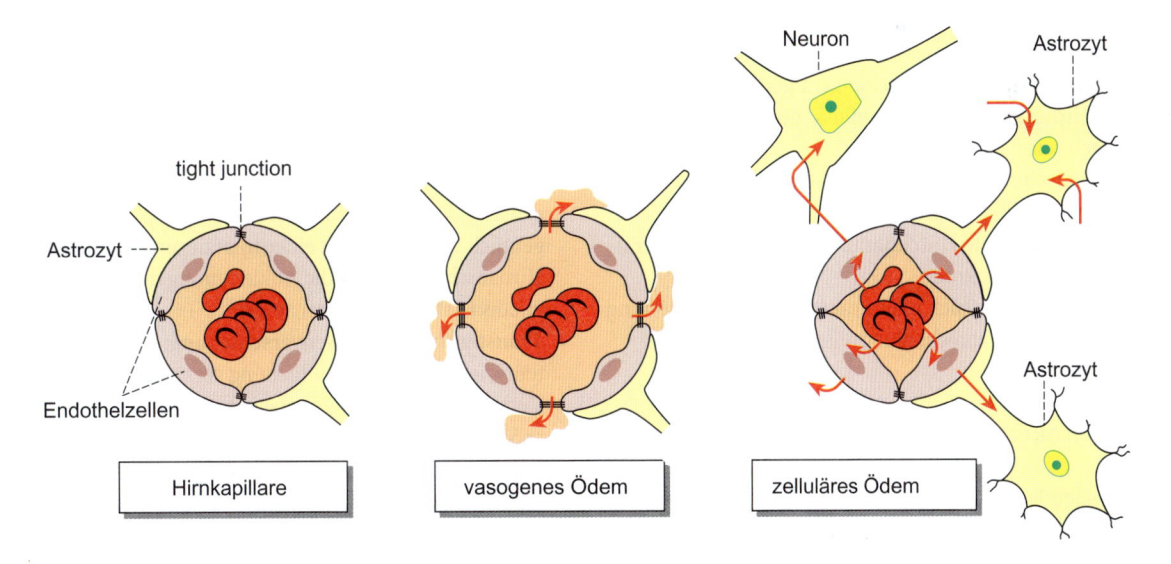

Abb. 8.1 Blut-Hirn-Schranke. Morphologisches Substrat der Blut-Hirn-Schranke ist die enge Verbindung der Endothelzellen in den Hirnkapillaren („tight junctions"). Beim vasogenen Ödem öffnen sich die „tight junctions" und die Ödemflüssigkeit tritt in den extrazellulären Raum des Gehirns ein. Beim zytotoxischen (zellulären) Ödem bleiben die „tight junctions" geschlossen. Die Flüssigkeit tritt überwiegend durch die Endothelzellen in das Interstitium und in benachbarte Astrozyten und Neuronen ein.

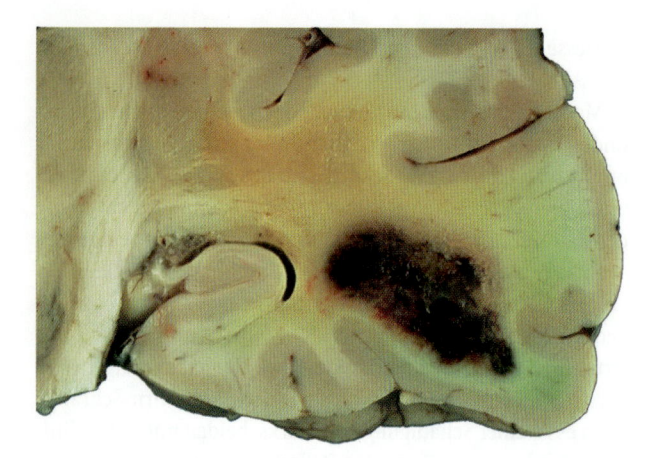

Abb. 8.2 Perifokales vasogenes Ödem. Verursacht durch die hämorrhagische Metastase eines Nebennierenrindenkarzinoms. Blutabbauprodukte aus dem Tumor markieren die Ausdehnung des Ödems in der weißen Substanz des Temporallappens.

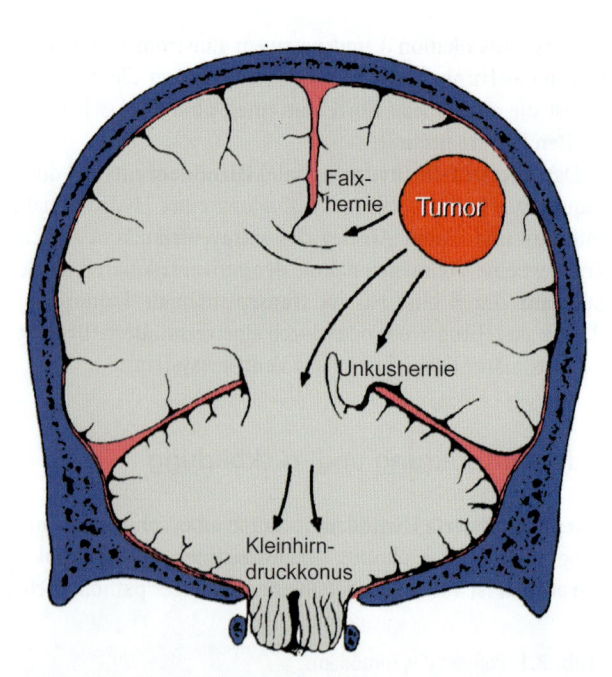

Abb. 8.3 Intrakraniale Massenverschiebungen. Bei einem raumfordernden Prozess (Neoplasie/Blutung/Ödem) in der rechten Großhirnhemisphäre kommt es zur Mittellinienverschiebung nach links mit Herniation des Gyrus cinguli unterhalb der Falx (Falxhernie), zur Verlagerung des medialen Temporallappens über den Rand des Tentoriums in die hintere Schädelgrube (Unkushernie) und zur Einpressung der Kleinhirntonsillen und der Medulla oblongata in das Foramen occipitale magnum (Kleinhirndruckkonus).

8.1.2 Intrakraniale Druckerhöhung und Massenverschiebungen

Der intrakraniale Druck ist unter physiologischen Bedingungen abhängig vom Gesamtvolumen im Schädelinnenraum, das von den Komponenten Hirngewebe, Liquor und Blut bestimmt wird. Unter physiologischen Verhältnissen unterliegt der intrakraniale Druck (Normalwert 0–10 mmHg in Horizontallage) geringen Schwankungen, die durch Flüssigkeitsverschiebungen (Liquor, Blut) ausgeglichen werden. Erst wenn die Kapazität der intrakranialen Reserveräume überschritten wird, kommt es zur intrakranialen Drucksteigerung mit funktionellen und morphologischen Veränderungen.

Ursachen für eine intrakraniale Druckerhöhung können raumfordernde Prozesse im Gehirn oder Subarachnoidalraum (z.B. Tumoren, Blutungen, Abszesse), ein generalisiertes oder perifokales Hirnödem und Liquorabfluss- oder Liquorresorptionsstörungen sein.

Morphologische Folgen sind intrakraniale Massenverschiebungen. Funktionelle Komplikationen entstehen durch die resultierende progrediente Durchblutungsstörung mit Substratmangel (Sauerstoff, Glukose).

Klinisch manifestiert sich die intrakraniale Druckerhöhung mit Kopfschmerzen, Erbrechen und Visusstörungen.

Folgen intrakranialer raumfordernder Prozesse

Die wichtigsten Folgen intrakranialer raumfordernder Prozesse sind:

- **Ausfüllung der Reserveräume:** Bei akuten oder subakuten intrakranialen raumfordernden Prozessen kommt es kompensatorisch zur Ausfüllung der Reserveräume (Ventrikelsystem, Subarachnoidalraum, basale Zisternen). Morphologische Korrelate sind eine umschriebene oder generalisierte Nivellierung des Großhirnwindungsreliefs (Abflachung der Gyri, Verstreichen der Sulci) sowie eine Kompression des Ventrikelsystems. Bei langsamer Entwicklung chronisch raumfordernder Prozesse (z.B. Hydrocephalus internus) kann auch eine Hirnatrophie entstehen.
- **Mittellinienverschiebung:** Folge eines lokalen raumfordernden Prozesses und/oder eines perifokalen Hirnödems sind Verschiebungen von Mittellinienstrukturen (Ventrikel, Septum pellucidum, Fornix) zur Gegenseite. Im Bereich der Großhirnhemisphären kann es zu einer Herniation des Gyrus cinguli unter dem freien Rand der Falx cerebri zur Gegenseite der Läsion kommen (➤ Abb. 8.3). Dies ist gelegentlich verbunden mit einer Infarzierung parasagittaler Hirnabschnitte durch die Abklemmung der A. callosomarginalis (Ast der A. cerebri anterior).
- **Transtentorielle Massenverschiebung:** Unter einer transtentoriellen Massenverschiebung versteht man eine axiale Verlagerung von Hirngewebe aus der mittleren in die hintere Schädelgrube durch den Tentoriumschlitz. Dies ist verbunden mit einer ein- oder beidseitigen Herniation mediobasaler Temporallappenanteile und einer Kompression des oberen Hirnstamms (Mittelhirn, Pons). Besonders häufig ist eine Herniation des Unkus des Gyrus parahippocampalis (temporaler Druckkonus oder „Unkushernie"), oft mit konsekutiver keilförmiger hämorrhagischer Nekrose an der Kontaktstelle mit dem Tentoriumrand (➤ Abb. 8.3).
Funktionelle und **morphologische Komplikationen** transtentorieller Massenverschiebungen sind:

- ipsi- oder bilaterale Zerrung und Quetschung des N. oculomotorius
- Mittelhirnläsion durch Kompression des Hirnschenkels am kontralateralen freien Rand des Tentoriums
- Kompression des Aqueductus mesencephali mit Hydrocephalus occlusus
- Hirnstammkompression mit Blutungen in Mittelhirn oder Pons
- Abklemmung der ipsilateralen (seltener auch der kontralateralen) A. cerebri posterior in ihrem Verlauf durch den Tentoriumschlitz mit hämorrhagischen Infarkten in der Sehrinde
- **Kleinhirndruckkonus:** Ein Kleinhirndruckkonus entsteht durch die Verlagerung der Kleinhirntonsillen aus der hinteren Schädelgrube durch das Foramen occipitale magnum in den Spinalkanal, oft mit hämorrhagischer Nekrose (➤ Abb. 8.3).
- **Intrakranialer Zirkulationsstopp und Hirntod:** Bei hochgradigem generalisiertem Hirnödem kommt es zum kompletten Ausfall der Hirndurchblutung, sobald der intrakraniale Druck den mittleren arteriellen Druck (Perfusionsdruck) übersteigt. Dies führt bei fortgesetzter mechanischer Beatmung zum **dissoziierten Hirntod** mit intravitaler Autolyse des Hirngewebes.

8.2 Zerebrovaskuläre Erkrankungen

Definition Eine **zerebrale Ischämie** mit bleibender Gewebeschädigung kann sowohl durch Strömungshindernisse in den zuführenden Arterien **(fokale Ischämie)** als auch durch Störungen des systemischen Blutkreislaufs verursacht werden **(globale Ischämie).**

Hirndurchblutungsstörungen sind die häufigste Ursache akuter neurologischer Erkrankungen. Das plötzliche Auftreten einer Halbseitenlähmung mit Bewusstlosigkeit wird klinisch unter dem Begriff **Schlaganfall** zusammengefasst, wobei die Definition uneinheitlich ist und prinzipiell nicht unterschieden wird, ob es sich ursächlich um eine Ischämie (zerebraler Infarkt) oder um eine intrazerebrale Massenblutung handelt.

8.2.1 Fokale zerebrale Ischämie

Ursachen sind eine **Stenose** oder ein **Verschluss** zuführender Arterien auf der Verlaufsstrecke vom Abgang der Aorta aus dem linken Herzventrikel bis zu den Verzweigungen der Hirnarterien und ihrer Äste.

Atherosklerose

➤ auch Kap. 20.2.1.
Bei einer stenosierenden Atherosklerose der Hirnbasisarterien liegt meist gleichzeitig eine generalisierte Atherosklerose vor.

Eine signifikante Beeinträchtigung der Hirndurchblutung ist nur zu erwarten, wenn der Gefäßquerschnitt um mindestens 80% reduziert ist. Am stärksten ausgeprägt ist die Atherosklerose im Verlauf der Hirnbasisarterien durch die basalen Zisternen. In den kortikalen meningealen Arterien sind stenosierende atherosklerotische Plaques jedoch selten.

Gefäßspasmus

Eine Gefäßkontraktur mit Mangelversorgung im nachgeschalteten Versorgungsgebiet ist nur bei einer direkten Reizung der Gefäßwand zu erwarten, am häufigsten als Folge ausgedehnter Subarachnoidalblutungen nach der Ruptur von Hirnbasisaneurysmen.

Thromboembolie

➤ auch Kap. 7.6.1.
Der embolische Verschluss zuführender Hirnarterien ist die häufigste Ursache von Hirninfarkten. Oft finden sich gleichzeitig Infarkte in Milz und Nieren.

Häufigster Ausgangsort ist das linke Herz, insbesondere handelt es sich um parietale Thromben nach Myokardinfarkt sowie Vorhofthromben bei absoluter Arrhythmie. Eine Endocarditis mitralis sowie eine Verschleppung thrombotischen Materials aus atherosklerotischen Plaques sind seltener. Myxome des linken Vorhofs können sowohl durch multiple Embolien als auch durch eine direkte Verlegung der Klappe ischämische ZNS-Läsionen hervorrufen. Von der A. carotis interna gelangen die Emboli am häufigsten in die A. cerebri media, von den Vertebralarterien in die A. basilaris oder die hinteren Hirnarterien.

Falls eine ausreichende Kompensation über arterielle Anastomosen nicht möglich ist, führt die Thromboembolie zum **Hirninfarkt.**

Fettembolie

➤ auch Kap. 7.6.2.
Die Fettembolie ist die häufigste Mikroembolie, insbesondere nach Traumen mit Fraktur größerer Röhrenknochen sowie nach Reanimation mit Rippenserienfrakturen und Schock. Voraussetzung ist eine pulmonale Fettembolie, da Fettpartikel in den venösen Schenkel des großen Kreislaufs ausgeschwemmt werden.

> **Morphologie**
> **Makroskopisch** imponieren flohstichartige Blutungen, insbesondere im Marklager. Es kommt zu fokalen Ganglienzellnekrosen, im Marklager als Spätfolge zu fleckförmigen Entmarkungsherden.

Histologisch lassen sich Fetttropfen und zusammenhängende Fettmassen in den Kapillaren aller Hirnabschnitte unter Bevorzugung der grauen Substanz nachweisen.

Thrombose

➤ auch Kap. 7.5.3.

Arterielle Thrombosen entstehen meist bei Atherosklerose, besonders im Bereich ulzerös aufbrechender atheromatöser Plaques. Die Vorzugslokalisation thrombotischer Gefäßverschlüsse stimmt deshalb weitgehend mit derjenigen der atherosklerotischen Plaques überein. Vielfach kommt es zu einem Fortschreiten der Thrombose in distaler Richtung (appositionelles Wachstum), z.B. von der A. carotis interna in die A. cerebri media. Dadurch wird die Möglichkeit einer Kollateralversorgung, z.B. über den Circulus arteriosus Willisii, eingeschränkt.

Gefäßtrauma

Nach stumpfer Gewalteinwirkung auf Hals oder Schädel oder Überstreckung (Schleudertraumen, chiropraktische Manipulationen der Halswirbelsäule) können Intimaläsionen mit einer Gefäßwanddissektion oder einer Thrombose entstehen. Bevorzugt betroffen sind die extrakraniellen Abschnitte der A. carotis und A. vertebralis. Verschluss und neurologische Symptomatik entwickeln sich typischerweise nach einem Intervall von einigen Stunden bis Tagen nach dem Trauma.

Entzündliche Gefäßerkrankungen

Bei spezifischen Entzündungen wie Tuberkulose und Syphilis ist ein Einbezug der meningealen Arterien (Panarteriitis) mit Verschluss des Gefäßlumens typisch, sodass klinisch arterielle Gefäßsyndrome dominieren können.

Zerebrovaskuläre Insuffizienz

Für die Aufrechterhaltung der morphologischen Integrität des Hirngewebes ist eine wesentlich geringere Sauerstoffzufuhr erforderlich als für die Aufrechterhaltung neuronaler Funktionen. Unter dem klinischen Begriff „transitorische ischämische Attacke" (TIA) werden Episoden von örtlich begrenzter Mangeldurchblutung mit reversiblem neurologischem Defizit, aber ohne morphologisch nachweisbare Ganglienzellschädigung zusammengefasst.

Inkompletter Infarkt

Im ZNS kann bei unvollständiger Ischämie eine selektive Schädigung der gegen Hypoxie besonders empfindlichen Ganglienzellen resultieren (**elektive Parenchymnekrose**). Da Neuroglia und Gefäße erhalten bleiben, handelt es sich um eine unvollständige Gewebenekrose. Lokalisation und Ausdehnung sind sehr variabel. Stellen Mikroembolien die Ursache der Ischämie dar, findet man die Glianarben überwiegend in der grauen Substanz.

Hirninfarkt

Definition Umschriebene, ischämisch verursachte Hirngewebenekrose. Da der frische Infarkt u.a. durch einen Konsistenzverlust gekennzeichnet ist und die Resorption im ZNS mit Verflüssigung einhergeht (Kolliquationsnekrose, ➤ Kap. 2.4.3), spricht man auch von einer Hirnerweichung bzw. Enzephalomalazie. Der Infarkt durchläuft typische, morphologisch definierte Stadien (➤ Tab. 8.2). Die Größe des entstehenden Infarkts hängt wesentlich von der Effizienz von Anastomosen an der Hirnbasis (Circulus arteriosus Willisii) und an der Hirnoberfläche ab (meningeale Anastomosen).

Wenn die Blutzufuhr zu einer Hirnregion vollständig und permanent unterbrochen ist, kommt es zum **anämischen Infarkt**. Ist die Blutzufuhr entweder unvollständig oder nur zeitweise unterbrochen, kann sich ein **hämorrhagischer Infarkt** entwickeln. Die hämorrhagische Komponente ist bei arteriellen Infarkten auf die graue Substanz (Rinde und Stammganglien) beschränkt (➤ Abb. 8.4), während bei venösen Infarzierungen (➤ Kap. 8.2.4) die Hämorrhagien bevorzugt subkortikal in der weißen Substanz anzutreffen sind.

Ursachen und klinische Folgen (**Leitsymptome**) der Hirninfarkte variieren in den verschiedenen arteriellen Versorgungsgebieten (➤ Tab. 8.3). Die im klinischen Verlauf oft beobachtete Besserung der Symptome beruht zum einen auf dem Rückgang des perifokalen Ödems, zum anderen auf der Übernahme von Funktionen durch benachbarte Hirnabschnitte (Plastizität des Hirngewebes).

Tab. 8.2 Stadien des Hirninfarkts.

Stadium	Makroskopie	Mikroskopie
Stadium I frische Gewebenekrose (1.–5. Tag)	Erweichung (Enzephalomalazie), unscharfe Rinden-Mark-Grenze, Ödem	eosinophile Degeneration der Neuronen, ödematöser Randsaum
Stadium II Resorption des nekrotischen Gewebes (ab 5.–6. Tag)	Verflüssigung (Kolliquationsnekrose), Pseudozystenbildung	Makrophagen (Fettkörnchenzellen), Gefäßproliferation, perifokale Gliose
Stadium III Endzustand	Narbe (v.a. an der Hirnoberfläche), Pseudozyste (intrazerebral), lokaler Hydrozephalus	Glianarbe mit reaktiven Astrozyten; Ependym und kortikale Molekularschicht bleiben erhalten durch direkte Sauerstoffversorgung über den Liquor

8.2 Zerebrovaskuläre Erkrankungen

8.2.2 Globale zerebrale Ischämie

Ischämische Nekrosen des ZNS können auch allein von Störungen des systemischen arteriellen Kreislaufs verursacht werden, also ohne Stenosen oder Verschlüsse zuführender Arterien. Oft sind systemische und lokale Faktoren synergistisch beteiligt.

Komplette globale Ischämie

Syn: anoxische Enzephalopathie
Definition Die komplette zerebrale Ischämie ist definiert als vollständige Unterbrechung der Blutzufuhr durch einen Herz-Kreislauf-Stillstand. Bei verzögerter Reanimation kommt es zur anoxischen Enzephalopathie.

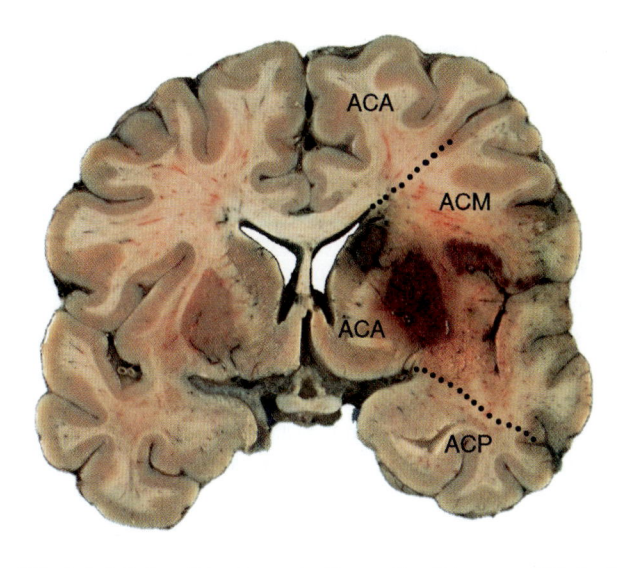

Abb. 8.4 Infarkt mit beginnender Resorption (Alter etwa 2 Wochen) im Versorgungsgebiet der A. cerebri media rechts (ACM). Ein Teil des kortikalen Versorgungsgebiets der mittleren Hirnarterie wurde von meningealen Anastomosen von der vorderen (ACA) und hinteren Hirnarterie (ACP) versorgt. Die hämorrhagische Komponente bleibt auf die graue Substanz beschränkt (Corpus striatum und Inselrinde).

Pathogenese
Häufigste Ursachen sind Herzversagen (z.B. Kammerflimmern bei Myokardinfarkt) und Anästhesiezwischenfälle. Unter klinischen Bedingungen führt eine Unterbrechung der Hirndurchblutung

Tab. 8.3 Arterielle zerebrale Gefäßsyndrome.

Arterien	Ursachen	Leitsymptome
A. carotis interna Äste: A. cerebri media, A. cerebri anterior und A. choroidea anterior	• Thrombose • Embolie • selten: Trauma, fibromuskuläre Dysplasie	• kontralaterale Hemiparese • Hemianästhesie • motorische und sensorische Aphasie • Ödem mit Hirndruck und intrakranialen Massenverschiebungen
A. cerebri media	• Embolie • Thrombose	• motorische Aphasie (Broca-Zentrum; bei Rechtshändern links) • kontralaterale Hemiparese (innere Kapsel) • kontralaterale Hemiparese und Hemianästhesie (Zentralregion)
A. cerebri anterior	• Thrombose (bei Atherosklerose v.a. am Balkenknie)	• kontralaterale Parese und Anästhesie des Beins bzw. Fußes (Zentralregion) • kontralaterale Apraxie • Ataxie (Balken)
A. cerebri posterior	• Embolie • Verschlüsse der A. basilaris und der Aa. vertebrales durch Embolie oder Thrombose • bei Hirndruck Abklemmung der kortikalen Äste am Tentoriumsrand	• Hemianopsie zur Gegenseite (Infarkt der Sehrinde; R. calcarinus) • kontralaterale Sensibilitätsstörungen („Thalamus-Hand") bei proximalem Verschluss (A. thalamostriata)
A. basilaris Äste: Rr. circumferentes breves (paramediane Brücke) et longi	• Thrombose • Embolie	• **bilateraler Brückeninfarkt:** – Dezerebration (Tetraparese, „Locked-in"-Syndrom, evtl. Koma) • **paramedianer Brückeninfarkt:** – schlaffe kontralaterale Parese ohne Gesichtsbeteiligung • **lateraler Brückeninfarkt:** – homolaterale Ataxie – Fazialisparese – kontralaterale Hemiparese – dissoziierte Sensibilitätsstörungen
Aa. vertebrales und **A. inferior posterior cerebelli**	• Thrombose • Embolie • Trauma	• Schwindel • Ataxie (Kleinhirn) • gekreuzte Hirnstammsymptome (Medulla oblongata), z.B. beim Wallenberg-Syndrom: – homolaterale Hirnnervenausfälle – kontralaterale Paresen – Sensibilitätsstörungen an Rumpf und Extremitäten

meist innerhalb weniger Minuten zu irreversiblen Gewebeschäden. Die Ausdehnung der Gewebeläsionen hängt von der Dauer des Intervalls bis zur Wiedererlangung eines ausreichenden Herzminutenvolumens ab. Obwohl die vom Herz-Kreislauf-Stillstand verursachte Ischämie alle Hirnregionen betrifft, beobachtet man bei überlebenden Patienten eine bevorzugte Schädigung bestimmter Hirnabschnitte. Diese regionale Heterogenität kann auf einer unterschiedlichen Empfindlichkeit gegenüber der Hypoxie oder auf eine regional unterschiedlicher Effizienz der postischämischen Rezirkulation beruhen.

Morphologie
Charakteristisches morphologisches Korrelat sind pseudolaminäre Nekrosen der Großhirnrinde. Der Ganglienzelluntergang betrifft bestimmte, jedoch wechselnde zentrale Rindenschichten. Gelegentlich ergeben sich auch vollständige Nekrosen unter Einbezug der Neuroglia. Während der Resorptionsphase sind die betroffenen Rindenschichten durch eine starke Glia- und Gefäßproliferation makroskopisch als bräunlich-roter Streifen zu erkennen. Endstadium ist eine deutliche Verschmälerung des Kortex. Weitere Prädilektionsorte sind Hippocampus und Stammganglien, die im Endzustand ebenfalls eine erhebliche Schrumpfung und Verfärbung aufweisen.

Wie bei einer Verursachung durch systemische Kreislaufstörungen zu erwarten, sind die hypoxisch-ischämischen Läsionen in der Regel **beidseits symmetrisch. Vorzugslokalisationen** sind die mantelkantennahen Abschnitte der Großhirnrinde (insbesondere parietal), ferner Hippocampus, Striatum und Thalamus. Bei Säuglingen und Kindern beobachtet man Ganglienzellnekrosen bevorzugt im dorsalen Hirnstamm (Tegmentum). Perinatal führt eine globale Ischämie/Hypoxie meist zu einer Schädigung der weißen Substanz (periventrikuläre Leukomalazie, ➤ Kap. 8.2.8).

Gelegentlich kommt es als Folge der globalen zerebralen Ischämie zu einem generalisierten Hirnödem mit intrakranialer Drucksteigerung und Zirkulationsstopp (➤ Kap. 8.1.2). Bei erhaltener Herz-Kreislauf-Funktion und mechanischer Beatmung entwickelt sich daraus eine intravitale Autolyse des Hirngewebes (dissoziierter Hirntod).

Inkomplette globale Ischämie

Definition Globale Oligämie des Gehirns. Sie führt zu symmetrischen Infarkten in den Grenzzonen der arteriellen Versorgungsgebiete.

Pathogenese
Ursache ist ein Kreislaufschock (➤ Kap. 7.10). Obwohl auch bei der Oligämie prinzipiell alle Hirnregionen betroffen sind, befinden sich die ischämischen Nekrosen bevorzugt in den Grenzzonen der arteriellen Versorgungsgebiete.

Morphologie
Die parasagittalen Abschnitte der Großhirnhemisphären, d.h. die Grenzzonen zwischen vorderer und mittlerer Hirnarterie, sind am häufigsten betroffen, ferner das okzipitale „Dreiländereck", also die Grenzzone zwischen den Versorgungsgebieten der vorderen, mittleren und hinteren Hirnarterie. Zerebellare und tiefe Grenzzoneninfarkte (unter Einschluss der Stammganglien) sind seltener. In typischen Fällen sind die Läsionen beidseits symmetrisch. Stenosen der zuführenden Hirnarterien können jedoch zu einseitig betonten Ausbreitungsmustern führen.

Kleine Grenzzoneninfarkte sind auf die Rinde beschränkt – unter Bevorzugung der Windungstäler. Größere Infarkte dehnen sich keilförmig in das subkortikale Marklager aus.

8.2.3 Zerebrale Hypoxie

Definition Minderung des verfügbaren Sauerstoffs im Hirngewebe. Eine Hypoxie ohne gleichzeitige Ischämie ist selten. Sie führt bevorzugt zu symmetrischen Nekrosen in den Stammganglien.

Pathogenese
Ursachen: Reduktion des Sauerstoffpartialdrucks (pO_2) im arteriellen Blut (**hypoxische** Hypoxie), Senkung der Hb-Konzentration (**anämische** Hypoxie) oder Reduktion der Hirndurchblutung (**ischämische** Hypoxie). Ein Zusammenwirken verschiedener pathogenetischer Mechanismen, insbesondere bei schweren Formen der Hypoxie, ist die Regel.

Morphologie
Folgen einer zerebralen Hypoxie sind bevorzugt Schädigungen der grauen Substanz, insbesondere der Stammganglien. Eine Kohlenmonoxidvergiftung führt zu beidseits symmetrischen Nekrosen des Globus pallidus, in schweren Fällen auch des Nucleus caudatus, des Putamens und der Substantia nigra. Kommt es aus kardialer Ursache zusätzlich zu einer ischämischen Hypoxie, schließt das Schädigungsmuster häufig kortikale Infarkte in den arteriellen Grenzzonen sowie Ganglienzellnekrosen im Hippocampus ein (➤ Kap. 8.2.2).

8.2.4 Venöse Infarzierungen

Definition Hirngewebenekrosen, deren Ursache eine Behinderung des venösen Abflusses ist. Sie sind wesentlich seltener als arterielle Hirninfarkte.

Pathogenese
Häufigste Ursache sind Thrombosen der Hirnvenen und/oder der Sinus. Pathogenetisch unterscheidet man **primäre blande Thromben** und solche in Verbindung mit entzündlichen Prozessen.

Primäre (abakterielle) Thrombosen sind in der Regel auf eine Strömungsverlangsamung (venöse Stase) oder eine erhöhte Koagulationsbereitschaft des Blutes zurückzuführen. **Septische Thrombosen** infolge einer Thrombophlebitis oder einer Fortleitung entzündlicher Prozesse aus der Nachbarschaft bezeichnet man auch als sekundäre Thrombosen.

Morphologie
Die venöse Abflussbehinderung führt zunächst zu einer regionalen Hyperämie, vielfach mit Petechien und einer umschriebenen Subarachnoidalblutung (> Kap. 8.4.5). Bei fehlendem Ausgleich durch kollaterale Venensysteme kommt es zu einer hämorrhagischen Hirngewebenekrose. Im Gegensatz zum arteriellen Infarkt ist diese hämorrhagische Komponente nicht auf die graue Substanz beschränkt, sondern betrifft das benachbarte Marklager. Typisch ist ein ausgeprägtes fokales und perifokales Ödem.

Infarzierungen im Einzugsgebiet **äußerer Hirnvenen** gehen meist auf eine Thrombose des Sinus sagittalis superior und/oder des Sinus transversus zurück, kombiniert mit Thrombosen der zuführenden meningealen Venen. Resultat sind parasagittale hämorrhagische Infarzierungen der Mantelkante, häufig einseitig betont unter Aussparung der übrigen Konvexität.

Infarzierungen im Einzugsgebiet der **inneren Hirnvenen** betreffen meist das Versorgungsgebiet der V. cerebri magna, die von den Stammganglienvenen gespeist wird und ihrerseits in den Sinus rectus mündet.

8.2.5 Arterielle Hypertonie

Die chronische arterielle Hypertonie ist der wichtigste Risikofaktor für zerebrovaskuläre Erkrankungen, gefolgt von Diabetes mellitus und Hyperlipidämie.

Arteriolosklerose

> auch Kap. 20.2.3.

Syn.: hypertensive Mikroangiopathie
Definition Mikroangiopathie von Arteriolen und präarteriolären Gefäßen mit Prädilektion in Stammganglien, Capsulae interna und externa, Pons und Kleinhirn.

Pathogenese
Bei chronischer arterieller Hypertonie treten Strukturveränderungen der Gefäßwand an penetrierenden Ästen der A. cerebri media (Aa. centrales anterolaterales) und der A. basilaris (Rami ad pontem) auf, die einer besonderen hämodynamischen Belastung ausgesetzt sind. Durch den erhöhten intravaskulären Druck kommt es zur subintimalen Ablagerung von Plasmaproteinen (insbesondere Lipoproteine) und Fibrinogen, zu Medianekrosen und zu einer reaktiven Kollagenfaservermehrung (fortschreitender Ersatz von Myozyten durch Typ-IV-Kollagen).

Morphologie
Histologisches Korrelat der Arteriolosklerose ist eine Verbreiterung und Homogenisierung der Gefäßwand mit Abnahme der Zelldichte (Lipohyalinose und Fibrose), oft verbunden mit multiplen Mikroaneurysmen und perivaskulären Hämosiderinablagerungen (Siderophagen) als Zeichen älterer Blutungen.

Ferner können fokal Stenosen des Gefäßlumens mit Mikroinfarkten vorliegen. Weitere Komplikationen der Arteriolosklerose sind arterielle Massenblutungen.

Status lacunaris

Definition Multiple alte Mikroinfarkte (Stadium III) in den Stammganglien, seltener in Mittelhirn und Pons.

Pathogenese
Der Status lacunaris entsteht in ca. 90% der Fälle infolge einer hypertonischen Mikroangiopathie mit Stenose oder Verschluss der Endäste von Arterien der Hirnbasis, insbesondere der Aa. centrales anterolaterales der A. cerebri media, seltener infolge einer Atherosklerose.

Morphologie
Man findet multiple zystische Gewebenekrosen von wenigen Millimetern Durchmesser, bevorzugt in Putamen, Corpus striatum, Capsula interna und externa sowie im Thalamus und der Pons.

Hypertensive Enzephalopathie

Definition Generalisierte Störung der Hirnfunktion bei Blutdruckkrisen oder maligner Hypertonie mit Hirnödem und fakultativen vaskulären Veränderungen.

Pathogenese
Die hypertensive Enzephalopathie tritt auf bei sehr stark erhöhtem Blutdruck mit Überschreitung der oberen Grenze der Autoregulation der Hirngefäße bei vorhandenen Vorerkrankungen (Glomerulonephritis, diabetische Nephropathie, Phäochromozytom, Eklampsie. Die exakte Pathogenese ist ungeklärt. In Betracht kommen eine zerebrale Hyperperfusion (Hyperämie mit Permeabilitätserhöhung der Blut-Hirn-Schranke), ein Vasospasmus oder eine extreme Vasodilatation.

Morphologie
Morphologische Korrelate sind das Hirnödem – akzentuiert im tiefen Marklager – und seltener intrazerebrale Gefäßveränderungen (fibrinoide Gefäßwandnekrose, Fibrinthromben in Arteriolen und Kapillaren oder multiple petechiale Blutungen).

Hypertensive Massenblutung

Definition Ausgedehnte arterielle intrazerebrale Blutung.

Pathogenese
Spontane, oft durch einen akuten Blutdruckanstieg und Gefäßruptur ausgelöste Blutung kleiner Arterien und Arteriolen mit Mikroangiopathie und/oder Mikroaneurysmen (➤ Kap. 8.2.6).

Morphologie
Es handelt sich meist um eine mehrere Zentimeter messende, raumfordernde Blutung mit Kompression und Zerstörung des angrenzenden Hirnparenchyms. **Prädilektionsorte** sind Stammganglien und Thalamus (mit Zentrum im Nucleus lentiformis, 70–80%), Pons (20%) und Kleinhirn (Nucleus dentatus und Kleinhirnmarklager, 10%).

Im **akuten Stadium (I)** besteht ein raumforderndes Hämatom mit perifokalem oder generalisiertem Hirnödem.

Nach einigen Tagen wird das Hämatom **(Stadium II)** resorbiert, was in der Regel mit einer Reduktion des Gewebedefekts einhergeht.

Residualzustand **(Stadium III)** ist ein glattwandiger (pseudo-)zystischer Defekt mit bräunlicher Verfärbung der Zystenwand durch Hämosiderinablagerungen (Siderophagen) und reaktiver Astrogliaproliferation.

Typische **Folgen** der hypertonischen Massenblutung sind:
- Hirndruck mit Massenverschiebungen
- Einbruch in das Ventrikelsystem (Seitenventrikel und III. Ventrikel) bei Stammganglienhämatomen, IV. Ventrikel bei Hirnstamm- und Kleinhirnblutungen), oft mit Haematocephalus internus des gesamten Ventrikelsystems und infauster Prognose
- Anschluss an den Subarachnoidalraum mit fokaler Subarachnoidalblutung an der Konvexität der Großhirnhemisphären oder an der Hirnbasis (Cisterna cerebellomedullaris bei Haematocephalus internus)
- Haematocephalus occlusus (bei Hirnstamm- oder Kleinhirnhämatomen)

8.2.6 Gefäßfehlbildungen

Hirnbasisaneurysmen

Definition Abnorme fokale oder segmentale Ausweitung der Hirnbasisarterien bei Fehlen der Lamina elastica interna (kongenitale Gefäßwandschwäche).

Pathogenese
Bei den Defekten entsteht durch den intravasalen Druck und appositionelle Abscheidungsthromben an hämodynamisch belasteten Gefäßabschnitten (Teilungsstellen der Hirnarterien und ihrer größeren Äste) eine lokale Gefäßwanddilatation. Zusätzlich können atherosklerotische Veränderungen mit lokaler Zerstörung der Elastica interna eine Rolle spielen.

Epidemiologie Hirnbasisaneurysmen kommen bei 1–2% der erwachsenen Bevölkerung vor. Die Inzidenz nimmt mit dem Lebensalter zu. Bei 10–20% der Patienten mit klinischer Manifestation lassen sich neuroradiologisch oder autoptisch multiple Aneurysmen nachweisen.

Morphologie
Die meisten Aneurysmen sind ballonförmig mit gestielter oder breitbasiger („sackförmiger" oder „beerenförmiger") Ausstülpung der Gefäßwand. Der Durchmesser variiert von einigen Millimetern bis zu 4–5 cm. Vorzugslokalisationen sind die A. communicans anterior (➤ Abb. 8.5), die Abgangsstelle der A. communicans posterior aus der A. carotis interna sowie die A. cerebri media. Gelegentlich können Aneurysmen eine Kompression angrenzender Hirnstrukturen bewirken.

Histologisch besteht die Aneurysmawand lediglich aus einer dünnen Membran aus fibrösem Gewebe und Endothel. Muscularis und Elastica interna fehlen partiell oder komplett. In großen Aneurysmen findet man oft Abscheidungsthromben. Sehr selten sind fusiforme Aneurysmen (➤ Kap. 20.4).

Differenzialdiagnose Die wichtigsten Differenzialdiagnosen sind:
- **mykotisches** Aneurysma durch entzündliche Gefäßwandnekrose bei Embolisation bakterienhaltiger Thromben (z.B. bei Sepsis und Endokarditis)
- **atherosklerotisches** (fusiformes) Aneurysma (Prädilektionsstelle: A. basilaris)
- **dissezierendes** Aneurysma nach Trauma (v.a. extrakraniale Abschnitte der A. carotis und A. vertebralis)

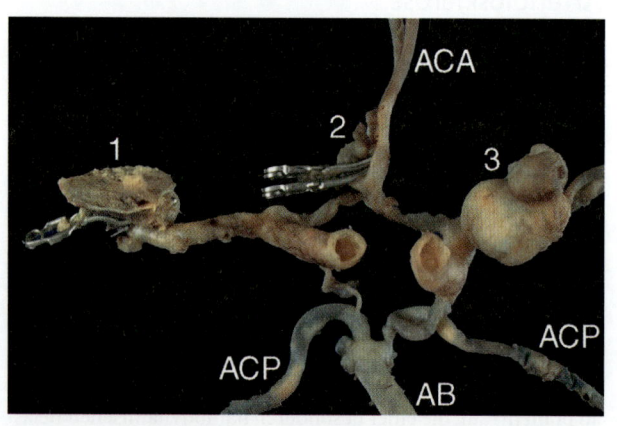

Abb. 8.5 **Multiple Hirnbasisaneurysmen** (1) an der A. cerebri media rechts (chirurgisch geclippt und abgetragen, [1]), an der A. communicans anterior (chirurgisch geclippt, [2]) und an der A. cerebri media links (thrombosiert, deshalb chirurgisch nicht behandelt, [3]). ACA = A. cerebri anterior, ACP = A. cerebri posterior, AB = A. basilaris.

- **arteriovenöses** Aneurysma (posttraumatische Karotis-Kavernosus-Fistel)

Aneurysmaruptur

Die Aneurysmaruptur ist ein relativ häufiges (Inzidenz: ca. 10 : 100.000/Jahr), potenziell letales Ereignis. Ein akuter Blutdruckanstieg infolge physischer oder emotionaler Belastung geht oft voran. Das Durchschnittsalter beträgt 50 Jahre mit breiter Streuung, beginnend mit der Pubertät. Etwa 30% der Aneurysmablutungen verlaufen primär letal.
Folgen der Aneurysmaruptur sind:
- **Subarachnoidalblutung:** Ausgedehnte, gelegentlich raumfordernde Subarachnoidalblutung mit ausgeprägtem Hirnödem. Vorzugslokalisation sind die basalen Zisternen. In den meisten Fällen ist der gesamte intrakraniale Subarachnoidalraum einschließlich der Konvexität der Großhirnhemisphären betroffen.
- **Intrazerebrale Massenblutung:** Bei Rezidivblutungen kann es durch Adhäsionen oder Vernarbungen, die eine Ausbreitung der Blutung im Subarachnoidalraum verhindern, zu einer intrazerebralen Massenblutung kommen.
- **Haematocephalus internus:** Er kann supra- und infratentoriell durch direkten Einbruch der Blutung in das Ventrikelsystem entstehen, infratentoriell auch durch retrograde Ausbreitung der Subarachnoidalblutung über die Foraminae Luschkae und Magendii in den IV. Ventrikel. Eine Ventrikeltamponade führt zur zentralen Dysregulation und hat eine schlechte Prognose. Gelegentlich entwickelt sich akut oder subakut ein Hydrocephalus internus occlusus bzw. malresorptivus.
- **Vasospasmus:** Subakute Sekundärkomplikationen führen zu Infarkten, meist in mehreren Gefäßterritorien der ipsi- oder kontralateralen Hemisphäre. Als Ursache des Vasospasmus werden Blutbestandteile (z.B. Oxyhämoglobin) mit Freisetzung freier Radikale und vasoaktiver Substanzen aus der Gefäßwand (Eicosanoide und Endothelin) angenommen.

Rezidivblutung

Das Risiko einer Rezidivblutung innerhalb von 4 Wochen beträgt 30–40% und ist mit einer noch höheren Letalität verbunden. Symptome sind Kopfschmerzen und ein leichter Meningismus. Die chirurgische Ausschaltung des Aneurysmas mit einer Metallklammer (Clip) am Hals der Gefäßfehlbildung (> Abb. 8.5) oder einer angiografischen Koagulation mit Metallspiralen (Coil) sind die Behandlung der Wahl.

Arteriovenöses Angiom

Syn.: arteriovenöse Malformation, AVM
Definition Angeborene dysplastische arterielle und venöse Gefäße.

Pathogenese
AVM entstehen durch eine fehlende Differenzierung des embryonalen Gefäßplexus in ein Kapillarnetz mit einer Persistenz arteriovenöser Kurzschlüsse.

Morphologie
AVM bestehen aus unterschiedlich großen, atypischen Gefäßkonvoluten. Man findet sie überwiegend (ca. 80–90%) in den Großhirnhemisphären, meist im Versorgungsgebiet der A. cerebri media (ca. 50%), selten auch im Plexus choroideus. Die Größe ist sehr variabel. Neben kleinen, scharf begrenzten Läsionen können AVM von den Leptomeningen bis zur Wand des Seitenventrikels reichen (> Abb. 8.6). Spinale Angiome machen ca. 10% der AVM aus.

Mikroskopisch findet man Gefäße unterschiedlichen Kalibers. Neben zuführenden, teils ektatischen Arterien sind auch dilatierte Drainagevenen nachzuweisen. Mehrheitlich bestehen AVM jedoch aus Gefäßen mit abnormem Wandaufbau, die nicht eindeutig dem arteriellen oder venösen System zuzuordnen sind. Die atypischen Gefäße weisen oft regressive Wandveränderungen mit Fibrose und Verkalkungen auf und sind teils thrombosiert. Voneinander getrennt sind sie durch regressiv verändertes Hirngewebe mit reaktiver Astrogliaproliferation, Rosenthal-Fasern, Axondegeneraten und Hämosiderinablagerungen (Siderophagen) infolge rezidivierender Mikroblutungen.

Kavernöses Angiom

Definition Konvolut sinusoidal erweiterter Gefäße variabler Größe und Lokalisation.

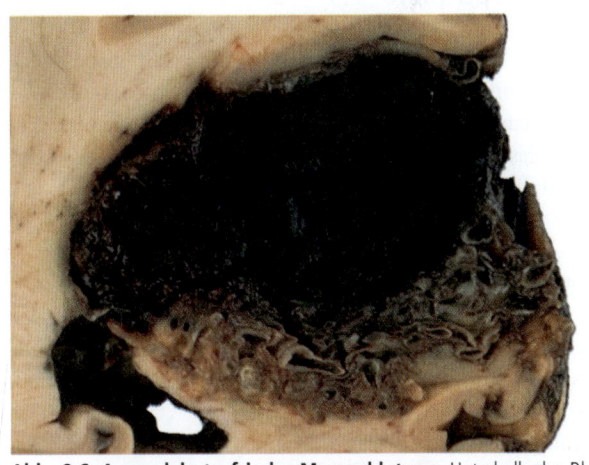

Abb. 8.6 Ausgedehnte frische Massenblutung. Unterhalb der Blutung ist ein arteriovenöses Angiom zu erkennen, das von der Hirnoberfläche bis an das Trigonum des rechten Seitenventrikels reicht.

Morphologie
Die typische Gefäßwandschichtung fehlt meist. Die Gefäßwände sind hochgradig regressiv verändert mit Fibrosierung, Verkalkung, in seltenen Fällen auch mit Verknöcherung. Im Gegensatz zur arteriovenösen Fehlbildung (AVM, s.o.) ist zwischen den pathologischen Gefäßschlingen kein Hirnparenchym nachweisbar. Das umgebende Hirngewebe zeigt häufig Residuen rezidivierter Blutungen sowie eine reaktive Gliose.

Teleangiektatisches (kapilläres) Angiom

Definition Fokale intrazerebrale Ansammlung stark dilatierter Kapillaren.

Morphologie
Makroskopisch handelt es sich um Gewebeareale mit makroskopisch lediglich rötlich-bräunlicher Verfärbung. Prädilektionsstellen liegen in Pons und Kleinhirn.

Histologisch sieht man eine Akkumulation extrem dilatierter Kapillaren oder Venolen, die durch Hirngewebe ohne nennenswerte regressive Veränderungen voneinander getrennt sind.

Differenzialdiagnose Venöse Angiome kommen meist an den Großhirnhemisphären vor und sind neuroradiologisch anhand einer atypischen Drainagevene und eines abnormen radiären Kapillarnetzes („Medusenhaupt") darstellbar. Sie sind ebenfalls meist klinisch asymptomatisch und sind pathologisch-anatomisch nur selten nachzuweisen.

8.2.7 Intrakraniale Blutungen bei Koagulopathien

Systemische Gerinnungsstörungen (➤ Kap. 7.5), insbesondere bei chronischen Hepatopathien (z.B. Leberzirrhose) und Antikoagulanzientherapie, können „atypisch" gelegene intrazerebrale Massenblutungen (➤ Kap. 8.2.5), Subarachnoidal- oder Subduralblutungen oder eine Purpura cerebri hervorrufen.

Purpura cerebri

Definition Disseminierte petechiale Diapedeseblutungen im gesamten Hirnparenchym, akzentuiert in der weißen Substanz (➤ Abb. 8.7).

Ätiologie Ursachen sind Gerinnungsstörungen oder ZNS-Erkrankungen mit hämorrhagischer Diathese:
- Thrombozytopenie infolge einer Leukämie oder anderer Erkrankungen (z.B. disseminierte intravasale Gerinnung bei Sepsis oder Endotoxinschock, primäre und sekundäre thrombozytopenische Purpura)
- Malaria

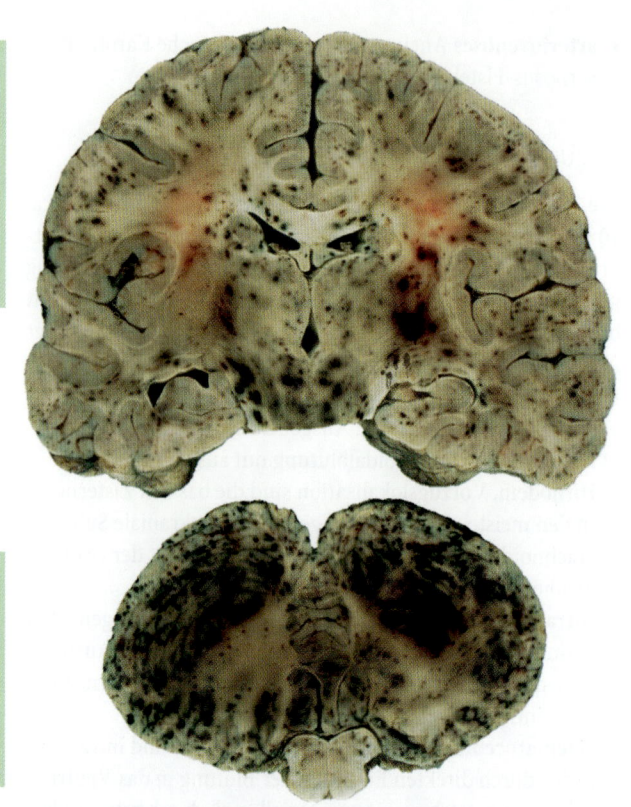

Abb. 8.7 Purpura cerebri bei Gerinnungsstörung. Disseminierte petechiale Blutungen im gesamten Zentralnervensystem.

- Hämophilie
- Luft- oder Fettembolie
- medikamentös-toxische oder allergische Reaktion (z.B. Penizillinallergie)
- Virusinfektionen mit akuter hämorrhagischer Leukenzephalitis (➤ Kap. 8.5.7)

Morphologie
Je nach Grunderkrankung findet man multifokale perivasale Mikroblutungen (Ringblutungen) mit oder ohne Gefäßwandnekrose oder hyaline Thromben bei disseminierter intravasaler Gerinnung.

8.2.8 Perinatale Hirndurchblutungsstörungen

Diese Störungen unterscheiden sich in einigen Aspekten wesentlich von pathogenetisch ähnlichen Läsionen Erwachsener (➤ Kap. 41.6.2):
- Als Folge einer Hypoxie/Ischämie steht im Gegensatz zum Erwachsenen perinatal häufig eine Schädigung der **weißen Substanz** im Vordergrund. Dies hängt möglicherweise mit den hohen metabolischen Anforderungen an Oligodendrozyten während der Myelinisierung des sich entwickelnden Gehirns zusammen.
- Bei fokaler Ischämie können pränatal großräumige Infarkte entstehen, die Anschluss an die äußeren und inneren Liquorräume finden **(Porenzephalie).** Bei Erwachsenen blei-

ben die äußerste Rindenschicht sowie Ependym und subependymale Glia dagegen wegen ihrer direkten Sauerstoffversorgung über den Liquor erhalten.
- Das nekrotische Gewebe wird rasch abgebaut, sodass bereits nach kurzer Zeit (2–3 Wochen) **residuale Läsionen** in Form von Pseudozysten oder Narben vorliegen.

Subependymale Blutungen

Definition Perinatale Blutung in die subependymalen Matrixzonen der Seitenventrikel.

Pathogenese
Eine subependymale Blutung ist die häufigste zerebrale Komplikation des unreifen Neugeborenen, deren Inzidenz eng mit dem Reifegrad korreliert. Subependymale Blutungen finden sich bei 40–60% aller Neugeborenen, die nach weniger als 35 Schwangerschaftswochen und mit einem Geburtsgewicht von unter 1500 g geboren wurden. Bei Termingeborenen dagegen ist diese Läsion selten. Entsprechend treten subependymale Blutungen in der Regel gemeinsam mit anderen Folgen der Unreife auf, wie der Hyaline-Membranen-Krankheit der Lunge, einer Azidose und Koagulationsstörungen.

Die Ätiologie der subependymalen Blutungen ist umstritten. Das typische Auftreten am ersten Lebenstag und die fast obligate Assoziation mit einem respiratorischen Distress-Syndrom (RDS) sprechen für eine **hypoxische** Genese. Es blutet aus dem Gefäßnetz der subependymalen Matrixzone, aus der während der fetalen Entwicklung Neuroblasten und Glioblasten auswandern und die sich postnatal weitgehend zurückbildet. Die Autoregulation der Hirnarterien ist noch nicht ausgebildet, sodass es bei Blutdruckschwankungen leicht zu Rupturen kommen kann.

Morphologie
Die Blutung erfolgt primär in die subependymale Matrixzone eines oder beider Seitenventrikel mit Vorwölbung des Ependyms in das Ventrikellumen. Oft kommt es jedoch sekundär zu einem Ventrikeleinbruch mit konsekutivem Haematocephalus internus. Eine Ausdehnung der Blutung in das benachbarte Marklager ist seltener (➤ Abb. 8.8a). Nach der Resorption der Blutung verbleiben kleine, gelegentlich gekammerte subependymale Pseudozysten. Ferner beobachtet man als Spätfolge häufig eine Erweiterung des Ventrikelsystems (Hydrocephalus internus), die man mit dem Legen eines Shunts in der Akutphase nur teilweise verhindern kann.

Periventrikuläre Leukomalazie

Definition Die PVL ist eine hypoxisch-ischämische Nekrose in der weißen Substanz beider Großhirnhemisphären bei unreifen Neugeborenen.

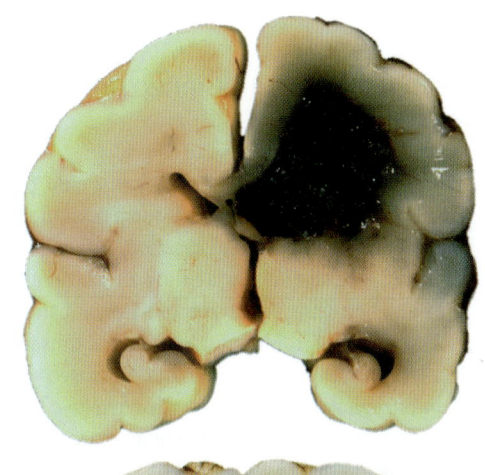

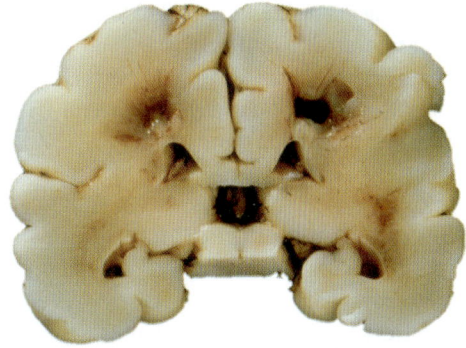

Abb. 8.8 Perinatale Hirndurchblutungsstörungen bei unreifen Neugeborenen. a Subependymale Matrixblutung rechts mit Einbruch in den Seitenventrikel und das Marklager der rechten Großhirnhemisphäre. **b** Beidseitige Leukomalazie mit fortgeschrittener Organisation und beginnender zystischer Umwandlung.

Pathogenese
Auch diese Läsion ist wie die subependymale Blutung assoziiert mit einer Unreife des Neugeborenen (Geburtsgewicht meist unter 1500 g) und oft Folge einer perinatalen systemischen Kreislaufstörung, z.B. durch Apnoe oder intrauterine Asphyxie. Die Lokalisation in der weißen Substanz ist typisch für diese Entwicklungsphase. Die periventrikuläre Region ist die arterielle Grenzzone zwischen den Stammganglienästen und den vom Kortex einmündenden Ästen der A. cerebri media.

Morphologie
Wegen der noch fehlenden Myelinisierung der weißen Substanz ist die PVL **makroskopisch** schwer zu erkennen. Durch rasches Abräumen des nekrotischen Gewebes entstehen Pseudozysten, die entweder persistieren oder kollabieren (➤ Abb. 8.8b).

Klinische Relevanz Da die PVL häufig die Bahnen zwischen der Zentralregion (motorischer und sensorischer Kortex) unterbricht, sind persistierende neurologische Ausfallserscheinungen typisch (spastische Paresen und Paraparesen), ferner eine allgemeine Beeinträchtigung der psychischen und intellektuellen Entwicklung.

Hypoxisch-ischämische Läsionen der grauen Substanz

Auch bei termingeborenen Säuglingen kann eine peri- oder postnatale Hypoxie/Ischämie zu zerebralen Läsionen führen, allerdings mit anderer Vorzugslokalisation. Neben der weißen Substanz ist bei fortschreitender Reifung zunehmend auch die graue Substanz betroffen. Asphyxie und Herzstillstand verursachen Nekrosen der Großhirnrinde in Form umschriebener vaskulärer Narben oder pseudolaminärer Nekrosen wie bei der anoxischen Enzephalopathie des Erwachsenen (> Kap. 8.2.2). In den Stammganglien kommt es zu einem extensiven Ganglienzelluntergang mit makroskopisch fleckförmiger Vernarbung **(Status marmoratus)**. Ein Herzstillstand mit verzögerter Reanimation führt bei Säuglingen zu typischen beidseitigen symmetrischen Nekrosen im dorsalen Hirnstamm (Hirnnervenkerne inkl. Vierhügelregion).

Hydranenzephalie und Porenzephalie

Die **Hydranenzephalie (Blasenhirn)** ist Folge einer letalen subtotalen Nekrose des gesamten Großhirns während der fetalen Entwicklung. Ausgespart bleiben Hirnstamm und Kleinhirn, gelegentlich auch die Stammganglien. Anstelle der Großhirnhemisphären finden sich große blasenförmige, mit liquorähnlicher Flüssigkeit gefüllte Zysten, deren Wände sich aus den Hirnhäuten (Leptomeninx) und Residuen der äußeren Rindenschicht (Molekularschicht) zusammensetzen. Wegen der beidseitigen symmetrischen Lage im Versorgungsgebiet der Großhirnarterien, insbesondere der vorderen und mittleren Hirnarterien, wird als Ursache eine intrauterine systemische Durchblutungsstörung angenommen.

Die **Porenzephalie** ist definiert als Residualläsion einer großräumigen Nekrose in einer oder in beiden Großhirnhemisphären, die in der Regel zu einer offenen Verbindung zwischen inneren (Ventrikel) und äußeren (Subarachnoidalraum) Liquorräumen führt. Als Ursache werden Infarkte durch lokale oder systemische Durchblutungsstörungen während der fetalen Entwicklung angenommen.

Multizystische Enzephalopathie

Es handelt sich um eine seltene, morphologisch ungewöhnliche Form der hypoxisch-ischämischen Hirnschädigung bei reifen Neugeborenen und Säuglingen. Sie ist gekennzeichnet durch multiple Resorptionspseudozysten, die teils von narbigen, gliösen Septen unterteilt werden. Sie liegen bevorzugt in Windungstälern der Großhirnrinde sowie im angrenzenden subkortikalen Marklager (> Abb. 8.9). Die Versorgungsgebiete der vorderen und mittleren Hirnarterie sind am stärksten betroffen. Die Zerstörung des Hirngewebes ist sehr ausgedehnt.

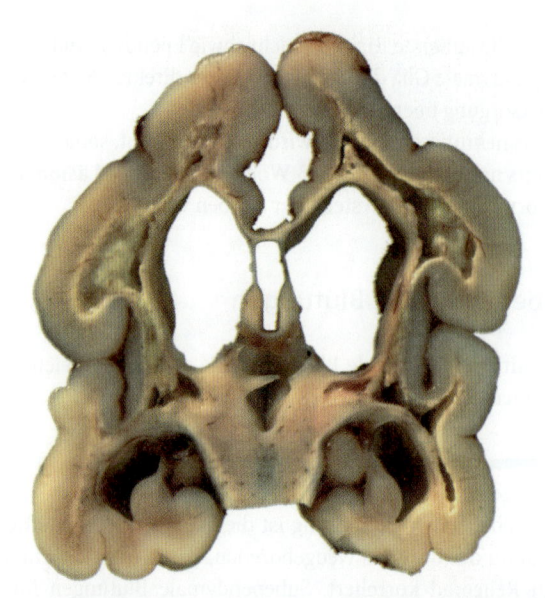

Abb. 8.9 Multizystische hypoxisch-ischämische Enzephalopathie bei einem Neugeborenen. Das gesamte Marklager beider Großhirnhemisphären ist nekrotisch und weitgehend resorbiert unter Bildung multipler, teils konfluierender Pseudozysten. Konsekutive Erweiterung der Seitenventrikel (Hydrocephalus internus e vacuo).

Klinische Relevanz Klinisch kommt es bei der multizystischen Enzephalopathie zu einem persistierenden Bewusstseinsverlust (Koma) und einer Tetraparese. In der Regel ist die Hirnschädigung letal.

Bilirubinenzephalopathie

Syn.: Kernikterus, Icterus neonatorum gravis
Definition Ikterische Verfärbung der Stammganglien mit Ganglienzellverlust und Gliose, in der Regel als Komplikation eines Icterus neonatorum gravis.

Ätiologie und Pathogenese
Ursachen sind Hämolyse (Morbus haemolyticus neonatorum), bakterielle **Infektionen,** Hypoxie, Hypoglykämie und diverse Stoffwechselerkrankungen (z.B. Galaktosämie, Fruktosämie). Die Erkrankung kann auch medikamentös verursacht sein, auf eine inadäquate Nahrungsaufnahme, eine gastrointestinale Obstruktion oder eine Hypothyreose zurückgehen.

Die Konjugations- und Ausscheidungskapazität der Leber wird überschritten, wodurch es zu einer unkonjugierten Hyperbilirubinämie kommt. Der in schweren Fällen auftretende **Kernikterus** ist Folge des Durchtritts von unkonjugiertem Bilirubin durch die Blut-Hirn-Schranke, wobei auch eine verminderte Bilirubinbindung an Albumin eine Rolle spielt (z.B. können Medikamente wie Salizylate und Sulfonamide Bilirubin aus der Albuminbindung verdrängen).

8.3 Entwicklungsstörungen und Fehlbildungen

punkt ihrer Einwirkung auf das sich entwickelnde Nervensystem ab (entwicklungsgeschichtlicher Determinationspunkt). Je früher die schädigende Noxe einwirkt, desto ausgedehnter und tiefgreifender sind die entstehenden Fehlbildungen. Mit fortschreitender Reifung reduzieren sich die möglichen Fehlbildungen auf Störungen der Migration sowie der Zyto- und Myeloarchitektur des Gehirns.

8.3.1 Dysrhaphien

Definition und Epidemiologie Fehlbildungen aufgrund einer fehlerhaften Schließung des Neuralrohrs oder der umgebenden mesodermalen Strukturen. Die Inzidenz schwankt erheblich. Sie ist hoch in Europa (besonders Großbritannien und Irland) und niedrig in Afrika und Asien.

Pathogenese
Die fehlerhafte dorsale Schließung des Neuralrohrs während der Embryonaltage 23–30 führt zu Fehlbildungen des ZNS sowie benachbarter Strukturen des Schädels und der Wirbelsäule. Als sehr wichtiger exogener pathogenetischer Faktor wird heute ein Mangel an Folsäure während der Embryonalentwicklung angesehen.

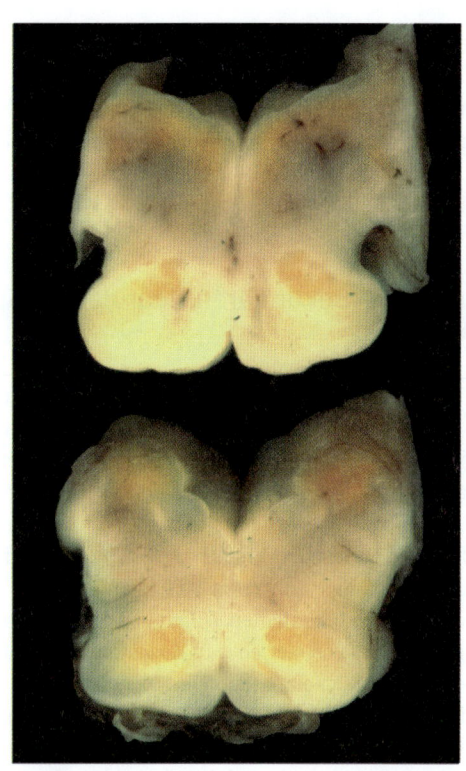

Abb. 8.10 Bilirubinenzephalopathie (Kernikterus). Ikterische Verfärbung der ventralen (Oliven) und dorsalen Kerngebiete der Medulla oblongata.

Morphologie
Die Bilirubinenzephalopathie ist auf bestimmte Kerngebiete beschränkt. Dazu gehören Nucleus pallidus, Nucleus subthalamicus, Hippocampus und Nucleus dentatus des Kleinhirns, ferner die Oliven und die dorsalen Kerngebiete der Medulla oblongata (➤ Abb. 8.10).
Histologisch unterscheidet sich das Bild nicht wesentlich von demjenigen hypoxisch-ischämischer Läsionen mit Ganglienzellausfall und reaktiver Gliose.

8.3 Entwicklungsstörungen und Fehlbildungen

Fehlbildungen des ZNS werden hervorgerufen durch vererbbare Keimbahnmutationen oder nach der Konzeption erworbene genetische Veränderungen (z.B. Chromosomenanomalien), ferner von einer Vielzahl endogener und exogener Faktoren. Zu den Letzteren zählen transplazentar erworbene Infekte durch Viren (Röteln, Zytomegalie, HIV), Spirochäten *(Treponema pallidum)* und Parasiten *(Toxoplasma gondii)*, außerdem ionisierende Strahlen und Toxine (z.B. Alkohol, Zytostatika und zahlreiche weitere teratogene Substanzen).

Während **genetisch** verursachte Entwicklungsstörungen meist ein typisches, klinisch und morphologisch definiertes Krankheitsbild hervorrufen, hängen die von Infekten und **exogenen Faktoren** induzierten Läsionen weitgehend vom Zeit-

Kraniale Dysrhaphien

Die Ausprägung von Dysrhaphien im Bereich des Schädels reicht vom fast vollständigen Fehlen der Hirnanlage (letale Anenzephalie) bis zu minimalen Läsionen, die klinisch nur geringgradige Störungen hervorrufen (z.B. ethmoidale Enzephalozele).

- **Anenzephalie:** Das Hirn fehlt vollständig. An seiner Stelle findet sich eine dunkelrote, stark vaskularisierte Gewebemasse, die der Schädelbasis aufliegt (➤ Abb. 8.11). Diese Area cerebrovasculosa besteht aus ungeordneten Massen neuronaler und glialer Zellen. Der Gesichtsschädel ist abgeflacht, die Augen stehen hervor („Froschaugen"). Diese Fehlbildung führt stets innerhalb weniger Tage nach der Geburt zum Tod. In 10–15% ist die Anenzephalie mit einer Spina bifida assoziiert. In seltenen Fällen betrifft die Schlussstörung des Neuralrohrs die gesamte Neuraxis (**Craniorachischisis totalis**). Der Übertritt von α-Fetoprotein (im fetalen Plexus choroideus gebildet) mit Liquor cerebrospinalis in die Amnionflüssigkeit und das mütterliche Blut erlaubt eine pränatale Diagnose, sobald das Neuralrohr geschlossen sein sollte.
- **Enzephalozele:** Liegt meist okzipital und besteht aus einem von Haut überdeckten Schädeldefekt, durch den Teile des Großhirns hernienartig nach außen verlagert sind. Zusammen mit Mittellinien- und Kleinhirnanomalien findet man diese Störung häufig beim Meckel-Gruber-Syndrom

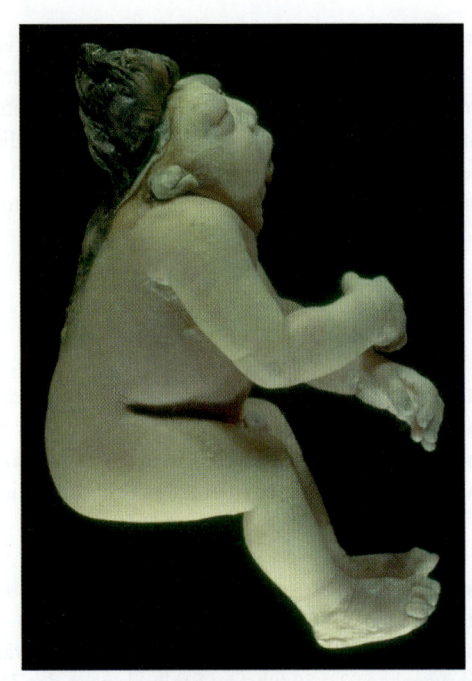

Abb. 8.11 Seitenansicht eines Fetus mit Anenzephalie. Anstelle des Hirns findet sich eine stark vaskularisierte Gewebemasse. Fortsetzung der Spaltbildung in die hintere Schädelgrube und den Wirbelkanal (Spina bifida).

(> Kap. 41.4.3). Frontoethmoidale Enzephalozelen treten vermehrt in Südostasien auf.

Spinale Dysrhaphien

Das Spektrum reicht vom breit eröffneten Wirbelkanal (Spina bifida) ohne funktionstüchtiges Rückenmarkgewebe bis zur Minimalläsion eines Dermalsinus.

Myelomeningozele

Bei dieser schweren, meist lumbosakral gelegenen und mit einem Querschnittssyndrom assoziierten Fehlbildung fehlen die dorsalen Wirbelbogenanteile. Die dysplastischen Rückenmarkanteile (oft in Form einer Area medullovasculosa) und die weichen Häute können in einer Zele nach außen verlagert sein. Diese Läsion ist fast immer mit einer Chiari-Malformation Typ II und einem Hydrocephalus internus verbunden (> Kap. 8.3.5). Wegen der Gefahr einer bakteriellen Infektion mit aufsteigender eitriger Meningitis ist post partum eine umgehende chirurgische Deckung indiziert.

Meningozele

Bei dieser Schlussstörung handelt es sich um einen axialen mesodermalen Defekt mit ausbleibender dorsaler Fusion der Wirbelbögen sowie regelhaft angelegtem Rückenmark, wobei Arachnoidea und Dura mater unmittelbar an die Haut grenzen und sich zystisch vorwölben.

Dermalsinus

Dieser meist lumbosakral gelegene, mit Epithel ausgekleidete Fistelgang ist eine häufige Minimalvariante einer Schlussstörung (15% kindlicher Spinae bifidae) und nicht selten mit einer Dermoidzyste assoziiert.

Störungen der sekundären Neurulation (Spina bifida occulta)

Da bei der sekundären Neurulation keine Faltung und keine Fusion des darüberliegenden Ektoderms auftritt, sind diese Entwicklungsstörungen nicht mit einem Hautdefekt vergesellschaftet. Begleitend finden sich jedoch oft Defekte der umliegenden Gewebe wie eine ossäre sakrale Agenesie und Anomalien des Darms oder des Urogenitalsystems. Auch das bei diesen Fehlbildungen häufige Auftreten von Lipomen oder Teratomen steht mit der fehlerhaften Differenzierung des multipotenten mesenchymalen Gewebes in Zusammenhang, aus dem sich die kaudalen Rückenmarkanteile ableiten.

Das Rückenmark kann innerhalb des Durasacks ganz (**Diplomyelie**) oder teilweise (Diastematomyelie) doppelt angelegt sein. Beim „**tethered cord syndrome**" besteht neben einer sakralen Agenesie variabel ein tiefer Conus medullaris, ein verdicktes Filum terminale, eine Hydromyelie, Diplomyelie sowie sakrale Lipome oder Dermoidzysten. Hiervon ist ein „**tethered cord**" zu unterscheiden, bei dem das Rückenmark durch Fixierung am Wirbelkanal (z.B. postinflammatorisch, postoperativ oder bei Myelomeningozele) unter Zug gerät.

Die **Hydromyelie** ist eine Erweiterung des mit Ependym ausgekleideten Zentralkanals und als isolierter Befund meist asymptomatisch. In etwa 40% liegt jedoch begleitend eine Chiari-Malformation Typ II vor. Ähnlich ist die **Syringomyelie**, eine fortschreitende destruktive Spalt- und Höhlenbildung v.a. der grauen Substanz. Sie ist von gliotischem Gewebe ausgekleidet, erstreckt sich über mehrere Segmente (meist zervikal und thorakal) und kann auch Anschluss an den Zentralkanal gewinnen. Die idiopathische Form wird während der 2.–3. Lebensdekade symptomatisch und ist meist mit einer Chiari-Malformation Typ I (kaudale Herniation der Kleinhirntonsillen) und einer – wohl sekundären – Kyphoskoliose verknüpft. Eine sekundäre Syringomylie kann nach Traumen, Blutungen, bei Tumoren oder Gefäßfehlbildungen sowie im Rahmen eines fetalen Alkoholsyndroms auftreten.

8.3.2 Differenzierungsstörungen des Prosenzephalons

Definition Fehlbildungen auf der Grundlage einer gestörten regionalen und zellulären neuronalen Differenzierung, v.a. der rostralen Anteile und Mittellinienstrukturen.

Holoprosenzephalie

Pathogenese
Dies ist ein Fehlbildungskomplex, der auf einer tiefgreifenden Störung während der Embryonaltage 23–37 beruht und die mediane Trennung der Großhirnbläschen mit den Augenanlagen sowie die Entwicklung des frontalen Kortex beeinträchtigt. Als exogene Ursachen kommen neben einem mütterlichen Diabetes mellitus und Alkoholeinfluss auch pflanzliche Alkaloide oder Infektionen (Toxoplasmose, Röteln, Syphilis) infrage (> Kap. 41.3).

Morphologie
In seiner schwersten Ausprägung besteht der Holoprosenzephalie-Komplex aus folgenden Komponenten (> Abb. 8.12):
- **fehlende Trennung der Großhirnhemisphären** mit kleinem Vorderhirn ohne Fissura interhemispherica und unregelmäßigem Windungsrelief. Einheitlicher Ventrikel beider Hemisphären ohne Balken und Mittellinienstrukturen (Septum pellucidum, Fornix) sowie partielle Fusion der Stammganglien (alobäre Holoprosenzephalie)
- **fehlende Anlage des Riechhirns** (Arhinenzephalie), gelegentlich auch der Sella und der Hypophyse
- **fehlende Trennung des Gesichtsschädels** mit einer einzigen, zentral gelegenen Augenanlage (Zyklopie)

In vielen Fällen ist das Fehlbildungssyndrom unvollständig und besteht z.B. nur aus einer Arhinenzephalie bei ordnungsgemäßer Trennung der Großhirnhemisphären und ohne assoziierte Fehlbildungen der Schädelbasis und des Gesichtsschädels. Eine Holoprosenzephalie im eigentlichen Sinn liegt dann nicht vor.

Molekularpathologie
Defekte in mindestens 5 verschiedenen Holoprosencephalie-Loci (HPE) liegen familiären Formen zugrunde. Hierzu zählen z.B. HPE2 (= SIX3-Gen), das für einen regionalspezifischen Transkriptionsfaktor codiert, oder HPE3 (= Sonic Hedgehog-Gen), das einem sezernierten Signalmolekül mit neuraler Induktionsfunktion entspricht.

Balkenmangel

Diese Fehlbildung beruht auf einer Agenesie oder einer Hypoplasie des Balkens. Sie ist häufig mit anderen zerebralen und extrazerebralen Fehlbildungen vergesellschaftet. Neben sporadischem Auftreten ist der Balkenmangel auch Bestandteil einer größeren Zahl klinischer Syndrome. Wenn keine weiteren Fehlbildungen vorliegen, ist die Funktion des ZNS nicht signifikant beeinträchtigt.

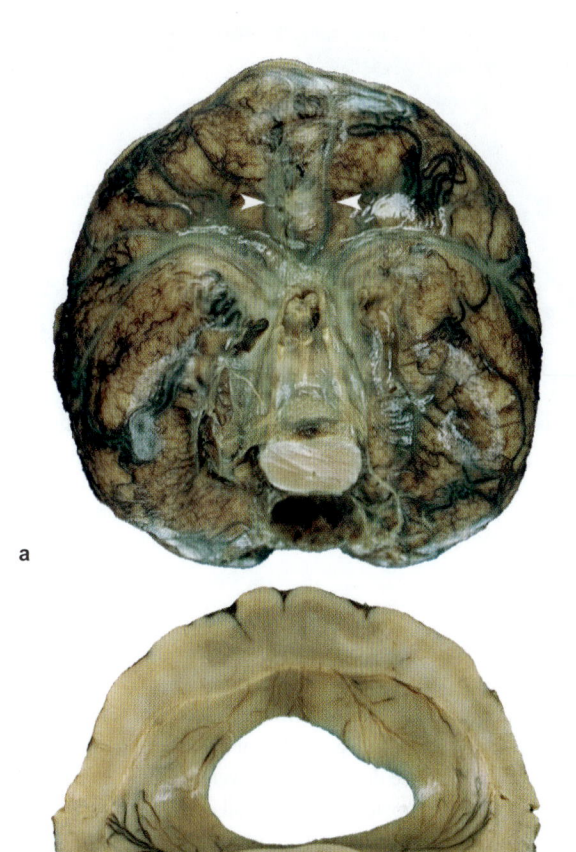

Abb. 8.12 Alobäre Holoprosenzephalie. a Gehirn in der Ansicht von basal mit Fusion der frontalen Anteile, irregulär verlaufenden Gefäßen und fehlenden Bulbi olfactorii (Pfeilspitzen). **b** Ein frontaler Schnitt zeigt einen einzigen gemeinsamen Ventrikelraum mit durchgehendem Kortex und fehlendem Septum pellucidum.

8.3.3 Fehlbildungen des Rhombenzephalons

Chiari-Malformation Typ II

Syn.: Arnold-Chiari-Malformation

Diese komplexe Fehlbildung ist charakterisiert durch eine kleine Fossa posterior mit einer Elongation der Medulla oblongata und des Kleinhirnwurms, die durch das Foramen magnum in den Spinalkanal verlagert sind. Assoziiert sind meist eine lumbosakrale Myelomeningozele und ein Verschlusshydrozephalus bei eingeengtem IV. Ventrikel (> Abb. 8.13). Eine zugrunde liegende Störung wird im Embryonalalter von 3–5 Wochen angenommen. Die derzeit favorisierte Theorie zur Pathogenese geht von einem dysproportionierten Wachstum von hinterer Schädelgrube sowie Kleinhirn und Hirnstamm aus.

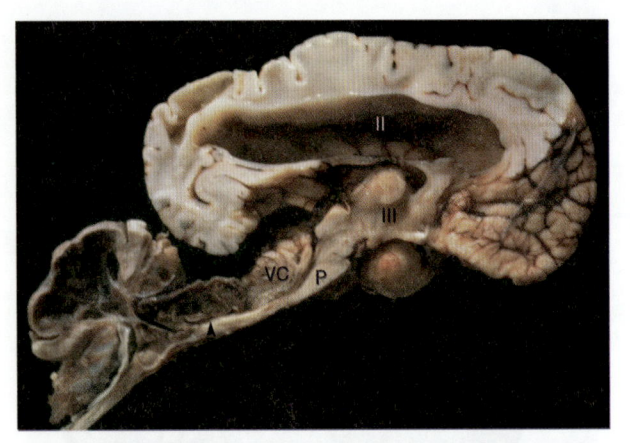

Abb. 8.13 Chiari-Malformation Typ II. Extreme Elongation des Pons (P) und des Kleinhirnoberwurms (VC) mit Kompression des IV. Ventrikels (schwarzer Pfeil). Verlagerung der Kleinhirntonsillen in das Foramen magnum. Hydrocephalus internus der Seitenventrikel (II) und des III. Ventrikels (III).

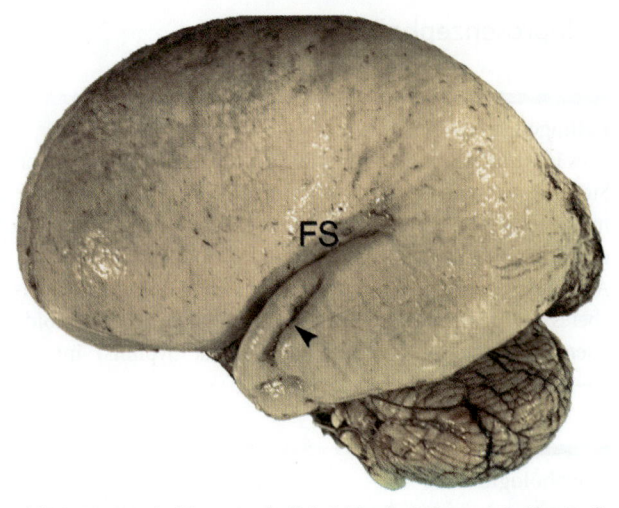

Abb. 8.14 Agyrie (Lissenzephalie). Fehlende Gyrierung in beiden Großhirnhemisphären bei regelrechter Ausbildung des Kleinhirns. Lediglich die Fissura Sylvii (FS) und der Sulcus temporalis superior (Pfeilspitze) sind erkennbar (Bild: R. Warzok, Greifswald).

Dandy-Walker-Malformation

Hierbei ist der Kleinhirnwurm nicht oder nur in den rostralen Anteilen angelegt und geht dorsal in eine leptomeningeale Membran über, die den zystisch erweiterten IV. Ventrikel bedeckt. Die Fossa posterior ist ebenfalls erweitert. In zwei Dritteln der Fälle findet man begleitend andere ZNS-Fehlbildungen – häufig eine Balkenagenesie oder einen Hydrocephalus internus. Als Ursache wird ein rhombenzephaler Entwicklungsstillstand im Alter von 6–8 Wochen vermutet. Die genaue Ätiologie ist allerdings unklar.

8.3.4 Migrationsstörungen

Alle Neuronen der Großhirnrinde und der Basalganglien leiten sich von Zellen der subventrikulären Matrixzone ab. Nach der letzten Teilung in dieser Proliferationszone ist das weitere Schicksal der Neuroblasten determiniert. Sie wandern in das entsprechende Zielgebiet, wo sie zu unterschiedlichen Nervenzelltypen ausdifferenzieren. Störungen können während der Phase der Proliferation, der Migration sowie der Differenzierung wirksam werden.

Agyrie (Lissenzephalie)/Pachygyrie

Definition Fehlbildungsspektrum mit fehlendem oder verplumptem kortikalem Windungsrelief sowie fehlerhafter Schichtung der Großhirnrinde.

Pathogenese
Ursache ist ein fehlerhafter Migrationsprozess der Neuroblasten nach dem Verlassen der Matrixzone, der sich etwa in der 11.–13. Schwangerschaftswoche abspielen dürfte.

Morphologie
Die mikrozephalen Großhirnhemisphären besitzen eine glatte Oberfläche bis auf oft nur angedeutet angelegte primäre Furchenstrukturen wie die Fissura Sylvii oder den Sulcus centralis (➤ Abb. 8.14). In den pachygyren Abschnitten finden sich plump verbreiterte Gyri in reduzierter Anzahl. Bei den unterschiedlichen Syndromen können die agyren Areale bevorzugt frontal oder okzipital liegen. Das kortikale Windungsband ist verdickt und das Marklager verschmälert. Der Kortex zeigt bei der Lissenzephalie Typ I einen vierschichtigen Aufbau, während sich beim Typ II ein ungeordnetes Bild mit einer Vielzahl tief gelegener Heterotopien findet.

Molekularpathologie
Bei ca. 60 % der Patienten mit der klassischen Lissenzephalie Typ I sowie bei über 90 % der Patienten mit Miller-Dieker-Syndrom (zusätzliche faziale Dysmorphien) liegt eine submikroskopische Deletion in der Chromosomenregion 17p13, die auch das Gen LIS1 einschließt, vor. Dies führt zu einer Haploinsuffizienz für das PAFAH1B1-Gen (PAFAH1B1 = „platelet-activating factor acetylhydrolase, isoform 1B, alpha subunit 1"). Vielfach handelt es sich um De-novo-Mutationen ohne nennenswertes Wiederholungsrisiko für weitere Kinder.

Eine weitere familiäre Form wird X-chromosomal vererbt und führt bei betroffenen Knaben zur Lissenzephalie Typ I (ca. 20 %), während es bei Frauen mit einem Verlust nur eines Allels zu einer laminären Heterotopie kommt. Das betroffene Gen auf Chromosom Xq22-q24 kodiert für Doublecortin, ein mikrotubulusassoziiertes Protein, das in Neuronen exprimiert wird. Die Lissenzephalie Typ II scheint auf einer meningealen Störung zu beruhen und findet sich gemeinsam mit anderen zerebralen und extrazerebralen Fehlbildungen bei diversen klinisch definierten Syndromen.

8.3 Entwicklungsstörungen und Fehlbildungen

Morphologie
Im Großhirn findet man Heterotopien bevorzugt periventrikulär, z.B. um das Trigonum, ferner subkortikal. Im Kleinhirn treten Heterotopien in Form kleiner, oft nur mikroskopisch nachweisbarer Ansammlungen von Purkinje-Zellen unterhalb und in der Körnerschicht auf.

Molekularpathologie
Bei einer familiären Form, der bilateralen periventrikulären nodulären Heterotopie, liegt eine Mutation im FLNA-Gen vor, wobei heterozygote Frauen mit einer Epilepsie und einer Koagulopathie auffallen. Das defekte Genprodukt Filamin A interagiert mit dem Aktin-Zytoskelett und mit Membranrezeptoren, die beide in die neuronale Migration involviert sind. Bei männlichen Feten ist die Mutation bereits vor der Geburt letal.

Eine weitere X-chromosomale Form ist die subkortikale bandförmige Heterotopie. Sie führt bei Frauen zu laminär angeordneten Heterotopien, die einem zweiten kortikalen Band grauer Substanz gleichen und dem defekten Protein seinen Namen verleihen (Doublecortin). Man nimmt an, dass durch die physiologische Inaktivierung eines der beiden X-Chromosomen die Migration auch nur bei der Hälfte der weiblichen Neuroblasten gestört ist. Bei betroffenen Männern kommt es zu einer Form der Lissenzephalie.

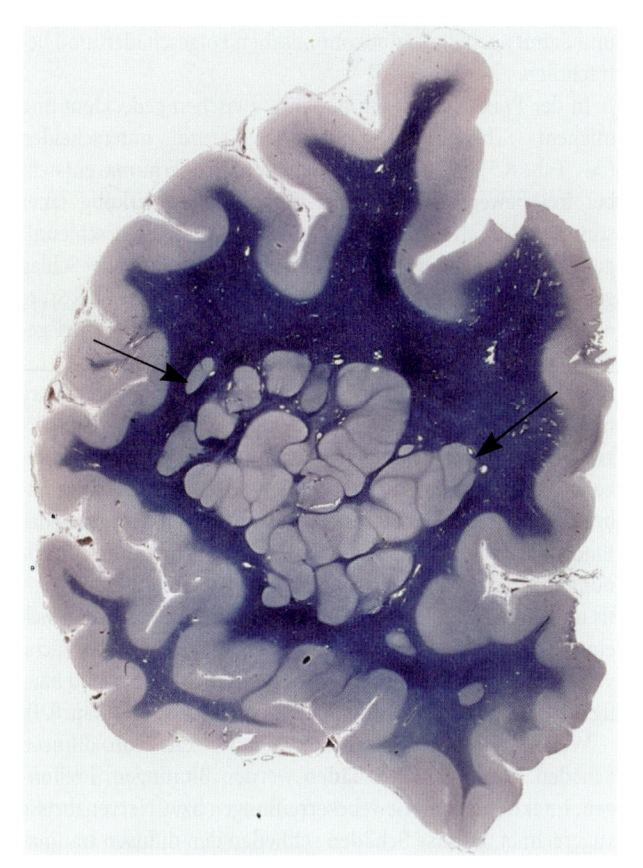

Abb. 8.15 Noduläre Heterotopien. In der Markscheidenfärbung treten auf einem Schnitt durch das frontale Großhirn dicht gelagerte Inseln heterotoper grauer Substanz (Pfeile) hervor.

Klinische Relevanz Bei diesen seltenen Fehlbildungen (ca. 1 : 100.000 Geburten) findet man bei schweren Formen deutliche Entwicklungsverzögerungen und eine bereits im ersten Lebensjahr einsetzende Epilepsie. Bei geringerer Ausprägung ist außer dem Anfallsleiden oft keine weitere Symptomatik oder nur eine leichte mentale Retardierung nachzuweisen.

Heterotopie

Definition Auftreten von Inseln differenzierter grauer Substanz im Marklager (➤ Abb. 8.15).

Pathogenese
Die Heterotopie beruht auf einer Störung der Migration während der 10.–16. Schwangerschaftswoche. Außerdem sind Heterotopien auch sporadisch und im Rahmen definierter klinischer Syndrome (z.B. Zellweger-Syndrom, ➤ Kap. 8.7.5), Meckel-Gruber-Syndrom (➤ Kap. 41.4.3) oder nach Einwirkung ionisierender Strahlen zu beobachten.

Polymikrogyrie

Lokale oder ausgedehnte Störung im Aufbau der Großhirnrinde mit zahlreichen kleinen, teils fusionierten Windungen und fehlerhafter Schichtung.

Ätiologie und Pathogenese
Ätiologisch spielen neben vorausgehenden hypoxisch-ischämischen Ereignissen und Infektionen (Toxoplasmose, Zytomegalie, Varicella zoster, Syphilis) auch familiäre Formen (bilaterale perisylvische Polymikrogyrie) eine Rolle. Eine Polymikrogyrie kann aber auch im Randbereich anderer destruktiver ZNS-Läsionen (Porenzephalie) oder im Rahmen diverser (neuro-) metabolischer Defekte auftreten.

Pathogenetisch wird entweder eine Störung während der späten Migrationsphase oder aber ein postmigratorisches destruktives Ereignis zwischen der 12. und 24. Schwangerschaftswoche angenommen.

Morphologie
Makroskopisch erscheinen die betroffenen Gyri plump und verbreitert mit höckriger Oberfläche.

Tab. 8.4 Formen und Ursachen des Hydrozephalus.

Form	Ursachen
Hydrocephalus occlusus	• Aquäduktstenose (oder Verschluss) • genetisch • postinfektiös • Dysraphien • Verklebung der basalen Zisternen nach Blutungen oder Entzündungen • ventrikelnahe raumfordernde Prozesse
Hydrocephalus communicans	• Liquorresorptionsstörung
Hydrocephalus hypersecretorius	• entzündliche Reizung der Plexus • Plexustumoren (Plexuspapillom)
Hydrocephalus e vacuo	• generalisiert bei Hirnatrophie • fokal in der Nachbarschaft alter (resorbierter) Infarkte, Blutungen, Nekrosen

Mikroskopisch erkennt man, dass der Gyrus in viele kleinere unregelmäßige und dysplastische Gyri unterteilt ist. Meist ist keine neuronale Schichtung erkennbar, während bei etwa 10% der Fälle ein vierschichtiger Aufbau nachweisbar ist. Zum Teil entspricht die Verteilung der Läsionen arteriellen Gefäßterritorien (v.a. A. cerebri media).

8.3.5 Hydrozephalus

Definition Erweiterung der inneren (Ventrikel; **Hydrocephalus internus**) oder äußeren (Subarachnoidalraum; **Hydrocephalus externus**) Liquorräume aufgrund eines gestörten Liquorflusses, eines Ungleichgewichts zwischen Liquorproduktion und -resorption oder infolge eines Gewebeuntergangs (**Hydrocephalus e vacuo**).

Der konnatale oder postnatal entstehende Hydrozephalus ist eine der häufigsten Komplikationen der Hirnentwicklung. Das Ausmaß der Erweiterung der Ventrikel und des Schädels (vor Schluss der Fontanellen) kann erheblich sein und führt zu einer Abflachung der polygyren Rinde (verfeinertes Windungsrelief) und einer Ausdünnung des Marklagers. **Pathogenetisch** kann man verschiedene Formen unterscheiden (➤ Tab. 8.4).

8.4 Schädel-Hirn-Trauma

Schädigungen des zentralen Nervensystems infolge einer Einwirkung physikalischer Kräfte – mit oder ohne direkten Kontakt – sind häufig und werden oft als „stille Epidemie" bezeichnet. In den USA ist von einer jährlichen Hospitalisierungsrate (nicht Inzidenz, diese liegt wegen des Anteils nur ambulant behandelter leichter SHT wesentlich höher) infolge SHT von ca. 150 : 100.000 Einwohner auszugehen, wobei die Mortalität 15–30 : 100.000 beträgt. Die allgemeine Traumaletalität ist zu 50% auf ein begleitendes SHT zurückzuführen. Betroffen sind v.a. junge Männer im Alter von 15–30 Jahren und ältere Menschen über 65 Jahre. Die neurologischen und psychiatrischen und damit auch die sozioökonomischen Folgeschäden sind beträchtlich.

In der Praxis hat es sich bewährt, zwischen gedecktem und offenem Schädel-Hirn-Trauma (SHT) zu unterscheiden (➤ Tab. 8.5). Das **gedeckte Schädel-Hirn-Trauma** entsteht bei frei beweglichem Schädel durch die Einwirkung einer stumpfen Gewalt mit großer Masse, z.B. durch die Beschleunigung des Schädels und seines Inhalts bei einem Stoß oder Schlag gegen den Kopf oder durch ein plötzliches Abbremsen bei Sturz oder Fall auf eine harte Unterfläche (Steinfußboden). Bei gedeckten Schädel-Hirn-Verletzungen ist die Dura mater intakt.

Das **offene Schädel-Hirn-Trauma** mit Eröffnung der Dura mater entsteht durch eine kleinflächige, scharfe Gewalteinwirkung mit geringer Beschleunigung des Schädels (Schussverletzung, Verletzung durch spitze Waffen oder Werkzeuge wie Säbel, Beil, Axt). Die Dura ist die entscheidende Barriere gegen das Eindringen von Bakterien. Daher ergeben sich bei ihrer Eröffnung insbesondere entzündliche Komplikationen wie Meningitis und Hirnabszess. An der Stelle der Duraverletzung kann sich ein Narbengewebe bilden, das die Dura mit der Hirnoberfläche verbindet (**Hirn-Dura-Narbe**). Solche Kontaktstellen sind häufig die Ursache einer posttraumatischen Epilepsie (➤ Kap. 8.9).

Weitere Einteilungen unterscheiden fokale von diffusen Schäden. Den **fokalen Schäden** werden Blutungen, Prellungen, Infektionen und Gewebezerreißungen bzw. Nervenabrisse zugerechnet. **Diffuse Schäden** schließen den diffusen traumatischen axonalen Schaden, den ischämischen Hirnschaden und das Hirnödem ein.

Außerdem kann man Schäden in primäre und sekundäre einteilen. Der **primäre Hirnschaden** umfasst die unmittelbar durch die mechanische Belastung hervorgerufenen Veränderungen (Frakturen, Gefäßzerreißungen, Zug- und Scherbelastungen im Hirngewebe). Als Folge werden lokal und systemisch Signalkaskaden ausgelöst, zu denen als pathogene Mediatoren Kalzium, exzitatorische Aminosäuren (Glutamat), freie Sauerstoffradikale und proinflammatorische Zytokine gehören und die zu verzögerten Folgeschäden führen. Diese Mediatoren führen unter anderem zum Nervenzelluntergang, Axonschäden sowie synaptischer Dysfunktion. **Sekundäre Schäden** entstehen zusätzlich durch Mechanismen wie Hirnödem (➤ Kap. 8.1.1), Ischämie, Infektion oder Krampfanfälle. Außerdem werden die Traumafolgen beeinflusst von vorbestehenden Erkrankungen, Alter, Drogen (häufig begleitender Alkoholkonsum) und dem genetischen Hintergrund. Hierbei ist das Allel ε4 des Apolipoproteins E als Risikofaktor zu nennen, das auch beim Morbus Alzheimer eine Rolle spielt (➤ Kap. 8.8.2).

8.4.1 Commotio cerebri

Syn.: Gehirnerschütterung

Die Ursache einer Commotio cerebri ist eine plötzliche Beschleunigung oder Abbremsung des Gehirns. Sie ist klinisch gekennzeichnet durch Bewusstlosigkeit, Reflexverlust, weite Pupillen und retrograde Amnesie. Das beim Boxsport ange-

Tab. 8.5 Schädel-Hirn-Trauma.

Verletzungsform	Primärläsion (ZNS)	Typische Primärfolgen	Residualläsion/Spätfolgen
gedecktes Schädel-Hirn-Trauma (Dura mater intakt)	Epiduralhämatom	Hirndruck, Massenverschiebung	
	subdurales Hämatom (SDH)	Hirndruck, Massenverschiebung	chronisches SDH
	Subarachnoidalblutung	Gefäßspasmen → Infarkte	neurologisches Defizit
	kortikale Kontusion/Lazeration	Hirndruck, Massenverschiebung	psychoorganisches Syndrom
	intrazerebrales Hämatom	Hirndruck, Massenverschiebung	neurologisches Defizit
	diffuse axonale Schädigung, Balken- und Hirnstammblutung	Koma, Dezerebration	Degeneration der weißen Substanz, apallisches Syndrom
	Carotis-Sinus-cavernosus-Fistel	Exophthalmus, Chemosis, Visusverlust	Glaukom
offenes Schädel-Hirn-Trauma (Dura mater eröffnet)	Hämatom, hämorrhagische Nekrose	Hirndruck, Massenverschiebung	neurologisches Defizit
	Duraeinriss	infizierte Hirnwunde → Meningitis, Abszess	Hirn-Dura-Narbe → Epilepsie
	Liquorfistel (Siebbeinfraktur)	Meningitis, Pneumenzephalus	Anosmie

strebte „k.o." weist alle typischen Symptome der Commotio auf. Die neurologische Symptomatik wird hervorgerufen durch eine transiente Störung der neuronalen Aktivität ohne ein bisher bekanntes morphologisches Substrat. Die Symptome sind deshalb **reversibel.** Die postkommotionellen Beschwerden (Kopfschmerzen, Schwindel, Konzentrations- und Gedächtnisstörungen) klingen meist innerhalb von 2–3 Wochen ab. Allerdings können multiple Gehirnerschütterungen, z.B. bei Boxern, langfristig zu einer Reduktion der psychisch-intellektuellen Leistungskraft bis hin zur Demenz führen (Dementia pugilistica).

8.4.2 Schädelfraktur

Hämatome und Lazerationen der Kopfhaut (Galea) sind für den klinischen Ausgang eines Schädel-Hirn-Traumas selten entscheidend, liefern jedoch wichtige Informationen über die Lokalisation der Gewalteinwirkung. Anders verhält es sich bei Schädelfrakturen, die stets ein wichtiger Hinweis auf eine schwerwiegende Gewalteinwirkung sind. Bei frischem Schädel-Hirn-Trauma mit Bewusstseinstrübung und Schädelfraktur besteht eine Wahrscheinlichkeit von 25% für ein intrakraniales Hämatom. Liegen hingegen keine Bewusstseinstrübung und keine Schädelfraktur vor, so beträgt das Risiko lediglich ca. 1 : 6000.

Andererseits sind tödlich verlaufende Schädel-Hirn-Traumen ohne Schädelfraktur nicht selten. Bei ca. zwei Drittel der Patienten mit schwerem Schädel-Hirn-Trauma liegt eine **lineare Fraktur** vor, die sich bis an die Schädelbasis ausdehnt. Selektive **Schädelbasisfrakturen** hingegen sind eher selten. Beim Sturz auf den Hinterkopf kann es v.a. bei Kindern zu einer **Contrecoup-Fraktur** des Orbitadachs und des Siebbeins kommen mit sekundärer Liquorfistel. **Impressionsfrakturen** sind ein Risikofaktor für eine posttraumatische Epilepsie.

8.4.3 Epidurales Hämatom

Definition Traumatische Blutung zwischen Dura und Innenfläche der Schädelkalotte.

Pathogenese
Das relativ feste Anhaften der Dura an die Schädelkalotte steht einer Hämatomausbreitung im Wege. Deshalb wölbt sich das epidurale Hämatom oft umschrieben und linsenförmig in das Schädelinnere vor. Blutungsursache ist meist die Ruptur eines Astes der A. meningea media. Diese entspringt der A. carotis externa, verläuft an der Duraaußenfläche und ist mit dieser durch Gewebebrücken relativ fest verbunden. Epiduralblutungen entstehen nur bei signifikantem Schädel-Hirn-Trauma und sind in etwa 90% mit einer Schädelfraktur verbunden.

Morphologie
Etwa 10% aller intrakranialen traumatischen Blutungen sind Epiduralblutungen. Sie liegen in ca. 75% temporal, in etwa 10% frontal. Die Vorwölbung der Dura mater in den Schädelinnenraum führt zu einer Erhöhung des intrakraniellen Drucks (➤ Kap. 8.1).

8.4.4 Subdurales Hämatom

Definition Ausgedehnte Blutung zwischen Dura mater und Arachnoidea.

Pathogenese
Es handelt sich in der Regel um eine venöse Blutung, am ehesten aus kortikalen Brückenvenen, die aus dem Subarachnoidalraum kommen und in einen der intraduralen Sinus einmünden, z.B. in den Sinus sagittalis. An dieser Durchtrittsstelle sind die Venen relativ stark fixiert und können bei erheblicher Akzeleration oder Dezeleration des Schädels einreißen. Subduralblutungen treten besonders häufig bei sagittaler Gewalteinwirkung auf.

Morphologie

Das Subduralhämatom liegt meist supratentoriell und erstreckt sich häufig über die gesamte Großhirnhemisphäre, bevorzugt frontotemporal, gelegentlich auch beidseitig (➤ Abb. 8.16). Es führt zu einer intrakranialen Druckerhöhung (➤ Kap. 8.1) mit breitflächiger Kompression des Gehirns. Wird das akute Stadium überlebt, wird das Hämatom resorbiert und ist schließlich nur noch als flache, bräunliche Verfärbung der Durainnenfläche zu erkennen.

Klinische Relevanz Bei Säuglingen mit Subduralblutungen ist v.a. an die Möglichkeit einer Kindesmisshandlung zu denken **(shaken baby syndrome)**. Die Blutungen liegen oft interhemisphärisch parietookzipital. Begleitend findet man retinale Blutungen sowie ein diffuses Hirnödem. Wichtig ist in diesen Fällen eine sorgfältige klinische Untersuchung mit Suche nach weiteren Verletzungen (Rippenfrakturen) sowie Zeichen der Vernachlässigung. Überlebende Kinder entwickeln in bis zu 70% der Fälle eine Enzephalopathie und sind geistig behindert.

Chronisches Subduralhämatom

Pathogenese

Das chronische Subduralhämatom entwickelt sich – insbesondere bei älteren Menschen mit bereits bestehender Hirnatrophie – häufig nach einem Bagatelltrauma. Es kann zu einer schleichenden Hirnkompression mit hirnorganischem Psychosyndrom oder Bewusstseinstrübung führen.

Morphologie

Das chronische Subduralhämatom ist morphologisch gekennzeichnet durch die Bildung einer Neomembran, die das Hämatom von der Arachnoidea abgrenzt (➤ Abb. 8.17). Innerhalb des Hämatoms findet sich ein Granulationsgewebe mit großen sinusoidalen Gefäßen, die dazu tendieren, erneut einzureißen und so den Prozess von Blutung und Resorption zu unterhalten.

8.4.5 Traumatische Subarachnoidalblutung

Definition Blutung in den Subarachnoidalraum, d.h. zwischen Pia mater und Arachnoidea.

Pathogenese

Die traumatische Subarachnoidalblutung tritt typischerweise im Zusammenhang mit kortikalen Kontusionen auf, kann jedoch auch unabhängig davon entstehen. Sie ist dann die Folge der Ruptur kleiner, im Subarachnoidalraum verlaufender Arterien. Bei seitlichen Schlägen in den Bereich des Ohrs oder subokzipital sowie bei Hyperextensionstraumen kann es zu einer Ruptur der A. vertebralis mit tödlicher Blutung in die hintere Schädelgrube

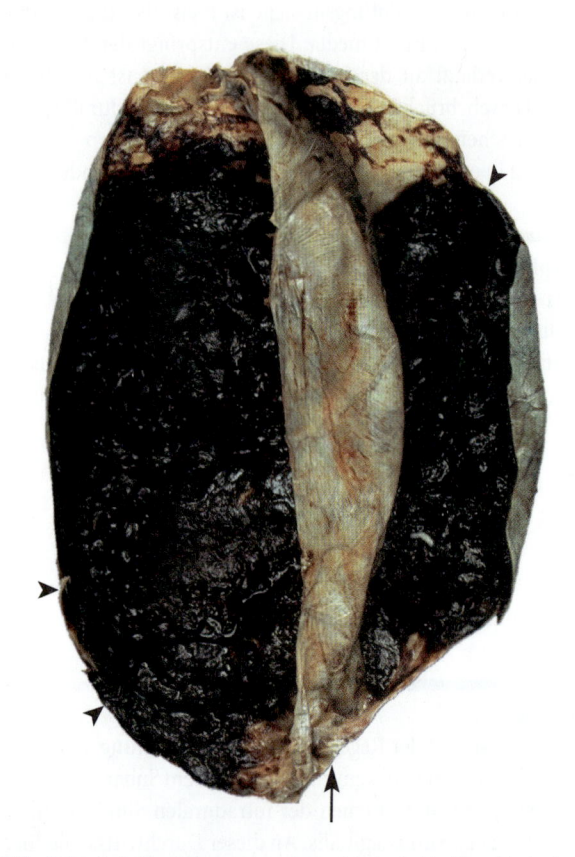

Abb. 8.16 Subduralhämatome. Ausgedehnte, beidseitige, frische traumatische Subduralhämatome. (Pfeilspitzen) auf der Innenseite der Dura mater (Pfeil: Falx cerebri).

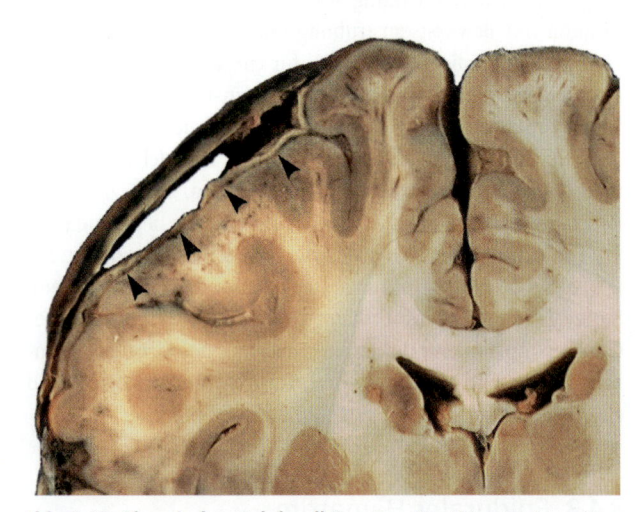

Abb. 8.17 Chronisches Subduralhämatom. Das Hämatom ist weitgehend resorbiert mit Bildung einer Neomembran über der Arachnoidea (Pfeilspitzen).

und die basalen Zisternen kommen. Eine wesentliche Komplikation sind nachfolgende arterielle Vasospasmen mit Ischämie, die v.a. von Endothelin 1 vermittelt werden. Die Pathomechanismen und morphologischen Befunde entsprechen denen einer aneurysmatischen Subarachnoidalblutung (➤ Kap. 8.2.6).

8.4.6 Contusio cerebri

Syn.: Hirnprellung
Definition Umschriebene hämorrhagische Nekrosen der Großhirnrinde als Folge einer stumpfen Gewalteinwirkung auf den Schädel, die einen direkten Aufprall des Hirngewebes auf die Schädelinnenfläche verursacht.

Pathogenese
Vorzugslokalisationen der traumatischen Rindenprellungsherde sind die frontobasale Rinde und die Temporalpole, also Regionen, in denen das Liquorkissen zwischen Hirn und Schädel sehr flach ist. Entsprechend werden im Bereich der basalen Zisternen, die eine lokale Erweiterung des Subarachnoidalraums darstellen, keine Kontusionen beobachtet.

Morphologie
Neben den Prädilektionsstellen finden sich kortikale Kontusionen (Rindenprellungsherde) hochfrontal, parietookzipital und an der Unterfläche der Kleinhirnhemisphären (➤ Abb. 8.18). Pathogenetisch unterscheidet man **Stoßherd und Gegenstoßherd** (Coup und Contrecoup): Frontobasale und temporale Rindenprellungsherde sind häufig der Gegenstoßherd bei primärer Gewalteinwirkung auf den Hinterkopf (Fall) oder hochfrontal (z.B. bei nicht angeschnallten PKW-Insassen). Dabei ist eine kortikale Läsion an der Stelle der Gewalteinwirkung selbst nicht unbedingt nachweisbar. Bei lateraler Gewalteinwirkung sind hingegen Coup und Contrecoup etwa gleich häufig anzutreffen.

Bei den **Rindenprellungsherden** handelt es sich um kuppenständige, d.h. auf der Höhe der Windung lokalisierte, hämorrhagische Nekrosen, häufig in Verbindung mit einer Subarachnoidalblutung (➤ Abb. 8.19a). Sind mehrere benachbarte Windungen gleichzeitig betroffen, spricht man auch von einer **Lazeration**. Nicht selten sieht man von Rindenprellungsherden ausgehende Blutungen in das benachbarte Marklager. Überlebt der Patient, werden die kuppenständigen Nekrosen resorbiert. Als Spätstadium verbleibt ein napf- oder keilförmiger Defekt,

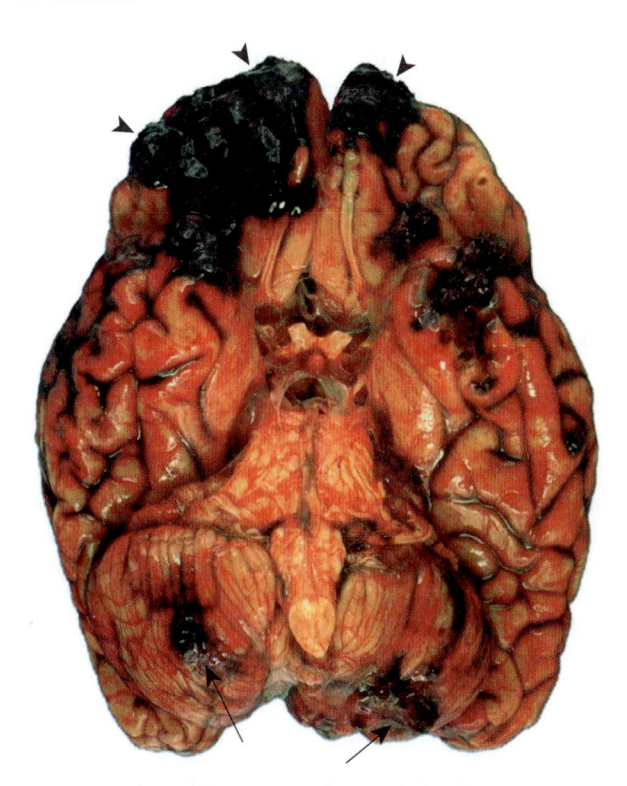

Abb. 8.18 Ausgedehnte traumatische Kontusionen nach Sturz mit dem Hinterkopf auf einen Steinfußboden. Die Rindenprellungsherde mit Subarachnoidalblutung sind akzentuiert im Bereich der (Contrecoup) frontobasalen Rinde (Pfeilspitzen), in beiden Temporallappen und (Coup) an der Unterfläche der Kleinhirnhemisphären (Pfeile).

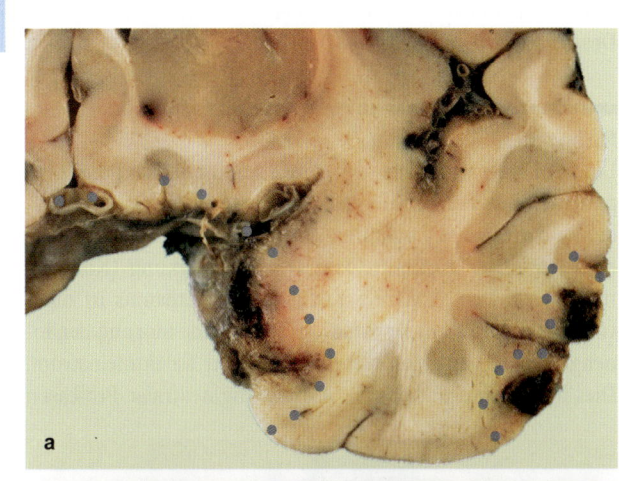

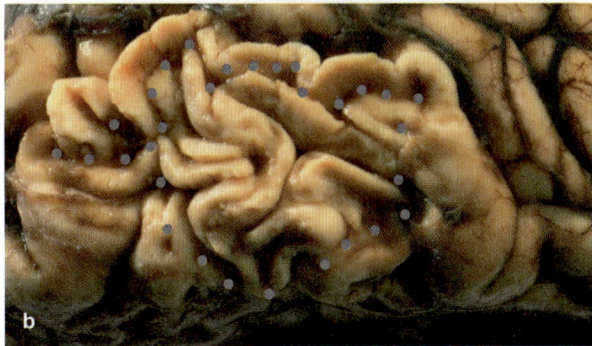

Abb. 8.19 Contusio cerebri a Traumatische Rindenprellungsherde im Temporallappen. Die kuppenständigen Kontusionsherde liegen an der Außenfläche und im mediobasalen Bereich des Temporallappens (Markierungen). **b Schizogyrie.** Nach Resorption der hämorrhagischen Nekrosen verbleiben napf- oder keilförmige Defekte, durch die die Rindenoberfläche gespalten wirkt (Markierungen).

durch den die betroffenen Gyri wie gespalten erscheinen (**Schizogyrie;** > Abb. 8.19b). Auch bei viele Jahre zurückliegendem Schädel-Hirn-Trauma kann man Rindenprellungsherde von alten ischämischen Läsionen (Rindeninfarkte) unterscheiden, da Letztere bevorzugt im Windungstal liegen.

8.4.7 Intrazerebrales Hämatom

Intrazerebrale Hämatome sind die Folge ausgedehnter, traumatisch bedingter Blutungen in das Hirnparenchym. Sie treten einerseits subkortikal in Zusammenhang mit Rindenprellungsherden auf, können jedoch auch unabhängig entstehen, ohne besondere Vorzugslokalisation innerhalb der Großhirnhemisphären.

8.4.8 Diffuse traumatische axonale Schädigung und traumatische Balkenblutung

Definition Diffuse Schädigung der Axone in der weißen Substanz der Großhirnhemisphären sowie in den langen Faserbahnen des Hirnstamms als Folge starker Akzeleration oder Dezeleration des Gehirns.

Pathogenese
Eine starke Akzeleration oder Dezeleration mit Rotationskomponente führt v.a. bei lateraler Krafteinwirkung auf den Schädel zu Scher- und Zugkräften an langen Faserbahnen, ohne dass hierbei eine unmittelbare Gewalteinwirkung (Kontakt) nötig wäre. Der zelluläre Schädigungsmechanismus ist nicht völlig geklärt. Möglicherweise verursacht eine Störung der Ionengradienten an der Zellmembran einen Kalziumeinstrom. Dies hat einerseits über eine Aktivierung neutraler Proteasen den Abbau von Strukturproteinen zur Folge (z.B. Spektrin, mikrotubulusassoziierte Proteine, Neurofilamente). Alternativ kann es zu einer funktionellen Störung von Neurofilament-Untereinheiten mit Kompaktierung und Transportaufstau kommen. Nach Stunden bis Tagen entwickelt sich eine sekundäre Axonunterbrechung (Axotomie). Bei höhergradiger diffuser Axonschädigung finden sich neben den mikroskopischen Veränderungen auch eine traumatische Balkenblutung (> Abb. 8.20) sowie hämorrhagische Nekrosen in den dorsolateralen Abschnitten des Hirnstamms.

Morphologie
Bereits 2–6 Stunden nach dem Trauma findet man **Axonauftreibungen** und später die proximalen Axonstümpfe als **Retraktionskugeln.** Diese sind aufgrund des rasch transportierten und aufgestauten β-Amyloid-Vorläufer-Proteins immunhistochemisch leicht nachzuweisen. Nach Tagen bilden sich Mikrogliaknötchen. Nun wird eine Abräumreaktion eingeleitet, die über Wochen und Monate in eine Astroglianarbe mit schaumzelligen Makrophagen und Siderophagen übergeht. Diese histologischen Veränderungen sind hinweisend, jedoch nicht spezifisch für eine traumatische Ursache. Sie lassen sich auch bei hypoxisch-ischämischen Ereignissen oder Intoxikationen beobachten.

Die mit der diffusen Axonschädigung häufig assoziierte **Balkenblutung** liegt typischerweise paramedian (> Abb. 8.20). Die assoziierten Hirnstammschädigungen haben eine typische dorsolaterale Lokalisation, während sich die durch transtentorielle Massenverschiebung verursachten Blutungen in den zentralen Abschnitten des Mittelhirns und der Brücke liegen.

8.4.9 Ischämische Läsionen

Die Mehrzahl der Patienten mit tödlichem Schädel-Hirn-Trauma weist neben den primär traumatischen Veränderungen auch hypoxisch-ischämische Läsionen des Gehirns auf. Posttraumatische Infarkte entstehen einerseits als Folge eines Gefäßspasmus bei ausgedehnter Subarachnoidalblutung, andererseits im Rahmen eines erniedrigten zerebralen Perfusionsdrucks. Dieser kann durch einen erniedrigten arteriellen Druck im Rahmen des posttraumatischen Schocks und/oder von einem erhöhten intrakranialen Druck bei Hirnödem hervorgerufen werden (> Kap. 8.1.1).

8.4.10 Carotis-Sinus-cavernosus-Fistel

Definition Blutung aus einem Ast der A. carotis interna mit Anschluss an den Sinus cavernosus.

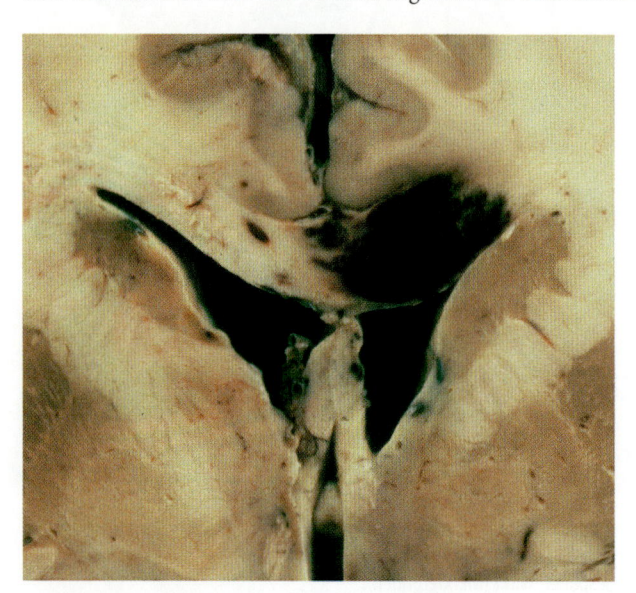

Abb. 8.20 Paramediane traumatische Balkenblutung.

Pathogenese
Häufigste Ursache ist der direkte Einriss eines kleinen Karotisastes mit oder ohne Schädelbasisfraktur, seltener eine Gefäßverletzung durch Knochensplitter. Die primär oft kleine Fistelöffnung erweitert sich, sodass schließlich ein großer Teil des Bluts der A. carotis in den Sinus cavernosus fließt.

8.4.11 Schussverletzungen

Ursachen offener Schädel-Hirn-Traumen sind häufig Schussverletzungen. Die Hirngewebeschädigungen können dabei sehr unterschiedlich sein und richten sich nach Geschossgeschwindigkeit, Flugbahn und Geschossform. Neben der direkten Gewebezerreißung kommt es entlang der Flugbahn zu einer Höhlenbildung mit Unterdruck (Kavitation), die zusätzlich zerstörend wirkt. Der Schusskanal ist sowohl vom Projektil selbst als auch von mitgerissenen Weichteilen und Knochensplittern kontaminiert (> Abb. 8.21). Begleitend findet man oft Frakturen und Duraeinrisse auch abseits der Ein- und Ausschussstelle, v.a. an der Schädelbasis. Auch multiple Kontusionen (> Kap. 8.4.6) sowie intrazerebrale und subdurale Blutungen sind nicht selten.

8.4.12 Posttraumatische Infektion

Ein offenes Schädel-Hirn-Trauma führt stets zu einer primär infizierten Hirnwunde. Typische, wenn auch seltene Komplikationen sind die eitrige Meningitis, die phlegmonöse Markenzephalitis und der traumatische Hirnabszess. Nur gelegentlich werden bei der Verletzung Keime eingebracht, die erst nach einem Intervall von Wochen oder Monaten zu einer Infektion führen (**traumatischer Spätabszess**).

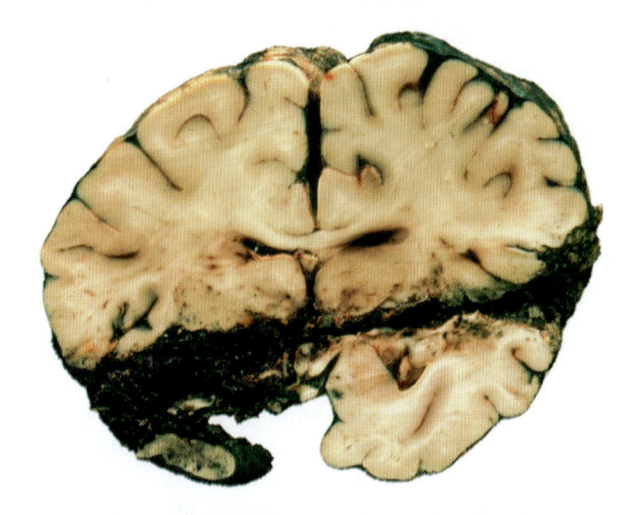

Abb. 8.21 Suizidaler Schädeldurchschuss mit breiter Trümmerzone. Der Schusskanal ist mit hämorrhagischem Gewebedébris ausgefüllt.

8.4.13 Liquorfistel

Häufigste Ursache einer Liquorfistel ist eine Siebbeinfraktur. An dieser Stelle sind Knochendecke und Dura sehr dünn. Besonders bei Kindern kann eine Siebbeinfraktur auch bei einer nur geringen stumpfen Gewalteinwirkung entstehen (z.B. Sturz auf den Hinterkopf). Durch den **Einriss der Dura** kommt es zu einer freien Verbindung zwischen Subarachnoidalraum und Nasenhöhle mit Liquorabfluss aus der Nase (**Rhinoliquorrhö**), der, falls er nicht rechtzeitig chirurgisch unterbunden wird, praktisch immer zu einer aufsteigenden Infektion mit eitriger Meningitis führt. Als Spätfolge kann der Abriss der Fila olfactoria eine Anosmie hervorrufen.

8.5 Entzündungen

Infektionen des Nervensystems zeigen ein außerordentlich vielfältiges Bild. Unabhängig vom jeweiligen Erreger spricht man bei einer Ansammlung des entzündlichen Infiltrats im Subarachnoidalraum von einer **Meningitis** (Hirnhautentzündung), bei Übergreifen auf das Hirnparenchym von einer **Meningoenzephalitis**. Eine Entzündung vorwiegend der weißen Substanz bezeichnet man als **Leukenzephalitis**, die der grauen Substanz als **Polioenzephalitis** bzw. im Rückenmark als **Poliomyelitis**. Greift der entzündliche Prozess vom Rückenmark und von den weichen Häuten auf die Nervenwurzeln über, spricht man von einer **Myelomeningoradikulitis.**

Alle Entzündungen verursachen in der akuten Phase ein Hirnödem. Dieses kann für einen Teil der akuten Symptomatik mitverantwortlich sein und bei intrakranialer Druckerhöhung klinisch im Vordergrund stehen.

8.5.1 Bakterielle Entzündungen

Die wichtigsten Infektionswege des Nervensystems sind:
- **Hämatogen** über den arteriellen Kreislauf, in der Regel von einem bakteriellen Streuherd aus.
- **Übergreifen aus der Nachbarschaft,** z.B. von einer eitrigen Otitis media, einer eitrigen Sinusitis oder von Furunkeln im Gesicht. Die regionale Ausbreitung der Entzündung zum ZNS kann von lokalen Thrombophlebitiden vermittelt werden.
- **Direkt traumatisch** bei offenem Schädel-Hirn-Trauma, d.h. bei Eröffnung der Dura mater.

Eitrige Meningitis

Syn.: Leptomeningitis purulenta
Definition Entzündung der Leptomeningen durch das Eindringen pyogener Bakterien mit Ansammlung eines eitrigen Infiltrats im Subarachnoidalraum.

Pathogenese

Häufigste Erreger sind **grampositive Bakterien,** insbesondere *Streptococcus pneumoniae* (Pneumokokken). Typische Infektionsquellen sind Pneumonien, Endokarditiden und extrazerebrale abszedierende Entzündungen. Ältere Erwachsene und Alkoholiker sind besonders gefährdet. Kleinkinder entwickeln bevorzugt Meningitiden durch *Haemophilus influenzae,* der meist von Entzündungen im Nasen-Rachen-Raum und Mittelohr fortgeleitet wird. Erreger der epidemischen Meningokokkenmeningitis ist *Neisseria meningitidis.* Betroffen sind in erster Linie Kinder und Jugendliche.

Nach Schädel-Hirn-Traumen (z.B. Liquorrhö bei Fraktur der Lamina cribrosa) oder als Komplikation nach neurochirurgischen Eingriffen werden auch Meningitiden durch **gramnegative Erreger** *(Klebsiella, Pseudomonas, E. coli)* beobachtet.

Morphologie

Makroskopisch sind die weichen Hirnhäute verdickt und getrübt. Das eitrige Infiltrat befindet sich bevorzugt frontoparietal über den Großhirnhemisphären („Haubenmeningitis"), insbesondere um die Arterien und Venen der Pia. Als Folge der Entzündung sind die Leptomeningen nicht mehr transparent, das kortikale Windungsrelief ist nicht mehr zu erkennen (➤ Abb. 8.22).

Histologisch sieht man im Subarachnoidalraum massenhaft polymorphkernige Leukozyten und Fibrin. Auch in den perivaskulären Räumen der Großhirnrinde, die vom Subarachnoidalraum durch die Pia mater getrennt sind, finden sich Granulozyten. Ein Übergreifen der Entzündung auf die im Subarachnoidalraum verlaufenden Gefäße ist bei der eitrigen Leptomeningitis eher selten.

Eitrige Ependymitis und Pyozephalus

Eine Ependymitis purulenta resultiert meist aus einer Fortleitung der Erreger über den Liquor cerebrospinalis. Gelegentlich entsteht sie aus einer primär hämatogenen Infektion der Plexus choroidei und führt dann sekundär über den Liquor zu einer Meningitis in den großen Zisternen der Hirnbasis, insbesondere der Cisterna magna am Ausgang des IV. Ventrikels.

Morphologie

Die Ependymitis hat eine Eiteransammlung im Ventrikelsystem zur Folge (Ventrikelempyem oder Pyocephalus internus). Das periventrikuläre Hirngewebe zeigt häufig multiple toxische Randblutungen (➤ Abb. 8.23).

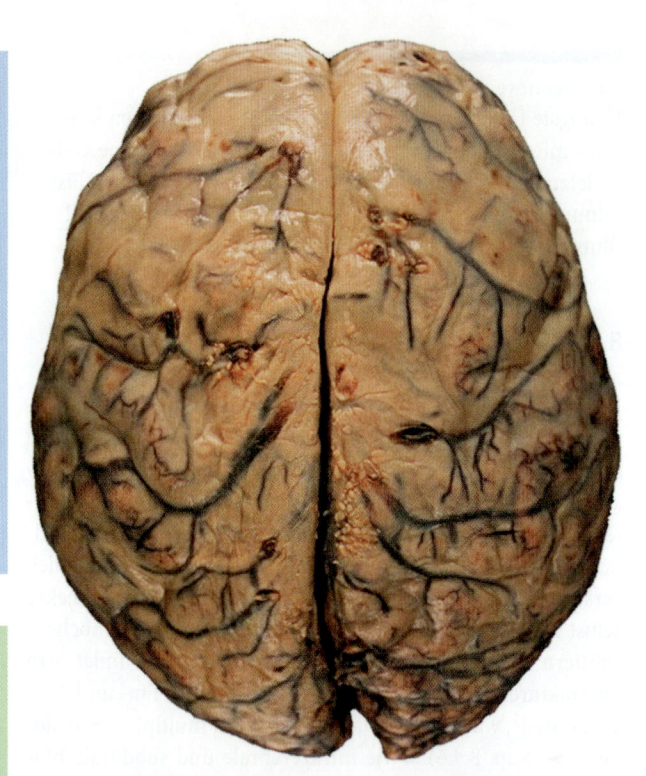

Abb. 8.22 Eitrige Meningitis über beiden Großhirnhemisphären (Haubenmeningitis).

Hirnabszess

Definition Örtlich begrenzte, eitrige Einschmelzung des Hirnparenchyms.

Pathogenese

Hämatogene Abszesse sind besonders häufig bei jugendlichen Patienten mit angeborenen Herzfehlern und bei Erwachsenen mit eitrigen Bronchitiden und Bronchiektasien, ferner bei einer akuten bakteriellen Endokarditis. Typische Erreger sind *Staphylococcus aureus, Streptococcus pyogenes,* in neuerer Zeit zunehmend auch *E.-coli-* und *Pseudomonas-* sowie *Proteus-*Stämme. Typische regionale Infektionsquellen sind die Otitis media und die eitrige Mastoiditis.

Morphologie

Die solitären oder multiplen gelblichen Nekroseherde weisen zunächst einen hämorrhagischen Randsaum auf und kapseln sich später ab (➤ Abb. 8.24). Großhirnhemisphären und Kleinhirn sind am häufigsten betroffen. Bei Fortleitung einer Otitis media liegt der Abszess typischerweise im Temporallappen, bei primärer eine Mastoiditis im Kleinhirn.

Histologisch findet man im Abszess massenhaft polymorphkernige Granulozyten und Zelldetritus. In der Randzone bildet sich ein Granulationsgewebe mit Makrophagen und starker Kapillarproliferation, das zunehmend fibrosiert und

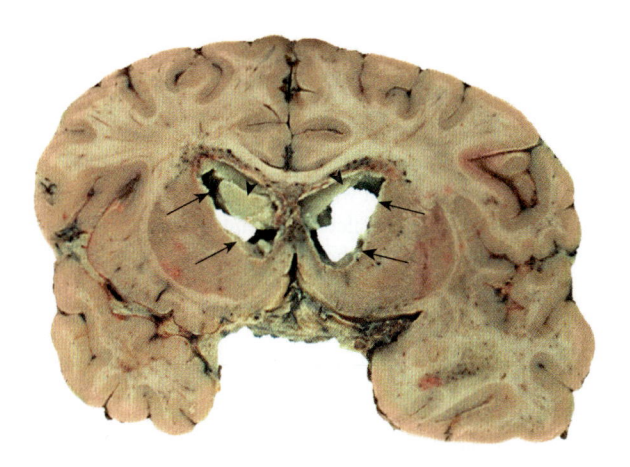

Abb. 8.23 Eitrige Leptomeningitis mit Ependymitis purulenta (Pfeile) und Pyocephalus internus (Pfeilspitzen).

die Abszesskapsel bildet. Außerhalb der Kapsel findet man eine starke Astrogliareaktion, aber keine entzündlichen Infiltrate.

Subdurales Empyem

Definition Ansammlung von Eiter im Subduralraum, also zwischen Dura mater und Arachnoidea.

Pathogenese
Meist handelt es sich um eine aus der Nachbarschaft fortgeleitete Entzündung, z.B. der Nebenhöhlen (Sinusitis), des Mittelohrs (Otitis media) oder des Kiefers.

Morphologie
Makroskopisch sieht man meist frontoparietal ein flaches Kissen eitrigen Infiltrats, das sich rasch über die gesamte Großhirnhemisphäre ausdehnen kann. Bei längerem Bestehen kommt es gelegentlich zur Abkapselung durch eine bindegewebige Membran.

Metastatische (hämatogene) Herdenzephalitis

Definition Hämatogene Streuung pyogener Bakterien mit Bildung multipler disseminierter Mikroabszesse im Hirnparenchym (➤ Abb. 8.25).

Pathogenese
Ursache ist eine primär extrazerebrale Entzündung mit protrahierter hämatogener Streuung pyogener Bakterien, meist eine Endokarditis (Sepsis lenta).

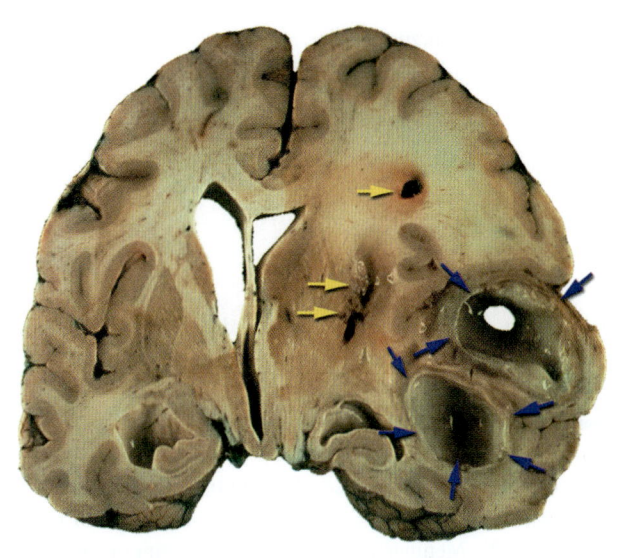

Abb. 8.24 Otogene Abszesse im rechten Temporallappen (blaue Pfeile) mit ausgeprägtem perifokalem Ödem und Massenverschiebung zur Gegenseite. Die hämorrhagischen Nekrosen im Marklager und in den Stammganglien (gelbe Pfeile) sind auf die stereotaktische Punktion eines weiteren, nicht in der Schnittebene liegenden Abszesses zurückzuführen.

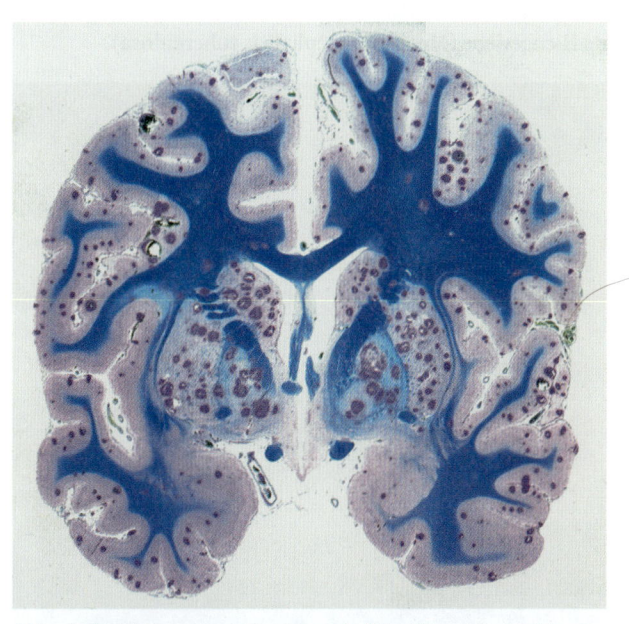

Abb. 8.25 Hämatogene Herdenzephalitis. Disseminierte Mikroabszesse in beiden Großhirnhemisphären, bevorzugt in Rinde und Stammganglien. Kresylviolett-Luxol.

Morphologie
Im Zentrum der Mikroabszesse, die bevorzugt in der grauen Substanz liegen und oft nur histologisch zu erkennen sind, finden sich Ansammlungen von Bakterien.

8.5.2 ZNS-Tuberkulose

Ein Übergreifen der Tuberkulose auf das ZNS wird insbesondere bei geschwächter Abwehrlage beobachtet. Betroffen sind entsprechend bevorzugt Kinder, alte Menschen sowie immunsupprimierte Patienten, z.B. im fortgeschrittenen Stadium eines malignen Lymphoms oder beim erworbenen Immundefektsyndrom (AIDS).

Tuberkulöse Meningitis

➤ auch Kap. 48.3.6.
Definition Tuberkulöse Entzündung der weichen Hirnhäute mit verkäsenden Granulomen im Subarachnoidalraum.

Morphologie
Schwerpunkt der tuberkulösen Meningitis sind die Zisternen der Hirnbasis (Cisterna chiasmatica, Cisterna pontis, Cisterna ambiens). Die Meningen erscheinen wie von einem weißlichgelatinösen Spinngewebenetz überzogen (➤ Abb. 8.26).

Histologisch besteht eine typische granulomatöse Entzündung. Charakteristisch sind die starke Bindegewebeproliferation sowie das Übergreifen der Entzündung auf die im Subarachnoidalraum verlaufenden Gefäße und auf das angrenzende Hirngewebe (**Meningoencephalitis tuberculosa**).

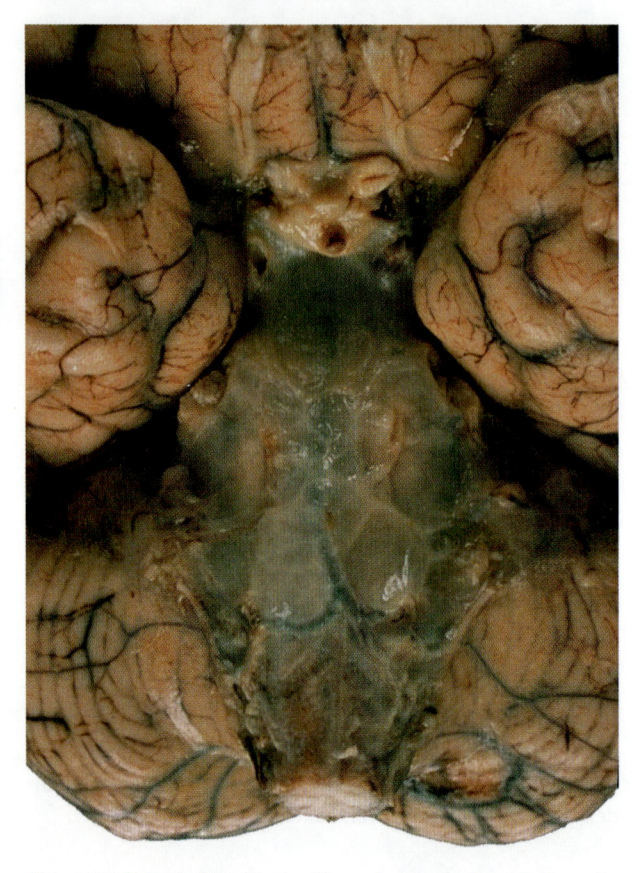

Abb. 8.26 Tuberkulöse Meningitis an der Hirnbasis mit Trübung der Meningen im Bereich der basalen Zisternen und des Hirnstamms.

Tuberkulom

Kalte **Abszesse** des ZNS sind heute sehr selten, dürfen aber differenzialdiagnostisch insbesondere bei Immigranten aus Regionen mit hoher Infektionsrate sowie bei Patienten mit AIDS nicht außer Acht gelassen werden. Wegen der festen bindegewebigen Kapsel mit zentraler verkäsender Nekrose zeigen sie im CT und MRT eine typische Ringstruktur.

8.5.3 Sarkoidose

➤ auch Kapitel 47.1.6.
Bei bis zu 5% der Patienten mit Sarkoidose ist auch das zentrale oder das periphere Nervensystem betroffen.

Morphologie
Die Granulome sind bevorzugt in den Meningen, an der Hirnbasis (Hypophysenstiel) und im Bereich der Hirnnerven zu finden.

8.5.4 Neurosyphilis

Das Nervensystem kann in den verschiedenen Stadien einer Infektion mit *Treponema pallidum* (➤ Kap. 48.3.6) betroffen sein. Dabei kommt es zu morphologisch distinkten Manifestationen und zu einem außerordentlich vielfältigen klinischen Bild.

Meningovaskuläre Syphilis

Definition Chronische Meningitis durch *Treponema pallidum* mit Übergreifen auf die meningealen Arterien. Eine luetische Meningitis kann bereits im Frühstadium einer Syphilis auftreten. Sie verlief vor der Einführung der Penizillintherapie oft chronisch über viele Jahre. Die Entzündung greift fast obligat auf die meningealen Arterien und die Hirnnerven über, im Spinalkanal gelegentlich in Form einer kombinierten Entzündung der harten und weichen Hirnhäute (Pachymeningitis hypertrophica).

Morphologie
Die chronische Entzündung führt zu einer Verdickung der Hirnhäute.

Histologisch sieht man ein lymphoplasmazelluläres Infiltrat mit Makrophagen und durch Silberimprägnierung nachweisbare Spirochäten. Greift die Entzündung auf die meningealen Arterien über, entsteht eine obliterierende Intimaproliferation.

Progressive Paralyse

Definition Im Tertiärstadium auftretende chronische Enzephalitis unter Bevorzugung der frontalen Großhirnrinde.

Morphologie
Die Großhirnrinde wird atrophisch. Die Leptomeningen sind getrübt und verdickt.

Histologisch findet sich ein spärliches lymphoplasmazelluläres perivaskuläres Infiltrat mit ausgeprägter Mikrogliaproliferation und mit Nervenzellverlust. In den Mikrogliazellen ist Eisen nachzuweisen („Paralyse-Eisen").

Tabes dorsalis

Definition Luetische Spätmanifestation, die gekennzeichnet ist durch eine Degeneration der Hinterstränge des Rückenmarks.

Pathogenese
Man geht davon aus, dass es sich um eine sekundäre Degeneration nach primärer luetischer Infektion lumbosakraler Rückenmarkswurzeln handelt (Radikulitis), da in den demyelinisierten Hintersträngen des Rückenmarks keine Spirochäten nachweisbar sind.

Morphologie
Die Hinterstränge des Rückenmarks sind in ihrem Volumen stark reduziert und entmarkt. Gleichzeitig liegen eine Axondegeneration und eine Verdickung der Meningen vor (➤ Abb. 8.27).

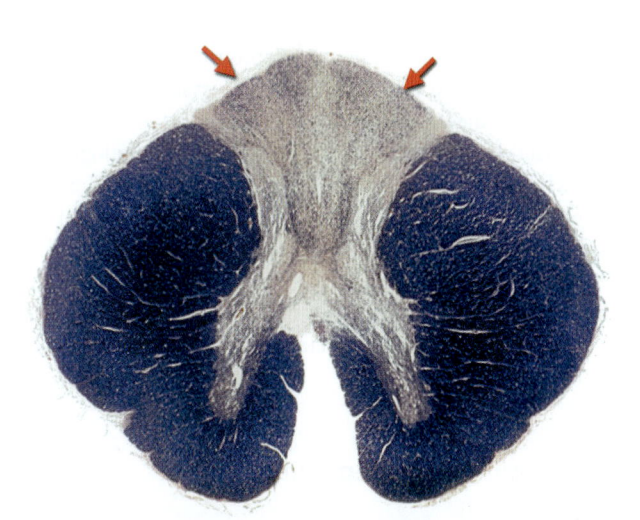

Abb. 8.27 Tabes dorsalis im Tertiärstadium einer Syphilis. Die Markscheidenfärbung des Rückenmarks zeigt eine Schrumpfung und Demyelinisierung der sensiblen Hinterstränge (Pfeile).

8.5.5 Pilzinfektionen

Eine **hämatogene** Infektion des ZNS durch pathogene Pilze wird gelegentlich im Rahmen einer Pilzsepsis bei Patienten mit reduzierter Immunabwehr beobachtet. Sie manifestiert sich meist in Form solitärer oder multipler **Abszesse.** *Candida albicans* (➤ Abb. 8.28) und *Aspergillus fumigatus* sind die häufigsten Erreger. Die Fortleitung einer Pilzinfektion aus dem Mittelohr oder den Nasennebenhöhlen ist ebenfalls möglich, insbesondere bei **Mukor-Mykosen,** die sich typischerweise durch Einbruch in Blutgefäße ausbreiten und therapeutisch kaum beeinflussbar sind.

Bei Patienten mit HIV-induzierter Immunschwäche wird eine markante Zunahme der zerebralen Kryptokokkosen beobachtet, von der bis zu 5% der AIDS-Patienten betroffen sind. *Cryptococcus neoformans* ruft nach aerogener Infektion zunächst Läsionen in der Lunge hervor. Die hämatogene Streuung in das ZNS führt zu einer diffusen Leptomeningitis. Das subarachnoidale, gelegentlich auf das Hirnparenchym übergreifende entzündliche Infiltrat enthält zahlreiche PAS-positive, argentophile Kryptokokken, die von einer muzinösen Kapsel umgeben sind.

8.5.6 Parasitäre Infektionen

Zerebrale Toxoplasmose

➤ auch Kap. 48.5.3.
Bis zum Beginn der AIDS-Epidemie war dies eine sehr seltene, meist konnatale Infektion, die sich bevorzugt als nekrotisierende, gelegentlich verkalkende periventrikuläre Enzephalitis ma-

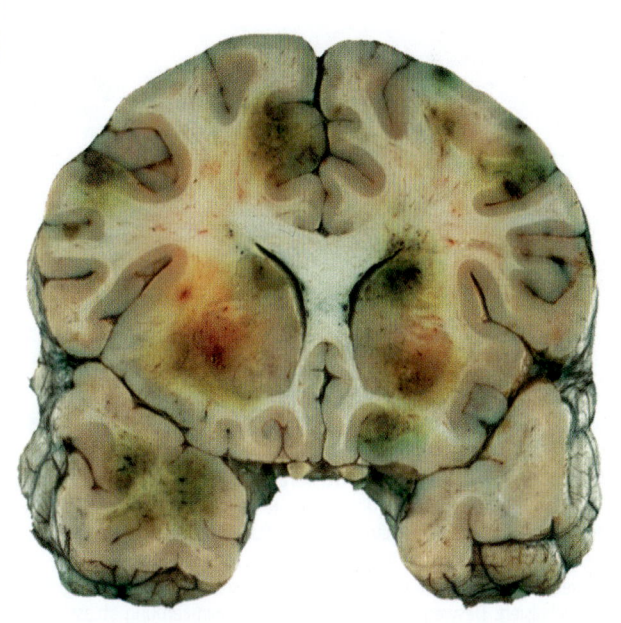

Abb. 8.28 Multiple Abszesse in beiden Großhirnhemisphären. *Candida*-Sepsis bei Immunsuppression. Wegen einer gleichzeitigen Leberschädigung sind die Herde ikterisch verfärbt.

nifestierte. Bei AIDS-Patienten ist sie die häufigste opportunistische Infektion des Nervensystems, von der im Finalstadium der Immunschwächekrankheit etwa 25% der Patienten betroffen sind.

Pathogenese

Mehr als 90% der primären Infektionen mit *Toxoplasma gondii* haben einen subklinischen Verlauf. Daraus ergibt sich eine Seropositivität, deren Prävalenz bei Erwachsenen in den meisten europäischen Ländern bei 40–60% liegt. **Tachyzoiten** sind die proliferative Form des Erregers und für die akute Infektion verantwortlich. Substrat der latenten Infektion sind **Bradyzoiten,** die sich langsam in intrazellulären Zysten vermehren und in diesen Pseudozysten über Jahrzehnte infektiös bleiben. Rupturieren diese, z.B. im Rahmen einer *HIV*-induzierten Immunsuppression, kann es zu einer reaktivierten zerebralen Toxoplasmose kommen. In diesem Fall bleibt die Entzündung auf das ZNS beschränkt. Eine Erstinfektion mit Manifestation in verschiedenen Organen wird bei weniger als 20% der AIDS-Patienten angenommen.

Morphologie

Typisch ist das Auftreten multipler Abszesse in den Großhirnhemisphären, v.a. in den Stammganglien. Hirnstamm und Kleinhirn sind weniger häufig, das Rückenmark selten betroffen. Werden die Patienten nicht behandelt (zu Beginn der AIDS-Erkrankung), kann es zur Ausbildung ausgedehnter, nekrotisierender Toxoplasma-Enzephalitiden kommen (➤ Abb. 8.29).

Histologisch sieht man ausgedehnte Gewebenekrosen. Das periphere entzündliche Infiltrat ist gering. Dort kann man massenhaft Tachyzoiten und **Pseudozysten** nachweisen (➤ Abb. 8.29b). Als erstes Zeichen der Reaktivierung einer latenten Infektion kommt es zu einer fokalen Vermehrung der Pseudozysten.

Zerebrale Zystizerkose

➤ Kap. 48.6.2.

8.5.7 Virale Infektionen

Die **hämatogene Streuung** (Virämie) ist der häufigste Infektionsweg von Viren in das ZNS. Viren dringen nach primärer Infektion des Respirations- oder Gastrointestinaltrakts häufig über regionale Lymphbahnen in den Blutkreislauf ein, selten perkutan, z.B. durch Zeckenbiss. Ein weiterer, für einige Viren sehr typischer Infektionsweg ist die **zentripetale Ausbreitung** im peripheren Nervensystem durch axonalen Transport, z.B. nach dem Biss eines tollwütigen Tieres oder nach primärer Infektion von Haut und Schleimhäuten durch Herpes-simplex-Viren. Für diese ist das periphere Nervensystem zugleich das Reservoir für die latente Infektion.

Die viralen ZNS-Infektionen sind in ihrer **Morphologie** und klinischen **Symptomatik** sehr vielfältig (➤ Tab. 8.6). Im akuten Stadium steht häufig ein generalisiertes Hirnödem mit der Gefahr der intrakranialen Drucksteigerung im Vordergrund. Nekrotisierende und demyelinisierende Enzephalitiden sowie virale Infektionen mit selektiver neuronaler Schädigung rufen häufig ein persistierendes neuropsychiatrisches Defektsyndrom hervor.

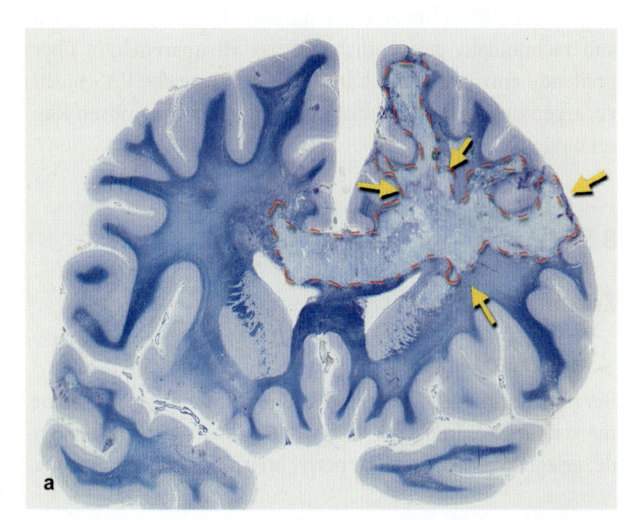

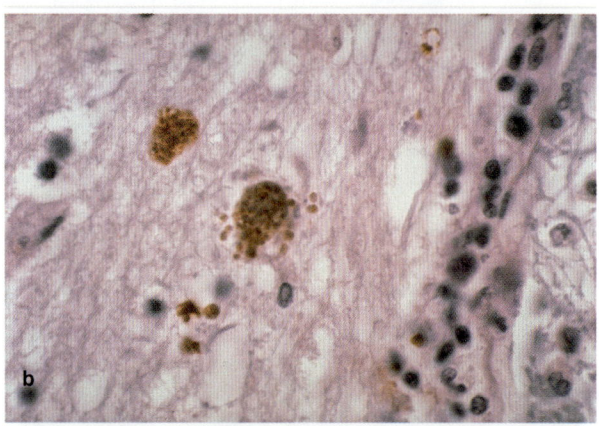

Abb. 8.29 Ausgedehnte nekrotisierende Toxoplasma-Enzephalitis im rechten Frontallappen mit Übergreifen auf den Balken und das Marklager der linken Großhirnhemisphäre bei einem Patienten mit AIDS. **a** Die Pfeile kennzeichnen nekrotische Areale. Das von der roten gestrichelten Linie umschriebene Areal ist zwar nicht vollständig nekrotisch, jedoch weitgehend demyelinisiert. Deswegen erscheint es in der Myelin-Färbung „blass". Kresylviolett-Luxol. **b** Histologischer Nachweis von Pseudozysten, die rupturieren und Tachyzoiten in das Gewebe freisetzen können (immunhistochemische Darstellung durch einen Antikörper gegen *Toxoplasma gondii*).

Herpes-simplex-Enzephalitis

➤ auch Kap. 48.2.6.

Tab. 8.6 Von Viren verursachte Erkrankungen des Nervensystems.

Familie	Virus	Infektionsweg	Einschlusskörper	Zielzelle	Erkrankung des Nervensystems	Vorzugslokalisation
DNA-Viren						
Herpesviren	Herpes-simplex-Virus	retrograd axonal	im Kern (Cowdry A)	Neuronen und Glia	nekrotisierende Enzephalitis	Kortex, limbisches System
	Varicella-Zoster-Virus (VZV)	retrograd axonal	–	Neuronen	Herpes zoster	Thorax, Hals, Gesicht
	Zytomegalievirus (CMV)	hämatogen	im Kern („Eulenaugen") und im Zytoplasma	Neuronen, Glia, Ependym	subependymale nekrotisierende Enzephalitis	periventrikulär
	Epstein-Barr-Virus (EBV)	hämatogen	–	Lymphozyten	B-Zell-Lymphome	–
SV40 (Papovaviren)	JC-Virus	hämatogen	im Kern von Oligodendrozyten	Oligodendroglia, Astroglia	progressive multifokale Leukenzephalopathie (PML)	weiße Substanz
RNA-Viren						
Enteroviren	Poliomyelitisviren 1 und 2	hämatogen	–	motorische Neuronen	Poliomyelitis	Rückenmark (Vorderhorn)
Rhabdoviren	Rabiesvirus	retrograd axonal	im Zytoplasma (Negri-Körper)	Neuronen	Rabiesenzephalitis	Hippocampus, Hirnstamm, Kleinhirn
Arboviren	18 verschiedene RNA-Viren	hämatogen	–	Neuronen	lymphozytäre Meningitis	diffus
Paramyxoviren	Masernvirus (mutiert)	hämatogen	im Kern von Neuronen und Oligodendroglia		subakute sklerosierende Panenzephalitis (SSPE)	diffus
Retroviren	HIV	hämatogen	–	Neuronen, Glia	HIV-Enzephalitis	diffus
		(durch infizierte Monozyten?)	–	Glia	HIV-Leukenzephalopathie	weiße Substanz
			–	Neuronen, Glia	HIV-Polioenzephalopathie	Großhirnrinde
			–	Glia	vakuoläre Myelopathie	Rückenmark
	HTLV-1	T-Lymphozyten	–	Neuronen, Glia	Myelitis/Myelopathie	Rückenmark

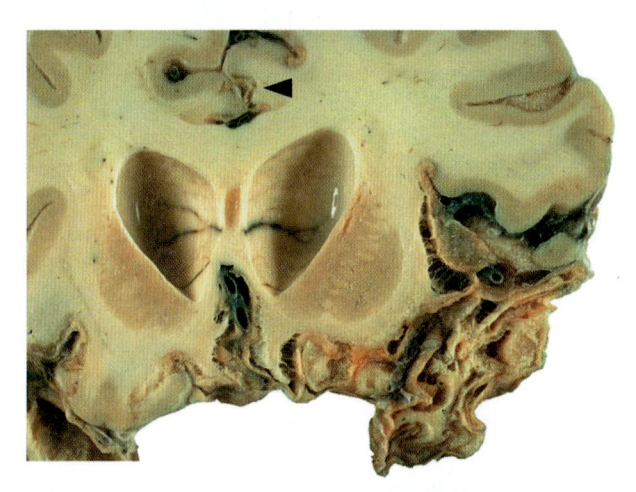

Abb. 8.30 Zustand nach Herpes-simplex-Enzephalitis. Typische Lokalisation kortikaler Nekrosen in Temporallappen und Inselrinde. Ausdehnung der Entzündung im Interhemisphärenspalt um das Balkenknie bis zum Gyrus cinguli (Pfeilspitze).

Definition Akute, meist durch *Herpes-simplex-Virus Typ 1* (HSV-1) hervorgerufene nekrotisierende Enzephalitis mit bevorzugtem Befall des limbischen Kortex.

Pathogenese

Das Virus breitet sich im peripheren Nervensystem aus und führt häufig zu einer latenten Infektion in Ganglien, speziell im Ganglion Gasseri des N. trigeminus, wo das Virus bei etwa 50% aller Erwachsenen nachweisbar ist. Eine Reaktivierung der Entzündung kann zu einem Rücktransport in Haut und Schleimhäute (Herpes genitalis, Herpes labialis) oder zur Ausbreitung in das ZNS führen. Im letzten Fall kommt es zu einer schweren, akuten, nekrotisierenden Entzündung. Bei Kindern und Jugendlichen ist eine Infektion auch vom Nasen-Rachen-Raum über die Riechschleimhaut (Filae nervi olfactorii) möglich.

Morphologie

Hauptlokalisation der Herpes-Enzephalitis ist der mediobasale Temporallappen, er ist oft beidseitig symmetrisch betroffen. Vom Temporallappen breitet sich die Entzündung in der Fissura Sylvii zur Inselrinde und frontobasal in der Mittellinie (Gyrus rectus) aus. Besonders charakteristisch ist die Ausbreitung um das Balkenknie bis zum Gyrus cinguli (➤ Abb. 8.30). Okzipitallappen und Stammganglien werden nur selten einbezogen.

Im akuten Stadium findet sich eine ausgeprägte, perivaskulär akzentuierte, lymphozytäre Meningoenzephalitis mit ausgedehnten kortikalen Nekrosen und Blutungen. Vereinzelt finden sich Neuronen mit eosinophilen Einschlusskörpern vom Cowdry-A-Typ. Oft wird eine Amplifikation viraler Genfragmente (PCR) oder viraler Proteine (Immunhistochemie) nachgewiesen. Das nekrotische Gewebe wird nachfolgend resorbiert. Daraus ergeben sich ausgedehnte pseudozystische Defekte (➤ Abb. 8.30).

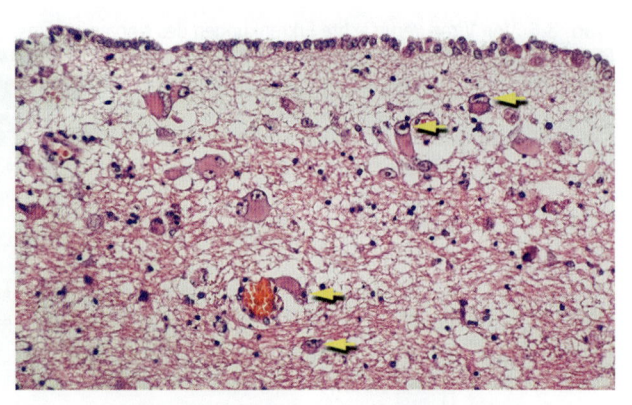

Abb. 8.31 Subependymale Zytomegalievirusinfektion bei einem AIDS-Patienten. Zahlreiche Riesenzellen mit den typischen eulenaugenartigen Einschlusskörpern (gelbe Pfeile) bei geringer entzündlicher Reaktion. HE, Vergr. 100-fach.

Herpes zoster

➤ auch Kap. 48.2.6.
Definition Durch *Varicella-Zoster-Viren* (VZV) hervorgerufene bläschenförmige Eruptionen der Haut im Innervationsgebiet eines oder mehrerer benachbarter Spinalganglien.

Pathogenese

Eine Infektion mit VZV (z.B. Windpocken) führt häufig zu einer latenten Infektion in den sensiblen Spinalganglien. Bei einer späteren Reaktivierung der Entzündung, besonders bei immungeschwächten Patienten und älteren Menschen, entsteht ein akutes, sehr schmerzhaftes Krankheitsbild.

Morphologie

Im akuten Stadium sind die Spinalganglien geschwollen. Man findet eine ausgeprägte lymphozytäre Infiltration.

Zerebrale Zytomegalie

➤ auch Kap. 48.2.6.
Die transplazentare Infektion mit dem *Zytomegalievirus* (CMV) führt zu Fehlbildungen (Mikrozephalie, Migrationsstörungen), in schweren Fällen zu nekrotisierenden, verkalkenden, periventrikulär akzentuierten Enzephalitiden. Bei Erwachsenen wird die zerebrale Zytomegalie fast ausschließlich bei immunsupprimierten Patienten beobachtet (AIDS, Organtransplantation). Häufigste zerebrale Manifestation ist die subependymale *CMV*-Enzephalitis um die Seitenventrikel (➤ Abb. 8.31). Im Gegensatz zur Toxoplasmose handelt es sich in der Regel um eine Erstinfektion mit Befall mehrerer Organe.

Epstein-Barr-Virus

➤ auch Kap. 48.2.6.
Bei bis zu 5% aller AIDS-Patienten entwickelt sich ein primäres zerebrales malignes B-Zell-Lymphom, in dem sich regelmäßig DNA-Sequenzen des *EBV* nachweisen lassen.

Progressive multifokale Leukenzephalopathie

Die progressive multifokale Leukenzephalopathie (PML) ist eine opportunistische Infektion des ZNS, die vom *JC-Virus* (aus der Familie der SV40-Viren) hervorgerufen wird. Bei mehr als 50% der Erwachsenen verläuft die Infektion latent und klinisch inapparent. Bei Immunsuppression kommt es zu einer starken Vermehrung der Viren, die über den Urin ausgeschieden werden. Unter antiretroviraler Therapie entwickeln weniger als 5% aller AIDS-Patienten im Endstadium eine PML.

Morphologie

Typisch sind ausgedehnte, in den Randzonen kleinfleckige, konfluierende Entmarkungsherde, bevorzugt in der weißen Substanz der Großhirnhemisphären (➤ Abb. 8.32a).
Histologisch finden sich in den demyelinisierten Arealen große, hyperchromatische Oligodendrozyten mit basophilen viralen Einschlüssen. Darüber hinaus findet die Virusreplikation auch in reaktiven Astrozyten statt (➤ Abb. 8.32b).

Poliomyelitis

Definition Von Poliomyelitisviren bei Kindern hervorgerufene, akut verlaufende Entzündung des Rückenmarks mit selektivem Verlust motorischer Vorderhornzellen.

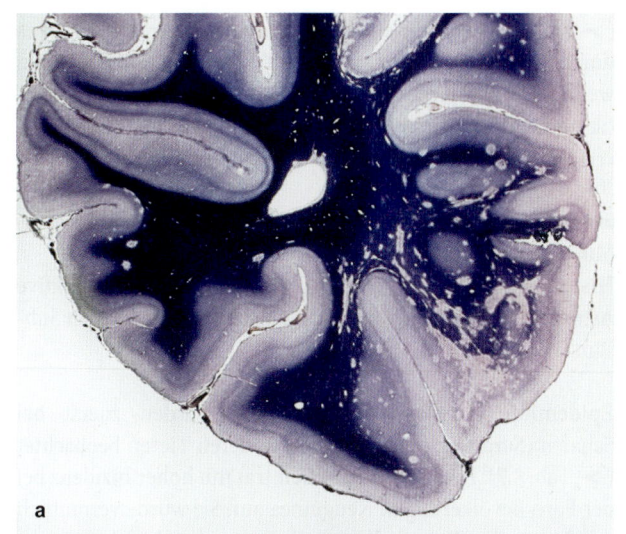

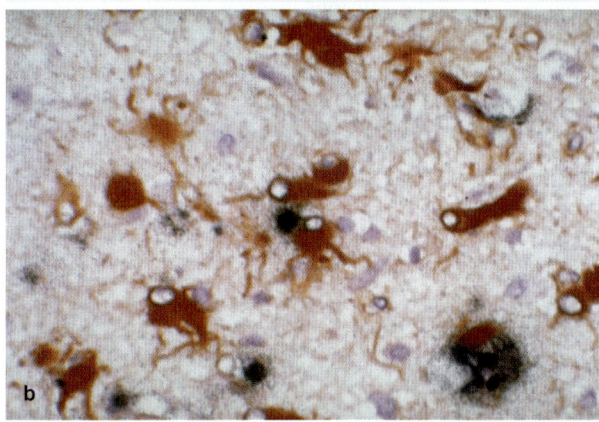

Abb. 8.32 Progressive multifokale Leukenzephalopathie (PML) bei einem immunsupprimierten Patienten. a Kleinfleckige Entmarkungsherde im Okzipitallappen. Markscheidenfärbung. **b** Nachweis des JC-Virus durch In-situ-Hybridisierung (schwarz). Gleichzeitige immunhistochemische Darstellung des astrozytenspezifischen Intermediärfilaments GFAP: Das Virus vermehrt sich in Oligodendrozyten (ohne Gegenfärbung) und Astrozyten. Braune GFAP-Reaktion.

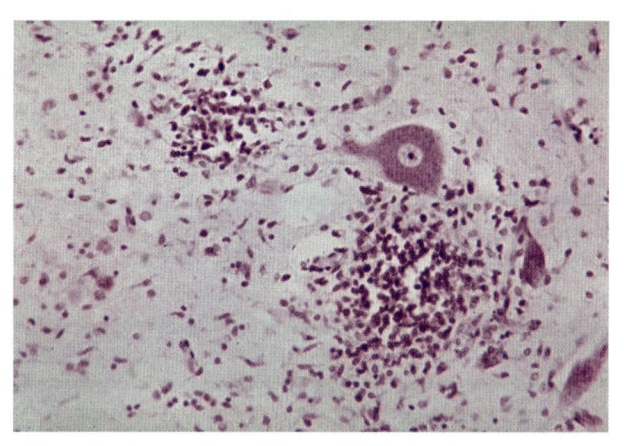

Abb. 8.33 Akute Poliomyelitis. Gemischt leukozytär-lymphozytäre Infiltrate in den Vorderhörnern des Rückenmarks mit weitgehend resorbiertem (unten rechts) und erhaltenem (oben) Motoneuron. Luxol-Nissl-Färbung, Vergr. 400-fach.

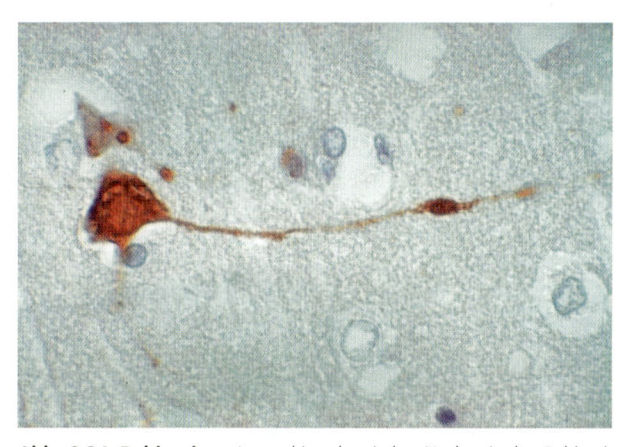

Abb. 8.34 Rabiesvirus. Immunhistochemischer Nachweis des *Rabiesvirus* bei einer Infektion mit tödlichem Verlauf. Die viralen Proteine sind im Zytoplasma und im gesamten Axon der Neuronen nachzuweisen (Bild: W. Feiden, Homburg/Saar).

Pathogenese
Diese dank der Einführung der Polioschutzimpfung selten gewordene Infektion erfolgt primär oral oder durch Inhalation. Im Oropharynx und in den Lymphknoten des Dünndarms kommt es zu einer starken Virusvermehrung mit Virämie, in deren Verlauf das ZNS sekundär einbezogen werden kann. Nach asymptomatischem Verlauf folgt eine dauernde Immunität.

Morphologie
In den betroffenen Rückenmarksegmenten findet man eine weitgehend auf die Vorderhörner der grauen Substanz beschränkte Entzündung (Poliomyelitis anterior acuta) mit perivaskulären lymphozytären und granulozytären Infiltraten, Hyperämie und Ödem. Die motorischen Ganglienzellen nekrotisieren und werden phagozytiert (➤ Abb. 8.33). Im Spätstadium folgt eine Gliose mit allgemeiner Verschmälerung der Vorderhörner, einer Atrophie der Vorderwurzeln und einer neurogenen Muskelatrophie.

Rabies

Syn.: Tollwut

Definition Vom *Rabiesvirus* hervorgerufene, oft tödliche Enzephalitis.
  Zur Pathogenese ➤ Kapitel 48.2.5.

Morphologie
Disseminiert im ZNS findet man perivenöse lymphozytäre Infiltrate. Bevorzugte Zielzellen für die Virusreplikation sind die Neuronen von Hippocampus, Hirnstamm und Kleinhirn (Purkinje-Zellen), in denen sich das Virus immunhistochemisch (➤ Abb. 8.34) und anhand der typischen zytoplasmatischen Negri-Einschlusskörperchen nachweisen lässt.

Arbovirus-Enzephalitis

Definition Von Gliederfüßlern übertragene virale Enzephalitis.

Pathogenese
Bisher wurden über 40 für den Menschen pathogene Arboviren identifiziert, die sich je nach geografischen Bedingungen unterschiedlicher Vektoren bedienen. In Europa herrscht die von Zecken übertragene **Frühsommer-Meningoenzephalitis** vor. In den USA treten bevorzugt die von Moskitos übertragene Eastern-Equine-Enzephalitis und die St.-Louis-Enzephalitis auf, an der Westküste der USA und in Kanada die milder verlaufende Western-Equine-Enzephalitis. Weltweit am häufigsten ist die in Asien vorherrschende, ebenfalls von Moskitos übertragene Japan-Virus-Enzephalitis.

Morphologie
Histologisch befinden sich in Meningen und Gehirn lymphozytäre Infiltrate sowie durch aktivierte Mikroglia gekennzeichnete Gliaknötchen, in schweren Fällen auch Ganglienzellnekrosen.

HTLV-1-assoziierte Myelopathie

Syn.: tropische spastische Paraparese
Definition Eine fast ausschließlich in Asien (Japan) nach Infektion mit dem *humanen T-Zell-Leukämie-Virus Typ 1 (HTLV-1)* auftretende chronische Myelopathie.

Pathogenese
Nach einer Inkubationszeit von mehr als 30 Jahren kommt es zu einer klonalen Vermehrung infizierter Lymphozyten und zur Ausbildung einer T-Zell-Leukämie. Die Pathogenese der Myelopathie ist nicht geklärt. Die bisherigen Befunde sprechen dafür, dass sie ebenfalls von T-Zellen vermittelt wird.

Morphologie
In frühen Stadien stehen lymphozytäre Infiltrate der grauen und weißen Substanz des Rückenmarks im Vordergrund. Später kommt es zu einer Degeneration der Bahnsysteme der weißen Substanz.

Klinische Relevanz Die Symptomatik ist charakterisiert durch ein chronisch fortschreitendes Querschnittssyndrom.

8.5.8 Prion-Erkrankungen

Zur Familie der Prion-Erkrankungen gehört eine Gruppe neurodegenerativer Enzephalopathien bei Mensch und Tier (> Tab. 8.7), denen ein gemeinsamer Übertragungsmodus durch Prion-Protein zugrunde liegt. Diese Enzephalopathien weisen eine komplexe neurologisch-psychiatrische Symptomatik und einen rasch progressiven Verlauf auf. Schließlich führen sie zu vollständiger Demenz und zum Tod.

Morphologie
Histologische Kennzeichen sind Ganglienzellverlust, reaktive Astrozytose und eine spongiöse Auflockerung der grauen Substanz des Großhirns.

Epidemiologie Diese Erkrankungen wurden zuerst bei Schafen **(Scrapie),** später auch bei anderen Tieren beobachtet (> Tab. 8.7). Die **Kuru-Krankheit** trat mit hoher Inzidenz bei der Fore-Bevölkerung in Neuguinea auf. Sie wurde vermutlich durch rituellen Kannibalismus übertragen und ist heute sehr selten. Die ätiologisch ungeklärte, nach den Erstbeschreibern benannte **Creutzfeldt-Jakob-Erkrankung** (CJD) tritt weltweit sporadisch auf mit einer Inzidenz von etwa 1 pro 1 Million Einwohner und Jahr. Bei über 200 Patienten wurde ein iatrogener Übertragungsmodus nachgewiesen, z.B. durch Transplantation von Kornea oder Dura mater oder durch infizierte neurochirurgische Instrumente (Inkubationszeit 1,5–6 Jahre) sowie durch die Injektion von Hormonen (Wachstumshormon), die

Tab. 8.7 Prion-Erkrankungen.

Erkrankung	Auftreten	Prion-Gen
Mensch		
erworbene Creutzfeldt-Jakob-Erkrankung (CJD) (z.B. Kuru in Neuguinea, variante Form der CJD, iatrogene CJD)	selten, kleinere Epidemien (z.B. vCJD: Übertragung Rind → Mensch; Übertragung Mensch → Mensch)	Wildtyp (bei vCJD: Wildtyp (Kodon 129^{Met})
sporadische CJD	selten, sporadisch	Wildtyp
genetische CJD	familiär	Punktmutationen (z.B. $178^{Asp \to Asn}$ und $200^{Glu \to Lys}$) und Insertionen
Gerstmann-Sträussler-Scheinker-Erkrankung (GSS)	familiär	Punktmutationen (z.B. $102^{Pro \to Leu}$, $117^{Ala \to Val}$ und $198^{Phe \to Ser}$)
familiäre tödliche Insomnie (FFI)	familiär	Mutation an Kodon $178^{Asp \to Asn}$ und Kodon 129^{Met}
Tier		
Scrapie	endemisch (Schaf)	Wildtyp
bovine spongiforme Enzephalopathie (BSE, „Rinderwahnsinn")	abklingende Epidemie (v.a. in Großbritannien)	Wildtyp
Nerz-Enzephalopathie	früher endemisch	Wildtyp
chronisch zehrende Hirschkrankheit	endemisch (in Nordamerika)	Wildtyp

aus Hypophysengewebe erkrankter Personen extrahiert worden waren (Inkubationszeit 10–15 Jahre).

Man geht aber davon aus, dass die v.a. in Großbritannien seit etwa 1986 (Höhepunkt 1992) auftretende bovine spongiforme Enzephalopathie (BSE) von Tierfutter ausgelöst wurde, das aus scrapieerkrankten Schafen gewonnen wurde. Bis Ende 2010 sind über 210 Personen (v.a. in Großbritannien und in Frankreich) an einer der Variante der Creutzfeldt-Jakob-Krankheit verstorben, deren Auslöser sehr wahrscheinlich der BSE-Erreger war. Etwa 10% der menschlichen Prion-Erkrankungen sind genetisch bedingt.

Hygiene Das Prion-Protein ist sehr resistent und wird von Formaldehyd oder durch eine Routineautoklavierung nicht vollständig inaktiviert. Beim Umgang mit Gewebeproben erkrankter Individuen sind deshalb besondere Vorsichtsmaßnahmen geboten. Eine sichere Inaktivierung von Prionen ist durch Autoklavieren mit 134°C bei 2 bar für 30 min zu erreichen. Alternativ kann man das Material für mindestens 60 min in Natronlauge (2-normal) einlegen.

Pathogenese

Es gilt als gesichert, dass die Erkrankungen nicht von Viren, sondern von einem infektiösen Membranprotein (**PrP^C**) übertragen wird, das bei Gesunden in Neuronen des ZNS, aber auch in anderen Organen nachweisbar ist und vom Prion-Gen **PRNP** codiert wird. Das im Hirn erkrankter Patienten nachgewiesene infektiöse Prion-Protein (**PrP^{CJD}**) hat eine identische Aminosäurensequenz, jedoch eine andere Tertiärstruktur, die biochemisch zu einer erhöhten Proteaseresistenz führt. Über einen noch ungeklärten Mechanismus vermag das PrP^{CJD} das normale PrP^C in die eigene, pathogene Form umzuwandeln. Die für Bakterien und Viren notwendige DNA- oder RNA-abhängige Vermehrung im Wirtsorganismus ist nicht erforderlich. Tatsächlich enthalten infektiöse Präparationen keine informationellen Nukleinsäuren (➤ Abb. 8.35).

Bei **erblichen Prion-Erkrankungen** findet man eine Mutation (Punktmutation oder Insertion) im Prion-Gen (➤ Tab. 8.7). Bei betroffenen Familienmitgliedern enthalten also alle somatischen Zellen ein mutiertes Prion-Protein. Gleichwohl manifestiert sich die autosomal dominant vererbte Erkrankung erst im Erwachsenenalter.

Morphologie

Bei der **Creutzfeldt-Jakob-Erkrankung** zeigt die graue Substanz (Kortex und Basalganglien) eine diffuse oder fokal akzentuierte, für die Erkrankung charakteristische spongiöse Auflockerung, die auf einer Schwellung der Zellfortsätze von Neuronen und Astrozyten beruht (➤ Abb. 8.36). Mit Fortschreiten der Erkrankung tritt ein Ganglienzellverlust in den Vordergrund, begleitet von einer massiven Hypertrophie und Hyperplasie der Astrozyten. In bis zu 10% finden sich, besonders im Kleinhirn, Amyloidplaques („Kuru-Plaques"), in denen sich immunhistochemisch eine Akkumulation des Prion-Proteins nachweisen lässt.

Bei Patienten mit der erblichen **Gerstmann-Sträussler-Scheinker-Erkrankung** (GSS) findet man regelmäßig charakteristische, multizentrische Amyloidplaques.

Bei kurzem klinischem Verlauf (3–6 Monate) ist das Gehirn makroskopisch unauffällig oder zeigt eine leichte diffuse Windungsatrophie. Bei Patienten, die in komatösem Zustand längere Zeit (1–2 Jahre) überleben, findet man eine ausgeprägte Atrophie mit einer Reduktion des Hirngewichts bis auf unter 700 g (60–70% der Norm).

8.6 Neuroimmunologische Erkrankungen

Gemeinsames Merkmal der neuroimmunologischen Erkrankungen ist eine Autoimmunreaktion gegen Bestandteile des

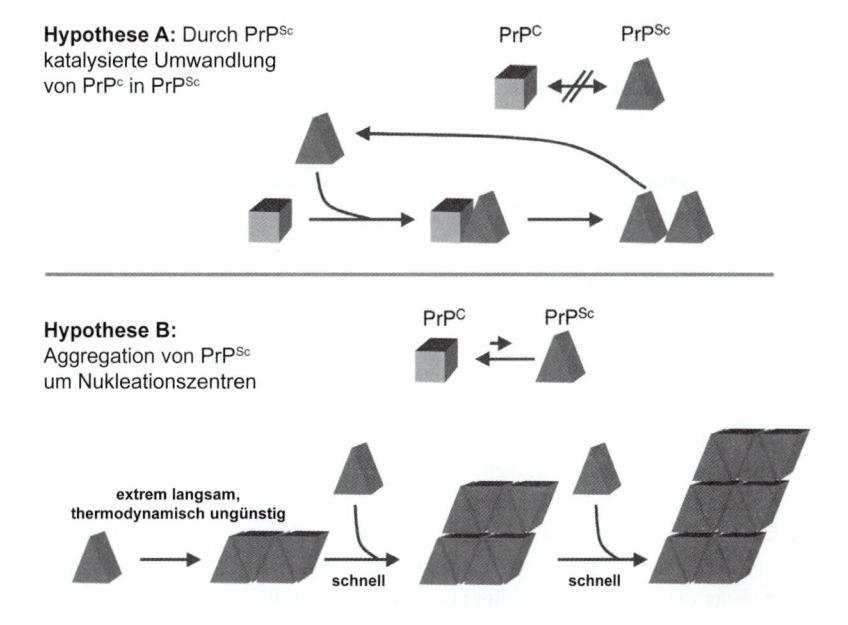

Abb. 8.35 Theoretische Modelle zur Vermehrung der Prionen. Beide Modelle sind plausibel, jedoch noch nicht experimentell erhärtet. Bei beiden Modellen geht man davon aus, dass im Gegensatz zu den konventionellen Infektionserkrankungen keine Nukleinsäuren für die Vermehrung der Prionen notwendig sind (PrP^C = normales Prion-Protein, PrP^{Sc} = pathologisches Prion-Protein). **Hypothese A:** Pathologisches Prion-Protein kann normales Prion-Protein rekrutieren und in ein Abbild seiner selbst verwandeln. **Hypothese B:** Der infektiöse Erreger besteht aus einem hochgradig geordneten, parakristallinen Aggregat des pathologischen Prion-Proteins: Das monomere PrP^{Sc} wäre demnach nicht infektiös. Die Bildung eines ersten Aggregats aus den Monomeren ist thermodynamisch sehr unwahrscheinlich. Dies wird als Ursache der Seltenheit von Prion-Erkrankungen beim Menschen angenommen. Nach der Bildung eines Aggregats schreitet die Reaktion aber unweigerlich und schnell durch Rekrutierung weiterer PrP-Moleküle aus der Lösung fort.

Hypothese A: Durch PrP^{Sc} katalysierte Umwandlung von PrP^C in PrP^{Sc}

Hypothese B: Aggregation von PrP^{Sc} um Nukleationszentren

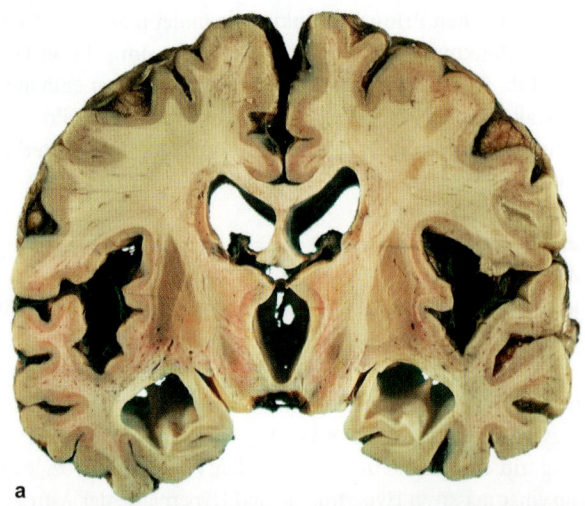

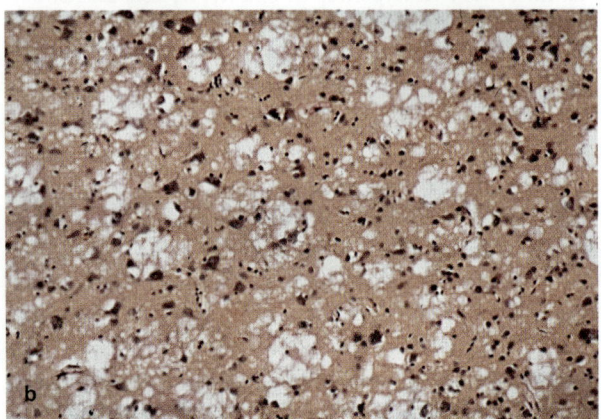

Abb. 8.36 Creutzfeldt-Jakob-Erkrankung. a Ausgeprägte Atrophie der Großhirnrinde. **b** Histologisch findet sich im Kortex die typische spongiöse Auflockerung des Gewebes (spongiforme Enzephalopathie). HE, Vergr. 100-fach.

zentralen Nervensystems. Die häufigste Erkrankung aus diesem Formenkreis ist die **Encephalomyelitis disseminata**, die im klinischen Sprachgebrauch als **multiple Sklerose** bezeichnet wird. Im Fall der multiplen Sklerose und der **para- und postinfektiösen Enzephalomyelitiden** ist die Autoimmunreaktion gegen myelinassoziierte Antigene ausgeprägt. Bei den paraneoplastischen Enzephalomyelitiden wurden in der Mehrzahl der Fälle Autoantikörper gegen neuronale Strukturen identifiziert.

8.6.1 Multiple Sklerose

Syn.: Encephalomyelitis disseminata
Die multiple Sklerose ist mit einer Prävalenz von 30–80 in Mitteleuropa eine der häufigsten neurologischen Erkrankungen. Sie ist gekennzeichnet durch schubförmig auftretende umschriebene Entmarkungsreaktionen, die in allen Abschnitten der zentralnervösen weißen Substanz auftreten können. Aufgrund des variablen Lokalisationsmusters der Entmarkungsherde ist die klinische Symptomatik außerordentlich vielfältig. Die Auslöser der Erkrankungsschübe sind noch unbekannt.

Pathogenese
Die Ursache der multiplen Sklerose ist ungeklärt. Eine Autoimmunreaktion gegen Bestandteile zentralnervöser weißer Substanz spielt eine wesentliche Rolle. Als diagnostischen Hinweis auf eine **Autoimmunpathogenese** findet man im Liquor betroffener Patienten eine **oligoklonale Immunglobulinvermehrung,** bei der es sich wahrscheinlich um autoreaktive Antikörper handelt. In floriden Entmarkungsherden ist eine Population von T-Lymphozyten nachweisbar, die sich zu einem großen Teil aus **CD8-T-Lymphozyten** rekrutiert. Häufig ist die multiple Sklerose mit den **HLA-Haplotypen A3, B7, DW2** oder **DR2** assoziiert.

Das Zielmolekül der immunologischen Reaktion ist nicht bekannt und es ist auch unklar, wie das schubförmige Auftreten und das sehr variable Verteilungsmuster der Entmarkungsherde zustande kommen.

Zahlreiche Befunde deuten darauf hin, dass **Virusinfektionen** eine wesentliche Rolle für die Induktion autoreaktiver Immunmechanismen spielen. Eine Hypothese geht davon aus, dass aufgrund einer Antigenverwandtschaft zwischen viralen und zentralnervösen Proteinen im Verlauf der antiviralen Reaktion ein Autoimmunmechanismus ausgelöst wird **(molekulares Mimikry).** Die Erkrankung zeigt ein auffallendes Nord-Süd-Gefälle, sowohl auf den Äquator bezogen als auch innerhalb einzelner Kontinente. Auch diese Gesetzmäßigkeit wurde als Hinweis auf die auslösende Funktion eines infektiösen Agens interpretiert.

Tierexperimentell lässt sich ein der multiplen Sklerose ähnliches Krankheitsbild durch eine Infektion mit neurotropen Viren (Theiler-Virus, Maus-Hepatitis-Virus) oder durch eine Immunisierung mit ZNS-Gewebe bzw. Myelinbestandteilen (experimentelle allergische Enzephalomyelitis, EAE) hervorrufen. Im Fall der EAE wurde das basische Myelinprotein, ein wesentlicher Bestandteil zentraler Myelinscheiden, als Zielmolekül für die Autoimmunreaktion identifiziert.

Morphologie
Makroskopisch sind in der weißen Substanz umschriebene, scharf begrenzte Entmarkungsherde nachweisbar. Diese Herde haben eine graue Farbe und erscheinen im chronischen Stadium induriert (daher der Begriff „multiple Sklerose"). In den Großhirnhemisphären treten sie bevorzugt in unmittelbarer Nachbarschaft zum Ventrikelsystem auf, was auf eine Verteilung des auslösenden Agens über den Liquor hindeuten könnte (➤ Abb. 8.37a). Häufig sind Plaques jedoch auch subkortikal an der Rinden-Mark-Grenze, im tiefen Marklager der Kleinhirnhemisphären sowie in Hirnstamm und Rückenmark nachweisbar (➤ Abb. 8.37b). Letztere liegen in der Regel oberflächennah. Die makroskopische Abgrenzung von Entmarkungsherden des Pons und der Medulla oblongata kann schwierig sein. Für solche unscharf demarkierten Läsionen wird auch der Begriff „shadow plaques" verwendet.

8.6 Neuroimmunologische Erkrankungen

Erkrankung mit Sehverlust, anschließend treten spinale Symptome auf.
- **Konzentrische Sklerose (Balo-Krankheit):** Diese Variante zeigt klinisch eine allmähliche Progredienz. Sie ist durch große, konzentrische Entmarkungsherde im Centrum semiovale charakterisiert, in denen sich zwiebelschalenförmig myelinisierte und demyelinisierte Schichten abwechseln.
- **Diffuse Sklerose (Schilder-Krankheit):** Die monophasische Erkrankung führt zu einer ausgedehnten Demyelinisierung im Hemisphärenmarklager, die auch mit einem Untergang von Axonen assoziiert ist. Möglicherweise handelt es sich dabei um eine Variante einer akuten multiplen Sklerose. Einige Fälle sind dem Formenkreis der Adrenoleukodystrophie zuzuordnen.

8.6.2 Para- und postinfektiöse Enzephalomyelitiden

Für diese Erkrankungen werden synonym die Begriffe „akute disseminierte Enzephalomyelitis" und „postinfektiöse", „perivenöse" oder „postvakzinale Enzephalomyelitis" gebraucht.
Definition Als Komplikation viraler Infektionen des Kindesalters, insbesondere nach Masern, Mumps, Windpocken oder Röteln auftretende Enzephalitis, bei der das entsprechende Virus im ZNS nicht nachweisbar ist.

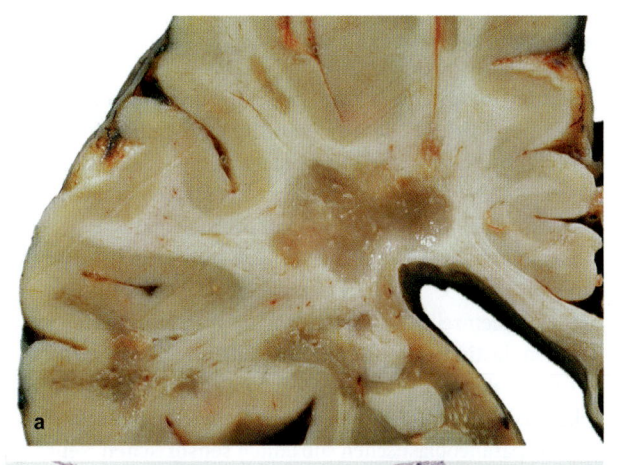

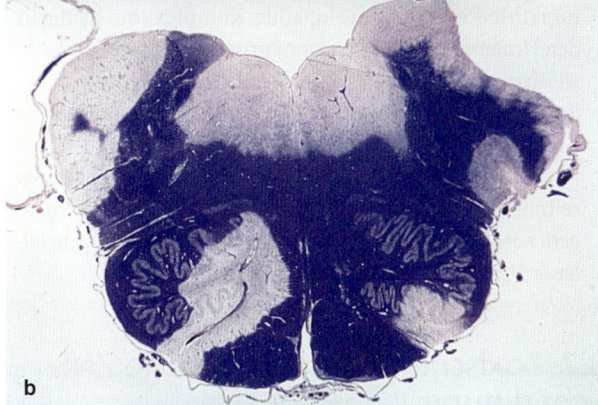

Abb. 8.37 Multiple Sklerose. a Multiple, grau verfärbte Entmarkungsherde in der weißen Substanz der linken Großhirnhemisphäre mit typischer Lokalisation in der Nachbarschaft des Seitenventrikels. **b** Entmarkungsherde in der Medulla oblongata ohne Beschränkung auf bestimmte Bahnsysteme. Luxol-Markscheidenfärbung.

In floriden Stadium stehen **mikroskopisch** ausgeprägte perivaskuläre lymphomonozytäre Infiltrate und eine Markscheidendegeneration mit zahlreichen Makrophagen im Vordergrund. Im weiteren Verlauf kommt es zu einem vollständigen Myelinverlust unter Erhaltung der Axone. Die entzündlichen Infiltrate können sich weitgehend zurückbilden. Ältere Entmarkungsherde zeigen eine ausgeprägte reaktive Astrogliose. Sehr eindrucksvoll ist die scharfe Abgrenzung des entmarkten Areals von der benachbarten, nicht betroffenen weißen Substanz.

Varianten der multiplen Sklerose

Eine Reihe von Entmarkungskrankheiten zeichnen sich durch Besonderheiten im klinischen Verlauf oder im Verteilungsmuster der Entmarkungsherde aus. Wahrscheinlich handelt es sich dabei um Varianten desselben Krankheitsbildes.
- **Akute multiple Sklerose:** In seltenen Fällen zeigt die Entmarkungsreaktion einen foudroyanten Verlauf mit schwerem Defektsyndrom oder tödlichem Ausgang bereits in der Phase des ersten Schubs.
- **Neuromyelitis optica (Devic-Syndrom):** Hier sind über einen längeren Zeitraum lediglich Nervus und Tractus opticus sowie das Rückenmark betroffen. Häufig beginnt diese

Pathogenese
Man geht davon aus, dass es sich um eine Autoimmunreaktion gegen Myelinbestandteile des Nervensystems auf eine systemische virale Infektion handelt.

Wie bei der multiplen Sklerose wurde die Hypothese formuliert, dass die immunologische Reaktion auf einer Antigenverwandtschaft zwischen viralen und zentralnervösen Proteinen beruht (molekulares Mimikry). Bei der postvakzinalen Enzephalomyelitis nach Rabies-Immunisierung wurde nachgewiesen, dass ältere Tollwutimpfstoffe mit geringen Mengen eines zentralnervösen Antigens aus virusproduzierenden Zellen kontaminiert waren. Damit entspricht diese Variante der experimentellen allergischen Enzephalomyelitis (EAE) im Tiermodell.

Morphologie
Bei manchen Patienten ist **makroskopisch** ein Gehirnödem zu erkennen. Bei anderen ist der makroskopische Befund weitgehend normal.

Das charakteristische **mikroskopische** Bild zeigt perivenöse Entmarkungsherde mit ausgeprägter Makrophagenreaktion und mononukleären Infiltraten. Patienten, die sich von der Erkrankung erholen, weisen nur geringe Residuen auf. Auch mit modernen immunhistochemischen oder ultrastrukturellen Untersuchungsmethoden ist im Gehirn kein Virusnachweis möglich.

Enzephalitis nach Maserninfektion

Häufigste zerebrale Manifestation ist die **postinfektiöse Enzephalomyelitis,** die Tage bis Wochen nach der systemischen Erkrankung auftritt.

Nach ca. 5–15 Jahren kann sich als Spätfolge eine **subakute sklerosierende Panenzephalitis** (SSPE) entwickeln. Diese schwere Enzephalitis wird wahrscheinlich von einem mutierten Masernvirus hervorgerufen, dem das beim Wildtyp vorhandene M-Protein der inneren Virushülle fehlt.

8.6.3 Paraneoplastische Enzephalomyelopathien

➤ auch Kap. 6.9.2.

Bei Patienten mit malignen Tumorerkrankungen, insbesondere beim kleinzelligen Bronchialkarzinom sowie bei malignen Lymphomen und Mammakarzinomen, können zentralnervöse Manifestationen auftreten, die nicht auf einem metastatischen Befall des Gehirns oder Rückenmarks beruhen, sondern auf einer **Autoimmunreaktion** gegen Strukturantigene des ZNS.

Pathogenese
Bei der Mehrzahl der paraneoplastischen neurologischen Syndrome war es möglich, Autoantikörper gegen zentralnervöse Neuronen-Subpopulationen im Serum und im Liquor der Patienten nachzuweisen. In der Regel reagieren diese Antikörper nicht nur mit dem betroffenen Neuronen-Subtyp, sondern auch mit den Zellen des Primärtumors. Dies könnte dafür sprechen, dass ein auf den Tumorzellen in modifizierter Form exprimiertes kreuzreagierendes antigenes Epitop die immunologische Toleranz des Patienten durchbricht und den Autoimmunmechanismus in Gang setzt. Es ist auch gelungen, mit Autoantikörpern betroffener Patienten das antigene Zielmolekül zu identifizieren:

- Bei der **paraneoplastischen Kleinhirndegeneration** ist die Autoimmunreaktion im Wesentlichen gegen ein 34-kD-Protein auf Purkinje-Zellen gerichtet.
- Dem **paraneoplastischen sensorischen Neuronopathie-Enzephalomyelitis-Komplex** liegt eine immunologische Reaktion gegen ein als Hu-Antigen bezeichnetes Protein von ca. 40 kD zugrunde, das auf den betroffenen Ganglienzellen nachweisbar ist.
- Beim **paraneoplastischen Opsoklonus-Syndrom** wurden neuronale Zielantigene von 60 und 80 kD gefunden.

Es ist allerdings noch unbekannt, warum bei diesen Patienten die immunologische Toleranz aufgehoben werden kann und weshalb diese paraneoplastischen Syndrome nur bei einem relativ geringen Prozentsatz der Patienten mit dem jeweiligen Karzinomtyp auftreten.

Morphologie
Der **makroskopische** Befund an Gehirn und Rückenmark ist in der Regel unauffällig. Insbesondere sind keine Metastasen des zugrunde liegenden Tumorleidens nachweisbar. Falls zentralnervöse Metastasen auftreten, ist die Diagnose einer paraneoplastischen Enzephalomyelopathie problematisch.

Das **mikroskopische** Bild ist bei den verschiedenen Formen variabel:

- Die bei kleinzelligen Bronchialkarzinomen **auftretende paraneoplastische limbische Enzephalitis** zeigt im Bereich der Temporallappen perivaskuläre lymphozytäre Infiltrate, Mikrogliaknötchen sowie eine ausgeprägte Astrogliareaktion.
- Beim paraneoplastischen subakuten **sensorischen Neuronopathie-Enzephalomyelopathie-Komplex** sind häufig in den Hinterwurzelganglien lymphozytäre Infiltrate nachweisbar.
- Bei der mit Ovarialkarzinomen assoziierten **subakuten Kleinhirndegeneration** kommt es zu einem Verlust von Purkinje-Zellen, der häufig ohne eine nachweisbare zelluläre Immunreaktion auftritt. In seltenen Fällen ist es gelungen, autoreaktive Immunglobuline an der Oberfläche befallener Neuronen zu identifizieren.

8.7 Toxische und metabolische ZNS-Schädigung

8.7.1 Metalle

Die von Metallen hervorgerufenen ZNS-Schädigungen sind in ➤ Tab. 8.8 zusammengefasst.

8.7.2 Alkohol (Ethanol)

Chronischer Alkoholabusus mit einem Konsum von täglich mehr als 40 g bei Frauen bzw. mehr als 60 g bei Männern ist Ethanol in Deutschland die häufigste Suchtkrankheit (ca. 2–3% der Gesamtbevölkerung). Die Blut-Hirn-Schranke ist für Alkohol uneingeschränkt permeabel. Die **direkten Effekte** auf das ZNS sind vielfältig, die **indirekten Effekte** sind in erster Linie auf eine Fehl- oder Mangelernährung (Protein- und Vitaminmangel) zurückzuführen.

Chronischer Alkoholabusus kann sich durch eine Schädigung von Neuronen, Neuroglia und Gefäßen oder von Myelin manifestieren. Alle alkoholassoziierten Erkrankungen können isoliert oder in Kombination auftreten. Auch das **periphere Nervensystem** ist betroffen (➤ Kap. 9.3.6).

Eine **akute Alkoholintoxikation** führt in der Regel zu einer passageren exogenen Psychose und zu einem Hirnödem. Bei einer Plasmakonzentration von über 4–5 g/l (4–5‰) kann es auch zu einer Depression der Substantia reticularis und kardiorespiratorischer Zentren mit potenziell letalem Verlauf kommen, jedoch ohne morphologisch nachweisbares Korrelat im ZNS.

Tab. 8.8 Neurotoxizität von Metallen.

Toxin	Exposition	Intoxikationsmodus	Pathogenese	Morphologie	Klinik
Arsen (trivalent)	Industrie, Homizid, Suizid	Ingestion, Inhalation	Reaktion mit freien Radikalen, Blockade sulfhydrylhaltigiger Enzyme	Neuronopathie, akzentuiert im Rückenmark mit axonaler Degeneration	periphere distale symmetrische Neuropathie
Arsen (pentavalent)	Insektizide, historisch: Chemotherapie bei Syphilis und Parasitosen	Ingestion, Inhalation	wie bei trivalentem Arsen	hämorrhagische Leukenzephalopathie, axonale Degeneration	Bewusstseinsstörungen, neurologisches Defizit, periphere Neuropathie
Blei (anorganisch)	Bleigewinnung, Batterien, bleihaltige Farben, Trinkwasser (Bleirohre in Hausinstallation)	Ingestion, Inhalation (größere Vulnerabilität von Kindern)	Sequestration in Lysosomen und Mitochondrien (biologisches Verhalten wie Kalzium), Hemmung von Zellatmung und Mitochondrienneubildung	Hirnödem, petechiale Hämorrhagien (akut), Ganglienzellnekrosen mit reaktiver Glia- und Kapillarproliferation (chronisch)	Enzephalopathie mit Ataxie und Krampfanfällen
Blei (organisch)	Abgase (Benzinzusatz, in Europa verboten), alte Wasserleitungen	Inhalation, Ingestion	wie bei anorganischem Blei	axonale Degeneration, segmentale Demyelinisierung	periphere motorische Neuropathie
Quecksilber (organisch)	Hg-haltige Meerestiere (industriell kontaminiert), Getreide (Fungizide)	Ingestion, Resorption durch die Haut (Toxizität nimmt mit Löslichkeit der Verbindung zu)	Hemmung der neuronalen Proteinsynthese, Dissoziation von Polyribosomen	Großhirnwindungsatrophie bevorzugt im visuellen, auditorischen und parietalen Kortex, Kleinhirnatrophie	zentrale Seh- und Hörstörung, Ataxie, Tremor, periphere Neuropathie
Quecksilber (anorganisch)	Industrie	Inhalation	wie bei organischem Quecksilber	wie bei organischem Quecksilber, jedoch diskretere Veränderungen	emotionale Labilität, Irritabilität, Schlaflosigkeit, Bewusstseinsstörungen, Intentionstremor, Ataxie, periphere Neuropathie
Mangan	Mangangewinnung	Inhalation	Sequestration in Mitochondrien	Großhirnwindungsatrophie, Ganglienzellverlust in Stammganglien und Thalamus	extrapyramidal-motorische Symptome („Parkinson-Syndrom")
Thallium	Industrie, Insektizide, Rattengift	Ingestion, Inhalation, Resorption durch die Haut	Störung des Riboflavinstoffwechsels	Neuronopathie mit Waller-Degeneration und neurogener Muskelatrophie	Bewusstseinsstörungen, epileptische Anfälle, Parästhesien, Muskelatrophie

Plötzlicher **Alkoholentzug** kann ein potenziell letales Alkoholdelir mit Tremor, Halluzinationen, Desorientiertheit und epileptischen Krampfanfällen auslösen, führt jedoch ebenfalls in der Regel nicht zu einer substanziellen Hirnschädigung.

Großhirnwindungsatrophie

Definition Häufige (60–90%) Atrophie von Großhirnkortex und Marklager mit konsekutivem Hydrocephalus internus e vacuo.

Pathogenese
Die Ätiopathogenese ist ungeklärt. Experimentell wurde eine Störung des Proteinmetabolismus (Proteinsynthese und -degradation) nachgewiesen.

Morphologie
Makroskopisch findet man eine Atrophie von Großhirnkortex und Marklager mit ausgeprägtem Hydrocephalus internus e vacuo.

Histologisch ist meist keine numerische Reduktion von Ganglienzellen, hingegen ist ein Substanzverlust des Neuropils mit Reduktion von Dendriten und Abnahme synaptischer Verknüpfungen nachweisbar.

Kleinhirnwindungsatrophie

Definition Relativ häufige Kleinhirnatrophie, akzentuiert im oberen Kleinhirnwurm.

Pathogenese
Die Ätiopathogenese ist ebenfalls ungeklärt. Es wird ein direkter toxischer Effekt von Ethanol, aber auch eine nutritiv-metabolische Schädigung diskutiert.

Morphologie
Makroskopisch ist eine ausgeprägte Atrophie der Foliae in rostralen Abschnitten des Vermis cerebelli, in geringerer Ausprägung auch im Bereich der oberen Kleinhirnhemisphären nachweisbar (➤ Abb. 8.38).

Histologisch liegt eine Degeneration von Purkinje- und Körnerzellen mit reaktiver Proliferation der Bergmann-Glia vor. Tierexperimentell wurde eine ausgeprägte Reduktion axodendritischer Synapsen nachgewiesen.

Wernicke-Enzephalopathie

Syn.: Wernicke-Korsakow-Syndrom
Definition In der Regel mit chronischem Alkoholabusus assoziierte ZNS-Schädigung, die durch einen Vitamin-B_1-Mangel verursacht wird.

Pathogenese
Ursache der Wernicke-Enzephalopathie ist eine B_1-Hypovitaminose (Thiaminmangel). Thiamin ist ein essenzieller Kofaktor für Enzyme des Intermediärstoffwechsels (Pyruvatdehydrogenase, Ketoglutaratdehydrogenase, Transketolase). Bei Thiaminmangel kommt es zur Beeinträchtigung des Energiestoffwechsels.

Morphologie
Da im Gehirn die Corpora mammillaria über die höchste Transketolaseaktivität verfügen, sind sie immer betroffen, andere Lokalisationen dagegen weniger konstant (Umgebung des III. Ventrikels, mediodorsale Thalamuskerne, Corpora geniculata, Umgebung des Aquädukts und Boden des IV. Ventrikels).

Makroskopisch liegt bei akutem Verlauf eine rötlich-bräunliche Verfärbung dieser Hirnregionen vor, meist mit multiplen petechialen Einblutungen (➤ Abb. 8.39). Bei chronischer Wernicke-Enzephalopathie entsteht eine Atrophie der Corpora mammillaria mit kompensatorischem Hydrozephalus des III. Ventrikels.

Histologisch lässt sich nur ein diskreter Ganglienzellverlust nachweisen. Bei akutem Verlauf finden sich petechiale Einblutungen, bei chronischem Verlauf eine ausgeprägte Glia- und Gefäßproliferation mit Siderophagen und unterschiedlich ausgeprägter spongiöser Auflockerung des Neuropils.

Zentrale pontine Myelinolyse

Definition Meist beidseits symmetrische Demyelinisierung im Hirnstamm als Folge einer Störung des Elektrolytstoffwechsels (rasch einsetzende Hyponatriämie, „Überwässerung").

Pathogenese
Es handelt sich meist um eine iatrogene Schädigung der Oligodendroglia und des Myelins bei Elektrolytstörungen, insbesondere bei ausgeprägter Hyponatriämie, bei zu raschem Volumenmangelausgleich oder Überkorrektur. Seltener liegt eine Hypernatriämie oder eine Hypo- bzw. Hyperkaliämie vor. Etwa zwei Drittel der Fälle treten bei chronischem Alkoholabusus auf, weitere auslösende Erkrankungen sind Nieren- und

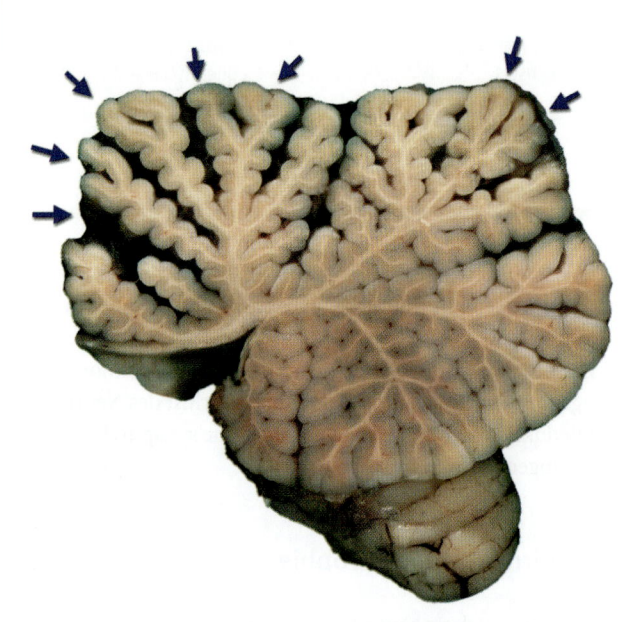

Abb. 8.38 Kleinhirnatrophie. Ausgeprägte Kleinhirnatrophie in den oberen Abschnitten des Vermis cerebelli (Pfeile) bei einem Patienten mit chronischem Alkoholabusus.

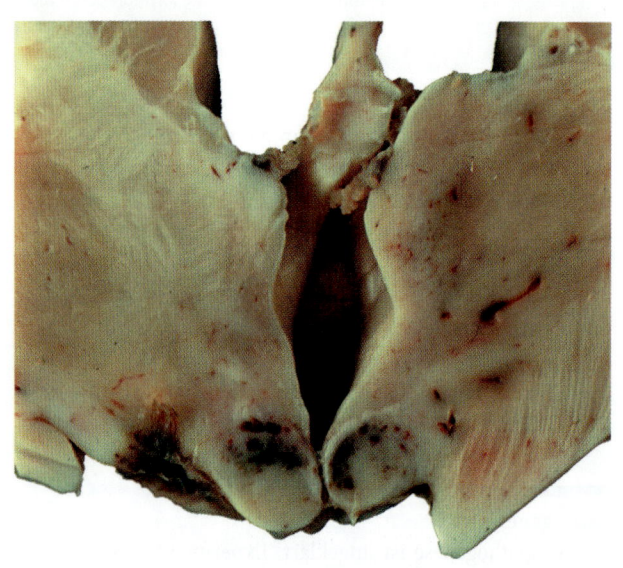

Abb. 8.39 Akute Wernicke-Enzephalopathie bei chronischem Alkoholabusus. Zahlreiche Einblutungen in das Parenchym der Corpora mammillaria.

Lebererkrankungen, Infektionskrankheiten, Heroinintoxikation und schweres Erbrechen. Pathogenetisch diskutiert wird eine durch die Elektrolytentgleisung ausgelöste Permeabilitätsstörung der Blut-Hirn-Schranke mit Hirnödem, insbesondere in Hirnregionen mit einem dichten Netzwerk von longitudinalen und transversalen Bahnsystemen.

Morphologie
Regelmäßig betroffen sind zentrale Abschnitte der Brückenformation, die rostral bis in das Mittelhirn und kaudal bis zum pontomedullären Übergang reichen können (> Abb. 8.40). Seltener ist eine multilokuläre Manifestation mit extrapontinen Läsionen in Hypothalamus, Thalamus, Fornix, Kleinhirn- oder Großhirnmarklager.
Histologisch findet man eine Demyelinisierung mit Ansammlung von Lipophagen bei weitgehend intakten Neuronen und Axonen, in ausgeprägten Fällen auch ein Verlust von Oligodendroglia, Axondegenerate, eine reaktive Astrogliaproliferation sowie gelegentliche Nekrosen.

Alkoholische Embryopathie

(> Kap. 41.4.1 und > Kap. 51.7).
Definition Komplexes Fehlbildungssyndrom bei Neugeborenen durch den teratogenen Effekt von Ethanol bei chronischem Abusus während der Schwangerschaft.

Pathogenese
Alkohol ist die häufigste transplazentare intrauterine Noxe. Die Blut-Plazenta-Schranke ist für Ethanol permeabel. Zudem ist die Aktivität der Alkoholdehydrogenase während der Embryonalperiode noch sehr niedrig und das embryonale ZNS dadurch besonders vulnerabel.

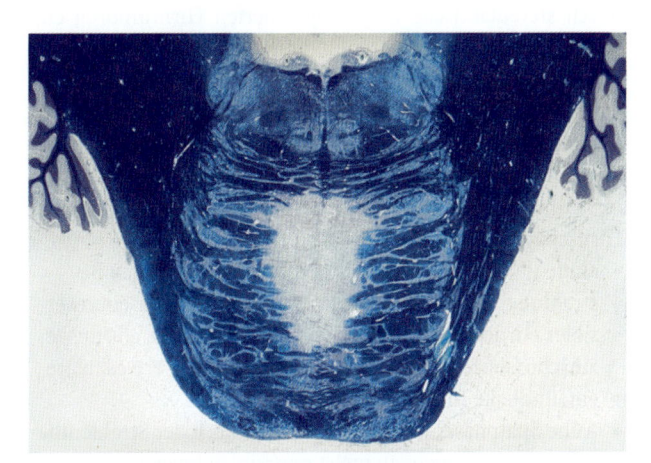

Abb. 8.40 Zentrale pontine Myelinolyse bei einem Patienten mit chronischem Alkoholabusus und zu rascher Kompensation einer Hypernatriämie mit resultierender Hyponatriämie. Entmarkungsherd in den zentralen Abschnitten der Brücke. Markscheidenfärbung.

Morphologie
Im ZNS bestehen typischerweise eine Mikrozephalie mit kraniofazialer Dysmorphie, Migrationsstörungen von Neuroblasten mit Heterotopien und dysrhaphische Störungen unterschiedlichen Schweregrades. Außerdem liegt in der Regel eine generelle Wachstumsretardierung vor, seltener auch Fehlbildungen an Skelett, Herz, Urogenitalsystem und Muskulatur.

8.7.3 Zytostatika

Die folgenden Ausführungen beziehen sich ausschließlich auf **primär neurotoxische** Wirkungen von Zytostatika.

Methotrexat

Methotrexat (MTX) ist ein Folsäureantagonist, der häufig in Kombination mit anderen Zytostatika oder mit einer Strahlentherapie bei malignen Tumorerkrankungen eingesetzt wird, insbesondere bei Leukämien mit ZNS-Manifestation.
Methotrexat hemmt die DNA-Synthese durch Inaktivierung (Bindung) der Dihydrofolat-Reduktase, eines Enzyms, das die Umwandlung von Folinsäure in die biologisch wirksame Folsäure katalysiert. Methotrexat verfügt nur über eine geringe Blut-Hirn-Schranken-Permeabilität, sodass Schweregrad, Art und Lokalisation des neurotoxischen Effekts mit der Applikationsroute und -dauer variieren.

Akute Enzephalo-Myelo-Radikulopathie

Ätiologie Folge einer repetitiven intrathekalen Methotrexatgabe.

Morphologie
In oberflächennahen Hirn- und Rückenmarkstrukturen können partielle Gewebenekrosen mit Demyelinisierung und reaktiver Astrogliaproliferation sowie eine Demyelinisierung von Spinalnervenwurzeln auftreten.

Disseminierte nekrotisierende Leukenzephalopathie

Pathogenese
Diese Erkrankung entsteht durch eine Kombination aus hochdosierter intrathekaler oder systemischer Methotrexatgabe und einer Strahlentherapie. Man nimmt an, dass die Strahlentherapie zu einer vermehrten Durchlässigkeit der Blut-Hirn-Schranke führt. Daraus ergibt sich eine progrediente irreversible Hirnschädigung.

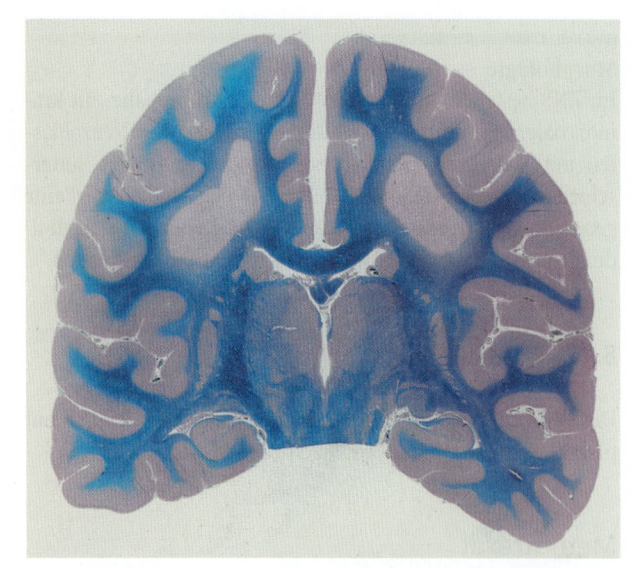

Abb. 8.41 Methotrexat-Leukenzephalopathie. Beidseits symmetrische Nekrosen im Marklager der Großhirnhemisphären bei einer Patientin, die wegen zerebraler Metastasen eines Mammakarzinoms nach Strahlentherapie intrathekal mit Methotrexat behandelt wurde.

Morphologie
Charakteristisch sind solitäre oder multiple, teils konfluierende Koagulationsnekrosen mit petechialen Hämorrhagien in der Randzone. Bevorzugte Lokalisation ist die weiße Substanz der Großhirnhemisphären (Centrum semiovale). In schweren Fällen treten die Läsionen beidseits symmetrisch auf (> Abb. 8.41).

Histologisch bestehen die Läsionen aus einer Koagulationsnekrose mit randständiger Demyelinisierung, Akkumulation von Lipophagen, Vakuolisierung des Neuropils, reaktiver Astrogliaproliferation und Verkalkungen des regressiv veränderten Hirngewebes. Gelegentlich kann eine nekrotisierende Angiopathie nachgewiesen werden.

Vinca-Alkaloide

Vincristin und **Vinblastin** werden vorwiegend zur Behandlung maligner Lymphome und Leukämien eingesetzt. Als Spindelinhibitoren in der Metaphase des Zellzyklus wirken sie antineoplastisch. Ihre neurotoxische Wirkung beruht auf ihrem Eingriff in die Polymerisation und Stabilität der Mikrotubuli. Es kommt zur Hemmung des Axoplasmatransports und zur **neuronalen Axondegeneration**.

Cisplatin

Die antineoplastische Wirkung von Cisplatin beruht auf einer irreversiblen Inhibition der DNA-Synthese mit „intra- und interstrand-crosslinking" und einer reversiblen Inhibition der RNA- und Proteinsynthese. Cisplatin hat einen selektiven toxischen Effekt auf Spinalganglienzellen, was wahrscheinlich auf deren Gefäßversorgung durch fenestrierte Kapillaren zurückzuführen ist. Die ZNS-Toxizität von Cisplatin ist sehr gering, da es die Blut-Hirn-Schranke kaum zu passieren vermag.

Radiogene Schädigung des ZNS

Ionisierende Strahlen führen zu morphologisch nachweisbaren molekularen Schädigungen des Gehirns und/oder des Rückenmarks. Der Mechanismus der Schädigung im ZNS ist **zelltypenspezifisch**. So besitzt die **weiße Substanz** eine größere Radiosensitivität als die graue Substanz. **Neuronen** gehören zu den relativ strahlenresistenten Zellpopulationen. Werden diese irreversibel geschädigt, kommt es zum Zelltod mit Kernpyknose und Chromatinverklumpung. Die **Neuroglia** – Oligodendroglia mehr als Astroglia –, insbesondere aber die **Endothelien** sind vulnerabel, da es sich um proliferationsfähige Zellen handelt.

Die radiogene Schädigung kann zu **Mutationen,** zum **Zelltod** in der nächsten Mitosephase, selten zur **malignen Transformation** führen. Mehrkernige Zellen (insbesondere Astroglia) entstehen durch eine Destruktion des Spindelapparats bei intakter DNA-Synthese. Die zytoplasmatische Schädigung wird auf eine Entstehung freier Radikale durch ionisierende Strahlung mit einer Inaktivierung von Enzymen, eine Labilisierung der Lysosomenmembran und die nachfolgende Proteolyse zurückgeführt.

Wichtige **Faktoren** für das Entstehen einer Strahlenschädigung sind der Reifungsgrad des Gehirns (Alter des Patienten), die Art der Strahlung, die Gesamtdosis, das bestrahlte Gewebevolumen und die Einzeldosis (Fraktionierung). Das Risiko für eine radiogene Schädigung von ZNS-Strukturen des erwachsenen Gehirns beginnt bei einer Gesamtdosis von über ca. 50 Gy und bei Einzeldosen (bei konventioneller Fraktionierung) von über 2 Gy.

Alternativ zur perkutanen Bestrahlung kommt heute bei durch stereotaktische Biopsie gesicherten Hirntumoren eine lokale (interstitielle) Bestrahlung durch Implantation von Radionukliden (Jod^{125}, Iridium^{192}) in das Tumorgewebe in Betracht.

Strahlenreaktionen des ZNS lassen sich nach ihrer zeitlichen Beziehung zur Bestrahlung in **3 Phasen** einteilen, von denen insbesondere die späte Spätphase zu einer persistierenden Hirnschädigung führt:

- akute Phase (Frühreaktion): Tage bis Wochen nach Bestrahlung. **Makroskopisch** findet man meist nur ein reversibles Hirnödem, **histologisch** finden sich allenfalls unspezifische Gliazellveränderungen und diskrete perivaskuläre entzündliche Infiltrate.
- frühe Spätphase: Wochen bis Monate nach der Strahlentherapie. Dabei kann es zu meist reversiblen Enzephalo- oder Myelopathien (selten) mit multifokaler Demyelinisierung kommen.
- späte Spätphase: progredienter, oft letaler Verlauf.

Tab. 8.9 Erkrankungen des Nervensystems bei Vitaminmangel.

Vitamin	Hypovitaminosen	Pathogenese	Morphologie	Klinik
B_1 (Thiamin)	Wernicke-Enzephalopathie	• nutritiv (z.B. bei Alkoholismus) • Malabsorption	hämorrhagische Enzephalopathie	Korsakow-Syndrom
	Beriberi-Krankheit		• Enzephalopathie • periphere Neuropathie	
Niacin	Pellagra	• nutritiv (bei Mais- und Hirsediät) • medikamentös (Isoniazid) • Tryptophanmangel (Provitamin)	• Enzephalomyelopathie (Degeneration großer Neuronen in Kortex, Hirnstamm und Rückenmark) • Degeneration von Hintersträngen und spinozerebellaren Bahnen	• Haut: Dermatitis, Glossitis • Gastrointestinaltrakt: Anorexie, Diarrhö • ZNS/PNS: amnestische Störungen, Demenz, sensible Neuropathie
B_2 (Riboflavin)	„Strachan-Syndrom"	nutritiv	Hinterstrang- und Pyramidenbahndegeneration	• Haut: Dermatitis • ZNS: Amblyopie • PNS: schmerzhafte Neuropathie
B_6 (Pyridoxin)	Pyridoxinmangel	• nutritiv • kongenital („inborn error of metabolism") • medikamentös (Isoniazid)	kein morphologisches Korrelat im ZNS	• ZNS: epileptische Krampfanfälle (bei Neugeborenen) • PNS: Neuropathie
B_{12} (Cyanocobalamin)	kombinierte spinale Strangdegeneration (funikuläre Myelose)	• Resorptionsstörung (Mangel an Intrinsic-Faktor im Magen, N_2O-Intoxikation) • Hemmung von Methylierungsprozessen (z.B. basisches Myelinprotein)	• (Enzephalo-) Myelopathie: • Vakuolisierung des Neuropils • Demyelinisierung mit Axondegeneration in der weißen Substanz des Rückenmarks • sekundär: Waller-Degeneration • fakultativ: Optikusatrophie	• Rückenmark: diskriminative und schmerzhafte Sensibilitätsstörungen, spinale Ataxie/Spastik • PNS: Neuropathie • ZNS: Amblyopie
E (Tocopherol)	spinozerebellares Syndrom	• kongenitale Resorptionsstörung (Aβ-Lipoproteinämie) • erworbene Resorptionsstörung (Malabsorption)	• axonale Dystrophie • Degeneration von Hintersträngen und spinozerebellaren Bahnen • Degeneration von Photorezeptoren der Retina	• Rückenmark: Hinterstrangataxie mit Sensibilitätsstörung und Areflexie • ZNS: fakultativ: zerebellare und okulomotorische Symptome, Amblyopie • PNS: Neuropathie

Morphologie

Nach mehreren Monaten bis Jahren treten meist singuläre Radionekrosen auf. Besonders strahlenempfindlich sind die Großhirnhemisphären, der Hirnstamm und das Rückenmark.

Makroskopisch imponiert die radiogene Schädigung meist als raumfordernde hämorrhagische Nekrose mit Zentrum in der weißen Substanz und einem perifokalen Ödem.

Histologisch charakteristisch sind im akuten Stadium konfluierende amorphe Koagulationsnekrosen, fibrinoide Gefäßwandnekrosen mit Exsudation von Plasmaproteinen und Fibrin. Bei subakuten oder chronischen Verläufen kann es zu einer partiellen Resorption des nekrotischen Gewebes durch Makrophagen mit multiplen Pseudozysten, perifokaler Demyelinisierung und dystropher Verkalkung kommen. Die Gefäße zeigen zu diesem Zeitpunkt meist eine abnorme Endothelproliferation mit fibröser Verdickung der Gefäßwand und des periadventiziellen Gewebes. Reaktive Veränderungen (z.B. Astrogliaproliferation, Axondegeneration) in der Umgebung der radiogenen Gewebenekrose sind im Vergleich zu anderen nekrotisierenden Prozessen relativ diskret ausgeprägt.

Klinische Relevanz Radiogene Gefäßnekrosen manifestieren sich nach langer Latenz meist relativ abrupt durch eine neurologische Symptomatik, die von der Lokalisation und der intrakranialen Raumforderung geprägt ist. Differenzialdiagnostisch ist daher die Abgrenzung gegenüber einem Tumorrezidiv erforderlich.

In der Regel wird nach diagnostischer Sicherung eine operative Resektion der Radionekrose durchgeführt.

8.7.4 Vitaminmangel

Die Folgen diverser Vitaminmangelzustände sind in ➤ Tab. 8.9 zusammengefasst (➤ auch Kap. 47.4.3). Von klinischer Bedeutung ist insbesondere der bereits bei der alkoholtoxischen ZNS-Schädigung erwähnte Thiaminmangel.

8.7.5 Angeborene metabolische Enzephalopathien

Es handelt sich um eine genetisch, morphologisch und klinisch sehr heterogene Gruppe seltener Erkrankungen. Gemeinsames ätiologisches Kennzeichen ist ein Gendefekt, der ein einziges Enzym inaktiviert („single gene disease", ➤ Kap. 47.2).

Lysosomale Speicherkrankheiten

Obwohl alle somatischen Zellen betroffen sind, steht das Nervensystem meist klinisch im Vordergrund. Die Erkrankungen sind genetisch wie klinisch sehr heterogen. Neben meist tödlich verlaufenden infantilen Formen (➤ Abb. 8.42) gibt es spätinfantile und im Erwachsenenalter auftretende Varianten, die hinsichtlich des Überlebens meist eine bessere Prognose haben. Die Stoffwechselstörung ist biochemisch und genetisch fast immer identifiziert, sodass eine pränatale Diagnostik möglich ist.

Adrenoleukodystrophien

Zu dieser Gruppe von Erkrankungen, die teils geschlechtsgebunden rezessiv (X-linked) vererbt werden, gehört auch das **Zellweger-Syndrom.**

Ursache ist eine peroxisomale Stoffwechselstörung: Der Abbau langkettiger Fettsäuren ist gestört. Bei den klinisch unauffälligen weiblichen Überträgern der Erkrankung lassen sich langkettige Fettsäuren pränatal in Amnionzellen nachweisen.

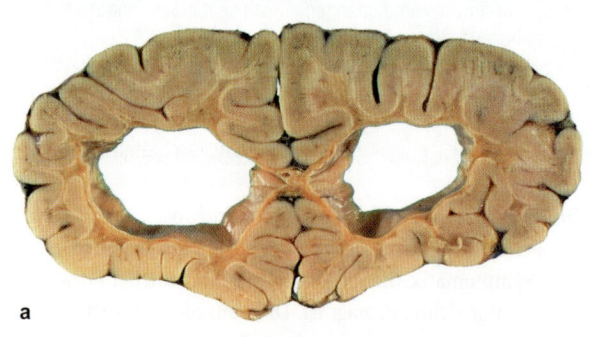

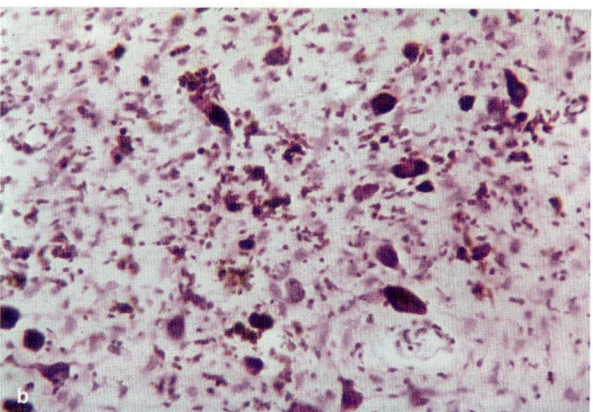

Abb. 8.42 Metachromatische Leukodystrophie. a Weitgehende Zerstörung und Resorption des Marklagers der weißen Substanz beider Großhirnhemisphären und konsekutiver Hydrocephalus internus. **b** Histologisch Akkumulation metachromatischen bräunlichen Pigments bei saurer Kresylviolett-Reaktion, Vergr. 200-fach.

Die **morphologischen** Veränderungen sind akzentuiert im ZNS und in der Nebennierenrinde. Das Gehirn zeigt eine Demyelinisierung der weißen Substanz bei weitgehender Erhaltung der subkortikalen Bahnen. Sekundär kommt es zu einer Degeneration der kortikospinalen Bahnen.

Störungen des Aminosäurenstoffwechsels

Bei der **Phenylketonurie** mit laborchemisch nachweisbarer Hyperphenylalaninämie kann das ZNS in Form einer Mikrozephalie betroffen sein. Histologisch liegen Spongiosierung, Gliose und verzögerte Myelinisierung vor.

Bei der **Ahornsirup-Erkrankung,** benannt nach dem charakteristischen Uringeruch, liegt eine Störung im Stoffwechsel langkettiger Aminosäuren vor. Morphologisch beobachtet man in schweren Fällen eine Spongiosierung der weißen Substanz des Gehirns.

8.7.6 Erworbene metabolische Enzephalopathien

Hepatische Enzephalopathie

➤ Kap. 33.8.3.

Nephrogene Enzephalopathie

Syn.: renale Enzephalopathie
Definition Variable Funktionsstörungen des Gehirns bei dekompensierter Niereninsuffizienz (Urämie).

Pathogenese
Retention multipler, potenziell neurotoxischer harnpflichtiger Substanzen im Blut. Vor allem der Anstieg des Harnstoffspiegels im Serum korreliert relativ gut mit der klinischen Symptomatik. Aber auch eine Retention von Kreatinin, Harnsäure und anderen organischen und anorganischen Substanzen mit Azidose sowie ein Hyperparathyreoidismus können pathogenetisch eine Rolle spielen. Die klinische Symptomatik der nephrogenen Enzephalopathie ist nach Hämodialyse reversibel. Dies spricht für eine niedermolekulare Komponente als hauptsächlichem pathogenetischem Faktor.

Morphologie
Ein Hirnödem ist **makroskopisch** meist die einzig nachweisbare Veränderung bei nephrogener Enzephalopathie.

Darüber hinaus sollen **histologisch** fakultativ fokale, perivaskulär akzentuierte Demyelinisierungsherde oder Ganglienzellnekrosen erkennbar sein. Die meisten, möglicherweise alle morphologischen Befunde werden allerdings als Komplikationen von Begleiterkrankungen angesehen (Hypertonie, Diabetes mellitus, Entgleisung des Säure-Basen- und Elektrolytstoffwechsels).

Dialyse-Enzephalopathie

Syn.: Dialyse-Demenz
Definition Chronisch progrediente Enzephalopathie mit Demenz als Endstadium und hoher Letalität bei chronischer Dialysebehandlung.

Pathogenese
Die Dialyse-Enzephalopathie – bei Nachweis eines erhöhten Aluminiumspiegels im Plasma und Aluminiumablagerungen im Hirngewebe – wird in erster Linie auf eine Aluminiumintoxikation des Gehirns durch aluminiumhaltige Dialyseflüssigkeiten oder Medikamente (Antazida) zurückgeführt. Es ist jedoch unklar, ob es sich bei der Aluminiumintoxikation wirklich um den kausalpathogenetischen Faktor oder lediglich um ein Epiphänomen der Hämodialyse handelt. Seit der Verwendung aluminiumfreier Dialysate hat die Inzidenz der Dialyse-Enzephalopathie jedenfalls stark abgenommen. Im Initialstadium ist die Dialyse-Enzephalopathie nach einer Nierentransplantation potenziell reversibel.

Morphologie
Die morphologischen Befunde sind diskret. Neben einer initialen Mikrogliareaktion können unspezifische und inkonstante Ganglienzellnekrosen und eine Vakuolisierung (Spongiosierung) des Neuropils im Großhirnkortex vorkommen.

Klinische Relevanz Die im Vergleich zu den diskreten morphologischen Befunden ausgeprägte klinische Symptomatik tritt bei chronischer Hämodialyse (nach 2–7 Jahren) auf. Die Symptome bestehen zunächst aus Desorientiertheit und Verwirrtheit, Gedächtnisstörungen und/oder einer exogenen Psychose, einer charakteristischen Dyspraxie und Dysphasie, Myoklonien und zerebralen Krampfanfällen. Im Endstadium besteht eine hochgradige Demenz.

8.8 Neurodegenerative Erkrankungen

Der Begriff „neurodegenerative Erkrankungen" fasst eine Gruppe von Krankheiten zusammen, denen ein fortschreitender Untergang von Neuronenpopulationen im ZNS gemeinsam ist. Einige dieser Erkrankungen sind hereditär, andere treten sporadisch auf.

In der Mehrzahl sind Patienten in höherem Lebensalter (z.B. Morbus Alzheimer), jedoch teilweise auch bereits in jüngerem Erwachsenenalter betroffen (z.B. Chorea Huntington). Morbus Alzheimer und Morbus Parkinson gehören zu den häufigsten neurologischen Krankheiten überhaupt (➤ Abb. 8.43).

Bei einigen neurodegenerativen Erkrankungen, z.B. bei Morbus Alzheimer oder Morbus Parkinson, zeigen die betroffenen Neuronen **charakteristische histologische Schädigungsmuster,** bei anderen dagegen fällt lediglich eine zahlenmäßige Reduktion von Nervenzellen in den Zielregionen auf. Vielfach tritt im weiteren Verlauf eine Atrophie betroffener Gehirnareale bzw. funktioneller Systeme auf.

Nach dem Verteilungsmuster der von der Neurodegeneration betroffenen Neuronen unterscheidet man eine **diffuse, generalisierte Atrophie** (z.B. Morbus Alzheimer) von **Systematrophien,** die in der Regel lediglich ein funktionelles System betreffen (z.B. Morbus Parkinson). Gelegentlich werden als 3. Gruppe **Multisystematrophien** abgegrenzt, die mehrere funktionelle Neuronensysteme gleichzeitig befallen (z.B. olivopontozerebellare Atrophie).

Da für den Morbus Alzheimer und zahlreiche andere neurodegenerative Erkrankungen derzeit keine kausalen Behandlungsverfahren zur Verfügung stehen, werfen sie nicht nur erhebliche medizinische, sondern auch sozioökonomische Probleme auf.

8.8.1 Altersveränderungen des Gehirns

Zentralnervöse Neuronen verfügen als postmitotische Zellen über kein Regenerationspotenzial. Mit zunehmendem Lebensalter tritt ein langsam fortschreitender **Verlust von Ganglienzellen** auf, der sich im höheren Alter als **Gehirnatrophie** manifestiert. Das Ausmaß dieser Atrophie ist interindividuell sehr variabel. Die im Rahmen physiologischer Alterungsprozesse auftretende Gehirnatrophie führt jedoch nicht zu einer signifikanten Beeinträchtigung der zerebralen Leistungsfähigkeit. Neben einer Zunahme von nicht metabolisierbarem Lipofuszinpigment im Perikaryon von Ganglienzellen treten jenseits des 65. Lebensjahres in geringer Zahl auch alzheimertypische Zytoskelettveränderungen und neuritische Plaques in der Großhirnrinde auf. Ihr Ausmaß beim physiologischen Alterungsprozess ist jedoch gering und funktionell nicht bedeutsam.

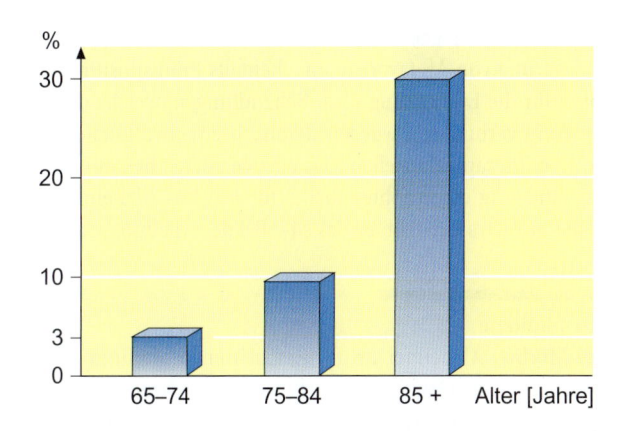

Abb. 8.43 Altersabhängige Prävalenz demenzieller Erkrankungen.

8.8.2 Morbus Alzheimer

Syn.: Alzheimer's disease

Klinisch führt der Morbus Alzheimer zu einer schweren Beeinträchtigung der kognitiven Gehirnleistungen mit Ausbildung einer Demenz. Histologisch treten ausgeprägte Alzheimer-Zytoskelettveränderungen und neuritische Plaques in der Großhirnrinde sowie Amyloidablagerungen in zerebralen Gefäßen auf.

Epidemiologie Der Morbus Alzheimer ist die häufigste neurodegenerative Erkrankung, die sich überwiegend im höheren Lebensalter manifestiert und von der 5–10% aller Menschen jenseits des 65. Lebensjahres betroffen sind. Die Prävalenz liegt bei etwa 1% der gesamten Bevölkerung, aber bei über 30% der über 80-Jährigen. Das zur Aggregation (Verklumpung) neigende **Aβ-Peptid** ist der Hauptbestandteil der Ablagerungen in den Gefäßwänden von Alzheimer-Patienten und von Patienten mit Trisomie 21. Vor mehr als 20 Jahren wurde erkannt, dass Aβ ebenfalls den Hauptbestandteil der senilen (neuritischen) Plaques im Gehirn von Alzheimer-Patienten ist.

Kurze Zeit später wurde das Gen identifiziert, das für das β-Amyloid-Vorläuferprotein (β-**Amyloid Precursor Protein, APP**) codiert. APP ist ein großes Transmembran-Protein, das von vielen Zelltypen gebildet wird; Aβ entspricht einem kleinen transmembranösen Fragment von APP (➤ Abb. 8.44). Die Lage des APP-Gens auf Chromosom 21, zusammen mit der Erkenntnis, dass eine Trisomie des Chromosoms 21 (Down-Syndrom) unweigerlich zu einem Morbus Alzheimer führt, ließ erahnen, dass die Akkumulation von Aβ wichtig für die Pathogenese des Morbus Alzheimer ist.

Pathogenese

Die **Amyloidkaskade-Hypothese** besagt, dass die Akkumulation von Aβ im Gehirn das primäre pathogenetische Ereignis ist. Alle übrigen Manifestationen der Erkrankung, einschließlich der Bildung neurofibrillärer Tangles ist das Ergebnis eines Ungleichgewichts zwischen der Produktion und dem Abbau von Aβ.

Ist diese Hypothese richtig, würde man erwarten, dass andere genetische, epigenetische oder Umweltfaktoren, welche die Ablagerung von Aβ favorisieren, ebenfalls Prädispositionsfaktoren für die Erkrankung sind. Behandlungen, welche die Ablagerung verhindern, würden demnach einen rationalen Ansatz zur Therapie darstellen. Das einzige derzeit bekannte Gen, das eindeutig ein erhöhtes Risiko für Morbus Alzheimer des höheren Alters darstellt, ist das ε4-Allel des Apolipoproteins E.

Morphologie

Bei Morbus Alzheimer im fortgeschrittenen Stadium entwickelt sich eine ausgeprägte kortikale Gehirnatrophie, welche die gesamte Großhirnrinde betreffen kann. In früheren Stadien der Erkrankung kann diese Atrophie jedoch fehlen (➤ Abb. 8.46a).

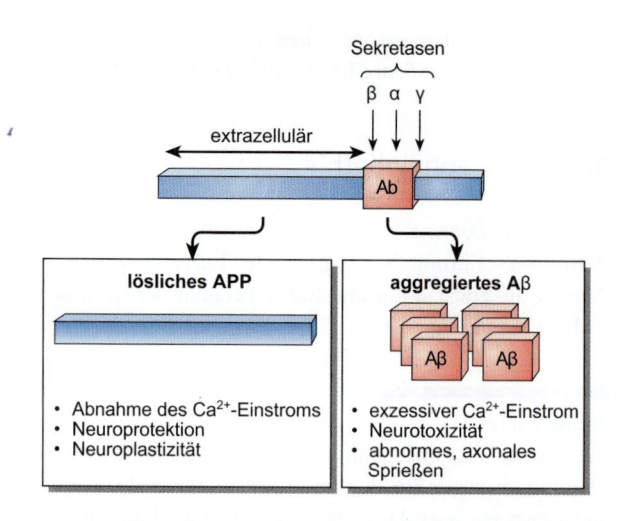

Abb. 8.44 Struktur und Stoffwechsel des Amyloid-Vorläuferproteins APP. Die Spaltung durch die α-Sekretase verhindert die Bildung des Aβ-Peptids, während β- und γ-Sekretasen jeweils den Amino- und den Carboxy-Terminus des Aβ-Peptids produzieren.

Der **mikroskopische** Befund ist durch die Trias von Alzheimer-Fibrillen-Veränderungen im Zytoskelett betroffener Ganglienzellen, neuritischen Plaques im Neuropil und Amyloidablagerungen in kleinen zerebralen und leptomeningealen Arterien (kongophile Angiopathie) gekennzeichnet.

Bei den **Alzheimer-Zytoskelettveränderungen** („neurofibrilläre tangles") handelt es sich um Zytoskelettaggregate im Perikaryon von Neuronen, die als Hauptbestandteile periodisch gedrehte Neurofilamente enthalten (➤ Abb. 8.45).

Neuritische (senile) Plaques sind konzentrische Ablagerungen im Neuropil, die aus einem zentralen Amyloidkern und einem peripheren Kranz aus degenerierenden Neuriten und Astrozytenfortsätzen bestehen (➤ Abb. 8.45). Plaques und Fibrillenveränderungen sind im Hippocampus und im angrenzenden Temporallappen am stärksten ausgeprägt. Im weiteren Verlauf kann jedoch die gesamte Großhirnrinde einbezogen werden. Beim Morbus Alzheimer treten die Plaques mit einer Dichte von über 15 Läsionen pro mm² Kortex auf. Frühveränderungen können mit Antikörpern gegen das Aβ-Peptid (Plaques) und das Tau-Protein („tangles") nachgewiesen werden.

Bei einem hohen Prozentsatz von Patienten mit Morbus Alzheimer findet man **Aβ-Ablagerungen** in kleinen leptomeningealen und kortikalen Gehirngefäßen. Diese Läsion wird als **kongophile Angiopathie** bezeichnet. Sie lässt sich durch eine Kongorot-Färbung oder immunhistochemisch mit Antikörpern gegen Aβ darstellen.

Granulovakuoläre oder stäbchenförmige Einschlüsse (granulovakuoläre Degeneration, Hirano-Körperchen) treten bei zahlreichen Patienten in Pyramidenzellen des Hippocampus auf, sind jedoch nicht spezifisch mit dem Morbus Alzheimer assoziiert.

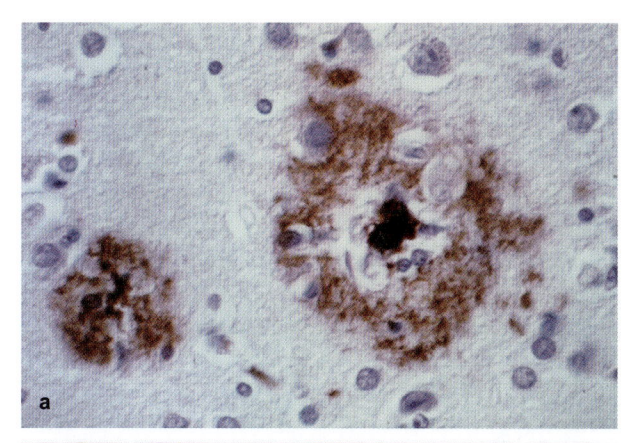

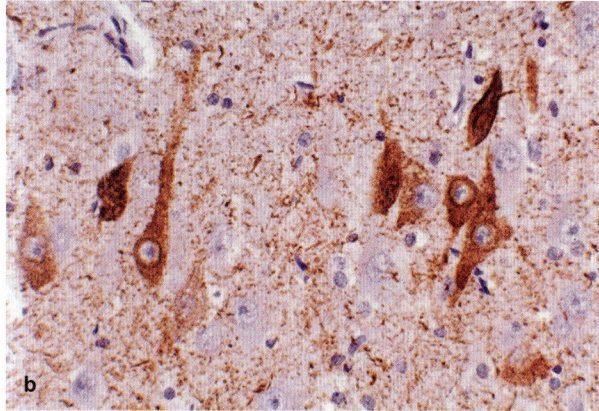

Abb. 8.45 Morbus Alzheimer. a Neuritische (senile) Plaque. Im Zentrum sieht man den Amyloidkern. Immunhistochemische Darstellung mit einem Antikörper gegen βA-Amyloid. **b** Zahlreiche Neuronen mit Zytoskelettaggregaten (Alzheimer-Fibrillen-Veränderungen, neurofibrilläre „tangles") im Perikaryon. Immunhistochemische Darstellung mit einem Antikörper gegen Tau-Protein.

Molekularpathologie

Obwohl die meisten Alzheimer-Patienten betagt sind, gibt es Patienten mittleren Alters, bei denen der Morbus Alzheimer als eine **autosomal dominant** vererbte Erkrankung auftritt. 3 Gene wurden für diese Form der Erkrankung verantwortlich gemacht: das APP-Gen und die 2 **Präsenilin**-Gene (PS1 und PS2), die wesentlich an der Entstehung des **Aβ-Peptids** beteiligt sind.

Verschiedene Mutationen im APP-Gen führen zu einer hereditären zerebralen kongophilen Angiopathie, also zu einer Prädisposition zu Hirnblutungen mit Gefäßamyloidose. Diese Mutationen verursachen eine abnorme Bildung und Ablagerung von Aβ in den kleineren Hirngefäßen. APP wird von 3 Klassen von Proteasen verarbeitet, die als α-, β- und γ-**Sekretasen** bezeichnet werden. Während die α-Sekretase in der Mitte des potenziellen Aβ-Peptids schneidet und dessen Bildung verhindert, führt die sequenzielle Spaltung durch β- und γ-Sekretase zur Freisetzung des Aβ-Peptids (> Abb. 8.44).

Der Stoffwechsel von APP erzeugt eine Vielzahl verschieden langer Aβ-Peptide, aber vorrangig ein 40 Aminosäuren langes Peptid ($Aβ_{1-40}$) und eine kleinere Menge eines 42 Aminosäuren langen Peptids ($Aβ_{1-42}$). Letztere Form des Peptids neigt besonders stark dazu, Amyloidablagerungen zu verursachen. Einen Morbus Alzheimer verursachende Mutationen verändern den Stoffwechsel von APP so, dass stärker amyloidogene Formen von Aβ (vor allem $Aβ_{1-42}$) produziert werden. Präseniline bilden zusammen mit weiteren Proteinen (Nicastrin, Aph1 und Pen-2) die aktive γ-Sekretase, eines der Enzyme, welche APP zu Aβ verarbeiten. Mutationen im Präsenilin-Gen führen zur bevorzugten Bildung des besonders gefährlichen $Aβ_{1-42}$ und zur reduzierten Bildung des weniger toxischen $Aβ_{1-40}$.

Die Verfügbarkeit transgener Mäuse, die eine Plaque-Pathologie entwickeln, hat beeindruckende Fortschritte auf dem Gebiet der Pathogenese und auch der Therapie des Morbus Alzheimer ermöglicht. Einer der wichtigsten Befunde der letzten Jahre ist, dass die Immunisierung dieser transgenen Mäuse mit einem Aβ-Peptid zu einer Verringerung der Veränderungen und zu einer besseren Erhaltung der höheren Hirnfunktionen führt. Eine auf Aβ ausgerichtete Therapie könnte also klinisch erfolgreich sein.

8.8.3 Frontotemporale Demenz

Definition Dies ist ein Sammelbegriff für eine Vielzahl von Erkrankungen, die klinisch durch ein demenzielles Syndrom mit Verhaltensauffälligkeiten gekennzeichnet sind. Neuropathologisch werden sie den frontotemporalen lobären Degenerationen (FTLD) zugeordnet. Zu diesem Formenkreis gehören:
- FTLD mit Ablagerungen des Tau-Proteins (Morbus Pick, progressive supranukleäre Parese, kortikobasale Degeneration, FTLD mit Mutationen im Tau-Gen)
- FTLD mit Ablagerungen des TAR-DNA-bindenden (TDP43)-Proteins
- FTLD mit Ubiquitin-Einschlüssen

Allen Erkrankungen ist eine **Atrophie** des frontalen oder des temporalen Kortex gemeinsam.

Pathogenese

Bei einem Großteil der frontotemporalen Demenzen handelt es sich um „Tauopathien". Es kommt zu einer pathologischen Ablagerung des Tau-Proteins. Bei vielen Patienten führen Intron-Mutationen im Tau-Gen zu einer abnormen Prozessierung der Tau-mRNA und zur Bildung von neuronalen Tau-Aggregaten. Im Gegensatz zum Morbus Alzheimer kommt es bei der frontotemporalen Demenz aber zu keiner übermäßigen Ablagerung von β-Amyloid.

Morphologie

Makroskopisch fällt v.a. eine Atrophie der frontotemporalen Großhirnrinde auf (> Abb. 13.1b).

Mikroskopisch erkennt man im betroffenen Kortex pathologische Proteinablagrungen (z.B. des Tau-oder TDP43-Proteins) innerhalb von Gliazellen und Neuronen. Für den Morbus Pick sind intraneuronale, eosinophile, versilberbare, runde Einschlusskörper (**Pick-Körperchen**) pathognomonisch. Es handelt sich um Ansammlungen von Tau-Protein, α-Synuclein und Ubiquitin.

Klinische Relevanz Mit einer Prävalenz von 3,4 ist die frontotemporale Demenz nach dem Morbus Alzheimer und der diffusen Lewy-Körperchen-Erkrankung die dritthäufigste genetisch determinierte Demenzerkrankung. In der ersten Phase der Krankheit steht ein Frontallappensyndrom im Vordergrund. Im weiteren Verlauf ist jedoch eine sichere klinische Abgrenzung gegen Morbus Alzheimer schwierig. Als nichtinvasiver diagnostischer Test gilt die Sequenzierung des Tau-Gens, einschließlich der nicht codierenden intronischen Sequenzen.

Komplikationen Wie Morbus Alzheimer führt auch die frontotemporale Demenz nach mehrjährigem Verlauf zu einem schweren Demenzsyndrom, ist jedoch primär nicht lebensbedrohlich. Die Patienten versterben an Komplikationen einer langjährigen Pflegebedürftigkeit (z.B. Bronchopneumonie oder Lungenembolie).

8.8.4 Chorea Huntington

Definition Die Chorea Huntington ist eine autosomal dominant vererbte neurodegenerative Erkrankung, die sich im jüngeren und mittleren Erwachsenenalter manifestiert und klinisch durch choreatische Bewegungsstörungen, eine progrediente Demenz und neuropsychiatrische Symptome gekennzeichnet ist. Die Erkrankung befällt primär kleine Interneurone im Nucleus caudatus, bezieht im weiteren Verlauf jedoch auch den frontalen und temporalen Kortex sowie weitere extrapyramidale Kerngebiete ein.

Pathogenese
Die Chorea Huntington folgt einem autosomal dominanten Erbgang mit hoher Penetranz. Bei dem betroffenen Genprodukt handelt es sich um **Huntingtin,** ein in zahlreichen Geweben exprimiertes Protein mit noch unklarer Funktion.

Morphologie
Makroskopisch sind in der Regel die Veränderungen des Corpus striatum besonders eindrucksvoll. Durch die ausgeprägte Atrophie und Schrumpfung des Nucleus caudatus kommt es zu einer charakteristischen konvexen Erweiterung der Seitenventrikel (> Abb. 8.47). In fortgeschrittenen Stadien kann eine kortikale Atrophie mit Befall der Frontal- und Temporallappen auftreten.

Intranukleäre Einschlüsse in den Neuronen des Nucleus caudatus bestehen aus ausgefallenem Polyglutamin-Protein. Die Chorea Huntington führt zu einem ausgedehnten Verlust von Interneuronen im Nucleus caudatus. Putamen und Pallidum

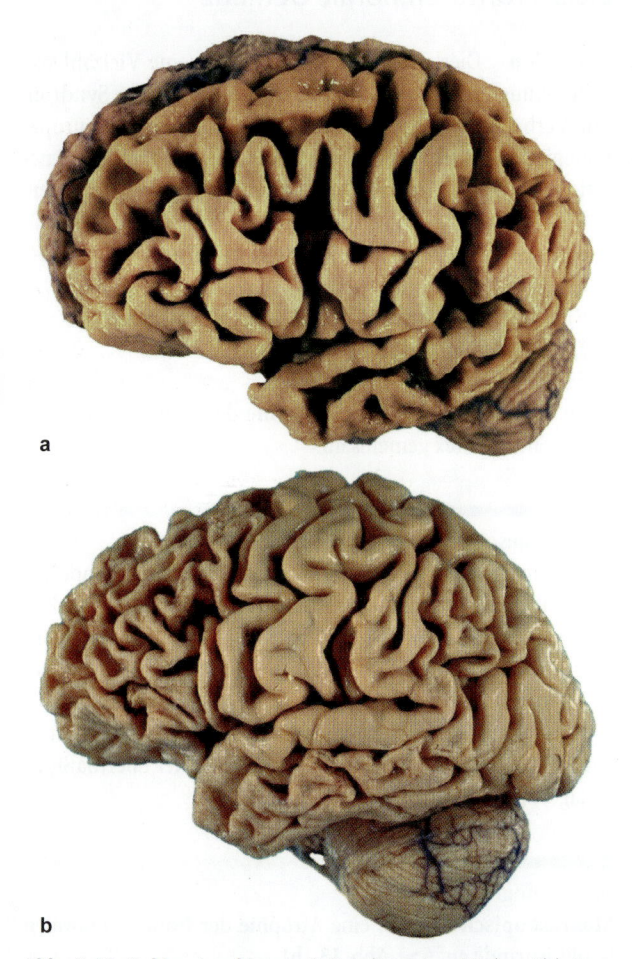

Abb. 8.46 Gehirnatrophien. a Spätstadium eines Morbus Alzheimer. Ausgeprägte kortikale Atrophie in allen Großhirnabschnitten. **b** Morbus Pick. Extreme Atrophie im Bereich des Frontalpols und der unteren Temporalwindungen.

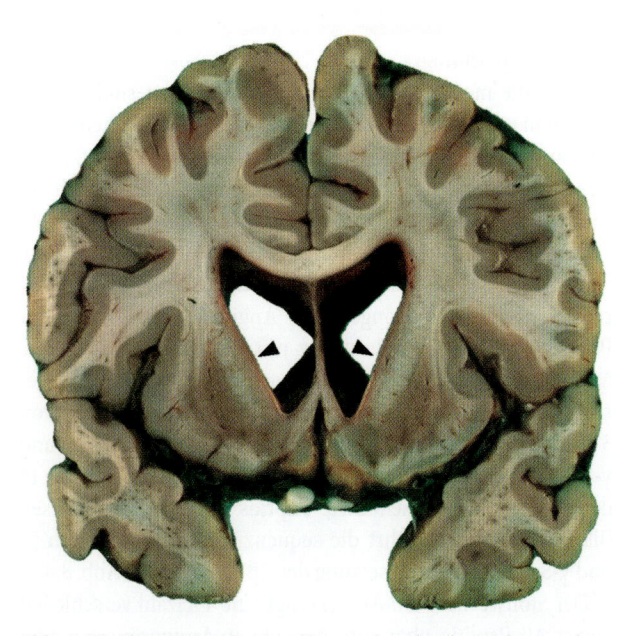

Abb. 8.47 Chorea Huntington. Extreme Atrophie des Nucleus caudatus und konvexe Erweiterung der Seitenventrikel (Hydrocephalus internus e vacuo, Pfeilspitzen).

sind häufig nur in geringem Ausmaß betroffen. In fortgeschrittenen Stadien lässt sich auch eine Reduktion der Ganglienzelldichte im frontalen und temporalen Kortex sowie in thalamischen Kerngebieten nachweisen. Die betroffenen Areale entwickeln eine ausgeprägte reaktive Astrogliose. Neurochemisch sind insbesondere GABA- und cholinerge Neuronen betroffen, es kommt jedoch auch zu einer Verminderung von Enkephalin und Substanz P im Corpus striatum.

Molekularpathologie

Innerhalb des Gens, das Huntingtin codiert, wurde eine umschriebene Domäne nachgewiesen, die aus sich wiederholenden Motiven der Sequenz CAG zusammengesetzt ist. Die Zahl dieser repetitiven CAG-Motive liegt beim Gesunden zwischen 11 und 35 Kopien. Bei allen bislang untersuchten Patienten mit Chorea Huntington ist sie signifikant erhöht und kann bei über 100 Kopien liegen. CAG codiert für die Aminosäure Glutamin. Dies führt dazu, dass das entsprechende Protein um eine Polyglutamin-Strecke verlängert wird. Die verlängerte Polyglutamin-Strecke führt dazu, dass Huntingtin aggregiert und ausfällt. Aggregiertes Huntingtin lagert sich im Zellkern sowie im Zytoplsma ab und führt zu einer gestörten Homöostase innerhalb der Zelle.

Der exakte Mechanismus dieser **Trinukleotidexpansion** ist noch unbekannt. Ihr Nachweis erlaubt jedoch bereits pränatal eine sichere molekulargenetische Identifizierung von Genträgern (➤ Tab. 8.10). Je höher die Trinukleotidkopienzahl, desto früher manifestiert sich die Erkrankung (Antizipation).

8.8.5 Morbus Parkinson

Syn.: Parkinson's disease
Definition Der Morbus Parkinson ist das klassische Beispiel einer Systemdegeneration des ZNS. Die Erkrankung betrifft das nigrostriatale extrapyramidale System und beruht auf einem progredienten Verlust pigmentierter dopaminerger Neuronen in der Substantia nigra des Mittelhirns und im Locus coeruleus. Diese Veränderungen führen zu einer charakteristischen Trias extrapyramidaler Bewegungsstörungen mit Akinesie, Rigor und Ruhetremor.

Pathogenese

Der Morbus Parkinson tritt als sporadische als auch auch als genetisch bedingte Erkrankung auf. Die Pathogenese ist noch nicht aufgeklärt. Für sporadische und genetisch bedingte Formen sind aller Wahrscheinlichkeit unterschiedliche Mechanismen verantwortlich, welche alle in die gleiche Endstrecke münden, eine Beeinträchtigung des nigrostriatalen extrapyramidalen Systems.

Genetischer Morbus Parkinson kommt als autosomal dominante (meist Mutationen im α-Synuclein-, „Leucine-rich-repeat-kinase-2"-Gen) oder autosomal rezessive (meist Mutationen im Parkin-Gen) Erkrankung auf. In letzterem Fall sind die von Ubiquitin vermittelten Prozesse wie z.B. der Proteinnabau auch von α-Synuclein gestört. Da α-Synuclein den Hauptbestandteil der Lewy-Körperchen auch beim sporadischen Morbus Parkinson darstellt, können hiermit Rückschlüsse auch die Pathogenese bei des sporadischen Morbus Parkinson angenommen werden.

Morphologie

Durch den fortschreitenden Verlust pigmentierter dopaminerger Neuronen der Substantia nigra kommt es zu einer Abblassung und Depigmentierung der Substantia nigra, die **makroskopisch** sichtbar wird (➤ Abb. 8.48). Bei Patienten mit einem Parkinson-Demenz-Komplex kann eine signifikante kortikale Atrophie vorliegen.

Mikroskopisch bestehen ein erheblicher Ausfall melaninhaltiger Neuronen in der Substantia nigra, extrazelluläres Pigment aus degenerierten Ganglienzellen und konzentrische neuronale Einschlusskörper. Diese werden als **Lewy-Körperchen** bezeichnet und sind für den Morbus Parkinson charakteristisch. Sie bestehen vorwiegend aus dem Protein α-**Synuclein.** Als Reaktion auf den fortschreitenden Nervenzelluntergang tritt eine reaktive Gliose ein. Die Veränderungen sind in der Substantia nigra besonders ausgeprägt, in geringerem Ausmaß jedoch auch im Locus coeruleus und im motorischen Kern des N. vagus vorhanden.

Beim **Parkinson-Demenz-Komplex** entwickeln sich in der Großhirnrinde die charakteristischen mikroskopischen Zeichen eines Morbus Alzheimer mit Alzheimer-Fibrillen-Veränderungen und neuritischen Plaques.

Tab. 8.10 Durch Trinukleotidexpansion verursachte erbliche Erkrankungen.

Erkrankung (Gen)	Trinukleotid	Trinukleotidkopien	
		Normal	Erkrankung
Chorea Huntington	CAG	11–35	36–120
dentorubrale pallidoluysiale Atrophie (DRPLA)	CAG	7–23	49–75
spinozerebellare Ataxien (SCA1–3, 6, 7, 8, 10, 12, 17) Typ 1 (SCA1)	CAG	6–39	40–80
myotone Dystrophie (DM1 und DM2)	CTG	5–37	100–4000
spinale und bulbäre Muskeldystrophie (SBMA)	CAG	6–39	41–81
Fragiles-X-Syndrom A (FRAXA)	CGC	5–50	> 200
Fragiles-X-Syndrom E (FRAXE)	CCG	6–25	> 200
Friedreich-Ataxie (FRDA)	GAA	9–22	700–800

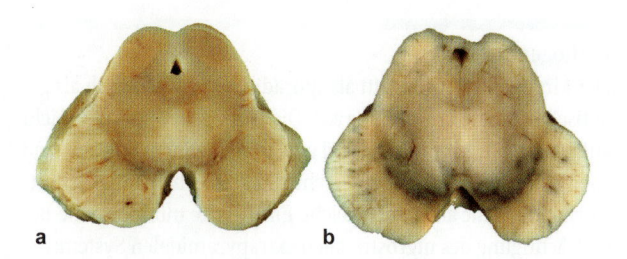

Abb. 8.48 Morbus Parkinson. a Fast vollständiger Verlust melaninhaltiger Neuronen. **b** Zum Vergleich eine normal pigmentierte Substantia nigra.

Beim **postsynaptischen** Morbus Parkinson sind im Corpus striatum ausgeprägte Gefäßveränderungen und hypoxisch-ischämische Läsionen nachweisbar. Die Substantia nigra zeigt dagegen in der Regel keine signifikanten Veränderungen.

Symptomatischer Parkinsonismus

Parkinson-Symptome entwickeln sich – unabhängig von der Ätiologie – stets, wenn Neuronen der Substantia nigra in großer Zahl untergehen. In den Jahren 1910–1930 trat eine epidemische, **postenzephalitische Form** des Parkinson-Syndroms in Zusammenhang mit der viralen Economo-Enzephalitis auf. Im Gegensatz zum Morbus Parkinson fehlen jedoch Lewy-Körperchen. Diese Erkrankung ist in späteren Jahren nicht mehr beobachtet worden. Das Virus, vermutlich ein Influenzavirus, wurde nicht eindeutig identifiziert.

Auf der Pazifikinsel Guam ist ein kombiniertes Krankheitsbild endemisch, das sich aus einer amyotrophen Lateralsklerose (➤ Kap. 8.8.8), einem Morbus Parkinson und einer alzheimerähnlichen Demenz zusammensetzt (**ALS-Parkinson-Demenz-Komplex**). Als Ursache wurde das Neurotoxin β-Methyl-Aminoalanin angeschuldigt. Auch die **chronische Neuroleptikatherapie** kann parkinsonoide extrapyramidale Bewegungsstörungen hervorrufen.

Andere, **seltene Ursachen** eines nichtidiopathischen Parkinsonismus sind vaskuläre Läsionen, Abszesse sowie eine traumatische Schädigung der Substantia nigra. Differenzialdiagnostisch muss ferner ein postsynaptisches Parkinson-Syndrom abgegrenzt werden, das in der Regel von Durchblutungsstörungen und Infarkten im Corpus striatum verursacht wird. Die Substantia nigra zeigt dabei in der Regel keine signifikanten Veränderungen.

Parkinsonartige extrapyramidale Symptome können ferner bei seltenen, komplexen neurodegenerativen Erkrankungen wie z.B. der Multisystematrophie im Vordergrund stehen.

8.8.6 Olivopontozerebellare Atrophie (OPCA)

Definition Gruppe von seltenen Erkrankungen, denen klinisch eine ausgeprägte zerebellare Ataxie und morphologisch eine Degeneration und Atrophie von Pons, mittleren Kleinhirnstielen, Kleinhirnrinde und unteren Oliven gemeinsam ist.

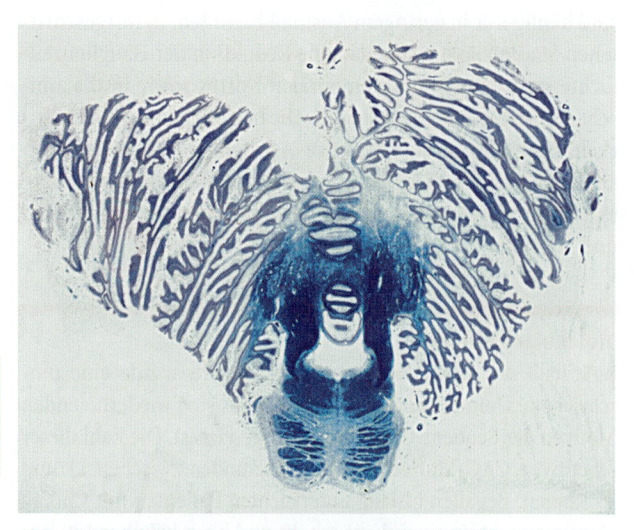

Abb. 8.49 Olivopontozerebellare Atrophie (OPCA). Ausgeprägte Atrophie der Brücke mit Demyelinisierung der transversalen pontozerebellaren Bahnen unter Erhaltung der motorischen Bahnen (Tractus corticospinalis). Markscheidenfärbung.

Pathogenese
Diese Erkrankungen sind teilweise vererbt, in anderen Fällen treten sie jedoch sporadisch auf. Erhebliche Variationen im klinischen Verlauf und im Muster der betroffenen Strukturen deuten auf verschiedene Pathogenesewege hin. Ein Teil der Erkrankungen, die als OPCA imponieren, z.B. die spinozerebellaren Ataxien 1, 2 und 7, können zu den Trinukleotidexpansionskrankheiten (➤ Kap. 8.8.4) gezählt werden.

Morphologie
In ausgeprägten Fällen ist bereits **makroskopisch** eine Atrophie des ventralen Pons, der mittleren Kleinhirnstiele, der Kleinhirnrinde und der unteren Oliven zu erkennen.

Mikroskopisch fallen eine eindrucksvolle Degeneration und Atrophie der transversalen pontozerebellaren Bahnen und Pedunculi medii sowie eine kortikale Atrophie im Bereich der Kleinhirnhemisphären auf (➤ Abb. 8.49). Im betroffenen Kleinhirn kommt es zu einem Verlust von Purkinje- und Körnerzellen, der in den Hemisphären stärker ausgeprägt sein kann als im Wurm. Die Atrophie der unteren Oliven mit Neuronenverlust fasst man als Folge der pontozerebellaren Degeneration auf. Bei verschiedenen Varianten der OPCA können auch Veränderungen in den Hintersträngen und spinozerebellaren Bahnen des Rückenmarks, in Hirnstammkerngebieten, in der Großhirnrinde, in den Basalganglien und in der Retina auftreten. In diesen Fällen ist eine Abgrenzung von Multisystematrophien schwierig.

8.8.7 Spinozerebellare Ataxie

Syn.: Morbus Friedreich

Definition Die Friedreich-Ataxie ist die häufigste hereditäre Ataxie. Sie manifestiert sich in der Regel im 2. Lebensjahrzehnt und folgt einem autosomal rezessiven Erbgang.

Pathogenese

Die Erkrankung wird zum Formenkreis der Trinukleotidexpansionkrankheiten gezählt (> Kap. 8.8.4). Als verantwortliches Gen wurde das FRDA-Gen auf Chromosom 9q13 identifiziert. Weist das codierte Protein (Frataxin) eine verlängerte Polyglutamin-Strecke auf, kommt es zu einem Funktionsverlust und zu einem verstärkten oxidativen Stress.

Morphologie

Das **Rückenmark** zeigt eine Degeneration und Atrophie der Hinterstränge, der spinozerebellaren Bahnen und in variablem Ausmaß des Tractus corticospinalis (> Abb. 8.50d). Sekundär folgt eine Atrophie der oberen Kleinhirnstiele und der Kleinhirnrinde. In unterschiedlichem Maß können degenerative Veränderungen in den Kerngebieten der Hirnnerven X, XI und XII sowie in den Kleinhirnkernen auftreten. Das **periphere Nervensystem** zeigt einen eindrucksvollen Verlust großer markhaltiger Axone. Am Herz findet man eine hypertrophe Kardiomyopathie mit fokaler fibromuskulärer Dysplasie sowie degenerative Veränderungen im Reizleitungssystem.

8.8.8 Degenerative Erkrankungen des motorischen Neurons

Diese Gruppe von Erkrankungen umfasst die hereditären spinalen Muskelatrophien (> Kap. 10.2.1), deren wesentliches Merkmal eine Degeneration des 2. motorischen Neurons ist, und die amyotrophe Lateralsklerose (ALS).

Amyotrophe Lateralsklerose (ALS)

Die ALS ist eine häufige degenerative Erkrankung. Sie manifestiert sich in der Regel in der 6. oder 7. Lebensdekade und ist durch eine progrediente Muskelschwäche mit Atrophie der beteiligten Skelettmuskulatur und durch ein gleichzeitiges Auftreten von Faszikulationen, Spastik und gesteigerten Reflexen gekennzeichnet. In der Regel verläuft sie innerhalb von 2–3 Jahren tödlich. Das morphologische Charakteristikum der ALS ist der **gleichzeitige Befall des 1. und 2. motorischen Neurons**.

Pathogenese

Meist tritt die ALS **sporadisch** auf. Bei ca. 10% aller Patienten folgt sie jedoch einem **autosomal dominanten** Erbgang. Verantwortliche Gene sind das Gen für eine Superoxiddismutase (SOD1) sowie Gene, welche für ein DNA-bindendes Protein („transactive response DNA-binding protein",TDP-43) und

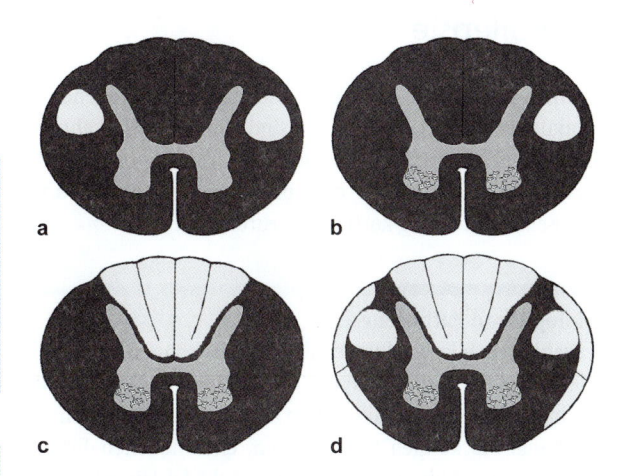

Abb. 8.50 Schädigungsmuster im Rückenmark. a Amyotrophe Lateralsklerose mit beidseitiger, sekundärer Degeneration der Pyramidenseitenstrangbahn und Verlust der motorischen Vorderhornzellen. **b** Einseitige Degeneration der Pyramidenseitenstrangbahn nach proximaler Unterbrechung des Tractus corticospinalis (z.B. durch einen Infarkt in der inneren Kapsel). **c** Beidseitige Degeneration der sensiblen Hinterstränge bei Tabes dorsalis. **d** Degeneration der Hinterstränge, der Seitenstränge und der spinozerebellaren Bahnen bei spinozerebellarer Friedreich-Ataxie.

ein RNA/DNA-bindendes Protein („fused in sarcoma/translocated in liposarcom", FUS/TLS) codieren. Auch ein Mangel an neurotrophen Faktoren wird als möglicher Pathomechanismus diskutiert.

Da die Erkrankung auch Teil des endemischen ALS-Parkinson-Demenz-Komplexes auf der Pazifikinsel Guam ist, wird nach Umweltneurotoxinen als möglichem ätiologischem Agens gesucht.

Morphologie

Der Befall des **1. motorischen Neurons** manifestiert sich in einer Atrophie und Demyelinisierung des Tractus corticospinalis (> Abb. 8.50a). Die Veränderungen sind in der Regel im Rückenmark und im unteren Hirnstamm besonders ausgeprägt. In späten Stadien können jedoch auch die supratentorielle Pyramidenbahn in der inneren Kapsel und der Gyrus precentralis eine Atrophie aufweisen.

Der Befall des **2. motorischen Neurons** äußert sich in einem progredienten Ganglienzellverlust der motorischen Hirnnervenkerne und spinalen Vorderhörner (> Abb. 8.50a). In den befallenen Neuronen können durch den gestörten Axoplasmatransport eine Chromatolyse mit aufgetriebenem Perikaryon und gelegentlich eosinophile Einschlusskörperchen (**Bunina-Körperchen**) auftreten. Frühzeitig kommt es in den befallenen Neuronen zur Anhäufung des Stressproteins Ubiquitin. Als Folge der ausgeprägten Degeneration des 2. motorischen Neurons kommt es zur Atrophie der Vorderwurzeln und zur ausgeprägten neurogenen Atrophie der abhängigen Skelettmuskulatur.

8.9 Epilepsie

Definition Gruppe ätiologisch wie klinisch heterogener Erkrankungen, die charakterisiert sind durch wiederkehrende Krampfanfälle (Anfälle mit motorischer Komponente). Sie werden verursacht durch eine plötzliche, synchrone, überschießende Entladung kortikaler Neuronen.

Ätiologie und Pathogenese

Bei zahlreichen Erkrankungen des Gehirns können Krampfanfälle auftreten. Bei den **symptomatischen Epilepsien** sind Krampfanfälle die Manifestation einer zentralnervösen Erkrankung. Sie können bei Tumoren, entzündlichen Erkrankungen, Durchblutungsstörungen, Schädel-Hirn-Traumen oder metabolischen Entgleisungen beobachtet werden. Nach erfolgreicher Behandlung der zugrunde liegenden Krankheit kommen häufig auch die epileptischen Anfälle zum Stillstand. Sind allerdings als Krankheitsfolge narbige Veränderungen im Gehirn entstanden, z.B. nach traumatischen Läsionen, Entzündungen oder größeren neurochirurgischen Eingriffen, kann ein epileptogener Herd verbleiben (z.B. posttraumatische Epilepsie bei Hirn-Dura-Narben).

Bei den **genuinen Epilepsien** stehen epileptische Anfälle als Symptom ganz im Vordergrund. Die Krankheitengruppe ist heterogen und häufig lässt sich auch mit modernen neuroradiologischen oder neuropathologischen Untersuchungen kein fassbares Substrat nachweisen. Dann spricht man auch von einer **idiopathischen** Epilepsie. In selteneren Fällen liegen genuinen Epilepsien vererbte Gendefekte zugrunde. So hat man in den vergangenen Jahren Mutationen in Genen für Untereinheiten des nikotinischen Acetylcholin-Rezeptors oder bestimmte Kaliumkanäle festgestellt.

Morphologie

Bei der Gruppe der **fokalen Epilepsien** kann man mit der MRT oder einer neuropathologischen Untersuchung umschriebene Läsionen im Gehirn feststellen, die als ursächlich betrachtet werden.

Tab. 8.11 Neuropathologische Befunde bei der Temporallappenepilepsie – Auswertung von 617 Patienten am Epilepsiezentrum des Universitätsklinikums Bonn.

Diagnose	Häufigkeit
Ammonshornsklerose	53%
fokale Läsionen • Gangliogliome • dysembryoplastische neuroepitheliale Tumoren • Astrozytome WHO-Grad I • Dysplasien	36%
duale Pathologie (Ammonshornsklerose und fokale Läsion)	6%
keine nachweisbare Pathologie	5%

Häufigste Form ist die Temporallappenepilepsie, bei der das Anfallsleiden vom mediobasalen Temporallappen ausgeht. Bei etwa zwei Dritteln dieser Patienten weist das Gehirngewebe eine **Ammonshornsklerose** auf. Diese besteht aus einem segmental angeordneten Verlust von Nervenzellen im Pyramidenzellband des Ammonshorns unter Bevorzugung des Sommer-Sektors (Region CA1) und aus einer ausgeprägten Gliose und Sklerosierung mit Atrophie des Hippocampus. Es gibt Hinweise darauf, dass Fieberkrämpfe im frühen Kindesalter an der Pathogenese dieser Läsion mitwirken.

Bei einer anderen Gruppe von Patienten mit Temporallappenepilepsie findet man dagegen kleine Fehlbildungen und hochdifferenzierte glioneuronale Tumoren vom Typ des Gangliglioms im betroffenen Temporallappen. Eine repräsentative Verteilung dieser Tumoren ist in > Tab. 8.11 aufgelistet. Bei den fokalen pharmakaresistenten Epilepsien mit Anfallsherd außerhalb des Temporallappens findet man meist umschriebene Anlagestörungen und Fehlbildungen, z.B. fokale kortikale Dysplasien.

Klinische Relevanz Mit ca. 800.000 Patienten in Deutschland zählen die Epilepsien zu den häufigsten neurologischen Erkrankungen. Zu unterscheiden sind **primär generalisierte** Anfälle (Grand Mal, Petit Mal/Absencen) und **partielle (fokale)** Anfälle, die sekundär in einen generalisierten Anfall übergehen können. Bei Letzteren unterscheidet man somatisch-motorische, somatisch-sensorische und psychomotorische Anfälle.

Das klinische Bild **fokaler Epilepsien** ist sehr charakteristisch und erlaubt vielfach bereits eine Zuordnung des epileptogenen Fokus zu bestimmten Hirnregionen, z.B. fokale motorische Jackson-Anfälle (Gyrus precentralis), mastikatorische Anfälle (Nucleus amygdalae) und Schwindelanfälle (obere Temporalwindung). Eine häufige Form fokaler Epilepsien sind die Temporallappenepilepsien.

Fokale Epilepsien sind oft gegen eine medikamentöse Behandlung resistent, können jedoch durch eine neurochirurgische Resektion der epileptogenen Herde erfolgreich behandelt werden. Aufgrund dieser Entwicklung hat sich auch die Kenntnis von der Natur epileptogener Herde wesentlich erweitert.

8.10 Tumoren

8.10.1 Astrozytome

Pilozytisches Astrozytom

Definition Dies ist ein langsam wachsender astrozytärer Tumor des Kindesalters. Zu den bevorzugten Lokalisationen gehören die anatomischen Strukturen um die Mittellinie des Gehirns der N. opticus und Tractus opticus (Optikusgliom), der Hypothalamus, der mediale Temporallappen sowie das Kleinhirn (> Abb. 8.51) und Rückenmark. Eine Lage in den Großhirnhemisphären ist seltener.

8.10 Tumoren

Epidemiologie Neben dem Medulloblastom ist das pilozytische Astrozytom der häufigste Hirntumor des Kindesalters (> Tab. 8.12) und manifestiert sich meist in den ersten beiden Lebensdekaden. Beide Geschlechter sind gleich häufig betroffen. Seltener treten pilozytische Astrozytome auch bei Erwachsenen auf.

tal- und Temporallappens. Nach Histologie und biologischer Wertigkeit unterscheidet man 3 Formen:
- **niedriggradiges** Astrozytom
- **anaplastisches** Astrozytom
- **Glioblastom**

Morphologie

Makroskopisch handelt es sich um knollige, derbe Tumoren mit grau-weißer Schnittfläche, oft mit wasserhellen Pseudozysten (> Abb. 8.51). Der Tumor infiltriert langsam, unter Auftreibung der ortsständigen Strukturen.

Histologisch handelt es sich um zellarme Tumoren mit abwechselnd faserreichen und faserarmen, mikrozystisch aufgelockerten Arealen. In den faserreichen Abschnitten sieht man längliche, bipolare Tumorzellen mit feinen, haarförmigen Fortsätzen. Charakteristisch sind eosinophile, kolbenartige Auftreibungen der Zellfortsätze (**Rosenthal-Fasern**) und intrazytoplasmatische Proteinablagerungen (**eosinophile Körperchen**). Mitosen sind sehr selten (Wachstumsfraktion: 1–3%). Auch bei langjährigem Verlauf ist eine maligne Progression sehr selten.

Diffus infiltrierende Astrozytome

Dies sind die häufigsten Hirntumoren, und sie manifestieren sich klinisch im mittleren und höheren Lebensalter. Sie besitzen eine unterschiedliche biologische Wertigkeit und eine deutliche Tendenz zur malignen Progression. Sie können in allen Abschnitten des ZNS auftreten, zeigen jedoch eine starke Bevorzugung der Großhirnhemisphären, besonders des Fron-

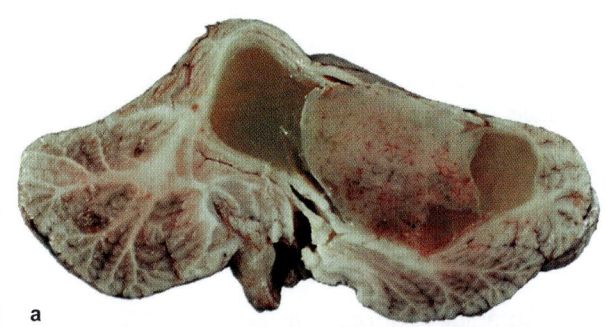

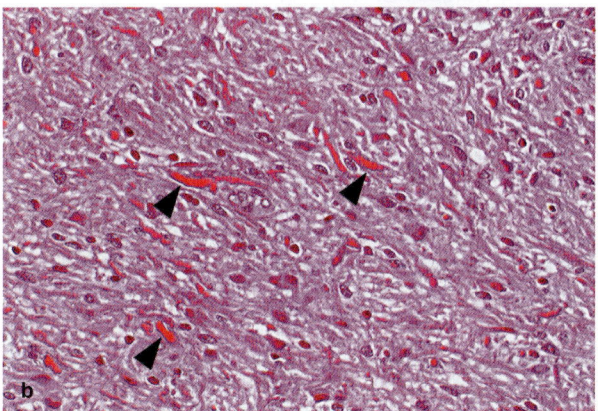

Abb. 8.51 Pilozytisches Astrozytom des Kleinhirns. a Der langsam wachsende Tumor ist makroskopisch gut abgegrenzt und hat eine große Pseudozyste gebildet, an deren Wand der solide Tumorknoten haftet. **b** Histologisch dominieren faserreiche Astrozyten sowie zahlreiche eosinophile Rosenthal-Fasern (Pfeilspitzen). HE, Vergr. 250-fach.

Tab. 8.12 Zusammenfassung der Epidemiologie intrakranialer Tumoren (mod. nach Ohgaki et al. 2005).

Tumor	WHO-Grad *	Inzidenz **	M/F ***	Mittleres Alter (± Standartabweichung)	5-Jahre-Überlebensrate (%) ****
pilozytisches Astrozytom	I	0,37	1,12	18,2 ± 12,2	> 95
diffus-infiltrierendes Astrozytom	II	0,22	1,44	39,5 ± 13	58
anaplastisches Astrozytom	III	0,31	0,92	45,5 ± 16,2	11
Glioblastom	IV	3,55	1,34	62,2 ± 13,4	1,2
Oligodendrogliom	II	0,27	0,92	40,9 ± 15,1	70,5
Oligodendrogliom	III	0,07	3,33	50,4 ± 13,9	40,1
Ependymom	II/	0,14	1,1	38,4 ± 17,9	75
Ependymom	III	0,14	1,1	23,4 ± 15,9	31
Medulloblastom	IV	0,26	1,6	7,2 ± 5,9	56
Schwannom/MPNST	I/III	0,75	0,8	42,6 ± 12,2	> 80
Meningeom	I (II/III)	2,63	0,5	65,2 ± +11,7	> 70

* Histologisches Grading nach WHO (Louis; Ohgaki, Wiestler, Cavenee 2007)
** Neuerkrankungen pro 100.000 Einwohner und Jahr
*** Geschlechterverhältnis Männer/Frauen
**** definiert als Wahrscheinlichkeit, mehr als 5 Jahre zu überleben, im Vergleich mit einer Referenzpopulation gleichen Alters

Ätiologie Die Ätiologie der Astrozytome ist unbekannt, mit Ausnahme ihres Auftretens im Rahmen erblicher Tumorsyndrome (z.B. Li-Fraumeni-Syndrom, > Kap. 8.10.12).

Molekularpathologie

Wie bei Tumoren anderer Organe ist die Progression der Astrozytome begleitet von einer Akkumulation genetischer Veränderungen (> Abb. 8.52). Beim **niedriggradigen** Astrozytom findet sich häufig eine Inaktivierung des p53-Tumorsuppressorgens. Beim **anaplastischen** Astrozytom findet sich zusätzlich ein Verlust von genetischem Material auf Chromosom 19q, bei **Glioblastomen** häufig eine Deletion großer Abschnitte des Chromosoms 10.

Niedriggradiges Astrozytom

Definition Diese Tumoren manifestieren sich bevorzugt bei jüngeren Erwachsenen mit einem Altersgipfel zwischen dem 30. und 40. Lebensjahr. Die Wachstumstendenz ist gering. Allerdings infiltrieren sie diffus in benachbarte Strukturen, sodass eine vollständige chirurgische Resektion nicht gelingt.

Im Verlauf der typischerweise auftretenden Rezidive beobachtet man histologisch eine zunehmende Zellteilungsaktivität und Anaplasie, d.h. eine Progression zum anaplastischen Astrozytom oder Glioblastom.

Morphologie

Makroskopisch handelt es sich um schlecht abgegrenzte Tumoren mit grauer, oft glasiger Schnittfläche (> Abb. 8.53a). Wegen des infiltrativen, jedoch nicht destruierenden Wachstums kommt es zur Auftreibung benachbarter ortsständiger Strukturen (z.B. Großhirnrinde, Stammganglien). Häufig beobachtet man glattwandige Pseudozysten mit wasserheller Flüssigkeit (> Abb. 8.51).

Histologisch lassen sich 2 Typen unterscheiden. Das **fibrilläre Astrozytom** zeigt eine geringe Zelldichte und besteht aus isomorphen neoplastischen Astrozyten mit kleinen, runden Zellen in einer kleinzystisch aufgelockerten Matrix (> Abb. 8.53b). Das **gemistozytische Astrozytom** ist gekennzeichnet durch eine faserreiche Matrix sowie Tumorzellen mit großem, homogenem Zytoplasma und exzentrischem Kern. Alle Zellen zeigen eine starke Akkumulation des immunhistochemisch nachweisbaren sauren Gliafaserproteins GFAP. Mitosen sind selten.

Anaplastisches Astrozytom

Dieser Tumor entwickelt sich häufig aus einem niedriggradigen Astrozytom. Er unterscheidet sich von diesem morphologisch im Wesentlichen durch eine größere Zellteilungsaktivität, die sich klinisch durch ein rascheres Auftreten von Rezidiven manifestiert.

Glioblastom

Definition Hochmaligner glialer Tumor astrozytären Ursprungs, der bevorzugt im höheren Erwachsenenalter auftritt (50.–60. Lebensjahr). Es ist der häufigste astrozytäre Tumor und macht 15–20% aller Hirntumoren aus (> Tab. 8.12). Das Glioblastom kann sich aus einem niedriggradigen Astrozytom entwickeln oder, mit sehr kurzer klinischer Anamnese, de novo entstehen (> Abb. 8.52). Es liegt bevorzugt in den Großhirnhemisphären, insbesondere frontotemporal. Gelegentlich treten Glioblastome im Hirnstamm auf, besonders bei Kindern **(malignes Hirnstammgliom)**.

Ätiologie und Pathogenese

Die Ätiologie der Glioblastome ist unbekannt, mit Ausnahme ihres seltenen Auftretens im Rahmen eines Li-Fraumeni-Syndroms (> Kap. 8.10.12). Man kann klinisch und molekulargenetisch 2 Typen unterscheiden.

Das **primäre Glioblastom** manifestiert sich bei älteren Patienten nach kurzer Anamnese de novo und ist genetisch charakterisiert durch eine Amplifikation und/oder Überexpression des EGF-Rezeptors, PTEN-Mutationen („phosphatase and tensin homologue deleted on chromosome 10"), p16-Deletionen und seltener eine Amplifikation des MDM2-Gens.

Das **sekundäre Glioblastom** entwickelt sich durch Tumorprogression aus einem niedriggradigen oder anaplastischen Astrozytom, betrifft meist Patienten im mittleren Lebensalter und enthält in mehr als 65% der Fälle eine Mutation des p53-Tumorsuppressorgens (> Abb. 8.52).

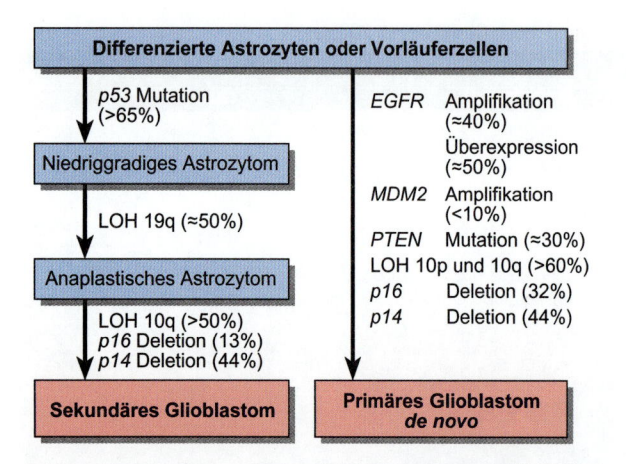

Abb. 8.52 Genetische Veränderungen bei der Entstehung des primären und sekundären Glioblastoms. Die Werte in Klammern geben die Frequenz der genetischen Veränderungen an (mod. nach Kleihues u. Cavenee 2000). LOH = „loss of heterozygosity" (Verlust eines Allels); p53, p16, p14, PTEN = Tumorsuppressorgene; EGFR = Rezeptor des epidermalen Wachstumsfaktors; MDM2 = „murine double minute" (inaktiviert das p53-Protein).

Morphologie

Makroskopisch weisen Glioblastome eine charakteristische „bunte" Schnittfläche auf mit gelblichen Nekrosen, Blutungen und grau-weißem Tumorgewebe (➤ Abb. 8.53c). Der Tumor hat eine ausgeprägte Neigung zum diffusen infiltrativen Wachstum und breitet sich besonders rasch entlang kompakter Myelinbahnen aus. Typisch ist eine Ausdehnung über den Balken in die kontralaterale Hemisphäre, wodurch neuroradiologisch und makroskopisch das Bild beidseitiger, symmetrischer Glioblastome entsteht (**Schmetterlingsgliom**).

Histologisch handelt es sich um zellreiche, meist polymorphe Tumoren mit sehr hoher Mitoserate (Wachstumsfraktion: 8–25%). Typisch, aber nicht obligat sind mehrkernige Riesenzellen. Für die Diagnose entscheidend ist das Vorkommen flächenhafter oder strichförmiger Nekrosen (➤ Abb. 8.53d), um die sich die Tumorzellkerne radiär anordnen (Palisadenstellung der Kerne). Weiteres typisches Merkmal sind ausgeprägte Gefäßproliferationen, insbesondere in der Infiltrationszone des Tumors (➤ Abb. 8.53d). Sie werden durch ein von den Gliomzellen sezerniertes angiogenetisches Protein induziert („vascular endothelial growth factor", VEGF). Immunhistochemisch lässt sich trotz fortgeschrittener Entdifferenzierung zumindest in einem Teil der Tumorzellen GFAP nachweisen.

8.10.2 Oligodendrogliom

Definition Tumor der Oligodendroglia, der fast immer im Großhirn liegt und die Stammganglien und den Thalamus bevorzugt. Es kommt in allen Altersstufen vor mit einem Manifestationsgipfel um das 40.–60. Lebensjahr.

Ätiologie Ätiologische Faktoren konnten noch nicht identifiziert werden.

Morphologie

Makroskopisch handelt es sich um relativ gut abgegrenzte, graurötliche Tumoren, die häufig Blutungen und Verkalkungen (Röntgenbild) aufweisen.

Mikroskopisch bestehen die zellreichen Tumoren aus isomorphen Zellen mit gut erkennbarer Zellmembran, wasserhellem Zytoplasma und zentralständigem Kern (**Honigwaben-Architektur;**

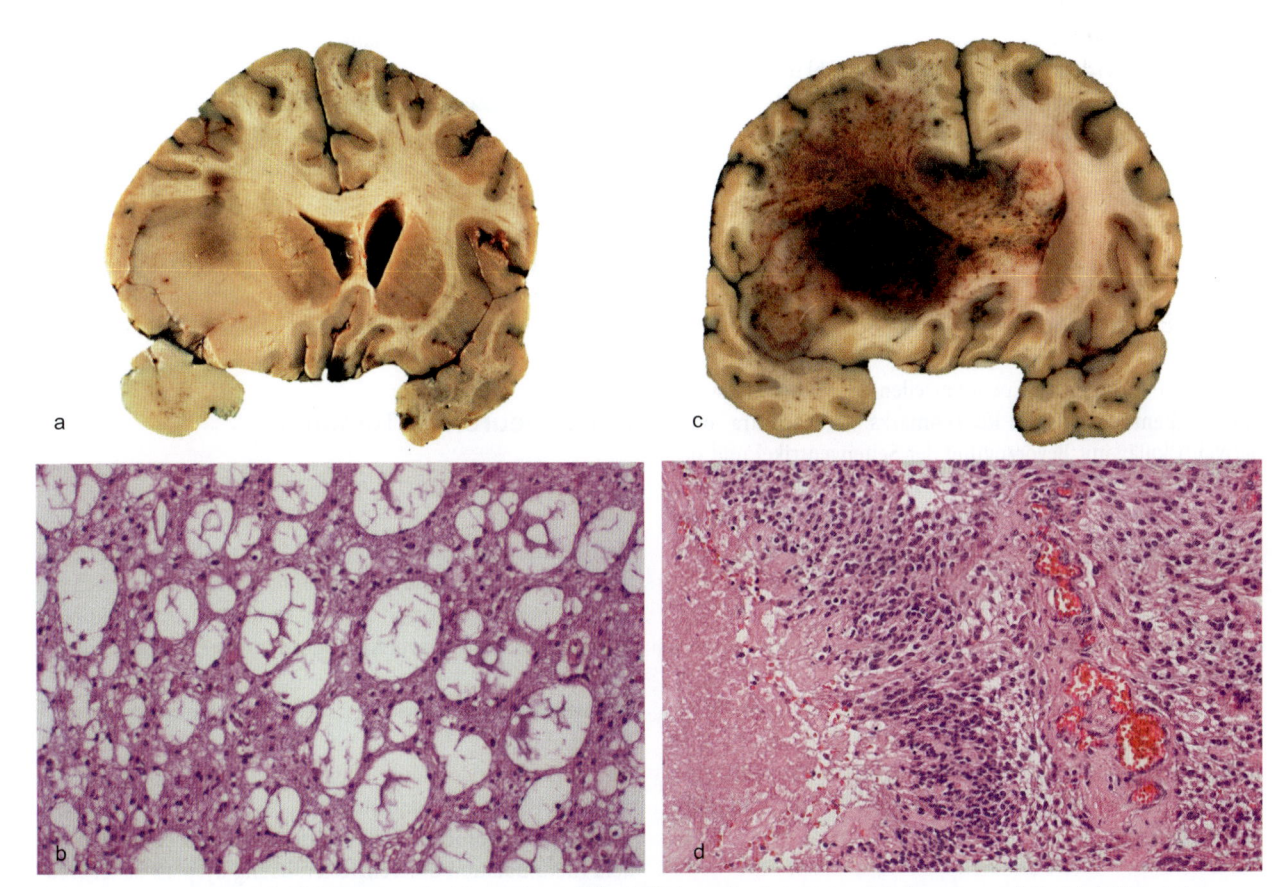

Abb. 8.53 Astrozytom und Glioblastom. a Niedriggradiges, diffus infiltrierendes Astrozytom links frontotemporal. Die Schnittfläche ist homogen, die Grenze zum Hirngewebe unscharf. **b** Histologie: Es handelt sich um einen zellarmen Tumor aus fibrillären Astrozyten mit Bildung zahlreicher Mikrozysten. Vergr. 200-fach. **c Glioblastoma multiforme** des linken Frontallappens. Der Tumor greift auf den Balken und die rechte Großhirnhemisphäre über. Die Schnittfläche ist „bunt" mit ausgedehnten gelblichen Nekrosen und einer größeren Blutung. **d** Histologie: Der Tumor ist zellreich und undifferenziert. Er weist ausgedehnte Nekrosen auf (links), um die sich Tumorzellen palisadenartig anordnen. Typisch ist die ausgeprägte Kapillarproliferation (rechts). HE, Vergr. 200-fach.

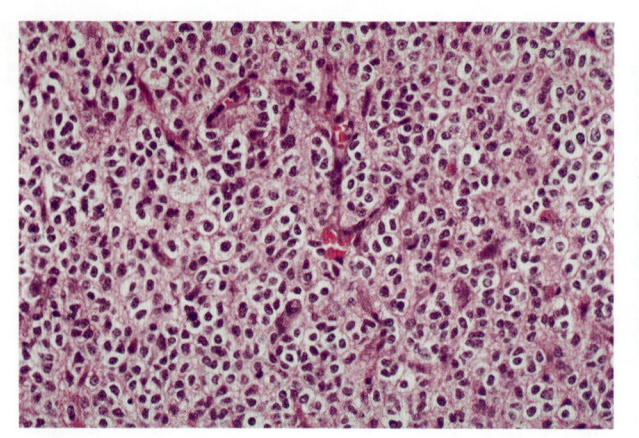

Abb. 8.54 Oligodendrogliom. Die Tumorzellen zeigen ein wasserhelles Zytoplasma mit gut abgrenzbarer Plasmamembran. Es besteht ein zartes Kapillarnetz. HE, Vergr. 200-fach.

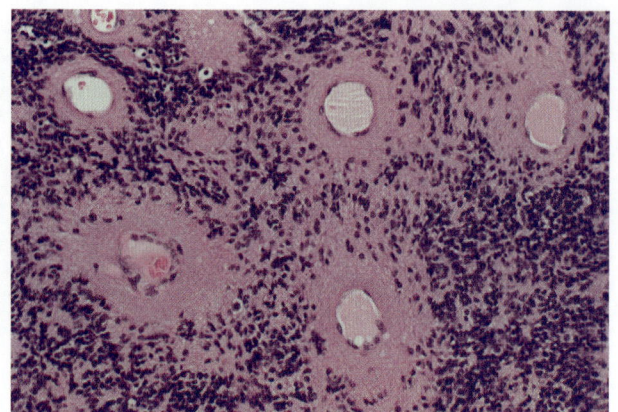

Abb. 8.55 Ependymom. Bildung typischer perivaskulärer Pseudorosetten. HE, Vergr. 200-fach.

➤ Abb. 8.54). Die mitotische Aktivität ist gering (Wachstumsfraktion: < 4%). Typisch sind klein- und grobschollige Verkalkungen, insbesondere in der Infiltrationszone zum benachbarten Hirngewebe.

Molekularpathologie
Molekulargenetisch findet sich bei der Mehrzahl der Oligodendrogliome ein Allelverlust auf den Chromosomen 1p und 19q. Die hier vermuteten Tumorsuppressorgene sind bisher nicht identifiziert. Weiterhin ist die Methylierung des Promotors der O6-Methylguanin-Methyltransferase (MGMT) ein prognostischer Faktor.

8.10.3 Ependymom

Definition Tumor der Ependymzellen des Ventrikelsystems und des Zentralkanals des Rückenmarks. Es liegt intra- oder periventrikulär mit Bevorzugung der Seitenventrikel und des IV. Ventrikels, außerdem tritt es auch im Rückenmark auf. Es zeigt eine breite Altersstreuung, wobei das Ependymom des IV. Ventrikels besonders häufig bei Kindern und Jugendlichen vorkommt.

Morphologie
Makroskopisch handelt es sich um grob- bis feinknotige, scharf abgegrenzte Tumoren mit grauer Schnittfläche.

Histologisch sind Ependymome zellreich. Typisch sind kernfreie Manschetten um die Tumorgefäße (**perivaskuläre Pseudorosetten;** ➤ Abb. 8.55).

Molekularpathologie
Spinale Ependymome haben häufig eine Mutation im Neurofibromatose-Typ-2-Gen (NF2).

8.10.4 Plexuspapillom

Definition Gutartiger, hochdifferenzierter Tumor des Epithels der Plexus chorioidei der Seitenventrikel und des IV. Ventrikels.
Epidemiologie Plexuspapillome sind selten und manifestieren sich bevorzugt bei jungen Erwachsenen und Kindern, nicht selten bereits im 1. Lebensjahr.

Morphologie
Makroskopisch erscheinen Plexuspapillome wie stark aufgetriebene Plexus.

Histologisch kann die Unterscheidung der hochdifferenzierten Papillome vom normalen Plexusgewebe schwierig sein. Ausnahme ist das seltene maligne Plexuskarzinom, das deutliche Zeichen der Anaplasie aufweist.

8.10.5 Neuronale Tumoren

Gangliozytom und Gangliogliom

Definition Das **Gangliozytom** ist ein seltener, gutartiger, hochdifferenzierter neuronaler Tumor. Er manifestiert sich bevorzugt bei Kindern und jungen Erwachsenen und kommt überall im ZNS vor, bevorzugt jedoch im Temporallappen.

Morphologie
Die Tumoren sind relativ gut abgegrenzt und weisen keine signifikante Wachstumstendenz auf.

Sie sind **histologisch** gekennzeichnet durch eine ungeordnete Akkumulation differenzierter, häufig dysplastischer Neuronen. Diagnostisch entscheidend sind doppel- oder mehrkernige Ganglienzellen. Bei einer signifikanten astrozytären Komponente spricht man von einem **Gangliogliom.** Typisch sind perivaskuläre lymphozytäre Infiltrate.

Zentrales Neurozytom

Definition Intraventrikulärer, neuronaler Tumor des Erwachsenenalters mit relativ guter Prognose. Er liegt in den vorderen Abschnitten der Seitenventrikel der Großhirnhemisphäre um das Foramen Monroi und manifestiert sich bevorzugt bei jungen Erwachsenen (Durchschnittsalter 30 Jahre).

Morphologie
Das zentrale Neurozytom ist mit dem Ependym des Ventrikels verwachsen und dehnt sich intraventrikulär aus.

Histologisch handelt es sich um einen monomorphen, relativ zellreichen Tumor mit geringer mitotischer Aktivität (Wachstumsfraktion < 3%). Die neuronale Differenzierung ist immunhistochemisch durch den Nachweis des synaptischen Membranproteins Synaptophysin feststellbar. Die Tumorzellen bilden neuritische Fortsätze, die histologisch als kernfreie Neuropilinseln erkennbar sind. Herdförmige Verkalkungen sind häufig.

Klinische Relevanz Hirndrucksymptome stehen im Vordergrund, meist als Folge der Verlegung des Foramen Monroi (Hydrocephalus internus). Auch bei inkompletter chirurgischer Resektion kann es zu einer dauerhaften Heilung kommen.

8.10.6 Tumoren der Glandula pinealis

Pinealoblastom

Dieser seltene, hochmaligne embryonale Tumor des Kindes- und Jugendalters gehört zur Gruppe der primitiven neuroektodermalen Tumoren (PNET) und entspricht in seinen klinischen und histologischen Merkmalen weitgehend dem Medulloblastom (➤ Kap. 8.10.7). Mit diesem gemeinsam hat es die Neigung zur Ausbreitung über den Liquor cerebrospinalis sowie das relativ gute Ansprechen auf Radiotherapie.

Pineozytom

Dieser seltene differenzierte Tumor der Glandula pinealis manifestiert sich bevorzugt im Erwachsenenalter. Die umschriebenen Tumoren haben eine geringe Wachstumstendenz und neigen nicht zur Metastasierung über den Liquor.

Morphologie
Histologisches Merkmal sind große **pineozytische Rosetten**, bei denen sich mehrere Tumorzellen radiär um einen virtuellen Mittelpunkt anordnen.

Klinische Relevanz Das klinische Bild wird beherrscht von Symptomen, die durch eine Kompression benachbarter Strukturen entstehen, besonders der Vierhügelregion (Parinaud-Syndrom: konjugierte Blickparese nach oben mit Konvergenzschwäche und oft anisokoren, lichtstarren Pupillen) und des Aquädukts (Verschlusshydrozephalus).

Keimzelltumoren

Primär intrakraniale Keimzelltumoren treten bevorzugt in der Pinealisregion auf, seltener suprasellär, in den Stammganglien und im Hirnstamm. Ihre histologische Klassifikation entspricht derjenigen der Keimzelltumoren des Hodens (➤ Kap. 39.1.6) und des Ovars (➤ Kap. 40.1.7).

Am häufigsten ist das **Germinom** der Pinealisregion, das gelegentlich Anschluss an den III. Ventrikel findet und über den Liquor metastasiert. Es ist histologisch vom Seminom des Hodens nicht zu unterscheiden.

Die übrigen Keimzelltumoren, das **embryonale Karzinom,** der **endodermale Sinustumor** und das **Chorionkarzinom,** treten oft mit germinomatösen Abschnitten als gemischte Keimzelltumoren auf. Das **Teratom** kommt als unreife oder reife Geschwulst vor und neigt gelegentlich zur malignen Transformation.

8.10.7 Embryonale Tumoren

Medulloblastom

Definition Dieser hochmaligne embryonale Tumor des Kleinhirns befindet sich v.a. im Kleinhirnwurm, seltener in den Kleinhirnhemisphären. Liegt er außerhalb des Kleinhirns, spricht man von einem primitiven neuroektodermalen Tumor (**PNET**). Das Medulloblastom ist der häufigste maligne Hirntumor des Kindesalters mit bevorzugter Manifestation im 3.–8. Lebensjahr.

Ätiologie Ätiologische Faktoren konnten noch nicht identifiziert werden. Die neoplastischen Zellen entstehen aus Resten des primitiven Neuroektoderms am IV. Ventrikel.

Morphologie
Es handelt sich um weiche, feinkörnige Tumoren mit grauer Schnittfläche und typischer Lage im Kleinhirnwurm (➤ Abb. 8.56a). Charakteristisch ist eine diffuse Aussaat über den Liquor cerebrospinalis sowohl anterograd (spinal) wie retrograd (intraventrikulär und an der Hirnbasis).

Histologisch sind die Tumoren meist wenig differenziert und zellreich mit karottenförmigen Kernen und hoher mitotischer Aktivität (Wachstumsfraktion 10–15%). Typisch, aber nicht obligat ist die Ausbildung neuroblastischer Pseudorosetten (**Homer-Wright-Rosetten;** ➤ Abb. 8.56b). Wegen der Abstammung aus pluripotenten embryonalen Zellen beobachtet man immunhistochemisch sowohl eine neuronale wie auch eine gliale, seltener eine myoblastische oder melanozytäre Differenzierung.

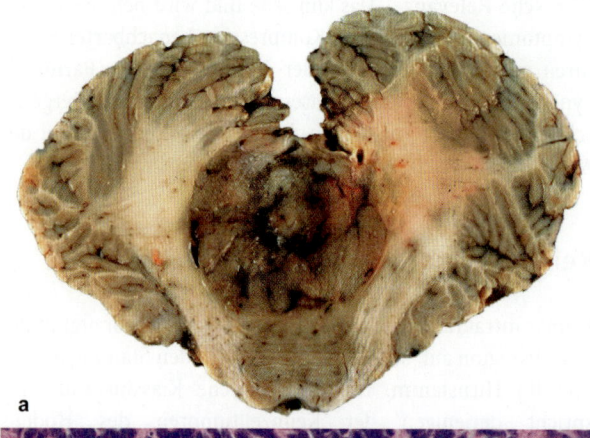

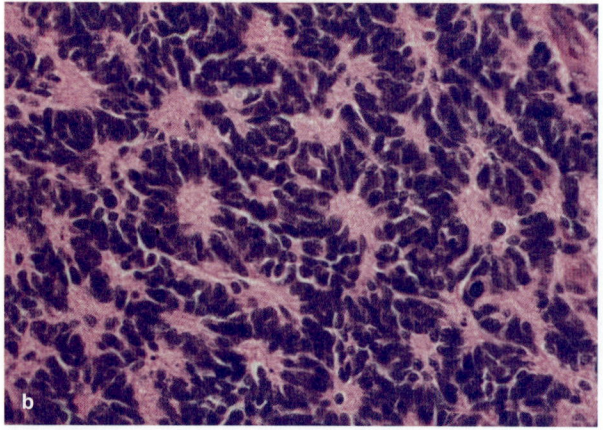

Abb. 8.56 Medulloblastom des Kleinhirnwurms. a Makroskopie. **b** Histologisches Kennzeichen sind die neuroblastischen Rosetten. HE, Vergr. 400-fach.

Molekularpathologie

Molekulargenetisch gibt es Hinweise auf die Beteiligung eines noch nicht identifizierten Tumorsuppressorgens auf dem kurzen Arm von Chromosom 17. Bei etwa 15% der sporadischen Medulloblastome finden sich somatische Mutationen des PTCH-Gens (humanes Homologons des Drosophila-Gens „patched"). PTCH-Keimbahnmutationen sind verantwortlich für das autosomal dominant vererbte Basalzellnävus-Syndrom (Gorlin-Syndrom). Betroffene Patienten zeigen eine erhöhte Prädisposition für multiple Basaliome, ferner Kieferzysten, Skelettanomalien und Hirntumoren (Medulloblastome und Meningeome). Patienten mit Mutationen im APC-Gen („adenomatous polyposis coli"; Turcot-Syndrom) zeigen neben Kolonkarzinomen auch Gliome, z.B. Medulloblastome. APC liegt in der „wingless (Wnt)" Signalkaskade, die die Entwicklung neuraler Vorläuferzellen steuert.

8.10.8 Meningeome

Definition Gutartiger, gekapselter, mesodermaler Tumor, der sich histogenetisch vom meningealen Arachnothel ableitet. Da Meningeome meist von Arachnoidalvilli in der Dura mater ausgehen, sind sie mit der Dura mater fest verwachsen. Seltener Ursprung sind Arachnoidalzellen der Plexus chorioidei der Seitenventrikel.

Lokalisation Häufigste Lokalisation ist die Parasagittalregion der Großhirnhemisphären (> Abb. 8.57a), die Falx cerebri (Falxmeningeom) sowie an der Schädelbasis die Olfaktoriusrinne (Olfaktoriusmeningeom) und das Keilbein (mediales und laterales Keilbeinmeningeom). In der hinteren Schädelgrube finden sich Meningeome bevorzugt am Tentorium, am Klivus und im Kleinhirnbrückenwinkel (> Abb. 8.57b). Im Spinalkanal findet man Meningeome überwiegend thorakal. Die seltenen multiplen Meningeome (> Abb. 8.57c) treten meist einseitig auf. Sie entstehen nicht multiklonal, sondern durch rasche Aussaat in der Arachnoidea.

Epidemiologie Frauen sind häufiger betroffen als Männer. Die klinische Manifestation ist am häufigsten im mittleren und höheren Erwachsenenalter.

Ätiologie **Multiple** Meningeome treten im Rahmen der Neurofibromatose Typ 2 (NF2) auf (> Tab. 8.13). Zur Ätiologie der häufigen **sporadischen** Meningeome ist noch wenig bekannt. Sie treten gehäuft bei Patienten auf, die in jungen Jahren eine Schädelbestrahlung erhalten haben. In ca. 70% lassen sich Mutationen des Neurofibromatose-Typ-2-Tumorsuppressorgens auf Chromosom 22 nachweisen.

Ein morphologisch nicht identifizierbarer Teil der Meningeome verfügt über Östrogen- und Somatostatinrezeptoren. Versuche, durch entsprechende Rezeptorenblocker das Wachstum wesentlich zu verlangsamen, sind jedoch bisher nicht gelungen.

Morphologie

Meningeome sind der Dura anhaftende Tumoren von prallelastischer Konsistenz. Sie komprimieren das angrenzende Hirngewebe, infiltrieren es jedoch nicht.

Histologisch kann man zahlreiche Varianten unterscheiden:

- **Meningotheliales Meningeom (klassischer Typ):** Synzytialer Zellverband mit ovalen, zigarrenförmigen Kernen, gelegentlich ohne erkennbares Chromatin **(Lochkerne).** Die Tumorzellen bilden typische konzentrische Formationen **(Zwiebelschalen)** mit zentraler Hyalinisierung und typischen **Psammomkörpern** (> Abb. 8.57d). Die mitotische Aktivität ist gering (Wachstumsfraktion < 3%).
- **Fibroblastisches Meningeom:** Es überwiegen spindelförmige, fibroblastenähnliche Tumorzellen. Sie bilden parallele oder sich kreuzende Bündel und enthalten reichlich interzelluläres Kollagen und Retikulin.
- **Psammomatöses Meningeom:** Diese Variante ist gekennzeichnet durch eine ungewöhnliche Dichte von Psammomkörpern. Sie findet sich bevorzugt in der Olfaktoriusrinne sowie, besonders bei älteren Frauen, im Spinalkanal.
- **Anaplastisches Meningeom:** Dieser seltene Subtyp weist die histologischen Zeichen der Anaplasie (Kernpolymorphie, Verlust der Differenzierung, hohe mitotische Aktivität) auf und neigt dazu, angrenzende Hirnstrukturen zu infiltrieren.

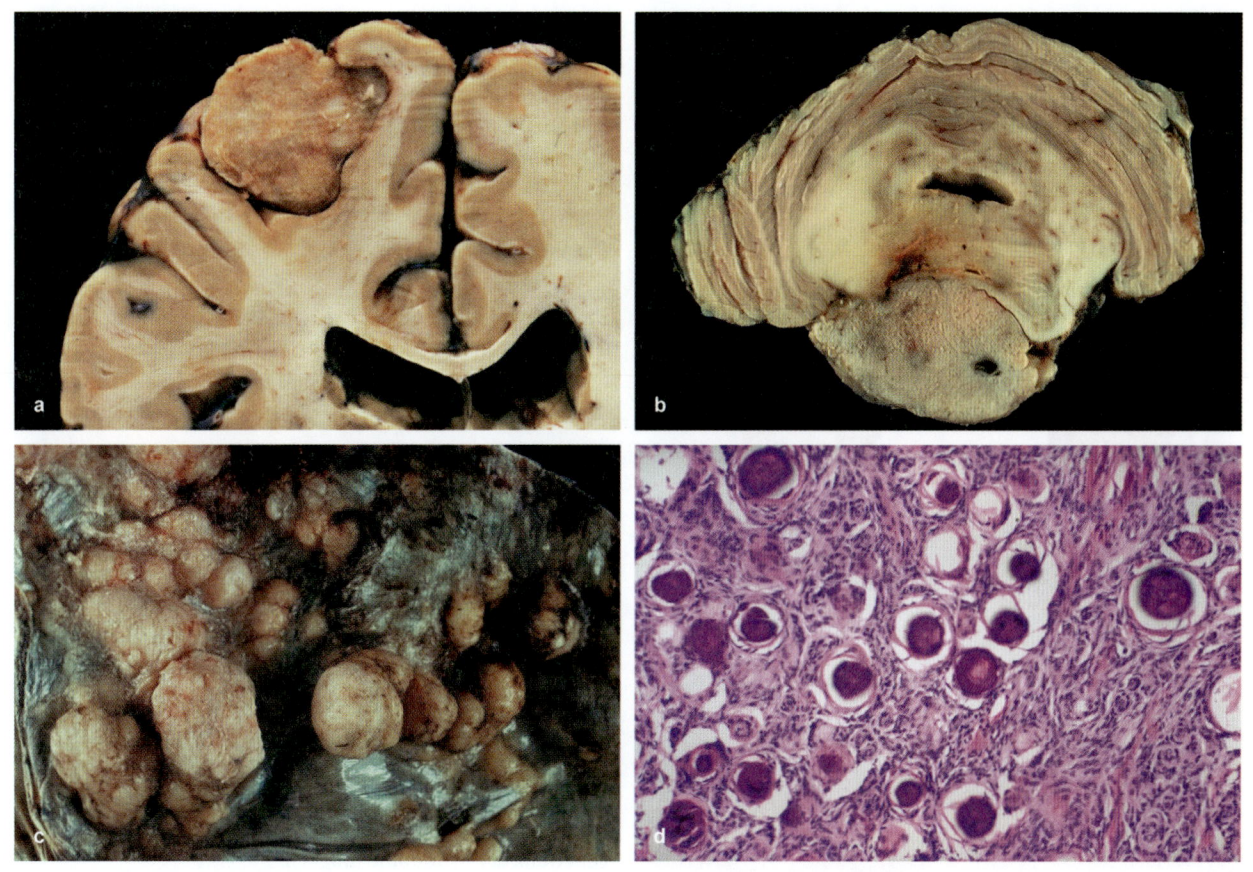

Abb. 8.57 Meningeome. Mit Kompression, aber ohne Infiltration des Hirngewebes. **a** Parasagittales Meningeom. **b** Präpontines Meningeom. **c** Multiple Meningeome. **d** Histologische Merkmale sind Wirbelformationen und Psammomkörper. HE, Vergr. 250-fach.

8.10.9 Primäre Lymphome

Epidemiologie Die **Inzidenz** hat in den letzten 20 Jahren stark zugenommen. Dieser Zuwachs ist nicht nur bei Patienten, die an AIDS erkrankt sind, zu beobachten, sondern auch bei immunkompetenten Patienten.

Morphologie
Primäre Lymphome zeigen ein diffuses Wachstumsmuster. Sie treten bevorzugt in tief gelegenen Hirnabschnitten auf, z.B. subependymal und in den Stammganglien, nicht selten multifokal in beiden Großhirnhemisphären. Sie sind makroskopisch unscharf begrenzt, haben einer graurötliche Schnittfläche und weisen besonders bei AIDS-Patienten ausgedehnte Nekrosen auf (➤ Abb. 8.58a).

Histologisch handelt es sich meist um monoklonale **maligne B-Zell-Lymphome** (➤ Kap. 22.2.2), die wie extrazerebrale Lymphome klassifiziert werden (➤ Abb. 8.58b). Primäre T-Zell-Lymphome (➤ Kap. 22.2.2) des Gehirns sind sehr selten.

8.10.10 Metastasen

Solitäre oder multiple Metastasen treten in allen Gehirnarealen auf – bevorzugt subkortikal. Im Rückenmark sind Metastasen sehr selten. Unter den Primärtumoren sind Bronchial- und Mammakarzinome am häufigsten. Ferner neigen besonders das maligne Melanom und das hellzellige Nierenkarzinom zur Metastasierung in das ZNS.

Morphologie
Es handelt sich um solitäre (ca. 30%) oder multiple, makroskopisch scharf abgegrenzte, meist runde Tumoren, oft mit zentraler Nekrose. Gelegentlich beobachtet man eine diffuse Infiltration der weichen Hirnhäute (**Meningeosis carcinomatosa**), besonders bei primären Karzinomen des Magens, der Lunge und der Prostata. Eine Infiltration der Meningen kommt außerdem bei Hirnmetastasen maligner Lymphome vor.

Klinische Relevanz Die Symptomatik wird häufig weniger vom Tumor selbst als vom perifokalen Ödem bestimmt.

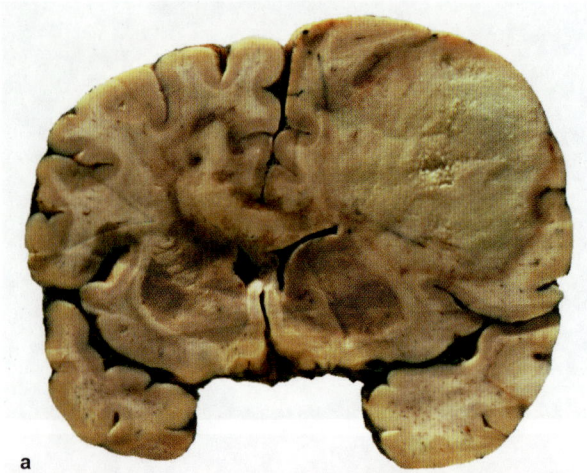

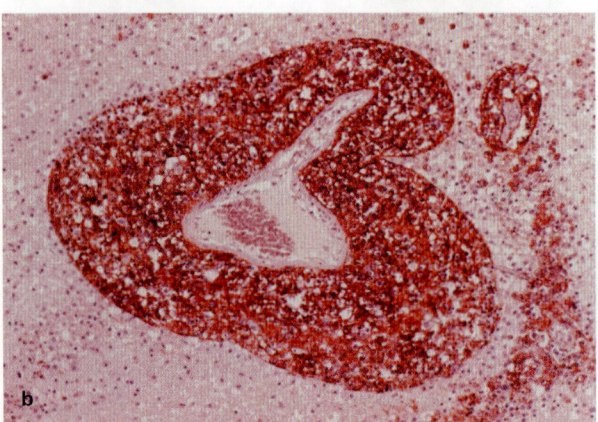

Abb. 8.58 Primäres malignes Lymphom im ZNS. a Ausgedehntes, primär zerebrales malignes B-Zell-Lymphom der rechten Großhirnhemisphäre bei einem Kind mit konnataler HIV-Infektion. Übergreifen des Tumors auf den Balken und das Marklager der linken Großhirnhemisphäre. **b** Histologisch perivaskuläre Ansammlung von Lymphomzellen. Immunhistochemische Darstellung mit dem B-Zell-Marker CD26. Vergr. 100-fach.

8.10.11 Tumoren der Schädelbasis

Kraniopharyngeom

Dieser benigne epitheliale Fehlbildungstumor liegt meist suprasellär und leitet sich wahrscheinlich von Zellresten des embryonalen Hypophysengangs ab (Rathke-Tasche). Kraniopharyngeome manifestieren sich klinisch bevorzugt im 1. und 2. Lebensjahrzehnt, meist durch Kompression benachbarter Strukturen (Hypophyse, Chiasma opticum, Hypothalamus). Bei Ausdehnung in den III. Ventrikel können sie einen Verschlusshydrozephalus hervorrufen.

> **Morphologie**
> Die Tumoren sind unregelmäßig begrenzt und neigen stark zur Verkalkung. Eine Ausnahme ist die papilläre Variante, die nicht verkalkt und bei jungen Erwachsenen auftritt.

Histologisch sind Kraniopharyngeome charakterisiert durch solide, oft bandförmige Areale mit hochdifferenziertem Plattenepithel und typischen Kernpalisaden. Ferner beobachtet man eine ausgeprägte Keratinbildung mit Cholesterinablagerungen und extensiver Fibrose.

Chordom

Das seltene Chordom kann sich in allen Abschnitten des axialen Skeletts manifestieren, wobei Klivus und Sakrokokzygealregion bevorzugte Lokalisationen sind.

8.10.12 Erbliche Tumorsyndrome

Frühere Bezeichnung: Phakomatosen

Das Nervensystem ist bei zahlreichen erblichen neoplastischen Syndromen mit betroffen. Diese familiären Tumorerkrankungen haben einen autosomal dominanten Erbgang. Die Klärung der genetischen Grundlage dieser Erkrankungen hat in den letzten Jahren große Fortschritte gemacht. Für sämtliche in ➤ Tab. 8.13 aufgeführten Erkrankungen ist das verantwortliche Tumorsuppressorgen identifiziert und sequenziert. Dadurch ist eine molekulargenetische Diagnostik sowohl pränatal wie auch bei Überträgern und bei Patienten mit geringer Penetranz der Symptome möglich.

Die assoziierten Tumoren sind zum Teil für die Erkrankung spezifisch (z.B. der subependymale Riesenzelltumor bei tuberöser Sklerose) oder derart typisch, dass man bei der klinischen Diagnosestellung an eine erbliche Tumorerkrankung denken sollte, z.B. bei multiplen Neurofibromen, einem Hämangioblastom des Kleinhirns oder bei Angiomyolipomen der Niere (➤ Kap. 37.10.5). Daneben gibt es jedoch auch assoziierte Neoplasien, die sich weder morphologisch noch klinisch von der jeweiligen sporadischen Form unterscheiden, z.B. pilozytische Astrozytome bei der Neurofibromatose von Recklinghausen (NF1) und Meningeome bei Neurofibromatose Typ 2 (NF2).

Neurofibromatose Typ 1 (NF1)

Syn.: Morbus von Recklinghausen
Charakteristisch für die Erkrankung sind Neurofibrome des peripheren Nervensystems, die bevorzugt kutan und subkutan auftreten, bei starker Penetranz jedoch auch tiefer gelegene Nerven (Plexus brachialis und lumbosacralis; ➤ Abb. 8.59) und innere Organe befallen können. Das Ausmaß der Neurofibromatose variiert erheblich. Bei den schweren Formen beobachtet man sehr große, grob entstellende Tumoren an Gesicht, Rumpf und Extremitäten.
Ätiologie Das für die Erkrankung verantwortliche NF1-Tumorsuppressorgen liegt auf dem langen Arm von Chromo-

8.10 Tumoren

Tab. 8.13 Erbliche Tumorsyndrome mit Beteiligung des Nervensystems.

Erkrankung	Gen	Chromosom	Wichtigste Manifestationen der Erkrankung		
			Nervensystem	Haut	Sonstige Organe
Neurofibromatose Typ 1 (Morbus von Recklinghausen)	NF1	17q11	Neurofibrome, pilozytische Astrozytome (Optikusgliome)	Café-au-Lait-Flecken	Irishamartome (Lisch-Knötchen), Phäochromozytom, Skelettdeformitäten, Katarakt
Neurofibromatose Typ 2	NF2	22q12	bilaterale Akustikusneurinome, spinale Neurinome, Meningeome, Mikrohamartome (Großhirn)	Café-au-Lait-Flecken (selten)	
Von-Hippel-Lindau-Erkrankung	VHL	3p25	Kleinhirnangioblastom, Angiomatose der Retina	–	Nierenkarzinom, Phäochromozytom, Zysten in Niere und Pankreas
tuberöse Sklerose Typ 1	TSC1	9q34	kortikale Tubera (Knötchen), Verkalkungen, subependymale Riesenzellastrozytome, retinale Hamartome	Angiofibrome (Gesicht: Adenoma sebaceum), hypopigmentierte Flecken, Fibrome (Nagelfalz), fibröse Plaques	Angiolipoleiomyom (Niere), Rhabdomyome (Herz), Angiofibrome (sublingual)
tuberöse Sklerose Typ 2	TSC2	16p13			
Retinoblastom	Rb1	13q14	Retinoblastom (Auge)	–	Osteosarkom, Mammakarzinom
Li-Fraumeni-Syndrom	p53	17p13	Gliome (Astrozytom, Glioblastom), Medulloblastom	–	Mammakarzinom, Nebennierenrindenkarzinom, Sarkom, Leukämie

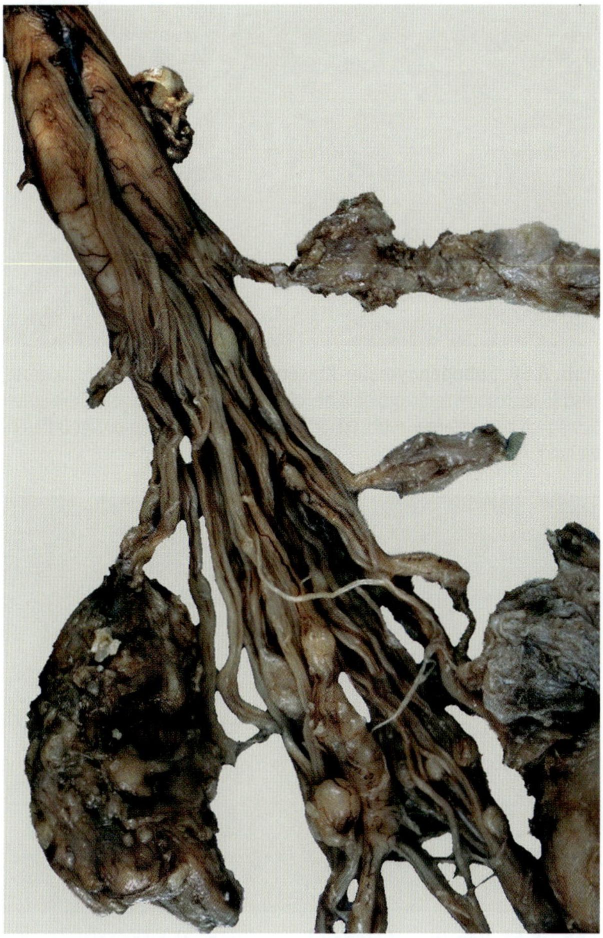

som 17. Es codiert für ein Protein (Neurofibromin) mit Homologie zu GAP-Proteinen, die bei der intrazellulären Signaltransduktion eine Rolle spielen.

Morphologie

Makroskopisch imponieren Neurofibrome als kolbenförmige oder diffuse Auftreibungen eines peripheren Nervs oder eines Nervenplexus (➤ Abb. 8.59). Solitäre Neurofibrome können auch außerhalb der Neurofibromatose auftreten, während multiple Tumoren fast obligat hereditär sind.

Histologisch setzen sich Neurofibrome aus Schwann-Zellen, Fibroblasten und Perineuralzellen zusammen. Sie bilden wellenförmige Strukturen mit reichlicher interzellulärer Ablagerung von Kollagen- und Mukoidsubstanzen. Die Zellkerne zeigen häufig Atypien. Die Proliferationstendenz ist recht unterschiedlich, jedoch zeigen einige Tumoren ein rasches Wachstum und infiltrative Tendenzen. Die für Neurinome typischen Antoni-A- und -B-Formationen fehlen. Wohl aber sieht man eine gelegentliche Bildung von Kernpalisaden, die an Meissner-Tastkörperchen der Haut erinnern. Die bei der Neurofibromatose Typ 1 gelegentlich auftretenden Optikusgliome unterscheiden sich nicht von sporadischen pilozytischen Astrozytomen derselben Lokalisation.

Neurofibromatose Typ 2 (NF2)

Syn.: bilaterale Akustikusneurofibromatose
Anders als die Bezeichnung vermuten lässt, handelt es sich bei den Akustikustumoren nicht um Neurofibrome, sondern um Neurinome. Charakteristisch für die Erkrankung ist ihr beidseitig symmetrisches Auftreten. Histologisch unterscheiden

Abb. 8.59 Neurofibromatose Typ 1. Multiple Neurofibrome des Plexus lumbosacralis und der Cauda equina.

sich die Tumoren nicht von den sporadischen Tumoren derselben Lokalisation. Das gilt auch für die mit der NF2 fakultativ assoziierten Gliome und Meningeome.

Morphologie
In den Großhirnhemisphären der Patienten, insbesondere in Rinde und Stammganglien, sind histologisch disseminierte Mikrohamartome nachzuweisen, die an Gliome in statu nascendi erinnern, aber keine Wachstumstendenz aufweisen und klinisch unauffällig sind.

Molekularpathologie
Der Neurofibromatose Typ 2 liegen Mutationen des NF2-Tumorsuppressorgens auf Chromosom 22 zugrunde. Dieses Gen codiert für ein zytoskelettassoziiertes Protein (Merlin). Es ist häufig auch bei sporadischen Neurinomen, Meningeomen und spinalen Ependymomen mutiert.

Tuberöse Sklerose

Syn.: Morbus Bourneville-Pringle
Genetisch kann man 2 Formen unterscheiden, deren klinische und histologische Merkmale sich jedoch weitgehend überlappen: tuberöse Sklerose Typ 1 und 2 (TSC1 und TSC2).

Morphologie
Man beobachtet dysplastisch-hypertrophische gliale Knoten der Großhirnrinde **(kortikale Tubera)**, daneben die für die Erkrankung typischen subependymalen Riesenzelltumoren, am häufigsten am Boden der Seitenventrikel. Gelegentlich führen sie zu einer Verlegung des Foramen Monroi, was einen Verschlusshydrozephalus zur Folge hat. Die Ventrikeltumoren sind derb, oft verkalkt und gut abgegrenzt.

Histologisch dominieren großleibige, fusiforme Zellen, die an gemästete Astrozyten erinnern, in der Regel jedoch keine Immunreaktivität für GFAP aufweisen (> Abb. 8.60). Die Histogenese dieser Fehlbildungstumoren ist deshalb ungewiss. Liegen gleichzeitig multiple faziale Angiofibrome (Adenoma sebaceum, Typ Pringle) vor, kann man klinisch die Diagnose einer tuberösen Sklerose stellen.

Molekularpathologie
Die tuberöse Sklerose ist genetisch heterogen. Die Tumorsuppressorgene TSC1 (auf Chromosom 9) und TSC2 (auf Chromosom 16) sind identifiziert, aber die Funktion der entsprechenden Genprodukte (Hamartin und Tuberin) ist noch weitgehend ungeklärt.

Von-Hippel-Lindau-Erkrankung

Diagnostisch entscheidend im ZNS ist die Kombination von **Retinaangiomatose** und **Kleinhirnhämangioblastom**. Dieser langsam wachsende Gefäßtumor liegt in der Regel in der Kleinhirnhemisphäre.

Morphologie
Makroskopisch handelt es sich um weiche, blaurote Tumoren, die oft am Rand einer assoziierten Tumorzyste liegen und vom Kleinhirngewebe gut abgegrenzt sind.

Histologisch erkennt man in der Retikulinfärbung insbesondere perivaskulär ein dichtes Fasernetz. Das Bild wird beherrscht von dünnwandigen Kapillaren und kapillären Spalträumen, die mit Endothel ausgekleidet sind (> Abb. 8.61). Daneben findet man Zwischenzellen, die gelegentlich Fett speichern und deren Histogenese noch ungeklärt ist. Hämangioblastome haben eine geringe Wachstumstendenz und metastasieren nicht.

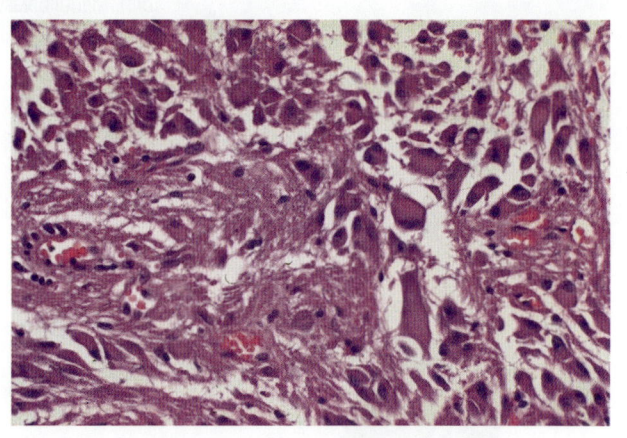

Abb. 8.60 Subependymaler Riesenzelltumor bei tuberöser Sklerose. Histologisch dominieren großleibige, bizarr geformte Tumorzellen mit unterschiedlich ausgeprägter astrozytärer, gelegentlich auch neuronaler Differenzierung. HE, Vergr. 250-fach.

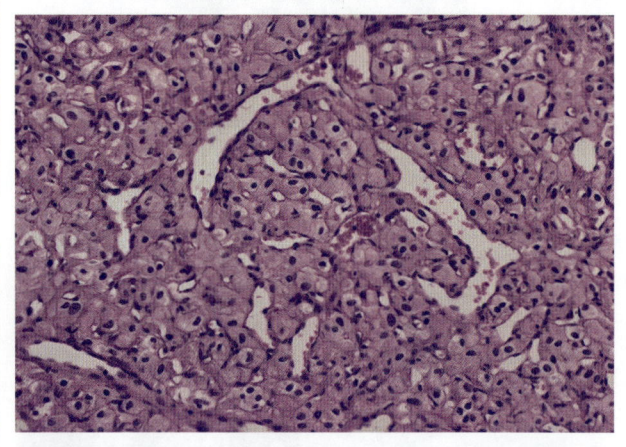

Abb. 8.61 Von-Hippel-Lindau-Erkrankung. Hämangioblastom des Kleinhirns. Der zellarme, gutartige Tumor weist ein dichtes Kapillarnetz auf. HE, Vergr. 200-fach.

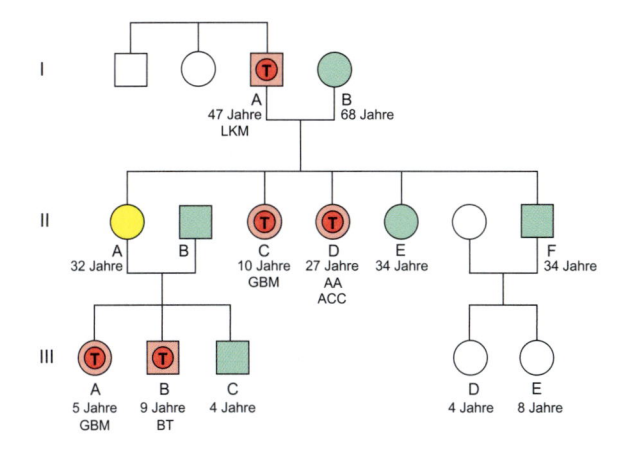

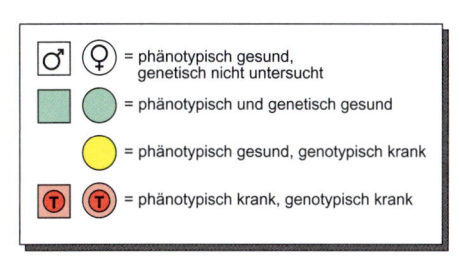

Abb. 8.62 Keimzellmutation des p53-Tumorsuppressorgens. Stammbaum einer Familie mit Deletion von Kodon 236. Der Großvater (IA) starb an einer Leukämie (LKM), 2 seiner 4 Töchter (IIC, IID) an einem Hirntumor (GBM = Glioblastom; AA = anaplastisches Astrozytom). Eine von ihnen (IID) entwickelte zusätzlich ein adrenokortikales Karzinom (ACC). 2 Enkel erkrankten ebenfalls an ZNS-Tumoren, IIIA an einem Glioblastom, IIIB an einem unklassifizierten Hirntumor (BT; keine Biopsie). Ihre Mutter (IIA) weist dieselbe Mutation auf, ist jedoch bisher gesund. Familienmitglieder mit überprüfter normaler DNA-Sequenz sind grün markiert.

Molekularpathologie

Das verantwortliche Gen (VHL) wurde auf dem kurzen Arm von Chromosom 3 ist identifiziert. Das VHL-Protein spielt in der Bildung der extrazellulären Matrix, der Angiogenese sowie im Proteinkatabolismus eine Rolle.

Keimbahnmutationen des p53-Tumorsuppressorgens

➢ auch Kap. 6.5.3.

Syn.: Li-Fraumeni-Syndrom

Eine Inaktivierung des p53-Suppressorgens durch somatische Mutationen lässt sich bei Tumoren zahlreicher Organe nachweisen. Seltener sind p53-Keimzell-Mutationen, die mit einem komplexen, autosomal dominant vererbten Tumorsyndrom assoziiert sind. Viele der betroffenen Familien fallen in die Definition des Li-Fraumeni-Syndroms, das charakterisiert ist durch das gehäufte Auftreten von Mammakarzinomen, Weichteil- und Knochensarkomen sowie Nebennierenrindenkarzinomen, Leukämien und Hirntumoren. Bei Letzteren handelt es sich fast ausschließlich um Astrozytome, insbesondere Glioblastome (➢ Abb. 8.62).

KAPITEL 9

M. Tolnay, F. Heppner, O.D. Wiestler

Peripheres Nervensystem

9.1 Normale Struktur ... 265

9.2 Grundlagen von Neuropathien ... 266
9.2.1 Definitionen und Diagnostik ... 266
9.2.2 Pathologische Reaktionsmuster bei Neuropathien ... 266

9.3 Wichtige ätiologische Gruppen von Neuropathien ... 267
9.3.1 Vaskuläre und interstitielle Neuropathien ... 267
9.3.2 Hereditäre Neuropathien ... 267
9.3.3 Entzündliche Neuropathien/Neuritiden ... 268
9.3.4 Immunpathologisch bedingte Neuritiden (speziell Guillain-Barré-Syndrom) ... 269
9.3.5 Metabolische Neuropathien ... 269
9.3.6 Toxische Neuropathien ... 269

9.4 Tumoren des peripheren Nervensystems ... 269
9.4.1 Neurinom ... 269

Zur Orientierung

Periphere Nerven und Muskulatur bilden die funktionelle Einheit des neuromuskulären Systems. Aus diesem Grund rufen primäre Schädigungen der einen Struktur meist auch sekundäre Veränderungen der anderen hervor. Periphere Nerven reagieren mit wenigen **pathomorphologischen Mustern** auf pathogene Noxen. Dabei werden die beiden primären Veränderungen der segmentalen Entmarkung (Demyelinisierung) und der axonalen Degeneration unterschieden. Diese beiden Veränderungen können ineinander übergehen und schließlich in einen kompletten Faserzerfall (Waller-Degeneration) münden.

Neuropathien sind häufig traumatisch, toxisch (Ethanol) und metabolisch (Diabetes mellitus) bedingt, während hereditäre Erkrankungen selten sind. **Klinisch** führen Erkrankungen des peripheren Nervensystems häufig zum Funktionsausfall der betroffenen Nerven und damit zu Paresen oder Lähmungen und Sensibilitätsstörungen.

9.1 Normale Struktur

Peripheres Nervensystem (PNS) nennt man das anatomische und funktionelle Netz von Nervenzellfortsätzen (Nervenfasern) und Nervenzellaggregaten (Ganglien und Plexus) außerhalb des ZNS. Periphere Nerven verbinden das ZNS mit den Sinnesorganen, den inneren Organen, der Muskulatur und der Haut.

Markhaltige und marklose **Nervenfasern** (Axone, Achsenzylinder) sind Nervenzellfortsätze, die in Faszikeln gebündelt die peripheren Nerven bilden. Sie führen vom ZNS weg (efferent) oder zu ihm hin (afferent). Ihre Funktion ist die elektrochemische Signalübermittlung. Der resultierende Effekt eines Nervensignals am Zielorgan kann motorischer oder sensorischer Art sein. Sekretion ist ein Sonderfall einer motorischen, Sensibilität eine spezielle Qualität einer sensorischen Funktion. Willkürliche (animale) wird von unwillkürlicher (vegetativer) Motorik unterschieden. Markhaltige Nervenfasern werden von Myelin, einer komplexen membranären Sphingolipoproteinstruktur, umgeben. Die Strecke der Bemarkung durch eine myelinisierende Zelle wird Internodium oder Myelinsegment genannt. Ranvier-Schnürringe sind die freiliegenden Axonabschnitte zwischen den Myelinsegmenten (Schwann-Zellen) und bilden deren Abschluss. Isolierendes Myelin und permeable axonale Ionenkanäle bilden die strukturelle Grundlage der Nervenleitung (saltatorische Überleitung). Peripheres und zentrales Myelin sind verschieden: Schwann-Zellen (PNS) integrieren Protein zero (P0) und peripheres Myelinprotein 22 (PMP 22), während Oligodendrozyten (ZNS) Phospholipoprotein (PLP) einbauen.

Zum PNS zählen die **Hirnnerven** (mit Ausnahme der als N. olfactorius und N. opticus bezeichneten Hirnbahnen), die **spinalen** sowie **sympathischen** und **parasympathischen Nerven**. Die Zellkörper efferenter Axone der Willkürmotorik liegen im ZNS (Rückenmark oder Hirnstamm). Periphere Nerven sind ein Gemisch von Neuriten (Axone) motorischer und sensorischer Nervenzellen, eingebettet in bindegewebige Hüllen (Epi-, Peri- und Endoneurium).

9.2 Grundlagen von Neuropathien

9.2.1 Definitionen und Diagnostik

Definitionen Unter dem Begriff **Neuropathien** werden alle peripheren Nervenkrankheiten zusammengefasst. Neuropathien können einen einzelnen (Mononeuropathie), zahlreiche (Polyneuropathie) oder nur vegetative Nerven (autonome Neuropathie) betreffen. Sprunghafter und wechselnder Befall von einzelnen Nerven kennzeichnet die Mononeuritis multiplex, charakteristisch z.B. bei Vaskulitiden der Vasa nervorum.

Bei einer Krankheit vorwiegend der Nervenwurzeln spricht man von **Radikulopathien** und in Kombination mit distalen Läsionen von Radikuloneuropathien. Sind entzündliche Veränderungen vorhanden (Leukozyten, Makrophagen), erhalten diese Begriffe das Suffix „-itis".

Unter **Neuronopathien** versteht man den primären Krankheitsbefall von neuronalen Zellkörpern (= „motor neuron diseases", z.B. amyotrophe Lateralsklerose, ALS, ➤ Kap. 8.8.8).

Diagnostische Methodik Klinisch wird mit der Elektroneurografie die **Nervenleitgeschwindigkeit** (NLG) von subkutanen Nerven unter standardisierten Bedingungen (z.B. Hauttemperatur) bestimmt. Eine Verlangsamung der NLG mit Aufsplitterung und erhöhter Latenz des Summenpotenzials findet sich typischerweise bei der Entmarkung (Demyelinisierung). Charakteristisch für den Nervenfaserverlust bei Axonopathie ist die Abnahme der Amplitude des Summenpotenzials.

Die **morphologische Diagnostik** ergänzt bei der Abklärung einer Nervenerkrankung die klinischen, elektrophysiologischen, genetischen und laborchemischen Befunde. Die histologische Beurteilung eines peripheren Nervs sollte am Paraffinschnitt (4 μm), Kunststoffsemidünnschnitt (1 μm), Zupffaserpräparat (längs orientierte Einzelfaserdarstellung 1:1) und elektronenoptisch (< 0,1 μm) erfolgen. Molekularbiologische Techniken am histologischen Schnitt werden zunehmend integriert.

Der **N. suralis** ist der Nerv der Wahl für eine periphere Nervenbiopsie. Eine kombinierte Nerven-/Muskelbiopsie kann hilfreich sein, insbesondere bei der Fragestellung nach vaskulären Prozessen.

9.2.2 Pathologische Reaktionsmuster bei Neuropathien

Der Nerv hat nur beschränkte und daher stereotype Möglichkeiten, auf Schäden zu reagieren. Er kann in 3 Kompartimenten geschädigt sein:
- axonal
- myelinär (Schwann-Zelle)
- interstitiell, einschließlich der Vasa nervorum

Noxen, die eines der Kompartimente schädigen, führen in der Regel zur sekundären Schädigung mindestens eines weiteren Kompartiments. Das Endstadium eines kompletten Markfaserzerfalls (Myelin und Axon) und damit die Folge einer kompletten Kontinuitätsunterbrechung wird Waller-Degeneration genannt. Sie kann auch primär vorliegen.

Waller-Degeneration

Definition Kompletter Nervenfaserzerfall aufgrund einer Unterbrechung von Axon und Markscheide.

Ätiologie Traumatische Durchtrennung des Axons, viraler Infekt, Ischämie des Axons und/oder Neurons, z.B. bei Vaskulitis der Vasa nervorum, und toxische Schädigung des Axons. Die Kontinuitätsunterbrechung kann primär oder sekundär auftreten.

> **Morphologie**
> Bei einer **akuten Schädigung** ist der hochgradige Axonverlust typisch mit Fragmentierung von Nervenfasern, Markscheidenabbau und Autophagosomen in Schwann-Zellen mit färberischem Verhalten wie bei kompaktem Myelin. Die **subakute Schädigung** geht mit einer Proliferation von Schwann-Zellen einher. Dabei liegen dünnkalibrige axonale Gruppen als Hinweis auf regenerative Veränderungen vor.

Folgen Die antero- und retrograden Transportvorgänge sind gestört. Das Überleben und die anschließende Proliferation der Schwann-Zellen im amputierten Nerventeil dienen den zentrifugal regenerierenden Axonen als Leitstruktur. Von entscheidender Bedeutung bei der Regeneration ist der Erhalt der bindegewebigen Hüllen der Nervenfaszikel (Perineurium). Wird das Perineurium zerstört, wachsen axonale Regenerate ungeordnet in das Epineurium aus und können, zusammen mit überschießender Bindegewebs- und Schwann-Zell-Proliferation, zu einem traumatischen Neurom („Amputationsneurom" oder „Narbenneurom") führen.

Primäre axonale Degeneration/Axonopathie

Definition Untergang des Axons bei zunächst erhaltener Myelinscheide.

Ätiologie Die primäre axonale Degeneration kommt bei metabolischen (Diabetes mellitus) und toxischen (Alkoholabusus), aber auch hereditären Krankheiten (axonale Form des Morbus Charcot-Marie-Tooth; HMSN Typ II) vor.

> **Morphologie**
> Die axonale Degeneration beginnt häufig distal und setzt sich nach proximal fort („dying-back"). Typisch sind Verdichtungen des axonalen Zytoskeletts (Neurofilamente), axonale Schwellung oder Verkleinerung des axonalen Durchmessers und Unregelmäßigkeiten der Axonmembran. Das Myelin ist erhalten, hebt sich von der Axonmembran ab oder zeigt Zeichen des sekundären Abbaus.

Primäre segmentale Demyelinisierung/Entmarkung

Definition Untergang der Myelinscheide (meist segmental begrenzt) bei zunächst erhaltenem Axon.
Ätiologie Ursachen sind Lipid-, Protein- und andere Stoffwechseldefekte, hereditäre Störungen der Myelinsynthese mit Mutationen in myelinspezifischen Proteingenen oder entzündliche und Immunreaktionen gegen basisches Myelinprotein. Bei manchen **primären** Demyelinisierungsprozessen sind sowohl das zentrale wie das periphere Myelin betroffen, wie z.B. bei Leukodystrophien (➤ Kap. 8.7.5). Eine **sekundäre** segmentale Demyelinisierung kann als Folge einer primären axonalen Schädigung auftreten. Bei simultaner Läsion von Axon und Markscheide spricht man von gemischt axonaler und demyelinisierender Neuropathie.

Morphologie
Floride Entmarkungen hinterlassen parakristalline Myelinabbauprodukte (Myelinovoide) und orthochromatische Autophagosomen in Schwann-Zellen bei intakten Axonen. Bei chronischer, wiederholter Demyelinisierung kommt es zur Remyelinisierung unter Vermehrung von Schwann-Zellen, die charakteristische **„Zwiebelschalen"** („onion bulbs") um die Axone lagern (➤ Abb. 9.1).

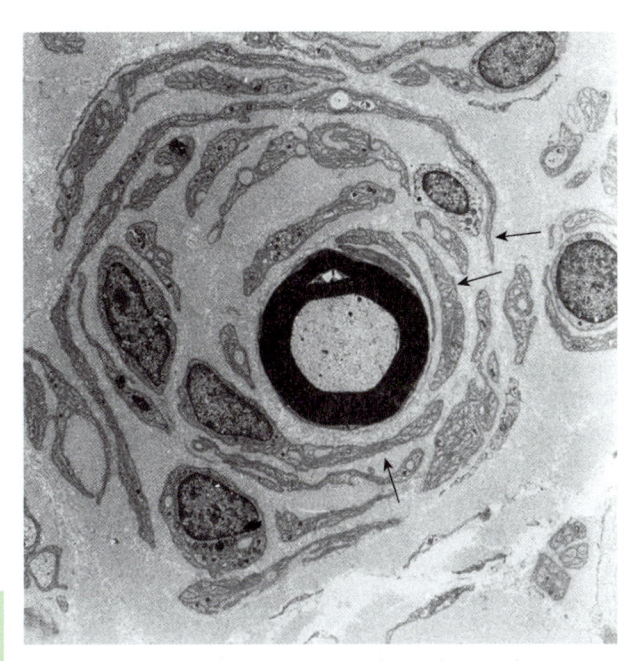

Abb. 9.1 Chronische demyelinisierende und remyelinisierende Neuropathie mit Verlust markhaltiger Nervenfasern. In der Elektronenmikroskopie erkennt man „Zwiebelschalenbildung" aus konzentrischen Schwann-Zell-Fortsätzen (Pfeile). Elektronenmikroskopie, OsO_4(Osmiumtetroxid)-Uranylacetat-Kontrastierung, Vergr. 5800-fach.

9.3 Wichtige ätiologische Gruppen von Neuropathien

Primäre Krankheiten der peripheren Nerven sind sehr selten. Dagegen sind sekundäre Nervenerkrankungen als Folge anderer Erkrankungen und von Intoxikationen häufig (60–100%). So ist beim Diabetes mellitus bei bis zu 60% der Patienten mit einer sekundären Polyneuropathie zu rechnen. Chronische Störungen des intermediären Stoffwechsels sind fast obligat neuropathogen (Metabolitenakkumulation, Vitaminmangel). Der Alkohol ist durch direkte axonale Toxizität und durch malnutritiv bedingte Vitaminmangelzustände ein obligates Neurotoxin.

9.3.1 Vaskuläre und interstitielle Neuropathien

Definition Sekundäre Schädigung des Nervs als Folge primärer Veränderungen der Vasa nervorum bzw. des interstitiellen Raums im Rahmen einer systemischen Erkrankung, z.B. der Amyloidose.

Ätiologie und Pathogenese
Vaskulitiden (➤ Kap. 20.5) führen zu einer sekundären ischämischen Nervenläsion. Wegen einer hohen Dichte von Präarteriolen sind die Vasa nervorum Prädilektionsort für Entzündungen der arteriellen Endgefäße.

Familiäre **Amyloidneuropathien** können auf Mutationen im Transthyretin-, Apolipoprotein-A1- oder Gelsolin-Gen zurückgeführt werden. Fibrilläre Polymerisate der Defektproteine lagern sich extrazellulär endo- und epineural ab (➤ Kap. 47.3.3).

Morphologie
Bei **vaskulitischer Neuropathie** findet sich ein inhomogener Ausfall von Nervenfasern sämtlicher Kaliber. Im akuten Stadium imponiert die Waller-Degeneration mit Abbau von Myelin und Axonen.

Bei **Amyloidosen** ist ein Verlust von marklosen und kleinen markhaltigen Nervenfasern typisch. Die großen Markfasern können lange erhalten bleiben.

9.3.2 Hereditäre Neuropathien

Definition Primäre Neuropathien, die durch den Funktionsverlust myelinärer oder axonaler Proteine oder Proteolipide bedingt sind (➤ Tab. 9.1). Eine zweite Gruppe umfasst Störungen von Glyko-, Sphingo- und Proteolipidstoffwechsel, häufig mit generalisierter Speicherung intermediärer Stoffwechselprodukte (➤ Kap. 47.2).

Ätiologie und Pathogenese
Hereditäre Neuropathien werden in 3 große Gruppen eingeteilt, die entsprechend molekulargenetischer Befunde in Untergruppen gegliedert werden:

- **hereditäre motorisch-sensorische Neuropathien** (HMSN)
- **hereditäre sensorische Neuropathien** (HSN) bzw. **hereditäre sensorisch-autonome Neuropathien** (HSAN)
- **hereditäre motorische Neuropathien** (HMN)

Diese Einteilung basiert auf klinischen, histologischen und molekulargenetischen Kriterien. Dabei sind Krankheitsentitäten zusammengefasst, die pathogenetisch sehr verschieden sein können. Die Prävalenz hereditärer motorisch-sensorischer Neuropathien beträgt ca. 30.

Daneben bestehen **hereditäre metabolische Störungen** und **Speicherkrankheiten,** die das periphere Nervensystem im Rahmen einer Multiorganpathologie mit schädigen. Hier sind Enzymdefekte anzuführen, die nicht spezifisch, aber Schlüsselreaktionen für den Metabolismus der Nerven sind:

- **Lipidsynthese- und -abbaustörungen,** z.B.
  - lysosomale metachromatische Leukodystrophie (Mangel an Arylsulfatase A)
  - Globoidzell-Leukodystrophie (Morbus Krabbe)
  - Mangel an Galaktosylzeramid-β-Galaktosidase
  - Adrenoleukodystrophie
- **Mitochondriopathien,** z.B.
  - infantile subakute nekrotisierende Enzephalopathie; u.a. Mangel an Pyruvatdecarboxylase
- **neuropathogene Speicherkrankheiten,** z.B.
  - Sphingolipidosen und Mukopolysaccharidosen (> Kap. 47.2)

Morphologie

Das Charakteristikum der HMSN ist die **Zwiebelschalenformation der Schwann-Zellen** besonders bei HMSN Typ I (Charcot-Marie-Tooth I) und Typ III (Déjerine-Sottas; > Abb. 9.1). Zudem proliferieren die Schwann-Zellen endoneural und produzieren vermehrt Kollagen. Als Folge davon werden die Nerven dick und derb und erscheinen fast marklos („hypertrophe Neuropathie").

Typisch für die hereditäre Neuropathie mit Neigung zu Druckläsionen sind **tomakulöse Verdickungen des Myelins** (tomaculum, lat. = „Würstchen") wegen genetisch bedingter Adhäsions- und Kompaktierungsstörung der peripheren Myelinlamellen (> Abb. 9.2). Hierbei kommt es auch zur segmentalen Demyelinisierung von klinisch nicht betroffenen Nerven.

Bei Speicherkrankheiten und Stoffwechseldefekten, die mehrheitlich demyelinisierend sind, können charakteristisch strukturierte, elektronenoptisch fassbare **Einschlusskörper** im Rahmen der Entmarkungsvorgänge auf den Enzymdefekt hinweisen.

9.3.3 Entzündliche Neuropathien/Neuritiden

Definition Durch bekannte Erreger hervorgerufene Entzündung der peripheren Nerven, oft mit direkter akuter entzündlicher Schädigung.

Tab. 9.1 Exemplarische Gen- und Proteindefekte ausgewählter hereditärer Neuropathien.

Krankheitsgruppe	Genort	Gen/Gendefekt
Hereditäre motorisch-sensorische Neuropathien (HMSN)		
Hereditäre Neuropathie mit Neigung zu Druckläsionen	17p11.2-12	PMP-22 (Deletion)
HMSN Typ IA (Typen I: demyelinisierend)	11p11.2-12	PMP-22 (Duplikation, Mutation)
HMSN Typ IB	1q22-23	MPZ (Mutation)
HMSN Typ IIA (Typen II: axonal)	1p36.2	MFN2 (Mutation)
HMSN Typ IIB	3q13-22	RAB7 (Mutation)
HMSN Typ IIIA (Typ Déjerine-Sottas)	17p11.2-12	PMP-22 (De-novo-Duplikation)
HMSN Typ IVB (Typen 4: oft schwere Formen)	11q22	MTMR2 (Mutation)
HMSN X1	Xq13.2	GJB1 (Mutation)
Hereditäre sensorisch-autonome Neuropathien (HSAN)		
HSAN I	9q22.1-22.2	SPTLC1 (Mutation)
HSAN III	9q31-33	IKBKAP (Mutation)
HSAN IV	1q21-22	TRKA (Mutation)

PMP = peripheres Myelinprotein; MPZ = myelin-protein zero; MFN2 = Mitofusin 2; RAB7 = small GTP-ase late endosomal protein; MTMR2 = myotubularin related protein 2; GJB1 = Gap-junction-Protein-beta 1; SPTLC1 = serine palmitoyltransferase, long chain base subunit 1; IKBKAP = IkappaB kinase associated protein; TRKA = Tyrosinkinase-A-Rezeptor

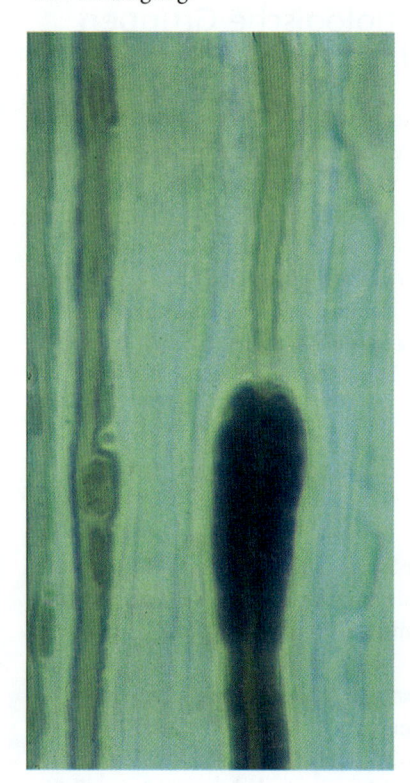

Abb. 9.2 N. suralis bei hereditärer Neuropathie mit Neigung zu Druckläsionen. Typisch sind tomakulöse Verdickungen des Myelins. Im Zupfpräparat lässt sich im Faserlängsverlauf eine tomakulöse Auftreibung der Markscheide erkennen.

Ätiologie und Pathogenese
Zu den bekannten Erregern zählen *Varicella-Zoster-Virus*, *Borrelia burgdorferi* und *Mycobacterium leprae*. Bei erregerbedingten Neuritiden arbeitet das Immunsystem primär auf Erregerelimination hin. Das erregerhaltige neurale Stroma und Parenchym werden durch antikörpermediierte Zytotoxizität zerstört. Die Infektion mit *Borrelia burgdorferi* ist eine durch Zecken übertragene Zoonose. Die als Lyme-Disease ursprünglich in Lyme (Connecticut, USA) beschriebene Krankheit kann ohne sofortige antibiotische Behandlung (Penizillin) in schwerer Invalidität oder mit dem Tod enden. Im Verlauf der Lyme-Erkrankung kann sich eine meist akute bis subakute, schmerzhafte, fokal oder multifokale Neuropathie (oft Befall der Hirnnerven) und Radikulopathie entwickeln.

Morphologie
Die Präsenz von intraaxonalen Erregern mit deutlicher axonaler Degeneration prägt das Bild der Lepra lepromatosa.

9.3.4 Immunpathologisch bedingte Neuritiden (speziell Guillain-Barré-Syndrom)

Definition Durch immunpathologische Vorgänge induzierte Neuritiden, bei denen myelinverwandte Fremdantigene eine immunologische Kreuzreaktion gegen periphere Myelinbestandteile (Ganglioside) auslösen und zusätzlich die Zytokinregulation gestört ist.

Ätiologie und Pathogenese
Dem Guillain-Barré-Syndrom (akute inflammatorische demyelinisierende Polyradikuloneuropathie, AIDP) liegt eine **T-Zell-vermittelte Immunreaktion** zugrunde, wobei das für die T-Zell-Aktivierung ursächlich verantwortliche Zielantigen noch nicht bekannt ist. Bei rund einem Viertel der Patienten geht eine Infektion mit *Campylobacter jejuni* voraus, weshalb eine Kreuzantigenität zwischen Oberflächenantigenen von *Campylobacter jejuni* und Gangliosiden des peripheren Myelins als Ursache angenommen wird. Neben der klassischen demyelinisierenden Form gibt es auch eine axonale Form des Guillain-Barré-Syndroms.

Morphologie
Meist endoneurale, lockere lymphoplasmazelluläre und histiozytäre Infiltrate, besonders im Bereich der peripheren (vorderen; motorischen) Spinalnervenwurzeln und der motorischen Hirnnervenwurzeln, bis in endomysiale Nervenäste reichen. Es dominiert das Bild der **primären segmentalen Demyelinisierung** und der **Waller-Degeneration.** Ultrastrukturell findet man Makrophagen, die aktiv Myelin von Axonen „strippen" und phagozytieren.

9.3.5 Metabolische Neuropathien

Definition Sekundäre Neuropathien im Verlauf von Stoffwechselerkrankungen.

Ätiologie und Pathogenese
Zugrunde liegen Diabetes mellitus, chronische Nieren-, Leber- und Schilddrüsenfunktionsstörungen sowie Vitaminmangelzustände. Die inadäquate Entgiftung intermediärer Stoffwechselprodukte führt zu multifaktoriellen Störungen des neuroaxonalen und des Schwann-Zell-Metabolismus.

Morphologie
Man findet uncharakteristische axonal degenerative und demyelinisierende Mischbilder mit, je nach Schweregrad, Verlust von Nervenfasern aller Klassen. Beim Diabetes mellitus kann die marklose und dünn markhaltige Faserpopulation besonders betroffen sein. Bei schwerer diabetischer Mikroangiopathie der Vasa nervorum (➤ Kap. 47.3.2) zeigen sich zusätzlich ischämische Läsionen.

9.3.6 Toxische Neuropathien

Definition Durch exogene neurotoxische Substanzen hervorgerufene Neuropathien
Ätiologie Viele **toxische Substanzen** können das Nervensystem schädigen. Zyklische Kohlenwasserstoffe, Chemotherapeutika, Vinca-Alkaloide, Nitroverbindungen (Nitrofurane), Schwermetalle und nicht zuletzt Methyl- und Äthylalkohol sind obligate Neurotoxine.

Morphologie
Das dominierende pathomorphologische Grundmuster ist die **axonale Degeneration.**

9.4 Tumoren des peripheren Nervensystems

9.4.1 Neurinom

Syn.: Schwannom
Definition Das Neurinom ist ein gutartiger, meist von einer Kapsel umgebener Tumor, der sich histogenetisch von den Schwann-Zellen des peripheren Nervensystems ableitet. Es ist der häufigste infratentorielle Tumor des Erwachsenenalters (Altersgipfel 35.–45. Lebensjahr).
Ätiologie Bilaterale Neurinome des VIII. Hirnnervs (N. vestibulocochlearis) sind die wichtigste Manifestation der **Neurofibromatose Typ 2** (➤ Kap. 8.10.12). Periphere Neurinome treten gelegentlich auch bei der Neurofibromatose Typ 1 auf.

Auch bei sporadischen Neurinomen sind häufig Mutationen des Neurofibromatose-Typ-2-Tumorsuppressorgens auf Chromosom 22 nachweisbar.

> **Morphologie**
> Neurinome können in allen Abschnitten des peripheren Nervensystems vorkommen. Bevorzugte Lokalisationen sind der Kleinhirnbrückenwinkel, die spinalen Hinterwurzeln mit Ausdehnung durch den Intervertebralkanal (sog. **Sanduhrneurinom**) und die Cauda equina.
> **Makroskopisch** handelt es sich um gekapselte, derbe Tumoren mit gelblicher Schnittfläche (myxoide Degeneration).
> **Histologisch** lassen sich 2 Gewebebilder unterscheiden:
> - Die **Antoni-A-Formation** ist faserreich und weist längliche Zellen mit schmalen, zigarrenförmigen Kernen auf, die Züge, Wirbel und parallele Kernreihen bilden (Palisaden; ➤ Abb. 9.3).
> - Die **Antoni-B-Formationen** sind faserarm, retikulär und zeigen oft regressive Veränderungen, z.B. myxoide Degeneration. Die mitotische Aktivität ist sehr gering (Wachstumsfraktion < 1%).
>
> Bei den seltenen malignen Tumoren des PNS handelt es sich meist um gemischt neuroektodermal-mesenchymale Geschwülste, die unter dem Begriff **maligner peripherer Nervenscheidentumor** zusammengefasst werden.

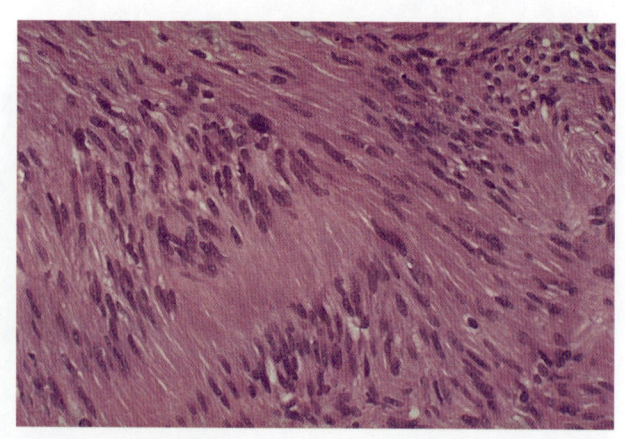

Abb. 9.3 Akustikusneurinom. Histologisch imponieren lang gestreckte Tumorzellen mit gelegentlicher Bildung paralleler Kernreihen (Palisaden). HE, Vergr. 250-fach.

Klinische Relevanz Akustikusneurinome führen zur einseitigen Innenohrschwerhörigkeit bzw. Taubheit (Leitsymptom) und Tinnitus. Größere Tumoren komprimieren den N. trigeminus, was sich im Verlust des Kornealreflexes manifestiert. Aus der Kompression des Kleinhirns kann eine Ataxie resultieren.

KAPITEL 10

A. Bornemann, F. Heppner, M. Tolnay

Skelettmuskulatur

10.1 Normale Struktur 271

10.2 Neurogene Muskelatrophien 271
10.2.1 Spinale Muskelatrophien 271

10.3 Primäre Muskelerkrankungen 272
10.3.1 Muskeldystrophien 272
10.3.2 Kongenitale Myopathien 274

10.3.3 Myofibrilläre Myopathien 275
10.3.4 Myositiden 275
10.3.5 Metabolische Myopathien 275
10.3.6 Toxische/medikamenteninduzierte Myopathien 276

Zur Orientierung

Neuromuskuläre Erkrankungen sind Krankheiten, die die Skelettmuskulatur betreffen. Ihre Leitsymptome sind Paresen, Lähmungen, Atrophie und/oder Schmerzen der Muskulatur. Diese Erkrankungen können primär in der Muskulatur entstehen (➤ Kap. 10.3) oder sekundär bedingt sein durch Schädigung des zweiten motorischen Neurons (➤ Kap. 10.2). Als Krankheit der neuromuskulären Überleitung wird die Myasthenia gravis pseudoparalytica in ➤ Kap. 22.4.3 behandelt.

10.1 Normale Struktur

Eine **Muskelfaser** setzt sich aus Myofibrillen zusammen. Die Myofibrillen bestehen aus hintereinander angeordneten Sarkomeren, die durch Z-Scheiben voneinander getrennt sind. Die Sarkomere werden aus 6–8 nm dicken Aktinfilamenten und aus 20 nm dicken Myosinfilamenten gebildet. Die Aktinfilamente sind indirekt in der Basalmembran der Muskelfaser verankert. Als Brücke dient der Dystrophinkomplex, der im Wesentlichen aus den Proteinen Dystrophin und den Dystroglykanen besteht (➤ Abb. 10.1).

Muskelfaserkerne sind postmitotisch und können sich nicht mehr teilen. Trotzdem kann Muskel neu gebildet werden. Eine Population von einkernigen Myoblasten liegt den Muskelfasern als **Satellitenzellen** an. Diese Zellen befinden sich im normalen Muskel im G_0-Stadium des Zellzyklus. Sie werden nach Muskelfasernekrose durch Wachstumsfaktoren zur Proliferation stimuliert und fusionieren miteinander zu neuen Fasern.

10.2 Neurogene Muskelatrophien

Definition Neurogene Muskelatrophien entstehen durch eine Läsion des zweiten motorischen Neurons. Die wichtigsten neurogenen Muskelerkrankungen sind amyotrophe Lateralsklerose (➤ Kap. 8.8.8) und spinale Muskelatrophie (➤ Kap. 10.2.1).

Morphologie
Die Muskelbiopsie zeigt zu Beginn eine Einzelfaseratrophie, später Reinnervation mit Fasertypengruppierung und schließlich Gruppenatrophie (➤ Abb. 10.2).

10.2.1 Spinale Muskelatrophien

Ätiologie und Pathogenese
Der spinalen Muskelatrophie (SMA) liegt eine Degeneration der spinalen, z.T. auch der bulbären Motoneurone zugrunde. Die SMA wird autosomal rezessiv vererbt. Das verursachende „Survival-Motor-Neuron-1" (SMN1)-Gen ist auf Chromosom 5q lokalisiert. Dieses Gen hat eine Funktion in der Regulation von mRNA. Die Diagnose der SMA wird zu 98% durch Mutationsanalyse an Blutzellen erhoben. Die Mutation von SMN1 wird partiell vom verwandten SMN2 kompensiert. Je nach Ausmaß der Kompensation ist die Erkrankung schwer (SMA 1, Morbus Werdnig-Hoffmann), intermediär (SMA 2) oder mild (SMA 3, Morbus Kugelberg-Welander).

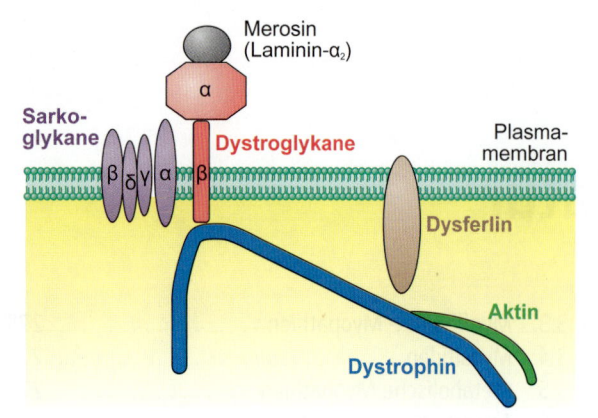

Abb. 10.1 Dystrophinkomplex. Das Zytoskelett (Aktin) ist über Dystrophin und die Dystroglykane mit der Basalmembran (durch Merosin) verbunden. Der Ausfall eines der membranassoziierten Proteine verursacht eine Muskeldystrophie. Auch Defekte von Sarkoglykanen und Dysferlin führen Muskeldystrophien herbei (modifiziert nach Carsten Bönnemann, Philadelphia).

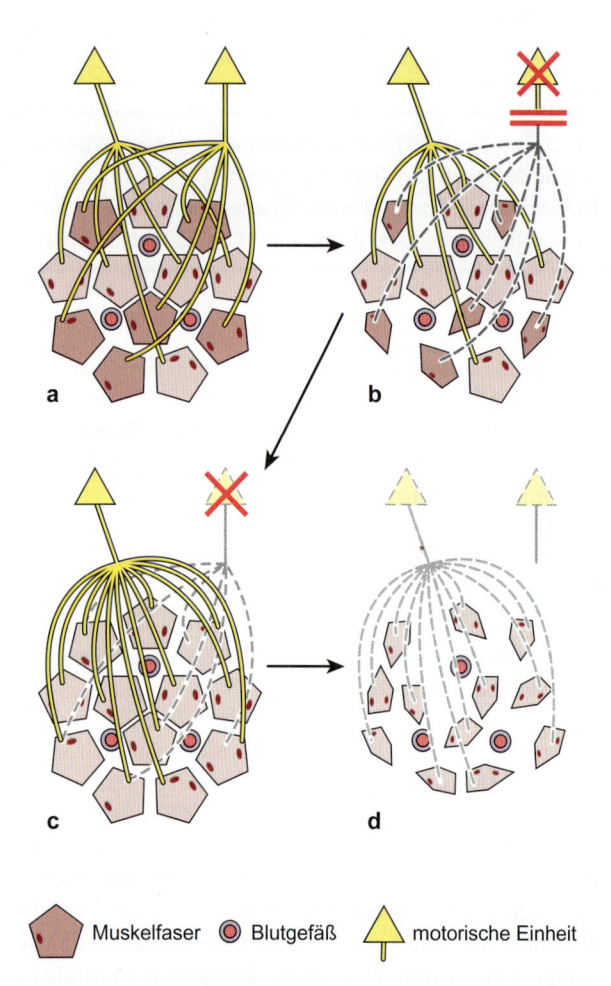

Abb. 10.2 Neurogene Muskelatrophie: Denervation und Reinnervation. a Normale Innervation: „Schachbrettartige" Verteilung von Typ-I- und Typ-II-Fasern. **b** Denervation: Ausfall eines Motoneurons → Atrophie der entsprechenden von diesem Motoneuron versorgten Muskelfasern. **c** Reinnervation: Das reinnervierende Motoneuron „zwingt" den Muskelfasern seinen Fasertyp auf → „Fasertypengruppierung". **d** Erneute Denervation → Gruppenatrophie.

10.3 Primäre Muskelerkrankungen

Die wichtigsten primären Erkrankungen sind Muskeldystrophien, Myositiden, kongenitale Myopathien und metabolische Erkrankungen. Insbesondere bei Myositiden kann es erforderlich sein, die aussagekräftigste Biopsiestelle durch vorherige Bildgebung zu ermitteln.

10.3.1 Muskeldystrophien

Definition Muskeldystrophien sind primäre Erkrankungen der Skelettmuskulatur. Es gibt X-chromosomale, autosomal dominante und autosomal rezessive Muskeldystrophien. Sie nehmen einen progredienten Verlauf. Die Muskeldystrophien unterscheiden sich bezüglich des verursachenden Gens, des Erbmodus, der betroffenen Muskelgruppen und des Schweregrades des Verlaufs. Bei einigen Muskeldystrophien tritt zusätzlich eine Kardiomyopathie hinzu.

Morphologie
Die Histologie der Muskeldystrophien ist gekennzeichnet durch das **myopathische Bild.**

Akute myopathische Veränderungen umfassen Nekrose, Phagozytose und Regeneration von Muskelfasern (> Abb. 10.3). Die Kreatinkinase ist im Serum aufgrund der Muskelfasernekrosen stark erhöht.

Chronische myopathische Veränderungen sind gekennzeichnet durch Schwankungen der Faserkaliber mit atrophen und hypertrophen Muskelfasern, Vermehrung zentral gelegener Kerne, Abrundung der Muskelfasern im Querschnitt und endomysiale Fibrose (> Abb. 10.3). Im Endstadium kann ein großer Teil der Muskulatur durch Binde- und Fettgewebe ersetzt sein. Chronische myopathische Veränderungen kommen nicht nur als Folge akuter myopathischer Veränderungen vor, es gibt auch Muskeldystrophien, die primär chronisch myopathisch sind.

X-chromosomal vererbte Muskeldystrophien

Definition Die häufigste Muskeldystrophie ist die Dystrophie vom Typ Duchenne. Sie tritt bei 1 : 3500 lebend geborenen Knaben auf. Die allele Form zur Muskeldystrophie vom Typ Duchenne ist die Muskeldystrophie vom Typ Becker. Sie kommt etwa 10-mal seltener vor und verläuft in der Regel wesentlich milder.

Ätiologie und Pathogenese
Das die Muskeldystrophie vom **Typ Duchenne** verursachende Gen codiert Dystrophin. Dystrophin ist mit 427 kD eines der größten bekannten Moleküle des Organismus. Das Protein gehört zum äußeren Zytoskelett und ist subsarkolemmal in der Muskelfaser lokalisiert (> Abb. 10.4, > Abb. 10.1). Es dient wahrscheinlich der Verankerung der Aktinfilamente in der Basalmembran.

10.3 Primäre Muskelerkrankungen

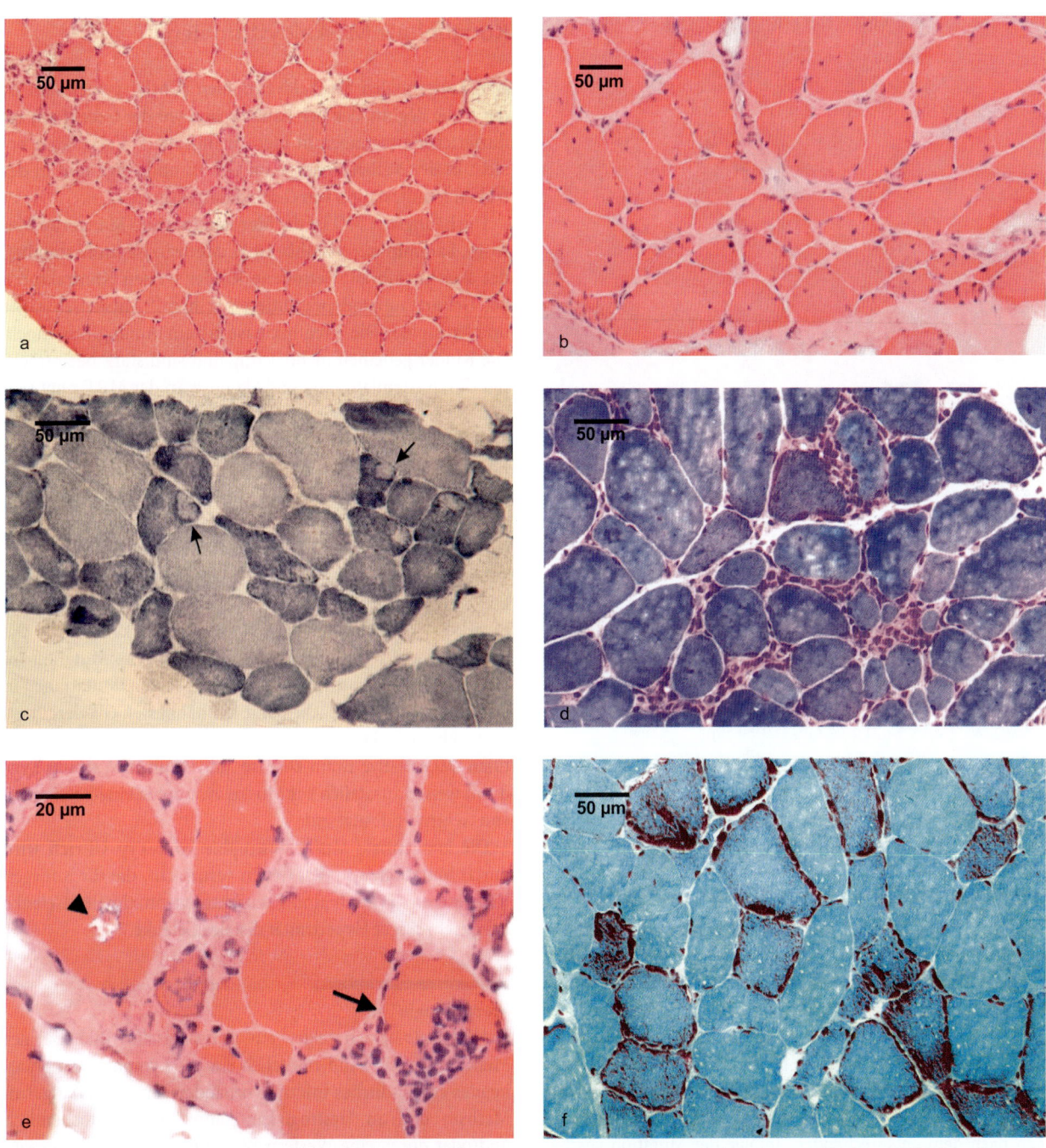

Abb. 10.3 Typische histologische Befunde bei Muskelkrankheiten. a, b Muskeldystrophie mit akutem „myopathischem Bild" (a), bei dem mehrere regenerierende Muskelfasern mit vermindertem Faserdurchmesser zu sehen sind (HE, Vergr. 140-fach) oder einem chronischen „myopathischen Bild", bei dem die Faserkaliber schwanken, die intern gelegenen Kerne vermehrt sind und das endomysiale Bindegewebe verbreitert ist. **c** Kongenitale Myopathie, Central Core Disease. Mitochondrienfreie Bezirke (Pfeile). Nicotinamid-Adenin-Dinukleotid(NADH)-Dehydrogenase. Vergr. 200-fach. **d** Polymyositis: endomysiales entzündliches Infiltrat. Trichrom-Gomori, Vergr. 200-fach. **e** Einschlusskörperchenmyositis mit Invasion einer nicht nekrotischen Muskelfaser durch entzündliches Infiltrat (Pfeil) und autophagischer Vakuole mit Einschlusskörperchen (Pfeilkopf). **f** Mitochondriale Myopathie: Vermehrung von Mitochondrien („ragged red fibers"). Aufgrund von Heteroplasmie sind nicht alle Muskelfasern betroffen. Trichrom-Gomori, Vergr. 200-fach.

Morphologie

Die Muskelbiopsie zeigt ein ausgeprägtes akutes (> Abb. 10.3a), später chronisches myopathisches Muster (> Abb. 10.3b). Im Endstadium enthalten die Muskeln fast ausschließlich Fett- und Bindegewebe. Der Mangel an Dystrophin lässt sich immunhistochemisch und durch Western-Blot nachweisen.

Gliedergürteldystrophien

Dystrophien der Muskulatur der Gliedergürtel betreffen **proximale** Muskelgruppen. Sie sparen normalerweise die Gesichtsmuskulatur und die extraokuläre Muskulatur aus. Die Liste der Gliedergürteldystrophien („limb girdle muscular dystrophy",

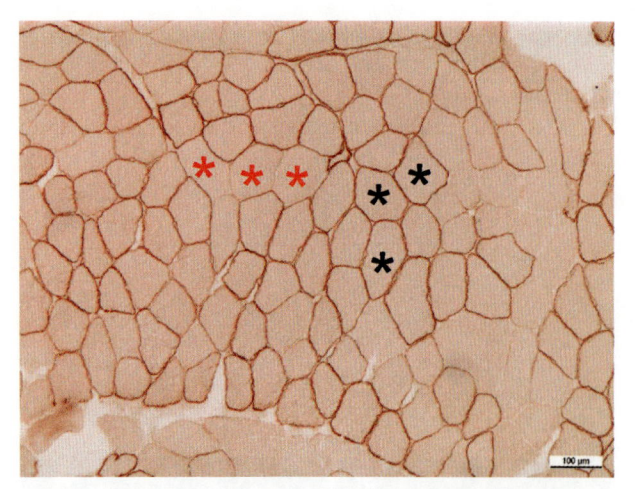

Abb. 10.4 Mosaik aus Muskelfasern mit normaler Dystrophinexpression (schwarze Sterne) und solchen mit Dystrophinverlust (rote Sterne). Das Molekül ist in der Peripherie der Muskelfasern lokalisiert (➤ Abb. 10.1). Die Biopsie stammt von einer Überträgerin der Muskeldystrophie vom Typ Duchenne.

Tab. 10.1 Genloci und Proteine der wichtigsten Gliedergürteldystrophien.

Bezeichnung	Genlocus	Genname	Protein	Andere klinische Manifestation
LGMD1B	1q11-21	LMNA	Lamin A/C	
LGMD2A	15q15.1-q21.1	CAPN3	Calpain 3	
LGMD2B	2p13	DYSF	Dysferlin	distale Muskeldystrophie („Miyoshi-Myopathie")
LGMD2C	13q12	SGCG	γ-Sarkoglykan	
LGMD2D	17q12-q21.33	SGCA	α-Sarkoglykan	
LGMD2I	19q13.3	FKRP	Fukutin-related protein	kongenitale Muskeldystrophie

LGMD; ➤ Tab. 10.1) umfasst zurzeit 22 Entitäten. Je nach zugrunde liegender Genmutation unterscheidet man derzeit autosomal dominante (LGMD1A-H) und 14 autosomal rezessive Dystrophien (LGMD2A-N). Es ist auch üblich, die Erkrankungen nach dem entsprechenden, infolge der Mutation geschädigten Protein zu benennen (z.B. Laminopathie für LGMD1B, Calpainopathie für LGMD2A, Dysferlinopathie für LGMD2B). In ➤ Abb. 10.1 sind Moleküle aufgeführt, deren Gene bei Gliedergürteldystrophien mutiert sein können.

Weitere Muskeldystrophien

Ein Teil der Dystrophien wird nach dem bevorzugten klinischen Verteilungsmuster bezeichnet, z.B. fazio-skapulo-humerale, okulo-pharyngeale und distale Muskeldystrophien. Diese Erkrankungen sind meist autosomal dominant vererbt.

Kongenitale Muskeldystrophien

Den kongenitalen Muskeldystrophien (CMD) gemeinsam ist der frühe Beginn, der sich häufig schon vor der Geburt mit reduzierten Bewegungen in utero manifestiert. Variabilität besteht in der Mitbeteiligung von Gehirn und Auge und in der frühen Manifestation von Gelenkkontrakturen.

Die häufigste CMD ist die **Merosinopathie** (Mangel an Merosin, Laminin-α2; ➤ Abb. 10.1). Merosin ist ein Bestandteil der Basalmembran. Betroffene Kinder weisen Kontrakturen bei Geburt auf und präsentieren sich mit Muskelschwäche und -atrophie. Die Kreatinkinase ist am Anfang sehr hoch. Die Kinder gedeihen nicht richtig und sind stark beeinträchtigt durch Atemlähmung und Skoliose. In der MRT zeigt sich in der T2-Gewichtung eine diffuse Signalintensität in der weißen Substanz des Großhirns. Ein Teil der Kinder leidet an Epilepsie.

Dystroglykan bildet die Brücke zwischen Dystrophin und der Basalmembran (➤ Abb. 10.1). Das Molekül weist mehrere Glykosylreste auf. Die **Dystroglykanopathien** sind eine Gruppe von Erkrankungen, denen eine defekte Glykosylierung von α-Dystroglykan zugrunde liegt. Mutiert sind also die das Protein glykosylierenden Gene, nicht α-Dystroglykan selbst. Die häufigste Dystroglykanopathie wird durch eine Mutation im Fukutin-related protein (FKRP) hervorgerufen. Mutationen in demselben Gen verursachen eine der häufigsten Gliedergürteldystrophien (LGMD2I; ➤ Tab. 10.1). Die Dystroglykanopathien Muscle-Eye-Brain-Disease und Walker-Warburg-Syndrom weisen zusätzlich zur Muskeldystrophie eine Beteiligung von Gehirn und Auge auf.

Die kongenitale Muskeldystrophie vom **Typ Ullrich** wird durch Mutationen in den Genen verursacht, die für Kollagen VI codieren. Typisch sind Kontrakturen proximaler Gelenke bei gleichzeitiger Hyperlaxität distaler Gelenke.

Morphologie
Die Muskelbiopsien zeigen ein myopathisches Bild. Bei der **Merosinopathie** kann zusätzlich ein aus Lymphozyten bestehendes entzündliches Infiltrat vorhanden sein. Der Mangel an Merosin und an Dystroglykan kann immunhistochemisch und/oder durch eine Western-Blot-Untersuchung nachgewiesen werden. Bei der Merosinopathie ist dies auch an einer Hautbiopsie möglich.

10.3.2 Kongenitale Myopathien

Definition Die Muskeln von Patienten mit kongenitalen Myopathien (➤ Tab. 10.2) sind durch besondere Strukturanomalien gekennzeichnet. Daher ist für die Diagnose eine Biopsieentnahme mit Einsatz von Enzymhistochemie, Immunhistochemie und Elektronenmikroskopie wichtig.

Tab. 10.2 Genloci und Proteine kongenitaler Myopathien.

Bezeichnung	Genlocus	Genname	Protein	Andere klinische Manifestation
central core disease	19q13.1	RYR1	Ryanodinrezeptor	maligne Hyperthermie
Nemalinmyopathie	1q21-q23 2q21.2-q22 1q42.1	TPM3 NEB ACTA1	α-Tropomyosin Nebulin α-Aktin	
myotubuläre Myopathie	Xq28	MTM1	Myotubularin	

Morphologie

Das morphologische Bild kongenitaler Myopathien wird durch die zugrunde liegende spezifische Strukturanomalie bestimmt. Ablagerungen von Z-Scheiben-Material führen zur **Nemalinmyopathie**. Die **Central Core Disease** ist gekennzeichnet durch mitochondrienfreie Aussparungen (➤ Abb. 10.3). Die **myotubuläre Myopathie** weist unreife Muskelfasern auf, sog. Myotuben.

10.3.3 Myofibrilläre Myopathien

Myofibrilläre Myopathien sind quasi das Gegenstück kongenitaler Myopathien im Erwachsenenalter. Wie diese handelt es sich um meist autosomal dominant vererbte Erkrankungen, deren Biopsien durch bestimmte Strukturmerkmale gekennzeichnet sind. Ablagerungen des Intermediärfilaments Desmin führen z.B. zur **Desminopathie**.

10.3.4 Myositiden

Autoimmun bedingte Myositiden

Definition Die Gruppe der autoimmun bedingten Myositiden umfasst Dermatomyositis, Polymyositis und Einschlusskörperchenmyositis. Die **Einschlusskörperchenmyositis** („inclusion body myositis", IBM) ist mit der Dermatomyositis die häufigste autoimmun bedingte entzündliche Muskelerkrankung.

Morphologie

Die **Dermatomyositis** weist ein entzündliches Infiltrat auf, das primär perimysial gelegen ist und aus B-Zellen und CD4-TH-Zellen besteht. Typisch ist eine perifaszikuläre Atrophie von Muskelfasern. Kapillaren exprimieren den membranattackierenden Komplex (C5a-C9). Die Anzahl der Kapillaren ist reduziert.

Demgegenüber ist das entzündliche Infiltrat bei der **Polymyositis** vorrangig endomysial gelegen (➤ Abb. 10.3d). Typisch ist eine Invasion von morphologisch intakten Muskelfasern durch zytotoxische CD8-T-Zellen.

Auch bei der **Einschlusskörperchenmyositis** weisen Muskelfasern eine Invasion zytotoxischer CD8-T-Zellen auf (➤ Abb. 10.3e). Hinzu kommen autophagische Vakuolen, Ablagerung von tubulofilamentösen Einschlüssen und eine geringgradige neurogen imponierende Atrophie.

Myositiden mit bekannten Erregern

Mögliche virale Erreger sind u.a. *Coxsackie*, *Influenza* und *HIV*. Auch Bakterien und Parasiten können durch lokale Infektion oder durch septische Streuung Myositiden hervorrufen: Staphylokokken, Streptokokken, Clostridien und gramnegative Bakterien sowie Trichinen, Toxokarien, Trypanosomen und Toxoplasmen. Auch *Borrelia burgdorferi* kann selten eine Myositis verursachen. Möglicherweise viraler Ursache ist das „chronische Ermüdungssyndrom" („chronic fatigue syndrome"). Ein Erreger konnte aber noch nicht sicher identifiziert werden.

Morphologie

Der **bakterielle Infekt** führt zur eitrigen Myositis (Pyomyositis). Anaerobier wie die Gasbrand-Clostridien rufen ödematöse Gewebenekrosen mit Gasbildung hervor (➤ Abb. 48.14). **Virale** Myositiden sind durch uncharakteristische schüttere Lymphozyteninfiltrate gekennzeichnet. Bei der **Trichinose** sind die Larven der Würmer in elliptischen Strukturen (bis 400 μm Durchmesser) mit dicker Kapsel spiralig eingelagert und endomysial abgelegt.

10.3.5 Metabolische Myopathien

Diese Gruppe umfasst Defekte der Energiegewinnung des Muskelgewebes. Die wichtigsten sind Störungen der Fettsäureoxidation, des Glykogenstoffwechsels (➤ Kap. 47.2.3) und mitochondriale Myopathien.

Störungen der β-Oxidation von Fettsäuren

Die Skelettmuskulatur gehört mit Herzmuskel und Leber zu den wichtigsten Orten der Fettsäureoxidation. Fettsäuren werden von der Muskulatur zur Energiegewinnung in Ruhe und bei ausdauernder Belastung verwendet.

Pathogenese

Fettsäuren werden über Transportmoleküle in die Mitochondrien geschleust, wo sie zu Fettsäure-Koenzym A (CoA) verestert und danach zu CO_2 und H_2O abgebaut werden. Die wichtigsten Störungen der β-Oxidation entstehen durch Defekte der Transportmoleküle Carnitin und Carnitin-Palmitoyl-Transferase. Beim **Carnitinmangel** ist entweder das Transportmolekül Carnitin selbst, das Fettsäuren in Mitochondrien schleust, vermindert (primärer Mangel), oder die nachgeschalteten Enzyme sind betroffen. Beim **Carnitin-Palmitoyl-Transferase-Mangel** (CPT-Mangel) ist die CPT2 vermindert, die an der inneren Mitochondrienmembran lokalisiert ist.

Morphologie
Störungen der β-Oxidation manifestieren sich als chronische Myopathie mit Lipidspeicherung (z.B. Carnitinmangel, Fettvakuolen in Typ-I-Fasern sind vermehrt und vergrößert) oder als akute Myopathie mit Rhabdomyolyse (z.B. Carnitin-Palmitoyl-Transferase-Mangel).

Mitochondriale Myopathien

Mitochondriale Myopathien sind Erkrankungen, die durch eine **Störung der Atmungskette** bedingt sind. Mitochondriale Myopathien können in unterschiedlicher Ausprägung kombiniert sein mit Erkrankungen des Gehirns (sog. mitochondriale Enzephalomyopathien) oder zusätzlich mit Erkrankungen von Herz, Leber, Nieren oder Retina (mitochondrialen Zytopathien).

Die Proteine der Atmungskette werden teils durch das nukleäre, teils durch das mitochondriale Genom codiert:
- Die wichtigste Erkrankung, die durch **Mutationen nukleärer Gene** verursacht wird, ist die infantile subakute nekrotisierende Enzephalopathie. Deren Klinik ist vor allem durch die Gehirnbeteiligung bestimmt (➤ Kap. 8.7.5).
- Wichtige Erkrankungen, die durch **Mutationen mitochondrialer Gene** verursacht werden, sind die mitochondrialen Enzephalomyopathien MELAS („mitochondrial encephalomyopathy, lactic acidosis, and stroke-like episodes"), MERRF („myoclonic epilepsy and ragged red fibers") und die chronisch progressive externe Ophthalmoplegie.

Pathogenese
Der Erbgang ist bei Mutation im mitochondrialen Genom maternal, da Mitochondrien fast nur über die Eizelle weitergegeben werden. Im Fall einer mitochondrialen Erkrankung befinden sich im Organismus sowohl mutierte als auch Wildtyp-Mitochondrien. Dieser Zustand wird **Heteroplasmie** genannt. Aufgrund des **Schwelleneffekts** entsteht eine Mitochondriopathie dort, wo die mutierten Mitochondrien überwiegen.

Morphologie
Eine Muskelbiopsie zeigt „ragged red fibers" (➤ Abb. 10.3f) als Zeichen der Vermehrung von Mitochondrien und COX-negative Fasern, denen das Enzym Cytochrom-C-Oxidase fehlt. **Elektronenmikroskopisch** finden sich parakristalline Einschlüsse als Ausdruck der Präzipitation der mitochondrialen Kreatinkinase.

10.3.6 Toxische/medikamenteninduzierte Myopathien

Eine Reihe von Medikamenten kann eine Rhabdomyolyse hervorrufen. Ein Beispiel sind Lipidsenker aus der Gruppe der Statine. Chronische Kortikosteroidgabe kann eine selektive Typ-II-Faser-Atrophie verursachen.

KAPITEL 11

Auge

P. Meyer*
In der Vorauflage unter Mitarbeit von D. v. Domarus, K. Deuble-Bente

11.1	Normale Struktur und Funktion 278	11.9	Netzhaut (Retina) 283
		11.9.1	Ursachen retinaler Veränderungen 283
11.2	Lider (Blephara, Palpebrae) 278	11.9.2	Vaskuläre Erkrankungen 284
11.2.1	Entzündungen 278	11.9.3	Retinitis pigmentosa 284
11.2.2	Xanthelasmen 278	11.9.4	Netzhautablösung und Netzhautspaltung ... 285
11.2.3	Fehlstellungen (Ektropium und Entropium) 278	11.9.5	Makuladegeneration 285
11.2.4	Tumoren 279	11.9.6	Retinoblastom 285
11.3	Bindehaut (Konjunktiva) 279	11.10	Gefäßhaut (Uvea) 285
11.3.1	Entzündungen (Konjunktivitiden) 279	11.10.1	Regenbogenhaut (Iris) 285
11.3.2	Degenerationen 279	11.10.2	Ziliarkörper 286
11.3.3	Tumoren 280	11.10.3	Aderhaut (Chorioidea) 286
11.4	Hornhaut (Kornea) 280	11.11	Sehnerv (N. opticus) 287
11.4.1	Entzündungen (Keratitiden) 280	11.11.1	Sehnerventzündung (Neuritis nervi optici) ... 287
11.4.2	Degenerationen 281	11.11.2	Vaskuläre Erkrankungen 287
11.4.3	Dystrophien 281	11.11.3	Optikusatrophie bei Glaukom 287
11.4.4	Tumoren 282	11.11.4	Tumoren 287
11.5	Lederhaut (Sklera) 282	11.12	Augenhöhle (Orbita) 288
11.5.1	Entzündungen (Skleritis und Episkleritis) ... 282	11.12.1	Entzündungen 288
11.5.2	Intra- und episklerale Fremdkörper 282	11.12.2	Tumoren 288
11.6	Vorderkammer 282	11.13	Grüner Star (Glaukom) 288
11.7	Linse 282	11.14	Verletzung (Trauma) 288
11.7.1	(Sub-)Luxationen 282	11.14.1	Verletzungsformen 288
11.7.2	Grauer Star (Katarakt) 282	11.14.2	Sympathische Ophthalmie 289
11.7.3	Kunstlinsen (Pseudophakos) 283	11.15	Schrumpfung des Augapfels (Atrophia bulbi und Phthisis bulbi) 289
11.8	Glaskörper 283	11.15.1	Atrophia bulbi 289
		11.15.2	Phthisis bulbi 289

Zur Orientierung

Zu den wichtigsten Erkrankungen gehören Katarakt, Glaukom, Netzhautablösung, Entzündungen und Tumoren. Augenerkrankungen sind für Patienten besonders wichtig, weil sie die Lebensqualität teilweise dramatisch beeinträchtigen können. Oft müssen Läsionen morphologisch beurteilt werden, um eine verlässliche Diagnose zu stellen. Zur histopathologischen Untersuchung gelangen sowohl vollständig enukleierte Bulbi als auch Biopsien vom Lid, Konjunktiva, Orbita und Hornhaut. Der Ophthalmologe benötigt Informationen über die Dignität der Tumoren, aber auch über die Art des infiltrativen Wachstums und möglichst eine Aussage darüber, ob ein maligner Tumor im Gesunden exzidiert wurde oder nicht.

11.1 Normale Struktur und Funktion

➤ Abb. 11.1 und ➤ Abb. 11.2.

11.2 Lider (Blephara, Palpebrae)

11.2.1 Entzündungen

Gerstenkorn (Hordeolum)

Akute eitrige Entzündung der Meibom-Drüse. Erreger sind meist Staphylokokken.

Hagelkorn (Chalazion)

Das Chalazion ist eine durch Talgretention verursachte chronisch granulomatöse Entzündung des Lids.

Morphologie
Histologisch besteht um Fettvakuolen eine histiozytäre und lymphozytäre Infiltration mit Fremdkörperriesenzellen (➤ Abb. 11.3). Beim älteren Menschen ist die histologische Untersuchung wichtig, um das Chalazion vom Talgdrüsenkarzinom (➤ Kap. 11.2.4) abzugrenzen.

Klinische Relevanz Die tumorartige Läsion muss von einem Nävuszellnävus, Papillom und Basaliom abgegrenzt werden.

Dellwarze (Molluscum contagiosum)

Diese typische tumorartige, warzenförmige Haut- und Liderkrankung des Kindes (➤ auch Kap. 43.9.2) wird durch ein Virus aus der Pockenvirusgruppe verursacht. Häufig tritt eine sekundäre Konjunktivitis auf.

Morphologie
Histologisch typisch sind große epitheliale Zellen mit eosinophilem Zytoplasma, das massenhaft Viren und Viruseinschlusskörperchen enthält.

11.2.2 Xanthelasmen

Xanthelasmen sind Veränderungen der Lider mit oberflächlich gelegenen gelblichen Lipideinlagerungen.

Morphologie
Histologisch sieht man Ansammlungen von lipidbeladenen Makrophagen (Schaumzellen), die entzündungsfrei in der mittleren Cutis liegen.

11.2.3 Fehlstellungen (Ektropium und Entropium)

Beim **Ektropium** sind die Lider aufgrund einer Atrophie des M. orbicularis oculi nach außen gekippt. Das Gegenstück dazu ist das **Entropium,** das im fortgeschrittenen Alter gelegentlich auftritt. Die Lider sind aufgrund einer Hypertrophie

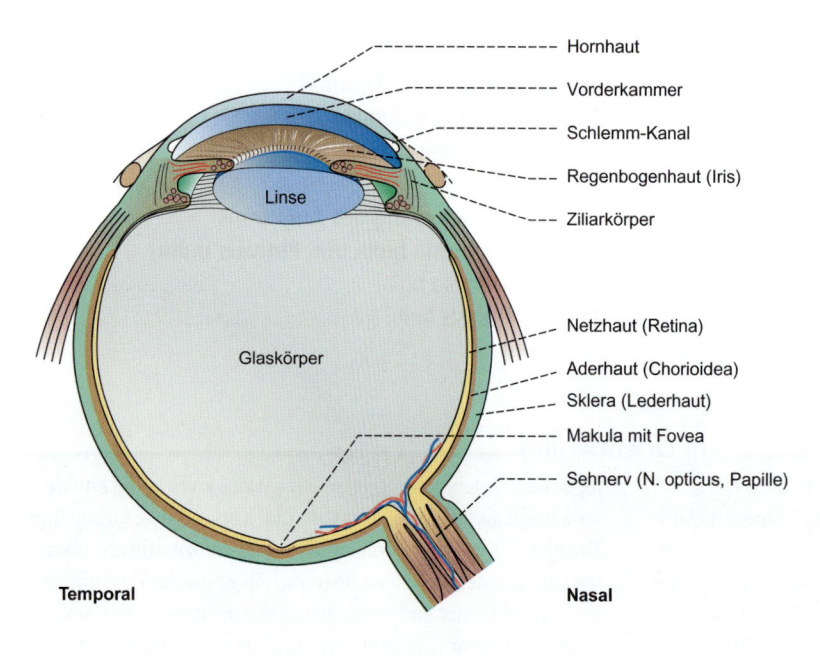

Abb. 11.1 Horizontalschnitt durch den Bulbus.

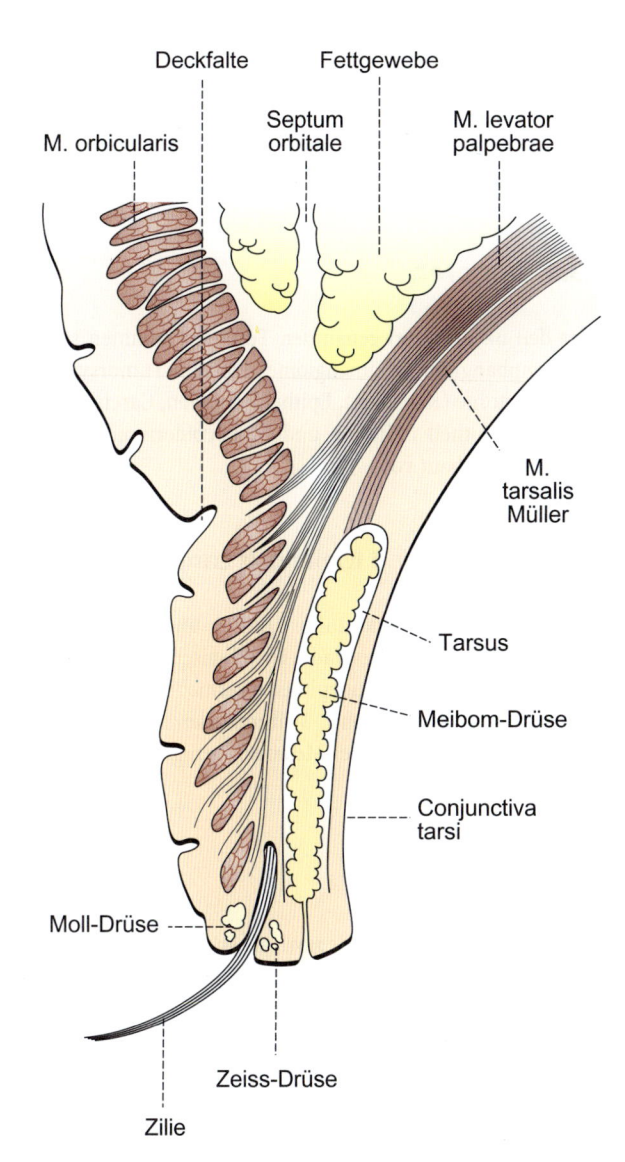

Abb. 11.2 Querschnitt durch das Oberlid.

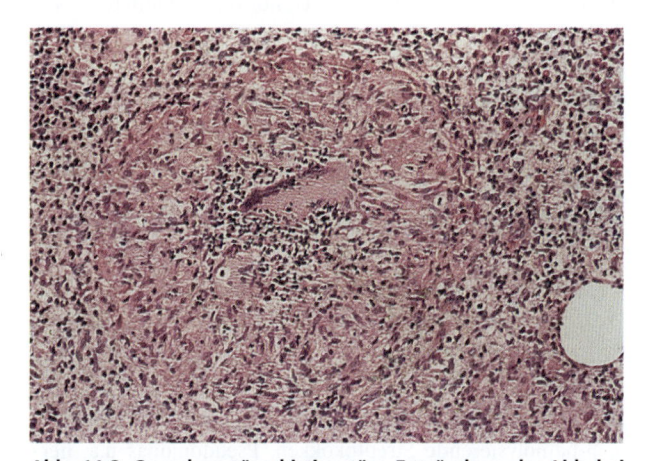

Labels: Deckfalte, Fettgewebe, Septum orbitale, M. levator palpebrae, M. orbicularis, M. tarsalis Müller, Tarsus, Meibom-Drüse, Conjunctiva tarsi, Moll-Drüse, Zeiss-Drüse, Zilie

Abb. 11.3 Granulomatöse histiozytäre Entzündung des Lids bei einem Chalazion. Zentrale Riesenzelle. Am Rand Infiltrate aus Lymphozyten, neutrophile Granulozyten sowie eine Fettvakuole. HE, Vergr. 256-fach.

des lidkantennahen Anteils des Muskels einwärts gekippt. Beide Erkrankungen gehen meist mit einer milden Entzündung einher.

11.2.4 Tumoren

Prinzipiell sind alle Tumoren der Haut (➤ Kap. 43.10) auch im Lidbereich zu finden.

Nävuszellnävus und Papillom

Der häufige Nävuszellnävus und das Papillom (seborrhoische Keratose) sind benigne Tumoren. Sie werden klinisch oft miteinander verwechselt.

Basalzellkarzinom (Basaliom), Plattenepithelkarzinom und Talgdrüsenkarzinom

Basalzellkarzinom und **Plattenepithelkarzinom** verhalten sich wie in der Haut (➤ Kap. 43.10.1). Das **Talgdrüsenkarzinom** (Meibom-Karzinom) ist ein seltener maligner Tumor der Meibom-Talgdrüsen. Er metastasiert relativ früh in die präaurikulären und submandibulären Lymphknoten. Die Histologie entspricht derjenigen anderer Talgdrüsenkarzinome. Differenzialdiagnostisch ist das Chalazion (➤ Kap. 11.2.1) abzugrenzen.

11.3 Bindehaut (Konjunktiva)

11.3.1 Entzündungen (Konjunktivitiden)

Die Konjunktivitis ist die häufigste Erkrankung des Auges. Klinisch gehen alle Formen (➤ Tab. 11.1) mit einer – unterschiedlich stark ausgeprägten – konjunktivalen aktiven Hyperämie („Injektion") einher.

11.3.2 Degenerationen

Flügelfell (Pterygium)

Die Ätiologie der Erkrankung ist unbekannt. Auffallend häufig tritt sie bei Seeleuten und Landwirten auf. Klinisch findet sich eine im Lidspaltenbereich gelegene, reich vaskularisierte Verdickung der Konjunktiva mit Übergang auf die angrenzende nasale Kornea. Histologisch zeigt sich eine elastoide Degeneration der konjunktivalen Kollagenfasern.

Lidspaltenfleck (Pinguecula)

Häufig im höheren Lebensalter vorkommende gelbliche Verdickung der Konjunktiva, die klinisch ohne Bedeutung ist. Histologisch liegt eine elastoide Degeneration der Kollagenfasern wie beim Pterygium vor.

Tab. 11.1 Formen der Konjunktivitis.

Form	Ätiologie	Merkmale
diffuse unspezifische Konjunktivitis	akute chemische oder physikalische Reizungen	geringe bis mäßige leukozytäre Infiltration, Ödem der Konjunktiva mit meist wenigen Lymphozyten
follikuläre Konjunktivitis	Viren, Chlamydien oder chronische Einwirkung chemischer Substanzen	subepithelial gelegene Knötchen mit Ansammlungen von Lymphozyten (Lymphfollikel)
• Keratoconjunctivitis epidemica	*Adenovirus Typ 8*	
• Trachom	*Chlamydia trachomatis*	intrazytoplasmatische basophile Einschlusskörperchen
papilläre Konjunktivitis (➤ Abb. 11.4)	Bakterien und Allergie	pflastersteinartige Verdickung der Konjunktiva mit zentral liegender Kapillare
(pseudo)membranöse Konjunktivitis	Diphtherie, Gonoblennorrhö, Infektion mit β-hämolysierenden Streptokokken	membranöse Auflagerung aus Fibrinexsudat auf darunterliegenden Gewebenekrosen
granulomatöse Konjunktivitis	Fremdkörpergranulom, Sarkoidose (➤ Kap. 4.4.6) oder Tuberkulose (➤ Kap. 48.3.6)	kleine, subepithelial gelegene Knötchen, solitär oder multipel

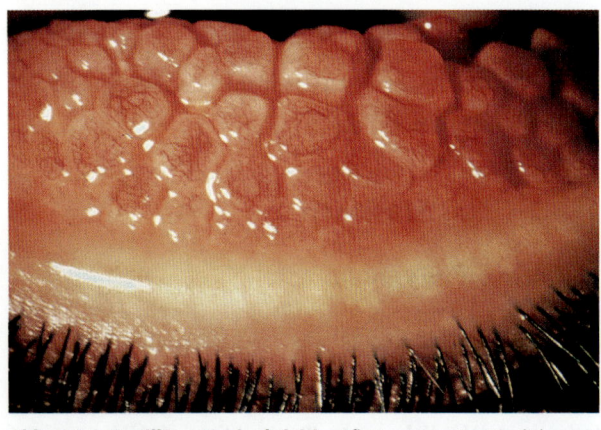

Abb. 11.4 Papilläre Konjunktivitis. Pflastersteinartige Verdickungen der Bindehaut (Konjunktiva) mit zentralem Gefäßbaum. Spaltlampenfoto.

Amyloidose

Die fleischfarbene glasige Verdickung der Konjunktiva ist durch Amyloidablagerungen im konjunktivalen Stroma bedingt (➤ Kap. 47.3.3).

11.3.3 Tumoren

Außer den nachfolgend genannten Tumoren kommen selten auch Lymphangiome, Hämangiome, erbliche Tumorsyndrome, Onkozytome (Karunkel), Epitheldysplasien, Carcinoma in situ, Plattenepithelkarzinome und Mukoepidermoidkarzinome an der Bindehaut vor.

Nävuszellnävus und Melanosis conjunctivae

Beide Erkrankungen sind häufig. Klinisch finden sich unterschiedliche Pigmentierungsgrade. Histologisch sind beim Nävuszellnävus Nävuszellen subepithelial vermehrt, bei der Melanosis Melanozyten im Epithel. Während der Nävuszellnävus benigne ist, lassen sich bei der Melanosis benigne und maligne Formen unterscheiden.

Malignes Melanom

Dieser Tumor kann sowohl de novo als auch aus einem Nävus oder einer Melanosis entstehen. Er ist klinisch unterschiedlich prominent, meist dunkelbraun pigmentiert (gelegentlich unpigmentiert) und wächst relativ rasch (➤ Kap. 43.10.3).

Papillom

Die Ursache sind oft Viren. Der Tumor mit zerklüfteter Oberfläche kann gestielt oder breitbasig sein. Nach operativer Entfernung treten häufig Rezidive auf. Histologisch liegt ein reich vaskularisierter, von nicht verhorntem Plattenepithel bedeckter papillärer Tumor vor (➤ Kap. 43.10.1).

11.4 Hornhaut (Kornea)

11.4.1 Entzündungen (Keratitiden)

Bakterielle Keratitis

In erster Linie durch Pneumokokken, aber auch *Proteus, E. coli*, β-hämolysierende Streptokokken, Pseudomonas u.a. hervorgerufene bakterielle Entzündungen. Meist liegt eine Nekrose des Hornhautepithels vor. Ein Defekt der Bowman-Membran erleichtert die Ausbreitung der Bakterien ins Hornhautstroma.

Histologisch sieht man im Hornhautstroma überwiegend neutrophile Granulozyten. Im weiteren Verlauf kommt es durch Bildung von proteolytischen Enzymen (u.a. Kollagenasen) zur Zerstörung der kollagenen Fasern und damit zur Ulkusbildung.

Die Entzündung schreitet gelegentlich zur Peripherie hin fort (Ulcus serpens). Häufig heilt die bakterielle Keratitis mit Narbenbildung ab; es kann dabei zu einer Gefäßeinsprossung in die Kornea kommen.

Mykotische Keratitis

Infektionen mit *Candida albicans, Aspergillus* und anderen Pilzen führen zu einer umschriebenen Infiltration der Hornhaut durch Pilzhyphen. Häufig entwickelt sich ein Hypopyon (Eiteransammlung am Boden der Vorderkammer).

Histologisch findet man Pilzhyphen im Hornhautstroma mit leukozytärer Entzündungsreaktion.

Virale Keratitis

Dies ist die häufigste Form mit typischen verästelten Hornhautläsionen (Keratitis dendritica). Selten bildet sich eine Ulzeration aus, die zur Perforation der Kornea führen kann (➤ Abb. 11.5).

Histologisch sieht man ein entzündliches Ödem mit meist geringgradiger, überwiegend lymphozytärer Infiltration.

11.4.2 Degenerationen

Arcus lipoides (senilis)

Eine häufige Erkrankung mit ringförmiger gelblicher Einlagerung von Lipiden im peripheren Hornhautstroma. Klinisch ist der Arcus lipoides meist ohne Bedeutung. Tritt er vor dem 50. Lebensjahr auf, kann er Ausdruck einer Fettstoffwechselstörung sein.

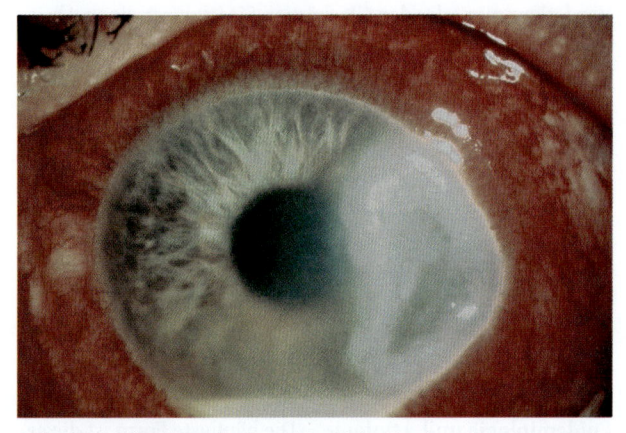

Abb. 11.5 Ulzerierende Keratitis. Tiefes Hornhautulkus kurz vor der Perforation, Hornhautstroma erheblich ödematös und infiltriert. Hypopyon. Konjunktiva mit massiver Injektion. Spaltlampenfoto.

Hornhautbanddegeneration

Durch Einlagerung von Kalziumsalzen in die Bowman-Membran ist die Kornea im Lidspaltenbereich getrübt. Die Hornhautbanddegeneration tritt bei juveniler chronischer Arthritis (Morbus Still, ➤ Kap. 45.2.4), Hyperparathyreoidismus (➤ Kap. 15.3) sowie zahlreichen anderen Erkrankungen auf.

Pannus corneae

Durch eine Fibrose hervorgerufene Trübung in der vorderen Hornhaut zwischen Bowman-Membran und Epithel. Sie kann nach Entzündungen oder Traumen auftreten.

Hornhautpigmentierungen (korneale Pigmentierungen)

Eisenablagerungen im Hornhautstroma (Hämatokornea) kommen nach Vorderkammerblutungen vor. **Kupfereinlagerungen** beim Morbus Wilson (hepatolentikuläre Degeneration, ➤ Kap. 33.10.2) führen zum typischen bräunlichen Kayser-Fleischer-Ring.

Histologisch findet sich eine Kupferablagerung in der peripheren Descemet-Membran.

11.4.3 Dystrophien

Hornhautdystrophien sind erbliche Hornhauterkrankungen, die meist bilateral auftreten.
Klinische Relevanz Hornhautdystrophien können das Hornhautstroma verändern und zu einer Trübung der brechenden Medien führen. Liegen diese Trübungen im optischen Strahlengang, ist das Sehvermögen herabgesetzt.

Keratokonus

Der Keratokonus entwickelt sich meist doppelseitig im 2.–3. Lebensjahrzehnt als eine zunehmende zentrale Vorwölbung und Verdünnung der Hornhaut. Bei Einriss der Descemet-Membran entsteht ein akuter Keratokonus.

Histologisch zeigt sich eine zentral verdünnte Hornhaut mit Narbenbildung, multiplen Rupturen bzw. Unterbrechungen der zentralen Bowman-Membran.

Cornea guttata und Fuchs-Endothel-/Epitheldystrophie

Zunächst treten warzenförmige Verdickungen der Descemet-Membran auf (= **Cornea guttata**). Mit zunehmender endothelialer Degeneration und Atrophie kommt es durch Eindringen von Kammerwasser zur Aufquellung des Hornhautstromas und -epithels. Diesen Zustand bezeichnet man als **Fuchs-Endothel-/Epitheldystrophie.**

11.4.4 Tumoren

Korneale Tumoren sind äußerst selten. Die Histologie gleicht weitgehend den entsprechenden Tumoren der Konjunktiva (➤ Kap. 11.3.3).

11.5 Lederhaut (Sklera)

11.5.1 Entzündungen (Skleritis und Episkleritis)

Entzündungen unterschiedlicher Ätiologie können zu einer Verdünnung der Sklera führen.

11.5.2 Intra- und episklerale Fremdkörper

Fremdkörper finden sich u.a. nach operativen Maßnahmen bei Netzhautablösungen (z.B. Silikonplomben oder Fadenmaterial), seltener nach Traumen. **Histologisch** sieht man eine mäßige chronische Entzündung in der Umgebung der Plombe, gelegentlich Fadengranulome.

11.6 Vorderkammer

Die Bedeutung der Vorderkammer liegt u.a. darin, dass sie den Abfluss des Kammerwassers im Kammerwinkel aufrechterhält. Der Abfluss kann vermindert (was zum Sekundärglaukom führt) oder erhöht sein (mit der Folge eines Hypotoniesyndroms):
- **verminderter Abfluss** durch Verlegung:
  - Blut, das zu einer resorptiven Entzündung führt
  - Eiteransammlungen nach infektiösen Prozessen
  - Tumorzellen, insbesondere bei Melanomen
  - Linseneiweißmassen im Kammerwinkel
- **Winkelblock** durch Anlagerung der Iriswurzel an die Hornhaut und das Trabekelwerk (➤ Abb. 11.6), am häufigsten aufgrund einer Rubeosis iridis (➤ Kap. 11.9.2, ➤ Kap. 11.10.1)
- **erhöhter Abfluss** durch Kammerwinkelvertiefung, am häufigsten durch Abriss der Iriswurzel (sog. Kontusionsdeformität, ➤ Abb. 11.7)

Klinische Relevanz Ein Glaukom muss therapiert werden, da es unbehandelt zur Erblindung führt.

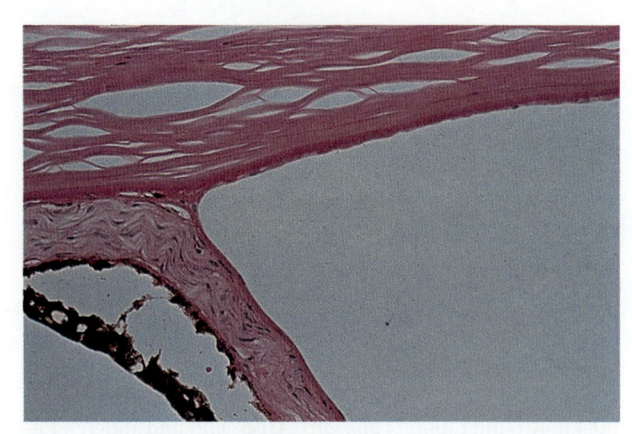

Abb. 11.6 Sekundärer Winkelblock. Die Iris ist an die Rückfläche der Kornea angelagert. PAS, Vergr. 64-fach.

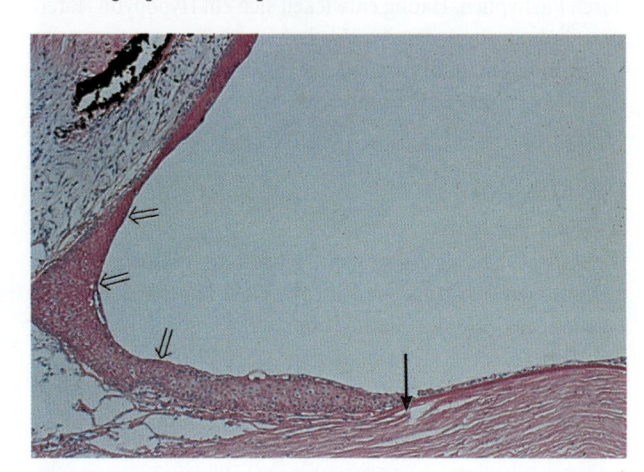

Abb. 11.7 Vertiefter Kammerwinkel mit Epithelauskleidung nach Trauma. Schwarzer Pfeil: Ende der Descemet-Membran. Doppelpfeile: innerer Wundrand der perforierenden Verletzung. PAS, Vergr. 64-fach.

11.7 Linse

11.7.1 (Sub-)Luxationen

Die Linsenluxation ist eine Verlagerung der Linse, z.B. in die Vorderkammer oder den Glaskörper. Sie ist durch einen Abriss der Zonulafasern oder durch deren mangelhafte Ausbildung bedingt. Ursachen können u.a. ein Trauma, eine Operation oder das Marfan-Syndrom (➤ Kap. 5.3.1) sein.

11.7.2 Grauer Star (Katarakt)

Definition Es handelt sich um eine Trübung der Linse (➤ Abb. 11.8), die verschiedene Ursachen haben kann. Außer der ätiologischen Einteilung ist auch eine Einteilung nach der Lokalisation der Trübungszonen möglich, wie z.B. Kapselstar, Rindenstar oder Kernstar.

Epidemiologie und Ätiologie Die häufigste Form ist die senile oder Alterskatarakt. Seltener kommen Katarakte im Kin-

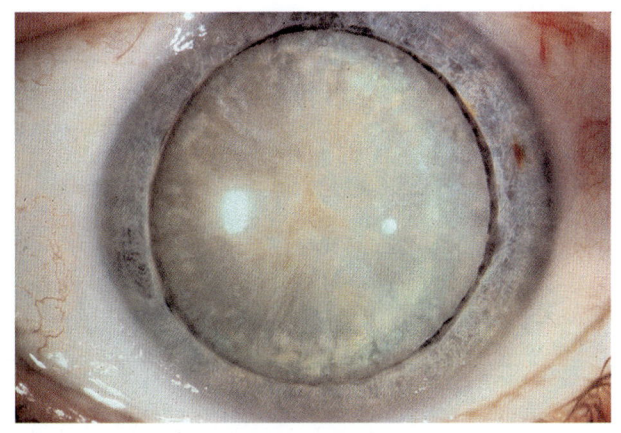

Abb. 11.8 Mature Katarakt (reifer grauer Star). Bei weiter Pupille (Mydriasis) wird die stark getrübte Linse als weißgraue Scheibe sichtbar. Spaltlampenfoto.

desalter und kongenital vor. Weitere Ursachen sind Traumen und Stoffwechselstörungen wie z.B. der Diabetes mellitus.

Pathogenese
Die Linsentrübung entsteht durch Wasseraufnahme, Zerstörung des regulären zwiebelschalenförmigen Aufbaus der Linse oder durch proliferative Veränderungen.

Morphologie
Histopathologisch lassen sich im Wesentlichen 2 Formen unterscheiden. Bei der **Kolliquationskatarakt** werden die sog. Linsenfasern (Fortsätze der Epithelzellen) durch degenerative Vorgänge zerstört und aus ihrem Verband gelöst. Es entstehen Wasserspalten und Morgagni-Kugeln (degenerierte und rundlich aufgedunsene Linsenepithelzellen). Bei der **Proliferationskatarakt** kommt es zur Vermehrung von Linsenepithelzellen, die vorwiegend unter der Vorderkapsel liegen, aber auch, wie bei der sog. Cataracta complicata, bis auf die Hinterkapsel vordringen können.

Bei vollständiger Verflüssigung der Linsenrinde kommt es zu einem Absinken des Kerns, zur **Morgagni-Katarakt.** Das verflüssigte Linseneiweiß tritt dabei durch die makroskopisch noch intakte Linsenkapsel aus und führt zu einem „phakolytischen" Glaukom (sekundäres Offenwinkelglaukom; ➤ Tab. 11.2), bei dem dieses Linseneiweiß zu einer resorptiven histiozytären Entzündung führt.

Klinische Relevanz Die Cataracta senilis ist häufig. Die Kataraktoperation ist die häufigste augenärztliche Operation. Leitsymptom ist der Visusverlust.

11.7.3 Kunstlinsen (Pseudophakos)

Bei Staroperationen wird heute üblicherweise eine Kunstlinse implantiert, die meist aus flexiblem Acryl oder aus PMMA (Plexiglas) besteht. Diese Linsen werden in der Regel in den verbleibenden Linsenkapselsack oder auch in den Sulcus ciliaris implantiert. **Histologisch** sind gelegentlich resorptive Entzündungen mit oder ohne Bindegewebeproliferationen zu erkennen.

11.8 Glaskörper

Diese äußerst zellarme Struktur zeigt kaum eigene Reaktionsweisen. **Histologisch** handelt es sich entweder um zelluläre Einlagerungen oder um persistierende Gewebestrukturen aus der Embryonalperiode. Aus der Retina können Gefäßproliferationen in den Glaskörper vordringen:

- **Einlagerungen**
  - Blutungen nach einem Trauma oder aus proliferierten retinalen Gefäßen
  - Infiltrationen durch Lymphozyten und Leukozyten bei Entzündungen in der Umgebung des Glaskörpers (z.B. Uveitis, ➤ Kap. 11.10)
  - Andere Einlagerungen, z.B. von Cholesterin, bezeichnet man als Synchisis scintillans, diejenigen von Kalziumseifen als asteroide Hyalose.
- **persistierende Gewebestrukturen**
  - Reste der A. hyaloidea oder – auf der Linsenrückfläche – Reste der Tunica vasculosa lentis
  - primärer hyperplastischer persistierender Glaskörper (PHPV), entsteht aus Resten des primären Glaskörpers

11.9 Netzhaut (Retina)

11.9.1 Ursachen retinaler Veränderungen

Die Retina kann bei einer Reihe von Grunderkrankungen Veränderungen aufweisen:

- **Intraretinale Blutungen** kommen vor bei Diabetes mellitus (➤ Kap. 47.3.2), Zentral- oder Astvenenverschluss, Morbus Coats (anlagebedingte Fehlbildung retinaler Gefäße) und nach Traumen. Die Blutungen liegen in der inneren oder auch äußeren retikulären Schicht.
- **Präretinale Blutungen** kommen vor bei Gefäßproliferationen, nach Traumen und retinalen Rissbildungen. Sie liegen vor der Membrana limitans interna.
- **Subretinale Blutungen** entstehen aus proliferierten Gefäßen im Rahmen der Makuladegeneration oder nach Traumen. Diese Blutungen liegen in der Regel entweder zwischen Pigmentepithel und Bruch-Membran oder zwischen Pigmentepithel und Fotorezeptoren.
- **Retinale Atrophien** sind Folge arterieller (seltener venöser) Gefäßverschlüsse, Traumen und v.a. länger bestehender Glaukome.
- **Retinale Nekrosen** können durch arterielle Gefäßverschlüsse sowie entzündlich (Zytomegalievirus, HIV, ➤ Kap. 48.2) bedingt sein. Auch der Cotton-Wool-Herd

beim Diabetes mellitus stellt eine umschriebene retinale Nekrose nach retinalem arteriellem Verschluss (meist Arteriole) dar.
- Die **Retinopathia proliferans** ist eine zunächst intra-, später präretinale Gefäßproliferation. Sie kommt vor bei diabetischer Retinopathie, Zentralarterienverschluss, Zentralvenenverschluss oder älterer Netzhautablösung. Die proliferierten Gefäße zeigen einen pathologischen Wandaufbau und neigen daher zu Exsudationen und Blutungen.
- **Harte Exsudate** sind intraretinale Ablagerungen eiweißreicher Flüssigkeiten. Sie kommen bei Gefäßläsionen vor, besonders bei Diabetes mellitus, arterieller Hypertonie (➤ Kap. 7.9), venöser Stauung und Morbus Coats.
- **Retinale Narben** mit Glia- und Bindegewebeproliferationen und entsprechendem Verlust der normalen retinalen Schichtung treten nach Traumen, nach Licht- und Laserkoagulation sowie Kryokoagulationen im Rahmen der Netzhautchirurgie auf.

11.9.2 Vaskuläre Erkrankungen

Zentralarterienverschluss

Durch Embolie (z.B. Cholesterinkristalle), atherosklerotische Verengung oder Thrombosierung wird die Zentralarterie entweder auf dem Papillenkopf oder innerhalb der Retina verschlossen. Folge ist ein ischämischer Infarkt mit akuter Nekrose der Ganglienzellen und der Nervenfaserschicht.

Morphologie
Histologisch finden sich Ganglienzellnekrosen mit einem Ödem, nach Wochen und Monaten atrophieren die inneren retinalen Schichten. Die äußeren retinalen Schichten bleiben unverändert. Prinzipiell spielen sich die gleichen Veränderungen beim Astarterienverschluss ab.

Klinische Relevanz Der Zentralarterienverschluss führt zum akuten Visusverlust und ist ein ophthalmologischer Notfall.

Zentralvenenverschluss

Dabei handelt es sich um eine hämorrhagische Infarzierung, die sich histologisch insbesondere in der Nervenfaserschicht zeigt. Typisch sind intraretinale streifige Blutungen, pralle Gefäße und ein Papillenödem. Nach Wochen bis Monaten kommt es zu einer intra- und präretinalen Gefäßproliferation mit Blutungen in den Glaskörper. Häufig finden sich diese Gefäßproliferationen auf der Irisvorderfläche (Rubeosis iridis) mit Ausbildung eines sekundären Winkelblockglaukoms (➤ Abb. 11.6).

Diabetische Retinopathie

Durch einen Perizytenschaden und die Aufsplitterung der kapillären Basalmembran mit Einlagerung hyperglykosylierter Substanzen entsteht eine Mikroangiopathie mit folgenden Veränderungen:
- Mikroaneurysmen, d.h. Aussackungen von Arteriolen oder Kapillarwänden
- fleckförmige oder auch größerflächige intraretinale Blutungen
- harte Exsudate
- Cotton-Wool-Herde (retinale Nekrose, ➤ Kap. 11.9.1)
- Arteriolen- und Kapillarverschlüsse
- intraretinale und präretinale Gefäßproliferationen

Durch präretinale Proliferationen kommt es gelegentlich zu ausgedehnten Glaskörperblutungen sowie durch bindegewebige Glaskörperstränge zur Netzhautablösung (Traktionsamotio). Häufige Spätschäden sind Rubeosis iridis (➤ Kap. 11.10.1), sekundäres Winkelblockglaukom, Iridopathia diabetica, hyaline Wandverdickung der Arteriolen, Cataracta diabetica und diabetische Optikusatrophie.

Klinische Relevanz Die diabetische Retinopathie ist eine der häufigsten Erblindungsursachen in den Industrieländern.

11.9.3 Retinitis pigmentosa

Es handelt sich um einen Sammelbegriff für eine Gruppe von bilateralen, progressiven Retinopathien, die mit Verlust der retinalen Fotorezeptoren (Stäbchen und Zapfen), Pigmentanhäufung in der Retina, Nachtblindheit und Gesichtsfeldeinschränkungen einhergehen. Die Retinitis pigmentosa ist das Resultat multipler genetischer Veränderungen mit autosomal dominantem, autosomal rezessivem oder X-chromosomal-rezessivem Erbgang.

Pathogenese
Die Erkrankung kann auf das Auge beschränkt oder mit diversen weiteren pathologischen Veränderungen (z.B. Zystinose, Abetalipoproteinämie, Vitamin-A-Mangel, Virusinfektionen, Mukopolysaccharidosen) assoziiert sein. Bei der autosomal dominanten Form wurden verschiedene Mutationen im Rhodopsin-Gen nachgewiesen. Dazu kommen aber Mutationen anderer Gene. Dies weist auf eine multifaktorielle Genese der Erkrankung hin.

Morphologie
Nach Destruktion der Fotorezeptoren wandern melaninhaltige Pigmentzellen in den sensorischen Bereich ein und akkumulieren bevorzugt um kleine retinale Blutgefäße.

Klinische Relevanz Die retinalen Läsionen führen zur Nachtblindheit und Sehfeldeinschränkung. Der zentrale Visus bleibt aber lange erhalten. Bei Beteiligung der Makula kann es zur Erblindung kommen.

11.9.4 Netzhautablösung und Netzhautspaltung

Netzhautablösung (Amotio retinae)

Ursachen sind zum einen eine Riss- und Lochbildung der Netzhaut (z.B. durch Trauma oder Traktion), zum anderen eine Ansammlung subretinalen Exsudats (z.B. bei Aderhauttumoren oder diabetischer Retinopathie).

Histologisch findet sich ein eiweißreiches (PAS-positives) Exsudat zwischen sensorischer Netzhaut (Retina) und Pigmentepithel der Aderhaut.

Eine lange bestehende Atrophie der Retina, insbesondere der Fotorezeptoren, führt zum Funktionsverlust. Außerdem entsteht eine Retinopathia proliferans (➤ Kap. 11.9.1).

Netzhautspaltung (Retinoschisis)

Eine Spaltung der Netzhaut zwischen den plexiformen Schichten mit Unterbrechung der Neurone führt zu einem vollständigen Funktionsausfall im betroffenen Bereich.

Histologisch fehlt das subretinale Exsudat der Netzhautablösung.

11.9.5 Makuladegeneration

Epidemiologie Die Prävalenz der Makuladegeneration beträgt 1,6% im Alter von 52–64 Jahren, 11% im Alter von 65–74 Jahren und 27,9% bei über 74-Jährigen.

Morphologie
Histologisch finden sich allgemeine Zeichen der Atherosklerose, insbesondere in der Choriokapillaris, außerdem Defekte des retinalen Pigmentepithels in der Makula, gelegentlich in der Bruch-Membran, und evtl. Gefäßeinsprossung in den Subretinalraum. Man unterscheidet zwischen der **trockenen** (d.h. ohne subretinale Exsudation) und der **feuchten** Makuladegeneration (mit Exsudation). Das Bild des exsudativen Spätstadiums zeigt eine subretinale Fibrosierung und Vaskularisierung. Es wird auch als Morbus Junius-Kuhnt oder disziforme Makuladegeneration bezeichnet.

Klinische Relevanz Die Makuladegeneration ist eine der häufigsten Erblindungsursachen im höheren Lebensalter. Sie geht mit zunehmendem Visusverlust einher.

11.9.6 Retinoblastom

Das Retinoblastom ist ein maligner embryonaler Tumor der Retina. Es ist der häufigste intraokulare Tumor des Kindesalters.

11.10 Gefäßhaut (Uvea)

Anatomisch ist zwischen vorderer Uvea (Iris), mittlerer Uvea (Ziliarkörper) und hinterer Uvea (Aderhaut) zu unterscheiden. Entsprechend werden Entzündungen auch als Uveitis anterior, Uveitis intermedia oder Uveitis posterior bezeichnet.

11.10.1 Regenbogenhaut (Iris)

Entzündungen (Iritis oder Uveitis anterior)

Nichtgranulomatöse Iritis

Die nichtgranulomatöse Iritis ist die häufigste intraokuläre Erkrankung. Ihre Ursachen sind vielschichtig und meist unklar. Typisch ist eine ziliare Injektion, ein Vorderkammer-Reizzustand und eine miotische Pupille mit Synechieneigung. Die Erkrankung neigt zu Rezidiven.

Morphologie
Histologisch liegt eine vorwiegend lymphozytäre, gelegentlich auch plasmazelluläre Entzündung vor.

Granulomatöse Iritis

Diese seltene Iritis kommt bei Sarkoidose (➤ Kap. 4.4.6), Tuberkulose, Lues oder Lepra vor (➤ Kap. 48.3.6).

Morphologie
Histologisch finden sich knötchenförmige Verdickungen der Iris, die aus epitheloidzelligen Granulomen bestehen.

Kolobome

Kolobome sind Substanzdefekte der Iris. Sie kommen kongenital, posttraumatisch oder postoperativ (Iridektomie) vor.

Gefäßerkrankungen

Die wichtigste Gefäßerkrankung der Iris ist die **Rubeosis iridis.** Sie kommt bei Diabetes mellitus, Zentralvenenverschluss, Amotio retinae, Zentralarterienverschluss und chronischer Uveitis (seltener) vor. Es handelt sich um eine Gefäßproliferation auf der Irisvorderfläche mit Ausbreitung in den Kammerwinkel (➤ Abb. 11.9).

Die Pathogenese ist ungeklärt, eine ischämische Ursache wird diskutiert. Im Verlauf breitet sich die Rubeosis in den Kammerwinkel aus, der zunächst nur ausgekleidet, dann aber relativ rasch durch eine Anlagerung der Iriswurzel an das Trabekelwerk verlegt wird (➤ Abb. 11.6). Dieser sog. Winkel-

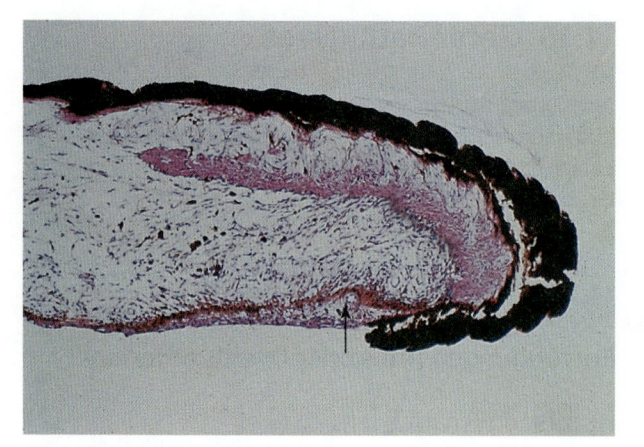

Abb. 11.9 Rubeosis iridis. Der Pfeil markiert die Rubeosisgefäße auf der Irisvorderfläche. PAS, Vergr. 128-fach.

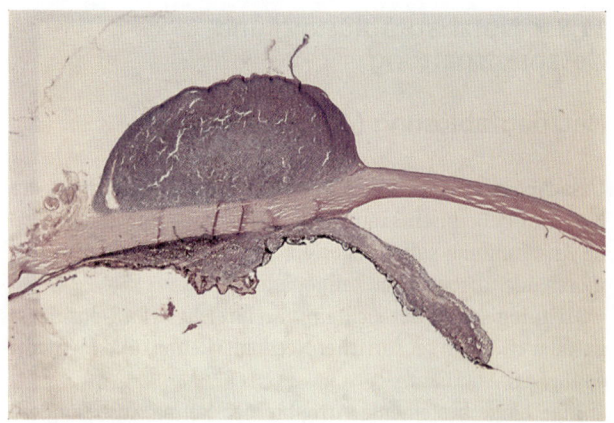

Abb. 11.10 Malignes Melanom des Ziliarkörpers. Relativ kleines malignes Melanom des Ziliarkörpers mit Durchbruch durch die Sklera (im vorliegenden Schnitt nicht getroffen) und ausgedehnter episkleraler Ausbreitung. PAS, Vergr. 16-fach.

block bei Rubeosis iridis ist meist mit einem Sekundärglaukom verbunden, das auch Neovaskularisationsglaukom genannt wird.

Tumoren

Nävus

Der Irisnävus ist relativ häufig und entartet in seltenen Fällen.

Malignes Melanom

Es handelt sich um ein Melanom, das in der Regel relativ langsam wächst, wobei es sich zunächst lokal bis in den Ziliarkörper und auch in den Kammerwinkel ausbreitet (➤ Abb. 11.10). Da es selten metastasiert, ist die Prognose gut. Bei zirkulärer Ausbreitung im Kammerwinkel spricht man von einem Ringmelanom (mit deutlich schlechterer Prognose).

11.10.2 Ziliarkörper

Entzündungen (Cyclitis oder Uveitis intermedia)

Entzündungen des Ziliarkörpers umfassen unspezifische und granulomatöse Entzündungen (➤ Kap. 11.10.1). Nur selten ist die Ätiologie aufklärbar.

Tumoren

Tumoren im Ziliarkörper sind selten (➤ Abb. 11.10) und umfassen das Leiomyom, das Hämangiom (➤ Kap. 46.3.5), das Neurofibrom (➤ Kap. 8.10.12) und das maligne Melanom (➤ Kap. 43.10.3).

11.10.3 Aderhaut (Chorioidea)

Entzündungen (Chorioiditis oder Uveitis posterior)

Diese Entzündungen kommen als nichtgranulomatöse und (seltener) granulomatöse Form vor. Eine Sonderform ist die sympathische Ophthalmie (➤ Kap. 11.14.2).

Gefäßerkrankungen und Blutungen

Wesentliche Bedeutung hat die **Atherosklerose** (➤ Kap. 20.2.1) der Aderhaut. **Blutungen** der Aderhaut kommen bei Atherosklerose, Trauma oder Uveitis vor. Zunächst werden sie resorbiert, später bilden sich Narben.

Die expulsive Blutung ist eine seltene Sonderform der Aderhautblutung nach Trauma, Operation oder perforierendem Ulkus. Durch die plötzliche Hypotonie des Bulbus kann es zur Ruptur eines arteriellen Aderhautgefäßes mit einer Massenblutung kommen.

Tumoren

Primäre Tumoren

Benigne Tumoren
Häufigster benigner Tumor der Aderhaut ist der **Nävuszellnävus.** Er ist in jedem 10. Auge vorhanden und meist unter 1 mm groß. Eine maligne Entartung ist möglich. Die Nävuszellen sind meist spindelig mit hyperchromatischem Kern und wenig Zytoplasma. Andere sehr seltene benigne Tumoren der Aderhaut sind das Hämangiom, das Osteom und das Neurinom.

Malignes Melanom
Epidemiologie Das maligne Melanom der Aderhaut ist der häufigste primär in der Aderhaut vorkommende maligne Tumor im Erwachsenenalter. Die Inzidenz liegt bei etwa 5–8/1 Mio. Einwohnern. 85% aller intraokularen malignen Melanome liegen in der Aderhaut. Weiße Hauttypen sind viel häufiger betroffen als schwarze. Bilaterale maligne Melanome der Aderhaut sind extrem selten.

Einteilung Die Melanome der Aderhaut werden in 4 Kategorien eingeteilt, basierend auf ihrer Dicke und ihrem Durchmesser. Je nach Beteiligung des Ziliarkörpers und eventueller extraokulärer Ausbreitung werden innerhalb der Kategorien Unterformen unterschieden.

Morphologie
Typisch ist ein prominenter, dunkel pigmentierter Tumor der Aderhaut, der zunächst die Retina unbeeinträchtigt vorwölbt. Häufig finden sich im Randbereich eine Ablagerung von Pigment und eine kollaterale und tumorferne exsudative Amotio retinae, selten dagegen Blutungen und entzündliche Reaktionen. Der Tumor infiltriert später Sklera, Vortexvenen und Ziliarnerven. Ein Durchbruch des Tumors im Bereich des vorderen Augensegments nach außen ist heute eine Rarität.

Pigment- und Gefäßreichtum der Tumoren sind sehr unterschiedlich. Es werden folgende Tumortypen unterschieden (Überlebensraten bezogen auf 15 Jahre):
- Spindel-A-Zelltyp (5%): spindelige Zellen ohne Nukleolus, mit typischer Längsfalte (Kernfalte), selten Mitosen, Überlebensrate 92%.
- Spindel-B-Zelltyp (38%): spindelige Zellen mit Nukleolus, keine Kernfalte, gelegentlich Mitosen, Überlebensrate 75%.
- Epitheloider Zelltyp (3%): relativ große, runde, plumpe Zellen, prominenter Nukleolus, große Kerne, reichlich Mitosen, sehr lockerer Zellverband. Überlebensrate 28%.
- Gemischter Zelltyp (45%): besteht aus Spindel-B-Zellen und Epitheloidzellen, Überlebensrate 41%.
- Nekrotischer Tumor (7%): Der Tumor ist größtenteils nekrotisch, sodass sich die Tumorzellen als solche nicht mehr identifizieren lassen, Überlebensrate 41%.

Prognose und Metastasierung Die Gesamtprognose ist abhängig vom Zelltyp, von der Tumorgröße (Volumen), der Invasion in Sklera und Vortexvenen und dem Nachweis von Monosomie 3 im Tumorgewebe. Der Tumor metastasiert überwiegend in Leber, Knochen und Gehirn.

Metastasen
12% aller an einem Karzinom verstorbenen Patienten weisen Metastasen in den Augen auf, wobei am häufigsten die Aderhaut, seltener die übrigen Gewebe betroffen sind. Der Primärtumor liegt am häufigsten in der Mamma (40%) und in den Bronchien (29%). Im Gegensatz zum malignen Melanom der Aderhaut breiten sich die Karzinommetastasen zunächst flächenhaft aus. Metastasen finden sich häufig in beiden Augen. Da sie vorwiegend im Endstadium der Tumorerkrankung vorkommen, spielen sie klinisch meist keine Rolle. Leukämien und maligne Lymphome können metastatisch in der Aderhaut auftreten, ebenso sind sie in der übrigen Uvea zu finden.

11.11 Sehnerv (N. opticus)

11.11.1 Sehnerventzündung (Neuritis nervi optici)

Häufige Ursache einer Entzündung des Sehnervs ist die multiple Sklerose (MS, ➤ Kap. 8.6.1). Etwa 20% aller Patienten mit MS zeigen eine Neuritis als Erstsymptom, ca. 35% entwickeln im Verlauf der Erkrankung eine Neuritis.

Histologisch findet man eine diffuse Lymphozyteninfiltration des N. opticus.

11.11.2 Vaskuläre Erkrankungen

Arterielle Verschlüsse der nutritiven Optikusgefäße führen zu akutem Visusverlust. Eine wichtige Sonderform ist die ischämische Optikusatrophie bei Riesenzellarteriitis (➤ Kap. 20.5.1).

Histologisch findet man eine akute Nekrose der Nervenfasern des N. opticus.

11.11.3 Optikusatrophie bei Glaukom

Ursache ist eine Druckatrophie und/oder eine chronische Ischämie.

Histologisch ist sie durch eine Atrophie der Optikusaxone vor der Lamina cribrosa gekennzeichnet, d.h. noch innerhalb des Bulbus.

11.11.4 Tumoren

Primäre Tumoren

Gliom (pilozytisches Astrozytom)

80% dieser Gliome treten bei Individuen unter 15 Jahren auf. Bei 30% entstehen sie im Rahmen einer Neurofibromatose.

Morphologie
Histologisch bestehen die Gliome aus spindeligen Zellen mit geringgradiger Polymorphie, die oft bündelweise zusammengefasst sind. Typisch sind Rosenthal-Fasern (➤ Kap. 8.10.1).

Meningeom

Das Meningeom (➤ Kap. 8.10.8) ist ein Tumor der Optikusscheide. Es wächst sehr langsam und führt zu einer zunehmenden Protrusio bulbi.

Sekundäre Tumoren

Sekundäre Tumoren kommen als fortgeleitete Tumoren (z.B. Keilbeinmeningeom, Retinoblastom, malignes Melanom der Aderhaut) sowie als Metastasen im N. opticus vor (z.B. Lymphome, Karzinome).

11.12 Augenhöhle (Orbita)

11.12.1 Entzündungen

Augenhöhlenentzündung (Orbitaphlegmone)

Diese eitrigen Entzündungen treten meist als – aus den Nasennebenhöhlen (➤ Kap. 23.1.2) – fortgeleitete bakterielle Entzündungen (am häufigsten durch Staphylokokken) auf.

Muskelentzündung (Myositis)

Die Ursachen der Myositis sind vielschichtig; häufig kommt sie im Rahmen einer endokrinen Orbitopathie vor (Hyperthyreose, ➤ Kap. 14.5.2).
Histologisch zeigt sich eine umschriebene lymphozytäre Infiltration (meist) der geraden Augenmuskeln.

Tränendrüsenentzündung (Dakryoadenitis)

Sie kommt als akute bakterielle und als chronische Dakryoadenitis vor. Die chronische Form tritt häufig im Rahmen der Sarkoidose (➤ Kap. 4.4.4) und des Sjögren-Syndroms (➤ Kap. 26.3.6) auf.
Histologisch sieht man eine eitrige oder eine lymphoplasmazelluläre Entzündung.

11.12.2 Tumoren

Tumoren der Augenhöhle (Orbita)

Tumoren der Orbita sind selten. Am häufigsten kommen vor: Hämangiome, Lymphome, Neurofibrome, Gliome des N. opticus, Meningeome, Dermoidzysten sowie Metastasen. Daneben können sog. entzündliche Pseudotumoren auftreten.

Tumoren der Tränendrüse

Pleomorphes Adenom; adenoid-zystisches Karzinom ➤ Kap. 26.3.8.

11.13 Grüner Star (Glaukom)

Einteilung Prinzipiell sind Offenwinkel- von Winkelblockglaukomen zu unterscheiden (➤ Tab. 11.2). Diese Unterscheidung ist wegen der klinischen Relevanz und unterschiedlichen Therapie unbedingt erforderlich. Das mit Abstand häufigste Glaukom ist das **primäre Offenwinkelglaukom.** Bei dieser Form sind lichtmikroskopisch keine Veränderungen zu erkennen, lediglich die Folgen des Glaukoms lassen die Diagnose zu.
Klinische Relevanz Charakteristisch sind eine Erhöhung des intraokularen Drucks und eine Minderperfusion des N. opticus. In der Folge kommt es zu einer Papillenexkavation mit Atrophie des N. opticus und Gesichtsfelddefekten. Eine Sonderform ist das akute Glaukom, das zur massiven Druckerhöhung sowie Rötung des Auges führt.

11.14 Verletzung (Trauma)

11.14.1 Verletzungsformen

Ein **stumpfes Trauma** (Contusio bulbi) wie durch einen Faustschlag oder das Auftreffen eines Tennisballs kann jede Gewebestruktur des Auges betreffen. Typisch sind Einblutungen in der Konjunktiva (Hyposphagma), in die Vorderkammer (Hyphaema), der Iris, in den Glaskörper, der Retina und der Chorioidea.
Perforierende Verletzungen zerstören das jeweilige Gewebe und führen meist zu ausgeprägten Blutungen. Kombinationen mit Contusio bulbi oder intraokularen Fremdkörpern sind möglich und führen ggf. zu einer Siderosis und Chalcosis bulbi (Verkupferung des Auges).

Tab. 11.2 Einteilung des Glaukoms.

Form	Offenwinkelglaukom	Winkelblockglaukom
primär		• Kurzbau des Auges (Hyperopie) • große Linse
sekundär	• abnormer Vorderkammerinhalt (Blut, Fibrin, Linseneiweiß, Tumorzellen) • zelluläre Kammerwinkelauskleidung (Epithelimplantation, Endothelialisierung der Vorderkammer) • Veränderungen im Trabekelwerk (Pseudoexfoliationsglaukom, Pigmentglaukom, Posner-Schlossman-Syndrom, Heterochromiezyklitis, Siderosis)	• Neovaskularisationen (Rubeosis im Kammerwinkel, bei Zentralvenenverschluss, Diabetes mellitus, Amotio retinae, Zentralarterienverschluss) • Pupillarblock • ziliolentikulärer Block

Klinische Relevanz Perforierende Verletzung müssen unbedingt optimal versorgt werden, um die seltene sympathische Ophthalmie und mit ihr die Gefahr einer beidseitigen Erblindung zu vermeiden.

11.14.2 Sympathische Ophthalmie

Die sehr seltene sympathische Ophthalmie ist eine der gefürchtetsten ophthalmologischen Komplikationen. Nach einer Verletzung des uvealen Gewebes (meist durch Trauma, seltener durch Operationen) eines Auges erkrankt – Wochen bis Jahre später – das zunächst unbeteiligte Auge an einer chronischen Uveitis. Vermutet wird eine immunologische Reaktion gegen uveales Gewebe.

Morphologie
Histologisch findet man eine dichte lymphozytäre Entzündungsreaktion in der Aderhaut mit Fuchs-Dalen-Körperchen (Epitheloidzellhaufen).

11.15 Schrumpfung des Augapfels (Atrophia bulbi und Phthisis bulbi)

Es handelt sich um einen Endzustand nach zahlreichen verschiedenen, lange bestehenden intraokularen Erkrankungen.

11.15.1 Atrophia bulbi

Mögliche Ursachen sind langfristige intraokulare Drucksteigerungen, chronische Entzündungen oder persistierende Hypotonien.

Morphologie
Histologisch sind das Ziliarepithel, die Retina und der N. opticus atrophiert. Im fortgeschrittenen Stadium findet sich eine Schrumpfung aller Gewebestrukturen.

11.15.2 Phthisis bulbi

Es handelt sich um eine Bulbusatrophie mit zusätzlicher Schrumpfung und Desorganisation bis zum funktionellen Verlust des Auges.

Morphologie
Histologisch findet sich ein kleiner Bulbus mit erheblich verdickter Kornea und Sklera, Vernarbungen und Desorganisation des intraokularen Gewebes. In Spätstadien sieht man intraokulare Verkalkungen oder Verknöcherungen (➤ Abb. 11.11).

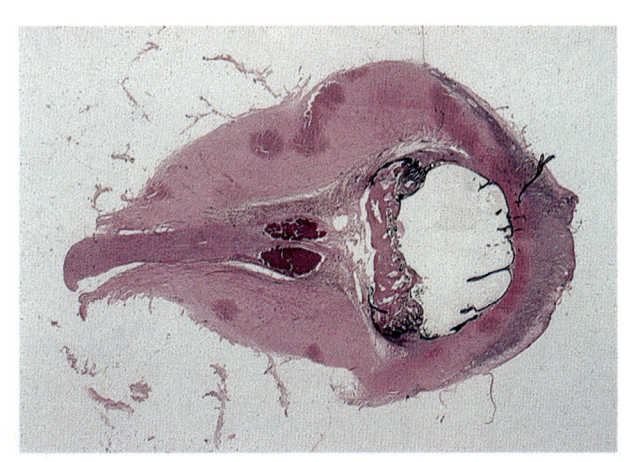

Abb. 11.11 Phthisis bulbi. Desorganisierte Reste eines geschrumpften Bulbus. Die Linse fehlt, die Reste der abgehobenen und destruierten Retina sind noch erkennbar. Im N. opticus Verkalkungen. HE, Übersichtsaufnahme.

KAPITEL 12
Ohr

S. Ihrler*

* In der Vorauflage unter Mitarbeit von H. Denk

12.1	Normale Struktur und Funktion	291	12.4	Innenohr ... 294
			12.4.1	Toxische Schädigung ... 294
12.2	Äußeres Ohr ... 291		12.4.2	Infektiöse Schädigung ... 294
12.2.1	Entzündliche Erkrankungen ... 291		12.4.3	Traumatische Schädigung ... 294
12.2.2	Nichtinfektiöse Erkrankungen ... 292		12.4.4	Morbus Menière ... 294
12.2.3	Tumoren ... 292		12.4.5	Tinnitus ... 294
12.3	Mittelohr ... 292			
12.3.1	Entzündliche Erkrankungen ... 292			
12.3.2	Nichtinfektiöse Erkrankungen ... 292			
12.3.3	Tumoren ... 294			

Zur Orientierung

Entzündliche Erkrankungen des äußeren Ohrs und des Mittelohrs sind häufig, insbesondere bei Kindern. Erkrankungen des Innenohrs, insbesondere Hörstörungen, sind bei Erwachsenen häufig.

12.1 Normale Struktur und Funktion

Das **äußere Ohr** besteht aus der Ohrmuschel (Auricula) und dem äußeren Gehörgang (Meatus acusticus externus). Es dient der Schallaufnahme und Schallzuleitung zum Mittelohr. Der äußere Gehörgang wird durch das Trommelfell (Membrana tympanica) vom Mittelohr getrennt. Er wird von Haut ausgekleidet.

Das **Mittelohr** besteht aus mit Schleimhaut ausgekleideten, luftgefüllten Kammern. Sein Zentrum ist die Paukenhöhle (Cavum tympani), die über die Ohrtrompete (Tuba auditiva) mit dem Nasopharynx verbunden ist. Über das Antrum mastoideum steht sie mit den Cellulae mastoideae in Verbindung. Die 3 Gehörknöchelchen Hammer (Malleus), Amboss (Incus) und Steigbügel (Stapes) werden von der Paukenhöhlenmukosa umschlossen. Die Gehörknöchelchen sind gelenkig miteinander verbunden und übertragen die Bewegungen des Trommelfells mechanisch über die Fenestra vestibuli (ovales Fenster) auf die Flüssigkeit des Innenohrs.

Das **Innenohr** (Labyrinth) besteht aus einer knöchernen Kapsel (knöchernes Labyrinth), worin das häutige Labyrinth eingelagert ist. Der zwischen knöchernem und häutigem Labyrinth liegende Raum ist mit einer Flüssigkeit (Perilymphe), das häutige Labyrinth selbst mit Endolymphe gefüllt. Das Zentrum des knöchernen Labyrinths ist das Vestibulum, in das die 3 Bogengänge, der Aqueductus vestibuli und die Schnecke (Cochlea) einmünden. Das häutige Labyrinth enthält die beiden Sinnesorgane, das Gehörorgan (Cochlea) und das Gleichgewichts- oder Vestibularorgan. Dieses wird von der Pars vestibularis des N. vestibulocochlearis innerviert.

12.2 Äußeres Ohr

12.2.1 Entzündliche Erkrankungen

Infektiöse Entzündungen des äußeren Ohrs werden Otitis externa genannt. Nichtinfektiöse Entzündungen können im Rahmen von Kontaktekzemen auftreten (z.B. durch Inhaltsstoffe von Kosmetika, Parfüms, Ohrringen).

Otitis externa

Ätiologie Die Otitis externa ist eine häufige Erkrankung und wird hervorgerufen durch:
- Bakterien (Staphylokokken, Streptokokken, *Proteus vulgaris*, *Pseudomonas aeruginosa*)
- Viren (Herpesviren)
- Pilze (Candida, Aspergillus)

Ihre Entstehung wird durch Hautverletzung bzw. Mazeration durch Feuchtigkeit (z.B. Baden) begünstigt.

Formen Bei der diffusen Otitis kommt es nach der Infektion im gesamten äußeren Gehörgang zu Rötung und Ödem der Haut sowie zu einem übel riechenden entzündlichen Exsudat. Bei der umschriebenen Otitis externa handelt es sich dagegen um eine abszedierte Entzündung von Haarfollikeln nach Infektion durch Staphylokokken (sog. Gehörgangsfurunkel). Bei älteren Patienten mit Diabetes mellitus oder herabgesetzter Immunabwehr kann eine Infektion mit *Pseudomonas aeruginosa* oder anaeroben Bakterien eine phlegmonös-eitrige Entzündung des Gehörgangs verursachen, die auf Knorpel, Knochen und Weichgewebe übergreift, z.T. auch auf den 9., 10., 11. und 12. Hirnnerv bis hin zu Meningitis, Abszessen und Sepsis.

Perichondritis

Nach Infektion mit Bakterien (z.B. *Pseudomonas aeruginosa*) tritt eine eitrige Entzündung zwischen Perichondrium und Knorpel der Pinna auf. Dadurch kann die Blutversorgung des Knorpels so eingeschränkt werden, dass er nekrotisch wird.

12.2.2 Nichtinfektiöse Erkrankungen

Chondrodermatitis nodularis chronica helicis

Diese knotige Veränderung der Anthelix unbekannter Ätiologie geht mit degenerativen und entzündlichen Veränderungen von Haut, Subkutis und Knorpel einher. Die Epidermis ist oft ulzeriert. Im Bindegewebe findet sich fibrinoides Material, umgeben von Granulationsgewebe und Entzündungsinfiltraten mit Übergreifen auf das Perichondrium. Der Ohrknorpel ist durch degenerative Veränderungen bis zu Zysten- und Spaltbildung gekennzeichnet.

Keloid

Typischerweise am Ohrläppchen nach vorangegangenem Trauma (z.B. Ohrringe) lokalisierte umschriebene, überschießende Narbenbildung.

Histologisch steht dabei das Auftreten breiter, eosinophiler Bündel hyalinisierten Kollagens im Vordergrund.

Gicht

Umschriebene Ablagerung von Uratkristallen in Subkutis und Knorpel des äußeren Ohrs infolge einer Hyperurikämie. Die Kristalle bilden weißliche Massen, die von Fremdkörperriesenzellen, Histiozyten und Bindegewebe umgeben sind (sog. Gichttophi).

12.2.3 Tumoren

Die Tumoren sind am häufigsten an der Ohrmuschel lokalisiert und entsprechen meist UVB-assoziierten aktinischen Keratosen, Keratoakanthomen, Plattenepithelkarzinomen, Basalzellkarzinomen („Basaliomen", ➤ Kap. 43.10.1) und seltener malignen Melanomen.

12.3 Mittelohr

12.3.1 Entzündliche Erkrankungen

Otitis media

Ätiologie Die Otitis media (Mittelohrentzündung) ist eine der häufigsten Erkrankungen des Kindesalters mit bevorzugtem Auftreten im Winter und Frühling und wird hervorgerufen durch:
- Bakterien (z.B. Streptokokken, Pneumokokken, *Haemophilus, Proteus,* Staphylokokken)
- Viren (z.B. Influenza-, Entero-, Rhino-, Adenoviren)

Die Erreger gelangen meist während einer Infektion des Nasopharynx über die Tuba auditiva, seltener nach Trommelfellperforation oder hämatogen ins Mittelohr.

Formen Bei der **serösen Otitis** media sammelt sich wässrige (seröse) oder visköse (seromuköse) Flüssigkeit im Mittelohr, weil der Abfluss in die Tuba auditiva behindert ist – meist zu Beginn einer viralen oder bakteriellen Otitis media, chronischen Rhinosinusitis oder bei Allergien. Die Komplikationen bestehen hauptsächlich in Superinfektionen und Fibrosen. Die **akute Otitis** media ist durch Schleimhautrötung, -ödem und Eiterbildung gekennzeichnet. Da der Eiter durch entzündungsassoziierte Tubenblockade nicht abfließt, kann die Entzündung auf die Umgebung übergreifen und schwerwiegende Komplikationen wie Mastoiditis, Labyrinthitis, Hirnabszess, Meningitis oder Thrombophlebitis nach sich ziehen (➤ Abb. 12.1). Die **chronische Otitis** media entsteht entweder sekundär infolge einer akuten Otitis media oder als primär chronische Entzündung mit Ausbildung von Granulationsgewebe (sog. entzündlicher Ohrpolyp). Häufig findet sich eine Perforation des Trommelfells, durch die sich mukopurulente Flüssigkeit nach außen entleert. Durch narbige Umwandlung des Granulationsgewebes kann es zu einer Fibrose in der Paukenhöhle mit nachfolgender Höreinschränkung kommen.

12.3.2 Nichtinfektiöse Erkrankungen

Cholesteatom

Das Cholesteatom ist eine zystenartige Läsion im Mittelohr, die von geschichtetem, verhorntem Plattenepithel ausgekleidet und mit Hornmassen angefüllt ist. Es entsteht meist als Komplikation einer Otitis media und ist gewöhnlich im Recessus epitym-

12.3 Mittelohr

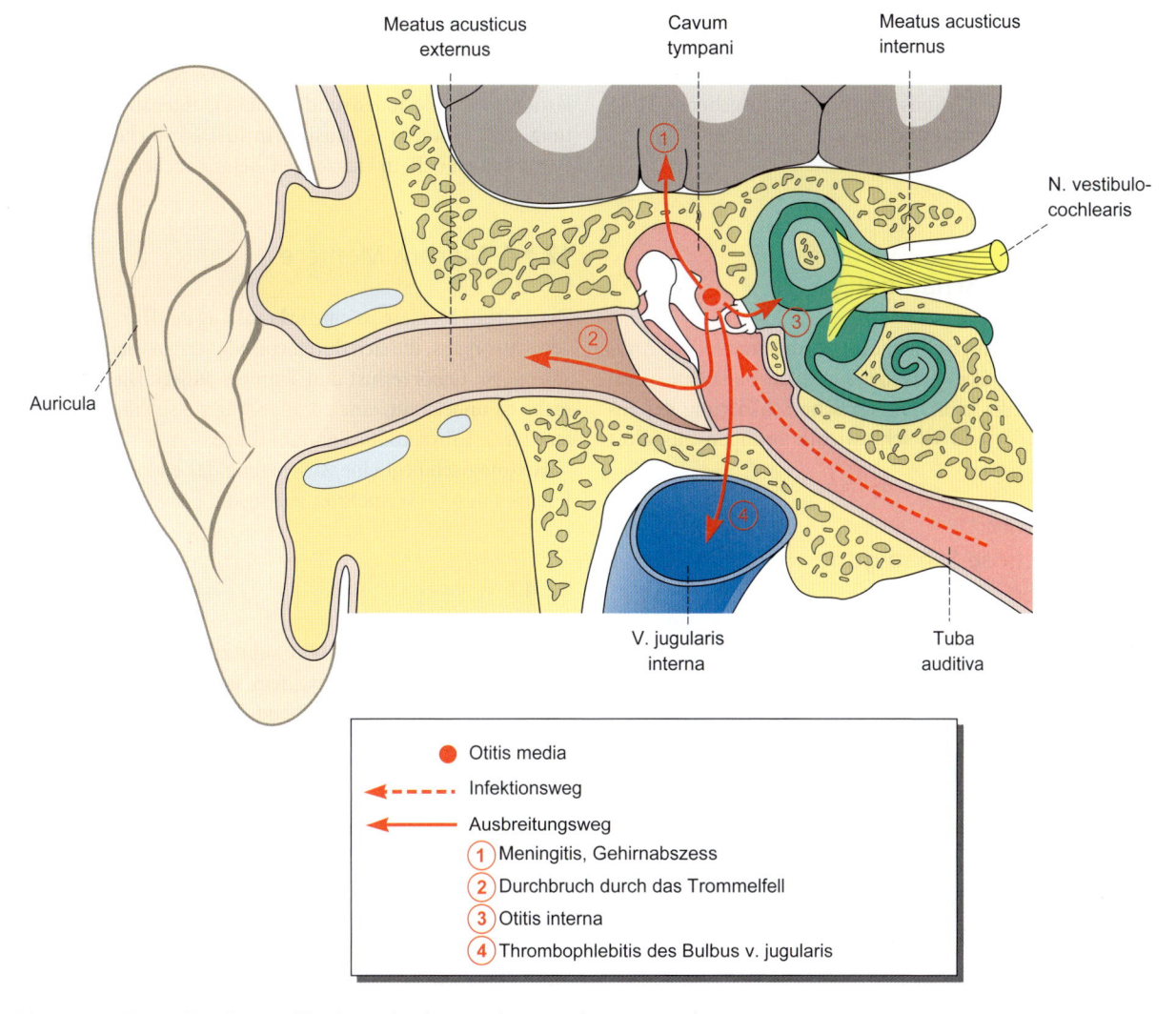

Abb. 12.1 Otitis media mit Komplikationen (Ausbreitung des Entzündungsprozesses).

Legende:
- Otitis media
- Infektionsweg
- Ausbreitungsweg
- ① Meningitis, Gehirnabszess
- ② Durchbruch durch das Trommelfell
- ③ Otitis interna
- ④ Thrombophlebitis des Bulbus v. jugularis

panicus oder Antrum des Mastoids zu finden. Eine häufige Zystenruptur ruft chronische Entzündung, Blutung, Granulombildung und manchmal Knochenarrosion hervor (➤ Abb. 12.2).

Otosklerose

Die Otosklerose ist eine Erkrankung unbekannter Ätiologie, die im knöchernen Labyrinth und im Bereich der Fußplatte des Steigbügels auftritt und zu einem zunehmenden, meist beidseitigen Hörverlust führt. Die Betroffenen sind zwischen 10 und 40 Jahre alt.

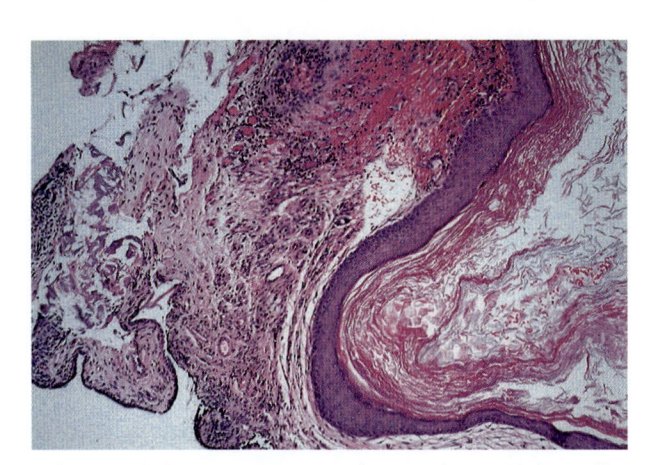

Abb. 12.2 Cholesteatom. Die von verhorntem Plattenepithel ausgekleidete und mit Hornlamellen angefüllte Zyste (rechte Bildhälfte) hat eine Entzündung der angrenzenden Mittelohrschleimhaut hervorgerufen (linke Bildhälfte). HE, Vergr. 40-fach.

Morphologie

Histologisch wird perivaskulär resorbierter Knochen durch ein zellreiches fibrovaskuläres Gewebe mit irregulär strukturiertem, neu gebildetem Knochen ersetzt.

12.3.3 Tumoren

Neoplasien des Mittelohrs sind Raritäten, unter denen vom Glomus jugulare und Glomus tympanicum ausgehende Paragangliome erwähnenswert sind (➤ Kap. 16.2.2).

12.4 Innenohr

12.4.1 Toxische Schädigung

Durch eine Reihe unterschiedlicher Medikamente wie Aminoglykosid-Antibiotika, Schleifendiuretika, Salizylate, Chinin und Zytostatika kann eine toxische Schädigung des Innenohrs mit Hör- und Gleichgewichtsstörungen ausgelöst werden.

12.4.2 Infektiöse Schädigung

Infektionen des Innenohrs werden meist durch Viren und Bakterien verursacht. Viren *(Zytomegalie-, Masern-, Mumps-, Röteln-* und *Herpesviren)* erreichen das Innenohr hämatogen, entlang des 7. und 8. Hirnnervs oder vom Mittelohr ausgehend. Eine bakterielle Infektion tritt meist als Folge einer Otitis media auf, durch Übergreifen einer Osteomyelitis oder entlang von Nerven und Gefäßen. Die Infektionen führen zu Gleichgewichtsstörungen, Drehschwindel sowie Schwerhörigkeit bis zum kompletten Hörverlust sowie Meningitis.

12.4.3 Traumatische Schädigung

Häufigste Ursachen sind Frakturen des Os temporale, Schallbelastungen (Explosionen und Schüsse), intensive Lärmbelastung (z.B. Motorlärm, Musiklärm in Diskotheken u.Ä.) und Barotraumen (z.B. in Flugzeugen, beim Tauchen).

12.4.4 Morbus Menière

Der Morbus Menière ist eine Erkrankung des Hör- und Gleichgewichtsorgans, die sich durch episodenartige Gleichgewichtsstörungen, Gehörverlust und Tinnitus äußert. Die genaue Ursache ist unbekannt, eine vorangegangene subklinisch verlaufene virale Labyrinthitis kommt infrage.

Histologisch liegt eine Ausweitung des endolymphatischen Raums aufgrund vermehrter Flüssigkeit („Hydrops") vor.

12.4.5 Tinnitus

Es handelt sich um eine rein subjektive Geräuschwahrnehmung bei fehlendem akustischem Reiz. Das Geräusch kann z.B. pfeifend, zischend, summend, klingelnd oder rauschend sein und permanent oder temporär auftreten. Tinnitus tritt als Symptom bei unterschiedlichen Erkrankungen des Ohrs, Herz-Gefäß-Erkrankungen, Anämie oder Hypothyreose auf.

KAPITEL 13

A. Perren, P. Komminoth *

* In der Vorauflage unter Mitarbeit von G. Klöppel

Hypophyse

13.1 Normale Struktur und Funktion 295
13.1.1 Aufbau, Funktion und Steuerung der Hypophyse 295
13.1.2 Physiopathologie neuroendokriner Regelkreise .. 296

13.2 Adenohypophyse (Hypophysenvorderlappen) 297
13.2.1 Hyperpituitarismus 297
13.2.2 Hypopituitarismus 300

13.3 Neurohypophyse (Hypophysenhinterlappen) 301
13.3.1 Diabetes insipidus und „syndrome of inappropriate antidiuresis" (SIAD) 301

Zur Orientierung

Jeder multizelluläre Organismus braucht für die Steuerung seiner Entwicklung und seiner Aktivitäten eine gut funktionierende interzelluläre Kommunikation. Das neuroendokrine System des Organismus (Nervensystem und neuroendokrines System) ist – zusammen mit dem Immunsystem – für die interzelluläre Kommunikation verantwortlich. Mithilfe chemischer Signalstoffe reguliert es sämtliche Zell- und Organsysteme. Im engen Sinn umfasst das neuroendokrine System die eigentlichen **endokrinen Drüsen** sowie das **disseminierte neuroendokrine System.**
Aufgrund der umfassenden Effekte chemischer Botenstoffe und ihrer gegenseitigen Beeinflussung innerhalb zusammenhängender Regelkreise führen Störungen des neuroendokrinen Systems zu außerordentlich tiefgreifenden und komplexen Syndromen.
Hypophysäre Funktionsstörungen führen durch Über- oder Untersekretion hypophysärer Hormone zu einem weiten Spektrum endokrinologischer Erkrankungen.
Die wichtigste Erkrankungsgruppe sind Tumoren der Adenohypophyse. Sie machen 10–16% aller operierten intrakra-
nialen Tumoren aus. Ungefähr 60% dieser Tumoren führen durch inadäquate Hormonsekretion zu klinischen Syndromen wie Galaktorrhö bei Hyperprolaktinämie, Riesenwuchs oder Akromegalie bei Übersekretion von Wachstumshormon bzw. Cushing-Krankheit bei ACTH-Hypersekretion. Infolge Verdrängung des angrenzenden Hypophysenparenchyms durch den Tumor können die genannten Syndrome mit Unterfunktionen anderer normalerweise durch die Hypophyse sezernierten Hormone kombiniert sein.
Erkrankungen der Neurohypophyse sind selten. Eine herabgesetzte Sekretion des antidiuretischen Hormons (ADH) führt zum neurohypophysären **Diabetes insipidus,** eine erhöhte Freisetzung zum **SIAD** („syndrome of inappropriate antidiuresis"; Schwartz-Bartter-Syndrom).
Funktionelle Tumoren werden anhand der Symptomatik, der Hormonwerte im Serum und funktioneller Tests diagnostiziert. Für nichtfunktionelle Tumoren sind bildgebende Untersuchungen wie CT und MRT entscheidend. Die Hormonproduktion operierter Tumoren kann heute durch morphologische Untersuchungen präzise definiert werden.

13.1 Normale Struktur und Funktion

13.1.1 Aufbau, Funktion und Steuerung der Hypophyse

Kein anderes Organ des menschlichen Körpers ist so klein und dennoch so bedeutsam und vielfältig in seiner Funktion wie die Hypophyse. Das Organ wiegt zwischen 400 und 600 mg, sein größter Durchmesser beträgt 10–15 mm. Es liegt im Os sphenoidale in der Sella turcica und ist von Dura mater umgeben, welche auch das Dach der Sella turcica bildet. Aufgrund der direkten Nachbarschaft zum Chiasma opticum und zu den Hirnnerven III, IV, V und VI können Raumforderungen der Hypophyse entsprechende Ausfälle hervorrufen.

Hypophysenanteile Die Hypophyse besteht aus 2 Anteilen, die sich entsprechend ihrer unterschiedlichen ontogenetischen Herkunft und Funktion deutlich unterscheiden:

- Die **Adenohypophyse** (Hypophysenvorderlappen) nimmt etwa 80% der Hypophyse ein und leitet sich aus dem Ektoderm der Rathke-Tasche ab. Sie besteht mit ihrer Pars tube-

13 Hypophyse

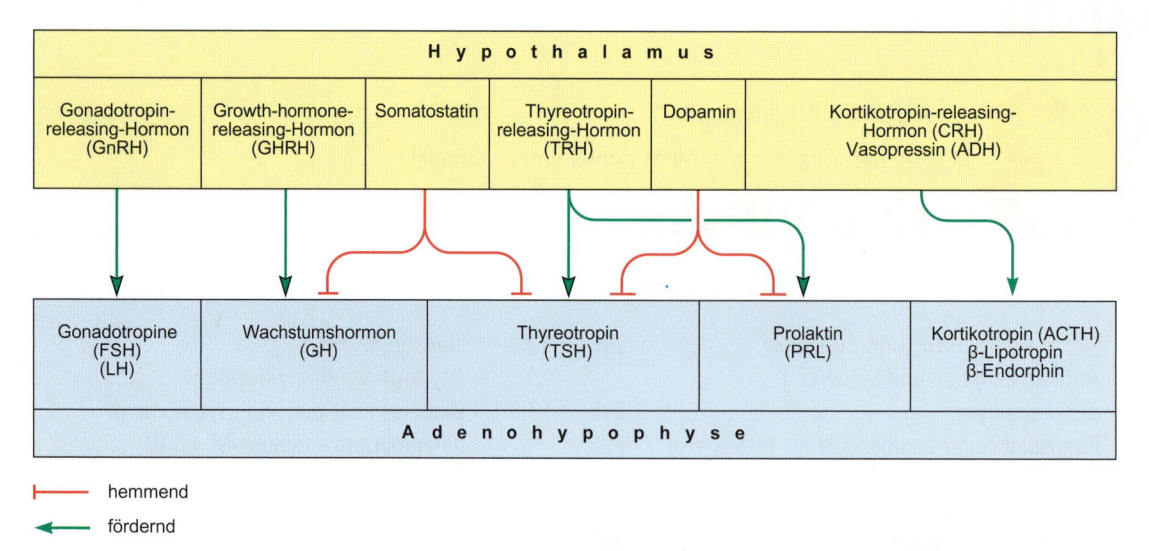

Abb. 13.1 Neurovaskuläre Steuerung der Synthese und Sekretion von Hormonen der Adenohypophyse durch hypothalamische Hormone. Gesteuert wird der Hypothalamus über eine Feedback-Hemmung durch Hormone der Zielorgane sowie durch Zentren des ZNS.

ralis (an der Vorderseite des Hypophysenstiels) aus Strängen epithelialer Zellen, die durch ein reiches fibrovaskuläres Netz versorgt werden. In den epithelialen Zellen werden Gonadotropine (FSH und LH), Wachstumshormon (GH), Thyreotropin (TSH), Prolaktin (PRL) und Kortikotropin (ACTH) produziert. Elektronenmikroskopische und immunhistochemische Analysen ergaben, dass jedes Hormon durch **einen** Zelltyp synthetisiert und sezerniert wird. Ausnahmen bilden die Gonadotropine (FSH und LH), unter gewissen Bedingungen (hypothalamische Stimulation oder Tumoren) auch Wachstumshormon und Prolaktin, die durch dieselbe Zelle synthetisiert werden können.

- Die **Neurohypophyse** (Hypophysenhinterlappen) ist eine Ausstülpung des Hypothalamus und besteht aus unmyelinisierten Nerven und gliaartigen Pituizyten.

Hypothalamo-hypophysäre Verbindungen und Steuerung der Hormonsekretion Der bei Weitem überwiegende Anteil des Bluts erreicht die Hypophyse indirekt über ein kapilläres **Portalsystem**. Aus der A. carotis interna entspringend, penetrieren die oberen hypophysären Arterien in das Infundibulum des Hypothalamus und bilden die langen Portalgefäße, die via Hypophysenstiel die Adenohypophyse erreichen. Sie führen 70–90% des Bluts. Die unteren hypophysären Arterien entspringen ebenfalls der A. carotis interna, penetrieren in den distalen Abschnitt des Hypophysenstiels sowie in die Neurohypophyse und bilden die kurzen Portalgefäße, die 10–30% des Bluts führen. Die Hypophyse wird nur zu einem kleinen Teil direkt aus den Seitenästen der A. carotis interna mit Blut versorgt.

Entscheidend für die **Funktion** beider Anteile der Hypophyse ist der Hypothalamus:

- **Adenohypophyse:** Steuerung via neurovaskuläre Verbindung (> Abb. 13.1). Hypothalamische Neurone enden an den hypophysären Portalgefäßen und sezernieren dort Releasing-Hormone, die zur Adenohypophyse transportiert werden, um dort die Steuerung der Hormonsekretion der Adenohypophyse zu übernehmen.

- **Neurohypophyse:** Neurosekretion. Die Hormone (antidiuretisches Hormon [ADH] und Oxytocin) werden von Neuronen in den Nuclei supraopticus und paraventricularis im Hypothalamus synthetisiert und darauf in Neurosekretgranula in den Axonen der Neurone vom Hypothalamus in die Neurohypophyse transportiert und dort bis zu ihrer regulierten Sekretion gelagert. Sezerniert werden sie von den Axonenden direkt in Blutkapillaren (Neurosekretion). ADH greift in den Wasserstoffwechsel ein, Oxytocin ist an der Milchejektion der Mamma bei der Laktation beteiligt.

13.1.2 Physiopathologie neuroendokriner Regelkreise

Die Adenohypophyse ist ein wichtiges Element neuroendokriner Regelkreise. Die Auswirkungen von Unter- oder Überfunktionen neuroendokriner Organe sind in > Abb. 13.2 schematisch dargestellt und nachfolgend kurz beschrieben.

Unterfunktion

Genetisch bedingte enzymatische **Defekte der Hormonbiosynthese** führen zur herabgesetzten Hormonsekretion und damit zur Unterfunktion der betreffenden Zielzelle bzw. Zieldrüse. Innerhalb eines Feedback-Systems ergibt sich daraus eine verminderte Hemmung der Sekretion des Hormons, das die Zielzelle bzw. Zieldrüse stimuliert. Die durch diese verminderte Hemmung verstärkte Stimulation führt zur Hyperplasie der durch den genetischen Defekt betroffenen Drüse. Eine Unterfunktion kann auch durch eine **Agenesie** oder **Aplasie** einer Drüse bedingt sein oder aus einer entzündlichen, immunologischen oder tumorösen **Destruktion** einer endokrinen Drüse oder aus dem Fehlen von **Rezeptoren** für das stimulierende Hormon resultieren. Die Unterfunktion einer Drüse, die tro-

13.2 Adenohypophyse (Hypophysenvorderlappen)

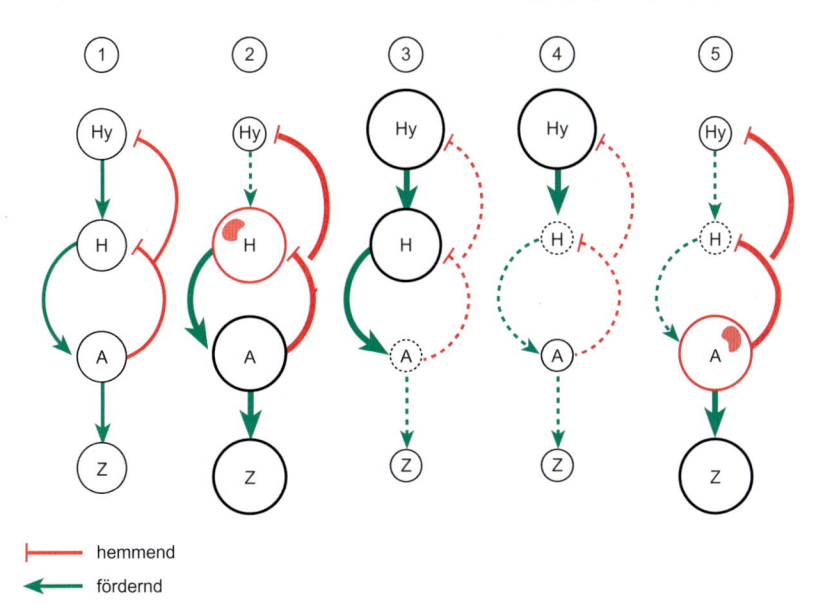

Abb. 13.2 Möglicher Regelkreis mit Feedback-Hemmung der stimulierenden Drüse(n) durch die Hormone der Zieldrüse (stark vereinfacht). Hy = Hypothalamus; H = Hypophyse (stimulierende Drüsen); A = Zieldrüse, z.B. Schilddrüse oder Nebennierenrinde; Z = Zielorgane der Hormone der Drüse A. 1 = Normale Homöostase. 2 = Tumor der Hypophyse (Knoten). Verstärkte Stimulation der Zieldrüse durch inadäquat erhöhte Hormonsekretion des Tumors, dadurch inadäquat erhöhte Hormonsekretion der Zieldrüse. Der negative Feedback-Mechanismus hemmt die Hormonsekretion des Hypophysentumors ungenügend (z.B. durch Mangel an Rezeptoren der Tumorzellen). 3 = Inadäquat erniedrigte Hormonproduktion der Zieldrüse wegen Aplasie, enzymatischem Defekt der Hormonsynthese, Zerstörung durch Entzündung oder Tumor. Infolge der ungenügenden Feedback-Hemmung inadäquat hohe Hormonsekretion der stimulierenden Drüsen. 4 = Zerstörung der Hypophyse durch einen Tumor oder eine Entzündung. Ungenügende Stimulation, dadurch ungenügende Hormonproduktion der Zieldrüse sowie ungenügende Hemmung des Hypothalamus durch Hormone der Zieldrüse. Verstärkte (erfolglose) Stimulation der Hypophyse durch den Hypothalamus. 5 = Tumor der Zieldrüse (Knoten) mit inadäquat erhöhter Hormonproduktion. Die inadäquat erhöhte Feedback-Hemmung auf Hypothalamus und Hypophyse führt zu deren verminderter Hormonproduktion. Die Bestimmung der Serumkonzentration der Hormone von Hypophyse bzw. Zieldrüse erlaubt oft die Lokalisierung der Ursache eines hormonal induzierten Syndroms (vgl. Text).

phische Hormone sezerniert, führt zu Unterfunktion, Atrophie bzw. zum reduzierten Wachstum des Zielorgans (➤ Abb. 13.3).

Überfunktion

Eine Überfunktion kann aus einer partiellen oder weitgehenden Autonomie einer Läsion – vor allem eines Tumors einer Zieldrüse oder aus deren erhöhter Stimulation – entstehen. Die erhöhte, partiell **autonome Sekretion von Hormonen** durch die Zieldrüse hemmt die Sekretion des trophischen Hormons der vorgeschalteten Drüse. Die Serumkonzentration des Hormons der Zielzelle ist dabei erhöht, diejenige des Hormons der vorgeschalteten Drüse hingegen erniedrigt. Bei gesteigerter Stimulation durch die vorgeschaltete Drüse sind hingegen die Serumkonzentrationen sowohl des trophischen als auch des Hormons der Zieldrüse erhöht. Die Bestimmung der Serumkonzentration verschiedener Hormone eines bekannten Regelkreises erlaubt demnach oft die Lokalisierung der Störung der Hormonsekretion. Geeignete Stimulationstests tragen dazu bei, primäre Erkrankungen von Zielorganen (Schilddrüse, Nebennierenrinde, Gonaden) vom sekundären Ausfall von Hormonen der Zielorgane infolge eines Hypopituitarismus (➤ Kap. 13.2.2) zu differenzieren.

13.2 Adenohypophyse (Hypophysenvorderlappen)

13.2.1 Hyperpituitarismus

Definition Der Hyperpituitarismus umfasst Syndrome, die auf der inadäquat erhöhten Sekretion eines oder mehrerer Hormone der Adenohypophyse beruhen: Prolaktin (PRL), Wachstumshormon (GH), Kortikotropin (ACTH) und Gonadotropine (FSH, LH). Oft ist der zirkadiane Sekretionsrhythmus aufgehoben.

Ätiologie und Pathogenese
Meist sind gutartige hormonproduzierende Hypophysentumoren – Hypophysenadenome – die Ursache. Karzinome der Hypophyse sind eine Rarität. Hypophysenadenome machen 10–16% aller operierten intrakraniellen Tumoren aus. Selten ist ein Hyperpituitarismus durch hypothalamische Steuerungsdefekte bedingt (Ausnahme: CRH). Der Verlust der hormonalen Feedback-Hemmung aufgrund des funktionellen Ausfalls einer Zieldrüse (z.B. Schilddrüse, Nebennierenrinde) kann zur erhöhten Sekretion des entsprechenden trophischen Hormons (z.B. TSH oder ACTH) führen (➤ Abb. 13.3).

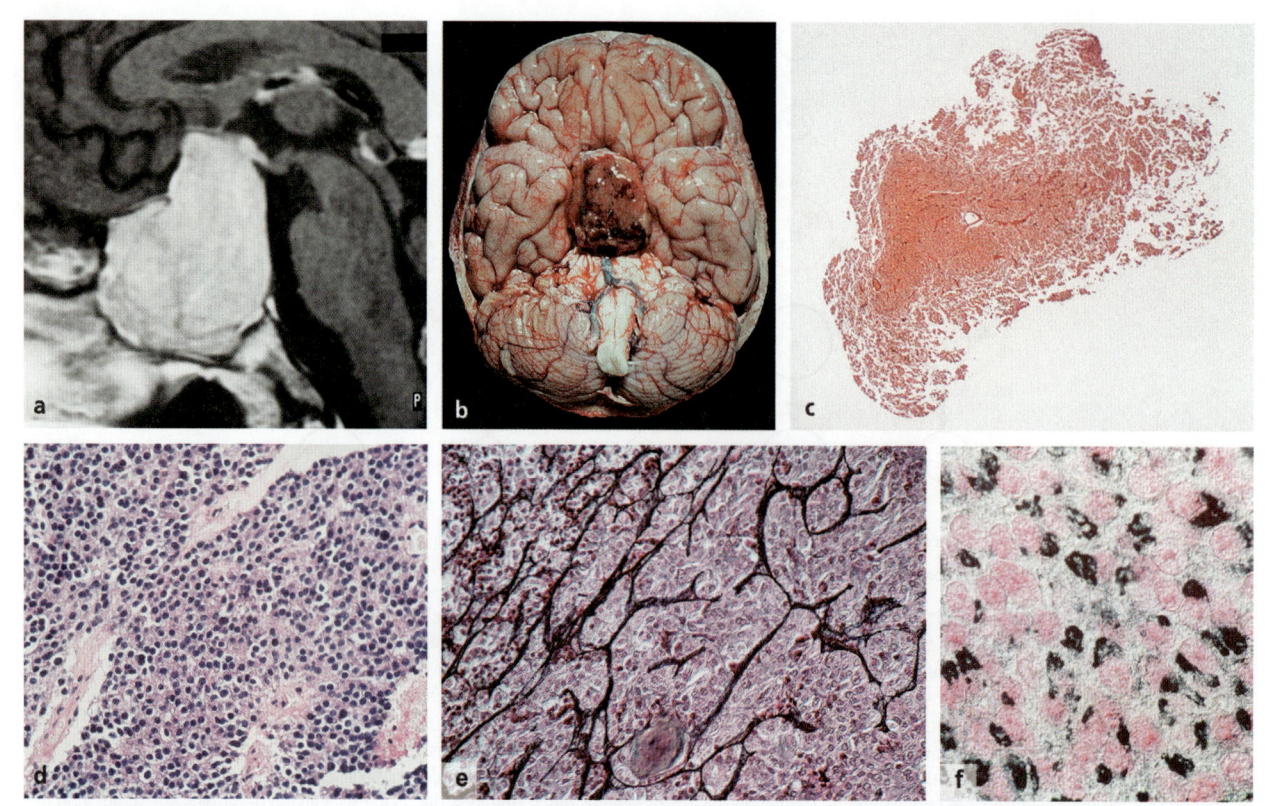

Abb. 13.3 Hypophysentumoren. a, b Sehr großes hormoninaktives **Hypophysenadenom** in der seitlichen MRT (a, Bild: G. Spinas, Zürich) und makropathologisch (b). Der Tumor kann die Hirnbasis infiltrieren (a) oder z.B. zur Zerstörung des Chiasma opticum führen und den Hypothalamus infiltrieren (b). **c–f Prolaktinom** der Hypophyse. **c** Histologische Übersicht. Das zentral gelegene Tumorgewebe erscheint kompakt. Immunhistochemische Darstellung des Prolaktins (braunes Reaktionsprodukt), Vergr. 4-fach. **d** Solider, kleinzelliger, monomorpher Tumor. HE, Vergr. 100-fach. **e** Das Tumorgewebe wächst in unregelmäßigen, teils breiten Zellsträngen. Dadurch wird das Retikulinfasernetz im Vergleich zum normalen Parenchym rarefiziert (rechts unten). Versilberung nach Gomori, Vergr. 40-fach. **f** Der Tumor besteht nur aus Prolaktin produzierenden Zellen. Immunhistochemische Darstellung des Prolaktins im Zytoplasma der Tumorzellen (schwarz). Zellkerne rosa, Restzytoplasma grau. Vergr. 1000-fach.

Morphologie

Die **Adenome** können sehr klein sein. Bei einem Durchmesser von weniger als 10 mm werden sie als **Mikroadenome** bezeichnet. Größere Tumoren können die Sella erweitern, den Processus clinoideus arrodieren, das Diaphragma sellae durchstoßen, in den Subarachnoidalraum eindringen und das Chiasma opticum oder die Sehnerven komprimieren. Dadurch können, zusätzlich zum hormonalen Syndrom, lokale Symptome entstehen (s.u.). Die Adenome können gelegentlich auch aggressiv wachsen und das Os sphenoidale, den Sinus cavernosus, den Sinus sphenoidalis oder den Hypothalamus infiltrieren (invasives Wachstum; ➤ Abb. 13.3b).

Die Schnittfläche der Tumoren ist meist braun-rot. Sie sind weich und vom normalen Hypophysengewebe **makroskopisch** gut abgrenzbar, obwohl eine Kapsel oft fehlt oder unvollständig ist. Bei großen Tumoren treten häufig ischämische Nekrosen oder als deren Folge Pseudozysten sowie Blutungen auf. Eine ausgedehnte Nekrose führt zum Bild der sog. Hypophysenapoplexie. Das Restparenchym kann – abhängig von der Größe des Adenoms – gut erhalten oder weitgehend verdrängt sein.

Mikroskopisch ist die Differenzierung zwischen normalem und hyperplastischem Gewebe nicht immer einfach. In dieser Situation leistet eine Silberfaserfärbung wertvolle Dienste, weil sie die Struktur des erhaltenen Parenchymgerüsts bzw. dessen Zerstörung gut erfasst (➤ Abb. 13.3e). Mit der HE-Färbung kann man die verschiedenen Adenomtypen nicht mit Sicherheit unterscheiden. Erst die immunhistochemischen Untersuchungen führen zur genauen Diagnose (➤ Abb. 13.2).

Klassifikation Die Klassifikation der Hypophysenadenome berücksichtigt das klinische Krankheitsbild, die Hormonwerte im Blut oder den immunhistochemischen Hormonnachweis (➤ Tab. 13.1).

Meist dominiert die Produktion eines Hormons, plurihormonale Adenome sind seltener. Adenome mit Produktion von Prolaktin (PRL; ➤ Abb. 13.2), Wachstumshormon (GH) bzw. Kortikotropin (ACTH) machen zusammen rund 60% aller Tumoren aus. Wie bei allen endokrinen Tumoren können jedoch die Hormone auch nur synthetisiert und nicht oder nur in sehr geringer Menge sezerniert werden, sodass eine hormonale Symptomatik fehlt. Diese Adenome machen ungefähr 30% aus. Immunhistochemisch kann aber bei diesen Tumoren häufig eine unterschiedlich stark ausgeprägte Produktion von Gonadotropinen (FSH und LH) bzw. der biologisch inaktiven

Tab. 13.1 Klassifikation und Häufigkeitsverteilung von Adenomen der Adenohypophyse.

Adenom mit Sekretion von Hormonen	85%
Prolaktin (Prolaktinom)	33%
Wachstumshormon	15%
Kortikotropin	10%
Thyreotropin	1%
Gonadotropine	8%
α-Untereinheiten der Glykoproteinhormone (α-only-Adenom)	5%
mehrere Hormone (plurihormonales Adenom)	13%
Adenom ohne Sekretion von Hormonen	15%

Die Häufigkeit von Adenomen schwankt, je nachdem, ob das klinische Krankheitsbild oder der immunhistochemische Hormonnachweis zugrunde gelegt wird.

α-Kette von Glykoproteinhormonen (sog. α-only-Adenome), nachgewiesen werden (> Tab. 13.1). Adenome ohne klinischen, serologischen oder immunhistochemischen Hormonnachweis werden auch als „Null-Zell-Adenome" bezeichnet.

Prolaktinome vor allem junger Frauen sowie ACTH-produzierende Tumoren sind meist klein (sog. Mikroadenome), GH-produzierende und hormonal inaktive Adenome (> Abb. 13.3b), aber auch Prolaktinome bei Männern und älteren Patienten oft groß.

Molekularpathologie
Die genetischen Veränderungen unterscheiden sich in Abhängigkeit vom Zelltyp des Hypophysenadenoms. Mutationen im Rb-Gen oder im P53-Gen sind mit invasivem Wachstum assoziiert.

Klinische Relevanz Bei vielen Hypophysentumoren treten lokale Symptome kombiniert mit hormonal bedingten Symptomen auf.

Lokale Symptome und Folgen finden sich bei großen Tumoren und umfassen:
- Funktionsverlust des Hypophysen-Restparenchyms wegen tumorbedingter Kompression
- Sehstörungen infolge Drucks des Tumors auf das Chiasma opticum bzw. die Sehnerven mit Entwicklung einer bilateralen homonymen Hemianopsie
- Röntgenologisch findet sich bei größeren Tumoren eine Erweiterung der Sella mit Arrosion des Processus clinoideus. Mit der CT oder MRT findet man auch Mikroadenome
- Selten kann bei großer Ausdehnung des Tumors an der Hirnbasis der intrakranielle Druck erhöht sein. Dies kann Kopfschmerzen, Nausea und Erbrechen verursachen und zur Suche nach einem Hirntumor Anlass geben.

Endokrine Symptome: Der häufigste endokrin aktive Hypophysentumor ist das Prolaktinom. Die dadurch bedingte Übersekretion von **Prolaktin** führt bei der Frau zu Zyklusanomalien bis zur Amenorrhö, gelegentlich auch zu Galaktorrhö. Aufgrund der auffälligen Symptomatik werden Prolaktinome bei der Frau häufig bereits als Mikroadenome entdeckt. Da eine Hyperprolaktinämie auch sekundär durch Medikamente (Neuroleptika, Opioide, Östrogene, Verapamil etc) oder hypothalamische Läsionen (Zerstörung des Transportwegs des Dopamins durch Tumor, Blutung oder Trauma; > Abb. 13.1) bedingt sein kann, ist für die Diagnose eines Prolaktinoms zusätzlich zur Hyperprolaktinämie der Nachweis eines Tumors in der Adenohypophyse Voraussetzung. Beim Mann sind es oft die lokalen Symptome, die auf ein großes Prolaktinom hinweisen, da die Symptome einer verminderten Libido, Impotenz oder Infertilität seltener auftreten oder spät bemerkt bzw. abgeklärt werden.

Das **Wachstumshormon** (GH) entfaltet seine Wirkung direkt oder über hepatische Wachstumsfaktoren, z.B. IGF-1 („insulin-like growth factor"), die u.a. das Knochenwachstum stimulieren. Dementsprechend führt eine GH-Überproduktion als Folge eines Adenoms beim Kind vor dem Schluss der Epiphysenfugen zum **Riesenwuchs.** Rasch auftretende Myo-, Neuro- und Arthropathien machen diese jungen Menschen frühzeitig zu Invaliden. Glücklicherweise tritt diese Erkrankung heute dank rechtzeitiger Diagnose und Exzision des Hypophysenadenoms nur noch selten in voller Ausprägung auf.

Beim erwachsenen Menschen führt eine Überproduktion von Wachstumshormonen (GH) schleichend, d.h. über Jahre oder Jahrzehnte, zu einer **Akromegalie.** Sie äußert sich in einem appositionellen Knochenwachstum an der Kortikalis und führt daher zur Vergrößerung und Protrusion der „Akren" wie Oberrand der Orbita, Ober- und Unterkiefer, kleine Knochen der Finger und Zehen. Die Zähne können infolge des Kieferwachstums weit auseinanderstehen. Die Gesichtszüge wirken grob und plump, gleichfalls Hände und Füße. Vergrößert sind auch Lippen und Zunge. Als Folge der lang dauernden GH-Überproduktion können sich eine Glukoseintoleranz, eine arterielle Hypertonie und Kolonpolypen entwickeln. Da wachstumshormonproduzierende Hypophysenadenome aufgrund der langsamen und lang dauernden Entwicklung oft groß sind, treten häufig zusätzliche lokale Symptome auf (s.o.). Selten kann eine Akromegalie durch einen GHRH sezernierenden endokrinen Tumor des Pankreas oder Magen-Darm-Trakts hervorgerufen werden (sog. ektopische, meist paraneoplaszische Hormonbildung und -sekretion).

Die Überproduktion von **ACTH** (meist infolge von Mikroadenomen) verursacht eine Stimulation der Kortikoidsekretion durch die Nebennierenrinde und damit eine **Cushing-Krankheit (Morbus Cushing).** Die hypophysär bedingte Cushing-Krankheit macht ca. 70% der Erkrankungen aus, seltener sind Nebennierenrindentumoren Ursache eines Cushing-Syndroms (> Kap. 16.1.10) und sehr selten ACTH- oder CRH sezernierende Tumoren des Bronchus (vor allem kleinzelliges Bronchuskarzinom) oder des Pankreas (sog. paraneoplastisches Cushing-Syndrom).

Wichtig ist, dass durch therapeutisch verabreichte Glukokortikoide ein sog. **iatrogenes Cushing-Syndrom** verursacht wird. Im Gegensatz zum hypophysären Morbus Cushing treten die Symptome beim iatrogenen oder paraneoplastischen Cushing-Syndrom meist rasch auf.

Bei Kompression des Restparenchyms der Hypophyse oder des Hypophysenstiels durch ein hormonaktives Adenom kann die Kombination eines endokrin aktiven Hypophysentumors und einer partiellen Hypophyseninsuffizienz (Hypopituitarismus) auftreten. Bei (oft großen) **sekretorisch inaktiven Tumoren** oder bei Sekretion von Hormonen ohne Bioaktivität klinischer Relevanz kann ein Hypopituitarismus das Leitsymptom darstellen.

13.2.2 Hypopituitarismus

Definition und Epidemiologie Die Unterfunktion der Adenohypophyse beruht auf einer inadäquat niedrigen Sekretion eines bzw. mehrerer **(partieller Hypopituitarismus)** bzw. aller Hypophysenhormone **(Panhypopituitarismus)**. Diese Krankheiten sind selten.

Ätiologie und Pathogenese

Es müssen mindestens 80% der Zellen der Adenohypophyse funktionell ausfallen, bis klinische Symptome auftreten. Zumeist fallen zuerst die Gonadotropine, dann das Wachstumshormon, TSH, ACTH und zuletzt Prolaktin aus. Bei ausgedehnter Zerstörung der Hypophyse kann auch die Neurohypophyse betroffen sein. Dabei entsteht das klinische Bild des Diabetes insipidus (➤ Kap. 13.3.1).

Tumoren Etwa 90% aller Fälle von Panhypopituitarismus sind durch Tumoren bedingt, welche den Hypophysenstiel komprimieren oder das Hypophysenparenchym zerstören. Hypophysenadenome ohne klinische Übersekretion (**„Null-Adenome"**) sind die häufigste Ursache. Tumormetastasen in der Hypophyse sind selten.

Hypophysennekrose Beim Sheehan-Syndrom oder der Post-partum-Nekrose der Hypophyse erhöht sich das Gewicht der Adenohypophyse auf 1–1,2 g, vor allem aufgrund einer Hyperplasie der Prolaktin produzierenden Zellen während der Schwangerschaft. Das Organ ist möglicherweise aus diesem Grund empfindlicher für Durchblutungsstörungen. Zu einer Hypophysennekrose kann es außerdem bei Diabetes mellitus, Kreislaufstillstand, erhöhtem Hirndruck, massivem Volumenverlust, Schock und disseminierter intravasaler Gerinnung kommen.

Hypophysenatrophie Das Syndrom der „leeren Sella" ist selten. Meist besteht ein Defekt des Diaphragma sellae mit Herniation der Arachnoidea in die Sella. Der Druck des Liquors führt zur Atrophie der Hypophyse. Weitere Ursachen sind die Nekrose der Hypophyse bzw. eines Hypophysenadenoms oder die iatrogene chirurgische oder radiologische Zerstörung der Drüse. Die Sella kann erweitert sein.

Andere Ursachen Diese Ursachen sind zusammen für weniger als 10% der Erkrankungen an Hypopituitarismus verantwortlich. Eine ungenügende arterielle Blutversorgung, Thrombosen des Sinus cavernosus, Entzündungen, Stoffwechselerkrankungen (Hämochromatose), iatrogene Maßnahmen oder genetische Störungen (Mutationen) können zum Hypopituitarismus führen. Läsionen des Hypothalamus (die hypothalamischen Läsionen umfassen im Wesentlichen das Kraniopharyngeom, Gliome, Keimzelltumoren und die Langerhans-Zell-Histiozytose, ➤ auch Kap. 8) können die neurovaskuläre hypothalamisch-hypophysäre Achse und/oder die Axone der Neurohypophyse zerstören und dadurch einen Ausfall der hypothalamischen Steuerung bzw. der Sekretion bewirken. Dieser Mechanismus ist meist für einen partiellen Hypopituitarismus verantwortlich. Dabei tritt ein isolierter Ausfall des Wachstumshormons, seltener von Gonadotropinen, ACTH oder TSH auf.

Morphologie

Tumoren Histologisch findet man in den Adenomen trotz fehlender endokriner Symptome ziemlich häufig die (hormonspezifischen) β-Ketten von FSH und/oder LH in der Immunhistochemie. Noch häufiger ist der Nachweis der (nicht hormonspezifischen) α-Kette von Glykoproteinhormonen (α-only-Adenome).

Hypophysennekroseemsp; Histologisch besteht eine Nekrose, später eine Fibrose mit ausgedehnter Zerstörung des Parenchyms. Der vernarbte kleine Rest der Adenohypophyse kann zum Bild der „leeren Sella" führen. Die Neurohypophyse bleibt bei Hypophysennekrosen oft unbeteiligt.

Molekularpathologie

Eine Reihe von Mutationen (Deletionen, Punktmutationen) führen zum isolierten Ausfall einzelner Hormone mit entsprechend verminderter Stimulation der peripheren Drüse, z.B. Ausfall von TSH (Mutation auf Chromosom 1q22), LH (19q13.32) oder FSH (11p13). Auch Rezeptoren für hypothalamische Hormone können inaktiviert sein, z.B. GnRH-R (4q21.2) und GHRH-R (7p15-p14).

Schließlich sind endokrine Syndrome durch Deletionen, Punktmutationen oder Translokationen verursacht:
- hypogonadotroper Hypogonadismus
- Kallmann-Syndrom: Xp22.3
- Prader-Labhard-Willi-Syndrom: 15q11

Klinische Relevanz Der Ausfall der Hormone des Hypophysenvorderlappens kann zum sekundären (hypogonadotropen) Hypogonadismus (Ausfall von FSH, LH), zur sekundären Hypothyreose (Ausfall von TSH; ➤ Kap. 14.5.1) oder zu einer sekundären Nebennierenrindeninsuffizienz (Ausfall von ACTH) führen (➤ Kap. 16.1.11). Ein Ausfall des Wachstumshormons wirkt sich besonders beim Kind aus: Es kommt zum hypophysären Kleinwuchs, der gelegentlich mit einem Hypogonadismus einhergeht. Im Erwachsenenalter manifestiert sich ein Ausfall des Wachstumshormons als Hypoglykämie und Umverteilung des Fettgewebes im Körper.

13.3 Neurohypophyse (Hypophysenhinterlappen)

13.3.1 Diabetes insipidus und „syndrome of inappropriate antidiuresis" (SIAD)

Definition Erkrankungen der Neurohypophyse führen zu einer inadäquat reduzierten bzw. erhöhten Sekretion des **antidiuretischen Hormons** (ADH), bezogen auf die Osmolalität der Extrazellularflüssigkeit. Eine herabgesetzte Sekretion von ADH führt zum neurohypophysären **Diabetes insipidus,** eine erhöhte Freisetzung zum **SIAD** („syndrome of inappropriate antidiuresis", Schwartz-Bartter-Syndrom). Die Krankheiten sind selten. Krankheiten, die auf Störungen der Sekretion von **Oxytocin** beruhen, sind nicht bekannt.

Ätiologie und Pathogenese
Funktionsstörungen der Neurohypophyse können auf einen Defekt der Osmorezeptoren im Hypothalamus (Nuclei supraopticus und paraventricularis), auf eine Zerstörung des Hypophysenstiels bzw. der Neurohypophyse oder auf Keimbahnmutationen (s.u.) zurückgeführt werden.

Ursachen des neurohypophysären **Diabetes insipidus** sind Tumoren und Entzündungen des Hypothalamus und der Hypophyse, die eine der vorgenannten Strukturen infiltrieren bzw. zerstören können, z.B. suprasellare Tumoren, das Kraniopharyngeom (➤ Kap. 8.10.11), Metastasen, Abszesse, Meningitiden, eine Hypophysennekrose, eine Langerhans-Zell-Histiozytose (➤ Kap. 41.7.6), chirurgische oder radiologische Schäden der Hypophyse, schwere Schädel-Hirn-Traumen und andere, nicht geklärte Ursachen.

Die Ursachen des **SIAD** sind außerordentlich vielfältig. Am häufigsten ist die paraneoplastische Sekretion von ADH, v.a. durch kleinzellige Bronchuskarzinome, weniger häufig durch Tumoren des Thymus und des Pankreas oder maligne Lymphome. Seltener tritt das Syndrom auch bei Hirndruck oder Enzephalitiden auf. Die zugrunde liegenden Mechanismen sind nicht geklärt. Bei Lungenerkrankungen wie Pneumonie oder Tuberkulose wird als Ursache des SIAD eine gesteigerte ADH-Sekretion infolge einer Stimulation von Barorezeptoren vermutet.

Morphologie
Die Morphologie der erwähnten Krankheiten ist in den entsprechenden Kapiteln abgehandelt.

Molekularpathologie
Der **hereditäre neurohypophysäre Diabetes insipidus** ist durch eine Punktmutation am Locus 20p12.21 bedingt, die eine abnorme Struktur von ADH/Neurophysin II verursacht. Der Erbgang ist autosomal dominant. Der **renale Diabetes insipidus** beruht auf einer Punktmutation im Gen des Vasopressin-V2-Rezeptors (Xq27–q28) oder des Wasserkanalgens Aquaporin 2 (12q13) mit X-chromosonalem bzw. autosomal rezessivem Erbgang. Die Inaktivierung der V2-Rezeptoren bzw. des Aquaporins 2, die in der apikalen Membran von Zellen des distalen Tubulus bzw. des Sammelrohrs lokalisiert sind, führt zur Unfähigkeit der Niere, den Urin zu konzentrieren.

Klinische Relevanz Die wichtigste physiologische Wirkung von **ADH** besteht in der Wasserresorption durch den distalen Nierentubulus und die Sammelrohre. Die ungenügende (fehlende) ADH-Sekretion äußert sich als **Diabetes insipidus** mit Polyurie (hypoosmolarer Urin: abnorm niedrige Natriumkonzentration), Hyperosmolalität des Plasmas und der Extrazellularflüssigkeit mit Hypernatriämie und Polydipsie. Folgen sind zelluläre und extrazelluläre Dehydratation – vor allem bei Kindern – mit Lethargie und Bewusstseinstrübung bis zum Koma.

Das **SIAD** führt im Gegensatz zum Diabetes insipidus infolge inadäquat gesteigerter ADH-Sekretion zur Retention von Wasser und damit zur Hypoosmolalität der Extrazellularflüssigkeit mit Hyponatriämie. Der Urin ist hyperosmolar, die Natriumkonzentration im Urin abnorm erhöht. Es besteht eine Normovolämie. Außerdem treten zentrale neurologische Symptome auf, die auf ein Hirnödem, das mit dem Ausmaß der Hypoosmolalität parallel verläuft, zurückzuführen sind.

KAPITEL 14

A. Perren, P. Komminoth, K.W. Schmid *

* In der Vorauflage unter Mitarbeit von G. Klöppel

Schilddrüse

14.1	Normale Struktur und Funktion	303
14.2	Kongenitale Anomalien	305
14.2.1	Allgemeines	305
14.2.2	Agenesie/Aplasie	305
14.2.3	Ductus-thyreoglossus-Zyste	305
14.2.4	Ektopie der Schilddrüse	305
14.3	Struma	305
14.4	Thyreoiditis	306
14.4.1	Subakute granulomatöse Thyreoiditis	307
14.4.2	Autoimmunthyreoiditis Hashimoto	308
14.4.3	Invasiv-sklerosierende Perithyreoiditis	309
14.5	Funktionsstörungen	309
14.5.1	Hypothyreose	309
14.5.2	Hyperthyreose	310
14.6	Tumoren der Schilddrüse	313
14.6.1	Allgemeines	313
14.6.2	Epitheliale Tumoren	313
14.6.3	Nichtepitheliale Tumoren	319
14.6.4	Metastasen in der Schilddrüse	319
14.7	Solitärer Knoten der Schilddrüse	319

Zur Orientierung

Erkrankungen der Schilddrüse sind neben dem Diabetes mellitus die häufigsten **endokrinen Störungen** (Hypo- und Hyperthyreose). Die häufigste Neoplasie der Schilddrüse ist das **Adenom.** Die klinisch apparenten Malignome sind meist gut differenzierte Karzinome mit guter Prognose, die durch adäquate Operation, nachfolgende ablative Radiojodtherapie sowie suppressive Schilddrüsenhormonbehandlung fast immer geheilt werden können. Im Gegensatz dazu ist der Verlauf der gering differenzierten Schilddrüsenkarzinome weniger günstig. Undifferenzierte (anaplastische) Schilddrüsenkarzinome sind extrem aggressive Tumoren mit infauster Prognose.
Der **Diagnostik** von Schilddrüsenknoten und -tumoren dienen Sonografie, Szintigrafie und die zytomorphologische Untersuchung durch Feinnadelpunktion gewonnenen Zellen.

14.1 Normale Struktur und Funktion

Die entodermale Schilddrüsenanlage entwickelt sich im späteren Zungengrundbereich am Foramen caecum. Sie wandert während der Embryonalentwicklung kaudalwärts (Deszensus) bis auf die Höhe des Schildknorpels, wo sie 2 Lappen ausbildet, die in der vorderen Mittellinie durch den sog. Isthmus verbunden bleiben. Die kalzitoninproduzierenden C-Zellen sind wahrscheinlich neuroektodermalen Ursprungs und wandern von der 5. Schlundtasche in das Schilddrüsenparenchym ein.

Das Gesamtgewicht der normalen adulten Drüse beträgt bei Frauen bis 18 g und bei Männern bis 25 g. Die unmittelbare Nachbarschaft zum N. laryngeus recurrens und den Nebenschilddrüsen kann bei Schilddrüsenoperationen zu entsprechenden Komplikationen (passagere und permanente Nervenlähmung und/oder Hypoparathyreoidismus) führen. Die Funktionseinheiten der Schilddrüse sind die durch kubische Epithelzellen ausgekleideten **Follikel.** Im Follikellumen befindet sich Kolloid mit dem Glykoprotein **Thyreoglobulin,** (Molekulargewicht ca. 660 kD), an das die Schilddrüsenhormone T_3 (**Trijodthyronin**) und T_4 (**Thyroxin**) gebunden sind. Die **C-Zellen** sind zwischen die Follikelepithelzellen eingestreut und nur bei immunzytochemischer Darstellung des Kalzitonins zu erkennen. Das Stroma der Drüse besteht aus schmalem, sehr dicht vaskularisiertem Bindegewebe zwischen den Follikeln sowie etwas breiteren Bindegewebesepten, die die Drüse in Läppchen unterteilen.

Die Hormonsynthese und -sekretion der Follikelepithelzellen unterliegen einer komplexen Steuerung (➤ Abb. 14.1). Im Serum sind T_3 und T_4 weitgehend (ca. 99%) an das **thyroxinbindende Globulin (TBG)** gebunden; eine kleine Fraktion bindet an Präalbumin und Albumin. Der frei verfügbare Anteil

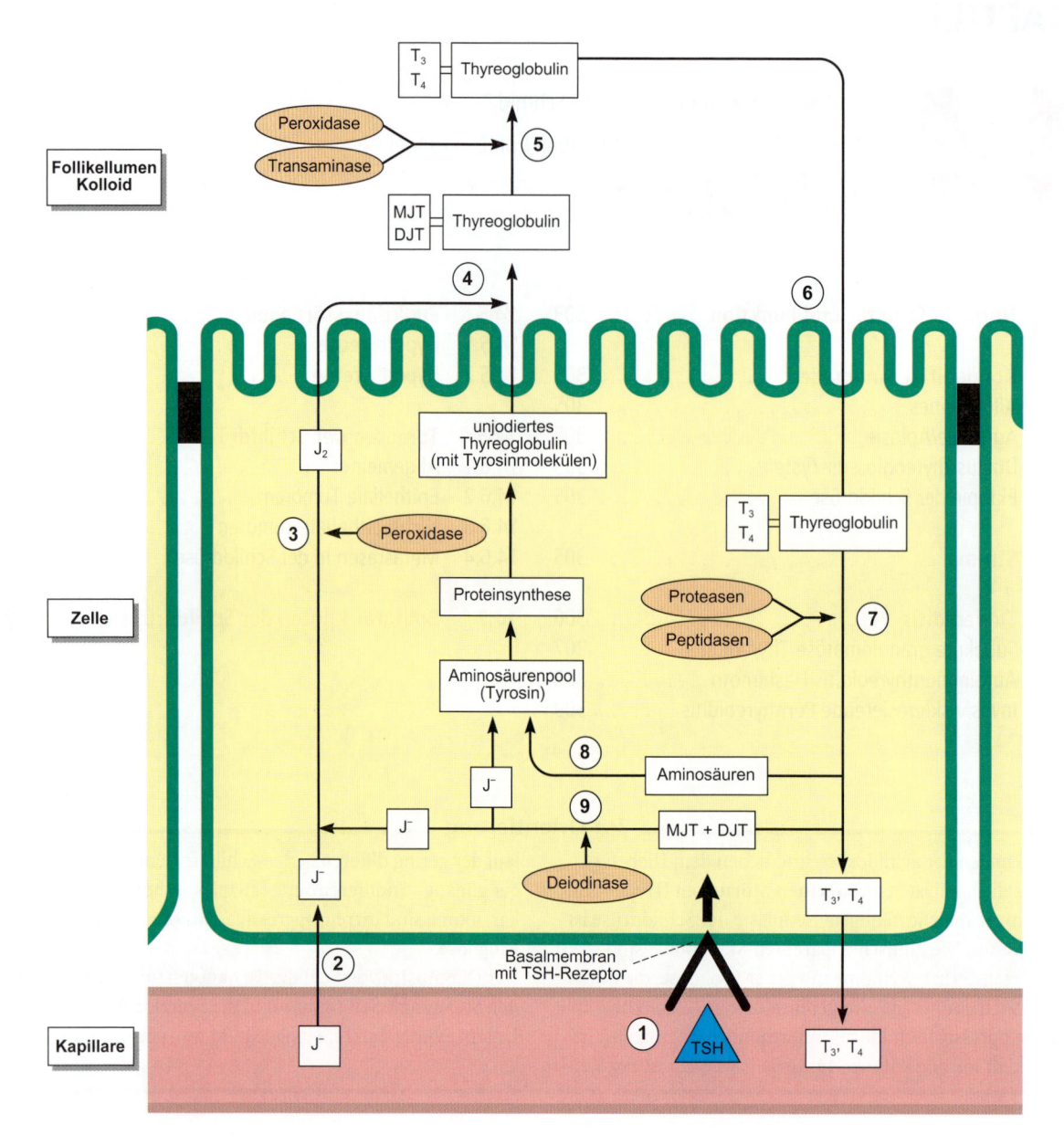

Abb. 14.1 Wichtige Schritte in der Hormonsynthese und -sekretion der Follikelepithelzelle der Schilddrüse. Die Kaskade wird durch TSH stimuliert. Über Interaktion mit dem TSH-Rezeptor aktiviert TSH die Adenylatzyklase. Dadurch wird zyklisches AMP (Adenosinmonophosphat; cAMP) gebildet, das die cAMP-abhängige Proteinkinase A aktiviert. Diese bringt ihrerseits die vielfältigen Abläufe der differenzierten Schilddrüsenfunktion in Gang. 1 = Signaltransduktion via TSH-Rezeptor, cAMP und Phosphatidyl-Inositol-Phosphat; 2 = Aufnahme des Jod-Ions (anorganisches Jod) in die Schilddrüsenzelle durch aktiven Transport (Natriumjodid-Symporter); 3 = Oxidation des Jod-Ions mithilfe der Peroxidase; 4 = Kopplung von Jod an die Tyrosinreste des Thyreoglobulins; 5 = Bildung von T_3 aus MJT und DJT sowie von T_4 aus DJT und DJT; 6 = Resorption des Kolloids mit Thyreoglobulin und T_3/T_4; 7 = lysosomale Proteolyse; 8 = Recycling der Aminosäuren; 9 = Dejodinierung und Recycling des anorganischen Jods. TSH = Thyreoidea-stimulierendes Hormon; MJT = Monojodtyrosin; DJT = Dijodtyrosin; T_3 = Trijodthyronin; T_4 = Tetrajodthyronin (Thyroxin). Schilddrüsenhormontransporter aus der Schilddrüse (MCT8/MCT10).

der beiden Hormone ist dementsprechend gering (ca. 0,5%). Die Serumkonzentration von TBG beeinflusst den Metabolismus – sie ist z.B. bei Schwangerschaft, Einnahme oraler Kontrazeptiva, Östrogen sowie Lebererkrankungen erhöht und bei Leberinsuffizienz, Nephropathien mit Proteinverlust und unter Steroidtherapie erniedrigt. T_3 wird von der Schilddrüse sezerniert, entsteht aber zusätzlich im Blut und in Zielzellen durch Dejodination aus T_4.

Die **Wirkung von T_3 und T_4** ist vielfältig, wobei T_3 wesentlich stärker wirkt als T_4. Beide Hormone wirken u.a. auf die Transkription von DNA zu RNA im Zellkern, stimulieren die oxidative Phosphorylierung in den Mitochondrien, die Aktivität zahlreicher Enzyme sowie den transmembranären Transport zahlreicher Substanzen. Von besonderer Bedeutung ist der Einfluss von T_3 auf das kardiovaskuläre System: T_3 stimuliert den kardialen Blutauswurf und senkt den peripheren arteriolären Widerstand. Kombiniert mit der Stimulation des

Grundumsatzes, führt dies zu einer beträchtlichen Stimulation der Herz-Kreislauf-Aktivität. Eine inadäquat erhöhte Serumkonzentration von T$_3$ und T$_4$ führt außerdem zur Verminderung der Glukosetoleranz und zur Lipolyse. Eine insuffiziente T$_3$-/T$_4$-Wirkung (Hormonmangel, Endorganresistenz) verlangsamt hingegen die metabolischen Abläufe.

Kalzitonin gehört zur Hormonfamilie der „calcitonin gene peptides" (CALC-I-Gen auf Chromosom 11). Das eigentliche Hormon (32 Aminosäuren, Molekulargewicht ca. 3,5 kD) wird vor allem in neuroendokrinen Zellen der Schilddrüse (C-Zellen) und der Lunge produziert. Die Regulation der Hormonsynthese und -sekretion ist allerdings noch nicht vollständig geklärt – ebenso die physiologische Wirkung von Kalzitonin. Wichtige Zielorgane scheinen Knochen (Inhibition der Osteoklastenfunktion) und Niere (Hemmung der tubulären Kalzium- und Phosphatreabsorption) zu sein, wodurch die Serumkonzentration von Kalzium gesenkt wird.

Die deutliche Erhöhung der Blutkonzentration von Kalzitonin-Vorläufern (u.a. Prokalzitonin) bei Infekten und vor allem bei Sepsis spricht für deren Rolle bei entzündlichen Prozessen. Die Kalzitonin-Vorläufer werden von allen Körperzellen durch CALC-I-Gen-Expression produziert.

Die **Funktion der Schilddrüse** kann durch Bestimmung der Serumkonzentrationen von T$_3$, T$_4$ und TSH oder mit einer szintigrafischen Erfassung der Aufnahme von radioaktivem Jod (Radiojod-Test) oder Technetium geprüft werden. Die Bestimmung der Serumkonzentration von Kalzitonin dient hauptsächlich der Früherkennung und dem Follow-up von C-Zellkarzinomen.

14.2 Kongenitale Anomalien

14.2.1 Allgemeines

Ursache sämtlicher kongenitalen Anomalien sind Störungen der Entwicklung oder des Deszensus des Schilddrüsengewebes.

14.2.2 Agenesie/Aplasie

Die Ursachen der extrem seltenen Agenesie bzw. Aplasie der Schilddrüse sind nicht geklärt. Beide führen zum athyreoten Kretinismus (> Kap. 14.5.1).

14.2.3 Ductus-thyreoglossus-Zyste

Die Ductus-thyreoglossus-Zyste (**mediane Halszyste**) entsteht aus einem persistierenden Ductus thyroglossus. Sie liegt in der Mittellinie ventral der Trachea (Durchmesser 2–3 cm) und reicht meist bis zum Os hyoideum. Nahe dem Zungengrund ist sie in der Regel durch Plattenepithel, weiter kaudal durch Follikelepithel ausgekleidet. Der Zysteninhalt ist muzinös, gelegentlich treten Blutungen auf.

Komplikationen sind Infektionen mit Abszess- und eventuell Hautfistelbildung. Die postoperative Rezidivrate liegt bei ca. 30%. Selten entwickeln sich in einer Ductus-thyreoglossus-Zyste (meist papilläre) Schilddrüsenkarzinome.

14.2.4 Ektopie der Schilddrüse

Ektopes Schilddrüsengewebe kann **im gesamten Verlauf des Ductus thyreoglossus** oder im **Mediastinum** entweder isoliert oder zusätzlich zu einer regelrecht entwickelten Schilddrüse vorkommen. Es kann am Zungengrund (in ausgeprägter Form als Zungengrundstruma mit Atem- und Schluckbehinderung), in oder seitlich nahe der Mittellinie liegen. Es befindet sich aber immer medial des M. sternocleidomastoideus im vorderen Halsdreieck. Bei überschießendem Deszensus liegt das ektope Schilddrüsengewebe retrosternal.

Bei der Diagnostik ist zu beachten, dass ektopes Schilddrüsengewebe leicht mit einer (Lymphknoten-) Metastase eines hochdifferenzierten Schilddrüsenkarzinoms zu verwechseln ist. Isoliert auftretendes ektopes Schilddrüsengewebe bei fehlerhaftem Deszensus kann Ursache einer Hypothyreose sein (> Kap. 14.5.1). Ektopes Schilddrüsengewebe am Zungengrund kann zum Passagehindernis werden (**Zungengrundstruma**).

14.3 Struma

Lateinisch bezeichnet der Begriff „struma" eine Drüsenschwellung. Ursprünglich wurden so (tuberkulöse) Lymphdrüsenschwellungen, später – vorwiegend im deutschen Sprachgebiet – der Kropf bezeichnet.

Definition Jede (nichtneoplastische) Vergrößerung der Schilddrüse mit einem Gewicht über der geschlechtsabhängigen Norm (> Kap. 14.1) wird als Struma bezeichnet. Eine Struma ist die Manifestation unterschiedlichster Funktionsstörungen der Schilddrüse. Sie kann diffus die gesamte Schilddrüse betreffen oder knotig ein- oder beidseitig auftreten.

Epidemiologie Im Gegensatz zu früher sind Frauen heute nur geringfügig häufiger betroffen als Männer.

Jodmangel ist die bei weitem häufigste Ursache einer Struma. Weltweit leiden noch heute ca. 200 Mio. Menschen an einer Jodmangelstruma, die vor allem in Gebirgsregionen (z.B. Alpen, Himalaja, Anden), aber auch in anderen vom Meer entfernten Gegenden. Von einer „**endemischen Struma**" wird gesprochen, wenn mindestens **10% der Bevölkerung** Kropfträger sind. Durch die Verwendung von jodiertem Kochsalz hat die Zahl von Kropfträgern deutlich abgenommen (Jodsalzprophylaxe). Die empfohlene tägliche Jodaufnahme liegt für Erwachsene bei 180–200 µg; Schwangeren und Stillenden werden täglich 230–260 µg empfohlen. In Deutschland weisen gegenwärtig ca. 30% der Erwachsenen eine Struma oder Knoten in der Schilddrüse auf, wobei auffälligerweise weder ein Nord-Süd-Gefälle noch ein besonderes Überwiegen des weiblichen Geschlechts besteht.

Ätiologie und Pathogenese
Neben der häufigsten Ursache, dem Jodmangel, können deutlich seltener strumaauslösende Substanzen wie Kalzium und Fluorid im Trinkwasser sowie Kohl oder Blumenkohl eine Struma induzieren. In der Regel müssen dazu größere Mengen dieser Substanzen eingenommen werden.

Jodarmes Schilddrüsengewebe führt zur Freisetzung einer Reihe von Wachstumsfaktoren (IGF, EGF, TNF-α, FGF u.a.), die sowohl autokrin auf die Schilddrüsenzellen selbst als auch parakrin auf das Stroma der Schilddrüse wirken. Dadurch entstehen eine Hyperplasie der Follikelepithelzellen und eine Vermehrung von Fibroblasten und Blutgefäßen mit einer Vergrößerung der Schilddrüse. Dieser Mechanismus dient anfänglich physiologisch zur Anpassung an einen relativen Jodmangel. Jahrelanger Jodmangel führt aber zu regressiven Veränderungen mit Knotenbildung und autonomen Arealen, die nicht mehr dem Regelkreis zwischen Hypophyse und Schilddrüse unterliegen. Ausreichend mit Jod versorgte Follikelepithelzellen produzieren wachstumshemmende Faktoren wie TGF-β und Jod-Lactone.

Selten treten hereditäre Defekte in der T_3-/T_4-Synthese auf. Sie führen in der Regel zur Struma mit Hypothyreose (dyshormonogenetische Struma), da die gegenregulatorische Stimulation die reduzierte T_3-/T_4-Sekretion nicht ausgleichen kann (➤ Abb. 14.1 und ➤ Kap. 14.5.1).

Morphologie
Bei der prinzipiell reversiblen **diffusen Struma** kommt es zunächst zur Hypertrophie, danach zur Hyperplasie der Follikelepithelzellen. Die Schilddrüse ist beidseits diffus vergrößert mit einem Gewicht von bis zu 150 g. Die Follikel sind anfänglich klein und enthalten spärlich Kolloid. Bei Erreichen des Ziels dieses Mechanismus, der Euthyreose, setzt eine Akkumulation von Kolloid ein – dadurch wird das Follikellumen weit und die Follikelepithelzellen werden abgeflacht (diffuse Kolloidstruma). Das Gewicht der Struma steigt nun an und kann 500 g oder mehr erreichen. Dieser Vorgang läuft in verschiedenen Regionen der Struma unterschiedlich rasch und darüber hinaus in unterschiedlichem Ausmaß ab, sodass sich unterschiedlich große Follikel entwickeln.

Praktisch jede diffuse Struma wird nach längerem Bestehen zur irreversiblen **Knotenstruma** (➤ Abb. 14.2). Die offensichtlich inhomogenen Prozesse in der diffusen Struma begünstigen die Entstehung degenerativer Veränderungen mit unterschiedlich ausgeprägter Knotenbildung mit kleinen und/oder kolloidgefüllten großen Follikeln, unregelmäßig stark ausgeprägter und verteilter Fibrose, Blutungen mit Hämosiderinablagerungen, Verkalkungen und oft unterschiedlich großen Zysten. In extremen Fällen kann das Gewicht der Knotenstruma auf über 2 kg ansteigen. Früher ist man davon ausgegangen, dass der weitaus größere Teil der Knoten Hyperplasien entsprechen. Klonalitätsstudien haben aber gezeigt, dass mindestens 60% dieser Knoten monoklonal sind und damit Neoplasien entsprechen.

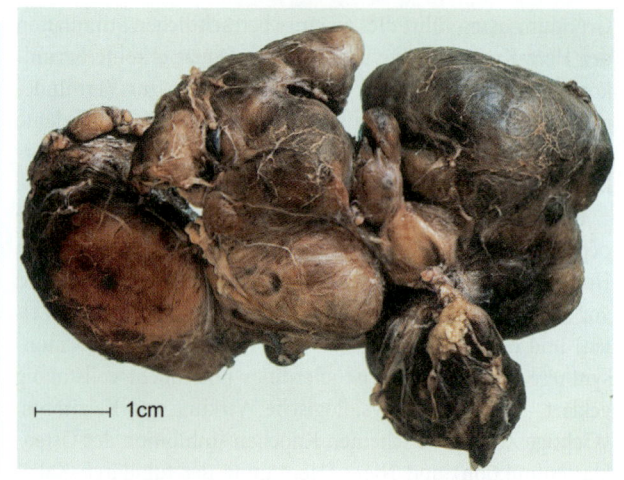

Abb. 14.2 Großer Knotenkropf einer 52-jährigen Frau aus einem Jodmangelgebiet. Gewicht 580 g.

Klinische Relevanz Die **diffuse Struma** ist meist euthyreot; gelegentlich kann eine subklinische Hypothyreose mit einer erhöhten Serumkonzentration von TSH vorliegen. Ein hereditärer Defekt der T_3-/T_4-Synthese führt zur Struma mit Hypothyreose. Das klinische Bild einer diffusen Struma kann auch autoimmun bedingt sein und mit einer Hyperthyreose (Basedow-Struma; ➤ Kap. 14.5.2) oder einer Hypothyreose (Hashimoto; ➤ Kap. 14.4.2) einhergehen. Die klinischen Auswirkungen einer **Knotenstruma** sind in mehrfacher Hinsicht wichtig:

- Die irreversible Knotenstruma kann durch ihre Größe und derbe Konsistenz kosmetisch verunstaltend wirken. Vor allem kann sie lokal zu Kompressionssymptomen wie Dysphagie und inspiratorischen Stridor führen – besonders früh bei einer retrosternalen Struma. Durch eine rasche Volumenzunahme der Struma, z.B. bei Blutung in einen Knoten, können die Symptome akut verstärkt werden.
- Die Entstehung autonomer Areale mit Hyperthyreose kann zur Entwicklung der toxischen Knotenstruma führen – gelegentlich mit thyreotoxischen Krisen.
- Fast alle Schilddrüsenmalignome entsprechen szintigrafisch hypofunktionellen („kalten") Knoten. Diese können beträchtliche differenzialdiagnostische Probleme bei der Unterscheidung benigner von malignen Neoplasien bereiten.

14.4 Thyreoiditis

Drei Entzündungsformen der Schilddrüse sind klinisch relevant:
- subakute granulomatöse Thyreoiditis (➤ Abb. 14.3 und ➤ Abb. 14.4)
- Autoimmunthyreoiditis Hashimoto (➤ Abb. 14.5)
- chronische invasiv-sklerosierende Perithyreoiditis

Die sehr seltenen **akuten Entzündungen** der Schilddrüse treten meist nach Traumen der Schilddrüse oder sekundär nach einer hämatogenen Streuung von Bakterien, Pilzen oder Viren (in der Regel bei immunsupprimierten Patienten) auf.

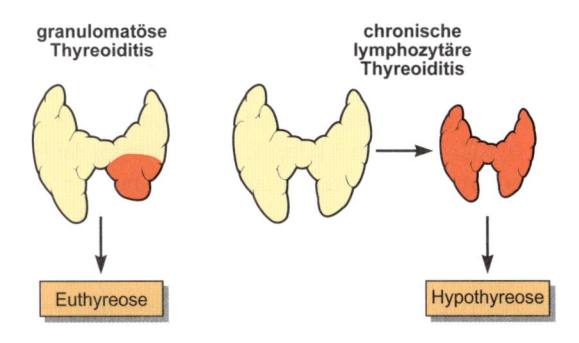

Abb. 14.3 Thyreoiditis. Herdförmige Zerstörung des Schilddrüsenparenchyms bei subakuter granulomatöser Thyreoiditis (links). Keine Hypothyreose (Euthyreose). Im Gegensatz dazu führt die Autoimmunthyreoiditis Hashimoto mit ausgedehnter Zerstörung der gesamten Schilddrüse zur Hypothyreose (rechts).

14.4.1 Subakute granulomatöse Thyreoiditis

Syn.: subakute, nichteitrige granulomatöse Thyreoiditis; Thyreoiditis de Quervain, Riesenzell-Thyreoiditis

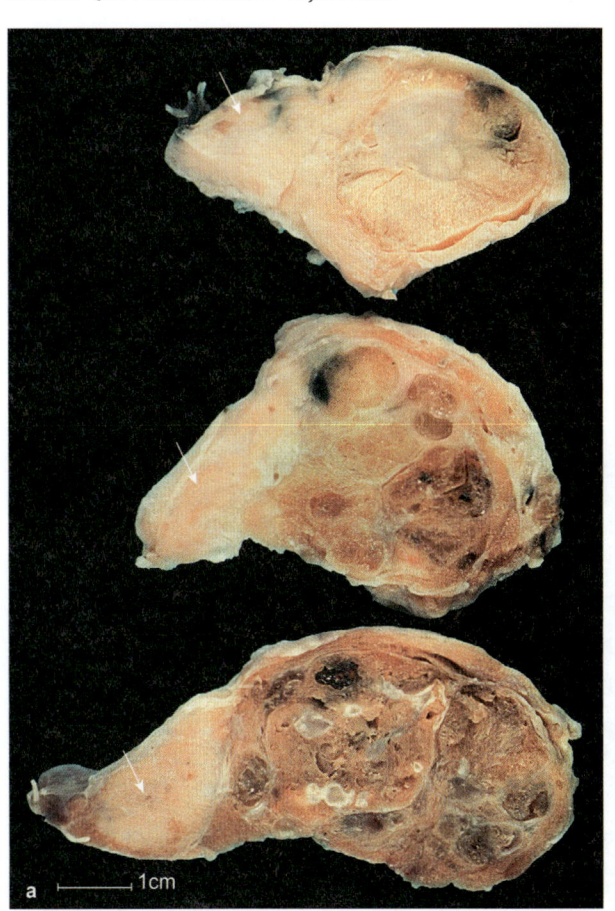

Definition Die granulomatöse Thyreoiditis weist charakteristische histiozytäre Granulome auf, die kolloidphagozytierende Riesenzellen enthalten.

Epidemiologie 0,5–3% aller Schilddrüsenerkrankungen. Frauen sind 3-mal häufiger betroffen als Männer. Die Erkrankung tritt in der 2.–5. Lebensdekade auf. Kinder und alte Menschen sind sehr selten betroffen.

Ätiologie und Pathogenese

Die Ätiologie der Erkrankung ist nicht geklärt. Viele Befunde weisen auf eine **virale Genese** hin. Die subakute granulomatöse Thyreoiditis geht häufig mit viralen Infekten des oberen Respirationstrakts einher wie Influenza, Mumps, Infekten durch Adeno-, Coxsackie- oder ECHO-Viren. Bei etwa der Hälfte der Patienten können Antikörper gegen Viren nachgewiesen werden. Auch der klinische Verlauf passt zum Bild einer Virusinfektion, die spontan ausheilt. Pathogenetisch ist eine zytokinvermittelte Entzündungsreaktion in der Schilddrüse gegen virale Proteine oder Glykoproteine an der Oberfläche der Follikelepithelzellen wahrscheinlich.

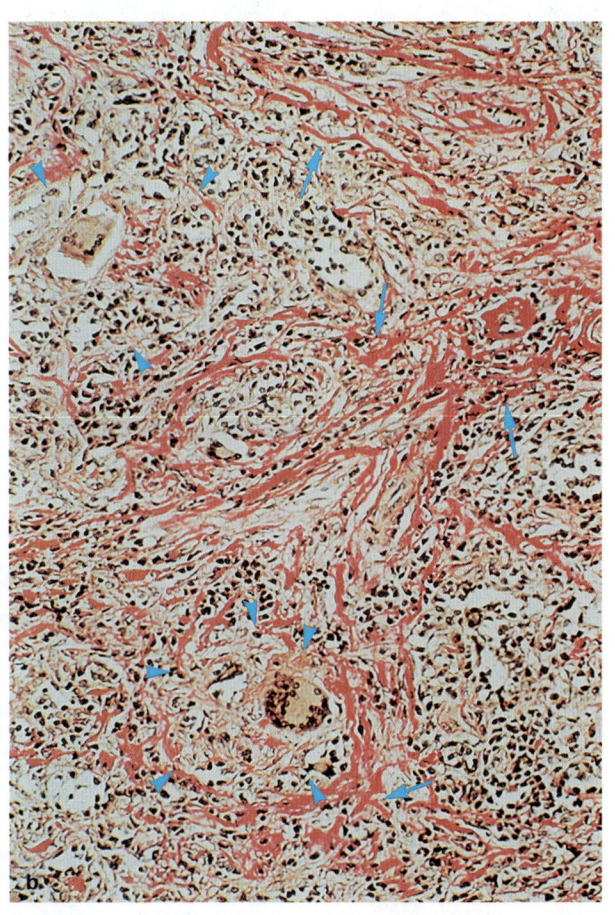

Abb. 14.4 Subakute granulomatöse Thyreoiditis. a Hemithyroidektomie: Ein Teil des Schilddrüsenlappens ist durch die Entzündung betroffen und bereits teilweise fibrosiert (Pfeile). Es ist nicht der ganze Schilddrüsenlappen befallen; **b** Mehrere riesenzellhaltige Granulome (Pfeilspitzen); das Kolloid wird von den zerstörten Follikeln freigesetzt und von den Riesenzellen phagozytiert. Das Schilddrüsenparenchym ist lokal weitgehend zerstört. In den rot gefärbten Arealen besteht eine Fibrose (Vernarbung; Pfeile). Elastin-van-Gieson, Vergr. 200-fach.

Morphologie

Die Schilddrüse ist meist **asymmetrisch** durch feste, weiß-gelbe **Herde** („Knoten") vergrößert, die klinisch als Tumoren imponieren können (➤ Abb. 14.4a). Im Gegensatz zur Autoimmunthyreoiditis Hashimoto wird die Schilddrüse nicht diffus, sondern nur herdförmig zerstört. Sie ist nicht mit der Umgebung verwachsen, da die Entzündung immer auf die Schilddrüse begrenzt ist.

Mikroskopisch besteht im frühen Stadium eine Zerstörung der Schilddrüsenfollikel mit Infiltration durch neutrophile Granulozyten („Mikroabszesse"). Die charakteristische Morphologie tritt danach in Form riesenzellhaltiger Granulome auf, die sich im Bereich von Gruppen zerstörter Follikel bilden. Sie enthalten vielkernige Riesenzellen, oft mit phagozytiertem Kolloid. Dazu kommt ein lymphoplasmazelluläres Infiltrat. Im Spätstadium entsteht eine fokal ausgebildete Fibrose (➤ Abb. 14.4b), die zu lokalen Narben führt.

Klinische Relevanz Die subakute granulomatöse Thyreoiditis tritt akut mit Fieber, „Halsschmerzen" (schmerzhafte Schwellung der Schilddrüse) oder Otalgien auf. Die BSG ist deutlich erhöht. Es ist eine frühe, vorübergehende Hyperthyreose möglich, die auf eine Schilddrüsenparenchymzerstörung mit T_3-/T_4-Austritt in das Serum zurückzuführen ist. Später kann sich eine transiente Hypothyreose entwickeln, die nach Abklingen der Parenchymzerstörung wieder verschwindet. Die Krankheit dauert Wochen bis Monate und heilt in der Regel spontan aus.

14.4.2 Autoimmunthyreoiditis Hashimoto

Syn.: chronisch lymphozytäre Thyreoiditis; Struma lymphomatosa

Definition Die Autoimmunthyreoiditis Hashimoto ist durch eine autoimmun bedingte, ausgedehnte **Zerstörung des Schilddrüsenparenchyms** charakterisiert.

Epidemiologie Die Autoimmunthyreoiditis Hashimoto tritt am häufigsten im Alter von 30–50 Jahren auf. Frauen sind ca. 10-mal häufiger betroffen als Männer. Sie ist heute die häufigste Ursache der Hypothyreose.

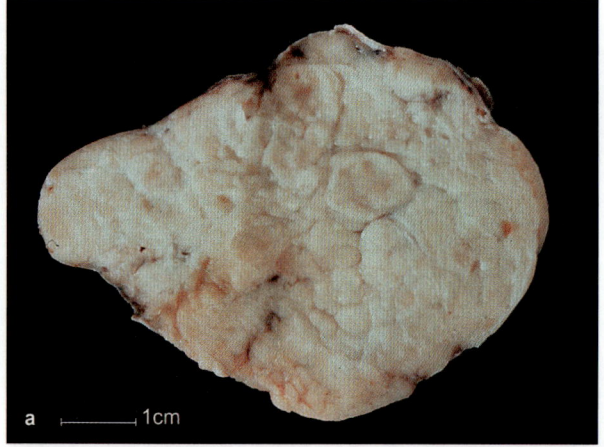

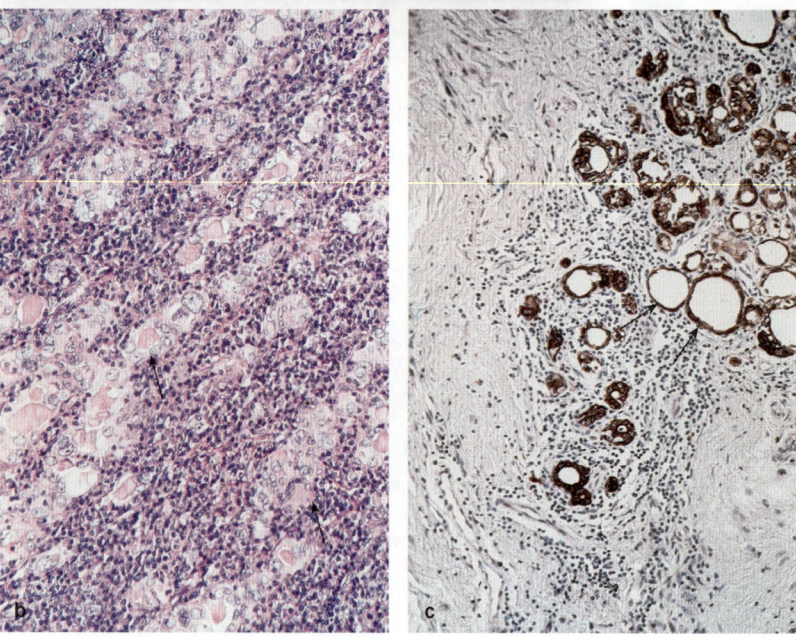

Abb. 14.5 Autoimmunthyreoiditis Hashimoto. a Thyroidektomie: florides Stadium mit deutlicher Vergrößerung der Schilddrüse („Struma"; Gewicht: 32 g) und grauer Schnittfläche; **b** Dichte lymphoplasmazelluläre Infiltration der Schilddrüse. Desorganisation und Zerstörung des Parenchyms (Pfeile). HE, Vergr. 200-fach. **c** Spätstadium der Erkrankung mit ausgedehnter Zerstörung des Parenchyms und Fibrose. Spärliche, weitgehend zerstörte, (funktionslose) Schilddrüsenfollikel (Pfeile) und spärliche entzündliche Restinfiltrate. Immunzytochemische Darstellung von Zytokeratinen. Vergr. 200-fach.

Ätiologie und Pathogenese

Die Ursache ist noch unklar. Es handelt sich um eine autoimmune Erkrankung, deren Resultat eine Zerstörung des Schilddrüsenparenchyms ist. Dabei sind sowohl zytotoxische T-Zellen als auch Antikörper beteiligt. Die Antikörper sind gegen die Schilddrüsenperoxidase der Follikelepithelzellen, gegen Thyreoglobulin, seltener gegen die Follikelepithelzellmembran, gegen die Hormone T_3 und T_4 und/oder gegen eine „Nicht-Thyreoglobulin-Fraktion" des Kolloids gerichtet. Die Krankheit tritt familiär gehäuft auf und ist mit dem HLA-DR5-Genotyp assoziiert. Die Prävalenz von Autoantikörpern und der autoimmunen Zerstörung anderer Organe – Nebennieren, Langerhans-Inseln, Belegzellen der Magenkorpusschleimhaut (mit perniziöser Anämie) – ist bei Patienten mit chronischer lymphozytärer Thyreoiditis gegenüber der Normalbevölkerung erhöht.

Morphologie

Die Schilddrüse ist durch das dichte entzündliche Infiltrat im frühen Stadium deutlich, meist **symmetrisch, vergrößert.** Sie ist derb, aber nicht mit der Umgebung verwachsen. Die Lappen sind vergrößert, ihre Schnittfläche ist grau-weiß (➤ Abb. 14.5a).

Mikroskopisch (➤ Abb. 14.5b, c und ➤ Abb. 14.16) besteht ein sehr dichtes, diffuses **lymphoplasmazelluläres Infiltrat** (B- und T-Lymphozyten) mit Makrophagen und meist Ausbildung von **Lymphfollikeln mit Keimzentren.** Die Schilddrüsenfollikel sind ausgedehnt zerstört und konfluieren zu Zellsträngen. Falls noch Follikellumina vorhanden sind, enthalten diese meist Kolloid. Typisch ist eine **onkozytäre Metaplasie** der Follikelepithelzellen im Restparenchym, die durch Zellvergrößerung (Durchmesser 30–40 μm) und Ausbildung eines feingranulären eosinophilen Zytoplasmas gekennzeichnet ist. Elektronenmikroskopisch sind die Zellen mit Mitochondrien und Lysosomen angefüllt.

Im Spätstadium wird die Schilddrüse zunehmend kleiner. Dann ist das Parenchym weitgehend zerstört. Ein Teil der Fälle (ca. 10%) entwickelt eine ausgeprägte Fibrose mit fast vollständigem Verschwinden der entzündlichen Infiltrate.

Klinische Relevanz Die Autoimmunthyreoiditis Hashimoto beginnt schleichend. Aufgrund der Zerstörung des Schilddrüsenparenchyms entwickelt sich eine Hypothyreose, deren Schweregrad über Monate und Jahre langsam zunimmt.

14.4.3 Invasiv-sklerosierende Perithyreoiditis

Syn.: Thyreoiditis Riedel; eisenharte Struma Riedel
Definition Bei dieser Erkrankung handelt es sich um eine **Entzündung der Halsweichteile einschließlich der Schilddrüse,** wodurch die Schilddrüse im Gegensatz zu den anderen Thyreoiditiden mit ihrer Umgebung verwachsen ist. Es besteht eine chronische Entzündung mit ausgeprägter Fibrose und vollständiger Zerstörung des betroffenen Schilddrüsenparenchyms.

Epidemiologie Die Erkrankung ist sehr selten. Sie tritt am häufigsten im 4.–7. Lebensjahrzehnt auf. Frauen sind etwa 3-mal häufiger betroffen als Männer.

Ätiologie und Pathogenese

Die Ätiologie der Erkrankung ist **unbekannt.** Die Krankheit entspricht **nicht** dem Spätstadium einer Autoimmunthyreoiditis Hashimoto. Sie kann mit anderen Fibrosklerosen wie einer retroperitonealen Fibrose oder einer primär sklerosierenden Cholangitis kombiniert sein.

Morphologie

Die Konsistenz der Schilddrüse ist derb bis hart. Die Erkrankung kann zunächst herdförmig an der Schilddrüsenkapsel und am umliegenden Weichgewebe auftreten, im Spätstadium kann sie **diffus** die ganze Schilddrüsenregion betreffen. Mikroskopisch besteht eine Zerstörung des Schilddrüsenparenchyms, begleitet von einer ausgeprägten **Fibrose mit lympho-plasmahistiozytären Infiltraten.** Die Gefäße zeigen eine deutliche Intimaproliferation und -fibrose. Charakteristisch ist die durch die Entzündung und Fibrose verursachte **Fixierung der Schilddrüse an das umgebende Gewebe** (Muskulatur und Trachea).

Klinische Relevanz Die Schilddrüse imponiert als derbe, in der Regel schmerzlose Masse am Hals. Mit zunehmender Parenchymzerstörung tritt eine Hypothyreose auf. Der fibrosierende Prozess der Halsweichteile und der Schilddrüse kann zur Trachealstenose mit Stridor und Dyspnoe, zu Dysphagien sowie zur Zerstörung des N. laryngeus recurrens mit Stimmbandlähmung führen. Aufgrund der Fixierung der Schilddrüse im umgebenden Gewebe ist die Differenzialdiagnose zu malignen Tumoren klinisch äußerst schwierig.

14.5 Funktionsstörungen

Aufgrund der vielfältigen Wirkungen von T_3 und T_4 greifen Funktionsstörungen der Schilddrüse ausgeprägt in den Metabolismus ein und verursachen dementsprechend schwerwiegende, teils dramatische Symptome.

14.5.1 Hypothyreose

Definition Von **primärer** Hypothyreose spricht man, wenn die Ursache in der Schilddrüse selbst liegt, von **sekundärer** Hypothyreose, wenn die Stimulation durch TSH oder TRH fehlt.

Die Hypothyreose führt zu einem hypometabolen Zustand, der auf einer inadäquat niedrigen Hormonsekretion (T_3 und T_4) beruht. Bei Auftreten vor der Geburt oder beim Kleinkind entsteht der **Kretinismus,** bei Auftreten im Adoleszenten- und Erwachsenenalter ein **Myxödem.**

Epidemiologie Die Prävalenz beträgt beim Erwachsenen bei der Frau 5–10% und 0,5–2% beim Mann.

Ätiologie und Pathogenese

Pathogenetisch sind für eine Hypothyreose entweder funktionelle Störungen der T_3-/T_4-Synthese und -Sekretion oder eine Reduktion des Schilddrüsenparenchyms verantwortlich. Sehr selten besteht eine periphere Resistenz gegenüber T_3 und T_4. Ursachen (> Abb. 14.6):

- funktionelle Störungen:
  - Jodmangel
  - Eiweißretentionskrankheit (inkorrekte Faltung von Thyreoglobulin)
  - genetische Defekte der Synthese von T_3 und T_4
  - TRH- bzw. TSH-Ausfall von Hypothalamus bzw. Hypophyse
  - periphere Resistenz gegen T_3 und T_4
- Reduktion des funktionellen Schilddrüsenparenchyms:
  - Autoimmunthyreoiditis Hashimoto
  - chirurgische Resektion
  - Röntgenbestrahlung, Radiojodtherapie
  - Agenesie, Aplasie
  - Hypoplasie (z.B. bei fehlerhaftem Deszensus mit isoliert ektoper Schilddrüse)

Die Jodmangelstruma ist die häufigste Ursache funktioneller Störungen (bis zu 90% aller Jodmangelstrumen gehen zumindest mit einer subklinischen Hypothyreose einher). Bei der Reduktion des Parenchyms ist die Autoimmunthyreoiditis Hashimoto die häufigste Ursache. Die Resistenz auf T_3 und T_4 ist auf einen Defekt der peripheren Schilddrüsenhormonrezeptoren zurückzuführen.

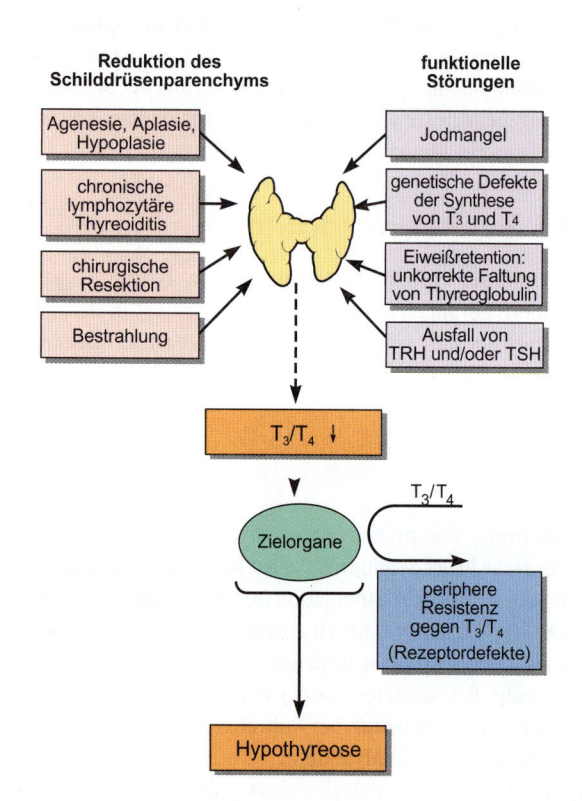

Abb. 14.6 Ursachen einer Hypothyreose.

Morphologie

Beim **Myxödem** werden hydrophile Glykosaminoglykane in das Bindegewebe des gesamten Organismus eingelagert.

Molekularpathologie

Eine – oft kongenitale – Hypothyreose kann bedingt sein durch:

- inkomplette Glykosylierung des Thyreoglobulins aufgrund einer Mutation (Punktmutation im Genlokus 8q24.2–24.3, autosomal rezessiver Erbgang)
- Inaktivierung des TSH-Rezeptors (autosomal dominant oder somatisch; Punktmutation 14q31)
- Inaktivierung der Transkriptionsfaktoren TTF1 und TTF2 („thyroid-transcription factor") sowie PAX-8 infolge von Punktmutationen (TTF1: auf 14q13; TTF2: autosomal rezessiv, auf 9q22; PAX-8: autosomal rezessiv, auf 2q12–14)
- Inaktivierung von Enzymen (Schilddrüsenperoxidase: autosomal rezessiv, 2pter-12)
- Inaktivierung von Zellmembrankanälen (Natrium-Jodid-Symporter, autosomal rezessiv, 19p12–13.2; Monocarboxylat-Transporter (MCT) 8/10)

Die periphere Resistenz gegenüber T_3 und T_4 beruht auf einer Mutation des Schilddrüsenhormonrezeptor-Gens (autosomal dominant, Punktmutation oder Deletion im Locus 3p24.3, > Kap. 14.3).

Klinische Relevanz Im **Erwachsenenalter** treten die Symptome der Hypothyreose schleichend auf. Grund für eine klinische Abklärung sind meist allgemeine Symptome wie Gewichtszunahme, Müdigkeit, Lethargie bis zur Depression oder Kälteintoleranz. Die Haut ist trocken, die Unterhaut verdickt. Das **Myxödem** zeigt sich besonders in der Gesichtshaut (pastöser Aspekt), die Zunge ist vergrößert. Herzfrequenz und -schlagvolumen sinken.

Die **kongenitale Hypothyreose** ist die Ursache des **Kretinismus** und kann durch das heute allgemein praktizierte Neugeborenenscreening vermieden werden. Der Kretinismus manifestiert sich durch Intelligenzschwäche, Schwerhörigkeit oder Taubstummheit und Kleinwuchs. Bei Schilddrüsenaffektion (primäre Hypothyreose) ist die Serumkonzentration von T_3 und T_4 erniedrigt, diejenige von TSH erhöht. Bei hypothalamischen oder hypophysären Erkrankungen (sekundäre Hypothyreose) ist auch die Konzentration von TSH erniedrigt (> Abb. 14.13c).

14.5.2 Hyperthyreose

Definition Die Hyperthyreose führt zu einem hypermetabolen Zustand, der auf einer inadäquat erhöhten Sekretion von T_3 und T_4 beruht.

Epidemiologie In Gebieten mit ausreichender Jodversorgung ist der Morbus Basedow (Immunhyperthyreose), in Jodmangelgebieten hingegen der toxische Knotenkropf die häufigste Ursache einer Hyperthyreose. Die Hyperthyreose tritt am häufigsten zwischen dem 30. und 60. Lebensjahr auf. Die Prävalenz beim Erwachsenen beträgt bei der Frau 1–3% bzw. 0,1% beim Mann.

Ätiologie und Pathogenese

Eine transiente Hyperthyreose kann bei Schilddrüsenentzündungen auftreten (➤ Kap. 14.4). Ursache der persistierenden, inadäquat erhöhten Sekretion von T_3 und T_4 ist in fast allen Fällen eine der 3 folgenden Krankheiten (➤ Abb. 14.7):

- Morbus Basedow
- toxischer Knotenkropf
- toxisches („autonomes") Adenom

Sehr seltene Ursachen sind Schilddrüsenkarzinom, Chorionkarzinom, TSH-sezernierendes Hypophysenadenom, Struma ovarii (bei Ovarialteratom), jodinduzierte Hyperthyreose, neonatale Thyreotoxikose bei Morbus Basedow der Mutter, iatrogene (exogene) Hyperthyreose.

Klinische Relevanz Die Symptome der Hyperthyreose sind durch eine **gesteigerte metabolische Aktivität** mit Gewichtsabnahme trotz Heißhunger gekennzeichnet. Die Haut ist warm, feucht und gerötet. Es bestehen eine periphere Vasodilatation, eine Tachykardie (subjektiv als Palpitationen und Rhythmusstörungen empfunden) und ein erhöhtes kardiales Schlagvolumen. Es kann eine **thyreotoxische Kardiomyopathie** mit „high output failure" entstehen.

Morbus Basedow

Syn.: autoimmune Hyperthyreose mit diffuser Struma; Immunhyperthyreose; Graves' disease

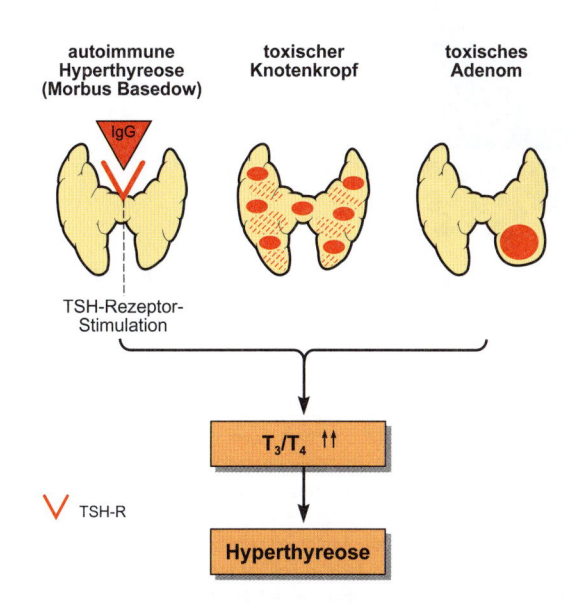

Abb. 14.7 Ursachen einer Hyperthyreose.

Ätiologie und Pathogenese

Der Morbus Basedow ist eine generalisierte Autoimmunerkrankung mit thyreoidalen (Struma diffusa, Hyperthyreose) und extrathyreoidalen Manifestationen (endokrine Orbitopathie, Myxödem, Akropathie), deren primäre Ursache ungeklärt ist. Die Entstehung des Morbus Basedow ist ein multifaktorielles Geschehen. Neben einer genetischen Prädisposition (HLA-B8, HLA-DR3 und HLA-DQA1*0501 bei Kaukasiern) spielen offensichtlich eine Reihe immunologischer Mechanismen sowie psychosoziale Faktoren und Umwelteinflüsse (z.B. Rauchen, Jodkontamination) eine wichtige Rolle. Bei genetisch prädisponierten Personen dürfte der Autoimmunprozess durch eine Immunantwort gegen bakterielle oder virale Antigene verursacht werden, die Ähnlichkeiten mit Antigenen in der Schilddrüse aufweisen, z.B. mit dem humanen TSH-Rezeptor. Durch einen Zusammenbruch der Selbsttoleranz gegen diese Antigene könnten aktivierte autoreaktive Lymphozyten (CD4- und CD8-T-Lymphozyten) über bestimmte Adhäsionsmoleküle (ICAM-1, ICAM-2, E-Selektin, VCAM-1, LFA-1, LFA-3, CD44) in die Schilddrüse gelangen und dort Schilddrüsenantigene erkennen, die von dendritischen Zellen, Makrophagen, B-Lymphozyten und HLA-DR-exprimierenden Follikelepithelzellen prozessiert und präsentiert werden. In der Folge wird von T-Lymphozyten eine humorale Immunantwort eingeleitet, die über eine antigenspezifische Stimulation von B-Lymphozyten in der Schilddrüse, aber auch in Lymphknoten, Milz und Knochenmark zur Ausreifung von Plasmazellen und zur Bildung spezifischer Immunglobuline gegen Schilddrüsenantigene führt (insbesondere Antikörper gegen den TSH-Rezeptor, daneben aber auch gegen Schilddrüsenperoxidase und Thyreoglobulin).

Die für die Auslösung der Immunhyperthyreose entscheidenden Antikörper gegen den TSH-Rezeptor (TRAK) repräsentieren ein Spektrum polyklonaler Immunglobuline, die mit unterschiedlichen Regionen des TSH-Rezeptors in Kontakt treten und diesen je nach Bindungsspezifität und -affinität unterschiedlich stark stimulieren oder blockieren. Stimulierende TRAK aktivieren durch Bindung an den TSH-Rezeptor diverse intrazelluläre Signalwege (vor allem die Bildung von cAMP und IP3) und stimulieren dadurch die Jodaufnahme, die Bildung und Freisetzung von Schilddrüsenhormonen T_3 und T_4 sowie das Schilddrüsenwachstum.

Die endokrine **Orbitopathie** beim Morbus Basedow wird mit hoher Wahrscheinlichkeit von Schilddrüsenantikörpern und stimulierten Lymphozyten ausgelöst, die in der Augenhöhle zu einem Entzündungsprozess mit einer Zunahme des Muskel-, Fett- und Bindegewebes führen. Dadurch wird der Bulbus nach vorne verlagert (**Exophthalmus**) und neben Sehstörungen wird evtl. der vollständige Lidschluss behindert (Lagophthalmus), was zu Hornhautgeschwüren führen kann (maligner Exophthalmus). Der entsprechende immunologische Prozess in der Orbita läuft vermutlich bei allen Patienten mit Immunhyperthyreose ab; ein zumindest subklinischer Exophthalmus findet sich bei 85–90% der Patienten.

Morphologie

Die Schilddrüse ist **diffus** vergrößert (entsprechend einer **Struma**) und verstärkt vaskularisiert. Die Schnittfläche ist weich und rot-braun (➤ Abb. 14.8b).

Mikroskopisch (➤ Abb. 14.8c, d) findet man eine **diffuse Hyperplasie** des Parenchyms: die Follikel sind klein und das Follikelepithel ist hochzylindrisch. Durch intrafollikuläre Epithelproliferationen ohne Gefäßstiel entwickeln sich **Pseudopapillen**. Das spärliche Kolloid im Follikellumen ist schwach anfärbbar und zeigt im Mikroskop „Retraktionsvakuolen" (➤ Abb. 14.8d). Im Stroma können lymphozytäre Infiltrate und ab und zu Lymphfollikel auftreten. Zudem besteht eine deutliche Hyperämie

Unter Therapie ändert sich dieses Bild. Nach präoperativer Jodgabe zur kurzzeitigen Verminderung der Hyperthyreose und der Schilddrüsendurchblutung („Plummerung") kommt es zur Akkumulation von Kolloid mit einer Vergrößerung zahlreicher Follikel, während Zellvermehrung und -vergrößerung zurückgehen. Nach Thyreostatikatherapie findet man häufig herdförmige Zellveränderungen und eine erhebliche Variation von Kerngröße und -form. Eine Radiojodtherapie führt zur Fibrose, Kernpleomorphie und auffälliger Vakuolisierung des Zytoplasmas.

Klinische Relevanz   Bei der autoimmun vermittelten Hyperthyreose (Morbus Basedow) treten neben den allgemeinen Auswirkungen einer Hyperthyreose zusätzliche Symptome auf: **Exophthalmus,** Retraktion des oberen Augenlids mit erschwertem Lidschluss (Orbitopathie). Als **„Merseburger Trias"** wird die Kombination Schilddrüsenvergrößerung, Exophthalmus und Tachykardie bezeichnet. Bei 2% der Patienten mit Morbus Basedow findet sich ein prätibiales Ödem (Dermopathie) (➤ Abb. 14.8a). Die Serumkonzentrationen von T_3 und T_4 sind erhöht, die von TSH erniedrigt (➤ Abb. 14.13), ausgenommen beim TSH-produzierenden Hypophysenadenom.

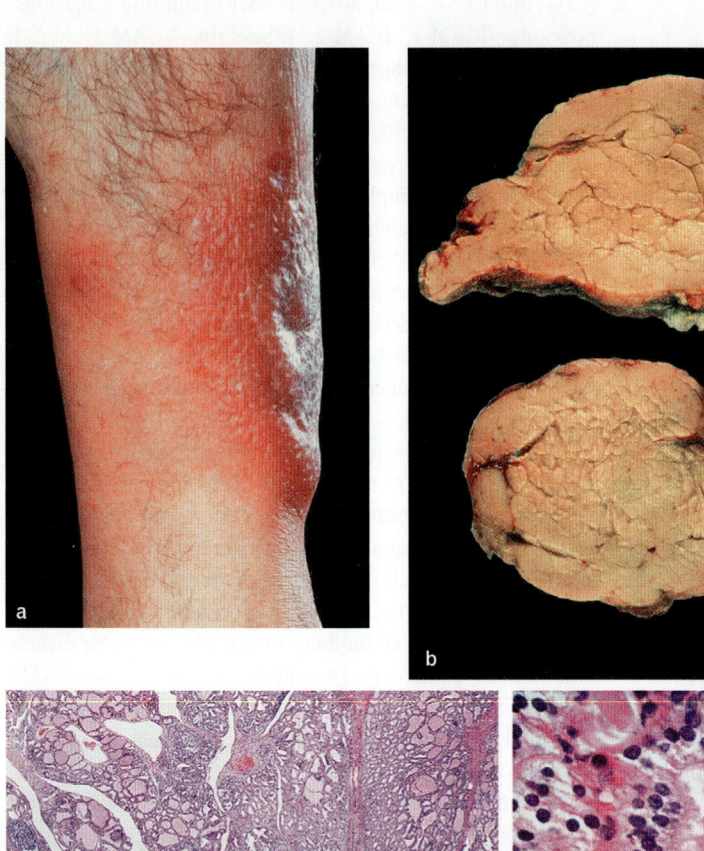

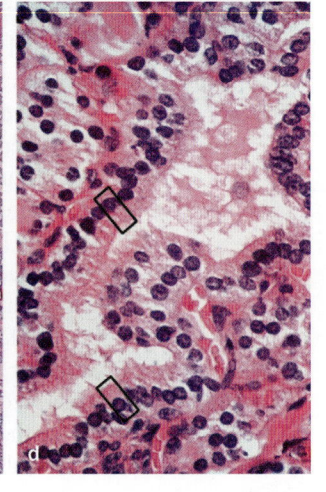

Abb. 14.8 Hyperthyreose bei diffuser Struma. a Prätibiales Myxödem. Die Haut über den Infiltraten ist deutlich gerötet (Bild: G. Spinas, Zürich); **b** Operationspräparat nach Thyroidektomie: vergrößerte Schilddrüse mit vergrößerten Lobuli ohne Knoten (diffuse Struma, 29 g). Die Schnittfläche ist matt (wenig Kolloid) und gelb-braun. **c** Schilddrüsenparenchym grob lobuliert und mit Follikeln unterschiedlicher Größe und Form. In Septen und Parenchym Infiltrate von Lymphozyten mit Lymphfollikelbildung (Pfeile). HE, Vergr. 50-fach. **d** Follikel mit hyperplastischem und hypertrophem (zylindrischem) Epithel (Rechtecke), spärlich Kolloid im Lumen. HE, Vergr. 1000-fach.

Toxischer Knotenkropf

Pathogenese
Der toxische Knotenkropf beruht auf der Entstehung autonomer Areale/Knoten (**disseminierte Autonomie**) in einer multinodösen Struma. Multinodöse Strumen enthalten normo-, hypo- und hyperfunktionelle Knoten, deren Balance den Funktionsstatus der Schilddrüse bestimmen. Im toxischen Knotenkropf überwiegen dementsprechend die hyperfunktionellen Knoten. Bei der Entstehung der hyperfunktionellen Areale/Knoten können aktivierende Punktmutationen im TSH-Rezeptor-Gen oder des GNAS-Gens eine Rolle spielen (autosomal dominanter Erbgang oder somatische Punktmutationen).

Morphologie
Die hormonale Aktivität des toxischen Knotenkropfs ist morphologisch schwierig zu fassen. Er zeigt Herde oder ganze Knoten mit geringgradiger Hypertrophie und Hyperplasie des Follikelepithels neben Regionen mit inaktiviertem, d.h. atrophischem Follikelepithel, wobei von der Morphologie nur bedingt ein Rückschluss auf den Funktionszustand der einzelnen Knoten gezogen werden kann.

Toxisches („autonomes") Adenom

Pathogenese
Das toxische Adenom ist ein gutartiger Tumor mit Follikelzell-differenzierung, der ohne adäquate Kontrolle durch TSH Schilddrüsenhormone produziert. Die Zellen eines Großteils der Tumoren tragen durch Mutationen aktivierte TSH-Rezeptoren und produzieren – auch in Abwesenheit von TSH – überschießend T_3 und T_4. Es sind derzeit bereits über 55 aktivierende Punktmutationen des TSH-Rezeptor-Gens bekannt (autosomal dominanter Erbgang oder somatische Punktmutationen auf 14q31). Ein seltener Weg der Entstehung sind Mutationen des GNAS1-Gens (Locus 20q.13.2), die zur unkontrollierten Bildung von cAMP und damit ebenfalls zur übermäßigen Produktion und Sekretion von T_3 und T_4 führen.

Morphologie
Das toxische Adenom ist morphologisch nicht verlässlich von einem nichttoxischen follikulären Adenom zu unterscheiden. Das umgebende Schilddrüsenparenchym ist beim „dekompensierten" toxischen Adenom aber inaktiviert, d.h., das Follikelepithel ist atroph. Dies kommt über die zumindest partielle Suppression der TRH-/TSH-Sekretion des Hypothalamus bzw. der Hypophyse infolge der hohen T_3-/T_4-Sekretion durch die Schilddrüse zustande (> Abb. 14.13).

Klinische Relevanz Das toxische (autonome) Adenom lässt sich oft als Knoten palpieren und äußert sich szintigrafisch infolge vermehrter Aufnahme von radioaktivem Jod (z.B. J^{125}) als **heißer Knoten.** Besteht ein schwerer Infekt, ein Trauma oder anderer zusätzlicher Stress, kann es bei zuvor nicht erkannter oder inadäquat behandelter Hyperthyreose zu einer **thyreotoxischen Krise** kommen. Dieser akute schwere hypermetabolische Zustand ist lebensgefährlich. Er äußert sich durch hohes Fieber, Herzrhythmusstörungen, Delirium und Koma.

14.6 Tumoren der Schilddrüse

14.6.1 Allgemeines

Epidemiologie Tumoren der Schilddrüse treten meist in Form eines solitären, langsam wachsenden Knotens auf und können bei peripherer Lage mit dem umgebenden Gewebe fixiert sein. Klinisch relevante maligne Schilddrüsentumoren sind nicht häufig: Die malignen Tumoren machen bei der Frau ca. 1,5%, beim Mann ca. 0,5% aller malignen Tumoren aus. Knoten in der Schilddrüse finden sich bei ca. 30% der Erwachsenen. Im Operationspräparat entsprechen solitäre Tumorknoten der Schilddrüse in **80–90% Adenomen** und in **10–20% Karzinomen.** In Strumen treten Tumoren häufiger auf als in der nicht vergrößerten Schilddrüse. Schilddrüsenkarzinome können bereits Kinder betreffen und finden sich mit Ausnahme des medullären Schilddrüsenkarzinoms bei Frauen 2- bis 3-mal häufiger; die differenzierten Karzinome können familiär oder sporadisch auftreten.

Ätiologie und Pathogenese
Die Ätiologie der Schilddrüsentumoren ist nicht geklärt. Es besteht jedoch ein eindeutiger Zusammenhang mit **Jodmangel** (2- bis 3-fach erhöhtes Risiko insbesondere für Adenome und follikuläre Karzinome) sowie Strahlung. Eine Bestrahlung der Kopf-Hals-Region (insbesondere im Kinder- und Jugendlichenalter) sowie **radioaktive Strahlung** (nach Kernwaffeneinsatz oder Reaktorunfällen) führt zu einer deutlich gesteigerten Inzidenz v.a. von **papillären Karzinomen.**

Klassifikation Die Schilddrüsentumoren werden in epitheliale und nichtepitheliale Tumoren eingeteilt (> Tab. 14.1).

14.6.2 Epitheliale Tumoren

Follikuläres Adenom

Definition Das follikuläre Adenom ist ein **gutartiger epithelialer Tumor mit Follikelzell-Differenzierung.** Benigne Schilddrüsentumoren sind fast ausnahmslos follikuläre Adenome oder Varianten davon. Klonalitätsstudien haben gezeigt,

14 Schilddrüse

Tab. 14.1 Klassifikation der Schilddrüsentumoren (WHO 2004).

- benigne epitheliale Tumoren:
  - follikuläres Adenom
  - andere benigne epitheliale Tumoren
- maligne epitheliale Tumoren:
  - follikuläres Karzinom (10–20%)
  - papilläres Karzinom (70–80%)
  - medulläres Karzinom (C-Zell-Karzinom) (3–10%)
  - gering differenziertes Karzinom (4–7%)
  - undifferenziertes (anaplastisches) Karzinom (< 3%)
  - andere maligne epitheliale Tumoren
- nichtepitheliale Tumoren:
  - maligne Lymphome
  - verschiedene Tumoren
- Metastasen in der Schilddrüse
- nicht klassifizierbare Tumoren
- tumorähnliche Läsionen

Die Prozentzahlen geben die relative Inzidenz der Typen maligner Tumoren der Schilddrüse an (alle malignen Tumoren = 100%) und gelten für Gebiete, in denen die Struma nicht endemisch ist.

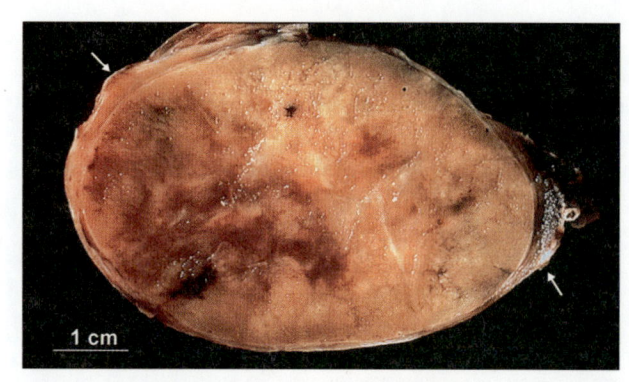

Abb. 14.9 Follikuläres Adenom der Schilddrüse. Der Tumor komprimiert das umgebende Parenchym (Pfeile) und ist durch eine Bindegewebekapsel begrenzt.

dass auch in multinodösen Strumen mindestens 60% der Knoten monoklonal sind und somit Neoplasien entsprechen.

Morphologie

Adenome treten solitär, aber auch multipel auf und sind von einer **Kapsel** scharf begrenzt. Der Durchmesser beträgt selten über 4 cm. Das umgebende Parenchym ist durch das Tumorwachstum komprimiert (➤ Abb. 14.9).

Mikroskopisch sind Adenome meist follikulär gebaut, wobei die Follikel unterschiedlich weit sein können. Trabekulär aufgebaute Adenome enthalten oft lichtmikroskopisch kaum erkennbare Mikrofollikel. Der Phänotyp der Tumorzellen gleicht dem der normalen Schilddrüsenfollikelepithelzelle. Die Tumoren können teilweise oder vollständig aus Onkozyten aufgebaut sein (mitochondrienreiche Zellen mit in der HE-Färbung eosinophil gefärbtem granulärem Zytoplasma; onkozytäre Variante des follikulären Adenoms). Selten sind hellzellige follikuläre Adenome: Das Zytoplasma dieser Tumorzellen enthält reichlich Glykogen.

Kapseldurchbrüche bzw. **Gefäßeinbrüche** dürfen definitionsgemäß **nicht vorhanden** sein. Insbesondere bei hyperzellulären Formen des follikulären Adenoms (meist mikrofollikulärer/trabekulärer Aufbau) muss ein Karzinom histologisch aufwendig ausgeschlossen werden. Durch Blutungen können diese Knoten rasch an Volumen zunehmen und Schmerzen verursachen. Die morphologische Differenzialdiagnose zwischen einem hyperplastischen Knoten und einem Adenom ist schwierig – da beide Knotenformen gutartig sind, kommt dieser Differenzialdiagnose klinisch aber auch keine Bedeutung zu.

Molekularpathologie

In einem Teil der follikulären Adenome finden sich Mutationen des H-Ras-Gens, Trisomien des Chromosoms 7 und Translokationen zwischen Chromosom 2 und 19.

Andere benigne Tumoren

Alle weiteren benignen Tumoren sind ausnahmslos Seltenheiten: hyalinisierende trabekuläre Tumoren, Adenolipome, Teratome, Hämangiome, Granularzelltumoren, Paragangliome.

Follikuläres Karzinom

Definition Das follikuläre Karzinom (➤ Abb. 14.10) ist ein **maligner epithelialer Tumor** mit **Follikelzell-Differenzierung,** jedoch ohne die charakteristischen Kernveränderungen des papillären Karzinoms.

Epidemiologie Follikuläre Karzinome treten in Knotenstrumen und damit in **Jodmangelgebieten** wesentlicher häufiger auf als in der nicht vergrößerten Schilddrüse. Sie machen in Struma-Endemiegebieten bis zu 40% der klinisch relevanten malignen Schilddrüsentumoren aus. Die Inzidenz sinkt mit dem Rückgang der Strumainzidenz bei entsprechender Jodprophylaxe (➤ Kap. 14.3). In Gebieten mit ausreichender Jodversorgung sind nur 10–20% der Schilddrüsenmalignome follikuläre Karzinome.

Morphologie

Follikuläre Karzinome kommen in einer minimal oder grobinvasiv wachsenden Form vor. Die gekapselte (minimal invasive) Form zeigt in der Regel eine auffallend breite Kapsel. Während die grob-invasiv wachsende Form **makroskopisch** bereits als Malignom zu erkennen ist, ist die gekapselte Form nur histologisch vom follikulären Adenom zu unterscheiden.

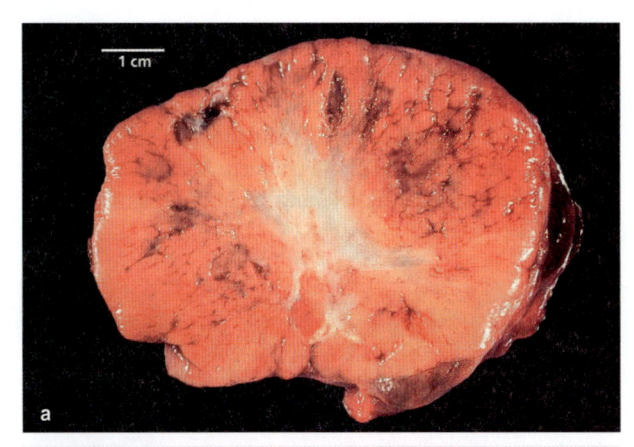

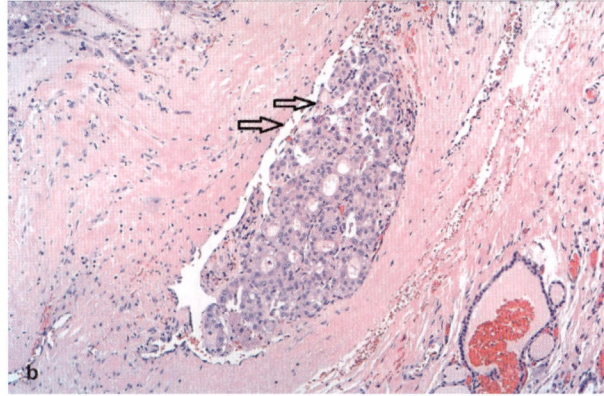

Abb. 14.10 Follikuläres Karzinom der Schilddrüse. a Großer Tumor mit zentraler Fibrose (weiß). **b** Das Tumorparenchym ist aus kleinen Follikeln mit wenig Kolloid aufgebaut. Zellen und Kerne sind monomorph. Das Karzinom ist in ein Gefäß eingebrochen, flache Endothelzellen sind auf der Gefäßwand und auf dem Tumorzapfen zu erkennen (Pfeile). Rechts unten im Bild normales umgebendes Schilddrüsenparenchym.

Mikroskopisch zeigen die follikulären Karzinome unterschiedlich große Follikel mit Zellen, die dem Phänotyp der Follikelepithelzellen ähnlich sind (➤ Abb. 14.10b, ➤ Abb. 14.17). Im trabekulären Tumortyp sind die Mikrofollikel oft kaum zu erkennen. Das Knotenzentrum ist oft fibrosiert und enthält Reste von Blutungen (Hämosiderin).

Entscheidende Malignitätskriterien sind Durchbrüche der Tumorkapsel mit Infiltration des umgebenden Gewebes sowie Einbrüche in einzelne kleine Kapselgefäße **(minimal invasives Karzinom)** oder in zahlreiche Kapselgefäße und große Venen **(grob invasives Karzinom).** Daher ist auch die zytologische Diagnose eines follikulären Schilddrüsenkarzinoms unmöglich (➤ Kap. 14.7). Follikuläre Karzinome können teilweise oder ganz aus Onkozyten oder selten aus hellen Zellen (mit Glykogen im Zytoplasma) bestehen. Bei der letzteren Variante muss der Tumor von einer Metastase eines klarzelligen Nierenkarzinoms abgegrenzt werden.

Molekularpathologie
In bis 40% finden sich Pax8-PPARγ-Translokationen t(2;3)(q13; p25). Amplifikation des c-ras-Onkogens und Punktmutationen in den Ha-ras-, N-ras- und K-ras-Onkogenen sind bei einem Teil der follikulären Karzinome ebenfalls nachzuweisen.

Metastasierung Das follikuläre Karzinom metastasiert vorwiegend **hämatogen** in Lunge, Skelett und Gehirn.
Prognose Das minimal invasive follikuläre Karzinom zeigt bei korrekter Diagnostik und gezielter Therapie eine mittlere 10-Jahre-Überlebensrate von über 95%, das wesentlich seltenere grob invasive Karzinom von 40–80%.

Papilläres Karzinom

Definition Das papilläre Karzinom ist ein maligner epithelialer Tumor mit **typischen Kernveränderungen** (Milchglaskerne, Kernkerben, Kerneinschlüsse; ➤ Abb. 14.11a).
Epidemiologie Das papilläre Karzinom ist sowohl außerhalb von Struma-Endemiegebieten (70–80% aller Schilddrüsenkarzinome) als auch in Endemiegebieten (über 50%) der häufigste maligne Schilddrüsentumor.

Pathogenese
Das papilläre Karzinom entsteht in einer nicht vergrößerten Schilddrüse ebenso häufig wie in einer Struma. Durch Bestrahlung der Kopf-Hals-Region und nach Strahlenunfällen treten hauptsächlich papilläre Karzinome auf.

Morphologie
Im Schnitt kann der Tumor durch eine Kapsel begrenzt sein. Sie kann aber auch fehlen. Die Schnittfläche ist weiß bis grau.

Mikroskopisch (➤ Abb. 14.11b–d) bestehen papilläre Karzinome meist aus einer Mischung papillärer und unregelmäßig geformter, länglich verzogener Follikel, wobei der follikuläre Anteil sehr unterschiedlich ausgeprägt sein kann. Es kommen aber auch solide Zellverbände und Plattenepithelmetaplasien vor. Aufgrund ihres histologischen Erscheinungsbildes unterscheidet man eine Reihe morphologischer Varianten (z.B. follikuläre, solide, oxyphile und großzellige Variante).

Für die Diagnose eines papillären Karzinoms sind – unabhängig vom histologischen Erscheinungsbild – jedoch ausschließlich die charakteristischen **Kernveränderungen** entscheidend: Der Zellkern ist deutlich vergrößert und zeigt oft einen **Milchglasaspekt,** d.h. es besteht ein sehr feinkörniges Chromatin mit an die Kernmembran angelagertem Heterochromatin. Die Kernmembran selbst ist unregelmäßig geformt und eingekerbt („nuclear grooving"). Zudem können Zytoplasmaausläufer in den Kern hineinragen (**Pseudo-Kerneinschlüsse**). Die Tumorzellen sehen lichtmikroskopisch wie übereinandergeschachtelt aus. Verzweigte Papillen mit einer fibrovaskulären Achse, die in das Follikellumen hineinragen, haben dem papillären Karzinom den Namen gegeben, sind für die Diagnose aber alleine nicht ausreichend. Ziemlich häufig treten auch Kalzispheriten (**Psammomkörper**) auf (➤ Abb. 14.11d). Ihr Durchmesser beträgt bis ca. 10 µm. Da diese Psammomkörper in anderen Schilddrüsentumoren praktisch nicht vorkommen, können sie diagnostisch verwendet werden.

Ein kleines papilläres Karzinom (Durchmesser unter 10 mm), das histologisch zufällig entdeckt wird und bei einem über 19-jährigen Patienten auftritt, wird als **papilläres Mikrokarzinom** bezeichnet und hat eine exzellente Prognose. Papilläre Mikrokarzinome ohne klinische Bedeutung findet man bei genauer histologischer Suche bei ca. 30% der Bevölkerung, weshalb dafür auch die Bezeichnung „**papillärer Mikrotumor**" diskutiert wird.

Molekularpathologie
70–80% der papillären Karzinome weisen eine der folgenden genetischen Veränderungen auf: Mutationen im BRAF-Gen, RET/PTC- oder NTRK1-Translokationen. Alle dieser Veränderungen führen zu einer Aktivierung der MAPK-Signalkaskade.

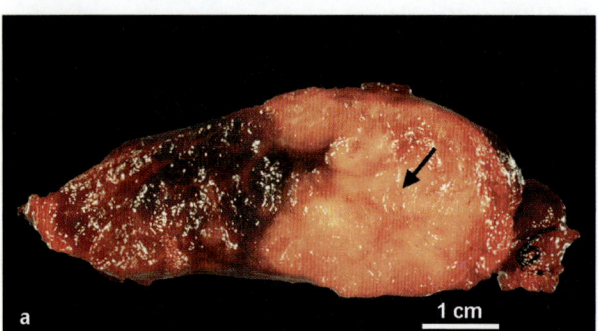

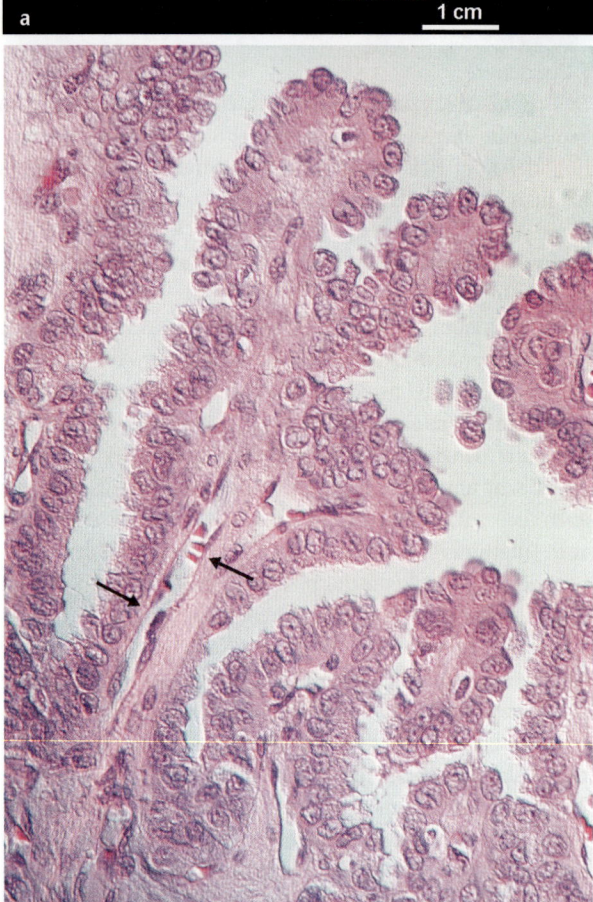

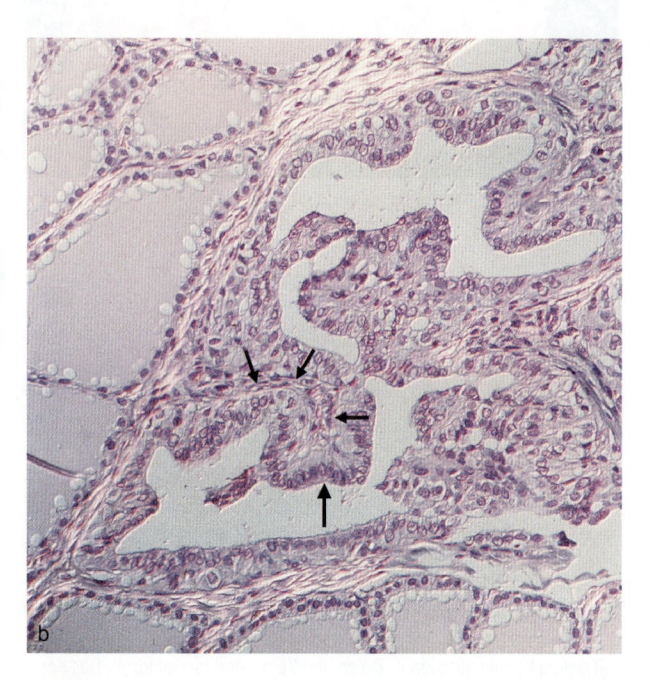

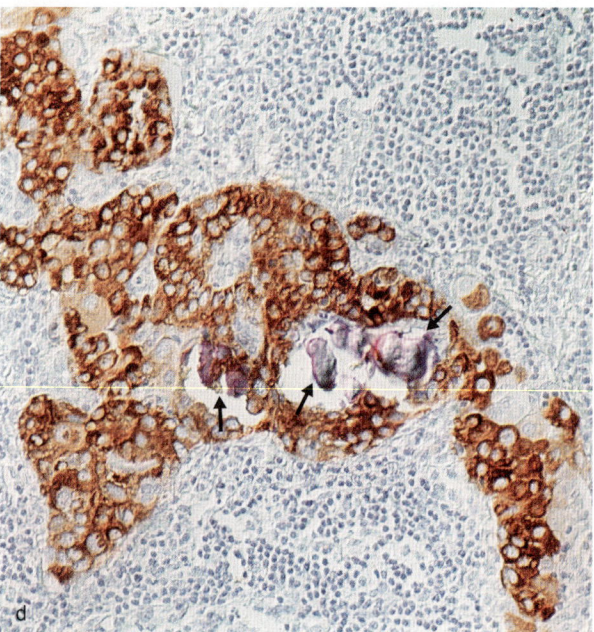

Abb. 14.11 Papilläres Karzinom der Schilddrüse. a Hemithyroidektomie. Der kleine Tumor liegt rechts auf dem Schnitt in einem nicht vergrößerten Schilddrüsenlappen (Pfeil); **b** Im Schilddrüsenparenchym Tumorgewebe mit verzogenen Follikeln und Papillen (großer Pfeil), die eine Bindegewebe-Gefäßachse enthalten (kleine Pfeile). Das Epithel ist zylindrisch, die Kerne liegen sehr dicht. HE, Vergr. 200-fach; **c** Papillen, in denen die Bindegewebe-Gefäßachse deutlich sichtbar ist (Pfeile). Die Kerne der Tumorzellen sind ziegelartig übereinandergeschachtelt. HE, Vergr. 400-fach; **d** Lymphknotenmetastase: Das Tumorgewebe produziert Thyreoglobulin (braun) und enthält einige Mikroverkalkungen (Psammomkörper; Pfeile). Immunzytochemische Reaktion für Thyreoglobulin, Vergr. 200-fach.

Metastasierung Das papilläre Karzinom metastasiert **lymphogen**, vor allem in die regionären Halslymphknoten. Zur hämatogenen Metastasierung (vorwiegend in die Lunge) kommt es erst relativ spät.

Prognose Bei korrekter Diagnostik und gezielter Therapie weist das papilläre Karzinom allgemein eine gute Prognose auf. Vor allem bei Patienten unter 45 Jahren entspricht die Lebenserwartung sogar bei Tumoren mit Fernmetastasierung nahezu derjenigen der gesunden Kontrollpopulation. Bei älteren Patienten verläuft die Krankheit aggressiver. Im Mittel überleben ca. 80% dieser Patienten 10 Jahre.

Medulläres Karzinom

Definition Das medulläre Karzinom (> Abb. 14.12a) ist ein maligner Tumor mit **phänotypischer C-Zell-Differenzierung**. Die wichtigsten Aspekte der Mehrzahl dieses Karzinomtyps sind:

- Produktion von Kalzitonin und karzinoembryonalem Antigen (CEA); das basale und stimulierte Serum-Kalzitonin werden klinisch zum Tumor-Screening, Kalzitonin und CEA auch zur Verlaufsbeobachtung des medullären Karzinoms eingesetzt. In unterschiedlicher Ausprägung exprimieren medulläre Karzinome auch „calcitonin gene-related peptide" (CGRP), Somatostatin, Gastrin-releasing-Peptid (GRP), Serotonin, ACTH und/oder Prostaglandine.
- Immunhistochemisch neuroendokriner Phänotyp der Tumorzellen, d.h. Nachweis von Synaptophysin (in Vesikeln) sowie von Chromogranin A (in der Matrix der neurosekretorischen Granula). Die Vesikel und Granula können auch elektronenmikroskopisch nachgewiesen werden.
- Häufige Einlagerung von endokrinem Amyloid im Stroma.

Epidemiologie Der Tumor macht 3–10% der malignen Schilddrüsentumoren aus. Er kann **sporadisch** (über 75%) oder **familiär** (autosomal dominant) auftreten. Der sporadische Tumor tritt meist solitär, der vererbte multilokulär auf.

Das **familiäre medulläre Karzinom** tritt im Rahmen einer MEN 2 (multiple endokrine Neoplasie, > Kap. 18.3) auf. Diese beruht auf einer Keimbahnmutation des RET-Protoonkogens (Chromosom 10; Locus 10q11.2).

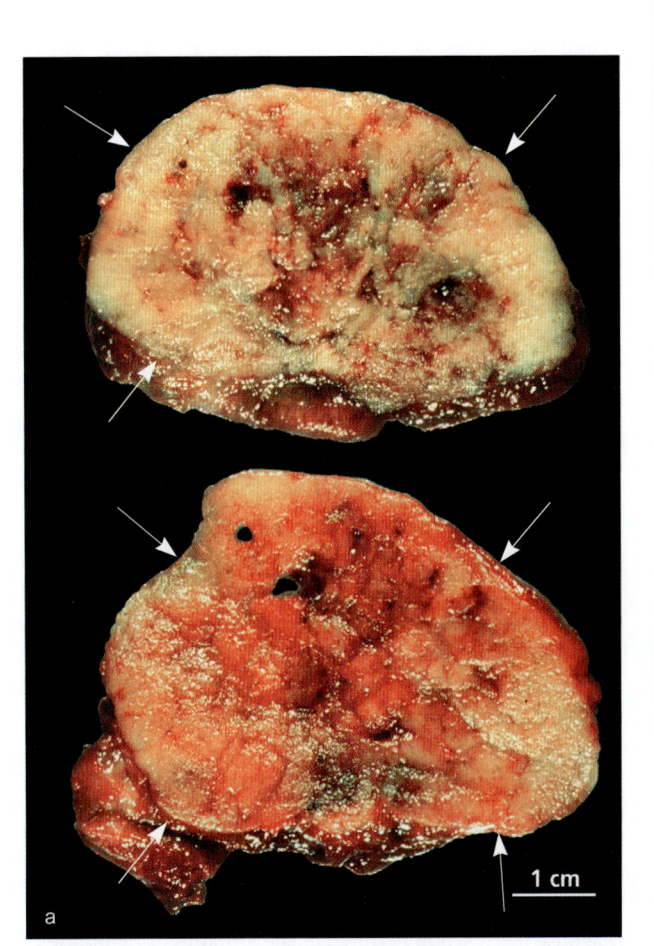

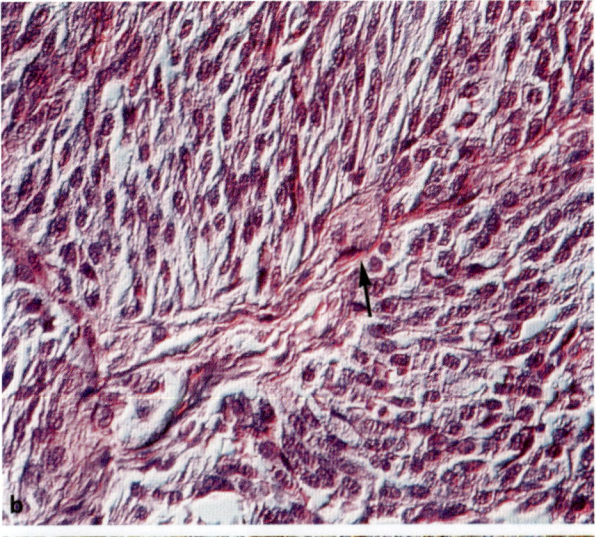

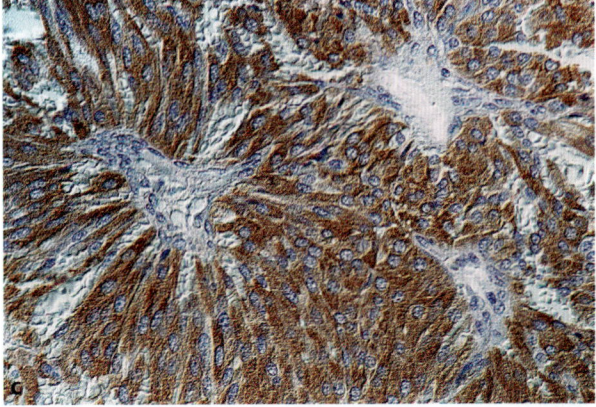

Abb. 14.12 Medulläres Karzinom der Schilddrüse. a Thyroidektomie: stark vergrößerter Schilddrüsenlappen; Die Schnittfläche ist derb und grau-gelb und zeigt frische Einblutungen (Pfeile); **b** Platten, bestehend aus spindeligen Tumorzellen. Mäßig stark ausgeprägte Zell- und Kernpolymorphie. Wenig Amyloid (Pfeil). HE, Vergr. 400-fach; **c** Kalzitoninproduktion durch Tumorzellen. Immunzytochemische Reaktion für Kalzitonin, Reaktionsprodukt braun, Vergr. 400-fach.

Morphologie
Die Schnittfläche ist entweder weich und grau-gelb oder derb und grau. **Histologisch** (➤ Abb. 14.12b) kann das **Bild stark variieren** – der Tumor kann solide, follikuläre oder seltener (pseudo-) papilläre oder kleinzellige Areale enthalten. Die Zellen sind polygonal oder spindelig (➤ Abb. 14.19) und häufig in Nestern angeordnet. Das Zytoplasma ist fein granuliert. Das Stroma enthält oft **Amyloid**, in dem man u.a. auch Prokalzitonin findet.

Molekularpathologie
Bei den **sporadischen** Tumoren sind in bis zu 60% somatische Missense-Punktmutationen, vor allem im Kodon 918 des Exons 16 des RET-Protoonkogens nachzuweisen. Beim familiären medullären Karzinom treten in insgesamt 7 Exons des RET-Protoonkogens aktivierende Missense-Punktmutationen auf (➤ Kap. 18.3).

Metastasierung Das medulläre Karzinom metastasiert meist früh **lymphogen** in die regionären Halslymphknoten, später **hämatogen**, u.a. in Lunge und Leber.

Prognose Das spontan auftretende medulläre Karzinom zeigt bei Fehlen von Metastasen zum Zeitpunkt der Diagnosestellung eine sehr gute Prognose. Die mittlere 10-Jahre-Überlebensrate bei Vorhandensein von Fernmetastasen beträgt dagegen lediglich 40%. Genetisch determinierte medulläre Schilddrüsenkarzinome im Rahmen einer MEN 2 treten teilweise wesentlich früher auf als sporadische Tumoren und verlaufen teilweise auch deutlich aggressiver. Bei MEN-2-Patienten ist das medulläre Karzinom die für den klinischen Verlauf maßgebliche Neoplasie (➤ Kap. 18.3). Betroffene Kinder aus bekannten MEN-2-Familien werden in Abhängigkeit der Lokalisation der Mutation bereits wenige Monate nach der Geburt thyroidektomiert, um schon die Entstehung (frühzeitig metastasierungsfähiger) medullärer Karzinome zu verhindern.

Gering differenziertes Karzinom

Definition Karzinom mit Follikelzell-Differenzierung und typischen histologischen Merkmalen, das morphologisch und bezüglich seines biologischen Verlaufs zwischen den gut differenzierten (follikulären und papillären) und anaplastischen Karzinomen liegt.

Epidemiologie Die Häufigkeit in Gebieten mit Jodmangel beträgt 4–7% der Schilddrüsenkarzinome.

Ätiologie Dieser Tumor kann sowohl spontan als auch über ein vorbestehendes follikuläres oder papilläres Karzinom entstehen.

Morphologie
Makroskopisch ist der Tumor meist nicht von differenzierten Karzinomen zu unterscheiden.

Mikroskopisch zeigen diese Tumoren ein **solides, trabekuläres** und/oder **insuläres** Wachstumsmuster. Die Karzinome zeigen reichlich Gefäßeinbrüche, **vermehrt Mitosen** (> 3/10 HPF) und meist auch **Nekrosen.** Typisch ist auch die deutlich reduzierte immunhistochemische Expression von Thyreoglobulin. Lediglich ein kleiner Teil der Tumoren zeigt noch besser differenzierte papilläre oder follikuläre Karzinomanteile.

Molekularpathologie
Es bestehen oft Missense-Mutationen im Gen P53. Zusätzlich können in einigen Tumoren auch die genetischen Veränderungen eines follikulären oder papillären Karzinoms nachgewiesen werden.

Metastasierung Das wenig differenzierte Karzinom metastasiert früh sowohl **lymphogen** als auch **hämatogen**. Hämatogene Metastasen finden sich in Lunge und Knochen.

Prognose Aufgrund eines häufig verminderten oder insbesondere in Rezidiven und Metastasen fehlenden Ansprechens auf eine Radiojodtherapie werden die Patienten auch perkutan bestrahlt. Ungefähr die Hälfte der Patienten verstirbt innerhalb von 5 Jahren.

Undifferenziertes (anaplastisches) Karzinom

Definition Das anaplastische Karzinom ist ein **hochmaligner** Tumor, der aus **völlig undifferenzierten Zellen** besteht.

Epidemiologie Das anaplastische Karzinom macht weniger als **3% der malignen Schilddrüsentumoren** aus. Es tritt meist im Alter von über 60 Jahren auf.

Ätiologie Dieser Tumor kann sowohl spontan als auch über ein vorbestehendes differenziertes (follikuläres oder papilläres Karzinom) oder gering differenziertes Karzinom entstehen.

Morphologie
Makroskopisch ist der Tumor oft organüberschreitend und zeigt eine weiche, graue Schnittfläche mit **Blutungen** und **Nekrosen.**

Mikroskopisch liegt ein in der Regel **hochgradig polymorphzelliger Tumor** mit typischen landkartenartigen Nekrosen vor. Die Tumorzellen sind spindelig und/oder epitheloid, gelegentlich kommen mehrkernige Riesenzellen vor. Der Tumor bricht in Venen ein und infiltriert zum Zeitpunkt der Diagnose meist schon perithyreoidale Strukturen. Definitionsgemäß exprimiert das anaplastische Karzinom kein Thyreoglobulin.

Molekularpathologie
Es bestehen oft Missense-Mutationen im Gen P53. Zusätzlich wurden komplexe Veränderungen in einer Vielzahl von Chromosomen nachgewiesen.

Metastasierung Das anaplastische Karzinom metastasiert früh sowohl **lymphogen** als auch **hämatogen** in zahlreiche Organe. Der klinische Verlauf wird aber weitgehend von lokalen Komplikationen bestimmt (z.B. infiltrativ-destruktives Wachstum in die Trachea und die großen Halsgefäße).

Prognose Der Tumor imponiert klinisch durch auffallend rasches Wachstum (innerhalb weniger Wochen) und ist zum Zeitpunkt der Diagnose fast immer in das die Schilddrüse umgebende Gewebe eingewachsen. Das undifferenzierte Karzinom hat daher eine ausgesprochen **schlechte Prognose** und zählt zu aggressivsten menschlichen Malignomen. Ungefähr die Hälfte der Patienten verstirbt innerhalb weniger Wochen bis Monate nach Diagnosestellung (mittlere Überlebenszeit 8 Monate); weniger als 20% der Patienten überleben länger als 1 Jahr.

14.6.3 Nichtepitheliale Tumoren

Maligne Lymphome

Maligne Lymphome können in der Schilddrüse entstehen oder sie sekundär befallen. Die primären malignen Lymphome entstehen meist über eine Autoimmunthyreoiditis Hashimoto, wobei sich dabei am häufigsten Marginalzonenlymphome vom MALT-Typ entwickeln.

Weitere nichtepitheliale Tumoren

Als Rarität können auch glattmuskuläre Tumoren oder Nervenscheidentumoren sowie hochaggressive Angiosarkome in der Schilddrüse auftreten.

14.6.4 Metastasen in der Schilddrüse

Metastasen, vor allem von malignen Melanomen sowie Bronchus- und Mammakarzinomen, können in der Schilddrüse vorkommen. Sie sind meist klein und klinisch nicht relevant. Im Gegensatz dazu sind Metastasen **klarzelliger Nierenzellkarzinome** in der Schilddrüse bei asymptomatischem Primärtumor regelmäßig der erste klinische Hinweis. Die Metastasen sind histologisch schwierig von der hellzelligen Variante eines follikulären Schilddrüsenadenoms oder (seltener) -karzinoms zu unterscheiden. Der immunzytochemische Nachweis von Thyreoglobulin kann dann entscheidend sein, da Thyreoglobulin ausschließlich von Follikelepithelzellen der Schilddrüse oder den daraus entstehenden differenzierten Tumoren produziert wird.

14.7 Solitärer Knoten der Schilddrüse

Tastbare solitäre Knoten der Schilddrüse sind sehr häufig. Ihre Prävalenz beträgt 5% bei Erwachsenen außerhalb von Struma-Endemiegebieten. Bei systematischer sonografischer Untersuchung findet man Schilddrüsenknoten bei bis zu 50% der Erwachsenen.

Folgende Veränderungen äußern sich als Schilddrüsenknoten:
- hyperplastischer Kolloidknoten einer Struma
- Tumoren
- Zysten
- Narben
- Thyreoiditis (insbesondere granulomatöse Thyreoiditis)

Die Diagnostik eines solitären Schilddrüsenknotens (➤ Abb. 14.13) von über 1 cm Durchmesser bzw. eines wachsenden Schilddrüsenknotens umfasst folgende Untersuchungen, wobei bei jedem Patienten zu entscheiden ist, wie weit eine Abklärung erforderlich ist:

- Anamnese, klinische Untersuchung, Bestimmung der Serumkonzentrationen von T_3, T_4 und TSH zum Nachweis einer euthyreoten, hypo- oder hyperthyreoten Stoffwechsellage
- Sonografie zum Nachweis einer Zyste (➤ Abb. 14.14)
- Feinnadelpunktion zur zytologischen Untersuchung

Die definitive Diagnose eines tumorverdächtigen Schilddrüsenknotens wird mikroskopisch gestellt. Dazu ist die **Feinnadelpunktion** die schnellste, effizienteste und gleichzeitig schonendste Methode. Sie ist als Triageuntersuchung aufzufassen, die neoplastische Veränderungen mit hoher Sensitivität diagnostiziert. Der verdächtige Knoten wird meist unter palpatorischer und/oder sonografischer Kontrolle mit der feinen Nadel wiederholt fächerförmig angestochen. Die mikroskopischen Schneidebewegungen der Punktionsnadel genügen bei der Schilddrüse bereits für ein repräsentatives Sampling durch Kapillarkräfte. Ein hoher Aspirationsdruck erhöht lediglich den Blutanteil der Probe. Sollte die Feinnadelpunktion eines Schilddrüsenknotens kein repräsentatives Material ergeben, muss man zunächst die Untersuchung wiederholen, am besten unter Schnellbefundkontrolle. Damit gelingt es praktisch immer, diagnostische Punktate zu gewinnen (➤ Abb. 14.15, ➤ Abb. 14.16, ➤ Abb. 14.17, ➤ Abb. 14.18, ➤ Abb. 14.19).

Zytologisch sind die **nichtfollikulären Karzinome** (papillär, medullär, anaplastisch) mit hoher Treffsicherheit zu diagnostizieren. Eine chirurgische Intervention kann entsprechend geplant werden. Schwierigkeiten ergeben sich bei gut differenzierten follikulären Neoplasien: Die Differenzialdiagnose zwischen einem **follikulären Adenom** bzw. einem **hochdifferenzierten follikulären Karzinom** ist zytologisch nicht möglich, da die Unterscheidung nur an den histologischen Kriterien eines Kapseldurchbruchs oder Gefäßeinbruchs gestellt werden kann. In dieser Situation ist primär eine diagnostische Exzision des Knotens mit vollständiger histologischer Aufarbeitung anzustreben. Dabei muss man bei follikulären Tumoren möglichst große Anteile der Tumorkapsel untersuchen.

14 Schilddrüse

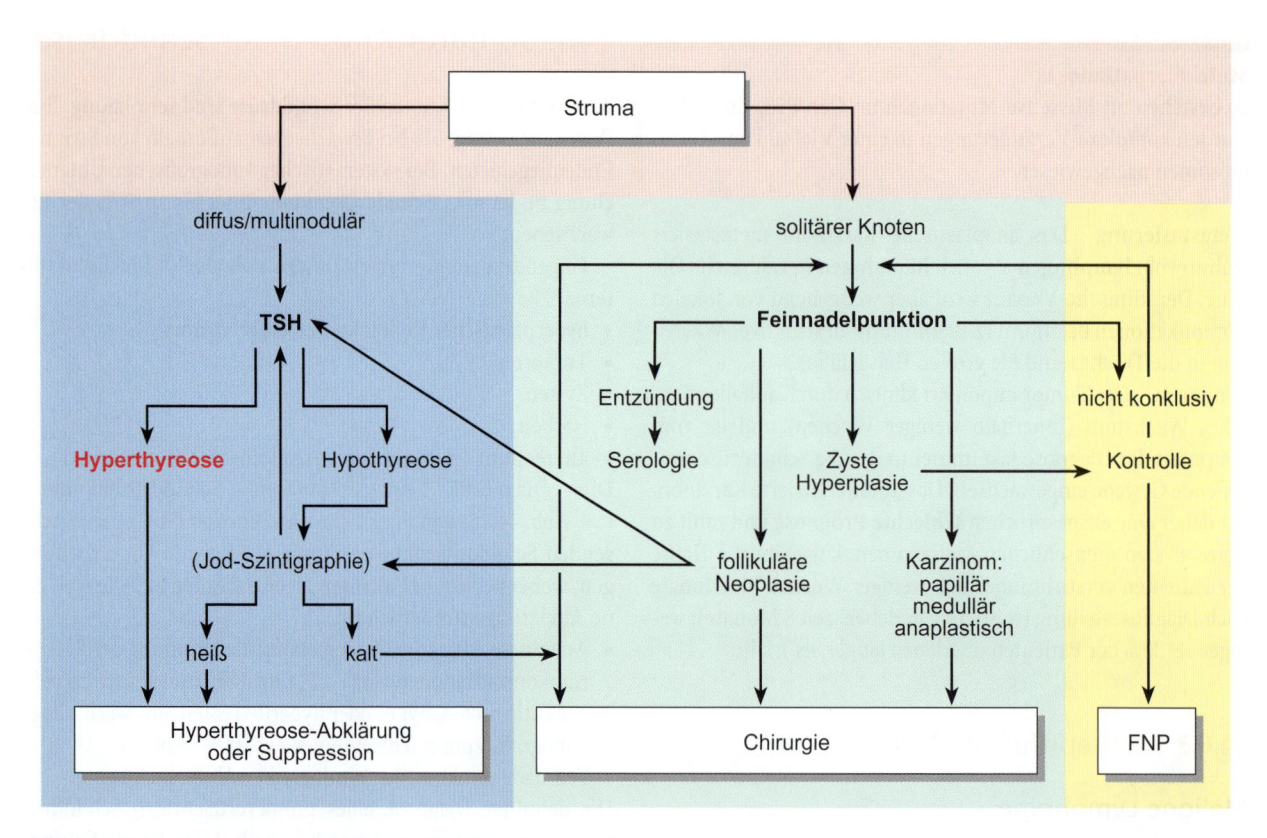

Abb. 14.13 Interdisziplinäre Abklärung einer Struma. Sie umfasst die klinische Untersuchung unter Einschluss serologischer Untersuchungen (T_3 und T_4, TSH, Kalzitonin), Sonografie (> Abb. 14.14), Szintigrafie und ggf. Elastografie. Außerdem gehört eine Feinnadelpunktion kalter Knoten zur zytologischen Untersuchung dazu. Die Feinnadelpunktion (FNP) sollte bei allen kalten Knoten mit mehr als 1 cm Durchmesser durchgeführt werden. Schilddrüsentumoren führen selten zu Schilddrüsenfunktionsstörungen, lediglich ein Teil der follikulären Adenome („toxische Adenome") führt zur Hyperthyreose.

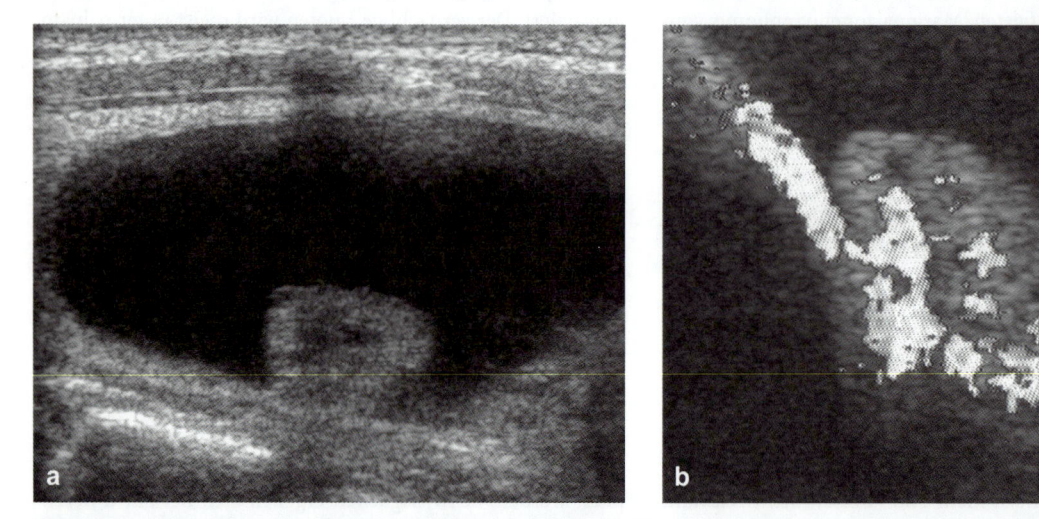

Abb. 14.14 Sonogramme bei solitärem Schilddrüsenknoten links. Die zytologische Untersuchung nach sonografisch gesteuerter Feinnadelpunktion (> Kap. 1.6.4) ergab die Diagnose „zystischer Strumaknoten". Die histologische Diagnose am Operationspräparat lautete „zystische Knotenstruma". **a** Große zystische Läsion mit wandständiger, solider Raumforderung (unten). **b** Im Power-Doppler-Mode stellt sich die solide Raumforderung als gut perfundiert dar (Bilder: K.-P. Jungius, Institut für Diagnostische Radiologie, Universitätsspital Zürich).

14.7 Solitärer Knoten der Schilddrüse

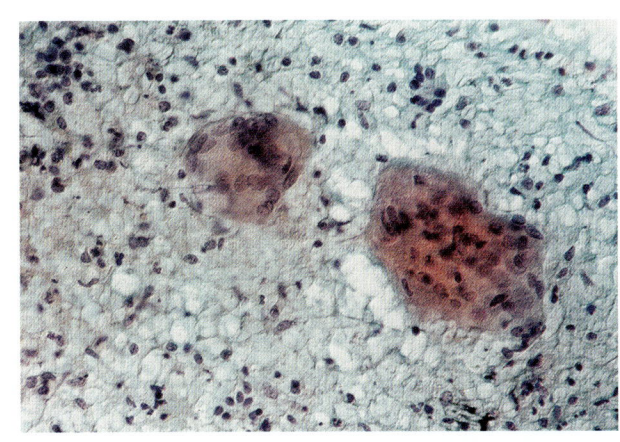

Abb. 14.15 Granulomatöse Thyreoiditis: Feinnadelpunktat. Mehrkernige histiozytäre Riesenzellen, vereinzelte Epitheloidzellen mit länglichen hellen, taillierten Kernen auf lockerem, gemischtzellig entzündlichem Hintergrund. Papanicolaou-Färbung, Vergr. 400-fach (vgl. ➤ Abb. 14.4).

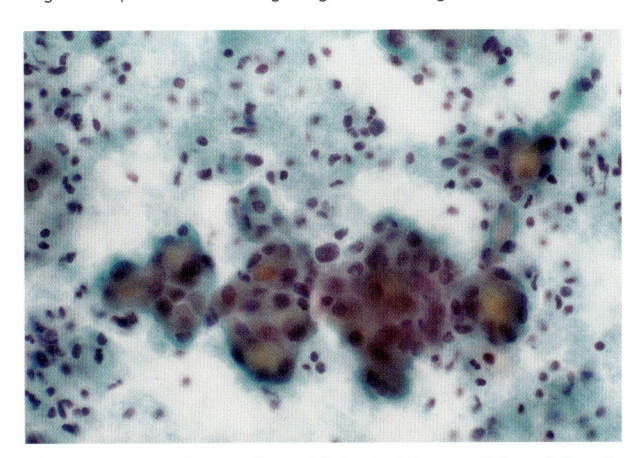

Abb. 14.16 Autoimmunthyreoiditis Hashimoto: Feinnadelpunktat. Verbände onkozytär umgewandelter Thyreozyten mit geringgradiger Polymorphie und mikrofollikulären, wenig Kolloid enthaltenden Follikeln auf lymphozytärem entzündlichem Hintergrund. Papanicolaou-Färbung, Vergr. 400-fach (vgl. ➤ Abb. 14.5).

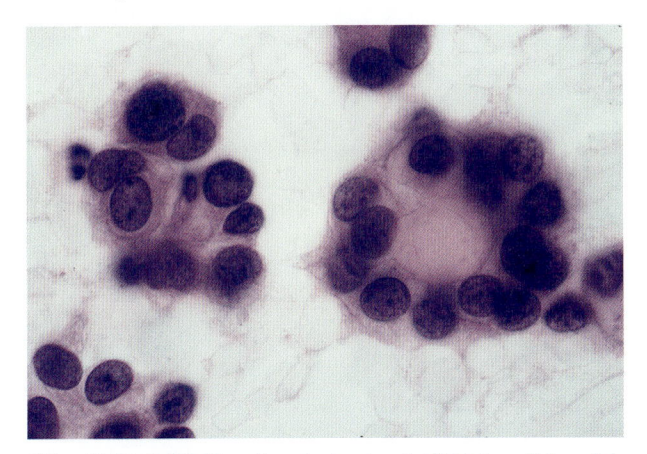

Abb. 14.17 Follikuläre Neoplasie der Schilddrüse: Feinnadelpunktat. Zellreiches Punktat mit zahlreichen Mikrofollikeln (rechts) und wenig Kolloid. Es kann sich um ein follikuläres Adenom oder ein follikuläres Karzinom handeln. Kapseldurchbrüche und Gefäßeinbrüche können nur histologisch diagnostiziert werden. Eine histologische Abklärung ist deshalb indiziert. Papanicolaou-Färbung, Vergr. 630-fach (vgl. ➤ Abb. 14.10).

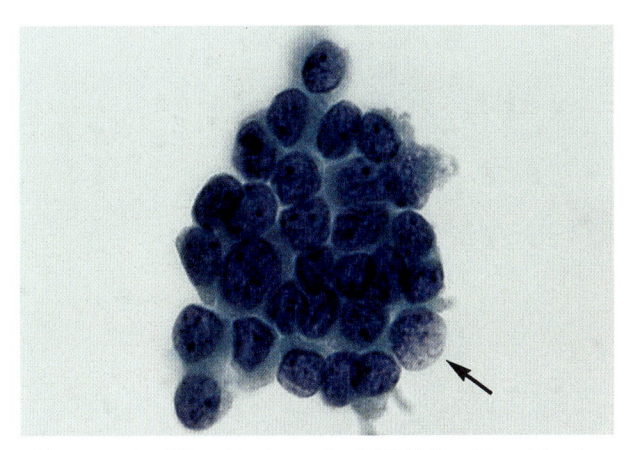

Abb. 14.18 Papilläres Karzinom der Schilddrüse: Feinnadelpunktat. Dieser Tumor weist zytologisch einen pseudopapillären Verband (ohne sichtbare Stromaachse) auf, außerdem ziegeldachartige Übereinanderschachtelung der Zellkerne und eine charakteristische Kernmorphologie. Unscharf aufgehelltes Chromatin, das milchig-transparent erscheint, wird als Milchglasaspekt („ground glass nuclei", „orphan Annie's eyes") bezeichnet (Pfeil). Die Kerne erinnern zudem häufig an Kaffeebohnen wegen streifenförmiger Chromatinkondensation („nuclear grooves") in der Mitte der Kerne. Diese Kerneigenschaften finden sich auch bei follikulären Wuchsformen des papillären Karzinoms. Papanicolaou-Färbung, Vergr. 630-fach (vgl. ➤ Abb. 14.11).

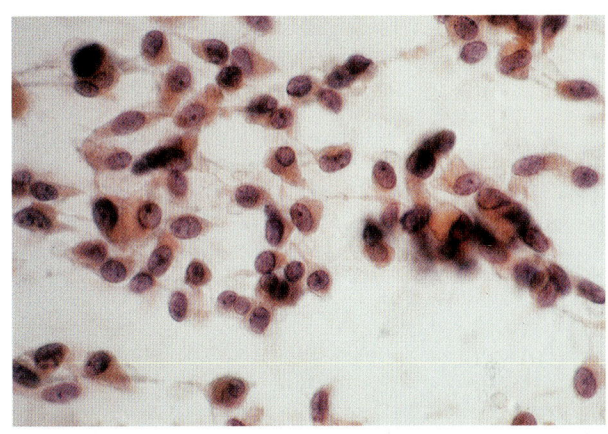

Abb. 14.19 Medulläres Karzinom der Schilddrüse: Feinnadelpunktat. Der Tumor imponiert im Punktat meist polygonal bis spindelzellig mit granuliertem Zytoplasma. Die Kerne liegen exzentrisch und zeigen typischerweise ein grobscholliges Chromatinmuster („Salz-und-Pfeffer-Muster"). Die Kalzitonin-Immunzytochemie kann bereits am zytologischen Präparat die Diagnose sichern. Immunzytochemische Darstellung von Kalzitonin. Papanicolaou-Färbung, Vergr. 450-fach (vgl. ➤ Abb. 14.12).

KAPITEL 15

A. Perren, P. Komminoth *

* In der Vorauflage unter Mitarbeit von G. Klöppel

Nebenschilddrüsen

15.1 Normale Struktur und Funktion 323

15.2 Agenesie und Aplasie 324

15.3 Hyperparathyreoidismus 324
15.3.1 Primärer Hyperparathyreoidismus 324
15.3.2 Sekundärer und tertiärer Hyperparathyreoidismus 326

15.4 Hypoparathyreoidismus 327

Zur Orientierung

Eine Erhöhung der Konzentration des ionisierten Kalziums im Serum wird heute häufig in Laboruntersuchungen festgestellt. Eine der Ursachen kann eine Überfunktion der Nebenschilddrüsen sein. Der primäre **Hyperparathyreoidismus** verursacht unspezifische Symptome wie depressive Verstimmung und vermehrte Müdigkeit und wird daher heute bei der Hälfte der Patienten zufällig aufgrund einer Hyperkalzämie entdeckt. Von der klassischen Symptomentrias **„Stein-, Bein- und Magenpein"** ist dank der früheren Erkennung der Krankheit nur die Nephrolithiasis übrig geblieben. Im Rahmen einer Niereninsuffizienz kann es infolge eines renalen Kalziumverlusts zu einem sekundären oder tertiären Hyperparathyreoidismus mit Knochenschmerzen und einer Schwäche der proximalen Muskulatur kommen.

15.1 Normale Struktur und Funktion

Die Nebenschilddrüsen entstehen aus den Schlundtaschen – die oberen aus dem Endoderm der 4., die unteren aus der 3. Schlundtasche. Meist werden 4 Drüsen angelegt. Bei ca. 10% der Menschen entwickeln sich entweder nur 2 oder aber bis zu 6 Drüsen.

Beim Erwachsenen ist die Nebenschilddrüse oval und von einer dünnen Kapsel umgeben, **4–6 mm** im größten Durchmesser. Das Gewicht der Einzeldrüse beträgt **35–40 mg.** Die Schnittfläche ist rehbraun. Die oberen Drüsen liegen auf der Hinterfläche nahe dem oberen Pol der Schilddrüsenlappen; die Lage der unteren Drüsen ist unregelmäßiger – sie können am Unterpol des Schilddrüsenlappens oder ektopisch im Thymus bzw. im umgebenden Gewebe liegen.

Mikroskopisch bestehen die Nebenschilddrüsen beim Kind nahezu ausschließlich aus Parenchymzellen und zartem Stroma. Bis zum Alter von 25 Jahren nimmt der Anteil an Fettgewebe bis auf ca. 30% zu. Danach bleibt er mehr oder weniger konstant.

Das Parenchym besteht hauptsächlich aus den **Hauptzellen** mit einem Durchmesser von 10–20 μm. Ihr Glykogengehalt schwankt stark, der Kern ist rund und liegt zentral. Beim Erwachsenen kommen regelmäßig **Onkozyten** (eosinophile Zellen) mehr oder weniger zahlreich in Gruppen vor. Sie sind deutlich größer als die Hauptzellen (Durchmesser 20–40 μm). Es gibt auch Übergangsformen zwischen Hauptzellen und Onkozyten. Elektronenmikroskopisch ist der Golgi-Apparat in der Hauptzelle groß und die Zahl der Mitochondrien relativ niedrig, während beim Onkozyten die Mitochondrien dominieren.

Regulation des Kalzium-Phosphat-Stoffwechsels

Parathormon (PTH), das Hormon der Nebenschilddrüsen, ist ein Peptid mit 84 Aminosäuren. Nach der Sekretion wird es sehr rasch in ein N-terminales Fragment von 34 Aminosäuren mit einer sehr kurzen Halbwertszeit im Serum (Minuten) und in ein C-terminales Fragment mit einer Halbwertszeit im Serum von mehreren Stunden gespalten. Die biologisch relevante Aktivität wird vom N-terminalen Peptidfragment vermittelt.

PTH ist einer der wichtigsten **Regulatoren des Kalziumstoffwechsels.** Es erhöht die Konzentration des ionisierten Kalziums in der Extrazellularflüssigkeit. Seine Sekretion wird durch die Serumkonzentration von ionisiertem Kalzium über einen Kalziumrezeptor in der Membran der Nebenschilddrüsenzellen gesteuert. Hauptzielorgane des PTH sind Niere und Knochen; eine indirekte Wirkung übt das Hormon auch auf die Dünndarmmukosa aus.

PTH bewirkt direkt und indirekt eine **Erhöhung der Serumkonzentration** sowohl des Gesamtkalziums als auch des sofort verfügbaren ionisierten **Kalziums.**
Direkte Wirkungen PTH stimuliert die **Kalziumrückresorption** im proximalen Nierentubulus aus dem Glomerulusfiltrat über ein kalziumbindendes Protein sowie die **Phosphatexkretion.** PTH **mobilisiert Kalzium,** einerseits aus der löslichen Fraktion des Knochens (rasche Wirkung), andererseits über die Knochenresorption via Osteoklasten (prolongierte Wirkung).
Indirekte Wirkungen PTH stimuliert das geschwindigkeitsbestimmende Enzym der Niere, die **1α-Hydroxylase,** die das 25-Hydroxycholecalciferol zu 1,25-Dihydroxycholecalciferol hydroxyliert. Dieser aktive Metabolit des Vitamins D$_3$ (Cholecalciferol) stimuliert die Kalziumaufnahme durch die Mukosa des Dünndarms. Die Parathormonsekretion wird durch die Serumkonzentration des Kalziums über einen negativen Feedback-Mechanismus gesteuert.

Das strukturell dem PTH verwandte Hormon „**parathyroid hormone-related protein**" wird von Zellen verschiedener Organe sezerniert (z.B. Chondrozyten) und wirkt lokal: Es reguliert die lokale Organisation von Knorpel sowie Interaktionen zwischen Epithelien und Mesenchym, z.B. in der Mamma und bei der Zahnentwicklung. Dabei spaltet es sich in verschiedene Peptide auf.

Eine weitere phosphaturische Substanz, **FG-23** („fibroblast growth factor") wird von Osteozyten sezerniert.

15.2 Agenesie und Aplasie

Agenesie und Aplasie der Nebenschilddrüsen sind Entwicklungsstörungen der 3. und 4. Schlundtasche und mit dem Leben nicht vereinbar. Die seltene Hypoplasie führt zum Hypoparathyreoidismus (➤ Kap. 15.4).

15.3 Hyperparathyreoidismus

Definition Der Hyperparathyreoidismus beruht auf einer inadäquat gesteigerten PTH-Sekretion der Nebenschilddrüsen. Beim **primären** Hyperparathyreoidismus liegt die auslösende Ursache in der Nebenschilddrüse, Folge ist eine **Hyperkalzämie.**

Beim **sekundären** Hyperparathyreoidismus besteht eine periphere Resistenz gegenüber der Parathormonwirkung, meist infolge einer Nierenerkrankung. Als Folge entsteht eine Hypokalzämie. Diese führt über den oben erwähnten Regelkreis zur adäquat gesteigerten Parathormonsekretion, also zur **Normokalzämie.**

15.3.1 Primärer Hyperparathyreoidismus

Definition Eine erhöhte Serumkonzentration von Parathormon mit Hyperkalzämie, Hypophosphatämie und Hyperkalzurie, verursacht durch ein **Adenom** oder eine **primäre Hyperplasie** der Nebenschilddrüsen.
Epidemiologie Der Hyperparathyreoidismus ist im mittleren Lebensabschnitt am häufigsten. Die Prävalenz beim Erwachsenen beträgt 0,1–0,5%. Frauen sind häufiger betroffen als Männer. Beim jungen Menschen ist der primäre Hyperparathyreoidismus die führende Ursache einer **Hyperkalzämie,** beim älteren Menschen ist die Hyperkalzämie in erster Linie bedingt durch maligne Tumoren (Plasmozytom, Knochenmetastasen, paraneoplastische Hyperkalzämie durch Sekretion von PTH-related protein). Alle übrigen Ursachen einer Hyperkalzämie sind heute selten.

Das solitäre **Adenom** einer Nebenschilddrüse dominiert als Ursache des primären Hyperparathyreoidismus (ca. **80%** der Patienten). Selten bestehen 2 Adenome (2–3%) oder 1 **Karzinom (2–3%).** Eine **primäre Hyperplasie** tritt bei ca. **15%** der Patienten auf.

Ätiologie und Pathogenese
Die meisten Nebenschilddrüsentumoren sind **sporadisch,** ihre Ursache ist nicht bekannt. **Familiär** treten Nebenschilddrüsenadenome oder die primäre Hyperplasie im Rahmen genetischer Erkrankungen (z.B. einer MEN 1) auf (➤ Kap. 18.2).

Morphologie
- Das **Adenom** (➤ Abb. 15.1a) der Nebenschilddrüse wiegt im Allgemeinen zwischen 0,5 und 5 g. Der Tumor ist von einer Kapsel umgeben, weich und braun. Gelegentlich können Adenome in ektopischen Drüsen auftreten. **Mikroskopisch** (➤ Abb. 15.1b) besteht das Adenom aus monomorphen Zellformationen, die durch feine Bindegewebssepten mit reichlichen Kapillaren voneinander getrennt sind. Die Struktur ist solide und/oder follikulär. Folliküläre Abschnitte können Schilddrüsengewebe sehr ähnlich sehen. Fettgewebe fehlt praktisch vollständig. Meist besteht das Adenom aus Hauptzellen, die teilweise ein optisch leeres Zytoplasma aufweisen (herausgelöstes Glykogen). Oft sind Gruppen von Onkozyten vorhanden und gelegentlich sind polymorphe Kerne zu finden. Mitosen lassen sich im Allgemeinen nicht nachweisen. Bei günstig liegendem Schnitt kann eine kleine Kappe normalen Nebenschilddrüsenparenchyms mit Fettgewebe vorhanden sein (➤ Abb. 15.1b). Dies hilft bei der schwierigen Differenzialdiagnose gegenüber einer Hyperplasie. Beim Adenom sind die restlichen Drüsen nicht vergrößert.

- Das **Karzinom** der Nebenschilddrüsen ist meist größer als ein Adenom und oft mit dem umgebenden Gewebe verwachsen. Diese Invasion der Kapsel ist mit Mitosen und Einbrüchen in Venen das wichtigste diagnostische Kriterium für das Karzinom. Metastasen treten, wenn überhaupt, in regionären Lymphknoten auf. Der Verlauf ist im Allgemeinen lang, oft sterben die Patienten an Komplikation des Hyperparathyreoidismus, d.h. der Hyperkalzämie, und nicht unmittelbar durch die Tumorausbreitung.
- Die **primäre Hyperplasie** macht ca. 15% aller Nebenschilddrüsenveränderungen beim primären Hyperparathyreoidismus aus; ca. 12% bestehen in einer Hauptzellhyperplasie, ca. 3% in einer Hyperplasie der wasserhellen Zellen. Es sind alle Nebenschilddrüsen betroffen, allerdings oft unterschiedlich stark. Bei der Hauptzellhyperplasie (Gesamtgewicht der 4 Nebenschilddrüsen um 1 g) sind die Drüsen weich, gelb-braun, manchmal enthalten sie kleine Pseudozysten. Mikroskopisch fehlt Fettgewebe aufgrund der Verdrängung durch das Parenchym weitgehend. Das Parenchym besteht aus Hauptzellen, oft mit Gruppen von Onkozyten. Die Hyperplasie kann knotig sein, sodass sie dann schwierig von einem Adenom zu unterscheiden ist und alle Nebenschilddrüsen bioptisch untersucht werden müssen. Bei der seltenen wasserhellen Hyperplasie liegt das Gesamtgewicht der Drüsen zwischen 5 und 10 g. Die Histologie unterscheidet sich von derjenigen der Hauptzellhyperplasie in der Größe der Zellen (Durchmesser bis 40 µm) und das optisch leere Zytoplasma. Die Zellkerne liegen charakteristischerweise entlang der Bindegewebe-Gefäß-Achse.

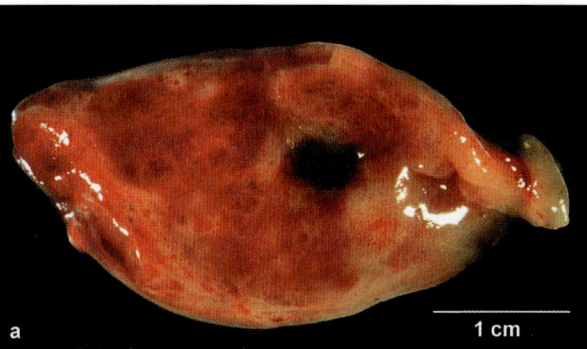

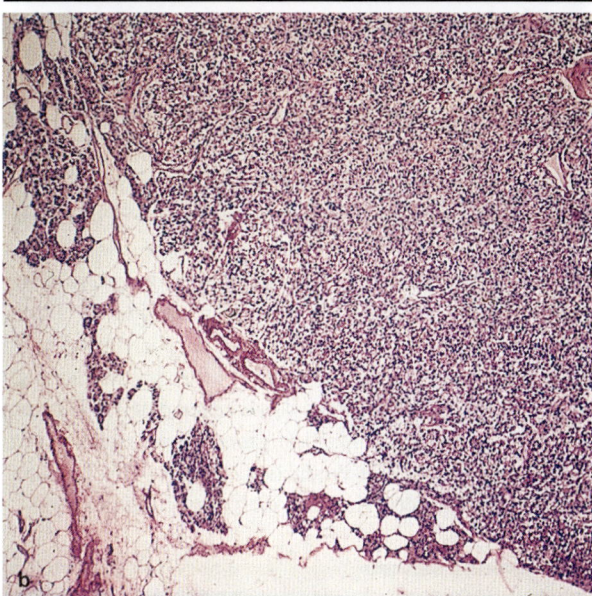

Abb. 15.1 Adenom einer Nebenschilddrüse. a Schnittfläche: feine Kapsel, gelb-braune Schnittfläche, teilweise eingeblutet. Gewicht des Tumors: 3 g; **b** Kompaktes Tumorparenchym. Restparenchym der Nebenschilddrüse mit Fettgewebe (links unten). HE, Vergr. 100-fach.

Molekularpathologie

In den **Adenomen** können oft nachgewiesen werden:
- Rearrangierung und Überexpression von PRAD1
- Deletion von 11q13

In **Karzinomen** findet man oft Mutationen des HRPT2-Gens auf 1q31.

Im Rahmen der **MEN 1** findet man zusätzlich zur Menin-Keimbahnmutation oft einen Verlust des zweiten 11q13-Allels im Tumorgewebe (➤ Kap. 18.2).

Knochenläsionen Aufgrund der Kalziummobilisierung aus dem Knochen über längere Zeit entstand früher häufig eine Fibroosteoklasie (80–90% der Betroffenen). Heute ist das **makroskopische** Vollbild der Krankheit, die durch von Recklinghausen 1891 beschriebene Osteodystrophia (Osteitis) fibrosa cystica generalisata, selten. Hierbei ist das Knochengewebe durch ein osteoklasten- und faserreiches Granulationsgewebe ersetzt. Rezidivierende Einblutungen führen zu Hämosiderinablagerungen („brauner Tumor"). Charakteristisches **histologisches** Substrat ist die **Fibroosteoklasie**. Dabei handelt es sich um eine fokal akzentuierte Resorption der Knochenbälkchen durch Osteoklasten (➤ Abb. 15.2) in Verbindung mit einer Fibrose des Endosts (Endostfibrose), die auf die Markräume übergreifen kann.

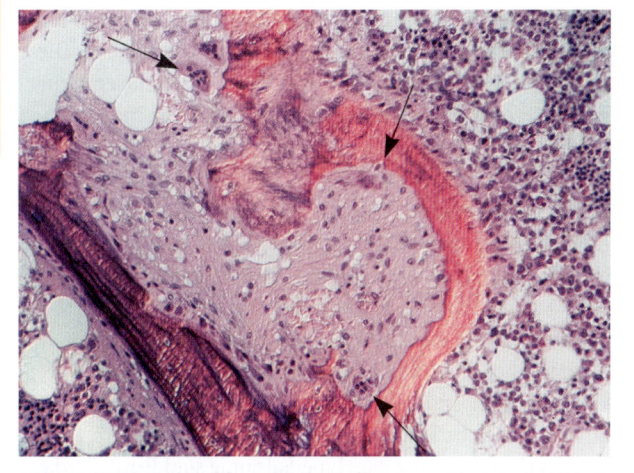

Abb. 15.2 Fibroosteoklasie (Osteitis fibrosa cystica). In der Bildmitte ein Knochenbälkchen. Es wird aufgesplittert und abgebaut durch zellreiches Stroma (Bildmitte) mit Osteoklasten (Pfeile, „Fibroosteoklasie"). Links unten und rechts intaktes Knochenmark. HE, Vergr. 200-fach.

15.3.2 Sekundärer und tertiärer Hyperparathyreoidismus

Definition Beim sekundären Hyperparathyreoidismus ist die Störung im Kalziumstoffwechsel auf **extraglanduläre Ursachen** zurückzuführen (Nierenkrankheit, D_3-Hypovitaminose, intestinale Malabsorption), die eine Hypokalzämie zur Folge haben. Diese wird **kompensatorisch** durch eine adäquate Steigerung der PTH-Sekretion ausgeglichen und führt damit zur **Hyperplasie der Nebenschilddrüsen.**

Ätiologie und Pathogenese
Meist liegt die auslösende Krankheit in der **Niere**, dem wichtigsten Zielorgan von PTH. Andere Ursachen können eine D_3-Hypovitaminose oder eine intestinale Malabsorption sein. Eine chronische Glomerulonephritis oder interstitielle Nephritis führt im Stadium des beginnenden Nierenversagens zu einer Phosphatretention durch die Niere. Die Hyperphosphatämie sowie der Nierenschaden bewirken eine herabgesetzte 1α-Hydroxylierung von 25-Hydroxycholecalciferol. Die Kalziumresorption im Dünndarm sinkt. Darüber hinaus kann infolge der Niereninsuffizienz ein Kalziumverlust entstehen, wodurch die Hypokalzämie noch verstärkt wird. Wegen der Nierenkrankheit ist die PTH-Wirkung auf die Niere eingeschränkt (Zielorganresistenz). Eine kompensatorisch gesteigerte PTH-Produktion stellt über eine **Kalziummobilisierung aus dem Knochen** die Normokalzämie sicher.

Morphologie
Es besteht eine **Hauptzellhyperplasie** aller Nebenschilddrüsen, allerdings meist in unterschiedlichem Ausmaß. Oft sind auch Gruppen von Onkozyten eingestreut. Fettgewebe fehlt weitgehend.

Bei langem Bestehen kann die Hyperplasie knotig und fokal **autonom** werden, symptomatisch kann also ein „primärer" Hyperparathyreoidismus mit Hyperkalzämie entstehen. Diese Form des Hyperparathyreoidismus wird als **tertiärer Hyperparathyreoidismus** bezeichnet und findet sich häufig nach langjähriger Hämodialyse.

Klinische Relevanz
Früher wurde die Krankheit erst beim Auftreten von spontanen Knochenbrüchen, Magenulzera und Nierensteinen (klassische **Trias „Stein-, Bein- und Magenpein"**) diagnostiziert. Heute wird durch die automatisierte Labormultianalyse eine Hyperkalzämie meist bereits im asymptomatischen Stadium erfasst. Allerdings kann eine Hyperkalzämie auch andere Ursachen als einen Hyperparathyreoidismus haben (s. Epidemiologie).

Die **Frühsymptome** der Hyperkalzämie sind Ermüdbarkeit, Muskelschwäche und diffuse Gelenkbeschwerden. Neuropsychiatrische Störungen wie Depression, Ängstlichkeit und Psychosen sind häufig und können das klinische Bild dominieren. Oft besteht eine arterielle Hypertonie (ca. 50%), gelegentlich auch eine akute Pankreatitis und peptische Ulzera.

Gefürchtet ist die **hyperkalzämische Krise,** die zu metastatischen Verkalkungen, einer Niereninsuffizienz und einer lebensbedrohlichen Exsikkose führen kann. Auch ohne hyperkalzämische Krise können **metastatische Verkalkungen** in Lunge, Niere, Magenschleimhaut oder Gelenkknorpel (Chondrokalzinose) auftreten. Kalziumpyrophosphat-Ablagerungen führen zu Arthropathien bei 15–20% der Betroffenen (➤ Kap. 45.2.5).

Der Hyperparathyreoidismus kann bis heute nur operativ geheilt werden. Intraoperativ ist die Unterscheidung zwischen einem Adenom einer Nebenschilddrüse und der Hyperplasie aller 4 Drüsen entscheidend, da eine Exzision aller Drüsen bei Vorliegen eines Adenoms einer Drüse nicht notwendig ist. Diese Unterscheidung kann heute durch die intraoperative Bestimmung der PTH-Konzentration im Serum des Patienten getroffen werden. Eine histologische Aufarbeitung ist zur präzisen Diagnose und besonders zur Unterscheidung eines Nebenschilddrüsenadenoms vom selten auftretenden Nebenschilddrüsenkarzinom wichtig.

Bei der Hyperplasie wird in der Regel eine eine subtotale (3½-) Parathyroidektomie oder selten eine totale Parathyroidektomie mit **autologer Transplantation** einer Nebenschilddrüse (subkutan oder in die Skelettmuskulatur) durchgeführt (➤ Abb. 15.3).

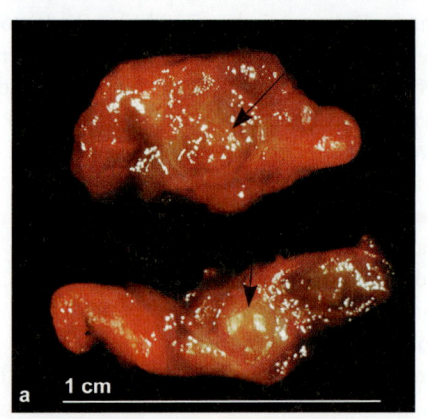

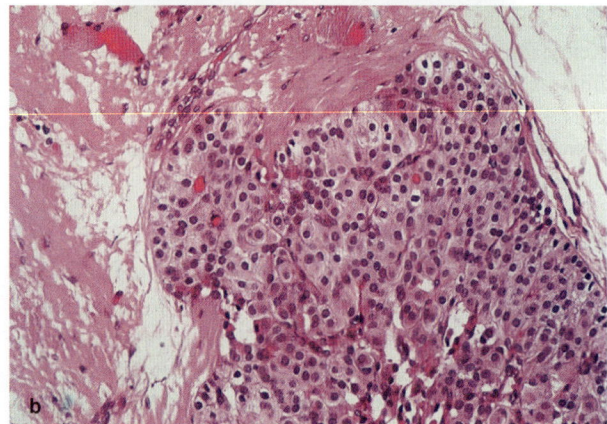

Abb. 15.3 Autologe Transplantation des Teilstücks einer Nebenschilddrüse in Skelettmuskulatur. Zustand 5 Monate nach Transplantation. **a** Das Nebenschilddrüsengewebe ist knotig (Pfeile) und mit der Muskulatur (rot) verwachsen; **b** Das Nebenschilddrüsengewebe ist vital, eng mit der Muskulatur verzahnt und gut vaskularisiert. HE, Vergr. 200-fach.

Die Klinik des **sekundären Hyperparathyreoidismus** wird von der Grundkrankheit dominiert. Die Nebenschilddrüsenhyperplasie kann sich nach Behebung der Niereninsuffizienz zurückbilden, z.B. nach Nierentransplantation.

15.4 Hypoparathyreoidismus

Definition und Epidemiologie Eine fehlende oder inadäquat niedrige Sekretion von Parathormon oder die Sekretion eines Parathormons mit herabgesetzter biologischer Wirkung führt zum Hypoparathyreoidismus. Das Syndrom ist selten.

Ätiologie und Pathogenese
Ein Ausfall der Nebenschilddrüsen kann nach **Thyroidektomie** (mit gleichzeitiger Entfernung der Nebenschilddrüsen), chirurgischen Eingriffen wegen eines Hyperparathyreoidismus oder nach radikaler Neck-Dissektion auftreten. Bei Unterfunktion mehrerer endokriner Drüsen (➤ Kap. 18.4) kann eine **immunologisch** bedingte Zerstörung der Nebenschilddrüsen auftreten. Im Rahmen eines **DiGeorge-Syndroms** mit Thymushypoplasie und T-Zell-Defizienz (➤ Kap. 4.5.2) tritt ebenfalls eine Nebenschilddrüsenhypoplasie auf, die zum Hypoparathyreoidismus führt.

Molekularpathologie
Die Veränderung des Parathormons, die zum Verlust seiner Wirkung führt, ist durch eine Punktmutation auf 11p15.3–15.1 bedingt (autosomal dominanter Erbgang). Die polyglanduläre endokrine Insuffizienz wird durch eine Punktmutation auf 21q22.3 ausgelöst (autosomal rezessiv), das DiGeorge-Syndrom durch eine Deletion auf 22q11 (autosomal dominant).

Klinische Relevanz Merkmale des Hypoparathyreoidismus sind eine erniedrigte Serumkonzentration von Parathormon mit konsekutiver Hypokalzämie und Hyperphosphatämie. Charakteristisch sind Syptome einer vermehrten neuromuskulären Irritabilität (Tetanie, Parästhesien, Krampfanfälle) sowie Zeichen der Kalziumablagerung in den Weichteilen (Katarakt mit Verkalkung der Kornea, intrakraniale Verkalkungen, Kalziumablagerung in Arterienwänden).

Pseudo-Hypoparathyreoidismus

Der Pseudo-Hypoparathyreoidismus ist selten und **hereditär.** Das klinische Bild entspricht einem Hypoparathyreoidismus bei adäquater oder erhöhter Parathormonsekretion (intakte Nebenschilddrüsen) aufgrund einer **Zielorganresistenz.** Ursache ist ein Defekt der Interaktion des (biologisch aktiven) Parathormons mit dessen Rezeptor sowie der Transduktion des Signals. Ursache dafür ist ein paternales Imprinting des GNAS-1-Gens oder eine Punktmutation auf 20q13.2–13.3 (autosomal dominanter Erbgang).

Klinisches Bild ist die **hereditäre Osteodystrophie** (Albright) mit Kleinwuchs, rundem Gesicht, kurzem Nacken sowie abnorm verkürzten Metakarpal- und Metatarsalknochen (insbesondere des 5. Strahls).

KAPITEL 16

P. Komminoth, A. Perren *

* In der Vorauflage unter Mitarbeit von G. Klöppel

Nebennieren

16.1	**Nebennierenrinde** ... 329		16.1.8	Hyperplasie ... 332
16.1.1	Normale Struktur und Funktion ... 329		16.1.9	Tumoren ... 333
16.1.2	Fehlbildungen ... 331		16.1.10	Überfunktionssyndrome ... 335
16.1.3	Stoffwechselstörungen ... 331		16.1.11	Unterfunktionssyndrome ... 338
16.1.4	Kreislaufstörungen ... 332		16.2	**Nebennierenmark und Paraganglien** ... 340
16.1.5	Entzündungen ... 332		16.2.1	Normale Struktur und Funktion ... 340
16.1.6	Zysten und Pseudozysten ... 332		16.2.2	Tumoren des Nebennierenmarks ... 340
16.1.7	Atrophie ... 332			

Zur Orientierung

Die Nebennieren sind durch die Sekretion von Steroidhormonen und Katecholaminen an der Regulation vieler Stoffwechselprozesse beteiligt. **Überfunktionssyndrome** wie Hyperkortisolismus (Cushing-Syndrom) oder Hyperaldosteronismus (Conn-Syndrom) führen zu typischen Syndromen, die auch eine Hypertonie beinhalten, während Störungen der Synthese von Steroidhormonen verschiedene Formen des adrenogenitalen Syndroms verursachen. Die **Nebenniereninsuffizienz** ist wegen des Ausfalls von Kortikosteroiden lebensgefährlich. **Vergrößerungen** einer oder beider Nebennieren werden oft zufällig bei der Untersuchung des Abdomens mit bildgebenden Verfahren entdeckt („Inzidentalome"). Bei Fortschreiten der Läsion oder Über- bzw. Unterfunktion müssen Art und Dignität der Läsion morphologisch abgeklärt werden.
Tumoren der Nebennierenrinde und des -marks können funktionell aktiv sein und zu entsprechenden klinischen Symptomen führen. Dabei ist die Hypertonie auch ein zentrales Symptom des Phäochromozytoms.
Bei Vorliegen eines **adrenogenitalen Syndroms** muss der Enzymdefekt bzw. dessen chromosomale Ursache molekulargenetisch abgeklärt werden.

16.1 Nebennierenrinde

16.1.1 Normale Struktur und Funktion

Die Nebennierenrinde entwickelt sich aus dem mesodermalen Zölomepithel nahe der Urogenitalfalte. Bei Geburt beträgt das Gewicht einer Nebenniere 4–5 g, es entspricht also ungefähr einem Drittel des Gewichts der Niere. Das Normalgewicht beider Nebennieren zusammen beträgt beim Erwachsenen bis zu 11 g, die normale Rindenbreite ca. 1 mm (➤ Abb. 16.1).

Vor der Geburt besteht die Nebennierenrinde aus einer breiten fetalen Zone. Nach der Geburt bilden sich innerhalb weniger Monate die folgenden **3 Zonen** aus:
- Zona glomerulosa (subkapsulär)
- Zona fasciculata
- Zona reticularis (an der Grenze zum Nebennierenmark)

Makroskopisch ist die Schnittfläche gelbbraun: Die gelbe Farbe rührt von Lipiden – Cholesterin, Triglyzeride, Phospholipide – her, die als Vorläufer der Steroidhormone in den Nebennierenrindenzellen liegen. Für die braune Farbe sind Lipochrome verantwortlich.

Die **Zona glomerulosa** liegt subkapsulär und macht 10–15% des Gewebevolumens der Nebennierenrinde aus. Sie ist beim Erwachsenen oft **nur herdförmig** ausgebildet und daher schwierig zu sehen. Sie besteht aus kleinen Zellgruppen in alveolärer Anordnung. Im Zytoplasma der Zellen finden sich wenige Lipidtröpfchen.

Die **Zona fasciculata** macht ca. 80% des Gewebevolumens der Nebennierenrinde aus und besteht aus Zellsträngen. Die Zellen enthalten meist reichlich kleine zytoplasmatische Lipidtröpfchen.

Die **Zona reticularis** macht 5–10% des Gewebevolumens der Nebennierenrinde aus. Sie ist durch unregelmäßig angeordnete Zellgruppen mit eosinophilem Zytoplasma und wenigen Lipidtröpfchen gekennzeichnet. In diesen Zellen finden sich Lipochrome.

Hormone Die **Zona glomerulosa** synthetisiert und sezerniert vor allem **Mineralokortikoide.** Aldosteron ist beim Menschen der wichtigste Vertreter. Reguliert wird die Aldosteronsekretion über das Renin-Angiotensin-I-Angiotensin-II-System (➤ Abb. 16.2). Dieses ist von der ACTH-Stimulation weitgehend unabhängig.

Aldosteron ist wichtig für die Regulation des Volumens der Extrazellularflüssigkeit. Das Hormon bewirkt eine Retention von Natrium, die Sekretion von Kalium (durch Stimulation des Natrium-Kalium-Austauschs im distalen Nierentubulus) und damit eine Erhöhung des Blutdrucks und eine Zunahme der Extrazellularflüssigkeit durch Wasserretention.

Die **Zonae fasciculata** und **reticularis** produzieren vor allem **Glukokortikoide** und **Androgene.** Reguliert wird die Glukokortikoidsekretion durch Hypothalamus bzw. Hypophyse über die Hormone CRH (Kortikotropin-releasing-Hormon) und ACTH (Kortikotropin). ACTH (39 Aminosäuren) ist Bestandteil des größeren Moleküls POMC (Proopiomelanocortin), aus dem die Hormone β-Lipotropin, β-Endorphin und β-Melanotropin sowie ACTH enzymatisch abgespalten werden.

Kortisol, der wichtigste Vertreter der Glukokortikoide und wirkt katabol, antiinflammatorisch, antiallergisch und immunosuppressiv.

Kortisol hemmt die Proteinsynthese, senkt den Appetit, bewirkt einen Anstieg der freien Fettsäuren im Blut durch Stimulation der Lipolyse und regt die Glukoneogenese in der Leber an durch die Mobilisierung von Glykogen und Aminosäuren aus Knochen, Muskeln und Bindegewebe. Es hemmt die Glukoseaufnahme in die Muskelzelle, die antibakteriellen Wirkungen von Phagozyten und Immunsystem sowie die endotheliale Adhäsion und Diapedese neutrophiler Granulozyten; außerdem stimuliert es den Abbau von lymphatischen Geweben, vor allem von T-Zellen.

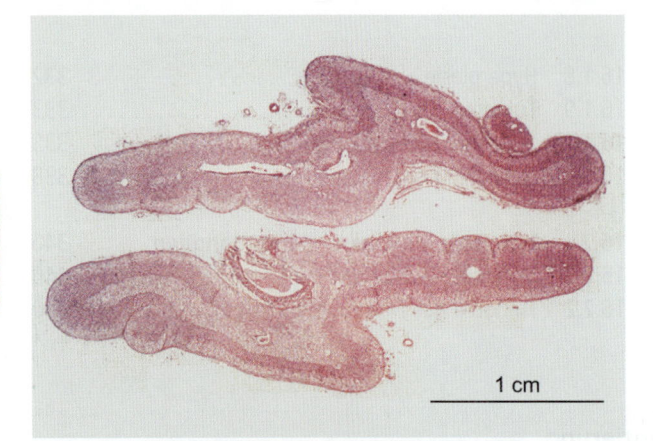

Abb. 16.1 Nebennieren normaler Größe. Die lipidreiche Zona fasciculata (subkapsulär) hebt sich von der deutlich gefärbten Zona reticularis ab. Das Nebennierenmark ist schwach angefärbt und enthält größere Gefäße (Zentralvene, oben). Gesamtgewicht beider Nebennieren: 10 g. HE, Vergr. 1-fach.

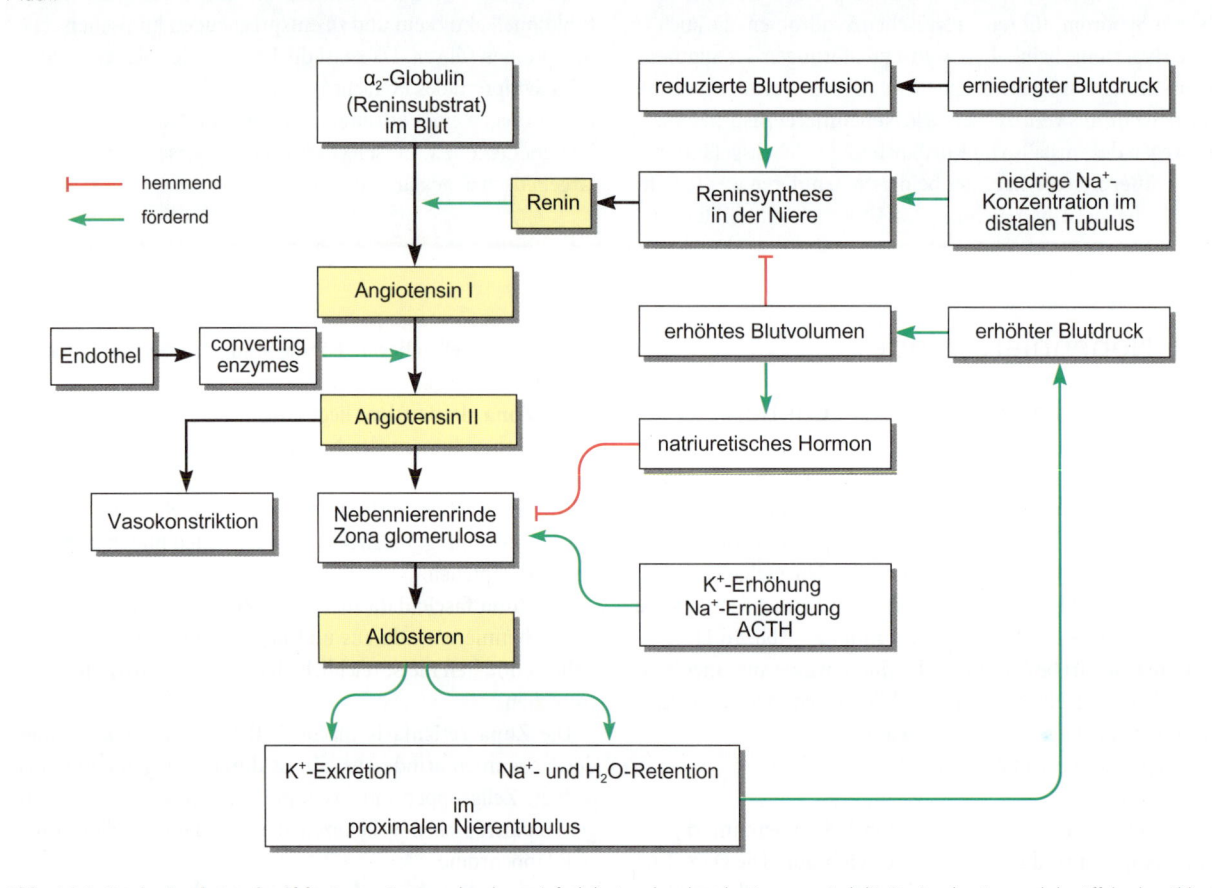

Abb. 16.2 Renin-Angiotensin-Aldosteron-System (stark vereinfacht). Angelpunkte des Systems sind die Reninsekretion und der Effekt des Aldosterons auf den distalen Nierentubulus.

Die **Androgene** bewirken eine Verstärkung der **sekundären männlichen Geschlechtsmerkmale.** Der weitaus größte Teil der Androgene, vor allem Testosteron als wirksamstes Androgen, wird aber in den Leydig-Zellen des Hodens bzw. in den interstitiellen Thekazellen und Hiluszellen des Ovarialstromas gebildet.

Die Synthesewege der adrenalen Steroide sind in ➤ Abb. 16.3 dargestellt.

16.1.2 Fehlbildungen

Agenesie, Aplasie und Hyperplasie

Agenesie und **Aplasie** der Nebennierenrinde sind sehr selten. Eine **Hypoplasie** tritt bei Anenzephalie auf (fehlende ACTH-Sekretion). Dabei fehlt die fetale Zone.

Bei der **zytomegalen Hyperplasie** („Zytomegalie", Adrenoleukodystrophie) besteht die fetale Rinde aus sehr großen, eosinophilen Zellen („zytomegale" Zellen). Die Erkrankung ist selten, der Erbgang noch unbekannt. Die Erkrankung steht trotz des ähnlichen Namens nicht mit einem Zytomegalievirusinfekt in Zusammenhang. Die zytomegale Hyperplasie wird auch im Zusammenhang mit dem Wiedemann-Beckwith-Syndrom sowie der Wolman-Erkrankung gesehen. Es kann sich eine Nebenniereninsuffizienz entwickeln.

Ektopie

Ektopische Nebennierenrindenanteile können **retroperitoneal** vom Zwerchfell bis zum Becken auftreten, u.a. unter der Nierenkapsel, in der Mesenterialwurzel, in großen Ligamenten, im Hoden, im Samenstrang oder im Ovar. Meist ist nur Kortex vorhanden. Bei Stimulation durch ACTH tritt gelegentlich eine Hyperplasie auf. Tumoren des ektopischen Nebennierenrindengewebes sind selten.

16.1.3 Stoffwechselstörungen

Hämochromatose ➤ Kap. 33.10.1; Amyloidose ➤ Kap. 47.3.3.

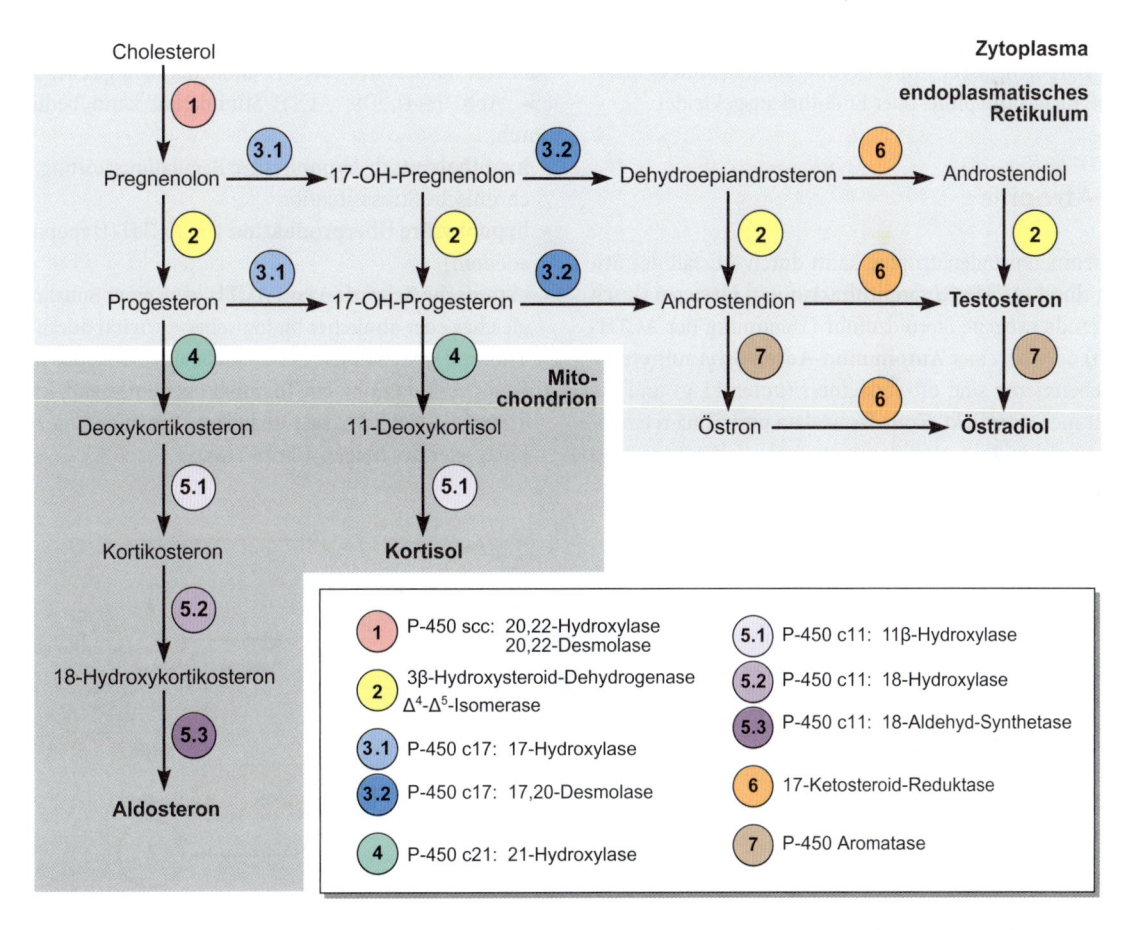

Abb. 16.3 Biosynthese der adrenalen Steroide. In den Kreisen ist die Lokalisation der häufigsten Enzymdefekte wiedergegeben. Die mit „P-450" beginnenden Bezeichnungen sind die modernen Termini, die gängigeren Bezeichnungen (z.B. 17-Hydroxylase) sind zum Verständnis ebenfalls aufgeführt. Der Syntheseweg Progesteron–Aldosteron wird vor allem von Angiotensin II und die Kaliumionenkonzentration im Serum gesteuert (➤ Abb. 16.2). Die Synthese von Kortisol unterliegt überwiegend der Steuerung durch ACTH (Feedback-System).

16.1.4 Kreislaufstörungen

Blutungen bzw. hämorrhagische oder (seltener) **anämische Infarkte** können einerseits sehr klein sein, andererseits die Nebennierenrinde vollständig zerstören. Kreislaufstörungen treten am häufigsten bei Kindern auf (➤ Kap. 16.1.11).

Ursachen sind beim Neugeborenen ein Geburtstrauma, bei Kindern und Jugendlichen eine Sepsis (➤ Kap. 16.1.11), beim Erwachsenen eine Therapie mit Antikoagulanzien, ein Kreislaufschock oder eine operative Traumatisierung.

16.1.5 Entzündungen

Zwei Entzündungen der Nebennierenrinde sind wichtig:
- Autoimmun-Adrenalitis (➤ Kap. 16.1.11)
- Tuberkulose (➤ Kap. 48.3.6)

16.1.6 Zysten und Pseudozysten

Meist handelt es sich um **lymphangiektatische Zysten**, die mit Endothel ausgekleidet sind. **Pseudozysten** treten nach Blutungen bzw. hämorrhagischer Infarzierung auf. Sie sind definitionsgemäß nicht mit Epithel oder Endothel ausgekleidet.

16.1.7 Atrophie

Eine Nebennierenrindenatrophie kann durch Ausfall der Stimulation durch ACTH **(Hypopituitarismus)**, **iatrogen** durch lang dauernde exogene Steroidzufuhr (Hemmung der ACTH-Sekretion) oder bei einer **Autoimmun-Adrenalitis** auftreten.

Die Nebennieren sind oft verkleinert (unter 11 g) und die **Kapsel** ist meist **verdickt.** Zona fasciculata und Zona reticularis sind **verschmälert** und desorganisiert, Zellstränge sind kaum noch zu erkennen, **Lipide fehlen** im Zytoplasma der Zellen weitgehend. Bei der Autoimmun-Adrenalitis bestehen zusätzlich lymphozytäre Infiltrate (➤ Kap. 16.1.11).

16.1.8 Hyperplasie

Definition Von einer Hyperplasie spricht man bei einem Gesamtgewicht beider Nebennieren von über 12 g (➤ Abb. 16.5).

Ätiologie und Pathogenese
Die beidseitige Nebennierenrindenhyperplasie ist entweder **primär** (adrenal) oder **sekundär** (extraadrenal) bedingt.

Bei den **primären** Formen liegen meist kongenitale **Enzymdefekte der Steroidbiosynthese** vor (90%: 21-Hydroxylase-Mangel; 5%: 11β-Hydroxylase-Mangel; selten andere), welche wegen herabgesetzter Feedback-Inhibition durch Kortisol zu einer oft **ausgeprägten bilateralen** diffusen und/oder knotigen **Hyperplasie** der Nebennieren führen (➤ Kap. 16.1.10).

Die **sekundären** Formen beruhen meist auf einer inadäquat **gesteigerten Stimulation** der Nebennierenrinde durch **ACTH** oder eine Substanz mit ACTH-ähnlicher biologischer Wirkung (➤ Abb. 16.4). Die ACTH-Stimulation kann bedingt sein durch
- **hypothalamisch-hypophysäre** Regulationsstörung, z.B. chronische Stresssituation
- **hypophysäre Überproduktion** von ACTH (Hypophysenadenom)
- **ektopische Sekretion von ACTH** bzw. einer Substanz mit gleicher oder ähnlicher biologischer Aktivität durch einen Tumor. Dabei handelt es sich meist um ein kleinzelliges Bronchuskarzinom, ein Thymom oder einen endokrinen Tumor der Schilddrüse (medulläres Karzinom), des Pankreas oder des Magen-Darm-Trakts

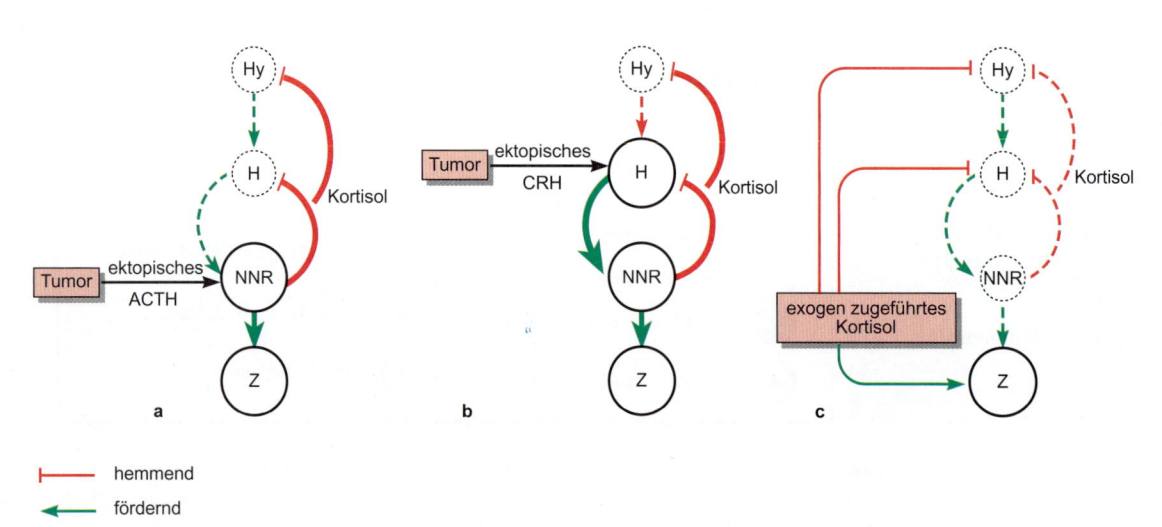

Abb. 16.4 Hyperkortisolismus durch ektopische Produktion von ACTH (a) oder CRH (b). Ektopisch sezerniertes ACTH (**a**), CRH (**b**) oder exogen zugeführtes Kortisol (**c**) interferieren mit dem physiologischen Regelkreis. Hy = Hypothalamus; H = Hypophyse; NNR = Nebennierenrinde; Z = Zielorgane.

- **ektopische Sekretion von CRH** (Kortikotropin-releasing-Hormon) oder einer Substanz mit biologisch ähnlicher Aktivität durch einen Tumor (selten)
- selten besteht eine **Stimulation der Zona glomerulosa,** deren Pathogenese noch nicht bekannt ist

Morphologie
Die Rinde ist auf über 1 mm verbreitert. Sie besteht aus deutlichen gelb-braunen Zonen. Die Hyperplasie kann diffus auftreten, ist aber oft mikronodulär oder kombiniert diffus-nodulär (➤ Abb. 16.5). Der Durchmesser der Knoten beträgt meist weniger als 1 cm.

Mikroskopisch sind vor allem die Zona fasciculata und die Zona reticularis betroffen, deren Struktur insgesamt aber erhalten ist. In den Knoten ist die Anordnung der Zellen unregelmäßig, deren Zytoplasma meist lipidreich.

Bei der Hyperplasie der Zona glomerulosa ist die Verbreiterung nur mikroskopisch nachweisbar. Diese Zone ist dann im Gegensatz zur normalen Nebennierenrinde deutlich zu sehen, und es können darin kleine Knoten auftreten.

16.1.9 Tumoren

In der Nebennierenrinde treten folgende Tumoren auf:
- Adenom
- Karzinom
- mesenchymale Tumoren (selten)
- Metastasen (häufig)

Adenom

Das Nebennierenrindenadenom ist ein gutartiger, meist solitärer, durch eine zarte Bindegewebskapsel begrenzter Tumor. Er besteht aus Zellen, die phänotypisch den Zellen der normalen Nebennierenrinde ähneln. Er kann Hormone produzieren und entsprechende Überfunktionssyndrome verursachen (➤ Kap. 16.1.10) oder inaktiv sein. Die Tumoren sind häufig und treten vor allem im mittleren Lebensalter auf. Hormonell inaktive Rindenadenome sind mit 90% die häufigste Ursache der in 3,4–5,9% bildgebender Verfahren (CT, MRI) des Abdomens zufällig entdeckten Nebennierentumoren („**Inzidentalome**"; ➤ Abb. 16.6). Viel seltener sind Rindenkarzinome (5%) und Phäochromozytome (4%).

Ätiologie und Pathogenese von Nebennierenrindenadenomen sind noch nicht bekannt.

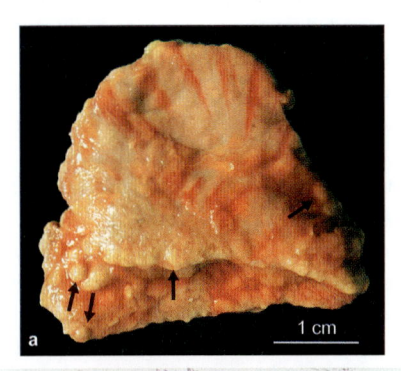

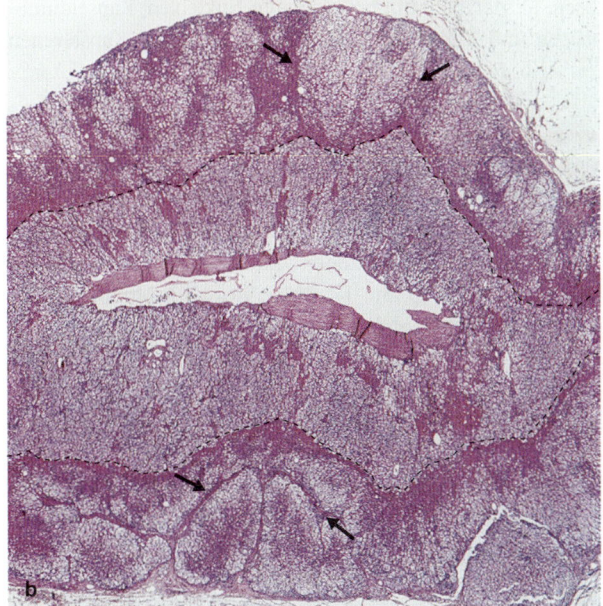

Abb. 16.5 Nebennierenrindenhyperplasie. a Die Nebenniere ist vergrößert (Gewicht 8 g), an der Oberfläche sind kleine Knötchen (Mikronoduli; Pfeile) zu erkennen; **b** Die Nebennierenrinde ist verbreitert und enthält Mikronoduli (Pfeile). Im Zentrum Nebennierenmark und Zentralvene. Die Grenze zwischen Rinde und Mark ist gestrichelt markiert. HE, Vergr. 2-fach.

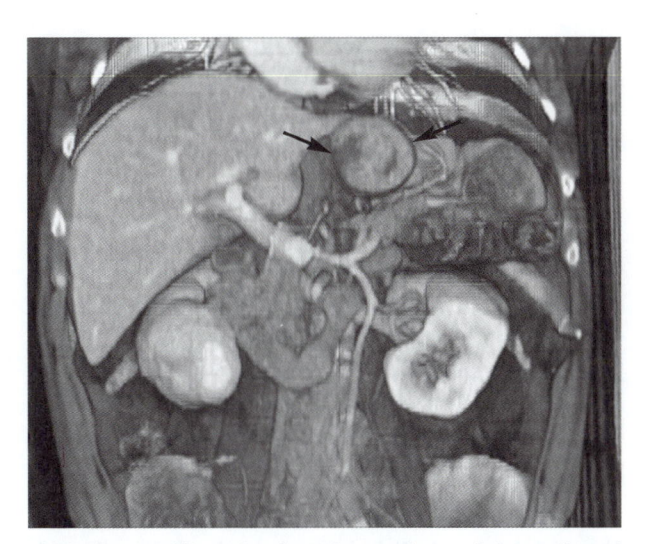

Abb. 16.6 Dreidimensionale Volumenrekonstruktion aufgrund von CT-Daten. Die koronare Projektion zeigt ein „Inzidentalom" (Pfeile) kranial und ventral der linken Nebenniere, ca. 5 cm kranial der linken Niere (Bild: S. Wildermuth, Institut für Diagnostische Radiologie, Universitätsspital Zürich).

Morphologie

Makroskopisch variiert die Größe der Adenome stark. Das Gewicht liegt zwischen wenigen Gramm (vor allem hormonaktive Tumoren) und 50 g. Die Schnittfläche ist je nach Lipid- bzw. Lipochromgehalt goldgelb bis gelbbraun. Es besteht oft eine deutlich sichtbare Kapsel.

Mikroskopisch liegen nebennierenrindenähnliche Zellen in solider Anordnung vor. Die Zellen können fokal sehr unterschiedlich groß sein und „polymorph" erscheinen. Sie besitzen ein klares oder kompaktes eosinophiles Zytoplasma (➤ Abb. 16.7).

Molekularpathologie

Es finden sich Veränderungen im P53-, P57- und im Insulin-like-Growth-Factor-II-Gen. Die morphologisch als Adenom bezeichneten Tumoren sind oft nicht monoklonal (➤ Kap. 6).

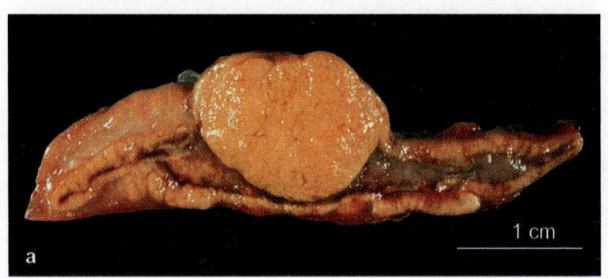

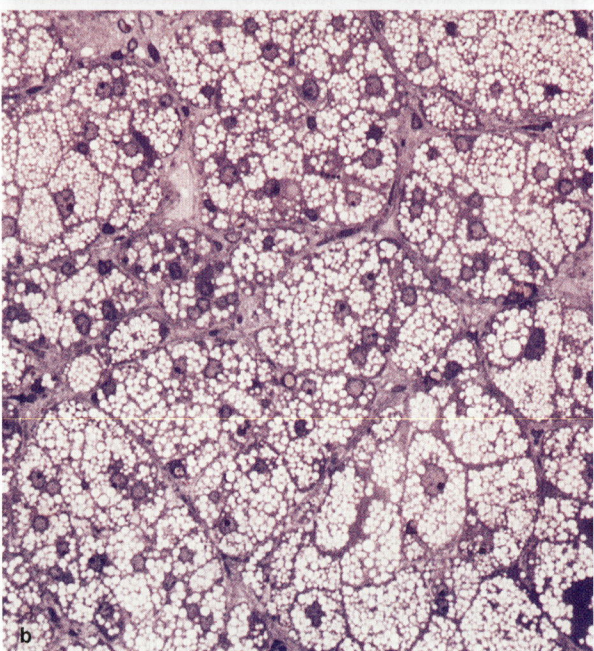

Abb. 16.7 Adenom der Nebennierenrinde mit primärem Hyperaldosteronismus. a Kleines Adenom mit goldgelber Schnittfläche; **b** Geringgradig desorganisierte Architektur des Nebennierenrindengewebes im Tumor. Zellen mit reichlich Lipidtröpfchen. HE, Vergr. 200-fach.

Karzinom

Das Nebennierenrindenkarzinom ist ein maligner Tumor, dessen Zellen Nebennierenrindenzellen ähnlich sind. Nebennierenrindenkarzinome sind selten, beim Kind aber häufiger als Adenome.

Morphologie

Nebennierenrindenkarzinome wachsen oft zu großen Tumoren heran. Als Regel gilt: Je höher das Gewicht eines Nebennierenrindentumors, desto höher ist die Wahrscheinlichkeit der Malignität. Bei einem Gewicht über 100 g liegt meist ein Karzinom vor. Die Invasion des umgebenden Gewebes oder Kapseldurchbrüche sieht man gelegentlich bereits **makroskopisch.** Die Schnittfläche ist gelbbraun und zeigt oft ausgedehnte Nekrosen und/oder Blutungen.

Mikroskopisch können in einem Tumor alle Differenzierungsgrade – gut differenziert bis wenig differenziert – vorkommen. Gut differenzierte Abschnitte erinnern an Nebennierenrindengewebe, wobei die Zellen groß, das Zytoplasma lipidarm und die Kerne chromatinreich sind. Wenig differenzierte Abschnitte sind zellreich, solide, und ihr Zellbild ist hochgradig polymorph. Bei kleineren Tumoren kann die Abgrenzung gegenüber einem Adenom schwierig sein.

Morphologische Kriterien für **Malignität** sind ausgedehnte Nekrosen, ein diffuses Wachstumsmuster, weniger als 25% lipidreiche Zellen, breite fibröse Bänder, eine erhöhte Mitoserate (über 5 pro 50 Felder bei hoher Vergrößerung), atypische Mitosen, Kernatypien mit prominenten Nukleolen, Kapseldurchbrüche und Einbrüche in Kapillaren und/oder Kapselvenen (➤ Abb. 16.8).

Molekularpathologie

Alle bekannten genetischen Schäden sind beim Karzinom häufiger als beim Adenom. Zusätzlich zu den beim Adenom aufgeführten genetischen Befunden finden sich beim Karzinom LOH von 11q13, 1p, 3p, 17, 2p16, 9p (p16). Monoklonalität wird bei der Mehrzahl der Karzinome nachgewiesen.

Mesenchymale Tumoren

Diese Tumoren sind sehr selten und bleiben klinisch meist stumm. Es kommen vor: Myelolipome, Lipome, Neurinome, Hämangio(endothelio)me.

Metastasen

Nebennierenmetastasen sind **häufig,** können klein und multipel, aber auch groß sein. Am häufigsten sind Metastasen von Lungen- und Mammakarzinomen.

Sowohl adrenale Rindenadenome als auch -karzinome können zu einem **Überfunktionssyndrom** führen, falls eine inadäquat gesteigerte Sekretion von Nebennierenrindenhormonen vorliegt (> Kap. 16.1.10). Mögliche Folgen sind ein primärer Hyperkortisolismus (Cushing-Syndrom), ein primärer Hyperaldosteronismus (Morbus Conn), eine Virilisierung/Feminisierung oder seltener ein Mischsyndrom:

- Hormonell **aktive Adenome** sezernieren häufig Aldosteron (78%), seltener Glukokortikoide (17%) und selten Sexualsteroide (v.a. Androgen; 5%).
- Hormonell **aktive Karzinome** produzieren meist Glukokortikoide (50%), Androgene (20%) oder beides (4%), Östrogen bzw. Aldosteron sezernierende Karzinome kommen seltener vor (12% bzw. 4%).

Etwa 30% der Karzinome sind **hormonell inaktiv** und werden durch lokale Symptome oder Metastasen diagnostiziert. Die übrigen Tumoren (vor allem Metastasen) werden selten durch ein **Unterfunktionssyndrom** (> Kap. 16.1.11) symptomatisch, wenn der größte Teil (ca. 90%) der Nebennierenrinde durch die Tumorinfiltration zerstört sind.

16.1.10 Überfunktionssyndrome

Entsprechend der Hormonproduktion der normalen Nebennierenrinde können prinzipiell 3 durch inadäquat gesteigerte Hormonproduktion verursachte Syndrome auftreten:
- Hyperkortisolismus
- Hyperaldosteronismus
- Virilisierung/Feminisierung

Zusätzlich können Mischsyndrome auftreten, vor allem bei malignen Tumoren. Zum adrenogenitalen Syndrom s.u.

Überfunktionssyndrome können entweder **primär** (adrenal) oder **sekundär** (extraadrenal) bedingt sein.

Hyperkortisolismus

Syn.: Cushing-Syndrom
Definition Die Krankheit ist durch eine über längere Zeit bestehende inadäquat erhöhte Sekretion von Kortisol bedingt.

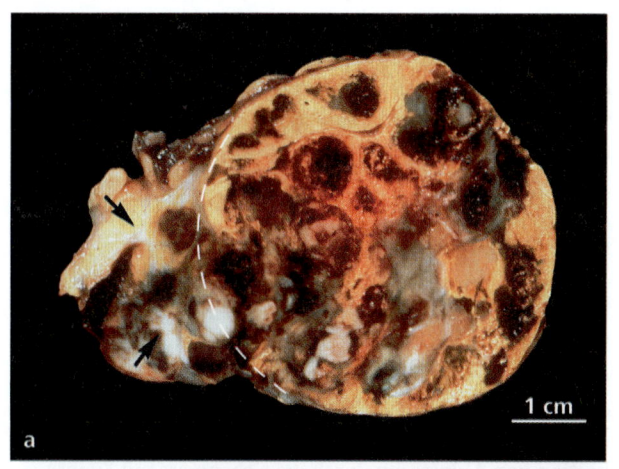

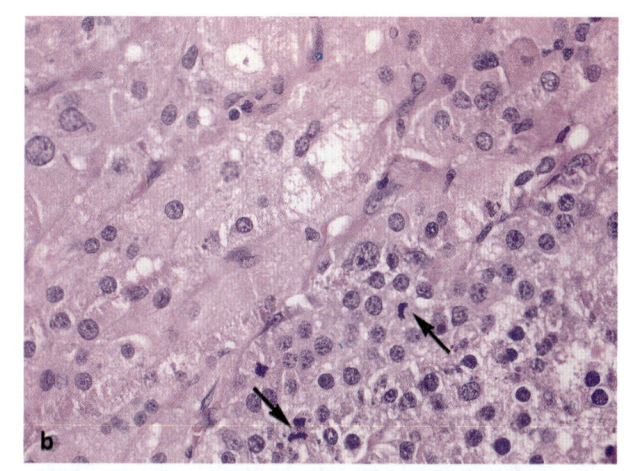

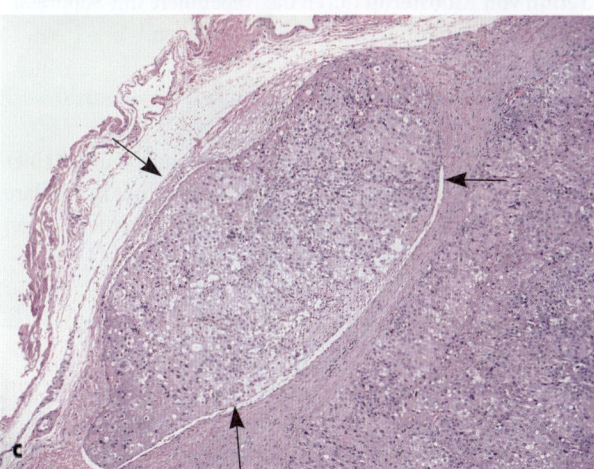

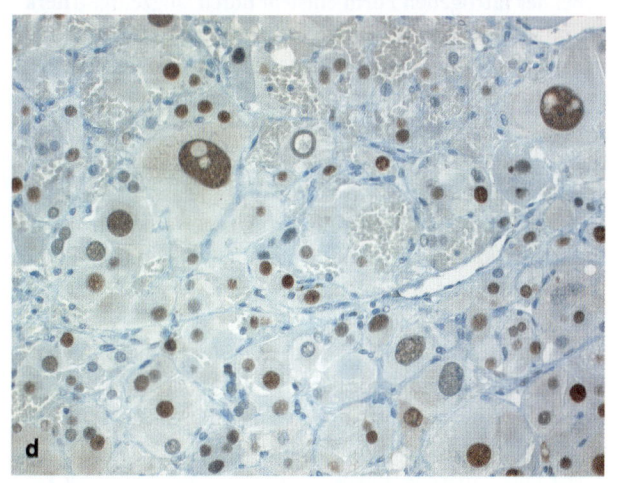

Abb. 16.8 Nebennierenrindenkarzinome. a Karzinom mit Hyperkortisolismus. Tumor mit gelbem Parenchym, multiplen Blutungen und Durchbruch in das benachbarte Fettgewebe (Pfeile). Durchbrochene „Tumorkapsel" (Nebennierenrinde) gestrichelt. **b–d** Karzinom bei einem 5½ Jahre alten Kind. **b** Oben groß- und polymorphzelliger Bau, unten rechts kleinzelliges Tumorgewebe mit atypischen Mitosen (Pfeile). HE, Vergr. 200-fach. **c** Einbruch des Karzinoms in eine große Kapselvene (Pfeile). HE, Vergr. 200-fach. **d** Nachweis von p53-Protein in vielen, teils deutlich vergrößerten und polymorphen Tumorzellkernen mithilfe der Immunzytochemie (braunes Reaktionsprodukt). Vergr. 200-fach.

Epidemiologie Die Erkrankung ist bei Frauen dreimal häufiger als bei Männern (mit Ausnahme der paraneoplastischen und iatrogenen Form) und tritt meist langsam progredient im mittleren Lebensalter auf.

Ätiologie und Pathogenese

Es können mindestens **4 pathogenetische Mechanismen** unterschieden werden (➤ Abb. 13.2 und ➤ Abb. 16.4):
- **primär:**
  - adrenal: 20–25%
- **sekundär:**
  - hypothalamisch-hypophysär: 60–70% (**Morbus Cushing** im eigentlichen Sinn; s.u.)
  - paraneoplastisch (ektopisch): 10–15%
  - iatrogen

Morphologie

Die **hypothalamisch-hypophysäre** Form ist die häufigste Ursache eines Hyperkortisolismus und wird meist von einem ACTH produzierenden Mikroadenom des Hypophysenvorderlappens verursacht. Es findet sich eine doppelseitige diffuse oder mikronoduläre Nebennierenrindenhyperplasie vor allem der Zona fasciculata und der Zona reticularis.

Die **adrenale (primäre) Form** des Hyperkortisolismus ist Folge eines Rindenadenoms (53%) oder Karzinoms (47%) mit Kortisolproduktion.

Die **paraneoplastische** Form ist auf kleinzellige Bronchuskarzinome (ca. 60%), Thymome (ca. 15%) oder endokrine Pankreastumoren (ca. 10%) zurückzuführen. Diese Tumoren synthetisieren und sezernieren ACTH oder eine Substanz mit ACTH-ähnlicher biologischer Wirkung, selten CRH. Wie bei der hypophysären Form entwickelt sich eine **doppelseitige Nebennierenrindenhyperplasie** (➤ Abb. 16.5).

Bei der **iatrogenen Form** entsteht durch langzeitige **Therapie mit Glukokortikoiden** ein Cushing-Syndrom. Diese Therapie wird bei Autoimmunkrankheiten oder Immunsuppression nach Organtransplantation häufig eingesetzt. Dabei entsteht eine **Atrophie der Nebennierenrinde** infolge der Feedback-Hemmung von Hypothalamus und Hypophyse durch exogen verabreichtes Kortisol. Wichtig ist, dass bei Therapieende die Kortisoldosis langsam vermindert werden muss, um ein lebensbedrohliches akutes Unterfunktionssyndrom (akute „Nebennierenrindenkrise") zu vermeiden.

Klinische Relevanz Beim Nebennierenrindenadenom entwickeln sich die Symptome der Krankheit langsam. Beim Karzinom (➤ Abb. 16.8) tritt hingegen meist rasch eine stark ausgeprägte klinische Symptomatik auf.

Der lang dauernde Glukokortikoideffekt führt zu einer **veränderten Fettgewebeverteilung (Stammfettsucht)** mit Ausbildung eines „Mondgesichts" und „Büffelnackens" (Fettgewebshyperplasie) sowie Striae rubrae (Dehnungsnarben). Ferner kommt es zu Haut- und **Muskelatrophie, Osteoporose,** Zyklusanomalien, erniedrigter Libido und Impotenz sowie zu einer gestörten Glukosetoleranz bis zum manifesten **Diabetes mellitus** (ca. 20%). Bei der **hypothalamischen** (sekundären) Form sind sowohl ACTH als auch Kortisol im Serum erhöht, wobei die ACTH-Sekretion durch exogene Glukokortikoidzufuhr (z.B. Dexamethason) gesenkt werden kann. Bei der **adrenalen** (primären) Form ist das Serum-ACTH erniedrigt, das Serumkortisol hingegen erhöht. Bei der **paraneoplastischen** Form sind (ektopisches) ACTH und Kortisol erhöht. Diese ektopische, meist durch einen malignen Tumor bedingte ACTH-Sekretion lässt sich durch Dexamethason kaum hemmen. Bei der paraneoplastischen Form tritt eine rasche Entwicklung des Syndroms auf mit Schwäche, Muskelatrophie und Hypokaliämie.

Tumoren in der Hypophyse oder Nebennierenrinde können operativ entfernt werden. Dies gilt auch für Tumoren mit ektoper Hormonproduktion. Nach beidseitiger Adrenalektomie bei Nebennierenrindenhyperplasie, die heute nur noch ausnahmsweise durchgeführt wird, besteht keine Feedback-Hemmung des Hypothalamus und der Hypophyse durch Kortisol mehr. Dadurch wird die hypothalamisch-hypophysäre Achse stimuliert, und die ACTH produzierenden Zellen in der Adenohypophyse hyperplasieren. Später können sich daraus Adenome entwickeln. Infolge der weitgehend unkontrollierten Sekretion von Proopiomelanocortin-Produkten, vor allem Melanotropin, entsteht eine Hautpigmentierung.

Hyperaldosteronismus

Primärer Hyperaldosteronismus (niedriges Serumrenin)

Syn.: Conn-Syndrom

Definition und Epidemiologie Inadäquat **gesteigerte Sekretion von Aldosteron** durch die Nebenniere mit Suppression der Reninsekretion. Die Krankheit ist selten.

Ätiologie und Pathogenese

In ca. 60% besteht ein aldosteronsezernierender Tumor einer Nebenniere. In ca. 40% kann eine doppelseitige mikronoduläre Nebennierenrindenhyperplasie nachgewiesen werden, deren Pathogenese derzeit nicht geklärt ist.

Morphologie

Der Aldosteron produzierende **Tumor** ist typischerweise ein einseitiges kleines Adenom (Durchmesser im Allgemeinen unter 2 cm, Gewicht bis 5 g) mit goldgelber Schnittfläche (➤ Abb. 16.7). Es besteht mikroskopisch aus lipidreichen Zellen. Karzinome sind eine Rarität. Die beidseitige **Hyperplasie** kann diffus sein mit Verbreiterung der Zona glomerulosa. Häufiger ist sie nodulär. Die Differenzialdiagnose gegenüber dem Adenom kann dabei schwierig sein.

Klinische Relevanz Die Klinik äußert sich charakteristischerweise als arterielle Hypertonie in Kombination mit einer (therapieresistenten) Hypokaliämie. Die **Laborbefunde** sind diagnostisch entscheidend: Hypokaliämie bei erniedrigter Renin- und erhöhter Aldosteronkonzentration sowie einer Alkalose. Die Kaliumsekretion im Urin ist typischerweise erhöht. Der Nachweis der Ursache ist oft schwierig, weil sowohl Nebennierenrindenhyperplasie als auch die meist kleinen Adenome nicht einfach zu erkennen sind. Weniger als 1% der Menschen mit arterieller Hypertonie leiden an einem primären Hyperaldosteronismus.

Sekundärer Hyperaldosteronismus (hohes Serumrenin)

Definition und Epidemiologie Es handelt sich um eine (sekundär bedingte) **erhöhte Aldosteronproduktion der Nebennierenrinde** infolge Stimulation durch das Renin-Angiotensin-System. Der sekundäre Hyperaldosteronismus ist wesentlich häufiger als der primäre (➤ Abb. 16.2).

Ätiologie und Pathogenese
Der sekundäre Hyperaldosteronismus tritt auf bei
- **Mangeldurchblutung** einer oder beider **Nieren**, also vor allem bei chronischer Herzinsuffizienz. Dabei wird zusätzlich extraadrenal Aldosteron durch Endothelzellen und glatte Muskelzellen in intramyokardialen Koronararterienästen produziert
- **Krankheiten mit Natriumretention** im Gewebe (Ödeme) oder in der Peritonealhöhle (Aszites) wie z.B. Leberzirrhose oder nephrotisches Syndrom. Dabei entstehen eine Hyponatriämie und eine Hypovolämie. Dies führt zu einer weiteren Stimulation des Renin-Angiotensin-Systems.
- **Renin produzierendem Tumor** (selten)
- **Bartter-Syndrom** bei Hyperplasie des juxtaglomerulären Apparats mit erhöhter Reninproduktion, erhöhtem Serumaldosteron, Hypokaliämie, niedrigem Blutdruck, Resistenz der Blutgefäße gegen die Angiotensinwirkung. Das Bartter-Syndrom darf nicht mit dem Schwartz-Bartter-Syndrom (➤ Kap. 13.3.1) verwechselt werden.

Morphologie
Eine Hyperplasie der Zona glomerulosa ist häufig, jedoch nicht immer vorhanden.

Adrenale Virilisierung und Feminisierung

Definition und Epidemiologie Virilisierung bzw. Feminisierung infolge eines **Nebennierenrindentumors** mit inadäquater Sekretion von Androgenen und/oder Östrogenen. Die Tumoren sind selten, treten aber gehäuft bei **Kindern** unter 12 Jahren auf.

Pathogenese
Die Virilisierung beruht auf der inadäquat erhöhten **Sekretion von Androgenen** wie Dehydroepiandrosteron, Androstendion oder Testosteron. Bei der Feminisierung werden **Östrogene** durch die Wirkung einer Aromatase produziert, die Testosteron zu Östradiol umbaut (der erste Ring des Testosterons wird dabei aromatisiert; ➤ Abb. 16.3).

Morphologie
Die Tumoren sind oft groß (mehrere 100 g bis zu 1 kg) und maligne (über 50%).

Klinische Relevanz Beim **Mädchen** führt die Virilisierung zu Klitorisvergrößerung und beschleunigtem Knochenwachstum. Bei der **Frau** wird die Stimmlage tiefer, der Behaarungstyp wird männlich, und es können sich Barthaare entwickeln.

Beim **Jungen** kommt es bei Virilisierung zu beschleunigtem Knochenwachstum und zu einer vorzeitigen Entwicklung der sekundären Geschlechtsmerkmale. Allerdings tritt keine vorzeitige Fertilität auf. Daher wird dieser Zustand als **Pseudopubertas praecox** bezeichnet. Eine Feminisierung äußert sich beim **Mann** in Form einer Gynäkomastie, eines weiblichen Behaarungsmusters sowie mit Libido- und Potenzverlust.

Adrenogenitales Syndrom

Definition Beim adrenogenitalen Syndrom kommt es zur inadäquat erhöhten Produktion und Sekretion von **adrenalen Androgenen** und oft auch **Aldosteron** infolge von **Enzymdefekten** der Nebennierenrinde mit teilweisem oder vollständigem **Verlust der Kortisolproduktion**. Das Syndrom tritt je nach Schweregrad des Enzymdefekts unmittelbar nach der Geburt oder erst während des Erwachsenenalters auf.

Ätiologie und Pathogenese
Es sind mindestens **8 Enzymdefekte der Steroidbiosynthese** bekannt, die nach Schweregrad des Defekts bzw. je nach betroffenem Enzym zu verschiedenen Krankheitsbildern mit unterschiedlicher Ausprägung führen. Der Schweregrad hängt vom Ausmaß der Kortisolproduktion und -sekretion ab, da Kortisol als einziges Nebennierenrindenhormon über das negative Feedback die hypothalamisch-hypophysäre Sekretion von CRH bzw. ACTH deutlich hemmt. Die infolge niedriger Kortisolsekretion gesteigerte CRH- und ACTH-Sekretion bewirkt eine **Stimulation der intakten Synthesewege**. Damit werden andere Nebennierenrindenhormone außer Kortisol in inadäquat hoher Menge synthetisiert und sezerniert.

Die häufigsten Enzymdefekte sind (➤ Abb. 16.3):
- **21-Hydroxylase-Mangel** (1 : 5000–1 : 15.000 Geburten)
- **11β-Hydroxylase-Mangel** (1 : 100.000 Geburten)
- **17-Hydroxylase-Mangel** (selten)

Morphologie

Die ACTH-Stimulation verursacht eine primäre diffuse oder noduläre Hyperplasie beider Nebennierenrinden, die ein erhebliches Ausmaß annehmen kann (10- bis 20-faches Normalgewicht; > Abb. 16.5).

Molekularpathologie

Der 21-Hydroxylase-Mangel beruht auf einer inaktivierenden Mutation oder Deletion auf 6q21. Beim 11β-Hydroxylase-Mangel und 17-Hydroxylase-Mangel finden sich Mutationen der entsprechenden Gene auf 8q21 und auf 10q24.3. Der Erbgang ist bei allen 3 Typen autosomal rezessiv.

Klinische Relevanz Das klinische Krankheitsbild kann aus dem Enzymdefekt abgeleitet werden (> Abb. 16.3).

Der **21-Hydroxylase-Mangel** führt zur Virilisierung und je nach Schweregrad des Enzymdefekts zu einer niedrigen Aldosteronproduktion. Letztere führt zum Salzverlust mit Hyponatriämie und Hyperkaliämie. Bei deutlich ausgebildetem Enzymdefekt bestehen beim **Mädchen** bei der Geburt eine Klitorisvergrößerung und verwachsene Labioskrotalfalten. Die inneren Reproduktionsorgane sind normal ausgebildet. Beim **Jungen** kann ein Kryptorchismus oder eine Hypospadie bestehen. Bei hochgradigem Glukokortikoidmangel ist die Erkrankung lebensgefährlich.

Ein 11β-Hydroxylase-Mangel führt zur Virilisierung. Bei diesem Enzymdefekt kann neben Kortisolmangel ebenfalls der Umbau vom 11-Desoxykortikosteron zum Kortikosteron und Aldosteron blockiert sein, sodass ebenfalls ein Salzverlustsyndrom entstehen kann.

Bei **17-Hydroxylase-Mangel** sind Kortisol- und Androgensynthese blockiert. Der Syntheseweg konzentriert sich auf denjenigen der Mineralokortikoide. Dies führt zu einer inadäquat hohen Aldosteronsekretion mit konsekutiver Hypernatriämie, Hypokaliämie und Hypertonie. Die sexuelle Differenzierung ist unvollständig.

16.1.11 Unterfunktionssyndrome

Bei den Unterfunktionssyndromen unterscheidet man **primäre** (adrenale) von **sekundären** (extraadrenalen) sowie **akute** von **chronischen** Formen.

Primäre akute Nebennierenrindeninsuffizienz

Definition Akuter Kreislaufkollaps infolge akuten Ausfalls der Sekretion von **Kortikosteroiden** (akute „Nebennierenrindenkrise").

Ätiologie und Pathogenese

- akute **Dekompensation** einer chronischen primären Nebennierenrindeninsuffizienz durch eine zusätzliche Belastung, z.B. Stress
- zu **rasches Absetzen von Steroiden** nach lang dauernder Steroidmedikation oder verspätete Erhöhung der Steroiddosis bei Patienten nach beidseitiger Adrenalektomie
- massive **Destruktion der Nebennierenrinde** durch hämorrhagische Nekrose (Blutung unter Geburt, Septikämie, disseminierte intravasale Gerinnung)

Waterhouse-Friderichsen-Syndrom

Definition Fulminant verlaufendes Krankheitsbild mit akuter primärer Nebennierenrindeninsuffizienz durch Sepsis und Endotoxinschock mit disseminierter intravasaler Gerinnung und hämorrhagischer Nekrose der Nebennieren (> Kap. 7.11). Das Syndrom tritt am häufigsten bei Kindern auf, kommt aber insgesamt selten vor.

Ätiologie und Pathogenese

Eine **Sepsis**, verursacht durch Meningokokken, Pneumokokken, Staphylokokken oder *Haemophilus influenzae*, mit Endotoxinämie führt zum Endotoxinschock, d.h. zum Endothelschaden, zur disseminierten intravasalen Gerinnung und zur hämorrhagischen Diathese. Bei der Frau können septischer Abort, Schwangerschaftstoxikose, Eklampsie, vorzeitige Plazentalösung oder Fruchtwasserembolie Ursachen der disseminierten intravasalen Gerinnung und hämorrhagischen Diathese sein.

Morphologie

Die Nebennieren sind **hämorrhagisch** und **nekrotisch**. Meist finden sich nur einzelne erhaltene Parenchyminseln (> Abb. 16.9).

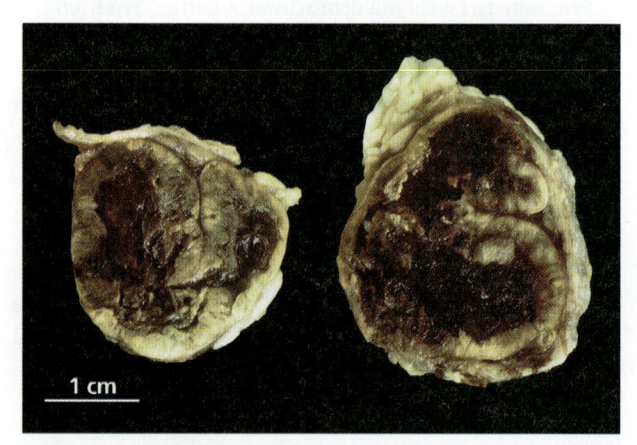

Abb. 16.9 Waterhouse-Friderichsen-Syndrom mit ausgedehnten hämorrhagischen Zerstörungen beider Nebennieren.

Klinische Relevanz Der klinische Verlauf ist fulminant. Nach Auftreten von Fieber kommt es sehr rasch zu **Hautpetechien,** Purpura und Organblutungen. Der Kreislauf kollabiert und es kommt zum Herzversagen durch Arrhythmien. Ohne adäquate Therapie tritt der Tod infolge des akuten Nebennierenrindenversagens oft innerhalb von 24 h ein.

Primäre chronische Nebennierenrindeninsuffizienz

Syn.: Addison-Krankheit

Definition Reduktion bzw. Ausfall der Hormonsekretion der Nebennierenrinde infolge Zerstörung, Rezeptormutationen oder Enzymmutationen der Nebennierenrinde. Die Erkrankung ist selten.

Ätiologie und Pathogenese

Die Erkrankung tritt bei Zerstörung von **mindestens 90%** des Nebennierenrindenparenchyms auf. Diese kann zustande kommen durch:

- **Autoimmun-Adrenalitis** (50–65%)
- **Tuberkulose** (5–30%)
- **Tumormetastasen** (5–10%)

Selten sind:

- Amyloidose
- Hämochromatose
- Sarkoidose
- Enzymmutationen mit adrenogenitalem Syndrom (➤ Kap. 16.1.10)
- Rezeptormutation

Bei der **Autoimmun-Adrenalitis** (➤ Abb. 16.10) treten bei 60–70% der Patienten Antikörper gegen zytoplasmatische Antigene von Nebennierenrindenzellen auf. Antikörper gegen Nebennierenrindenzellen treten auch bei polyglandulärer Unterfunktion auf (➤ Kap. 18.4).

Morphologie

Bei der **Autoimmun-Adrenalitis** ist das Parenchym durch eine lymphozytäre Infiltration weitgehend zerstört. Die Zerstörung der Nebennierenrinde führt zur Atrophie (➤ Abb. 16.10b).
Tuberkulose ➤ Kap. 48.3.6.

Molekularpathologie

Der ACTH-Rezeptor kann mutiert und dadurch inaktiviert sein (Punktmutation auf 18p11.2, autosomal rezessiv). Enzymmutationen mit adrenogenitalem Syndrom, ➤ Kap. 16.1.10.

Klinische Relevanz Schleichend entwickeln sich Schwäche, Müdigkeit, Anorexie, Nausea, Erbrechen, Gewichtsverlust und Hypotonie; die **Pigmentierung der Haut** wird deutlich. Sie tritt sowohl an lichtexponierten als auch an bedeckten Stellen

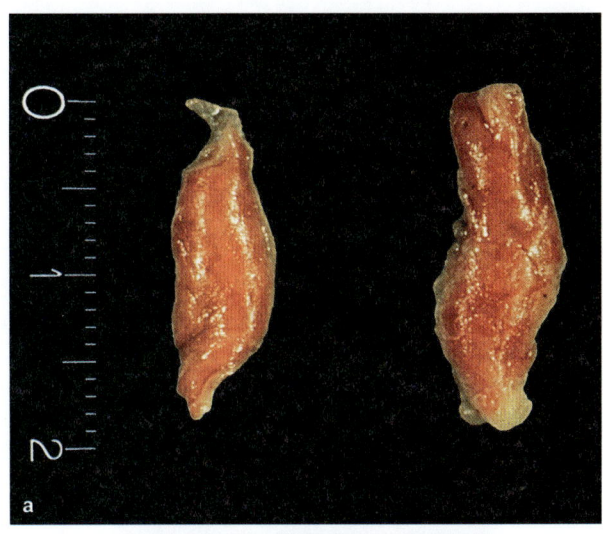

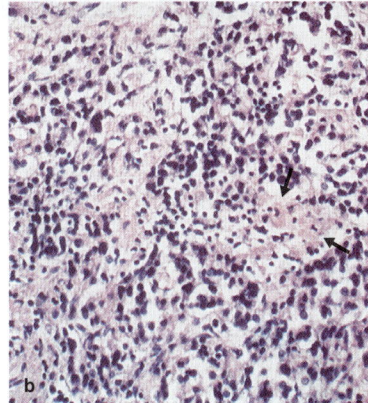

Abb. 16.10 Autoimmun-Adrenalitis. a Atrophische Nebennieren (Gewicht zusammen 2 g; vgl. ➤ Abb. 16.1, ➤ Abb. 16.5); **b** Bis zur Unkenntlichkeit zerstörtes Nebennierengewebe. Verbände atrophischer Nebennierenrindenzellen (Pfeile) mit herdförmigen Lymphozyteninfiltraten. HE, Vergr. 200-fach.

auf und dürfte durch die erhöhte Sekretion von Proopiomelanocortin (POMC) und dessen Metaboliten bedingt sein.

Die chronische Nebennierenrindenunterfunktion mit Gluko- und Mineralokortikoidmangel führt zu einer Hyponatriämie, eine Hypochlorämie und einer Hyperkaliämie. Bei einer zusätzlichen Belastung kann aus dieser chronischen Unterfunktion eine akute, lebensgefährliche **Addison-Krise** entstehen mit hyperkaliämischen Herzrhythmusstörungen und Hypoglykämie.

Sekundäre chronische Nebennierenrindeninsuffizienz

Bei Ausfall von CRH bzw. ACTH werden Produktion und Sekretion von Glukokortikoiden und Androgenen ungenügend stimuliert. Es kommt dagegen im Allgemeinen zu keiner inadäquat niedrigen Sekretion von Aldosteron, da Mineralokortikoide vorwiegend über das Renin-Angiotensin-System reguliert werden. Salzverlust, Hyponatriämie und Hyperkaliämie fehlen daher. Den Ausfall der Androgensekretion können die Gonaden ausgleichen.

16.2 Nebennierenmark und Paraganglien

16.2.1 Normale Struktur und Funktion

Das System entsteht aus dem Neuroektoderm. Die Neuroblasten differenzieren im Nebennierenmark zu Phäochromozyten, Ganglienzellen und extraadrenalen paraganglionären Zellen. Das System besteht aus:
- **Nebennierenmark,** paravertebralen (inkl. Zuckerkandl-Organ) und viszeralen **Paraganglien,** assoziiert mit dem **sympathischen Nervensystem**
- **branchiomeren** und **vagalen Glomera,** assoziiert mit dem **parasympathischen Nervensystem**

Die paraganglionären Zellen produzieren vor allem **Katecholamine.** Acetylcholin stimuliert deren Biosynthese und Sekretion. Im Zentralnervensystem ist **Dopamin,** im peripheren Nervensystem **Noradrenalin,** im Nebennierenmark **Adrenalin** das dominierende Katecholamin (➤ Abb. 16.11).

16.2.2 Tumoren des Nebennierenmarks

Phäochromozytom

Definition Das Phäochromozytom ist ein Tumor des Nebennierenmarks, bestehend aus chromaffinen Zellen. Die Tumoren der sympathischen Paraganglien werden als extraadrenale Phäochromozytome oder sympathische Paragangliome bezeichnet.

Epidemiologie Am häufigsten treten Phäochromozytome zwischen dem 40. und 50. Lebensjahr auf. Beide Geschlechter sind gleich häufig betroffen.

Lokalisation 70–90% der Tumoren kommen einseitig im Nebennierenmark vor, 10–20% treten beidseitig auf. 5–10% der adrenalen und bis zu 40% der extraadrenalen Phäochromozytome sind maligne. Besonders beidseitige und/oder multifokale adrenale und extraadrenale Phäochromozytome sind oft mit hereditären Syndromen assoziiert, vor allem mit einer multiplen endokrinen Neoplasie Typ 2 (MEN 2, ➤ Kap. 18.3),

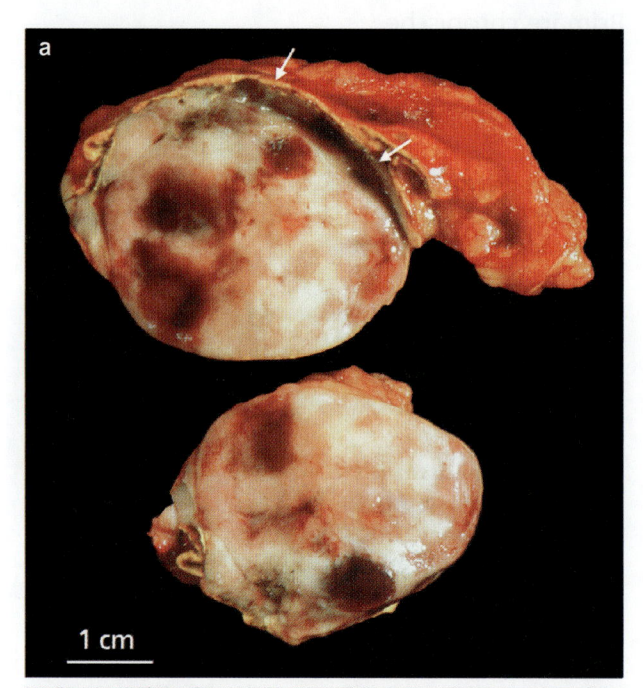

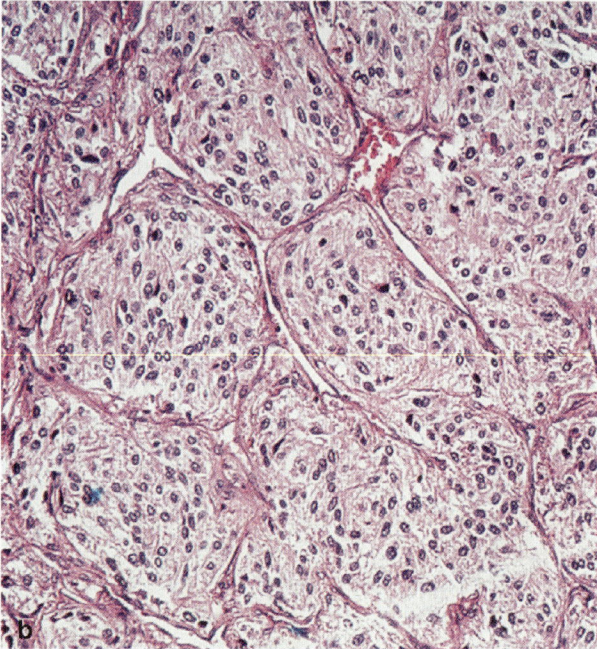

Abb. 16.12 Phäochromozytom einer Nebenniere. a Tumor des Nebennierenmarks mit grauer, teils hämorrhagischer Schnittfläche. Die um den Tumor liegende Nebennierenrinde ist auf dem Schnitt gelb (Pfeile); **b** Teils große, alveolär angeordnete Tumorzellen, „polymorphes" Zellbild. Zwischen den Zellgruppen („Zellballen") gefäßführende Bindegewebssepten. HE, Vergr. 125-fach.

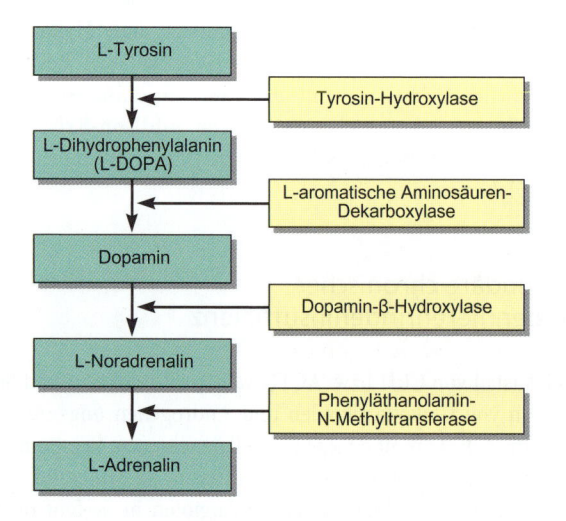

Abb. 16.11 Biosynthese der Katecholamine.

dem Von-Hippel-Lindau-Syndrom (VHL), dem familiären Paragangliom/Phäochromozytom-Syndrom (SDH) sowie mit einer Neurofibromatose Typ 1 (> Kap. 8.10.12).

Morphologie
Die Tumoren sind meist gekapselt, 4–6 cm groß und von weicher Konsistenz. Die Schnittfläche ist grau, nach Oxidation an der Luft oder in Formaldehyd wird sie braun. Bei großen Tumoren treten häufig Nekrosen und Pseudozysten auf (> Abb. 16.12a).

Histologisch finden sich große polygonale Zellen in alveolärer Anordnung. Zellen und Kerne wirken „polymorph" und die Zellkerne chromatinreich (> Abb. 16.12b).

Die Dignität der Tumoren ist rein morphologisch nicht zu bestimmen. Ein malignes Verhalten ist oft nur durch lymphogene oder hämatogene Ausbreitung bzw. durch Metastasen in Lymphknoten, Leber oder Skelett zu beweisen.

Molekularpathologie
Auf 1p, 17p (p53) und 22q wurde Loss of Heterogeneity (LOH) gefunden. Familiäre Tumoren sind mit Keimbahnmutationen des RET- (MEN 2), VHL- (von Hippel-Lindau-Syndrom), SDHD-, SDHB-, SDHC- (familiäre Paragangliome/Phäochromozytome) oder NF1-Gens (Neurofibromatose Typ 1) assoziiert. Gelegentlich finden sich somatische Mutationen oder häufiger Deletionen dieser Gene auch in sporadisch auftretenden Tumoren.

Klinische Relevanz Zur Symptomatik des Phäochromozytoms gehören Anfälle (Paroxysmen) von Angst, Zittern, Schwitzen in Kombination mit hypertonen Blutdruckwerten (0,1–0,2% der Hypertoniker leiden an einem Phäochromozytom). Adrenale Phäochromozytome sezernieren vorwiegend Adrenalin, extraadrenale Noradrenalin. Selten wird ausschließlich Dopamin sezerniert.

Der Tumor kann durch seine funktionellen Auswirkungen auf das Herz-Kreislauf-System zum Tode führen. Mögliche Folgen akuter Sekretionsspitzen von Katecholaminen sind Kammerflimmern, Herzinfarkt und Herzversagen. Charakteristisch ist die Katecholamin-Kardiomyopathie (Myozytolyse, Nekrosen durch Vasokonstriktion). Durch eine operative Entfernung des Phäochromozytoms kann der Patient aber aufgrund des häufig benignen Verhaltens des Tumors (ca. 90%) geheilt werden.

Beim Phäochromozytom sind zudem ein Von-Hippel-Lindau-Syndrom, eine multiple endokrine Neoplasie (MEN 2), eine Neurofibromatose Typ 1 und ein Paragangliome-Phäochromozytome(SDHx)-Syndrom abzuklären (> Kap. 18.4). Wird eine dieser hereditären Erkrankungen diagnostiziert, ist für die betroffene Familie eine genetische Beratung erforderlich.

Neuroblastom, Ganglioneuroblastom, Ganglioneurom

Das **Neuroblastom** ist ein maligner Tumor des Nebennierenmarks und der benachbarten (ca. 80%) oder der intrathorakalen Paraganglien (ca. 20%). Es ist einer der häufigsten Tumoren beim Kleinkind und tritt in ca. 80% vor dem 4., in ca. 35% sogar vor dem 2. Lebensjahr auf. Näheres zu den Tumoren in > Kap. 41.7.

Ätiologie und Pathogenese
Der Tumor tritt sporadisch auf. Es gibt eine hereditäre Form mit einer Deletion auf Chromosom 1 (1p31), wobei das N-myc-Onkogen amplifiziert ist.

Morphologie
Der Tumor ist meist lobuliert, weich, die Schnittfläche ist rotgrau mit Blutungen, Nekrosen und Verkalkungen.

Histologisch ist der Tumor kleinzellig, die Kern-Plasma-Relation ist zugunsten der Kerne verschoben, die Kerne sind hyperchromatisch. Es bilden sich ab und zu Pseudorosetten aus. Das Tumorgewebe enthält zarte Bindegewebssepten.

Das Neuroblastom kann zum malignen Ganglioneuroblastom oder zum gutartigen Ganglioneurom ausdifferenzieren, das aus Ganglienzellen mit einem Schwann-Zell-Stroma besteht.

Klinische Relevanz Das Neuroblastom produziert meist **Dopamin.** Es metastasiert in das Skelett, in die Leber oder generalisiert. Der Verlauf ist rasch, häufig wird das Tumorleiden erst aufgrund von Metastasen klinisch manifest.

Prognostisch günstig sind ein frühes Stadium der Erkrankung sowie ein Alter von unter 1 Jahr. Bei Säuglingen können sich selbst disseminierte Formen des Neuroblastoms (Stadium IVs) zurückbilden. Eine erhöhte Ausscheidung von Vanillinmandelsäure und Homovanillinsäure im Urin ist ein gutes prognostisches Zeichen, weil die Tumorzellen offenbar differenziert genug sind, um Katecholamine zu produzieren.

Paragangliome

Definition und Epidemiologie Paragangliome sind Tumoren, die in **Paraganglien und Glomera** entstehen. Man unterscheidet die sympathischen Paragangliome (oder extraadrenalen Phäochromozytome; s.o.) von den parasympathischen Paragangliomen. Rund die Hälfte der parasympathischen Tumoren entstehen in der Karotisgabel, ca. 40% im Mittelohr.

Die Tumoren sind selten und treten vor allem zwischen 30 und 60 Jahren auf. Männer und Frauen sind gleich häufig betroffen. Die Tumoren treten in bis zu 20% im Rahmen eines familiären Syndroms auf. Nach Exzision kommt es in 10–50% der Fälle zu einem Rezidiv. Etwa 10% der Tumoren, insbesondere der sympathischen Paragangliome, setzen Metastasen.

Morphologie
Der Durchmesser der Tumoren beträgt 1–6 cm. Sie sind prallelastisch, die Schnittfläche ist rotbraun. Häufig gibt es eine Kapsel. Dennoch sind die Tumoren meist mit den umgebenden Strukturen verwachsen.

Histologisch finden sich alveolär angeordnete Zellgruppen, **Zellballen** oder -stränge. Es besteht ein dichtes Kapillarnetz, Mitosen sind selten. Das Paragangliom des Glomus jugulare ist der häufigste Tumor des Mittelohrs. Es ist wegen der Infiltration benachbarter Strukturen oft nicht vollständig operabel. Dies führt zu Rezidiven.

Tumoren der parasympathischen Paraganglien sind meist endokrin inaktiv.

Molekularpathologie
Bei familiären Paragangliomen finden sich häufig Keimbahnmutationen in Untereinheiten des Succinatdehydrogenase-Gens (SDHD 11q23; SDHB 1p35–36.1; SDHC 1q21-23).

KAPITEL 17

P. Komminoth, A. Perren *

* In der Vorauflage unter Mitarbeit von G. Klöppel

Disseminiertes neuroendokrines System

17.1	Normale Struktur und Funktion 343	17.3	Neoplasien 345
		17.3.1	Neoplasien des Bronchialsystems, des
17.2	Nichtneoplastische Veränderungen 345		Magen-Darm-Trakts, des Urogenitaltrakts
17.2.1	Magen 345		und der Haut 345
17.2.2	Endokrines Pankreas 345	17.3.2	Neoplasien des Pankreas 348

Zur Orientierung

Dieses System umfasst alle neuroendokrinen Zellen, die verstreut in **Lunge, Magen, Darm, Pankreas, Urogenitalsystem** und **Haut** liegen. Sie bilden keine isolierten, kompakten Organe oder Gewebeformationen. Trotz ihrer unterschiedlichen Lokalisationen bilden sie aufgrund gemeinsamer struktureller (**neuroendokrine Sekretgranula**), biochemischer (**neuroendokrine Marker**) und funktioneller Merkmale und Interaktionen eine vernetzte Einheit. Zur Identifizierung neuroendokriner Zellen und Tumoren setzt man neuroendokrine Marker wie **Synaptophysin** und **Chromogranine** ein. Die häufigsten und schwerwiegendsten Erkrankungen des disseminierten neuroendokrinen Systems sind Tumoren. Diese neuroendokrinen Tumoren verursachen einerseits durch ihre Raumforderung lokale Symptome. Anderseits führen eine Reihe neuroendokriner Tumoren – insbesondere des Gastrointestinaltrakts und des Pankreas – infolge ihrer Hormonsekretion zu charakteristischen Syndromen, beispielsweise zum Karzinoidsyndrom, zur Hypoglykämie oder zum Zollinger-Ellison-Syndrom.

Die Diagnostik umfasst eine gründliche klinische Untersuchung und insbesondere eine Bestimmung der Serumkonzentration evtl. beteiligter Hormone sowie bildgebende Verfahren.

Die Pathologie muss die Art einer Läsion, den endokrinen Phänotyp sowie Prognose und Ausdehnung festlegen und die Hormonproduktion definieren. Dazu gehört die immunhistochemische Aufarbeitung der Proben und bei Erblichkeit eine molekularbiologische Untersuchung auf Keimbahnmutationen des MEN-1-Gens (➤ Kap. 18.1, ➤ Kap. 18.2).

17.1 Normale Struktur und Funktion

Die Zellen des disseminierten neuroendokrinen Systems sind wahrscheinlich **terminale Differenzierungen ortsständiger Stammzellen.** Sie produzieren biogene Amine und Peptide (Hormone und Transmittersubstanzen; ➤ Abb. 17.1a) und speichern diese in membranbegrenzten Granula, die einen elektronendichten Kern besitzen. Diese Sekretgranula verleihen den Zellen ihr charakteristisches ultrastrukturelles Bild (➤ Abb. 17.1b). Durch immunhistochemischen Nachweis von neurosekretorischen Peptiden lassen sich die neuroendokrinen Zellen identifizieren und typisieren (➤ Tab. 17.1). Gegenwärtig werden im Bronchialsystem, in Pankreas, Magen-Darm- sowie Urogenitaltrakt mindestens **15 Zelltypen** unterschieden. Für viele der von ihnen produzierten Peptidhormone ist die physiologische Funktion bekannt (z.B. Gastrin, Sekretin, Cholezystokinin); bei einigen (z.B. Somatostatin) besteht jedoch noch Unklarheit.

Durch Sekretion in das Interstitium werden auf **parakrinem** Weg (z.B. Somatostatin) benachbarte Zielzellen direkt und über der Blutbahn auf **endokrinem** Weg entfernte Zielzellen (z.B. durch Gastrin) indirekt erreicht.

Die **Langerhans-Inseln** des Pankreas bestehen zu 60–70% aus **Insulin produzierenden** Zellen (B-Zellen, β-Zellen) und zu 20–25% aus **Glukagonzellen** (A-Zellen, α-Zellen). Die übrigen Zellen bilden **Somatostatin** (D-Zellen, δ-Zellen) oder **pankreatisches Polypeptid** (PP-Zellen). Die Insulin- und Glukagonsekretion wird antagonistisch über den Glukosespiegel im Blut reguliert. Insulin fördert den Glukosestoffwechsel in der Leber und die Glukoseaufnahme in die Fett- und Muskelzellen. Glukagon stimuliert die hepatogene Glukosebereitstellung. Somatostatin hemmt die Sekretion von Insulin (und vieler anderer Hormone), PP die durch Sekretin und Cholezystokinin stimulierte Abgabe des Pankreassekrets. Alle Pankreashormone gelangen über das Pfortadersystem zuerst in die Leber und von dort aus in den großen Kreislauf.

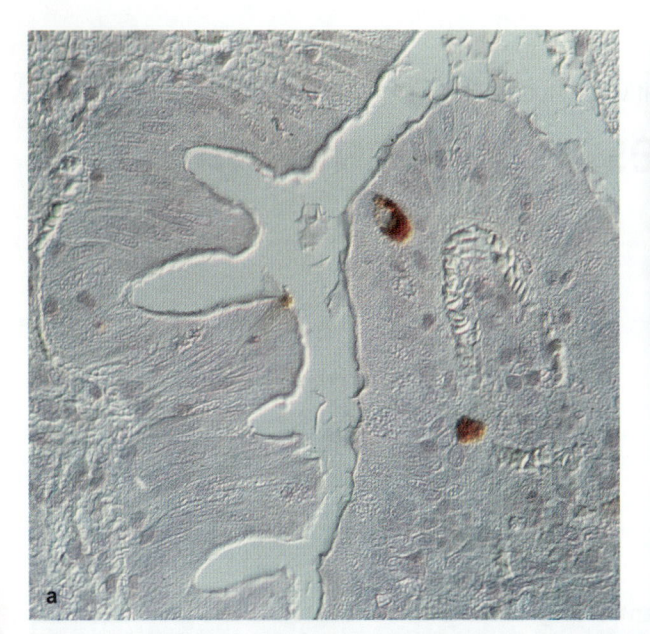

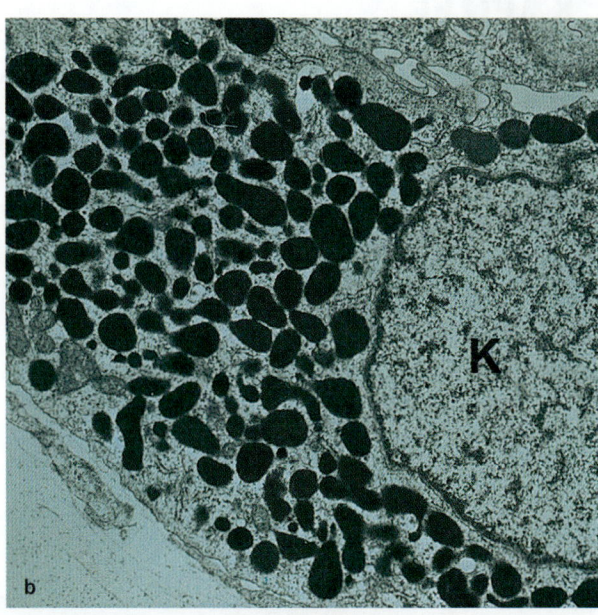

Abb. 17.1 Zellen des disseminierten neuroendokrinen Systems. a Zwei angeschnittene S-Zellen mit Sekretinproduktion im Epithel einer Duodenalzotte (braun). Immunperoxidase-Reaktion für Sekretin. Differenzial-Interferenz-Kontrast-Optik, Vergr. 400-fach; **b** Elektronenmikroskopie einer enterochromaffinen Zelle (mit Serotoninproduktion). Im Zytoplasma findet sich eine große Zahl von Sekretgranula mit elektronendichter Matrix (K = Zellkern). Vergr. 5000-fach.

Tab. 17.1 Produktionsort und Wirkung wichtiger gastrointestinaler und pankreatischer Hormone.

Zelle	Peptid	Hauptsächliche Wirkung	Lokalisation							
			Magenfundus	Magenantrum	Duodenum	Jejunum	Ileum	Kolon	Rektum	Pankreas
G	Gastrin	Stimulation der Magensäuresekretion		+						
D	Somatostatin	Hemmung endokriner Zellen	+	+	+	+	+	+	+	
S	Sekretin	Stimulation der Bikarbonatsekretion des Pankreas			+	+				
I	Cholezystokinin	Stimulation der Enzymsekretion des Pankreas			+	+				
K	gastric inhibitory polypeptide	Stimulation der Insulinsekretion			+	+				
M	Motilin	Stimulation der Motilität des Darms			+	+				
N	Neurotensin	Blutdrucksenkung					+			
EG	Glukagon	Stimulation der Proliferation der Darmschleimhaut					+	+	+	
EG	Peptid YY	Hemmung der Magensäuresekretion und der Darmmotilität					+	+	+	
B	Insulin	Regulation des Blutzuckers								+
A	Glukagon	Regulation des Blutzuckers								+
D	Somatostatin	Hemmung endokriner Zellen								+
PP	pankreatisches Polypeptid	Hemmung der endokrinen Pankreassekretion								+

17.2 Nichtneoplastische Veränderungen

17.2.1 Magen

Gastrin und Histamin stimulieren die Salzsäuresekretion der Parietalzellen im Magenkorpus. Gastrin stimuliert auch die Histaminsekretion durch ECL-Zellen (Histamin produzierende „enterochromaffin cell-like cells").

Eine Vermehrung der **ECL-Zellen** im Magenkorpus findet sich bei chronisch atrophischer Korpusgastritis im Rahmen einer perniziösen Anämie mit autoimmuner Zerstörung der Parietalzellen, welche Magensäure und Intrinsic-Faktor bilden. Da unter hypoaziden Bedingungen die Sekretion der gastrinproduzierenden G-Zellen im Magenantrum stimuliert wird, kommt es zu einer Hypergastrinämie und **G-Zell-Hyperplasie.** Gastrin fördert seinerseits das Wachstum der ECL-Zellen, sodass es zu einer diffusen und später nodulären **ECL-Zell-Hyperplasie** im Magenkorpus kommt, aus der nach langjährigem Bestehen Tumoren hervorgehen können (➤ Kap. 17.3.1).

Im zurückgelassenen Antrumrest nach Billroth-II-Resektion kann sich wegen der fehlenden Feedback-Suppression durch Magensäure ebenfalls eine G-Zell-Hyperplasie entwickeln.

17.2.2 Endokrines Pankreas

Nichtneoplastische Veränderungen gehen mit einem Diabetes mellitus (➤ Kap. 47.3.2) oder einer Hypoglykämie einher (s.u.).

Hyperinsulinämische Hypoglykämie

Definition Das persistierende Hypoglykämiesyndrom beruht auf einem organischen Hyperinsulinismus. Seine Ursache ist bei Erwachsenen nahezu immer ein insulinproduzierender Tumor (Insulinom, ➤ Kap. 17.3.2), bei Neugeborenen dagegen eine funktionelle Schädigung der B-Zelle (Nesidioblastose). Die **Nesidioblastose** ist charakterisiert durch Inseln mit hypertrophierten B-Zellen. Diese Inseln finden sich entweder im gesamten Pankreas (**diffuse** Nesidioblastose) oder beschränken sich auf einen Lobulus (**fokale** Nesidioblastose).

Ätiologie und Pathogenese
Die bei der Nesidioblastose auftretende dysregulierte Insulinproduktion und -sekretion beruht auf mutationsbedingten Membranveränderungen der B-Zelle.

Morphologie
Bei der diffusen oder fokalen Nesidioblastose enthalten die Inseln typischerweise große, Insulin produzierende B-Zellen mit hyperchromatischen Kernen sowie hellem Zytoplasma.

Molekularpathologie
Die Punktmutationen bei der Nesidioblastose liegen auf Chromosom 11p15.1–p14 bzw. 11p15.1 (autosomal rezessiver Erbgang) und betreffen den Sulfonylharnstoff-Rezeptor (SUR) oder ein Protein (KCNJ11) des ATP-sensitiven Kaliumkanals. Beide Proteine liegen in der Membran der B-Zellen. Die veränderten Proteine erlauben einen ständigen Kalziumeinstrom in die B-Zellen, wodurch es zu einer permanenten und vom Glukosespiegel unabhängigen Stimulation der Insulinsekretion kommt.

Klinische Relevanz Das persistierende hyperinsulinämische Hypoglykämiesyndrom führt bei Neugeborenen zu Bewusstlosigkeit, Krämpfen und, wenn nicht adäquat behandelt, zu schweren neurologischen Ausfällen. Der Hyperinsulinismus bei fokaler Nesidioblastose wird durch Exzision des vergrößerten Lobulus aus dem Pankreas behoben. Bei diffuser Nesidioblastose hilft meist nur eine subtotale Resektion.

17.3 Neoplasien

17.3.1 Neoplasien des Bronchialsystems, des Magen-Darm-Trakts, des Urogenitaltrakts und der Haut

Terminologie Alle Tumoren des disseminierten neuroendokrinen Systems wurden früher als **Karzinoide** bezeichnet. Da diese Bezeichnung viele Missverständnisse zwischen Pathologen und Klinikern (die unter Karzinoiden oft nur die Tumoren mit Karzinoidsyndrom verstehen) hervorgerufen hat, wurde sie durch den Ausdruck der **neuroendokrinen Neoplasie** ersetzt. Der Begriff des APUDoms ist ebenfalls, wie derjenige des APUD-Zell-Systems (alte Bezeichnung für disseminiertes neuroendokrines System), überholt.

In der neusten WHO-Klassifikation wird der Differenzierungsgrad der Neoplasien in die Nosologie einbezogen und zwischen **neuroendokrinen Tumoren** (G1 oder G2) und **neuroendokrinen Karzinomen** (vom kleinzelligen oder großzelligen Typ) unterschieden. Die gemischten Neoplasien werden als **adenoneuroenokrine Karzinome** bezeichnet.

Tab. 17.2 Kriterien zur Beurteilung der Prognose eines neuroendokrinen Tumors.

malignes Verhalten wahrscheinlich bei folgenden Befunden	
Durchmesser*	> 1cm** bzw. > 2 cm***
Gewebeinvasion*	Invasion der Muscularis propria oder umgebender Organe
Gefäßeinbrüche*	Invasion von Lymph-/Blutgefäßen
Mitosen	über 2 Mitosen/10 HPF
Proliferationsindex*	über 2% MIB-1-Proliferationsmarker

* entscheidende Kriterien; ** Magen, Dünndarm; *** Appendix, Kolon/Rektum, Pankreas; HPF: high power field (x 400)

Seit neuestem werden neuroendokrine Neoplasien auch im TNM-System als eigene Tumorgruppe berücksichtigt und basierend auf den in ➤ Tab. 17.2 erwähnten Kriterien eingeteilt.
Definition Alle neuroendokrine Tumoren sind potenziell maligne und zeigen je nach Lokalisation, Größe, Infiltrationstiefe und Differenzierungsgrad ein unterschiedliches klinisches Verhalten. Die langsam wachsenden Tumoren sind meist gut differenziert, die schlecht differenzierten neuroendokrinen Karzinome verhalten sich oft hochmaligne (z.B. kleinzelliges Lungenkarzinom).
Epidemiologie Die neuroendokrinen Neoplasien machen insgesamt ca. 2% aller malignen Neoplasien aus. Sie treten in allen Altersklassen bei Männern und Frauen ungefähr gleich häufig auf, finden sich jedoch überwiegend im höheren Lebensalter.

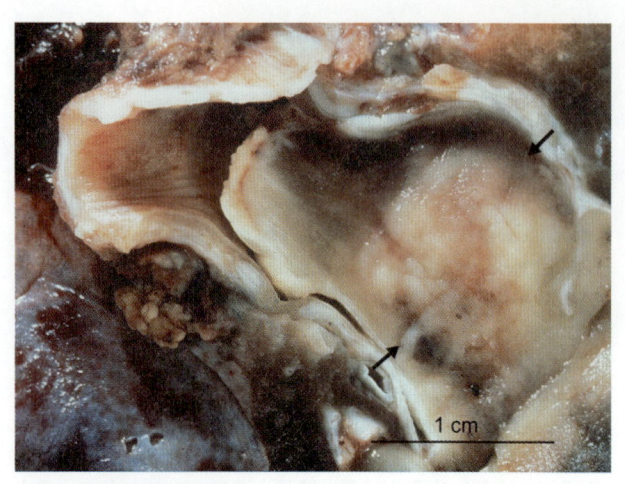

Abb.17.2 Hilusnaher, teilweise intrabronchialer neuroendokriner Tumor der Lunge (Pfeile).

Ätiologie und Pathogenese
Für die meisten Neoplasien des neuroendokrinen Systems sind Ätiologie und Pathogenese unbekannt. Für spezielle Lokalisationen und Tumortypen sowie bei erblichen Syndromen spielen jedoch folgende Faktoren eine Rolle:
- **Exogene Kanzerogene** (z.B. Benzpyrene im Zigarettenrauch) spielen eine wichtige Rolle bei der Entstehung des kleinzelligen neuroendokrinen Lungenkarzinoms (➤ Kap. 24.9.2). Für die gut differenzierten neuroendokrinen Tumoren sind keine Kanzerogene bekannt.
- Eine **langjährige Hypergastrinämie** infolge einer atrophischen Korpusgastritis stimuliert die Proliferation der **ECL-Zellen** im Magenkorpus und kann zur Entstehung multipler ECL-Zell-Tumoren führen.
- **Genetische Faktoren** sind von ausschlaggebender Bedeutung bei der Entstehung neuroendokriner Neoplasien im Rahmen der Syndrome der multiplen endokrinen Neoplasie (➤ Kap. 18).

Morphologie
Die meisten Neoplasien des diffusen neuroendokrinen Systems liegen in der **Schleimhaut** bzw. der **Submukosa** des Bronchial- und Magen-Darm-Trakts. Von den üblichen Karzinomen unterscheiden sie sich durch ihre vorwiegend submuköse Lage, wobei die bedeckende Schleimhaut lange intakt bleibt. Später wachsen sie durch die Muscularis propria und führen zu lymphogenen und später hämatogenen Metastasen, die größer als der Primärtumor sein können.

Mikroskopisch handelt es sich entweder um gut bis mäßig differenzierte Tumoren (monomorphe Zellen mit gut entwickeltem Zytoplasma) mit zumeist lobulär-solidem und/oder trabekulärem (strangartigem) Muster oder um wenig differenzierte, klein- oder großzellige Karzinome. Durch die Immunhistochemie ist eine Unterscheidung der Tumoren aufgrund der jeweiligen Hormonproduktion möglich.

Molekularpathologie
In gut differenzierten neuroendokrinen Neoplasien des Bronchialsystems sind genetische Veränderungen des Chromosoms 11 sowie somatische MEN-1-Gen-Mutationen beschrieben worden. Tumoren des **Magen-Darm-Trakts** zeigen ebenfalls Veränderungen auf Chromosom 11 sowie einen Verlust von Chromosom 18 oder 18q. In den Tumoren des **Pankreas** ist Monoklonalität bei benignen Tumoren selten, bei malignen Tumoren häufig. Es sind eine Reihe chromosomaler Aberrationen bekannt, wobei vor allem Deletionen auf 3p, 6q und 9q wichtig sind. Zu Tumoren im Rahmen einer **MEN 1** ➤ Kap. 18.2.

Bronchialsystem Diese Tumoren machen ca. 25% aller neuroendokrinen Neoplasien aus. Die wenig differenzierten und undifferenzierten neuroendokrinen Karzinome werden in ➤ Kap. 24.9.2 besprochen. Die neuroendokrinen Tumoren G1/G2 finden sich zu 80% hilusnah, wo sie sich überwiegend intrabronchial entwickeln und durch eine Bronchusstenose zu rezidivierender Bronchitis und Atelektasen führen (➤ Abb. 17.2). Eine endokrinologische Symptomatik (Cushing-Syndrom) ist selten.

Magen Man unterscheidet 3 Situationen:
- die **sporadische** neuroendokrine Neoplasie, welche solitär auftritt und bei 20–40% der Patienten zum Zeitpunkt der Diagnose bereits metastasiert hat (➤ Abb. 17.3a)
- neuroendokrine Tumoren bei chronisch atrophischer Korpusgastritis, die multipel auftreten, auf dem Boden einer ECL-Hyperplasie entstehen und nur selten metastasieren (➤ Kap. 17.2, ➤ Abb. 17.3b,c)
- neuroendokrine Tumoren im Rahmen einer MEN 1 (➤ Kap. 18.2), die multipel auftreten und nur selten metastasieren. Eine endokrinologische Symptomatik fehlt meist.

Duodenum Die duodenalen neuroendokrinen Neoplasien bevorzugen das proximale Duodenum, sind oft kleiner als 1 cm und zeigen trotzdem bei mehr als 60% der Patienten zum Zeitpunkt der Diagnose bereits Lymphknotenmetastasen, die be-

17.3 Neoplasien

deutend größer sein können als der Primärtumor. Zu über 50% handelt es sich um **Gastrin** produzierende Tumoren, von denen wiederum etwa die Hälfte die Ursache eines Zollinger-Ellison-Syndroms ist (s.u.). Diese Tumoren entstehen auch im Rahmen einer MEN 1 (➤ Kap. 18.2). Tumoren mit **Somatostatin**-Produktion, die in der Duodenalpapille (Papilla Vateri) liegen, sind häufig mit einer Neurofibromatose Recklinghausen Typ 1 assoziiert.

Jejunum, Ileum und Meckel-Divertikel Das **terminale Ileum** ist bevorzugter Sitz neuroendokriner Tumoren (29% aller neuroendokrinen Tumoren; ➤ Abb. 17.4). Tumoren, die zum Zeitpunkt der Diagnose größer als 2 cm sind, haben nahezu immer bereits lymphogen oder auch hämatogen metastasiert. Lokal verursachen sie eine Obstruktion (Ileus), insbesondere wegen der begleitenden **Fibrose des Mesenteriums.** Die Sekretion von Serotonin und Substanz P (➤ Abb. 17.4d) sowie die Aktivierung der Kininkaskade durch Kallikrein mit Bildung von Bradykinin führen zum **Karzinoidsyndrom.** Dieses ist durch anfallsweise **Flush**-Symptomatik (Gesichtsrötung durch Vasodilatation), wässrige Diarrhöen, kolikartige Bauchschmerzen und Bronchuskonstriktionen charakterisiert. Es kann durch Stress (körperliche und/oder psychische Belastung) infolge Katecholaminsekretion ausgelöst werden. Es tritt allerdings **erst nach Metastasierung** in die **Leber** auf, da Serotonin und Substanz P, die über die Pfortader zur Leber gelangen, dort größtenteils metabolisiert werden und damit nicht in den großen Kreislauf gelangen. Bei langem Bestehen kann eine plaqueartige **Endokardfibrose des rechten Herzens** auftreten.

Appendix In der Appendix vermiformis treten neuroendokrine Neoplasien ebenfalls häufig auf (19% aller neuroendokrinen Neoplasien). Dabei handelt es sich um Tumoren mit Serotoninproduktion. Eine hormonale Symptomatik ist aber dennoch selten. Sie sind klein (1–1,5 cm) und liegen oft in der Appendixspitze. Meist werden sie zufällig nach einer Appendektomie gefunden. Ihre Prognose ist gut, da eine Metastasierung zum Zeitpunkt der Diagnose eine Ausnahme darstellt (➤ Abb. 17.5). Die Appendix ist auch eine bevorzugte Lokalisation von gemischten adenoneuroendokrinen Karzinomen, welche früher Becherzellkarzinoide genannt wurden.

Kolon und Rektum Während im Kolon neuroendokrine Neoplasien selten sind, sich jedoch meist maligne verhalten, treten sie im Rektum relativ häufig auf (13% aller gastrointestinalen neuroendokrinen Tumoren). Letztere weisen eine gute Prognose auf, da sie meist endoskopisch bereits als kleine **Schleimhautpolypen** (1 cm) entdeckt und abgetragen werden können.

Urogenitaltrakt Von Bedeutung sind die neuroendokrinen Neoplasien in reifen Teratomen des Ovars, wo sie teilweise zusammen mit Schilddrüsengewebe („**Strumakarzinoid**") vorkommen. Bilden sie die einzige oder überwiegende Komponente eines Teratoms, so handelt es sich um große, feste Ovarialtumoren (5–25 cm), die jedoch nur selten zu Metastasen führen. Bei Serotoninproduktion können sie auch ohne Lebermetastasierung ein **Karzinoidsyndrom** verursachen, da der venöse Abfluss des Ovars direkt in die V. cava führt, also die Leber umgeht.

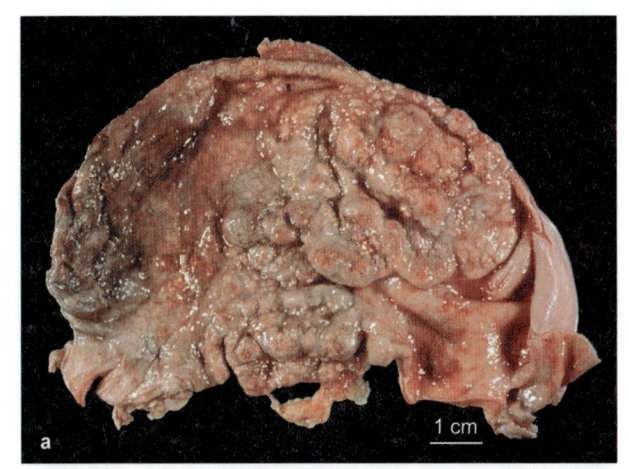

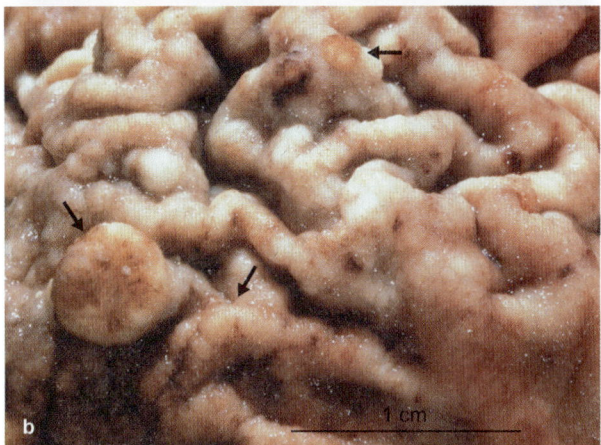

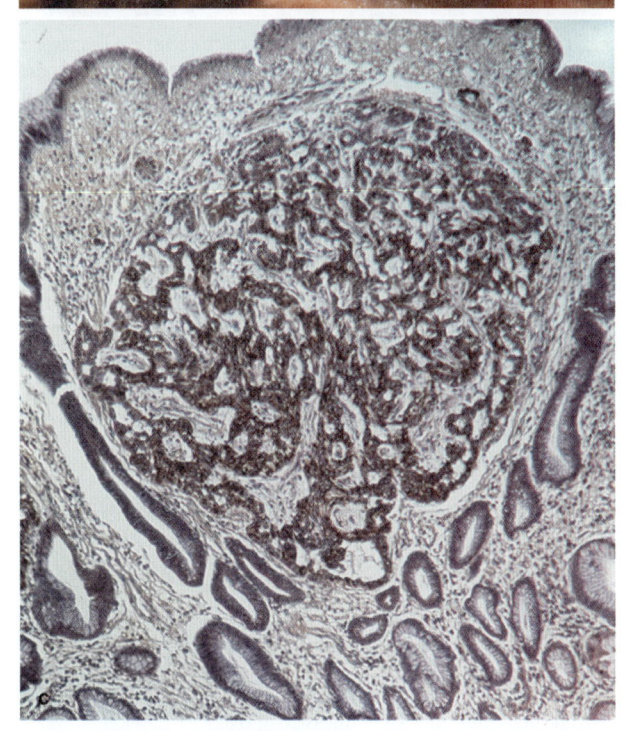

Abb. 17.3 Neuroendokrine Tumoren des Magens. a Großer, solitärer neuroendokriner Tumor des Magens (größter Durchmesser 11 cm); **b** Multiple, kleine neuroendokrine Tumoren des Magenkorpus (Pfeile) bei chronisch atrophischer Korpusgastritis mit ECL-Hyperplasie; **c** Kleiner, neuroendokriner Tumor G1 in der Magenkorpusschleimhaut. Immunzytochemische Darstellung (Avidin-Biotin-Komplex-Methode) für Chromogranin, Vergr. 100-fach.

17 Disseminiertes neuroendokrines System

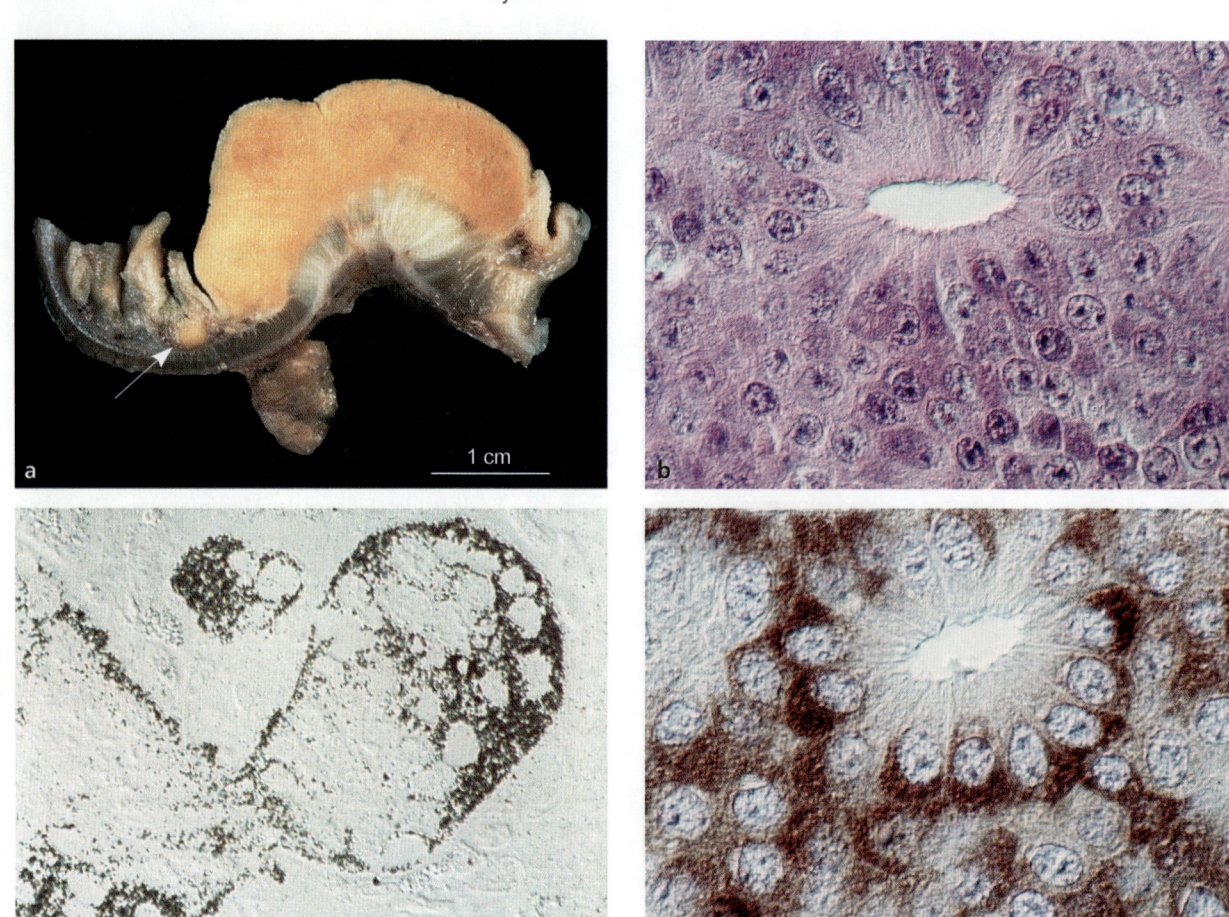

Abb. 17.4 Neuroendokriner Tumor des Ileums. a Die Schnittfläche ist gelb. Der Tumor (größter Durchmesser 3 cm) durchwächst die Ileumwand, deren Muskulatur weitgehend zerstört und durch Tumor- und Bindegewebe ersetzt ist (weiß). Der Tumor zieht die Ileumwand ein und breitet sich lymphogen in der Schleimhaut aus (gelbes Knötchen links vom Tumor, Pfeil). Es besteht bereits eine Lymphknotenmetastase (der Ileumwand anhängendes Gewebe). **b** Adenomatös solider Bau, monomorphes Zellbild. Konzentration eosinophiler neurosekretorischer Granula am Sekretionspol der Tumorzellen. HE, Vergr. 1000-fach. **c** Immunhistochemischer Nachweis von Chromogranin A im Zytoplasma (eigentlich in der Matrix der Sekretgranula) vieler Tumorzellen (Reaktionsprodukt: braun). Chromogranin A wird von vielen neuroendokrinen Zellen produziert und dient daher als allgemeiner Marker neuroendokriner Zellen. Vergr. 1000-fach. **d** Produktion von Substanz P. Immunzytochemische Lokalisierung von Substanz P (braunes Reaktionsprodukt). Vergr. 1000-fach.

Haut Neuroendokrine Tumoren der Haut (**Merkel-Zell-Tumoren**) sind selten: Sie wachsen relativ langsam, verhalten sich jedoch maligne.

17.3.2 Neoplasien des Pankreas

Definition Es handelt sich um Tumoren mit histologisch endokrinem Aufbau („Inselzelltumoren"). Durch die inadäquat kontrollierte Sekretion von Hormonen (Insulin, Gastrin, vasoaktives intestinales Polypeptid [VIP] oder Glukagon) können charakteristische Syndrome hervorgerufen werden (**hormonell aktive, funktionelle Tumoren**). Diese Tumoren werden daher als Insulinome, Gastrinome, VIPome und Glukagonome klassifiziert. **Hormonell inaktive**, nichtfunktionelle Tumoren weisen dagegen keine hormonelle Symptomatik auf.

Obwohl die endokrinen Pankreastumoren histologisch gut differenziert sind, verhalten sie sich mit Ausnahme des Insuli-noms klinisch **oft maligne.** Dies gilt vor allem für Gastrinome, VIPome, Glukagonome und hormonell inaktive Tumoren. Malignes Verhalten wird durch histologische Kriterien (➤ Tab. 17.3) oder makroskopisch durch den Nachweis von Metastasen und/oder einer Tumorinvasion in umgebende Organe gesichert. Die

Tab. 17.3 Kriterien zur Beurteilung eines neuroendokrinen Pankreastumors.

malignes Verhalten wahrscheinlich bei folgenden Befunden	
Durchmesser	> 2 cm
Funktion	hormonell aktiv (außer Insulinom)
Gewebeinvasion	Invasion in umgebende Organe
Gefäßeinbrüche	Invasion in Lymph-/Blutgefäße
Mitosen	über 2 Mitosen/10 HPF
Proliferationsindex	über 2% MIB-1-Proliferationsmarker
HPF: high power field (x 400)	

17.3 Neoplasien

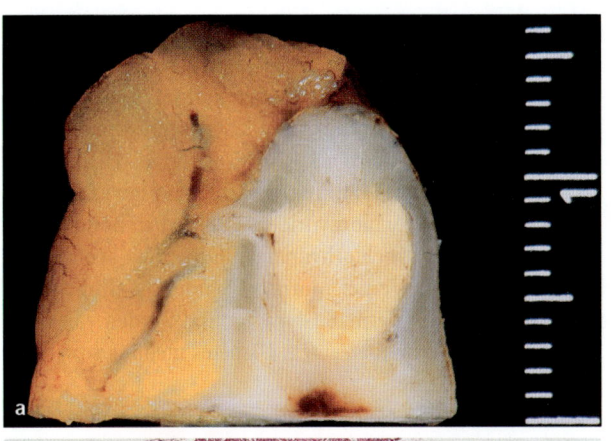

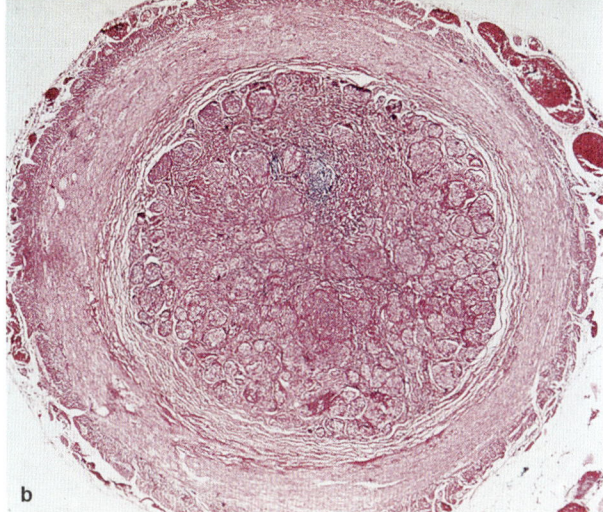

Abb. 17.5 Neuroendokriner Tumor G1 der Appendix. a Makroskopischer Aspekt des Tumors mit gelber Schnittfläche. Seine Begrenzung ist teilweise unscharf; **b** Der Tumor besteht aus dicht liegenden kleinen Zellgruppen, füllt das Lumen und treibt die Appendix auf. HE, Vergr. 4fach.

- **Insulinome:** 1–2 cm groß, verhalten sich klinisch meist gutartig. Bei etwa 5% der Patienten treten multiple Insulinome auf. In Insulinomen kann es zur gleichen Amyloidablagerung wie in den Inselzellen des Pankreas von Typ-II-Diabetikern kommen (➤ Kap. 47.3.2).
- **Gastrinome:** sporadisch (je zur Hälfte im Pankreas und Duodenum) oder hereditär (etwa 30% der Patienten, bei MEN 1, ➤ Kap. 18.2). Bei Diagnosestellung haben etwa 60% der Gastrinome bereits metastasiert in peripankreatische oder periduodenale Lymphknoten, später hämatogen in die Leber. Maligne duodenale Gastrinome scheinen eine bessere Langzeitprognose zu haben als maligne pankreatische Gastrinome.

ersten Metastasen finden sich in den regionären Lymphknoten und in der Leber. Trotz Metastasierung können häufig lange Überlebenszeiten (5–10 Jahre) beobachtet werden.

Epidemiologie Endokrine Pankreastumoren sind im Kindesalter extrem selten. Beim Erwachsenen treten sie in allen Altersklassen sowie bei Männern und Frauen etwa gleich häufig auf, sind insgesamt aber selten. Die Prävalenz beträgt unter 1 : 100.000. Insulinome und Gastrinome machen 60%, hormonell inaktive Tumoren 30% dieser Neoplasien aus.

Morphologie

Makroskopisch sind es gut begrenzte, solitäre runde Tumoren mit einem Durchmesser von 1–4 cm, die in allen Teilen des Pankreas auftreten können (➤ Abb. 17.6a).

Histologisch handelt es sich um monomorphe Tumorzellen mit einem feingranulären Zytoplasma. Die Zellen sind solide, trabekulär und pseudoglandulär angeordnet (➤ Abb. 17.6b). Die immunhistochemische Darstellung der Hormone erlaubt eine funktionell-morphologische Einteilung dieser Tumoren. Charakteristika der Tumoren sind:

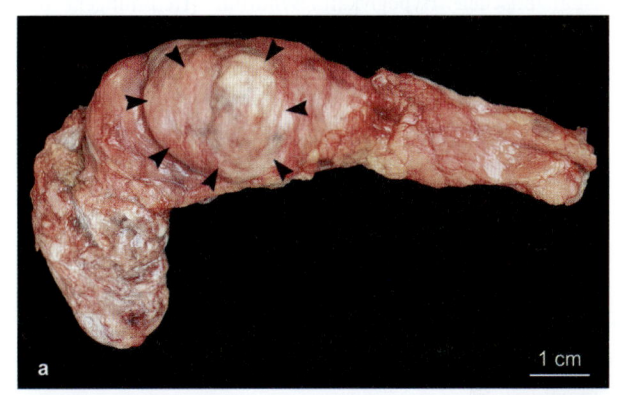

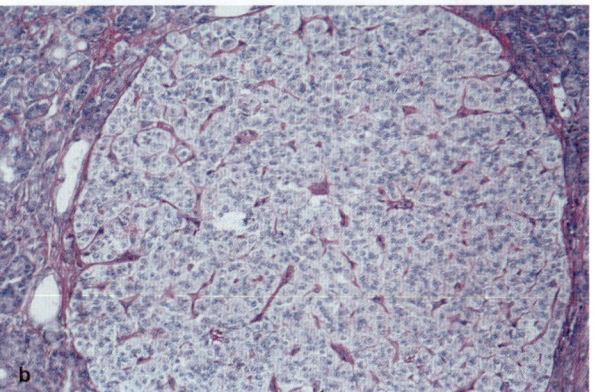

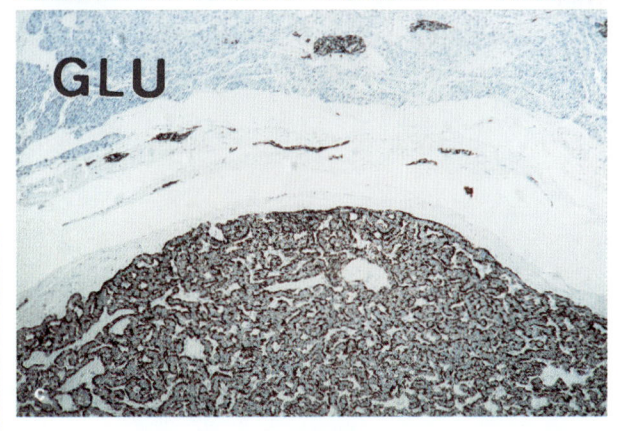

Abb. 17.6 Neuroendokriner Pankreastumor. a Gut abgegrenzter, großer Tumor im Pankreaskörper (Pfeilspitzen); **b** Kleiner endokriner Pankreastumor mit solidem histologischem Muster. HE, Vergr. 100-fach; **c** Immunhistochemischer Nachweis von Glukagon (braunes Reaktionsprodukt) in einem endokrinen Pankreastumor. Vergr. 100-fach.

- Seltene Tumoren **mit hormonalen** Syndromen sind das VIPom und das Glukagonom. Sie verhalten sich oft maligne und weisen zum Zeitpunkt der Diagnose bereits eine beträchtliche Größe auf (3–6 cm).
- Tumoren **ohne hormonelle** Syndrome werden als Zufallsbefunde aufgrund ihrer lokalen Symptomatik oder anhand von Metastasen entdeckt. Sie produzieren häufig pankreatisches Polypeptid, sind meist größer als hormonell aktive Tumoren und verhalten sich klinisch maligne.

Klinische Relevanz Beim **Insulinom** führt die unzureichend kontrollierte Insulinproduktion des Tumors zum hyperinsulinämischen Hypoglykämiesyndrom (Heißhunger, Bewusstseinsverlust, neurologische Symptomatik). Beim **Gastrinom** entsteht durch die inadäquat kontrollierte Abgabe von Gastrin aus dem Tumor eine Hyperazidität im Magen und im Duodenum mit rezidivierenden duodenalen/intestinalen Ulzera. Dieser Symptomenkomplex wird als Zollinger-Ellison-Syndrom bezeichnet. Das **VIPom** verursacht wässrige Durchfälle, Hypokaliämie und Achlorhydrie („watery diarrhoea, hypokalaemia and hypochlorhydria/achlorhydria syndrome", WDHHA-Syndrom, Verner-Morrison-Syndrom). **Glukagonome** sezernieren im Übermaß Glukagon und werden von einer nekrolytischen Dermatitis, einem Diabetes mellitus sowie Gewichtsverlust begleitet.

KAPITEL 18

P. Komminoth, A. Perren *

* In der Vorauflage unter Mitarbeit von G. Klöppel

Polyglanduläre Störungen

18.1 Grundlagen 351

18.2 Multiple endokrine Neoplasie Typ 1 (MEN 1) 351

18.3 Multiple endokrine Neoplasie Typ 2 (MEN 2) 353

18.4 Pluriglanduläre endokrine Insuffizienz ... 354

Zur Orientierung

Bei polyglandulären Störungen sind endokrine und nichtendokrine Organe von Hyperplasien und/oder Tumoren betroffen oder es werden (neuro)endokrine Organe immunologisch zerstört.

18.1 Grundlagen

Definition Polyglanduläre Störungen umfassen Hyperplasien und/oder Tumoren endokriner und nichtendokriner Organe (z.B. Haut, Fettgewebe) oder immunologische Zerstörungen (neuro)endokriner Organe. Sie sind entweder durch das Tumorwachstum und die Metastasierung oder durch die dysregulierte oder inadäquate Hormonsekretion sowie deren Folgen lebensgefährdende Erkrankungen.

Diagnostisches Vorgehen Die Störungen können häufig anhand der Anamnese oder klinischer Familienuntersuchungen vermutet werden. Die definitive Diagnose ist allerdings nur mit einer **molekulargenetischen Untersuchung** zu sichern. Morphologisch ist die Artdiagnose der Läsion festzulegen und die Prognose möglichst präzise zu definieren. Außerdem müssen an normalen Zellen (z.B. Leukozyten des Bluts, normale Gewebe) und am Tumorgewebe die molekulargenetischen Veränderungen nachgewiesen werden. Finden sich Mutationen ausschließlich im Tumorgewebe, kann ein durch Keimzellen übertragenes Leiden ausgeschlossen werden. Finden sich Mutationen auch in normalen Zellen, handelt es sich um Keimbahnmutationen und damit um ein **familiäres Leiden.** Die weiteren Familienmitglieder muss man dann ebenfalls molekulargenetisch untersuchen. Bei einer Mutation können sie von einer **sekundären Prävention** profitieren, um dem Auftreten von Tumoren zuvorzukommen. Dazu ist eine genetische Beratung der Familie wichtig.

18.2 Multiple endokrine Neoplasie Typ 1 (MEN 1)

Definition und Epidemiologie Die MEN 1 ist eine seltene, autosomal dominant vererbte Erkrankung: Der Gendefekt führt zur Entwicklung multipler (neuro)endokriner Tumoren in der Hypophyse, den Nebenschilddrüsen, dem Pankreas sowie dem Duodenum und vereinzelt auch in anderen Organen. Die Tumoren können gleichzeitig oder zeitlich gestaffelt auftreten (> Abb. 18.1).

Ätiologie, Pathogenese, Molekularpathologie

Die Erkrankung ist durch vererbte inaktivierende Keimbahnmutationen des MEN-1-Gens (Chromosom 11q13) bedingt. Das Gen codiert ein als **„Menin"** bezeichnetes Protein (> Tab. 18.1). Es handelt sich um ein mutiertes Allel eines Tumorsuppressorgens. Bei Verlust des zweiten, noch gesunden Allels (z.B. durch Chromosomendeletion) wird das Tumorsuppressorgen inaktiviert (> Abb. 18.2) und damit die Tumorentwicklung in verschiedenen Organen eingeleitet.

Morphologie

- **Hypophyse:** Die sich in der Hypophyse entwickelnden Adenome produzieren meist Prolaktin oder sind hormonell inaktiv (> Kap. 13.2.2). Eine GH- oder ACTH-Sekretion ist selten. Klinisch treten diese Tumoren bei 9–40% der Patienten in Erscheinung.
- **Nebenschilddrüsen:** Bei der MEN 1 muss davon ausgegangen werden, dass alle Nebenschilddrüsen hyperplastisch sind. Diese Veränderungen werden als adenomatöse Hyperplasie bezeichnet. Wahrscheinlich handelt es sich jedoch auch hier um multiple Tumoren. Klinisch kommt es zu einem milden primären Hyperparathyreoidismus, der sich bei nahezu allen (ca. 80–98%) MEN-1-Patienten manifestiert.

18 Polyglanduläre Störungen

Tab. 18.1 Charakteristika der MEN 1 und MEN 2.

	MEN 1	MEN 2
Vererbungstyp	autosomal dominant	autosomal dominant
Tumoren	• Nebenschilddrüsenadenome/-hyperplasien • neuroendokrine Tumoren (NET) des Duodenums/Pankreas • Hypophysenadenom • Tumoren der Haut, des Fettgewebes • NET des Magens • NET des Thymus/der Lunge • Nebennierenrindentumoren	• Nebenschilddrüsenadenome/-hyperplasien • medulläres Schilddrüsenkarzinom • Nebennierenmarktumoren (Phäochromozytom) • Ganglioneurome in Mundschleimhaut, Zunge* • intestinale Ganglioneuromatose* • myelinisierte Nerven in der Kornea* • Skelettläsionen* • marfanoider Habitus*
Chromosom	11q13	10q11.2
Gen	Menin	RET
Typ	Suppressorgen	Onkogen

* ausschließlich bei MEN 2b

Abb. 18.1 Lokalisation und Häufigkeit von Tumoren bei MEN 1.

MEN 1 – multiple endokrine Neoplasie Typ 1
- Hypophysentumoren 30–65%
- Nebenschilddrüsenläsionen 80–98%
- neuroendokrine pankreatische/duodenale Tumoren 40–85%
- zusätzliche Läsionen
- neuroendokrine Tumoren in Thymus, Lunge, Magen und andere 5–9%
- Nebennierenrindenläsionen 40%
- Lipome 10%
- Angiofibrome 88%

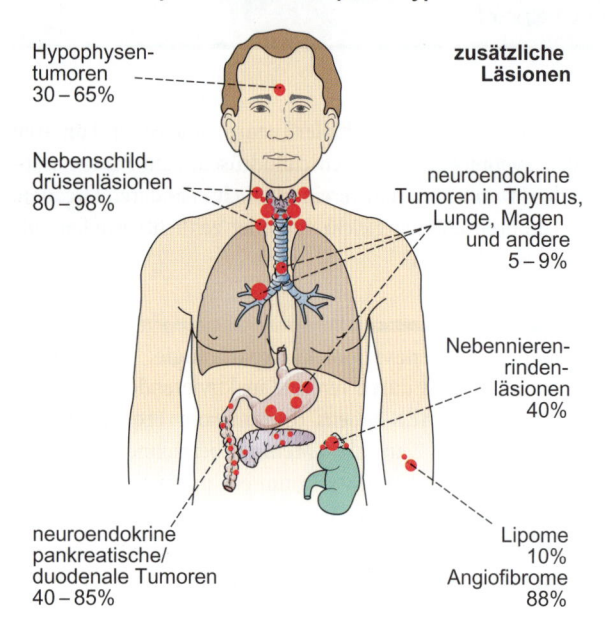

Menin-Gen 11q13 (Tumorsuppressorgen)

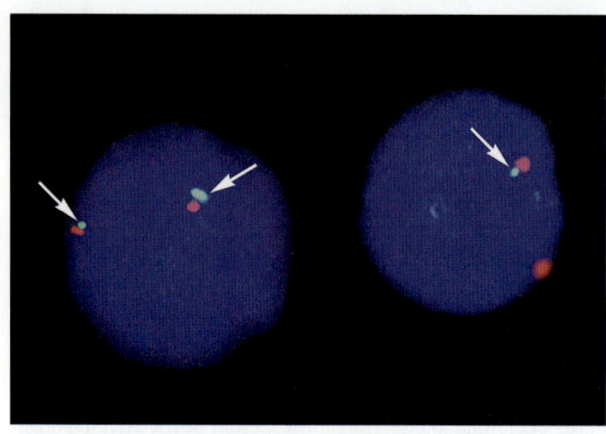

Abb. 18.2 Allelverlust des MEN-1-Gens (grünes Fluoreszenzsignal; weißer Pfeil) im Vergleich zum Chromosom 11 (rote Signale) im Zellkern eines Tumors eines MEN-1-Patienten. Darstellung mittels Fluoreszenz-In-situ-Hybridisierung (FISH). Im rechten Bildbereich ist ein grünes Fluoreszenzsignal verloren gegangen. Normalbefund (links) mit je 2 roten und grünen Signalen.

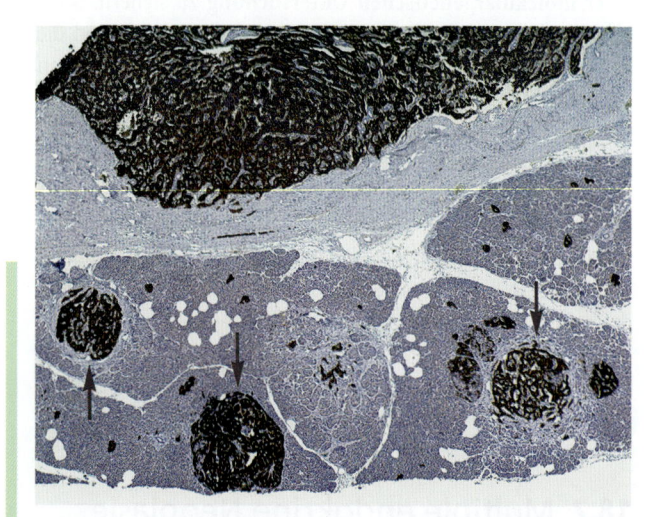

Abb. 18.3 Mikroadenomatose des Pankreas bei MEN 1 (Pfeile) und Anteil eines abgekapselten Makrotumors (oberer Bildrand). Die übrigen kleinen braunen Bezirke entsprechen nicht vergrößerten Langerhans-Inseln. Immunhistochemische Darstellung von Synaptophysin. Vergr. 100-fach.

- **Pankreas und Duodenum** (> Abb. 18.3, > Abb. 18.4): Im Pankreas und im Duodenum finden sich zahlreiche multihormonale Mikroadenome (< 0,5 cm) neben einzelnen Makrotumoren. Entwickelt sich ein Hypoglykämiesyndrom (10–30% der Patienten), kann davon ausgegangen werden, dass einer der Makrotumoren im Pankreas Insulin produziert. Kommt es zum Zollinger-Ellison-Syndrom (20–60% der Patienten), ist die Ursache in meist multiplen, sehr kleinen duodenalen Tumoren mit Gastrinproduktion (> Abb. 18.4) zu suchen. Die Tumoren wachsen langsam und metastasieren spät.

18.3 Multiple endokrine Neoplasie Typ 2 (MEN 2)

Definition und Epidemiologie Das gemeinsame, gleichzeitige oder zeitlich gestaffelte Auftreten eines medullären Schilddrüsenkarzinoms (> Abb. 18.6, > Kap. 14.6.2) mit oft beidseitigen Phäochromozytomen charakterisiert die MEN 2 (> Abb. 18.5). Sie wird wie die MEN 1 autosomal dominant vererbt. Bei der **MEN 2a** findet sich zusätzlich eine meist asymptomatische Nebenschilddrüsenhyperplasie, bei der **MEN 2b** dagegen ein marfanoider Habitus und multiple neurogene Tumoren (Ganglioneurome) im Bereich der Schleimhäute des Mundes und des Gastrointestinaltrakts (> Abb. 18.7). Ein dritter Typ besteht in isoliert auftretenden familiären medullären Schilddrüsenkarzinomen (FMTC). Die Krankheiten sind selten.

Ätiologie, Pathogenese, Molekularpathologie
Das Gen der MEN 2 liegt auf dem Chromosoms 10 (Locus 10q11.2). Bei der MEN 2a wurden mehrere sog. Missense-Punktmutationen in den Exons 10 und 11 (seltener in den Exons 13 und 14) im sog. RET-Protoonkogen beschrieben. Bei der MEN 2b liegt hingegen meist eine einzige Mutation im Exon 16 vor. Es handelt sich um onkogene, sich dominant auswirkende Punktmutationen.

Morphologie
Das MEN-2-assoziierte medulläre Schilddrüsenkarzinom sowie die Phäochromozytome gehen aus einer nodulären Hyperplasie hervor (> Abb. 18.6) und sind deshalb sehr häufig bilateral sowie multifokal in den Schilddrüsenlappen bzw. im Nebennierenmark angelegt. In Makroskopie und Mikroskopie unterscheiden sich diese Tumoren kaum von den jeweiligen sporadisch auftretenden Neoplasien (s. dort). Bei der MEN 2 manifestiert sich das medulläre Schilddrüsenkarzinom jedoch viel früher als bei sporadischem Auftreten (im Alter von 10–30 Jahren gegenüber ca. 50. Lebensjahr). Außerdem tritt es meist vor dem Phäochromozytom auf.

Klinische Relevanz Durch genetisches und klinisches Screening hat sich die Prognose für MEN-2-Patienten hinsichtlich des medullären Schilddrüsenkarzinoms stark verbessert. Die Phäochromozytome sind meist benigne. Es kann heute dank der molekularbiologischen Diagnostik (> Abb. 18.8) eine gezielte Sekundärprävention durchgeführt werden. Therapie der Wahl ist die frühzeitige, vollständige Entfernung der Schilddrüse vor Auftreten der medullären Schilddrüsenkarzinome (prophylaktische Thyroidektomie), meist bereits im Kindesalter.

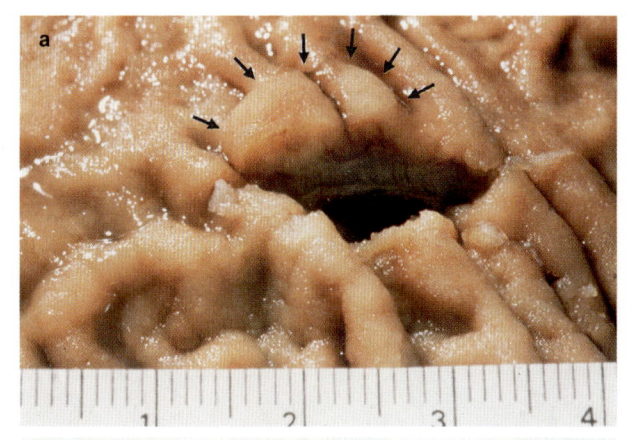

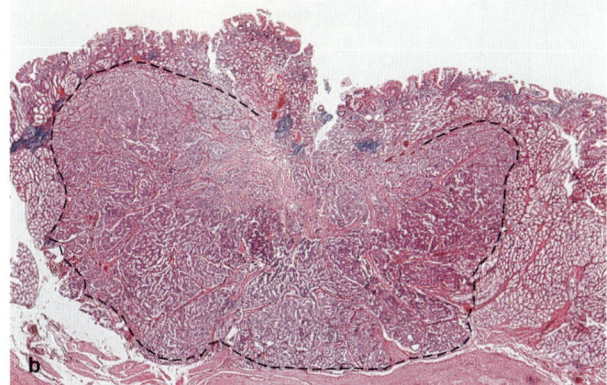

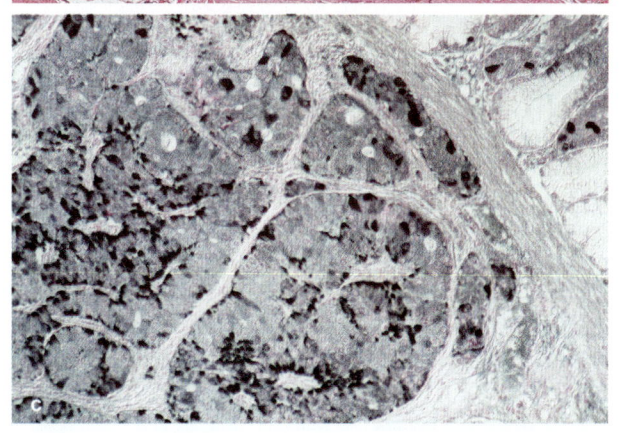

Abb. 18.4 Neuroendokrine Tumoren im Duodenum bei MEN 1.
a Zwei kleine neuroendokrine Tumoren im Duodenum bei MEN 1 (Pfeile). Die Tumoren verbreitern die Oberfläche der Falten, sind aber von der Oberfläche her schwierig zu lokalisieren. Die Schnittfläche der Tumoren ist gelblich; **b** Kleines Gastrinom in der Duodenalschleimhaut (gestrichelte Linie). HE, Vergr. 400-fach; **c** Immunhistochemische Darstellung von Gastrin (Avidin-Biotin-Komplex-Methode mit Silberverstärkung). Vergr. 200-fach.

- **Andere Organe:** Neuroendokrine Tumoren können sich auch in Thymus, Lunge und Magen entwickeln. Zumeist ist keine hormonale Symptomatik mit diesen seltenen Manifestationen einer MEN 1 verbunden (5–9%). Weitere betroffene Organsysteme sind: Nebennierenrinde (Hyperplasie, Adenome), Haut und Subkutis (Lipome, Angiofibrome, Kollagenome), glatte Muskulatur (Leiomyome) und Spinalkanal (Ependymome).

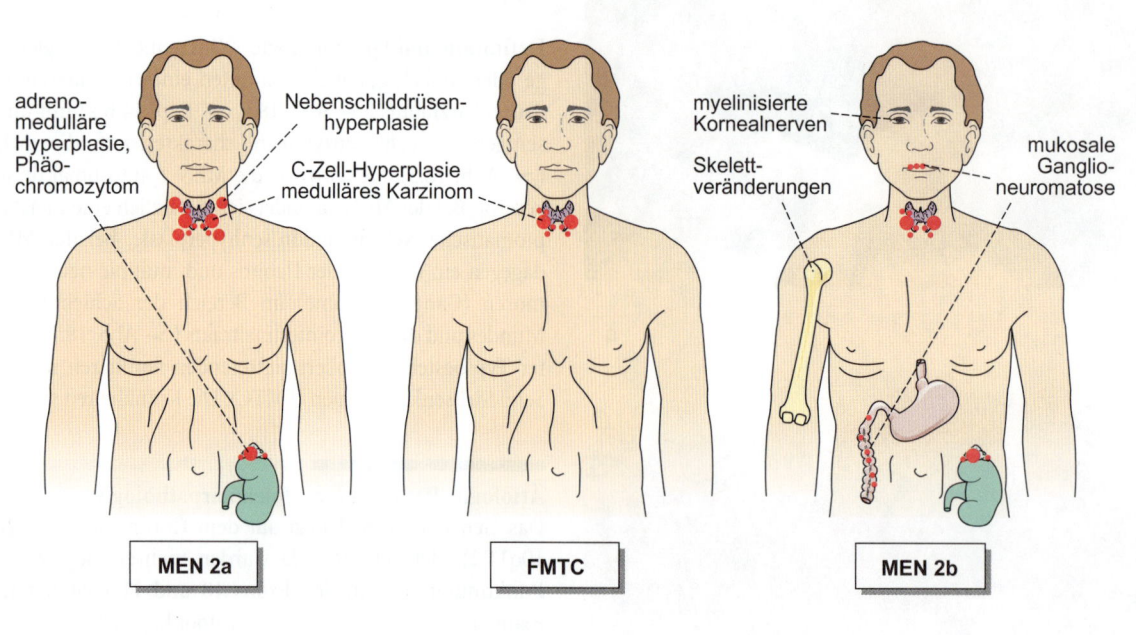

Abb. 18.5 Lokalisation und Häufigkeit von Tumoren bei MEN 2.

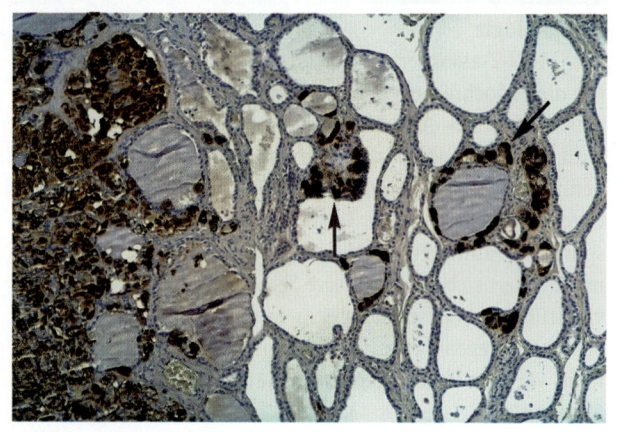

Abb. 18.6 Medulläres Schilddrüsenkarzinom (links) und C-Zell-Hyperplasie (Pfeile). Immunozytochemische Darstellung von Kalzitonin, Vergr. 200-fach.

18.4 Pluriglanduläre endokrine Insuffizienz

Definition und Epidemiologie Dieses Krankheitsbild umfasst verschiedene komplexe autoimmune Endokrinopathien (> Tab. 18.2). Das am häufigsten auftretende pluriglanduläre Autoimmunsyndrom (PGA) ist der Typ 2 (Schmidt-Syndrom), der sich meist bei Frauen ab dem 40. Lebensjahr entwickelt und vor allem in Finnland und Italien anzutreffen ist. Oft handelt es sich um Patienten mit einem bestimmten HLA-Status.

Morphologie
Bei der PGA Typ 2 sind eine Nebenniereninsuffizienz durch eine chronische Autoimmun-Adrenalitis (> Kap. 16.1.11) und eine Hypothyreose durch eine Autoimmunthyreoiditis Hashimoto (> Kap. 14.4.2) am häufigsten miteinander assoziiert. Andere Kombinationen sind ein Typ-1-Diabetes mit einer Hypothyreose oder einer perniziösen Anämie. Eine Vitiligo und der primäre Hypogonadismus sind selten.

Molekularpathologie
Es kann eine Punktmutation des AIRE-Gens (Autoimmunregulator-Gen) auf 21q22.3 nachgewiesen werden (autosomal rezessiver Erbgang).

18.4 Pluriglanduläre endokrine Insuffizienz

Kodon 611
TGC -> TAC; Cys -> Tyr

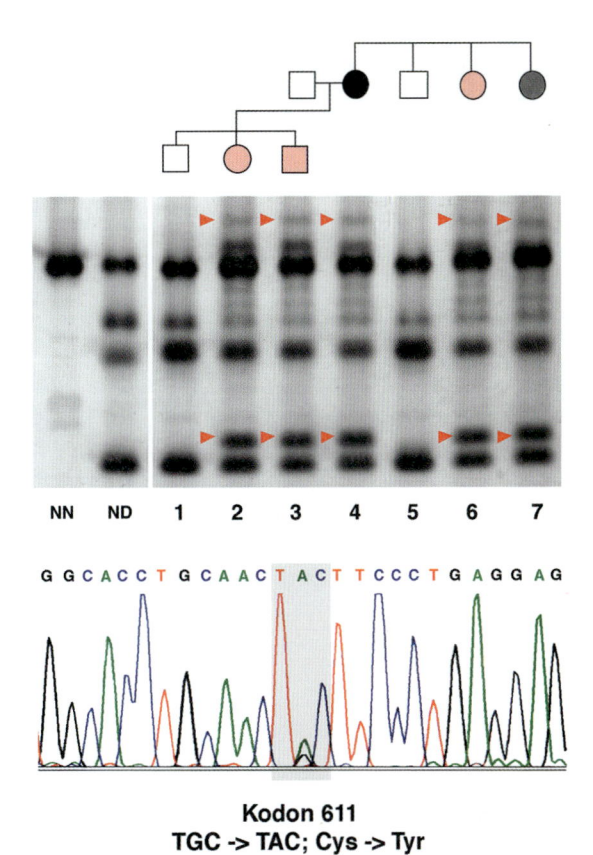

Abb. 18.8 Molekularbiologische Untersuchung von Blutzellen und Tumorgewebe einer Familie mit MEN 2. Die PCR-SSCP-Analyse (Polymerasekettenreaktion-Single-Strand-Conformation-Polymorphism-Analyse) zeigt bei einer Patientin mit medullärem Schilddrüsenkarzinom (schwarzer Kreis) wie bei einer Schwester mit erhöhter Serumkonzentration von Kalzitonin (Gelbahn Nr. 7) sowie bei einer zweiten Schwester und 2 Kindern (alle symptomfrei; Gelbahnen 6, 2 und 3) ein aberrantes Bandenmuster mit Zusatzbanden (rote Pfeilspitzen), die auf Mutationen hinweisen. Die übrigen Familienangehörigen zeigen unauffällige Bandenmuster (vgl. normale Kontroll-DNA; NN = Normalkontrolle nicht denaturiert, ND = Normalkontrolle denaturiert). Die Sequenzanalyse (unten) zeigte eine Missense-Punktmutation (TGC → TAC, Cys → Tyr) in Kodon 611 des Exons 10 im RET-Protoonkogen. Die Familienmitglieder 2, 3, 6 und 7 konnten aufgrund der nachgewiesenen Keimbahnmutation als MEN-2-Genträger identifiziert und einer sekundären Prävention (prophylaktische Thyroidektomie) zugeführt werden. Die Familienmitglieder 1 und 5 sind keine Träger der Punktmutation und müssen daher nicht mehr weiter kontrolliert werden. Methodik ➤ Kap. 1.6.10.

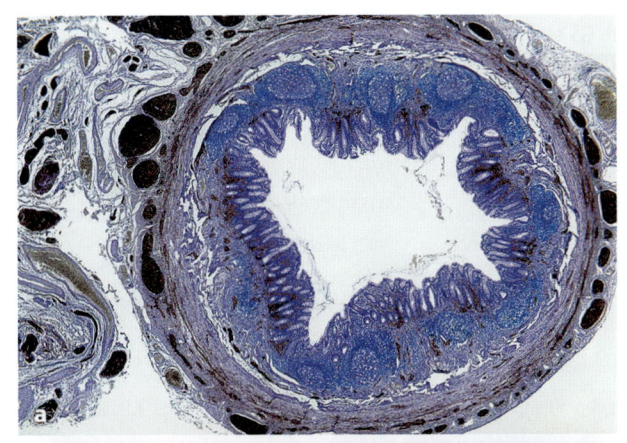

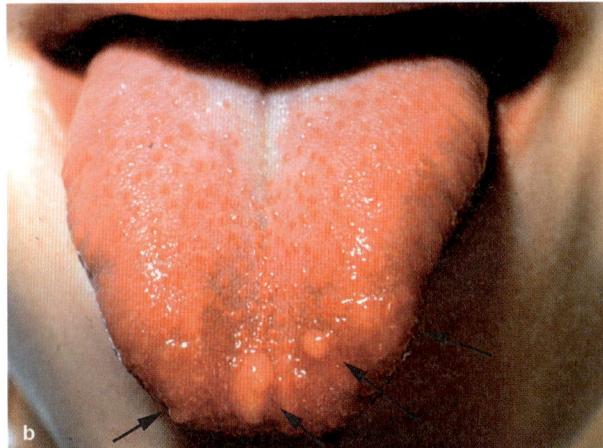

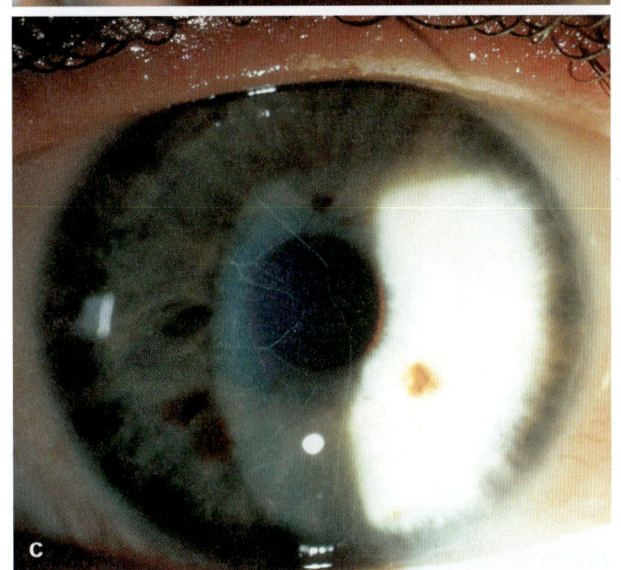

Abb. 18.7 MEN 2b. a Ganglioneuromatose in der Appendix. Die braunen Strukturen entsprechen dramatisch proliferierten Nerven mit Ganglienzellen. Immunhistochemische Darstellung von Protein S-100. Vergr. 10-fach; **b** Ganglioneurome der Zunge (Pfeile); **c** Verdickte und myelinisierte Kornealnerven werden bei der Spaltlampenuntersuchung sichtbar (Bild: E. Schönle, Universitätskinderklinik Zürich).

Tab. 18.2 Autoimmune polyendokrine Syndrome (mod. nach Eisenbarth GS et al. NEJM 2004; 350:2068–2079).

	Pluriglanduläres Autoimmunsyndrom Typ 1 (PGA1)	Pluriglanduläres Autoimmunsyndrom Typ 2 (PGA2; Schmidt-Syndrom)	X-chromosomale Polyendokrinopathie mit Immundefizienz und Diarrhö
Prävalenz	selten	häufiger	sehr selten
Krankheitsbeginn	Kindheit	Kindheit – Erwachsenenalter	Neonatalperiode
Gen (Vererbung)	AIRE (Chromosom 21; rezessiv)	polygenetisch	FOXP3 (X-chromosomal)
HLA-Genotyp	HLA-DQ6 reduziertes Risiko	HLA-DQ2; HLA-DQ8; HLA-A1; HLA-B8; HLA-DR3; HLA-DR4	nicht bekannt
Immundefizienz	Asplenismus, Anfälligkeit für Candidiasis	keine	ausgeprägte Autoimmunität, Verlust regulatorischer T-Zellen
Diabetes	ja (18%)	ja (50%)	ja (Mehrheit)
Phänotyp	Candidiasis; Hypoparathyreoidismus; Morbus Addison	Morbus Addison; Thyreoiditis (Morbus Basedow); Typ-1-Diabetes; Myasthenia gravis; glutensensitive Enteropathie	neonataler Diabetes mellitus; Malabsorption

KAPITEL 19

H.A. Baba, C.J. Kirkpatrick, J. Wohlschläger *

* In der Vorauflage unter Mitarbeit von B.D. Bültmann, S. Mackensen-Haen

Herz

19.1	Normale Struktur und Funktion	357
19.2	**Fehlbildungen**	358
19.2.1	Herzentwicklung	359
19.2.2	Blutzirkulation vor der Geburt	360
19.2.3	Einteilung der Herzfehlbildungen	360
19.2.4	Arteriovenöse Shuntvitien	360
19.2.5	Venoarterielle Shuntvitien	363
19.2.6	Obstruktive Erkrankungen	365
19.3	**Störungen des Reizleitungssystems**	366
19.3.1	Erregungsbildungsstörungen	367
19.3.2	Erregungsleitungsstörungen	367
19.4	**Endokard**	369
19.4.1	Endokarditis	369
19.4.2	Erworbene Herzklappenfehler	374
19.5	**Koronare Herzkrankheit**	377
19.5.1	Angina pectoris und relative Koronarinsuffizienz	378
19.5.2	Myokardinfarkt	380
19.6	**Kardiomyopathien**	384
19.6.1	Primäre Kardiomyopathien	385
19.6.2	Sekundäre Kardiomyopathien	387
19.6.3	Erworbene Kardiomyopathien	388
19.7	**Plötzlicher Herztod**	391
19.8	**Perikard**	392
19.8.1	Perikarderguss	392
19.8.2	Perikarditis	393
19.9	**Tumoren des Herzens**	393
19.9.1	Primäre Tumoren des Herzens	393
19.9.2	Sekundäre Tumoren des Herzens	394

Zur Orientierung

Herz-Kreislauf-Erkrankungen umfassen Fehlbildungen, Störungen des Reizleitungssystems, Erkrankungen des Endokards, koronare Herzerkrankungen, Kardiomyopathien sowie Erkrankungen des Perikards. Insbesondere ischämische Herzmuskelerkrankungen, Herzrhythmusstörungen, angeborene und erworbene Herzklappenerkrankungen sowie die Herzinsuffizienz repräsentieren klinisch relevante Krankheitsbilder, die mit einer hohen Morbidität und Mortalität sowie mit enormen Krankheitskosten verbunden sind. Aufgrund der demografischen Entwicklung wird sich die geschätzte Zahl der stationären Behandlungsfälle für das Jahr 2015 auf 17,2% (D), 19,3% (A) bzw.14,1% (CH) erhöhen (Herzbericht 2004). Herzerkrankungen tragen hinsichtlich ihrer Mortalität mit 29,5% (D), 25,7% (A) und 23,5% (CH) zur Gesamtsterberate der Bevölkerung bei.

19.1 Normale Struktur und Funktion

Das Herz ist das zentrale Organ des Herz-Kreislauf-Systems. Das Herzgewicht eines gesunden Menschen beträgt ca. 0,5% seines Körpergewichts (➤ Tab. 19.1) und besteht hauptsächlich aus Muskelmasse (**Myokard**). Morphologisch und funktionell unterscheidet man zwischen dem **Arbeitsmyokard** und den spezialisierten Myokardstrukturen des **Reizleitungssystems,** das für den koordinierten Funktionsablauf der Herzaktion verantwortlich ist. In den Myozyten der Herzvorhöfe sind elektronenmikroskopisch endokrine Granula nachweisbar, in denen der **atriale natriuretische Faktor (ANF, = atriales natriuretisches Protein [ANP])** gebildet wird, der über komplexe Regulationsmechanismen die Diurese und das Gefäß- und

Blutvolumen beeinflusst (➤ Kap. 7.2 und ➤ Kap. 37.1). Mit 5% des Herzzeitvolumens wird das Myokard über die **Koronararterien** (A. coronaria dextra und A. coronaria sinistra) mit Blut versorgt. Diese münden in ein sehr dichtes, im Interstitium des Herzens gelegenes Kapillarsystem ein, das für die Sauerstoffversorgung der Herzmuskulatur verantwortlich ist (numerisches Verhältnis Kapillare/Myozyt 1 : 1). Im **Interstitium** sind histologisch noch zusätzlich afferente und efferente Fasern des vegetativen Nervensystems in unmittelbarer Nachbarschaft der Kapillaren und postkapillärer Venolen nachweisbar. Fibroblasten, Makrophagen/Histiozyten und verschiedene Elemente der extrazellulären Matrix vervollständigen die Struktur. Die **Herzkammern** (rechter und linker Vorhof, rechte und linke Herzkammer) sind vom **Endokard** ausgekleidet, das – wie auch die **Herzklappen** – mit Endothelzellen überzogen und von fibroelastischem Gewebe unterlagert ist. Das Herz ist insgesamt sackförmig vom fibrokollagenen **Perikard** und **Epikard** umkleidet, jeweils überzogen mit Mesothelzellen. Der perikardiale Sack enthält 15–50 ml seröse Flüssigkeit.

Die Richtung des Blutstroms im Herzen wird von den zwischen Vorhof und Kammern liegenden Segelklappen (links zweizipfelige **Mitral-**, rechts dreizipfelige **Trikuspidalklappe**) und den Taschenklappen der beiden Ausflussbahnen (**Aorten-** und **Pulmonalklappe**) reguliert.

Beim Herzen unterscheidet man zwischen der Volumen- und der Druckarbeit:
- Die **Volumenarbeit** pro Minute errechnet sich aus dem Schlagvolumen und der Herzfrequenz: Das enddiastolische Volumen der Herzens beträgt in Ruhe ca. 140 ml. In der Systole wird ein Schlagvolumen von 70 ml ausgeworfen, sodass bei einer Herzfrequenz von 70 Schlägen/Minute ein Herzminutenvolumen (HMV) von ca. 5 l zustande kommt. Die Volumenarbeit ist beim gesunden Menschen für beide Ventrikel gleich.
- Die zu leistende **Druckarbeit** berechnet man im Wesentlichen aus dem Blutdruck in der Aorta (systolisch 120 mmHg) und in der A. pulmonalis (systolisch 25 mmHg). Danach hat der linke Ventrikel eine etwa 5- bis 6-mal größere Druckarbeit zu leisten als der rechte Ventrikel.

Kommt es durch unterschiedliche angeborene oder erworbene Ursachen zur Schädigung einzelner oder mehrerer Komponenten dieser anatomischen Herzstrukturen, werden komplexe pathophysiologische Regulationsmechanismen induziert (➤ Kap. 7.2), die sich klinisch unter dem Bild einer isolierten oder globalen, akuten oder chronischen Störung der Herz-Kreislauf-Funktion manifestieren.

Zunehmende klinische und pathologisch-anatomische Beachtung findet das **Altersherz.** Unter diesem Begriff werden Veränderungen zusammengefasst, die durch im Alter auftretende „physiologische" Veränderungen bedingt sind, die die Gesamtüberlebenszeit des Herzens und des Gesamtorganismus terminieren. Ursachen sind neben metabolischen, endokrinologischen und immunologischen Faktoren die im Alter zunehmenden Keimbahnmutationen, ebenso die veränderte Produktion freier Radikale, die insbesondere bei den Mitochondrien zu einer Veränderung des oxidativen Zellstoffwechsels führen. Klinisch fällt beim alten Patienten beispielsweise ein vermindertes maximales kardiales Auswurfvolumen bei körperlicher Belastung auf, die frühe diastolische Füllung des linken Ventrikels ist reduziert (**diastolische Dysfunktion),** die ventrikuläre Relaxation verlängert, die normale systolische Funktion aber erhalten. Es treten gehäuft Rhythmusstörungen auf. Im Rahmen von Autopsien wurde bei über 80-jährigen Patienten eine **senile kardiovaskuläre Amyloidose** gefunden, die mit 80% im Vorhof und mit 20% diffus im Herzen ausgeprägt ist. Es kommt zu einer zunehmenden Verdickung, teilweise zu **Verkalkungen** der Aorten- und Mitralklappensegel sowie bei 10% der Patienten zu Verkalkungen im Mitralklappenring. Im Myokard fallen bevorzugt subendo- und subepikardiale **Fibrosierungen** auf. Die Herzmuskelzellen zeigen histologisch häufig eine **basophile Degeneration** und vermehrt **perinukleäre Lipofuszinablagerungen.** Das Altersherz wird insgesamt vulnerabler gegenüber körperlicher Anstrengung und sonstigen kardialen Noxen.

19.2 Fehlbildungen

Definition Kongenitale Fehlbildungen des Herzens sind angeborene Abweichungen des Herzens und/oder der großen Gefäße von der Norm. Sie entstehen während der 1.–7. Schwangerschaftswoche durch eine Störung der normalen Herzentwicklung.

Epidemiologie Von 1.000 lebend geborenen Kindern haben etwa 8–10 einen angeborenen Herzfehler, der sich entweder unmittelbar nach der Geburt, häufiger im Kindesalter und zum Teil erst im Erwachsenenalter klinisch relevant bemerkbar macht. Durch Fortschritte in der Diagnostik (u.a. Vorsorgeuntersuchungen), der medikamentösen Notfallbehandlung und

Tab. 19.1 Herz – Maße und Gewichte.

Herzgewicht	0,5% des Körpergewichts
• Männer	300–400 g
• Frauen	250–350 g
• kritisches Gewicht	über 500 g
Umfang der Herzklappen	
• Mitralklappe	9–11 cm
• Aortenklappe	7–8 cm
Wandstärke der Kammern	
• linker Ventrikel	12–14 mm
• rechter Ventrikel	2–4 mm
• Verhältnis linke zu rechter Kammerwand	2,5–3,5 : 1
Ventrikelvolumen	
• enddiastolisches Füllungsvolumen pro Ventrikel	140 ml
• normales Schlagvolumen	70 ml

der Herzchirurgie können Lebensqualität und Lebenserwartung bei etwa 90% dieser Patienten verbessert, bei einem Teil kann sogar eine normale Lebenserwartung erreicht werden.

Ätiologie 90% aller kindlichen Herzerkrankungen sind angeborene Fehlbildungen multifaktorieller Genese. Etwa 45% der betroffenen Kinder haben zusätzlich andere Fehlbildungen. Kongenitale Fehlbildungen werden häufig bei Chromosomenanomalien beobachtet, treten bei primär mütterlichen Erkrankungen auf oder sind durch exogene Faktoren bedingt (➤ Tab. 19.2).

Tab. 19.2 Häufigkeit von Herzfehlern bei chromosomalen Aberrationen, isolierten Gendefekten und exogenen Noxen.

Ursache	Häufigkeit der Fehlbildungen	Art der Fehlbildung
Chromosomale Anomalien		
Trisomie 13	80%	• VSD • ASD II
Trisomie 18	100%	• VSD
Trisomie 21	40%	• kompletter AV-Kanal • ASD II • VSD
Monosomie X (Turner-Syndrom)	35%	• bikuspidale Aortenklappe • Aortenisthmusstenose • valvuläre Aortenstenose
DiGeorge-Syndrom (Mikrodeletion 22q11)	75–97%	• ASD II • VSD • persistierender Ductus arteriosus Botalli (PDA)
Williams-Beuren-Syndrom (Mikrodeletion 7q11)	90%	• supravalvuläre Aortenstenose • periphere Pulmonalarterienstenosen
Exogene Faktoren		
Rötelnvirusinfektion der Mutter während der Schwangerschaft	50%	• persistierender Ductus arteriosus Botalli (PDA)
Diabetes mellitus der Mutter	5–8%	• VSD • Transposition der großen Arterien (TGA)
mütterliche Phenylketonurie	15–20%	• VSD • persistierender Ductus arteriosus Botalli (PDA) • Aortenisthmusstenose
alkoholische Fetopathie	35%	• VSD
Medikamente		
Thalidomid	10–15%	• persistierender Ductus arteriosus Botalli (PDA) • Fallot-Tetralogie • VSD
Hydantoin	5–10%	• verschiedene Fehlbildungen

VSD = Ventrikelseptumdefekt; ASD = Vorhofseptumdefekt; AV-Kanal = Atrioventrikularkanal

19.2.1 Herzentwicklung

Zum besseren Verständnis der verschiedenen angeborenen Fehlbildungen des Herzens soll kurz auf die embryonale Entwicklung eingegangen werden.

Aus dem ursprünglich gestreckten Herzschlauch entsteht durch Längenwachstum eine Herzschleife mit Wanderung des kaudalen Vorhofteils nach hinten oben. Der Innenraum des Herzens ist zu diesem Zeitpunkt ungegliedert (**Cor commune**). Das Herz beginnt zu schlagen (21. Tag post conceptionem). Anschließend folgt eine äußere Untergliederung durch Bildung von Längsfurchen (Sulcus interventricularis) zwischen beiden Ventrikelhälften sowie einer quer verlaufenden Furche (Sulcus atrioventricularis) als Grenze zwischen den Vorhöfen und Ventrikeln (22. Tag post conceptionem). Dieser äußeren Untergliederung schließt sich die innere Septierung an: Das Septum interatriale entsteht aus einem von hinten oben nach unten vorn wachsenden **Septum primum** (➤ Abb. 19.1a). Vor Erreichen der Endokardkissen und somit dem kompletten Verschluss des Foramen primum entsteht in seinem oberen Bereich eine Öffnung (Foramen secundum). Rechts vom Septum primum wächst das **Septum secundum** nach unten vorn, welches das Foramen secundum weitgehend bedeckt. Es verbleibt jedoch eine Öffnung zwischen dem Unterrand des Septum secundum und dem Septum primum, das **Foramen ovale** (➤ Abb. 19.1c). Die gemeinsamen Ventrikel werden durch das Septum interventriculare in eine rechte und linke Kammer geteilt. Dieses wächst von kaudal nach kranial auf die Endokardkissen zu, es verbleibt jedoch eine Restverbindung zwischen beiden Ventrikeln (**Foramen interventriculare**; ➤ Abb. 19.1b). Vor dem Verschluss des Foramen interventriculare kommt es zur Unterteilung des Ausflusstrakts, also des Bulbus und Truncus arteriosus, durch längs verlaufende Wülste, die sich zum Septum aorticopulmonale (**Trunkusseptum**), vereinigen. Dieses verdreht sich spiralig und trennt die Aorta ascendens vom Truncus pulmonalis (33. Tag post conceptionem). Als Letztes schließt sich das Foramen interventriculare aus dem Gewebe der Bulbuswülste und des hinteren Endokardkissens. Die Vereinigungsstelle bleibt membranös (Pars membranacea des Septum interventriculare; ➤ Abb. 19.1c). Im Bereich des Ostium atrioventriculare commune bilden sich aus den **Endokardkissen** die Segelklappen: Die Segel und die Chordae tendineae sind Differenzierungsprodukte der ursprünglich spongiös aufgebauten Kammerwand, in dem das Muskelgewebe von der Ventrikelseite her durch Apoptose abgebaut und durch straffes Bindegewebe ersetzt wird. Die AV-Klappen werden mit Endokard überzogen und durch die Chordae tendineae über die Papillarmuskeln an der Ventrikelwand befestigt. Wenn die Unterteilung des Trunkus fast abgeschlossen ist, beginnt die Ausbildung der Valvae semilunares aortae et pulmonalis. Nach 45–57 Tagen ist die Herzentwicklung abgeschlossen.

in den rechten Vorhof fließt, ist Mischblut, da sich das oxygenierte mit venösem Blut aus den Abdominalorganen und den unteren Extremitäten vermischt. Der größte Teil dieses Blutes fließt im Kurzschluss durch das **Foramen ovale** in den linken Vorhof. Das venöse Blut aus der oberen Körperhälfte (V. cava superior) fließt durch die Trikuspidalklappe in den rechten Ventrikel und von dort in die Pulmonalarterie. Nur 10–15% des Blutes gelangen in die Lunge, während der größte Teil über den **Ductus arteriosus Botalli** unter Umgehung der Lungengefäße in die Aorta fließt.

Die fetalen Pulmonalarterien besitzen eine breite Media und weisen eine hypoxiebedingte physiologische Vasokonstriktion auf. Der Pulmonalgefäßwiderstand nimmt in den ersten 2–3 Lebenstagen ab und erreicht nach 2 Wochen Erwachsenenwerte, begleitet von der Konstriktion des **Ductus arteriosus Botalli**.

Das Blut des linken Vorhofs entstammt also überwiegend dem rechten Vorhof, da es strömungsbedingt zu einer Aufteilung des Blutes aus der unteren Körperhälfte und der oberen Körperhälfte kommt, sodass das sauerstoffreichere Blut über das Foramen ovale in den linken Vorhof, über den linken Ventrikel und die aszendierende Aorta in Kopf, Hals und Arme gelangt, während das sauerstoffärmere Blut über den Ductus arteriosus in die untere Körperhälfte abfließt. Das Blut kehrt über die beiden **Umbilikalarterien,** die aus den **Aa. iliacae internae** abgehen, zur Plazenta zurück. Die Umbilikalarterien, der Ductus venosus, die V. umbilicalis, das Foramen ovale und der Ductus arteriosus Botalli verschließen sich nach der Geburt.

19.2.3 Einteilung der Herzfehlbildungen

Unter klinischen und funktionellen Aspekten (> Tab. 19.3) unterteilt man die angeborenen Fehlbildungen des Herzens in:
- arteriovenöse Shuntvitien (> Kap. 19.2.4)
- venoarterielle Shuntvitien (> Kap. 19.2.5)
- obstruktive Erkrankungen (> Kap. 19.2.6)

Im Folgenden werden die wichtigsten klinisch relevanten Fehlbildungen beschrieben.

19.2.4 Arteriovenöse Shuntvitien

Es wird lediglich eine Auswahl von Vitien vorgestellt (> Tab. 19.3).

Vorhofseptumdefekt (ASD)

Syn.: Atriumseptumdefekt, ASD
Definition Der Vorhofseptumdefekt ist eine angeborene offene Verbindung zwischen beiden Vorhöfen und der häufigste kongenitale Herzfehler bei Erwachsenen. Man unterscheidet zwischen:

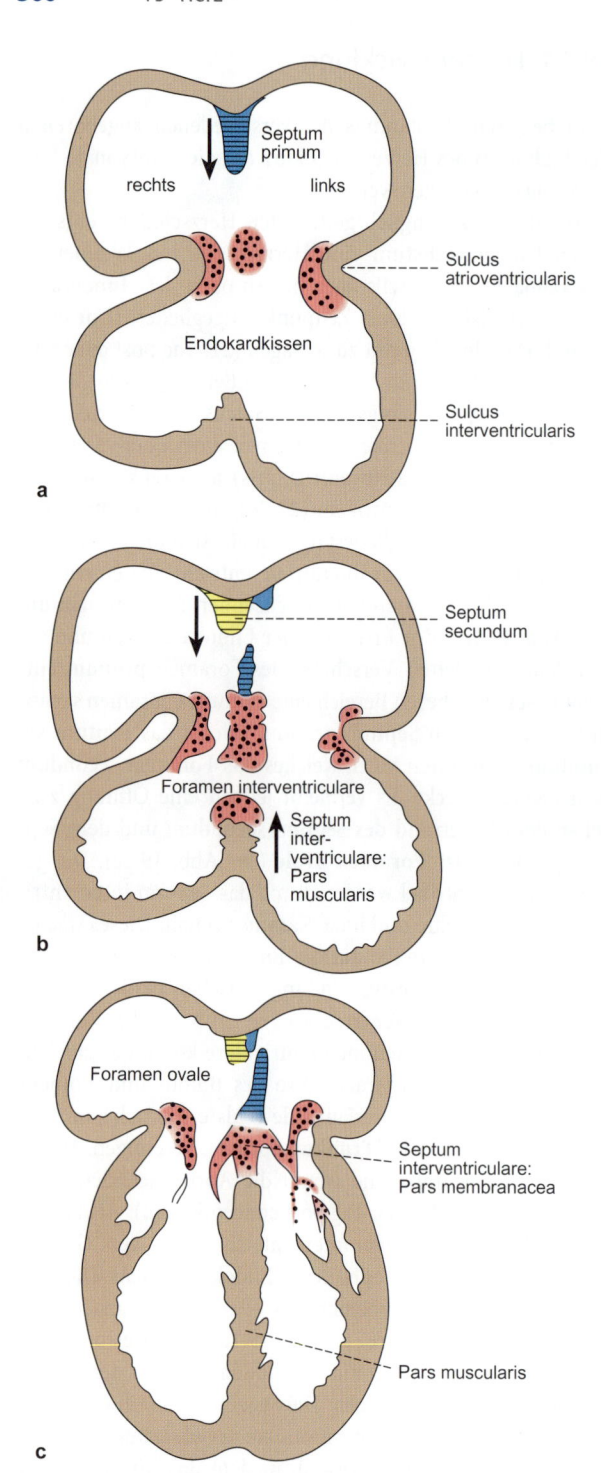

Abb. 19.1 Bildung der Vorhof- und Ventrikelsepten.

19.2.2 Blutzirkulation vor der Geburt

Das oxygenierte Blut aus der Plazenta gelangt über die **V. umbilicalis** in die Leber und – von ihr abzweigend – über den **Ductus venosus** über die Lebervenen in die **V. cava inferior** und somit in den rechten Vorhof (> Abb. 19.2). Das Blut, das

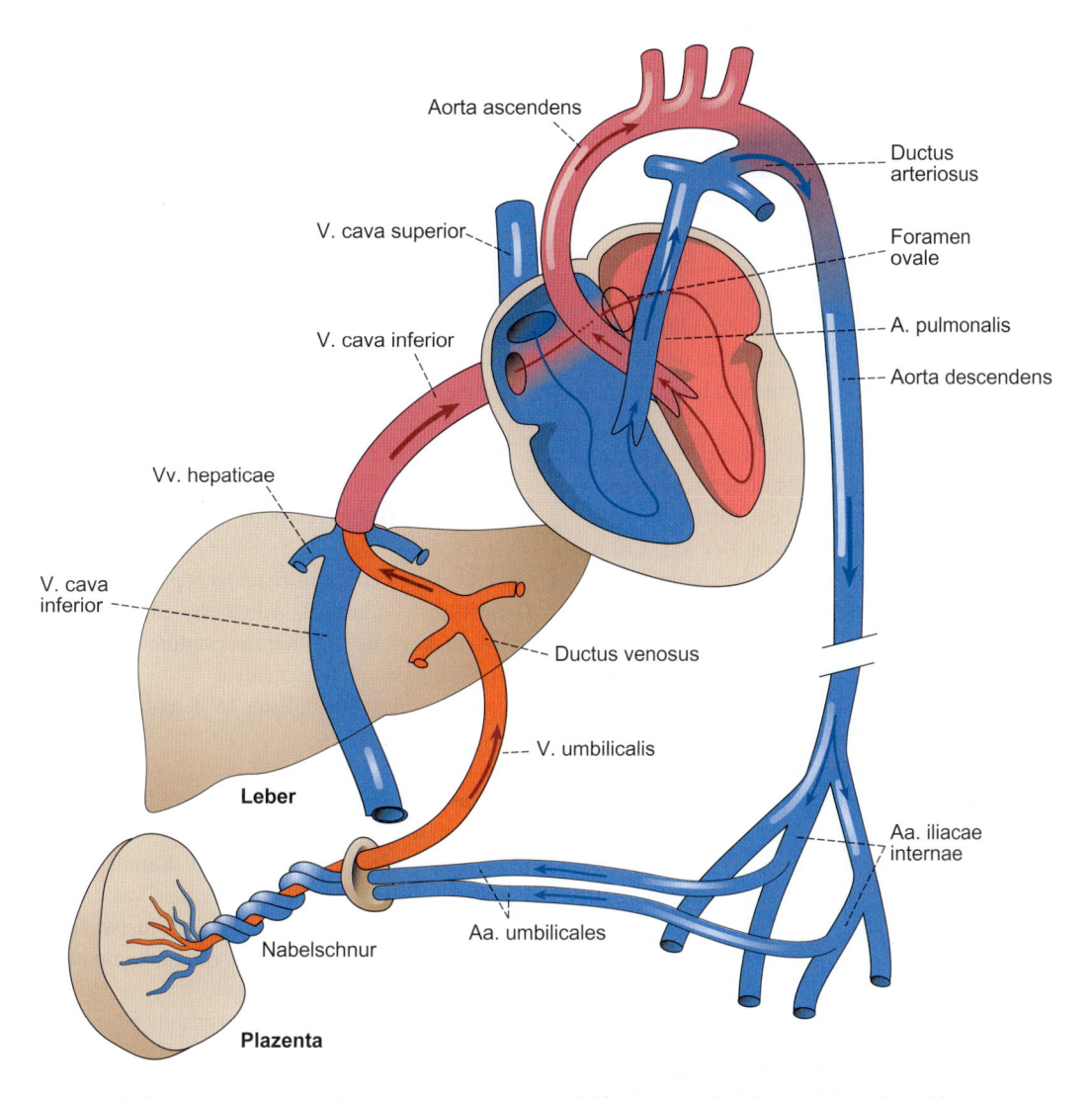

Abb. 19.2 Fetale Zirkulation. Blutversorgung der oberen und unteren Körperhälfte des Fetus über das Foramen ovale und den Ductus arteriosus.

Tab. 19.3 Einteilung der Fehlbildungen des Herzens nach klinisch-pathophysiologischen Aspekten und Häufigkeit (alle Herzfehler = 100%).

I. Arteriovenöse Shuntvitien	
• Vorhofseptumdefekt (ASD)	6%
• Ventrikelseptumdefekt (VSD)	27%
• Endokardkissendefekte (AV-Kanal, AVSD)	5%
• offener Ductus arteriosus Botalli (PDA)	9%
• aortopulmonales Fenster	0,2%
II. Venoarterielle Shuntvitien	
• mit vermehrtem Blutfluss in den Lungen	
– Transposition der großen Arterien (TGA)	6%
– Truncus arteriosus	14%
• mit vermindertem Blutfluss in den Lungen	
– Fallot-Tetralogie	7%
– Trikuspidalatresie	ca. 2%
– Ebstein-Anomalie	0,5%

Tab. 19.3 Einteilung der Fehlbildungen des Herzens nach klinisch-pathophysiologischen Aspekten und Häufigkeit (alle Herzfehler = 100%). (Forts.)

III. Obstruktive Erkrankungen	
• linksseitig	
– Aortenstenose bzw. -atresie	5%
– hypoplastisches Linksherzsyndrom	3%
– Aortenisthmusstenose	7%
• rechtsseitig	
– Pulmonalstenose bzw. -atresie	7%

- ASD II (Fossa-ovalis-Defekt oder Ostium-secundum-Defekt)
- ASD I (Ostium-primum-Defekt)
- Sinus-venosus-Defekt

Pathogenese

- **ASD II:** Beim ASD II bleibt das Foramen ovale teilweise oder ganz offen. Es ist mit **70–90%** die häufigste Form des Vorhofseptumdefekts. Möglich sind multiple Perforationen oder gar ein Fehlen des Septum secundum. Selbst wenn der Defekt einen Durchmesser von 2–3 cm erreicht, bleibt das Shuntvolumen wegen des kleinen Druckgradienten zwischen links und rechts gering (Vorhofdruck links 10 mmHg, rechts 5 mmHg). Der Ostium-secundum-Defekt ist in der Kindheit meist asymptomatisch, eine pulmonale Hypertonie entwickelt sich bei Kindern auch bei großem ASD selten (➤ Abb. 19.3).
- **ASD I:** Der Ostium-primum-Defekt ist ein tiefliegender Defekt im Vorhofseptum, unmittelbar über dem Ansatz der Atrioventrikularklappen. Oft ist das aortale Mitralsegel gespalten und damit schlussunfähig. Der ASD I ist mit **5%** wesentlich seltener als der ASD II, aber funktionell bedeutender, da er meist als **kompletter Endokardkissendefekt** auftritt (s.u.). Beim isolierten ASD-I-Defekt sind die hämodynamischen Veränderungen die gleichen wie beim ASD II. Da aber oft durch die Spaltung des aortalen Mitralsegels eine Mitralinsuffizienz entsteht, kommt es über eine linksatriale Drucksteigerung zu einer Erhöhung des Druckgradienten und damit auch des Shuntvolumens.
- **Sinus-venosus-Defekt:** Ein hochliegender Vorhofseptumdefekt, der häufig mit einer Lungenvenenfehlmündung einhergeht.

Ein komplettes Fehlen des Vorhofseptums mit Single-Atrium (**Cor triloculare biventriculare**) ist meist mit multiplen anderen schweren Herzanomalien vergesellschaftet.

Klinische Relevanz Aufgrund des geringen Shuntvolumens bleiben Patienten mit ASD I und ASD II **lange symptomlos.** Das Vitium wird meist zufällig entdeckt. Die Mortalität bis zum 20. Lebensjahr erreicht kaum 1%. Die Therapie besteht, abhängig von Größe und Lokalisation, im chirurgischen oder katheterinterventionellen Verschluss des Vorhofseptums. Wegen der hohen Inzidenz von Herzrhythmusstörungen bei verzögertem Verschluss liegt der angestrebte Therapiezeitpunkt im Kleinkindesalter.

Endokardkissendefekte

Syn.: AV-Kanal, atrioventrikulärer Septumdefekt (AVSD)
Definition Endokardkissendefekte entstehen am Übergang zwischen Vorhof- und Kammerseptum in unterschiedlicher Ausprägung. Man unterscheidet:
- partieller oder inkompletter AV-Kanal
- totaler AV-Kanal

Pathogenese

- **Partieller oder inkompletter AV-Kanal:** Ist der Ostium-primum-Defekt (s. ASD I) mit einem Spalt im aortalen Mitralsegel oder seltener im Trikuspidalsegel vergesellschaftet, so liegt ein partieller oder inkompletter AV-Kanal vor.
- **Totaler AV-Kanal:** Kommt zu den oben beschriebenen Klappenveränderungen ein Ventrikelseptumdefekt hinzu, so wird diese Veränderung als totaler Atrioventrikularkanal bezeichnet (AV-Kanal, AVSD).

Klinische Relevanz Durch den großen Links-rechts-Shunt auf Vorhof- und Ventrikelebene kommt es zu einer schweren **Herzinsuffizienz.** Zeichen der **pulmonalen Hypertonie** entwickeln sich im 1. Lebensjahr. Ohne Operation sterben 50% der Kinder innerhalb der ersten 6 Lebensmonate, nur 15% überleben bis zum 2. Lebensjahr. Eine **Trisomie 21** findet man bei 40–60% der Kinder mit diesem Herzfehler (➤ Tab. 19.2).

Ventrikelseptumdefekt (VSD)

Definition Der Ventrikelseptumdefekt ist ein Defekt in der Kammerscheidewand. Je nach Lokalisation unterscheidet man:
- perimembranöse infrakristale VSD
- muskuläre VSD

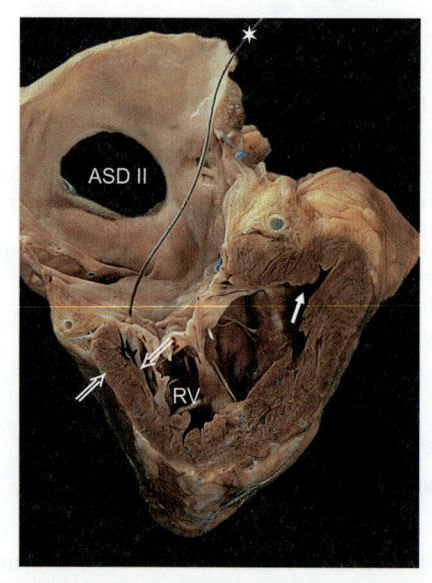

Abb. 19.3 Atriumseptumdefekt II. Großer Defekt bei einer 80-jährigen Frau (Zufallsbefund bei der Autopsie). Obwohl der Defekt einen Durchmesser von 30 mm aufweist, blieb er bis zum Tod der Frau unerkannt. Die Volumenbelastung hat zu einer starken Hypertrophie (Doppelpfeile) des rechten Ventrikels (RV) geführt. Der einfache Pfeil weist in Richtung der Ausflussbahn mit dem Conus pulmonalis. Die Schrittmacherelektrode (Sternchen) steht in keinem Zusammenhang mit dem ASD II.

Pathogenese

- **Perimembranöse infrakristale VSD:** Sie liegen im Bereich der Pars membranacea des Septums im Ausflusstrakt des linken Ventrikels unterhalb der Aortenklappe und sind mit **80%** die häufigere Form (> Abb. 19.4).
- **Muskuläre VSD:** Sie finden sich im muskulären Anteil des Septums (subaortal, infundibulär, suprakristal, outlet, subpulmonal) und machen **5–7%** der Ventrikelseptumdefekte aus. Sie sind meist kleiner, kommen multipel vor und können sich spontan verschließen.

Bei mittelgroßen bis großen Ventrikelseptumdefekten mit großen Shuntvolumina tritt früh eine pulmonale Hypertonie mit druckabhängiger **pulmonaler Vaskulopathie** auf, die folgende Gefäßveränderungen aufweist (Einteilung nach Heath u. Edwards, 1958):

- **reversible** Veränderungen:
  - Grad I: Mediahypertrophie
  - Grad II: Mediahypertrophie mit Intimaproliferation
  - Grad III: Intima- und Mediafibrose
- **irreversible** Veränderungen:
  - Grad IV: plexiforme und aneurysmatische Veränderungen
  - Grad V: angiomatoide Läsionen
  - Grad VI: nekrotisierende Arteriitis

Dadurch steigt der Lungengefäßwiderstand und damit der Druck im rechten Ventrikel an. Übersteigt Letzterer den linksventrikulären Druck, fließt das Blut von rechts nach links und führt dem großen Kreislauf ungesättigtes Blut zu. Der Patient wird zyanotisch. Diese Shuntumkehr wird als **Eisenmenger-Reaktion** bezeichnet.

Klinische Relevanz Symptomatik und Prognose hängen von der Größe des Ventrikelseptumdefekts ab. 25–40% der Ventrikelseptumdefekte verschließen sich spontan, besonders die kleinen. Ein kleiner VSD geht mit normaler Lebenserwartung einher, große Defekte sollten früh erkannt und operativ verschlossen werden.

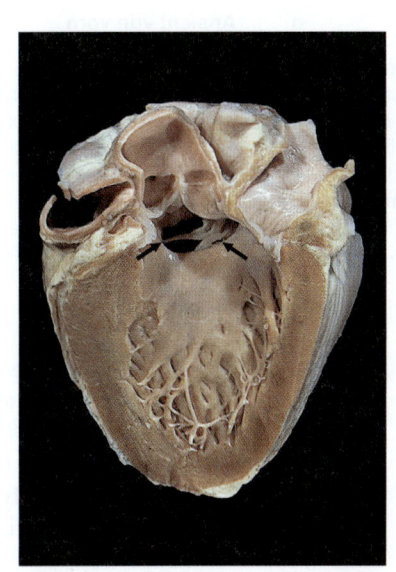

Abb. 19.4 Ventrikelseptumdefekt. Der Defekt (Pfeile) liegt unmittelbar unterhalb der Aortenklappen im Bereich des Septum membranaceum und wird daher auch perimembranöser Ventrikelseptumdefekt genannt. Exzentrische Muskelhypertrophie des linken Ventrikels.

19.2.5 Venoarterielle Shuntvitien

Man unterscheidet zwischen venoarteriellen Shuntvitien mit **vermehrter** (Transposition der großen Arterien) und Vitien mit **verminderter Lungendurchblutung** (Fallot-Tetralogie).

Transposition der großen Arterien

Definition Bei der kompletten, nicht korrigierten Transposition der großen Arterien (TGA) ist die normale posteriore und inferiore Position der Aorta in Relation zur Pulmonalarterie vertauscht in eine anteriore Position, indem die Aorta aus dem rechten und die Pulmonalarterie aus dem linken Ventrikel entspringt. Da die Aorta rechts vom Truncus pulmonalis liegt, bezeichnet man diese Transposition als dextro- oder D-Transposition (> Abb. 19.5 und > Abb. 19.6). Transpositionen der großen Arterien machen 6% der Herzvitien aus.

Pathogenese
Durch die Transposition der großen Arterien werden beide Kreisläufe parallel geschaltet. Das systemische venöse Blut rezirkuliert über den rechten Vorhof und rechten Ventrikel über die Aorta in den systemischen Kreislauf. Das pulmonale venöse Blut kehrt in den linken Vorhof und linken Ventrikel zurück und rezirkuliert über die Pulmonalarterie in die Lungen. Somit entstehen 2 separierte Kreisläufe. Damit dieser Zustand mit dem Leben vereinbar ist, müssen Austauschmöglichkeiten zwischen beiden Kreisläufen bestehen, entweder durch ein offenes Foramen ovale, durch einen ASD, einen VSD oder über den Ductus arteriosus Botalli.

Klinische Relevanz Patienten mit einer kompletten typischen D-Transposition sind nur lebensfähig, solange ein Shunt besteht. 40% der Betroffenen haben zusätzlich einen Ventrikelseptumdefekt. Fehlt ein Shunt, muss notfallmäßig eine Atrioseptostomie mit einem Ballonkatheter durchgeführt werden, gefolgt von einer arteriellen Switchoperation.

Wegen der frühen Manifestation einer **pulmonalen Hyperperfusion,** bedürfen auch Patienten mit totaler Lungenvenenfehleinmündung der Korrektur im Neugeborenen- oder frühen Säuglingsalter.

Fallot-Tetralogie

Definition Die Fallot-Tetralogie umfasst folgende 4 Veränderungen:

- **Ventrikelseptumdefekt**
- **Pulmonalstenose** (infundibulär, valvulär oder supravalvulär möglich)
- **Dextroposition** der Aorta, wobei sie über dem Ventrikelseptumdefekt reitet (> Abb. 19.7a)
- **Rechtsherzhypertrophie** (> Abb. 19.7b)

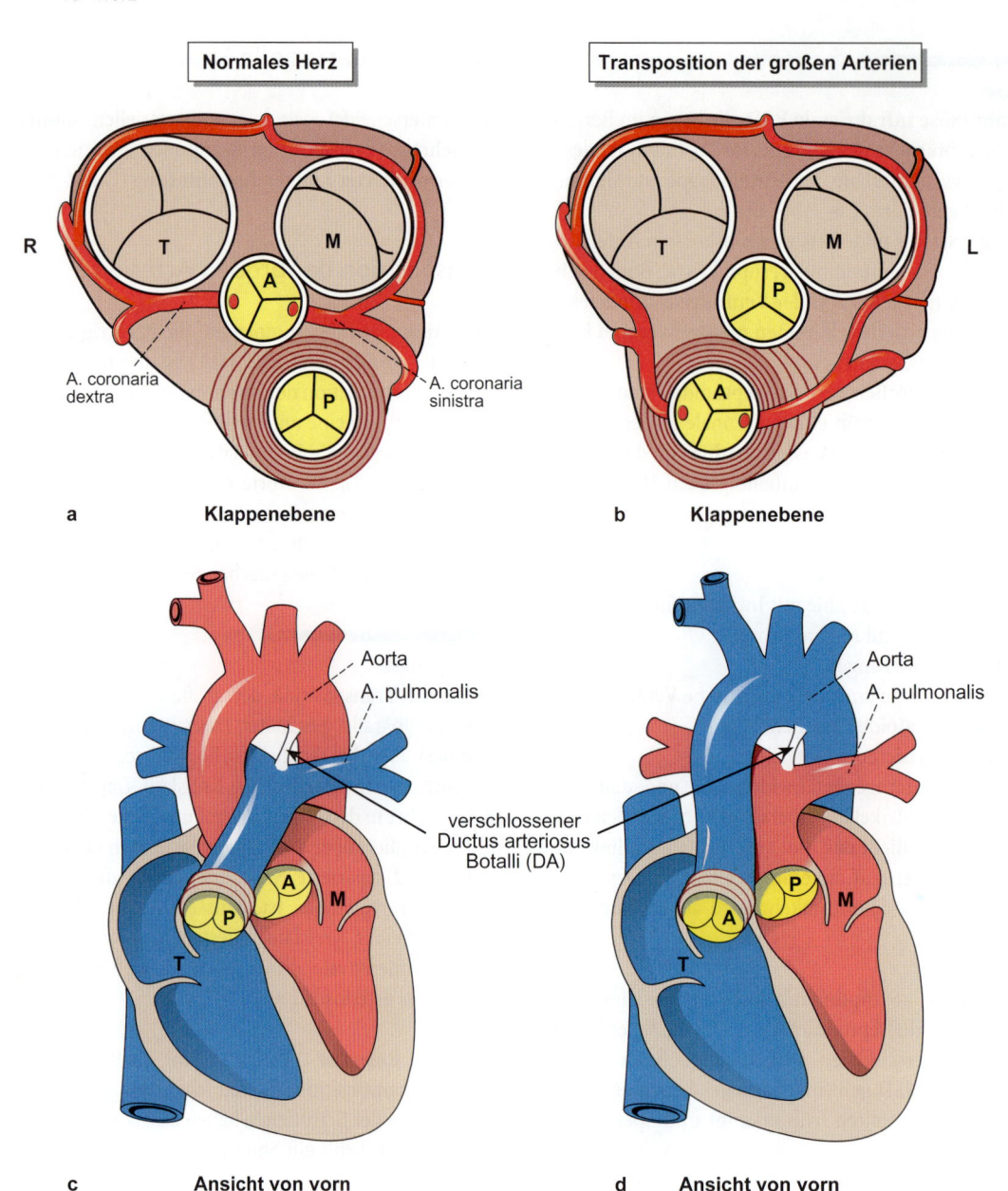

Abb. 19.5 Transposition der großen Arterien (TGA). Die TGA ist im Vergleich zum Normalherzen in der Klappenebene und in der Aufsicht von vorn dargestellt. **a Normalherz in der Klappenebene:** Zwischen Aorten- und Mitralklappe besteht eine direkte bindegewebige Kontinuität. Ventral und links liegt normalerweise die A. pulmonalis mit dem muskulären Conus pulmonalis, dorsal und rechts die Trikuspidalklappe. Von der Aorta gehen die A. coronaria sinistra und die A. coronaria dextra ab. M = Mitralklappe; T = Trikuspidalklappe; A = Aortenklappe; P = Truncus pulmonalis. **b Transposition der großen Arterien in der Klappenebene:** Der Truncus pulmonalis nimmt den Platz ein, den im Normalherzen die Aorta innehat. Er steht in bindegewebiger Kontinuität mit der Mitralklappe. Die Aorta liegt dagegen ventral und **rechts** vor der A. pulmonalis (daher: D-Transposition) und hat einen muskulären, ventrikulären Konus. **c Normalherz in der Aufsicht von vorn:** Lagebeziehung der großen Arterien. **d Transposition der großen Arterien in der Aufsicht von vorn:** Bei der D-Transposition liegt die Aorta ventral und rechts des Truncus pulmonalis und hat einen muskulären Konus.

Die Fallot-Tetralogie ist die häufigste Form der zyanotischen kongenitalen Herzfehlbildungen. Die Schwere der Symptome ist vom Grad der Pulmonalstenose abhängig. In 20% findet man zusätzlich einen Vorhofseptumdefekt (**Fallot-Pentalogie**), in weiteren 20% einen rechtsseitigen Aortenbogen oder einen fehlenden Ductus arteriosus Botalli.

Pathogenese

Die pathophysiologischen Auswirkungen ergeben sich v.a. aus der infundibulären Pulmonalstenose sowie dem **Rechts-links-Shunt** mit Zyanose, welche bei betroffenen Kindern meist in den ersten 6 Lebensmonaten auftritt. Die **rechtsventrikuläre Hypertrophie** ist ein Zeichen der Myokardreaktion auf die Druck- und Volumenbelastung durch die Pulmonalstenose und den Shunt (➤ Abb. 19.7b).

19.2 Fehlbildungen 365

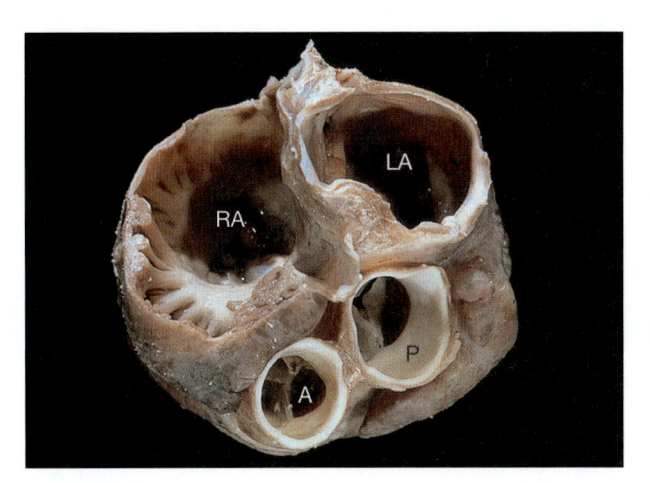

Abb. 19.6 Herzbasis bei D-Transposition. RA = rechter Vorhof; LA = linker Vorhof; A = Aorta; P = Truncus pulmonalis.

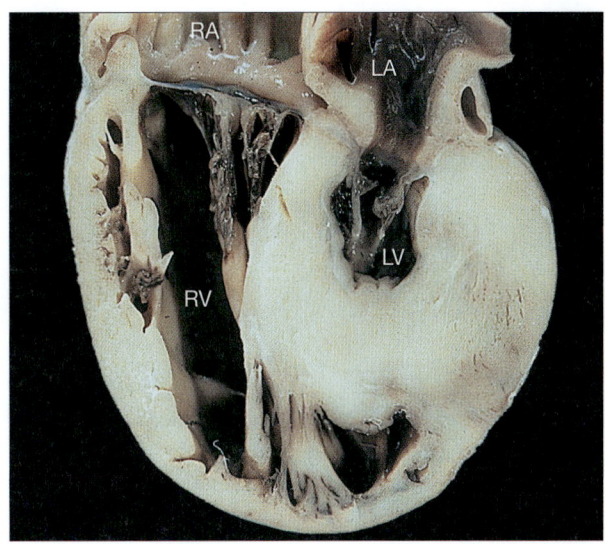

Abb. 19.8 Linksventrikuläre Hypoplasie. Frontalschnitt durch das Herz mit Blick auf die dorsale Herzhälfte. Linker Vorhof (LA) und linker Ventrikel (LV) sind hypoplastisch, das linksventrikuläre Myokard allerdings stark hypertroph. Es besteht ein Missverhältnis zwischen der Größe der linken und der rechten Kammer. Der rechte Ventrikel (RV) bildet allein die Herzspitze. RA = rechter Vorhof.

Abb. 19.7 Fallot-Tetralogie. a Normalherz im Frontalschnitt: Der obere Teil des Ventrikelseptums wurde herausgeschnitten. Die normal gelegene Aorta „reitet" über diesem Defekt (Kreis), weil die Ausflussbahn in die Aorta in einem Bajonettknick verläuft. Eingezeichnet sind die linksventrikuläre Einflussbahn (Doppelpfeil) und Ausflussbahn (Pfeil). Sternchen = hinterer Papillarmuskel; Doppelsternchen = vorderer Papillarmuskel; RV = rechter Ventrikel. Der blaue Farbstoff wurde für diagnostische Zwecke injiziert. **b Frontalschnitt durch ein Herz mit einer Fallot-Tetralogie:** Man blickt auf den perimembranösen Defekt (Doppelpfeile im Kreis) mit der darüber „reitenden" Aorta. Ausgeprägte exzentrische Rechtsherzhypertrophie (Pfeile). Doppelsternchen = vorderer Papillarmuskel; RV = rechter Ventrikel; LV = linker Ventrikel.

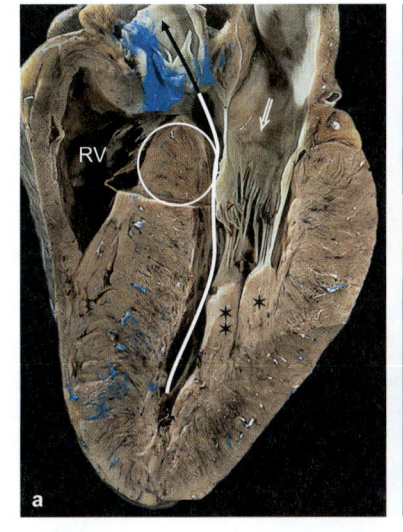

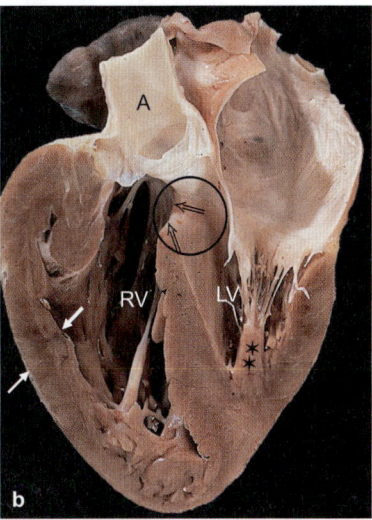

Klinische Relevanz Die Kinder entwickeln innerhalb der ersten 6 Lebensmonate eine **Zyanose** mit generalisierter **Hypoxämie**. Wegen der höheren kumulativen Sterblichkeit eines zweizeitigen Vorgehens tendiert man heute an vielen Zentren zur elektiven Frühkorrektur.

19.2.6 Obstruktive Erkrankungen

Hypoplastisches Linksherzsyndrom

Definition Beim hypoplastischen Linksherzsyndrom sind der linke Ventrikel und die aszendierende Aorta unterentwickelt, die systemische Durchblutung erfolgt über einen persistierenden Ductus arteriosus Botalli (➤ Abb. 19.8).

Es gibt 2 Formen des hypoplastischen Linksherzsyndroms:
- hypoplastischer linker Ventrikel mit **Mitral-** und **Aortenatresie**
- hypoplastischer linker Ventrikel mit **Mitralstenose** und **Endokardfibroelastose**

Klinische Relevanz Die Kinder zeigen nach der Geburt eine auffallende Blässe. Blutdruck und Puls sind nicht messbar.

Aortenisthmusstenose

Syn.: Koarktation der Aorta
Definition Bei der Aortenisthmusstenose besteht eine Stenose der Aorta entweder vor oder nach der Einmündung des Duc-

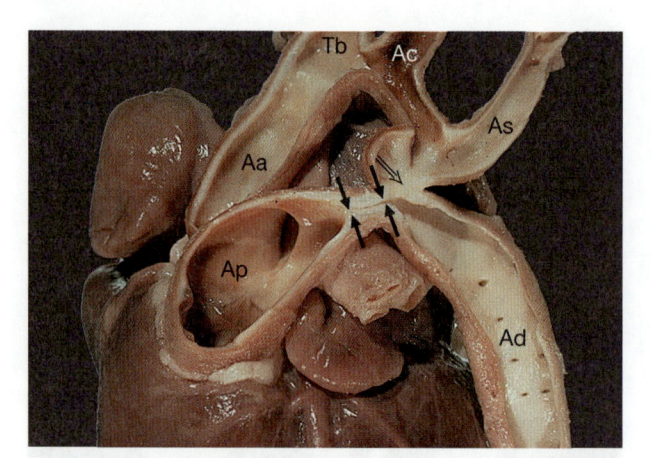

Abb. 19.9 Präduktale Aortenisthmusstenose. Unmittelbar vor der Einmündung des Ductus arteriosus Botalli (4 Pfeile) in die Aorta befindet sich eine Einengung (Doppelpfeil), die zu einem Druckgradienten führt. Postduktal ist die Aorta weit. Aa = Aorta ascendens; Ap = A. pulmonalis; Tb = Truncus brachiocephalicus; Ad = Aorta descendens; Ac = A. carotis communis sinistra; As = A. subclavia sinistra.

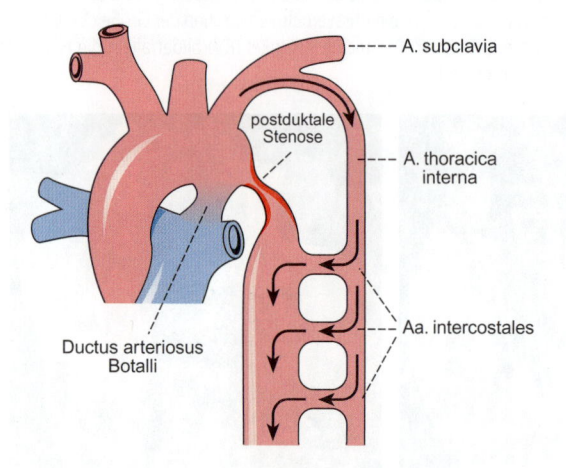

Abb. 19.10 Postduktale Aortenisthmusstenose. Die Stenose liegt distal der Mündung des Ductus arteriosus Botalli. Diese Stenose ist im Gegensatz zur präduktalen Stenose bereits im Fetalleben wirksam und verursacht somit Kollateralkreisläufe, vor allem über die A. thoracica interna und die Aa. intercostales.

tus arteriosus Botalli. Nach der Lokalisation unterscheidet man 2 Formen:
- **Präduktale Form (infantile Form):** Hierbei findet man eine tubuläre Hypoplasie des Aortenbogens. Sie kommt als Folge eines verminderten Blutflusses in der Fetalperiode über die Aorta ascendens zustande (➤ Abb. 19.9).
- **Postduktale Form (adulte Form):** Hierbei liegt die Stenose distal der Mündung des Ductus arteriosus Botalli (➤ Abb. 19.10).

Pathogenese
Die linke Kammer hat eine vermehrte Druckarbeit zu leisten und hypertrophiert konzentrisch auf Kosten der Lichtung. Die Aortenstenose erschwert den Blutzustrom zur unteren Körperhälfte. Für die Prognose der Isthmusstenose ist deshalb die Entstehung von Kollateralen von Bedeutung. Bei der **postduktalen Form** besteht das Problem der Versorgung der unteren Körperhälfte bereits vor der Geburt (➤ Abb. 19.10). Kollateralwege werden daher bereits pränatal, v.a. über die A. thoracica interna und die Aa. intercostales, ausgebildet. Bei der **präduktalen Form** erhält die obere Körperhälfte in der pränatalen Lebensphase ihr Blut über den Aortenbogen, die untere über den Ductus arteriosus Botalli. Erst beim Verschluss des Ductus arteriosus Botalli nach der Geburt wird die Stenose daher funktionell bedeutungsvoll.

Klinische Relevanz Patienten mit einer postduktalen Aortenisthmusstenose haben bei gleich schwerer Stenose eine bessere Überlebenschance als Patienten mit einer präduktalen Stenose. Symptome bei der adulten (postduktalen) Form entwickeln sich erst im Jugendlichen- oder Erwachsenenalter. Bei der präduktalen (infantilen) Form besteht eine Zyanose der unteren Körperhälfte als Folge des Rechts-links-Shunts über den Ductus arteriosus Botalli. Bei beiden Formen sind die Femoralispulse schwach oder fehlen. Der Blutdruck ist in den oberen Extremitäten hoch und in den unteren Extremitäten vermindert. Beim Turner-Syndrom (Monosomie X; ➤ Tab. 19.2) ist die Aortenisthmusstenose eine häufige kardiale Fehlbildung.

Kongenitale Stenosen der Aorten- und Pulmonalklappe

Kongenitale Stenosen der Aorten- oder Pulmonalklappen wirken sich auf das Myokard des linken oder rechten Ventrikels aus, indem vermehrt Druckarbeit geleistet werden muss. Sie führen zu einer Hypertrophie des entsprechenden Ventrikels.

19.3 Störungen des Reizleitungssystems

Durch das spezialisierte neuromyokardiale **Reizleitungssystem** wird über elektrophysiologische Mechanismen der Herzschlag ca. 100.000-mal pro Tag angeregt (**Erregungsbildung**) und in das Arbeitsmyokard weitergeleitet (**Erregungsleitung**). Dies führt zu regelmäßigen, rhythmischen Herzaktionen. Das Reizleitungssystem unterliegt der Kontrolle des vegetativen Nervensystems, funktioniert aber auch autonom, z.B. nach Herztransplantation. Mit dem EKG steht dem Kliniker eine elegante Untersuchungsmethode zur Verfügung, um die Gesamtheit der elektrophysiologischen Vorgänge unter normalen oder krankhaften Bedingungen zu analysieren, z.B. Erregungsbildungs- bzw. Erregungsleitungsstörungen. Transiente Rhythmusstörungen können, müssen aber nicht in jedem Fall ein morphologisches Substrat haben – im Gegensatz zu permanenten Rhythmusstörungen, bei denen immer ein pathologischer Befund entweder im Reizleitungssystem oder im umgebenden Myokard zu finden ist (➤ Abb. 19.11). Pathologisch-anatomisch ist eine gezielte und aufwendige Untersuchung des gesamten Herzens erforderlich, um zumindest einigen der klinisch manifesten oder vermuteten Störungen des Reizleitungssystems ein morphologisch fassbares Substrat zuzuordnen.

Die Reizleitungsstörungen und Erregungsbildungsstörungen werden nach der neuen Klassifikation der American Heart Association zu den primären Kardiomyopathien genetischer Ursache gezählt.

19.3.1 Erregungsbildungsstörungen

Die Erregungsbildung geht vom 1–2 cm langen und 0,5 cm dicken **Sinusknoten** aus. Er liegt unmittelbar unter dem Epikard ventrolateral der Mündung der V. cava superior im rechten Vorhof, schmiegt sich in die Delle zwischen V. cava und Vorhof und umschlingt mit seinen Ausläufern etwa ein Viertel der Cava-Mündung.

Pathogenese
Da der Sinusknoten unmittelbar subepikardial liegt, kann jeder Krankheitsprozess, der das Perikard erreicht, auf den Knoten übergreifen und seine Funktion beeinträchtigen (**Perikardkarzinose, Perikarditis**). Das **Sick-Sinus-Syndrom (SSS)** tritt gehäuft im Alter auf und ist klinisch charakterisiert durch ein Bradykardie-Tachykardie-Syndrom. Außerdem wird es beobachtet bei bei Hypertonie, koronarer Herzerkrankung, rheumatischer Herzerkrankung, bei verschiedenen Kardiomyopathien und kongenitalen Herzerkrankungen.

19.3.2 Erregungsleitungsstörungen

Der Sinusknoten steht mit den Vorhofmuskelfasern in Kontakt. Die nächste morphologisch erkennbare Struktur des Erregungsleitungssystems ist der **AV-Knoten.** Die vom Sinusknoten ausgehende Erregung erreicht den AV-Knoten über die Vorhofmuskulatur ohne morphologisch nachweisbare Bahnen. Der AV-Knoten geht in das **His-Bündel** über.

Atrioventrikular-Knoten (AV)

Der AV-Knoten liegt im Vorhofseptum – subendokardial dextroventral des Sinus coronarius – zwischen der Fossa ovalis und dem Ansatz des septalen Trikuspidalsegels. Er sitzt dem Herzgerüst auf und besteht aus schlanken, scheinbar wirr angeordneten Muskelfasern. Er wird von der Nodalarterie versorgt, die aus der rechten Koronararterie entspringt und den Knoten über das hintere Vorhofseptum erreicht.

His-Bündel

Im Anfangsteil des His-Bündels unterscheiden sich die spezifischen Fasern weder in der Größe noch in der Anordnung von denen des Knotens. Nach distal ordnen sie sich parallel zur Längsachse des Bündels an. Dieser Teil des Erregungsleitungssystems ist morphologisch am leichtesten zu erkennen.

Ätiologie und Pathogenese
Ursachen morphologischer Veränderungen des His-Bündels sind meist Schädigungen, die von benachbarten Strukturen ausgehen (> Abb. 19.11):
- **Ventrikelseptum:** Besonders bei älteren Patienten ist die Kuppe des Ventrikelseptums vulnerabel. Ursache ist eine mit dem Alter zunehmende Sklerosierung des Endomyokards, die klinisch zur Entwicklung eines kompletten oder inkompletten AV-Blocks führen kann. Die Nachbarschaft des His-Bündels zum Septum membranaceum birgt die Gefahr, dass der Chirurg das Bündel verletzt, wenn er einen perimembranösen Ventrikelseptumdefekt verschließt.
- **Klappenerkrankungen:** Eine **Aortenklappenendokarditis** kann auf das Herzskelett übergreifen und das His-Bündel zerstören. Bei älteren Patienten verkalkt häufig die Basis der Aortenklappe und der Mitralanulus. Diese degenerativen **Verkalkungen** greifen auf den fibrösen Raum des His-Bündels über und führen zur Druckatrophie reizleitender Fasern. Beim **Mitralklappenprolaps** (> Kap. 19.4.2) kommen in allen Abschnitten des Reizleitungssystems gehäuft degenerative Veränderungen vor (Verfettung, Fibrose), die zu plötzlich auftretenden, zum Teil tödlich endenden Rhythmusstörungen führen können.
- **Myokarderkrankungen:** Jede Form einer **Myokarditis** (> Kap. 19.6.3) und ein Großteil der primären (z.B. hypertrophe und arrhythmogene rechtsventrikuläre Kardiomyopathie) und sekundären Kardiomyopathien (> Kap. 19.6.1 und > Kap. 19.6.2) kann das Erregungsleitungssystem funktionell und morphologisch beeinträchtigen; ebenso atherosklerotisch bedingte Verschlüsse im proximalen Ramus interventricularis anterior und **Systemerkrankungen,** z.B. primäre Vaskulitiden, Sarkoidose, Amyloidose oder Hämochromatose.
- **Idiopathisch:** Im Endteil des Bündels, v.a. im Wurzelgebiet des linken Schenkels, fehlen gelegentlich spezifische Fasern, oder sie sind auf eigentümliche Weise fadenförmig atrophiert, ohne dass die Ursache zu erkennen wäre. Man spricht dann von einem **idiopathischen AV-Block.** In seltenen Fällen beobachtet man diese Veränderung bei jungen, scheinbar gesunden Menschen, die plötzlich und unerwartet tot zusammenbrechen.

Klinische Relevanz Die Erfahrung zeigt, dass die AV-Überleitung gestört ist, wenn bei einem Patienten die Hälfte oder mehr der normalerweise vorhandenen spezifischen Fasern im His-Bündel fehlen. Die umgekehrte Schlussfolgerung gilt aber

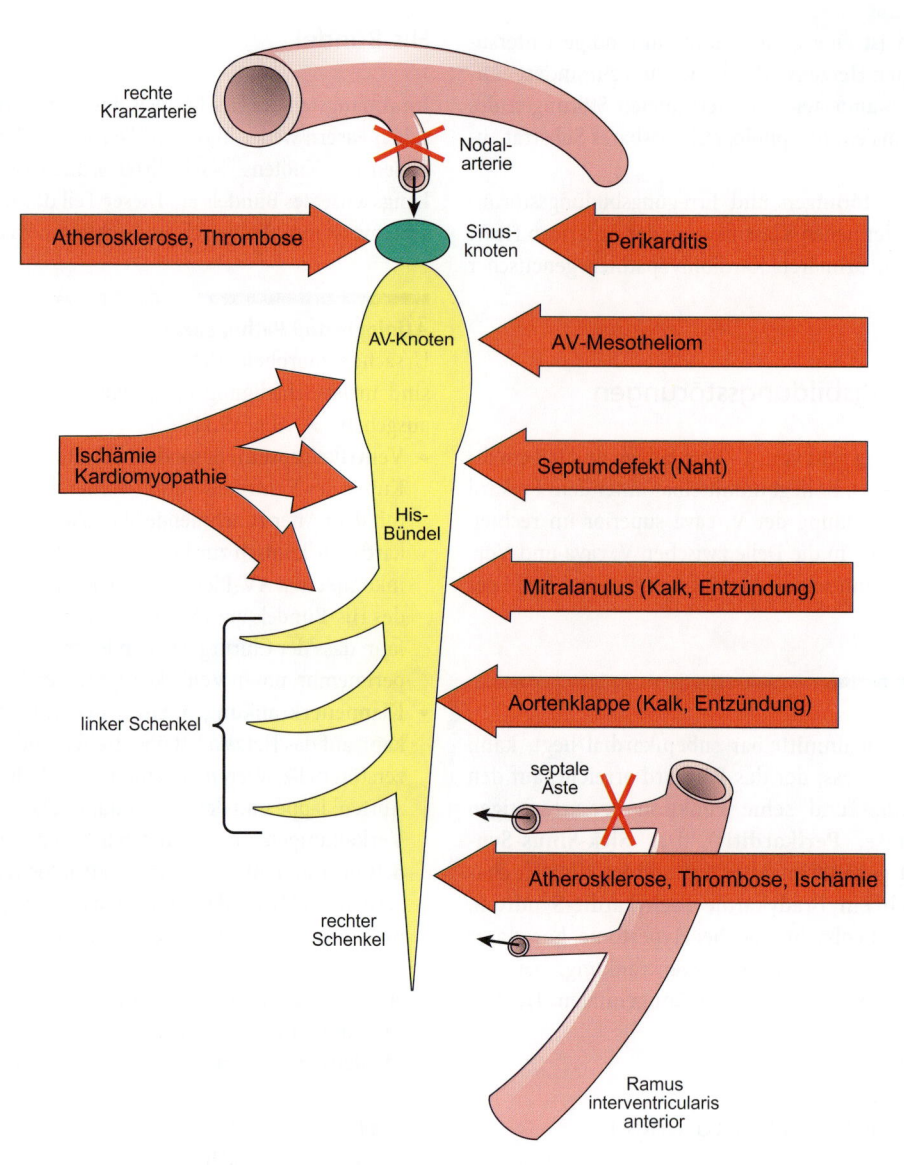

Abb. 19.11 Bedrohung des Erregungsleitungssystems durch Krankheitsprozesse benachbarter Strukturen. Die empfindlichste Stelle ist das His-Bündel, v.a. im Endbereich.

nicht zwangsläufig: Bei einem Patienten mit AV-Block kann die Struktur intakt sein (z.B. bei Elektrolytstörungen oder einer medikamentösen Hemmung der Leitfähigkeit). Weniger folgenschwer als der **AV-Block** sind Ausfälle in den Schenkeln des Erregungsleitungssystems **(Schenkelblock).** Da der linke Schenkel unmittelbar subendokardial verläuft, kann auch er fibrosieren, wenn sich das Endokard fibrös verdickt, z.B. bei der dilatativen Kardiomyopathie. In höherem Lebensalter kommt es gehäuft zu **Rhythmusstörungen** (Vorhofflattern, Vorhofflimmern), deren Ursache eine im Alter zunehmende physiologische Verfettung von Sinus- und AV-Knoten ist. Man behandelt sie entweder medikamentös oder mit einem Schrittmacher.

Erregungsleitung über akzessorische Bündel

Normalerweise ist das His-Bündel die einzige leitende Verbindung zwischen den Vorhöfen und den Kammern (➤ Abb. 19.12a). Kollagenes Binde- und Fettgewebe im Sulcus atrioventricularis verhindert, dass die Erregung vom Vorhof direkt auf das Ventrikelmyokard überspringt.

Pathogenese
In frühen Stadien der Herzentwicklung sind die Vorhöfe und die Kammern durch Herzmuskelfasern verbunden. Bleiben Reste dieser muskulären atrioventrikulären Verbindung erhalten (Kent-Bündel), können sie die Erregung fehlleiten. Neben einem **Zuwenig** (➤ Abb. 19.12b) kann auch ein **Zuviel**

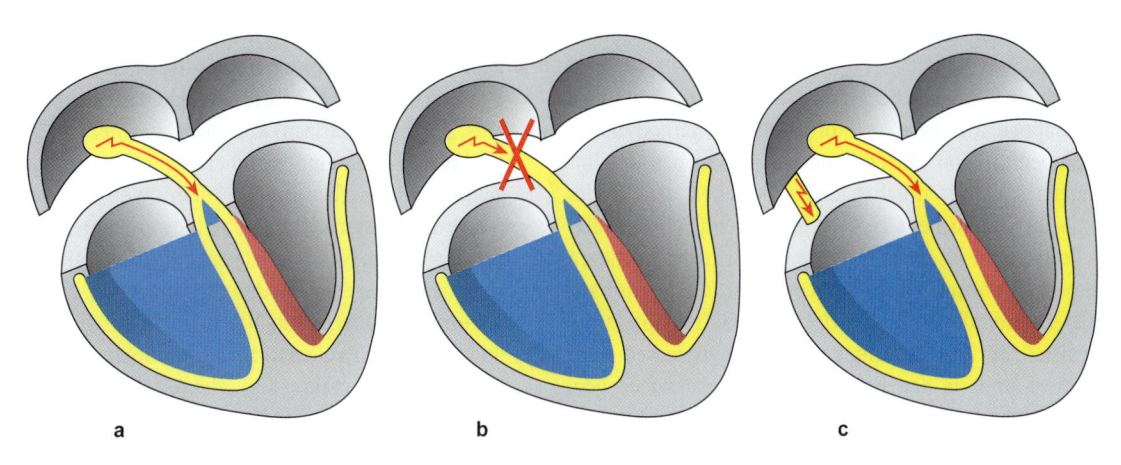

Abb. 19.12 Störungen des Erregungsleitungssystems. a Normales His-Bündel: Es ist die einzige erregungsleitende Struktur zwischen Vorhof und Kammer. **b** Zu wenig leitendes Gewebe: Fehlt dem His-Bündel (v.a. in seinem Endteil) mehr als die Hälfte der Fasern, ist die AV-Überleitung gestört (AV-Block). **c** Zu viel leitendes Gewebe: Neben dem His-Bündel verbindet ein akzessorisches Bündel Vorhof und Kammer. Es schafft die Voraussetzung für eine Reentry-Tachykardie (Präexzitationssyndrom, Wolff-Parkinson-White-Syndrom).

(➤ Abb. 19.12c) **an leitendem Gewebe** zwischen den Vorhöfen und den Kammern tödliche Rhythmusstörungen nach sich ziehen.

Ein Zuviel an leitendem Gewebe kann hochfrequente Kammertachykardien zur Folge haben, die tödlich enden. Zu diesem Krankheitsbild gehört das Präexzitationssyndrom oder **Wolff-Parkinson-White-Syndrom** (WPW-Syndrom).

Molekularpathologie
Beim familiären **Wolff-Parkinson-White-Syndrom** wurde kürzlich eine Missense-Mutation in Chromosom 7q34–36 identifiziert, die für die γ2-regulatorische Untereinheit der AMP-aktivierenden Proteinkinase (PRKAG 2) codiert. Für das dominant vererbliche **Long-QT-Syndrom,** das eine im EKG nachweisbare Verlängerung der QT-Zeit und rezidivierende Synkopen aufweist, fand man 4 chromosomale Veränderungen (11p15.5, 7q35–36, 3p21–24, 4q25–27), die mit Störungen des Kalium- und Natriumkanalsystems im Myokard vergesellschaftet sind. Ein gezieltes molekulargenetisches Screening von Familien mit dem in Japan und Thailand gehäuft auftretenden **Brugada-Syndrom** (meist nächtlich auftretendes, oft tödlich verlaufendes Kammerflimmern) deckte Mutationen im Gen SCN5A auf, das für eine porenformende α-Subeinheit des kardialen Natriumkanals codiert.

steht. Anschließend folgt eine **myoelastische Schicht** aus dichtem kollagenem Bindegewebe und elastischen Lamellen sowie einzelnen eingestreuten glatten Muskelzellen.

Die **Herzklappen** sind verantwortlich für den unidirektionalen Blutstrom im Herzen. Sie sind von Endothelzellen überzogen. Die **Atrioventrikularklappen** sind membranöse Segel, die im Anulus fibrosus verankert sind. Die Klappen sind mit den Papillarmuskeln durch die Chordae tendineae verbunden und enthalten auch unter normalen Bedingungen einige Herzmuskelfasern, Nerven und kleine begleitende Blutgefäße. Die **Semilunarklappen** von Aorta und Truncus pulmonalis sind gefäßfrei. Krankheitsrelevant sind die interstitiellen und endothelialen Zellen der Herzklappen. Die interstitiellen Bindegewebezellen zeigen phänotypische und funktionelle Eigenschaften von Fibroblasten, glatten Muskelzellen und Myofibroblasten, die insgesamt verantwortlich sind für die Synthese kollagener Fasern sowie die Bildung und Homöostase der interzellulären Matrix. Die kollagenen Fasern, die radial von elastischen Fasern umrandet werden, sind verantwortlich für die strukturelle Integrität der Herzklappen, die interzelluläre Grundsubstanz sorgt für die Gleitfähigkeit der Herzklappen. Kommt es durch Noxen zu einer Schädigung des Klappenstromas oder des Klappenendothels, führt dies zu teils akuten (z.B. Endokarditis) oder chronischen Krankheitsbildern (z.B. erworbene Herzklappenfehler).

19.4 Endokard

Das **Endokard** überzieht als glatte Innenhaut die gesamte innere Oberfläche des Herzens. Es weist folgende Schichtung auf: Zum Lumen hin wird es von einem einfachen, flachen **Endothel** bekleidet. Dieses liegt auf einer **Basallamina**. Danach folgt eine **subendotheliale Schicht,** die aus lockerem Bindegewebe mit einigen Fibroblasten und spärlichen Kollagenfibrillen be-

19.4.1 Endokarditis

Definition Unter einer Endokarditis versteht man eine Entzündung des Endokards. Nach der Lokalisation unterscheidet man Entzündungen der Klappen (**Endocarditis valvularis**) und des parietalen Endokards (**Endocarditis parietalis**).
Ätiologie Man unterscheidet **infektiöse** von **nichtinfektiösen** Endokarditiden.

Pathogenese

Von besonderer klinischer Bedeutung sind v.a. Entzündungen der Herzklappen, da diese zu Störungen der hämodynamischen Klappenfunktion führen können. Die Klappen des linken Herzens sind wesentlich häufiger betroffen als die des rechten. Wahrscheinlicher Grund ist ihre erheblich höhere Belastung. Je nach auslösender Noxe spielen sich die primären Veränderungen entweder im Klappenstroma (z.B. rheumatisches Fieber) und/oder im Endothelzellbelag ab (z.B. infektiöse Endokarditis). Bei fortgeschrittenen Krankheitsstadien wird die gesamte Klappe in den Entzündungsprozess einbezogen. Wird die Flächenreserve einer Herzklappe, die normalerweise bis zu 80% betragen kann und die für den Schließungsprozess essenziell ist, über den kritischen Punkt reduziert, kommt es zur Klappeninsuffizienz.

Nichtinfektiöse Endokarditiden

Endocarditis verrucosa rheumatica

Definition Die Endocarditis verrucosa rheumatica war in der präantibiotischen Ära die häufigste und wichtigste Form der nichtinfektiösen Endokarditis. Es handelt sich um eine Teilkomponente des **akuten rheumatischen Fiebers** und somit um eine immunologisch vermittelte entzündliche Systemerkrankung. Sie tritt etwa 2–3 Wochen nach einem antibiotisch nicht behandelten Infekt mit β-hämolysierenden Streptokokken der Gruppe A bei ca. 3% der Patienten auf. Klinisch und pathologisch-anatomisch imponieren Pankarditis, Polyarthritis der großen Gelenke mit wanderndem Befall, kutane Hautefflöreszenzen (Erythema marginatum) und Chorea minor. Sie ist selten geworden; gefürchtet sind jedoch die postinflammatorischen Komplikationen, insbesondere sekundäre Herzklappenveränderungen, z.B. die postrheumatische Mitralklappenstenose.

Pathogenese

Die exakte Pathogenese ist unklar, man vermutet eine **Überempfindlichkeitsreaktion** gegenüber Zellwandbestandteilen von Streptokokken der Gruppe A. Zusätzlich spielen mit großer Wahrscheinlichkeit auch **Autoimmunreaktionen** eine Rolle, da Antikörper gegen bestimmte typenspezifische M-Proteine und gruppenspezifische Karbohydrate der Gruppe-A-Streptokokken mit Glykoproteinen in Herz, Gelenken und neuronalen Strukturen kreuzreagieren.

Morphologie

Makroskopisch erkennt man am Klappenschließungsrand warzenförmige Auflagerungen, die histologisch als Thromben aus Fibrin und Thrombozyten imponieren (➤ Abb. 19.13). Im Verlauf werden diese Thromben organisiert und bindegewebig umgebaut.

Morphologisch werden 3 Krankheitsphasen unterschieden:

- **Exsudative Frühphase (rheumatisches Frühinfiltrat):** 2–3 Wochen nach dem Streptokokkeninfekt (meist Pharyngitis, seltener Scharlach) kommt es zu einer entzündlichen Reaktion, die mit einer degenerativen Schädigung des kollagenen Bindegewebes und Veränderungen der interzellulären Grundsubstanz einhergeht, teilweise unter dem Bild einer fibrinoiden Nekrose. Gleichzeitig bilden sich an den Herzklappen, speziell an den Mitralklappen, oberflächliche **Thromben** – offensichtlich verursacht durch eine entzündungsbedingte Exulzeration des Endothels, v.a. am Schließungsrand. Der makroskopische Aspekt entspricht dem einer verrukösen Endokarditis (➤ Abb. 19.13a).
- **Proliferative Phase:** In der 3.–8. Woche entwickelt sich die eigentliche zelluläre Reaktion mit dem histologischen Bild von Aschoff-Geipel-Knötchen (**rheumatisches Granulom**). Sie bilden sich v.a. im Interstitium des Myokards häufig perivaskulär aus (➤ Abb. 19.13b). Die zentrale fibrinoide Nekrose wird von T-Lymphozyten, Plasmazellen, großen basophilen histiozytären Zellen (**Anitschkow-Zellen**) und mehrkernigen Riesenzellen (**Aschoff-Zellen**) umrandet. Diese rheumatischen Granulome persistieren in der Regel 3–6 Monate.
- **Phase der Narbenbildung:** Nach Abklingen der entzündlichen Reaktion kommt es zur Abräumung des fibrinoiden nekrotischen Materials, begleitet von einem fibroblastenreichen Granulationsgewebe mit Ausbildung kollagener Fasern, die im Sinne einer Defektheilung aus dem zellreichen Rheumagranulom die **rheumatische Narbe** entstehen lassen.

Abhängig vom Ausmaß der entzündlichen Veränderungen und/oder bei rezidivierenden Krankheitsschüben kommt es im Rahmen der Narbenbildung zunächst zu einer Verdickung, später zu einer Verkürzung und/oder Verwachsungen, speziell im Kommissurenbereich der Herzklappen und häufig unter Einbezug von Sehnenfäden. Der Vernarbungsprozess wird durch rezidivierende Mikrothromben auf der Klappenoberfläche verstärkt, die durch vernarbendes Granulationsgewebe resorbiert werden. Hauptmanifestationen dieser postrheumatischen Klappenveränderungen sind die **Mitralklappe** (65–70%) und die **Aortenklappe** (25%).

Klinische Relevanz Die Symptome der akuten rheumatischen Karditis können ähnlich wie bei der Virusmyokarditis (➤ Kap. 19.6.3) sehr wechselvoll sein, wobei **extrakardiale Manifestationen** (Gelenke, Haut, ZNS) mit berücksichtigt werden sollten. Tödliche Verläufe in der akuten Phase haben sich in den letzten Jahren auf ca. 2% vermindert. Die Spätprognose hängt in erster Linie davon ab, ob ein Klappenfehler entsteht oder nicht. Bevor es zur klinisch manifesten Symptomatik eines postrheumatischen Klappenfehlers kommt, vergehen in der Regel Jahre, meist 2–3 Jahrzehnte.

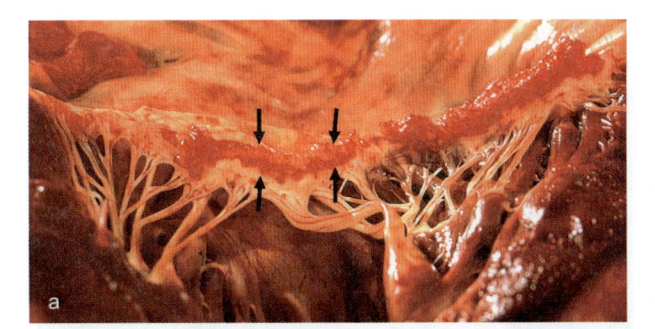

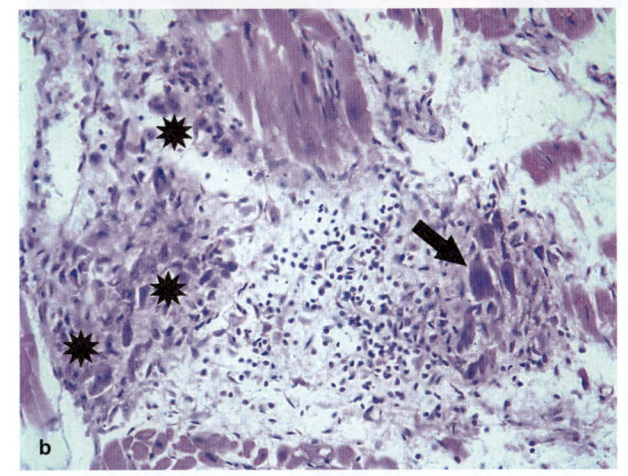

Abb. 19.13 Verruköse Endokarditis der Mitralklappe. a Makroskopie: Kleine warzenförmige thrombotische Auflagerungen am Klappenschließungsrand (Pfeile). Van Gieson, Vergr. 25-fach. **b** Florides rheumatisches Granulom im Myokard mit zahlreichen Anitschkow-Zellen (Sterne) und Aschoff-Riesenzellen (Pfeil). HE, Vergr. 120-fach.

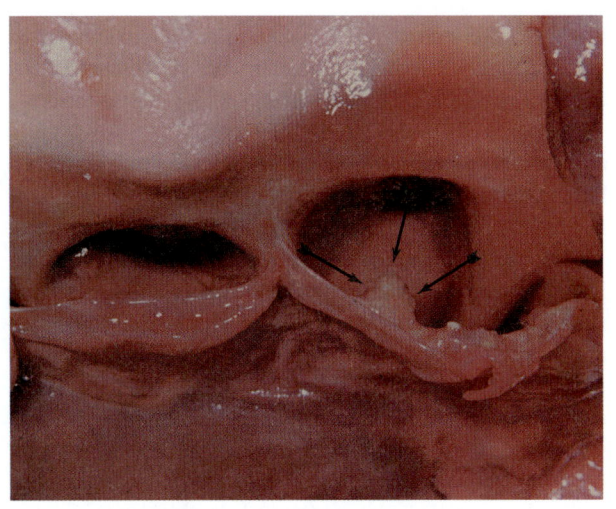

Abb. 19.14 Endocarditis thrombotica der Aortenklappe. Wärzchenartige Auflagerungen auf dem Schließungsrand der Aortenklappe (Pfeile).

Morphologie
Größere Verrucae bilden sich am Klappenansatz, bevorzugt der **Mitral-** und **Trikuspidalklappe,** und am parietalen **Endokard** des linken Ventrikels.

Endokarditis beim Karzinoidsyndrom

Definition Beim Karzinoidsyndrom, besonders beim neuroendokrinen Karzinom des Dünndarms mit Lebermetastasen (➤ Kap. 17.3.1), können schwere fibrosierende Endokarditiden entstehen, die sich ausschließlich im rechten Ventrikel abspielen und die Trikuspidal- und Pulmonalklappe befallen.

Endocarditis thrombotica

Die Endocarditis thrombotica wird bei fast 2% aller Autopsien im Erwachsenenalter gefunden. Sie kommt bei Krankheiten mit starker Auszehrung wie malignen Neoplasien, lang dauernder Urämie oder allgemeinem Marasmus vor **(Endocarditis marantica).** Die Pathogenese ist unklar.

Pathogenese
Der Pathomechanismus der Endokardveränderungen ist bislang noch nicht im Einzelnen geklärt. Diskutiert wird ein Einfluss von Serotonin, Bradykinin, Neuropeptid K, Substanz P und atrialem natriuretischem Faktor (ANF/ANP).

Morphologie
Morphologisch findet man zunächst bis 1 mm große warzenförmige Fibrinauflagerungen (➤ Abb. 19.14), die durch sekundäre Thrombusbildung erheblich größer werden können. Sie befinden sich bevorzugt an den Schließungsrändern der **Mitral-** und **Aortenklappe.** Die klinisch-pathologische Korrelation ist unklar, selten können sie jedoch die Quelle arterieller Embolien sein.

Morphologie
Knorpelartige Verdickungen des Endokards treten v.a. an der **Pulmonal-,** seltener an der **Trikuspidalklappe** auf. Folgeveränderungen sind eine Pulmonal- und/oder eine Trikuspidalinsuffizienz mit einer allgemeinen Blutstauung im großen Kreislauf.

Endocarditis parietalis fibroplastica Löffler

Definition Die Endocarditis parietalis fibroplastica Löffler ist eine **Endomyokarditis,** die im Gegensatz zur Mehrzahl der Endokarditiden nicht das valvuläre, sondern das parietale Endokard und das Myokard beider Ventrikel befällt. Sie wird deshalb heute als Sonderform einer **restriktiven Kardiomyopathie** (➤ Kap. 19.6.1) eingruppiert. Diese in gemäßigten Kli-

Endocarditis thrombotica Libman-Sacks

Definition Die Endocarditis thrombotica Libman-Sacks findet sich v.a. beim systemischen Lupus erythematodes (SLE), aber auch bei anderen **Kollagenkrankheiten.**

mazonen selten auftretende Erkrankung ist klinisch durch eine verminderte Ventrikelfüllung bei normaler systolischer Funktion und deutlicher Dilatation beider Vorhöfe charakterisiert.

Pathogenese

Es besteht eine Assoziation mit einer Bluteosinophilie. In den Tropen wird eine parasitäre oder toxische Ursache diskutiert, in den Industrieländern tritt sie meist auf dem Boden eines hypereosinophilen Syndroms (HES) auf, das eine Eosinophilie unbekannter Ursache über 6 Monate und eine Beteiligung mehrerer Organe beinhaltet. Meist ist das Herz beteiligt; 75% der Patienten mit HES entwickeln eine Herzinsuffizienz mit restriktiver Kardiomyopathie. Im Unterschied zu den meisten Endokarditiden ist bei der Endocarditis parietalis fibroplastica Löffler das parietale Endokard (Ventrikelauskleidung) und das Myokard beider Ventrikel betroffen. Durch die Fibrosierung des Endokards kommt es zu einer Versteifung des Endomyokards mit einer restriktiven Herzfunktionseinschränkung, weshalb diese Erkrankung dann als **restriktive Kardiomyopathie** eingeordnet wird (➤ Kap. 19.6.1).

Morphologie

Im Anfangsstadium steht eine Endomyokarditis mit eosinophiler Granulozytose des parietalen Endokards und des Myokards im Vordergrund. Diese führt über eine Thrombenbildung mit konsekutiver Organisation zu einer diffusen Endomyokardfibrose (➤ Abb. 19.15). Sie beginnt meist im Spitzenbereich der Ventrikel und führt zu einer Lichtungseinengung, kann aber auch auf die Vorhofklappen und beide Vorhöfe übergreifen. Die Fibrose führt zu einer zunehmenden Beeinträchtigung der diastolischen Herzfunktion (restriktive Kardiomyopathie). Die Diagnose wird mit einer Endomyokardbiopsie gesichert.

Infektiöse Endokarditiden

Akute infektiöse Endokarditis

Definition Es handelt sich um Herzklappenentzündungen, die von Bakterien, Pilzen oder anderen Mikroorganismen hervorgerufen werden und häufig vorgeschädigte Klappen befallen. Sie können in kurzer Zeit zu schweren Klappenschädigungen mit nachfolgender Klappeninsuffizienz führen. Durch ihre Auswirkungen auf den Kreislauf und die extrakardialen Organe ist die infektiöse Endokarditis häufig eine systemische Krankheit.

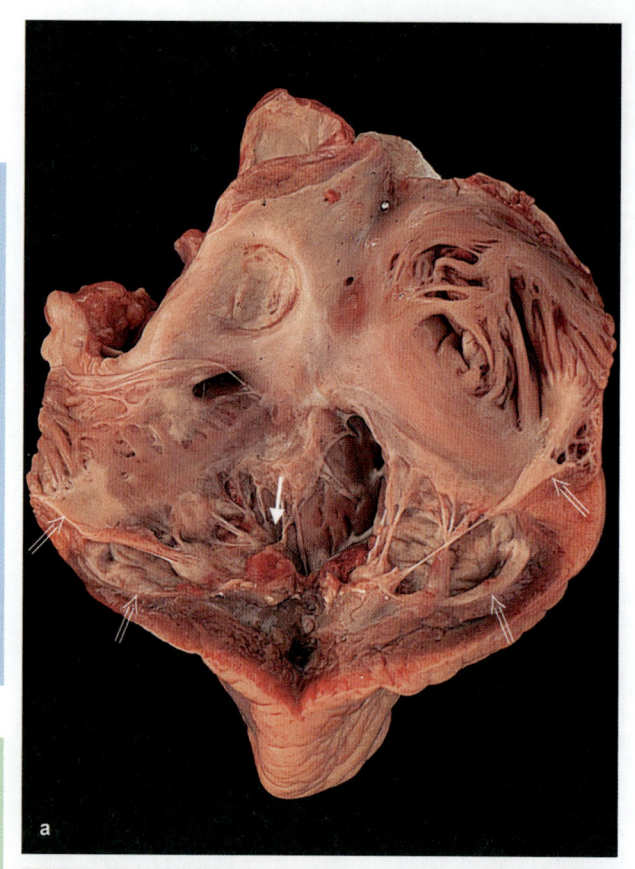

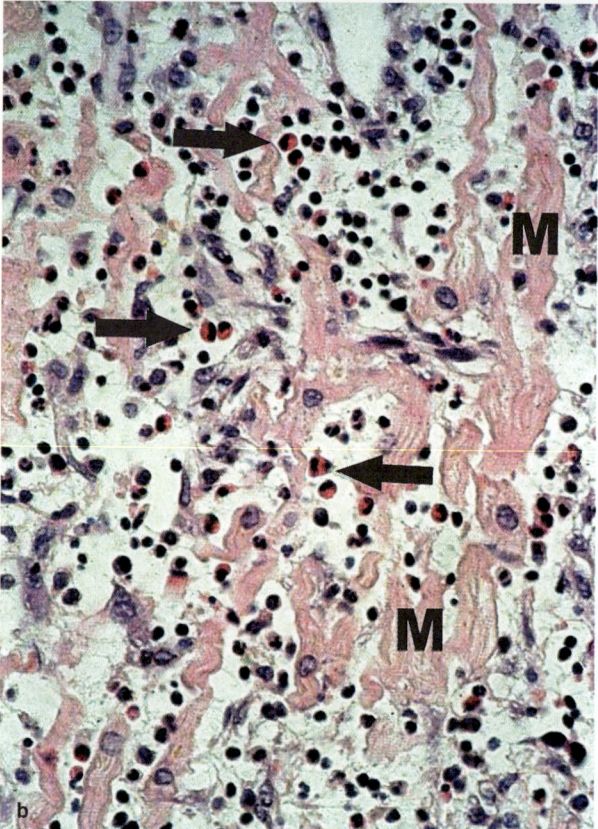

Abb. 19.15 Endocarditis parietalis fibroplastica Löffler. a Makroskopie: Der Blick in den rechten Ventrikel zeigt thrombotische Auflagerungen auf dem Endokard (Pfeil) und eine Endokardfibrose (Doppelpfeile). **b** Histologie: Entzündliches Infiltrat im Myokard (M) mit zahlreichen eosinophilen Granulozyten (Pfeile). HE, Vergr. 120-fach.

Pathogenese

Voraussetzung für die Entstehung einer infektiösen Endokarditis ist das Eindringen eines Erregers in die Blutbahn. **Eintrittspforten** der Infektionserreger sind z.B. Hautverletzungen, Infektionen der Zähne oder im Hals-Nasen-Ohren-Bereich, bakterielle Organinfektionen, z.B. Pneumonien, Urogenitalinfektionen, invasive diagnostische oder therapeutische Interventionen, z.B. Venenkatheter und intravenöser Drogenabusus.

Als wesentliche **Risikofaktoren** für die Entstehung einer infektiösen Endokarditis gelten:
- angeborene oder erworbene Herzklappenfehler
- altersbedingte degenerative Herzklappenveränderungen (z.B. aufsteigende verkalkende Aortenklappensklerose, ➤ Kap. 19.4.2)
- operativer Herzklappenersatz
- primäre und sekundäre Immundefekte
- nosokomiale Infektionen bei zentralen Venenkathetern, intravenöser Drogenabusus und Hämodialyse

Häufigste **Erreger** sind koagulase-positive oder -negative Staphylokokken, β- und α-hämolysierende Streptokokken, Enterokokken, *Haemophilus spp.* und Pilze (*Candida albicans,* Aspergillen). Bei ungefähr 6% der Patienten kann man in der diagnostisch relevanten Blutkultur keine Erreger nachweisen.

Pathogenetisch wichtigste Voraussetzung für die Entstehung einer infektiösen Endokarditis sind mechanisch oder hämodynamisch bedingte **Endothelzelldefekte,** die eine direkte Interaktion von Blutbestandteilen mit subendothelialen mesenchymalen Strukturen des Klappenstromas ermöglichen. Hierdurch entsteht ein lokales Blutgerinnsel, das reichlich Fibrin-Fibrinogen, Fibronektin, Plasmaprotein und Thrombozyten enthält (➤ Kap. 7.5.1). Bei einer **Bakteriämie** besiedeln die infektiösen Erreger dieses Blutkoagel. Durch chemotaktisch aktive Substanzen werden Monozyten angelockt und aktiviert. Gleichzeitig werden Zytokine und prokoagulatorische Substanzen freigesetzt, die zu einer zunehmenden Vergrößerung des bakterienbeladenen Blutkoagels bis zur Entwicklung von **Klappenvegetationen** führen (➤ Abb. 19.16). Diese Klappenvegetationen sind mit der transösophagealen Sonografie klinisch nachweisbar. In einem zweiten Schritt kommt es erregerbedingt zu einer akuten Entzündung mit **Abszessbildung** und **Klappendestruktion** und der Gefahr, dass bakterienhaltige **Thromboembolien** über den arteriellen Blutstrom in periphere Organe, z.B. Niere, Milz und Gehirn verschleppt werden (Folge: septische Organinfarkte).

Prädilektionsstellen für eine derartige Endokarditis sind die **Schließungsränder der Aorten-** und **Mitralklappe** sowie deren Chordae tendineae. Ein Befall der rechtsventrikulären Klappen, z.B. der Trikuspidalklappe, wird fast ausschließlich bei zentralen Venenkathetern oder intravenösem Drogenabusus gesehen.

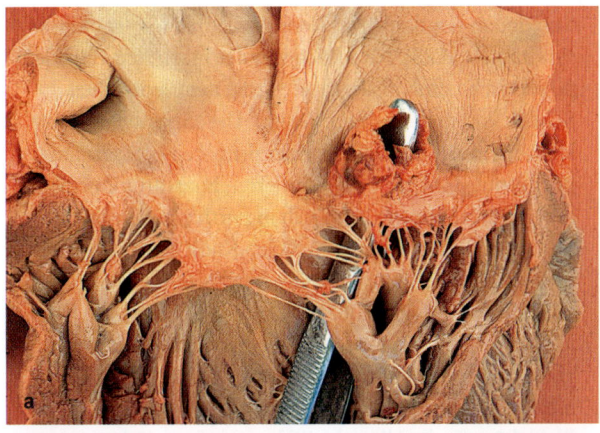

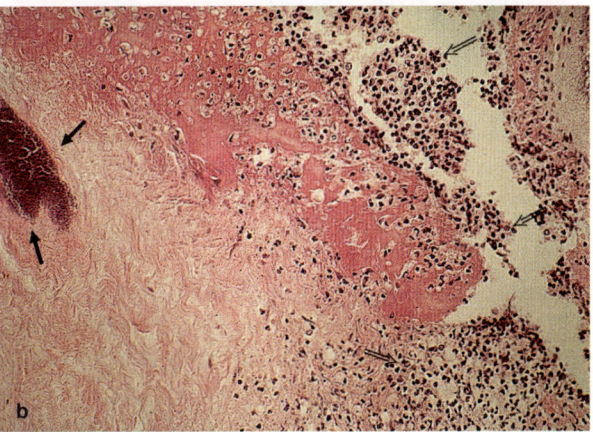

Abb. 19.16 a Endocarditis ulceropolyposa der Mitralklappe.
a Makroskopie: Neben den ausgeprägten und bakteriell infizierten thrombotischen Auflagerungen sieht man Klappendestruktionen, die eine Mitralinsuffizienz verursacht haben (Sonde in einem Klappendefekt). **b** Histologie: Im Klappenstroma sind Bakterienrasen (Pfeile) und Fibringerinnsel mit zahlreichen segmentkernigen Granulozyten (Doppelpfeile) zu sehen. HE, Vergr. 100-fach.

Morphologie

Charakteristisch für die bakterielle Endokarditis sind **Klappenulzerationen** und bakteriell besiedelte **Thromben,** in denen sich unterschiedlich viele neutrophile segmentkernige Granulozyten befinden. Sie wird daher auch als **Endocarditis ulceropolyposa** bezeichnet (➤ Abb. 19.16). Die Thromben können den ganzen Schließungsrand einer Klappe umsäumen oder sich von der Aorten- und Mitralklappe auf das angrenzende parietale Endokard des linken Herzens ausdehnen. Bevorzugt breiten sich die Thromben von der Mitralklappe zur hinteren Wand des linken Vorhofs aus.

Klinische Relevanz Das klinische Bild ist geprägt von:
- **Veränderungen an den Herzklappen:** Der entzündliche Prozess verursacht eine akute oder chronische **Klappeninsuffizienz,** die einen kardiochirurgischen Eingriff mit Klappenersatz erforderlich macht.
- **Systemische Auswirkungen:** Die sich zunächst lokal entwickelnde Entzündung an einer Herzklappe führt durch die Freisetzung bakterieller Toxine sofort zu einer systemischen

Entzündungsreaktion („systemic inflammatory response syndrome", **SIRS**). Lösen sich von der infizierten Herzklappe **septische Emboli** ab, kann es zu einem **septischen Schock** kommen (> Kap. 7.10.2). Die Nierenbeteiligung kann sich auch im Rahmen einer primären Glomerulonephritis mit Hämaturie manifestieren. Eine thromboembolische Hautbeteiligung kann sich in Form von Petechien, subungualen Blutungen oder Osler-Knötchen äußern. Eine eitrige Myokarditis mit intramyokardialen Abszessen (**septische Kardiomyopathie**) kann z.B. durch infizierte Koronararterienembolien ausgelöst werden. Eine Perikarditis, ein akuter Sehnenfadenabriss oder ein Ringabszess bei einer Aortenklappenendokarditis mit konsekutivem AV-Block können das klinische Bild weiter komplizieren.

Subakute infektiöse Endokarditis

Definition Die subakute infektiöse Endokarditis ist eine Herzklappenentzündung, die ebenfalls von Bakterien hervorgerufen wird, allerdings mit schleichendem Verlauf. Sie wird deshalb auch als **Endocarditis lenta** oder **Sepsis lenta** bezeichnet.

Ätiologie Die infektiöse Endokarditis ist klinisch durch variable Verläufe charakterisiert, die je nach Immunkompetenz des Organismus einerseits und die unterschiedlichen Virulenzeigenschaften des Erregers andererseits bedingt sind.

Koagulase-positive Staphylokokken oder β-hämolysierende Streptokokken führen in der Regel zu einer foudroyant verlaufenden Endokarditis, während Koagulase-negative Staphylokokken oder α-hämolysierende Streptokokken (z.B. *Streptococcus viridans*) bei 70% der Patienten zu einer subakuten Endokarditis führen mit schleichendem, zum Teil uncharakteristischem Verlauf (**Endocarditis lenta, Sepsis lenta**). Die Entwicklung einer derartigen subakuten Endokarditis kann unter anderem auch dadurch begünstigt werden, dass eine bakterielle Infektion entweder inkonsequent oder ohne Resistenzprüfung eines isolierten Erregers behandelt wird.

Morphologie
Die morphologischen Veränderungen sind mit denen der akuten bakteriellen Endokarditis vergleichbar, allerdings ist das Ausmaß der Klappenschädigung meist wesentlich geringer. Die Läsionen der Klappen sind kleiner und früher von reparativen Organisations- und Vernarbungsprozessen begleitet. Die schleichend verlaufende Endocarditis lenta greift auf die **Ringfasern der Mitralklappe,** auf das angrenzende **Kammer-** und **Vorhofendokard** und auch auf den **Aortenklappenring** über. Je nachdem, ob die bakterielle Zerstörung oder die reaktive, vernarbende Reparatur überwiegt, kommt es zu Klappeninsuffizienzen oder -stenosen. Stenosen entstehen besonders dann, wenn die Erkrankung in langen Schüben verläuft und die Segel- und Taschenklappen vernarben.

Klinische Relevanz Im Vergleich zur akuten infektiösen Endokarditis, bei der es sich klinisch um ein akut einsetzendes hochdramatisches, septikopyämisches Krankheitsbild handelt, entwickelt sich die Endocarditis lenta über Wochen bis Monate eher schleichend. Charakteristisch sind **rezidivierende Fieberschübe,** eine zunehmende **Anämie** und eine entzündliche **Milzschwellung.** Die Diagnose wird durch eine auskultatorische und echokardiografische Untersuchung des Herzens mit entsprechendem Nachweis von Herzklappenveränderungen gesichert. Der für die Therapie entscheidende Erregernachweis wird mikrobiologisch anhand einer Blutkultur im akuten Fieberschub geführt. Diese früher tödlich verlaufende Endokarditis kann heute therapeutisch beherrscht werden.

19.4.2 Erworbene Herzklappenfehler

Ätiologie Als Folge einer Endokarditis kommt es zu Funktionsstörungen der Klappen. Häufigste Ursache erworbener Herzklappenfehler war lange Zeit die rheumatische Endokarditis nach einem rheumatischen Fieber (> Kap. 19.4.1), allerdings haben sich die ätiologischen Verhältnisse geändert: Heute sind **infektiöse Endokarditiden** mit Defektheilung die häufigste Ursache.

Aufgrund der heute höheren Lebenserwartung treten auch immer mehr **degenerative Klappenveränderungen** in den Vordergrund. Mit zunehmendem Alter verdicken sich die Klappenschließungsränder der Mitralklappe, histologisch charakterisiert durch eine progrediente Fibrose in Kombination mit Lipidablagerungen und dystrophen Verkalkungen des Klappenstromas. Eine im Alter physiologische Verkürzung der Basis-Spitzen-Länge des linken Ventrikels führt zu einer relativen Verlängerung histologisch intakter Sehnenfäden, was sich in einer klinischen Symptomatik ausdrückt, die derjenigen bei Mitralklappenprolaps ähnelt. Auch an den Aortenklappen kommt es im Alter, beginnend im Klappengrund, zu degenerativen Veränderungen mit Fibrose, Lipidablagerungen und Verkalkungen, die das gesamte Klappenstroma erfassen (aufsteigende Aortenklappenstenose) und sich zu einem funktionell wirksamen Klappendefekt auswachsen können (> Abb. 19.17).

Mitralklappenstenose

Definition Einengung der Klappenöffnung mit Störung der Ventrikelfüllung und Ausbildung eines Druckgradienten zwischen linkem Vorhof und linkem Ventrikel.

Pathogenese
Bei einer transversalen Schrumpfung und Verwachsung der Mitralsegel ist eine **Stenose** die Folge. Eine sagittale Schrumpfung mit Verplumpung und Verkürzung der Sehnenfäden führt zu einer Klappeninsuffizienz.

19.4 Endokard

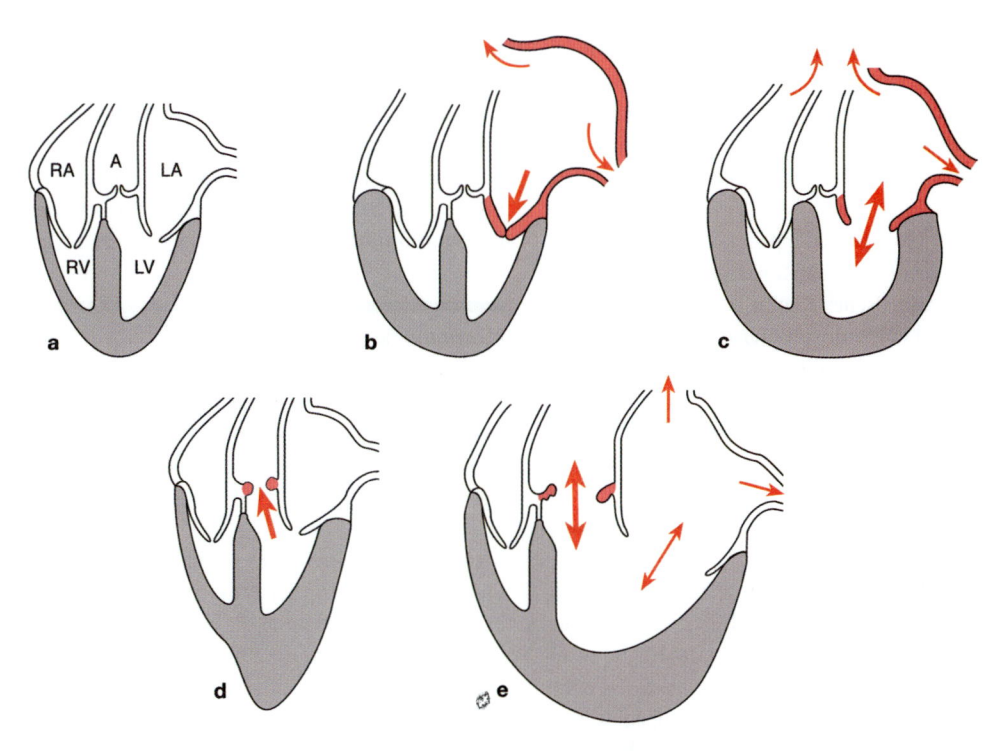

Abb. 19.17 Hämodynamische Folgen verschiedener Klappenfehler. Die Pfeile geben die Strömungsrichtung an. **a Normales Herz:** RA = rechter Vorhof; LA = linker Vorhof; RV = rechter Ventrikel; LV = linker Ventrikel; A = Aorta. **b Mitralstenose:** kleiner linker Ventrikel, großer linker Vorhof und konsekutive Rechtsherzhypertrophie. **c Mitralinsuffizienz:** exzentrische Hypertrophie des linken Ventrikels, großer linker Vorhof und konsekutive Rechtsherzhypertrophie. **d Aortenstenose:** konzentrische Linksherzhypertrophie. **e Aorteninsuffizienz:** exzentrische Linksherzhypertrophie und -dilatation.

Durch die Stenose kommt es zu einer symptomatischen Einflussstörung in den linken Ventrikel mit Blutstau vor der linken Herzkammer. Folge ist ein Anstieg des linksatrialen Drucks, des Pulmonalvenen- und schließlich des Pulmonalkapillardrucks, was dann zu einem **Lungenödem** führt. Längerfristig hat die pulmonale Hypertonie eine **Rechtsherzhypertrophie** zur Folge. Die linke Herzkammer erhält dagegen zu wenig Blut und ist daher klein (➤ Abb. 19.18).

Morphologie
Typisch für die Mitralstenose sind ein kleiner linker Ventrikel und ein großer, dilatierter linker Vorhof (➤ Abb. 19.18).

Klinische Relevanz Da die Einflussstörung in den linken Ventrikel bei einem Anstieg der Herzfrequenz zunimmt, entsteht eine **Belastungsdyspnoe.** Aufgrund der Dilatation des linken Vorhofs haben die Patienten häufig eine Tachyarrhythmia absoluta. Durch Wirbelbildungen und die Störung der normalen Strömungsverhältnisse entstehen Parietalthromben, die als verschleppte Thromben **Embolien** verursachen.

Mitralklappeninsuffizienz

Definition Bei der Mitralklappeninsuffizienz handelt es sich um eine Schlussunfähigkeit der Mitralklappe. Nach dem Ver-

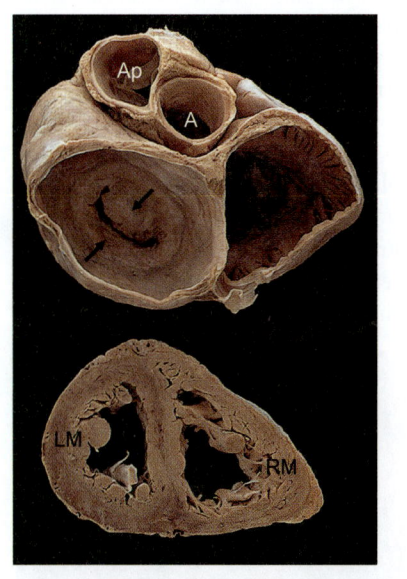

Abb. 19.18 Mitralklappenstenose. Im oberen Teil des Bildes blickt man auf die Klappenebene. Die Trikuspidalklappe ist weit geöffnet. Im Vergleich dazu bildet die Mitralklappe eine knopflochartige Stenose (Pfeile). Im unteren Teil zeigt der Querschnitt durch die Ventrikelebene einen relativ kleinen, kontrahierten linken Ventrikel und einen deutlich dilatierten rechten Ventrikel. Das rechtsventrikuläre Myokard ist hypertrophiert, die Muskeldicke erreicht nahezu die des linken Ventrikels. A = Aorta; Ap = A. pulmonalis; LM = linksventrikuläres Myokard; RM = rechtsventrikuläres Myokard.

lauf unterscheidet man die akute und die chronische Mitralklappeninsuffizienz.

Ätiologie Die **akute Mitralklappeninsuffizienz** wird ausgelöst von plötzlich auftretenden Klappendefekten. Beispiele sind:
- Ruptur eines Papillarmuskels bei Herzinfarkt (➤ Abb. 19.19)
- eitrige Endokarditis der Mitralklappe
- Riss einer Chorda tendinea bei Mitralklappenprolaps
- Lockerung einer prothetischen Klappe

Die **chronische Mitralklappeninsuffizienz** entsteht durch:
- relative Mitralinsuffizienz bei ausgeprägter Linksherzdilatation
- narbige Verkürzung des Papillarmuskels nach Herzinfarkt
- Mitralklappenprolaps

Pathogenese
Die hämodynamische Folge der Klappeninsuffizienz ist der systolische Rückfluss von Blut aus dem linken Herzventrikel in den linken Herzvorhof. Um trotzdem ein ausreichendes Herzzeitvolumen auswerfen zu können, muss der linke Ventrikel eine erhöhte Volumenarbeit leisten. Bei einer geringen Mitralklappeninsuffizienz adaptiert sich das Myokard, es kommt zu einer **Volumenhypertrophie**. Hierbei entstehen eine nur mäßiggradige Hypertrophie der Muskulatur und eine Dilatation der linken Herzkammer. Typisch ist die Erhöhung des enddiastolischen Volumens.

Klinische Relevanz Bei der chronischen Mitralinsuffizienz steht die **Belastungsdyspnoe** im Vordergrund, ein Lungenödem ist selten. Bei der akuten Mitralinsuffizienz entsteht häufig eine **akute Dyspnoe** mit Lungenödem.

Mitralklappenprolaps

Definition Beim Mitralklappenprolaps handelt es sich um einen systolisch auftretenden Prolaps eines oder beider Mitralsegel in den linken Vorhof.

Epidemiologie Die Erkrankung ist sehr häufig; sie wird bei etwa 5% der Bevölkerung beobachtet. Frauen sind häufiger betroffen als Männer, der Altersgipfel liegt zwischen 20 und 30 Jahren.

Ätiologie Die Ursachen sind unbekannt. Das familiär gehäufte Auftreten und das konstante Vorkommen beim Marfan-Syndrom sprechen für einen genetischen Hintergrund.

Morphologie
Wichtigstes anatomisches Zeichen ist die halbkugelige Vorwölbung der Mitralsegel in den Vorhof (➤ Abb. 19.20). Die Segel sind durch herdförmige Ansammlungen von sauren Mukopolysacchariden in der Klappenfibrose (myxoide Degeneration der Mitralklappe) in Form und Festigkeit geschwächt.

Klinische Relevanz Der Mitralklappenprolaps ist heute in Europa die häufigste Ursache einer isolierten Mitralinsuffizienz. Komplikationen sind die Neigung zu systemischen Embolien sowie Herzrhythmusstörungen (meist supraventrikuläre Arrhythmien in Form einer anhaltenden Tachykardie) bis zum plötzlichen Herztod.

Ringverkalkung der Mitralklappe

Bei der Ringverkalkung der Mitralklappe handelt es sich um eine Verkalkung des Klappenansatzrandes, die so ausgeprägt sein kann, dass sie im Röntgenbild sichtbar ist. Die Pathogenese ist unklar. Sie wird fast nur bei alten Frauen beobachtet und hat meist keine hämodynamischen Folgen, da die Segel nicht mit einbezogen sind. Selten kann die Ringverkalkung der Mitralklappe jedoch Ursache einer Mitralinsuffizienz sein.

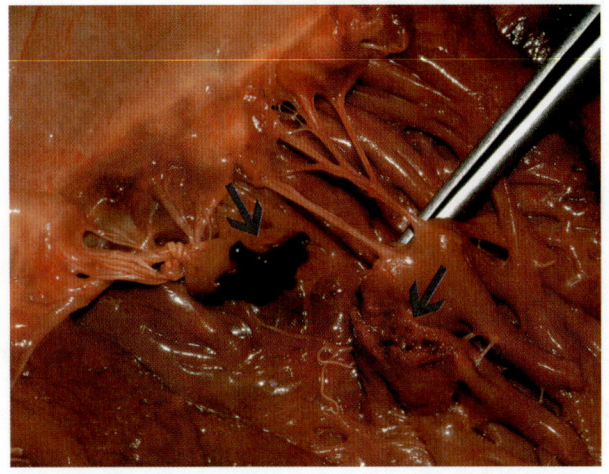

Abb. 19.19 Papillarmuskelabriss. Akute Mitralklappeninsuffizienz durch Papillarmuskelabriss (Pfeile) bei 2 Tage altem transmuralem Herzinfarkt.

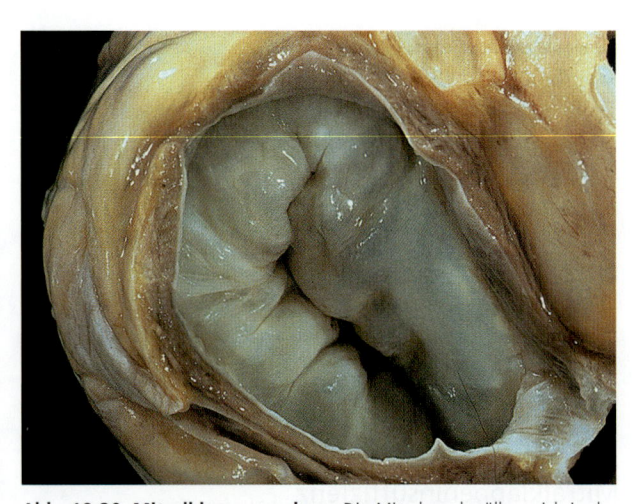

Abb. 19.20 Mitralklappenprolaps. Die Mitralsegel wölben sich in der Systole ballonartig gegen den Vorhof vor und belassen dadurch häufig eine spaltförmige Öffnung, durch die das Blut in den Vorhof zurückströmt (Mitralklappeninsuffizienz).

Aortenklappenstenose

Definition Die Aortenklappenstenose ist eine Einengung der Aortenklappe mit Entleerungsbehinderung des linken Ventrikels. Häufigster erworbener Herzklappenfehler.

Ätiologie Die Aortenklappenstenose ist oft **rheumatisch** bedingt oder tritt als **verkalkende** Aortenklappenstenose alter Menschen auf. Ähnlich wie bei der allgemeinen Atherosklerose (➤ Kap. 20.2.1) werden chronische Entzündungsprozesse für die Entstehung der degenerativen Klappenerkrankung diskutiert.

- **Verkalkende Aortenklappenstenose:** Verkalkungen der Aortenklappen werden bei jeder fünften Autopsie ab dem 65. Lebensjahr ohne Bezug zu einer Endokarditis nachgewiesen. Sie treten bei bikuspidalen Klappen wesentlich häufiger auf als bei normalen trikuspidalen Klappen.
- **Bikuspidale Aortenklappe:** Sie besteht nicht aus 3, sondern aus 2 Taschenklappen. Etwa 1% der Bevölkerung besitzt eine bikuspidale Aortenklappe. Die abnorme mechanische Belastung der beiden Taschenklappen führt häufig zu degenerativen Fibrosen und Verkalkungen, die sich an der Aortenklappenbasis nachweisen lassen.

Pathogenese
Durch die Einengung des Klappenostiums (normal 3,5–5 cm^2) muss der linke Ventrikel eine vermehrte Druckarbeit leisten. Bei schweren Stenosen kann die Ostiumfläche auf 0,7 cm^2 reduziert sein. Daraus ergibt sich eine erhebliche **Druckhypertrophie,** jedoch zunächst ohne wesentliche Dilatation der Kammer. Erst in den weit fortgeschrittenen Stadien kommt es zu einer Erhöhung des enddiastolischen Volumens mit einer zunehmenden **Dilatation** des linken Ventrikels und einer Abnahme des Schlagvolumens (dekompensierte Aortenstenose). Die Folge ist eine zunehmende Blutstauung vor dem linken Herzen.

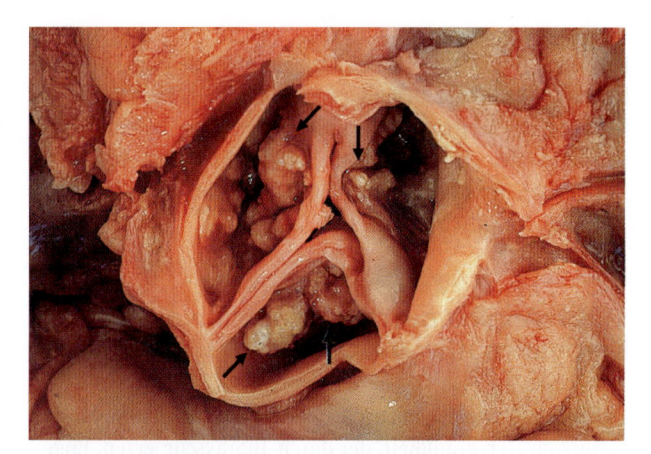

Abb. 19.21 Verkalkende Aortenklappenstenose. Starke knollenförmige Kalkansammlungen (Pfeile) in den den Sinus valsalvae zugewandten Seiten der Taschenklappen. Reaktive Fibrose der Klappen, aber keine Verwachsungen.

Morphologie
Bei der verkalkenden Aortenklappenstenose bestehen in ausgeprägten Fällen Anhäufungen von Kalkmassen in den dem Sinus valsalvae zugewandten Seiten der Taschenklappen mit einer Einengung des Aortenostiums (➤ Abb. 19.21). Im Gegensatz zur rheumatischen Endokarditis verwachsen die Kommissuren der Klappen aber nicht.

Klinische Relevanz Klinisch führt die Obstruktion der Ausflussbahn des linken Ventrikels zu einer Druckhypertrophie des linken Ventrikels, die akut dekompensieren kann. Bei schweren Fällen ist ein künstlicher Klappenersatz notwendig.

Aortenklappeninsuffizienz

Definition Bei der Aortenklappeninsuffizienz handelt es sich um eine Schlussunfähigkeit der Aortenklappe.

Ätiologie Ursachen der **akuten Aorteninsuffizienz** sind:
- Aneurysma dissecans
- bakterielle Endokarditis

Die **chronische Aorteninsuffizienz** entwickelt sich am häufigsten bei:
- rheumatischer Endokarditis
- ausgeheilter bakterieller Endokarditis
- Dilatation der Aorta

Pathogenese
Während der Diastole wird infolge der Windkesselfunktion der Aorta durch die insuffiziente Aortenklappe Blut in den linken Herzventrikel zurückgetrieben. Dies äußert sich in einem steil abfallenden diastolischen Druck im Anfangsteil der Aorta. Die durch die Regurgitation erhöhte Volumenarbeit führt zu einer **Volumenhypertrophie,** die im Gegensatz zur Druckhypertrophie aber sehr bald mit einer **Dilatation** des Ventrikels einhergeht (exzentrische Hypertrophie). Der diastolische Blutreflux kann darüber hinaus den Einfluss von Blut in die Koronararterien behindern, wodurch die durch die Linksherzhypertrophie begünstigte relative Koronarinsuffizienz noch verstärkt wird. Folgen sind Myokardischämien und Fibrosen.

Klinische Relevanz Die Herzinsuffizienz tritt bei der Aortenklappeninsuffizienz viel früher ein als bei der Aortenstenose. Besonders bei akuter Aortenklappeninsuffizienz kann sich ein Lungenödem dramatisch schnell entwickeln.

19.5 Koronare Herzkrankheit

Definition Der Begriff „koronare Herzkrankheit" umfasst alle morphologisch oder funktionell fassbaren stenosierenden Erkrankungen der Koronargefäße, die zu einer unzu-

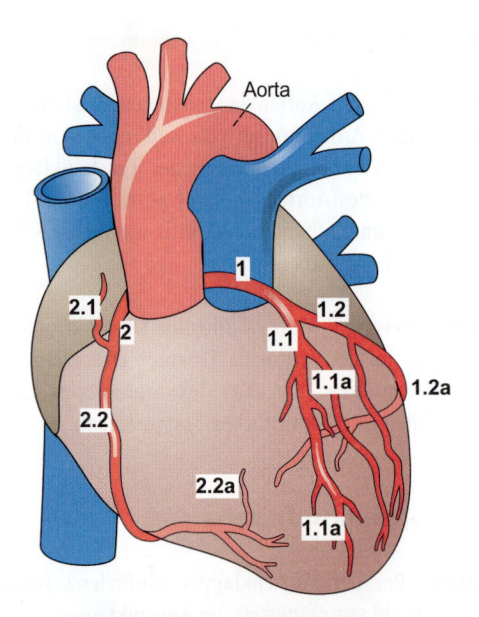

Abb. 19.22 Anatomie der Koronararterien.
1 Linke Koronararterie (LCA): A. coronaria sinistra
1.1 linke anterior deszendierende Koronararterie (LAD)
1.1a diagonale Äste der LAD (LAD-D)
1.2 R. circumflexus (RCX)
1.2a stumpfwinklige marginale Äste des RCX (RCX-OM)
2 Rechte Koronararterie (RCA): A. coronaria dextra
2.1 marginaler Ast der RCA (RCA-AM)
2.2 posterior deszendierender Ast der RCA (RCA-PD)
2.2a posterolaterale Abzweigungen der RCA (RCA-PL)

reichenden Blutversorgung des Myokards führen. Von besonderer Bedeutung sind 4 Äste der Koronararterien (> Abb. 19.22):
- die rechte Koronararterie (RCA) mit ihren akut marginalen (RCA-AM), posterior deszendierenden (RCA-PD) und posterolateralen (RCA-PL) Abzweigungen
- der linke Hauptast der Koronararterie (LCA)
- die linke anteriore deszendierende Arterie (LAD) und deren diagonale Äste (LAD-D)
- die linke A. circumflexa (RCX) und deren stumpfwinklige Marginaläste (RCX-OM)

Je nach Ausmaß der stenosierenden Läsionen unterscheidet man angiografisch zwischen einer **1-, 2-, 3- und 4-Gefäß-Erkrankung.**

Epidemiologie Die koronare Herzkrankheit ist eine der häufigsten Erkrankungen in Ländern mit höherem Lebensstandard.

Ätiologie Ursache der koronaren Herzkrankheit ist in mehr als 90% der Fälle eine **Atherosklerose** der großen extramuralen Koronararterien. Die Risikofaktoren der Koronarsklerose entsprechen denen der allgemeinen Atherosklerose (> Kap. 20.2.1). Besonders eindrucksvoll ist der Zusammenhang zwischen **Rauchen** und koronarer Herzkrankheit. Seltene Ursachen für die koronare Herzkrankheit sind Koronarspasmen (Prinzmetal-Angina) sowie primäre oder systemische Vaskulitiden, Dissektionen der Arterienwand sowie verschleppte Embolien, z.B. bei Endocarditis ulceropolyposa.

Pathogenese

Wenn mehr als 75% des Lumens einer Koronararterie durch atherosklerotische Läsionen verschlossen sind, ist bei einem erhöhten Sauerstoffbedarf des Arbeitsmyokards – z.B. bei körperlicher Anstrengung – und bei 90%iger Stenose bereits unter Ruhebedingungen nicht mehr mit einer ausreichenden Blutversorgung zu rechnen. Von Bedeutung ist – auch bei geringeren Stenosegraden – die Morphologie der atherosklerotischen Plaques: Man unterscheidet allgemein bei der Atherosklerose zwischen Lipidflecken, fibrösen Plaques und komplizierten Läsionen (> Kap. 20.2.1). Bei der koronaren Atherosklerose wird morphologisch und auch angiografisch zusätzlich zwischen **stabilen** (Stenosegrad unter 75%), **kritischen** (Stenosegrad über 75%) und **instabilen Plaques** unterschieden (> Abb. 19.23). Ursachen für die Umwandlung einer stabilen Plaque unterschiedlicher morphologischer Zusammensetzung in eine instabile Läsion sind Plaqueruptur, Plaqueeinblutung, superponierte Thrombose (> Abb. 19.23c) oder ein Mediaspasmus, die jeweils zu einer inkompletten Einengung oder kompletten Okklusion des Restlumens führen. Am Rand atherosklerotischer Plaques sind bei 35% der Patienten unterschiedlich dichte, chronisch entzündliche Infiltrate der Media und auch der tiefer liegenden Adventitia nachzuweisen, bei denen es sich immunhistologisch hauptsächlich um T-Lymphozyten handelt (> Kap. 20.2.1). Mit molekularbiologischen Methoden wurden bei einem Teil der Patienten in diesen Läsionen **Viren** (*Epstein-Barr-Virus, Zytomegalievirus, Herpes-simplex-Virus*) sowie *Chlamydia pneumoniae* nachgewiesen werden (Infektionshypothese der Atheroseentwicklung). Inwieweit diese Mikroorganismen zur Entstehung der Atherosklerose bzw. zur Umwandlung von stabilen Plaques in instabile Läsionen beitragen, wird seit den 1990er Jahren hinsichtlich therapeutischer Aspekte intensiv erforscht (z.B. Antibiotikatherapie).

Klinische Relevanz Klinisch manifestiert sich die koronare Herzkrankheit als stabile oder instabile Angina pectoris, Myokardinfarkt, Herzrhythmusstörung, plötzlicher Herztod oder als akute oder chronische Herzinsuffizienz (> Abb. 19.24). Der Krankheitsverlauf kann – wie Obduktionsbefunde zeigen – aber auch klinisch stumm sein.

19.5.1 Angina pectoris und relative Koronarinsuffizienz

Definition Die Angina pectoris ist ein Symptomkomplex der koronaren Herzkrankheit, der durch Thoraxschmerzen, Enge- und Druckgefühl sowie retrosternales Brennen charakterisiert ist.

19.5 Koronare Herzkrankheit

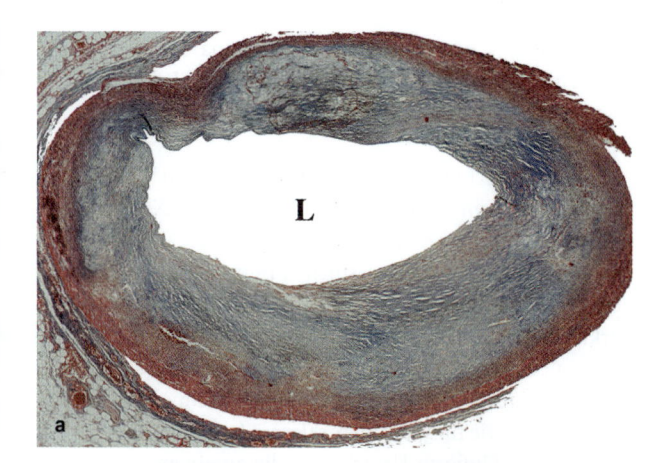

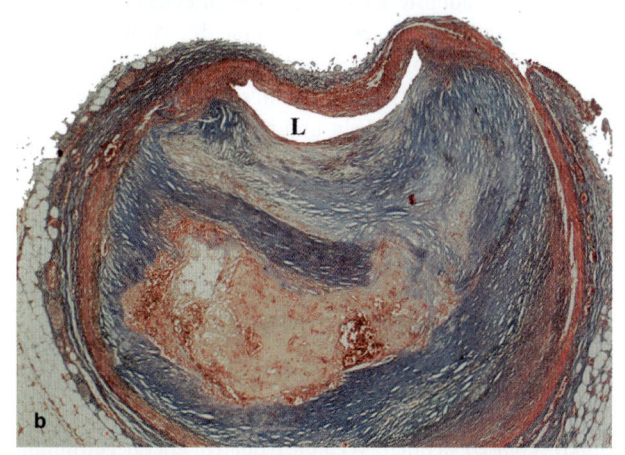

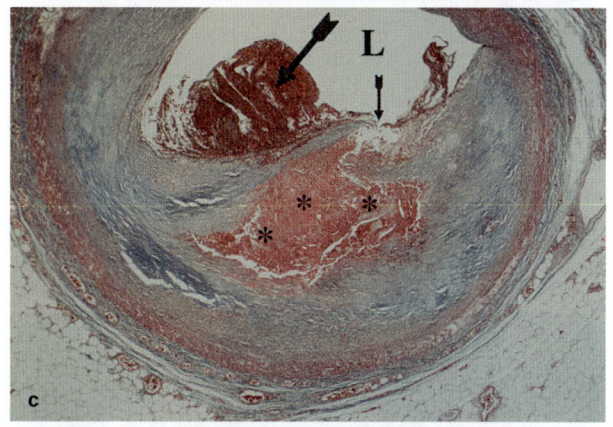

Abb. 19.23 Plaqueformen. a Stabile Plaque: 50-prozentige Einengung des Gefäßlumens (L). **b Kritische Plaque:** Schlitzförmige exzentrische hochgradige Stenose (90%) des Lumens (L) der Koronararterie. **c Instabile Plaque:** Ruptur einer instabilen Plaque (kleiner Pfeil) durch Einblutung (Sternchen) und sekundäre intraluminale Thrombosebildung (großer Pfeil). Masson-Trichrom, Vergr. 10-fach.

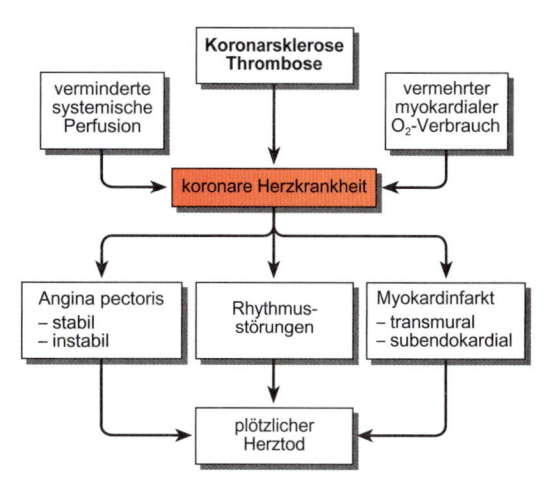

Abb. 19.24 Komplikationen der koronaren Herzkrankheit.

Bedarf auf das 3- bis 5-Fache gesteigert werden kann (**Koronarreserve**). Ein Absinken des pO_2 führt zu einem Anstieg der Koronardurchblutung. Kann das Koronarsystem bei vermehrter Belastung des Myokards die notwendige Blutmenge nicht mehr liefern, liegt eine relative Koronarinsuffizienz vor. Sie ist meist die akute Folge einer vermehrten Belastung. Bei manchen Menschen liegt jedoch bereits in Ruhe eine chronische Insuffizienz des Koronarsystems vor. **Stenosen** der Koronararterien **bei Atherosklerose** sind die häufigsten Ursachen der Koronarinsuffizienz. Eher selten wird sie ausgelöst von Aortenklappenfehlern, einem plötzlichen Blutdruckabfall oder einem Koronararterienspasmus. Als Folge sinkt der ATP-Spiegel im Myokard (akute Hypoxidose). Die Laktatkonzentration (und damit der intrazelluläre pH-Wert) steigt durch die anaerobe Glykolyse an.

Morphologie

Die morphologischen Befunde an den Herzkranzgefäßen sind in ➤ Tab. 19.4 zusammengefasst. Die Hypoxidose führt im Myokard zu umschriebenen nekrobiotischen Veränderungen. Die Muskelfasern passen sich dem Sauerstoffmangel durch partiellen Abbau der Myofibrillen an. Diese Muskelfasern gleichen dann leeren Schläuchen, da sich die Restmyofibrillen dem Sarkolemm anlagern und das Zentrum optisch leer bleibt (**kolliquative Myozytolyse** oder **tubuläre Myopathie**, ➤ Kap. 7.1.1). Funktionell entsprechen diese Fasern dem „hibernating myocardium" („Myokard im Winterschlaf"), was mit verminderter Leistungsfähigkeit einhergeht. Bei Wiederherstellung eines normalen pO_2 kommt es in diesen Muskelfasern zu einer Regeneration. Diese Myopathie ist unspezifisch. Sie tritt bei jeder Form von Sauerstoffmangel ein sowie bei lang dauernder Betablocker-Therapie, Hypokaliämie und Hypokalzämie.

Bei stark ausgeprägter Hypoxidose entwickeln sich selektiv **Nekrosen** im Myokard des linken Herzens. Sie finden sich zuerst in den Papillarmuskeln und in der Innenschicht der linken Kammerwand („letzte Wiese"), da die myokardialen Äste der

Pathogenese

Die Angina pectoris wird ausgelöst von einer **myokardialen Ischämie** bei verminderter koronarer Perfusion, die allerdings nicht ausreicht, um einen Herzinfarkt hervorzurufen. Physiologischerweise reguliert u.a. der arterielle Sauerstoffpartialdruck (pO_2) die Durchblutung der Koronargefäße, die je nach

Koronararterien funktionelle Endarterien sind. Die Nekrosen werden von Makrophagen abgeräumt und mit kollagenem Bindegewebe ersetzt. Bei schweren Formen der relativen Koronarinsuffizienz entsteht eine disseminierte interstitielle Myokardfibrose, die in eine spezifische (sekundäre) dilatative Kardiomyopathie münden kann (> Kap. 19.6.2).

Klinische Relevanz Klinisch unterscheidet man zwischen einer **stabilen** und einer **instabilen** Angina pectoris. Bei der stabilen Angina pectoris treten die Beschwerden nach meist gut definierbaren Anstrengungen auf. Bei der instabilen Angina pectoris nehmen Anfallsfrequenz und -dauer zu und manifestieren sich schließlich auch unabhängig von körperlichen oder psychischen Belastungen. Die instabile Angina vom Prinzmetal-Typ wird nicht durch Arteriosklerose, sondern durch Vasokonstriktion ausgelöst und führt zu typischen transitorischen EKG-Veränderungen.

19.5.2 Myokardinfarkt

Syn.: Herzinfarkt

Definition Unter einem Myokardinfarkt versteht man eine Koagulationsnekrose der Herzmuskulatur, die aufgrund einer anhaltenden Ischämie bei **absoluter Koronarinsuffizienz** eintritt. Für die definitive Diagnose eines akuten Myokardinfarkts müssen nach **WHO-Kriterien** 2 der folgenden drei klinischen Kriterien zutreffen:
- akute Brustschmerzen über eine Dauer von 20 Minuten
- typische Veränderungen in einem 12-Kanal-EKG
- erhöhte Serumwerte der Herzmarker

Epidemiologie In den westlichen Industrieländern erleiden jedes Jahr ca. 300 von 100.000 Einwohnern einen Myokardinfarkt. Etwa 30% davon verlaufen tödlich. Wegen der entscheidenden pathogenetischen Bedeutung der Koronarsklerose für den Myokardinfarkt gelten für seine Epidemiologie analoge Verhältnisse wie für die Atherosklerose (> Kap. 20.2.1).

Ätiologie Häufigste Ursache für die zu einem Infarkt führende, meist akut einsetzende Ischämie des Myokards ist ein Verschluss eines Koronararterienasts durch eine akute **Koronarthrombose.** Der Thrombus kann sich auf einer atherosklerotischen Plaque entwickeln und bei größeren Herzinfarkten in über 80% der Fälle nachgewiesen werden (> Abb. 19.25). Seltene Ursachen des akuten Gefäßverschlusses sind Einblutungen in atheromatöse Plaques oder ein schnelles Fortschreiten der Koronarsklerose.

Tab. 19.4 Koronare Herzkrankheit. Vergleich klinischer und pathologisch-anatomischer Koronararterienbefunde.

Klinik	Pathologische Anatomie
I. asymptomatisch	• meist: 1-Gefäß-Erkrankung • stabile unkritische Plaques • selten: stabile kritische Plaques
II. Angina pectoris	
stabil	• meist: 2- bis 3-Gefäß-Erkrankung • stabile Plaques
instabil	• meist: 3-Gefäß-Erkrankung • instabile nichtkritische oder kritische Plaques mit Ruptur und nicht die Lichtung verschließender Thrombose
III. Herzinfarkt (HI)	
subendokardialer HI	s. instabile Angina pectoris
transmuraler HI	• meist: 2- bis 3-Gefäß-Erkrankung • instabile Plaques mit kritischen und/oder nichtkritischen Läsionen mit Ruptur und lichtungsverschließender Thrombose
abgeheilter HI	• meist: 2- bis 3-Gefäß-Erkrankung • stabile kritische Plaques • organisierte Thromben
IV. chronische myokardiale Ischämie	• 2- bis 3-Gefäß-Erkrankung • stabile kritische Plaques
V. Akuter Herztod	• 2- bis 3-Gefäß-Erkrankung: 85–90% • 1-Gefäß-Erkrankung: 10–15% • 4-Gefäß-Erkrankung: 5% • instabile kritische oder unkritische Plaques mit Ruptur und frischer, die Lichtung verschließender/nichtverschließender Thrombose

Morphologie

Bei einer **absoluten Ischämie des Myokards** sind Veränderungen an den Zellorganellen schon nach etwa 10 min elektronenmikroskopisch sichtbar. Weil die oxidative Energiegewinnung beeinträchtigt und somit die ATP-Synthese reduziert ist, wird der Energiestoffwechsel auf anaerobe Glykolyse umgestellt. Durch die erniedrigte ATP-Konzentration funktioniert die ATP-abhängige Na^+/K^+-ATPase an den Membranen nicht mehr ausreichend, was zu einer intra- und extrazellulären Ionenverschiebung und einem Wassereinstrom in die Herzmuskelzellen führt.

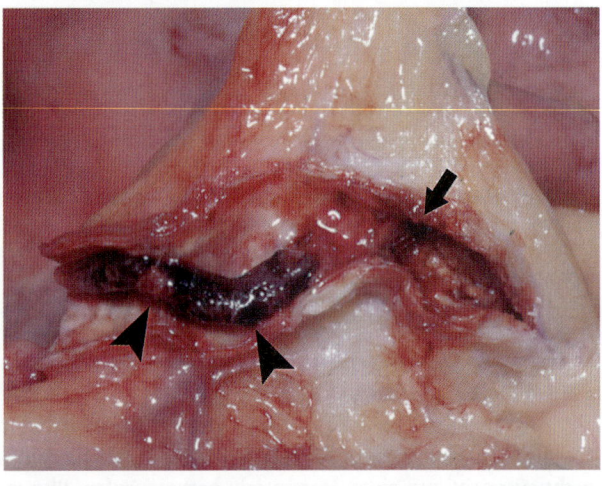

Abb. 19.25 Rechte Koronararterie mit Einblutung in eine instabile **Plaque** (Pfeil) und sekundärer lichtungsverschließender Thrombose (Pfeilspitzen).

Infolge des gegenläufigen Kaliumausstroms kommt es zu Repolarisationsstörungen der Zellmembranen. Dadurch können unter Umständen unmittelbar nach dem akuten Ereignis EKG-Veränderungen auftreten.

In einem frühen Stadium zeigt sich lichtmikroskopisch eine **„trübe Schwellung" des Sarkoplasmas.** Die entsprechenden ultrastrukturellen Veränderungen sind eine Schwellung der Mitochondrien mit einer Fragmentierung der Cristae mitochondriales (Sitz der Atmungskette) und eine deutliche Dilatation des sarkoplasmatischen Retikulums. Nach etwa *30 min* führt die Ischämie des Myokards zu einer irreversiblen Muskelschädigung. Sie wird verursacht durch:

- einen hochgradig verminderten ATP-Gehalt (weniger als 10% der Normalzelle)
- Aussetzen der anaeroben Glykolyse
- eine massive osmotische Überladung der Herzmuskelzelle mit Laktat, Glukose-1-Phosphat, Glukose-6-Phosphat, Alpha-Glycerol-Phosphat, anorganische Phosphate, Ammoniak und Wasserstoffionen
- Ionenverschiebungen mit erhöhtem intrazellulärem Gehalt an Natrium, Kalzium, Chlorid und Wasserstoff sowie verminderten Gehalt an intrazellulärem Kalium und Magnesium
- Schwellung der Mitochondrien mit amorpher Matrix
- Ruptur sarkolemmaler Strukturen mit beginnender Freisetzung von Myoglobin und Troponin, die sich nach 1–2 h im Serum nachweisen lassen

Nach etwa *4–6 h* verursacht die beginnende **Koagulationsnekrose** irreversible Veränderungen der Myofibrillen mit folgenden Veränderungen:

- Hypereosinophilie des Sarkoplasmas (verstärkte Reaktion mit basischen Farbstoffen wie Eosin bei erhöhtem intrazellulärem pH-Wert)
- Myozytenschädigung in Form von **Hyperkontraktionsbändern** der Myofibrillen sowie **„wavy" (gewellte) Muskelfasern.**
- Austritt zytoplasmatischer lysosomaler und mitochondrialer Enzyme ins Serum infolge der gestörten Membranfunktion (➤ Tab. 19.5)

Durch die Schädigung der Herzmuskelzellen werden Entzündungsmediatoren aktiviert. Diese führen nach **6–24 h** zum Einwandern von **Entzündungszellen,** v.a. neutrophiler Granulozyten aus dem hyperämischen Randsaum in die Myokardnekrose. Der Herzinfarkt ist zu diesem Zeitpunkt makroskopisch als **lehmgelbe Nekrose** erkennbar (➤ Abb. 19.26).

Ab dem *3.–7. Tag* beginnt die Bildung von **Granulationsgewebe.** Aus dem erhaltenen interstitiellen Gewebe am Rand der Nekrose wachsen Kapillaren in die Nekrose ein. Die Makrophagen des Granulationsgewebes bauen die Koagulationsnekrose ab. Fibroblasten synthetisieren am Ende der 2. Woche zunehmend Kollagenfasern.

Nach etwa *6 Wochen* ist die Nekrose durch kollagenes Bindegewebe ersetzt. Die entstandene **Myokardinfarktnarbe** ist makroskopisch als grauweiße Schwiele erkennbar (➤ Abb. 19.27).

Die im weiteren Verlauf auftretenden Veränderungen sind in ➤ Tab. 19.5 aufgeführt. Da der Herzmuskel nicht zu ausgedehnten reparativen Vorgängen fähig ist, findet keine nennenswerte Regeneration statt, sodass das restliche Parenchym einer vermehrten Belastung ausgesetzt ist. Kompensatorisch hypertrophieren die Herzmuskelfasern, wobei die Kerne einen erhöhten DNA-Gehalt bislang unklarer funktioneller Bedeutung entwickeln (Polypoidie).

Die pathomorphologische Diagnose eines Herzinfarkts im Initialstadium stellt bei der Obduktion ein erhebliches Problem dar, insbesondere da die subtilen elektronenmikroskopischen Veränderungen im autoptischen Material infolge Überlagerung durch Autolyse nicht mehr zu sichern sind. Die frühen histologischen Veränderungen, z.B. Kontraktionsbänder, sind nur dann für ein frühes Stadium eines Herzinfarkts beweisend, wenn entsprechende klinische Parameter (infarktspezifische EKG- und/oder Laborveränderungen) erfasst werden konnten.

Lokalisation Die Lokalisation des Infarkts hängt vom Versorgungstyp der Koronararterien ab. Bei über 70% der Men-

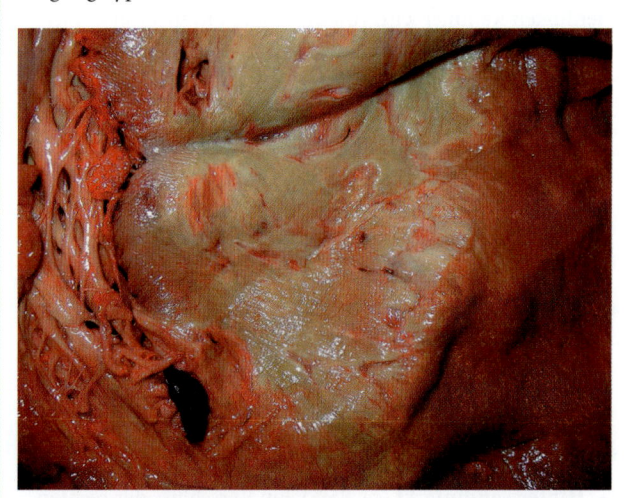

Abb. 19.26 Frischer Myokardinfarkt. Lehmgelbe Abblassung (Nekrose) des Myokards im Infarktgebiet.

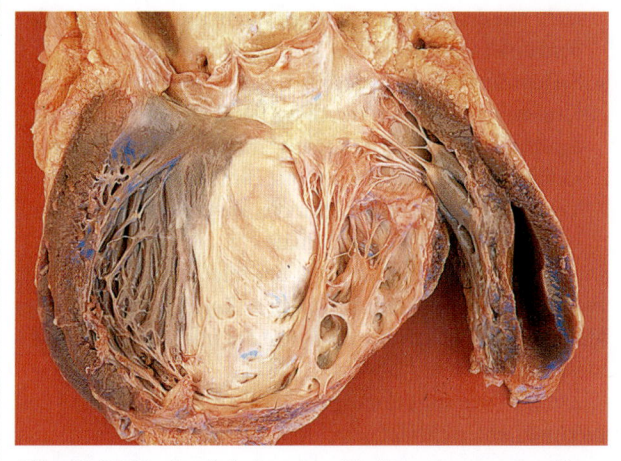

Abb. 19.27 Myokardinfarktnarbe. Die Narbe der gesamten Hinterwand des linken Ventrikels ist durch ihre weiße Farbe charakterisiert.

Tab. 19.5 Veränderungen beim akuten transmuralen Myokardinfarkt im zeitlichen Verlauf.

Zeit	Histologie	Makroskopie	Laborwerte (Serum)
0–2 h	keine Veränderung	keine Veränderung	• Myoglobin ↑ (Maximum: 3–20 h) • Troponin I ↑ (Maximum: 8–16 h)
4–6 h	• Kontraktionsbänder • gewellte Muskelfasern („wavy fibers") • Margination neutrophiler Granulozyten	keine Veränderung	CK und CK-MB ↑ (Maximum 12–18 h)
6–24 h	Koagulationsnekrosen mit Infiltration neutrophiler Granulozyten	• Abblassung • lehmgelbe Nekrose • hyperämischer Randsaum	• SGOT (ASAT) ↑ (Maximum 12–48 h) • LDH (α>-HBDH) ↑: 8–24 h (Maximum: 30–72 h) • LDH ↑: 24–48 h (Maximum: 60–120 h)
3–7 Tage	• Resorption der Nekrose durch Makrophagen • Granulationsgewebe • Kollagenfaserbildung	• lehmgelbe Nekrose • rotes Granulationsgewebe im Randbereich	Normalisierung von: • CK-MB: 2–3 Tage • Gesamt-CK: 3–4 Tage • SGOT: 3–6 Tage • Troponin: 5–9 Tage • LDH: 7–15 Tage
6 Wochen	Fibrose	Narbe	

CK = Kreatinkinase; CK-MB = CK-herzspezifisches Isoenzym MB; LDH = Laktatdehydrogenase; α>-HBDH = α>-Hydroxybutyrat-Dehydrogenase; SGOT = Serum-Glutamat-Oxalat-Transaminase; ASAT = Aspartataminotransferase

schen liegt ein Normalversorgungstyp vor, d.h. die Hinterwand der linken Kammer wird von der rechten Kranzarterie mitversorgt. Beim Rechtsversorgungstyp (ca. 10%) versorgt die rechte Kranzarterie auch die linke Herzkante. Beim Linksversorgungstyp (ca. 20%) wird das gesamte linke Herz von der linken Kranzarterie versorgt. Unter Berücksichtigung dieser anatomischen Varianten richtet sich die Lokalisation eines Herzinfarkts nach dem **Versorgungsgebiet des verschlossenen Koronararterienastes** (> Abb. 19.28).

Der Myokardinfarkt befindet sich fast immer im linken Herzen. 3 Infarkttypen, deren Lage außerordentlich variieren kann, spielen für die Praxis die entscheidende Rolle:

- **Vorderwandinfarkt** (ca. 50%): Bei dieser häufigsten Form führt ein Verschluss im proximalen Abschnitt des Ramus interventricularis anterior zu einem Infarkt in der Vorderwand und im Kammerseptum.
- **Hinterwandinfarkt** (ca. 25%): Ein Verschluss der rechten Kranzarterie führt meist zu einem basisnahen Hinterwandinfarkt, weil die rechte Koronararterie in über 70% der Fälle nicht nur den rechten Ventrikel, sondern auch basale Teile der Hinterwand des linken Ventrikels versorgt.
- **Seitenwandinfarkt** (ca. 10%): Ursache des Seiten- oder Kanteninfarkts ist ein Verschluss des Ramus circumflexus der linken Kranzarterie. Versorgt dieses Gefäß bei einem Linksversorgungstyp die gesamte Hinterwand des linken Ventrikels, so nimmt der Infarkt einen großen Bereich der Hinterwand des linken Ventrikels ein.

Die Lage des Gefäßverschlusses und die Tatsache, dass sich zwischen den Koronararterienästen Kollateralen ausbilden können, entscheiden über die Größe des Infarkts – der Durchmesser beträgt meist 2–8 cm.

Je nach Tiefenausdehnung der Myokardnekrose in die Kammerwand unterscheidet man:

- **transmuraler Infarkt:** Diese häufigere Infarktform durchsetzt alle 3 Wandschichten und ist manchmal mehrere Zentimeter groß.
- **Innenschichtinfarkt** (subendokardialer Infarkt): Hierbei befinden sich multifokale oder kompakte Nekroseherde im inneren Drittel der Ventrikelwand. Eine schwere stenosierende Koronarsklerose engt das Gefäßlumen auf 20% ein, Thromben sind meist nicht nachweisbar. Betroffen sind die subendokardialen Myokardanteile („letzte Wiesen"), da die Koronararterien funktionelle Endarterien darstellen.

Klinische Relevanz Der schwere, meist **retrosternale Schmerz** ist das Leitsymptom des akuten Myokardinfarkts (Vernichtungsschmerz). Typische **EKG-Veränderungen** erlauben eine Aussage über das Alter, die Lokalisation und näherungsweise auch über die Größe des Infarkts. Die **Labordiagnostik** ergibt Hinweise auf die irreversible hypoxische Schädigung von Myokardzellen.

Etwa die Hälfte der nichttödlichen Herzinfarkte – besonders bei Diabetikern, Hypertonikern und alten Menschen – verursacht trotz ausgeprägter Ischämie keine Schmerzen und tritt klinisch kaum in Erscheinung **(stumme Myokardischämie).**

Ziel der **therapeutischen Maßnahmen** ist es, die Ursache der absoluten Koronarinsuffizienz zu beseitigen, z.B. durch Thrombolyse, perkutane transluminale Koronarangioplastie (PTCA) mit Ballondilatation und/oder Stent-Implantation sowie akute Bypass-Operationen, um eine frühestmögliche Reperfusion des betroffenen Myokardabschnitts zu erreichen (> Abb. 19.29).

Komplikationen und Folgen Die klinischen Folgen hängen von der Lokalisation und Ausdehnung des Infarkts bzw. der Infarktnarbe und dem Ausmaß der myokardialen Funktionsstörung sowie vom Zeitpunkt der therapeutischen Interventionen nach dem Myokardinfarkt ab.

- **Kardiogener Schock:** Der Verlust an kontraktiler Herzmuskelmasse kann zu einer verminderten Auswurfleistung

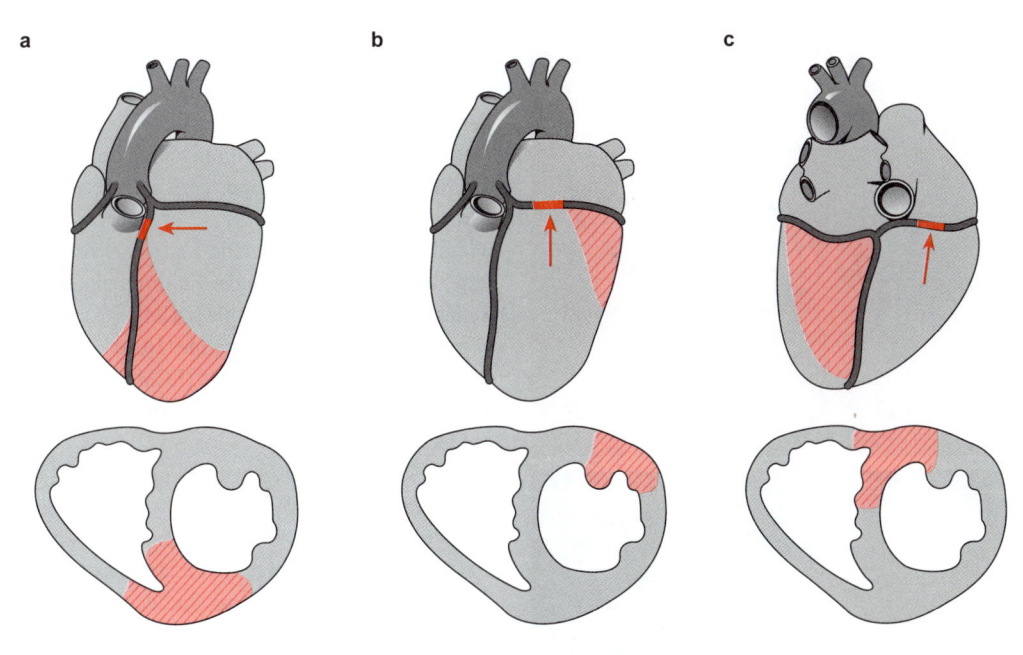

Abb. 19.28 Lokalisation des Myokardinfarkts in Abhängigkeit vom befallenen Koronargefäß. **a Vorderwandinfarkt** bei Thrombose des proximalen Abschnitts des R. interventricularis anterior (LAD). **b Seitenwand-** oder **Kanteninfarkt** bei Thrombose des R. circumflexus der linken Kranzarterie (RCX). **c Hinterwandinfarkt** bei Thrombose der rechten Koronararterie (RCA).

mit unterschiedlich stark ausgeprägter Herzinsuffizienz führen. Kommt es zu mehr als 40% Verlust von Myokard, kommt es zum Lungenödem und kardiogenen Schock (> Kap. 7.10.1).
- **Rhythmusstörungen:** In der frühen Infarktphase kommt es bei über 90% der Patienten zu relevanten Rhythmusstörungen. Auch kleine Infarkte und stumme Myokardischämien können durch schwere Rhythmusstörungen zum akuten Herztod führen.
- **Papillarmuskelabriss:** Die ischämische Nekrose eines Papillarmuskels verursacht diese seltene Komplikation, wobei der hintere Papillarmuskel häufiger betroffen ist als der vordere. Die Folge ist eine akute Mitralinsuffizienz mit akuter Linksherzinsuffizienz.
- **Pericarditis epistenocardica:** Über dem Infarktgebiet entwickelt sich in ca. 30% der Fälle eine Perikarditis. Das vorwiegend fibrinöse Exsudat verursacht ein auskultatorisch hörbares Reibegeräusch. Die Organisation der fibrinösen Entzündung kann zu Verwachsungen von Epikard und Perikard führen und dadurch das Perikard obliterieren (Panzerherz).
- **Herzwandruptur:** Sie tritt in 3–6% der Fälle am 3.–10. Tag nach dem akuten Ereignis auf. Vor allem bei transmuralen Myokardinfarkten kann die Herzwand rupturieren und zu einer meist tödlichen **Herzbeuteltamponade** (Hämoperikard) führen.
- **Parietale Endokardthrombose:** Abscheidungsthromben, die sich bei etwa 45% der Herzinfarktpatienten auf dem entzündlichen Endokard entwickeln, sind in 10–20% die Quelle arterieller Thromboembolien (z.B. anämische Hirninfarkte)
- **Herzwandaneurysma:** Bei bis zu 30% der Patienten treten meist an der Herzbasis oder dem hinteren Papillarmuskel Aneurysmen auf, welche aus sackförmigem Narbengewebe bestehen und durch eine Stase die Entstehung parietaler Thromben begünstigen.
- **Reokklusionen und Reinfarkt:** Die Häufigkeit von Reinfarkten wird von den Klinikern mit 15–35%, von Pathologen mit 23–65% angegeben. Sie können Stunden bis Monate nach dem Myokardinfarkt auftreten. In 50% der Fälle geht der Wiederverschluss des Koronargefäßes mit einem Reinfarkt einher. Seine Letalität ist im Vergleich zum Erstinfarkt etwa um das Doppelte erhöht. Später auftretende Reinfarkte betreffen meist ein anderes Versorgungsgebiet als der Erstinfarkt. Prädisponierend hierfür ist häufig eine 3- oder 4-Gefäß-Erkrankung mit multifokal ausgeprägten Gefäßstenosen.
- **Reperfusionsstörungen:** Eine rasche Wiederdurchblutung bewahrt gefährdetes Myokardgewebe vor dem endgültigen Untergang. Dieser eminente Nutzen kann jedoch – abhängig vom Zeitpunkt und von der Effektivität der eingeleiteten therapeutischen Maßnahmen – teilweise wieder durch die Reperfusion des geschädigten Gewebes aufgehoben werden. Erfolgt die Reperfusion erst nach 6 h oder später, entstehen im geschädigten Myokard sehr reaktive freie Radikale, die zu irreversiblen Zell- und Gewebeschäden führen. **Histologisch** befinden sich bevorzugt in peripheren Nekroseareolen zusätzliche Koagulationsnekrosen, eine kolliquative Myozytolyse und Hyperkontraktionsbänder der Myofibrillen der Myozyten sowie Endothelschwellungen und Endothelnekrosen. Sie werden von einer verstärkten Adhäsion und Penetration neutrophiler Granulozyten im Kapillarbe-

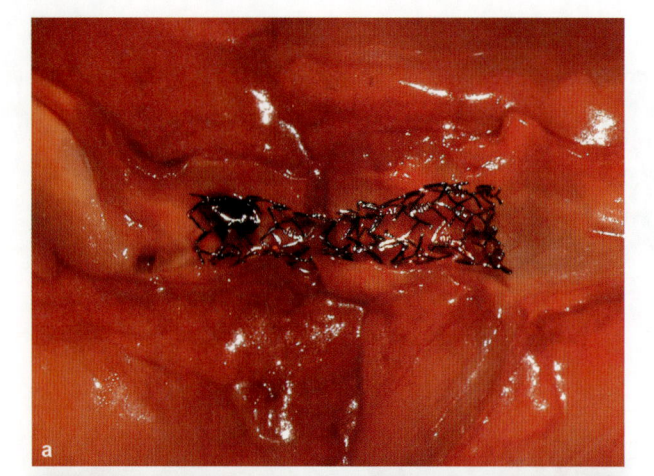

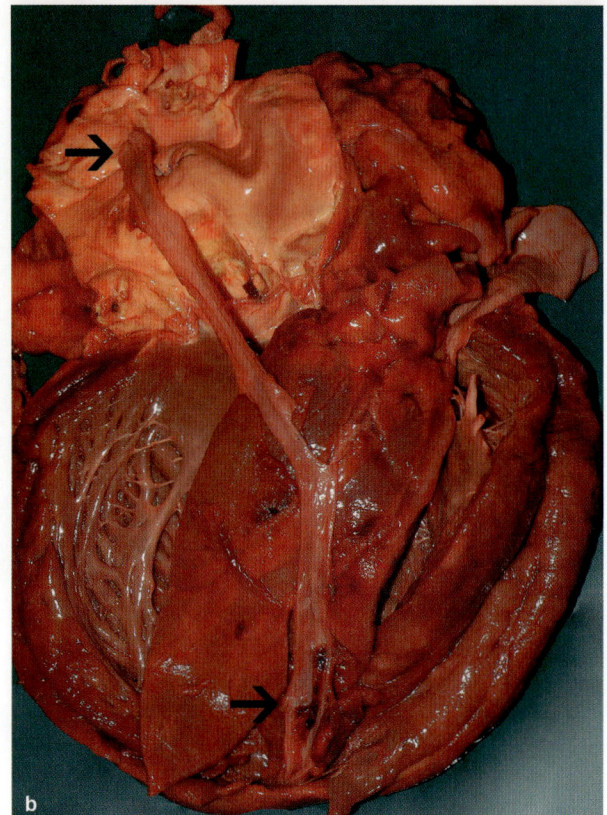

Abb. 19.29 Therapeutische Intervention bei koronarer Herzerkrankung. a Stent-Implantation. **b** Aortokoronarer Bypass (A. thoracica interna) auf den R. interventricularis anterior (LAD; Pfeile: Anastomosen).

reich mit gleichzeitigem Austritt von Erythrozyten aus dem geschädigten Gefäßsystem begleitet. Diese Veränderungen können letztlich in eine Umwandlung des primär anämischen in einen sekundär hämorrhagischen Myokardinfarkt münden.

19.6 Kardiomyopathien

1995 wurde von der WHO und der International Society and Federation of Cardiology Task Force (ISFC-Task-Force) eine Klassifikation der Kardiomyopathien eingeführt, die sich im Wesentlichen an pathophysiologischen und – so weit wie möglich – an ätiologischen und pathogenetischen Prinzipien orientiert:

Definition (WHO) Kardiomyopathien sind Erkrankungen des Myokards, die mit einer kardialen Dysfunktion einhergehen.

Klassifikation (WHO) Die Klassifikation der WHO unterscheidet folgende Formen der Kardiomyopathie:
- dilatative Kardiomyopathie (DCM)
- hypertrophe Kardiomyopathie (HCM)
- restriktive Kardiomyopathie (RCM)
- arrhythmogene rechtsventrikuläre Kardiomyopathie (ARVC)
- nicht klassifizierbare Kardiomyopathien
- spezifische Kardiomyopathien

Molekulargenetische Untersuchungen haben in den letzten 10 Jahren zu einem besseren Verständnis der Kardiomyopathien geführt und teilweise zur Entdeckung klinisch relevanter kardialer Ionenkanalstörungen. Im Sommer 2006 wurde deshalb von der American Heart Association (AHA) unter primär genetischen Aspekten eine neue Definition und Klassifikation vorgeschlagen:

Definition (AHA) Die Kardiomyopathien umfassen eine heterogene Gruppe von Herzmuskelerkrankungen, die assoziiert sind mit einer mechanischen und/oder elektrischen Dysfunktion, welche meist mit einer unphysiologischen ventrikulären Hypertrophie oder Dilatation einhergehen und die häufig eine genetische Ursache haben. Kardiomyopathien können sich auf das Herz beschränken, sie können aber auch im Rahmen einer systemischen Erkrankung auftreten und führen oft zum Tod durch Herzkreislaufversagen oder zur fortschreitenden Herzinsuffizienz (AHA Scientific Statement).

Klassifikation (AHA) Die Kardiomyopathien werden in 2 Gruppen eingeteilt:
- **Primäre Kardiomyopathien:** Die primären Kardiomyopathien können genetische, nichtgenetische und erworbene Ursachen haben, wobei allein oder überwiegend nur das Herz betroffen ist. Man unterscheidet 3 Gruppen:
  - **genetisch bedingte Kardiomyopathien** (HCM, ARVC, Reizleitungsstörungen, z.B. Erregungsbildungsstörung, Erregungsleitungsstörung: WPW-Syndrom)
  - **genetische, aber meist nichtgenetische** Ursachen (DCM, RCM)
  - **erworbene nichtgenetische Kardiomyopathien** (Myokarditis, peripartale Kardiomyopathie, „Tako-Tsubo"-Stress-Kardiomyopathie).
- **Sekundäre Kardiomyopathien:** Bei den sekundären Kardiomyopathien treten die myokardialen Veränderungen im Rahmen einer systemischen Erkrankung auf. Diese Kardiomyopathien wurden in der WHO-Klassifikation als spezifische Kardiomyopathien bezeichnet.

19.6.1 Primäre Kardiomyopathien

Hypertrophe Kardiomyopathie

Definition Laut WHO/ISFC ist die hypertrophe Kardiomyopathie (HCM) definiert als eine primäre Myokarderkrankung mit Hypertrophie der linken Kammerwand, seltener auch der Wände beider Herzkammern. Dabei besteht keine andere Herzerkrankung oder sonstige systemische Erkrankung als Ursache der vermehrten Muskelmasse. Die Hypertrophie betrifft überwiegend das Septum, die Ventrikellichtung ist von normaler Größe oder verkleinert. Die systolische Funktion ist in den meisten Fällen normal oder gesteigert, die diastolische Funktion generell gestört. Man unterscheidet:
- **obstruktive Form (HOCM):** Einengung des linken, seltener auch des rechten Ventrikels, die durch eine wulstförmige Verdickung des muskulären Kammerseptums bedingt ist.
- **nichtobstruktive Form (HNCM):** Erfasst das gesamte linksventrikuläre Myokard unter Einbeziehung des Kammerseptums.

Morphologie
Bei der HOCM steht makroskopisch eine asymmetrische **Hypertrophie des ventrikulären Septums** im Vordergrund. Ein subvalvulärer Muskelwulst unterhalb der Aortenklappe führt zu einer Stenose der Ausflussbahn des linken Ventrikels **(subvalvuläre muskuläre Aortenstenose)**. Histologische Veränderungen umfassen dabei eine Hypertrophie der Muskelfasern, eine Texturstörung des Myokards (kardiomyozytäres Dysarray) und eine interstitielle Fibrose (➤ Abb. 19.30a). Die Immunhistologie deckt eine Störung der Intermediärfilamente der Herzmuskelzellen auf: Im normalen Herzen sind die desminpositiven Filamente netzförmig um Z-Streifen, Glanzstreifen und Myofibrillen angeordnet, bei der HOCM kommt es zu einer Verminderung oder zum fokalen Verlust der Anfärbbarkeit der Glanzstreifen und Z-Streifen und zu einer intensiven granulären Anhäufung von Desmin-Filamenten im Sarkoplasma (➤ Abb. 19.30b). Diese Veränderungen der Desmin-Filamente sind für die HCM spezifisch.

Bei der hypertrophen, nichtobstruktiven Kardiomyopathie (HNCM) liegen eine **Hypertrophie der spitzennahen Kammermuskulatur** und der **freien Wand des linken Ventrikels** vor. Die Kammerlichtung ist eng, aber ohne Obstruktion der Ausflussbahn. Das mikroskopische Bild entspricht dem der HOCM. Die Diagnose einer HCM kann mit einer Endomyokardbiopsie gesichert werden.

Molekularpathologie
Es handelt sich häufig um eine **familiäre Erkrankung** mit autosomal dominantem Erbgang, die durch genetische Störungen der β-Myosin-Schwerkette (Chromosom 14q1), des α-Tropomyosins (Chromosom 15q2), des Troponin T (Chromosom 1q1) und einer bisher nicht näher definierten Störung im Chromosom 11p13-q13 bedingt ist. Mittlerweile sind mehr als 70 chromosomale Aberrationen oder Genmutationen beschrieben worden.

Klinische Relevanz Die klinische Präsentation der Patienten mit HOCM ist abhängig vom Grad der hämodynamisch wirksamen Obstruktion des linksventrikulären Ausflusstrakts. Viele Patienten bleiben lebenslang **klinisch asymptomatisch,** die Mortalität liegt bei 1% pro Jahr. Es gibt allerdings eine Subgruppe junger Patienten, speziell junge Athleten, die einen **plötzlichen Herztod** erleiden durch ventrikuläre Arrhythmien (➤ Tab. 19.6). Therapie der Wahl bei der HOCM ist entweder eine chirurgische septale Myektomie oder eine transkoronare septale Ablation.

Dilatative Kardiomyopathie

Definition Kennzeichen der dilatativen Kardiomyopathie (DCM) sind eine Dilatation und systolische Dysfunktion des

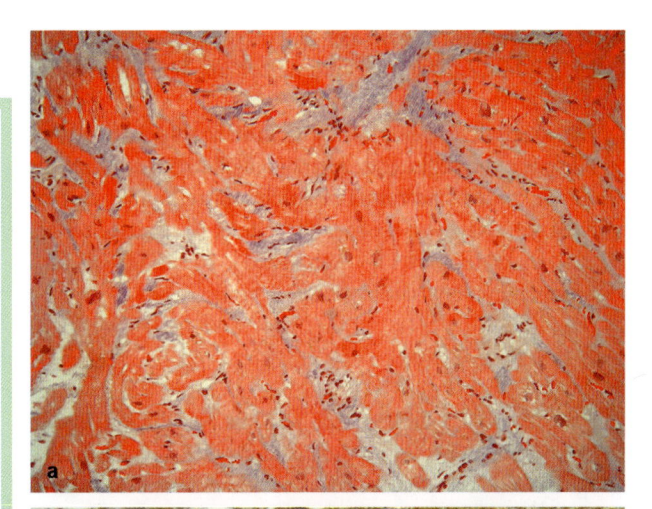

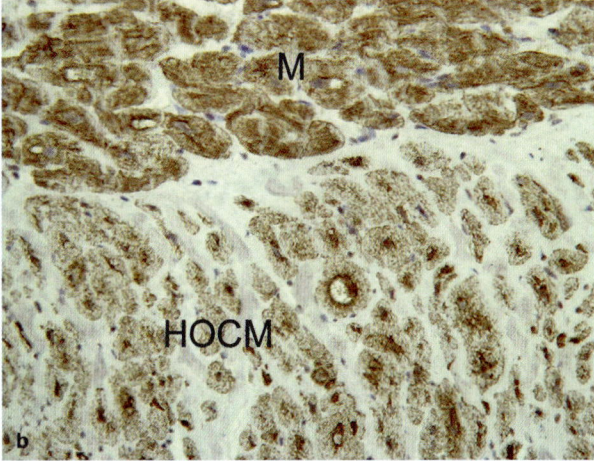

Abb. 19.30 Hypertrophe obstruktive Kardiomyopathie (HOCM).
a Irreguläre Hypertrophie der Muskelfasern mit Muskelfaserfehlverlauf (Texturstörung) und interstitieller Fibrose. Endomyokardbiopsie, HE, Vergr. 120-fach. **b** Verminderung oder fokaler Verlust der Anfärbbarkeit der Glanzstreifen und Z-Streifen der Herzmuskelzellen, granuläre Anhäufung von Desmin-Filamenten im Sarkoplasma. M = normales Myokard. Septales Myektomiepräparat, Desmin-Färbung, Vergr. 120-fach.

linken oder beider Herzventrikel. Klinisch beobachtet man eine zunehmende Herzinsuffizienz, Arrhythmien und teils einen plötzlichen Herztod. Die DCM ist heute eine der Hauptindikationen für eine Herztransplantation.

Epidemiologie Die Inzidenz beträgt 36,5 : 100.000. In den USA sterben jährlich mehr als 10.000 Patienten an dieser Erkrankung.

Pathogenese

Die DCM ist das Endstadium einer heterogenen Gruppe von Erkrankungen. Bekannte **Ursachen** sind die Myokarditis, eine koronare und hypertensive Herzerkrankung, Endokrinopathien und Stoffwechselerkrankungen, Alkoholabusus, Zytostatikatherapie u.a. Hiervon abzugrenzen ist die idiopathische DCM.

Morphologie

Makroskopisch ist die DCM durch eine ausgeprägte **Dilatation der Ventrikel** bei normaler Kammerwandstärke charakterisiert. Oft finden sich Parietalthromben auf dem leicht fibrosierten Endokard (Emboliequelle).

Histologisch liegt eine leichte bis mittelgradige **interstitielle Fibrose** ohne begleitende interstitielle Entzündung vor, die Kardiomyozyten sind zum Teil durch bizarre Kaliberschwankungen ohne Nachweis frischer oder älterer Herzmuskelzellnekrosen charakterisiert (➤ Abb. 19.31). Die Diagnose wird durch eine Endomyokardbiopsie gesichert.

Molekularpathologie

Bei gut 25% der Fälle liegt eine **positive Familienanamnese** vor, teilweise mit autosomal dominantem oder rezessivem Erbgang, teilweise X-chromosomal oder mitochondrial assoziiert. Molekulargenetische Untersuchungen zeigen ein heterogenes Muster mit zahlreichen Loci und Genmutationen, die am Beispiel der **autosomal dominanten Form** der DCM demonstriert werden sollen: 1q32 (kardiales Troponin T), 2q31, 2q35 (Desmin), 4q12 (β-Sarcoglycan), 5q33 (δ-Sarcoglycan), 9q13–22, 10q21–23, 14q11 (β-Myosin, schwere Kette) und 15q14 (Aktin).

Kürzlich wurde ein neuer pathogenetischer und klinisch relevanter Aspekt für die Entwicklung einer DCM aufgezeigt: Für die normale embryonale Entwicklung des Herzens und zur Verhinderung einer DCM in späteren Lebensaltern sind die Expression und die Funktionsfähigkeit des **Wachstumsfaktorrezeptors erbB2 (Her-2/neu)** von Bedeutung. Bei bestimmten Formen des Mammakarzinoms (➤ Kap. 42.6.3) kommt es zu einer unkontrollierten Amplifikation des erbB2-Rezeptors. In großen klinischen Studien zeigte sich, dass die Blockade dieses Wachstumsrezeptors durch einen humanisierten Antikörper (Herceptin, Trastuzumab) zu einer verlängerten Überlebenszeit der Patientinnen führte. Gleichzeitig fiel auf, dass sich bei 7% der Patientinnen, die nur mit **Herceptin** behandelt wurden, eine Herzinsuffizienz unter dem klinischen Bild einer DCM entwickelte, bei kombinierter Herceptin- und Chemotherapie erhöhte sich der Prozentsatz auf 28%. Unter Kenntnis dieser physiologischen und pathophysiologischen Vorgänge wird das Verständnis der Entwicklung einer DCM unter Herceptintherapie in ein neues Licht gerückt.

Restriktive Kardiomyopathie

Definition Die restriktive oder obliterative Kardiomyopathie ist in Mitteleuropa die seltenste Form einer primären Kardiomyopathie. Sie wird von einer Fibrose des Endomyokards hervorgerufen, ist weitgehend identisch mit der tropischen Endokardfibrose und weist Beziehungen zur Endocarditis parietalis fibroplastica Löffler auf (➤ Kap. 19.4.1).

Ätiologie Ätiologisch und differenzialdiagnostisch sollte man u.a. eine Amyloidose, Speicherkrankheiten (Hämochromatose, Glykogenspeicherkrankheit, Morbus Fabry u.a.), eine Sarkoidose und eine systemische Sklerodermie ausschließen. Bei der eosinophilen Variante (Endocarditis parietalis fibroplastica Löffler) sind andere Ursachen einer eosinophilen Myokarditis auszuschließen, z.B. hypereosinophiles Syndrom, systemische Vaskulitiden mit Eosinophilie und parasitäre Infektionen.

Morphologie

Morphologisch ist das Lumen der Ventrikel durch die erhebliche **Endokardfibrose** und ausgeprägte **Parietalthromben** stark eingeengt. Hämodynamisch zeigt der meist normal große Ventrikel eine Störung der diastolischen Dehnbarkeit. Die Diagnose wird mit einer Endomyokardbiopsie gesichert.

Arrhythmogene rechtsventrikuläre Kardiomyopathie

Definition Bei der arrhythmogenen rechtsventrikulären Kardiomyopathie (ARVCM) handelt es sich um eine meist autosomal dominante rechtsventrikuläre Kardiomyopathie mit

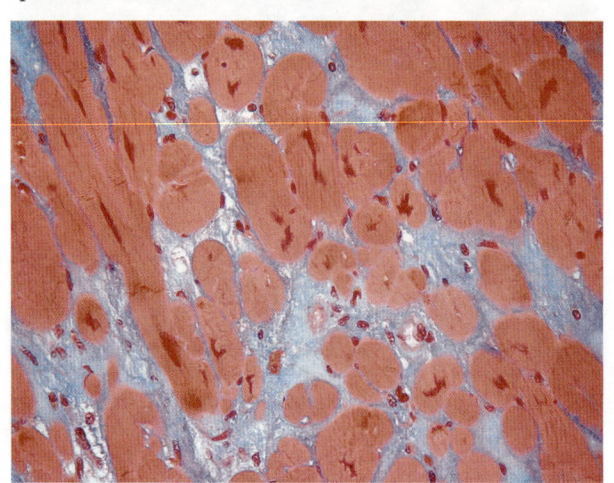

Abb. 19.31 Endomyokardbiopsie bei dilatativer Kardiomyopathie (DCM). Interstitielle Fibrose (blau) und bizarr gestaltete Myozyten. Masson-Trichrom, Vergr. 200-fach.

unterschiedlicher Penetranz. Typisch ist eine segmentale Verdünnung der rechtsventrikulären Muskulatur mit Einlagerung von Fett- und Bindegewebe. In 75% der Fälle greift die Erkrankung auf den linken Ventrikel über.

Pathogenese
Es wird vermutet, dass durch die angeborene Remodellierung des rechtsventrikulären Myokards eine elektrische Instabilität des Herzens begünstigt wird, die dann bei körperlicher Belastung zu tödlichen Herzrhythmusstörungen führt.

Molekularpathologie
Hereditäre Faktoren sind bei einem Teil der Patienten anzunehmen. Bisher wurden Mutationen für folgende Loci nachgewiesen: 1q42q43, 2q32, 14q23–24 und 14q12–q22.

Klinische Relevanz Klinisch imponieren komplexe **Rhythmusstörungen,** die sich bereits im jugendlichen Alter manifestieren und bei akuter körperlicher Belastung zum akuten Herztod führen können. Die Diagnose kann man mit einer Endomyokardbiopsie und/oder einer MRT des Herzens sichern. Histologisch muss diese Erkrankung von einer banalen Lipomatose des Myokards abgegrenzt werden (Fehlen von Fibrosearealen).

Nichtklassifizierbare Kardiomyopathien

Unter diesem Begriff werden seltene primäre Herzerkrankungen zusammengefasst (z.B. Fibroelastose, „spongy myocardium", systolische Dysfunktion mit minimaler Dilatation, verschiedene Mitochondriopathien, Karzinoidherz), die in keine der bisher genannten Formen der primären Kardiomyopathien eingeordnet werden können. Ätiologie und Pathogenese sind noch unklar.

19.6.2 Sekundäre Kardiomyopathien

Dieser Begriff wurde von WHO und ISFC-Task-Force 1995 zusätzlich eingeführt. Mit dieser Bezeichnung werden Herzmuskelerkrankungen beschrieben, die mit systemischen Erkrankungen assoziiert sind. Diese sekundären Kardiomyopathien treten mit unterschiedlicher Schwere und Häufigkeit bei systemischen Erkrankungen auf. Nach der WHO-Klassifikation wurden sie als spezifische Kardiomyopathien bezeichnet – diese Bezeichnung wird heute aber nicht mehr verwendet.

Die **ischämische Kardiomyopathie** präsentiert sich klinisch und morphologisch als dilatative Kardiomyopathie mit einer verminderten Ventrikelkontraktion, die mit dem Ausmaß der koronaren Herzerkrankung und ihren ischämischen Folgeschäden nicht erklärt werden kann.

Bei der **hypertensiven Kardiomyopathie** findet man klinisch und morphologisch ein Mischbild aus linksventrikulärer Hypertrophie, dilatativer oder restriktiver Kardiomyopathie.

Als **valvuläre Kardiomyopathie** wird eine kardiale Dysfunktion definiert, die die zu erwartende Pumpleistungsstörung, die durch den reinen Klappenfehler zu erwarten gewesen wäre, überschreitet.

Metabolische und endokrine Kardiomyopathien kommen bei Thyreotoxikose, Hypothyreoidismus, Nebenniereninsuffizienz, Phäochromozytom, Akromegalie und beim Diabetes mellitus vor; außerdem bei angeborenen Speicherkrankheiten (z.B. Glykogenspeicherkrankheiten, Hämochromatose, Pfaundler-Hurler-Syndrom, Refsum-Syndrom, Niemann-Pick-Erkrankung, Hand-Schüller-Christian-Erkrankung, Morbus Fabry). Weitere Ursachen können Störungen des Kalium- und Magnesiumstoffwechsels sowie Ernährungsstörungen sein (Kwashiorkor, Beriberi, Selenmangel, Amyloidose).

Die **alkoholische Kardiomyopathie** ist eine klinische Diagnose. Es ist bisher unbekannt, bei welcher genauen täglichen Alkoholmenge und welcher Dauer des Alkoholabusus mit einer alkoholischen Kardiomyopathie zu rechnen ist. Noxen sind der Alkohol selbst und sein erster Metabolit, das Acetaldehyd. Eine bisher unbekannte spezifische individuelle Disposition scheint Vorbedingung zu sein. Die histologischen Veränderungen sind uncharakteristisch, können jedoch im Finalstadium in eine dilatative Kardiomyopathie einmünden.

Im Zunehmen begriffen sind **medikamentös-toxische Kardiomyopathien.** Phenothiazin, trizyklische Antidepressiva und Lithiumkarbonat, Drogen (z.B. Kokain) u.a. induzieren Funktionsstörungen, Arrhythmien und Repolarisationsstörungen. Auch eine Zytostatikatherapie (v.a. Adriamycin) können eine Kardiomyopathie induzieren, die in ihrer akuten Phase multifokale areaktive Herzmuskelzellnekrosen aufweist („Schweizer-Käse-Muster"). Bei subakuten Formen findet man einen Perikarderguss, Rhythmusstörungen und reversible/passagere Störungen der Pumpfunktion.

Der Missbrauch von **Anabolika** (anabole Steroide) kann – unabhängig von einer Verminderung der Serum-HDL- und einer Vermehrung der Serum-LDL-Konzentration, einer verstärkten Thrombozytenaggregation und einer Hypertonie – auch zu primär kardialen Veränderungen im Sinne einer reaktiven oder HNCM-ähnlichen Myokardhypertrophie oder zu einem Myokardinfarkt bzw. fatalen Rhythmusstörungen führen. Histologisch finden sich multifokal im Myokard Herzmuskelzellen mit einer deutlichen Vakuolisierung des Sarkoplasmas und zahlreichen Hyperkontraktionsbändern der Myofibrillen (➤ Abb. 19.32a). Elektronenmikroskopisch kann man segmentale Nekrosen der Myozyten nachweisen (➤ Abb. 19.32b). Diese subtilen morphologischen Befunde können die elektrische Instabilität des Myokards mit konsekutiven Herzrhythmusstörungen erklären.

Auch nach **Strahlentherapie** des Mediastinums sind Kardiomyopathien beobachtet worden, die häufig mit einem chronischen Perikarderguss einhergehen.

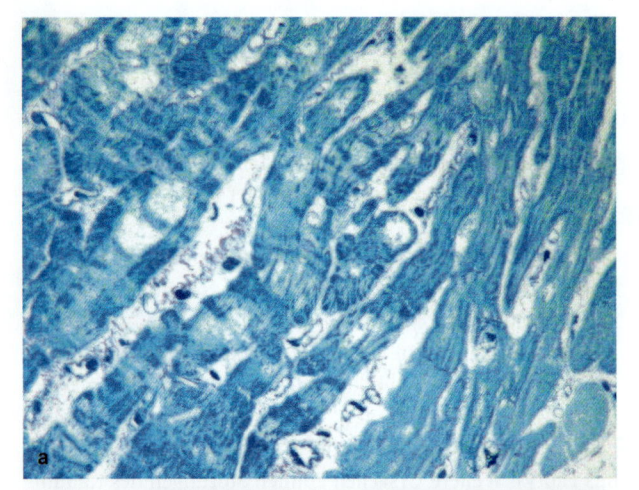

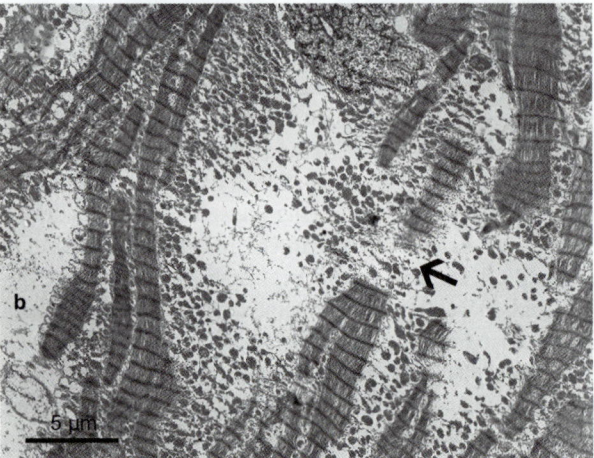

Abb. 19.32 Durch Anabolika verursachte Myokardveränderung bei einem Bodybuilder. a Fokal ausgeprägte Vakuolisierung des Sarkoplasmas der Herzmuskelzellen mit Hyperkontraktionsbändern der Myofibrillen. Endomyokardbiopsie, Luxol-Färbung, Vergr. 120-fach. **b** Elektronenmikroskopisch nachweisbare, segmental angeordnete Herzmuskelzellnekrosen (Pfeil). Vergr. 5000-fach.

Die **peripartale Kardiomyopathie** manifestiert sich meist unter dem morphologischen und klinischen Bild einer dilatativen Kardiomyopathie in der Peripartalperiode. Sie muss differenzialdiagnostisch von einer akuten Virusmyokarditis abgegrenzt werden.

Bestimmte **Systemerkrankungen,** z.B. SLE, Polyarteriitis nodosa, rheumatoide Arthritis, Sklerodermie und Dermatomyositis sowie die Sarkoidose, können eine sekundäre Kardiomyopathie auslösen.

Weitere sekundäre Kardiomyopathien treten bei Muskeldystrophien (z.B. Morbus Duchenne Typ Becker, myotone Dystrophien) und bei neuromuskulären Erkrankungen auf (z.B. Friedreich-Ataxie).

19.6.3 Erworbene Kardiomyopathien

Definition Erworbene Kardiomyopathien werden auch als entzündliche oder inflammatorische Kardiomyopathien bezeichnet (Myokarditis). Die Myokarditis ist definiert als eine Schädigung kardialer Myozyten mit reaktiver Infiltration des Myokards durch Entzündungszellen, die klinisch mit einer kardialen Dysfunktion einhergeht. Nach der WHO/ISFC-Task-Force-Nomenklatur von 1995 zählt sie heute zu den **primären Kardiomyopathien.**

Epidemiologie Die Häufigkeit der Myokarditis ist schwer zu ermitteln, weil die klinische Diagnose mit Unsicherheiten behaftet ist. Bei unselektionierten Autopsien sind mit einer Häufigkeit von 5% entweder akut entzündliche Veränderungen oder umschriebene myokardiale Narben nachzuweisen, die als Folgezustände einer abgelaufenen oder abheilenden Myokarditis zu interpretieren sind. Bei Kindern und Jugendlichen, die unter dem Bild des unerwarteten und plötzlichen Herztodes sterben, finden sich in 17–21% der Fälle entzündliche myokardiale Veränderungen. Bei Infektionen mit *Coxsackieviren* der Gruppe B wird die Inzidenz einer Myokarditis anhand epidemiologischer Daten auf 5–20% geschätzt. Das Manifestationsalter einer Virusmyokarditis verlagert sich in industrialisierten Ländern zunehmend in die jungen Erwachsenenperiode: 52% der Virusmyokarditiden manifestieren sich im Alter von 20–39 Jahren. Bei Neugeborenen und Kindern unter 6 Monaten sind fulminante Krankheitsverläufe bekannt: Die von Coxsackieviren ausgelöste Säuglingsmyokarditis hat eine Mortalität von bis zu 50%.

Ätiologie Man unterscheidet zwischen **nichtinfektiösen** und **infektiösen** Formen der Myokarditis.

Nichtinfektiöse Formen der Myokarditis

Riesenzellmyokarditis Eine seltene Erkrankung unbekannter Ätiologie, die Jugendliche und Patienten im jungen Erwachsenenalter befallen kann. Sie hat einen rapiden, meist letalen Verlauf mit einer massiven Destruktion der Myozyten durch mehrkernige Riesenzellen in Begleitung von Lymphozyten, Plasmazellen und auch eosinophilen Granulozyten. Die Diagnose wird mit einer Endomyokardbiopsie gesichert. Therapie der Wahl ist immunsuppressive Therapie bzw. eine Herztransplantation.

Überempfindlichkeitsmyokarditis Diese Erkrankung wird durch eine Überempfindlichkeitsreaktion auf verschiedene Medikamente hervorgerufen (u.a.Sulfonamide, Isoniazid, Penizillin, Tetrazykline, Phenylbutazon, Methyldopa, Kokain, Streptomycin). **Histologisch** handelt es sich um eine interstitielle chronische Entzündung, typischerweise mit Lymphozyten, Plasmazellen, Makrophagen und reichlich eosinophilen Granulozyten.

Klinisch findet man eine Bluteosinophilie, Herzrhythmusstörungen, eine leichte Kardiomegalie, leicht erhöhte herzspezifische Enzyme und eine erhebliche Tachykardie.

Hypereosinophile Myokarditis Diese Erkrankung tritt bei Patienten im mittleren Erwachsenenalter auf, die eine mehr als 6 Monate bestehende Bluteosinophilie von über 1.500 Eosinophilen/mm^3 aufweisen. Die Entzündung spielt sich in beiden

Ventrikeln ab und ist histologisch (Endomyokardbiopsie) charakterisiert durch eine massive Infiltration des Endo- und Myokards durch eosinophile Granulozyten mit ausgedehnten Herzmuskelzellnekrosen.

Rheumatische Myokarditis Die rheumatische Myokarditis ist eine granulomatöse Myokarditis im Rahmen des rheumatischen Fiebers (➤ Kap. 19.4.1).

Granulomatöse Myokarditis Die häufigste Form der granulomatösen Myokarditiden ist die Myokarditis im Rahmen einer kardialen Beteiligung bei Sarkoidose. Eine Herzbeteiligung (Rhythmusstörungen) findet sich in 20% der Fälle, in 6% ist die Myokarditis die Todesursache.

Die epitheloidzelligen Granulome mit mehrkernigen Riesenzellen können bei der Sarkoidose sehr groß sein. Sie liegen meist in der Wand des linken Ventrikels sowie im Septum interventriculare unter Einbeziehung des Reizleitungssystems.

Infektiöse Formen der Myokarditis

Bakterielle und mykotische Myokarditis

Ätiologie Die bakterielle Myokarditis ist eine hämatogen entstandene eitrige Myokarditis („**septische Kardiomyopathie**"). Zu den häufigsten Erregern gehören Staphylokokken, *Pseudomonas, Proteus, Aerobacter*, Klebsiellen und Pneumokokken. Ein dysfunktionelles Immunsystem, z.B. bei Diabetes mellitus oder bei schweren Verbrennungen, kann prädisponieren. Ausgangsherde können die unterschiedlichsten Infektionen im Organismus sein. Seit Einführung der Antibiotikatherapie sind bakterielle Myokarditiden seltener geworden, bei primär oder sekundär immungeschwächten Patienten finden sich allerdings zunehmend Pilzinfektionen (*Candida albicans, Aspergillen* u.a.).

Morphologie
Das **makroskopische** Bild zeigt Myokardabszesse, die sich oft als kleine gelbliche Herde darstellen.

Histologisch findet man in untergegangenem Herzmuskelgewebe konfluierende Granulozytenaggregate.

Klinische Relevanz Die myokardialen Schädigungen sind oft im EKG nachweisbar. Die Prognose der bakteriellen oder mykotischen Myokarditis ist schlecht. Häufig sterben die Patienten an den Folgen der septischen Allgemeininfektion im septischen Schock (➤ Kap. 7.10.1).

Diphtheriemyokarditis

Die diphtherieassoziierte Myokarditis war vor der Einführung der Diphtherieschutzimpfung eine sehr gefürchtete, oft tödliche Komplikation. Das von *Corynebacterium diphtheriae* freigesetzte Exotoxin gelangt auf dem Blutweg in die Herzmuskelfasern – bevorzugt des rechten Herzens und des Reizleitungssystems – mit konsekutiver Verfettung und scholligem Zerfall, begleitet von einer mononukleären Entzündung. Bei Ausheilung entwickelt sich eine interstitielle Fibrose.

Myokarditis durch Protozoen

Ätiologie Die Toxoplasmose (Infektion mit *Toxoplasma gondii*) ist ein Risiko für Patienten unter Chemotherapie, bei HIV/AIDS und nach Organtransplantationen. Bei Herztransplantationen kann es unter immunsuppressiver Therapie in der frühen postoperativen Phase zu einer Reaktivierung einer bereits durchgemachten Toxoplasmose kommen. Auch De-novo-Infektionen sind bekannt, wobei der Erreger teilweise aus dem Spenderorgan auf den Transplantatempfänger übertragen wird.

Die gehäuft in Lateinamerika auftretende Chagas-Krankheit, verursacht durch *Trypanosoma cruzi*, manifestiert sich am Herzen meist als akute, in 10–30% als chronische Myokarditis.

Morphologie
Die von der Chagas-Krankheit befallenen Herzen sind erheblich vergrößert. Die dilatierten Ventrikel haben schlaffe Kammerwände.

Die Toxoplasmen werden in kleinen Pseudozysten in den aufgetriebenen Muskelfasern nachgewiesen. Eine stärkere entzündliche Reaktion fehlt meist. **Histologisch** sind ausgedehnte herdförmige Infiltrate von Lymphozyten und Plasmazellen nachzuweisen. Dazwischen finden sich feinfleckige Myokardnekrosen. Pseudozysten mit Erregern sind allerdings nur selten zu beobachten. Darüber hinaus findet man eine Zerstörung der Nervenzellen in den Ganglien der Herzvorhöfe.

Virale Myokarditis

Ätiologie Zahlreiche Viren können eine Herzmuskelentzündung auslösen. Man unterscheidet zwischen primär kardiotropen und nicht kardiotropen Viren.
- **primär kardiotrope Viren:** Enteroviren (speziell *Coxsackie-B-Viren*), Adenoviren
- **nicht kardiotrope Viren:** *Zytomegalievirus, Flaviviren, FSME-, Dengue-, Hantavirus, Hepatitis-C-Virus, Herpes-simplex-Virus, HI-Virus, Influenzaviren, Masernvirus, Mumpsvirus, Parvo-B19-Virus, Respiratory-syncytial-Virus, Rötelnvirus, Tollwutvirus, Varizella-Zoster-Virus.*

Bei Infektion mit den genannten Viren kann es zu einer Herzbeteiligung mit lymphozytärer Myokarditis und nur gering ausgeprägten Herzmuskelzellnekrosen kommen.

Pathogenese
Beispiel Coxsackie-B-Virus-Infektion: *Coxsackie-B-Viren* sind die häufigsten Erreger einer Virusmyokarditis. Die Eintrittspforte ist vorwiegend der Mund. Die anfängliche Virusvermehrung findet im Pharynx und Intestinaltrakt statt. Nach der

Replikation des Virus in regionalen Lymphknoten kann es in einer kurzen **virämischen Phase** zu einer ausgedehnteren Infektion von Zellen des Makrophagen/Monozyten-Systems mit weiterer Virusvermehrung kommen. Virusvirulenz und Wirtsfaktoren bestimmen den weiteren Verlauf. Die Zielorgane (z.B. Herz) werden während der virämischen Phase infiziert, die mit dem Auftreten neutralisierender Antikörper endet. Im Verlauf einer *Coxsackie-B-Virus*-Infektion werden infektiöse Viruspartikel über mehrere Wochen mit dem Stuhl ausgeschieden.

Für die initiale Organschädigung ist eine **virusinduzierte Lyse von Myozyten** verantwortlich, verursacht von einer intrazellulären Virusreplikation, die bereits vor der zellulären Entzündungsreaktion nachweisbar ist. Die reaktive Entzündungsreaktion durchläuft 2 Phasen:
- zunächst die **unspezifische Immunantwort** mit Makrophagen und natürlichen Killerzellen
- in einer zweiten Welle die **spezifische Immunantwort** mit T-Helferzellen und zytotoxischen T-Lymphozyten

Diese Entzündungsreaktion erscheint trotz Expression kardiodepressiver Zytokine (z.B. Interleukin 1β und TNF-α) protektiv, da es den Effektorzellen der zellulären Immunität in der Regel gelingt, infizierte myokardiale Zellen zu eliminieren. Dementsprechend heilen die meisten Myokarditiden aus. Bei einer narbigen Defektheilung kann es jedoch zu einer bleibenden funktionellen Schädigung des Myokards kommen. Bei einem Teil der Patienten entwickelt sich aus bisher unbekannten Gründen eine **chronische Myokarditis,** bei der es sich nicht notwendigerweise um eine persistierende Coxsackie-B-Virus-Infektion handeln muss, da klinische Befunde auch eine postvirale Immunpathogenese der Myokardschädigung ohne Viruspersistenz belegen. Eine persistierende enterovirale Infektion kann zudem auch im Stadium der chronischen Myokarditis noch spontan mit und ohne Residualschädigung ausheilen. Andererseits entwickelt ein Teil der Patienten mit akut aufgetretener schwerster Herzinsuffizienz ein chronisch progredientes Krankheitsbild im Sinne einer **dilatativen Kardiomyopathie,** die ebenfalls mit einer Viruspersistenz verbunden sein kann.

Bei durchschnittlich 25% der Patienten mit chronischer Myokarditis und/oder dilatativer Kardiomyopathie gelingt mit molekularbiologischen Methoden ein positiver Enterovirusnachweis im Myokard.

Morphologie

Die endgültige Sicherung der klinischen Verdachtsdiagnose „Myokarditis" sichert man anhand der histologischen Beurteilung einer Endomyokardbiopsie. Nach der Dallas-Klassifikation von 1984 unterscheidet man bei Erst- und Konsekutivbiopsien folgende Diagnosen:
- **Erstbiopsie**
  - **akute Myokarditis:** fokale oder diffuse mononukleäre Entzündungsinfiltrate mit Myozytolysen und interstitiellem Ödem (➤ Abb. 19.33)
  - **Borderline-Myokarditis:** schüttere lymphohistiozytäre Infiltrate, meist ohne Myozytolysen
  - **keine Myokarditis**
- **Konsekutivbiopsie** (Myokarditis muss durch eine vorausgegangene Biopsie gesichert worden sein)
  - **chronische Myokarditis:** Fortbestehen der interstitiellen Entzündung wie bei Boderline-Myokarditis mit oder ohne begleitende Fibrose
  - **abheilende Myokarditis:** mit lymphozytärem Infiltrat ohne Myozytolysen
  - **abgeheilte Myokarditis:** mit kleinen Narben nach vorheriger akuter Myokarditis

Die **Dallas-Kriterien** für die histologisch-pathologische Beurteilung von Endomyokardbiopsien basieren auf histologischen Routinefärbungen ohne immunhistochemische und molekularbiologische Untersuchungen und sind deshalb lediglich zur Beurteilung einer akuten Myokarditis mit nekrobiotischen Veränderungen von Myozyten in Anwesenheit eines ausgeprägten Entzündungsinfiltrats nützlich.

Problematisch ist die alleinige Anwendung der Dallas-Kriterien für chronische Herzmuskelerkrankungen, da ein chronisch dilatiertes Herz in jedem Falle eine Myozytenhypertrophie, daneben aber auch eine Myozytendegeneration und eine interstitielle Myokardfibrose aufweist. In einem solchen Herz findet man immer wieder lymphozytäre Infiltrate ohne offensichtliche Myozytennekrosen, die Ausdruck sowohl einer viralen als auch einer autoimmunologischen chronischen Herzerkrankung sein können. Dementsprechend wurde in der 1996 publizierten WHO/ISFC-Task-Force-Klassifikation der Kardiomyopathien erstmalig auch der Begriff „**inflammatorische Kardiomyopathie**" als **akute** und **chronische Myokarditis** mit kardialer Dysfunktion eingeführt.

Für die chronische Myokarditis bzw. inflammatorische dilatative Kardiomyopathie wurden 1998 von der WHO/ISFC-Task-Force erneut auf der Grundlage immunhistochemischer Untersuchungen Kriterien für die Diagnosik der chronischen Entzündung des Herzens festgelegt und somit die Dallas-Klassifikation an die neue Definition angepasst. Durch die Verwendung monoklonaler Antikörper gegen Lymphozytenoberflächenantigene (z.B. CD3, CD4, CD8) und gegen Makrophagen (CD68) werden entzündliche Veränderungen des Myokards im Sinne einer chronischen Myokarditis bzw. entzündlichen dilatativen Kardiomyopathie definiert, wenn mehr als 14 Lymphozyten/Makrophagen/mm^2 nachweisbar sind (➤ Abb. 19.34). Wichtige ätiologische Hinweise auf eine Viruspathogenese der Myokarditis kann man aus dem molekularpathologischen Befund von Endomyokardbiopsien ableiten. Hierbei nutzt man sowohl die In-situ-Hybridisierung als auch die Polymerase-Kettenreaktion (PCR).

Klinische Relevanz Die Diagnosestellung einer Virusmyokarditis ist zweifelsfrei nur aus der **Endomyokardbiopsie** unter Einbeziehung histologischer, immunhistochemischer und molekularpathologischer Methoden möglich. Die Endomyokardbiopsie ist bei allen Patienten indiziert, bei denen eine neu

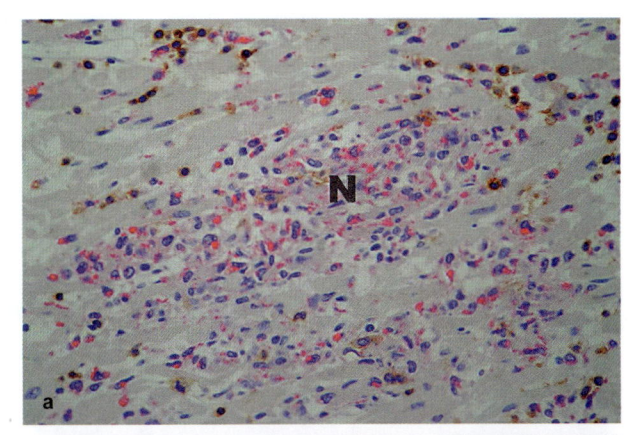

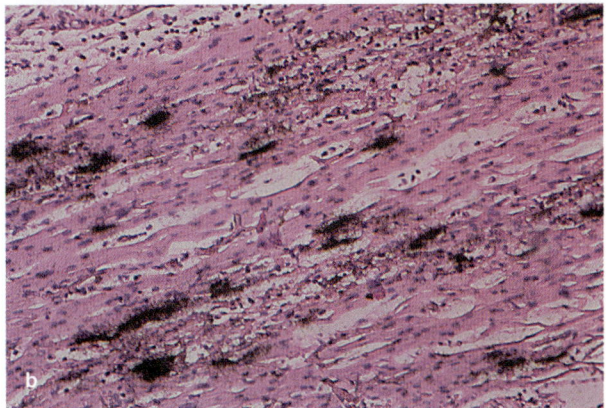

Abb. 19.33 Akute Virusmyokarditis. a Umschriebene Myozytennekrosen (N), umrandet von CD3-positiven T-Lymphozyten (braun) und PGM-1-positiven Makrophagen (rot). Immunhistochemische Doppelfärbung, Vergr. 120-fach. **b** Enteroviruspositive In-situ-Hybridisierung von Myozyten (schwarze Signale). HE, Vergr. 100-fach.

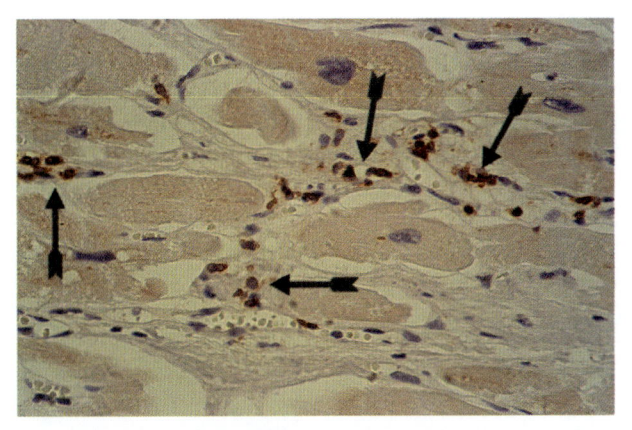

Abb. 19.34 Virale Myokarditis. Chronische Myokarditis mit multifokalen CD3-positiven T-Lymphozyten-Infiltraten im Interstitium (Pfeile) ohne Myozytennekrosen. Immunhistochemische Färbung, Vergr. 200-fach.

gische, immunhistochemische und molekularpathologische Diagnostik durchgeführt wird.

Bei viruspositiver Myokarditis ist eine immunsuppressive Therapie mit Kortikosteroiden kontraindiziert, da hierdurch die Virusreplikation erhöht und das endogene Interferonsystem gehemmt würde. Eine allgemeine therapeutische Empfehlung beinhaltet bei histologisch gesicherter Myokarditis stets die körperliche Schonung für 3–6 Monate und eine symptomatische medikamentöse Therapie.

19.7 Plötzlicher Herztod

Zunehmend berichten die Medien über plötzliche Todesfälle bei Hobby- und Hochleistungssportlern. Bei Abklärung dieser plötzlichen Todesfälle müssen u.a. auch forensische Aspekte berücksichtigt werden (Tod aus natürlicher oder unnatürlicher Ursache, z.B. Doping).

Definition Die WHO definiert den **plötzlichen Herztod** („sudden cardiac death", SCD) als einen Tod, der sich innerhalb von 24 h nach Einsetzen kardialer Symptome ereignet. Der plötzliche Herztod muss eine natürliche Ursache haben, unerwartet aufgetreten und nicht durch extrakardiale Ursachen bedingt sein.

Epidemiologie In den USA sterben jährlich zwischen 300.000 und 400.000 Menschen an einem plötzlichen Herztod, in Deutschland rund 100.000 Männer (70%) sind wesentlich häufiger betroffen als Frauen (30%).

Ätiologie Hauptursache des plötzlichen Herztods ist eine bis zum Ereignis klinisch unbekannte koronare Herzkrankheit (80%), gefolgt von Kardiomyopathie, hypertensiver Herzerkrankung, Herzklappenerkrankung, Myokarditis, nicht atherosklerotisch bedingter koronarer Herzerkrankung, kongenitaler Herzerkrankung und pathologischen Veränderungen des Reizleitungssystems. In 10% der Fälle hat der plötzliche Herztod kein morphologisches Substrat.

Akuter Koronartod

Eine Subgruppe des plötzlichen Herztodes ist der akute Koronartod. Er ist definiert als ein unerwarteter plötzlicher Herztod, der 1–6 h nach einem akuten Herzanfall eintritt. Wahrscheinliche Ursache ist eine ischämiebedingte Arrhythmie und kein Herzinfarkt. Obduktionsbefunde dokumentieren eine stenosierende 2- und 3-Gefäß-Erkrankung bei 85–90% und eine 1-Gefäß-Erkrankung bei 10–15% der Patienten. **Histologisch** findet man bei 80% in Organisation stehende Thrombosen. Instabile Plaques zeigen in 40% Intimaeinblutungen oder eine Plaqueruptur (20%) sowie in 30–75% der Fälle thrombozytenreiche, nicht lichtungsverschließende Thrombosen. Im Lumen kleinerer intramyokardialer Arterienäste sind häufig zahlreiche Mikroembolien nachweisbar, die u.a. für die Entstehung fataler Arrhythmien verantwortlich gemacht werden. Im Myokard ist weder makroskopisch noch mikroskopisch ein frischer Herzinfarkt zu erkennen.

aufgetretene ungeklärte Herzinsuffizienz, lebensbedrohliche ventrikuläre Rhythmusstörungen oder ein reanimationspflichtiger Zustand vorliegen. Differenzialdiagnostisch ist eine koronare Herzerkrankung mit einer Koronarangiografie auszuschließen. Eine Endomyokardbiopsie ist allerdings nur dann indiziert, wenn sichergestellt ist, dass eine umfassende histolo-

Plötzlicher Tod bei Sportlern

Obduktionsbefunde bei Hobbysportlern (Jogging, Marathonlauf, Schwimmen, Radfahren, Skifahren, Fußball) zeigen, dass in mehr als 70% eine koronare Herzerkrankung für den plötzlichen Tod verantwortlich ist (➤ Tab. 19.6).

Bei Leistungssportlern, die in der Regel einer ärztlichen Kontrolle unterliegen, ändert sich das Spektrum (➤ Tab. 19.6). Die Inzidenz der koronaren Herzerkrankung nimmt deutlich ab zugunsten primärer und sekundärer myokardialer Erkrankungen, kongenitaler Koronararterienanomalien und klinisch nicht erkannter entzündlicher Herzerkrankungen.

Nicht immer liegt dem plötzlichen Tod ein organisches Leiden zugrunde. Mitunter ist er auch die Folge einer Herzerschütterung durch ein stumpfes Thoraxtrauma (Ball, Hockeyschläger). Dass selbst verhältnismäßig schwache Hiebe auf die Brust tödliche Auswirkungen haben können, hängt offenbar mit einer bestimmten Phase des Herztakts zusammen. Während der Repolarisation, wenn sich die elektrische Erregung zurückbildet, ist der Herzrhythmus einige Millisekunden lang besonders labil. Wird er in diesem Augenblick gestört, kann er in bedrohlicher Weise entgleisen. Bei 18% der Hobbysportler und bei 5,5% der Leistungssportler sind unterschiedliche extrakardiale Ursachen für den plötzlichen Tod verantwortlich.

Tab. 19.6 Kardiale und nichtkardiale Ursachen für den plötzlichen Tod bei Sportlern.

Amateur- und Hobbysportler	
kardiale Ursachen:	
• koronare Herzerkrankung	73%
• hypertrophe Kardiomyopathie	3%
• Tunnel-Koronararterie	2%
• Amyloidose	2%
• Aortenklappenstenose	1%
• Myokarditis	1%
nichtkardiale Ursachen:	
• Hitzschlag, gastrointestinale Blutung	5%
• Verkehrsunfall	3%
• unbekannt	10%
Leistungssportler	
kardiale Ursachen:	
• hypertrophe Kardiomyopathie	26,4%
• Commotio cordis	19,9%
• Anomalien der Koronararterien	13,7%
• linksventrikuläre Hypertrophie unklarer Ursache	7,5%
• Myokarditis	5,2%
• arrhythmogene rechtsventrikuläre Kardiomyopathie	2,8%
• Tunnel-Koronararterie	2,8%
• Aortenklappenstenose	2,6%
• koronare Herzerkrankung	2,6%
• dilatative Kardiomyopathie	2,3%
• Mitralklappenprolaps	2,3%
• andere kardiovaskuläre Ursachen	1,0%
• kardiale Sarkoidose	0,8%
• Trauma mit Herzbeteiligung	0,8%
• Long-QT-Syndrom	0,8%
nichtkardiale Ursachen:	
• Aortenaneurysmaruptur (Marfan-Syndrom)	3,1%
• Asthma und andere Lungenerkrankungen	2,1%
• Hitzschlag	1,6%
• Drogen- (Kokain) und Medikamentenabusus (Anabolika)	1,0%
• Hirnaneurysmaruptur	0,8%

19.8 Perikard

Das Perikard besteht aus dem viszeralen und dem parietalen Blatt. Das viszerale Blatt ist gleichzeitig die äußerste Schicht des Herzens (Epikard). Das Epikard setzt sich aus kollagenen und elastischen Fasern zusammen und wird von einer Einzelschicht von Mesothelzellen überzogen. Unter physiologischen Bedingungen enthält das Perikard bis zu 30 ml seröse Flüssigkeit. Das Perikard verhindert eine gleichzeitige Dehnung beider Herzhälften. Er begrenzt die Dilatation und erlaubt nur einem Ventrikel eine beträchtliche akute Erweiterung, z.B. dem rechten bei akuter Lungenembolie.

19.8.1 Perikarderguss

Hydroperikard

Syn.: Herzbeutelerguss
Definition Der Begriff Hydroperikard bezeichnet eine pathologische, nichtentzündliche Flüssigkeitsansammlung im Perikard, die bernsteinfarben ist und einen geringen Eiweißgehalt aufweist (spezifisches Gewicht unter 1015 g/l).
Ätiologie Das Hydroperikard tritt sowohl bei einer chronischen Herzinsuffizienz als auch bei Hypalbuminämie auf und wird auf einen erhöhten hydrostatischen bzw. einen verminderten onkotischen Druck zurückgeführt (➤ Kap. 7.4).

Hämoperikard

Definition Das Auftreten von Blut im Perikard wird als Hämoperikard bezeichnet und umfasst Blutungen ins Perikard und den hämorrhagischen Perikarderguss.
Ätiologie Die Ursachen eines Hämoperikards umfassen:
- Ruptur eines transmuralen Myokardinfarkts
- Ruptur eines Aortenaneurysmas, das im Perikardanteil der Aorta ascendens liegt
- Thoraxtrauma mit traumatischen Einrissen von Gefäßen und/oder Herzvorhöfen
- Blutbeimengung bei einer Perikardkarzinose (➤ Abb. 19.35)

- Blutbeimengung bei einer Perikarditis (> Kap. 19.8.2)

Klinische Relevanz Ein rasch auftretender Perikarderguss löset eine akute **Herzbeuteltamponade** aus, die schon bei einer Menge von 150–300 ml einen tödlichen Ausgang haben kann. Bei einer langsamen Vermehrung eines Ergusses passt sich dagegen das Perikard durch allmähliches Wachstum an und kann dann bis zu 2 l Flüssigkeit enthalten. Empfehlenswert ist eine zytologische Untersuchung der Perikardflüssigkeit – insbesondere bei hämorrhagischen Ergüssen (Ausschluss einer Perikardkarzinose).

19.8.2 Perikarditis

Ätiologie Die Ätiologie der Perikarditis variiert. Eine wesentliche Gruppe sind **erregerbedingte Entzündungen**, z.B. durch Bakterien, Viren oder Pilze. Iatrogene Eingriffe können Mikroorganismen den Zugang ermöglichen. Eine andere vielfältige Gruppe der Perikarditiden ist Ausdruck einer **Krankheit außerhalb des Perikards.** Dazu gehören:
- Stoffwechselerkrankungen wie bei Urämie und diabetischer Ketoazidose
- Bindegewebserkrankungen wie rheumatoide Arthritis und systemischer Lupus erythematodes (SLE)
- Myokarderkrankungen wie Myokardinfarkt und Myokarditis
- Erkrankungen benachbarter Organe
- postoperative (traumatische) Perikarditis

Morphologie
Die **bakterielle Perikarditis** kann serös, fibrinös oder eitrig sein. Die **urämische Perikarditis** ist eine fibrinöse Entzündung.

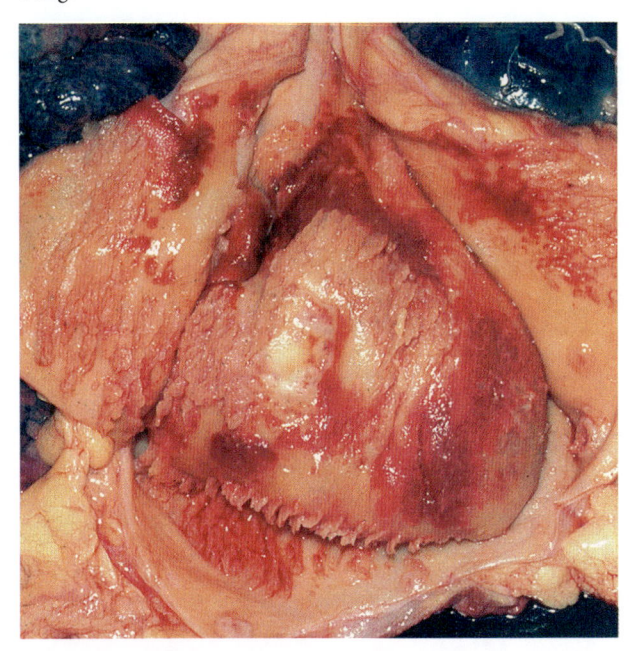

Abb. 19.35 Fibrinös-hämorrhagische Perikarditis bei metastasierendem Mammakarzinom.

Die **Pericarditis epistenocardica** entwickelt sich bei einem Myokardinfarkt als fibrinöse, gelegentlich auch serofibrinöse und hämorrhagische Perikarditis und bleibt meist auf das Infarktgebiet beschränkt.

Die **rheumatische Perikarditis** dokumentiert sich unter dem Bild einer serofibrinösen Entzündung mit typischer fibrinoider Verquellung des Bindegewebes und auch rheumatischen Granulomen.

Die **tuberkulöse Perikarditis** entsteht häufig durch direktes Übergreifen aus der Nachbarschaft, z.B. eines tuberkulösen Lymphknotens oder eines tuberkulösen Lungenherdes mit histologisch nachweisbaren tuberkulösen Granulomen.

Bei **malignen Tumoren** kann eine fibrinöse, seröse und oft hämorrhagische Perikarditis die karzinomatösen Infiltrate der Perikardblätter begleiten (> Abb. 19.35).

Die sogenannte **traumatische Spätperikarditis** (Postkardiotomiesyndrom) wird frühestens eine Woche nach einem herzchirurgischen Eingriff gesehen und imponiert morphologisch als serofibrinöse Perikarditis.

Klinische Relevanz Komplikationen der verschiedenen Perikarditisformen sind Verwachsungen, die teilweise zu einer vollständigen Obliteration des Perikards führen können (Pericarditis constrictiva). Hierdurch kommt es zu einer Beeinflussung der diastolischen Kammerfüllung mit Einflussstauung und vermindertem Schlagvolumen, die einen chirurgischen Eingriff (Dekortikation) erforderlich macht.

19.9 Tumoren des Herzens

Klinisch und pathologisch-anatomisch müssen Pseudotumoren (parietale Thromben, entzündlicher, kalzifizierender amorpher und mesothelialer Pseudotumor) sowie Heterotopien und ektopes Gewebe (AV-Mesotheliom, Teratom, ektopes Schilddrüsengewebe) von den primären und metastatischen Tumoren des Herzens abgegrenzt werden.

19.9.1 Primäre Tumoren des Herzens

Primäre Tumoren des Herzens und des Perikards sind selten. Sie werden in weniger als 0,1% der Obduktionen beobachtet. Im Herzen sind benigne Formen 3-mal häufiger als maligne, im Perikard (Mesotheliome) sind beide Formen gleich häufig. Tumoren des Herzens kommen in allen Altersklassen vor. Histogenetisch handelt es sich um mesenchymale Tumoren, die ausgehen:
- vom Endokard (papilläres Fibroelastom)
- vom Myokard (Rhabdomyome, Purkinje-Zell-Hamartom)
- vom Fettgewebe (lipomatöse Hypertrophie, Lipome, selten Liposarkome)
- vom Bindegewebe (Fibrome, inflammatorischer myofibroblastischer Tumor, malignes fibröses Histiozytom, Fibrosarkom, Leiomyosarkom)

- von Blutgefäßen (Hämangiom, epitheloides Hämangioendotheliom, Angiosarkom)
- von neuralem Gewebe (Granularzelltumor, Schwannom/Neurofibrom, Paragangliom, malignes Schwannom/Neurofibrosarkom)

Hinzu kommen noch maligne Lymphome und das Myxom, dessen Histogenese bis heute unklar ist.

Kardiales Myxom

Syn.: *„Vorhofmyxom"*

Epidemiologie Das kardiale Myxom ist der häufigste Herztumor. Es tritt vor allem zwischen dem 30. und 60. Lebensjahr auf. Frauen sind häufiger betroffen als Männer.

Morphologie
Kugelförmige oder polypöse Geschwülste liegen auf dem Endokard (> Abb. 19.36) und sind **makroskopisch** und mit bildgebenden radiologischen Verfahren kaum von einem organisierten Thrombus zu unterscheiden. Sie kommen grundsätzlich in allen Herzhöhlen vor, zu 95% jedoch in den Vorhöfen, insbesondere links in der Nähe der Fossa ovalis. **Histologisch** zeigt dieser Tumor ein ausgesprochen heterogenes Bild, das durch Vernarbungsprozesse und Thrombosen unterschiedlichen Alters kompliziert wird. Zur sicheren Identifizierung werden heute immunhistologische Verfahren eingesetzt, die eine variable Immunoreaktivität gegenüber S100, SM-Aktin, CD31 und Vimentin sowie Calretinin aufweisen.

Klinische Relevanz Durch Verlegung der Klappenebene oder durch einen Prolaps des Tumors in die Mitralklappe wird die diastolische Ventrikelfüllung behindert. Lageabhängig können **Synkopen** auftreten. Je nach Lokalisation sind **Embolien** in den großen oder kleinen Kreislauf möglich, ebenso **Herzrhythmusstörungen.** Die Tumoren sind gut operabel.

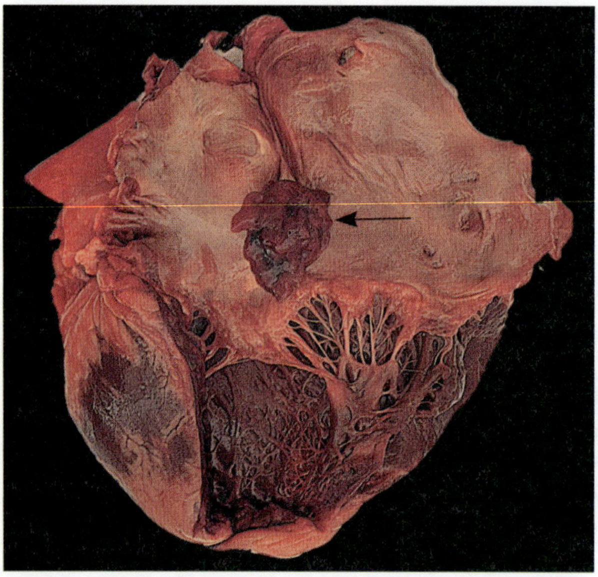

Rhabdomyome

Rhabdomyome sind gutartige Tumoren. Es sind die häufigsten primären Herztumoren und kommen meist im Kindesalter vor. Fast regelmäßig sind die Tumoren mit der tuberösen Sklerose assoziiert (> Kap. 8.10.12).

Morphologie
Makroskopisch handelt es sich meist um mehrere kleinere, glatt begrenzte, subendokardiale Tumoren, häufig in der Nachbarschaft der AV-Klappen. **Histologisch** ist der Tumor aufgebaut aus vakuolisierten, glykogenreichen Zellen mit einer desminpositiven Immunhistologie.

19.9.2 Sekundäre Tumoren des Herzens

Die metastatischen (sekundären) Tumoren des Herzens sind erheblich häufiger als die primären. Bei sorgfältiger Untersuchung findet man bei etwa 10% der an einem malignen Tumorleiden verstorbenen Patienten **Herzmetastasen,** öfter in der linken als in der rechten Kammerwand. Metastasen im Perikard sind häufige Befunde im Endstadium eines Tumorleidens. Der häufigste Primärtumor für Herz- und Perikardmetastasen ist das maligne Melanom, gefolgt vom Bronchialkarzinom, dem Mammakarzinom und den malignen Lymphomen.

Abb. 19.36 Vorhofmyxom des Herzens. Typischer polypöser gelappter Tumor (Pfeil), der häufig nur durch einen schmalen Stiel mit dem Endokard verbunden ist und durch seine Beweglichkeit die Klappenebene verlegen kann.

KAPITEL 20

G.B. Baretton, C.J. Kirkpatrick[*]

[*] In der Vorauflage unter Mitarbeit von B. D. Bültmann

Gefäße

20.1	**Normale Struktur und Funktion**	395	20.3	**Idiopathische Medianekrose**	405
20.1.1	Zelltypen	395			
20.1.2	Arterien und Arteriolen	396	20.4	**Aneurysmen**	405
20.1.3	Kapillaren, postkapilläre Venolen, Venen	396			
20.1.4	Lymphgefäße	397	20.5	**Vaskulitis**	407
20.1.5	Reaktionen von Zellen der Gefäßwand auf Schäden	397	20.5.1	Arterien	407
			20.5.2	Venen	412
20.2	**Arteriosklerose**	398	20.6	**Gefäßtumoren**	413
20.2.1	Atherosklerose	398			
20.2.2	Mediasklerose Mönckeberg	404			
20.2.3	Arteriolosklerose	404			
20.2.4	Arteriolonekrose	405			

Zur Orientierung

Gefäßkrankheiten stehen in den Industrienationen mit Abstand an erster Stelle der Todesursachen. Dabei spielt die wichtigste Erkrankung, die **Atherosklerose,** eine entscheidende Rolle. Sie tritt bei häufigen Erkrankungen wie beispielsweise Hypertonie, Diabetes mellitus, Adipositas sowie bei Nikotinabusus verfrüht und verstärkt auf. Ihre Folgen können Gefäßverengungen mit schmerzhaften und invalidisierenden Durchblutungsstörungen der Beine (Claudicatio intermittens), arterielle Thrombosen mit Infarkten (Myokardinfarkt), arterielle Embolien mit konsekutiven Infarkten, Aneurysmen oder Blutungen infolge Gefäßruptur (Gehirnblutungen) sein.

Die Gefäßversorgung hat eine zentrale Bedeutung für die Aufrechterhaltung der Organfunktionen. Das die Grenze zwischen Blut und Gefäßwand bildende **Endothel** wurde als wesentliches pathogenetisches Element sowohl bei der Entstehung als auch beim Verlauf verschiedenartiger Gefäßerkrankungen erkannt. Das Konzept der **Endotheldysfunktion** ist essenziell für das Verständnis der teilweise paradox erscheinenden Reaktionen wie der arteriellen Vasokonstriktion nach Endothelschädigung, die auf einen Verlust der endothelialen Stickstoffmonoxid-Synthase (NO-Synthase) zurückzuführen ist. Auch beim arteriellen Hochdruck und beim Diabetes mellitus wird der Endotheldysfunktion bei den Veränderungen der Arteriolen eine zentrale Rolle zugeschrieben.

Aneurysmen haben große Bedeutung in der Neuro- und Gefäßchirurgie und müssen früh erkannt werden, da sie rupturieren und zu massiven, oft tödlich verlaufenden Blutungen führen können. Ebenfalls klinisch wichtig und diagnostisch anspruchsvoll ist die Gruppe der entzündlichen Gefäßerkrankungen **(Vaskulitiden),** die eine hohe Relevanz für viele Sparten der Medizin besitzen. Schließlich gehören auch **Venenleiden** zu den häufigen Krankheiten unserer Gesellschaft. Sie umfassen Ektasien (Varizen) sowie Entzündungen, die nicht selten mit Venenthrombosen und Thromboembolien einhergehen.

Die morphologische Diagnostik spielt vor allem bei der Klassifikation von Vaskulitiden und Aneurysmen eine wichtige Rolle.

20.1 Normale Struktur und Funktion

20.1.1 Zelltypen

Blutgefäße gehören zu den einfachsten Gewebestrukturen im Körper. Die Gefäßwand setzt sich prinzipiell aus lediglich 2 Zelltypen zusammen: Endothelzellen und glatte Muskelzellen. Entsprechend lassen sich auch die meisten vaskulären Erkrankungen auf Fehlfunktionen dieser beiden Zelltypen zurückführen oder entstehen aus der Interaktion von Leukozyten mit ihnen.

Endothelzellen Eine einschichtige, flache Endothelzellschicht bedeckt die Tunica intima, die innerste Gefäßwandschicht. Die **Integrität dieser Endothelschicht** ist für die Gefäßfunktion entscheidend. Endothelzellen stellen keineswegs lediglich eine einfache „mechanische" Barriere dar, sondern üben eine Vielzahl unterschiedlicher **Funktionen** aus:

- Bildung einer semipermeablen Membran zwischen dem zirkulierenden Blut und den übrigen Gefäßwandschichten sowie dem zu versorgenden Gewebe
- Expression von Adhäsionsmolekülen an ihrer luminalen Oberfläche (z.B. P-Selektin, E-Selektin, interzelluläres Adhäsionsmolekül 1 [ICAM-1], Plättchen-/Endothelzelladhäsionsmolekül 1 [PCAM-1], vaskuläres Zelladhäsionsmolekül 1 [VCAM-1], u.a. für Blutzellen [➤ Kap. 3.2.2])
- Expression von Rezeptoren für Hormone (z.B. Steroidhormone) und vasoaktive Mediatoren
- Produktion von vasoaktiven Stoffen mit regulatorischer Wirkung auf den Gefäßtonus
  - z.B. vasodilatatorisch: Stickstoffmonoxid (NO), Prostazyklin (PGI$_2$)
  - z.B. vasokonstriktiv: Endothelin, Angiotensin II
- Beeinflussung der lokalen Hämostase durch Bildung von Gerinnungs- und Fibrinolysefaktoren
  - prothrombotisch wirken Thromboxan A$_2$, Von-Willebrand-Faktor (vWF), Tissue-Factor (TF), plättchenaktivierender Faktor (PAF), Plasminogenaktivator-Inhibitor (PAI)
  - antithrombotisch wirken Prostazyklin, Thrombomodulin, Plasminogenaktivator, heparinartige Moleküle
- parakrine Wachstumsregulation des subendothelialen Gewebes und Beeinflussung von Entzündungsreaktionen durch Bildung von
  - Wachstumsfaktoren und Mediatoren, z.B. „platelet-derived growth factor" (PDGF), „basic-fibroblast growth factor" (bFGF), Makrophagenkolonie-stimulierender Faktor (M-CSF)
  - Wachstumsinhibitoren, z.B. Heparin, „transforming growth factor-β" (TGF-β)

Glatte Muskelzellen Die glatten Muskelzellen liegen in der auf die Intima folgenden Tunica media. Sie sind spindelförmig, mit einem einzelnen, lang gezogenen Zellkern und dienen einerseits der Vasokonstriktion bzw. der Vasodilatation, bilden jedoch auch Kollagen, Elastin und Proteoglykane, also wichtige Stabilisationsfaktoren für das Gefäß. Ihr Wachstum und ihre Migration werden u.a. reguliert durch PDGF, bFGF sowie Interleukin 1 (IL-1), z.B. aus Endothelzellen und Entzündungszellen. Der Aufbau der Media ist in den verschiedenen Gefäßtypen unterschiedlich und lässt so eine histologische Klassifikation zu.

20.1.2 Arterien und Arteriolen

Als **Arterien** bezeichnet man Blutgefäße, die das Blut vom Herzen wegführen, sei es in den großen Kreislauf oder in den Lungenkreislauf. Ihr Durchmesser variiert von 2,5 cm bei der Aorta des Erwachsenen bis zu 20–100 μm in den kleinen peripheren Arterienästen (**Arteriolen**) innerhalb von Organen oder der Muskulatur. Der prinzipielle feingewebliche Aufbau der Arterienwand ist dabei gleich (➤ Abb. 20.1):

- Intima (einschichtiges flaches Endothel und darunterliegende dünne, zellarme, lockere Bindegewebeschicht = subendotheliales Stroma)
- Lamina elastica interna (elastische Fasern)
- Media (glatte Muskelzellen und elastische Fasern)
- Lamina elastica externa (sehr dünne Schicht dicht gelagerter elastischer Fasern)
- Adventitia (lockere Bindegewebeschicht)

In der Media werden elastische Fasern zur Peripherie hin seltener, glatte Muskelzellen dagegen häufiger. Deshalb werden **Arterien vom elastischen Typ** (in aller Regel die herznahen Arterien wie z.B. Aorta und A. carotis communis) von **Arterien vom muskulären Typ** (z.B. die Aa. renales und andere periphere Arterien) unterschieden.

Während die Muskelzellen der Media in kleinen Arterien weitgehend durch direkte **Sauerstoffdiffusion** aus dem Lumen versorgt werden, ist dies für große Arterien in der Regel nicht ausreichend. Hier wird die Media durch zusätzliche Gefäße, die **Vasa vasorum,** aus der Adventitia versorgt.

20.1.3 Kapillaren, postkapilläre Venolen, Venen

Kapillaren Kapillaren besitzen etwa den Durchmesser eines Erythrozyten (7–8 μm). Ihre Wand ist sehr dünn und besteht lediglich aus einer Endothelzellschicht und einer schmalen Basalmembran (➤ Abb. 20.1). Die Kapillaren werden von Perizyten umgeben. Dies sind modifizierte glatte Muskelzellen, deren Funktionen bislang noch weitgehend unbekannt sind. Sie teilen mit den Endothelzellen die gemeinsame Basalmembran. Da aus einer einzelnen Arteriole viele Kapillaren entspringen, ist der Gefäßquerschnitt groß und die Strömungsgeschwindigkeit entsprechend gering. Dadurch sind Kapillaren hervorragend zum Stoffaustausch durch Diffusion zwischen Blut und Gewebe geeignet. Es bestehen jedoch regionale Unterschiede in der Kapillarstruktur, v.a. im Hinblick auf die Kontinuität von Endothel und Basalmembran:

- Eine **kontinuierliche Endothelzellschicht** findet sich z.B. in Muskulatur, Herz, Lunge, Haut, ZNS.
- **Fenestriertes Endothel** ist typisch z.B. für endokrine Organe, Glomeruli und Magen-Darm-Trakt.
- **Sinusoide** haben ein diskontinuierliches Endothel und eine lückenhafte oder fehlende Basalmembran. Sie sind z.B. in der Leber nachweisbar. Diese Diskontinuität bzw. Lücken erleichtern die transkapilläre Passage.

Postkapilläre Venolen Nach dem Kapillarbett gelangt das Blut in die postkapillären Venolen und danach sequenziell durch Sammelvenolen in die kleinen, mittleren und großen Venen. Die postkapillären Venolen sind ein weiterer wichtiger

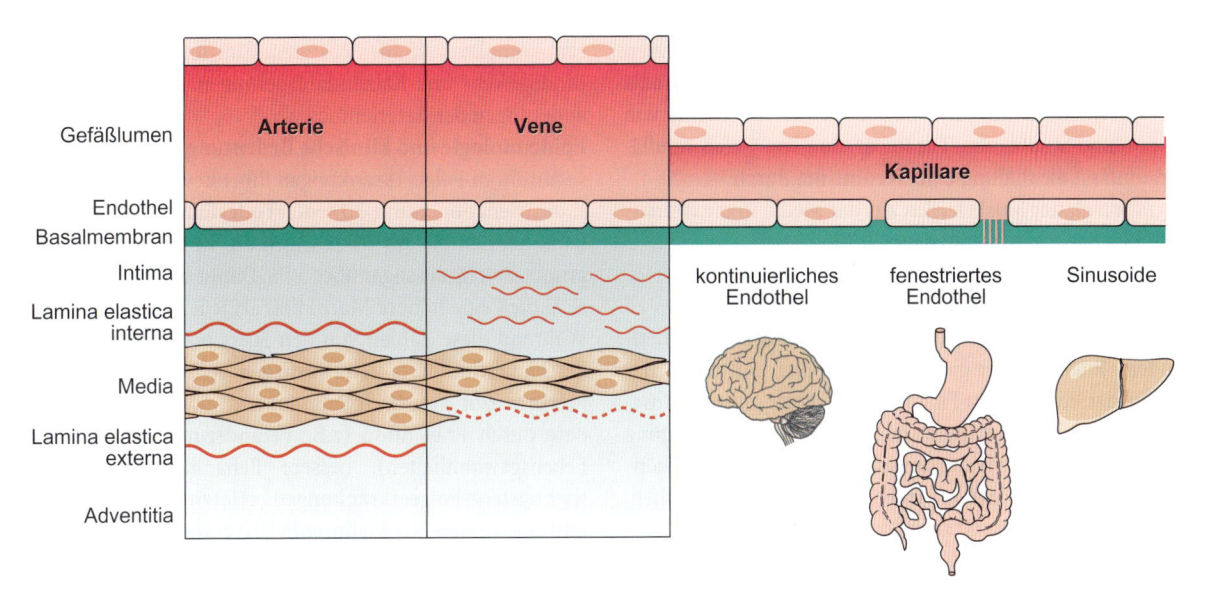

Abb. 20.1 Gefäßwandaufbau von Arterien, Venen und Kapillaren.

Ort des Stoffaustauschs zwischen Gewebe und Blut. Da der hydrostatische Druck hier geringer ist als im Kapillarbett und im Gewebe, kann Flüssigkeit aus dem Gewebe wieder nach intravasal gelangen.

Venen Venen sind großlumige, aber dünnwandige Gefäße mit unscharf begrenzter Lamina elastica interna (> Abb. 20.1). Ihre Media ist außerdem nicht so gut entwickelt wie bei den Arterien. Venen sind **Kapazitätsgefäße,** in denen sich ca. zwei Drittel des gesamten Blutvolumens befinden. Aufgrund ihres schwachen Wandaufbaus sind Venen prädestiniert für irreguläre Dilatation und Kompression/Penetration von außen, beispielsweise bei Entzündungen oder durch Tumoren. **Venenklappen,** die in vielen Venen ausgebildet sind, verhindern den Blutrückstrom, insbesondere in den Extremitäten.

20.1.4 Lymphgefäße

Lymphgefäße sind dünnwandig und werden von Endothel ausgekleidet. Sie dienen als Drainagesystem für interstitielle Flüssigkeit, spielen aber auch durch Verschleppung von Bakterien oder Tumorzellen eine wichtige Rolle bei der Ausbreitung entzündlicher bzw. neoplastischer Erkrankungen.

20.1.5 Reaktionen von Zellen der Gefäßwand auf Schäden

Die wesentlichen Zellelemente in der Blutgefäßwand sind die Endothelzellen und die glatten Muskelzellen in der Media. Beide Zelltypen sind daher für die Gefäßpathologie von entscheidender Bedeutung.

Endotheldysfunktion

Der Begriff „endotheliale Dysfunktion" bezeichnet verschiedene Formen potenziell reversibler Veränderungen des Funktionszustands von Endothelzellen. Diese können auf verschiedene Reize durch Modulation ihrer konstitutiven Funktionen reagieren und auch neue, induzierte Eigenschaften entwickeln. **Endothelstimulation** bezeichnet dabei rasche, innerhalb von Minuten ablaufende, reversible Reaktionen ohne Proteinneusynthese, z.B.:

- Erhöhung der Gefäßpermeabilität durch Histamin, Serotonin und andere vasoaktive Mediatoren
- Hemmung der endothelialen NO-Freisetzung
- Umverteilung des P-Selektins durch Thrombin- oder Histaminstimulation

Endothelaktivierung bezeichnet dagegen Veränderungen in der zellulären Genexpression und Proteinsynthese, was ggf. Stunden oder auch Tage in Anspruch nimmt. Dies kann durch inflammatorische Prozesse (z.B. durch Zytokine oder bakterielle Faktoren), hämodynamischen Stress und Lipide (wie bei der Atherosklerose), „advanced glycosylation end products" (AGE) bei Diabetes mellitus, aber auch durch Viren, Komplementfaktoren und Hypoxie ausgelöst werden. Dabei können aktivierte Endothelzellen ein ganzes Spektrum normalerweise nicht vorhandener Adhäsionsmoleküle, verschiedener Zyto- und Chemokine, Wachstumsfaktoren, vasoaktiver Moleküle, MHC-Moleküle, pro- und antikoagulatorischer Substanzen und anderer Genprodukte exprimieren.

Intimaverdickung nach Gefäßschädigung

Fokale Endothelzelldefekte können durch Migration und Proliferation benachbarter Endothelzellen beseitigt werden.

Ausgeprägtere oder chronische Schädigungen stimulieren hingegen das Wachstum glatter Muskelzellen in der Media durch Verschiebung des physiologischen Gleichgewichts von Inhibition und Stimulation. Die Reparation von Gefäßwandläsionen umfasst die Bildung einer **Neointima** durch:
- Migration glatter Muskelzellen aus der Media in die Intima
- nachfolgende Proliferation dieser Intimazellen
- Synthese und Ablagerung von extrazellulärer Matrix

Bei diesem komplexen Reparaturmechanismus kommt es zu einem Wechsel vom „kontraktilen" zum „proliferativ-synthetisierenden" Phänotyp der glatten Muskelzellen mit deutlicher Abnahme der kontraktilen Filamente und gesteigerter Mitosefrequenz. Nach Ende der akuten oder chronischen Schädigung oder auch nach Wiederherstellung der Endothelintegrität können die intimalen Myozyten wieder in ihren physiologischen, nichtproliferativen Zustand zurückkehren.

Ein überschießender Heilungsprozess bewirkt aber eine Intimaverdickung. Stenosen oder Verschlüsse kleiner oder mittlerer Blutgefäße oder Gefäßprothesen können die Folge sein. Dieser Pathomechanismus spielt bei verschiedenen Gefäßerkrankungen eine wichtige Rolle (z.B. bei Atherosklerose, Restenosen nach Angioplastie, Transplantatvaskulopathie).

20.2 Arteriosklerose

Arteriosklerose (wörtlich: Arterienverhärtung) ist der Oberbegriff für eine Reihe von Arterienerkrankungen, in deren Folge es durch Wandverdickung zu einer Verfestigung der Arterienwand mit konsekutivem Elastizitätsverlust und zur Lumeneinengung kommt. Genau genommen umfasst dieser Begriff 3 verschiedene Erkrankungsformen:
- die **Atherosklerose** als wichtigste Form, gekennzeichnet durch Lipideinlagerungen und Bildung fibröser Plaques in der Intima (> Kap. 20.2.1). Im deutschen Sprachraum wird eine semantische Trennung der Begriffe „Atherosklerose" und „Arteriosklerose" leider nicht konsequent durchgeführt, sodass sie oft synonym gebraucht werden.
- die **Mönckeberg-Mediaverkalkung** mit weitaus geringerer klinischer Bedeutung, charakterisiert durch spangenartige Kalkablagerungen in der Media mittlerer Arterien von über 50-Jährigen, häufig mit sekundärer Ossifizierung (> Kap. 20.2.2)
- die **Arteriolosklerose/-hyalinose** als Erkrankung der kleinen Arterien und Arteriolen, die meist mit Hypertonie und Diabetes mellitus assoziiert ist (> Kap. 20.2.3).

20.2.1 Atherosklerose

Definition Die Atherosklerose ist eine Erkrankung der elastischen sowie der davon abgehenden großen und mittleren muskulären Arterien. Sie wird gemäß WHO definiert als „eine variable Kombination von Veränderungen der Intima, bestehend aus einer herdförmigen Ansammlung von Fettsubstanzen, komplexen Kohlenhydraten, Blut und Blutbestandteilen, Bindegewebe und Kalziumablagerungen, verbunden mit Veränderungen der Arterienmedia".

Epidemiologie und klinische Bedeutung Die Atherosklerose mit ihren Folgeerkrankungen führt heute in den westlichen Industrienationen mit 30% der **Todesfälle** die Mortalitätsstatistik bei den 30- bis 65-Jährigen an. In den höheren Altersgruppen steigt sie sogar über 50%. Damit hat die Atherosklerose aktuell eine höhere Morbidität als jede andere Erkrankung. Während diese Zahlen von den 30er- bis zu den 70er-Jahren des 20. Jahrhunderts stetig anstiegen, geht v.a. die Mortalität in jüngerer Zeit statistisch langsam zurück. Dies wird insbesondere durch Prävention (z.B. Veränderung der individuellen Lebensgewohnheiten), bessere Behandlungsmethoden der wichtigsten Folgeerkrankungen (Herzinfarkt, Schlaganfall) und eine bessere Rückfallprophylaxe erklärt.

Das Ausmaß der Atherosklerose, das Alter bei der Erstmanifestation von Folgeerkrankungen und die Mortalität weisen deutliche **geografische Unterschiede** auf. In weiten Teilen Asiens und Afrikas setzt die Atherosklerose zurzeit noch später ein und zeigt eine langsamere Progression als in den westlichen Industrienationen. Auch Folgeerkrankungen manifestieren sich daher später und die Mortalität ist dementsprechend niedriger. Auffallend ist jedoch, dass sich bei Migration von Menschen aus diesen Gebieten in die westlichen Industrienationen mit Übernahme der dortigen Lebens- und Ernährungsgewohnheiten die epidemiologischen Daten den oben genannten angleichen. Diese Beobachtungen weisen bereits auf eine multifaktorielle Ursache der Atherosklerose hin. Eine Reihe von Risikofaktoren (> Tab. 20.1) konnte in den letzten Jahrzehnten in Großstudien (z.B. Framingham-Studie) nachgewiesen werden.

Tab. 20.1 Risikofaktoren für atheromatöse Läsionen (nach A.J. Lusis. Atherosclerosis. Nature 2000; 407: 234).

Genetische Prädisposition
- erhöhte LDL/VLDL-Spiegel
- reduzierte HDL-Spiegel
- erhöhte Lipoprotein-A-Spiegel
- Hyperhomozysteinämie
- familiäre Häufung
- Diabetes mellitus und Adipositas
- erhöhte Spiegel von Gerinnungsfaktoren (vor allem Fibrinogen und PAI-Anstieg)
- Depressionen und Verhaltensstörungen
- Geschlecht
- generalisierte Entzündungserkrankungen
- metabolisches Syndrom
- Hypertonie

Umweltfaktoren
- fettreiche Ernährung
- Nikotinabusus
- niedrige Antioxidanzienspiegel
- Bewegungsmangel
- Infektionen (Chlamydien, *Zytomegalievirus*)

Risikofaktoren

Risikofaktoren erster Ordnung
- **Hypertonie:** Die hämodynamischen Auswirkungen der Hypertonie im großen Kreislauf (> Kap. 7.9.1) verursachen Endothelschäden, die atherosklerotische Läsionen begünstigen.
- Fettstoffwechselstörungen, **Hyperlipidämie** (z.B. familiäre Hyperlipidämien) und **Hypo-HDL-ämie** (z.B. Tangier-Syndrom): Bei der autosomal dominant vererbten familiären Hyperlipidämie Typ II ist die Anzahl der LDL-Rezeptoren an der Zellmembran, z.B. der Leberzellen, reduziert (> Tab. 20.2). Dadurch wird weniger lipoproteingebundenes Cholesterin in die Zelle aufgenommen und der Cholesterinspiegel im Blut steigt auf etwa 300–500 mg/dl (normal 120–240 mg/dl). Schon bei jungen Patienten finden sich eine sehr schwere Atherosklerose sowie Cholesterinablagerungen in den Venen und Weichgeweben (> auch Kap. 5.3.1). Im Gegensatz zur LDL- hat die HDL-Erhöhung einen protektiven Effekt: Über den reversen Cholesterintransport gelangt Cholesterin, an HDL gebunden, aus dem Gewebe ins Plasma zurück und wird anschließend in den Leberzellen metabolisiert. Ein HDL-Mangel, wie etwa beim Tangier-Syndrom (Mutation des „ATP-binding cassette transporter 1"), führt so ebenfalls zur früh einsetzenden und schnell progredienten Atherosklerose.
- **Nikotinabusus:** Menschen mit regelmäßigem Nikotingenuss erkranken früher und zeigen eine schnellere Progression als Nichtraucher. Als Ursache werden Auswirkungen des Nikotins auf die Thrombozytenfunktion, den Lipoproteinspiegel im Plasma, Veränderungen der Hämodynamik, Makrophagenfunktion und Integrität des Endothels diskutiert.
- **Diabetes mellitus:** Erhöhte Glukosespiegel führen über die Autoglykosylierung von Proteinen zu „advanced glycosylation endproducts" (AGE). Diese können einen Reiz für verstärkte Phagozytose und reaktive Fibrose sowie Endothelschäden darstellen. Insbesondere der Typ-1-Diabetes verursacht Stoffwechselveränderungen, die zu einer Hyperlipidämie führen können (> auch Kap. 47.3.2).
- **Alter:** Erste Lipideinlagerungen in die Gefäßintima bestehen in der Aorta bereits in der 1. Lebensdekade, in den Koronarien in der 2. und in den Hirnarterien in der 3.–4. Lebensdekade. Mit zunehmendem Alter zeigen sich diese Läsionen häufiger und progredient bis zur manifesten Atherosklerose.
- **Geschlecht:** Männer sind häufiger und früher von atherosklerotischen Arterienveränderungen und ihren Folgeerkrankungen betroffen als Frauen. In der Altersgruppe der 35- bis 55-Jährigen sterben viermal mehr Männer als Frauen an einem Herzinfarkt. Nach der Menopause nimmt auch bei Frauen die Atherosklerose deutlich zu und die Mortalität gleicht sich in der Altersgruppe der 60- bis 80-Jährigen derjenigen der Männer in diesem Alter an. Dies weist auf den protektiven Effekt der Östrogene hin. Diese Annahme wird dadurch bestätigt, dass eine postmenopausale Östrogensubstitution mit einer weiterhin niedrigeren atherosklerosebedingten Morbidität einhergeht.

Risikofaktoren zweiter Ordnung
Hierzu zählen allgemeine Adipositas, Hyperurikämie, Stress, Bewegungsmangel und hormonelle Faktoren. Auch eine familiäre Belastung bzw. Konstitution kann prädisponierend wirken.

Pathogenese
Initiale Phase Eine **endotheliale Dysfunktion** steht am Anfang des Prozesses (> Abb. 20.2). Sie kann durch Hypertonie, Nikotin, Immunmechanismen, hämodynamische Faktoren und eine Hyperlipidämie verursacht werden. Dadurch kommt es zu einem **Lipoproteineinstrom** in die Intima, v.a. von (small-dense)-LDL. Hier können HDL den Cholesterinanteil wieder übernehmen und ins Blut zurückführen. Andernfalls kann aus LDL minimal oxidiertes LDL (mo-LDL) entstehen.

Tab. 20.2 Klassifikation der Hyperlipoproteinämien.

Elektrophoretischer Phänotyp	Erhöhte Lipoproteinklasse(n)	Erhöhte Lipidklasse(n)	Relative Häufigkeit (%)	Zugrunde liegende(r) genetische(r) Defekt(e)	Atherogenität
I	Chylomikronen	Triglyzeride	< 1	Mutation im Lipoproteinlipase-Gen	keine
IIa	LDL	Cholesterin	10	Mutation im LDL-Rezeptor-Gen oder im Apolipoprotein-B-Gen	+++
IIb	LDL und VLDL	Cholesterin und Triglyzeride	40	Mutation im LDL-Rezeptor-Gen oder im Apolipoprotein-B-Gen	+++
III	residuale Chylomikronen und IDL	Triglyzeride und Cholesterin	< 1	Mutation im Apolipoprotein-E-Gen	+++
IV	VLDL	Triglyzeride	45	Mutation im Lipoproteinlipase-Gen	+
V	VLDL und Chylomikronen	Triglyzeride und Cholesterin	5	Mutation im Apolipoprotein-CII-Gen oder im Lipoproteinlipase-Gen	+

LDL = Low-Density-Lipoprotein; VLDL = Very-Low-Density-Lipoprotein; IDL = Intermediate-Density-Lipoprotein

Inflammatorische Phase Kommt es zur Akkumulation von mo-LDL, können die Endothelzellen zur Produktion von Chemokinen angeregt werden, welche die **Adhäsion und Einwanderung von Monozyten** aus dem Blut und die Umwandlung von Monozyten in Makrophagen fördern. Zusätzlich induzieren mo-LDL die vermehrte Expression von Adhäsionsmolekülen für Monozyten. Dieser lokale unspezifische inflammatorische Prozess wird auch von einer systemischen Antwort begleitet, wie z.B. einer erhöhten Plasmakonzentration des CRP.

Bildung von Schaumzellen und Lipidflecken LDL müssen extensiv modifiziert, d.h. stark oxidiert werden, bevor sie von Makrophagen so rasch aufgenommen werden können, dass Schaumzellen entstehen. Die **stark oxidierten, aggregierten LDL** werden dann von Makrophagen, die in die Intima eingewandert sind, durch Bindung an Scavenger-Rezeptoren (wörtlich „Straßenkehrer"- bzw. „Einfang"-Rezeptoren mit hoher Affinität für LDL) viel leichter und schneller aufgenommen als unveränderte LDL aus dem Blut, dabei aber weniger gut umgebaut. So entstehen aus den Makrophagen **Schaumzellen** (lipidspeichernde Makrophagen). Die physiologische Aufnahme von LDL geschieht über den ApoB-Rezeptor. Dabei kommt es zur Rückkopplungshemmung und es wird kein überschüssiges Cholesterin aufgenommen. Bei der Aufnahme über Scavenger-Rezeptoren fehlt diese Rückkopplungshemmung.

Ebenso sezernieren Makrophagen jedoch aktiv Apolipoprotein E, das den Efflux von Cholesterin aus den Makrophagen zu den HDL erleichtert und der Schaumzellbildung entgegenwirkt (reverser Cholesterintransport).

Bildung fibröser Plaques Die Veränderungen in der Intima mit Entstehung von chemotaktischen Stoffen führen zur Einwanderung zahlreicher Lymphozyten. Die Interaktion von CD40/CD40L auf T-Lymphozyten und Makrophagen stimuliert zusätzlich die Produktion von INF-γ und fördert damit die **entzündliche Reaktion in der entstandenen Lipidplaque.** Die entzündliche Reaktion mit Ausschüttung von Zytokinen und Wachstumsfaktoren wie Interleukin 6 (IL-6) und „basic fibroblast growth factor" (bFGF) fördert die **Einwanderung glatter Muskelzellen und deren Proliferation:** Die fibröse Plaque entsteht.

Entstehung der komplexen Läsion und Thrombose Das in der Entzündungsreaktion ausgeschüttete INF-γ hemmt jedoch die glatten Muskelzellen bei der Produktion extrazellulärer Matrix. Dieser Prozess der zunehmenden Matrixinstabilität wird durch verschiedene von den Makrophagen ausgeschüttete Proteinasen (Kollagenase, Gelatinase und Stromolysin) noch verstärkt. Die Gefahr einer **Ulzeration der atheromatösen Plaque** steigt, insbesondere an der Plaque-„Schulter". Die **Verkalkung** der Läsion scheint ein aktiver, regulierter Prozess zu sein, an dem perizytenartige Zellen durch Sekretion eines „Gerüstes" für die Kalziumphosphatablagerung beteiligt sind. Die **Thrombusbildung** (adhärente Thrombozyten und quer vernetztes Fibrin) ist eine Folge der Plaqueruptur mit Freisetzung von Tissue-Factor und Exposition von freiem Kollagen.

Morphologie

Lipidflecken („fatty streaks") Erste Stufe der atherosklerotischen Läsionen sind Lipidflecken in der Gefäßwand (➤ Abb. 20.4). Sie sind kleine, gelbliche, runde bis ovale, nicht erhabene **Flecken in der Gefäßintima** (Durchmesser unter 1 mm). Wenn diese Flecken im zweiten Schritt zu schmalen Reihen und Linien konfluieren (Länge 1 cm und mehr),

Abb. 20.2 Pathogenese der Atherosklerose. a Initiale Phase. Verschiedene schädigende Faktoren [1] führen zu Endothelschaden/-dysfunktion [2]. Dies führt zu einer gesteigerten Endothelpermeabilität und einer veränderten endothelialen Genexpression (NOS = NO-Synthase; [3]). Aufgrund der erhöhten Durchlässigkeit gelangen Low-Density-Lipoproteine (LDL) mit ihrer Apolipoprotein-B-Komponente aus dem Blut in das intimale Bindegewebe [4]. Hier kann es zu einer minimalen Oxidation kommen (endotheliale 12/15-Lipoxygenase (12-LO); reaktive Sauerstoffspezies (ROS; [5]) und zur Ablagerung von minimal oxidierten LDL (MO-LDL; [6])). HDL vermag die Oxidation zu hemmen [7]. **b Inflammatorische Phase.** MO-LDL hemmen die NO-Produktion in den Endothelzellen [1]. Damit fällt ein wichtiger Mediator für die Vasodilatation und die Expression von endothelialen Leukozyten-Adhäsionsmolekülen (ELAM) weg. Überdies stimulieren MO-LDL die Endothelzellen zur Expression von Zelladhäsionsmolekülen und chemotaktischen Proteinen (MCP-1 = „monocyte chemotactic protein 1") und Wachstumsfaktoren (M-CSF = „monocyte colony stimulating factor"; [2]). Monozyten docken über ihre Adhäsionsmoleküle (PCAM-1, VLA-4, β$_2$-Integrin) am Endothel an [3] und passieren es. Unter M-CSF-Wirkung proliferieren und differenzieren die Monozyten in der Intima zu Makrophagen [4], die selbst wiederum Zytokine, Wachstumsfaktoren und Matrixkomponenten sezernieren. Auch T-Lymphozyten werden rekrutiert [5]. Durch „advanced glycosylation endproducts" (AGE), die beim Diabetes mellitus entstehen, wird dieser inflammatorische Prozess weiter stimuliert [6]. **c Bildung von Schaumzellen** und Lipidflecken. Durch ROS und andere Enzyme (Sphingomyelinase/SMase, sekretorische Phospholipase/sPLA2, andere Lipasen und Myeloperoxidase/MPO) entstehen stark oxidierte LDL (HO-LDL; [1] und [2]), die aggregieren [3]. HO-LDL werden von den Scavenger-Rezeptoren (SR-A, CD36 und CD68) auf Makrophagen erkannt [4]. Die Expression der Scavenger-Rezeptoren wird von Zytokinen (TNF-α und Interferon-γ) vermittelt [5]. Schaumzellen sezernieren Apolipoprotein E (Apo E; [6]), das zum Abtransport von überschüssigem Cholesterin via HDL beiträgt und der Schaumzellbildung [7] entgegenwirkt. Der Untergang von Schaumzellen führt zur Freisetzung von extrazellulären Lipiden und Débris in der Intima [8]. **d Bildung fibröser Plaques.** Eine Reihe von Risikofaktoren (erhöhte Spiegel von Homocystein und Angiotensin II (gebildet aus Angiotensin I durch „angiotensin converting enzyme", ACE; [1])) stimulieren die Proliferation und Migration glatter Muskelzellen [2]. Östrogene üben einen günstigen Effekt auf den Lipoproteinspiegel im Plasma aus und stimulieren die Bildung von NO und Prostazyklin durch die Endothelzellen [3]. Die Interaktion von CD40 und CD40-Ligand (CD40L) stimuliert T-Lymphozyten und Makrophagen zur Zytokinsynthese (z.B. Interferon-γ), welche die entzündliche Reaktion, die Proliferation glatter Muskelzellen und die Matrixakkumulation beeinflussen [4]. Die glatten Muskelzellen in der Intima sezernieren extrazelluläre Matrix und führen zur Bildung einer fibrösen Kappe [5]. **e Entstehung der komplexen Läsion und Thrombose.** Vulnerable Plaques mit dünner fibröser Kappe entstehen infolge Matrixdegradation durch verschiedene Kollagenasen, Gelatinasen, Stromolysin und Cathepsine sowie durch eine Hemmung der Matrixsekretion [1]. Bei der Plaquedestabilisierung und Thrombusbildung kann u.a. eine Infektion fördernd wirken (PA = Plättchenaggregation; [2]). Die Kalzifizierung scheint ein aktiver, regulierter Prozess zu sein, an dem perizytenartige Zellen in der Intima beteiligt sind, die ein Matrixgerüst zur Ablagerung von Kalziumphosphat sezernieren [3]. Zur Thrombusbildung kommt es üblicherweise nach Plaqueruptur (typisch an der „Schulter") mit Freilegung von Tissue-Factor aus dem nekrotischen atheromatösen Kern.

20.2 Arteriosklerose

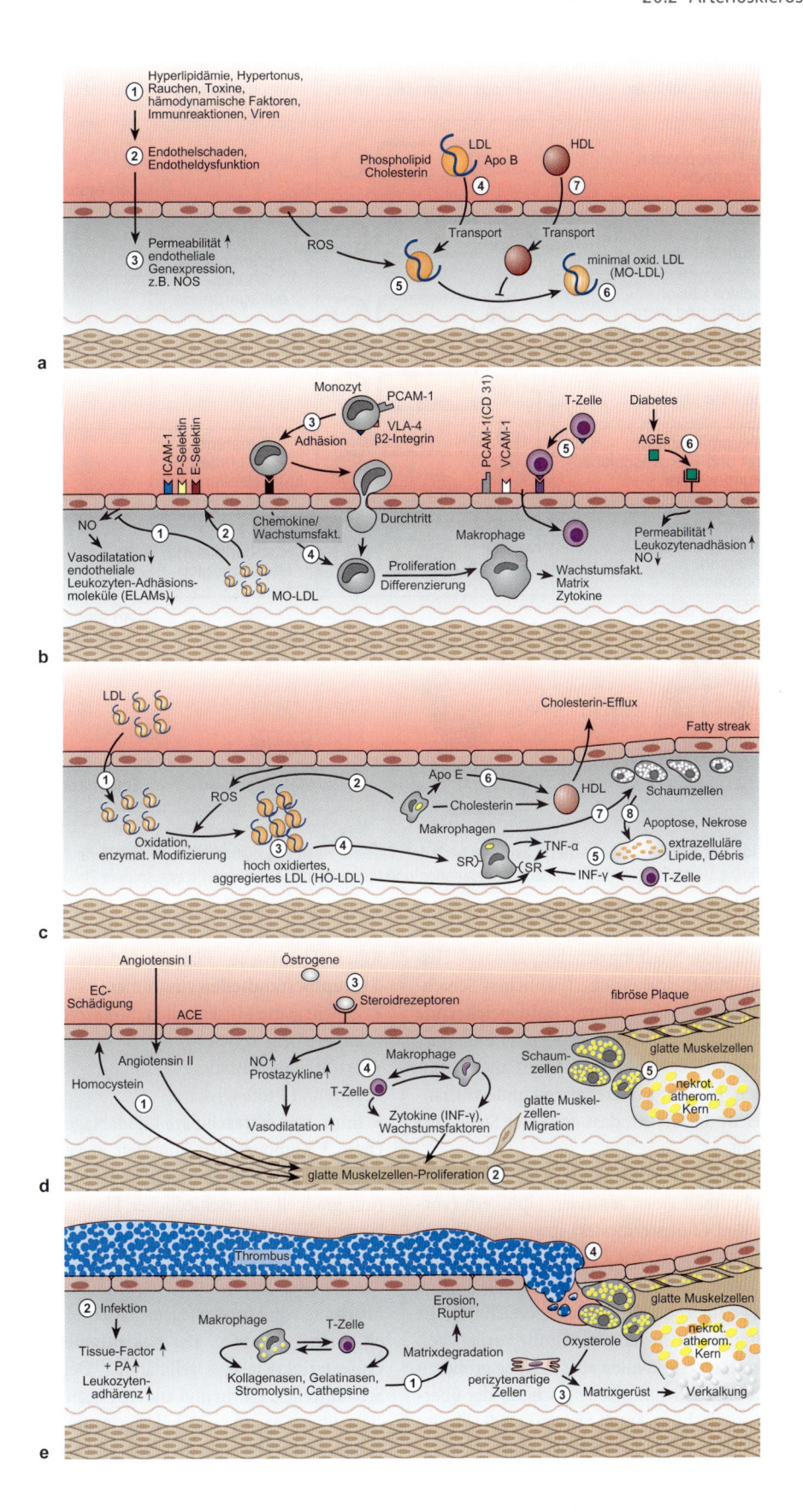

Bezeichnung und Histologie	Progressionssequenz	Mechanismus	Auftreten	Klinische Korrelation
Typ I: initiale Läsion. Isolierte Makrophagen und Schaumzellen	I	zunehmende Lipideinlagerungen	ab erster Dekade	klinisch inapparent
Typ II: „fatty streaks". Überwiegend intrazelluläre Lipidakkumulation	II			
Typ III: intermediäre Läsion. Intrazelluläre und extrazelluläre Lipidakkumulation	III		ab dritter Dekade	
Typ IV: Atherom. Extrazelluläre Lipidbeete	IV			klinisch inapparent oder mit Symptomatik
Typ V: Fibroatherom/Plaque. Lipidbeet und Fibroseschichten, Verkalkungen oder ausgedehnte Fibrose	V	Zunahme von glatten Muskelzellen und Kollagenfasern	ab vierter Dekade	
Typ VI: komplizierte Läsion. Oberflächendefekte, Hämorrhagien, Thrombenbildung	VI	Thrombenbildung, Hämorrhagien		
klinisch manifeste Organschäden: Myokardinfarkt, Hirninfarkt, Extremitätengangrän, Bauchaortenaneurysma			ab fünfter Dekade	

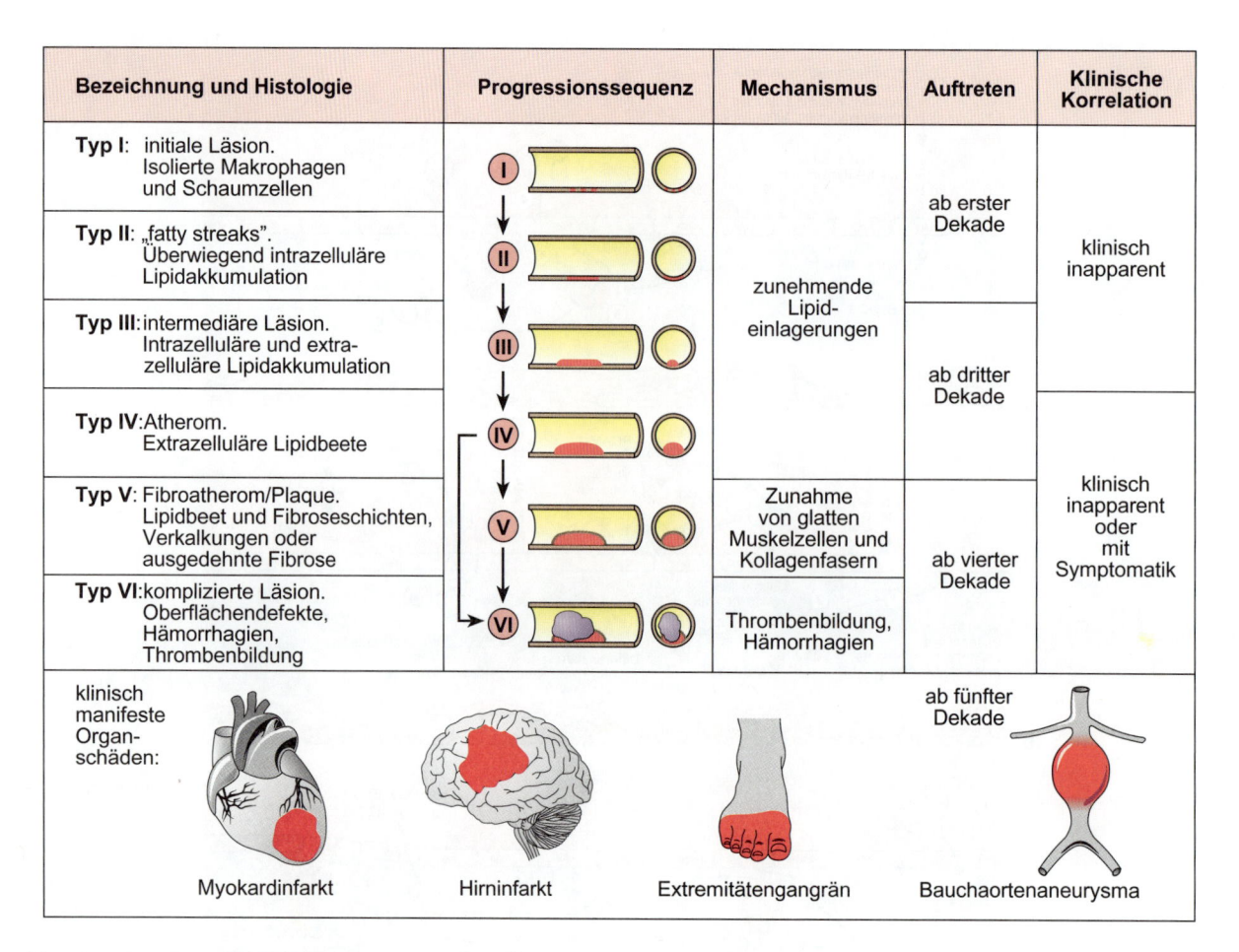

Abb. 20.3 Klassifikation der atherosklerotischen Läsionen nach der American Heart Association von frühesten Veränderungen (Typ I) bis zur komplizierten Plaque (Typ VI). Die Darstellung schließt klinische Korrelationen und Progressionsmechanismen sowie spätere Organmanifestationen ein (mod. nach H.C. Stary et al. 1995).

entsteht die charakteristische Streifung der „fatty streaks". Histologisch sind in den endothelnahen oberflächlichen Schichten er Intima herdförmig akkumulierte **lipidspeichernde Schaumzellen** nachzuweisen, die leiomyogener oder monohistiozytärer Herkunft sind. Daneben findet man oft auch extrazellulär Lipidtröpfchen. Je mehr extrazelluläre Lipide vorhanden sind, desto höher ist die Gefahr, dass an dieser Stelle eine Atherosklerose entsteht.

Atherosklerotische Plaque Die Plaque liegt in der Intima, ist fokal erhaben und enthält einen zentralen Lipidkern (vorwiegend Cholesterin und Cholesterinester) sowie eine fibröse Kappe (> Abb. 20.5). Atheromatöse Plaques imponieren als weiße bis weißgelbe Herde (dementsprechend auch als fibröse, fibroatheromatöse oder atheromatöse Plaques bezeichnet), die sich in das Arterienlumen vorwölben. Ihre Größe variiert von 0,3–1,5 cm im Durchmesser, sie können aber auch zu größeren Herden konfluieren. Auf der Schnittfläche erscheint der oberflächliche, zum Lumen gerichtete Anteil fest und weiß (fibröse Kappe), die tieferen Anteile gelb oder weißgelb und weich. Im Zentrum größerer Plaques findet sich auch gelber nekrotischer Fettbrei, der entsprechend der griechischen Bezeichnung „Atherom" namensgebend für diese Veränderung wurde.

Atherosklerotische Plaques setzen sich histologisch aus 3 **Hauptbestandteilen** zusammen:
- Zellen: glatte Muskelzellen, Monozyten/Makrophagen und andere Leukozyten
- extrazelluläre Bindegewebematrix: Kollagen, elastische Fasern und Proteoglykane
- intra- und extrazelluläre Lipidablagerungen

Diese 3 Komponenten kommen in verschiedenen Plaques in wechselnden Mengenverhältnissen vor und bilden so ein Spektrum graduell unterschiedlicher Plaqueformen. Typischerweise besteht die **fibröse Kappe** aus glatter Muskulatur mit wenigen Leukozyten und relativ dichtem Bindegewebe. Ein zellreiches Areal im Randbereich der Plaque (**Schulter**) setzt sich aus einer Mischung von Makrophagen, glatten Muskelzellen und T-Lymphozyten zusammen. Der **nekrotische Kern** enthält Fettbrei, Cholesterinkristalle, zellulären Débris, lipidspeichernde Schaumzellen, Fibrin und andere Plasmaproteine. Das Lipid besteht überwiegend aus Cholesterin und Cholesterinestern. Die **Schaumzellen** entstehen vorwiegend aus eingewanderten Blutmonozyten, die sich in Makrophagen umwandeln, jedoch können auch glatte Muskelzellen Lipide aufnehmen und zu Schaumzellen transformieren. Im Randbereich der Läsion findet sich gewöhnlich eine Neovaskularisierung mit proliferierenden Kapillaren.

Eine diffuse lipidfreie Intimaverdickung (bis etwa der Breite der Media entsprechend) findet sich gelegentlich in der Intima von Koronararterien bei Erwachsenen und wird nicht als atherosklerotischer Prozess angesehen; sie entspricht vielmehr einer physiologischen Reaktion der Gefäßwand auf hämodynamische Reize.

Variationen der Plaquehistomorphologie bestehen in der relativen Menge von glatter Muskulatur und Makrophagen sowie in der Menge und Verteilung von Kollagen und Lipiden. Typische Atherome enthalten relativ viel Fettbrei; sog. fibröse Plaques setzen sich dagegen überwiegend aus glatter Muskulatur und Bindegewebe zusammen. Bei fortgeschrittener Atherosklerose können typische Atherombeete narbig umgebaut werden.

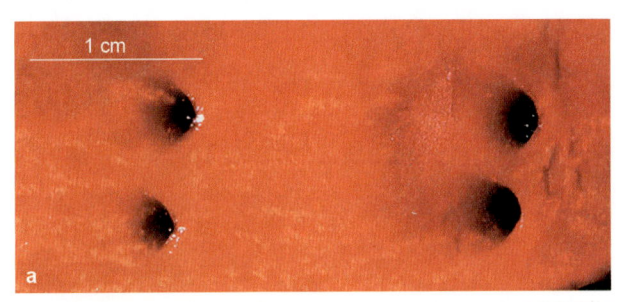

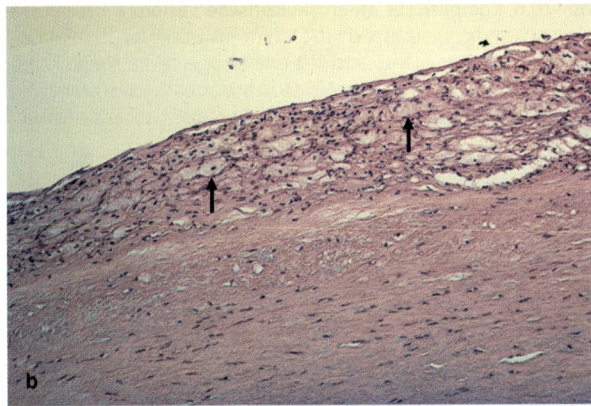

Abb. 20.4 Lipidflecken („fatty streaks"). a Lipidflecken als frühe Veränderungen der Atherosklerose bei einem jungen Patienten. **b** An der Oberfläche Endothel, darunter in der Intima Ansammlungen von Schaumzellen (Pfeile). HE, Vergr. 200-fach.

Abb. 20.5 Fibröse Plaque. a Schulter einer frühen atherosklerotischen Plaque. Die Plaque erhebt sich über die normale Intimaoberfläche und besteht hauptsächlich aus einem Lipidkern (Cholesterin und Cholesterinester). Eine fibröse Kappe beginnt sich an der Oberfläche zu bilden, ausgehend von der Schulter (rechts). Die Lamina elastica interna ist im Bereich der Plaque zerstört. Beginn der Einwanderung von Myozyten aus der Media in die Intima. Elastica-van-Gieson, Vergr. 25-fach. **b** Die Plaque ist, verglichen mit den Lipidflecken, deutlich größer, etwas erhaben und aufgrund der vermehrten bindegewebigen Einlagerungen weißlich verfärbt (Sternchen). **c** In der frischen fibrösen Plaque glatte Muskelzellen (Pfeile) und lockeres Bindegewebe. HE, Vergr. 600-fach. **d** Plaque (Pfeile) mit einer ausgeprägten Fibrose. Elastica-van-Gieson, Vergr. 60-fach.

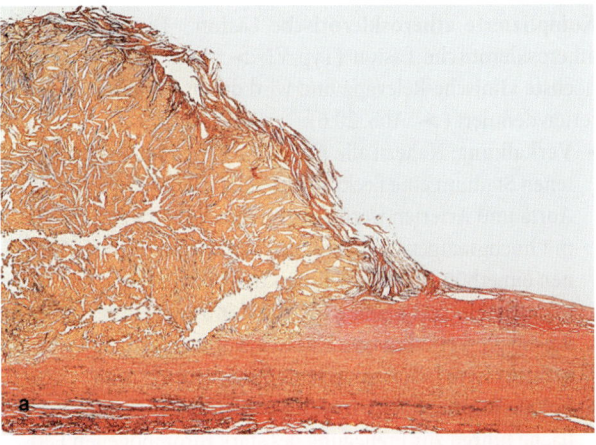

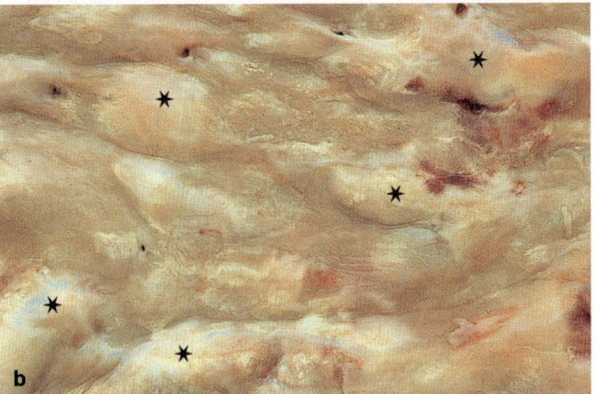

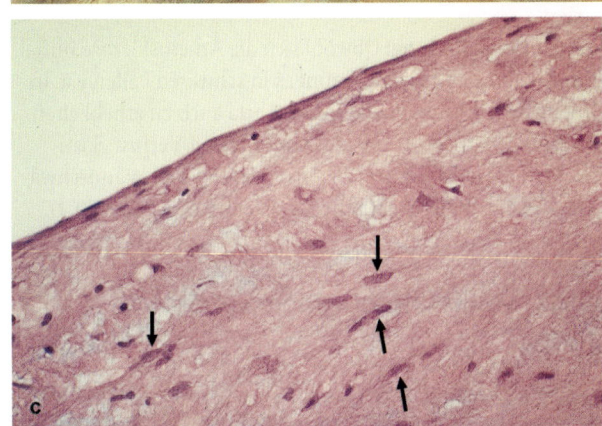

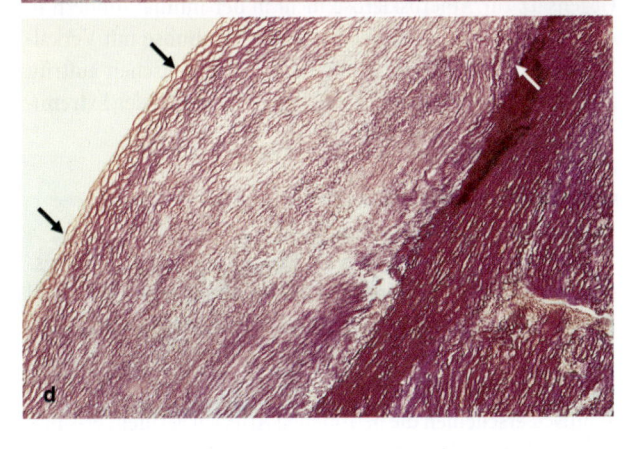

Komplizierte atherosklerotische Läsion Die komplizierte atherosklerotische Läsion (Typ VI, ➤ Abb. 20.3) besitzt die höchste klinische Relevanz und wird durch die folgenden Kriterien definiert (➤ Abb. 20.6):
- **Verkalkung:** Nahezu alle Atherome zeigen im fortgeschrittenen Stadium eine fleckförmige oder diffuse Verkalkung. Aorta und Arterien werden zu starren Rohren. Patienten mit hochgradigen Verkalkungen der Koronararterien scheinen ein erhöhtes Myokardinfarktrisiko zu haben. Durch bildgebende Techniken wie CT und intravaskuläre Sonografie, die die Verkalkungen erfassen, könnten evtl. neue, nichtinvasive Diagnoseverfahren etabliert werden.
- **Fokale Ruptur oder Ulzeration:** Defekte der Plaqueoberfläche führen zur Freilegung des stark thrombogenen Fettbreis oder zur mikroembolischen Verschleppung von Plaquematerial mit dem Blutstrom (z.B. Cholesterinembolien).
- **Hämorrhagien:** Blutungen in ein Atherombeet kommen, insbesondere in den Koronararterien, durch Ruptur der dünnen fibrösen Kappe oder neu gebildeter Kapillaren im Plaquebereich zustande. Sie können zur akuten Stenosierung des Gefäßes oder zur Plaqueruptur führen.
- **Thrombosierung:** Eine Thrombusbildung auf dem Boden einer rupturierten oder ulzerierten Plaque ist die gefürchtetste Komplikation. Thromben können das Gefäßlumen teilweise oder vollständig verschließen. Durch Organisation werden sie unter Umständen auch in die Plaque inkorporiert.
- **Aneurysmabildung:** Obwohl sich die Atherosklerose initial in der Intima abspielt, kommt es in schweren Fällen v.a. in den großen Arterien und in der Aorta auch zu erheblichen Störungen in der Media mit Atrophie und Verlust elastischer Fasern. Dies führt zu einer progressiven Wandschwächung mit aneurysmatischer Ausweitung (➤ Kap. 20.4).

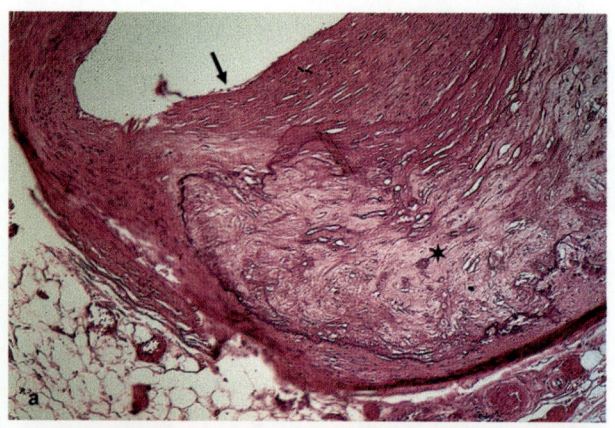

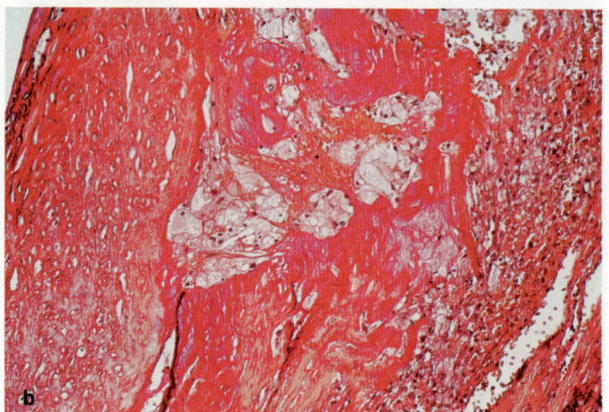

Abb. 20.6 Komplizierte atherosklerotische Läsion. a Die zentrale Nekrose (Sternchen) enthält reichlich Cholesterinkristalle. An der Außenseite und insbesondere lumenwärts sitzt eine kollagenreiche fibröse Kappe (Pfeil). Elastica-van-Gieson, Vergr. 25-fach. **b** Makrophagen-Schaumzellen (lipidspeichernde Makrophagen) im Bereich der komplizierten atherosklerotischen Läsion. Elastica-van Gieson, Vergr. 400-fach.

20.2.2 Mediasklerose Mönckeberg

Syn.: Mediakalzinose, Mediaverkalkung Typ Mönckeberg
Definition Die Mediasklerose Mönckeberg spielt sich im Gegensatz zur Atherosklerose nicht in der Intima, sondern in der **Media** ab. Es handelt sich um eine **Hyalinose** mit Verkalkung und Verknöcherung, die bei älteren Menschen auftritt. Betroffen sind vor allem die muskulären Arterien der Extremitäten und des Genitaltrakts.

Pathogenese und Morphologie
Neben Hyperkalzämiezuständen werden degenerative Prozesse in den glatten Muskelzellen diskutiert, aus denen Lipid- und Kalziumsalzablagerungen (z.B. Apatitkristalle) entstehen. Selten kann es sogar zur metaplastischen Bildung von Osteoid und Knochenlamellen (mit Knochenmark) kommen. **Makroskopisch** erscheinen die betroffenen Arterien gerieft, was historisch eine Analogie zu Trachealspangen hervorrief (Gänsegurgel-Arterien).

20.2.3 Arteriolosklerose

Syn.: Arteriolenhyalinose
Definition Die Arteriolosklerose ist eine hyaline Verdickung zunächst der Intima, später der gesamten Arteriolenwand, die das Gefäßlumen einengt. Sie kommt im Laufe des Alterns, bei systemischer Hypertonie und beim Diabetes mellitus vor.

Pathogenese
Die Pathogenese ist noch nicht vollständig geklärt. Vermutet wird eine Endotheldysfunktion mit vermehrter Insudation von Plasmabestandteilen und abnormer Syntheseleistung der Endothelzellen. Hyalines eosinophiles Material akkumuliert zunächst in der Intima, später auch in der Media. Es enthält Proteoglykane, Lipide, an Hyaluronsäure gebundene Komplementfaktoren, IgM und auch etwas Fibrinogen.

Morphologie

Histologisch findet man eine hyaline Verdickung der Intima mit zunehmender Lumeneinengung. Die Auswirkungen zeigen sich besonders in der Niere durch fleckförmige Ischämien, die zur Ausbildung einer roten Granularatrophie führen (➤ Kap. 37.8.2). Im ZNS können Mikroaneurysmen entstehen.

20.2.4 Arteriolonekrose

Unter einer Arteriolonekrose versteht man Arteriolenveränderungen der Niere, die durch Wandnekrosen, Einblutungen und Thrombosen mit Lumenobliteration gekennzeichnet sind und mit einer schweren Hypertonie einhergehen (maligne Hypertonie, ➤ Kap. 37.8.3).

20.3 Idiopathische Medianekrose

Definition Bei der idiopathischen Medianekrose Erdheim-Gsell handelt es sich um eine zum Teil genetisch bedingte Strukturstörung der Media (Marfan-Syndrom), bei der die Anzahl der elastischen Lamellen verringert ist und Glykosaminoglykane abgelagert werden.

Morphologie

Die Aorta ist **makroskopisch** meist zart. **Histologisch** findet man in der atrophischen Aortenmedia dünne, fragmentierte elastische Fasern, eine verminderte Myozytenzahl und zwischen ihnen abgelagerte Proteoglykane.

20.4 Aneurysmen

Definition Aneurysmen sind lokalisierte Lumenerweiterungen der Arterien infolge angeborener oder erworbener Wandveränderungen. Man unterscheidet **formalpathogenetisch** (➤ Abb. 20.7):
- echtes Aneurysma (**Aneurysma verum**) mit umschriebener Dilatation der gesamten Gefäßwand durch angeborene Mediafehlbildung, Atherosklerose oder eine Entzündung, d.h., alle 3 Gefäßwandschichten bilden die Aneurysmawand. Nach der makroskopischen Form unterscheidet man das fusiforme, das sackförmige, das kahnförmige und das serpentiforme Aneurysma
- falsches Aneurysma (**Aneurysma spurium**), das aus einem Hämatom um einem (meist traumatisch bedingten) Defekt in der Arterienwand mit Kompression durch das angrenzende Gewebe besteht. Im längerfristigen Verlauf kommt es zur Organisation des Blutungshöhlenrandes durch Granulationsgewebe mit konsekutiver Endothelialisierung (endothelialisiertes Hämatom)

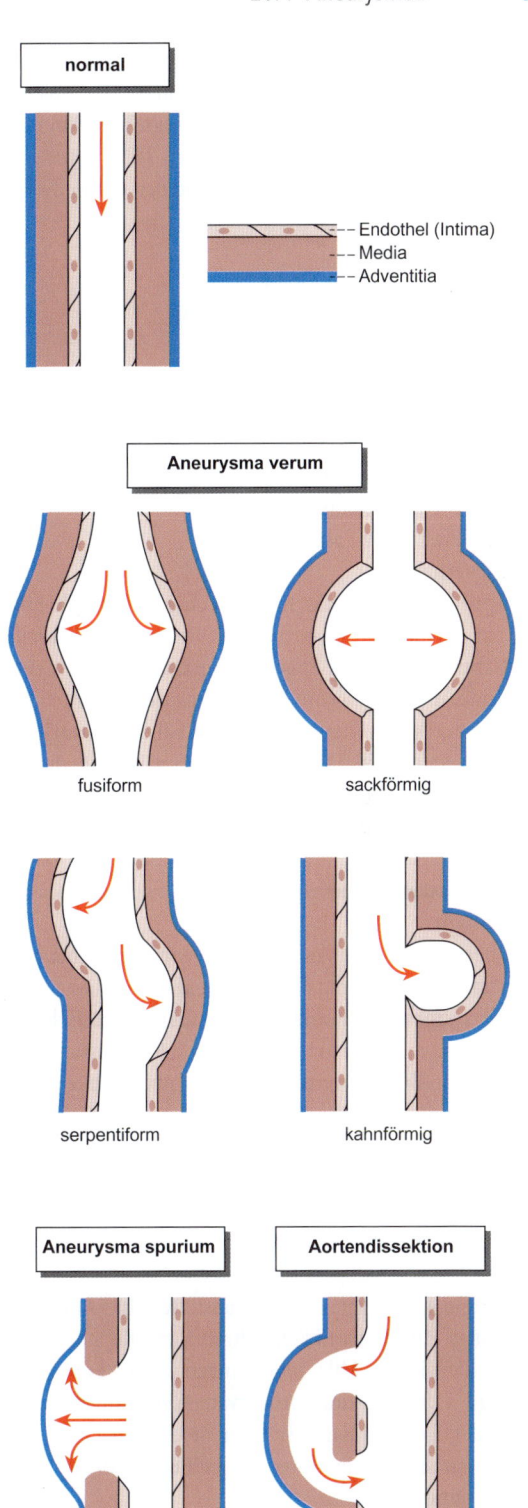

Abb. 20.7 Aneurysmaformen (Schema).

- **Aortendissektion (Aneurysma dissecans),** bei der die Wand von der inneren und äußeren Media gebildet wird; sie kann auf kongenitalen Defekten der Gefäßwand oder erworbenen Läsionen beruhen.

20 Gefäße

Ätiologie Allen Aneurysmen liegen übermäßige Kräfteeinwirkungen (z.B. Traumen, Hypertonie) und/oder angeborene oder erworbene Gefäßwandschwächen zugrunde. Am häufigsten sind atherosklerotische Aneurysmen (65%), gefolgt von kongenitalen Aneurysmen (ca. 20%) und der Aortendissektion (ca. 10%).

Atherosklerotisches Aneurysma

Ätiologie und Pathogenese
Die Atherosklerose (➤ Kap. 20.2.1) führt in ihrem Ablauf zu schwerwiegenden Veränderungen der Media mit:
- Reduktion der Mediamyozyten
- Verlust elastischer Fasern
- Mediavernarbung

In einigen Fällen kann das Atherom eine begleitende Entzündung von Media und Adventitia hervorrufen, die ebenfalls zur Wandschwäche beiträgt. Folge der Veränderungen ist eine zunehmende, meist fusiforme Erweiterung der gesamten Gefäßwand (Aneurysma verum). In wenigen Fällen kommt es zu einem Atheromeinriss. Dadurch kann sich Blut in die Media einwühlen und es entsteht eine atherosklerotische Arteriendissektion.

Morphologie
Das atherosklerotische Aneurysma verum liegt überwiegend infrarenal in der abdominalen Aorta und in den Iliakalarterien. Die aneurysmatische Wand enthält atherosklerotische Beete, die Media ist verschmälert und vernarbt. Sie ist häufig von fokalen entzündlichen mononukleären Infiltraten durchsetzt. Darüber hinaus sind die Aneurysmen meist mit Thromben ausgefüllt.

Kongenitales Aneurysma

Kongenitale Aneurysmen sind lokalisierte echte Aneurysmen, die meist an Hirnbasisgefäßen auftreten (➤ Kap. 8.2.6). Seltener sind die Nieren-, Milz- oder Lungenarterien betroffen.

Ätiologie Ursache dieser Aneurysmen sind angeborene Störungen der Extrazellularmatrix der Media. Im Laufe des Lebens weiten sich die betroffenen Gefäße sackförmig aus und können rupturieren.

Aortendissektion (dissezierendes Aneurysma)

Bei der Aortendissektion kommt es durch einen Einriss von Intima und Media zu einer Wühlblutung und Kanalisierung in der Media (Dissektion der inneren und äußeren Media; ➤ Abb. 20.7, ➤ Abb. 20.8). Das Blut im falschen Lumen mündet evtl. weiter distal wieder in das reguläre Lumen ein.

Sowohl die Ätiologie als auch die Pathogenese von Arteriendissektionen sind uneinheitlich – in Betracht kommen: kongenitale Defekte der Gefäßwand, Entzündung, Atherosklerose, Hypertonie oder Trauma. Formal spielen folgende Faktoren eine Rolle:

- **Schädigung des kollagenen elastischen Fasergerüstes der Media:** Durch die mechanische Schwächung können die tangential angreifenden Scherkräfte der Pulswelle zu Zerreißungen und Spaltbildungen der Media führen.
- Verschiedene **Bindegewebserkrankungen** (z.B. Defekt der Kollagen-Elastin-Synthese beim Marfan-Syndrom, ➤ Kap. 5.3.1) können herdförmige Elastikadefekte verursachen, die mit mukoidem Material angefüllt sind. Bei einer Reihe von Erkrankungen dürften **Ischämien** der mittleren Mediaschicht zu einer Schädigung mit der gleichen Wirkung führen. Ursachen derartiger Ernährungsstörungen sind z.B. eine obliterierende Entzündung der Vasa vasorum bei der Lues oder eine mangelnde Intimaversorgung bei atheromatösen Plaques durch Verlängerung der Diffusionsstrecke.
- **Intimadefekt:** Durch einen Dehnungsriss kann sich das Blut in die vorgeschädigte Media einwühlen.

Morphologie
Man unterscheidet einen proximalen (Typ A) von einem distalen Typ (Typ B) der Aortendissektion (➤ Abb. 20.8). Bei einer frischen Dissektion erkennt man makroskopisch meist einen in der thorakalen Aorta gelegenen, quer verlaufenden Intimaeinriss und eine Wühlblutung, die zu einer Teilung der Media in 2 Blätter führt. Sekundäre lumenseitige Einrisse sind relativ häufig. Die histologischen Befunde der Media zeigen die Dissektion, zumeist zwischen innerem und äußerem Mediadrittel, und die jeweiligen Veränderungen der zugrunde liegenden Erkrankung.

Je nach Ausdehnung der Aortendissektion unterscheidet man folgende Typen:
- Eine **umschriebene Einblutung** in die Media führt zum intramuralen Hämatom (➤ Abb. 20.9).
- Eine nach **distal fortschreitende Wühlblutung** mit Wanddissektion kann entweder wieder nach innen in die Blutbahn ein- oder nach außen durchbrechen. Im ersten Fall (Defektheilung) bildet sich eine doppelläufige Aorta; die falsche Strombahn kann in der Folge thrombotisch obliterieren, im zweiten Fall entsteht eine lebensbedrohliche Aneurysmablutung mit hypovolämischem Schock oder – wenn der Durchbruch innerhalb des Herzbeutels liegt – eine Herzbeuteltamponade.

Entzündliches Aneurysma

Bei den entzündlichen Aneurysmen verursacht eine Entzündung der Gefäßwand die Gefäßwandschwäche. Das „mykotische" Aneurysma wird am häufigsten durch eine bakterielle

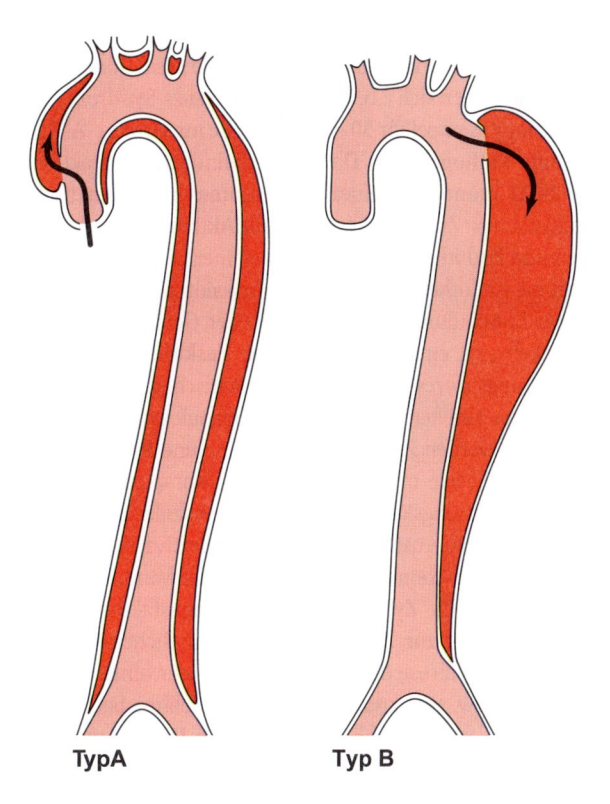

Abb. 20.8 Typen der Aortendissektion. Typ A betrifft die Aorta ascendens: Die Dissektion kann auch in das Perikard eindringen und dadurch zur Herzbeuteltamponade führen. Typ B liegt distal der Hals- und Armarterienabgänge und bezieht die Aorta ascendens nicht ein.

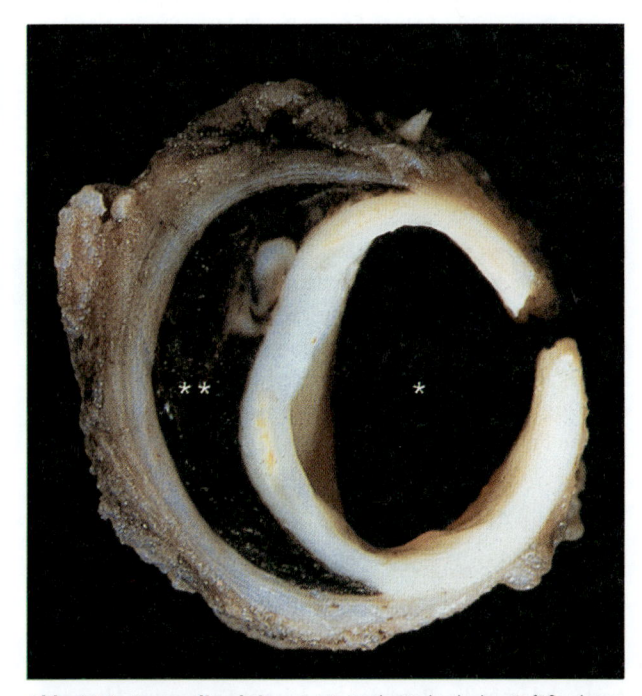

Abb. 20.9 Aortendissektion. Im Querschnitt durch das Gefäß erkennt man das wahre (Stern) und das falsche Lumen (Doppelstern).

(nur sehr selten durch eine mykotische) Entzündung hervorgerufen. Weitere Beispiele sind das syphilitische Aneurysma und das Aneurysma bei der Polyarteriitis nodosa (> Kap. 20.5.1).

Arteriovenöses Aneurysma

Beim arteriovenösen Aneurysma ist ein Venenstück mit einer Arterie verbunden und aneurysmatisch ausgeweitet. Eine derartige Verbindung kann eine kongenitale Fehlbildung, aber auch traumatisch oder entzündlich verursacht sein.

20.5 Vaskulitis

Definition Unter dem Begriff „Vaskulitis" werden entzündliche Gefäßveränderungen zusammengefasst. Beim Befall von Arterien spricht man von einer **Arteriitis,** bei Venenbefall von einer **Phlebitis,** bei einer Manifestation an den Kapillaren von einer **Kapillaritis** und beim Befall von Lymphgefäßen von einer **Lymphangiitis.** Werden Arterien und Venen in den entzündlichen Prozess einbezogen, spricht man von einer **Angiitis.** Ein primär in der Gefäßwand entstandener entzündlicher Prozess wird als **primäre Vaskulitis** bezeichnet. Kommt es zu entzündlichen Gefäßveränderungen im Rahmen einer anderen lokalen oder systemischen Grunderkrankung, liegt eine **sekundäre Vaskulitis** vor.

Ätiologie Eine Vaskulitis kann durch immunpathologische Mechanismen, physikalische (z.B. Strahlentherapie) und chemische (z.B. Insektizide, Petroleumprodukte, Medikamente) Noxen sowie durch Mikroorganismen (Viren, Bakterien, Pilze) hervorgerufen werden. Bei einer Reihe von Vaskulitiden ist die Ursache derzeit noch nicht bekannt.

20.5.1 Arterien

Primäre Vaskulitiden

Klassifikation Primäre Vaskulitiden repräsentieren eine sehr heterogene Gruppe von sich teilweise überlappenden Krankheitsbildern (> Abb. 20.10). Wesentliche Voraussetzung für die Definition der verschiedenen Krankheitsbilder ist die bioptische Sicherung einer Vaskulitis mit Charakterisierung der befallenen Gefäßprovinz (Aorta, Arterien, Arteriolen, Kapillaren, Venolen, Venen), ergänzt durch immunpathologische Befunde sowie Informationen über die topografische Zuordnung befallener Blutgefäße und/oder Organe (> Abb. 20.10).

Pathogenese
Immunpathogenese Die meisten primären Vaskulitiden werden über immunpathologische Mechanismen vermittelt (> Kap. 4.4.5). Je nach der prädominanten Überempfindlichkeitsreaktion ergibt sich folgende Einteilung:

- **Typ-I-Reaktion:** allergische Angiitis, z.B. **Churg-Strauss-Syndrom** mit erhöhter Serum-IgE-Konzentration, Bluteosinophilie und einer eosinophilenreichen extravaskulären granulomatösen und nekrotisierenden Entzündung kleiner und mittelgroßer Blutgefäße.
- **Typ-II-Reaktion:** Beispiele einer antikörpervermittelten zytotoxischen Vaskulitis:
    - **Goodpasture-Syndrom** mit Autoantikörpern gegen Kapillarmembranbestandteile (α-3-Komponente von Typ-IV-Kollagen) in Nierenglomeruli und Lungenkapillaren (➤ Kap. 37.4.1, ➤ Kap. 4.4.3)
    - **Kawasaki-Erkrankung** mit Autoantikörpern gegen Endothelzellen
    - antineutrophile zytoplasmatische Antikörper **(ANCA).** Bei den **ANCA** handelt es sich um eine heterogene Gruppe von Autoantikörpern, die gegen Antigene im Zytoplasma von neutrophilen Granulozyten gerichtet sind. Aufgrund ihres topografischen Verteilungsmusters unterscheidet man zwischen zytoplasmatischen **c-ANCA** (Zielantigen: Proteinase 3) und perinukleären **p-ANCA** (Zielantigene: Myeloperoxidase, Elastase, Kathepsin G). Der Nachweis von c-ANCA im Serum ist charakteristisch für eine **Wegener-Granulomatose** mit einer Spezifität von über 90%, allerdings bei einer eingeschränkten Sensitivität von 30–60%. Ein positiver p-ANCA-Befund, z.B. gegen Myeloperoxidase, weist auf eine **mikroskopische Polyarteriitis** hin (Spezifität 80%). Doch p-ANCA mit anderen Zielantigenen kommen auch bei vielen anderen Autoimmunerkrankungen vor (sekundäre Vaskulitiden). Bei schwer kranken Patienten, deren klinische Verdachtsdiagnose einer primären Vaskulitis noch nicht bioptisch gesichert wurde, kommt einem positiven ANCA-Nachweis eine hohe diagnostische Bedeutung zu (positive Gesamtvoraussage für eine primäre Vaskulitis in 38% für c-ANCA und 20% für p-ANCA). In vielen Fällen korreliert der serologische ANCA-Titer mit der Erkrankungsaktivität.
- **Typ-III-Reaktion:** Immunkomplexvaskulitis, bei der in der Gefäßwand Antigen-Antikörper-Immunkomplexe mit oder ohne Komplementkomponenten abgelagert werden. Am Biopsiematerial durchgeführte immunhistologische Untersuchungen können bei einer Reihe von Patienten mit **Polyarteriitis nodosa** in den Immunkomplexen Hepatitis-B-Virus-Antigene nachweisen. Bei der **Schönlein-Henoch-Purpura** liegen IgA-dominante Immunkomplexe vor, bei der **essenziellen Kryoglobulinämie** finden sich Hepatitis-C-Virus-Anteile sowie IgG/monoklonale Rheumafaktoranteile.
- **Typ-IV-Reaktion:** Hierbei handelt es sich um T-Zell-vermittelte Immunreaktionen, z.B. bei der chronischen **Transplantatvaskulopathie.** Bei der **Riesenzellarteriitis** liegt ein ähnlicher Mechanismus vor, der von T-Lymphozyten vermittelt wird, insbesondere von T-Helferzellen und aktivierten Makrophagen.

Bei einem Teil der hier genannten Erkrankungen können sich jedoch verschiedene immunpathologische Reaktionen überlappen. So finden sich z.B. beim Churg-Strauss-Syndrom (Typ-I-Reaktion) in ungefähr 30–60% der Fälle im Serum c-ANCA.

Formale Pathogenese Die Überempfindlichkeitsreaktionen **Typ I–III** münden in einen gemeinsamen pathogenetischen Mechanismus: Zunächst kommt es zur Aktivierung von Leukozyten und Endothelzellen, gefolgt von einer Leukozytenadhäsion an die Endothelzellen und einer Invasion und Akkumulation von Entzündungszellen innerhalb der Gefäßwand. Daraus entwickelt sich eine **nekrotisierende Vaskulitis.** Bei diesem Entzündungsprozess werden zytoplasmatische und lysosomale Enzyme aus aktivierten neutrophilen Granulozyten freigesetzt. Außerdem werden Zytokine, Leukotriene und Prostaglandine gebildet, teilweise mit Aktivierung des Komplementsystems und der Gerinnungskaskade, was zu intravaskulären Thrombosen führen kann. Anschließend folgen reparative Vorgänge mit mesenchymaler Remodellierung der Gefäßwand, wiederum unterstützt durch Zytokine und Wachstumsfaktoren. Diese tragen entweder zur Abheilung des entzündlichen Prozesses oder aber zur Fibrose der Gefäßwand mit oder ohne Aneurysmabildung bzw. zum kompletten Gefäßverschluss bei.

Bei der Überempfindlichkeitsreaktion **Typ IV** sind primär T-Zell-vermittelte Immunmechanismen für die Vaskulitis und die Remodellierung der Gefäßwand verantwortlich, teilweise mit Ausbildung einer granulomatösen Entzündung und fortschreitender Obliteration des Gefäßlumens.

Riesenzellarteriitis

Syn.: Arteriitis temporalis

Definition Granulomatöse Arteriitis der Aorta und ihrer großen Abgangsgefäße. Es besteht eine Prädilektion für die extrakranialen Äste der A. carotis mit häufiger Beteiligung der A. temporalis (Horton-Arteriitis). Die Erkrankung tritt bei älteren Patienten auf und ist häufig mit einer Polymyalgia rheumatica assoziiert.

Morphologie
Initial liegen segmentförmig angeordnete kleine fibrinoide Intima- und Medianekrosen mit Fragmentation der Elastica interna vor. Im weiteren Verlauf entwickelt sich eine granulomatöse histiozytäre Entzündungsinfiltration mit zahlreichen Riesenzellen (➤ Abb. 20.11). In der Spätphase kommt es entweder zu einer zunehmenden Reparatur oder zu einer lumenverschließenden Fibrose.

Takayasu-Arteriitis

Syn.: pulseless disease

Definition Die Takayasu-Arteriitis ist eine granulomatöse und progressiv obliterierende Arteriitis meist der großen, vom Aortenbogen abgehenden Arterien, seltener von Ästen der Aorta abdominalis. Betroffen sind meist Frauen im Alter zwischen 25 und 35 Jahren.

20.5 Vaskulitis

Abb. 20.10 Klassifikation primärer Vaskulitiden.

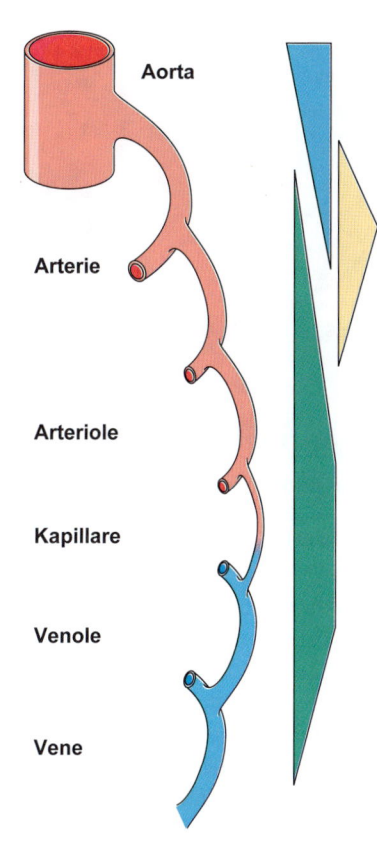

	Vaskulitiden	histologische Entzündungsreaktion
große Gefäße	• Riesenzellarteriitis • Takayasu-Arteriitis	• granulomatös • granulomatös
mittelgroße Gefäße	• Polyarteriitis nodosa • Kawasaki-Erkrankung	• nekrotisierend • nekrotisierend
kleine Gefäße	• Wegener-Granulomatose • Churg-Strauss-Syndrom • mikroskopische Polyarteriitis • Purpura Schönlein-Henoch • essenzielle Kryoglobulinämie • kutane leukozytoklastische Vaskulitis	• nekrotisierend-granulomatös • nekrotisierend-granulomatös • nekrotisierend • nekrotisierend • nekrotisierend • nekrotisierend-lymphozytär

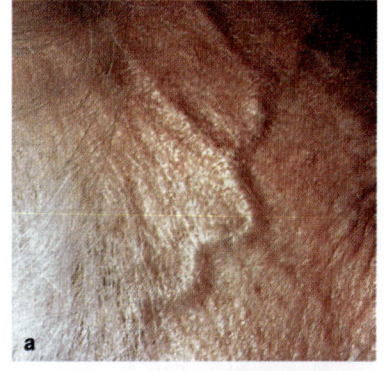

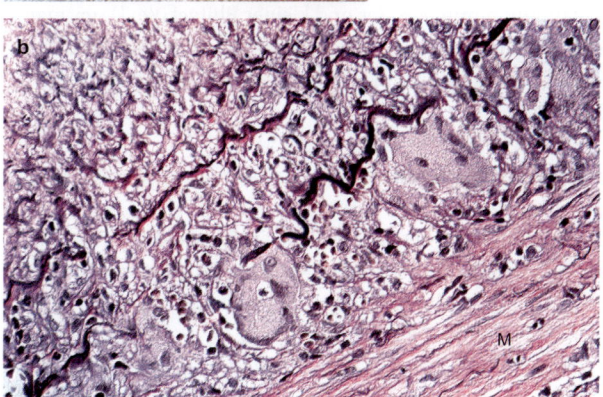

Abb. 20.11 Riesenzellarteriitis. a Geschlängelte und pulsierende A. temporalis. **b** Ausschnitt aus dem Grenzbereich zwischen Intima und Media (M). Die Elastica interna (schwarz) ist stark aufgesplittert. Zwischen der Elastica interna und der Media erkennt man das histiozytär-entzündliche Infiltrat mit Riesenzellen. Elastica-van-Gieson, Vergr. 200-fach.

Morphologie

Die granulomatöse Arteriitis im Bereich der Media und Adventitia ist **histologisch** durch ein dichtes Infiltrat aus Lymphozyten, Plasmazellen, Histiozyten und selten Riesenzellen charakterisiert, untermischt mit neu gebildeten Kapillaren (> Abb. 20.12). Es kommt zur Zerstörung von elastischen Fasern in den elastischen Arterien bzw. zur Zerstörung der Elastica externa in den muskulären Arterien. Im weiteren Verlauf entwickelt sich eine zunehmende Fibrosierung und Stenosierung der entsprechenden Arterien.

Klinische Relevanz Neben Allgemeinsymptomen (Unwohlsein, Fieber, Nachtschweiß, Kopfschmerzen, Gewichtsverlust und Arthralgien), teilweise in Kombination mit einem Erythema nodosum, treten intensive Schmerzen im Bereich der befallenen Arterie auf. Nach deren Abklingen entwickelt sich eine lokalisationsabhängige Verschlusssymptomatik (Pulsabschwächung, neurologische Ausfallerscheinungen).

Kawasaki-Erkrankung

Syn.: mukokutanes Lymphknotensyndrom

Definition Diese Erkrankung des frühen Kindesalters mit nekrotisierender Panarteriitis betrifft bevorzugt die Herzkranzgefäße.

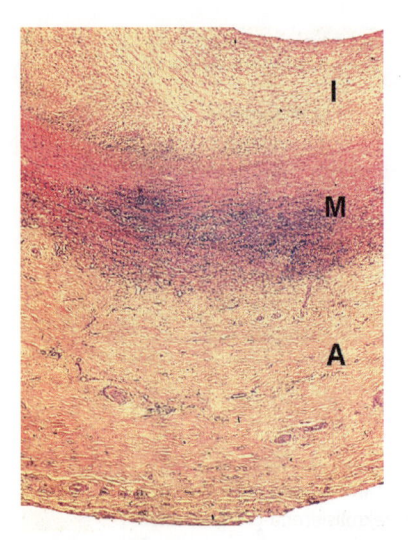

Abb. 20.12 Takayasu-Arteriitis. Destruierende granulomatöse Entzündung im Bereich der Media (M) mit Fibrose der Intima (I) und Adventitia (A). HE, Vergr. 5-fach.

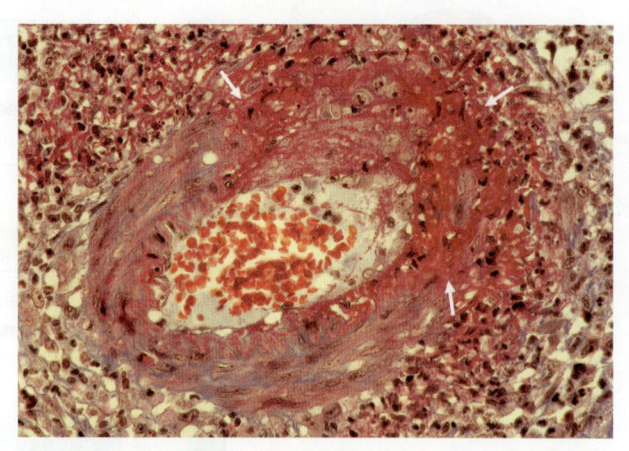

Abb. 20.13 Polyarteriitis nodosa. Der Gefäßquerschnitt zeigt eine ausgedehnte fibrinoide Nekrose der Gefäßwand (Pfeile), im Lumen sind Erythrozyten. HE, Vergr. 400-fach.

Morphologie
Typisch ist eine nekrotisierende Entzündung aller Gefäßwandabschnitte in Begleitung eines dichten lymphozytären Infiltrats, untermischt mit reichlich neutrophilen Granulozyten. Im weiteren Verlauf entwickeln sich Thrombosen und Gefäßwandaneurysmen, selten kommt es zur Gefäßwandruptur.

Klinische Relevanz Die Erkrankung beginnt mit hohem Fieber, Hautausschlägen, konjunktivalen und oralen Läsionen und einer prominenten zervikalen Lymphadenitis. Bei ungefähr 70% der Patienten kommt es zu einer kardiovaskulären Beteiligung in Form einer Myo- und Endokarditis sowie – klinisch im Vordergrund stehend – zu einer nekrotisierenden Entzündung bevorzugt der epikardialen Koronararterien. Dies zieht Aneurysmabildung und sekundäre Thrombosen nach sich, die in 1–2% der Fälle einen tödlichen Herzinfarkt hervorrufen können.

Polyarteriitis nodosa

Syn.: Panarteriitis nodosa, klassische Polyarteriitis nodosa
Definition Bei dieser nekrotisierenden Entzündung der mittelgroßen und kleinen Arterien sind **alle** Gefäßwandabschnitte (**Pan**arteriitis) beteiligt. Eine Glomerulonephritis findet sich nicht. Differenzialdiagnostisch sind die mikroskopische Polyarteriitis und das Churg-Strauss-Syndrom abzugrenzen (s.u.).

Morphologie
In der akuten Phase besteht eine segmentale fibrinoide Nekrose der Gefäßwand, die bis in das angrenzende Stroma hineinreicht (➤ Abb. 20.13). Das nekrotische Gewebe ist von segmentkernigen Leukozyten und mononukleären Zellen durchsetzt. Das Lumen kann durch einen Thrombus obliteriert sein, sodass **Organinfarkte** auftreten. Im nächsten Stadium kommt es zu einer Abräumreaktion durch Granulationsgewebe. Im dritten Stadium liegt schließlich eine Gefäßwandnarbe vor, die sich aneurysmatisch ausweiten kann. Diese Mikro- und Makroaneurysmen ergeben makroskopisch das klassische Bild der namensgebenden Knötchen entlang der betroffenen Arterie. Betroffene Organe sind die Nieren (85%), das Herz (76%), die Leber (62%) und der Gastrointestinaltrakt (51%), die Skelettmuskulatur (39%), das Pankreas (35%), die Hoden (33%), periphere Nerven (32%), das ZNS (27%) und die Haut (20%).

Klinische Relevanz Die klinische Manifestation hängt wesentlich vom befallenen Organ ab. Akute Krankheitsbilder sind häufig und werden durch die beiden Hauptkomplikationen geprägt: die akute Ischämie auf dem Boden einer arteriellen Thrombose und die Aneurysmaruptur. Die klinische Manifestation kann somit vom akuten Myokardinfarkt bis zum hämorrhagischen Schock, z.B. bei massiver gastrointestinaler Blutung, reichen.

Churg-Strauss-Syndrom

Definition Das Churg-Strauss-Syndrom ist eine systemische Entzündung mittelgroßer und kleiner Blutgefäße. Hauptmanifestationsorgan ist die Lunge, gefolgt von Herz, Milz, Haut und ZNS. Die Niere ist kaum betroffen. Assoziiert sind Asthma und Bluteosinophilie.

Morphologie
Die betroffenen Lungenabschnitte sind **histologisch** durch eine eosinophilenreiche parenchymatöse Entzündung mit Ausbildung von Epitheloidzellgranulomen charakterisiert, zum Teil mit zentralen Nekrosen.

Wegener-Granulomatose

Definition Diese granulomatöse Entzündung betrifft bevorzugt den Respirationstrakt mit einer nekrotisierenden Vaskuli-

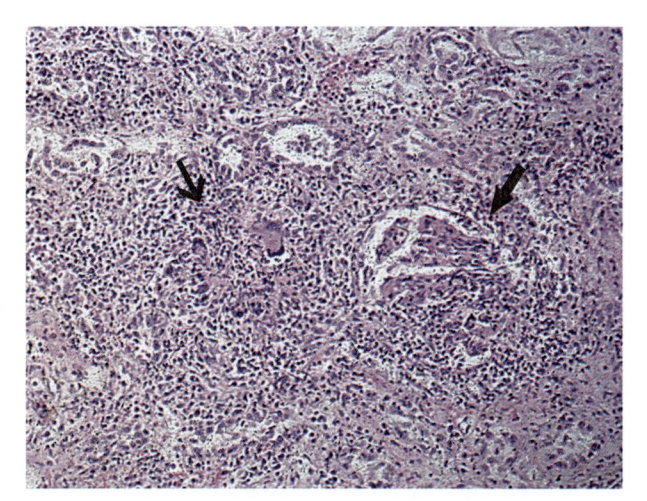

Abb. 20.14 Wegener-Granulomatose. Nekrotisierende granulomatöse Vaskulitis mit palisadenförmig angeordneten Riesenzellen (dünner Pfeil) und nekrotisierende Glomerulonephritis (dicker Pfeil). HE, Vergr. 80-fach.

tis mittelgroßer und kleiner Gefäße (> Abb. 20.14). Eine begleitende nekrotisierende Glomerulonephritis und ein positiver c-ANCA-Nachweis sind häufig.

Morphologie
Radiologisch finden sich in der Lunge disseminierte „wechselnde und flüchtige", bis 1,5 cm große Infiltrate. Die betroffenen Lungenabschnitte sind **histologisch** durch eine eosinophilenreiche parenchymatöse Entzündung mit Ausbildung von Epitheloidzellgranulomen charakterisiert, zum Teil mit zentralen Nekrosen. In die Entzündung sind mittelgroße und kleine Arterien und Venen mit einer nekrotisierenden eosinophilenreichen Vaskulitis einbezogen. Hauptmanifestationsorgan ist die Lunge, gefolgt von Herz, Milz, Haut und ZNS. Die Niere ist kaum betroffen.

Klinische Relevanz Sowohl klinisch als auch histopathologisch gibt es häufig Schwierigkeiten, diese Erkrankung von der klassischen Polyarteriitis nodosa abzugrenzen, was durch den Begriff **„overlap syndrome"** dokumentiert wird. Der bevorzugte Befall des Respirationstrakts, der bei der klassischen Polyarteriitis nodosa in der Regel ausgespart ist, die eosinophilenreiche Entzündung mit extravaskulären Granulomen sowie der positive Nachweis von c-ANCA in 30–60% der Betroffenen sprechen für die Diagnose eines Churg-Strauss-Syndroms.

Kutane leukozytoklastische Vaskulitis

Definition Diese teilweise nekrotisierende Vaskulitis kleiner Blutgefäße bleibt auf die Haut beschränkt.

Morphologie
In der Subkutis sind im frühen Stadium fibrinoide Nekrosen in der Wand kleinerer Arteriolen und postkapillärer Venolen zu finden, begleitet von einer durch neutrophile Granulozyten und Monozyten charakterisierten zellulären Entzündungsreaktion

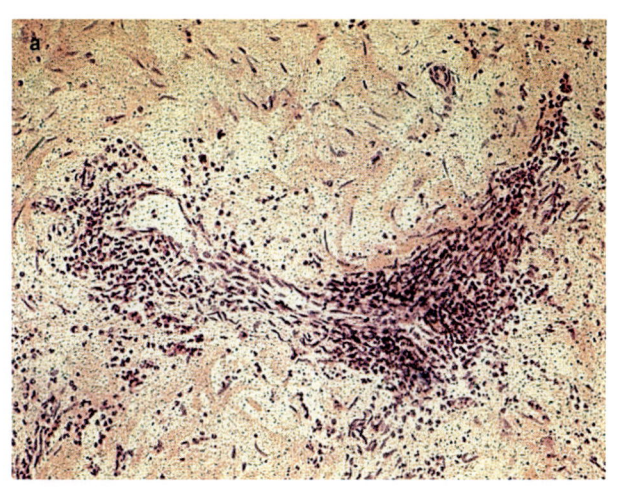

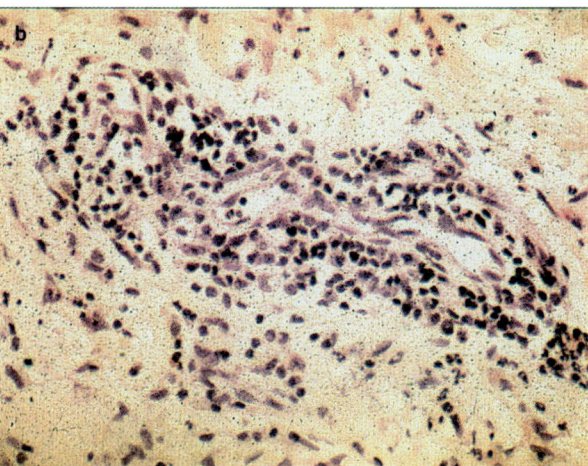

Abb. 20.15 Kutane leukozytoklastische Vaskulitis. a Frühes Stadium mit granulozytenreicher Entzündung und segmental ausgeprägten Gefäßwandnekrosen einer postkapillären Venole. HE, Vergr. 40-fach. **b** Spätes Stadium mit lymphozytenreicher Vaskulitis und Perivaskulitis. HE, Vergr. 120-fach.

(> Abb. 20.15a). Diese wird nach ungefähr 5 Tagen von einer lymphozytenreichen Entzündung abgelöst (> Abb. 20.15b). Die Erkrankung ist in der Regel selbstlimitierend.

Mikroskopische Polyarteriitis

Definition Sie ist eine systemische nekrotisierende Vaskulitis, die sich bevorzugt im Bereich von Arteriolen, Kapillaren und Venolen abspielt und die Nierenglomerula einbezieht.

Morphologie
Außer der Haut sind zahlreiche Organe betroffen, mit einem nahezu gleichartigen Verteilungsmuster wie bei der Polyarteriitis nodosa. Die Nierenglomerula sind unter dem Bild einer fokalen, segmentalen, proliferativen oder nekrotisierenden Glomerulonephritis beteiligt (> Abb. 20.16). Eine pulmonale Kapillaritis kann ebenfalls auftreten.

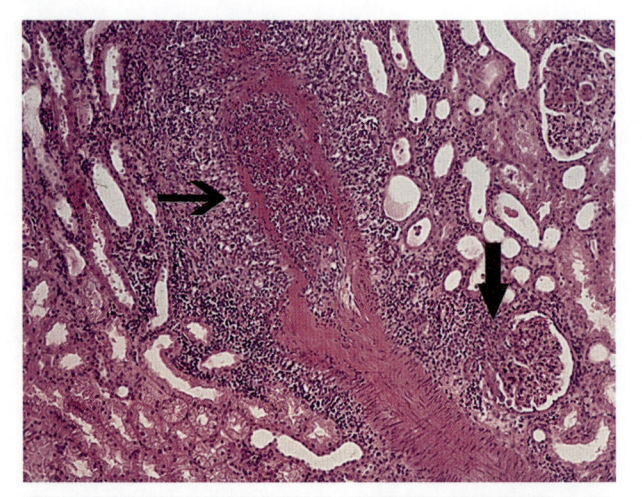

Abb. 20.16 Mikroskopische Polyarteriitis. Segmentförmig ausgeprägte nekrotisierende Arteriitis (dünner Pfeil) mit begleitender Glomerulonephritis (dicker Pfeil). HE, Vergr. 40-fach.

Klinische Relevanz Bei ungefähr 30% der Betroffenen finden sich Hepatitis-B-Antigen (HBsAg) und Hepatitis-B-Immunkomplexe im Serum. Kürzlich wurden ähnliche Veränderungen bei Patienten mit einer chronischen Hepatitis-C-Virus-Hepatitis und Glomerulonephritis beschrieben, basierend auf dem molekularpathologischen Nachweis der Virus-RNA. Klinisch und histologisch ist diese Erkrankung schwierig von der klassischen Polyarteriitis nodosa (keine begleitende Glomerulonephritis) abzugrenzen. Der positive p-Myeloperoxidase-ANCA-Nachweis erleichtert die Differenzialdiagnose.

Thrombangiitis obliterans

Syn.: Endangiitis obliterans, Buerger-Erkrankung
Definition Diese segmentale Vaskulitis kleinerer und mittlerer Arterien und Venen betrifft v.a. die Extremitäten.
Ätiologie Die Ätiologie ist ungeklärt. Junge Männer und Raucher sind häufiger betroffen.

Morphologie
In der Initialphase findet sich eine entzündliche Infiltration aller Gefäßwandschichten durch Lymphozyten, Plasmazellen, vereinzelt auch Granulozyten. Durch Endothelschädigung kann es zu einer Thrombose kommen. Mit zunehmendem Krankheitsverlauf werden die Thrombosen sowie die meist umschriebenen entzündlich bedingten Medianekrosen durch Bindegewebe ersetzt. Die Folge ist eine partielle oder komplette Lumenobliteration.

Klinische Relevanz Im Vordergrund der klinischen Symptomatik stehen Durchblutungsstörungen der unteren Extremitäten (Claudicatio intermittens), die zu einer Extremitätengangrän führen können. Die akuten Phasen dauern 1–4 Wochen und wiederholen sich nach Remission. Schließlich kann der Kollateralkreislauf nicht mehr kompensieren, sodass Bypass-Operationen oder eine Amputation erforderlich sind.

Sekundäre Vaskulitiden

Viele unterschiedliche lokale oder systemische Grunderkrankungen können vaskulitische Syndrome hervorrufen, die zum Teil primären Vaskulitiden verblüffend ähnlich sind:

- **Virusinfektionen** (z.B. *Parvovirus B19*, *Zytomegalievirus*) führen in der Regel zu Endothelzellläsionen, gefolgt von einer lymphozytären Entzündung im Kapillar- und Venolenbereich. Bei *Hepatitis-B-* und *-C-Virus-*Infektionen kann sich immunkomplexvermittelt das Bild einer Polyarteriitis nodosa entwickeln.
- **Bakterielle Infektionen,** bevorzugt durch pyogene Erreger, führen zu einer direkten nekrotisierenden Entzündung im Bereich kleiner Arterien und Arteriolen, teilweise mit Ausbildung von Mikroaneurysmen (mykotische Aneurysmen). Andererseits kann es durch erregerbedingte immunpathologische Mechanismen, z.B. Staphylokokken-Enterotoxin B und Toxic-Shock-Syndrom-assoziiertes Toxin 1 (➤ Kap. 48.3.5), zu klinischen Krankheitsbildern kommen, die der Kawasaki-Erkrankung und der Wegener-Granulomatose ähneln (hier allerdings mit negativem c-ANCA-Nachweis).
- **Pilzinfektionen,** speziell durch Aspergillen, führen zu einer nekrotisierenden angioinvasiven Arteriitis.
- Leukozytoklastische Vaskulitiden bzw. eine mikroskopische Polyarteriitis werden bei verschiedenen **Autoimmunerkrankungen,** chronisch entzündlichen Darmerkrankungen sowie auch bei Medikamentenüberempfindlichkeit gesehen.
- **Paraneoplastische Vaskulitiden** dokumentieren sich klinisch unter dem Bild einer leukozytoklastischen Vaskulitis, einer granulomatösen Vaskulitis, einer Riesenzellarteriitis, einer allergischen Vaskulitis bis hin zu einer Wegener-Granulomatose.

20.5.2 Venen

Phlebitis, Thrombophlebitis, Phlebothrombose

Definition Die **Phlebitis** ist eine Entzündung der Venen, die häufig mit einer Thrombose einhergeht (Thrombophlebitis). Im Gegensatz zur oberflächlichen **Thrombophlebitis** zeigen sich bei der tiefen **Phlebothrombose** meist keine wesentlichen entzündlichen Wandveränderungen. Alle 3 Formen sind vor allem in den unteren Extremitäten lokalisiert.

Als **Phlebitis migrans** bezeichnet man eine rezidivierende Thrombophlebitis oberflächlicher Venen mit wechselnder Lokalisation. In vielen Fällen ist die Krankheit mit einem malignen Tumor z.B. des Pankreas, der Niere, der Lunge oder des Gastrointestinaltrakts assoziiert.

Ätiologie und Pathogenese
Phlebitis, Thrombophlebitis und Phlebothrombose (➤ auch Kap. 7.5.3) weisen bestimmte Gemeinsamkeiten auf und beeinflussen sich gegenseitig: Ein in einer Vene entstandener Thrombus

Von der luminalen Seite kann das Endothel z.B. durch einen Venenkatheter verletzt werden, der zusätzlich die Gefahr einer Bakteriämie in sich birgt. Die Konstellation einer Thrombose mit Bakteriämie mündet in eine Thrombophlebitis. Entzündungsprozesse in verschiedenen Organen können andererseits von der Adventitia auf die gesamte Venenwand übergreifen und so eine Thrombose verursachen.

Phlebektasien und Varizen

Definition Phlebektasien und Venenvarizen beschreiben dilatierte, geschlängelte Venen mit häufig verdickter Wand (Phlebosklerose).

Ätiologie Bei aufrechter Körperhaltung ist der Druck in den Beinvenen relativ hoch. In den oberflächlichen Venen der unteren Extremitäten führt die dauerhafte „hydrostatische" Dilatation zu einer Venenklappeninsuffizienz, sodass das oberflächliche Venensystem dem höheren Druck des tiefen Venensystems ausgesetzt ist (➤ Abb. 20.17).

Risikofaktoren Varizen finden sich bei etwa einem Fünftel der Gesamtbevölkerung, vor allem beim weiblichen Geschlecht. Das Risiko ist erhöht bei:
- genetischer Prädisposition (genetisch bedingte Wandschwäche der betroffenen Venen)
- stehenden Berufen
- mehrfachen Schwangerschaften (mechanischer Druck des graviden Uterus auf die Beckenvenen, relaxierende Wirkung des hohen Östrogenspiegels auf die Venenmuskulatur)
- Adipositas (Verlust der mechanischen Stabilität der Venen im Zusammenspiel mit der Skelettmuskelpumpe durch interponiertes Fett)
- Venenthrombose (Druckerhöhung peripher der Thrombose)

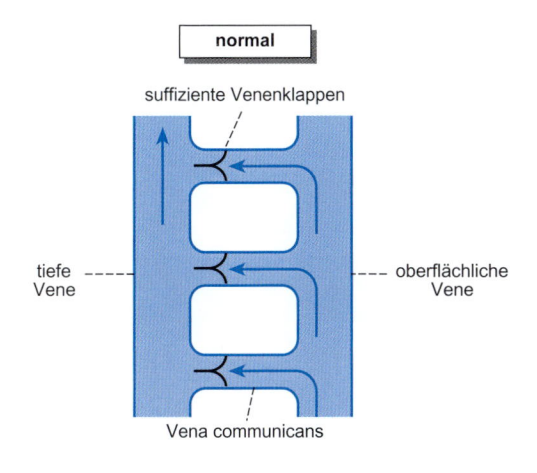

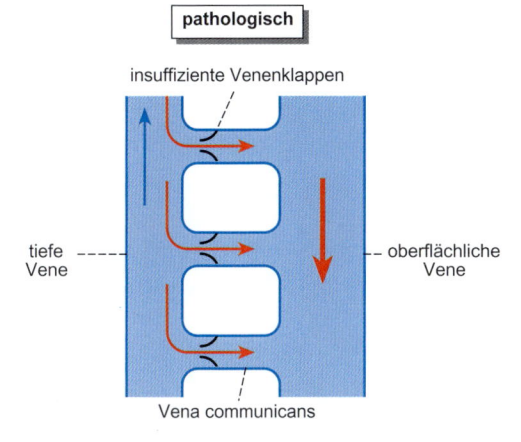

Abb. 20.17 Pathogenese von Varizen. Normalerweise wird das Blut von den oberflächlichen Venen durch muskuläre Aktivität (Muskelpumpe) in die tiefen Venen und schließlich herzwärts transportiert. Bei Erhöhung des hydrostatischen Drucks werden die Venenklappen durch die Erweiterung der Vv. communicantes insuffizient, sodass sich das Blut in den oberflächlichen Venen staut, die sich dann zu Varizen erweitern.

wird z.B. eine resorptive Entzündung der Venenwand hervorrufen, eine Entzündung der Venenwand häufig zu einem Abscheidungsthrombus (➤ Kap. 7.5.3) führen. Mischbilder sind insbesondere bei chronischen Verlaufsformen die Regel.

20.6 Gefäßtumoren

➤ Kap. 46.3.5

KAPITEL 21

H.M. Kvasnicka, F. Fend, A. Rosenwald, M.-L. Hansmann*

* In der Vorauflage unter Mitarbeit von S. Kriener

Blut und Knochenmark

21.1	Normale Struktur und Funktion der Hämatopoese	415
21.1.1	Erythrozytopoese	417
21.1.2	Granulozytopoese	417
21.1.3	Monozytopoese	417
21.1.4	Thrombozytopoese	417
21.2	Nichtneoplastische Störungen der Erythrozytopoese	417
21.2.1	Anämien	418
21.2.2	Polyglobulie	424
21.3	Nichtneoplastische Störungen der Granulozytopoese, Monozytopoese und Lymphozytopoese	424
21.3.1	Morphologische Störungen der Granulozytopoese	424
21.3.2	Quantitative Störungen der Granulozytopoese	424
21.3.3	Quantitative Störungen der Monozytopoese	425
21.3.4	Quantitative Störungen der Lymphozytopoese	425
21.4	Nichtneoplastische Störungen der Thrombozytopoese	425
21.4.1	Kongenitale funktionelle Defekte der Thrombozyten	425
21.4.2	Quantitative Störungen der Thrombozytopoese	425
21.5	Infektionen und reaktive Veränderungen in Blut und Knochenmark	426
21.5.1	Infektionskrankheiten	426
21.5.2	Sonstige reaktive Knochenmarkveränderungen	426
21.6	Myelodysplastische Syndrome	427
21.7	Myeloproliferative Neoplasien	428
21.8	Akute myeloische Leukämie	433
21.9	Maligne Lymphome im Knochenmark	434
21.9.1	Plasmazellmyelom	435
21.9.2	Akute lymphoblastische Leukämie	436
21.9.3	Chronische lymphozytische Leukämie des B-Zell-Typs	436
21.9.4	Haarzellenleukämie	437
21.9.5	Weitere Lymphome	437
21.10	Metastatische Knochenmarkinfiltration	437

Zur Orientierung

Zytopenien, Polyglobulien, Störungen der Infektabwehr und **Blutgerinnungsstörungen** sind **Leitsymptome** hämatologischer Erkrankungen. Ursache ist eine Funktionsstörung der hämatopoetischen Zellreihen, zu deren Aufgaben Sauerstofftransport (Erythrozyten), unspezifische Abwehr im Rahmen der angeborenen Immunität (Granulozyten) und die Beteiligung an der Blutgerinnung (Thrombozyten) gehören.

Die Funktionsstörungen sind ihrerseits auf **nichtneoplastische** und **neoplastische Veränderungen** der Hämatopoese zurückzuführen, wobei schwerwiegende, oft lebensgefährliche Funktionsstörungen auftreten können. Die **Diagnostik** der Erkrankungen von Blut und Knochenmark umfasst klinische und laboranalytische Parameter, bildgebende Verfahren sowie eine morphologische Untersuchung.

21.1 Normale Struktur und Funktion der Hämatopoese

Aus den **hämatopoetischen multipotenten Stammzellen** entwickeln sich im Knochenmark die 3 Zelllinien der **Erythrozytopoese** (Erythrozyten), **Granulozytopoese** (Granulo-/Monozyten) und **Megakaryozytopoese** (Thrombozyten). Bis zur 6. Schwangerschaftswoche findet die Hämatopoese im Dottersack statt, bis zum 7. Fetalmonat hauptsächlich in Leber und Milz, wo sie postpartal noch ca. 2 Wochen nachweisbar bleibt.

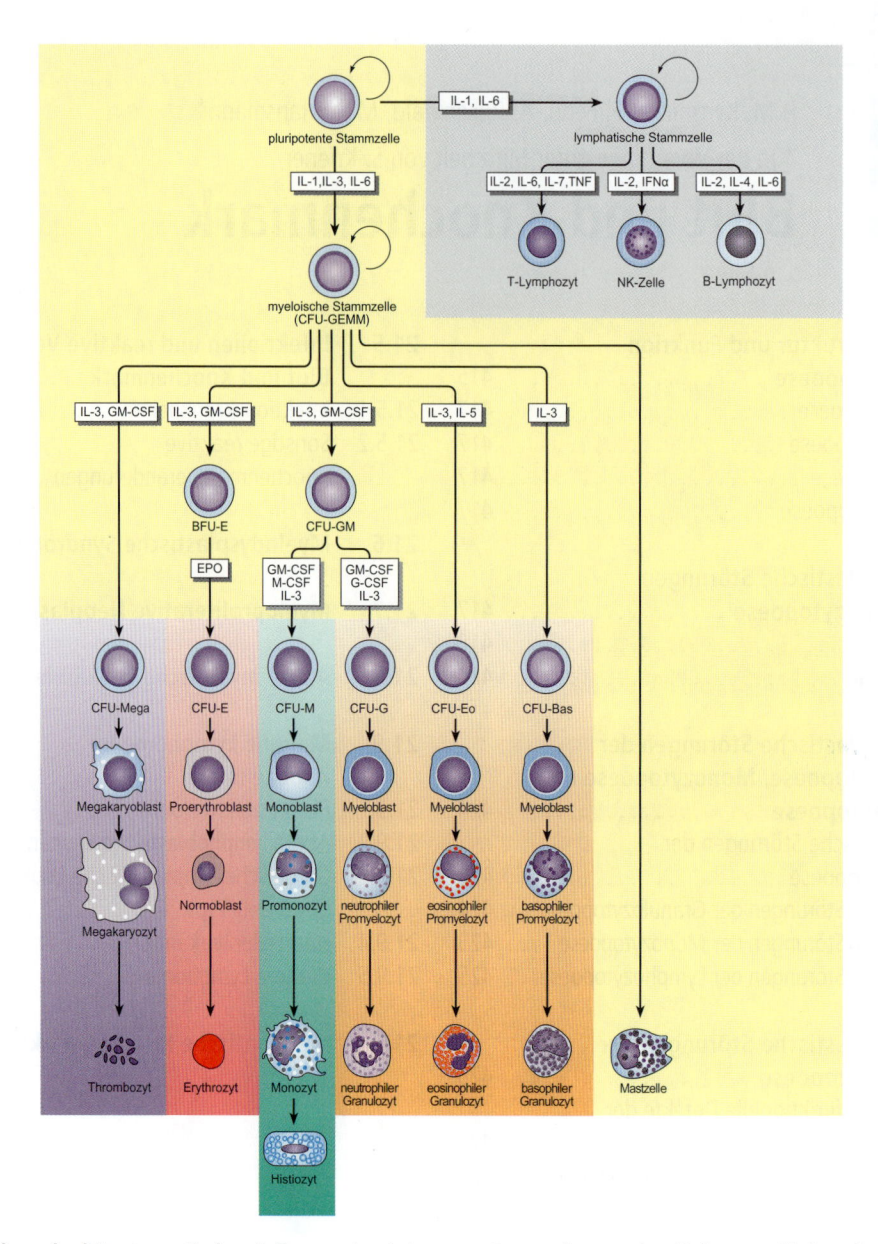

Abb. 21.1 Entwicklung der hämatopoetischen Zellen aus der pluripotenten Stammzelle unter dem Einfluss verschiedener Zytokine.

Im Knochenmark etabliert sich die Hämatopoese ab dem 5./6. Fetalmonat. Während zu Beginn alle Knochen beteiligt sind, ersetzt ab dem vollendeten 1. Lebensjahr mit fortschreitendem Knochenwachstum gelbes, fettzellreiches Mark immer mehr das rote blutbildende Mark. Beim Erwachsenen beschränkt sich die Blutbildung auf die kurzen und platten Knochen. Eine Umkehr dieser Entwicklung ist im Bedarfsfall möglich (z.B. bei chronischem Sauerstoffmangel, Neoplasmen und Infektionen). Die embryonalen Blutbildungsstätten sind somit als **extramedulläre Blutbildungsorte** reaktivierbar.

Das Knochenmark umfasst neben den hämatopoetischen Zellen auch Stroma mit Gefäßen (Arterien, Venen, Sinus, Kapillaren). Zum Stroma zählen Fettzellen, Endothelzellen, Osteoblasten, Osteoklasten und Retikulumzellen. Die von den Retikulumzellen (Fibroblasten) gebildete **extrazelluläre Matrix** bindet hämatopoetische Wachstumsfaktoren (Interleukine und koloniestimulierende Faktoren) und präsentiert sie in biologisch aktiver Form den hämatopoetischen Zellen.

Mit Ausnahme des in der Niere gebildeten Hormons Erythropoetin werden diese **Wachstumsfaktoren** (Glykoproteinhormone) überwiegend von T-Lymphozyten, Monozyten, Endothelzellen und Fibroblasten gebildet. Sie regulieren die Entwicklung der hämatopoetischen Zellen von der undeterminierten, pluripotenten Stammzelle (> Abb. 21.1).

Die Blutzellen werden aus dem Knochenmark über die **Sinusendothelien** selektiv freigesetzt, wobei physiologischerweise nur reife Blutzellen in die Sinus gelangen. Die Menge zirkulierender Blutzellen wird im Normalzustand über die Produktion und kontrollierte Freisetzung im homöostatischen Gleichgewicht gehalten. Ein erhöhter Bedarf, z.B. bei Infekt oder Blutung, wird zuerst mit einer gesteigerten Freisetzung und in der Folge mit einer erhöhten Produktion kompensiert.

21.1.1 Erythrozytopoese

Die Zellen der Erythrozytopoese liegen im Knochenmark in kleinen, relativ gut begrenzten Gruppen (**Erythronen**). Aus den **Proerythroblasten** entwickeln über mehrere Schritte **Erythroblasten** und schließlich orthochromatische **Normoblasten** (➤ Abb. 21.2), die durch Kondensation und Ausstoßung des Zellkerns zu **Retikulozyten** werden. Nach Austritt in das Blut verlieren diese ihre Ribosomen und werden zu reifen **Erythrozyten**, diskusförmigen, bikonkaven Zellen mit ca. 7,4 μm Durchmesser. Die Erythrozytopoese wird von **Erythropoetin** reguliert, zudem ist ein ausreichend hoher Spiegel von Eisen, Vitamin B_{12} und Folsäure notwendig. Die Erythrozyten haben eine Lebensdauer von rund 120 Tagen und werden überwiegend in der Milz abgebaut. Ein geringer Prozentsatz der Erythrozyten geht auch bei Gesunden bereits im Knochenmark zugrunde (ineffektive Erythrozytopoese).

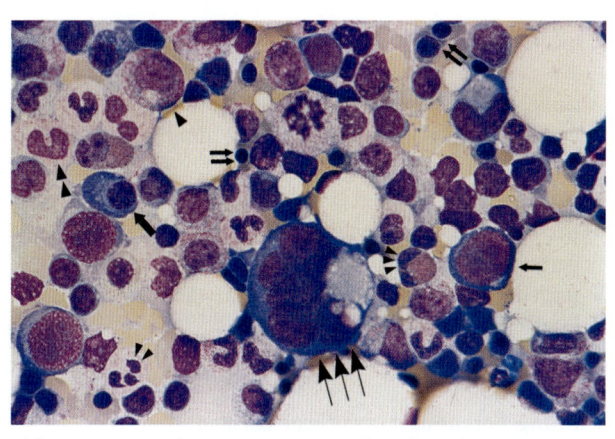

Abb. 21.2 Normale Hämatopoese. Zellen aller 3 hämatopoetischen Reihen ohne pathologische Veränderungen. Proerythroblast (dünner einfacher Pfeil); Normoblast (dünner doppelter Pfeil); Promyelozyt (einfache Pfeilspitze); neutrophiler Stabkerniger (doppelte große Pfeilspitze); neutrophiler Segmentkerniger (doppelte kleine Pfeilspitze); eosinophiler Segmentkerniger (dreifache kleine Pfeilspitze); Megakaryozyt (dreifacher dünner Pfeil), Plasmazelle (dicker Pfeil). Pappenheim-Färbung, Vergr. 600-fach.

21.1.2 Granulozytopoese

Myeloblasten sind die frühesten erkennbaren Zellen der Granulozytopoese. Sie besitzen rundliche bis ovale Kerne mit feinretikulärer Kernstruktur und ein leicht basophiles Zytoplasma – entweder ohne Granula (**Myeloblast Typ I**) oder mit wenigen azurophilen Granula (**Myeloblast Typ II**). Die Entwicklung zu reifen Zellen wird von **Wachstumsfaktoren** reguliert:
- GM-CSF (Granulozyten-Makrophagen-koloniestimulierender Faktor): reguliert die Entwicklung von Granulozyten und Monozyten
- G-CSF (Granulozyten-koloniestimulierender Faktor): reguliert die Entwicklung neutrophiler Granulozyten
- Interleukin 5: reguliert die Entwicklung eosinophiler Granulozyten
- M-CSF (Makrophagen-koloniestimulierender Faktor): reguliert die Entwicklung von Monozyten

Aus Myeloblasten entstehen die größeren **Promyelozyten**, die ein breites basophiles, granulareiches Zytoplasma haben. Aus Promyelozyten entstehen **Myelozyten** mit ovalem Kern und granuliertem Zytoplasma. Hieraus entwickeln sich **Metamyelozyten**, die sich weiter zu stab- und segmentkernigen **Granulozyten** differenzieren. Je nach Granulierung unterscheidet man neutrophile, basophile und eosinophile Granulozyten und deren Vorstufen (➤ Abb. 21.2).

Die unreifsten Zellen der Granulozytopoese befinden sich im Knochenmark in der Nähe der Knochentrabekel und Arteriolen. Zum Zentrum der Markräume hin zeigt sich eine zunehmende Ausreifung. Drei Viertel der Granulozyten werden als Knochenmarkreserve im Mark gespeichert. Ein Teil der Granulozyten zirkuliert im Blut, ein Teil wandert in das Gewebe aus, um dort Abwehrfunktionen zu erfüllen.

21.1.3 Monozytopoese

Aus **Monoblasten** entwickeln sich im Knochenmark **Promonozyten** und schließlich **Monozyten.** Diese liegen bevorzugt in der Nähe von Arteriolen. Monozyten gelangen über das Blut in das Gewebe, wo sie zu Zellen mit Phagozytoseeigenschaft (Makrophagen), Epitheloidzellen oder antigenpräsentierenden dendritischen Zellen differenzieren können.

21.1.4 Thrombozytopoese

Der **Megakaryoblast** wird durch Kernteilung ohne Zytoplasmateilung (Endomitose) zum **Megakaryozyten** (➤ Abb. 21.2), der morphologisch variabelsten Zelle des Knochenmarks. Sie besitzt ein breites, basophiles Zytoplasma und einen stark gelappten Kern. **Thrombozyten** entstehen durch Abspaltung von Zytoplasmafragmenten in die Knochenmarksinus, in deren Nähe die Megakaryozyten liegen. Thrombozyten leben ca. 8–11 Tage und werden v.a. durch Phagozytose in der Milz abgebaut.

21.2 Nichtneoplastische Störungen der Erythrozytopoese

Störungen der Erythrozytopoese können zu einer **Anämie** (Verminderung) oder zu einer **Polyglobulie** (Vermehrung) der Erythrozytenzahl führen.

21.2.1 Anämien

Anämie bedeutet eine Verminderung der Erythrozytenzahl oder der Hämoglobinkonzentration bzw. des Hämatokritwerts unter die Altersnorm.
Anämien werden wie folgt eingeteilt:
- nach ihrer **Ursache** (Erythrozytenbildungsstörung, gesteigerter Erythrozytenabbau, Erythrozytenverlust)
- nach der **Erythrozytengröße** (normozytär, mikrozytär, makrozytär)
- nach dem **Hämoglobingehalt** (normochrom, hypochrom, hyperchrom)
- in **angeborene** oder **erworbene Formen.**

Im Folgenden wird die Einteilung nach der Ursache besprochen.

Anämien durch Bildungsstörungen

Anämien können durch folgende Bildungsstörungen verursacht werden:
- Hämoglobinsynthesestörungen
- DNA-Synthese-Störung
- Störung der pluripotenten Stammzelle
- Störung der erythropoetischen Stammzelle
- Erythropoetinmangel
- unklare und durch multiple Mechanismen bedingte Störungen der Erythrozytopoese
- Verdrängung der Erythrozytopoese

Anämien durch Hämoglobinsynthesestörungen

Hämoglobinsynthesestörungen führen zu einer hypochromen Anämie, d.h. zu einem verminderten Hb-Gehalt des einzelnen Erythrozyten. Zu den hypochromen Anämien zählen die Eisenmangelanämie und die Thalassämien.

Eisenmangelanämie

Ätiologie Eisenmangel ist die häufigste Ursache von Anämien. Er kann folgende Ursachen haben:
- chronische Blutungen (am häufigsten):
  - genitale Blutungen der Frau
  - gastrointestinale Blutungen (z.B. Ulzera, Karzinome, Ösophagusvarizen, Hakenwurmbefall, Angiodysplasie)
  - Blutverluste aus anderen Organen (operativ oder traumatisch)
- mangelhafte Eisenzufuhr (Säuglinge, Kleinkinder, Vegetarier)
- Malabsorption (Zustand nach Magenresektion, Erkrankungen des Dünndarms)
- erhöhter Eisenbedarf (Schwangerschaft, Stillperiode, Wachstum)

Morphologie
Im **Blutausstrich** finden sich hypochrome, mikrozytäre und ungleich geformte Erythrozyten (**Poikilozytose**) sowie Anulozyten (infolge Hämogolobinmangels ringförmige Erythrozyten) und einzelne **Targetzellen** (schießscheibenartige Erythrozyten; ➤ Abb. 21.3).

Je nach Ausmaß, Dauer und Ursache des Eisenmangels zeigt sich im **Knochenmark** eine mehr oder weniger ausgeprägte kompensatorische **Hyperplasie** der Erythrozytopoese. Der Hämosideringehalt in den Knochenmark-Retikulumzellen (Makrophagen) und die Eisengranula der Erythroblasten sind hochgradig reduziert.

Klinische Relevanz Erst bei vollständiger Erschöpfung der Eisenreserven treten Allgemeinsymptome wie Kopfschmerzen, Müdigkeit und Blässe auf. Zusätzlich kommen Haut- und Schleimhautveränderungen wie Hohlnägelbildung, Brüchigkeit von Haaren und Nägeln, trockene Haut und Mundwinkelrhagaden vor. Die Schleimhautatrophie der Zunge, des Pharynx und des Ösophagus führt zu Zungenbrennen und Dysphagie.

Thalassämien

Die Thalassämien sind eine heterogene Gruppe genetischer Erkrankungen mit einer quantitativen Störung der Hämoglobinsynthese. Hämoglobin besteht aus 4 Globinketten, nach deren Zusammensetzung (α-, β-, γ-, δ-Ketten) man 3 Hämoglobintypen unterscheidet (➤ Tab. 21.1). Bei der β-Thalassämie ist die Synthese der β-Ketten, bei der selteneren α-Thalassämie die der α-Ketten gestört:

- **β-Thalassämie:** Ihr liegt eine Verminderung oder ein Verlust der β-Ketten des HbA_1 zugrunde. Die überzähligen α-Ketten werden in den Erythroblasten und den Erythrozyten abgelagert. Es resultiert eine schwere Störung der Erythrozytopoese mit intra- und extramedullärer Hämolyse. Die höchste Prävalenz findet sich im Mittelmeerraum, im Mittleren Osten und in Südostasien.

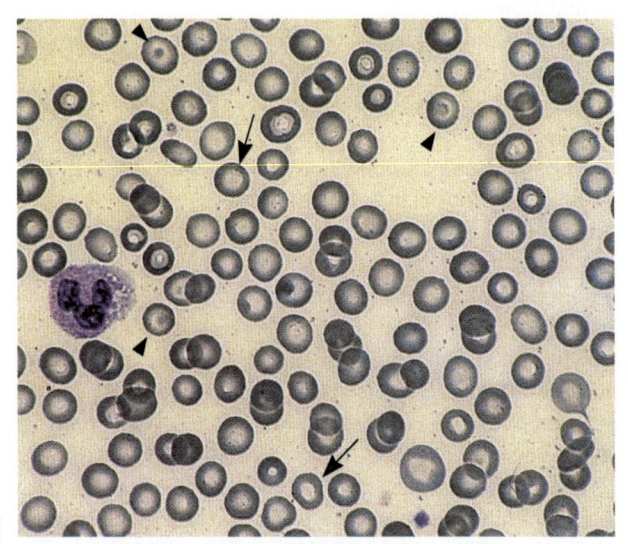

Abb. 21.3 Eisenmangelanämie. Blutausstrich. Zahlreiche Anulozyten (Pfeile), Mikrozyten und einzelne Targetzellen (Pfeilspitzen). May-Grünwald-Giemsa, Vergr. 600-fach.

- **α-Thalassämie:** Sie ist meist Folge einer Deletion eines oder mehrerer, selten aller 4 α-Globin-Gene. Nur bei Deletion aller 4 Gene wird die α-Ketten-Synthese vollständig unterdrückt und führt so zum Versagen der fetalen Hämoglobinsynthese und damit zum Tod in utero (Hydrops fetalis).

Molekularpathologie
Ursache der β-Thalassämie ist meist eine Punktmutation, seltener eine Deletion von β-Globin-Genen. Sind beide Elternteile heterozygote Träger der Anlage, tritt mit 25% Wahrscheinlichkeit die homozygote Form (Thalassaemia major, Cooley-Anämie) auf. In der Hämoglobinelektrophorese fehlt der HbA_1-Anteil, der HbF-Anteil beträgt hingegen zwischen 30 und 95%, der HbA_2-Anteil variiert. Die homozygote Form manifestiert sich 3–6 Monate nach der Geburt, dem Zeitpunkt der Umstellung von HbF zu HbA.

Klinische Relevanz Klinisch fallen bei der homozygoten Form eine Hepatosplenomegalie, Ikterus (aufgrund der Hämolyse) und eine schwere hämolytische Anämie auf. Aufgrund der Ausdehnung des hyperplastischen Knochenmarks in den kortikalen Knochen findet man radiologisch einen „Bürstenschädel": Die Schädelkalotte stellt sich mit radiären, stachelförmigen Verdichtungen der Diploe bei Rarefizierung der Kortikalis dar. Ohne Therapie sterben die Patienten im 2.–3. Lebensjahrzehnt an Infektionen oder an den durch Eisenüberladung hervorgerufenen Organschäden.

Die **heterozygote Form** (Minor-Form) verläuft häufig asymptomatisch, zeigt jedoch ein hypochromes, mikrozytäres Blutbild. Eine geringgradige Anämie kann durch Stresssituationen (z.B. Schwangerschaft, Infekte) verstärkt werden.

Anämien durch DNA-Synthese-Störungen: megaloblastäre Anämien

Diese Anämien beruhen auf einem Vitamin-B_{12}- und/oder Folsäuremangel, wodurch es zu Störungen der DNA-Synthese kommt. Die häufigste Ursache ist der Vitamin-B_{12}-Mangel. Folge ist eine hyperchrome Anämie mit Megaloblasten im Knochenmark und Megalozyten (evtl. auch Megaloblasten) im peripheren Blut.

Vitamin-B_{12}-Mangel
Vitamin B_{12} ist eine kobalthaltige, porphyrinähnliche Ringverbindung. Es wird von Mikroorganismen der Darmflora synthetisiert. Da das im menschlichen Kolon synthetisierte Vitamin B_{12} jedoch nicht resorbiert werden kann, ist der Mensch auf die Zufuhr über tierische Nahrung (Fleisch, Milch, Eier) angewiesen. Vitamin B_{12} ist ein essenzielles Koenzym für die DNA-Synthese und kommt im Körper in 2 aktiven Formen vor (Adenosylcobalamin, Methylcobalamin). Es wird im terminalen Ileum resorbiert, wofür der sog. Intrinsic-Faktor, ein von den Belegzellen (Parietalzellen) des Magens gebildetes Glykoprotein, notwendig ist. Im Plasma wird Vitamin B_{12} an Glykoproteine gebunden und zur Leber, zum Knochenmark und zu anderen schnell proliferierenden Geweben transportiert. Etwa 2 mg Vitamin B_{12} werden in der Leber gespeichert, weitere 2 mg außerhalb der Leber; dieser Vorrat reicht ohne weitere Vitamin-B_{12}-Zufuhr für ca. 3 Jahre.

Ätiologie Häufige Ursachen eines Vitamin-B_{12}-Mangels sind:
- mangelhafte Zufuhr bei streng vegetarischer Kost
- Intrinsic-Faktor-Mangel:
  - nach Magenresektion
  - bei **perniziöser Anämie** (Biermer-Addison-Syndrom): durch Autoantikörper gegen Parietalzellen und Intrinsic-Faktor kommt es zu einer atrophen Autoimmungastritis (Typ A) mit Achlorhydrie und dadurch zu einem Mangel an Intrinsic-Faktor (häufiger erworben, seltener kongenital)
- intestinale Erkrankungen mit Malabsorptionssyndrom
- vermehrter Verbrauch im Darmlumen durch Fischbandwurmbefall
- bakterielle Überwucherung (z.B. beim **Blind-Loop-Syndrom**): Folge einer chronischen Stauung des Darminhalts im blinden Ende einer Seit-zu-Seit-Darmanastomose oder in einem Divertikel, wodurch es zu Verdauungsstörungen und Schleimhautreizungen kommt. Der Vitamin-B_{12}-Verbrauch der Darmflora ist erhöht und die Resorption gestört.

Folsäuremangel
Folsäure ist in der Nahrung (Gemüse, Pilze, Niere, Leber) enthalten und wird im Dünndarm zur Monoglutamatform dekonjugiert und resorbiert.

Ätiologie Ursachen des Folsäuremangels sind:
- Mangelernährung (Alkoholiker, einseitige Kost)
- erhöhter Bedarf (Hämolyse, Schwangerschaft)
- intestinale Erkrankungen mit Malabsorptionssyndrom
- Störung der Dekonjugation durch Medikamente (z.B. Phenytoin)
- Behandlung mit Folsäureantagonisten (z.B. Methotrexat)
- kongenitale Ursachen (Enzymdefekte, z.B. Dehydrofolsäurereduktase-Mangel)

Morphologie
Es besteht eine makrozytäre, hyperchrome Anämie. Die Retikulozytenzahl ist im Verhältnis zum Schweregrad der Anämie niedrig, die Gesamtzahl der Leukozyten und Thrombozyten kann mäßiggradig vermindert sein.

Im Ausstrich des **peripheren Blutes** lassen sich eine deutliche Vergrößerung, Poikilozytose und Anisozytose der Erythrozyten nachweisen. Die Erythrozyten können teils Granulozyten-

Tab. 21.1 Hämoglobinkonstellationen.

Typen	Neugeborene (%)	Erwachsene (%)
HbA_1 (αα/ββ)	20–40	97
HbA_2 (αα/δδ)	0,5–1,5	2,5
HbF (αα/γγ)	60–80	< 0,5

durchmesser erreichen und teils Kernreste (**Howell-Jolly-Körperchen**) beinhalten. Die segmentkernigen Granulozyten zeigen als Zeichen der Reifungsstörung eine Übersegmentierung (➤ Abb. 21.4).

Das **Knochenmark** ist hyperzellulär und zeigt eine erhebliche Hyperplasie der Erythrozytopoese, die überwiegend aus vergrößerten Erythroblasten (**Megaloblasten**) besteht (➤ Abb. 21.5).

Die ausgeprägte Steigerung der Erythrozytopoese kann gelegentlich den Eindruck einer Blasteninfiltration wie bei einer akuten Leukämie erwecken. Die Erythrone sind flächenhaft vermehrt und die vergrößerten Normoblasten enthalten häufig ringförmige Gebilde als fragliche Reste der Kernmembran (**Cabot-Ringe**). Eisenhaltige Retikulumzellen und Sideroblasten sind gleichfalls vermehrt. Die Granulozytopoese weist häufig Reifungsstörungen mit Riesenstabkernigen und übersegmentierten Granulozyten und eine Eosinophilie auf. In der Megakaryozytopoese können vermehrt hypersegmentierte Megakaryozyten auftreten.

Die Differenzialdiagnose der Knochenmarkveränderungen zwischen einer perniziösen Anämie und einem myelodysplastischen Syndrom (➤ Kap. 21.6) oder einer HIV-Infektion kann schwierig sein. Auch die durch Alkoholkrankheit verursachte Anämie ist hyperchrom und makrozytär, selbst wenn normale Vitamin-B_{12}- und Folsäurespiegel vorliegen.

Klinische Relevanz Für den **Vitamin-B_{12}-Mangel** ist eine Trias von hämatologischen, neurologischen und gastrointestinalen Störungen charakteristisch. Häufige Symptome sind Müdigkeit, verminderte Leistungsfähigkeit, Blässe, eventuell leichter Ikterus (durch erhöhten Hämoglobinabbau bei verstärkter ineffektiver Hämatopoese), ferner eine atrophe Autoimmungastritis sowie andere Schleimhautatrophien (atrophe Glossitis mit glatter, roter Zunge und Zungenbrennen: **Hunter-Glossitis**). Daneben finden sich Zeichen einer Polyneuropathie. Zu den neurologischen Störungen ➤ Kap. 8.7.4. Das klinische Krankheitsbild ist nicht immer voll ausgeprägt.

Das klinische Bild des **Folsäuremangels** ist durch die Symptome einer Anämie gekennzeichnet, eine neurologische Symptomatik fehlt. Bei Schwangeren ist bei Folsäuremangel das Risiko eines embryonalen Neuralrohrdefekts erhöht.

Anämie durch Störung der Proliferation und Differenzierung der pluripotenten Stammzelle: aplastische Anämie

Diese Defekte führen zu einer hochgradigen Hypoplasie oder zu einer Aplasie des Knochenmarks. Diese verursacht eine Panzytopenie (Anämie, Leukopenie, Thrombopenie) des peripheren Bluts.

Ätiologie Aplastische Anämien werden in primäre und sekundäre Formen eingeteilt.

- **Primäre Formen:**
  - Fanconi-Anämie (autosomal rezessiv vererbt)
  - idiopathische Formen (wahrscheinlich verursacht durch einen Autoimmunmechanismus, bei dem die T-Lymphozyten des Patienten supprimierend auf die hämatopoetischen Stammzellen wirken)
- **Sekundäre Formen,** verursacht durch (➤ auch Kap. 51):
  - ionisierende Strahlen
  - Chemikalien (z.B. Benzene, Lösungsmittel, Insektizide)
  - Medikamente (z.B. Busulfan, Cyclophosphamid, Gold)
  - Infektionen (z.B. Virushepatitis)

Morphologie
In fortgeschrittenen Fällen besteht das Knochenmark fast ausschließlich aus Fettmark (➤ Abb. 21.6). Zum Teil findet sich ein fokales Marködem, Lymphozyten und Plasmazellen können vermehrt sein.

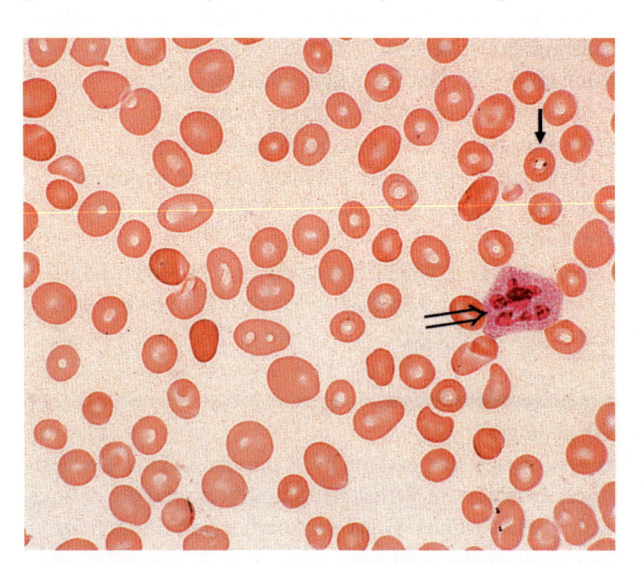

Abb. 21.4 Perniziöse Anämie. Blutausstrich. Zahlreiche Makrozyten und Makroovalozyten. Ein Erythrozyt mit Howell-Jolly-Körperchen (Pfeil). Ein hypersegmentierter neutrophiler Granulozyt (Doppelpfeil). May-Grünwald-Giemsa, Vergr. 600-fach.

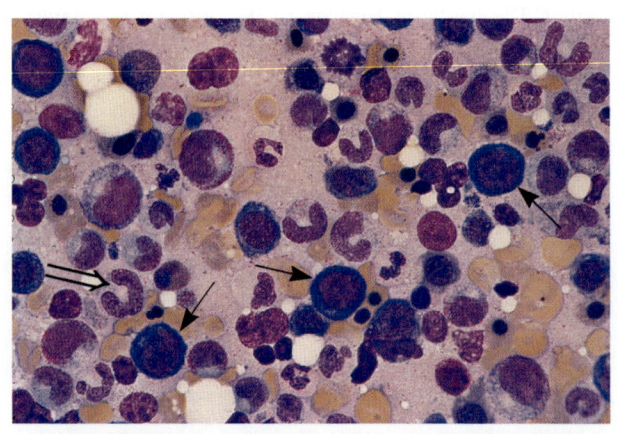

Abb. 21.5 Perniziöse Anämie. Megaloblastäre Erythrozytopoese (Pfeile). Riesenstabkernige Formen in der Granulozytopoese (Doppelpfeil). Pappenheim, Vergr. 600-fach.

Klinische Relevanz Die klinischen Symptome beruhen auf der Panzytopenie und äußern sich in Blässe, Müdigkeit, Blutungen und rezidivierenden Infekten.

Anämien durch Störungen der Proliferation und Differenzierung der erythropoetischen Stammzelle

Erythroblastophthise

Diese Störungen führen zu einer isolierten Bildungsstörung der erythrozytären Reihe mit isolierter Hypoplasie oder Aplasie der Erythrozytopoese (Erythroblastophthise). Man unterscheidet eine akute und eine chronische Form:

- **akute Form:** im Rahmen von hämolytischen Krisen. Meist nur von kurzer Dauer. Bei Patienten mit chronischer hämolytischer Anämie oder Immundefizienz kann eine Infektion mit *Parvovirus B19* zu meist selbstlimitierten aplastischen Krisen führen.
- **chronische Form:**
  - kongenital bei Säuglingen und Kleinkindern infolge eines Rezeptordefekts der erythropoetischen Stammzellen, der sie unempfindlich gegen Erythropoetin macht
  - erworben bei Erwachsenen, meist im Rahmen von Kollagenosen, Virusinfekten, Thymomen oder Lymphomen

Kongenitale dyserythropoetische Anämie

Es handelt sich um eine autosomal rezessiv oder autosomal dominant vererbte Erkrankung, die durch einen genetischen Defekt des Enzyms N-Acetylglukosaminyl-Transferase verursacht wird. Dieses Enzym ist für die Glykosylierung mehrerer Erythrozytenmembranproteine notwendig.

Anämie durch Erythropoetinmangel bei chronischer Niereninsuffizienz

Ursache ist meist eine Verminderung der Erythropoetinbildung. Außerdem kann im Rahmen der Dialyse ein Eisenmangel durch Blutverlust und ein Folsäuremangel hinzukommen. Bei Langzeitdialysepatienten hemmt eine iatrogene Aluminiumüberladung (durch Langzeiteinnahme aluminiumhaltiger Phosphatbinder) die Erythrozytopoese.

Unklare und durch multiple Mechanismen bedingte Anämien

Anämien bei akuten Infekten

Häufig handelt es sich hierbei um hämolytische Anämien. Bestimmte Bakterien (z.B. *Clostridium perfringens, Streptococcus pyogenes*) können die Erythrozytenmembran schädigen und zur Hämolyse führen. Ferner kann durch virale Infekte ein Erythro- bzw. Hämophagozytosesyndrom ausgelöst werden. Dabei handelt es sich um eine diffuse Vermehrung aktivierter Makrophagen, die (meist) Erythrozyten phagozytieren.

Anämien bei chronischen Erkrankungen

Die Ursachen dieser Anämieformen sind sehr heterogen. Infrage kommen inadäquate Erythropoetinspiegel und die Aktivierung von Makrophagen und Lymphozyten im Rahmen von z.B. Infekten, Autoimmunerkrankungen, Tumoren.

Anämien durch Verdrängung der Erythrozytopoese bei Knochenmarkinfiltration

➤ Kap. 21.8, ➤ Kap. 21.9 und ➤ Kap. 45.6

Hämolytische Anämien

Diese Anämien werden verursacht von einem **beschleunigten Erythrozytenabbau.** Sie können sowohl hereditär als auch erworben sein. Ursachen des beschleunigten Erythrozytenabbaus können im Erythrozyten selbst (Membrandefekte, Enzymdefekte, Hämoglobindefekte) liegen oder auf äußeren Einwirkungen (Antikörper, mechanische Traumen) beruhen. Demnach wird von **korpuskulären** und **extrakorpuskulären** Ursachen gesprochen.

Klinische Relevanz Die Patienten fallen durch eine Blässe von Haut und Schleimhäuten, einen leichten rezidivierenden Ikterus und eine Splenomegalie auf. Der Urin enthält Urobilinogen und verfärbt sich daher nach längerem Stehen dunkel.

Erbliche (hereditäre) hämolytische Anämien

Ursachen sind **Membrandefekte** wie bei einer Kugelzellenanämie (hereditäre Sphärozytose) sowie unterschiedliche **Enzymdefekte** wie bei Glukose-6-Phosphat-Dehydrogenase-Mangel (Favismus) oder Pyruvatkinasemangel. Außerdem zählen zu dieser Gruppe **Hämoglobindefekte** (Hämoglobinopathien) wie die Sichelzellenanämie, die eine hohe Prävalenz in Afrika und unter der schwarzen Bevölkerung Amerikas aufweist.

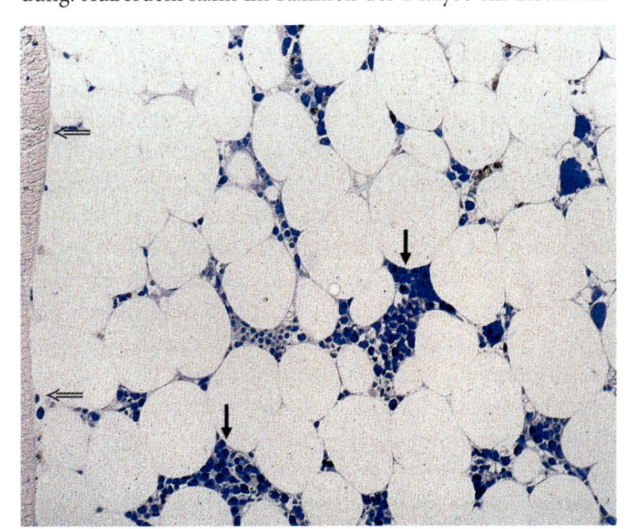

Abb. 21.6 Aplastisches Knochenmark (Panmyelophthise). Hochgradig hypozelluläres Knochenmark mit völligem Schwund der paratrabekulären myeloischen Vorstufen (Doppelpfeile). Einzelne kleine Erythropoeseinseln (Pfeile). Giemsa, Vergr. 200-fach.

Membrandefekte

Die Ursache einer **Kugelzellenanämie** (hereditären Sphärozytose) ist eine vorwiegend autosomal dominant vererbte Störung der Spektrin-β-Ketten-Synthese, die den Spektrinanteil (Hauptstrukturprotein der Erythrozytenmembran) vermindert. Die autosomal rezessive Form beruht auf einer Synthesestörung der Spektrin-α-Kette. Die Erythrozyten besitzen anfangs ihre regelrechte bikonkave Form, verlieren jedoch nach und nach Membranbestandteile. Dadurch strömen Natriumionen und Wasser in die Erythrozyten, die schließlich eine Kugelform annehmen (> Abb. 21.7). Diese **Sphärozyten** können die Mikrozirkulation der Milz nicht mehr passieren und werden dort frühzeitig abgebaut.

Morphologie
Der **Blutausstrich** zeigt Mikrosphärozyten und zahlreiche Retikulozyten. Durch die meist gesteigerte Erythrozytopoese ist das Knochenmark hyperplastisch. Die Erkrankung wird mit variabler Expression, deren Ausmaß mit dem Schweregrad der hämolytischen Anämie korreliert, vererbt.

Klinische Relevanz In schweren Fällen kommt es zu ausgeprägter Anämie, Ikterus und Splenomegalie. Komplizierend können lebensbedrohliche aplastische Krisen, z.B. ausgelöst durch eine *Parvo-B19-Virus*-Infektion, auftreten. Die Patienten entwickeln gehäuft Bilirubingallensteine.

Enzymdefekte
Es sind zahlreiche unterschiedliche Defekte bekannt. Nachfolgend sind 2 wichtige Beispiele aufgeführt:
- **Glukose-6-Phosphat-Dehydrogenase(G-6-PD)-Mangel (Favismus):** Die Erkrankung beruht auf Mutationen des G-6-PD-Gens, das auf dem X-Chromosom liegt. G-6-PD reduziert NADP und oxidiert gleichzeitig Glukose-6-Phosphat. Diese Reaktion ist in Erythrozyten die einzige NADPH⁻-Quelle. Die defizienten Erythrozyten sind nicht mehr vor Oxidationsschäden geschützt. Es kommt zu hämolytischen Krisen infolge von Infektionen, Genuss von Saubohnen und durch Medikamente (z.B. Malariamittel, Sulfonamide, Acetylsalicylsäure). Meist findet sich die Erkrankung bei Afrikanern, Asiaten und Bewohnern der Mittelmeerländer. Männer und homozygot betroffene Frauen erkranken immer, bei heterozygoten Frauen kann die Ausprägung der Erkrankung variabel sein. Heterozygote Anlageträger sind gegenüber Malariaplasmodien resistenter als Individuen ohne Enzymdefekt.
- **Pyruvatkinasemangel:** Es handelt sich um einen autosomal rezessiv vererbten Glykolysedefekt mit verminderter ATP-Bildung und resultierender verminderter Flexibilität der Erythrozyten. Nur bei homozygoten Anlageträgern kommt es zu einer hämolytischen Anämie.

Morphologie
Während einer G-6-PD-Krise können im **Blutausstrich** fragmentierte und kontrahierte Erythrozyten auftreten. Typisch ist der Nachweis von Heinz-Innenkörpern (in Erythrozyten exzentrisch gelegene denaturierte Hämoglobinprodukte). Im symptomfreien Intervall ist das Blutbild beim G-6-PD-Mangel normal. Beim Pyruvatkinasemangel sind insbesondere nach Splenektomie eine Poikilozytose und Erythrozytendeformierungen nachweisbar.

Hämoglobindefekt: Sichelzellenanämie
Sie ist die häufigste Hämoglobinopathie (höchste Prävalenz in Afrika und unter der schwarzen Bevölkerung Amerikas) und beruht auf einer vererbten qualitativen Hämoglobinveränderung, bei der aufgrund einer Punktmutation im β-Globin-Locus auf Chromosom 11 Glutamin durch Valin ersetzt und damit das sog. **Hämoglobin S** (HbS) gebildet wird. Der Erbgang bezüglich des klinischen Bildes ist autosomal rezessiv, bezüglich des Nachweises des Sichelzellenhämoglobins autosomal kodominant. Bei herabgesetzter Sauerstoffspannung kommt es bei homozygoten Anlageträgern zur Polymerisation von HbS, wobei die Erythrozyten eine starre Sichelform (**Sichelzellen**) annehmen (> Abb. 21.8) und daher verstärkt in der Milz abgebaut werden. Vorher können sie jedoch zu Mikroembolien und damit zu Infarkten in verschiedenen Organen führen. Hämolytische Anämien sind (z.B. durch Infekte oder Sauerstoffmangel) möglich. Heterozygote Anlageträger sind dagegen nicht anämisch und haben einen unauffälligen Blutausstrich. Ihre Erythrozyten sind (wie beim G-6-PD-Mangel) gegenüber Malariaplasmodien resistenter als diejenigen ohne Hämoglobinopathie.

Morphologie
Im **Blutausstrich** zeigen sich neben einer Anisozytose und Poikilozytose typischerweise Sichelzellen und Targetzellen

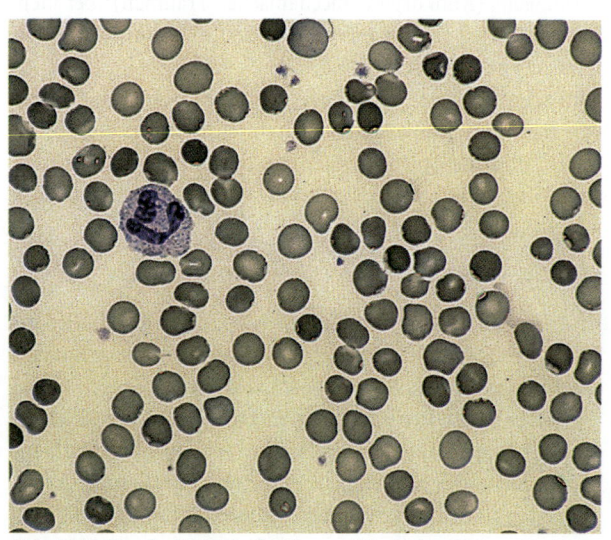

Abb. 21.7 Kugelzellenanämie. Blutausstrich. Stark verkleinerte Erythrozyten ohne Aufhellung (Sphärozyten). May-Grünwald-Giemsa, Vergr. 600-fach.

(➤ Abb. 21.8). Das Knochenmark weist infolge der gesteigerten Erythrozytopoese eine erhöhte Zellularität auf. Es kann durch Knochenabbau zur Zerstörung der Wirbelkörper und zum radiologischen Bild des sog. Bürstenschädels kommen.

Erworbene hämolytische Anämien

Antikörperbedingte hämolytische Anämie
Bei antikörperbedingten hämolytischen Anämien werden die Erythrozyten von Antikörpern zerstört. Hierbei kann es sich um Allo-, Iso- oder Autoantikörper handeln. Der **Blutausstrich** ist unauffällig, das **Knochenmark** zeigt eine Hyperplasie infolge einer reaktiv gesteigerten Erythropoese (➤ Abb. 21.9).

Es werden eine primäre (idiopathische) und eine sekundäre Form unterschieden. Die sekundäre Form wird v.a. durch NHL, Kollagenosen (z.B. Lupus erythematodes), Medikamente (z.B. Penizillin, Cephalosporine, α-Methyldopa) oder Infekte (besonders Virusinfekte) ausgelöst. Folgende Erythrozytenantikörper können die Ursache sein:

- **IgG-Antikörper:** Sie sind zu klein, um den Abstand zwischen 2 Erythrozyten zu überbrücken (inkomplette Antikörper). Bei Körpertemperatur binden sie an die Antigene der Erythrozytenoberfläche, worauf die antikörperbeladenen Erythrozyten in Milz und Leber zerstört werden (extravaskuläre Hämolyse). Der direkte Coombs-Test ist positiv. Zu dieser Gruppe gehören die Wärmeantikörper und die Rhesus-Isoagglutinine.
  - **Wärmeantikörper:** Sie können idiopathisch (45%) oder sekundär bei NHL, Kollagenosen, bestimmten Medikamenten oder Virusinfekten auftreten. Das Reaktionsoptimum liegt zwischen +20 und +40 °C.
  - **Rhesus(Rh)-Isoagglutinine:** Eine rh-negative Frau wird durch eine frühere Schwangerschaft oder einen Abort eines Rh-positiven Kindes sensibilisiert und produziert IgG-Antikörper gegen Rh-positive Erythrozyten. Bei einer erneuten Schwangerschaft mit einem Rh-positiven Fetus wird durch den erneuten Antigenkontakt eine hämolytische Anämie des Fetus ausgelöst. In schweren Fällen kommt es zum intrauterinen Fruchttod mit Hydrops fetalis und Kernikterus.
- **IgM-Antikörper:** Sie sind groß genug, um den Abstand zwischen 2 Erythrozyten zu überbrücken (komplette Antikörper). Es kommt zur Aktivierung der Komplementkaskade mit intravasaler Hämolyse. Der indirekte Coombs-Test ist positiv. Zu dieser Gruppe gehören die Kälteantikörper und AB0-Isoagglutinine.
  - **Kälteantikörper:** Fällt die intravasale Temperatur unter die Körpertemperatur (maximale Bindung der Antikörper an Erythrozyten bei 0 bis +5 °C), kommt es zur Agglutination und zu hämolytischen Krisen mit Akrozyanose. Idiopathisch sind Kälteantikörper selten (Kälteagglutininkrankheit), sekundär kommen sie akut nach Mykoplasmenpneumonie oder Mononukleose und chronisch bei NHL mit monoklonaler IgM-Vermehrung (Kälteagglutininsyndrom) vor, des Weiteren als paroxysmale Kältehämoglobinurie (IgG-vermittelt) und postinfektiös nach viralen Infekten oder Syphilis.
  - **AB0-(Blutgruppen-)Isoagglutinine:** Eine schwere, oft tödlich verlaufende intravasale Hämolyse resultiert aus einer AB0-Fehltransfusion, wobei die Anti-A- oder Anti-B-Antikörper des Empfängers mit den inkompatiblen transfundierten Erythrozyten reagieren.

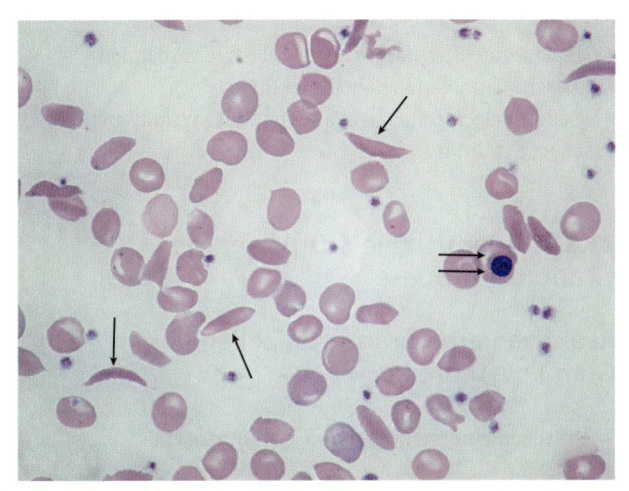

Abb. 21.8 Sichelzellenanämie. Blutausstrich. Ausgeprägte Poikilozytose, die Erythrozyten sind z.T. sichelförmig deformiert (Pfeile). Ein ausgeschwemmter (kernhaltiger) Normoblast (Doppelpfeil). May-Grünwald-Giemsa, Vergr. 600-fach.

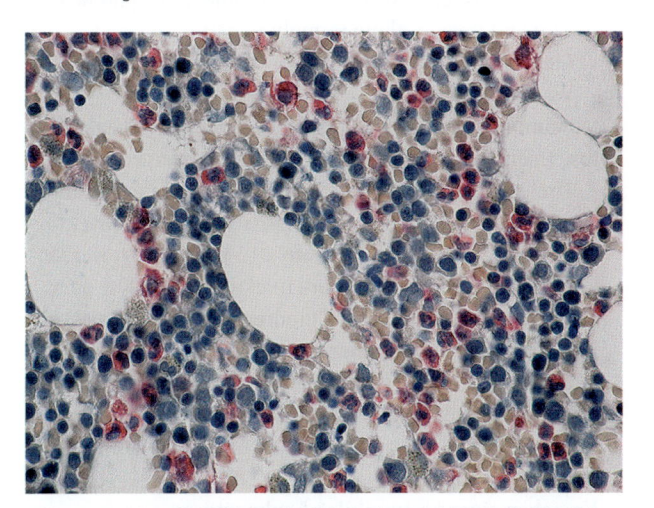

Abb. 21.9 Hämolytische Anämie. Knochenmark. Vergrößerte Erythrone mit vermehrt makrozytären Reifungsformen. AS-D-Chloracetatesterase. Vergr. 600-fach.

Mechanisch bedingte Anämien
Diese werden durch eine traumatische Schädigung der Erythrozyten hervorgerufen und kommen z.B. bei Herzklappenprothesen oder Extremsport (**Marschhämoglobinurie**) vor. Auch durch Gefäßveränderungen bei Vaskulitiden unterschiedlicher Genese können die Erythrozyten mechanisch zerstört werden.

Anämien durch Blutverlust: Blutungsanämie

Chronischer Blutverlust führt zu einer Eisenmangelanämie. Die klinische Manifestation eines **akuten Blutverlusts** hängt von dessen Menge und Geschwindigkeit ab. Ein Blutverlust von mehr als 40% des Blutvolumens führt zum hypovolämischen Schock (➤ Kap. 7.10.2). Je ausgeprägter die Blutung, desto eher findet sich im Knochenmark eine **Hyperplasie**, die alle 3 hämatopoetischen Reihen betrifft. Im peripheren Blut sind vermehrt **Retikulozyten** nachzuweisen.

21.2.2 Polyglobulie

Definition Sekundäre, reaktive Steigerung der Erythrozytopoese (Erythrozytose).

Pathogenese
Ursache ist eine kompensatorische oder eine inadäquate **Erythropoetinvermehrung**. Die häufigste Ursache einer **kompensatorischen** Erythropoetinvermehrung ist eine Hypoxie infolge einer chronisch obstruktiven Erkrankung der Atemwege. Weitere Ursachen sind Herz-Kreislauf-Erkrankungen, insbesondere wenn sie mit einer Zyanose einhergehen, Aufenthalt in großer Höhe, starkes Zigarettenrauchen, Doping bei Sportlern und Methämoglobinämie.

Zu einer inadäquaten Erythropoetinzunahme kann es infolge von Nierenerkrankungen (z.B. Nierentumoren), Uterusleiomyomen, endokrinen Störungen, Leberzellkarzinomen oder zerebellären Hämangioblastomen kommen. Die durch diese Ursachen bedingte absolute Erythrozytose ist von einer relativen Erythrozytose bei Dehydrierung abzugrenzen.

Morphologie
Man findet ein **normo- bis hyperzelluläres Knochenmark** mit gesteigerter Erythrozytopoese. Granulozyto- und Megakaryozytopoese sind unverändert.

Klinische Relevanz Die Patienten können eine Zyanose der Haut und der Schleimhäute aufweisen. Der Hämatokritwert ist erhöht. Es zeigt sich eine erhöhte Thromboseneigung infolge der erhöhten Blutviskosität.

21.3 Nichtneoplastische Störungen der Granulozytopoese, Monozytopoese und Lymphozytopoese

Man unterscheidet angeborene und erworbene Störungen, die mit morphologischen, funktionellen, qualitativen und/oder quantitativen Veränderungen (Leukozytopenie, Monozytopenie, Lymphozytopenie, Leukozytose, Monozytose, Lymphozytose) einhergehen.

21.3.1 Morphologische Störungen der Granulozytopoese

Angeborene Erkrankungen der Granulozytopoese sind mit einer erhöhten Infektanfälligkeit verbunden. Hierzu zählen u.a. Leukozytenadhäsionsdefekte und die Pelger-Huet-Anomalie:
- **Leukozytenadhäsionsdefekte** sind autosomal vererbte Störung der Granulozyten, bei denen die Chemotaxis, die Adhärenz und die Phagozytosefunktion geschädigt sind. Es finden sich bizarre Riesengranula in neutrophilen und eosinophilen Granulozyten sowie in Lymphozyten und Monozyten.
- Die **Pelger-Huet-Anomalie** ist eine autosomal dominant vererbte Störung der Granulozytenfunktion mit erhöhter Infektanfälligkeit, bei der sich neutrophile Granulozyten mit nur 2 Kernsegmenten (Pelger-Zellen) im peripheren Blut finden.

Als **erworbene** morphologische Anomalien der Granulozyten gelten:
- Hypersegmentierung bei megaloblastären Anämien
- toxische Granulationen bei Infektionen
- Pseudo-Pelger-Zellen bei Patienten mit myelodysplastischem Syndrom

21.3.2 Quantitative Störungen der Granulozytopoese

Reaktive Vermehrung von Zellen der Granulozytenreihe

- **Ursachen einer neutrophilen Leukozytose:**
  - bakterielle Infekte
  - Entzündungen und Gewebenekrosen, z.B. Myositis, Myokardinfarkt
  - Stoffwechselstörungen, z.B. Gicht, Urämie
  - reaktiv bei Neoplasien, z.B. Karzinomen, Lymphomen
  - akute Blutungen, akute Hämolyse
  - Medikamente: Kortikosteroide, Lithium, myeloische Wachstumsfaktoren
- **leukämoide Reaktion:** Überschießende reaktive Leukozytose (meist unter 100.000/µl), die typischerweise mit dem Auftreten unreifer myeloischer Zellen im peripheren Blut einhergeht und differenzialdiagnostisch von einer myeloproliferativen Neoplasie (➤ Kap. 21.7) abgegrenzt werden muss. Häufig liegt eine schwere Infektion, Hämolyse oder ein metastasierter maligner Tumoren vor. Im Vergleich zur Neoplasie zeigt das Knochenmark meist eine geringere Zellularität und toxische Granula in den Granulozyten, eine erhöhte alkalische Leukozytenphosphatase (ALP) sowie ein fehlendes Philadelphia-Chromosom und BCR-ABL-Fusionsgen (➤ Kap. 21.7).
- **Ursachen einer eosinophilen Leukozytose:**
  - allergische Erkrankungen
  - parasitäre Erkrankungen

- lymphozytär-eosinophile Heilungsphase nach bakteriellen Infekten
- chronische Hautkrankheiten, z.B. Psoriasis
- reaktiv bei Neoplasien, z.B. Morbus Hodgkin, Karzinome
- pulmonale Eosinophilie, hypereosinophile Syndrome (persistierende Eosinophilie ohne erkennbare Ursache mit Organschädigung)
- **Ursachen einer basophilen Leukozytose:** Selten reaktiv bei Myxödem, Pocken- und Windpockeninfektionen, chronischer Polyarthritis und Colitis ulcerosa

Verminderung von Zellen der Granulozytenreihe: Neutropenie

Ursachen:
- **angeboren:** Kostmann-Syndrom (autosomal rezessiv vererbt). Äußert sich bereits im 1. Lebensjahr durch lebensbedrohliche Infektionen
- **erworben:** medikamentös induziert (z.B. Chemotherapeutika, nach Knochenmarktransplantation), Autoimmunneutropenie, systemischer Lupus erythematodes, Felty-Syndrom, Virusinfekte wie Hepatitis, Influenza oder *HIV*-Infektion, selten bakterielle Infekte wie Typhus oder Miliartuberkulose

Die klinische Symptomatik hängt vom Ausmaß der Leukopenie ab. Bei schwerer Neutropenie (Agranulozytose) stehen schwere, oft tödlich verlaufende Infekte im Vordergrund.

21.3.3 Quantitative Störungen der Monozytopoese

Vermehrung der Monozyten: Monozytose

Ursachen:
- chronische bakterielle Infektionen
- Protozoeninfektionen
- relative Monozytose bei chronischer Neutropenie
- Morbus Hodgkin
- Myelodysplasie
- Behandlung mit Wachstumsfaktoren

Verminderung der Monozyten: Monozytopenie

Ursachen:
- schwere Verbrennungen
- therapiebedingt (z.B. Kortisontherapie)
- Begleitsymptom bei aplastischer Anämie und Haarzellenleukämie

21.3.4 Quantitative Störungen der Lymphozytopoese

Vermehrung der Lymphozyten: Lymphozytose

Ursachen sind Infektionen (besonders Virusinfektionen, seltener bakterielle Infektionen):
- **akut:** infektiöse Mononukleose, Röteln, Keuchhusten, *Mumps, Hepatitis, CMV-, HIV-, Herpes-simplex-* oder *Herpes-zoster*-Infektion
- **chronisch:** Tuberkulose, Toxoplasmose, Brucellose, Lues, Thyreotoxikose

Verminderung der Lymphozyten: Lymphozytopenie

Meist Begleitreaktion bei aplastischer Anämie, Morbus Hodgkin, Tuberkulose, Sarkoidose, chronischer Niereninsuffizienz, Kortisontherapie oder HIV-Infektion.

21.4 Nichtneoplastische Störungen der Thrombozytopoese

Man unterscheidet:
- kongenitale funktionelle Defekte der Thrombozyten
- Thrombozytosen
- Thrombozytopenien

21.4.1 Kongenitale funktionelle Defekte der Thrombozyten

Thrombasthenie (Morbus Glanzmann): Ursache ist ein Mangel der Membranglykoproteine IIb und IIIa mit Versagen der Thrombozytenaggregation. Die Folge sind Blutungen.

Bernard-Soulier-Syndrom: Ursache ist ein Mangel an Glykoprotein Ib. Die Thrombozyten sind größer als normal, die Thrombozytenaggregation ist gestört. Bei Homozygotie kommt es zu hämorrhagischer Diathese.

21.4.2 Quantitative Störungen der Thrombozytopoese

Thrombozytosen

Erhöhung der Plättchenzahl im peripheren Blut. Nach gesteigertem Thrombozytenverbrauch, v.a. nach Blutungen oder postoperativ, kommt es zu einer kompensatorischen Aktivierung der Megakaryozytopoese. Chronisch entzündliche Erkrankungen oder bakterielle Infektionen können mit einer Thrombozytose einhergehen. Nach Splenektomie ist eine temporäre Thrombozytose typisch.

Thrombozytopenien

Reduktion der Plättchenzahl im peripheren Blut. Ursache kann eine verminderte Produktion oder ein gesteigerter Verbrauch von Thrombozyten sein.

Thrombozytopenien durch verminderte Thrombozytenproduktion

- Selektive Megakaryozytendepression durch Medikamente, Chemikalien oder Virusinfekte
- generalisiertes Knochenmarkversagen, z.B. bei Zytostatika- oder Bestrahlungstherapie, aplastischer Anämie, neoplastischer Knochenmarkinfiltration oder HIV-Infektion

Thrombozytopenien durch gesteigerten Thrombozytenverbrauch

- **Autoimmunthrombozytopenie:**
  - akut: meist infolge einer Virusinfektion
  - chronisch: **chronische idiopathische thrombozytopenische Purpura** (ITP; syn.: **Morbus Werlhof**). Betrifft häufig Frauen zwischen dem 15. und 50. Lebensjahr. Die Erkrankung kann isoliert oder seltener im Rahmen anderer Erkrankungen auftreten, z.B. bei systemischem Lupus erythematodes, HIV-Infektion, Malaria oder malignen Lymphomen. Zugrunde liegt eine Antikörperbildung gegen Thrombozytenglykoproteine. Dadurch werden die Thrombozyten vorzeitig abgebaut. Im **Blutausstrich** findet man eine verminderte Thrombozytenzahl. Die Thrombozyten sind vergrößert. Das **Knochenmark** kann eine normale oder erhöhte Megakaryozytenzahl zeigen. **Klinisch** fällt eine hämorrhagische Diathese auf.
- **medikamentös** induziert (z.B. Heparin)
- **disseminierte intravasale Gerinnung** (DIC, ➤ Kap. 7.11)
- **thrombotisch-thrombozytopenische Purpura** (TTP): Die Pathogenese der TTP ist noch weitgehend ungeklärt. Es werden immunvermittelte Schädigungen der Arteriolenwände mit gesteigerter Aggregation der Thrombozyten vermutet. Die Erkrankung setzt akut ein und ist charakterisiert durch eine thrombozytopenische Purpura, neurologische Ausfälle infolge von Blutungen und fokalen Nekrosen im Gehirn, Hämolyse mit Fragmentozyten, Fieber und Nierenfunktionsstörungen. In fast allen Organen entwickeln sich Thrombozytenaggregate in der Mikrozirkulation und führen zu schweren ischämischen Organschädigungen. Eine Niereninsuffizienz sowie durch hämorrhagische Diathese ausgelöste multiple zerebrale Blutungen führen häufig zum Tod der Patienten.
- **Hämolytisch-urämisches Syndrom** (HUS): Das HUS gleicht weitgehend der TTP, die mikroangiopathischen Veränderungen sind jedoch auf die Glomeruluskapillaren und Nierenarteriolen beschränkt. Anamnestisch geht häufig ein bakterieller oder viraler Infekt voraus. Meist tritt die Erkrankung bei Kindern auf, findet sich jedoch auch bei Erwachsenen besonders während der Schwangerschaft, nach Entbindungen, bei oraler Kontrazeption, nach Nierentransplantation oder bei einer Infektion mit enterohämorrhagischen Bakterien (*E. coli* O 157).
- gesteigerter Thrombozytenabbau bei **Splenomegalie**
- Thrombozytopenie nach **Massentransfusion** von gelagertem Blut

21.5 Infektionen und reaktive Veränderungen in Blut und Knochenmark

21.5.1 Infektionskrankheiten

➤ Kap. 48.3.6

Differenzialdiagnose von Granulomen im Knochenmark

- **infektiös:** Tuberkulose, atypische Mykobakteriosen, Brucellose, Lues, Typhus, Leishmaniose, Toxoplasmose, Kryptokokkose, Histoplasmose, Rickettsiosen
- **nicht infektiös:** Sarkoidose; Begleitreaktion bei malignen Erkrankungen wie Hodgkin-Lymphom, Non-Hodgkin-Lymphom, Plasmozytom oder myelodysplastischem Syndrom
- **reaktiv-toxisch:** Medikamente, z.B. Phenytoin, Ibuprofen, Indometacin oder Allopurinol; Fremdsubstanzen

Veränderungen von Blut und Knochenmark bei erworbenem Immundefektsyndrom

➤ Kap. 48.2.5

21.5.2 Sonstige reaktive Knochenmarkveränderungen

Knochenmarknekrose

Eine Knochenmarknekrose tritt bei verschiedenen neoplastischen (z.B. bei akuter myeloischer oder lymphatischer Leukämie, metastasierenden Karzinomen) und nichtneoplastischen Erkrankungen auf (z.B. Infektionen, Sichelzellenanämie). Als Ursachen werden eine Ischämie oder die Bildung von Tumornekrosefaktor durch neoplastische Zellen diskutiert.

Gallert-Atrophie

Die Gallert-Atrophie ist durch den Verlust von Fettzellen und hämatopoetischen Zellen gekennzeichnet und zeigt eine inhomogene Verteilung. Histologisch findet man ein zellarmes, homogenes Stroma. Zugrunde liegen z.B. konsumierende Erkrankungen, Infektionen, Anorexia nervosa oder ionisierende Strahlen.

Knochenmarkfibrose

Syn.: Myelofibrose

Der Gehalt an Retikulin- und/oder Kollagenfasern im Knochenmark ist erhöht. Die Knochenmarkfibrose kann fokal oder generalisiert auftreten und ist gehäuft bei myeloproliferativen Neoplasien zu beobachten. Andere Ursachen sind Autoimmunerkrankungen, systemische Mastozytosen, myelodysplastische Syndrome, Lymphome oder Knochenmarkinfiltrate bzw. Metastasen maligner epthelialer oder mesenchymaler Tumoren.

21.6 Myelodysplastische Syndrome

Definition Heterogene Gruppe erworbener hämatologischer Erkrankungen mit klonalen genetischen Veränderungen der Hämatopoese, die mit einer fortschreitenden Knochenmarkdysfunktion oder -insuffizienz der 3 hämatopoetischen Zelllinien einhergehen (periphere Anämie oder Panzytopenie). Das Knochenmark ist meist hyperplastisch.

Epidemiologie Prinzipiell kann die Erkrankung in jedem Alter auftreten, vorwiegend sind jedoch ältere Patienten betroffen. Etwa die Hälfte der Patienten ist über 70 Jahre alt, weniger als 25% sind jünger als 50 Jahre.

Ätiologie Meist entsteht die Erkrankung durch eine klonale Proliferation einer genetisch aberranten Vorläuferzelle. Ein Teil der myelodysplastischen Syndrome tritt sekundär nach Strahlen- und/oder Chemotherapie oder nach Kontakt mit anderen auf die Hämatopoese toxisch wirkenden Substanzen auf. Zytogenetische Anomalien sind sowohl bei primären als auch bei sekundären Formen des myelodysplastischen Syndroms häufig nachweisbar.

Die **WHO-Klassifikation** myelodysplastischer Syndrome berücksichtigt morphologische Veränderungen, den Blastenanteil sowie unklassifizierbare myelodysplastische Syndrome und gibt dem isolierten 5q⁻-Syndrom einen besonderen Stellenwert. Die refraktäre Anämie mit Blastenexzess (RAEB) wird in der WHO-Klassifikation nach dem Blastenanteil in eine RAEB I und eine RAEB II eingeteilt (➤ Tab. 21.2 und ➤ Tab. 21.3).

> **Morphologie**
> Die Veränderungen können 1 oder 2, meist jedoch alle 3 Zellreihen betreffen. Infolge einer Stammzellstörung zeigen sich sowohl quantitative als auch qualitative Anomalien (➤ Abb. 21.10, ➤ Abb. 21.11, ➤ Abb. 21.12). Das **Knochenmark** ist meist hyperplastisch. In allen 3 Zellreihen können Reifungsstörungen mit Kernanomalien nachgewiesen werden. Charakteristisch ist zusätzlich eine Verteilungsstörung. Bei einem geringeren Prozentsatz (ca. 10%) kommt es zu einer ausgeprägten Markraumfibrose.

Tab. 21.2 WHO-Klassifikation myelodysplastischer Syndrome (MDS).

refraktäre Zytopenie mit unilineärer Dysplasie (RCDU):   • refraktäre Anämie (RA)   • refraktäre Neutropenie (RN)   • refraktäre Thrombozytopenie (RT)
refraktäre Anämie mit Ringsideroblasten (RARS)
refraktäre Zytopenie mit multilinearer Dysplasie (RCMD)
refraktäre Anämie mit Blastenexzess 1 (RAEB-1)
refraktäre Anämie mit Blastenexzess 2 (RAEB-2)
refraktäre Zytopenie mit multilinearer Dysplasie und Ringsideroblasten (RCMD-RS)
MDS unklassifizierbar (MDS-U)
MDS assoziiert mit isolierter Deletion 5q

Tab. 21.3 Internationales Prognose-Score-System für MDS (IPSS).

Score-Wert	0	0,5	1,0	1,5	2,0
prognostische Variablen					
Blasten im Knochenmark	< 5%	5–10%	–	11–20%	21–30%
Risiko: Karyotyp	gering: • normal • del(5q) • del(20q)	andere Anomalien	hoch: • komplexe Anomalien (≥ 3) • Anomalien an Chromosom 7		
Zytopenien*	0/1	2/3			
Bewertung					
Score-Summe	0		1,5–2,0	≥ 2,5	
Risikogruppe	niedrig		intermediär 2	hoch	

* betroffene Linien (Granulozyten < 1.800/µl; Hb < 10 g/dl; Thrombo < 100.000/µl)

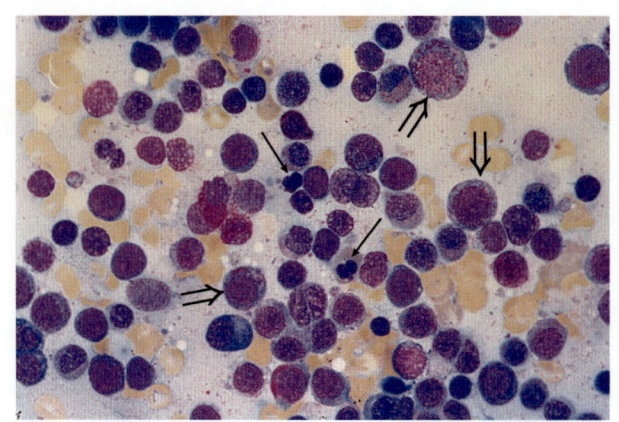

Abb. 21.10 Myelodysplastisches Syndrom (RAEB): refraktäre Anämie mit Blastenvermehrung. Deutliche Kernatypien in der Erythrozytopoese (Pfeile), mangelnde Ausreifung mit Blastenvermehrung in der Granulozytopoese (Doppelpfeile). Pappenheim, Vergr. 600-fach.

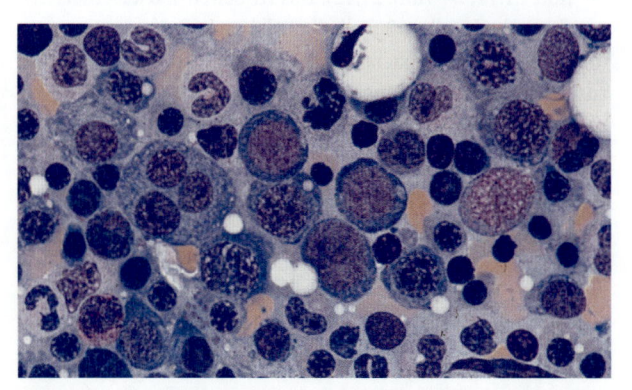

Abb. 21.11 Myelodysplastisches Syndrom: refraktäre Anämie (RA). Knochenmarkausstrich. Hyperplasie der Erythropoese mit Ausbildung von Megaloblasten (Bildmitte). May-Grünwald-Giemsa, Vergr. 1000-fach.

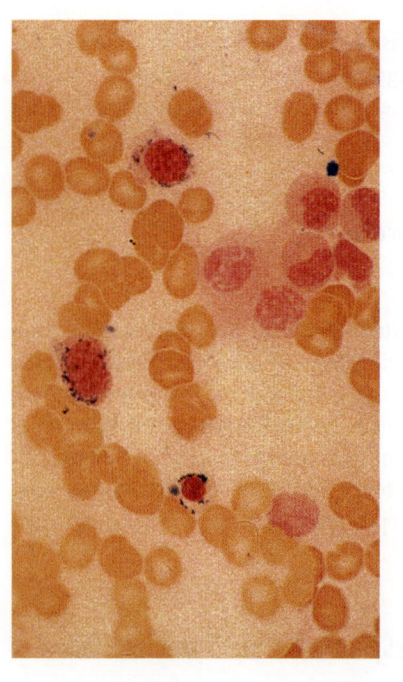

Abb. 21.12 Myelodysplastisches Syndrom: refraktäre Anämie mit Ringsideroblasten (RARS). Knochenmarkausstrich. Makroblasten und Normoblasten mit ringförmig um den Zellkern gruppierten Eisengranula. Berliner Blau, Vergr. 1000-fach.

Im **peripheren Blut** finden sich makrozytäre oder dysmorphe, gelegentlich hypochrome Erythrozyten. Die Retikulozytenzahl ist niedrig. Die Anzahl der Granulozyten ist häufig vermindert und ihre Granulation mangelhaft. Vermehrt zeigt sich eine **Pseudo-Pelger-Anomalie.** Die Thrombozyten können ungewöhnlich groß oder klein sein, außerdem findet man Megakaryozytenfragmente.

Molekularpathologie
Zahlreiche chromosomale Anomalien wurden beschrieben, z.B. Trisomie 8, Monosomie 7, Monosomie 5, del(7q), del(5q), del(20q) sowie komplexe Karyotypen. Deren Nachweis allein genügt für die Diagnose eines MDS, auch wenn zytomorphologisch noch keine stärkergradigen Atypien nachweisbar sind. Besonders wichtig sind:
- **5q⁻-Syndrom:** Verlust der Banden q13-q33 von Chromosom 5; meist bei älteren Frauen. Im Vergleich zu anderen Myelodysplasieformen besteht eine relativ gute Prognose mit langer Überlebenszeit.
- **juveniles Monosomie-7-Syndrom:** seltenes myelodysplastisches Syndrom im Kindesalter.

Klinische Relevanz Die meisten Patienten sind anämisch. Infektionen und Blutungen sind häufig (gestörte Granulo- und Thrombozytenfunktion). Bei 20–40% der Patienten entwickelt sich eine akute myeloische Leukämie. Letale Komplikationen können durch die Zytopenie (Blutungen, Infekte) eintreten. Differenzialdiagnostisch sind stets reaktive Zytopenien (z.B. durch Medikamente) abzugrenzen.

21.7 Myeloproliferative Neoplasien

Bei den myeloproliferativen Neoplasien (MPN) handelt es sich um **Neoplasien einer hämatopoetischen Stammzelle,** die mit der Proliferation einer oder mehrerer hämatopoetischer Zellreihen einhergehen (➤ Tab. 21.4). Im Krankheitsverlauf kann es zur Transformation in eine akute Leukämie kommen, in der chronischen Phase bleiben Ausreifung und Funktion der Hämatopoese erhalten.

Da es sowohl im klinischen Erscheinungsbild als auch laborchemisch und in der Morphologie Überlappungen gibt und bis auf das BCR-ABL-Fusionsgen bei der chronischen myeloischen Leukämie (CML) für die anderen Subtypen bisher keine krankheitsspezifischen chromosomalen Veränderungen nachgewiesen werden konnten, ist für deren Klassifikation die enge Zusammenarbeit zwischen Pathologie und Klinik notwendig. So können unter Berücksichtigung aller Parameter (Klinik, Labor, Morphologie) die meisten dieser Erkrankungen genau klassifiziert werden.

Molekularpathologie
Ein bedeutender Fortschritt für die Diagnostik der MPN ist der Nachweis einer rekurrierenden Punktmutation V617F der JAK2-Tyrosinkinase bei einem Teil der BCR-ABL-negativen MPN. Die Tyrosinkinase JAK2 ist an der Signalübermittlung

Tab. 21.4 WHO-Klassifikation der myeloproliferativen (MPN) und myelodysplastischen/myeloproliferativen Neoplasien (MDS/MPN).

I. Myeloproliferative Neoplasien (MPN)
• chronische myeloische Leukämie, BCR-ABL1-positiv
• chronische Neutrophilenleukämie
• Polycythaemia vera
• essenzielle Thrombozythämie
• primäre Myelofibrose
• chronische Eosinophilenleukämie
• Mastozytose
• myeloproliferative Neoplasie, unklassifizierbar
II. Myeloische und hämatopoetische Stammzellneoplasien mit prominenter Eosinophilie und Abnormitäten von PDGFRA, PDGFRB oder FGFR1
III. Myelodysplastische/Myeloproliferative Neoplasien (MDS/MPN)
• chronische myelomonozytäre Leukämie
• atypische chronische myeloische Leukämie, BCR-ABL1 negativ
• juvenile myelomonozytäre Leukämie
• myelodysplastische/myeloproliferative Neoplasien, unklassifizierbar
• refraktäre Anämie mit Ringsideroblasten (RARS) und Thrombozytose

für verschiedene hämatopoetische Zytokine beteiligt, die Mutation führt zur konstitutiven Aktivierung von JAK2 und in der Folge sowohl zu verminderter Apoptose als auch zu einer Wachstumsstimulation. Diese JAK2-Mutation lässt sich bei der Polycythaemia vera in mehr als 95%, und bei der primären Myelofibrose sowie der essenziellen Thrombozythämie bei 50–60% der Patienten nachweisen.

Chronische myeloische Leukämie

Definition und Epidemiologie Die chronische myeloische Leukämie (CML) tritt vorwiegend im mittleren Lebensalter auf. Ihre Inzidenz beträgt ca. 1 : 100.000/Jahr. Zytogenetisch findet man bei über 95% der Patienten das Philadelphia-Chromosom mit dem charakteristischen BCR-ABL-Fusionsgen. Diese reziproke Translokation zwischen den langen Armen der Chromosomen 9 und 22 ist durch die Junktion des c-abl-Onkogens von Chromosom 9 mit Teilen des BCR-Gens auf Chromosoms 22 charakterisiert (➤ Abb. 21.13). Hierdurch wird die Synthese eines 210 kDa großen Fusionsproteins mit gesteigerter Tyrosinkinaseaktivität bewirkt, das die neoplastische Proliferation auslöst. Das Fusionsgen ist in granulozytären, erythrozytären und megakaryozytären Zellen des Knochenmarks sowie in einem Teil der Lymphozyten nachweisbar.

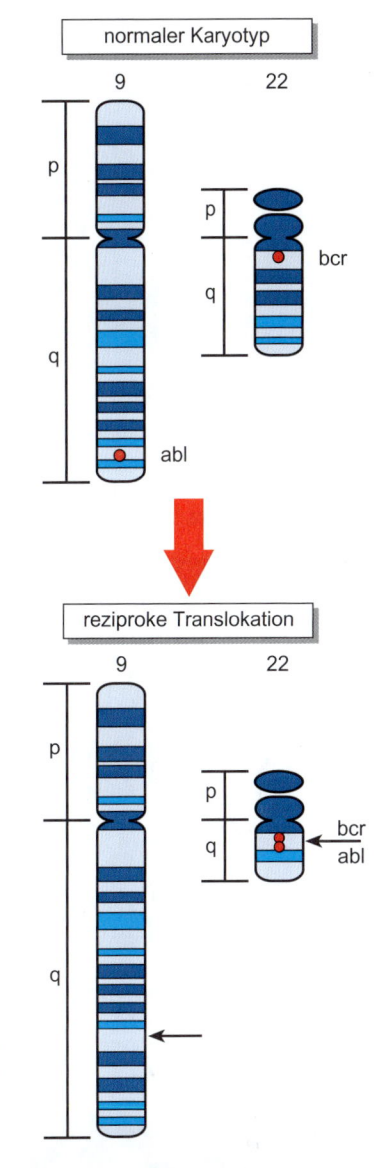

Abb. 21.13 Chronische myeloische Leukämie (CML). Reziproke Translokation t(9;22) mit Bildung des BCR-ABL-Fusionsgens.

Morphologie
Im peripheren Blut zeigt sich eine auffallende **Linksverschiebung** bis zu Myeloblasten sowie eine Basophilie.

In der **Knochenmarkhistologie** findet man ein hyperzelluläres Mark mit hochgradiger Reduktion des Fettmarks (➤ Abb. 21.14, ➤ Abb. 21.15). Die Granulozytopoese ist erheblich gesteigert und linksverschoben, die paratrabekulären und perivaskulären granulopoetischen Reifungszonen sind deutlich verbreitert. Die Ausreifung zu Granulozyten ist jedoch erhalten. Der Gehalt an Megakaryozyten ist variabel, meist gesteigert. Vermehrt kommen kleine hypolobulierte Megakaryozyten (**Mikromegakaryozyten**) vor. Häufig kann man meerblaue Histiozyten und Pseudo-Gaucher-Zellen nachweisen. Bis zu 40% der Patienten zeigen zu Krankheitsbeginn bereits eine Verdichtung des Retikulinfasernetzes.

In der **chronischen Phase** beträgt der Blastenanteil unter 5% der kernhaltigen Zellen, im Stadium der **Akzeleration** zeigen sich eine verstärkte Linksverschiebung, Basophilie und Eosinophilie der Granulozytopoese mit erhöhtem Blastenanteil, der sowohl im peripheren Blut als auch im Knochenmark

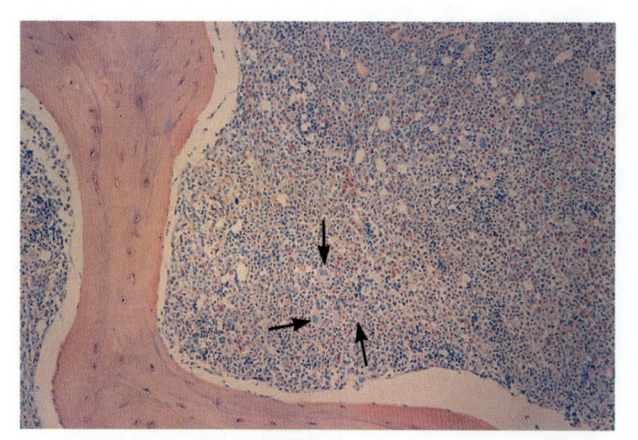

Abb. 21.14 Chronische myeloische Leukämie in der chronischen Phase. Hyperzelluläres Knochenmark mit erheblich gesteigerter, ausreifender Granulozytopoese ohne Blastenvermehrung. Atypische Mikromegakaryozyten (Pfeile). Giemsa, Vergr. 100-fach.

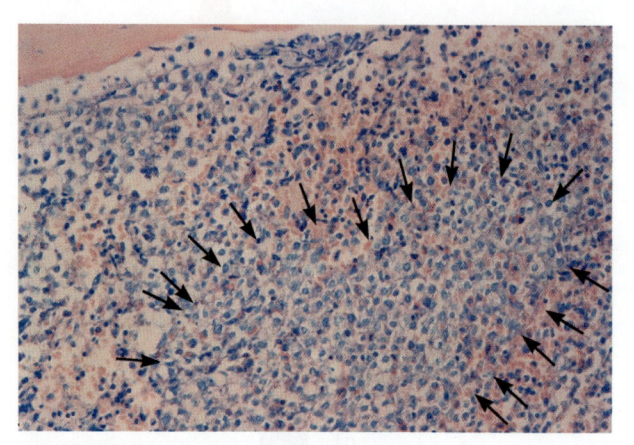

Abb. 21.15 Chronische myeloische Leukämie in Akzeleration. Hyperzelluläres Knochenmark mit zunehmender Verbreiterung der granulopoetischen Reifungszonen und erhöhtem Blastenanteil (Pfeile). Giemsa, Vergr. 200-fach.

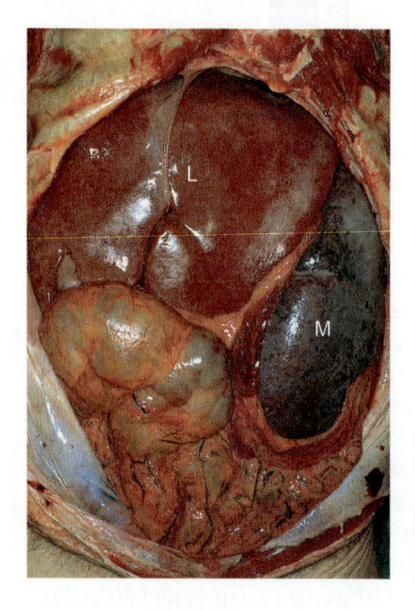

Abb. 21.16 Chronische myeloische Leukämie. Bauchsitus. Ausgeprägte Hepatosplenomegalie: die Milz (M) reicht bis in das Becken; L = Leber.

10–19% nicht überschreitet (> Abb. 21.15). Verdächtig auf eine Akzeleration ist morphologisch auch eine gesteigerte Mikromegakaryozytopoese, die mit einer Zunahme an Retikulinfasern und der damit verbundenen Markraumfibrose einhergehen kann. Dies führt häufig zu einer Punctio sicca bei der Knochenmarkaspiration.

Bei einer Zunahme der Blasten auf 20% oder mehr im peripheren Blut oder im Knochenmark spricht man von einer **Blastenkrise**. Diese entspricht dem **Übergang in eine sekundäre akute Leukämie**. Sie weist meist eine myeloische Differenzierung auf, kann in rund einem Drittel der Fälle aber auch lymphatisch differenziert sein.

Bei den meisten Patienten besteht eine Splenomegalie (> Abb. 21.16). Schon während der chronischen Phase finden sich extramedulläre Infiltrate in der Leber (intrasinusoidal), in der Milz (perivaskulär) und in Lymphknoten (subkapsulär).

Chronische Neutrophilenleukämie

Definition Die chronische Neutrophilenleukämie (CNL) ist eine seltene Erkrankung. Ihre Kennzeichen sind eine Leukozytose ($\geq 25 \times 10^9$/l), ein hyperplastisches Knochenmark und eine Hepatosplenomegalie sowie das Fehlen des Philadelphia-Chromosoms. Die Diagnose ist eine **Ausschlussdiagnose**. Sie kann daher nur gestellt werden, wenn reaktive Leukozytosen, andere MPN-Subtypen sowie ein myelodysplastisches Syndrom auszuschließen sind. Etwa 90% der Patienten zeigen zytogenetisch keine Veränderungen.

Polycythaemia vera

Morphologie
Im **Knochenmark** findet man eine erhebliche **Hyperzellularität** mit Vermehrung aller 3 hämatopoetischen Reihen (Panmyelose). Eindeutige Atypien in den hämatopoetischen Reihen bestehen nicht. Die Erythrozytopoese kann geringgradig linksverschoben sein. Megakaryozyten sind vermehrt und zumeist deutlich pleomorph. Speichereisen fehlt, die Sinus sind häufig dilatiert.

Molekularpathologie
Fast alle Patienten weisen die **JAK2-V617F-Mutation** auf, in etwa der Hälfte der Fälle homozygot. Seltene Fälle zeigen eine alternative Mutation in Exon 12 von JAK2. Wenn die Erkrankung in eine sekundäre akute Leukämie übergeht, sind bei nahezu 100% der Betroffenen sekundäre zytogenetische Veränderungen nachweisbar.

Klinische Relevanz Die klinischen Symptome ergeben sich aus der Hyperviskosität des Bluts und der Hypervolämie (Rötung des Gesichts und der Bindehaut, Thrombosen, Blutungen, Schwindel, Kopfschmerzen). Bei ca. 70% der Patienten findet man eine Splenomegalie. Der Hämoglobinwert liegt über 18,5 g/dl bei Männern und 16,5 g/dl bei Frauen, kann jedoch bei vorangegangenen Blutungen selten einmal darunterliegen. In ca. 30% der Fälle geht eine Polycythaemia vera in eine sekundäre Myelofibrose (Post-PV MF) über, ca. 5% der Patienten entwickeln eine akute Leukämie.

Essenzielle Thrombozythämie

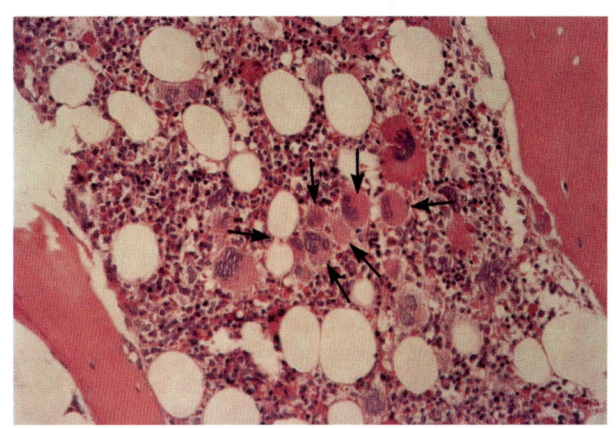

Abb. 21.17 Essenzielle Thrombozythämie. Normozelluläres Knochenmark mit zahlreichen, überwiegend großen hypersegmentierten Megakaryozyten (Pfeile). HE, Vergr. 200-fach.

Morphologie
Im **peripheren Blut** ist die Thrombozytenzahl erhöht bei einer ausgeprägten Anisozytose der Thrombozyten und einer Vermehrung von Riesenthrombozyten. Einige Patienten weisen zusätzlich eine Neutrophilie auf.

Im normozellulären, allenfalls leicht hyperzellulären **Knochenmark** finden sich vermehrt **Megakaryozyten.** Diese sind meist vergrößert mit hypersegmentierten Zellkernen (➤ Abb. 21.17). Die beiden anderen hämatopoetischen Reihen sind unauffällig.

Molekularpathologie
30–50% der Patienten zeigen die **JAK2-V617F-Mutation,** andere zytogenetische Veränderungen sind selten.

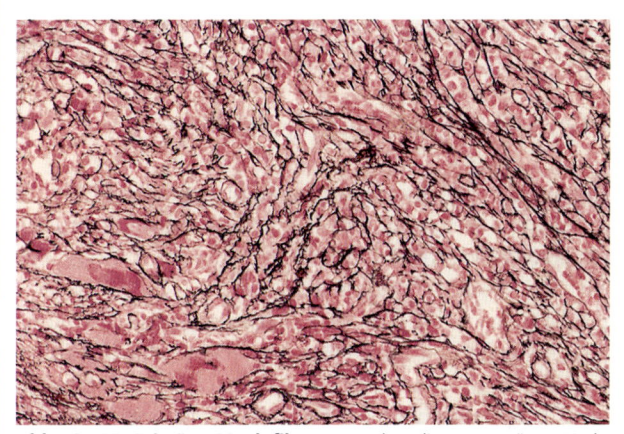

Abb. 21.18 Primäre Myelofibrose. Hochgradig ausgeprägte Markraumfibrose. Gomori, Vergr. 200-fach.

Klinische Relevanz Klinisch fallen die Patienten oft durch thromboembolische Komplikationen auf. Die Diagnose beruht auf dem Nachweis einer persistierenden, nicht reaktiven Thrombozytose (über 450.000/µl) und der Knochenmarkhistologie (➤ Abb. 21.17) Weniger als als 3% der Patienten entwickeln eine akute Leukämie oder eine Knochenmarkfibrose. Bei Beherrschen der thromboembolischen Komplikationen ist die durchschnittliche Lebenserwartung der Patienten nicht vermindert.

Morphologie
In fortgeschrittenen Stadien der PMF findet man im **peripheren Blut** eine Leukoerythroblastose (gleichzeitiges Vorkommen kernhaltiger erythropoetischer und myeloischer Vorstufen), eine Anisozytose sowie tränentropfenförmige Poikilozyten.

Im **Frühstadium** der PMF findet sich ein hyperzelluläres **Knochenmark** mit hyperplastischer Megakaryozytopoese und gesteigerter, linksverschobener, ausreifender Granulozytopoese. Die Megakaryozyten sind reifungsgestört und oft in Gruppen (Cluster) gelagert. Eine wesentliche Knochenmarkfibrose besteht im Frühstadium nicht **(präfibrotisches Stadium).** Die Erythrozytopoese ist unauffällig. Im **Verlauf der Erkrankung** kommt es zu einer **Zunahme der Retikulinfasern** und schließlich zu einer Kollagenfibrose. Im **Spätstadium** ist das Knochenmark hypozellulär aufgrund der erheblichen Markraumfibrose (➤ Abb. 21.18).

In der erheblich vergrößerten Milz findet sich eine extramedulläre Blutbildung.

Primäre Myelofibrose

Syn.: Osteomyelofibrose

Definition und Epidemiologie Die primäre Myelofibrose (PMF) entsteht durch die neoplastische klonale Proliferation einer Knochenmarkstammzelle, wobei sich in fortgeschrittenen Stadien aufgrund einer (reaktiven) Fibroblastenproliferation mit Kollagenfaserbildung eine Markraumfibrose entwickelt. Typisch ist in diesen Spätstadien eine extramedulläre Blutbildung, z.B. in Leber oder Milz.

Molekularpathologie
Die **JAK2-V617F-Mutation** lässt sich in gut der Hälfte der Patienten nachweisen; spezifische zytogenetische Veränderungen sind nicht bekannt.

Klinische Relevanz Mit schleichendem Beginn fallen die Patienten meist im mittleren bis hohen Lebensalter durch Allgemeinsymptome und eine Splenomegalie auf. Zunächst bestehen eine Thrombozytose und Granulozytose, in späteren Stadien eine Anämie und Thrombozytopenie. Die Diagnose stützt sich auf diese klinischen Befunde und die unerlässliche Knochenmarkhistologie.

Die Todesursachen ergeben sich aus der Knochenmarkinsuffizienz. 10–20% der Patienten entwickeln im Verlauf der Erkrankung eine sekundäre akute Leukämie, die überwiegend myeloblastär, selten lymphoblastisch ist. Kurativ ist derzeit nur eine Knochenmarktransplantation.

Chronische Eosinophilenleukämie

Definition Die chronische Eosinophilenleukämie (CEL) ist durch eine autonome klonale Proliferation von Vorläuferzellen der eosinophilen Reihe gekennzeichnet. Daraus entwickelt sich eine Eosinophilie in Knochenmark, Blut ($\geq 1,5 \times 10^9$/l) und peripheren Organen. Die von den Eosinophilen gebildeten Proteine können zu Allgemeinsymptomen (z.B. Fieber, Müdigkeit, Husten, Juckreiz, Diarrhö) und/oder Organschäden (z.B. Endomyokardfibrose, periphere Neuropathie, pulmonale Symptome) führen.

Die Diagnose kann nur gestellt werden, wenn eine Klonalität der Eosinophilen nachgewiesen ist oder im peripheren Blut oder Knochenmark ein erhöhter Blastenanteil besteht. Gleichzeitig müssen alle anderen reaktiven und neoplastischen Erkrankungen ausgeschlossen sein, die mit einer Eosinophilie einhergehen können. Hiervon sind Patienten mit Rearrangements des PDGF-Rezeptors α oder β sowie mit FGFR1-Veränderungen abzugrenzen, da diese gemäß der WHO-Klassifikation einer eigenständigen Gruppe zugeordnet werden.

Mastozytose

Definition Der Begriff fasst eine heterogene Gruppe von Erkrankungen zusammen, die mit einer neoplastischen Proliferation und Akkumulation von Mastzellen in verschiedenen Organen oder Geweben einhergehen.

Epidemiologie Zur Inzidenz der Mastozytose liegen keine genauen Daten vor. Die kutane Mastozytose in Form einer Urticaria pigmentosa ist die häufigste Erkrankung aus dem Formenkreis der Mastozytosen. Die Erkrankungsgipfel liegen im Kindesalter und im späten Erwachsenenalter.

Einteilung Mastozytosen können sowohl primär auftreten als auch mit anderen hämatologischen Erkrankungen (z.B. mit Non-Hodgkin-Lymphomen und myelodysplastischen Syndromen) assoziiert sein. Man unterscheidet eine kutane von einer systemischen Mastozytose:

- kutane Mastozytose (Urticaria pigmentosa): Sie ist gekennzeichnet durch Quaddeln (➤ Kap. 43.5.2)
- systemische Mastozytose:
  - Hauptkriterium: multifokale dichte Mastzelleninfiltrate im Knochenmark und/oder in anderen extrakutanen Organen
  - Nebenkriterien: mehr als 25% atypische, spindelzellige oder unreife Mastzellen im Knochenmark oder in extrakutanen Organen; Nachweis der c-kit-Punktmutation auf Kodon 816; Koexpression von CD117, CD2 und/oder CD25 durch die Mastzellen; persistierende Tryptaseerhöhung im Serum (> 20 ng/dl)
  - indolente systemische Mastozytose: Kriterien der systemischen Mastozytose ohne „B"- oder „C"-Kriterien (s.u.), kein Anhalt für eine assoziierte klonale hämatologische Erkrankung
  - systemische Mastozytose mit assoziierter klonaler hämatologischer Nicht-Mastzelllinien-Erkrankung: Kriterien der systemischen Mastozytose sowie einer assoziierten klonalen hämatologischen Erkrankung (z.B. malignes Lymphom, chronische myeloproliferative Erkrankung oder myelodysplastisches Syndrom)
  - aggressive systemische Mastozytose: Kriterien der systemischen Mastozytose und mindestens ein „C"-Kriterium (s.u.); keine weitere klonale hämatologische Erkrankung oder Mastzellenleukämie
  - Mastzellenleukämie: Kriterien der systemischen Mastozytose, im Knochenmark finden sich mehr als 20% Mastzellen, im peripheren Blut mehr als 10%
- Mastzellensarkom: unifokaler Mastzellentumor mit destruierendem Wachstum und hochgradig atypischen Mastzellen; kein Nachweis einer systemischen Mastozytose oder von Hautveränderungen
- extrakutanes Mastozytom: unifokaler Mastzellentumor, der aus gering atypischen Mastzellen besteht; kein Nachweis eines destruierenden Wachstums, keine systemische Mastozytose, keine Hautveränderungen

B-Kriterien:
- > 30% Mastzellen im Knochenmark und/oder Serumtryptase > 200 ng/dl
- die Kriterien einer zusätzlich bestehenden hämatologischen Erkrankung sind nicht erfüllt
- Hepatomegalie und/oder Splenomegalie ohne Funktionseinschränkung von Leber oder Milz und/oder Lymphadenopathie

C-Kriterien:
- gestörte Hämatopoese mit Zytopenie einer oder mehrerer Reihen
- Hepatomegalie mit gestörter Leberfunktion (Aszites, portale Hypertension)
- Osteolysen, pathologische Frakturen
- Splenomegalie mit Hypersplenismus
- Malabsorption mit Gewichtsverlust wegen Mastzelleninfiltraten im Gastrointestinaltrakt

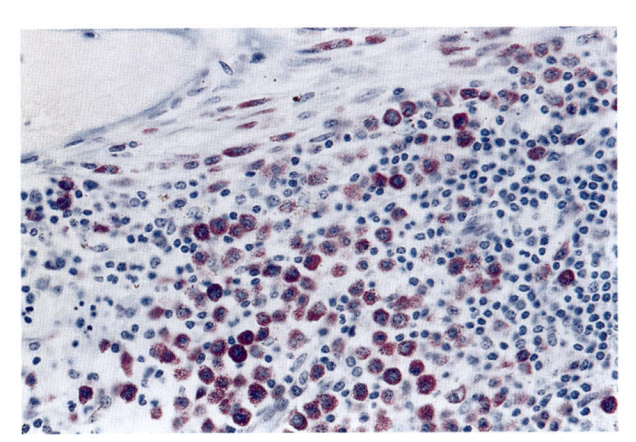

Abb. 21.19 Systemische Mastozytose im Knochenmark. Hyperzelluläres Knochenmark mit dichter peritrabekulärer spindelzelliger Mastzelleninfiltration, die eine (rote) Chloracetatesteraseaktivität aufweist, Chloracetatesterasereaktion, Vergr. 200-fach.

Morphologie

Zur Diagnose der systemischen Mastozytose ist eine histologische Untersuchung des Knochenmarks erforderlich, da die Knochenmarkinfiltration durch Mastzellen fokal sehr unterschiedlich ausgeprägt sein kann. Es finden sich vorwiegend paratrabekulär und perivaskulär dichte Mastzelleninfiltrate, die einen unterschiedlichen Gehalt an basophilen Granula aufweisen (➤ Abb. 21.19).

Molekularpathologie

Bei den meisten Patienten kann man eine **somatische Punktmutation** D816V des c-kit Gens nachweisen, das einen Wachstumsfaktorrezeptor vom Tyrosinkinasetyp codiert.

Klinische Relevanz Die klinischen Symptome sowie der Verlauf der systemischen Mastozytose sind sehr variabel. Sie sind meist Folge einer verstärkten Histaminausschüttung, die mit einem generalisierten Pruritus, Tachykardie, Hypotonie, asthmatoiden Beschwerden, gastrointestinalen Symptomen sowie rezidivierenden Gesichtsrötungen (Flush) einhergehen können. Rein kutane Mastozytosen (Urticaria pigmentosa) und die indolente systemische Mastozytose haben eine gute Prognose, während die seltenen aggressiven systemische Mastozytosen einen ungünstigen Verlauf aufweisen.

21.8 Akute myeloische Leukämie

Definition und Epidemiologie Akute myeloische Leukämien (AML) sind klonale Neoplasien hämatopoetischer Zellen mit autonomer Proliferation und Ausschwemmung unreifer Blasten ins Blut. Sie werden aufgrund molekularer, morphologischer und zytochemischer Merkmale eingeteilt (➤ Tab. 21.5).

Die AML kann in jedem Lebensalter auftreten. Bis zum 4. Lebensjahrzehnt beträgt die Inzidenz 1 : 100.000, ab dem 7. Lebensjahrzehnt steigt die Inzidenz auf > 10 Neuerkrankungen/100.000 Einwohner.

Ätiologie Auslösende Faktoren der AML sind ionisierende Strahlen (die Latenzzeit beträgt zwischen 3 und 20 Jahren), chemische Substanzen (Benzol, Zytostatika), genetische Disposition oder chromosomale Aberrationen (z.B. Down-Syndrom). Sekundär können akute Leukämien auch im Rahmen von myelodysplastischen Syndromen und myeloproliferativen Neoplasien entstehen.

Tab. 21.5 WHO-Klassifikation der AML.

AML mit typischen zytogenetischen Veränderungen
AML mit multilineärer Dysplasie (mindestens 2 Linien betroffen)
Therapieinduzierte AML und therapieinduziertes myelodysplastisches Syndrom (MDS)
AML nicht weiter kategorisiert

Morphologie

Allen akuten Leukämien ist eine ungesteuerte Proliferation des leukämischen Klons gemeinsam, der sich im Knochenmark, im peripheren Blut oder extramedullär („myeloisches Sarkom") ausbreitet. Im hyperzellulären Knochenmark führt dies zu einer Verdrängung der normalen Hämatopoese. Daraus ergeben sich eine Anämie und Thrombozytopenie. Da die Blasten meist in das periphere Blut ausgeschwemmt werden, findet man in der Mehrzahl der Fälle eine erhebliche Leukozytose. Gering erhöhte, normale oder erniedrigte Leukozytenzahlen („aleukämische" oder „subleukämische" Form) schließen jedoch eine akute Leukämie nicht aus. Der Blastenanteil im Knochenmark muss definitionsgemäß mehr als 20% der kernhaltigen Zellen betragen.

Die **Subtypisierung der AML** ist von therapeutischer und prognostischer Relevanz und orientiert sich an **molekularbiologischen und morphologischen Merkmalen,** wobei die aktuelle WHO-Klassifikation die rein morphologisch basierten Kriterien der FAB (French-American-British-Cooperative Group) abgelöst hat:

- akute myeloische Leukämie mit definierten Chromosomenbefunden:
  - AML mit t(8;21)(q22;q22); (AML1/ETO): hierbei wird das AML1-Gen auf Chromosom 21 mit dem ETO-Gen auf Chromosom 8 fusioniert. Die Prognose dieser Leukämie ist günstig. Morphologisch ordnet sich dieser Subtyp in der FAB-Klassifikation unter FAB M2 ein
  - AML mit atypischen Eosinophilen des Knochenmarks inv(16)(p13q22) oder t(16;16) (p13;q22); (CBFβ/MYH11)
  - akute Promyelozytenleukämie (FAB M3) mit t(15;17) (q22;q12) (PML/RARα) und Variationen (➤ Abb. 21.20, ➤ Abb. 21.21)
  - AML mit t(9;11) (p22;q23), MLLT3-MLL oder anderen 11q23 (MLL) Abnormitäten
  - AML mit t(6;9)(p23;q34), DEK-NUP214

- AML mit inv(3)(q21;q26.2) oder t(3;3)(q21;q26.2), RPN1-EVI1
- AML mit t(1;22)(p13;q13), RBM15-MKL1
- AML mit mutiertem NPM1 oder CEPBA
- AML mit multilinearer Dysplasie (2 oder 3 Zelllinien):
  - nach einem myelodysplastischen Syndrom oder einer myeloproliferativen Neoplasie
  - ohne vorausgegangenes myelodysplastisches Syndrom
- AML und myelodysplastisches Syndrom, therapiebedingt:
  - verursacht von Alkylanzien
  - verursacht von Topoisomerase-Typ-II-Inhibitoren
  - verursacht durch andere Therapie, z.B. ionisierende Strahlen
  Sekundäre AML zeigen häufig einen komplexen Karyotyp, der eine schlechte Prognose anzeigt
- AML, nicht anders klassifiziert
  Diese Gruppe entspricht in weiten Teilen der FAB-Klassifikation, die rein morphologisch basiert ist:
  - AML mit minimaler (myeloischer) Differenzierung (FAB M0)
  - AML ohne Ausreifung (FAB M1)
  - AML mit Ausreifung (FAB M2)
  - akute myelomonozytäre Leukämie (FAB M4)
  - akute monoblastische und monozytäre Leukämie (FAB M5a, M5b)
  - akute Erythroleukämie (FAB M6)
  - akute Megakaryoblastenleukämie (FAB M7)
  - akute Basophilenleukämie
  - akute Panmyelose mit Myelofibrose
  - myeloisches Sarkom
- akute Leukämien ohne eindeutige Liniendifferenzierung:
  - undifferenzierte akute Leukämie: Die Blasten können weder einer myeloischen noch der lymphatischen Reihe zugeordnet werden
  - bilineare akute Leukämie: Es werden sowohl eine myeloische als auch eine lymphatische Blastenpopulation nachgewiesen
  - biphänotypische akute Leukämie: Die Blasten sind charakterisiert durch die Koexpression myeloischer und T- oder B-Linien-spezifischer Antigene (Myeloid-Antigen-positive ALL oder Lymphoid-Antigen-positive AML).

Klinische Relevanz Die Diagnose der AML stützt sich auf die klinische Symptomatik, das Blutbild, den Ausstrich des peripheren Bluts, die Knochenmarkuntersuchung, den Karyotyp und molekularbiologische Befunde. Das klinische Bild ergibt sich aus der Verdrängung der normalen Hämatopoese (Infekte, Anämiesymptome, Blutungen). Bei einem Teil der Patienten findet man Lymphknotenschwellung, Splenomegalie, leukämische Haut- und/oder Organinfiltration, leukämische Gingivitis und einen Befall der Meningen.

Nach Chemotherapie erreichen 50–80% der AML-Patienten eine Remission. Je nach Subtyp und Lebensalter der Patienten liegt die 5-Jahres-Rezidivfreiheit zwischen 20 und 40%. Eine sekundäre AML hat eine deutlich schlechtere Prognose als eine primäre AML.

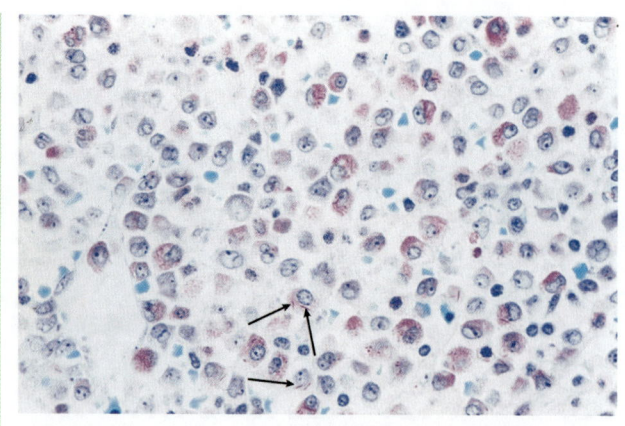

Abb. 21.20 Akute Promyelozytenleukämie (FAB M3). Hyperzelluläres Knochenmark mit unterschiedlich dicht granulierten Promyelozyten mit teils zahlreichen Auer-Stäbchen (Pfeile). Giemsa, Vergr. 400-fach.

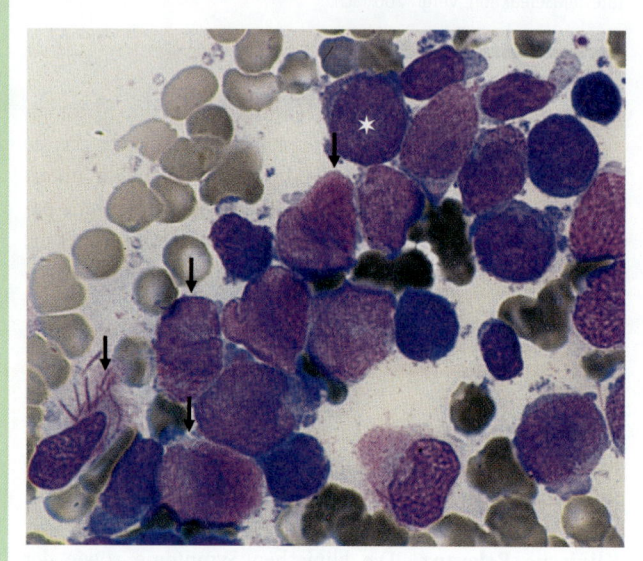

Abb. 21.21 Akute Promyelozytenleukämie (FAB M3). Knochenmarkausstrich. Ein Myeloblast (Stern) und zahlreiche atypische Promyelozyten mit Bündeln von Auer-Stäbchen (Pfeile). May-Grünwald-Giemsa, Vergr. 1000-fach.

21.9 Maligne Lymphome im Knochenmark

➤ auch Kap. 22.2.2

Das Knochenmark ist ein häufiger und klinisch relevanter Manifestationsort maligner Lymphome und lymphatischer Leukämien, insbesondere findet sich eine Markinfiltration bei leukämisch verlaufenden lymphatischen Neoplasien wie der chronischen und der akuten lymphatischen Leukämie sowie beim Plasmazellmyelom.

Ein Knochenmarkbefall bedeutet klinisch immer ein fortgeschrittenes Stadium der Erkrankung (Ann-Arbor-Stadium IV), was für die Prognose und Therapieentscheidungen von Relevanz ist. Daher ist eine Knochenmarkuntersuchung fester Bestandteil der klinischen Staging-Untersuchungen. Hierbei kommt der Knochenmarkbiopsie eine besondere Bedeutung zu, da eine alleinige Untersuchung des Aspirats häufig falsch negative Ergebnisse liefert.

21.9.1 Plasmazellmyelom

Syn.: Plasmozytom, multiples Myelom

Definition und Epidemiologie Klonale Neoplasie von Plasmazellen, die durch die Produktion eines monoklonalen Immunoglobulins gekennzeichnet ist. Nach der WHO-Klassifikation werden Plasmazellmyelome zu den malignen Lymphomen gerechnet (➤ Kap. 22.2.2). Betroffen sind meist Patienten des mittleren und höheren Lebensalters. Das Plasmazellmyelom ist eine der häufigsten B-Zell-Neoplasien und macht etwa 10% aller hämatologischen Malignome aus.

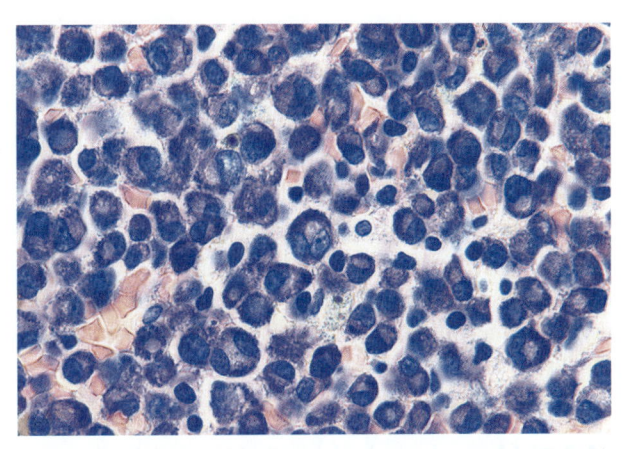

Abb. 21.22 Plasmazellmyelom. Hyperzelluläres Knochenmark mit diffuser Infiltration durch atypische Plasmazellen. Giemsa, Vergr. 600-fach.

Morphologie

Im **peripheren Blut** fällt in fortgeschritteneren Stadien eine Anämie oder Panzytopenie auf, ein leukämischer Verlauf ist selten.

Das **Knochenmark** zeigt eine herdförmige, interstitielle oder diffuse Infiltration durch neoplastische Plasmazellen (➤ Abb. 21.22), in welchen man Immunglobuline nachweisen kann. Meist weisen die Tumorzellen morphologisch Ähnlichkeiten zu reifen Plasmazellen auf. Die seltenen plasmoblastischen Plasmazellmyelome weisen große Kerne und ein unreifes Zytoplasma auf und haben eine deutlich schlechtere Prognose. Häufig findet man zusätzlich ausgeprägte Veränderungen am Knochen mit Resorptionslakunen und eine Aktivierung der Osteoklasten.

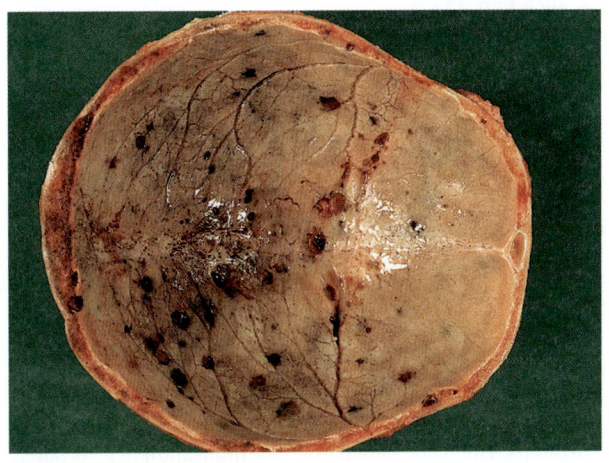

Abb. 21.23 Plasmazellmyelom. Innenansicht der Schädelkalotte mit multiplen, scharfrandig begrenzten, mit graurötlichem Fremdgewebe ausgefüllten Osteolysen.

Molekularpathologie

Die Tumorzellen zeigen als reife B-Zellen eine klonale **Immunglobulin-Gen-Umlagerung.** Etwa 50% aller Plasmazellmyelome weisen chromosomale Translokationen im Immunglobulin-Schwerkettenlokus auf 14q32 auf, wobei eine Vielzahl verschiedener Translokationspartner auftreten kann. Am häufigsten sind die Translokation t(11;14) mit Deregulation von Zyklin D1 in etwa 20% sowie die t(4;14) in 10–15%. Eine Deletion des Chromosoms 13 findet man in 30–50%. Die Mehrzahl der übrigen Fälle zeigt einen hyperdiploiden Chromosomensatz.

Klinische Relevanz Richtungsweisend für die Diagnose sind Knochenschmerzen und pathologische Frakturen als Folgen der Infiltration sowie der Nachweis eines monoklonalen Immunglobulins (M-Gradient) in Serum und/oder im Urin. Ein Teil der Plasmazellmyelome produziert isolierte Immunglobulin-Leichtketten, die über die Niere ausgeschieden werden und als Bence-Jones-Proteine im Harn nachweisbar sind. Diese können eine funktionelle Nierenschädigung auslösen („Myelomniere", Plasmozytomniere; ➤ Kap. 37.5.5) und zur Niereninsuffizienz führen. Durch die Tumorinfiltration des Knochens verursachte multiple Osteolysen werden im Röntgenbild z.B. an der Schädelkalotte als „Schrotschussschädel" sichtbar (➤ Abb. 21.23).

Durch die Verdrängung und Suppression der Hämatopoese kommt es zur Anämie und Thrombopenie. Die Leukopenie in Kombination mit einem ebenfalls krankheitsbedingten Mangel an normalen Immunglobulinen führt zu einer hohen Infektanfälligkeit. Weitere Komplikationen des Plasmazellmyeloms können eine Hyperkalzämie aufgrund des vermehrten Knochenabbaus oder eine durch das Paraprotein bedingte Amyloidose sein.

Monoklonale Gammopathie unbestimmter Signifikanz (MGUS)

Definition Auftreten von monoklonalen Immunglobulinen im Serum oder Harn bei asymptomatischen Patienten, ohne dass die diagnostischen Kriterien eines Plasmazellmyeloms, einer primären Amyloidose oder eines anderen Lymphoms erfüllt sind.

Morphologie

Histologisch besteht eine geringgradige Plasmazellvermehrung im Knochenmark (< 10%) mit monoklonaler Immunglobulinproduktion.

Klinische Relevanz Die MGUS ist häufig. Man findet sie bei 1% aller über 50-Jährigen, meist als Zufallsbefund. Pro Jahr entwickelt etwa 1% der Patienten mit MGUS ein Plasmazellmyelom, eine Amyloidose oder ein lymphoplasmozytisches Immunozytom (Morbus Waldenström).

21.9.2 Akute lymphoblastische Leukämie

➤ auch Kap. 22.2.2

Definition Die akute lymphoblastische Leukämie (ALL) ist eine neoplastische monoklonale Proliferation unreifer lymphatischer Zellen (Lymphoblasten). Sie kann einen **T-Zell-Phänotyp** (oft mit Mediastinaltumor, vorwiegend im Kindesalter) oder einen **B-Zell-Phänotyp** aufweisen.

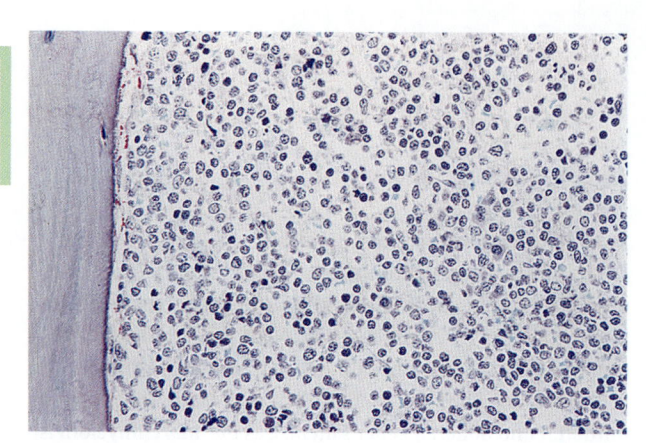

Abb. 21.24 Akute lymphoblastische Leukämie (ALL). Hyperzelluläres Knochenmark mit ausgedehnter Lymphoblasteninfiltration. Giemsa, Vergr. 200-fach.

Morphologie

Im **peripheren Blut** sind in den meisten Fällen Lymphoblasten bei entsprechender Erhöhung der Leukozytenzahl (Leukämie) nachweisbar. Häufig besteht eine Anämie und Thrombozytopenie. Des Weiteren findet man meist eine Lymphknoteninfiltration, eine geringe Splenomegalie mit Infiltration der weißen Milzpulpa, eine Leberbeteiligung mit Infiltration der Portalfelder und der Sinusoide und – v.a. beim T-Zell-Typ – einen Thymustumor. Das hochgradig hyperzelluläre **Knochenmark** enthält zahlreiche Lymphoblasten, die einen dichten Zellrasen bilden und die präexistente Hämatopoese weitgehend verdrängen (➤ Abb. 21.24).

Molekularpathologie

Für die akute lymphoblastische Leukämie vom **B-Zell-Typ** – insbesondere des Kindesalters – sind verschiedene prognostisch relevante und molekularpathologisch nachweisbare **chromosomale Aberrationen** beschrieben. Am häufigsten sind Hyperdiploidie, die Translokationen t(12; 21), t(1; 19) und die prognostisch ungünstige t(9;22), entsprechend dem Philadelphia-Chromosom bei der CML.

Bei einem Drittel der akuten lymphoblastischen Leukämie vom **T-Zell-Typ** werden Translokationen beschrieben, die einen Genort der α- oder δ-Kette des T-Zell-Rezeptors am Chromosom 14 oder einen Genort der β-Kette des T-Zell-Rezeptors am Chromosom 7 betreffen.

Klinische Relevanz Klinisch manifestiert sich die ALL als akutes Krankheitsbild mit Leistungsabfall, Anämie, Infekt- und Blutungsneigung. Neben dem Mediastinaltumor bei der T-ALL können Tonsillen- und Lymphknotenschwellungen sowie Knochenschmerzen auftreten. Heute erzielt man mit modernen Therapien v.a. bei Kindern eine hohe Heilungsrate.

21.9.3 Chronische lymphozytische Leukämie des B-Zell-Typs

➤ auch Kap. 22.2.2

Definition und Epidemiologie Die chronische lymphozytische Leukämie des B-Zell-Typs (B-CLL) ist die leukämische Ausschwemmung des im ➤ Kap. 22 beschriebenen kleinzelligen lymphozytischen Lymphoms.

Morphologie

Im **Blutbild** besteht eine mäßige bis hochgradige Lymphozytose mit den charakteristischen Gumprecht-Kernschatten, in fortgeschrittenen Stadien begleitet von Anämie und zunehmender Thrombozytopenie.

Histologisch zeigt sich im Knochenmark eine noduläre, interstitielle oder diffuse Infiltration durch kleine lymphatische Zellen mit rundem, chromatindichtem Kern und teils mit kleinem Nukleolus. Eine seltene Variante ist die Prolymphozytenleukämie des B-Zell-Typs, die durch eine sehr hohe Lymphozytenzahl im peripheren Blut und eine meist deutliche Splenomegalie sowie einen aggressiveren klinischen Verlauf gekennzeichnet ist.

Molekularpathologie

Immunglobulingene sind monotypisch rearrangiert. In 40–50% zeigen die Tumorzellen noch keine Mutation der variablen Regionen der Schwerkettengene und entsprechen somit „naiven" B-Zellen vor Eintritt in die Keimzentrumsreaktion. In 50–60% der Fälle lassen sich in der Keimzentrumsreaktion erworbene somatische Mutationen der variablen Genregionen (VH) nachweisen (➤ Kap. 1.6.10, ➤ Kap. 4.1.3). Der Mutationsstatus der Immunglobulingene lässt sich unterschiedlichen

Verlaufsformen der Erkrankung zuzuordnen, die offenbar nicht ineinander übergehen. Patienten mit mutierten VH-Genen zeigen zumeist einen indolenten Verlauf, wohingegen bei Patienten mit nicht mutierten VH-Genen, trotz aggressiver Therapie, häufig ein rasch progredienter Verlauf beobachtet wird. Bei diesen Fällen exprimieren die Lymphozyten die als Aktivierungszeichen geltenden Marker CD38 und ZAP-70, welche im Rahmen der Diagnostik auch immunhistochemisch nachgewiesen werden können.

Klinische Relevanz Das klinische Bild der B-CLL umfasst ein weites Spektrum. Die mildeste Form ist eine asymptomatische, als Zufallsbefund festgestellte Lymphozytose des peripheren Bluts, die ohne Therapie jahrelang einen stabilen Verlauf haben kann. Es gibt aber auch relativ rasch fortschreitende Krankheitsformen mit generalisierter Lymphknotenschwellung, Hepatosplenomegalie, Knochenmarkinsuffizienz, leukämischem Blutbild, Antikörpermangel und Leistungsminderung. Für die prognostische Einschätzung ist der Karyotyp von besonderer Bedeutung. Als monoklonale B-Zell-Lymphozytose (MBL) wird eine asymptomatische Vermehrung klonaler B-Zellen mit CLL-Phänotyp bezeichnet, die unter der für die CLL diagnostischen Grenze von 5×10^9/l bleibt und ebenso wie die MGUS (➤ Kap. 21.9.1) eine häufige präneoplastische Alteration mit geringem Progressionsrisiko darstellt.

21.9.4 Haarzellenleukämie

Definition und Epidemiologie Die Haarzellenleukämie (HCL) ist eine neoplastische monoklonale B-Zell-Proliferation mit chronischem Verlauf. Morphologie und Immunphänotyp sind charakteristisch für die Erkrankung. Die Haarzellenleukämie ist selten und betrifft vorwiegend männliche Patienten des mittleren Lebensalters (etwa 3% aller Leukämien des Erwachsenen).

Morphologie
Die reifen B-Zellen weisen ein breites, helles Zytoplasma auf, welches im Blutausstrich strahlige, pseudopodienartige Ausläufer erkennen läßt **(Haarzellen)**. Zytochemisch ist die tartratresistente saure Phosphatase nachweisbar und immunphänotypisch ergibt sich eine Positivität für CD11c (➤ Abb. 21.25), CD 25, CD103 und DBA44. Eine lockere und diffuse lymphoide Infiltration des Knochenmarks ist charakteristisch. Die begleitende retikuläre Markfibrose führt typischerweise zu einer Punctio sicca.

Die Haarzellen zeigen in der Regel ein **monoklonales Rearrangement der Immunglobulingene** (IGHV4-34). Bei der immunphänotypisch klassischen Form der Haarzellenleukämie findet sich mehrheitlich eine heterozygote Punktmutation an Position 600 des **BRAF-Onkogens** (BRAF V600E), was zu einer konstitutionellen Aktivierung intrazellulärer Signalkaskaden führt. Neue Therapiekonzepte mit entsprechenden BRAF-Inhibitoren führen zu einer verminderten Phosphorylierung der im Signalweg nachgeschalteten Proteine MEK und ERK.

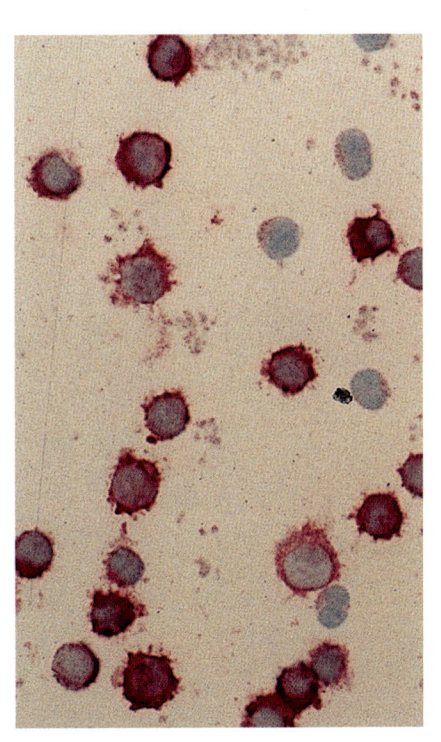

Abb. 21.25 Haarzellenleukämie. Zytozentrifugat. Die Haarzellen sind positiv für CD11c. Immuntypisierung (APAAP-Methode). Vergr. 400-fach.

Klinische Relevanz Bei über zwei Dritteln der Betroffenen kommt es infolge der Knochenmarkinfiltration und Markfibrose zu einer Leukopenie oder Panzytopenie. Ferner besteht eine Splenomegalie. Haarzellen sind meist in geringer Zahl im peripheren Blut nachzuweisen, bei 10–20% der Patienten kommen leukämische Phasen vor. Durch eine Therapie ist in 75–85% der Fälle eine komplette Remission zu erwarten.

21.9.5 Weitere Lymphome

➤ Kap. 22.2.2

21.10 Metastatische Knochenmarkinfiltration

➤ Kap. 44.6.7

KAPITEL 22

A.C. Feller, A. Marx, P. Möller*

* In der Vorauflage unter Mitarbeit von H. Herbst

Lymphatisches System

22.1	Normale Struktur und Funktion des lymphatischen Systems	439	22.3.3 Funktionsstörungen	457
22.1.1	Primäre lymphatische Organe	439	22.3.4 Splenomegalie	457
22.1.2	Sekundäre lymphatische Organe	439	22.3.5 Kreislaufstörungen	458
			22.3.6 Hyperplasie, Entzündungen	459
22.2	Lymphknoten und extranodales lymphatisches System	442	22.3.7 Generalisierte Erkrankungen	460
			22.3.8 Tumoren	461
22.2.1	Entzündungen und andere reaktive Veränderungen	442	22.4 Thymus	461
22.2.2	Maligne Lymphome	446	22.4.1 Normale Struktur und Funktion	462
			22.4.2 Fehlbildungen	462
22.3	Milz	457	22.4.3 Entzündungen	463
22.3.1	Normale Struktur und Funktion	457	22.4.4 Tumoren	464
22.3.2	Fehlbildungen	457		

Zur Orientierung

Lymphknoten, Thymus und **Milz** gehören – neben dem Knochenmark (➤ Kap. 21) – zu den wichtigsten Organen des lymphatischen Systems.
Leitsymptom vieler Erkrankungen der Lymphknoten sind lokale oder mehrere Stationen umfassende **Lymphknotenschwellungen.** Sie werden v.a. von Entzündungen und Neoplasien verursacht. Im Rahmen der zellulären und humoralen Abwehr von Infektionserregern sowie Fremd- oder Selbstantigenen kommt es zu reaktiven (entzündlichen) Veränderungen in den verschiedenen Kompartimenten des Lymphknotens, zu den verschiedenen Formen der **Lymphadenitis.**
Die klinisch wichtigsten Erkrankungen, die **malignen Lymphome,** sind neoplastische Proliferationen lymphatischer Zellen, die man je nach betroffener Zellpopulation in das Hodgkin-Lymphom sowie die Non-Hodgkin-Lymphome des B- und T-Zell-Systems (B- und T-Zell-Lymphome) unterteilt. Das führende Symptom von **Milzerkrankungen** ist die Splenomegalie. Als ein in den Blutkreislauf eingeschaltetes Immunorgan reagiert die Milz bei jeder Auseinandersetzung des Organismus mit körperfremden Stoffen mit einer Entzündung. Dabei unterscheidet man die spezifische von der unspezifischen Splenitis. Tumoren der Milz sind selten. Relativ häufig ist aber eine **Beteiligung der Milz** bei generalisierten Erkrankungen wie Stoffwechselstörungen und v.a. neoplastischen Blutkrankheiten.
Die Thymitis und die Thymome sind die wichtigsten **Erkrankungen des Thymus.** Dieser spielt auch eine wichtige Rolle bei der Pathogenese der Myasthenia gravis.

22.1 Normale Struktur und Funktion des lymphatischen Systems

22.1.1 Primäre lymphatische Organe

Die primären lymphatischen Organe sind die Orte der primären Entwicklung lymphatischer Zellen (➤ Abb. 22.1).

Knochenmark und Thymus

➤ Kap. 4.1.3

22.1.2 Sekundäre lymphatische Organe

Lymphknoten

Die Lymphknoten werden von lymphatischen Vorläuferzellen besiedelt, die sich hier weiter differenzieren (➤ Kap. 4.1). Der

22 Lymphatisches System

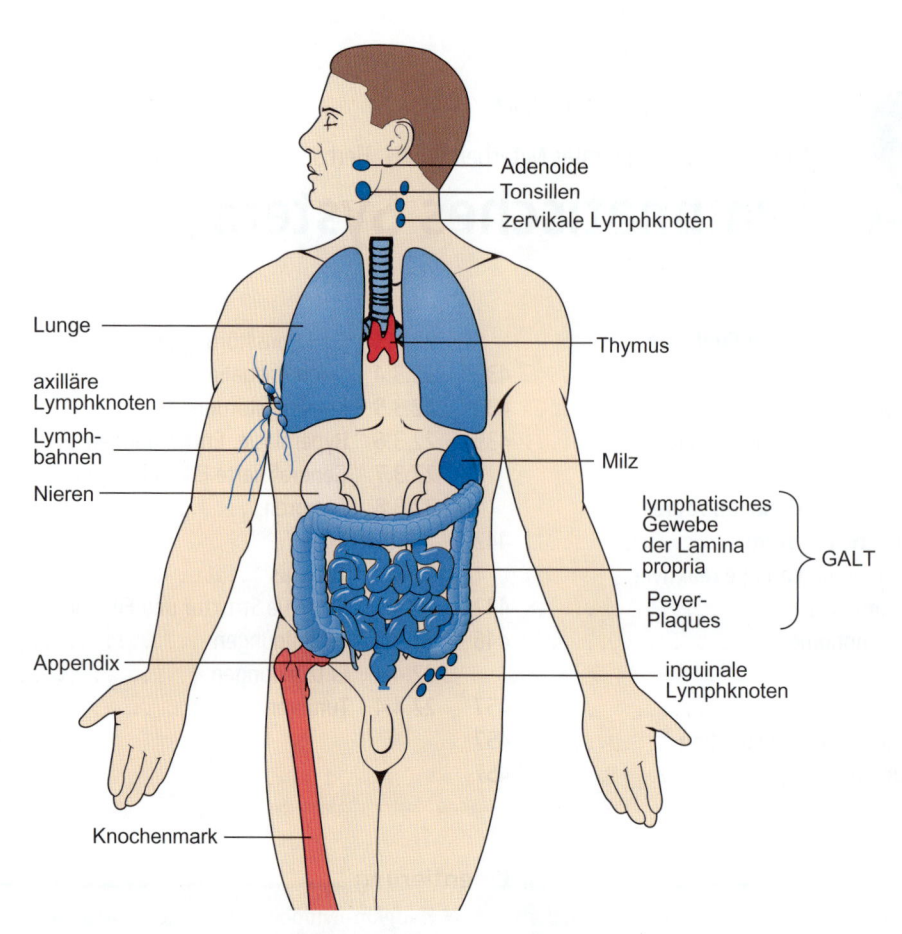

Abb. 22.1 Lage der primären (rot) und sekundären (blau) lymphatischen Organe.

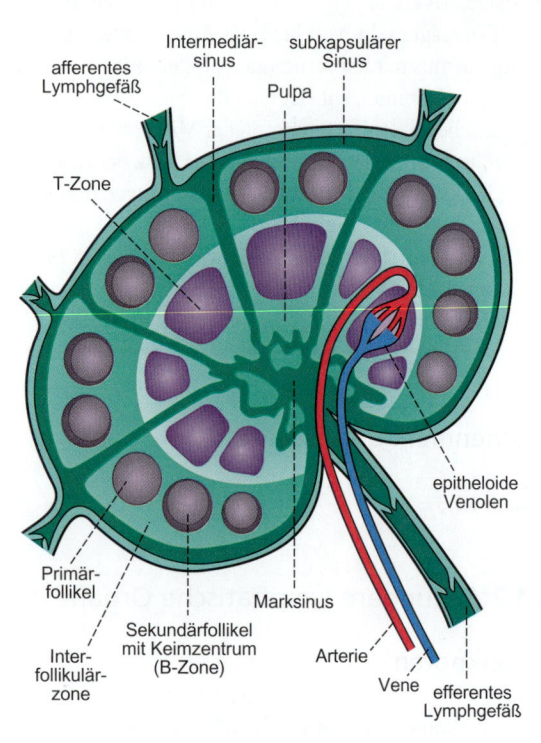

Abb. 22.2 Grundstruktur eines Lymphknotens.

Lymphknoten enthält die **B-Zone** mit den Primär- und Sekundärfollikeln, die **T-Zone** (Parakortikalzone), die **Interfollikulärzone** und die **Pulpa** (> Abb. 22.2).

B-Zone Die B-Zellen des **Primärfollikels** differenzieren sich nach Antigenkontakt zu Blasten (Zentroblasten) und weiter zu Zentrozyten, die im Keimzentrum der Sekundärfollikel zonal angeordnet sind. Die Antigenpräsentation verläuft über ein dichtes Netzwerk follikulärer dendritischer Zellen an immunkompetente, Immunglobulinrezeptoren tragende B-Zellen. Die **Sekundärfollikel** sind von einem schmalen Saum (Follikelmantel) reifer B-Zellen umgeben. Plasmazellen können sowohl intrafollikulär als auch in der Interfollikulärzone entstehen.

T-Zone Die T-Zone enthält überwiegend kleine, reife T-Lymphozyten sowie einzelne interdigitierende dendritische Zellen. Hier münden die epitheloiden Venolen, die die Zirkulation der lymphatischen Zellen durch die T-Zone ermöglichen.

Pulpa Die Pulpa ist von einem Netzwerk aus Blut- und Lymphgefäßen durchsetzt. Über diese fließen die Lymphozyten in die efferenten Lymphbahnen ab.

Interfollikulärzone Diese Zone liegt zwischen den Follikeln. Hier finden sich überwiegend T-Lymphozyten, gemischt mit einzelnen B-zellulären Blasten und Plasmazellen.

Milz

Die Milz ist von einem weitverzweigten und funktionell stark differenzierten Gefäßsystem durchzogen. Sie besteht aus der roten und der weißen Pulpa (➤ Abb. 22.3).

Die **weiße Pulpa** ist das eigentliche sekundäre lymphatische Organ der Milz. Sie enthält die B- und T-Zonen, wobei sich je nach Reaktionszustand vollständige Follikel (Primär- oder Sekundärfollikel) ausbilden, die umgeben sind von einer Marginalzone (Follikelaußenzone außerhalb des Follikelmantels). Diese Marginalzone ist die Eintrittspforte für B- und T-Lymphozyten in die weiße Pulpa und enthält Gedächtnis-B-Zellen. Die T-Zone umschließt das periarterioläre Areal. Im Gegensatz zum Lymphknoten sind diese T-Zonen gelegentlich von B-Zonen umgeben.

Die **rote Pulpa** ist ein kapillarreiches Gewebe mit fenestrierten Sinus und macht mehr als drei Viertel des Milzvolumens aus.

Die pathologischen Veränderungen der Milz sind in ➤ Kap. 22.3 beschrieben.

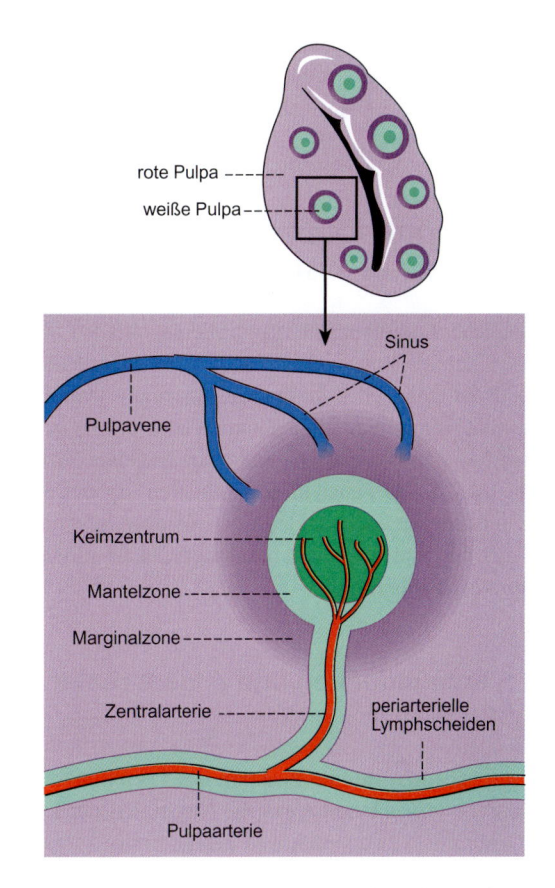

Abb. 22.3 Lymphatische Kompartimente der Milz und deren Gefäßversorgung.

Mukosaassoziiertes lymphatisches Gewebe

Syn.: MALT-System („mucosa-associated lymphoid tissue")

Das MALT-System ist das primär vorhandene oder durch Antigenkontakt entstandene lymphatische Gewebe der Schleimhäute. Es kann prinzipiell in jedem Organ vorkommen, das mit seiner Schleimhautoberfläche Kontakt mit der Außenwelt hat. Durch seine Lage und die damit verbundene besondere Funktion besitzt es eine spezielle Organisationsstruktur.

Die **Peyer-Plaques** (➤ Abb. 22.4) sind der Prototyp des MALT-Systems im Intestinaltrakt („gut-associated lymphoid tissue", GALT). An ihrer Basis befinden sich B-Zell-Follikel mit Keimzentren. Oberhalb des Follikelmantels liegt eine weitere B-Zone, die dem Follikel kappenartig aufsitzt (Marginalzone oder Domregion). Hier befindet sich eine besondere Population von B-Zellen, die funktionell ein besonderes Kompartiment darstellen und von denen sich überwiegend die intestinalen B-Zell-Lymphome ableiten (extranodale Marginalzonenlymphome des MALT).

Die Plasmazellen innerhalb der Follikel und oberhalb der Domzone sind als Ausdruck ihrer besonderen Funktion an den Schleimhäuten IgA-positiv. Die T-Zonen befinden sich unterhalb der Follikel und umgeben diese teils seitlich.

In anderen Organen mit mukosaler Auskleidung wie im **Magen** befindet sich primär kein lymphatisches Gewebe. Es bildet sich erst nach Antigenkontakt aus und kann bei andauernder Stimulation (z.B. durch *Helicobacter pylori*) einen ähnlichen Aufbau wie im Intestinaltrakt annehmen. Auch im **Bronchialsystem,** in den **Speicheldrüsen** und im **Urogenitaltrakt** kann sich nach Antigenkontakt lymphatisches Gewebe entwickeln. Ebenso enthält die normale **Haut** primär kein lymphatisches Gewebe. Lediglich innerhalb der Epidermis gibt es die Langer-

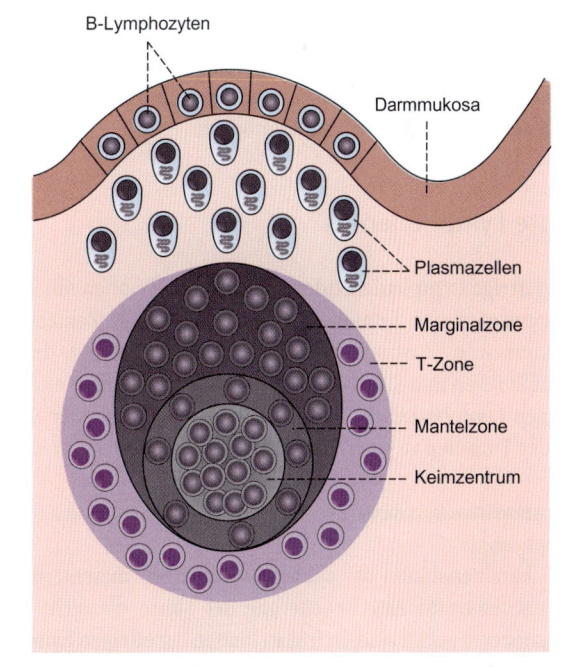

Abb. 22.4 Lymphatisches Gewebe im Intestinaltrakt („gut-associated lymphoid tissue", GALT).

hans-Zellen, die mit den T-akzessorischen Zellen (interdigitierende dendritische Zellen) der Lymphknoten-Parakortikalzone verwandt sind. Sie spielen eine wesentliche Rolle bei der Antigenverarbeitung.

22.2 Lymphknoten und extranodales lymphatisches System

Entzündliche Erkrankungen manifestieren sich v.a. in den Lymphknoten als verschiedene Formen der **Lymphadenitis,** während die malignen Erkrankungen **(maligne Lymphome)** sich sowohl primär in Lymphknoten als auch primär extranodal manifestieren können – besonders im mukosaassoziierten Gewebe (MALT), aber auch in jedem anderen Organ. Definierte entzündliche wie auch maligne Erkrankungen innerhalb des lymphatischen Systems weisen bevorzugte Lokalisationen und Altersprädispositionen auf.

22.2.1 Entzündungen und andere reaktive Veränderungen

Die Lymphadenitis ist eine Reaktion des Lymphknotens auf verschiedene exogene und endogene Noxen. Bei der Lymphadenitis kommt es zu quantitativen Veränderungen der einzelnen Kompartimente und damit zu einer veränderten zellulären Zusammensetzung. Zusätzlich können sich besondere, im ruhenden Lymphknoten nicht ausgeprägte Komponenten entwickeln (z.B. monozytoide B-Zell-Reaktion der Sinus, speichernde Makrophagen, neutrophile Granulozyten).

Die Lymphadenitis kann man nach ihrem zeitlichen Verlauf und der Art der zellulären Infiltrate in eine akute und eine chronische Form unterteilen. Nach dem morphologischen Bild ist teils eine ätiologische Zuordnung oder Einordnung in klinisch definierte Krankheitsbilder möglich.

Akute Lymphadenitis

Nichteitrige Lymphadenitiden treten bei Infektionen mit *Yersinia enterocolitica,* Salmonellen oder Listerien auf. Bakterielle Infektionen im Zustromgebiet des Lymphknotens, v.a. durch Streptokokken und Staphylokokken, sind Ursache einer akuten **eitrigen Lymphadenitis.** So können z.B. Infektionen der Zähne oder Tonsillen zu einer zervikalen Lymphadenitis führen.

> **Morphologie**
> Das Charakteristikum der akuten **nichteitrigen** mesenterialen Lymphadenitis ist eine Erweiterung der Sinus, die dicht mit Lymphozyten gefüllt sind. In frühen Phasen der **eitrigen** Lymphadenitis befinden sich neutrophile Granulozyten in den Sinus. Von hier breiten sie sich im lymphatischen Gewebe aus und können bei schwerem Verlauf zur Abszedierung in der Pulpa führen.

Chronische Lymphadenitis

Die chronische **unspezifische Lymphadenitis** ist die häufigste Form der reaktiven Lymphknotenvergrößerung. Grundsätzlich können Follikel, parakortikale T-Zone und Pulpa gemeinsam oder getrennt reagieren. Ein unmittelbarer Rückschluss auf die Ursache ist dabei nicht möglich. Die Art der vorherrschenden Reaktion erlaubt allenfalls einen indirekten Hinweis auf ein mögliches induzierendes Agens.

Darüber hinaus gibt es aber verschiedene Formen der chronischen Lymphadenitis, die aufgrund ihres morphologischen Bildes entweder einer definierten Krankheitsentität **(spezifische Lymphadenitis)** zuzuordnen sind oder deren Ätiologie zumindest vermutet werden kann. Wichtige Vertreter dieser Gruppe sind die granulomatösen, die retikulozytär-abszedierenden und die histiozytär-nekrotisierenden Lymphadenitiden (➤ Tab. 22.1).

Chronische unspezifische Lymphadenitis

Bei einer chronischen unspezifischen Lymphadenitis (➤ Abb. 22.5) kommt es zur Hyperplasie der reagierenden lymphatischen Kompartimente, die im Folgenden beschrieben werden.

Hyperplasie der B-Zone (follikuläre Hyperplasie)
Die follikuläre Hyperplasie (➤ Abb. 22.6) ist der Prototyp der unspezifischen Lymphadenitis. Die Follikel in der Kortikalzone des Lymphknotens sind vermehrt und vergrößert, wobei die Vergrößerung der Keimzentren auf eine Zentroblastenvermehrung zurückzuführen ist. Diese wiederum ist das morphologische Korrelat der B-Zell-Antwort auf eine immunologische Stimulation. Gegenüber den zahlreichen B-Zellen, die das Keimzentrum „verdunkeln", heben sich die Makrophagen mit ihrem hellen und breiten Zytoplasmasaum wie Sterne ab („**Sternenhimmelbild**" der Makrophagen).

Ausgeprägte follikuläre Hyperplasien treten bei chronischen Entzündungen aber auch u.a. bei folgenden **Grunderkrankungen** auf:
- HIV-Infektion im Stadium der Lymphadenopathie (➤ Kap. 48.2.5)

Tab. 22.1 Ursachen einer „spezifischen" Lymphadenitis.

Auslöser einer granulomatösen Lymphadenitis	Auslöser einer retikulozytär-abszedierenden Lymphadenitis
• Toxoplasmose • Sarkoidose • Tuberkulose • BCG-Impfung • Lues III • Morbus Crohn • Wegener-Granulomatose • Brucellose • viszerale Leishmaniose • Morbus Whipple	• *Yersinia-pseudotuberculosis*-Infektion • Katzenkratzkrankheit • Lymphogranuloma inguinale • Mykosen • atypische Mykobakteriose

- chronische Polyarthritis (> Kap. 45.2.4)
- generalisierter Lupus erythematodes (> Kap. 4.4.4)
- Lues I und II (> Kap. 48.3.6)
- zervikale Lymphadenitis bei Entzündung im Zustromgebiet

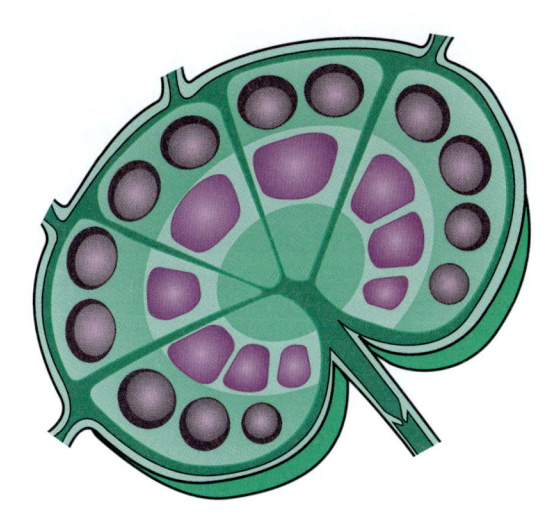

Abb. 22.5 Chronische unspezifische Lymphadenitis. Große Follikel mit Keimzentren in der Rindenzone, T-Zell-Knötchen in der Markzone.

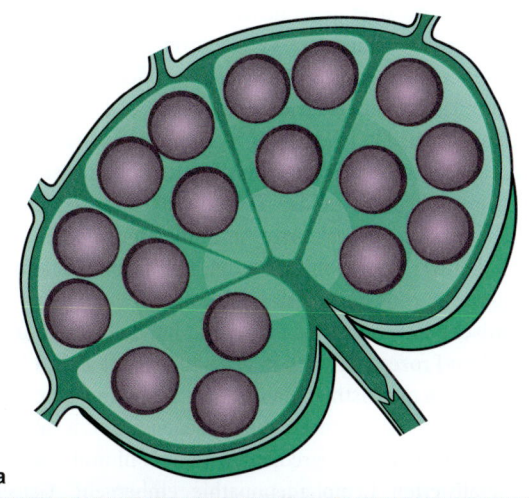

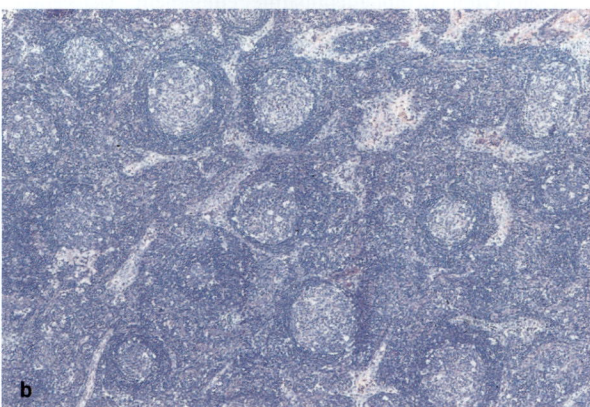

Abb. 22.6 Follikuläre Hyperplasie. Zahlreiche Lymphfollikel, die große Keimzentren und einen nur schmalen Follikelmantel besitzen. **a** Schematische Darstellung. **b** Histologie, Übersicht. Giemsa, Vergr. 60-fach.

Hyperplasie der T-Zone (Parakortikalzone)

Die Verbreiterung der Parakortikalzone (> Abb. 22.7) geht mit einer Vermehrung von T-Lymphozyten, epitheloiden Venolen, interdigitierenden dendritischen Zellen und einzelnen Blasten einher. Sie ist das morphologische Korrelat einer primären T-Zell-Antwort auf eine immunologische Stimulation.

Außer bei der chronischen unspezifischen Lymphadenitis findet man eine Hyperplasie der T-Zone auch bei der nekrotisierenden Lymphadenitis (Kikuchi-Lymphadenitis), bei der Toxoplasmose (Piringer-Lymphadenitis) und als Spezialform bei der dermatopathischen Lymphadenitis (s.u.).

Bunte Pulpahyperplasie und Plasmazellhyperplasie

Die bunte Pulpahyperplasie und die Plasmazellhyperplasie haben eine Verbreiterung der Pulpa mit einem bunten Zellbild gemeinsam.

Bei der **bunten Pulpahyperplasie** (> Abb. 22.8) sind Lymphozyten und zahlreiche Blasten, v.a. Immunoblasten, in der Lymphknotenpulpa und übergreifend auf die Parakortikalzone vermehrt. Der Gehalt an Plasmazellen ist unterschiedlich ausgeprägt. Man findet die bunte Pulpahyperplasie bei chronischer unspezifischer Lymphadenitis, bei Toxoplasmose sowie bei der retikulozytär-abszedierenden Lymphadenitis (s.u.). Auch Infektionen mit *Herpes-zoster-* und *Herpes-simplex-Viren* können ein ähnliches Bild hervorrufen.

Eine ausgeprägte Vermehrung reifer Plasmazellen in der Pulpa tritt bei einer chronischen Polyarthritis auf, außerdem im Stadium der Lymphadenopathie bei AIDS, bei Röteln, beim Morbus Castleman und bei der Sepsis.

Hyperplasie der Sinus (Sinushistiozytose)

Randsinus und Intermediärsinus sind die Orte der ersten immunologischen Reaktion des Lymphknotens auf Fremdstoffe, mikrobielle Erreger und diverse andere Antigene. Bei dieser Interaktion kommt es zur Vermehrung von Sinusendothelien,

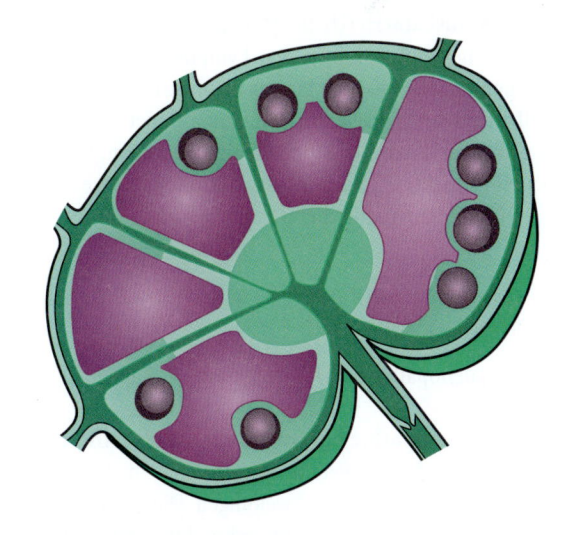

Abb. 22.7 Hyperplasie der T-Zone. Die T-Zonen breiten sich zwischen den Follikeln bis unmittelbar unter die Lymphknotenkapsel aus, es finden sich deutlich vermehrt interdigitierende dendritische Zellen.

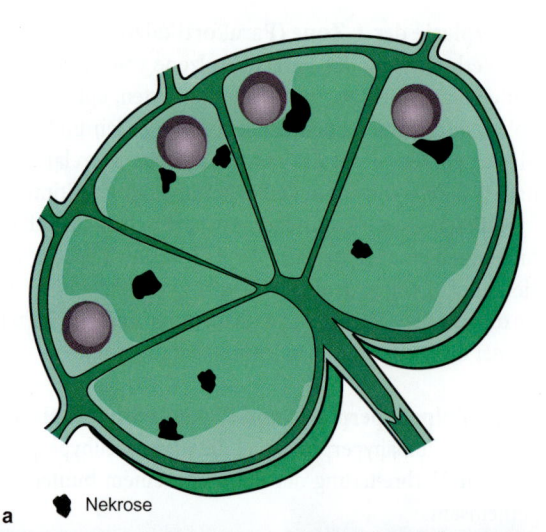

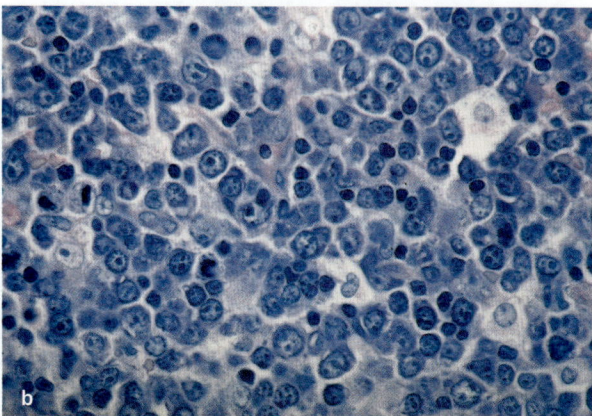

Abb. 22.8 Bunte Pulpahyperplasie bei infektiöser Mononukleose. a Schematische Darstellung. b Ein Gemisch von großen Blasten und kleinen Lymphozyten erzeugt das „bunte" Bild. Giemsa, Vergr. 800-fach.

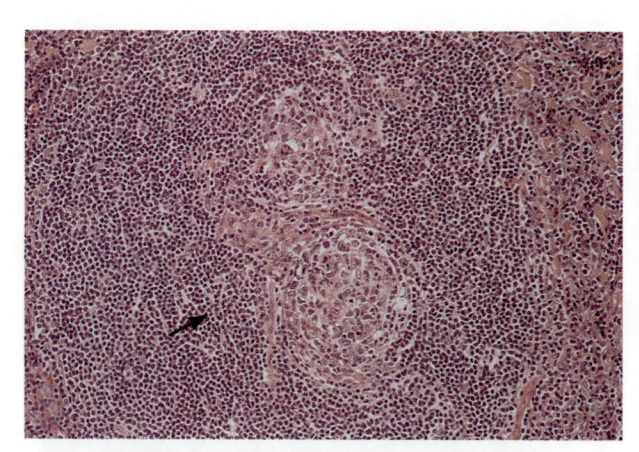

Abb. 22.9 Morbus Castleman: hyalinvaskulärer Typ. Die Follikel weisen kleine Keimzentren auf, die Interfollikularräume sind gefäßreich und die Keimzentren zeigen einen zwiebelschalenartigen Aufbau. Man sieht Gefäßeinsprossungen (Pfeil). HE, Vergr. 200-fach.

Histiozyten, Lymphozyten (monozytoide B-Zellen) und damit zur Sinusverbreiterung.

Der **Sinuskatarrh** (Histiozyten in den Sinus) ist eine unspezifische Begleitreaktion in den Lymphknotensinus bei vielen Formen der chronischen Lymphadenitis. Die **monozytoide B-Zell-Reaktion** (B-Zellen in den Sinus) findet man bei der Toxoplasmose (Piringer-Lymphadenitis), der Lymphadenopathie bei HIV-Infektion, der infektiösen Mononukleose und bei der chronischen unspezifischen Lymphadenitis.

Chronische Lymphadenitis mit charakteristischem morphologischem Bild

Lymphadenopathie bei HIV-Infektion ➤ Kap. 48.2.5

Lymphadenopathie bei chronischer Polyarthritis
Etwa die Hälfte der Patienten entwickelt im Laufe ihrer Erkrankung Lymphknotenschwellungen. Die Lymphknotenbiopsie kann zur Klärung der Grunderkrankung beitragen. Charakteristisch ist eine ausgeprägte follikuläre Hyperplasie, die die Lymphknotenkapsel sogar überschreiten kann. Die Plasmazellen sind deutlich vermehrt. Das Risiko der Lymphomentstehung ist bei diesen Patienten gering erhöht.

Morbus Castleman
Syn.: angiofollikuläre Lymphknotenhyperplasie, benignes Lymphom Castleman

Lokalisierte oder generalisierte Hyperplasie regressiv veränderter, teils hyalinisierter Keimzentren. Je nachdem, ob diese mit einer Vermehrung von Gefäßen oder von Plasmazellen verbunden ist, unterscheidet man einen hyalinvaskulären und einen plasmazellreichen Typ (➤ Abb. 22.9). Die Plasmazellen können beim plasmazellreichen Typ monoklonal sein.

Die Ätiologie ist unklar. Da die vaskulären Proliferationen auch bei Kaposi-Sarkomen immunsupprimierter Patienten (z.B. bei *HIV*-Infektion) auftreten, nimmt man eine immunologische Störung der T-Zell-Funktion an.

Klinische Relevanz Überwiegend handelt es sich um einen solitären Prozess, der sich in etwa 40% zervikal, in 14% axillär und in 12% mediastinal manifestiert. Hiervon ist die multizentrische Form abzugrenzen, die im Gegensatz zum solitären Typ häufig einen rasch progredienten Verlauf nimmt und mit einer generalisierten Lymphadenopathie einhergeht. Gelegentlich sind monoklonale Gammopathien nachweisbar.

Progressiv transformierte Keimzentren
Die kleinen Lymphozyten des Follikelmantels besiedeln im Laufe der Erkrankung zunehmend die Keimzentren, die sich dabei vergrößern, bis sie schließlich völlig von den Follikelmantelzellen eingenommen werden. Die so veränderten Keimzentren werden von einem lockeren Netzwerk follikulärer dendritischer Retikulumzellen durchsetzt. Die Ursache der progressiv transformierten Keimzentren ist unbekannt.

Dermatopathische Lymphadenitis
Bei entzündlichen Hauterkrankungen kommt es zu einer reaktiven Hyperplasie der T-Zone der Lymphknoten im Abstromgebiet mit einer Vermehrung der interdigitierenden Retiku-

lum- und Langerhans-Zellen. Die Parakortikalzone ist verbreitert und reicht bis unmittelbar unter die subkapsulären Sinus. Sie imponiert histologisch als heller knotiger Bereich mit einer Vermehrung der Makrophagen, interdigitierenden Retikulumzellen und Langerhans-Zellen. Dazwischen befinden sich kleine T-Lymphozyten. Die Makrophagen enthalten häufig Melaninpigment.

Infektiöse Mononukleose
Syn.: Pfeiffer-Drüsenfieber
➤ auch Kap. 48.2.6

Bei der infektiösen Mononukleose kommt es zu einer erheblichen, teils rasenartigen Vermehrung von Blasten und Plasmazellen in der Pulpa und interfollikulär mit teils kleinherdigen Nekrosen. Die Lymphknotengrundstruktur kann dabei partiell zerstört werden (➤ Abb. 22.8).

Klinische Relevanz Vor allem die zervikalen Lymphknoten sind betroffen und vergrößert. Daneben kommt es zu einer Tonsillitis und Splenomegalie. Im Blut sind die typischen Pfeiffer-Zellen nachzuweisen, bei denen es sich um aktivierte, monozytenähnliche T-Lymphozyten handelt. Differenzialdiagnostisch muss man ein hochmalignes Non-Hodgkin-Lymphom ausschließen.

Großherdige granulomatöse, epitheloidzellige Lymphadenitis mit Nekrose

Tuberkulose ➤ Kap. 48.3.6, tuberkuloide Form der Lepra ➤ Kap. 48.3.6

Sarkoidose
Eine granulomatöse Lymphadenitis, jedoch meist ohne Nekrose, findet man bei der Sarkoidose. Diese ist primär mit einer beidseitigen Lungenhilusverbreiterung verbunden (➤ Kap. 4.4.6). Auch eine Epitheloidzellreaktion im Abflussgebiet von Karzinomen („sarcoid-like lesion") kann zu einer ähnlichen Form der Lymphadenitis führen.

Atypische Mykobakteriose
Die **mykobakterielle histiozytäre Lymphadenitis** tritt bei der atypischen Mykobakteriose auf, einer Infektionskrankheit, die durch *Mycobacterium avium intracellulare* (➤ Kap. 48.3.6) hervorgerufen wird. Daran erkranken immunsupprimierte oder immundefiziente Patienten (v.a. HIV-Infizierte). Die Lymphknotenarchitektur ist gestört: Entsprechend dem reduzierten Immunstatus der Patienten sind die Lymphozyten vermindert. Es bilden sich Rasen von Makrophagen und Histiozyten mit massenhaft phagozytierten Mykobakterien. Die typischen Nekrosen und Granulome fehlen.

Kleinherdige epitheloidzellige Lymphadenitis ohne Nekrose

Lymphogranuloma inguinale ➤ Kap. 40.5.3

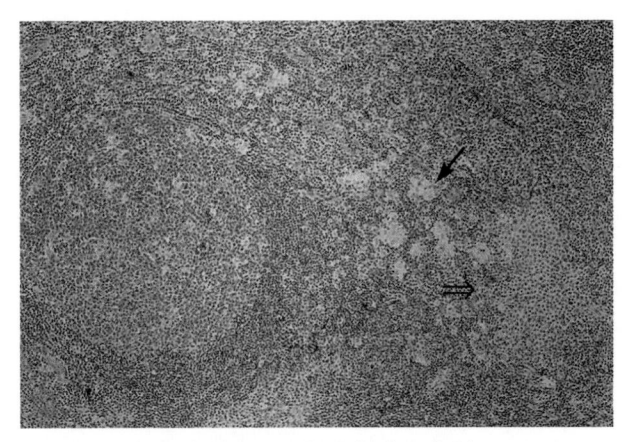

Abb. 22.10 Toxoplasmose. Großer Follikel mit floridem Keimzentrum, kleinen Epitheloidzellherden (Pfeil) und monozytoider B-Zell-Reaktion (Doppelpfeil). HE, Vergr. 100-fach.

Lymphadenitis bei Toxoplasmose
Syn.: Piringer-Lymphadenitis

Bei der Lymphadenitis bei Toxoplasmose (➤ Kap. 48.5.3) kommt es zu einer kleinherdigen, auch intrafollikulären Epitheloidzellreaktion mit monozytoider B-Zell-Reaktion. Die Lymphknotenkapsel ist häufig in die Entzündung mit einbezogen (Perilymphadenitis), die Lymphknotenstruktur ist erhalten (➤ Abb. 22.10).

In der vollen Ausprägung handelt es sich um ein weitgehend charakteristisches Bild. Derartige Veränderungen sind allerdings auch bei der Frühform der infektiösen Mononukleose und bei der Leishmaniose möglich.

Pseudotuberkulöse Lymphadenitis
Die Erkrankung geht auf eine Infektion mit *Yersinia pseudotuberculosis* oder *Yersinia enterocolitica* zurück (➤ auch Kap. 30.7.1). Typische Veränderungen sind retikulozytär-histiozytär begrenzte Nekroseherde und eine bunte Pulpahyperplasie. Bei der **retikulozytär-abszedierenden** Form treten neben zahlreichen Makrophagen zusätzlich Granulozyten auf. Häufig ist auch die Lymphknotenkapsel in das entzündliche Geschehen einbezogen (Perilymphadenitis). Die Lymphknotengrundstruktur bleibt erhalten. Histologisch muss man das Bild von der unspezifischen mesenterialen Lymphadenitis abgrenzen.

Klinische Relevanz Hauptsächlich erkranken Kinder und Jugendliche. Aufgrund des Befalls ausschließlich mesenterialer Lymphknoten kann die pseudotuberkulöse Lymphadenitis eine akute Appendizitis vortäuschen.

Katzenkratzkrankheit
Die Katzenkratzkrankheit zeigt ein gleichartiges morphologisches Substrat (retikulozytär-abszedierende Entzündung). Überwiegend sind zervikale und axilläre Lymphknoten bei jugendlichen Patienten betroffen. Vergesellschaftet sind häufig Verletzungen der Haut im Zustromgebiet der Lymphknoten, v.a. Kratzverletzungen durch Katzen und Insektenstiche. In den meisten Fällen handelt es sich um eine Infektion mit *Bartonella henselae*.

Histiozytär-nekrotisierende Lymphadenitis
Syn.: Kikuchi-Lymphadenitis

Die Kikuchi-Lymphadenitis ist eine nekrotisierende Lymphadenitis ohne Granulozyten innerhalb der Nekrose. Sie tritt überwiegend in Asien, seltener in Europa auf. Ihre Ätiologie ist ungeklärt. Unter anderem wurden erhöhte Titer gegen *Yersinia enterocolitica* nachgewiesen. Auch ein Zusammenhang mit einer EBV-Infektion wird postuliert. Meist sind jüngere Frauen betroffen, bei denen eine Infektion im Nasen-Rachen-Raum vorausgegangen ist.

Morphologie

Morphologisch besteht eine T-Zell-Reaktion mit Verbreiterung der Parakortikalzone (T-Zone) und dem charakteristischen Nachweis plasmazytoider Monozyten. Innerhalb derartiger Herde befinden sich vermehrt Apoptosen sowie von Histiozyten besiedelte kleine Nekrosen ohne neutrophile Granulozyten. Das Fehlen der Granulozyten ist ein wichtiges differenzialdiagnostisches Merkmal zur Abgrenzung gegenüber anderen nekrotisierenden Lymphadenitiden.

22.2.2 Maligne Lymphome

Maligne Lymphome sind neoplastische Proliferationen lymphatischer Zellen, die den verschiedenen B- und T-Zell-Kompartimenten der primären, sekundären und der sekundär besiedelten lymphatischen Organe entstammen. Die Klassifikation unterscheidet grundsätzlich **Hodgkin-Lymphome (HL)** und **Non-Hodgkin-Lymphome (NHL).** Während das Infiltrat beim Hodgkin-Lymphom nur zu einem kleinen Anteil aus Tumorzellen besteht und das nichtneoplastische Begleitinfiltrat aus Lymphozyten, Plasmazellen, Makrophagen und eosinophilen Granulozyten dominiert, überwiegen die Tumorzellen bei den Infiltraten der Non-Hodgkin-Lymphome. Diese können wiederum in B- und T-Zell-Lymphome unterteilt werden.

Epidemiologie In Europa liegt die Prävalenz maligner Lymphome bei 6–9. Es handelt sich dabei in 40% um Hodgkin-Lymphome und in 60% um Non-Hodgkin-Lymphome. Die B-Zell-Lymphome machen 80–85% der Non-Hodgkin-Lymphome aus. Nur 15–20% sind T-zellulären Ursprungs.

Die quantitative Verteilung der beiden großen Lymphomgruppen und deren Subentitäten zeigen aber geografische Unterschiede. Folliculäre B-Zell-Lymphome des Keimzentrums treten in den USA häufiger auf als in Europa. Die Häufigkeit des Hodgkin-Lymphoms ist dagegen in Europa bis zu 3-mal höher als in den USA und Japan. In Japan wiederum kommen T-Zell-Lymphome häufiger vor. Insgesamt ist in Europa eine Zunahme der Non-Hodgkin-Lymphome – insbesondere der extranodalen Non-Hodgkin-Lymphome – und eine gleichbleibende Inzidenz der Hodgkin-Lymphome zu verzeichnen.

Ätiologie Einige maligne Lymphome treten gehäuft in Endemiegebieten des *Epstein-Barr-Virus* (EBV) und des humanen *T-Zell-Leukämie/Lymphom-Virus (HTLV-1)* auf. So sind das gehäufte Auftreten von Burkitt-Lymphomen in Afrika mit der endemischen Ausbreitung von *EBV* und Malaria und die hohe Inzidenz von T-Zell-Lymphomen in Japan mit dem endemischen Vorkommen von *HTLV-1* assoziiert. Definierte extranodale Lymphomentitäten im Nasen-Rachen-Raum mit EBV-Assoziation kommen gehäuft in Asien vor (NK/T-Zell-Lymphome). Außerdem steigt die Inzidenz des gastrointestinal lokalisierten Lymphoms vom MALT-Typ in Assoziation mit einer *Helicobacter-pylori*-Infektion der Magenschleimhaut (➤ Kap. 28.7.3, ➤ Kap. 28.11.5).

Diese Beobachtungen können als Hinweis für die Bedeutung exogener Einflüsse (z.B. Umwelt, Nahrung, Erreger) für eine Lymphomentstehung gewertet werden. Daneben spielen der immunologische Status und der genetische Hintergrund des Individuums eine Rolle.

Klassifikation Die **WHO-Klassifikation** (2008) unterscheidet in B- und T-Zell-Lymphome sowie in nodale und extranodale Lymphome. Die Ergebnisse der Immunhistochemie und Genetik (chromosomale Aberrationen) sowie klinische Daten finden teilweise Niederschlag in der Definition klinisch-pathologischer Entitäten. Folgende allgemeine Kriterien werden für die Definition klinisch-pathologischer Lymphomentitäten herangezogen:

- zytologisches Bild der neoplastischen Zellen
- zelluläre Herkunft (B- oder T-Zell-System)
- überwiegend kleinzelliges oder blastisches Infiltrat
- Manifestationsort des Lymphoms (primär nodal oder extranodal)
- Malignitätsgrad (Grading, also Gehalt an Blasten)
- Wachstumsmuster (follikulär-knotig oder diffus)
- Zusammensetzung des Mikromilieus (begleitendes entzündliches Infiltrat, akzessorische Zellen)
- Immunphänotyp (Expression assoziierter Antigene: „cluster of differentiation", z.B. CD20)
- typische genetische Aberrationen
- Assoziation mit anderen Erkrankungen
- klinisches Erscheinungsbild

Die **Immunphänotypisierung** (➤ Kap. 1.6.9) der Lymphome ist heute ein unverzichtbares Hilfsmittel zur Ergänzung der Morphologie und zur Objektivierung der Diagnose geworden.

Pathogenese

Betrachtet man die lymphatischen Neoplasien auf ihrem Weg von der normalen lymphatischen Ausgangszelle zur manifesten Neoplasie, so handelt es sich um einen Mehrschrittmechanismus. Mehrere auf chromosomaler Ebene stattfindende Ereignisse sind hintereinandergeschaltet und führen zur Manifestation eines malignen Lymphoms.

Solche Ereignisse können zu einer deregulierten (z.B. Überproduktion) oder aberranten Expression (neues Protein) von Faktoren führen. Hierdurch können sowohl klinische Symptome (z.B. Fieber), das Mikromilieu (Eosinophilie beim Morbus Hodgkin durch IL-5) oder das Tumorwachstum (autokrin – parakrin) selbst beeinflusst werden. Die Erkennung solcher Mechanismen ist von Bedeutung, da deren Beeinflussung oder Durchbrechung künftige klinische Strategien zur Behandlung maligner Lymphome z.B. mit wachstumsregulierenden Substanzen wesentlich bestimmen wird.

Klinische Relevanz Zwei Drittel der Patienten mit malignem Lymphom haben schmerzlose Lymphknotenschwellungen. Ein Befall des Waldeyer-Rachenrings oder mesenterialer Lymphknoten findet sich häufig bei Non-Hodgkin-Lymphomen. Im Gegensatz hierzu besteht beim Hodgkin-Lymphom häufiger eine B-Symptomatik (Gewichtsverlust, Fieber, Nachtschweiß).

Neben der morphologisch definierten Lymphomentität unter Einschluss des Malignitätsgrads bei Non-Hodgkin-Lymphomen sowie der B- oder T-Zell-Herkunft sind klinische Kriterien wichtig wie **Lokalisation, Ausbreitungsstadium, B-Symptomatik** und einzelne **Laborparameter.**

In der Zusammenfassung dieser Erkenntnisse wurde ein „**internationaler prognostischer Index**" (**IPI**) entwickelt, der bei den Non-Hodgkin-Lymphomen auf der Basis von 5 prognostisch negativen Faktoren eine sehr gute Abschätzung der Prognose erlaubt. Diese **5 klinischen Risikoparameter** sind:
- Alter über 60 Jahre
- erhöhter Serumspiegel der Laktatdehydrogenase
- Leistungsstatus (Karnofsky-Index) unter 70
- Ann-Arbor-Stadium III oder IV
- Befall einer extranodalen Struktur

Hodgkin-Lymphom

Syn.: Lymphogranulomatose, Morbus Hodgkin

Merkmale des Hodgkin-Lymphoms sind große Blasten (Hodgkin-Zellen) und mehrkernige Riesenzellen (Sternberg-Reed-Riesenzellen) sowie ein begleitendes entzündliches Infiltrat. Beim Hodgkin-Lymphom sind die Blasten und Riesenzellen monoklonaler Natur und damit neoplastische Zellen. Immunhistochemische und molekulargenetische Analysen haben gezeigt, dass es sich dabei um lymphatische Zellen handelt, die überwiegend B-zellulärer, sehr selten T-zellulärer Herkunft sind.

Man grenzt 4 Formen des klassischen Hodgkin-Lymphoms vom nodulären lymphozytenprädominanten Hodgkin-Lymphom ab (noduläres Paragranulom; modifizierte Rye-Klassifikation; > Tab. 22.2).

Epidemiologie Die Verteilung des Hodgkin-Lymphoms zeigt weltweit erhebliche geografische Unterschiede, was als Hinweis auf Umgebungseinflüsse gewertet werden kann (Ernährung, Infektionen). In Europa ist das Hodgkin-Lymphom die häufigste maligne Neoplasie bei Kindern und Jugendlichen. Vor allem die lymphozytenprädominante Form und die noduläre Sklerose treten im jugendlichen Alter auf. Die Gesamtaltersverteilung zeigt einen bimodalen Kurvenverlauf mit einem ersten Altersgipfel zwischen 15 und 35 Jahren und einem zweiten zwischen 55 und 65 Jahren. Die Inzidenz liegt bei 2–4.

Pathogenese

Die Entstehung des Hodgkin-Lymphoms ist ungeklärt. Wichtig erscheint eine Assoziation mit dem *Epstein-Barr-Virus* (EBV), das bei etwa der Hälfte der Tumoren klonal in den Tumorzellen selbst nachzuweisen ist. Es ist bekannt, dass die Immortalisierung einer Zelle durch *EBV* zur massiven Stimulierung mit ausgeprägter Zytokinexpression führt. Diese ist zumindest für das umgebende Mikromilieu beim Hodgkin-Lymphom verantwortlich.

Morphologie

Bei den 4 Typen des klassischen Hodgkin-Lymphoms sind die großen einkernigen Hodgkin- und die mehrkernigen Sternberg-Reed-Zellen charakterisierend (> Abb. 22.11). Letztere besitzen große, eosinopohile, prominente Nukleolen (Eulenaugen-Zellen) und ein breites, graublaues Zytoplasma. Zu den nichtneoplastischen Zellen des entzündlichen Begleitinfiltrats gehören Lymphozyten, Plasmazellen, Makrophagen, Epitheloidzellen, neutrophile und eosinophile Granulozyten (> Tab. 22.2).

Die verschiedenen **Subtypen** des klassischen Hodgkin-Lymphoms unterscheiden sich durch die Anzahl von Hodgkin- und Sternberg-Reed-Zellen, durch die Zusammensetzung des begleitenden Zellinfiltrats und durch das Wachstumsmuster. Charakteristisch für den **lymphozytenarmen Typ** ist die Dominanz von Hodgkin- und Sternberg-Reed-Zellen. Es besteht morphologisch ein fließender Übergang zum anaplastischen großzelligen Non-Hodgkin-Lymphom (> Tab. 22.2).

Der noduläre **lymphozytenprädominante Typ** (noduläres Paragranulom) wird aufgrund der unterschiedlichen Prognose und Herkunft von den klassischen Hodgkin-Lymphomen abgegrenzt. Das Infiltrat wird hierbei von knotenbildenden kleinen Lymphozyten dominiert – große atypische Zellen kommen nur vereinzelt vor. Dieses sind besondere Riesenzellen, die nur kleine Nukleolen besitzen und aufgrund ihres zytologischen Bildes als **LP-Zellen** („lymphocyte predominant cells") oder Popcorn-Zellen bezeichnet werden. Anders als bei den klassischen Typen weisen die Tumorzellen konstant B-Zell-Antigene auf (z.B. CD20, CD79a). Die für die klassischen Hodgkin-Formen typische Expression von CD15 und CD30 fehlt dagegen. B- oder T-Zell-Antigene können, müssen aber nicht beim klassischen Typ vorhanden sein. Die chromosomalen Veränderungen beim Hodgkin-Lymphom zeigen komplex aberrante Klone, die Chromosomenzahl ist häufig verdrei- bis vervierfacht.

Klinische Relevanz Die Unterschiede in morphologischem Bild, Phänotyp, Altersverteilung und klinischem Verlauf lassen vermuten, dass die verschiedenen Subtypen des Hodgkin-Lymphoms teils verschiedene Krankheitsbilder darstellen.

Das Hodgkin-Lymphom befällt primär den Lymphknoten und breitet sich von hier über verschiedene Lymphknotenstationen aus. Die Patienten entwickeln häufig prominente Lymph-

Tab. 22.2 Typen des Hodgkin-Lymphoms.

Hodgkin-Subtyp	Zusammensetzung des Infiltrats					bevorzugte Lymphknotenregion	bevorzugtes Alter
	Hodgkin-/Sternberg-Reed-Zellen	Lymphozyten	neutrophile Granulozyten	eosinophile Granulozyten	Nekrosen		
nodulär-lymphozyten-prädominantes Hodgkin Lymphom (noduläres Paragranulom)	+ (atypisch, L- und H-Zellen)	++++	–	(+)	–	zervikal	30–60 Jahre
klassisches Hodgkin Lymphom, nodulär-sklerosierend	++	++	+	+	+	mediastinal supraklavikulär	15–30 Jahre
klassisches Hodgkin Lymphom, gemischtzellig	+++	+++	+	+	–	zervikal und abdominal	30–60 Jahre
klassisches Hodgkin Lymphom, lymphozytenreich	++	+++	–	–	–	periphere Lymphknoten	30–60 Jahre
klassisches Hodgkin Lymphom, lymphozytenarm	++++	+	–	–	++	abdominal	60–70 Jahre

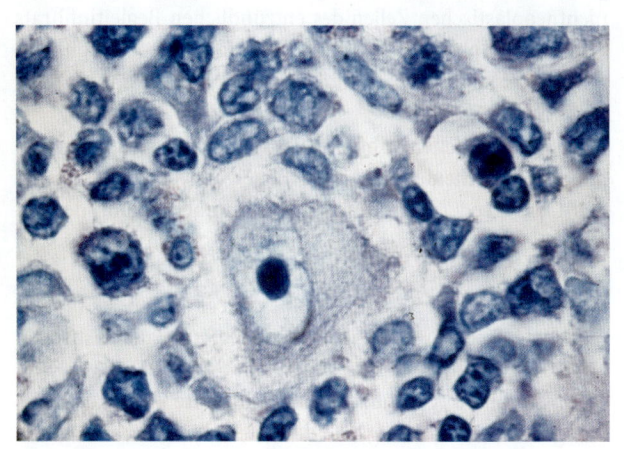

Abb. 22.11 Klassische Hodgkin-Zelle mit einem prominenten solitären Nukleolus. Giemsa, Vergr. 1000-fach.

Tab. 22.3 Stadieneinteilung des Hodgkin-Lymphoms nach der Ann-Arbor-Klassifikation.

Stadium I	Befall einer Lymphknotenregion oder einer extralymphatischen Lokalisation
Stadium II	Befall von 2 benachbarten Lymphknotenregionen auf einer Seite des Zwerchfells, zusätzlicher Befall einer extralymphatischen Lokalisation
Stadium III	Befall von Lymphknotenstationen oder extralymphatischen Lokalisationen ober- und unterhalb des Zwerchfells
Stadium IV	disseminierter extralymphatischer Befall mit oder ohne Lymphknotenbefall

knotenschwellungen. Sekundär können Milz und in der Folge Knochenmark und Leber befallen sein. Als Besonderheit kann sich insbesondere der Typ der nodulären Sklerose bei jungen Patienten primär im Mediastinum manifestieren.

Die noduläre lymphozytenprädominante Form (Paragranulom) ist mit einer 5-Jahres-Überlebensrate von 95% die prognostisch günstigste Form. Die Prognose der klassischen Formen ist im Wesentlichen stadienabhängig. Deren morphologischer Subtyp spielt bei den heutigen Therapiemöglichkeiten eine untergeordnete Rolle. Die erkrankungsfreie 5-Jahres-Überlebensrate liegt zwischen 70 und 80%.

Für Prognose und Therapie ist die **Stadieneinteilung** relevant. Auch hierbei hat man sich 1966 in **Ann Arbor** (Ergänzungen 1971) auf eine Einteilung geeinigt, die im Wesentlichen die Ausbreitung nach befallenen Lymphknotengruppen beschreibt. Dabei ist das Zwerchfell eine für die Prognose wichtige Grenzstruktur (➤ Tab. 22.3).

Ein weiterer prognostisch relevanter Faktor ist die klinische Symptomatik. Sie wird angegeben als:
- Kategorie A: ohne Symptome
- Kategorie B: unerklärlicher Gewichtsverlust von mehr als 10% innerhalb des letzten halben Jahres, Fieber von mehr als 38°C unklarer Ursache und Nachtschweiß (B-Symptomatik)

Die B-Symptomatik tritt v.a. in den Stadien III und IV auf und ist gleichbedeutend mit einer Verschlechterung der Prognose.

Non-Hodgkin-Lymphome

Non-Hodgkin-Lymphome entwickeln sich zu 80–85% aus dem B-Zell-System und zu 15–20% aus dem T-Zell-System. Zwei Drittel manifestieren sich primär **nodal** mit teilweise sekundärer extranodaler Besiedlung, ein Drittel tritt primär **extranodal** auf. Nodale Lymphome besiedeln sekundär v.a. die Milz, die Leber, das Knochenmark und den Gastrointestinaltrakt. Extranodale Lymphome manifestieren sich überwiegend in der Haut und im Gastrointestinaltrakt.

Epidemiologie Das mittlere Erkrankungsalter sowohl für kleinzellige (niedrigmaligne) als auch für blastische (hochmaligne) Non-Hodgkin-Lymphome liegt zwischen 60 und 70 Jahren. Im Kindesalter entwickeln sich v.a. das lymphoblastische Lymphom (akute lymphoblastische Leukämie), das Burkitt-

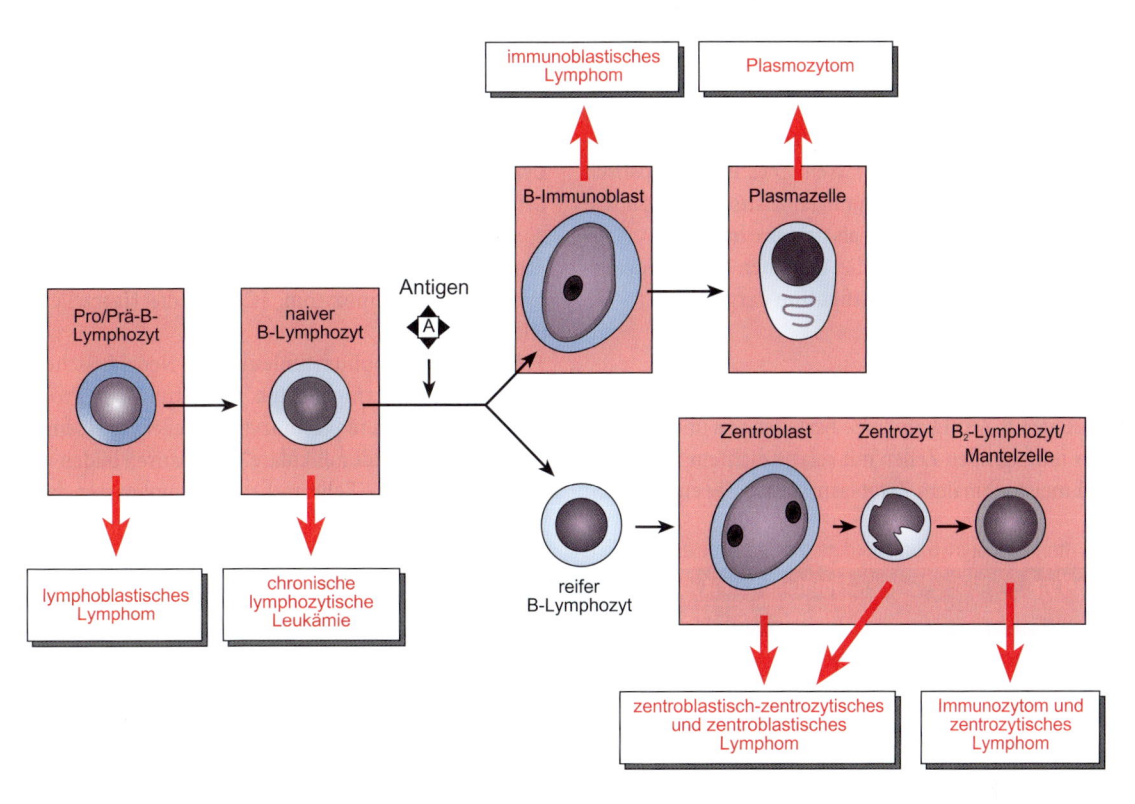

Abb. 22.12 Differenzierungsschritte der B-Zell-Reihe (teils noch hypothetisch) und Zuordnung zu definierten B-Zell-Lymphom-Entitäten.

Lymphom sowie das großzellig-anaplastische Lymphom. Niedrigmaligne Lymphome kommen vor dem 15. Lebensjahr kaum vor. Durch die Ausbreitung der HIV-Infektion und die Zunahme der immunsuppressiven Therapie nach Organtransplantationen nimmt die Zahl extranodaler, hochmaligner Lymphome zu. Viele dieser Lymphome manifestieren sich primär im ZNS. Weitere Assoziationen zwischen dem Auftreten von Lymphomen und viralen oder bakteriellen Infektionen sind für *EBV, HTLV-1, Hepatitis-C-Virus, humanes Herpesvirus 8* und *Helicobacter pylori* beschrieben.

Einteilung Die Non-Hodgkin-Lymphome entsprechen arretierten Differenzierungsstufen der jeweiligen normalen Ausgangszellpopulation. Bislang sind allerdings nicht alle physiologischen Differenzierungsstufen bekannt (➤ Abb. 22.12). Grundsätzlich unterscheidet man Lymphome der unreifen T- und B-Vorläufer-Zellen (Lymphoblasten) von reifzelligen oder peripheren B- und T-Zell-Lymphomen. Die Benennung folgt insbesondere bei den B-Zell-Lymphomen dem jeweils vorherrschenden zytologisch erkennbaren Zelltyp:

- **Kleinzellige Lymphome (niedrigmaligne),** die überwiegend aus Lymphozyten oder ihnen verwandten Zellen bestehen, zeichnen sich durch eine geringe Proliferationsrate und damit überwiegend durch einen relativ günstigen spontanen Verlauf aus.
- **Blastische Lymphome (hochmaligne oder aggressive Lymphome),** die sich überwiegend aus Blasten zusammensetzen, zeigen eine hohe Proliferationsrate und damit klinisch die Tendenz zur schnellen Generalisierung. Daher

Tab. 22.4 WHO-Klassifikation der B-Zell-Lymphome/Leukämien.

Vorläufer-B-Zell-Neoplasien
• Vorläufer-B-lymphoblastisches Lymphom/Leukämie
Reifzellige B-Zell-Neoplasien
• kleinzellige B-Zell-Lymphome
– chronische lymphozytische Leukämie, kleinzelliges lymphozytisches Lymphom
– B-Zell-Prolymphozytenleukämie
– lymphoplasmozytisches Lymphom
– splenisches Marginalzonenlymphom
– Haarzellenleukämie
– Plasmozytom
– extranodales Marginalzonenlymphom des MALT
– nodales Marginalzonenlymphom
– follikuläres Lymphom
– Mantelzelllymphom
• blastische B-Zell-Lymphome
– diffuses großzelliges B-Zell-Lymphom
– mediastinales großzelliges B-Zell-Lymphom
– intravaskuläres großzelliges B-Zell-Lymphom
– primäres Ergusslymphom
– Burkitt-Lymphom/Leukämie

wird nach Diagnosestellung eine intensive Therapie angestrebt.

Die Unterteilung in kleinzellige und blastische Lymphome erlaubt es, Übergänge niedrigmaligner (kleinzellig) in hochmaligne (blastisch) Lymphome zu erfassen. Dies ist prognostisch und therapeutisch wichtig, da sekundäre blastische Lymphome eine noch ungünstigere Prognose als primäre haben.

In ➤ Tabelle 22.4 werden die malignen Non-Hodgkin-Lymphome nach der **WHO-Klassifikation** dargestellt.

Kleinzellige B-Zell-Lymphome

Die kleinzelligen B-Zell-Lymphome bestehen aus überwiegend kleinen bis mittelgroßen Zellen mit relativ dichtem Kernchromatin und meist schmalem Zytoplasmasaum. Sie entsprechen damit hauptsächlich Lymphozyten und deren Varianten (➤ Tab. 22.5, ➤ Abb. 22.13). Diese Lymphome verlaufen langsam progredient.

Lymphozytische Lymphome

Lymphome, die aus kleinen Lymphozyten bestehen. Dazu gehören die chronische lymphozytische Leukämie (B-CLL), die Prolymphozytenleukämie (B-PLL), das lymphoplasmozytische Lymphom (Immunozytom, IC) und die Haarzellenleukämie (HCL):

- **B-CLL**, **Prolymphozytenleukämie:** Neoplastische Proliferation kleiner Lymphozyten. Eingestreut sind Prolymphozyten, Blasten und plasmozytoide Zellen, die kleine follikelähnliche („pseudofollikuläre") Strukturen bilden (➤ Abb. 22.14). Beherrschen Prolymphozyten das Bild,

Tab. 22.5 Immunphänotyp und häufige chromosomale Veränderungen bei niedrigmalignen Non-Hodgkin-Lymphomen der B-Zell-Reihe.

Lymphom-Typ	Immunphänotyp					Chromosomale Veränderungen
	CD20	CD5	CD23	CD10	CD103	
chronische lymphozytische Leukämie, kleinzelliges lymphozytisches Lymphom (B-CLL)	+	+	+	–	–	Trisomie 12, 13q
Haarzellenleukämie	+	–	–	–	+	uncharakteristisch
lymphoplasmozytisches Lymphom	+	–/+	–/+	–	–	Trisomie 12
follikuläres Lymphom	+	–	–	+	–	t(14;18)
Mantelzelllymphom	+	+	–	–	–	t(11;14)
Marginalzonenlymphom	+	–	–	–	–	Trisomie 3

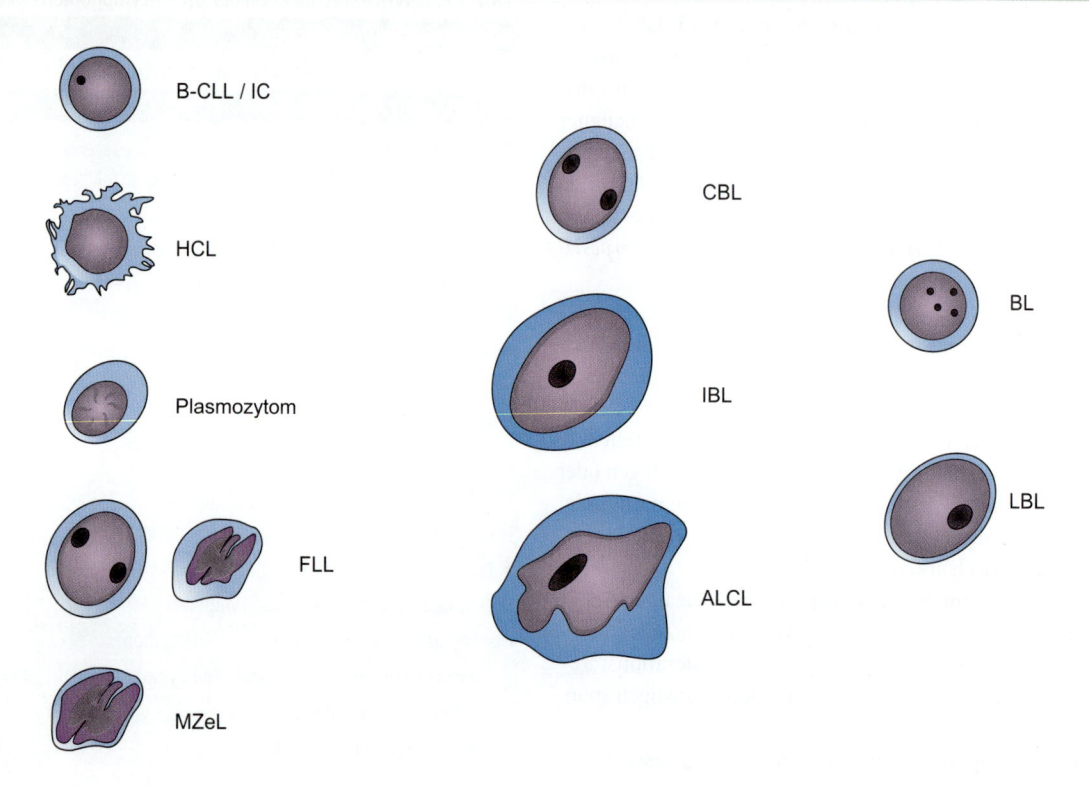

Abb. 22.13 Zytopathologie der B-Zell-Lymphome. B-CLL = chronische lymphozytische Leukämie, IC = lymphoplasmozytisches Immunozytom, HCL = Haarzellenleukämie, FLL = folliküläres Lymphom, MZeL = Mantelzelllymphom, CBL = zentroblastisches Lymphom, IBL = immunoblastisches Lymphom vom B-Zell-Typ, ALCL = anaplastisch großzelliges Lymphom vom B-Zell-Typ, BL = Burkitt-Lymphom, LBL = lymphoblastisches Lymphom.

liegt eine Prolymphozytenleukämie vor. Die Erkrankung geht überwiegend mit Knochenmarkbefall und leukämischem Blutbild einher. Die Lymphomzellen sind positiv für IgM, IgD, CD5 und CD23, negativ für CD10. Chromosomale Veränderungen sind u.a. Trisomie 12 und Abnormitäten von 13q.

Über die Hälfte der Patienten befinden sich bei Diagnosestellung bereits in einem fortgeschrittenen Krankheitsstadium. Charakteristisch sind periphere Lymphknotenschwellungen, ein diffuser Knochenmarkbefall (in über 90%) und ein leukämisches Blutbild. Der Knochenmarkbefall führt mit dem Fortschreiten der Erkrankung zu Anämie, Thrombozytopenie und Leukozytopenie mit Leistungsminderung, Blutungsneigung und Infektanfälligkeit.

Etwa 5% der B-CLL gehen durch Konfluenz der Pseudofollikel in eine tumorbildende Form über, die klinisch häufig als Prolymphozytenleukämie imponiert. Der Übergang manifestiert sich durch eine massive Zunahme der Lymphknotenschwellungen. Etwa 5% gehen terminal in ein blastisches Non-Hodgkin-Lymphom über.

- **Lymphoplasmozytisches Lymphom (Immunozytom, IC):** Neoplasie kleiner Lymphozyten sowie Zellen mit plasmozytoider oder plasmozytischer Differenzierung und monoklonaler zytoplasmatischer Immunglobulinproduktion. Die plasmozytoiden Zellen nehmen morphologisch eine Zwischenstellung zwischen Lymphozyten und Plasmazellen ein. Bei 30% der Patienten ist eine monoklonale Gammopathie nachweisbar (Makroglobulinämie Waldenström). Der Immunphänotyp zeigt eine weitgehende Übereinstimmung mit der B-CLL. Die Zellen sind allerdings überwiegend negativ für CD5 und/oder CD23.

  Ähnlich der B-CLL haben ca. 60% der Patienten ein leukämisches Blutbild, etwa 70% eine Knochenmarkinfiltration. Bei rund einem Drittel sind im Serum eine monoklonale Gammopathie (Makroglobulinämie Waldenström) und/oder eine Bence-Jones-Proteinurie nachweisbar. Häufig findet man eine mittelgradige Splenomegalie als Ausdruck der Lymphominfiltration. 10% der Patienten entwickeln eine hämolytische Anämie.

- **Haarzellenleukämie** ➤ Kap. 21.9.4

Extramedulläres plasmozytisches Lymphom/ Plasmozytom

Diese „extramedullären" Plasmozytome (➤ auch Kap. 21.9.1) entwickeln sich primär im lymphatischen Gewebe (Lymphknoten, Tonsillen, mukosaassoziiertes lymphatisches System, Respirationstrakt). Der Tumor besteht aus hochdifferenzierten (reifen) Plasmazellen. Dagegen fehlen Immunoblasten, unreife Plasmazellen und Lymphozyten. Somit besteht ein monotones (kleinzelliges) morphologisches Bild. Häufig kommt es zu einer Amyloidablagerung.

Follikuläres Lymphom Grad I–III

Neoplastische Proliferation der Keimzentrumszellen (Zentrozyten, Zentroblasten) mit gleichzeitigem Vorkommen von nichtneoplastischen follikulären dendritischen Zellen und T-Zellen.

Die Zentrozyten sind mit einem meist kleinen Anteil von Zentroblasten gemischt. Diese Lymphome imitieren Keimzentren (follikuläres Lymphom Grad I und II; ➤ Abb. 22.15). Etwa ein Drittel der Betroffenen zeigt zusätzlich ein diffuses Wachstum. Sind Blasten in dichteren Herden angeordnet oder überwiegen sie, so ist dies als Zeichen eines Übergangs in ein blastisches (zentroblastisches) Lymphom zu werten (follikuläres Lymphom Grad III). Charakteristisch ist die Expression von CD10. Neoplastische Keimzentrumszellen exprimieren im Gegensatz zu reaktiven Keimzentrumszellen das bcl2-Onkoprotein. In über 90% der Fälle liegt eine Translokation t(14;18) vor, die eine konstante Transkription und Translation (Überexpression) des antiapoptosich wirkenden bcl2-Proteins zur Folge hat, dessen Gen auf Chromosom 18 durch die Translokation unter den Einfluss des in B-Zellen sehr aktiven Immunglobulingenpromotors auf Chromosom 14 gerät. Letzteres ist auch bei anderen B-Zell-Lymphomen von Translokationen betroffen (Mantelzelllymphom, Burkitt-Lymphom).

Klinische Relevanz Das follikuläre Lymphom ist das häufigste Non-Hodgkin-Lymphom. Es kann primär auch in abdominalen und retroperitonealen Lymphknoten vorkommen. Bei etwa einem Drittel der Patienten ist eine Knochenmarkinfiltration nachweisbar. Zwei Drittel der Patienten befinden sich bei Erstdiagnose bereits in einem fortgeschrittenen Tumorstadium.

Mantelzelllymphom (MZeL)

Beim Mantelzelllymphom findet man knotige oder diffuse Infiltrate durch zentrozytenähnliche Zellen, jedoch keine Blasten. Ursprungsort der Tumorzellen ist der Follikelmantel. Die Zellen sind mittelgroß, ihr Kern ist unregelmäßig geformt, der Zytoplasmasaum schmal und häufig nicht zu erkennen (➤ Abb. 22.16). Neoplastische Blasten finden sich im Gegensatz zum follikulären Lymphom nicht. Die Lymphomzellen exprimieren CD5, nicht jedoch CD23 und CD10. Zwischen ihnen spannt sich ein Netzwerk von follikulären dendritischen Zellen aus.

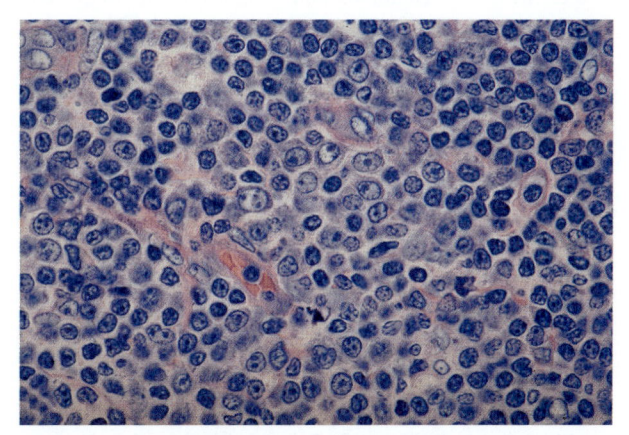

Abb. 22.14 Chronische lymphozytische Leukämie (B-CLL). Pseudofollikel mit Prolymphozyten und Paraimmunoblasten. Giemsa, Vergr. 700-fach.

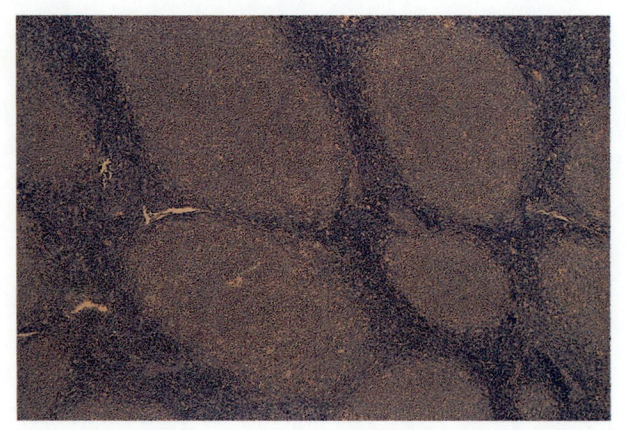

Abb. 22.15 Folliculäres Lymphom Grad II (FL). Große neoplastische Follikel durchsetzen den Lymphknoten und sehen im Überblick ähnlich aus wie reaktive Follikel. Giemsa, Vergr. 60-fach.

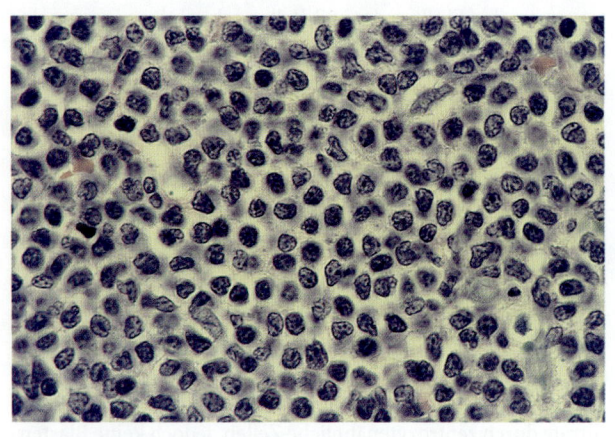

Abb. 22.16 Mantelzelllymphom (MZeL). Gleichförmiges Infiltrat mittelgroßer Zellen mit unregelmäßigen, zum Teil eingekerbten Kernen. Keine Blasten. Giemsa, Vergr. 800-fach.

Charakteristisch ist die Translokation t(11;14). Hierdurch kommt es zur Überexpression von Cyklin D1, einem zentralen Regulator des Zellzyklus (G1-Phase), der in normalen Lymphozyten nicht exprimiert wird.
Klinische Relevanz Das Lymphom wird häufig erst in einem fortgeschrittenen Tumorstadium diagnostiziert, wenn das Knochenmark bereits beteiligt ist. Etwa die Hälfte der Patienten zeigt eine B-Symptomatik. Unter den niedrigmalignen Lymphomen hat das MZeL die ungünstigste Prognose.

Marginalzonenlymphom, nodal und extranodal (MZoL)
Proliferation der monozytoiden B-Zellen. Dieser Lymphomtyp zeigt eine Beziehung zum extranodalen Marginalzonenlymphom des MALT-Lymphoms und zum Marginalzonenlymphom der Milz. Zellen mit kleinen bis mittelgroßen, teils monozytenähnlichen Kernen und relativ breitem Zytoplasma sind mit einzelnen Blasten gemischt. Sie breiten sich primär in den Sinus der Lymphknoten aus. Später zerstören sie die Sinuswände und durchsetzen den Lymphknoten teilweise diffus. In der Milz ist primär die weiße Pulpa von breiten, bandartigen Infiltraten in der Marginalzone befallen. Die Lymphomzellen haben kein spezifisches Antigenprofil. CD5, CD10 und CD23 werden nicht exprimiert. In etwa 50% liegt eine Trisomie 3 als sekundäre chromosomale Aberration vor.
Klinische Relevanz Das MZoL manifestiert sich hauptsächlich in den zervikalen Lymphknoten. Bei einigen Patienten manifestieren sich gleichzeitig extranodale Marginalzonenlymphome vom MALT-Typ in Magen, Speicheldrüse, Schilddrüse oder im oberen Respirationstrakt. Übergänge in blastische Non-Hodgkin-Lymphome kommen vor.

B-Zell-Lymphom des MALT
s.u. (extranodale B-Zell-Lymphome)

Blastische B-Zell-Lymphome

Die blastischen B-Zell-Lymphome (aggressive B-Zell-Lymphome) bestehen aus Blasten, deren Kerne mindestens die doppelte Größe von Lymphozytenkernen haben. Das Chromatin ist hell, die Nukleolen liegen einzeln oder multipel vor. Das Zytoplasma ist meist breiter als bei kleinzelligen Lymphomen. Blastische Lymphome weisen – im Gegensatz zu den kleinzelligen Lymphomen – eine hohe Mitoserate auf. Sie lassen sich einteilen in reifzellige und unreifzellige Formen:
- Reifzellige Formen sind in ➤ Tabelle 22.4 angegeben und werden nachfolgend besprochen.
- Zu den unreifzelligen Formen gehören lymphoblastische Lymphome und extranodale B-Zell-Lymphome (s.u.).

Diffuses großzelliges B-Zell-Lymphom
Unter diesem Begriff werden mehrere morphologische Varianten blastischer Lymphome zusammengefasst (zentroblastisch, immunoblastisch, anaplastisch, T-Zell-/histiozytenreich), da die klinische Relevanz der morphologischen Unterteilung umstritten ist.
Bei etwa einem Drittel der Patienten mit diffusem großzelligen B-Zell-Lymphom ist das Tumorstadium zum Zeitpunkt der Diagnose bereits fortgeschritten (Stadium IV). Sekundäre zentroblastische Lymphome, die sich nach einem oder mehreren Jahren aus einem follikulären Lymphom entwickeln, haben eine ungünstigere Prognose als primäre zentroblastische Lymphome. Klinisch relevant ist die Unterscheidung zwischen den prognostisch günstigeren zentroblastischen und den prognostisch ungünstigeren immunoblastischen Lymphomen:
- **Zentroblastisches Lymphom (ZBL):** Neoplastische Proliferation blastischer Keimzentrumszellen. Ursprungspopulation sind Zentroblasten des Keimzentrums. Der Lymphknoten ist diffus von Zentroblasten infiltriert. Gelegentlich findet man auch knotige oder follikelähnliche Infiltrate. Die Zentroblasten besitzen rundliche Kerne mit heller Chromatinstruktur und 2 oder 3 meist randständigen Nukleolen. Eingestreut sind einzelne Immunoblasten sowie Zellen mit mehrfach eingeschnürten (multilobulierten) Kernen (➤ Abb. 22.17). In etwa einem Drittel der Fälle liegt die charakteristische Translokation t(14;18) vor.
- **Immunoblastisches Lymphom (IBL):** Homogene Infiltrate aus Immunoblasten mit nur wenigen Zentroblasten. Ur-

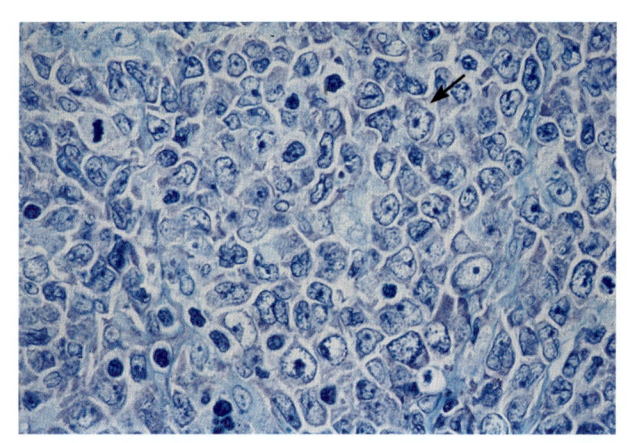

Abb. 22.17 Diffuses großzelliges B-Zell-Lymphom, zentroblastischer Subtyp (ZBL). Gleichförmiges Infiltrat aus großen Blasten. Zellkerne mit zum Teil randständigen Nukleolen und heller Chromatinstruktur. Einzelne Immunoblasten mit zentralem Nukleolus (Pfeil). Giemsa, Vergr. 800-fach.

sprungspopulation sind extrafollikuläre B-Blasten. Die Immunoblasten sind große Zellen mit rundlich-ovalem Kern und solitärem zentralem Nukleolus. Ihr breites Zytoplasma ist basophil. Eingestreut sind meist einzelne Zentroblasten.
- **T-Zell-/histiozytenreiches B-Zell-Lymphom (THRBZL):** Seltene morphologische Variante mit neoplastischen B-Zellen, die mit einer dominierenden Menge an T-Zellen und Histiozyten gemischt ist.

Burkitt-Lymphom (BL)
Typisch für das Burkitt-Lymphom sind kohäsiv wachsende, mittelgroße Blasten mit sehr hoher Proliferationsrate. Man findet dichte, kompakte, monoton erscheinende Zellverbände mit schmalem basophilem Zytoplasma und rundlichen Kernen mit mehreren, meist zentralen Nukleolen. Im Zytoplasma befinden sich kleine Vakuolen. Das Infiltrat ist diffus von phagozytierenden Makrophagen durchsetzt (Sternenhimmelbild).

> **Molekularpathologie**
> Die Blasten exprimieren CD10 und produzieren Immunglobulinschwerketten. Durch die reziproke Translokation t(8;14) kommt es zur Verlagerung des Onkogens c-MYC auf das Chromosom 14 in die Nähe jener Gene, die für die schweren Immunglobulinketten codieren. Seltener gibt es eine Translokation t(2;8) oder t(8;22). Dann sind die Gene der leichten Immunglobulinketten einbezogen.

Klinische Relevanz Dieses Lymphom hat, ähnlich wie andere hochmaligne Lymphome, einen Manifestationsgipfel im 6.–7. Lebensjahrzehnt und tritt außerdem vermehrt im Kindesalter auf. Häufig entsteht es primär in abdominalen Lymphknoten.
In Afrika wird das Burkitt-Lymphom endemisch bei Kindern beobachtet. Dann besteht eine strenge Assoziation mit dem *Epstein-Barr-Virus* und dem Ausbreitungsgebiet der Malaria. In den USA und Europa kommt das Burkitt-Lymphom

nur sporadisch vor und dann bevorzugt bei immunsupprimierten Patienten, v.a. bei AIDS-Patienten. Eine Assoziation mit dem *Epstein-Barr-Virus* ist dabei nur in 10% nachweisbar.

Lymphoblastische Lymphome (LBL)
Neoplastische Proliferation unreifer B-Vorläuferzellen (Pro-B- und Prä-B-Zellen) aus dem Knochenmark. Die mittelgroßen Blasten haben einen schmalen Zytoplasmasaum. Die Zellkerne sind rundlich-oval mit einem solitären Nukleolus. Die lymphoblastischen Lymphome wachsen tumorartig in Lymphknoten und/oder manifestieren sich als Leukämie.

Die erste als B-zellig erkennbare Reifestufe (Pro-B-Lymphoblasten) exprimiert an ihrer Oberfläche die B-Zell-Antigene CD19, CD22 und CD79a, jedoch keine Immunglobuline. Mit zunehmender – morphologisch nicht erkennbarer – Ausdifferenzierung kommt es zur Expression zytoplasmatischer µ-Ketten (Prä-B-Lymphoblasten) und später von Immunglobulinschwerketten an der Oberfläche. Zuletzt werden Leichtketten exprimiert (reife B-Lymphoblasten). Etwa 60% dieser Lymphome exprimieren zusätzlich CD10 sowie terminale Deoxynucleotidyl-Transferase (TdT) und in frühen Differenzierungsstufen CD34. Die Tumorzellen weisen diverse chromosomale Translokationen auf.

Klinische Relevanz Lymphoblastische Lymphome manifestieren sich selten ausschließlich nodal. 95% der meist kindlichen oder jugendlichen Patienten haben überwiegend ein leukämisches Blutbild und einen Knochenmarkbefall. Sind mehr als 20% des Knochenmarks betroffen, spricht man definitionsgemäß von einer akuten lymphoblastischen Leukämie vom B-Zell-Typ (➤ Kap. 21.8.2). Somit sind das zytologische Bild und der Immunphänotyp beim lymphoblastischen Lymphom und bei der lymphoblastischen Leukämie identisch.

Differenzialdiagnostisch ist die Abgrenzung zum T-Zell-Typ (T-lymphoblastisch) sowie zur akuten myeloischen oder myelomonozytären Leukämie wichtig (➤ Kap. 21.7.2).

Extranodale B-Zell-Lymphome
Extranodales Marginalzonenlymphom des MALT (MALT-Lymphom)
Dieses Lymphom manifestiert sich in verschiedenen extranodalen Lokalisationen: am häufigsten im Gastrointestinaltrakt (über 80%), außerdem in Speicheldrüsen, Respirationstrakt, Konjunktiven oder Urogenitaltrakt. Charakteristischerweise sind überwiegend Organe betroffen, die eine Schleimhautbarriere zur Regulation und Prozessierung von Fremdantigenen besitzen. Die neoplastischen B-Zellen sind nur wenig größer als Lymphozyten und besitzen gekerbte, zentrozytenähnliche Zellkerne. Typisch ist, dass sie das Drüsenepithel herdförmig besiedeln und infiltrieren (Epitheliotropismus mit Entwicklung lymphoepithelialer Läsionen). In der frühen Phase ist das neoplastische Infiltrat von einer ausgeprägten follikulären Hyperplasie begleitet (➤ Abb. 22.18). Anders als bei der B-CLL und dem Mantelzelllymphom ist neben der Expression von B-Zell-Antigenen die Negativität für CD5 charakteristisch.

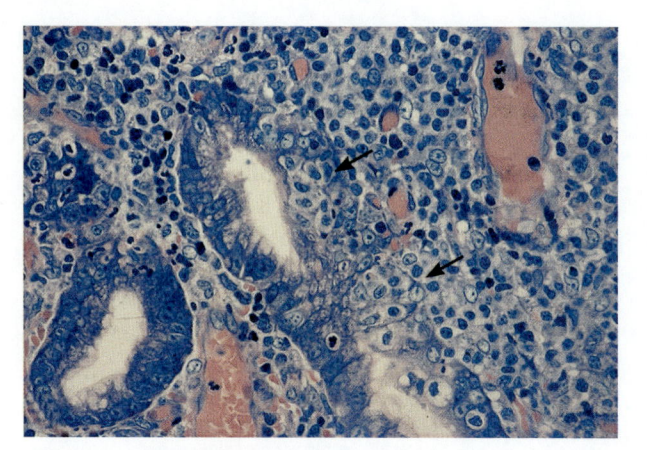

Abb. 22.18 Mageninfiltrat eines MALT-Lymphoms. Die Infiltratzellen liegen in kleinen Gruppen intraepithelial (lymphoepitheliale Läsionen; Pfeile). Giemsa, Vergr. 500-fach.

Es handelt sich um ein relativ häufiges extranodales Lymphom, das jahrelang auf das betroffene Organ beschränkt bleiben kann und eine nur geringe Neigung zum Befall entfernterer Lymphknoten zeigt. Daher haben diese Patienten eine relativ günstige Prognose. Die Assoziation mit Autoimmunerkrankungen (Sjögren-Syndrom, Hashimoto-Thyreoiditis) deutet darauf hin, dass eine andauernde Antigenstimulation eine wesentliche Rolle in der Pathogenese spielt.

Das MALT-Lymphom des Magens korreliert mit einer Schleimhautbesiedlung durch *Helicobacter pylori*. Offenbar bewirkt dieser Erreger eine kontinuierliche Antigenstimulation, die über eine chronische Gastritis in einigen Fällen zur Lymphomentstehung führt. Beim Übergang in ein hochmalignes Lymphom (ca. 20%) werden häufig Schleimhautulzerationen beobachtet (➤ Kap. 28.11.5).

Mediastinales großzelliges B-Zell-Lymphom

Dieses hochmaligne blastische Lymphom liegt primär im vorderen Mediastinum und geht von thymischen B-Zellen aus. Es weist kleine bis mittelgroße Blasten auf, die teils Zentroblasten entsprechen, und breitet sich lokal durch kontinuierliche Infiltration in angrenzende Strukturen aus (Lunge, Perikard, Brustkorb). Gleichzeitig besteht eine ausgeprägte Sklerosierung des Bindegewebes. Die Lymphomzellen exprimieren die typischen B-Zell-Antigene.

Typisch sind ein aggressives Wachstum und eine bei anderen Lymphomen eher ungewöhnliche Ausbreitung in andere Organe (Gastrointestinaltrakt, Nieren, Leber), welche die Prognose dramatisch verschlechtert. Der Altersgipfel der Erkrankung liegt im 3.–4. Lebensjahrzehnt, Frauen erkranken signifikant häufiger. Ein prognostisch günstiges Zeichen ist ein Erkrankungsalter unter 25 Jahren.

Lymphoproliferative Erkrankungen bei Immunsuppression

Zu dieser Gruppe gehören überwiegend diffuse großzellige B-Zell-Lymphome, die überwiegend extranodal auftreten und eine Assoziation mit dem *Epstein-Bar-Virus* aufweisen. Es handelt sich um immunsupprimierte Patienten (*HIV*, Immunsuppression nach Organtransplantation). Auf dem Weg ihrer Entstehung zeigt sich zytologisch häufig ein buntes Bild mit kleinen Lymphozyten, Plasmazellen und zahlreichen Blasten (polymorphe B-Zell-Reaktion). Das manifeste Lymphom bietet dann meist eine immunoblastische oder burkittähnliche Morphologie. Gehäuft findet man einen Befall des ZNS. Selten sind T-Zell-Lymphome oder ein Hodgkin-Lymphom.

Die Lymphome wachsen schnell und sind aufgrund des Immunstatus der Patienten einer Therapie schlecht zugänglich. Bei medikamentös immunsupprimierten Patienten kommt es gelegentlich zu Lymphomremissionen durch das Absetzen der immunsuppressiven Therapie.

NK/T-Zell-Lymphome

Die Differenzierung der T-Zellen ist heute noch weitgehend unverstanden. Es gibt präthymische und thymische T-Zellen (T-Lymphoblasten). Aus den T-Lymphoblasten entwickeln sich reife T-Zellen, bei denen man entweder CD4 oder CD8 nachweisen kann. Darüber hinaus werden zytotoxische/NK/T-Zellen gebildet sowie T-Zellen, die offenbar selektiv den Intestinaltrakt besiedeln. Bei einem Ursprung aus präthymischen oder thymischen T-Zellen (lymphoblastisch) wird von **Vorläufer-T-Zell-Lymphomen** (lymphoblastischen Lymphomen) gesprochen, sonst handelt es sich um **reifzellige NK/T-Zell-Neoplasien.**

Analog zur klinischen Manifestation unterscheidet man überwiegend **leukämische, primär nodal** manifestierte und **primär extranodal** manifestierte T-Zell-Lymphome (➤ Tab. 22.6).

Primär leukämische NK/T-Zell-Lymphome

Diese insgesamt sehr seltenen Neoplasien bestehen in ihrer häufigsten Form aus unterschiedlichen Anteilen von kleinen T-Lymphozyten und Prolymphozyten. Nach der WHO-Klassifikation werden diese als T-Prolymphozyten-Leukämie (T-PLL) zusammengefasst. Die leukämischen Zellen exprimieren CD2, CD3 und CD7 sowie überwiegend CD4. Ein kleiner Teil koexprimiert CD4 und CD8.

Eine weitere Variante ist die Leukämie azurgranulierter Lymphozyten („large granular lymphocytes", LGL; ➤ Abb. 22.19). Die Lymphomzellen sind überwiegend CD4-positiv, die azurgranulierte Variante ist CD8- und CD57-positiv.

Klinische Relevanz Die Abgrenzung der T-PLL gegenüber der chronischen lymphozytischen B-Zell-Leukämie (B-CLL) ist aus prognostischen und therapeutischen Gründen wichtig. Die T-PLL geht meist mit einem ausgeprägten leukämischen Blutbild einher. Abgesehen vom LGL-Typ ist ihre Prognose wesentlich ungünstiger als die der B-CLL. Der LGL-Typ zeigt eine diffuse, oft schwer erkennbare Knochenmarkinfiltration und wird häufig von einer Anämie, gelegentlich auch von einer Granulozytopenie begleitet.

22.2 Lymphknoten und extranodales lymphatisches System

Tab. 22.6 NK/T-Zell-Neoplasien.

Vorläufer T-Zell-Neoplasien
• Vorläufer-T-lymphoblastisches Lymphom/Leukämie
Reifzellige NK/T-Zell-Neoplasien*
primär leukämisch:
• T-Zell-Prolymphozyten-Leukämie
• T-Zell-Leukämie der azurgranulierten Lymphozyten („large granular lymphocytes")
• aggressive NK-Zell-Leukämie
• „adulte(s)" T-Zell-Leukämie/Lymphom
primär nodal:
• peripheres T-Zell-Lymphom, unspezifiziert
• angioimmunoblastisches T-Zell-Lymphom
• anaplastisches großzelliges T-Zell-Lymphom
primär extranodal:
• extranodales NK/T-Zell-Lymphom, nasaler Typ
• T-Zell-Lymphom vom Enteropathie-Typ
• hepatosplenisches T-Zell-Lymphom
• subkutanes pannikulitisähnliches T-Zell-Lymphom
• Mycosis fungoides
• Sézary-Syndrom
• primär kutanes anaplastisches großzelliges Lymphom
* Diese Einteilung weicht in der Reihenfolge von der WHO-Klassifikation ab, um durch die Darstellung der überwiegenden primären Manifestation (leukämisch, nodal, extranodal) eine bessere Übersichtlichkeit und bessere klinische Zuordnung zu erreichen.

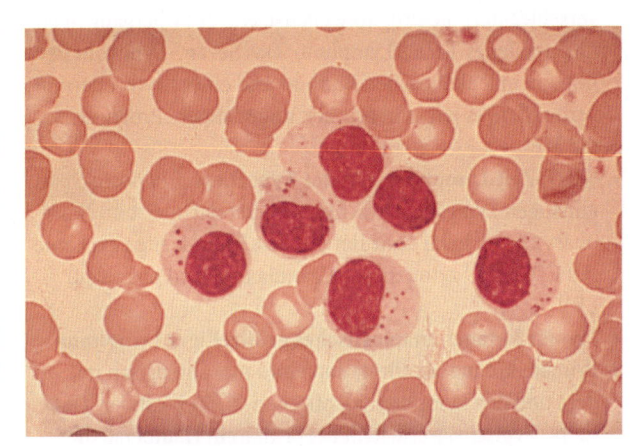

Abb. 22.19 Leukämische NK/T-Zell-Lymphome. Large granular lymphocytes (LGL). Die leukämischen Zellen haben einen breiten Zytoplasmasaum mit azurophilen Granula. Pappenheim, Vergr. 900-fach.

Primär nodale NK/T-Zell-Lymphome

In diese Gruppe gehören das angioimmunoblastische T-Zell-Lymphom (AITL), das anaplastische großzellige T-Zell-Lymphom sowie die Gruppe der peripheren, nicht weiter spezifizierten T-Zell-Lymphome. Überwiegend handelt es sich um neoplastische Proliferationen von CD4-T-Zellen. Gleichzeitig findet man koexprimiert CD2, CD3 und CD5. Bei allen 3 Formen ist häufig eine Trisomie 3 oder 5 nachweisbar:

- **Angioimmunoblastisches NK/T-Zell-Lymphom:** Das AITL weist ein breites Spektrum neoplastischer T-Zellen auf (von T-Lymphozyten bis zu T-Blasten), begleitet von einer Proliferation epitheloider Venolen sowie einer Beimengung nichtneoplastischer Lymphozyten, Plasmazellen und Histiozyten.
  Die Prognose ist ungünstig, nach 5 Jahren leben noch 20–30% der Patienten. In mehr als zwei Dritteln der Fälle tritt eine deutliche B-Symptomatik auf. Es kommt zu rezidivierenden Lymphknotenschwellungen, die gelegentlich spontan oder nach Steroidtherapie vorübergehend in Remission gehen. Ferner findet man bei den Patienten teils Autoimmunphänomene (Autoimmunhämolyse) und Erytheme der Haut. Die Patienten sterben z.T. an Komplikationen der Immundefizienz.

- **Unspezifizierte periphere NK/T-Zell-Lymphome:** Etwa die Hälfte aller peripheren NK/T-Zell-Lymphome fallen in diese Kategorie. Meist handelt es sich um diffuse Lymphknoteninfiltrate durch pleomorphe T-Zellen unterschiedlicher Größe. Das Spektrum der Lymphomzellen ist breit und reicht von kleinen Zellen (ähnlich den kleinen Blutlymphozyten) mit unregelmäßig gestalteten, teils vielfach gebuchteten und gelappten Zellkernen über mittelgroße bis zu großen, blastären Zellen (➤ Abb. 22.20). Häufig findet man zusätzlich eosinophile Granulozyten und hodgkinähnliche Tumorzellen. Die Tumorzellen sind überwiegend CD4-, sehr selten CD8-positiv.
  Die Prognose ist ähnlich ungünstig wie bei den angioimmunoblastischen T-Zell-Lymphomen.

- **Anaplastisches großzelliges Lymphom vom T-Zell-Typ (ALCL):** Neoplastische Proliferation von großen anaplastischen Zellen. Morphologisch besteht eine Beziehung zum Morbus Hodgkin (➤ Kap. 22.2.2). Der Tumor besteht aus großen, undifferenzierten Zellen, die nicht mehr an ein normales Äquivalent im Lymphknoten erinnern (anaplastisch). Sie besitzen große, teils bizarre Kerne. Gelegentlich sind sie auch mehrkernig mit prominenten Nukleolen, ähnlich oder identisch mit Hodgkin- und Sternberg-Reed-Zellen (➤ Abb. 22.21). Die Tumorzellen wachsen häufig kohäsiv und breiten sich wie Karzinommetastasen in den Lymphknotensinus aus. Sie exprimieren an ihrer Oberfläche T-Zell-Antigene. In einem Drittel der Fälle fehlt allerdings eine typische Expression von T-Zell-, aber auch von B-Zell-Antigenen („Null-Zell-Typ"). Charakteristisch ist die Expression der Aktivierungsantigene CD25 und CD30 sowie in etwa einem Drittel des epithelialen Membranantigens. In etwa 50% findet sich die Translokation t(2;5), die bisher bei anderen Non-Hodgkin-Lymphomen nicht beschrieben wurde.
  Das ALCL hat einen ersten Altersgipfel im Kindesalter, einen zweiten in der 7. Dekade. Die kindliche Erkrankungsform ist zu über 90% mit der Translokation t(2;5) assoziiert. Patienten mit einem anaplastischen großzelligen Lymphom, in dem die Translokation nachweisbar ist, haben eine wesentlich günstigere Prognose als diejenigen ohne

Translokation. Die Prognose hängt jedoch auch von der Lokalisation ab. Das Lymphom manifestiert sich primär nodal wie auch extranodal (kutan). Die ausschließlich kutane Manifestation hat auch ohne Translokation t(2;5) eine sehr günstige Prognose.

- **Lymphoblastisches Lymphom vom T-Zell-Typ (TLB):** Neoplastische Proliferation von T-Vorläuferzellen (Lymphoblasten) des Knochenmarks oder der Thymusrinde. In den Lymphknoten finden sich homogene Infiltrate mittelgroßer blastärer Zellen – ähnlich dem Bild der B-Lymphoblasten. Gelegentlich sind Makrophagen untergemischt, die zu dem „Sternenhimmelbild" führen. Entsprechend den immunphänotypisch erkennbaren Differenzierungsstufen in Knochenmark und Thymusrinde werden mit zunehmender Ausreifung T-Zell-Antigene exprimiert.

Ähnlich der lymphoblastischen Leukämie oder dem lymphoblastischen Lymphom vom B-Zell-Typ kommt das lymphoblastische T-Zell-Lymphom überwiegend im Kindes- und Jugendalter vor, wobei das männliche Geschlecht deutlich überwiegt (m : w = 2,6 : 1).

Zwei Drittel der Neoplasien werden von einem teils hochleukämischen Blutbild begleitet. In 70–80% liegt ein Befall des Knochenmarks vor. Sind mehr als 20% des Knochenmarks infiltriert, spricht man definitionsgemäß von einer akuten lymphoblastischen Leukämie vom T-Typ (➤ Kap. 21.9.2). Entsprechend dem Thymus als Ausgangsort befällt das Lymphom häufig das vordere Mediastinum. Das ZNS ist sekundäres Ausbreitungsgebiet.

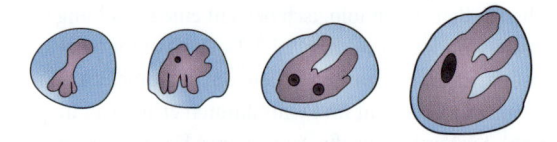

Abb. 22.20 Verschiedene Lymphomzellen bei peripheren NK/T-Zell-Lymphomen, unspezifiziert.

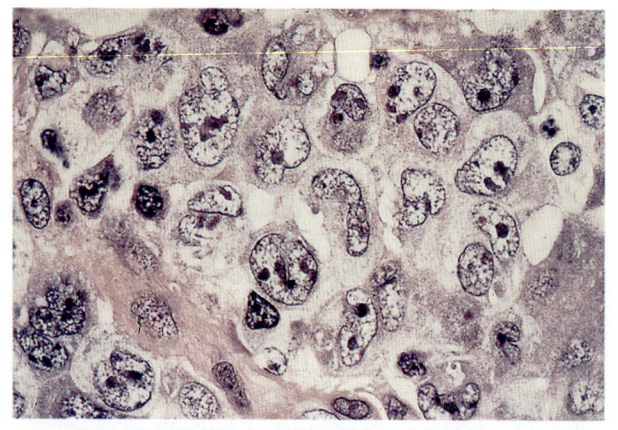

Abb. 22.21 Anaplastisches großzelliges Lymphom vom T-Zell-Typ (ALCL). Große Zellen mit bizarren Zellkernen, die Hodgkin- oder Sternberg-Reed-Zellen teilweise ähnlich sehen. HE, Vergr. 900-fach.

Extranodale NK/T-Zell-Lymphome

Die häufigsten extranodalen T-Zell-Lymphome sind die Mycosis fungoides, das Sézary-Syndrom und das primär kutane anaplastische großzellige Lymphom. Abgesehen von diesen Entitäten zeigen die übrigen T-Zell-Lymphome eine außerordentlich ungünstige Prognose. Das histologische Bild der letztgenannten Formen ist sehr variabel. Daher sind für die Diagnosestellung das klinische Bild wichtig, insbesondere die Lokalisation der Primärmanifestation sowie der Immunphänotyp. Zur Definition klinisch-pathologischer Entitäten ist eine Unterscheidung zwischen nodalen und extranodalen Lymphomen wichtig:

- **Mycosis fungoides (MF), Sézary-Syndrom (SZS):** Die Mycosis fungoides ist das häufigste T-Zell-Lymphom der Haut (➤ Kap. 43.10.4). Sézary-Syndrom und Mycosis fungoides weisen zytologisch gleichartige Hautinfiltrate auf. Die Infiltratzellen entsprechen atypischen kleinen CD4-T-Zellen mit tief eingeschnürten und gelappten (zerebriformen) Zellkernen. Die neoplastischen T-Zellen liegen primär im Korium und infiltrieren teils ausgeprägt die Epidermis (Epidermotropismus). Innerhalb der Epidermis bilden sie in höheren Schichten kleine herdförmige Infiltrate (Pautrier-Mikroabszesse). Immunphänotypisch handelt es sich um neoplastische CD4-T-Zellen. Charakteristische chromosomale Veränderungen sind nicht bekannt. Bei der Mycosis fungoides sind Frühmanifestationen des Lymphoms schwer zu erkennen. Nach langen Verläufen wird ein Übergang in hochmaligne T-Zell-Lymphome beobachtet, die sich als kutane Tumoren manifestieren. Eine Zweitbesiedlung anderer Organe verschlechtert die Prognose ebenso wie der Übergang in ein hochmalignes T-Zell-Lymphom. Das **Sézary-Syndrom** ist mit einem leukämischen Blutbild und einer Erythrodermie verbunden, es hat eine deutlich ungünstigere Prognose als die MF.
- **NK/T-Zell-Lymphom, nasaler Typ:** Diese prognostisch ungünstigen Lymphome wachsen extranodal, meist im Nasopharynx und lokal destruierend. Die Tumorzellen exprimieren CD56 und zytotoxische Granula und sind positiv für EBV.
- **Primär kutanes anaplastisches großzelliges Lymphom:** Primäre kutane Manifestation eines morphologisch mit dem nodalen Lymphom identischen CD30-positiven Tumors. Typischerweise fehlt bei primärem Hautbefall die sonst typische Translokation t(2;5). Die Prognose ist ohne Lymphknotenbeteiligung sehr günstig.
- **Hepatosplenisches T-Zell-Lymphom:** Ein besonders aggressives Lymphom mit primärem Befall von Leber und Milz sowie gelegentlich des Knochenmarks bei jüngeren, überwiegend männlichen Patienten. Als chromosomale Veränderung findet man ein Isochromosom 7q, immunphänotypisch werden Merkmale von zytotoxischen NK Zellen exprimiert.
- **T-Zell-Lymphom vom Enteropathie-Typ:** Die sehr seltenen intestinalen T-Zell-Lymphome können mit einer Zöliakie/Sprue assoziiert sein (➤ Kap. 30.6.3). Sie zeigen mor-

phologisch überwiegend das Bild pleomorpher T-Zell-Lymphome mit einer deutlichen Vermehrung intraepithelialer Lymphozyten.
- **Subkutanes pannikulitisähnliches T-Zell-Lymphom:** T-Zell-Lymphom, das sich in der Subkutis manifestiert und histologisch durch ein buntes, teilweise entzündliches Infiltrat imponiert. Klinisch geht es mit Fieber und Zeichen eines hämophagozytischen Syndroms einher.

22.3 Milz

22.3.1 Normale Struktur und Funktion

Die normale Milz wiegt etwa 150 g und misst ca. 13 × 7 × 3 cm. Ihre Blutversorgung erhält sie über die A. lienalis, der Blutabfluss verläuft über die V. lienalis. Die Milz besteht aus einem von der Kapsel ausgehenden bindegewebigen Gerüst (**Milztrabekel**) und dem dazwischenliegenden Milzparenchym, das aus der roten und der weißen Pulpa besteht. Die Bedeutung der Milz für den Blutkreislauf ist derjenigen der Lymphknoten für die Lymphgefäße vergleichbar.

Die **rote Pulpa** besteht aus 2 Komponenten (Sinus, Pulpastränge), die miteinander kommunizieren. Die Sinus ist mit endothelähnlichen Zellen (Sinuswandzellen) ausgekleidet. Diese unterscheiden sich von typischen Endothelien und exprimieren histiozytäre Antigene. Die Sinus sind von den Pulpasträngen umgeben. Die rote Pulpa ist ein zentraler Ort der Phagozytose für alle belebten und unbelebten, körpereigenen und körperfremden Partikel. Im Zentrum steht der Abbau gealterter oder defekter Erythrozyten. Eine wesentliche Speicherfunktion für Erythrozyten hat die Milz nicht, dagegen fungiert sie als Thrombozytenreservoir.

Die **weiße Pulpa** umfasst die periarteriolären Lymphscheiden sowie die Lymphfollikel. Erstere entsprechen der T-Zone der Milz. Die Lymphfollikel entsprechen der B-Zone; teilweise sind sie als Primär-, teilweise als Sekundärfollikel entwickelt. Die perifollikuläre Zone entspricht der Marginalzone. Die Milz hat große Bedeutung für humorale und zelluläre Immunreaktionen auf Antigene, die über den Blutstrom in das Organ gelangen, ebenso für die Bildung von Gedächtnis-Lymphozyten. Auch für die Lymphozytenrezirkulation ist die Milz sehr wichtig.

Bei Erkrankungen, die mit einem verstärkten Bedarf an Blutzellen bzw. einer Reduktion der Hämatopoese einhergehen, kann es in der Milz zur extramedullären Hämatopoese kommen.

22.3.2 Fehlbildungen

Anomalien der Milz sind äußerst selten. Hierzu gehören die **Agenesie** (meist verbunden mit anderen Organanomalien), die kongenitale **Hypoplasie** und das **Polyspleniesyndrom** (Aufteilung der Milz in zahlreiche Einzelknoten). Häufig ist der Befund von **Nebenmilzen,** ca. 1 cm durchmessende anatomisch regelhafte Milzen, insbesondere am Milzhilus. Bei therapeutischer Splenektomie muss man auch mögliche Nebenmilzen erkennen und entfernen.

22.3.3 Funktionsstörungen

Hyposplenismus

Der Hyposplenismus ist eine Verminderung oder ein Fehlen der Milzfunktion, z.B. bei angeborener Hypo- oder Asplenie oder – häufiger – nach Splenektomie oder Zerstörung der Milz durch Tumoren oder Infarkte. Eine erheblich verminderte Milzfunktion kann man evtl. auch bei entzündlichen Gefäßerkrankungen, Autoimmunerkrankungen, Immundefektsyndromen oder nach Bestrahlung beobachten. Der Hyposplenismus verursacht eine erhöhte Anfälligkeit für virale und bakterielle Infektionen. Akute Komplikationen nach Splenektomie sind Pneumonien, Wundinfektionen, postoperative Blutungen und Lungenembolien.

Hypersplenismus

Der seltene Hypersplenismus äußert sich mit einer peripheren Zytopenie bei gleichzeitig zellreichem oder sogar hyperregeneratorischem Knochenmark und einer Splenomegalie.

Ursachen des sekundären Hypersplenismus sind Infektionen, Milzblutungen, generalisierte immunologische oder neoplastische Erkrankungen sowie Speicherkrankheiten. Bei einem Teil der Fälle lässt sich keine Grunderkrankung nachweisen (primärer oder idiopathischer Hypersplenismus).

In der vergrößerten Milz ist die Passage der Blutzellen verlangsamt und dadurch deren Abbau gesteigert. Die rote Pulpa ist hyperplastisch und kann einen großen Teil des gesamten Erythrozyten- und Thrombozytenvolumens enthalten. Folgen sind Anämie, Thrombozytopenie (erhöhte Blutungsneigung) und Granulozytopenie (erhöhte Infektanfälligkeit).

22.3.4 Splenomegalie

Unter einer Splenomegalie versteht man eine Zunahme des Milzgewichts auf über 350 g bis weit über 1000 g. Sie ist ein wichtiger klinischer Befund bei einer Reihe von Erkrankungen (➤ Tab. 22.7). Ihre Bedeutung liegt in einer verkürzten Lebensdauer insbesondere der Erythrozyten, aber auch der Granulozyten und Thrombozyten. Häufige Ursachen sind hämolytische Anämien und andere hämatologische und lymphatische Systemerkrankungen, Stauung, Milzvenenthrombose sowie Infektionen.

Tab. 22.7 Ursachen der Splenomegalie.

Infektionen:
- Bakterien: unspezifische Splenitis, Typhus, Tuberkulose, Brucellose, Borreliose, Yersiniose, Katzenkratzkrankheit, Syphilis
- Viren: infektiöse Mononukleose, Zytomegalie
- Pilze: Histoplasmose
- Protozoen: Malaria, Toxoplasmose, Leishmaniasis, Trypanosomiasis
- Helminthen: Schistosomiasis, Echinokokkose

Bluthochdruck:
- portal: Leberzirrhose, Pfortader-, Milzvenenthrombose
- systemisch: chronisches Rechtsherzversagen

hämatologische Systemerkrankungen:
- Non-Hodgkin-Lymphome
- myeloische und lymphozytische Leukämien
- Hodgkin-Lymphom
- Plasmozytom
- myeloproliferative Erkrankungen
- hämolytische Anämien
- thrombotische thrombozytopenische Purpura (TTP)

immunologische/entzündliche (nichtinfektiöse) Erkrankungen:
- chronische Polyarthritis, Felty-Syndrom
- generalisierter Lupus erythematodes

Ablagerungen, Speichererkrankungen:
- Amyloidose, diffus und fokal
- Morbus Gaucher
- Morbus Niemann-Pick
- Mukopolysaccharidosen
- Zeroidspeicherung, „meerblaue" Histiozytose

weitere Erkrankungen:
- Milzzysten
- Hamartien: Splenom
- benigne Neoplasien: Littoralzellangiom
- maligne Neoplasien: Angiosarkom, Kaposi-Sarkom, Metastasen

Morphologie

Makroskopisch ist die Milz vergrößert und durch die zunehmende Fibrose des Gerüsts und der Organkapsel auch verfestigt. Die Farbe der Schnittfläche ist – je Ursache der Splenomegalie – düsterrot bei Blutstauung, rosa bei Amyloidose oder oft gelblich bei Speichererkrankungen. In späteren Stadien treten infolge der Fibrose Grautöne hinzu.

Mikroskopisch sieht man anfänglich erweiterte und durch Erythrozyten ausgefüllte Pulpastränge, später eine zunehmende Fibrose und einen erhöhten Gehalt an kernhaltigen Zellen. Durch die Ablagerung von Kollagen entlang den Sinusoiden kollabieren diese nicht, sondern bleiben erweitert.

22.3.5 Kreislaufstörungen

Das Blut durchströmt die Milz auf 2 Wegen:
- zum geringeren Teil über ein Kapillarbett, das Milzarterienäste und Milzvene verbindet
- zum überwiegenden Teil über ein offenes System in die Pulpastränge, die Sinusoide und dann in Milzvenenäste

Einen erhöhten Blutgehalt findet man unter dem Bild einer **akuten Hyperämie** als Begleitreaktion bei akuten Infektionen. Ursache einer **chronischen Hyperämie** ist eine venöse Drucksteigerung im großen Kreislauf bei Rechtsherzinsuffizienz oder im Portalvenensystem.

Kardiale Stauung

Eine kardiale Stauung äußert sich als gering- bis mäßiggradige Splenomegalie mit einem Milzgewicht unter 500 g als Folge einer Rechtsherzinsuffizienz. Die Milz ist durch die Fibrose der Kapsel und des Gerüsts verfestigt. Die Sinus der roten Pulpa sind stark ausgeweitet und massiv mit Erythrozyten gefüllt.

Portale Stauung

Diese Stauung entsteht durch eine Abflussbehinderung im Pfortaderkreislauf. Häufigste Ursache ist die Leberzirrhose, weniger häufig sind Pfortader- oder Milzvenenthrombose, Tumorkompression oder Infiltration des Pfortadersystems.

Die Milz ist stark vergrößert (Gewicht bis zu 1000 g) mit einer Hyperplasie der Milzsinus und der Pulpastränge. Als Folge der chronischen Druckbelastung kommt es zu einer Fibrose der roten Pulpa. Umschriebene Blutungen führen zu hämosiderinbeladenen Narben, die regressiv verkalken können (Gamna-Gandy-Knötchen).

Milzvenenthrombose

Eine Milzvenenthrombose ist meist die Folge eines Tumors oder einer Entzündung, insbesondere des Pankreas (z.B. Pankreaskarzinom, Pankreatitis). Das Milzgewicht kann über 1000 g erreichen. Die morphologischen Veränderungen sind denen der portalen Stauungsmilz ähnlich. Folge ist häufig ein **Hypersplenismus** (➤ Kap. 22.3.3).

Infarkt/Infarzierung

Der **Milzinfarkt** ist eine ischämische Nekrose nach Verschluss eines Milzarterienasts (Endarterien). Ursachen sich meist Thromboembolien (z.B. bei Endokarditis oder ulzeröser Atherosklerose der Aorta) oder – seltener – ein Arterienverschluss durch Zellen (z.B. durch Tumorzellen bei myeloischer Leukämie oder Erythrozyten bei Sichelzellenanämie). Multiple Milzinfarkte sind häufig die Folge von Vaskulitiden.

Morphologie
Makroskopisch ist der Milzinfarkt kegelförmig, auf der Schnittfläche keilförmig, wobei die Basis unter der Milzkapsel liegt. Die Kapsel ist oft mit fibrinösem Exsudat überzogen. Der Infarkt ist lehmgelb und zeigt einen düsterroten Randsaum.

Histologisch sieht man eine Koagulationsnekrose mit hyperämischem Randsaum. Im Narbenstadium wird das Infarktareal weiß und zieht durch Narbenkontraktion die Kapsel ein.

Hämorrhagische **Infarzierungen** sind selten und gehen dann auf eine Milzvenenthrombose zurück – meist nach Stieldrehung.

Klinische Relevanz Typisches Symptom sind linksseitige Oberbauchschmerzen.

Milzruptur

Zwei Situationen sind zu unterscheiden: die Ruptur einer gesunden und die Ruptur einer vorgeschädigten Milz. Die Ruptur einer gesunden Milz kann bei stumpfen Bauchverletzungen, besonders während einer Schwangerschaft oder aufgrund medizinischer Eingriffe vorkommen. Eine besondere Vulnerabilität besteht bei entzündlichen Milzschwellungen (Vorschädigung), die noch nicht von einer Kapselverdickung begleitet werden, z.B. bei infektiöser Mononukleose – insgesamt aber bei jeder Form von Splenomegalie. Begünstigt durch Verwachsungen der Milzkapsel mit der Umgebung können Bagatelltraumen zu einer Spontanruptur führen.

Morphologisch findet man Risse und eine Ablösung der Kapsel, darunter Zerreißungen und Blutungen im Parenchym sowie einen Blutaustritt in das umgebende Gewebe. Hieraus kann sich eine intraabdominale Blutung (Hämaskos) mit hypovolämischem Schock entwickeln. Als Folge einer Ruptur kann es zu einer Versprengung von Milzgewebe in das Peritoneum kommen (peritoneale Splenose).

22.3.6 Hyperplasie, Entzündungen

Die Milz reagiert als ein in den Blutkreislauf eingeschaltetes Immunorgan bei jeder Auseinandersetzung des Organismus mit körperfremden Substanzen (z.B. Erreger) mit. Dabei unterscheidet man – ähnlich den Veränderungen an Lymphknoten – Hyperplasien als Ausdruck gesteigerter normaler Milzfunktion bzw. unspezifische entzündliche Reaktionen, deren morphologisches Bild aber keine Rückschlüsse auf die Ursache zulässt, von den weitaus selteneren spezifischen Entzündungen (z.B. granulomatöse Splenitis).

Perisplenitis

Milzkapselentzündungen können als akute fibrinöse Entzündung auftreten:
- flächenhaft bei schweren Entzündungen
- fokal über Infarkten

Das fibrinöse Exsudat begünstigt Verklebungen und Verwachsungen der Milz mit angrenzenden Organen, Zwerchfell und Bauchwand. Verwachsungsstränge können die Beweglichkeit der Milz behindern und damit Rupturen begünstigen.

Die **chronische** Perisplenitis erscheint in Form weißlicher, knorpelharter, plattenförmiger Verdickungen der Milzkapsel (Perisplenitis cartilaginea, „Zuckergussmilz") und findet sich isoliert bei Splenomegalien unterschiedlicher Ursache, aber auch im Zuge einer peritonealen Serositis, z.B. bei chronischer Peritonealdialyse.

Unspezifische Funktionssteigerung, Splenitis

Unspezifische Reaktion auf im Blut befindliche Erreger, deren Zerfallsprodukte oder deren Toxine. Die Keime führen zur Aktivierung von neutrophilen Granulozyten und Monozyten sowie zu einer Hyperplasie der weißen Pulpa. Lysosomale Enzyme der Phagozyten können das Milzgerüst schädigen und auch zu kleinen Einschmelzungen führen.

Morphologie
Makroskopisch ist die Milz blutgestaut, weich und vergrößert mit einem Gewicht von 200–400 g. Die rote Pulpa ist aufgelockert („zerfließlich"). Die weiße Pulpa ist hyperplastisch und kann so bereits mit bloßem Auge wahrgenommen werden.

Histologisch sieht man ein unterschiedlich zelldichtes Infiltrat aus neutrophilen Granulozyten und Plasmazellen sowie gelegentlich auch eosinophilen Granulozyten. Bei einigen Infektionen (Streptokokken) können Mikroabszesse in den Keimzentren der weißen Pulpa vorkommen. Bei schweren Entzündungen (Kokken, *E. coli*) entstehen ggf. **Milzabszesse** (➤ Abb. 22.22). Die bei Infektion mit dem *Bacillus anthracis* in der Milz entstehenden hämorrhagischen („brandigen") Nekrosen sind für den **Milzbrand** (Anthrax) namensgebend. Eine geringgradige Hyperplasie kann auch im Rahmen des Zerfalls von Tumoren mit gesteigerter Resorption in der Milzpulpa vorkommen („entzündlicher" oder „spodogener Milztumor").

Granulomatöse Splenitis

Beteiligung der Milz im Rahmen einer generalisierten granulomatösen Entzündung („spezifische Entzündung" (➤ Kap. 3.3.1, ➤ Kap. 3.3.3 und ➤ Kap. 48.3.6).
- Epitheloidzellige Granulome vom Tuberkulose-Typ (mit zentraler fibrillogranulärer Nekrose) treten bei der Tuber-

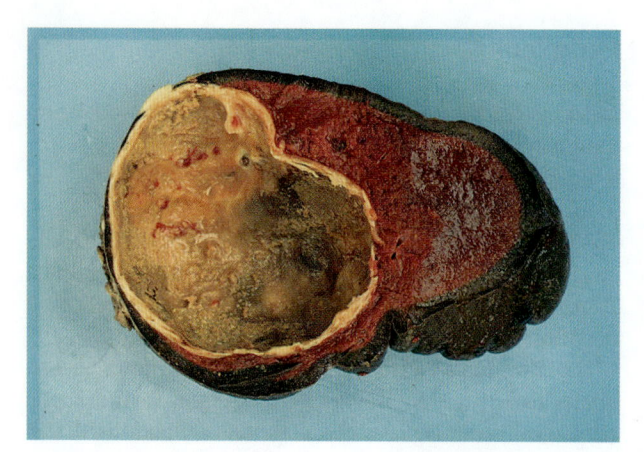

Abb. 22.22 Großer Milzabszess mit einer typischen pyogenen Abszessmembran.

kulose, gelegentlich aber auch bei anderen Erkrankungen auf, z.B. bei der Brucellose.
- Kleinherdige Epitheloidzellansammlungen und epitheloidzellige Granulome vom Sarkoidose-Typ (ohne zentrale Nekrose) sind nicht nur bei der Sarkoidose, sondern auch bei verschiedenen Infektionen und als Begleitreaktion bei generalisierten Tumorerkrankungen zu finden. Auch bei malignen Lymphomen können kleinherdige Epitheloidzellansammlungen gemeinsam mit Lymphominfiltraten oder als Begleitreaktion nachweisbar sein.
- Epitheloidzellige Granulome vom Pseudotuberkulose-Typ (mit zentralem Mikroabszess) findet man bei Infektionen durch verschiedene Erreger, darunter *Yersinia pseudotuberculosis* sowie bei der Lues und der Katzenkratzkrankheit (➤ Kap. 22.2.1).

Virale Entzündungen

Vor allem Infektionen mit *Hepatitis-B-, Masern-, Zytomegalie-, Varizellen-* und *Epstein-Barr-Virus (EBV)* führen zu entzündlichen Reaktionen der Milz (➤ Kap. 48.2.6).

Bei der infektiösen Mononukleose (primäre EBV-Infektion) kommt es zu einer Hyperplasie der roten Pulpa durch virusinfizierte und reaktive Lymphozyten, oft mit der Folge eines **Hyperspleniesyndroms** (Milzgewicht bis 700 g).

Autoimmunkrankheiten

Die Beteiligung der Milz bei Autoimmunkrankheiten ist klinisch und morphologisch von untergeordneter Bedeutung. So kann z.B. bei der chronischen Polyarthritis eine follikuläre Hyperplasie der weißen Pulpa vorkommen. Beim systemischen Lupus erythematodes und bei der Sklerodermie findet man Gefäßveränderungen wie eine perivaskuläre Fibrose oder eine Intimafibrose, die zur Organatrophie führen können (➤ Kap. 4.4.4).

22.3.7 Generalisierte Erkrankungen

Stoffwechselkrankheiten

Amyloidose

Bei generalisierten Amyloidosen ist die Milz häufig betroffen (➤ Kap. 47.3.3). Man unterscheidet:
- **fokale** Amyloidose der weißen Pulpa mit knötchenförmigen Ablagerungen von Amyloid in den Follikeln („Sagomilz")
- **diffuse** Amyloidose mit hellroter, wachsartiger Schnittfläche („Schinkenmilz"). Sie führt zu einer Splenomegalie (Milzgewicht über 500 g) mit Hypersplenismus (➤ Kap. 22.3.3)

Speicherkrankheiten

➤ Kap. 47.2

Blutkrankheiten

Hämolytische Anämie

Korpuskuläre und extrakorpuskuläre hämolytische Anämien (➤ Kap. 21.2.1) gehen mit einem vermehrten Erythrozytenabbau im retikulohistiozytären System der roten Pulpa mit nachfolgender Siderose einher. Je nach Grundkrankheit und Ausmaß der Hämolyse entwickelt sich eine unterschiedlich stark ausgeprägte Splenomegalie (➤ Kap. 22.3.4).

Idiopathische thrombozytopenische Purpura

Hierbei kommt es zu einer gesteigerten Thrombozytenzerstörung in der Milz. Die rote Pulpa ist reich an Makrophagen, die nach der Phagozytose von Thrombozyten infolge der gespeicherten lipidreichen Membranen schaumzellig umgewandelt sein können. Ein Teil der gegen Thrombozyten gerichteten Antikörper wird in der Milz produziert, was sich in einer Hyperplasie der weißen Pulpa und einer vermehrten Zahl von Plasmazellen in der roten Pulpa manifestiert (Plasmozytose).

Neoplastische Blutkrankheiten

Sowohl myeloproliferative Erkrankungen als auch maligne Lymphome gehen oft mit einer Infiltration der Milz einher. Bei den myeloproliferativen Erkrankungen stehen die chronischen Formen mit chronischer myeloischer Leukämie (CML), essenzieller Thrombozythämie und Polycythaemia vera sowie megakaryozytärer Myelose/Osteomyelosklerose (OMS) im Vordergrund. Hierbei ist die Splenomegalie teils massiv, insbesondere bei CML und OMS (➤ Abb. 22.23). Oft treten Milzinfarkte auf. Mikroskopisch findet man eine bevorzugte Infiltration der

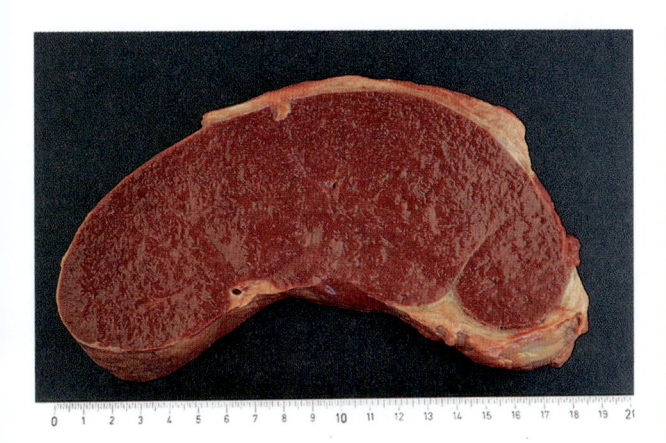

Abb. 22.23 Splenomegalie bei chronischer myeloischer Leukämie. Milz (größte Ausdehnung 18 cm) mit gleichmäßig roter Schnittfläche.

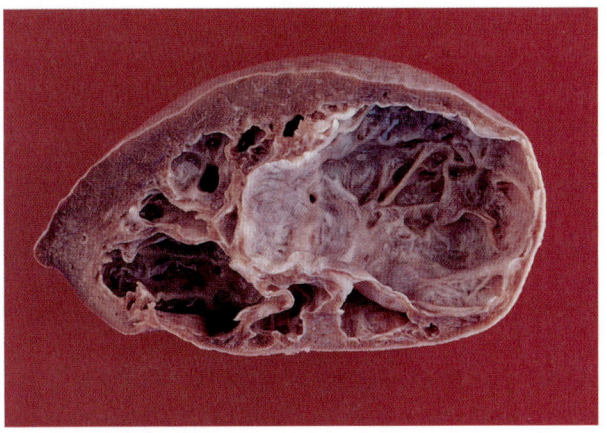

Abb. 22.25 Milzzysten. Mehrere von einer glatten Membran begrenzte Milzzysten, die mit einem Zylinderepithel ausgekleidet sind.

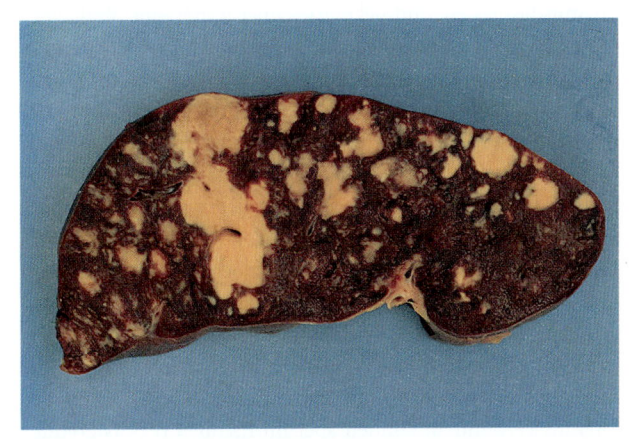

Abb. 22.24 Splenomegalie beim Hodgkin-Lymphom. Schnittfläche mit unterschiedlich großen knotenförmigen Tumorinfiltraten.

roten Pulpa durch Hämatopoesezellen aller 3 Reihen, insbesondere der Granulozytopoese. Die weiße Pulpa ist reduziert.

Eine Beteiligung der Milz bei malignen Lymphomen ist häufig (30–50%) und betrifft vorwiegend die weiße Pulpa. Zu einer Splenomegalie führen insbesondere die Haarzellenleukämie und die Prolymphozytenleukämie.

Das Hodgkin-Lymphom befällt in fortgeschrittenen Stadien ebenfalls die Milz. Meist handelt es sich um herdförmig abgrenzbare, wenige Millimeter bis Zentimeter große knotenförmige Infiltrate aus einem bunten reaktiven Zellgemisch, Fibroblasten und wenigen eingestreuten Hodgkin- und Sternberg-Reed-Zellen („Bauerwurst-" oder „Porphyrmilz"; ➤ Abb. 22.24).

22.3.8 Tumoren

Primäre Milztumoren (Zysten, Hamartien und Neoplasien) sind selten. Die primären Neoplasien leiten sich fast ausschließlich von Endothelzellen oder von Lymphozyten der Marginalzone ab.

Benigne Tumoren und tumorähnliche Läsionen

Echte **Milzzysten** (➤ Abb. 22.25) sind mit einem kubischen und teilweise auch mehrschichtigen Epithel ausgekleidet. Bei den **Pseudozysten** handelt es sich dagegen um sekundär durch Verflüssigung und Resorption von Hämatomen, Abszessen oder Infarkten entstandene Zysten.

Beim **inflammatorischen Pseudotumor** finden sich fibrotisch-derbe weißliche Knoten, teils mit Einblutungen, bestehend aus Spindelzellen (Myofibroblasten), lymphatischen Zellen und Makrophagen.

Selten kommen **Hamartome** in der Milz vor (Splenom). Sie können klinisch als Milztumor imponieren und bestehen meist aus Sinusstrukturen der roten Pulpa.

Hämangiome sind die häufigsten Milzneoplasien. Sie können solitär und multipel vorkommen und im Zusammenhang mit anderen Gefäßfehlbildungen auftreten. Mikroskopisch handelt es sich um kavernöse oder kapilläre Hämangiome, teils mit extramedullärer Hämatopoese.

Maligne Tumoren

Zu den malignen primären Milztumoren zählen das sehr seltene Hämangioendotheliom und das Hämangiosarkom, das nach Kontakt mit Vinylchlorid auftreten kann. Selten ist die Milz vom Kaposi-Sarkom bei erworbener Immunschwäche durch HIV-Infektion betroffen. Primäre Milzlymphome, darunter das splenische Marginalzonenlymphom, sind selten.

Bei 5–10% der malignen Neoplasien kommt es zur Metastasierung in die Milz, insbesondere bei Bronchial-, Mamma- und Magenkarzinomen sowie bei malignen Melanomen.

22.4 Thymus

Der Thymus ist ein komplexes lymphoepitheliales Organ, das aus einem epithelialen Retikulum, Lymphozyten, Makrophagen, dendritischen Zellen und Myoidzellen mit Azetylcholinrezeptoren besteht. Er spielt eine zentrale Rolle bei der Reifung und Selektion von T-Lymphozyten. Aus seiner Struktur und Funktion lassen sich die pathologischen Veränderungen und deren Konsequenzen ableiten. Tumoren können epithelialer (Thymome) oder lymphatischer Natur sein. Organläsionen (z.B. Entzündungen, Tumoren) können die von T-Zellen vermittelten Immunreaktionen stören, aber auch zu Autoimmunphänomenen führen (z.B. gegen muskuläre Azetylcholinrezeptoren).

22.4.1 Normale Struktur und Funktion

Der Thymus gehört zu den primären lymphatischen Organen und spielt die zentrale Rolle bei der Entwicklung der T-Lymphozyten.

Die Gliederung des Thymus in Rinde (**Kortex**) und Mark (**Medulla**) wird ab der 10. Schwangerschaftswoche erkennbar. Der bei Geburt bis 35 g schwere Thymus nimmt postnatal noch wenige Wochen an Gewicht zu (bis zu ca. 50 g). Danach beginnt bis zum Alter von 35 Jahren eine relativ kontinuierliche Atrophie (**Altersinvolution**) des lymphoepithelialen Parenchyms auf ca. 20% der Ausgangsmenge. Die Involution setzt sich verlangsamt bis ins hohe Alter fort. Bei akuten oder chronischen Stresssituationen (Trauma, Sepsis, Schock, Kachexie) oder durch eine Kortikosteroid-, Chemo- oder Radiotherapie kann es zu einer Beschleunigung der Thymusatrophie mit bevorzugtem Verlust kortikaler Thymozyten kommen. Diese **akzidentelle Involution** ist im Gegensatz zur Altersinvolution lange Zeit reversibel.

Aufgabe des Thymus ist die Produktion reifer T-Lymphozyten (Effektor-T-Lymphozyten, CD4/25-regulatorische T-Zellen). Unreife Vorläuferzellen (postnatal aus dem Knochenmark stammend) vermehren sich zuerst stark im Thymuskortex und durchlaufen durch Kontakt mit kortikalen und medullären Epithelzellen sowie dendritischen Zellen (die besonders in der Medulla vorkommen) einen Reifungsprozess, der schließlich in der Medulla mit reifen T-Lymphozyten endet. Außer von Zell-Zell-Kontakten hängen die Expansions- und Reifungsprozesse von Zytokinen (z.B. IL-7) und möglicherweise auch von Thymushormonen ab (z.B. Thymosin, Thymopoetin). Die wichtigsten Schritte des Reifungsprozesses werden als **positive und negative Selektion** bezeichnet (➤ Kap. 4.1.3). Durch ausbleibende positive Selektion und durch negative Selektion (Deletion) sterben etwa 95% der intrathymisch erzeugten T-Zellen noch im Thymus ab, weil sie entweder funktionsunfähig oder potenziell autoreaktiv sind.

22.4.2 Fehlbildungen

Aplasie

Eine Entwicklungsstörung kann zur Thymusagenesie führen, die häufig mit einer Nebenschilddrüsenaplasie kombiniert ist und dann als **DiGeorge-Syndrom** bezeichnet wird (➤ Kap. 15.4,

➤ Kap. 4.5.2). Der Thymusdefekt und das Fehlen der Nebenschilddrüsen verursachen einen schweren T-Zell-Defekt bzw. eine Hypokalzämie und Tetanie. Häufig besteht auch eine Kombination mit Herzfehlbildungen, Gesichtsdysmorphien und einer Gaumenspalte. Da das DiGeorge-Syndrom auf einem primären Defekt des Thymusepithels beruht, ist der Immundefekt durch eine allogene Knochenmarktransplantation nicht heilbar.

Wenn die Thymusaplasie nur inkomplett ist und sich hypoplastische, aber histologisch regelrechte Thymusstrukturen in ektoper Lage im Hals finden, spricht man vom **inkompletten DiGeorge-Syndrom.**

Thymusdysplasie

Thymusdysplasien sind gekennzeichnet durch eine Verkleinerung des Thymus, eine fehlende kortikomedulläre Gliederung, eine verringerte Zahl von lymphatischen Zellen und meist fehlende Hassall-Körperchen. Das meist winzige Organ liegt aber regelrecht im Mediastinum. Die Thymusdysplasie ist Ausdruck – nicht Ursache – eines **schweren kombinierten Immundefekts** (➤ Kap. 4.5.3), also eine Folge der zugrunde liegenden Störung der T-Zell-Entwicklung oder T-Zell-Funktion. Daher kann man häufig durch eine allogene Knochenmarktransplantation eine normale Thymusfunktion und Morphologie erreichen.

Auch das Wiscott-Aldrich-Syndrom (➤ Kap. 4.5.2) geht evtl. mit einer Thymusdysplasie einher. Primäre B-Zell-Immundefekte sind nicht mit einer Entwicklungsstörung des Thymus verbunden, können aber im Rahmen rezidivierender Infekte dessen akzidentelle Involution bewirken (➤ Kap. 22.4).

Ektopes und akzessorisches Thymusgewebe

Die orthotope Lage des Thymus setzt die physiologische Wanderung der Thymusanlage aus der 3. und 4. Schlundtasche bis in das vordere obere Mediastinum voraus. Aufgrund einer behinderten oder überschießenden Wanderung kann versprengtes Thymusgewebe ein- oder beidseitig im Hals und Thorax zwischen Schädelbasis und Zwerchfell vorkommen, meist in Nachbarschaft der Schilddrüse und der Glandula submandibularis. Wird ektopes Thymusgewebe zusammen mit einem orthotopen Thymus gefunden, spricht man von akzessorischem Thymusgewebe. Am häufigsten ist ektopes Thymusgewebe (kombiniert mit schwerer Hypoplasie) mit dem inkompletten DiGeorge-Syndrom assoziiert, das mit einem ausgeprägten Immundefekt einhergeht. Andere Formen der Thymusektopie haben keine Auswirkungen auf die Immunkompetenz.

Thymushypoplasie und echte Thymushyperplasie

Die **Thymushypoplasie** wird von manchen Autoren mit der Altersinvolution und der akzidentellen Involution gleichgesetzt. Die Thymushypoplasie im engeren Sinne bedeutet einen für das Bezugsalter zu kleinen Thymus mit sonst normalen histologischen Strukturen. Am häufigsten ist diese Veränderung beim inkompletten DiGeorge-Syndrom zu finden (s.o. und ➤ Kap. 4.5.2).

Traditionsbedingt wird die **Thymushyperplasie** von vielen Autoren mit der lymphofollikulären Thymitis gleichgesetzt (➤ Kap. 22.4.3). Eine „echte Thymushyperplasie" ist allerdings definiert als eine altersinadäquate, nichtneoplastische Vermehrung von histologisch normal erscheinendem Thymusgewebe. Meist ist deren Ursache unbekannt (idiopathisch). Bekannte Ursachen sind der Morbus Addison (➤ Kap. 16.1.11), die Anenzephalie (➤ Kap. 8.3.1), das Wiedemann-Beckwith-Syndrom (➤ Kap. 41.4.3) und die überschießende Thymusregeneration („rebound hyperplasia") nach Radio- oder Chemotherapie.

Klinische Relevanz Leichte Formen der Thymushypoplasie bleiben klinisch oft unbemerkt. Thymusaplasien und schwere Thymushypoplasien sind nur durch die Transplantation von allogenem Thymusgewebe therapierbar (nur selten durchgeführt). Demgegenüber sind angeborene, schwere, kombinierte Immundefekte mit konsekutiver Thymusdysplasie durch eine frühzeitig durchgeführte Stammzell- oder Knochenmarktransplantation oft behandelbar. Nach erfolgreicher Transplantation normalisiert sich auch die Thymusmorphologie. Eine Graft-versus-Host-Reaktion kann jedoch das Thymusepithel zerstören und dadurch eine Rekonstitution des T-Zell-Systems verhindern.

Die physiologische Altersinvolution des Thymus mit starker Verminderung des Thymusepithels ist der Grund dafür, dass es nach dem 60.–70. Lebensjahr im Anschluss an eine Stammzelltransplantation (z.B. wegen einer Leukämie) meist nicht zur vollen Rekonstitution der T-Zell-Funktion kommt, auch wenn die Transplantation hinsichtlich der Knochenmarkrekonstitution erfolgreich war.

Heterotopes Thymusgewebe kann klinisch zuweilen als „Tumor" imponieren, dessen Harmlosigkeit man erst nach der Resektion und histologischen Aufarbeitung erkennen kann.

22.4.3 Entzündungen

Lymphofollikuläre Thymitis

Unter den entzündlichen Thymusveränderungen ist nur die lymphofollikuläre Thymitis von wesentlicher Bedeutung. Dabei handelt es sich um eine ätiologisch ungeklärte Entzündungsreaktion, bei der sich in der Medulla Lymphfollikel bilden („lymphofollikuläre Thymushyperplasie"). Im Gegensatz zur echten Thymushyperplasie ist das Thymusepithel nicht vermehrt, und auch das T-Zell-Kompartiment des Thymuskortex verändert sich nicht. Die lymphofollikuläre Thymitis kommt bei Autoimmunerkrankungen wie Lupus erythematodes, chronischer Polyarthritis, Morbus Basedow, Morbus Addison oder aplastischen Anämien vor, wobei der Zusammenhang mit diesen Erkrankungen noch unklar ist.

Myasthenia gravis

Im Gegensatz zu den genannten Autoimmunerkrankungen wird eine pathogenetische Bedeutung für die Entstehung der Myasthenia gravis (MG) allgemein akzeptiert. Die MG ist eine Autoimmunerkrankung (Inzidenz: ca. 3) – Ursache sind in 85% Autoantikörper gegen muskuläre Azetylcholinrezeptoren (AChR) an der postsynaptischen Membran der neuromuskulären Verbindung **(seropositive MG)**. In 15% ist der AChR offenbar nicht das Autoantigen **(seronegative MG)**. Bei einem Teil der „seronegativen" Fälle von Myasthenia gravis wurden inzwischen Autoantikörper gegen die „muskelspezifische Kinase" (MuSK) entdeckt. In 70% von MG liegt eine lymphofollikuläre Thymitis, in 10% ein Thymom (paraneoplastische MG), in 20% keine fassbare Thymusveränderung vor. Die ohne Entzündung einhergehende Thymusatrophie bei älteren Patienten mit MG (über 50 Jahre) wird heute als physiologisch und nicht mehr als pathogenetisch relevante Thymusveränderung bei MG angesehen.

Pathogenese

Myasthenia gravis bei lymphofollikulärer Thymitis: Der AChR ist ein pentamerer Ionenkanal, der in der Zellmembran von Myoidzellen des Thymusmarks vorkommt. Im Rahmen der lymphofollikulären Thymitis geraten die Myoidzellen in unmittelbare Nachbarschaft zu dendritischen Zellen, die den AChR als Immunogen aufnehmen, prozessieren und den T-Zellen präsentieren. Die so aktivierten T-Zellen stimulieren ihrerseits B-Zellen, die Autoantikörper gegen AChR bilden. Die aus dem Thymus ins Blut freigesetzten Autoantikörper blockieren den AChR an der Endplatte der quergestreiften Muskulatur und verursachen die für die MG typische Muskelschwäche bzw. erhöhte Muskelermüdbarkeit. Wie es zur Auslösung der Thymitis kommt, ist bisher unklar.

Paraneoplastische Myasthenia gravis: Die Pathogenese wird bisher nur bruchstückhaft verstanden. Da ausschließlich die „thymusähnlichen" benignen Thymome und malignen Thymome der Kategorie I (➤ Kap. 22.4.4) zu einer MG führen, nimmt man an, dass die nur in diesen Thymomtypen ablaufende T-Zell-Reifung gestört ist und anstelle toleranter T-Zellen (wie im normalen Thymus) potenziell autoaggressive T-Zellen produziert werden. Diese verlassen den Tumor, besiedeln periphere lymphatische Organe (Lymphknoten und den tumornahen Restthymus) und führen dort zur B-Zell-Stimulation und Autoantikörperbildung. Nicht selten kommt es nach der Entfernung eines Thymoms zur Exazerbation der MG, während es in weniger als 2% sogar zu ihrem erstmaligen Auftreten kommen kann. Für die thymomassoziierte MG ist charakteristisch, dass außer AChR-Antikörpern auch Autoantikörper gegen Strukturproteine quergestreifter Skelettmuskulatur (Aktin, Myosin, Titin), gegen neuronale Antigene und (seltener) gegen Knochenmarkzellen und B-Lymphozyten gebildet werden.

Seronegative Myasthenia gravis: Die Pathogenese ist bisher unklar. Falls sie mit Autoantikörpern gegen MuSK einhergeht, sind meist keine Thymusveränderungen nachweisbar. Bei seronegativer MG ohne nachweisbare Autoantikörper gegen MuSK besteht hingegen wie bei der seropositiven MG oft eine lymphofollikuläre Thymitis.

Morphologie
Zur Morphologie der lymphofollikulären Thymitis s.o. In der Skelettmuskulatur findet man gelegentlich lockere, diffuse, endomysiale lymphozytäre Infiltrate. Enzymhistochemisch (Azetylcholinrezeptor) und elektronenmikroskopisch kann ein Verlust differenzierter muskulärer Endplattenstrukturen nachgewiesen werden. Spätfolgen können Denervierungszeichen und eine neurogene Faseratrophie sein.

Klinische Relevanz Klinische und elektrophysiologische Parameter genügen meist für eine zuverlässige Diagnose der MG. Daher wird selten eine Muskelbiopsie vorgenommen. Leitsymptom ist eine zunehmende Ermüdbarkeit verschiedener Muskelgruppen unter kontinuierlicher Belastung. Prädilektionsstellen sind Augen-, Gaumensegel- und Schlundmuskeln. Typischerweise nehmen die Beschwerden gegen Abend zu.

Die Testinjektion eines stark wirkenden **Cholinesterasehemmers** bewirkt eine dramatische Besserung der Schwächesymptomatik (positiver Tensilon-Test). Dabei wird die Inaktivierung des Azetylcholins verlangsamt. Dieses ist dadurch am Rezeptor länger präsent und vermag den Antikörper zu verdrängen.

Zur Therapie der MG setzt man Acetylcholinesterasehemmer, Steroide und Immunsuppressiva ein. Die **Thymektomie** stellt heute aber eine wesentliche therapeutische Maßnahme bei thymitisassoziierter MG dar.

22.4.4 Tumoren

Thymome

Thymome sind Neoplasien des Thymusepithels. Die benignen Thymome und die malignen Thymome der Kategorie I (➤ Tab. 22.8) weisen einen unterschiedlich großen Anteil nichtneoplastischer **unreifer T-Lymphozyten** auf, ähnlich wie der normale Thymus. Thymome sind insgesamt sehr selten und in etwa der Hälfte der Fälle benigne. Sie treten hauptsächlich im Erwachsenenalter auf, wo sie häufig die Ursache eines vorderen Mediastinaltumors sind.

Morphologie
Makroskopisch handelt es sich um bis zu 20 cm große, meist lobulierte Tumoren mit grauweißer Schnittfläche (➤ Abb. 22.26). Benigne Thymome sind in charakteristischer Weise bekapselt oder zeigen nur ein minimal invasives Wachstum (s.u.). Regressive Veränderungen mit Nekrosen, Blutungen und Zysten sind häufig.

Tab. 22.8 Klinisch-pathologische und histologische Klassifikation von Thymomen.

Kategorie	Histologischer Typ (WHO-Typ)
benigne Thymome	• medulläres Thymom (WHO-Typ A) • gemischtes Thymom (WHO-Typ AB)
maligne Thymome (Kategorie I)	• prädominant kortikales Thymom (WHO-Typ B1) • kortikales Thymom (WHO-Typ B2) • hochdifferenziertes Thymuskarzinom (WHO-Typ B3)
maligne Thymome (Kategorie II; Thymuskarzinome im engeren Sinne)	• WHO-Typ-C-Thymome (Thymuskarzinome: Oberbegriff, welcher der weiteren histologischen Spezifizierung bedarf): • Plattenepithelkarzinom • Basalzellkarzinom • mukoepidermoides Karzinom • lymphoepitheliomähnliches Karzinom • Klarzellkarzinom • sarkomatoides Karzinom • undifferenziertes Karzinom • anaplastisches Karzinom • neuroendokrine Karzinome des Thymus (typische und atypische Karzinoide; großzellige und kleinzellige neuroendokrine Karzinome)

Histologisch klassifiziert man die „thymusähnlichen" benignen Thymome und die malignen Thymome (Kategorie I) nach der vorherrschenden epithelialen Differenzierung:
- Thymome vom medullären Typ (benigne; WHO-Typ A)
- Mischtyp (benigne; WHO-Typ AB)
- kortikaler Typ (niedrigmaligne; WHO-Typ B)

Dabei zeigen die epithelialen Tumorzellen meist nur geringe Atypien. Maligne Thymome der Kategorie II (WHO-Typ C) haben histologisch keine Ähnlichkeit zum normalen Thymus und werden wie Karzinome anderer Lokalisationen typisiert, z.B. als Plattenepithelkarzinome, mukoepidermoide Karzinome, neuroendokrine Karzinome („Karzinoide") u.a. (➤ Tab. 22.8). Sie haben mit wenigen Ausnahmen einen hohen Malignitätsgrad.

Klinische Relevanz Thymome werden oft zufällig im Rahmen einer Thorax-Röntgenuntersuchung oder einer Operation entdeckt oder führen durch Kompression der Nachbarorgane zu einer oberen Einflussstauung, Dyspnoe oder Schluckbeschwerden. Darüber hinaus können Thymome durch paraneoplastische Autoimmunerkrankungen auffallen. Am häufigsten sind unter diesen die paraneoplastische Myasthenia gravis, Knochenmarkschädigungen mit isoliertem Defekt der Erythropoese („pure red cell anemia"), Granulozytopenien, Panzytopenien und die thymomassoziierte Hypogammaglobulinämie (Good-Syndrom). Wegen der lokalen und immunologischen Komplikationsmöglichkeiten sollten alle, also auch gutartige Thymome vollständig entfernt werden.

Als Malignitätskriterien zu werten sind grundsätzlich ein eindeutig infiltratives Wachstum durch die Thymomkapsel in das parathymische Fettgewebe und/oder die Nachbarorgane

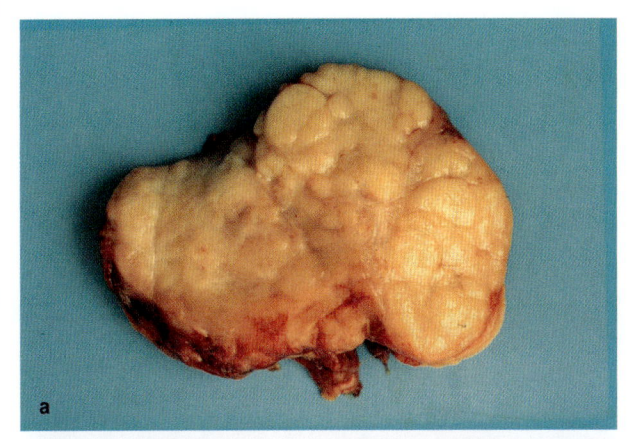

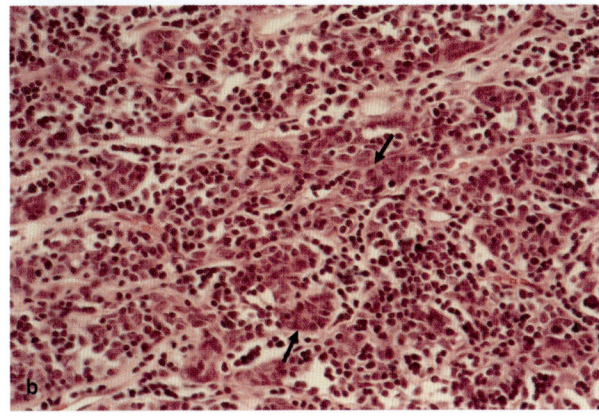

Abb. 22.26 Thymom. a Makroskopie: Tumor mit glasiger, knotiger Schnittfläche. **b** Histologie: epithelialer Tumor (Pfeile) mit dazwischenliegenden nichtneoplastischen Lymphozyten. HE, Vergr. 100-fach.

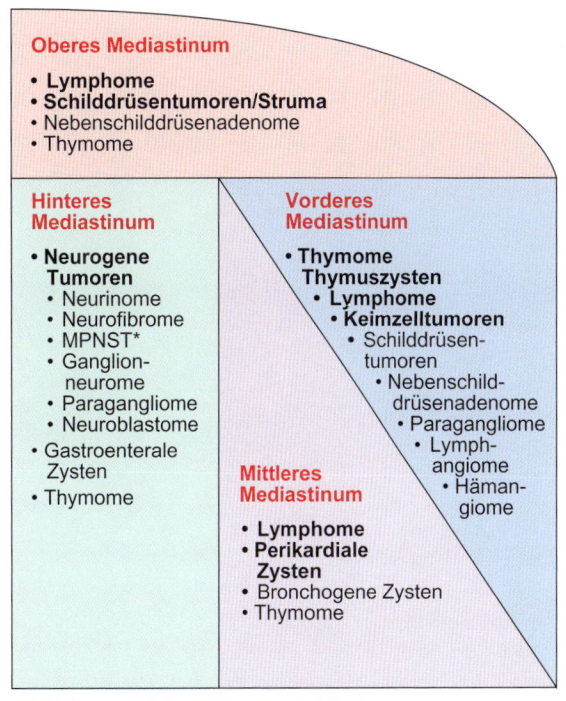

Abb. 22.27 Differenzialdiagnosen bei mediastinalen Raumforderungen in Abhängigkeit von der Lokalisation im oberen, vorderen, mittleren und hinteren Mediastinum. Häufige Diagnosen sind fett hervorgehoben.

Oberes Mediastinum
- **Lymphome**
- **Schilddrüsentumoren/Struma**
- Nebenschilddrüsenadenome
- Thymome

Hinteres Mediastinum
- **Neurogene Tumoren**
  - Neurinome
  - Neurofibrome
  - MPNST*
  - Ganglioneurome
  - Paragangliome
  - Neuroblastome
- Gastroenterale Zysten
- Thymome

Vorderes Mediastinum
- **Thymome**
  Thymuszysten
- **Lymphome**
- **Keimzelltumoren**
  - Schilddrüsentumoren
  - Nebenschilddrüsenadenome
  - Paragangliome
  - Lymphangiome
  - Hämangiome

Mittleres Mediastinum
- **Lymphome**
- **Perikardiale Zysten**
- Bronchogene Zysten
- Thymome

* Maligne periphere Nervenscheidentumoren

sowie die Metastasierung. Allerdings haben mehrere Studien gezeigt, dass medulläre und gemischte Thymome (benigne Thymome, WHO-Typen A oder AB; ➤ Tab. 22.8) nur äußerst selten Nachbarorgane infiltrieren, praktisch nie metastasieren und im Falle einer vollständigen Tumorentfernung auch dann einen gutartigen Verlauf nehmen, wenn es bereits zu einer Infiltration durch die Kapsel in das mediastinale Fettgewebe gekommen ist. Die Differenzialdiagnose mediastinaler Raumforderungen ist in ➤ Abbildung 22.27 skizziert.

Seltene Thymustumoren

Im Thymus können **neuroendokrine Karzinome** (die heute den Thymuskarzinomen zugerechnet werden) und **Keimzelltumoren** entstehen, deren Pathogenese bisher ungeklärt ist und die auch bei Kindern vorkommen. Typische Keimzelltumoren sind Teratome, Seminome (praktisch nur bei Männern), Dottersacktumoren, embryonale Karzinome und gemischte Keimzelltumoren. Häufiger als Keimzelltumoren sind **maligne Lymphome,** speziell der Morbus Hodgkin, das T-lymphoblastische Lymphom, das mediastinale B-Zell-Lymphom und das (niedrigmaligne) B-Zell-Lymphom vom MALT-Typ des Thymus.

Thymuszysten

Man unterscheidet kongenitale Thymuszysten (gewöhnlich unilokulär, dünnwandig und mit serösem Inhalt) von erworbenen Thymuszysten, die üblicherweise multilokulär sind, eine dicke Zystenwand, einen hämorrhagischen oder nekrotischen Inhalt und Verkalkungen aufweisen können. Kongenitale Zysten liegen oft ektop im Halsbereich und sind meist mit kubischem Epithel, selten mit Plattenepithel ausgekleidet. Erworbene Zysten sind dagegen meist mit Platten-, selten auch mit kubischem, hochprismatischem oder respiratorischem Epithel ausgekleidet. Da die Entstehung erworbener Zysten Entzündungsprozesse voraussetzt, sollte beim Nachweis multilokulärer Thymuszysten an die Möglichkeit einer auslösenden Grunderkrankung gedacht werden (zu denen auch Thymustumoren oder Lymphome zählen können). Differenzialdiagnostisch muss man Thymuszysten von zystischen Keimzelltumoren und von perikardialen und bronchogenen Zysten abgrenzen.

KAPITEL 23

A. Soltermann, H. Popper*

* Auf der Basis des Kapitels von K.-M. Müller

Obere Atemwege

23.1	Nase und Nebenhöhlen	467
23.1.1	Äußere Nase	467
23.1.2	Innere Nase und Nebenhöhlen	467
23.2	Nasopharynx	469
23.2.1	Entzündungen	469
23.2.2	Tumoren	469
23.3	Oro-/Hypopharynx	469
23.3.1	Entwicklung und Fehlbildungen	469
23.3.2	Entzündungen	469
23.3.3	Tumoren	470
23.4	Larynx	471
23.4.1	Fehlbildung	471
23.4.2	Traumen	471
23.4.3	Ödem und Entzündung	471
23.4.4	Tumoren	472

Zur Orientierung

Entzündungen der **Nasenschleimhaut** wie der Virusschnupfen („common cold disease"), die allergische Rhinopathie (Heuschnupfen/Pollinosis) und chronisch unspezifische Entzündungen als Reaktion auf ein großes Spektrum exogener Faktoren (z.B. trockene, staubige Atemluft, Witterungsverhältnisse, Reizgase, Schnupftabak) gehören zu den häufigsten Erkrankungen des Respirationstrakts.
Der **Pharynx** ist ein schlauchförmiges Organ und verbindet die Nase bzw. Mundhöhle mit dem Larynx bzw. dem Ösophagus. Er enthält die Tonsillen des Waldeyer-Rachenrings, die als Teile des lymphatischen Systems eine wichtige Funktion bei der Abwehr aerogener Infektionen spielen.

Der **Larynx** hat eine doppelte Funktion, einerseits als Eingang zu den unteren Luftwegen und andererseits als Apparat der Stimmbildung. Kehlkopfentzündungen und maligne Tumoren können in der Klinik durch die Laryngoskopie diagnostiziert werden. Für Einordnung und Abgrenzung entzündlich-gutartiger Kehlkopferkrankungen (z.B. sog. Sänger- oder Schreiknötchen) zu Präneoplasien oder zum Kehlkopfkarzinom ist in der Regel eine sorgfältige morphologische Untersuchung der unter Sicht entnommenen Gewebeproben notwendig.

23.1 Nase und Nebenhöhlen

23.1.1 Äußere Nase

Die Haut der äußeren Nase ist häufiger Sitz von Entzündungen und Neoplasien. Speziell zu erwähnen ist das schmetterlingsförmige Erythem bei **Lupus erythematodes.** Das **Rhinophym** (die Kartoffelnase) entsteht durch eine akneiforme Hyperplasie der Talgdrüsen, z.B. bei Rosacea.

Die **aktinische Keratose** ist Folge der solaren Schädigung und wird mit zunehmendem Alter im häufiger. Auf dem Boden dieser Präkanzerose kann in der Folge ein Basalzellkarzinom (früher Basaliom genannt) oder ein Plattenepithelkarzinom (früher Spinaliom) entstehen.

23.1.2 Innere Nase und Nebenhöhlen

Kreislaufstörungen

Eine **Epistaxis** (Nasenbluten) entsteht durch Arrosion des dichten submukösen Gefäßnetzes am vorderen unteren Nasenseptum (Locus Kiesselbachii) und hat zumeist keinen Krankheitswert. Seltener sind systemische Krankheiten Auslöser, z.B. maligne Tumoren oder, insbesondere bei älteren Patienten, eine arterielle Hypertonie. Differenzialdiagnostisch ist an das **Osler-Rendu-Weber-Syndrom** (hereditäre hämorrhagische Teleangiektasie) oder an ein **Hämangiom** zu denken.

Entzündungen

Akute Rhinitis

Die akute **Rhinitis catarrhalis** (griech. coryza = Schnupfen, engl. common cold) ist eine serös-schleimige Entzündung viraler (ca. 90%), bakterieller oder allergischer Ätiologie. Häufigste lokale Erreger sind Rhinoviren. Daneben gibt es die Begleit-Rhinitis beim generalisierten Infekt (z.B. Grippe, Keuchhusten oder Masern). Es kann in der Folge zu einer zusätzlichen bakteriellen Besiedelung kommen, dann wird das Sekret schleimig-eitrig **(Rhinitis purulenta).** Eine bakterielle Spezialform ist die diphtherische Rhinitis mit Ausbildung von Pseudomembranen. Hauptbeispiel für eine **allergisch-neurovaskuläre Rhinitis** ist der Heuschnupfen, eine IgE-vermittelte Typ-I-Überempfindlichkeitsreaktion auf Pollenallergene.

Chronische Rhinitis

Die chronische Rhinitis entsteht durch rezidivierende Infekte oder Persistenz der allergischen Noxe. Man unterscheidet die chronisch hyperplastische von der atrophen Form:

Bei der **hyperplastischen Rhinitis** kommt es zur Bildung von weichen, grau-glasigen und gestielten Polypen (➤ Abb. 23.1). Histologisch findet sich ein sklerosiertes Ödem und evtl. eine Plattenepithelmetaplasie. Reichlich eosinophile Granulozyten sprechen für eine allergische Genese.

Die chronische Inhalation exogener Noxen wie z.B. Kokain oder Chromate führt zur Atrophie der Schleimhaut und der seromukösen Drüsen **(Rhinitis sicca).**

Die **Wegener-Granulomatose** ist eine nekrotisierende granulomatöse Vaskulitis, die neben der Lunge und der Nieren bevorzugt den oberen Respirationstrakt befällt. Im Serum lassen sich Antikörper gegen Zytoplasmabestandteile von neutrophilen Granulozyten (c-ANCA) nachweisen.

Eine spezifische, heute seltene Form ist die **chronisch granulomatöse Rhinitis** bei Tuberkulose oder Syphilis mit eventueller Perforation des Nasenseptums.

Sinusitis

Hierunter versteht man eine Entzündung der Schleimhäute der Nasennebenhöhlen. Die **akute Sinusitis** entwickelt sich meistens durch Fortleitung einer akuten Rhinitis, seltener ist sie dentogen oder hämatogen bedingt. Sie kann chronifizieren.

Bei der **chronisch hypertrophen Sinusitis** können sich gestielte Polypen aus der Kieferhöhle oder den Siebbeinzellen bis zum Nasen-Rachen-Raum bilden (Choanalpolyp).

Die **odontogene Kieferhöhleneiterung** entsteht durch Fortleitung parodontaler eitriger Entzündungen.

Mukozelen entstehen bei Verschluss der Ausführungsgänge. Die Nebenhöhlen sind dann mit eingedickten Sekret- und Schleimsubstanzen angefüllt. Die bakterielle Superinfektion führt zur Pyozele.

Tumoren

Benigne Tumoren

Das Schneider'sche Papillom ist ein benigner epithelialer Tumor der respiratorischen Schleimhaut, die embryologisch der ektodermalen Schneider'schen Membran entspricht. In einem Teil kann das *humane Papillomvirus* (HPV) oder das *Epstein-Barr-Virus* (EBV) nachgewiesen werden. Es wird das exophytische, das onkozytäre und das endophytische (= invertierte) Papillom unterschieden. Das invertierte Papillom neigt zu Rezidiven und kann maligne entarten.

Maligne Tumoren

Das **sinunasale Plattenepithelkarzinom** entsteht meistens im Sinus maxillaris (60–70%), gefolgt von der Nasenhöhle (12–25%). Als Risikofaktoren werden Noxen wie Nickel, Textilstäube oder das Rauchen angegeben, möglicherweise liegt auch eine Assoziation mit HPV vor. Histologisch werden hauptsächlich eine verhornende und eine nicht verhornende Variante unterschieden. Ein Plattenepithelkarzinom im Nasenvorhof sollte zur Haut bzw. zur äußeren Nase gezählt werden.

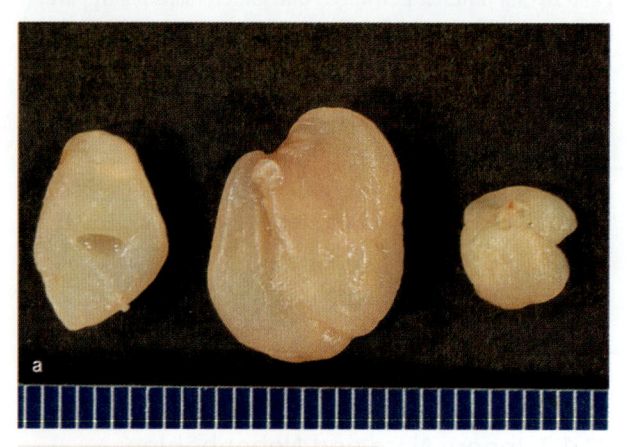

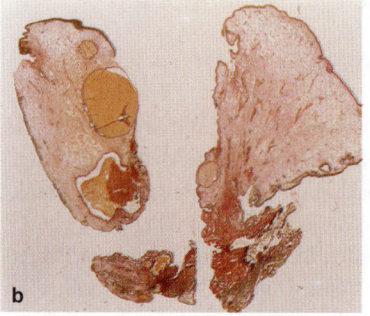

Abb. 23.1 Nasenschleimhautpolypen. a Makroskopie mit glasiger Schnittfläche. **b** Mikroskopisches Übersichtsbild. Ödematöses Stroma mit eingedicktem Sekret in zystisch erweiterten Drüsen. Elastica Van-Gieson Färbung, Vergr. 1-fach.

Vor allem in Südostasien wird die Spezialform des **lymphoepithelialen Karzinoms** gefunden, das EBV-assoziiert ist wie das Nasopharynxkarzinom (s.u.).

Eine weitere eigenständige Entität ist das **sinusale undifferenzierte Karzinom** (engl. SNUC, „sino-nasal undifferentiated carcinoma"), das einen hochaggressiven Verlauf aufweist und typischerweise EBV-negativ ist.

Beim **Adenokarzinom** gilt Holzstaubexposition als Risikofaktor. Gefährdete Berufsgruppen sind z.B. Schreiner oder Parkettleger. Dieser Tumor kann einem kolorektalen Karzinom verblüffend ähnlich sein und auch den kolonspezifischen Marker CDX2 exprimieren. In diesen Fällen spricht man vom intestinalen Typ (engl. ITAC, „intestinal type adenocarcinoma"). Ihm steht die nichtintestinale Form gegenüber.

Bei den Lymphomen steht das **extranodale NK/T-Zell-Lymphom** vom nasalen Typ im Vordergrund, das stark mit EBV assoziiert ist. Dieses Lymphom wächst lokal destruktiv und wurde deshalb früher letales Mittelliniengranulom bzw. Granuloma gangraenescens genannt. In den paranasalen Sinus findet sich am häufigsten ein diffus großzelliges Non-Hodgkin-Lymphom vom B-Zell-Typ (engl. DLBCL, „diffuse large B-cell lymphoma"), vor allem bei immunsupprimierten Patienten.

Das **olfaktorische Neuroblastom** (= Ästhesioneuroblastom) entsteht in der oberen Nasenhöhle im Bereich der olfaktorischen Membran bzw. der Siebbeinregion. Histologisch bilden die neuroektodermalen Tumorzellen sowohl Pseudorosetten (Homer-Wright) als auch echte Rosetten (Flexner-Wintersein).

Seltene maligne Tumoren sind Speicheldrüsenkarzinome, neuroendokrine Karzinome, Sarkome, Keimzelltumoren und, nie zu vergessen, das mukosale maligne Melanom.

23.2 Nasopharynx

23.2.1 Entzündungen

Der Nasopharynx (= Epipharynx, Nasenrachen) ist Teil des Waldeyer-Rings und weist ein gut entwickeltes lymphatisches Gewebe auf, dass dorsal die Rachenmandel (= Tonsilla pharyngea) ausbildet. Eine stark hyperplastische Rachenmandel wird als **Adenoid** bezeichnet und führt zur Behinderung der Nasenatmung und der Ventilation der Tuba Eustachii.

23.2.2 Tumoren

Benigne Tumoren

Nasopharyngeale Angiofibrome (= juvenile Angiofibrome, Nasen-Rachen-Fibrome) entwickeln sich als breitbasige, meist von der hinteren Rachenwand ausgehende gefäß- und zellreiche fibromatöse Tumoren bei Knaben und jungen Männern. Sie neigen zu starken rezidivierenden Blutungen.

Maligne Tumoren

Der Nasopharynx ist einer der symptomarmen, „stillen" Ecken im menschlichen Körper und die Diagnostik deshalb häufig verzögert. Der Haupttumor in dieser Region ist das hochmaligne **Nasopharynxkarzinom,** das frühzeitig lymphogen und hämatogen disseminiert und lokal stark infiltrierend wächst. Ätiologisch stehen neben dem häufig im Tumor nachweisbaren *Epstein-Barr-Virus* eine genetische Prädisposition und noch nicht identifizierte Umgebungsfaktoren im Vordergrund, worauf eine starke regionale Häufung in Südost-China hinweist. **Histologisch** wurden verschiedene Varianten bzw. Einteilungen beschrieben. Der Tumor ist sehr stark entzündlich-lymphozytär durchsetzt, was die Abgrenzung gegen ein Lymphom erschwert. Der Begriff lymphoepitheliales Karzinom Typ Schmincke oder Regaud ist aber in den Hintergrund getreten. Aktuell wird das undifferenzierte, nicht verhornende Karzinom gegen das verhornende und das basaloide abgrenzt. Während das nicht verhornende Karzinom immer EBV-assoziiert ist, ist die Datenlage diesbezüglich für die beiden anderen histologischen Varianten weniger klar.

Spärliche Karzinominfiltrate können mithilfe der Immunhistochemie nachgewiesen werden. Dabei wird ein Antikörper gegen pan-Zytokeratin, ein allgemeiner Proteinmarker für epitheliale Zellen, verwendet. EBV wird in der klinischen Pathologie in erster Linie mittels In-situ-Hybridisierung (ISH) für EBER (engl. „EBV encoded early RNA") nachgewiesen.

23.3 Oro-/Hypopharynx

23.3.1 Entwicklung und Fehlbildungen

Der Pharynx entwickelt sich als Teil des Kopfdarms aus dem Kiemendarm. Als branchiogene Fehlbildungen werden Entwicklungsstörungen bei der Umbildung des Kiemendarms bezeichnet. Dabei unterscheidet man Halsfisteln und Halszysten, die sich aus Resten angelegter Gangstrukturen entwickeln können. **Laterale äußere Halsfisteln** resultieren aus Resten des Ductus cervicalis bzw. thymopharyngicus mit der Mündung am Vorderrand des M. sternocleidomastoideus (vgl. dazu die mediane Halszyste = Thyreoglossuszyste).

23.3.2 Entzündungen

Pharyngitis

Die **akute Pharyngitis** ist eine oberflächliche Entzündung der Rachenschleimhaut, meist im Rahmen von Infekten der oberen und unteren Luftwege. Die **chronisch rezidivierende Pharyngitis** ist durch exogene Noxen wie Tabakrauch, allergische Faktoren oder Stoffwechselstörungen bedingt. Es wird die Pharyngitis hyperplastica von der Pharyngitis atrophicans et sicca unterschieden.

Tonsillitis

Entzündungen der Organe des Waldeyer-Rachenrings sind besonders im Kindes- und Jugendalter häufig im Rahmen von viral und bakteriell bedingten Erkrankungen der oberen Atemwege.

Erreger der **akuten Tonsillitis** des lymphoepithelialen Gewebes der Gaumenmandeln sind vor allem β-hämolysierende Streptokokken der Gruppe A. Krypten und lymphatisches Gewebe werden von Zelldetritus, Leukozyten und fibrinreichem Exsudat ausgefüllt. An der Oberfläche erkennt man weiße Stippchen an den Mündungen der Krypten (Tonsillitis lacunaris, ➤ Abb. 23.2).

Spezifische Infekte sind vor allem Masern, Diphtherie und Scharlach. Für Masern sind Warthin-Finkeldey-Riesenzellen histologisch typisch. Diphtherie und Scharlach können zu schweren pseudomembranösen und ulzeronekrotisierenden Tonsillitiden führen. Ein *Epstein-Barr-Virus*-Infekt (= infektiöse Mononukleose, „Students-Kiss-Disease") erzeugt histologisch neben flächenhaften Nekrosen des Kryptenepithels eine bunte Hyperplasie aus kleinen und großen Lymphozyten mit teils an Hodgkin-Zellen erinnernden B-lymphozytären Blasten, die differenzialdiagnostisch von einem Lymphom abgrenzt werden müssen. Die meist einseitige pseudomembranöse Plaut-Vincent-Angina wird durch *Treponema Vincentii* hervorgerufen. Eine Beteiligung der Tonsillen bei Tuberkulose oder Syphilis ist selten und wird hauptsächlich bei AIDS gesehen.

23.3.3 Tumoren

Benigne Tumoren

Es werden vorwiegend Papillome beobachtet. Hämangiome, Lymphangiome, Fibrome u.a. sind selten.

Maligne epitheliale Tumoren

Mehr als 90% der malignen Tumoren im Oropharynx und Hypopharynx sind Plattenepithelkarzinome. Zungengrund und Tonsilla palatina sind häufige Lokalisationen im Oropharynx, im Hypopharynx ist es der Sinus piriformis.

Pharynxkarzinome werden meist erst in fortgeschrittenen Tumorstadien aufgrund von Schluckbeschwerden und Tumorstenosen, aber auch Blutungen oder lokalen Lymphknotenmetastasen diagnostiziert. Deshalb ist die Prognose mit einer 5-Jahres-Überlebensrate von < 30% schlecht. Die Metastasierung erfolgt über die Lymphgefäße der Pharynxwand zu den retropharyngischen und tiefen zervikalen Lymphknoten.

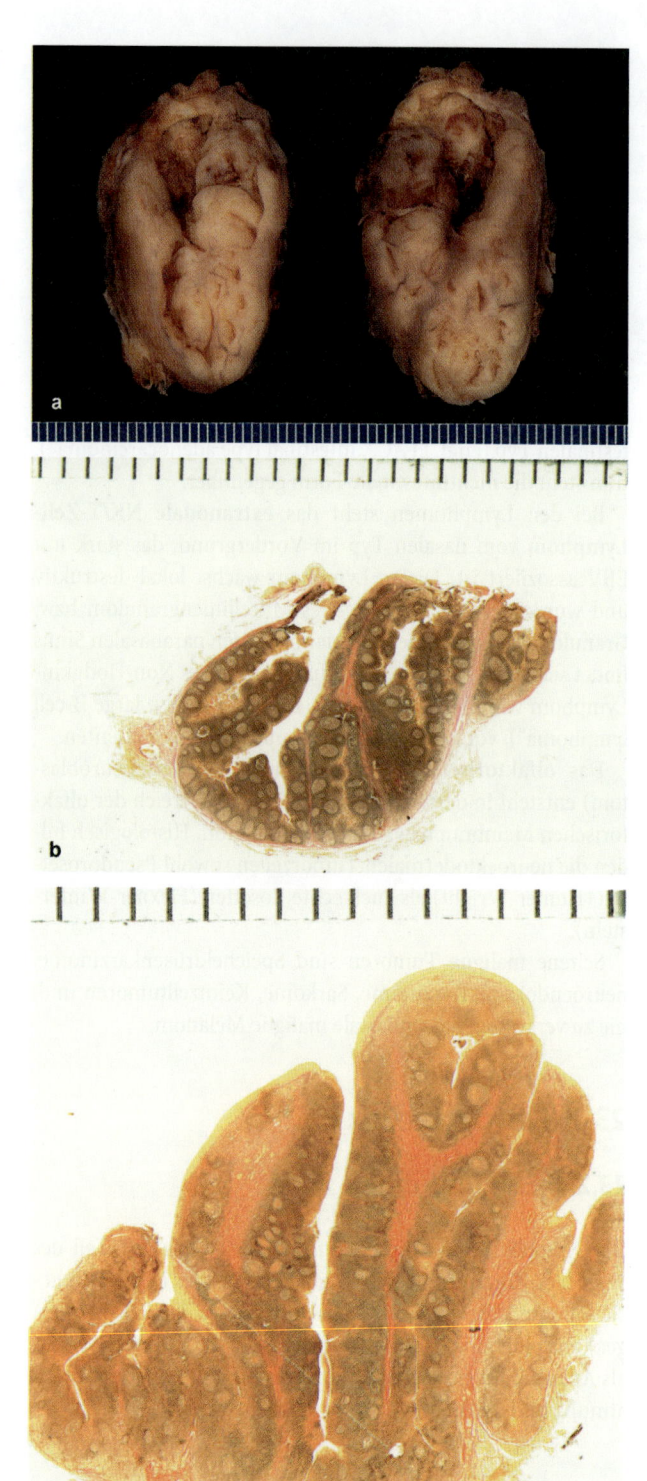

Abb. 23.2 Tonsillitisformen. a Chronisch rezidivierende, teils hyperplastische Tonsillitis lacunaris mit Ulzerationen. Makrofoto von Operationspräparaten der beiden Gaumentonsillen. **b** Tonsillitis lacunaris. Mikroskopisches Übersichtsbild des Operationspräparats einer Tonsille bei chronischer Tonsillitis lacunaris mit vertieften und verzweigten Krypten und lymphfollikulärer Hyperplasie. Van-Gieson-Elastica, Vergr. 1-fach. **c** Hyperplastische Tonsillitis. Mikrofotografische Übersicht einer hyperplastischen Tonsillitis mit zahlreichen Lymphfollikeln und verlängerten Krypten. Operationspräparat nach Tonsillektomie. Van-Gieson-Elastica, Vergr. 2-fach.

Dominante Risikofaktoren sind Tabakrauchen oder -kauen sowie Alkohol bzw. die Kombination der beiden. Bei jüngeren Patienten ist HPV ein neuer wichtiger Faktor. HPV-induzierte Karzinome, z.B. in den Tonsillenkrypten, scheinen gegenüber Tabak/Alkohol eine bessere Prognose zu haben.

Die genaue Lokalisationsangabe ist aufgrund deutlicher prognostischer Unterschiede wichtig. Insbesondere sollen Oropharynxkarzinome gegen Mundhöhlenkarzinome abgegrenzt werden, wobei die anatomischen Grenzen aber durch das Tumorwachstum überschritten werden können.

Insbesondere die basaloiden und nicht verhornenden Plattenepithelkarzinome sind häufig HPV-assoziiert. HPV kann mittels PCR und direkter Sequenzierung zuverlässig nachgewiesen und typisiert werden. Alternativ sind verschiedene RNA-basierte Methoden verfügbar. Die Immunhistochemie mit Antikörpern wie z.B. „HPV screen" oder „HPV high risk" ist weniger zuverlässig.

Lymphome

Etwa 5% der bösartigen Tonsillentumoren betreffen maligne Lymphome. Bevorzugt sind die Gaumenmandeln betroffen.

Halslymphknoten

Klinisch häufig ist eine auf Malignität verdächtige Halslymphknotenschwellung, deren Primärtumor unbekannt ist. Ein solcher Befund wird mit der CT oder der PET-CT und oberer Panendoskopie abgeklärt. Verdächtige Stellen werden biopsiert und histopathologisch untersucht. Hierbei ist zu beachten, dass Karzinome subepithelial unterminierend wachsen können oder wie in der Tonsille in der Tiefe der Krypten liegen.

Die FNP (Feinnadelpunktion, engl. FNA, „fine needle aspiration") hat eine hohe Treffsicherheit und Zuverlässigkeit bei der Diagnostik von Lymphknotenmetastasen eines Plattenepithelkarzinoms. Sie kann unter Ultraschallkontrolle ambulant durchgeführt werden.

Bei der radikalen Entfernung der Halslymphknoten („neck dissection") sind verschiedene Radikalitätsstufen bzw. Kompartimente möglich. Neuerdings wird alternativ der Sentinel-Lymphknoten in engen Stufen von 200 Mikrometern Schnittdicke immunhistochemisch auf Tumoreinzelzellen oder Mikrometastasen untersucht.

23.4 Larynx

23.4.1 Fehlbildung

Unter einer **Laryngozele** versteht man eine angeborene oder erworbene Erweiterung des Ventriculus laryngis Morgagni (Sacculus laryngis).

23.4.2 Traumen

Schäden am N. recurrens führen zu einer Fixierung der Stimmbänder in Median- oder Paramedianstellung und damit zur Heiserkeit, Stridor oder Atemnot. Die Aspiration von großen **Fremdkörpern** wie Fleischstücken oder Gebissprothesen führt zum Bolustod (griech. bolos = Klumpen, Kloß). Kleinere Fremdkörper wie Fischgräten verfangen sich im Ventriculus Morgagni. Nach Bestrahlung können Knorpelnekrosen auftreten.

23.4.3 Ödem und Entzündung

Larynxödem

Die besondere Schwellfähigkeit der Larynxschleimhaut am Kehlkopfeingang kann bei vermehrter Flüssigkeitseinlagerung (Ödem) im Rahmen von allergischen Reaktionen, z.B. nach Bienenstich, rasch zu Luftnot mit Erstickungssymptomatik führen. Eine Sonderform ist das angioneurotische Quincke-Ödem, das anfallsartig nach leichter Schleimhautreizung durch Histaminfreisetzung bei C1-Esterase-Mangel des Komplementsystems auftritt. Ebenso gefürchtet ist die entzündlichödematöse Reaktion nach Verbrennung, Verätzung oder Verbrühung.

Akute Laryngitis

Virale und bakterielle Infektionen, mechanische Reize und chemische Noxen wie Tabakrauch können eine unspezifische akute Laryngitis verursachen.

Der **Pseudokrupp**, charakterisiert durch den bellenden Husten, ist eine akute, rezidivierende und stenosierende Entzündung der subglottischen Kehlkopfregion bei Kleinkindern, die vor allem in den Wintermonaten durch Parainfluenzaviren hervorgerufen wird. Er muss differenzialdiagnostisch vom echten pseudomembranösen Diphtherie-Krupp und von einer *Haemophilus-influenzae*-Epiglottitis abgegrenzt werden. Influenzaviren führen zur **Grippelaryngitis.**

Chronische Laryngitis

Eine chronisch unspezifische Laryngitis entwickelt sich hauptsächlich durch fortgesetzte Schleimhautreizung bei Rauchern.

Als **Sängerknötchen** bezeichnet man eine polypöse Schleimhautverdickung des mittleren Stimmbanddrittels mit Stromaödem. Ursache ist eine stimmliche Überbelastung, die zur Namensgebung geführt hat (Sänger, Redner). Die Veränderungen treten oft symmetrisch an beiden Stimmbändern auf.

Stimmbandpolypen andererseits sind meist isolierte, gestielte und stark vaskularisierte, aus Granulationsgewebe bestehende knötchenförmige Verdickungen im Schleimhautbereich der Taschenbänder oder im Ventriculus Morgagni. Sie sind Folge einer überschießenden Reaktion auf Schleimhautdefekte, z.B. nach Intubation und Beatmungstherapie (sog. Intubationsgranulome). Solche intensivmedizinischen Behandlungen können auch zu Kontaktulzera führen.

Eine spezifische chronische Laryngitis ist die **Kehlkopftuberkulose,** meist sekundär durch kanalikuläre Ausbreitung einer kavernösen Lungentuberkulose entstanden (sog. sputogene Ausbreitung). Bevorzugte Lokalisation ist die Larynxhinterwand. Wie im „Zauberberg" von Thomas Mann eindrücklich im Fall von Hans Castorps Vetter Joachim Ziemßen beschrieben, hatte die „Laryngea" früher eine sehr schlechte Prognose.

23.4.4 Tumoren

Benigne Tumoren

Kehlkopfpapillome (> Abb. 23.3) mit exophytischem blumenkohlartigem Wachstum bestehen aus einem bindegewebigen, gefäßführenden Stroma mit einem oberflächlichen, wechselnd breiten mehrschichtigen Plattenepithel. Es gibt die juvenile und die adulte Form.

Der **juvenilen Papillomatose** liegt ätiologisch eine Infektion mit humanen Papillomaviren (HPV-Viren Typ 11 oder 6) zugrunde. Das verbreiterte mehrschichtige Plattenepithel weist in den oberflächlichen Zellen perinukleäre zytoplasmatische Vakuolen (Koilozyten) und Doppelkerne auf. Die juvenile Papillomatose rezidiviert postoperativ häufig. Nach der Pubertät nimmt die Rezidivneigung ab.

Papillome des Erwachsenenalters entwickeln sich häufig isoliert. Sie bestehen aus einem vaskularisierten Bindegewebsgerüst mit verhornendem Plattenepithel. Epitheldysplasien sind als Präneoplasien zu werten, Übergänge in Plattenepithelkarzinome sind aber selten (5%).

Leuko- und Erythroplakie

Als **Leukoplakie** wird generell der deskriptive klinische Befund einer grauweißen Verfärbung der Schleimhautoberfläche verstanden. Im Gegensatz dazu nennt man eine rötliche Verfärbung **Erythroplakie,** die wesentlich seltener, aber häufiger bösartig ist. Es gibt auch Mischformen (Erythroleukoplakie). Hinter diesen Begriffen verbergen sich morphologisch unterschiedliche Befunde, die von einer reaktiven-traumatischen oder infektiösen Hyper-/Parakeratose z.B. bei Candida-Pilzen bis zu frühen Entwicklungsphasen von Karzinomen reichen.

Die einfache **Leukoplakie der Stimmbänder** zeigt sich als weißlicher Schleimhautfleck und ist eine bevorzugte Lokalisation für die Entwicklung von Stimmbandkarzinomen. Sie besteht histologisch aus einer Verbreiterung der Stachelzellschicht (Akanthose) sowie oberflächlicher Hyperkeratose des normalerweise im Stimmbandbereich unverhornten Plattenepithels.

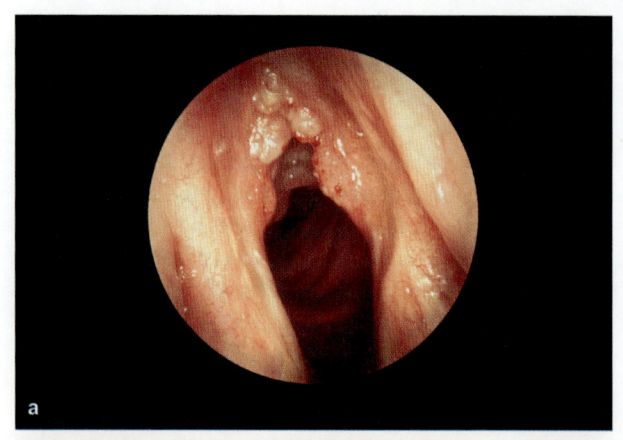

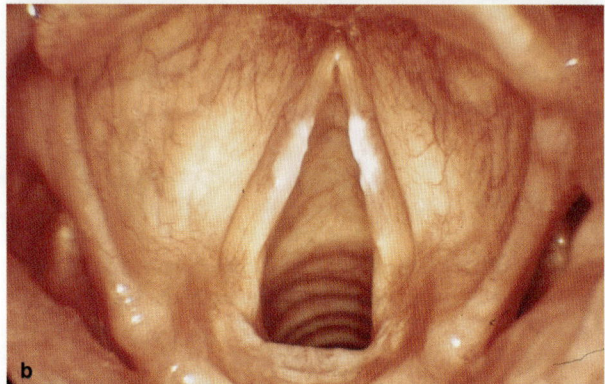

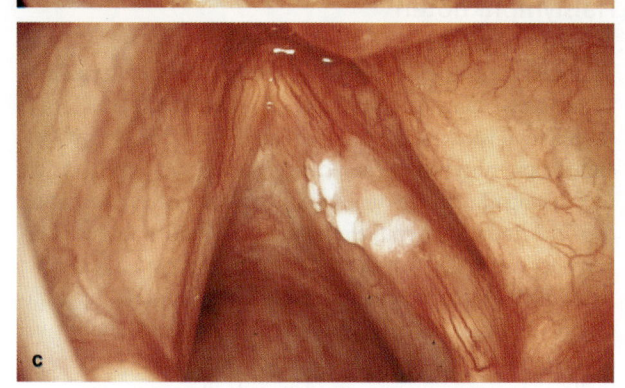

Abb. 23.3 Laryngoskopische Bilder pathologischer Befunde im Stimmbandbereich. a Larynxpapillome. **b** Leukoplakien (hyperplastisches Plattenepithel mit Verhornung) im Bereich beider Stimmbänder. **c** Frühphase eines Plattenepithelkarzinoms des Stimmbands.

Maligne Tumoren

Das innere Larynkarzinom wird topografisch in 3 Etagen unterteilt:

- **Glottiskarzinom:** Dieses Karzinom ist mit mehr als 60% der häufigste Kehlkopfkrebs und hat als Ausgangspunkt die Stimmbänder. Histologisch handelt es sich in > 95% um Plattenepithelkarzinome. Initial besteht eine plattenartige weiße Stimmbandverdickung. Endophytisches und meist auch exophytisches Wachstum führen zu Ulzerationen und Zerstörung umgebender Kehlkopfstrukturen. Die Metastasierung erfolgt zunächst in die lokalen Lymphknoten. Fern-

metastasen treten erst in fortgeschrittenen Tumorstadien auf.
- **Supraglottisches Karzinom:** Dieses Karzinom nimmt seinen Ausgang von den Taschenbändern oder der laryngealen Epiglottisseite. Bei Diagnosestellung sind bereits in 50% der Fälle Lymphknotenmetastasen vorhanden.
- **Subglottisches Karzinom:** Dieser Tumor ist relativ selten und führt bei lokaler Ausbreitung zu einer frühzeitigen Infiltration des Ringknorpels.

Von diesen inneren Kehlkopfkarzinomen wird das „äußere Kehlkopfkarzinom", das Hypopharynxkarzinom, in der Übergangsregion von Pharynx zu Ösophagus abgegrenzt.

KAPITEL 24

H. Popper, A. Soltermann, L. Bubendorf, I. Petersen*

* stark modifizierte und korrigierte Version des Kapitels von K.-M. Müller, I. Petersen und L. Bubendorf

Lunge

24.1	Normale Struktur und Funktion	476	24.5.4	Akutes Lungenversagen und „Schocklunge" ... 493
24.2	Belüftungsstörungen der Lunge	479	24.5.5	Lungenembolie ... 494
24.2.1	Atelektase	479	24.5.6	Cor pulmonale ... 495
24.2.2	Emphysem	479		
24.3	Erkrankungen der Bronchien	482	24.6	Entzündliche Lungenerkrankungen/Pneumonien ... 496
24.3.1	Bronchostenosen	482	24.6.1	Alveoläre Pneumonien ... 496
24.3.2	Akute Bronchitis/Bronchiolitis	483	24.6.2	Interstitielle Pneumonien ... 498
24.3.3	Bronchiolitis	483	24.6.3	Granulomatöse Lungenerkrankungen ... 502
24.3.4	Bronchiektasen	483		
24.3.5	Asthma bronchiale	485	24.7	Alveolarproteinose ... 504
24.3.6	Erkrankungen der Trachea	486	24.8	Pneumokoniosen ... 505
24.4	Raucherbedingte Lungenerkrankungen	487	24.9	Tumoren der Lunge ... 506
24.4.1	Chronische obstruktive Lungenerkrankung (COPD)	487	24.9.1	Topografie und makroskopische Befunde ... 507
24.4.2	Langerhans-Zell-Histiozytose (früher Histiozytosis X)	489	24.9.2	Histologische Klassifikation der Lungentumoren ... 507
24.4.3	Respiratorische Bronchiolitis	489	24.9.3	Sonderformen von Lungentumoren und Präneoplasien ... 510
24.4.4	Desquamative interstitielle Pneumonie (DIP)	490	24.9.4	Molekularpathologie des Lungenkarzinoms ... 510
24.5	Kreislaufstörungen der Lunge	491	24.9.5	Metastasen maligner Lungentumoren ... 511
24.5.1	Blutstauung der Lungen („Lungenstauung")	491	24.9.6	TNM-System und klinische Aspekte ... 511
24.5.2	Lungenödem	492	24.9.7	Lungenmetastasen ... 512
24.5.3	Pulmonale Hypertonie	492	24.10	Zytopathologie von Lungenerkrankungen ... 512

Zur Orientierung

Die wichtigsten Erkrankungen sind das Asthma bronchiale, die chronisch obstruktive Bronchitis (COPD) und das Lungenemphysem. Ebenso bedeutsam sind akute und chronische Pneumonien mit Übergängen zu Lungenfibrosen, die Tuberkulose, berufsbedingte Lungenerkrankungen und ganz besonders die noch immer an Häufigkeit zunehmenden bösartigen Lungentumoren.

Im Rahmen der Diagnostik kann heute grundsätzlich jeder Bereich der Lunge über Biopsien (bronchiale, transbronchiale, transthorakale Biopsien) erreicht und Gewebe für die histologische Diagnostik gewonnen werden. Zytologische Untersuchungen von Sputum und Bronchialsekret ermöglichen grundsätzlich auch eine frühzeitige Diagnose von Lungentumoren z.B. im Rahmen von Screening-Untersuchungen.

24.1 Normale Struktur und Funktion

Beide **Lungen** sind in 2 Lappen links und 3 Lappen rechts gegliedert, weitere Untergliederungen sind Segmente, Subsegmente, Lobuli und Azini (> Abb. 24.1, > Abb. 24.2, > Abb. 24.3). Beim Menschen verzweigen sich die Bronchien asymmetrisch, d.h. ein Bronchus teilt sich in einen Hauptast mit zwei Drittel und einen Nebenast mit einem Drittel des ursprünglichen Durchmessers. Dies hat zur Folge, dass an den Bifurkationen turbulente Luftströme entstehen, die zu einer Partikelabscheidung führen und Hustenreiz erzeugen (> Abb. 24.4).

Die Zahl der **Alveolen** liegt beim Erwachsenen bei ca. 300 Millionen. Ihre Gesamtoberfläche entspricht mit ca. 80 m² etwa einem halben Fußballfeld. Der Alveolendurchmesser ist abhängig vom Entfaltungszustand und schwankt in Inspiration und Exspiration zwischen 50 und 250 µm. Damit ist eine normale Alveole gerade nicht mehr mit dem Auge zu erkennen. Die Alveolen im Versorgungsbereich eines Bronchiolus terminalis bilden die kleinste Lungeneinheit, den Azinus. Etwa 12 Azini bilden einen Lobulus (> Abb. 24.5, > Abb. 24.6, > Abb. 24.7).

Die dichte Anordnung der Alveolen verleiht der Lunge ihr schwammartiges Aussehen. Zwei aneinandergrenzende Alveo-

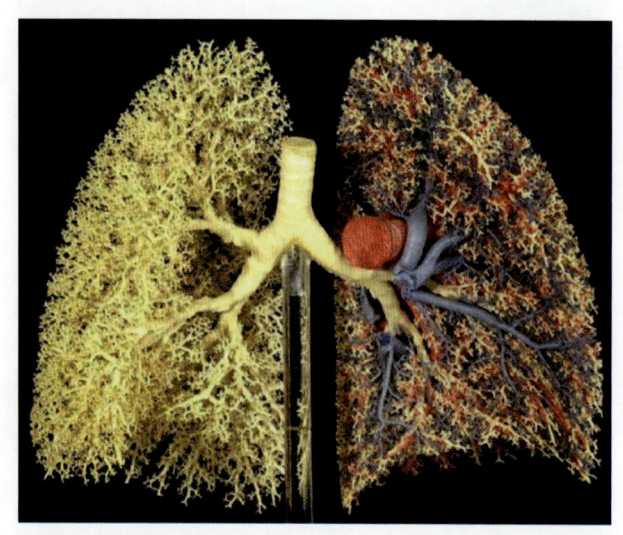

Abb. 24.1 Verzweigungsmuster der Bronchien, Bronchiolen und Ductus alveolares (luftleitendes System, gelblich) und des Gefäßsystems (rot Arterien, blau Venen) bis in den alveolären Bereich (respiratorisches System); der unterschiedliche Verlauf von Arterien und Venen ist gut sichtbar; Ausgusspräparat.

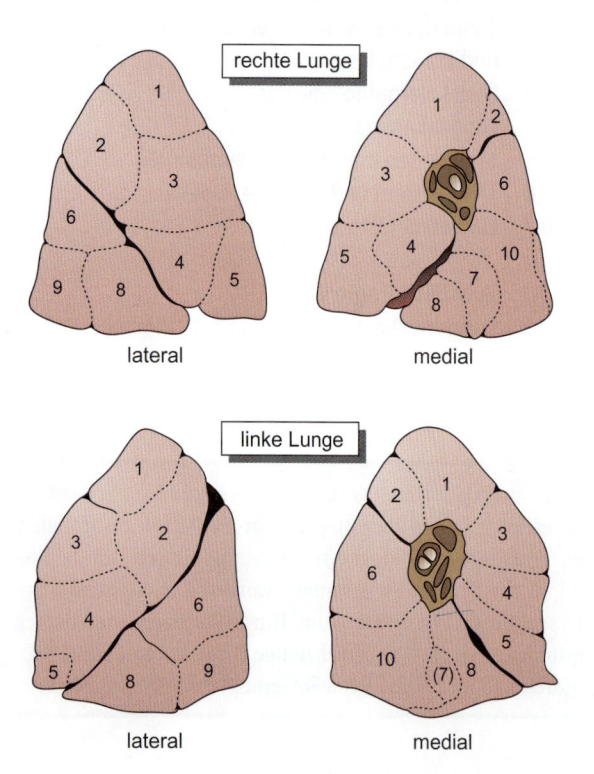

Abb. 24.2 Anordnung der Lungenlappen und -segmente (Schema) jeweils von lateral und medial gesehen.

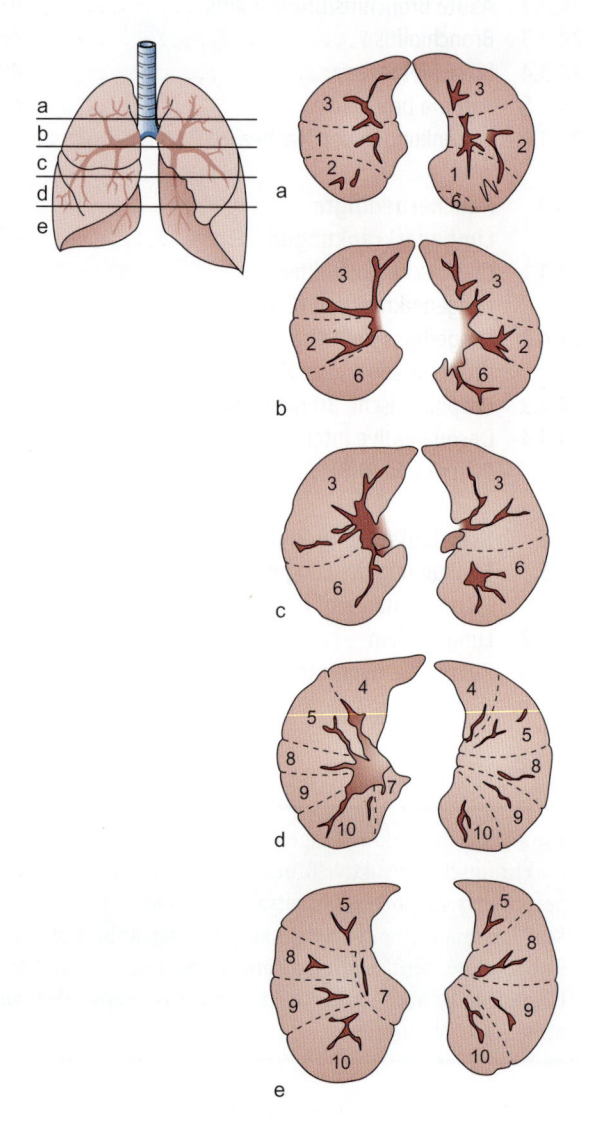

Abb. 24.3 Anordnung der Lungensegmente (Schema) in horizontalen Schnittebenen entsprechend computertomografischen Schnittebenen.

len sind durch ein gemeinsames **Alveolarseptum** voneinander getrennt. Alveolarsepten sind im Regelfall dünn und flexibel, Hauptbestandteile sind retikuläre und elastische Fasern. In den Alveolarsepten finden sich 10–15 µm große **Alveolarporen** (Kohn-Poren) als Verbindung zwischen 2 Alveolen. Auch zwischen den Azini gibt es mit den Lambert'schen Kanälen eine direkte Verbindung.

Auf der kapillarabgewandten Seite der Alveolarwände finden sich Fibrozyten und Myofibrozyten, kollagene, retikuläre und elastische Fasern als alveoläres Stützgerüst (➤ Abb. 24.6, ➤ Abb. 24.7). Die **Oberfläche einer Alveole** beträgt ca. 270 µm^2. Sie wird zu ca. 97% von den **Typ-I-Pneumozyten** und ca. 3% von den **Typ-II-Pneumozyten** ausgekleidet.

Die Typ-II-Pneumozyten synthetisieren den **Surfactant**, speichern ihn intrazellulär in den Lamellenkörpern und sezernieren ihn durch Exozytose. Der Surfactant („surface active agent" = oberflächenaktive Substanz) ist ein komplexes Gemisch aus 80–90% Phospholipiden, 5–10% neutralen Lipiden und 5–10% Proteinen. Die Typ-II-Pneumozyten besitzen als Vorläuferzellen der Alveolardeckepithelien bei einer Schädigung des Epithels die Fähigkeit, zu proliferieren und sich in Typ-I-Pneumozyten zu differenzieren. Größere Schäden werden aus peripheren Stammzellen an der bronchioloalveolären Grenzzone gedeckt.

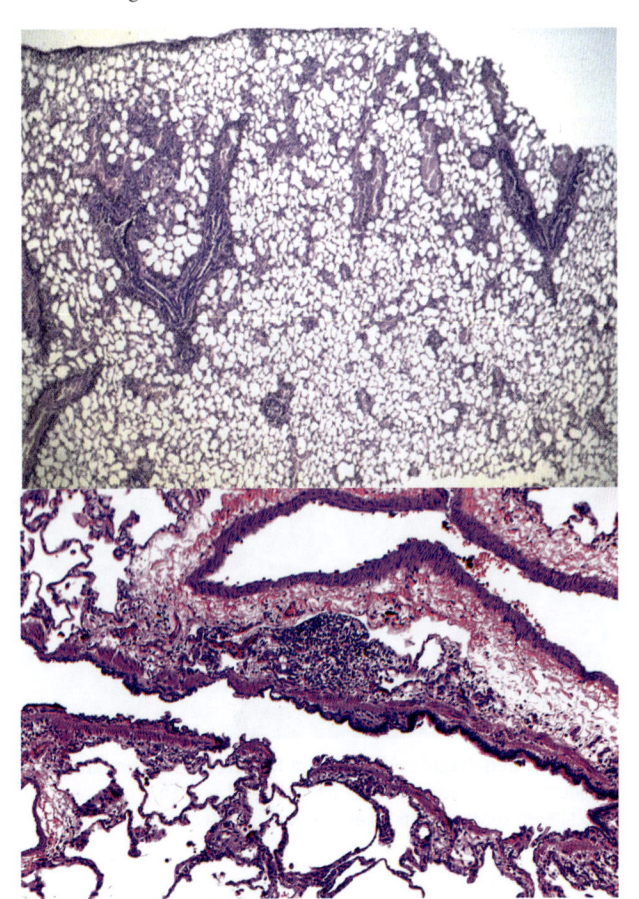

Abb. 24.4 Aufteilungsprinzip des Bronchialsystems beim Menschen (unten, asymmetrisch) im Vergleich zur Maus (oben, dichotom). HE, Vergr. 25- und 100-fach.

Die Aufgabe der **Alveolarmakrophagen** besteht in der Phagozytose, der lokalen Abwehr und der Schadstoffspeicherung.

Der **Gasaustausch** zwischen der alveolären Gasphase und dem Kapillarblut erfolgt über die alveolokapilläre Membran. Die hier vorliegende Diffusionsstrecke wird als „**alveolokapilläre Barriere**" bezeichnet (0,2–0,7 µm Dicke). Wichtig für den alveolokapillären Gasaustausch sind die kurze Diffusionsstrecke und die große Oberfläche (➤ Abb. 24.6, ➤ Abb. 24.7).

Die Lungenfunktion besteht aus Ventilation, Perfusion (Blutversorgung) und Diffusion (Sauerstoff). Eine Störung einer oder mehrerer dieser Komponenten bewirkt eine **respiratorische Insuffizienz**. Dabei ist der Wirkungsgrad der Atmung durch pulmonale und/oder extrapulmonale Ursachen so weit herabgesetzt, dass es zu Blutgasveränderungen kommt:

- Bei der **Partialinsuffizienz** ist die O_2-Konzentration bei normaler oder sogar herabgesetzter CO_2-Konzentration verringert (Hypoxämie).
- Bei der **Globalinsuffizienz** mit erniedrigter O_2-Konzentration kommt es zusätzlich zu einem Anstieg der CO_2-Konzentration im arteriellen Blut **(Hyperkapnie).**

Der **komplexe Prozess einer gestörten Lungenfunktion** lässt sich nach strukturellen und funktionellen Gesichtspunkten in 3 wesentliche Einzelfunktionen gliedern:

- **Ventilationsstörungen:**
  - Obstruktive Ventilationsstörungen resultieren aus einem erhöhten Atemwegswiderstand in den Bronchien und Bronchiolen mit konsekutiver inhomogener Belüftung der Alveolen. Grundlage dieser Störungen sind reversible oder irreversible Verengungen bzw. Verlegungen der Atemwege.
  - Die Reduktion des funktionsfähigen Lungenparenchyms durch Verminderung der Alveolen (Emphysem) oder Fibrose der Alveolarwand führt zu restriktiven Ventilationsstörungen. Die Vitalkapazität ist dabei reduziert.
- **Diffusionsstörungen:** Veränderungen der alveolokapillären Membran führen zu Diffusionsstörungen. Hierbei ist die Aufnahme von Sauerstoff aus dem Alveolarraum in das Kapillarblut erschwert. Diffusionsstörungen führen zunächst zu einer Hypoxämie und im Terminalstadium auch zu einer Hyperkapnie.
- **Perfusionsstörungen:** Unter Perfusionsstörungen der Lunge werden Durchblutungsstörungen in der Lungenstrombahn zusammengefasst. Präkapilläre Ursachen sind z.B. Lungenembolien, kapilläre Ursachen z.B. der Abbau der Alveolarkapillaren beim Lungenemphysem und postkapilläre Ursachen ist z.B. eine Linksherzinsuffizienz nach abgelaufenem Herzinfarkt. Bei fortgeschrittenen Krankheitsbildern ist von komplexen Verbindungen und Kombinationen gestörter Einzelfunktionen auszugehen.

Klinische Relevanz Als **Dyspnoe** bezeichnet man jede Form der Atemstörung, die mit vermehrter Atemarbeit einhergeht. Als **Zyanose** wird eine blaurote Färbung als Ausdruck einer mangelhaften Sauerstoffsättigung des Blutes bezeichnet. Sie kann am besten im Bereich der Fingerspitzen (Akren) diagnostiziert werden.

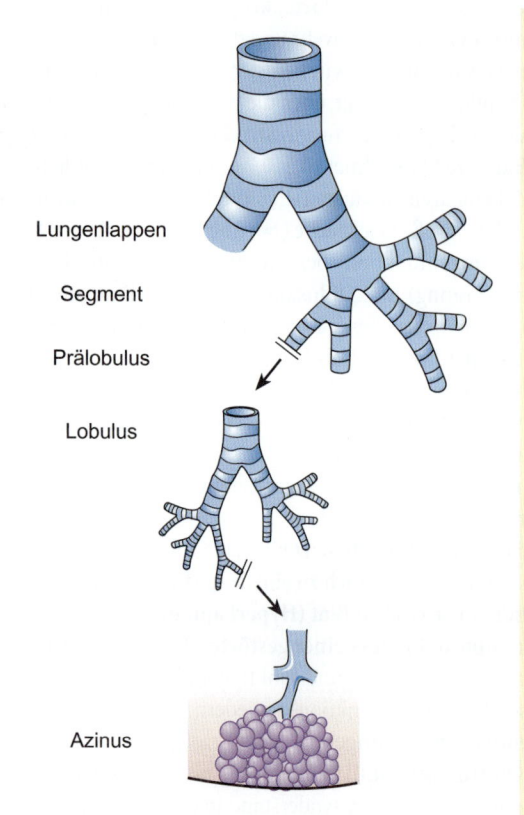

	Durchmesser (mm)	Länge (mm)
Trachea	15 – 22	100 – 120
Hauptbronchus	10 – 15	30 – 50
Lappenbronchus	7 – 8	15 – 25
Segmentbronchus	5 – 6	10 – 20
Subsegmentbronchus	4 – 5	8 – 10
Bronchiolus lobularis	0,6 – 1	2 – 3
Bronchiolus terminalis	0,6	1,5 – 2
Bronchiolus respiratorius	0,5	0,9 – 1,5
Ductus alveolaris	0,4	0,7 – 0,9
Alveole	0,2 – 0,3	

Lungenlappen
Segment
Prälobulus
Lobulus
Azinus

Abb. 24.5 Bronchial- und Bronchiolengenerationen bis zu den Alveolen.

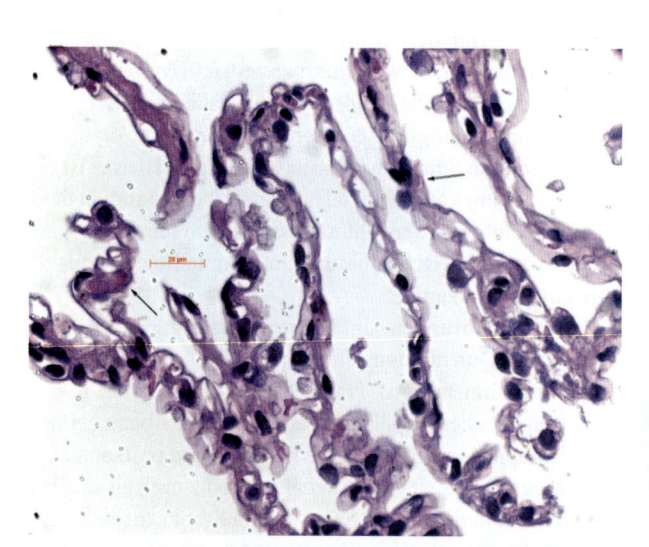

Abb. 24.6 Aufbau normaler Alveolen mit exzentrischer Position der Kapillaren (Pfeile). HE, Maßstab 20 μm.

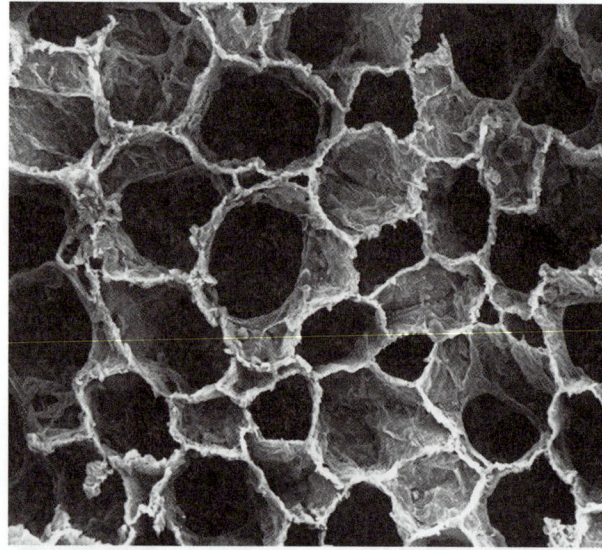

Abb. 24.7 Regelrechte Alveolen im Rasterelektronenmikroskop. Entfaltete Alveolen, teilweise Blick auf die interalveolären Septen bzw. auf die schmalen kapillarführenden alveolokapillären Membranen.

24.2 Belüftungsstörungen der Lunge

24.2.1 Atelektase

Definition Der Begriff „Atelektase" bezeichnet Zustände verminderten oder aufgehobenen Luftgehalts der Alveolarräume. Dystelektasen sind durch einen reduzierten Luftgehalt mit inhomogenem Verteilungsmuster der Luft charakterisiert.

Pathogenese

Die **primäre Atelektase** der fetalen Lungen entspricht dem intrauterinen Zustand. Dieser Zustand kann nach der Geburt persistieren, wenn die zentrale Atemregulation perinatal gestört ist (z.B. Hirnblutung), Atemwege verlegt oder fehlgebildet sind oder Kompressionen (z.B. kindliche Tumoren) vorliegen und sich daher die Lungen nicht entfalten.

Sekundäre Atelektasen von zunächst entfaltetem und belüftetem Lungengewebe werden nach pathogenetischen Mechanismen in verschiedene Formen unterteilt:

- **Resorptions-/Obstruktionsatelektase:** Diese Atelektase entsteht durch einen Bronchusverschluss mit nachfolgender Resorption der Luft aus der alveolären Peripherie. Häufigste Ursachen sind obstruierende Bronchustumoren, eingedickter Schleim, seltener aspirierte Fremdkörper. Funktionelle Bedeutung erlangen ausgedehnte Atelektasen durch ein erhöhtes „Shunt-Volumen" mit reduzierter Oxygenierung des Blutes.
- **Kompressionsatelektase:** Diese Atelektase entsteht durch Druck von außen, z.B. durch Pleuraerguss. Auch große intrapulmonale Emphysemblasen oder Tumoren führen zu Atelektasen.
- **Entspannungsatelektase:** Nimmt der negative Druck im Pleuraspalt ab oder ist er sogar aufgehoben, dann resultiert bei erhaltener Eigenelastizität der Lunge eine hilipetale Retraktion. Ursache dieses Lungenkollapses ist häufig ein Pneumothorax (z.B. nach Ruptur einer Emphysemblase, oder bei Thoraxwandverletzungen).

Abb. 24.8 Herdförmige Lungenatelektasen. Die Resorptionsatelektasen sind an der deutlich dunkleren Farbe und den scharfen Rändern zu erkennen, die den Lungenläppchen entsprechen.

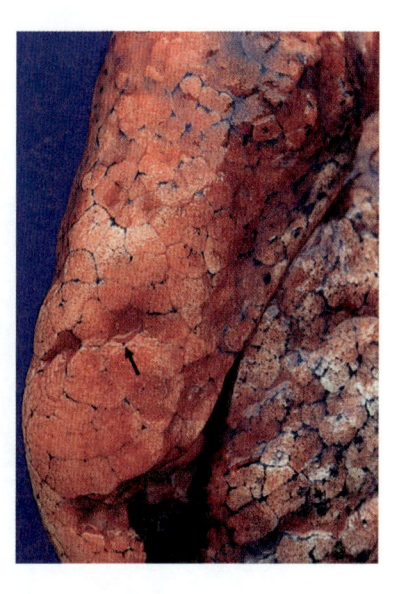

Morphologie

Makroskopisch handelt es sich bei **Resorptions-/Obstruktionsatelektasen** um eingesunkene, scharf begrenzte, den anatomischen Strukturen folgende, blaurot verfärbte Parenchymbezirke im Versorgungsgebiet des betroffenen Bronchus (> Abb. 24.8).

Klinische Relevanz Atelektatische Lungenabschnitte können sich wieder entfalten, sofern sie nicht durch entzündliche Komplikationen oder fibrosierende Prozesse fixiert werden. Obstruktionsatelektasen durch bösartige Lungentumoren sind vielfach durch Retentionspneumonien kompliziert. Auch nach Tumorentfernung ist hier eine Restitutio ad integrum häufig nicht mehr zu erwarten. Chronische Atelektasen sind durch eine zunehmende interstitielle Fibrosierung und einem zystenartigen Umbau der ehemaligen Alveolen charakterisiert.

24.2.2 Emphysem

Definition Ein Emphysem entspricht einem Zustand vermehrten Luftgehalts kombiniert mit einem Umbau des peripheren Lungenparenchyms (> Abb. 24.9). Dabei wird die Struktur der Alveolen irreversibel zerstört mit Dilatation distal der Bronchioli terminales. Nach dem Verteilungsmuster unterscheidet man diffuse und herdförmige Emphyseme.

Epidemiologie Nach Obduktionsstatistiken sind Lungenemphyseme mit bis zu 50% häufige Befunde, wenn man auch geringgradige Formen berücksichtigt. Das männliche Geschlecht ist bevorzugt betroffen (Raucher, > auch Kap. 24.4).

Ätiologie Die Ätiologie ist komplex. Verschiedene endogene (Proteaseinhibitormangel) und exogene Faktoren (chronisches Zigarettenrauchen u.a.) wirken in variabler Kombination zusammen. Da das Lungenemphysem nicht obligat bei jedem Raucher anzutreffen ist, muss eine zusätzliche genetische Disposition angenommen werden.

Pathogenese

Wichtig ist eine **Strukturstörung des Stützgerüsts** in den kleinen Lungeneinheiten der Azini und der Alveolarwände: Tierexperimentell kann durch Gabe von **Proteasen** (besonders Elastase) ein diffuses Lungenemphysem erzeugt werden. Durch die Elastaseandauung entstehen Elastinfragmente, die auf Makrophagen chemotaktisch wirken. Diese setzen ihrerseits Proteasen frei. Unter physiologischen Bedingungen wird diese Proteasenwirkung durch im Überschuss vorhandene **Proteaseinhibitoren** (z.B. α_1-Antitrypsin) gehemmt. Die im Zigarettenrauch enthaltenen Toxine und Kanzerogene dürften hingegen toxische Schäden am Oberflächenepithel der Atemwege verursachen, gleichzeitig auch vermehrt entzündliche Reaktionen auslösen und dadurch die Emphysembildung begünstigen.

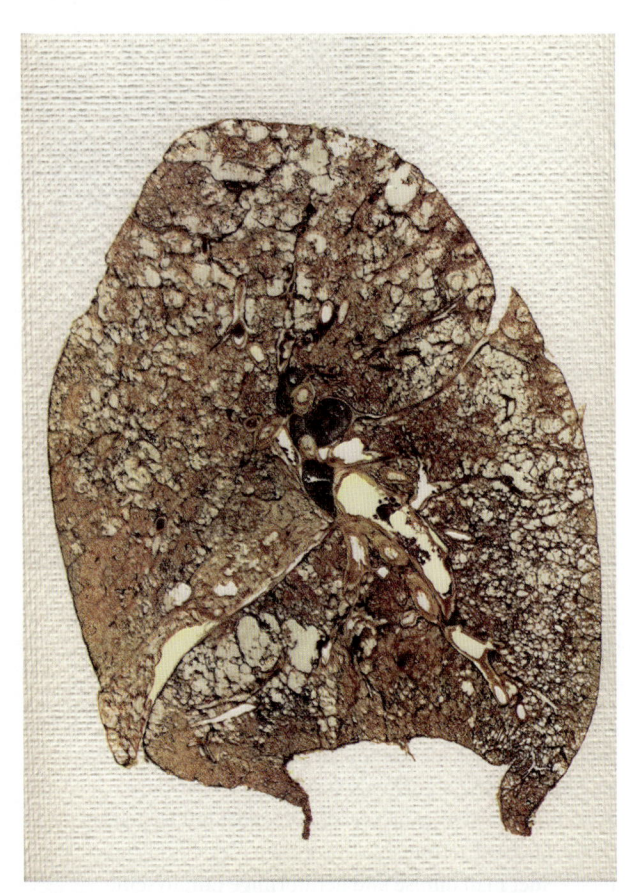

Abb. 24.9 Lungenemphysem. Die Emphysemblasen und Bläschen sind deutlich zu erkennen. Bei dieser Technik des Papiergroßschnitts wird ein Längsschnitt durch eine ganze Lunge hergestellt und das Schnittpräparat auf ein spezielles Papier aufgezogen und getrocknet (keine Färbung). Eine Berechnung des Verlusts atembarer Lungenfläche ist damit möglich.

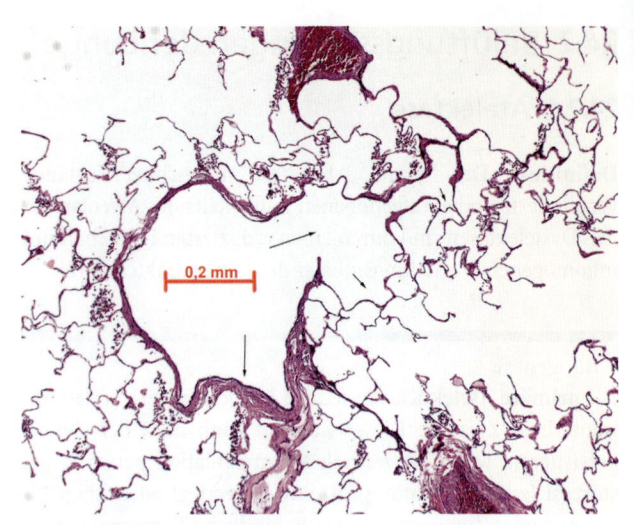

Abb. 24.10 Zentroazinäres (zentrolobuläres) Emphysem. Deutlich ausgeweitet sind der terminale respiratorische Bronchiolus (lange Pfeile) und die Ductus alveolares (kurze Pfeile). HE, Balken 0,2 mm.

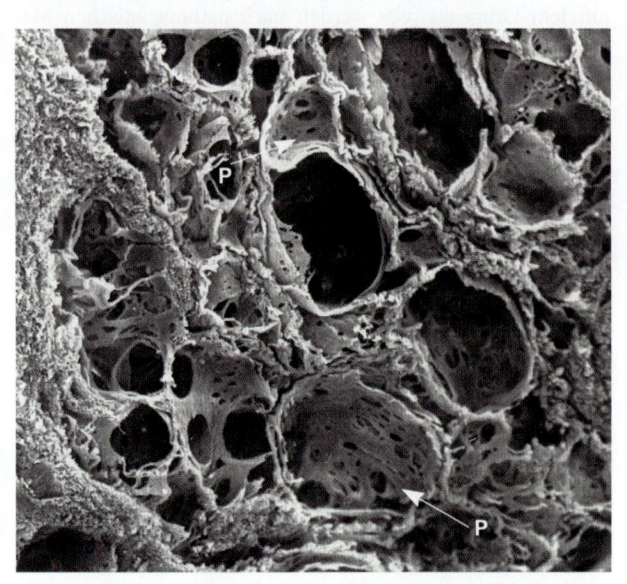

Abb. 24.11 Lungenemphysem in der Rasterelektronenmikroskopie. Frühe und fortgeschrittene Phasen des Abbaus interalveolärer Septen im Rahmen eines fibrosierenden Prozesses. Ausgeweitete Alveolarporen (Kohn-Poren) in noch vorhandenen Septen (P-Pfeile) zwischen den Alveolen (raucherinduzierte interstitielle Fibrose).

Die Bedeutung der **Protease-Antiprotease-Imbalance** für die Emphysementwicklung wird beim Krankheitsbild des genetisch bedingten α_1-Proteaseinhibitor-Mangels (α_1-Antitrypsin-Mangel) besonders deutlich. Bei dieser Erkrankung kann ein relatives Überwiegen von Proteasen bei homozygoten Merkmalsträgern bereits in jungen Jahren zu einem schweren panlobulären Emphysem führen, besonders wenn zusätzlich makrophagenaktivierende Faktoren wie das Zigarettenrauchen hinzukommen.

Einteilung des Emphysems

A. Zentroazinäres (zentrolobuläres) Emphysem (> Abb. 24.10): Die emphysematische Gefügedilatation beginnt im Zentrum der kleinsten Lungeneinheiten, der Azini. Eine chronische Entzündung der terminalen respiratorischen Bronchiolen, verbunden mit einer Wandveränderung (Muskulatur wird durch Narbengewebe ersetzt) führt zu einer Dilatation. Der entzündliche Prozess und die Gefügedilatation greifen auf die zentroazinären Partien über, und es resultiert das Bild eines konfluierten Bläschens aus respiratorischen Bronchiolen, Ductus alveolares und Alveolen. Anfangs sind noch normale periphere Alveolen nachzuweisen, in den Endstadien sind ganze Azini zu einer Emphysemblase konfluiert – durch ihre Größe sind diese Bläschen mit freiem Auge bereits sichtbar. In der Pathogenese spielen durch Fremdsubstanzen induzierte Destruktionen und Entzündungen der Bronchiolenwand eine große Rolle. Typisches Beispiel ist die chronische Bronchitis der Zigarettenraucher, wobei die zahlreichen enthaltenen Toxine zunächst zu Schäden am Epithel führen. Es folgt eine Aktivierung der Alveolarmakrophagen mit konsekutiver vermehrter Freisetzung von Proteasen und weiterer Schädigung der Bronchiolenwand. Eine zusätzliche Exposition mit Industrieabgasen kann den Prozess der Emphysementwicklung begünstigen. Des Weiteren können die entzündlichen Prozesse eine Fibrosierung der Bronchiolenwand bewirken (> Abb. 24.11), wodurch diese instabil wird und in der Exspira-

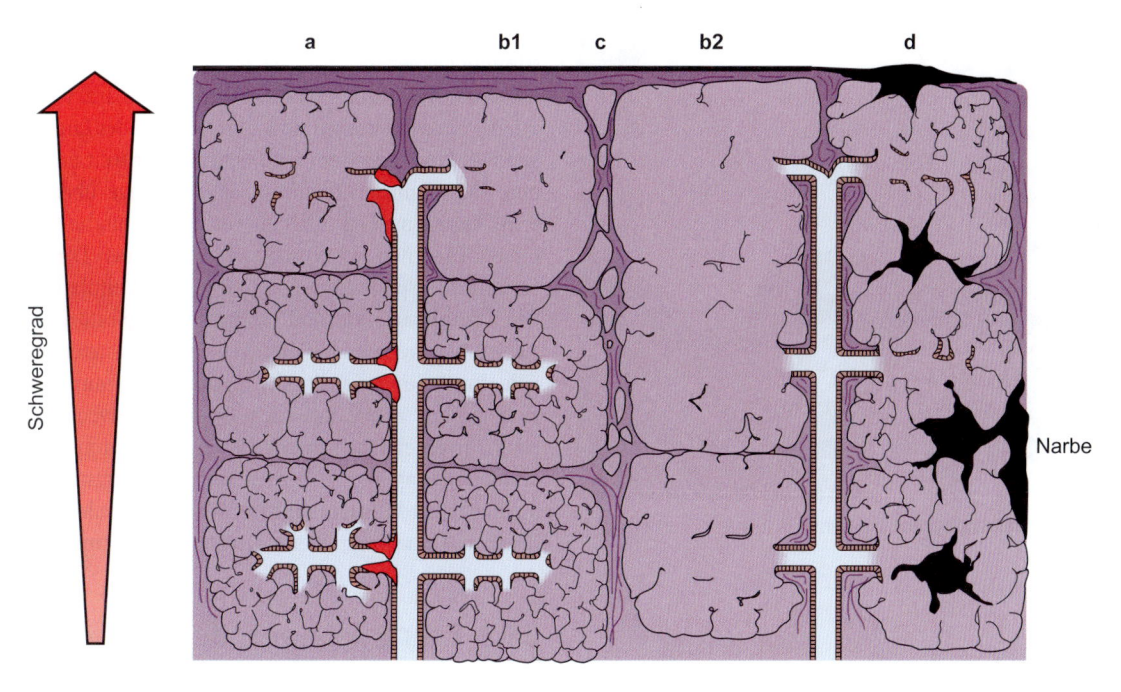

Abb. 24.12 Entwicklung von Lungenemphysemen nach morphologisch-deskriptiven Gesichtspunkten. **a** Zentroazinäres Emphysem bei Bronchusstenosen. **b** Panazinäres (b1) bzw. panlobuläres (b2) Emphysem. **c** Ausgeprägtes Emphysem z.B. bei Bingegewebsdefekten. **d** Narbenemphysem.

tion kollabiert. So entstehen funktionelle Ventilstenosen von kleinen Bronchien und Bronchiolen, die azinäre Alveolarstruktur ist chronisch überdehnt und die Alveolarsepten werden zerstört.

B. Panazinäres (panlobuläres) Emphysem: Alle Azinusanteile sind mehr oder minder gleichmäßig betroffen (➤ Abb. 24.12b). Es entstehen abnorm weite Alveolarräume. Das panazinäre Emphysem entsteht vorwiegend bei Patienten mit α_1-Antitrypsin-Mangel, wobei die homozygote Form frühzeitig zum schweren Emphysem führt. Genetisch kommen verschiedene Formen vor, die sich hauptsächlich dadurch unterscheiden, dass entweder kein funktionierendes Protein gebildet werden kann (homozygote Deletion größerer genomischer Abschnitte resultiert in nicht funktionellem, trunkiertem Protein) oder dass ein minderwertiges, aber noch funktionierendes Protein gebildet wird (heterozygoter Gendefekt, Punktmutationen am Gen mit resultierendem Aminosäurenaustausch). Die Krankheit manifestiert sich zwischen dem 20. und 40. Lebensjahr, je nachdem, welche Form der Mutation vorliegt. Auch beim Marfan-Syndrom (➤ Kap. 5.3.1) gibt es gelegentlich panazinäre Emphyseme als Ausdruck einer offenbar genetisch bedingten Texturstörung des Bindegewebes.

C. Juveniles Emphysem (paraseptales Emphysem): Diese lokalisierte Emphysemform betrifft durchwegs jugendliche Patienten zwischen 15 und 25 Jahren. Führendes Symptom ist ein Spontanpneumothorax. Ursache ist ein lokalisiertes Emphysem in einem oder seltener auch beiden Oberlappen. Morphologisch findet sich ein peripheres, subpleurales Emphysem, umgeben von völlig normalem Lungengewebe. Nach Emphysemresektion sind diese Patienten völlig geheilt. Die Ursache dieses Emphysems ist unklar, möglicherweise beruht es auf einem Organentwicklungsdefekt.

D. Narbenemphysem: Bei dieser Form des Emphysems entsteht eine Narbe, z.B. aufgrund von Entzündungen, die das angrenzende Lungengewebe herdförmig verzieht (➤ Abb. 24.12d, ➤ Abb. 24.13). Auch die Bronchien/Bronchiolen verziehen sich dabei und knicken ab, wodurch die Exspiration behindert wird und sich Restluft ansammelt, die ihrerseits eine Dilatation der peripheren Azini bewirkt. So entstehen Risse in den Alveolarsepten mit nachfolgender Reparation. Dadurch werden viele Septen entweder verkürzt oder abgebaut.

E. Seniles (Alters-)Emphysem: Ursache ist die altersbedingte Degeneration der bindegewebigen und elastischen Faserstrukturen der Lunge. Dies bewirkt eine mangelnde Retraktion der Lunge und dadurch die Vermehrung der Restluft in den Alveolen während der Exspiration. Grundsätzlich würde dies nicht den Emphysemkriterien entsprechen, sondern denen der Lungenüberdehnung. Es kann aber bei langem Bestehen durch Septenrisse zu einem Umbau im Sinne eines Emphysems kommen.

F. Kompensatorisches (Überdehnungs-) Emphysem: Mit diesem Begriff wird eine Überblähung des Lungengewebes, z.B. in der verbliebenen Lunge nach einseitiger Pneumonektomie, bezeichnet. Es handelt sich streng genommen nicht um ein Emphysem, da die Struktur der Lunge unverändert bleibt und lediglich die Alveolen kompensatorisch vergrößert sind.

Bullöses Emphysem

Dies ist keine Emphysemform, sondern lediglich eine Größenordnung verschiedenster Emphyseme. Durch Einriss verbliebener Septen entstehen große Emphysemblasen mit einem Durchmesser von mehr als 1 cm (➤ Abb. 24.14). Bei subpleu-

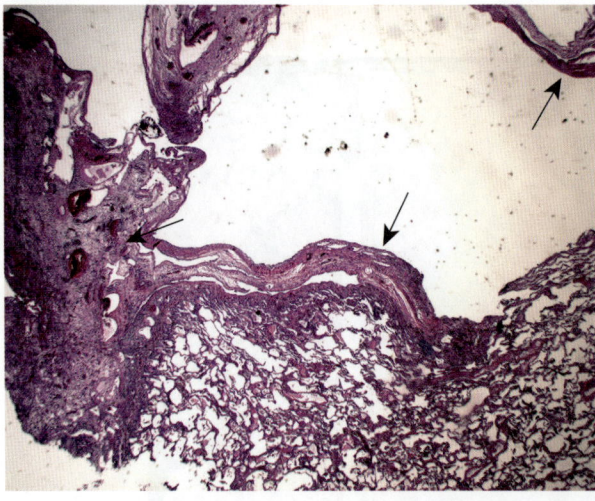

Abb. 24.13 Narbenemphysem. Die Narben sind durch Pfeile markiert. HE, Vergr. 25-fach.

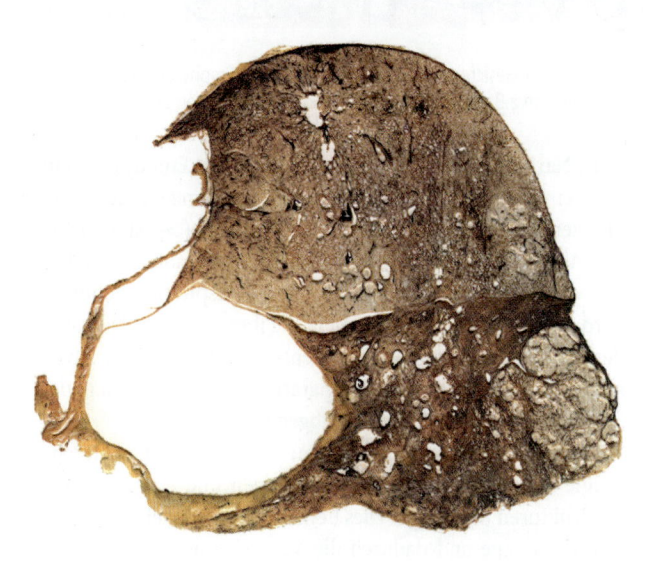

Abb. 24.14 Bullöses Lungenemphysem in Papiergroßschnitttechnik.

raler Lage der Emphysemblasen besteht die Gefahr des Spontanpneumothorax durch Blasenruptur. Großblasige Emphysembereiche sind für den Gasaustausch wertlos und komprimieren und verdrängen zudem das noch funktionsfähige Lungenrestparenchym. Eine Resektion führt gelegentlich zur Besserung der Lungenfunktion durch das restliche, noch normale und wiederentfaltete Lungengewebe.

Emphysemgraduierung

W. Thurlbeck hat eine Graduierung des Emphysems mit 9 Stufen vorgeschlagen. Diese Graduierung hat sich bewährt, kann aber nur in Resektaten durchgeführt werden. Sie kann auch zur Abschätzung einer pulmonalen Hypertonie herangezogen werden. Eine Korrelation mit der Lungenfunktion wurde bislang nicht vorgenommen, dürfte aber durchaus eine gute Übereinstimmung ergeben.

Klinische Relevanz Das Bild wird vom Charakter und Stadium der Grundkrankheit und vom Ausmaß des Lungenumbaus geprägt. Ein Emphysem wird erst in einer weit fortgeschrittenen Phase klinisch manifest, da die Lunge über erhebliche Kompensationsmöglichkeiten verfügt. Klinische Leitsymptome bei Patienten mit einem fortgeschrittenen Lungenemphysem sind Dyspnoe und eine obstruktive Ventilationsstörung. Die **Komplikationen** sind progressive respiratorische Insuffizienz und zunehmendes Versagen des überlasteten Cor pulmonale. Im Rahmen der Emphysembildung kommt es nicht nur zum Verlust respiratorischen Gewebes (Alveolen), sondern auch zur erheblichen Reduktion des Gesamtquerschnitts der alveolären Kapillaren. Dementsprechend entsteht in späten Stadien eines diffusen Emphysems auch ein pulmonaler Hochdruck und eine progrediente Rechtsherzbelastung.

24.3 Erkrankungen der Bronchien

24.3.1 Bronchostenosen

Definition und Ätiologie Bronchostenosen sind Einengungen oder Verlegungen der Bronchuslichtungen. Sie können ähnlich wie Tracheastenosen durch Fremdkörper oder Schleim, Wandinstabilitäten oder Kompression bedingt sein.
- **Fremdkörper, Schleim:** Fremdkörperobturationen entstehen nach Aspiration von bröckeligen Speisen oder anderen Fremdsubstanzen. Beim Asthma bronchiale und bei der zystischen Fibrose (Mukoviszidose) führt die Anreicherung eingedickten Schleims zu einer funktionell bedeutsamen Bronchostenose. Auch bei der unspezifischen chronischen Bronchitis sind unterschiedlich ausgeprägte intraluminale Schleim- und Sekretanreicherungen Ursache chronischer Belüftungsstörungen der Lungen. Schließlich führen gut- und bösartige Tumoren des Bronchialsystems und der Lungen in fortgeschrittenen Stadien nahezu regelmäßig zu Stenosen bis zur Lichtungsverlegung und Destruktion der Bronchien (➤ Kap. 24.9).
- **Wandinstabilität:** Chronisch rezidivierende Entzündungen der Bronchialwand mit Umbau der muskulären und elastischen Faserstrukturen und Ersatz durch Narbengewebe können eine Instabilität der Bronchialwand mit funktionell wirksamen Bronchostenosen verursachen.
- **Kompression:** Kompressionsstenosen des Bronchialsystems sind bedingt durch Druck- und Zugwirkung auf die Bronchialwand von außen.

Klinische Relevanz Im Stenosebereich wird der oralwärts gerichtete Schleimtransport behindert. Stärkere Lichtungsverlegungen und Bronchusverschlüsse erschweren die Ventilation und Reinigung der nachgeschalteten Lungeneinheit. Charakteristische Folgen sind sog. **Retentionspneumonien** mit Anreicherung von Sekretsubstanzen, Makrophagen, Entzündungszellen und Zelldetritus im Lungenbereich distal des stenosierten oder verschlossenen Bronchus. Dynamische Stenosen, z.B. als Folge chronisch entzündlich veränderter, instabiler Bronchien und Bronchiolen, bedingen Ventilationsstörungen mit Atelektasen oder Überblähung. Ein vorwiegend exspiratorisch wirksamer **Bronchiolenkollaps** in fortgeschrittenen Phasen einer chronischen Bronchitis und Bronchiolitis ist ein wesentlicher Teilfaktor für die Entwicklung obstruktiver Lungenemphyseme.

24.3.2 Akute Bronchitis/Bronchiolitis

Unter Einbeziehung „grippaler Infekte" sind akute entzündliche Atemwegserkrankungen häufig. Sie breiten sich rasch im Atemtrakt aus, heilen aber im Regelfall folgenlos ab.

Im Kindesalter sind Bronchitiden und Bronchiolitiden besonders häufig. Anatomische Besonderheiten, insbesondere noch kurzstreckige Bronchien und eine nicht voll ausgereifte muköziliäre Reinigungsfunktion, sowie ein noch nicht ausgereiftes Immunsystem bewirken die Einbeziehung der kleinen peripheren Atemwege am Krankheitsprozess (Bronchiolitis).
Ätiologie   Im Vordergrund stehen virale (in 90% Adenoviren und Myxoviren), seltener bakterielle Infektionen. Andere Ursachen für akute Bronchitiden und Bronchiolitiden sind chemische Inhalationsnoxen wie Nitrosegase, Schwefeloxide und Tabakrauch.

Morphologie
Am Beginn einer akuten Bronchitis steht häufig die katarrhalische Entzündung mit Hyperämie, Stromaödem und serösschleimiger Sekretion. Bei bakterieller Ursache entsteht dann eine eitrige Bronchitis bzw. Bronchiolitis.

Die virale Bronchitis/Bronchiolitis ist **histologisch** an Riesenzellen (Infektionen mit Masernviren), evtl. mit intranukleären oder intrazytoplasmatischen Einschlusskörpern, zu erkennen.

Klinische Relevanz   Schleimpröpfe verursachen eine temporäre bronchiale Obstruktion mit konsekutiver Ausbildung von Ventilstenosen. Dadurch entstehen Verteilungsstörungen mit Überblähung des nachgeschalteten Lungenparenchyms als Ursache anfallsartig auftretender Dyspnoephasen.

24.3.3 Bronchiolitis

Entzündungen der Bronchiolen kommen selten alleine vor. Meist handelt es sich um Bronchitiden, die auf die Bronchiolen übergreifen, oder um Pneumonien kombiniert mit Bronchiolitis (➤ Abb. 24.15). In Ausnahmefällen kommt die Bronchiolitis isoliert vor, wie etwa bei einer Graft-versus-Host-Reaktion bei nicht kompatibler Knochenmarktransplantation.

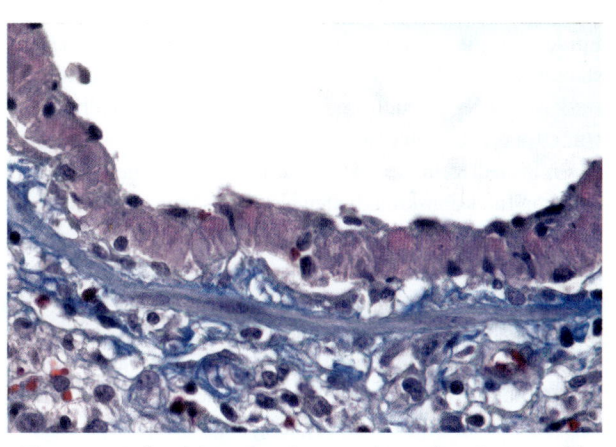

Abb. 24.15 Nekrotisierende oder pseudomembranöse Bronchiolitis. Das Epithel ist vollständig nekrotisch, die Basalmembran weitgehend zerstört. Trichrom, Vergr. 200-fach.

Ätiologie und Pathogenese
Bei einigen Erkrankungen treten charakteristische Bronchiolitisformen auf, die es ermöglichen, auf die Ätiologie rückzuschließen. Hierher gehören obstruktive und konstriktive Bronchiolitis bei Kollagenosen, Medikamentenunverträglichkeitsreaktionen, aber auch die follikuläre Bronchiolitis bei Autoimmunerkrankungen, viralen Infektionen, sowie die Panbronchiolitis bei genetischen Defekten im HLA-System besonders bei Kindern asiatischer Herkunft.

Inhalatives Rauchen kann eine chronische Bronchiolitis verursachen. Obwohl die Toxine und Kanzerogene dabei im gesamten Atemtrakt verteilt werden, reagieren die Betroffenen dennoch unterschiedlich: Einige Patienten entwickeln eine chronische Bronchitis vorwiegend in den großen Luftwegen, bei anderen ist die Hauptwirkung an den kleinen Bronchien und Bronchiolen zu erkennen („small airways disease"). Bei einem Teil der Patienten entsteht zusätzlich ein zentrolobuläres Lungenemphysem (COPD), wobei auch dabei Kombinationen mit Bronchitis oder Bronchiolitis oder beiden Formen vorkommen. Dies weist auf „intrinsische" oder modifizierende Faktoren hin, die bislang nicht identifiziert werden konnten.

Morphologie
Je nach Morphologie können eine nekrotisierende (➤ Abb. 24.15), eosinophile oder granulomatöse Bronchiolitis (➤ Abb. 24.16) unterschieden werden.

24.3.4 Bronchiektasen

Definition   Bronchiektasen sind irreversibel erweiterte Abschnitte des Bronchialsystems. In seltenen Fällen handelt es sich dabei um angeborene Entwicklungsstörungen. Häufiger sind Bronchiektasen Folgen chronischer Bronchitiden. Die mittleren und kleineren Bronchien mit einem Durchmesser von mehr als 2 mm sind bevorzugt betroffen.

24 Lunge

Epidemiologie Die Inzidenz von Bronchiektasen als eigenständiges Krankheitsbild ist seit Beginn der Antibiotikaära stark zurückgegangen. In Industriestaaten wird eine Prävalenz von etwa 0,1–0,5 angegeben mit erhöhter Prävalenz in Regionen mit niedrigem Sozialstandard und fortbestehender hoher Zahl von Infektionskrankheiten besonders im Kindesalter (z.B. Masern, Keuchhusten, Tuberkulose).

Ätiologie und Pathogenese

Eine relativ grobe Einteilung erfolgt in primäre (angeborene) und sekundäre (erworbene) Bronchiektasen. In Endstadien ist aber oft eine ätiologische Zuordnung nicht mehr möglich.

- **Angeborene Bronchiektasen** sind Folge einer Hemmungsfehlbildung bei der embryonalen Lungenentwicklung während der „Bronchussprossbildung". Es resultieren blind endende, zystisch erweiterte Bronchien. Angeborene bronchiale Wandschwächen oder fehlerhafte Anlagen des bronchialen Knorpelskeletts sind seltene Ursachen für Bronchiektasen. Eine autosomal rezessiv vererbte Störung liegt dem sog. Kartagener-Syndrom zugrunde (partieller oder kompletter Situs inversus, chronische Rhinitis, Polyposis nasi, eingeschränkte Spermienmotilität). Bronchiektasen entstehen dabei letztlich durch Strukturanomalien der Kinozilien des respiratorischen Oberflächenepithels (sog. „Immobile-Zilien-Syndrom"). Der mukoziliäre Transport ist gestört, es entstehen rezidivierende Entzündungen und darüber dann Bronchiektasen.
- **Erworbene Bronchiektasen:** Entscheidende pathogenetische Mechanismen für erworbene Bronchiektasen sind Destruktion und Abbau von Gerüststrukturen der Bronchialwand als Folge chronisch rezidivierender Entzündungen. Bronchiektasen sind häufig beim Krankheitsbild der zystischen Fibrose. Bronchialwanddestruktionen und Ektasien der Bronchien resultieren aus rezidivierenden Entzündungen des hochviskösen, retinierten Schleim-Sekret-Gemischs (➤ Kap. 5.3.2).

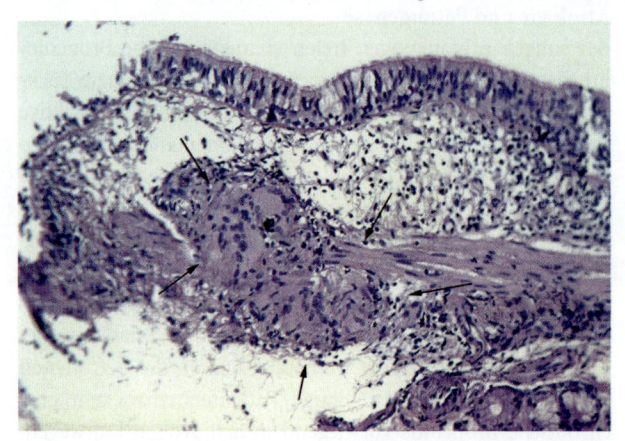

Abb. 24.16 Granulomatöse Bronchiolitis (Bronchialschleimhautbiopsie). Das Bild ist typisch für eine Sarkoidose: Die Epitheloidzellgranulome reichen bis unter das Bronchialepithel, ohne dieses zu zerstören (Granulome durch Pfeile markiert). HE, Vergr. 100-fach.

Morphologie

Nach morphologischen Kriterien lassen sich Bronchiektasen unterteilen in (➤ Abb. 24.17, ➤ Abb. 24.18):

- **Zylindrische Bronchiektasen:** Sie sind die häufigste Manifestationsform mit bevorzugter Lokalisation in Unter- oder Mittellappen als Folge chronischer Entzündungsprozesse.
- **Sackförmige Bronchiektasen:** Sie werden gehäuft im höheren Lebensalter beobachtet als Folge eines chronisch schwelenden Entzündungsprozesses mit wiederkehrender Wandinstabilität, Destruktion des knorpeligen und bindegewebigen Bronchusskeletts sowie Vernarbungen.
- **Ampulläre oder spindelförmige Bronchiektasen:** Diese Form kommt durch schrumpfende vernarbende Lungenprozesse zustande.

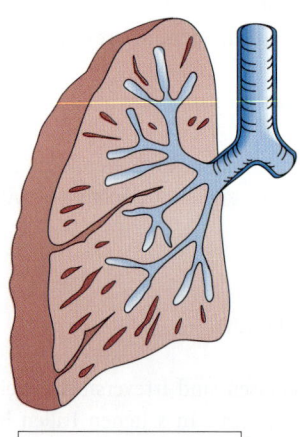

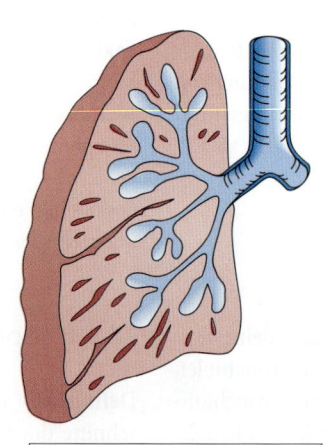

zylindrische Bronchiektasen | ampulläre und spindelförmige Bronchiektasen | sackförmige Bronchiektasen

Abb. 24.17 Bronchiektasen, schematische Darstellung verschiedener Formen.

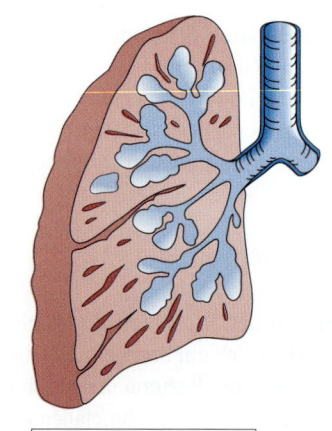

Klinische Relevanz Typisches klinisches Symptom von Bronchiektasen ist ein **Husten mit oder ohne Auswurf**. Das Krankheitsbild der Bronchiektasen wird durch rezidivierende Sekundärinfektionen des retinierten Schleim- und Sekretgemischs kompliziert.

24.3.5 Asthma bronchiale

Definition Es handelt sich um anfallsweise auftretende Zustände einer exspiratorischen Dyspnoe mit akuter Lungenblähung (➤ Abb. 24.19, ➤ Abb. 24.20). Zentrales Symptom ist Luftnot als Folge einer reversiblen, vorwiegend funktionell ausgelösten obstruktiven Ventilationsstörung.
Zwei Formen werden unterschieden:
- das allergische Asthma (extrinsisches oder exogenes Asthma)
- das nicht allergisch bedingte Asthma (intrinsisches oder endogenes Asthma)

Epidemiologie Die Prävalenz des Asthma bronchiale wird im Kindesalter von 2–15 Jahren mit 5–10, im Erwachsenenalter mit 5 angegeben. In Deutschland wird die Zahl der Asthmatiker auf 4 Millionen geschätzt. Die Zahl an Neuerkrankungen ist in den industrialisierten Ländern weltweit im Steigen begriffen.

Ätiologie und Pathogenese
Beim **exogen-allergischen** Asthma handelt es sich um eine IgE-vermittelte Typ-I-Überempfindlichkeitsreaktion. Allergene, z.B. Pollen, tierische und pflanzliche Proteine und Chemikalien, induzieren eine Aktivierung und Dimerisierung des IgE-Rezeptors mit Freisetzung von Mediatoren aus Mastzellen. Diese verursachen eine eosinophilen- und mastzelldominierte Entzündungsreaktion und eine Bronchokonstriktion. Langfristig kommt es durch wiederholte Bronchokonstriktion zu einem Umbau der Bronchialschleimhaut mit Vermehrung der Becherzellen, gesteigerter Schleimsekretion und erhöhter Viskosität des Schleims. Schließlich entsteht eine Ventilstenose. Durch wiederholte Exposition wird das nervale System hyperreagibel, wodurch letztlich auch unspezifische Reize wie kalte Luft einen Asthmaanfall auslösen können. Bei unbehandeltem Asthma bronchiale entsteht primär eine akute Lungenüberblähung (Hyperinsufflation). Diese ist lange Zeit reversibel. Durch Strukturzerreißungen und Reparatur der Septen kann letztlich aber ein Emphysem entstehen.

Als häufigste Auslöser des **endogenen Asthmas** werden respiratorische virale Infekte angesehen. Weitere Auslöser sind chemische oder physikalische Irritationen, Anstrengung (bei Jugendlichen) und Analgetika (z.B. Acetylsalicylsäure). Zugrunde liegen dürften erworbene oder angeborene Regulationsdefekte der nervalen Innervation des Bronchialsystems mit einer Bereitschaft zu einer Hyperreagibilität.

Morphologie
Dem Krankheitsbild des Asthma bronchiale lassen sich charakteristische morphologische Befunde zuordnen. Die pathologischen

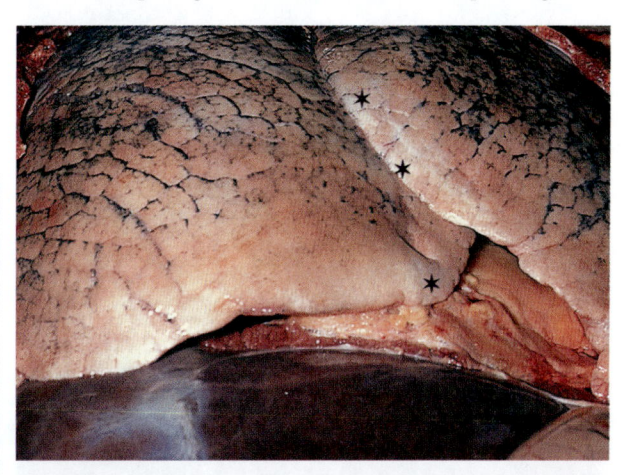

Abb. 24.19 Status asthmaticus (an dem der Patient verstorben ist). Beide Lungen sind massiv überbläht und überlappen das Herz (Sterne).

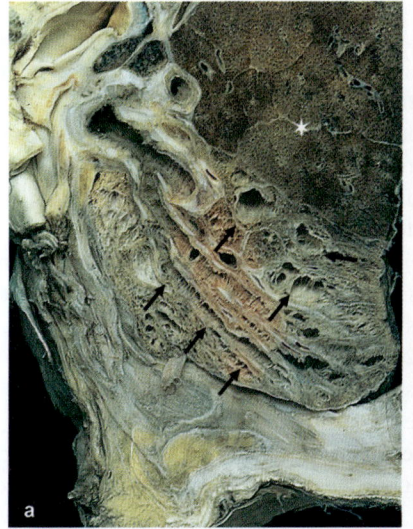

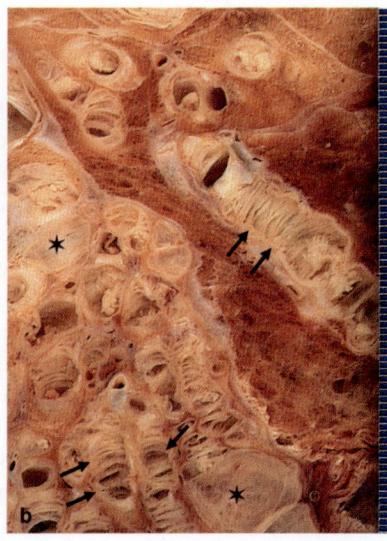

Abb. 24.18 Bronchiektasen am Autopsiepräparat. a Nach Fixation mit Formalin. **b** Unfixiert; Pfeile markieren die Bronchiektasien, Sterne interlobuläre Septen.

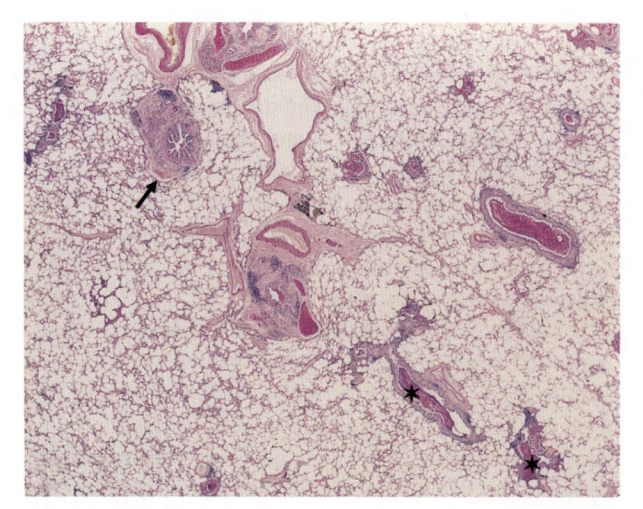

Abb. 24.20 Status asthmaticus (histologisches Übersichtsbild derselben Lunge wie in ➤ Abb. 24.20). Massive Obstruktion durch Anreicherung von Schleimsubstanz in der Bronchuslichtung (Sternchen) und sternförmige Auffaltung der Schleimhaut durch die spastisch kontrahierte Bronchialwandmuskulatur im Querschnitt (Pfeil).

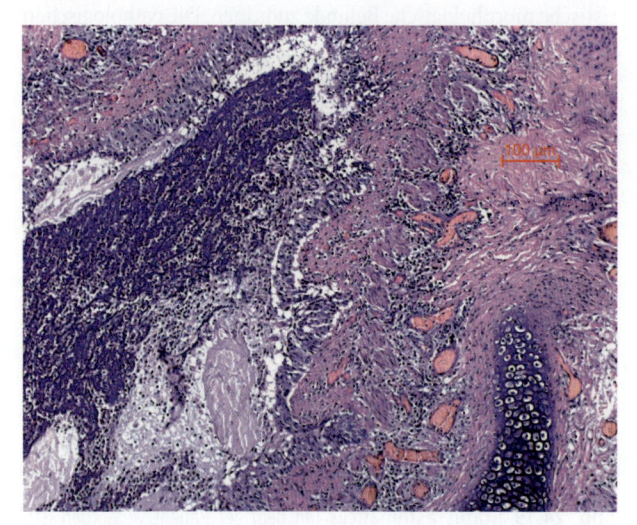

Abb. 24.21 Asthma bronchiale bei einem 2-jährigen Kind. Massive Eosinophilenbronchitis, dicker zäher Schleim und Curschmann-Spiralen in der Lichtung. HE, Maßstab 100 μm.

Veränderungen finden sich bevorzugt in der Bronchialschleimhaut, etwas geringer ausgeprägt in den Bronchiolen. Charakteristisch ist eine Infiltration der Mukosa durch eosinophile Granulozyten, Mastzellen, Lymphozyten und Plasmazellen. Das Zylinderepithel ist oft abgelöst, Regeneratepithel wird häufig angetroffen. In der Lichtung findet sich eingedickter Schleim mit **Curschmann-Spiralen** (Schleimfaserstrukturen) und **Charcot-Leyden-Kristalle** (Aggregate aus Inhaltsstoffen von eosinophilen Granulozyten; ➤ Abb. 24.20, ➤ Abb. 24.21). Ein Bronchospasmus ist nur bei Tod im Asthmaanfall nachzuweisen. Aufgrund der wiederholten Anfälle mit Zerstörung der Mukosa kommt es zu reparativen Prozessen und zum Umbau der Mukosa. Typisch ist die Vervielfachung der Basalmembran.

Differenzialdiagnose Eine sichere Abgrenzung eines „klassischen" Asthma bronchiale von der chronisch obstruktiven Lungenerkrankung (COPD) ist in späten Stadien oft schwierig, da auch bei der COPD eine Hyperreagilibilität des Bronchialsystems hinzukommen kann. In frühen Stadien muss auch eine allergische bronchopulmonale Mykose differenzialdiagnostisch zum Asthma bronchiale berücksichtigt werden.

Klinische Relevanz Das Asthma bronchiale tritt anfallsartig auf. Leitsymptom ist eine Dyspnoe mit exspiratorischem Giemen. Mischbilder mit einer chronischen Bronchitis werden als asthmoide Bronchitis bezeichnet. Bei rein allergischem Asthma besteht nur im Anfall eine obstruktive Ventilationsstörung.

24.3.6 Erkrankungen der Trachea

Stenosen

Einengungen oder Verlegungen der Tracheallichtung können durch Obturation von innen, durch Wandschwäche oder durch Kompression von außen bedingt sein.

Fremdkörper

Im Kindesalter sind Trachealstenosen in mehr als 50% durch Fremdkörperaspiration bedingt. Bei Erwachsenen sind Patienten mit reduzierter Bewusstseinslage bezüglich einer Aspiration größerer Speisebrocken oder anderer Fremdmaterialien (Bolus) gefährdet, beispielsweise nach Schlaganfall, im Rauschzustand oder bei psychischen Erkrankungen. Aus der Verlegung der Trachea resultieren schwere Ventilationsstörungen bis zum akuten Erstickungstod („Bolustod").

Intratracheale Stenosen

Stenosen können entzündlich bedingt sein durch Langzeitintubation (iatrogene Stenosen), aber auch als Folgen von Polypen oder Tumoren entstehen (➤ Abb. 24.22). Bei der **Tracheopathia chondro-osteoplastica** entstehen Knorpel- und Knochenneubildungen in der Submukosa der Trachea.

> **Morphologie**
> **Makroskopisch** erkennt man im Tracheallumen knötchenförmige Vorsprünge.
> **Histologisch** sind Herde aus reifem Knorpel und Knochen, zumeist ohne Beziehung mit den ursprünglichen Knorpelspangen nachzuweisen.

Stenosen durch Wandschwäche

Als **Tracheomalazie** (Erweichung) wird eine Stenose der Trachea mit überwiegend exspiratorischem Wandkollaps bezeichnet. Ursache der Wandinstabilität ist meist eine chondrolyti-

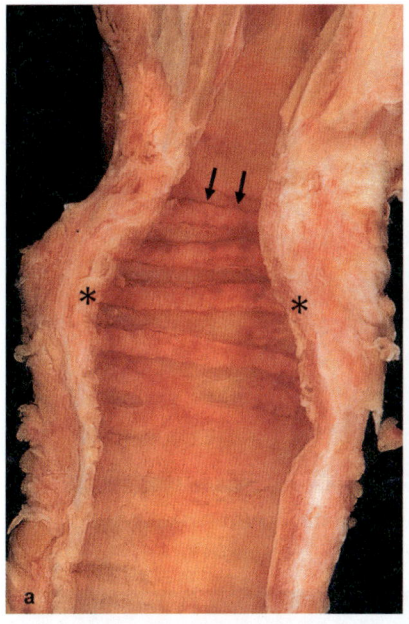

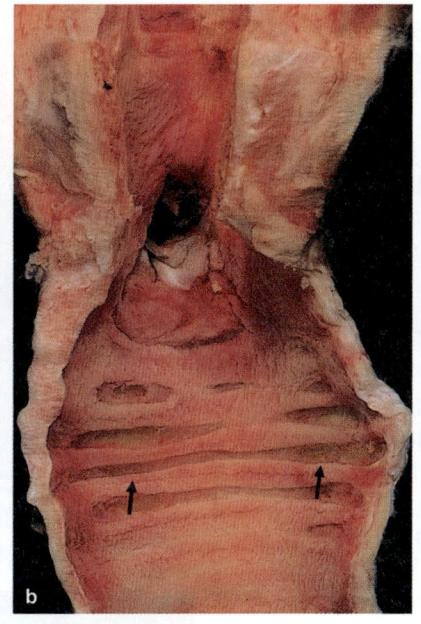

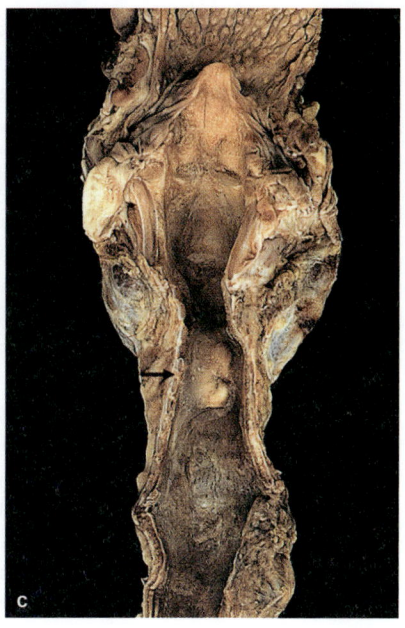

Abb. 24.22 Trachealstenose. a, b Tracheaveränderungen nach Langzeitintubation und Überdruckbeatmung. Spindelförmige Ausweitung der Trachea (Sternchen) und horizontale Schleimhautnekrosen (Pfeile) als Folge der Schädigung durch Intubationstuben. In (b) Zustand nach Beatmung über ein Tracheostoma. Horizontale Schleimhautnekrosen (Pfeile). **c** Narbige subglottische Tracheastenose (Pfeil) 1 Jahr nach Tracheostoma.

sche Perichondritis. Im mikroskopischen Befund zeigt sich eine entzündliche Destruktion des trachealen Knorpelskeletts mit Fragmentierung. Für diese relativ seltene Tracheaerkrankung werden autoimmunologische Phänomene diskutiert.

Kompressionsstenosen

Stenosen der Trachea von außen werden überwiegend durch Strumen und Schilddrüsentumoren verursacht (➤ Kap. 14.3, ➤ Kap. 14.6). Der chronische Druck von außen führt zur Deformierung des knorpeligen Tracheaskeletts mit Tracheomalazie und umschriebener Säbelscheidentrachea. Das Symptom des Stridors weist auf die Lichtungseinengung hin. Andere Ursachen für Kompressionsstenosen der Trachea sind mediastinale Tumoren, Fehlbildungen der großen Gefäße mit Aneurysmen, seltene primäre Tumoren der Trachea und paratracheale Tumormetastasen.

Tracheitis

Akute Tracheitis

Akute entzündliche Erkrankungen der Trachea treten gehäuft in Frühjahr und Herbst auf. Auslösende Ursachen einer akuten katarrhalischen Tracheitis sind in 90% Viren, besonders Myxoviren (Influenzaviren Typ A, B und C, Parainfluenza-, Respiratory Syncytial-Viren, Adeno- und Masernviren), seltener Bakterien oder Pilze.

> **Morphologie**
> Charakteristisch sind umschriebene Nekrosen des Oberflächenepithels der Tracheaschleimhaut mit nur geringem unspezifischem, meist lymphozytärem Entzündungsinfiltrat in der Submukosa. Intraepithelial lassen sich virale Einschlusskörper nachweisen.
>
> Bei der **Grippevirus-Tracheitis** entsteht eine pseudomembranös-nekrotisierende Tracheitis mit kleieförmigen Belägen der Schleimhautoberfläche. Eine gleichzeitige starke Kapillarschädigung führt zum Bild einer hämorrhagischen Tracheitis mit Blutungen (➤ Abb. 24.22d). Selten treten phlegmonöse Tracheaentzündungen als Folge bakterieller Superinfektionen auf.

Chronische Tracheitis

Es sind zahlreiche chemische und physikalische Noxen für die Atemwege bekannt. Das chronische Rauchen, Schwefeloxide bei sog. Smogwetterlagen sowie Nitrosegase, Ammoniak und Formalin spielen eine wichtige Rolle als Ursachen unspezifischer chronischer Tracheitiden. Die klinische Symptomatik ist meist gering.

24.4 Raucherbedingte Lungenerkrankungen

24.4.1 Chronische obstruktive Lungenerkrankung (COPD)

Definition und Epidemiologie Die chronische obstruktive Lungenerkrankung (COPD, „chronic obstructive pulmonary disease") ist eine chronische Entzündung des Bronchialbaums, die in aufeinanderfolgenden saisonalen Perioden mindestens je 3 Monate anhält und die mit einer therapieresistenten obstruktiven Komponente einhergeht.

Die COPD ist in der „westlichen Welt" dabei, zu einer der häufigsten Erkrankungen aufzusteigen. Männer sind derzeit noch wesentlich häufiger betroffen, bei dem rasanten Anstieg weiblicher Raucherinnen ist aber davon auszugehen, dass sich dieses Verhältnis ändern wird.

Pathogenese

Dem **chronischen Inhalationsrauchen** kommt bei der Pathogenese der COPD eine entscheidende Rolle zu. Die wesentlichen Kausalfaktoren für die chronische „Raucherbronchitis" liegen in toxischen Substanzen der Gas- und Partikelphase des Zigarettenrauchs. Die Schadstoffe bewirken
- eine Störung der Zilienfunktion und ein Verlust der zilientragenden Epithelien der Mukosa (verminderte muköziliäre Clearance)
- eine Hyperplasie schleimbildender Becherzellen im Oberflächenepithel und in den Bronchialdrüsen mit daraus resultierender erhöhter Schleimproduktion und Viskositätserhöhung des Schleims mit Dyskrinie und Mukostase
- eine Aktivierung von Makrophagen und Granulozyten durch Kondensatpartikel mit Freisetzung proteolytischer Faktoren sowie Freisetzung von Entzündungsmediatoren
- eine Störung des Proteasen-Antiproteasen-Gleichgewichts
- eine Aktivierung und Freisetzung von Sauerstoffradikalen mit nachfolgender Zellschädigung
- eine Aktivierung des naiven Immunsystems mit makrophagendominanter Entzündungsreaktion (auch bei bakterieller Kolonisation)
- eine negative Beeinflussung des Surfactant-Systems

In der Folge siedeln sich Bakterien im eingedickten Schleim des Bronchialsystems an (Kolonisation). Die Anfälligkeit für viral und bakteriell bedingte Entzündungen ist erhöht (Exazerbation). In der Lungenperipherie führen die Veränderungen dazu, dass Alveolarsepten zerstört werden und sich ein zentrolobuläres Lungenemphysem entwickelt. Gelegentlich sind die Septen auch fibrosiert (raucherbedingte interstitielle Fibrose; ➤ Kap. 24.6.2).

Die Konzentration der Mikro- und Nanopartikel im Tabakrauch ist hundertfach höher als die der Umgebungsluft von Städten. Daher ist unbestritten, dass sie eine wichtige Rolle für die Pathogenese der COPD spielen, während dies bei der sog. **Luftverschmutzung** (z.B. erhöhte SO_2- und NO_2-Werte bei Smog-Wetterlagen) und erhöhten Feinstaubbelastung durch Partikel mit Durchmessern kleiner als 10 µm (PM 10; „particulate matter") noch nicht abschließend geklärt ist.

Morphologie

In Bronchusbiopsien findet man ein breites Spektrum von **„Entzündungsbefunden"**. In unterschiedlichem Ausmaß sind dabei verschiedene Abschnitte des Bronchialbaums betroffen:

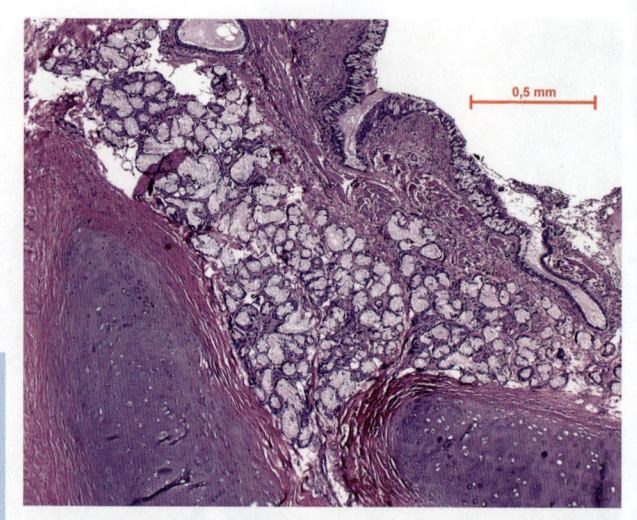

Abb. 24.23 Chronische Bronchitis. Becherzellhyperplasie im Epithel und in den Bronchialdrüsen; wenig entzündliche Infiltrate. HE, Maßstab 0,5 mm.

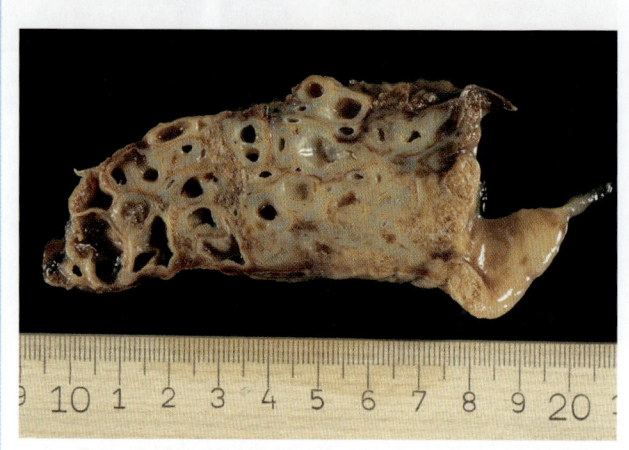

Abb. 24.24 Chronische Bronchitis. Gut ersichtlich ist die Wandverdickung.

Bei einem Teil der Patienten finden sich chronische entzündliche Prozesse von den großen Bronchien bis in die terminalen Bronchiolen, bei anderen dominiert die Entzündung der kleinen Bronchien und Bronchiolen. Das zugehörige Emphysem entspricht dem zentrolobulären Typ.

Histologisch sind folgende Veränderungen bei der COPD zu unterscheiden:
- Becherzellhyperplasie im Oberflächenepithel und in den Bronchialdrüsen (➤ Abb. 24.23)
- Hypertrophie/Hyperplasie der Bronchialdrüsen (mit vermehrter Schleimbildung und auch Dyskrinie [zäher visköser Schleim])
- lymphoplasmozelluläre Entzündung im Stroma der Bronchialschleimhaut mit einzelnen Mastzellen und eosinophilen Granulozyten
- polypoide Auffaltungen der Schleimhaut (meist Folge einer vorausgegangenen Ulzeration mit nachfolgender überschießender Regeneration) mit evtl. obstruktiver Lichtungsverlegung
- Narbenbildung in der Wand der Bronchien und Bronchiolen (durch die Entzündung wird auch die Muskulatur zerstört und durch Narbengewebe ersetzt; ➤ Abb. 24.24)

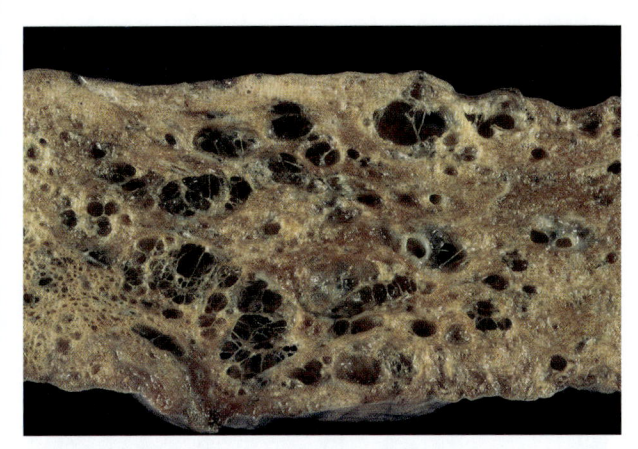

Abb. 24.25 Zentrolobuläres Lungenemphysem. Operationspräparat vom selben Patienten (wie in ➤ Abb. 24.24) mit einer ausgeprägten COPD (Grad 3).

- zentrolobuläres Lungenemphysem mit und ohne Fibrosierung (➤ Abb. 24.25)

Alle diese Veränderungen wurden früher als getrennte Formen der Bronchitis definiert. Mittlerweile sind sie aber als zeitliche Entwicklungs- und auch Schweregrade der chronischen Bronchitis/COPD anzusehen.

Komplikationen Die wesentlichen Folgen der COPD resultieren aus Luftverteilungsstörungen mit ungleichmäßig belüfteten Alveolarbereichen. Daraus entwickeln sich chronische Überblähungen. Die chronische Überblähung des alveolären Lungengewebes und der Einfluss erhöhter Aktivität proteolytischer Enzyme sind wesentliche Ursachen für die Entwicklung eines **Lungenemphysems** (➤ Kap. 24.2.2) bei der COPD. Sekundäre Komplikationen sind rezidivierende **Bronchopneumonien.**

Klinische Relevanz Charakteristisch für die COPD sind der chronische Husten und ein schleimiger, evtl. auch schleimig-eitriger Auswurf. Die Symptomatik ist individuell unterschiedlich ausgeprägt, man unterscheidet nach der GOLD-Klassifikation 4 Schweregrade. Das Lungenemphysem unterschiedlichen Schweregrades führt zu der von den Patienten angegebenen Atemnot. Klinischerseits wird die COPD hauptsächlich durch eine Funktionsanalyse erfasst.

24.4.2 Langerhans-Zell-Histiozytose (früher Histiozytosis X)

Definition und Epidemiologie Die pulmonale Langerhans-Zell-Histiozytose (PLCH) ist eine raucherassoziierte Erkrankung des Bronchialsystems. Betroffen sind überwiegend jugendliche exzessive Raucher. Diese Erkrankung wird häufiger.

Ätiologie und Pathogenese
Über die Ursachen gibt es keine klaren Untersuchungen. Eine Rolle spielt sicherlich die **Änderung der Rauchgewohnheiten:** Durch die Filterzigarette ist der Partikelanteil im Rauch wesentlich reduziert, wodurch der Hustenreiz durch die Partikelphase wegfällt. Der geringere Nikotingehalt der Zigaretten provoziert aber vermehrtes und tiefes Inhalieren, wodurch mehr gasförmige toxische Inhaltsstoffe ins System der kleinen Bronchien und Bronchiolen gelangt. Ein weiterer Faktor ist die Beimischung unvollständig verbrannter Pflanzenproteine, die ebenfalls mit dem Rauch ins Bronchialsystem gelangen.

Vermutlich sind es die **Pflanzenproteine,** die wie Allergene wirken und aufgrund ihrer massiven und wiederholten Einatmung zu einer Proliferation der antigenpräsentierenden Langerhans-Zellen (LH-Zellen) in der Bronchialmukosa führen. Diese LH-Zellen sezernieren ihrerseits verschiedene Zytokine, wovon IL-5 eine chemotaktische Wirkung auf eosinophile Granulozyten hat und zu einer Einwanderung führt. Es kommt durch die Eosinophilen und die LH-Zellen zu einer Einengung der Bronchiallichtung, zur entzündlichen Zerstörung des Epithels und letztlich zu einem vollständigen Verschluss der Bronchien und Bronchiolen durch Narbengewebe (typische strahlenförmige Narben; auch im HRCT zu sehen).

Morphologie
Das morphologische Bild wird in frühen Stadien dominiert von einer peribronchialen/peribronchiolären Proliferation der LH-Zellen, untermischt mit Eosinophilen (➤ Abb. 24.26). Diese granulomartige Aggregation der Zellen ist assoziiert mit einer Nekrose der Bronchialschleimhaut. In späteren Phasen kommt es zur Bildung von entzündlichem Granulationsgewebe und schließlich zur Vernarbung. Die alveoläre Peripherie bleibt zumeist unberührt – da aber keine Luft mehr in diese Peripherie gelangt, ist sie funktionell lahmgelegt.

Klinische Relevanz Das führende Symptom ist die Atemnot. Die Patienten haben das Gefühl zu ersticken, Todesangst wird durchaus häufig berichtet. Durch Kortison kann eine vorübergehende Erleichterung erreicht werden, letztlich hilft aber nur strikte Nikotinkarenz.

24.4.3 Respiratorische Bronchiolitis

Definition und Ätiologie Die respiratorische Bronchiolitis (RBILD, „respiratory bronchiolitis interstitial lung disease") ist eine Erkrankung der kleinsten peripheren Luftwege und der angeschlossenen zentroazinären Alveolen. Betroffen sind in mehr als 95% Zigarettenraucher, darunter viele jugendliche exzessive Raucher.

Pathogenese
Der Pathomechanismus ist nicht geklärt. Möglicherweise kommt es durch eine Überflutung mit Tabakrauchabfallprodukten zu einer Akkumulation von pigmentierten Alveolarmakrophagen in den terminalen respiratorischen Bronchiolen

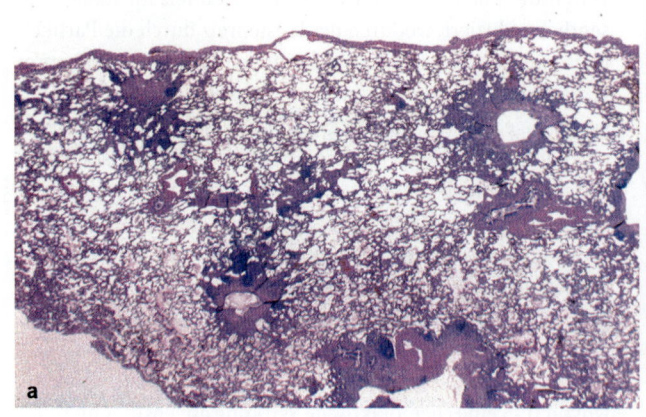

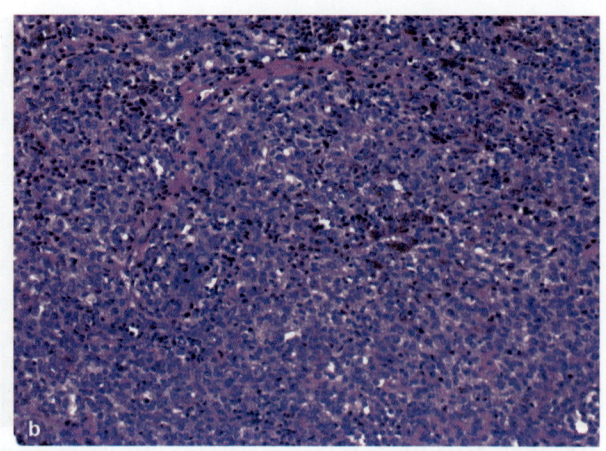

Abb. 24.26 Langerhans-Zell-Histiozytose (früher Histiozytosis X). **a** Das Übersichtsbild zeigt das herdförmige broncho-/bronchiolozentrische Befallsmuster; gut zu erkennen sind die zystisch dilatierten Alveolen. Ein gleichartiges Muster kann man in der HRCT sehen. HE, Vergr. 25-fach. **b** Zelluläre Bestandteile sind die Langerhans-Zellen (Teil der Retikulumzellfamilie antigenpräsentierender Zellen), die eosinophilen Granulozyten und Makrophagen. HE, Vergr. 100-fach.

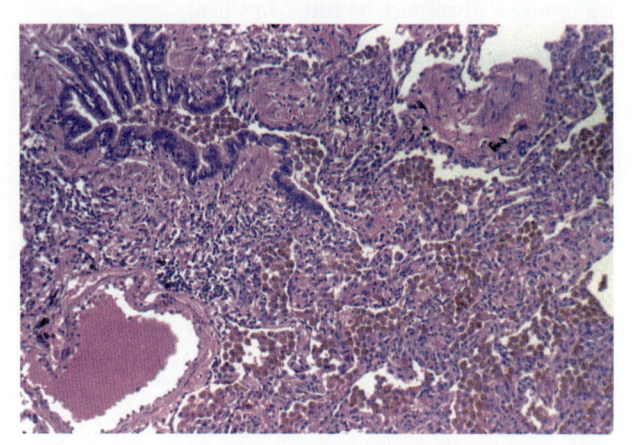

Abb. 24.27 Respiratorische Bronchiolitis (RBILD). Die schmutzig bräunlichen Makrophagen sind leicht zu erkennen; sie verlegen einen kleinen Bronchus, den daraus hervorgehenden Bronchiolus, Ductus alveolares und zentroazinäre Bereiche des Lobulus. HE, Vergr. 100-fach.

(= die letzten 3 Bronchiolengenerationen vor den Ductus alveolares). Die Makrophagen verlegen die Luftwege, wodurch keine Luft mehr in die Alveolarräume gelangen kann (> Abb. 24.27). Die Pigmentierung rührt von einer Ansammlung von Tabakrauchabfallprodukten in den Phagolysosomen der Makrophagen her.

Morphologie

Die terminalen Bronchiolen sind voll mit Alveolarmakrophagen, die Akkumulation greift auf die zentroazinären Bereiche der Azini über, die peripheren Alveolen bleiben aber ausgespart.

Klinische Relevanz Radiologisch sieht man eine retikuläre Zeichnung peripher und fleckförmige „ground glass opacities", oft sind die Veränderungen aber so diskret, dass sie übersehen werden.

24.4.4 Desquamative interstitielle Pneumonie (DIP)

Definition, Ätiologie und Epidemiologie Die desquamative interstitielle Pneumonie (DIP) ist eine sehr seltene interstitielle Pneumonie, die auf inhalatives exzessives Zigarettenrauchen zurückzuführen ist. Betroffen sind bevorzugt jüngere Patienten beiderlei Geschlechts.

Pathogenese

Es kommt zu einer intraalveolären Akkumulation von Alveolarmakrophagen. Diese verschließen die Alveolen komplett, ein Gasaustausch kann in diesen Arealen nicht mehr stattfinden. Im Unterschied zur RBILD dehnen sich die Veränderungen nicht auf die Bronchiolen aus. Die Alveolarmakrophagen enthalten wie bei der RBILD ebenfalls das typische feinstkörnige „Raucherpigment".

Morphologie

Zahlreiche Azini und Lobuli sind durch Alveolarmakrophagen komplett ausgefüllt, sodass man die Alveolarsepten oft nicht mehr erkennen kann. Eine Verwechslung mit einer Tumorzellinfiltration kann bei niedriger Vergrößerung durchaus vorkommen (> Abb. 24.28). Der Begriff DIP ist streng genommen irreführend, da die Infiltrate aus Alveolarmakrophagen bestehen. Die Erstbeschreiber hatten aber zu dieser Zeit keine Möglichkeit, diese Zellen zu definieren und gingen davon aus, dass es sich um „abgelöste Pneumozyten" handle.

Klinische Relevanz Das führende Symptom ist die Atemnot. Die Patienten haben das Gefühl zu ersticken. Radiologisch manifestiert sich die DIP als solitäre oder auch multinoduläre „groundglass opacity", dementsprechend wird radiologisch

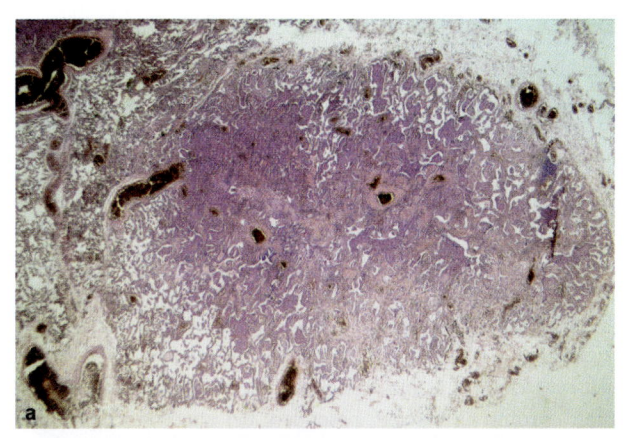

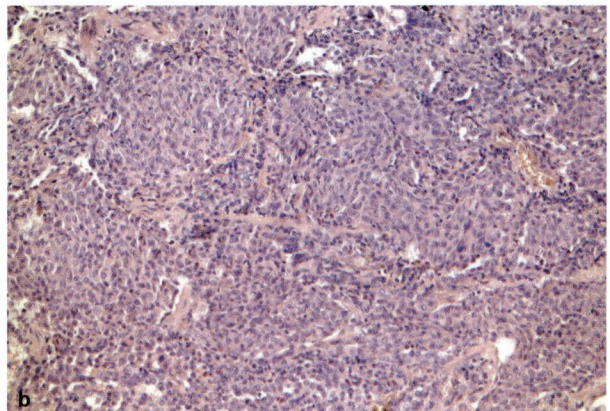

Abb. 24.28 Desquamative interstitielle Pneumonie (DIP). **a** Dichtes Infiltrat, das in der Übersichtsvergrößerung durchaus als tumorartig fehlinterpretiert werden könnte. HE, Vergr. 25-fach. **b** Das Infiltrat besteht aus Alveolarmakrophagen, die die Alveolen vollständig ausfüllen und die Alveolarwände kaum mehr erkennen lassen. HE, Vergr. 200-fach.

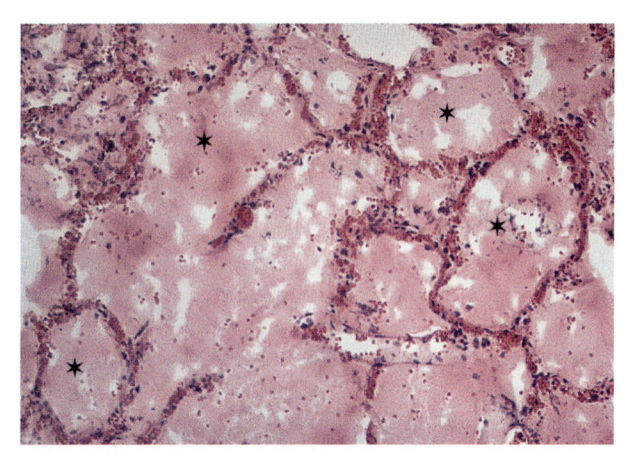

Abb. 24.29 Akute Lungenstauung. Histologisches Bild eines akuten Stauungsödems der Lunge bei Linksherzinsuffizienz. Übertritt eines Transsudats in die Alveolen (Sternchen). HE, Vergr. 160-fach.

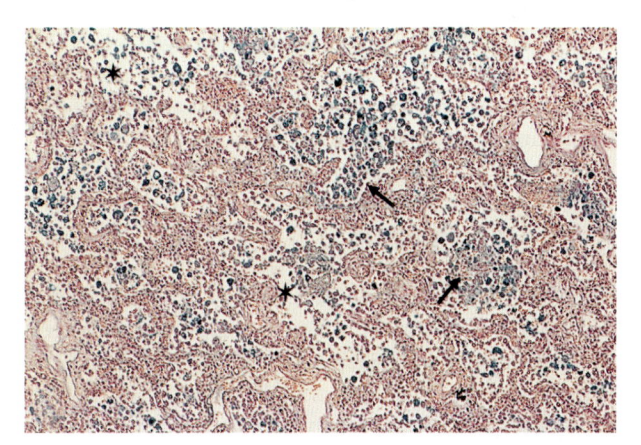

Abb. 24.30 Chronische Blutstauung der Lunge bei Mitralklappenstenose (sog. chronische Stauungslunge). Zahlreiche in der Berliner-Blau-Reaktion positive eisenspeichernde Alveolarmakrophagen (sog. Herzfehlerzellen; Pfeile) in den Alveolarräumen (Sternchen). Verdickte Alveolarwandungen als Folge der chronisch erhöhten Druckbelastung der Alveolarkapillaren mit konsekutiver septaler Fibrosierung. Berliner Blau, Vergr. 63-fach.

gar nicht selten die Diagnose eines Lungentumors gestellt. Nur strikte Nikotinkarenz führt zur Rückbildung der Veränderungen.

24.5 Kreislaufstörungen der Lunge

24.5.1 Blutstauung der Lungen („Lungenstauung")

Eine Blutstauung in den Lungen ist durch einen behinderten Blutabfluss über die Lungenvenen zum linken Vorhof bedingt. Es werden die akute und die chronische Lungenstauung unterschieden.

Akute Lungenstauung

Häufigste Ursachen für diese passive Hyperämie sind eine Linksherzinsuffizienz, z.B. bei Myokarditis (> Kap. 19.6.3) oder Myokardinfarkt (> Kap. 19.5.2), und Schockzuständen (> Kap. 7.10).

Morphologie

Bei der akuten Lungenstauung sind die Lungengefäße blutgefüllt und erweitert. Die Lungen sind blutreich und schwer (bis 2000 g). Die Hauptmenge des Blutes findet sich in den Kapillaren. Der erhöhte Druck in den Kapillaren führt zum Übertritt von Serum zunächst in das interstitielle Bindegewebe, später auch in die Alveolen. Dadurch entsteht das **Lungenödem** (> Abb. 24.29). Bei schweren akuten Stauungszuständen können auch Erythrozyten in die Alveolen übertreten. Die Erythrozyten werden von Alveolarmakrophagen phagozytiert und das Hämoglobin wird zu Hämosiderin abgebaut. Solche Makrophagen, sog. Herzfehlerzellen (> Abb. 24.30), können im Sputum gefunden werden.

Klinische Relevanz Als Folge der reduzierten Perfusion der Alveolarkapillaren und einer Verbreiterung der alveolokapillären Membran durch das interstitielle Ödem ist bereits bei der akuten Lungenstauung der Gasaustausch reduziert. Die Patienten leiden besonders im Liegen unter einer **Dyspnoe**. Das Lungenödem ist – im Gegensatz zur chronischen Stauung – reversibel.

Chronische Lungenstauung

Bei fortbestehender Herzinsuffizienz, besonders bei Stenosen der linksventrikulären Klappen (arteriosklerotische Klappenvitien), entsteht eine chronische Blutstauung in den Lungen.

Morphologie
Das daraus resultierende chronische interstitielle Ödem führt zur Aktivierung interstitieller Bindegewebezellen mit nachfolgender Fibrose (> Abb. 24.30).

Klinische Relevanz In fortgeschrittenen Stadien der chronischen Stauung kommt es zu Funktionsstörungen durch Verlängerung der Diffusionsstrecke infolge Bindegewebsneubildung und einer Verzögerung des transpulmonalen Blutflusses (restriktive ventilatorische Insuffizienz).

24.5.2 Lungenödem

Die Pathogenese des Lungenödems entspricht der allgemeinen Pathogenese von Ödemen (> Kap. 7.4): Ein Lungenödem entsteht, wenn so viel Flüssigkeit aus den Blutkapillaren zunächst in das Interstitium und danach in die Alveolen austritt, dass der Lymphstrom sie nicht (mehr) bewältigen kann.

Ätiologie Lungenödeme können sehr verschiedene Ursachen haben:

- **Kardiales Lungenödem:** Eine Linksherzinsuffizienz führt zu einem erhöhten hydrostatischen Druck in den Lungenkapillaren (normal 7–15 mmHg).
- **Toxisches und entzündliches Ödem:** Bei Inhalation toxischer Gase, bei Lungenentzündungen oder Urämie führen Schädigungen der kapillären Endothelzellen und der Pneumozyten zur Plasmadiapedese.
- **Onkotisches Lungenödem:** Es ist Folge starker Eiweißverluste, z.B. bei chronischen Nierenerkrankungen.
- **Neurales Lungenödem:** Dieses Ödem ist eine typische Komplikation nach Hirntraumen als Folge nerval gestörter Regulation der Kreislaufperipherie.
- **Überwässerungsödem:** Die sog. „fluid lung" kann durch schnelle und zu große Flüssigkeitszufuhr bei Infusionen und Transfusionen oder auch bei Niereninsuffizienz entstehen.

Morphologie
Lungenödeme entstehen in der Frühphase besonders parahilär, später auch in den mittleren und peripheren Lungenabschnitten. Makroskopisch findet man beim **interstitiellen Ödem** an der Oberfläche der Lungen eine verstärkte Netzzeichnung durch erweiterte subpleurale und pleurale Lymphbahnen.

Histologisch sind die Alveolarwände durch Flüssigkeitsanreicherung verbreitert. Beim **alveolären Ödem** findet sich das Transsudat in den Lufträumen (> Abb. 24.29). Bei entzündlichen Kapillarwandschädigungen ist das alveoläre Exsudat mit Entzündungszellen durchmischt.

Klinische Relevanz Symptome eines Lungenödems sind Dyspnoe und Zyanose. Bei schweren Ödemzuständen entstehen eine Rechtsherzinsuffizienz und durch Übertritt der alveolären Flüssigkeit in Bronchien und Trachea ein wechselnd flüssigkeitsreiches, vielfach schaumiges Sputum. Ein akutes Ödem ist reversibel (Entwässerungstherapie). Im Gegensatz dazu sind chronische Ödeme, besonders bei entzündlichen Ursachen, weitgehend irreversibel, da sie zur paravasalen, alveolarseptalen interstitiellen Fibrosierung führen.

24.5.3 Pulmonale Hypertonie

Definition Die pulmonale Hypertonie ist charakterisiert durch eine Erhöhung des pulmonalarteriellen Drucks auf über 40 mmHg. Dieser kann mittels Linksherzkatheder gemessen werden.

Ätiologie und Klassifikation Mögliche Ursachen des pulmonalen Hochdrucks sind primär „idiopathische" Erkrankungen in den kleinen pulmonalen Arterien, aber auch interstitielle Lungenerkrankungen, COPD oder granulomatöse Lungenerkrankungen. Nach den Ursachen unterscheidet man folgende Gruppen (Venedig-Klassifikation, 2003):

- pulmonale arterielle Hypertonie (idiopathisch, familiär, bei Kollagenosen, verschiedenen anderen Erkrankungen)
- pulmonale arterielle Hypertonie mit Beteiligung der Venen und Kapillaren
- pulmonale arterielle Hypertonie bei Linksherzerkrankungen (Vorhof- und Ventrikelerkrankungen, Klappenerkrankungen)
- pulmonale arterielle Hypertonie bei Hypoxie (COPD, Schlafapnoesyndrom, interstitielle Lungenerkrankungen)
- pulmonale arterielle Hypertonie bei Thromboembolie, Höhenkrankheit, Granulomatosen, und Fehlbildungen

Pathogenese
Bei den **idiopathischen und familiären Formen** stehen Mutationen im BMPR-2 („bone morphogenetic protein receptor type II") und ALK1 („activin receptor-like kinase type 1") an erster Stelle. Als Mitglieder der TGF-β-Familie bewirken sie Fibroseprozesse und die Proliferation der glatten Muskulatur in den kleinen Gefäßen. Auch die Überexpression des Serotonintransporters scheint eine gleichartige Wirkung zu besitzen.

Bei der pulmonalen arteriellen **Hypertonie mit Hypoxie** dürfte die verstärkte Expression von vaskulärem Wachstumsfaktor A und der zugehörigen Rezeptoren 1 und 2 die entscheidenden Mechanismen sein.

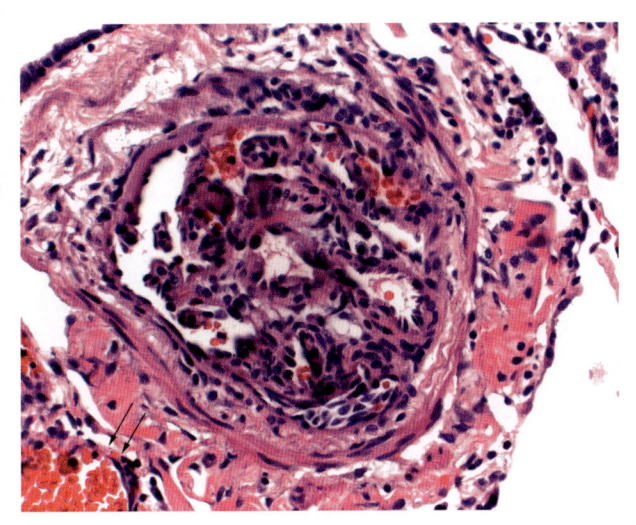

Abb. 24.31 Arterielle idiopathische pulmonale Hypertonie. Typisch sind glomerulumartige kapilläre Proliferationen in den ursprünglich stenosierten pulmonalen Gefäßen, des Weiteren eine Stauung der benachbarten Venen (Pfeile). HE, Vergr. 200-fach.

Die Veränderungen der Gefäße resultieren in einer Erhöhung des peripheren Widerstandes, einer Minderdurchblutung der Lungen und einer daraus resultierenden Hypoxie.

Morphologie
Die pulmonalen Arterien/Venen zeigen eine Wandverdickung. In frühen und niedrigen Stadien findet man eine muskuläre Hyperplasie, in späteren oder schwereren Stadien eine Fibrosierung der Intima und Media mit Einengung des Lumens. Nur beim sog. primären pulmonalarteriellen Hypertonus kommt es aufgrund der Gefäßeinengung und -verschlüsse zu einer sekundären glomerulumartigen Kapillarproliferation (> Abb. 24.31) als ein frustraner Versuch, einen Umgehungskreislauf aufzubauen. Gefäßwandnekrosen können ebenfalls beobachtet werden. Es können bei diesen Formen des Hypertonus auch noch weitere Gefäßabnormitäten assoziiert sein, wie venookklusive Erkrankung und pulmonale kapilläre Hämangiomatose.

Klinische Relevanz Symptome sind Kurzatmigkeit (Dyspnoe) und periphere Zyanose (Uhrglasfingernägel). Die Therapie besteht in einer Erhöhung der peripheren Durchblutung, und bei den sekundären Formen in einer Therapie der Grunderkrankung.

24.5.4 Akutes Lungenversagen und „Schocklunge"

Definition Die „Schocklunge" ist das morphologische Korrelat des akuten Lungenversagens. Ursprünglich ARDS („adult respiratory distress syndrome") genannt, wurde die Bezeichnung des „erwachsenen" akuten Lungenversagens auf „akut" geändert, da es auch beim Neugeborenen und beim Kind beobachtet wird. Während ARDS ein klinischer Begriff ist, wird das pathologische Korrelat dazu **diffuser Alveolarschaden** genannt (DAD, „diffuse alveolar damage"). Eine DAD kann sowohl bei Schock als auch bei entzündlichen Prozessen ausgelöst werden, je nachdem ob der auslösende Schaden am Endothel oder Epithel ansetzt (> auch Kap. 24.6.2).

Ätiologie und Pathogenese
Häufige **Ursachen** sind inhalative Noxen, z.B. Inhalation toxischer Gase, Sepsis, Endotoxinschock, akute Pankreatitis (via freigesetzte zirkulierende Proteasen), Blutungsschock und Aspiration von Magensaft (Mendelson-Syndrom), zudem infektiöse Ursachen, besonders virale Infektionen, > Kap.24.6.2.

Der **diffuse Alveolarschaden** läuft in Phasen ab (> Abb. 24.32): Der Schock führt zum Endotheluntergang. Daraus entsteht ein interstitielles Ödem, gefolgt von einem Untergang der Pneumozyten (Hypoxie). In der Folge tritt die Ödemflüssigkeit in die Alveolen über. Der Endothelschaden führt aber auch zu einer Durchlässigkeit für höhermolekulare Proteine aus der Blutbahn. Die Surfactantsynthese kommt zum Erliegen (Untergang der Pneumozyten Typ II), die Oberflächenspannung der Alveolen steigt und bewirkt einen Alveolenkollaps. Ödemflüssigkeit, Fibrin- und untergegangene Zellen bilden hyaline Membranen aus, die die Alveolenwände tapetenartig auskleiden (> Abb. 24.33) und ihrerseits weitere irreversible Schäden der Alveolarwände verursachen. Nach 5–7 Tagen schließt sich eine proliferativ-fibrosierende Phase an.

Morphologie
Im Vollbild zeigen die Lungen ein erhöhtes Gewicht hauptsächlich durch die interstitielle Flüssigkeitseinlagerung (1000–1500 g pro Lunge). Charakteristisch sind **hyaline Membranen** (> Abb. 24.33). Das Oberflächenepithel ist nekrotisch (Pneumozyten). Entzündungszellen sind je nach Ursache der DAD entweder reichlich (Infekte) oder nur spärlich vorhanden (Schock). In der Organisationsphase dominiert entzündliches Granulationsgewebe, wobei Reste hyaliner Membranen noch identifiziert werden können.

Klinische Relevanz Die klinische Symptomatik mit Dyspnoe und Tachypnoe kann in Stunden bis Tagen nach dem auslösenden Ereignis einsetzen. Charakteristisch für das ARDS ist eine auch unter Beatmung mit hoher Sauerstoffkonzentration persistierende **Hypoxämie.** Der Krankheitsverlauf ist je nach Ursache und Zeitpunkt des Einsetzens der Therapie sehr variabel. Das ARDS führt auch heute noch in einem hohen Prozentsatz zum Tod in respiratorischer Insuffizienz.

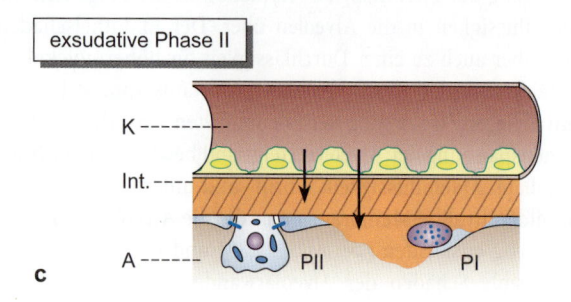

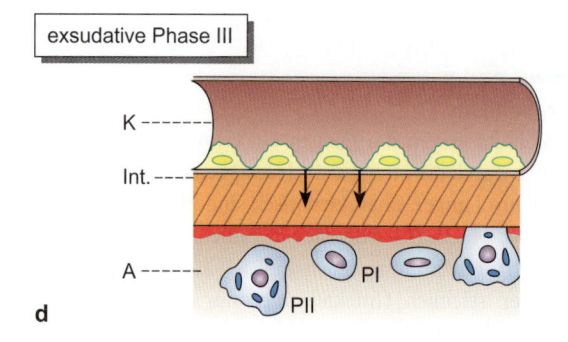

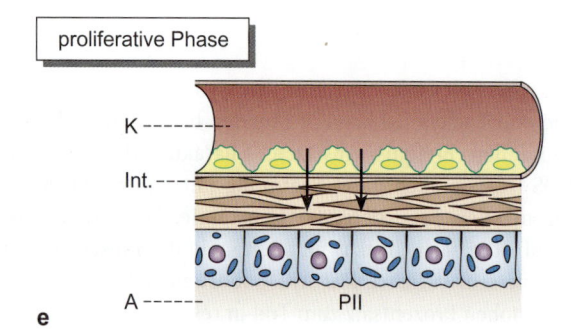

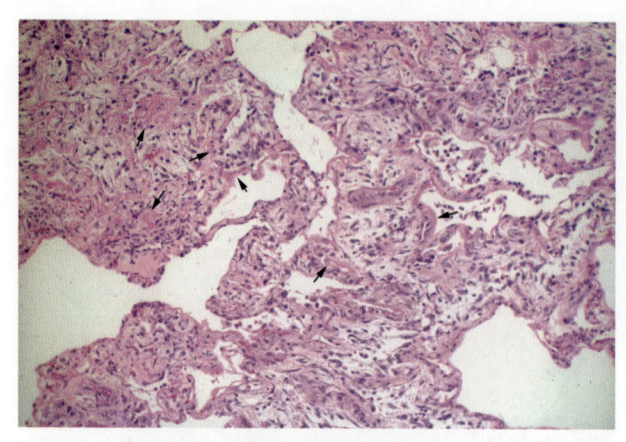

Abb. 24.33 DAD in Organisation. Die hyalinen Membranen (Pfeile) sind teilweise in das entzündliche Granulationsgewebe integriert, die Alveolarwände sind durch die Proliferation von Fibroblasten und die Ablagerung von Kollagenfasern deutlich verbreitert; die Kapillaren sind in die Mitte der Alveolarwände verlagert. HE, Vergr. 100-fach.

24.5.5 Lungenembolie

Definition Als Lungenembolie wird die Verlegung von Pulmonalarterienästen durch Einschwemmung venöser Thromben (Thromboembolie), seltener von Fremdpartikeln, wie z.B. Luft oder Tumorthromben, bezeichnet.

Epidemiologie Etwa 10.000 Menschen sterben jährlich in Deutschland an diagnostizierten Lungenembolien. Befunde frischer oder abgelaufener Lungenembolien sind bei mehr als 20% der Verstorbenen nachweisbar. Zu Lebzeiten wird die Diagnose nur bei jedem fünften Patienten gestellt.

Ätiologie und Pathogenese

Ursachen für Lungenembolien sind in etwa 90% venöse Thromben im Gefäßbett der unteren Extremitäten und der Beckenregion. Die Thromben lösen sich und gelangen als Emboli über die Venen und das Herz in die Lunge. Die Dicke des Lungenembolus ist abhängig von der Größe und damit von der Lichtungsweite der Ursprungsgefäße (> Kap. 7.6.1). Gelegentlich können große Emboli aber auch an einer Aufteilungsstelle der Gefäße zerbrechen und in Form mehrerer kleinerer Emboli in periphere Gefäße verschleppt werden (> Abb. 24.34).

Morphologie

Der Embolus verschließt je nach Kaliber und Form die Lichtung weitgehend oder vollständig. Embolische Verlegungen von Lappen-, Segment- und Subsegmentarterien sowie kleine periphere Embolien führen nicht zwangsläufig zu morphologisch

Abb. 24.32 Stadien des ARDS (K = Kapillare, Int. = Interstitium, A = Alveolarraum, PI = Pneumozyt I, PII = Pneumozyt II). **a** Normalzustand. **b** Endothelschädigung, Permeabilitätsstörung und interstitielles Ödem. **c** Epithelschädigung und beginnendes intraalveoläres Ödem. **d** Ausbildung von hyalinen Membranen. **e** Endothelzellregeneration, interstitielle Fibrose und Hyperplasie der Typ-II-Pneumozyten.

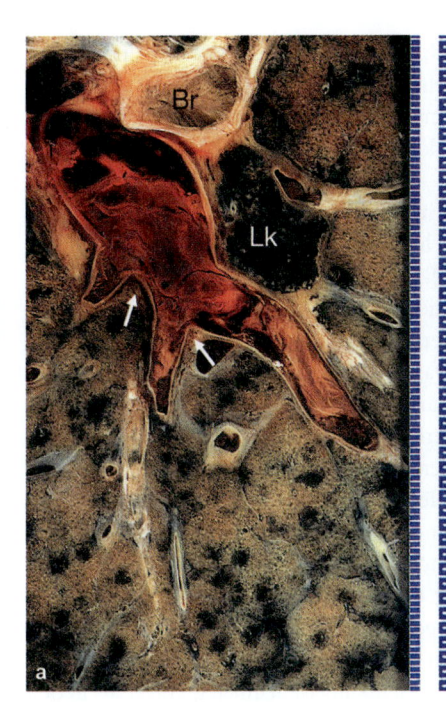

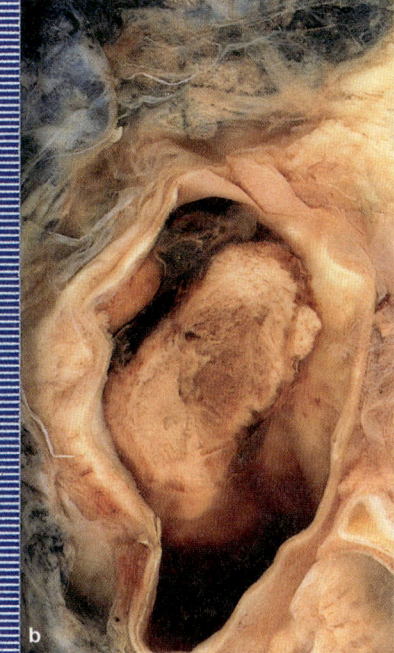

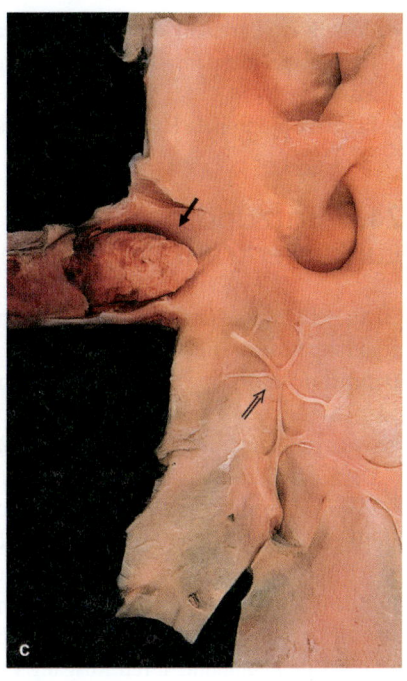

Abb. 24.34 Lungenembolie. a Frische Lungenembolie im Bereich der Aufzweigung der Lappenarterie in Segmentarterien (Pfeile). Br = begleitender Bronchus, Lk = Lymphknoten mit Staubanreicherung. **b** Monate alter, grauer, partiell organisierter Thrombembolus im Hauptstamm der Pulmonalarterie bei Zustand nach überlebter Lungenembolie (selten). **c** Rezidivierende Lungenembolien. Reste eines eingekeilten, noch frischen Thrombembolus in einem Seitenast der Pulmonalarterie (Pfeil). Strickleiterförmige Endothelnarben als Residuen einer früheren, weitgehend abgebauten, rekanalisierten Embolie (Doppelpfeil).

fassbaren Veränderungen. Die Perfusion des vom funktionellen arteriellen Kreislauf abgeschalteten Lungenareals wird über Anastomosen zwischen den Bronchialarterien und dem funktionellen Pulmonalarterienkreislauf gewährleistet. Obturierende frische Lungenembolien können nach Wochen und Monaten nahezu vollständig rekanalisiert werden. Als Residuen findet man strickleiterförmige Endothelnarben (> Abb. 24.34).

Sind die Anastomosen verlegt oder besteht eine Druckerhöhung im venösen Schenkel der funktionellen Lungenstrombahn bei Linksherzinsuffizienz, entwickelt sich ein **hämorrhagischer Lungeninfarkt** (> Kap. 7.8.2). Makroskopisch besteht eine kegelförmige, hämorrhagische Nekrose, wobei die Kegelspitze zum Bereich des embolisch verschlossenen Pulmonalarterienastes weist. An der pleuralen Oberfläche des Infarkts entsteht eine fibrinöse Infarktpleuritis. Über Granulationsgewebe wird der Infarkt nach Monaten in eine keilförmige grauweiße Lungennarbe umgewandelt.

Klinische Relevanz Typisch sind plötzlich auftretende thorakale Schmerzen mit Atemnot (durchaus ähnlich den Symptomen eines Myokardinfarkts), Hämoptysen und kardialer Symptomatik mit Tachykardie. Die Lungenembolie kann dabei als **fulminante Lungenembolie** (Verlegung von Haupt- oder Lappenästen der Pulmonalarterien) durch akute Überlastung des rechten Herzens zum Tod führen oder aber völlig symptomlos bleiben. Die sicherste klinische Diagnose liefert eine Pulmonalisangiografie.

24.5.6 Cor pulmonale

Definition Das Cor pulmonale ist definiert als Hypertrophie des rechten Ventrikels in Folge einer pulmonalen arteriellen Hypertonie (chronisches Cor pulmonale).

Ätiologie und Pathogenese
Häufigste Ursache eines **akuten Cor pulmonale** ist die plötzliche Steigerung des Pulmonalarteriendrucks über Mittelwerte von 40 mmHg bei Lungenembolien mit Verlegung der Stamm- oder Lappenäste der Pulmonalarterien und einer Querschnittsverlegung von mehr als 80% der Lungenstrombahn. Beim akuten Cor pulmonale dominiert die Dilatation, da die kurze Zeit für die Entwicklung einer muskulären Hypertrophie nicht ausreicht.

Beim **chronischen Cor pulmonale** lassen sich die Ursachen gliedern in:
- **Hypoxisch-ventilatorische Perfusionsstörungen** (alveoläre Hypoxien; ca. 70%): Sie sind Folge einer Widerstandserhöhung in der arteriellen Lungenstrombahn durch eine reflektorisch-funktionelle Engstellung der kleinen muskulären Arterien und Arteriolen. Häufigste Grunderkrankungen sind chronische obstruktive Atemwegserkrankungen.
- **Mechanisch-obstruktive (okklusive) Perfusionsstörungen** (ca. 20%): Sie werden meist durch rezidivierende thromboembolische Gefäßobstruktionen bis hin zu Gefäßverschlüssen verursacht.

- **Restriktive Parenchym- und Gefäßveränderungen:** Sie sind entscheidend im Rahmen fortgeschrittener Lungenfibrosen.
- **Primäre pulmonale Hypertonie:** ➤ Kap. 24.5.3.

24.6 Entzündliche Lungenerkrankungen/Pneumonien

Zu diesen Erkrankungen zählen alveoläre, interstitielle und granulomatöse Pneumonien.

Definition und Einteilung Die Pneumonie ist eine akute oder chronische Entzündung des Lungenparenchyms, die den Alveolarraum und/oder das Interstitium umfasst.

Derzeit werden unterschiedliche Klassifikationen der Pneumonien nebeneinander verwendet. Pneumonien können nach **ätiologischen Gesichtspunkten** in infektiös und nicht infektiös (chemische, physikalische und immunologische Ursachen) eingeteilt werden. Eine **pathologische Einteilung** unterscheidet nach alveolärem oder interstitiellem Befallsmuster. Dabei nimmt jede Pneumonie ihren Ausgang von den Alveolarwänden mit den Kapillaren, woher die auswandernden Entzündungzellen kommen müssen. Dennoch hat diese Einteilung ihre Berechtigung darin, dass die alveolären Pneumonien andere Ursachen haben und anders verlaufen als die interstitiellen Pneumonien. Nach **morphologischen Gesichtspunkten** können (nach der Lokalisation der entzündlichen Reaktion) wiederum alveoläre und interstitielle Pneumonien und (nach der Zusammensetzung des entzündlichen Exsudats) akute exsudative, chronische proliferative und granulomatöse Formen unterschieden werden.

Klinisch wird auch der Begriff **atypische Pneumonie** verwendet, der sich auf eine atypische Lokalisation bezieht. In der Pathologie wird dieser Begriff zumeist mit atypischen Erregern assoziiert. Der Begriff **Alveolitis** hat sich in Europa eingebürgert und kommt aus der Diagnostik der bronchoalveolären Lavage. Gemeint ist damit eine Entzündung in den Alveolarwänden. Bei den granulomatösen Pneumonien, die auch gerne kurz als Granulomatosen bezeichnet werden, ist das charakteristische Merkmal die Bildung von Entzündungszellgranulomen, die entweder aus histiozytären oder epitheloiden Zellen gebildet werden.

- **aus therapeutischer Sicht:** Die nosokomiale (= im Krankenhaus erworbene) Pneumonie muss gegen die ambulant erworbene Pneumonie abgegrenzt werden, da sie durch andere Keime und deren Antibiotikaresistenz charakterisiert ist.
- **nach der Ausbreitung:** Dabei werden Lobärpneumonien, die große Areale, häufig ganze Lungenlappen gleichförmig und zeitgleich befällt, unterschieden von Bronchopneumonien, bei denen die Entzündung herdförmig beginnt und auch zeitlich unterschiedliche Stadien aufweist.

Epidemiologie Das klinische Bild zeigt fließende Übergänge zwischen symptomarmen bis hin zu letal ausgehenden Pneumonien. Nur Letztere sind meldepflichtig, sodass die Dunkelziffer an Pneumonien bei den hausärztlich betreuten Patienten groß ist. Etwa 7% aller im Krankenhaus befindlichen Patienten erkranken an einer nosokomialen Pneumonie. Seit Beginn dieses Jahrhunderts sind die Todesfälle durch Pneumonien kontinuierlich rückläufig, dennoch gehört die Pneumonie auch heute noch in die Gruppe der 10 häufigsten Todesursachen. Dabei ist der Rückgang der Mortalität bei den älteren Menschen und den Säuglingen bzw. Kleinkindern deutlich geringer als in den übrigen Altersgruppen. Die Letalität an Nosokomialpneumonien variiert in Abhängigkeit von der Grundkrankheit und vom Erreger. So liegt bei durch *Pseudomonas aeruginosa* hervorgerufenen Pneumonien die Letalität zwischen 60 und 75%.

Ätiologie *Streptococcus pneumoniae* (Pneumokokkus) ist auch heute noch bei den **erworbenen Pneumonien** der zahlenmäßig wichtigste bakterielle Erreger. Im Hinblick auf letale Pneumonien steht er in Deutschland nach wie vor an erster Stelle. Daneben spielt *Haemophilus influenzae* eine wichtige Rolle. Bei den **nosokomialen Pneumonien** dominieren die gramnegativen Keime mit etwa 50–60% der Fälle, darunter insbesondere *Pseudomonas aeruginosa* (15–20%). Grampositive Keime lassen sich in etwa 15–20% der Fälle nachweisen, dabei handelt es sich fast ausschließlich um Staphylokokken. Die wichtigsten **Lungenmykosen** werden durch Erreger der Candida- und der Aspergillusgruppe ausgelöst. Auch Pneumocystis spielt eine Rolle, vor allem bei den nosokomialen Pneumonien. Grundsätzlich gilt aber, dass mykotische Pneumonien vor allem bei immungeschwächten Patienten vorkommen. Bei Kindern sind dies vor allem Patienten, die wegen einer Leukämie eine Chemotherapie erhalten.

24.6.1 Alveoläre Pneumonien

Definition und Einteilung Alveoläre Pneumonien sind durch eine entzündliche Exsudation in die Alveolen gekennzeichnet. Häufigste Ursache sind bakterielle oder mykotische Infektionen. Eine Einteilung ist möglich:

- **unter pathogenetischen Gesichtspunkten:** Es gibt primäre Pneumonien und sekundäre Pneumonien. Sekundäre Pneumonien sind einem vorbestehenden Lungenschaden aufgepfropft.

Pathogenese

Während die Mukosa des oberen Respirationstrakts und des Nasopharynx normalerweise mit verschiedenen aeroben und anaeroben Bakterien, teils auch mit Pilzen und Protozoen besiedelt ist, sind die peripheren Bronchien bei gesunden Personen steril. Entkommt ein Keim den mechanischen bzw. mukoziliären Abwehrmechanismen des oberen Respirationstrakts und gelangt in die peripheren Atemwege, führen die dort wirksamen Abwehrmechanismen (Opsonisierung und Phagozytose durch Makrophagen, chemisch-immunologische Abwehr durch Enzyme und Lymphozyten) normalerweise zu seiner Beseitigung.

Spontane Pneumonien werden durch die Infektion mit virulenten Erregern, eine herabgesetzte allgemeine Abwehrlage (z.B. hohes Lebensalter, chronischen Alkoholismus, Drogenabusus) oder eine Beeinträchtigung des lokalen Abwehrsystems, z.B. bei zytostatischer Tumortherapie oder durch eine vorbestehende Virusinfektion, begünstigt.

Lobärpneumonie

Definition und Ätiologie Eine Lobärpneumonie ist eine akut einsetzende alveoläre Lappenpneumonie. Wichtigster Erreger sind Pneumokokken. Große Areale, häufig ganze Lungenlappen sind gleichförmig und zeitgleich befallen.

Morphologie
Die Entstehung und Auflösung dieser exsudativen Entzündung läuft morphologisch in charakteristischen Stadien ab (➤ Tab. 24.1, ➤ Abb. 24.35).

Bronchopneumonie

Syn.: lobuläre Pneumonie, Herdpneumonie

Definition und Ätiologie Die Bronchopneumonien zeigen im Gegensatz zur Lobärpneumonie eine herdförmige Ausbreitung und unterschiedliche Stadien der Entzündung in den einzelnen Herden. Die alveoläre Entzündungsreaktion läuft aber genauso ab wie bei der Lobärpneumonie.

Morphologie
Das **makroskopische** Bild ist durch multifokale, unregelmäßig verteilte, teils konfluierende Herde von grauroter bis graugelber Farbe charakterisiert.

Histologisch stehen die segmentkernigen Granulozyten im Vordergrund.

Sonderformen
- **Klebsiellen-Pneumonie:** Morphologische Besonderheiten der durch *Klebsiella pneumoniae* hervorgerufenen Pneumonie sind eine schleimige fadenziehende Lungenschnittfläche und eine Neigung zur Abszedierung (➤ Abb. 24.36).
- **Legionellenpneumonie:** Diese Pneumonie wurde 1976 im Rahmen eines Treffens amerikanischer Kriegsveteranen in Philadelphia als „legionnaires' disease" zunächst endemisch, inzwischen weltweit beobachtet. Die im Spätsommer und Herbst bevorzugt beobachtete Pneumonieform wird aerogen durch gramnegative aerobe Stäbchenbakterien der Gruppe Legionellaceae hervorgerufen.

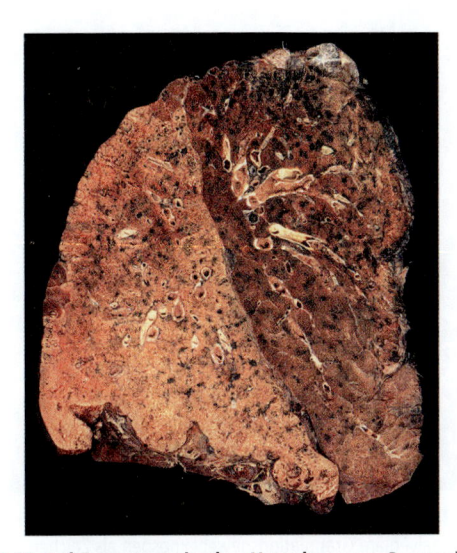

Abb. 24.35 Lobärpneumonie des Unterlappens. Braungelbe Farbe des Lungenunterlappens bei weitgehend regulär strukturiertem Oberlappen.

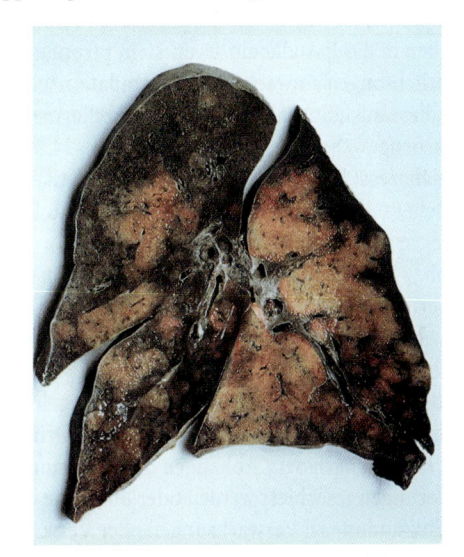

Abb. 24.36 Friedländer-Pneumonie, hervorgerufen durch *Klebsiella pneumoniae*. Schleimig glänzende Schnittfläche der rechten Lunge. Unregelmäßig begrenzte, grauweiße Herde mit Entzündungsinfiltraten.

Tab. 24.1 Stadien der Lobärpneumonie.

Stadium	Zeitlicher Ablauf	Entzündungsart	Histologische Charakteristik
Anschoppung	Stunden	serös	kapilläre Hyperämie, intraalveoläres Ödem
rote Hepatisation	ca. 2.–3. Tag	hämorrhagisch	kapilläre Hyperämie, intraalveolärer Fibrinfilz mit Erythrozyten
graue Hepatisation	ca. 4.–6. Tag	fibrinös-eitrig	intraalveolärer Fibrinfilz, Leukozytenimmigration, Erythrozytenzerfall
gelbe Hepatisation	ca. 7.–8. Tag	eitrig	intraalveolärer Fibrinfilz, dichte Leukozytenansammlungen
Lyse (+ Regeneration)	ca. 9.–11.(–14.) Tag	resorbierend	lymphogener und bronchogener Abtransport des Exsudats, Epithelregeneration
Restitutio ad integrum	–	–	reguläres Lungengewebe

- **Staphylokokken-Pneumonie:** Diese Pneumonie tritt gewöhnlich im Gefolge einer viralen Pneumonie, insbesondere einer Influenza auf. Das Vollbild ist durch Parenchymnekrosen und Abszesse geprägt, begleitet von einem Pleuraempyem durch einen Abszesseinbruch in den Pleuraraum.
- **Hämorrhagische Pneumonie:** Infolge einer toxischen Schädigung der Endothelzellen von Alveolarkapillaren und zusätzlicher Pneumozytenschädigung führt der Übertritt von Blut in den Alveolarraum zu einem hämorrhagischen alveolären Exsudat. Wichtigste Ursache hierfür ist die Grippepneumonie.
- **Aspirationspneumonie:** Aspiration von Mageninhalt oder bakterienhaltigem Material führt zur Ausbildung einer Herdpneumonie, bevorzugt in den Unterlappen.
- **Pilzpneumonien:** Die wichtigste Lungenmykose ist die Candidiasis (Soor). Prädisponierend für Pilzpneumonien sind Erkrankungen wie Immundefekte oder auch therapierte Autoimmunerkrankungen (Kortisontherapie), des Weiteren Therapien mit Antibiotika, Zytostatika und Kortikoiden. Besonders gefährdet sind intubierte und beatmete Patienten auf Intensivstationen.

Folgeerkrankungen/Komplikationen

- **Organisierende Pneumonie:** Reicht die Aktivität der Granulozyten und Makrophagen zur Lösung des Exsudats nicht aus, geht die exsudative in eine chronische proliferative Entzündung über. Aus der Alveolarwand sprossen Bindegewebszellen in das Exsudat ein, es entsteht pfropfartig in die Alveolarlichtungen einwachsendes Granulationsgewebe, welche diese ausfüllt. Daraus entsteht ein zellarmes faserreiches Narbengewebe (➤ Abb. 24.37, ➤ Abb. 24.38).
- **Lungenabszess:** Besonders im Alter, bei Diabetikern oder chronischem Alkoholabusus kommt es häufig zu Parenchymnekrosen mit Ausbildung von Abszessen (➤ Abb. 24.37). Bei Infektion mit anaerob wachsenden Fäulniserregern bildet sich eine Lungengangrän. Das Lungengewebe zerfällt mit Ausbildung einer schmierigen, graugrünlichen bis schwärzlichen Gangrän.
- **Pleuritis:** Bei der Lobärpneumonie entsteht regelmäßig eine fibrinöse oder serofibrinöse Pleuritis. Die Fibrinauflagerungen können nach dem Abklingen der pneumonischen Veränderungen resorbiert werden oder über eine organisierende Entzündung zu Verwachsungen oder Verschwartungen der Pleurablätter führen.
- **Pleuraempyem/fortgeleitete Entzündung:** In etwa 2–5% der Pneumokokkenpneumonien treten Erreger in das fibrinöse Pleuraexsudat über und verursachen ein parapneumonisches Pleuraempyem. Die Entzündung kann zudem auf lymphogenem Wege eine Mediastinitis bzw. Perikarditis verursachen.

Klinische Relevanz Die klinische Diagnose einer alveolären Pneumonie gründet sich auf die Symptome Fieber, Husten, Auswurf, Pleuraschmerzen und den klinischen und/oder röntgenologischen Nachweis eines pulmonalen Infiltrats. Zum Erregernachweis sind Sputum und die bei Bronchiallavagen ge-

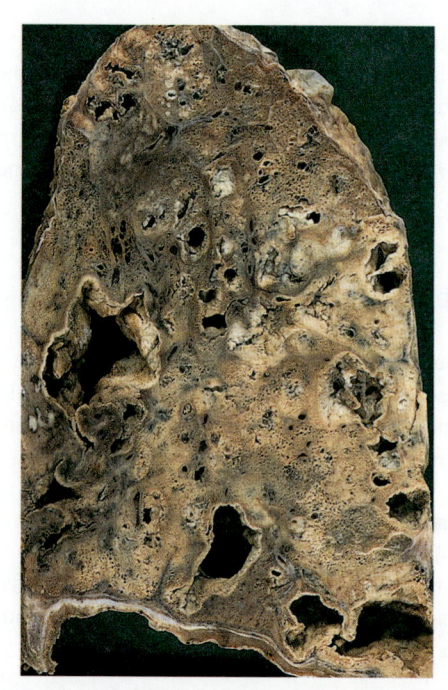

Abb. 24.37 Organisierende Pneumonie des rechten Lungenoberlappens bei Zustand nach unterer Bilobektomie wegen eines Bronchialkarzinoms und eines subtotal stenosierenden Tumorrezidivs am Hilus. Fleckige, beigegraue Schnittfläche sowie Verdichtung des Lungenparenchyms ohne erkennbare Alveolen. Eingelagert größere, entleerte Abszesshöhlen.

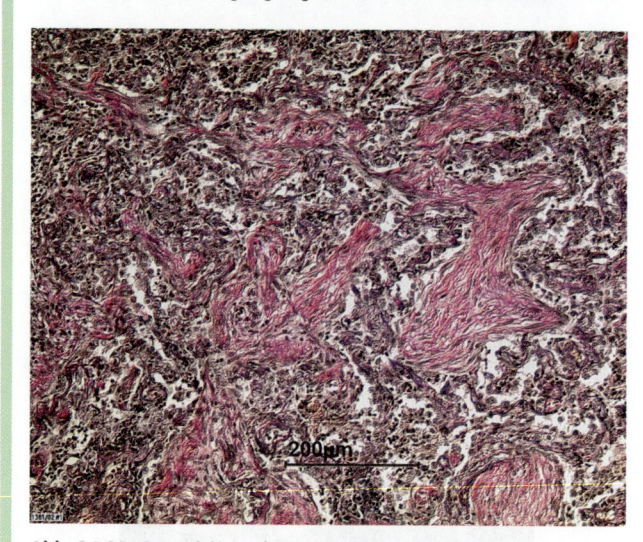

Abb. 24.38 Organisierende Pneumonie, mikroskopisches Bild. Ausgedehnte intraalveoläre Granulationsgewebeknospen als Zeichen der Organisation des intraalveolären Exsudats. Ehemalige Lungengrundstruktur anhand elastischer Fasern noch erkennbar. Van-Gieson-Elastica-Färbung, Maßstab 200 μm.

wonnene Flüssigkeit geeignet. Für Pilzerkrankungen der Lunge gibt es keine charakteristischen Symptome.

24.6.2 Interstitielle Pneumonien

Definition Interstitielle Pneumonien sind vorwiegend im interstitiellen Lungengewebe ablaufende Entzündungen. Sie können akut oder chronisch verlaufen. Viele dieser interstitiellen Pneumonien können in eine Lungengerüstfibrose übergehen. Während die akuten Formen zumeist eine bekannte Ätiologie aufweisen, ist die Ätiologie einzelner Formen unbekannt.

Akute interstitielle Pneumonie (diffuser Alveolarschaden)

Ätiologie Die akuten interstitiellen Pneumonien werden durch unterschiedliche Mechanismen ausgelöst: Infektiös sind es zumeist respirotrope Viren, unter den „unbelebten" Ursachen sind Medikamente und toxische Gase hervorzuheben. Bei den viralen Pneumonien spielen das Alter, aber auch die geografische Region eine wesentliche Rolle. Bei Säuglingen und Kleinkindern sind es bevorzugt das *respiratorische Synzytialvirus (RSV)*, die Adeno- und Masernviren sowie die Parainfluenzaviren, bei älteren Menschen werden atypische Pneumonien bevorzugt durch die *Influenza-A-Viren* ausgelöst. Bestimmte Viren wie das *Denguevirus* kommt hingegen in tropischen Regionen vor. Rickettsien und die Chlamydien können in Mitteleuropa gelegentlich Pneumonien verursachen, jedoch hauptsächlich bei immunsupprimierten Patienten.

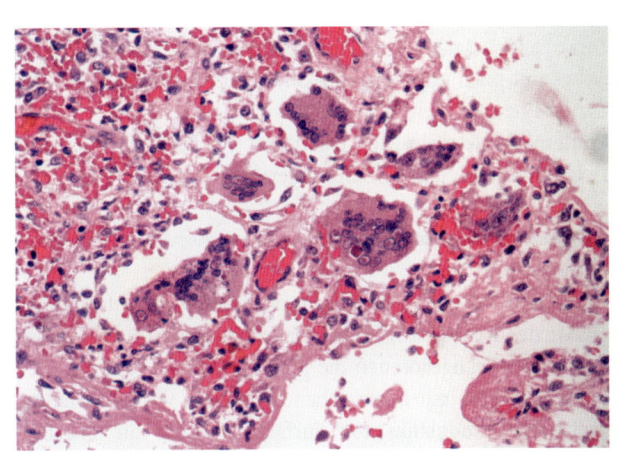

Abb. 24.39 Riesenzellpneumonie bei Maserninfektion eines Kindes. Die mehrkernigen Riesenzellen enthalten in den Kernen rötlich-violette Einschlusskörperchen, die Virionen entsprechen. HE, Vergr. 200-fach.

Pathogenese
Virale Infektionen erfolgen zumeist aerogen, wobei eine reduzierte Abwehrlage (Unterkühlung, Drogen-, Alkoholabusus, Immundefizienzerkrankung – AIDS, Tumorleiden) die Entzündung begünstigt. Daneben ist aber auch die Virulenz der Viren bzw. einzelner Virenstämme von Bedeutung.

Bei der Inhalation **toxischer Gase** spielt die Konzentration eine wesentliche Rolle. Geringe Konzentration und kurze Exposition verursacht eine herdförmige Schädigung, massive Exposition etwa bei Unfällen mit Tankwagen sind zumeist tödlich.

Eine **medikamentös** verursachte diffuse Alveolenzerstörung (DAD, „diffuse alveolar damage") findet sich besonders bei Zytostatikatherapie. Zytostatika verursachen eine akute interstitielle Pneumonie über einen primären Endothelschaden und erst sekundär dann eine Schädigung des alveolären Epithels. Ähnlich funktioniert auch die Auslösung einer akuten interstitiellen Pneumonie beim Schock (> Kap. 24.5.4).

Das Agens verursacht eine Permeabilitätsstörung der Kapillaren mit nachfolgendem interstitiellem Ödem sowie einer je nach Auslöser bedingten granulozytären oder lymphoplasmozellulären Infiltration. Es kommt in weiterer Folge zum Untergang der Pneumozyten Typ I und II. Dadurch steht weniger Surfactant zur Verfügung, die Oberflächenspannung nimmt zu und die Alveolen kollabieren. In dieser Phase benötigen die Patienten eine maschinelle Beatmung. Die aus den Gefäßen ausgetretenen Proteine bilden einen Film an der Oberfläche der Alveolen, der durch die forcierte Ventilation und durch Gerinnungsprozesse zu hyalinen Membranen umgewandelt wird.

Morphologie
Makroskopisch ist die Lunge diffus dunkelgraurot verfärbt.
Mikroskopisch ist das Bild durch die hyalinen Membranen dominiert. Zusätzlich sind die Alveolarwände durch das Ödem verbreitert und es sind schüttere Infiltrate mit Entzündungszellen nachzuweisen. Die Pneumozyten zeigen degenerative Veränderungen oder sind nekrotisch. In späteren Stadien kommt es zu einer regenerativen Phase mit Proliferation der Pneumozyten Typ II. Bei bestimmten Viren treten charakteristische epitheliale Riesenzellen auf (s.u.). Wenn die Patienten die akute Phase überlebt haben, kann sich eine reparative organisierende Phase anschließen (Mortalität liegt trotz moderner Therapie immer noch über 40%). Die hyalinen Membranen werden durch einsprossende Bindegewebszellen organisiert, das nekrotische Epithel wird abgeräumt, im Endstadium entstehen fibrös verbreiterte Alveolarsepten und an der Oberfläche ein Regeneratepithel. Sind in der akuten Phase die Basalmembranen zerstört worden, sprosst das entzündliche Granulationsgewebe in die Alveolarräume ein (organisierende Pneumonie). Die Funktion dieses Lungengewebes ist stark eingeschränkt oder überhaupt nicht mehr gegeben – die alveolär-kapilläre Diffusionsstrecke ist zu groß für einen aktiven Gasaustausch.

Bei der **Riesenzellpneumonie** ist das feingewebliche Bild durch mehrkernige Riesenzellen geprägt. Auslöser ist entweder eine Infektion mit Viren (*Masernvirus, RSV*) mit intranukleär nachweisbaren Viruseinschlusskörpern (> Abb. 24.39) oder eine Inhalation von Hartmetallstaub. Auslöser für die letztere Form ist das in der Hartmetallegierung enthaltene Kobalt, das sehr rasch oxidiert und dadurch löslich wird (> auch Kap. 24.8).

Infantiles respiratorisches Atemnotsyndrom (IRDS)

Definition und Ätiologie Das Atemnotsyndrom des Neugeborenen ist ein pulmonales Krankheitsbild, das sich besonders bei Frühgeborenen (unter einem Geburtsgewicht von 800 g) entwickelt. Ursache ist eine mangelhafte Reife des Lungengewebes mit noch ungenügender Surfactant-Synthese durch die Typ-II-Pneumozyten.

Epidemiologie Ein IRDS entwickelt sich bei Frühgeborenen zwischen der 25. und 32. Schwangerschaftswoche.

Pathogenese

Durch den Mangel an Surfactant oder durch intrauterine Asphyxie des Kindes, Kohlendioxidanstieg im Blut und Azidose kann beim Frühgeborenen die physiologische Adaptation der Lungenfunktion nur unzureichend vollzogen werden. Die ungenügende Produktion von Surfactant durch die unreifen Pneumozyten führt zu einer erhöhten alveolären Oberflächenspannung und damit zum Alveolarkollaps. Es kommt zu einer Durchblutungsstörung, zur Hypoxie und zum Austritt von Plasma aus den Kapillaren. Makromoleküle treten durch die Alveolarwände in die Lichtung über, gerinnen dort (Fibrinogen u.a.) und bilden dadurch hyaline Membranen, wodurch die Atmung weiter behindert wird. Durch den erhöhten Gefäßwiderstand passiert ein großer Anteil des Blutvolumens den kleinen Kreislauf, ohne am Gasaustausch teilgenommen zu haben.

Morphologie

Die Lungen sind nahezu luftleer, dunkelrot und von erhöhter Konsistenz. Charakteristische Befunde sind **hyaline Membranen,** die teilweise tapetenartig die Bronchiolen und Alveolen auskleiden (➤ Abb. 24.40). Überstehen die Neugeborenen die akute Phase, schließt sich eine reparative Phase an, die als bronchopulmonale Dysplasie bezeichnet wird. Charakteristisch ist eine Proliferation von Fibroblasten und Myofibroblasten in den Alveolarwänden.

Klinische Relevanz Die Folgen des IRDS sind Hypoxämie, Hyperkapnie und eine respiratorische und metabolische Azidose. Unbehandelt führt die Erkrankung zum Tod durch Ateminsuffizienz, oft begleitet von intrazerebralen hypoxischen Blutungen.

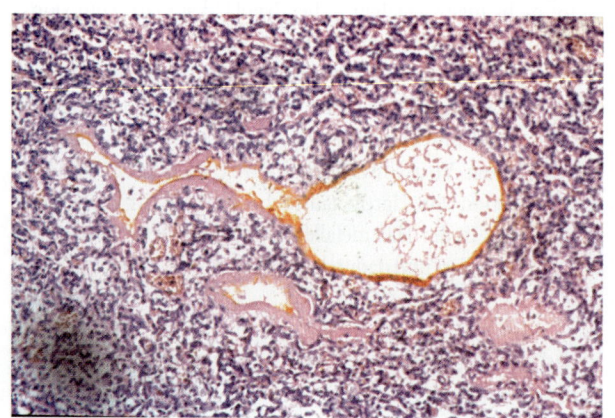

Abb. 24.40 Infantiles respiratorisches Atemnotsyndrom (IRDS) bei einem Frühgeborenen mit Unreife der Lungen. Solche Todesfälle sind mittlerweile eine Seltenheit, da das IRDS mittels entsprechender Therapie verhindert werden kann. HE, Vergr. 100-fach.

Chronische interstitielle Pneumonien und Lungenfibrosen

Definition und Ätiologie Die chronischen interstitiellen Pneumonien sind eine ätiologisch sehr unterschiedliche Krankheitsgruppe. Zu ihnen zählen neben infektiös und medikamentös hervorgerufenen Lungenparenchymschäden auch durch Inhalation anorganischer oder organischer Stäube bedingte Erkrankungen (➤ auch Kap. 24.8). Wichtig ist prognostisch die Abgrenzung der gewöhnlichen interstitiellen Pneumonie („usual interstitial pneumonia", UIP), da es sich dabei um eine progrediente Erkrankung mit tödlichem Ausgang innerhalb von 3–8 Jahren nach Diagnosestellung handelt. Zudem gibt es für diese Form derzeit keine effiziente Behandlung. Die übrigen chronischen interstitiellen Pneumonien können mit Kortikoiden und Immunsuppressiva gebessert oder stabilisiert werden.

Da auch die alveoläre Pneumonie in eine interstitielle Fibrose einmünden kann (organisierende Pneumonie), ergeben sich sowohl klinisch als auch morphologisch fließende Übergänge zwischen Lungenfibrosen bei primär interstitiellen und primär intraalveolären entzündlichen Lungenprozessen.

Pathogenese

Je nach Form der chronischen interstitiellen Pneumonie (➤ Tab. 24.2) entwickelt sich die resultierende Lungenfibrose auf unterschiedliche Weise. Bei einigen Formen kommt es zu einer lymphoplasmozellulären Infiltration und zu einer nachfolgenden Fibrose. Bei anderen Formen steht die Fibrosierung bereits zu Anfang im Vordergrund.

Tab. 24.2 Formen chronischer interstitieller Pneumonien.

Form	Ursache	Krankheitsbild
gewöhnliche interstitielle Pneumonie („usual interstitial pneumonia", UIP)	• unbekannt (idiopathisch)	idiopathische Lungenfibrose (IPF)
	• autoimmun	rheumatoide Arthritis, SLE, Sklerodermie, Polymyositis
	• inhalativ	
	– durch anorganische Stäube	Asbestose (➤ Kap. 51.2.2)
	– durch organische Stäube	chronische exogen-allergische Alveolitis (➤ Kap. 51.2.2)
	– Medikamente (Zytostatika)	
unspezifische interstitielle Pneumonie („nonspecific interstitial pneumonia", NSIP)	autoimmun, allergisch, idiopathisch	Kollagenosen, exogen-allergische Alveolitis

Tab. 24.2 Formen chronischer interstitieller Pneumonien. (Forts.)

Form	Ursache	Krankheitsbild
organisierende interstitielle Pneumonie („organising pneumonia", OP; früher BOOP)	postinfektiös, inhalativ-toxisch, medikamentös	nach Viruspneumonien, bakteriellen und mykotischen Pneumonien, nach Inhalation toxischer Gase aber auch Feinpartikeln, Strahlentherapie, Zytostatikatherapie
	idiopathisch	kryptogene organisierende Pneumonie („cryptogenic organising pneumonia", COP)
lymphozytische interstitielle Pneumonie („lymphoid interstitial pneumonia", LIP)	autoimmun	Kollagenosen, posttransplantationsbedingte lymphoproliferative Erkrankung; differenzialdiagnostisch müssen immer Lymphome vom MALT-Typ ausgeschlossen werden

Morphologie

Das **makroskopische** Verteilungsmuster der interstitiellen Pneumonien und der Lungenfibrosen ist abhängig von der Ätiologie. Asymmetrisch und einseitig sind z.B. die fibrosierenden Veränderungen bei der Bestrahlungslunge, apikal symmetrisch hingegen manche Pneumokoniosen. Lungenfibrosen bei Systemerkrankungen sind vielfach basal und symmetrisch lokalisiert. In den betroffenen Abschnitten ist das Lungengewebe verfestigt, die Schnittfläche ist zunächst graurot, bei fortgeschrittenen Fibrosen grau, und die Lunge enthält Hohlräume, die Resten peripherer Läppchen entsprechen und von bronchiolärem Epithel ausgekleidet sind. Sowohl auf der Schnittfläche als auch im HRCT ähnelt dieses Bild Honigwaben („Honigwabenlunge"; ➤ Abb. 24.41).

- **Gewöhnliche interstitielle Pneumonie** („usual interstitial pneumonia", UIP): Charakteristisch sind myofibroblastäre Proliferationen („fibroblastic foci") unter einem zerstörten Alveolarepithel, die Ausbildung von Zysten (Honigwabenbild) und Fibrose- bzw. Narbenfelder. Dazwischen gibt es immer wieder Areale normalen Lungengewebes, was auf einen zeitlich versetzt ablaufenden schrittweisen Zerstörungsprozess hindeutet (➤ Abb. 24.42). Die Fibrosierung ist herdförmig, symmetrisch, subpleural mit einer Betonung der Unterfelder beider Lungen. Im Bereich der fibroblastischen Foci gibt es bei der idiopathischen Form der UIP („idiopathic pulmonary fibrosis", IPF) kaum entzündliche Infiltrate. Bei Kollagenosen hingegen fällt eine recht dichte lymphozytäre Infiltration auf. Bei der durch Asbest verursachten UIP finden sich Fibrosefelder auch in mehr zentraler Lokalisation, während medikamentös bedingte UIP keine symmetrischen Befallsmuster aufweisen. In den zystisch umgewandelten Lungenläppchen (Restalveolen, Duktus, Bronchiolen) kommt es zu einer Schleimretention und oft zu einer sekundären Infektion. Dies ist meist die Ursache der Exazerbation und sehr häufig die Todesursache. Patienten mit IPF/UIP zeigen einen progredienten Verlauf und überleben zumeist keine 8 Jahre nach Diagnosestellung.

- **Unspezifische interstitielle Pneumonie** („nonspecific interstitial pneumonia", NSIP): Diese interstitielle Entzündung geht mit nur geringgradiger Fibrosierung und Kollagenablagerungen einher. Zumeist liegen ihr Autoimmunerkrankungen zugrunde. Entscheidend für diese Diagnose ist im Unterschied zur UIP die zeitliche Gleichförmigkeit des Entzündungsprozesses. Je nach Ausmaß der lymphozytären Infiltration und Fibrose unterscheidet man eine zelluläre von einer fibrotischen Form, wobei Letztere eine schlechtere Prognose aufweist.

- **Organisierende Pneumonie** („organising pneumonia", OP): Diese Form ist durch herdförmige, unscharf begrenzte, in die Alveolen einwachsende Granulationsgewebspfröpfe charakterisiert. Eine Bronchiolitis obliterans ist Bestandteil dieses Prozesses. Die OP ist die Reparationsphase vieler entzündlicher Prozesse, darunter auch infektiöser alveolärer Pneumonien, wobei man anhand zusätzlicher Veränderungen manchmal die Ursache bestimmen kann. Es gibt auch eine idiopathische Form, die kryptogene organisierende Pneumonie („cryptogenic organising pneumonia", COP, ➤ Abb. 24.43), die als eigenes Krankheitsbild abgegrenzt werden muss. Sie ist eine Ausschlussdiagnose.

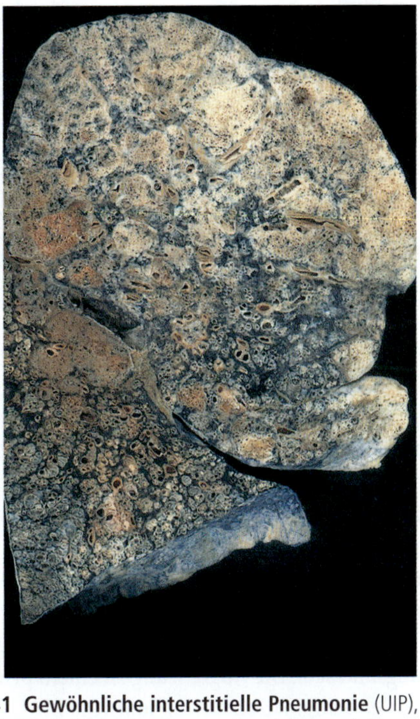

Abb. 24.41 **Gewöhnliche interstitielle Pneumonie** (UIP), makroskopisches Bild, Schnittfläche einer Lunge mit weit fortgeschrittener interstitieller Lungenfibrose (sog. „Wabenlunge"). Graue, teils als Folge begleitender Staubeinlagerungen auch grauschwarze Schnittfläche. Umwandlung der ehemaligen Alveolarstruktur in unterschiedlich große, derbwandige, wabige Hohlräume.

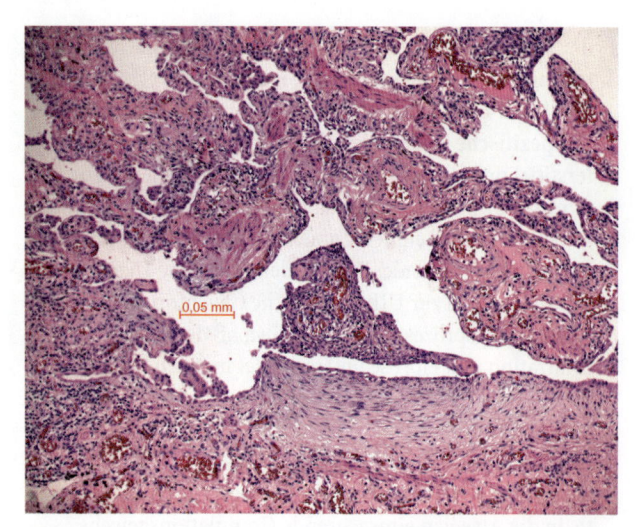

Abb. 24.42 Gewöhnliche interstitielle Pneumonie (UIP), histologisches Bild. Charakteristisch sind fibroblastäre und myofibroblastäre Proliferationsherde, eine zystische Umwandlung einzelner peripherer Lungenläppchen (Wabenlungenbild) sowie eine progrediente Fibrosierung. HE, Maßstab 0,05 mm.

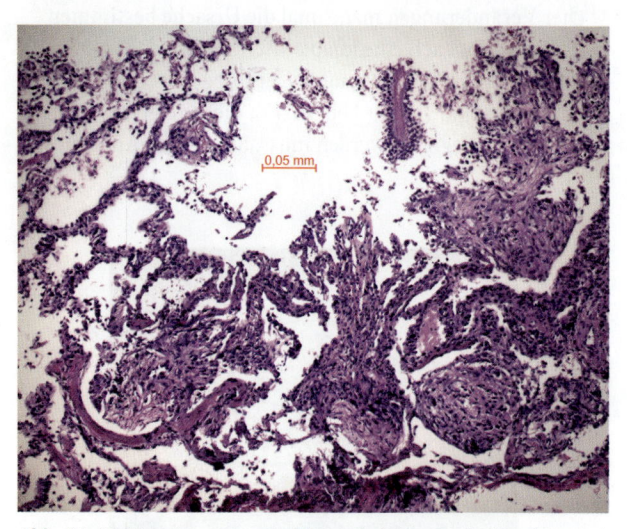

Abb. 24.43 Kryptogene organisierende Pneumonie. Morphologisch lässt sich diese Form nicht von anderen Ursachen einer organisierenden Pneumonie abgrenzen. Nur die Zusammenschau mit klinischen Befunden erlaubt diese Diagnose. HE, Maßstab 0,05 mm.

- **Lymphozytäre interstitielle Pneumonie** („lymphoid interstitial pneumonia", LIP): Bei diesem Typ finden sich dichte, interstitielle lymphozytäre Infiltrate und eine Aktivierung des bronchusassoziierten lymphatischen Systems (BALT) mit einer Ausbildung von Lymphfolliken. Die LIP kann im Rahmen von Lungenbeteiligungen bei Kollagenosen und anderen Autoimmunerkrankungen ein dominantes Erscheinungsbild sein. Die Abgrenzung zu einem primären extranodalen Marginalzonenlymphom vom MALT-Typ ist mit geeigneten immunhistochemischen Markern (Klonalität) immer durchzuführen.

Klinische Relevanz Das klinische Bild variiert in Abhängigkeit von der zugrunde liegenden Ätiologie. Typisch ist ein unproduktiver Husten, hinzu kommen gewöhnlich zunächst eine Belastungsdyspnoe und als Spätsymptom eine Ruhedyspnoe. In etwa 90% lässt sich ein pathologischer Röntgenbefund erheben. Lungenfunktionsanalytisch findet sich eine pulmonale Restriktion. Bei nahezu allen Formen entwickelt sich ein pulmonalarterieller Hypertonus.

24.6.3 Granulomatöse Lungenerkrankungen

Definition und Epidemiologie Unter dem Begriff „granulomatöse Reaktionen" versteht man eine Gruppe von entzündlichen Gewebeveränderungen, deren Hauptkennzeichen Granulome sind. Diese Granulome entsprechen einer Ansammlung spezifischer Entzündungszellen. Sie können aus Epitheloidzellen oder auch aus Histiozyten bestehen. Man unterscheidet des Weiteren nekrotisierende Granulome von nicht nektrotisierenden. Bei nekrotisierenden Granulomatosen kommen fast immer infektiöse Ursachen in Betracht.

Granulomatöse Lungenerkrankungen sind häufig. Am wichtigsten sind die Tuberkulose und die Sarkoidose. In anderen geografischen Regionen sind Pilze häufig Auslöser von Granulomen. Daneben finden sich häufig pulmonale Granulome bzw. Granulomatosen im Rahmen von allergischen Reaktionen auf inhalierte Fremdsubstanzen (unbelebte wie belebte), z.B. Berylliose, Zirkoniumlunge, exogen-allergische Alveolitis, bzw. bei systemischen Vaskulitiden wie Wegener-Granulomatose, Churg-Strauss-Syndrom oder nekrotisierende Sarkoidangiitis.

Nekrotisierende epitheloidzellige granulomatöse Pneumonie: Tuberkulose

Epidemiologie und Ätiologie Die Lunge ist das Hauptinfektions- und -manifestationsorgan der Tuberkulose. Die Erstinfektion erfolgt in den hochentwickelten Ländern nahezu ausschließlich aerogen über eine Tröpfcheninfektion von Mensch zu Mensch. Der Primärherd ist daher praktisch ausschließlich in der Lunge lokalisiert. Verursacher sind Bakterien der Mycobacterium-tuberculosis-Gruppe (*Mycobacterium tuberculosis, africanum, bovis, microti, pinnipedii*, und dem „Bacillus Calmette Guerin" – dieser aus bovis gezüchtet).

Pathogenese
Bei **Erstinfektion** entsteht eine lokalisierte Entzündungsreaktion mit Nekrose im Bereich der alveolären Peripherie. Für eine sehr kurze Phase kommt es zu einem Einstrom von neutrophilen Granulozyten (ist im Humanpräparat praktisch nie zu sehen, aber aus experimentellen Untersuchungen bekannt). Diese werden innerhalb des ersten Tages durch Lymphozyten und Makrophagen abgelöst. Makrophagen phagozytieren die Keime, können sie aber nur schwer degradieren (Wachshülle) und lösen in der Folge eine Immunabwehrreaktion aus. Unter Einfluss von T-Lymphozyten, die Interferon und Interleukin 1

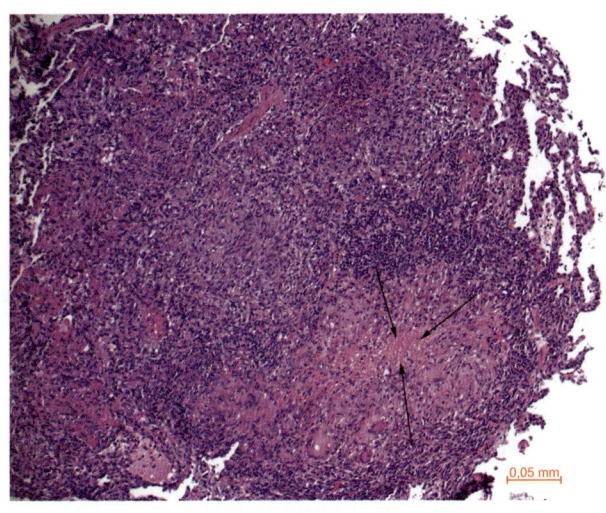

Abb. 24.44 Epitheloidzellgranulome bei Tuberkulose. Im Zentrum eines Granuloms ist eine typische fibrinoide, feingranuläre Nekrose zu erkennen (Pfeile). Andere Granulome weisen keine Nekrose auf. Maßstab 0,05 mm.

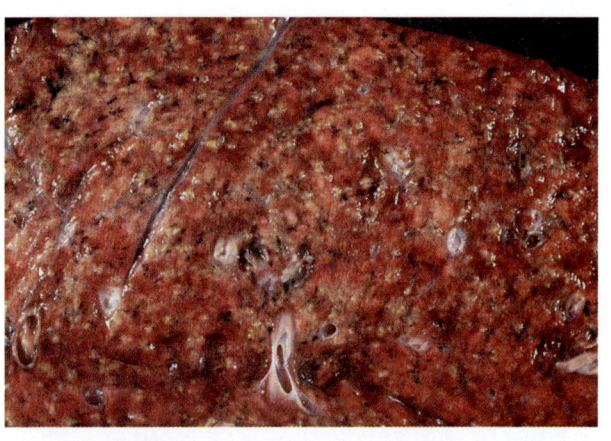

Abb. 24.45 Miliartuberkulose. Zahlreiche gelbliche Knötchen sind über die ganze Lunge verteilt. Die Miliartuberkulose ist ein Hinweis auf eine Gefäßinvasion der Keime.

generieren, wandeln sich Makrophagen zu Riesenzellen (Langhans-Riesenzellen) und zu Epitheloidzellen um. Letztere sind für die Aufrechterhaltung der Immunreaktion verantwortlich und sezernieren dazu eine Reihe verschiedener Zytokine, bis die Keime eliminiert worden sind. Zusammen mit Lymphozyten vom Typ der CD4-positiven Helferzellen bilden sie das Epitheloidzellgranulom (➤ Abb. 24.44). Durch Propagation über die Lymphkapillaren kommt es meist zu einer Ausbreitung in regionäre Lymphknoten. Primärherd und Lymphknoten bilden den Primärkomplex. Im Normalfall kann die Entzündung lokal gehalten werden. Nach Degradation der Keime durch die Riesenzellen kommt es innerhalb des Granuloms zur Fibrosierung und letztlich resultiert eine kleine Narbe – auch in betroffenen Lymphknoten.

Bei den meisten Menschen ist die Primärinfektion symptomlos oder symptomarm und heilt ohne Komplikationen ab. **Sekundärinfektionen** sind selten (unter 1% der Bevölkerung), finden meist statt, wenn eine Immunschwäche vorliegt (medikamentös oder durch andere Erkrankungen) und können sowohl erneute Infektionen als auch Exazerbationen sein (in den Narben können Mykobakterien lange überleben). Je nach Immunabwehrlage des Patienten kommt es entweder zu einer miliaren Aussaat der Keime und multiplen Granulomen oder zu einer lokalisierten Entzündung (➤ Abb. 24.45, ➤ Abb. 24.46). Die lokalisierte Erkrankung in der Lunge kann Einzelherde (Tuberkulom), konfluierende Herde und solche mit Einschmelzung und Drainage über Bronchien (Kavernen) hervorrufen.

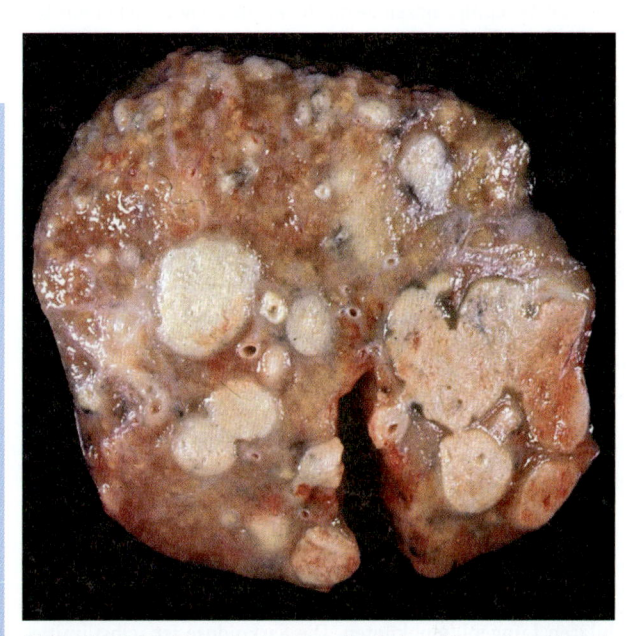

Abb. 24.46 Verkäsende Lungentuberkulose (Operationspräparat). Zahlreiche gelblich-weiße, in der Konsistenz schmierige Knoten haben mehrere Segmente zerstört.

Epidemiologie Die Sarkoidose kommt besonders häufig in den gemäßigten Zonen vor und ist in den tropischen Regionen fast unbekannt. Es ist eine systemische Erkrankung, die neben den Lungen eine Reihe weiterer Organe befallen kann. Dieser Organbefall ist geografisch unterschiedlich häufig anzutreffen: Myokardbefall ist z.B. in Südostasien (Japan, Korea) deutlich häufiger, Hautsarkoidose hingegen häufig in Skandinavien und Großbritannien. Der Lungenbefall ist aber überall obligat.

Nicht nekrotisierende epitheloidzellige granulomatöse Pneumonie: Sarkoidose

Ätiologie Die Sarkoidose ist eine Autoimmunerkrankung mit unklarer Ätiologie. Es gibt Hinweise, dass verschiedene Keime eine allergische Reaktion auslösen könnten. Es muss aber eine genetische Disposition angenommen werden.

Morphologie
Es kommt zuerst zu einer Ansammlung von Makrophagen und Lymphozyten im Interstitium bevorzugt entlang von Lymphkapillaren und kleinen Blutgefäßen (Frühgranulom), in Folge zur Differenzierung in Epitheloidzellen und Langhans-Riesenzellen. Eine epitheloidzellige granulomatöse Vaskulitis ist fast

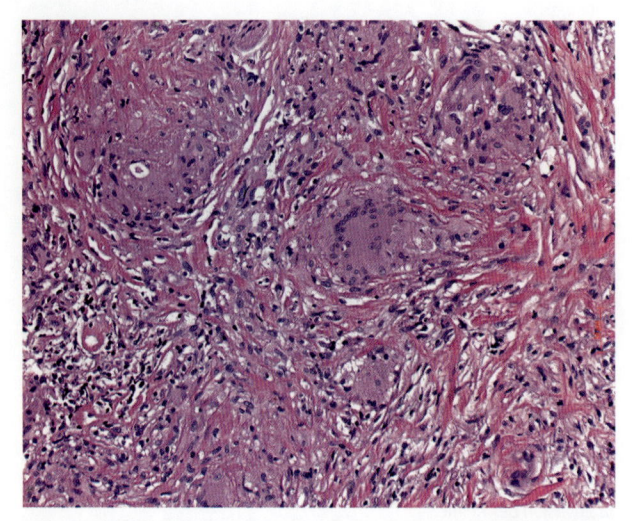

Abb. 24.47 Epitheloidzellige nichtnekrotisierende Pneumonie bei Sarkoidose. Die Granulome konfluieren, dazwischen entwickelt sich typischerweise oft eine Fibrose. HE, Vergr. 200-fach.

immer nachzuweisen. Die Granulome zeigen keine Nekrose, können aber konfluieren (> Abb. 24.47). In seltenen Fällen bilden sie große Knoten bis zu 3 cm (noduläre Sarkoidose). In einer seltenen Variante kommt es aufgrund der Vaskulitis zu ischämischen Nekrosen (nekrotisierende Sarkoidgranulomatose). Kommt die Erkrankung zum Stillstand, vernarben die Granulome. In den Alveolen findet sich eine Lymphozytose mit erhöhtem CD4-Anteil, was über die bronchoalveolare Lavage erfasst wird.

Klinische Relevanz Man unterscheidet eine akute Sarkoidose, zumeist an Gelenken, Haut und Lungen (Löfgren-Syndrom), von einer sich langsam entwickelnden, subakut verlaufenden Sarkoidose. Typisch ist in den Lungen ein retikulonoduläres radiologisches Muster, bevorzugt entlang der bronchovaskulären Bündel, und eine bilaterale Lymphadenopathie der hilären Lungenlymphknoten. Die Sarkoidose ist selbstlimitierend, d.h. nach einer Krankheitsphase kommt es zu einem stationären Bild oder überhaupt zum Verschwinden der Symptome. Bei etwa einem Drittel der Patienten kann es zu einer progredienten Erkrankung kommen mit folgender Lungenfibrose (perigranulomatös). Nach einem Stillstand über mehrere Jahre kann auch ein zweiter Krankheitsschub vorkommen.

Andere epitheloidzellige granulomatöse Pneumonien

Bakterien: Mykobakterien vom nicht tuberkulösen Typ können je nach Keim eine nekrotisierende (z.B. *Mycobacterium fortuitum*) oder auch nicht nekrotisierende epitheloidzellige granulomatöse Pneumonie (z.B. *Mycobacterium avium-intracellulare*) verursachen. Andere Bakterien können ebenfalls nekrotisierende oder nicht nekrotisierende epitheloidzellige granulomatöse Pneumonien auslösen (Treponemen, Leptospiren).

Pilze: Sie können in seltenen Fällen ebenfalls nekrotisierende oder nicht nekrotisierende epitheloidzellige granulomatöse Pneumonien auslösen. Obligate Granulomatosen finden sich bei der Familie der Sprosspilze, z.B. Histoplasmen, *Cryptococcus*, Coccidioides und Blastomyces.

Parasiten (Larven, Eier): Wenn sie epitheloidzellige granulomatöse Pneumonien auslösen, findet man in den Granulomen charakteristischerweise noch eosinophile Granulozyten.

Nachweis: Der Nachweis oder auch Ausschluss einer infektiösen Granulomatose erfolgt durch Kultur, Keimfärbung oder durch molekularbiologische Verfahren. Die Kultur ist zwar das sicherste Nachweisverfahren, kann aber lange Zeit in Anspruch nehmen. So benötigt etwa das *Mycobacterium avium-intracellulare* 8–11 Wochen, um einen positiven Kulturnachweis zu ermöglichen. Mittels Keimfärbungen können Keime ebenfalls nachgewiesen werden, allerdings bestenfalls als Mitglieder einer Gruppe: Grampositive Keime, säurefeste Keime (Mykobakterien, Nokardien), versilberbare Keime (Pilze, Bakterien). Mittels PCR kann durch eine Amplifikation spezifischer DNA-Elemente eines Erregers eine spezifische Diagnose erstellt werden. Dieses Nachweisverfahren ersetzt zunehmend die klassischen Kulturverfahren, da auch Resistenzgene nachgewiesen werden können. Die Kultur der Keime gilt aber auch heute noch als sog. Goldstandard.

Exogen-allergische Alveolitis (EAA, Hypersensitivitätspneumonie)

Die EAA ist eine chronisch allergische Immunreaktion auf inhalierte Antigene (> Kap. 51.2.2). Betroffen sind meist Menschen, die beruflich mit diesen Allergenen in Berührung kommen. Sie manifestiert sich als eine Kombination einer lymphozytären interstitiellen mit einer granulomatösen epitheloidzelligen, nichtnekrotisierenden Pneumonie.

24.7 Alveolarproteinose

Es gibt verschiedene, zumeist sehr seltene metabolische Lungenerkrankungen wie etwa die Amyloidose oder auch die IGG4-assoziierten Lungenerkrankungen. Hier soll nur die Alveolarproteinose besprochen werden. Sie ist histologisch durch eine intraalveoläre Akkumulation eines fein-granulären PAS-positiven Materials (Lipoproteine) charakterisiert.

Ätiologie und Einteilung Die Erkrankung entsteht durch Fehler bei der Regulation der Surfactant-Homöostase. Dabei werden primäre und sekundäre Alveolarproteinosen unterschieden:

- Zu den **primären Alveolarproteinosen** gehören kongenitale Proteinosen bei hereditärem Mangel des Surfactant-Apoproteins B oder C, dem intrazellulären Transportprotein ABCA3, und die Alveolarproteinose bei Neugeborenen mit einem Defekt oder Mangel an Granulozyten-Makrophagen-Kolonie-stimulierendem Faktor (GM-CSF), der eine Rolle im Surfactantabbau spielt.

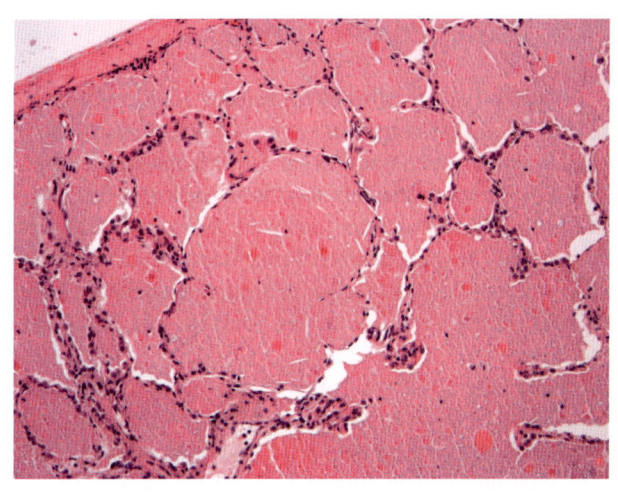

Abb. 24.48 Alveolarproteinose bei einem Erwachsenen. Die Alveolen sind mit einer proteinreichen schollig aussehenden Flüssigkeit gefüllt. Es finden sich kaum zelluläre Infiltrate. Als Ursache konnten bei diesem Patienten Autoantikörper gegen GM-CSF nachgewiesen werden. HE, Vergr. 100-fach.

- **Sekundäre Alveolarproteinosen** sind erworbene intraalveoläre Anreicherungen von Surfactant-reichem Material in den Alveolen (➤ Abb. 24.48), bedingt durch eine chemische Interaktion mit der Surfactantproduktion, dem -transport, oder auch -abbau z.B. bei pulmonalen Infektionen, immunologischen Erkrankungen und in Assoziation mit Inhalation von Chemikalien oder Mineralstaubpartikeln.

Molekularpathologie
Molekulargenetisch sind bei der primären Alveolarproteinose Mutationen des Surfactant-Protein-B- oder -C-Gens identifiziert worden. Die Erkrankung verläuft bereits im Säuglings- und Neugeborenenalter meist letal. Eine weitere Ursache kann eine Mutation des Gens ABCA3 sein, das für einen Surfactantproteintransporter codiert.

Klinische Relevanz Klinische Symptome sind Husten und langsam zunehmende Atembeschwerden mit vorwiegend restriktiven Ventilationsstörungen. Röntgenologisch zeigen sich meist beidseitige hilusnahe, grau-weißliche Infiltrate („ground-glass"). Die Therapie besteht in massiven Lungenspülungen (Lavagen), durch die eine Auswaschung der angereicherten Proteine im Erwachsenenalter meist gelingt.

24.8 Pneumokoniosen

Definition Unter Pneumokoniosen versteht man Erkrankungen, die durch inhalierte anorganische oder organische Materialien ausgelöst werden. Viele dieser Erkrankungen sind berufsbedingt, bei allen spielt die Dosis und die Dauer der Inhalation eine wesentliche Rolle. Das heißt, es gibt eine Schwellendosis, ab der diese Substanzen erst krankheitsinduzierend wirken. Die inhalierten Schadstoffe induzieren eine interstitielle Entzündungsreaktion (➤ Tab. 24.2) mit konsekutiven Umbauvorgängen des Lungenparenchyms, beim Asbest auch mit Beteiligung der Pleura. Silikose und Asbestose sowie interstitielle Entzündungsreaktionen bei organischen Stäuben werden im ➤ Kap. 51.2.2 dargestellt.

Silikose, Asbestose

Die **Silikose** ist eine chronisch entzündliche und fibrosierende Lungenerkrankung, die durch die Inhalation von Quartzstaub (Siliziumoxide) ausgelöst wird (➤ Kap. 51.2.2). Die Quartzkristalle gelangen dabei aufgrund ihres kleinen Durchmessers bis in die Bronchiolen und Alveolen. Die **Asbestose** wird verursacht durch die Inhalation von Asbestfasern, die eine Bronchiolitis hervorrufen und sich – bedingt durch die Atemexkursionen – durch die Wand bohren und in den alveolären Bereich gelangen (➤ Kap. 51.2.2). Asbest darf zwar in Europa und Nordamerika nicht mehr verwendet werden, die Zahl der Erkrankungen steigt aber in Europa an, was sich nicht mit der langen Latenzzeit allein erklären lässt.

Metall-induzierte Erkrankungen

Ätiologie und Epidemiologie Einige Metalle können, zumeist in oxidierter Form inhaliert, Lungenschäden auslösen. Toxische Schäden werden verursacht durch Verbindungen und Legierungen von Kobalt, Wolfram und Cadmium, während Aluminium-, Beryllium- und Zirkoniumoxide hauptsächlich allergische Reaktionen auslösen. Kobalt- und Wolframverbindungen kommen in sog. Hartmetallegierungen vor, während Beryllium ein Bestandteil einer Legierung mit Aluminium in der Luftfahrtindustrie ist.

Pathogenese
Bei der Inhalation von Metalloxiden oder auch Metallstaub einer Legierung wird dieses Material bevorzugt von den Alveolarmakrophagen aufgenommen und aufgelöst. Bei der Hartmetalllegierung werden dadurch einzelne hochtoxische lösliche Metallsalze gebildet, wie Kobaltverbindungen, die zuerst die Makrophagen selbst zerstören, dann aber auch das Epithel. Bei anderen Metallverbindungen wie dem Beryllium entsteht durch die Wirkung der Makrophagen primär lösliches Berylliumoxid, das zirkuliert (Hapten), sich mit körpereigenen Proteinen verbindet und bei entsprechender genetischer Disposition als ein Allergen wirkt. Gegen diese Allergene werden Antikörper entwickelt. Die primär zirkulierenden Allergen-Antikörper-Komplexe werden über weitere Antikörperreaktionen (idiotypisches Netzwerk) zu unlöslichen Komplexen, die in den Lungen abgelagert werden.

Morphologie

Bei der **toxischen Schädigung** kommt es zu einer primär peribronchiolären Entzündung mit Riesenzellen und in der alveolären Peripherie zu einer akuten interstitiellen Pneumonie (DAD), die sich dann aber rasch zu einer riesenzelligen interstitiellen Pneumonie entwickelt. Morphologisch und histochemisch kann man einzelne Bestandteile der Metalllegierung in den Riesenzellen nachweisen (z.B. Titan).

Bei der chronisch **allergischen Metallose**/Berylliose/Zirkoniose erzeugen die abgelagerten Allergen-Antikörper-Komplexe eine epitheloidzellige granulomatöse Pneumonie, die von einer Sarkoidose nicht zu unterscheiden ist. Der Nachweis ist nur mittels Elementanalyse im Gewebsschnitt möglich oder mittels eines Lymphozytenproliferationstests mit den Blutlymphozyten des Patienten.

Klinische Relevanz Bei der toxischen Form dominiert je nach Intensität der Inhalation ein ARDS bzw. eine akute Atemnot. Bei der allergischen Form sind die Symptome ähnlich einer EAA, wobei während der Expositionszeit Müdigkeit und Abgeschlagenheit vorherrschen und sich die Symptome in der Zeit fehlender Exposition (Wochenende) deutlich bessern.

Weitere Pneumokoniosen

Ätiologie Intravenös gespritzte Substanzen oder freigesetzte Bestandteile therapeutisch eingesetzter Hilfsmittel können ebenfalls eine Pneumokoniose auslösen. Klassische Beispiele sind die Talkumvaskulitis bei Drogensüchtigen oder die embolische Verschleppung von Dialysemembranbestandteilen.

Pathogenese

Heroinersatzmittel, z.B. Methadon, enthielten **Talkum als Bindemittel**, was bei oraler Verabreichung keine Probleme verursacht. Methadon wird aber gelegentlich von Drogensüchtigen zerrieben, aufgelöst und direkt intravenös appliziert. Dadurch gelangt Talkum in die Blutbahn und erzeugt u.a. in den peripheren Lungengefäßen eine riesenzellige Vaskulitis, wobei man Talkumkristalle in den Riesenzellen nachweisen kann. Diese Vaskulitis führt schließlich zum Gefäßverschluss. Bei wiederholter i.v. Applikation kann eine pulmonale Hypertonie entstehen und letztlich zum Tod im Rechtsherzversagen führen.

Ein ähnlicher Mechanismus wurde bei **Dialysemembranen** beschrieben. Mehrfachverwendung von Dialysemembranen führt zur „Membranalterung", und diese äußert sich in einer Freisetzung von Zellulose und anderen Bestandteilen, die embolisch in die Lungen verschleppt werden und in den kleinsten Gefäßen ebenfalls eine Riesenzellvaskulitis verursachen. In neuerer Zeit sind auch andere Bestandteile künstlicher Membranen in Lungen gefunden worden.

24.9 Tumoren der Lunge

Definition Für die malignen epithelialen Tumoren der Lunge wird sowohl der Begriff des Lungen- wie des **Bronchialkarzinoms** synonym verwandt. Es handelt sich dabei um maligne Tumoren, die von Vorläuferzellen (Stammzellen) in den Bronchien, Bronchiolen und der terminalen bronchioloalveolären Einheit ihren Ausgang nehmen. Unter Stammzellen sind dabei nicht embryonale Stammzellen zu verstehen, sondern bereits organspezifische Stammzellen der zentralen und peripheren Atemwege.

Epidemiologie Maligne Tumoren der Lunge sind weltweit die häufigste zum Tode führende Neoplasie, wobei die männliche Population noch an der Spitze liegt, aber Frauen bereits stark aufgeholt und in einigen Ländern die Männer bereits überholt haben (USA, UK). Das Lungenkarzinom übertrifft an Häufigkeit und in der Todesstatistik die 3 nächsthäufigen Karzinome der Mamma, Prostata und des Dickdarms zusammen.

Ätiologie Etwa 85–90% der malignen Lungentumoren werden durch das **Zigarettenrauchen** ausgelöst. Im Tabakrauch sind ca. 7000 unterschiedliche chemische Substanzen enthalten, unter denen sich im Tierexperiment ca. 60 als alleinig hochwirksame Kanzerogene erwiesen haben. Hierzu gehören u.a. polyzyklische aromatische Kohlenwasserstoffe vom Typ der Nitrosamine und N-Nitroso-Verbindungen, Benzo-(a)-Pyrenverbindungen und kanzerogene Metallverbindungen (Nickelkarbonyl, Cadmiumhydroxid). Ein Teil dieser Verbindungen sind in der Partikelphase der filterlosen Zigaretten (Benzo-a-pyren) angereichert, andere (besonders die N-Nitroso-Verbindungen und Nitrosamine) sind aufgrund ihres niedrigen Siedepunktes gasförmig im Rauch der Filterzigaretten vorhanden und kondensieren in der bronchioloalveolären Peripherie. Die überragende Bedeutung des chronischen Zigarettenrauchens spiegelt sich bei der Korrelation von Tumorinzidenz und Rauchgewohnheiten wider. Die Inzidenz von 3,4/100.000/Jahr bei einem Nichtraucher steigt auf 51,5 bei einem Konsum bis zu 10 Zigaretten pro Tag und auf 217,5 bei einem täglichen Konsum von 40 Zigaretten. Nach den bisher vorliegenden Untersuchungen ist auch das „Passivrauchen" für die Entwicklung bösartiger Lungentumoren gleichbedeutend dem aktiven Rauchen einzuschätzen. Es darf aber nicht übersehen werden, dass es auch Lungenkarzinome bei Nicht-/Nie-Rauchern gibt. Es sind dies genetisch deutlich unterschiedliche Lungenkarzinome, zumeist gut differenzierte Adenokarzinome.

Gegenüber der chronischen Zigarettenrauchinhalation kommt anderen „**pulmonalen Kanzerogenen**" eine vergleichsweise untergeordnete Rolle zu. Allerdings erlangen meist beruflich bedingte Schadstoffbelastungen durch Asbestfeinstaub, Kokereigase, radioaktive Strahlung, Arsen, Holzstaub u.a. als Kokanzerogene bei gleichzeitigem Zigarettenrauchen Bedeutung (➤ Kap. 51.6). Die Wirkung von „Feinstaub" auf eine mögliche Karzinomentstehung ist derzeit nicht geklärt. Es ist aber vor allem der Inhalt oder die Beladung der Mikro-/Nano-Partikel mit Kanzerogenen wesentlich und nicht die Partikel selbst.

24.9.1 Topografie und makroskopische Befunde

Die Topografie der Entwicklung maligner Lungentumoren ist für Früherkennung, Operabilität und Metastasierungsmuster wichtig. Folgende Wachstumsformen werden unterschieden (> Abb. 24.49, > Abb. 24.50):
- **zentrale hilusnahe Tumoren,** unter denen Plattenepithel- und kleinzellige Karzinome eine zentrale Rolle spielen (60–70%)
- **periphere Tumoren,** die radiologisch relativ frühzeitig diagnostiziert werden können und bei denen Adenokarzinome am häufigsten sind (30–40%)
- **diffus infiltrierende,** „pneumonisch" wachsende Tumoren

24.9.2 Histologische Klassifikation der Lungentumoren

Von den mehr als 50 in der WHO-Klassifikation von 2004 erfassten Lungentumoren sind folgende histologische Tumortypen am häufigsten, wobei die Anteile unterschiedlich hoch sind, je nachdem ob Resektate oder Biopsien zugrunde gelegt wurden:
- Plattenepithelkarzinome
- kleinzellige Karzinome
- Adenokarzinome
- großzellige Karzinome
- sarkomatoide Karzinome

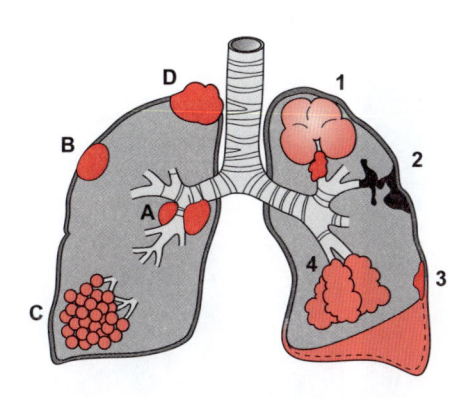

A zentrales / intermediäres Karzinom
B peripheres Karzinom / Rundherd
C pneumonisch wachsendes (Alveolarzell-)Karzinom
D sog. Pancoast-Tumor

1 Überblähung
2 Atelektase / Retentionspneumonie
3 Pleuraerguss bei Pleurabeteiligung
4 Bronchiektasen / Retentionspneumonie

Abb. 24.49 Topografie (rechte Lunge A–D) und Komplikationen (linke Lunge 1–4) maligner Lungentumoren.

Plattenepithelkarzinom

Die relative Häufigkeit des Plattenepithelkarzinoms hat in den letzten Jahren deutlich abgenommen. Es entwickelt sich über plattenepitheliale Metaplasie und Plattenepitheldysplasie bis zum Carcinoma in situ. Die Tumoren zeigen unterschiedliche Differenzierungsgrade. Hochdifferenzierte Plattenepithelkarzinome (G1-Karzinome) weisen relativ gleichförmige Epithelkomplexe mit zellulären Atypien, Verhornungstendenz und Ausprägung von Interzellularbrücken/-spalten auf (verhornendes Plattenepithelkarzinom; > Abb. 24.51). In fortgeschrittenen Tumorphasen sind ausgedehnte Nekrosen bis hin zu Pseudozysten charakteristisch.

Kleinzelliges neuroendokrines Karzinom

Definition Die Bezeichnung kleinzelliges Lungenkarzinom beruht auf den in Relation zu den anderen Karzinomen eher kleinen Zellkernen und dem schmalen Zytoplasma. Der Kerndurchmesser variiert zwischen 17 und 23 µm (> Abb. 24.52). Die Tumorzellen beim kleinzelligen Karzinom sind gering kohäsiv. Charakteristisch sind Quetschartefakte in Biopsien.

Beim kleinzelligen Karzinom handelt es sich um ein niedrig differenziertes, hochmalignes neuroendokrines Karzinom, das wahrscheinlich den bronchialen zentralen Stammzellen nahesteht.

Klinische Relevanz Gelegentlich kommen, wie bei allen anderen Bronchialkarzinomen auch, paraneoplastische Syndrome durch ektope Hormonproduktion vor, z.B. eine ACTH-Produktion mit Cushing-Syndrom. Für den Nachweis werden immunhistochemische Zusatzuntersuchungen auf neuroendokrine Marker durchgeführt, z.B. neurales Adhäsionsmolekül (NCAM = CD56), Chromogranin A, oder auch Synaptophysin. Im Serum des Patienten kann als Parameter für eine Tumorprogression der Nachweis von neuronenspezifischer Enolase (NSE) herangezogen werden. Therapeutisch von Bedeutung ist das nahezu 100%ige Ansprechen auf Chemo- und Strahlentherapie, die allerdings im Rezidiv zumeist verschwindet. Eine Operation ist beim kleinzelligen Karzinom umstritten und wird höchstens bei Frühstadien (I und IIa) nach präoperativer Chemotherapie in Erwägung gezogen.

Adenokarzinom

Definition und Einteilung Adenokarzinome sind heute die häufigsten Karzinomtypen und machen in den meisten hochindustrialisierten Ländern etwa 42% aller Lungentumoren aus. Die Adenokarzinome können aber nicht als eine Entität aufgefasst werden. Sie unterschieden sich untereinander durch eine Reihe genetischer Veränderungen. Entsprechend der WHO-Klassifikation und einer Modifikation durch die IASLC unterscheidet man dominant azinäre, papilläre, mikropapilläre und solide Formen, sowie noch die schleimbildenden Adenokarzinome und einige Sonderformen.

Molekularpathologie

Adenokarzinome sind bei Nie-Rauchern und Rauchern genetisch durchaus unterschiedlich: Bei Nie-Rauchern findet sich eine deutlich erhöhte Inzidenz an Mutationen des epidermalen Wachstumsfaktorrezeptors I oder auch Translokationen des ALK1-Gens, in den Karzinomen der Raucher wiederum sind Mutationen des KRAS-Onkogens und des IGF nachzuweisen.

Auch Adenokarzinome entwickeln sich aus Vorstufen. Bekannt sind bisher die atypische adenomatöse Hyperplasie als Vorstufe in der Peripherie, und die bronchioläre Zylinderzelldysplasie im Bereich der kleinen Bronchien und Bronchiolen. Aus ihnen gehen ebenfalls In-situ-Karzinome hervor. Das periphere In-situ-Adenokarzinom entspricht dem früher als bronchioloalveolären Karzinom bezeichneten Typ (➤ Abb. 24.53). Diese Form des In-situ-Adenokarzinoms kleidet die Alveolar-

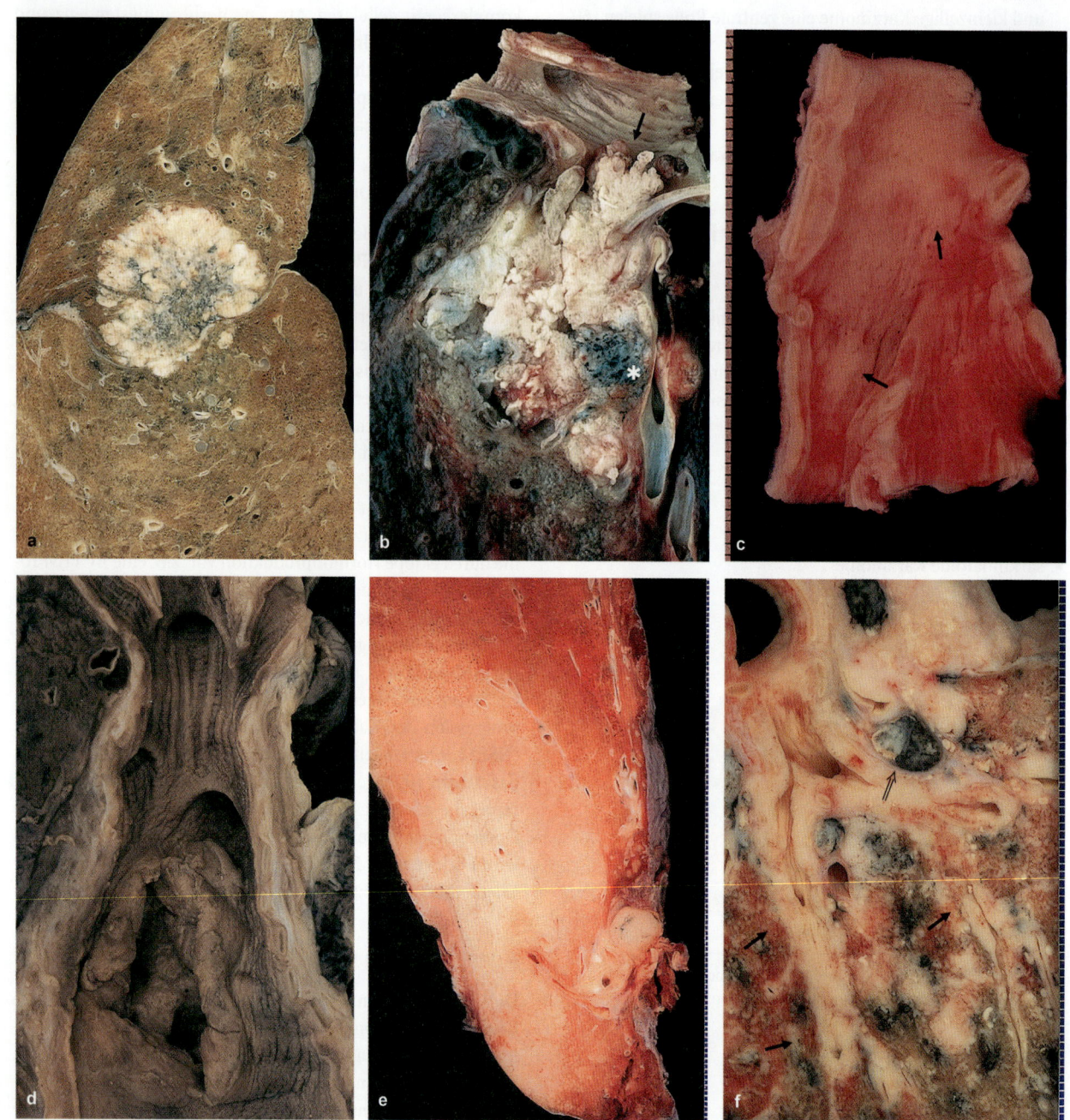

Abb. 24.50 Wachstumsmuster bösartiger Lungentumoren. a Peripherer Rundherd-Typ im basalen Oberlappen. Zentrale Tumorvernarbung mit vermehrter Pigmentspeicherung. **b** Zentrales Karzinom (meist Plattenepithelkarzinom): Verschluss der Bronchuslichtung durch intraluminales Tumorwachstum (Pfeil). Metastasierung in lokale, durch Kohlenstaubpigment schwarz gefärbte Lymphknoten (Sternchen). **c** Kleinzelliges Lungenkarzinom im eröffneten Bronchus. Intramurale manschettenförmige Tumorausbreitung im Bereich der hellrötlich verfärbten Abschnitte (Pfeile). **d** Ulzerierendes Lungenkarzinom mit ausgedehntem zentralem Defekt und wallartig aufgeworfenem Tumorrand. **e** „Pneumonisch" wachsendes Lungenkarzinom (dominant lepidischer Typ des Adenokarzinoms). **f** Ausgeprägtes, manschettenartig parabronchial und paravasal ausgebreitetes Tumorwachstum (Pfeile) und Lymphknotenmetastasen (Doppelpfeil) bei einem fortgeschrittenen kleinzelligen Karzinom. Lungenschnittfläche.

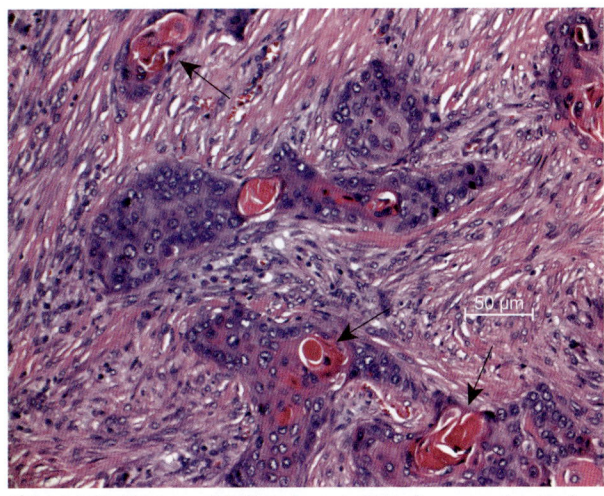

Abb. 24.51 Plattenepithelkarzinom mit Verhornung. In einzelnen Abschnitten haben sich „Hornkugeln" geformt (Pfeile). HE, Maßstab 50 µm.

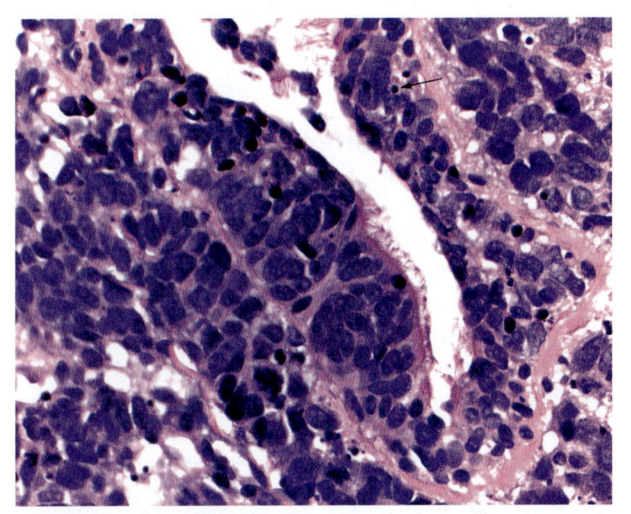

Abb. 24.52 Kleinzelliges Karzinom. Der Karzinomzellkern ist etwa 2- bis 3-mal so groß wie der Lymphozyt (Pfeil). HE, Vergr. 200-fach.

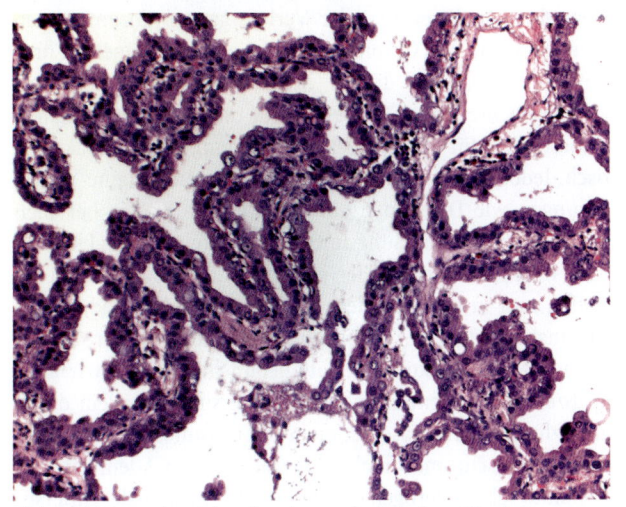

Abb. 24.53 In-situ-Adenokarzinom, lepidisches Wachstumsmuster. Diese Form hat eine gute Prognose und kann operativ geheilt werden. Typisch ist die Ausbreitung entlang präexistenter Alveolarsepten und vollständiger Ersatz des ursprünglichen Epithels. Eine Invasion muss durch Untersuchung des gesamten Karzinoms ausgeschlossen werden. HE, Vergr. 200-fach.

räume unter Benutzung der vorbestehenden Lungenstruktur tapetenförmig oder „schuppenförmig" aus. Deshalb spricht man auch von einem lepidischen Wachstumsmuster (vom Griechischen abgeleitet „schuppig").

Differenzialdiagnose Wichtig ist die Abgrenzung primärer pulmonaler Adenokarzinome von Lungenmetastasen. Adenokarzinome des Gastrointestinaltrakts, Karzinome der Ovarien, Nieren- oder Schilddrüsenkarzinome können das Bild eines primären Adenokarzinoms der Lunge vortäuschen. Immunhistochemische Untersuchungen ermöglichen in vielen Fällen die Abgrenzung gegenüber Metastasen.

Großzelliges Karzinom

In der WHO-Klassifikation von 2004 werden epitheliale Tumoren zusammengefasst, in denen eindeutig drüsige, kleinzellige oder plattenepitheliale Strukturen fehlen. Charakteristisch sind Zellen mit großen Zellkernen (> 26 µm), prominenten Nukleolen und nur mäßiggradiger Zytoplasmaentwicklung. An Subtypen lassen sich großzellige neuroendokrine, basaloide, hellzellige, und lymphoepitheliomähnliche Formen unterscheiden.

Sarkomatoides Karzinom

Darunter werden kombinierte Karzinome zusammengefasst, die aus einer spindelzelligen oder riesenzelligen Komponente und einem nicht kleinzelligen Karzinomtyp bestehen. Ebenfalls in diese Gruppe gehören Karzinosarkome und pulmonale Blastome. Bei diesen Karzinomen handelt es sich grundsätzlich um hochmaligne Tumoren mit sehr schlechter Prognose und geringem Ansprechen auf eine konventionelle Chemotherapie.

Kombinationsformen

Die meisten der nicht kleinzelligen Karzinome zeigen ein heterogenes Differenzierungsmuster. Bei Plattenepithelkarzinomen sind dies unterschiedlich differenzierte Anteile, bei den Adenokarzinomen Mischungen unterschiedlicher Architektur, z.B. azinär und papillär. Auch Mischungen aus Plattenepithel- und Adenokarzinomen kommen vor (adenosquamöses Karzinom). Dies hat eine Bedeutung, wenn 1–2 mm große Biopsien oder zytologische Präparaten beurteilt werden müssen. Es können dabei einzelne Komponenten durchaus fehlen, die dann erst im Operationspräparat nachzuweisen sind.

Neuroendokrine Tumoren

Als neuroendokrine Lungentumoren werden Karzinoide, großzelliges neuroendokrines und kleinzelliges neuroendokrines Karzinom zusammengefasst. Dabei sind das klein- und großzellige neuroendokrine Karzinom hochmaligne Karzinome der Lunge, während die Karzinoide als niedrige und intermediär maligne Karzinome aufgefasst werden. Die Ersteren wurden bereits besprochen.

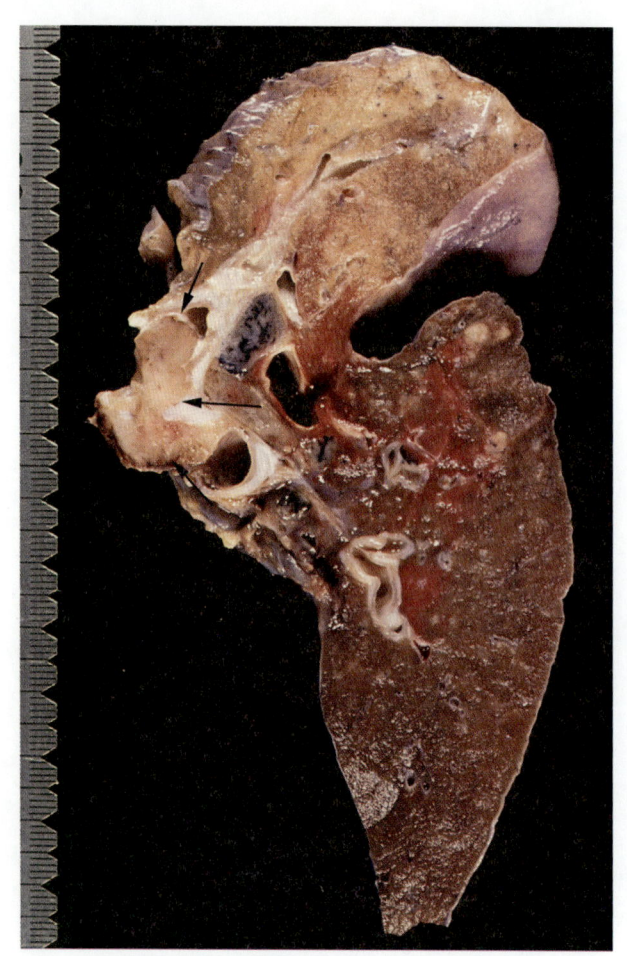

Abb. 24.54 Karzinoid (Pfeile). Typisch sind das endobronchiale Wachstumsmuster mit der daraus resultierenden Stenose des betroffenen Bronchus, Schleimstauung peripher und häufiger Bronchopneumonie.

Bei den Karzinoiden unterscheidet man typische von atypischen Karzinoiden; synonym wird manchmal auch vom hochdifferenzierten neuroendokrinen Karzinom (typisches Karzinoid) und vom mitteldifferenzierten neuroendokrinen Karzinom (atypisches Karzinoid) gesprochen. **Typische Karzinoide** wachsen über mehrere Jahre lokal infiltrativ destruierend, metastasieren sehr selten und weisen nach operativer Entfernung eine gute Prognose auf (➢ Abb. 24.54). **Atypische Karzinoide** sind durch gesteigerte Proliferationsaktivität (≥ 2 und ≤ 10 Mitosen pro 2 mm³) und kleinherdige Nekrosen charakterisiert. Zum Zeitpunkt der Diagnose sind in bis zu 25% der Fälle Lymphknotenmetastasen entwickelt.

24.9.3 Sonderformen von Lungentumoren und Präneoplasien

Tumorlets

Tumorlets sind bis zu 5 mm große tumorartige neuroendokrine Epithelproliferate. Sie werden als Vorläufer der Karzinoide aufgefasst.

Pancoast-Syndrom

Man spricht von einem Pancoast-Syndrom, wenn ein peripherer maligner Lungentumor über die Lungenspitzenregion hinaus durch frühzeitige Infiltration von Strukturen der Thoraxwand (Weichteile, Gefäße und Nerven) zu einem spezifischen Symptomenkomplex führt. Gelegentlich ist ein Horner-Syndrom mit Enophthalmus, Ptosis und Miosis durch Tumorinfiltration des Truncus sympathicus entwickelt.

Tumorartige Läsionen und seltene Lungentumoren

Von klinischer Relevanz bei der Differenzialdiagnose meist peripherer Rundherde im Schnellschnitt sind Hamartome (benigne epitheliale und mesenchymale Mischtumoren). Die knolligen Neubildungen lassen sich gut isolieren und bestehen mikroskopisch aus Knorpelgewebe, Bindegewebe sowie wechselnden Anteilen von glatter Muskulatur und Fettgewebe sowie primitiven bronchialen Sprossen.

24.9.4 Molekularpathologie des Lungenkarzinoms

Lungenkarzinome sind durch eine Vielzahl genetischer und epigenetischer Veränderungen charakterisiert. Molekulare zytogenetische Untersuchungen haben gezeigt, dass das Lungenkarzinom praktisch ausnahmslos aneuploid ist und in der Regel multiple chromosomale Veränderungen aufweist. Die Häufigkeit **chromosomaler Veränderungen** ist bei den kleinzelligen und Plattenepithelkarzinomen besonders groß, während genomische Aberrationen bei den Adenokarzinomen deutlich geringer ausgeprägt sind. Translokationen, die bei Leukämien, Lymphomen und Sarkomen eine große Rolle spielen, sind beim Lungenkarzinom weniger bedeutsam. Man beobachtet vielmehr den Zugewinn oder Verlust ganzer Chromosomen (Aneusomien), von Chromosomenarmen oder kleinerer Chromosomenabschnitte, die zu Mustern chromosomaler Ungleichgewichte führen. Diese sind für die einzelnen Entitäten, insbesondere für das kleinzellige Karzinom, recht charakteristisch. Jedoch gibt es Überlappungen und gemeinsame Veränderungen wie Deletionen auf Chromosom 3p, die bei allen Lungenkarzinomen häufig auftreten. Während sie bei kleinzelligen Karzinomen häufig den gesamten Chromosomenarm betreffen und in nahezu jedem Tumor vorhanden sind, finden sich insbesondere in Adenokarzinomen häufig kleinere Deletionen auf Chromosom 3p. Plattenepithelkarzinome wie auch großzellige neuroendokrine Karzinome sind vor allem durch zusätzliche Überrepräsentationen von Chromosom 3q charakterisiert. Die chromosomalen Aberrationen der Adenokarzinome sind sehr heterogen. Während chromosomale Untersuchungen für viele Lungenkarzinome vorliegen, sind die Kenntnisse über **posttranslationale Modifikationen** sehr beschränkt. Hierher gehören Modifikationen der Genexpression durch regulatorische Mikro-RNAs, Methylierungen von Genen, die zu einer Inaktivität führen, und Modifikationen an den Proteinen (Phosphorylierung, Dephosphorylierung, Proteinisoformen mit unterschiedlicher Funktion, manchmal sogar gegensätzlich).

Defekte in Tumorsuppressorgenen finden sich beim TP53-Gen und den Genen des p16-Zyklin-D1-Retinoblastomgen-Signalwegs, deren Komponenten bei kleinzelligen bzw. nicht kleinzelligen Karzinomen unterschiedlich betroffen sind. Therapeutisch immer wichtiger werdende Mutationen bei den Adeno- und Plattenepithelkarzinomen sind in den Genen des epidermalen Wachstumsfaktorrezeptors (EGFR), im KRAS, im insulinartigen Wachstumsfaktorrezeptor (IGF1R), im Fibroblastenwachstumsfaktor-Rezeptor 1 (FGFR1) und im Discoidin-Domain-Rezeptor 2 (DDR2) nachgewiesen worden, wobei es für Karzinome mit entsprechenden Mutationen neue Medikamente gibt – sog. zielgerichtete Therapie („targeted therapy"). Eine Inversion der EML4-ALK-Kinase bei Adenokarzinomen ermöglicht ebenfalls eine selektive Therapie. Mutationen bei Genen für die Enzyme Histon-Deazetylase und Azetylase sind weitere Angriffspunkte für gezielte Therapie des nicht kleinzelligen Lungenkarzinoms.

Diese neuen Therapiestrategien erfordern neben der Klassifikation des Lungenkarzinoms durch konventionelle histologische und zytologische Kriterien zunehmend den Einsatz von **immunhistologischen und genetischen Markern,** da die Diagnose für den Einsatz dieser Medikamente Voraussetzung sind. Ein Inhibitor des vaskulären Wachstumsfaktorrezeptors darf wegen des Blutungsrisikos im Plattenepithelkarzinom nicht eingesetzt werden. Der Einsatz eines EGFR-Inhibitors hat nur bei EGFR-mutierten Adenokarzinomen Aussicht auf Erfolg.

24.9.5 Metastasen maligner Lungentumoren

Krankheitsverlauf und Todesursachen werden neben den Komplikationen durch den Primärtumor wesentlich vom Metastasierungsmuster geprägt. Relativ frühzeitig und häufig sind mediastinale Lymphknotenmetastasen. Nach dem Befall der ersten intrapulmonalen Lymphknotenstation erfolgt die Metastasierung über die parabronchialen und hilären Lymphknoten. In einem hohen Prozentsatz ist der Bifurkationslymphknoten beteiligt, es folgen dann die ipsi- und kontralateralen mediastinalen Lymphknoten. Ein Überspringen einzelner Lymphknotenstationen kommt durchaus vor („skip lesion").

Nicht selten werden maligne Lungentumoren heute primär aus Fernmetastasen, z.B. bei Hirnoperationen, diagnostiziert. Nach den Lymphknotenmetastasen sind Metastasen im Skelettsystem, in den Nebennieren und im Gehirn am häufigsten.

24.9.6 TNM-System und klinische Aspekte

TNM-System

Grundlagen des TNM-Systems ➤ Kap. 6.10.2

Die TNM-Klassifikation legt aufgrund der Befunde betreffend Größe, Topografie und Ausdehnung des Primärtumors sowie gesicherte Lymphknoten- und Fernmetastasen das Tumorstadium Ia–IV fest. Diese Stadieneinteilung („staging") bildet zusammen mit dem Tumorgrading gegenwärtig die wesentliche Grundlage für die Planung operativer und weiterführender therapeutischer Maßnahmen sowie für die Abschätzung der Prognose. In der neuen Klassifikation wird das „Staging" nunmehr auch für die kleinzelligen Karzinome und die Karzinoide empfohlen.

Operabilität

Etwa 70–80% der malignen Lungentumoren manifestieren sich mit Symptomen eines bereits fortgeschrittenen Tumorleidens. In etwa 20% befinden sich die Patienten in einem operablen Stadium. Für die Operabilität spielen das Ausmaß des Tumorstadiums (TNM, Stadium IIIB und IV gelten derzeit als inoperabel), aber auch sonstige Befunde eine Rolle: Eine oft gleichzeitige Lungenerkrankung, zumeist COPD, kann die Lungenfunktion so verschlechtern, dass eine Lappenresektion nicht möglich ist. Andere Erkrankungen wie koronare Herzerkrankung oder schwerer Diabetes stellen wegen des hohen Operationsrisikos Kontraindikationen dar. Eine bereits vorhandene Kachexie ist ebenfalls ein Ausschlussgrund. Auch die Topografie des Tumors hat eine Bedeutung: Ein kleiner Tumor in der tracheobronchialen Bifurkation bedeutet Inoperabilität, da keine dauerhafte Anastomose zwischen Trachea und verbliebenem Bronchialbaum gebildet werden kann.

Komplikationen

Zentrale und intermediär entwickelte Tumoren (besonders Plattenepithelkarzinome) führen bei Verschluss der Bronchuslichtung und bei intraluminalem Tumorwachstum zu Atelektasen und eitrigen Pneumonien im nachgeschalteten Lungengewebe. Rezidivierende Blutungen resultieren aus Tumornekrosen und Gefäßarrosionen. Ein Pleuraerguss kann Folge einer Pleuritis bei Pneumonie sein, aber auch durch eine Tumorinfiltration der Pleura entstehen. Der Nachweis von Tumorzellen im Pleuraerguss ist ein prognostisch ungünstiges Zeichen. Eine obere Einflussstauung ist nicht selten erstes klinisches Symptom eines bereits fortgeschrittenen, häufig kleinzelligen Lungenkarzinoms mit Metastasierung in die mediastinalen Lymphknoten. Hirnmetastasen sind häufig erste Symptome eines primären pulmonalen Adenokarzinoms. Ein manschettenförmig infiltrierendes Wachstumsmuster mit frühzeitiger Metastasierung nach Gefäßeinbruch ist charakteristisch für das kleinzellige Karzinom.

Diagnostik

Die Diagnostik bösartiger Lungentumoren basiert entscheidend auf der histopathologischen Untersuchung von Biopsien des Tumorgewebes, die je nach Lokalisation bronchial, transbronchial oder transthorakal gewonnenen werden. Zur Bewertung kommen dabei 1–2 mm große Biopsien oder 15 mm lange Stanzzylinder eines oft mehrere Zentimeter großen Tumors.

24.9.7 Lungenmetastasen

Lungenmetastasen sind häufige Spätkomplikationen anderer Organtumoren. Hämatogene und lymphogene Metastasierungswege werden unterschieden. Besonders Nieren- und Rektum-, aber auch Magen- und Pankreas- sowie Mammakarzinome metastasieren bevorzugt hämatogen in die Lunge. Aber auch nahezu alle bösartigen mesenchymalen Tumoren (Sarkome) metastasieren primär in die Lungen.

Ein Lungenbefall bei malignen Lymphomen findet sich in fortgeschrittenen Stadien von Hodgkin- oder Non-Hodgkin-Lymphomen. Es kommen jedoch auch selten primäre Lymphome in der Lunge vor (Lymphogranulomatose, extranodales Marginalzonenlymphom vom MALT-/BALT-Typ, diffuses großzelliges B-Zell-Lymphom). Zumeist unterdiagnostiziert sind die interstitiellen Pneumonien im Rahmen von Zytostatikatherapien.

24.10 Zytopathologie von Lungenerkrankungen

Präparate für zytologische Untersuchungen bei Lungenerkrankungen können aus Sputum, Bronchialsekret und Lavageflüssigkeit sowie von intra- und transbronchial oder perthorakal gewonnenem Material erstellt werden. Durch kombinierte Auswertungen zytologischer und histologischer Biopsiepräparate können bis zu 85% klinisch vermuteter bösartiger Lungentumoren diagnostiziert werden. Neue ultraschallgestützte Bronchoskopiemethoden haben die Treffsicherheit bei der Punktion von peribronchialen und einzelnen mediastinalen Lymphknotengruppe erheblich verbessert.

Bronchoalveoläre Lavage (BAL)

Nach Absaugung von instillierter Flüssigkeit (5 × 20–25 ml) können Zellen aus den peripheren respiratorischen Bronchiolen und der Lungenalveolen bzw. Alveolarwänden beurteilt werden. In einer normalen BAL dominieren Makrophagen. Bei einer Lymphozytose kann man mit dem Verhältnis von CD4- zu CD8-positiven Zellen in der Regel zuverlässig zwischen Sarkoidose (T4/T8-Ratio meist auf über 3 erhöht) und exogen-allergischer Alveolitis (unter 0,5 erniedrigt) unterscheiden. Erreger infektiöser Lungenerkrankungen lassen sich zuverlässig mittels Immunfluoreszenz, Mykobakterien und Pilze mit Spezialfärbungen oder auch molekularbiologischen Methoden nachweisen. Auch eine Exposition mit pathogenem Fremdmaterial (z.B. Silikate, Metallstaub) kann in der BAL nachgewiesen werden. Asbestkörperchen lassen sich ebenso erkennen wie Quartzkristalle oder in Makrophagen aufgenommene Metalloxide. Bei einigen dieser Fremdpartikel müssen allerdings chemische Nachweisverfahren angewendet werden.

Tumoren

Bei der zytologischen Diagnose bösartiger Lungentumoren müssen unterschiedliche Größen der Zellkerne und zytoplasmatische Differenzierungen berücksichtigt werden. Auch Chromatinveränderungen in den Kernen und Nukleolenveränderungen werden zur Differenzialdiagnose herangezogen (➤ Abb. 24.55).

Kleinzelliges Karzinom

Es besitzt rundliche oder ovale, selten polygonale dunkel gefärbte Zellkerne (➤ Abb. 24.55a). Das Kernchromatin ist dicht. Die Kerne sind höchstens dreimal so groß wie die Kerne von normalen Lymphozyten. Nukleolen sind nicht sichtbar. Das Zytoplasma ist kaum zu erkennen.

Nicht kleinzellige Karzinome

Schleimbildung, exzentrische Position des Kerns, zylindrische Zellformen oder drüsige Strukturen sichern die Diagnose eines Adenokarzinoms (➤ Abb. 24.55b). Zellverhornung oder Nachweis von Interzellularbrücken sind charakteristisch für Plattenepithelkarzinome (➤ Abb. 24.55c). Zellkerne von Adenokarzinomen sind meist vesikulär und enthalten einen gut sichtbaren Nukleolus. Die Zellkerne sind typischerweise polymorph und grob strukturiert. Bei niedrig differenzierten Tumoren ist eine definitive zytologische Unterscheidung zwischen Adenokarzinom, Plattenepithelkarzinom und großzelligem Karzinom sowie Kombinationsformen meist unmöglich.

Bedeutung der Zytologie in der Diagnostik von Lungenerkrankungen

Die zytologische Untersuchung ist ein integraler Bestandteil bei der Abklärung von Lungenerkrankungen. Eine Karzinomdiagnose kann bei ausreichender Erfahrung des Zytologen allein aufgrund eines eindeutigen zytologischen Befundes gestellt werden. Die Kombination Histologie und Zytologie erlaubt in einem hohen Prozentsatz eine klare Diagnostik bzw. den Ausschluss maligner Prozesse. Die Diagnostik mesenchymaler Tumoren ist mittels Zytologie limitiert, bestenfalls kann maligne und benigne Tumoren unterschieden werden. Mittels Immunzytologie am Zellblock oder an Zellausstrichen lässt sich die Aussagekraft jedoch erweitern. Die BAL ist für die Abklärung von unklaren interstitiellen Lungenerkrankungen

24.10 Zytopathologie von Lungenerkrankungen

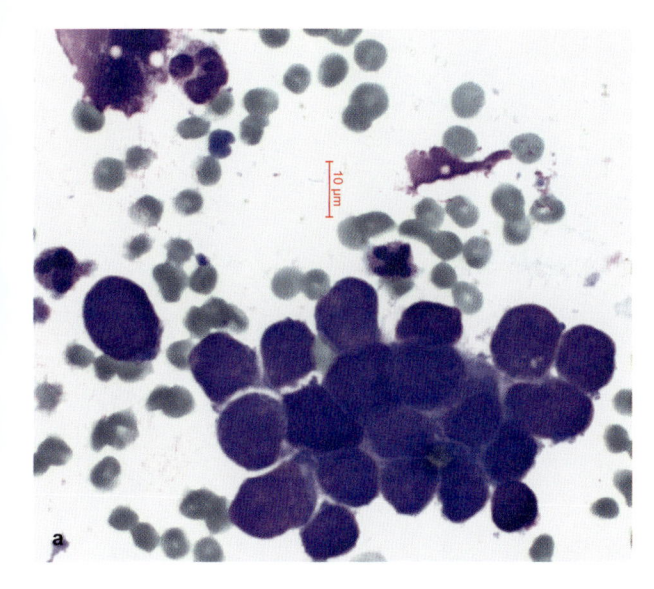

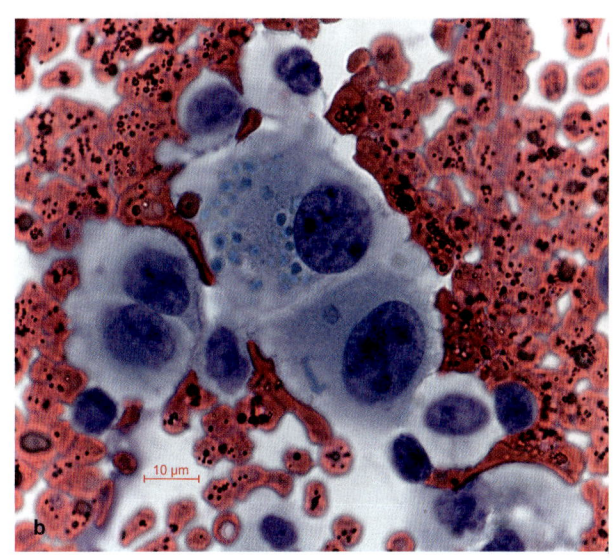

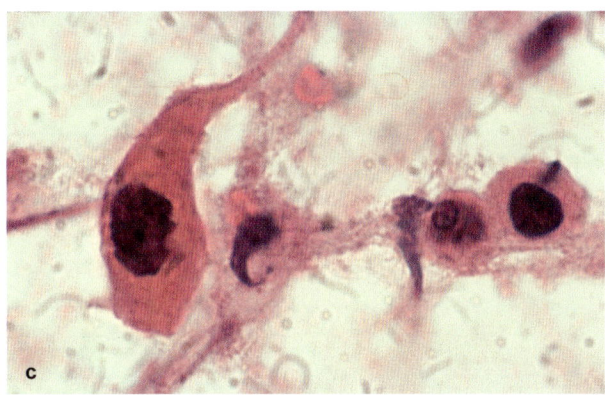

Abb. 24.55 Zytologie von bösartigen Lungentumoren. a Kleinzelliges Karzinom, in Gruppen liegende kleine Zellen mit dunkel gefärbten, grob strukturierten und polymorphen Kernen, die dicht aneinander liegen. Das Zytoplasma ist kaum zu erkennen. Oben zum Vergleich ein neutrophiler Granulozyt. MGG, Maßstab 10 μm. **b** Adenokarzinom, hochgradig atypische Zellen mit großen, vesikulären Zellkernen und prominenten Nukleolen. Feinvakuoläres Zytoplasma und exzentrische Kernstellung sind typisch. MGG, Maßstab 10 μm. **c** Plattenepithelkarzinom, einzelne Karzinomzellen mit Verhornung (rot gefärbtes Zytoplasma); HE, Vergr. 630-fach.

und bei Verdacht auf z.B. opportunistische Lungenentzündungen, und bei der Abklärung von Pneumokoniosen in Kombination mit der Gewebsentnahme unverzichtbar. Bei ersteren können Typisierungen der beteiligten Immunzellen zusammen mit dem histologischen Bild Aussagen zur Ätiologie ermöglichen.

KAPITEL 25

M. Brockmann, M. Krismann

Pleura

- 25.1 Normale Struktur und Funktion 515
- 25.2 Inhaltsveränderungen 515
- 25.2.1 Pneumothorax 515
- 25.2.2 Pleuraerguss 516
- 25.2.3 Pleuraplaques 517
- 25.3 Entzündungen 517
- 25.3.1 Fibrinöse, serofibrinöse und granulomatöse Pleuritis 517
- 25.3.2 Pleuraempyem 517
- 25.4 Tumoren 518
- 25.4.1 Primäre benigne Pleuratumoren 518
- 25.4.2 Primäre maligne Pleuratumoren 518
- 25.4.3 Sekundäre Pleuratumoren: Metastasen 518

Zur Orientierung

Der Pneumothorax, Entzündungen und Tumoren sind wichtige Erkrankungen der Pleura. Sie heilen bindegewebig ab, indem der Pleuraspalt (vollständig) obliteriert. Aufgrund enger räumlicher Lagebeziehungen treten Pleuraerkrankungen gewöhnlich nicht isoliert auf. Ganz überwiegend handelt es sich um eine Beteiligung der Pleura im Rahmen von Erkrankungen der Nachbarorgane, insbesondere der Lunge. Asbest ist der wichtigste ätiologische Faktor für die Entstehung der bösartigen primären Pleuratumoren, der malignen Mesotheliome.

Die Pleura reagiert auf verschiedene Erkrankungen mit einem Erguss. Bei der morphologischen Untersuchung des Ergusspunktats kann man zwischen reaktiven, entzündlichen und tumorösen Prozessen unterscheiden. Auch bei der Einordnung tumoröser Prozesse im Pleuraraum (und ihrer Abgrenzung z.B. gegen Entzündungen) kommt der Pathologie eine zentrale Bedeutung zu.

25.1 Normale Struktur und Funktion

Die Pleurahöhlen werden durch die **Pleura visceralis** (= Lungenfell), die die gesamte Lungenoberfläche einschließlich der interlobulären Septen überzieht, und die **Pleura parietalis** (= Rippenfell), die die innere Oberfläche des Brustkorbs, des Mediastinums und des Zwerchfells auskleidet, begrenzt. Die beiden Blätter gehen am Lungenhilus ineinander über. Im dazwischen gelegenen, 10–20 μm breiten Spaltraum finden sich wenige Milliliter einer hyaluronsäurereichen Flüssigkeit. Diese wird hauptsächlich in den apikalen Abschnitten der parietalen Pleura aus den systemischen Blutkapillaren filtriert und vorwiegend über Stomata im Bereich der abhängigen Abschnitte der parietalen Pleura in das Lymphgefäßsystem drainiert.

Makroskopisch zeigen die Pleurablätter eine glänzende semitransparente Oberfläche, an der sich eine einschichtige Lage polygonaler Zellen befindet, die **Mesothelien,** deren Höhe je nach Dehnungszustand und Zellaktivität schwankt und die an ihrer Oberfläche Mikrovilli besitzen. Die Mesothelien sitzen einer Basalmembran auf. Darunter folgt eine dünne Schicht submesothelialen Bindegewebes. Die Nerven und Gefäße führende Pleurahauptschicht wird sowohl gegen die Oberfläche als auch gegen die Tiefe hin durch eine elastische Lamelle begrenzt (> Abb. 25.1).

Die Pleura liefert ein strukturelles Gerüst für die Lunge und ermöglicht durch ihre große Fläche deren Beweglichkeit. Das reibungsarme Gleiten der beiden Pleurablätter gegeneinander wird durch eine Benetzung der Oberflächen mit viskoser Flüssigkeit gewährleistet. Darüber hinaus findet sich im Pleuraraum ein subatmosphärischer Druck, der den Kollaps der Lunge verhindert.

25.2 Inhaltsveränderungen

25.2.1 Pneumothorax

Definition Kennzeichen eines Pneumothorax ist Luft im Pleuraspalt. In Abhängigkeit von der Pathogenese unterschei-

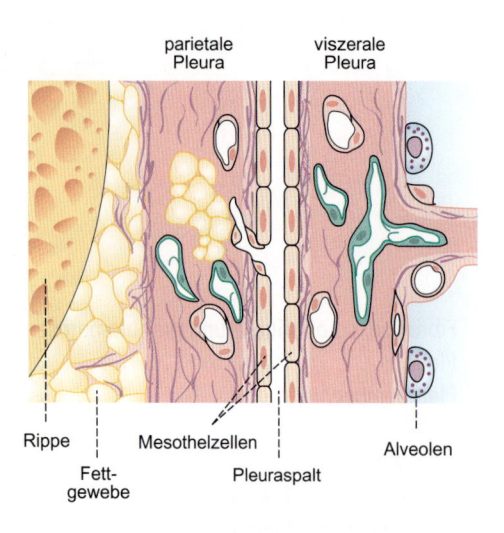

Abb. 25.1 Schichtweiser Aufbau der beiden Pleurablätter (Schema).

det man einen traumatischen und einen spontanen Pneumothorax. Solange die Öffnung für den Lufteintritt offen ist, liegt ein offener, andernfalls ein geschlossener Pneumothorax vor.

Ätiologie und Pathogenese
Infolge ihres hohen Anteils an elastischen Fasern übt die Lunge einen kontinuierlichen, hiluswärts gerichteten Zug auf die Pleura aus. Gelangt von außen durch einen Defekt der Brustwand und der Pleura parietalis oder von innen durch einen Defekt der Pleura visceralis Luft in den Pleuraspalt, wird der physiologische Unterdruck ausgeglichen, die Adhäsion der Pleurablätter wird aufgehoben, und die Lunge retrahiert sich hiluswärts entsprechend ihrer elastischen Zugkraft. Ursachen hierfür können z.B. ein Thoraxtrauma mit Brustwandverletzung bzw. eine iatrogene Pleuraläsion bei Probeentnahme oder Überdruckbeatmung sein. Ein Spontanpneumothorax tritt bevorzugt durch Ruptur einer Emphysemblase auf. Als Ursache des bei Jugendlichen vorkommenden sog. idiopathischen Pneumothorax wird derzeit eine lokalisierte Pleurafehlbildung diskutiert.

Morphologie
Bei Luftkontakt werden die sehr empfindlichen Mesothelien geschädigt. Die Folgen sind eine Fibrinexsudation, eine begleitende Eosinophilie (sog. reaktive eosinophile Pleuritis) und die Mesothelhyperplasie. Reicht die fibrinolytische Aktivität der neu gebildeten Mesothelien nicht aus, kommt es durch Organisation zu einer Pleurafibrose mit Ausbildung von Verwachsungssträngen. Bei zusätzlicher eitriger Entzündung entwickelt sich ein Pyopneumothorax.

25.2.2 Pleuraerguss

Definition Beim Pleuraerguss befindet sich eine abnorme Flüssigkeitsansammlung in der Pleurahöhle. Pleuraergüsse können serös (Hydrothorax), eitrig (Pleuraempyem), blutig (Hämatoserothorax bzw. Hämatothorax) oder chylös (Chylothorax) sein.

Epidemiologie und Ätiologie Häufigste Ursache ist die kardiale Stauung mit 30–40%. Die Häufigkeit von Ergüssen im Rahmen einer Pneumonie liegt bei etwa 30%, hiervon sind drei Viertel bakteriell und ein Viertel viral ausgelöst. An nächster Stelle mit ca. 15% stehen die sog. malignen Ergüsse, d.h. Ergüsse bei primären oder sekundären bösartigen Pleuratumoren bzw. Begleitergüsse bei überwiegend bösartigen Tumoren anderer Lokalisation. Mehr als die Hälfte wird durch maligne Lungentumoren und Mammakarzinome verursacht. Häufige Ergussursachen sind ferner Lungenembolien, Leberzirrhose, chronische Niereninsuffizienz, Pankreatitiden und rheumatische Grunderkrankungen.

Pathogenese
Der pleurale Lymphstrom kann bis auf das 30-Fache steigen, ohne dass sich wesentlich mehr Flüssigkeit im Pleuraspalt ansammelt. Ein Erguss tritt erst dann auf, wenn die Filtration die maximale Lymphstromgeschwindigkeit übersteigt. Dies ist dann der Fall, wenn eine Störung des Gleichgewichts zwischen hydrostatischem und kolloidosmotischem Druck (z.B. bei Herz-, Nierenerkrankungen oder bei Leberzirrhose) zu einer vermehrten Transsudation in den Pleuraspalt führt oder wenn eine entzündliche Alteration der Kapillarwände die Exsudation eiweißreicher Flüssigkeit in die Pleurahöhle zur Folge hat (**Hydrothorax**). Bei einer bakteriellen Infektion der Ergussflüssigkeit kommt es zusätzlich zur massiven Exsudation von Granulozyten in den Pleuraerguss, damit zum Pleuraempyem (➤ Kap. 25.3.2). Eine hämorrhagische Komponente (**Hämatothorax**) findet sich vor allem bei tumoröser Genese des Ergusses, seltenere Ursachen sind ein Lungeninfarkt und eine Tuberkulose. Demgegenüber ist ein Hämatothorax im eigentlichen Sinn (Hämatokrit im Erguss > 50% desjenigen des peripheren Blutes) vorwiegend traumatischer Genese. Chylöse Ergüsse (**Chylothorax**) entstehen ganz überwiegend durch traumatische oder tumorbedingte Läsionen des Ductus thoracicus bzw. eines seiner Äste.

Morphologie
Die morphologischen Befunde variieren in Abhängigkeit von der Ergussursache. Es kann sich um Transsudate oder um Exsudate handeln.

Makroskopisch sind die **Transsudate** im Allgemeinen hellgelb und klar. Je mehr Eiweiß und Zellen vorhanden sind, desto intensiver ist die Farbe und desto trüber ist der Erguss. Milchigweiße Ergüsse finden sich beim Chylothorax.

25.3 Entzündungen

Das kann bei malignen Pleuraergüssen indiziert sein, um die Pleurablätter zu verkleben und die Ergussmenge zu reduzieren.

Pathogenese
Infolge der entzündlichen Gefäßreaktion und Permeabilitätssteigerung treten Blutplasma und Fibrinogen aus. Letzteres polymerisiert außerhalb der Gefäße, insbesondere an der Pleuraoberfläche, zu Fibrin (fibrinöse Pleuritis). Größere Fibrinmengen werden durch die Atembewegungen zu Fibrinzotten zusammengeschoben. Häufig kommt es im Gefolge der entzündlichen Kapillarschädigung zusätzlich zu einem Exsudat (serofibrinöse Entzündung). Bei granulomatösen Lungenerkrankungen, insbesondere Tuberkulose und Sarkoidose, wird die Pleura in den entzündlich-granulomatösen Prozess einbezogen (➤ Kap. 48.3.6).

Nach therapeutischer Instillation induzieren und unterhalten die Fremdsubstanzen eine chronische fremdkörperreaktive Entzündung.

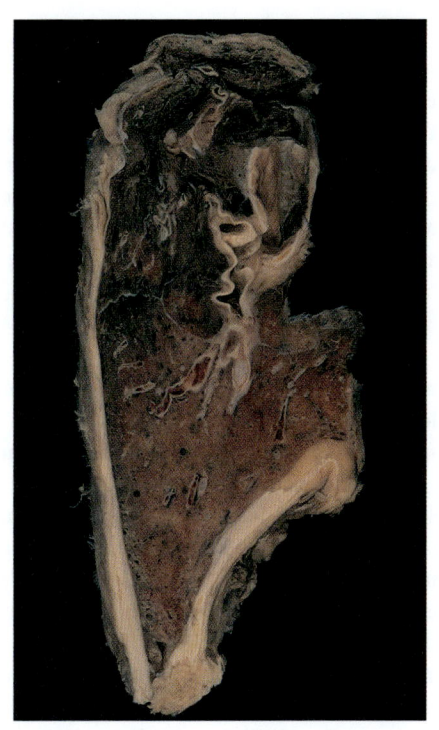

Abb. 25.2 Lungenschnittfläche mit Pleuraschwarte. Durch Narbengewebe „gefesselte" Lunge als Folge einer fibrinösen Pleuritis.

Morphologie
Makroskopisch ist die Pleura im Frühstadium getrübt, bei starker Fibrinexsudation werden die Fibrinbeläge zu grauen, zottigen Auflagerungen.

Histologisch findet sich in Frühstadien an der Oberfläche eine dünne Fibrinschicht. Die Mesothelzellen gehen teilweise zugrunde, teils sind sie hyperplastisch. In fortgeschrittenen Stadien wird das Fibrin zunehmend kompakter und schließlich durch ein Granulationsgewebe organisiert mit Bildung einer Pleurafibrose, evtl. mit Pleuraverschwartung. Das organisierende Granulationsgewebe enthält aktivierte Serosazellen, die histologisch einen bösartigen Pleuratumor imitieren können. In Abhängigkeit von der Ätiologie sind in das Granulationsgewebe Granulome eingelagert. Nach iatrogener Instillation von Talkum leuchtet dieses innerhalb der Fremdkörpergranulome im polarisierten Licht hell auf.

Zytologisch sind die Ergüsse durch desquamierte Mesothelien gekennzeichnet, denen in Abhängigkeit von der Ergussursache Lymphozyten, Granulozyten und Makrophagen, bei tumorösen Ergüssen auch Tumorzellen beigemischt sind.

Bei **Exsudaten** zeigt sich **histologisch** eine unspezifische oder spezifische Entzündung der Pleura. Länger bestehende Ergüsse führen zu einer bindegewebigen Pleurareaktion mit Abrundung der Lungenränder, Ausbildung von Ergusskammern und Pleuraschwarten (➤ Abb. 25.2).

25.2.3 Pleuraplaques

➤ Kap. 51.2.2

25.3 Entzündungen

25.3.1 Fibrinöse, serofibrinöse und granulomatöse Pleuritis

Ätiologie Bei den Pleuritiden handelt es sich fast ausschließlich um eine Beteiligung der Pleura bei Erkrankungen der Nachbarorgane, insbesondere der Lunge. Die fibrinöse Pleuritis tritt bei Grunderkrankungen wie z.B. Urämie, rheumatischen Erkrankungen oder als Begleitpleuritis bei Pneumonien auf. Früher war die Tuberkulose Hauptursache von Pleuritiden, aber auch heute ist sie insbesondere bei unter 30-Jährigen keineswegs selten. Pleuritiden kann man induzieren, indem man Fremdsubstanzen, z.B. Talkum, in die Pleura instilliert.

25.3.2 Pleuraempyem

Pleuraempyeme sind eitrige Entzündungen im Pleuraraum.

Ätiologie und Pathogenese
Häufig finden sich in Empyemen verschiedene Bakterien. Staphylokokken sind die häufigsten Keime, nicht selten lassen sich auch Anaerobier anzüchten. Pleuraempyeme treten gewöhnlich als Komplikationen von Pneumonien (parapneumonisches Empyem), bei entzündlich veränderten Lungeninfarkten oder nach operativen Eingriffen (z.B. nach ausgedehnten Lungenoperationen) auf. Seit Einführung der Antibiotika sind sie selten geworden und werden im Wesentlichen als Komplikation bei Patienten mit konsumierenden Erkrankungen beobachtet (z.B. bei bösartigen Lungentumoren).

Morphologie

Die Ergussflüssigkeit des Empyems ist trübe, viskös und je nach Erreger bzw. hämorrhagischer Komponente gelb, grüngelb oder mehr rötlich. An den Pleuraoberflächen findet sich eine dicke Fibrinmembran mit dicht eingelagerten Granulozyten und leukozytärem Detritus. Bei chronischem Empyem bildet sich randständig ein organisierendes Granulationsgewebe aus, das schließlich in eine Pleuraschwarte übergeht.

25.4 Tumoren

Epidemiologie Im Vergleich zu den Lungentumoren sind die primären gut- und bösartigen Pleuratumoren selten. Die Inzidenz der malignen primären Pleuratumoren, also der malignen Mesotheliome, hat sich jedoch in den Industrieländern während der letzten 30 Jahre verzehnfacht und wird noch weiter ansteigen. Noch häufiger als Mesotheliome sind Metastasen im Bereich der Pleura.

Pathogenese

Ursprungsgewebe der primären Pleuratumoren sind multipotente Serosa- und Subserosazellen. Diese können sich im Rahmen reparativer Prozesse sowohl zu epithelähnlichen Zellen, also Mesothelzellen, als auch zu Bindegewebezellen, also Subserosazellen, differenzieren. Das breite Spektrum ihrer Differenzierungspotenz erklärt die Vielfalt der histologischen Erscheinungsbilder der von den Serosazellen ausgehenden Tumoren. Dabei zeigen die gutartigen Pleuratumoren vorwiegend eine bindegewebige Differenzierung.

25.4.1 Primäre benigne Pleuratumoren

Definition Benigne Pleuratumoren sind langsam über Jahre wachsende Neubildungen, die ganz überwiegend von der Pleurahauptschicht und nicht vom Mesothel ausgehen. Eine maligne Entartung ist selten.

Morphologie

Der solitäre **fibröse Pleuratumor** ist der häufigste benigne Pleuratumor, er geht in etwa 80% von der viszeralen Pleura aus, ist gut umgrenzt, häufig gestielt und weist eine feste Konsistenz und eine grauweiße Schnittfläche auf. Allgemein handelt es sich um einen solitären Tumor, der allerdings sehr groß werden kann.

Histologisch finden sich in ein wechselnd zell- und kollagenfaserreiches Stroma eingelagerte Spindelzellen, die eine CD34-Expression zeigen. Charakteristisch sind im Tumor eingelagerte hämangioperizytomartig verzweigte Blutgefäße.

25.4.2 Primäre maligne Pleuratumoren

Ätiologie Nach **Asbestexposition** sind benigne Pleuratumoren nicht häufiger, maligne Mesotheliome jedoch schon. Asbest gilt daher als wichtigster ätiologischer Faktor für die Entstehung der malignen Mesotheliome in den Industrieländern. Der genaue Mechanismus der Tumorinduktion ist derzeit noch immer nicht geklärt (➤ Kap. 51.2.2). In den letzten Jahren wird neben Asbest das **Simian-Virus 40** (SV40) als ätiologischer Faktor diskutiert.

Morphologie

Nach dem makroskopischen Bild unterscheidet man 2 Formen.

Der sehr seltene **lokalisierte maligne fibröse Pleuratumor** ähnelt makroskopisch dem benignen Tumor. Er zeigt jedoch eine breite Basis zur Lunge mit infiltrierendem Wachstum. Histologisch finden sich spindelige Sarkomzellen, dazwischen ein wechselnder Gehalt kollagener Fasern.

Das **diffuse maligne Pleuramesotheliom** wächst zunächst in Form multipler kleiner Knötchen, die später großflächig konfluieren. Diese ummauern die Lunge zirkulär und setzen sich entlang den Interlobärspalten fort (➤ Abb. 25.3a). Die Grenze zum Lungengewebe bleibt lange scharf. Metastasen lassen sich häufig nachweisen, insbesondere in der Pleura und Lunge der Gegenseite und in thorakalen Lymphknoten. Histologisch kommen verschiedenste Wachstumsformen vor: Neben rein epitheloiden bzw. sarkomatösen Tumoren werden biphasische Mesotheliome mit variablen Anteilen beider Komponenten unterschieden. Dabei kann der epitheloide Anteil ein tubuläres, tubulopapilläres, solides, trabekuläres oder mikrozystisches Wachstumsmuster zeigen. Der sarkomatöse Subtyp ist durch eine variable Faserproduktion charakterisiert, selten kommen auch Areale mit muskulärer, knorpeliger oder knöcherner Differenzierung vor. Dabei können Abschnitte unterschiedlichster Differenzierung innerhalb eines Tumors auftreten, nicht selten sogar innerhalb eines umschriebenen Tumorareals (➤ Abb. 25.3b, c).

25.4.3 Sekundäre Pleuratumoren: Metastasen

Pathogenese

Die Dichte pleuraler Lymph- und Blutgefäße sowie die direkte Verbindung der Brusthöhlen untereinander und mit der Bauchhöhle durch Lymphgefäße erklären die häufige Pleurabeteiligung bei bösartigen Tumoren anderer Primärlokalisation. Häufigste Primärtumoren in diesem Sinn sind beim Mann die primären Lungentumoren, bei der Frau das Mammakarzinom. Aber auch primäre bösartige Tumoren der Oberbauchorgane (Magen, Pankreas, Leber), des Dickdarms, der Ovarien, der Nieren und der endokrinen Organe metastasieren häufig in die Pleura.

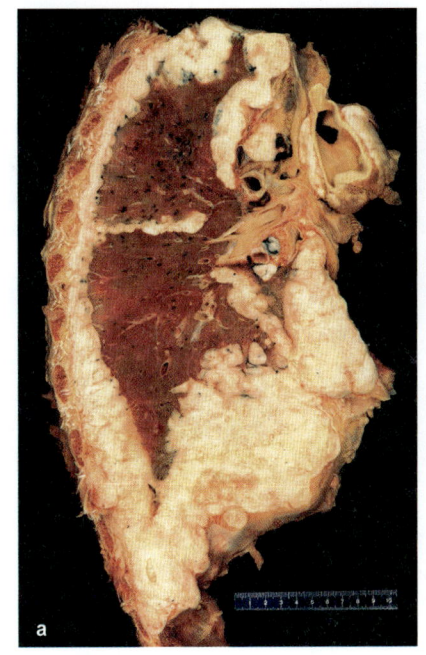

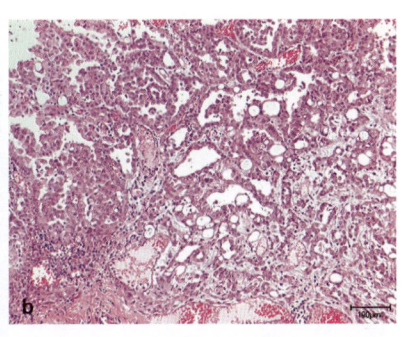

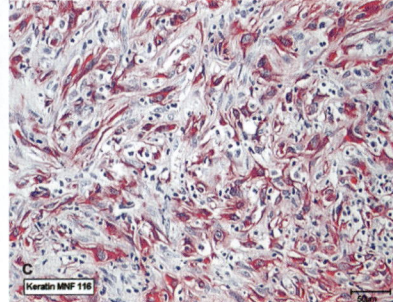

Abb. 25.3 Diffuses malignes Pleuramesotheliom. a Schnittfläche eines fortgeschrittenen Mesothelioms der rechten Thoraxhöhle mit zirkulärer Ummauerung der Lunge und kontinuierlicher Tumorausbreitung entlang der interlobären Pleura pulmonalis. **b** Hochdifferenzierte tubulopapilläre Differenzierung. HE, Vergr. 78-fach. **c** Sarkomatöse Differenzierung. Zytokeratin-Reaktion, Vergr. 156-fach.

Morphologie

In frühen Entwicklungsphasen ist die Pleurametastasierung durch ausgeweitete, von Tumorzellen angefüllte Lymphspalten charakterisiert. Makroskopisch resultiert ein grauweißes, feinfädiges oder körniges Netzwerk an der Lungenoberfläche (Lymphangiosis carcinomatosa). Es treten dann knotige Tumorinfiltrate sowie eine epipleurale Tumorausbreitung im Niveau des originären Mesothels (Carcinosis pleurae) auf. In fortgeschrittenen Stadien können sich breite Tumorschwarten entwickeln, die im Einzelfall makroskopisch Mesotheliomen ähneln können.

KAPITEL 26

G. Jundt, S. Ihrler, T. Löning*

* In den Vorauflagen unter Mitarbeit von I. Hegyi

Mundhöhle, Zähne und Speicheldrüsen

26.1	Mundhöhle	521	26.2.5	Tumorartige Gingivawucherungen	530
26.1.1	Normale Struktur und Funktion	521	26.2.6	Kieferzysten	531
26.1.2	Fehlbildungen und Anomalien	522	26.2.7	Tumoren	533
26.1.3	Zysten	523			
26.1.4	Stomatitis	523	26.3	Speicheldrüsen	535
26.1.5	Veränderungen der Mundhöhle bei anderen Erkrankungen	525	26.3.1	Normale Struktur und Funktion	535
			26.3.2	Fehlbildungen	536
26.1.6	Tumoren	525	26.3.3	Sialolithiasis	536
			26.3.4	Zysten	536
26.2	Zähne	529	26.3.5	Zystische lymphoide Hyperplasie bei HIV-Infektion	537
26.2.1	Normale Struktur und Funktion	529			
26.2.2	Zahnkaries	530	26.3.6	Sialadenitis	537
26.2.3	Pulpaentzündungen	530	26.3.7	Sialadenose	539
26.2.4	Erkrankungen des Zahnhalteapparats	530	26.3.8	Tumoren	539

Zur Orientierung

Mundhöhle

Die häufigsten Erkrankungen der Mundhöhle sind Entzündungen (**Stomatitis**), die aufgrund exogener (mechanischer/physikalischer, chemischer, infektiöser) oder endogener Ursachen (z.B. erworbene oder angeborene Immundefekte) oder als Begleiterkrankung bei dermatologischen und gastroenterologischen Krankheitsbildern (s.u.) auftreten. Leitsymptome sind „schmerzhafte Erosionen/Ulzera".
Die wichtigste Erkrankungsgruppe ist diejenige der **malignen Tumoren** der Mundhöhle und ihrer Vorläufer. Jede palpable Gewebeinduration sowie jede länger als 3–4 Wochen bestehende Schleimhautveränderung (Ulzeration, Farbveränderung) muss den Verdacht auf einen beginnenden malignen Tumor lenken. Sie stellt damit eine Indikation zu einer Probeexzision mit anschließender histopathologischer Untersuchung dar.

Zähne, Zahnhalteapparat

Die **Karies** ist die wichtigste Funktionsstörung des Zahns, die unbehandelt zur vollständigen Zerstörung (Proteolyse) der Zahnmatrix führt. Die **Parodontose,** eine häufige nichtentzündliche Erkrankung des Zahnhalteapparats, führt im späten Stadium zum Zahnverlust.
Die **odontogenen Tumoren** (z.B. Ameloblastom) sind selten. Differenzialdiagnostisch sind sie vor allem von odontogenen Zysten abzugrenzen.

Speicheldrüsen

Bakteriell und viral bedingte Entzündungen (**Sialadenitis**) sind die häufigsten Erkrankungen. Leitsymptom ist dabei eine schmerzhafte Schwellung der Speicheldrüsen.
Bei den ziemlich häufigen Speicheldrüsentumoren tritt oft ein schmerzfreier Knoten auf. Demgegenüber ist bei **malignen Speicheldrüsentumoren** die Schwellung oft schmerzhaft (Invasion von Nerven). Maligne Tumoren sind differenzialdiagnostisch von besonderer Bedeutung, insbesondere in den kleinen Speicheldrüsen.
Die histopathologische Untersuchung ist die Grundlage von Differenzialdiagnose, Operationsindikation und -strategie von Speicheldrüsenerkrankungen.

26.1 Mundhöhle

Die Mundhöhle bildet mit dem Meso- und Hypopharynx den Beginn des Verdauungstrakts und ist eine wichtige Eintrittspforte für unterschiedliche Noxen.

26.1.1 Normale Struktur und Funktion

Durch die Zahnreihen wird die Mundhöhle in den Mundvorhof (**Vestibulum oris**) und die eigentliche Mundhöhle (**Cavum oris proprium**) unterteilt. Den Übergang zum Rachen bilden die Gaumenbögen und der Zungengrund, die die Schlundenge (**Isthmus faucium**) begrenzen. Die Mundhöhle ist von Plattenepithel ausgekleidet. Man unterscheidet die bewegliche von der befestigten Schleimhaut:

- Die **befestigte** oder **mastikatorische Schleimhaut** findet sich am harten Gaumen, im Abschnitt der befestigten Gingiva und am Zungenrücken (hier an der Aponeurose befestigt). Sie wird von verhornendem Plattenepithel überdeckt.
- Die **bewegliche Schleimhaut** wird von einem nicht verhornenden Plattenepithel bedeckt. Der Speichel, der unspezifische (Lysozyme, Sialomuzine u.a.) und spezifische Abwehrstoffe (Immunglobuline) enthält, hat eine Schutzfunktion für das Plattenepithel. Der Speichel wird in den großen und den zahlreichen kleinen Speicheldrüsen synthetisiert (➤ Kap. 26.3.1).

26.1.2 Fehlbildungen und Anomalien

In der Mundhöhle sind Spaltbildungen (Dysrhaphien) und Hypoplasien die häufigsten Fehlbildungen. Bei zahlreichen Fehlbildungssyndromen liegt eine **numerische Chromosomenanomalie** vor, z.B. bei Trisomie 21 (Down-Syndrom), XXY-Klinefelter-Syndrom oder X0-Turner-Syndrom. Prototyp **struktureller genetischer Anomalien** mit Spaltbildung ist das autosomal dominant vererbte Van-der-Woude-Syndrom, dem eine Mikrodeletion auf dem langen Arm von Chromosom 1 (1q32–q41) zugrunde liegt.

Spaltbildungen

Syn.: Dysrhaphien

Definition und Epidemiologie Dysrhaphien sind Fehlbildungen, die auf Verschlussstörungen embryonaler Verwachsungslinien beruhen. Sie treten isoliert oder kombiniert an Oberlippe, Oberkiefer und Gaumen auf. Sie sind die häufigste Dysrhaphieform im Gesichtsbereich und werden bei etwa 1:500–1.000 Neugeborenen beobachtet. Knaben sind doppelt so häufig betroffen wie Mädchen.

Pathogenese
Mit den Spaltbildungen sind häufig andere Fehlbildungen kombiniert, die das ZNS, Herz, Zahnsystem, Niere, Genitalorgane und Gliedmaßen betreffen können. Es handelt sich um eine kurz dauernde Entwicklungsstörung in der 6. Embryonalwoche. Dabei liegt keine einfache Hemmungsfehlbildung (ausbleibende Verwachsung der Gesichtsfortsätze) vor, sondern eine komplizierte Fehlbildung, die auf der unterschiedlichen Persistenz der Epithelmauern zwischen den mesenchymalen Gesichtswülsten beruht (➤ Abb. 26.1).

Ektopien

Die Ektopie ist eine angeborene oder erworbene Verlagerung eines Gewebes oder eines Organs an eine anormale Stelle. Beispiele sind:
- **Zungengrundstruma** (➤ Kap 14.3)
- **Cheilitis glandularis simplex** (ektopische kleine Speicheldrüsen im Saumgebiet der Lippen)
- **ektopische Talgdrüsen** (Fordyce-Zustand) ohne Haare (können unterhalb des Plattenepithels in der Wangenschleimhaut oder im Zahnfleisch des Mundvorhofs, seltener am Gaumen auftreten)

Sonstige Anomalien

- **Ankyloglossie:** Entweder ist das Zungenbändchen verkürzt oder die Zungenspitze mit dem Gaumen verwachsen.

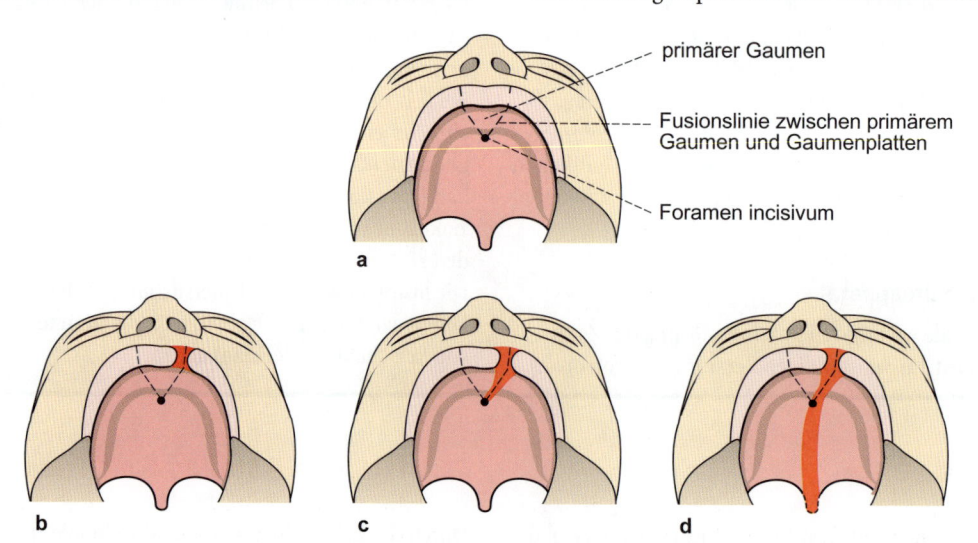

Abb. 26.1 Dysrhaphien im Mund- und Gesichtsbereich (Schema). **a** Normale Ventralansicht. **b** Lippenspalte. **c** Lippen-Kiefer-Spalte. **d** Lippen-Kiefer-Gaumen-Spalte.

- **Lingua plicata:** Es handelt sich um eine angeborene Bildungsanomalie der Zungenoberfläche unter Einbeziehung der Zungenmuskulatur. Die Zungenoberfläche zeigt blattrippenartige tiefe Schleimhautfurchen, wobei die Muskulatur in die Schleimhautfalten einstrahlt. Sie findet sich häufig bei Oligophrenie.
- **Lingua villosa (schwarze Haarzunge):** Sie kann nach längerer Antibiotikatherapie und bei Patienten mit Zahnprothesen auftreten.
- **Lingua geographica** (= Glossitis migrans): Diese ätiologisch unklare Entzündung der Mundschleimhaut führt zu einer Atrophie des Plattenepithels, speziell zu einem Verlust der filiformen Papillen (bei Persistenz der fungiformen Papillen). Eine Beziehung zu Borrelieninfektionen ist nicht gesichert. Die spontane Abheilungstendenz ist hoch.
- **Pigmentierungen:** Pigmentierungen der Mundschleimhaut können durch exogene (z.B. Amalgam) oder endogene Pigmente (z.B. Melanin) bedingt sein. Die Einlagerung von Melanin ist harmlos und wird als Melanoplakie oder fokale Melanose bezeichnet. Braun-schwarze oder blaue Melaninpigmentierungen treten beim Peutz-Jeghers-Syndrom, chronischer Nebennierenrindeninsuffizienz, fibröser Dysplasie und Neurofibromatose auf. Von den Mundschleimhautpigmentierungen müssen pigmentierte Tumoren, wie der Nävuszellnävus, der blaue Nävus und das maligne Melanom, abgegrenzt werden. Bei unklarem Befund ist deshalb eine histologische Untersuchung indiziert.

26.1.3 Zysten

Speicheldrüsenzysten ➤ Kap. 26.3.4

Dermoidzyste

Dermoidzysten sind meist in der Mittellinie des Mundbodens lokalisiert und treten als sublinguale Schwellung in Erscheinung. Gelegentlich liegen sie unterhalb des M. geniohyoideus und verursachen eine submentale Schwellung. Die Zyste wird von Plattenepithel ausgekleidet, in ihrer Wand befinden sich Hautanhangsgebilde wie Talgdrüsen, Haarfollikel oder Schweißdrüsen. Durch ihre mediale Lage sind sie von der Ranula (➤ Kap. 26.3.4) gut abgrenzbar.

26.1.4 Stomatitis

Entzündliche Erkrankungen der Mundschleimhaut heißen je nach Lokalisation Gingivitis (Zahnfleisch), Cheilitis (Lippe), Glossitis (Zunge) oder Pareiitis (Wange). Nur wenn die Entzündung einen großen Teil der Mundschleimhaut betrifft, spricht man von einer Stomatitis. Nach dem klinischen Erscheinungsbild lassen sich verschiedene Entzündungsformen unterscheiden.

Klinische Relevanz Patienten mit einer bakteriellen oder viralen Stomatitis leiden meist unter starken Schmerzen, Brennen im Mund und Schluckstörungen. Je nach Ursache haben die Patienten Fieber und ein starkes Krankheitsgefühl. Neben Speichelfluss können ein fauliger Foetor ex ore sowie schmerzhaft geschwollene Halslymphknoten auftreten. Bei der Inspektion fallen schmerzhafte Erosionen oder Ulzera auf. Als Komplikation kann es bei viralen Stomatitiden, verursacht durch Herpes zoster, zu einer Zostermeningitis oder -enzephalitis kommen.

Entzündungen mit Bläschenbildung

Aphthen sind bis zu 5 mm große, mit seröser Flüssigkeit gefüllte, intraepitheliale Hohlraumbildungen. Die Hohlräume entstehen durch Erweiterung der Interzellularräume und durch Zelluntergänge des Epithels. Die Schädigungen des Plattenepithels werden durch Viren, toxische Substanzen oder Arzneimittel ausgelöst.

Stomatitis herpetica

Die Stomatitis herpetica betrifft Säuglinge oder Kleinkinder, die noch kein voll ausgebildetes Immunsystem besitzen. Sie ist eine Manifestation der Erstinfektion mit *Herpes-simplex-Viren Typ 1*. Diese führen bei Erwachsenen zu Herpes labialis. Bei einer Resistenzminderung sind Gingiva und Rachendach (Gingivostomatitis herpetica) oft mit betroffen.

Varizellen

Die Varizellen (Windpocken) sind eine Erkrankung des Kindesalters mit katarrhalischen Entzündungen im Nasen-Rachen-Raum. Charakteristisch sind die fleckig-rötlichen und bläschenförmigen Effloreszenzen unterschiedlichen Alters (➤ Kap. 43.9.2 und ➤ Kap. 48.2.6).

Herpes zoster

Beim Herpes zoster handelt es sich um einen Virusbefall der Nervenganglien durch das *Varizella-Zoster-Virus*. Häufig ist der N. trigeminus mit segmentartigem, einseitigem Befall des entsprechenden Dermatoms betroffen. Diese Erkrankung ist mit starken Schmerzen verbunden (➤ Kap. 43.9.2 und ➤ Kap. 48.2.6).

Morbus Behçet

Es handelt sich um eine seltene systemische, mit HLA-B51 assoziierte Erkrankung, die bevorzugt Männer in der dritten Dekade befällt und besonders häufig in Indien, der Türkei und weiteren Mittelmeerländern auftritt. Grundläsion ist eine Vaskulitis, deren Ätiologie und Pathogenese nicht abschließend geklärt ist. Die Patienten leiden an schmerzhaften rezidivierenden Aphthen der Mundschleimhaut und der Genitalregion in Kombination mit einer Uveitis. Haut, Gelenke und das ZNS können beteiligt sein.

Habituelle Aphthen

Als habituelle Aphthen werden – z.B. bei gastrointestinalen Erkrankungen oder während der Menstruation – in Schüben auftretende Bläschen bezeichnet. Sie sind bevorzugt an der Zungen- und Wangenschleimhaut lokalisiert.

Bednar-Aphthen

Bei den Bednar-Aphthen handelt es sich um mechanisch bedingte Epitheldefekte am weichen Gaumen, die iatrogen durch Auswischen der Mundhöhle entstehen.

Entzündungen mit Pseudomembranen

Candidiasis (Soorstomatitis)

Epidemiologie Die Candidiasis ist die häufigste Pilzerkrankung der Mundhöhle. *Candida albicans* ist bei ca. 30–50% der Bevölkerung in der Mundschleimhaut nachweisbar, ohne dass Symptome eines Infekts vorliegen.

Ätiologie Opportunistische Candidainfekte der Mundhöhle treten bevorzugt bei geschwächter Immunabwehr auf (z.B. durch immunsuppressive Therapie, Diabetes mellitus, *HIV-Infektion*, ➤ Kap. 48.2.5) oder bei verminderter Schleimhautresistenz (z.B. durch Antibiotikatherapie, Xerostomie). 90% aller Candida-Infektionen werden durch *Candida albicans* hervorgerufen. Der Pilz kann in der PAS-Färbung nachgewiesen werden (➤ Abb. 27.6).

Klinische Relevanz Die orale Candidiasis manifestiert sich häufig als pseudomembranöse Candidiasis, die durch wegwischbare weiße Beläge (Bild „geronnener Milch", ➤ Abb. 26.2) charakterisiert ist. Andere Erscheinungsbilder sind die erythematöse, die atrophe, die multifokale, die leukoplakieartig hyperplastische und die auf die Mundwinkel beschränkte (sog. anguläre) Candidiasis. Eine Sonderform der oralen Candidiasis ist die **Glossitis rhombica mediana**, bei der posterioren Zungenmitte ein papillenfreies, glattes, rhombisches Areal entsteht.

Weitere Erkrankungen

Die Frühform des **Scharlachs** und die heute dank der Impfung selten gewordene **Diphtherie** sind weitere Krankheiten, die mit Pseudomembranen der Mundschleimhaut einhergehen.

Entzündungen mit weißlichen Flecken

Im Frühstadium der **Masern** treten an der Wangenschleimhaut punktförmige weißliche Schleimhauterhebungen mit gerötetem Randwall auf (Koplik-Flecken).

Entzündungen mit Schleimhautulzera

Mechanische Faktoren (kariöses Gebiss, schlecht sitzender Zahnersatz) und bakterielle Infektionen können zu ulzerösen Schleimhauterkrankungen führen.

Schleimhautläsionen bei HIV-Infektion (AIDS)

Die Schwächung der spezifischen T-Zell-Abwehr im Rahmen der Grundkrankheit begünstigt die Entstehung opportunistischer bakterieller, mykotischer und viraler Infekte, welche sich häufig in der Mundhöhle manifestieren.

„Haarleukoplakie"

Definition und Ätiologie Die Haarleukoplakie trat vor allem bei HIV-positiven Patienten auf, wird aufgrund der effektiven interventionellen Therapie nurmehr äußerst selten beobachtet. Sie kommt aber auch bei anderen Formen der Immunsuppression vor (z.B. Patienten nach Organtransplantation). In den Epithelzellen sind replizierende *Epstein-Barr-Viren* nachweisbar, die in der Ätiopathogenese eine Rolle spielen.

> **Morphologie**
> Meist am lateralen Zungenrand ist **makroskopisch** eine weiße Schleimhautveränderung mit „haarartiger" Oberfläche zu sehen.
> Das **histologische** Korrelat der „haarartigen" Oberfläche ist eine charakteristische säulenartige Hyperkeratose des Epithels. Außerdem ist das Epithel akanthotisch verbreitert, und die oberen Zelllagen sind aufgrund virusinduzierter koilozytärer Veränderungen wabig-hell und balloniert.

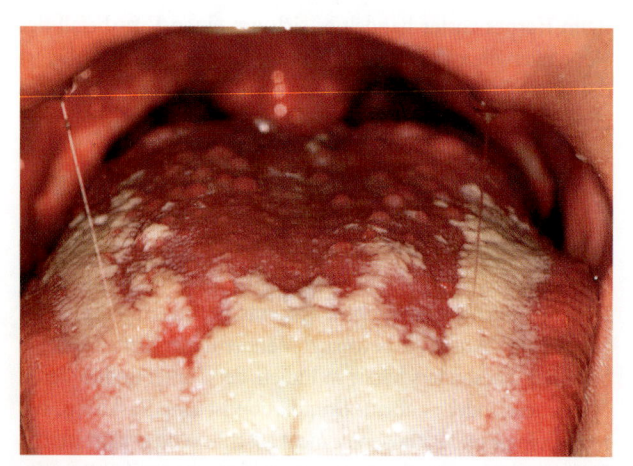

Abb. 26.2 Candidiasis. Abstreifbare, schmierige weiße Schleimhautbeläge am Zungenrücken (Bild: S. Stöckli, Universitätsklinik für Ohren-, Nasen-, Hals- und Gesichtschirurgie, Zürich).

26.1.5 Veränderungen der Mundhöhle bei anderen Erkrankungen

Bei vielen anderen Erkrankungen können die Schleimhaut oder andere Strukturen der Mundhöhle betroffen sein (➤ Tab. 26.1).

26.1.6 Tumoren

Benigne Tumoren

Benigne epitheliale Tumoren

Die epithelialen Tumoren entstehen aus dem Plattenpithel der Schleimhaut oder aus den kleinen Speicheldrüsen (➤ Kap. 26.3.8).

Enorale Warzen, Condylomata acuminata, fokale epitheliale Hyperplasien (Morbus Heck) und ein großer Teil der oropharyngealen und laryngealen Papillome gehören zu den durch humane Papillomviren (darunter vor allem durch die genitalen Papillomvirustypen 6/11) induzierten und durch Sexualkontakte oder Schmierinfektionen übertragenen, mukokutanen Warzenkrankheiten.

> **Morphologie**
> Die Läsionen können am Zahnfleisch, an der Zunge, am weichen Gaumen und selten auch an der Wangenschleimhaut auftreten. Gemeinsame morphologische Kennzeichen der zumeist asymptomatischen, solitären oder multiplen, flach erhabenen oder exophytischen Läsionen sind plattenepitheliale Wucherungen (mit Akanthosen und Hyperkeratosen und die Zeichen der aktiven (produktiven und lytischen) Virusinfektion mit Koilozytosen.

Tab. 26.1 Veränderungen der Mundhöhle bei verschiedenen Erkrankungen.

Erkrankung	Veränderung
Leukämien oder maligne Lymphome	Schwellungen, Blutungen, Nekrosen und Ulzera am Zahnfleisch und Gaumen
extramedulläres Plasmozytom	Tumor im Zahnfleisch, an den Tonsillen, am weichen Gaumen oder an der Zunge
Sarkoidose	Granulombildungen in der Mundschleimhaut, seltener am Zahnfleisch
perniziöse Anämie	Mundschleimhautpigmentierungen sowie Atrophie und Verhornungsanomalien besonders der Zunge (Moeller-Hunter-Glossitis)
Lichen ruber	➤ Kap. 43.3.1
Pemphigus vulgaris	➤ Kap. 43.8.1
Pemphigoid	➤ Kap. 43.8.2
Lupus erythematodes	➤ Kap. 4.4.4
Sklerodermie	➤ Kap. 4.4.4
Morbus Crohn	➤ Kap. 32.5.2
Sarkoidose	➤ Kap. 4.4.6

Differenzialdiagnose Davon zu unterscheiden sind v.a. postinflammatorische (z.B. mechanisch induzierte) papilläre Plattenepithelhyperplasien und fibroepitheliale Polypen sowie verruköse Leukoplakien (s. unten).

Benigne mesenchymale Tumoren

Fibrome
Fibrome der Mundhöhle sind meist keine echten Neoplasien, sondern reaktive Hyperplasien bei chronischem Trauma (z.B. nach Bissverletzungen der Wangenschleimhaut). Sie werden deshalb auch als sog. **Reizfibrome** bezeichnet.

> **Morphologie**
> **Histologisch** erscheint das Epithel hyperplastisch, darunter finden sich ektatische Gefäße und dicht gelagerte kollagene Fasern in einem zellarmen Stroma.

Gefäßtumoren
Das Hämangiom, der häufigste mesenchymale Tumor im Kindesalter, kann in der Schleimhaut, der Muskulatur oder im Kieferknochen lokalisiert sein.

Neurale Tumoren
Überwiegend handelt es sich um Neurinome, die an der Zunge lokalisiert sind. Bilden sich die seltenen echten Neurome, muss nach einer multiplen endokrinen Neoplasie Typ 2 gesucht werden (➤ Kap. 18.3). Neurofibrome treten als Teilbild der Neurofibromatose an Lippe, Zunge, Wange und Gaumen auf. Als Besonderheit speziell der Zungenregion gelten die Granularzelltumoren. Diese asymptomatischen, klinisch auffällig festen Neoplasien sind trotz ihres infiltrativen Wachstums durchweg gutartig. Sie sind phänotypisch verwandt mit Schwann-Zellen/Schwannomen (Expression des S100-Proteins).

Benigne pigmentbildende Tumoren

Nävuszellnävi sind in der Mundhöhle selten (➤ Kap. 26.1.2).

Präkanzerosen

Leukoplakie

Definition und Epidemiologie Mit dem klinischen Begriff der Leukoplakie wird ein weißer, nicht wegwischbarer Herd der Mundschleimhaut bezeichnet, der weder klinisch noch histologisch einer Krankheit zugeordnet werden kann (➤ Abb. 26.3). Die Prävalenz der Leukoplakie beträgt in Europa und den USA 2,3%. Männer sind häufiger betroffen als Frauen, der Altersgipfel liegt in der 5.–7. Lebensdekade. Die Leukoplakie mit Epitheldysplasie ist eine **fakultative Präkanzerose,** ein Übergang in ein invasiv wachsendes Plattenepithelkarzinom wird in ca. 5% der Fälle beobachtet.

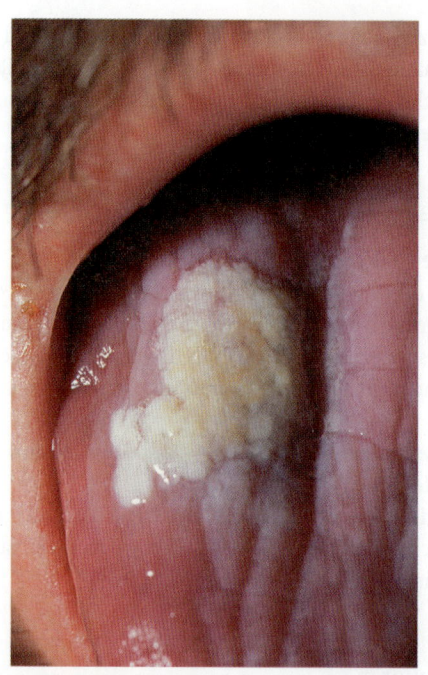

Abb. 26.3 Leukoplakie. Weißes, leicht erhabenes Schleimhautareal am Zungenrücken.

Tab. 26.2 Histologische Kriterien der Dysplasie (modifiziert nach WHO 2005).

Gesteigerte Zellproliferation	Reifungsstörung
• tropfenförmige Reteleisten • Verlust der Polarität der Basalzellen • mehr als eine Lage von Zellen mit basaloidem Aspekt • erhöhte Kern-Plasma-Relation • Hyperchromasie der Kerne • vergrößerte Nukleolen • erhöhte Mitoserate • Mitosen in der oberen Hälfte des Epithels	• irreguläre Schichtung des Epithels • Zell- und Kernpolymorphie • Verhornung einzelner Zellen oder von Zellgruppen im Stratum spinosum • Verlust der interzellulären Adhäsion

Ätiologie Der wichtigste Faktor ist der Genuss von Tabak in gerauchter oder gekauter Form. Andere physikalische oder chemische exogene Noxen sind z.B. rezidivierende Bissverletzungen bei sog. Morsicatio buccarum, Prothesendruck oder Chemikalien.

Morphologie

Histologisch ist die Hornschicht verbreitert (Hyperorthokeratose) und evtl. die Verhornung gestört (kernhaltiges Stratum corneum, Hyperparakeratose). Das Epithel ist hyperplastisch (Akanthose). Bestehen keine Dysplasien, spricht man histologisch von einer benignen Hyperkeratose. Sie ist die häufigste leukoplakische Schleimhautveränderung. Gelegentlich kommen dysplastische Veränderungen hinzu, wobei diese Folge einer „Entkoppelung" der geordneten Zellproliferation und Ausreifung des Epithels sind (➤ Tab. 26.2). Nach dem Ausmaß der Dysplasie unterscheidet man

- die leichtgradige squamöse intraepitheliale Neoplasie („low grade" SIN, geringes Progressionsrisiko) von
- der schweren squamösen intraepithelialen Neoplasie, welche die schwere Dysplasie und das Carcinoma in situ umfasst („high grade" SIN, hohes Progressionsrisiko, s.u. Erythroplakie).

Eine besondere Variante ist die verruköse Hyperplasie (klinisch: proliferierende verruköse Leukoplakie), bei der trotz geringem oder fehlendem Dysplasiegrad ein hohes Progressionsrisiko besteht.

Erythroplakie

Die Erythroplakie ist seltener als die Leukoplakie und zeichnet sich durch eine samtartige rote oder rotweiß gefleckte, häufig erosiv veränderte Oberfläche aus.

Morphologie

Histologisch liegt meist eine hochgradige Epitheldysplasie vor. Die Gefahr einer malignen Entartung ist höher als bei der Leukoplakie und beträgt 25–50%.

Klinische Relevanz Patienten mit Leukoplakie/Erythroplakie haben typischerweise keinerlei Beschwerden. Zum sicheren Ausschluss einer dysplastischen Veränderung oder eines invasiv wachsenden Plattenepithelkarzinoms ist die Probeexzision der Läsion mit histologischer Untersuchung erforderlich.

Topische und habituelle Besonderheiten

Die aktinische Cheilosis, d.h. die UV-Schädigung der Lippenhaut, ist eine Sonderform der aktinischen Keratose.

Viele Schädigungen der Mundschleimhaut inklusive der Lippenregion und des Zahnhalteapparats (Gingiva/Parodontium) sind auf das Rauchen (oder auf Kautabake) zurückzuführen:

- **Cheilitis angularis:** Sie wird besonders bei Pfeifenrauchern beobachtet und tritt als Erythroplakie oder gefleckte Leukoplakie des Mundwinkels auf.
- **Stomatitis nicotinica palati:** Sie ist u.a. Folge kombinierter thermischer und chemischer Schäden bei „inverse smoking" und führt zu gefleckten Leukoplakien der Gaumenschleimhaut.
- **Orale submuköse Fibrose:** Diese sklerodermiforme Veränderung des oralen Weichgewebes geht mit erhöhtem Krebsrisiko einher. Das Kauen von Betel (= Areca)-Nuss-Gemischen ist dabei ein ätiologischer Faktor.

Maligne Tumoren

Maligne epitheliale Tumoren

Plattenepithelkarzinom
Epidemiologie Orale **Plattenepithelkarzinome** stellen in Europa und den USA ca. 3–4% aller malignen Tumoren. Der Altersgipfel liegt in der 6.–7. Lebensdekade, Männer erkranken 2- bis 3-mal häufiger als Frauen.

Ätiologie und Pathogenese
Tabak- und Alkoholkonsum spielen ätiologisch die wichtigste Rolle, wobei ein gleichzeitiger Konsum potenzierende Wirkung hat: Raucher haben ein 2- bis 4-fach höheres Risiko, an einem Mundhöhlenkarzinom zu erkranken, Raucher mit zusätzlichem Alkoholabusus ein 6- bis 15-fach erhöhtes Risiko. Vermutlich führt der Alkoholabusus dabei zu einer Ausdünnung (Atrophie) des Plattenepithels, sodass die im Tabak enthaltenen Kanzerogene leichter die Stammzellpopulation des Plattenepithels erreichen und transformieren können. Dies gilt im Übrigen auch für die High-Risk-Papillomviren (v.a. *HPV 16*). Inzwischen ist gesichert, dass 30% der Mundhöhlenkarzinome High-Risk-Papillomviren enthalten. Karzinome mit alleiniger HPV-Assoziation scheinen eine bessere Prognose zu besitzen als tabak- und alkoholassoziierte Tumoren und auch besser auf eine kombinierte Radiochemotherapie anzusprechen. Tabak- und Alkoholkonsum können andererseits das Entstehungsrisiko für die HPV-assoziierten Mundhöhlenkarzinome potenzieren. Wahrscheinlich ist für diese Kokarzinogenese das Einwirken chemischer und auch viraler Kanzerogene auf den Zellzyklus via Interaktionen mit kritischen Molekülen des sog. G_1-Restriktionspunkts (u.a. RB, p53, p16) verantwortlich (➤ Kap. 6.5). Die Kanzerogene kommen mit dem gesamten Respirations- und oberen Verdauungstrakt in Kontakt und lösen dadurch eine sog. „field cancerisation", eine ausgedehnte Schädigung der Schleimhäute, aus. Die Wahrscheinlichkeit, an einem Zweitkarzinom des oberen Respirations- und Verdauungstrakts oder der Lunge zu erkranken, ist deshalb erhöht und beträgt 4–6% pro Jahr.

Morphologie
95% aller malignen Tumoren der Mundhöhle sind Plattenepithelkarzinome, die hier meist gut bis mäßig differenziert sind. Sie sind am häufigsten im Bereich des Mundbodens und des posterioren Zungenrandes zu finden (➤ Abb. 26.4).

Molekularpathologie
Orale Plattenepithelkarzinome entstehen aufgrund des klonalen Wachstums einer transformierten Zelle der Basalzellschicht. Dabei werden die normalen Epithelzellen schrittweise ersetzt, und schließlich entsteht ein ins Stroma einwachsendes invasives Karzinom (➤ Tab. 26.2, ➤ Abb. 26.5, ➤ Kap. 6.2.3). Diese Tumorprogression geht – in Analogie zur Adenom-Karzinom-

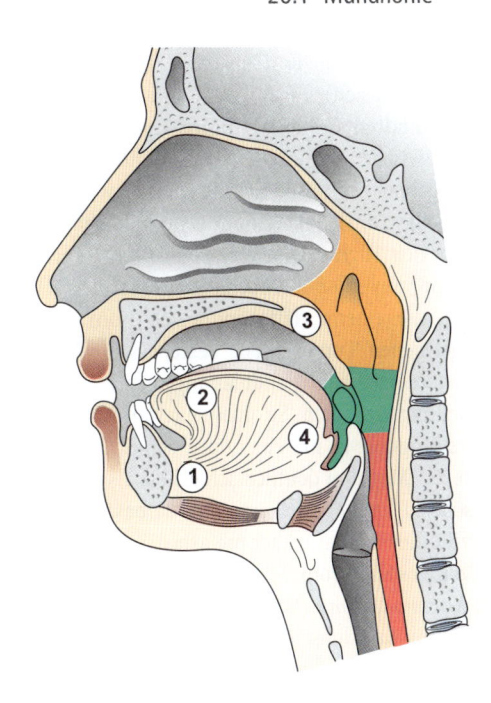

Abb. 26.4 Lokalisationen des Mundhöhlenkarzinoms. Die häufigste Lokalisation des Mundhöhlenkarzinoms ist der Mundboden (1), gefolgt von Zungenrand (2), Gaumen (3) und Zungenwurzel (4).

Sequenz des Kolons – mit einer Akkumulation von genetischen Veränderungen einher (➤ Abb. 26.5, ➤ Kap. 32.7.1). Erste genetische Alterationen sind bereits in hyperplastischer, noch nicht dysplastischer Schleimhaut nachweisbar.

Metastasierung Primärtumoren im Bereich des Mundbodens metastasieren häufig in die submentalen Lymphknoten, Karzinome der posterioren Mundhöhle bevorzugt in die digastrischen und oberen jugulären Lymphknoten. Die 5-Jahres-Überlebensrate beträgt 76% bei Patienten ohne Metastasen, 41% bei Patienten mit zervikalen Lymphknotenmetastasen und 9% bei Patienten mit Metastasen unterhalb der Klavikula.
Klinische Relevanz Orale Plattenepithelkarzinome manifestieren sich klinisch im frühen Stadium als leicht erhabenes, induriertes zusätzliches Gewebe, das in Kombination mit einer Leukoplakie oder einer Erythroleukoplakie auftreten kann. Im fortgeschrittenen Stadium kommt es zur Ulzeration mit erhabenem Randwall (➤ Abb. 26.5).

Plattenepithelkarzinom-Varianten
Verruköses Karzinom (Ackerman-Tumor): Das verruköse Karzinom ist ein hochdifferenziertes Plattenepithelkarzinom des (zumeist) sehr alten Menschen, das histologisch durch eine charakteristische verruköse Hyperkeratose, elongierte, verdrängend in die Tiefe vorwachsende Reteleisten und nur minimale zelluläre Atypien charakterisiert ist. Die Prognose ist mit einer 5-Jahres-Überlebensrate von 80–90% wesentlich besser als beim histologisch typischen Plattenepihelkarzinom. Diese Karzinome sollten nicht verwechselt werden mit Papillomvirus-assoziierten „kondylomatösen" Karzinomen (orale floride Papillomatose älterer Terminologie), bei denen vermutlich neben

viralen Faktoren chemische Karzinogene (Kautabak, Betelnuss-Gemische in Südostasien) eine Rolle spielen.

Basaloides Plattenepithelkarzinom: Bevorzugt betroffen sind Männer zwischen 40 und 85 Jahren. Prädilektionsstellen sind Zungengrund- und Gaumentonsillen sowie Hypopharynx. Speziell die Tonsillenkarzinome enthalten häufig Papillomviren (speziell High-Risk-*HPV-Typ 16*). Histologisch besteht der Tumor aus einer oberflächlichen squamösen Tumorkomponente, die einem Plattenepithelkarzinom entspricht. Die tiefer gelegenen Tumoranteile bestehen aus basaloiden, trabekulär oder angedeutet glandulär angeordneten Zellen mit Palisadenstellung der dem Stroma zugewandten äußersten Zelllage. Die Prognose ist mit einer durchschnittlichen Überlebenszeit von 23 Monaten deutlich schlechter als beim histologisch typischen Plattenepithelkarzinom, da basaloide Plattenepithelkarzinome offenbar früher metastasieren.

Spindelzelliges Karzinom *(Syn.: sarkomatoides Plattenepithelkarzinom, Karzinosarkom):* Diese seltene Variante eines Plattenepithelkarzinoms hat klinisch typischerweise einen polypoiden Aspekt. Histologisch ist es durch eine Dysplasie bzw. ein Carcinoma in situ des Oberflächenepithels in Kombination mit einem invasiven spindelzelligen Tumoranteil charakterisiert. Immunhistochemische und elektronenmikroskopische Befunde sprechen für einen epithelialen Ursprung der Spindelzellen. Die 5-Jahres-Überlebensrate von 30% entspricht derjenigen eines wenig differenzierten, histologisch typischen Plattenepithelkarzinoms.

Adenosquamöses Karzinom: Histologisch zeichnet sich dieser seltene, aggressiv wachsende Tumor durch eine Mischung aus Plattenepithelkarzinom- und Adenokarzinomanteilen aus. An der Oberfläche findet sich häufig eine In-situ-Komponente des Plattenepithelkarzinoms, während sich in den tieferen Abschnitten Drüsenschläuche mit Produktion von Alzianblau-positivem Schleim nachweisen lassen.

Maligne mesenchymale Tumoren

Sarkome, ausgehend vom ortsständigen mesenchymalen Gewebe der Mundhöhle, sind extrem selten. Sie stellen weniger als 1% der malignen Tumoren der Mundhöhle.

Malignes Melanom

Das maligne Melanom fällt durch die braun-schwarze Pigmentierung auf. Selten ist es pigmentfrei. Differenzialdiagnostisch ist es von amalgambedingten Pigmentierungen abzugrenzen (➤ Kap. 26.1.2).

Sekundärtumoren

Tumormetastasen in der Mundhöhle sind sehr selten.

Kaposi-Sarkom

Bei 50% der Patienten mit Kaposi-Sarkom ist die Mundschleimhaut mit befallen, bei 20–25% manifestiert es sich dort zuerst und kann die Erstmanifestation einer AIDS-Erkrankung sein. Prädilektionsstellen sind die Gingiva, die Zunge und der harte Gaumen. Im Frühstadium finden sich flache, braune oder rotviolett gefärbte Areale, die auf Spateldruck nicht abblassen. Das fortgeschrittene Stadium ist durch schmerzhafte plaqueförmige oder knotige, zu Nekrosen und Blutungen neigende, gelegentlich auf den Knochen übergreifende Herde gekennzeichnet.

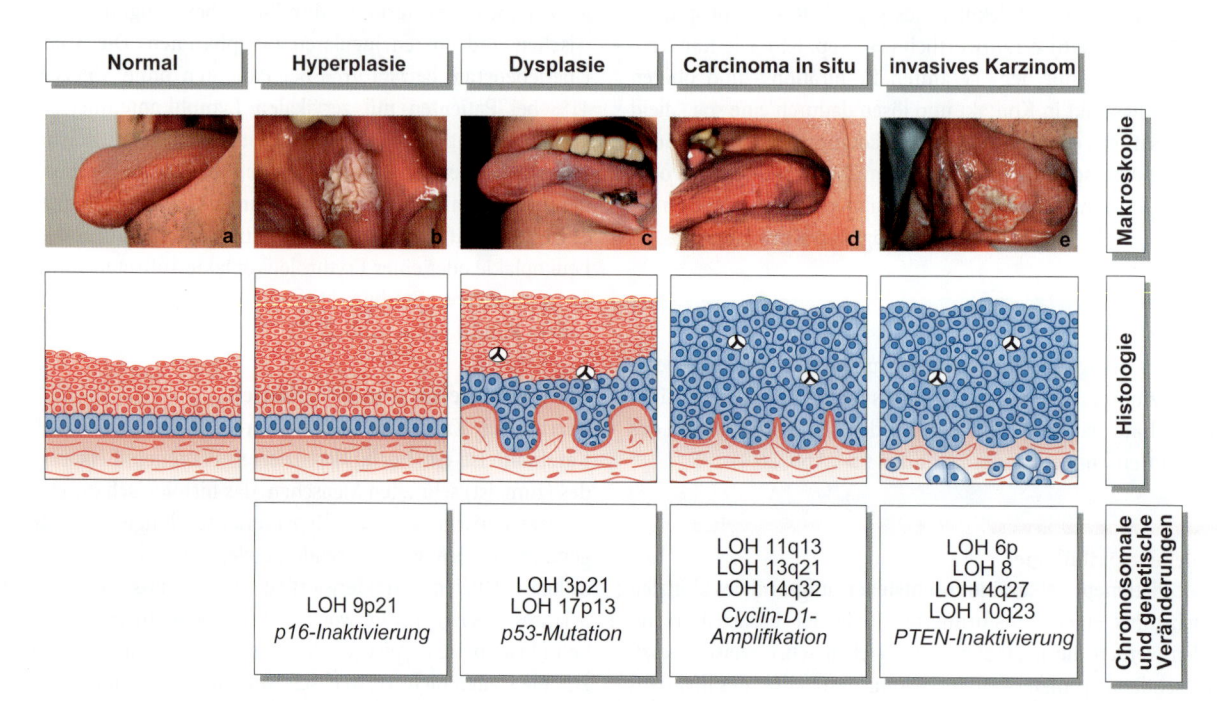

Abb. 26.5 Modell der oralen Karzinogenese. LOH = Loss of heterozygosity (Heterozygositätsverlust); modifiziert nach: A. Forastiere et al. Head and Neck Cancer. N Engl J Med 2001; 345:1890–1900. (Makrobilder: S. Stöckli, Universitätsklinik für Ohren-, Nasen-, Hals- und Gesichtschirurgie, Zürich).

26.2 Zähne

26.2.1 Normale Struktur und Funktion

Embryologie Die Zahnanlagen entwickeln sich aus ekto- und mesodermalen Keimblättern. In der 4.–6. Embryonalwoche entstehen die Zahnleisten (> Abb. 26.6a), die sich über Zahnknospen (Schmelzorgan), nach einer Umstülpung zu Zahnglocken entwickeln (persistierende Reste der Zahnleiste nach Abschluss der Zahnentwicklung werden als Serresche-Körper bezeichnet). Zahnglocken umschließen verdichtetes Kiefermesenchym (> Abb. 26.6b), das später die Zahnpulpa bildet. In der Zahnanlage (Schmelzorgan) entwickeln sich die Ameloblasten (Schmelzbildner) und die Odontoblasten (Dentinbildner), die für die Bildung der Zahnkrone wichtig sind (> Abb. 26.6c). Die Ausbildung der Wurzel wird beim Durchbruch des Zahns durch das Tiefenwachstum der epithelialen Hertwig-Wurzelscheide eingeleitet (die zurückbleibenden Epithelreste werden auch als Malassez-Epithelreste bezeichnet) (> Abb. 26.6d). Zwischen der Zahnwurzel und dem Alveolus dentalis bildet sich das Parodontium.

Anatomie Die Zähne sind mit ihren **Wurzeln** in die Zahnfächer (Alveolen) des Ober- und Unterkiefers eingelassen. Sie bestehen aus dem knochenähnlichen, jedoch härteren Zahnbein (Dentin), das in seinem oberen extraossären Anteil, der **Zahnkrone,** vom extrem harten Schmelz (Enamel) überzogen wird. Krone und Wurzeln sind durch den **Zahnhals** miteinander verbunden. Das Dentin umschließt die nerven- und gefäßhaltige Pulpakammer, die über den Wurzelkanal und das Foramen apicale mit dem Alveolarknochen verbunden ist. Der **Zahnhalteapparat** (Parodontium) besteht aus Zahnfleisch (Gingiva), Zahnzement, Alveolarknochen und Desmodont (parodontales/periodontales Ligament, Periodontium). Das Desmodont enthält die Desmodontalfasern, Nerven, Gefäße, Malassez-Epithelnester (Reste der Hertwig-Wurzelscheide) und Zementikel. Die Desmodontalfasern sind im Knochen und im Zahnzement befestigt (> Abb. 26.7).

Zur einfachen Orientierung über die Topografie der Zähne wird in der medizinischen Praxis ein Schema verwendet, bei dem die 4 Kieferquadranten im Uhrzeigersinn mit den Ziffern 1–4 (rechter, linker Oberkiefer, linker, rechter Unterkiefer) und die Zähne nachfolgend mit den Ziffern 1–8, ausgehend von der Mittellinie, bezeichnet werden. So stehen z.B. die Ziffern 46 für

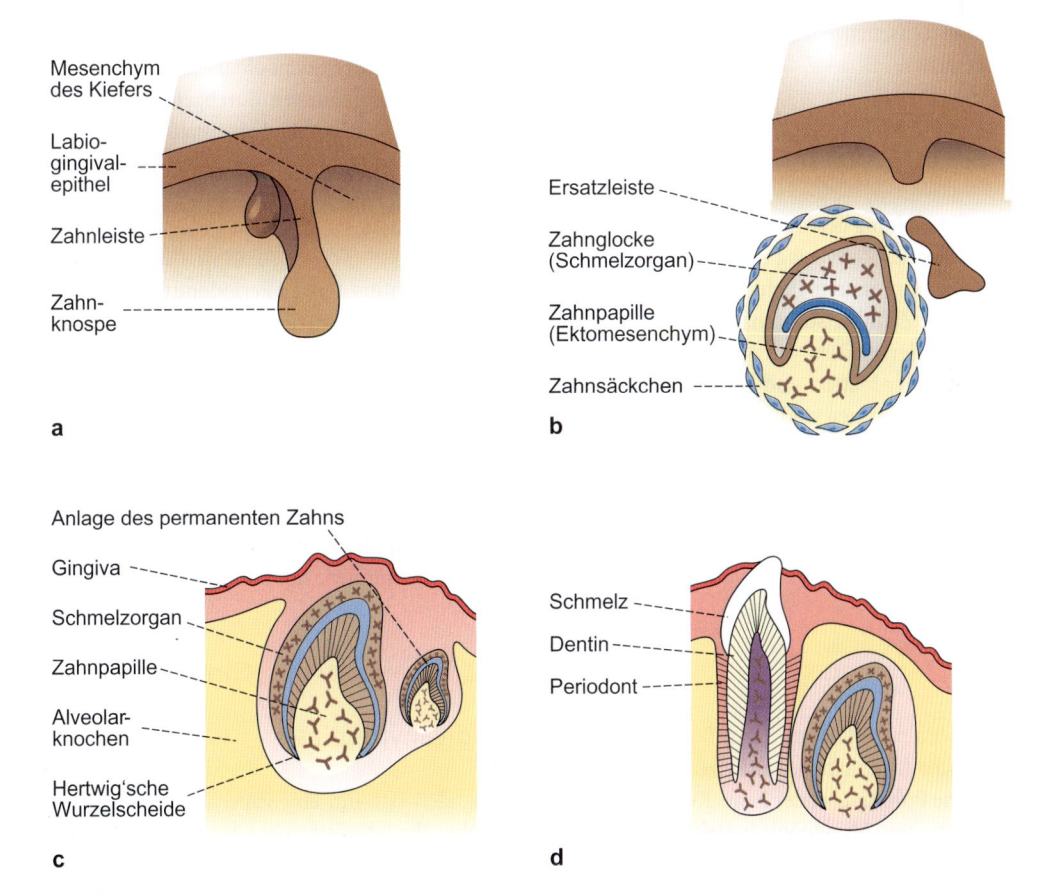

Abb. 26.6 Schema der Zahnentwicklung (Odontogenese). a Die Zahnleiste mit der Zahnknospe entsteht durch Proliferation des ektodermalen Epithels (Labiogingivalepithel) in den zukünftigen Kiefer. **b** In Nachbarschaft der Zahnglocken verdichtet sich das Kiefermesenchym (Ektomesenchym) zur Zahnpapille, woraus später die Zahnpulpa entsteht. Aus dem Zahnsäckchen entwickelt sich der Zahnhalteapparat. **c** Es werden 2 Zahnanlagen gebildet: eine für den Milchzahn, die andere für den bleibenden Zahn (Ersatzleiste). **d** Die Wurzelbildung erfolgt erst, nachdem die Kronenbildung abgeschlossen ist.

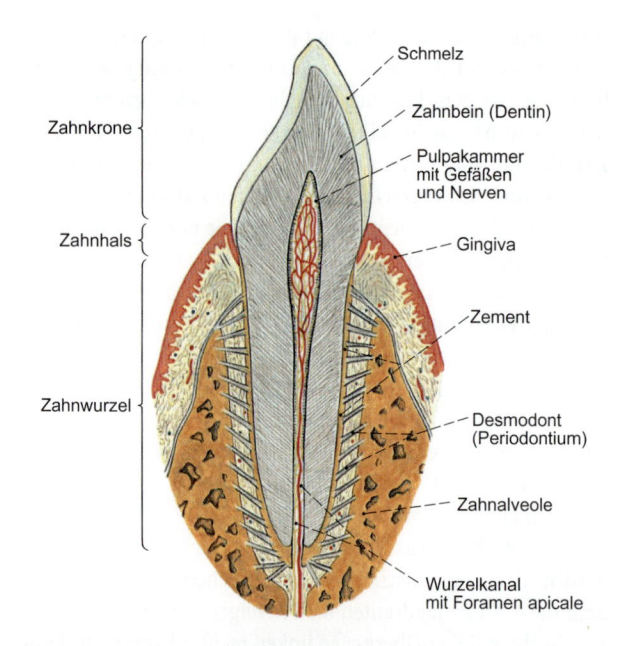

Abb. 26.7 Schema des Zahnhalteapparats.

den ersten Molaren des rechten Unterkiefers. Beim Milchgebiss (20 Zähne) wird analog verfahren, die Zählweise aber zur Unterscheidung vom Erwachsenengebiss mit 5–8 für die jeweilige Kieferregion fortgesetzt.

26.2.2 Zahnkaries

Die Karies ist eine Erkrankung der Zahnhartsubstanz. Bakterien, die den fest anhaftenden Zahnbelag (Plaque) besiedeln, bilden aus gelösten Zuckern Säuren (kohlenhydratreiche Nahrung). Diese greifen die Zahnhartsubstanz an, sodass es zu einer Demineralisation (Herauslösen von Kalksalzen) und Proteolyse (Abbau organischer Matrix) und damit zur Zerstörung der Zähne kommt. Sonderformen sind die Strahlenkaries nach Radiotherapie (Xerostomie durch verminderten Speichelfluss und damit verbundene Mundfloraveränderungen) und die Flaschenkaries der Milchzähne (konstante Gabe zuckerhaltiger Getränke mit nachfolgend selektiver Kolonisierung durch *Streptococcus mutans*).

26.2.3 Pulpaentzündungen

Pulpaentzündungen (Pulpitis) können durch Bakterien, physikalische und chemische (auch iatrogene) Reize ausgelöst werden. Die **geschlossene Pulpitis,** bei der keine Kommunikation zwischen Pulpakammer und Mundhöhle besteht, zeichnet sich klinisch durch oft heftige Schmerzen aus, die durch Kälte- oder Hitzereiz provozierbar sind. Keine oder geringe Schmerzen bestehen dagegen bei der **offenen Pulpitis,** da das entzündliche Exsudat über einen koronalen Zahndefekt abfließen kann. Bei der bakteriell bedingten Pulpitis gelangen die Bakterien als Folge einer tief reichenden, das Dentin einbeziehenden Karies in die Pulpa. Selten können sie auch über die Wurzelspitze (Foramen apicale) die Pulpa erreichen, z.B. bei einer Zahnbetterkrankung. Ist die Pulpa avital, kann sich die Infektion über das Foramen apicale ausbreiten und zu einer periapikalen Parodontitis (evtl. mit nachfolgender Osteomyelitis) führen, die sich radiologisch-klinisch als periapikale Osteolyse bei negativer Vitalitätsprobe manifestiert.

26.2.4 Erkrankungen des Zahnhalteapparats

Gingivitis

Eine Gingivitis kann durch Bakterien (plaqueassoziierte Gingivitis), Viren (z.B. Herpesviren), Traumen, chronische Irritationen oder Medikamente ausgelöst werden. Sie ist auch im Rahmen einer *HIV*-Infektion (meist als nekrotisierende ulzerative Gingivitis: NUG) oder bei blasenbildenden dermatologischen Erkrankungen („desquamative" Gingivitis bei Pemphigus vulgaris u.a.) möglich. Die chronische Entzündung im zahnumgebenden Bindegewebe bedingt eine Tiefenproliferation des Epithels, führt unbehandelt zur Bildung einer Zahnfleischtasche und kann dann in eine Parodontitis übergehen.

Weltweit wurden insbesondere mit Kindern und Jugendlichen zahlreiche epidemiologische Studien mit sehr unterschiedlichen Ergebnissen durchgeführt. Die Morbiditätsraten erreichen jenseits des 50. Lebensjahres annähernd 100%.

Parodontitis

Die Parodontitis (engl.: Periodontitis) ist eine meist chronische, bakteriell verursachte Entzündung des Zahnhalteapparats auf dem Boden einer Gingivitis. Sie kommt hauptsächlich im Erwachsenenalter vor. Seltener ist die früher als juvenile, jetzt als aggressive Parodontitis bezeichnete Form, die sich offenbar auf dem Boden granulozytärer Funktionsdefekte entwickelt. Die Parodontitis geht mit einer Zahnlockerung einher und führt ohne Therapie zum Verlust des betroffenen Zahns. Eine Parodontitis kann auch bei Systemerkrankungen auftreten (u.a. Leukämien, Agranulozytose, Diabetes mellitus).

26.2.5 Tumorartige Gingivawucherungen

Gingivahyperplasie

Es handelt sich um eine generalisierte Hyperplasie des Zahnfleischs, die idiopathisch oder bei hormoneller Umstellung (Pubertät, Schwangerschaft) beobachtet wird. Auch nach lokaler oder systemischer Medikamentengabe sind Gingivahyperplasien häufig (v.a. Antikonvulsiva wie Diphenylhydantoin, Kalziumantagonisten wie Nifedipin, Ciclosporin, Erythromycin und orale Kontrazeptiva).

Epulis

Als Epulis werden lokalisierte, reaktiv-entzündliche, tumorartige Zahnfleischverdickungen bezeichnet, die überwiegend im Bereich der Interdentalpapillen vorkommen. Die Lokalisation ist also Bestandteil der Diagnose (➤ Abb. 26.8a).

- **Epulis granulomatosa:** Diese häufigste, meist bei Frauen und oft in der Schwangerschaft (Epulis gravidarum) vorkommende Form ist histologisch identisch mit einem Granuloma pyogenicum, z.B. der Zungenspitze oder der Wangenschleimhaut. Sie enthält Granulationsgewebe mit Lymphozyten, Plasmazellen und Histiozyten.
- **Epulis fibromatosa:** Die zweithäufigste, vorwiegend im Erwachsenenalter auftretende Form besitzt eine derbe Konsistenz und besteht aus gut kapillarisiertem, kollagenfaserreichem Bindegewebe, gelegentlich mit Knochen- oder Zementneubildungen („fibroide ossifizierende Epulis").
- **Riesenzellepulis** (peripheres Riesenzellgranulom): Sie besteht wie das im Kieferknochen gelegene zentrale Riesenzellgranulom (früher: „Enulis") aus einem fibroblastenreichen Granulationsgewebe mit zahlreichen mehrkernigen Riesenzellen, Erythozytenextravasation und Siderinablagerungen (braune Farbe; ➤ Abb. 26.8b). Gelegentlich kommt es zur Arrosion des darunterliegenden knöchernen Alveolarkamms.

26.2.6 Kieferzysten

Kieferzysten sind von Epithel ausgekleidete, im Kieferknochen gelegene Hohlräume, die Flüssigkeit enthalten und von einer Pseudokapsel (Zystenbalg) umgeben werden. Sie werden nach der WHO in entwicklungsbedingte oder dysontogenetische (odontogene und nichtodontogene) sowie entzündlich bedingte Zysten eingeteilt (➤ Tab. 26.3). In der Differenzialdiagnose der odontogenen Kieferzysten spielt die Zystenlage bezogen auf den Zahn (apikal = Richtung Wurzel, perikoronal = um die Zahnkrone und juxtakoronal = dicht neben der Zahnkrone) eine wichtige Rolle (➤ Abb. 26.9). Radiologisch stellen sich die Zysten als peri- oder juxtakoronale bzw. apikale Osteolysen dar.

Die früher „Keratozyste" genannte Läsion wird seit 2005 von der WHO zu den odontogenen Tumoren gerechnet und als keratozystischer odontogener Tumor (KOT) bezeichnet. Aus differenzialdiagnostischen Gründen wird die Läsion jedoch bei den Zysten abgehandelt, zumal sich die Auffassung als Tumor noch nicht allgemein durchgesetzt hat.

Klinische Relevanz Kieferzysten wachsen meist unauffällig und ohne Beschwerden für den Patienten. Sie sind meist radiologische Zufallsbefunde. Sehr große Zysten können aber Zahnfehlstellungen verursachen. Bei dysontogenetischen Zysten finden sich gelegentlich fehlende oder retinierte Zähne als erster Hinweis auf eine Kieferzyste.

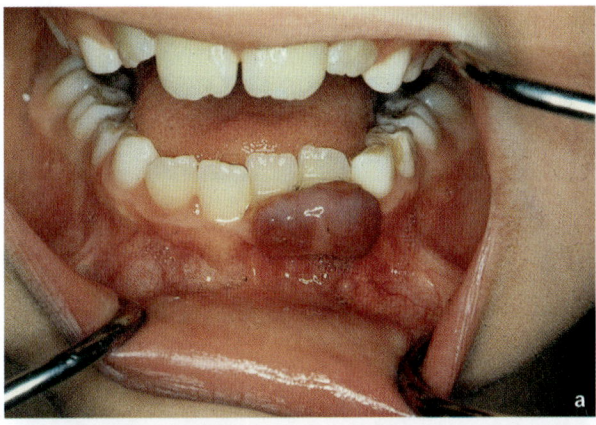

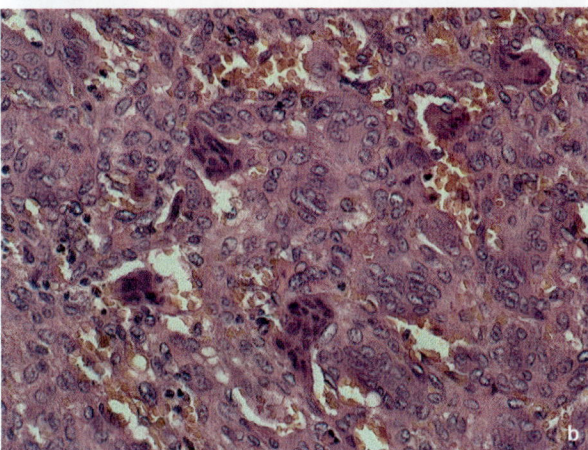

Abb. 26.8 Epulis. a Makroskopie: Epulis im linken Frontzahngebiet des Unterkiefers. **b** Histologie: Riesenzellepulis. HE, Vergr. 400-fach.

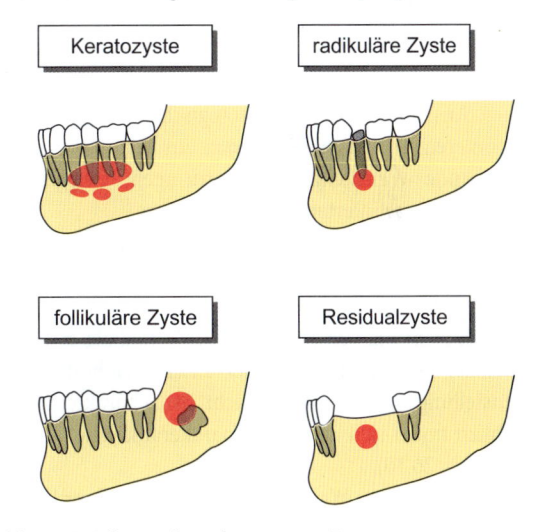

Abb. 26.9 Schema der odontogenen Zysten.

Dysontogenetische, odontogene Kieferzysten

Keratozyste/keratozystischer odontogener Tumor (KOT)

Die Keratozyste/KOT leitet sich von Resten der Zahnleiste (➤ Abb. 26.6a) ab und ist überwiegend im Unterkiefer der

Tab. 26.3 Kieferzysten: Klassifikation (nach WHO 1992 modifiziert), Lokalisation und Morphologie.

Klassifikation	Lokalisation	Morphologie
1 Dysontogenetische Zysten		
1.1 Odontogene Zysten		
Keratozyste/keratozystischer odontogener Tumor	v.a. Molarenregion des Unterkiefers	Plattenepithel mit prominenter Basalzellschicht und Parakeratose; zarter Zystenbalg
follikuläre Zyste (Sonderform: Eruptionszyste)	Zahnkrone eines retinierten Zahns	zwei- bis dreischichtiges Epithel; Zystenbalg aus lockerem Bindegewebe
gingivale Zyste	Gingiva; v.a. Eckzahn-Prämolar-Gegend des Unterkiefers	flaches ein- bis zweischichtiges Epithel oder Plattenepithel
1.2 Nichtodontogene Zysten		
Nasopalatinusgang-(Inzisivuskanal-)Zyste	Oberkiefer-Mitte; Foramen und Canalis incisivus	Plattenepithel oder respiratorisches Epithel; im Zystenbalg Nerven, Gefäße und Schleimdrüsen
nasolabiale (nasoalveoläre) Zyste	im Weichteilgewebe des Sulcus buccalis (Oberkiefer-Eckzahn-Region)	Zylinderepithel mit Becherzellen
2 Entzündliche Zysten		
radikuläre Zyste	Wurzelspitze	nicht verhornendes Plattenepithel mit proliferierenden Reteleisten
Residualzyste	zahnlose Alveole (nach Zahnextraktion)	zu 98% radikuläre Zysten

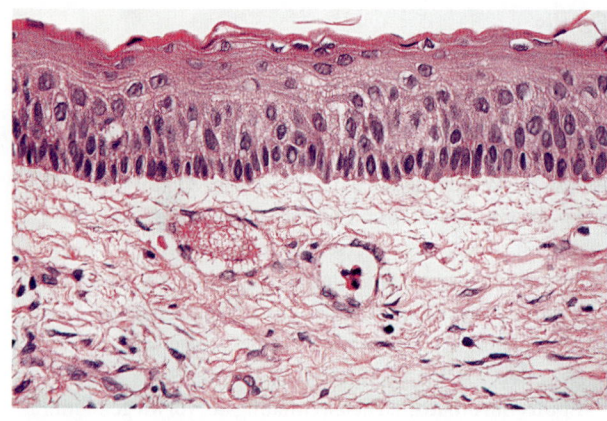

Abb. 26.10 Keratozyste. Verbreitertes Plattenepithel mit Palisadenstellung der Basalzellschicht. Die Oberfläche ist leicht gewellt und parakeratotisch verhornt.

Molarenregion lokalisiert. Sie wächst aktiv-expansiv mit knospenartigen Ausstülpungen, die histologisch als „Tochterzysten" imponieren. Die Läsionen können aus dem Knochen in das umgebende Weichteilgewebe vordringen. Gelegentlich sind sie mit einem retinierten Zahn kombiniert.

Morphologie

Histologisch sieht man einen schmalen Zystenbalg mit plattenepithelialer Auskleidung, die aus 5–7 Zelllagen besteht. Die Palisadenstellung der Basalzellschicht ist charakteristisch. Oberflächlich findet sich meist eine parakeratotische Verhornung (➤ Abb. 26.10).

Aufgrund der dünnen Wand rupturieren sie bei ihrer Entfernung leicht. Die verbleibenden Reste führen dann zu Rezidiven.

Multiple Keratozysten/KOTs kommen beim **Gorlin-Goltz-Syndrom** vor (Prävalenz 1 : 60.000; multiple Basalzellkarzinome der Haut, Keratozysten/KOTs, intrakraniale Verkalkungen: Falx cerebri, Rippen- und Wirbelanomalien), bei dem eine Mutation des Tumorsuppressorgens patched (9q22.3-q31) besteht, die auch in sporadischen Keratozysten/KOTs gefunden wurde. Außerdem konnte ein „loss of heterozygosity" (LOH) in 17p13 (TP53) und 9p21 (p16) nachgewiesen werden.

Follikuläre Zyste

Die follikuläre Zyste entsteht durch Separation des Zahnfollikels (Zahnsäckchens; ➤ Abb. 26.6b) infolge Flüssigkeitsakkumulation zwischen der Krone eines noch nicht durchgebrochenen Zahns und dem reduzierten Schmelzepithel. Sie hat deshalb immer Kontakt zur Zahnkrone, die von ihr vorwiegend haubenförmig umgeben wird oder der sie – seltener – randständig oder zirkulär an der Schmelz-Dentin-Grenze anhaftet (➤ Abb. 26.11a).

Morphologie

Der Zystenbalg besteht aus einer aufgelockerten Bindegewebsschicht mit einem abgeflachten, 2–3 Zelllagen breiten Plattenepithel ohne Palisadenstellung der Basalzellen (➤ Abb. 26.11b). Im Zystenbalg kommen oft noch Epithelnester vor, die Resten der Zahnleiste (Serres-Reste) entsprechen. In follikulären Zysten kann sich ein Ameloblastom oder – extrem selten – ein Plattenepithelkarzinom entwickeln.

Sowohl die Keratozyste als auch die follikuläre Zyste können sich durch Entzündungen sekundär so verändern, dass sie rein histologisch ohne Kenntnis der Lokalisation und der Klinik (Vitalitätsprobe) nicht von einer radikulären Zyste (s.u.) unterschieden werden können.

Eruptionszyste

Die Eruptionszyste ist die extraossäre Variante einer follikulären Zyste bei durchbrechendem Zahn und ist deshalb als bläuliche Vorwölbung der Gingiva sichtbar. Sie kann den Zahndurchbruch erschweren.

Gingivale Zysten

Die gingivalen Zysten der Neugeborenen entstehen aus Resten der Zahnleiste. Sie liegen in der Alveolarmukosa und verschwinden meist spontan durch Ruptur und Entleerung in die Mundhöhle.

26.2 Zähne

Entzündliche Zysten

Die **radikuläre Zyste** entwickelt sich auf dem Boden einer Pulpitis: Über einen apikalen Abszess oder ein apikales Granulom kommt es entzündungsbedingt zur Proliferation von Malassez-Epithelresten an der Wurzelspitze eines avitalen Zahns (➤ Abb. 26.12a).

Histologisch sieht man einen breiten bindegewebigen Zystenbalg mit entzündlichen Infiltraten, der von einem mehrschichtigen, proliferierenden Plattenepithel mit Retezapfenbildung ausgekleidet wird (➤ Abb. 26.12b, c).

Die **Residualzyste** (klinischer Begriff für eine Osteolyse nach vorausgegangener Zahnextraktion) entspricht histologisch fast immer einer radikulären Zyste.

26.2.7 Tumoren

Nach der WHO werden im Kiefer 2 große Gruppen von Tumoren unterschieden, die sich entweder vom odontogenen Apparat oder vom Knochen ableiten.

Odontogene Tumoren

Epidemiologie Odontogene Tumoren sind wesentlich seltener als odontogene Zysten. Verlässliche epidemiologische Angaben fehlen jedoch. Von 40.000 konsekutiven oralen Biopsien eines Pathologieinstituts in Kanada, das allein einen ganzen Landesteil versorgt, entfielen etwa 17% auf odontogene und nichtodontogene Zysten (inkl. Halszysten) und, wenn man die Keratozyste/KOT zu den odontogenen Tumoren rechnet, 1,95% auf odontogene Tumoren. Die Letzteren umfassten in knapp 50% KOTs, Odontome (ca. 25%), gefolgt von Ameloblastomen (ca. 10%). Es scheint jedoch geografische Unterschiede in ihrer Verteilung zu geben (höhere Ameloblastomhäufigkeit in Afrika).

Einteilung Je nach ihrem histologischen Aufbau werden die benignen odontogenen Tumoren in 3 Gruppen unterteilt:
- Gruppe 1: Tumoren aus odontogenem Epithel ohne ektomesenchymale Anteile
- Gruppe 2: Tumoren mit beiden Komponenten und evtl. Hartsubstanzablagerungen
- Gruppe 3: ektomesenchymale (➤ Abb. 26.6) Tumoren mit evtl. eingeschlossenem odontogenem Epithel

Maligne odontogene Tumoren sind Raritäten. Nachfolgend werden einzelne Tumoren aus jeder Gruppe beispielhaft vorgestellt.

Ameloblastom

Das Ameloblastom ist ein benigner, aber lokal aggressiver Tumor, der fast nur nach dem 18. Lebensjahr beobachtet wird. Es gehört zur Gruppe 1, zeigt also weder ektomesenchymale

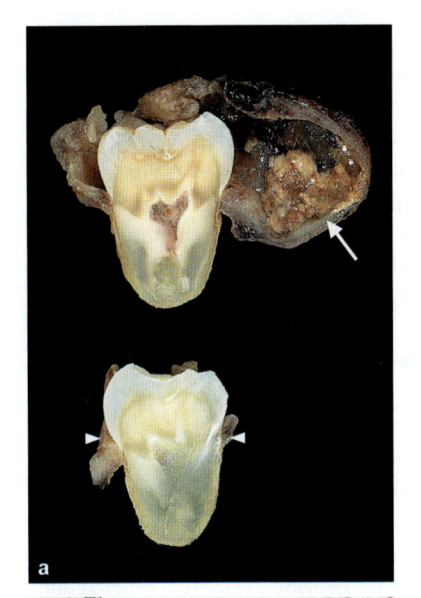

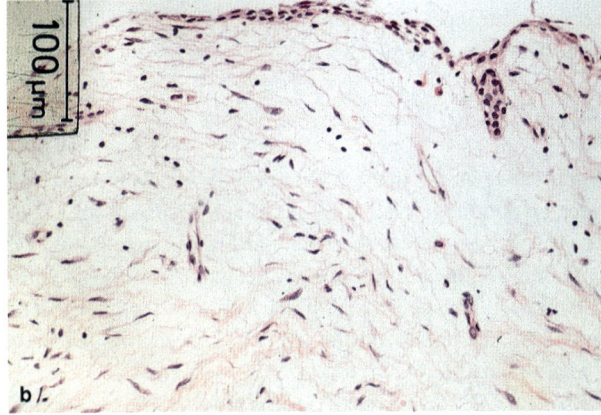

Abb. 26.11 Follikuläre Zyste. a Makroskopie: Follikuläre Zyste (Pfeil) mit Ansatz des Zystenepithels an der Schmelz-Zement-Grenze (Pfeilspitzen). **b** Histologie: Schmales (zweischichtiges) Epithel und lockeres Bindegewebe. HE, Vergr. 100-fach.

Dysontogenetische, nichtodontogene Zysten

Sie sind wesentlich seltener als die odontogenen Zysten. Häufigste Form ist die am Nasenboden gelegene **nasopalatinale Zyste,** die radiologisch eine median lokalisierte, symmetrische Osteolyse zwischen beiden Oberkieferfrontzähnen zeigt. Sie entsteht aus Resten des Ductus nasopalatinus und wird von einem teils abgeflachten kubischen, teils mehrschichtigen Plattenepithel oder mehrreihigen Zylinderepithel ausgekleidet. Der Zystenbalg enthält charakteristischerweise periphere Nerven, Gefäße und muköse Drüsen.

Die seltene **nasolabiale (nasoalveoläre) Zyste** führt zu einer Anhebung des Nasenflügels und täuscht eine Lippenschwellung vor. Sie liegt im Weichgewebe, zeigt histologisch ein mehrreihiges Zylinderepithel mit Becherzellen und entsteht wahrscheinlich aus versprengten Resten des Ductus nasolacrimalis.

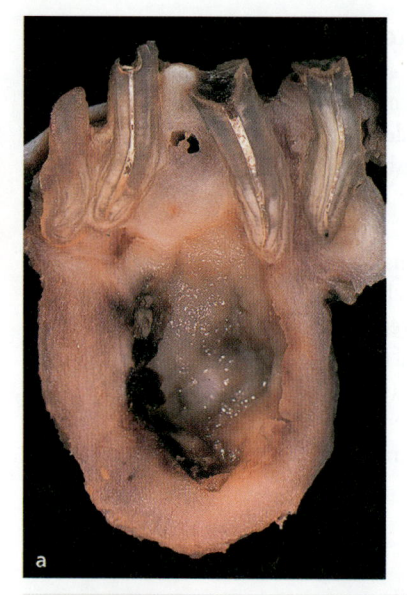

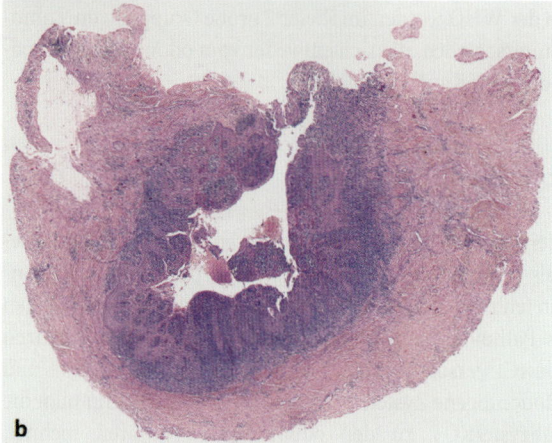

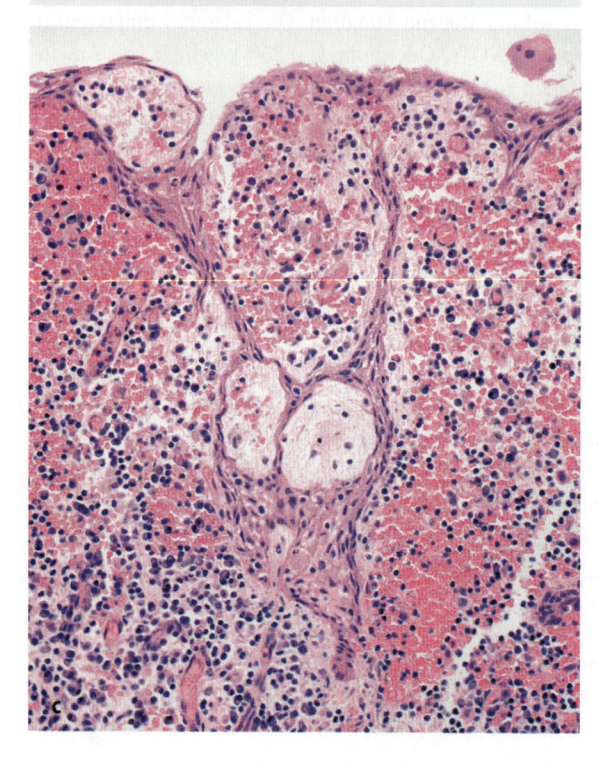

Anteile noch bildet es Hartsubstanz. Es tritt vor allem in der Molarenregion des Unterkiefers auf (➤ Abb. 26.13a) und führt zu einer charakteristischen expansiven („seifenblasenartigen") multilokulären Osteolyse. Der Tumor wächst infiltrativ, bietet makroskopisch einen soliden oder multizystischen Aspekt, und zeigt eine hohe Rezidivneigung. Er muss deshalb sicher im Gesunden reseziert werden. Sogenannte unizystische Ameloblastome kommen selten als Sonderform vor und besitzen ein etwas weniger aggressives Verhalten.

> **Morphologie**
>
> **Histologisch** unterscheidet man mehrere Muster, die jedoch keine gesicherte prognostische Bedeutung haben. Diagnostisch wegweisend ist die Palisadenstellung der peripher gelegenen zylinderförmigen Epithelien. Haupttypen sind die **follikuläre Variante** (Tumorzellnester, zentrale Zystenbildung; ➤ Abb. 26.13b) und die **plexiforme Variante** (vernetzte solide Epithelstränge). Plattenepithel- oder Granularzellmetaplasien können vorkommen.

Odontom

Odontome gehören in die 2. Gruppe und sind als Hamartome oder Fehlbildungen aufzufassen. Meist treten sie im 2. Lebensjahrzehnt auf, oft oberhalb eines retinierten Zahns. Sie enthalten wenig odontogenes Epithel und ektomesenchymale Anteile, bilden aber viel Zahnhartsubstanz (Schmelz, Dentin, Zement). Deshalb sind sie im Röntgenbild sichtbar (➤ Abb. 26.14).

> **Morphologie**
>
> Bei regulärer Anordnung der Hartsubstanz können kleine Verbände zahnähnlicher Strukturen entstehen (**Verbund-Odontom**). Fehlt diese Anordnung, sieht man histologisch irregulär verteilte Schmelz-, Dentin- und Zementansammlungen (**komplexes Odontom,** ➤ Abb. 26.14).

Odontogenes Myxom

Odontogene Myxome sind rein ektomesenchymale Tumoren und werden der Gruppe 3 zugeordnet. Sie bestehen nur aus myxoid aufgelockertem Bindegewebe, meist ohne eingeschlossenes odontogenes Epithel, besitzen keine Kapsel, wachsen infiltrativ und neigen deshalb zu Rezidiven.

Abb. 26.12 Radikuläre Zyste. a Radikuläre Zyste mit Wurzelresten und dickem Zystenbalg. **b** Stark verbreiterter Zystenbalg. Um den zentral gelegenen Hohlraum findet sich ein dichtes entzündliches Infiltrat. HE, Vergr. 4-fach. **c** Retikuliertes Epithel mit ausgezogenen Reteleisten und dichter, auch intraepithelialer entzündlicher Infiltration durch Lymphozyten, Plasmazellen und neutrophile Granulozyten. HE, Vergr. 200-fach.

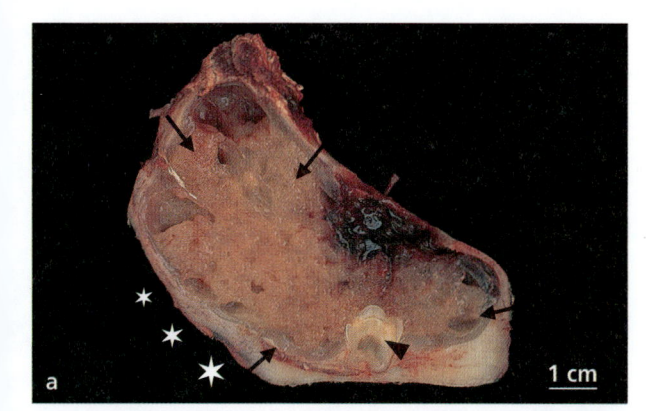

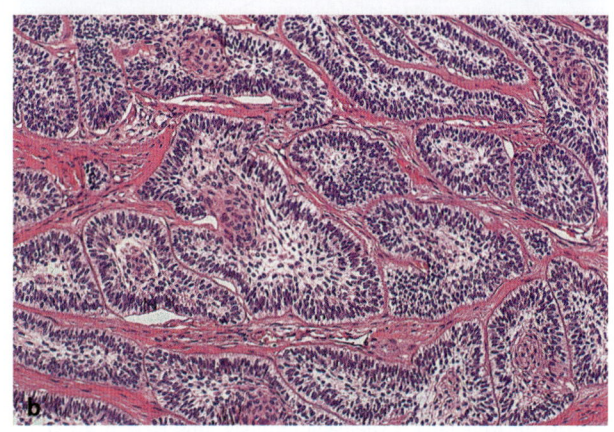

Abb. 26.13 Ameloblastom. a Makroskopie: Ameloblastom (Pfeile) mit Verlagerung des Weisheitszahns (Pfeilspitze) zum unteren Rand der Mandibula (Sternchen). **b** Histologie: Ameloblastom mit follikulärem Wachstumsmuster. In den epithelialen Tumorzellsträngen peripher palisadenartig angeordnete Zylinderzellen. Im Zentrum wirbelig angeordnete Tumorzellen. HE, Vergr. 200-fach.

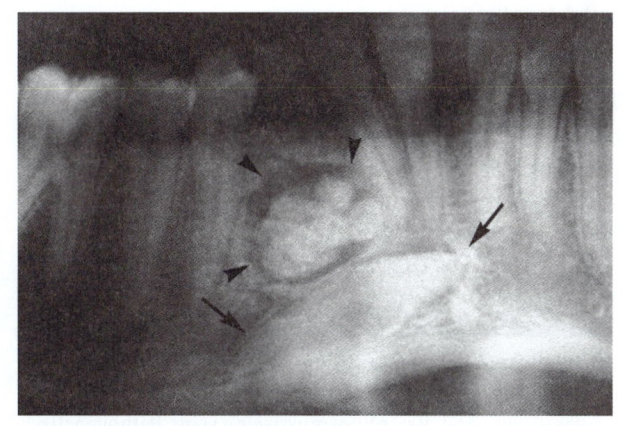

Abb. 26.14 Komplexes Odontom. Retinierter, quer verlagerter Zahn (Pfeile). Darüber sieht man eine Aufhellungszone, die in ihrem Zentrum kleine Verschattungen enthält, deren Dichte etwa Schmelz bzw. Dentin entspricht (Pfeilspitzen).

Knochenbildende Tumoren

Praktisch alle ossären Tumoren (> Kap. 44.6) können auch im Kiefer auftreten. Kieferspezifisch sind die ossären Dysplasien und **ossifizierenden Fibrome**. Unter dieser Bezeichnung wurden von der WHO knochen- und zementbildende Läsionen aus praktischen Gründen zusammengefasst, da Faserknochen von Zement morphologisch manchmal nicht zu unterscheiden ist. Sie leiten sich vom periodontalen Ligament ab, wachsen expansiv und besitzen radiologisch eine peripher gelegene saumartige Aufhellungszone, da das Bindegewebe hier im Gegensatz zur fibrösen Dysplasie (> Kap. 44.6.6) keine Hartsubstanz bildet und nicht mit dem ortsständigen Knochen fusioniert.

Das **Osteosarkom** im Kiefer unterscheidet sich bei gleicher Morphologie biologisch von dem des übrigen Skeletts durch eine deutlich geringere Metastasierungsrate bei gleich hoher lokaler Aggressivität.

Knorpelbildende Tumoren im Kiefer sind extrem selten und fast immer maligne (Ausnahme: Kiefergelenkköpfchen).

26.3 Speicheldrüsen

26.3.1 Normale Struktur und Funktion

Embryologie Die Speicheldrüsen entstehen in der 6.–9. Embryonalwoche aus Epithelsprossen der Mundschleimhaut, aus denen sich durch Sprossung ein Gangsystem mit terminalen Azini entwickelt.

Unterteilung Unterschieden werden die 3 paarigen, großen Speicheldrüsen (Glandulae parotis, submandibularis und sublingualis) von zahlreichen kleinen Speicheldrüsen. Die großen Speicheldrüsen münden über längere Ausführungsgänge in die Mundhöhle, die kleinen Speicheldrüsen sind in der Schleimhaut der Mundhöhle und des Rachens verteilt.

Im terminalen Gangabschnitt umgeben kontraktile Myoepithelzellen die Speichel bildenden Azinuszellen und die Schaltstückzellen. Der zentrale Gangabschnitt besteht aus äußeren proliferierenden Basalzellen und inneren Duktalzellen, welche den Primärspeichel modifizieren (> Abb. 26.15). Nach dem Aufbau der azinären, Speichel bildenden Zellen unterscheidet man
- rein **seröse** (Glandula parotis),
- **seromuköse** (Glandula submandibularis, kleine Mundspeicheldrüsen) und
- rein **muköse** Speicheldrüsen (Glandula sublingualis).

Funktionen Das wichtigste Enzym des Speichels ist die vor allem von der Glandula parotis gebildete α-**Amylase**. Der Speichel enthält weitere Enzyme in kleineren Mengen (Desoxyribonukleasen, saure und alkalische Phosphatasen, unspezifische Esterasen, Kallikrein und Lysozym) sowie IgA. Er sorgt vor allem durch den viskösen Schleim der mukösen Drüsen für die Gleitfähigkeit der Speisen beim Schlucken. Weitere Funktionen sind Abwehr- und Schutzfunktion gegen Infekte sowie bei Plaquebildung an Zähnen, Parodontitis und Karies.

Generalisierte Erkrankungen der Speicheldrüsen, die mit einer dauerhaften Reduktion des Speichelflusses einhergehen, führen zu einer Trockenheit der Mundschleimhaut (**Xerostomie bzw. Sicca-Syndrom**) und damit zu einer schweren Störung der oben genannten Funktionen.

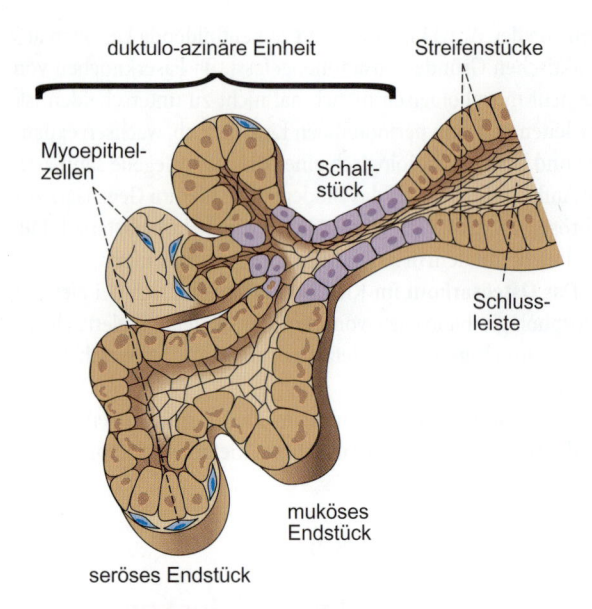

Abb. 26.15 Bauprinzip der Speicheldrüsen.

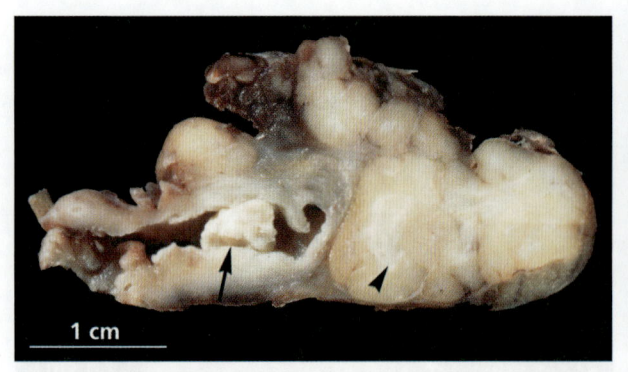

Abb. 26.16 Sialolithiasis der Glandula submandibularis. Konkrement im Ausführungsgang (Pfeil), fibrosiertes Drüsenparenchym (Pfeilspitze).

26.3.2 Fehlbildungen

Aplasie und Hypoplasie sind selten, sie kommen bei komplexen Fehlbildungssyndromen vor. **Akzessorische** (zusätzlich zu den normal lokalisierten Drüsen vorhandenes, funktionsfähiges Drüsengewebe mit Ausführungsgang) sowie **aberrierende** Speicheldrüsen (heterotope, funktionslose Drüsenanlagen ohne Gangsystem) werden oft erst durch Komplikationen wie Mukozelen, Entzündungen oder Speichelfisteln entdeckt.

26.3.3 Sialolithiasis

Definition Speichelsteinbildung (in Analogie zur Urolithiasis und Cholezystolithiasis), die den Abfluss des Speichels behindert und eine sekundäre Entzündung begünstigt.

Ätiologie und Pathogenese
Die Ursachen für das Entstehen von Speichelsteinen sind multifaktoriell. Prädisponierende Faktoren sind metabolische oder hormonelle Einflüsse z.B. mit Erhöhung der Kalziumkonzentration im Speichel oder vermindertem Speichelfluss sowie Sekretabflussbehinderungen. So scheinen bei der Glandula submandibularis der lange und gewundene Verlauf des Ausführungsgangs und das relativ viskose Sekret bei der Entstehung von Speichelsteinen eine Rolle zu spielen (> Abb. 26.16). Speichelsteine sind am häufigsten in der Glandula submandibularis (ca. 80%), weit seltener in der Glandula parotis (10%), in der Glandula sublingualis (7%) und sehr selten in kleinen Speicheldrüsen lokalisiert.

Morphologie
Es liegt eine Ektasie der betroffenen Gänge (evtl. mit Plattenepithelmetaplasie) und eine meist chronische, periduktal betonte Entzündung vor. Der Rückstau begünstigt eine kanalikulär aszendierende Entzündung, sie kann auf die Azini übergreifen **(Sialadenitis),** sodass diese im Spätstadium zerstört sind und das Parenchym fibrosiert. Der durch Steine oder Entzündungen bedingte Ausfall einer großen Drüse führt nicht zu einem Sicca-Syndrom.

Klinische Relevanz Die Sialolithiasis äußert sich als nahrungsabhängige, oft sehr schmerzhafte, einseitige Schwellung, am häufigsten der Glandula submandibularis, zu ca. 50% mit einer Lithiasis kombiniert.

26.3.4 Zysten

Epidemiologie Die nichtneoplastischen Zysten und Pseudozysten sind ätiologisch sehr unterschiedlich und machen ca. 6% aller Speicheldrüsenerkrankungen aus. Etwa 75% sind Mukozelen, die bevorzugt in den kleinen Speicheldrüsen auftreten. Angeborene polyzystische Speicheldrüsen sind sehr selten und gleichen in ihrem Erscheinungsbild zystischen Fehlbildungen in anderen Organen (Nieren, Lunge, Leber, Pankreas).

Ätiologie und Pathogenese
Zysten können dysgenetisch (angeboren) oder erworben (Extravasations- und Retentionsmukozele) sein. Pathogenetisch werden bei der Extravasationsmukozele rezidivierende Mikrotraumen (z.B. wiederholtes Beißen auf die Lippe) verantwortlich gemacht. Bei der Retentionsmukozele spielt eine Gangobstruktion die Hauptrolle.

Morphologie
Die häufige **Speichelextravasations-Mukozele** („Schleimgranulom") ist meist an der Unterlippe lokalisiert. Hier findet man im Frühstadium Schleimseen im Bindegewebe. Im Stadium

der Resorption sind schaumzellige Makrophagen und Riesenzellen vom Fremdkörpertyp vorhanden, die eine mit Schleim gefüllte Pseudozyste auskleiden.

Eine Sonderform stellt die sog. **Ranula** dar, die im Mundboden als bläulich durchschimmernde pseudozystische Schwellung in Erscheinung tritt, ausgehend von einer massiven Speichelextravasation aus der Sublingualdrüse.

Die seltenere **Retentionszyste** (bzw. Speichelgangzyste) tritt in allen kleinen Speicheldrüsen mit etwa gleicher Häufigkeit, hingegen selten in der Glandula parotis auf. Sie ist von flachem ein- bis zweischichtigem Speichelgangepithel ausgekleidet und enthält retinierten Speichel.

Lymphoepitheliale Zysten sind vorwiegend in der Glandula parotis lokalisiert. Sie werden von mehrschichtigem, meist lymphoepithelialem Epithel ausgekleidet. In der Zystenwand ist immer lymphatisches Gewebe vorhanden. Sie entstehen vermutlich aus embryonalen Drüseninklusionen in intraparotidealen Lymphknoten.

Klinische Relevanz Die nichtneoplastischen Zysten müssen differenzialdiagnostisch von einem zystischen Tumor abgegrenzt werden. Das Resultat einer Feinnadelpunktion kann falsch negativ ausfallen. Bei unklarem Resultat ist eine histologische Abklärung indiziert.

26.3.5 Zystische lymphoide Hyperplasie bei HIV-Infektion

Definition und Epidemiologie Die meist bilaterale zystische lymphoide Hyperplasie der Glandula parotis ist eine frühe Manifestation der *HIV*-Infektion (➤ Kap. 48.2.5). Früher waren 5% aller *HIV*-positiven Patienten betroffen, unter effektiver antiretroviraler Therapie tritt diese Erkrankung praktisch nicht mehr auf.

Morphologie
Das Speicheldrüsengewebe ist – ganz ähnlich dem Sjögren-Syndrom – weitgehend durch lymphatisches Gewebe ersetzt, welches eine ausgeprägte follikuläre Hyperplasie aufweist. Zwischen den Lymphfollikeln sind multiple und oft große Zysten (➤ Abb. 26.17a) vorhanden, welche von dilatierten Speichelgängen ausgehen (➤ Abb. 26.17b).

Klinische Relevanz Die zystische lymphoide Hyperplasie zeigt sich klinisch als schmerzlose, meist bilaterale Schwellung der Glandula parotis.

26.3.6 Sialadenitis

Die entzündlichen Veränderungen werden im Hinblick auf therapeutische Konsequenzen nach ätiologischen Gesichtspunkten (bakteriell, viral und autoimmun bedingt) klassifiziert.

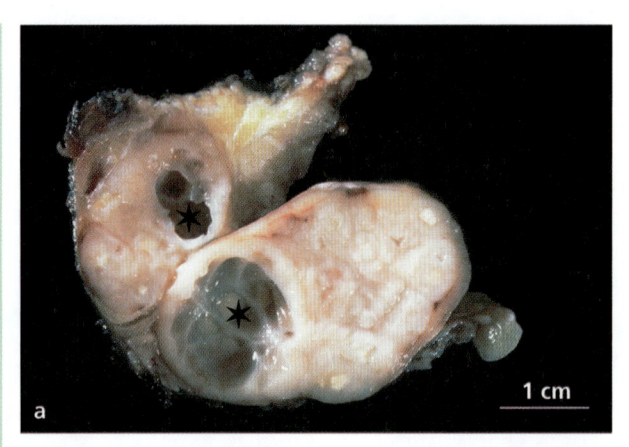

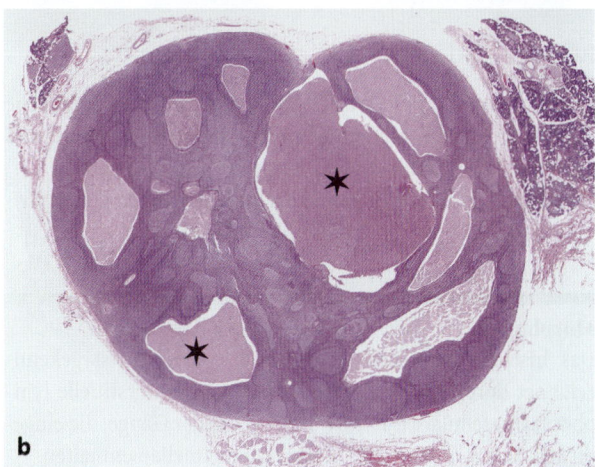

Abb. 26.17 Zystische lymphoide Hyperplasie bei HIV-Infektion.
a Makroskopie: Glandula parotis mit weißgrauer Schnittfläche, Verlust der Läppchenarchitektur und unterschiedlich große Zysten (Stern). **b** Histologie: Unterschiedlich große Zysten (Sternchen) in lymphatischem Gewebe mit hyperplastischen Lymphfollikeln. HE, Vergr. 3-fach.

Bakterielle Sialadenitis

Betroffen ist vor allem die Glandula parotis, seltener die Glandula submandibularis.

Pathogenese
Pathogenetisch spielt neben schlechter Mundhygiene eine Reduktion der Speichelmenge mit dadurch erleichterter Keimaszension eine wichtige Rolle. So tritt die akute eitrige Parotitis bei älteren, multimorbiden Patienten oder im Rahmen konsumierender Erkrankungen, z.T. auch als sog. postoperative Sialadenitis auf. Bei der aszendierenden Entzündung werden Streptokokken der Gruppe A oder *Staphylococcus aureus* nachgewiesen.

Morphologie
Histologisch findet man im Frühstadium segmentkernige Leukozyten im Lumen der Gänge (eitrige Sialangiitis), im weiteren Verlauf diffus im Parenchym (eitrige Sialadenitis). Dies

kann zur Abszessbildung führen, gelegentlich mit septischem Krankheitsbild.

Klinische Relevanz Die bakterielle Sialadenitis manifestiert sich als schmerzhafte Schwellung meist der Glandula parotis, evtl. mit Abszessbildung und Entleerung von eitrigem Sekret.

Virale Sialadenitis

Die beiden wichtigsten Formen sind die Parotitis epidemica (Mumps, „Ziegenpeter") und die Zytomegalie (Speicheldrüsenviruskrankheit, Einschlusskörperchenkrankheit; ➤ Kap. 48.2.6).

Parotitis epidemica

Epidemiologie Die Parotitis epidemica ist eine endemische Krankheit, die durch Tröpfcheninfektion übertragen wird und an der vor allem Schulkinder erkranken.
Ätiologie Erreger der Parotitis epidemica ist das *Mumpsvirus*, ein RNA-Virus aus der Familie der Paramyxoviren.

Morphologie
Das **histologische** Bild der Parotitis epidemica ist gekennzeichnet durch Nekrosen der Azinuszellen, interstitielle lymphoplasmazelluläre Infiltrate und Ektasie der Gänge, die eingedicktes Sekret und abgeschilferte Gangepithelien enthalten.

Autoimmune Sialadenitis

Syn.: Sjögren-Syndrom, benigne lymphoepitheliale Läsion
Definition und Epidemiologie Es handelt sich um eine Autoimmunkrankheit der Speicheldrüsen. Sie kann auftreten als sog. primäres Sjögren-Syndrom nur der Speicheldrüsen oder als sog. sekundäres Sjögren-Syndrom in Assoziation zu anderen Autoimmunerkrankungen. Betroffen sind ganz überwiegend ältere Frauen. Die resultierende generalisierte Drüsenatrophie führt zum Sicca-Syndrom. In ca. 5% kommt es im Verlauf zur Transformation in ein B-Zell-Lymphom (meist vom Marginalzonen-Typ bzw. MALT-Typ).

Ätiologie und Pathogenese
Ätiologisch werden neben einer autoimmunologischen Genese (Anti-DNA-Antikörper und Autoantikörper gegen Speichelgangepithel) genetische Faktoren (gehäufter Nachweis von HLA-DR3) sowie eine infektiöse Genese (Nachweis virusähnlicher Partikel) diskutiert.

Morphologie
Histologisch findet man eine Trias, bestehend aus lymphozytärem Infiltrat, Parenchymatrophie und den diagnostisch wichtigen „lymphoepithelialen Läsionen" der Streifenstücke (➤ Abb. 26.18). Entgegen früherer Vorstellung („myoepitheliale Sialadenitis") sind Myoepithelzellen nicht beteiligt. Diese lymphoepithelialen Läsionen fehlen in den kleinen Speicheldrüsen. Dies ist von besonderer differenzialdiagnostischer Bedeutung, da die kleinen Speicheldrüsen der Lippe häufig zur Diagnosestellung biopsiert werden.

Klinische Relevanz Vor allem die Glandula parotis ist tumorartig geschwollen. Wegen der entzündlichen Zerstörung der Speichel- und Tränendrüsen kommt es zur Keratokonjunktivitis sicca bzw. zur Xerostomie (Mundtrockenheit). Häufig besteht eine Assoziation zu anderen Autoimmunerkrankungen, am häufigsten zu rheumatoider Arthritis und zu Lupus erythematodes.

Epitheloidzellige Sialadenitis

Definition Die epitheloidzellige Sialadenitis (Heerfordt-Syndrom, Febris uveoparotidea) ist eine Manifestation der **Sarkoidose**.

Morphologie
Histologisch findet man die für die Sarkoidose typischen nichtverkäsenden, epitheloidzelligen Granulome im Drüsenparenchym, meist jedoch in intraparotidealen Lymphknoten.

Chronisch sklerosierende Sialadenitis der Glandula submandibularis

Syn.: Küttner-Tumor
Der Küttner-Tumor der Glandula submandibularis ist eine lymphozytäre Sialadenitis, im Spätstadium mit Sklerosierung und Parenchymatrophie. Klinisch ist die Drüse geschwollen und tumorartig verhärtet (sog. Speicheldrüsenzirrhose). Sie ist

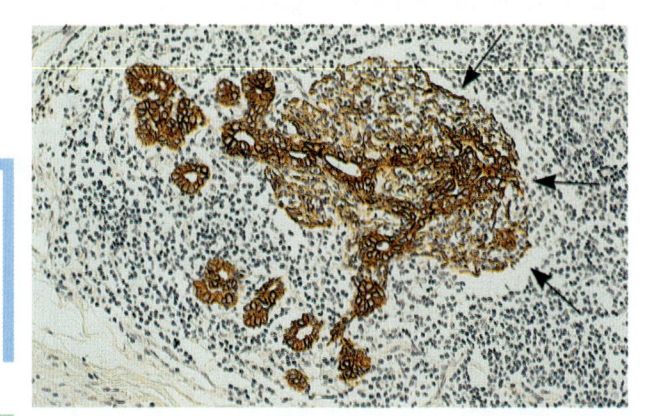

Abb. 26.18 Autoimmune Sialadenitis. Destruktion der Azini durch lymphozytäres Infiltrat. Es persistieren lediglich Streifenstücke (mit Lumina) mit reaktiver Basalzellproliferation (Pfeile), die sog. lymphoepithelialen Läsionen (Zytokeratin: braun). Vergr. 100-fach.

fast immer einseitig, geht in circa 50% der Fälle mit einer Lithiasis einher und ist bei Frauen etwas häufiger. Sie bedingt keine Sicca-Symptomatik. Ganz aktuell wird ein ätiologischer Zusammenhang bzw. eine Überlappung mit einer Speicheldrüsenbeteiligung beim sog. Hyper-IgG4-Syndrom diskutiert.

Nekrotisierende Sialometaplasie

Es handelt sich um eine gutartige, selbstheilende, entzündliche Läsion, die primär im Rahmen einer akuten Ischämie (**sog. Speicheldrüseninfarkt**) oder sekundär postoperativ auftritt und meistens am Gaumen lokalisiert ist. Da sich die nekrotisierende Sialometaplasie klinisch als Ulkus oder Schwellung manifestiert, muss eine Neoplasie ausgeschlossen werden. Histologisch besteht die Gefahr der Fehlinterpretation als Plattenepithelkarzinom.

26.3.7 Sialadenose

Definition und Epidemiologie Die Sialadenose ist eine nichtentzündliche, parenchymatöse Erkrankung, die zu einer z.T. massiven und z.T. schmerzhaften Vergrößerung der Glandula parotis meist beidseits führt. Der Häufigkeitsgipfel liegt zwischen dem 3. und 4. Lebensjahrzehnt, Frauen sind weit häufiger betroffen. Die Sialadenose ist vermutlich Folge einer Innervationsstörung im Rahmen einer **peripheren autonomen Neuropathie**, welche eine Speichelsekretionsstörung verursacht.

Ätiologie und Pathogenese
Die Sialadenose ist häufig mit einer Allgemeinerkrankung assoziiert bzw. wird dadurch ausgelöst. In erster Linie werden Essstörungen (Bulimie und Anorexia nervosa), endokrine Krankheiten (z.B. Diabetes mellitus, Schilddrüsenerkrankungen), metabolische Krankheiten (Alkoholismus, Leberzirrhose) und Nebenwirkungen von Medikamenten (Antidepressiva, Antihypertensiva) für das Entstehen der Sialadenose verantwortlich gemacht.

Morphologie
Histologisch findet man generalisiert in den Ohrspeicheldrüsen 2 bis 3-fach vergrößerte und prall mit Sekretgranula gefüllte seröse Azini ohne Entzündung.
Elektronenmikroskopisch lassen sich degenerative Veränderungen des autonomen Nervensystems nachweisen. Eine durch die chronische Innervationsstörung ausgelöste schwere Atrophie der kontraktilen Myoepithelzellen könnte die generalisierte Azinusschwellung begünstigen.

Klinische Relevanz Bei Sialadenose liegt eine chronische rezidivierende, z.T. schmerzhafte, meist bilaterale Schwellung der Ohrspeicheldrüsen vor. Ursachen sind schwere systemische Grunderkrankungen, am häufigsten Essstörungen bei jungen Frauen.

26.3.8 Tumoren

Epidemiologie Speicheldrüsentumoren sind mit einer jährlichen **Inzidenz** von 1,0–2,5 Tumoren pro 100.000 Einwohner selten. Beim Erwachsenen sind über 95% epithelialen Ursprungs, beim Kind sind benigne mesenchymale Tumoren häufiger (Parotishämangiome). Das zahlenmäßige Verhältnis von benignen zu malignen Speicheldrüsentumoren beträgt in der Glandula parotis ca. 4 : 1, in der Glandula submandibularis und den kleinen Speicheldrüsen ca. 1 : 1 und in der Glandula sublingualis 1 : 9. Die Vielfalt der gutartigen und bösartigen Tumoren ist enorm, weshalb für den einzelnen Tumortyp meist nur sehr geringe Fallzahlen und zu Prognose und Therapie vielfach kaum gesicherte Daten vorliegen.

Morphologie
Die Vielfalt an histologisch unterschiedlichen Tumortypen steht im Zusammenhang mit der komplexen Histogenese der Speicheldrüsentumoren aus Zellen, die einen rein **epithelialen** (basaloiden, duktalen oder azinären) und auch einen **kombinierten epithelialen und mesenchymalen Phänotyp** aufweisen können. Deshalb kann die immunhistochemische Markerexpression extrem komplex und variabel sein.

Klinische Relevanz Speicheldrüsentumoren äußern sich klinisch durch einseitige Schwellung und Knotenbildung. Für einen **benignen Tumor** spricht ein langsames Wachstum über Jahre und der palpatorische Befund eines schmerzlosen prallelastischen und gut verschieblichen Knotens. Die **malignen Tumoren** präsentieren sich mit schnellem Wachstum über Wochen bis Monate, Bildung eines manchmal schmerzhaften, wenig verschieblichen Knotens sowie Zeichen der Tumorinfiltration in Haut oder Nerven (**Fazialisparese**). Die Prognose ist abhängig von histologischem Typ (> Tab. 26.4), Lokalisation, Tumorstadium, Grading und Radikalität der Erstoperation. Die Metastasierung erfolgt primär meist lymphogen, später auch hämatogen (Lunge). Molekularbiologische Befunde können in wenigen Fällen (pleomorphes Adenom, Mukoepidermoidkarzinom) zusätzliche Informationen liefern.

Tab. 26.4 Klassifikation der Speicheldrüsentumoren (WHO 2005, vereinfacht).

Benigne epitheliale Tumoren (Adenome)	Maligne epitheliale Tumoren (Karzinome)
• pleomorphes Adenom (60%)	• mukoepidermoides Karzinom (15%)
• Warthin-Tumor (15%)	• Karzinom ex pleomorphes Adenom (15%)
• Basalzelladenom (4%)	• Adenokarzinom NOS (10%)
• Myoepitheliom (3%)	• adenoid-zystisches Karzinom (8%)
• Onkozytom (2%)	• Azinuszellkarzinom (8%)

Prozentzahlen bedeuten die relative Inzidenz der benignen bzw. malignen Speicheldrüsentumoren

Benigne Tumoren

Etwa 70% aller Speicheldrüsentumoren sind benigne, fast alle sind epithelialen Ursprungs. Dabei machen pleomorphe Adenome ca. 60% der Tumoren aus; die restlichen 40% sind histologisch sehr verschieden.

Pleomorphes Adenom

Definition und Epidemiologie Das pleomorphe Adenom („Parotis-Mischtumor") zeichnet sich durch eine bunte Mischung von epithelialen und modifizierten myoepithelialen Anteilen in Kombination mit einem chondromyxoiden Stroma aus. 80% sind in der Glandula parotis lokalisiert (➤ Abb. 26.19a, b). Der Tumor kommt in allen Altersgruppen vor, der Häufigkeitsgipfel liegt im 5. Lebensjahrzehnt.

Morphologie

Das pleomorphe Adenom ist in den großen Drüsen durch eine Pseudokapsel meist gut begrenzt, in den kleinen Speicheldrüsen fehlt dagegen häufig eine Kapsel. Rezidivtumoren treten regelhaft multinodulär auf, sodass die multiplen, z.T. winzigen Tumorherde einen pseudoinfiltrativen Aspekt vortäuschen können. Die Schnittfläche ist weiß, z.T. sind chondromyxoide Anteile bereits makroskopisch zu erkennen (➤ Abb. 26.19c).

Histologisch gehen zweireihige tubuläre Epithelformationen in netzförmige myoepitheliale bzw. mesenchymale Zellformationen über, kombiniert mit zunehmender hyaliner, chondroider oder myxoider Matrix. Der Anteil an epithelialen bzw. mesenchymalen Komponenten sowie Ausmaß und Typ der Matrixproduktion variiert stark von Tumor zu Tumor und innerhalb desselben Tumors. Namensgebend ist die **architektonische und zelluläre Pleomorphie** ohne Zellatypie (➤ Abb. 26.19d). Schwieriger zu diagnostizieren sind sog. monomorphe Varianten, die nicht diese strukturelle Pleomorphie aufweisen.

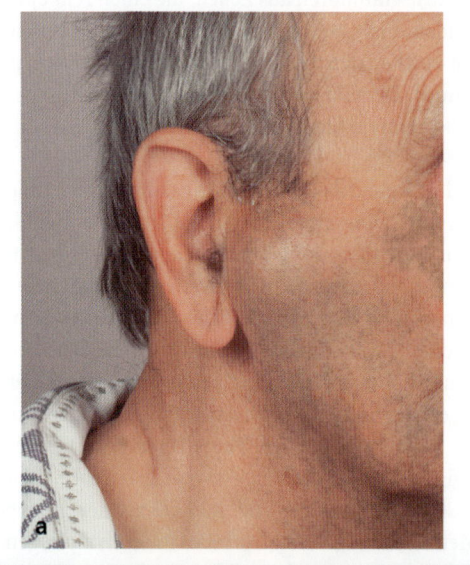

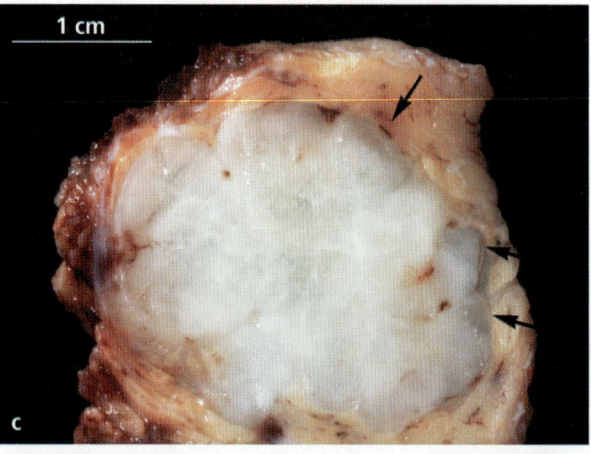

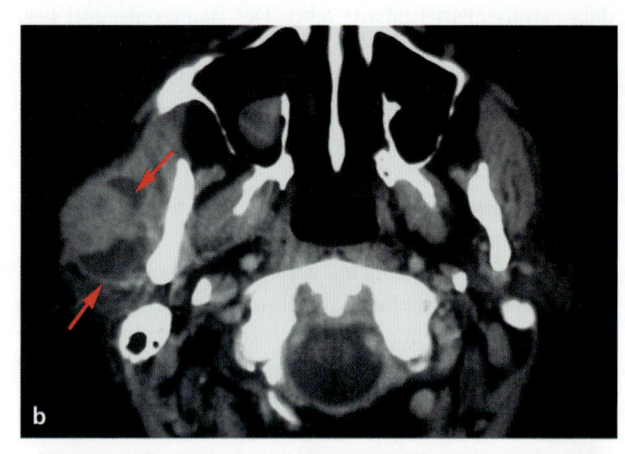

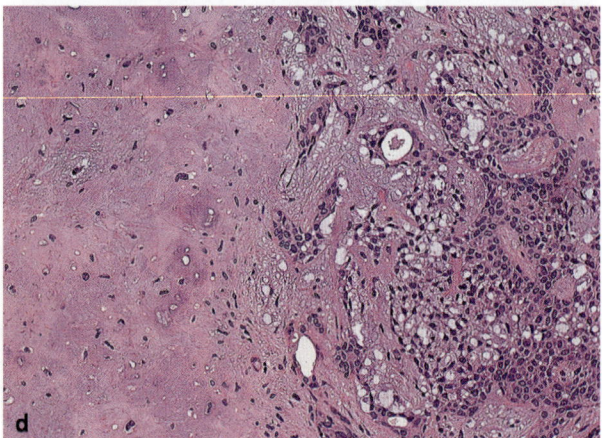

Abb. 26.19 Pleomorphes Adenom. a Klinischer Aspekt: präaurikulärer Tumorknoten. **b** CT: scharf begrenzter Tumorknoten (Pfeile) mit soliden (hellen) und zystischen (dunklen) Anteilen. **c** Makroskopie: scharf begrenzter Tumorknoten mit weißer Schnittfläche und glasig-glänzenden Arealen (Pfeile), entsprechend chondromyxoiden Anteilen. **d** Mikroskopie: im linken Bildteil zellarmes Areal mit reichlich chondromyxoidem Stroma, rechts zelldichtes Areal mit dicht gelagerten Drüsenschläuchen. HE, Vergr. 100-fach.

Molekularpathologie

Ein großer Teil der pleomorphe Adenome weist eine reziproke Translokation unter Beteiligung von 8q12 (PLAG1 = pleomorphic adenoma gene 1) und 3p21 (CTNNB1 = humaner β-Catenin-Gen-Locus) oder 12q13-15 (HMGA2 = „highmobility group gene" A2) auf, die zu einer PLAG1-Überaktivierung führt und offensichtlich für die Tumorentstehung mitverantwortlich ist.

Klinische Relevanz Die Häufigkeit eines Rezidivs ist beim pleomorphen Adenom abhängig von der Radikalität der Erstoperation. Das Entartungsrisiko hängt von der Anamnesedauer ab und beträgt nach 5 Jahren 1,5%, steigt aber nach 15 Jahren auf fast 10%. Das wichtigste histologische Kriterium der malignen Entartung ist das infiltrative Wachstum. Klinische Zeichen sind Schmerzen und/oder eine Fazialisparese.

Warthin-Tumor (papilläres Cystadenoma lymphomatosum)

Definition und Epidemiologie Der Warthin-Tumor ist mit 15% der zweithäufigste benigne Speicheldrüsentumor. In bis 20% tritt er multifokal bzw. bilateral auf. Die Patienten sind zu 80% Männer über 50 Jahre, wohl bedingt durch die Assoziation zu Nikotinabusus. Der Tumor ist fast ausschließlich in der Glandula parotis, oft am unteren Pol, lokalisiert. Der Warthin-Tumor entsteht aus Parenchymeinschlüssen in intra- oder periparotidalen Lymphknoten.

Morphologie

Der Durchmesser beträgt meistens 2–4 cm. Die Schnittfläche weist flüssigkeitsgefüllte Zysten auf (➤ Abb. 26.20a).

Histologisch findet man papilläre und zystische Formationen aus einem zweireihigen, hochprismatischen, onkozytären Epithel. Im Stroma ist lymphatisches Gewebe mit Lymphfollikeln aus dem vorbestehenden Lymphknoten vorhanden (➤ Abb. 26.20b). Regressive Veränderungen bis hin zum kompletten Infarkt sind häufig.

Onkozytom

Syn.: oxyphiles Adenom

Definition und Epidemiologie Seltener benigner Tumor, der meist in der Glandula parotis älterer Patienten auftritt. Multifokalität und Assoziation zum Warthin-Tumor ist häufig.

Morphologie

Der Tumor ist nicht immer glatt begrenzt und besteht aus soliden und in Nestern gelagerten, großen onkozytären Zellen mit eosinophilem, granuliertem Zytoplasma und kleinen dunklen Kernen (➤ Abb. 26.21a). Das Wachstumsmuster kann solid, trabekulär oder tubulär sein. Die Größe und Eosinophilie des Zytoplasmas ist auf die stark vermehrten und vergrößerten intrazytoplasmatischen Mitochondrien zurückzuführen (➤ Kap. 2.4.5, ➤ Abb. 26.21b).

Maligne Tumoren

Mukoepidermoides Karzinom

Definition Das mukoepidermoide Karzinom ist ein maligner Tumor, charakterisiert aus einem biphasischen Wuchsmuster aus basaloiden und mukoiden Zellen.

Epidemiologie Dieser häufigste maligne Speicheldrüsentumor (ca. 15%) tritt je zur Hälfte in den großen Speicheldrüsen (besonders Glandula parotis) und den kleinen Speicheldrüsen, z.T. in ungewöhnlichen Lokalisationen auf, oft bereits im 2. und 3. Lebensjahrzehnt.

Morphologie

Makroskopisch fallen die unscharfe Randbegrenzung und Zysten auf.

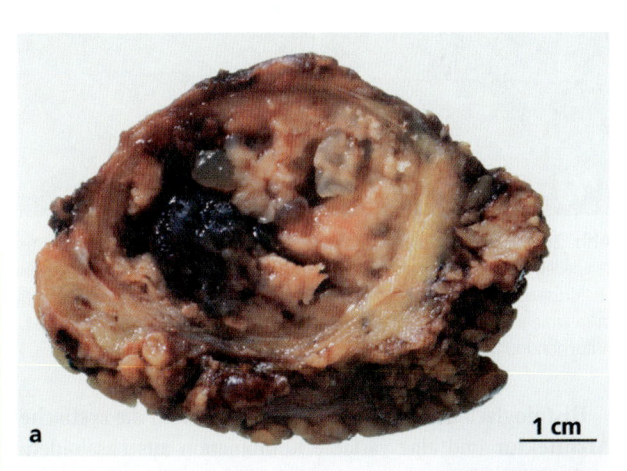

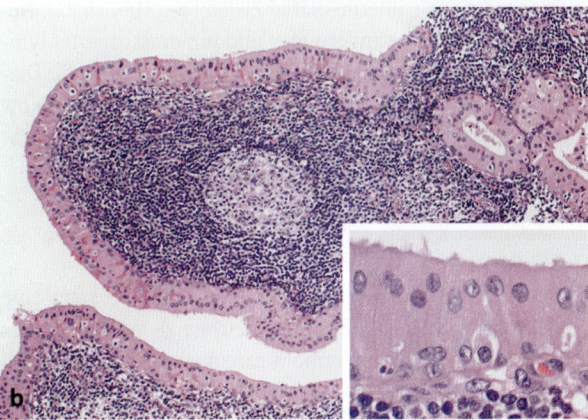

Abb. 26.20 Warthin-Tumor. a Makroskopie: scharf begrenzter Tumor mit papillär-zystischer Schnittfläche. **b** Histologie: Papille mit onkozytärem Epithel; im Stroma lymphatisches Gewebe mit einem Lymphfollikel. HE, Vergr. 260-fach. Inset: Onkozyten mit eosinophil granuliertem Zytoplasma. HE, Vergr. 300-fach.

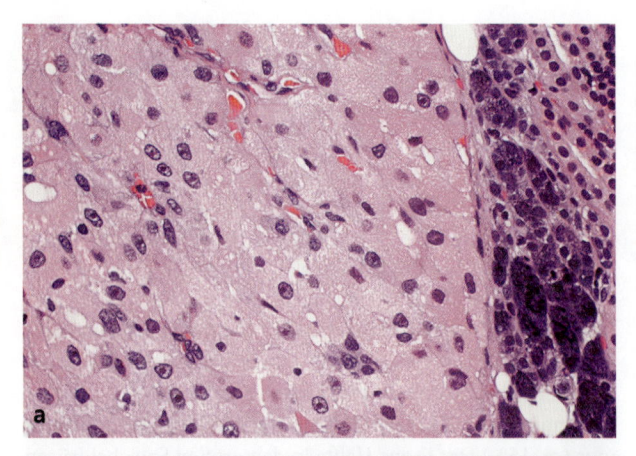

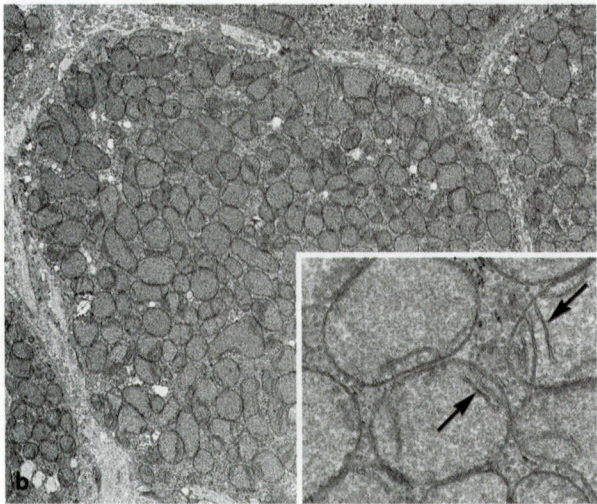

Abb. 26.21 Onkozytom. a Glatt begrenzter Tumor (links) aus onkozytären Zellen mit breitem, eosinophilem Zytoplasma, rechts angrenzendes Speicheldrüsengewebe. HE, Vergr. 400-fach. **b** Elektronenmikroskopie: Onkozyt mit vermehrten und vergrößerten Mitochondrien, Vergr. 5500-fach. Inset: Mitochondrium mit Cristae (Pfeile). Vergr. 15.500-fach.

Histologisch ist das Bild charakterisiert durch die **zystische Architektur** und eine variable Kombination aus basaloiden, mukoiden und sog. intermediären Zellen (> Abb. 26.22). Nekrosen, regressive Veränderungen und tumorassoziiertes lymphatisches Gewebe sind häufig und erschweren z.T. die Diagnosestellung. Die Unterscheidung in gut differenzierte („low grade") und schlecht differenzierte („high grade") Formen ist prognostisch und therapeutisch sehr wichtig.

Molekularpathologie
Bei etwa 60% der mukoepidermoiden Karzinome kann eine Translokation t(11;19)(q21;p13) zwischen dem Exon 1 des MECT1-Gens („mucoepidermoid carcinoma translocated gene1") und den Exonen 2–5 des MAML2-Gens („mastermind like gene 2") nachgewiesen werden. Tumoren, die diese Translokation aufweisen, scheinen möglicherweise innerhalb der Low-Grade- und High-Grade-Gruppen eine unterschiedliche (bessere) Prognose zu besitzen.

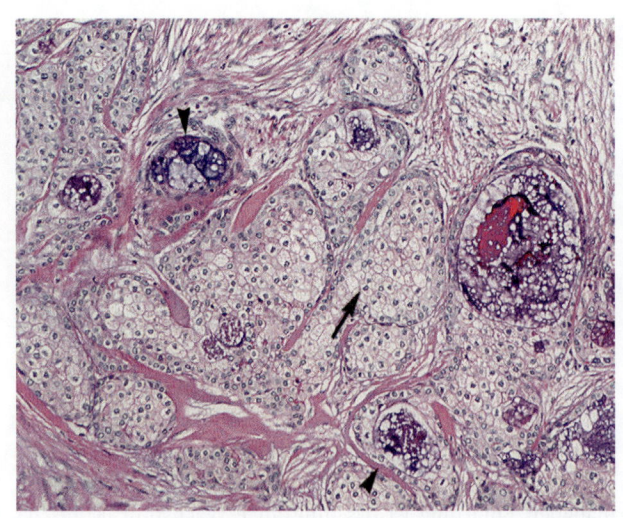

Abb. 26.22 Mukoepidermoides Karzinom. Nester und Mikrozysten aus basaloiden Zellen (Pfeil) und schleimproduzierenden mukoiden Zellen (Pfeilspitzen). AB-PAS, Vergr. 200-fach.

Prognose Die Prognose ist abhängig vom Stadium, von der Radikalität der Erstoperation und vom histologischen Differenzierungsgrad. Die 5-Jahres-Überlebensrate beträgt durchschnittlich 70%, beim gut differenzierten Typ über 90%. Auch hochdifferenzierte Karzinome mit Lymphknotenmetastasen besitzen noch eine gute Prognose.

Adenokarzinom NOS

Etwa 15% aller malignen Speicheldrüsentumoren werden aufgrund eines partiell drüsigen oder papillären Wachstumsmusters als Adenokarzinome NOS („not otherwise specified") klassifiziert, wenn sie sich keiner der bekannten Gruppen von Speicheldrüsenkarzinomen zuordnen lassen. Sie sind meist schlecht differenziert und haben in einem fortgeschrittenen Stadium eine entsprechend schlechte Prognose. Am häufigsten (70%) kommen sie in der Glandula parotis vor. Der Häufigkeitsgipfel liegt im 5.–7. Lebensjahrzehnt. Differenzialdiagnostisch muss eine Metastase ausgeschlossen werden.

Azinuszellkarzinom

Definition Das Azinuszellkarzinom ist ein Tumor niedrigen Malignitätsgrades, der aus Zellen mit serös-azinärer Differenzierung besteht.

Epidemiologie Sie umfassen 15% aller malignen Speicheldrüsentumoren. Hauptlokalisation ist die Glandula parotis (80%), nicht selten auch bereits im 2. und 3. Lebensjahrzehnt.

Morphologie
Makroskopisch erscheint das Azinuszellkarzinom als z.T. infiltrativer, z.T. glatt bekapselter Tumor mit solider oder zystischer Schnittfläche.

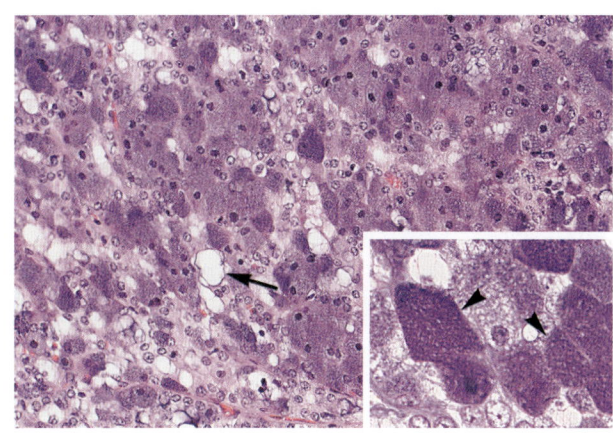

Abb. 26.23 Azinuszellkarzinom. Tumorzellen mit breitem, granuliertem Zytoplasma und kleinen, exzentrischen Kernen. Vereinzelt Mikrozysten (Pfeil). HE, Vergr. 250-fach. Inset: PAS-positive intrazytoplasmatische Granula (Pfeilspitzen). PAS, Vergr. 400-fach.

Histologisch besteht der Tumor aus Zellen mit Ähnlichkeit zu serösen Azinuszellen. Dementsprechend lassen sich intrazytoplasmatisch PAS-positive Granula (Zymogengranula) und Amylase nachweisen (allerdings je in einem Drittel negativ). Das Wachstumsmuster ist solid, mikrozystisch oder follikulär (➤ Abb. 26.23). Nekrosen, Sklerosen und tumorassoziierte lymphatische Gewebe sind häufig.

Prognose Es ist ein Karzinom niedrigen Malignitätsgrades. Die 5-Jahres-Überlebensrate beträgt ca. 80%. Auch Fälle mit Lymphknotenmetastasen haben noch eine günstige Prognose.

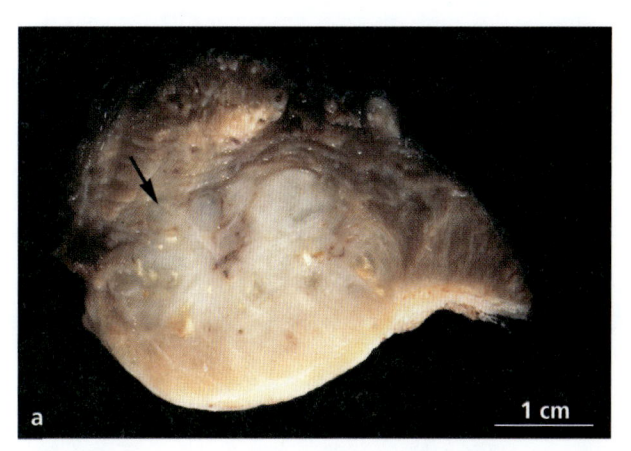

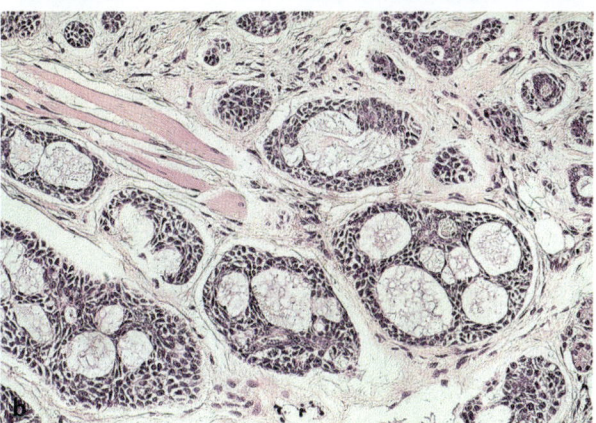

Abb. 26.24 Adenoid-zystisches Karzinom der Zunge. a Makroskopie: Zungenmuskulatur (oben) und grob infiltratives weißgraues Tumorgewebe (unten; Pfeil). **b** Histologie: Typische kribriforme Tumordifferenzierung. Links tumorinfiltrierte Muskulatur. HE, Vergr. 200-fach.

Adenoid-zystisches Karzinom

Definition und Epidemiologie Das adenoid-zystische Karzinom ist ein maligner Tumor, der histologisch hochdifferenziert erscheint, sich jedoch durch ein aggressiv **infiltratives** Wachstum auszeichnet („Wolf im Schafspelz", ➤ Abb. 26.24a). Sie umfassen 8% aller malignen Speicheldrüsentumoren. Der Häufigkeitsgipfel liegt in der 4.–6. Dekade. Je zur Hälfte tritt es in den großen und kleinen Speicheldrüsen (besonders des Gaumens) auf.

Morphologie
Histologisch findet man meist ein kribriformes oder tubuläres Wachstumsmuster einer biphasisch epithelial-myoepithelialen Proliferation, die siebartig durchlöchert erscheint („Schweizer-Käse-Muster"). Eine wesentliche Zellpolymorphie oder eine erhöhte Mitoserate liegt meist nicht vor. Problematisch für die chirurgische Resezierbarkeit ist die enorme Tendenz zu perineuralem Wachstum (➤ Abb. 26.24b). Die Abgrenzung z.B. vom pleomorphen oder kanalikulären Adenom kann in Probebiopsien sehr schwierig sein.

Andere maligne Speicheldrüsentumoren

Alle weiteren malignen Speicheldrüsentumoren kommen weit seltener vor: z.B. Karzinom aus pleomorphen Adenom, polymorphes Low-Grade-Adenokarzinom, epithelial-myoepitheliales Karzinom oder Speichelgangkarzinom. Speicheldrüsen können auch Ziel von Metastasen sein, insbesondere die Glandula parotis. So ist ein Plattenepithelkarzinom in der Glandula parotis mit weit überwiegender Wahrscheinlichkeit eine Lymphknotenmetastase und kein Primärtumor.

KAPITEL 27

W. Jochum, G. Barreton

Ösophagus

27.1	Normale Struktur und Funktion	545	27.6.5 Soorösophagitis	549
			27.6.6 Eosinophile Ösophagitis	550
27.2	Fehlbildungen	546	27.6.7 Andere Ösophagitisformen	550
27.3	Achalasie	546	27.7 Blutungen	550
27.4	Veränderungen der Ösophaguslichtung	547	27.8 Ösophagusruptur/-perforation	550
27.4.1	Divertikel	547		
27.4.2	Ösophagusmembran und -ringe	547	27.9 Weitere nichtneoplastische Epithelveränderungen	551
27.4.3	Intramurale Pseudodivertikulose	547		
27.4.4	Dysphagia lusoria	547	27.10 Tumoren	551
			27.10.1 Papillom	551
27.5	Hiatushernie	548	27.10.2 Präkanzerose: Barrett-Mukosa	551
27.6	Ösophagitis	548	27.10.3 Intraepitheliale Neoplasie	552
27.6.1	Refluxösophagitis	548	27.10.4 Plattenepithelkarzinom	552
27.6.2	Verätzungsösophagitis	549	27.10.5 Barrett-Karzinom	553
27.6.3	Herpesösophagitis	549	27.10.6 Mesenchymale und andere Tumoren	554
27.6.4	Zytomegalieösophagitis	549		

Zur Orientierung

Die chemisch verursachte Refluxösophagitis und die fast ausschließlich bei Immunsuppression auftretenden Formen der infektiösen Ösophagitis sind bei den entzündlichen Erkrankungen des Ösophagus von besonderer Bedeutung. Wichtig sind außerdem das Plattenepithelkarzinom und das an Häufigkeit zunehmende Adenokarzinom des Ösophagus (Barrett-Karzinom). Für sie gilt, dass sie nur in einem frühen Krankheitsstadium heilbar sind, sodass eine frühe Erkennung notwendig ist. Die Diagnostik von Ösophaguserkrankungen umfasst eine endoskopische Untersuchung mit Biopsie und/oder Zytologie auffälliger Befunde.

27.1 Normale Struktur und Funktion

Der Ösophagus ist ein ca. 25 cm langer Muskelschlauch, der unterhalb des Hypopharynx in einem Abstand von 15 cm ab Zahnreihe mit dem **Ösophagusmund** als erster von 3 physiologischen Ösophagusengen beginnt. Er besteht aus einem zervikalen und einem thorakalen Anteil (➤ Abb. 27.1), wobei Letzterer in 3 Segmente unterteilt werden kann: oberes, mittleres und unteres thorakales Segment. Als **ösophago-gastraler Übergang** wird die endoskopisch bestimmte Linie bezeichnet, wo die Schleimhautfalten des Magens nach oralwärts auslaufen. In der Regel fällt der ösophago-gastrale Übergang mit der zackig begrenzten Z-Linie (**Ora serrata**) zusammen, an der das weißliche Plattenepithel des Ösophagus in die rötliche Magenmukosa übergeht.

Histologisch gleicht der **Wandaufbau des Ösophagus** dem des übrigen Verdauungstrakts: Mukosa, Submukosa, Muscularis propria und Adventitia. Die Muscularis propria vollbringt die Transportfunktion mithilfe ihres überkreuzenden apolaren „Schraubensystems" von Muskelfasern. In der oberen Hälfte des Ösophagus besteht sie aus quergestreiften Muskelfasern (Schlingfunktion), in der unteren aus glatter Muskulatur (Transport und Schienung). Beim Schluckakt gleitet eine Kontraktionswelle der Muskulatur hinter dem Bolus (Nahrungshappen) von oral nach aboral; gleichzeitig erschlafft die davor gelegene Muskulatur reflektorisch.

Der untere **Ösophagussphinkter** besteht aus einer etwa 3 cm langen Verdickung der Ringmuskulatur mit tonischer Kontraktion, gesichert durch den sog. His-Winkel (Abknickung zwischen tubulärem Ösophagus und Magenfornix). Dieser Sphinkterapparat, der einen Rückfluss des Mageninhalts (Reflux) in den Ösophagus verhindert, erschlafft beim Schluckakt.

27.2 Fehlbildungen

Während der Embryonalentwicklung entstehen Speiseröhre und Trachea durch Septenbildung aus dem Vorderdarm. In dem zunächst soliden Ösophagusstrang entwickelt sich eine Lichtung, die zunächst von Flimmer- und Zylinderepithel, später von Plattenepithel ausgekleidet wird. Störungen der Septierung, Lumenbildung und Epitheldifferenzierung führen zu Fehlbildungen:
- Ösophagusatresie: fehlende Lichtung
- Ösophagusstenose: eine zu enge Lichtung
- Ösophagotrachealfistel: pathologische Verbindung zwischen Ösophagus- und Tracheallumen infolge unvollständiger Septenbildung

Die **häufigste Fehlbildung** ist das kombinierte Auftreten einer Atresie im mittleren Drittel mit einer Ösophagotrachealfistel im unteren Drittel (➤ Abb. 27.2). Über Ösophagotrachealfisteln kann Mageninhalt in die Lunge aspiriert werden.

Heterotope Magenschleimhaut findet sich vor allem in den zervikalen Abschnitten des Ösophagus. Sie unterscheidet sich makroskopisch durch die rötliche Farbe von der umgebenden grauweißen Ösophagusmukosa. In der Regel handelt es sich Magenmukosa vom Korpustyp. Die von den Belegzellen gebildete Salzsäure kann Ulzerationen hervorrufen. **Heterotopes Pankreasgewebe** kann im Ösophagus ebenfalls auftreten, dies ist jedoch selten (➤ auch Kap. 29.2).

27.3 Achalasie

Definition Bei der Achalasie (griech.: Nichterschlaffung) handelt es sich um eine spastische Dauerkontraktion des unteren Ösophagussphinkters, die zu einer funktionellen Stenose des Ösophagus führt. Die Schluckperistaltik des Ösophagus ist gestört.

Pathogenese
Die Achalasie ist meist durch eine entzündliche Zerstörung der inhibitorischen Ganglienzellen des Plexus myentericus im unteren Ösophagus bedingt. Seltener liegt eine zentralnervöse Schädigung der Vaguskerne oder des N. vagus vor.

Morphologie
Im Bereich des unteren Ösophagussphinkters ist das Ösophaguslumen eingeengt, oberhalb davon ist es erweitert. Die Maximalform dieser Erweiterung ist ein Megaösophagus, der oft oberhalb des Zwerchfells siphonartig abknickt.

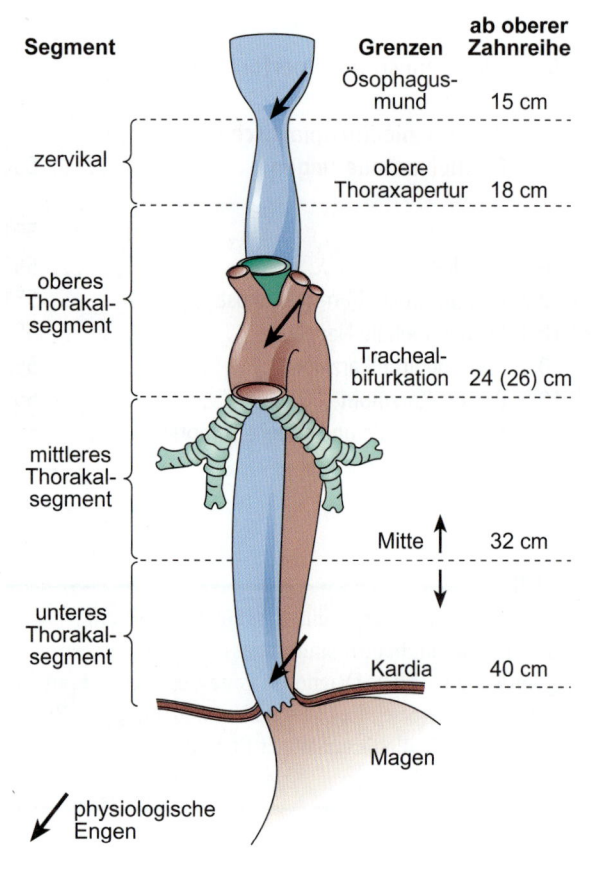

Abb. 27.1 Anatomie des Ösophagus mit physiologischen Engen und endoskopischen Distanzen (ab Zahnreihe).

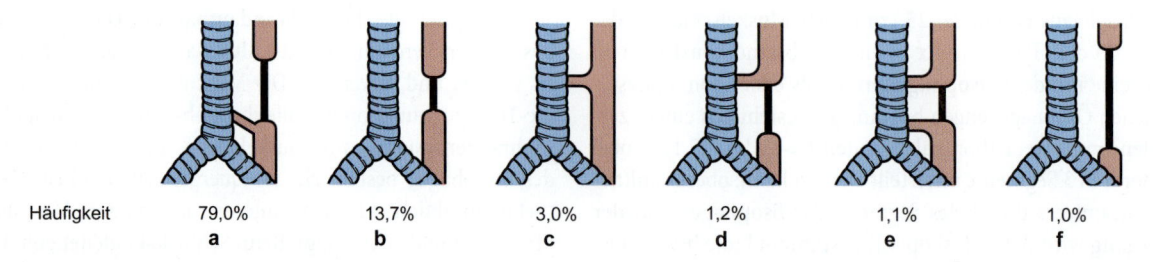

Abb. 27.2 Fehlbildungen des Ösophagus (Schema). **a** Atresie mit unterer Ösophagotrachealfistel. **b** Atresie im mittleren Ösophagusdrittel ohne Fistelbildung. **c** Fistel ohne Atresie. **d** Atresie mit oberer Ösophagotrachealfistel. **e** Atresie mit oberer und unterer Ösophagotrachealfistel. **f** Langstreckige Ösophagusatresie.

Histologisch sind die Ganglienzellen in der Muscularis propria (Plexus myentericus) vermindert, was oft mit einem chronischen Entzündungsinfiltrat und einer Fibrose einhergeht. Der stenosebedingte Aufstau von Nahrung mit Besiedlung durch Bakterien und Pilze verursacht häufig eine sekundäre chronische Entzündung der Ösophaguswand (Retentionsösophagitis).

27.4 Veränderungen der Ösophaguslichtung

Die Ösophaguslichtung kann pathologisch erweitert oder eingeengt sein.

27.4.1 Divertikel

Definition Divertikel sind umschriebene Aussackungen der Ösophaguswand. Bei echten Divertikeln handelt es sich um eine Ausstülpung aller Wandschichten, während die Divertikelwand bei den häufigeren unechten (falschen) Divertikeln (Pseudodivertikel) nur Mukosa enthält.

Pathogenese
Nach dem Entstehungsmechanismus werden 2 Formen unterschieden:
- **Traktionsdivertikel** (➤ Abb. 27.3a) entstehen durch Narbenzug aus der Umgebung, sind echte Divertikel und meist im mittleren Drittel des Ösophagus anzutreffen.
- **Pulsionsdivertikel** (➤ Abb. 27.3b) entwickeln sich durch intraluminale Drucksteigerung im Bereich von Muskellücken, sind Pseudodivertikel und vor allem am Hypopharynx-/Ösophagus-Übergang (zervikales oder Zenker-Pseudodivertikel) oder oberhalb des Zwerchfells (epiphrenisches Pseudodivertikel) lokalisiert. Der Divertikelsack kann sich mit Nahrung auffüllen und so an Größe zunehmen („Pulsion").

Morphologie
In Abhängigkeit von der Art des Divertikels besteht die Wand aus allen Wandschichten des Ösophagus (echtes Divertikel) oder nur aus Mukosa (Pseudodivertikel). Häufig findet sich eine akute und/oder chronische Entzündung.

27.4.2 Ösophagusmembran und -ringe

Bei der **Ösophagusmembran** handelt es sich um eine erworbene semizirkuläre, leistenartige Verdopplung der Schleimhaut, die vor allem bei Frauen auf Höhe des Kehlkopfs auftritt und zu einer Stenose mit Dysphagie führen kann. Im oberen Ösophagus bestehen die Membranen aus einem fibrovaskulären Stroma mit plattenepithelialer Bedeckung. Im **distalen** Ösophagus werden sie auch als **Schatzki-Ring** bezeichnet. Dieser ist häufig mit einer Hiatushernie assoziiert und enthält sowohl ösophageale als auch gastrale Schleimhaut.

Das durch Eisenmangel bedingte gemeinsame Auftreten von Anämie, Ösophagusmembran, sowie Schleimhautatrophie an Zunge, Mund, Pharynx, Ösophagus und Magen wird als **Plummer-Vinson-Syndrom** bezeichnet.

27.4.3 Intramurale Pseudodivertikulose

Es liegt eine zystische Erweiterung der Ausführungsgänge submuköser Drüsen der Ösophaguswand vor.

27.4.4 Dysphagia lusoria

Diese Schluckstörung wird durch eine Lagevariante der rechten A. subclavia verursacht, die links aus der Aorta descendens

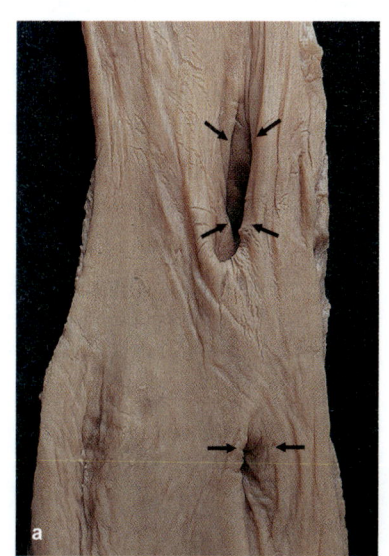

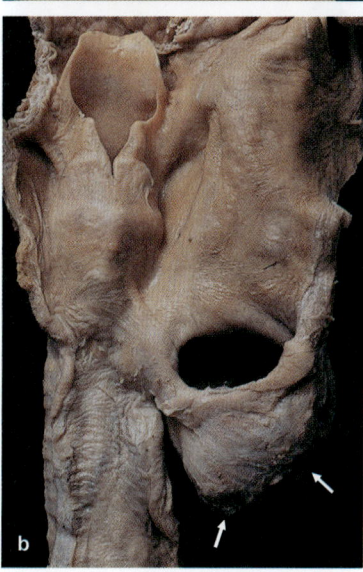

Abb. 27.3 Ösophagusdivertikel. a Traktionsdivertikel: trichterförmige Aussackungen der Ösophaguswand (Pfeile). **b** Pulsionsdivertikel: sackartige Ausstülpung (Pfeile) seitlich und oberhalb des oberen Ösophagussphinkters.

(A. lusoria) entspringt und unter Einengung der Lichtung hinter (seltener vor) dem Ösophagus nach rechts zieht.

27.5 Hiatushernie

Bei der Hiatushernie ist der ösophagogastrale Übergang, der Magen oder ein anderes Abdominalorgan durch einen erweiterten Hiatus oesophageus des Zwerchfells in den Thoraxraum verlagert. Eine Hiatushernie wird durch eine abdominelle Drucksteigerung (Adipositas, Schwangerschaft), die altersbedingte Erschlaffung des Halteapparats im Hiatus und seltener durch ein Trauma begünstigt. Zwei Formen der Hiatushernie werden unterschieden (> Abb. 27.4):
- **Ösophagogastrale (axiale) Gleithernie:** Der ösophagogastrale Übergang ist in den Thoraxraum verlagert. Dabei können die pleuroperitonealen Umschlagfalten einen Bruchsack im Bauch- oder Thoraxraum bilden.
- **Paraösophagealhernie:** Bei normaler Lage und Fixation des ösophagogastralen Übergangs verlagern sich Magenanteile neben dem Ösophagus über den verbreiterten Hiatus in den Thoraxraum. Die Verlagerung des gesamten Magens wird als „Upside-down-Magen" bezeichnet. Als Komplikation können Durchblutungsstörungen auftreten.

27.6 Ösophagitis

Als Ösophagitis werden Entzündungen der Ösophaguswand bezeichnet. Zu den häufigsten Ursachen zählen der gastroösophageale Reflux und Infektionen durch Viren (HSV, CMV) und Pilze (Candida).

27.6.1 Refluxösophagitis

Definition Diese Ösophagitis ist chemisch bedingt und wird durch einen gesteigerten Rückfluss von saurem Mageninhalt (gastroösophagealer Reflux) oder alkalischem Duodenalinhalt (duodenogastroösophagealer Reflux) in den unteren Ösophagus verursacht.

Pathogenese
Die Ösophagusschleimhaut wird durch aggressive Bestandteile (Salzsäure, Proteasen, Galle) des zurückfließenden Magen- oder Duodenalinhalts geschädigt. Folgende Faktoren verstärken den gastroösophagealen Reflux:
- Verschlussstörung des unteren Ösophagussphinkters bei Hiatushernie
- erhöhter intraabdomineller Druck bei Adipositas oder Schwangerschaft
- gestörte Magenmotilität und -entleerung bei diabetischer Gastropathie oder Magenausgangsstenose
- verstärkte Säuresekretion der Magenmukosa

Duodenalinhalt kann vor allem nach Magenresektion oder operativer Anlage einer Gastroenterostomie in den Ösophagus gelangen.

Morphologie
Die Ausprägung der Refluxösophagitis wird endoskopisch in 4 Schweregrade eingeteilt: Bei einer leichten Refluxösophagitis (**Grad I**) liegen umschriebene streifige Rötungen oder Erosionen der Schleimhaut vor, die vor allem die längs verlaufenden Faltenkämme betreffen. Die Schleimhautläsionen können konfluieren (**Grad II**) und bei schwerem Verlauf die gesamte Zirkumferenz des Ösophagus (**Grad III**) betreffen (> Abb. 27.5).

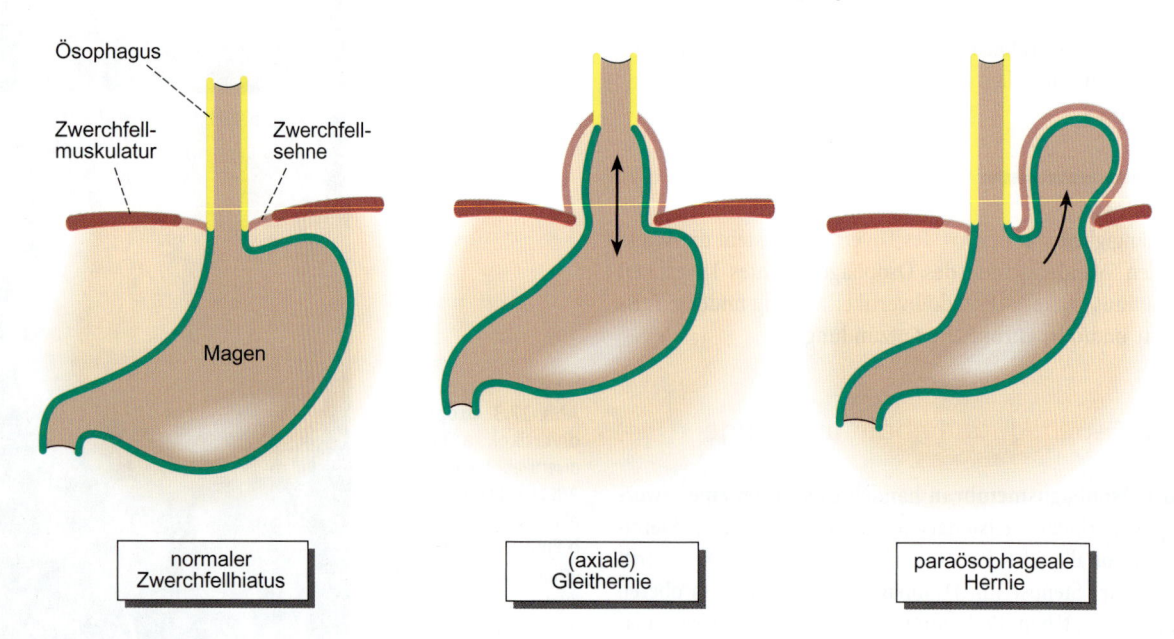

Abb. 27.4 Formen der Hiatushernie.

Das Auftreten von tiefen Ulzera, narbigen Stenosen oder von Barrett-Mukosa (➤ Kap. 27.10.2) wird als Refluxösophagitis **Grad IV** bezeichnet.

Histologisch findet man eine Vermehrung von Lymphozyten, neutrophilen und eosinophilen Granulozyten im Plattenepithel. Diese entzündlichen Veränderungen werden von einer Plattenepithelhyperplasie als Ausdruck einer gesteigerten Regeneration begleitet. Bei schwerer Entzündung liegen Schleimhautdefekte in Form von Erosionen und Ulzerationen vor. Während Erosionen folgenlos abheilen, können Ulzerationen zu einer Wandfibrose und zum Ersatz des Plattenepithels durch Zylinderepithel mit intestinaler Metaplasie (Barrett-Mukosa, ➤ Kap. 27.10.2) führen.

27.6.2 Verätzungsösophagitis

Definition Die Verätzungsösophagitis ist eine chemische Schädigung der Ösophagusschleimhaut und evtl. auch tieferer Wandschichten durch ätzende Substanzen.

Pathogenese
Neben Säuren und Laugen, die akzidentell z.B. von Kindern, Betrunkenen oder in suizidaler Absicht eingenommen werden, können stecken gebliebene Tabletten zu einer Verätzungsösophagitis führen. Der Ätzschaden führt in Abhängigkeit von Stärke und Art der Noxe zu unterschiedlich tief reichenden Gewebenekrosen. Bei Säuren entstehen Koagulations-, bei Laugen oft ausgedehnte Kolliquationsnekrosen.

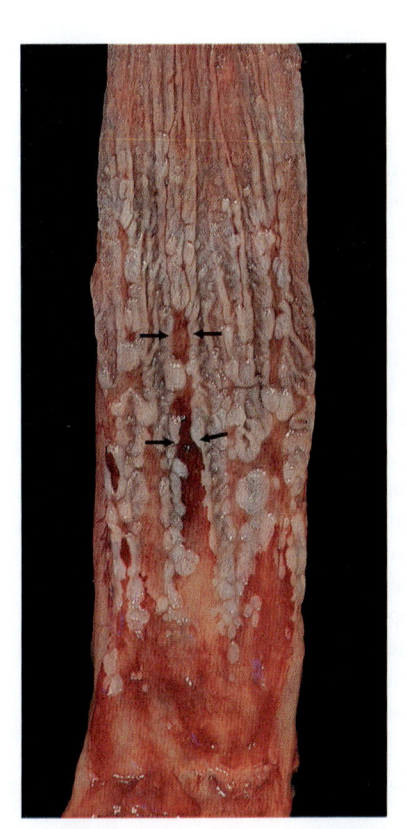

Abb. 27.5 Refluxösophagitis Grad III. Zirkuläre Schleimhautulzeration des unteren Ösophagus, die sich streifenförmig bis in das mittlere Ösophagusdrittel ausdehnt (Pfeile). Die erhaltene Schleimhaut zeigt reaktiv bedingte weiße Verdickungen (Glykogenakanthose).

Morphologie
Endoskopisch liegen in Abhängigkeit vom Ausmaß der Gewebsschädigung eine Rötung, Erosionen oder Ulzera der Schleimhaut vor. Tief reichende Ulzerationen können zur Perforation mit nachfolgender Mediastinitis führen. Als Spätfolge treten narbige Strikturen auf.

Histologisch finden sich ausgedehnte Gewebenekrosen und eine unspezifische Entzündungsreaktion.

27.6.3 Herpesösophagitis

Definition Diese durch Herpes-simplex-Viren (meist *HSV-1*) verursachte Entzündung der Ösophagusschleimhaut tritt vor allem als Reaktivierung einer früheren Infektion, selten als Primärinfektion bei immunsupprimierten Individuen auf.

Morphologie
Im Frühstadium der Erkrankung entstehen intraepitheliale Blasen, die in flache, scharf begrenzte Schleimhautdefekte übergehen.

Histologisch finden sich Ulzera mit fibrinös-leukozytärem Exsudat und mehrkernigen epithelialen Riesenzellen, die virale Kerneinschlüsse (Cowdry-Typ A) enthalten und vor allem am Rand der Ulzera anzutreffen sind.

27.6.4 Zytomegalieösophagitis

Definition Die durch *Zytomegalievirus* (CMV) verursachte Entzündung der Ösophagusschleimhaut kommt fast ausschließlich bei Patienten mit Immunsuppression oder schwerwiegenden Erkrankungen infolge Reaktivierung einer latenten ZMV-Infektion vor.

Morphologie
Endoskopisch liegen neben einer Schleimhautrötung Erosionen oder Ulzera vor allem im distalen Ösophagus vor.

Histologisch werden die Schleimhautdefekte von einem fibrinös-leukozytären Exsudat begleitet. Virale Einschlusskörper finden sich in den Kernen von Endothel- und Stromazellen am Grund der Schleimhautdefekte (Eulenaugenzellen).

27.6.5 Soorösophagitis

Definition Die Soorösophagitis wird durch Candida-Pilze ausgelöst.

Pathogenese

Meist wird eine Soorösophagitis durch *Candida albicans*, selten durch andere Candida-Spezies verursacht. Candida ist Bestandteil der normalen Schleimhautflora und gilt als fakultativ pathogener Erreger. Bei einer Verminderung der Wirtsimmunität kann eine Erkrankung entstehen. Begünstigend wirken unter anderem Diabetes mellitus, angeborene oder erworbene Immundefekte, iatrogene Immunsuppression (Chemotherapie, Bestrahlung) und Antibiotikatherapie.

Morphologie

Endoskopisch wird die Ösophagusschleimhaut von gelbweißen, plaqueartigen Belägen bedeckt. Diese werden von einer entzündlichen Rötung und Ulzerationen der Schleimhaut begleitet.

Histologisch bestehen die Beläge aus Zelldetritus, Fibrin, Leukozyten und Pilzorganismen (➤ Abb. 27.6a). Selten dehnen sich Pilzorganismen bis in tiefere Schichten der Ösophaguswand aus (➤ Abb. 27.6b), dringen in Blutgefäße ein und führen zu einer disseminierten Candidiasis.

27.6.6 Eosinophile Ösophagitis

Definition Diese Ösophagitis ist morphologisch durch ein dichtes eosinophiles Entzündungsinfiltrat der Ösophagusschleimhaut gekennzeichnet. Sie betrifft vor allem Kinder und jüngere Erwachsene.

Pathogenese

Die eosinophile Ösophagitis ist häufig mit einer eosinophilen Gastroenteritis oder allergischen Erkrankungen (Asthma bronchiale, Nahrungsmittelintoleranz) assoziiert, sodass eine abnorme immunologische Reaktion auf inhalierte oder in der Nahrung enthaltene Allergene als Krankheitsmechanismus vermutet wird.

Morphologie

Endoskopisch zeigt sich bei der eosinophilen Ösophagitis eine leicht verletzliche, aber sonst weitgehend unauffällige Schleimhaut.

Histologisch enthält sie zahlreiche eosinophile Granulozyten, die vor allem in dem oft hyperplastischen und ödematösen Plattenepithel liegen, Mikroabszesse bilden und auch auf der Schleimhautoberfläche angetroffen werden können. Das eosinophile Infiltrat findet sich vor allem im proximalen und mittleren Drittel des Ösophagus und kann sich bis in alle Wandschichten ausdehnen. Bei chronischem Verlauf kann eine Fibrose der Ösophaguswand entstehen.

27.6.7 Andere Ösophagitisformen

Oberhalb von Stenosen oder in Divertikeln entwickelt sich durch den Aufstau von Nahrung mit sekundärer bakterieller und/oder mykotischer Besiedlung eine unspezifische chronische Entzündung (**Retentionsösophagitis**). Bei Autoimmunerkrankungen (Sklerodermie, Dermatomyositis, Pemphigus vulgaris) ist der Ösophagus häufig beteiligt. Eine Ösophagitis tritt auch häufig als Nebenwirkung einer Chemo- oder Strahlentherapie auf.

27.7 Blutungen

Akute oder chronische Blutungen treten als Komplikation bei Ösophagitis mit Ulzeration, bei Varizen infolge portaler Hypertonie und bei Tumoren auf. **Mallory-Weiss-Läsionen** sind längs verlaufende Schleimhautrisse am gastroösophagealen Übergang (➤ Kap. 28.6.2).

27.8 Ösophagusruptur/-perforation

Die **Ösophagusruptur** ist ein durch Dehnung verursachter Riss der Ösophaguswand. Dieser kann u.a. durch eine intraluminale Drucksteigerung bei heftigem Erbrechen verursacht sein (Boerhaave-Syndrom). Zu einer **Perforation** der Ösophaguswand kann es durch Fremdkörper, Ulzera bei Ösophagitis, Karzinome oder iatrogen bei instrumentellen Eingriffen kommen. Folgen einer Ruptur/Perforation sind in Abhängigkeit von der Lage des Wanddefekts eine Halsphlegmone oder die häufig tödlich verlaufende Mediastinitis.

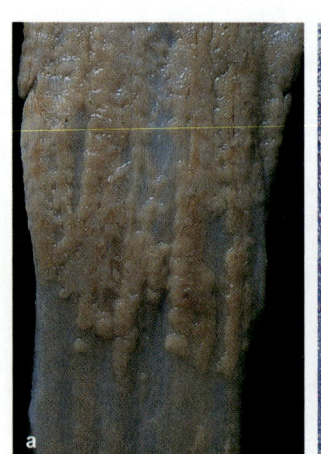

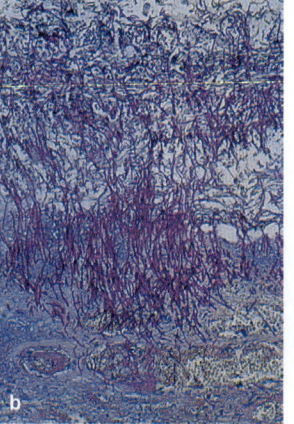

Abb. 27.6 Soorösophagitis. a Soorösophagitis mit konfluierenden weißlichen Belägen (obere zwei Drittel). **b** Dichtes, PAS-positives Candida-Myzel im Bereich einer Ulzeration mit Thrombose infiltrierter oberflächlicher Blutgefäße. PAS, Vergr. 200-fach.

27.9 Weitere nichtneoplastische Epithelveränderungen

Nichtneoplastische Epithelveränderungen werden oft zufällig bei endoskopischen Untersuchungen des Ösophagus gefunden. Sie sind asymptomatisch. Eine Behandlung ist nicht erforderlich. Eine Entartungsgefahr besteht nicht.

Bei der **Glykogenakanthose** handelt sich um kleine (2–5 mm), leicht erhabene Schleimhautverdickungen, die histologisch durch eine Verbreiterung des Plattenepithels infolge vermehrter Glykogeneinlagerung gekennzeichnet sind (➤ Abb. 27.5).

Als **Keratose** wird die herdförmige Verhornung des normalerweise unverhornten Plattenepithels bezeichnet. Sie wird meist bei Refluxösophagitis, bei Rauchern und Alkoholikern angetroffen.

In der Umgebung von Ulzerationen kann eine **pseudoepitheliomatöse Hyperplasie** entstehen, die durch ein deutlich verbreitertes Plattenepithel mit zahlreichen Mitosen und reaktiven Kernatypien gekennzeichnet ist.

27.10 Tumoren

27.10.1 Papillom

Papillome werden häufig als endoskopischer Zufallsbefund im mittleren und unteren Ösophagusdrittel angetroffen. Sie manifestieren sich als kleine Polypen (< 5 mm) und bestehen histologisch aus hyperplastischem Plattenepithel mit einem baumartig verzweigten Stroma. Eine maligne Entartung kommt nur sehr selten vor.

27.10.2 Präkanzerose: Barrett-Mukosa

Definition Unter Barrett-Mukosa versteht man den Ersatz des Plattenepithels im unteren Ösophagus, oberhalb des gastroösophagealen Übergangs, durch Zylinderepithel mit Becherzellen (**intestinale Metaplasie**). Man unterscheidet eine langstreckige („long segment", > 3 cm) von einer kurzstreckigen („short segment", < 3 cm) Barrett-Mukosa.

Die Barrett-Mukosa ist eine Präkanzerose, in der eine **intraepitheliale Neoplasie** (Dysplasie) und ein **invasives Barrett-Karzinom** entstehen können (s.u.). Das Risiko einer neoplastischen Progession scheint mit der Ausdehnung der Barrett-Mukosa zuzunehmen.

Pathogenese
Die Barrett-Mukosa ist fast immer Folge einer Refluxösophagitis. Sie wird bei 5–10% der Patienten mit symptomatischem gastroösophagealem Reflux beobachtet. Bei der Abheilung von refluxbedingten Schleimhautdefekten des unteren Ösophagus wird das ortsständige Plattenepithel durch ein metaplastisches Zylinderepithel mit Becherzellen ersetzt.

Morphologie
Endoskopisch ist das weiße Plattenepithel des Ösophagus durch eine rötliche Schleimhaut ersetzt, die sich zungenförmig oralwärts ausdehnt (➤ Abb. 27.7a).

Histologisch besteht die Barrett-Mukosa aus Zylinderepithel und eingestreuten intestinalen Becherzellen (inkomplette intestinale Metaplasie Typ III oder II, ➤ Kap. 28.10.1, ➤ Abb. 27.7b). Die Ausreifung des Epithels zur Oberfläche hin ist erhalten. Selten kommen andere gastrointestinale Zellelement wie Paneth-Zellen, neuroendokrine Zellen oder Pankreasepithelien vor (komplette intestinale Metaplasie Typ I).

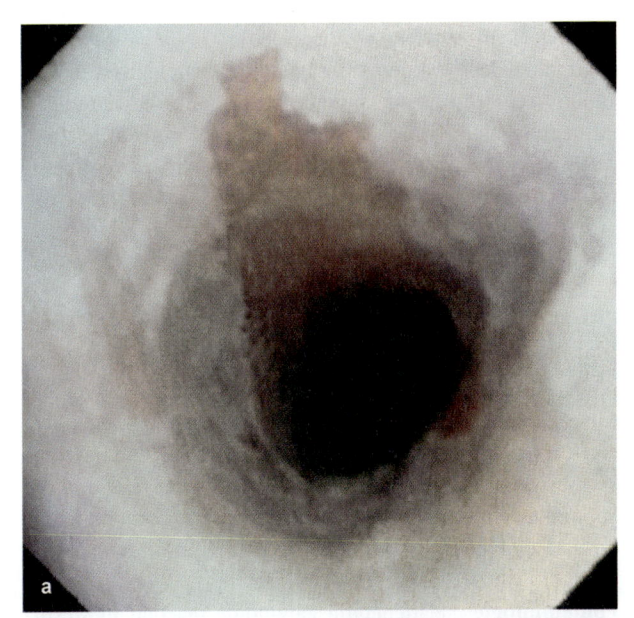

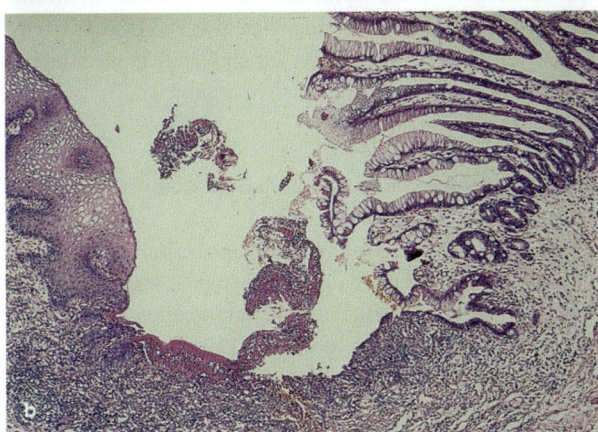

Abb. 27.7 Barrett-Mukosa. **a** Zungenförmige Ausläufer des Zylinderepithels (rot) in den von Plattenepithel (weiß) ausgekleideten Ösophagus (endoskopisches Bild: C. Ell, Wiesbaden). **b** Barrett-Ulkus im mittleren Ösophagus mit inkompletter intestinaler Metaplasie (rechts) und hyperplastischem Plattenepithel (links). HE, Vergr. 25-fach.

27.10.3 Intraepitheliale Neoplasie

Eine intraepitheliale Neoplasie (Dysplasie) wird häufig in der Umgebung invasiver Karzinome angetroffen und ist als Vorläuferläsion eines invasiven Karzinoms zu betrachten. Sie kann im ortsständigen Plattenepithel des Ösophagus oder in der metaplastischen Barrett-Mukosa entstehen:

- **Plattenepithel:** Das atypische Plattenepithel zeigt einen Glykogenverlust, sodass Lugol-Lösung zur endoskopischen Identifizierung (keine Anfärbung) eingesetzt werden kann. Histologisch liegen außerdem eine Architekturstörung, Zellatypien, zahlreiche teils atypische Mitosen und eine Reifungsstörung des Plattenepithels vor (➤ Abb. 27.8a).
- **Barrett-Mukosa:** Endoskopisch kann sie nicht zuverlässig erkannt werden. Histologisch ist sie durch bis an die Oberfläche reichende Zellatypien des Zylinderepithels, eine gesteigerte mitotische Aktivität und die Ausbildung komplexer Foveolararchitekturen (Ausknospungen, Verzweigungen) gekennzeichnet (➤ Abb. 27.8b).

In Abhängigkeit von der Ausprägung der histologischen Veränderungen wird zwischen einer gering- oder hochgradigen intraepithelialen Neoplasie unterschieden. Vor allem Letztere ist ein Indikator für ein entstehendes oder benachbartes invasives Karzinom.

27.10.4 Plattenepithelkarzinom

Definition Das Plattenepithelkarzinom ist ein invasiv wachsender maligner Tumor mit plattenepithelialer Differenzierung. Es handelt sich um den häufigsten histologischen Typ eines Ösophaguskarzinoms (85%). Als oberflächliche Karzinome werden Tumoren bezeichnet, die nicht tiefer als bis in die Submukosa infiltrieren, auch wenn bereits Lymphknotenmetastasen vorliegen. Fortgeschrittene Karzinome dehnen sich bis in die Muscularis propria oder tiefer aus.

Epidemiologie Plattenepithelkarzinome machen in westlichen Ländern 2–5% aller Malignome aus. Die Inzidenz zeigt weltweit eine starke geografische Variabilität. Regionen mit besonders hoher Inzidenz finden sich in Frankreich, Iran, China, Südafrika und Südamerika.

Pathogenese

Chronischer Alkohol- und Nikotinabusus sind die wichtigsten ätiologischen Faktoren des Plattenepithelkarzinoms. Beide steigern das Karzinomrisiko unabhängig voneinander und potenzieren sich gegenseitig in ihrer Wirkung. Die Anzahl der pro Tag gerauchten Zigaretten und die Dauer des Nikotinabusus korrelieren direkt mit dem Karzinomrisiko. Weitere Risikofaktoren sind in der Nahrung enthaltene Kanzerogene (Nitrosamine), Mangelzustände (Vitamin A, Folsäure, Spurenelemente), chronische Entzündung der Ösophagusschleimhaut (bei Achalasie, Verätzung, Divertikel), mediastinale Bestrahlung und familiäre Prädisposition.

Invasive Plattenepithelkarzinome entstehen aus einer **intraepithelialen Neoplasie** (➤ Kap. 27.10.3), deren Reste häufig in der Umgebung eines invasiven Karzinoms angetroffen werden. Die Vorläuferläsion und das invasive Karzinom sind mit dem Auftreten von genetischen Veränderungen (Mutationen, Deletionen, Expressionsverlust, Amplifikationen) assoziiert, die häufig Zellzyklusregulatoren (TP53, Zyklin D1, CDKN2a), Wachstumsfaktorrezeptoren (EGFR) und Transkriptionsfaktoren (MYC) betreffen.

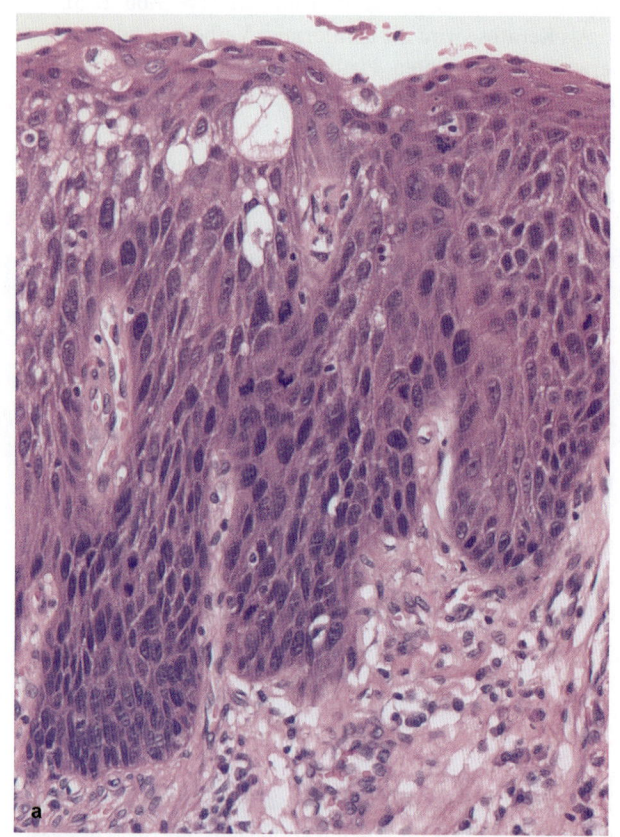

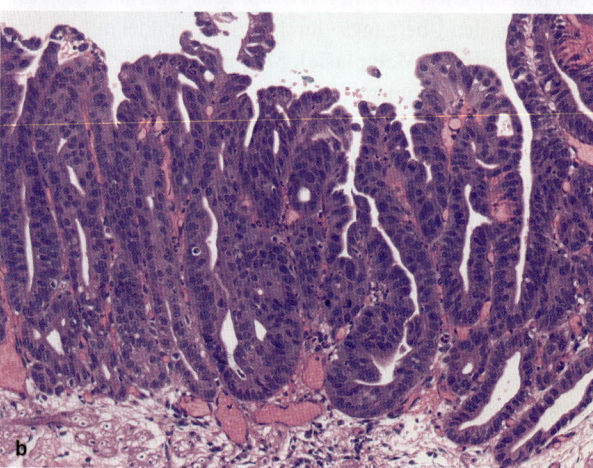

Abb. 27.8 Intraepitheliale Neoplasie (Dysplasie) des Ösophagus. a Hochgradige intraepitheliale Neoplasie des Plattenepithels. HE, Vergr. 150-fach. **b** Barrett-Mukosa mit hochgradiger intraepithelialer Neoplasie. HE, Vergr. 100-fach.

Morphologie

Plattenepithelkarzinome werden meist im mittleren und unteren, selten (10–15%) im oberen Ösophagusdrittel angetroffen. Frühkarzinome stellen sich **endoskopisch** als rötliche Aufrauungen oder weißliche Verdickungen der Schleimhaut dar (➤ Abb. 27.9a). Fortgeschrittene Karzinome äußern sich meist als Ulzeration, seltener als polypöse Läsion (➤ Abb. 27.9b) oder infiltrieren diffus die Ösophaguswand.

Histologisch zeigen die Karzinomzellen eine teils sehr ausgeprägte Kernpolymorphie, Interzellularbrücken, Verhornungszeichen in Form von Hornperlen oder Dyskeratosen sowie eine desmoplastische Stromareaktion in der Umgebung invasiver Tumoranteile (➤ Abb. 27.9c). In der Umgebung des invasiven Karzinoms wird meistens eine intraepitheliale Neoplasie angetroffen. Seltene histologische Varianten sind das verruköse, das spindelzellige und das basaloide Karzinom.

Metastasierung Die Karzinome metastasieren vor allem in regionäre Lymphknoten; je tiefer sie infiltrieren, desto häufiger sind Lymphknotenmetastasen. Fernmetastasen können über den Ductus thoracicus und das obere Hohlvenensystem oder über direkte Invasion thorakaler Venen zunächst in der Lunge und nachfolgend in weiteren Organen entstehen. Tiefsitzende Ösophaguskarzinome metastasieren häufig direkt in die Leber.

27.10.5 Barrett-Karzinom

Definition Dieser Tumor wächst invasiv, ist glandulär differenziert (Adenokarzinom) und entsteht auf dem Boden einer Barrett-Mukosa (➤ Kap. 27.10.2). Wie beim Plattenepithelkarzinom wird zwischen oberflächlichen und fortgeschrittenen Barrett-Karzinomen unterschieden.

Epidemiologie Das Barrett-Karzinom kommt vor allem in westlichen Ländern vor, wo Inzidenz und Prävalenz in den letzten Jahrzehnten deutlich zugenommen haben und weiterhin ansteigen. In Asien und Afrika ist das Barrett-Karzinom selten.

Pathogenese

Die wesentlichen Risikofaktoren des Barrett-Karzinoms sind der gastroösophageale Reflux und die Entwicklung einer Barrett-Mukosa (➤ Kap. 27.10.2). Das Barrett-Karzinom entsteht über eine Metaplasie-Dysplasie-Karzinom-Sequenz. Diese morphologisch erkennbaren Stufen der Karzinomentstehung sind mit dem Auftreten von genetischen Veränderungen assoziiert, die häufig Tumorsuppressorgene (TP53, FHIT, APC, CDKN2a), Wachstumsfaktorrezeptoren (EGFR, ErbB2) und Zelladhäsionsmoleküle (E-Cadherin, Catenine) betreffen.

Morphologie

Barrett-Karzinome liegen im unteren Drittel des thorakalen Ösophagus. **Makroskopisch** unterscheiden sie sich in einem frühen Stadium kaum von der umgebenden Barrett-Mukosa. Mit zunehmendem Wachstum entstehen Schleimhautunregelmäßigkeiten, polypöse plaqueartige Läsionen oder Ulzera (➤ Abb. 27.10a).

Histologisch sind Barrett-Karzinome tubulär oder papillär gebaute Adenokarzinome (➤ Abb. 27.10b).

Metastasierung Die für das Plattenepithelkarzinom beschriebenen Metastasierungswege gelten auch für das Barrett-Karzinom.

Die **Prognose** des Ösophaguskarzinoms wird vor allem durch das Tumorstadium (Infiltrationstiefe, Lymphknoten- und Fernmetastasen) bestimmt. Fortgeschrittene Karzinome mit Lymphknotenmetastasen haben unabhängig vom histologischen Typ eine schlechte Prognose (5-Jahres-Überlebensrate 10–15%). Allerdings werden besonders Barrett-Karzinome aufgrund regelmäßiger endoskopischer und bioptischer Kontrolluntersuchungen bei Patienten mit Barrett-Mukosa immer häufiger in einem frühen Tumorstadium entdeckt. Bei oberflächlichen Barrett-Karzinomen beträgt die 5-Jahres-Überlebensrate 65–80%.

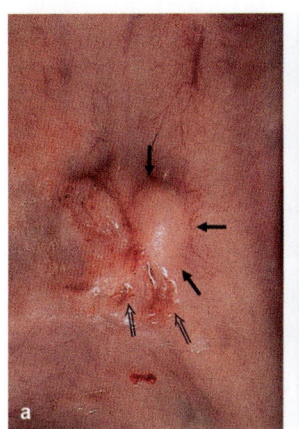

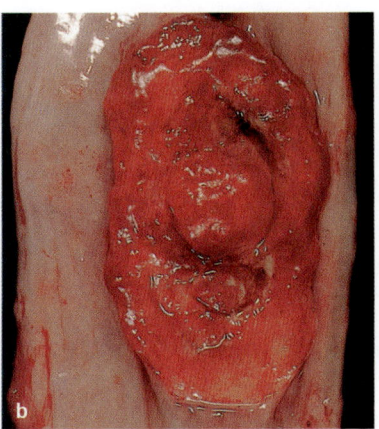

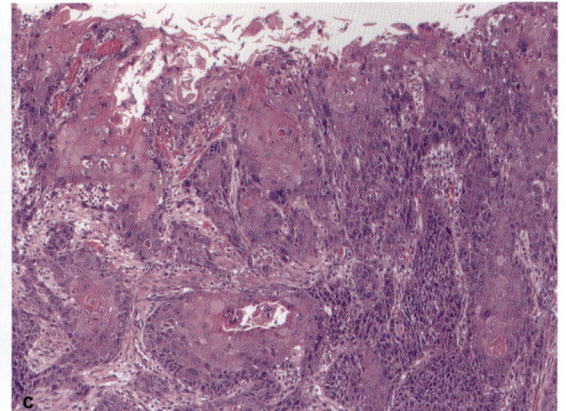

Abb. 27.9 Plattenepithelkarzinom des Ösophagus. a Frühkarzinom mit teils weißlich polypösen (Pfeile), teils rötlich erodierten Anteilen (Doppelpfeile). **b** Fortgeschrittenes ulzeriertes Karzinom mit zentralem polypösem Abschnitt. **c** Mäßig differenziertes Plattenepithelkarzinom mit herdförmiger Verhornung. HE, Vergr. 63-fach.

27.10.6 Mesenchymale und andere Tumoren

Es handelt sich meistens um **Leiomyome.** Selten werden **Granularzelltumoren** im distalen Ösophagus angetroffen. Maligne mesenchymale Tumoren (gastrointestinaler Stromatumor [GIST], Sarkome), maligne Melanome, neuroendokrine Tumoren und Lymphome des Ösophagus stellen Raritäten dar.

Klinische Relevanz In einem frühen Stadium sind benigne wie maligne Tumoren des Ösophagus **symptomlos.** Dysphagie, Gewichtsverlust, Schmerzen und Regurgitation treten erst bei zunehmender Einengung der Ösophaguslichtung auf, sodass die Diagnose bei malignen Tumoren meist erst in einem fortgeschrittenen Stadium (Infiltration tiefer Wandschichten, Lymphknoten- und/oder Fernmetastasen) gestellt wird.

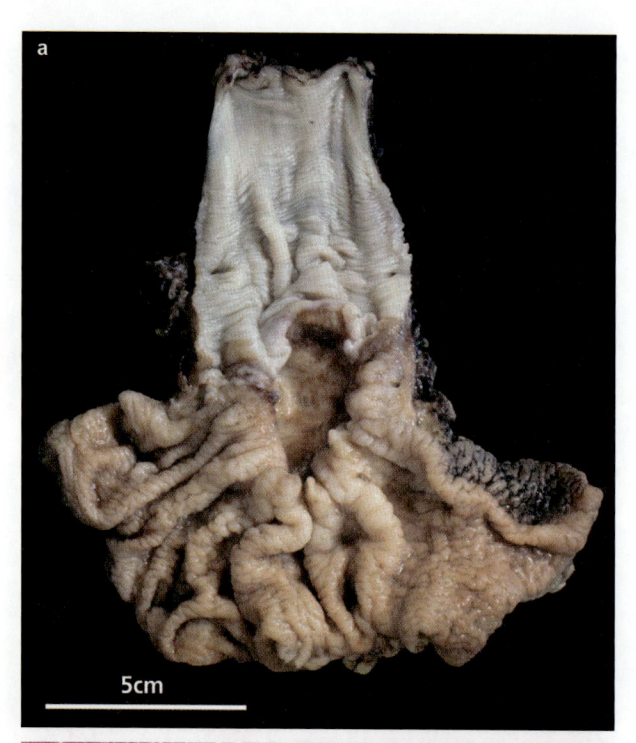

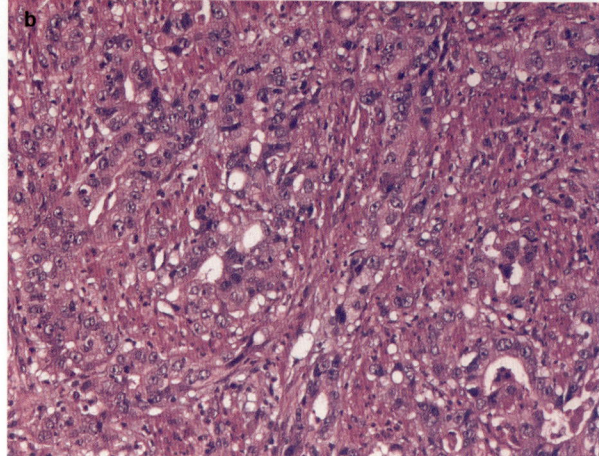

Abb. 27.10 Barrett-Karzinom des Ösophagus. a Ulzeriertes Barrett-Karzinom im unteren Ösophagusdrittel. **b** Mäßig differenziertes Adenokarzinom. HE, Vergr. 125-fach.

KAPITEL 28

W. Jochum, G. Baretton

Magen

28.1	Normale Struktur und Funktion	555	28.8	Schleimhautdefekte: Erosion und Ulkus	559
			28.8.1	Erosion	560
28.2	Fehlbildungen	556	28.8.2	Ulkus	560
28.3	Motilitätsstörungen	556	28.9	Hyperplasien der Magenschleimhaut	561
			28.9.1	Umschriebene Hyperplasien	562
28.4	Lichtungsveränderungen, abnormer Mageninhalt	556	28.9.2	Diffuse Hyperplasien	563
28.5	Stoffwechselstörungen	556	28.10	Metaplasien der Magenschleimhaut	563
			28.10.1	Intestinale Metaplasie	563
28.6	Kreislaufstörungen	556	28.10.2	Gastrale Metaplasie	564
28.6.1	Blutstauung	556			
28.6.2	Magenblutungen	556	28.11	Tumoren	564
			28.11.1	Adenom	564
28.7	Gastritis	556	28.11.2	Magenkarzinom	564
28.7.1	Klassifikation	556	28.11.3	Neuroendokrine Tumoren	565
28.7.2	Autoimmune Gastritis	557	28.11.4	Mesenchymale Tumoren	565
28.7.3	Bakterielle Gastritis	558	28.11.5	Maligne Lymphome	566
28.7.4	Chemisch-reaktive Gastritis	559			
28.7.5	Weitere Gastritis-Formen	559			

Zur Orientierung

Zu den häufigsten Magenerkrankungen gehören die verschiedenen Formen einer **Gastritis.** Von besonderer Bedeutung ist eine Infektion mit *Helicobacter pylori,* die nicht nur zu einer chronischen Gastritis führt, sondern auch mit der Entstehung von gastroduodenalen Ulzera, Magenkarzinomen und MALT-Lymphomen assoziiert ist. Die **Diagnostik** von Magenerkrankungen umfasst als wichtigste Methoden die endoskopische Untersuchung mit Biopsie und histologischer Untersuchung auffälliger Befunde.

28.1 Normale Struktur und Funktion

Der Magen ist ein dehnbares Hohlorgan mit Transport- und Verdauungsfunktion. Er ist ausgekleidet von einer knapp 1 mm dicken Mukosa, von der es 2 histologische Grundtypen gibt: **Korpus-/Fundusmukosa** und **Antrum-/Kardiamukosa.**

An der Oberfläche zeigt die Mukosa Foveolen, die im Korpus kurz sind und in Antrum und Kardia etwa die Hälfte der Mukosadicke ausmachen. Die **Foveolarepithelien** produzieren Bikarbonat, Kathepsine und neutrale Muzine mit Muc 5 AC als Apomuzin. Die Sekretionsprodukte bilden einen oberflächlichen Film und schützen die Schleimhaut vor der Magensäure.

In der Tiefe schließt sich an die Foveolen der engere kurze Drüsenhals an. Er stellt die Regenerationszone dar. Die hier gelegenen Stammzellen vermehren sich je nach Bedarf und führen zu einer vorwiegend lumenwärts gerichteten Wanderung der neu gebildeten Zellen. Das darunterliegende sog. Drüsenlager erfährt dagegen nur einen geringen Zellersatz. Das Drüsenlager der Antrum- und Kardiadrüsen besteht vor allem aus **muköen Zellen,** in denen neutraler Schleim mit Muc 6 als Apomuzin und die Protease Pepsinogen II gebildet werden. Im Zellverband befinden sich **neuroendokrine Zellen,** im Antrum vorwiegend Gastrin(G)- und Somatostatin(D)-Zellen. Das Drüsenlager im Magenkorpus und -fundus enthält wesentlich weniger muköse Zellen (**Nebenzellen**). Die Hauptmasse der Drüsenepithelien besteht hier aus den großen eosinophilen Belegzellen (Parietalzellen). Die **Parietalzellen** setzen aus ihren intrazellulären Kanälchen Salzsäure und Intrinsic-Faktor frei. Die an der Basis der tiefen Drüsen gelegenen **Hauptzellen** sezernieren Pepsinogen I und II. Im Korpusbereich finden sich darüber hinaus histaminhaltige **Mastzellen** und **neuroendokrine Zellen,** darunter die serotoninbildenden enterochromaffin-like(ECL)-Zellen und Somatostatin(D)-Zellen (➢ Kap. 17.1).

28.2 Fehlbildungen

Bei der vorwiegend im Antrum gelegenen **Pankreasheterotopie** findet sich in der Submukosa des Magens Pankreasgewebe mit exokrinen/endokrinen Anteilen und Gangstrukturen. Besteht eine Pankreasheterotopie nur aus pankreatischen Ausführungsgängen und glatten Muskelfasern, spricht man von einem **Adenomyom.**

Hiatushernien ➢ Kap. 27.5.

28.3 Motilitätsstörungen

Die **kongenitale Pylorusstenose** entsteht durch Tonussteigerung und Hypertrophie der Pylorusmuskulatur. Folge ist eine Magenausgangsstenose, die – vor allem bei männlichen Säuglingen – in den ersten Wochen nach der Geburt zu schwallartigem Erbrechen führt. In schweren Fällen ist eine chirurgische Durchtrennung der Pylorusmuskulatur (Pyloromyotomie) notwendig.

28.4 Lichtungsveränderungen, abnormer Mageninhalt

Abgeheilte Ulzera können die **Magenlichtung** narbig deformieren (z.B. Sanduhrmagen, Doppelpylorus). Stenosen treten bei Tumoren auf (z.B. Feldflaschenmagen), während der Magen erweitert ist (Gastrektasie), wenn eine Gastroparese (z.B. im Rahmen einer diabetischen Neuropathie) vorliegt oder bei Stenosen am Magenausgang und im Duodenum.

Als **Bezoar** bezeichnet man einen meist kugeligen Fremdkörper in der Magenlichtung, der unverdaubar ist. Er besteht entweder aus pflanzlichem Material (Phytobezoar) oder Haaren (Trichobezoar).

Kleinere **Fremdkörper** (z.B. Münzen, Nadeln, Perlen) werden oft von Kindern verschluckt. Sie können zu einer Ulzeration der Magenwand führen.

28.5 Stoffwechselstörungen

Lipidinseln sind gelbliche, meist < 3 mm große, flache Nester von lipidreichen Makrophagen (Schaumzellen) in der Lamina propria der Schleimhaut. Sie entstehen vor allem entlang der kleinen Kurvatur und werden häufig nach Magenteilresektion im Magenstumpf angetroffen. Sie haben keine wesentliche klinische Bedeutung.

28.6 Kreislaufstörungen

28.6.1 Blutstauung

Eine Blutstauung gastraler Venen findet sich vor allem bei portaler Hypertonie (portal-hypertensive Gastropathie bei Leberzirrhose) und ausgeprägter Rechtsherzinsuffizienz. Die venöse Hyperämie führt zu einer endoskopisch erkennbaren Rötung und Zyanose vor allem der Korpusschleimhaut.

28.6.2 Magenblutungen

Eine obere gastrointestinale Blutung wird häufig durch Schleimhautläsionen des Magens verursacht. **Petechiale Blutungen** sind flohstichartige Kapillarblutungen in der Schleimhaut. Sie treten überwiegend im Magenkorpus und -fundus auf. Erosionen sind meist Folge einer medikamentösen oder toxischen Schleimhautschädigung (z.B. Acetylsalicylsäure [ASS], nichtsteroidale Antirheumatika [NSAR], Alkohol). Mikrozirkulationsstörungen bei Schock und hämorrhagische Diathesen sind weitere Ursachen von Blutungen und Erosionen.

Angiodysplasien sind seltene Gefäßfehlbildungen des Magens, die zu ausgeprägten Blutungen führen können. Blutungen aus größeren Gefäßen kommen infolge **Gefäßwandarrosion** bei Magenulkus (Dieulafoy-Läsion), Tumoren und bei Varizenruptur vor.

Als **Mallory-Weiss-Syndrom** wird ein längs verlaufender Schleimhautriss am ösophagogastralen Übergang mit nachfolgender Blutung bezeichnet. Die Mukosaläsion kann sich bis in die Submukosa oder Muscularis propria ausdehnen. Sie wird durch heftiges Erbrechen und Würgen ausgelöst und tritt vor allem bei Alkoholikern auf.

Bei Kontakt des Blutes mit der Salzsäure des Magens wird das Hämoglobin zersetzt, sodass das schwärzliche, teerähnliche Hämatin entsteht. Bluterbrechen (Hämatemesis) und Teerstuhl (Meläna) sind Symptome einer Magenblutung.

28.7 Gastritis

Als Gastritis wird jede Infiltration der Magenschleimhaut durch Entzündungszellen bezeichnet.

28.7.1 Klassifikation

Trotz unterschiedlicher Pathogenese zeigen die verschiedenen Formen einer Gastritis ähnliche **histopathologische Verände-**

rungen, die je nach auslösender Ursache unterschiedlich stark ausgeprägt und verteilt sind. Leitmerkmal der Gastritis ist das Entzündungsinfiltrat in der Mukosa:
- Besteht das Entzündungsinfiltrat aus Granulozyten, spricht man von einer **akuten** oder **aktiven** Gastritis.
- Eine Entzündung mit ausschließlich lymphoplasmazellulärem Infiltrat wird als **chronische** Gastritis bezeichnet.
- Meist liegt jedoch eine **chronisch aktive** Gastritis vor, die sowohl eine chronische als auch eine akute Entzündungskomponente zeigt.
- Weitere histopathologische Zeichen einer Gastritis sind Lymphfollikel in der Mukosa, Erosionen, intestinale Metaplasie, foveoläre Hyperplasie, Fibrose oder Drüsenkörperatrophie.

Die weiterentwickelte **Sydney-Klassifikation** (1994) der Gastritis erlaubt aufgrund der Art, des Schweregrades und der topografischen Verteilung der Befunde eine recht zuverlässige ätiopathogenetische Zuordnung. Die Klassifikation orientiert sich zunächst an der Zusammensetzung des Entzündungsinfiltrats und unterscheidet eine akute und chronische Gastritis. Die chronische Gastritis (➤ Tab. 28.1) wird weiterhin in eine solche ohne (nichtatrophische) oder mit Schleimhautatrophie (atrophische) unterteilt. Eine auf das Magenkorpus beschränkte Atrophie spricht für eine autoimmune Genese. Außerdem werden spezielle Gastritisformen abgegrenzt, bei denen eine zuverlässige nosologische Einordnung aufgrund charakteristischer histologischer Befunde möglich ist.

Neben einer deskriptiven Klassifikation der Gastritis kann sie auch ätiopathogenetisch eingeteilt werden („ABC der Gastritis-Ätiologie") (➤ Abb. 28.1):
- **A**utoimmune Gastritis (Typ-**A**-Gastritis)
- **B**akterielle (*Helicobacter pylori*-)Gastritis (Typ-**B**-Gastritis)
- **C**hemisch-**r**eaktive Gastritis (Typ-**C/R**-Gastritis)
- **D**iverse, seltene Gastritiden

Auch Kombinationen von verschiedenen Gastritisformen kommen nicht selten vor.

Tab. 28.1 Weiterentwickelte Sydney-Klassifikation der chronischen Gastritis.

- nichtatrophische Gastritis: bakteriell bedingt *(Helicobacter pylori)*
- atrophische Gastritis
- autoimmune Gastritis
- multifokal-atrophische Gastritis: bakteriell bedingt *(Helicobacter pylori)*
- spezielle Gastritisformen:
  - chemisch-reaktive Gastritis: verursacht durch Galle, Medikamente (ASS, NSAR)
  - Bestrahlung
  - lymphozytäre Gastritis
  - nichtinfektiöse granulomatöse Gastritis: Crohn-Gastritis, Sarkoidose, Morbus Wegener
  - eosinophile Gastritis
  - andere infektiöse Gastritisformen

28.7.2 Autoimmune Gastritis

Syn.: Typ-A-Gastritis

Definition Die autoimmune Gastritis (2–4% aller Gastritiden) ist eine chronische Entzündung der Magenschleimhaut, bei der es zu einer immunologisch vermittelten Zerstörung der tiefen Korpusdrüsen mit nachfolgender Schleimhautatrophie kommt.

Pathogenese
Die Autoimmunreaktion richtet sich vor allem gegen die Belegzellen der Korpus- und Funduschleimhaut (➤ Abb. 28.2). Im Serum der Patienten werden Autoantikörper nachgewiesen, die gegen die Protonenpumpe H^+-K^+-ATPase der Kanalikuli der Belegzellen und gegen den Intrinsic-Faktor gerichtet sind. Diese Antikörper finden sich auch bei Patienten mit *Helicobacter-pylori*-Gastritis, die zusätzlich zur bakteriellen Antrumgastritis eine autoimmune Gastritis des Magenkorpus und -fundus entwickeln können. Ohne Intrinsic-Faktor entsteht eine perniziöse Anämie, da Vitamin B_{12} nicht mehr resorbiert werden kann, und ohne Belegzellen keine Säure im Magen gebildet wird (Anazidität), was zunächst zu einer reaktiv gesteigerten Gastrinfreisetzung der antralen G-Zellen und später zur antralen G-Zell-Hyperplasie führen kann (➤ Kap. 17.2.1).

Morphologie
Die **histologischen** Befunde bei Autoimmungastritis sind abhängig vom Krankheitsstadium. Früh (aktive Autoimmungastritis im präatrophischen Stadium, Prä-A-Gastritis) findet sich ein dichtes lymphozytäres Entzündungsinfiltrat in der Korpus- und Funduschleimhaut. Dieses geht mit Drüsendestruktion und reaktiver Hyperplasie der Belegzellen einher. Die fortschreitende Zerstörung der Belegzellen führt zur Schleimhautatrophie, zur Hyperplasie endokriner Zellen und zum Ersatz der Korpusdrüsen durch ein metaplastisches Epithel (pseudopylorische, pankreatische oder intestinale Metaplasie).

	autoimmune Gastritis	bakterielle Gastritis
Lokalisation	Korpus	Antrum, Korpus
Ätiologie	autoimmun (AK gegen Belegzellen und Intrinsic-Faktor)	bakteriell *(Helicobacter pylori)*
Klinik	perniziöse Anämie, Hypergastrinämie (evtl. multiple neuroendokrine Tumoren) Anazidität	Erosionen oder Ulkus, evtl. nichtulzeröse Dyspepsie Karzinom Hyperazidität

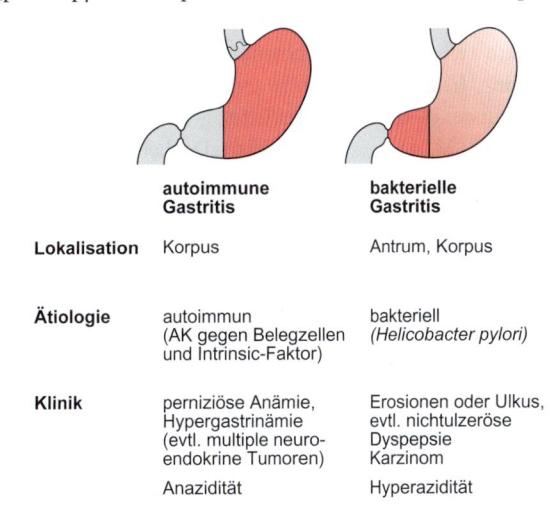

Abb. 28.1 Ätiopathogenetische Einteilung der Gastritis. Wesentliche Merkmale der autoimmunen und bakteriellen Gastritis.

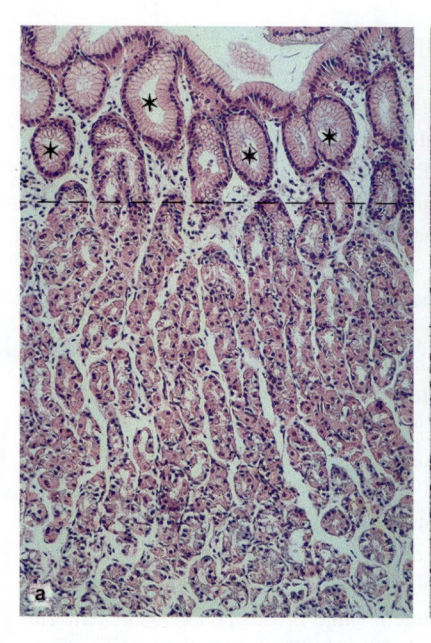

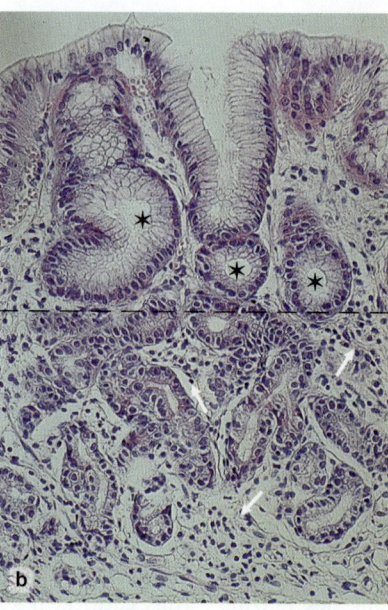

Abb. 28.2 Autoimmune Gastritis. a Normal aufgebaute Korpusmukosa mit kurzen Foveolen (Sternchen) und breitem Drüsenkörper. Die gestrichelte Linie markiert die Grenze zwischen Foveolen und Drüsenkörper. HE, Vergr. 100-fach. **b** Autoimmune Gastritis mit Verlust der Belegzellen, Atrophie des Drüsenlagers, verlängerten Foveolen (Sternchen) und lymphozytärem Entzündungsinfiltrat der Korpusmukosa (Pfeile). HE, Vergr. 350-fach.

28.7.3 Bakterielle Gastritis

Syn.: Typ-B-Gastritis, Helicobacter-pylori-Gastritis
Definition Diese Gastritis wird fast ausschließlich durch *Helicobacter pylori* (*H.p.*) verursacht und kann deshalb weitgehend mit einer *H.p.*-Gastritis gleichgesetzt werden. Sie ist mit 60–70% die häufigste Form einer Gastritis. Eine *H.p.*-Gastritis ist mit dem Auftreten von gastroduodenalen Ulzera, Magenkarzinomen und MALT-Lymphomen assoziiert.
Epidemiologie Die ohne Therapie persistierende Infektion mit *H.p.* entsteht durch orale Übertragung. Der Durchseuchungsgrad (in %) entspricht annähernd dem Lebensalter in Jahren. Schlechte hygienische Verhältnisse begünstigen eine frühe und hohe Durchseuchung. In Europa nimmt die Infektion derzeit wegen der verbesserten Hygiene in jüngeren Alterskohorten ständig ab. Der kontinuierliche Rückgang des Magenkarzinoms in den letzten Jahrzehnten beruht möglicherweise zum Teil auf einer abnehmenden *H.p.*-Durchseuchung.
Ätiologie *Helicobacter pylori* ist ein etwa 3,5 μm langes, spiralig gewundenes, unipolar begeißeltes, gramnegatives Bakterium (> Abb. 28.3a). Es ist nicht invasiv. Der Lebensraum dieses nicht säurefesten Bakteriums liegt in einer ökologischen Nische zwischen dem gastralen Schleimfilm und den Foveolarepithelien. Eine Infektion mit *Helicobacter heilmannii* (früher *Gastrospirillium hominis*), einem 5–9 μm großen spiraligen Bakterium, kann ebenfalls zu einer chronischen Gastritis führen. Da dieser Erreger auch bei Tieren vorkommt, vermutet man eine Zoonose. Sie ist sehr viel seltener als eine *H.p.*-Gastritis.

Pathogenese
Helicobacter pylori zeigt eine spezifische, rezeptorvermittelte Adhärenz für magentypische Foveolarepithelzellen. Eine Besiedelung von Dünn- und Dickdarmepithel sowie von Magenschleimhaut mit intestinaler Metaplasie ist nicht möglich. *H.p.* ist nicht invasiv, sondern entfaltet seine schädigende Wirkung vor allem von der Lichtung aus, indem bakterielle Proteine (CagA, VacA, OipA) in Foveolarepithelien gelangen und zytopathogen wirken. Die Schleimhaut wird auch durch die gegen *H.p.* gerichtete Entzündungsreaktion geschädigt. Die chronische Gastritis ist Folge einer chronischen Immunreaktion auf bakterielle Antigene, wobei der Phänotyp und Schweregrad der Entzündung durch Virulenzfaktoren der *H.p.*-Organismen und patientenbezogene genetische Merkmale mit bestimmt werden.

Bei 20–30% der Patienten mit *H.p.*-Gastritis werden gegen die H^+-K^+-ATPase der Belegzellen gerichtete Autoantikörper und autoreaktive T-Helfer-Lymphozyten (Th1-Zellen) nachgewiesen. Diese entstehen im Rahmen der gegen *H.p.*-Antigene gerichteten Immunreaktion und führen über eine Kreuzreaktion mit Epitopen der H^+-K^+-ATPase (molekulares Mimikry) zu einer **autoimmunen Korpusgastritis.**

Morphologie
Die *H.p.*-Gastritis betrifft vor allem das Magenantrum. Die **akute H.p.-Gastritis** wird nur selten bioptisch erfasst. Sie ist durch ein granulozytäres Entzündungsinfiltrat in der Mukosa gekennzeichnet. Die Intensität der akuten Entzündungsreaktion ist von der Zahl und Virulenz der *H.p.*-Organismen abhängig. Nur selten beseitigt die akute Gastritis die *H.p.*-Besiedlung des Magens.

Bei Persistenz des Erregers entsteht eine **chronische H.p.-Gastritis,** die durch ein lymphoplasmazelluläres Entzündungsinfiltrat wechselnder Dichte mit Lymphfollikeln in den basalen Anteilen der Mukosa gekennzeichnet ist (> Abb. 28.3b). Endoskopisch können diese als kleine Polypen zu erkennen sein (sog. Gänsehautgastritis). Häufig wird das lymphoplasmazelluläre Infiltrat durch eine granulozytäre Entzündungsreaktion

28.8 Schleimhautdefekte: Erosion und Ulkus

Pathogenese
Endogene (Galle, Pankreassekret) oder exogene Ursachen (z.B. Alkohol, Medikamente wie NSAR und ASS) schädigen das Foveolarepithel. Durch den Verlust von Epithelzellen entstehen Erosionen und Schadstoffe bzw. Magensäure können durch verbreiterte Interzellularspalten in die Lamina propria eindringen (Schrankenstörung). Die Schädigung der Kapillaren in der Lamina propria führt zu Zirkulationsstörungen und Ödembildung. Zeichen einer mesenchymalen Reaktion in der Lamina propria sind die Proliferation glatter Muskelzellen und die Fibrose.

Ein duodenogastraler Reflux führt vor allem zu einer chemisch-reaktiven Gastritis der Antrumschleimhaut. Nach Magenteilresektion entsteht durch enterogastralen Reflux eine Schleimhautschädigung im Anastomosenbereich.

Morphologie
Makroskopisch ist die Schleimhaut gerötet und das Faltenrelief teils polypös vergröbert. **Mikroskopisch** finden sich fibrinbedeckte Erosionen als Zeichen einer akuten Schädigung. Infolge der Epithelregeneration entsteht meist eine foveoläre Hyperplasie, die von reaktiven Epithelatypien begleitet werden kann. In der Lamina propria sind die Gefäße dilatiert. Ferner ist das Stroma ödematös und zeigt eine reaktive Proliferation von glatten Muskelzellen. Das Entzündungsinfiltrat ist in der Regel sehr gering ausgeprägt. Nach Abheilung wird eine Fibrose der Lamina propria beobachtet.

28.7.5 Weitere Gastritis-Formen

Eine **granulomatöse** Gastritis kann infektiös (Mykobakterien, Pilze), durch Fremdmaterial oder durch eine Beteiligung der Magenschleimhaut bei Morbus Crohn und Sarkoidose bedingt sein. **Eosinophile** Gastritis und **Kollagen-Gastritis** sind sehr seltene Formen einer Magenentzündung. Bei Immundefizienz kann eine **ZMV-Gastritis** entstehen. **Soorinfektionen** kommen als sekundäre saprophytische Besiedlungen von Magenulzera und ulzerierten Karzinomen vor.

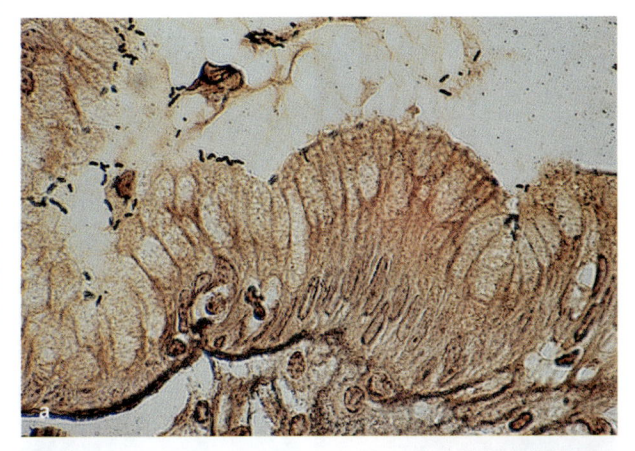

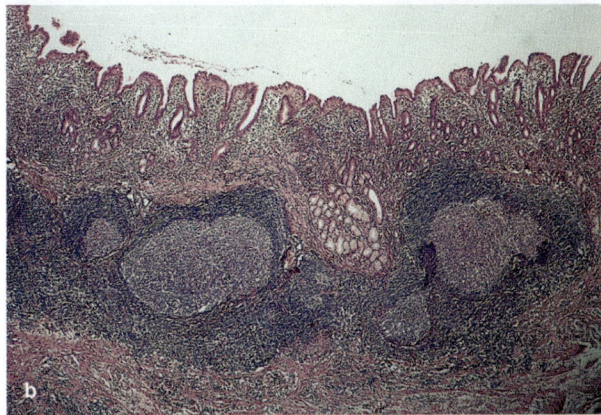

Abb. 28.3 Helicobacter-pylori-Gastritis. a Darstellung von *Helicobacter-pylori*-Organismen als schwarze, gewundene Bakterien an der Mukosaoberfläche. Versilberung nach Whartin-Starry, Vergr. 400-fach. **b** Chronisch aktive Gastritis mit Ausbildung von Lymphfollikeln („Gänsehautgastritis"). HE, Vergr. 10-fach.

überlagert (**chronisch aktive Gastritis**), die mit Zeichen der Epitheldegeneration und -regeneration einhergeht. Im Verlauf kann es zu Drüsenkörperatrophie, Fibrosierung der Lamina propria und intestinaler Metaplasie kommen.

Nach H.p.-Eradikation verschwindet die aktive Entzündung innerhalb weniger Tage, während sich das lymphoplasmazelluläre Infiltrat der chronischen Gastritiskomponente nur langsam innerhalb von 1–2 Jahren zurückbildet (sog. abklingende Post-*H.p.*-Gastritis).

Selten äußert sich eine *H.p.*-Gastritis als **lymphozytäre Gastritis,** bei der das foveoläre Deckepithel von zytotoxischen (CD3-, CD8-)T-Lymphozyten durchsetzt und zerstört wird. Die lymphozytäre Gastritis führt vermehrt zu Erosionen, Ulzerationen und einer gesteigerten Regeneration, sodass endoskopisch das Bild eines Riesenfaltenmagens entstehen kann.

28.7.4 Chemisch-reaktive Gastritis

Syn.: Typ-C/R-Gastritis
Definition Bei 30–40% aller Gastritiden wird die Schleimhaut durch chemische Substanzen geschädigt.

28.8 Schleimhautdefekte: Erosion und Ulkus

Definition Schleimhautdefekte des Magens werden je nach Tiefenausdehnung der Läsion als Erosion oder Ulkus bezeichnet (s.u.).

Pathogenese
Erosionen und Ulzera haben eine ähnliche Pathogenese. Es liegt ein Missverhältnis zwischen protektiven und aggressiven Faktoren in der Magenschleimhaut vor (➤ Tab. 28.2).

Tab. 28.2 Protektive und aggressive Faktoren in der Pathogenese von Mukosadefekten des Magens.

Protektive Faktoren	Aggressive Faktoren
• oberflächliche Muzinschicht • Mukosabarriere/intaktes Epithel • Bikarbonat • normale Zirkulation • Prostaglandine (E)	• Pepsin I und II, duodenogastraler Reflux (Gallensäuren, Pankreasenzyme) • H.p.-Toxine, H.p.-Oxidasen und -Katalasen, granulozytäre toxische Radikale • Salzsäure, Hormone (Gastrin, Histamin), gesteigerter Vagotonus • Ischämie, Stress, neurale Einflüsse • Medikamente (NSAR, ASS)

- **Protektive Faktoren:** Zum Schutz der Magenschleimhaut tragen vor allem ein intakter oberflächlicher Schleimfilm und eine ausreichende Bikarbonatproduktion bei. Beide sind bei schwerer Gastritis und Gallereflux reduziert. Die Schleimsekretion wird durch Prostaglandine der E-Reihe positiv beeinflusst (sog. Zytoprotektion). Ein intaktes Oberflächenepithel hemmt die Diffusion der Magensäure in das Schleimhautstroma. Nach einem Schleimhautschaden wird die Epithelbarriere durch Regeneration wiederhergestellt. Zum Schutz der Magenschleimhaut trägt weiterhin eine ungestörte Durchblutung bei. Lokale und generalisierte Durchblutungsstörungen sind wesentlich an der Entstehung von Schock- und Stressulzera beteiligt. Die Häufung von Magenulzera bei portaler Hypertonie (sog. hepatogene Ulzera bei Leberzirrhose) wird venösen Durchblutungsstörungen zugeschrieben.
- **Aggressive Faktoren:** Salzsäure und gastrale Proteasen (Pepsin I und II, Kathepsin E) schädigen die Magenschleimhaut. Dies führte zum Konzept der Selbstandauung des Magens („peptische Geschwüre"). Neurale Einflüsse, insbesondere ein verstärkter Vagotonus, aber auch Stress (z.B. Operationen, Traumen), steigern die Salzsäureproduktion. Diese kann außerdem durch die vermehrte Produktion bzw. Freisetzung bestimmter Hormone erhöht werden. Beispiele sind das Zollinger-Ellison-Syndrom bei gastrinbildenden Tumoren (➤ Kap. 18.2) und die vermehrte Freisetzung von Histamin bei Verbrennungen. Außerdem kann ein duodenogastraler Reflux des aggressiven Duodenalsafts mit lysolecithinhaltiger Galle und aktivierten Pankreasenzymen zur Schleimhautschädigung beitragen. Als wichtige exogene Faktoren sind eine Infektion mit *Helicobacter pylori* sowie Medikamente (Kortikosteroide, ASS, NSAR) zu nennen. Letztere schädigen die Schleimhaut wahrscheinlich durch eine Beeinträchtigung der Prostaglandinsynthese.

28.8.1 Erosion

Definition Erosionen sind Schleimhautdefekte, die nicht tiefer als die Muscularis mucosae reichen. Endoskopisch werden häufig Schleimhautdefekte mit einem Durchmesser < 5 mm als Erosionen bezeichnet.

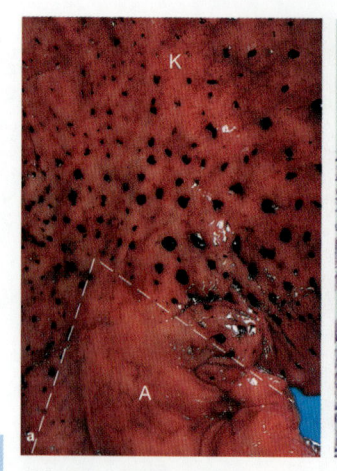

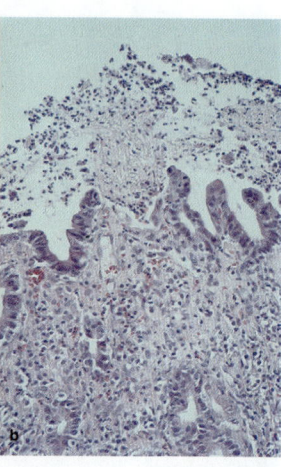

Abb. 28.4 Magenerosion. a Multiple akute hämorrhagische Erosionen im Magenkorpus. K = Korpus, A = Antrum. **b** Akute nichthämorrhagische Erosion im Magenantrum. HE, Vergr. 100-fach.

Morphologie

Erosionen können nach der Tiefenausdehnung des Schleimhautdefekts unterteilt werden:
- **Inkomplette Erosion:** Es liegt ein Defekt der oberflächlichen Mukosa mit Zerstörung des Foveolarepithels vor. Die Regenerationszone im Drüsenhalsbereich ist erhalten. Diese Läsionen treten vor allem nach toxischer (ASS, NSAR, Alkohol, duodenogastraler Reflux), ischämischer oder *H.p.*-bedingter Schleimhautschädigung auf und heilen meist innerhalb von wenigen Tagen folgenlos ab (**akute Erosion**). Bei Assoziation mit einer Schleimhautblutung liegt eine **akute hämorrhagische Erosion** vor. Nach Kontakt des Blutes mit der Magensäure kommt es zu einer Hämatinisierung, sodass diese Erosionen durch eine schwarze Farbe auffallen (➤ Abb. 28.4).
- **Komplette (tiefe) Erosion:** Hier reicht der Schleimhautdefekt bis in die Regenerationszone, sodass die Erosion nur verzögert (**chronische Erosion**) und mit bleibenden Veränderungen der Mukosa (fibröse oder glattmuskuläre Narben, Architekturstörung, Retentionszysten, intestinale Metaplasie, foveoläre Hyperplasie, hyperplastischer Polyp) abheilt.

Histologisch finden sich über dem Schleimhautdefekt Fibrinablagerungen mit einem geringen granulozytären Entzündungsinfiltrat.

28.8.2 Ulkus

Definition Das Magenulkus (Magengeschwür) ist ein Schleimhautdefekt, der tiefer als die Muscularis mucosae reicht. Endoskopisch werden häufig Schleimhautdefekte mit einem Durchmesser > 5 mm als Ulzerationen bezeichnet.

Epidemiologie Das Magengeschwür tritt vorwiegend jenseits des 40. Lebensjahres auf. Männer sind etwa doppelt so häufig betroffen wie Frauen. Die meisten Ulzera sind mit einer *H.p.*-Infektion assoziiert. Außerdem wurden eine genetische Disposition („Ulkusfamilien") und eine Assoziation mit der

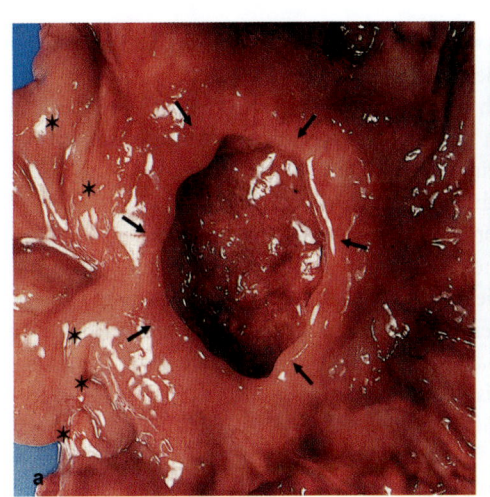

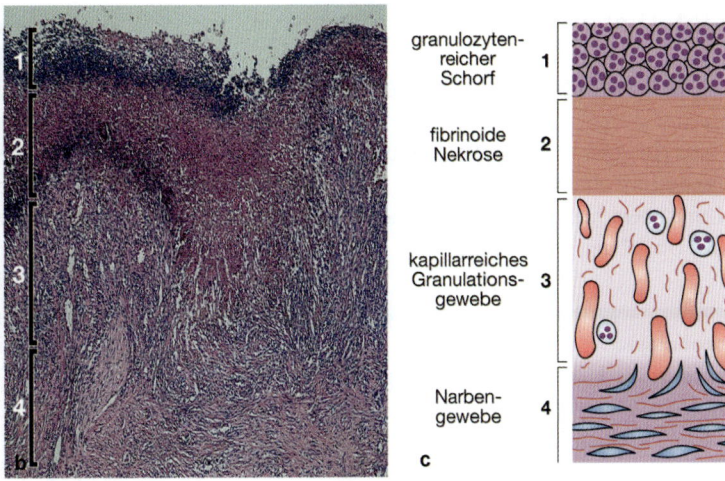

Abb. 28.5 Magenulkus. a Chronisches kallöses Magenulkus im präpylorischen Antrum (Pfeile). Pylorusring (Sternchen). **b** Histologische Schichten des Ulkusgrunds. 1 = granulozytenreicher Schorf, 2 = fibrinoide Nekrose, 3 = Granulationsgewebe, 4 = Narbengewebe. HE, Vergr. 4-fach. **c** Schematischer Aufbau des Ulkusgrundgewebes.

Blutgruppe 0 nachgewiesen. Rezidivierende Magenulzera kommen bei Hypergastrinämie (Zollinger-Ellison-Syndrom) und Hyperparathyreoidismus vor.

Morphologie

Am häufigsten sind Magenulzera an der kleinen Kurvatur am Antrum-/Korpus-Übergang lokalisiert.

Endoskopisch zeigen sich akute Magenulzera als runde Schleimhautdefekte (Ulcus rotundum) mit flachen Rändern. Chronische Ulzera haben oft einen durch Narbengewebe aufgeworfenen Rand (kallöses Ulkus; ➤ Abb. 28.5a), wobei der oralwärtige Rand in der Regel flacher als der duodenalwärtige verläuft. Nach Abheilung bleibt zunächst eine gefäßreiche „rote Narbe", später eine sternförmige „weiße Narbe" zurück. Atypisch lokalisierte und große Ulzera (> 2 cm) sind verdächtig auf ein Magenmalignom (Karzinom, malignes Lymphom), sodass eine bioptische Untersuchung von Ulkusrand und -grund notwendig ist. Weitere Biopsien sollten aus Magenantrum und -korpus entnommen und auf eine *H.p.*-Infektion untersucht werden.

Histologisch besteht der Grund des akuten Ulkus aus Zelldetritus und einer daruntergelegenen fibrinoiden Nekrose (Schorf). In der frühen Heilungsphase zeigt der Ulkusgrund eine typische Vierschichtung. Unter Detritus und fibrinoider Nekrosezone liegen kapillarreiches Granulationsgewebe und Narbengewebe (➤ Abb. 28.5b, c). Im weiteren Verlauf kommt es zu einer Reinigung des Ulkusgrundes mit Verschwinden des Schorfs. Danach wächst vom Ulkusrand her ein einreihiges Regeneratepithel über den Ulkusgrund. Dieses bildet in der Folge eine Schleimhaut mit villöser Architektur und basalen Drüsen aus, die erst nach Monaten oder Jahren die Dicke der ursprünglichen Schleimhaut erreicht. Häufig tritt eine Umdifferenzierung in ein intestinales Epithel auf (intestinale Metaplasie). Oft wird die Submukosa im Bereich des Ulkus nicht mehr aufgebaut, sodass Muscularis mucosae und Muscularis propria verschmelzen und die Beweglichkeit der Schleimhaut verloren geht (Motilitätsstörungen).

Komplikationen Zu den Komplikationen eines Magenulkus gehören:
- **Blutung:** Die Blutung aus einer arrodierten Arterie kann mitunter lebensbedrohlich sein. Eine seltene Sonderform der Ulkusblutung ist die **Dieulafoy-Läsion.** Hier liegt ein meist kardianahes akutes Magenulkus mit Arrosion einer abnorm großen submukösen Arterie und einer zumeist lebensbedrohlichen Blutung vor.
- **Perforation:** Vor allem bei einem akuten Ulkus kann die Magenwand perforieren, da hier die im Grund eines chronischen Ulkus vorhandene Vernarbung fehlt. Bei einer freien Perforation in die Bauchhöhle entwickelt sich eine Peritonitis. Bei der gedeckten Perforation wird der Wanddefekt von Netzanteilen oder Nachbarorganen verschlossen. Wenn sich ein chronisches Ulkus durch die Magenwand in ein Nachbarorgan (Leber, Pankreas) ausdehnt, spricht man von einer **Penetration.**
- **Motilitätsstörungen:** Häufig entstehen nach Abheilung eines Magenulkus infolge narbiger Deformierungen örtliche Motilitäts- und Transportstörungen, die sich als Entleerungsstörung (bei Magenausgangsstenose) oder verstärkter gastroduodenaler Reflux (bei Pylorusinsuffizienz) äußern.
- **Maligne Entartung:** Die Möglichkeit einer malignen Entartung eines chronischen Ulkus ist fraglich. Bei den meisten vermeintlichen Ulkuskarzinomen dürfte es sich um ulzerierte Magenkarzinome handeln.

28.9 Hyperplasien der Magenschleimhaut

Darunter versteht man die nichtneoplastische Vermehrung von ortstypischen Zellen. Eine Hyperplasie kann umschrieben oder diffus auftreten.

28.9.1 Umschriebene Hyperplasien

Fokale foveoläre Hyperplasie

Es liegt eine umschriebene Vermehrung der Foveolarepithelien und damit eine Verlängerung der Foveolen vor. Diese geht auf eine überschießende Epithelregeneration bei Gastritis oder in der Umgebung von Erosionen und Ulzera zurück.

Morphologie
Makroskopisch finden sich 2–3 mm große flache Polypen, die **histologisch** aus verlängerten und erweiterten Foveolen bei gesteigertem Zellumsatz und erhaltener Ausreifung bestehen.

Hyperplastischer Polyp

Hyperplastische Polypen sind reaktive Läsionen der Magenschleimhaut, die meistens mit einer Gastritis assoziiert sind. Sie treten vor allem im Antrum und häufig multipel auf, sind meist klein (< 1 cm) und stellen die häufigste Form (75%) eines Magenpolypen dar (➤ Abb. 28.6a).

Morphologie
Histologisch bestehen hyperplastische Polypen aus deutlich verlängerten und gewundenen, teils zystisch erweiterten Foveolen mit einem verbreiterten Epithel (➤ Abb. 28.6b). Häufig findet sich herdförmig eine intestinale Metaplasie. Weitere typische Merkmale sind oberflächliche Erosionen, Kapillarproliferationen, ein entzündlich verändertes und ödematöses Stroma sowie eine zystische Erweiterung der tieferen Drüsenanteile. Selten wird in einem hyperplastischen Polypen eine intraepitheliale Neoplasie (Dysplasie) angetroffen. Das Entartungsrisiko ist sehr gering (< 1%).

Drüsenkörperzysten

Syn.: Fundusdrüsenpolyp

Eine zystische Erweiterung tiefer Drüsenanteile (des sog. Drüsenkörpers) im Magenkorpus äußert sich als Schleimhautpolyp. Diese häufigen zystischen Läsionen sind in der Regel kleiner als 1 cm und werden von abgeflachten Haupt- und Belegzellen ausgekleidet (➤ Abb. 28.7).

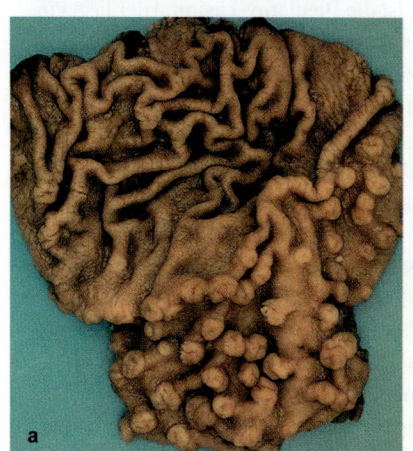

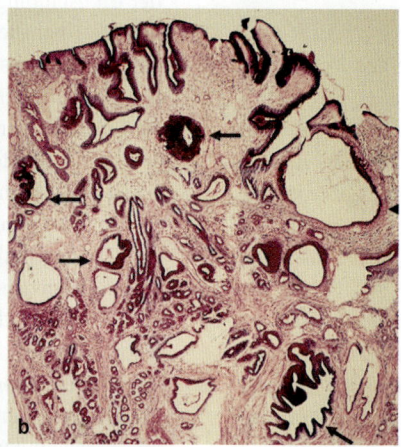

Abb. 28.6 Hyperplastische Polypen. a Multiple hyperplastische Polypen im Antrum. **b** Hyperplastischer Polyp mit verlängerten und erweiterten Foveolen sowie Hyperplasie des PAS-positiven Foveolarepithels (Pfeile) PAS, Vergr. 15-fach.

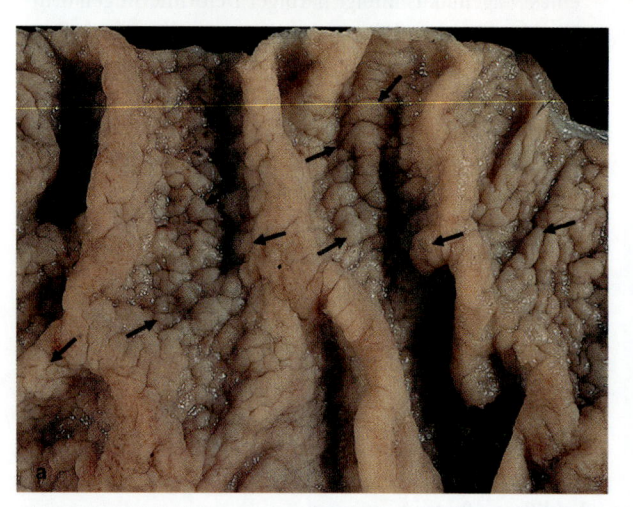

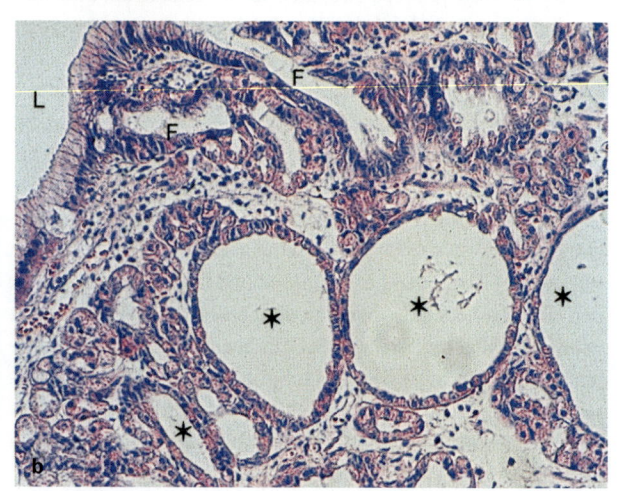

Abb. 28.7 Drüsenkörperzysten des Magens. a Polypose der Korpusschleimhaut (Pfeile) bei Drüsenkörperzysten. **b** Drüsenkörperzysten mit zystischer Erweiterung (Sternchen) tieferer Korpusdrüsen. Lumen (L), Foveolen (F). HE, Vergr. 200-fach.

Drüsenkörperzysten des Magens treten meist sporadisch auf. Allerdings entstehen sie auch bei bis zu 50% der Patienten mit familiärer adenomatöser Polypose (FAP) und werden unter einer Therapie mit Protonenpumpeninhibitoren angetroffen. Bei der Hälfte der Patienten mit Drüsenkörperzysten kommen gleichzeitig Kolonadenome vor, sodass auch der untere Verdauungstrakt untersucht werden sollte.

28.9.2 Diffuse Hyperplasien

Diffuse foveoläre Hyperplasie

Syn.: Morbus Ménétrier

Es handelt sich um eine diffuse Vermehrung der Foveolarepithelien mit gesteigertem Eiweißverlust und Hypoproteinämie.

> **Morphologie**
> **Makroskopisch** sind die Magenschleimhautfalten in Korpus und Fundus unregelmäßig verbreitert (Riesenfaltenmagen).
> **Mikroskopisch** sind die foveolären Epithelzellen vermehrt, was zu einer Verlängerung, zystischen Dilatation und gewundenen Architektur der Foveolen führt.

Diffuse Hyperplasie der Belegzellen

Syn.: glanduläre Hyperplasie

Die diffuse Hyperplasie der Belegzellen in der Korpusmukosa führt zu einer Verbreiterung der Schleimhautfalten und tritt bei lang dauernder Behandlung mit Protonenpumpenhemmern und bei Hypergastrinämie auf, vor allem bei Zollinger-Ellison-Syndrom (➤ Abb. 28.8; ➤ auch Kap. 17.3.1, ➤ Kap. 18.2).

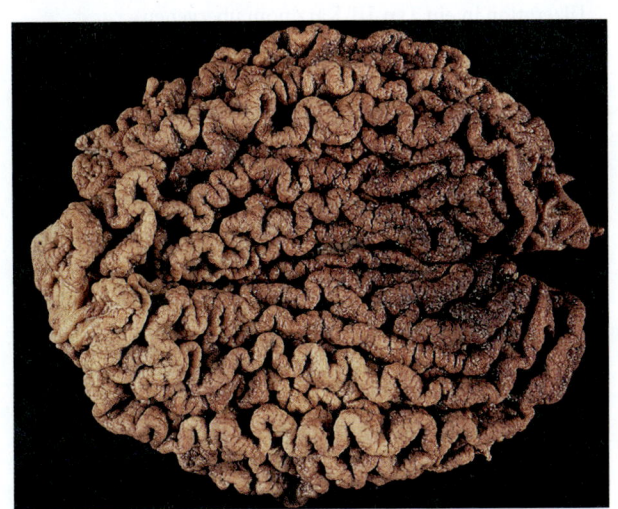

Abb. 28.8 Diffuse Hyperplasie der Belegzellen bei Zollinger-Ellison-Syndrom. Die Schleimhautfalten im Korpusbereich sind stark verbreitert und geschlängelt.

Diffuse Hyperplasie der neuroendokrinen Zellen

Eine diffuse Hyperplasie der **antralen G-Zellen** mit Hypergastrinämie tritt infolge Anazidität bei fortgeschrittener autoimmuner Gastritis auf (➤ Kap. 28.7.2). Eine **ECL-Zell-Hyperplasie** (➤ Kap. 17.2.1) kann auf einen gastrinbildenden neuroendokrinen Tumor (Gastrinom) im Duodenum oder Pankreas hindeuten. Dieser führt über eine gesteigerte Gastrinproduktion auch zu Ulzera im Magen und Duodenum (Zollinger-Ellison-Syndrom). Auf dem Boden einer ECL-Zell-Hyperplasie können neuroendokrine Tumoren des Magens entstehen.

28.10 Metaplasien der Magenschleimhaut

Bei einer Metaplasie der Magenschleimhaut wird das ortstypische Epithel herdförmig durch Epithelzellen mit intestinaler, seltener heterotoper gastraler oder pankreatischer Differenzierung, ersetzt. Die Metaplasie entsteht bei der Abheilung von Schleimhautdefekten und ist wahrscheinlich nicht reversibel.

28.10.1 Intestinale Metaplasie

Bei der intestinalen Metaplasie (IM) wird ortstypische Magenmukosa durch darmspezifische Epithelien ersetzt. In Abhängigkeit von der Differenzierung des metaplastischen Epithels werden mindestens 3 Formen der intestinalen Metaplasie unterschieden:

- **Typ I der IM** (komplette intestinale Metaplasie oder Dünndarmtyp bzw. enterale Form, 70–80%): Die ortsständige Magenschleimhaut ist durch eine Schleimhaut mit Zotten- und Kryptenarchitektur, basaler Regenerationszone und allen dünndarmcharakteristischen Zelltypen (Enterozyten, Becherzellen, Paneth-Zellen und endokrinen Zellen) ersetzt. Es handelt sich um den häufigsten Typ der IM.
- **Typ II der IM** (inkomplette intestinale Metaplasie vom gastroenteralen Typ, 20–30%): Bei dieser Form von IM ist der Ersatz durch intestinale Zellen unvollständig. Zwischen die gastralen Foveolarepithelzellen sind nur einzelne intestinale Becherzellen eingelassen.
- **Typ III der IM** (inkomplette intestinale Metaplasie vom kolischen Typ, 3%): Diese meist herdförmige Metaplasieform ähnelt mit kryptenartigen Drüsen, voluminösen Becherzellen und saurem Schleim der Dickdarmmukosa.

Die verschiedenen Formen der IM kommen oft nebeneinander vor. Da die kolische Form (Typ III) praktisch niemals isoliert, sondern meist in Kombination mit der enteralen Form (Typ I) auftritt, hat man den Typ III auch als **enterokolischen Typ** der IM bezeichnet.

28.10.2 Gastrale Metaplasie

Ortsständige Zellen sind durch ortsfremde gastrale Epithelzellen ersetzt. Zwei Formen werden unterschieden:
- **Pseudopylorische Metaplasie:** Bei dieser häufigeren Form werden Korpusdrüsen durch Antrumdrüsen ersetzt. Sie findet sich häufig bei autoimmuner Gastritis und im Magenstumpf nach langem postoperativem Intervall.
- **Foveoläre Metaplasie:** Hier treten foveoläre Epithelzellen in tief gelegenen Drüsen auf, z.B. nach Erosionen und in Drüsenkörperzysten. Diese Form der Metaplasie kommt auch im Duodenum vor. Enterozyten werden durch Foveolarepithelien ersetzt (gastral-foveoläre Metaplasie).

28.11 Tumoren

28.11.1 Adenom

Adenome des Magens treten vor allem im höheren Lebensalter als Polypen des Antrums auf. Histologisch zeigen sie eine tubuläre, villöse oder tubulovillöse Architektur. Die Tumorzellen können intestinal oder gastral differenziert sein. Da der Übergang in ein Karzinom bei großen Adenomen (> 2 cm) häufig ist (40–50%), sollten die Adenome vollständig reseziert werden.

28.11.2 Magenkarzinom

Definition Das Magenkarzinom ist ein invasiver epithelialer Tumor der Magenschleimhaut mit in der Regel glandulärer Differenzierung. In Abhängigkeit von der Infiltrationstiefe werden Frühkarzinome und fortgeschrittene Karzinome unterschieden: **Frühkarzinome** dehnen sich bis in die Mukosa (M-Typ) oder Submukosa (SM-Typ) aus, während **fortgeschrittene** Karzinome die Muscularis propria oder tiefer infiltrieren.

Epidemiologie Das Magenkarzinom gehört weltweit zu den häufigen malignen Tumoren. Die Inzidenz ist regional sehr verschieden, am höchsten in osteuropäischen Ländern, Russland und Japan sowie in Teilen von Südamerika (Andenregion), am niedrigsten in Nordamerika, Skandinavien, Australien und den meisten Ländern in Afrika und Südostasien. Insgesamt hat die Inzidenz weltweit in den letzten Jahrzehnten abgenommen. Durch Früherkennungsmaßnahmen ist der Anteil von Frühkarzinomen in Japan besonders hoch (bis 50%). Magenkarzinome treten vor allem im höheren Alter auf; Männer erkranken häufiger als Frauen.

Pathogenese
Magenkarzinome sind multifaktoriell bedingt. Ihr Risiko ist erhöht bei *H.-p.*-Infektion, autoimmuner Gastritis und chronischer chemisch-reaktiver Gastritis nach Magenteilresektion (Stumpfgastritis im Anastomosenbereich durch Gallereflux).

Bei der *H.p.*-Infektion fördert die Atrophie über eine Erhöhung des pH-Werts die Besiedlung der Magenschleimhaut durch anaerobe Bakterien, die ihrerseits die Bildung karzinogener N-Nitrosoverbindungen fördern. Daneben scheinen *H.p.*-eigene genetische Merkmale (cag-Gene) eine Rolle bei der Karzinogenese zu spielen.

Bei der erblichen Form des diffusen Karzinoms werden bei 30–40% der Patienten Keimbahnmutationen des E-Cadherin/CDH1-Gens beobachtet.

Morphologie
Magenkarzinome werden meist endoskopisch entdeckt und durch eine Biopsie gesichert. Die Biopsie dient auch der Bestimmung des histologischen Typs.

Die meisten **Frühkarzinome** entstehen an der kleinen Kurvatur im Bereich des Angulus und werden endoskopisch in 3 Grundtypen eingeteilt (➤ Abb. 28.9):
- Typ I: polypöse Form
- Typ II: flache Formen mit leicht erhabenem (IIa), im Schleimhautniveau liegendem (IIb) oder unterhalb des Schleimhautniveaus liegendem (IIc) Karzinomgewebe
- Typ III: ulzerierte Form

Auch **Kombinationsformen** (am häufigsten Typ IIc und III) dieser endoskopischen Typen kommen vor (➤ Abb. 28.10).

Fortgeschrittene Magenkarzinome werden meist im distalen Magen an der kleinen Kurvatur angetroffen und **makroskopisch** in 4 Formen eingeteilt (Borrmann-Klassifikation, ➤ Abb. 28.11):
- Typ I: polypöse Form
- Typ II: ulzerierte Form mit wallartig erhabenem, scharf begrenztem Rand (diese Form entsteht sekundär aus Typ-I-Karzinomen)
- Typ III: ulzerierte Form
- Typ IV: infiltrative Form mit unscharfer Begrenzung und plumper Verdickung der Schleimhautfalten (kann durch Ulzeration in ein Typ-III-Karzinom übergehen)

Histologisch sind die meisten Magenkarzinome Adenokarzinome, die nach unterschiedlichen Kriterien klassifiziert werden können. Die beiden nachfolgend genannten Einteilungen werden am häufigsten verwendet:
- **WHO-Klassifikation (2010):** Nach dem vorherrschenden Wachstumsmuster unterscheidet man **tubuläre, papilläre, muzinöse** und **wenig kohäsive** Adenokarzinome. Gemischte Karzinome zeigen mehrere Wachstumsmuster. Enthalten die Zellen eines wenig kohäsiven Karzinoms eine zytoplasmatische Schleimvakuole mit Verlagerung des Kerns an den Rand der Zelle, liegt ein Karzinom vom Siegelringzelltyp vor (➤ Abb. 28.12b).
- **Laurén-Klassifikation:** Nach dem Adhäsionsverhalten der Karzinomzellen werden intestinale und diffuse Karzinome unterschieden: Bei **intestinalen** Karzinomen handelt es sich um Adenokarzinome, die tubuläre Strukturen ausbilden (➤ Abb. 28.12a). Im Gegensatz dazu bestehen **diffuse** Karzinome aus wenig kohäsiven Karzinomzellen, die die

Magenwand diffus durchsetzen und keine glandulären Strukturen zeigen. Das diffuse Wachstum beruht auf Mutationen im Gen des Zelladhäsionsmoleküls E-Cadherin. Diffuse Karzinome zeigen oft ein siegelringzellige Differenzierung (**diffus-siegelringzelliges** Karzinom; ➤ Abb. 28.12b). Sie werden diffusen Karzinomen gegenübergestellt, bei denen die Karzinomzellen schmale Zytoplasmasäume ohne Differenzierung haben (**diffus-anaplastisches** Karzinom). Diffuse Karzinome entstehen oft im Magenkorpus und zeichnen sich durch ein ausgedehntes Wachstum und unscharfe Grenzen aus, während intestinale Karzinome eher im Antrum- und Kardiabereich entstehen und makroskopisch abgrenzbar sind. Karzinome, die gleichermaßen aus Anteilen vom intestinalen und diffusen Typ bestehen, werden als Karzinome vom **Mischtyp** bezeichnet.

Metastasierung Die Karzinome metastasieren vor allem in regionäre Lymphknoten. Die Häufigkeit von Lymphknotenmetastasen wird vor allem durch die Infiltrationstiefe des Karzinoms bestimmt. Sie beträgt zum Zeitpunkt der Diagnose bei Frühkarzinomen (pT1) zwischen 5% (M-Typ) und 15% (SM-Typ), bei fortgeschrittenen Karzinomen bis zu 64% (pT3). Diffuse Karzinome wachsen früh in Lymph- und Blutgefäße ein, dehnen sich durch alle Wandschichten aus und führen häufig zu einer Peritonealkarzinose und zu Karzinommetastasen in den Ovarien (sog. Krukenberg-Tumoren). Im Gegensatz dazu dominiert bei Karzinomen vom intestinalen Typ die hämatogene Ausbreitung in die Leber.

Prognose Die Prognose eines Magenkarzinoms nach Resektion wird vor allem durch die Infiltrationstiefe (pT-Stadium) sowie das Vorhandensein von Lymphknoten- und/oder Fernmetastasen bestimmt. Bei Frühkarzinomen (pT1) liegt die 5-Jahres-Überlebensrate bei ungefähr 95%. Bei lokal fortgeschrittenen Karzinomen beträgt sie 60–80%, bei Infiltration der Muscularis propria und Ausdehnung bis in die Subserosa unter 50%. Die prognostische Bedeutung des histologischen Karzinomtyps ist umstritten.

28.11.3 Neuroendokrine Tumoren

➤ Kap. 17.3.1, ➤ Kap. 18

28.11.4 Mesenchymale Tumoren

Es handelt es sich überwiegend um gastrointestinale Stromatumoren. Andere mesenchymale Tumoren, wie Leiomyome oder Neurinome, sind selten.

Gastrointestinaler Stromatumor (GIST)

Definition Dieser Tumor ist eine mesenchymale Neoplasie, die aus den interstitiellen Zellen von Cajal, einem regulatorischen Zelltyp des Magen-Darm-Trakts mit Schrittmacherfunktion, hervorgeht. Die meisten GIST des Verdauungstrakts (60–70%) kommen im Magen vor.

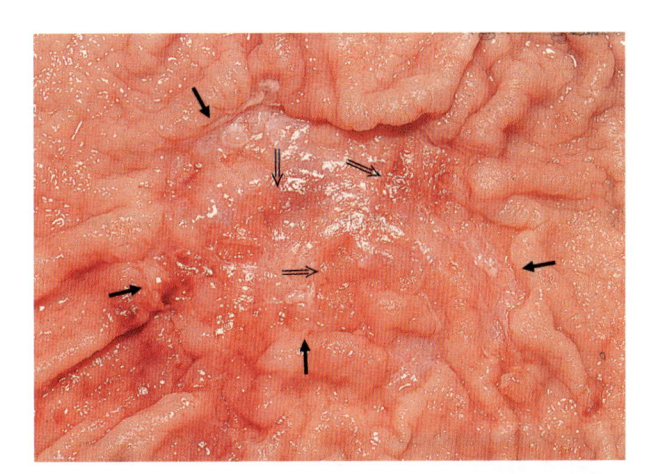

Abb. 28.10 Magenfrühkarzinom vom endoskopischen Typ IIc und III. Im Zentrum weißliches, flaches Frühkarzinom (Pfeile) unter Mukosaniveau mit Ulzerationen (Doppelpfeile) sowie mit Abbruch und Konvergenz der angrenzenden Falten.

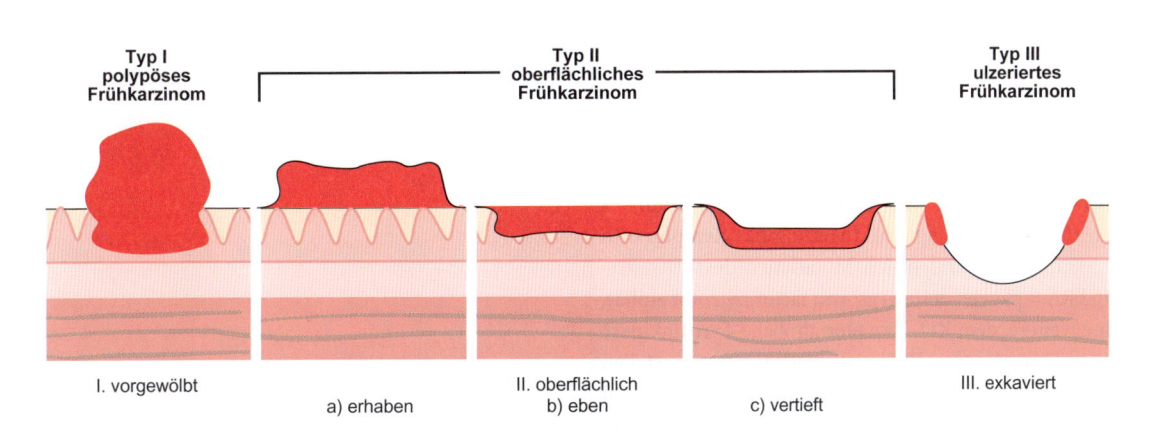

Abb. 28.9 Endoskopische Klassifikation der Magenfrühkarzinome.

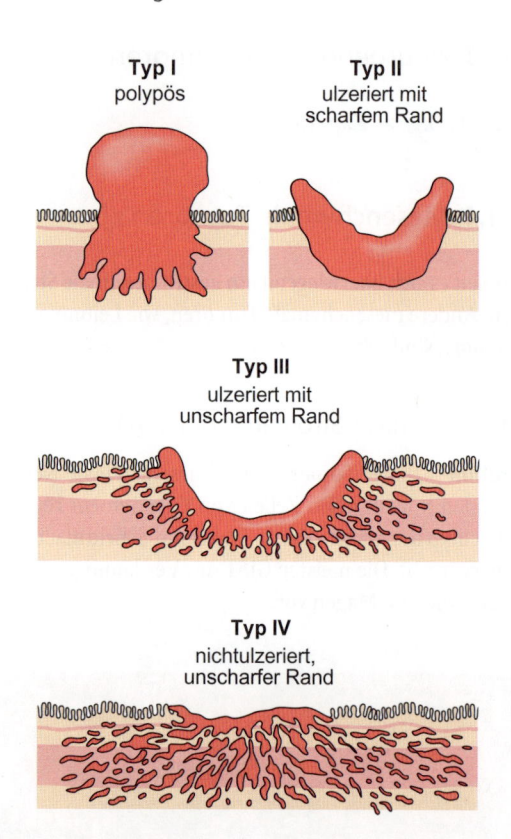

Abb. 28.11 Makroskopische Einteilung der Magenkarzinome.

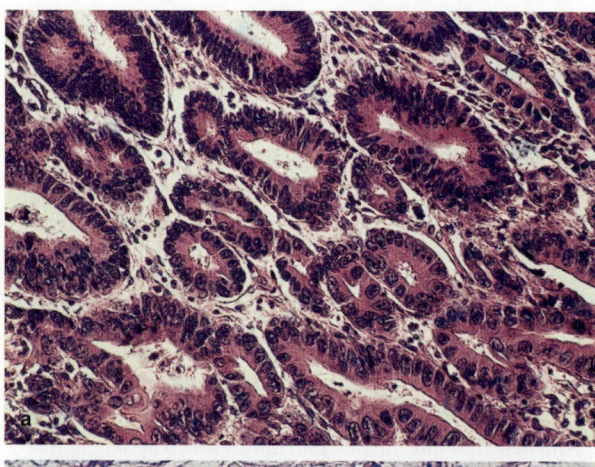

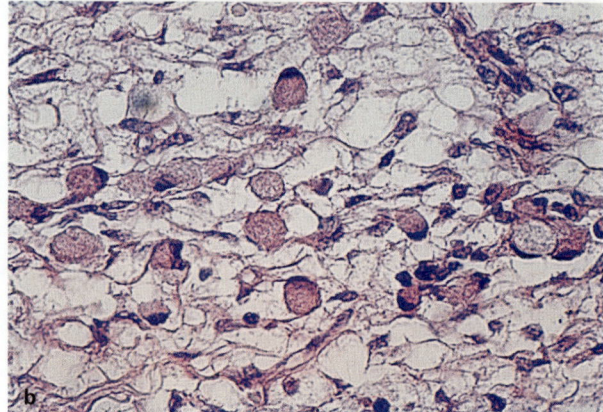

Abb. 28.12 Laurén-Klassifikation der Magenkarzinome. **a** Intestinales Karzinom nach Laurén mit kohäsiv wachsenden, tubulär gebauten Karzinomverbänden. HE, Vergr. 200-fach. **b** Diffuses Karzinom nach Laurén mit siegelringzelliger Differenzierung. HE, Vergr. 400-fach.

Morphologie
Makroskopisch äußert sich ein GIST als Polyp oder Ulzeration.
Mikroskopisch besteht er aus zellreichen Verbänden spindeliger, seltener epitheloider Tumorzellen mit Nekrosezonen und unterschiedlicher mitotischer Aktivität. Wie die Cajal-Zellen zeigen die Tumorzellen in fast allen Fällen eine Expression des KIT-Rezeptors (CD117).

Molekularpathologie
In 85–90% der GIST liegen Mutationen (Deletionen, Punktmutationen) des KIT-Gens vor, das für eine Rezeptortyrosinkinase codiert. Die Mutationen betreffen meistens Exon 11 (70%) und Exon 9 (10%), seltener die Exone 13 und 17. Als Folge kommt es zu einer ligandenunabhängigen Aktivierung des Rezeptors. In ungefähr 5% der GIST finden sich Mutationen des PDGFRA-Gens (PDGFRA = platelet derived growth factor receptor alpha), das für eine weitere, dem KIT-Rezeptor ähnliche Tyrosinkinase codiert. Mutationen in den KIT- und PDGFRA-Genen stellen frühe Ereignisse in der Entstehung eines GIST dar. Im Verlauf der Tumorentwicklung kommen weitere genetische Veränderungen hinzu, die eine Therapieresistenz bedingen können.

28.11.5 Maligne Lymphome

Der Magen ist die häufigste Lokalisation für primäre extranodale maligne Lymphome. Sie machen etwa 5% der Malignome des Magens aus. Meist handelt es sich um extranodale Marginalzonenlymphome („MALT-Lymphome", ➤ Kap. 22.2.2) oder diffuse großzellige B-Zell-Lymphome. Das Wachstum der Marginalzonenlymphome ist in den meisten Fällen von *H.p.*-Antigenen abhängig, eine Eradikation führt oft zur Regression. Eine Beteiligung des Magens bei einem generalisierten nodalen Lymphom ist selten.

KAPITEL 29

W. Jochum, G. Baretton

Duodenum

29.1	Normale Struktur und Funktion 567	29.5	Hyperplasien 569
29.2	Fehlbildungen 567	29.6	Tumoren 569
		29.6.1	Adenom 569
29.3	Duodenitis 567	29.6.2	Karzinom 569
29.3.1	Chronisch aktive Duodenitis 567	29.6.3	Neuroendokrine Tumoren 569
29.3.2	Weitere Duodenitisformen 568	29.6.4	Mesenchymale Tumoren 569
29.4	Ulcus duodeni 568		

Zur Orientierung

Als Ausdruck der engen anatomischen und funktionellen Beziehung haben Erkrankungen des Duodenums und Magens ähnliche Ursachen und Symptome. Von besonderer Bedeutung sind die durch *Helicobacter pylori* verursachte Duodenitis und das Ulcus duodeni. Tumoren des Duodenums sind selten. Die endoskopische und bioptische Untersuchung des Duodenums wird häufig zur Diagnostik einer vermuteten Dünndarmerkrankung eingesetzt.

29.1 Normale Struktur und Funktion

Das Duodenum ist ein ca. 25 cm langer Dünndarmabschnitt, der von einer Mukosa mit Zotten und Krypten ausgekleidet ist. Das **obere Drittel** enthält eine dorsale postpylorische Aussackung, den Bulbus duodeni. Der postpylorische Abschnitt ist reichlich mit Brunner-Drüsen ausgestattet, die im unteren Duodenumdrittel weitgehend fehlen. Brunner-Drüsen bilden Muzine, Pepsinogen II, Bikarbonat und Epidermal-Growth-Factor (EGF) und tragen somit zur Alkalisierung des sauren Mageninhalts bzw. zur Regeneration der Duodenalschleimhaut bei. Im **mittleren Drittel** findet sich die Papilla Vateri, an der der Gallengang und der Pankreasgang gemeinsam oder separat in das Duodenum münden. Die Duodenalschleimhaut enthält zahlreiche endokrine Zellen (➤ Kap. 17.1).

Die **Funktion** des Duodenums besteht im Weitertransport der angedauten Speisen, in der Alkalisierung des Magensaftes und in der Aufnahme der Verdauungssekrete aus Pankreas und Leber (Galle).

29.2 Fehlbildungen

Als Fehlbildungen treten im Duodenum Atresien, Stenosen und Duplikationen auf. **Divertikel** sind meistens in der Umgebung der Papilla Vateri lokalisiert. **Gastrale Heterotopien** bestehen aus kleinen Inseln (1–2 mm) von Magenkorpusmukosa in der Duodenalwand und kommen vor allem im postpylorischen Anteil des Duodenums vor. Bei der **Pankreasheterotopie** findet sich Pankreasgewebe in der Submukosa oder Muscularis propria der Duodenalwand.

29.3 Duodenitis

29.3.1 Chronisch aktive Duodenitis

Definition Die chronisch aktive Duodenitis betrifft vor allem den Bulbus duodeni und tritt bei einer *H.p.*-Infektion auf.

Pathogenese
Die chronisch aktive Duodenitis ist in der Regel mit einer chronisch aktiven *H.p.*-Gastritis assoziiert (➤ Abb. 29.1). *H.p.* schädigt im Antrum die Zellen, die Somatostatin bilden. Dadurch werden die G-Zellen enthemmt und die Hypergastrinämie führt zur Hypersekretion von Salzsäure aus den Belegzellen des Magenkorpus. Die Übersäuerung des Duodenallumens hat eine gastrische Metaplasie der oberflächlichen Schleimhaut zur Folge. Diese ermöglicht die Besiedlung des Duodenums durch *H.p.*, da die normalen Absorptivzellen der Duodenalmukosa keine Rezeptoren für *H.p.* aufweisen. Als Folge der duodenalen *H.p.*-Besiedlung tritt eine lokale entzündliche Immunantwort auf, die ähnlich wie bei der *H.p.*-Gastritis aus einer

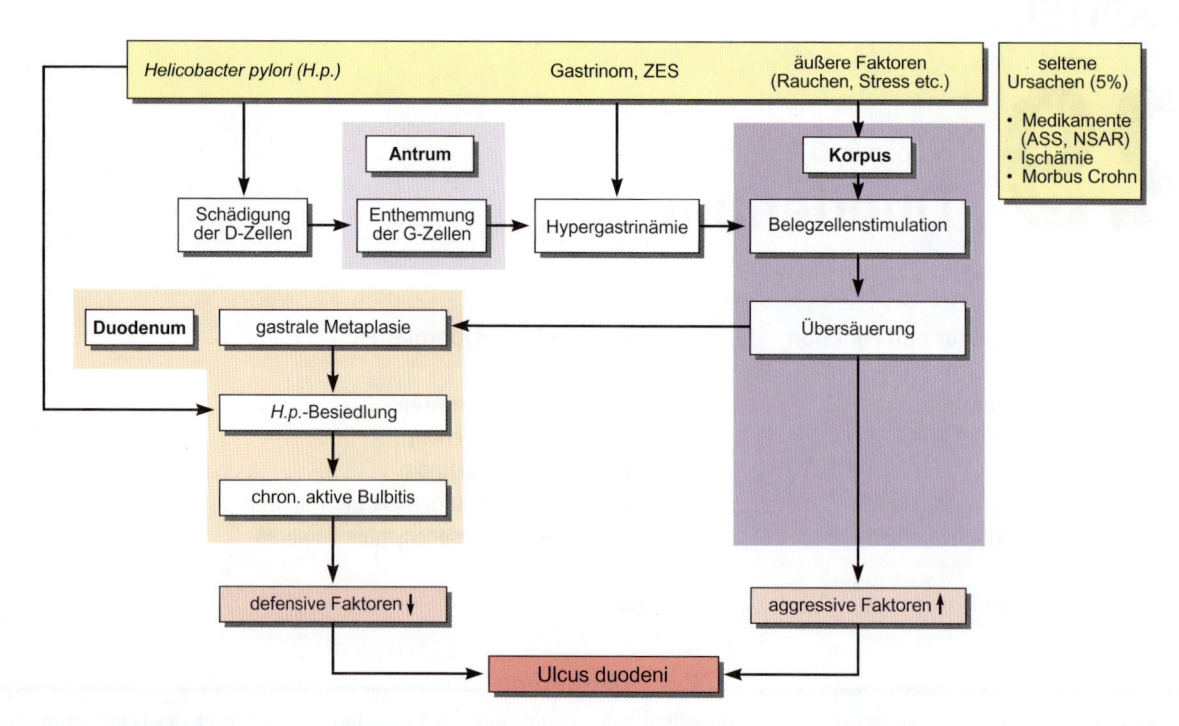

Abb. 29.1 Pathogenese der chronisch aktiven Duodenitis und des Duodenalulkus. ASS = Acetylsalicylsäure, NSAR = nichtsteroidale Antirheumatika, ZES = Zollinger-Ellison-Syndrom.

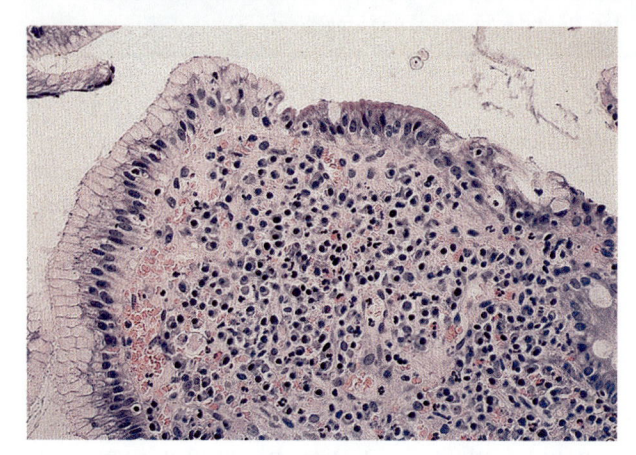

Abb. 29.2 Chronisch aktive Duodenitis. Verplumpte Duodenalzotte mit gastrischer Metaplasie (links), ausgeprägtem lymphoplasmazellulärem Entzündungsinfiltrat in der Lamina propria, zahlreichen neutrophilen Granulozyten und oberflächlicher Besiedelung mit *H.p.*-Bakterien. HE, Vergr. 200-fach.

chronischen Immunreaktion und einer aktiven granulozytären Antwort besteht (➤ Abb. 29.2). Die Hypergastrinämie bei Zollinger-Ellison-Syndrom führt ebenfalls über eine Übersäuerung des Duodenums zu einer Duodenitis (➤ Kap. 17.3.1, ➤ Kap. 18.2).

Morphologie
Makroskopisch liegen eine Schleimhautrötung und Erosionen vor. **Histologische** Veränderungen sind in ➤ Abbildung 29.2 wiedergegeben. Außerdem finden sich häufig regeneratorische Epithelveränderungen und eine Hyperplasie der Brunner-Drüsen.

29.3.2 Weitere Duodenitisformen

Eine Duodenitis tritt auch bei infektiöser Enteritis (u.a. bei Giardiasis, Morbus Whipple), eosinophiler Gastroenteritis, Morbus Crohn und unter NSAR-Behandlung auf (➤ Kap. 30).

29.4 Ulcus duodeni

Definition Dies ist ein Defekt der Duodenalschleimhaut, der tiefer als die Muscularis mucosae reicht. Endoskopisch werden häufig Schleimhautdefekte mit einem Durchmesser über 5 mm als Ulzerationen bezeichnet.

Pathogenese
Ulcera duodeni entstehen bei einer Störung des Gleichgewichts zwischen aggressiven und protektiven Schleimhautfaktoren. Besonders die durch eine *H.p.*-Gastritis induzierte Übersäuerung (➤ Kap. 28.7.3) des Duodenalinhalts schädigt die Schleimhaut im Duodenum („ohne Säure kein Duodenalulkus"). In ungefähr 90% der Ulcera duodeni wird im Magen eine *H.p.*-Gastritis angetroffen.

Weitere Ursachen einer gesteigerten Säureproduktion sind eine Hypergastrinämie (Zollinger-Ellison-Syndrom) und eine vegetative Stimulation (Rauchen, Stress). Ulcera duodeni werden weiterhin bei der Einnahme von ASS und NSAR beobachtet. Seltener sind Infektionen mit Viren (CMV, HSV), Morbus Crohn, Sarkoidose und ein erhöhter intrakranieller Druck.

Morphologie

Das Ulcus duodeni liegt meist im Bulbus duodeni. Der **histologische** Aufbau entspricht grundsätzlich dem eines Ulcus ventriculi (➤ Kap. 28.8.2). Allerdings finden sich am Ulkusgrund Brunner-Drüsen, die häufig eine Hyperplasie und Vernarbung zeigen.

Komplikationen Wichtige Komplikationen sind:
- Arrosionsblutung aus der A. pancreaticoduodenalis
- freie Perforation mit akuter Peritonitis
- Penetration in Nachbarorgane (Pankreaskopf, Leber, Gallenblase)
- Vernarbung und Verziehung des Pyloruskanals oder des Bulbus duodeni, welche Entleerungs- oder Verschlussstörungen des Magens verursachen, die zu einem duodenogastralen Reflux führen

29.5 Hyperplasien

Eine Hyperplasie muköser Drüsen oder der in der Submukosa gelegenen Brunner-Drüsen findet sich häufig in der Nachbarschaft von Ulzera. Hyperplastische Läsionen können im Schleimhautniveau liegen oder zur Ausbildung kleiner Polypen führen.

29.6 Tumoren

29.6.1 Adenom

Adenome des Duodenums sind selten und entstehen in der Regel im Bereich der Papilla Vateri. Meist handelt es sich um sporadische solitäre Tumoren. Bei der familiären adenomatösen Polypose (FAP) finden sich häufig multiple Adenome im peripapillären Bereich. **Histologisch** ähneln Adenome des Duodenums denen in Kolon und Rektum.

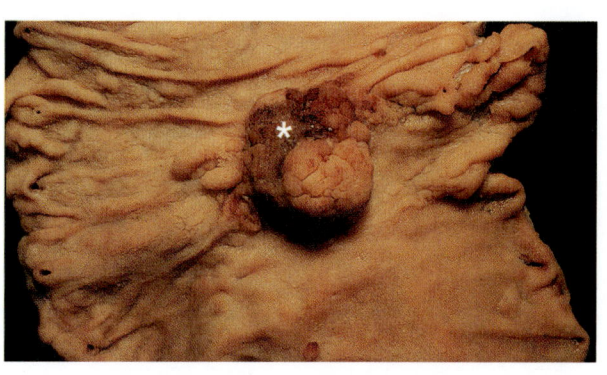

Abb. 29.3 Adenom-Karzinom-Sequenz im Duodenum. Großes tubulovillöses Adenom im Bereich der Papilla Vateri mit Übergang in ein invasives Adenokarzinom (Stern).

29.6.2 Karzinom

Mehr als die Hälfte der seltenen Dünndarmkarzinome entstehen im Duodenum. Wie Adenome sind sie meistens in der Umgebung der Papilla Vateri lokalisiert und führen oft zu einer Behinderung des Galleabflusses. Duodenalkarzinome entstehen meistens durch maligne Progression aus Adenomen (Adenom-Karzinom-Sequenz; ➤ Abb. 29.3).

Histologisch handelt es sich um Adenokarzinome.

29.6.3 Neuroendokrine Tumoren

Ungefähr 3% der neuroendokrinen Tumoren des Gastrointestinaltrakts entstehen im oberen Duodenum (➤ Kap. 17.3.1, ➤ Kap. 18).

29.6.4 Mesenchymale Tumoren

Mesenchymale Tumoren des Duodenums sind sehr selten. Ihre Morphologie und ihr biologisches Verhalten entsprechen denen der mesenchymalen Tumoren des Magens (➤ Kap. 28.11.4).

KAPITEL 30

C. Langner, H.E. Gabbert

Jejunum und Ileum

30.1	Normale Struktur und Funktion	571	30.5.3	Venöse Hyperämie und Mesenterialvenenthrombose ... 577
30.2	Kongenitale Fehlbildungen	572	30.5.4	Intestinale Lymphangiektasie ... 577
30.2.1	Rotations- und Fixationsanomalien	572		
30.2.2	Atresien und Stenosen	572	30.6	Malassimilation ... 577
30.2.3	Meckel-Divertikel	572	30.6.1	Maldigestion ... 578
30.2.4	Hamartien, Phakomatosen	573	30.6.2	Malabsorption ... 578
			30.6.3	Zöliakie ... 579
30.3	Mechanisch verursachte Krankheitsbilder	573	30.6.4	Seltene Malassimilationssyndrome ... 582
30.3.1	Invagination	573	30.7	Entzündliche Erkrankungen ... 582
30.3.2	Volvulus	574	30.7.1	Bakterielle Enteritiden ... 582
			30.7.2	Virale Enteritiden ... 586
30.4	Ileus	574	30.7.3	Enteritiden durch Pilze ... 586
30.4.1	Mechanischer Ileus	574	30.7.4	Enteritiden durch Protozoen ... 586
30.4.2	Paralytischer Ileus	575	30.7.5	Enteritiden durch Helminthen ... 586
30.5	Vaskulär verursachte Erkrankungen	575	30.8	Tumoren ... 587
30.5.1	Arterielle Verschlüsse	575	30.8.1	Epitheliale Tumoren ... 587
30.5.2	Durchblutungsstörungen ohne arteriellen Verschluss	576	30.8.2	Mesenchymale Tumoren ... 588

Zur Orientierung

Der Dünndarm ist das zentrale Organ für die Aufnahme von Nährstoffen. Seine häufigen Erkrankungen haben eine erhebliche medizinische und soziale Bedeutung. Entzündliche und nichtentzündliche Schädigungen der Mukosa sowie Einschränkung der Blutversorgung führen zu einer Beeinträchtigung der Organfunktion, die sich klinisch in Diarrhö (Durchfall) und Ernährungsstörungen äußert. Die Unterbrechung der Darmpassage stellt ein klinisch bedeutsames, schmerzhaftes, nicht selten lebensbedrohliches Krankheitsbild dar. Tumoren sind im Dünndarm vergleichsweise selten. Die Dünndarmbiopsie ist ein wichtiger Baustein in der Differenzialdiagnose.

30.1 Normale Struktur und Funktion

Der Dünndarm reicht vom Pylorus des Magens bis zur Bauhin-Klappe (Valvula ileocaecalis). Seine Länge beträgt 5–7 m. Es werden 3 Abschnitte unterschieden: Duodenum (Pylorus bis Flexura duodenojejunalis), Jejunum und Ileum. Die beiden Letzteren gehen ohne scharfe Grenze ineinander über. Dem Jejunum werden zwei Fünftel, dem Ileum drei Fünftel zugerechnet. Das Duodenum wird im ➤ Kap. 29 besprochen, seine Physiologie und Pathologie hängen eng mit denen des Magens zusammen.

Charakteristisch für das Jejunum und Ileum sind die quer zur Längsachse gestellten Kerckring-Falten (Plicae circulares). Hierdurch sowie durch die Schleimhautzotten (Villi intestinales), die Lieberkühn-Krypten (Glandulae intestinales) und die Mikrovilli der Enterozyten ist die innere **Darmoberfläche** gegenüber einem glatten Zylinder um das 600- bis 800-Fache vergrößert. Dadurch wird ein intensiver Kontakt zwischen Nahrung und resorbierender Oberfläche gewährleistet.

Jejunum und Ileum werden von der **A. mesenterica superior** versorgt, deren Äste im Mesenterium arkadenartig angeordnet sind und Kollateralen bilden. Die abführende V. mesenterica superior mündet in die Pfortader.

Der Dünndarm dient primär der **Nahrungsaufnahme** (Digestion und Resorption). Darüber hinaus ist er **immunologisches Kontaktorgan** und über das mukosaassoziierte lymphatische Gewebe (MALT-System, ➤ Kap. 22.1.2) an der Aufrechterhaltung der immunologischen Homöostase des Organismus beteiligt. Die Zellen des disseminierten neuroendokrinen Systems nehmen **endokrine Funktionen** wahr (➤ Kap. 17.1).

30.2 Kongenitale Fehlbildungen

Es werden Rotations- und Fixationsanomalien (z.B. Malrotation, Situs inversus), Formanomalien (z.B. angeborener Kurzdarm, Atresie, Stenose, Divertikel), numerische Anomalien (z.B. Agenesie, Duplikatur) und sonstige Anomalien (z.B. Omphalozele, Gastroschisis) unterschieden.

30.2.1 Rotations- und Fixationsanomalien

Rotations- und Fixationsanomalien sind Lageanomalien, die durch eine unvollständige oder fehlerhafte embryonale Darmdrehung (**Malrotation**) hervorgerufen werden. Die Häufigkeit der Rotationsanomalien beträgt etwa 1%, bezogen auf alle Neugeborenen.

Die auffälligste und zugleich auch vollständigste Lageanomalie ist der **Situs inversus totalis** mit symmetrischer seitenverkehrter Lagerung der Baucheingeweide, einschließlich Leber und Milz. Beim **Situs inversus partialis superior** handelt es sich um eine abnorme Drehung nur von Magen und Duodenum. Der **Situs inversus partialis inferior** zeigt eine seitenverkehrte Lagerung von Dünn- und Dickdarm.

30.2.2 Atresien und Stenosen

Unter einer **Atresie** eines Darmabschnitts wird eine komplette Kontinuitätsunterbrechung des Darmlumens verstanden (➤ Abb. 30.1). Eine Lumeneinengung wird hingegen als **Stenose** bezeichnet. In Abhängigkeit vom Ausmaß der Passagebehinderung kommt es zur Wanddehnung (Dilatation) des proximal des Passagehindernisses gelegenen Darmabschnitts.

Bei den **Ursachen** angeborener Atresien und Stenosen muss zwischen darmwandbedingten und neuromuskulären Defekten sowie zwischen luminalen (z.B. Mekoniumileus) und extraluminalen Obstruktionen (z.B. Pancreas anulare, Duplikaturen, Tumoren) unterschieden werden. Beispiele für neuromuskuläre Defekte sind das Zuelzer-Wilson-Syndrom (➤ Kap. 32.2.2) und der Morbus Hirschsprung (➤ Kap. 32.2.2). 45% der Atresien werden im Ileum gefunden. In 16–25% der Fälle liegen multiple Dünndarmatresien vor.

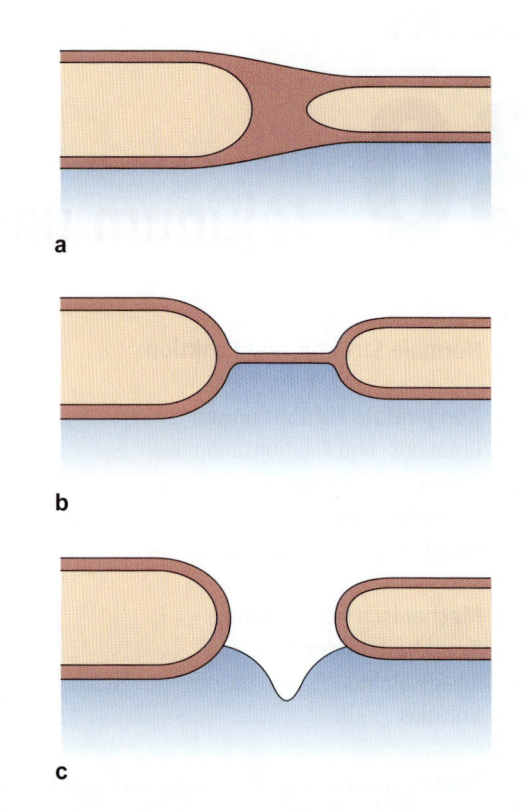

Abb. 30.1 Verschiedene Atresieformen (Schema). **a** Membranöse Atresie: Kontinuitätsunterbrechung durch eine bindegewebige Scheidewand. **b** Atresie, bei der die blindsackartigen Darmenden durch einen schmalen Bindegewebsstrang verbunden sind. **c** Atresie mit kompletter Trennung beider Darmenden. V-förmiger Defekt des Mesenteriums.

30.2.3 Meckel-Divertikel

Dies ist die häufigste angeborene Fehlbildung. Die Prävalenz in der allgemeinen Bevölkerung wird mit 2% angegeben. Pathogenetisch handelt es sich um eine Rückbildungsstörung des Ductus omphaloentericus.

Bei Neugeborenen ist das Meckel-Divertikel etwa 30–50 cm, bei Erwachsenen 60–90 cm proximal der Bauhin-Klappe lokalisiert. Es handelt sich um ein echtes Divertikel (➤ Kap. 27.4.1). Die Spitze kann durch einen bindegewebigen Strang (Filum terminale) mit der Bauchwand verbunden sein. Die Länge beträgt im Mittel 3 cm, in 90% zwischen 1 und 10 cm.

Das Divertikel wird im Allgemeinen durch Ileumschleimhaut ausgekleidet. In 30–60% enthält das Meckel-Divertikel heterotope Magenschleimhaut vom Korpustyp mit Haupt- und Belegzellen und selten (in etwa 10%) auch Pankreasgewebe (➤ Abb. 30.2).

Klinische Relevanz Komplikationen treten in etwa 4% auf. Peptische Ulzera mit Blutung und/oder Perforation sind die häufigsten Komplikationen bei Kindern und Jugendlichen. Sie sind nahezu immer mit dem Vorhandensein heterotoper Magenschleimhaut assoziiert. Mechanische Obstruktionen durch Briden, Volvulus oder Invagination (➤ Kap. 30.3.1, ➤ Kap. 30.3.2 und ➤ Kap. 30.4.1) stellen die häufigsten

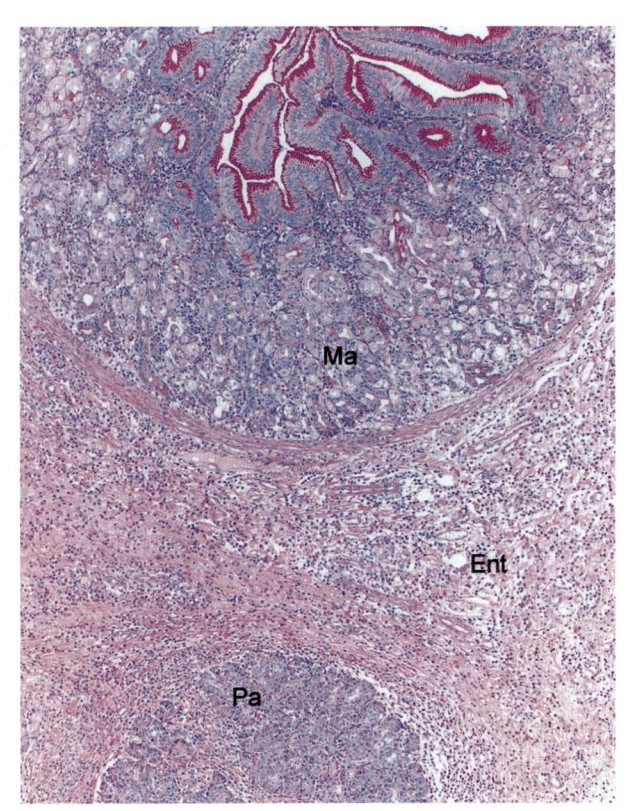

Abb. 30.2 Meckel-Divertikel mit heterotoper Magenschleimhaut vom Korpustyp (Ma) und mit ektopem Pankreasgewebe (Pa). Chronische Entzündung (Ent). PAS, Vergr. 35-fach.

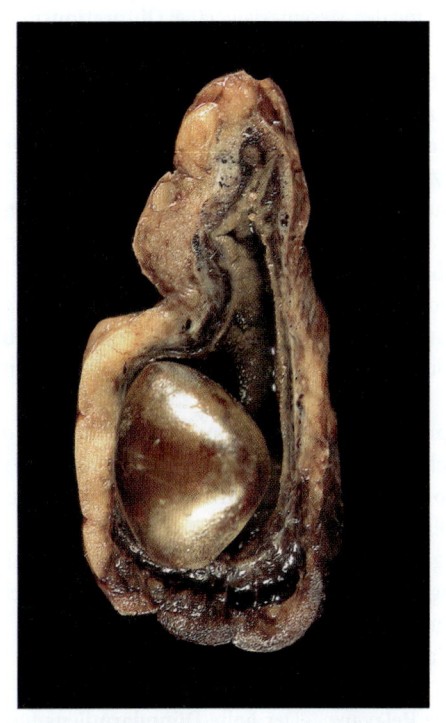

Abb. 30.3 Meckel-Divertikel (Operationspräparat) mit ulzerophlegmonöser Entzündung und inkompletter Infarzierung, wahrscheinlich hervorgerufen durch eingelagerte (Gallen-)Steine (5 Monate vor der operativen Entfernung des Divertikels schwere Gallensteinkolik).

Komplikationen im Erwachsenenalter dar. Drehungen (Torquierungen) mit hämorrhagischer Infarzierung (➤ Kap. 30.5) oder Gallensteineinlagerungen (➤ Abb. 30.3) sind selten.

30.2.4 Hamartien, Phakomatosen

Hierzu gehören z.B. das Peutz-Jeghers-Syndrom (➤ Kap. 32.9), das Cronkhite-Canada-Syndrom (➤ Kap. 32.9) und die Neurofibromatosen (➤ Kap. 8.10.12).

30.3 Mechanisch verursachte Krankheitsbilder

30.3.1 Invagination

Syn.: Intussuszeption

Definition und Epidemiologie Einstülpung eines Darmsegments (= Invaginat, Intussusceptum) in ein anderes (= Invaginans, Intussuscipiens). Invaginationen werden zu über 80% im Säuglingsalter (4.–10. Lebensmonat) beobachtet. Die Einstülpung erfolgt im Allgemeinen in Richtung der Peristaltik (isoperistaltisch), damit liegt die Spitze des Invaginats distal- bzw. analwärts.

Ätiologie 95% aller Invaginationen im Säuglings- und Kleinkindalter sind idiopathisch, wobei unkoordinierte peristaltische Kontraktionen oder lokal begrenzte Spasmen der Darmwandmuskulatur eine Rolle spielen. Weitere mögliche Faktoren sind Ernährungsfehler, virale Entzündungen oder Fremdkörper (Obstkerne, Darmparasiten). Im Erwachsenenalter lassen sich dagegen bei 80% der Invaginationen organische Ursachen (z.B. Tumoren) nachweisen.

Morphologie

In Abhängigkeit von der Lokalisation werden 3 Typen der Invagination unterschieden:
- **Invaginatio enterica** (➤ Abb. 30.4): Einstülpung von Dünndarmabschnitten in weiter distal gelegene Dünndarmabschnitte
- **Invaginatio ileocolica:** Einstülpung von Dünndarm- in Dickdarmabschnitte
- **Invaginatio colica:** Einstülpung von Dickdarmabschnitten in weiter distal gelegene Dickdarmabschnitte.

Multiple Invaginationen sind selten.

Klinische Relevanz Im Gefolge einer Invagination kommt es zu erheblichen arteriellen und venösen **Zirkulationsstörungen** mit fortschreitender Nekrose des Invaginats und schließlich zur Durchwanderungsperitonitis mit Entwicklung eines peritonealen Schocks (➤ Kap. 36.2.1). Die **Prognose** wird wesentlich durch die Dauer der Invagination bestimmt. Wird innerhalb der ersten 12 Stunden operiert, liegt die Letalität meist unter 10%, bei später erfolgender Operation kann sie mehr als 60% betragen.

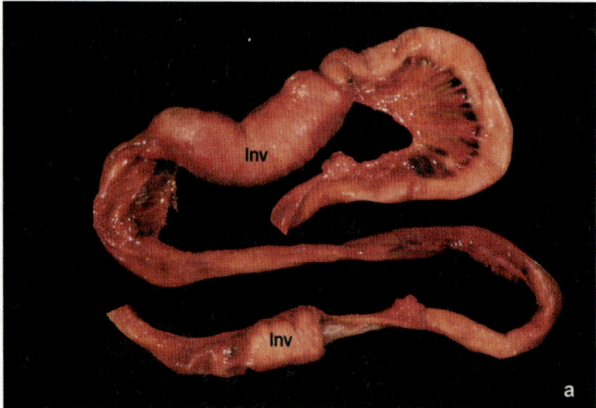

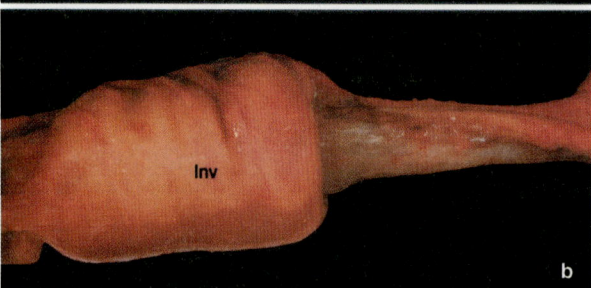

Abb. 30.4 Dünndarminvagination (Operationspräparat). **a** Übersicht mit 2 Invaginaten (Inv). **b** Ausschnitt aus a. Das einstülpende (distale) Darmsegment (Invaginans = Inv) ist kolbenartig durch das invaginierte (proximale) Darmsegment aufgetrieben.

30.3.2 Volvulus

Definition Drehungen (Torquierungen) des Darms um die Mesenterialachse von 180° und mehr. Sie können im Bereich ganzer Darmabschnitte oder kleinerer Segmente auftreten.

Ätiologie Voraussetzung für die Entwicklung eines Volvulus ist die Beweglichkeit des betreffenden Darmabschnitts. Die wichtigste anatomische Konstellation, die für Darmdrehungen von Bedeutung ist, liegt in einer extrem kurzen Verbindungslinie zwischen den Fußpunkten zweier Darmschlingen. Derartige Anomalien sind häufig anlagebedingt. Verkürzungen des Mesenteriums können aber auch durch Entzündungen (peritonitische Narben, Briden) oder durch Tumorerkrankungen (Peritonealkarzinose) sekundär entstehen.

Klinische Relevanz Klinisch stehen heftige Bauchschmerzen („akutes Abdomen"), später auch peritoneale oder Ileussymptome im Vordergrund. Die klinischen Symptome bzw. Komplikationen (Blutung, Darmnekrose, Peritonitis, Schock) hängen vom Ausmaß und von der Dauer der Darmdrehung ab.

30.4 Ileus

Definition Unter einem **Ileus** versteht man eine Unterbrechung der Darmpassage (Darmverschluss), unter einem **Subileus** eine inkomplette Unterbrechung.

Es handelt sich nicht um eine eigenständige Krankheit, sondern um einen Symptomenkomplex im Gefolge anderer Erkrankungen. Hinsichtlich der Lokalisation kann man zwischen einem **Dünndarmileus,** evtl. unter Beteiligung des Magens, und einem **Dickdarmileus** unterscheiden. Pathogenetisch wird der **mechanische** vom **paralytischen** Ileus abgegrenzt.

Morphologie
Es kommt zur Dehnung (Dilatation) des proximal des Passagehindernisses gelegenen Darmabschnitts und evtl. zu sekundären Zirkulationsstörungen. Die im Röntgenbild (Abdomenübersicht) typischen Spiegelbildungen resultieren aus der Ansammlung von Flüssigkeit im Darmlumen.

30.4.1 Mechanischer Ileus

Ätiologie Ursache des mechanischen Ileus ist eine mechanische Passagebehinderung. Dabei kann es von **innen** (von der Darmlichtung) oder von **außen** (extraintestinal) zur mechanischen Darmverlegung kommen.

Pathogenese
Unter pathogenetischen Aspekten kann der mechanische Ileus im Wesentlichen auf 4 verschiedene Mechanismen zurückgeführt werden:
- Obturationen (Verlegung) der Darmlichtung (ohne Abschnürung der Mesenterialgefäße; **Obturationsileus**): Ursachen sind verschluckte Fremdkörper (z.B. Obstkerne), Enterolithen (z.B. Kotsteine, Gallensteine) und Wurmerkrankungen (z.B. Askariden). Zum Obturationsileus gehört auch der **Mekoniumileus** des Neugeborenen als Komplikation einer zystischen Fibrose (➤ Kap. 5.3.2).
- Obstruktionen durch Tumoren oder Entzündungen der Darmwand selbst (ohne Abschnürung der Mesenterialgefäße; **Obstruktionsileus**).
- Da häufig zwischen Obturation und Obstruktion nicht sicher unterschieden werden kann, werden beide Ileusformen auch unter dem Begriff **Okklusionsileus** zusammengefasst.
- Kompressionen durch raumfordernde Prozesse in der Bauchhöhle (ohne Abschnürung der Mesenterialgefäße; **Kompressionsileus**), z.B. durch extraintestinale Tumoren oder Entzündungen.
- Strangulationen (mit Abschnürung der Mesenterialgefäße; **Strangulationsileus**), z.B. bei peritonealen Verwachsungssträngen (sog. Briden), Inkarzeration von Hernien (➤ Kap. 36.6.3), Invagination oder Volvulus.

Klinische Relevanz Der hohe **Dünndarmileus** führt in der Regel zu Übelkeit und Erbrechen. Koterbrechen (Miserere) kommt nur bei tiefem Dünndarmileus (z.B. bei Zäkumkarzinom) vor.

Die sich rasch steigernde Symptomatik umfasst im Weiteren heftige, kolikartige Schmerzen, Stuhl- und Windverhaltung mit Luft- bzw. Gasansammlung im Darm (Meteorismus) sowie in extremen Fällen eine durch Zwerchfellhochstand verursachte Ateminsuffizienz. Bedingt durch Flüssigkeits- und Elektrolytverluste infolge des Erbrechens und von Flüssigkeitsverschiebungen in den Darm, entwickelt sich sehr bald ein (hypovolämischer) Schock.

Eine gewisse Sonderstellung nehmen die mit primären Zirkulationsstörungen einhergehenden Ileusformen (z.B. **Strangulationsileus**) ein, bei denen plötzlich äußerst heftige Schmerzen einsetzen. Frühzeitig entwickelt sich eine Peritonitis.

Ohne therapeutische, d.h. chirurgische, Intervention führt der Ileus zum Tode. Trotz vieler therapeutischer Fortschritte ist die Ileusletalität aber immer noch hoch. Säuglinge und alte Menschen sind besonders gefährdet. Die Letalität ist direkt proportional zur Dauer des Darmverschlusses bzw. der Paralyse.

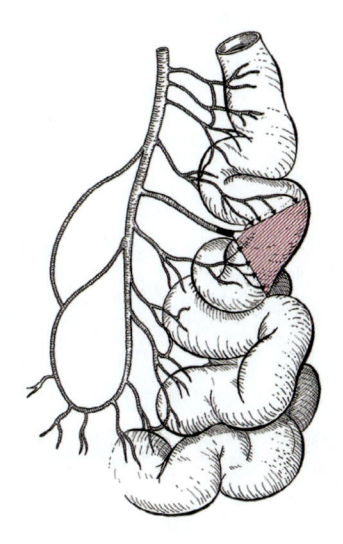

Abb. 30.5 Hämorrhagischer Dünndarminfarkt (Schema). Thromboembolischer Verschluss eines arteriellen Blutgefäßes mit hämorrhagischem Infarkt des zugehörigen Darmsegments.

30.4.2 Paralytischer Ileus

Der paralytische Ileus ist durch die Hemmung der motorischen Darmaktivität charakterisiert.

Ätiologie Folgende Faktoren kommen als Ursache für den paralytischen Ileus in Betracht:
- entzündliche bzw. infektiös-toxische, z.B. Pankreatitis, Peritonitis
- chemisch-toxische, z.B. Medikamente (Morphine)
- metabolische, z.B. Urämie, Azidose, Hypokaliämie
- vaskuläre, z.B. Verschlüsse mesenterialer Gefäße
- nervös-reflektorische, z.B. Nieren- und Gallensteinkoliken, abdominelle Operationen und Blutungen, Schädel- und Bauchtraumata, Verletzungen oder Erkrankungen des Rückenmarks.

30.5 Vaskulär verursachte Erkrankungen

Für die ischämischen Erkrankungen spielen pathogenetisch vor allem arterielle Verschlüsse und hypotensive Blutdruckkrisen (nichtokklusive mesenteriale Ischämie) sowie Störungen des venösen Abflusses eine Rolle. Alle Störungsmuster können zu hämorrhagischer Darmwandnekrose führen (➤ Kap. 32.4).

30.5.1 Arterielle Verschlüsse

Etwa 50% aller intestinalen Durchblutungsstörungen beruhen auf arteriellen Verschlüssen. Neben atherosklerotischen Gefäßwandveränderungen (mit sekundären Thrombosen) spielen auch Thromboembolien eine Rolle. Eine seltene Ursache sind entzündliche Gefäßveränderungen (Vaskulitiden). Sie äußern sich überwiegend als chronische Durchblutungsstörung, können speziell bei der Polyarteriitis nodosa aber auch zu akuten Infarkten führen.

Akuter Gefäßverschluss

Epidemiologie Die Häufigkeit akuter Mesenterialarterienverschlüsse als Ursache eines Darminfarkts wird mit 30–50% angegeben. 75% der betroffenen Patienten sind älter als 50 Jahre. Männer überwiegen im Verhältnis 3 : 1.

Ätiologie Häufigste Ursache akuter Mesenterialinfarkte ist eine **Thromboembolie,** die sowohl die A. mesenterica superior als auch die A. ileocolica oder distale Arterienäste (➤ Abb. 30.5) betreffen kann. Das embolische Material stammt überwiegend aus dem linken Herzvorhof (z.B. bei Mitralklappenstenose), der linken Herzkammer (Parietalthromben nach Myokardinfarkt) oder vom Klappenapparat bei Endokarditis. An zweiter Stelle folgen ortsständige **Thrombosen** der Mesenterialarterien. Selten finden sich **Cholesterinembolien** bei ausgeprägten atherosklerotischen Wandveränderungen der Aorta (➤ Abb. 30.6).

Pathogenese und Morphologie
Ein akuter Gefäßverschluss unterbricht die Blutzufuhr abrupt. Die Ischämie führt zur Dilatation des Darms, zu Ödembildung und Einblutung in die Darmwand. Es entwickeln sich Nekrosen, die zunächst nur die Schleimhaut, im Verlauf aber auch tiefere Wandschichten betreffen und von granulozytären Infiltraten begleitet werden. Der Darm erscheint düsterrot bis schwarz **(hämorrhagischer Infarkt).** Die Serosa ist durch Fibrinexsudation getrübt (➤ Abb. 30.7).

Klinische Relevanz Der akute mesenteriale Gefäßverschluss manifestiert sich durch einen abrupt einsetzenden Abdominalschmerz („Gefäßschmerz"), dem eine sog. stumme Phase der Darmatonie (paralytischer Ileus) folgt.

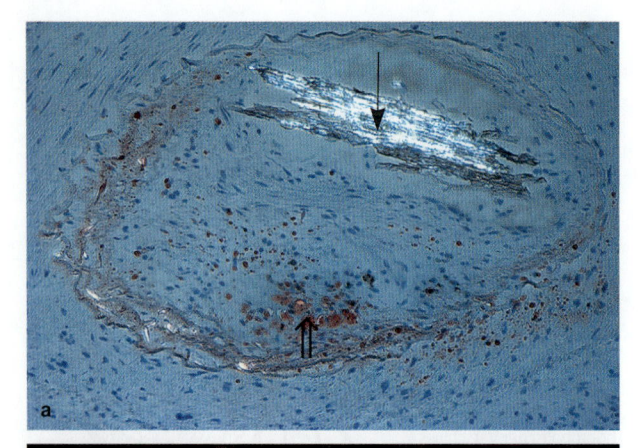

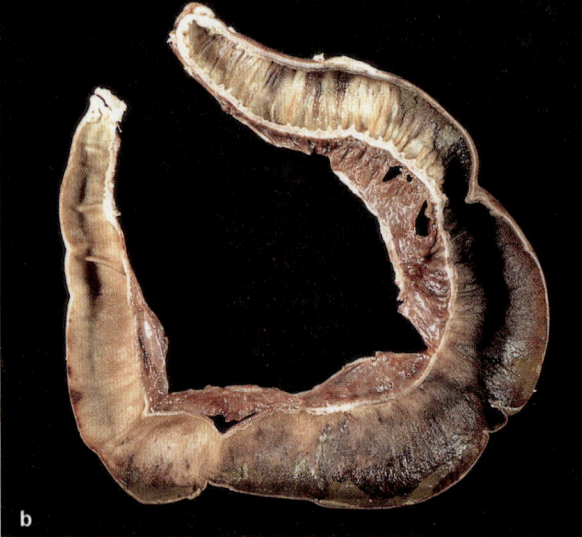

Abb. 30.6 Generalisierte Cholesterinembolien bei sehr schwerer Atherosklerose. **a** Mesenteriale Arterie mit vorbestehender Atherosklerose und obliterierender Cholesterin- (Pfeil) und Fettembolie (Doppelpfeil). Kryostatschnitt. Fettfärbung, Vergr. 60-fach. **b** Nahezu kompletter hämorrhagischer Infarkt des zugehörigen Darmsegments (Operationspräparat).

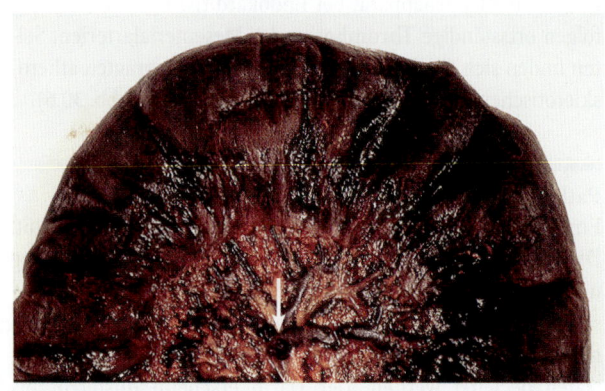

Abb. 30.7 Hämorrhagischer Dünndarminfarkt bei thrombotischem Gefäßverschluss (Pfeil) im Mesenterium (Operationspräparat).

Pathologische Laborbefunde (z.B. Leukozytose, metabolische Azidose) sind unspezifisch und in der Frühdiagnose wenig hilfreich. Die Aufnahme toxischer Substanzen aus dem Darmlumen beschleunigt den Krankheitsverlauf.

Der sich entwickelnde hämorrhagische Darminfarkt kann Blutungen in die Darmlichtung, eine Darmwandperforation und eine diffuse Peritonitis („akutes Abdomen", ➤ Kap. 36.2) mit schwerem Kreislaufschock auslösen. Die Letalität ist hoch.

Chronische Durchblutungsstörung

Ätiologie Chronische mesenteriale Durchblutungsstörungen mit dem klinischen Bild der **Angina abdominalis** (Orthner-Krankheit, intestinale Claudicatio intermittens) entwickeln sich im Gefolge stenosierender Gefäßerkrankungen.

Bei 90–95% handelt es sich um atherosklerotische Veränderungen der Mesenterialarterien. Ein isolierter Verschluss der A. mesenterica superior bleibt bei suffizienter Kollateralisation klinisch im Allgemeinen ohne Symptome.

Bei den restlichen 5–10% chronischer Durchblutungsstörungen spielen Vaskulitiden eine wichtige Rolle: 60–80% der Patienten mit Schönlein-Henoch-Purpura, 45–55% der Patienten mit Polyarteriitis nodosa und 20–25% der Patienten mit Churg-Strauss-Syndrom zeigen eine intestinale Beteiligung (➤ Kap. 20.5.1).

Morphologie
Auffallend ist der Gegensatz zwischen den oft heftigen Schmerzen und den nur spärlich nachweisbaren morphologischen Befunden. Schleimhautatrophie, Ulzera, Strikturen oder Stenosen sind, speziell auf dem Boden atherosklerotischer Veränderungen, nur selten zu beobachten. Bei Vaskulitiden finden sich die entsprechenden Veränderungen an den mesenterialen und intramuralen Gefäßen (➤ Kap. 20.5.1).

Klinische Relevanz Das klinische Leitsymptom der Orthner-Krankheit sind krampfartige Abdominalschmerzen. Sie entwickeln sich zumeist nach einer Nahrungsaufnahme (postprandial), weil dann der mesenteriale Blutbedarf deutlich gesteigert ist. Durch häufige, aber kleine Mahlzeiten versuchen die Patienten, die Schmerzen zu vermeiden. Im Verlauf kann sich das klinische Bild eines Malabsorptionssyndroms ausbilden (➤ Kap. 30.6.2).

30.5.2 Durchblutungsstörungen ohne arteriellen Verschluss

Bei etwa 30–40% intestinaler Durchblutungsstörungen lassen sich keine Verschlüsse der den Darm versorgenden Gefäße nachweisen. Man spricht von einer **nichtokklusiven mesenterialen Ischämie (NOMI)** oder **funktionellen Ischämie (Perfusionsischämie).**

Die morphologischen Veränderungen der Darmwand entsprechen jenen bei okklusiven arteriellen Durchblutungsstörungen, sind jedoch häufig geringer ausgeprägt.

Ätiologie und Pathogenese
Eine Minderperfusion des Splanchnikusgebiets kann verschiedene nichtokklusive Ursachen haben:
- Die **Herzinsuffizienz** ist die wichtigste Ursache, z.B. bei koronarer Herzkrankheit oder hämodynamisch wirksamen Klappenfehlern. Dauert eine derartige Mangeldurchblutung länger an, entwickeln sich hämorrhagische Schleimhaut- bzw. Darmwandnekrosen.
- **Schock**
- **Gefäßspasmen** durch vasokonstriktive Medikamente (z.B. Ergotamin). Auch die Entwicklung intestinaler Ulzera nach Einnahme nichtsteroidaler Antirheumatika (NSAR) wird auf lokale Gefäßspasmen zurückgeführt.
- **Störungen der Fließeigenschaften des Blutes**

Abb. 30.8 Intestinale Lymphangiektasie mit kolbig aufgetriebenen Schleimhautzotten und zystenartiger Ektasie der mukosalen Lymphgefäße (eL). Biopsiepräparat aus dem Übergangsbereich von Duodenum und Jejunum. Drei Jahre alter Knabe mit schwerem enteralem Eiweißverlustsyndrom. PAS, Vergr. 60-fach.

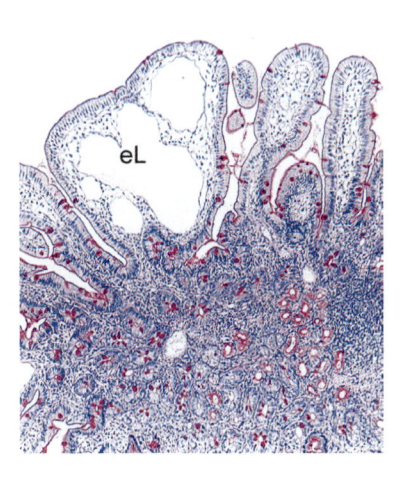

30.5.3 Venöse Hyperämie und Mesenterialvenenthrombose

Eine **Blutstauung (Hyperämie)** mesenterialer Venen findet sich am häufigsten bei portaler Hypertonie (Leberzirrhose) und bei ausgeprägter chronischer Rechtsherzinsuffizienz (z.B. dekompensiertes Cor pulmonale). Ödem und makroskopisch erkennbare blau-livide Verfärbung (Zyanose) des Darms beruhen auf einer passiven venösen Hyperämie. Die Funktionsausfälle und damit die klinischen Symptome sind abhängig von Ausmaß und Dauer der zugrunde liegenden Erkrankung.

Thrombosen der Mesenterialvenen (Hauptstämme und/oder deren Äste) sind in 5–15% Ursache akuter intestinaler Durchblutungsstörungen. Pathogenetisch bedeutsam sind Koagulopathien (z.B. Antithrombin-III-Mangel, Faktor-V-Leiden). Viele Fälle bleiben jedoch ätiologisch ungeklärt („idiopathisch"). Die Folgen hängen von der Lokalisation der Thrombose und der Möglichkeit des Blutabflusses über Kollateralen ab. Morphologisch kann sich eine hämorrhagische Infarzierung entwickeln. Die Patienten klagen über kolikartige Leibschmerzen und blutige Diarrhö. Bei fulminanten Thrombosen entsprechen die klinischen Symptome und die morphologisch fassbaren Befunde denjenigen bei arteriellen Verschlüssen.

30.5.4 Intestinale Lymphangiektasie

Die intestinale Lymphangiektasie ist durch Erweiterung vor allem der mukosalen und submukosalen Lymphgefäße gekennzeichnet. Sie tritt als primäre oder sekundäre Form auf. Bei den **primären Lymphangiektasien** handelt es sich um die intestinale Manifestation einer generalisierten Fehlbildung des Lymphgefäßsystems.

Sekundäre Lymphangiektasien sind weitaus häufiger als primäre. Man findet sie infolge lokaler Lymphabflussstörungen, z.B. bei Entzündungen und Tumoren des Darms und/oder der mesenterialen Lymphknoten (z.B. Morbus Crohn, maligne Lymphome), im Rahmen des Morbus Whipple (> Kap. 30.7.1), bei mesenterialer und/oder retroperitonealer Fibrose, bei Strahlenschäden und bei konstriktiver Perikarditis (> Kap. 19.8.2).

Morphologie
Die Schleimhautzotten sind plump und kolbig aufgetrieben, endoskopisch zeigen sie eine gelblich-weiße Farbe. Der Befund kann segmental oder diffus entwickelt sein. Die Diagnose wird histologisch an Dünndarmbiopsiepräparaten gestellt (> Abb. 30.8).

Klinische Relevanz Die primäre Lymphangiektasie kann sich bereits im Kindesalter manifestieren, während die sekundären Formen in der Regel Erwachsene betreffen. Man beobachtet ein enterales Eiweißverlustsyndrom mit ausgeprägten Ödemen, malabsorptive Symptome mit Diarrhö und Steatorrhö, chylöse Ergüsse (Aszites, Pleura) und sekundäre Immunmangelsyndrome (intestinaler Verlust von Lymphozyten und Immunglobulinen) mit polytopen Infektionen. Bei Kindern kann es zu Wachstumsretardierung oder Reifungsstörung kommen.

30.6 Malassimilation

Der Dünndarm hat sowohl digestive als auch resorptive (absorptive) Aufgaben zu erfüllen. Eine verminderte Nährstoffausnutzung im Gastrointestinaltrakt wird als **Malassimilation** bezeichnet. Ursächlich werden 2 Störungen unterschieden:
- Unter **Maldigestion** versteht man eine Störung der intraluminalen Aufspaltung (Digestion) zugeführter Nahrungsstoffe.
- Die **Malabsorption** beruht auf Störungen des enterozytären Membrantransports, die zu einer mangelhaften Resorption der zugeführten Nahrungsbestandteile und deren digestiver Spaltprodukte führen.

Aufgrund der physiologischen Interaktion digestiver und resorptiver Prozesse sind maldigestive und malabsorptive Störungsmuster eng miteinander verknüpft und letztlich nur theoretisch zu trennen. Der Bürstensaum (Mikrovilli, Glykokalix) der Enterozyten stellt gewissermaßen die „Nahtstelle" von Maldigestion und Malabsorption dar. Er enthält sowohl die für den Endabbau der zugeführten Nahrungsstoffe erforderlichen Enzyme als auch die entsprechenden resorptiven Transportsysteme.

Durch Verlust oral zugeführter Nahrungsstoffe mit dem Stuhl kommt es zu Mangelsyndromen mit den klinischen Leitsymptomen chronische Diarrhö, Erhöhung des Fettgehalts im Stuhl (Steatorrhö) und Gewichtsverlust.

30.6.1 Maldigestion

Mögliche Ursachen eines Maldigestionssyndroms sind
- **Exokrine Pankreasinsuffizienz** (pankreatogene Maldigestion) bei chronischer Pankreatitis, Zustand nach Pankreasresektion, zystischer Fibrose (Mukoviszidose, ➤ Kap. 5.3.2) oder Zollinger-Ellison-Syndrom (Säureinaktivierung der Lipase, ➤ Kap. 17.3.1).
- **Mangel an konjugierten Gallensäuren** (hepatobiliäre Maldigestion) bei Gallesekretions- oder Abflussstörung (Cholestase, ➤ Kap. 33.3.2), enteralem Gallensäureverlustsyndrom (z.B. Zustand nach Ileumresektion, Morbus Crohn) oder Dekonjugation von Gallensäuren durch bakterielle Fehlbesiedlung des Dünndarms bei Blindsacksyndrom (Blind-Loop-Syndrom) mit chronischer Stauung des Darminhalts in einer ausgeschalteten Darmschlinge (s. Lehrbücher der Chirurgie).

30.6.2 Malabsorption

Die Klassifikation malabsorptiver Krankheitsbilder ist nach wie vor problematisch und wird vielfach den komplexen pathophysiologischen Grundmechanismen nicht gerecht. Häufig wird zwischen *primären* Malabsorptionssyndromen *ohne* histologische Schleimhautveränderungen und *sekundären* Malabsorptionssyndromen *mit* histologischen Schleimhautveränderungen unterschieden.

Primäre Malabsorptionssyndrome

Sie sind meist angeboren und werden daher auch als kongenitale Störungen der Darmresorption bezeichnet. Es handelt sich um singuläre Resorptionsstörungen, die auf einem Enzymdefekt im Bereich des Bürstensaums der Enterozyten beruhen.

In Mitteleuropa werden am häufigsten die **Disaccharid-Malabsorptionssyndrome** beobachtet, die zu einer Unverträglichkeit bestimmter Kohlenhydrate (z.B. Laktose, Saccharose) führen. Das pathophysiologische Prinzip der Resorptionsstörung mit Entwicklung einer osmotischen Diarrhö ist in ➤ Abb. 30.9 am Beispiel des **Laktasemangels** (Laktose-Malabsorption, Laktose-Intoleranz) dargestellt. Histologisch (Dünndarmbiopsie) zeigt sich im Allgemeinen ein normales Schleimhautbild. Die Disaccharid-Malabsorptionssyndrome können mittels enzymhistochemischer oder biochemischer Methoden am Gewebe geklärt werden. Die Diagnose einer Laktose-Malabsorption bzw. -Intoleranz wird heute zumeist indirekt durch einen H_2-Atemtest gestellt (s. Lehrbücher der Inneren Medizin).

Sekundäre Malabsorptionssyndrome

Sie sind meist erworben und stellen ein breites Spektrum differenzialdiagnostisch wichtiger Krankheitsbilder dar. Erkrankungen mit sekundärer Malabsorption sind z.B. Zöliakie, tropi-

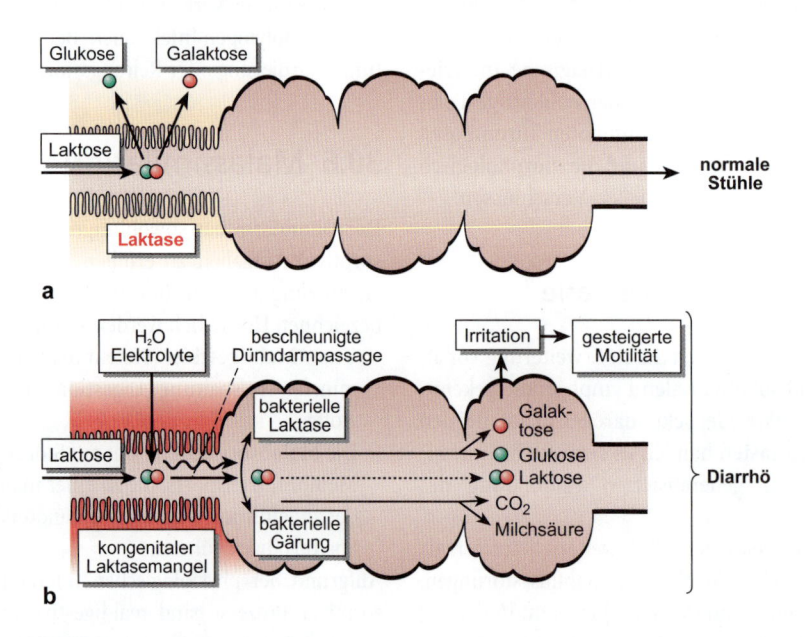

Abb. 30.9 Disaccharidmalabsorption. Pathophysiologische Mechanismen, die beim kongenitalen Laktasemangel zu einer osmotischen (wässrigen) Diarrhö führen. **a** Normale Verhältnisse. **b** Entstehung der Diarrhö.

sche Sprue, intestinale Lymphangiektasien, Immunmangelsyndrome, eosinophile Gastroenteritis, Mastozytose, Amyloidose, parasitäre Darmbesiedlung, intestinale Mangeldurchblutung (Ischämie), Strahlenschädigung (> auch Kap. 30.6.3).

30.6.3 Zöliakie

Syn.: einheimische Sprue, glutensensitive Enteropathie
Definition Die Zöliakie ist eine immunologisch vermittelte Unverträglichkeit der Dünndarmschleimhaut genetisch prädisponierter Individuen gegenüber der Gliadinfraktion des Weizenkleberproteins Gluten und verwandten Proteinen, die in Roggen und Gerste vorkommen. Das Enzym Transglutaminase, das für die Wundheilung essenziell ist, wurde als (endomysiales) Autoantigen der Zöliakie identifiziert.

Die Glutenintoleranz führt zu einer Zottenatrophie (s.u.). Durch den Verlust des resorbierenden Epithels entwickelt sich ein individuell unterschiedlich schweres Malabsorptionssyndrom. Nur bei 10–20% der Betroffenen liegt jedoch das charakteristische Vollbild der Erkrankung (klassische Zöliakie) vor. In den letzten Jahren sind verschiedene atypische (mildere) Verlaufsformen definiert worden, viele Betroffene zeigen überhaupt keine klinischen Symptome (s.u.).
Epidemiologie Die Zöliakie kann **prinzipiell in jedem Lebensalter** manifest werden, am häufigsten einerseits im frühen Kindesalter nach der Einführung glutenhaltiger Nahrung (z.B. Brot) und dann wieder im Erwachsenenalter zwischen dem 20. und 50. Lebensjahr. 20% der Patienten werden erst nach dem 60. Lebensjahr diagnostiziert. Das Verhältnis betroffener Frauen gegenüber Männern liegt bei 2 : 1.

Screening-Untersuchungen in den letzten Jahren haben gezeigt, dass die **Prävalenz** der Zöliakie viel höher ist als bislang angenommen. In verschiedenen Ländern wurde eine Häufigkeit von ca. 1 : 100 bis 1 : 500 beschrieben. Die höchsten Werte mit ca. 1% der Bevölkerung finden sich in Westeuropa und in den USA. Die Mehrzahl der Betroffenen ist asymptomatisch oder hat eine atypische Form und weiß daher gar nichts von ihrer Erkrankung. Man hat errechnet, dass auf einen diagnostizierten Patienten 7–10 nicht erkannte Zöliakie-Patienten kommen. Etwa 10% der Verwandten ersten Grades weisen ebenfalls eine Zöliakie auf. Ein Screening der gesamten Bevölkerung ist jedoch aufgrund unklarer Konsequenzen umstritten und wird derzeit nicht empfohlen.

Pathogenese
Die pathogenetischen Mechanismen, die zur Zöliakie führen, sind nicht restlos geklärt. Nahezu alle Zöliakie-Patienten weisen eine Assoziation mit **HLA-DQ2 und HLA-DQ8** auf. Bei Patienten, die für diese beiden HLA-Merkmale negativ sind, ist eine Zöliakie weitgehend ausgeschlossen. Da jedoch 20–40% der gesunden Bevölkerung ebenfalls diese Genkonstellation aufweisen, aber nicht an einer Zöliakie erkranken, sind sie zwar Voraussetzung, aber nicht Ursache der Erkrankung.

Die Immunreaktionen gegenüber Gliadin finden in unterschiedlichen Kompartimenten der Mukosa statt, im **Schleimhautstroma** und im **Epithel.** Im Stroma erkennen CD4-T-Helferzellen Gliadin, das ihnen von HLA-DQ2- bzw. HLA-DQ8-positiven Zellen (wahrscheinlich dendritischen Zellen) präsentiert wird. Diese T-Zellen aktivieren weitere Lymphozyten, die verschiedene Zytokine (z.B. Interferon-γ) produzieren, dadurch eine Entzündungsreaktion hervorrufen und schließlich das Epithel schädigen (> Abb. 30.10). Die pathogenetische Bedeutung der CD8-T-Zellen innerhalb des Epithels wird derzeit kontrovers diskutiert.

Im Blut von Zöliakie-Patienten lassen sich **Antikörper** gegen Gliadin nachweisen. Der Nachweis ist aber aufgrund seiner geringen Sensitivität und Spezifität in der klinischen Diagnostik

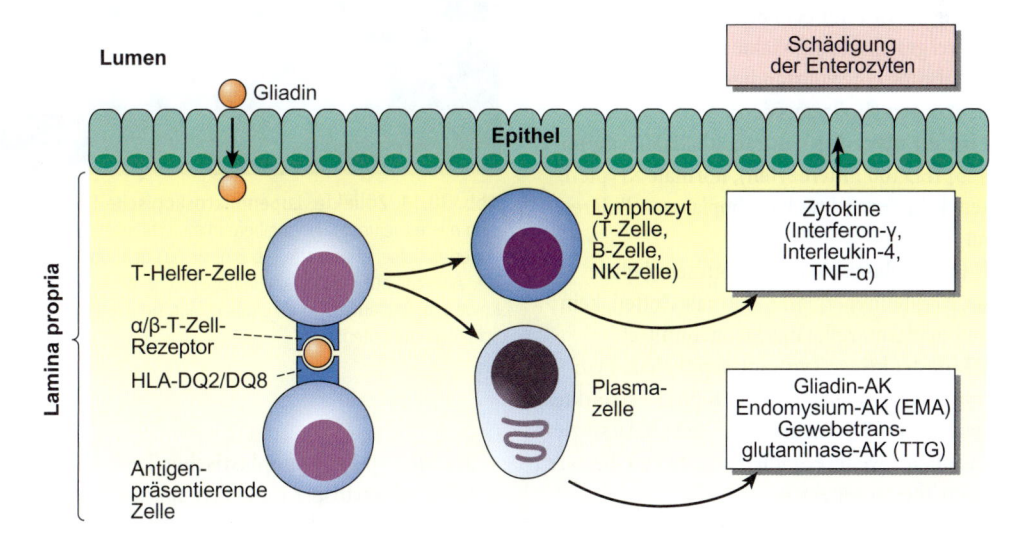

Abb. 30.10 Pathogenese der Zöliakie. Im Schleimhautstroma erkennen T-Helferzellen Gliadin, das ihnen von antigenpräsentierenden Zellen unter Vermittlung von HLA-DQ2 bzw. HLA-DQ8 präsentiert wird. Die Aktivierung weiterer Lymphozyten führt zu Zytokinfreisetzung und nachfolgender Entzündungsreaktion mit Schädigung des Epithels.

meist durch denjenigen von Antikörpern gegen körpereigene Strukturen (Anti-Endomysium-AK [EMA] und Anti-Transglutaminase-AK [TTG-AK]) ersetzt worden. In verschiedenen Studien wird für diese beiden Antikörper eine Sensitivität von 90–95% und eine Spezifität von 92–98% angegeben.

Morphologie

Makroskopisch sieht der geübte Untersucher bereits während der Endoskopie eine Reduktion der Duodenalfalten, zum Teil mit Einkerbungen, sowie eine mosaikartige Felderung der Schleimhaut mit Abflachung des Zottenreliefs, die auch lupenmikroskopisch erkennbar ist (➤ Abb. 30.11). Zangenbiopsate aus dem Duodenum zeigen eine Vermehrung intraepithelialer Lymphozyten (IEL). Diese ist typisch, wenn auch nicht spezifisch für eine Zöliakie. Als Grenzwert für eine pathologische IEL-Vermehrung gilt eine Erhöhung auf > 40 IEL/100 Epithelzellen. Neuerdings wird eine Herabsetzung dieses Wertes auf > 25 IEL/100 Epithelzellen diskutiert, um die Sensitivität der histologischen Diagnostik zu erhöhen. Die Enterozyten sind häufig vakuolisiert, der Bürstensaum kann fehlen (➤ Abb. 30.12). Im Stroma kann man vermehrt Entzündungszellen finden, vor allem Lymphozyten und Plasmazellen, aber auch einzelne neutrophile Granulozyten.

Die Verlängerung der Krypten (Kryptenhyperplasie) ist die erste **histologische** Architekturstörung bei der Zöliakie. Erst danach entwickelt sich die Architekturstörung der Zotten mit Verplumpung, Verbreiterung, Verkürzung und schließlich vollständiger Atrophie.

Die Nomenklatur bei der Beschreibung des Atrophiegrades der Zotten variiert in der Literatur stark. Die modifizierten Marsh-Typen helfen dem behandelnden Arzt, das Ausmaß der Schleimhautschädigung abzuschätzen und eventuelle Therapieeffekte zu beurteilen.

- **Marsh-Typ 0:** Histologisch vollkommen normale Schleimhaut. Diese Diagnose wird nur bei Patienten mit bekannter (vorab zweifelsfrei gesicherter) Zöliakie gestellt, die unter glutenfreier Ernährung eine vollständige Rückbildung der Befunde erreicht haben (Vollremission).
- **Marsh-Typ I (infiltrativer Typ):** intraepitheliale Lymphozytose (> 40 [25] IEL/100 Enterozyten), normale Krypten, normale Zotten, kein verstärktes lymphoplasmazelluläres Stromainfiltrat
- **Marsh-Typ II (hyperplastischer Typ):** intraepitheliale Lymphozytose, Kryptenhyperplasie, normale Zotten, kein verstärktes lymphoplasmazelluläres Stromainfiltrat
- **Marsh-Typ III (destruktiver Typ):** intraepitheliale Lymphozytose, Kryptenhyperplasie, Zottenatrophie, verstärktes lymphoplasmazelluläres Stromainfiltrat. Die Subklassifizierung dieser Läsion in 3 weitere Stadien erlaubt eine bessere Abschätzung von Therapieeffekten:
    - **Marsh-Typ IIIa:** geringgradige Zottenatrophie
    - **Marsh-Typ IIIb:** mittel- bis hochgradige Zottenatrophie
    - **Marsh-Typ IIIc:** totale Zottenatrophie bzw. flache Schleimhaut (➤ Abb. 30.13)
- **Marsh-Typ IV (hypoplastischer Typ):** keine intraepitheliale Lymphozytose, Kryptenhypoplasie, Zottenatrophie, kein verstärktes lymphoplasmazelluläres Stromainfiltrat

Der letztgenannte Typ wird heute extrem selten gesehen. Möglicherweise ist er Folge hochgradiger Mangelernährung bei Patienten mit nicht diagnostizierter („übersehener") Zöliakie.

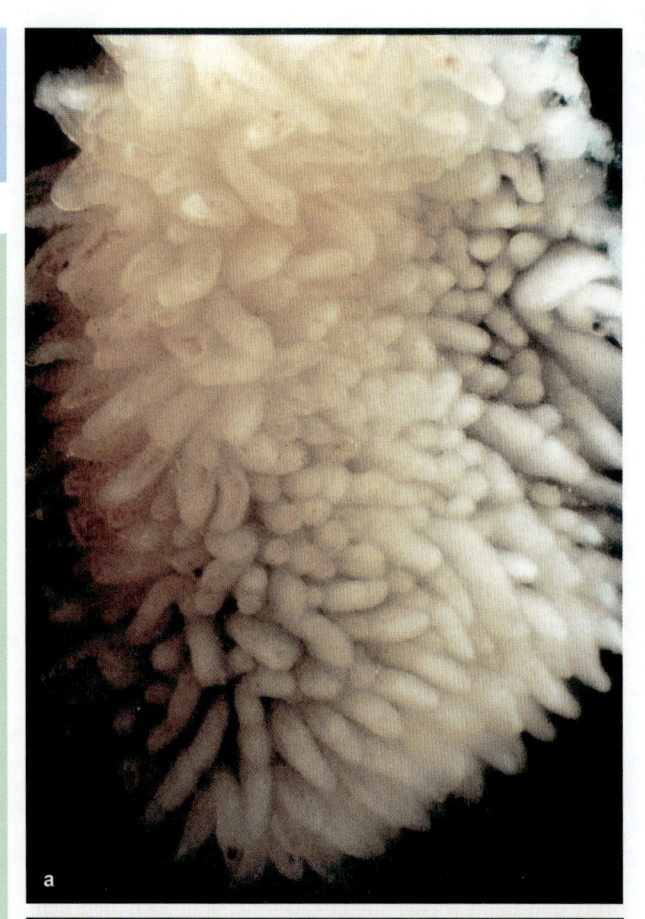

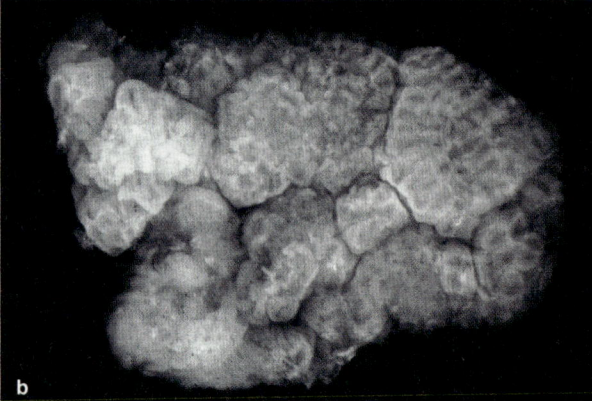

Abb. 30.11 Zöliakie. Lupenmikroskopische Befunde. a Biopsie aus dem oberen Jejunum. Normalbefund mit schlanken und fingerförmig konfigurierten Schleimhautzotten. **b** Biopsie aus dem oberen Jejunum bei Zöliakie. Aufsicht auf die Schleimhautoberfläche mit mosaikartiger Felderung. Keine Schleimhautzotten erkennbar. Man sieht lediglich die Öffnungen der Schleimhautkrypten.

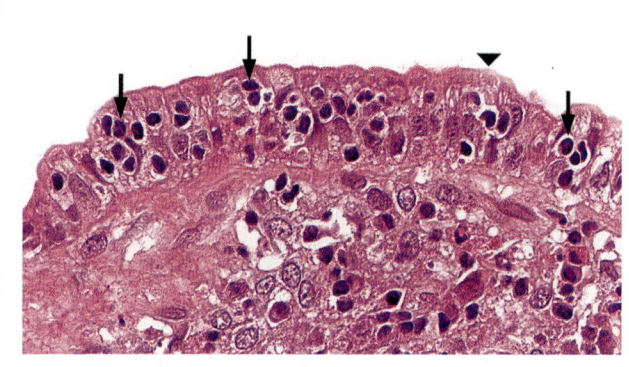

Abb. 30.12 Zöliakie. Biopsie aus dem oberen Jejunum. Innerhalb des Deckepithels zahlreiche Lymphozyten (= intraepitheliale Lymphozytose; Pfeile). Die Pfeilspitze markiert Destruktionen des Bürstensaums. HE, Vergr. 200-fach.

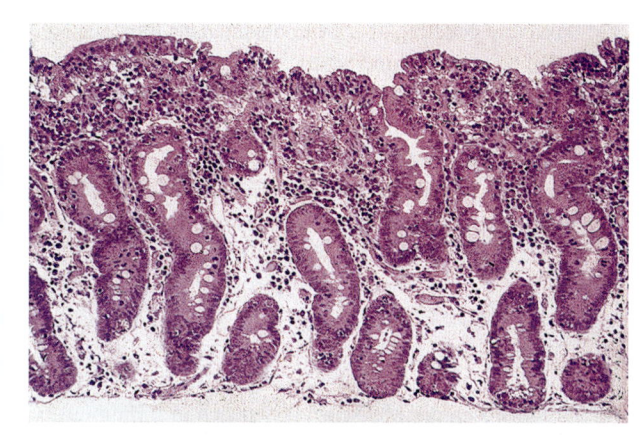

Abb. 30.13 Zöliakie. Marsh-Typ IIIc. Biopsie aus dem oberen Jejunum. Die Dünndarmschleimhaut zeigt bei unbehandelter Zöliakie den typischen Umbau mit totaler Zottenatrophie und Kryptenhyperplasie. Die Dünndarmschleimhaut erinnert durch den totalen Verlust der Zotten an Kolonmukosa. HE, Vergr. 40-fach.

Klinische Relevanz Folgende Kriterien der European Society of Pediatric Gastroenterology, Hepatology and Nutrition (**ESPGHAN-Kriterien**) stellen die Basis der Zöliakie-Diagnostik dar:
- Beschwerdebild
- Serologie (EMA, TTG-AK, evtl. Gliadin-AK)
- Histologiebefund der duodenalen Schleimhaut (Marsh-Typen)
- Normalisierung von Zöliakie-Serologie und Beschwerdebild unter glutenfreier Ernährung

Die Zöliakie weist verschiedene Verlaufsformen auf. In der **Kindheit** manifestiert sich die Erkrankung in der Regel vor dem 2. Lebensjahr, nachdem Gluten mit Nahrung zugeführt wurde. Typische Symptome sind Diarrhö (Steatorrhö), Wachstumsstörungen, Gewichtsverlust und ein geblähtes Abdomen. Immer häufiger wird die Erkrankung heute aber erst im **Erwachsenenalter** diagnostiziert. Weniger als 50% dieser Patienten weisen bei Diagnosestellung Durchfälle auf, ein nicht unerheblicher Anteil (ca. 30%) ist sogar übergewichtig.

Auch wird zunehmend deutlich, dass die Zöliakie nicht nur eine gastrointestinale Erkrankung, sondern eine **generalisierte Autoimmunerkrankung** ist, die viele Organe betreffen kann. Unter anderem wurden Hautveränderungen (Dermatitis herpetiformis Duhring), neurologisch-psychiatrische Krankheitsbilder, IgA-Nephritis und Lungenhämosiderose beschrieben. Häufig kommt es unter glutenfreier Diät zu Rückbildung der Veränderungen.

Folgende **Erscheinungsformen der Zöliakie** wurden definiert:
- Klassische (symptomatische) Zöliakie: Vollbild der Erkrankung mit Malabsorptionssyndrom, typischer Serologie und typischer duodenaler Histologie
- Mono- und oligosymptomatische Zöliakie/atypische Zöliakie: Patienten mit wenigen oder überwiegend extraintestinalen Symptomen. Die Diagnosestellung erfolgt in der Regel im Rahmen einer Antikörper-Bestimmung bei bestimmten Symptomen und/oder assoziierten Erkrankungen (z.B. Eisenmangelanämie, Kleinwuchs)
- Stumme (asymptomatische) Zöliakie: Sie wird im Rahmen von Screeninguntersuchungen entdeckt.

Unbehandelte Zöliakiepatienten weisen im Allgemeinen hohe **Antikörpertiter** auf, die allerdings in 5–10% falsch positiv sein können. Andererseits haben Studien gezeigt, dass insbesondere bei Patienten mit Marsh-Typ-I- oder -II-Läsionen Bestimmungen sowohl von EMA als auch von TTG-AK nicht selten unzuverlässig sind. Insofern ersetzen die serologischen Befunde nicht den bioptischen Befund.

Hinsichtlich der zugrunde liegenden ätiologischen und pathogenetischen Mechanismen ist eine strikt glutenfreie Diät der einzig sinnvolle Therapieansatz. Dabei bilden sich die glutenindizierten Schleimhautveränderungen sowie die klinischen Symptome weitgehend zurück.

Wird die lebenslang notwendige Diät nicht oder nur inkonstant eingehalten, können sich schwerwiegende **Komplikationen**, wie Osteomalazie/Osteoporose, intestinale maligne Lymphome (T-Zell-Lymphom vom Enteropathie-Typ) und Karzinome entwickeln. Osteomalazie und Osteoporose sind Folge einer enorm gesteigerten intestinalen Kalziumsekretion bzw. einer reduzierten Resorption von Kalzium und Vitamin D mit der möglichen Folge eines sekundären Hyperparathyreoidismus.

Refraktäre Zöliakie (Sprue)

Es handelt sich um Patienten mit typischer, symptomatischer Zöliakie, in der Regel Erwachsene, die nach langem Verlauf nicht oder nicht mehr auf eine glutenfreie Diät ansprechen. Man findet histologisch (CD8-negativ) und molekulargenetisch (klonales T-Zell-Rezeptor-Rearrangement, ➤ Kap. 1.6.10, ➤ Kap. 4.1.3) einen abnormalen IEL-Phänotyp, verbunden mit einem hohen Risiko der Lymphomentwicklung. Die refraktäre Zöliakie muss von den Folgen nicht oder unzureichend eingehaltener Diät strikt unterschieden werden (normaler IEL-Phänotyp).

Kollagene Zöliakie (Sprue)

Bei dieser extrem seltenen Variante besteht eine komplette Schleimhautatrophie (Marsh-Typ IV) mit einer subepithelialen Kollagenschicht, die breiter ist als 10 μm. Unter glutenfreier Diät werden keine oder nur inkomplette Remissionen erzielt.

Tropische Sprue

Die tropische Sprue kommt hauptsächlich in Indien und Südostasien, aber auch in der Karibik vor. Ätiologie und Pathogenese sind nicht endgültig geklärt, eine infektiöse Genese wird angenommen.

Im Allgemeinen sind Jejunum und Ileum betroffen. Die morphologischen Befunde sind variabel, sie reichen von einer Verplumpung der Schleimhautzotten bis zur fokalen Zottenatrophie. Die Krankheit beginnt meistens wie eine akute infektiöse Enteritis (➤ Kap. 30.7). Im Verlauf entwickelt sich eine chronische Diarrhö mit Malabsorptionssyndrom.

30.6.4 Seltene Malassimilationssyndrome

Zahlreiche Krankheitsbilder können mit Störungen der Digestion und Resorption der Nahrungsendprodukte einhergehen. Diese z.T. seltenen Erkrankungen spielen unter differenzialdiagnostischen Aspekten malabsorptiver und -digestiver Symptome eine wichtige Rolle. Das Krankheitsspektrum ist weit gespannt. Neben genetisch bedingten und sich primär intestinal manifestierenden Erkrankungen (z.B. kongenitale Enzymdefekte [Disaccharidmalabsorption; ➤ Abb. 30.9], „microvillous inclusion disease") können folgende Ursachen zu unterschiedlich schweren Verdauungsinsuffizienzen führen:
- Nahrungsmittelallergien
- Endokrinopathien (z.B. diabetische Enteropathie)
- systemische Erkrankungen (z.B. Sklerodermie)
- Immunmangelsyndrome

Eine Malassimilation kann aber auch postoperativ (Kurzdarmsyndrom, Syndrom der blinden Schlinge) auftreten oder medikamentös (z.B. durch Zytostatika) induziert sein.

30.7 Entzündliche Erkrankungen

Im Hinblick auf klinisch-therapeutische Belange ist eine Einteilung entzündlicher Veränderungen nach **ätiologischen** Gesichtspunkten am sinnvollsten. Indessen sind die Ursachen gerade jener Krankheitsbilder, die in den vergangenen Jahren eine besondere klinische und sozialmedizinische Bedeutung erlangt haben (z.B. Morbus Crohn, Colitis ulcerosa), noch immer weitgehend unbekannt. Diese Erkrankungen werden vielfach als idiopathische chronisch entzündliche Darmerkrankungen zusammengefasst (➤ Kap. 32.5.2). Die durch nichtsteroidale Antirheumatika (NSAR) hervorgerufenen Entzündungen des Intestinaltrakts werden in ➤ Kap. 32.5.5 beschrieben.

30.7.1 Bakterielle Enteritiden

Bakterielle Enteritiden können durch invasive und nichtinvasive Erreger hervorgerufen werden (➤ Abb. 30.14). In vielen Fällen handelt es sich aufgrund gesetzlicher Bestimmungen um meldepflichtige Erkrankungen (z.B. Salmonellosen, Cholera).

- **Invasive Erreger:** Typhöse und tuberkulöse Enteritiden (➤ Kap. 48.3.5, ➤ Kap. 48.3.6), manche *Escherichia-coli*-Enteritiden, die Enteritis necroticans, *Yersinia*- und *Campylobacter*-Enteritiden werden durch invasive Bakterien verursacht. Hier wirken die Bakterien selbst krankheitsauslösend. Sie vermehren sich im Darmlumen, durchdringen die Mukosa und gelangen über Lymphbahnen ins Blut. Die Folgen sind Bakteriämie und Sepsis. Wegen der Defekte der Darmschleimhaut können auftretende Durchfälle blutig sein.
- **Nichtinvasive Erreger:** Enteritiden durch nichtinvasive Keime, z.B. Cholera und verschiedene Formen der enteritischen Salmonellosen, sind auf die Wirkung von Bakterientoxinen (Enterotoxine) zurückzuführen (➤ Abb. 30.14).

Salmonellosen

Die Salmonellosen des Menschen lassen sich in 2 Hauptgruppen untergliedern (➤ Kap. 48.3.5):
- Typhus und Paratyphus (= typhoide Salmonellosen)
- akute, fieberhafte Gastroenteritiden (= enteritische Salmonellosen)

Typhus abdominalis

Es handelt sich um eine zyklische Infektionskrankheit, hervorgerufen durch *Salmonella typhi*. Der Typhus abdominalis (Typhus: Rauch, Dunst, Nebel; weist auf die Benommenheit im frühen Stadium hin) hat in der westlichen Welt an Bedeutung verloren. Im Mittleren und Fernen Osten, in Mittel- und Südamerika und in Afrika tritt er nach wie vor endemisch auf und wird daher zumeist als „Reisekrankheit" nach Europa gebracht.

Pathogenese

Die Infektion mit *Salmonella typhi* erfolgt durch kontaminierte Speisen und Getränke (fäkal-oraler Infektionsweg). Der Mensch ist das einzige Erregerreservoir. Die Bakterien werden mit dem Stuhl ausgeschieden. Es gibt Dauerausscheider, die nach durchgemachter klinisch manifester oder klinisch stummer Erkrankung *Salmonella typhi* weiterhin ausscheiden. Sie stellen eine wichtige Infektionsquelle dar. Reservoir für die Salmonellen ist v.a. die Gallenblase.

30.7 Entzündliche Erkrankungen

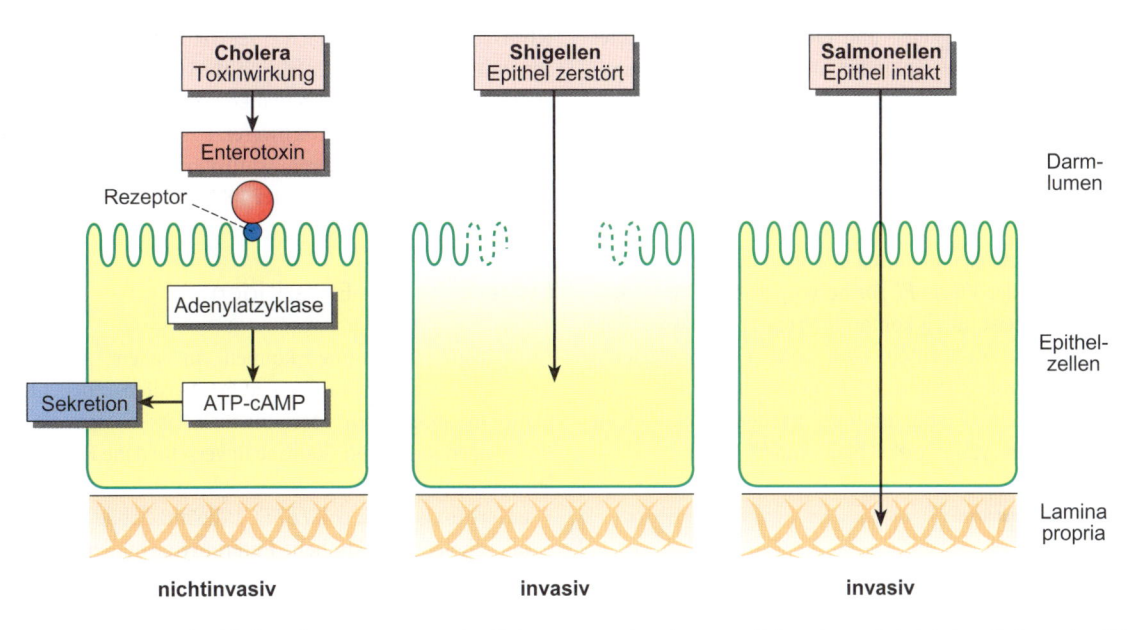

Abb. 30.14 Invasive und nichtinvasive Erreger entzündlicher Darmerkrankungen (Schema) am Beispiel der Cholera, der Shigellose (➤ Kap. 32.5.1) und der Salmonellose.

Nach oraler Aufnahme gelangen die Bakterien über die Solitärfollikel und Peyer-Plaques des Dünndarms (Ileum), die Lymphgefäße und den Ductus thoracicus in das Blut. Es entwickelt sich ein septisches Krankheitsbild. Die Bakterien werden über die Leber mit der Galle ausgeschieden und gelangen dadurch wiederum in den Darm.

Ungefähr eine Woche nach Krankheitsbeginn lassen sich agglutinierende Antikörper (Gruber-Widal-Reaktion) gegen verschiedene bakterielle Antigene nachweisen.

Durch Salmonellen der Paratyphusgruppe können ähnliche, im Allgemeinen aber geringer ausgeprägte Krankheitsbilder hervorgerufen werden.

Morphologie

Die Infektion mit *Salmonella typhi* führt zunächst zu einer entzündlichen Vergrößerung des lymphatischen Gewebes (Solitärfollikel, Peyer-Plaques, aber auch mesenteriale Lymphknoten und Milz). Man spricht von einer markigen Schwellung. In der 2. Woche entwickeln sich Nekrosen der Solitärfollikel und Peyer-Plaques. Das nekrotische Material wird schließlich abgestoßen, und es entstehen Ulzera (➤ Abb. 30.15), die die 3. Krankheitswoche charakterisieren und typischerweise, entsprechend der Ausrichtung der Peyer-Plaques, in der Längsachse des Darms liegen (Differenzialdiagnose: Tuberkulose mit quer gestellten Ulzera).

Akute, fieberhafte Gastroenteritiden

Es handelt sich um bakterielle Nahrungsmittelvergiftungen, die vorzugsweise während der Sommermonate auftreten (gastroenteritischer Brechdurchfall). Sie werden durch verschiedene Salmonellenspezies, vor allem *Salmonella enteritidis*, ausgelöst.

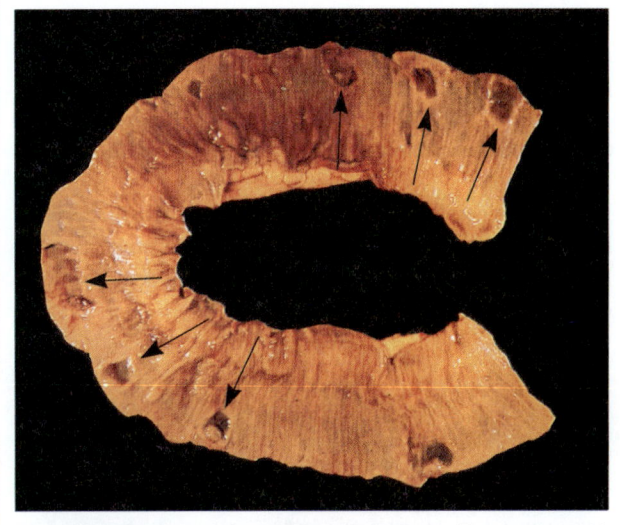

Abb. 30.15 Typhus abdominalis. Ende der 3. Krankheitswoche. Zahlreiche Ulzera (Pfeile, Obduktionspräparat).

Morphologie

Die Darmschlingen sind dilatiert, angefüllt mit flüssigem, blutig durchmischtem Inhalt. Man findet Darmwandödem, Schleimhautblutungen, Erosionen und Ulzerationen und eine entzündliche Hyperplasie des lymphoretikulären Gewebes.

Histologisch besteht ein entzündliches Infiltrat aus überwiegend neutrophilen Granulozyten, die das Kryptenepithel invadieren (sog. Kryptitis) und teilweise in der Lichtung der Krypten nachweisbar sind (sog. Kryptenabszesse).

Klinische Relevanz Die Krankheit beginnt meist 8–72 Stunden nach der Infektion. Sie klingt häufig spontan binnen weniger Tage ab. Komplikationen (z.B. Kreislaufschock infolge eines z.T. massiven Flüssigkeits- und Elektrolytverlusts, akutes Nierenversagen, toxische Kolondilatation, Blutungen, septische Krankheitsverläufe) sind selten.

Cholera

Die Cholera ist in Asien endemisch und wird durch *Vibrio cholerae* (asiaticae) oder *Vibrio El-Tor* hervorgerufen. Die Infektion erfolgt **oral,** meist durch kontaminiertes Trinkwasser. Einziges Reservoir ist der Mensch. Cholera-Vibrionen infizieren lediglich den Gastrointestinaltrakt. Es handelt sich um nichtinvasive Erreger, die daher nur im Stuhl nachgewiesen werden können. Das enterozytäre Epithel bleibt intakt.

Pathogenese
Cholera-Vibrionen wirken durch ihre Toxine: durch das Enzym **Neuraminidase** (Exotoxin), durch das Polypeptid **Choleragen** (Exotoxin) und durch ein zellwandständiges **Endotoxin** (Lipopolysaccharid). Choleragen ist die diarrhöauslösende Komponente. Es induziert den extremen Verlust an isotoner Flüssigkeit, indem es die Enterozyten durch Aktivierung der Adenylatcyclase zu vermehrter Ionen- (Chlorid und Hydrogenkarbonat) und Wassersekretion anregt (➤ Abb. 30.16).

Morphologie
Die morphologischen Befunde sind uncharakteristisch, nämlich ein Schleimhautödem und gelegentlich Fibrinexsudation im Bereich der Serosa. Die Diagnose beruht auf dem Nachweis der Cholera-Vibrionen.

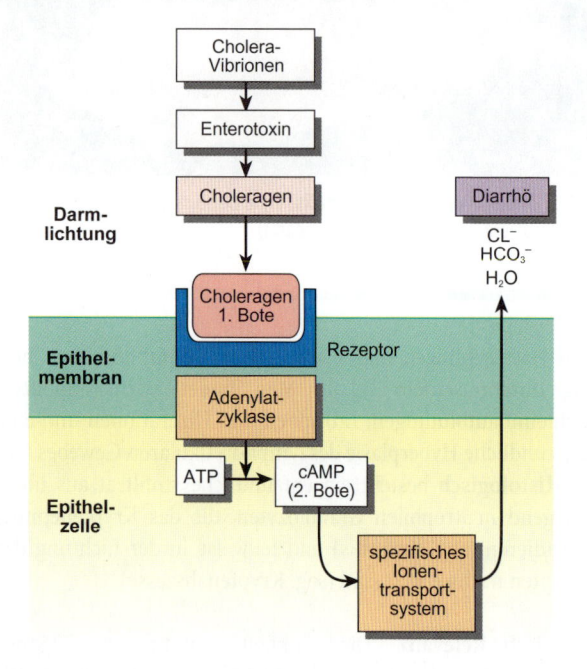

Abb. 30.16 Pathogenetische Mechanismen (Schema) der durch Cholera-Vibrionen verursachten Diarrhö.

Klinische Relevanz Nach einer Inkubationszeit von 1–5 Tagen führt die enterale Infektion durch die Toxinwirkung zu akuten und massiven Durchfällen („reiswasserähnliche" Diarrhö) mit der Folge einer schweren Exsikkose, eines Kreislaufkollapses und einer Niereninsuffizienz. Die Letalität liegt bei optimaler Therapie heute unter 1%.

Escherichia-coli-Enteritiden

Escherichia-coli-Stämme können in allen Altersgruppen schwere Durchfallerkrankungen hervorrufen. Hinsichtlich der pathophysiologischen Mechanismen lassen sich die enteritiserzeugenden *E.-coli*-Stämme in verschiedene Klassen einteilen (➤ Kap. 48.3.5):

- **enterotoxische E. coli** *(ETEC),* die hitzelabile und hitzestabile, choleratoxinähnliche Enterotoxine bilden
- **enteroinvasive E. coli** *(EIEC),* die ein der Shigellose (bakterielle Ruhr) ähnliches Krankheitsbild hervorrufen
- **enteropathogene E. coli** *(EPEC),* die vor allem im Säuglings- und frühen Kindesalter eine hämorrhagisch-nekrotisierende Enteritis hervorrufen
- **enteroaggregative E. coli** *(EAEC),* die im frühen Kindesalter eine persistierende Diarrhö auslösen können
- **enterohämorrhagische E. coli** *(EHEC),* die ebenfalls vor allem Kinder betreffen: Mehr als 50% aller bei Kindern unter 14 Jahren auftretenden, bakteriell bedingten Diarrhöen werden durch *EHEC* verursacht. Als extraintestinale Komplikationen treten das hämolytisch-urämische Syndrom, hämolytische Anämien, selten Pankreatitiden, toxische Myokardschäden und zentralnervöse Symptome (Krämpfe, Ataxien, Paresen, komatöse Zustände) auf.

Yersinia-Enteritiden

Die Infektion mit den gramnegativen Arten *Yersinia enterocolitica* oder *Yersinia pseudotuberculosis* erfolgt in der Regel oral. Als Infektionsquelle kommen nahezu alle Haustiere in Betracht (Anthropozoonose).

Morphologie
Die Morphologie ist durch retikulozytär-abszedierende (pseudotuberkulöse) Entzündungen (➤ Kap. 48.3.5) charakterisiert. Neben unregelmäßig geformten, gelegentlich auch „aphthoiden" Ulzera findet man v.a. eine floride mesenteriale Lymphadenitis mit oft extrem geschwollenen Lymphknoten.

Klinische Relevanz Beide Erreger rufen Symptome einer akuten bzw. subakuten Enteritis oder Enterokolitis hervor. Typisch ist ein Befall des distalen Ileums (Ileitis) mit uncharakteristischen Schmerzen im rechten Unterbauch (Differenzialdiagnose: Appendizitis). Selten sind septisch-typhöse Verlaufsformen. **Extraintestinale** Komplikationen bzw. Manifestationen treten vor allem als akute (reaktive) Polyarthritis und als Erythema nodosum in Erscheinung. Die Prognose der Yersinia-Infektionen ist im Allgemeinen gut. Häufig sind Spontanheilungen zu beobachten.

Campylobacter-Enteritiden

Die gramnegativen Bakterien, vor allem *Campylobacter jejuni* und *Campylobacter coli,* gehören heute zusammen mit den Salmonellen zu den häufigsten bakteriellen Enteritiserregern in der industrialisierten Welt. Es handelt sich um eine **Anthropozoonose.** Als Erregerreservoir gelten verschiedene Haus- und Wildtiere, in erster Linie Vögel. Die Infektion erfolgt bei Kleinkindern überwiegend durch Schmierinfektionen, bei Schulkindern und Erwachsenen durch kontaminierte Lebensmittel, vor allem Geflügelprodukte.

Morphologie
Von der Infektion können alle Darmabschnitte betroffen sein. Die Schleimhaut ist im Allgemeinen entzündlich-ödematös verdickt.

Histologisch dominieren neutrophile Granulozyten, im Stroma und in den Kryptenlichtungen (sog. Kryptenabszesse).

Klinische Relevanz Die klinischen Erscheinungsbilder sind vielgestaltig: Durchfall, Erbrechen, kolikartige Leibschmerzen, Fieber, Muskel- und Gelenkschmerzen stehen im Vordergrund. Die Prognose ist gut, die Symptome klingen meist spontan ab.

Morbus Whipple

Diese seltene, bakteriell verursachte Erkrankung manifestiert sich relativ konstant im Bereich des Dünndarms. Sie kann jedoch auch alle anderen Organe betreffen. Der Erreger *Tropheryma whipplei*, ein grampositiver, den Aktinomyzeten zugeordneter Keim (➤ Abb. 30.17), wurde erstmals im Jahr 2000 kulturell angezüchtet.

Die Diagnosestellung erfolgt zumeist histologisch mittels Dünndarmbiopsie durch den Nachweis charakteristischer Makrophagen („sickle-form particles containing cells" = SPC-Zellen) und anschließenden molekulargenetischen Nachweis spezifischer DNA von *Tropheryma whipplei* in der PCR (➤ Kap. 1.6.10), aber auch kulturell oder serologisch.

Epidemiologie Die Krankheit ist selten, in Deutschland werden pro Jahr nur etwa 30 neue Erkrankungsfälle diagnostiziert (Inzidenz ca. 0,4/1.000.000 Einwohner). Die Krankheit manifestiert sich im mittleren Lebensalter, betroffen sind vor allem Männer (etwa 80%).

Morphologie
Die Schleimhautzotten sind aufgequollen. Im Zottenstroma und in den tieferen Wandschichten findet man neben dilatierten Lymphgefäßen zahlreiche PAS-positive Makrophagen (SPC-Zellen), die nach elektronenmikroskopischen Untersuchungen Lysosomen mit unterschiedlich weit fortgeschrittenen bakteriellen Abbauprodukten enthalten (➤ Abb. 30.18). Die mesenterialen Lymphknoten sind oft deutlich geschwollen und von SPC-Zellen durchsetzt. Unter langfristiger antibiotischer Therapie geht die Zahl der SPC-Zellen zurück.

Klinische Relevanz Gewichtsverlust (90%), Gelenkbeschwerden (85%), chronische Diarrhö infolge Malabsorption (75%), uncharakteristische abdominale Schmerzen (60%) sowie Fieber (45%) gelten als charakteristisch. Die Gelenkbeschwerden gehen der gastrointestinalen Symptomatik dabei oft um Jahre voraus. In 10–20% findet sich eine Beteiligung des zentralen Nervensystems, die Symptomatik ist variabel. Durch den Nachweis von SPC-Zellen im Liquorpunktat (➤ Abb. 30.19) und ergänzende molekulare Diagnostik kann der zerebrale Befall gesichert werden. Unbehandelt ist die Prognose des Morbus Whipple infaust. Die Erkrankung führt nach Jahren infolge eines schweren Marasmus (Protein-Energie-Mangelsyndrom)

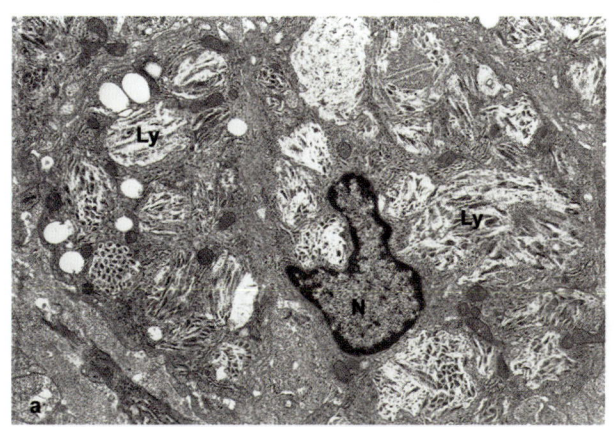

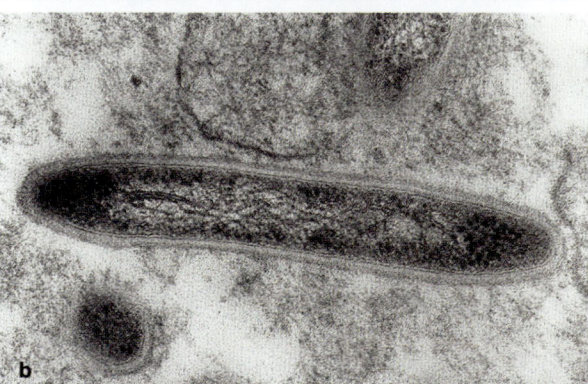

Abb. 30.17 Morbus Whipple. a Elektronenmikroskopische Aufnahme von Makrophagen mit phagozytierten Bakterien bzw. bakteriellen Degradationsprodukten in Lysosomen (Ly). N = Zellkern. Vergr. 9000-fach. **b** Whipple-Bakterium: *Tropheryma whipplei.* Vergr. 82.000-fach, Kontrastierung: Uranylacetat/Bleizitrat.

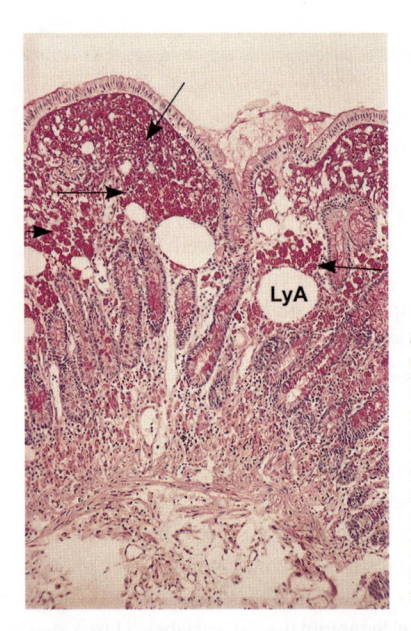

Abb. 30.18 Unbehandelter Morbus Whipple. Biopsie aus dem oberen Jejunum. Die Schleimhautzotten sind kolbig aufgetrieben. Neben Lymphangiektasien (LyA) zahlreiche Makrophagen mit PAS-positiven Einschlüssen (SPC-Zellen, Pfeile). PAS, Vergr. 35-fach.

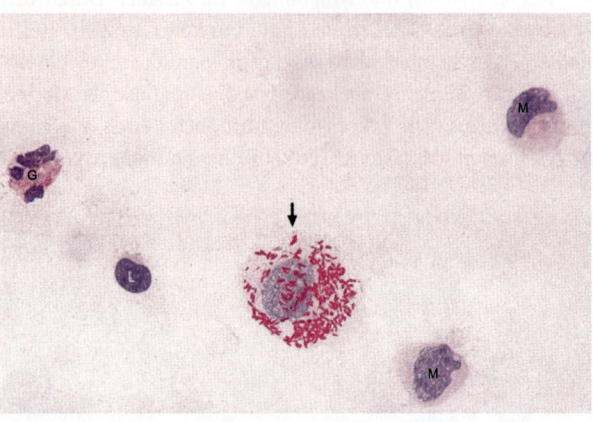

Abb. 30.19 Morbus Whipple. Liquorpunktat mit SPC-Zelle (Pfeil). Segmentkerniger Granulozyt (G), Lymphozyt (L), monozytoide Zellen (M). PAS, Vergr. 240-fach.

zum Tode. Unter einer antibiotischen Langzeittherapie ist die Prognose aber gut.

30.7.2 Virale Enteritiden

Ätiologie Zahlreiche Durchfallerkrankungen, die während der Sommermonate gehäuft und oft endemieartig auftreten und im Allgemeinen als „Magen-Darm-Grippe" diagnostiziert werden, sind häufig viral, vor allem durch **Entero-** *(ECHO-Viren, Coxsackieviren)* und **Adenoviren** verursacht. Immer häufiger werden auch zahlreiche andere Virusarten (z.B. *Rota-, Noro-* und *Norwalk-Viren*) für akute Durchfallerkrankungen verantwortlich gemacht. Auch die verschiedenen **Hepatitisviren** können eine intestinale Symptomatik verursachen. Im Rahmen von Immunschwächeerkrankungen (z.B. AIDS), aber auch infolge immunsuppressiver Therapie können durch sog. opportunistische Viren (z.B. *Zytomegalievirus, CMV*) Enteritiden ausgelöst werden (➤ Kap. 48.2.6).

Morphologie
Die morphologischen Befunde viraler Enteritiden sind mit wenigen Ausnahmen diagnostisch kaum wegweisend. Die Diagnose wird in der Regel klinisch gestellt. Die Identifizierung der jeweiligen Virusart kann immunhistochemisch (z.B. *CMV*) oder durch molekularbiologische Techniken (z.B. *Rota-* und *Norovirus* im Stuhl) erfolgen.

30.7.3 Enteritiden durch Pilze

Sie treten in der Regel als sog. **sekundäre Mykosen** bei schweren chronischen und konsumierenden Erkrankungen, bei Immunschwächeerkrankungen oder bei Knochenmarkschädigung (aplastische Anämie, ➤ Kap. 21.2.1) durch Therapiemaßnahmen (Zytostatika, Immunsuppressiva, Strahlen) auf (sog. opportunistische Infektionen).

Als Erreger kommen vor allem Pilzarten mit geringer Pathogenität infrage, wie *Candida albicans,* Aspergillus- und Mucor-Arten (➤ Kap. 48.4.3).

30.7.4 Enteritiden durch Protozoen

Bei den Protozoonosen handelt es sich vor allem um Tropenerkrankungen. Unter sozialmedizinischen Aspekten spielen sie in Mitteleuropa kaum eine Rolle. Allenfalls sind latente Infektionen mit *Giardia (Lamblia) intestinalis* bedeutsam (➤ Abb. 30.20).

Die Infektion verläuft klinisch häufig asymptomatisch. Bei massenhafter Vermehrung der Erreger werden uncharakteristische Oberbauchbeschwerden mit Diarrhö, Übelkeit und Erbrechen sowie Gewichtsverlust beobachtet. Wichtigste **Differenzialdiagnose** ist daher die **Zöliakie.** Diagnostisch bedeutsam ist der histologische Nachweis der **Trophozoiten** in der Dünndarmbiopsie (entnommen zumeist aus dem tiefen Duodenum), weil die Erreger gelegentlich im Duodenalsaft oder im Stuhl fehlen können.

Andere durch Protozoen verursachte Erkrankungen haben in den letzten Jahren bei immunkompromitierten Patienten Bedeutung erlangt. Zu diesen Protozoen gehören u.a. *Isospora belli, Isospora hominis* und Krypto- sowie Mikrosporidien. Sie können schwere Enterokolitiden hervorrufen.

30.7.5 Enteritiden durch Helminthen

Die für den Menschen pathogenen Darmwürmer (➤ Kap. 48.6) gehören zu den Gruppen der Trematoden (Saugwürmer), Zestoden (Bandwürmer) und Nematoden (Fadenwürmer).

Die Infektion erfolgt häufig durch kontaminierte Speisen und Getränke (Askariden), zum Teil durch rohes Fleisch (Trichinen, Bandwürmer). Die Larven anderer Würmer vermögen aktiv in die Haut einzudringen (Ancylostoma duodenale, Ne-

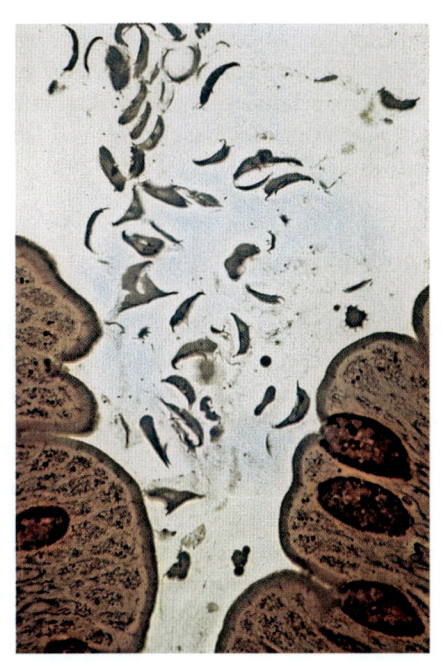

Abb. 30.20 Giardia (Lamblia) intestinalis. Duodenalbiopsie mit zahlreichen Lamblien. Semidünnschnitt. Silberimprägnation nach Movat, Vergr. 500-fach.

cator americanus, Strongyloides stercoralis). Gleiches gilt für die Zerkarien der Schistosoma-Arten.

Wurminfektionen führen in direkter Abhängigkeit von der Zahl der jeweils vorliegenden Würmer zu unterschiedlich schweren Durchfällen, zu gastrointestinalen Blutungen und Blutungsanämien, aber auch zu Resorptionsstörungen und mechanischen Komplikationen (Subileus, Ileus, Perforationen).

30.8 Tumoren

Obwohl 75–80% der Länge und etwa 90% der inneren Oberfläche des Intestinaltrakts auf den Dünndarm entfallen, ist er, im Gegensatz zu Magen, Kolon und Rektum, nur selten Sitz primärer Tumoren. Über 90% der Betroffenen sind bei Diagnosestellung älter als 40 Jahre. Der Altersgipfel liegt im 6.–7. Lebensjahrzehnt.

Es handelt sich um epitheliale, neuroendokrine (➤ Kap. 17.3) und mesenchymale Tumoren sowie um maligne Lymphome (➤ Kap. 22.2.2). Die Inzidenz aller Dünndarmtumoren wird mit 16,8 auf 1.000.000 angegeben. Am häufigsten findet man Karzinome (5,9/1.000.000) und neuroendokrine Tumoren (5,5/1.000.000).

Die WHO-Klassifikation aus dem Jahr 2010 unterscheidet im Dünndarm die folgenden Tumortypen:

epitheliale Tumoren
- prämaligne Läsionen
  - Adenome: tubulär, villös, tubulovillös (➤ auch Kap. 32.7.1).
  - Dysplasie (intraepitheliale Neoplasie)
- Karzinome (➤ auch Kap. 32.7.2).
  - Adenokarzinom
    - muzinöses Adenokarzinom
    - Siegelringzellkarzinom
  - adenosquamöses Karzinom
  - Plattenepithelkarzinom
  - medulläres Karzinom
  - undifferenziertes Karzinom
- **neuroendokrine Tumoren** (NET, ➤ auch Kap. 17.3.1)
  - NET G1 (Karzinoid)
  - NET G2
  - neuroendokrines Karzinom: kleinzellig, großzellig
  - gemischtes adenoneuroendokrines Karzinom (MANEC)
  - gangliozytisches Paragangliom

mesenchymale Tumoren
- Lipom, Leiomyom, gastrointestinaler Stromatumor
- Leiomyosarkom, Angiosarkom, Kaposi-Sarkom.

maligne Lymphome (➤ auch Kap. 22.2.2)

sekundäre Tumoren (Metastasen)

30.8.1 Epitheliale Tumoren

Adenome

Adenome sind im Bereich des gesamten Dünndarms selten und bevorzugt im Duodenum lokalisiert (➤ Kap. 29.6.1). Speziell bei multiplem Auftreten ist an die Möglichkeit einer familiären adenomatösen Polypose (FAP, ➤ Kap. 32.9) zu denken. Histologisch findet man grundsätzlich die gleiche Differenzierung wie im Kolon und Rektum (➤ Kap. 32.7.1): tubuläre, villöse und tubulovillöse Adenome.

Karzinome

Auch Karzinome sind vergleichsweise selten, etwa 50% sind im Duodenum lokalisiert. Die Gründe, warum Karzinome im Dünndarm so viel seltener sind als im Kolon und Rektum, sind noch immer unklar. Folgenden Faktoren wird ein schützender (protektiver) Effekt zugeschrieben:
- schnelle Passage des Dünndarminhalts (kurze Transitzeit)
- hohe aktive Sekretion der Dünndarmschleimhaut und die damit verbundene Verdünnung potenzieller Karzinogene
- fehlende bakterielle Degradation prokarzinogener Gallensalze aufgrund relativer Sterilität des Dünndarminhalts
- aktives lokales Immunsystem

Für die Entstehung der Dünndarmkarzinome gilt die sog. Adenom-Karzinom-Sequenz (➤ Kap. 32.7.2). Hereditäre gastrointestinale Tumorsyndrome (➤ Kap. 32.7, ➤ Kap. 32.9), Zöliakie (➤ Kap. 30.6.3) und Morbus Crohn (➤ Kap. 32.5.2) gelten als Risikofaktoren. Die Karzinome wachsen in der Regel anulär-konstriktiv, selten polypoid (➤ Abb. 30.21). Histologisch handelt es sich ganz überwiegend um **Adenokarzinome.** Die Tumoren werden aufgrund unbestimmter, erst spät auftre-

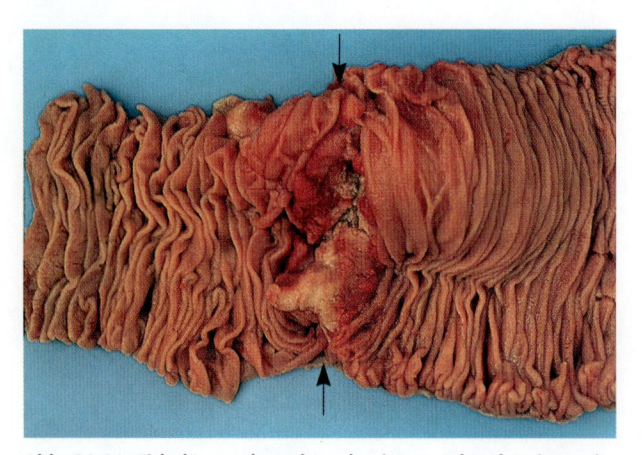

Abb. 30.21 Zirkulär wachsendes, ulzeriertes Adenokarzinom des Dünndarms (Pfeile, Operationspräparat).

tender klinischer Symptomatik und relativer diagnostischer Unzugänglichkeit des Dünndarms (im Gegensatz zum Kolon) häufig erst in fortgeschrittenem Stadium diagnostiziert. Ihre **Prognose** ist dementsprechend ungünstig mit 5-Jahres-Überlebensraten zwischen 30 und 50%.

30.8.2 Mesenchymale Tumoren

Gut- und bösartige mesenchymale Tumoren sind innerhalb des Intestinaltrakts selten, etwas häufiger im Dünndarm als im Kolon und Rektum. Zumeist handelt es sich um gastrointestinale Stromatumoren (GIST), die jedoch im Dünndarm seltener sind als im Magen (> Kap. 28.11.4). Die übrigen Tumoren lassen sich unter histogenetischen Aspekten bestimmten geweblichen Strukturen zuordnen, z.B. Muskulatur (Leiomyome und Leiomyosarkome), Gefäßen (Angiome und Angiosarkome) oder Fettgewebe (Lipome).

KAPITEL 31

C. Langner, H.E. Gabbert

Appendix

31.1 Normale Struktur und Funktion 589
31.2 Fehlbildungen 589
31.3 Entzündliche Erkrankungen 589
31.3.1 Akute Appendizitis 589
31.3.2 Chronische bzw. rezidivierende Appendizitis 591
31.4 Neurogene Appendikopathie 591
31.5 Mukozele 592
31.6 Tumoren 592

Zur Orientierung

Die Appendix (Appendix vermiformis = Wurmfortsatz, sog. Blinddarm) erfüllt Aufgaben als Teil des mukosaassoziierten lymphatischen Systems. Ihre Entzündung, die **Appendizitis,** stellt eines der häufigsten und differenzialdiagnostisch wichtigen Krankheitsbilder dar.

31.1 Normale Struktur und Funktion

Die Länge der Appendix vermiformis unterliegt großen individuellen Schwankungen, im Mittel beträgt sie 7–8 cm (Grenzwerte: 0,5–35 cm). Die Appendix entspringt etwa 2–3 cm unterhalb der Bauhin-Klappe (Valvula ileocaecalis) aus dem Zökum. Die Appendix ist mit dem Mesenteriolum frei beweglich. Sie liegt in etwa zwei Drittel der Fälle hinter dem Zökum („retrozökal"). Am häufigsten weist ihre Spitze nach unten in das kleine Becken.

Wand- und Schleimhautaufbau der Appendix entsprechen im Prinzip dem Kolon und dem Rektum. Im Epithel und frei in der Lamina propria mucosae in der Nähe von Nerven finden sich enterochromaffine Zellen, die dem disseminierten neuroendokrinen System (➤ Kap. 17) zugeordnet werden. Auffallend ist der Reichtum an lymphatischem Gewebe unter Einschluss zahlreicher Lymphfollikel. Die physiologische Bedeutung der Appendix ist noch weitgehend unklar. Frühere Ansichten, dass die Appendix lediglich ein phylogenetisch rudimentäres Organ sei, gelten jedoch als überholt. Als Teil des mukosaassoziierten lymphatischen Gewebes (MALT-System, ➤ Kap. 22.1.2) ist die Appendix in die Aufrechterhaltung der immunologischen Homöostase des Organismus eingebunden.

31.2 Fehlbildungen

Isolierte kongenitale Fehlbildungen (z.B. Agenesie, Duplikaturen) der Appendix sind extrem selten. Lage- und Fixationsanomalien, sog. Malpositionen, sind im Rahmen der Diagnostik der Appendizitis wichtig. So bleibt bei unvollständiger embryonaler Drehung des Darms die Appendix an irgendeiner Stelle des Dickdarmrahmens liegen. Am häufigsten liegt sie dann nur etwas höher als normal, sie kann aber auch subhepatisch oder sogar links liegen (sog. Malrotation).

31.3 Entzündliche Erkrankungen

Die Appendizitis ist die mit Abstand häufigste Entzündung im Bereich des Abdomens. Die unspezifische Entzündung überwiegt. Spezifische Appendiziden (z.B. Tuberkulose) oder histologisch besonders charakterisierbare (z.B. Yersiniose, Morbus Crohn) bzw. ätiologisch definierte Appendizitisformen (z.B. Masernappendizitis mit multinukleären Warthin-Finkeldey-Riesenzellen) sind selten.

31.3.1 Akute Appendizitis

Epidemiologie Die akute Appendizitis ist eine sehr häufige Erkrankung. Ihre Inzidenz in Europa und Nordamerika wird mit etwa 100 auf 100.000 pro Jahr angegeben. Das Alter ist ein signifikanter Risikofaktor. Der **Häufigkeitsgipfel** liegt bei Männern zwischen 10 und 14, bei Frauen zwischen 15 und 19 Jahren. Die frühkindliche wie auch die sog. Altersappendizitis sind selten.

Männer tragen ein etwa um ein Drittel höheres Risiko als Frauen. Das Risiko, im Laufe des Lebens eine Appendizitis zu erleiden, beträgt für Männer 9% und für Frauen 7%. Die Wahrscheinlichkeit appendektomiert zu werden, liegt jedoch zum Teil deutlich darüber und wurde für Männer mit 12%, für Frauen mit 23% berechnet. In den letzten Jahren ist allerdings ein Rückgang der Appendektomierate zu beobachten, wahrscheinlich bedingt durch präzisere Indikationsstellung und verbesserte klinische Diagnostik.

Die auf alle Altersklassen bezogene **Letalität** der komplikationslos verlaufenden akuten Appendizitis liegt unter 1%. Die Inzidenz komplizierter Verläufe mit Perforation ist seit über 30 Jahren mit im Mittel 20% aller Appendizitiden konstant. Das Risiko einer Perforation ist bei sehr jungen und bei älteren Patienten erhöht und beträgt zwischen 40 und 55% bzw. 55 und 70%.

Ätiologie und Pathogenese

Einerseits spielen Stenosen oder Obturationen der Organlichtung (Narben, Fremdkörper, Kotsteine, Tumoren oder nichtneoplastische Polypen) eine Rolle, anderseits Besonderheiten der anatomischen Struktur (sog. Gerlach-Klappe am Appendixeingang, fibromuskulärer Aufbau der Appendixwand). Besondere Bedeutung kommt auch der Gefäßversorgung zu. Die A. appendicularis bildet keine Arkaden zwischen den Endaufzweigungen (funktionelle Endarterie). Im Fall einer Gefäßobstruktion oder eines gesteiger ten Sauerstoffbedarfs kann die erforderliche Blutmenge nicht herangeführt werden, sodass ischämische Wandschäden resultieren. Ausgangspunkt ist eine **bakterielle Infektion.** Sie erfolgt im Regelfall enterogen, also von der Lichtung her, selten hämatogen. Es handelt es sich um eine heterogene Erregergruppe. Bei den Aerobiern dominiert *E. coli*, bei den Anaerobiern *Bacteroides fragilis*. Unter den viralen Infektionen hat in neuerer Zeit die *CMV*-Infektion bei AIDS-Patienten an Bedeutung gewonnen. Bei 3–4% finden sich in der Appendix von Kindern im Alter zwischen 7 und 11 Jahren Oxyuren (*Enterobius vermicularis*, Madenwurm), die jedoch nicht als kausales Agens einer Appendizitis gelten, obwohl sie deren Symptome simulieren und Wurmeier zu einer Obturation der Lichtung führen können.

Es werden auch immunologische Reaktionen (Immunkomplexe, T-Zell-vermittelte allergische Reaktionen) oder ein Zusammenhang mit der Einnahme bestimmter Medikamente (z.B. nichtsteroidale Antirheumatika) diskutiert.

Morphologie

Die akute Appendizitis zeigt im Allgemeinen einen stadienhaften Verlauf (➤ Abb. 31.1). Die Stadien können fließend ineinander übergehen. Sie sind zum Teil reversibel im Sinne einer Restitutio ad integrum. Häufiger jedoch kommt es im Gefolge von Defektheilungen zu Narbenbildung, nicht selten mit Stenose oder Obliteration der Lichtung.

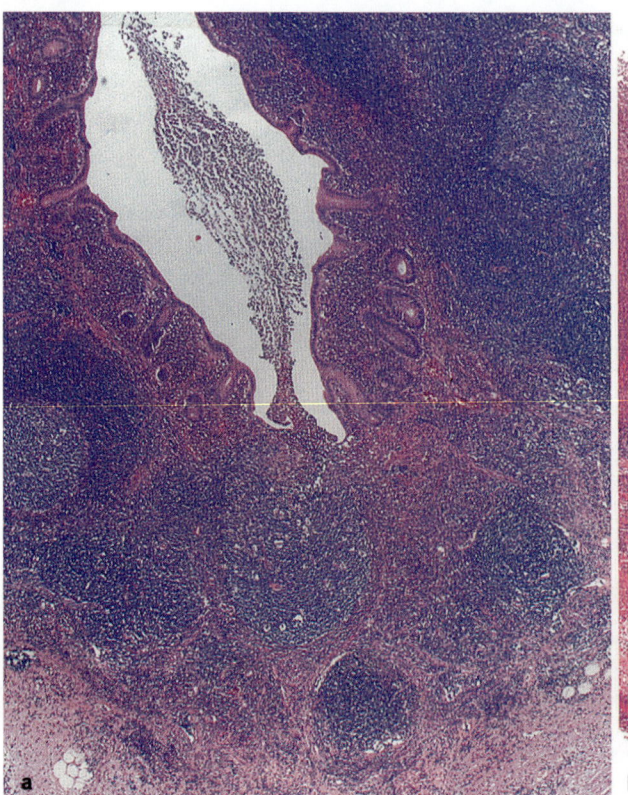

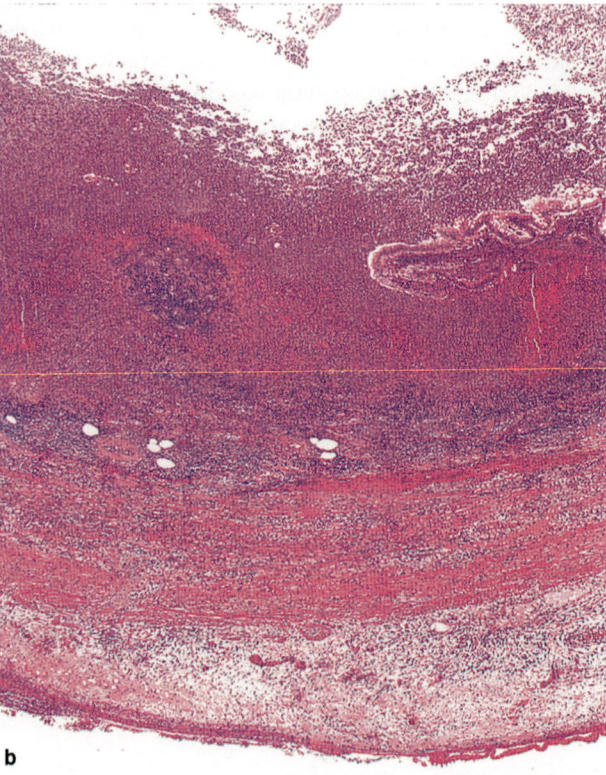

Abb. 31.1 Akute Appendizitis. a Primäraffekt mit umschriebener Erosion und Fibrinexsudation. **b** Ulzerophlegmonöse Appendizitis mit intramuralem Abszess und Periappendizitis. HE, Vergr. 25-fach.

Stadieneinteilung

- **Primäraffekt** mit keilförmigem granulozytärem Schleimhautinfiltrat, Erosion und Fibrinexsudation. Makroskopisch ist die Gefäßzeichnung der Serosa vermehrt.
- **Phlegmonöse Appendizitis** mit ausgeprägtem granulozytärem Infiltrat in allen Wandschichten. Im Lumen der Appendix besteht ein eitriges Exsudat. Das Organ ist entzündlich geschwollen und hyperämisch, die Serosa oft fibrinöseitrig belegt (➤ Abb. 31.2).
- **Ulzerophlegmonöse Appendizitis** mit phlegmonös entwickeltem Entzündungsinfiltrat und ulzerösen Schleimhautdefekten. Der makroskopische Aspekt bleibt unverändert.
- Bei der **abszedierenden Appendizitis** findet man Nekrosen und Abszesse in allen Wandschichten, häufig mit Durchbruch zur Serosa und Ausbreitung auf das Mesenteriolum (Periappendizitis).
- Die **gangränöse Appendizitis** zeigt breite Nekrosezonen, die sekundär durch Fäulniserreger besiedelt werden. Die Appendix ist schwarzrot bis graugrün verfärbt, die Wand brüchig. Perforationen mit nachfolgender Peritonitis sind vergleichsweise häufig.

Klinische Relevanz Die Diagnose einer akuten Appendizitis gründet sich, unbeeinflusst von der Entwicklung diagnostischer Techniken, nach wie vor in erster Linie auf Anamnese und Befunde der körperlichen Untersuchung. Initial findet man uncharakteristische Symptome wie epigastrische oder periumbilikale Schmerzen, begleitet von Appetitlosigkeit, Übelkeit und Brechreiz. Im Verlauf kommt es zu einer charakteristischen **Schmerzwanderung** in den rechten Unterbauch und leichten Erhöhung der Körpertemperatur (rektal-axilläre Temperaturdifferenz). Bei Kindern und alten Menschen ist die Wahrscheinlichkeit einer atypischen Präsentation groß. Laborchemisch können unspezifische Entzündungszeichen wie eine Leukozytose bzw. eine Linksverschiebung im Differenzialblutbild sowie eine Erhöhung des C-reaktiven Proteins (CRP) beobachtet werden.

Bis zu zwei Drittel der histologisch diagnostizierten Appendixkarzinome und der neuroendokrinen Tumoren werden intraoperativ nicht erkannt. Allein dies unterstreicht die Notwendigkeit, jede operativ entfernte Appendix histologisch zu untersuchen.

Komplikationen Klinisch relevante lokale Komplikationen der akuten Appendizitis sind vor allem die organüberschreitende Ausbreitung des entzündlichen Prozesses mit der Entwicklung einer Periappendizitis, einer lokalen Peritonitis bzw. eines perityphlitischen Abszesses und die Perforation. Selten sind die diffuse Entzündung des Bauchfells (Peritonitis, ➤ Kap. 36.2), der subphrenische Abszess oder der pylephlebitische Leberabszess (➤ Kap. 33.4.3). Lokale Verwachsungen oder ein Strangulationsileus (➤ Kap. 30.4) können als Spätkomplikationen auftreten.

31.3.2 Chronische bzw. rezidivierende Appendizitis

Es ist zweifelhaft, ob eine primär chronische Appendizitis als eigenständiges Krankheitsbild tatsächlich existiert. Ihre pathologischen Veränderungen sind ebenso vage wie die klinischen Befunde; eine Fibrose alleine kennzeichnet lediglich einen Zustand nach abgelaufener Appendizitis. Die Diagnose einer primär chronischen Appendizitis sollte daher vermieden werden. Immer wieder auftretende akut-entzündliche Schübe im Verlauf einer Appendizitis sind dagegen ein durchaus geläufiger Befund (chronisch rezidivierende Appendizitis).

31.4 Neurogene Appendikopathie

Die neurogene Appendikopathie ist definiert als eine neuromartige Proliferation nervaler Strukturen innerhalb der Appendixwand, die klinisch nicht oder nicht eindeutig von einer akuten oder chronisch rezidivierenden Appendizitis unterschieden werden kann. Bei gezielter Suche findet sich eine neurogene Appendikopathie in 10–20% der Appendektomiepräparate. Bei makroskopisch unauffälliger Appendix trotz Appendizitissymptomatik besteht in 53–60% eine neurogene Appendikopathie.

Morphologie
Auf dem Boden unterschiedlicher Lokalisation innerhalb der Appendixwand werden drei Typen der neurogenen Appendikopathie unterschieden (➤ Abb. 31.3), wobei die beiden letztgenannten ursächlich auf eine (chronisch rezidivierende) Appendizitis zurückgeführt werden, während die streng intramuköse Form mehrheitlich in entzündungsfreien Appendizes beobachtet wird.
- **Intramuköse Proliferation:** Sie beginnt an der Grenze zur Lamina muscularis mucosae und führt zu einer Dissoziation und Abhebung der Schleimhautkrypten.

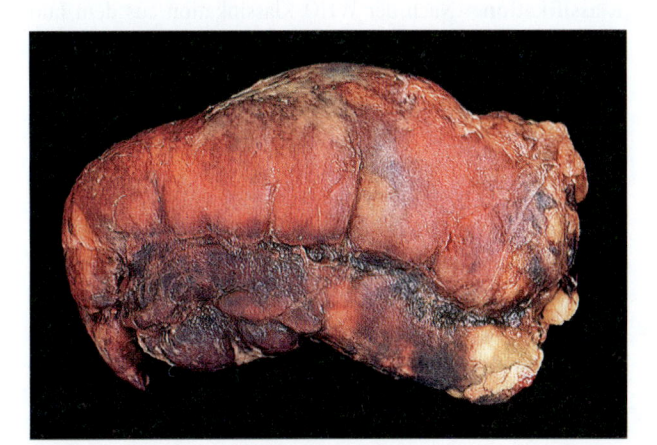

Abb. 31.2 Akute ulzerophlegmonöse Appendizitis und Periappendizitis (Operationspräparat).

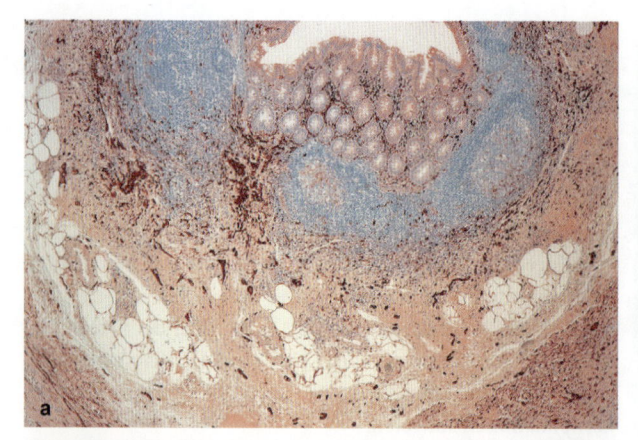

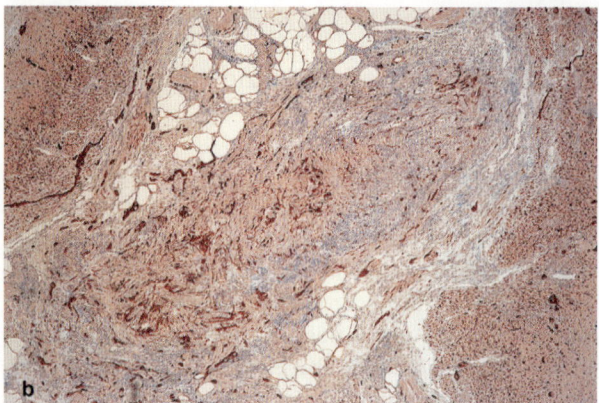

Abb. 31.3 Neurogene Appendikopathie. a Intramuköse und submuköse neuromuskuläre Proliferation. **b** Zentrales (axiales) Neurom. Immunhistochemische Lokalisation von Synaptophysin, Vergr. (a und b) 4-fach.

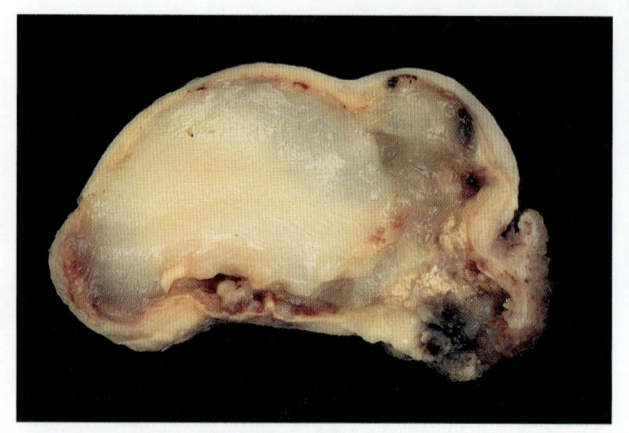

Abb. 31.4 Mukozele der Appendix. Kolbig aufgetriebene Appendix mit massiver Schleimansammlung in der Lichtung (Operationspräparat).

- **Obstruktionsmukozele** (einfache Mukozele bzw. „Retentionszyste"): Eine besondere Variante der obstruktiven Mukozele stellt die sehr seltene Myxoglobulose („Kaviar-Appendix") dar, bei der in der Lichtung der Appendix perlenartige und z.T. verkalkte Schleimkugeln gefunden werden.
- **Mukozele bei Schleimhauthyperplasie** (hyperplastischer Polyp, diffuse Schleimhauthyperplasie)
- **Neoplastische Mukozele** (bei schleimbildenden, gut- oder bösartigen Tumoren, ➤ Kap. 31.6)
- **Sonderfall:** Mukozele bei zystischer Fibrose (➤ Kap. 5.3.2)

Komplikationen Durch Sekundärinfektion kann sich das sehr seltene Empyem, durch Perforation ein Pseudomyxoma peritonei (➤ Kap. 36.3.4) entwickeln.

- Submuköse **neuromuskuläre Proliferation:** Sie zeigt hyperplastische Komplexe aus Muskulatur und Nervenfasern; die Lamina propria mucosae ist unverändert.
- **Zentrales (= axiales) Neurom:** Es liegt in der Spitze einer narbig obliterierten Appendix.

31.5 Mukozele

Unter einer Mukozele wird eine partielle oder vollständige **Organauftreibung** als Folge einer massiven intraluminalen Schleimansammlung verstanden (➤ Abb. 31.4). Es handelt sich um einen rein deskriptiven Begriff, der keine Aussagen über die zugrunde liegende Erkrankung oder den weiteren Verlauf zulässt. Nach größeren Statistiken ist eine Mukozele bei Appendektomiepräparaten in 0,2–0,3% zu beobachten.

Ätiologie und Pathogenese
Bei der Entstehung einer Mukozele wirken 2 Mechanismen zusammen: Obstruktion der Lichtung und vermehrte Schleimsekretion. Aus den Ursachen ergibt sich die folgende Klassifikation:

31.6 Tumoren

Primäre Tumoren und Metastasen in der Appendix sind selten. Das gilt sowohl für benigne und maligne epitheliale (Adenome, Karzinome) als auch für nichtepitheliale bzw. mesenchymale Tumoren. Klinisch wird das Bild meist von einer „aufgepfropften" Appendizitis geprägt.

Klassifikation Nach der WHO-Klassifikation aus dem Jahr 2010 werden die Appendixtumoren wie folgt eingeteilt:

Epitheliale Tumoren:
- prämaligne Läsionen
  - Adenome: tubulär, villös, tubulovillös (➤ Kap. 32.7.1)
  - Dysplasie (intraepitheliale Neoplasie)
  - serratierte Läsionen: hyperplastischer Polyp, sessiles serratiertes Adenom/Polyp, traditionelles serratiertes Adenom (➤ auch Kap. 30.8.1, ➤ Kap. 32.7.1)
- Karzinome (➤ auch Kap. 30.8.1, ➤ Kap. 32.7.2)
  - Adenokarzinom
    - muzinöses Adenokarzinom
    - niedriggradiger (low grade) muzinöser Tumor (LAMN)
    - Siegelringzellkarzinom
  - undifferenziertes Karzinom

31.6 Tumoren

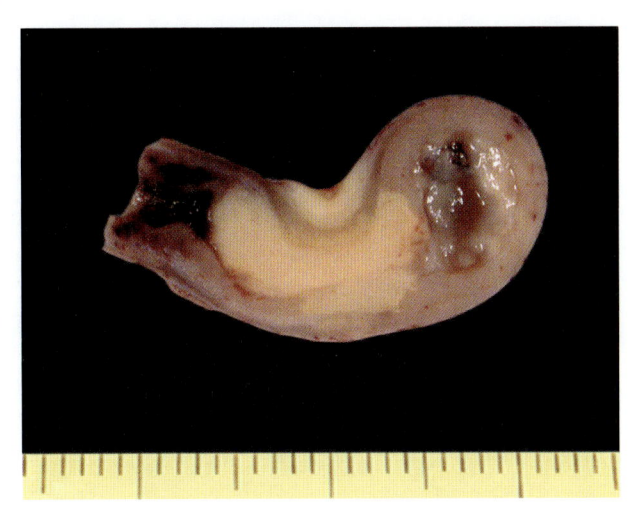

Abb. 31.5 Neuroendokriner Tumor der Appendix. Charakteristische gelbliche Tumorschnittfläche, Infiltration der Subserosa. Diffuse Wandverbreiterung der tumorfreien Appendixspitze bei obstruktionsbedingter Appendizitis (Operationspräparat).

- neuroendokrine Tumoren (NET, ➤ Kap. 17.3.1)
  – NET G1 (Karzinoid)
  – NET G2
  – neuroendokrines Karzinom: kleinzellig, großzellig
  – Becherzellkarzinoid
  – gemischtes adenoneuroendokrines Karzinom (MANEC)

Mesenchymale Tumoren:
- Leiomyom, Lipom, Neurom
- Kaposi-Sarkom, Leiomyosarkom
- maligne Lymphome

Sekundäre Tumoren (Metastasen)

Inzidenz und Morphologie

Die häufigste prämaligne Läsion der Appendix ist das **sessile serratierte Adenom** (sessiler serratierter Polyp). Derartige Tumoren wurden früher häufig als hyperplastischer Polyp bzw. diffuse Hyperplasie der Schleimhaut fehlgedeutet.

Adenokarzinome der Appendix findet man in 0,1–0,2% aller Appendektomiepräparate, entsprechend einer Inzidenz von 0,2 auf 100.000 pro Jahr. Die Tumoren zeigen überwiegend eine starke Schleimbildung. Sie wachsen häufig zystisch und können sich dann unter dem Bild einer Mukozele präsentieren (s.o.). Die Diagnose „Karzinom" erfordert den Nachweis einer Invasion jenseits der Lamina muscularis mucosae. Hochdifferenzierte muzinöse Tumoren, bei denen dieser Nachweis, z.B. aufgrund begleitender Entzündung oder irregulärer postentzündlicher narbiger Wandverwerfung, nicht zweifelsfrei geführt werden kann, werden als niedrig gradige muzinöse Tumoren („low grade appendiceal mucinous neoplasm", LAMN) bezeichnet. Die muzinösen Tumoren der Appendix können, wenn sie die Wand durchbrechen und außerhalb wachsen, ein Pseudomyxoma peritonei (➤ Kap. 36.3.4) hervorrufen.

Neuroendokrine Tumoren der Appendix (➤ Abb. 31.5) sind mit 50–77% aller Tumoren am häufigsten und entsprechen morphologisch den neuroendokrinen Tumoren anderer Darmabschnitte (➤ Kap. 17.3.1). Sie sind meist kleiner als 1 cm im Durchmesser und bevorzugt in der Appendixspitze lokalisiert. Das sog. **Becherzellkarzinoid** enthält neben neuroendokrin differenzierten Zellen reichlich PAS-positive siegelringzellartige Tumorzellen, die an intestinale Becherzellen erinnern und so für die Läsion namensgebend waren. Maligne Tumoren mit gemischt glandulärer und neuroendokriner Differenzierung, die sich auf dem Boden eines Becherzellkarzinoids entwickelt haben, werden als adenoneuroendokrine Karzinome („mixed adenoneuroendocrine carcinoma", MANEC) bezeichnet.

Maligne Lymphome als primäre und ausschließliche Manifestation in der Appendix sind extrem selten. Histologisch handelt es sich überwiegend um Burkitt-Lymphome (➤ Kap. 22.2.2).

KAPITEL 32

W. Jochum, A. Weber, G. Baretton, Th. Kirchner

Kolon, Rektum und Analkanal

32.1	Normale Struktur	596
32.2	Kongenitale Fehlbildungen	596
32.2.1	Anorektale Atresien und Stenosen	596
32.2.2	Angeborene Störungen der kolorektalen Innervation	597
32.3	Divertikel	598
32.4	Vaskulär bedingte Erkrankungen des Kolons und Rektums	599
32.4.1	Ischämische Kolopathie	599
32.4.2	Hämorrhagische Infarzierung	600
32.5	Kolitis	600
32.5.1	Infektiöse Kolitis	600
32.5.2	Idiopathische chronisch-entzündliche Darmerkrankungen	602
32.5.3	Mikroskopische Kolitis	607
32.5.4	Allergieassoziierte Kolitis	607
32.5.5	Medikamentenassoziierte (Entero-)Kolitis	607
32.5.6	Strahleninduzierte (Entero-)Kolitis	608
32.6	Weitere, nichtneoplastische Dickdarmerkrankungen	608
32.6.1	Melanosis coli	608
32.6.2	Pneumatosis intestinalis	609
32.6.3	Amyloidose	609
32.6.4	Mukosaprolaps-Syndrom	610
32.6.5	Malakoplakie	610
32.7	Kolorektale Tumoren	610
32.7.1	Adenom	610
32.7.2	Karzinom	612
32.7.3	Hereditäres kolorektales Karzinom ohne Polypose (HNPCC)	614
32.7.4	Neuroendokrine Tumoren	615
32.7.5	Nichtepitheliale Tumoren	615
32.8	Tumorartige Läsionen	615
32.8.1	Hyperplastischer Polyp	615
32.8.2	Hamartomatöse Polypen	616
32.8.3	Lymphoider Polyp	616
32.8.4	Endometriose	617
32.9	Polypose-Syndrome	617
32.10	Analkanal	620
32.10.1	Entzündliche Erkrankungen	620
32.10.2	Condyloma acuminatum, bowenoide Papulose	620
32.10.3	Anale intraepitheliale Neoplasie	620
32.10.4	Verruköses Karzinom	621
32.10.5	Analkarzinom	621
32.10.6	Weitere Tumoren und tumorartige Läsionen	622

Zur Orientierung

Leitsymptome kolorektaler Erkrankungen sind Abdominalschmerzen, Stuhlunregelmäßigkeiten (Obstipation, Diarrhö), Blutungen und Passagestörungen. Die endoskopische Untersuchung des Dickdarms mit Biopsieentnahme ist unabdingbarer Bestandteil der diagnostischen Abklärung dieser Symptome.

Zu den wichtigsten Erkrankungen des Dickdarms und des Analkanals gehören Fehlbildungen, **Entzündungen** und **Tumoren**. Neben den infektiösen Kolitiden kommt den idiopathischen chronisch entzündlichen Darmerkrankungen (**Colitis ulcerosa, Morbus Crohn**) eine besondere Bedeutung zu, da sie aufgrund des chronisch rezidivierenden Verlaufs und der möglichen Komplikationen hohe Anforderungen an die Patientenführung stellen. **Kolorektale Karzinome** wiederum gehören zu den häufigsten Malignomen in den Industrieländern und sind dort für einen erheblichen Teil der tumorbedingten Mortalität verantwortlich.

32.1 Normale Struktur

Der Dickdarm beginnt an der Valvula ileocaecalis Bauhini und endet mit der Linea anocutanea (Hilton-Linie). Er gliedert sich in Kolon, Rektum und Analkanal.

Im **Kolon** werden anatomisch 5 Abschnitte unterschieden:
- Zökum
- Colon ascendens
- Colon transversum
- Colon descendens
- Colon sigmoideum

Nach distal schließt sich das **Rektum** an, das zusammen mit dem Analkanal das funktionelle Abschlusssystem des Intestinaltrakts bildet. Dieses **Kontinenzorgan** besteht aus dem Corpus cavernosum recti, dem glattmuskulären M. sphincter ani internus, den äußeren und willkürlich innervierten Sphinkteren (M. levator ani, M. sphincter ani externus) und der sensiblen und dehnbaren Schleimhaut des Analkanals (> Abb. 32.1). Den unteren Rand des etwa 4 cm langen Analkanals bildet die Linea anocutanea. Die obere Begrenzung variiert je nach Definition des Analkanals. Der **chirurgische Analkanal** ist proximal vom oberen Rand des M. sphincter ani internus begrenzt. Somit ist der oberste Abschnitt des Analkanals mit Rektumschleimhaut ausgekleidet, an die sich nach distal das Übergangsepithel der Transitionalzone und unterhalb der Linea dentata ein überwiegend unverhorntes, distal auch verhorntes Plattenepithel ohne Hautanhanggebilde (Anoderm) anschließt. Im Gegensatz dazu wird das obere Ende des **histologischen Analkanals** von der Transitionalzone gebildet, in der auch die Analpapillen und -krypten liegen. Unterhalb der Linea anocutanea schließt sich die perianale Haut an.

32.2 Kongenitale Fehlbildungen

32.2.1 Anorektale Atresien und Stenosen

Rektum- und **Analatresien** gehören zu den häufigsten kongenitalen Anomalien. In etwa 65% werden sie von Fisteln (vom Rektum zur Harnblase, Harnröhre, Vagina, zum Vestibulum vaginae oder zum Damm) oder anderen Fehlbildungen begleitet (> Abb. 32.2). Ursache ist eine Entwicklungsstörung der Kloake, aus der Rektum und Urogenitaltrakt hervorgehen. Je nach Lage des Blindsacks bezüglich des M. levator ani unter-

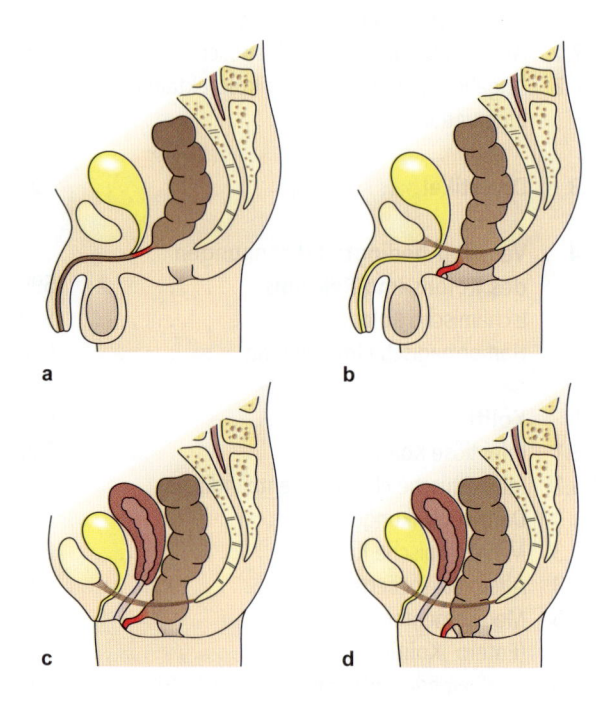

Abb. 32.2 **Häufige Formen anorektaler Fehlbildungen.** a Anorektale Agenesie mit rektourethraler Fistel. b Analatresie mit anokutaner Fistel beim Jungen. c Analatresie mit anovestibulärer Fistel beim Mädchen. d Analatresie mit anokutaner Fistel beim Mädchen.

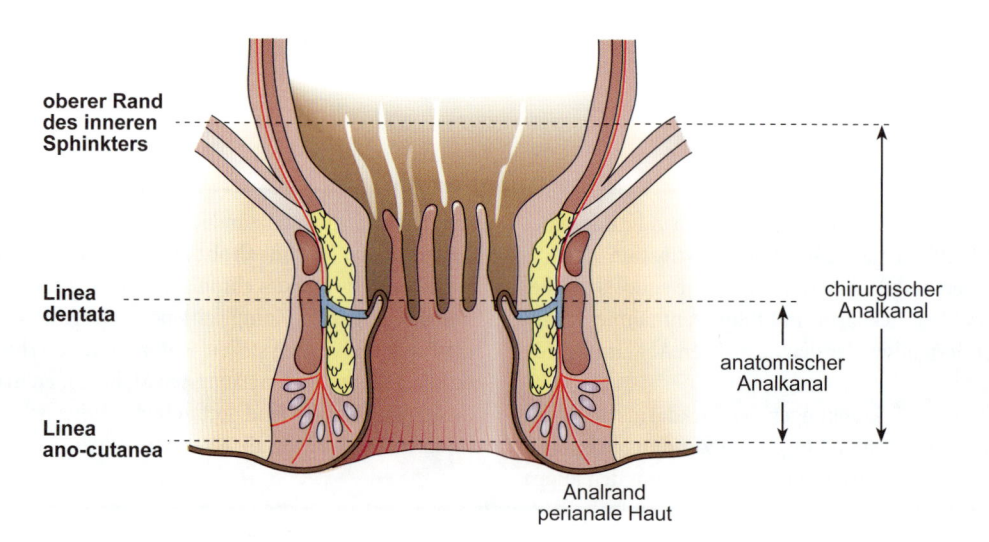

Abb. 32.1 Normale Struktur des Analkanals.

scheidet man zwischen hohen (supralevatorischen), intermediären und tiefen (infra- oder translevatorischen) Atresien. Die Atresieform bestimmt das chirurgische Therapieverfahren und die Prognose hinsichtlich der Kontinenzherstellung.

Bei der **Analstenose** ist der Analkanal vorhanden, aber eingeengt. Häufiger als bei Fehlbildungen tritt eine Analstenose als Folgezustand bei chronischer Entzündung, Verletzung oder Operation auf.

32.2.2 Angeborene Störungen der kolorektalen Innervation

Angeborene Innervationsstörungen sind relativ häufig und beruhen im Allgemeinen auf einer Hemmungsfehlbildung der kolorektalen Innervation. Sie manifestieren sich bereits im frühen Kindesalter als Megakolon. Nach Ausdehnung und Lage des fehlerhaft innervierten Darmsegments werden verschiedene Krankheitsbilder unterschieden.

Morbus Hirschsprung

Syn.: Megacolon congenitum
Definition Der Morbus Hirschsprung ist eine kongenitale Erkrankung, bei der die Ganglienzellen (Aganglionose) in den intramuralen Plexus (Plexus submucosus Meissner und Plexus myentericus Auerbach) des distalen Dickdarms fehlen. Folge ist eine spastische Dauerkontraktion der Wandmuskulatur mit funktioneller Obstruktion des Darmlumens (Stenose). Deren Ursache ist die fehlende Hemmung der spasmogenen Wirkung des extramuralen Parasympathikus.
Epidemiologie Die geschätzte Prävalenz des Morbus Hirschsprung beträgt etwa 1 : 5000 Neugeborene. Jungen sind etwa 4-mal häufiger betroffen als Mädchen. Meist handelt es sich um eine sporadische Erkrankung. Bei 10–15% der Betroffenen wird eine familiäre Häufung beobachtet. Die Vererbung ist meist autosomal dominant mit inkompletter Penetranz. Bei etwa einem Drittel der Kinder liegen zusätzliche kongenitale Anomalien vor und die Hirschsprung-Erkrankung ist Teil eines genetischen Syndroms (z.B. Shah-Waardenburg-Syndrom).

Pathogenese
Die Aganglionose wird auf eine gestörte Neuroblastenmigration aus der Neuralleiste in den Darm oder auf Reifungsstörungen der eingewanderten Neuroblasten zurückgeführt.

Morphologie
Die Aganglionose beginnt an der Obergrenze des Analkanals und erstreckt sich von dort mehr oder weniger weit nach proximal. In etwa 20% ist nur das Rektum betroffen, in ungefähr 60% zusätzlich das Sigma („Short-segment"-Aganglionose). In je 4–6% reicht die Aganglionose bis zum Colon descendens, Colon transversum oder Zökum („Long-segment"-Aganglionose), selten bis in den Dünndarm.

Makroskopisch ist das aganglionäre Darmsegment infolge der spastischen Dauerkontraktion hochgradig eingeengt. Proximal der Stenose entwickelt sich ein sekundäres Megakolon (> Abb. 32.3), das bei etwa 15% der Patienten eine unterschiedlich schwere, teilweise nekrotisierende Entzündung aufweist (Enterokolitis durch *Clostridium difficile*).

Histologisch fehlen die Ganglienzellen in der Wand des stenosierten Darmsegments. Diese Aganglionose geht mit einer Hypertrophie cholinerger parasympathischer Nervenfasern in der Lamina propria und der Muscularis mucosae sowie in der Muscularis propria einher. Durch die histochemische Darstellung der Acetylcholinesterase-Aktivität (cholinerge Nerven), der Laktatdehydrogenase und/oder Succinatdehydrogenase (Ganglienzellen) und durch den Einsatz immunhistochemischer Marker (NSE für Ganglienzellen, S-100-Protein und mikrotubulusassoziierte Proteine für Nervenfasern) lassen sich

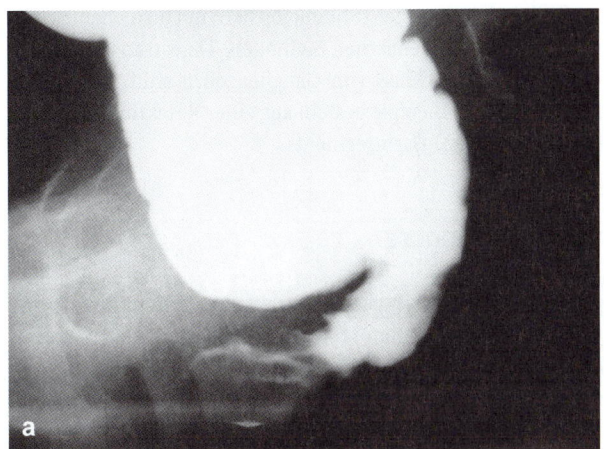

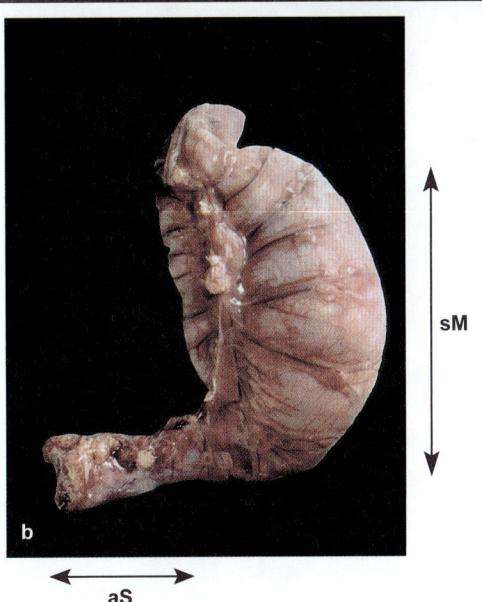

Abb. 32.3 Morbus Hirschsprung. a Präoperativer Röntgenbefund. **b** Operationspräparat: aganglionäres Segment mit spastischer Stenose (aganglionäres Segment, aS). Proximal der Stenose das sekundäre Megakolon (sM).

die Veränderungen in Biopsien und Resektaten nachweisen (> Abb. 32.4; > Abb. 1.4).

Proximal des aganglionären Segments findet man gelegentlich eine hypoganlionäre Übergangszone oder eine neuronale intestinale Dysplasie (s.u.).

Molekularpathologie
Als häufigste Ursache wurden bei etwa 50% der familiären und 15–35% der sporadischen Hirschsprung-Erkrankungen Keimbahnmutationen im RET-Gen, Locus 10q11.2 nachgewiesen.

Klinische Relevanz Die Erkrankung manifestiert sich in der Regel im Neugeborenen- oder Kleinkindesalter, selten nach dem 5. Lebensjahr bis in das Erwachsenenalter. Die Darmstenose führt zu einer fehlenden oder verzögerten Mekoniumpassage beim Neugeborenen, im Verlauf gefolgt von einer chronischen Obstipation bis zum Ileus. Die Diagnose stellt man radiologisch (> Abb. 32.3a) und histologisch an rektosigmoidalen Schleimhautbiopsien (Stufenbiopsien) mit histochemischen und immunhistochemischen Methoden. Tiefe, transmurale Biopsien zum Ausschluss von Ganglienzellen sind nicht mehr notwendig. Die Therapie besteht aus einer Resektion des aganglionären (engen) Darmsegments.

Hypoganglionose

Generelle Hypoplasie aller nervalen Strukturen der Darmwand. Im Gegensatz zum Morbus Hirschsprung fehlen Acetylcholinesterase-positive Nervenfasern in der Muscularis mucosae und in der Lamina propria mucosae.

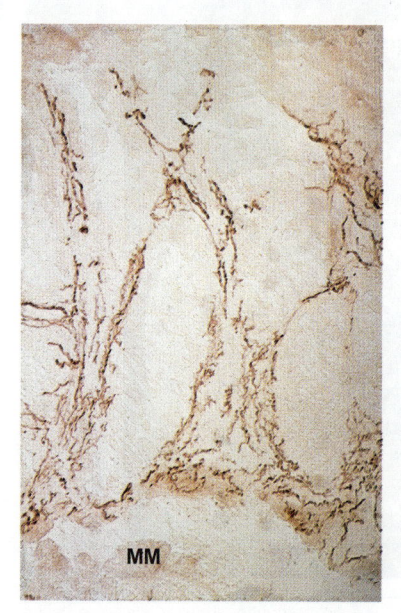

Abb. 32.4 **Morbus Hirschsprung** (Rektumbiopsie). Histochemische Darstellung der gesteigerten Acetylcholinesterase-Aktivität in parasympathischen Nervenfasern der Lamina propria mucosae. MM = Muscularis mucosae. Vergr. 120-fach.

Die Hypoganglionose kann einerseits als eigenständiges Krankheitsbild auftreten („isolierte" Hypoganglionose, selten), andererseits wird sie beim Morbus Hirschsprung als „Übergangszone" zwischen dem aganglionären Segment und der normalen Darmwand gefunden.

Totale Aganglionose

Syn.: Zuelzer-Wilson-Syndrom

Definition Totale Aganglionose des gesamten Dickdarms. Die Ganglienzellen der intramuralen Plexus (Meissner und Auerbach) fehlen. Selten können auch Segmente des Ileums, des Duodenums und des Magens betroffen sein.
Epidemiologie Angaben zur Häufigkeit der Erkrankung schwanken erheblich (8–13% aller Aganglionosen). Familiäre Häufungen wurden beschrieben. Die Letalität ist hoch (45–80%).

Morphologie
Es besteht ein Mikrokolon mit einer Dauerkontraktion der Muscularis propria ohne jegliche Peristaltik.

Die **histologischen** Veränderungen im Rektosigmoid entsprechen denen bei Morbus Hirschsprung. In den weiter proximal gelegenen Dickdarmabschnitten liegt eine Aganglionose ohne Vermehrung der cholinergen parasympathischen Nervenfasern vor.

Neuronale intestinale Dysplasie

Bei der neuronalen intestinalen Dysplasie (NID) handelt es sich um angeborene Entwicklungsstörungen der sympathischen Darminnervation (Hypoplasie, Aplasie des Sympathikus), die den gesamten Darmtrakt betreffen können. Je nach Ausdehnung der Dysplasie lassen sich **lokale** und **disseminierte** Formen abgrenzen. Es werden 2 Typen unterschieden:
- **NID, Typ A** (10–15% aller NID-Formen): Die sympathische Innervation ist rudimentär angelegt oder fehlt. Der Parasympathikotonus ist erhöht. Neben Darmspasmen entwickeln sich ulzeröse Kolitiden und blutige Durchfälle.
- **NID, Typ B** (60–70% aller NID-Formen): Man findet im Bereich des Plexus submucosus Riesenganglien mit vielen, sehr kleinen Ganglienzellen („Hyperganglionose") und heterotope Ganglienzellen in der Mukosa. Bei der klinischen Symptomatik dominiert eine Adynamie des Kolons mit der Entwicklung eines Megakolons.

32.3 Divertikel

Definition Als Divertikel wird eine Ausstülpung (Herniation) der Darmwand bezeichnet. Je nach den Darmwandschichten in der Divertikelwand wird zwischen **echten** (meist angeborenen) und **falschen** Divertikeln (**Pseudodivertikeln**) unterschieden. Die Wand der echten Divertikel wird von allen Darmwandschichten gebildet, während die der falschen Divertikel meist nur aus Mukosa und Lamina muscularis mucosae besteht. Pseudodivertikel werden weiter in komplette (**extramurale**) und inkomplette (**intramurale**) untergliedert.

Bei der **Divertikulose** des Dickdarms liegen zahlreiche Pseudodivertikel vor. Diese liegen v.a. im Colon sigmoideum.
Epidemiologie Die Sigmadivertikulose nimmt mit zunehmendem Alter an Häufigkeit zu. Jenseits des 70. Lebensjahres findet man sie bei über 30% aller Menschen. Eine Geschlechtsdisposition besteht nicht.

Pathogenese
Als prädisponierende Faktoren einer Divertikulose gelten neben chronischer (venöser) Blutstauung, Fehlernährung und chronischer Obstipation präformierte Gefäßlücken in der Muscularis propria. Hinzu kommen funktionelle Darmstörungen mit erhöhtem Muskeltonus und isometrischen Kontraktionen, die zu einem erheblichen intraluminalen Druckanstieg führen. Möglicherweise spielen zusätzlich Kollagendefekte eine Rolle (Divertikel bei Marfan- und Ehlers-Danlos-Syndrom).

Morphologie
Die Divertikel (Pseudodivertikel) sind meist zweireihig zwischen den mesenterialen und antimesenterialen Tänien entwickelt (> Abb. 32.5). Die Ausstülpungen betreffen die Mukosa und die Muscularis mucosae. Innerhalb der Divertikel findet man häufig Skybala und Koprolithen. Die Muscularis propria ist deutlich verdickt aufgrund des permanent erhöhten Muskeltonus. Als Folge können sich Entzündungen (**Divertikulitis**) entwickeln, die auf die Umgebung übergreifen (**Peridivertikulitis**).

Klinische Relevanz Die Divertikulose ist in der Regel asymptomatisch. Klinische Manifestationen ergeben sich aus Komplikationen, insbesondere der **Divertikulitis**, eine durch koprostatische Drucknekrosen eingeleitete, chronische oder abszedierende Entzündung. Betrifft dieser Prozess zahlreiche Divertikel und greift auf die Umgebung über, entwickelt sich eine Peridivertikulitis mit Vernarbungen (Divertikulitis-„Tumor") und Stenosierung des Darmlumens.

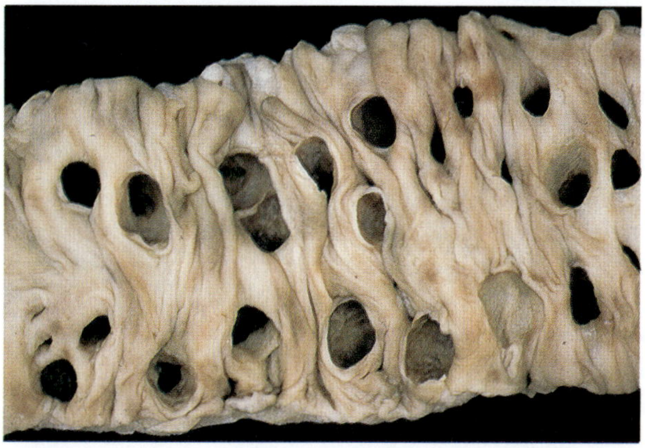

Weitere **Sekundärkomplikationen** einer Divertikulitis sind Bauchwandphlegmone, freie Perforation mit Peritonitis, Fisteln und Ureterstrikturen.

Bei 5–50% der Patienten mit Divertikulose kommt es zu unterschiedlich schweren intestinalen Blutungen. Die Diagnose einer Divertikulose und deren Komplikationen stellt man radiologisch oder endoskopisch. Die Therapie besteht in einer Resektion des betroffenen Darmsegments.

32.4 Vaskulär bedingte Erkrankungen des Kolons und Rektums

32.4.1 Ischämische Kolopathie

Syn.: Ischämische Kolitis
Definition Inkomplette oder komplette Ischämie der kolorektalen Darmwand, verursacht durch eine arterielle Minderversorgung. Das morphologische Spektrum der Darmwandschädigung reicht von auf die Mukosa beschränkten Einblutungen/Nekrosen bis zu einer transmuralen Nekrose der Darmwand (Darminfarkt).
Epidemiologie Zuverlässige Angaben zur Häufigkeit einer ischämischen Kolopathie liegen nicht vor, da leichte Verlaufsformen wegen der geringen Symptomatik häufig unerkannt bleiben. Es ist allerdings davon auszugehen, dass es sich v.a. bei älteren Menschen um ein häufiges Krankheitsbild handelt.

Pathogenese
Die Ursachen für eine arterielle Minderversorgung des Dickdarms sind vielfältig. Pathogenetisch unterscheidet man zwischen einer okklusiv (Atherosklerose, Thrombosen, Embolien) und nichtokklusiv bedingten Ischämie. Eine Herzinsuffizienz in Verbindung mit atherosklerotischen Gefäßveränderungen ist wahrscheinlich die häufigste Ursache einer ischämischen Kolopathie. Die Ischämie kann sich im gesamten Kolon manifestieren, allerdings sind am häufigsten die linke Kolonflexur (Grenzbereich der arteriellen Blutversorgung durch A. mesenterica superior und inferior), Colon descendens und sigmoideum betroffen.

Morphologie
Die morphologischen Befunde hängen vom Ausmaß und der Dauer der Ischämie ab (akut – chronisch).

Bei einer **akuten** Ischämie ist der betroffene Darmabschnitt dilatiert. Die Schleimhaut ist gerötet und ödematös oder weist Ulzerationen auf, die bis in die tiefen Schichten der Darmwand reichen und bei transmuraler Wandnekrose zur Perforation führen können. Sekundäre Einblutungen führen zu einem **hämorrhagischen Infarkt**. Histologisch findet man oberflächliche

Abb. 32.5 Sigmaresektat mit zahlreichen Pseudodivertikeln.

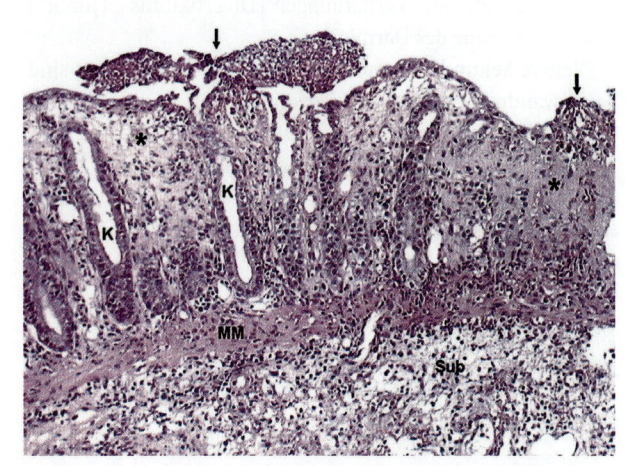

Abb. 32.6 Ischämische Kolopathie, Kolonbiopsie. Die Schleimhautkrypten (K) sind rarefiziert und teilweise atrophisch. Die Lamina propria der Schleimhaut zeigt eine hyaline Fibrose (Sterne). Fibrinbelegte und granulozytär demarkierte Erosionen (Pfeile). Im Schleimhautstroma und in der Submukosa (Sub) ein geringes Entzündungsinfiltrat. MM = Muscularis mucosae. HE, Vergr, 35-fach.

Schleimhautnekrosen mit hämorrhagischen Pseudomembranen und Kapillarthromben. Serosaseitig liegt eine fibrinös-eitrige Peritonitis vor.

Auf eine **chronische** Ischämie deuten eine Rarefizierung und Atrophie der Schleimhautkrypten, der Nachweis von Siderophagen als Zeichen alter Blutungen sowie eine hyaline Fibrose des Schleimhautstromas hin (➤ Abb. 32.6). Als Folgezustände einer Ischämie können Strikturen und Stenosen entstehen.

Klinische Relevanz Symptome einer akuten Ischämie sind Abdominalschmerzen und Blutabgang. Als Komplikationen findet man Perforation, Peritonitis und den septischen Schock. Eine chronische Ischämie kann asymptomatisch verlaufen oder führt zu Zeichen einer Kolitis.

32.4.2 Hämorrhagische Infarzierung

Darmwandnekrose infolge einer Störung des venösen Abflusses bei erhaltenem arteriellem Zufluss. Als Ursachen kommen v.a. Adhäsionen, inkarzerierte Hernien und ein Volvulus in Betracht, selten radikuläre und trunkuläre Thrombosen der Mesenterialvenen oder der Pfortader.

32.5 Kolitis

32.5.1 Infektiöse Kolitis

Infektiöse Kolitiden werden teilweise von den gleichen Erregern wie die Enteritis verursacht (Enterokolitis ➤ Kap. 30.7).

Akute selbstlimitierende (infektiöse) Kolitis

Diese infektiös bedingte akute Kolitis wird meist durch bakterielle Erreger der Gattungen *Salmonella* (*S. enterica*), *Campylobacter* (*C. jejuni*, *C. coli*) und *Yersinia* (*Y. enterocolitica*) sowie verschiedenen *Escherichia-coli*-Stämmen verursacht.

Morphologie
Histologisch findet man zahlreiche neutrophile Granulozyten in der Lamina propria der Schleimhaut, im Kryptenepithel (Kryptitis) und im Kryptenlumen (Kryptenabszess). Das Oberflächenepithel ist ebenfalls granulozytär durchsetzt oder erodiert. Die Kryptenarchitektur ist regelhaft.

Klinische Relevanz Klinisch äußert sich die selbstlimitierende Kolitis durch akut einsetzende, blutige Durchfälle, die sich in der Regel innerhalb von 2–4 Wochen wieder zurückbilden.

Bakterienruhr

Syn.: Shigellose
Definition Akute Durchfallerkrankung, die durch verschiedene Shigella-Arten hervorgerufen wird (Shigellose) und weltweit auftritt, v.a. in Entwicklungsländern.
Ätiologie Shigellen sind unbewegliche, fakultativ anaerobe, gramnegative Stäbchen. Man unterscheidet 4 Gruppen:
- Gruppe A: *Shigella dysenteriae* mit verschiedenen Serotypen, die Exotoxine bilden
- Gruppe B: *Shigella flexneri*
- Gruppe C: *Shigella boydii* mit mindestens 15 Serotypen
- Gruppe D: *Shigella sonnei*

Epidemiologie In Mitteleuropa werden etwa 80% aller Ruhrerkrankungen von Shigellen der Gruppe D, 11–13% von Shigellen der Gruppe B und nur 1% von Shigellen der Gruppe A verursacht.

Pathogenese
Die Infektion erfolgt oral v.a. durch kontaminierte Nahrungsmittel und Trinkwasser. Bereits sehr wenige Erreger genügen, um eine Erkrankung auszulösen. Eine direkte Übertragung von Mensch zu Mensch (Kontaktinfektion) ist möglich. Shigellen sind invasive und destruierende Keime, die zu einer direkten Epithelschädigung führen (➤ Abb. 30.14). Shigella-Stämme bilden in unterschiedlichem Umfang hitzelabile Toxine, die zyto-, entero- und neurotoxisch wirken (Shigatoxine).

Morphologie
Makroskopisch ist die Darmschleimhaut zu Beginn der Erkrankung gerötet und entzündlich geschwollen (**katarrhalische Ruhr**). Bei schweren Infektionen entwickeln sich im

Verlauf Pseudomembranen und Schleimhautnekrosen (**pseudomembranös-nekrotisierende** Ruhr) mit tiefen Ulzerationen (**ulzeröse** Ruhr).

Histologisch entsprechen die Befunde zu Beginn denen einer akuten selbstlimitierenden Kolitis (s.o.). Im Verlauf gleichen die histologischen Veränderungen denen eines akuten Schubs einer Colitis ulcerosa (s.u.).

Klinische Relevanz Nach einer Inkubationszeit von 1–3 Tagen (bei *S. dysenteriae* von bis 10 Tagen) beginnt die bakterielle Ruhr plötzlich mit Fieber, Übelkeit, Erbrechen, Abdominalschmerzen und Durchfall. Die zahlreichen Stuhlentleerungen sind anfänglich wässrig-schleimig (**weiße Ruhr**), später blutig (**rote Ruhr**) und führen zu erheblichen Störungen im Wasser- und Elektrolythaushalt. In der Regel endet die unkomplizierte Erkrankung nach 4–7 Tagen. Die Erregerausscheidung dauert jedoch länger als die Rekonvaleszenzphase. Die Diagnose sichert man durch den Erregernachweis im Stuhl. Schwere, auch lebensbedrohliche Krankheitsverläufe kommen v.a. bei Kleinkindern, alten Menschen und Personen mit geschwächtem Immunsystem vor.

Als **Komplikationen** der bakteriellen Ruhr kann es zu einem Kreislaufversagen als Folge des ausgeprägten Elektrolyt- und Wasserverlusts sowie zu einer Darmperforation mit Peritonitis kommen. Bei genetischer Disposition (HLA-B27) tritt nach der akuten Infektionskrankheit häufig das **Reiter-Syndrom** auf (reaktive Arthritis, Konjunktivitis, Urethritis, Hautveränderungen).

Amöbenruhr

Syn.: Amöbiasis
Definition Diese invasive Amöbiasis ist die Folge einer Infektion mit *Entamoeba histolytica*, die sich v.a. im Kolon und in der Leber manifestiert.
Epidemiologie Die Amöbenruhr tritt weltweit, besonders häufig jedoch in tropischen und subtropischen Regionen auf, wo 50–80% der dort lebenden Bevölkerung mit *Entamoeba histolytica* infiziert sind.

Pathogenese
Im Dickdarm des Menschen lebt *Entamoeba histolytica* in ihrer vegetativen Form (Trophozoit) als Minutaform (Darmlumenform) und vermehrt sich durch Teilung, ohne Krankheitserscheinungen zu verursachen. Diese vegetativen Formen bilden im distalen Kolon dickwandige, unbewegliche Dauerformen (Zysten), die mit dem Stuhl ausgeschieden werden. Sie haben eine hohe Umweltresistenz und sind u.a. magensaftresistent. Nach oraler Aufnahme der Zysten durch fäkal verunreinigtes Trinkwasser und/oder Speisen kommt es im Darm zur Freisetzung der Amöben und zur Infektion. Bei der invasiven Amöbiasis kommt es aufgrund proteolytischer Enzyme zum Übertritt der Trophozoiten aus dem Darmlumen in die Kolonschleimhaut.

Diese als Gewebeform deutlich vergrößerten Trophozoiten (Magnaform) enthalten typischerweise phagozytierte Erythrozyten und führen zur Schleimhautschädigung. Über Lymph- und Blutgefäße (Parasitämie) ist eine Absiedlung der Amöben in verschiedene Organe möglich, v.a. in die Leber.

Morphologie
Makroskopisch entstehen zu Beginn der Erkrankung kleine flache Ulzerationen der Darmschleimhaut, die im Verlauf in große, unregelmäßig geformte Schleimhautdefekte übergehen können, die bis in die Submukosa reichen und durch Fisteln miteinander in Verbindung stehen.

Histologisch findet man die Magnaformen von *Entamoeba histolytica* an der Oberfläche, im Schleim und im Nekrosematerial der Ulzerationen (➤ Abb. 32.7).

Klinische Relevanz Die Amöbiasis kann asymptomatisch verlaufen. Die akute Proktokolitis mit Fieber, kolikartigen Bauchschmerzen, Tenesmen und blutig-schleimiger Diarrhö ist die klassische Erkrankung. Die Diagnose stellt man durch den Nachweis von Magnaformen in Blut-Schleim-Beimengungen des Stuhls oder koloskopisch gewonnenen Schleim- und Gewebeproben. Die Behandlung ist antibiotisch.

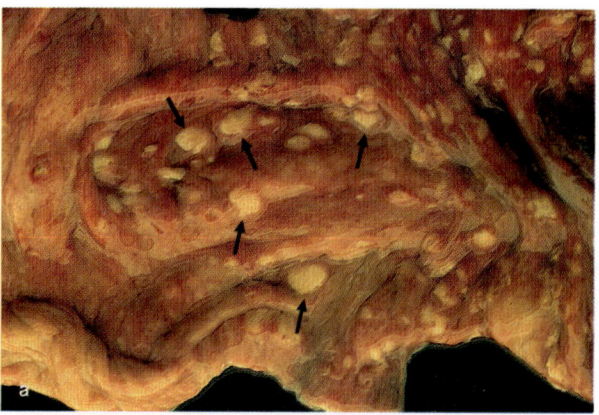

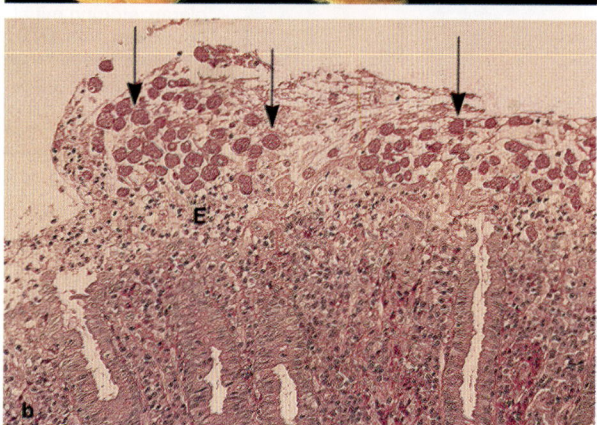

Abb. 32.7 Amöbenkolitis. a Makroskopie: Aufsicht auf die Kolonschleimhaut mit Ausbildung von Amöbenabszessen (Pfeile). **b** Histologie: Biopsie aus dem Randbereich eines Abszesses mit fibrino-leukozytärem Exsudat (E) und zahlreiche Amöben (Pfeile). PAS, Vergr. 200-fach.

Ulzerationen mit schweren Blutungen infolge Gefäßarrosion, Darmperforation mit nachfolgender Peritonitis und Megakolon sind lebensbedrohliche **Komplikationen.** Außerdem kann es zu einer lymphogenen oder hämatogenen Ausbreitung der Amöben in andere Organe kommen, wo nekrotisierende und abszedierende Entzündungen entstehen (Leber- und Lungenabszess, Pleuraempyem, Perikarditis). Der Leberabszess – überwiegend im rechten Leberlappen – ist mit über 90% die häufigste extraintestinale Komplikation. Fulminante Verlaufsformen sind mit einer hohen Letalitätsrate verbunden.

Sonstige infektiöse Kolitiden

Bei immunkompromittierten Patienten findet man im Dickdarm wie in anderen Abschnitten des Gastrointestinaltrakts opportunistische Infektionen. AIDS-Patienten sind besonders häufig betroffen. Es werden v.a. Infektionen mit Zytomegalieviren, atypischen Mykobakterien *(Mycobacterium avium intracellulare),* Kryptosporidien und Candida-Spezies beobachtet (➤ Kap. 48).

Venerische Infektionen (Gonorrhö, Lues, Lymphogranuloma venereum, Herpes simplex) des Dickdarms sind selten und manifestieren sich v.a. im Rektum.

Die Schistosomiasis (Bilharziose) ist eine bei uns seltene, in tropischen Regionen häufig vorkommende Wurmerkrankung. Von den verschiedenen Formen der Schistosomen befallen v.a. *Schistosoma mansoni* und *Schistosoma japonicum* Kolon und Rektum.

32.5.2 Idiopathische chronisch-entzündliche Darmerkrankungen

Unter diesem Begriff werden üblicherweise Colitis ulcerosa und Morbus Crohn zusammengefasst. Obwohl es sich um unterschiedliche Krankheiten handelt, bestehen zahlreiche Gemeinsamkeiten. Die Ätiologie ist weitgehend unbekannt (idiopathisch). Beide Erkrankungen haben eine **multifaktorielle Genese,** an der genetische, immunologische und Umweltfaktoren beteiligt sind. Gemeinsam führen diese zu einer **abnormen intestinalen Immunreaktion,** an der Defekte der Mukosabarriere und der Immunregulation sowie eine chronisch destruierende Entzündung als wesentliche Mechanismen beteiligt sind (➤ Abb. 32.8).

Colitis ulcerosa

Definition Die Colitis ulcerosa ist eine vorwiegend auf die **Mukosa** und **Submukosa** beschränkte chronisch entzündliche Erkrankung des Dickdarms (mukosale Kolitis).

Epidemiologie Die Inzidenz beträgt 4–20. Beide Geschlechter sind gleichermaßen betroffen. Es wird eine geografische (Nordamerika, Westeuropa, Südafrika), familiäre (25%) und

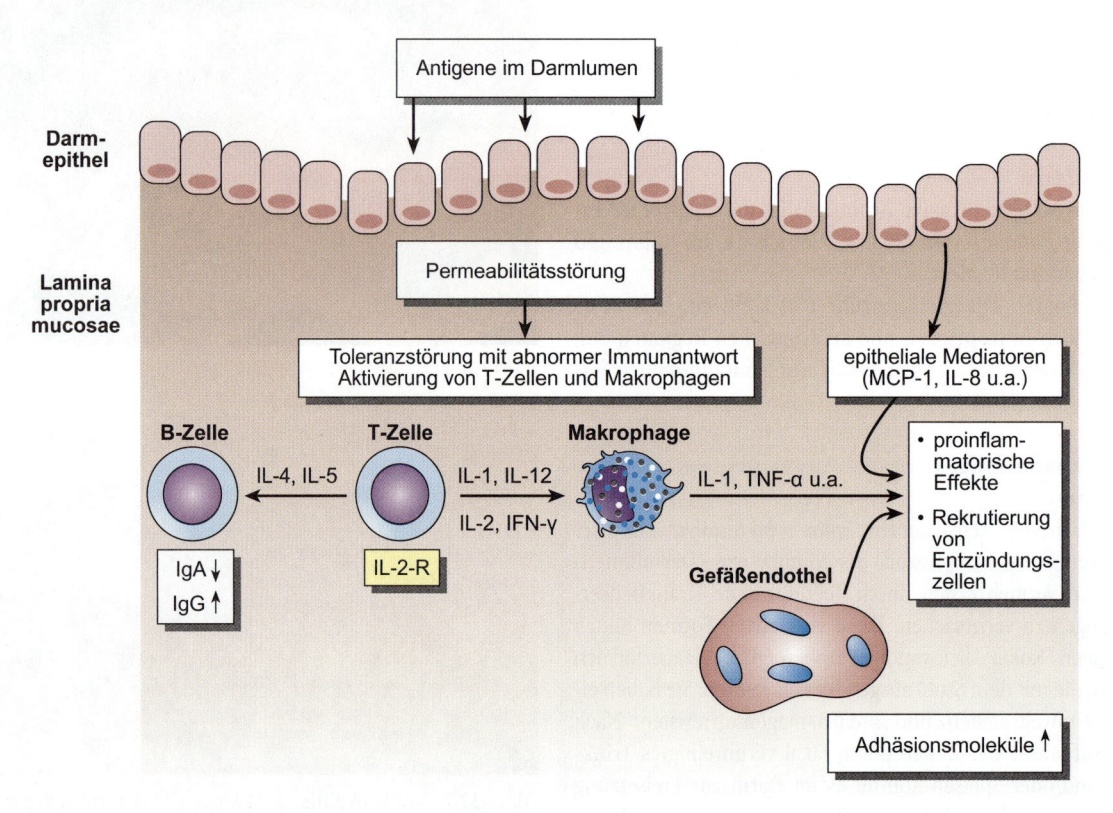

Abb. 32.8 Wichtige pathogenetische Mechanismen bei den idiopathischen chronisch-entzündlichen Darmerkrankungen (Schema). Darstellung lokaler Zell- und Mediatorinteraktionen. IL = Interleukine, IL-2-R = IL-2-Rezeptor, TNF-α = Tumornekrosefaktor, IFN-γ = Interferon, MCP-1 = „macrophage chemotactic protein".

ethnische Häufung beobachtet. Die Altersverteilung bei Diagnosestellung zeigt 2 Häufigkeitsgipfel im 15.–25. und 60.–70. Lebensjahr.

Pathogenese

Die detaillierte Pathogenese des Colitis ulcerosa ist unbekannt. Besondere Bedeutung scheint CD4-T-Lymphozyten mit einem abnormen Th2-Phänotyp zuzukommen, der durch die Produktion von TGF-β und IL-5 gekennzeichnet ist.

Morphologie

Die Colitis ulcerosa beginnt im Rektum (Proctitis ulcerosa). Dort kann sie als kaum aktive Entzündung über viele Jahre klinisch inapparent verlaufen. In etwa 80% dehnt sich der Entzündungsprozess im Verlauf kontinuierlich nach proximal über den ganzen Dickdarm aus, sodass je nach Ausdehnung eine Proktitis, Proktosigmoiditis, eine linksseitige Kolitis oder eine Pankolitis entsteht. In 10–20% der Pankolitiden ist auch das terminale Ileum in unterschiedlicher Ausdehnung betroffen (**retrograde Ileitis, Backwash-Ileitis;** ➤ Abb. 32.9).

In Phasen mit **aktiver Entzündung** ist die Schleimhaut hyperämisch, vulnerabel und granuliert oder zeigt flächenhafte Erosionen und Ulzerationen. Die zwischen den Ulzerationen gelegenen Schleimhautareale sind häufig (pseudo-) polypös aufgefaltet (➤ Abb. 32.10).

Histologisch liegt eine weitgehend auf die Mukosa beschränkte Entzündung vor. In der Lamina propria findet man ein dichtes lympho- und plasmazelluläres Entzündungsinfiltrat mit zahlreichen neutrophilen und eosinophilen Granulozyten (➤ Abb. 32.11).

Neutrophile Granulozyten werden auch im Kryptenepithel (Kryptitis) und in Kryptenlumina (Kryptenabszesse) nachgewiesen (➤ Abb. 32.12).

Es kommt zur Kryptendestruktion, zu Schleimhautdefekten und Einblutungen. Die Krypten weisen häufig Verzweigungen als Zeichen einer gestörten Architektur auf.

In Erkrankungsphasen ohne wesentliche Entzündungsaktivität bilden sich die makroskopisch fassbaren Veränderungen weitgehend zurück. Histologisch ist die Schleimhaut in diesen **Remissionsphasen** durch ein vermehrtes lymphoplasmazelluläres Entzündungsinfiltrat in der Lamina propria, eine verminderte Anzahl von Krypten (Kryptenverlust) und einen Becherzellverlust gekennzeichnet.

Klinische Relevanz Das klinische Bild ist durch wiederkehrende Episoden einer blutigen Diarrhö mit spontanen oder therapieinduzierten Remissionen gekennzeichnet. In Abhängigkeit von Schweregrad und Dauer der Kolitis treten Fieber, Abdominalschmerzen, Gewichtsverlust und Darmblutungen als Begleitsymptome auf. Der Erkrankungsbeginn kann schleichend mit geringen Symptomen oder fulminant in Form einer

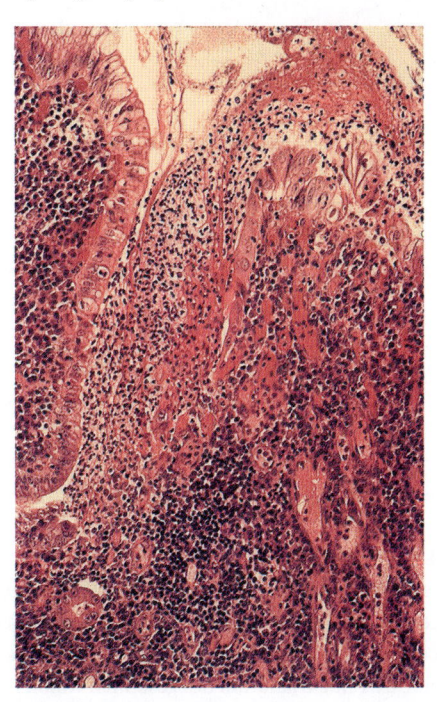

Abb. 32.10 Aktive Colitis ulcerosa. Schleimhaut mit einem überwiegend mononukleären, teils granulozytären Entzündungsinfiltrat in der Lamina propria und flacher Erosion mit Fibrinexsudation. HE, Vergr. 160-fach.

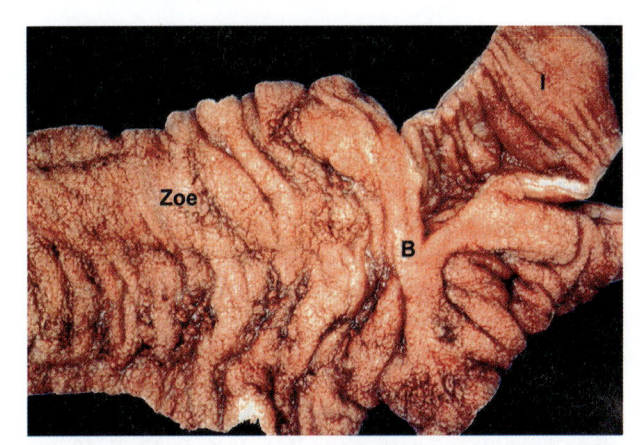

Abb. 32.9 Colitis ulcerosa mit Backwash-Ileitis. Schleimhautdefekte findet man im Kolon und im terminalen Ileum (I). Die Bauhin-Klappe (B) ist erhalten. Zoe = Zökum.

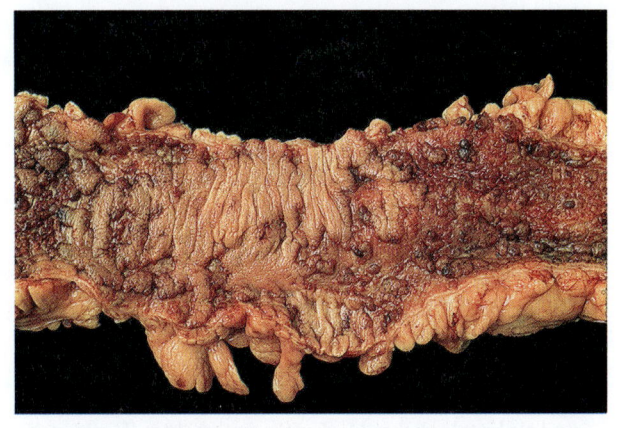

Abb. 32.11 Colitis ulcerosa. Unregelmäßig geformte Ulzerationen mit Einblutungen und pseudopolypösen Schleimhautauffaltungen.

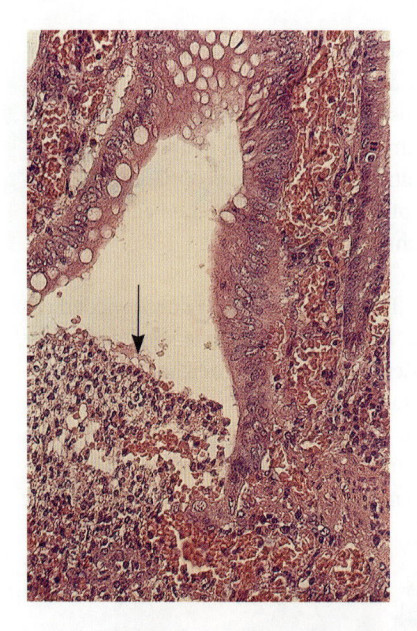

Abb. 32.12 Aktive Colitis ulcerosa mit typischem Kryptenabszess (Pfeil). HE, Vergr. 180-fach.

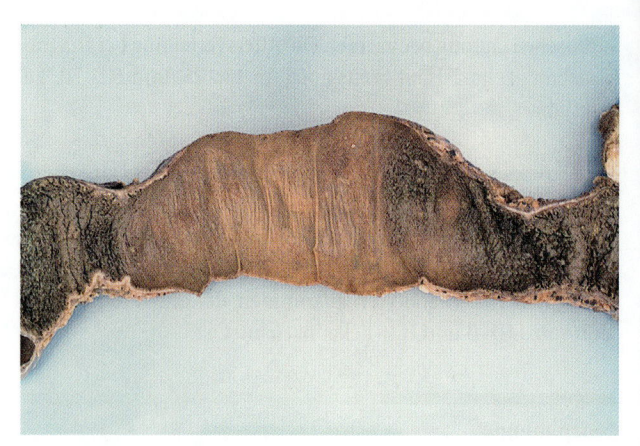

Abb. 32.13 Fulminante Colitis ulcerosa mit toxischer Dilatation eines Kolonsegments.

schweren Kolitis sein. Außerdem werden extraintestinale Begleiterkrankungen beobachtet, die sich teilweise bereits vor den intestinalen Krankheitszeichen manifestieren (s.u.).

Die Diagnose stellt man nach Ausschluss einer infektiösen Kolitis aufgrund des endoskopischen und histologischen Befundes.

Bei erfolgloser medikamentöser Therapie und bei Komplikationen (s.u.) kann eine totale Kolektomie mit Anlage eines Ileumpouchs erforderlich sein. Dieses operative Verfahren ermöglicht eine Kontinenzerhaltung bei gleichzeitig vollständiger Entfernung der kolorektalen Schleimhaut. Im Verlauf kann es zu einer Entzündung des Pouchs und der ileoanalen Anastomose kommen (Pouchitis).

Komplikationen
- **Toxisches Megakolon:** Bei fulminantem Verlauf einer Colitis ulcerosa entwickelt sich nur selten ein toxisches Megakolon als lebensbedrohliche Komplikation. Makroskopisch liegt eine extreme Dilatation des gesamten Kolons oder einzelner Segmente (v.a. des Colon transversum) vor (➤ Abb. 32.13). Die Schleimhaut ist flächenhaft ulzeriert. Histologisch findet man tiefreichende Schleimhautdefekte, Wandnekrosen, ein dichtes granulozytäres Entzündungsinfiltrat, fibrinoide Gefäßwandnekrosen und eine ausgeprägte Ganglioneuritis. Bei Darmwandperforation entsteht eine fibrinös-eitrige Peritonitis.
- **Karzinom:** Die Erkrankung ist mit einem erhöhten **Kolonkarzinomrisiko** assoziiert (bei initial bestehender Dysplasie 20- bis 30-fach erhöht). Das relative Risiko wird von der Ausdehnung und Intensität der Entzündung sowie der Erkrankungsdauer bestimmt. Daher sind regelmäßige Überwachungskoloskopien mit Biopsieentnahme angezeigt. Der chronisch rezidivierende Verlauf der Colitis ulcerosa führt häufig zur Entstehung einer **Dysplasie** (intraepitheliale Neoplasie), die eine Vorläuferläsion des Karzinoms darstellt und als histologischer Marker für ein erhöhtes Karzinomrisiko gewertet werden kann. Histologisch ist die Dysplasie durch zelluläre Atypien des Drüsenepithels, eine gesteigerte proliferative Aktivität und eine abnorme Kryptenarchitektur charakterisiert (➤ Abb. 32.14). Eine Dysplasie kann in der flachen Schleimhaut oder in den als DALM (dysplasieassoziierte Läsion oder Masse) bezeichneten umschriebenen polypartigen Läsionen der Schleimhaut entstehen. Bei einer hochgradigen Dysplasie oder einem invasiven Karzinom ist eine Kolektomie mit Anlage eines ileoanalen Pouchs indiziert.

Morbus Crohn

Definition Der Morbus Crohn ist durch eine chronisch rezidivierende, häufig segmentale, transmurale Entzündung des Gastrointestinaltrakts gekennzeichnet, die sich v.a. im **Ileum** und **Kolon** manifestiert.

Epidemiologie Die Inzidenz beträgt 5–20. Beide Geschlechter sind gleichermaßen betroffen. Es wird eine geografische (Nordamerika, Nordeuropa), familiäre (10%) und ethnische Häufung beobachtet. Die Altersverteilung bei Diagnosestellung zeigt 2 Häufigkeitsgipfel im 20.–30. und 60.–70. Lebensjahr.

Pathogenese
Die Pathogenese des Morbus Crohn ist unklar. In der Mukosa findet eine nachhaltig aktivierte Immunreaktion statt. Es ist unklar, ob diese Aktivierung auf eine dauerhafte Stimulation durch Bakterien und andere Bestandteile des Darminhalts infolge einer gestörten Mukosabarriere oder auf einen Defekt des Immunsystems zurückzuführen ist (konstitutive Aktivierung, gestörte Herunterregulation einer Immunreaktion, gestörte Neutrophilenreaktion).

In der Schleimhaut findet man v.a. CD4-T-Lymphozyten mit einem Th1-Phänotyp, die IFN-γ und IL-2 produzieren. Durch die Freisetzung dieser Zytokine werden Makrophagen aktiviert, die weitere Zytokine wie IL-1, IL-6, IL-12, IL-18 und TNF-α bilden. Diese und weitere immunologische Mediatoren verstärken die Entzündungsreaktion und Gewebeschädigung.

Morphologie

Entzündliche Läsionen können sich im gesamten Gastrointestinaltrakt befinden. Meist sind jedoch Dickdarm und Ileum betroffen. Ein Befall von Mundhöhle, Ösophagus, Magen und Duodenum ist selten. Enteritis und Kolitis treten isoliert oder gleichzeitig auf. Typisch ist ein diskontinuierlicher, segmentaler Befall des Darms (Skip-Läsionen).

Makroskopisch (> Abb. 32.15) findet man aphthöse Erosionen und längs verlaufende fissurale Ulzerationen, die der Schleimhaut ein charakteristisches Kopfsteinpflasterrelief verleihen. Als Folge der transmuralen Entzündung entstehen Wandverdickungen, langstreckige Stenosen, Strikturen und Fisteln.

Histologisch besteht in allen Wandschichten ein Entzündungsinfiltrat, das häufig in den tiefen Schichten stärker ausgeprägt ist (dysproportionale Entzündung) (> Abb. 32.16).

Die Schleimhaut enthält ein lympho-plasmazelluläres, teils granulozytäres Entzündungsinfiltrat mit herdförmiger Kryptitis und Kryptenabszessen. In der Umgebung der Erosionen und tiefreichenden Ulzera sowie in den tiefen Darmwandschichten (Subserosa) findet man Lymphfollikel mit aktivierten Keimzentren. In ca. 50% sind Granulome vom Sarkoidose-Typ oder Mikrogranulome nachweisbar (> Abb. 32.16). Nach längerem Verlauf ist die Darmwand fibrosiert und zeigt eine Hyperplasie der Nervenfasern in Submukosa und Muscularis propria. Häufig besteht eine gastrale Metaplasie im Dünndarm (> Abb. 32.17).

Molekularpathologie

Als Ursache der genetischen Disposition wurden bei einem Teil der Crohn-Patienten Polymorphismen im NOD1-Gen und Keimbahnmutationen im NOD2-Gen nachgewiesen. Die von diesen Genen codierten Proteine – ebenso wie Defensine und Cathelizidine, die bei Morbus Crohn Abnormitäten aufweisen – sind Teil des antimikrobiellen Abwehrsystems des Gastrointestinaltrakts und möglicherweise an der Pathogenese des Morbus Crohn beteiligt.

Klinische Relevanz Typische klinische Manifestationen des Morbus Crohn sind krampfartige Abdominalschmerzen, unblutige Diarrhöen, Fieber und Zeichen der Mangelernährung (Gewichtsverlust, Hypoalbuminämie, Eisenmangelanämie). Es treten Analfissuren, Fisteln (enterokutan, enterovaginal, enterovesikal, perianal) und extraintestinale Krankheitsmanifestationen auf. Außerdem bestehen häufig schmerzhafte Ulzera und Aphthen in der Mundhöhle.

Eine chirurgische Therapie wird bei Versagen der medikamentösen Therapie und bei Komplikationen (Stenosen, Fisteln, Perforationen, Abszesse) erforderlich. Das Karzinomrisiko ist gegenüber einer Normalpopulation 5- bis 6-fach erhöht.

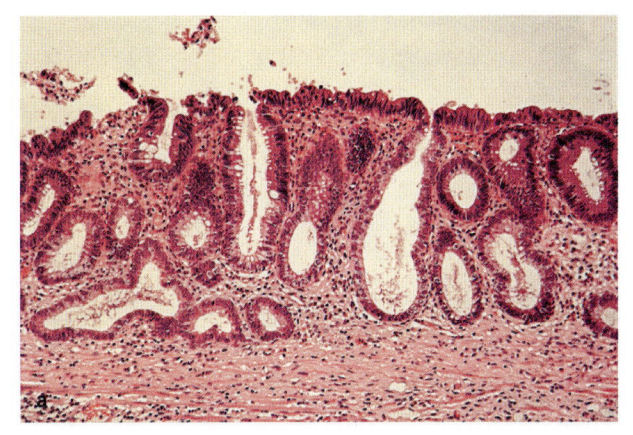

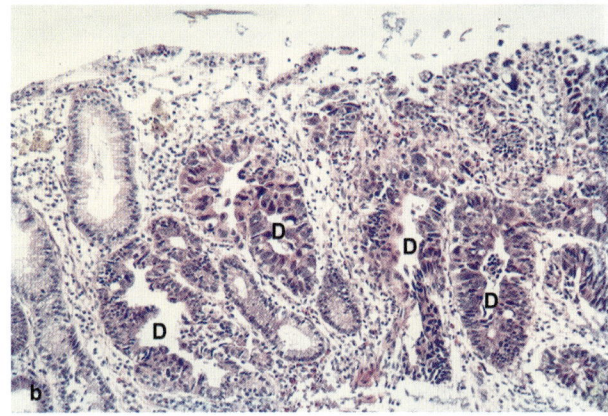

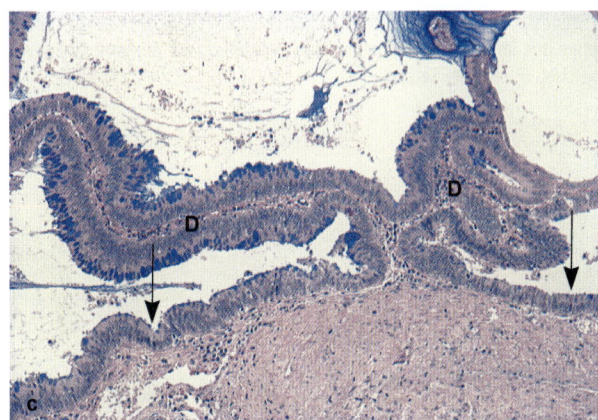

Abb. 32.14 Colitis ulcerosa mit Dysplasie (intraepithelialer Neoplasie) nach langjährigem Krankheitsverlauf. **a** Dysplasie bei weitgehend inaktiver Colitis ulcerosa. Deutlich gestörte Kryptenarchitektur, fehlende Ausreifung der Enterozyten und Zellatypien. HE, Vergr. 90-fach. **b** Hochgradige Dysplasie (intraepitheliale Neoplasie) mit ausgeprägten Zellatypien (D). HE, Vergr. 120-fach. **c** Komplette Schleimhautatrophie (Pfeile) nach langjähriger Colitis ulcerosa mit Anteilen einer DALM-Läsion (dysplasieassoziierte Läsion oder Masse [D]). PAS-Alcian, Vergr. 100-fach.

Außerdem unterhalten sie die Entzündungsreaktion, indem die Expression von Adhäsionsmolekülen auf Gefäßendothelien gesteigert und somit das Einwandern weiterer Entzündungszellen begünstigt wird.

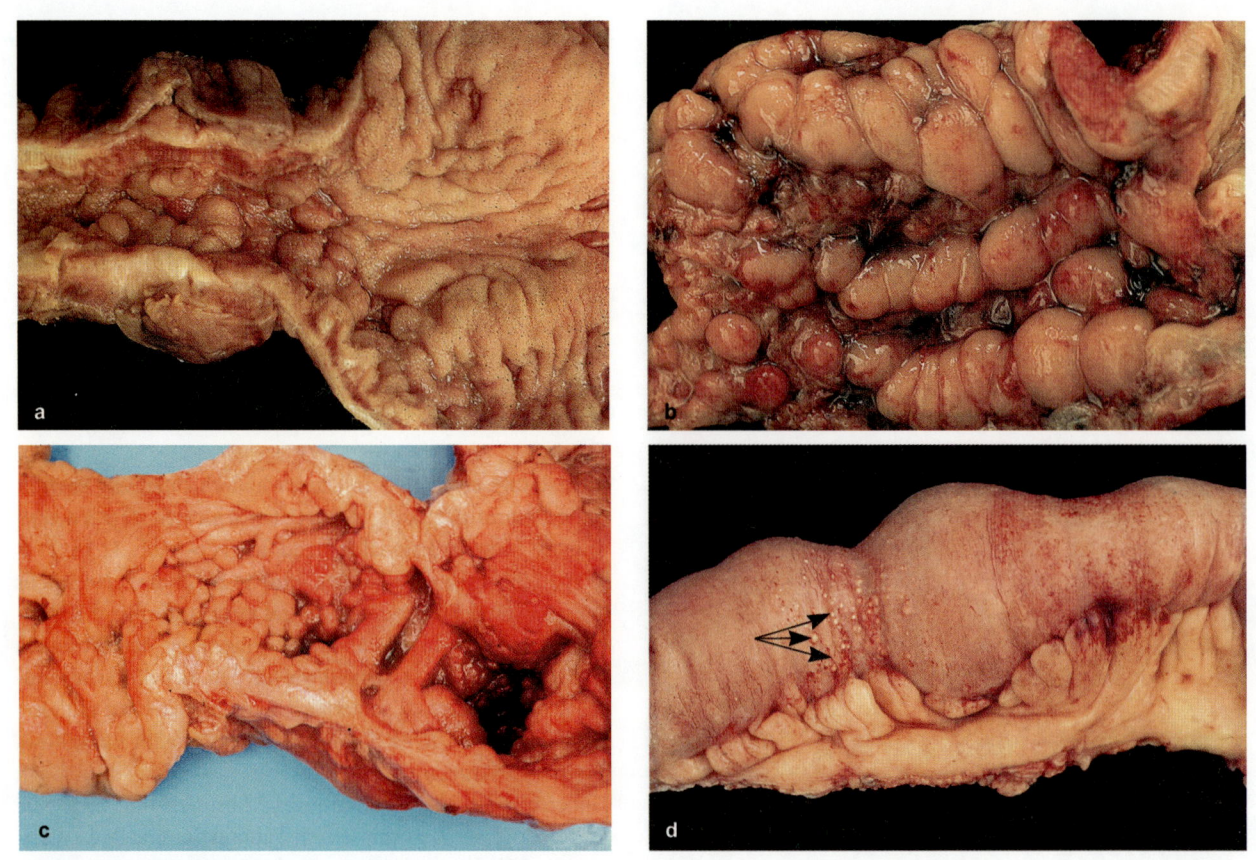

Abb. 32.15 Morbus Crohn. Makroskopische Befunde. **a** Gartenschlauchartige Stenose mit prästenotischer Dilatation. **b** Crohn-typisches Kopfsteinpflasterrelief der Schleimhaut. **c** Morbus Crohn im terminalen Ileum, an der Bauhin-Klappe und im Zökum mit entzündlicher Destruktion der Bauhin-Klappe (vgl. Abb. 32.9). **d** Zirkuläre Dünndarmstenosen mit hirsekorngroßen (miliaren) Knötchen (Pfeile) der Serosa.

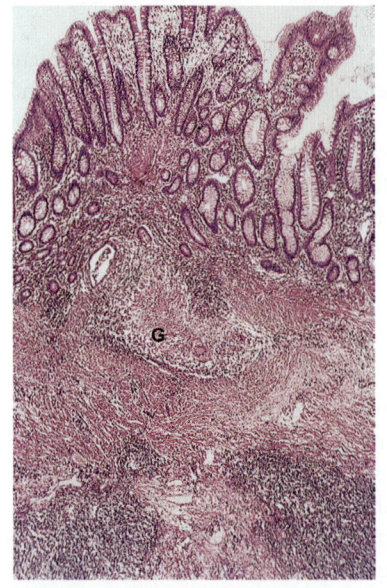

Abb. 32.16 Morbus Crohn. Das Entzündungsinfiltrat ist zu den tiefen Wandschichten hin deutlich stärker ausgebildet. In der Submukosa ein epitheloidzelliges Granulom ohne Nekrose (G). HE, Vergr. 90-fach.

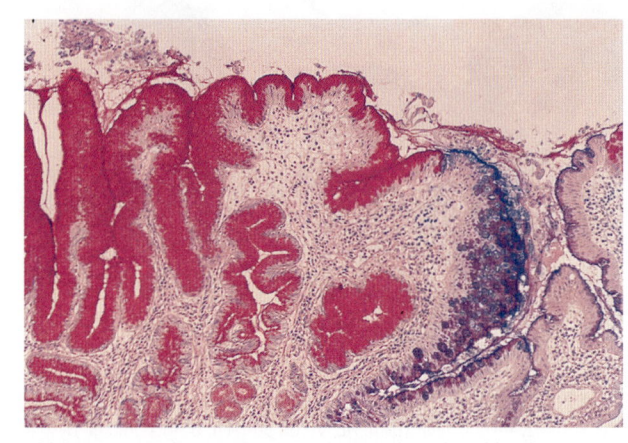

Abb. 32.17 Morbus Crohn. Gastrale Metaplasie der Schleimhaut im terminalen Ileum. PAS-Alcianblau, Vergr. 100-fach.

Extraintestinale Manifestationen und Komplikationen

Die Häufigkeit der nachfolgend genannten Erkrankungen ist für Colitis ulcerosa und Morbus Crohn unterschiedlich:
- **Haut:** Erythema nodosum, Pyoderma gangraenosum, Erythrodermien mit dermatopathischer Lymphadenopathie, endogene Ekzeme
- **Augen:** Episkleritis, Uveitis, Keratitis, Retrobulbärneuritis

- **Gelenke:** Arthritis, Sakroileitis, ankylosierende Spondylitis
- **Gefäße:** Vaskulitis, Thrombose, Thromboembolien, Störungen der Hämostase
- **Niere:** Glomerulonephritis, Lithiasis
- **hepatobiliär:** Fettleber, Leberabszess, primär sklerosierende Cholangitis, Cholangiokarzinom
- **bronchopulmonale** Funktionsstörungen
- Amyloidose

32.5.3 Mikroskopische Kolitis

Definition Entzündliche Dickdarmerkrankung, die durch chronisch wässrige Diarrhö, einen normalen endoskopischen Befund und den histologischen Nachweis einer lymphozytären oder kollagenen Kolitis gekennzeichnet ist.

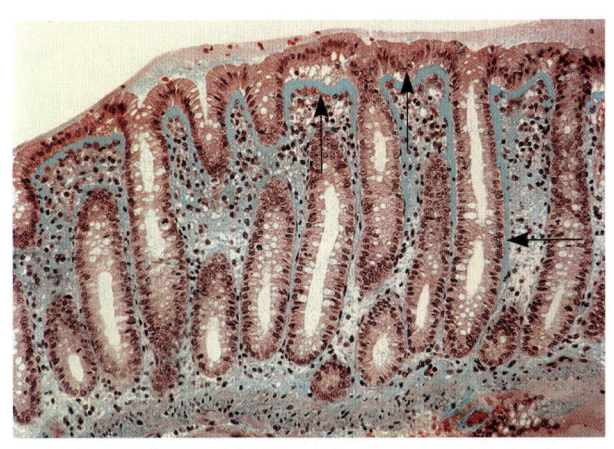

Abb. 32.18 Kollagene Kolitis. Unter dem Oberflächenepithel und perikryptal liegen azelluläre Kollagenbänder unter der Basalmembran (Pfeile). Im Schleimhautstroma ein hier nur mäßig entwickeltes mononukleäres Entzündungsinfiltrat. Masson-Goldner, Vergr. 90-fach.

Pathogenese
Es dürfte sich um eine besondere Schleimhautreaktion bei prädisponierten Individuen handeln. Möglicherweise sind lymphozytäre und kollagene Kolitis morphologisch unterschiedliche Stadien der gleichen Erkrankung. Es besteht eine Assoziation mit bestimmten Medikamenten, intestinalen Infektionen und Erkrankungen, bei deren Entstehung autoimmune Mechanismen beteiligt sind (Sprue, Autoimmunthyreoiditis, Diabetes mellitus, rheumatoide Arthritis, Asthma bronchiale).

Morphologie
Endoskopisch liegt bei der mikroskopischen Kolitis eine normale Schleimhaut vor.

Histologisch ist die **lymphozytäre Kolitis** durch eine deutliche Vermehrung der Lymphozyten im Oberflächenepithel charakterisiert (Lymphozytose durch CD3/8 zytotoxische T-Lymphozyten). In der Lamina propria liegt ein dichtes lymphoplasmazelluläres Entzündungsinfiltrat. Die Kryptenarchitektur ist regelhaft.

Die histologischen Befunde einer **kollagenen Kolitis** entsprechen weitgehend denen der lymphozytären Kolitis. Zusätzlich findet man unterhalb der Basalmembran des Oberflächenepithels, teils auch perikryptal, 10–30 µm breite azelluläre Kollagenbänder, die v.a. aus Kollagen Typ IV und Tenascin, weniger aus Kollagen Typ I und III bestehen (➤ Abb. 32.18). Abschnittsweise fehlt das Oberflächenepithel oder löst sich in Form von Epithelstreifen von der darunterliegenden Basalmembran ab.

Klinische Relevanz Es tritt eine chronisch wässrige Diarrhö ohne Blutbeimengungen auf. Häufige Begleitsymptome sind Übelkeit, Adominalschmerzen und Gewichtsverlust. Die Diagnose wird durch den Nachweis der charakteristischen histologischen Veränderungen in Stufenbiopsien des Kolons und Rektums gestellt.

32.5.4 Allergieassoziierte Kolitis

Allergische Reaktion im Dickdarm nach Aufnahme bestimmter Nahrungsmittel oder Medikamente. Sie kommt in Form einer allergischen Proktitis v.a. bei Kindern im 1. Lebensjahr als Reaktion auf Kuhmilch- und Sojaproteine vor. Seltener sind Erwachsene mit einem Befall von Ileum und Kolon betroffen.

Morphologie
Endoskopisch ist die Schleimhaut ödematös, herdförmig gerötet und verletzlich. Erosionen oder Ulzera sind selten.

Histologisch liegt eine Vermehrung der eosinophilen Granulozyten in der Lamina propria, der Muscularis mucosae und Submukosa vor. Eosinophile Granulozyten liegen im Oberflächen- und Kryptenepithel, bilden eosinophile Zellhaufen und zeigen Zeichen der Degranulierung. Die Schleimhautarchitektur ist erhalten.

32.5.5 Medikamentenassoziierte (Entero-) Kolitis

Zahlreiche Medikamente können eine Darmentzündung auslösen, z.B. nichtsteroidale Antiphlogistika, Antibiotika, Ciclosporin, goldhaltige Präparate, Zytostatika, Eisenpräparate, Digitalispräparate, Diuretika, Antihypertensiva oder vasospastische Substanzen.

Die morphologischen Befunde sind unterschiedlich, aber für das jeweils ursächliche Medikament nicht spezifisch, sodass eine detaillierte Anamnese für die nosologische Einordnung der Kolitis unabdingbar ist.

NSAR-assoziierte (Entero-)Kolitis

Aufgrund der Häufigkeit kommt den von nichtsteroidalen Antirheumatika (NSAR) hervorgerufenen Entzündungen des Intestinaltrakts eine besondere Bedeutung zu. Man schätzt, dass etwa 8–10% aller neu diagnostizierten Enterokolitiden von NSAR hervorgerufen werden. Die endoskopischen und histologischen Befunde reichen von einfachen Schleimhautrötungen bis zu tiefen Ulzerationen, die zu Blutungen und Perforationen führen können. Vor allem bei Retard-Präparaten können sich diaphragmaähnliche Strikturen entwickeln, die zu einer Stenosierung führen. Rektal applizierte NSAR-Suppositorien verursachen in 10–30% Ulzera, Strikturen und rektoanalen Stenosen. Nach Absetzen der NSAR kommt es in der Regel zu einer Spontanheilung.

Antibiotikainduzierte (pseudomembranöse) Kolitis

Definition Unter Antibiotikabehandlung auftretende Kolitis, die von *Clostridium difficile* verursacht wird.

Pathogenese
C. difficile findet sich in geringer Zahl in der normalen Darmflora. Vor allem durch eine orale Antibiotikatherapie wird diese gehemmt und die Vermehrung pathogener Keime wie *C. difficile* begünstigt. Ursache der Kolitis sind die von *C. difficile* gebildeten Enterotoxine.

Morphologie
Endoskopisch liegen weißlich-gelbe Pseudomembranen v.a. im linksseitigen Kolon vor.

Histologisch entsprechen diese Pseudomembranen oberflächlichen Schleimhauterosionen, die von einer granulozytär durchsetzten Schicht aus Fibrin, Schleim und Detritus bedeckt sind (➤ Abb. 32.19). Die erhaltenen tieferen Kryptenanteile sind erweitert und mit Granulozyten gefüllt.

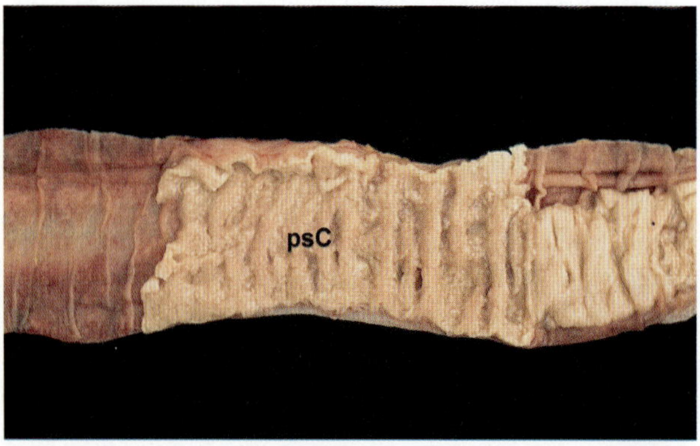

Abb. 32.19 Segmental ausgeprägte pseudomembranöse Kolitis (psC) nach längerer Antibiotikatherapie.

Klinische Relevanz Im Vordergrund stehen profuse wässrig-blutige Durchfälle, die von Koliken, Fieber und einer Leukozytose begleitet werden. Die Diagnose sichert man durch den Nachweis des *C.-difficile*-Toxins. Fulminante Verläufe mit der Entwicklung eines toxischen Megakolons haben eine hohe Letalität.

Neutropenische Kolitis

Diese nekrotisierende Form einer Kolitis wird bei Patienten mit ausgeprägter Neutropenie beobachtet und ist durch segmentale Schleimhautulzerationen in Zökum, Colon ascendens und terminalem Ileum gekennzeichnet. Außerdem entstehen ein Ödem der Darmwand, Einblutungen und Wandnekrosen, die zu einer Perforation mit Peritonitis führen können. Diese schwere Kolitis tritt bei zyklischer Neutropenie, häufiger als Komplikation einer Chemotherapie bei hämatologischen und soliden Neoplasien auf.

32.5.6 Strahleninduzierte (Entero-)Kolitis

Die Darmschleimhaut ist als proliferationsintensives Gewebe außerordentlich strahlensensibel. In Abhängigkeit von der Dosis und dem Bestrahlungsfeld kann sich eine radiogene Enterokolitis entwickeln, die v.a. Rektum, Sigma und Ileum betrifft. Man kann zwischen früh und spät nach Bestrahlung auftretenden Schäden unterscheiden:

- **Frühschäden** treten Stunden bis Tage nach einer Strahlentherapie auf und sind auf eine direkte Schleimhautschädigung zurückzuführen. **Endoskopisch** liegt ein Ödem der Schleimhaut vor. **Histologisch** findet man u.a. Zeichen der Epithelschädigung und -regeneration, Erosionen und ein eosinophilenreiches akutes Entzündungsinfiltrat. Diese Frühschäden heilen innerhalb von Wochen ab.
- **Spätschäden** treten erst 4–12 Monate nach einer Strahlentherapie auf. Sie beruhen auf Gefäßveränderungen in der Submukosa und im Mesenterium (fibrinoide Wandnekrose, obliterierende Endarteriitis, Thrombosen). Es entwickelt sich eine **obliterative Vaskulopathie,** die zu einer schweren Darmwandischämie mit den entsprechenden Symptomen führt (➤ Kap. 32.4.1). Als Folge können Ulzerationen, Strikturen, Fisteln und Verwachsungen entstehen. **Endoskopisch** finden sich Teleangiektasien in der Schleimhaut, die auch **histologisch** nachzuweisen sind und von einer charakteristischen Hyalinisierung der Lamina propria und radiogenen Atypien der Stromazellen begleitet werden.

32.6 Weitere, nichtneoplastische Dickdarmerkrankungen

32.6.1 Melanosis coli

Braunschwarze Verfärbung der kolorektalen Schleimhaut, die besonders häufig nach langjähriger Einnahme von anthrazen-

32.6 Weitere, nichtneoplastische Dickdarmerkrankungen

und hydrochinonhaltigen Laxanzien vorkommt (➤ Abb. 32.20). Die Melanosis coli ist bei Frauen 3- bis 8-mal häufiger als bei Männern. Selten kommt eine vergleichbare Farbanomalie auch im Ileum und Duodenum vor.

Histologisch findet man in den Makrophagen der Lamina propria abgelagertes bräunlich-schwarzes **Pigment** (➤ Abb. 32.21), das reich an Kupfer und Eisen ist. Es gehört wahrscheinlich weder zu den chemisch definierten Melaninpigmenten noch zu den Lipofuszinen. Die Pigmenteinlagerungen sind harmlos.

32.6.2 Pneumatosis intestinalis

Unter diesem Begriff versteht man das Auftreten gashaltiger Pseudozysten in der Darmwand. Meist ist der Dünndarm, seltener der Dickdarm betroffen.

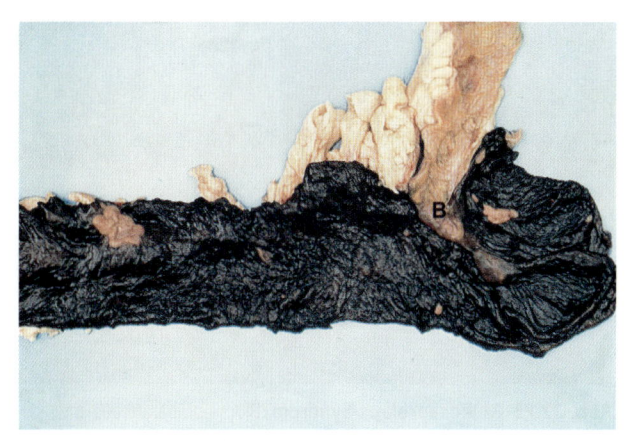

Abb. 32.20 Melanosis coli nach langjährigem Laxanzienabusus. Bräunlich-schwarze Pigmentierung der Kolonmukosa, die mit scharfer Grenze an der Bauhin-Klappe (B) endet. Bei den nichtpigmentierten Arealen im Colon ascendens handelt es sich um Adenome.

Pathogenese
Zu den vermuteten pathogenetischen Mechanismen gehören eine intraluminale Druckerhöhung im Darm, eine gesteigerte Permeabilität der Darmwand für Gas oder eine intramurale Gasbildung durch Bakterien.

Morphologie
Makroskopisch befinden sich in der Darmwand zahlreiche gasgefüllte Hohlräume, die v.a. in der Submukosa und Subserosa liegen (➤ Abb. 32.22).

Histologisch werden die Hohlräume von Makrophagen, mehrkernigen Riesenzellen und einem chronischen Entzündungsinfiltat begrenzt.

32.6.3 Amyloidose

Bei etwa 90% aller Patienten mit Amyloidose (➤ Kap. 47.3.3) findet man Amyloidablagerungen in der rektalen Schleimhaut. Vor allem bei den sekundären Amyloidosen ist das Rektum na-

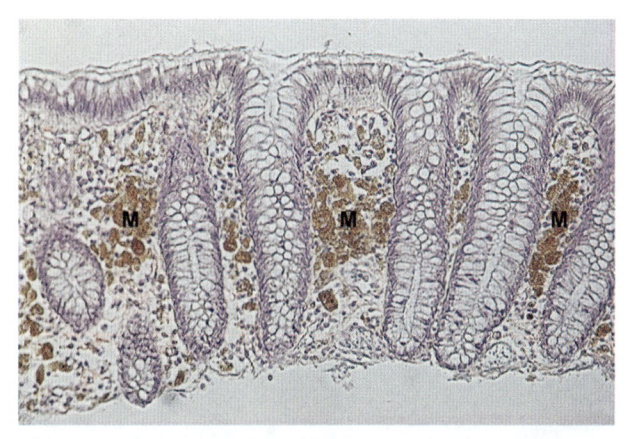

Abb. 32.21 Melanosis coli. Zahlreiche pigmentspeichernde Makrophagen (M) in der Lamina propria der Kolonschleimhaut. HE, Vergr. 120-fach.

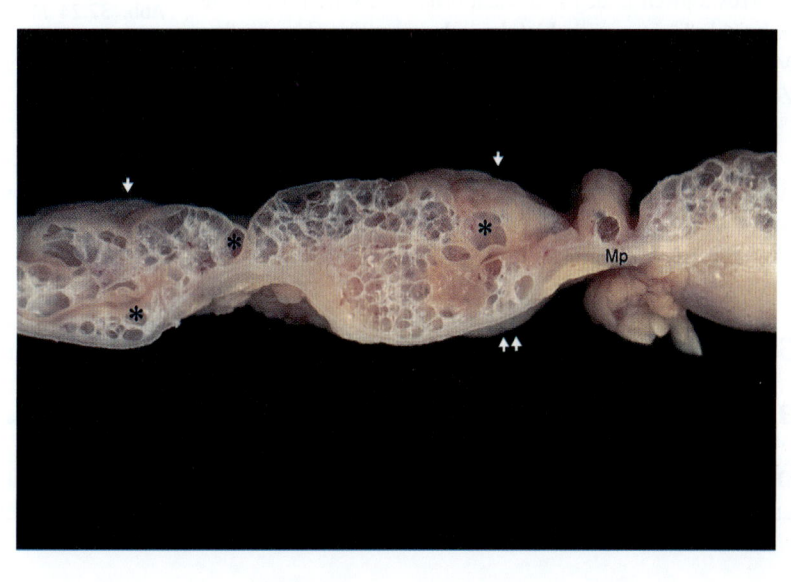

Abb. 32.22 Pneumatosis intestinalis. Kolonsegment eines Patienten mit schwerem obstruktivem Lungenemphysem. Die Schnittfläche zeigt zahlreiche unterschiedlich große, in allen Darmwandschichten vorhandene zystische Hohlräume (*). Muscularis propria (Mp), Schleimhautoberfläche (Pfeile), Serosa (Doppelpfeil).

hezu immer betroffen, sodass sich die rektale Schleimhautbiopsie zur diagnostischen Abklärung einer Amyloidose eignet.

Klinisch kann eine intestinale Amyloidose zu Motilitätsstörungen, chronischer Diarrhö, Ulzerationen, Perforation, Blutungen und Obstruktion, aber auch zu einer Malabsorption und zu einem intestinalen Eiweißverlust führen.

32.6.4 Mukosaprolaps-Syndrom

Syn.: solitäres Rektumulkus

Meist 5–12 cm oberhalb des Analrings gelegener Schleimhautprolaps der Rektumvorderwand in den Analkanal, der zu einer ischämisch-traumatischen Schädigung der vorderen Rektumwand führt.

Morphologie

Makroskopisch kann es zu einem „inflammatorischen Polypen" kommen.

Histologisch findet man eine fibromuskuläre und glanduläre Hyperplasie der rektalen Schleimhaut mit oder ohne Erosion/Ulzeration und mit einer meist nur geringen Entzündungsreaktion (➤ Abb. 32.23). Es kann zu einer Verlagerung von Drüsenepithel in die Submukosa mit der Entstehung von schleimgefüllten Zysten kommen (Colitis cystica profunda). Diese muss gegen ein invasives Adenokarzinom abgegrenzt werden.

32.6.5 Malakoplakie

Die Malakoplakie tritt meist in den ableitenden Harnwegen und der Harnblase auf (chronische Urethritis bzw. Zystitis, ➤ Kap. 38.3.2). Nur sehr selten ist der Dickdarm betroffen.

Morphologie

Makroskopisch finden sich leicht erhabene, scharf begrenzte polypoide Läsionen, die **histologisch** aus zahlreichen großen Makrophagen mit körnigem Zytoplasma (Von-Hansemann-Zellen) infolge eines lysosomalen Funktionsdefekts bestehen (➤ Abb. 32.24). Im Zytoplasma der Von-Hansemann-Zellen – gelegentlich auch extrazellulär – können eisen- und kalkhaltige rundliche Gebilde vorkommen, die als Michaelis-Gutmann-Körperchen bezeichnet werden. Die begleitende Entzündungsreaktion ist in der Regel nur spärlich entwickelt.

32.7 Kolorektale Tumoren

32.7.1 Adenom

Definition Kolorektale Adenome (intraepitheliale Neoplasien) sind benigne Tumoren des Drüsenepithels. Sie sind fakultative Präkanzerosen und können in ein invasives Adenokarzinom übergehen (Adenom-Karzinom-Sequenz; ➤ Abb. 32.30).

Epidemiologie Angaben zur Häufigkeit kolorektaler Adenome schwanken. In Autopsiestudien wird ihre Häufigkeit mit 50–60% angegeben. Dabei liegt das Häufigkeitsmaximum im 6.–7. Lebensjahrzehnt.

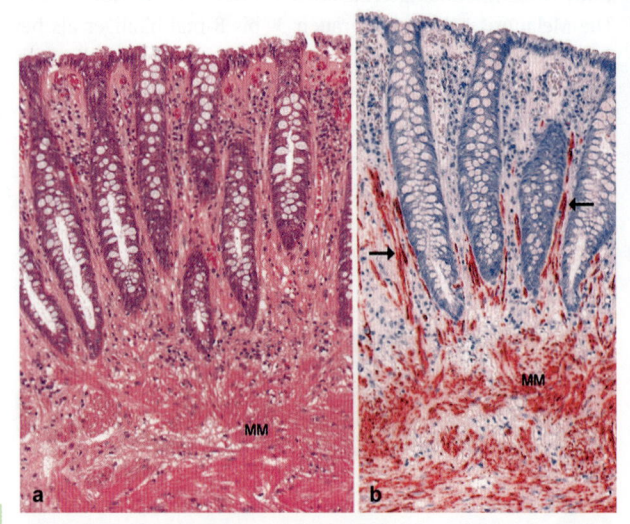

Abb. 32.23 Mukosaprolaps-Syndrom. Biopsiepräparate aus einer polypoiden Läsion der Rektumschleimhaut mit einer verbreiterten und desorientierten Muscularis mucosae (MM) sowie einer fibromuskulären Obliteration der Lamina propria (Pfeile). **a** HE, Vergr. 100-fach. **b** Immunhistochemische Desmin-Färbung zur Darstellung der glatten Muskelzellen, Vergr. 100-fach.

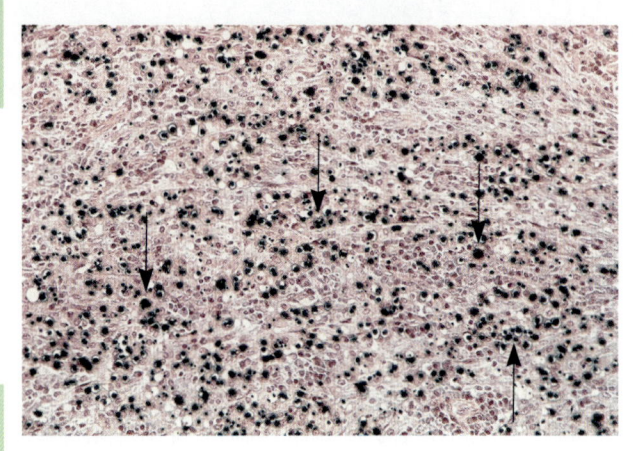

Abb. 32.24 Malakoplakie. Schleimhautbiopsie mit zahlreichen Von-Hansemann-Zellen und Michaelis-Gutmann-Körperchen (Pfeile). Kossa, Vergr. 80-fach.

Pathogenese

Die meisten Adenome treten sporadisch auf, selten entstehen sie im Rahmen eines Polypose-Syndroms (➤ Kap. 32.9).

Morphologie

Makroskopisch sind Adenome gestielte oder breitbasig aufsitzende Schleimhautpolypen. Adenome treten häufig (20–25%) multipel auf.

Histologisch zeigen sie eine Dysplasie des Epithels. Je nach Ausprägung wird zwischen Adenomen mit gering- oder hochgradiger Dysplasie unterschieden. Aufgrund der unterschiedlichen Architektur teilt man sie in 4 verschiedene Adenomtypen (➤ Abb. 32.25):

- **tubuläre Adenome** (60–65% aller Adenome) bestehen aus verzweigten Tubuli und wachsen häufig gestielt, seltener breitbasig (➤ Abb. 32.26, ➤ Abb. 32.27)
- **villöse Adenome** (5–11%) haben eine finger- oder zottenartige Architektur und ein basophiles, häufig pseudostratifiziertes Epithel. Villöse Adenome wachsen überwiegend breitbasig und sind meist größer als tubuläre Adenome (➤ Abb. 32.28, ➤ Abb. 32.29)
- **tubulovillöse Adenome** (20–26%) haben eine tubuläre und eine villöse Architektur
- **serratierte Adenome:** Es werden sessile serratierte Adenome (SSA; 3–5%) und traditionelle serratierte Adenome (TSA; 1%) unterschieden. SSA ähneln den hyperplastischen Polypen, sind aber größer, meist rechtskolisch lokalisiert und zeigen eine sägeblattartige Architektur (Serratierung) bis in das untere Kryptendrittel und basal T- oder L-förmig verzweigte und dilatierte Krypten. TSA erinnern an tubulovillöse Adenome, weisen aber ein stark serratiertes eosinophiles Epithel mit „ectopic crypt foci" (ECF) auf.

Molekularpathologie

Die Adenomentstehung wird von genetischen Veränderungen in den Drüsenepithelzellen verursacht, die teilweise für den jeweiligen histologischen Adenomtyp charakteristisch sind (s.u.). So werden in tubulären Adenomen häufig Mutationen in den Genen APC, KRAS und TP53 angetroffen, während BRAF- oder KRAS-Mutationen und eine ausgeprägte DNA-Methylierung (CpG-Island-Methylation-Phänotyp, CIMP) typische Merkmale von sessilen (SSA) und traditionellen serratierten Adenomen (TSA) sind.

Klinische Relevanz Die meisten Adenome bleiben klinisch stumm. Blutungen sind selten und wenn vorhanden, dann in der Regel nur gering ausgeprägt (okkultes Blut). Noch seltener sind Invaginationen oder eine ausgeprägte sekretorische Aktivität (Schleim) des Adenoms.

Wegen des **Entartungsrisikos** (fakultative Präkanzerose) sollten kolorektale Adenome vollständig entfernt werden. Die Polypektomie als diagnostischer und therapeutischer Eingriff ist meist endoskopisch möglich. Große oder breitbasige Adenome werden häufig zunächst nur biopsiert. Das Entartungsrisiko ist abhängig von der Größe und dem Typ des Adenoms sowie dem Grad der Dysplasie. Bei Nachweis eines invasiven Karzinoms im Adenom ist je nach histologischem Befund (Be-

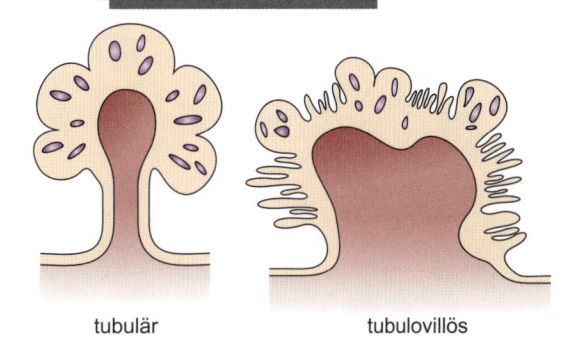

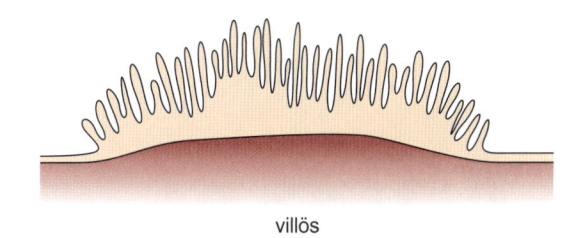

Abb. 32.25 Adenomtypen (Schema).

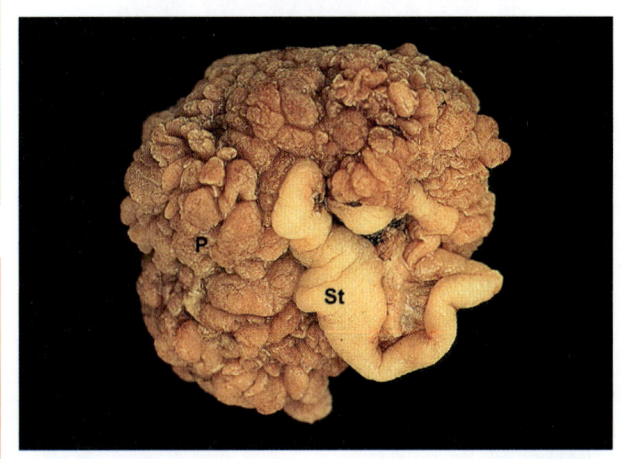

Abb. 32.26 Tubuläres Adenom. P = Polypenkopf. Im Abtragungsbereich (St = Stiel) regelrechte Kolonmukosa.

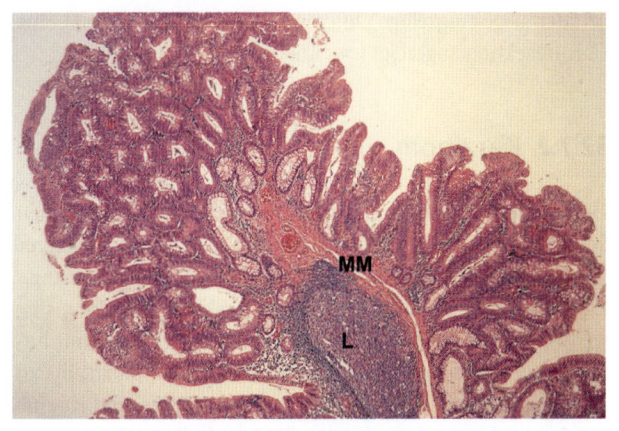

Abb. 32.27 Tubuläres Adenom. Dicht liegende tubuläre Drüsen mit geringgradiger Dysplasie. Intakte Muscularis mucosae (MM). In der Submukosa ein Lymphfollikel (L). HE, Vergr. 60-fach.

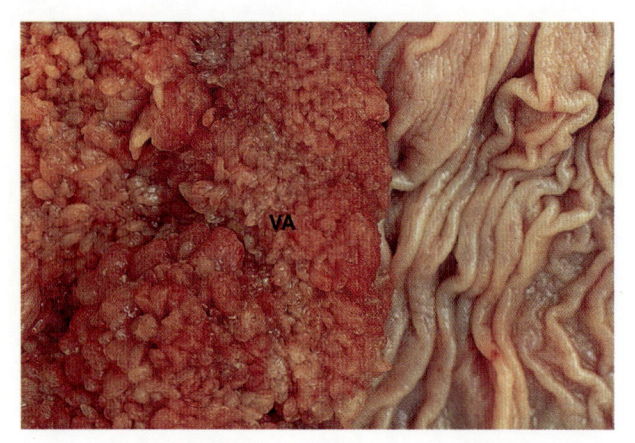

Abb. 32.28 Villöses Adenom (VA), in ganzer Zirkumferenz wachsend.

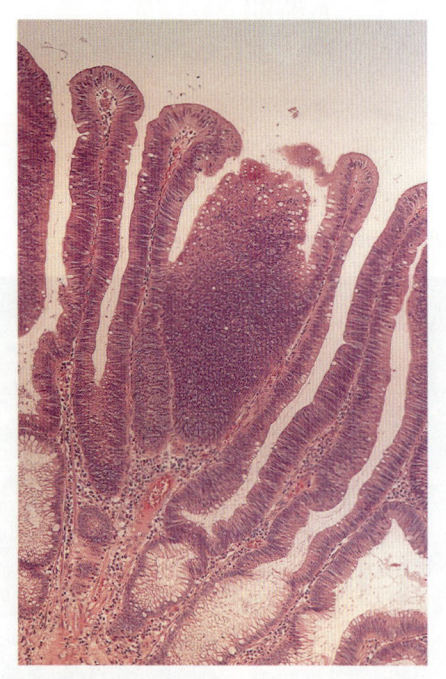

Abb. 32.29 Villöses Adenom. Zottenartige Architektur und geringgradige Dysplasie. HE, Vergr. 100-fach.

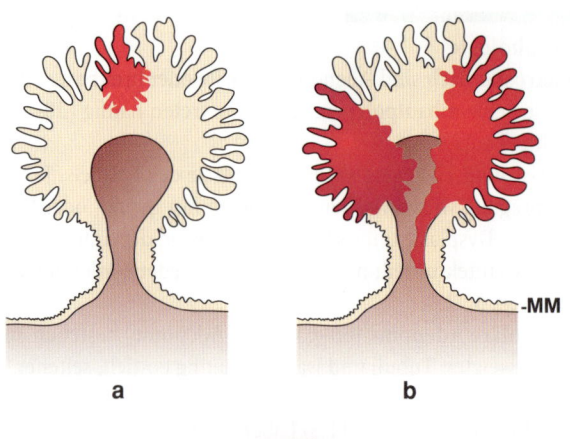

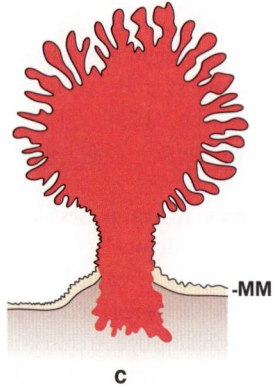

Abb. 32.30 Adenom-Karzinom-Sequenz mit den jeweiligen therapeutischen Implikationen nach Polypektomie. **a** Tubuläres Adenom mit fokal hochgradiger Dysplasie, ausschließlich oberflächlich lokalisiert (dunkelrot). Die Muscularis mucosae (MM) ist durchgehend intakt. Die Polypektomie reicht als Therapie aus. **b** Tubuläres Adenom mit hochgradiger Dysplasie und atypischen Drüsenformationen, die die Muscularis mucosae durchbrechen und in die Submukosa bzw. in den Polypenstiel vorwachsen (invasives Karzinom). In Abhängigkeit von dem histologischen Differenzierungsgrad des Karzinoms, der Vollständigkeit der Resektion des Karzinoms und dem Nachweis einer Gefäßinvasion ist eine chirurgische Darmresektion erforderlich. **c** Polypoides Karzinom: Eine chirurgische Nachresektion mit einer Lymphknotendissektion ist immer erforderlich.

fall des Resektionsrands, Nachweis einer Gefäßinvasion, geringe oder siegelringzellige Differenzierung des Karzinoms) eine Darmresektion angezeigt (➤ Abb. 32.30).

32.7.2 Karzinom

Definition Maligner epithelialer Tumor der kolorektalen Schleimhaut mit Infiltration der Submukosa oder tieferer Wandschichten und in der Regel glandulärer Differenzierung.

Epidemiologie Die Inzidenz des kolorektalen Karzinoms ist weltweit sehr unterschiedlich. Sie beträgt in Regionen mit hoher Inzidenz (Europa, Nordamerika, Australien, Japan) bis zu 44. Es gehört dort zu den häufigsten Karzinomen und ist eine der häufigsten tumorbedingten Todesursachen. Der Häufigkeitsgipfel liegt zwischen dem 7. und 8. Lebensjahrzehnt. Männer sind etwas häufiger betroffen als Frauen.

Pathogenese
Kolorektale Karzinome entstehen meist sporadisch, seltener im Rahmen einer genetisch determinierten Disposition (HNPCC, Polypose-Syndrom, Li-Fraumeni-Syndrom, ➤ Kap. 32.7.3 und ➤ Kap. 32.9). Wesentliche Risikofaktoren des sporadischen Karzinoms sind: positive Familienanamnese, ballaststoffarme und fleischreiche Ernährung, Rauchen und eine chronisch entzündliche Darmerkrankung (Colitis ulcerosa, Morbus Crohn). Über 90% aller kolorektalen Karzinome entwickeln sich auf dem Boden eines Adenoms (Adenom-Karzinom-Sequenz, ➤ Abb. 32.30).

Morphologie
Die meisten Karzinome entstehen im rektosigmoidalen Bereich.

Makroskopisch zeigen sie ein polypoides (exophytisches), ulzerierendes (endophytisches) oder diffus-infiltrierendes Wachstum (> Abb. 32.31, > Abb. 32.32). Häufig werden Mischformen angetroffen.

Histologisch handelt es sich meist um Adenokarzinome, die je nach Ausmaß der Tubulusbildung (> 95%, 50–95% oder 0-49%) als hoch, mäßig oder niedrig differenziert bezeichnet werden (> Abb. 32.33). Häufig wird in den Drüsenverbänden Nekrosematerial angetroffen. Zwischen den Tumorzellen können einzelne Paneth-Zellen und neuroendokrine Zellen liegen. Das Stroma ist desmoplastisch verändert. Die Karzinomzellen infiltrieren zumindest bis in die Submukosa, meist jedoch bis in tiefere Wandschichten, das perikolische/-rektale Fettgewebe oder Nachbarorgane. In der Kolonwand breiten sich die Tumorzellen über die überwiegend zirkulär angelegten intramuralen Lymphgefäße aus.

Karzinome mit reichlich extrazellulärem Schleim (> 50%) bezeichnet man als **muzinöse** Karzinome (> Abb. 32.34), Karzinome mit intrazellulärem Schleim (> 50% der Tumorzellen) als **siegelringzellige** Karzinome. Seltene histologische Varianten eines kolorektalen Karzinoms sind das adenosquamöse, das kleinzellige, das medulläre und das serratierte Karzinom.

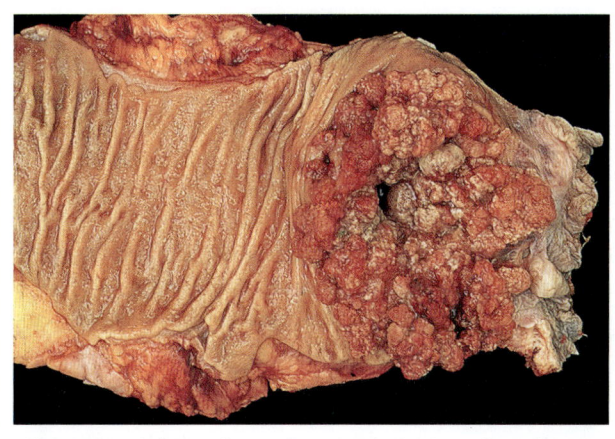

Abb. 32.31 Tiefsitzendes, polypös und ulzerierend wachsendes Rektumkarzinom.

Molekularpathologie

Mehrere voneinander unabhängige genetische Entstehungswege des kolorektalen Karzinoms sind bekannt. Die Mehrzahl (75%) der Karzinome entsteht über den Weg der **chromosomalen Instabilität.** In den Karzinomzellen werden zahlreiche numerische und strukturelle Chromosomenaberrationen in Form von allelischen Verlusten, Amplifikationen, Translokationen und eine DNA-Aneuploidie angetroffen. Häufig liegen Mutationen in den Genen APC, KRAS, DCC/SMAD4 und TP53 vor. Dieser Entstehungsmechanismus ist bei der Adenom-Karzinom-Sequenz wirksam.

Im Gegensatz dazu liegt bei dem Weg der **Mikrosatelliteninstabilität** (MIN; 10–15%) ein Defekt der zellulären DNA-Mismatch-Reparatur vor. Dieser ist bei sporadischen Karzinomen meist auf eine Promotorhypermethylierung (CpG-Island-Methylation-Phänotyp, CIMP) von zahlreichen Genen zurückzuführen. Diese führt zu einem epigenetisch bedingten Expressions- und somit Funktionsverlust der entsprechenden Proteine, u.a. des DNA-Mismatch-Reparatur-Proteins MLH1. Bei hereditären Karzinomen wird die MIN im Rahmen eines HNPCC (> Kap. 32.7.3) durch eine Keimbahnmutation in einem der 5 bekannten DNA-Mismatch-Reparatur-Gene (MSH2, MSH6, MLH1, PMS1, PMS2) verursacht. Die MIN trägt zur Karzinomentstehung bei, indem die Entstehung von Mutationen in für die Tumorentstehung wesentlichen Genen (TGF-βRII, IGF2R, BAX, β-Catenin etc.) begünstigt wird.

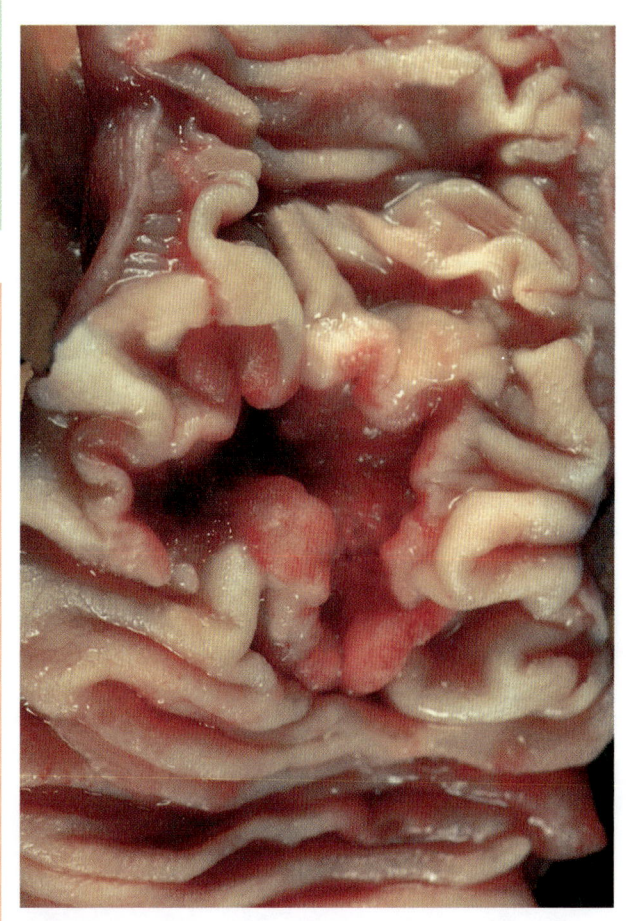

Abb. 32.32 Kolonkarzinom mit aufgeworfenem und arrodiertem Randwall.

Metastasierung Die lokale Tumorausdehnung und die Metastasierung werden nach der TNM-Klassifikation (Staging) beurteilt. Die Metastasierung verläuft hauptsächlich lymphogen in regionäre (perikolische, perirektale) Lymphknoten und hämatogen in die Leber (Pfortadertyp, > auch Kap. 6.3). Die Häufigkeit und das Ausmaß der lymphogenen Metastasierung korreliert direkt mit der Infiltrationstiefe des Karzinoms. Lokal fortgeschrittene Karzinome infiltrieren in Abhängigkeit von ihrer Lage in Nachbarorgane wie Magen, Pankreas, Uterus und Harnblase.

Klinische Relevanz Die Diagnose wird in erster Linie endoskopisch und bioptisch gestellt. Die Therapie mit kurativer Zielsetzung umfasst die Resektion des karzinomtragenden Kolonabschnitts einschließlich des regionalen Lymphabflussgebiets. Bei fortgeschrittenem Tumorstadium wird eine adjuvante Chemotherapie angeschlossen. Ein Tumoransprechen auf eine zielgerichtete Therapie mit Anti-EGFR-Antikörpern kann durch eine prädiktive Biomarkerdiagnostik am Tumorgewebe mit dem KRAS-Mutationstest vorhergesagt werden.

Die mittlere 5-Jahres-Überlebensrate bei kolorektalem Karzinom beträgt 55–60%. Im Einzelfall wird die Prognose v.a. durch das Tumorstadium (Fernmetastasen) und die Vollständigkeit der Resektion (v.a. im Rektum) bestimmt. Ein Screening (Koloskopie, Blut im Stuhl) ermöglicht die frühzeitige Diagnosestellung und eine Verringerung der Mortalität.

32.7.3 Hereditäres kolorektales Karzinom ohne Polypose (HNPCC)

Syn.: Lynch-Syndrom

Definition Das hereditäre kolorektale Karzinom ohne Polypose (HNPCC) ist eine autosomal dominant vererbte Erkrankung, die durch das frühe Auftreten eines oder mehrerer kolorektaler Karzinome sowie weiterer Karzinome gekennzeichnet ist (Endometrium, Ovar, Magen, Dünndarm, Pankreas, Gallenwege, Ureter, Nierenbecken).

Epidemiologie Etwa 1–5% aller kolorektalen Karzinome entstehen im Rahmen eines HNPCC. Sie treten oft vor den 6. Lebensjahrzehnt und somit deutlich früher als das sporadische Karzinom auf.

Morphologie

HNPCC-assoziierte kolorektale Karzinome entstehen in mehr als 60% im proximalen Kolon (bis zum linken Kolonflexur).

Histologisch zeigen sie häufig eine muzinöse oder siegelringzellige Differenzierung, ein solides (medulläres) Wachstumsmuster und zahlreiche intra- und peritumorale Lymphozyten (> Abb. 32.35).

Molekularpathologie

Das HNPCC wird von Keimbahnmutationen in DNA-Mismatch-Reparatur-Genen verursacht (MSH2, MSH6, MLH1, PMS1, PMS2). Meist handelt es sich um trunkierende Mutationen, die zu einem Verlust der Proteinexpression führen. Die Penetranz der Mutationen ist hoch. Am häufigsten sind MLH1 und MSH2 verändert (> 90%), selten MSH6, PMS1 und PMS2.

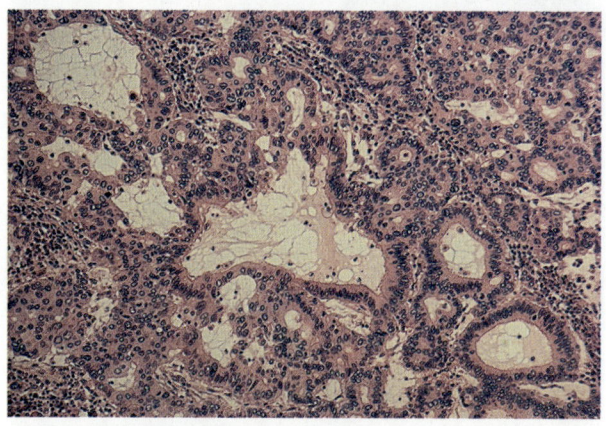

Abb. 32.33 Mäßig differenziertes Adenokarzinom (G2) des Kolons. HE, Vergr. 100-fach.

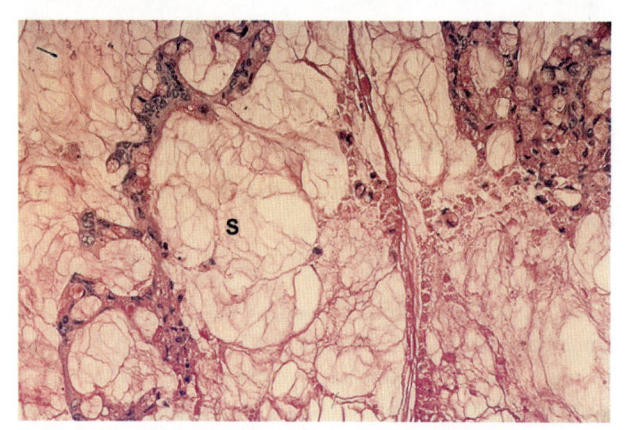

Abb. 32.34 Niedrig differenziertes muzinöses Karzinom (G3) des Kolons. Inmitten einer großen Schleimansammlung (S) liegen Karzinomzellverbände. HE, Vergr. 100-fach.

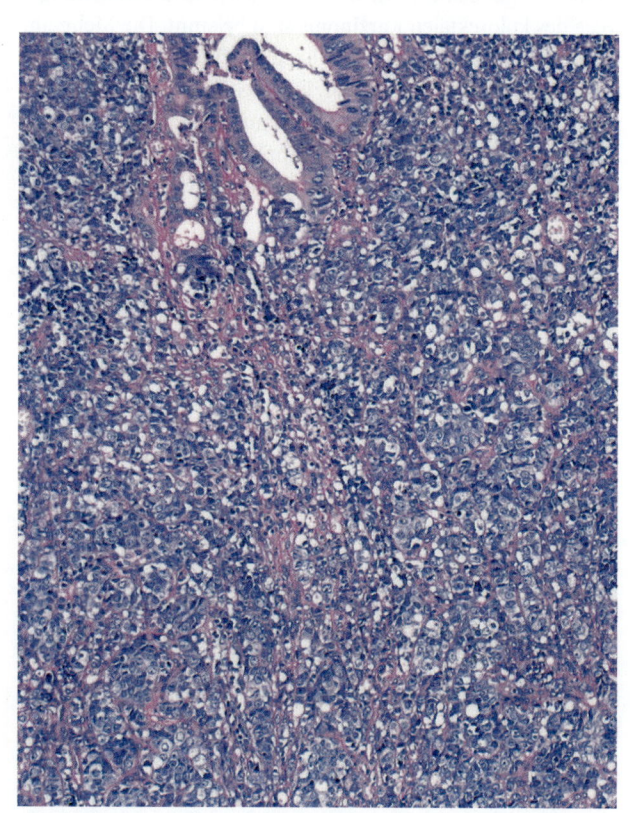

Abb. 32.35 Hereditäres kolorektales Karzinom ohne Polypose (HNPCC). Solide wachsendes, undifferenziertes, medulläres Kolonkarzinom mit zahlreichen intratumoralen Lymphozyten. HE, Vergr. 35-fach.

Zur Diagnosestellung wird das Karzinomgewebe auf Mikrosatelliteninstabilität und immunhistochemisch auf Expressionsverlust der DNA-Mismatch-Reparatur-Proteine untersucht. Zum Nachweis einer Keimbahnmutation sequenziert man Normalgewebe des Patienten (Blut, Darmschleimhaut). In diesem Zusammenhang ist eine genetische Beratung und Familienanalyse von großer Bedeutung. Wegen der rascher ablaufenden Adenom-Karzinom Sequenz müssen Betroffene jährlich koloskopisch kontrolliert werden, um die Vorläuferläsionen eines Karzinoms rechtzeitig entfernen zu können.

Klinische Relevanz HNPCC-assoziierte Karzinome zeigen die gleichen klinischen Manifestationen wie sporadische Tumoren. Trotz der charakteristischen Morphologie der HNPCC-assoziierten Karzinome ist es nicht möglich, diese zuverlässig von sporadischen Karzinomen zu unterscheiden. Zur klinischen Erfassung von HNPCC-Patienten wurden die Amsterdam- bzw. Bethesda-Kriterien entwickelt (➤ Tab. 32.1).

Die Diagnose stellt man mit molekularpathologischen und immunhistochemischen Untersuchungen am Karzinomgewebe sowie mit einem Mutationsnachweis in der Keimbahn.

32.7.4 Neuroendokrine Tumoren

➤ Kap. 17.3.1, ➤ Kap. 18

Tab. 32.1 Amsterdam- und Bethesda-Kriterien. Sie definieren den Personenkreis, bei dem ein HNPCC vorliegen könnte.

Überarbeitete Amsterdam-Kriterien (1998)[1]
Auf ein HNPCC in einer Familie deuten:
• mindestens 3 Verwandte mit einem histologisch gesicherten HNPCC-assoziierten Tumor: kolorektales Karzinom oder ein Karzinom des Endometriums, des Dünndarms, des Nierenbeckens oder des Ureters • erstgradige Verwandtschaft zwischen wenigstens 2 der Betroffenen • wenigstens 2 aufeinander folgende Generationen sind betroffen • bei mindestens einem Patienten Diagnosestellung vor dem 50. Lebensjahr • Ausschluss einer familiären adenomatösen Polypose
Überarbeitete Bethesda-Kriterien (2003)[2]
Ein Screening auf Mikrosatelliteninstabilität und Expressionsverlust der DNA-Mismatch-Repair-Proteine sollte durchgeführt werden bei:
• kolorektalem Karzinom vor dem 50. Lebensjahr • syn- oder metachronem kolorektalem Karzinom oder anderen HNPCC-assoziierten Tumoren (ohne Altersbegrenzung) • kolorektalem Karzinom mit einer für die Mikrosatelliteninstabilität typischen Morphologie vor dem 60. Lebensjahr • kolorektalem Karzinom und einem oder mehreren erstgradig Verwandten mit kolorektalem Karzinom oder HNPCC-assoziierten Tumoren, wobei ein Karzinom vor dem 50. oder ein Adenom vom dem 40. Lebensjahr aufgetreten ist • kolorektalem Karzinom und 2 oder mehreren Verwandten mit kolorektalem Karzinom oder HNPCC-assoziierten Tumoren (ohne Altersbegrenzung)

[1] Alle Kriterien müssen erfüllt sein.
[2] Mindestens ein Kriterium muss erfüllt sein.

32.7.5 Nichtepitheliale Tumoren

Tumore, die von ortsständigen mesenchymalen Geweben des Dickdarms ausgehen, sind im Verhältnis zu den epithelialen Tumoren selten. Am häufigsten findet man **Lipome, Leiomyome, Lymphangiome, gastrointestinale Stromatumoren** und **Granularzelltumoren.** Im Rahmen einer Neurofibromatose Typ 1 werden bei etwa 25% der Patienten **Neurofibrome** im Gastrointestinaltrakt beobachtet. Diese liegen nur selten im Kolon.

Als **lymphomatöse Polypose** wird die primär im Kolon lokalisierte Manifestation eines malignen Lymphoms bezeichnet. Man findet zahlreiche gestielte Polypen im rechten Kolon und terminalen Ileum, meist verursacht durch Infiltrate eines Mantelzelllymphoms, selten auch durch Infiltrate eines follikulären Lymphoms oder eines anderen B-Zell-Lymphoms.

32.8 Tumorartige Läsionen

32.8.1 Hyperplastischer Polyp

Hyperplastische Polypen sind gutartige neoplastische Läsionen, die BRAF- oder KRAS-Mutationen aufweisen können. Sie sind die häufigste Polypenart in Kolon und Rektum.

> **Morphologie**
> **Makroskopisch** handelt es sich in der Regel um leicht erhabene, weniger als 5 mm große Schleimhautläsionen, die häufig multipel auftreten.
> **Histologisch** findet man elongierte Schleimhautkrypten mit einer verbreiterten Proliferationszone und einer sägeblattartigen Architektur (Serratierung) in der oberen Kryptenhälfte (➤ Abb. 32.36). Das Kryptepithel ist ausdifferenziert und zeigt keine Dysplasie.

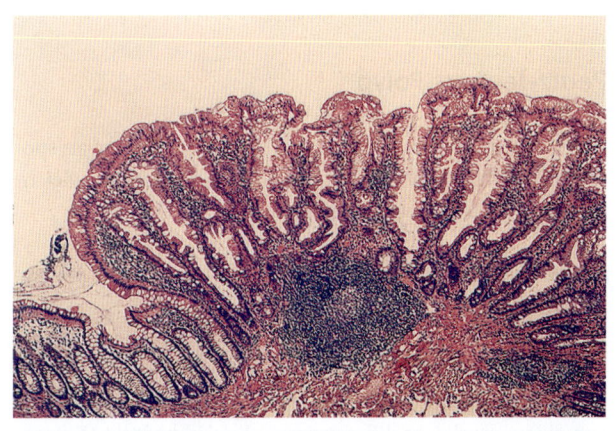

Abb. 32.36 Hyperplastischer Polyp mit deutlich verlängerten Schleimhautkrypten, die mit einem differenzierten Epithel (Becherzellen) mit sägezahnartiger Architektur ausgekleidet sind. HE, Vergr. 65-fach.

Hyperplastische Polypen haben nur ein minimales Entartungsrisiko. Ein gesteigertes Karzinomrisiko besteht bei der **hyperplastischen Polypose,** die viele und/oder große hyperplastische Polypen häufig zusammen mit Adenomen aufweist (s.u.). Gemischte hyperplastisch-adenomatöse Polypen bestehen aus Anteilen mit hyperplastischem Polyp und Adenom (➤ Kap. 32.7.1).

32.8.2 Hamartomatöse Polypen

Die im Rahmen der entsprechenden Polypose-Syndrome (➤ Kap. 32.9) multipel auftretenden juvenilen und Peutz-Jeghers-Polypen kommen auch als sporadische hamartomatöse Läsionen vor.

Juveniler Polyp

Juvenile Polypen befinden sich überwiegend im Rektosigmoid. Auch außerhalb eines Polypose-Syndroms treten sie häufig (14–20%) multipel auf.

Morphologie
Juvenile Polypen sind in der Regel gestielt und zeigen **histologisch** inmitten eines entzündlich aufgelockerten Stromas zystisch erweiterte Drüsen (➤ Abb. 32.37), die mit einem Epithel mit ortsüblicher Differenzierung ausgekleidet sind. Glattmuskuläres Gewebe ist im Gegensatz zum Peutz-Jeghers-Polypen im Stroma eines juvenilen Polypen nicht nachweisbar. Die Oberfläche ist häufig arrodiert und entzündlich verändert.

Klinische Relevanz Juvenile Polypen sind asymptomatisch oder führen zu schmerzlosen rektalen Blutungen. Sie sind der häufigste Typ eines Kolonpolypen in der ersten Lebensdekade, kommen aber auch im Erwachsenenalter vor. Sporadische juvenile Polypen sind nicht mit einem gesteigerten Risiko für ein kolorektales Karzinom assoziiert.

Peutz-Jeghers-Polyp

Peutz-Jeghers-Polypen kommen in Kolon und Rektum als sporadische hamartomatöse Läsionen oder im Rahmen des gleichnamigen Syndroms vor (➤ Kap. 32.9).

Morphologie
Histologisch zeigen die fast immer gestielten Peutz-Jeghers-Polypen eine astartige Verzweigung glatter Muskelfasern, die von der Muscularis mucosae ausgehen. Die Oberfläche ist von einem regelrecht differenzierten Epithel bedeckt (Enterozyten, Becherzellen). Selten wird eine Dysplasie oder eine Progression in ein Adenokarzinom beobachtet.

32.8.3 Lymphoider Polyp

Die meist multipel auftretenden gutartigen lymphoiden Polypen findet man im Intestinaltrakt v.a. dort, wo lymphatisches Gewebe bereits physiologischerweise stark entwickelt ist, also im Rektum (Analtonsille) und im terminalen Ileum (Solitärfollikel, Peyer-Plaques).

Pathogenese
Lymphoide Polypen entstehen wahrscheinlich reaktiv bei einer Entzündung oder bei immunopathischen Reaktionen.

Morphologie
In der Lamina propria mucosae und in der Submukosa findet man große Lymphfollikel mit meist aktivierten Keimzentren. Durch diese lymphofollikuläre Hyperplasie wird die rektale Schleimhaut polypenartig vorgewölbt.

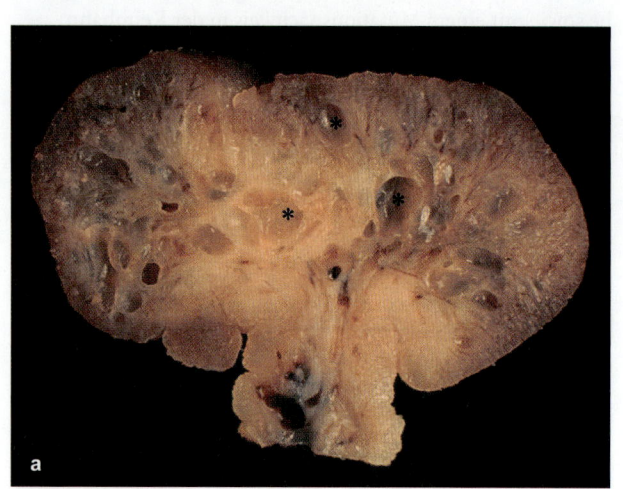

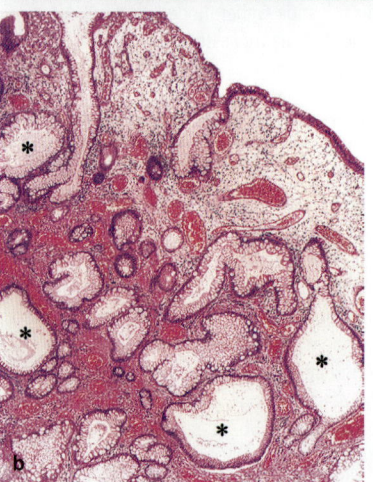

Abb. 32.37 Juveniler Polyp. a Schnittfläche mit zahlreichen zystisch dilatierten Drüsen (Sterne). **b** Histologisch findet man zystisch dilatierte Drüsen (Sterne), die mit ausdifferenzierten Becherzellen ausgekleidet sind. Das Polypenstroma ist entzündlich aufgelockert, keine Vermehrung von glattmuskulärem Gewebe. HE, Vergr. 35-fach.

32.8.4 Endometriose

Eine Beteiligung des Dickdarms findet sich bei 15–25% der Patientinnen mit extragenitaler Endometriose im kleinen Becken. Besonders betroffen sind Rektum und Sigma. Nur 5–10% aller Dickdarmendometriosen erlangen klinische Bedeutung.

32.9 Polypose-Syndrome

Eine Polypose liegt vor, wenn zahlreiche (teils mehr als 100) Polypen der gleichen Art im Gastrointestinaltrakt vorliegen. Eine Beteiligung des Dickdarms wird bei allen Polypose-Syndromen beobachtet. Wie die entsprechenden sporadischen Polypen werden die Polyposen gemäß dem histologischen Aufbau bezeichnet. Entsprechend ihrer Entstehung können sie zudem in adenomatöse (neoplastische) und hamartomatöse (nichtneoplastische) bzw. hereditäre und sporadische Polyposen unterteilt werden (➤ Tab. 32.2).

Familiäre adenomatöse Polypose (FAP)

Syn.: familiäre Adenomatosis coli

Definition Bei der familiären adenomatösen Polypose bilden sich zahlreiche kolorektale Adenome. Es handelt sich um eine obligate Präkanzerose. Adenome und Karzinome entstehen mit geringerer Häufigkeit auch in Duodenum, Dünndarm

Tab. 32.2 Hereditäre Polypose-Syndrome des Gastrointestinaltrakts.

Krankheit	Befunde im Gastrointestinaltrakt	Andere Organmanifestationen	Erbmodus, Gen, Chromosom
Adenomatöse Polyposen			
familiäre adenomatöse Polypose (FAP)	• über 100 kolorektale Adenome, kolorektale Karzinome • Adenome und Karzinome in Duodenum und Dünndarm (selten im Magen), Drüsenkörperzysten im Magen (Fundusdrüsenpolypen)	• kongenitale Hypertrophie des retinalen Pigmentepithels (CHRPE; 80%) • Desmoidtumoren (15%) • selten: Schilddrüsenkarzinome, Hepatoblastome	autosomal dominant APC (5q21-22)
Allelische Varianten der FAP			
attenuierte FAP (AFAP)	• 5–100 kolorektale Adenome (v.a. im proximalen Kolon), kolorektale Karzinome mit späterem Auftreten als bei FAP • Adenome im Duodenum, Drüsenkörperzysten im Magen (Fundusdrüsenpolypen)	meist keine	autosomal dominant APC (5q21-22)
Gardner-Syndrom	wie klassische FAP	Osteome, Fibrome, Leiomyome, Epidermoidzysten, überzählige Zähne, Odontome	autosomal dominant APC (5q21-22)
Turcot-Syndrom	wie klassische FAP	Medulloblastome im Kindesalter	autosomal dominant APC (5q21-22)
MUTYH-assoziierte Polypose	20–100 kolorektale Adenome, kolorektale Karzinome	keine	autosomal rezessiv MUTYH (1p34-32)
Hamartomatöse Polyposen			
Peutz-Jeghers-Syndrom	• Peutz-Jeghers-Polypen in Dünndarm und Magen, seltener im Kolon • erhöhtes Risiko für Karzinome in Magen, Dünn- oder Dickdarm	• Hyperpigmentierung der Lippen- und Mundschleimhaut (Melaninspots) • benigne, endokrine Ovarial-/Hodentumoren, erhöhtes Risiko für Mamma-, Zervix- und Pankreaskarzinome	autosomal dominant STK11/LKB1 (9p13.3)
juvenile Polypose	• juvenile Polypen im Gastrointestinaltrakt (v.a. in Kolon und Rektum) • erhöhtes Risiko für gastrointestinale Karzinome (Kolon, Rektum, Magen, Duodenum, Gallenwege, Pankreas)	kongenitale Anomalien bei sporadischer Form	autosomal dominant (familiäre Form) SMAD4 (35–60%) (18q21.1) BMPR1A (10q22.3)
Cowden-Syndrom	hamartomatöse Polypen im Gastrointestinaltrakt (v.a. juvenile Polypen)	mukokutane Läsionen (Tricholemmome im Gesicht, Papillome und Fibrome in der Mundhöhle und an den Lippen), Keratose der Hände und Füße. Zysten in Mamma und Ovarien. Struma. Gesteigertes Risiko für Mamma- und Schilddrüsenkarzinome	autosomal dominant PTEN (10q23.31)
Allelische Variante des Cowden-Syndroms			
Bannayan-Ruvalcaba-Riley-Syndrom	wie Cowden-Syndrom	Makrozephalie, Myopathie, neurologische Entwicklungsverzögerung, Lipome, Hämangiome	autosomal dominant PTEN (10q23.31)

und Magen. Häufige extraintestinale Manifestationen einer FAP sind die kongenitale Hypertrophie des retinalen Pigmentepithels (CHRPE, 70–80%) und Desmoidtumoren (15%). Das Erkrankungsrisiko für Schilddrüsenkarzinome und das Hepatoblastom ist erhöht.

Zu den phänotypischen Varianten der FAP gehören die **attenuierte FAP,** bei der weniger als 100 Adenome gefunden werden, und das **Gardner-Syndrom,** bei dem die extraintestinalen Manifestationen besonders ausgeprägt sind (zusätzlich Osteome, Lipome, kutane Fibrome, Leiomyome, Epidermoidzysten, überzählige Zähne, Odontome). Als **Turcot-Syndrom** wird das Auftreten eines Hirntumors (meistens Medulloblastom, selten anaplastisches Astrozytom oder Ependymom) zusammen mit einer FAP bezeichnet.

Epidemiologie Die FAP ist das häufigste intestinale Polypose-Syndrom. Die Inzidenz wird auf etwa 10 geschätzt. Beide Geschlechter sind gleichermaßen betroffen. Etwa 1% der kolorektalen Karzinome entsteht auf dem Boden einer FAP.

Meist handelt es sich um tubuläre, seltener tubulovillöse und villöse Adenome, die sich **histologisch** nicht von den entsprechenden sporadischen Adenomen unterscheiden. Adenome bzw. Adenokarzinome entstehen auch in anderen Abschnitten des Gastrointestinaltrakts (Magen, Duodenum, Dünndarm; ➤ Abb. 32.38). Im Magen sind bei der FAP häufig Drüsenkörperzysten nachweisbar (Fundusdrüsenpolypen, ➤ Kap. 28.9.1).

Molekularpathologie

Die FAP und ihre phänotypischen Varianten werden autosomal dominant mit hoher Penetranz vererbt und durch Keimbahnmutationen im APC-Gen verursacht („adenomatous polyposis coli"), einem Tumorsuppressorgen auf Chromosom 5q21. Bei 20–30% der FAP-Patienten ist die Erkrankung auf eine Neumutation des APC-Gens zurückzuführen. Die Anzahl der sich entwickelnden Adenome und die extraintestinalen Krankheitsmanifestationen (CHRPE, Desmoide, Osteome) werden von der Position der Mutation im APC-Gen bestimmt (Genotyp-Phänotyp-Korrelation).

Klinische Relevanz Die FAP ist eine obligate Präkanzerose, sodass fast alle FAP-Patienten bis zum 35.–40. Lebensjahr ein oder mehrere kolorektale Karzinome entwickeln.

Zur Karzinomprophylaxe und -therapie wird eine **totale Proktokolektomie** durchgeführt. Die für eine FAP charakteristische Hypertrophie des retinalen Pigmentepithels (CHRPE) tritt bereits kongenital auf, sodass sie als diagnostischer Marker für FAP-Anlage-Träger herangezogen werden kann. Die definitive Diagnose stellt man mit dem Mutationsnachweis und ermöglicht so die Früherkennung und Prävention FAP-assoziierter Malignome.

Morphologie
Bei der klassischen FAP findet man in Kolon, Rektum und Appendix zahlreiche (Hunderte bis Tausende), gleichmäßig über die gesamte Länge verteilte Adenome von unterschiedlicher Größe (im Mittel 0,5–1,0 cm, ➤ Abb. 32.38).

MUTYH-assoziierte Polypose

Bei dieser Polypose werden 20–100 kolorektale Adenome und ein gesteigertes kolorektales Karzinomrisiko beobachtet. Die genetische Grundlage dieses autosomal rezessiv vererbten Syndroms sind biallelische Mutationen des MUTYH-Gens, das für ein DNA-Reparatur-Protein mit Basenexzisionsfunktion codiert.

Peutz-Jeghers-Syndrom

Definition Das Peutz-Jeghers-Syndrom ist gekennzeichnet durch das Auftreten von zahlreichen Peutz-Jeghers-Polypen im gesamten Gastrointestinaltrakt, mukokutane Pigmentanomalien und ein gesteigertes Risiko für intestinale (Magen, Dünn- und Dickdarm) und extraintestinale Tumoren (Ovar, Cervix uteri, Mamma, Hoden, Pankreas).

Epidemiologie Das Peutz-Jeghers-Syndrom ist das zweithäufigste intestinale Polypose-Syndrom. Die Inzidenz wird auf etwa 1 geschätzt.

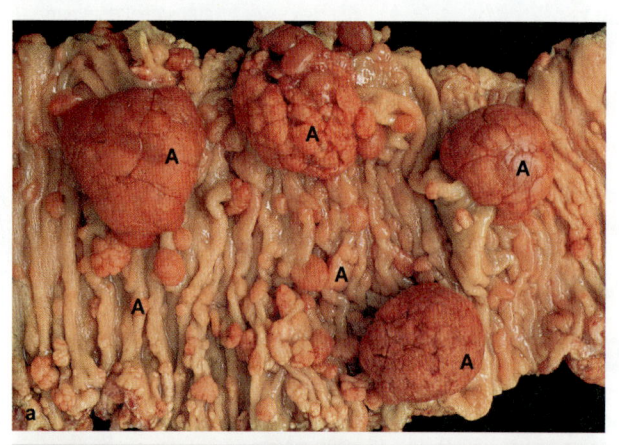

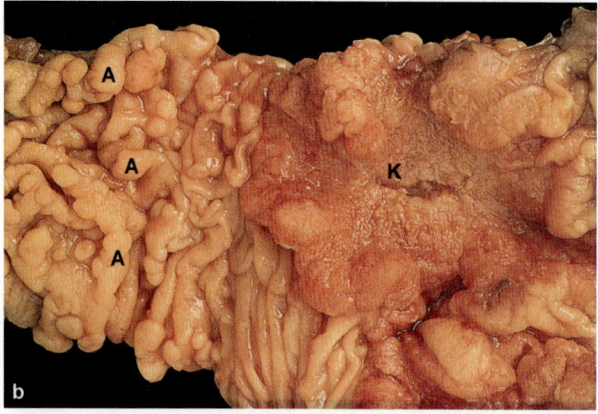

Abb. 32.38 Familiäre adenomatöse Polypose. a Kolonsegment mit zahlreichen, unterschiedlich großen Adenomen (A). **b** FAP-assoziiertes ulzeriertes Karzinom (K) neben zahlreichen kleinen Adenomen (A).

Morphologie
Peutz-Jeghers-Polypen entwickeln sich v.a. in Magen, Dünn- und Dickdarm, selten im Ösophagus, im Nasopharynx und in den ableitenden Harnwegen. Morphologisch entsprechen sie den sporadisch auftretenden Peutz-Jeghers-Polypen (➤ Kap. 32.8.2).

Klinische Relevanz Die charakteristischen mukokutanen Pigmentflecken finden sich im Lippenrot, in der Wangenschleimhaut und in der perioralen Haut schon unmittelbar nach der Geburt. Die Diagnose wird aufgrund der klinischen Befunde und der charakteristischen Histologie der Polypen gestellt. Die maligne Entartung eines Peutz-Jeghers-Polypen ist selten. Allerdings sind aufgrund des gesteigerten Risikos für intestinale und extraintestinale Tumoren regelmäßige Kontrollen erforderlich.

Genetik Das Peutz-Jeghers-Syndrom wird autosomal dominant mit variabler Penetranz vererbt. Bei 50–70% der Betroffenen liegt eine Keimbahnmutation im LKB1/STK11-Gen auf Chromosom 19p13 vor. Dieses Gen codiert für eine Serin-Threonin-Kinase, die an der intrazellulären Signaltransduktion beteiligt ist. Die Mutationen sind über das ganze Gen verteilt. Etwa 25% der Peutz-Jeghers-Syndrome treten sporadisch infolge von Neumutationen auf.

Juvenile Polypose

Definition Typisch für diese Erkrankung ist das Auftreten zahlreicher juveniler Polypen im gesamten Gastrointestinaltrakt (v.a. in Kolon und Rektum) und ein gesteigertes Karzinomrisiko (Kolon, Rektum, Magen, Dünndarm, Gallenwege, Pankreas). Es wird zwischen familiären und sporadischen Formen unterschieden.

Epidemiologie Die familiäre juvenile Polypose ist das dritthäufigste intestinale Polypose-Syndrom. Die Inzidenz wird auf etwa 1 geschätzt.

Morphologie
Bei der juvenilen Polypose treten Polypen v.a. im Kolon und Rektum auf. Meist sind es 50–200 Polypen. Morphologisch entsprechen sie sporadischen juvenilen Polypen (➤ Kap. 32.8.2).

Molekularpathologie
Es handelt sich um eine autosomal dominant vererbte Erkrankung. Etwa 35–60% der Patienten tragen eine Keimbahnmutation im SMAD4/DPC4-Tumorsuppressorgen auf Chromosom 18q21, das für einen Transkriptionsfaktor codiert. Bei einem Teil der übrigen Patienten wurden Mutationen im BMP-R1A-Gen auf Chromosom 10q22.3 nachgewiesen.

Klinische Relevanz Kongenitale extraintestinale Abnormitäten (Herz, ZNS, Urogenitaltrakt) werden bei bis zu 15% der juvenilen Polypose angetroffen und sind meist mit der sporadischen Form assoziiert.

Die Diagnose einer familiären juvenilen Polypose ist wahrscheinlich, wenn bei einem Patienten mindestens 5 juvenile Polypen im Kolorektum vorliegen, juvenile Polypen im gesamten Gastrointestinaltrakt vorhanden sind oder wenn bei Vorliegen von mindestens einem juvenilen Polypen noch weitere Familienmitglieder mit juveniler Polypose bekannt sind.

Das Risiko für ein kolorektales Karzinom beträgt etwa 30–40%, für ein Karzinom des oberen Gastrointestinaltrakts 10–15%.

Cowden-Syndrom

Definition Bei diesem Syndrom kommt s zu zahlreichen hamartomatösen Läsionen ekto-, meso- und endodermalen Ursprungs. Diese entstehen v.a. im Gastrointestinaltrakt (Kolon), im Gesicht, in der Mundhöhle und in der Haut. Außerdem besteht ein erhöhtes Risiko für Mamma- und Schilddrüsenkarzinome.

Beim **Bannayan-Ruvalcaba-Riley-Syndrom** handelt es sich wahrscheinlich um eine allelische Variante des Cowden-Syndroms. Merkmale sind Makrozephalie, Myopathie, neurologische Entwicklungsverzögerung, Lipome, Hämangiome und hamartomatöse Polypen im distalen Ileum und Kolon.

Epidemiologie Die Inzidenz des Cowden-Syndroms wird auf etwa 0,5 geschätzt.

Morphologie
Histologisch entsprechen die in der Regel kleinen Polypen meist juvenilen Polypen, seltener Peutz-Jeghers-Polypen, hyperplastischen Polypen, Lipomen, Ganglioneuromen und umschriebenen lymphatischen Hyperplasien.

Molekularpathologie
Das Cowden-Syndrom wird autosomal dominant mit variabler Expressivität vererbt. Ursache ist in 80% der Fälle eine Keimbahnmutation im PTEN-Gen, das für eine eine regulatorische Phosphatase auf Chromosom 10 codiert. Häufig handelt es sich um Neumutationen.

Klinische Relevanz Typisch sind mukokutane Läsionen am Kopf (Trichilemmome der Haut, Papillome und Fibrome der oropharyngealen Schleimhäute, Lipome) und eine Hyperkeratose der Hände und Füße. Diese Veränderungen manifestieren sich fast immer bereits im Kindesalter. Neben Mamma- und Schilddrüsenkarzinomen kommen fibrozystische Mammaveränderungen und Strumen vor.

Hyperplastische (serratierte) Polypose

Diese Polypose ist durch die Entstehung zahlreicher, v.a. hyperplastischer Polypen im Kolon und ein gesteigertes Kolonkarzinomrisiko gekennzeichnet.

Morphologie
Die breitbasigen Polypen (meist unter 1 cm) befinden sich im Gegensatz zu sporadischen hyperplastischen Polypen hauptsächlich im proximalen Kolon (proximal des Sigmas).

Histologisch findet man neben hyperplastischen Polypen auch sessile serratierte Adenome (➤ Kap. 32.7.1), tubuläre Adenome und gemischte adenomatös-hyperplastische Polypen. Regelmäßige Kontrollendoskopien sind aufgrund des gesteigerten Karzinomrisikos indiziert.

Cronkhite-Canada-Syndrom

Dieses Syndrom ist eine sporadische Polypose, bei der sich im Erwachsenenalter (meist 5.–6. Lebensjahrzehnt) in allen Abschnitten des Magen-Darm-Trakts Polypen bilden. Außerdem findet man Hautpigmentierungen, Alopezien, dystrophe Nagelveränderungen (Onychodystrophie), ausgeprägte Hypo- und Dysproteinämien sowie schwere Elektrolytstörungen (wässrige Diarrhö).

Histologisch entsprechen die Polypen juvenilen und hyperplastischen Polypen.

32.10 Analkanal

Dieser anorektale Grenzbereich hat eine enge räumliche Beziehung zur Haut des Analrands und der perianalen Zone. Dort lokalisierte dermatologische Erkrankungen können sich in den distalen Analkanal ausdehnen. Ebenso sind Erkrankungen des Rektums, dessen distalster Anteil zum chirurgischen Analkanal gehört (➤ Abb. 32.1), zu beachten (u.a. Rektumkarzinom, Mukosaprolaps-Syndrom, ➤ Kap. 32.6.4).

32.10.1 Entzündliche Erkrankungen

Unter einer **Analfissur** versteht man ein meist spindelförmiges, einige Millimeter bis 2 cm langes Ulkus des distalen Analkanals (Anoderm), das sich fast immer bei 6 Uhr Steinschnittlage befindet. Vor allem chronische Analfissuren zeigen am proximalen Ende eine hypertrophe Analpapille und werden distal von einer chronisch entzündlichen Gewebeaufwerfung (Mariske) begrenzt. Fissuren gehen mit ausgeprägten Schmerzen einher.

Bei perianalen (oder periproktalen) **Abszessen** handelt es sich um Eiteransammlungen in dem das Rektum und den Analkanal umgebenden Weichgewebe. Sie sind die Folge einer eitrig-abszedierenden Entzündung der Proktodealdrüsen (Kryptitis), die sich entlang der Drüsen und der myofaszialen Strukturen des Anorektalbereichs ausbreitet. Je nach Lokalisation werden intersphinktäre, ischiorektale, intrasphinktäre und pelvirektale Abszesse unterschieden.

Perianale (oder perirektale) **Fisteln** sind in der Regel erworbene, abnorme Gangstrukturen, die vom Analkanal oder vom Rektum ausgehen und an der Hautoberfläche (komplette äußere Fistel) oder im Körperinneren (innere Fistel) enden. Fast immer handelt es sich um die direkte Komplikation eines Abszesses. Je nach Lage und Verlauf in Beziehung zum Schließmuskelsystem unterscheidet man intersphinktäre, transsphinktäre, suprasphinktäre und extrasphinktäre Fisteln.

Entzündliche Veränderungen treten als Komplikation von **Hämorrhoiden,** einer Ektasie der Gefäße des Corpus cavernosum recti, und als Manifestation eines **Morbus Crohn** auf.

Außerdem können im Analkanal **venerische Infektionen** auftreten (z.B. Gonorrhö, Syphilis, Ulcus molle). Perianale, chronisch entzündliche **Hauterkrankungen** (Ekzeme, Lichen ruber planus, Lichen sclerosus, Psoriasis, u.a.) dehnen sich häufig in den Analkanal aus.

32.10.2 Condyloma acuminatum, bowenoide Papulose

Condyloma acuminatum, ➤ Kap. 40.5.5 und ➤ Kap. 40.5.3.

Auch bei der **bowenoiden Papulose** der Anogenitalregion handelt es sich um eine *HPV*-assoziierte Läsion (meist Typ 16, ➤ Kap. 43.9.2, ➤ Kap. 40.3.5 und ➤ Kap. 48.2.6). Typisch sind multiple, scharf begrenzte, leicht erhabene braunrote Läsionen (3–10 mm) mit glatter oder verruköser Oberfläche.

Histologisch besteht eine hochgradige Epitheldysplasie entsprechend einem Morbus Bowen der Haut.

Die bowenoide Papulose tritt v.a. bei jüngeren Menschen (15–40 Jahre) auf und zeigt eine spontane Regression. Eine zuverlässige Abgrenzung gegen einen Morbus Bowen des Analrands oder der perianalen Haut ist nur durch eine klinisch-pathologische Korrelation möglich.

32.10.3 Anale intraepitheliale Neoplasie

Syn.: anale plattenepitheliale Dysplasie, Morbus Bowen

Die anale intraepitheliale Neoplasie (AIN) ist eine fakultative **Präkanzerose** des Analkanals, die in ein invasives Plattenepithelkarzinom übergehen kann. Diese Vorläuferläsion entwickelt sich meist in der Transitionalzone, seltener im Plattenepithel des Anoderms. Sie entsteht häufig multifokal als Folge einer Infektion mit **Hochrisiko-HPV** (v.a. Typ 16/18). Diese *HPV*-Typen entfalten ihre onkogene Wirkung v.a. durch virale Proteine (E6, E7), die zu einer Inaktivierung der Tumorsuppressorproteine p53 und RB führen.

Wesentlicher **Risikofaktor** für das Entstehen einer AIN sind eine genitale *HPV*-Infektion (v.a. Typ 16/18). Histologisch fin-

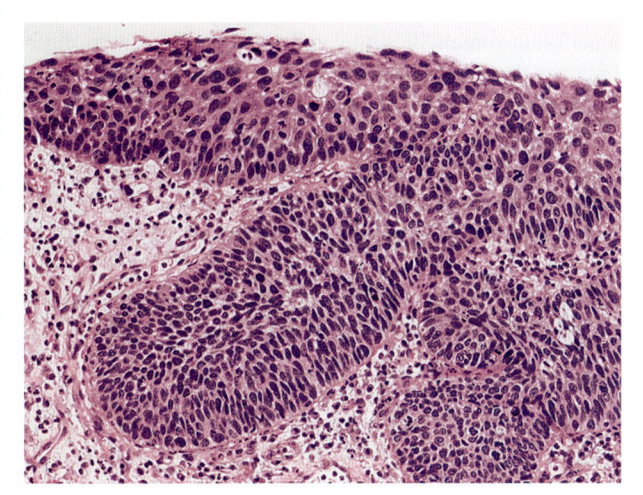

Abb. 32.39 Anale intraepitheliale Neoplasie. Das Epithel zeigt eine deutliche Architekturstörung mit fehlender plattenepithelialer Ausreifung, zelluläre Atypien und eine gesteigerte Mitoserate, entsprechend einer hochgradigen AIN. HE, Vergr. 100-fach.

det man eine Architekturstörung des Epithels, zelluläre Atypien und eine gesteigerte Mitoserate (➤ Abb. 32.39).

Je nach Ausprägung der histologischen Befunde wird zwischen gering- und hochgradiger AIN unterschieden. Neben einer Rückbildung (v.a. der geringgradigen AIN, innerhalb von 8–12 Monaten) kann es auch zur einer malignen Progression (v.a. einer hochgradigen AIN) in ein invasives Karzinom kommen. Diese tritt wahrscheinlich in unter 10% der hochgradigen AIN auf.

Klinische Relevanz Eine AIN äußert sich als scharf begrenzte, leicht erhabene, hyperkeratotische Läsion (Leukoplakie) oder als umschriebene Rötung (Erythroplasie) der Schleimhaut.

32.10.4 Verruköses Karzinom

Syn.: Riesenkondylom Buschke-Loewenstein

Dies ist ein hochdifferenziertes, HPV-assoziiertes Plattenepithelkarzinom mit einem lokal invasiven Wachstum, das nur selten metastasiert.

Morphologie
Makroskopisch handelt es sich um große polypös-exophytische Läsionen mit einem kondylomartigen Aspekt (Riesenkondylom).

Histologisch zeigen die papillär gebauten Läsionen eine deutliche Akanthose und Hyperkeratose des regelhaft ausreifenden Plattenepithels. Zellatypien sind gering ausgeprägt. Koilozyten werden als Zeichen einer *HPV*-Infektion (meist Typ 6 oder 11) nachgewiesen. In den basalen Anteilen infiltrieren die Tumorzellen in breiten Verbänden in das Stroma, das häufig ein dichtes chronisches Entzündungsinfiltrat enthält.

32.10.5 Analkarzinom

Definition Als Analkarzinome werden invasive maligne Tumoren des Analkanals mit epithelialer Differenzierung bezeichnet. Man unterscheidet Plattenepithel- und Adenokarzinome.

Proximal der Linea dentata gelegene Analkarzinome entwickeln sich v.a. aus dem Übergangsepithel der kloakogenen Transitionalzone, selten aus den Proktodealdrüsen oder aus anorektalen Fistelgängen. Meist handelt es sich um Plattenepithel-, selten um Adenokarzinome. Letztere sind von tiefsitzenden Rektumkarzinomen abzugrenzen.

Distal der Linea dentata gelegene Analkarzinome entstehen aus dem Plattenepithel des Anoderms und sind in der Regel Plattenepithelkarzinome. Abzugrenzen sind sie von den Karzinomen des Analrands, die zu den Hauttumoren gehören.

Pathogenese
Das **Plattenepithelkarzinom** entsteht in der Regel aus einer analen intraepithelialen Neoplasie (AIN) als fakultativer Präkanzerose (➤ Kap. 32.10.3). Die Risikofaktoren des invasiven Plattenepithelkarzinoms sind somit auch die der AIN.

Adenokarzinome entstehen v.a. auf dem Boden einer chronischen Entzündung der perianal gelegenen Proktodealdrüsen und aus perianalen Fistelgängen.

Morphologie
Analkarzinome manifestieren sich **makroskopisch** als Ulzeration, ulzero-polypöse Läsion oder starre Stenosierung des Analkanals infolge diffuser Infiltration.

Histologisch handelt es sich um Plattenepithelkarzinome (75–80% der Analkarzinome) mit unterschiedlichem Verhornungs- und Differenzierungsgrad. Entsprechend werden basaloide und großzellige Karzinome mit/ohne Verhornung beobachtet. Als seltene Varianten kommen Plattenepithelkarzinome mit muzinösen Mikrozysten und kleinzellige Karzinome vor. In der Umgebung des invasiven Karzinoms wird häufig eine AIN angetroffen, die sich in die Analdrüsen ausdehnen kann. Adenokarzinome des Analkanals (3–11%) zeigen meist das gleiche histologische Bild wie kolorektale Karzinome, häufig mit ausgedehnten extrazellulären Schleimseen entsprechend einem muzinösen Karzinom.

Metastasierung Lokal infiltrieren Analkarzinome das Rektum und Nachbarorgane im kleinen Becken (Harnblase, Prostata, Harnröhre, Septum rectovaginale).

Proximal der Linea dentata gelegene Karzinome metastasieren in pelvine, iliakale und aortale Lymphknoten, während **distal der Linea dentata** lokalisierte Karzinome v.a. in inguinale und femorale Lymphknoten streuen. Hämatogene Fernmetastasen sind bei Diagnosestellung selten.

Klinische Relevanz Die 5-Jahres-Überlebensrate beim Plattenepithelkarzinom beträgt nach kombinierter Radio-/Chemotherapie 60–86% und hängt im Einzelfall v.a. von der lokalen Tumorausdehnung und dem Lymphknotenstatus ab. Kleinzellige Karzinome, Plattenepithelkarzinome mit muzinösen Mikrozysten und Adenokarzinome haben eine schlechtere Prognose.

32.10.6 Weitere Tumoren und tumorartige Läsionen

Selten kommen im Analkanal gutartige Tumoren wie Nävuszellnävi, Granularzelltumoren und Tumoren mit mesenchymaler Differenzierung vor (Lipome, Neurofibrome, Hämangiome, Leiomyome). Sie sind von den häufigeren tumorartigen Läsionen des Analkanals abzugrenzen (fibroepithelialer Polyp, inflammatorischer Polyp, prolabierte Hämorrhoiden).

Als **Morbus Paget** werden intraepitheliale Infiltrate eines Adenokarzinoms bezeichnet. Diese sind häufig mit einem Karzinom des Rektums assoziiert. Daneben gibt es das intraepitheliale Adenokarzinom der Analregion ohne invasive Komponente.

Maligne Melanome (➤ Kap. 43.10.3), maligne Lymphome, Sarkome (Kaposi-Sarkom) und Metastasen sind im Analkanal selten.

KAPITEL 33

P. Schirmacher, H.P. Dienes, W. Jochum, M. Trauner, C. Lackner
* In der Vorauflage unter Mitarbeit von H. Denk

Leber und intrahepatische Gallenwege

33.1	**Normale Struktur und Funktion** 624	33.9	**Zirkulationsstörungen in der Leber und im Pfortadersystem** 652
33.1.1	Struktur 624	33.9.1	Anatomische Vorbemerkungen 652
33.1.2	Funktion 625	33.9.2	Störung des Pfortaderblutflusses 652
		33.9.3	Arterielle Verschlüsse (A. hepatica) 652
33.2	**Fehlbildungen und Entwicklungsstörungen** 625	33.9.4	Leber bei Schock 652
33.2.1	Fehlbildungen der Leber und der intrahepatischen Gallengänge 625	33.9.5	Störung des Blutabflusses aus der Leber 652
33.2.2	Vaskuläre Anomalien 626	33.9.6	Portale Hypertonie 653
		33.10	**Metabolische Erkrankungen** 655
33.3	**Bilirubinmetabolismus und Ikterus** 626	33.10.1	Hämochromatose 655
33.3.1	Bilirubin und Bilirubinstoffwechsel 626	33.10.2	Morbus Wilson 656
33.3.2	Hyperbilirubinämie, Ikterus (Gelbsucht) und Cholestase 628	33.10.3	α_1-Antitrypsin-(AAT-)Mangel 657
		33.10.4	Andere Stoffwechselstörungen 657
33.4	**Entzündliche Lebererkrankungen** 631	33.11	**Neoplastische Erkrankungen** 657
33.4.1	Akute Virushepatitis 631	33.11.1	Benigne epitheliale Tumoren 658
33.4.2	Chronische Hepatitis 637	33.11.2	Maligne epitheliale Tumoren 659
33.4.3	Nichtvirale Infektionen der Leber 639	33.11.3	Mesenchymale Tumoren 661
33.4.4	Granulomatöse Entzündungen („granulomatöse Hepatitis") 641	33.11.4	Leberbeteiligung bei Neoplasien des blutbildenden und lymphoretikulären Systems 662
33.5	**Toxische und medikamentöse Leberschäden** 641	33.11.5	Lebermetastasen 662
33.5.1	Definitionen und biochemische Grundlagen 641	33.12	**Lebererkrankungen und Ikterus im Kindesalter** 662
33.5.2	Toxisch bedingte pathologische Veränderungen 642	33.12.1	Neugeborenenikterus 662
33.5.3	Alkoholischer Leberschaden 644	33.12.2	Pathologische Form des Neugeborenenikterus 663
		33.12.3	Hepatitis 663
33.6	**Fettlebererkrankung** 645	33.12.4	Gallengangsveränderungen (infantile obstruktive Cholangiopathie) 663
33.7	**Entzündung der intrahepatischen Gallenwege (Cholangitis)** 647	33.12.5	Reye-Syndrom 664
33.7.1	Akute eitrige Cholangitis 647	33.12.6	Diverse andere Ursachen des Ikterus in der Neugeborenenperiode 664
33.7.2	Primär biliäre Zirrhose (chronische nichteitrige destruierende Cholangitis) 647	33.12.7	Leberzirrhose im Kindesalter 664
33.7.3	Sklerosierende Cholangitis 648	33.12.8	Stoffwechselstörungen 665
33.8	**Folgezustände von Lebererkrankungen** ... 649	33.13	**Schwangerschaft und Leber** 665
33.8.1	Leberfibrose 649	33.13.1	Icterus e graviditate 665
33.8.2	Leberzirrhose 650	33.13.2	Icterus in graviditate 666
33.8.3	Leberversagen 651	33.14	**Pathologie der transplantierten Leber** ... 665

33 Leber und intrahepatische Gallenwege

> **Zur Orientierung**
>
> Die Leber spielt eine wichtige Rolle im Kohlenhydrat-, Protein- und Fettstoffwechsel, aber auch bei der Ausscheidung von Stoffwechselsendprodukten und der Entgiftung von Fremdstoffen. Die Kupffer-Zellen filtern als Teil des Makrophagensystems partikuläres Material, einschließlich Erreger, aus dem Blut heraus und sind auch an Immunreaktionen und toxischen Leberschädigungen beteiligt. Zur optimalen Erfüllung aller dieser Funktionen ist die enge räumliche und funktionelle Beziehung der verschiedenen Leberzellen (Hepatozyten, Kupffer-Zellen, Endothelzellen, hepatische Sternzellen) untereinander und mit dem Blut Voraussetzung. Sie wird durch die besondere Architektur der Leber gewährleistet. Jede Beeinträchtigung einzelner Komponenten (Hepatozyten, Kupffer-Zellen, Blutfluss, Gallengänge) und deren Interaktion im Rahmen krankhafter Prozesse führt zu einer Funktionsstörung der Leber.
>
> Lebererkrankungen müssen heute u.a. deshalb präzise diagnostiziert werden, weil sie z.T. differenziert therapiert werden können. Mit der Leberbiopsie steht dazu eine wichtige und sehr aussagekräftige Methode zur Verfügung. Sie ist indiziert bei ungeklärten pathologischen laborchemischen Befunden, unklaren Cholestasezeichen, chronischer Hepatitis (Diagnosesicherung, Feststellung des entzündlichen Aktivitäts- und des Fibrosegrades, Verlaufs- und Therapiekontrolle), Abklärung einer toxischen Leberschädigung sowie raumfordernden (tumorösen) Prozessen. Jede in der Art oder im Verlauf ungeklärte, potenziell schwerwiegende chronische Lebererkrankung sollte bioptisch untersucht werden.

33.1 Normale Struktur und Funktion

33.1.1 Struktur

Die Leber eines Erwachsenen hat ein durchschnittliches Gewicht von 1500 g. Als morphologische Untereinheit gilt das **Leberläppchen**, das aus Leberzellplatten (-balken) und dazwischen liegenden Sinusoiden besteht. Die Sinusoide konvergieren zur Zentralvene. Die **Portalfelder** liegen zwischen den Läppchen und enthalten Gefäße, Nerven und Gallengänge. Sie werden von Leberzellen der parenchymatösen Grenzplatte umgeben. Die Sinusoide werden von Kupffer-Zellen und Endothelzellen ausgekleidet. Das zuführende Blut kommt über die Äste der Pfortader und der A. hepatica, die beide im Portalfeld liegen. Es fließt durch die Sinusoide in die Zentralvene im Läppchenzentrum. Die Zentralvenen vereinigen sich zu Sublobularvenen und schließlich zu den Vv. hepaticae, durch die das Blut aus der Leber in die V. cava inferior abfließt.

Die **Galle** fließt in entgegengesetzter Richtung. Galle wird vom Hepatozyten in die Gallekanalikuli (Gallekanälchen) sezerniert, deren Wand durch die kanalikulären Leberzellmembranen gebildet wird. Sie fließt weiter über ein Gangsystem, bestehend aus den sog. Hering'schen Kanälen (Cholangiolen), den Duktuli und den interlobulären Gallengängen in den Portalfeldern, und gelangt schließlich über den rechten und linken Ductus hepaticus in den Ductus choledochus.

Den funktionellen Gegebenheiten des Lebergewebes wird die von Rappaport definierte **Azinusstruktur** der Leber gerecht (➤ Abb. 33.1): Im Zentrum des Azinus steht das Portalfeld, die Zentralvenen liegen an der Azinusperipherie. Die um das Portalfeld liegende Zone 1 des Leberparenchyms nach Rappaport erhält sauerstoff-, hormon- und nährstoffreicheres Blut als die um die Zentralvene liegende Rappaport-Zone 3. Die Rappaport-Zone 2 nimmt eine Zwischenstellung ein.

Die **Hepatozyten** stellen ca. 80% der Zellmasse der Leber dar. Sie besitzen funktionell differente Membranen (sinusoidal, lateral, kanalikulär). Die kanalikulären Membranen bilden auch die Gallekanalikuli und tragen hier zahlreiche Mikrovilli.

Die Sinusoide sind von fenestrierten (gefensterten) Endothelzellen ausgekleidet, denen die Kupffer-Zellen als hepatische Vertreter des Monozyten-Makrophagen-Systems aufsitzen.

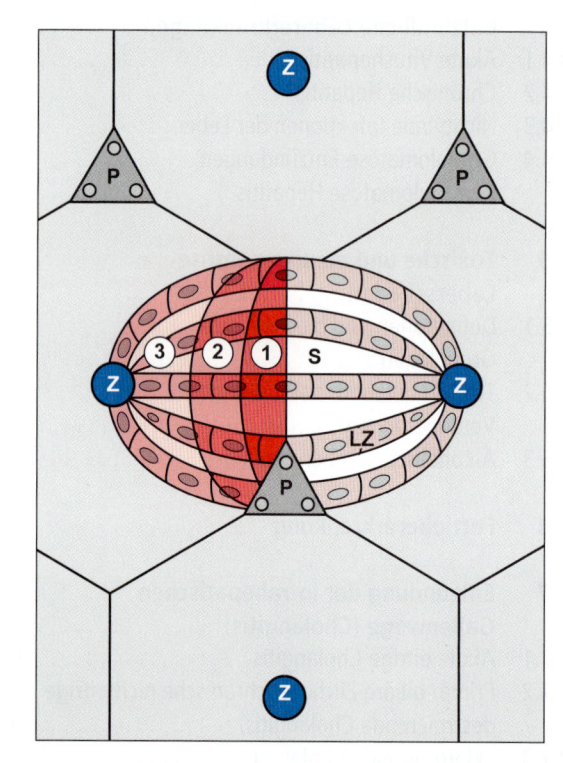

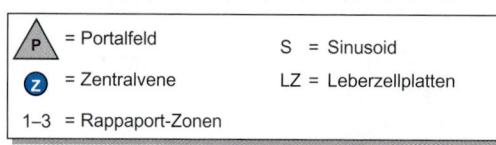

Abb. 33.1 Azinus von Rappaport.

P = Portalfeld
Z = Zentralvene
1–3 = Rappaport-Zonen
S = Sinusoid
LZ = Leberzellplatten

Zwischen den Leberzellplatten und den Endothelzellen liegt der Dissé'sche Raum. Da eine kontinuierliche Basalmembran fehlt, ist eine Kommunikation zwischen Sinusoid und Dissé'schem Raum möglich. Im Dissé'schen Raum liegen die hepatischen Sternzellen *(Syn.: Fettspeicherzellen, Lipozyten, Ito-Zellen)*, spezialisierte Zellen, die Lipide und Vitamin A enthalten und bei Schädigung zu Myofibroblasten transformieren können. Ferner finden sich dort Matrixkomponenten, wie Fibronektin und Kollagen Typ I, als Teil der Gerüststruktur der Leber.

33.1.2 Funktion

Die Leber erfüllt metabolische (Glukosestoffwechsel, Fettstoffwechsel), synthetische (Serumproteine, Gerinnungsfaktoren), katabole und biotransformatorische Aufgaben (Abbau von Serumproteinen, Hormonen, Transformation von Fremdstoffen) sowie Speicher- (Glykogen, Triglyzeride, Metalle, Vitamine) und Ausscheidungsfunktionen (Gallebestandteile). Eine Störung der Leberfunktion kann daher mit ausgeprägter klinischer Symptomatik verbunden sein.

33.2 Fehlbildungen und Entwicklungsstörungen

33.2.1 Fehlbildungen der Leber und der intrahepatischen Gallengänge

Anatomische Fehlbildungen der Leber und der Gallenwege werden heute in vivo durch die zur Verfügung stehenden modernen bildgebenden Verfahren (Ultraschalluntersuchung, Computertomografie, Magnetresonanztomografie) häufiger diagnostiziert als früher.

Leber

Agenesie

Die Leberagenesie (Fehlen der Leber) ist mit dem Leben nicht vereinbar. Eine Agenesie eines Leberlappens (üblicherweise des rechten) ist selten.

Lageanomalien

Im Rahmen des Situs inversus kann die Leber im linken Oberbauch liegen. Die Leber oder Teile davon können auch in Hernien (z.B. Nabel-, Zwerchfellhernie) verlagert sein.

Abnorme Lappung

Akzessorische Leberlappen sind üblicherweise klein und ohne klinische Relevanz. Nur selten erfordern sie durch Größe oder Torsion einen chirurgischen Eingriff.

Ektopes Lebergewebe

Ektopes Lebergewebe kann z.B. in der Gallenblasenwand, der Milzkapsel, im großen Netz und im Retroperitoneum vorkommen.

Gallengangsystem

Fehlbildungen der intrahepatischen Gallenwege resultieren aus einer Fehlentwicklung des Gallengangsystems und gehen meist mit Zystenbildung und Fibrose unterschiedlicher Ausprägung einher (= fibropolyzystische Erkrankungen). Sie sind meist angeboren (familiär) und können mit polyzystischen Nierenveränderungen kombiniert sein.

Kongenitale polyzystische Erkrankung des Erwachsenen

Diese autosomal dominant vererbte Erkrankung ist durch multiplen, nicht kommunizierende Zysten in der Leber sowie häufig von Nieren- und gelegentlich von Lungen-, Milz-, Pankreas- und Ovarialzysten gekennzeichnet. Mutationen in 3 Genen (PKD1, PKD2, PKD3) können die Erkrankung verursachen; PKD1-Mutationen (Chromosom 16) sind für 85% der Fälle verantwortlich.

Die Zysten variieren im Durchmesser zwischen wenigen Millimetern und mehreren Zentimetern und sind entweder über die gesamte Leber verteilt oder seltener auf einen Leberlappen konzentriert. Sie werden von isoprismatischem (kubischem) Epithel ausgekleidet und von Bindegewebe umgeben.

Leberzysten bei polyzystischer Nierenerkrankung

➤ auch Kap. 37.3.2

Bei der **autosomal dominant vererbten Form** der polyzystischen Nierenerkrankung entstehen auch in der Leber multiple, nicht kommunizierende Zysten. Sie variieren im Durchmesser zwischen wenigen Millimetern und mehreren Zentimetern und sind entweder über die gesamte Leber verteilt oder seltener auf einen Leberlappen konzentriert. Sie werden von isoprismatischem (kubischem) Epithel ausgekleidet und von Bindegewebe umgeben.

Die **autosomal rezessiv vererbte Form** der polyzystischen Nierenerkrankung geht mit portaler Hypertonie einher. Histologisch sind die Portalfelder verbreitert, fibrosiert und enthalten zahlreiche, miteinander kommunizierende, erweiterte Gallengänge.

Kongenitale Leberfibrose

Die Erkrankung wird autosomal rezessiv vererbt (kommt aber auch sporadisch vor) und äußert sich im Adoleszenten- oder jungen Erwachsenenalter mit portaler Hypertonie und deren

Komplikationen (Aszites, Ösophagusvarizen). Die Prognose ist aber besser als die der Leberzirrhose.

> **Morphologie**
> **Makroskopisch** erinnert die Leber durch knotige Veränderungen an eine Zirrhose.
> **Histologisch** finden sich Zeichen der Duktalplattenfehlbildung (Persistenz der Duktalplatte) mit zahlreichen Gallengängen in der Peripherie fibröser Bezirke.

Die kongenitale Leberfibrose kann in Assoziation mit polyzystischer Nierenerkrankung, Caroli-Krankheit, Choledochuszysten und Gallengangsmikrohamartomen vorkommen.

Gallengangsmikrohamartome

Syn.: Von-Meyenburg-Komplexe

Es handelt sich um singuläre oder multiple grauweiße, bis 1 cm große Knötchen, die aus zystisch erweiterten Gallengängen, die in fibröses Stroma eingebettet sind, bestehen (> Abb. 33.2). Sie sind klinisch symptomlos und stellen häufige Zufallsbefunde bei Biopsie oder Autopsie dar.

Kongenitale intrahepatische Gallengangsdilatation

Syn.: Caroli-Krankheit

Die intrahepatischen Gallengänge sind segmental sackförmig dilatiert. Durch die Dilatation werden Entzündungen, Fibrosen und die Gallensteinbildung begünstigt. Die Erkrankung kann mit kongenitaler Leberfibrose kombiniert vorkommen (Caroli-Syndrom) und mit Zystennieren vergesellschaftet sein. Das männliche Geschlecht dominiert (75%).

Solitäre Leberzysten

Diese Zysten (> Abb. 33.3) werden von einem einfachen Zylinderepithel vom biliären Typ ausgekleidet und enthalten eine klare, gelbe, gelegentlich auch gallig tingierte Flüssigkeit. Sie können aus einem oder mehreren Hohlräumen (uni- oder multilokulär) bestehen und (trotz des Namens) auch multipel vorkommen. Ihre Genese ist unklar. Hereditäre Faktoren scheinen keine Rolle zu spielen. Meist sind sie Zufallsbefunde bei Operationen oder Obduktionen. Große Zysten können durch Verdrängung klinische Symptome bewirken. Sie bevorzugen den rechten Leberlappen.

33.2.2 Vaskuläre Anomalien

Vaskuläre Anomalien können die A. hepatica (z.B. aberrante Arterien, Anomalien im Ursprung), die V. portae (z.B. Duplikation, Atresie, Hyperplasie, kavernöse Transformation) und die Lebervenen (membranöser Verschluss) betreffen.

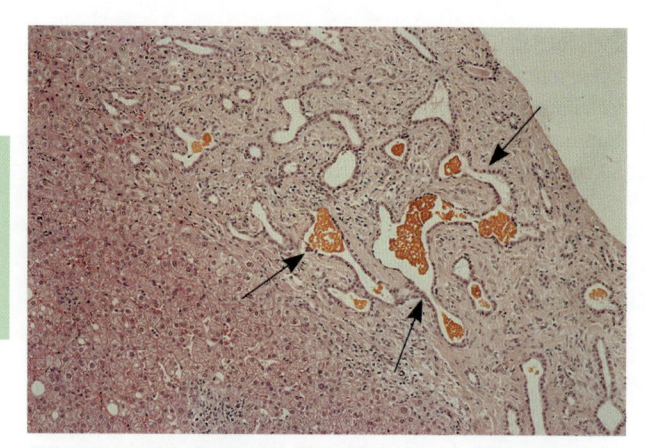

Abb. 33.2 Gallengangsmikrohamartom. In den ausgeweiteten Lumina findet sich oft Galle (Pfeile). HE, Vergr. 50-fach.

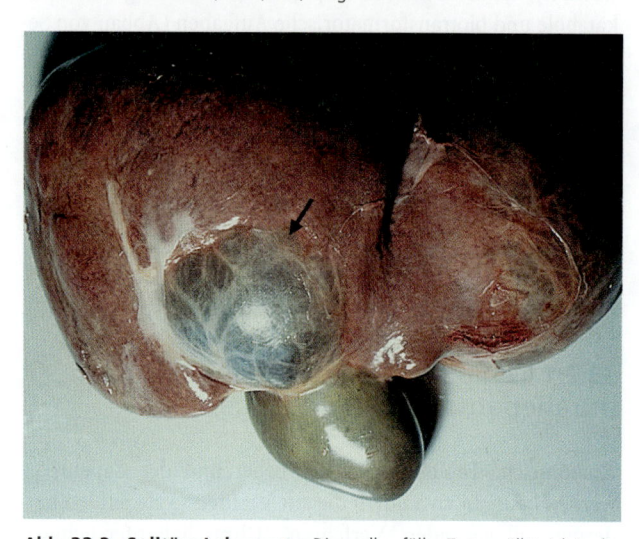

Abb. 33.3 Solitäre Leberzyste. Die prall gefüllte Zyste wölbt sich in der Nähe des unteren Leberrandes vor (Pfeil).

33.3 Bilirubinmetabolismus und Ikterus

33.3.1 Bilirubin und Bilirubinstoffwechsel

Bilirubin ist ein Abbauprodukt des Häms und stammt größtenteils vom Hämoglobin der Erythrozyten (ca. 80%), zu einem kleineren Teil von unreifen Erythrozytenvorstufen, Myoglobin und Hämoproteinen (Zytochrome) mitochondrialen und mikrosomalen Ursprungs (> Abb. 33.4).

Die **Bilirubinproduktion aus Häm** erfolgt in phagozytierenden Zellen vor allem der Milz, der Leber (Kupffer-Zellen) und des Knochenmarks durch die mikrosomale (sauerstoff- und NADPH-abhängige) Häm-Oxygenase. Bilirubin ist bei physiologischem pH wasserunlöslich, aber lipidlöslich. Es gelangt aus den Phagozyten in das Blut und wird dort an Albumin gebunden. Fettsäuren, organische Anionen, aber auch Medikamente, wie z.B. Sulfonamide und Salizylate, können mit Bilirubin um die Albuminbindung konkurrieren und Bilirubin aus dieser Bindung verdrängen. Freies Bilirubin ist to-

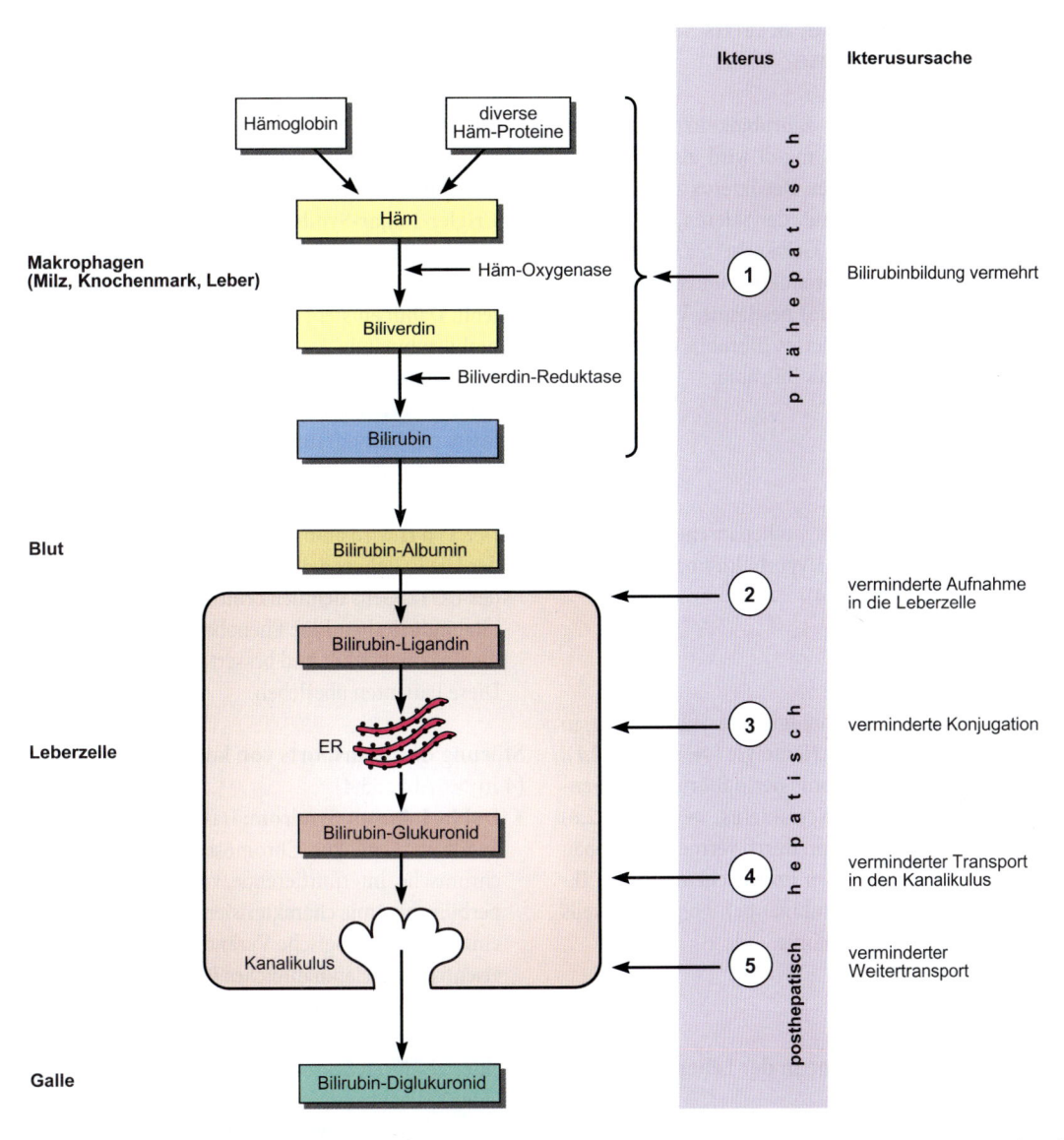

Abb. 33.4 Bilirubinstoffwechsel (Schema); ER = endoplasmatisches Retikulum, die Ziffern 1–5 stehen für die verschiedenen Ursachen des Ikterus (s. Text).

xisch, kann Zellmembranen durchdringen und Zellschädigungen bewirken (z.B. im Zentralnervensystem).

Der **Bilirubin-Albumin-Komplex** dissoziiert an der Plasmamembran der Leberzelle und Bilirubin wird in die Leberzelle aufgenommen, woran Transportproteine („organic anion transport polypeptides", OATP) beteiligt sein dürften. In der Leberzelle wird Bilirubin an zytosolische Proteine, z.B. Ligandin, gebunden und zum endoplasmatischen Retikulum transportiert. Dort wird es durch das mikrosomale UDP-Glukuronyltransferase-System mit Glukuronsäure konjugiert, wobei überwiegend Diglukuronide (und nur wenig Monoglukuronide) entstehen. **Konjugiertes Bilirubin** ist wasserlöslich und kann über die Galle ausgeschieden werden.

Die **Ausscheidung** konjugierten Bilirubins in den Gallekanalikulus erfordert Energie. Gegen einen Konzentrationsgradienten transportiert ein aktives trägermediiertes Transportsystem (s.u.) das Bilirubin durch die kanalikuläre Leberzellmembran in die Galle.

In der **Galle** findet sich Bilirubin in Form gemischter Mizellen in Kombination mit Cholesterin, Phospholipiden und Gallensäuren. Konjugiertes Bilirubin wird im distalen Dünndarm und im Kolon durch Bakterienenzyme (β-Glukuronidase) zu **freiem Bilirubin** hydrolysiert und dann zu Urobilinogen reduziert. Der größte Teil des Urobilinogens wird (zu braunem Urobilin oxidiert) über den Stuhl ausgeschieden, ein kleinerer Teil wird im terminalen Ileum (und in geringem Maße im Kolon) rückresorbiert und über die Leber wieder in die Galle ausgeschieden (enterohepatische Zirkulation). Bei Leberzellschädigung ist die Ausscheidung über den Harn vermehrt.

33.3.2 Hyperbilirubinämie, Ikterus (Gelbsucht) und Cholestase

Definition Eine Erhöhung der Bilirubinkonzentration im Blut (Hyperbilirubinämie) über 1 mg/dl wird als Subikterus, über 2 mg/dl als Ikterus bezeichnet. Der Ikterus zeigt sich klinisch in einer Gelbfärbung der Haut, der Skleren, der Körperflüssigkeiten sowie der Organe („Gelbsucht"). Die Intensität des Ikterus wird von der Bilirubinproduktion und der Bilirubinausscheidung (auch über die Niere) bestimmt. Wegen seiner Wasserlöslichkeit bewirkt konjugiertes Bilirubin einen ausgeprägteren Ikterus als unkonjugiertes Bilirubin.

Klassifikation des Ikterus

Nach der Pathogenese lassen sich prähepatische, hepatische und posthepatische Ursachen der Hyperbilirubinämie (des Ikterus) unterscheiden (➤ Abb. 33.4).

Prähepatische Ursachen

Ein vermehrter Anfall von unkonjugiertem Bilirubin (1 in ➤ Abb. 33.4) findet sich bei einer Hämolyse (➤ Kap. 21.2.1). Bei Neugeborenen kann das unkonjugierte Bilirubin Nervenzellschädigungen im Gehirn (= Kernikterus, ➤ Kap. 8.2.8) verursachen. In seltenen Fällen kann durch vermehrten Abbau von unreifen Erythrozytenvorstufen im Knochenmark ein Ikterus entstehen (Shunt-Hyperbilirubinämie). Folge ist jeweils eine unkonjugierte Hyperbilirubinämie.

Hepatische Ursachen

Verminderte Bilirubinaufnahme in der Leberzelle (2 in ➤ Abb. 33.4)
Eine verminderte Aufnahme von unkonjugiertem Bilirubin in die Leberzelle findet sich bei Leberzellschädigung (z.B. Virushepatitis). Auch diverse Medikamente (z.B. Antibiotika, Röntgenkontrastmittel) können mit Bilirubin um die Aufnahme in die Leberzelle konkurrieren und damit die Bilirubinausscheidung behindern. Folge ist auch hier eine unkonjugierte Hyperbilirubinämie.

Störungen der Bilirubinkonjugation (3 in ➤ Abb. 33.4)
- **Morbus Gilbert (Morbus Meulengracht, Gilbert-Syndrom):** Die Störung betrifft 3–6% der Population mit Bevorzugung des männlichen Geschlechts. Es handelt sich dabei um eine autosomal dominant vererbte, milde (Serumbilirubin 1–5 mg/dl) unkonjugierte Hyperbilirubinämie bei normalen Leberfunktionstests und normaler Leberhistologie. Die Hyperbilirubinämie wird durch Infekte oder Hunger verstärkt. Durch eine verminderte Proteinexpression infolge eines Genpromotor-Polymorphismus ist die UDP-Glukuronyltransferase-Aktivität in Hepatozyten erniedrigt. Bilirubinmonoglukuronid überwiegt über das Diglukuronid als Hinweis, dass ein weiterer Enzymdefekt für eine mangelhafte Konversion des Mono- zum Diglukuronid verantwortlich sein könnte. Patienten mit Morbus Gilbert bedürfen keiner Therapie, ihre Lebenserwartung ist nicht eingeschränkt; es werden sogar antioxidative, kardio- und neuroprotektive Effekte diskutiert.
- **Crigler-Najjar-Syndrom:** Beim **Typ I** (autosomal rezessiv vererbt) führen Mutationen in den Exonen 2–5 des UGT1-Gens dazu, dass die UDP-Glukuronyltransferase komplett fehlt. Damit entsteht eine permanente unkonjugierte Hyperbilirubinämie. Das Enzymsystem ist mit Phenobarbital nicht induzierbar. Üblicherweise tritt der Tod mit Kernikterus im 1. Lebensjahr ein. Die Leber zeigt keine histologisch fassbaren Veränderungen (außer evtl. vereinzelten Gallenthromben). Eine Lebertransplantation führt zur Normalisierung.
Der **Typ II** wird autosomal dominant vererbt. Die Aktivität der UDP-Glukuronyltransferase ist zwar durch Mutationen des UGT1-Gens deutlich erniedrigt, ist aber mit Phenobarbital induzierbar. Eine Phenobarbitalbehandlung steigert die Enzymaktivität und bessert das klinische Bild deutlich. Diese Patienten überleben.

Störung des Transports von konjugiertem Bilirubin (4 in ➤ Abb. 33.4)
- **Dubin-Johnson-Syndrom:** Das autosomal rezessiv vererbte Syndrom (Genlokus: Chromosom 10q24) ist durch eine chronische, intermittierende, vorwiegend konjugierte Hyperbilirubinämie charakterisiert, wobei die Leberzellen als einzige morphologische Veränderung ein schwarzbraunes, eisenfreies, melaninähnliches Pigment enthalten (➤ Abb. 33.5). Mutationen der Bilirubin-Exportpumpe („multidrug resistance-related protein", MRP2) führen zu einer gestörten Sekretion von konjugiertem Bilirubin und einer Vielzahl anderer organischer Konjugate. Es liegt nur eine isolierte Hyperbilirubinämie, jedoch keine vollständige Störung der Galleproduktion im Sinne einer Cholestase mit erhöhten Gallensäurespiegeln und Cholestaseenzymen im Serum vor. Der Ikterus wird durch Schwangerschaft und Kontrazeptiva verstärkt bzw. ausgelöst (Transportdefekt s.u., „Cholestase").
- **Rotor-Syndrom:** Diese chronische familiäre konjugierte Hyperbilirubinämie unterscheidet sich vom Dubin-Johnson-Syndrom vor allem durch das Fehlen des Pigments in der Leberzelle.
- **Leberzellschäden:** Im Rahmen diverser, z.B. viraler oder toxischer Leberzellschäden kann eine komplexe Störung des Bilirubintransports auftreten und zu einer Hyperbilirubinämie führen.

Störung des Galleflusses aus den Kanalikuli in die extrahepatischen Gallengänge
Die Störung des Galleflusses mit ihren Folgen wird als Cholestase bezeichnet. Die Ursachen können in der Leberzelle selbst liegen (= **intrahepatische nicht mechanische Cholestase**)

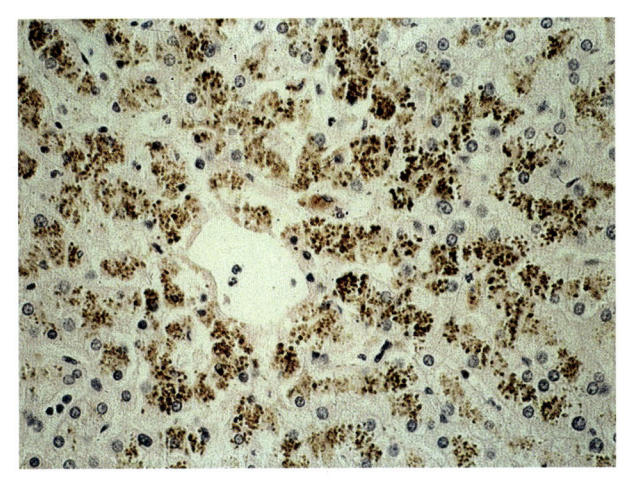

Abb. 33.5 Dubin-Johnson-Syndrom. Die Leberzellen enthalten ein schwarzbraunes melaninähnliches Pigment. HE, Vergr. 150-fach.

oder auf einer Behinderung des Galleflusses in den intrahepatischen Gallengängen beruhen (= **intrahepatische mechanische Cholestase**). Eine Erhöhung der Durchlässigkeit intrahepatischer Gallengänge für Gallebestandteile (einschließlich Bilirubin) kann auf eine Schädigung des Gallengangsepithels (z.B. nichteitrige destruierende Cholangitis, ➤ Kap. 33.7.2) zurückgehen und durch Rückresorption von Bilirubin ebenfalls zum Ikterus führen. Folge ist jeweils eine konjugierte Hyperbilirubinämie.

Posthepatische Ursachen

Wenn der Gallefluss aus der Leber über den Ductus choledochus in das Duodenum gestört ist (5 in ➤ Abb. 33.4), spricht man von einer extrahepatischen mechanischen Cholestase. Folge ist eine konjugierte Hyperbilirubinämie.

Cholestase

Definition Unter Cholestase wird die Beeinträchtigung des Galleflusses verstanden, wobei Störungen auf dem gesamten Weg von der Galleproduktion in der Leberzelle (s.o.) bis zur Einmündung des Ductus choledochus in das Duodenum auftreten können.

Mechanismen des Galleflusses und der Gallesekretion Die hepatobiliäre Sekretion einzelner Gallebestandteile wie Gallensäuren, Cholesterin, Phospholipide, Bilirubin, Bikarbonat und Glutathion wird durch spezifische Transportsysteme an der basolateralen (sinusoidalen) und apikalen (kanalikulären) Membran des Hepatozyten vermittelt. Die Sekretion in den Gallekanalikulus ist dabei der geschwindigkeitslimitierende Schritt. Die Gallensäuresekretion ist die wichtigste Triebfeder des Galleflusses („gallensäurenabhängige Fraktion") und baut gemeinsam mit sezerniertem Glutathion und Bikarbonat („gallensäureunabhängige Fraktion") einen osmotischen Gradienten auf, der den Einstrom von Wasser über die Tight Junctions und spezielle Wasserkanäle (sog. Aquaporine) zur Folge hat.

Die primär gebildete kanalikuläre Galle wird im weiteren Verlauf vom Gallengangsepithel durch Sekretion und Rückresorption einzelner Bestandteile modifiziert (duktuläre Galle) und in der Gallenblase eingedickt.

Ätiologie Die Ursachen der Cholestase liegen entweder in der Leberzelle (v.a. in der kanalikulären Membran) – und betreffen damit die für die Sekretion von Gallebestandteilen verantwortlichen Komponenten – oder in den galleableitenden Wegen (Kanalikulus bis zur Mündung des Ductus choledochus an der Papilla Vateri):

Molekulare Defekte der Gallesekretion: Mutationen bestimmter Transportsysteme können zu angeborenen, autosomal rezessiv vererbten Cholestasesyndromen wie der **p**rogressiven **f**amiliären **i**ntrahepatischen **C**holestase (PFIC) oder der milder verlaufenden **b**enignen **r**ezidivierenden **i**ntrahepatische **C**holestase (BRIC) führen. Den PFIC-Subtypen liegen unterschiedliche Transportdefekte zugrunde (➤ Abb. 33.6):

- **PFIC-1:** Mutationen eines Aminophospholipidtransporters (FIC1, ATP8B1) verursachen den **Subtyp 1** (PFIC-1, Byler-Erkrankung), der bereits im Kindesalter zur Leberzirrhose führen kann. Der exakte Pathomechanismus ist noch nicht bekannt. Möglicherweise spielt PFIC-1 für die Elimination sekundärer (von der Darmflora gebildeter) hydrophober und damit äußerst toxischer Gallensäuren (z.B. Lithocholsäure) eine wichtige Rolle. Zusätzlich zur progressiven Cholestase liegen häufig auch extrahepatische Manifestationen wie Diarrhö, Malabsorption und rezidivierende Pankreatitiden vor, da FIC1 nicht nur in der Leber, sondern auch in Darm und Pankreas exprimiert ist. Die mildere Variante der PFIC-1 ist die **BRIC-1**, die ebenfalls durch Mutationen des FIC1-Gens verursacht und durch intermittierende Cholestaseattacken mit Ikterus und Pruritus gekennzeichnet ist. Im Intervall sind diese Patienten beschwerdefrei.

- **PFIC-2:** Defekte der Gallensalz-Exportpumpe („bile salt export pump", BSEP) führen zu PFIC-2. Die Ursache dieses Syndroms liegt in einem Defekt der kanalikulären Gallensäuresekretion als direkte Folge der gestörten Expression und Funktion von BSEP. Da BSEP nur an der kanalikulären Membran des Hepatozyten exprimiert wird, fehlen bei diesem Syndrom die extrahepatischen Manifestationen. Sonst ist der klinische Verlauf von PFIC-2 dem PFIC-1 sehr ähnlich. Zusätzlich besteht ein deutlich erhöhtes Risiko, hepatozelluläre Karzinome zu entwickeln. Auch hier können sich mildere Defekte als BRIC-2 manifestieren.

- **PFIC-3:** PFIC-3 wird durch Mutationen der Phospholipid-Exportpumpe („multidrug resistance protein" 3, MDR3) verursacht. Hier führt die verminderte oder sogar völlig fehlende Sekretion von Phospholipiden zur Schädigung des Gallengangsepithels durch Gallensäuren; normalerweise bilden Phospholipide und Cholesterin mit Gallensäuren gemischte Mizellen in der Galle, welche die Gallensäurentoxizität verhindern. Beim Erwachsenen können MDR3-Defekte für bestimmte Formen der Schwangerschaftscholestase und für die Bildung von Cholesterin-Gallensteinen verant-

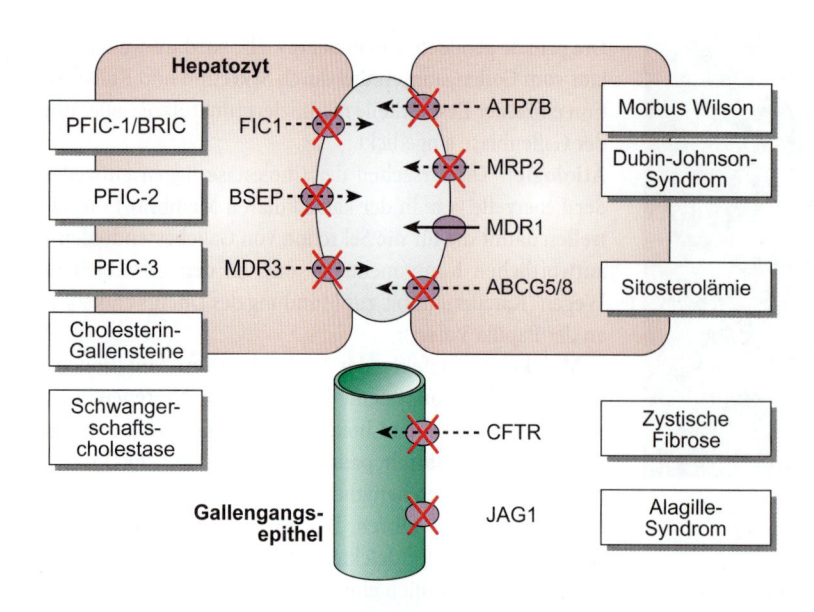

Abb. 33.6 Hereditäre Transportdefekte der Gallesekretion.

wortlich sein. Letztere sind durch die gestörte Löslichkeit von Cholesterin in der Galle erklärbar.

Kanalikuläre Transportdefekte: Kanalikuläre Transportdefekte müssen nicht zwangsweise zur Cholestase führen. Mutationen der kanalikulären Kupfer-Exportpumpe (ATP7B) sind z.B. Ursache des **Morbus Wilson** (➤ Kap. 33.10.2), Mutationen eines Sitosterol-Transporters (ABCG5/G8) Ursache der **Sitosterolämie,** einer autosomal rezessiv vererbten Erkrankung, die zur Akkumulation exogener pflanzlicher Sterole mit frühzeitiger Atherosklerose führt.

Transportdefekte auf Ebene des Gallengangsepithels: Diese Defekte können zur Cholestase führen. So führen Mutationen eines Chloridkanals („cystic fibrosis transmembrane conductance regulator", CFTR) bei **zystischer Fibrose** (➤ Kap. 5.3.2) zu gestörter Chlorid- und Bikarbonat-Sekretion durch das Gallengangsepithel und dadurch zur Obstruktion der intrahepatischen Gallengänge durch das viskose Sekret mit Ausbildung einer sklerosierenden Cholangitis, biliären Fibrose und später biliären Zirrhose.

Weitere Defekte: Das **Alagille-Syndrom** ist durch Mutationen des JAG1-Gens hervorgerufen. Dieses Gen codiert nicht für ein Transportsystem, sondern für einen Liganden des NOTCH-Rezeptor-Signalweges, der eine wichtige Rolle in der Zelldifferenzierung spielt. Folge dieses Defekts ist meist eine Duktopenie, häufig in Kombination mit anderen Entwicklungsdefekten wie peripherer Pulmonalstenose, Wirbelkörper- und Gesichtsfehlbildungen.

Eine verstärkte Empfindlichkeit gegenüber exogenen cholestatischen Noxen ist durch heterozygote Formen oder Schwachformen eines angeborenen Transportdefekts möglich. Als Beispiel dafür entwickeln heterozygote Mütter von Kindern mit einem homozygoten MDR3-Defekt (PFIC-3) gehäuft eine **Schwangerschaftscholestase.** Diese molekularen Defekte der Gallesekretion haben diagnostische Relevanz, da Mutationen molekulargenetisch nachgewiesen werden können. Ihre therapeutische Relevanz liegt darin, dass die defekte Transporterfunktion teilweise medikamentös (z.B. durch Ursodeoxycholsäure) gebessert werden kann.

Erworbene Veränderungen: Neben den angeborenen Defekten der Gallesekretion spielen auch erworbene Veränderungen der Transporterexpression für die Entstehung der Cholestase eine wichtige Rolle. Es müssen dabei primäre, ursächliche von sekundären, adaptiven Veränderungen unterschieden werden. Letztere sollen die Leberzellen vor akkumulierenden Gallensäuren schützen. Cholestatische Noxen wie Medikamente, Sexualhormone und proinflammatorische Zytokine (z.B. im Rahmen einer Sepsis oder Hepatitis) hemmen die Expression und Funktion der kanalikulären Gallensäuren-Exportpumpe (BSEP) und Bilirubin-Konjugat-Exportpumpe (MRP2) und führen dadurch zur Cholestase. Zusätzlich können diese Noxen die Transportsysteme von der kanalikulären Membran in das Zellinnere verlagern und damit eine Cholestase bewirken.

Klassifikation Nach den in bzw. außerhalb der Leber gelegenen Ursachen lässt sich die Cholestase in eine extra- und eine intrahepatische Form einteilen.

- **Intrahepatische Cholestase:** Die Cholestaseursachen liegen innerhalb der Leber.
  - **Schädigungen der Hepatozyten:** Wesentliche Ursachen sind Schädigungen der Zellmembran mit Beeinflussung der für den gallensalzabhängigen und -unabhängigen Gallefluss notwendigen Enzyme und Transportsysteme. Infrage kommen dabei virale (Virushepatitiden) und toxische (Alkohol, Medikamente, Steroidhormone) Ursachen, angeborene Defekte (Byler-Erkrankung, Zellweger-Syndrom), Defekte des Gallensäurestoffwechsels, bakterielle Infektionen (Sepsis) und Störungen des Zellskeletts.
  - **Veränderungen der intrahepatischen Gallengänge:** Veränderte Gallengänge sind im Rahmen der intrahepatischen Gallengangsatresie, von Entzündungen (destruierende Cholangitiden, sklerosierende Cholangitiden) oder

Präzipitation von Gallebestandteilen in den intrahepatischen Gallengängen möglich.
- **Extrahepatische Cholestase:** Ein mechanisches Galleabflusshindernis außerhalb der Leber (Gallensteine, Tumoren des Gallengangs, der Papille, des Pankreas, vergrößerte Lymphknoten an der Leberpforte, entzündliche Schwellung des Pankreaskopfes, narbige Gallengangsstrikturen, extrahepatische Gallengangsatresie) führt dazu, dass die Gallengänge oberhalb der Obstruktion erweitert sind. Durch den Gallestau werden bakterielle Infektionen mit Entwicklung einer Cholangitis begünstigt.

Morphologie

Das morphologische Bild ist bei intra- und extrahepatischer Cholestase ähnlich, bei lang dauernder, extrahepatischer Cholestase sind die Veränderungen aber am stärksten ausgeprägt. Die morphologisch fassbaren Folgen der Cholestase ergeben sich aus der Retention toxischer Gallebestandteile, insbesondere von Bilirubin und Gallensäuren. Es finden sich Bilirubineinlagerungen in Leberzellen und Kupffer-Zellen sowie Gallethromben in Gallekanalikuli (➤ Abb. 33.7).

Bei ausgeprägterer Leberzellschädigung ist das Zytoplasma netzartig verändert (= **Netzdegeneration,** federige Degeneration). Ursache ist die Detergenzienwirkung retinierter Gallensalze („Cholatstase"). Später sind auch Nekrosen (= **Netznekrosen**) von Leberzellen möglich; ausgedehntere Nekrosen werden als **Galleinfarkte** bezeichnet (➤ Abb. 33.8). An der Peripherie der Portalfelder kommt es zu einer Proliferation von Duktuli (duktuläre Reaktion) mit umgebender Infiltration durch neutrophile Granulozyten (bedingt durch biliolymphatischen Reflux und durch Leukotriene).

Entzündliche Veränderungen finden sich überwiegend in den Portalfeldern, die abgerundet und ödematös und vor allem von neutrophilen Granulozyten und zu einem geringeren Grad von Lymphozyten und Plasmazellen infiltriert sind. Weitere Folgen des Entzündungsprozesses sind eine periduktale Fibrose, die Verlängerung und Schlängelung von Gallengängen und die Entwicklung von Bindegewebesepten, die die Portalfelder verbinden (porto-portale Septenbildung; biliäre **Fibrose**).

Dauert ein extrahepatischer Verschluss länger an, weiten sich größere interlobuläre Gallengänge und sind dann auch mit Galle gefüllt. Rupturieren diese gestauten Gallengänge (nur bei mechanischer Cholestase), können sich Galleseen (Galleextravasaten) bilden. Später wird die Architektur zerstört und es entwickelt sich eine Leberzirrhose (sekundär-biliäre Zirrhose, ➤ Kap. 33.8.2, ➤ Tab. 33.3). Das Organ ist dann derb, vergrößert, kleinknotig verändert und durch die retinierte Galle grün gefärbt. Die sekundär-biliäre Zirrhose ist auch eine klassische Komplikation der Gallengangsatresie (➤ Kap. 33.12.4).

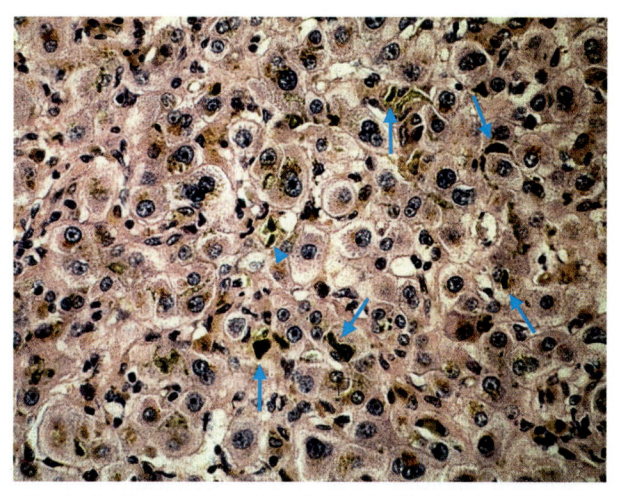

Abb. 33.7 Cholestase. Im HE-gefärbten Schnitt unregelmäßig gestaltete, zum Teil braungrüne Gallethromben in ausgeweiteten Gallenkanälchen (Pfeile). Außerdem Gallethromben, aufgenommen in Kupffer-Zellen (Pfeilspitze), Vergr. 200-fach.

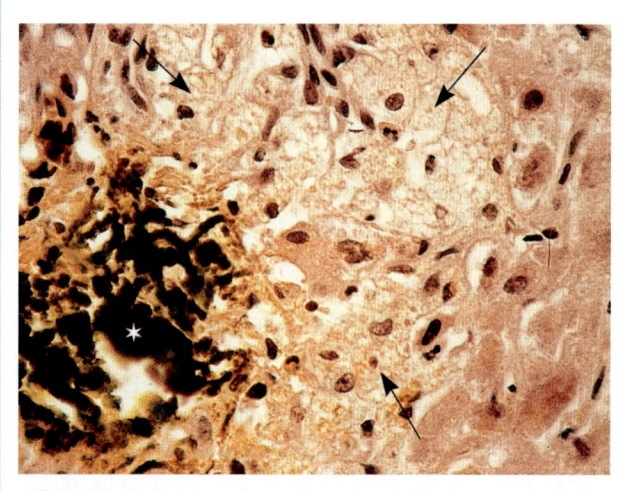

Abb. 33.8 Lang dauernde mechanische Cholestase. Durch die schädigende Wirkung der Galle kommt es zu Leberzellnekrosen mit Austritt von Galle in den nekrotischen Bereich (= Galleinfarkt: Sternchen). Bei den umgebenden, noch intakten Leberzellen ist das Zytoplasma netzartig verändert (Pfeile) und enthält Gallenpigment (= Netzdegeneration). HE, Vergr. 200-fach.

33.4 Entzündliche Lebererkrankungen

Entzündliche Lebererkrankungen können das Leberparenchym (= Hepatitis), das intrahepatische Gallengangssystem (= Cholangitis) oder (selten) Gefäße betreffen. Die Veränderungen können diffus oder herdförmig sein. Als Ursachen kommen Erreger (Viren, Bakterien, Pilze, Parasiten), toxische Faktoren, Stoffwechselstörungen und Immunreaktionen infrage.

33.4.1 Akute Virushepatitis

Definition und Epidemiologie Diese durch Viren verursachte diffuse Leberentzündung ist durch Leberzelldegeneration, Leberzellnekrosen, Kupffer-Zell-Proliferation und entzündliche Infiltrate gekennzeichnet und dauert nicht länger als 6 Monate. Die morphologischen Veränderungen der Leber sind bei akuten A-, B-, C-, D- und E-Hepatitiden ähnlich und werden daher gemeinsam besprochen.

Ätiologie Neben den klassischen Hepatitisviren (= hepatotrope Viren; ➤ Tab. 33.1) kann eine Reihe anderer Erreger (z.B. *Epstein-Barr-Virus, Gelbfiebervirus*) Hepatitiden bewirken. Interessanterweise rufen die verschiedenen Hepatitisviren ein ähnliches klinisches und morphologisches Bild hervor, obwohl sie unterschiedlichen Virusfamilien angehören.

Epidemiologie Aufgrund der Häufigkeit ist die akute Virushepatitis von besonderer praktischer Bedeutung (z.B. werden in den USA jährlich 200.000–700.000 Neuinfektionen beobachtet). Die Letalität der akuten Erkrankung ist niedrig.

Virushepatitis A

Ätiologie Das *Hepatitis-A-Virus* (**HAV**) ist ein Picorna-(RNA-)Virus (Genus: Hepatovirus). Es handelt sich um ca. 27 nm durchmessende sphärische Partikel, die über die Galle im Stuhl ausgeschieden werden. Die Infektiosität des Stuhls besteht bereits vor Entwicklung der klinischen Symptomatik, z.B. des Ikterus, und nimmt nach klinischer Manifestation der Erkrankung schnell ab.

Epidemiologie Die Durchseuchung der Bevölkerung mit dem Erreger (gemessen durch Bestimmung von zirkulierenden *HAV*-Antikörpern) ist in Ländern mit niedrigem Hygienestatus (Entwicklungsländer) hoch. Die Infektion erfolgt auf fäkal-oralem Weg (z.B. Aufnahme der Erreger über kontaminiertes Wasser, kontaminierte Nahrungsmittel, wie Früchte, ungekochtes Gemüse, Muscheln). Eine Übertragung durch Bluttransfusionen ist möglich, aber sehr selten. In westlichen Industrieländern ist die Hepatitis A heute eine typische „Reisekrankheit", die durch aktive oder passive Immunisierung verhindert werden kann. Ein chronischer Virusträgerstatus besteht nicht.

Pathogenese

Eine Immunreaktion des Organismus gegen virusinfizierte Leberzellen ist nachgewiesen. Ein direkter zytopathogener Effekt des *HAV* ist weniger wahrscheinlich.

Klinische Relevanz Die Virushepatitis A ist eine akute, selbst limitierende Erkrankung. Es kommt zu Übelkeit, Fieber, Appetitlosigkeit, Aminotransferasen-Anstieg und Ikterus (besonders bei Kindern ist die Erkrankung aber häufig anikterisch und klinisch symptomarm). Üblicherweise verläuft die Erkrankung mild – aber umso schwerer, je älter der Patient ist. Fulminante Verlaufsformen mit ausgedehnten Leberparenchymnekrosen und schlechter Prognose sind selten.

Serologisch lässt sich die Erkrankung durch den Anstieg des Anti-*HAV*-IgM-Antikörper-Titers diagnostizieren, wobei die IgM-Antikörper schnell (innerhalb weniger Monate) wieder abfallen. In der Rekonvaleszenzphase steigen *HAV*-Antikörper vom IgG-Typ an, bleiben lebenslang bestehen und bewirken eine lebenslange Immunität.

Virushepatitis B

Ätiologie Das *Hepatitis-B-Virus* (**HBV**) ist ein komplexes hepatotropes DNA-Virus, das sich im Elektronenmikroskop als 42 nm großes sphärisches Partikel (**Dane-Partikel**) mit 27 nm großem Zentrum (Core, Nukleokapsid) und 7 nm breiter Hülle (Surface) präsentiert. Mit der nicht infektiösen Hülle (bestehend aus Lipoproteinen und Glykoproteinen) ist das Oberflächenantigen (HBsAg; s = „surface", Oberfläche) assoziiert. Das Nukleokapsid enthält das Hepatitis-B-Core-Antigen (HBcAg), eine DNA-Polymerase (reverse Transkriptase) und das virale Genom (= partiell doppelsträngige zirkuläre DNA) mit bekannter Sequenz und Organisation:

- Das Prä-S1/Prä-S2/S-Gen codiert für verschiedene Hüllenproteine des HBsAg.
- Das Prä-C/C-Gen codiert für ein Protein, das nach posttranslationaler Modifikation als Hepatitis-B-e-Antigen (HBeAg) im Serum nachweisbar ist und hohe Virusreplikation und Infektiosität anzeigt.
- Das P-Gen codiert für die virale DNA-Polymerase/Reverse Transkriptase/RNase H.
- Das X-Gen codiert für ein X-Protein, das die Virusreplikation reguliert.

Die Replikation des Virus erfolgt über ein RNA-Zwischenstadium („Prägenom") mit anschließender reverser Transkription eines komplementären DNA-Strangs und nachfolgender Synthese des inkompletten DNA-Doppelstrangs durch virale DNA-Polymerase. Dabei kann es zu Mutationen mit diversen Antigendefekten kommen, die auch mit unterschiedlichen kli-

Tab. 33.1 Zusammenfassung virologischer, klinischer und epidemiologischer Daten der akuten Virushepatitiden.

	Hepatitis A	Hepatitis B	Hepatitis C	Hepatitis D*	Hepatitis E
Virusgenom	RNA (HAV)	DNA (HBV)	RNA (HCV)	RNA (HDV)	RNA (HEV)
Inkubationszeit (Tage)	15–50	30–180	14–180	ca. 100	ca. 40
Übertragungsmodus	fäkal-oral	Blut/Blutbeimengungen	Blut/Blutbeimengungen	Blut/Blutbeimengungen	fäkal-oral
chronische Verläufe	keine	5–10%	50–80%	> 10%	keine

*sehr selten in Mittel- und Nordeuropa; 50–90% der HBsAg-Träger in Südostitalien, Balkan, Vorderem Orient

nischen Verläufen und atypischer Serologie verbunden sein können. Die Synthese von Core- und Hüllenmaterial ist schlecht koordiniert. Komplettes *HBV* ist im Blut in Form von Dane-Partikeln, überschüssiges Hüllenmaterial in Form von 20 nm großen sphärischen Partikeln sowie 20 nm großen und 40–400 nm langen Filamenten elektronenmikroskopisch nachweisbar. Bei chronischer *HBV*-Infektion können das HBs- und HBc-Antigen immunhistochemisch in Leberzellen nachgewiesen werden (> Abb. 33.9).

Epidemiologie Im Gegensatz zur Virushepatitis A gibt es ein **chronisches Virusträgerstadium** (geschätzt weltweit ca. 200 Mio. Virusträger), wobei aufgrund der oft perinatalen Infektion die Frequenz von Virusträgern („Carrier") in Südostasien und Afrika besonders hoch ist (in Mittel- und Nordeuropa nur ca. 0,1–0,5%, in Afrika und Asien bis 15% der Bevölkerung). Bei immunsupprimierten oder -defekten Patienten (z.B. Down-Syndrom, Patienten mit malignen Lymphomen, Transplantatempfänger, Dialysepatienten), bei Homosexuellen und bei Drogenabhängigen ist der Träger-("Carrier"-)Status häufiger.

Übertragen wird das Virus durch Blut und Blutprodukte („Transfusionshepatitis", „Serumhepatitis"), aber auch durch Speichel, Samenflüssigkeit, Vaginalsekret, Muttermilch und andere Körperflüssigkeiten (wahrscheinlich über Kontamination mit Blut; Gefahr bei Intimkontakten). Die **„vertikale"** Übertragung von der Mutter auf das Kind (üblicherweise bei der Geburt) spielt ebenfalls eine große Rolle. Die Übertragung durch Blut und Blutprodukte (Transfusionen) ist heute durch die obligate Testung von Spenderblut drastisch zurückgegangen.

Pathogenese

HBV selbst ist nicht (oder nur wenig) zytopathisch. Virusinfizierte Leberzellen werden hingegen anscheinend über eine zelluläre Immunreaktion gegen HBcAg und weitere virusabhängige Zelloberflächenantigene zerstört. Bei fehlender oder inadäquater Immunreaktion wird das Virus nicht eliminiert – es resultiert dann ein chronischer Virusträgerstatus, der mit mehr oder weniger ausgeprägten Leberzellschäden einhergeht.

Klinische Relevanz Entsprechend der Pathogenese der *HBV*-assoziierten Leberzellschädigung als immunologisch bedingte Reaktion lassen sich folgende klinische Verlaufsformen der *HBV*-Infektion unterscheiden:

- Die **akute Virushepatitis B** ist die häufigste Verlaufsform. Bei 20–30% der Infizierten kommt es zu einem akuten und bei ca. 60% zu einem subklinischen Verlauf. Meist heilt die

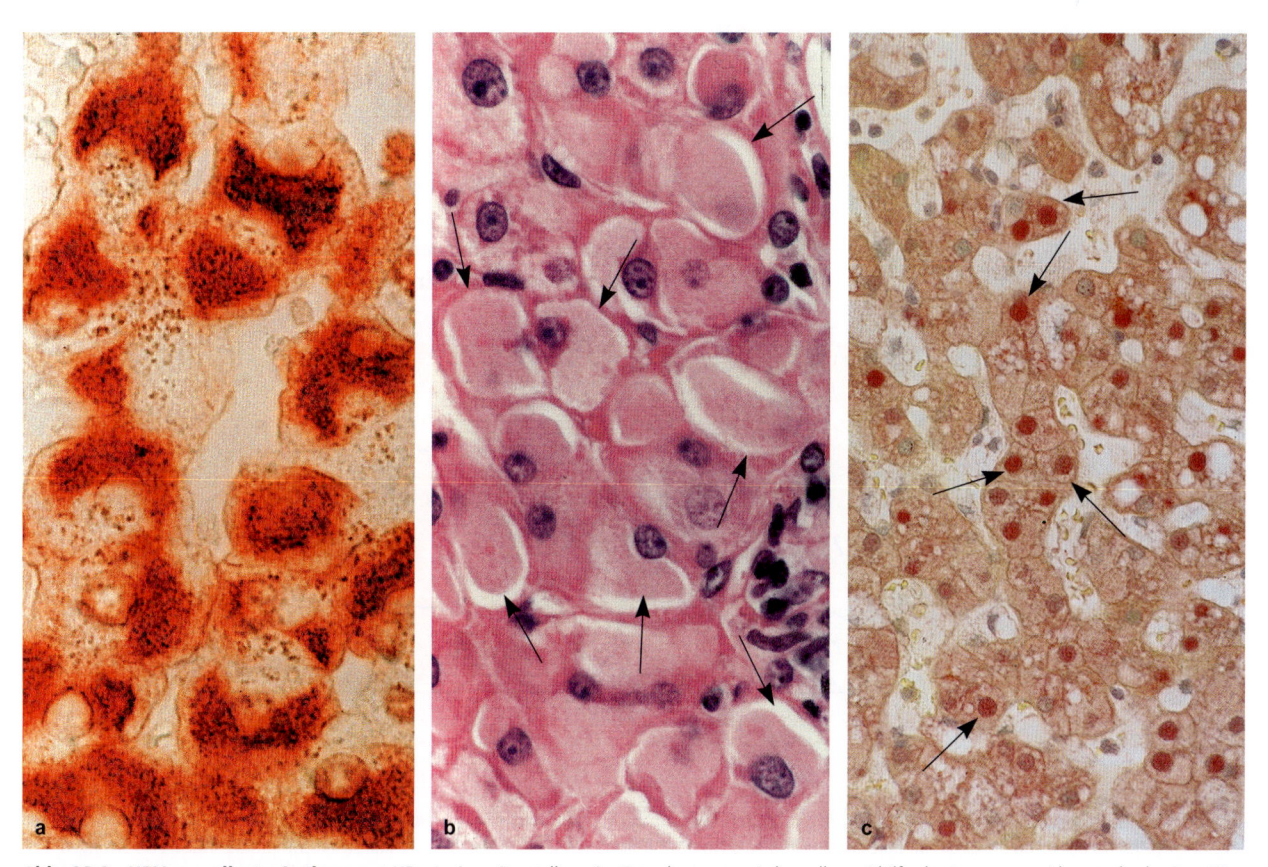

Abb. 33.9 HBV-assoziierte Antigene. a HBs-Antigen-Darstellung im Zytoplasma von Leberzellen mithilfe der Immunperoxidasemethode. Das HBs-Antigen wird durch eine braune Farbreaktion nachgewiesen. Vergr. 400-fach. **b** Die HBs-Antigen-haltigen Leberzellen zeigen eine „milchglasartige" Homogenisierung des Zytoplasmas in der HE-Färbung („Milchglas-Hepatozyten"; Pfeile). Vergr. 400-fach. **c** Immunhistochemische Darstellung von HBc-Antigen in Leberzellkernen: Die HBc-haltigen Zellkerne sind rot angefärbt (Pfeile), die negativen Zellkerne zeigen nur eine hellblaue Gegenfärbung. Vergr. 200-fach.

Hepatitis spontan, weil die Viren über die Zellzerstörung eliminiert werden (selbstlimitierende Erkrankung). Schwere Verlaufsformen (ca. 1% der akuten Hepatiden) sind durch ausgeprägte Leberzellnekrosen (konfluierende Nekrosen, brückenbildende Nekrosen, fulminante Hepatitis; ➤ Abb. 33.10) und eine schlechte Prognose gekennzeichnet (siehe „Morphologie der akuten Virushepatitis").
Das klinische Bild ähnelt dem der Virushepatitis A, die Erkrankung neigt aber zu schwereren Verlaufsformen. Ihre Dauer sollte 3 Monate nicht überschreiten. Bei einer Erkrankungsdauer zwischen 3 und 6 Monaten wird klinisch von einer **prolongierten Verlaufsform** (prolongierte Hepatitis), bei einer Erkrankungsdauer von mehr als 6 Monaten von einer **chronischen** Hepatitis gesprochen.

Der Hepatitis-B-Antikörper- und -Antigen-Verlauf ist in ➤ Abb. 33.11 wiedergegeben. Zirkulierende HBsAg-HBs-Antikörper-Komplexe werden für eine Reihe der bei Hepatitis auftretenden extrahepatischen Veränderungen (z.B. Vaskulitis, Arthritis, Glomerulonephritis) verantwortlich gemacht. Mittels gentechnologisch hergestellter HBsAg-Komponenten lässt sich heute eine aktive Immunisierung (= Vakzination) gegen Hepatitis B durchführen. Die Therapie erfolgt mit α-Interferon, Nukleotid- bzw. Nukleosid-Analoga.

- **Chronische Hepatitis und chronischer Träger-(= Carrier-)Status:** Klinisch ist diese Situation durch eine Persistenz der HBs-Antigenämie für länger als 6 Monate charakterisiert (bei ca. 3% der Patienten mit Hepatitis B), wobei eine Serokonversion mit Ausbildung von Anti-HBs-Antikörpern ausbleibt. Bei chronischer Hepatitis hingegen besteht eine andauernde Virusreplikation, wobei *HBV* im Zellkern und im Zytoplasma persistiert (Details zur Pathogenese des Zellschadens ➤ Kap. 33.4.2). Die Integration von *HBV*-DNA in das Zellgenom spielt für die mögliche spätere Entstehung eines hepatozellulären Karzinoms bei *HBV*-Trägern eine Rolle.

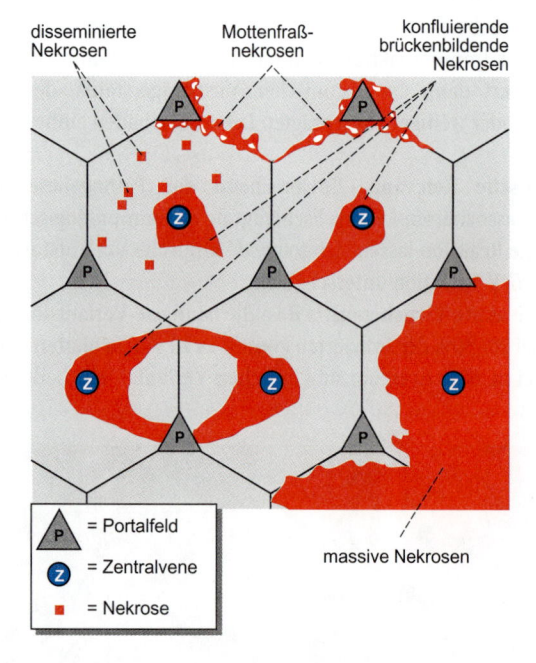

Abb. 33.10 Nekroseformen bei Hepatitis.

Virushepatitis C

Ätiologie Das *Hepatitis-C-Virus* (**HCV**) wird durch Blut und Blutprodukte übertragen. Es ist ein lineares, einzelsträngiges RNA-Virus und zählt zur Familie der Flaviviridae. Antikörper gegen *HCV* erscheinen in der Blutzirkulation 1–3 Monate nach Beginn der akuten Erkrankung. Das Virus findet sich in einer

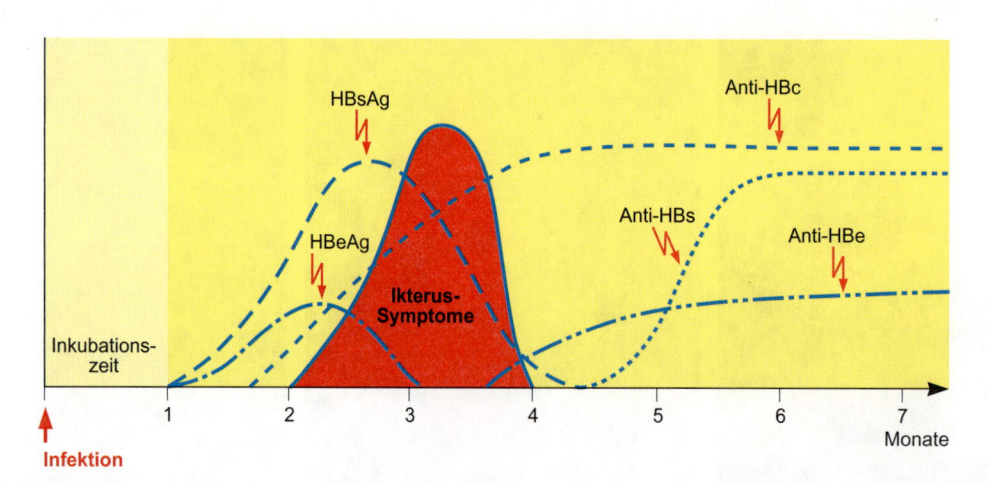

Abb. 33.11 Akute Hepatitis B. Bei einer akuten *HBV*-Infektion erscheint HBsAg frühestens 14 Tage nach Infektion, spätestens 14 Tage vor Ikterusbeginn (d.h. noch während der Inkubationszeit) im Blut (Serum) und verschwindet üblicherweise bei Abklingen der klinischen Symptome. Nach Verschwinden des HBsAg steigen die Antikörper gegen HBsAg an und bewirken eine dauernde Immunität. Antikörper gegen HBcAg treten früh im Verlauf der Infektion auf und erreichen ihr Maximum etwa in der 3. Krankheitswoche. Hohe IgM-anti-HBc-Titer finden sich bei akuter Virushepatitis, niedrige Titer bei chronischer *HBV*-Infektion. IgG-anti-HBc-Titer (zusammen mit Anti-HBs) zeigen eine abgelaufene *HBV*-Infektion an. HBeAg tritt bei akuter Hepatitis im Blut erst nach dem HBsAg auf und verschwindet früher. Dieses Antigen weist auf die Virusvermehrung hin. Nach seinem Verschwinden treten HBe-Antikörper auf (= **Serokonversion**).

geringen Konzentration im Blut und kann mittels PCR nachgewiesen werden. Das RNA-Genom codiert für ein Vorläuferprotein, das proteolytisch in 3 Struktur- (Core- und Hüllenproteine) und 4 Nichtstrukturproteine (Enzyme), die für die Virusreplikation notwendig sind, gespalten wird. Das Virus zeigt eine ausgeprägte genetische Instabilität mit hoher Mutationsrate. Es werden 6 Genotypen mit unterschiedlicher geografischer Verteilung und klinischer Bedeutung unterschieden, die z.B. unterschiedliche Resistenz gegenüber der antiviralen Therapie zeigen. Auch im betroffenen Individuum kann es zu genetischen Modifikationen des Virus kommen („Quasispezies"), die der Immunabwehr des Organismus entkommen, persistieren und die Chronifizierung unterstützen können.

Epidemiologie Derzeit wird allein in Deutschland mit etwa 600.000 HCV-Infizierten gerechnet, wobei viele klinisch gesunde Virusträger existieren. Früher war die häufigste Infektionsquelle eine Übertragung durch Blut und Blutprodukte (Transfusionen), heute stehen intravenöser Drogenmissbrauch und Dialysebehandlung im Vordergrund. Das Risiko einer sexuellen Übertragung ist gering.

Pathogenese
An der Pathogenese sind HCV-bedingte Immunreaktionen gegen virale Antigene an der Leberzelloberfläche beteiligt (zytotoxische T-Lymphozyten).

Klinische Relevanz Es kommt üblicherweise nur bei 15–20 % der Infizierten zu einer akuten ikterischen Erkrankung, die der Hepatitis B ähnlich ist. Die akute C-Hepatitis geht jedoch in ca. 80 % der Fälle in eine chronische Verlaufsform über und diese wiederum in ca. 20 % in eine Leberzirrhose. Später kann sich in der zirrhotischen Leber ein hepatozelluläres Karzinom entwickeln. Extrahepatische Manifestationen der HCV-Infektion umfassen Arthritis, Kryoglobulinämie, Glomerulonephritis u.a. Die Verabreichung von Interferon-α und Ribavirin ist die Therapie der Wahl bei akuter und chronischer Hepatitis C, wobei neue antivirale Medikamente (Protease- und Polymerase-Inhibitoren) derzeit in die Anwendung kommen.

Virushepatitis D

Ätiologie Das *Hepatitis-D-Virus* (**HDV**; ursprünglich Delta-Agens) ist ein defektes RNA-Virus (Viroid). Im Blut wird HDV (Durchmesser: ca. 35 nm) von einer HBs-Hülle umgeben (> Abb. 33.12). Es besitzt nicht die genetische Information, um selbstständig einen Replikationszyklus in den infizierten Zellen ausführen zu können. Die HDV-Infektion ist daher an eine HBV-Infektion gebunden („Helfervirus"). In der Leber ist das HDV-Antigen in den Leberzellkernen lokalisiert und immunhistochemisch darstellbar.

Epidemiologie Wegen der Abhängigkeit des HDV von der Replikation des HBV ist eine HDV-Erkrankung nur bei Patienten mit aktiver HBV-Infektion möglich. Dabei kommt eine Koinfektion (HDV-Infektion zugleich mit HBV-Infektion) oder eine Superinfektion (HDV-Infektion nach vorangegangener HBV-Infektion) infrage. Die Häufigkeit einer HDV-Infektion ist in verschiedenen Regionen unterschiedlich (häufig in Süditalien, Südamerika, z.B. Venezuela; Durchseuchung von 50–90 % der HBsAg-Träger). In Mittel-, West- und Nordeuropa und den USA ist die HDV-Infektion seltener, häufiger allerdings bei HBV-Risikogruppen (z.B. Drogensüchtige, Hämophile).

Klinische Relevanz HDV kann für akute hepatitische (nekrotisierende) Schübe bei klinisch stabilen HBsAg-Trägern sowie für rasch progredienten Verlauf von chronischen B-Hepatitiden und Leberzirrhosen verantwortlich sein.

Virushepatitis E

Ätiologie Das *Hepatitis-E-Virus* (**HEV**) ist ein 27–38 nm großes, oberflächlich unregelmäßig gestaltetes, RNA-haltiges Partikel, das im Stuhl nachweisbar ist und enteral übertragen wird.

Epidemiologie Die Virushepatitis E kommt vor allem auf dem indischen Subkontinent, in Afrika, Südost- und Zentralasien und in Mexiko vor. Die Infektion erfolgt überwiegend durch kontaminiertes Trinkwasser und unzureichend gekochtes Fleisch (Schwein, Wild). Die Durchseuchung in Mitteleuropa und in den USA beträgt bis zu 3 %.

Klinische Relevanz Das klinische Bild der Erkrankung entspricht weitgehend demjenigen der akuten Hepatitis A. Wahrscheinlich gibt es auch subklinische Formen. Bei schwangeren Frauen, vor allem im letzten Drittel der Schwangerschaft, zeigt die Erkrankung eine höhere Letalität (ca. 20 %), wobei eine disseminierte intravasale Gerinnung eine Rolle spielen könnte. Chronische Lebererkrankungen oder ein chronischer Virusträgerstatus wurden bei Immunkompetenten bislang nicht beobachtet – bei immunsupprimierten Personen sind chronische Verläufe jedoch möglich. Der protektive Effekt von HEV-Antikörpern verschwindet nach längerer Zeit, sodass Reinfektionen vorkommen können.

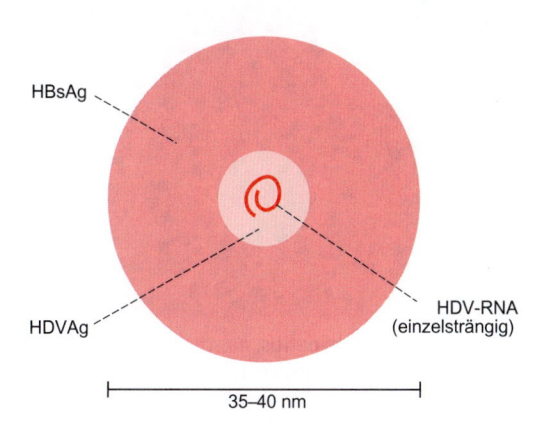

Abb. 33.12 Aufbau des Hepatitis-D-Virus (Schema).

Weitere Hepatitisviren

Immer wieder werden, auch fulminant verlaufende, Hepatitiden beobachtet, die keinem bekannten Hepatitisvirus zugeordnet werden können (Non-A-Non-B-Non-C-Non-E-Hepatitis). Neben Mutanten (z.B. des *HBV*), die mit den üblichen Tests nicht erfasst werden können, sind bislang nicht identifizierte hepatotrope Viren nicht ausgeschlossen.

Morphologie der akuten Virushepatitis

Die Morphologie der akuten Virushepatitis ist bei den verschiedenen Formen ähnlich: **Makroskopisch** ist die Leber etwas vergrößert und gerötet. Das **histologische** Bild der akuten Virushepatitis ist durch Leberzelldegeneration und -nekrose (= Parenchymveränderungen), durch entzündliche Infiltrate in Leberläppchen und Portalfeldern sowie Kupffer-Zell-Aktivierung und -Proliferation (= Mesenchymveränderungen) gekennzeichnet (➤ Abb. 33.13):

Die **Parenchymveränderungen** (➤ Abb. 33.14) äußern sich vor allem durch eine läppchenzentral betonte, hydropische Schwellung von Hepatozyten (Ballonzellen), die bis zur lytischen Nekrose führen kann, und im Leberläppchen durch disseminierte Leberzellen mit ausgeprägt eosinophilem Zytoplasma (eosinophile Degeneration). Dieser degenerative Prozess kann schließlich zur Apoptose („roter Körper"; Councilman-Körper) führen. Zum Teil enthalten die apoptotischen Hepatozyten noch einen pyknotischen Kern oder Kernfragmente, zum Teil sind sie kernlos. Sie werden aus dem Leberzellverband in die Sinusoide ausgestoßen.

Die **entzündliche Mesenchymreaktion** (➤ Abb. 33.15) im Läppchen und in den Portalfeldern besteht überwiegend aus aktivierten Kupffer-Zellen und Lymphozyten:
- Im Läppchen werden bevorzugt läppchenzentrale Areale lymphozytär infiltriert.
- Die Portalfelder enthalten Lymphozyten und Histiozyten. Gelegentlich lassen sich auch follikelartige Lymphozytenansammlungen in den Portalfeldern nachweisen (besonders bei Hepatitis C).

Die entzündlichen Infiltrate dringen häufig von den Portalfeldern in die parenchymatöse Grenzplatte und in das Läppchen vor. Die parenchymatöse Grenzplatte zeigt aber normalerweise keine Nekrosen. Die Kupffer-Zellen sind diffus und herdförmig (Ausbildung von Kupffer-Zell-Knötchen) vergrößert und enthalten Pigmente (Ceroid, Siderin) als phagozytierte Abbauprodukte der Leberzellen („Abräumreaktion"; ➤ Abb. 33.15). Diese „Abräumreaktion" folgt auf die Parenchymläsion und klingt erst später ab (sog. Rest- oder Spätknötchen). In den Portalfeldern treten dann ceroid- und siderinhaltige Makrophagen (= Phagozytennester) auf. Diese Residualveränderungen können einige Monate bestehen bleiben.

Die beschriebenen Parenchymveränderungen führen zu einem „bunten" (morphologisch unruhigen) Bild („lobuläre Hepatitis"). Bei Hepatitis A stehen häufig läppchenperiphere Nekrosen im Vordergrund. Die Regeneration des Parenchyms äußert sich im vermehrten Auftreten von Leberzellmitosen. Die Leberzellschädigung kann zu einer Gallesekretionsstörung mit Bildung von Gallethromben in Gallekanalikuli führen.

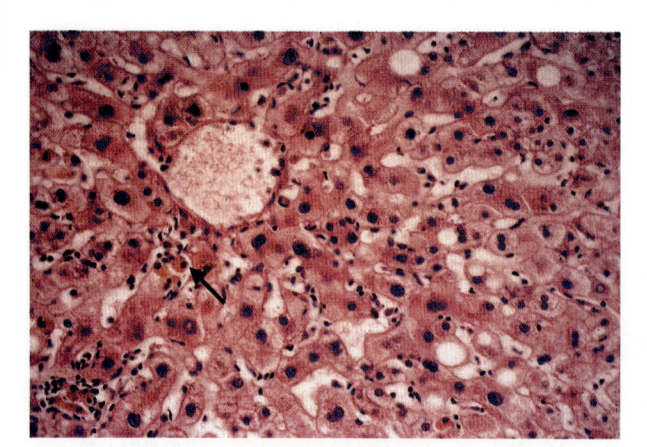

Abb. 33.13 Akute Virushepatitis. Ausschnitt aus dem Läppchenzentrum. Die Zellgrößenschwankungen der Leberzellen sind deutlich sichtbar. Läppchenzentral finden sich Leberzellausfälle infolge lytischer Nekrosen, Lymphozyten sowie Knötchen aus Kupffer-Zellen, die braunes Pigment (Ceroid, Siderin) enthalten (Pfeil). HE, Vergr. 150-fach.

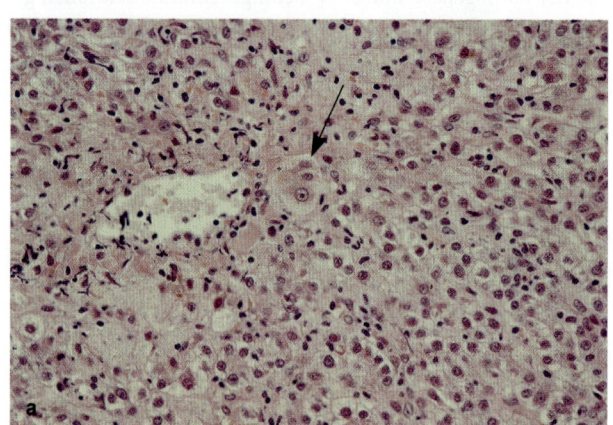

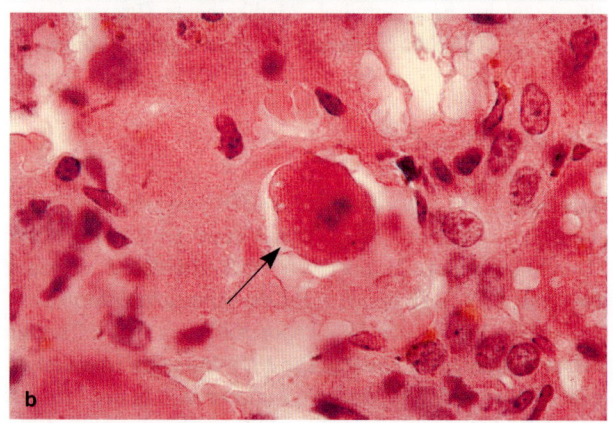

Abb. 33.14 Parenchymveränderungen bei akuter Virushepatitis. a Vergrößerte Leberzelle (Ballonzelle), von Lymphozyten und Makrophagen umgeben (Pfeil). In der Umgebung fehlen Leberzellen, die über lytische Nekrosen ausgefallen sind. HE, Vergr. 150-fach. **b** Roter Körper (Councilman-Körper, apoptotische Leberzelle) mit Kernrest (Pfeil). HE, Vergr. 1000-fach.

Sonderformen der akuten Virushepatitis (in Relation zum morphologischen Bild)

Klinische Sonderformen der akuten Virushepatitis (prolongierte, hochgradig ikterische oder schwer verlaufende Formen) finden ihr morphologisches Korrelat in:
- **ausgeprägten Cholestasezeichen:** Teils sind die Hepatozyten rosettenartig um Gallethromben angeordnet (= **cholestatische Hepatitis** mit ausgeprägtem Ikterus; z.B. bei Hepatitis E).
- **konfluierenden Leberzellnekrosen:** Diese schwere Form der akuten Virushepatitis ist durch ausgeprägte Leberzellnekrosen charakterisiert, wobei sich Nekrosebrücken zwischen Portalfeldern und Zentralvenen, aber auch zwischen Zentralvenen entwickeln können (➤ Abb. 33.16). Das lobuläre Entzündungsinfiltrat tritt dabei häufig in den Hintergrund. In den Portalfeldern finden sich neben Lymphozyten und Histiozyten auch häufig vermehrte neutrophile Granulozyten. Es können aber auch ganze Leberläppchen, mehrere Leberläppchen oder noch ausgedehntere Parenchymbezirke betroffen sein (**fulminante Hepatitis, submassive** oder **massive Lebernekrose**). Fulminante Hepatitisverläufe finden sich bei 0,1–1% der HBV-Infektionen. Bei gleichzeitiger HDV-Infektion sind sie häufiger (2–20%), bei HCV-Infektionen dagegen sehr selten. Durch ausgedehnte Nekrosen mit einem Kollaps des Gitterfasergerüsts entstehen Bindegewebssepten (sog. passive Septen) oder größere Narbenfelder (= postnekrotische Narbenleber). Konfluierende Nekrosen sind vor allem bei älteren Patienten mit schlechter Prognose verbunden. Die fulminante Hepatitis hat eine hohe Letalität.

Folgezustände der akuten Virushepatitis

- Ausheilung (Restitutio ad integrum)
- entzündliche Residuen (Kupffer-Zell-Aktivierung, lymphohistiozytäre Portalentzündung = unspezifisch-reaktive Hepatitis)
- posthepatitische Hyperbilirubinämie
- Fibrosen unterschiedlichen Ausmaßes bis zu Zirrhose und Narbenleber
- chronische Hepatitis
- hepatozelluläres Karzinom (➤ Kap. 33.11.2)

Andere Virushepatitiden

Diese Leberentzündungen treten im Rahmen viraler Allgemeininfektionen auf. Als Erreger kommen v.a. das *Epstein-Barr-Virus* (EBV, Mononukleose-Hepatitis), das *Varicella-Zoster-Virus* (VZV), das *Gelbfiebervirus,* Röteln-, Coxsackie-, Herpes- *(HSV)* und Mumpsviren infrage. Morphologisch äußern sich die Hepatitiden durch sehr unterschiedlich ausgeprägte Leberzellnekrosen und Verläufe: Während die Hepatitis bei *EBV* in der Regel eine Begleithepatitis darstellt, führt der Leberbefall bei *HSV*- oder *VZV*-Infektion fast immer zum Tod im akuten Leberversagen.

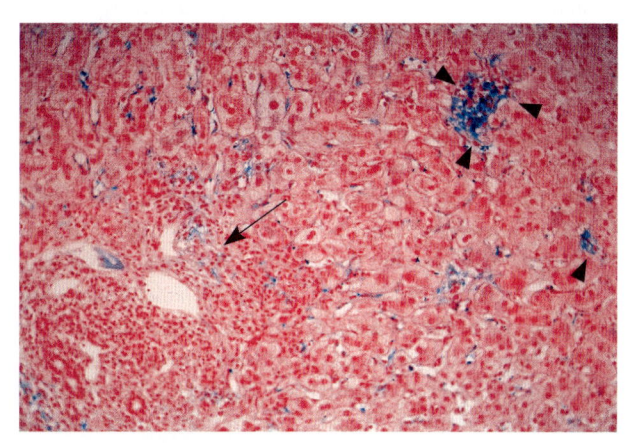

Abb. 33.15 Mesenchymveränderungen bei akuter Virushepatitis. Im Rahmen der Abräumreaktion nach Leberzellzerfall phagozytieren aktivierte Kupffer-Zellen Ceroid und Siderin. Dabei entstehen Knötchen, die unregelmäßig im Leberläppchen verteilt sind (Restknötchen oder Spätknötchen; Pfeilspitzen). In den Portalfeldern treten ceroid- und siderinhaltige Makrophagen (Phagozytennester) auf (Pfeil). Das Siderin lässt sich mit einer Eisenfärbung blau anfärben. Berliner Blau, Vergr. 150-fach.

33.4.2 Chronische Hepatitis

Definition Es handelt sich um eine Leberentzündung, die länger als 6 Monate anhält und mehr oder weniger ausgeprägte klinische Symptome zeigt. Die Erkrankung ist ätiologisch uneinheitlich.

Ätiologie Als Ursachen kommen die Hepatitisviren B (evtl. kombiniert mit D) und C, Autoimmunphänomene (Autoimmunhepatitis), Medikamente (➤ Kap. 33.5) und Stoffwechselstörungen (z.B. $α_1$-Antitrypsin-Mangel, Morbus Wilson) infrage. Die Unterscheidung der Ätiologien ist von großer prognostischer und therapeutischer Bedeutung.

Epidemiologie Etwa 5–10% der Patienten mit akuter **Hepatitis B** entwickeln eine chronische HBV-Infektion (klinische und subklinische Verläufe). Risikogruppen für die chronische

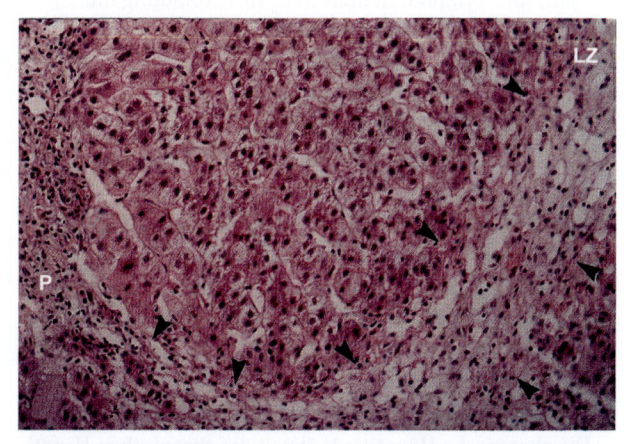

Abb. 33.16 Akute Virushepatitis mit ausgeprägten brückenbildenden Nekrosen. Eine „Nekrosebrücke" (mit Pfeilspitzen markiert) verbindet das zentrale Läppchenareal (LZ) mit dem Portalfeld (P). HE, Vergr. 130-fach.

HBV-Infektion sind Personen mit Immundefekten (z.B. Dialysepatienten, Neugeborene, Immunsupprimierte), Homosexuelle und Drogenabhängige.

Die **HDV-Infektion** ist an eine gleichzeitige *HBV*-Erkrankung gebunden, wobei *HBV* als „Helfervirus" fungiert. Relativ häufig entsteht eine chronische Hepatitis D.

Die **HCV-Infektion** führt in ca. 80% zu einer chronischen Hepatitis. In Deutschland ist mit etwa 600.000 chronisch HCV-infizierten Personen zu rechnen. Der Verlauf der chronischen Hepatitis C wird durch Alkoholismus und Eisenüberladung verschlechtert.

Die **Autoimmunhepatitis** macht weniger als 5% der chronischen Hepatitiden aus. Sie tritt bevorzugt bei Frauen im jüngeren Lebensalter und nach der Menopause auf (Frauen : Männer = 8 : 1). Sie ist mit Hypergammaglobulinämie, HLA-B8- und -DR3-Status und zirkulierenden Autoantikörpern (u.a. Anti-Aktin-Antikörper, antinukleäre Antikörper) assoziiert.

Pathogenese

Die Pathogenese ist in Abhängigkeit von der Ätiologie unterschiedlich:

- Bei **HBV-induzierter** chronischer Hepatitis geht die Leberzellschädigung überwiegend auf die Einwirkung zytotoxischer (CD8-)T-Lymphozyten zurück, die gegen zellmembranassoziierte, virale Antigene (in Assoziation mit HLA-Klasse-I-Molekülen) gerichtet sind. Dabei werden die Viren aber lediglich unvollständig eliminiert. Im Rahmen der chronischen *HBV*-Infektion nimmt die Virusreplikation ab, während die Synthese von viralen Antigenen (einschließlich HBsAg und HBxAg) bestehen bleibt. Eine chronische Infektion resultiert aus einer Insuffizienz der immunologischen Eliminationsmechanismen.
- Bei **HCV-induzierter** chronischer Hepatitis werden ähnliche Mechanismen angenommen.
- Die **Autoimmunhepatitis** ist eine pathogenetisch wahrscheinlich uneinheitliche Erkrankung. Es besteht eine T-Zell-Attacke gegen hepatozelluläre Membranantigene (Cytochrom-P450-2D6, mitochondriale Pyruvatdehydrogenase, Asialoglykoproteinrezeptor). Dabei scheint auch ein Suppressor-T-Zell-Defekt eine Rolle zu spielen. Auch eine antikörperabhängige zelluläre Zytotoxizität ist involviert, wobei die Autoimmunattacke durch eine Virusinfektion oder Medikamente eingeleitet werden kann. Verschiedene Antikörper können nachgewiesen werden: ANA (antinukleäre Antikörper), Antikörper gegen F-Aktin („Glattmuskelantikörper", da sie mit glatter Muskulatur reagieren; engl. „smooth muscle antibodies", SMA), Antikörper gegen mikrosomale Antigene aus Leber und Niere (LKM-1; gegen Cytochrom-P450-2D6) und zytosolische Proteine (Anti-SLA, Anti-LP). Aufgrund serologischer Befunde lassen sich 3 Typen der Autoimmunhepatitis unterscheiden:
   – Typ I (ANA/SMA-positiv)
   – Typ II (Anti-LKM-1-positiv)
   – Typ III (Anti-SLA-, Anti-LP-positiv)
- Bei **medikamentös induzierter** chronischer Hepatitis können außer einer direkt toxischen Zellschädigung auch Immunphänomene beteiligt sein.

Morphologie

Morphologisch lassen sich nach dem Ausmaß der Leberzellnekrosen und entzündlichen Infiltrate unterschiedliche Schweregrade (Aktivität) der Entzündung erkennen:

- Bei der **leichten Form** sind die lymphozytären Infiltrate weitgehend auf das Portalfeld beschränkt, die parenchymatöse Grenzplatte ist intakt (➤ Abb. 33.17a, ➤ Abb. 33.18). Leberzellnekrosen und entzündliche Infiltrate im Läppchen sind nur gering ausgeprägt. Bei *HBV*-Genese lassen sich HBsAg-haltige Leberzellen mit milchglasartig homogenisiertem Zytoplasma („Milchglas-Hepatozyten") nachweisen. Diese Zytoplasmaveränderung entspricht einem vermehrten glatten endoplasmatischen Retikulum. Immunhistochemisch sind in diesen Zellen HBsAg und häufig auch HBcAg nachzuweisen (➤ Abb. 33.9). Eine Unterscheidung zwischen B- und C-Hepatitis aufgrund des lichtmikroskopischen Bildes ist nicht immer möglich. Allerdings fehlen bei Hepatitis C Milchglas-Hepatozyten, während sich häufiger Steatose, Gallengangsveränderungen mit unregelmäßigem, mehrreihigem Epithel und Lymphfollikel in den Portalfeldern finden.
- Bei der **schweren Form** (➤ Abb. 33.17b, ➤ Abb. 33.18, ➤ Abb. 33.19) kommt es zusätzlich zur lymphohistiozytären Portalfeldentzündung, an der sich auch mehr oder weniger Plasmazellen beteiligen, zum Übergreifen der entzündlichen Infiltrate auf das Läppchen. Dies ist mit Nekrosen und vor allem Apoptosen der Leberzellen der parenchymatösen Grenzplatte (früher: „Mottenfraßnekrosen"; heute: Grenzzonenhepatitis) vergesellschaftet. Überlebende Leberzellen zeigen oft rosettenartige Anordnung mit umgebenden und eindringenden Entzündungszellen. Im Läppchen finden sich in unregelmäßiger Verteilung Einzelzelldegenerationen und -nekrosen (Apoptosen, Ballonzellen, lytische Nekrosen), aktivierte Kupffer-Zellen (Kupffer-Zell-Knötchen) und Lymphozyteninfiltrate. In Verbindung mit klinisch schwerem Verlauf kann es zusätzlich auch zu konfluierenden und brückenbildenden Nekrosen kommen. Nach Leberzellnekrosen entstehen häufig Fibrosen und Septen, bis schließlich (in ca. 20–50%) die Leberläppchenarchitektur in Form einer Leberzirrhose zerstört ist (➤ Kap. 33.8.2).

Die **histologische Diagnose** der chronischen Hepatitis sollte, wenn möglich, die Ätiologie, den Schweregrad der entzündlichen Aktivität (entzündliche Infiltration in Läppchen und im Portalfeld, Nekrosen) und das Stadium der Erkrankung (Ausmaß der Fibrose) einschließen („Grading", „Staging"). Hierfür stehen validierte Bewertungsschemata bzw. der METAVIR-Score (insbesondere bei chronischer Hepatitis C) zur Verfügung.

Die **chronische Hepatitis D** ähnelt der chronischen Hepatitis B, verläuft aber oft schwerer und eine Leberzirrhose entsteht häufiger.

33.4 Entzündliche Lebererkrankungen

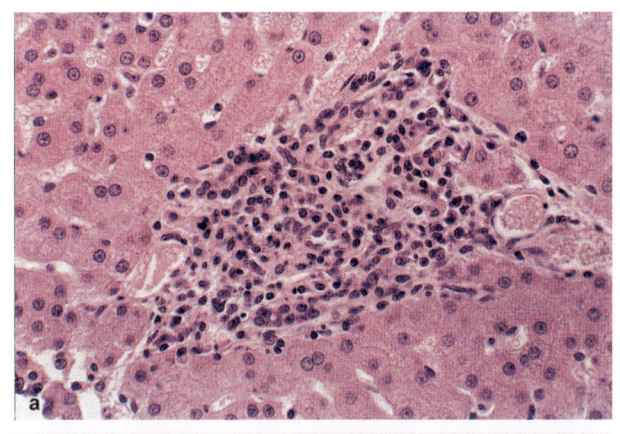

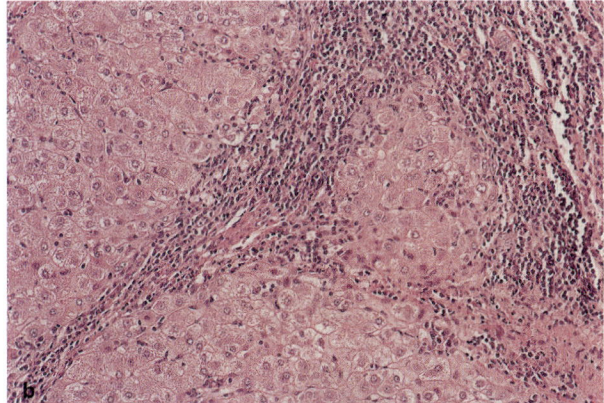

Abb. 33.17 Chronische Hepatitis. a Bei der leichten Form sind die entzündlichen Infiltrate größtenteils auf das Portalfeld beschränkt. Die um das Portalfeld angeordneten Leberzellen (Grenzzone) bleiben intakt. Im Läppchen finden sich nur geringe entzündliche Veränderungen. HE, Vergr. 200-fach. **b** Bei der schweren Form dringen die Entzündungszellen aus dem Portalfeld in das Läppchen vor. Die parenchymatöse Grenzplatte wird partiell zerstört (Grenzzonenhepatitis). Es entstehen entzündlich infiltrierte Bindegewebesepten, die schließlich zu einer Zerstörung der Leberläppchenarchitektur im Sinne einer Leberzirrhose führen können. Einzelne Leberzellen, kleinere Leberzellgruppen (Rosetten) und Parenchymknoten überleben. HE, Vergr. 130-fach.

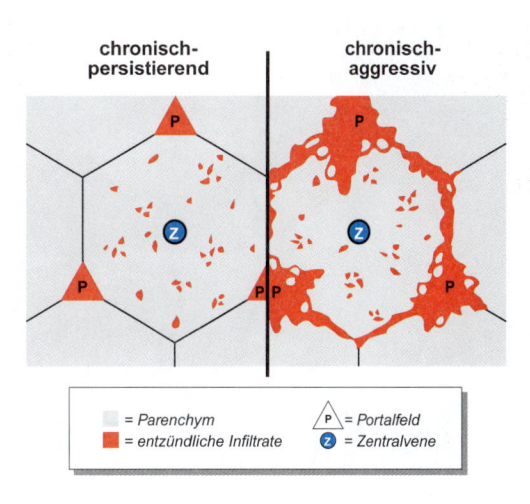

Abb. 33.18 Infiltrationsmuster der Entzündungszellen bei chronischer Hepatitis.

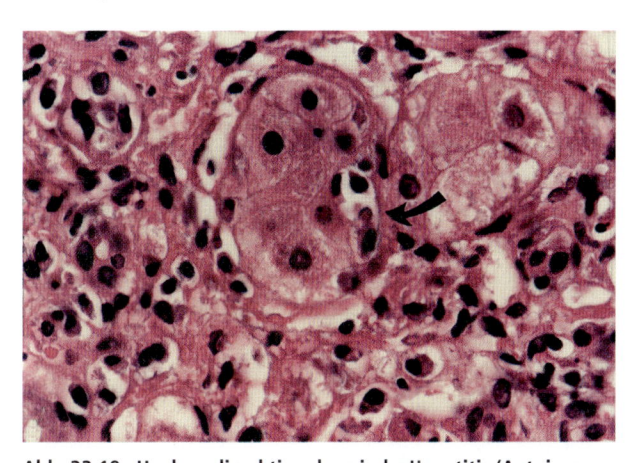

Abb. 33.19 Hochgradig aktive chronische Hepatitis (Autoimmuntyp). Rosettenartig angeordnete Leberzellen sind von Lymphozyten und Plasmazellen umgeben. Lymphozyten dringen als Ausdruck der zellularen Aggression auch in Leberzellrosetten ein (Pfeil). HE, Vergr. 400-fach.

Die **chronische Hepatitis C** ist eine progressive Lebererkrankung, wobei aber eine Aussage über den Verlauf der Erkrankung im Einzelfall schwierig ist. Nach jahrelangem Verlauf entwickelt sich eine Leberzirrhose. Zwischen Progredienz und dem histologisch in der Leberbiopsie nachweisbaren Grad der Entzündung und der Fibrose besteht eine Korrelation.

Die **Autoimmunhepatitis** zeigt typischerweise bereits bei der Erstdiagnose das Bild einer chronischen Hepatitis mit schwerer Entzündungsaktivität (Grenzzonenaktivität) und oft schon erheblicher Fibrose; die Entzündung spricht jedoch meist gut auf Immunsuppression an. Die erfolgreiche Rückbildung der Entzündungsaktivität ist Voraussetzung für ein Ausschleichen der Immunsuppression.

Klinische Relevanz Die **Autoimmunhepatitis** geht häufig mit einer ausgeprägten klinischen Symptomatik (Müdigkeit, Übelkeit, Appetitverlust, Fieber, Gelenkschmerzen) einher, wobei die Erkrankung oft wie eine akute Hepatitis beginnt. Es sind hauptsächlich Frauen (80%) vor dem 30. Lebensjahr oder in der Menopause betroffen. Häufig ist die Erkrankung mit endokrinologischen Störungen (z.B. Amenorrhö) und extrahepatischen Autoimmunphänomenen (z.B. Thyreoiditis, Vaskulitis, Kolitis, Anämien, Urtikaria) kombiniert. Die Aminotransferasespiegel sind konstant, während der entzündlichen Schübe besonders deutlich erhöht. Die Erkrankung hat unbehandelt eine schlechte Prognose. Frühzeitige Diagnose und immunsuppressive Behandlung sind daher von großer Bedeutung.

33.4.3 Nichtvirale Infektionen der Leber

Bakterielle Infektionen

Leberabszess

Ätiologie Leberabszesse werden durch Streptokokken, Staphylokokken, Coli-Bakterien und eine Reihe von Anaerobiern, seltener durch Yersinien hervorgerufen.

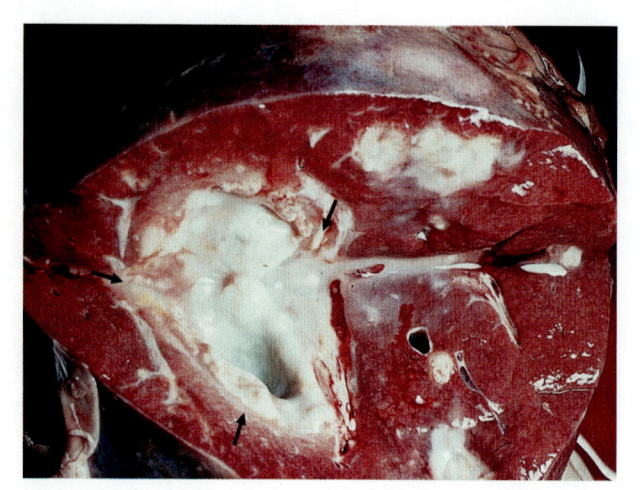

Abb. 33.20 Leberabszess. An der Leberschnittfläche lassen sich unterschiedlich große Abszesshöhlen nachweisen (Pfeile), die mit Eitermassen gefüllt sind.

Pathogenese
Bakterien können hämatogen über die V. portae (= pylephlebitische Leberabszesse; z.B. bei Appendizitis oder Divertikulitis), bei Sepsis über die A. hepatica (septikopyämische Leberabszesse) und aszendierend über das Gallenwegssystem (cholangiogene Leberabszesse) in die Leber gelangen. Cholangiogene Leberabszesse sind die häufigsten und finden sich v.a. als Folge einer eitrigen Cholangitis (aufsteigende Cholangitis) bei Galleabflusshindernissen.

Morphologie
Es handelt sich häufig um multiple (selten singuläre), ca. 1 cm große pseudozystische Läsionen (gelbe Läsionen; ➤ Abb. 33.20), die nekrotischen, granulozytär durchsetzten Zelldetritus enthalten und von Granulationsgewebe umgeben sind.

Klinische Relevanz Leberabszesse äußern sich mit Fieber und Schmerzen im rechten Oberbauch. Die Prognose ist heute bei rechtzeitiger Diagnose und adäquater antibiotischer und chirurgischer Behandlung gut, bei multiplen cholangitischen Leberabszessen allerdings noch immer schlecht. Bei Ruptur eines Abszesses kann es zur Peritonitis kommen. Leberabszesse können Quellen einer Septikopyämie werden.

Leptospirose

Syn.: Morbus Weil

Diese Erkrankung wird durch *Leptospira icterohaemorrhagica* hervorgerufen. Die Infektion erfolgt über den Harn von Nagern (Leptospirenreservoir beispielsweise in den Nierentubuli der Ratte), gelegentlich von Hunden, Schweinen und Rindern, z.B. über verseuchtes Wasser in Teichen oder Kanälen, wobei als Eintrittspforte der Gastrointestinal- und Respirationstrakt sowie die verletzte Haut infrage kommen.

Morphologie
Trotz des schweren klinischen Krankheitsbildes sind die morphologischen Leberveränderungen wenig eindrucksvoll. Es finden sich vereinzelte Leberzellnekrosen, Apoptosen, Cholestase und Zeichen der Leberzellregeneration mit vermehrten Leberzellmitosen sowie Proliferation und Aktivierung von Kupffer-Zellen.

Klinische Relevanz Der Morbus Weil geht mit hohem Fieber, zentralnervösen Veränderungen (Kopfschmerz, Bewusstseinsstörung), Nierenfunktionsstörungen, Blutungen und Ikterus einher. Die Letalität ist gering.

Q-Fieber

Die durch Rickettsien *(Coxiella burnetii)* hervorgerufene Erkrankung äußert sich in der Leber durch Granulome, diese teilweise mit zentraler Fettvakuole, und peripher anschließendem Fibrinnetz, das Lymphozyten und Histiozyten enthält („Fibrinringgranulome").

Leberbeteiligung bei Lues

➤ Kap. 48.3.6

Parasitäre Infektionen

Obwohl in der westlichen Welt selten, spielen parasitäre Lebererkrankungen weltweit doch eine große Rolle. Die wichtigsten werden in der Folge besprochen.

Protozoen

- **Amöbiasis:** Die vegetativen Formen (Trophozoiten) der *Entamoeba histolytica* erreichen die Leber aus dem Darm über das Pfortadersystem. In der Leber entstehen (bevorzugt im rechten Leberlappen) „Amöbenabszesse", deren Zentrum aus nekrotischem Detritus und degenerierten Leberzellen besteht (Amöben sind darin nachweisbar). Komplikationen sind Ruptur und sekundäre bakterielle Infektion.
- **Viszerale Leishmaniose (Kala-Azar):** Die Leber ist vergrößert mit Aktivierung und Proliferation der Kupffer-Zellen. Die Parasiten sind in Kupffer-Zellen und portalen Makrophagen nachweisbar („Leishman-Donovan-Körper").
- **Malaria:** In der Leber findet sich eine deutliche Aktivierung von Makrophagen mit Einlagerung eines braunschwarzen Pigments („Malariapigment", Hämofuszin).

Würmer

- **Schistosomiasis (Bilharziose):** Die Leber wird üblicherweise aus dem Darm über das Pfortadersystem befallen, wobei als Erreger vor allem *Schistosoma mansoni* und *Schistosoma*

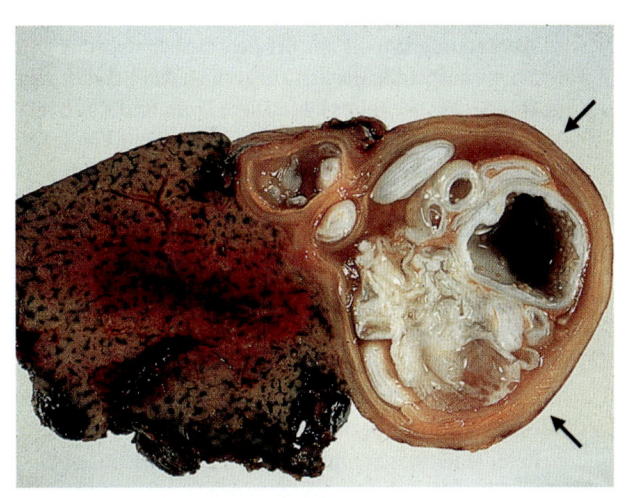

Abb. 33.21 Leberbefall bei Echinococcus cysticus. Die Zyste ist groß, enthält mehrere Kammern und ist von einer Bindegewebskapsel umgeben (Pfeile).

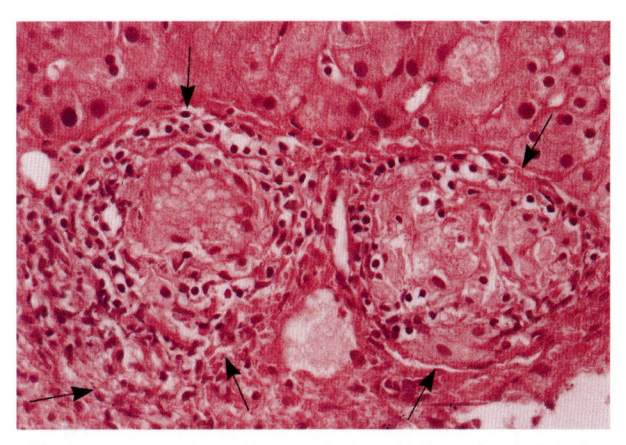

Abb. 33.22 Granulomatöse Entzündung in der Leber bei Sarkoidose (Leberbiopsie). Das Portalfeld ist deutlich verbreitert und enthält Granulome, die von Bindegewebe umgeben sind (Pfeile) und nicht konfluieren. HE, Vergr. 220-fach.

japonicum infrage kommen. Weltweit sind etwa 200 Millionen Menschen betroffen. In der Leber werden Eier in kleinen Pfortaderästen abgelegt und induzieren eine granulomatöse Reaktion mit ausgeprägter Fibrose. Eine wesentliche Komplikation ist die portale Hypertonie (intrahepatisch-präsinusoidaler Typ).

- **Echinokokkose** (➤ Abb. 33.21): Der häufigste Leberbefall geht auf *Echinococcus granulosus* (*Echinococcus cysticus*) zurück, weniger häufig findet sich eine Leberbeteiligung bei *Echinococcus multilocularis* (*Echinococcus alveolaris*, ➤ Kap. 48.6.2).
- **Leberegel (Clonorchiasis, Fascioliasis):** Die Parasiten *Clonorchis sinensis* (Leberegel) und *Fasciola hepatica* finden sich in Gallengängen. Die Gallengänge reagieren mit Proliferation, Epithelhyperplasie und periduktaler Fibrose. Komplikationen sind Sekundärinfektionen (Cholangitis) und die Entwicklung eines Cholangiokarzinoms (v.a. bei Clonorchis). Die Leberbiopsie zeigt eine Infiltration der Portalfelder durch Histiozyten, eosinophile und neutrophile Granulozyten. Gelegentlich entstehen Granulome.

Pilzinfektionen

Pilzinfektionen finden sich bevorzugt bei Patienten mit Immuninsuffizienz (z.B. Z.n. Lebertransplantation, AIDS). Sie äußern sich histologisch häufig in Form granulomatöser Reaktionen oder von Abszessen, in denen die Erreger mit entsprechenden Färbungen nachgewiesen werden können.

33.4.4 Granulomatöse Entzündungen („granulomatöse Hepatitis")

Granulome in der Leber bestehen wie in anderen Organen aus Epitheloidzellen und mehrkernigen Riesenzellen sowie einem peripheren Lymphozytensaum. Eine zentrale Nekrose (fibrillogranuläre Nekrose, käsige Nekrose) kann bei einigen Typen (z.B. Tuberkulose) nachweisbar sein. Ältere Granulome zeigen häufig Fibrose und Hyalinisierungen. Granulome sind portal und/oder lobulär lokalisiert (➤ Abb. 33.22), können sich makroskopisch als kleine grauweiße Knötchen manifestieren und kommen bei einer Reihe von (generalisierten) Erkrankungen vor (➤ Kap. 47, ➤ Kap. 48).

Tuberkulose und **Sarkoidose** sind die häufigsten Ursachen von Lebergranulomen. Als weitere Ursachen kommen infrage: Brucellose, Pilzinfektionen (z.B. Histoplasmose, Kokzidioidomykose, Blastomykose), Lepra, Rickettsiosen (Q-Fieber), Parasitosen, Berylliose, intraabdominelle Neoplasien, Morbus Crohn, primär-biliäre Zirrhose und Medikamente (z.B. Sulfonamide).

33.5 Toxische und medikamentöse Leberschäden

33.5.1 Definitionen und biochemische Grundlagen

Die Leber ist das zentrale Organ der **Biotransformation**. Unter Biotransformation versteht man die Umwandlung von lipidlöslichen (in Wasser wenig oder nicht löslichen) Substanzen in besser wasserlösliche und damit über die Leber (= Galle) und die Niere (= Harn) ausscheidbare Verbindungen. In der **1. Phase** wird die bessere Wasserlöslichkeit größtenteils durch Oxidations- oder Hydroxylierungsreaktionen erreicht. In der **2. Phase** der Biotransformation wird der Metabolit mit endogenen Molekülen (z.B. Glukuronsäure, Schwefelsäure) konjugiert, was seine Wasserlöslichkeit und Ausscheidungsfähigkeit weiter steigert. Das für die Biotransformation verantwortliche Enzymsystem befindet sich im glatten endoplasmatischen Retikulum. Seine Aktivität wird durch Substrate (lipidlösliche Substanzen, Medikamente) gesteigert (Enzyminduktion). Aber auch Alter, Geschlecht, Ernährung und andere Faktoren beeinflussen die Biotransformation.

Im Rahmen der Biotransformation können biologisch inaktive, aber auch aktive Metaboliten entstehen. Die Biotransformation kann somit entweder im Sinne einer Entgiftung primär giftiger Substanzen (= Toxine) wirken, andererseits aber auch Toxine produzieren. Als primäre **Lebertoxine** werden Substanzen bezeichnet, die die Leber direkt schädigen. Sekundäre Lebertoxine entfalten ihre toxische Wirkung erst nach Biotransformation in der Leber. Nach Art der Schädigung und dem klinischen Bild lassen sich obligate und fakultative Lebertoxine unterscheiden:

- Bei **obligaten Lebertoxinen** ist die Leberschädigung dosisabhängig, voraussagbar, in qualitativer Hinsicht bei verschiedenen Individuen ähnlich und im Tierversuch reproduzierbar. Dazu gehören Tetrachlorkohlenstoff, gelber Phosphor, Knollenblätterpilzgifte, aber auch Medikamente (z.B. Paracetamol).
- **Fakultative Lebertoxine** (idiosynkratischer Typ) bewirken Leberschädigungen in nicht dosisabhängiger Weise. Diese sind häufig im Tierversuch nicht reproduzierbar, qualitativ uneinheitlich und finden sich nur bei einem relativ kleinen Prozentsatz exponierter Personen. Allergisch-immunologische Reaktionen und/oder individuelle Unterschiede in der Biotransformationsreaktion mit der Entwicklung toxischer Stoffwechselprodukte, abhängig von genetischen Faktoren (metabolische Genese), scheinen dabei eine wichtige Rolle zu spielen. Diverse Medikamente können als fakultative Lebertoxine wirken.

33.5.2 Toxisch bedingte pathologische Veränderungen

Morphologie
Im Rahmen einer toxischen Leberschädigung wird ein breites Spektrum morphologischer Veränderungen beobachtet, die teilweise charakteristisch für die auslösende Ursache sind (> Tab. 33.2):

- **Leberzellnekrosen** (s.a. > Abb. 33.10): Primäre Lebertoxine bewirken üblicherweise läppchenperiphere Leberzellnekrosen (entsprechend der Rappaport-Zone 1), sekundäre Lebertoxine dagegen Nekrosen vor allem im Läppchenzentrum (Rappaport-Zone 3). Dies hängt mit der höheren Biotransformationsaktivität in den läppchenzentralen Leberzellen zusammen, wodurch toxischere Produkte entstehen. Die Toxinwirkung zeigt sich in meist reaktionslosen lytischen und koagulativen Nekrosen. In schweren Fällen können ausgedehnte, evtl. panazinäre Leberzellnekrosen entstehen. Es findet sich keine oder eine nur geringe Entzündung.
- **Leberzellverfettung (Steatose):** Triglyzeride werden in das Zytoplasma der Hepatozyten eingelagert, wobei eine klein- (mikrovesikuläre) oder großtropfige (makrovesikuläre) Verfettung entstehen kann. Bei großtropfiger Verfettung wird das gesamte Zytoplasma der Leberzellen von einer Fettvakuole ausgefüllt, die den Zellkern an den Rand drängt (> Abb. 33.23, > Abb. 33.24). Diese Form findet sich z.B. bei alkoholischer Leberzellschädigung, Tetrachlorkohlenstoffvergiftung, Vergiftungen durch andere halogenierte Kohlenwasserstoffe und Pilzvergiftungen. Gelegentlich sind entzündliche Veränderungen nachzuweisen (Steatohepatitis, Fettleberhepatitis, > Kap. 33.6, > Abb. 33.25).
- **Intrahepatische Cholestase:** Sie ist häufig Folge einer toxischen Leberschädigung, bevorzugt bei fakultativen Lebertoxinen (z.B. Medikamente). Es werden „reine" Cholestasen (ohne assoziierte Entzündung und Leberzellnekrosen) und **Cholestasen mit unspezifischer Entzündung** unterschieden. Reine Cholestasen finden sich bei Verabreichung von 17α-alkylierten synthetischen Steroiden (Kontrazeptiva, Anabolika), Cholestase mit unspezifischer Entzündung, z.B. bei Verabreichung von Chlorpromazin. Auch intrahepatische Gallengangzerstörungen können auf Medikamente zurückgehen (z.B. Augmentin).
- **Hepatitische Veränderungen** (Hinweis auf idiosynkratische Leberschädigung): Einige Medikamente (z.B. blutdrucksenkende Medikamente, Halothan, Tuberkulostatika) können unvorhersehbar virushepatitisähnliche morphologische Veränderungen (bis zu massiven Leberzellnekrosen) in der Leber verursachen. Häufig sind eosinophile Granulozyten in den Portalfeldern vermehrt. Bei mehrfacher Exposition sind die Veränderungen üblicherweise schwerer und treten schneller auf (Hinweis auf allergisch-immunologische Genese). Die Inzidenz ist gering. Die Prognose ist schlechter als bei Virushepatitis. Wird das Medikament abgesetzt, kommt es üblicherweise zu einer Restitutio ad integrum. Auch das Bild einer chronischen Hepatitis mit Übergang in eine Leberzirrhose kann medikamentös, z.B. durch Laxanzien, Sulfonamide, Antihypertensiva und Tuberkulostatika, verursacht werden. Bei Absetzen der Medikamente kommt es zur Ausheilung oder zu einem Stillstand des Prozesses.

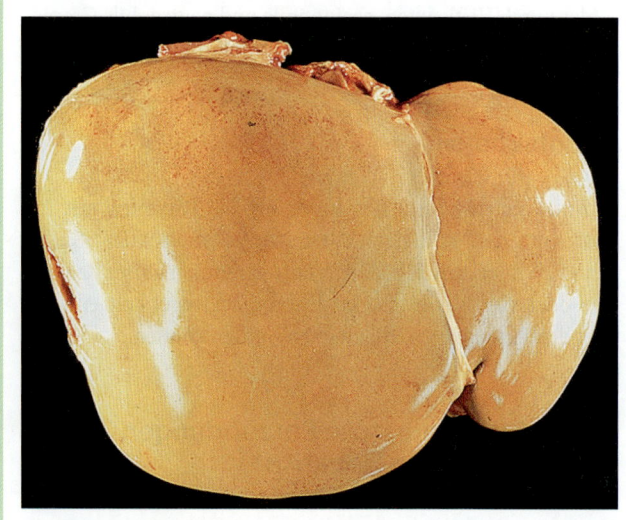

Abb. 33.23 Fettleber. Das Organ ist beträchtlich vergrößert und zeigt eine ausgeprägte Gelbfärbung.

- **Granulome:** Medikamentöse Leberschädigungen (z.B. Antiphlogistika wie Pyramidon, Phenylbutazon, Antibiotika, Sulfonamide) können gelegentlich zu sarkoidoseähnlichen Granulomen (➤ auch Kap. 3.3.3) in der Leber führen (auch sog. „granulomatöse Hepatitis"). Sie finden sich in unregelmäßiger Verteilung in den Läppchen und Portalfeldern. Auch eine Gallengangsdestruktion ist möglich. Idiosynkratische Schädigungen kommen als Ursache infrage.

- **Vaskuläre Veränderungen:** Toxine (z.B. Senecioalkaloide, Crotalaria) und einzelne Medikamente (z.B. Kontrazeptiva, Zytostatika) können toxische Endothelschäden und in der Folge Verschlüsse der Zentralvenen oder Vv. hepaticae bewirken (Budd-Chiari-Syndrom, Venenverschlusskrankheit, ➤ Kap. 33.9.5). Steroide (Kontrazeptiva, Anabolika) können eine Erweiterung der Sinusoide (sinusoidale Dilatation) und – endothelialisierte und nicht endothelialisierte – blutgefüllte Zysten in der Leber verursachen (Peliosis hepatis).

- **Hyperplastische und neoplastische Veränderungen** (➤ Kap. 33.11): Die lang dauernde Einnahme von Anabolika und oralen Kontrazeptiva kann zur Entwicklung von Leberzelladenomen, evtl. auch -karzinomen führen. Angiosarkome können durch Arsen und Vinylchlorid (= Monomer des Polyvinylchlorids) induziert werden (früher auch durch thoriumhaltige Kontrastmittel [Thorotrast]).

Klinische Relevanz Medikamentös-toxisch induzierte Leberschäden können fast alle Lebererkrankungen imitieren. Etwa 2% der Gelbsuchtfälle im Krankenhaus lassen sich auf Medikamente zurückführen. Bei Zeichen eines Leberschadens sollte daher primär eine exakte Medikamentenanamnese erhoben werden, da medikamentös induzierte Lebererkrankungen häufig abheilen, wenn das Medikament abgesetzt wird, aber beträchtlich zunehmen können, wenn es weiter verabreicht wird. Dabei ist die Leberbiopsie zur Feststellung der Beziehung zwischen Medikament und Leberzellschädigung sowie zur Feststellung von Schweregrad und Typ der Leberschädigung wichtig.

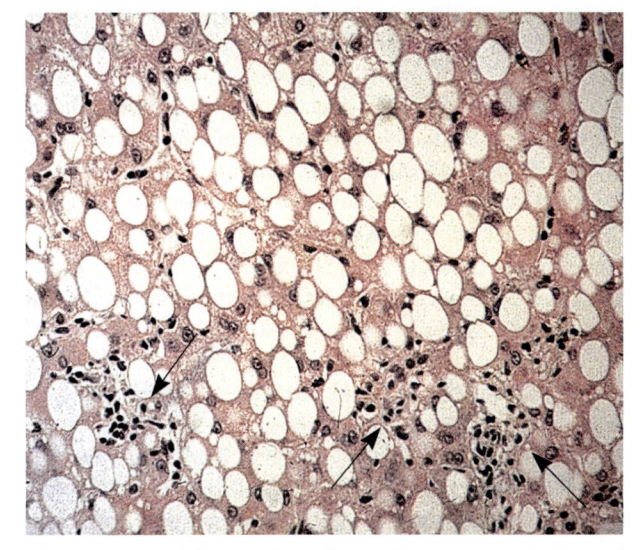

Abb. 33.24 Fettleber (großtropfige Verfettung). Fettvakuolen sind in die Hepatozyten eingelagert (Fett durch Gewebeverarbeitung herausgelöst), wodurch der Zellkern an den Rand gedrängt wird. In unregelmäßiger Verteilung finden sich im Leberläppchen kleine Zellansammlungen, die aus Kupffer-Zellen, Histiozyten, vereinzelten Lymphozyten und neutrophilen Granulozyten bestehen (= Resorptionsknötchen; Pfeile). HE, Vergr. 150-fach.

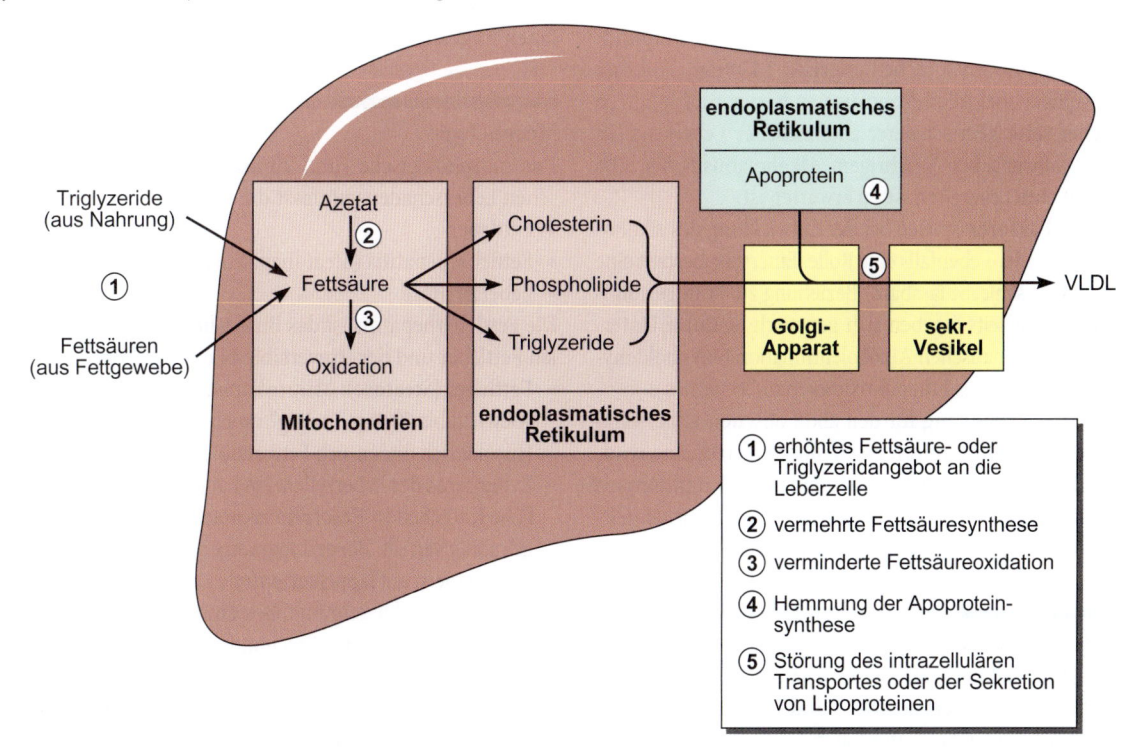

Abb. 33.25 Fettstoffwechsel und dessen Störungen (Schema).

Tab. 33.2 Morphologische Formen einer toxischen Leberschädigung.

Typ der Leberschädigung	Beispiele
zentrolobuläre Nekrose	Tetrachlorkohlenstoff, Paracetamol
läppchenperiphere Nekrosen	gelber Phosphor, Kokain
kleintropfige Verfettung, „alkoholische Hepatitis"-ähnlich	Tetrazykline, Amiodaron (Antiarrhythmikum), Perhexilinmaleat
Fibrose	Methotrexat, Vitamin A
Zentralvenenverschluss, Lebervenenverschluss	zytotoxische Substanzen, Steroide (Kontrazeptiva)
Peliose	Azathioprin, Steroide
Virushepatitis-ähnlich	Methyl-DOPA, Isoniazid, Halothan
Granulome	Sulfonamide
Cholestase	Steroide (Kontrazeptiva), Antibiotika, Chlorpromazin
Adenom (selten HCC)	Steroide (Kontrazeptiva, Anabolika)

33.5.3 Alkoholischer Leberschaden

Definition und Epidemiologie Alkohol (Ethanol) ist ein obligates Lebertoxin, dessen Wirkung aber individuell verschieden ist. Bei ca. 25% der chronischen Alkoholiker findet sich bei der Obduktion ein schwerer, irreversibler Leberschaden im Sinne einer Leberzirrhose.

Auftreten und Schweregrad des alkoholischen Leberschadens hängen von mehreren Faktoren (Alkoholmenge, Dauer der Alkoholeinnahme, Geschlecht, genetische Faktoren, Ernährung) ab. Die **kritische Alkoholmenge** liegt für Männer bei ca. 60–80 g Alkohol pro Tag, bei Frauen bei 20–40 g/Tag. Frauen sind also gegenüber alkoholischer Leberschädigung empfindlicher. 100 g Alkohol entsprechen ungefähr 1 l Wein, 2,5 l Bier oder 0,3 l Whisky. Bei Alkoholabusus von weniger als 5 Jahren wird üblicherweise kein schwerer alkoholischer Leberschaden beobachtet, während bei 20-jährigem Alkoholabusus bei 50% der Patienten eine Leberzirrhose zu erwarten ist.

Genetische Faktoren spielen bei der Entwicklung des alkoholischen Leberschadens ebenfalls eine Rolle. Einerseits besteht eine vererbliche (aber schlecht fassbare) Beziehung zu Trinkgewohnheiten und andererseits ergeben sich genetisch bedingte Unterschiede in der enzymatischen Alkoholelimination (Alkoholdehydrogenase, mikrosomales Ethanol-oxidierendes System; s.u.).

Die Rolle der **Ernährung** für den alkoholischen Leberschaden wird kontrovers diskutiert. Zweifellos verstärkt eine inadäquate Ernährungssituation (z.B. Protein- und Vitaminmangel) die schädigende Wirkung des Alkohols. Auch Virusinfektionen (HBV, HCV) wirken zusätzlich schädigend.

Pathogenese

Ethanol wird schnell im Magen resorbiert und fast vollständig in der Leber zu Acetaldehyd und Acetat abgebaut (➤ Abb. 33.25), wobei beim normalen Menschen pro Stunde ungefähr 7–10 g Ethanol eliminiert werden. Dieser Wert ist beim lebergesunden Alkoholiker durch Induktion der abbauenden Enzyme höher („verträgt" mehr Alkohol). Der Hauptabbau erfolgt durch die NAD-abhängige Alkoholdehydrogenase, ein zytosolisches Enzym, das die Oxidation von Ethanol zu Acetaldehyd katalysiert. Acetaldehyd wird durch die NAD-abhängige Aldehyddehydrogenase (in Mitochondrien und im Zytosol) über Acetyl-CoA schließlich zu Acetat abgebaut. Acetat kann dann zu CO_2 und Wasser oder im Rahmen des Zitronensäurezyklus zu anderen Verbindungen (z.B. Fettsäuren) umgewandelt werden. Mit geringerer Effizienz wird Ethanol auch von einem NADPH- und Cytochrom-P450-abhängigen ethanoloxidierenden System zu Acetaldehyd metabolisiert. Durch die vermehrte Produktion von NADH und die Verschiebung des Verhältnisses NADH zu NAD kommt es durch Alkohol zu einer Veränderung des Redoxstatus der Leberzelle mit einer Reihe von metabolischen Konsequenzen (z.B. Azidose, gestörte Glukoneogenese, gestörter Steroidstoffwechsel). Die damit zusammenhängende Störung des Fettstoffwechsels ist die wesentliche Manifestation der alkoholischen Leberschädigung (Fettleber, ➤ Kap. 33.6).

Das **Alkoholabbauprodukt Acetaldehyd** scheint die wesentliche schädigende Rolle zu spielen. Acetaldehyd bindet an Phospholipide, Aminosäuren (Bildung von Proteinaddukten mit eventueller Änderung der funktionellen Eigenschaften und der Antigenität), Hormone, Zellmembranen und Zellskelettkomponenten (z.B. Mikrotubuli). Ferner steigert Acetaldehyd die Kollagensynthese, aktiviert Komplement, erhöht die Lipidperoxidation und interferiert mit dem mitochondrialen Elektronentransport. Der Entstehung reaktiver Sauerstoffverbindungen wird eine wichtige Rolle bei der Entwicklung des alkoholischen Leberschadens zugeschrieben. Die Aktivierung von Zytokinen trägt zur Entstehung entzündlicher Veränderungen bei.

Morphologie

Das morphologische (und klinische) Spektrum des alkoholischen Leberschadens umfasst die
- Fettleber
- Fettleberhepatitis (Steatohepatitis; ➤ Abb. 33.26)
- Leberzirrhose

Die Fettleberhepatitis ist das Bindeglied zwischen der reversiblen Fettleber und der irreversiblen Leberzirrhose.

- **Fettleber (Steatose):** Makroskopisch ist die Leber vergrößert (Gewicht bis 6000 g), „teigig" weich und gelb (➤ Abb. 33.23). Histologisch finden sich Fettvakuolen (meist großtropfig) im Zytoplasma der Leberzellen. Im Läppchen sind granulomähnliche Knötchen (= Resorptionsknötchen, ➤ Abb. 33.24) unregelmäßig verteilt. Bei geringgradiger Ausprägung ist die Verfettung meist auf läppchenzentrale Leberzellen (Rappaport-Zonen 2 und 3) beschränkt, bei schweren Formen ist die Verfettung diffus. Die Mitochondrien sind häufig vergrößert (gelegentlich Ausbildung von Megamitochondrien, die nahezu Zellkerngröße erreichen können). Das glatte endoplasmatische Retikulum ist als Ausdruck der Enzyminduktion vermehrt. Es können zusätzlich Zeichen einer Cholestase vorliegen.

- **Fettleberhepatitis:** Histologisch ist diese Steatohepatitis durch Leberzellnekrosen, Apoptosen, neutrophil-granulozytäre Infiltrate und zytoplasmatische irreguläre Einschlüsse (Mallory-Denk-Körper, alkoholisches Hyalin), in vergrößerten („ballonierten") Leberzellen charakterisiert (➤ Abb. 33.26). Die neutrophilen Granulozyten konzentrieren sich um Leberzellen, die Mallory-Denk-Körper enthalten. Die Mallory-Denk-Körper zeigen eine filamentöse Ultrastruktur und enthalten abnorme Keratine (Bestandteile des Intermediärfilament-Zytoskeletts der Leberzellen), aber auch Nichtkeratinkomponenten (Ubiquitin, Stressproteine). In einem recht hohen Prozentsatz finden sich auch variabel ausgeprägte Cholestasezeichen. Die häufig koexistierende Fettleber steht in keiner sicheren Beziehung zum Schweregrad der Fettleberhepatitis. Eine Fibrose der Portalfelder, aber v.a. auch um die Zentralvenen, um läppchenzentral gelegene Leberzellen (perivenuläre und perizelluläre Fibrose) und perisinusoidal ist häufig und kann gelegentlich sehr ausgeprägt sein (zentrale Sklerose). Vergrößerte und auch Mallory-Denk-Körper enthaltende Leberzellen werden oft allseits von kollagenem Bindegewebe umgeben (= Maschendrahtfibrose). Die beschriebenen morphologischen Veränderungen sind nicht alkoholspezifisch und können partiell, aber auch vollständig, bei anderen Erkrankungen (z.B. bei Fettstoffwechselstörungen, Morbus Wilson, medikamentös induzierten Leberschädigungen) nachgewiesen werden. Stehen sie im Zusammenhang mit Adipositas und/oder Typ-2-Diabetes-mellitus (Insulinresistenz; metabolisches Syndrom), wird von nichtalkoholischer Steatohepatitis (NASH) gesprochen. Diese Erkrankung gewinnt zunehmend an Bedeutung (auch als Ursache einer Leberzirrhose).
- **Leberzirrhose** (➤ auch Kap. 33.8.2). Für die Entwicklung der Leberzirrhose sind hauptsächlich die im Rahmen der Steatohepatitis auftretenden Leberzelluntergänge verantwortlich. Die alkoholisch bedingte Leberzirrhose ist meist kleinknotig. Gelegentlich sind Leberzellen und kleinere Leberzellgruppen durch schmale Bindegewebesepten dissoziiert, sodass ein maschendrahtähnliches Fibrosebild entsteht.

Klinische Relevanz Patienten mit alkoholisch bedingter Fettleber sind klinisch fast immer asymptomatisch, die Leberfunktionstests sind nicht pathologisch. Die Leberbiopsie ist eine wichtige diagnostische Maßnahme. Das klinische Bild der Steatohepatitis ist variabel und kann in schweren Fällen mit Ikterus, Fieber und Leukozytose einhergehen.

Eine alkoholisch bedingte Fettleber, kombiniert mit Cholestase, Hämolyse und Hyperlipidämie, wird als **Zieve-Syndrom** bezeichnet.

Die Prognose hängt vom Schweregrad des Leberzellschadens ab; die Letalität erreicht 30%. Bei Alkoholkarenz ist die Steatohepatitis reversibel. Es bleiben aber häufig Residuen (Fibrose) zurück. Bei kontinuierlichem Alkoholmissbrauch entwickelt ein recht hoher Prozentsatz (ca. 30%) der Patienten mit Steatohepatitis in kurzer Zeit (1–2 Jahre) eine Leberzirrhose.

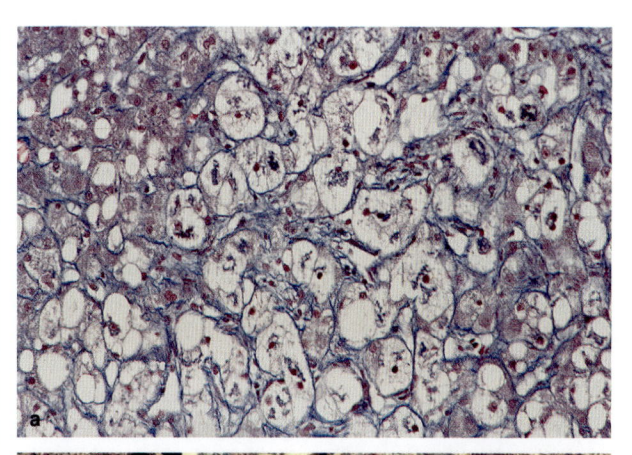

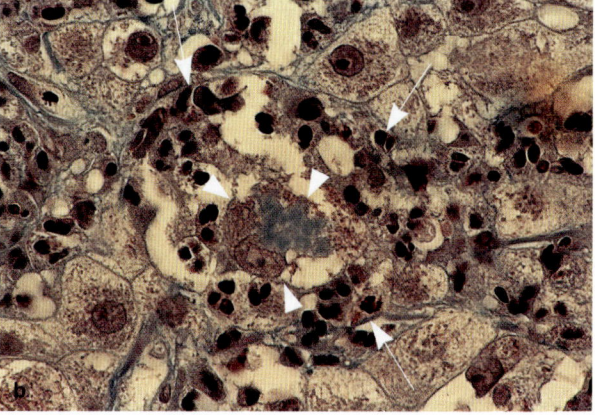

Abb. 33.26 Steatohepatitis. a Zahlreiche ballonierte Leberzellen enthalten Mallory-Denk-Körper. Die vergrößerten Leberzellen sind von perizellulärer Fibrose umgeben (blau). CAB, Vergr. 130-fach. **b** Die deutlich vergrößerte Leberzelle enthält alkoholisches Hyalin (Pfeilspitzen) und wird von zahlreichen neutrophilen Granulozyten umgeben und durchsetzt (Pfeile). CAB, Vergr. 400-fach.

33.6 Fettlebererkrankung

Definition Bei der Fettlebererkrankung liegt eine Anhäufung von überwiegend Triglyzeriden in Hepatozyten vor. Morphologisch handelt es sich um ein Spektrum von Veränderungen, das von der einfachen Fettleber (Steatose) über eine Leberverfettung mit Entzündung und Leberzellballonierung (Steatohepatitis) bis zur Leberfibrose/Zirrhose reicht. Der Lipidgehalt (Triglyzeride, Fettsäuren, Phospholipide, Cholesterin, Cholesterinester) der normalen Leber beträgt ca. 5% des Lebergewichts, bei der Fettlebererkrankung können Triglyzeride bis 40–50% des Lebergewichts ausmachen. Der erhöhte Triglyzeridgehalt lässt sich histologisch in Form intrazytoplasmatischer Fetttropfen nachweisen.

Pathogenese

Die Fettlebererkrankung beruht auf einer Störung der Proteinsynthese mit konsekutiver Störung des Fettsäure- und Triglyzeridstoffwechsels in der Leberzelle. Fettsäuren (aus Nahrung und Körperfettgewebe) werden von der Leberzelle aus dem Blut aufgenommen und zum Teil wieder in Triglyzeride umgewandelt, zum Teil für Cholesterin- und Phospholipidsynthese verwendet und zum Teil oxidiert (> Abb. 33.25).

Daneben können auch Fettsäuren über Acetat (aus Glukose) in der Leberzelle entstehen. Die von der Leber aus dem Portalblut aufgenommene Menge an freien Fettsäuren ist der Konzentration der freien Fettsäuren im Portalblut proportional. Glukose regelt über die Bildung von Glycerin die Triglyzeridsynthese aus freien Fettsäuren. Insulin reguliert die Triglyzeridsynthese durch seinen Einfluss auf den Glukoseeinstrom in die Fettzellen. Bei Insulinmangel oder Insulinresistenz kommt es zu einer Lipolyse im Fettgewebe und zur Mobilisierung von freien Fettsäuren, die dann von der Leber aus dem Blut aufgenommen und, zum Teil, zu Triglyzeriden synthetisiert werden. Eine vermehrte Fettsäuremobilisation wird auch durch Hormone (ACTH, TSH, Kortikosteroide, Thyroxin, Glukagon) und erhöhten Sympathikotonus (Adrenalin) bewirkt. Fettsäuren aus dem Fettgewebe werden im Blut an Albumin gebunden transportiert. Die Leber ist der Hauptort der Synthese von VLDL („**v**ery **l**ow **d**ensity **l**ipoproteins"). Der größte Teil der Fettsäuren wird in Form von VLDL aus der Leberzelle wieder in das Blut abgegeben (> Kap. 20.2.1).

Die Fettlebererkrankung kann auf verschiedene Weise entstehen (> Abb. 33.25):
- durch erhöhtes Fettsäureangebot an die Leberzelle aus der Nahrung oder durch erhöhte Fettsäuremobilisation aus dem Fettgewebe
- durch vermehrte Fettsäuresynthese
- durch verminderte Fettsäureoxidation in Mitochondrien
- durch Hemmung der Apoproteinsynthese (z.B. bei toxischer Schädigung der Proteinsynthese) und damit der VLDL-Bildung
- durch Störung des intrazellulären Transports oder der Sekretion von VLDL

Unterschiedliche Zustände können mit einer Fettlebererkrankung assoziiert sein:
- **Alkoholismus** (> Kap. 33.5.3): Alkohol ist die häufigste Ursache einer Fettleber in den westlichen Industrienationen. Für ihre Entwicklung sind erhöhte Fettsäuresynthese in der Leberzelle, verminderte Fettsäureoxidation, erhöhte Veresterung von Fettsäuren zu Triglyzeriden, evtl. auch erhöhte Fettsäuremobilisation aus dem Fettgewebe und verminderte VLDL-Abgabe verantwortlich (> Abb. 33.25).
- **Andere Vergiftungen:** > Kap. 33.5.2, > Kap. 51.3
- **Hunger:** Bei Hunger sind die freien Fettsäuren im Serum erhöht. Diese Erhöhung geht wahrscheinlich auf Glukosemangel, erhöhten Sympathikotonus oder erhöhten Wachstumshormonspiegel mit Fettsäuremobilisation aus dem Fettgewebe zurück. Bei verlängertem Fasten kann die Leberverfettung wieder abnehmen.
- **Proteinmangelernährung:** Bei **Kwashiorkor** (wird hauptsächlich in Entwicklungsländern, z.B. in Afrika, beobachtet) liegt eine Proteinmangelernährung vor, wobei es neben Fettleber auch zu Ödemen, Aszites und Depigmentierung von Haut und Haaren kommt. Dabei dürfte eine Störung der Lipoproteinsynthese aufgrund des Proteinmangels (verminderte Synthese von Apoproteinen) eine Rolle spielen (> Kap. 51.5.2).
- **Adipositas (Fettsucht) und Überernährung (Mastfettsucht):** Dabei überwiegt die hepatische Triglyzeridanhäufung über die Triglyzeridsekretion. Weil das Fettgewebe zunimmt, werden mehr freie Fettsäuren freigesetzt (> Kap. 51.5.1).
- **Diabetes mellitus:** Die Fettleber findet sich vor allem beim Typ-2-Diabetes und ist beim (juvenilen) Typ-1-Diabetes selten. Adipositas und Insulinresistenz spielen eine wesentliche Rolle für die Fettleberentwicklung bei Typ-2-Diabetes-Patienten (> Kap. 47.3.2). In den westlichen Industrieländern und Bevölkerungsgruppen mit westlichem Lebensstil (hochkalorische Ernährung und Bewegungsmangel) haben Adipositas und Insulinresistenz eine hohe Prävalenz, was die hohe Prävalenz der Fettleber erklärt, die derzeit mit 20–30% in diesen Bevölkerungsgruppen angegeben wird.
- **Schwangerschaftsfettleber** (> Kap. 33.13)

Morphologie

Die Steatose ist **histologisch** durch die Einlagerung von Fettvakuolen in das Zytoplasma der Leberzellen gekennzeichnet, wobei groß- und kleintropfige Verfettungen unterschieden werden können (> Abb. 33.24). Bei großtropfiger (makrovesikulärer) Verfettung wird der Zellkern an den Rand gedrängt. Bestimmte Erkrankungen (Schwangerschaftsfettleber, Tetrazyklinfettleber, Reye-Syndrom) sind durch eine kleintropfige (mikrovesikuläre) Verfettung charakterisiert, andere (z.B. die alkoholische) meist durch eine großtropfige. Die Fettvakuolen sind von Membranen des endoplasmatischen Retikulums umgeben. Die Fettleber ist bei Entfernung der Noxe reversibel, die Fetteinlagerung **per se** führt nicht zur Leberzirrhose. Bei Steatohepatitis treten entzündliche Veränderungen hinzu (> Kap. 33.5.3).

Klinische Relevanz Die Fettleber ist ein häufiger Befund in der Leberbiopsie, wobei die zugrunde liegende Störung des Fettstoffwechsels das klinische Bild bestimmt. Häufig verursacht eine Leberzellverfettung weder subjektive Beschwerden noch abnorme Laborbefunde. Die Morphologie ergibt die definitive Diagnose. Die Fettleber ist bei Wegfall der verursachenden Noxe reversibel, kann aber auch Ausgangspunkt für eine progrediente Lebererkrankung in Form einer Steatohepatitis sein. Bei Steatohepatitis ist eine fortschreitende Leberfibrose häufig, aus der sich eine Leberzirrhose und letztlich bei einem Teil der Fälle ein HCC entwickeln kann.

33.7 Entzündung der intrahepatischen Gallenwege (Cholangitis)

Entzündungen der intrahepatischen Gallenwege verlaufen akut, chronisch oder rezidivierend und können zu einer Zerstörung der Gallengänge führen.

33.7.1 Akute eitrige Cholangitis

Definition Akute, in der Regel bakteriell verursachte Entzündung der intrahepatischen Gallengänge.
Ätiologie Erreger sind überwiegend *E. coli* und Streptokokken. Die Entzündung entwickelt sich entweder kanalikulär-aszendierend oder hämatogen über die Leberarterie (bei Sepsis oder Septikopyämie), die Pfortader (Pylephlebitis) oder lymphogen. Bei aszendierend-kanalikulärer Entwicklung findet sich meist ein tiefsitzendes Galleabflusshindernis (mechanische Cholestase) im Bereich der Papille oder des unteren Choledochus.

Morphologie
Im Lumen, im Gallengangsepithel und in der Umgebung der Gallengänge finden sich zahlreiche neutrophile Granulozyten (➤ Abb. 33.27). Nicht selten kommt es zur Ruptur oder Zerstörung der Gallengänge. Die Portalfelder sind ödematös. Häufig sind diese Veränderungen mit Cholestasezeichen kombiniert. Als Komplikation können Portalfelder und umgebendes Lebergewebe eitrig einschmelzen und sich cholangitische Leberabszesse bilden (➤ Kap. 33.4.3).

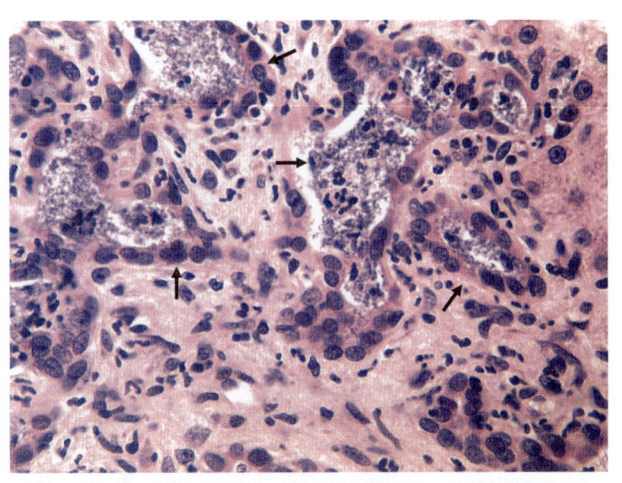

Abb. 33.27 Akute eitrige Cholangitis. Im Portalfeld sind die Gallengänge elongiert und die Lumina erweitert. Sie enthalten Detritus und neutrophile Granulozyten (Pfeile). Auch in der Umgebung der Gallengänge befinden sich zahlreiche neutrophile Granulozyten. HE, Vergr. 250-fach.

Bei lang dauernder Galleabflussbehinderung können eine biliäre Fibrose oder **eine sekundär-biliäre Leberzirrhose** entstehen, deren Entwicklung durch die eitrige Cholangitis noch begünstigt wird. Bei der sekundär-biliären Leberzirrhose ist das Organ verhärtet, knotig und gelbgrün verfärbt. Histologisch finden sich Bindegewebesepten mit erweiterten Gallengängen, die Galle enthalten, sowie eine ausgeprägte Proliferation von Galleduktuli. Das Parenchym zeigt Zeichen der galligen Leberzellschädigung (Netzdegeneration, Cholatstase) und Gallethromben.

Klinische Relevanz Die akute Cholangitis geht mit Fieber, deutlicher Leukozytose, schmerzhafter Lebervergrößerung und häufig auch Ikterus einher.

33.7.2 Primär biliäre Zirrhose (chronische nichteitrige destruierende Cholangitis)

Definition Es handelt sich um eine chronische, progrediente, destruierende Cholangitis, die zur intrahepatischen Gallengangszerstörung, damit zu chronischer Cholestase (intrahepatisch-mechanisch), schließlich zu Fibrose und (nach vielen Jahren) Zirrhose führt.
Epidemiologie 95% der Patienten sind Frauen im Alter zwischen 40 und 60 Jahren. Die Prävalenz ist hoch in Nordeuropa (z.B. Nordengland) und niedrig in Afrika und Asien.

Ätiologie und Pathogenese
Die auslösende Ursache ist unklar (infektiöse Agenzien? Medikamente?). Im Vordergrund steht eine autoimmunologisch bedingte Gallengangsdestruktion durch zytotoxische T-Lymphozyten. Dabei geben die Gallengangsepithelien durch abnorme Expression von Klasse-I-(HLA-A-, -B-, -C-) und Klasse-II-(HLA-DR-)Histokompatibilitätsantigenen (Klasse-II-Antigene finden sich an normalen Gallengangsepithelien nicht) gute Ziele für sensibilisierte, zytotoxische T-Lymphozyten ab (➤ Kap. 4.2.4). Eine antikörperabhängige zelluläre Zytotoxizität könnte ebenfalls beteiligt sein. Die häufige Assoziation mit anderen Autoimmunphänomenen (chronische Thyreoiditis, rheumatoide Arthritis, Sjögren-Syndrom), der hohe Serum-IgM-Spiegel und Antikörper gegen mitochondriale und andere Antigene weisen ebenfalls auf eine Immunpathogenese hin. Den antimitochondrialen Antikörpern (AMA) könnte eine pathogenetische Bedeutung zukommen, die aber derzeit noch nicht gesichert ist.

Morphologie
Bei der Entwicklung der Erkrankung lassen sich 4 Stadien unterscheiden, die aber nebeneinander in der Leber bestehen können.

- **Stadium I:** Die Erkrankung beginnt mit der Destruktion vorwiegend mittelgroßer, interlobulärer Gallengänge, die fokal ausgeprägt ist. Die Gallengänge werden von Lymphozyten, Plasmazellen und Makrophagen umgeben. Das Gallengangsepithel ist anfangs unregelmäßig und zeigt ein eosinophiles Zytoplasma. Die Epithelzellen werden von Lymphozyten durchsetzt (lymphoepitheliale Läsion). In der Folge kommt es zu Zelluntergang, Ruptur der Basalmembran und schließlich Zerstörung des Gallengangs. Häufig finden sich in Assoziation mit den geschädigten Gallengängen epitheloid- und riesenzellige Granulome (> Abb. 33.28).
- **Stadium II:** Als Folge der Gallengangsdestruktion proliferieren Duktuli (= Versuch einer Regeneration).
- **Stadien III und IV:** Eine portale Fibrose (Stadium III) ist Folge der Gallengangsdestruktion und der konsekutiven Leberzellzerstörung. Sie geht in eine Zirrhose (Stadium IV) über. In den späteren Stadien bilden sich infolge der Abflussstörung Gallethromben in den Gallekanalikuli und Mallory-Denk-Körper in periportalen Hepatozyten.

Klinische Relevanz Die Schädigung der Gallengänge führt bereits früh zu erhöhter Durchlässigkeit und Rückresorption von Gallebestandteilen (Bilirubin, Gallensäuren, Cholesterin), die sich in Form von Juckreiz (wahrscheinlich bedingt durch erhöhte Gallensäurespiegel im Blut) und Hypercholesterinämie (Ausbildung von Xanthomen an der Haut) äußert. Osteopathien (Osteomalazie und/oder Osteoporose) können bereits früh auftretende Komplikationen infolge gestörter Vitamin-D-Resorption bzw. verminderter Osteoblastenfunktion sein.

Ferner sind die alkalische Phosphatase und der IgM-Spiegel im Serum erhöht. Antimitochondriale Antikörper (AMA) finden sich in über 90% der Erkrankten und sind damit diagnostisch wichtig. Bei den Antigenen handelt es sich um Komponenten des Pyruvatdehydrogenase-Komplexes und andere Dehydrogenasen, die an der inneren Mitochondrienmembran lokalisiert sind.

Der klinische **Verlauf** der AMA-positiven Fälle unterscheidet sich nicht von jenem der AMA-negativen Fälle (= AMA-negative primär-biliäre Zirrhose; Autoimmuncholangitis; dabei finden sich nicht selten antinukleäre Antikörper). Der Serumbilirubinspiegel ist der beste prognostische Indikator: Bei deutlicher Erhöhung ist die Prognose schlecht. Die Lebertransplantation ist die kausale Therapie. Ein Wiederauftreten der Erkrankung im Transplantat ist möglich. Eine Besserung des klinischen Bildes kann durch Choleretika (z.B. Ursodeoxycholsäure) erzielt werden. Eine Kombination mit Autoimmunhepatitis kommt vor **(Overlap-Syndrom).**

33.7.3 Sklerosierende Cholangitis

Definition Entzündlicher fibrosierender Prozess mit Atrophie, Obliteration bis Verschwinden der intrahepatischen und/oder extrahepatischen Gallengänge. In diese Gruppe von Erkrankungen gehören die primär-sklerosierende Cholangitis (unbekannte Ursache) und die sekundär-sklerosierende Cholangitis (bekannte Ursache).

Primär sklerosierende Cholangitis

Epidemiologie Männer sind doppelt so häufig betroffen wie Frauen. Das Manifestationsalter liegt üblicherweise zwischen dem 25. und 40. Lebensjahr.

Ätiologie Die Ursache ist unbekannt. Die gelegentliche familiäre Häufung der Erkrankung, die erhöhte Prävalenz von HLA-B8, die häufige Assoziation mit Colitis ulcerosa (in über 50% der Patienten), chronischer Thyreoiditis und Immundefizienzsyndromen und damit zusammenhängender Beeinträchtigung der Infektabwehr lassen an ein infektiöses Geschehen bei genetischer Prädisposition denken. Auch toxische oder ischämische Ursachen werden diskutiert.

Morphologie

Das morphologische Bild (> Abb. 33.29) resultiert aus den primären Gallengangsveränderungen (intrahepatisch, extrahepatisch, kombiniert) und den sekundär durch Gallengangsstenose und -verschluss (mechanische Cholestase!) bedingten Leberveränderungen. Herdförmig findet sich in der Leber eine periduktale Entzündung mit Lymphozyten, Plasmazellen und vereinzelten neutrophilen und eosinophilen Granulozyten, die mit einer progressiven periduktalen Fibrose (Bindegewebe umgibt „zwiebelschalenartig" die Gallengänge) mit Lumeneinengung und Atrophie der Gallengänge einhergeht. Schließlich verschwinden diese und werden durch fibröse Stränge ersetzt. Proximal resultiert eine mechanische Cholestase mit Gallengangserweiterung, Gallethromben, Fibrose und Proliferation von Duktuli, v.a. in der Grenzzone zwischen Portalfeld und Parenchym. Das Endstadium der Erkrankung ist eine biliäre Zirrhose.

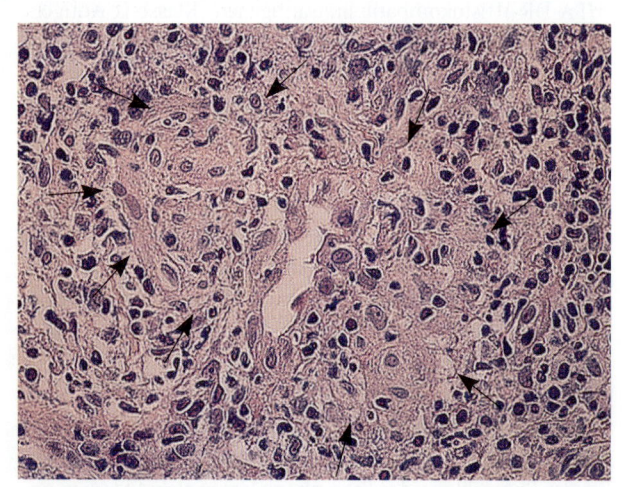

Abb. 33.28 Primär-biliäre Zirrhose (chronische nichteitrige destruierende Cholangitis). In der Umgebung eines in Destruktion befindlichen Gallengangs lässt sich ein aus Epitheloidzellen aufgebautes Granulom (Pfeile) nachweisen. Die Basalmembran ist zerstört, das Gallengangsepithel ist von Lymphozyten durchsetzt. HE, Vergr. 250-fach.

Klinische Relevanz Cholangiografisch können die Gallengangsveränderungen in Form von Strikturen und Erweiterungen der Gallengänge dargestellt werden. Der klinische Verlauf der Erkrankung ist variabel. Wesentliche Komplikationen sind rezidivierende eitrige Cholangitis, Fibrose und Zirrhose vom biliären Typ, portale Hypertonie mit Ösophagusvarizenblutung und cholangiozelluläres Karzinom.

Die mittlere Überlebensdauer beträgt 6–7 Jahren ab Beginn der Symptome. Die Lebertransplantation ist die kausale Therapie. Symptomatisch werden der Pruritus behandelt, fettlösliche Vitamine substituiert und Antibiotika gegeben. Selten kommt ein „Overlap" mit der Autoimmunhepatitis vor.

Sekundär sklerosierende Cholangitis

Die morphologischen Veränderungen der sekundär-sklerosierenden Cholangitis können denjenigen der primär sklerosierenden Cholangitis entsprechen. Diese Erkrankung findet sich bei Immundefizienzsyndromen (familiär oder erworben) möglicherweise als Folge einer Abwehrschwäche gegenüber intestinalen Bakterien, Pilzen, Parasiten und Viren. Ähnliche Veränderungen können als Folge von chronischer Galleabflussbehinderung (mechanische Cholestase), bakteriellen Infektionen des Gallenwegssystems oder mangelhafter Blutversorgung (z.B. bei Gefäßverschluss nach Gallenblasenoperation, nach Lebertransplantation, nach Infusion von zytostatischen Medikamenten) auftreten. Die Sekundärfolgen entsprechen jenen der primär sklerosierenden Cholangitis.

33.8 Folgezustände von Lebererkrankungen

Akute und chronische Leberschädigungen unterschiedlicher Ätiologie können durch Ersatz zerstörten Leberparenchyms durch Bindegewebe (Narbenbildung), aber auch durch direkte Stimulation kollagenproduzierender Zellen zu einer Störung bzw. Zerstörung der normalen Leberarchitektur im Sinne einer Fibrose oder einer Leberzirrhose führen. Fibrose und Zirrhose sind nur bedingt reversibel.

33.8.1 Leberfibrose

Definition Unter Fibrose versteht man eine Bindegewebevermehrung, die sich auf objektive Weise durch chemische Bestimmung des Gesamtkollagengehalts nachweisen lässt. Bei der Fibrose werden nicht neuartige Matrixkomponenten produziert, sondern die Relation von vorhandenen Komponenten geändert; besonders der Kollagentyp I nimmt zu.

Morphologisch lässt sich die Fibrose mit geeigneten Färbungen den Portalfeldern (**portale** Fibrose), den perisinusoidalen (**perisinusoidale** Fibrose), läppchenzentralen (**zentrale perizelluläre** oder **perivenuläre** Fibrose) oder läppchenperipheren Bereichen (**periportale** Fibrose) zuordnen. Bei septaler Fibrose finden sich Bindegewebesepten, die Portalfelder (**septale Fibrose vom porto-portalen Typ**) oder läppchenzentrale mit portalen Arealen (**porto-zentraler Typ**) verbinden. Gelegentlich werden einzelne Leberzellen oder kleinere Leberzellgruppen von Kollagenfaserbündeln umgeben, sodass das Bild der „Maschendrahtfibrose" entsteht.

Pathogenese
Viele chronische Lebererkrankungen gehen mit Fibrose einher. Ursachen der Fibrose können Reparationsmechanismen nach Zellschädigung (reparative Fibrose, vergleichbar einer Narbe nach Wundheilung), immunologische Mechanismen sowie eine primäre Stimulation der kollagenproduzierenden Bindegewebezellen wie z.B. der Lipozyten im Dissé'schen-Raum (= Ito-Zellen, „stellate cells"; werden dabei zu Myofibroblasten) sein. Gewisse Substanzen (z.B. Alkohol, Acetaldehyd, Eisen) können direkt die Kollagensynthese stimulieren, wobei Zytokine (z.B. TNF-α, TGF-β) als Stimulatoren der Kollagensynthese beteiligt sind. Die Entwicklung der Fibrose steht in

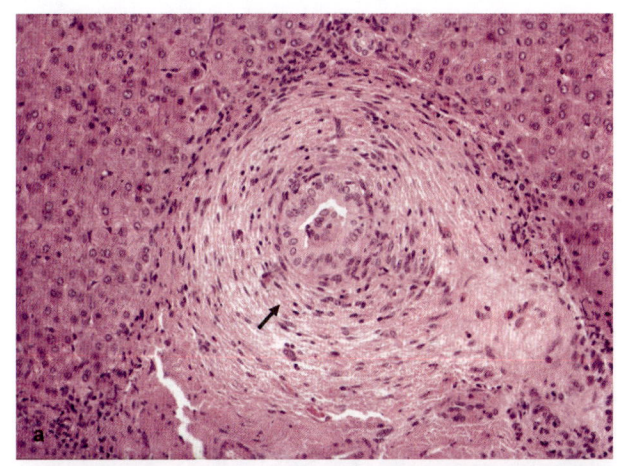

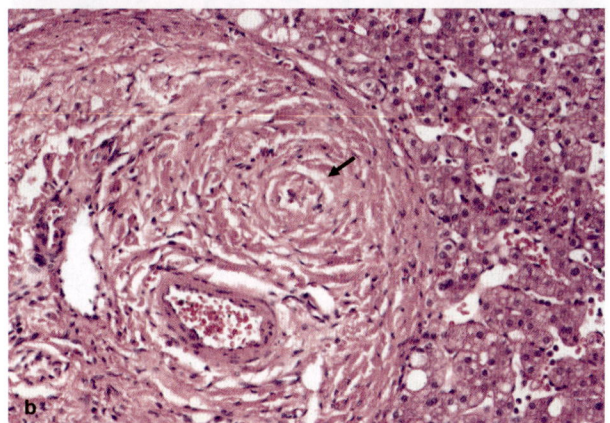

Abb. 33.29 Primär-sklerosierende Cholangitis. a Im Zentrum liegt ein atropher Gallengang mit engem Lumen (Pfeil), der von Bindegewebe „zwiebelschalenartig" umgeben wird. In der Umgebung findet sich eine schüttere Infiltration aus Lymphozyten und Plasmazellen. HE, Vergr. 150-fach. **b** Späteres Stadium: Der Gallengang im Portalfeld ist verschwunden und durch einen fibrösen Strang (Narbe) ersetzt (Pfeil). HE, Vergr. 150-fach.

Beziehung zu Dauer und Schweregrad der Schädigung. Die Leberfibrose (aber auch die Leberzirrhose) kann sich innerhalb von Monaten (v.a. bei Kindern), aber auch erst nach Jahren (z.B. bei älteren Alkoholikern) entwickeln.

Klinische Relevanz Matrixveränderungen im Rahmen einer Fibrose stören den Stoffaustausch zwischen Blut und Leberparenchym (v.a. bei perisinusoidaler Fibrose) und damit die Leberfunktion. Durch die perisinusoidale Fibrose (Kollagenablagerung im Dissé'schen Raum) geht die Fenestration der sinusoidalen Endothelzellen verloren (= Kapillarisierung der Sinusoide). Daneben setzt die Fibrose dem durch die Leber strömenden Blut einen höheren Widerstand entgegen, sodass der Blutdruck im Pfortadersystem steigt (= portale Hypertonie, ➤ Kap. 33.9.6).

33.8.2 Leberzirrhose

Definition Endstadium schwerer entzündlicher und nekrotisierender Leberschädigungen unter Ausbildung von Bindegewebesepten und Parenchymregeneratknoten mit Zerstörung der lobulären und vaskulären Architektur der Leber. Der Terminus „Zirrhose" leitet sich vom griechischen Wort für „gelborange" ab und wurde von Laennec (um 1800) wegen der gelbgrünen Färbung des zirrhotisch veränderten Organs geprägt. Destruktion und ungeordnete Regeneration von Leberparenchym, Fibrosierung und Veränderungen der Durchblutungsverhältnisse sind die Basis für die schwerwiegenden klinischen Konsequenzen.

Klassifikation Die Leberzirrhose kann nach morphologischen (makroskopischen, histologischen) und ätiologischen Kriterien klassifiziert werden.

- **Makroskopie** (➤ Abb. 33.30): Charakteristisch für den **mikronodulären (kleinknotigen) Zirrhosetyp** (früher: Laennec-Zirrhose, portale Zirrhose, septale Zirrhose) sind recht gleichmäßige Knoten mit einem Durchmesser bis zu 3 mm, die von schmalen Bindegewebesepten umgeben sind. Die Knoten zeigen histologisch keinen Läppchenbau und enthalten keine Zentralvenen. In den Septen finden sich häufig mononukleäre Zellen (Lymphozyten, Histiozyten) und proliferierte Galleduktuli in wechselnder Zahl. Bei der **makronodulären (großknotigen) Zirrhose** (früher: postnekrotische Zirrhose, posthepatitische Zirrhose, multilobuläre Zirrhose) finden sich unregelmäßige, bis mehrere Zentimeter große Knoten. Sie enthalten sowohl Portalfelder als auch efferente Venen und werden von breiten irregulären Bindegewebesepten und Narbenfeldern (entstanden als Folge ausgedehnter Nekrosen) umgeben. Bei wechselnder Knotengröße kann von einem **Mischtyp** (mikro-makronodulär) gesprochen werden. Ein Übergang von mikronodulärer zu makronodulärer Zirrhose und umgekehrt ist durch kontinuierliche Regeneration und Vergrößerung von kleinen und durch Zerschichtung von großen Knoten möglich.

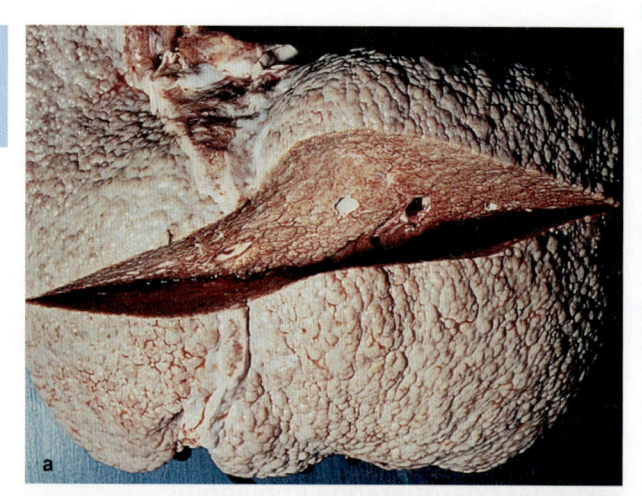

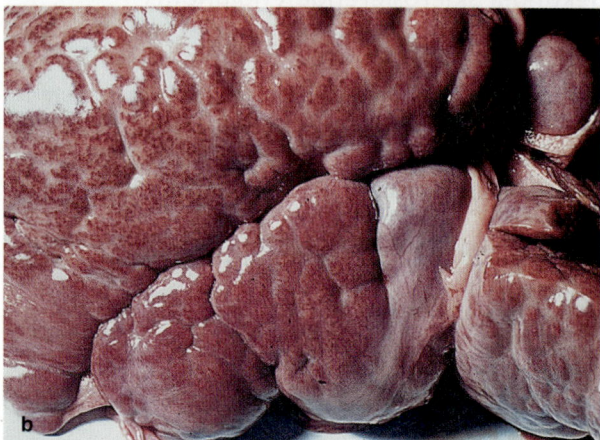

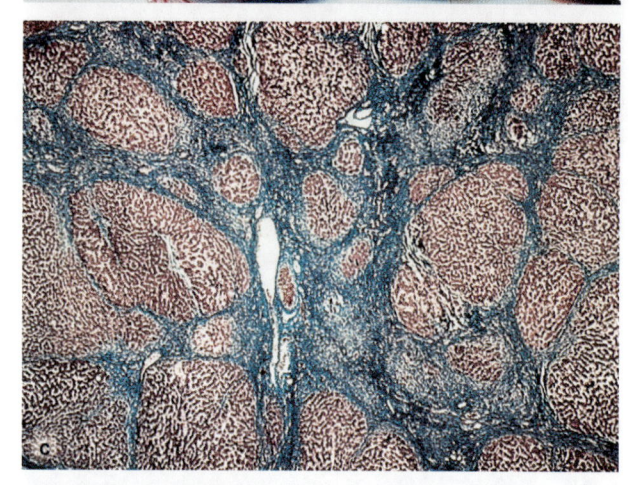

Abb. 33.30 Leberzirrhose. a Bei der kleinknotigen Leberzirrhose sind kleine Knoten gleichmäßig über das gesamte Organ verteilt. **b** Bei der großknotigen Leberzirrhose ist das Organ unregelmäßig höckrig mit unterschiedlich großen Knoten sowie narbigen Einziehungen. **c** Histologisches Bild einer Leberzirrhose in schwacher Vergrößerung (Bindegewebefärbung). Die Parenchymknoten (rot) sind von Bindegewebesepten (blau) umgeben. CAB, Vergr. 40-fach.

- **Histologie:** Es lassen sich aktive (progrediente) und inaktive (stationäre) Zirrhosen unterscheiden. Bei progredienten Zirrhosen finden sich histologisch noch Zeichen des zur Parenchymzerstörung führenden Prozesses (z.B. Parenchymnekro-

Tab. 33.3 Ätiologie, Morphologie und Häufigkeit der Leberzirrhose.

Ätiologie	Vorwiegender morphologischer Typ	Häufigkeit (%)
Alkohol	mikronodulär	60–70
Hepatitis	makronodulär, gemischt	10–15
biliär (primär, sekundär)	mikronodulär	5–10
Hämochromatose	makronodulär, mikronodulär, gemischt	5
Stoffwechselerkrankungen	makronodulär, mikronodulär, gemischt	< 1
Toxine	makronodulär, gemischt	< 1
idiopathisch	makronodulär, mikronodulär, gemischt	10–20

sen und entzündliche Infiltrate bei chronischer Virushepatitis oder Steatohepatitis), sodass oft eine Klassifikation nach der Ätiologie möglich ist. Bei stationären Zirrhosen ist eine ätiologische Klassifikation morphologisch oft nicht mehr möglich.

- **Ätiologie** (➤ Tab. 33.3): Die Leberzirrhose ist ätiologisch uneinheitlich. Den zur Zirrhose führenden Prozessen sind aber meist ausgeprägtere und/oder rezidivierende Leberzellnekrosen gemeinsam, die schließlich zur Zerstörung der Leberarchitektur führen.

Klinische Relevanz Das klinische Bild und die Komplikationen der Leberzirrhose ergeben sich aus einer verminderten Leberfunktion durch Parenchymverlust (= **parenchymatöse Leberinsuffizienz**) und/oder Störung der Blutzirkulation mit Umgehung des Leberparenchyms (= **zirkulatorische Leberinsuffizienz;** das Blut aus dem Pfortadersystem und der A. hepatica fließt durch die in den Bindegewebesepten gelegenen Gefäße unter Umgehung des Leberparenchyms direkt in das Lebervenensystem), aber auch aus der Erhöhung des Blutdrucks im Pfortadersystem (portale Hypertonie, ➤ Kap. 33.9.6).

Die prognostische Beurteilung von Patienten mit Leberzirrhose beruht auf der **Child-Pugh-Klassifikation,** in die neben klinischen Befunden (z.B. Schweregrad der Enzephalopathie, Aszites) die Syntheseleistung der Leber (Albuminkonzentration im Serum, Blutgerinnung, gemessen durch Bestimmung der Prothrombinzeit) und auch Exkretionsfunktionen (Serumbilirubinspiegel) eingehen. Die einzelnen Kriterien werden gewichtet (Klassen A, B, C; A = beste, C = schlechteste Prognose). Klinisch wichtige Komplikationen der Leberzirrhose sind:

- Leberversagen mit seinen Folgen
- portale Hypertonie mit ihren Folgen
- hepatozelluläres Karzinom, seltener Cholangiokarzinom

33.8.3 Leberversagen

Syn.: Leberinsuffizienz

Definition Die Organfunktion der Leber wird durch die Funktion der Hepatozyten in Verbindung mit der Durchblutung bestimmt. Voraussetzungen für die optimale Funktion des Organs sind nicht nur die Quantität der jeweiligen Komponenten (Leberparenchym, Durchblutung), sondern auch ihre intakte architektonische und damit funktionelle Beziehung zueinander. Leberversagen kann daher als Folge verschiedener akuter und chronischer Leberschädigungen auftreten.

Folgen des Leberversagens

- **Ikterus:** Ein Ikterus entsteht als Folge der verminderten Bilirubinausscheidung, wobei sowohl konjugiertes als auch unkonjugiertes Bilirubin im Blut ansteigen (➤ Kap. 33.3).

- **Hepatische Enzephalopathie:** Diese komplexe neuropsychiatrische Störung ist Folge sowohl des Leberzellschadens als auch der veränderten Blutzirkulationsverhältnisse (z.B. extra- und intrahepatische Kurzschlussverbindungen zwischen Pfortadersystem und der systemischen Zirkulation unter Umgehung der Leber bzw. des Leberparenchyms). Durch mangelhafte Leberzellfunktion (z.B. bei akuter Hepatitis), aber auch durch „Umgehung" der Leber im Rahmen von Gefäßkurzschlüssen („Shunts") zwischen dem Portalblut und der systemischen Zirkulation (= portosystemische Enzephalopathie, z.B. bei Leberzirrhose) werden im Portalblut vorhandene, toxische Substanzen (Ammonium, Merkaptane, Fettsäuren, Phenolderivate) nicht entsprechend abgebaut und erreichen das Gehirn. Es handelt sich dabei um Produkte der bakteriellen Darmflora sowie des Eiweißstoffwechsels (Nahrungseiweiß, Blut), wie Ammoniak (Blutammoniakspiegel erhöht) und pharmakologisch aktive Amine. Klinik und Morphologie der Enzephalopathie ist in ➤ Kap. 8.2.8 beschrieben.

- **Hepatorenales Syndrom:** Unter diesem Begriff versteht man eine Nierenfunktionsstörung bei normaler Nierenhistologie im Rahmen einer schweren chronischen Lebererkrankung mit Aszites (nicht in diese Gruppe gehören Nierenfunktionsstörungen infolge primärer Nierenerkrankungen, Infektionen oder schockbedingter Nekrosen bei gleichzeitig bestehenden chronischen Leberschädigungen). Die Ursache der Nierenfunktionsstörung liegt in einer Reduktion der Nierenrindendurchblutung und damit der glomerulären Filtrationsrate bei Anstieg des Serumreninspiegels (erhöhter präglomerulärer Gefäßwiderstand durch Vasokonstriktion). Die Ursache kann in erhöhter Produktion oder mangelhaftem Abbau von vasoaktiven Substanzen in der defekten Leber liegen. Das klinische Bild ist durch Oligurie, Anurie, Azotämie und schließlich Urämie charakterisiert. Der funktionelle Charakter der Störung wird dadurch unterstrichen, dass diese Nieren ihre Funktion wieder aufnehmen, wenn sie transplantiert werden, und dass Patienten nach Lebertransplantation eine normale Nierenfunktion erlangen. Das Syndrom wird häufig durch Reduktion des Blut- und Flüssigkeitsvolumens (z.B. Entwässerungsbehandlung, Diarrhöen) ausgelöst und betrifft bevorzugt Patienten mit alkoholischer Leberzirrhose im Endstadium der Erkrankung.

- **Störungen der Blutgerinnung:** Die Gerinnung ist meist vermindert, kann aber auch verstärkt sein. Da die meisten

Gerinnungsfaktoren, mit Ausnahme der Faktoren VIIIA (Von-Willebrand-Faktor) und VIIIC, in der Leber produziert werden, geht eine Störung der synthetischen Leberzellfunktion mit einer Blutgerinnungsstörung einher, bei der die Prothrombinzeit verlängert ist. Eine verminderte Vitamin-K-Resorption durch verminderte Gallensäuresekretion und eine Thrombozytopenie (Thrombozytenzerfall in der gestauten Milz) erhöhen die Blutungsneigung. Zusätzlich wird in der kranken Leber u.U. ein abnormes Fibrinogen hergestellt (= Dysfibrinogenämie). Ferner findet sich v.a. bei akuter hepatozellulärer Nekrose im Endstadium eine disseminierte intravaskuläre Gerinnung. Sie wird verursacht durch Freisetzung von Gewebethromboplastin, Aktivierung des Gerinnungsfaktors XII durch Endotoxin aus Darmbakterien und/oder mangelhafte Ausscheidung aktivierter Gerinnungsfaktoren durch die Leber (➤ auch Kap. 7.5).

- **Hypalbuminämie:** Die eingeschränkte Syntheseleistung der geschädigten Leber betrifft auch das Albumin. Durch die verminderte Serumalbuminkonzentration sinkt der onkotische Druck und es können Ödeme und Aszites entstehen (➤ Kap. 7.4).
- **Endokrine Störungen:** Durch den verminderten Abbau von Steroiden mit östrogener Wirkung kommt es zur Feminisierung bei Männern mit Gynäkomastie, weiblichem Behaarungstyp und Hodenatrophie. Auch bei Frauen können hormonelle Störungen (z.B. Amenorrhö) auftreten.

33.9 Zirkulationsstörungen in der Leber und im Pfortadersystem

33.9.1 Anatomische Vorbemerkungen

Die arterielle Versorgung der Leber erfolgt über die A. hepatica. In der Leber bilden deren Äste einen Plexus um die Gallengänge, versorgen die Strukturen des Portalfeldes und bringen dann ihr Blut in die Sinusoide ein. Beim Menschen ist die A. hepatica für ca. 35% des Leberblutflusses und 50% der Sauerstoffversorgung der Leber verantwortlich. Für den Rest ist die Pfortader (V. portae) zuständig. Der Blutfluss in der Pfortader beträgt ca. 1000–1200 ml/min. Das Lebervenenblut ist zu ca. 70% mit Sauerstoff gesättigt. Der Blutabfluss erfolgt über Zentral-, Sublobular- und Lebervenen in die V. cava inferior.

33.9.2 Störung des Pfortaderblutflusses

Störungen des Blutflusses in der Pfortader können auf intra- und extrahepatische Ursachen zurückgehen (➤ Kap. 33.9.6). Die wichtigste **extrahepatische** Ursache ist die Pfortaderthrombose. Eine wichtige **intrahepatische** Ursache ist die Leberzirrhose.

Folgen eines Pfortaderverschlusses sind portale Hypertonie, Ausbildung von Kollateralvenen sowie Leberverkleinerung mit eingeschränkter Regenerationsfähigkeit. Bei akutem Verschluss kann es zu einer hämorrhagischen Infarzierung im vorgeschalteten Abflussgebiet kommen. Bei intrahepatischen Verschlüssen von Pfortaderästen kommt es zu Atrophie und Verschmälerung der Leberzellbalken und zu einer konsekutiven Erweiterung der nachgeschalteten Sinusoide. Das betroffene Areal ist daher blutreich (= dunkelblaurote Farbe). Dies wird als **Zahn'scher Infarkt** bezeichnet (wegen des Fehlens von Nekrosen liegt aber kein echter Infarkt vor) und ist besonders deutlich sichtbar, wenn gleichzeitig eine Blutstauung in der Leber vorliegt. Zahn'sche Infarkte finden sich als dunkelblaurote Säume häufig auch in der unmittelbaren Umgebung von Lebermetastasen, verursacht durch den Druck des Tumorgewebes auf Pfortaderäste (➤ auch Kap. 33.9.6).

33.9.3 Arterielle Verschlüsse (A. hepatica)

Ein Arterienverschluss – infolge von Embolie, Entzündungen (z.B. Polyarteriitis nodosa) oder Ligatur im Rahmen chirurgischer Eingriffe – kann sehr unterschiedliche Folgen haben, je nachdem, wo die Arterie verschlossen ist, wie schnell der Verschluss entstanden ist und ob suffiziente Kollateralen vorliegen. Bei akuten Verschlüssen der A. hepatica propria oder ihrer Äste (z.B. durch Embolie) kann ein anämischer Infarkt entstehen. Wegen der zweifachen Blutversorgung (A. hepatica, V. portae) und der intrahepatischen Verbindungen über die Sinusoide sind Leberinfarkte aber selten.

33.9.4 Leber bei Schock

Durch das Absinken des systemischen (arteriellen) Blutdrucks im Rahmen der Schocksituation sind der Leberblutfluss und die Sauerstoffsättigung reduziert. Gleichzeitig kommt es zu einer Vasokonstriktion der A. hepatica. Folgen sind vor allem läppchenzentral lokalisierte Leberzellnekrosen.

33.9.5 Störung des Blutabflusses aus der Leber

Ätiologie und Pathogenese
Diese Störungen sind Folge von Venenverschlüssen oder kardial bedingter Stauung (z.B. Rechtsherzinsuffizienz, Pericarditis constrictiva):
- **Budd-Chiari-Syndrom:** Dieses Syndrom ist **klinisch** durch Lebervergrößerung, Schmerzen und Aszites charakterisiert. Der Schweregrad der klinischen Symptomatik hängt davon ab, ob sich die Blutabflussstörung schnell (= akut) oder langsam (= chronisch) entwickelt. Ursache ist ein thrombotischer Verschluss der Lebervenen oder der V. cava inferior durch erhöhte Thromboseneigung (z.B. bei Polyzythämie,

Lupus erythematodes), Veränderungen von Blutgerinnungsfaktoren (z.B. Faktor V), Verwendung oraler Kontrazeptiva und bei malignen Tumoren. Als weitere Ursachen kommen Venenverschlüsse durch Tumoren oder Entzündungen infrage. In ca. 30% findet sich keine eindeutige Ursache (idiopathisch). **Histologisch** finden sich Erweiterungen der Zentralvenen und läppchenzentralen Sinusoide sowie hypoxische Leberzellnekrosen (➤ Abb. 33.31).

- **Venenverschlusskrankheit:** Bei der Venenverschlusskrankheit („hepatic venoocclusive disease", Endophlebitis obliterans hepatica) kommt es zu Verschlüssen von Zentralvenen und kleinen Lebervenen mit Endothelzellproliferation, Fibrose und Thrombose. Folgen sind erweiterte Sinusoide, komprimierte Leberzellplatten, läppchenzentrale Leberzellnekrosen und Fibrosen. Diese Erkrankung wurde zuerst in Jamaika beobachtet und auf die toxische Wirkung von Pyrrolizidinalkaloiden aus Pflanzen der Crotalaria- und Senecio-Familie, die für Teezubereitungen („Buschtee") verwendet werden, zurückgeführt. In unseren Ländern werden toxische Gefäß-(Endothel-)Schäden durch Zytostatika, Kontrazeptiva, nach Bestrahlung und auch zunehmend durch „pflanzliche Teezubereitungen" (Kombucha, Teucrium) beobachtet. Nach Knochenmarktransplantation kann es, evtl. durch Graft-versus-Host-Reaktion, ebenfalls zu derartigen Veränderungen kommen.

- **Kardial bedingte Stauungsleber** (➤ Abb. 33.32): Die Blutabflussstörung aus der Leber geht meist auf eine Rechtsherzinsuffizienz zurück (➤ Kap. 7.2). Sie kann akut oder chronisch eintreten. Bei akuter Stauung ist die Leber vergrößert und blutreich. Läppchenzentral (Rappaport-Zone 3) sind Zentralvenen und Sinusoide erweitert, die Leberzellbalken verschmälert und (druck)atroph. Bei geringerer Ausprägung der Stauung sind die Veränderungen weitgehend auf die Läppchenzentren beschränkt (makroskopisch sind rote Punkte am Leberquerschnitt sichtbar = **Stauung 1. Grades**). Bei stärkerer Ausprägung konfluieren die blutreichen Areale zu Straßen bzw. einem roten Netzwerk durch Brückenbildung zwischen Zentralvenen (= **Stauung 2. Grades**). Bei länger dauernder ausgeprägter Stauung kommt es neben Erweiterung der Zentralvenen und der Sinusoide sowie Parenchymatrophie zu einer hypoxisch bedingten Verfettung des verbliebenen Leberparenchyms (scheckiges Aussehen durch verfettete gelbe Areale und blutreiche rote Areale ergibt das Bild der „Muskatnussleber" = **Stauung 3. Grades**). Bei längerer Dauer entstehen eine perisinusoidale sowie eine Zentralvenenfibrose, wobei die Leber verfestigt und häufig verkleinert ist („Fibrose cardiaque").

Klinische Relevanz Eine ausgeprägte Leberstauung äußert sich klinisch in Lebervergrößerung, portaler Hypertonie, Aszites und Schmerzen im rechten Oberbauch. Ein kardial bedingter Ikterus kann auf läppchenzentrale Leberzellausfälle und Cholestase zurückgehen.

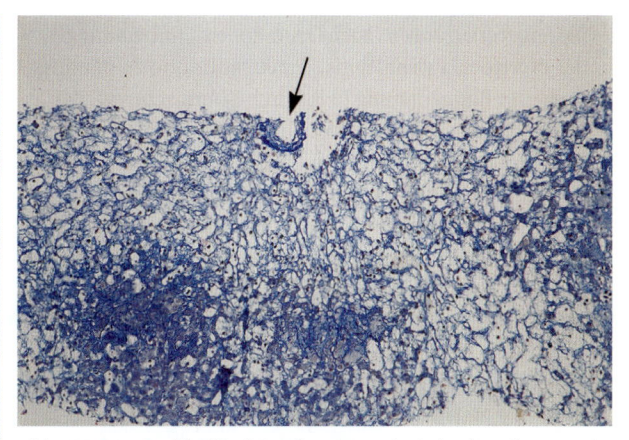

Abb. 33.31 Budd-Chiari-Syndrom. Verschwinden läppchenzentraler Leberzellen bei erhaltener Architektur der Sinusoide (Pfeil zeigt auf die Zentralvene). CAB, Vergr. 50-fach.

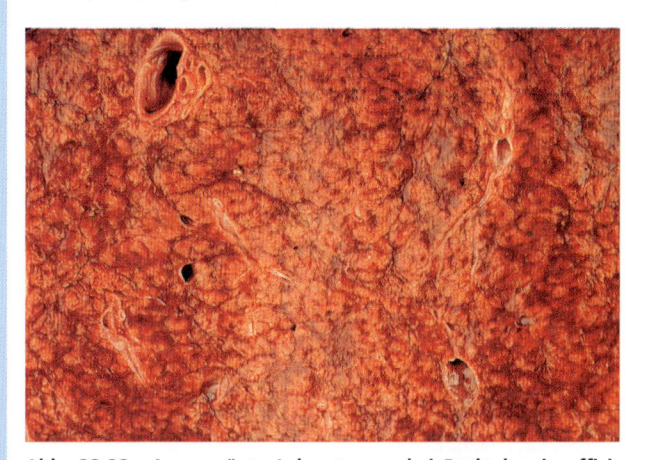

Abb. 33.32 Ausgeprägte Leberstauung bei Rechtsherzinsuffizienz. Die Zentralvenen und läppchenzentralen Sinusoide sind erweitert (z.T. auch mit Brückenbildung; rot). Das dazwischenliegende Parenchym zeigt einen gelblichen Farbton (= Verfettung). Die abführenden Venen sind erweitert.

33.9.6 Portale Hypertonie

Definition Das Pfortadersystem umfasst Venen, die Blut aus Gastrointestinaltrakt, Milz, Pankreas und Gallenblase abführen. Der Blutdruck im Pfortadersystem liegt normalerweise bei 7–10 mmHg. Bei Erhöhung dieses Werts wird von portaler Hypertonie gesprochen. Die Ursache liegt meist in einer Behinderung des Blutflusses im Pfortadersystem.

Klassifikation Die Behinderung des portalen Blutflusses und damit die Ursache der portalen Hypertonie kann vor der Leber (prähepatisch), in der Leber (intrahepatisch) und nach Austritt des Blutes aus der Leber (posthepatisch) lokalisiert sein (➤ Tab. 33.4).

- **Prähepatische portale Hypertonie:** Das Passagehindernis für das Portalblut liegt im extrahepatischen Pfortadersystem. Am häufigsten ist dafür eine Pfortaderthrombose verantwortlich. Eine solche findet sich relativ häufig bei Leberzirrhose, bedingt durch Verlangsamung des Blutflusses (ca. 15% der Leberzirrhosen gehen mit Pfortaderthrombose einher). Weitere Ursachen der Pfortaderthrombose sind Tumoren, Verletzungen (auch Operationen), Entzündungen der Pfortader (Pylephlebitis), Pankreatitis und Zustände gesteigerter Blutgerinnung (z.B. durch Kontrazeptiva). Bei Neugeborenen kann eine Umbilikalsepsis für die Pfortaderthrombose verantwortlich sein. Gelegentlich ist die Pfortader durch einen Bindegewebestrang ersetzt oder ihr Lumen nicht durchgehend ausgebildet, sodass von Endothel ausgekleidete Bluträume entstehen (kavernöse Transformation als Entwicklungsstörung oder Folge von Entzündungen). In seltenen Fällen wird eine prähepatische, portale Hypertonie durch arteriovenöse Anastomosen bewirkt.

- **Intrahepatische portale Hypertonie** (> auch Kap. 33.9.2): Diese Form der portalen Hypertonie kann durch alle Prozesse, die mit einer Störung des Blutflusses durch die Leber einhergehen, verursacht werden (Leberzirrhose, perisinusoidale und Zentralvenenfibrose, Verschluss der Zentral-, Sublobular- oder Sammelvenen, noduläre Transformation der Leber, portale und periportale Fibrose mit Einbeziehung der Pfortaderäste, granulomatöse Reaktionen, z.B. bei Schistosomiasis). Die Ursachen können somit präsinusoidal, sinusoidal oder postsinusoidal lokalisiert sein. Die Ätiologie der sog. **idiopathischen portalen Hypertonie** ist ungeklärt. Es handelt sich um eine portale Hypertonie bei nichtzirrhotischer Leber und offener extrahepatischer Pfortader. In einigen Fällen findet sich eine portale Fibrose mit Kompression und Wandverbreiterung der Pfortaderäste (hepatoportale Sklerose).
- **Posthepatische portale Hypertonie:** Die Ursache liegt in einer Behinderung des Blutabflusses aus der Leber (> Kap. 33.9.5).

Folgen und Komplikationen Bei portaler Hypertonie kommt es zur Ausbildung und Erweiterung von portosystemischen, venösen Kollateralen, wodurch das Blut leichter aus dem Pfortadersystem abfließen kann.

- **Ösophagusvarizen** (> Abb. 33.33): Die praktisch-klinisch wichtigsten Kollateralen sind Verbindungen zwischen der V. gastrica dextra und den Ösophagusvenen, die das Blut in die V. azygos abführen. Durch den erhöhten Blutfluss kommt es zu einer diffusen oder lokalisierten Ausweitung (= Ektasie, Varizenbildung) submuköser Venen im unteren Ösophagusabschnitt (Ösophagusvarizen) und auch im Magenfundus (Fundusvarizen) mit der Gefahr der Ruptur und Blutung (Varizenblutung). Die Prognose der Ösophagusvarizenblutung ist schlecht. Folgen (und evtl. Todesursachen) sind hypovolämischer Schock und/oder Enzephalopathie. Therapeutische Maßnahmen zielen darauf ab, die Blutung zu stillen (oder zu verhindern) und deren Komplikationen zu verhindern: Kompression (mit Ballonsonde) und Sklerosierung oder Abbinden (Banding) der Varizen (Sklerotherapie = Verfestigung des umgebenden Gewebes mittels Fibrosierung durch Injektion entsprechender Substanzen; heute wird das Banding als die schonendere Methode bevorzugt), medikamentöse Verminderung des Portaldrucks, Blutableitung (z.B. durch chirurgisch angelegte portosystemische Shunts wie z.B. portokavaler Shunt, splenorenaler Shunt

Tab. 33.4 Klassifikation der portalen Hypertonie.

Form	Ursache
prähepatisch	Pfortaderthrombose
intrahepatisch	
präsinusoidal	intrahepatische Pfortaderverschlüsse
	Portalfeldfibrose
	Leberzirrhose
	noduläre Transformation
	Granulome im Portalfeld
sinusoidal	perisinusoidale Fibrose
	Leberzellvergrößerung (z.B. bei Steatose)
	Thrombose
	arteriovenöse Shunts
postsinusoidal	Zentralvenenverschlüsse (Venenverschlusskrankheit)
	Sublobularvenenverschlüsse
	Leberzirrhose
	noduläre Transformation
posthepatisch	Lebervenenverschlüsse (Budd-Chiari)
	Behinderung des Blutflusses in der V. cava inferior
	Pericarditis constrictiva
	Rechtsherzinsuffizienz

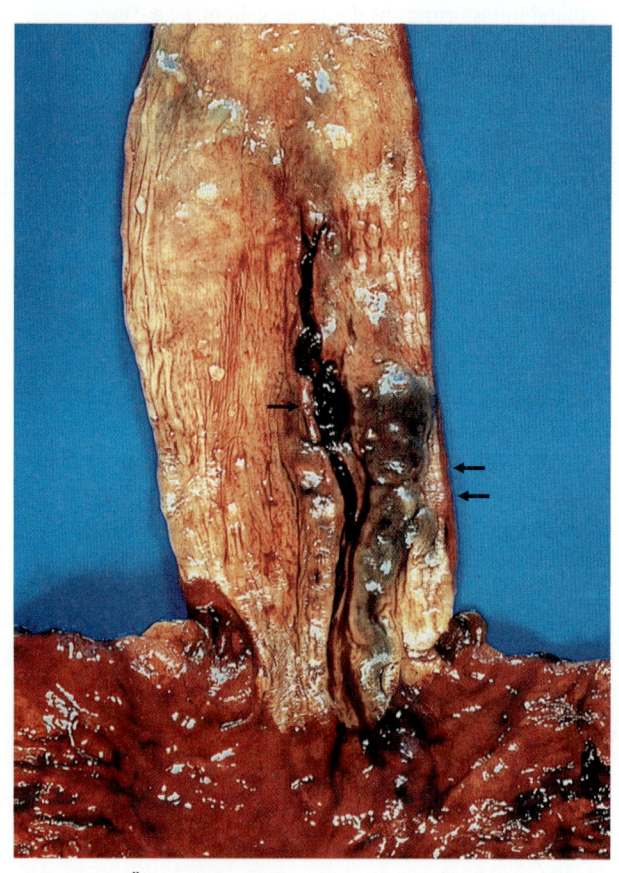

Abb. 33.33 Ösophagusvarizen. Die Venen sind erweitert, prall mit Blut gefüllt und geschlängelt (Doppelpfeil). Eine Vene ist eröffnet (Pfeil).

durch operative Anastomosierung der entsprechenden Gefäße), Behandlung der Hypovolämie und Entfernung des Blutes aus dem Intestinaltrakt.
- **Andere Kollateralen zwischen Pfortader- und Cava-inferior-System:** Von geringerer praktischer Bedeutung sind Kollateralen zwischen V. mesenterica inferior und V. iliaca interna, V. haemorrhoidalis superior und den Vv. haemorrhoidales media und inferior sowie zwischen intestinalen Venen und Venen der Bauchwand im Rahmen von (entzündungsbedingten) Adhäsionen. Ferner können über die Nabelvenen (Paraumbilikalvenen) Verbindungen zwischen Ästen der Pfortader und den epigastrischen Venen bestehen. Bei Ausweitung dieses Gefäßsystems finden sich erweiterte Venen, die vom Nabel radiär ausstrahlen (Caput medusae).
- **Splenomegalie:** Im Rahmen der portalen Hypertonie ist die Milz vergrößert (Splenomegalie, portale Stauungsmilz), wobei die Milzgröße jedoch in keiner konstanten Relation zum Portaldruck steht (➤ Kap. 22.3.4).
- **Aszites:** Ein Aszites ist eine häufige Begleiterscheinung der portalen Hypertonie.

33.10 Metabolische Erkrankungen

Eine Reihe von Stoffwechselstörungen führt zur Leberzellschädigung, gefolgt von Fibrose und Zirrhose. Einige Erkrankungen mit vorherrschenden Leberveränderungen sind in diesem Kapitel zusammengefasst (➤ auch Kap. 47).

33.10.1 Hämochromatose

Hereditäre (primäre) Hämochromatose

Definition und Epidemiologie Hereditäre Hämochromatose bezeichnet eine heterogene Gruppe von Erbkrankheiten, denen ein Mangel des den Eisenstoffwechsel regulierenden Hormons Hepcidin zugrunde liegt. Bei den meisten dieser Erkrankungen kommt es zu gesteigerter Abgabe von Eisen aus Dünndarmenterozyten und Makrophagen und zu massiver Anhäufung eines aus Protein-, Membranabbauprodukten und Eisen bestehenden Pigments (Hämosiderin) im Körper, vor allem in Leber und Pankreas – aber auch Herz und Gelenke können betroffen sein (Eisenspeicherkrankheit).

Pathogenese
Die hereditäre Hämochromatose wird durch Mutationen in Genen verursacht, die für verschiedene, am Eisenstoffwechsel beteiligte Proteine codieren. Die häufigste Ursache der hereditären Hämochromatose in der kaukasischen Bevölkerung europäischer Abstammung ist eine autosomal rezessiv vererbte **Mutation des HFE-Gens** (80–90%), das auf Chromosom 6 in der Nähe des HLA-Gen-Locus lokalisiert ist. Die Prävalenz in dieser Bevölkerung wird mit 1 : 260 angegeben, die Penetranz der Erkrankung ist allerdings viel niedriger (s.u.). Das HFE-Protein wird an der Zelloberfläche zusammen mit dem Transferrin-Rezeptor 2 und β_2-Mikroglobulin exprimiert. Krankheitsrelevante Mutationen des HFE-Proteins führen über einen komplexen Signaltransduktionsmechanismus, der im Detail noch nicht geklärt ist, zu einer verminderten Expression von Hepcidin. Dieses Protein wird vor allem bei erhöhter Eisenkonzentration im Blut oder bei entzündlichen Prozessen von Leberzellen gebildet und sezerniert. Es bindet an den Eisenexporter Ferroportin an der Plasmamembran von Dünndarmenterozyten und Makrophagen, wodurch Ferroportin internalisiert, degradiert und damit die Eisenabgabe aus diesen Zellen in das Blut verhindert wird. Als Folge einer verminderten Hepcidinexpression, bedingt durch ein mutiertes HFE-Protein, kommt es zu einer inadäquat erhöhten Eisenaufnahme und zu jährlicher Netto-Eisenanhäufung von 0,5–1,0 g.

Die häufigste HFE-Mutation bewirkt eine Substitution von Cystein durch Tyrosin an Position 282 (C282Y); andere Mutationen (H63D oder S65C) sind für die Eisenablagerung von untergeordneter Bedeutung. Bei homozygoten Trägern der C282Y-Mutation kommt es bei etwa 28% der Männer und nur etwa 1% der Frauen zur klinisch manifesten Lebererkrankung; bei Heterozygoten können leicht erhöhte Eisenspiegel in Serum und Geweben bestehen. Der Altersgipfel liegt zwischen dem 40. und 60. Lebensjahr. Bei Frauen äußert sich die Erkrankung häufig erst in der Menopause (vor der Menopause verhindert der Eisenverlust durch Menstruation und Gravidität eine erhöhte Eisenablagerung). Eisen wirkt durch Förderung der Lipidperoxidation und direkte Interaktion mit DNA toxisch auf Zellen.

Andere seltene Formen der hereditären Hämochromatose werden durch **Mutationen in den Hämojuvelin-, Hepcidin-, Transferrin-Rezeptor 2-Genen** verursacht. Die entsprechenden Proteine sind ebenfalls an der Regulation der Hepcidinexpression beteiligt. Auch Ferroportingenmutationen, die zu einem Eisenexporter führen, dessen Abbau nicht durch Hepcidin getriggert werden kann, sind seltene Ursachen einer hereditären Hämochromatose.

Morphologie
Eisen wird bei jugendlichen Betroffenen zunächst in läppchenperipheren und bei Fortschreiten der Erkrankung auch in den Leberzellen des intermediären und zentralen Läppchenabschnitts, aber auch in Gallengangsepithelien als Hämosiderin (goldbraune Granula im HE-gefärbten Schnitt, blaue Granula bei Eisenfärbung) gespeichert. In der Folge kommt es zu fortschreitendem Leberzelluntergang (Abräumreaktion durch Kupffer-Zellen, die dann ebenfalls Eisen speichern), der unbehandelt zur Fibrose und schließlich zur mikro- oder makronodulären Leberzirrhose führen kann. Dabei ist das Risiko eines hepatozellulären Karzinoms im Stadium der Zirrhose erhöht (ca. 14%).

Neben der Leber sind andere Organe betroffen: Im Pankreas finden sich Eisenablagerungen in Azinus- und Inselzellen mit nachfolgender Fibrose und Diabetes mellitus. Eisenablagerungen finden sich auch in anderen endokrinen Organen, Milz, Herz, Magen- und Intestinalepithelzellen, weniger in der Niere. Eine verstärke Hautpigmentierung ist häufig nachweisbar (bräunliche Verfärbung der Haut bei gleichzeitigem Diabetes mellitus = „Bronzediabetes").

Klinische Relevanz Die klinischen Symptome entwickeln sich schleichend (bräunliche Hautverfärbung und Hepatomegalie stehen im Vordergrund). Die Zellschädigung durch erhöhte Eisenablagerung äußert sich klinisch in Lebervergrößerung, Diabetes mellitus, Störungen anderer endokriner Funktionen (Hypopituitarismus, Schädigung Gonadotropin produzierender Zellen) und Herzinsuffizienz. Die Prognose hängt von Frühdiagnose und rechtzeitiger Behandlung ab.

Diagnostisch sind die Serumkonzentration des Eisenspeicherproteins Ferritin und die Sättigung des Eisentransportproteins Transferrin erhöht. Eine HFE-Genanalyse bestätigt die Diagnose. Die Therapie besteht in der Entfernung des Eisens durch Aderlässe, bis Ferritinkonzentration und Transferrinsättigung wieder im Normbereich sind, dies gefolgt von einer vierteljährlichen Erhaltungstherapie. Durch Verabreichung von eisenspezifischen Chelatbildnern (Desferrioxamin) kann bei Patienten, bei denen eine Aderlasstherapie kontraindiziert ist, ebenfalls eine Eisenausscheidung erreicht werden.

Andere Formen der Siderose

Eine Eisenüberladung (Siderose) kann auch auf andere Ursachen zurückgehen (sekundäre Hämochromatose): alkoholische Leberzirrhose (durch erhöhte Eisenresorption, Proteinmangel), Hämodialyse, wiederholte Bluttransfusionen, vermehrter Erythrozytenzerfall (z.B. bei chronischen hämolytischen Anämien). Eine erhöhte Eisenaufnahme aus der Nahrung (z.B. Eisenaufnahme durch Verwendung von Eisenkochutensilien bei Bantus = „Bantu-Siderose"; Eisenaufnahme über eisenhaltige Getränke) führt wahrscheinlich nur bei genetisch prädisponierten Individuen zu einer Eisenüberladung.

Im Gegensatz zur primären Hämochromatose steht bei diesen Sideroseformen die Siderinablagerung in Zellen des retikulohistiozytären Systems (Kupffer-Zellen, Makrophagen) im Vordergrund. Pankreas, endokrine Drüsen und Herz sind nur selten beteiligt.

33.10.2 Morbus Wilson

Syn.: hepatolentikuläre Degeneration
Definition und Epidemiologie Es handelt sich um eine autosomal rezessiv vererbte Erkrankung, verursacht durch Mutationen des ATP7B-Gens, die mit erhöhter Kupferablagerung in den Geweben und damit verbundener Gewebeschädigung einhergeht. Vor allem sind Leber, Niere und Zentralnervensystem (Basalganglien) betroffen. Die Prävalenz der Erkrankung wird mit 1 : 30–100.000 angegeben.

Pathogenese
Das ATP7B-Gen sitzt auf Chromosom 13 und codiert für eine kupfertransportierende ATPase an der Membran des Golgi-Apparats der Leberzellen. Die ATPase baut Kupfer in Apocaeruloplasmin ein und ist damit für die Synthese von Caeruloplasmin verantwortlich, dem Kupfertransportprotein im Blut. Ist die intrazelluläre Kupferkonzentration erhöht, kommt es zu einer Umverteilung des ATP7B-Proteins zur kanalikulären Membran der Leberzellen und zur biliären Ausscheidung von Kupfer. Zahlreiche krankheitsspezifische Mutationen des ATP7B-Gens sind bekannt (➤ Kap. 33.3.2). Durch die ATP7B-Mutationen sind die Ausscheidung von Kupfer in die Galle und die Biosynthese von Caeruloplasmin vermindert, wodurch die intrazytoplasmatische Kupferkonzentration ansteigt. Freies, nicht proteingebundenes Kupfer wirkt durch Schädigung der Mitochondrien und der Mikrotubuli zytotoxisch. Durch die Leberzellschädigung gelangt Kupfer in das Blut. Die Harnkupferausscheidung ist erhöht, der Caeruloplasminspiegel im Blut ist reduziert.

Morphologie
In der Leber sind alle Formen der **Leberzellschädigung** bis zu ausgedehnten Leberzellnekrosen und (makronodulärer und mikronodulärer) Leberzirrhose möglich. Die geschädigten Leberzellen sind vergrößert (ballooniert) und enthalten manchmal Mallory-Denk-Körper oder ein lipofuszinähnliches Pigment. Die Leberzellkerne sind oft vakuolisiert mit Glykogeneinschlüssen („Lochkerne"). Das Parenchym ist verfettet. In den Portalfeldern und Bindegewebesepten finden sich lymphozytäre Infiltrate, häufig ist auch eine Grenzzonenhepatitis nachweisbar (hepatitisähnliches Bild). Das morphologische Bild ist somit nicht krankheitsspezifisch. Bei jüngeren Patienten mit derartiger Lebermorphologie und Leberzirrhose sollte aber stets an einen Morbus Wilson gedacht werden.

Das erhöhte **intrazelluläre Kupfer** lässt sich mit entsprechenden histochemischen Färbereaktionen (Rubeansäure-, Rhodanin-Färbung) nachweisen. Dieser Nachweis ist allerdings nicht sehr sensitiv, in Frühphasen der Erkrankung häufig negativ und in Regeneratknoten bei Leberzirrhose häufig sehr unterschiedlich ausgeprägt, weshalb die Kupferspeicherung in den Hepatozyten durch „sampling error" in einer Leberbiopsie nicht notwendigerweise nachweisbar sein muss.

Verfettung und hydropische Veränderungen finden sich auch in proximalen Nierentubuli. Durch die Ablagerung eines kupferhaltigen Pigments in der Descemet-Membran entsteht der **Kayser-Fleischer-Kornealring** (= grünbrauner Ring an der Peripherie der Hornhaut). In den Stammganglien des Gehirns kommt es zu Degeneration und Nekrose von Nervenzellen als Folge der kupferbedingten Nervenzellschädigung („hepatolentikuläre Degeneration").

Klinische Relevanz Das Manifestationsalter der Erkrankung liegt meist zwischen dem 6. und dem 25. Lebensjahr. Im jüngeren Lebensalter, v.a. bei Kindern, steht klinisch die Leberschädigung im Vordergrund, später gewinnen die neuropsychiatrischen Veränderungen an Bedeutung. Die Erkrankung äußert sich klinisch entweder als fulminante Hepatitis mit Ikterus, Hämolyse, Aszites sowie Leber- und Nierenfunktionsstörungen und schließlich Coma hepaticum oder wesentlich häufiger als chronische Hepatitis oder Leberzirrhose. Die neuropsychiatrischen Symptome umfassen extrapyramidale Störungen, Tremor („Flügelschlagen"), Rigidität und Sprachstörungen. Unbehandelt verläuft die Erkrankung progressiv und schließlich tödlich. Die Behandlung beruht auf der Elimination des Kupfers, z.B. durch den Chelatbildner Penicillamin, und erhöhte Ausscheidung im Harn. Der metabolische Defekt in der Leber kann auch durch Lebertransplantation behoben werden.

33.10.3 α$_1$-Antitrypsin-(AAT-)Mangel

Definition und Epidemiologie Diese autosomal codominante Erkrankung beruht auf 2 mit AAT-Mangel assoziierten Allelen des SERPINA-1-(oder Proteaseinhibitor-, PI-)Gens. α$_1$-Antitrypsin (AAT) ist ein Akute-Phase-Protein und die Hauptkomponente der α$_1$-Globulin-Fraktion des Serums. Es wird von den Leberzellen produziert und sezerniert. AAT hemmt verschiedene Proteasen (Trypsin, Chymotrypsin, Thrombin). Die Hauptwirkung besteht in der Hemmung der Elastase der neutrophilen Granulozyten, die Strukturproteine der extrazellulären Matrix abbaut. AAT hat daher eine Schutzfunktion gegenüber proteolytischer Gewebeschädigung. Die Prävalenz in der kaukasischen Bevölkerung europäischer Abstammung wird mit 1 : 2500 angegeben, die Penetranz der Erkrankung ist aber sehr viel niedriger. In orientalischen und schwarzen Bevölkerungsgruppen ist AAT-Mangel selten (➤ Kap. 5.3.2).

Pathogenese und Morphologie
Zahlreiche verschiedene Mutationen des PI-Gens (auf Chromosom 14) sind molekulargenetisch bestimmbar. Die entsprechenden Pi- (i.e. AAT-)Proteinphänotypen können im Serum durch bestimmte gelelektrophoretische Auftrennungsverfahren erfasst werden. Homozygotie für das PiS- oder das PiZ-Allel ist am häufigsten mit AAT-Mangel assoziiert. Manche Pi-Allele, wie das PiZ-Allel, führen in der Leberzelle zur Synthese von abnormen AAT-Molekülen, die nicht sezerniert werden können und sich im Zytoplasma als eosinophile, globuläre (PAS-positive, Diastase-resistente) Einschlüsse in läppchenperipheren Leberzellen manifestieren. Zusätzlich können vergrößerte (sog. ballonierte) Leberzellen, Verfettung vor allem der läppchenperipheren Leberzellen, Leberzellnekrosen unterschiedlichen Ausmaßes und evtl. eine Leberzirrhose nachweisbar sein. Die der Leberzellschädigung zugrunde liegenden pathogenetischen Mechanismen sind noch unklar, ein Defekt im Abbau des abnormen AAT scheint eine wichtige Rolle zu spielen. Bei der Manifestation im Erwachsenenalter ist in der Regel eine zusätzliche auslösende Leberschädigung erforderlich. Bei den homozygoten Allelkonstellationen PiZ/PiZ sowie PiS/PiS kommt es zu einem ausgeprägten AAT-Mangel, der mit einem Lungenemphysem vergesellschaftet sein kann (➤ Kap. 24.2.2).

Klinische Relevanz AAT-Mangel ist die häufigste hereditäre Ursache einer Lebererkrankung im Neugeborenen- und Kindesalter. Bei etwa 10% aller Neugeborenen mit Homozygotie für das PiZ-Allel tritt eine neonatale Hepatitis auf, die in einigen Fällen mit einer Rarefizierung der interlobulären Gallengänge und Cholestase vergesellschaftet ist. Die Erkrankung kann bei einem kleinen Prozentsatz der Kinder zu einer Leberzirrhose fortschreiten. AAT-Mangel kann sich aber auch bei älteren Menschen in Form einer kryptogenen Zirrhose äußern. Der Nachweis ergibt sich aus der Bestimmung der Serum-AAT-Konzentration, der PI-Genanalyse und/oder der AAT-Proteinphänotypisierung. Die kausale Therapie bei Lebermanifestation ist die orthotope Lebertransplantation.

33.10.4 Andere Stoffwechselstörungen

Leberbeteiligung bei Porphyrie (➤ Kap. 47.3.1), Amyloidose (➤ Kap. 47.3.3), Diabetes mellitus (➤ Kap. 47.3.2), genetischen und anderen Stoffwechselerkrankungen (➤ Kap. 47.2).

33.11 Neoplastische Erkrankungen

Wie in anderen Organen werden primäre Tumoren der Leber nach Differenzierung und Dignität klassifiziert (➤ Tab. 33.5). Die Leber ist auch ein bevorzugtes Ziel von Metastasen.

Tab. 33.5 Häufigste Primärtumoren der Leber.

Typ	Benigne	Maligne
hepatozellulär	Adenom	Karzinom: • klassisch • fibrolamellär
cholangiozellulär	Adenom	Cholangiokarzinom
	Zystadenom	Zystadenokarzinom
gemischt hepatozellulär-cholangiozellulär		cholangio-hepatozelluläres Karzinom
mesenchymal	• Hämangiom • andere	• Angiosarkom • epithelioides Hämangioendotheliom • andere
gemischt epithelial-mesenchymal		Hepatoblastom

33.11.1 Benigne epitheliale Tumoren

Hepatozelluläres Adenom

Definition Das hepatozelluläre Adenom ist ein seltener gutartiger Tumor mit hepatozellulärer Differenzierung, der vor allem bei Frauen nach längerer (jahrelanger) Einnahme von Kontrazeptiva vorkommt (gelegentlich Rückbildung nach Absetzen der Medikation).

> **Morphologie**
> Die Tumorknoten sind unterschiedlich groß (2–20 cm Durchmesser), umschrieben und zeigen häufig Blutungen und Nekrosen (> Abb. 33.34). Sie komprimieren das umgebende nichtneoplastische Lebergewebe.
> **Histologisch** bestehen die Tumoren aus weitgehend normalen, üblicherweise etwas vergrößerten Leberzellen mit unterschiedlichem Glykogengehalt. Dazwischen liegen Sinusoide, die zum Teil beträchtlich erweitert sind. Portalfelder und Zentralvenen fehlen. Größere Arterien und Venen sind nachweisbar.

Klinische Relevanz Eine wichtige Komplikation ist die Blutung in die freie Bauchhöhle (Hämaskos), weswegen eine chirurgische Intervention (Leberteilresektion) bei Adenomen > 5 cm zu erwägen ist. Eine maligne Transformation in ein hepatozelluläres Karzinom ist selten.

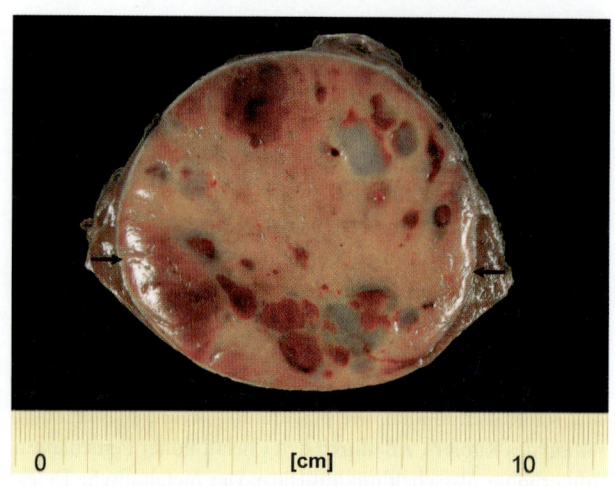

Abb. 33.34 Hepatozelluläres Adenom. Das Adenom ist ein großer, gegenüber dem umgebenden Lebergewebe scharf begrenzter Knoten (Pfeile).

Tumorähnliche Läsionen: Differenzialdiagnose zum hepatozellulären Adenom

- **Fokale noduläre Hyperplasie** (> Abb. 33.35): Es handelt sich um eine etwas häufiger bei Frauen als bei Männern auftretende knotige (aber nicht umkapselte) Veränderung in der Leber von gelbbrauner Farbe mit zentralem bindegewebigem Bezirk (Narbe), von dem Bindegewebesepten in die Peripherie ausstrahlen. Die Knoten können singulär oder multipel auftreten und wenige Millimeter bis mehr als 15 cm groß sein. Die Leberzellen sind regelrecht mit unterschiedlichem Glykogengehalt und Verfettung. Die Bindegewebesepten sind unterschiedlich dicht lymphozytär infiltriert. Sie enthalten zahlreiche proliferierte Gallengänge sowie dickwandige, englumige Arterien und Venen. Die Veränderung ist gutartig und häufig ein Zufallsbefund bei Operationen. Sie neigt nicht zu Blutungen. Die Pathogenese ist unklar. Lokale Veränderungen des intrahepatischen Blutflusses sind die Ursache.
- **Noduläre Transformation (noduläre regenerative Hyperplasie) der Leber:** Die Leberarchitektur ist zwar gewahrt (Portalfelder sind nachweisbar), die Leber ist aber herdförmig oder diffus knotig umgewandelt. Die Knoten bestehen aus regelrechten Leberzellen, die in mehrreihigen Platten angeordnet sind (häufig Ausgangspunkt an der Läppchen-

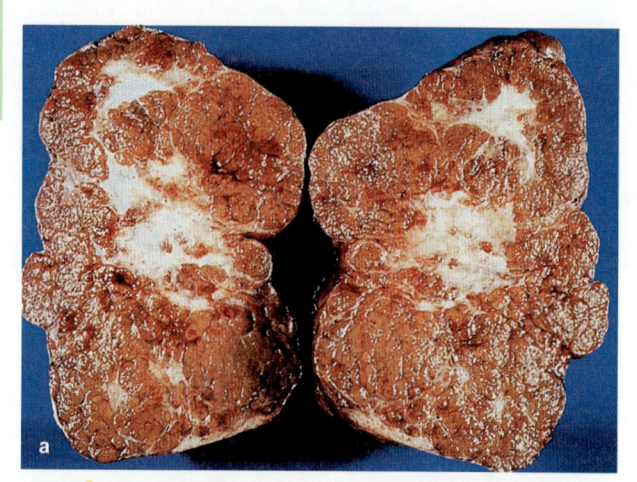

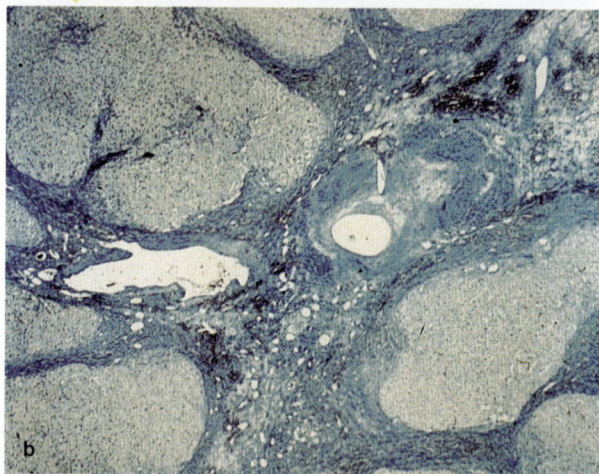

Abb. 33.35 Fokale noduläre Hyperplasie. a Operationspräparat. Der Knoten ist deutlich gegen das umgebende Gewebe abgegrenzt und daher gut operabel. Zentral enthält der Knoten eine weißliche Narbe. Das umgebende braune Leberparenchym ist knotig verändert und ähnelt einer Leberzirrhose. **b** Histologisches Bild nach Bindegewebsfärbung: Die zentrale Narbe wird als blauer Bindegewebsbezirk gut sichtbar. Im Zentrum finden sich Gefäße mit dicker Wand. Das umgebende Leberparenchym ist knotig angeordnet (zirrhoseähnlich). CAB, Vergr. 40-fach.

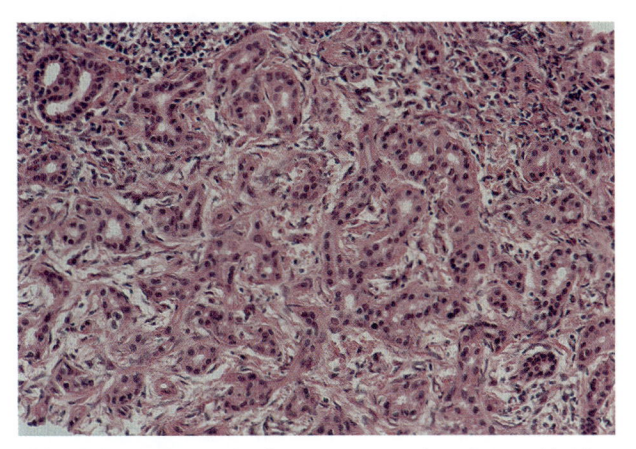

Abb. 33.36 Gallengangsadenom. Der Tumor besteht aus zahlreichen kleinen Gallengängen, die von regelrechtem kubischem Epithel ausgekleidet sind. HE, Vergr. 100-fach.

peripherie) und das umgebende Leberparenchym komprimieren. Die Ätiologie ist unbekannt. Steroide, Diabetes mellitus und chronische Entzündungen werden als Ursachen diskutiert. Die klinischen Folgen ergeben sich aus der häufig damit verbundenen portalen Hypertonie.

Gallengangsadenom/muzinös-zystische Neoplasie/intraduktale papilläre Neoplasie

Gallengangsadenome sind kleine Knoten mit Durchmessern bis zu 1 cm, die aus proliferierten, von kubischem Epithel ausgekleideten Gallengängen bestehen (> Abb. 33.36). Sie werden auch als Hamartome der peribiliären Drüsen angesehen.

Muzinös-zystische Neoplasien können sehr groß werden und bestehen aus zahlreichen, von kubischem oder zylindrischem Epithel ausgekleideten und mit schleimiger Flüssigkeit gefüllten Zysten. Sie können selten in Zystadenokarzinome entarten.

Bei der **intraduktalen papillären Neoplasie** (früher biliäre Papillomatose) finden sich papilläre, von schleimproduzierendem Zylinderepithel überkleidete Strukturen mit fibrovaskulärem Stroma in intra- und extrahepatischen Gallengängen. Sie behindern den Galleabfluss. Eine maligne Entartung in ein papilläres Adenokarzinom wird beobachtet.

33.11.2 Maligne epitheliale Tumoren

Hepatozelluläres Karzinom

Definition und Epidemiologie Hepatozelluläre Karzinome sind maligne Tumoren mit hepatozellulärer Differenzierung. Sie machen ca. 90% aller primären Leberkarzinome aus.

Hepatozelluläre Karzinome zählen in Afrika und Südostasien zu den häufigsten malignen Tumoren und sind auch in westlichen Industrieländern die am raschesten zunehmende Tumorart. Weltweit ist mit über 600.000 Fällen pro Jahr zu rechnen. Männer sind häufiger betroffen als Frauen (m : w = 4–6 : 1). Während in den westlichen Industrienationen die Patienten mit hepatozellulärem Karzinom älter als 40 Jahre sind und der Tumor häufig in einer zirrhotischen Leber vorkommt, sind die Patienten in Afrika und Asien jung (unter 40 Jahre), und das Karzinom ist häufig in einer nicht zirrhotischen Leber entwickelt.

Ätiologie Ätiologisch spielt die Infektion mit dem *Hepatitis-B-Virus* eine wesentliche Rolle: In Taiwan hatten HBsAg-positive Personen (Virusträger) ein etwa 100-mal höheres Risiko eines hepatozellulären Karzinoms als die HBsAg-negative Population. Die Integration von viralem Genom in das Wirtsgenom ist die Initialzündung der Karzinomentwicklung im Zusammenwirken mit Promotoren (z.B. Entzündung, chemische Kokarzinogene). Das Karzinomrisiko ist umso höher, je früher der *Hepatitis-B-Virus*-Träger-Status eintritt (z.B. bei neonataler Infektion). Als weitere ätiologische Faktoren kommen *Hepatitis-C-Virus*-Infektion, Aflatoxine (Pilzgift aus dem Schimmelpilz *Aspergillus flavus,* der in tropischen Gebieten Getreidekörner und Erdnüsse kontaminiert), Alkohol (in Europa und den USA, evtl. als Kokarzinogen mit *Hepatitis-B-Virus*), Steroide (Anabolika) und Stoffwechselerkrankungen (Hämochromatose, α_1-Antitrypsin-Mangel, Glykogenspeicherkrankheit Typ I, hereditäre Tyrosinämie, nicht alkoholische Steatohepatitis) infrage. Durch Kombination mehrerer Faktoren (z.B. HBV, HCV, Aflatoxin) kann das Risiko der Karzinomentwicklung beträchtlich gesteigert werden.

Vorläuferläsionen des hepatozellulären Karzinoms sind sog. dysplastische Knoten.

Morphologie
Makroskopisch lassen sich massive, multinoduläre und diffuse Typen unterscheiden (> Abb. 33.37): Der massive Tumor ist ein großer solitärer Tumorknoten, der multinoduläre Tumor besteht aus mehreren Knoten (als eventueller Hinweis auf multizentrische Entstehung) und der diffuse Tumor führt zur diffusen Infiltration in die Leber. Auch kleine, scharf begrenzte (umkapselte) Tumoren werden beobachtet. Die Tumoren zeigen je nach Differenzierungsgrad braunrote, grünliche (Galleproduktion) oder grauweiße Farbe. Nekrosen und Blutungen kommen vor. Gefäßeinbrüche sind häufig.

Histologisch sind die Tumorzellen meist in trabekulärer Form angeordnet (> Abb. 33.38). Die Trabekel sind üblicherweise mehrere Zelllagen dick. Zwischen den Tumorzelltrabekeln finden sich sinusoidähnliche Bluträume, die von Endothelzellen, üblicherweise aber nicht von Kupffer-Zellen ausgekleidet werden. Je nach Differenzierungsgrad ähneln die Tumorzellen mehr oder weniger nichtneoplastischen Leberzellen. Sie sind aber häufig kleiner als diese und können eine beträchtliche Variation in Zell- und Kerngröße bis zur Ausbildung vielkerniger Riesenzellen zeigen. Auch hochgradig pleomorphe Karzinome kommen vor.

Der Glykogengehalt der Tumorzellen wechselt. Glykogenreiche Tumoren bestehen aus hellzytoplasmatischen Tumorzellen. Hochdifferenzierte Karzinome zeigen oft Galleproduktion, die sich morphologisch in der Ausbildung von Gallethromben äußert. Diverse Zytoplasmaeinschlüsse (z.B. Mallory-Denk-Körper, $α_1$-Antitrypsin) werden in den Tumorzellen beobachtet.

Metastasierung Hepatozelluläre Karzinome zeigen eine ausgeprägte Tendenz zur Gefäßinvasion und zur intra- und extrahepatischen Metastasierung (v.a. Lunge, Knochen, Haut). Auch eine lymphogene Absiedlung in Lymphknoten des Leberhilus kommt häufig vor. Das lokale Wachstum und die Metastasierung werden nach der TNM-Klassifikation beurteilt.

Klinische Relevanz Klinisch besteht der Verdacht auf ein hepatozelluläres Karzinom, wenn sich der Allgemeinzustand eines Patienten mit Leberzirrhose schnell verschlechtert. Bei vielen Patienten steigt die $α_1$-Fetoprotein-Konzentration im Serum (onkofetales Protein). Daneben können hepatozelluläre Karzinome auch paraneoplastische Symptome (Polyzythämie, Hypoglykämie, Hyperkalzämie) zeigen.

Die therapeutischen Optionen sind beschränkt. Die Indikation zur Resektion oder Transplantation wird durch die Größe des Tumors, die Anzahl und Lage der Tumorknoten sowie die zugrunde liegende Lebererkrankung bestimmt. Als weitere Therapiemodalität stehen die Chemoembolisation und die systemische Therapie (Kinaseinhibition) zur Verfügung. Patienten mit ausgedehntem Tumor überleben nur ca. ½ Jahr nach Diagnosestellung. Bei kleinen Tumoren kann das 5-Jahres-Überleben nach Therapie bei 50–70% liegen.

Sonderform: fibrolamelläres hepatozelluläres Karzinom

Im Gegensatz zum klassischen hepatozellulären Karzinom findet sich dieser Subtyp bei jüngeren Patienten (üblicherweise 20.–40. Lebensjahr) beiderlei Geschlechts ohne Assoziation mit *HBV* oder Leberzirrhose (> Abb. 33.39). Er hat eine deutlich bessere Prognose, wobei dies vor allem auf dem jüngeren Lebensalter der Patienten und der fehlenden Zirrhose beruht.

Morphologie
Histologisch besteht der Tumor aus großen, eosinophilen Tumorzellen mit großen Zellkernen und großen Nukleolen. Zwischen den in soliden Formationen und Trabekeln angeordneten Tumorzellen liegt lamellär angeordnetes, zellarmes kollagenes Bindegewebe in unterschiedlicher Menge (> Abb. 33.39). Der Serum-$α_1$-Fetoprotein-Spiegel ist bei diesen Patienten nicht erhöht.

Cholangiokarzinom

Definition Maligner, häufig stromareicher Tumor mit Differenzierung in Richtung von Gallengangsepithel.

Epidemiologie und Ätiologie Cholangiokarzinome sind seltener als hepatozelluläre Karzinome. Etablierte Risikofaktoren sind die primär sklerosierende Cholangitis und kongenitale Anomalien der Gallengänge. Intrahepatische (periphere) Cholangiokarzinome treten vermehrt bei Zirrhose und den sie verursachenden Grunderkrankungen auf. Im Fernen Osten sind ca. 60% der Karzinomfälle mit einer Infestation mit Leberegeln (*Clonorchis sinensis, Opisthorchis viverrini*; in China, Japan und Südostasien sehr verbreitet) assoziiert.

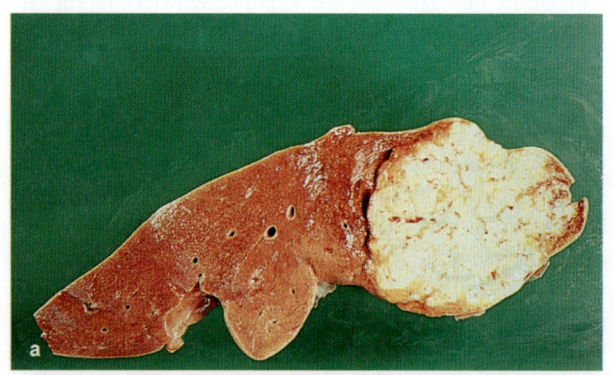

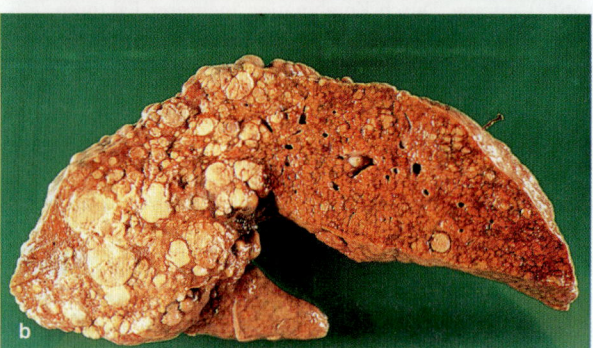

Abb. 33.37 Makroskopische Typen des hepatozellulären Karzinoms. a Massiver Typ. **b** Multinodulärer Typ.

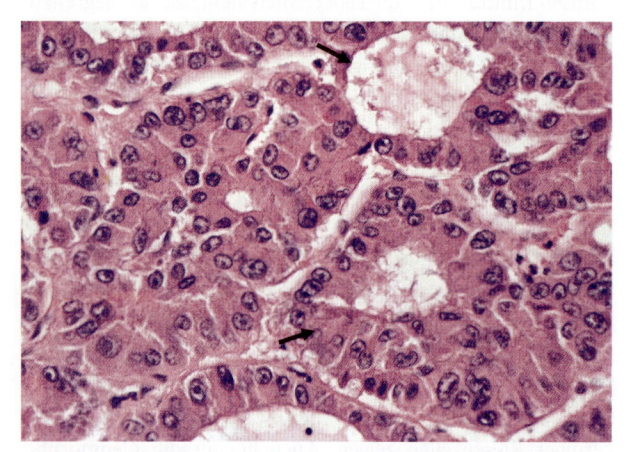

Abb. 33.38 Hepatozelluläres Karzinom. Bei diesem hochdifferenzierten Karzinom sind die Tumorzellen, die nichtneoplastischen Leberzellen ähneln, trabekulär angeordnet. Es werden auch glanduläre Strukturen (Pfeile) ausgebildet. HE, Vergr. 200-fach.

Bei zentralen (distalen) Cholangiokarzinomen spielen im Gegensatz zu den peripheren Tumoren Mutationen des RAS-Protoonkogens eine Rolle in der Pathogenese. Eine Geschlechtsbevorzugung besteht nicht.

Morphologie

Makroskopisch handelt es sich um einen derben, grauweißen Tumor mit entweder massivem, nodulärem (bevorzugt bei peripheren Tumoren) oder diffusem makroskopischem Bild (beim zentralen Typ).

Histologisch (➤ Abb. 33.40) findet sich üblicherweise ein mäßig- bis hochdifferenziertes tubuläres Adenokarzinom (gelegentlich auch mit Schleimproduktion) mit reichlich entwickeltem Stroma (verantwortlich für die derbe Konsistenz des Tumors). Eine Abgrenzung von Metastasen von Adenokarzinomen (z.B. aus dem Gastrointestinaltrakt oder Pankreas) kann schwierig sein. Auch Mischformen zwischen hepatozellulären und cholangiozellulären Karzinomen kommen vor (Hepato-Cholangiokarzinome).

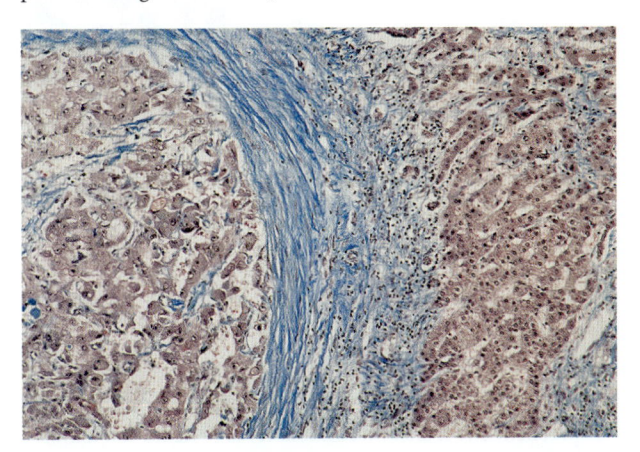

Abb. 33.39 Fibrolamelläres Karzinom. Die Tumorzellen (linke Bildseite) sind gegenüber den nichtneoplastischen Leberzellen (rechte Bildseite) vergrößert und haben einen großen Zellkernen und große Nukleolen. Im Zentrum findet sich lamellär angeordnetes, zellarmes kollagenes Bindegewebe (blaue Anfärbung). CAB, Vergr. 100-fach.

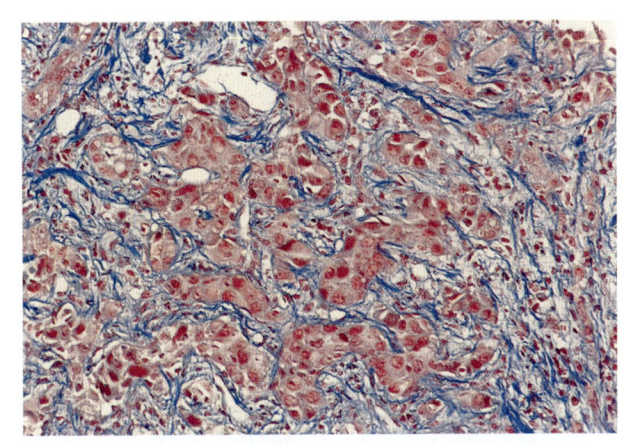

Abb. 33.40 Cholangiokarzinom. Hochdifferenziertes, tubuläres Adenokarzinom mit deutlich entwickeltem Stroma. Das bindegewebige Stroma ist blau angefärbt. CAB, Vergr. 150-fach.

Klinische Relevanz Die Tumoren entwickeln sich üblicherweise in der 6. Lebensdekade. Die klinische Symptomatik hängt weitgehend vom Sitz des Tumors ab (unspezifische Allgemeinsymptome, Abdominalschmerzen, Übelkeit, Ikterus). Es kommt oft zu Gallengangsverschluss und Infektionen (eitrige Cholangitis). Die Prognose ist sehr schlecht. Die Tumoren metastasieren vornehmlich in die Lymphknoten der Leberpforte. Es ist mit Überlebenszeiten von nur 1–2 Jahren zu rechnen.

Zystadenokarzinom

Diese seltenen Tumoren bestehen aus mehrkammerigen Zysten mit einem karzinomatösen biliären Epithel. Sie gehen von muzinös-zystischen Neoplasien aus und haben eine bessere Prognose als das Cholangiokarzinom.

Hepatoblastom

➤ Kap. 41.7.3

33.11.3 Mesenchymale Tumoren

In der Leber können, wie in jedem anderen Organ, unterschiedliche gut- und bösartige mesenchymale Tumoren entsprechend den vorhandenen mesenchymalen Geweben (Gefäße, Nerven, Bindegewebe) vorkommen. Im Vordergrund stehen die benignen und malignen Neoplasien des Gefäßsystems (➤ auch Kap. 46.3). Zwei Beispiele werden dargestellt.

Hämangiom

Dies ist der häufigste primäre Lebertumor. Er wird in ca. 5% der Obduktionen als Zufallsbefund nachgewiesen und entspricht histologisch meist dem kavernösen Typ. Hämangiome der Leber liegen üblicherweise solitär und subkapsulär, haben einen Durchmesser von 1–4 cm, sind dunkelrot und von einer Bindegewebskapsel umgeben. Sie können auch enorme Größen erreichen.

Angiosarkom

Dieser seltene maligne Tumor entsteht häufig multizentrisch. In der Leber finden sich multiple blutreiche Knoten. Als Ursache wurde eine mehrjährige Vinylchlorid-, Arsen- oder Thorotrast- (radioaktives Thoriumdioxid, das früher als Röntgenkontrastmittel verwendet wurde) Exposition nachgewiesen.

Morphologie

Makroskopisch zeigen sich rötliche, teils auch grauweiße, teils von Blutungen durchsetzte Knoten.

Histologisch besteht dieser Tumor aus polymorphen, spindeligen, endothelial differenzierten Zellen, die Bluträume auskleiden und auch solide Knoten bilden können.

Die Prognose ist sehr schlecht. Die Überlebenszeit beträgt in den meisten Fällen weniger als ein Jahr nach Diagnosestellung.

33.11.4 Leberbeteiligung bei Neoplasien des blutbildenden und lymphoretikulären Systems

Akute und chronische lymphatische und myeloische Leukämien, ebenso wie Morbus Hodgkin und Non-Hodgkin-Lymphome können auch die Leber befallen. Bei Morbus Hodgkin überwiegt die neoplastische Infiltration der Portalfelder, während die Leukämien zu einem diffusen Befall der Leber neigen.

33.11.5 Lebermetastasen

Lebermetastasen sind die häufigsten malignen Lebertumoren und finden sich bei etwa einem Drittel aller Karzinome, bevorzugt des Magen-Darm-Trakts, der Brustdrüse, der Lunge, des Ösophagus, des Pankreas, und bei malignen Melanomen.

Morphologie

Makroskopisch können sich Metastasen in Form singulärer oder multipler Knoten manifestieren oder das Lebergewebe fast vollständig durch- und ersetzen (sog. Metastasenleber). Dadurch kann die Leber enorm groß und schwer (über 5.000 g) werden. Die Tumorknoten sind üblicherweise grauweiß, scharf begrenzt und oft oberflächlich im Zentrum eingedellt (= „Krebsnabel") (➤ Abb. 33.41). In der unmittelbaren Umgebung des Tumorknotens findet sich häufig eine dunkelblaurote Zone.

Das **histologische** Bild ähnelt meist dem Primärtumor. Es kann in den Metastasen auch eine Dedifferenzierung auftreten, sodass der definitive Rückschluss auf den Primärtumor schwierig bis unmöglich sein kann.

Klinische Relevanz Klinische Manifestation und Prognose hängen weitgehend von Lokalisation und Malignitätsgrad des Primärtumors ab. Die mittlere Überlebenszeit der Patienten nach Diagnose der Metastasen liegt bei einem Jahr. Metastasierende Dickdarmkarzinome haben dabei eine bessere Prognose; bei solitären Metastasen kann eine Resektion sinnvoll sein. Bei massiver Ausprägung resultiert eine Leberinsuffizienz.

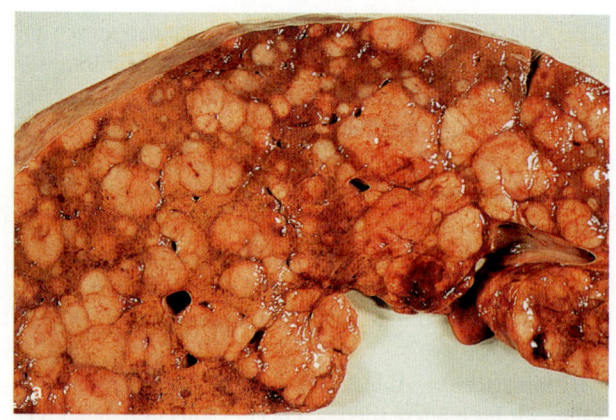

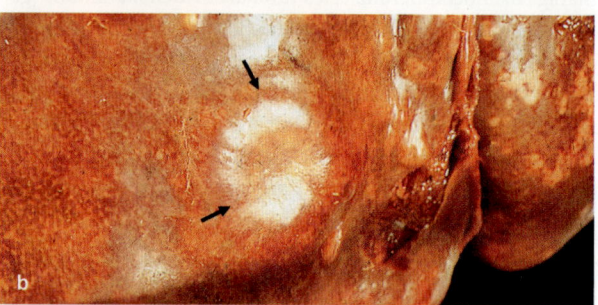

Abb. 33.41 Metastasenleber (Lungenkarzinom). **a** Die Leber ist von unterschiedlich großen Knoten durchsetzt, die läppchenzentral auch Nekrosen und Blutungen zeigen. Die Knoten werden häufig von einem dunkelroten Saum umgeben. **b** Ein sich an der Oberfläche vorwölbender Metastasenknoten (Pfeile) ist zentral eingedellt („Krebsnabel").

33.12 Lebererkrankungen und Ikterus im Kindesalter

Neben erworbenen Erkrankungen, die denen des Erwachsenen entsprechen, findet sich im Kindesalter eine Reihe von familiären (genetisch bedingten) Erkrankungen (z.B. Stoffwechselstörungen, Fehlbildungen) der Leber, die sich klinisch häufig als Ikterus manifestieren.

33.12.1 Neugeborenenikterus

Syn.: Icterus neonatorum

Definition und Epidemiologie Dieser Ikterus beruht auf einer Erhöhung des unkonjugierten Bilirubins im Serum. Er findet sich bei 90% der normalen Neugeborenen (physiologischer Ikterus), erreicht sein Maximum ca. 4 Tage nach der Geburt und ist nach 2 Wochen verschwunden.

Ätiologie und Pathogenese

Der physiologische Neugeborenenikterus geht im Wesentlichen auf 3 Ursachen zurück:
- vermehrte Bilirubinproduktion (bedingt durch verminderte Erythrozytenlebensdauer und damit verstärkten Erythrozytenzerfall beim Neugeborenen)

- verminderte Aufnahme und Ausscheidung von Bilirubin durch die Leber (durch Unreife der dafür verantwortlichen Mechanismen, ➤ Kap. 33.3)
- Rückresorption von Bilirubin aus dem Darm

33.12.2 Pathologische Form des Neugeborenenikterus

➤ Kap. 8.2.8

33.12.3 Hepatitis

Ätiologie Hepatitische Veränderungen beim Kind lassen sich ätiologisch nach viralen und nichtviralen Ursachen einteilen. Da beim Neugeborenen Immunreaktionen noch vermindert sind, findet man häufiger morphologische Veränderungen, die denen immundefizienter Erwachsener entsprechen.
- **Virushepatitis:** Infektionen durch klassische hepatotrope Viren (*HAV, HBV, HCV, HDV, HEV*, ➤ Kap. 33.4.1) finden sich auch bei Neugeborenen. HBV wird von Müttern mit akuter Virushepatitis in der späteren Schwangerschaftsperiode oder mit chronischem Virusträgerstatus (üblicherweise HBe-Antigen-positiv) übertragen, wobei eine Infektion während der Geburt (sub partu) im Vordergrund steht; auch eine transplazentare Infektion ist möglich. Zytomegalievirusinfektionen sind bei Kindern ebenfalls recht häufig. Hepatitiden werden auch im Rahmen von Herpes-simplex-, Rubeolen- und Adenovirusinfektionen beobachtet.
- **Nichtvirale Infektionen:** Kongenitale Lues, Toxoplasmose und bakterielle Infektionen können zu entzündlichen Veränderungen in der Leber des Neugeborenen führen.
- **Stoffwechselerkrankungen:** Fruktoseintoleranz, Galaktosämie, Tyrosinämie, α_1-Antitrypsin-Mangel.
- **Idiopathische neonatale Hepatitis:** In einem recht hohen Prozentsatz der Hepatitisfälle kann keine definitive Ätiologie festgestellt werden.

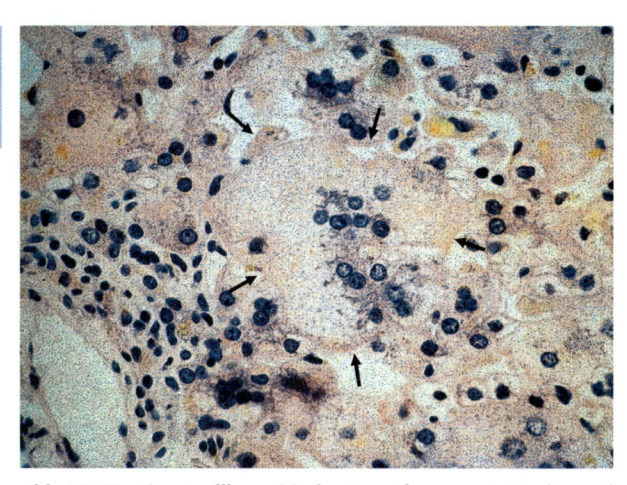

Abb. 33.42 Riesenzellhepatitis des Neugeborenen. Im Vordergrund des morphologischen Bildes stehen sehr große, vielkernige Leberzellen (Riesenzellen; Pfeile markieren eine Riesenzelle). Daneben finden sich auch entzündliche Infiltrate sowie aktivierte Kupffer-Zellen. HE, Vergr. 200-fach.

Morphologie
Zusätzlich zu den auch bei Erwachsenen vorkommenden morphologischen Veränderungen findet sich bei Neugeborenen unabhängig von der Ätiologie häufig das Bild der „Riesenzellhepatitis" (neonatale Hepatitis). Typisch sind dabei vielkernige (Zellen enthalten 20–40 Kerne) Riesenzellen, die sich von Leberzellen ableiten und bevorzugt in den läppchenzentralen Arealen liegen (➤ Abb. 33.42).

33.12.4 Gallengangsveränderungen (infantile obstruktive Cholangiopathie)

Definition Es handelt sich um entzündliche, fibrös-obliterierende Gallengangsschädigungen, die zu Zerstörung und Schwund der Gallengänge und damit zu einer Störung des Galleflusses im Sinne einer mechanischen („obstruktiven") Cholestase führen. Je nachdem, ob die extrahepatischen oder die intrahepatischen Gallengänge betroffen sind, wird von einer intrahepatischen oder von einer extrahepatischen Gallengangsatresie gesprochen.

Ätiologie Für die Entwicklung dieser Veränderungen werden Infektionen *(REO-, Rota-, Zytomegalie-, Rubellavirus)*, Stoffwechselstörungen (z.B. α_1-Antitrypsin-Mangel) oder Sauerstoffmangel während der Embryonalentwicklung verantwortlich gemacht. In vielen Fällen lässt sich aber keine sichere Ursache nachweisen.

Es bestehen verschiedene Schweregrade der Schädigung, die von einer Reduktion der Zahl der Gallengänge (Hypoplasie, Duktopenie) bis zum Fehlen von Gallengängen (Aplasie) reichen. Kombinationen von extra- und intrahepatischer Atresie kommen vor und weisen auf eine gemeinsame Ursache der Erkrankung hin.

Intrahepatische Gallengangsatresie

Formen Die intrahepatische Atresie ist häufig nicht komplett, sodass Begriffe wie Duktopenie oder Gallengangshypoplasie (engl.: „paucity of intrahepatic bile ducts") angebrachter sind. Zwei Formen werden unterschieden:
- **syndromatische** Form („arteriohepatische Dysplasie", Alagille-Syndrom, ➤ auch Kap. 33.3.2, Cholestase), assoziiert mit geistiger Retardierung, Ataxie, Herzfehlern und anderen Fehlbildungen
- **nichtsyndromatische** Form ohne zusätzliche Fehlbildungen, vereinzelt assoziiert mit Stoffwechselstörungen (z.B. α_1-Antitrypsin-Mangel, Zytomegalievirusinfektion) und neonataler Hepatitis

Morphologie
In den früheren Phasen der Erkrankung finden sich Cholestase (Gallethromben), progressiver Verlust der interlobulären Gallengänge und Riesenzellbildung.

Klinische Relevanz   Der Ikterus beginnt wenige Tage nach der Geburt, nimmt aber später ab. Die syndromatische Form hat eine bessere Prognose. Therapeutisch kommen diätetische Maßnahmen und eine Lebertransplantation infrage.

Extrahepatische Gallengangsatresie

Die extrahepatischen Gallenwege oder Teile davon fehlen oder sind durch Bindegewebestränge ersetzt. Diese Veränderungen können in jedem Bereich der galleableitenden Wege auftreten (auch die Gallenblase kann fehlen), also auch die größeren intrahepatischen Gallengänge betreffen.

Morphologie
Die **histologischen** Veränderungen der extrahepatischen Gallengänge sind variabel. Sie reichen von ausgeprägter Entzündung mit Nekrose des Gallengangsepithels bis zum Ersatz der Gallengänge durch Narbengewebe ohne Entzündung. Der gallengangobliterierende Prozess kann auf die intrahepatischen Gallengänge übergreifen. Die Lebermorphologie zeigt Cholestase mit ausgeprägter Proliferation der Duktuli und Gallengänge entsprechend dem morphologischen Bild einer mechanischen Cholestase mit Fibrose vom biliären Typ. Daneben finden sich auch Riesenzellen in variabler Zahl. Innerhalb weniger Monate kann sich eine Leberzirrhose entwickeln.

Klinische Relevanz   Es lassen sich ein fetaler (⅓) und ein perinataler (⅔) Typ unterscheiden. Beim **fetalen Typ** ist eine konjugierte Hyperbilirubinämie bereits bei der Geburt nachzuweisen, während sie beim **perinatalen Typ** erst nach einem ikterusfreien Intervall von einigen Wochen nach der Geburt auftritt.

Die Patienten zeigen zunehmenden Ikterus mit Juckreiz, Anstieg des Serumcholesterinspiegels und Ausbildung von Xanthelasmen. Ohne Therapie ist die Prognose schlecht, da sich eine sekundär biliäre Leberzirrhose entwickelt; der Tod tritt dann üblicherweise innerhalb von 2 Jahren ein. Therapeutisch kommen eine Portoenterostomie als Überbrückungstherapie (Kasai-Operation: bei dieser Operation wird ein Teil der Leber im Bereich der Leberpforte reseziert und mit einer Darmschlinge anastomosiert), dann meist später gefolgt von einer Lebertransplantation, infrage.

33.12.5 Reye-Syndrom

Definition   Das Reye-Syndrom ist eine akute Erkrankung, charakterisiert durch Enzephalopathie (Hirnödem, Krampfanfälle, Lethargie, Koma) und Leberverfettung, die bei Kindern (selten bei Erwachsenen) 2–5 Tage nach Infektionen (v.a. des Atemtrakts) auftritt.

Ätiologie   Die Verabreichung von Salizylaten teilweise im Zusammenhang mit Influenza-A-, -B- oder Varizellenvirusinfektionen ist meist die Ursache. Die genaue Pathogenese ist jedoch unklar.

Morphologie
Histologisch findet sich eine feintropfige Verfettung der Leberzellen, die wahrscheinlich auf eine mitochondriale Schädigung zurückgeht.

Prognose   Die Letalität liegt bei 40%. Frühe Erkennung und Intensivbehandlung können die Prognose verbessern.

33.12.6 Diverse andere Ursachen des Ikterus in der Neugeborenenperiode

Ikterus in der Neugeborenenperiode kann auch bei brustmilchgefütterten Babys (durch erhöhten β-Glukuronidase-Gehalt der Brustmilch kommt es zu erhöhtem unkonjugiertem Bilirubin im Darm, das vermehrt resorbiert wird), bei Crigler-Najjar-Syndrom (> Kap. 33.3.2), Hypothyreose, nach Blutungen, bei Sepsis und Pylorusstenose auftreten.

33.12.7 Leberzirrhose im Kindesalter

Eine Reihe von Leberschädigungen kann zur Leberzirrhose im Kindesalter führen (> auch Kap. 33.3.2, Cholestase):
- neonatale Hepatitis
- Morbus Wilson
- Galaktosämie
- Typ-IV-Glykogenose
- zystische Pankreasfibrose
- $α_1$-Antitrypsin-Mangel
- infantile obstruktive Cholangiopathie
- indische frühkindliche Zirrhose
- progressive familiäre intrahepatische Cholestase

Indische frühkindliche Zirrhose: Diese Erkrankung findet sich bei 1- bis 3-jährigen Kindern von Hindu-Familien in Indien, wobei als Ursache genetische und/oder umweltbedingte Ursachen, wie z.B. Diät, infrage kommen. Das morphologische Bild ähnelt dem einer alkoholischen Hepatitis (Leberzellnekrosen, ballonierte Leberzellen mit Mallory-Denk-Körpern und umgebenden neutrophilen Granulozyten, geringe Steatose) mit Ausbildung einer kleinknotigen Leberzirrhose. Der Kupfergehalt der Leber ist beträchtlich erhöht und scheint eine Rolle bei der Pathogenese der Erkrankung zu spielen. Die Erkrankung hat eine schlechte Prognose, und der Tod an Leberversagen tritt üblicherweise 1 Jahr nach Diagnosestellung ein.

Ein ähnliches morphologisches Bild zeigt die idiopathische Kupfertoxikose, die auf vermehrte Kupferzufuhr mit der Nahrung (z.B. erhöhter Kupfergehalt im Trinkwasser) bei genetischer Disposition zurückgeht. Derartige Fälle wurden in Tirol und Norddeutschland beobachtet.

33.12.8 Stoffwechselstörungen

Eine Reihe von Stoffwechselstörungen wie Glykogenosen, hereditäre Fruktoseintoleranz, Galaktosämie und Lipidspeicherkrankheiten können sich im Kindesalter mit Leberveränderungen manifestieren (➤ Kap. 47.2).

33.13 Schwangerschaft und Leber

Definition Eine während der Schwangerschaft auftretende Lebererkrankung kann ihre Ursache in der Schwangerschaft haben (Icterus e graviditate) oder nur zufällig während der Schwangerschaft auftreten (Icterus in graviditate, ➤ auch Kap. 41.2.5, Eklampsie).

33.13.1 Icterus e graviditate

Akute Schwangerschaftsfettleber

Pathogenese
Die Pathogenese ist unklar. Störungen der Mitochondrien- und Ribosomenfunktion können eine Rolle spielen (Störung der β-Oxidation von Fettsäuren).

Morphologie
Es kommt zu kleintropfiger Leberzellverfettung mit Leberzellvergrößerung. Gelegentlich finden sich Leberzellnekrosen.

Klinische Relevanz Diese seltene Erkrankung tritt in der 30.–38. Schwangerschaftswoche auf und geht mit Übelkeit, Erbrechen, abdominellen Schmerzen, neurologischer Symptomatik (Verwirrtheitszustände, Krämpfe, Koma) und später Ikterus einher. Innerhalb weniger Tage können sich die klinischen Zeichen eines fulminanten Leberversagens entwickeln. Die Prognose war früher für Mutter und Kind sehr schlecht, heute ist sie bei Frühdiagnose und rechtzeitig einsetzender Intensivbehandlung wesentlich besser. Die frühzeitige Beendigung der Schwangerschaft (medikamentös oder durch Sectio) erhöht die Überlebenschancen von Mutter und Kind. Todesursache ist häufig eine Verbrauchskoagulopathie (disseminierte intravasale Gerinnung) mit Blutungen. Nachfolgende Schwangerschaften verlaufen überwiegend komplikationslos.

Schwangerschaftscholestase

Definition und Epidemiologie Es handelt sich um eine intrahepatische Cholestase, die im letzten Schwangerschaftsdrittel auftritt. Die Erkrankung ist oft familiär gehäuft (1 Patientin pro 750–7000 Schwangerschaften; häufiger in Nordeuropa und Chile).

Pathogenese
Abnormitäten im Steroidstoffwechsel (Östrogene) können eine Rolle spielen. Östrogene können die hepatozelluläre Gallesekretion hemmen (➤ Kap. 33.3.2, Cholestase). Ursache können auch der heterozygote Trägerstatus von MDR3-Mutationen (s. PFIC3) sein.

Morphologie
Es finden sich läppchenzentral lokalisierte Gallethromben.

Klinische Relevanz Sie äußert sich mit Ikterus und Juckreiz, die nach der Geburt verschwinden. Bei vielen dieser Frauen führen auch orale Kontrazeptiva zu Cholestase.

33.13.2 Icterus in graviditate

Prinzipiell können alle Lebererkrankungen auch bei Schwangeren auftreten und zu Ikterus führen. Die häufigste Ursache ist die **Virushepatitis,** die bei Schwangeren ähnlich wie bei Nichtschwangeren verläuft. Die Gefahr von Fehlbildungen des Kindes besteht nicht. Allerdings verläuft z.B. die akute HEV-Hepatitiden in Indien, Pakistan und dem Mittleren Osten bei schwangeren Frauen öfter schwer (fulminant) und in 10% letal.

Mechanische Cholestase im Rahmen eines Gallensteinleidens ist eine weitere häufige Ursache eines Ikterus während der Schwangerschaft.

33.14 Pathologie der transplantierten Leber

➤ Kap. 50.2.2

KAPITEL 34

P. Schirmacher, W. Jochum, C. Lackner*,

*In der Vorauflage unter Mitarbeit von H. Denk

Gallenblase und extrahepatische Gallenwege

34.1	Normale Struktur und Funktion 667	34.5	Lipoidose 671
34.2	Anomalien 667	34.6	Entzündungen der extrahepatischen Gallenwege 671
34.2.1	Gallenblase 667		
34.2.2	Ductus choledochus: Choledochuszyste 667		
34.3	Gallensteine 668	34.7	Tumoren 671
34.3.1	Cholesterinsteine 669	34.7.1	Benigne Tumoren 671
34.3.2	Pigmentsteine 669	34.7.2	Maligne Tumoren 671
34.4	Entzündungen 670		
34.4.1	Akute Cholezystitis 670		
34.4.2	Chronische Cholezystitis 670		

Zur Orientierung

Erkrankungen der Gallenblase und der extrahepatischen Gallenwege sind häufig, oft schmerzhaft und daher praktisch wichtig. Konzentrierte Galle kann zur **Bildung von Konkrementen (Gallensteine)** Anlass geben. Galle ist primär steril; durch die Stagnation der Galle in der Gallenblase werden jedoch **Entzündungen** begünstigt, die zu einer dauerhaften Störung der Gallenblasenfunktion und damit der Fettverdauung führen können. **Tumoren** sind zwar nicht häufig, doch ist ihre Prognose bisher schlecht.

34.1 Normale Struktur und Funktion

Die Gallenblase dient als Gallereservoir. Die Galle besteht überwiegend aus Wasser, anorganischen Anionen, Gallensäuren/-salzen, Bilirubin, Proteinen, Cholesterin und Phospholipiden. Das biliäre Epithel sezerniert Schleim. Die Gallenflüssigkeit (bis zu 1 l wird täglich produziert) wird in der Gallenblase konzentriert, modifiziert und bei Bedarf in das Duodenum abgegeben. Die zur Entleerung führenden Gallenblasenkontraktionen werden parasympathisch und durch Cholezystokinin gesteuert und erfolgen parallel zur Induktion der Pankreassekretion. Der Ductus cysticus verbindet die Gallenblase mit dem Ductus choledochus, der an der Papilla Vateri in das Duodenum mündet.

34.2 Anomalien

34.2.1 Gallenblase

Kongenitale Anomalien umfassen Agenesie, Verdoppelung (oder sogar Verdreifachung), Septierung, linksseitige oder intrahepatische Lage, Divertikel und abnorme Mobilität der Gallenblase (mit Gefahr einer Gallenblasentorsion) sowie Anomalien des Ductus cysticus und der A. cystica (➤ Abb. 34.1). Einige dieser Variationen sind von klinischer Bedeutung, da sie bei der Chirurgie der extrahepatischen Gallenwege beachtet werden müssen.

34.2.2 Ductus choledochus: Choledochuszyste

Definition Es handelt sich um eine angeborene, umschriebene Ektasie des Ductus choledochus, die in morphologisch unterschiedlicher Ausprägung vorkommt.

Morphologie
Choledochuszysten können nach Lage und Form eingeteilt werden (➤ Abb. 34.2):
- **Typ I** (ca. 93%): segmentale oder diffuse Erweiterung
- **Typ II:** divertikelartige (lokalisierte) Erweiterung

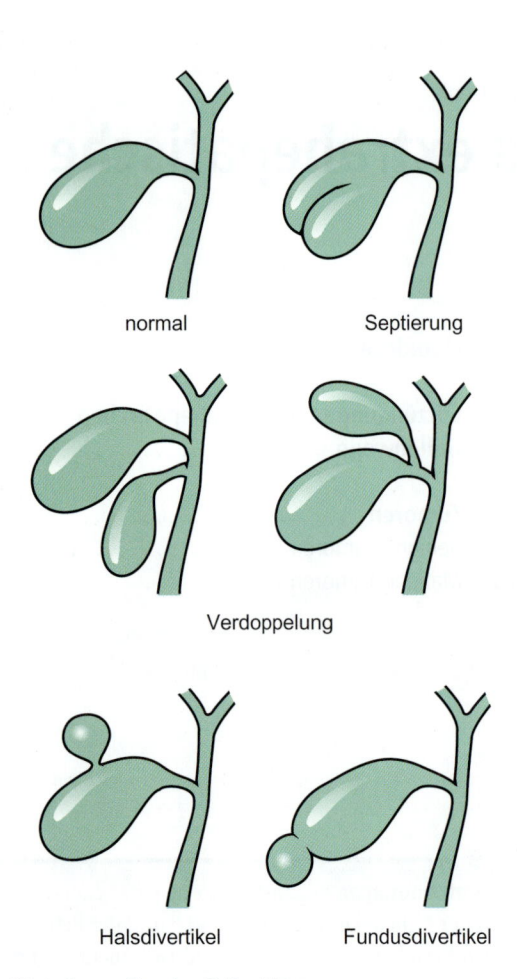

Abb. 34.1 **Anomalien der Gallenblase.**

- **Typ III:** divertikelartige Erweiterung meist innerhalb der Duodenalwand (Choledochozele)
- **Typ IV:** Kombination von Typ I mit intrahepatischer Gallengangszyste

Komplikationen Die Zysten können sehr groß werden (Volumina bis zu mehreren Litern). Durch Druck auf die Pfortader kann eine portale Hypertonie entstehen, durch Druck auf den Gallengang oder den Ductus pancreaticus Abflussstörungen, die ihrerseits eine biliäre Fibrose oder Zirrhose oder rezidivierende Pankreatitiden verursachen können. Choledochuszysten können bakteriell infiziert werden (Darmbakterien, ➤ Kap. 34.4.1) oder rupturieren. Eine weitere Komplikation ist die Entwicklung von Karzinomen in der Zyste oder im Gallengang. Choledochuszysten können (entsprechend ihrer gemeinsamen Ätiologie) mit einer kongenitalen Leberfibrose und der Caroli-Krankheit (➤ Kap. 34.2.1) assoziiert sein.

34.3 Gallensteine

Syn.: Cholelithiasis

Definition Unter Cholelithiasis wird die Steinbildung (Konkrementbildung) in der Gallenblase (= Cholezystolithiasis) oder den extra- und intrahepatischen Gallengängen (= Cholangiolithiasis) verstanden.

Epidemiologie Gallensteine sind in der westlichen Welt sehr häufig und werden bei ca. 15% der Obduktionen gefunden. Die Gallensteinhäufigkeit nimmt mit dem Alter der Patienten zu. Frauen sind häufiger betroffen als Männer.

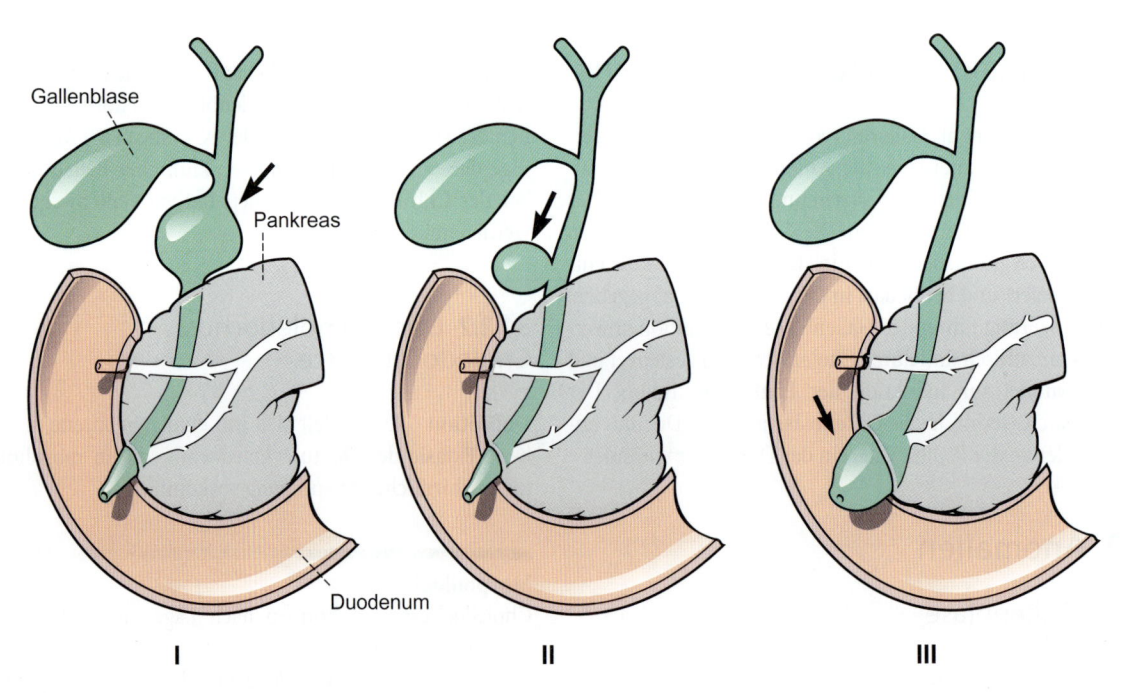

Abb. 34.2 **Typen der Choledochuszyste** (Pfeil).

Pathogenese

Das Löslichkeitsverhältnis der Gallebestandteile (Cholesterin, Phospholipide, Gallensäuren, Bilirubin, Proteine) ist labil. Verändert sich die Gallenzusammensetzung oder wirken lokale Faktoren v.a. in der Gallenblase ein (Stenosen, bakterielle Infektionen), können Konkremente entstehen. Nach ihrer Zusammensetzung lassen sich grundsätzlich Cholesterin-, Pigment- (Bilirubin-, Biliverdin-) sowie (selten) Kalziumkarbonatsteine unterscheiden. Meist handelt es sich aber um Mischsteine (Cholesterin-Pigment-Kalk-Steine). Daher zeigen Gallensteine meist eine heterogene Schnittfläche, in deren Zentrum häufig mehr Cholesterin, in deren Peripherie jedoch mehr Pigment oder Kalzium (Kalziumbilirubinat, Kalziumkarbonat) zu finden ist.

Klinische Relevanz Gallensteine sind in der westlichen Welt sehr häufig. Sie sind jedoch oft symptomlos und bedürfen keiner Behandlung. Der Verschluss des Ductus choledochus ist mit klinischen Zeichen der mechanischen Cholestase (Ikterus, Koliken) verbunden.

Komplikationen Die häufigste Komplikationen sind Verschlüsse des Ductus cysticus oder des Ductus choledochus. Bei Verschluss des Ductus cysticus wird die Galle in der Gallenblase resorbiert und durch schleimige Flüssigkeit ersetzt (= Hydrops; bei eitriger Entzündung Empyem). Der Verschluss des Ductus choledochus führt zu einer mechanischen Cholestase. Entzündliche Veränderungen der extra- und intrahepatischen Gallenwege (Cholezystitis, Cholangitis) können folgen. Lokal können Gallensteine in der Gallenblase Druckulzera bewirken, gefolgt von Cholezystitis sowie evtl. Durchwanderung von Gallensteinen über Gallenblasen-Dünndarm-Fisteln in das Darmlumen. Die Cholangiolithiasis kann auch Ursache einer Pankreatitis sein (> Kap. 35.4.1).

34.3.1 Cholesterinsteine

Definition Cholesterinsteine bestehen vollständig oder überwiegend aus Cholesterin. Reine Cholesterinsteine (> 98% Cholesterin) finden sich bei höchstens 5% der Patienten. Die meisten Cholesterinsteine enthalten zusätzlich Gallepigment und Kalziumsalze.

Epidemiologie Frauen im reproduktiven Alter sind fünfmal häufiger betroffen als Männer. Am häufigsten sind Cholesterinsteine bei Frauen, die mehrfach geboren haben sowie in Verbindung mit Adipositas und Diabetes mellitus.

Pathogenese

Cholesterin ist wasserunlöslich und wird in Form gemischter Mizellen durch Vermittlung von Gallensäuren und Phospholipiden in wässriger Lösung gehalten. Ist die Konzentration des Cholesterins erhöht oder des Lösungsvermittlers (v.a. Gallensäuren) erniedrigt, präzipitiert das Cholesterin. Durch Gallensteine kann es zur Schädigung der Gallenblasenmukosa mit entzündlichen Veränderungen kommen, was die weitere Ablagerung von Gallepigment und Kalziumsalzen begünstigt.

Folgende Faktoren fördern die Entstehung von Cholesterinsteinen:

- **Veränderte Zusammensetzung der Galle:** Eine wichtige Rolle spielt die Übersättigung der Galle mit Cholesterin bei relativer oder absoluter Verminderung der Gallensäuren (= Lithogenität der Galle). Diese Situation findet sich häufiger im Alter, bei Frauen, genetisch bedingt („Gallensteinfamilien"), bei Adipositas, in Abhängigkeit von diätetischen Faktoren, bei Lebererkrankungen und bei Schwangerschaft. Östrogene (auch Kontrazeptiva) haben durch Reduktion der hepatischen Gallensäuresekretion einen lithogenen (steinfördernden) Effekt. Adipositas ist mit erhöhter Cholesterinsynthese und -ausscheidung verbunden. Eine erhöhte Aufnahme von kalorienreicher Nahrung mit erhöhtem Gehalt an Cholesterin und raffinierten Kohlenhydraten bei verminderter Aufnahme von Ballaststoffen steigert ebenfalls die Cholesterinkonzentration in der Galle. Auch eine Störung der enterohepatischen Zirkulation der Gallensäuren (durch Medikamente, Gallefistel, Ileumresektion) fördert durch Verminderung des Gallensäurepools die Cholesterinsteinbildung.
- **Kondensationskerne:** Als Kondensationskerne können Cholesterinkristalle, eingedickter Schleim (Proteine), Detritus, Parasiten oder abgeschilferte Epithelzellen (z.B. bei Entzündungen) die Steinbildung initiieren.
- **Gallenblasenmotilität:** Eingeschränkte Gallenblasenkontraktion (z.B. bei Nahrungskarenz, parenteraler Ernährung, chronischer Cholezystitis, Schwangerschaft, Diabetes mellitus) fördert die Gallensteinbildung.

Morphologie

Cholesterinsteine sind selten solitär und oft sehr zahlreich; ihre Größe reicht von sandartigen, wenige Millimeter großen Körnern bis zu mehreren Zentimeter Durchmesser. Sie sind weiß bis blassgelb und zeigen auf der Schnittfläche einen kristallinen oder lamellenartigen Aufbau (> Abb. 34.3). Gelegentlich liegen solitäre Gallensteine vor, die die gesamte Gallenblase ausfüllen („Ausgussstein").

34.3.2 Pigmentsteine

Definition Pigmentsteine bestehen überwiegend aus Gallepigment (Bilirubin, Biliverdin, Kalzium-Bilirubinat). Nach der Zusammensetzung lassen sich reine Pigmentsteine und Kalzium-Bilirubinat-Steine (Bilirubin-Kalksteine) unterscheiden.

Pathogenese

Reine Pigmentsteine entstehen, wenn vermehrt wasserunlösliches unkonjugiertes Bilirubin in der Galle anfällt. Das ist bei chronischen Hämolysezuständen (z.B. hämolytische Anämie) oder Leberfunktionsstörungen (z.B. im Rahmen der Leberzirrhose)

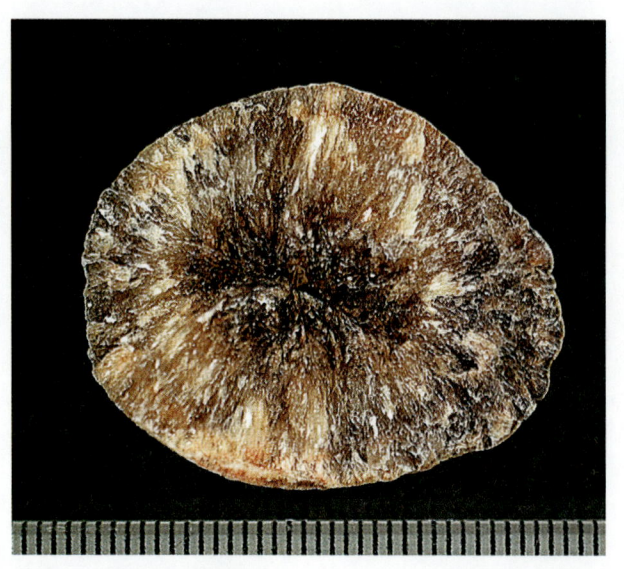

Abb. 34.3 Cholesterinstein.

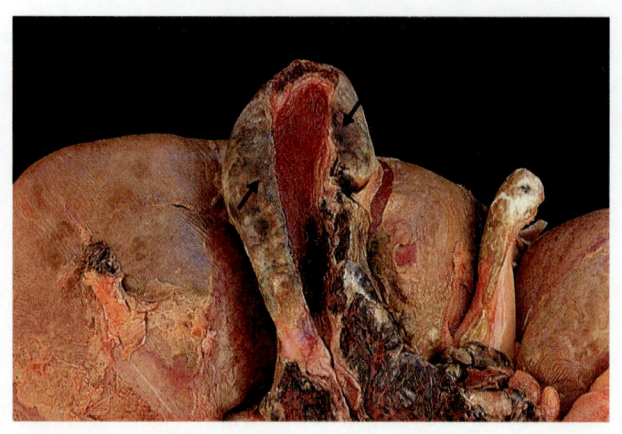

Abb. 34.4 Akute Cholezystitis. Die Wand der Gallenblase ist ödematös verdickt, die Mukosa gerötet (hyperämisch), die Subserosa von Blutungen durchsetzt (Pfeile).

der Fall. Kalzium-Bilirubinat-Steine entstehen als Folge einer Dekonjugation von konjugiertem Bilirubin in den Gallenwegen durch Bakterien (überwiegend *E. coli*), wobei die bakterielle Infektion durch mangelhafte Schlussfähigkeit des Sphincter Oddi, durch Konkrementabgänge oder operative Eingriffe im Bereich der Papille und der Gallenwege oder durch juxtapapilläre Duodenaldivertikel begünstigt wird. Fördernd für die Entwicklung dieser Steine ist das Vorhandensein von Kondensationskernen.

Morphologie
Die Pigmentsteine sind häufig relativ klein (1–2 cm Durchmesser), multipel, braun oder schwarz und von unterschiedlicher Konsistenz.

34.4 Entzündungen

Syn.: Cholezystitis

Eine Cholezystitis kann akut, chronisch oder rezidivierend (akute Entzündungsschübe in einer chronisch entzündlich veränderten Gallenblase) verlaufen. Sie entsteht fast immer in Verbindung mit einer Cholezystolithiasis.

34.4.1 Akute Cholezystitis

Ätiologie und Pathogenese
Als Ursachen kommen toxische Wirkungen der Galle (chemische, überwiegend durch Gallensäuren bedingte Entzündung), erhöhter Druck durch steinbedingten Gallengangsverschluss oder mechanische Irritation durch Gallensteine und Bakterien infrage. Da aber in Frühstadien der Erkrankung meist keine Bakterien isoliert werden können, ist eine Sekundärinfektion des chemisch vorgeschädigten Organs durch Darmbakterien (*E. coli, Str. faecalis*) aufsteigend über den Ductus choledochus oder lymphogen anzunehmen. In der steinfreien Gallenblase ist die akute Cholezystitis Folge schwerer Erkrankungen (Polytrauma, Verbrennung, Sepsis, Multiorganversagen, Operationen).

Morphologie
Die Gallenblasenwand ist gerötet, ödematös und von Blutungen durchsetzt (➤ Abb. 34.4) und zeigt ulzeröse Schleimhautdefekte (Cholecystitis ulcerosa) und eventuell eine diffuse Durchsetzung der Wand durch neutrophile Granulozyten (Cholecystitis phlegmonosa). Das Gallenblasenlumen ist von fibrinös-eitrig-hämorrhagischem Exsudat erfüllt.

Komplikationen Mögliche Komplikationen und Folgen sind:
- Übergreifen des entzündlichen Prozesses auf die Umgebung (Pericholezystitis; lokalisierte, evtl. auch diffuse Peritonitis; Cholangitis; Sepsis)
- Perforation in die freie Bauchhöhle
- Fistelbildung zwischen Gallenblase und Darmabschnitten
- Ansammlung von Eiter im Gallenblasenlumen (Empyem der Gallenblase; begünstigt durch Verschluss des Ductus cysticus)
- nach Abklingen der Entzündung Fibrose der Gallenblasenwand, evtl. Verkalkung (Porzellangallenblase), Verlust der Kontraktionsfähigkeit und narbige Atrophie der Mukosa

34.4.2 Chronische Cholezystitis

Ätiologie und Pathogenese
Diese häufigste Gallenblasenerkrankung kann sich aus wiederholten, akuten Cholezystitiden entwickeln oder schleichend entstehen. Ursache ist eine lang dauernde Irritation durch Gallensteine. Auch eine chronische bakterielle Besiedlung (z.B. durch *S. typhi*) kann verantwortlich sein.

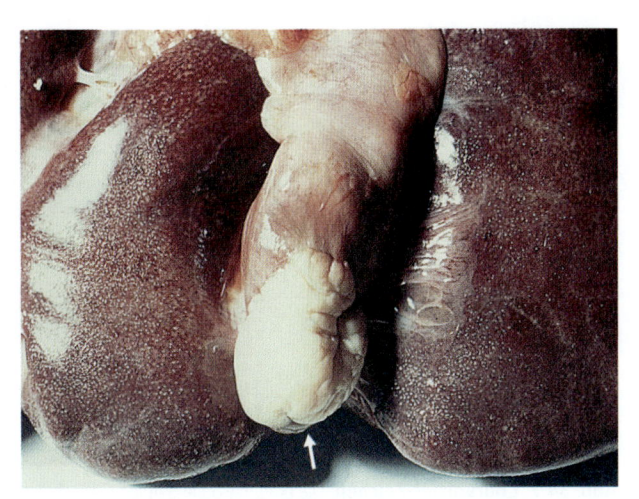

Abb. 34.5 Chronische Cholezystitis. Die Wand der Gallenblase ist verdickt, fibrosiert und starr. Als Folge einer Pericholezystitis finden sich hyaline Veränderungen der Gallenblasenwand und des subserösen Gewebes („Porzellangallenblase"; Pfeil).

Morphologie
Die Gallenblasenwand ist verdickt und fibrosiert („Schrumpfgallenblase"). Subepithelial und perivaskulär finden sich Infiltrate aus Lymphozyten und Plasmazellen. Die Mukosa ist narbig atroph und/oder fokal hyperplastisch. Gelegentlich lassen sich auch Lymphfollikel nachweisen. Bei ausgeprägter Fibrosierung, Hyalinose und evtl. Verkalkung der Gallenblasenwand wird von einer **„Porzellangallenblase"** gesprochen (> Abb. 34.5). Akute entzündliche Schübe mit ihren Folgen können auch aus einer chronischen Cholezystitis entstehen.

34.5 Lipoidose

Syn.: Cholesterolose, Cholesteatose, Stippchengallenblase, Erdbeergallenblase

Es handelt sich um einen klinisch nicht relevanten morphologischen Befund, der auf eine Übersättigung der Galle mit Cholesterin, z.B. bei Hypercholesterinämie, hinweist und häufig mit Cholesteringallensteinen assoziiert ist. In der Lamina propria der Gallenblasenmukosa finden sich Gruppen cholesterinesterhaltiger Makrophagen (Schaumzellen), wodurch makroskopisch sichtbare gelbe Flecken und Stippchen entstehen.

34.6 Entzündungen der extrahepatischen Gallenwege

Syn.: Cholangitis

Akute und chronische Entzündungen der Gallenwege sind meist Folge einer Cholelithiasis, sodass im Wesentlichen die gleichen Pathomechanismen wie bei der Cholezystitis wirken. Während bei Immunsuppression Infektionen durch Pilze (v.a. Candida und Kryptokokken), Protozoen (z.B. Kryptosporidien) und Viren (CMV) überwiegen, dominieren in Asien Wurminfektionen durch Clonorchis, Opisthorchis und Fasciola. Sie verursachen akute und chronisch rezidivierende Cholangitiden und begünstigen die Entstehung von Gallengangkarzinomen. Eine Sonderrolle spielt die primär sklerosierende Cholangitis (PSC), die meist die extrahepatischen Gallenwege mit befällt (> Kap. 33.7.3).

34.7 Tumoren

Tumoren der Gallenblase und der extrahepatischen Gallenwege sind selten. Für die Klinik wichtig sind epitheliale Neoplasien, die von der Mukosa der Gallenwege ausgehen.

34.7.1 Benigne Tumoren

Benigne Tumoren der Gallenwege sind selten. In der Gallenblase und in den extrahepatischen Gallenwegen finden sich gelegentlich Adenome oder Adenomyome. Die letzteren sind nichtneoplastische Läsionen, häufig assoziiert mit Cholelithiasis, die aus pseudodivertikulären Ausstülpungen des Oberflächenepithels und hyperplastischen Bündeln glatter Muskelzellen bestehen.

34.7.2 Maligne Tumoren

Gallenblasenkarzinom

Epidemiologie Gallenblasenkarzinome sind in den westlichen Industrieländern selten (0,17% aller Malignome bei Männern, 0,49% bei Frauen), in anderen Ländern (z.B. Mexiko) häufig (bis zu 20% aller gastrointestinalen Karzinome). Als Risikofaktoren gelten genetische Disposition (Hispanier, amerikanische Ureinwohner), Gallensteine und ein abnorm langer pankreatobiliärer Gang (pankreatischer Reflux?). Das Gallenblasenkarzinom bevorzugt Frauen (w : m = 2–3 : 1) und hat seinen Altersgipfel um das 70. Lebensjahr. Mehr als 90% der Patienten mit Gallenblasenkarzinom haben Gallensteine.

Ätiologie Die Ätiologie ist unbekannt. Endogene Karzinogene, eventuell entstanden durch bakterielle Degradation von Gallensalzen, könnten eine Rolle spielen.

Morphologie
Histologisch handelt es sich meistens (80–90%) um stromareiche tubuläre oder papilläre Adenokarzinome (> Abb. 34.6) unterschiedlichen Differenzierungsgrades, die auch Schleim produzieren können. Plattenepithelkarzinome oder adenosquamöse Karzinome sind selten.

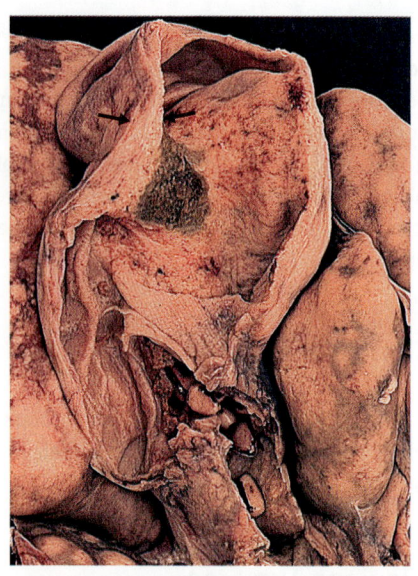

Abb. 34.6 Karzinom der Gallenblase. Die Wand der Gallenblase ist durch den Tumor plattenartig verdickt (Pfeile).

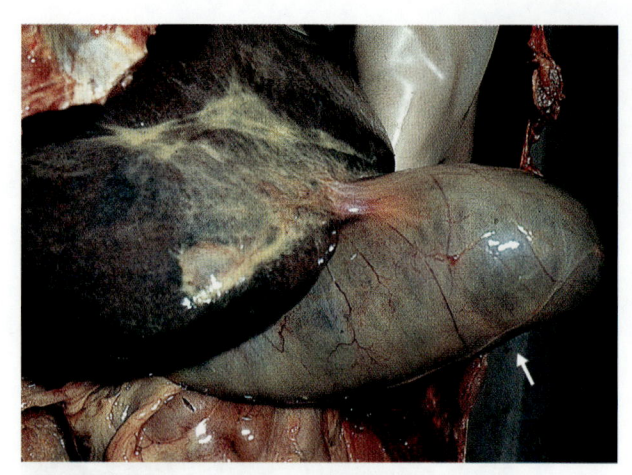

Abb. 34.7 Courvoisier-Zeichen. Die prall mit Galle gefüllte Gallenblase (Pfeil) ragt unter dem unteren Rand der Leber hervor und kann durch die Bauchdecke getastet werden.

Molekularpathologie

Bekannte zugrunde liegende molekulare Veränderungen sind Mutationen in den Tumorsuppressorgenen p53 und p16^{INK4a} sowie im ras-Onkogen; oft besteht eine Erb-B2- bzw. EGFR-Aktivierung.

Metastasierung Die Ausbreitung erfolgt lymphogen in die regionären Lymphknoten sowie direkt oder hämatogen in die Leber.

Klinische Relevanz Gallenblasenkarzinome sind häufig mit Cholezystolithiasis und chronischer Cholezystitis assoziiert, ohne dass eine sichere kausale Beziehung besteht. Die Prognose ist sehr schlecht (nur ca. 4% der Patienten überleben 5 Jahre; mittlere Überlebenszeit nach Diagnosestellung 4–5 Monate), da die meisten Tumoren wegen der initialen Symptomarmut weit fortgeschritten und inoperabel sind.

Karzinom der extrahepatischen Gallengänge

Epidemiologie Größere Autopsiestatistiken zeigen eine Inzidenz von 0,01–0,2%. Das Patientenalter liegt bei 50–70 Jahren. Männer sind etwas häufiger betroffen als Frauen.

Pathogenese

Es besteht eine Assoziation mit der primär sklerosierenden Cholangitis bei Colitis ulcerosa, der Leberegelinfektion und angeborenen zystischen Leberveränderungen (angeborene Leberfibrose, Choledochuszysten).

Morphologie

Karzinome treten in allen Abschnitten des Gallengangsystems auf; häufig sind die Mündung des Ductus cysticus in den Ductus choledochus, aber auch der Zusammenfluss des rechten und linken Ductus hepaticus im Bereich der Leberpforte (sog. „Klatskin-Tumor") betroffen. Karzinominfiltrate führen zur Induration der Gallengangswand und Stenosierung des Lumens.

Histologisch handelt es sich meist um schleimbildende Adenokarzinome mit reichlich fibrösem Stroma. Papilläre Adenokarzinome wachsen exophytisch in das Lumen.

Metastasierung Das Karzinom breitet sich entlang des Gallengangs und der Perineuralscheiden aus. Lymphknotenmetastasen und peritoneale Aussaat erfolgen spät.

Klinische Relevanz Gallengangkarzinome (v.a. der Klatskin-Tumor) behindern sehr bald den Galleabfluss, wodurch eine mechanische Cholestase entsteht. Bei distalen Karzinomen bis in Höhe der Zystikus-Gabel kann es zu einer prallen, durch die Bauchdecke tastbaren Füllung der Gallenblase kommen (Courvoisier-Zeichen; ➤ Abb. 34.7).

Die meisten Patienten sterben innerhalb eines Jahres nach Diagnosestellung, meist an Leberversagen oder eitriger Cholangitis. Die Operabilität hängt von Tumorlokalisation und Tumorausbreitung ab. Bei inoperablen Tumoren kann die Drainage nach außen oder die Einlage einer Kunststoffprothese den Galleabfluss gewährleisten.

Karzinome der Papilla-Vateri-Region

Je nach Ursprungsort unterscheidet man Karzinome des distalen Anteils des Ductus choledochus, der Papilla Vateri, des Duodenums und des Pankreas.

Morphologie
Die Karzinome des distalen Ductus choledochus sind tubuläre oder papilläre, überwiegend höher differenzierte Adenokarzinome. Die anderen Karzinomtypen sind ebenfalls Adenokarzinome, entsprechend dem Ursprungsorgan.

Klinische Relevanz   Dem Sitz der Tumoren an der Einmündung des Ductus choledochus entsprechend kommt es zu einer zunehmenden Galleabflussstörung mit Ikterus. Die Behandlung besteht in einer partiellen Gastroduodenopankreatektomie (Operation nach Whipple). Karzinome des distalen Choledochus haben eine schlechtere Prognose als Duodenal- und Papillenkarzinome.

KAPITEL 35

G. Klöppel, B. Sipos*
In der Vorauflage unter Mitarbeit von J. Lüttges

Pankreas

35.1 Normale Struktur und Funktion 675
35.2 Kongenitale Anomalien 675
35.3 Genetisch bedingte Erkrankungen 676
35.4 Pankreatitis 676
35.4.1 Akute Pankreatitis 676
35.4.2 Chronische Pankreatitis 677
35.5 Tumoren des exokrinen Pankreas 680
35.5.1 Duktales Adenokarzinom 680
35.5.2 Seltene Pankreastumoren 681
35.6 Tumoren der Papilla Vateri 683

Zur Orientierung

Das Pankreas besteht aus den exokrinen azinären und duktalen Zellen sowie den endokrinen Zellen (➤ Kap. 17). Die wichtigsten Erkrankungen des Pankreas sind außer dem Diabetes mellitus (➤ Kap. 47.3.2) die akute und chronische Pankreatitis und das duktale Adenokarzinom. Die Pankreatitis ist vor allem mit einem Alkoholabusus verbunden. Bedeutung hat auch die autoimmune Pankreatitis erlangt, da sie mit Steroiden behandelt werden kann. Das duktale Pankreaskarzinom hat im Gegensatz zu vielen der seltenen zystischen und soliden Pankreasneoplasien eine schlechte Prognose.

35.1 Normale Struktur und Funktion

Das Pankreas entsteht aus dem duodenalen Entoderm mit Entwicklung einer ventralen und dorsale Pankreasanlage, die später zu einem Organ verschmelzen. Die ventrale Anlage bildet den unteren Teil des Pankreaskopfes, die dorsale Anlage den Rest des Pankreas. Ausgehend von den Pankreasgang-Epithelzellen entwickeln sich die azinären und endokrinen Zellen. Auf neurale und hormonale (Cholezystokinin) Stimulationen hin werden die meisten der Pankreasenzyme in inaktiver Form in das Gangsystem sezerniert (➤ Abb. 35.1) und erst im Duodenum durch Enteropeptidasen und Gallensäuren aktiviert. Stimuliert durch Sekretin sezernieren die duktalen Zellen vor allem Natriumbikarbonat, Ca^{2+}, Wasser und Muzine.

35.2 Kongenitale Anomalien

Agenesie bezeichnet das vollständiges Fehlen des Pankreas. Das Pancreas anulare, ein Pankreasgewebering um den mittleren Teil des Duodenums, ist Folge einer Malrotation der ventralen Pankreasanlage. Das Pancreas divisum ist auf eine mangelhafte Verschmelzung der ventralen mit der dorsalen Pankreasanlage zurückzuführen und resultiert in einer Trennung des

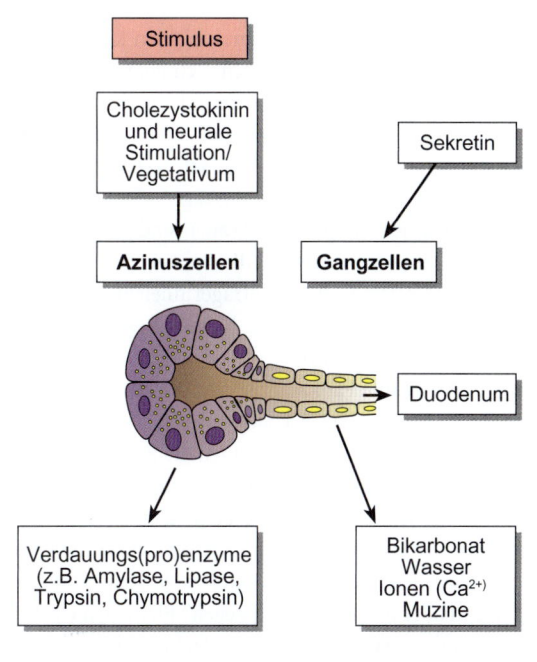

Abb. 35.1 Sekretion des exokrinen Pankreas (Schema).

Ductus pancreaticus minor vom Ductus pancreaticus major. Ektopes (heterotopes, dystopes, akzessorisches, aberrantes) Pankreas findet sich vor allem in der Magenantrum- und Duodenalwand. Kongenitale Epithelzysten enthalten seröse Flüssigkeit und kommunizieren nicht mit dem Gangsystem. Eine besondere, sich erst im Erwachsenenalter bemerkbar machende kongenitale Zystenform ist die lymphoepitheliale Zyste.

35.3 Genetisch bedingte Erkrankungen

Die wichtigsten unter den seltenen genetisch bedingten Erkrankungen sind die zystische Fibrose (Mukoviszidose; ➤ Kap. 5.3.2), die primäre Hämochromatose (➤ Kap. 33.10.1), die hereditäre Pankreatitis (➤ Kap. 35.5), das Von-Hippel-Lindau-Syndrom (➤ Kap. 17.3.2), das Gruber-Meckel-Syndrom (mit dysplastischen zystischen Pankreasveränderungen) und das Shwachman-Diamond-Syndrom (mit lipomatöser Pankreasatrophie).

35.4 Pankreatitis

Die Pankreatitis wird aufgrund klinischer und morphologischer Kriterien in eine akute und eine chronische Pankreatitis unterteilt.

35.4.1 Akute Pankreatitis

Definition Die akute Pankreatitis ist eine nekrotisierende Erkrankung, bedingt durch eine plötzlich eingetretene Selbstverdauung (Autodigestion), der eine Entzündungsreaktion folgt. Bei 90% der Patienten nimmt sie einen klinisch milden Verlauf und nur bei 10% entwickelt sich eine schwere Form. Die häufig benutzte Terminologie der ödematös-interstitiellen und hämorrhagisch-nekrotisierenden Pankreatitis entsprechen weitgehend der milden bzw. der schweren Verlaufsform.
Epidemiologie Die Inzidenz beträgt 15–20 Fälle pro 100.000 Einwohner. Männer und Frauen sind gleich häufig betroffen, Männer jedoch früher (Alkoholiker zwischen 30 und 50 Jahren) als Frauen (Gallensteinträgerinnen zwischen 50 und 70 Jahren). Sind Kinder betroffen, handelt es sich um eine genetisch bedingte Pankreatitis.
Ätiologie Die akute Pankreatitis wird bei etwa 50% aller Patienten durch chronischen Alkoholabusus („alkoholische" Pankreatitis) und bei etwa 30% durch einen die Papille obstruierenden Gallenstein („biliäre" Pankreatitis) verursacht. Seltenere Ursachen sind Schock, Oberbauchoperationen oder -traumen, Medikamente (z.B. Valproinsäure) und Hyperkalzämie. Eine immer größere Rolle spielen genetische Faktoren (z.B. eine Mutation im Trypsin-Gen oder im Serinproteinasegen SPINK1), die entweder „Auslöser" oder „Wegbereiter" einer Pankreatitis sein können. „Idiopathisch" ist eine Pankreatitis mit unklarer Ursache.

Pathogenese
Die Selbstverdauung (Autodigestion) des Pankreas durch aktivierte Pankreasenzyme nimmt ihren mikroskopisch sichtbaren Beginn als Fettgewebsnekrose im interstitiellen Gewebe des Pankreas. Unbekannt ist bislang, ob die Aktivierung der Enzyme bereits innerhalb oder erst außerhalb der Azinuszelle stattfindet, welches die auslösenden Mechanismen der Enzymaktivierung bei bekannter Ursache (z.B. Alkohol, Gallensteineinklemmung in der Papille) sind und wo der Enzymausstrom aus den Azinuszellen (apikal oder basolateral?) stattfindet (➤ Abb. 35.2).

Hinweise darauf, dass auch die spontane Aktivierung von Trypsinogen innerhalb des Pankreas eine Rolle spielen kann, ergeben sich aus den Befunden bei der **hereditären, familiären Pankreatitis**. Eine aktivierende Mutation im Gen des kationischen Trypsinogens (PRSS1) erlaubt offensichtlich eine verstärkte intrapankreatische Autoaktivierung von Trypsinogen, indem es die Inaktivierung des entstandenen Trypsins durch Proteinasen nicht zulässt und damit eine akute Pankreatitis auslöst. Eine Mutation im Gen des Serinproteaseinhibitors SPINK1 begünstigt die Entstehung einer akuten Pankreatitis, da die Autoaktivierung des Trypsinogens nicht aufgehalten wird. Die äußerst seltene **infektiöse Pankreatitis** wird durch virale Infektionen (z.B. Mumpsvirus) verursacht. Sie verläuft zumeist milde.

Morphologie
Die akute Pankreatitis zeigt in der **milden („ödematösen")** Form makroskopisch punktförmige „kalkspritzerartige" Fettgewebsnekrosen auf der Oberfläche des Pankreas und ein Ödem, das die Drüse vergrößert. Bei der **schweren Form** finden sich große, oft konfluierende hämorrhagische Nekrosen mit Blutungen. In der Regel ist vor allem (gelegentlich nur) das peripankreatische Fettgewebe (oft bis in das Retroperitoneum hinein) betroffen und nur in geringem Maße das Pankreasparenchym (➤ Abb. 35.3a). Zusätzlich entwickelt sich ein hämorrhagischer Aszites. Im weiteren Verlauf werden die ausgedehnten hämorrhagischen Nekrosen innerhalb weniger Tage verflüssigt und, wenn sie nicht resorbiert werden können (s.o.), in Pseudozysten mit nekrotisch-blutigem und enzymreichem Inhalt umgewandelt (➤ Abb. 35.4).

Histologisch sind die Zellen des intra- und/oder extrapankreatischen Fettgewebes aufgelöst (➤ Abb. 35.3b). Die Liquifikationsnekrose des Fettgewebes wird im weiteren Verlauf durch resorbierende Granulozyten und Makrophagen von der Umgebung abgegrenzt. Erfassen die Nekrosen umliegende Venen, kommt es zur Blutung in die Nekrosen (**hämorrhagische Nekrose**). Werden auch Azini und Gänge nekrotisch, kann ungehindert Pankreassekret austreten. Die Abkapselung nicht resorbierter Nekroseherde erfolgt durch Granulationsgewebe, welches die Wand der Pseudozysten bildet (➤ Abb. 35.4).

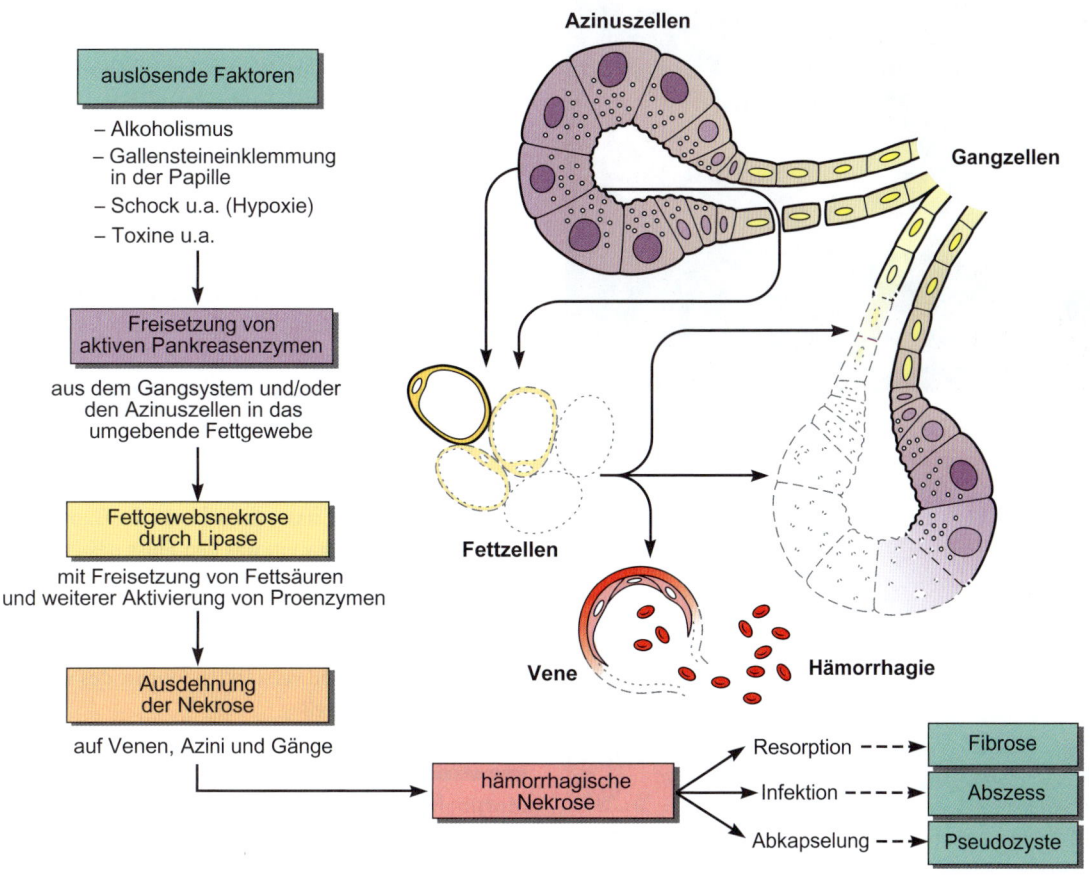

Abb. 35.2 Pathogenetisches Konzept der akuten Pankreatitis.

Verlauf Der Ablauf der akuten Pankreatitis wird durch das Ausmaß der entstandenen Fettgewebsnekrosen in und um das Pankreas diktiert (➤ Abb. 35.3). Wenn die autodigestive Gewebszerstörung auch Blutgefäße und Azini und Gänge erfasst, entstehen ausgedehnte Nekrosefelder mit Gewebsverflüssigung und Einblutungen (hämorrhagische Nekrosen). Nekrosefelder unter 4–5 cm und ohne Verbindung mit einem Gang werden durch Makrophagen innerhalb von 2–4 Wochen resorbiert. Ausgedehnte Nekrosen mit Gangverbindung bleiben bestehen und kapseln sich langsam bindegewebig zu sog. Pseudozysten ab. Tritt eine Infektion durch Bakterien aus dem Darm ein, entwickeln sich Abszesse.

Klinische Relevanz Beim **milden Verlauf** sind die peripankreatischen Nekrosen klein und das Ödem der Drüse kann ohne Komplikationen resorbiert werden. Klinisch entstehen Schmerzen im oberen Abdomen, Übelkeit und Erbrechen. Innerhalb weniger Tage klingt die Symptomatik ab, lokale oder systemische Komplikationen bleiben aus. Die **schwere klinische Verlaufsform** entwickelt bei heftigem und anhaltendem Schmerz im oberen Abdomen mit Übelkeit und Erbrechen lokale und systemische Komplikationen. Die wichtigste systemische Komplikation ist der hypovolämische Kreislaufschock mit Schockniere und Schocklunge. Freigesetztes Kallikrein aktiviert die Bradykinin-Kaskade (➤ Kap. 3.2.4) und führt zu lang andauernder Vasodilatation. Die wichtigsten lokalen Komplikationen sind Pseudozysten und Abszesse. Werden die Komplikationen beherrscht, kommt es gewöhnlich zur klinischen und funktionellen Erholung.

Für die klinische **Diagnose** sind außer der Symptomatik und der Enzymbestimmung im Serum der Ultraschall und die CT als Untersuchungsmethoden wichtig. Die **Prognose** wird mit dem APACHE-Score (Acute Physiology And Chronic Health Evaluation) erfasst.

Rezidive einer akuten Pankreatitis treten häufig bei fortbestehendem Alkoholismus auf. Diese können zu morphologischen Veränderungen und funktionellen Einschränkungen führen, die den Übergang in eine chronische Pankreatitis einleiten (➤ Abb. 35.5).

35.4.2 Chronische Pankreatitis

Typisches Krankheitsbild

Definition Die chronische Pankreatitis ist eine entzündlich-fibrosierende Erkrankung, die durch wiederholte Nekroseschübe, Gangobstruktionen oder Autoimmunprozesse bedingt ist.

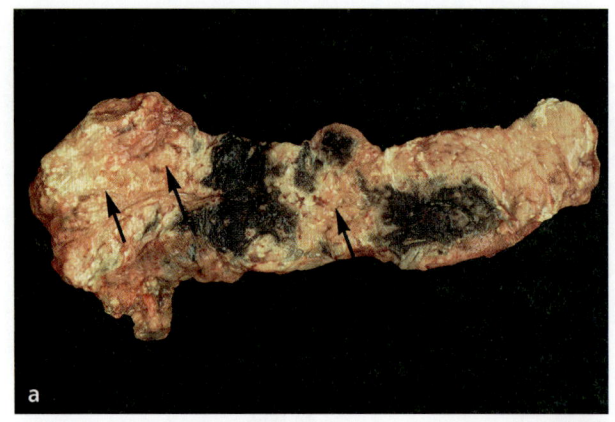

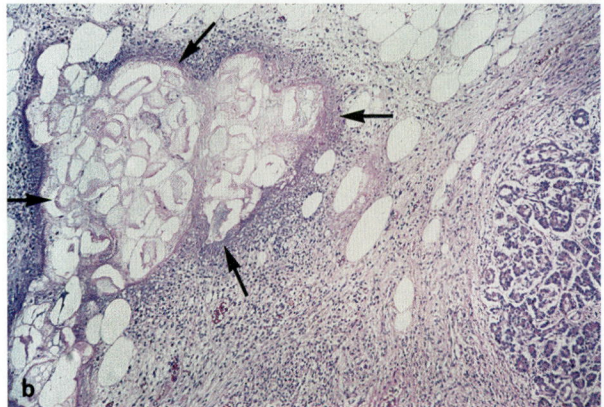

Abb. 35.3 Schwere akute Pankreatitis. a Hämorrhagische Nekrosen und zahlreiche kleine gelbe Fettgewebsnekrosen (Pfeile). **b** Frische autodigestive Fettgewebsnekrose (Pfeile) am Rande des Pankreasparenchyms bei akuter Pankreatitis.

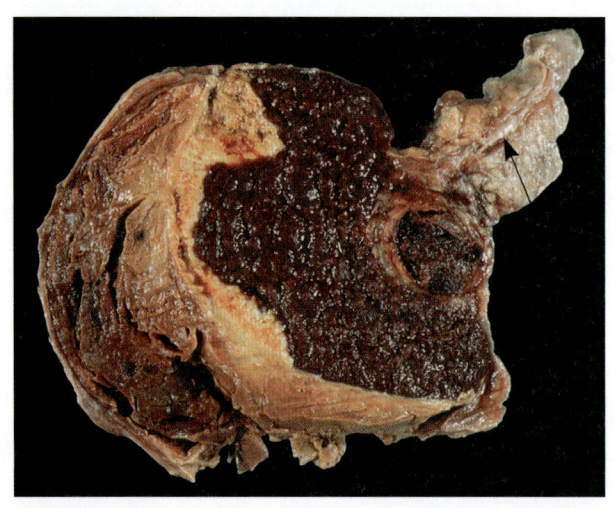

Abb. 35.4 Resektionspräparat einer Pseudozyste nach schwerer akuter Pankreatitis. Die Pseudozyste ist mit koaguliertem Blut (links) und nekrotischem Gewebe gefüllt. Rechts Pankreasparenchym mit Gang (Pfeil).

Epidemiologie Die Inzidenz liegt bei 10 Fällen pro 100.000 Einwohner in den industrialisierten Ländern. Überwiegend sind Männer im Alter zwischen 30 und 60 Jahren betroffen (Geschlechterverhältnis 9 : 1), wobei es sich vornehmlich um Alkoholiker handelt.

Ätiologie Bei mehr als 70% der Patienten liegt ein langjähriger Alkoholabusus vor, der jedoch nur bei jedem 10. Alkoholiker zur Pankreatitis führt. Weitere Ursachen sind autoimmune Vorgänge oder genetische Faktoren (➤ Kap 35.4.1).

Pathogenese

Für die Pathogenese der alkoholischen chronischen Pankreatitis spielt die rezidivierende schwere akute Pankreatitis eine entscheidende Rolle (➤ Abb. 35.5). Die wiederholt aufgetretenen Nekrosen induzieren über ihre Resorption durch Makrophagen eine Sekretion von Zytokinen (z.B. TGF-α) und damit eine Aktivierung von pankreatischen Sternzellen zu Myofibroblasten. Diese produzieren Kollagenfibrillen, sodass sich eine peri- und später intralobuläre Fibrose entwickelt. Die Abfolge von Nekrose und Fibrose wurde als „Nekrose-Fibrose-Sequenz" bezeichnet. Erfasst die Fibrose die Gänge, wird deren Lumen unregelmäßig weit, was den Fluss des Pankreassekrets behindert. Dadurch präzipitiert das kalziumreiche Sekret und es bilden sich Kalziumkarbonatsteine (Calculi), die den Sekretfluss weiter behindern. Die resultierende Gangobstruktion führt zur Atrophie und verstärkten Fibrose des vor der Stenose liegenden Azinusgewebes.

Morphologie

Im Anfangsstadium der alkoholbedingten chronischen Pankreatitis ist die Fibrose (in Abhängigkeit von der Ausdehnung und Lage der vorangegangenen Nekrose) oft nur herdförmig und liegt in Nachbarschaft zu einer Pseudozyste. Im fortgeschrittenen Stadium hat sich die Fibrose über das gesamte Pankreas ausgedehnt. Das Lumen der Gänge ist unregelmäßig und enthält Calculi (➤ Abb. 35.6a).

Histologisch findet sich im Frühstadium eine perilobuläre, von Makrophagen, Lymphozyten und Myofibroblasten durchsetzte Fibrose. Eventuelle Pseudozysten werden von einer dicken, bindegewebigen Kapsel mit hämosiderinhaltigen Makrophagen umgeben. Im fortgeschrittenen Stadium hat sich die perilobuläre Fibrose auch intralobulär ausgedehnt und es entsteht eine diffuse Fibrose, die nur noch Gänge (oft mit Calculi) (➤ Abb. 35.6b), Inseln, Nerven und Lymphozytenaggregate enthält.

Klinische Relevanz Die chronische Pankreatitis beginnt mit Schüben einer akuten Pankreatitis mit vorübergehenden (intermittierenden) **Schmerzattacken.** Klinisch ist es kaum möglich, den Übergang in eine chronische Pankreatitis zu erkennen. Im fortgeschrittenen Stadium tritt ein durchdringender, häufig **dauerhafter Schmerz** auf. Im Endstadium kommt es durch den Mangel an Verdauungsenzymen zur Steatorrhö und durch den allmählichen Verlust von Langerhans-Inseln zu einem primär nicht insulinpflichtigen Diabetes mellitus (➤ Kap. 47.3.2). Die narbige Einengung des distalen Gallengangs kann zum **Ikterus** führen. Das Risiko eines Pankreaskarzinoms ist erhöht. Das Pankreaskarzinom ist auch die wich-

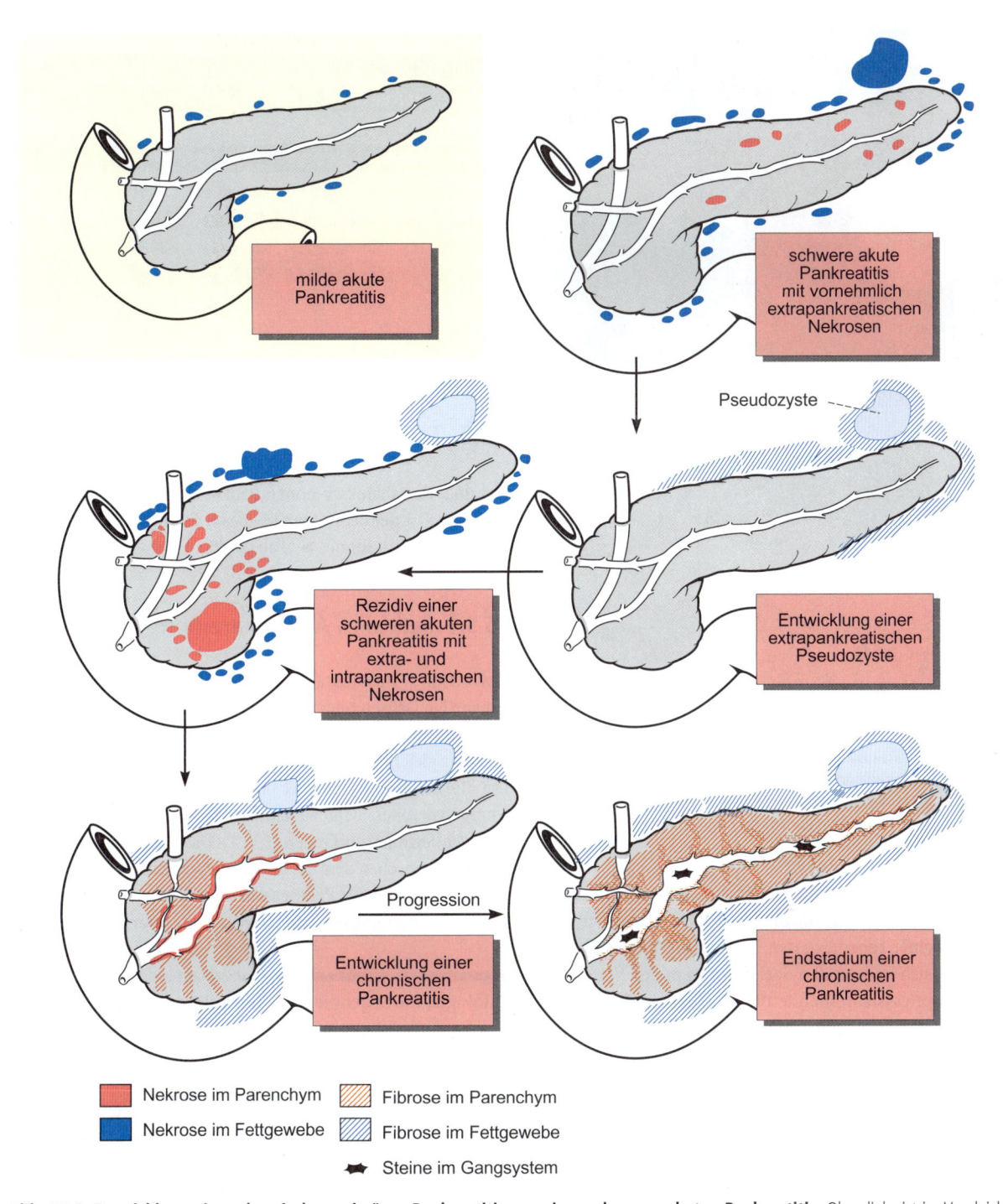

Abb. 35.5 Entwicklung einer chronischen primären Pankreatitis aus einer schweren akuten Pankreatitis. Oben links ist im Vergleich eine milde akute Pankreatitis dargestellt, die nicht zu einer chronischen Pankreatitis führt, da alle Nekrosen weitgehend folgenlos resorbiert werden.

tigste Differenzialdiagnose, die mit einer ultraschall- oder CT-gesteuerten Feinnadelbiopsie abgeklärt werden sollte.

Seltene Formen

Die **hereditäre, familiäre Pankreatitis** beginnt meist im Kindesalter. Sie führt über eine rezidivierende akute Pankreatitis zu einer chronischen Pankreatitis. Charakteristisch sind eine starke unregelmäßige Pankreasgangdilatation und die Ausbildung von Calculi in den Gängen. Der frühzeitige Beginn und der jahrelange Verlauf sind mit einem erhöhten Risiko für die Entwicklung eines Pankreaskarzinoms verbunden.

Die **autoimmune chronische Pankreatitis** ist eine Erkrankung der Erwachsenen; die Patienten sind in der Regel zwischen 60 und 70 Jahre alt. Oft ist der IgG4-Spiegel im Serum

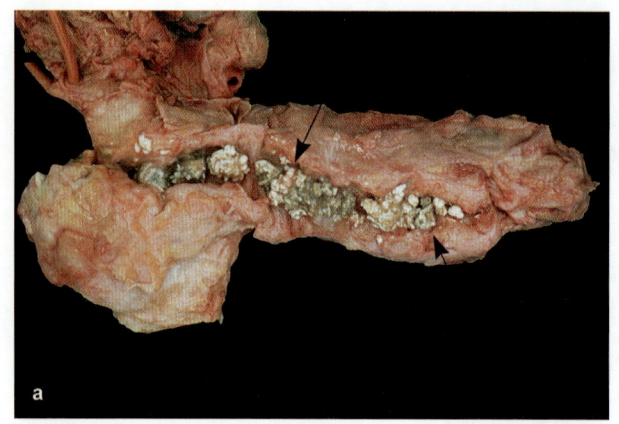

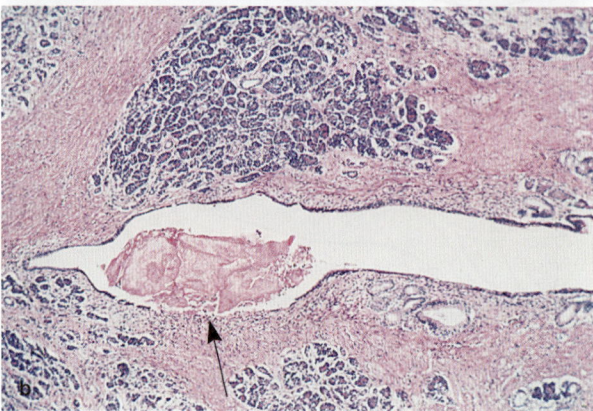

Abb. 35.6 Fortgeschrittene alkoholische chronische Pankreatitis.
a Im erweiterten Pankreasgang finden sich multiple Steine (Pfeile). Das Drüsenparenchym ist weitgehend fibrosiert. **b** Erweiterter Pankreasgang mit Stein und Ulzeration des angrenzenden Epithels (Pfeil). Das umgebende Gewebe ist fibrosiert und enthält nur noch wenige Azini. HE, Vergr. 100-fach.

Tab. 35.1 Wichtige exokrine Pankreastumoren.

Tumortyp	Häufigkeit (%)
benigne Tumoren	
• seröses Zystadenom	1
maligne Tumoren	
• duktales Adenokarzinom (mit Varianten)	92
• intraduktale papillär-muzinöse Neoplasie (IPMN)	2
• muzinös-zystische Neoplasie (MCN)	1
• Azinuszellkarzinom	1
• andere Tumoren	3

erhöht und im Gewebe werden vermehrt IgG4-positive Plasmazellen nachgewiesen. In 10–20% der Fälle ist diese Pankreatitis Teilbild einer generalisierten Erkrankung („IgG4-Skleropathie"), die sich auch in den Speicheldrüsen, der Niere oder dem Gallengangsystem manifestiert. Morphologisch findet sich ein lymphoplasmazellulärer und sklerosierender Entzündungsprozess („lymphoplasmazelluläre sklerosierende Pankreatitis"), der zu einer Einengung der großen Pankreasgänge und des distalen Gallengangs führt. Autoantikörper, z.B. gegen Trypsin oder Carboanhydrase II können sich entwickeln. Dies ist wahrscheinlich ein sekundärer Vorgang. Therapeutisch ist das Ansprechen auf Steroide wichtig.

Die **obstruktive chronische Pankreatitis** ist eine Reaktion des Drüsenparenchyms auf den Verschluss oder die Stenose eines Pankreasgangs. Ursache ist meist eine ausgeprägte Stenose des Hauptgangs, am häufigsten durch einen Tumor im Pankreaskopf (➤ Kap. 35.6). Der betroffene Pankreasgang ist vor der Stenose durch Sekretstauung massiv dilatiert, enthält aber typischerweise keine Steine. Der Ersatz der Azinuszellen durch Bindegewebe ist gleichmäßig (nicht herdförmig) und wird von einer Infiltration von Makrophagen und Lymphozyten begleitet. Im Endzustand wird der dilatierte Gang von fibrolipösem Gewebe umgeben, das nur noch Gänge und Inseln enthält.

35.5 Tumoren des exokrinen Pankreas

Das duktale Adenokarzinom („Pankreaskarzinom") mit seinen Varianten ist der bei weitem häufigste Tumor von allen exokrinen Pankreastumoren (➤ Tab. 35.1).

35.5.1 Duktales Adenokarzinom

Definition Das duktale Adenokarzinom ist eine epitheliale, gangartige Drüsen bildende Neoplasie.

Epidemiologie In den meisten westlichen Ländern liegt die Inzidenz gleichbleibend bei 3–10 Fällen pro 100.000 Einwohner. Die Mortalität unterscheidet sich davon wegen der sehr kurzen Überlebenszeiten nicht wesentlich davon. Männer sind etwas häufiger betroffen als Frauen (1,5 : 1). Das Hauptmanifestationsalter liegt zwischen dem 65. und 85. Lebensjahr; vor dem 40. Lebensjahr sind duktale Pankreaskarzinome sehr selten. Familiäre Pankreaskarzinome machen etwa 5% der Erkrankungen aus.

Ätiologie, Pathogenese und Molekularpathologie
Das Rauchen ist der wichtigste Risikofaktor, gefolgt von der langjährigen chronischen Pankreatitis. Pathogenetisch entwickelt sich das Karzinom aus Vorläuferläsionen in den Gängen, die molekulargenetisch progressive genetische Veränderungen in dem Onkogen K-ras und den Tumorsuppressorgenen p16, p53 und DPC4/Smad4 zeigen. Bei einem kleinen Teil der familiären Pankreaskarzinome kann eine Mutation im BRCA-2-Gen oder ein anderes, sehr seltenes genetisches Syndrom vorliegen. Die meisten familiären Pankreaskarzinome sind derzeit genetisch noch nicht charakterisiert. Genetisch manipulierte Mäuse mit mutiertem K-ras-Gen in exokrinen Pankreaszellen entwickeln duktale Adenokarzinome im Pankreas.

Morphologie
Der Tumor entsteht meist im Pankreaskopf. Er ist typischerweise unscharf begrenzt, von fester Konsistenz und bei Diagnosestellung 1–3 cm groß (➤ Abb. 35.7a). Durch seine Lage

35.5 Tumoren des exokrinen Pankreas

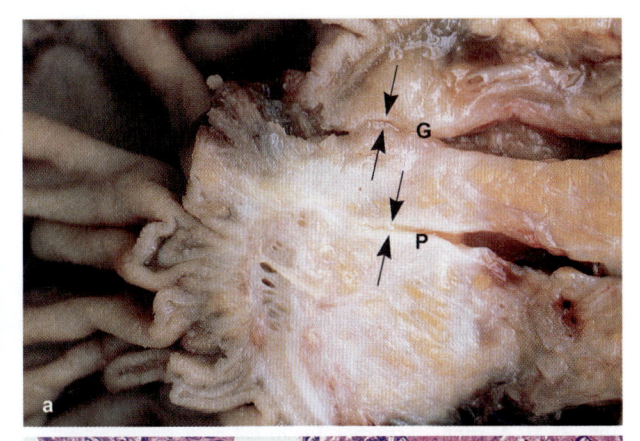

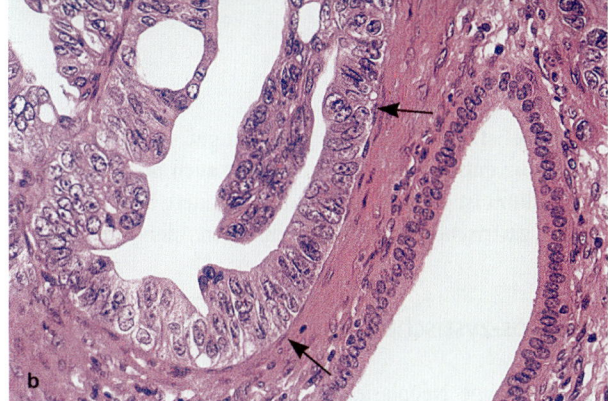

Abb. 35.7 Duktales Adenokarzinom des Pankreas. a Duktales Adenokarzinom im Pankreaskopf mit angrenzendem Duodenum. Schnittfläche eines unscharf abgegrenzten Tumors von weiß-grauer Farbe mit Stenose (Pfeile) des Gallen- (G) und des Pankreasgangs (P). **b** Gut differenziertes duktales Adenokarzinom des Pankreas. Gangartige Struktur mit atypischem mehrschichtigem und polymorphzelligem Epithel (Pfeile) neben normalem Pankreasgang. HE, Vergr. 200-fach.

stenosiert er den intrapankreatisch verlaufenden Teil des Gallengangs sowie den distalen Pankreasgang. Der Tumor wächst früh in das dorsale peripankreatische Fettgewebe entlang der Nerven ein, ummauert V. und A. mesentericae superiores und bricht oft in diese Gefäße ein.

Histologisch finden sich relativ gut differenzierte gangartige Drüsenstrukturen mit Schleimproduktion (> Abb. 35.7b), die das Pankreasgewebe infiltrieren und von einer Fibrose begleitet werden (Desmoplasie). **Histologische Varianten** sind das adenosquamöse Karzinom (eine Mischung von Drüsen- und Plattenepithelformationen) und das anaplastische (undifferenzierte) Karzinom. Als Vorläufer werden Gangveränderungen angesehen, die als Pankreatische Intraepitheliale Neoplasie (PanIN) bezeichnet werden. Während PanIN vom Grad 1 und 2 noch keine eindeutigen Zellatypien erkennen lassen, kennzeichnet eine PanIN Grad 3 den Übergang in ein Karzinom.

Verlauf Die Tumoren breiten sich frühzeitig lymphogen und perineural im retroperitonealen Fettgewebe aus. Die ersten Metastasen finden sich in den regionären Lymphknoten und in der Leber. Tumoren im Pankreasschwanz können zu einer Peritonealkarzinose führen.

Klinische Relevanz Das **Leitsymptom** des Pankreaskopfkarzinoms ist der Ikterus, der durch tumoröse Stenosierung des distalen Ductus choledochus verursacht wird. Typisch sind außerdem Gewichtsverlust und abdominale, in den Rücken ausstrahlende Schmerzen. Die lokale Tumorausbreitung kann eine Duodenalstenose oder einen Aszites bei Peritonealkarzinose zur Folge haben.

Die **Diagnose** wird durch Ultraschall, Endosonografie und/oder CT gestellt. Tumoren unter 1 cm werden bislang nur im Ausnahmefall entdeckt. Als Serummarker dienen CA 19-9 und CEA. Differenzialdiagnostisch sind, abgesehen von der chronischen Pankreatitis, die seltenen zystischen Tumoren und neuroendokrinen Neoplasien abzugrenzen. Eine Feinnadelbiopsie kann zur Klärung beitragen und ist notwendig, wenn das Karzinom inoperabel ist und chemotherapeutisch behandelt werden soll.

Die **intraoperative Schnellschnittdiagnostik** (Gefrierschnitt; > Kap. 1) dient zum Ausschluss von Metastasen in Lymphknoten oder der Leber sowie zur Sicherung „tumorfreier" Resektionsränder.

Die **postoperative Diagnostik** resezierter Tumoren nimmt zur histologischen Typisierung, zum Grading und zur Stadieneinteilung nach TNM Stellung und dient dem weiteren therapeutischen Vorgehen und der Prognoseeinschätzung. Die Prognose ist schlecht. Nur 10–20% der Patienten haben zum Zeitpunkt der Diagnose noch einen operablen Tumor, und nur 1–2% der operierten Patienten überleben 5 Jahre.

35.5.2 Seltene Pankreastumoren

Seröses Zystadenom (SCA)

Dieser **benigne Tumor** tritt häufig bei Frauen (Altersgipfel 70 J.) auf und ist meist ein Zufallsbefund. Die oft großen Tumoren (4–10 cm) bestehen aus kleinen Zysten mit serösem Inhalt, die um eine zentrale sternförmige Narbe angeordnet sind (> Abb. 35.8). Maligne Formen sind extrem selten.

Intraduktale papillär-muzinöse Neoplasie (IPMN)

Diese primär intraduktal wachsenden Neoplasien gehören zu den häufigsten zystischen Pankreastumoren. Sie stellen eine heterogene Tumorgruppe dar. Gemeinsam ist ihnen
- das häufigere Auftreten bei Männern als bei Frauen (3 : 2; Altersgipfel 60–70 J.),
- die bevorzugte Lokalisation im Pankreaskopf (> Abb. 35.9) und
- der Übergang in ein intraduktales und schließlich invasiv wachsendes Adenokarzinom (Adenom-Karzinom-Sequenz).

Unterschiede ergeben sich aus der Lokalisation (Hauptgang vs. Seitengang) und aus dem Zelltyp (intestinal, pankreatobiliär, onkozytär, gastrisch). Dadurch lassen sich gegenwärtig 4 Typen unterscheiden:

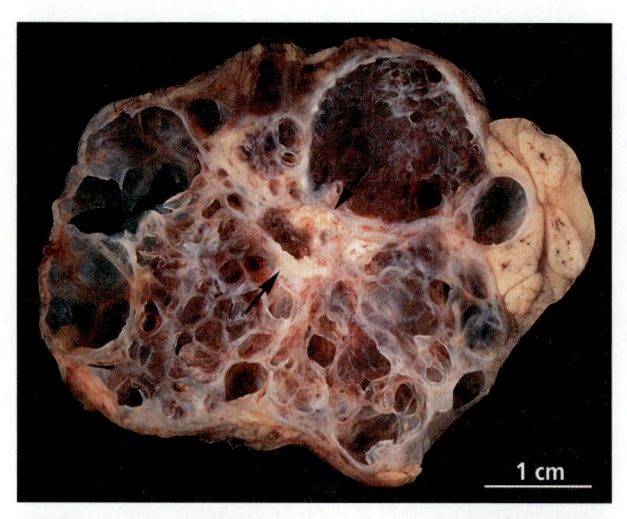

Abb. 35.8 Seröses Zystadenom mit zentraler sternförmiger Narbe (Pfeile).

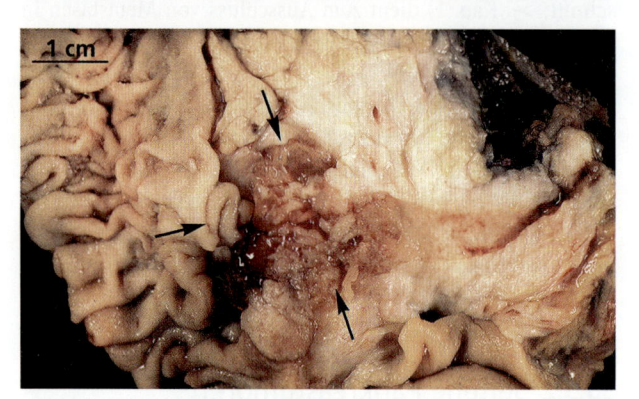

Abb. 35.9 Intraduktale papillär-muzinöse Neoplasie (Pfeile) mit Ausbreitung im Bereich der Papilla Vateri und des einmündenden Pankreasgangs.

- Der **intestinale Typ** liegt im Hauptgang, seine neoplastischen Zellen ersetzen das normale Gangepithel und zeigen einen intestinalen Phänotyp und eine starke viskose Schleimproduktion. Dadurch wird der betroffene Gangabschnitt zystisch erweitert (3–4 cm). Kommt es im Verlauf zu einem invasiven Karzinom, entsteht ein sog. Kolloidkarzinom (schleimreiches Karzinom).
- Beim **pankreatobiliären und onkozytären Phänotyp,** die ebenfalls im Hauptgang liegen, findet sich weniger Schleim, dafür ausgeprägte papilläre Proliferationen, die, wenn sie invasiv werden, ein duktales Adenokarzinom bilden.
- Beim **gastrischen Phänotyp** sind die Seitengänge, meist im Proc. uncinatus, betroffen und durch Schleimansammlung dilatiert.

Pathogenese
Der Schleim (oder das Tumorgewebe) engt das Lumen des betroffenen Pankreasgangs ein. Folge ist eine Sklerosierung des tumorfreien Pankreasgewebes wie bei einer obstruktiven chronischen Pankreatitis. Dadurch entsteht nach langer Krankheit eine exokrine Pankreasinsuffizienz.

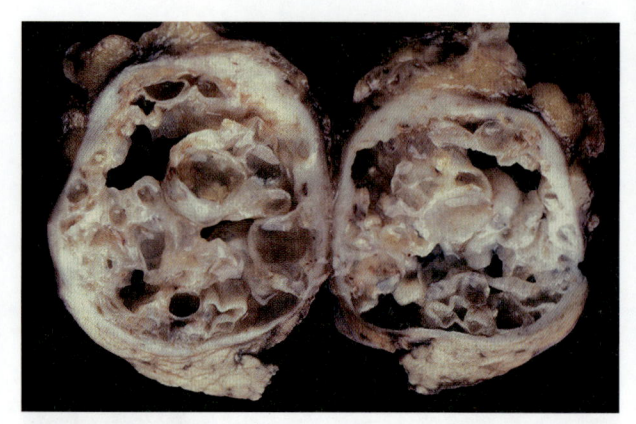

Abb. 35.10 Muzinös-zystischer Tumor mit multilokulärer Schnittfläche.

Prognose Die Prognose der IPMN ist gut, wenn der Tumor vollständig entfernt werden kann. Aber auch noch im invasiven Stadium ist sie meist besser, insbesondere beim intestinalen und gastrischen Typ, als beim duktalen Adenokarzinom.

Muzinös-zystische Neoplasie (MCN)

Diese zystische Neoplasie betrifft nahezu nur Frauen (Alter 40–60 Jahre) und liegt zu 90% im Pankreasschwanz. Ihr Durchmesser variiert von 6–10 cm.

Morphologie
Die Schnittfläche zeigt einzelne Zysten, die zähen Schleim enthalten (➤ Abb. 35.10). Das primär gut differenzierte neoplastische Epithel wird nach langem Verlauf oder unvollständiger Resektion stark atypisch und infiltriert schließlich als invasiv wachsendes Adenokarzinom das umgebende Gewebe (Adenom-Karzinom-Sequenz).

Prognose Die MCN mit invasiver Komponente verhalten sich in Ausbreitung und Prognose wie duktale Pankreaskarzinome. Gelingt die totale Resektion des Tumors und fehlt eine invasive Komponente, ist die Prognose gut.

Azinuszellkarzinom

Der Tumor (➤ Abb. 35.11) tritt häufiger bei Männern als bei Frauen auf (Altersgipfel: 55–65 J.) und wird oft erst entdeckt, wenn Lebermetastasen vorliegen. Die azinär differenzierten neoplastischen Zellen bilden Lipase und andere Enzyme. Viele Azinuszellkarzinome sprechen auf eine Chemotherapie an. Ihre Prognose ist aber dennoch relativ schlecht.

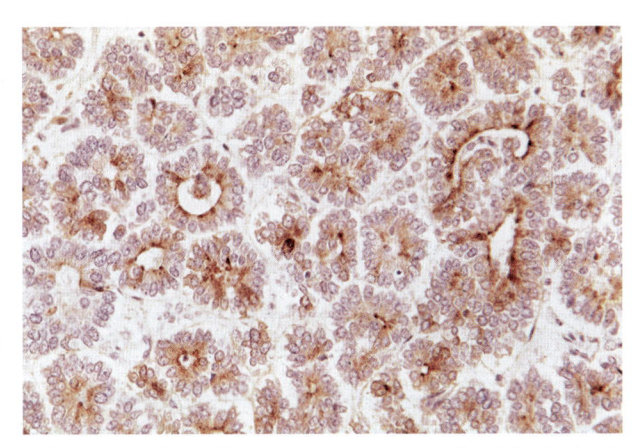

Abb. 35.11 Azinuszellkarzinom. Die immunzytochemische Nachweis von Trypsinogen zeigt eine deutliche apikale Positivität in den gut differenzierten azinären Strukturen des Karzinoms. Vergr. 200-fach.

Weitere seltene Pankreastumoren

Im Kleinkindesalter wird das **Pankreatoblastom,** ein maligner Tumor mit relativ guter Prognose beobachtet. Bei jungen Frauen tritt typischerweise die **solid-pseudopapilläre Neoplasie** auf, die bei vollständiger Resektion eine sehr gute Prognose besitzt.

35.6 Tumoren der Papilla Vateri

Die meisten Papillentumoren (➤ Abb. 35.12) sind Adenokarzinome, die histologisch dem duktalen Pankreaskarzinom gleichen (➤ Kap. 35.6.1). Vorläufer dieser Karzinome sind tubulovillöse Adenome. Die Prognose ist besser als beim duktalen Pankreaskarzinom, da bereits bei geringer Tumorgröße ein Ikterus auftritt und daher eine frühe Diagnose möglich ist.

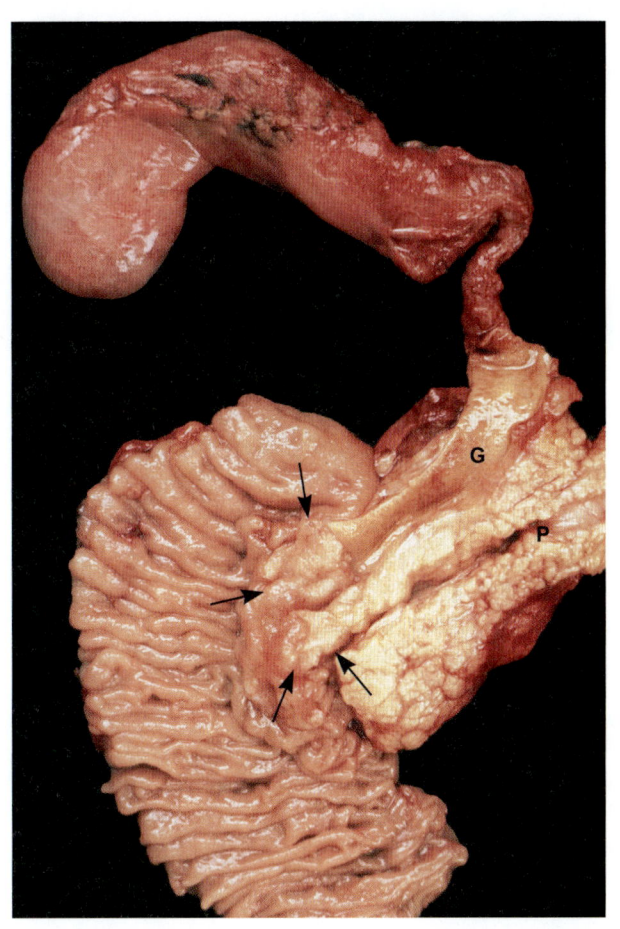

Abb. 35.12 Papillenkarzinom (Pfeile) und prästenotisch dilatierter Gallengang (G). Pankreaskopfresektat (Resektion nach Whipple) mit Duodenum und Gallenblase. P = Pankreasgang.

KAPITEL 36

C. Langner, F.A. Offner

Peritoneum

36.1	Normale Struktur und Funktion	685	36.4	Tumorähnliche Läsionen	688
			36.4.1	Papilläre mesotheliale Hyperplasie	688
36.2	Peritonitis	686	36.4.2	Zysten	688
36.2.1	Akute Peritonitis	686	36.4.3	Retroperitoneale Fibrose	688
36.2.2	Chronische Peritonitis	686			
36.2.3	Tuberkulöse Peritonitis	687	36.5	Abnormer Inhalt der Bauchhöhle	688
			36.5.1	Aszites	688
36.3	Tumoren	687	36.5.2	Hämaskos	689
36.3.1	Malignes Mesotheliom	687	36.5.3	Pneumoperitoneum	689
36.3.2	Primäres Karzinom des Peritoneums	687			
36.3.3	Tumormetastasen im Peritoneum	687	36.6	Hernien	689
36.3.4	Pseudomyxoma peritonei	687	36.6.1	Äußere Hernien	689
36.3.5	Mesenchymale Tumoren	688	36.6.2	Innere Hernien	690
			36.6.3	Komplikationen der Hernien	690

Zur Orientierung

Das große Netz mit seinem Peritonealüberzug spielt eine wichtige Rolle bei der Abwehr von Infektionen, z.B. durch Abdeckung von perforierten Hohlorganen (Gallenblase, Gastrointestinaltrakt) und damit lokale Begrenzung von Entzündungsprozessen. Durch Sekretion und Resorption von Flüssigkeit ist das Peritoneum in den Flüssigkeitshaushalt des Organismus, aber auch in die Abwehr von Erregern aus dem Magen-Darm-Trakt eingeschaltet. Entzündliche Erkrankungen des Peritoneums (**Peritonitis**) verursachen sehr intensive Schmerzen und oft ein **akutes Abdomen**. Sie sind häufig Folge fortgeleiteter Entzündungen im Gastrointestinaltrakt und können nach narbiger Abheilung Verwachsungen der Abdominalorgane (Adhäsionen) nach sich ziehen, welche ihrerseits Komplikationen wie beispielsweise einen mechanischen Ileus verursachen können. **Tumoren** können primär im Peritoneum entstehen, wesentlich häufiger greifen sie aber von Organen der Bauchhöhle auf das Peritoneum über. Gesteigerte Flüssigkeitssekretion bzw. verminderte Resorption führt zu abnormer Flüssigkeitsansammlung in der Bauchhöhle (**Aszites**). Häufig und daher besonders relevant sind die verschiedenen Formen der **Hernien**. Die morphologische Diagnostik umfasst vornehmlich die zytologische Analyse von Punktatflüssigkeiten und die histologische Beurteilung von Gewebeproben bei klinischem Tumorverdacht. Besondere differenzialdiagnostische Bedeutung kommt verschiedenen benignen Erkrankungen zu, die disseminiert die peritoneale Oberfläche betreffen können, wie z.B. die Endometriose.

36.1 Normale Struktur und Funktion

Das Peritoneum (Bauchfell) besteht aus dem parietalen (Peritoneum parietale) und dem viszeralen Anteil (Peritoneum viscerale). Das Peritoneum parietale kleidet die Bauchhöhle (Peritonealhöhle) aus, das Peritoneum viscerale überzieht die in der Bauchhöhle (intraperitoneal) gelegenen Bauch- und Beckenorgane. Das Peritoneum besteht aus einer bindegewebigen, an Gefäßen, Nerven und elastischen Fasern reichen Verschiebeschicht (Tela subserosa) und der darüber liegenden Serosa (Tunica serosa), die sich aus einer dünnen, feinfaserigen Bindegewebsunterlage (Lamina propria serosae) und einem einschichtigen Epithel (Mesothel) zusammensetzt. Durch die Mesothelüberkleidung ist das Peritoneum glatt und glänzend. Durch eine geringe Menge seröser Flüssigkeit wird die Gleitfähigkeit der intraperitonealen Organe erleichtert. Über das Peritoneum (Oberfläche ca. 2 m²) können große Mengen von Flüssigkeit resorbiert und ausgeschieden werden, wobei auch ein Elektrolytaustausch erfolgt (Bedeutung bei der Peritonealdialyse).

36.2 Peritonitis

Definition Unter Peritonitis werden entzündliche Veränderungen des Peritoneums verstanden, die auf belebte (Bakterien, Viren, Pilze) oder unbelebte (z.B. mechanische, chemische, physikalische) Ursachen zurückgehen. Nach der Ausdehnung des Prozesses lassen sich lokalisierte und diffuse Peritonitiden, nach Morphologie und klinischem Bild akute und chronische Peritonitiden unterscheiden.

36.2.1 Akute Peritonitis

Die akute Peritonitis ist eine relativ häufige Erkrankung. Sie kann lokalisiert oder diffus sein. Bei der lokalisierten Form ist der entzündliche Herd durch das große Netz oder durch Darmschlingen abgedeckt.
Ätiologie Überwiegend wird die akute Peritonitis durch **Bakterien** (z.B. gramnegative Bakterien wie *E. coli, Proteus,* Enterokokken, Clostridien) hervorgerufen. Häufig handelt es sich um eine Mischinfektion, an der sich auch Streptokokken und andere Bakterien beteiligen. Bakterien gelangen bei einer **Perforation** (Durchbruch) oder durch **Penetration** (Durchwanderung) der Wand von Hohlorganen (Appendizitis, peptische Ulzera, Cholezystitis, Divertikulitis, Darminfarkt) sowie als Folge von **Verletzungen** durch direkte Keimeinbringung in die Bauchhöhle. Gelangt dabei Darminhalt in die Bauchhöhle, spricht man von einer sterkoralen Peritonitis (lat.: stercus, Kot). Eine hämatogene Entstehung ist selten. Bei Kindern kann es selten zu einer hämatogenen primären Peritonitis durch Pneumokokken kommen. Bei Erwachsenen mit Leberzirrhose und Aszites ist die primäre spontane bakterielle Peritonitis eine gefürchtete Komplikation.

Abakterielle („chemische") Peritonitiden entstehen durch ausgetretenen Magensaft, Pankreassaft, Galle, Blut, Fremdkörper (z.B. Talkum mit granulomatöser Fremdkörperreaktion) oder andere chemische Noxen (z.B. bei Urämie). In diesen Fällen kommt es nicht selten zu einer sekundären bakteriellen Besiedlung.

Morphologie
Im Frühstadium der akuten Peritonitis kommt es zu einer Gefäßerweiterung in der Subserosa (Rötung). In der Folge kommt es zur Ausbildung eines Exsudats, das zuerst serös, später fibrinös (**fibrinöse Peritonitis**; ➤ Abb. 36.1), aber auch von neutrophilen Granulozyten (**eitrige Peritonitis**) durchsetzt ist. Bei ausgeprägter Erkrankung kann durch Gefäßschädigung mit Blutaustritt auch eine hämorrhagische Komponente hinzutreten (**hämorrhagische Peritonitis**). Bei Überleben kommt es zu einer Organisation des Exsudats durch Granulationsgewebe und schließlich zur Entwicklung von Narbengewebe (Fibrose, Adhäsionen).

Komplikationen Die akute diffuse Peritonitis ist bei Fehlen einer adäquaten Behandlung mit hoher Letalität verbunden. Komplikationen sind:
- **Darmparalyse (paralytischer Ileus):** Der paralytische Ileus kann eine Störung des Wasser- und Elektrolythaushalts verursachen. Der zusätzliche Bakterienaustritt aus dem Darm wiederum verstärkt die Peritonitis. Auf diese Weise kommt ein Circulus vitiosus in Gang.
- **(Endo-)Toxinämie** (➤ Kap. 48.3.5)
- **Peritonealer Schock:** Ursachen sind Endotoxinämie und Sepsis. Die Endotoxinämie entsteht durch Resorption bakterieller Endotoxine über das Peritoneum und die Sepsis durch Eindringen von Bakterien in die Zirkulation (➤ Kap. 7.10).

Bei lokalisierten Formen der Peritonitis (Abdeckung durch Darmschlingen oder das große Netz) können **Peritonealabszesse** resultieren (z.B. subphrenischer Abszess nach Perforation von Magen oder Gallenblase; Abszessbildung im Douglas-Raum des Beckens nach Perforation von Pseudodivertikeln des Colon sigmoideum = sog. Douglas-Abszess; perityphlitischer Abszess nach Perforation der Appendix).

Strangförmige fibröse Adhäsionen (sog. Briden) durch Organisation von Exsudat können zu mechanischem Ileus mit Obstruktion und Strangulation von Darmschlingen führen (➤ Kap. 30.4.1).

Klinische Relevanz Es handelt sich um ein schweres Krankheitsbild mit Schmerzen, Fieber, Leukozytose und „bretthart" Bauchdeckenspannung („akutes Abdomen").

36.2.2 Chronische Peritonitis

Die chronische Peritonitis kann aus einer akuten **bakteriellen** Peritonitis hervorgehen oder auch **abakteriell** (z.B. durch Fremd-

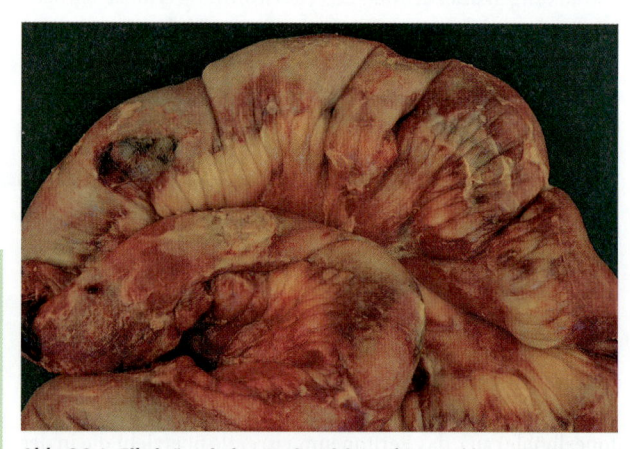

Abb. 36.1 Fibrinös-eitrige Peritonitis. Auf Darmschlingen und Mesenterium sind fibrinös-eitrige Beläge aufgelagert. Das Peritoneum ist durch aktive Hyperämie gerötet.

körper) bedingt sein. Eine Sonderform ist die **sklerosierende** (obstruktive) Peritonitis. Dabei kommt es zu einer Hyperplasie des Mesothels und zur Fibrose. Die in der Bauchhöhle gelegenen Organe (Darm, Leber, Milz) werden von einem verdickten weißen Peritoneum überkleidet („Zuckerguss"), das aus Myofibroblasten und kollagenem Bindegewebe besteht. Es kann dabei zur Einengung des Darmlumens (Obstruktion) kommen. Derartige Veränderungen finden sich z.B. bei lang dauernder Peritonealdialyse oder als Folge von Fremdkörperreizen oder Medikamenten.

36.2.3 Tuberkulöse Peritonitis

Diese Erkrankung ist heute selten. Sie entsteht entweder durch Fortleitung aus einem tuberkulös veränderten mesenterialen Lymphknoten, der Tube oder dem Darm. Auch eine hämatogene Aussaat in das Peritoneum ist möglich.

Morphologie
Wie generell bei der Tuberkulose lassen sich eine produktive und eine exsudative Form unterscheiden (➤ Kap. 48.3.6).

36.3 Tumoren

36.3.1 Malignes Mesotheliom

Es handelt sich um eine vom Mesothel ausgehende maligne Neoplasie, die morphologisch jener in der Pleura (➤ Kap. 25.4.2) entspricht, aber wesentlich seltener ist. Betroffen sind Patienten (häufiger Männer als Frauen) im mittleren und höheren Lebensalter. Der Tumor ist mit Asbestexposition assoziiert.

Morphologie
Die neoplastischen Veränderungen können sehr ausgedehnt sein. Unterschiedliche histologische Typen lassen sich abgrenzen:
- **epithelialer** Typ (häufig papillär)
- **mesenchymaler** (sarkomatöser) Typ
- **gemischter** (biphasischer) Typ (Kombination)

Der epitheliale Typ überwiegt.

36.3.2 Primäres Karzinom des Peritoneums

Es handelt sich um seltene Karzinome, die morphologisch und molekulargenetisch weitgehend den Karzinomen des Ovars entsprechen, aber nicht von der Oberfläche des Ovars, sondern primär von der Oberfläche des Peritoneums ausgehen. Meistens sind es seröse Karzinome mit hohem Malignitätsgrad. Neuere Studien gehen davon aus, dass sie durch peritoneale Implantation von Tumorzellen entstehen, die von winzigen, nur mikroskopisch fassbaren, intraepithelialen Karzinomen der Tuben (insbesondere der Fimbrien) stammen.

36.3.3 Tumormetastasen im Peritoneum

Syn.: Carcinosis peritonei (Peritonealkarzinose)

Metastatische Tumoren sind die häufigsten (malignen) Tumoren, die das Peritoneum betreffen. Der Befall des Peritoneums erfolgt durch kontinuierliche Ausbreitung von Organtumoren des Bauchraums oder durch lymphogene (Lymphangiosis carcinomatosa), seltener durch hämatogene Ausbreitung (z.B. malignes Melanom). Eine Peritonealkarzinose durch kontinuierliche Tumorausbreitung findet sich vor allem bei Karzinomen des Gastrointestinaltrakts und des Ovars. Die Folge sind meist ausgedehnte kavitäre Metastasierungen, die häufig mit einer abnormen Flüssigkeitsansammlung in der Bauchhöhle einhergehen (➤ Kap. 36.5.1).

Morphologie
Die Karzinose des Peritoneums kann sich einerseits in Form multipler, unterschiedlich großer Knötchen und umschriebener Platten (➤ Abb. 36.2), andererseits in Form einer diffusen grauweißen Verdickung großer Peritonealabschnitte äußern. Die letztgenannten Veränderungen finden sich vor allem bei Karzinomen des Ovars und bei Magenkarzinomen vom diffusen Typ.

36.3.4 Pseudomyxoma peritonei

Es handelt sich um eine tumorbedingte Ansammlung von Schleim in der Bauchhöhle. Ausgangspunkt sind schleimbildende Tumoren zumeist der Appendix, seltener anderer Abschnitte des Kolorektums, der Gallenblase, des Pankreas oder des Ovars. Der Schleim und/oder die Tumorzellen können dabei unmittelbar (z.B. durch tumorbedingte Perforation der Serosa), aber auch durch chirurgische Tumoreröffnung in die Bauchhöhle ge-

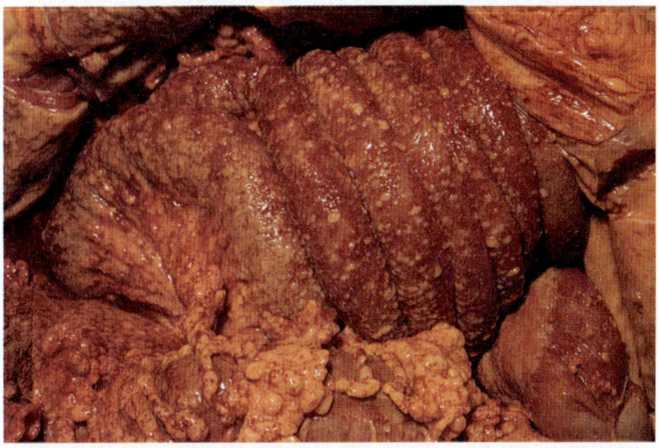

Abb. 36.2 Carcinosis peritonei. Das Peritoneum viscerale (Darmschlingen und Mesenterium) ist übersät von grauweißen Tumorauflagerungen mit gerötetem (hämorrhagischem) Randsaum.

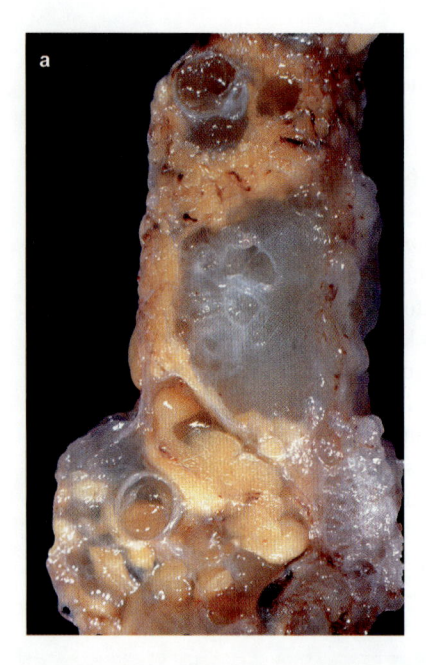

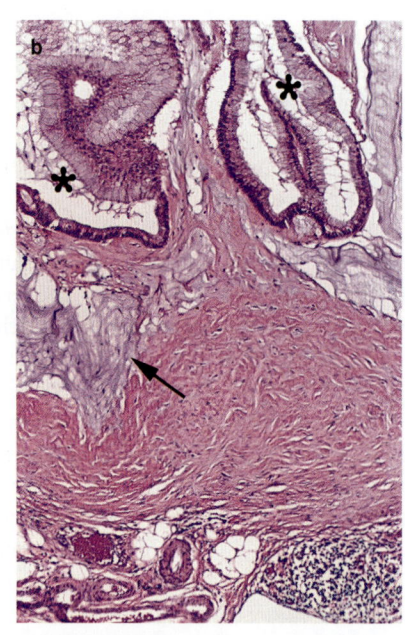

Abb. 36.3 Pseudomyxoma peritonei.
a Durchsetzung des Omentum majus durch Schleimseen. **b** Schleimmassen (Pfeil) und schleimbildende Epithelzellen (Sterne) aus einer rupturierten Mukozele der Appendix ersetzen das Fettgewebe.

langen. Dort produzieren die Tumorzellen extensiv Schleim (> Abb. 36.3). Die WHO empfiehlt neuerdings eine zweistufige Klassifikation des Pseudomyxoma peritonei: Das **niedrig gradige (low grade) Pseudomyxom** wird zumeist durch niedrig gradige muzinöse Tumoren der Appendix („low grade appendiceal mucinous neoplasm" bzw. LAMN, > Kap. 31.6) verursacht, wobei dieser Begriff die früher sog. disseminierte peritoneale Adenomuzinose (DPAM) einschließt. Das **hochgradige (high grade) Pseudomyxom** entsteht durch peritoneale Ausbreitung von Zellen eines muzinösen Adenokarzinoms und ist synonym der früher sog. peritonealen muzinösen Karzinomatose (PMCA). Letzteres hat eine wesentlich schlechtere Prognose.

36.3.5 Mesenchymale Tumoren

Im Peritoneum können verschiedene gutartige oder auch bösartige mesenchymale Tumoren (Lipome, Fibrome, Fibromatosen, Leiomyome, Liposarkome) entstehen. Sie sind selten und haben daher nur eine geringe praktische Bedeutung. Die Fibromatosen des Peritoneums können ein lokal aggressives Wachstum zeigen und zur Darmobstruktion und damit zu einem mechanischen Ileus führen. Bei der diffusen peritonealen Leiomyomatose (Leiomyomatosis peritonealis disseminata) ist das Peritoneum von Leiomyomknötchen übersät.

36.4 Tumorähnliche Läsionen

36.4.1 Papilläre mesotheliale Hyperplasie

Die hyperplastischen Mesothelveränderungen äußern sich meist in Form fingerförmiger Stromafortsätze, die von regelrechten, zum Teil aktivierten Mesothelzellen überkleidet sind. Hierbei handelt es sich um eine benigne reaktive Läsion als Folge lokaler Irritationen (Entzündung, Aszites, Tumor), die vom malignen Mesotheliom abzugrenzen ist.

36.4.2 Zysten

Zysten im Bereich des Peritoneums (Mesenterium, Omentum) können auf ausgeweitete Lymphgefäße, Entwicklungsanomalien oder mesotheliale Einschlüsse zurückgehen. Gelegentlich lassen sich im Peritoneum auch Endometriosezysten nachweisen. Auch Endosalpingeoseherde (tubale Metaplasie des Mesothels) können als zystische Läsionen klinisch in Erscheinung treten.

36.4.3 Retroperitoneale Fibrose

Es handelt sich um eine Fibrosierung des Retroperitoneums, die zu Einengung der Ureteren führen kann. Histologisch zeigt sich die Fibrose mit unterschiedlich ausgeprägter chronischer Entzündung. Die Erkrankung ist häufig mit sklerosierenden Entzündungen in anderen Bereichen (u.a. sklerosierende Cholangitis, Autoimmunpankreatitis, Speicheldrüse, Lunge, Niere) verbunden. Die Ätiologie ist weitgehend unklar, Medikamente können in einigen Fällen eine Rolle spielen. Im Gewebe können vermehrt IgG4-positive Plasmazellen nachweisbar sein („IgG4-related sclerosing disease").

36.5 Abnormer Inhalt der Bauchhöhle

36.5.1 Aszites

Syn.: Bauchwassersucht

Unter Aszites versteht man die Ansammlung von Flüssigkeit in der Bauchhöhle. Er entsteht als eiweiß- und zellarmes

Transsudat (klare Flüssigkeit) bei erhöhtem hydrostatischem Druck (Blutabflussstörung, portale Hypertonie, kardiale Stauung) oder bei erniedrigtem onkotischem Druck (> Kap. 7.4). Ein eiweiß- und zellreicheres **Exsudat** (trübe Flüssigkeit) bildet sich bei Entzündungen (Infektionen) und auch bei malignen Tumoren immer dann, wenn die Flüssigkeitssekretion die Resorptionskapazität des Peritoneums überschreitet. Bei einem **chylösen Aszites** tritt als Folge der Obstruktion größerer Lymphgefäße oder des Ductus thoracicus (häufig bedingt durch Tumoren) milchig-trübe (fetthaltige) Lymphflüssigkeit in die Bauchhöhle aus. **Hämorrhagischer Aszites** ist durch Blutbeimengung charakterisiert.
Klinische Relevanz Ausgeprägte Flüssigkeitsansammlungen bewirken eine Zunahme des Abdominalumfangs. Bei der klinischen Untersuchung fällt eine lagerungsabhängige Klopfschalldämpfung auf.

36.5.2 Hämaskos

Dies ist eine Blutansammlung in der Bauchhöhle als Folge von Traumen, Spontanruptur (z.B. Ruptur gutartiger Lebertumoren, Ruptur der Milz im Rahmen von Infektionen) oder Extrauterin-(Tubar-)Gravidität. Der Blutaustritt führt zu einer peritonealen Reizung mit abakterieller Peritonitis.

36.5.3 Pneumoperitoneum

Unter diesem Begriff wird eine Ansammlung von Luft oder Gas in der Peritonealhöhle verstanden. Dazu kommt es, wenn Luft oder Gas aus dem Gastrointestinaltrakt übertritt (durch Perforation oder Trauma), direkt eingebracht (z.B. iatrogen im Rahmen einer Laparoskopie) oder lokal (durch Gas bildende Bakterien) gebildet wird.

36.6 Hernien

Definition Unter **echten Hernien** wird die Verlagerung von Baucheingeweiden in Ausstülpungen des Peritoneums verstanden. Komponenten einer echten Hernie sind der Bruchring (Bruchpforte), der vom Peritoneum ausgekleidete Bruchsack und der Bruchinhalt (z.B. Eingeweide, großes Netz).
Wenn anstelle einer Ausstülpung ein Defekt des Peritoneums besteht, wird von **falschen Hernien** oder **Eingeweideprolaps** gesprochen.
Es lassen sich angeborene und erworbene sowie – nach anatomischen Gesichtspunkten – äußere und innere Hernien unterscheiden. **Äußere** Hernien sind unter der äußeren Haut sicht- oder tastbar. **Innere** Hernien entstehen durch Verlagerung von Eingeweiden in die Brusthöhle (durch das Zwerchfell) oder in den Retroperitonealraum.

36.6.1 Äußere Hernien

Inguinalhernie

Syn.: Hernia inguinalis, Leistenbruch, Leistenhernie
Epidemiologie Die Inguinalhernie ist die häufigste echte Hernie (90%). Zwei Drittel der Fälle sind indirekte (Hernia inguinalis lateralis), ein Drittel direkte (Hernia inguinalis medialis) Hernien. Die Prävalenz liegt bei etwa 0,5%. Männer sind häufiger betroffen als Frauen. In ca. 10% treten die Hernien bilateral auf.
Klinische Relevanz Ein Leistenbruch ist „reponibel", wenn der Bruchinhalt durch Manipulation von außen (ohne chirurgischen Eingriff) zurückverlagert werden kann. Unter drei Bedingungen wird er „irreponibel": bei Riesenhernien, Verwachsungen zwischen Bruchinhalt und Bruchsack (Hernia accreta) sowie bei Inkarzeration.

Hernia inguinalis lateralis

Syn.: indirekter Leistenbruch, indirekte Leistenhernie
Bei der **angeborenen Form** ist der Bruchsack der offene Processus vaginalis peritonei. Voraussetzung ist somit die fehlende Verödung des Processus vaginalis peritonei. Die Hernie kann unter dem Leistenband bis in das Skrotum (bzw. Labium majus) reichen. Eintrittspforte ist der innere Leistenring (Anulus inguinalis profundus) in der Fossa inguinalis lateralis, Austrittspforte der äußere Leistenring (Anulus inguinalis superficialis). Die Bruchpforte liegt **lateral** von den Vasa epigastrica. Der Bruchsack durchsetzt somit die Bauchwand schräg („indirekte Hernie"). Der Bruchinhalt liegt innerhalb einer einzigen, von Peritoneum ausgekleideten Höhle, in unmittelbarer Nachbarschaft des Hodens. Es fehlt somit ein Bruchsack im strengen Sinne (> Abb. 36.4a).
Bei der **erworbenen** („indirekten") Inguinalhernie ist der Processus vaginalis peritonei obliteriert. Die Hernie folgt dem Ductus deferens (Samenstrang). Hoden und Bruchinhalt liegen in getrennten Höhlen (> Abb. 36.4b). Große Hernien können beim Mann bis tief in das Skrotum reichen (Skrotalhernie). Begünstigend wirken erhöhter intraabdomineller Druck und höheres Lebensalter.

Hernia inguinalis medialis

Syn.: direkter Leistenbruch, direkte Leistenhernie
Der direkte Leistenbruch durchsetzt die Bauchwand gerade („direkt"). Eintrittspforte ist die Fossa inguinalis medialis, Austrittspforte der äußere Leistenring. Die Bruchpforte liegt **medial** der Vasa epigastrica. Es handelt sich dabei stets um **erworbene** Hernien (> Abb. 36.4c). Begünstigend wirken (wie bei der indirekten Leistenhernie) erhöhter intraabdomineller Druck und höheres Lebensalter.

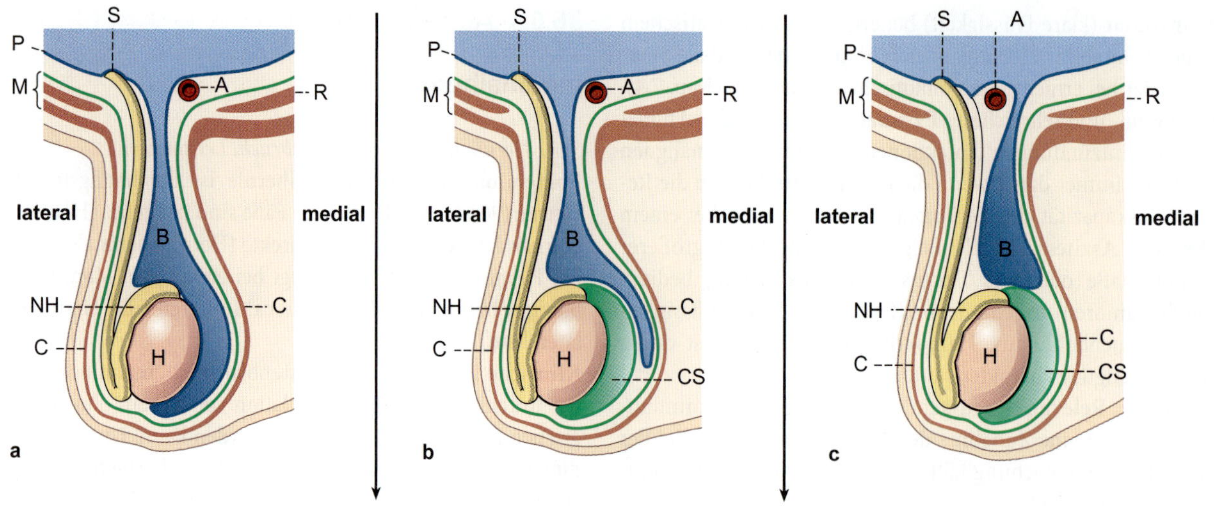

Abb. 36.4 Leistenhernien; B = Bruchsack, H = Hoden, NH = Nebenhoden, S = Samenstrang, P = Peritoneum, R = M. rectus abdominis, C = M. cremaster, CS = Cavum serosum testis, A = A. epigastrica inferior, M = Mm. transversus und obliquus internus mit Faszie (grün). **a** Angeborene Form einer indirekten Leistenhernie. **b** Erworbene Form einer indirekten Leistenhernie. **c** Direkte Leistenhernie.

Femoralhernie

Syn.: Hernia femoralis, Schenkelbruch, Schenkelhernie

Diese Hernie ist wesentlich seltener als die Inguinalhernie. Sie ist bei Frauen häufiger als bei Männern und stets **erworben.** Der Bruchsack tritt durch den medialen Anteil der unter dem Leistenband gelegenen Lacuna vasorum und wird in der Fossa ovalis sichtbar. Gelegentlich liegt als Bruchinhalt nur ein Teil der Darmwand vor (Darmwandbruch; Littré-Hernie, Richter-Hernie).

Hernia umbilicalis

Syn.: Nabelbruch, Nabelhernie

Diese Hernien kommen häufig bei Säuglingen, Kleinkindern und bei Multiparae vor. Anatomisch lassen sich eine direkte, angeborene und eine indirekte, erworbene Hernie unterscheiden. Die **direkte** Hernie folgt der Peritonealausstülpung innerhalb des Nabelrings. Sie bildet sich häufig zwischen dem 3. und 13. Lebensjahr spontan zurück. Die **indirekte** Hernie beruht auf einer Schwächung des Bindegewebes in der Nabelregion (häufiger bei Frauen nach wiederholten Schwangerschaften).

Nabelschnurbruch

Syn.: Hernia funiculi umbilicalis, Nabelschnurhernie

Dabei handelt es sich um eine Hemmungsfehlbildung im Sinne mangelhaft verschlossener Bauchwand der Leibesmitte.

Weitere Hernienarten

Bei der **Hernia obturatoria** handelt es sich um den Durchtritt von Bruchinhalt durch den Canalis obturatorius.

Bei der **Hernia ischiadica** liegt die Bruchpforte im Bereich des Foramen ischiadicum majus oder minus.

Zu den **abdominellen Hernien** gehören Herniationen im Bereich der Linea alba, am Rande des M. rectus abdominis (Hernia ventralis lateralis), die epigastrischen Hernien (oberhalb des Nabels) und die Lumbalhernien. Ursachen sind häufig Überdehnung (bei Schwangerschaft) oder Schwächung der Bauchwand durch Operationen (Operationsnarben).

36.6.2 Innere Hernien

Hiatushernie

Syn.: Hernia diaphragmatica
➤ Kap. 27.5

Intraabdominelle Hernien

Es handelt sich dabei um Verlagerung von Bauchinhalt in anatomisch präformierte Recessus (Recessus duodenalis superior), durch Mesenterialdefekte oder in das Foramen epiploicum (Bursa omentalis).

36.6.3 Komplikationen der Hernien

Die wichtigste und schwerwiegendste Komplikation der Hernien ist die Einklemmung (Inkarzeration). Dabei lassen sich eine

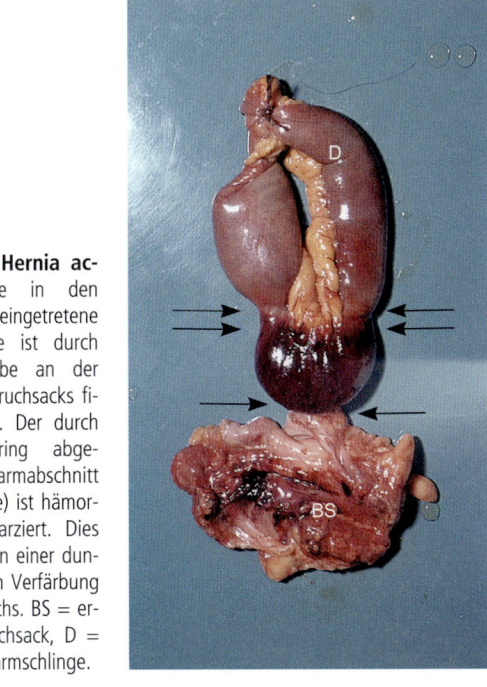

Abb. 36.5 Hernia accreta. Eine in den Bruchsack eingetretene Darmschlinge ist durch Narbengewebe an der Wand des Bruchsacks fixiert (Pfeile). Der durch den Bruchring abgeschnürte Darmabschnitt (Doppelpfeile) ist hämorrhagisch infarziert. Dies äußert sich in einer dunkel-blauroten Verfärbung dieses Bereichs. BS = eröffneter Bruchsack, D = resezierte Darmschlinge.

elastische Einklemmung und eine Koteinklemmung unterscheiden.

- Bei der **elastischen Einklemmung** wird die Bruchpforte (Bruchring) durch Erhöhung des intraabdominellen Drucks (Bauchpresse, Husten) erweitert, sodass Eingeweide in den Bruchsack eintreten. Nach Abnahme des intraabdominellen Drucks und dadurch bedingter Verengung der Bruchpforte werden die Eingeweide im Bruchsack zurückgehalten.
- Bei der **Koteinklemmung** führt die Füllung der zuführenden Darmschlinge mit Darminhalt zu einer Kompression der abführenden Schlinge, sodass der Darminhalt nicht abfließen kann und stagniert.

Folgen der Einklemmung sind mechanischer Ileus und hämorrhagische Infarzierung des Darms durch Kompression der Venen mit folgender Darmwandnekrose und Entzündung. Durch Perforation und Fistelbildung kann eine zunächst lokale, dann diffuse eitrige Peritonitis entstehen. Als Folge lokaler Entzündungsprozesse kann der Bruchinhalt in der Hernie fixiert werden: Hernia accreta (lat.: accretus = angewachsen) (➤ Abb. 36.5).

KAPITEL 37

H. Moch, D. Kerjaschki, R. Kain, K. Amann
* In der Vorauflage unter Mitarbeit von H. Nizze

Niere

37.1	Normale Struktur und Funktion 694	37.7	Kreislaufstörungen 714
		37.7.1	Arterielle Störungen 714
37.2	Fehlbildungen 694	37.7.2	Venöse Störungen 714
		37.7.3	Allgemeine Kreislaufstörungen 714
37.3	Zystische Nierenerkrankungen 696		
37.3.1	Nierenzysten 696	37.8	Gefäßerkrankungen 714
37.3.2	Zystennieren 696	37.8.1	Atherosklerose 714
		37.8.2	Arteriolosklerose 714
37.4	Glomeruläre Erkrankungen 697	37.8.3	Thrombotische Mikroangiopathie (TMA) .. 715
37.4.1	Glomerulonephritis 697	37.8.4	Fibromuskuläre Dysplasie (FMD) 715
37.4.2	Glomerulopathie 708		
		37.9	Schrumpfnieren 715
37.5	Tubulopathien 709		
37.5.1	Akutes ischämisches Nierenversagen 709	37.10	Nierentumoren 716
37.5.2	Akutes toxisches Nierenversagen 709	37.10.1	Benigne epitheliale Tumoren 716
37.5.3	Nephrokalzinose 710	37.10.2	Nierenzellkarzinom 717
37.5.4	Uratnephropathie 710	37.10.3	Nierenbeckenkarzinom 719
37.5.5	Tubuläre Speicherungen 710	37.10.4	Nephroblastom 720
		37.10.5	Mesenchymale Tumoren 720
37.6	Interstitielle Nephritiden 711	37.10.6	Neue Tumorentitäten 720
37.6.1	Bakterielle interstitielle Nephritiden 711	37.10.7	Metastasen 720
37.6.2	Obstruktive Nephropathie 712		
37.6.3	Sonderform Refluxnephropathie 713		
37.6.4	Abakterielle interstitielle Nephritiden 713		
37.6.5	Nierentuberkulose 713		

Zur Orientierung

Die Nieren eliminieren Stoffwechselendprodukte aus dem Körper. Daneben regulieren sie sowohl den Wasser- und Elektrolythaushalt als auch das Säure-Basen-Gleichgewicht. Außerdem sind sie Syntheseort und Erfolgsorgan mehrerer Hormone. Dieses breite renale Funktionsspektrum wird durch ein strukturelles Quartett aus **Glomeruli, Tubuli, Interstitium** und **Gefäßen** gewährleistet. Bei den einzelnen Nierenerkrankungen sind diese 4 morphologischen Gewebestrukturen in unterschiedlichem Ausmaß und wechselnder Verknüpfung betroffen. Deshalb können bei Nierenerkrankungen so unterschiedliche Leitsymptome wie Ödeme wegen eines Proteinverlusts, eine Hypertonie bei Minderdurchblutung infolge glomerulärer Schäden, eine Hämaturie oder Schmerzen, insbesondere bei interstitiellen Entzündungen, oder ein progredientes Nierenversagen bei chronischen Erkrankungen auftreten. Bei Nierenfunktionsstörungen kann eine **Punktionsbiopsie** für die präzise Diagnostik erforderlich sein. Primäre und sekundäre glomeruläre Erkrankungen sind die häufigsten Ursachen für Nierenersatztherapien (Dialyse, Nierentransplantation).

37.1 Normale Struktur und Funktion

Aufbau der Niere

Die paarigen Nieren wiegen zusammen zwischen 250 und 300 g. Die Schnittfläche lässt Rinde und Mark erkennen. Die Rinde enthält die **Glomeruli** sowie die proximalen und distalen **Tubuli.** Die Mark umfasst die Pyramiden mit je 8–10 Papillen pro Niere, die in die Nierenbeckenkelche hineinragen.

Die morphologisch-funktionelle Einheit einer Niere ist das **Nephron** (➤ Abb. 37.1) mit Glomerulus und zugehörigem Tubulus- und Sammelrohrsystem. Diese werden von interstitiellem Bindegewebe umhüllt, in dem die Blutgefäße verlaufen. Beide Nieren enthalten zusammen 2 Mio. Nephrone, deren Glomeruli insgesamt täglich 150 l Primärharn bilden. Dieser wird durch Rückresorption in den Tubuli auf 1,5 l Endharn konzentriert. Die Durchblutung der Nieren liegt bei 25% des Herzminutenvolumens und damit bei täglich etwa 1500 l Blut, sodass das gesamte Körperblut 300-mal pro Tag die Nieren passiert.

Für die Bildung des proteinfreien Primärharns ist der Aufbau der Filtrationsmembran der Glomeruli von Bedeutung:

Das fenestrierte **Endothel** wirkt als grobes Sieb, das einen direkten Kontakt des Plasmas mit der Basalmembran zulässt.

Die **Basalmembran** (BM) ist die entscheidende Filterbarriere. Chemisch besteht sie aus Kollagen IV (über 50% des Trockengewichts), komplexen Glykoproteinen wie Laminin und polyanionischen Proteoglykanen wie Heparansulfat. Aufgrund ihres Gehalts an Proteoglykanen weist die Innenseite der Basalmembran eine negative Ladung auf und stößt damit anionische Proteine ab. Funktionell ist die Basalmembran ein molekulares „Sieb" mit einer Porengröße von 3,5 nm. Die Lochgröße entspricht damit etwa der Größe anionischer Albuminmoleküle, die wegen ihrer negativen Ladung die Basalmembran normalerweise nicht passieren.

Die außen gelegenen **Epithelzellen** (Podozyten) besitzen zahlreiche Fußfortsätze, die mit der Basalmembran Kontakt haben.

Funktionen der Niere

- **Erhaltung der biochemischen Homöostase** (exkretorische Funktionen):
  - Entgiftung und Ausscheidung wasserlöslicher, nicht proteingebundener körpereigener Stoffe sowie von Stoffwechselprodukten körperfremder Substanzen (Pharmaka und Gifte)
  - Regulation von Wasser- und Elektrolythaushalt
  - Regulation des Säure-Basen-Haushalts
- **Synthese von Hormonen** (inkretorische Funktionen):
  - Erythropoetin (stimuliert die Bildung von Erythrozyten)
  - 1,25-Dihydroxycholecalciferol (fördert die enterale Kalziumabsorption und die renal-tubuläre Kalziumreabsorption)
  - Prostaglandine (wirken auf den Salz- und Wasserhaushalt sowie auf den Gefäßtonus)
  - Synthese und Freisetzung von modulierenden Faktoren der Blutdruckregulation (Renin-Angiotensin-System, Kallikrein-Kinin-System)
- **Erfolgsorgan extrarenal gebildeter Hormone:**
  - Katecholamine
  - Aldosteron
  - Parathormon (PTH)
  - atriales natriuretisches Peptid
  - natriuretisches Hormon

37.2 Fehlbildungen

Definition Fehlbildungen sind anlagebedingte Entwicklungsstörungen oder Form- und Lageanomalien der Nieren, deren Erklärung sich aus der Nierenentwicklung ergibt. Dabei bilden sich normalerweise aus dem Mesoderm der Ursegmentstiele Vorniere, Urniere und Nachniere. Aus einem Spross des Urnierengangs (Wolff-Gang) entwickelt sich die Ureterknospe, deren Verzweigungen zu Sammelröhrchen werden und im Nachnierengewebe die Entwicklung von Glomeruli und Tubuli induzieren.

Pathogenese

Ein- oder doppelseitiges Fehlen einer Niere (**Arenie**) kann durch fehlende Anlage (**Agenesie**) oder durch Ausbleiben von Wachstum und Differenzierung bei vorhandener Anlage (**Aplasie**) zustande kommen. Die Ursachen sind meist unbekannt. Pathogenetisch dürfte die fehlende oder unzureichende Induktion des metanephrogenen Gewebes durch die Ureterknospe(n) eine wesentliche Rolle spielen. Eine beidseitige Arenie führt rasch zu einer tödlichen Urämie. Häufig liegt eine Kombination mit Gesichtsfehlbildungen vor (**renofaziale Dysplasie; sog. Potter-Syndrom**). Die einseitige Arenie ist gehäuft mit Fehlbildungen der Genitalorgane kombiniert. Die **Nierenhypoplasie** (hypoplastische Zwergniere) ist eine zu kleine Niere mit sonst regelrechter Differenzierung (➤ Abb. 37.2).

Lageveränderungen (Heterotopien) der Niere sind:
- **Beckennieren** mit Abgang der Gefäße aus Beckenaorta oder Beckengefäßen sowie kurzen Ureteren,
- **Kuchennieren** mit ventral und kaudal gelegenem Nierenbecken,
- **Hufeisennieren** mit Verschmelzung beider unterer Nierenpole durch eine Parenchymbrücke und nach ventral gerichteten Nierenbecken und Ureterabgängen sowie unterschiedlich lokalisierte
- **unilaterale Verschmelzungsnieren**

Heterotopien erklären sich durch ein Verbleiben in mehr oder weniger „embryonaler (Becken-)Lage". Parenchymverschmelzungen resultieren aus der topografischen Nähe des beidseitigen metanephrogenen Gewebes in der Frühphase der Nierenentwicklung.

Senk- und Wandernieren sind erworbene Lageveränderungen infolge abnormer Beweglichkeit (Ren mobilis).

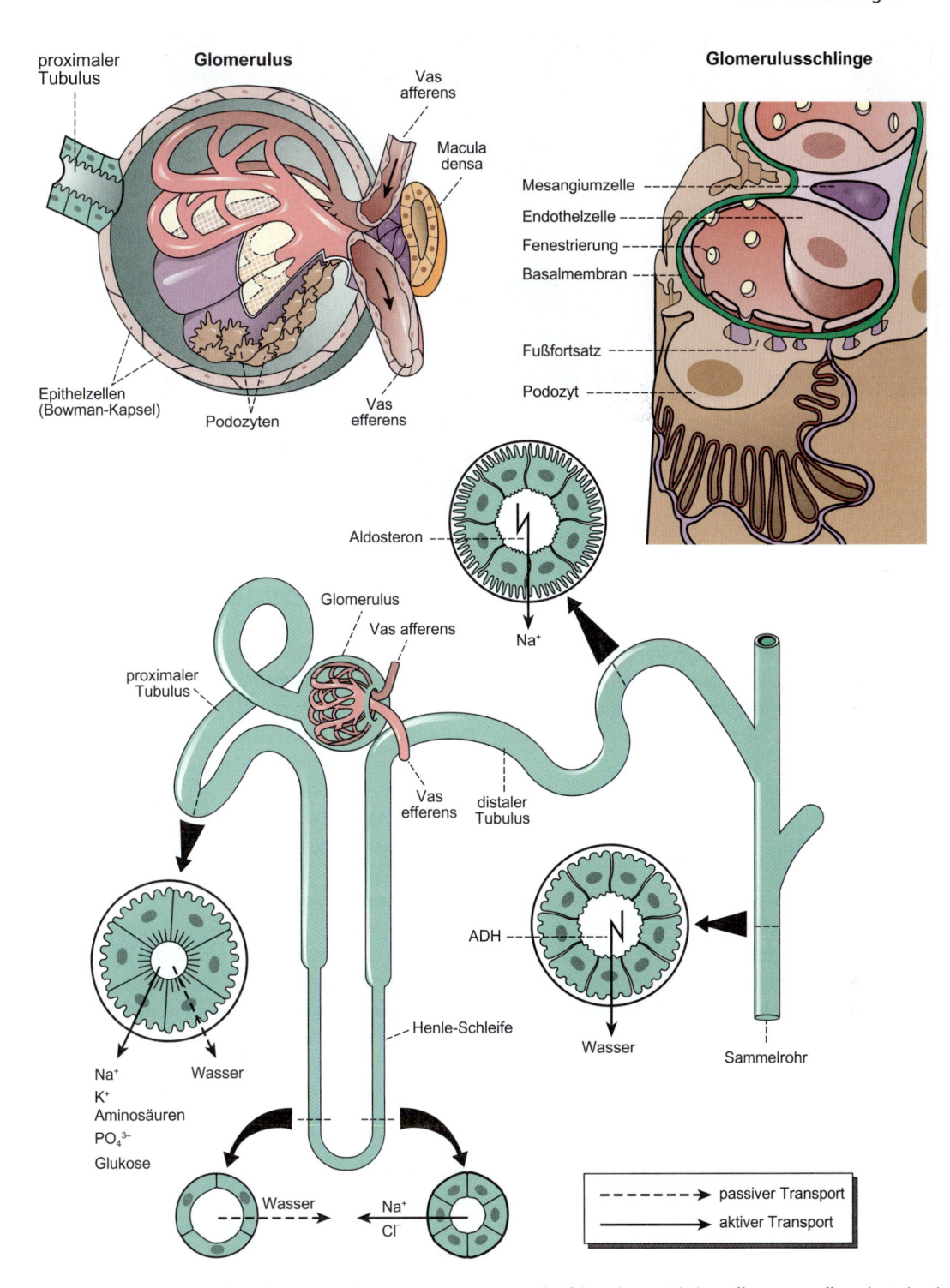

Abb. 37.1 Nephron und Glomerulus (Schema). Der Glomerulus zeigt eine zu- und abführende Arteriole (Vas afferens, Vas efferens) mit den dazwischenliegenden Kapillarschlingen, die am Gefäßpol am Mesangium aufgehängt sind. Die Filtrationsmembran besteht aus dem siebartigen Endothel, der Basalmembran und den Podozyten mit ihren Fußfortsätzen. Im Glomerulus wird der Primärharn gebildet. Der nachfolgende Tubulusapparat resorbiert selektiv Elektrolyte, Aminosäuren und Glukose aus dem Harn. Die Wasserrückresorption erfolgt nach osmotischen Prinzipien. Die tubuläre Rückresorption wird hormonal durch Aldosteron und das antidiuretische Hormon (ADH) reguliert.

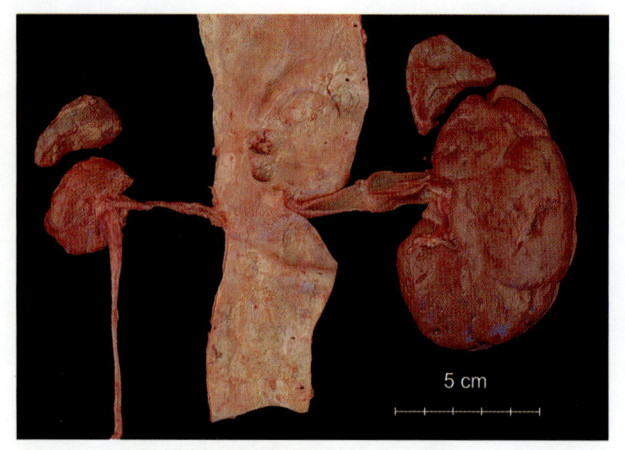

Abb. 37.2 Linksseitige Nierenhypoplasie mit gleichfalls hypoplastischer A. renalis. Rechte Niere und beide Nebennieren sind normal groß.

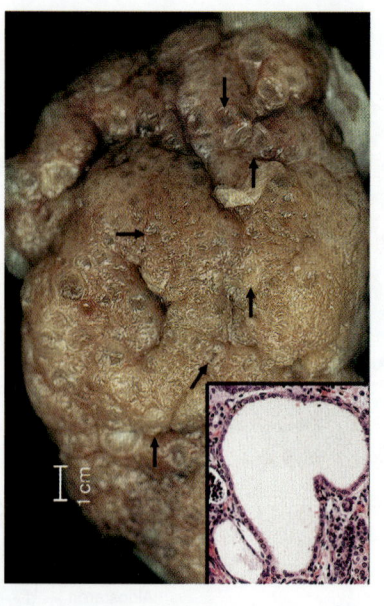

Abb. 37.3 Zystenniere des Neugeborenen (sog. Schwammniere) mit multiplen, wenige Millimeter großen Zysten (Pfeile). Inset: Mikroskopische Aufnahme einer derartigen Zyste.

37.3 Zystische Nierenerkrankungen

Definition Zystische Nierenerkrankungen umfassen verschiedene Krankheitsbilder. Gemeinsames Merkmal ist die Bildung von harngefüllten Zysten im Nierenparenchym. Unter Berücksichtigung genetischer, morphologischer und klinischer Kriterien ist die Einteilung in Nierenzysten und Zystennieren üblich.

37.3.1 Nierenzysten

Erworbene (einfache) Nierenzysten (sog. solitäre Nierenzysten) sind in Ein- oder Mehrzahl vorkommende Zysten, die mit dem Alter ohne eindeutig erkennbare Ursache zunehmen und wenige Millimeter bis Zentimeter groß sind. Sie werden von einschichtigem Epithel ausgekleidet und enthalten klare, gelbliche Flüssigkeit. Wichtig ist ihre klinische und radiologische Unterscheidung von zystischen Nierentumoren und beginnenden Zystennieren.

Sekundäre Zystenbildungen treten in wechselndem Ausmaß in Endstadium-Schrumpfnieren unter chronischer Hämodialyse und nach Nierentransplantation auf.

37.3.2 Zystennieren

Syn.: *polyzystische Nierenerkrankung (PKD), polyzystische Nephropathie, polyzystische Nierendysplasie*
Definition Bei den kongenitalen Zystennieren handelt es sich um eine familiär auftretende Erkrankung, bei der sich multiple flüssigkeitsgefüllte Nierenzysten bilden. Nach Vererbungsmodus, Manifestationsalter und Morphologie unterscheidet man verschiedene Formen. Die beiden wichtigsten sind die Zystennieren des Neugeborenen (ARPKD) und die Zystennieren des Erwachsenen (ADPKD).

Zystennieren des Neugeborenen

Syn.: *autosomal rezessive polyzystische Nierenerkrankung (ARPKD), infantile polyzystische Nierendysplasie, sog. Schwammnieren Typ I nach Potter*
Definition Es handelt sich um beidseitige Zystennieren mit Erweiterung der distalen Tubuli und Sammelrohre. Der Erbgang ist autosomal rezessiv.
Epidemiologie Die Morbidität wird mit einem Fall auf 6.000–14.000 Neugeborene angegeben.

Morphologie
Die Nieren sind symmetrisch um das 6- bis 10-Fache vergrößert. Die erweiterten Sammelrohre geben der Niere auf der Schnittfläche ein schwammartiges Aussehen mit multiplen kleinen Zysten, die teilweise eine radiäre Anordnung über Rinde und Mark erkennen lassen (> Abb. 37.3). Außer der Niere zeigt auch die Leber zystische Veränderungen und eine portale Fibrose (kongenitale Leberfibrose).

Molekularpathologie
Diese Form beruht auf einer Störung von sog. Hoxgenen des Chromosoms 6, die bisher nicht genau bekannt sind. Eine anormale Zellproliferation bewirkt eine allgemeine Sammelrohrhyperplasie mit zystischer Ausweitung. Der Genort ist auf einer Region des kurzen Arms des Chromosoms 6 (6p21) lokalisiert.

Zystennieren des Erwachsenen

Syn.: *autosomal dominante polyzystische Nierenerkrankung (ADPKD), adulte polyzystische Nierendysplasie Typ III nach Potter*

Definition Doppelseitige zystische Durchsetzung des Nierenparenchyms, die meist zwischen dem 30. und 40. Lebensjahr zu einer progressiven Niereninsuffizienz führt.

Epidemiologie Die autosomal dominant vererbte polyzystische Nierenerkrankung gehört mit einer Inzidenz von 1 : 1.000 zu den häufigsten monogen vererbten Erkrankungen. Wegen des familiären Auftretens in mehreren Generationen ist eine humangenetische Betreuung erforderlich.

Pathogenese

Bei dieser Form liegen Störungen in Hoxgenen der Chromosomen 16p oder 4q vor, die zu einer fehlerhaften Zellproliferation bei der Nierenentwicklung führen. Dabei vereinigt sich das metanephrogene Gewebe nicht regelrecht mit den aus der Ureterknospe stammenden Sammelrohrabschnitten. Atresien und Epithelhyperplasien führen zu einer fortschreitenden Ektasie unterschiedlicher Nephronabschnitte. Die so entstehenden Zysten bewirken eine Druckatrophie des Nierenparenchyms, das zusätzlich durch rezidivierende Pyelonephritiden geschädigt wird.

Morphologie

Zu Beginn der Erkrankung liegt noch reguläres Nierenparenchym zwischen den Zysten. Damit ist zunächst noch eine regelrechte Nierenfunktion gewährleistet. Im fortgeschrittenen Stadium sind die Nieren dann um ein Vielfaches vergrößert (➤ Abb. 37.4) und von zahlreichen, bis zu mehreren Zentimeter großen Zysten durchsetzt.

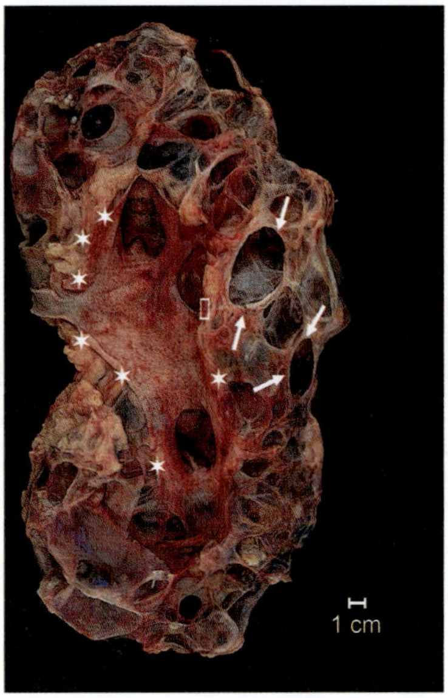

Abb. 37.4 Zystenniere des Erwachsenen mit zahlreichen, mehrere Zentimeter großen Zysten (Pfeile) ohne erkennbares normales Nierengewebe. Sternchen markieren das Nierenbecken.

Molekularpathologie

Bei **80%** der betroffenen Familien findet sich eine **Mutation im PKD1-Gen** auf dem kurzen Arm des Chromosoms 16 (16p13.3). Bei den betroffenen Patienten wird die Diagnose einer Nierenerkrankung im Alter von etwa 27 Jahren gestellt, im Alter von 35 Jahren wird eine renale Hypertonie manifest und mit 53 Jahren kommt es zur Niereninsuffizienz (frühe Manifestation, schwere Verlaufsform).

Demgegenüber zeigen **15%** der Familien eine **Mutation des Gens PKD2** auf dem langen Arm des Chromosoms 4 (4q13.23). Hier wird die Diagnose im Alter von 41 Jahren gestellt, mit 50 Jahren wird eine Hypertonie deutlich und erst mit 73 Jahren eine Niereninsuffizienz (späte Manifestation, mildere Verlaufsform). Die von den genannten Genen codierten Membranproteine wurden **Polyzystin-1** und **Polyzystin-2** benannt.

Klinische Relevanz In bis zu 12% sind Zystennieren die Ursache einer terminalen Niereninsuffizienz. Sie beginnen – zwischen dem 30. und 40. Lebensjahr – mit Lendenschmerzen, Hypertonie, Hämaturie, doppelseitiger Nierenvergrößerung und führen zu zunehmender Nierenfunktionseinschränkung bis zur Urämie. Die häufigsten Komplikationen sind renale Hypertonie (75%) und rezidivierende Harnwegsinfekte. Bei vielen Patienten können symptomlose Zysten auch in der Leber (bis 50%), im Pankreas (bis 10%) und in der Milz (bis 5%) nachgewiesen werden. Bis zu 40% der ADPKD-Patienten weisen angiografisch erkennbare Aneurysmen der Hirnbasisarterien auf, deren Ruptur und Blutung die zweithäufigste Todesursache nach dem chronischen Nierenversagen ist.

37.4 Glomeruläre Erkrankungen

Glomeruläre Erkrankungen sind die Hauptursache für Nierenersatztherapien (chronische Dialyse, Nierentransplantation). Grundsätzlich unterscheidet man die überwiegend immunologisch ausgelösten **Glomerulonephritiden** von den nichtentzündlichen **Glomerulopathien.**

37.4.1 Glomerulonephritis

Definition Glomerulonephritis (GN) beschreibt eine immunreaktive Entzündung der Glomeruli beider Nieren. Es finden sich Antikörper- und Immunkomplexablagerungen, Komplementaktivierung, Infiltration von Entzündungszellen und, in späten Stadien, Vernarbung und Sklerosierung der Glomeruli. Unterschieden werden **primäre** (ohne erkennbare Grundkrankheit) und **sekundäre** Glomerulonephritiden (im Rahmen von Systemerkrankungen). Die gegenwärtigen Therapien beschränken sich auf die empirische Verwendung von Kortison und Zytostatika. Ein zunehmend besseres Verständnis der Pathogenese glomerulärer Erkrankungen lässt jedoch die Entwicklung gezielter, „maßgeschneiderter" Therapien und eventuell eine Prävention und Früherkennung erwarten.

Ätiologie Eine GN wird in der Regel durch **humorale,** selten auch durch **zelluläre Immunreaktionen** ausgelöst. Viele der gebildeten Antikörper sind Autoantikörper, also gegen körpereigene Gewebestrukturen gerichtet, wobei das verursachende

Antigen jedoch nur in wenigen Fällen bekannt ist. Sie entstehen oft entweder durch eine Kreuzreaktivität von Antikörpern gegen bakterielle (Streptokokken) oder virale (Hepatitis-B-Virus) Antigene mit körpereigenen Proteinen oder werden gegen „neue" Antigene, wie tumorassoziierte Antigene und modifizierte Basalmembranbestandteile, gebildet.

Pathogenese

Nach der immunologischen Pathogenese unterscheidet man (> Abb. 37.5) die Antibasalmembran-Antikörper-GN (zytotoxische Typ-II-Immunreaktion) von der Immunkomplex-GN (Typ-III-Immunreaktion), welche jeweils von Komplementaktivierung und leukozytärer Reaktion gefolgt werden:

Bei der **Antibasalmembran-Antikörper-GN** werden Bestandteile der glomerulären Basalmembran – möglicherweise als Folge infektiöser und/oder toxischer Einflüsse – zu Autoantigenen (NC-I-Domäne des Typ-IV-Kollagens). Gegen sie bildet der Organismus Antikörper der IgG-Klasse, die sich gleichmäßig an den Basalmembranen ablagern (lineares immunhistologisches Muster). Die Antigen-Antikörper-Reaktion aktiviert die Komplementkaskade und lockt neutrophile Granulozyten an. Die morphologische Folge ist die Ausbildung einer meist schweren extrakapillären GN vom Antibasalmembran-Antikörper-Typ.

Das Bild einer **Immunkomplex-GN** mit granulären, diskontinuierlichen glomerulären Immundepots kann durch verschiedene Mechanismen entstehen, je nachdem, wo die Zielstruktur der Antikörper im Glomerulus lokalisiert ist (> Abb. 37.5):
- Sind die zirkulierenden Autoantikörper gegen ein Antigen (Protein, Glykolipid) gerichtet, das normalerweise von glomerulären Epithelzellen exprimiert wird, spricht man von

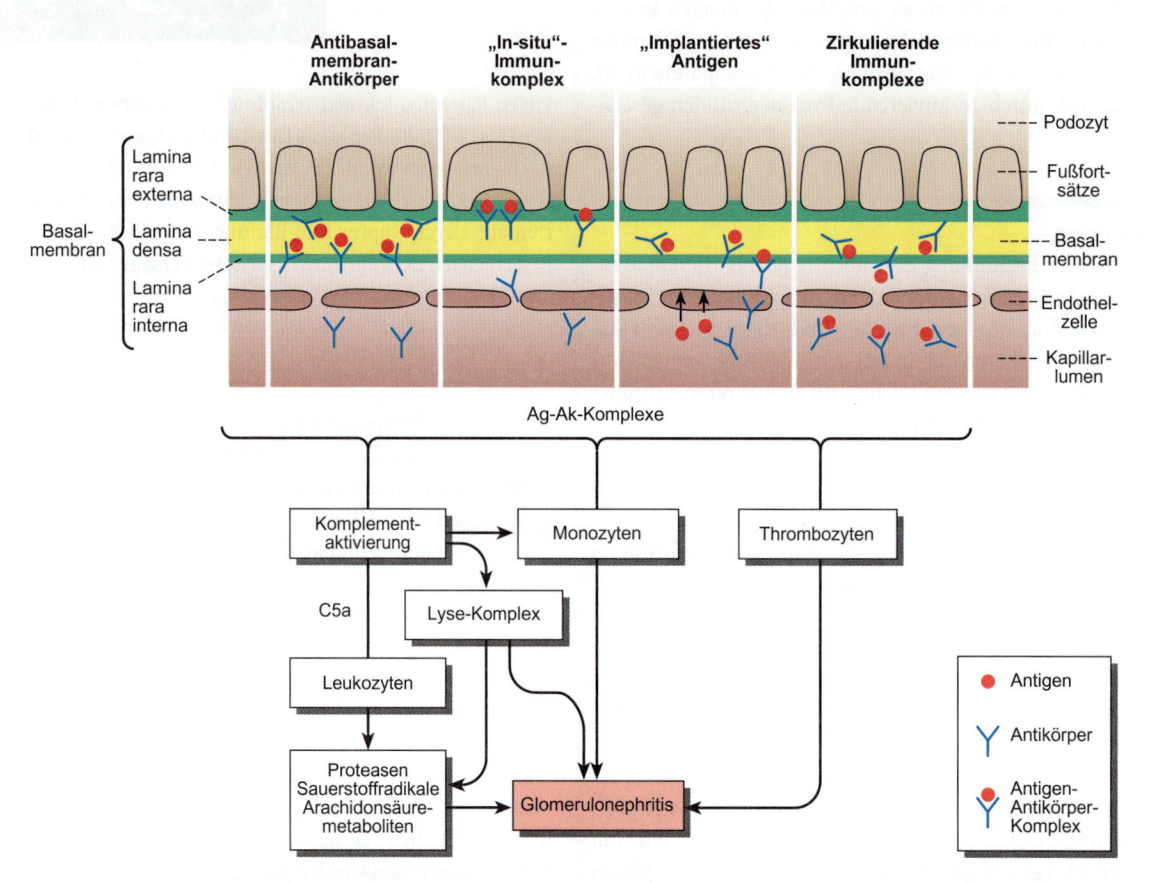

Abb. 37.5 Antibasalmembran-Antikörper-GN und Immunkomplex-GN (Schema). **Antibasalmembran-Antikörper** zirkulieren im Blut und binden an die Basalmembranantigene mit gleichmäßigem linearem Ablagerungsmuster in der Immunfluoreszenz. **„In-situ"-Immunkomplexe** bilden sich, wenn zirkulierende Antikörper auf ein Antigen treffen, welches an der Oberfläche von Podozytenmembranen sitzt und von diesen hergestellt wird. **„Implantiertes" Antigen** liegt vor, wenn ein nicht von glomerulären Zellen hergestelltes Antigen aufgrund seiner physikalischen Eigenschaften (z.B. Elektropositivität durch kationische Aminosäuren) aus dem Blutstrom in die Basalmembran gelangt, dort hängen bleibt und erst dann von einem Antikörper komplexiert wird. **Zirkulierende Immunkomplexe** lagern sich an der Basalmembran ab und ergeben dort als Immunkomplexe ein granuläres Reaktionsmuster in der Immunfluoreszenz.

Die Antikörper- und Immunkomplexablagerungen an den glomerulären Kapillarschlingen führen nach Komplementaktivierung zu den glomerulären Läsionen der unterschiedlichen histologischen GN-Typen. Die Schädigungen der Glomeruli können die Permeabilität der glomerulären Filtrationsmembran für Proteine erhöhen (Ausscheidung der Proteine mit dem Harn = **Proteinurie**), bei stärkeren Schädigungen auch zu einer Erythrozytendiapedese (Ausscheidung von Erythrozyten = **Erythrozyturie, Hämaturie**) führen. Bei völligem Funktionsverlust der Glomeruli sinkt die glomeruläre Filtrationsrate, es wird weniger Primärharn gebildet (Oligo- bis Anurie, Nierenversagen). Darüber hinaus führt eine verminderte Durchblutung über den Renin-Angiotensin-Mechanismus zu einer renalen Hypertonie.

einer „In-situ"-Immunkomplexbildung. Diese ist gesichert für Tiermodelle der membranösen GN.
- Bei der „Implantation" von Antigenen werden Proteine aus der Zirkulation an der Basalmembran oder glomerulären Zellen gebunden und danach von zirkulierenden Autoantikörpern komplexiert. Dieser Mechanismus könnte für die Lupus-GN bei systemischem Lupus erythematodes eine Rolle spielen.
- Als weitere Möglichkeit entstehen Antigen-Antikörper-Komplexe bereits in der Zirkulation, werden in die Basalmembran eingeschwemmt und dort fixiert. Obwohl dies die ursprüngliche generelle Erklärung für das Entstehen von granulären Immunkomplexen in der Basalmembran war, scheint sie heute allenfalls bei einem kleinen Prozentsatz von Erkrankungen aufzutreten.

Die auslösenden Antigene sind also nicht glomerulären Ursprungs, sondern exogene Antigene wie Streptokokkenantigene oder HBV-Surface-Antigene. Auch endogene Antigene, die im Rahmen chronischer Entzündungen oder eines Tumorleidens freigesetzt werden, kommen als initiierende Faktoren infrage.

Bei einmaliger Antigenexposition – wie bei einem Streptokokkeninfekt – werden zirkulierende Immunkomplexe in kurzer Zeit aus dem Blut entfernt. Die in den Glomeruli abgelagerten pathogenen Immunkomplexe werden im Mesangium abgebaut, wodurch es zur Ausheilung einer typischen „akuten Poststreptokokken-GN" kommt. Bei Persistenz von Antigenen oder entsprechenden Immunkomplexen im Blut entstehen dagegen durch fortlaufende Ablagerung in die glomerulären Schlingen unterschiedliche, chronisch verlaufende Glomerulonephritiden.

Eine **klassische Komplementaktivierung** erklärt die glomerulären Schädigungsmechanismen nach Entstehung oder Ablagerung der Immunkomplexe: Leukotaktische Faktoren werden freigesetzt, Entzündungszellen wandern ein, schließlich entsteht der Komplement-Lyse-Komplex (C5b-9) und dringt in die Zellmembranen ein. Offensichtlich werden dabei toxische Stoffe (Sauerstoffradikale, Prostaglandine, proteolytische Enzyme) freigesetzt, die die Basalmembranproteine auflösen können und damit den glomerulären Filterapparat schädigen. Morphologisch ist das nur selten sichtbar, hat aber eine erhöhte Durchlässigkeit des glomerulären Filters mit Proteinurie und Hämaturie zur Folge. Die entzündlichen Reaktionen können auch bis zur Nekrose einzelner Schlingen mit Fibrinablagerungen im Kapselraum und sekundärer (extrakapillärer) Proliferation des Kapselepithels führen. Die Veröldung einzelner Glomeruli oder Schlingensegmente führt zu einer Überlastung der noch vorhandenen Schlingengebiete mit erhöhter Vulnerabilität. Die komplexen glomerulären Entzündungsreaktionen erklären die Entstehung der unterschiedlichen histologischen GN-Typen.

Die GN-Verläufe reichen von vollständiger Ausheilung bis zu schneller irreversibler Vernarbung der Glomeruli mit chronischer Niereninsuffizienz. Ein rapid progressiver Verlauf innerhalb von Wochen bis Monaten wie auch ein chronischer Prozess über 10–15 Jahre sind nur in ihren frühen Stadien therapeutisch beeinflussbar.

Morphologie

Die **Klassifikation** der Glomerulonephritiden berücksichtigt Klinik, Immunpathogenese und histologische Typen. Morphologisch wird eine perkutane Nierenbiopsie zunächst lichtmikroskopisch untersucht, um den histologischen Typ und das Krankheitsstadium festzulegen. Die Immunhistologie dient der Bestimmung der Immunpathogenese (Lokalisation der abgelagerten Immunglobuline bzw. Immunkomplexe) und die Elektronenmikroskopie der Erkennung von frühen und Sonderformen der GN. Das Ausmaß der geschädigten Glomeruli in der Niere führt zu folgender Untergliederung der GN (> Abb. 37.6):

- **diffuse** GN: Befall aller Glomeruli
- **fokale** (herdförmige) GN: Befall von weniger als 80 % der Glomeruli
- **globale** GN: Befall aller Schlingen eines Glomerulus
- **segmentale** GN: Befall einzelner Schlingen eines Glomerulus

Im Einzelnen können folgende Glomerulusbestandteile pathologische Veränderungen aufweisen:

- **Glomerulusschlingen** (glomeruläre Kapillarschlingen): Ansammlung von Entzündungszellen wie neutrophile Granulozyten, Monozyten und Lymphozyten
- **Mesangium:** Vermehrung der mesangialen Matrix, Zunahme der Zahl der Mesangiumzellen, Immunkomplexablagerung
- **Basalmembran:** Ablagerungen von Immunkomplexen an der Innen- (subendothelial) oder Außenseite (subepithelial) der Basalmembran, intramembranöse Ablagerungen („dense deposits"), Vermehrung von Basalmembrankollagen
- **Endothel:** Schwellung, Proliferation und Nekrose der Endothelzellen
- **Podozyten:** Verschmelzung der Fußfortsätze, Nekrosen
- **Bowman-Kapsel-Epithel:** Proliferation mit Bildung sog. extrakapillärer Halbmonde

Klinische Relevanz Die klinische Einteilung der GN berücksichtigt nach ihrem zeitlichen Verlauf **akute** (akute postinfektiöse und rapid progressive GN) und **chronische Formen** (membranöse, mesangioproliferative GN). Da sich die Glomerulonephritiden mit typischen Symptomenkomplexen (syndromatisch) äußern, sind von der WHO-Klassifikation Syndrome definiert worden:

- akutes nephritisches Syndrom
- rapid progressives nephritisches Syndrom
- rezidivierende oder persistierende Hämaturie
- chronisches nephritisches Syndrom
- nephrotisches Syndrom

Mit den derzeit der Klinik zur Verfügung stehenden nichtinvasiven Untersuchungsmethoden lässt sich in der Regel keine exakte Klassifikation einer glomerulären Erkrankung treffen, weil die Patienten oft vieldeutige nephrologische und laborchemische Befunde bieten. Die Nierenbiopsie ist zurzeit die einzige diagnostisch sichere Methode, die eine gezielte Therapie ermöglicht.

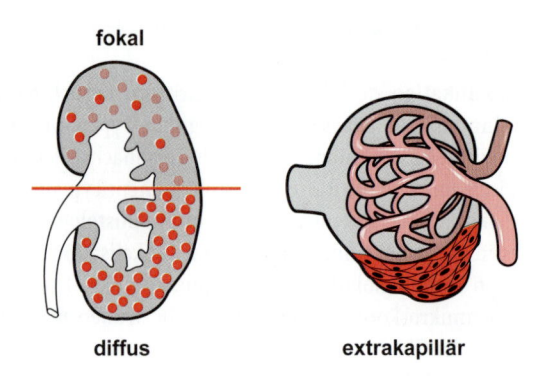

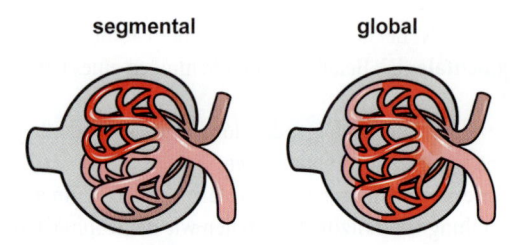

Abb. 37.6 Ausbreitungsmuster der Glomerulonephritis.

Tab. 37.1 Histologische Klassifikation der primären Glomerulonephritiden.

Diffuse Glomerulonephritiden	Fokale/segmentale und minimale Glomerulonephritiden
• diffuse endokapilläre Glomerulonephritis • diffuse extrakapilläre Glomerulonephritis • diffuse membranöse Glomerulonephritis • diffuse mesangioproliferative Glomerulonephritis (häufigste Form: IgA-Nephritis) • diffuse membranoproliferative Glomerulonephritis	• fokale segmentale Glomerulosklerose • glomeruläre Minimalveränderung mit nephrotischem Syndrom

Primäre Glomerulonephritiden

Aus den oben skizzierten morphologischen Einzelbefunden ergeben sich unterschiedliche histologische Typen der primären GN nach der WHO-Klassifikation, deren wichtigste Formen in ➤ Tab. 37.1 aufgeführt sind und nachfolgend besprochen werden. Dabei handelt es sich nach dem Ausmaß des Befalls der Glomeruli um diffuse, fokale/segmentale und minimale Glomerulonephritiden.

Diffuse endokapilläre Glomerulonephritis

Definition Es handelt sich um eine diffuse globale proliferative GN mit plötzlich einsetzender Hämaturie, Proteinurie, gelegentlich Ödemen und Hypertonie (akutes nephritisches Syndrom) mit oder ohne Nierenfunktionseinschränkung.

Epidemiologie Vorwiegend sind Kinder (2.–10. Lebensjahr) betroffen, Knaben überwiegen. Typischerweise tritt ein akutes nephritisches Syndrom und eine Hypertonie 2–3 Wochen nach einem Streptokokkeninfekt auf. Über 95 % dieser Glomerulonephritiden heilen in 4–6 Wochen mit einer Restitutio ad integrum aus.

Ätiologie und Pathogenese

Diese GN ist häufig assoziiert mit einer postinfektiösen Ätiologie, für die prinzipiell viele bakterielle Infektionen infrage kommen. Im Folgenden wird als Beispiel die akute **Poststreptokokken-GN**

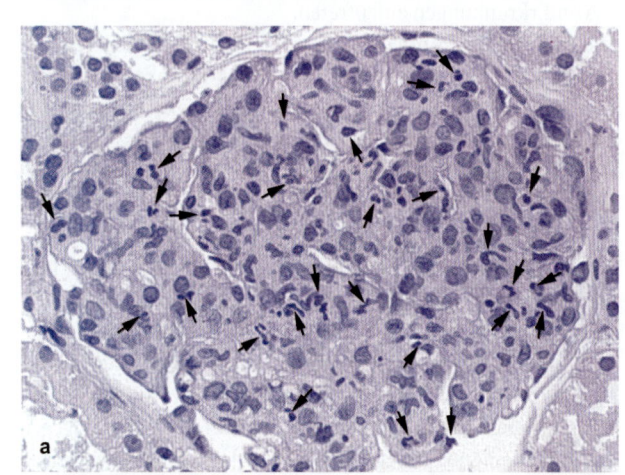

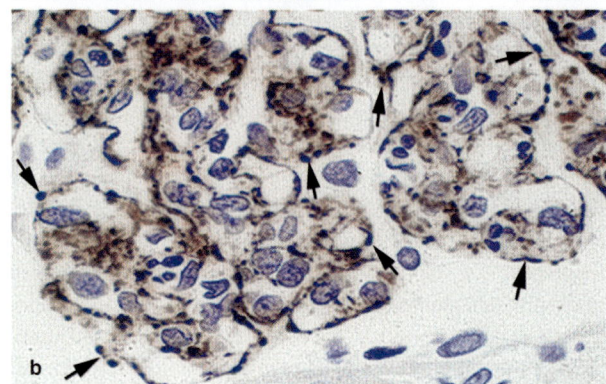

Abb. 37.7 Diffuse endokapilläre GN (Poststreptokokken-GN). **a** Sehr zellreiche Glomeruli ohne erkennbare Kapillarlichtungen. Die Pfeile zeigen neutrophile Granulozyten in den Kapillarschlingen, deren Endothelzellen proliferiert sind. **b** Die Immunhistochemie zeigt braun markiertes IgG in großen granulären Depots (sog. Humps, Pfeile).

nach einer Infektion mit β-hämolysierenden Streptokokken (Tonsillitis, Zahnwurzelerkrankung, Furunkel) behandelt. Dabei spielen die folgenden Pathomechanismen eine Rolle (➤ Abb. 37.7):

- Ablagerungen von Immunkomplexen an der Außenseite der glomerulären Basalmembran in Form von Höckern (sog. Humps)

- Komplementaktivierung mit Bildung von chemotaktischen Substanzen sowie des C5b-9-Lysekomplexes (➤ Kap. 3.2.4)
- Chemotaxis von neutrophilen Granulozyten
- Proliferation glomerulärer Zellen, insbesondere von Endothel- und Mesangiumzellen

Morphologie

Histologisch sind die Glomeruli vergrößert und weisen diffus eine globale Schwellung und Vermehrung der Endothel- und Mesangiumzellen auf. Die glomerulären Kapillarlichtungen sind eingeengt und enthalten neutrophile Granulozyten. **Immunhistologisch** sind granuläre Immunkomplexe und Komplementfaktoren an der Außenseite der glomerulären Basalmembran (subepithelial) nachweisbar.

Diffuse membranöse Glomerulonephritis

Definition Diese GN ist durch eine epimembranöse (subepitheliale) Ablagerung von Immunkomplexen mit Neusynthese von Basalmembranmaterial ohne auffällige Zellproliferation und die Ausbildung einer Proteinurie oder eines nephrotischen Syndroms charakterisiert.
Epidemiologie Im Nierenbiopsiegut macht sie 10–15% der Glomerulonephritiden aus. Das durchschnittliche Erkrankungsalter liegt bei 45 Jahren. Männer sind 3- bis 4-mal so häufig betroffen wie Frauen. Die Prognose hängt von der Ätiologie der Erkrankung ab. Sie ist bei idiopathischer membranöser GN hinsichtlich einer Heilung schlecht. In 75% der Fälle kommt es innerhalb von 10–15 Jahren durch zunehmende glomeruläre Sklerosen mit anschließender Tubulusatrophie und interstitieller Fibrose zu einem chronischen Nierenversagen.

Pathogenese

Es handelt sich um eine Immunkomplex-GN, die primär idiopathisch (85%) oder sekundär (15%) auftreten kann. Die **primäre idiopathische GN** ist einem experimentellen Tiermodell (Heymann-Nephritis der Ratte) sehr ähnlich. In diesem Tiermodell ist das Zielantigen der Autoantikörper ein großes Glykoprotein, das mit einem LDL-Rezeptor verwandt ist (Megalin/Gp330). Für die humane Erkrankung wurden vor allem eine neutrale Endopeptidase und der M-Typ-Phospholipase-A2-Rezeptor (PLA2R) als krankheitsauslösendes Antigen postuliert.

Die **sekundären Formen** können postinfektiös (Hepatitis B, Syphilis, Malaria), drogenallergisch (Heroin), medikamentös-allergisch (Penicillamin, Gold, Quecksilber) oder paraneoplastisch (Bronchialkarzinom, malignes Melanom) auftreten oder eine Systemerkrankung (SLE) zur Ursache haben.

Morphologie

Die subepithelialen Ablagerungen zirkulierender oder in situ gebildeter Immunkomplexe verläuft in 4 Stadien (➤ Abb. 37.8):

- Ablagerung subepithelialer Immundepots
- zunehmende Neubildung von Basalmembransubstanzen zwischen den Immundepots (sog. Spikes)
- Umhüllung der Depots und deutliche Verbreiterung der Basalmembran
- Auflösung der Immundepots mit kettenartiger Gliederung der Basalmembran

Immunhistologisch besteht ein klassisches granuläres subepitheliales Ablagerungsmuster von IgG und C3 an der Außenseite der glomerulären Basalmembranen.

Diffuse mesangioproliferative Glomerulonephritis

Definition Diese GN ist charakterisiert durch eine Proliferation von Mesangiumzellen mit Verbreiterung des Mesangiums.
Epidemiologie Je nach Grundkrankheit treten häufig eine isolierte Proteinurie und/oder Mikrohämaturie auf, seltener besteht ein nephrotisches oder ein nephritisches Syndrom.

Ätiologie und Pathogenese

Die diffuse mesangioproliferative GN ist keine selbstständige Erkrankung. Ihr histologisches Erscheinungsbild tritt primär oder sekundär im Gefolge anderer GN oder Grundleiden auf (IgA-Nephritis, Poststreptokokken-GN, Lupus-GN u.a.).

Morphologie

Histologisch sind die Glomeruli vergrößert. Die Mesangiumzellen sind vermehrt und die mesangiale Matrix verbreitert. In fortgeschrittenen Fällen liegen segmentale und/oder globale Mesangiumsklerosen vor. **Immunhistologisch** finden sich granuläre Ablagerungen von Immunglobulinen und Komplement im Mesangium sowie auch an den Glomerulusschlingen.

IgA-Nephritis

Syn.: IgA-Nephropathie, Morbus Berger
Definition Die bekannteste Form der mesangioproliferativen Glomerulonephritis ist durch Ablagerungen von IgA-Komplexen im Mesangium gekennzeichnet. Sie tritt oft nach respiratorischen Infekten auf und zeigt meist eine rezidivierende Hämaturie, seltener auch eine Proteinurie und Hypertonie.
Epidemiologie Die IgA-Nephritis ist die häufigste Glomerulonephritis. Sie wird im Biopsiematerial bei 25% der Patienten beobachtet. Das Erkrankungsalter liegt zwischen 6 und 60 Jahren (Durchschnittsalter 30 Jahre). Das männliche Geschlecht ist 2- bis 3-mal häufiger betroffen.

Pathogenese

Ätiologie und Pathogenese der **primären IgA-Nephritis** sind unklar. Vermutet wird eine vermehrte Bildung von strukturell verändertem IgA in den peripheren lymphatischen Geweben der Schleimhäute der Luftwege im Gefolge respiratorischer Infekte. Werden zirkulierende IgA-Immunkomplexe im Mesangium der

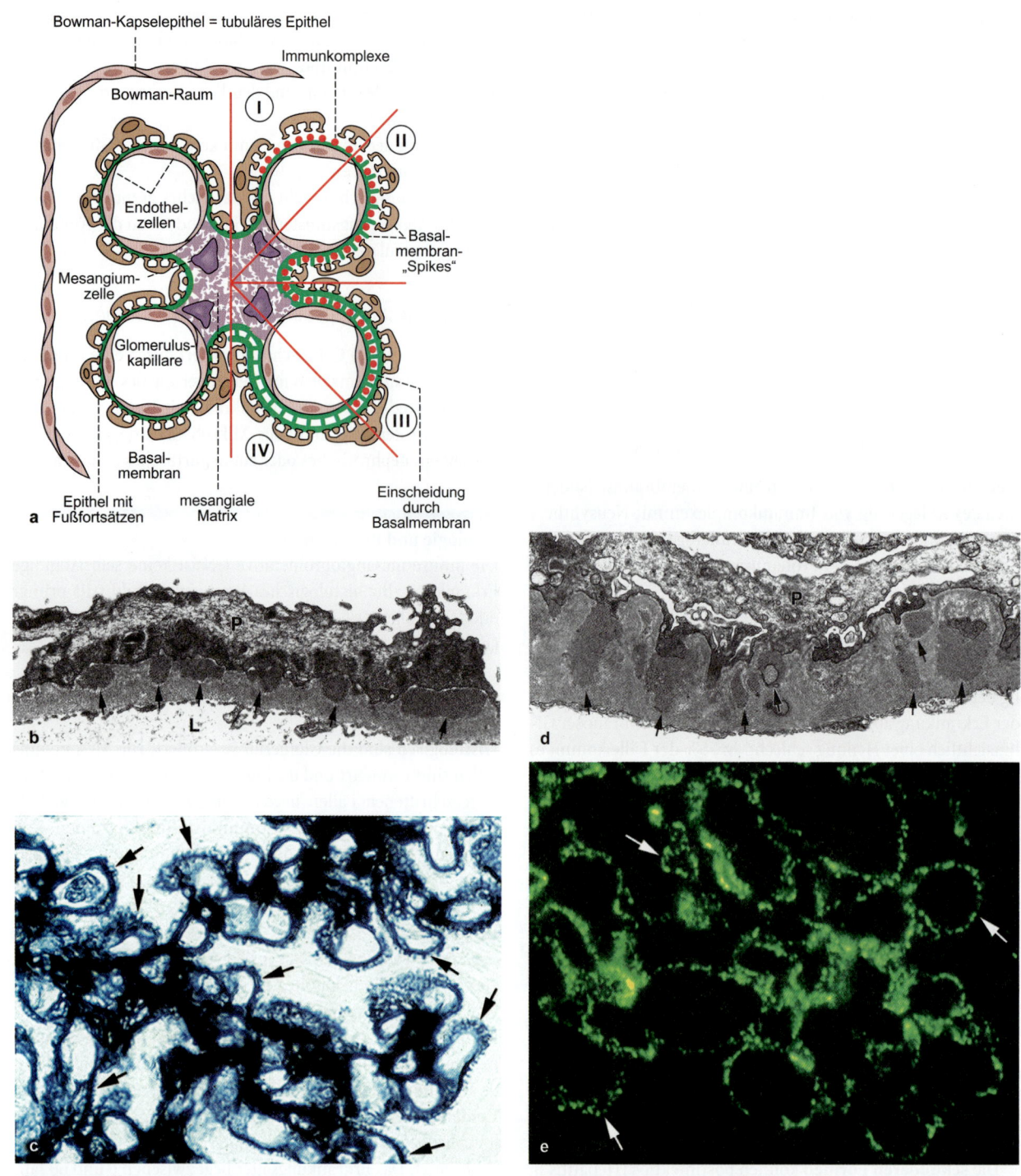

Abb. 37.8 Diffuse membranöse GN. a Stadien: Typisch sind granuläre Immunkomplexablagerungen (rot) an der Außenseite der Basalmembran und die Bildung von Basalmembranbestandteilen. I = Frühform mit granulären Ablagerungen subepithelial (rot). II = Bildung von spikeartigen Basalmembranablagerungen zwischen den Immunkomplexen. III = komplette Umhüllung der Immunkomplexe durch Basalmembranmaterial mit erheblicher Verbreiterung der Basalmembran. IV = Reparationsstadium mit Auflösung der Immunkomplexe und noch erkennbarer Basalmembranverbreiterung. **b** Elektronenmikroskopisch sieht man zwischen den Immundepots (Pfeile) im Stadium II Basalmembranfortsätze; L = Lumen. **c** In der Silberfärbung erscheinen diese Basalmembranfortsätze lichtmikroskopisch als „Spikes". **d** In späten Stadien ist die Basalmembran elektronenmikroskopisch durch neu gebildetes Matrixmaterial stark verdickt; P = Podozyten. **e** In der Immunfluoreszenz findet man granuläre IgG-Immundepots (Pfeile).

Glomeruli im Rahmen von Lebererkrankungen oder Neoplasien abgelagert, spricht man von **sekundärer IgA-Nephritis**. Die IgA-Deposition führt zur Komplementaktivierung und des Weiteren zu Mesangiumzellproliferation und Mesangiummatrixvermehrung.

Morphologie

Die IgA-Nephritis wird **immunhistologisch** durch ein charakteristisches baumartig verzweigtes Ablagerungsmuster von IgA-Komplexen im Mesangium diagnostiziert (➤ Abb. 37.9). **Histologisch** kommen unterschiedliche GN-Typen vor, die durch mesangiale und endokapilläre Hyperzellularität, glomeruläre Sklerose und tubuläre Atrophie und interstitielle Fibrose gekennzeichnet sind. Die Beurteilung und das Ausmaß der Veränderungen sind für die klinische Prognose wichtig und resultierten in einer neuen Klassifikation der IgA-Nephritis (Oxford Classification of IgA Nephropathy).

Diffuse membranoproliferative Glomerulonephritis (MPGN)

Definition Der Begriff MPGN fasst eine heterogene Gruppe morphologisch ähnlicher Glomerulonephritiden unterschiedlicher ätiologie und Genese zusammen, deren gemeinsames Charakteristikum sowohl eine mesangiale Zellproliferationen als auch eine Basalmembranverbreiterung (Verdopplung) ist (➤ Abb. 37.10) und die mit einem nephrotischen Syndrom oder einer massiven Proteinurie einhergehen. Typ 1 und Typ 2 der MPGN sind grundlegend unterschiedliche Erkrankungen: Während (zirkulierende) Immunkomplexe nur die Typ-1-Formen der MPGN verursachen, finden sich beim Typ 2 bisher nicht identifizierte, elektronenmikroskopisch dicht erscheinende Ablagerungen („dense deposits") in den peripheren Kapillarschlingen, die möglicherweise Lipide oder Lipoproteine enthalten.

Epidemiologie Die MPGN tritt in größeren Patientenkollektiven in 5% auf und betrifft Jugendliche und Erwachsene (Durchschnittsalter 37 Jahre). Männliches und weibliches Geschlecht sind gleich häufig betroffen.

Pathogenese

Die **Typ-1-MPGN** wird durch zirkulierende komplementaktivierende Immunkomplexe (bei nur teilweise bekannten Antigenen) verursacht. Eine Typ-1-MPGN ist fast immer mit Infektionskrankheiten assoziiert, insbesondere mit Hepatitis C und

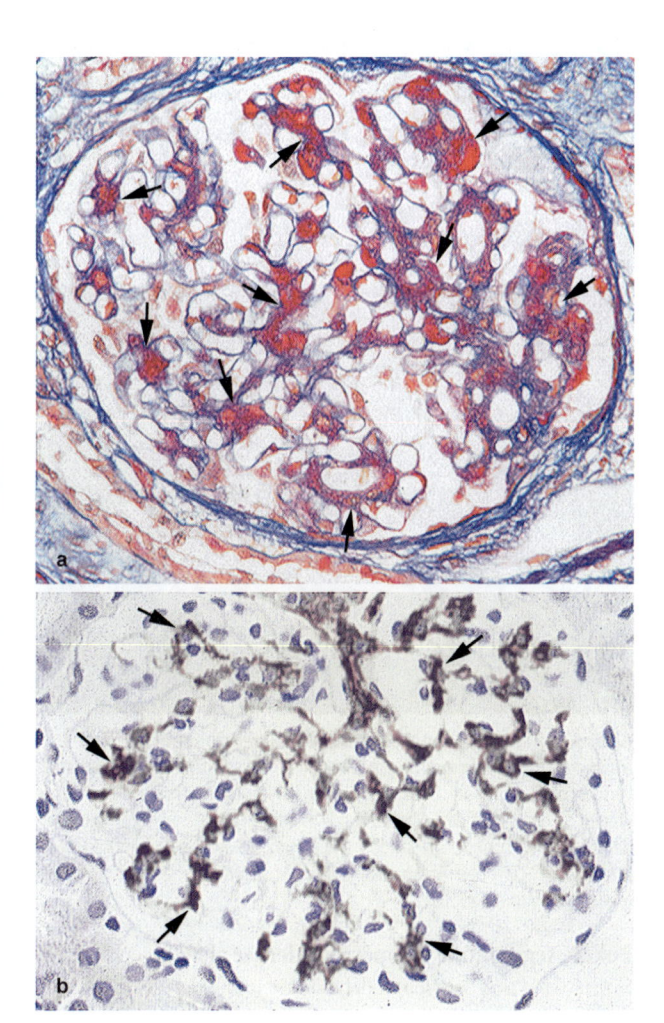

Abb. 37.9 IgA-Nephritis. a Typisch sind eine Mesangiumverbreiterung mit Proteindepots (Pfeile) und eine Mesangiumzellproliferation. **b** Mittels Immunperoxidasemethode ist violett gefärbtes IgA baumartig verzweigt im Mesangium zu erkennen (Pfeile).

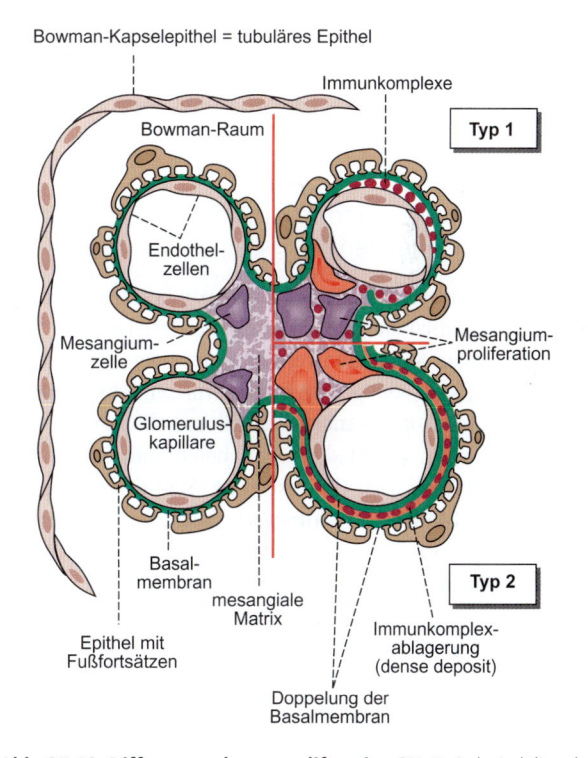

Abb. 37.10 Diffuse membranoproliferative GN. Typisch sind die subendotheliale Ablagerung von Immunkomplexen beim Typ 1 sowie betont intramembranöse elektronendichte Ablagerungen („dense deposits") beim Typ 2 der MPGN. Die Doppelung der Basalmembran ist hier nur bei Typ 2 eingezeichnet.

B oder auch Malaria. Eine Typ-1-MPGN wird auch bei Komplementdefekten (genetisch oder erworben) und Kryoglobulinämie gefunden. Ein Rest bleibt idiopathisch.

Bei der **Typ-2-MPGN** fehlen in der Regel zirkulierende Immunkomplexe, nachweisbar ist aber ein noch nicht weiter charakterisierter sog. C3-nephritischer Faktor (ein Autoantikörper, der Komplement auf dem alternativen Weg aktiviert, ➤ Kap. 3.2.4) und oft Mutationen des Komplementfaktor H. Im Blut besteht ein Mangel an Komplement (sog. hypokomplementämische GN).

Morphologie

Histologisch sind bei beiden MPGN-Typen die Glomeruli durch eine Mesangiumzellproliferation und -matrixvermehrung vergrößert und erscheinen lobuliert. Subendothelial werden teils sehr große Immunkomplexe abgelagert, Mesangiumzellen schieben sich zwischen Endothelzellen und Basalmembran (sog. mesangiale Interposition) und es wird eine neue Basalmembranlamelle gebildet (➤ Abb. 37.11).

Elektronenmikroskopisch oder in versilberten histologischen Schnitten sieht man dadurch eine Doppelkontur der glomerulären Basalmembran (sog. Straßenbahnschienen-Phänomen). Bei der Typ-2-MPGN liegen charakteristische, bandartig verbreiterte periphere Basalmembranen mit Verlust der Silberanfärbbarkeit vor. Elektronenmikroskopisch finden sich C3 enthaltende, dichte, intramembranöse Depots in der Basalmembran von Glomeruli und Tubuli (sog. Dense-Deposit-Erkrankung).

Immunhistologisch sind beim Typ 1 grobgranuläre IgG- und C3-Ablagerungen subendothelial und mesangial nachweisbar.

Fokale/segmentale und minimale Glomerulonephritiden

Hierbei handelt es sich um eine Gruppe von Erkrankungen mit lichtmikroskopisch manchmal gerade eben feststellbarer fokaler segmentaler Mesangiumverbreiterung oder -zellvermehrung sowie häufig nur geringen glomerulären Abnormitäten bzw. lichtmikroskopisch „normalen" Glomeruli. Dahinter können sich z.B. das Frühstadium der membranösen GN, aber auch Restzustände nach GN verbergen. Sind darüber hinaus nur **einzelne Glomerulusschlingen** befallen, spricht man von einer fokalen **und** segmentalen GN. Zum anderen gibt es Glomerulonephritiden mit klinisch manifesten renalen Symptomen ohne wesentliche lichtmikroskopische Glomerulusveränderungen. Immunhistochemie und Elektronenmikroskopie verschaffen meist diagnostische Klarheit.

Die Krankheitsgruppe umfasst aber auch die 2 nachfolgend dargestellten Entitäten, denen elektronenmikroskopisch eine charakteristische, weitgehende Abflachung („Verschmelzung") der Fußfortsätze der Podozyten gemein ist.

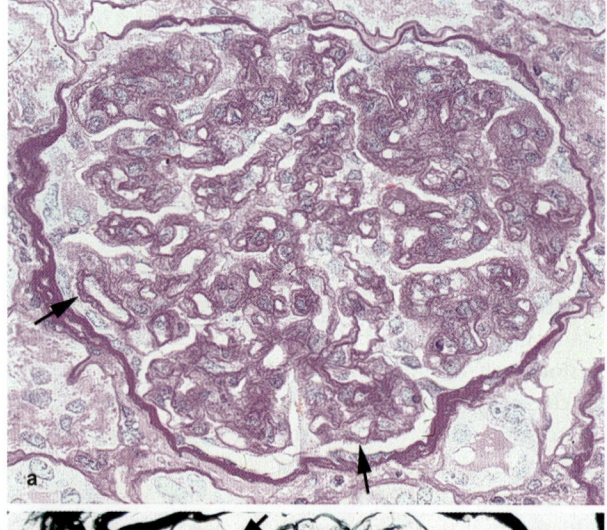

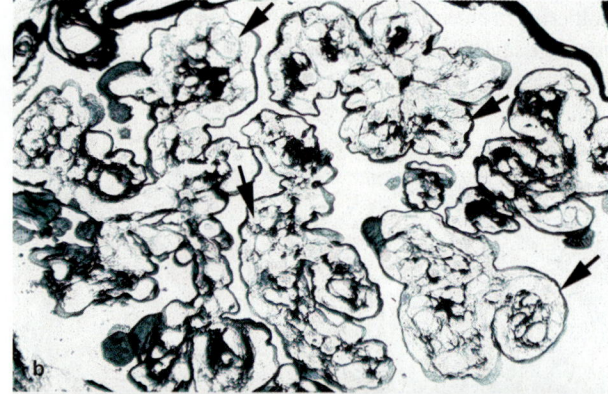

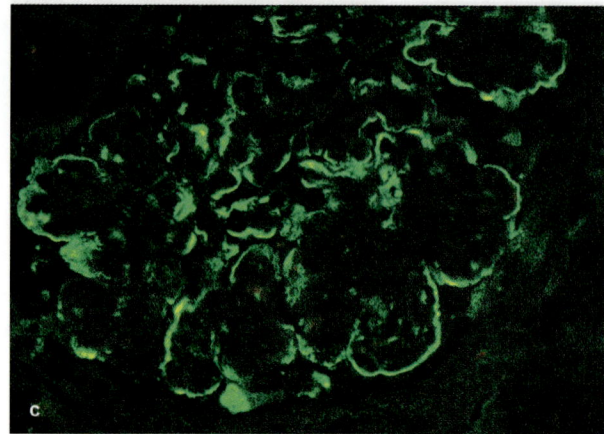

Abb. 37.11 Membranoproliferative Glomerulonephritis, Typ 1. a Glomerulus-Lobulierung durch Mesangiumzellproliferation und -matrixvermehrung. Periphere Basalmembranen mit Aufsplitterungen und Dopplungen (Pfeile). **b** In der Silberfärbung, in der nur die Basalmembranmatrix dargestellt wird, sind Aufspaltung und Dopplung der Basalmembran deutlich (Pfeile). **c** In den Aufspaltungen der Basalmembranen befinden sich große IgG-Immundepots.

Fokale segmentale Glomerulosklerose (FSGS)

Syn.: fokale und segmentale Hyalinose und Sklerose, fokal sklerosierende GN (FSGN)

Definition Es handelt sich um eine fokale GN, die mit segmentaler Sklerose der Glomeruli einhergeht, elektronenmikroskopisch eine ausgedehnte Verschmelzung der Fußfortsätze aufweist und in der Regel mit einem steroidresistenten nephrotischen Syndrom einhergeht. Neben einer zunehmenden Anzahl hereditärer Formen gibt es sekundäre FSGS-Erkrankungen bei HIV-Infektion, Adipositas, Morbus Hodgkin, medikamentös induziert u.a.

Epidemiologie Die FSGS hat einen Häufigkeitsgipfel zwischen 11 und 40 Jahren. Das männliche Geschlecht ist häufiger betroffen.

Pathogenese

In den letzten Jahren wurden sowohl bei familiären als auch sporadischen Formen der FSGS zunehmend Mutationen vor allem podozytärer Gene identifiziert. Dazu gehören u.a. Podocin, (NPHS2), Nephrin (NPHS1), α-Actinin IV (ACTN4), Laminin-2 und das Wilms-Tumor-Gen. Auch die HIV-assoziierte Form bei Amerikanern afrikanischen Ursprungs scheint eine genetische Assoziation zu zeigen (MYH9). Immunhistologisch nachweisbare segmentale und mesangiale Ablagerungen von IgM und C3 sind unspezifisch. Da in bis zu 30% der FSGS-Patienten, die eine Nierentransplantation erhalten, im Spenderorgan ein Rezidiv auftreten kann, wird zumindest in dieser Patientengruppe ein Faktor in der Zirkulation vermutet, der pathologische Reaktionen der Podozyten auch im Spenderorgan auslösen kann. Dieser Faktor wird derzeit intensiv gesucht, da seine Elimination therapeutisch bedeutsam sein kann.

Morphologie

Histologisch findet man neben normalen Glomeruli solche mit fokalen und segmentalen Hyalinosen und Sklerosen:
- Hyalinosen sind strukturlose Ansammlungen aus Basalmembransubstanzen mit Plasmaproteinbeimengungen (vaskuläres Hyalin).
- Sklerosen enthalten kollagene Fasern und entsprechen mesangialen Narben.

Man unterscheidet 5 Subtypen, die klinisch prognostische Relevanz haben: FSGS mit Schlingenkollaps, die zelluläre Variante (mesangiale Zellvermehrung), die perihiläre Form, die FSGS mit „tip lesions" (eine spezielle Form der Verklebung der Kapillarschlingen mit der Bauman'schen Kapsel und die nicht weiter klassifizierbare FSGS (NOS).

Elektronenmikroskopisch sind die Fußfortsätze der glomerulären Deckzellen (Podozyten) diffus verschmolzen als Hinweis auf eine durchgehende glomeruläre Podozytenkrankheit.

Glomeruläre Minimalläsion mit nephrotischem Syndrom

Syn.: Minimal-Change-Nephropathie, geringe glomeruläre Abnormitäten, Lipoidnephrose

Definition Die glomeruläre Minimalläsion mit klinisch bestehendem nephrotischem Syndrom zeigt lichtmikroskopisch annähernd normale Glomeruli, weist aber elektronenmikroskopisch typische Verschmelzungen der Fußfortsätze der Podozyten auf (➤ Abb. 37.12). Es ist jedoch unklar, ob die Veränderungen die Ursache der glomerulären Erkrankung oder die Folge einer primären Basalmembranläsion darstellt. Es wird jedoch zunehmend die Meinung vertreten, dass es sich um eine eigenständige Erkrankung (möglicherweise mit gestörter T-Zell-Immunität) und nicht um eine Frühform der FSGS handelt – letztlich ist die Pathogenese dieser Krankheit jedoch ungeklärt.

Epidemiologie Die Erkrankung ist die häufigste Ursache eines nephrotischen Syndroms bei Kindern und kommt bei ihnen fünfmal häufiger als bei Erwachsenen vor.

Morphologie

Lichtmikroskopisch sind die Glomeruli unverändert; allenfalls sind die Mesangiumzellen minimal proliferiert und verbreitert. Tubuluszellen können eine Fettspeicherung zeigen („Lipoidnephrose").

Elektronenmikroskopisch sind in den Glomeruli diffuse Fußfortsatzverschmelzungen der Podozyten nachweisbar (➤ Abb. 37.13).

Molekularpathologie der Podozytenerkrankungen

Glomeruläre Erkrankungen mit Proteinurie zeigen sehr gleichförmig eine Abflachung der Fußfortsätze der Podozyten. Deren molekulare Aufklärung ist ein gutes Beispiel dafür, wie aus der molekulargenetischen Analyse von seltenen erblichen Erkrankungen allgemeingültige molekulare Ursachen für die häufigeren spontanen Erkrankungen gefunden werden können.

Ausgangspunkt der Analysen war eine in Finnland auftretende familiäre Nephropathie, die durch eine Entwicklungsstörung der Podozyten mit massiver Proteinurie gekennzeichnet ist. Durch aufwendiges positionelles Klonieren wurden zuerst ein Gen und danach das korrespondierende Membranprotein entdeckt, dessen Mutation für die Erkrankung verantwortlich ist. Dieses Protein (**„Nephrin"**) ist mit Adhäsionsproteinen verwandt und ausschließlich im Schlitzdiaphragma lokalisiert.

Ein weiteres identifiziertes Protein, dessen Mutation bei französischen Patienten mit familiärem nephrotischem Syndrom gefunden wurde, führte zur Entdeckung des Membranproteins **„Podozin"**, das der Stabilisierung von Nephrin dient. In schneller Folge wurden neue Proteine entdeckt, die mit Nephrin und Podozin zusammenhängen und in intrazelluläre Signalkaskaden eingebunden sind. Diese zeigen den Podozyten an, welche Form sie anzunehmen haben. Dabei findet offensichtlich eine Verständigung mit den Proteinen der anderen Podozyten-Domänen statt (die Basalmembran-Adhäsionsproteine Integrin und der Dystroglykan-Komplex), die an den „Sohlen" der Fußfortsätze sitzen. Auch die Membranproteine an der abluminalen, dem Harnraum zugewandten Membrandomäne (vor allem das Glykoprotein Podocalyxin mit antiadhäsiven Eigenschaften) sind an der korrekten Podozytenstruktur und damit für die Permeabilität des glomerulären Filters verantwortlich. Schaltet man die Gene all dieser Membranproteine in „Knock-out"-Mäusen ab, führt dies zu abgeflachten Fußfortsätzen und Proteinurie.

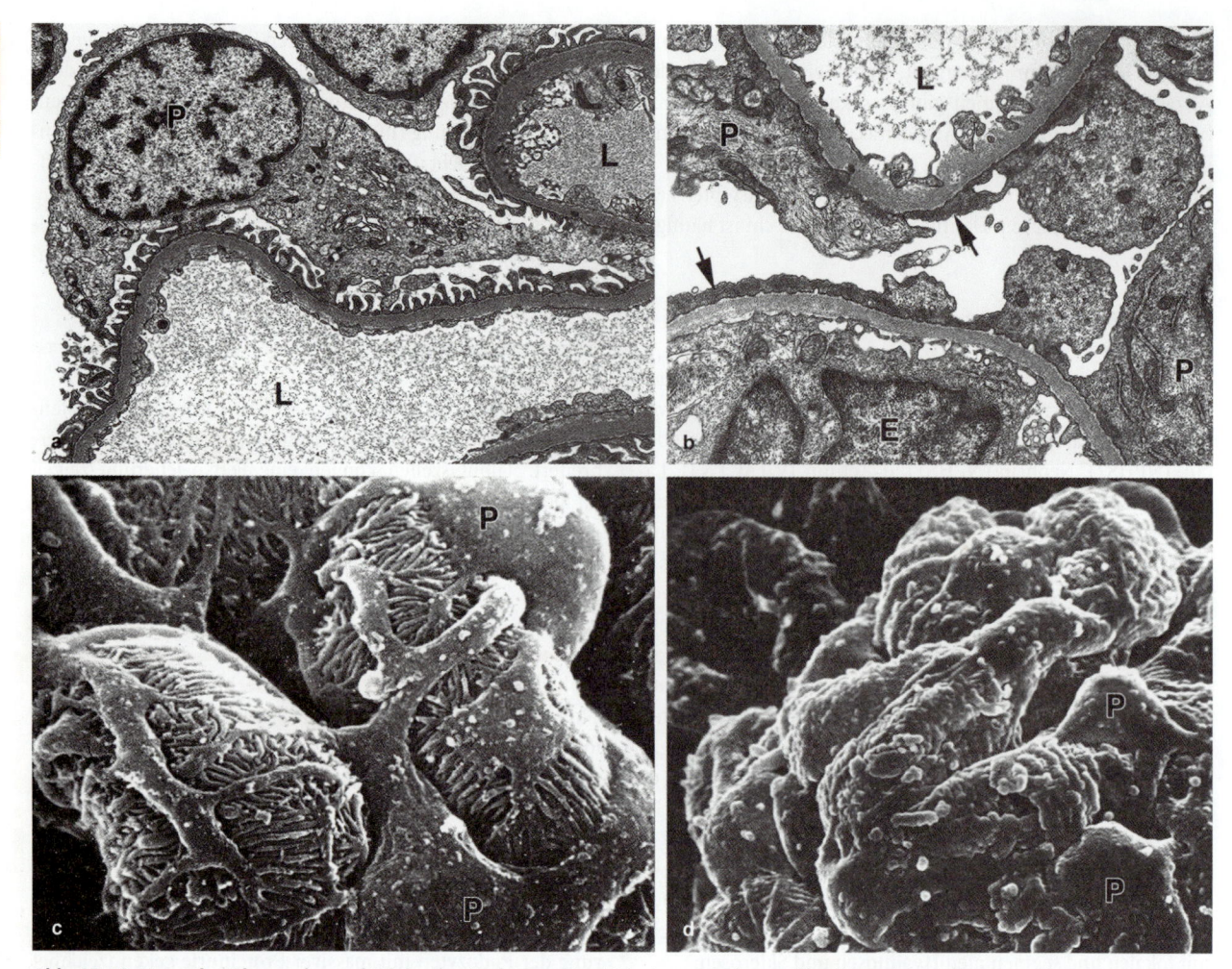

Abb. 37.12 Normaler Glomerulus und Minimalveränderung. Vergleich einer normalen Kapillarschlinge (a und c) mit einer glomerulären Minimalveränderung (b und d). Normal zeigen die glomerulären Epithelzellen (Podozyten) regelmäßige Fußfortsätze, die im Rasterelektronenmikroskop (c) deutlich sichtbar sind. Im Gegensatz dazu findet sich bei der glomerulären Minimalveränderung (und auch bei der fokalen segmentalen Glomerulosklerose) eine vollständige Abflachung der Fußfortsätze (Pfeile). L = Kapillarlumen, P = Podozyt, E = Endothel.

Insgesamt ergeben sich somit funktionelle Zusammenhänge zwischen Podozytenform, Kontrolle der glomerulären Permeabilität und korrekter molekularer Ausstattung der Podozytenmembranen. Eine zentrale Rolle kommt dabei dem Schlitzdiaphragma und dem darin enthaltenen Nephrin sowie den Membranproteinen der anderen Podozyten-Domänen zu. Sie vermitteln das Anhaften der Podozyten an der Basalmembran und besitzen antiaggregative Eigenschaften. Intrazellulär hängen all diese Membranproteine über brückenbildende Proteine (z.B. Ezrin, Utrophin, Vinculin) am Aktin-Zytoskelett, das für die Form der Podozyten verantwortlich ist. Die molekularen Regulationsmechanismen bis zur Ebene der Transkriptionsfaktoren werden in absehbarer Zeit entschlüsselt sein und damit bisher ungeahnte Möglichkeiten einer präzisen Diagnostik und individualisierten Therapie ermöglichen.

Diffuse extrakapilläre Glomerulonephritis

Syn.: Fokal nekrotisierende GN, klinisch: rapid progressive GN

Definition Hierbei handelt es sich um eine klinisch meist sehr rasch fortschreitende GN, die mit einem nephritischen Syndrom und oft mit einem akuten Nierenversagen einhergeht, innerhalb von wenigen Tagen bis Monaten zum Nierenversagen führen kann und der unterschiedliche, zumeist Systemerkrankungen zugrunde liegen. Deshalb ist eine frühzeitige Nierenbiopsie zur Sicherung der Diagnose angezeigt, um durch umgehende Therapie mit Plasmapherese (Plasmaaustausch) und Immunsuppression eine Progression der unterschiedlichen Grunderkrankungen aufzuhalten. Histologisch finden sich glomeruläre Schlingennekrosen mit einer extrakapillären Proliferation des Kapselepithels (sog. Halbmondbildung).

Epidemiologie Diese GN findet sich in 5% aller Nierenbiopsien. Das durchschnittliche Erkrankungsalter variiert je nach Grundkrankheit. In der Regel sind Männer etwas häufiger betroffen.

37.4 Glomeruläre Erkrankungen

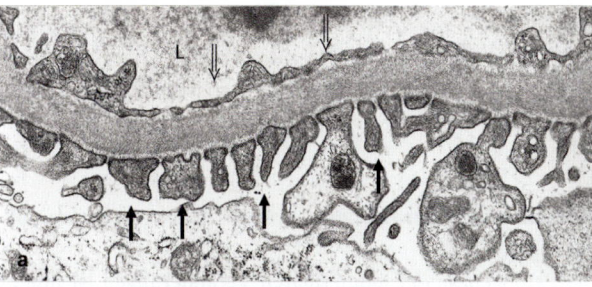

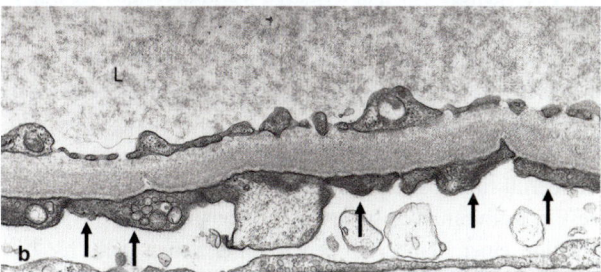

Abb. 37.13 Glomeruläre Minimalläsion mit nephrotischem Syndrom. a Ausschnitt aus einer normalen Glomerulusschlinge. Lumenwärts (L = Lumen) das normale gefensterte Endothel (Doppelpfeile). Angrenzend eine normale Basalmembran sowie zahlreiche außen aufliegende Fußfortsätze (Pfeile). **b** Im Vergleich die Fußfortsatzverschmelzungen (Pfeile) bei der „Minimal-Change"-Nephropathie. Basalmembran und Endothel sind unauffällig. L = Lumen.

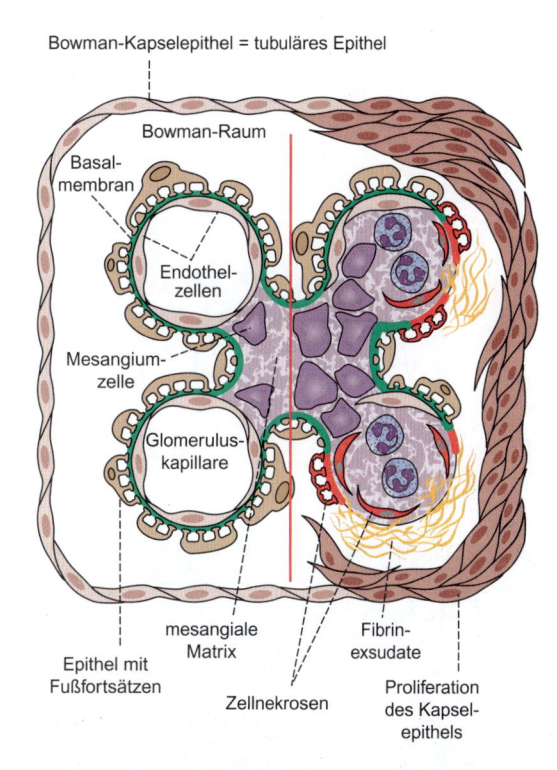

Abb. 37.14 Diffuse extrakapilläre (rapid progressive) GN. Typisch sind glomeruläre Schlingennekrosen mit Fibrinexsudation in den Bowman-Kapsel-Raum und die reaktive halbmondförmige (extrakapilläre) Proliferation des Kapselepithels.

Pathogenese

Ätiologie und Pathogenese der extrakapillären GN sind nicht einheitlich. Sie tritt idiopathisch auf oder ist mit anderen Erkrankungen assoziiert:
- Anti-Basalmembran-Antikörper-Erkrankung (Goodpasture-GN) mit oder ohne Lungenbeteiligung
- Vaskulitis kleiner Gefäße (z.B. Wegener-Granulomatose und mikroskopische Polyangiitis)
- aggressive Formen der IgA-Nephritis, der Lupus-GN und der Poststreptokokken-GN

Der jeweiligen Grundkrankheit entsprechend finden sich im Serum der Patienten Antikörper gegen glomeruläre und tubuläre Basalmembranen. Diese zeigen immunhistochemisch:
- eine lineare Anti-Basalmembran-Fluoreszenz (insbesondere Goodpasture-GN mit Antikörpern gegen 2 Epitope des nicht kollagenen Proteinanteils [α_3-Kette] des Kollagens IV der glomerulären und pulmonalen Basalmembran)
- granuläre Ablagerungen (bei postinfektiöser GN)
- mesangiale IgA-Ablagerungen (bei IgA-Nephritis mit Schlingennekrosen oder Schönlein-Henoch-GN).

Bei Vaskulitiden kleiner Gefäße findet man keine oder nur sehr spärliche Immunkomplexablagerungen („Pauci-Immun-GN"), die Patienten haben jedoch zumeist Autoantikörper gegen Zytoplasmabestandteile neutrophiler Granulozyten (ANCA) im Blut.

Offensichtlich ist die diffuse extrakapilläre GN ein Reaktionsmuster auf besonders aggressiv verlaufende glomeruläre Erkrankungen unterschiedlicher Ursache. Gemeinsam sind allen Formen Nekrosen von glomerulären Kapillarschlingen mit Freisetzung von Fibrin oder Fibrinbruchstücken in den Kapselraum. Das führt zu einer (extrakapillären) Proliferation der Epithelzellen der Bowman-Kapsel mit Ausbildung sog. Halbmonde, die den Glomerulus komprimieren. Die schweren Läsionen und ihre rasche Vernarbung führen sehr schnell („rapid progressiv") zu einem Verlust der glomerulären Funktion.

Morphologie

Im Frühstadium bestehen frische Schlingennekrosen der Glomeruli mit Fibrinexsudation, welchen eine extrakapilläre zelluläre Proliferation des Kapselepithels, die „Halbmonde", folgt (➤ Abb. 37.14). Im späteren Stadium vernarben und veröden die geschädigten Glomeruli, wodurch sich das rasch fortschreitende Nierenversagen erklärt. Bei der Antibasalmembran-Antikörper-GN findet man immunhistologisch ein lineares Ablagerungsmuster von Antikörpern und Komplementfaktoren (➤ Abb. 37.15).

Glomerulonephritiden bei generalisierten Erkrankungen (sekundäre Glomerulonephritiden)

Folgende immunologische Systemerkrankungen können mit einer Glomerulonephritis einhergehen:
- Goodpasture-Syndrom (➤ Kap. 37.4.1, ➤ Kap. 4.4.3)
- Lupus erythematodes visceralis (➤ Kap. 4.4.4)

ckelt sich eine renale Hypertonie. Die diabetische Nephropathie (Trias aus Glomerulosklerose, Arterio-Arteriolosklerose und Pyelonephritis bei Diabetikern) ist in westlichen Industrieländern die häufigste Ursache des chronischen Nierenversagens.

Pathogenese

Die Pathogenese der glomerulären Veränderungen ist nur in ihren Ansätzen bekannt. Zucker lagern sich nichtenzymatisch an Proteine an (Bildung von „advanced glycosylation endproducts [AGE]"), d.h. Matrixproteine der Basalmembranen werden glykolysiert. Deren natürlicher Umsatz verzögert sich dadurch, sie häufen sich an, was zur Sklerose und Verödung der Glomeruli führt. Glukoseerhöhung führt außerdem – zumindest in Kulturen von isolierten Mesangialzellen – zur Neuexpression einer Reihe von Genen, unter denen jenes für den „connective tissue growth factor" (ein Wachstumsfaktor, der die Matrixbildung und die Proliferation von Fibroblasten im Bindegewebe stimuliert) nachgewiesen wurde.

Morphologie

Die diabetische **Mikroangiopathie** betrifft alle Kapillaren, manifestiert sich aber klinisch vor allem in den Nieren (Glomerulosklerose) und den Augen (Retinopathie).

Die **diffuse Glomerulosklerose** resultiert aus einer Verdickung der Basalmembran der Glomerulusschlingen und einer vermehrten Ablagerung von Basalmembranmaterial in der mesangialen Matrix.

Die **noduläre Glomerulosklerose,** eine diabetesspezifische Läsion, erstmals beschrieben durch Kimmelstiel und Wilson, wird bei 30% der Diabetiker in Assoziation mit einer diffusen Glomerulosklerose beobachtet. Charakteristisch ist die noduläre Ablagerung von Basalmembrankollagen im Mesangium, auf der die Glomerulusschlingen wie Kappen liegen. Außer der Glomerulosklerose finden sich als Ausdruck des Proteinverlustes durch die Basalmembran der Glomerulusschlingen eosinophile Niederschläge („Tropfen") an der Innenseite und der Außenseite („Fibrinkappen") der Glomeruluskapsel. Daneben bestehen eine ausgeprägte Atherosklerose und eine Arteriolosklerose der Nieren.

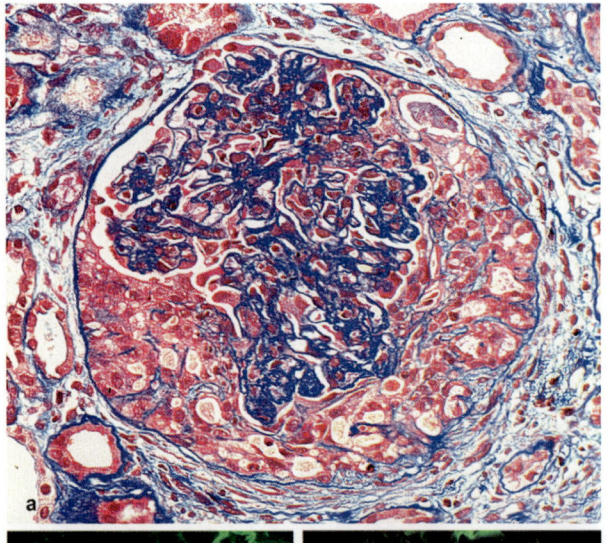

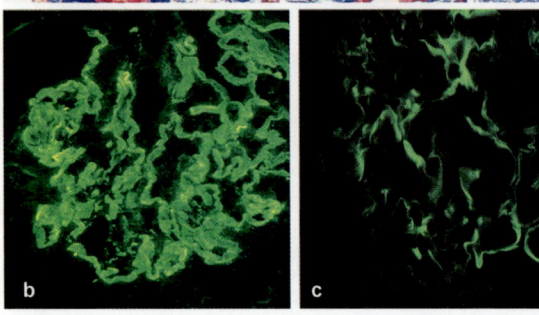

Abb. 37.15 Diffuse extrakapilläre GN beim Goodpasture-Syndrom. a Die geschädigten Glomerulusanteile (blau) werden durch die halbmondförmige (extrakapilläre) Proliferation des Bowman-Kapsel-Epithels (rot) komprimiert. **b** Lineare IgG-Ablagerungen in den komprimierten Glomerulusschlingen. **c** Im Serum dieses Patienten sind IgG-Antikörper nachweisbar, die ebenfalls linear an die Basalmembran eines normalen Glomerulus binden.

- kutane leukozytoklastische Vaskulitis (➤ Kap. 20.5.1)
- Polyarteriitis nodosa (➤ Kap. 20.5.1)
- Wegener-Granulomatose (➤ Kap. 20.5.1)

37.4.2 Glomerulopathie

Hierunter werden im Gegensatz zur GN nicht entzündliche, nicht immunologische glomeruläre Läsionen subsumiert. Derartige Glomerulopathien können bei vaskulären, metabolischen und hereditären Nephropathien auftreten. Sie werden z.T. an anderer Stelle besprochen.

Diabetische Glomerulopathie

➤ auch Kap. 47.3.2

Die Glomerulosklerose findet sich mehr oder weniger stark bei den meisten Typ-1- und auch Typ-2-Diabetikern nach einem Verlauf von mehr als 10 Jahren. Bei starker Ausprägung kommt es zu Proteinurie und nephrotischem Syndrom. Bei weiterer Zunahme mit Verödung der Glomerulusschlingen geht die Urinausscheidung zunehmend zurück, und es entwi-

Amyloidose der Niere

➤ auch Kap. 47.3.3

Nierenamyloidosen liegen in 1–2% der Nierenbiopsien vor. Wichtig sind nur die AA-Amyloidose (Serum-Amyloid-A-Amyloidose) und die AL-Amyloidose (Immunglobulin-Leichtketten-Amyloidose), während Amyloidosen mit anderen Vorläuferproteinen in der Niere selten sind:

- Bei der **AA-Amyloidose** findet sich Kongorot-positives Amyloid im Mesangium und/oder an den glomerulären Basalmembranen, das immunhistologisch mit Antikörpern

gegen AA-Amyloid beweisbar ist. Grundleiden können chronische Entzündungen oder eine chronische Polyarthritis sein.
- Bei der **AL-Amyloidose** reagieren die ebenfalls Kongorot-positiven glomerulären Ablagerungen immunhistologisch entweder mit Antikörpern gegen die κ- oder die λ-Leichtkette. Grundleiden sind hier meist ein Plasmozytom (multiples Myelom) oder maligne B-Zell-Lymphome (Immunozytome).

Klinische Relevanz Klinisch liegen eine starke Proteinurie oder ein nephrotisches Syndrom vor. Mit zunehmender Krankheitsdauer veröden die Glomeruli, sodass schließlich ein Nierenversagen eintritt.

Alport-Syndrom

Definition Hierbei handelt es sich um eine autosomal dominant vererbte Krankheit mit Kollagen-Typ-IV-Schäden der Basalmembranen v.a. in Nierenglomeruli und Innenohr. Meist besteht dabei eine fortschreitende Nephropathie mit Hämaturie und Proteinurie und ein zunehmendes chronisches Nierenversagen bereits im Jugendalter. Kombiniert ist diese Nierenschädigung mit einer Innenohrschwerhörigkeit und Augenlinsenschäden (Dislokation der Linse, Katarakt, Korneadystrophie).

Pathogenese
Bisher sind 50 verschiedene Genmutationen bekannt, die Defekte der α-Ketten des Typ-IV-Kollagens der Basalmembranen (der Niere und des Innenohrs) bewirken. Nach einer Nierentransplantation bei Alport-Patienten tritt in etwa 10% der Fälle eine Antibasalmembran-Antikörper-GN auf, was auf die (Neo-)Antigenität der α-3-Kette des Typ-IV-Kollagens zurückgeht.

Morphologie
Histologisch zeigen die Nieren geringe glomeruläre Abnormitäten und eine fokal sklerosierende Glomerulopathie mit interstitieller Fibrose. Die verbindliche Diagnose wird **elektronenmikroskopisch** mit Nachweis einer Aufsplitterung und Lamellierung der glomerulären Basalmembranen gestellt.

37.5 Tubulopathien

37.5.1 Akutes ischämisches Nierenversagen

Syn.: akute ischämische Tubulopathie; Schocknieren
Definition Das akute ischämische Nierenversagen ist ein durch Minderdurchblutung hervorgerufener beidseitiger Tubulusepithelschaden (akute Tubulusnekrose, ATN), der zum akuten Nierenversagen führt. Aufgrund der Regenerationsfähigkeit des Tubulusepithels ist die akute ischämische Tubulopathie meist voll rückbildungsfähig. Bei adäquater Therapie (z.B. akute Hämodialyse) ist das akute ischämische Nierenversagen reversibel.

Pathogenese
Die Erkrankung kann durch alle hypo- und normovolämischen Schockarten (z.B. kardial, infektiös, Polytrauma, Verbrennungen) ausgelöst werden. Die unzureichende peritubuläre Zirkulation führt zur ischämischen Schädigung und Nekrose der für Sauerstoffmangel empfindlichen proximalen Tubulusepithelien.

Morphologie
Die Nieren sind blass und geschwollen. Die Glomeruli sind kollabiert, die Bowman-Kapsel-Räume weit. In den Tubuli mit weiten Lichtungen zeigen die Epithelien ischämische Schwellungen und Vakuolisierungen bis hin zu Abflachung und Epithelablösungen. Das Interstitium kann ödematös verbreitert sein. Die distalen Tubuluslumina sind angefüllt mit abgestoßenen Tubuluszellen, Proteinen, teilweise auch Myoglobin (bei Rhabdomyolyse), die in Form von hyalinen oder granulären Zylindern vorhanden sind.

Klinische Relevanz In der initialen Phase kommt es zur Oligurie bis hin zur Anurie aufgrund der gestörten glomerulären Filtration. In der oligurischen Phase ist durch verminderte Urinbildung und durch vermehrten Anfall von Kalium infolge Zelluntergangs die Hyperkaliämie von besonderer Bedeutung, da sie schwere Herzrhythmusstörungen verursacht. Unter Schockbehandlung und Hämodialyse kommt es zu einer polyurischen Phase wegen der zunächst noch tubulären Unfähigkeit zur Harnkonzentration. Bei guter Regenerationsfähigkeit der Tubulusepithelien kommt es zur Restitutio ad integrum mit wieder normaler Nierenfunktion.

37.5.2 Akutes toxisches Nierenversagen

Syn.: akute toxische Tubulopathie
Definition Das akute toxische Nierenversagen ist ein durch nephrotoxische Substanzen ausgelöster Tubulusschaden mit akutem Nierenversagen.

Ätiologie und Pathogenese
Die Erkrankung wird durch ein weites Spektrum tubulotoxischer Substanzen ausgelöst:
- Schwermetalle (Blei, Quecksilber, Arsen, Gold, Chrom, Wismut, Uran, Thallium)
- organische Lösungsmittel (Tetrachlorkohlenstoff, Chloroform)
- Glykole (z.B. Diäthylglykol, Propylenglykol, Dioxan)
- Medikamente (Antibiotika, nichtsteroidale Antiphlogistika, Quecksilberdiuretika, Anästhetika, Zytostatika)
- ACE-Inhibitoren

- jodhaltige Kontrastmittel
- Phenole, Pestizide, Paraquat
- Pilze (v.a. Orellanus)

Der toxisch ausgelöste Tubulusepithelschaden führt über die gleichen pathogenetischen Mechanismen wie beim akuten ischämischen Nierenversagen (> Kap. 37.5.1) zum akuten Nierenfunktionsverlust mit Anurie.

Morphologie
In Abhängigkeit vom Schädigungsmuster sind die Nieren geschwollen und zeigen **mikroskopisch** ähnliche Befunde wie beim ischämischen akuten Nierenversagen. Abhängig von der Noxe können sie sich wie bei der ischämischen Tubulopathie durch Epithelregeneration erholen. Gelegentlich kommt es dabei zu dystrophischen Verkalkungen.

Klinische Relevanz Die Reversibilität eines toxischen akuten Nierenversagens hängt vom Ausmaß des Tubulusschadens und der Regenerationsfähigkeit der Niere ab. Abhängig davon kann sich eine diffuse interstitielle Nierenfibrose entwickeln, die eine fortdauernde renale Funktionseinschränkung erklärt.

37.5.3 Nephrokalzinose

Definition Unter Nephrokalzinose versteht man tubuläre oder interstitielle Kalziumablagerungen. Man unterscheidet zwischen der dystrophischen und der metabolischen Nephrokalzinose.

Pathogenese
Dystrophische Tubulusverkalkungen entstehen nach ischämischen oder toxischen Tubulusepithelnekrosen (abgelaufenes akutes Nierenversagen, alte Nierenrindennekrosen oder -infarkte).
   Metabolische Tubulusverkalkungen kommen bei einer Hyperkalzämie unterschiedlicher Ursachen vor (> Kap. 15.3).

37.5.4 Uratnephropathie

Definition Es handelt sich um die Folge einer Ablagerung von Harnsäuresalzen in Tubuli und Interstitium.

Pathogenese
Jede Harnsäureerhöhung im Blut kann zu einer Uratnephropathie führen. Bei der klassischen **primären Gicht** werden eine renale Harnsäureausscheidungsstörung oder eine genuine Harnsäureüberproduktion vermutet (> Kap. 45.2.5). Bei **sekundärer Gicht** bestehen erhöhte Harnsäurespiegel im Blut infolge Zellverfalls (bei Leukämie, Polyzythämie oder hämolytischer Anämie) oder infolge chronischer Niereninsuffizienz mit gestörter Harnsäureausscheidung.

Renale Uratablagerungen führen entweder zu einer chronischen interstitiellen Fremdkörperentzündung oder durch zusätzliche tubuläre Obstruktion zu einem rezidivierenden akuten Nierenversagen.

Morphologie
Makroskopisch finden sich in den Nierenpapillen grau-gelbe Streifen, bei denen es sich **histologisch** um kristalline Ablagerungen von Natrium- und Ammoniumurat in den Sammelrohren handelt (sog. Harnsäureinfarkte). Aus den Tubulus- und Sammelrohrlichtungen gelangen die Uratkristalle ins Interstitium und lösen dort eine chronische granulomatöse Entzündung vom Fremdkörpertyp aus. Dabei finden sich im Zentrum der Granulome sternförmige Uratkristalle, die von Lymphozyten, Fremdkörperriesenzellen und Narbengewebe umgeben werden **(Gichttophus).** Wenn mehrere Gichttophi miteinander verschmelzen, spricht man von einer **„Gichtniere".**

Klinische Relevanz Die primäre Gicht geht mit anfallsartigen Gelenkbeschwerden einher, später treten Zeichen einer chronischen Niereninsuffizienz hinzu. Im Gefolge einer Zytostatikatherapie von Leukämien und malignen Tumoren kann eine sekundäre Gicht mit oder ohne akutes Nierenversagen entstehen.

37.5.5 Tubuläre Speicherungen

Definition Hierunter versteht man eine tubuläre Speicherung unterschiedlicher Substanzen:
- **Eiweiß**speicherung (bei nephrotischem Syndrom)
- **Bilirubin**speicherung (bei starkem Ikterus)
- **Fett**speicherung (bei nephrotischem Syndrom mit Hyperlipoproteinämie)
- **Zucker**speicherniere (z.B. nach Plasmaexpandergabe)
- **Glykogen**speicherung (bei Coma diabeticum mit grobvakuolär speichernden sog. Armanni-Ebstein-Zellen der Tubulusepithelien)

Plasmozytomniere

Definition Nierenschädigung im Rahmen eines Plasmozytoms (> Kap. 21.9.1), die sich entweder als Cast-Nephropathie oder als Leichtkettenamyloidose (AL-Amyloidose) manifestieren kann.

Pathogenese
Im Mittelpunkt steht die Ausfällung von Paraproteinen (pathologische λ- und κ-Leichtketten-Proteine [**Bence-Jones-Proteine**]) in den distalen Tubuli bei saurem pH-Wert, die die Tubulusepithelien schädigen. Dadurch kommt es zu Tubulusnekrosen mit begleitendem interstitiellen Ödem, interstitieller Nephritis und intratubulären Casts.

Darüber hinaus kann es unter bestimmten Bedingungen über die Paraproteine zur Entwicklung einer AL-Nierenamyloidose mit glomerulären, vaskulären oder tubulointerstitiellen Amyloidablagerungen kommen.

Morphologie
Die meist großen, blassen Nieren zeigen amorphe hyaline Zylinder in den distalen Tubuli mit umgebenden histiozytären Riesenzellen, Tubulusepithelnekrosen und unterschiedlich stark ausgeprägter interstitieller Begleitentzündung.

Klinische Relevanz Die Klinik ist je nach Lokalisation der Leichtketten- bzw. Amyloidablagerungen durch eine Proteinurie (glomeruläre Amyloidose), rezidivierendes akutes und chronisches Nierenversagen (Cast-Nephropathie) gekennzeichnet.

37.6 Interstitielle Nephritiden

Interstitielle Nephritiden sind Nierenentzündungen unterschiedlicher Ätiologie mit dominierender Beteiligung des Interstitiums. Wenn die Tubuli zerstört werden, spricht man von destruierender tubulointerstitieller Nephritis. Ätiopathogenetisch ist eine Einteilung nach dem Erreger (bakterielle, abakterielle) oder dem Verlauf (akut, chronisch) möglich.

37.6.1 Bakterielle interstitielle Nephritiden

Akute Pyelonephritis

Syn.: akute bakterielle destruierende interstitielle Nephritis
Definition Die akute Pyelonephritis (PN) ist eine ein- oder doppelseitige bakterielle eitrige Entzündung des Niereninterstitiums, die mit Zerstörung der Tubuli einhergeht.
Epidemiologie Die akute PN ist eine häufige, in der Regel antibiotisch heilbare Nierenentzündung. Sie ist meist mit einer unteren Harnwegsinfektion (Urozystitis, Urethritis) verbunden. Frauen erkranken aufgrund anatomischer Gegebenheiten dreimal häufiger als Männer.

Pathogenese
Erreger sind bei 50% der Patienten *E. coli*, daneben auch Enterokokken und seltener Klebsiellen und Proteus. Die **Bakterien** gelangen überwiegend aus den unteren Harnwegen entweder aufsteigend über Ureter und Nierenbecken (kanalikulär-aszendierend) oder auf regional lymphogenem und/oder hämatogenem Weg in die Nieren. Auch im Rahmen einer bakteriellen Allgemeininfektion (Septikopyämie) können Erreger hämatogen die Niere befallen.

Begünstigende Faktoren sind Stoffwechselkrankheiten mit erhöhter Infektneigung (Diabetes mellitus) sowie **Harnabflussstörungen** jeder Art (Harnsteine, Tumoren, Prostatahyperplasie und -karzinom, Fehlbildungen, Schwangerschaft u.a.).

Bei Kindern mit rezidivierender PN sollten stets angeborene **Harnwegsanomalien** ausgeschlossen werden.

Morphologie
Makroskopisch sind die Nieren herdförmig oder diffus von kleinen gelben Herden (Abszessen) übersät (> Abb. 37.16a). Auf der Schnittfläche finden sich streifenförmige Eiterstraßen vom Mark zur Rinde.

Histologisch ist das Interstitium streifenförmig phlegmonös von einem eitrigen Exsudat mit Befall und Zerstörung der Tubuli durchsetzt (> Abb. 37.16b). Durch Gewebeeinschmelzungen entstehen Abszesse, die Defektheilungen mit Narbenbildung verursachen.

Klinische Relevanz Die akute PN führt zu plötzlich einsetzendem Fieber und Flankenschmerzen mit Pyurie und Bakteriurie. Meist bestehen auch Symptome einer Zystitis und Urethritis (Dysurie). Eine unkomplizierte akute PN heilt bei entsprechender Therapie narbig aus. **Komplikationen** sind konfluierende pyelonephritische Abszesse (Nierenkarbunkel), peri- oder

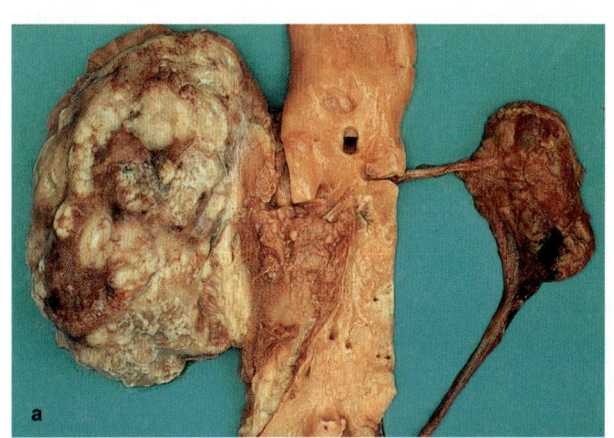

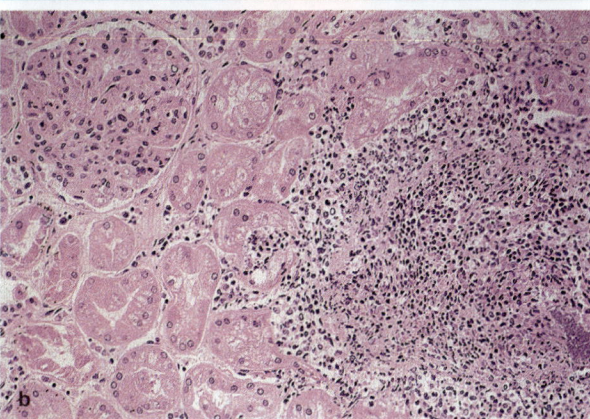

Abb. 37.16 Akute Pyelonephritis. a Multiple Abszesse der linken Niere bei Schrumpfniere rechts. **b** Histologie mit eitrigem Exsudat aus neutrophilen Granulozyten und Zerstörung der Tubuli (rechte Bildhälfte).

paranephritische (bei Durchbruch durch die Nierenkapsel) Abszesse. Wenn Erreger in den Kreislauf gelangen, kann eine septische Allgemeininfektion (Urosepsis) entstehen.

Chronische Pyelonephritis

Syn: chronische bakterielle interstitielle Nephritis
Definition Die chronische PN ist eine ein- und/oder doppelseitige, bakteriell ausgelöste, vernarbende interstitielle Entzündung, die mit Parenchymdestruktion, Schrumpfung und zunehmender Niereninsuffizienz einhergeht.
Epidemiologie Etwa 5% aller Nierenerkrankungen, die zur chronischen Niereninsuffizienz führen, sind chronische Pyelonephritiden. Frauen sind häufiger betroffen als Männer.

Pathogenese
Die chronische PN entsteht aus nicht ausreichend behandelten bzw. rezidivierenden akuten Pyelonephritiden. Immunpathologische Kreuzreaktionen gegen Bakterien- und/oder Tubulusantigene spielen möglicherweise eine zusätzliche Rolle.

Morphologie
Makroskopisch zeigen die Nieren flache Narben mit rötlichem Grund.

Histologisch finden sich unterschiedlich dichte lymphoplasmazelluläre Infiltrate und eine diffuse interstitielle Fibrose mit Tubulusatrophie. In Randabschnitten kommen kompensatorisch hypertrophierte Tubuli vor. Charakteristisch für die chronische PN sind erweiterte Tubuli mit kolloidartigem, eosinophilem Inhalt (sog. Pseudostrumafelder). Die Glomeruli können sekundär veröden, die Gefäße weisen häufig eine unterschiedlich starke Intimafibrose auf. Im Spätstadium sind die Nieren verkleinert und geschrumpft (Schrumpfniere, ➤ Kap. 37.9).

Klinische Relevanz Häufig entsteht die chronische PN schleichend. Im Frühstadium müssen deshalb pyelonephritische Symptome (Klopfschmerz im Nierenlager, Leukozyturie, Bakteriurie, subfebrile Temperaturen) richtig gedeutet und behandelt werden. Im fortgeschrittenen Stadium entsteht bei beidseitigem Befall eine chronische Niereninsuffizienz und nicht selten eine renale Hypertonie.

37.6.2 Obstruktive Nephropathie

Definition Dieser klinische Begriff umfasst funktionelle und morphologische Nierenveränderungen, die auf eine chronische Harnstauung infolge unterschiedlicher Abflussstörungen des Urins zurückgehen.

Ätiologie und Pathogenese
Die häufigsten Ursachen einer Harnstauung sind Fehlbildungen, Harnsteine, Harnwegs- und Genitaltumoren sowie Prostata- und Uretererkrankungen. Bei blandem Harnstau entstehen Ureter- und Nierenbeckenerweiterungen sowie eine Druckatrophie des Nierenparenchyms, die mit einer Papillenatrophie beginnt.

Morphologie
Die Ausweitung der Harnwege (Hydroureter und Pyelektasie) mit Druckatrophie des Parenchyms (Hydronephrose) ist Folge der Obstruktion. Die morphologischen Veränderungen reichen von der leichten Druckatrophie der Papillen mit geringer Pyelektasie bis hin zur **hydronephrotischen Sackniere** (➤ Abb. 37.17). Letztere besteht aus papierdünnem fibrosiertem und atrophischem Nierenparenchym. Bei chronischem Rückstau bis in die Sammelrohre sind diese erweitert und das Interstitium ist fibrosiert (Nephrohydrose).

Klinische Relevanz Je nach Ursache der Harnstauung bestehen Miktionsbeschwerden, Koliken oder Tumorsymptome in Kombination mit einer Harnwegsinfektion. Harnstauungsnieren können zur renalen Hypertonie führen. Bakterielle Infektionen verursachen pyelonephritische Schübe. Bei Eiteransammlung im gestauten Nierenbecken spricht man von einer Pyonephrose. Bei fortgeschrittener doppelseitiger Hydronephrose mit oder ohne chronische Pyelonephritis kommt es zum chronischen Nierenversagen.

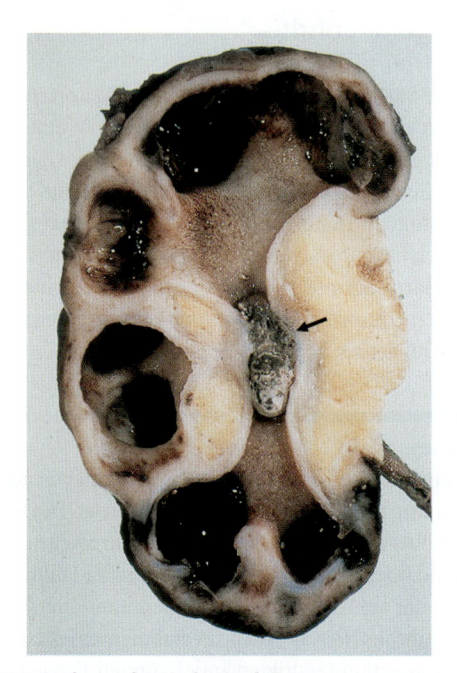

Abb. 37.17 Hydronephrotische Sackniere mit ausgeprägter Ausweitung des Nierenbeckens. Druckatrophie sowie erhebliche Fibrose des Nierenparenchyms. Eingeklemmter Stein im Nierenbecken (Pfeil).

37.6.3 Sonderform Refluxnephropathie

Definition Diese Sonderform der Pyelonephritis entsteht durch einen Harnrückstau aus der Blase in die Ureteren und das Nierenbecken (vesikoureteraler Reflux).

Pathogenese
Der Rückfluss des Urins in die oberen Harnwege beruht auf einer kongenitalen Störung des Ureterostiumverschlusses. Dabei sind die intramuralen Abschnitte der Ureteren verkürzt, sodass bei jeder Miktion Harn bis in die Nierenbecken zurückgepresst wird und zu einer Erweiterung der Sammelrohre führt. Bei einem bakteriellen Harnwegsinfekt gelangt infizierter Urin in die Nierenpapillen, sodass eine **aszendierende Pyelonephritis** entstehen kann.

Morphologie
Wie bei der akuten und chronischen Pyelonephritis (➤ Kap. 37.6.1).

Klinische Relevanz Der alleinige Reflux ist beschwerdefrei. Bei rezidivierender Pyelonephritis treten stechende Nierenschmerzen während der Miktion auf.

37.6.4 Abakterielle interstitielle Nephritiden

Akute abakterielle interstitielle Nephritis

Definition Die akute abakterielle interstitielle Nephritis ist eine doppelseitige, hämatogen ausgelöste, nicht destruierende interstitielle Nierenentzündung unterschiedlicher Ursache. Die Erkrankung ist selten.

Ätiologie und Pathogenese
Überwiegend besteht eine medikamentös-allergische Entzündung auf Penizillin, Sulfonamide, Antikoagulanzien, Diphenylhydantoine oder Antiepileptika. Darüber hinaus kommen akute interstitielle Nephritiden infektallergisch bei viralen (Röteln, infektiöse Mononukleose) oder bakteriellen Infektionen (Scharlach, Typhus, Leptospirose) sowie auch nach Impfungen vor, wobei humorale und/oder zelluläre Immunreaktionen im Niereninterstitium ablaufen. Erreger sind nicht nachweisbar. Die akute interstitielle Entzündung führt über ein interstitielles Ödem zu einer Störung der Nierenperfusion mit ischämischer Schädigung der proximalen Tubulusepithelien.

Morphologie
Histologisch ist das Niereninterstitium ödematös verbreitert und von einem häufig perivaskulär betonten lymphoplasmazellulären Infiltrat durchsetzt. Eosinophile Granulozyten und selten Epitheloidzellgranulome können vorkommen.

Klinische Relevanz Nach einer Antibiotikabehandlung oder nach Infektionskrankheiten setzt plötzlich ein zunehmendes akutes Nierenversagen ein. Klinisch treten Fieber und/oder Anurie auf. Häufiger bestehen eine Bluteosinophilie und Leukozyturie, in zwei Dritteln der Fälle eine Hämaturie, gelegentlich auch eine Proteinurie. Die Prognose der Erkrankung ist günstig.

Chronische abakterielle interstitielle Nephritiden

Doppelseitige abakterielle chronische Entzündungen des Niereninterstitiums haben vielfältige Ursachen. Relativ einheitlich bestehen neben lymphoplasmozytären Infiltraten eine interstitielle Fibrose und eine zunehmende Tubulusatrophie. Als klassisches Beispiel gilt die Phenazetinniere. Analoge chronische interstitielle Nephritiden entstehen bei obstruktiver Nephropathie, in der Plasmozytomniere (➤ Kap. 37.5.5) oder bei Nephropathien unterschiedlicher Stoffwechselkrankheiten (Gicht, Oxalose, Zystinose).

37.6.5 Nierentuberkulose

➤ auch Kap. 48.3.6

Die Urogenitaltuberkulose ist die häufigste extrapulmonale Form einer isolierten Organtuberkulose und kommt bei 5% aller Patienten mit primärer Lungentuberkulose vor. Eine Tuberkulose der Nieren ist als isolierte Organtuberkulose oder im Rahmen einer allgemeinen Miliartuberkulose möglich.

Morphologie
Bei isolierter Nierentuberkulose findet sich eine granulomatöse Entzündung mit zentral nekrotischen Epitheloidzellgranulomen **(geschlossene Nierentuberkulose)**. Beim Übergreifen auf das Nierenbeckenkelchsystem kommt es zu einer Entleerung der Nekrosen über das Nierenbeckenkelchsystem **(offene Nierentuberkulose)**.

Klinische Relevanz Eine geschlossene Nierentuberkulose macht zunächst nur uncharakteristische Beschwerden im Sinne eines beeinträchtigten Allgemeinbefindens. Bei offener Nierentuberkulose kommen Symptome einer spezifischen Harnwegsinfektion dazu (Nierenschmerzen, Leukozyturie, Hämaturie, Mykobakteriurie). Häufigste Komplikationen einer offenen Nierentuberkulose sind die absteigende Beteiligung der ableitenden Harnwege und auch der Geschlechtsorgane (Urogenitaltuberkulose).

37.7 Kreislaufstörungen

37.7.1 Arterielle Störungen

Ätiologie Lokale Kreislaufstörungen der Niere können durch stenosierende Atherosklerose und Thrombose sowie durch Arteriitis oder Thromboembolien verursacht werden.

Pathogenese
Bei den lokalen arteriellen Erkrankungen ist entscheidend, ob eine Stenose oder ein Verschluss der Gefäße vorliegt. Ein Verschluss führt zur absoluten Ischämie mit nachfolgendem anämischem Niereninfarkt. Chronische Minderdurchblutung mit relativer chronischer Ischämie führt dagegen zu einer Atrophie der Tubuli mit erhaltenen Glomeruli (Subinfarkt).

Morphologie
Größe und Form eines anämischen Niereninfarkts entsprechen dem Versorgungsgebiet des verschlossenen Nierenarterienastes. Der frische Infarkt besteht aus einer zentralen lehmgelben Koagulationsnekrose mit hämorrhagischem Randsaum und histologisch granulozytärem Randwall. Innerhalb von wenigen Wochen wird der Infarkt durch eine resorptive Entzündung und einsprossendes Granulationsgewebe in eine grauweiße Narbe mit trichterförmiger Einziehung umgewandelt. Bei mehreren großen Infarktnarben entsteht eine **vaskuläre Schrumpfniere.**

Klinische Relevanz Der Niereninfarkt verursacht einen akuten Flankenschmerz und eine Hämaturie. Bei embolischer Ursache ergeben sich evtl. Hinweise auf das Grundleiden (Mitral-, Aortenklappen- und andere Herzerkrankungen) und/oder es treten weitere Embolien im großen Kreislauf auf. Die vaskuläre Schrumpfniere bewirkt eine renale Hypertonie über den sog. Goldblatt-Mechanismus (Renin-Angiotensin-Mechanismus).

37.7.2 Venöse Störungen

Stauungsnieren entstehen durch eine venöse Blutstauung infolge Rechtsherzversagens. Die Nieren erscheinen dabei vergrößert, blutreich mit einer dunkelblauroten Verfärbung des Marks.

Hämorrhagische Niereninfarzierung: Diese Veränderung wird durch eine Thrombose in Nierenvenen ausgelöst. Je nach Gefäßgröße und Versorgungsbereich kommt es zu unterschiedlich großen hämorrhagischen Nierengewebsnekrosen.

37.7.3 Allgemeine Kreislaufstörungen

Allgemeine Kreislaufstörungen (bei Herzinsuffizienz sowie bei hypo- und normovolämischem Schock) führen an den Nieren zu sog. **Schocknieren** mit akutem ischämischem Nierenversagen aufgrund von Tubulusnekrosen (➤ Kap. 7.10.2, ➤ Kap. 37.5.1).

37.8 Gefäßerkrankungen

Folgende Gefäßerkrankungen können sich in der Niere manifestieren:
- Atherosklerose (Arteriosklerose)
- Arteriolosklerose
- thrombotische Mikroangiopathie
- Vaskulitiden (Wegener-Granulomatose, Polyarteriitis nodosa [➤ Kap. 20.5.1])
- Sklerodermie (➤ Kap. 4.4.4)
- fibromuskuläre Dysplasie

37.8.1 Atherosklerose

Im Rahmen einer allgemeinen Atherosklerose können der Hauptstamm der A. renalis (zentrale Nierenatherosklerose) und/oder intrarenale Arterienäste (periphere Nierenatherosklerose) betroffen sein.

Pathogenese
Die zentrale und/oder periphere Nierenatherosklerose hat die gleichen Risikofaktoren und Entstehungsmechanismen wie die allgemeine Atherosklerose (➤ Kap. 20.2.1).

Morphologie
Eine stenosierende zentrale Nierenatherosklerose führt zur sog. vaskulären Schrumpfniere (➤ Kap. 37.9). Eine periphere Atherosklerose führt zu subakuten Niereninfarkten und zu unregelmäßigen trichterförmigen Narben.

Histologisch sieht man in den peripheren Nierenarterien eine stenosierende intimale Fibroelastose. Eine gleichzeitige Arteriolosklerose ist häufig.

Klinische Relevanz Durch eine chronische zentrale und/oder periphere renale Minderdurchblutung bei den unterschiedlichen Formen der Athero-Arteriolosklerose der Nieren kommt es über den sog. **Goldblatt-Mechanismus** zu einer renalen Hypertonie, die ihrerseits bereits vorliegende Gefäßveränderungen weiter verstärkt.

37.8.2 Arteriolosklerose

Definition Eine Hyalinose der Nierenarteriolen wird als Arteriolosklerose bezeichnet.

Pathogenese
➤ Kap. 20.2.3

Morphologie

Histologisch liegt eine hyaline Verdickung der Arteriolenwand vor. Sie führt zur Stenose und chronischen Ischämie mit Atrophie der zugehörigen Nephrone. Die entstehenden winzigen Narben verleihen den Nieren eine fein granulierte rote Oberfläche. Bei meist gleichzeitiger Atherosklerose der Nierenarterienäste liegt eine Athero-Arteriolosklerose der Niere vor.

Klinische Relevanz   In der Regel bestehen eine primäre und/oder eine sekundäre Hypertonie. Bei fortgeschrittenen Gefäßveränderungen mit sekundären glomerulären Sklerosen, Tubulusatrophie und interstitieller Fibrose kommt es zur chronischen Niereninsuffizienz mit Urämie.

37.8.3 Thrombotische Mikroangiopathie (TMA)

Definition   Thrombosen und/oder Nekrosen der Nierenarteriolen und glomerulären Kapillaren in Kombination mit akutem Nierenversagen, hämolytischer Anämie und Thrombozytopenie kennzeichnen die unterschiedlichen Formen der renalen thrombotischen Mikroangiopathie:
- typisches hämolytisch urämisches Syndrom (Diarrhö-assoziiert, D+HUS) in Zusammenhang mit Infektionen mit Verozytotoxin-produzierenden E. coli oder Shigella-Stämmen und atypische HUS (nicht Diarrhö-assoziiert, D-HUS)
- thrombotisch-thrombozytopenische Purpura (TTP)
- maligne Hypertonie
- medikamentenassoziiert (z.B. Calcineurininhibitoren, Mitomycin)
- Antiphospholipidsyndrom
- antikörpervermittelte (humorale) Abstoßung

Ätiologie und Pathogenese

Die TMA umfasst ein Spektrum von mikrovaskulären Thrombosesyndromen, die mit verschiedenen pathogenetischen Faktoren assoziiert sind. Bei allen genannten Erkrankungen finden sich in der Niere charakteristische Gefäßveränderungen, die aus einer Endothelschädigung resultieren und mit dem Überbegriff der TMA bezeichnet werden. Pathogenetisch entsteht die Endothelzellschädigung durch:
- Störungen im Komplementsystem (HUS)
- gestörte Regulation des Von-Willebrand-Faktors (vWF) durch ADAMTS13-Mutationen oder -Antikörper (TTP) oder
- direkte Endothelverletzung (z.B. maligne Hypertonie, Calcineurininhibitoren, Antikörper)

Morphologie

Die typischen **histologischen** Merkmale sind Gefäßwandverdickung, Endothelzellschwellung und Ablösung der Endothelzellen von der Basalmembran mit Bildung von Mikrothromben, die Arteriolen und Kapillaren verschließen können. Im fortgeschrittenen Stadium der thrombotischen Mikroangiopathie finden sich arterioläre und glomeruläre Sklerosen, eine stenosierende Fibroelastose in Interlobulararterien sowie eine Tubulusatrophie und interstitielle Fibrose.

Klinische Relevanz   Akutes Nierenversagen, hämolytische Anämie und Thrombozytopenie stehen beim HUS im Vordergrund. Die chronischen Veränderungen beim HUS führen zur dialysepflichtigen terminalen Niereninsuffizienz. Die TTP beginnt plötzlich mit Hämaturie, schwerer Oligurie, hämolytischer Anämie und in 50% mit einer malignen Hypertonie. Daneben bestehen Hautblutungen (Purpura) und unterschiedliche neurologische Syndrome.

37.8.4 Fibromuskuläre Dysplasie (FMD)

Definition   Die FMD ist eine Erkrankung, bei der das Bindegewebe und die glatte Muskulatur in der arteriellen Gefäßwand proliferieren, ohne dass eine Entzündung zugrunde liegt. Sie tritt bevorzugt in der A. renalis junger Frauen auf, kann mit Gefäßverengungen unterschiedlichen Ausmaßes einhergehen und ist eine Ursache der renovaskulären Hypertonie. Die Ursache der FMD ist nicht bekannt.

Klinische Relevanz   Diagnostisch fällt in der digitalen Subtraktionsangiografie eine perlschnurartige Stenose der betroffenen Arterie auf. Eine spezifische Therapie gibt es nicht.

37.9 Schrumpfnieren

Definition   Ein fortschreitender Gewebeverlust der Niere führt zur Schrumpfniere. Von einer Schrumpfniere spricht man, wenn das Gewicht einer Erwachsenenniere **unter 80 g** liegt.

Ätiologie und Pathogenese

Schrumpfnieren entstehen durch einen zunehmenden Verlust von Nephronen und/oder durch eine diffuse interstitielle Fibrose mit Tubulusatrophie. Nach ihrer Ursache unterscheidet man entzündliche und vaskuläre von sonstigen Schrumpfnieren. Bei Endstadiumsschrumpfnieren von Patienten mit terminaler Niereninsuffizienz ist häufig die Ursache morphologisch nicht mehr bestimmbar.

Morphologie

Für die pathomorphologische Diagnostik ist der histologische Befund entscheidend. Die folgenden **makroskopischen** Befunde sind dagegen nur eingeschränkt verwertbar:

- Gleichmäßig granulierte Schrumpfnieren von blasser, graugelber Farbe („blasse Granularatrophie") sprechen für eine chronische Glomerulonephritis als Ursache.
- Gleichmäßig granulierte Schrumpfnieren von roter Farbe („rote Granularatrophie") deuten auf eine vaskuläre (arteriolosklerotische) Schrumpfniere infolge hypertonischer Nephrosklerose.
- Unregelmäßig vernarbte Schrumpfnieren können sowohl entzündlich (chronische Pyelonephritis) als auch vaskulär (Atherosklerose, Infarkte) bedingt sein.

Klinische Relevanz Die Folge von Schrumpfnieren sind renale Hypertonie und chronische Niereninsuffizienz bis zur Urämie (> Kap. 37.2.2). Bei Schrumpfnieren mit bereits dialysepflichtigem chronischem Nierenversagen ist eine bioptische Klärung der Ursache klinisch oft nicht mehr erforderlich.

37.10 Nierentumoren

37.10.1 Benigne epitheliale Tumoren

Nierenadenome

Nierenadenome sind 5–10 mm große, graue oder gelbliche subkapsuläre Tumoren, die multipel auftreten können und Zufallsbefunde bei Autopsien darstellen. Histologisch bestehen sie aus papillär oder tubulär angeordneten Epithelzellen. Papilläre Nierenadenome sind klinisch bedeutungslos, lassen sich histologisch aber schwer von kleinen, hochdifferenzierten papillären Nierenkarzinomen unterscheiden. Ein Tumordurchmesser von 1 cm kann als empirische Grenze zwischen Adenomen und papillären Karzinomen mit möglicher metastatischer Potenz angenommen werden. Wegen der relativen Häufigkeit von Nierenadenomen bei Autopsien entstehen daraus offenbar nur selten papilläre Nierenkarzinome im Rahmen einer **Adenom-Karzinom-Sequenz,** obwohl bei beiden ähnliche molekulargenetische Veränderungen festgestellt wurden.

Onkozytome

Onkozytome sind seltene benigne epitheliale Tumoren (< 5% aller Nierentumoren des Erwachsenen). Sie können bis zu 10 cm im Durchmesser groß sein.

Morphologie

Makroskopisch zeigen sie eine rotbraune Schnittfläche mit zentraler sternförmiger Narbe (> Abb. 37.18a).

Histologisch bestehen sie aus großen Zellen (> Abb. 37.18b) mit einem granulären eosinophilen Zytoplasma (Onkozyt = geschwollene Zelle; von „onkousthai", griechisch: anschwellen).

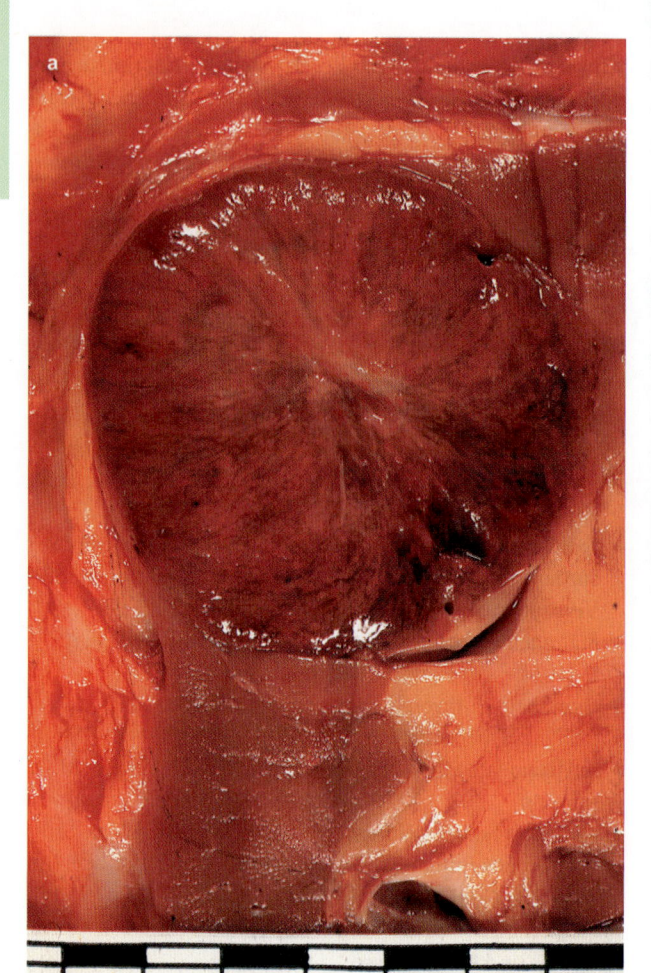

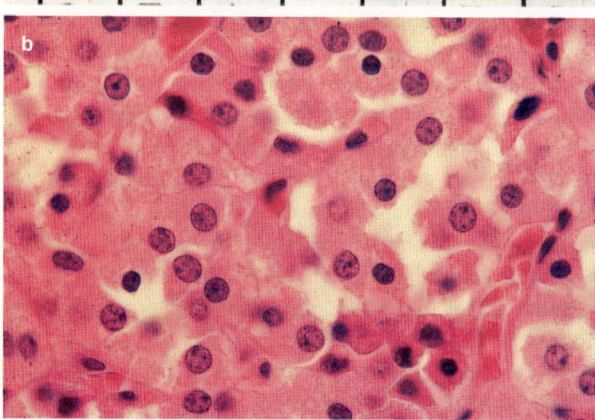

Abb. 37.18 Onkozytom. a Charakteristische „rehbraune" Schnittfläche mit zentraler Narbe. **b** Tumorzellen mit histologisch eosinophilem, granulärem Zytoplasma, das dicht mit Mitochondrien angefüllt ist.

Elektronenmikroskopisch imponiert ein mitochondrienreiches Zytoplasma.

Die benignen Onkozytome sind von histologisch ähnlichen chromophoben Nierenzellkarzinomen abzugrenzen (> Kap. 37.10.2).

37.10.2 Nierenzellkarzinom

Syn.: Nierenkarzinom; Adenokarzinom der Niere
Definition Maligner epithelialer Tumor, der sich von unterschiedlichen Abschnitten des Nierentubulussystems oder den Sammelrohren ableitet. Nierenzellkarzinome durchwachsen infiltrierend das Nierenparenchym und können in Nachbarstrukturen einbrechen.
Epidemiologie Nierenkarzinome sind mit einem Anteil von 1–3% aller malignen Tumoren relativ selten. In der Erwachsenenniere ist das Nierenzellkarzinom der häufigste bösartige Tumor. Die jährliche Neuerkrankungsrate beträgt in Europa 4–5 pro 100.000 Einwohner. In den USA beobachtet man eine steigende Inzidenz. Männer sind 2- bis 3-mal häufiger betroffen als Frauen. 80% aller Nierenzellkarzinome treten zwischen dem 50. und 69. Lebensjahr auf, wobei der Häufigkeitsgipfel um das 60. Lebensjahr liegt. Neben den in der Regel sporadischen Nierenkarzinomen gibt es auch familiäre Formen. Letztere sind selten und werden bei jüngeren Patienten oft vor dem 40. Lebensjahr diagnostiziert. Beim **Von-Hippel-Lindau(VHL)-Syndrom** (> Kap. 8.10.12) kommen klarzellige Nierenkarzinome oft bilateral und multipel vor. Familiäre Nierenkarzinome kommen auch ohne Assoziation zu einem VHL-Syndrom vor.

Ätiologie und Pathogenese
Nikotinabusus, Bluthochdruck und Adipositas sind **Risikofaktoren** für die Entstehung des Nierenzellkarzinoms. Im Tierexperiment können sie durch chemische Kanzerogene, Östrogene und Bestrahlung ausgelöst werden. Für den Menschen wurden „renale Karzinogene" bisher jedoch nicht schlüssig bewiesen. Bei der Entstehung familiärer Nierenkarzinome spielt die Inaktivierung einzelner Tumorsuppressorgene bzw. die Aktivierung bestimmter Onkogene eine Rolle, während für Entstehung und Verlauf sporadischer Nierenkarzinome offenbar komplexe genomische Veränderungen verantwortlich sind.

Nierenkarzinome **metastasieren** hämatogen nach dem Kava-Typ, gelegentlich schon vor Erkennung des Primärtumors. Bei Autopsien finden sich Metastasen in Lungen (über 75%), Knochen (etwa 40%), Leber (30%), Gehirn (15%) und Nebennieren (20%). Eine lymphogene Metastasierung in die regionären Lymphknoten am Nierenhilus sowie paraaortal und parakaval wird in 20% der Fälle beobachtet. Metastasen eines Nierenkarzinoms können auch noch viele Jahre nach der Tumornephrektomie auftreten.

Morphologie
Makroskopisch liegt üblicherweise ein einzelner unilateraler Tumor vor, der häufig an den Nierenpolen lokalisiert ist. Die Tumoren messen meist 3–15 cm im Durchmesser. Die Schnittfläche ist hellgelb bis grauweiß und zeigt oft Nekrosen, Blutungen und Zysten. Dadurch entsteht das charakteristische „**bunte" Bild** dieser Tumoren (> Abb. 37.19a). Sie bilden zum angrenzenden Parenchym teilweise eine Pseudokapsel. Große Tumoren können in perirenales Fettgewebe, Nierenbecken oder Nierenvenen einbrechen. Gelegentlich entstehen Tumorthromben, die über die untere Hohlvene bis in den rechten Herzvorhof reichen.

Histologisch unterteilt man die Nierenzellkarzinome in klarzellige, papilläre, chromophobe und Sammelrohrkarzinome (> Tab. 37.2). Daneben gibt es noch weitere, aber sehr seltene Tumortypen.

Klarzelliger Typ
Klarzellige Karzinome sind mit über 80% der häufigste Nierenkarzinomtyp. Die Tumorzellen haben aufgrund ihres hohen Glykogen- und Lipidgehalts ein helles Zytoplasma und einen pflanzenzellartigen Aspekt (> Abb. 37.19b). Das klarzellige Karzinom wächst überwiegend solide, kann jedoch auch ein zystisches Wachstumsmuster aufweisen. Es zeigt immunhistochemisch Differenzierungsmerkmale proximaler Tubuluszellen, sodass diese das Ausgangsgewebe klarzelliger Karzinome darstellen. Die Nierenkarzinome beim VHL-Syndrom sind ebenfalls klarzellig.

Papillärer Typ
Papilläre Karzinome liegen in etwa 10% der Fälle vor. Sie können multipel und auch kombiniert mit papillären Nierenadenomen auftreten. Gehäuft liegen sie in Endstadium-Schrumpfnieren von Hämodialysepatienten vor.

Morphologie
Makroskopisch zeigen papilläre Karzinome oft ausgedehnte zentrale Nekrosen.

Tab. 37.2 Histologische Typen und Häufigkeitsraten des Nierenzellkarzinoms.

Typ	Häufigkeit
klarzelliges Karzinom	83%
papilläres Karzinom • basophiler Typ (Typ I) • eosinophiler Typ (Typ II)	11%
chromophobes Karzinom	5%
Sammelrohrkarzinom (Ductus-Bellini-Karzinom)	< 1%
unklassifiziertes Karzinom	< 1%

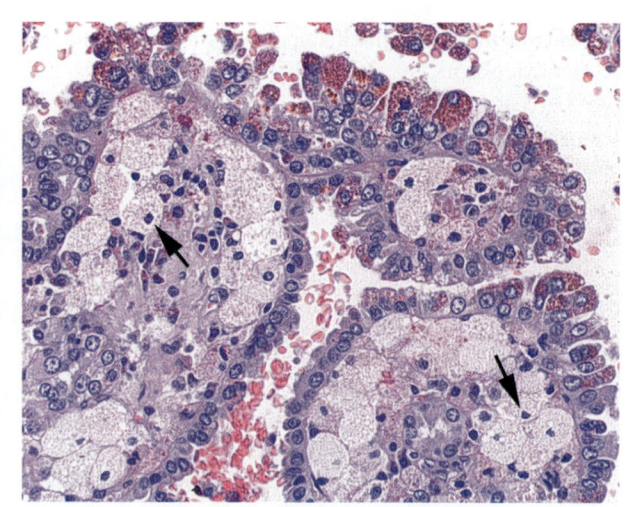

Abb. 37.20 Papilläres Karzinom. Papillärer Aufbau mit ein- bis mehrreihigen, eosinophilen Tumorzellen, die reichlich braunes Eisenpigment speichern. Im Stroma der Papillen massenhaft Schaumzellen (Pfeile).

Chromophober Typ

Das chromophobe Karzinom ist selten (5%) und zeigt im Gegensatz zum klarzelligen Karzinom ein feingranuläres, nicht transparentes Zytoplasma. Sie bevorzugen ein solides Wachstumsmuster (> Abb. 37.21). Die histopathologische Abgrenzung des chromophoben Karzinoms vom klarzelligen Typ ist klinisch wichtig, da es eine deutlich bessere Prognose hat. Die mikroskopische Differenzialdiagnose zum Onkozytom ist gelegentlich schwierig. Onkozytom und chromobes Nierenkarzinom zeigen Differenzierungsmerkmale des distalen Tubulussystems, sodass sie sich histogenetisch von den klarzelligen und papillären Karzinomen unterscheiden.

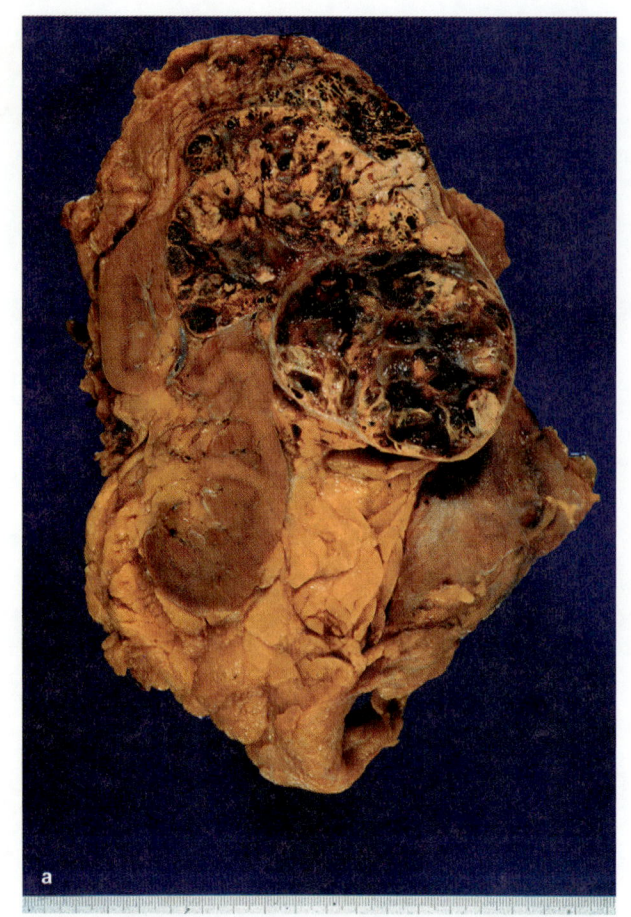

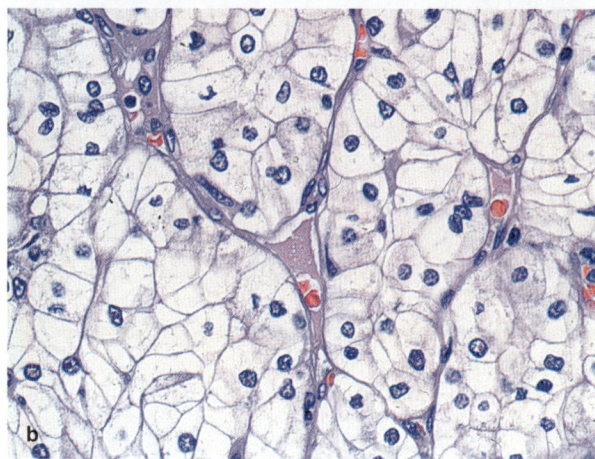

Abb. 37.19 Klarzelliges Karzinom. a Gelbe Tumorareale, rote Hämorrhagien, Nekrosen und Zysten. Teilweise Begrenzung durch eine Pseudokapsel, jedoch Einwachsen in das perirenale Fettgewebe (pT3-Stadium). **b** „Pflanzenzellartige" helle Zellen mit dunklen pyknotischen Kernen. Das helle Zytoplasma entspricht bei der Einbettung herausgelöstem Glykogen.

Histologisch sind sie papillär und tubulär aufgebaut (> Abb. 37.20). Nach der Zytoplasmaanfärbung werden sie in basophile und eosinophile Varianten unterteilt. Wie die klarzelligen weisen auch die papillären Karzinome Differenzierungsmerkmale des proximalen Tubulus auf.

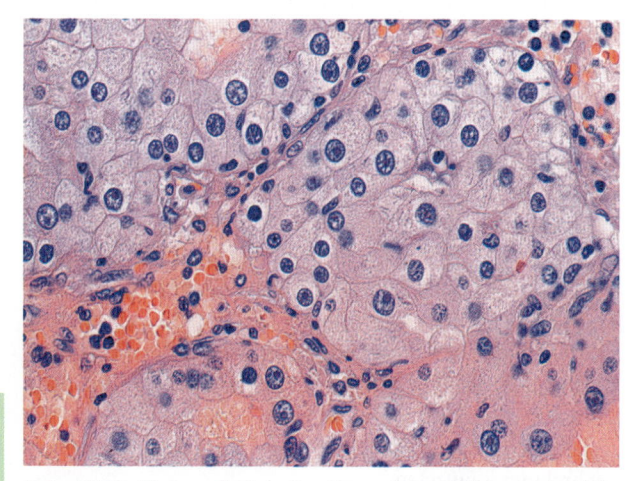

Abb. 37.21 Chromophobes Karzinom. Feinretikuläres, eosinophiles Zytoplasma mit relativ großen Kernen und charakteristischer perinukleärer Aufhellung.

Sammelrohrkarzinom

Sammelrohrkarzinome (Ductus-Bellini-Karzinome) sind selten (1%). Es handelt sich um sehr aggressiv wachsende Tumoren, die sich vornehmlich in der Markzone aus dem Sammelrohrepithel entwickeln. Sie zeigen tubuläre Strukturen und eine ausgeprägte Desmoplasie des Tumorstromas. Oft werden sarkomartige Areale mit Spindelzellen beobachtet, die auch bei anderen Nierenkarzinomtypen vorkommen.

Molekularpathologie
Bei Nierentumoren besteht eine relativ gute **Genotyp-Phänotyp-Korrelation,** d.h. es können in den verschiedenen Tumortypen charakteristische molekulare Veränderungen nachgewiesen werden. Wichtige Erkenntnisse zur Molekularbiologie der Nierenkarzinome wurden durch genetische Untersuchungen bei VHL-Patienten gewonnen. Das für die Entstehung des VHL-Syndroms verantwortliche Tumorsuppressorgen befindet sich auf dem kurzen Arm von Chromosom 3 (3p25-26). Nierenkarzinome bei VHL-Syndrom weisen Mutationen und Deletionen dieses Tumorsuppressorgens auf. Interessanterweise gibt es auch bei 50–70% der sporadischen **klarzelligen Nierenkarzinome** Mutationen des VHL-Gens und/oder Allelverluste auf Chromosom 3p (> Abb. 37.22a). Neben dem VHL-Gen könnten auch andere Gene auf Chromosom 3p für die Entstehung sporadischer klarzelliger Nierenkarzinome wichtig sein.

In **papillären Karzinomen** sind zytogenetisch Polysomien (Trisomien, Tetrasomien) der Chromosomen 7 und 17 (> Abb. 37.22b) sowie Verluste des Y-Chromosoms nachweisbar. Im Rahmen der Tumorprogression treten zu diesen Veränderungen andere chromosomale Veränderungen hinzu. Mutationen des MET-Protoonkogens auf Chromosom 7q sind für die Entstehung von familiären papillären Nierenkarzinomen verantwortlich, werden jedoch nicht bei sporadischen papillären Nierenkarzinomen gefunden.

Bei **Onkozytomen** und **chromophoben Nierenkarzinomen** bestehen Veränderungen der mitochondrialen DNA. Während nur ein Teil der Onkozytome Aberrationen einzelner Chromosomen aufweist, finden sich bei chromophoben Nierenkarzinomen Verluste (Monosomien) zahlreicher Chromosomen.

Die molekularen Veränderungen in den seltenen **Sammelrohrkarzinomen** sind noch unzureichend charakterisiert.

Klinische Relevanz Die klassische Trias Makrohämaturie, Flankenschmerz und tastbarer Nierentumor tritt nur bei etwa 10% der Patienten mit einem Nierenzellkarzinom auf. Meistens ist die Hämaturie das klinische Leitsymptom. Daneben kommen paraneoplastische Syndrome wie Erythrozytose (durch Erythropoetinbildung der Tumorzellen), Hypertonie, Cushing-Syndrom, Eosinophilie und leukämische Reaktionen vor. Gewichtsverlust, Fieber und Hyperkalzämie weisen auf ein bereits fortgeschrittenes Tumorleiden hin.

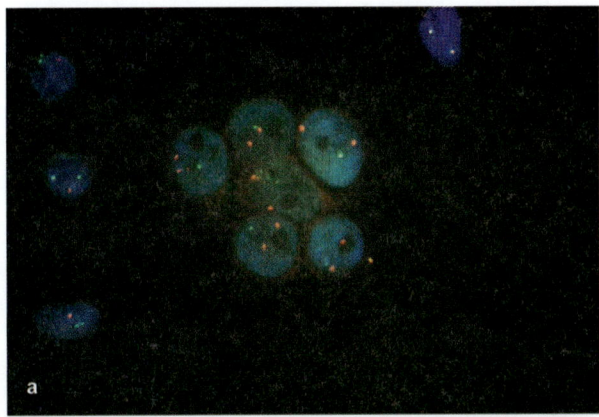

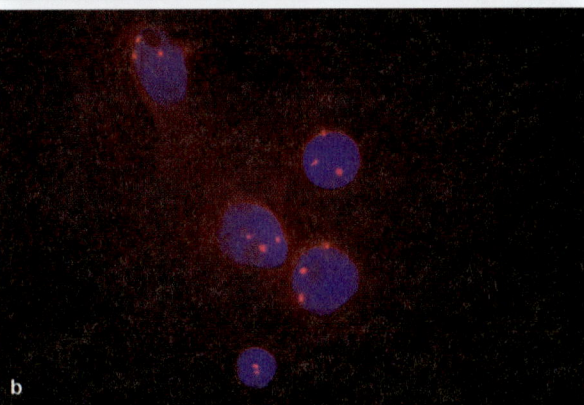

Abb. 37.22 Molekularpathologie von Nierentumoren. **a** Klarzelliges Karzinom: Deletion des VHL-Gens auf Chromosom 3p25-26. Nachweis durch Fluoreszenz-In-situ-Hybridisierung (FISH) mit einer für das Zentromer des Chromosoms 3 spezifischen Probe (rot) und einer VHL-Gen-spezifischen Probe (grün). Die Tumorzellen zeigen 2 Signale für das Zentromer von Chromosom 3 (Normalbefund), aber nur ein Signal für das VHL-Gen. **b** Papilläres Karzinom: Trisomie des Chromosoms 17. FISH-Nachweis mit einer für Chromosom 17 spezifischen Zentromer-Probe (rot).

Die **Prognose** wird vor allem vom Tumorstadium zum Diagnosezeitpunkt bestimmt. Weitere Prognoseparameter sind der Differenzierungsgrad sowie der histologische Typ. Chromophobe und papilläre Nierenzellkarzinome vom basophilen Typ haben eine günstigere Prognose als klarzellige Karzinome. Eine sarkomatoide Differenzierung in den verschiedenen Tumortypen zeigt ein erhöhtes Progressionsrisiko an.

37.10.3 Nierenbeckenkarzinom

Syn.: *Urothelkarzinom* des *Nierenbeckens*
Definition Der Tumor entsteht meist als papilläre Neoplasie des Nierenbeckens. Bei später Diagnose kann es solide das Nierenparenchym infiltrieren.

Ätiologie und Pathogenese
Karzinome des Nierenbeckens entstehen bei Nephrolithiasis und Pyonephrose im Gefolge einer chronischen fortdauernden Pyelitis mit Hyperregeneration, Plattenepithelmetaplasien und

Dysplasien des Urothels. Bei manifester Phenazetinniere ist das Risiko für Karzinome der ableitenden Harnwege mehrfach erhöht. Dabei ist besonders das Nierenbecken betroffen, was auf eine zunehmende Inaktivierung der karzinogenen Analgetikaabbausubstanzen mit dem Harnfluss hinweist. Chemische Kanzerogene (β-Naphthylamin, Benzidin) spielen eine Rolle bei der Entstehung der Urothelkarzinome, jedoch eher für das Harnblasenkarzinom (> Kap. 38.6.4). Urothelkarzinome des Nierenbeckens können auch im Rahmen des HNPCC-Syndroms entstehen (> Kap. 32.7.3).

Morphologie

Makroskopisch liegen papilläre, exophytisch wachsende Tumoren im Nierenbeckenkelchsystem vor, die aus dem Urothel hervorgehen. Mit zunehmender Entdifferenzierung wachsen sie in das Nierengewebe, brechen in Gefäße ein und können metastasieren.

Mikroskopisch handelt es sich meistens um papilläre Urothelkarzinome aller Differenzierungsgrade. Plattenepithelkarzinome entstehen metaplastisch aus dem Urothel, besonders im Gefolge chronischer Entzündungen des Nierenbeckens.

Klinische Relevanz Das Leitsymptom ist die Hämaturie. Männer erkranken doppelt so häufig wie Frauen. Eine Phenazetinniere wird bei beiden Geschlechtern gleich häufig durch ein Nierenbeckenkarzinom kompliziert. Nekrosepartikel können zu Ureterkoliken und zu einseitiger Harnstauung führen. Einbrüche in Nierenvenenäste verursachen nach dem Kava-Typ hämatogene Lungenmetastasen. Da Nierenbeckenkarzinome langsam wachsen und häufig spät entdeckt werden, ist bei fortgeschrittenen Fällen mit hohem Malignitätsgrad (Grad 3) die Prognose hinsichtlich Rezidiven, Metastasen und Patientenüberleben ungünstig.

37.10.4 Nephroblastom

Syn.: Wilms-Tumor

Dieser maligne embryonale Mischtumor der Niere kommt am häufigsten bei Kindern vor (> Kap. 41.7.2).

37.10.5 Mesenchymale Tumoren

Angiomyolipome bestehen aus Fettgewebe, Blutgefäßen und glatter Muskulatur. Sie verhalten sich fast immer gutartig. Diese Tumoren können aber mit einer tuberösen Sklerose (Morbus Bourneville-Pringle) einhergehen (> Kap. 8.10.12). Im Nierenparenchym kommen Leiomyome als gutartige und unterschiedliche Sarkome als seltene bösartige mesenchymale Tumoren vor. Bei Patienten unter 40 Jahren werden nicht selten synoviale Sarkome und Ewing-Sarkome beschrieben.

37.10.6 Neue Tumorentitäten

In den letzten Jahren wurden verschiedene neue Tumorentitäten als primäre Nierentumoren beschrieben. Dazu gehören das muzinöse, tubuläre und spindelzellige Karzinom der Niere, der Epithel-Stroma-Tumor der Niere und die sog. Translokationstumoren der Niere. Letztere treten vor allem im Kindes- und jugendlichen Erwachsenenalter auf und zeigen spezifische Translokationen (t[X;1] bzw. t[X;17]).

37.10.7 Metastasen

Nierenmetastasen werden autoptisch 2- bis 3-mal so häufig wie primäre Nierenkarzinome gefunden. Sie verursachen aber meistens keine klinischen Symptome und stellen einen Zufallsbefund bei der Obduktion dar. Bronchial- und Mammakarzinome sind dabei die häufigsten Primärtumoren.

KAPITEL 38

R. Knüchel-Clarke, A. Hartmann, F. Hofstädter

Ableitende Harnwege

38.1 Normale Struktur und Funktion 721	38.4 Obstruktive Läsionen der ableitenden Harnwege 723
38.2 Fehlbildungen 721	
38.2.1 Nierenbecken und Ureteren 721	38.5 Urolithiasis 723
38.2.2 Harnblase und Urethra 722	
	38.6 Tumoren der ableitenden Harnwege 724
38.3 Entzündungen 722	38.6.1 Tumorähnliche Läsionen 724
38.3.1 Infektiöse Entzündungen 722	38.6.2 Tumorvorstufen 724
38.3.2 Nichtinfektiöse Entzündungen 723	38.6.3 Benigne epitheliale Tumoren 725
	38.6.4 Maligne epitheliale Tumoren 725

Zur Orientierung

Die ableitenden Harnwege sind ein funktionell und pathophysiologisch kommunizierendes Hohlraumsystem. Es kommt häufig zu einer kontinuierlichen Ausbreitung von Krankheitsprozessen (z.B. aufsteigende Entzündung). Die Erkrankungen der ableitenden Harnwege zählen zu den häufigsten Erkrankungen des Menschen. Tumoren der ableitenden Harnwege stammen überwiegend vom Urothel und zeichnen sich insbesondere durch Multifokalität und Rezidivneigung aus. Die Diagnostik dieser Tumoren (und deren Vorstufen) ist eine wesentliche Aufgabe der Pathologie bei Erkrankungen der ableitenden Harnwege.

38.1 Normale Struktur und Funktion

Die ableitenden Harnwege reichen vom Nierenbecken bis zum Meatus externus der Urethra. Sie umfassen entsprechend Nierenbecken und Ureteren, die aus dem Mesonephros (= Urniere) entstehen, sowie Harnblase und Urethra, die überwiegend aus dem urogenitalen Sinus entstehen. Es besteht eine strangförmige Verbindung zwischen Harnblase und Bauchwand (Urachus), die entwicklungsgeschichtlich die Verbindung des Embryos über den Nabel zur Harnblase darstellt. Die ableitenden Harnwege dienen dem Transport, der Speicherung und der Entleerung des Urins. Sie sind von einem 3–6 Zellschichten hohen Epithel (Urothel) ausgekleidet, welches durch eine Basalmembran und anschließende lockere Bindegewebeschicht von der Muskelschicht getrennt ist.

38.2 Fehlbildungen

38.2.1 Nierenbecken und Ureteren

Fehlbildungen der ableitenden Harnwege sind häufig. Teils haben sie keine funktionellen Auswirkungen, teils führen sie zu schwerwiegenden Folgekrankheiten. Häufig sind sie miteinander oder mit Fehlbildungen der Niere kombiniert. Am häufigsten sind Ureter duplex und Ureter fissus (0,8% aller Obduktionen):
- Beim **Ureter duplex** entspringen 2 Ureteren einem doppelt angelegten Nierenbecken und gelangen über 2 getrennte Öffnungen in die Harnblase.
- Beim **Ureter fissus** vereinigen sich die Ureterenschenkel im unteren Drittel und münden gemeinsam.

Beide Fehlbildungen sind harmlos.

Der **Megaloureter** tritt sekundär im Rahmen des vesikoureteralen Refluxes auf oder als primärer Megaloureter (ohne Reflux). Die Refluxkrankheit manifestiert sich bei Kindern (Mädchen : Knaben = 5 : 1) durch rezidivierende aufsteigende Harnwegsinfekte. Ursache ist eine Störung der muskulären Tonusfunktion des distalen Ureters. Der primäre Megaloureter ist durch eine Verengung des transvesikalen distalen Ureterabschnitts gekennzeichnet. Darüber ist der Harnleiter fusiform ausgeweitet und wandverdickt.

Die **idiopathische pelviureterale Obstruktion** führt im Gegensatz zum Ureter fissus zur Hydronephrose. Sie ist in 75% der Fälle durch Muskeldefekte an dieser Stelle bedingt, zu 25% durch abnorme Polgefäße und mangelhafte Rotation der Niere.

38.2.2 Harnblase und Urethra

Ekstrophie der Harnblase

Bei dieser Fehlbildung liegt die Harnblase im Niveau der vorderen Bauchdecke mit frei exponierter Schleimhaut. Sie tritt bei 1 : 200.000 Lebendgeburten auf. Nach der Geburt kommt es zu rezidivierenden Infekten mit glandulärer (intestinaler) Metaplasie der Mukosa. Als Spätkomplikation entstehen Adenokarzinome.

Urachuspersistenz und Urachuszyste

Selten bleiben der gesamte Urachus oder Teilstücke zwischen Nabel und Blasendach offen. Sehr häufig (v.a. bei obduzierten Feten: 50%) finden sich in der Blasenwand kleine epithelausgekleidete Zysten (Urachuszyste). Diese können Ausgangspunkt von Adenokarzinomen (Urachuskarzinom, meist muzinös) sein.

Urethrafehlbildungen

Fehlbildungen der Urethra treten am häufigsten im Rahmen komplexer Syndrome auf, die das Genitale umfassen. Isoliert kann es zu abnormen Schleimhautklappen, Divertikeln und angeborenen fibroepithelialen Polypen kommen.

38.3 Entzündungen

38.3.1 Infektiöse Entzündungen

Harnwegsinfekte sind die häufigsten bakteriellen Erkrankungen des Menschen mit einer Häufung bei jungen Frauen (bedingt durch die Kürze der weiblichen Urethra) und alten Männern (Harnstau bei Prostatahyperplasie). Die häufigsten Erreger sind *E. coli*, *Proteus* und Klebsiellen. Die zuerst befallenen Organe sind immer die Harnblase (akute Urozystitis) und die Urethra (Urethritis). Die Gefahren der bakteriellen Harnwegsinfektionen liegen vor allem in der aufsteigenden Entzündung mit Ausbildung einer akuten oder chronischen Pyelonephritis.

Akute Urozystitis

Die akute Urozystitis ist eine durch Bakterien – selten durch Viren – hervorgerufene Entzündung der Harnblasenschleimhaut.

Pathogenese
Die pathogenen Keime gelangen über die Urethra in die Harnblase. Begünstigende Faktoren sind Harnstau, Katheterisierung, Urolithiasis oder eine allgemein geschwächte Immunabwehrlage (Diabetes mellitus, Immunsuppression).

Morphologie
Die Harnblasenschleimhaut ist mit steigendem Schweregrad ödematös verdickt, gerötet (> Abb. 38.1), ulzeriert oder gangränös verändert.

Klinische Relevanz Klinische Symptome der akuten Zystitis sind Dysurie, Nykturie, Harndrang mit häufiger Miktion und Hämaturie bei schweren Fällen. Eine aufsteigende Entzündung führt zur akuten Ureteritis, Pyelitis und Pyelonephritis.

Chronische Urozystitis

Eine chronische Entzündung der Harnblasenwand kann sich bei Persistenz einer akuten Urozystitis oder schleichend bei symptomloser Bakteriurie entwickeln.

Morphologie
Die Schleimhaut ist verdickt und enthält vergrößerte Lymphfollikel (Urocystitis follicularis), die zystoskopisch als kleine Knötchen erkennbar sind. Häufig ist die chronische Zystitis von metaplastischen Veränderungen des Urothels (Plattenepithelmetaplasie, glanduläre Metaplasie) begleitet.

Sonderformen der chronischen Urozystitis sind die **Tuberkulose** (bei Nierentuberkulose, lokalisiert im Bereich der Ureterenmündung) und die **Urozystitis nach BCG-Therapie** eines Harnblasenkarzinoms. Hier sind typische riesenzellhaltige Granulome in der Schleimhaut nachweisbar. In Entwicklungsländern

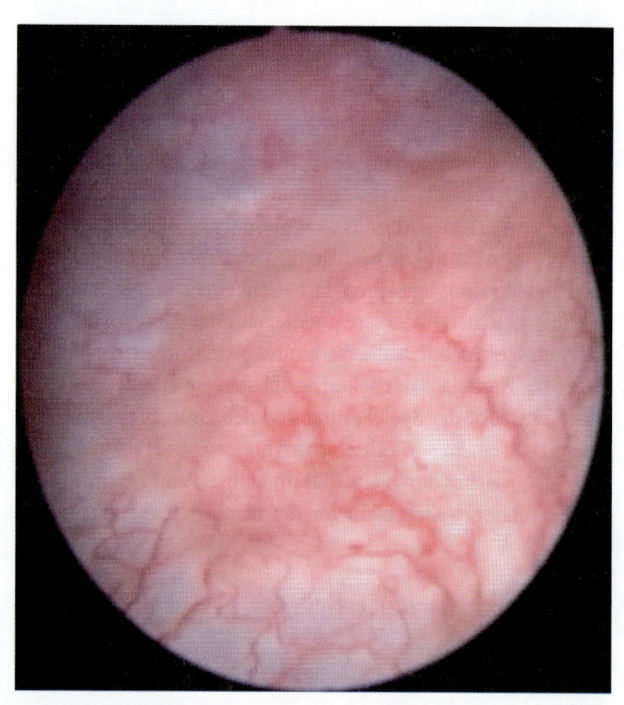

Abb. 38.1 Zystoskopie bei akuter Urozystitis. Schwellung (Ödem) und Rötung (hyperämische Gefäße) der Schleimhaut (Prof. Dr. Dirk Zaak, Urologie LMU München/Traunstein).

zählt die **Bilharziose** zu den häufigsten Infektionskrankheiten. Die Parasiten *(Schistosoma haematobium)* sind in den paravesikalen Venen lokalisiert und geben die Eier in die Harnblasenwand ab. Diese führen zu einer granulomatösen Entzündungsreaktion. Es folgen große Granulationsgewebetumoren („Bilharziom"), Plattenepithelmetaplasie und Harnblasenkarzinome (hoher Anteil von Plattenepithelkarzinomen).

38.3.2 Nichtinfektiöse Entzündungen

Bei Ausschluss einer bakteriellen Infektion und persistierender Symptomatik ist häufig eine Zystoskopie zur weiteren Diagnostik notwendig. Durch zytologische Untersuchung (Harn, Blasenspülflüssigkeit) und multiple Schleimhautbiopsien aus der Harnblase ist differenzialdiagnostisch auch ein frühes Harnblasenkarzinom oder ein Carcinoma in situ auszuschließen.

Folgende nicht infektiöse Entzündungen können abgegrenzt werden:
- akute und chronische Strahlenzystitis
- Zystitis nach intravesikaler oder systemischer Zytostatikatherapie
- interstitielle Zystitis (fast ausschließlich bei älteren Frauen) mit interstitieller Fibrose und lymphozytären Infiltraten der Wand, begleitet von eosinophilen Granulozyten und vor allem Mastzellen

38.4 Obstruktive Läsionen der ableitenden Harnwege

Lokalisationen und Ursachen von Obstruktionen zeigt ➤ Tab. 38.1. Folgen und Komplikationen für die Niere sind in ➤ Kap. 37.6.2 und ➤ Kap. 37.6.3 abgehandelt.

Bei der Obstruktion der Urethra (z.B. durch Prostatahyperplasie) kommt es zu einer Hypertrophie der Harnblasenmuskulatur, die dann balkenförmig die Schleimhaut vorwölbt (Balken- oder Trabekelharnblase). Die Miktionsstörung führt gehäuft zu Entzündungen, zu Steinbildung und zu Divertikeln.

Tab. 38.1 Ursachen von Obstruktionen der ableitenden Harnwege.

Lokalisation	Ursachen
pyelo-ureteraler Übergang	idiopathisch, aberrierende A. renalis, hoher Ureterabgang, Steine, Tumoren, Tuberkulose
mittlerer Ureter	Steine, Ureteritis cystica, Tumoren, idiopathische retroperitoneale Fibrose
unterer Ureter	Steine, Tumoren (Ureterkarzinom, Zervixkarzinom, Lymphknotenmetastasen)
Urethra	Strikturen, Tumoren, Phimose
Harnblase, Urethra	Prostatahyperplasie und -karzinom, kongenitale Klappen, Steine, neurogene Blasenentleerungsstörungen, Infektionen, Blasenkarzinom

38.5 Urolithiasis

Die Urolithiasis bezeichnet die Steinbildung in den ableitenden Harnwegen, die Nephrolithiasis die in den Nieren und – zur weiteren Abgrenzung – die Nephrokalzinose intrarenale Verkalkungen.

Epidemiologie Die Häufigkeit von Harnsteinen ist in vielen Ländern bzw. Altersgruppen sehr unterschiedlich. Die Prävalenz steigt von 1,3 bei den 18- bis 34-Jährigen auf 7,5 bei den über 65-Jährigen. Während die Steine in den Industrieländern am häufigsten im Nierenbecken (➤ Abb. 38.2) lokalisiert sind, und in der Harnblase überwiegend bei älteren Männern mit Prostatahyperplasie auftreten, gibt es in den Entwicklungsländern z.B. endemische Harnblasensteine bei Knaben.

Pathogenese und Zusammensetzung der Steine
Harnsteine bilden sich durch Präzipitation steinbildender gelöster Substanzen an einer zentralen proteinhaltigen Matrix. Liegen günstige Verhältnisse (pH, Harnstau, Infektion) vor, kommt es zu appositionellem Kristallwachstum und -aggregation. Dabei sind Kalziumoxalatsteine (ca. 65%), Magnesium-Ammonium-Phosphatsteine (ca. 15%), Uratsteine (ca. 7%) und Zystinsteine (3%) die wichtigsten Harnsteintypen:

- **Kalziumoxalatsteine** und gemischte Kalziumoxalat-Kalziumphosphat-Steine entstehen gehäuft bei Hyperkalzurie (z.B. Hyperparathyreoidismus, lytische Knochentumoren) und Hyperoxalurie.

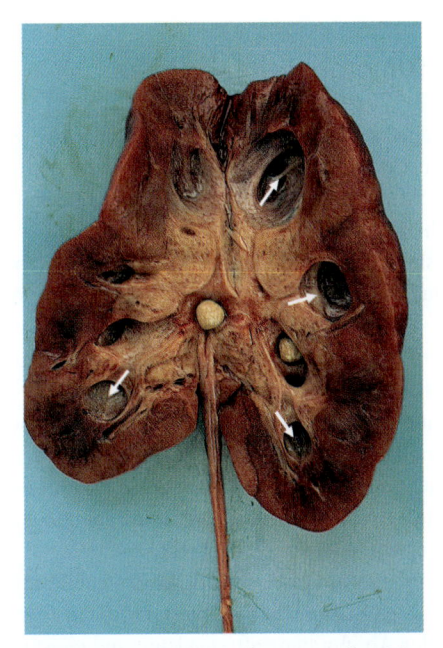

Abb. 38.2 Nephrolithiasis mit mehreren runden Nierensteinen. Einer der Nierensteine liegt direkt vor dem Abgang des Ureters aus dem Nierenbecken mit deutlicher Rötung der Schleimhaut. Bereits deutlich erkennbare Druckatrophie der Papillen (Pfeile).

- **Magnesium-Ammonium-Phosphat-Steine** entstehen bei Infektionen mit harnstoffspaltenden Bakterien in alkalischem Harn. Sie sind bei Frauen häufiger als bei Männern. Als relativ weiche Konkremente füllen sie das Nierenbecken oft vollständig aus (Hirschgeweihstein).
- **Uratsteine** sind klein, hart und rundlich und entstehen bei niedrigem pH des Harns und bei Gicht.
- **Zystinsteine** treten nur bei der Zystinurie auf. Diese autosomal rezessiv vererbte Krankheit ist verursacht durch eine gestörte Rückresorption von Zystin in den Nierentubuli und manifestiert sich im frühen Erwachsenenalter durch Nephrolithiasis.

Morphologie
In Abhängigkeit von Größe und Lokalisation verursachen die Steine kleine Schleimhautläsionen mit Blutungen, bei chronischer mechanischer Reizung und Bakterienbefall der Schleimhaut führen sie zu einer chronischen Entzündung. Die Obstruktion kann eine Hydronephrose, rezidivierende bakterielle Infektionen mit Pyelonephritiden, Pyonephrose und Urosepsis verursachen.

Klinische Relevanz Etwa 40% der Nierenbeckensteine gehen spontan mit dem Harn ab. Bei akuter Obstruktion des Ureters kann es zu einer sehr schmerzhaften Steinkolik kommen. Rezidivierende Schleimhautdefekte verursachen eine Mikro- und Makrohämaturie.

38.6 Tumoren der ableitenden Harnwege

38.6.1 Tumorähnliche Läsionen

Tumorähnliche Läsionen umfassen verschiedene entzündliche, degenerative und idiopathische Veränderungen, die durch klinische Symptome und das zystoskopische Bild einen Tumor vortäuschen können:
- Bei Läsionen wie der **follikulären Zystitis** (➤ Kap. 38.3.1) wird das Epithel durch Lymphfollikel tumorartig vorgewölbt.
- **Amyloidablagerungen** können ähnliche Veränderungen hervorrufen.
- Bei Frauen kommen selten Endometrioseherde und die **Urethralkarunkel** vor. Letztere sind flach erhabene Läsionen oder gestielte Polypen im distalen Abschnitt der Urethra. Sie weisen ein entzündetes Stroma auf und sind von Plattenepithel oder Urothel bedeckt.
- Häufig pseudotumorös erscheint die Zystenbildung des Urothels aus **Brunn'schen Zellnestern,** die in allen urotheltragenden Abschnitten auftreten kann und meist mit einer Entzündung verbunden ist (z.B. Urocystitis cystica, ➤ Abb. 38.3).

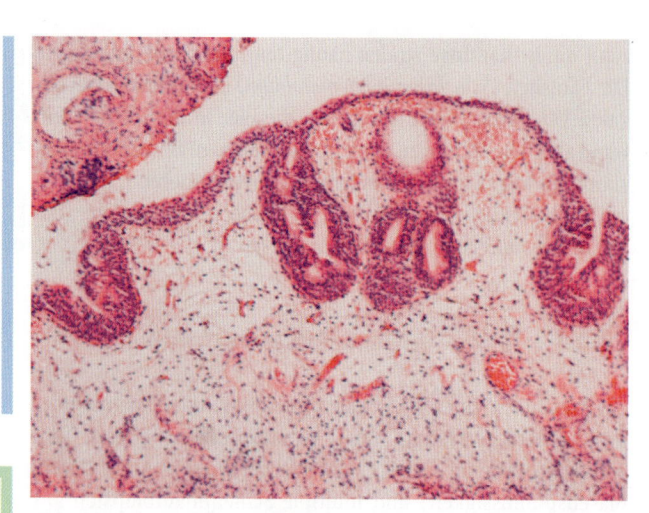

Abb. 38.3 Urocystitis cystica. In der Tiefe unterschiedlich ausgeprägte zystische Hohlräume, die von einem mehrschichtigen Urothel ausgekleidet werden. Luminal normales Urothel. HE, Vergr. 125-fach.

- **Stromale Granulationsgewebsknoten** mit hohem Fibroblastenanteil werden entzündliche Pseudotumoren genannt.
- **Nephrogene Adenome** sind Herde aus tubulären Strukturen, die Nierenepithel entsprechen, bei denen die Herkunft als Metaplasie oder als Versprengung von Nierenepithel diskutiert wird.

Klinische Relevanz Keine der genannten Läsionen hat eine Entartungstendenz. Bei den mesenchymalen tumorähnlichen Läsionen (z.B. Karunkel) ist die Anamnese einer vorausgegangenen Verletzung oder Operation für den Pathologen eine wichtige Angabe. Differenzialdiagnostisch ist die Anamnese auch bei den stromalen Granulationsgewebeknoten und den nephrogenen Adenomen von Bedeutung, weil beide Läsionen mit Traumata und Entzündung assoziiert sind.

38.6.2 Tumorvorstufen

Vorstufen maligner Tumoren werden auch Präkanzerose oder intrapepitheliale Neoplasie genannt.

Morphologie
Tumorvorstufen sind durch Kernatypien und gestörte Ausreifung der Urothelzellen bis hin zur vollständigen Schichtungsaufhebung gekennzeichnet und werden je nach Schweregrad in eine intraepitheliale Neoplasie „low grade" (Dysplasie) und eine intraepitheliale Neoplasie „high grade" (Carcinoma in situ) unterteilt. Die Ausdrucksweise ist anderen Tumorvorstadien wie im Darm und in der Zervix angepasst worden und im Gegensatz zu vorhergehenden Einteilungen mit 3 prämalignen Stadien derzeit durch 2 Stadien definiert. Die flache uroheliale Neoplasie „high grade" (das Carcinoma in situ des Urothels) ist eine schwerwiegende Läsion, die durch hochgradige Zellpolymorphie und Schichtungsverlust des Urothels gekennzeichnet ist. Begleitend können papilläre Tumoren vorkommen.

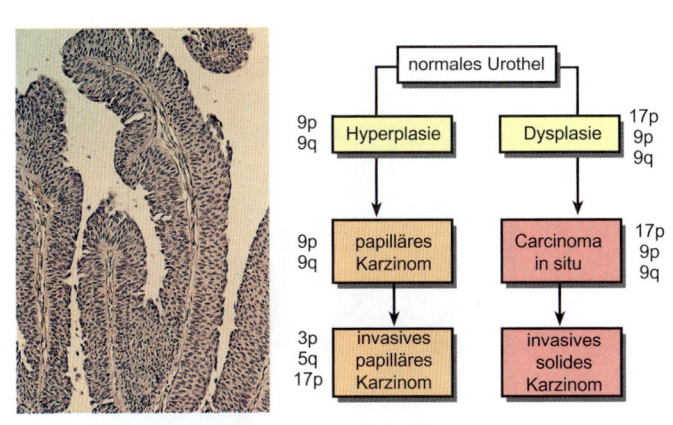

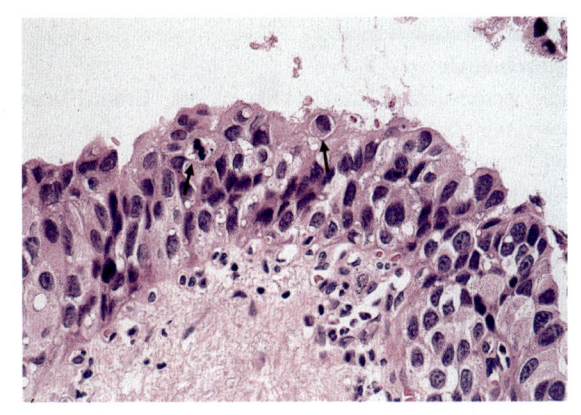

Abb. 38.4 Entstehungswege des Urothelkarzinoms. Aus einer Verdickung des flachen Urothels (Hyperplasie) kann ein nichtinvasiver papillärer Tumor (**papilläres Karzinom**) entstehen, der im nächsten Schritt invasiv wird und dann noch exophytische Anteile enthält. Im histologischen Bild auf der linken Seite ist ein papilläres Urothelkarzinom zu sehen, das an der Oberfläche der sehr schmalen Stromapapillen ein mehr als siebenschichtiges Urothel mit geringen Atypien enthält (HE, Vergr. 60-fach). Auf einem anderen Weg entsteht aus einem Carcinoma in situ bei Invasion ein **solider Tumor**. Das Risiko dieser Progression liegt bei etwa 80%, ist also sehr hoch. Das histologische Bild rechts zeigt ein ausgeprägt atypisches Urothel mit erheblichen Zell- und Kernatypien (HE, Vergr. 150-fach) bei Carcinoma in situ. Die genaue Invasionstiefe kann jeweils nur histologisch bestimmt werden (pT-Kategorie).

Klinische Relevanz Wichtig ist, dass die meisten Tumorvorstufen des Urothels durch ihr flächiges Wachstum (= sog. flache Läsionen oder „flat lesions") zystoskopisch, d.h. beim Blick in die Harnblase nur schwer zu erkennen sind. Daher ist eine zytologische Untersuchung (Urin und/oder Harnblasenspülung) sinnvoll und wichtig, da die malignen Zellen nach Abschilferung im Urin nachweisbar sind.

Die molekulare Pathologie der Tumorvorstufen ist in ➤ Kap. 38.6.4 dargestellt.

38.6.3 Benigne epitheliale Tumoren

Der wichtigste benigne epitheliale Tumor ist das Urothelpapillom.

Morphologie
Das Urothelpapillom (mit normalem bis achtschichtigem Urothel) kann exophytisch oder endophytisch (invertiertes Papillom) wachsen. Das Epithel unterscheidet sich nicht von dem des normalen Urothels. Aus der Gruppe der früheren papillären Urothelkarzinome (s.u.) wird intensiv versucht, eine Subgruppe zu definieren (Arbeitsnamen „papilläre urotheliale Neoplasie niedrig malignen Potenzials" [PUNLMP]), die trotz eines breiteren Urothels als das der Papillome gutartig genannt werden kann. Hier ist das Urothel ebenfalls nicht vom normalen Urothel zu unterscheiden.

Klinische Relevanz Urothelpapillome sind nicht maligne. Um andere urotheliale papilläre Tumoren als nicht maligne zu bezeichnen, bedarf es einer gründlichen Materialaufbereitung und prospektiver Studien.

38.6.4 Maligne epitheliale Tumoren

Maligne Tumoren der ableitenden Harnwege leiten sich vom Urothel ab. 90% zeigen den histologischen Phänotyp des Urothelkarzinoms, den Rest bilden Plattenepithelkarzinome und Adenokarzinome. Die häufigste Lokalisation ist die Harnblase, daneben kommen sie aber auch im Nierenbecken, im Ureter und in der Urethra vor.

Epidemiologie Derzeit ist das Harnblasenkarzinom der sechsthäufigste Tumor weltweit. Männer sind etwa dreimal häufiger betroffen als Frauen. Vor dem 40. Lebensjahr sind die Tumoren selten, das mittlere Alter bei der Erstdiagnose beträgt 60 Jahre.

Ätiologie Der wichtigste Risikofaktor ist in den Industrieländern das **Zigarettenrauchen** (4-fach erhöhtes Risiko von Rauchern gegenüber Nichtrauchern). Weitere wesentliche Karzinogene sind **aromatische Amine** (Benzidin, 2-Naphthylamin) aus der Farbstoffindustrie (Anilin) und die besonders in Afrika und Südostasien vorkommende **Bilharziose,** die allerdings eher zu Plattenepithelkarzinomen der Harnblase führt. **Phenazetin** ist mit der Entstehung von Nierenbeckenkarzinomen verknüpft, die Korrelation mit der Entstehung von Harnblasenkarzinomen ist gering. **Cyclophosphamid** kann ebenfalls zu Harnblasenkarzinomen führen.

Pathogenese
Bei den Urothelkarzinomen werden papilläre (exophytische) und solide Karzinome unterschieden. Im Zusammenhang mit diesen unterschiedlichen Wachstumsformen nimmt man an, dass sich die Tumoren formal auf 2 Wegen entwickeln (➤ Abb. 38.4).

Morphologie

Ein besonderes Charakteristikum des Urothelkarzinoms (> Abb. 38.5) ist die **Multizentrizität,** d.h. das synchrone oder metachrone Auftreten von mehreren Tumoren in der Harnblase (> Abb. 38.6) oder darüber hinaus in Nierenbecken oder Ureteren.

Histologisch sind papilläre (exophytische) und solide Urothelkarzinome zu unterscheiden.

Molekularpathologie

Die morphologische Trennung in primär papilläre und primär solide Tumoren spiegelt sich in **genetischen Unterschieden** wider. Während in allen urothelialen Tumoren und auch in Tumorvorstadien verschiedene Regionen von beiden Armen auf Chromosom 9 betroffen sind, ist die primäre Deletion bzw. Mutation des Tumorsuppressorgens P53 auf Chromosom 17 ein Charakteristikum des Carcinoma in situ und des invasiven Urothelkarzinoms (> Abb. 38.4). Zusätzlich ist für das Urothelkarzinom eine früh in der Tumorentwicklung beobachtbare Aneuploidisierung (ungerade Vermehrung der Chromosomenmenge, z.B. dreifach = Triploidie) bekannt. Deletionen und Aneuploidisierung kann man durch den Einsatz von fluoreszenzmarkierten Gensonden an Zellen im Gewebe und besonders auch im Urin nachweisen (> Abb. 38.7). Diese Methode ist ein Beispiel einer molekularen Zusatzdiagnostik, die genetische Veränderungen schon in Zellen nachweist, die zytologisch noch normal aussehen (von differenzierten papillären Tumoren).

Eine vergleichende Analyse von Histopathologie und genetischen Veränderungen an multifokalen Tumoren aus den oberen und unteren Harnwegen hat gezeigt, dass die Mehrzahl der Tumoren klonal sind (= von einer Zelle abstammen); alle zeigen also dieselbe (p53-)Mutation und können durch Zellaussaat in den Harnwegen anwachsen. Durch die Methoden der Molekularpathologie konnte schließlich auch nachgewiesen werden, dass trotz überwiegend exogener Ursache des Urothelkarzinoms fast jeder Tumorpatient eine andere p53-Mutation aufweist. Für einen Gendefekt gibt es demnach nicht nur eine bevorzugte Schädigungsstelle.

Durch Herstellung eines Zusammenhangs zwischen Morphologie und genetischen Untersuchungen versucht man die Tumoren in Low-Grade- und genetisch instabile High-Grade-Tumoren einzuteilen:

- **Low-Grade-Tumoren** sind genetisch stabil und unterscheiden sich morphologisch von Papillomen nur durch die erhöhte Zahl an Epithellagen (> 7; > Abb. 38.4). Die Kernpleomorphologie ist gering, eine Schichtungsstörung nicht vorhanden.
- **High-Grade-Tumoren** sind genetisch instabil, ihre Kernpleomorphie und die Schichtungsstörung sind stark ausgeprägt. Vermehrte und atypische Mitosen sind nachzuweisen. Durch genetische Zusatzuntersuchungen von Interphasezellen sind High-Grade-Tumoren mittels Fluoreszenz-in-situ-Hybridisierung als aneuploide Zellen zu erkennen (> Abb. 38.7).

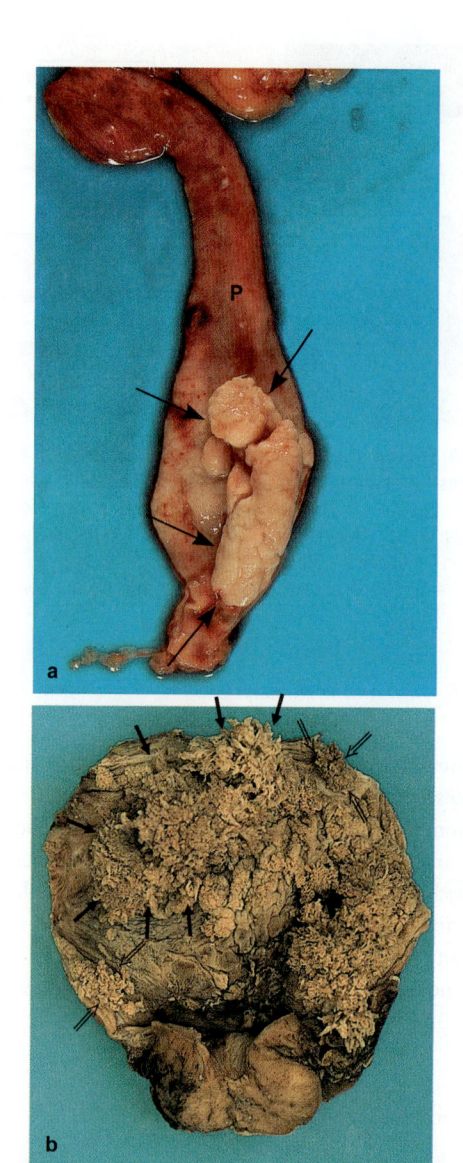

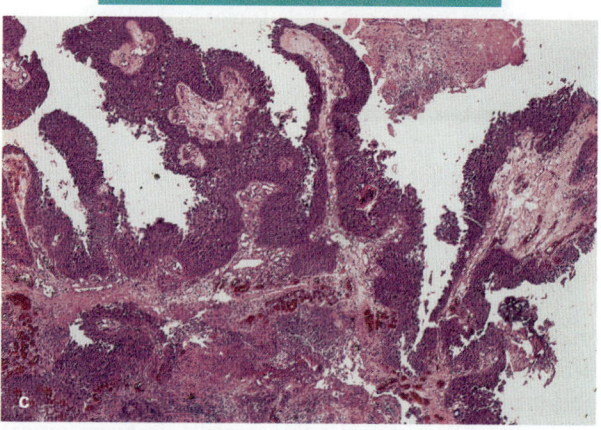

Abb. 38.5 Urothelkarzinom. a Ein in das Lumen des distalen Ureters blumenkohlartig wachsendes Karzinom (Pfeile). Der Tumor zeigt eine unregelmäßige Oberfläche. Der Ureter ist in diesem Teil ausgeweitet. Die proximale Ureterschleimhaut (P) ist entzündlich gerötet. **b** Ausgedehntes papilläres Urothelkarzinom mit großem papillärem Tumor (Pfeile). Daneben einzelne weitere papilläre Tumorherde außerhalb des großen Tumors (Doppelpfeile). **c** Histologisch sieht man das papilläre Wachstum des Tumors. HE, Vergr. 20-fach.

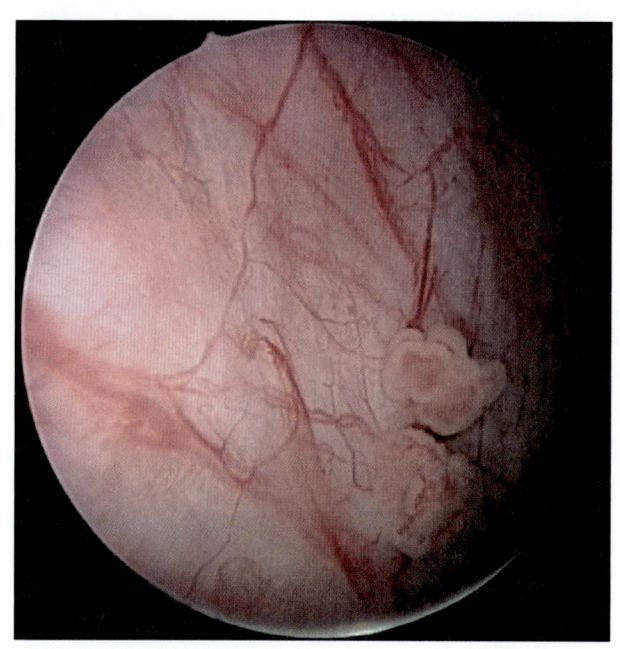

Abb. 38.6 Zystoskopie bei papillärem Urothelkarzinom mit nur leichter Hyperämie der umgebenden Schleimhaut (Prof. Dr. Dirk Zaak, Urologie LMU München/Traunstein).

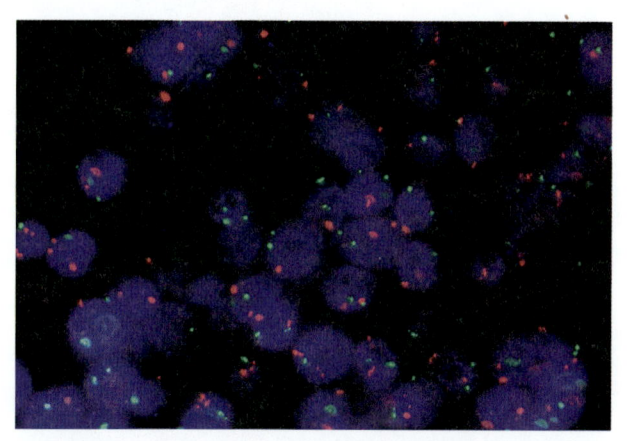

Abb. 38.7 Zweifarben-Fluoreszenz-In-situ-Hybridisierung an Interphasekernen einer Harnblasenspülflüssigkeit mit 2 Zentromerproben für Chromosom 9 (rot) und Chromosom 17 (grün) zur Erkennung von numerischen Chromosomenabweichungen. Das Bild zeigt in einem Teil der Zellen Abweichungen der Chromosomenzahl mit überwiegend 3 Signalen pro Zellkern als Zeichen einer Triploidie. Es handelt sich um eine unbearbeitete Aufnahme, die Signale liegen in verschiedenen Höhen des Interphasekerns; zur exakten Quantifizierung bedarf es der mechanischen oder elektronischen Durchmusterung der Kernsignale.

Klinische Relevanz Leitsymptom des Harnblasenkarzinoms ist die Hämaturie. Uroheltumoren der Ureteren können zu einer Obstruktion mit Hydronephrose und/oder chronisch rezidivierender Infektion von Niere und ableitenden Harnwegen führen. Die Prognose und das therapeutische Vorgehen hängen vom histologischen Malignitätsgrad und vom Tumorstadium ab. Wichtig ist vor allem die **zytologische Untersuchung:** Die den papillären Tumor begleitende Dysplasie muss in der Zytologie erkannt werden, da sie eine erhöhte Rezidivrate anzeigt. Das hohe Progressionsrisiko des Carcinoma in situ zu einem invasiven Karzinom macht die frühe Erkennung der Tumorzellen notwendig. Da flache Läsionen endoskopisch schwer zu erkennen sind, das Carcinoma in situ aber erhebliche Zell- und Kernpolymorphien zeigt (> Abb. 38.4), liegt auch hier die Stärke der Diagnostik in der Zytologie. Schließlich kann eine Zytologie mit atypischen Zellen bei negativem zystoskopischem Befund auch auf Tumoren der oberen Harnwege (Nierenbecken und Ureter) hinweisen und den klinischen Symptomen vorangehen.

Differenzialdiagnostisch ist bei den tief infiltrierenden gering differenzierten Urothelkarzinomen die Infiltration der Blasenwand von außen durch Karzinome anliegender Organe zu erwägen (Zervix-, Prostata-, Rektumkarzinom). Nichtepitheliale Tumoren der Harnblase sind selten.

KAPITEL 39

G. Mikuz, G. Kristiansen

Männliche Geschlechtsorgane

- 39.1 **Hoden** 729
- 39.1.1 Normale Struktur und Funktion 729
- 39.1.2 Kongenitale Anomalien 730
- 39.1.3 Kreislaufstörungen 731
- 39.1.4 Hodenentzündung (Orchitis) 732
- 39.1.5 Hypogonadismus (männliche Infertilität) 734
- 39.1.6 Hodentumoren 735

- 39.2 **Nebenhoden, Samenleiter, Samenstrang, Hodenhüllen** 742
- 39.2.1 Normale Struktur und Funktion 742
- 39.2.2 Kongenitale Anomalien 742
- 39.2.3 Spermatozele, Hydrozele 742
- 39.2.4 Entzündungen 742
- 39.2.5 Paratestikuläre Tumoren 743

- 39.3 **Samenblase** 743
- 39.3.1 Normale Struktur und Funktion 743
- 39.3.2 Nichtneoplastische Erkrankungen 743
- 39.3.3 Tumoren 744

- 39.4 **Prostata** 744
- 39.4.1 Normale Struktur und Funktion 744
- 39.4.2 Prostatitis 744
- 39.4.3 Prostatahyperplasie (PH) 744
- 39.4.4 Tumoren 746

- 39.5 **Penis und Skrotum** 748
- 39.5.1 Normale Struktur und Funktion 748
- 39.5.2 Kongenitale Anomalien 748
- 39.5.3 Zirkulationsstörungen 748
- 39.5.4 Unspezifische Entzündungen und venerische Infektionen 748
- 39.5.5 Tumoren 749

Zur Orientierung

Wichtige Erkrankungen der männlichen Geschlechtsorgane und deren Leitsymptome sind Infertilität, die Prostatahyperplasie mit Störungen des Harnflusses sowie Tumoren von Hoden und Prostata. Im **Kindesalter** sind es vor allem Fehlbildungen und Entwicklungsstörungen, welche die Fruchtbarkeit im Erwachsenenalter beeinträchtigen. Infertilität wegen Samenbildungsstörungen und Keimzelltumoren des Hodens sind Erkrankungen junger Männer. Im **reifen Alter** des Mannes überwiegen die Krankheiten der Prostata – die Hyperplasie und das Prostatakarzinom.

39.1 Hoden

39.1.1 Normale Struktur und Funktion

Die Gonaden entstehen aus dem Zölomepithel und erscheinen beim etwa **30–32 Tage alten Embryo** als paarig angelegte Genitalleisten, die beidseits zwischen der Urniere und dem Mesenterium liegen. Im **7. Entwicklungsmonat** beginnt der Hoden mit dem Deszensus durch den Inguinalkanal und erreicht zum Zeitpunkt der Geburt das Skrotum. Dieser Deszensus wird durch einen mesenchymalen Strang (Gubernaculum) begünstigt, der den kaudalen Pol des Hodens mit dem Skrotum verbindet.

Der **reife postpubertale Hoden** besteht aus 2 Funktionskomponenten, den Tubuli seminiferi und den zwischen den Tubuli gelegenen Leydig-Zwischenzellen:

- In den **Tubuli seminiferi** findet die Samenproduktion (Spermatogenese) statt. Dabei entstehen aus einem Spermatogonium jeweils 16 Spermatozoen mit haploidem Chromosomensatz.
- Die **Leydig-Zwischenzellen** liegen zwischen den Tubuli und sind perivaskulär in Gruppen angeordnet. Sie synthetisieren die männlichen Sexualhormone (Androgenese).

Die **Sertoli-Zellen,** die zwischen den Spermatogonien liegen, bilden gemeinsam mit der Tubuluswand die sog. Blut-Testis-Schranke (BTS), die nur für Flüssigkeit und Ionen durchgängig ist. Diese Schranke ist für immunkompetente Zellen und Immunglobuline unpassierbar. Sie produzieren das Androgen bindende Protein sowie die Hormone Östradiol und Inhibin. Wird die Spermatogenese durch endo- oder exogene Noxen geschädigt, wird in der Folge die Fertilität beeinträchtigt (Impotentia generandi, Zeugungsunfähigkeit).

Hoden und Hypophyse bilden die **Hypophysen-Gonaden-Achse** (> Kap. 13.2.2). Die Leydig-Zellen synthetisieren Testosteron, in geringeren Mengen aber auch Östrogen. Über Rückkopplungsmechanismen wird die Sekretion von LH und FSH durch die Hypophyse reguliert. LH stimuliert die Testosteronproduktion in den Leydig-Zellen, FSH stimuliert präpubertal das Tubuluswachstum, postpubertal die Spermatogenese. Über den Testosteronspiegel im Blut wird die LH-Sekretion geregelt, während die FSH-Sekretion über das Polypeptidhormon Inhibin reguliert wird.

39.1.2 Kongenitale Anomalien

Hermaphroditismus (Intersexualität) und Gonadendysgenesie

Definition und Epidemiologie Als (Pseudo-)Hermaphroditismus bezeichnet man Störungen der Geschlechtsdifferenzierung, bei denen die genotypisch ausdifferenzierte Gonade mit phänotypisch gegengeschlechtlichen oder undeutlich entwickelten äußeren Geschlechtsorganen kombiniert ist.

Man unterscheidet den Hermaphroditismus verus, bei dem sowohl Ovarien als auch Hoden vorliegen, vom Pseudo-Hermaphroditismus masculinus oder femininus, bei denen jeweils Hoden bzw. Ovarien als einzige Gonaden vorliegen. Die wichtigsten Erscheinungsformen sind in > Tab. 39.1 zusammengefasst.

Unter dem Begriff **Gonadendysgenesie** werden vorwiegend genetisch bedingte Erkrankungen zusammengefasst, bei denen keine Gonaden, sondern Gonadenstränge (Streaks) kombiniert mit undeutlich ausgebildeten Geschlechtsorganen vorkommen. Diese Erkrankungen werden bei 1% aller Neugeborenen beobachtet.

Ätiologie und Pathogenese
Für die Entwicklung ist das SRY-Gen (geschlechtsdeterminierende Region) am kurzen Arm des Y-Chromosoms zuständig. Genmutationen und/oder das Fehlen des Gens verursachen schwere Geschlechtsentwicklungsstörungen (> Tab. 39.1).

Für die Entwicklung der äußeren Geschlechtsorgane sind zusätzlich die von den Sertoli-Zellen bzw. Leydig-Zwischenzellen des Fetus produzierten Hormone AMH und Testosteron sowie das Enzym 5α-Reduktase notwendig, das in den Zellen des Zielorgans Testosteron zu dessen aktivem Metaboliten Dihydrotestosteron (DHT) umwandelt. Die meisten Intersexualitätsformen haben 2 Hauptursachen: Entweder werden diese Hormone fehlerhaft produziert oder es fehlen die entsprechenden Rezeptoren in den Zellen der Zielorgane (> Tab. 39.1).

Tab. 39.1 Klinische und pathologische Daten des Hermaphroditismus verus, des männlichen Pseudohermaphroditismus und der Gonadendysgenesie.

Typ	Karyotyp	Gonade	Genitale	Embryonale Gänge	Pathogenese	Morphologie/Klinik
Hermaphroditismus verus	XX/XY Mosaik	Hoden + Ovar	männlich	W + M	Fehlen des SRY-Gens	männliches äußeres Genitale, Uterus und Ovotestis oder Hoden und Ovar
Hernia uteri inguinalis	XY	Hoden	kryptorcher Mann	W + M	AMH-Mangel	einseitige Hernie, die den Uterus, beide Tuben und den kryptorchen Hoden enthält
testikuläre Feminisierung	XY	Hoden	weiblich	W	Testosteronrezeptordefekt	Brüste, weibliche Behaarung, Vulva, Vagina und Klitoris, intraabdominale Hoden
männliches adrenogenitales Syndrom	XY	Hoden	undeutlich	W	Testosteronsynthesedefekt (Enzymmangel)	NNR-Hyperplasie, undeutliches Genitale, Hypospadie
pseudovaginale, perineoskrotale Hypospadie	XY	Hoden	weiblich	W	5α-Reduktase-Mangel	klitorisähnlicher Phallus, Urethra mündet im Perineum, Skrotum Vulva-ähnlich gespalten
testikuläre Dysgenesie	XX XY XO/XY-Mosaik	Hoden/keine	undeutlich	W + M	Androgen- und AMH-Mangel	hypoplastische Hoden
Gonadendysgenesie	XO XX XY	Streaks	weiblich/undeutlich	M	Defekt des SRY-Gens	Männer mit Hypospadie oder Kryptorchismus oder Turner-Syndrom

M = Müller-Gang; W = Wolff-Gang

Lageanomalien: Kryptorchismus und Ektopie

Definition und Epidemiologie Deszendiert am Ende der Schwangerschaft der Hoden des männlichen Fetus nicht in das Skrotum, sondern bleibt im Abdomen oder im Inguinalkanal, spricht man von **Kryptorchismus** (Maldescensus testis). Als **Ektopie** bezeichnet man hingegen die Lagerung des Hodens außerhalb des normalen Deszensusweges. Unmittelbar nach der Geburt wird der Kryptorchismus bei 10% der Knaben beobachtet. Der Prozentsatz sinkt spontan bis zum Ende des ersten Lebensmonats auf 3% und weiter bis zum Schuleintritt auf 1%. In 0,4% ist der Kryptorchismus beidseitig.

Bei etwa 3% der Patienten, die wegen Kryptorchismus chirurgisch exploriert werden, findet man entweder keinen (Anorchie) oder nur einen Hoden (Monorchie). Weil die Androgenquelle fehlt, führt die Anorchie postpubertal zur eunuchoidalen Körperentwicklung. Da das äußere Genitale unauffällig erscheint, muss der normal angelegte Hoden erst im Verlauf der intrauterinen Zeit (z.B. durch intrauterine Torsion) zerstört worden sein.

Pathogenese
Für den Kryptorchismus werden mangelnde hypophysäre und testikuläre Hormonstimulation, anatomische Hindernisse (Enge des Inguinalkanals) sowie Gonadendysgenesien verantwortlich gemacht. Für die Gubernakulumentwicklung ist der **Insulin-like-Faktor 3** (Insl3) notwendig, der von Leydig-Zellen des fetalen Hodens produziert wird. Die Deletion des Gens oder die gestörte Insl3-Produktion in den Leydig-Zellen (Hemmung durch Östrogene) führt ebenfalls zum Kryptorchismus. Für die seltene Ektopie (Verhältnis Kryptorchismus/Ektopie = 20 : 1) ist das Fehlen des Gubernakulums verantwortlich.

Morphologie
Zunächst zeigen die retinierten Hoden die normale Histologie eines kindlichen Organs. Im Vergleich mit dem Skrotum herrscht im Inguinalkanal bzw. im Abdomen eine höhere Temperatur, die ab dem 2. Lebensjahr die Spermatogonien zu schädigen beginnt. Je länger ihr Einfluss dauert, desto größer ist das Ausmaß der Zerstörung. Während der Pubertät kann das Keimepithel nicht regenerieren, da die Stammzellen zerstört sind. Letztlich findet man in solchen Organen vorwiegend atrophierte und verkleinerte, nur von Sertoli-Zellen ausgekleidete oder hyalinisierte Tubuli.

Klinische Relevanz Kryptorche Männer sind auch nach der Operation (Orchidopexie) häufig infertil und tragen ein mindest 10-faches Risiko für die Entstehung von Keimzelltumoren des Hodens.

39.1.3 Kreislaufstörungen

Torsion

Definition und Epidemiologie Als Torsion bezeichnet man die Drehung des Hodens um die eigene bzw. um die Samenstrangachse. 80% der Betroffenen sind Kinder oder Jugendliche bis zum 20. Lebensjahr.

Pathogenese
Die Voraussetzung für die Torsion ist eine abnorme Beweglichkeit des Hodens im Skrotum. Die Tunica vaginalis ist nicht an der Skrotalwand fixiert. Dadurch kann ein starker Kremasterreflex zur Drehung um die Längsachse führen. Die Strangulation der Samenstrangvenen verursacht eine akute venöse Stauung im gesamten Abflussgebiet.

Morphologie
Die morphologischen Folgen sind von der Dauer und in geringerem Ausmaß auch vom Torsionsgrad abhängig (Drehung um 90–720°). Sie beginnen mit einer stärkeren Blutfülle der Venolen. In weiterer Folge wird das Zwischengewebe von Erythrozyten überschwemmt, die Tubuli sind zwar noch erhalten, zeigen aber beginnende Zellnekrosen. Schließlich entwickelt sich das Vollbild der hämorrhagischen Infarzierung mit der kompletten Zerstörung des Organs.

Varikozele

Definition und Epidemiologie Die Varikozele ist die abnorme Ausweitung und Schlängelung (Varicositas) der Venen des Plexus pampiniformis. 15–20% aller Männer nach dem 10. Lebensjahr sind von diesem Leiden betroffen, Raucher öfter als Nichtraucher.

Ätiologie und Pathogenese
Ähnlich wie die Beinkrampfadern entsteht die Varikozele als Folge einer Insuffizienz der Vena-spermatica-Klappen. Die linksseitige Entstehung (70–100% der Patienten) der sog. **primären Varikozele** wird mit der größeren Länge der V. spermatica und deren Mündungswinkel von 90° in die linke V. renalis erklärt (die rechte V. spermatica mündet in die V. cava).

Die symptomatische oder **sekundäre Varikozele** entsteht, wenn Nierentumoren oder andere raumfordernde Prozesse den venösen Abfluss beeinträchtigen.

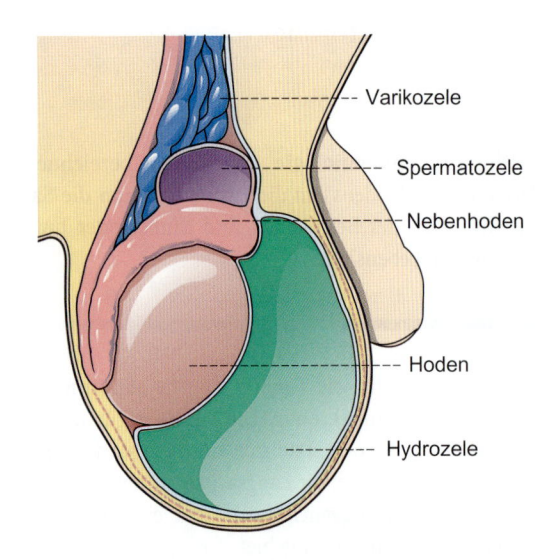

Abb. 39.1 Varikozele, Spermatozele und Hydrozele (Schema).

Morphologie
Die dicken, ausgeweiteten Venen sind im Samenstrang deutlich sichtbar (> Abb. 39.1). Bei extremer Ausprägung reichen sie bis in den Hoden und in die Tunica albuginea. Bei langer Persistenz kommt es zu einer Phlebosklerose der großen Äste und der Venolen. Die höhere Temperatur (0,6–0,8°C) im Stauungsgebiet schädigt die Spermatogenese.

Atherosklerose und Arteriitis

Auch bei sehr schweren arteriosklerotischen Veränderungen der Aorta und der Kranzgefäße findet man im Hoden oft eine normale Spermatogenese. Arteriolosklerotische Veränderungen der testikulären Gefäße führen in ihrem Versorgungsgebiet zur umschriebenen Atrophie und Fibrose des Parenchyms, aber nur äußerst selten zu anämischen Infarkten.

Keilförmige anämische Infarkte beobachtet man hingegen bei manchen generalisierten Arteriitis-Formen (**Polyarteriitis nodosa,** systemischer leukozytoklastische Vaskulitis, > Kap. 20.5.1), bei denen der Hoden häufig (bis 80%) befallen ist.

39.1.4 Hodenentzündung (Orchitis)

Ätiologisch unterscheidet man 2 Grundtypen, die infektiöse und die allergische Orchitis.

Infektiöse Orchitis

Erreger und Infektionsweg Als Erreger wurden Bakterien, Viren, Rickettsien, Chlamydien, Pilze, Protozoen und Würmer (Schistosoma haematobium) beschrieben. Mögliche Infektionswege sind:
- **hämatogen-metastatisch** durch Verschleppung der Erreger von entfernten Entzündungsherden (Mykobakterien, Spirochäten, Pilze) oder im Rahmen von allgemeinen Infektionskrankheiten (virale Infekte, Rickettsiosen, Protozoenkrankheiten)
- **lymphogen und kanalikulär** durch Übergreifen von entzündlichen Prozessen aus der Nachbarschaft (Blase, Prostata, Samenblase), wobei zunächst der Nebenhoden betroffen ist (Epididymoorchitis) und die kanalikuläre Ausbreitung durch einen Reflux (Bauchpresse) über den Ductus deferens ermöglicht wird

Bakterielle Orchitis

Erreger Bei Männern höheren Alters sind es überwiegend die Erreger, die auch die meisten Harnwegsinfekte verursachen, nämlich gramnegative Keime (z.B. *E. coli*). Bei jüngeren Männern dominieren durch Geschlechtsverkehr übertragene Keime (*Neisseria gonorrhoeae, Chlamydia trachomatis, Ureaplasma urealyticum*).

Morphologie
Der entzündete Hoden ist vergrößert und geschwollen und zunächst von erhöhter Konsistenz. Die Hodenhüllen sind meist hyperämisch, eventuell aber auch mit Exsudat bedeckt. Zunächst ist das Interstitium entzündlich infiltriert, mit dem Fortschreiten der Erkrankung dringen Entzündungszellen auch in die Tubuli seminiferi hinein und bewirken dort die **Zerstörung der Keimzellen.** Gelegentlich auftretende Abszesse können sich durch Fisteln in das Periorchium und an die Oberfläche der Skrotalhaut entleeren. Die Leydig-Zellen sind sehr widerstandsfähig und überleben in den nicht nekrotischen Abschnitten auch schwere Entzündungen. In der chronischen Phase wird das histologische Bild von Fibrose und Verödung der Tubuli beherrscht.

Die **tuberkulöse Entzündung** beginnt gewöhnlich im Nebenhoden und greift erst später auf das Hodenparenchym über (> Abb. 39.2). Die hämatogene Infektion im Rahmen einer miliaren Streuung ist heute selten.

Auch die **syphilitische Orchitis** ist im Zeitalter der antibiotischen Therapie eine Seltenheit geworden. Die noch sporadisch vorkommende interstitielle Form zeichnet sich durch perivaskuläre Entzündungsinfiltrate und starke peritubuläre Fibrose und Kanälchenatrophie aus (> Kap. 48.3.6).

Der Befall beider Hoden mit Fibrose und Leydig-Zell-Hyperplasie ist vor allem im Spätstadium der **lepromatösen Lepra** bekannt (> Kap. 48.3.6).

Virale Orchitis

Erreger Es gibt praktisch keine Virusinfektion, bei der nicht gelegentlich eine Begleitorchitis beobachtet wird. Die seit Jahr-

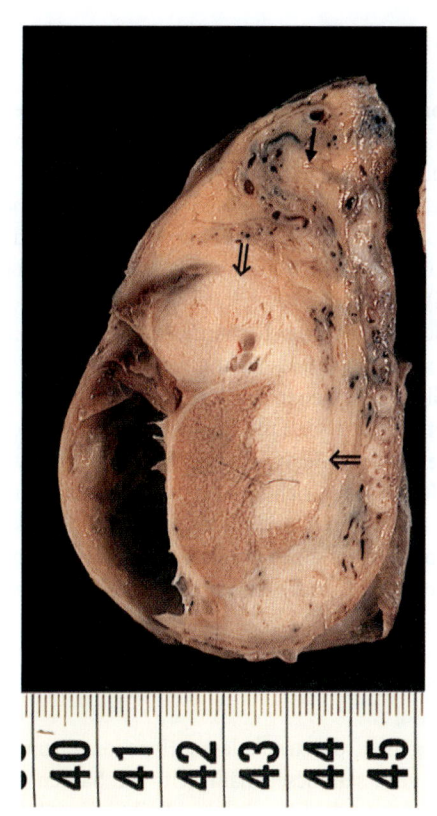

Abb. 39.2 **Tuberkulöse Epididymitis** (Pfeil) **und Orchitis** (Doppelpfeile).

hunderten bekannte **Mumpsorchitis** wird als Komplikation bei etwa 20–30% der erkrankten Erwachsenen, aber nur bei 1% der Knaben vor der Pubertät beobachtet. In einem Drittel sind beide Hoden betroffen (➤ auch Kap. 26.3.6). Über die Häufigkeit der **Hodenatrophie** nach Mumpsorchitis gibt es keine zuverlässigen Angaben. Die Zahlen schwanken zwischen 8 und 60%, wobei jene im Bereich der unteren Grenze realistisch sein dürften.

Granulomatöse Orchitis und Malakoplakie

Definition und Epidemiologie Bei der granulomatösen Orchitis werden durch die intratubuläre Lage der Entzündungszellen histologisch Granulome vorgetäuscht. Die vorwiegend einseitige Entzündung tritt bei Patienten nach dem 50. Lebensjahr auf.

Pathogenese
Man vermutet, dass entweder schwer abbaubare Keime (E. coli) eine ungewöhnliche histiozytäre Reaktion hervorrufen oder dass die Abbaufähigkeit der Makrophagen gestört ist. Ein Hinweis auf die bakterielle Genese sind häufige Harnwegsinfekte in der Anamnese der Patienten.

Morphologie
Der erkrankte Hoden zeigt eine homogene, derbe und weißliche Schnittfläche, die an einen Keimzelltumor (Seminom) erinnert.

Histologisch findet man vor allem intratubulär gelagerte Makrophagen mit einigen Lymphozyten und Plasmazellen. Die Wand der Tubuli ist aufgesplittert, sodass ein granulomähnliches Bild entsteht. Im Zwischengewebe findet man neben Entzündungszellen auch gewucherte Fibroblasten.

Zur granulomatösen Orchitis wird auch die **Malakoplakie** des Hodens gezählt (➤ auch Kap. 32.6.5).

Allergische Orchitis

Definition und Epidemiologie Die allergische (Autoimmun-)Orchitis wird beim Menschen nur sporadisch beobachtet. Bei etwa 10% der infertilen Männer lassen sich Spermienantikörper im Blut nachweisen. Viele dieser Patienten weisen in der Anamnese eine Epididymitis, ein Trauma (häufig beim Kampfsport) oder chirurgische Eingriffe am Hoden auf.

Pathogenese
Spermien zählen zu den sog. sequestrierten Antigenen, für die der Körper anfänglich keine Immuntoleranz entwickelt, da sie erst nach der Pubertät entstehen und bei funktionierender Blut-Testis-Schranke den Körper wieder verlassen, ohne mit dem Immunsystem in Kontakt zu kommen. Die Zerstörung der anatomischen Schranken im Hoden, oder noch häufiger im Nebenhoden, ermöglicht die Begegnung der Spermien mit den körpereigenen immunkompetenten Zellen, die in der Folge Spermienantikörper produzieren. Zur Entzündung kommt es infolge einer Immunkomplexreaktion, wobei auch zelluläre Mechanismen vom Spättyp daran beteiligt sein dürften.

Morphologie
Die entzündliche Reaktion beginnt in der Umgebung des Rete testis, wo wahrscheinlich auch die Immunglobuline wegen der wesentlich schwächeren Blut-Testis-Schranke in die Tubuli diffundieren können. Charakteristisch für die Autoimmunorchitis sind lymphoplasmazelluläre und monozytäre Infiltrate und der Schwund der Spermatozoen in den Tubuli. Außerdem lassen sich mittels Immunfluoreszenz lineare IgG-, IgM-, C3- und C1q-Ablagerungen entlang der Basalmembran und granuläre IgG- und C3-Ablagerungen in der Wand kleiner Gefäße nachweisen.

Klinische Relevanz Je nach Intensität hinterlässt jede Orchitis eine mehr oder weniger starke Zerstörung des Gewebes, die auch klinisch-makroskopisch durch die Atrophie des Organs deutlich wird. In einem Drittel ist die männliche Infertilität auf eine vorausgegangene Orchitis zurückzuführen. Ausgedehnte nekrotisierende Entzündungen beider Hoden können sogar die Testosteronproduktionsstätte völlig zerstören.

39.1.5 Hypogonadismus (männliche Infertilität)

Als Hypogonadismus bezeichnet man jede Unterfunktion des Hodens ohne Rücksicht auf ihre Ätiopathogenese. Das Leitsymptom aller Erkrankungen, die unter diesem Begriff zusammengefasst sind, ist die männliche Infertilität (Sterilität). Infertilität kann bei allen Lebewesen vorkommen und ist in der Natur weit verbreitet. 15% der Ehen sind ungewollt kinderlos. Die Ursache dafür liegt in etwa 50% der Fälle beim Mann.

Aufgrund des Gonadotropinspiegels kann man einen normo-, hyper- oder hypogonadotropen Hypogonadismus unterscheiden. Einfacher ist die Klassifikation, die auf der anatomischen Lokalisation der Ursache beruht. Demnach sind 3 Arten zu unterscheiden: der prätestikuläre, der testikuläre und der posttestikuläre Hypogonadismus.

Prätestikulärer Hypogonadismus

Definition und Epidemiologie Die Hypofunktion der an sich gesunden Gonade ist die Folge einer funktionellen Störung im Bereich der Hyphophysen-Gonaden-Achse. Sie ist in 8% der Fälle Ursache der männlichen Infertilität.

Pathogenese
Der prätestikuläre (sekundäre) Hypogonadismus entsteht vorwiegend durch **Zerstörungen der Hypophyse** (Tumoren, Entzündungen, Traumen) mit nachfolgendem Hypogonadotropismus oder durch **Hormonüberschuss,** der sowohl endogen (endokrine Tumoren) als auch exogen (Hormontherapie) bedingt sein kann. Besonders schwerwiegend sind die Folgen bei einem Östrogenüberschuss (z.B. Östrogentherapie bei Prostatakarzinom oder mangelhafter Hormonabbau bei Leberzirrhose), da Östrogene die Gonadotropinsekretion beim Mann am stärksten hemmen.

Morphologie
Die Morphologie des Hodens hängt davon ab, wann die Störung beginnt. Bei präpubertal einsetzendem Hypogonadotropismus kommt es nicht zur Ausreifung der Tubuli, der Spermatogenese und der Leydig-Zellen. Postpubertal hingegen kommt es zur Atrophie der Tubuli mit einer hyalinen Verdickung der Wand. Die Ausreifung der Samenzellen wird gestoppt, sodass letztlich nur mehr Spermatogonien, meist sogar nur Sertoli-Zellen, übrig bleiben.

Klinische Relevanz Bei präpubertal einsetzendem Hypogonadotropismus bleibt nach der Pubertät auch die Entwicklung der äußeren Geschlechtsorgane und der sekundären Geschlechtsmerkmale aus.

Testikulärer Hypogonadismus

Definition und Epidemiologie Bei dieser häufigsten Art des Hypogonadismus (60–80%) liegt die primäre Störung im Hodenparenchym selbst.

Ätiologie Die Ursachen sind sehr heterogen und reichen von chromosomalen Störungen über Kryptorchismus und abgelaufene Entzündungen bis hin zur Varikozele (bis zu einem Drittel der Fälle!).

Die wichtigsten bisher bekannten chromosomalen Störungen sind numerische und strukturelle Aberrationen, allen voran die Mikrodeletionen in der Region Yq11.21-23, wo die Gene lokalisiert sind, die die Entwicklung und Differenzierung der Keimzellen steuern. Bei vielen genetisch bedingten Syndromen ist die Infertilität ein wichtiges Symptom. Strahlen- und Medikamente (Zytostatika, Antiandrogene) sowie Druck und erhöhte Temperatur können ebenfalls die Spermatogenese schädigen. Die wahre Ursache ist anamnestisch oft nicht mehr eruierbar.

Pathogenese
Die Pathogenese des testikulären Hypogonadismus verläuft mit einer gewissen Gesetzmäßigkeit: Die **Samen bildenden Zellen** werden in der umgekehrten Reihenfolge der Differenzierung geschädigt. In Abhängigkeit von der Noxenstärke verschwinden also zuerst die Spermatozoen und zuletzt die Spermatogonien und Sertoli-Zellen. Starke Schädigungen führen auch zu einer Hyalinisierung der Tubuluswand. Letztlich können nur mehr kollabierte bzw. obliterierte „Tubulusschatten" übrig bleiben.

Die Zahl der **Leydig-Zellen** kann vermindert, normal oder stark erhöht sein. Die Hypophyse reagiert (negative Rückkoppelung) auf schwere Zellverluste mit verstärkter FSH- und LH-Sekretion (hypergonadotroper Hypogonadismus).

Morphologie
Folgende morphologische Bilder sind bekannt:
- Bei der **Hypospermatogenese** zeigen die Samenzellen alle Ausreifungsformen im normalen Verhältnis, lediglich die Gesamtzahl der Zellen ist mehr oder weniger stark vermindert. Die Ursache kann nur selten ausfindig gemacht werden. Eine der häufigsten ist z.B. eine bestehende Varikozele.
- Der **Reifungsstopp** äußert sich dadurch, dass die Spermatogenese auf einer bestimmten Ausreifungsstufe zum Stillstand kommt. Die meist unbekannten Noxen dürften vor allem die meiotische Teilung stören. Zu den wenigen bekannten Ursachen zählen: Antiandrogentherapie, Varikozele sowie überzählige Chromosomen (XYY oder Trisomie 21).

- Bei der **idiopathischen Tubulusfibrose** besteht eine Tubulushyalinose, kombiniert mit beträchtlichem Schwund der Samenzellen (Reifungsstopp) und Vermehrung der Leydig-Zellen (> Abb. 39.3). Die Hyperplasie der Zwischenzellen kann derartige Ausmaße erreichen, dass bioptisch ein Leydig-Zell-Tumor vorgetäuscht wird. Dieses histologische Bild ist am häufigsten beim Klinefelter-Syndrom (s.u.) zu finden, ist aber nicht spezifisch dafür, sondern kommt aus selten bekannten Gründen auch bei Patienten mit normaler Chromosomenzahl vor (sog. Pseudo-Klinefelter-Syndrom).
- Beim **Sertoli-Cell-only-Syndrom** sind die Tubuli nur noch mit Sertoli-Zellen ausgekleidet. Das Fehlen der Keimzellen beruht entweder auf einer vollständigen Zerstörung, wie sie bei Bestrahlung oder anderen schweren Noxen beobachtet wird, oder es kommt kongenital nicht zur Einwanderung der Urkeimzellen in die Hodenanlage (Keimzellenaplasie bzw. Del-Castillo-Syndrom).

Klinische Relevanz Den morphologischen Bildern ist jeweils die folgende Symptomatik zugeordnet:
- Die **Hypospermatogenese** geht mit einer Oligospermie und normalen Hormonwerten einher.
- Beim **Reifungsstopp** liegt eine Azoospermie vor, seltener eine Oligospermie, wenn nicht alle Tubuli betroffen sind (s.u.). LH- und Testosteronwerte sind normal, das FSH ist erhöht, wenn die Ausreifung bei den Spermatogonien oder Spermatozyten endet.
- Die klassische Krankheit mit **idiopathischer Tubulusfibrose** ist das **Klinefelter-Syndrom** (> Abb. 39.3). Die Patienten weisen einen XXY-Karyotyp (oder XXYY, XXXY, XXXXY), Gynäkomastie, eunuchoidalen Riesenwuchs, kleine, wegen der Fibrose derbe Hoden (erkennbar erst nach der Pubertät) und mangelhaft entwickeltes äußeres Genitale auf. Einige zeigen auch verminderte Intelligenz. Neben einer Azoospermie findet man hohe FSH-Werte; die Höhe der LH-Werte hängt vom Testosteronspiegel ab, der normal oder erniedrigt sein kann.

Die **Infertilitätsdiagnostik** umfasst die Untersuchung des Samens, der Hormone und fallweise auch der Chromosomen. Neben der Zahl der reifen Spermien im Ejakulat ist in erster Linie ihre Motilität wichtig. Eine verminderte Spermienzahl im Ejakulat wird als Oligospermie, ein Fehlen der Spermien als Azoospermie bezeichnet. Aspermie bedeutet, dass im Ejakulat überhaupt keine Zellen vorkommen. Für die Hodenbiopsie bestehen heute strenge Indikationen. Sie sollte nicht mehr durchgeführt werden, wenn eine Therapie bei stark verkleinerten Gonaden (0–5 cm) in Verbindung mit Chromosomenanomalien oder kombiniert mit pathologischen FSH-Werten (> 2-facher Normwert) aussichtslos ist.

Posttestikulärer Hypogonadismus

Definition und Epidemiologie Bei dieser Art des Hypogonadismus (etwa 10–20% der Fälle) sind Hoden und Hypophysen-Gonaden-Achse sowohl anatomisch als auch funktionell intakt. Die Infertilität beruht entweder auf einem Verschluss der ableitenden Samenwege oder auf der gestörten Motilität der Spermatozoen.

Ätiologie und Pathogenese

Der **Verschluss der ableitenden Samenwege** kann angeboren oder erworben sein und muss beidseits vorliegen, damit eine Aspermie (sog. Verschlussaspermie) verursacht wird. Angeboren sind Aplasien oder Atresien des Vas deferens oder des Nebenhodens. Erworbene Verschlüsse können von Entzündungen oder von Ligaturen (Sterilisation, Hernienoperation) des Samenleiters herrühren. Verschlüsse durch Sekreteindickung werden bei der Mukoviszidose und beim Young-Syndrom, einem Defekt der Reinigungsfähigkeit des Flimmerepithels bei normaler Zilienmotilität, beobachtet.

Motilitätsstörungen, die **Asthenospermie**, entstehen durch Veränderungen der makromolekularen Spermienstruktur, durch die abnorme biochemische Zusammensetzung des Samenplasmas (Nebenhoden- und Prostatainfekte) oder durch Spermienantikörper. Motilitätsstörungen sind auch für das angeborene Immobile-Zilien-Syndrom (Kartagener-Syndrom) typisch (> Kap. 2.4.5).

39.1.6 Hodentumoren

Hodentumoren machen nur etwa 1% der Gesamtzahl maligner Neoplasien erwachsener Männer aus. Dennoch sind sie die häufigsten malignen Tumoren in der Altersgruppe von 15–35 Jahren. Dank der Kombination von Chirurgie und zytostatischer Therapie sind sie trotz hoher Malignität potenziell heilbar.

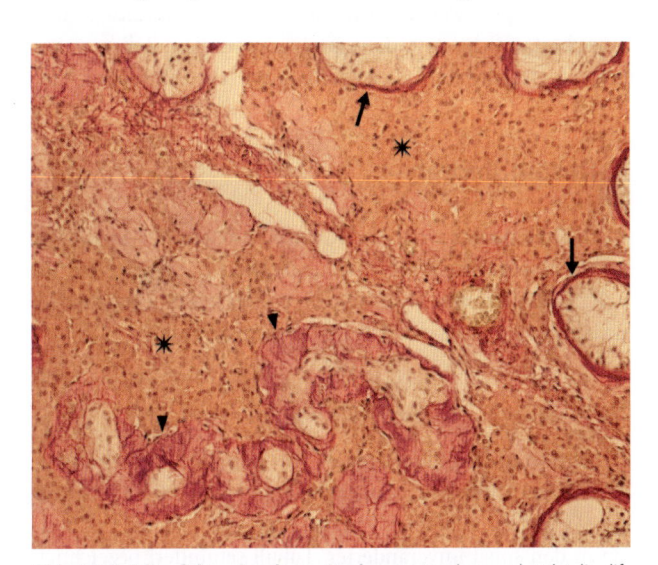

Abb. 39.3 Klinefelter-Syndrom, Hoden. Im Vordergrund steht die diffuse Hyperplasie der Leydig-Zellen (*). Die Wand der Tubuli ist sklerosiert (Pfeilspitzen), die Spermatogenese in den noch erhaltenen Tubuli (Pfeile) ist unterschiedlich stark gestört. Van Gieson, Vergr. 100-fach.

Klassifikation Die histogenetische Einteilung unterscheidet **Keimzelltumoren** von den Tumoren des spezialisierten gonadalen Stromas **(Leydig- und Sertoli-Zellen)** sowie **Kombinationen** von beiden. Heute wird allgemein die **WHO-Klassifikation** verwendet (> Tab. 39.2). Sie beruht auf der Hypothese, dass sich – mit Ausnahme des spermatozytischen Seminoms – alle Keimzelltumoren aus atypischen Keimzellen entwickeln (intratubuläre Keimzellneoplasie = ITKZN; englisch „intratubular germ cell neoplasia, unclassified" = IGCNU). Aus diesen atypischen Zellen entstehen zunächst Seminome, aus denen sich embryonale Karzinome entwickeln können; Letztere können weiter in extraembryonales (Dottersacktumor, Choriokarzinom) oder embryonales Gewebe (Teratom) differenzieren. Wahrscheinlich entstehen embryonale Karzinome aber auch direkt aus der IGCNU, also ohne Seminom-Zwischenstufe.

Epidemiologie Die Inzidenz der Hodentumoren divergiert geografisch und ethnisch beträchtlich. In den westlichen Industrieländern ist die Inzidenz der Keimzellgeschwülste in den letzten 50 Jahren um das Zehnfache gestiegen (6–12/100.000). Mittlerweile erkranken 2 von 1000 Männern im Alter zwischen 15 und 40 Jahren an diesem Tumor. Die schwarze Bevölkerung dieser Länder erkrankt signifikant seltener (0,9–1,4 Fälle), in Afrika sogar noch seltener. Auch in Asien liegt die Inzidenz unter 1.

Tab. 39.2 Modifizierte WHO-Klassifikation (2004) und prozentuale Verteilung der Hodentumoren.

Keimzelltumoren	**85–90%**
Vorläuferläsion: intratubuläre maligne Keimzellen	
Seminom	45–50%
• Variante: Seminom mit synzytiotrophoblastären Zellen	
spermatozytisches Seminom	1–25%
• Variante: spermatozytisches Seminom mit Sarkom	
nichtseminomatöse Keimzelltumoren einheitlicher Bauart	15–18%
• embryonales Karzinom	
• Dottersacktumor	
• Polyembryom	
• Choriokarzinom	
• Teratom	
• Teratom	
• Dermoidzyste	
• Teratom mit Entwicklung somatischer Neoplasien	
kombinierte Keimzelltumoren (Mischformen)	10–15%
Tumoren des Gonadenstromas	**3–5%**
Leydig-Zell-Tumoren	
Sertoli-Zell-Tumoren	
• großzelliger verkalkender Sertoli-Zell-Tumor	
Leydig-Sertoli-Zell–Mischtumoren	
Keimzellen-Stroma-Mischtumoren (Gonadoblastom)	**1%**
maligne Lymphome	**6–8%**
andere und paratestikuläre Tumoren	**6–8%**

Ätiologie und Pathogenese

Die einzigen gesicherten Risikofaktoren sind der Kryptorchismus und dysgenetische Gonaden. Es ist bekannt, dass Wärme über das p53 die Apoptose von Keimzellen induziert, bei niedriger skrotaler Temperatur hingegen ein „Heat-Shock"-Protein p53 stabilisiert und somit die Apoptose verhindert. Störungen in diesem Regelkreis könnten den Zusammenhang zwischen Kryptorchismus bzw. sitzendem Beruf und Häufung von Keimzelltumoren erklären.

Die **genetische Prädisposition** spielt in einigen wenigen Familien eine Rolle, deren Mitglieder Träger von „Prädispositionsgenen" sind, die am **Chromosom Xq27** identifiziert wurden. Diese Gene scheinen auch in der Pathogenese des Kryptorchismus eine Rolle zu spielen.

Grundsätzlich scheinen sich alle **Keimzelltumoren der Erwachsenen** aus einer gonadalen Stammzelle zu entwickeln, die bereits während der Embryogenese geschädigt und in eine sog. „aktivierte Zelle" transformiert wurde. Aus dieser Zelle entwickeln sich nach der Pubertät – möglicherweise wegen der Androgenwirkung – die atypischen Keimzellen, aus denen später ein Keimzelltumor entstehen kann. Für diese Theorie sprechen die phänotypischen Merkmale (PLAP, c-Kit), die sowohl den Gonozyten als auch den Zellen der IGCNU gemeinsam sind. Außerdem zeigen alle Keimzelltumoren Anomalien des Chromosoms 12. 50% der Seminome und 80% der nicht seminomatösen Keimzelltumoren tragen ein **Isochromosom i (12p)**. Im Gegensatz zu anderen Tumoren findet man in Keimzelltumoren keine p53-Mutationen.

Keimzelltumoren des Kindesalters und das **spermatozytische Seminom** dürften sich auf einem anderen Wege entwickeln. Möglicherweise kommt es zu einer parthenogeneseähnlichen Transformation von „aktivierten Keimzellen", die die Embryogenese nachahmen und sich zu Teratomen oder Dottersacktumoren weiterentwickeln. Findet diese Entwicklung präpubertal nicht statt, dann proliferieren diese Zellen weiter und bilden später im Leben spermatozytische Seminome.

Keimzelltumoren

Fast alle Hodentumoren sind Keimzelltumoren (85–90%). Der rechte Hoden erkrankt etwas häufiger (Rechts-links-Verhältnis = 1,25 : 1), was mit seinem späteren Deszensus erklärt wird. Bilaterales Auftreten wird in 1,5–3% beobachtet.

Intratubuläre Keimzellneoplasie

Definition und Epidemiologie Als unbestimmte intratubuläre Keimzellneoplasie (meist [englisch] IGCNU genannt) wird das Auftreten atypischer, spermatogonienähnlicher Keimzellen in den sonst unveränderten Tubuli seminiferi bezeichnet. Solche atypischen Keimzellen in der Umgebung von Keimzelltumoren (Ausnahme: spermatozytische Seminome) sind bereits seit langer Zeit bekannt und wurden zunächst als eine tumorassoziierte und -induzierte Veränderung angesehen. Tatsächlich sind sie aber echte Tumorvorläufer, die auch in Hodenbiopsien infertiler (< 1%) oder kryptorcher Männer (2–8%) beobachtet werden. Etwa die Hälfte dieser Patienten entwickelt meist innerhalb von 5 Jahren einen Keimzelltumor. Auch wenn die atypischen Keimzellen nur einseitig beobachtet werden, besteht für die kontralaterale Gonade dasselbe Tumorrisiko.

Morphologie
Atypische Keimzellen sind größer als normale Spermatogonien und besitzen ein klares Zytoplasma sowie entrundete, hyperchromatische Kerne. Sie liegen an der Basalmembran, umgeben von normalen Spermatogonien oder Sertoli-Zellen (> Abb. 39.4a). In mehr als 90% lässt sich in den atypischen Keimzellen immunhistochemisch das Isoenzym alkalische Phosphatase vom Plazentatyp nachweisen (PLAP; > Abb. 39.4b).

Seminome

Reine Seminome sind mit etwa 45% die häufigsten Keimzelltumoren. Sie treten vorwiegend zwischen dem 30. und dem 50. Lebensjahr (Durchschnittsalter 40 Jahre) und nur selten vor der Pubertät (< 0,5%) auf. Etwa 5% der Tumoren werden nach dem 60. Lebensjahr beobachtet.

Morphologie
Makroskopisch zeigen die Seminome eine homogene Struktur von markiger Konsistenz und grauweißer Farbe (> Abb. 39.5a). Durch Blutungen und landkartenartige Nekrosen wird das sonst gleichförmige Erscheinungsbild etwas bunter.
Histologisch unterscheidet man derzeit 3 Typen:

- Das **klassische Seminom** ist aus großen, rundlichen Zellen mit hellem, glykogenreichem Zytoplasma (PAS-positiv) aufgebaut. Die Kerne zeichnen sich durch ein besonders grobschollges Chromatin und deutliche Nukleolen aus (> Abb. 39.5b). Typisch für den Tumor ist auch die entzündliche Reaktion, die sich durch eingestreute Lymphozyten und Plasmazellen, manchmal sogar mit tuberkelähnlichen Granulomen in den Septen, manifestiert.
- Das **Seminom mit synzytiotrophoblastischen Riesenzellen** (10–15%) ist ein weiterer Hinweis auf die einheitliche Abstammung aller Keimzelltumoren. Diese Riesenzellen produzieren β-HCG, das im Patientenserum stark erhöht ist. Sie treten einzeln oder in Gruppen auf und sind meist in der Umgebung von Gefäßen lokalisiert.
- Das **spermatozytische Seminom** (3–7%) ist aus großen, oft recht polymorphen Zellen und Tumorriesenzellen aufgebaut. Die Chromatinverteilung im Kern erinnert an das Spirem der meiotischen Prophase der Spermatozyten. Der Tumor hat weder morphologische noch histogenetische Gemeinsamkeiten mit dem klassischen Seminom. Man kann seine Entstehung aus atypischen Keimzellen sogar mit Sicherheit ausschließen. Der Tumor kommt vor dem 40. Lebensjahr selten vor (Durchschnittsalter 65 Jahre) und metastasiert nie. Bemerkenswert ist auch, dass er der einzige Keimzelltumor ist, der im Ovar nicht vorkommt. Im Gegensatz zum klassischen Seminom exprimiert das spermatozytische Seminom kein PLAP, beide sind jedoch CD117-positiv.

Prognose Alle Seminome haben eine gute Prognose. Prognostisch besonders günstig sind Seminome mit vielen Lymphozyten oder epitheloidzelligen Granulomen. Die entzündliche Tumorimmunreaktion kann sogar den Tumor vollständig zerstören und im Hoden nur eine Narbe hinterlassen („**ausgebranntes Seminom**").

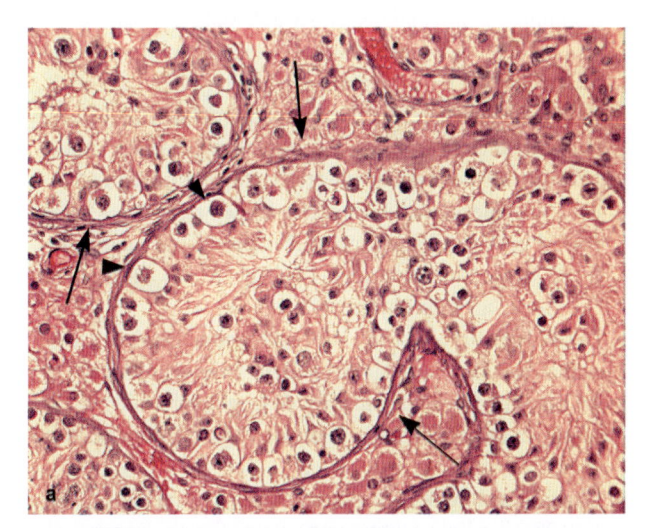

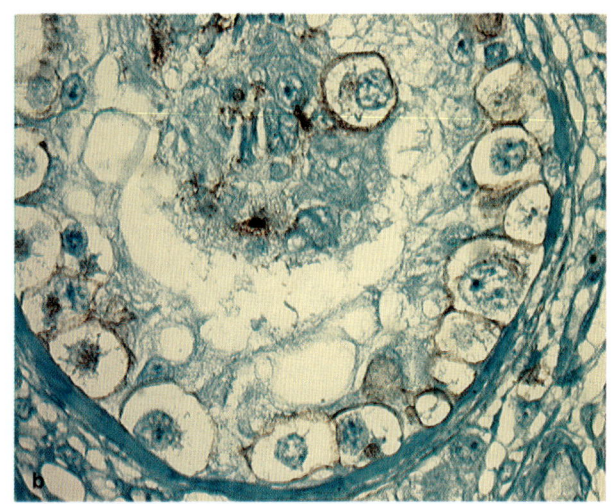

Abb. 39.4 Intratubuläre Keimzellneoplasie. a Hodenkanälchen, die nur von atypischen Keimzellen ausgekleidet sind. Neben der Kernpolymorphie (Pfeile) ist auch das wasserklare Zytoplasma (Pfeilspitzen) auffallend. HE, Vergr. 200-fach. **b** Mithilfe der Immunoperoxidasemethode ist der Tumormarker c-KIT (CD117) an der Oberfläche der atypischen Keimzellen braun dargestellt. Vergr. 400-fach.

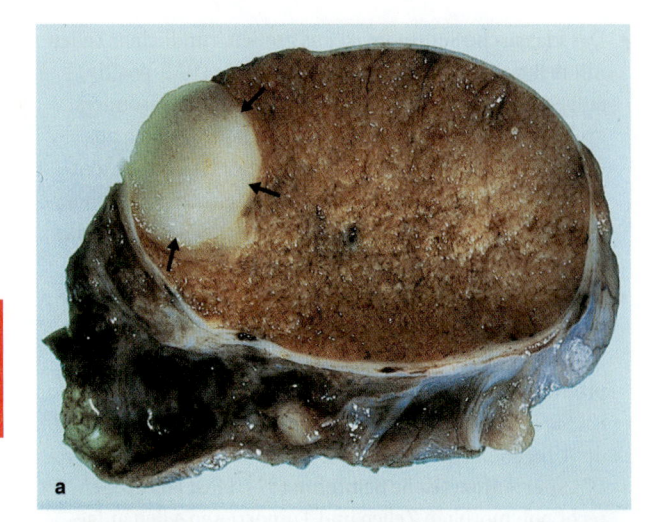

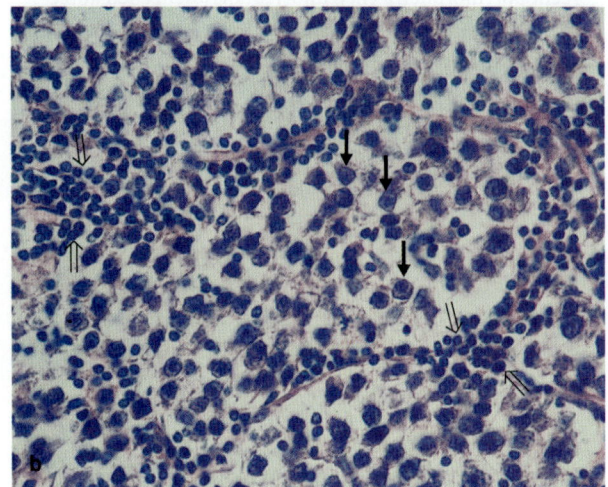

Abb. 39.5 Klassisches Seminom. a Makroskopisches Bild: Tumor mit homogener weißer Schnittfläche (Pfeile). **b** Histologisches Bild: typische helle, glykogenreiche Tumorzellen (Pfeile) und eingestreute Lymphozyten (Doppelpfeile). HE, Vergr. 240-fach.

Nicht seminomatöse Keimzelltumoren (NSKT)

NSKT sind mit etwa 30–35% die zweithäufigsten Keimzelltumoren. Sie werden meist zwischen dem 20. und 30. Lebensjahr (Durchschnittsalter 28 Jahre) beobachtet und kommen bereits im Säuglingsalter vor (4% vor der Pubertät). Nach dem 60. Lebensjahr treten sie selten auf (< 1%). Histologisch ist etwa die Hälfte dieser Tumoren einheitlich aufgebaut, während die andere Hälfte eine kombinierte Struktur aus verschiedenen NSKT-Typen aufweist.

Morphologie

Das **mikroskopische** Bild der NSKT ist wesentlich bunter als das der Seminome. Teratome sind kleinzystisch aufgebaut und lassen knorpelharte Areale erkennen (> Abb. 39.6). Embryonale Karzinome sind homogener in der Struktur, zeigen aber meist ausgedehnte Nekrosen.

- Das **embryonale Karzinom** ist der zweithäufigste Keimzelltumor (14–20%). Nach der oben erwähnten Theorie besteht es aus pluripotenten Stammzellen, aus denen sich alle anderen NSKT entwickeln. Die Tumorzellen besitzen einen schmalen, hellen Zytoplasmasaum und große, grob strukturierte, etwas gelappte Kerne. Sie liegen in strukturlosen Haufen oder bilden drüsige und papilläre Strukturen (> Abb. 39.7). Sie sind, im Gegensatz zu den Seminomzellen, zytokeratinpositiv. Embryonale Karzinome sind ausgesprochen bösartig. Dank der modernen Chemotherapie konnte die Prognose aber wesentlich verbessert werden.

- **Teratome** sind aus Abkömmlingen aller 3 Keimblätter aufgebaut und kommen in reiner Form selten vor (3–7% aller Keimzelltumoren). Die im Kindesalter häufiger vorkommende reife Variante zeigt eine bunte Gewebemischung, bestehend aus Haut mit Anhangsgebilden, Darm- bzw. Bronchialschleimhaut, Knorpel, Knochen und Muskulatur (> Abb. 39.8a). Bei der unreifen Form findet man zusätzlich weniger differenziertes Gewebe vorwiegend neuraler Herkunft (> Abb. 39.8b). Teratome sind bereits makroskopisch durch ihre zystische Struktur und ihre knorpelharten Gewebeanteile zu erkennen. Reife Teratome zeigen in Abhängigkeit vom Alter des Patienten eine unterschiedliche Dignität – vor der Pubertät sind sie gutartig, nach der Pubertät potenziell maligne und können metastasieren. Aus den differenzierten Gewebearten des Teratoms können sich „somatische" maligne Geschwülste wie z.B. Karzinome oder Sarkome entwickeln. Eine andere Variante sind die einseitig („monodermal") differenzierten Teratome, zu denen sowohl die gutartige **Epidermoidzyste** als auch das Karzinoid des Hodens gehören.

- **Reine Dottersacktumoren (endodermale Sinustumoren)** sind typische Tumoren des Säuglings- bzw. Kindesalters (75% aller Keimzelltumoren in diesem Alter, aber nur 2% aller Keimzelltumoren). Bei Erwachsenen treten sie nur in Kombination mit anderen NSKT auf. Makroskopisch erscheint der Tumor insbesondere bei Kindern zystisch strukturiert und hat eine eigenartige, schleimige Beschaffenheit. Neben myxomatösen, makro- und mikrozystischen Arealen bestehen auch drüsig-papilläre Strukturen. Typisch sind kranzförmig perivaskulär angeordnete Zellwucherungen, die als Schiller-Duval-Körper bezeichnet werden (> Abb. 39.9a). Viele Tumorzellen produzieren das onkofetale Antigen α_1-Fetoprotein (> Abb. 39.9b), das auch im Serum nachgewiesen werden kann.

- Das **Polyembryom** stellt eine Teilkomponente nicht seminomatöser Tumoren dar. Seine Strukturen erinnern an 18 Tage alte Präsomit-Embryonen (sog. „embryoid bodies"). In reiner Form wurde ein derartiger Tumor beim Menschen noch nie beobachtet.

- **Choriokarzinome** kommen nur selten in reiner Form vor (< 0,5% aller Keimzelltumoren). Reine Formen unterscheiden sich weder prognostisch noch therapeutisch von Kombinationen mit anderen Keimzelltumoren. Histologisch

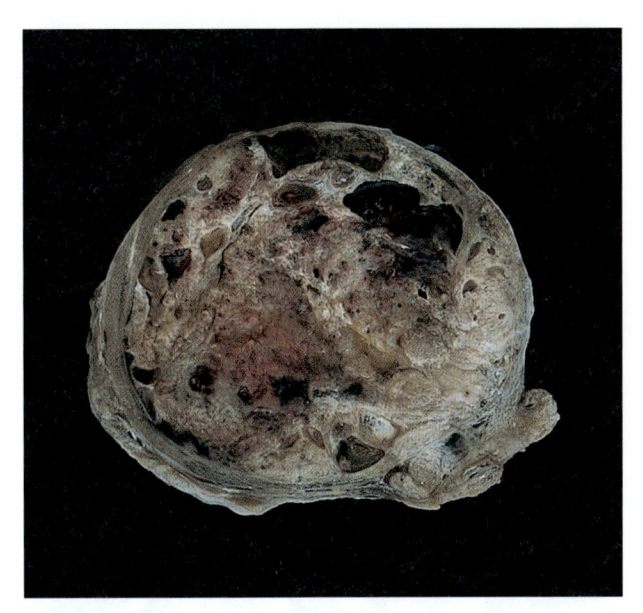

Abb. 39.6 Nicht seminomatöser Keimzelltumor mit bunter, zystischer Schnittfläche.

charakteristisch sind solid-papilläre Wucherungen von zytotrophoblastären Zellen (β-HCG-negativ), die von synzytiotrophoblastären Riesenzellen (β-HCG-positiv) bedeckt sind (➤ Abb. 39.10). Riesenzellen allein, ohne Zytotrophoblast, kommen sehr oft auch bei anderen Keimzelltumoren vor. Dies genügt aber nicht für eine Diagnose des Choriokarzinoms. Der Tumor hat kein eigenes Stroma und ernährt sich durch Andauung präexistenter Gefäße, was gleichzeitig die hämatogene Metastasierung beschleunigt. Choriokarzinome sind deswegen wahrscheinlich die bösartigsten Tumoren überhaupt. Die Prognose hat sich heute entscheidend gebessert. Gefährlich bleiben die Lungenmetastasen, die zu tödlichen Blutungen führen können.
- **Kombinierte NSKT** sind in etwa gleich häufig wie solche mit einheitlichem histologischem Aufbau.

Kombinationen von Seminomen mit NSKT

Solche Kombinationen sind mit etwa 15% aller Keimzelltumoren relativ häufig. Bedeutsam ist, dass sich Prognose und Therapie nach dem maligneren, nicht seminomatösen Anteil richten. Für den Pathologen ergibt sich die Konsequenz, jedes Seminom so genau zu untersuchen, dass er einen kombinierten Tumor ausschließen kann.

Ausbreitung und Prognose der Keimzelltumoren

Für Ausbreitung und Prognose wichtig ist der Nachweis von Lymph- und/oder Blutgefäßeinbrüchen. Eine Ausnahme bilden die „ausgebrannten" Keimzelltumoren: Sie manifestieren sich klinisch erst durch Metastasen, während der ursprüngliche Tumor im Hoden nekrotisch und bindegewebig ersetzt ist.

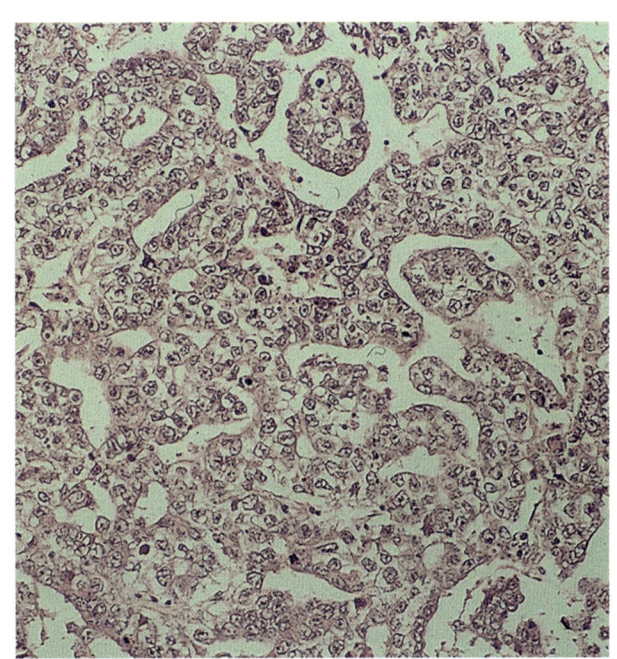

Abb. 39.7 Embryonales Karzinom mit sehr polymorphen Tumorzellen. Niedrig differenzierte drüsenähnliche, teils papilläre Strukturen. HE, Vergr. 200-fach.

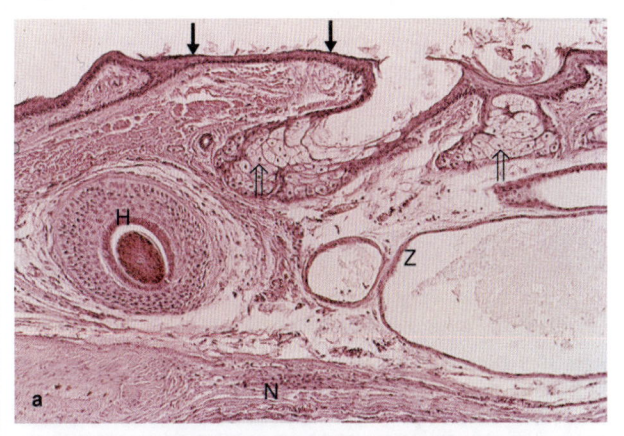

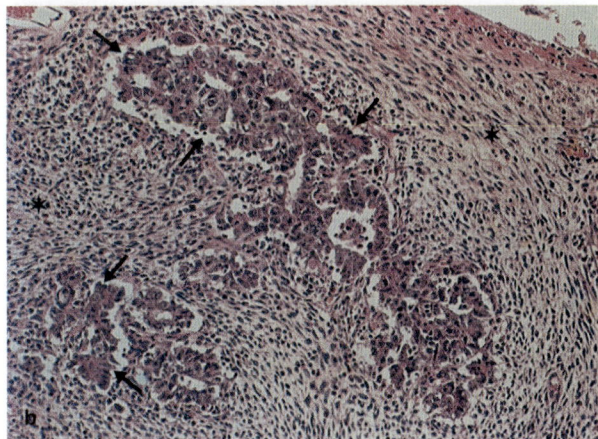

Abb. 39.8 Teratom des Hodens. a Reifes zystisches Teratom mit Hautstrukturen: Verhornendes Plattenepithel (Pfeile), Talgdrüsen (Doppelpfeil) und Haarwurzeln (H). Kleine Zysten (Z) sind von differenziertem Zylinderepithel ausgekleidet. Ferner finden sich Bindegewebe und ein Nerv (N). HE, Vergr. 100-fach. **b** Unreifes Teratom: Niedrig differenzierte, basophile epitheliale Strukturen (Pfeile) und wenig differenziertes Tumorstroma (*). HE, Vergr. 200-fach.

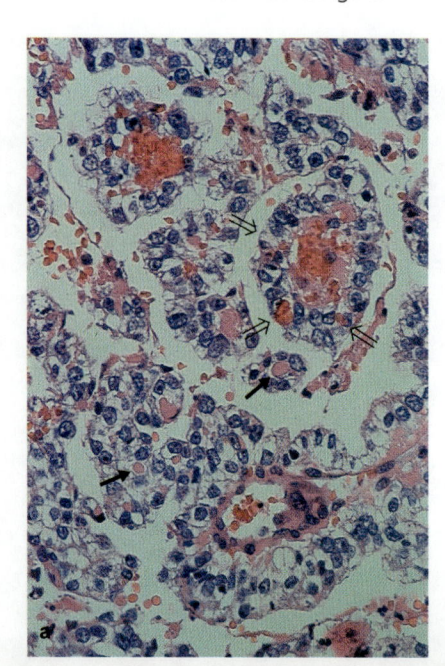

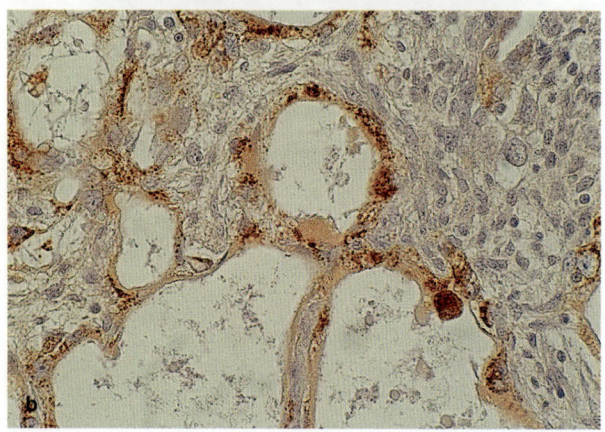

Abb. 39.9 Dottersacktumor. a Polygonale Zellen des Dottersacktumors bilden adenomatöse Formationen um zentral im Stroma gelegene Kapillaren (sog. Schiller-Duval-Körper, Doppelpfeile). Im Zytoplasma der Tumorzellen liegen eosinophile Einschlüsse (Pfeile). HE, Vergr. 210-fach. **b** Die eosinophilen Einschlüsse enthalten α-Fetoprotein (immunhistochemischer Nachweis durch braune Farbreaktion). Vergr. 380-fach.

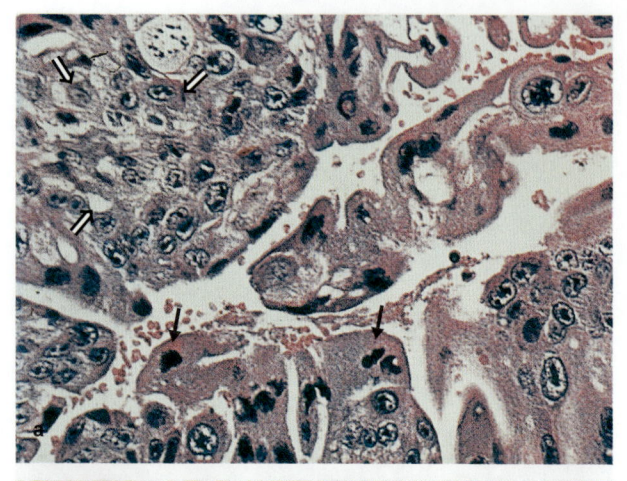

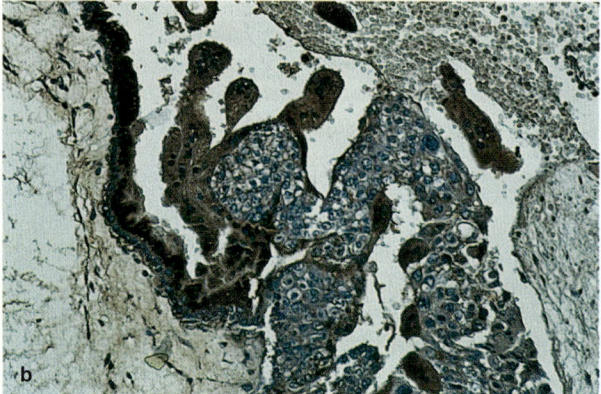

Abb. 39.10 Choriokarzinom. a Synzytiale Riesenzellen (Pfeile) und helle Zytotrophoblastenanteile (Doppelpfeile). HE, Vergr. 400-fach. **b** Produktion der hormonspezifischen Bestandteile des humanen Choriongonadotropins (β-HCG) durch die Zellen des Synzytiotrophoblasten (braun). Immunperoxidase-Reaktion. Vergr. 200-fach.

Keimzelltumoren metastasieren zunächst in die paraaortalen und perirenalen, später auch in die mediastinalen und supraklavikulären Lymphknoten. NSKT metastasieren früher und häufiger als die Seminome. Choriokarzinome streuen primär hämatogen, die ersten Metastasen erscheinen oft in der Lunge.

Klinische Relevanz Hodentumoren produzieren eine Reihe spezifischer Proteine, die als Tumormarker eingesetzt werden, weil sie ins Blut gelangen, dort biochemisch bestimmt werden und für die klinische Diagnostik bzw. Therapieüberwachung wichtig sind. Ist der Marker nach einer Tumorentfernung erhöht, bedeutet dies grundsätzlich, dass Metastasen aufgetreten sind. Negative Markerbefunde schließen Metastasen jedoch nicht aus.

Die kombinierten Therapieformen aus radikaler Chirurgie (Orchiektomie + retroperitoneale Lymphadenektomie) und Chemotherapie haben die Prognose wesentlich verbessert. Heute überleben 95–98% der Patienten mit retroperitonealen Lymphknotenmetastasen und fast 50% der Patienten mit mediastinalen und Lungenmetastasen. Zytostatika zerstören die unreifen Tumoranteile, während Teratommetastasen auf diese Therapie nicht ansprechen und chirurgisch entfernt werden müssen. Beachtet man gewisse günstige prognostische Faktoren (kleiner Tumor, keine Gefäßinvasion, nur kleine Anteile vom embryonalen Karzinom), kann man nach der Orchiektomie durchwegs mit der Chemotherapie bis zum etwaigen Auftreten von Lymphknotenmetastasen warten – in mehr als die Hälfte der Fälle wird diese Therapie gar nicht mehr notwendig sein.

Tumoren des Gonadenstromas

Tumoren des Gonadenstromas machen nur 2–5% aller Hodentumoren aus und kommen in jedem Alter vor, sind allerdings bei Kindern seltener.

Leydig-Zell-Tumoren

Leydig-Zell-Tumoren (1–4% aller Hodentumoren) sind aus großen Zellen mit eosinophilem Zytoplasma und rundem bis ovalem Kern aufgebaut (➤ Abb. 39.11a). Die Tumorzellen unterscheiden sich meist kaum von den normalen Leydig-Zellen. Makroskopisch zeigen die Tumoren eine sehr charakteristische braune bis braungelbe Farbe.

Maligne Leydig-Zell-Tumoren (10%) weisen vor allem Gefäßeinbrüche auf. Sie metastasieren in die inneren Organe und haben eine sehr schlechte Prognose.

Klinische Relevanz Leydig-Zell-Tumoren kommen in jedem Alter vor und können Testosteron, aber auch Östradiol und Progesteron produzieren. Während sie bei Kindern eine Pubertas praecox induzieren können, beobachtet man bei Erwachsenen recht häufig eine Gynäkomastie.

Sertoli-Zell-Tumoren

Sertoli-Zell-Tumoren sind selten (0,5–2% aller Hodentumoren) und werden vorwiegend vor dem 40. Lebensjahr beobachtet. Sie zeigen unterschiedlich gut ausdifferenzierte tubuläre Strukturen, die von mehr oder weniger differenzierten Sertoli-Zellen ausgekleidet sind (➤ Abb. 39.11b).

Klinische Relevanz Sertoli-Zell-Tumoren manifestieren sich meist mit einer Gynäkomastie, die auf einer Östrogenproduktion beruht. Die maligne Variante (12%) metastasiert vorwiegend lymphogen.

Eine Sonderform ist der **großzellige verkalkende Sertoli-Zell-Tumor,** der in etwa 40% familiär auftritt und einen autosomal dominanten Erbgang zeigt. In solchen Fällen ist er Teil eines Syndroms („Carney's complex"), bei dem zusätzlich noch Vorhofmyxome, eine knotige Hyperplasie der Nebennierenrinde, Hautflecken und Weichteilmyxome beobachtet werden.

Weitere Tumoren

Neben den gemischten Tumoren (Leydig-Sertoli-Zell-Tumoren) werden auch unvollständig differenzierte spindelzellige Stromatumoren beobachtet.

Keimzellen-Stroma-Mischtumor

Diese seltenen Tumoren, Gonadoblastome gennant, zeigen eine Mischung aus neoplastischen Keimzellen (Seminom oder embryonales Karzinom) und neoplastisch gewucherten Leydig- oder Sertoli-Zellen. Dieser Tumor entsteht ausnahmslos in dysgenetischen, kryptorchen Gonaden (oft bilateral) bei Pseudohermaphroditen. **Histologisch** typisch für diesen Tumor sind Zellnester mit zentral gelegenen, runden, hyalinen Massen (Call-Exner-Körperchen). Wenn die Keimzellen die Stromazellen überwuchern, verhält sich der Tumor biologisch wie der entsprechende Keimzelltumor.

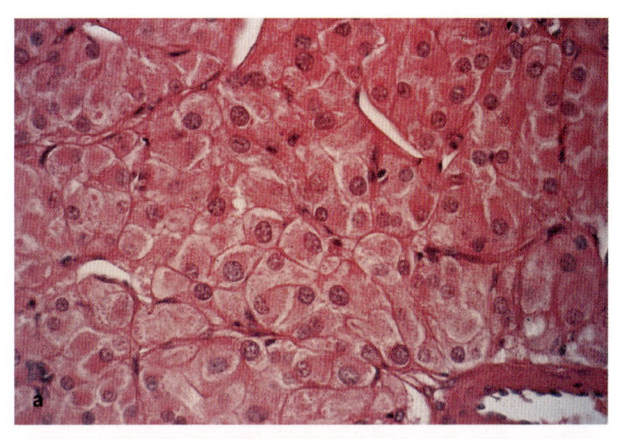

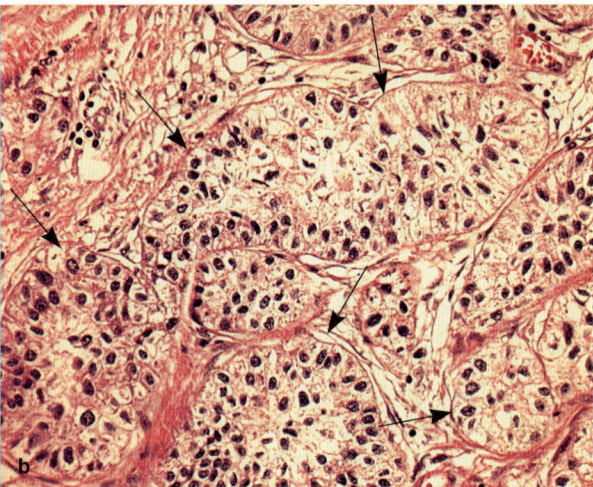

Abb. 39.11 Tumoren des Gonadenstromas. a Leydig-Zell-Tumor: Die Tumorzellen sind normalen Leydig-Zellen sehr ähnlich. HE, Vergr. 400-fach. **b** Sertoli-Zell-Tumor: Hochdifferenzierter Tumor, der die Form der Hodenkanälchen nachahmt (Pfeile). HE, Vergr. 200-fach.

Sonstige Tumoren

Maligne **Lymphome,** die sich als primärer Hodentumor manifestieren oder im Rahmen einer disseminierten Erkrankung auftreten, machen 7% aller Hodentumoren aus. Es dominieren hochmaligne B-Zell-Lymphome (➤ Kap. 22.2.2). Bei Kindern ist der Hoden im Rahmen einer akuten lymphoblastischen Leukämie fast regelmäßig befallen (➤ Kap. 21.9.2). Von den sonstigen primären Tumoren sind die seltenen, prognostisch ungünstigen **Adenokarzinome** des Rete testis erwähnenswert.

Die auffallend seltenen (< 3%) **Hodenmetastasen** findet man am häufigsten bei Bronchus- und Prostatakarzinomen sowie Melanomen.

39.2 Nebenhoden, Samenleiter, Samenstrang, Hodenhüllen

39.2.1 Normale Struktur und Funktion

Der Nebenhoden verbindet den Hoden mit dem Samenleiter und dient dem Transport sowie der Speicherung und Ausreifung der Spermatozoen. Der Nebenhodenkopf entwickelt sich aus der Genitalleiste. Der stark gewundene Ductus epididymidis und der Samenleiter sind Abkömmlinge des Wolff-Gangs. Beide sind von Zylinderepithel ausgekleidet. Der Nebenhodengang reicht vom Caput epididymidis, das zum Teil noch aus den Ductuli efferentes (Verbindung zum Rete testis) aufgebaut ist, bis zur Cauda epididymidis, die im Samenleiter ihre Fortsetzung findet.

Hoden und Nebenhoden werden vom viszeralen Blatt (Epiorchium) der Hodenhüllen, einer Ausstülpung des Peritoneums (Tunica vaginalis testis), überzogen. Im Bereich des Mediastinum testis und des Nebenhodens geht dieses viszerale Blatt in das parietale Blatt (Periorchium) über und bildet somit einen Spaltraum, der von Mesothelien ausgekleidet ist.

39.2.2 Kongenitale Anomalien

Zu den Fehlbildungen zählt man die vollständige oder partielle **Agenesie**, die **Hypoplasie**, die **Atresie** und die **Ektopie** des Nebenhodens und/oder des Samenleiters. Derartige Fehlbildungen kommen bei etwa 2–5% der infertilen Männer vor.

Pathogenese
Fehlbildungen des Nebenhodenkopfes entstehen dann, wenn die Entwicklung der Genitalleiste gestört ist, während Entwicklungsstörungen des Wolff-Gangs zu Fehlbildungen des Nebenhodenkörpers und -schwanzes führen. Manchmal bleibt die Fusion von beiden embryonalen Teilen aus.

Morphologie
Die komplette Agenesie des Nebenhodens ist meist mit Mono- bzw. Anorchie kombiniert. Eine partielle Agenesie des Nebenhodenschwanzes ist oft mit Agenesie des proximalen Teils des Ductus deferens kombiniert. Isolierte Agenesien des Samenleiters sind wiederum oft mit Agenesien der Samenblase vergesellschaftet.

Durch die Fehlbildungen kommt es zur Stauung von Spermatozoen in den verschiedenen Abschnitten. Gestaute Gänge können platzen, und die Samenzellen entleeren sich in das umgebende Gewebe, wo sich Spermiengranulome entwickeln (> Kap. 39.2.4). Aus Resten des Müller-Gangs können sich auch die Appendix testis und aus den Urnieren-Kanälchen die Appendix epididymidis (30% der Männer) entwickeln. Beide sind gestielt und neigen zur Torsion mit dadurch bedingter Infarzierung.

39.2.3 Spermatozele, Hydrozele

Definition Als **Spermatozele** bezeichnet man eine zystische Ausweitung des Rete testis, des Nebenhodengangs oder der Ductuli efferentes. Sie entstehen als Folge von umschriebenen Verschlüssen dieser Gänge. Als **Hydrozele** bezeichnet man eine vermehrte Ansammlung von Flüssigkeit im Spaltraum der Tunica vaginalis (> Abb. 39.1). Sie ist die häufigste Ursache der Hodensackvergrößerung. Von **Hämatozele** spricht man, wenn der Flüssigkeit Blut beigemengt ist.

Ätiologie Man unterscheidet die angeborenen von den erworbenen idiopathischen bzw. symptomatischen (sekundären) Hydrozelen. Die Ursache für die angeborene und idiopathische Hydrozele liegt in einer verminderten Resorption der serösen Flüssigkeit, die in kleinen Mengen im Spaltraum produziert wird. Symptomatische Hydrozelen entstehen infolge von Entzündungen, Tumoren und Traumen.

Morphologie
Bei der Hydrozele sammelt sich zwischen den beiden Tunikablättern meist klare Flüssigkeit in großen Mengen (über 300 ml) an, die zu einer Druckatrophie des Hodens führen kann. An der Innenfläche findet man oft reaktive, papilläre Mesothelproliferationen, die mit echten Mesotheliomen verwechselt werden können. Spermatozelen sind mit Zylinderepithel ausgekleidet und mit Flüssigkeit und Spermatozoen gefüllt.

39.2.4 Entzündungen

Epididymitis, Deferentitis, Funikulitis

Definition Die **Epididymitis** ist die Entzündung des Nebenhodens, die nur selten isoliert vorkommt und fast regelmäßig mit der Orchitis kombiniert ist. Die Entzündungen des Samenleiters (**Deferentitis** oder **Vasitis**), des Samenstrangs (**Funikulitis**) sowie der Hodenhüllen (**Periorchitis**) sind Begleiter der Epididymitis.

Ätiologie und Pathogenese
Die Epididymitis entsteht durch lymphogene/kanalikuläre Verschleppung von pathogenen Keimen aus der Umgebung. Nur die seltene virale Infektion (Mumps und generalisierte Zytomegalie) entsteht hämatogen.

Bei jungen Männern sollen besonders häufig *Chlamydia trachomatis* und *Neisseria gonorrhoeae* die Entzündung verursachen. Bei den älteren Männern stehen hingegen gramnegative Keime (*E. coli*, Pseudomonas usw.) im Vordergrund. Die etwas seltener gewordene genitale Tuberkulose beginnt ebenfalls im Nebenhoden und breitet sich erst sekundär auf den Hoden aus. Sie ist meist (75% der Fälle) Folge von tuberkulösen Infektionen der Niere, der Prostata oder der Samenblase.

Morphologie

- **Akute unspezifische Entzündung:** Der Nebenhoden und der Anfang des Samenleiters sind geschwollen und hyperämisch. Histologisch findet man eine Hyperämie und eine unterschiedlich starke granulozytäre und monozytäre Infiltration sowohl des Interstitiums als auch der Gänge, die mit Spermatozoen und Entzündungszellen angefüllt sind. Fast regelmäßig entwickeln sich Abszesse (vor allem bei Gonorrhö), die ausgedehnte Zerstörungen hinterlassen.
- **Chronische unspezifische Epididymitis:** Das ganze Organ ist fibrosiert und von derb-elastischer Beschaffenheit. Die Gänge sind mit niedrigem Regeneratepithel oder sogar mit metaplastischem Plattenepithel ausgekleidet.
- **Tuberkulöse Epididymitis:** Sie verleiht dem Nebenhoden eine sehr typische, leicht gewundene Form (➤ Abb. 39.2).

Die **Periorchitis** findet man meist als Begleitentzündung bei einer Epididymoorchitis oder einer infizierten Hydrozele.

Spermagranulom

Definition und Epidemiologie Das Spermagranulom ist dem Typ nach ein Fremdkörpergranulom, das durch den Austritt von Spermatozoen aus den Gängen entsteht. Bei Autopsien werden Spermagranulome bei 2–3% der Männer gefunden. Wesentlich häufiger sind sie aber bei Männern, die durch Vasektomie sterilisiert wurden (bis 40%).

Pathogenese

Die enzymatisch schwer abbaubare DNA und das säurefeste Ceroidpigment, ein Abbauprodukt der Spermienproteine, stimulieren die Umwandlung der Makrophagen zu Epitheloidzellen. Die Rupturen der Nebenhodengänge oder des Samenleiters können traumatisch, iatrogen (Vasektomie) und entzündungsbedingt sein. Im Hoden selbst sind Spermagranulome extrem selten.

Morphologie

Makroskopisch imponieren Spermagranulome als kleine bräunliche Knötchen, die **histologisch** aus Granulozyten, Makrophagen, Epitheloidzellen und Fremdkörperriesenzellen aufgebaut sind (Granulom vom Fremdkörpertyp). Phagozytierte Spermien sind im Zytoplasma dieser Zellen zu sehen, sie befinden sich aber in großen Mengen auch extrazellulär.

39.2.5 Paratestikuläre Tumoren

Definition und Epidemiologie Unter dem Begriff paratestikuläre Tumoren werden alle intraskrotalen, nicht testikulären Neoplasien zusammengefasst. Große Untersuchungsserien haben ergeben, dass sie weniger als 10% aller intraskrotalen Tumoren ausmachen. Die Mehrzahl dieser Tumoren ist mesenchymaler Herkunft.

Adenomatoidtumor

Der Adenomatoidtumor ist ein gutartiger Tumor mesothelialen Ursprungs, der häufig im Nebenhodenschwanz (80%) und seltener auch im Samenstrang anzutreffen ist (bei der Frau findet man den Tumor in allen inneren Geschlechtsorganen und in der Vagina).

Morphologie

Der **makroskopisch** als graugelblicher, derber Knoten erscheinende Tumor zeigt **mikroskopisch** eine adenomatöse, pseudoglanduläre Struktur. Enge, oft gefäßähnliche Spalträume sind von epithelial aussehenden Zellen mit eosinophilem, vakuolisiertem Zytoplasma ausgekleidet und von kollagenem Bindegewebe umgeben. **Elektronenmikroskopisch** und immunhistochemisch lässt sich die mesotheliale Herkunft der Tumorzellen einwandfrei nachweisen (Zytokeratin-Reaktivität). Der Tumor ist jedoch, im Gegensatz zu den echten Mesotheliomen der Tunica vaginalis testis, gutartig.

Rhabdomyosarkom

Rhabdomyosarkome der Tunica vaginalis oder des Samenstrangs sind bei Kindern und Jugendlichen bis zum 20. Lebensjahr die häufigsten malignen paratestikulären Tumoren.

39.3 Samenblase

Erkrankungen der Samenblase sind äußerst selten und werden meist erst bei der Autopsie diagnostiziert. Klinisch sind sie symptomarm und oft bedeutungslos.

39.3.1 Normale Struktur und Funktion

Die 2 Samenblasen entwickeln sich aus den Knospen des Ductus deferens. Das auskleidende Zylinderepithel steht unter Androgenkontrolle und sezerniert eine viskose Flüssigkeit, die im Ejakulat als Energiespender für die Spermatozoen dient.

39.3.2 Nichtneoplastische Erkrankungen

Die **Agenesie** der Samenblase ist mit der des Samenleiters kombiniert. Angeborene **Zysten** sind stets mit ipsilateraler Nierenagenesie vergesellschaftet. Die akute bakterielle Entzündung der Samenblase (**Spermatozystitis**) wird begünstigt, wenn durch einen Androgenmangel das spezifische Sekret nur in geringem

Ausmaß produziert wird. Die **chronische Spermatozystitis** und die **Tuberkulose** sind meist die Folge einer übergreifenden primären Entzündung der Prostata. Die isolierte **Amyloidose** wird bei etwa 16–20% der autoptisch untersuchten Samenblasen gefunden. Es handelt sich um eine isolierte subepitheliale Ablagerung eines organspezifischen Amyloids, welches sich üblicherweise von Semenogelin I ableitet und daher nicht mit einer generalisierten Amyloidose assoziiert ist.

Als **pseudokarzinomatöse, involutive Epithelveränderungen** werden die Riesenkerne mit hypertetraploidem DNA-Gehalt bezeichnet, die mit zunehmendem Alter häufiger auftreten. Wenn derartige Zellen in zytologischen Prostatapunktaten vorkommen, können sie fälschlicherweise mit Karzinomzellen verwechselt werden. Allerdings sind die Samenblasenepithelien durch das im Zytoplasma reichlich enthaltene Lipofuszinpigment erkennbar, das in den Prostatakarzinomzellen nicht vorkommt.

39.3.3 Tumoren

Tumoren der Samenblase sind Raritäten. Die **Adenokarzinome** werden als solche nur dann anerkannt, wenn sie in der Samenblase lokalisiert sind, wenn keine anderen Karzinome bestehen (vor allem kein Prostatakarzinom) und wenn sie histologisch papillär oder anaplastisch sind und Muzin produzieren.

39.4 Prostata

39.4.1 Normale Struktur und Funktion

Die Prostatadrüsen sprossen in der 12. fetalen Woche aus der primitiven Urethra. Die normale Prostata des geschlechtsreifen Mannes wiegt etwa 20–30 g. Sie wird aufgrund embryologischer und funktioneller Unterschiede in Zonen oder Lappen unterteilt:
- Die **zentrale** Zone liegt periurethral und umschließt die Ductus ejaculatorii.
- Die **periphere** Zone hingegen macht drei Viertel des Organs aus und liegt dorsal und lateral der zentralen Zone.
- Die **transitionale** Zone erstreckt sich periurethral vom Blasenhals bis zum Colliculus.

Der Utriculus prostaticus ist ein Rest der Müller-Gänge und wird auch als „weiblicher" Teil der Prostata angesehen. Testosteron ist das für das Wachstum und für die Funktion der Prostata wichtigste Hormon. Es wird mithilfe des Enzyms 5α-Reduktase im Prostatagewebe in seinen aktiven Metaboliten Dihydrotestosteron (DHT) umgewandelt.

39.4.2 Prostatitis

Die Entzündung der Prostata ist eine sehr häufige, klinisch oft inapparente Erkrankung. In Autopsien kann man eine Prostatitis bei etwa 35% beobachten, wobei die Häufigkeit mit dem Alter bzw. mit dem Auftreten der Prostatahyperplasie zunimmt.

Ätiologie und Pathogenese
Die **akute Prostatitis** (12%) wird wahrscheinlich am häufigsten von Chlamydien, Mykoplasmen, Trichomonaden und Viren verursacht. Für die bakterielle Prostatitis sind in erster Linie gramnegative Stäbchen, allen voran *E. coli*, verantwortlich. Die Infektion erfolgt hauptsächlich aszendierend aus der Harnröhre durch Harnreflux in die Prostatagänge und lymphogen aus dem Rektum, dagegen nur selten hämatogen.

Die häufigere **chronische Prostatitis** (77%) wird meist durch bakterielle Mischinfektionen bei Sekretstau ausgelöst.

Die nicht spezifische **granulomatöse Prostatitis** (4%) entsteht entweder nach einer Ruptur der Gänge, wodurch sich Sekret und/oder Konkremente in das Interstitium entleeren, oder nach transurethraler Elektroresektion (TUR).

Die **tuberkulöse Prostatitis** ist meist die Folge einer spezifischen Zystitis und/oder Nierentuberkulose.

Morphologie
Bei der **akuten Prostatitis** sind die ausgeweiteten Prostatagänge und das umliegende Gewebe durch Granulozyten und Monozyten infiltriert. Die Infiltrate bilden oft Mikroabszesse, die zu größeren Abszessen konfluieren können.

Bei der **chronischen Prostatitis** stehen herdförmige lymphoplasmazelluläre Infiltrate im Vordergrund, die zumeist periglandulär gelagert sind.

Bei der nicht spezifischen **granulomatösen Prostatitis** sind die Granulome aus Schaumzellen und Fremdkörper-, aber auch Langhans-Riesenzellen aufgebaut.

Die **Prostatatuberkulose** ist stets fibrillogranulär nekrotisierend (verkäsend) granulomatös und kann sogar zu echten Kavernen führen.

39.4.3 Prostatahyperplasie (PH)

Definition und Epidemiologie Als Prostatahyperplasie (PH; im Angelsächsischen „benigne Prostatahyperplasie" = BPH) bezeichnet man knotige Proliferationen von Drüsen und Stroma, die zur Vergrößerung der Prostata führen. Die PH ist fast physiologisch mit dem Alterungsprozess des Mannes verbunden. Sie wird bereits nach dem 30. Lebensjahr beobachtet, nach dem 70. Lebensjahr gibt es kaum einen Mann, der von diesem Leiden nicht mehr oder weniger geplagt wird.

Ätiologie und Pathogenese
Über die Ätiopathogenese der PH gibt es keine klaren Vorstellungen. Man vermutet, dass die altersbedingte Erhöhung des 17β-Östradiol-Testosteron-Quotienten die Vermehrung der Androgenrezeptoren in der Prostata bewirkt. Die Konversion von Testosteron zu DHT ist erhöht, was eine Zellproliferation zur Folge hat. Wachstumsfördernd wirken auch hohe Insulinwerte

und einige Wachstumsfaktoren. Wichtig für die PH-Induktion dürften die Wechselwirkung und der unterschiedliche Metabolismus dieser Hormone im Stroma und im Drüsenepithel sein.

Morphologie

Die hyperplastische Prostata zeigt zahlreiche, unterschiedlich große Knoten (> Abb. 39.12a), die in der periurethralen inneren Zone liegen. Die Konsistenz des Organs ist derb-elastisch und mit der des Daumenballens vergleichbar. Das verdrängte, druckatrophe Prostatagewebe der peripheren Zone bildet eine Pseudokapsel, die die chirurgische Enukleation der knotigen Areale ermöglicht und deswegen auch als „chirurgische Kapsel" bezeichnet wird. Manchmal entwickelt sich am Eingang der Urethra ein Knoten, der wie ein zusätzlicher Lappen (Home-Mittellappen) intravesikal wächst und wie ein Deckel den Urethraausgang versperrt.

Histologisch sind die hyperplastischen Knoten sehr unterschiedlich aufgebaut:

- Reine **fibrovaskuläre Stromaknoten** liegen nur periurethral und entstehen aus dem primitiven subepithelialen Mesenchym. Sie sind aus Fibroblasten, Gefäßen und kollagenen Fasern aufgebaut und dürften die initiale Veränderung bei der PH darstellen.
- **Fibromuskuläre Knoten** enthalten dazu noch glatte Muskelfasern und auch Myofibroblasten.
- Reine, nur aus glatten Muskelfasern aufgebaute **leiomyomatöse Knoten** sind selten.
- Bei den **fibro- und myoglandulären Knoten** überwiegt die Hyperplasie der Drüsen, die mit stark gefaltetem sekretorischem Zylinderepithel ausgekleidet sind (> Abb. 39.12b, c).

Eine Prostatitis und zahlreiche Corpora amylacea zählen zu den **Sekundärveränderungen,** die die PH begleiten. **Corpora amylacea** sind runde Gebilde, die in den Prostatadrüsen liegen und aus Mukoproteinen aufgebaut sind. Durch zusätzliche Kalziumphosphat- oder Kalziumkarbonatablagerung entstehen echte Konkremente, die makroskopisch wegen ihrer schwarzen Farbe deutlich sichtbar sind (sog. Schnupftabakprostata).

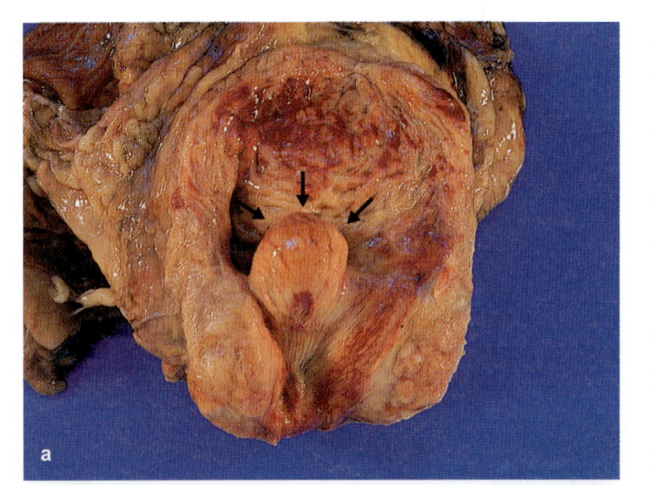

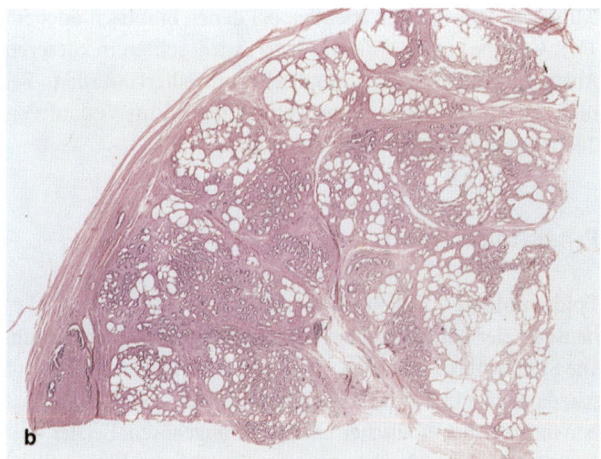

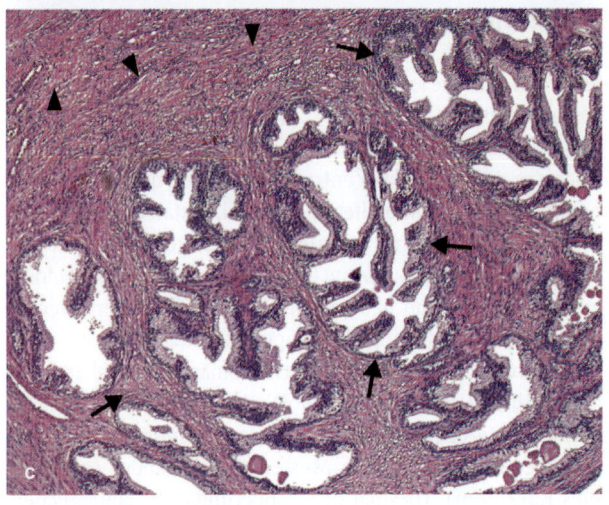

Abb. 39.12 Prostatahyperplasie. a Von vorne aufgeschnittene Harnblase mit Muskelhypertrophie der Wand (sog. Balkenblase). Massive Hyperplasie der Prostata am Eingang der Urethra (Home-Mittellappen, Pfeile). Die Hyperplasie der Prostata behindert den Abfluss des Urins im Bereich des Trigonums und führt dadurch zur Muskelhypertrophie der Harnblase. **b** Myoglanduläre Prostatahyperplasie: Die Prostata ist vergrößert und knotig. Die Knoten bestehen aus z.T. zystisch erweiterten Drüsen und einem hyperplastischen Stroma mit Bindegewebe und glatten Muskelfasern. HE, Vergr. 10-fach. **c** Adenomyom der Prostata: hyperplastische Drüsen (Pfeile) und konzentrisch gewucherte glatte Muskelfasern (Pfeilspitzen). HE, Vergr. 20-fach.

39.4.4 Tumoren

Prostatische intraepitheliale Neoplasie (PIN)

Definition und Epidemiologie Die prostatische intraepitheliale Neoplasie ist eine echte Präkanzerose und entspricht einer intraduktalen Epitheldysplasie der Prostata. Sie ist in etwa 5–10% der PH- und in 50–70% beim Prostatakarzinom im resezierten Gewebe histologisch zu finden.

Morphologie
Mikroskopisch zeigt die PIN Proliferate sekretorischen Epithels mit zumeist wellenförmigen, seltener papillären oder kribriformen Mustern. Definierend ist die zelluläre Atypie mit vergrößerten Zellkernen und einem prominenten Nucleolus (➤ Abb. 39.13), das Zytoplasma ist oft auffallend amphophil (d.h. bläulich). Im Gegensatz zum Karzinom sind allerdings die Basalzellen in der PIN noch erhalten.

Klinische Relevanz Patienten, bei denen bioptisch oder im TUR-Gewebe eine PIN diagnostiziert wird, sollten in kürzeren Abständen klinisch und bioptisch kontrolliert werden. Bei mehr als einem Drittel dieser Patienten wird im Verlauf von 2 Jahren ein invasives Karzinom festgestellt.

Prostatakarzinom

Epidemiologie Das Prostatakarzinom ist nach dem 70. Lebensjahr der häufigste aller bösartigen Tumoren beim Mann. Die Sterblichkeitsrate steigt linear mit dem Alter an und hängt u.a. davon ab, in welchem geografischen Gebiet die Männer leben und welcher ethnischen Gruppe sie angehören. Bei der weißen Bevölkerung des Westens beträgt die durchschnittliche Mortalitätsrate in allen Altersgruppen 20–45. Die höchste weist die schwarze Bevölkerung der USA auf (100). Signifikant niedriger ist die Sterblichkeit in Afrika und Asien, während die Werte der osteuropäischen Länder und Südamerikas zwischen diesen Extremen liegen. Offensichtlich sind nicht nur genetische Faktoren, sondern auch unbekannte exogene Noxen für diese Unterschiede verantwortlich. So liegt z.B. die Karzinominzidenz bei den nach Amerika ausgewanderten Asiaten deutlich höher als in ihren Heimatländern. Letztlich darf man aber auch nicht vergessen, dass in den westlichen Industrieländern aufgrund des höheren Durchschnittsalters wesentlich mehr Männer das Karzinomalter erreichen und dass sowohl die Diagnostik als auch die statistische Datenerfassung besser sind.

Risikofaktoren Der bekannteste Risikofaktor für die Entwicklung des Prostatakarzinoms ist „das Alter". Autoptische Untersuchungen, bei denen Serienschnitte an den Prostatae von über 90-Jährigen gemacht wurden, belegen eine Karzinomhäufigkeit von 70–100% (sog. latentes Karzinom)! Neue Studien zeigen aber auch, dass das Risiko, am Prostatakarzinom zu erkranken, zunimmt, wenn Vater oder Brüder bereits daran erkrankt sind. Obwohl die meisten Karzinome mit einer PH kombiniert sind, wird ein kausaler Zusammenhang von den meisten Autoren abgelehnt. Sicher ist, dass Testosteron das Tumorwachstum begünstigt. Im Karzinomgewebe selbst ist die Zahl der Androgenrezeptoren im Vergleich zu den Werten einer normalen Prostata und einer solchen mit PH erhöht. Östrogen hingegen wirkt karzinomprotektiv. Zum Beispiel erkranken Patienten mit Leberzirrhose wegen des mangelnden Östrogenabbaus auffallend selten an einem Prostatakarzinom. Auch Umweltfaktoren bzw. Essgewohnheiten (rotes Fleisch, tierische Fette) dürften eine gewisse Rolle spielen, denn es zeigt sich, dass z.B. in die USA ausgewanderte Japaner oder Chinesen in der zweiten Generation gleich häufig erkranken wie die Einheimischen.

Morphologie
Makroskopisch ist das Prostatakarzinom oft nicht zuverlässig zu entdecken. Meist finden sich derbe, gelb-weiße, unscharf begrenzte Herde, die je nach Stadium in einem oder in beiden Lappen auftreten (➤ Abb. 39.14a). Das Prostatakarzinom entsteht in 85% d.F. in der peripheren, androgenabhängigen Zone und wächst erst dann in das Zentrum des Organs und/oder durchbricht die Kapsel und breitet sich im periprostatischen Fett- und Bindegewebe aus bzw. infiltriert die anliegende Samenblase. Auch in der Transitionalzone (ca. 15% d.F.) können Karzinome entstehen, diese sind häufig etwas besser differenziert, werden aber, lokalisationsbedingt, bei Biopsien leichter verpasst.

Histologisch zeigt das klassische azinäre Prostatakarzinom beträchtliche Unterschiede im Wachstumsmuster (➤ Abb. 39.14b). Je größer das Karzinom, desto häufiger finden sich verschiedene histologische Muster nebeneinander (**pluriformes Karzinom**). Dies hat die Etablierung eines einheitlichen, international akzeptierten und prognostisch orientierten Gradings erschwert. Mittlerweile hat sich jedoch (WHO-Empfehlung!) das **Grading nach Gleason** klar durchgesetzt, welches nicht auf den zytologischen Merkmalen der Tumorzellen,

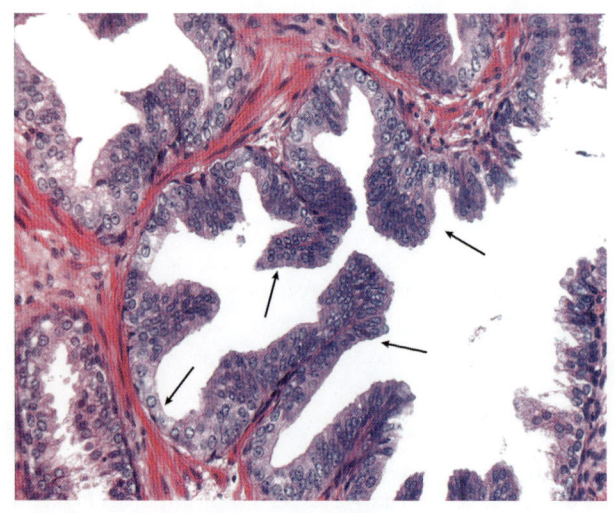

Abb. 39.13 Prostatische intraepitheliale Neoplasie (PIN). Papilläre intraduktale Epithelproliferation. Die Kerne mit großen, deutlich erkennbaren Nukleolen (Pfeile). HE, Vergr. 400-fach.

sondern auf dem Drüsenmuster beruht und welches vor allem der morphologischen Heterogenität des Prostatakarzinoms Rechnung trägt (> Abb. 39.15). Der Gleason-Grad zählt neben der TNM-Klassifikation, dem Serum-PSA-Spiegel und der Beurteilung der chirurgischen Resektionsränder zu den 4 wichtigsten, statistisch unabhängigen prognostischen Parametern. Er wird bereits für die Planung der Behandlung (Biopsie) verwendet. Es werden nach Gleason 5 Grundmuster unterschieden:

- **Gleason 1** ist ein hochdifferenziertes Adenokarzinom, das sich nur durch die gestörte Drüsenarchitektur vom normalen Prostatagewebe unterscheidet. Isoliert kommt es äußerst selten vor.
- **Gleason 2** zeigt etwas kleinere Drüsen, die aber noch immer einen umschriebenen Herd bilden. Bis auf kleine Nukleolen gibt es keine zytologischen Atypien. Sowohl Gleason 1 als auch 2 sind typische Karzinome der transitionalen Zone und werden meist zufällig im Elektroresektionsmaterial entdeckt.
- **Gleason 3** ist ein mäßig differenziertes Adenokarzinom, das aus kleinen, sehr ungleichmäßig strukturierten Drüsen aufgebaut ist, die diffus das umgebende Gewebe infiltrieren. Die Karzinomzellen zeigen auch deutliche nukleäre Atypien und große Nukleolen. Es ist das mit Abstand häufigste Karzinommuster.
- **Gleason 4** zeichnet sich durch die Fusion der kleinen Drüsen und durch das **kribriforme Muster** aus (sog. Drüse-in-Drüse-Muster). Es ist relativ häufig.
- **Gleason 5** ist ein anaplastisches Karzinom, das entweder in soliden Strängen oder intraduktal komedoartig wächst. Die Tumorzellen sind sehr polymorph und besitzen oft ein basophiles Zytoplasma. Die Mitosen sind zahlreich. Isoliert ist dieses Muster eher selten.

Der sog. **Gleason-Score** eines Prostatakarzinoms errechnet sich als Summe des häufigsten und des zweithäufigsten Gleasonmusters eines Tumors (z.B. Gleason 3 + 4= Gleason-Score 7). Zeigt das Karzinom ein einheitliches histologisches Bild, ergibt sich der Gleason-Score durch Verdoppelung des Gleasonmusters (z.B. Gleason-Score 4 + 4 = 8).

Neben dem häufigeren azinären Prostatakarzinom können ein sog. **duktales Karzinom** (selten: < 5% d.F.) und noch seltener auch ein **Übergangszellkarzinom** aus den periurethralen Drüsen entstehen.

Das Prostatakarzinom breitet sich zunächst im Organ selbst aus und infiltriert später die umliegenden Organe (Samenblasen, Harnblase, Rektum). Die Ausbreitung erfolgt oft entlang den Nerven in der Prostatakapsel. Die Metastasierung erfolgt lymphogen in die retroperitonealen Lymphknoten und hämatogen vor allem retrograd über den klappenlosen prävertebralen Venenplexus in Wirbelsäule, Femur und Beckenknochen. 90% der Knochenmetastasen sind vom osteoplastischen Typ. Die Tumorzellen produzieren eine Substanz („prostatic osteoblastic factor"), die Osteoblasten direkt zum Wachstum stimuliert.

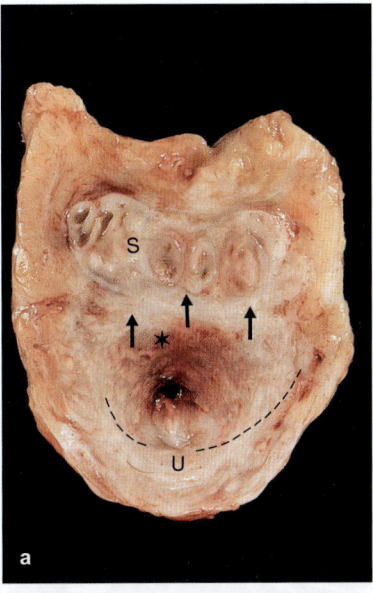

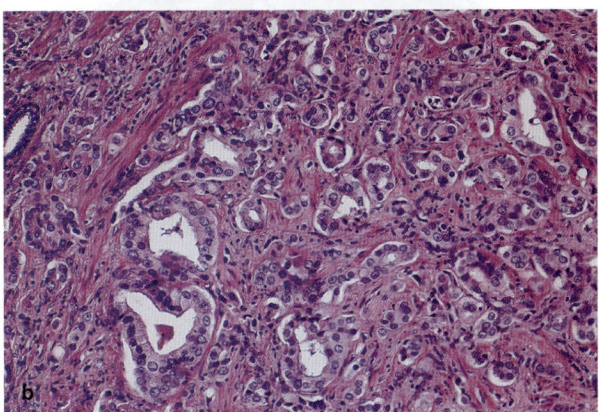

Abb. 39.14 Prostatakarzinom. a Makroskopischer Aspekt: Die Abgrenzung des Tumors gegenüber dem Prostataparenchym ist unscharf (gestrichelte Linie). Die Wand der Urethra (U) ist infiltriert. Das Zentrum des Tumors ist nekrotisch und hämorrhagisch (*). Der Tumor wächst (Pfeile) in die Samenblasen (S) ein. **b** Histologisches Bild eines mäßig differenzierten Prostatakarzinoms (Gleason-Score 3 + 3 = 6). HE, Vergr. 100-fach.

Molekularpathologie

Über die molekulare Onkogenese bzw. Zytogenetik des Prostatakarzinoms ist noch relativ wenig bekannt, da Tiermodelle kaum auf die Verhältnisse beim Mann übertragbar sind. Obwohl der **Androgenrezeptor** eine zentrale Rolle einnimmt, werden Mutationen nicht in allen Karzinomen beobachtet. Wichtig scheint der am häufigsten beobachtete Allelverlust am **Chromosom 8p,** wo möglicherweise Tumorsuppressorgene lokalisiert sind. Die neueste Entdeckung, die seither die aktuelle Forschung zur Pathogenese des Prostatakarzinoms bestimmt, ist die Beschreibung rekurrenter genomischer Translokationen im Prostatakarzinom. Am häufigsten wird (ca. 50% d.F.) die TMPRSS2-ERG-Translokation beobachtet, bei welcher das onkogene ERG-Gen unter die Kontrolle der Androgen-abhängigen Protease TMPRSS2 kommt und so die Tumorprogression vorrantreibt. Neuere Untersuchungen haben auch

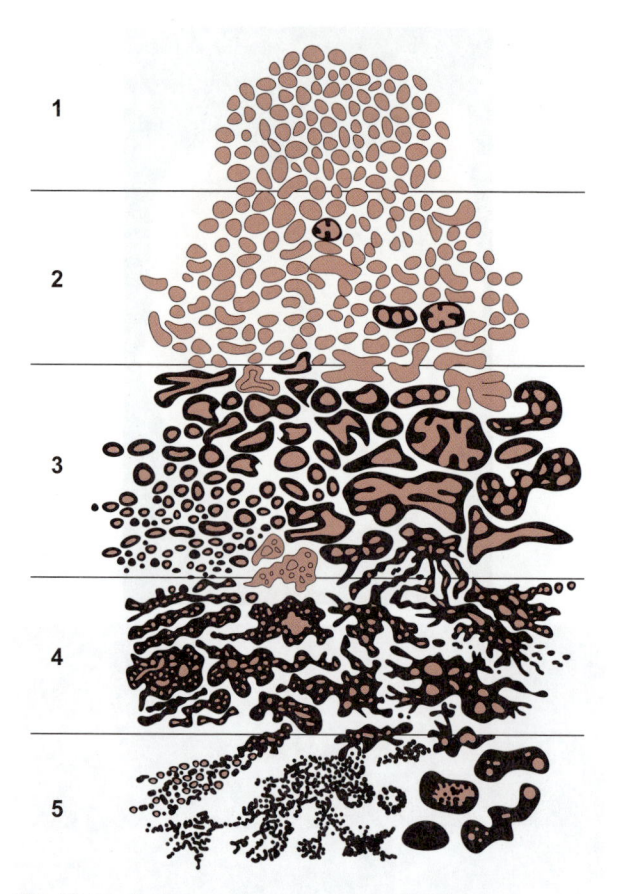

Abb. 39.15 Gleason-Grading beim Prostatakarzinom.

gezeigt, dass die mit der PH häufig vergesellschaftete chronische Prostatitis und die darauf folgende Regeneration der Basalzellen (Stammzellen) zu einer Schädigung des Genoms führen kann, das für weitere karzinogene Noxen somit empfänglicher wird.

Klinische Relevanz Ähnlich wie das normale Prostataepithel sezernieren auch die Karzinomzellen ein **prostataspezifisches Antigen (PSA),** das im Serum der Patienten nachgewiesen werden kann. Es handelt sich um eine 34 kD schwere Serin-Protease, die physiologischerweise für die Verflüssigung des Ejakulats zuständig ist. Jede Zerstörung der normalen Prostatastruktur (Prostatitis, PH, Biopsie) ermöglicht größeren PSA-Mengen die Diffusion in das Serum. Karzinomverdächtig sind Werte > 4 ng/ml. Die PIN verursacht keinen PSA-Anstieg.

39.5 Penis und Skrotum

39.5.1 Normale Struktur und Funktion

Der **Penis** entwickelt sich aus dem primitiven Phallus, in den sich die entodermale Urethralplatte einsenkt und den proximalen Teil der Harnröhre bildet. Der distale Urethrateil entsteht durch ektodermale Zellen, die von der Penisspitze einwandern.

Das **Skrotum** entwickelt sich aus den paarig angelegten Genitalwülsten. Das komplizierte Gefäßsystem des Penis dient der Erektion.

39.5.2 Kongenitale Anomalien

Das Fehlen des Penis (**Apenie**) ist eine der seltensten Fehlbildungen überhaupt (1 : 30 Mio. Geburten). Die Urethra mündet in solchen Fällen perineal in der Anusgegend. Häufiger sind vor allem die Hypo-, aber auch die Epispadie und die Phimose, wobei Letztere auch erworben sein kann.

Als **Epispadie** bezeichnet man die dorsale Spaltung der Urethra, die oft auch mit einer Blasenekstrophie kombiniert ist. Diese seltene, schwere Fehlbildung beruht auf einer abnormen Lage des Genitalhöckers, wodurch der Sinus urogenitalis an der kranialen statt an der kaudalen Seite der Penisanlage mündet. Wenn die Verschmelzung beider Teile des Genitalhöckers ausbleibt, ist die Epispadie mit einem geteilten Penis kombiniert (Phallus bifidus oder Diphallus).

Bei der wesentlich häufigeren **Hypospadie** (1 : 1000 Geburten) mündet die Urethra an der Unterfläche der Glans oder des Penisschafts, manchmal aber auch perineal oder am Skrotum.

Eine angeborene oder als Folge von Entzündungen erworbene Stenose der Vorhaut bezeichnet man als **Phimose**. Bei diesem Zustand kann man die Vorhaut nicht über die Glans zurückziehen. Wird die Vorhaut mit Gewalt hinter die Glans gezogen (**Paraphimose**), können Zirkulationsstörungen eine Gangrän der Glans verursachen.

39.5.3 Zirkulationsstörungen

Besonders bei Diabetikern und starken Rauchern ist die Atherosklerose oder Mikroangiopathie der Penisgefäße häufig. Sie verursacht vor allem eine erektile Dysfunktion.

Als **Priapismus** bezeichnet man eine schmerzhafte persistente Erektion, die auf der mangelhaften Blutentleerung aus den Corpora cavernosa beruht. Als Ursache kommen Bluterkrankungen, Tumoren im kleinen Becken, aber auch Medikamente (Antihypertensiva) und Drogen infrage.

Die **Fournier-Gangrän** ist eine subfasziale nekrotisierende Entzündung mit Gefäßthrombosen von Penis und Skrotum. Sie entsteht wahrscheinlich infolge einer Infektion mit *E. coli* und/oder den anaeroben *Bacteroides fragilis* und Clostridien.

39.5.4 Unspezifische Entzündungen und venerische Infektionen

Entzündungen der Vorhaut werden **Posthitis** und die der Glans **Balanitis** genannt. Neben den gewöhnlichen bakteriellen Entzündungen gibt es auch einige für diese Lokalisation sehr charakteristische nicht infektiöse entzündliche Erkrankungen:

- Die **Balanoposthitis xerotica obliterans** entspricht histologisch einem Lichen sclerosus et atrophicus und führt regelmäßig zu einer Phimose.
- Die **plasmazelluläre Balanitis Zoon** kann makroskopisch sowohl ein syphilitisches Ulkus als auch ein Karzinom vortäuschen. Für das histologische Bild dieser harmlosen Entzündung sind lymphoplasmazelluläre Infiltrate des Epithels charakteristisch.

Die klassische venerische Entzündung ist der **syphilitische Primäraffekt** (Erreger: *Treponema pallidum*), der wegen der auffallenden harten Konsistenz **Ulcus durum** (harter Schanker) genannt wird (➤ auch Kap. 48.3.6). Das schmerzlose Geschwür zeigt histologisch zahlreiche proliferierte Kapillaren mit prominenten Endothelien und dichten plasmazellulären Infiltraten. Mithilfe der Versilberung nach Warthin-Starry (➤ Kap. 1.6.3; ➤ Tab. 1.6) lassen sich die Erreger im Ulkusgrund nachweisen. Das Ulkus kann auch ohne Therapie ausheilen und eine kleine Narbe hinterlassen. Weitere, selten gewordene venerische Infektionen sind das Ulcus molle (Erreger: *Haemophilus ducreyi*), das Lymphogranuloma venereum (Erreger: *Chlamydia trachomatis*) und das Granuloma inguinale (Erreger: *Calymmatobacterium granulomatis*).

Die **Herpes-simplex-Virus-Balanitis** (Erreger: meist *HSV 2*) ist derzeit in den USA die häufigste Geschlechtskrankheit. Die schmerzhaften Bläschen, die später exulzerieren, entstehen in der Penishaut.

39.5.5 Tumoren

Condyloma acuminatum

Das Condyloma acuminatum ist eine gutartige papillomatöse Epithelwucherung (Virusakanthose), die oft multipel am Präputium, an der Glans und am Skrotum entstehen kann. Die Krankheit wird durch sexuellen Kontakt übertragen. Das Papillomavirus (HPV) ist die Ursache der Wucherung. *HPV Typ 6 und 11* wurden am häufigsten nachgewiesen. Oft treten Condylomata acuminata bei beiden Geschlechtspartnern auf.

Intraepitheliale Neoplasie und Peniskarzinom

Epidemiologie Das Karzinom der Glans oder des Präputiums ist bei uns ein seltenes Malignom des alten Mannes (0,3% aller Neoplasien). In Lateinamerika und in den nicht moslemischen Ländern Afrikas ist es einer der häufigsten Tumoren.

Ätiologie und Pathogenese
Als Ursache steht an erster Stelle die chronische Infektion, die auf mangelnder Hygiene beruht. Bei den zirkumzidierten Männern kommt dieses Karzinom praktisch nicht vor. Auch im Karzinomgewebe wurden *HPV Typ 16 und 18* nachgewiesen. Wie alle Plattenepithelkarzinome entsteht auch das Peniskarzinom aus präkanzerösen Veränderungen (intraepitheliale Neoplasie), die als **Erythroplasie Queyrat** (wegen der rötlichen Farbe der Veränderung) oder **Morbus Bowen** bezeichnet werden. Zwischen den beiden bestehen keine wesentlichen histologischen Unterschiede. Bei der **bowenoiden Papulose** ist das histologische Bild ähnlich. Sie wird von *HPV Typ 16* und *18* verursacht und kann spontan ausheilen. Ob sie ebenfalls eine Präkanzerose darstellt, ist umstritten.

Morphologie
Das Karzinom kann sowohl exophytisch als auch endophytisch wachsen und ist meist an der Oberfläche exulzeriert. Histologisch ist es ein verhornendes, mehr oder weniger differenziertes Plattenepithelkarzinom, das sehr bald den Schwellkörper infiltriert. Eine prognostisch günstigere Variante ist das rein verruköse Karzinom, das sehr langsam wächst **(Riesenkondylom Buschke-Loewenstein).**

Peniskarzinome metastasieren zunächst in die inguinalen und später in die iliakalen Lymphknoten. Obwohl das Organ stark vaskularisiert ist, erfolgt die hämatogene Aussaat nur sehr spät.

Klinische Relevanz Der Tumor wird mit partieller oder totaler Penektomie behandelt. Die Patienten mit lokalisiertem Tumor leben nach der Operation durchschnittlich 5–7 Jahre, jene mit Lymphknotenmetastasen nur 2–3.

Sonstige Neoplasien

Seltene Tumoren, die in dieser Lokalisation vorkommen, sind das **Basalzellkarzinom,** das **Melanom** und der **Morbus Paget** des Penis, der manchmal mit anderen Neoplasien (z.B. Prostatakarzinom) kombiniert ist.

Das heute seltene **Plattenepithelkarzinom** des Skrotums ist unter dem Namen „Schornsteinfegerkrebs" in die Medizingeschichte eingegangen. Die extreme Rußbelastung erkannte bereits 1775 der englische Arzt Sir Percival Pott als Ursache für diesen Tumor.

Die **Peyronie-Krankheit** ist eine umschriebene gutartige Fibromatose der Tunica albuginea des Penisschafts, die gewöhnlich mit einer palmaren und/oder plantaren Fibromatose vergesellschaftet ist. Das gewucherte Bindegewebe infiltriert den Schwellkörper und verursacht Schmerzen sowie eine Deviation des Penis auf die erkrankte Seite (Induratio penis plastica).

KAPITEL 40

S. Lax, M. Dietel, Th. Löning, St. Hauptmann
* In der Vorauflage unter Mitarbeit von W. Böcker

Weibliche Geschlechtsorgane

40.1	Ovar	751	40.3.3 Endometrium	766
40.1.1	Normale Struktur und Funktion	751	40.3.4 Myometrium	772
40.1.2	Fehlbildungen	752	40.3.5 Cervix uteri	774
40.1.3	Erworbene Funktionsstörungen (Endokrinopathien)	753	40.4 Vagina	782
40.1.4	Zirkulationsstörungen	753	40.4.1 Fehlbildungen	782
40.1.5	Nichtneoplastische und funktionelle Ovarialzysten	754	40.4.2 Kolpitis	782
40.1.6	Tumorähnliche Läsionen	755	40.4.3 Tumoren und tumorartige Läsionen	782
40.1.7	Tumoren	755	40.5 Vulva	783
40.2	Tube	764	40.5.1 Normale Struktur und Funktion	783
40.2.1	Normale Struktur und Funktion	764	40.5.2 Fehlbildungen	783
40.2.2	Fehlbildungen	764	40.5.3 Vulvitis	783
40.2.3	Adnexitis	764	40.5.4 Chronische Vulvaerkrankungen	784
40.2.4	Tumorartige Läsionen und Tumoren	764	40.5.5 Tumorähnliche Läsionen	784
40.3	Uterus	765	40.5.6 Tumoren	785
40.3.1	Normale Struktur und Funktion	765		
40.3.2	Fehlbildungen	765		

Zur Orientierung

Erkrankungen der weiblichen Genitalorgane sind häufig. Sie verursachen eine Reihe von **Symptomen** wie abnorme vaginale Blutungen, unregelmäßige Regelblutungen, Kontaktblutungen beim Geschlechtsverkehr, abdominales Druckgefühl, akutes Abdomen, endokrine Symptome oder Ausfluss aus der Vagina.

Am wichtigsten und in den Industrieländern am häufigsten sind die **malignen Tumoren** von Ovar und Uterus. **Ovarialkarzinome** werden häufig erst im Spätstadium entdeckt, da sie keine Frühsymptome verursachen. Dementsprechend ist die Prognose ungünstig. Differenzialdiagnostisch müssen sie von Metastasen, in frühen Stadien auch von gutartigen Ovarialtumoren und Ovarialtumoren intermediärer Dignität abgegrenzt werden. **Endometriumkarzinome** führen häufig bereits in frühen Stadien bzw. in ihren Vorstufen zu abnormen Blutungen und werden daher meist frühzeitig entdeckt. Differenzialdiagnostisch müssen sie gegenüber gutartigen Erkrankungen des Endometriums wie Polypen und Hyperplasien sowie Erkrankungen des Myometriums (v.a. Leiomyome) unterschieden werden.

Das **Zervixkarzinom** konnte in vielen Ländern durch regelmäßige zytologische Untersuchungen entscheidend zurückgedrängt werden. Es bleibt, ebenso wie seine Vorstufen, lange symptomlos.

40.1 Ovar

40.1.1 Normale Struktur und Funktion

Die Ovarien (Eierstöcke) der geschlechtsreifen Frau sind ungefähr 3 × 2 × 1 cm groß. Sie liegen in der Fossa ovalis, nahe der lateralen Beckenwand. An der Oberfläche ist das Ovar von einer dünnen Schicht flacher bis isoprismatischer Zellen modifizierten Mesothels bedeckt (**Müller-Epithel**). Die Ovarrinde (Kortex) ist aus geflechtartig angeordneten Stromazellen aufgebaut, in welche die Follikel mit den Oozyten eingebettet sind. Die zentrale Markschicht besteht aus lockerem Bindegewebe mit Arterien, Venen und Lymphgefäßen, die am Hilus ein- bzw. austreten.

Das Ovar besitzt mit der Östrogen- und Gestagenproduktion **reproduktive** und **endokrine** Funktionen. **Follikelreifung** (> Abb. 40.1) und **Ovulation** dienen der Bereitstellung befruchtungsfähiger Eizellen. Die Follikel bestehen aus der Eizelle und einer sie umgebenden Granulosazellschicht, die bei Primordial- und Primärfollikeln einreihig ist. Durch Proliferation der Granulosazellen entsteht der Sekundärfollikel und schließlich durch Ausbildung eines mit mucopolysaccharidreicher Flüssigkeit gefüllten Hohlraums sowie des Cumulus oophorus (Eizelle mit umgebenden Granulosazellen) der **Graaf-Tertiärfollikel**. Im umgebenden Rindenstroma differenzieren Stromazellen zur Thekazellschicht. Diese besteht aus der gut umschriebenen **Theca interna** und der gegenüber dem angrenzenden Ovarialstroma unscharf abgegrenzten faserreichen **Theca externa**. Die Zellen der Theca interna sind groß und reich an eosinophilem Zytoplasma („luteinisiert").

Die endokrine Funktion des Follikels ist komplex und steht zum Teil unter der Kontrolle von Hypothalamus und Hypophyse (> Abb. 40.2). Trotz der hohen Plasmaspiegel an follikelstimulierendem Hormon (FSH) in der Anfangsphase des Zyklus läuft die Östrogensekretion im heranreifenden Follikel durch die Granulosazellen und die Thekazellen unabhängig von den hypophysären Hormonen ab.

Die Follikelreifung und die Sekretion von Gestagenen stehen hingegen unter der Kontrolle der Gonadotropine. Ein hoher Plasmaöstradiolspiegel gegen Zyklusmitte hin bewirkt über eine positive Rückkopplung die Sekretion des luteotropen Hormons (LH) aus der Hypophyse. Dieses löst die Ovulation aus und führt durch Akkumulation von Lipiden in den Granulosa- und Theca-interna-Zellen zur Umwandlung des Follikels in den Gelbkörper (**Corpus luteum menstruationis**). Die Granulosazellen werden in Progesteron produzierende **Granulosaluteinzellen** umgewandelt, die Östrogen produzierenden Thekazellen in (außerdem Östrogen produzierende) **Theka-Luteinzellen**.

Wenn das Ei nicht befruchtet wird, bildet sich das Corpus luteum menstruationis zurück und fibrosiert (**Corpus albicans**). Dieser Vorgang wird unter anderem durch den Abfall der FSH- und LH-Spiegel gesteuert und lässt als Folge die Östrogen- und Progesteronspiegel im Serum abfallen. Nicht gesprungene Follikel, die sich zurückbilden, gehen in ein **Corpus atreticum** über.

Im Falle einer Befruchtung entsteht dagegen ein **Corpus luteum graviditatis** mit einem Durchmesser von bis zu 3 cm. Es produziert bis zum 3. Monat der Schwangerschaft weiter Progesteron und Östrogen und ist damit für die Aufrechterhaltung der Schwangerschaft verantwortlich. Diese Funktion wird dann zunehmend von der Plazenta durch Produktion humanen Choriongonadotropins (HCG) übernommen.

Die Ovarfollikel produzieren auch nichtsteroidale Hormone, von denen das bekannteste α-**Inhibin** ist, ein Glykoprotein. α-**Inhibin** wird von den Granulosazellen synthetisiert und unter Kontrolle von LH sezerniert. Es hemmt die FSH-Sekretion. Granulosazellen sezernieren außerdem die Müller-Hemmsubstanz und Prorenin.

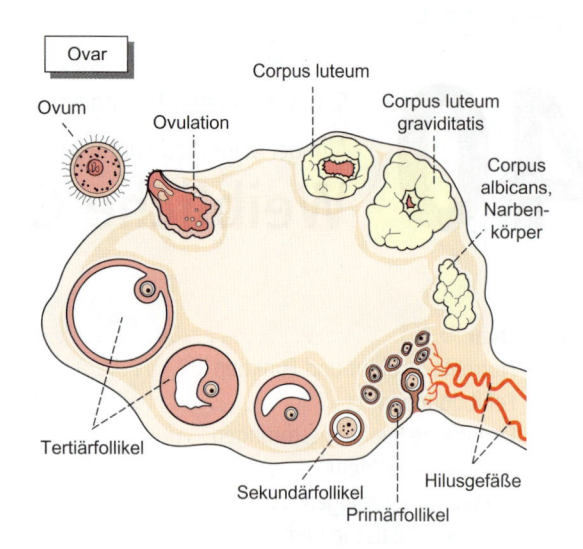

Abb. 40.1 Reifung des Follikels im Ovar, Bildung des Gelbkörpers.

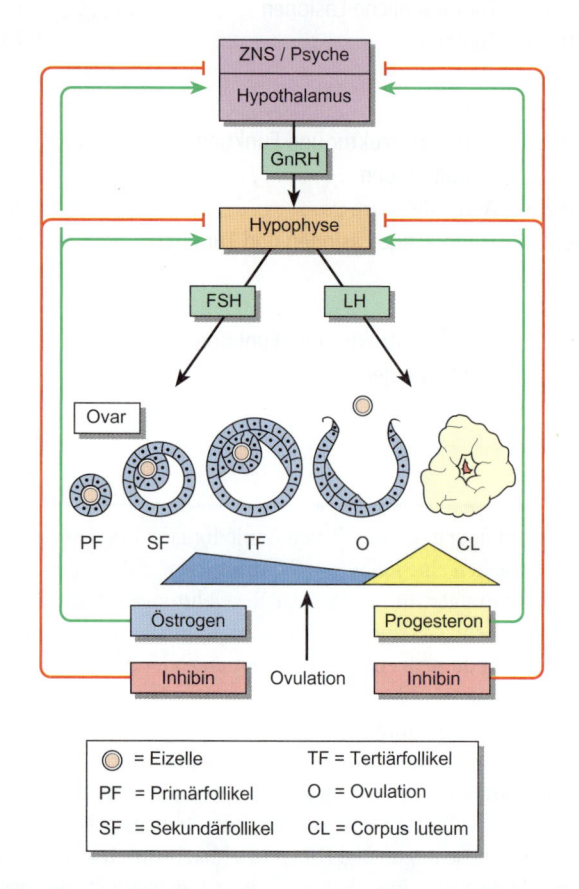

Abb. 40.2 Regelkreis zwischen Hypothalamus, Hypophyse und Ovar.

40.1.2 Fehlbildungen

Hereditäre Fehlbildungen der Ovarien sind selten Ursache einer ovariellen Funktionsstörung. Deren Kardinalsymptom ist die primäre Amenorrhö. Fehlbildungen der Ovarien können isoliert auftreten oder Bestandteil umfassender, chromosomal bedingter Störungen der sexuellen Differenzierung sein. Letztere umfassen sowohl Störungen des weiblichen Genotyps als auch Formen der Intersexualität.

In morphologischer Hinsicht unterscheidet man die **Agenesie** (völliges Fehlen der Keimdrüsenanlage) von der **Dysgenesie**, bei der funktionsuntüchtige bindegewebige Stränge anstelle der Gonaden angelegt sind. Die Intersexualität kann mit gemischten und rein männlichen Gonaden einhergehen.

Gonadendysgenesie

Definition Entwicklungsstörung der Ovarien mit Ausbildung strangförmiger Gonadenrudimente. Sie kann mit normalem und gestörtem Chromosomensatz einhergehen. In ca. 50% der Fälle liegt eine numerische Aberration der Geschlechtschromosomen mit X0-Monosomie (Ullrich-Turner-Syndrom) vor, daneben kann auch ein X0/XX-Mosaik vorkommen.

Morphologie
Das Ovar ist nur als fibröser Strang (Streak-Gonaden) vorhanden. Follikel mit Eizellen fehlen.

Klinische Relevanz Gonadendysgenesien sind generell durch primäre Amenorrhö und fehlende Sexualentwicklung gekennzeichnet. Daneben kann ein breites Spektrum innerer und äußerer Fehlbildungen vorkommen.

Frauen mit **Ullrich-Turner-Syndrom** haben zwar einen weiblichen Phänotyp, jedoch bleibt die Geschlechtsentwicklung in der Pubertät aus. Typisch sind die primäre Amenorrhö, meist auch reduziertes Körperwachstum sowie vorzeitige Alterung. Außerdem können multiple Fehlbildungen innerer Organe auftreten wie z.B. kongenitale Herzvitien (Koarktation der Aorta, Aortenisthmusstenose), die idiopathische Medianekrose, eine mäßige Minderung der Intelligenz und vermehrt Autoimmunerkrankungen. Häufig assoziiert sind ferner Diabetes mellitus und Achlorhydrie. Aufgrund des hohen FSH-Wertes im Serum infolge der sehr niedrigen Östrogensekretion spricht man vom **hypergonadotropen Hypogonadismus.**

Intersexualität

Definition Unter Intersexualität (Zwittertum) versteht man das gleichzeitige Vorkommen männlicher und weiblicher Geschlechtsmerkmale bei einem Individuum. Es besteht eine Diskrepanz zwischen chromosomalem Geschlecht, Gonadenmorphologie und äußeren Geschlechtsmerkmalen. Die Gonaden sind bei allen Formen fehlangelegt. Der Phänotyp im Bereich des Genitales kann von einem rein weiblichen bis zu einem rein männlichen reichen.

Man unterscheidet 3 wesentliche Formen der Intersexualität: Hermaphroditismus verus, Pseudohermaphroditismus masculinus und Pseudohermaphroditismus femininus.

40.1.3 Erworbene Funktionsstörungen (Endokrinopathien)

Hormonbedingte Dysregulationen der Ovarialfunktion haben verschiedene Ursachen, die auf hypothalamischer, hypophysärer oder ovarieller Ebene liegen können. Dabei sind rein **funktionelle** und **organische Störungen** möglich.

- Die funktionellen Störungen betreffen häufig die übergeordneten Zentren (Hypophyse und Hypothalamus), können aber auch durch Erkrankungen und Funktionsstörungen anderer endokriner Organe (v.a. der Schilddrüse) bedingt sein.
- Organische Veränderungen der Ovarien können durch Tumoren, Entzündungen und Zirkulationsstörungen auftreten, aber auch durch Operationen, Bestrahlung und Medikamente (z.B. Chemotherapie).

Die Störungen führen entweder zu einer **Über-** oder zu einer **Unterproduktion von Sexualhormonen.** Die Auswirkungen und Symptome hängen davon ab, ob die Störung vor oder nach der Pubertät auftritt.

- **Vor der Pubertät** kommt es bei Östrogenproduktion zur **Pubertas praecox** (verfrühtes Einsetzen der Pubertät, d.h. Entwicklung der sekundären Geschlechtsmerkmale vor dem 8. Lebensjahr), bei fehlender Follikelreifung und Ovulation zur **primären Amenorrhö** (Ausbleiben der Menarche), bei übermäßiger Androgenproduktion zur **Androgenisierung** mit primärer Amenorrhö und Virilisierung (Vermännlichung).
- **Nach der Pubertät** führt eine verstärkte Östrogenproduktion zur übermäßigen Proliferation des Endometriums und Entwicklung einer **Endometriumhyperplasie.** Eine übermäßige Androgenproduktion führt zur **Virilisierung,** eine verzögerte Follikelreifung zu einer **sekundären Amenorrhö (Ausbleiben bereits vorhandener Regelblutungen).** Bleibt die Hormonproduktion durch die Ovarien infolge Zerstörung aus, kommt es zur vorzeitigen **Menopause.**

Die **Androgenisierung** infolge vermehrter Androgenwirkung kann sich als unterschiedlich ausgeprägte Virilisierung (Vermännlichung) äußern. Beim Vollbild der Androgenisierung finden sich männliche sekundäre Geschlechtsmerkmale (männlicher Behaarungstyp, Klitorishypertrophie, tiefe Stimme), beim **Hirsutismus** nur ein männlicher Behaarungstyp.

40.1.4 Zirkulationsstörungen

Die **hämorrhagische Infarzierung** entsteht als Folge einer Torsion des Ovars mit dem Lig. suspensorium ovarii um die eigene Achse und wird begünstigt durch zystische Veränderungen. Sie führt zu einer venösen Abflussbehinderung bei intaktem arteriellem Zufluss und in der Folge zur Einblutung in das Ovar mit nachfolgender Nekrose. Das Ovar ist deutlich vergrößert und hämorrhagisch durchsetzt.

Ovarielle Blutungen treten z.B. nach Ruptur von Follikeln (z.B. Graaf-Follikel) oder Zysten auf, z.B. nach Therapie mit Antikoagulanzien.

Klinische Relevanz Die Infarzierung äußert sich als akutes Abdomen mit akuten Schmerzen. Ovarblutungen führen zu Kreislaufstörungen bis zum Schock.

Oophoritis/Adnexitis

> Kap. 40.2.3

40.1.5 Nichtneoplastische und funktionelle Ovarialzysten

Definition Ovarialzysten können grundsätzlich nichtneoplastischer oder neoplastischer Natur sein. Nichtneoplastische Zysten (> Tab. 40.1) zählen zu den häufigsten Läsionen des Ovars. **Funktionelle Zysten** leiten sich vom Follikelepithel ab, **epitheliale Zysten** entstehen wahrscheinlich durch Einstülpungen von Tubenepithel des Fimbrienendes.

Funktionelle Zysten

Funktionelle Zysten können mit einer Hormonproduktion assoziiert sein (v.a. Follikelzysten und Corpus-luteum-Zysten) und daher Zyklusstörungen verursachen. Oft sind sie aber asymptomatisch und werden zufällig entdeckt. Daher ist ihre genaue Inzidenz nicht bekannt.

Follikelzysten

Follikelzysten sind die häufigsten Ovarialzysten. Sie entstehen meist durch eine Follikelpersistenz bei fehlendem Eisprung (anovulatorischer Zyklus). Am häufigsten treten sie unmittelbar nach der Menarche oder in der Prämenopause auf, mitunter jedoch auch in der Postmenopause. Bei der solitären Form spricht man erst ab einem Durchmesser von 3 cm von einer Follikelzyste, da ein normaler Graaf-Follikel bis zu 3 cm groß sein kann.

Morphologie
Follikelzysten können bis zu 8 cm messen und sind mit seröser Flüssigkeit gefüllt. Sie bestehen aus einer Granulosazellschicht (ca. 4 Zelllagen) und einer umgebenden Theca interna (> Abb. 40.3), die in unterschiedlichem Maße luteinisiert sein kann (luteinisierte Follikelzysten).

Klinische Relevanz Die meisten Follikelzysten bilden sich spontan zurück und bleiben klinisch stumm. Sie können aber auch infolge von Östrogen-, seltener Androstendionproduktion zu anovulatorischen Zyklen und in der Folge zu Dauerschmierblutungen führen. Am Endometrium entsteht eine unregelmäßige Proliferation und in der Folge eine Hyperplasie (> Kap. 40.3.3).

Sonderformen

Corpus-luteum-Zysten
Die Corpus-luteum-Zyste entsteht durch die verlangsamte Rückbildung des Corpus luteum (Corpus-luteum-Persistenz). Sie besteht aus Granulosa-Luteinzellen, die durch eine fibröse Bindegewebeschicht gegen das Zystenlumen abgegrenzt werden.
Klinische Relevanz Durch die Persistenz von Granulosa-Luteinzellen ist die Progesteronproduktion gesteigert. Als Folge kommt es zur verzögerten Abstoßung des Endometriums. Dies äußert sich als verlängerter Zyklus mitunter auch als verlängerte Regelblutung.

Corpus-albicans-Zysten
Corpus-albicans-Zysten entwickeln sich aus Corpus-luteum-Zysten. Die Wand ist hyalinisiert, das Lumen häufig mit klarer Flüssigkeit gefüllt. Die Zysten sind endokrin inaktiv.

Tab. 40.1 Einteilung der nichtneoplastischen Ovarialzysten.

Zysten des Follikels
Zysten des präovulatorischen Follikels:
• Follikelzysten
• luteinisierte Follikelzysten (Granulosa-Luteinzysten)
Zysten des postovulatorischen Follikels:
• Corpus-luteum-Zyste
• Corpus-albicans-Zyste
Zysten des Müller-Epithels
• Inklusionszysten (Serosaeinschlusszysten)
• Endometriosezysten

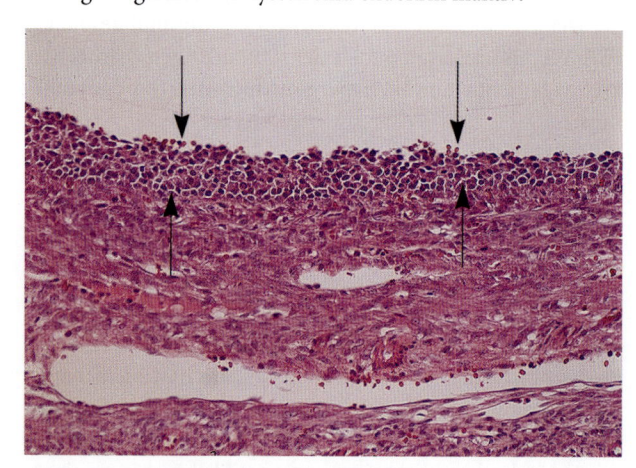

Abb. 40.3 Follikelzyste. Zystischer Hohlraum, der von mehreren Schichten von Follikelzellen (Pfeile) begrenzt ist. An der Außenseite Rindenstroma des Ovars (unten). HE, Vergr. 20-fach.

Syndrom der polyzystischen Ovarien (PCO)
Syn.: Stein-Leventhal-Syndrom
Definition Polyzystische Ovarien beidseits (wahrscheinlich eine Sonderform der Follikelzysten) mit zahlreichen kleinen Follikelzysten und einer Fibrose der Ovarialrinde.

Pathogenese
Initial besteht eine erhöhte Produktion von Androgenen in der Nebennierenrinde, die im Fettgewebe (Adipositas) durch Aromatisierung in Östrogene umgewandelt werden. Der Hyperöstrogenismus führt zu einer verstärkten hypophysären LH-Sekretion, die über einen noch unbekannten Mechanismus eine Fibrose der Ovarialrinde induziert. Der FSH-Serumspiegel ist normal oder erniedrigt.

Morphologie
Die Ovarien sind vergrößert und von multiplen, bis 1,5 cm großen Zysten durchsetzt. **Histologisch** finden sich in einer verbreiterten fibrosierten Rinde perlschnurartig aufgereihte Zysten. Daneben sind zahlreiche Follikel in unterschiedlichen Reifungsstadien entwickelt. Zeichen der Ovulation fehlen.

Klinische Relevanz Klinische Symptome sind Oligo- bzw. Amenorrhö, Sterilität und Infertilität sowie häufig Hirsutismus und Adipositas. Das Vollbild dieser Erkrankung wird als **Stein-Leventhal-Syndrom** bezeichnet. Die Östrogenproduktion induziert eine Endometriumhyperplasie mit gesteigertem Risiko für ein Endometriumkarzinom (ca. 5%). Im Serum sind erhöhte Werte von LH, Androgenen und Östrogenen nachweisbar. Die Diagnose wird im Zuge einer Laparoskopie mit einer Biopsie histologisch gesichert.

Epitheliale Zysten (Zysten des Müller-Epithels)

Inklusionszysten

Inklusionszysten entstehen wahrscheinlich als Folge von Epitheleinschlüssen aus dem Bereich des Fimbrienendes und sind deshalb typischerweise mit serösem Epithel ausgekleidet. Ovulationen scheinen ihre Entstehung zu begünstigen. Ihr Durchmesser beträgt bis zu 1 cm (willkürliche Abgrenzung zum serösen Zystadenom). Sie sind Zufallsbefunde und treten klinisch nicht in Erscheinung.

Endometriosezysten

Eine typische Lokalisation der Endometriose ist das Ovar. Es kommt häufig zur zystischen Ausweitung der Endometriosedrüsen, verbunden mit regressiven Veränderungen (Blutungen, Vernarbung). Zysten mit Blutungsresten in Form eines braunschwarzen, schmierigen Inhalts werden im klinischen Jargon als **Schokoladenzysten** bezeichnet (➤ auch Kap. 40.3.3).

Parovarialzyste (Paratubalzyste)

Diese Zysten in der unmittelbaren Umgebung des Ovars (Mesovarium oder in der Mesosalpinx) entstehen aus Einstülpungen des Mesothels oder aus Resten des Müller-Gangs (paramesonephrische Zysten), selten aus Resten des Wolff-Gangs (mesonephrische Zysten). Bei entsprechendem Durchmesser (bis zu 10 cm) können sie zu einer Atrophie des Ovars führen. Paramesonephrische und mesonephrische Zysten besitzen typischerweise eine muskuläre Wand und enthalten seröse Flüssigkeit, Erstere sind von einem serösen Epithel ausgekleidet. Auch die Morgagni-Hydatide wird zu den paramesonephrischen Zysten gezählt (➤ Kap. 40.2.4).

Tuboovarialzyste

➤ Kap. 40.2.3
Klinische Relevanz Kleine Epithelzysten sind asymptomatisch, größere führen infolge der Raumforderung zu einer abdominalen Drucksymptomatik, die mit intestinalen Beschwerden oder Miktionsstörungen verbunden sein kann.

40.1.6 Tumorähnliche Läsionen

Ovarialstromahyperplasie, Hyperthekose

Hyperplasie von spezifischen Stromazellen des Ovars, die sich von der Bindegewebehülle der Sekundärfollikel ableiten. Bei Luteinisierung der Zellen spricht man von Hyperthekose.

Morphologie
Makroskopisch sind beide Ovarien vergrößert, die Rinde ist verbreitert.
Mikroskopisch sieht man eine noduläre Proliferation von Stromazellen.

Klinische Relevanz Die hyperplastischen Stromazellen können vermehrt Steroide bilden. Im Vordergrund stehen hormonelle Auswirkungen auf das Endometrium (➤ Kap. 40.3.3).

40.1.7 Tumoren

Definition Entsprechend der 3 Gewebekomponenten des Ovars werden die Tumoren nach der WHO-Klassifikation in 3 Hauptgruppen unterteilt: **epitheliale Tumoren, Keimstrang-Stroma-Tumoren** und **Keimzelltumoren** (➤ Tab. 40.2).

Epitheliale Tumoren

Epitheliale Tumoren des Ovars leiten sich vom Müller-Oberflächenepithel ab und entstehen häufig auf dem Boden einfacher

Tab. 40.2 Primäre Ovarialtumoren.

	Epitheliale Tumoren	Keimzell-tumoren	Keimstrang-Stroma-Tumoren
Histogenese	Müller-Epithel (Oberflächenepithel)	Keimzellen	Stroma- und Keimstrangabkömmlinge
Häufigkeit	60–70%	10–20%	5–10%
Typisches Alter	50 Jahre	0–25 Jahre	alle Altersklassen
Typen	• serös • muzinös • endometrioid • hellzellig • Brenner-Tumor • nicht klassifizierbar	• Teratom • Dysgerminom • Dottersacktumor • Chorionkarzinom	• Fibrom • Granulosazelltumoren • Thekazelltumoren • Sertoli-Tumoren • Leydig-Tumoren

Tab. 40.3 Häufigkeitsverteilung der epithelialen Ovarialtumoren (modifiziert nach Kurman, 2002).

	Benigne	Borderline	Maligne	Summe
serös	31%	5,5%	16,5%	53%
muzinös	24%	3,5%	3,5%	31%
endometrioid	< 0,5%	0,5%	5,5%	6%
klarzellig	0%	0,2%	2,5%	2,5%
urothelial	3%	0,1%	?	3%
undifferenziert	–	–	2%	2%
gemischt	0,5%	0,1%	2%	2,5%
Summe	58%	10%	32	

Inklusionszysten. Meist sind sie zystisch, seltener sitzen sie dem Ovar als papilläre Läsionen auf. Anhand des biologischen Verhaltens werden folgende Tumorgruppen unterschieden:
- benigne Tumoren (Zystadenome, Zystadenofibrome, Oberflächenpapillome)
- maligne Tumoren (Adenokarzinome)
- Tumoren mit unsicherem biologischen Verhalten (Borderline-Tumoren)

Borderline-Tumoren Die Borderline-Tumor-Kategorie ist eine Besonderheit der epithelialen Ovarialtumoren und umfasst eine Gruppe von Tumoren, die durch zelluläre Atypien (diese sind am besten mit einer intraepithelialen Neoplasie zu vergleichen) charakterisiert sind (Syn.: atypisch proliferierende Tumoren). Im Gegensatz zu den Karzinomen fehlt ein invasives Wachstum. Bei 10–15% der serösen Borderline-Tumoren, die häufig Mikropapillen aufweisen, treten oft erst nach vielen Jahren (evtl. erst nach 10–15 Jahren) Rezidive auf, teils als Karzinom.

Epidemiologie Die epithelialen Tumoren stellen mit 50–60% die größte Gruppe der Ovarialgeschwülste (> Tab. 40.3). In der Europäischen Union, den anderen westlichen Industrieländern sowie Russland sind die epithelialen Malignome mit Ausnahme des Mammakarzinoms die häufigsten tödlich verlaufenden gynäkologischen Tumoren. Es besteht eine Häufung bei Patientinnen mit vorausgegangenem Endometrium- oder Zervixkarzinom. Benigne Tumoren und Borderline-Tumoren kommen überwiegend zwischen dem 20. und 45. Lebensjahr vor, Ovarialkarzinome dagegen zwischen dem 40. und 65. Lebensjahr. Als Risikofaktor gilt eine hohe Anzahl von Ovulationen während des Lebens, wobei das Risiko durch die Einnahme von Ovulationshemmern gesenkt wird. Bei Frauen mit Mammakarzinom besteht auch ein erhöhtes Risiko, an einem Ovarialkarzinom zu erkranken. Ein großer Teil der häufigen serösen Karzinome scheint vom Fimbrientrichter der Tube seinen Ausgang zu nehmen. Man nimmt man, dass Tubenepithel gleichsam auf die Ovaroberfläche abtropft und in Form von Einschlusszysten in die Ovarien aufgenommen wird. Damit wird die alte Hypothese ersetzt, die Einschlusszysten stammten vom Oberflächenepithel des Ovars ab.

Genetik des Ovarialkarzinoms Bei familiärer Belastung ist die Wahrscheinlichkeit, ein Ovarialkarzinom zu entwickeln, bis zu 20-mal höher als im Normalfall. Etwa 5–10% aller Ovarialkarzinome sind hereditär. In Familien mit gehäuftem Vorkommen von Mamma- und Ovarialkarzinomen finden sich häufig Keimbahnmutationen der BRCA-1 bzw.-2-Gene.

Pathogenese

Die Häufigkeit genetischer Veränderungen nimmt bei Zystadenomen, Borderline-Tumoren und Karzinomen zu. Eine wesentliche Erkenntnis der letzten Jahre ist die genetische Heterogenität der einzelnen histologischen Typen des Ovarialkarzinoms, die auf unterschiedlichen Entstehungsmechanismen beruht. Die serösen Tumoren scheinen sich aus Einschlusszysten zu entwickeln, deren Epithel wahrscheinlich aus dem Bereich des Fimbrienendes der Tube stammt. Beim serösen Ovarialkarzinom werden 2 Entstehungswege unterschieden: Die häufigen niedrig differenzierten serösen Ovarialkarzinome entstehen aus hochgradig atypischen Veränderungen des Zystenepithels, während sich die seltenen gut differenzierten Karzinome aus Zystadenomen über die Zwischenstufe eines Borderline-Tumors, entsprechend einer Adenom-Karzinom-Sequenz entwickeln.

Eine andere Hypothese besagt, dass ein Teil der niedrig differenzierten serösen Karzinome im Bereich des Fimbrienendes der Tube entsteht. Da die Vorstufen der niedrig differenzierten serösen Karzinome klinisch asymptomatisch und daher nicht fassbar sind, wurde in der Vergangenheit auch von einer de novo Entstehung gesprochen.

Eine Adenom-Karzinom-Sequenz kennt man auch bei den muzinösen und den endometrioiden Karzinomen. Muzinöse Karzinome entstehen typischerweise aus muzinösen Zystadenome über Borderline-Tumoren, endometrioide Karzinome aus endometrioiden Zystadenomen oder Endometriosezysten.

Unter Berücksichtigung des klinischen Verhaltens werden 2 Typen von Ovarialkarzinomen unterschieden: Zu den **Typ-1-Karzinomen** zählen die gut differenzierten serösen, die muzinösen und die endometrioiden Karzinome, während zu den **Typ-2-Karzinomen** die niedrig differenzierten serösen und endometrioiden Karzinome gerechnet werden.

Molekularpathologie

Mit diesen Entstehungswegen sind auch unterschiedliche genetische Veränderungen verbunden: Bei den niedrig differenzierten serösen aber auch endometrioiden Karzinomen finden sich häufig p53-Mutationen, während bei Borderline-Tumoren und gut differenzierten serösen Karzinomen häufig K-ras- und B-Raf-Mutationen sowie eine Mikrosatelliteninstabilität, jedoch nur selten p53-Mutationen nachweisbar sind. Bei muzinösen Karzinomen sind K-ras-Mutationen die häufigsten genetischen Veränderungen, bei den endometrioiden Karzinomen der Funktionsverlust von PTEN sowie Mutationen von β-Catenin und PIK3CA.

Klinische Relevanz Die Symptome epithelialer Ovarialtumoren sind unspezifisch und unabhängig vom histologischen Typ. Grundsätzlich kann man 2 Formen des klinischen Erscheinungsbilds unterscheiden:

- Gutartige Tumoren, Borderline-Tumoren und Karzinome im frühen Stadium äußern sich durch schwache Symptome; häufig werden sie zufällig bei gynäkologischen Untersuchungen entdeckt.
- Große Tumoren können gastrointestinale Symptome (Dyspepsie, Übelkeit, Krämpfe und Durchfall) sowie Dysurie und Polyurie hervorrufen. Bei Torsion oder Ruptur können plötzliche heftige Schmerzen auftreten. Leider werden die meisten der schlecht differenzierten Karzinome erst im fortgeschrittenen Stadium diagnostiziert.

Paraneoplastische Syndrome (z.B. Acanthosis nigricans, kortikozerebellare Degeneration, Cushing-Syndrom, Hyperkalzämie) können auf einen Ovarialtumor hinweisen.

Stadieneinteilung Die Metastasierung verläuft zunächst intraperitoneal (kleines Becken, Darmschlingen, Omentum majus, Leberoberfläche, Peritoneum parietale) und lymphogen (pelvine und paraaortale Lymphknoten), später auch hämatogen in die Lunge.

Dabei ist unter klinisch-prognostischen Gesichtspunkten die Unterscheidung zwischen Stadium I/II (Begrenzung auf Ovarien bzw. kleines Becken) gegenüber III/IV (intraabdominale Dissemination bzw. Fernmetastasen) besonders wichtig, da die 5-Jahres-Überlebensrate in den Stadien I und II 90 bzw. 60% beträgt, während sie ab Stadium III nur noch bei 10% liegt. Auch Borderline-Tumoren unterliegen dieser Stadieneinteilung, wobei für das Grading die Abkürzung „B" verwendet wird.

Seröse Tumoren

Definition Seröse Tumoren werden von einem serösen Epithel aufgebaut. Sie bilden oft zystische Hohlräume aus, die mit klarer, gelblicher Flüssigkeit gefüllt sind.

Benigne seröse Tumoren

Seröse Zystadenome (seröse Zystadenome, Zystadenofibrome und Oberflächenpapillome) stellen 25% aller benignen und 60% der serösen Ovarialtumoren. Der Altersgipfel liegt in der 4. und 5. Dekade. Etwa 20% treten beidseits auf (➤ Tab. 40.5).

Tab. 40.4 Ovarialkarzinome Typ 1 und Typ 2.

	Typ 1	Typ 2
histologische Typen	serös („low grade"), muzinös, „endometrioid low grade"	serös und „endometrioid high grade"
Entstehungsmechanismus	Adenom → Borderline → Karzinom	de novo Genese
Stadium bei Diagnose	niedrig (meist I)	hoch (meist III)
Prognose	günstig	schlecht
genetische Veränderungen	K-Ras-, B-Raf-, PTEN- und PIK3CA-Mutationen, Mikrosatelliteninstabilität	häufig p53-Mutationen

Tab. 40.5 Beidseits auftretende epitheliale Ovarialtumoren.

Tumortyp	Bilateralität
serös	
• benigne	ca. 20%
• Borderline	ca. 25–40%
• maligne	ca. 65%
muzinös	
• benigne	ca. 5%
• Borderline	ca. 10%
• maligne	ca. 20%
Endometrioid	
• benigne	< 5%
• Borderline	< 5%
• maligne	ca. 30%

Morphologie

Seröse Zystadenome sind ein- oder mehrkammerige, dünnwandige, mit klarer gelblicher Flüssigkeit gefüllte Zysten (➤ Kap. 40.1.7). Die Größe der Zystadenome variiert von 1 bis über 50 cm. Die Innenfläche der Zysten ist meist glatt (➤ Abb. 40.4a), kann aber auch papilläre Proliferationen aufweisen. Tumoren mit kollagenfaserreicher Bindegewebskomponente werden **Zystadenofibrome** genannt.

Papilläre Veränderungen an der äußeren Oberfläche des Ovars werden als **seröses Oberflächenpapillom** bezeichnet. Benigne seröse Ovarialtumoren sind typischerweise mit einreihigem serösem Epithel ausgekleidet (➤ Abb. 40.4b), das gering proliferieren kann, aber keine Atypien aufweisen darf.

Seröse Borderline-Tumoren

10–20% der serösen Ovarialtumoren sind Borderline-Tumoren. 50–60% aller Borderline-Tumoren zeigen eine seröse Dif-

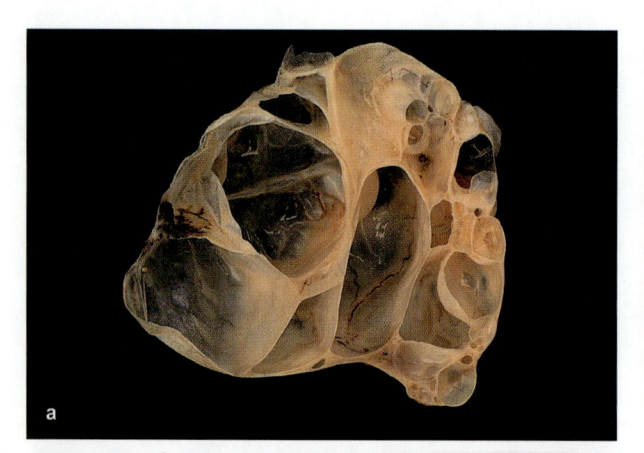

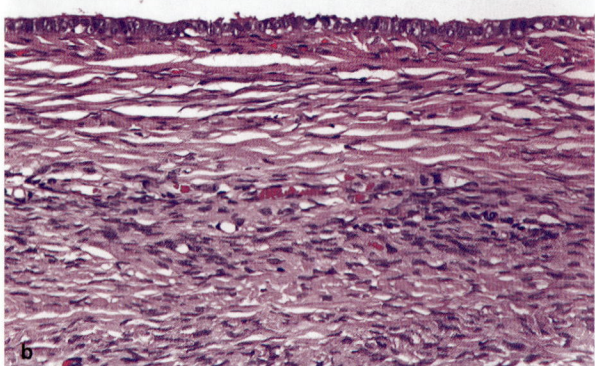

Abb. 40.4 Seröses Zystadenom. a Makroskopie: Schnittfläche eines 15 cm großen Tumors aus unterschiedlich großen glattwandigen Zysten. **b** Histologie: Die Zystenwand wird von ovariellem Rindenstroma eingenommen und von isoprismatischem Epithel ausgekleidet. Ausdruck der serösen Differenzierung ist das Vorhandensein von Flimmerhärchen an der apikalen Seite der Epithelzellen. HE, Vergr. 150-fach.

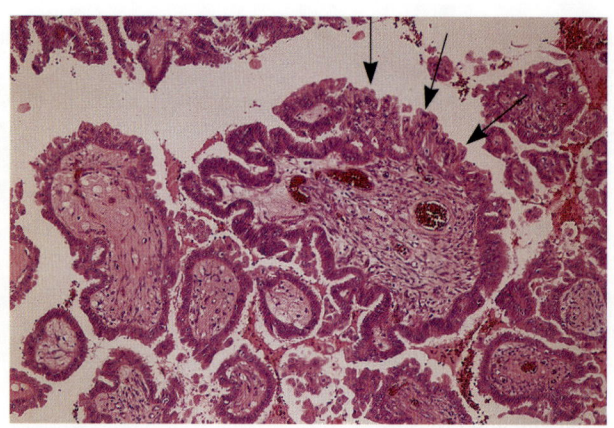

Abb. 40.5 Seröser Borderline-Tumor. Neoplastische Papillen, die von einem mehrreihigen, teils büschelförmig-mikropapillären Epithel (Pfeile) begrenzt werden. HE, Vergr. 100-fach.

ferenzierung. Der Häufigkeitsgipfel liegt zwischen 35 und 45 Jahren. Etwa 25–40% treten beidseits auf.

Morphologie

Makroskopisch besteht ein zystischer Tumor mit papillären Proliferationen.

Histologisch besteht die Epithelproliferation aus einem mehrreihigen, teils knospenbildenden bis pseudopapillär gebauten Epithel (➤ Abb. 40.5). Herdförmig kann eine intra- und/oder extrazelluläre Schleimbildung vorkommen (gemischte serös-muzinöse Tumoren).

Trotz fehlender Invasion können Borderline-Tumoren, v.a. bei exophytischem Wachstum an der Ovaroberfläche, Absiedelungen im Peritoneum aufweisen. Diese zeigen in der Regel kein invasives Wachstum und werden daher als **nichtinvasive Implantate** bezeichnet. Ihre Entstehung erklärt man sich entweder durch Ablösen und kavitäre Verschleppung von Tumoranteilen oder eine multifokale Entstehung im Peritoneum bei entsprechender Disposition (Feldeffekt im Müller-System).

Prognose Seröse Borderline-Tumoren haben mit mehr als 90%iger Überlebenswahrscheinlichkeit 10 Jahre nach Diagnosestellung eine sehr gute Prognose. Etwa 85–90% der serösen Borderline-Tumoren zeigen nach vollständiger Entfernung einen benignen Verlauf. In etwa 10% der Fälle muss mit einem Rezidiv gerechnet werden, das in 30–50% langfristig zum Tod führt. Prognostisch ungünstige Kriterien für ein Rezidiv sind ein hohes Tumorstadium (insbesondere durch Implantate in der Bauchhöhle), mikropapilläre Strukturen und eine Mikroinvasion (invasive Tumorkomponente bis maximal 3 mm Durchmesser).

Seröse Adenokarzinome

Das seröse Adenokarzinom ist mit ca. 50% das häufigste Ovarialkarzinom. In ca. 65% der Fälle tritt es beidseits auf. Der Altersgipfel liegt zwischen 45 und 65 Jahren.

Morphologie

Makroskopisch liegen meist relativ große Tumoren vor, die zystische und solide Anteile aufweisen (➤ Abb. 40.6a). Die Histologie ist durch ein drüsig-papilläres oder solides Tumorzellwachstum mit eindeutiger Stromainvasion gekennzeichnet. Man unterscheidet die häufigeren niedrig differenzierten Karzinome mit ausgeprägten Zellatypien und reichlich Mitosen (➤ Abb. 40.6b) von den hochdifferenzierten Karzinomen mit geringgradigen Zellatypien und wenigen Mitosen (➤ Abb. 40.6c).

Muzinöse Tumoren

Muzinöse Tumoren haben ein hochprismatisches, schleimbildendes Epithel. Sie sind mit etwa 30% die zweitgrößte Gruppe der epithelialen Ovarialtumoren. In ca. 75% sind die Tumoren benigne, der Rest entfällt zu etwa gleichen Teilen auf Borderline-Tumoren und Karzinome. Bilateralität ist im Gegensatz zu serösen Tumoren selten (< 10%, bezogen auf alle muzinösen Tumoren; ➤ Tab. 40.4).

Morphologie

Benigne muzinöse Tumoren sind typischerweise mehrkammerige, dünnwandige Zysten mit schleimig-gallertigem Inhalt (Zystadenome) und einer Größe bis zu 25 cm. Sie werden von einem einschichtigen, hochprismatischen Epithel mit basalständigen Zellkernen und hellem Zytoplasma ausgekleidet. Die Zellen ähneln entweder dem Epithel der Endozervix (endozervikaler Typ) oder jenem des Kolons mit Becherzellen (intestinaler Typ).

Muzinöse Borderline-Tumoren können zusätzlich zu den zystischen Anteilen solide Abschnitte enthalten. Histologisch findet sich ein mehrreihiges muzinöses Epithel mit unterschiedlich ausgeprägten zellulären Atypien, aber ohne invasives Wachstum.

Muzinöse (Zyst-) Adenokarzinome enthalten makroskopisch meist solide Areale. Die Zysten sind mit schmutzig-gallertartigem Inhalt gefüllt. Histologisch finden sich invasiv wachsende atypische muzinöse Drüsenformationen (➤ Abb. 40.7a).

Prognose Bei **muzinösen Borderline-Tumoren** liegt im Gegensatz zu den serösen fast immer ein Stadium I vor. Implantate sind untypisch und, falls sie vorliegen, dringend verdächtig auf eine Metastasierung aus dem Gastrointestinaltrakt. Auch **muzinöse Adenokarzinome** werden meist im Stadium I diagnostiziert. Ihr Metastasierungspotenzial ist relativ gering, ihre Prognose sehr gut (ca. 90% rezidivfreies Überleben). In höheren Stadien (III, IV) ist die Prognose dagegen ungünstig (< 10% Langzeitüberleben). Bei einem muzinösen Adenokarzinom im Ovar mit höherem Tumorstadium sollte unbedingt ein metastatisches Adenokarzinom aus dem Gastrointestinaltrakt ausgeschlossen werden.

Besonderheiten muzinöser Ovarialtumoren Muzinöse Borderline-Tumoren können zusammen mit muzinösen zystischen Läsionen der Appendix vermiformis vorkommen, wobei der Ovarialtumor meist der Appendixläsion entstammt. Von besonderer klinischer Bedeutung ist die Unterscheidung zwischen primären muzinösen Adenokarzinomen des Ovars und Metastasen extraovarieller muzinöser Karzinome, die meist aus dem Gastrointestinaltrakt stammen (in erster Linie Kolon, Appendix und Pankreas, seltener Magen). Metastasen sind typischerweise bilateral und haben einen maximalen Durchmesser unter 10 cm. Makroskopisch äußern sich Metastasen oft als knotige Umwandlung der Ovarien, wobei die Serosa meist ebenfalls befallen ist.

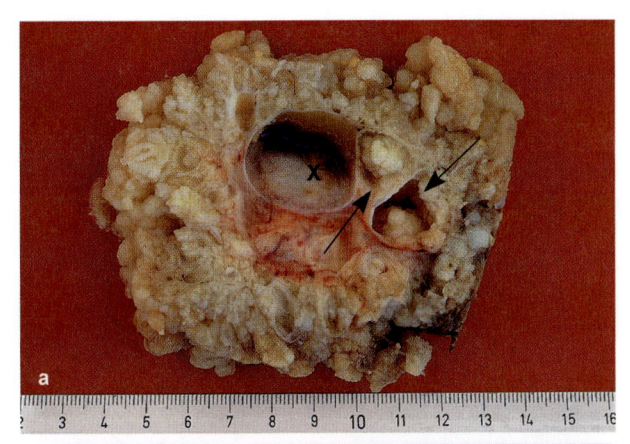

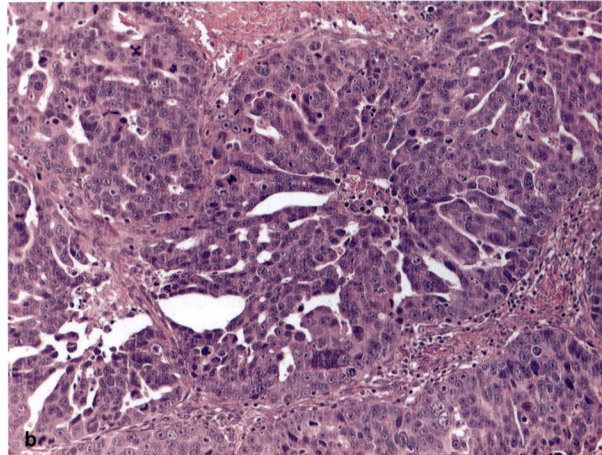

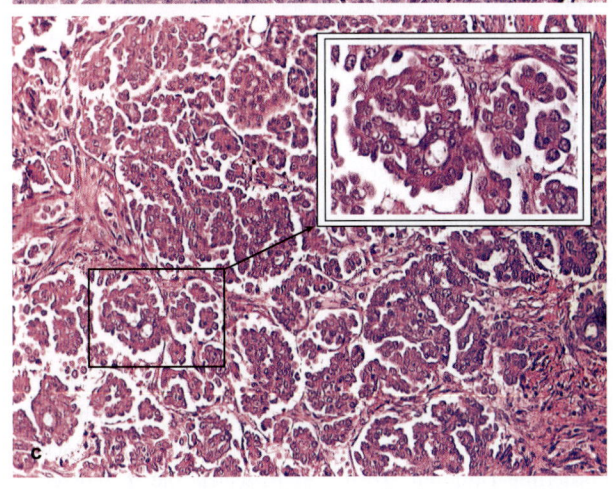

Abb. 40.6 Seröses Adenokarzinom. a Makroskopie: Schnittfläche des Karzinoms mit einer glattwandigen Zyste im Zentrum (x). Rundliche Zysten mit papillären Proliferationen (Pfeile). Das übrige Ovar ist von soliden Tumormassen durchsetzt. **b** Histologie eines niedrig differenzierten serösen Adenokarzinoms: Verbände hochgradig atypischer Tumorzellen mit Ausbildung spaltförmiger Zwischenräume (netzartiges Muster). HE, Vergr. 200-fach. **c** Histologie eines hochdifferenzierten serösen Adenokarzinoms: Papilläre Tumorzellverbände sind von Gewebespalten umgeben. Die Kernatypie und -polymorphie und der Mitosegehalt (siehe Inset) sind im Vergleich zum niedrig differenzierten serösen Adenokarzinom wesentlich geringer. HE, Vergr. 100-fach (Inset: HE, Vergr. 400-fach).

Pseudomyxoma peritonei

Diese seltene Erkrankung ist charakterisiert durch eine intraperitoneale Ansammlung von Schleim, welcher histologisch ein muzinöses Epithel enthält. Ursprung des Pseudomyxoma peritonei sind meist Tumoren des Gastrointestinaltrakts, die man daher auch primär ausschließen muss.

Morphologie

Endometrioide Borderline-Tumoren sind meist einseitig. Der Tumordurchmesser beträgt überwiegend unter 10 cm, kann aber auch deutlich darüber liegen. Makroskopisch sind endometrioide Borderline-Tumoren teils zystisch, teils solide, wobei der Zysteninhalt infolge abgebauter Blutreste bräunlich oder grünlich sein kann. Histologisch sind diese Tumoren vergleichbar mit einer atypischen Endometriumhyperplasie ohne Zeichen der Invasion. Ein Teil der Tumoren weist eine ausgeprägte bindegewebige Komponente auf (Adenofibrom). Absiedelungen außerhalb der Ovarien sind selten.

Endometrioide Adenokarzinome sind meist über 10 cm im Durchmesser. Etwa 50% werden in den Stadien I und II diagnostiziert, davon finden sich nur etwa 15% beidseitig. Makroskopisch sind die Tumoren überwiegend solide, teils zystisch. Histologisch entsprechen sie weitgehend den endometrioiden Karzinomen des Endometriums (➤ Abb. 40.7b). Eine Assoziation mit einer atypischen Endometriumhyperplasie und mit Endometriumkarzinomen kommt in 10–20% der Fälle vor. In derartigen Fällen können sowohl eine multifokale, voneinander unabhängige Entstehung als auch ein metastatisches Geschehen in Betracht kommen, wobei eine Unterscheidung mitunter schwierig sein kann.

Prognose Die Prognose der endometrioiden Borderline-Tumoren und der Adenokarzinome in Stadium I ist günstig. Aufgrund des höheren Anteils von Tumoren in niedrigen Tumorstadien ist die Prognose generell besser als bei serösen Karzinomen. Die gute Prognose wird außerdem durch den hohen Anteil hochdifferenzierter Karzinome verursacht.

Maligner Müller-Mischtumor

Morphologie und Prognose dieses seltenen Tumors sind den entsprechenden Tumoren des Endometriums vergleichbar (➤ Kap. 40.3.3).

Klarzellige Tumoren

Klarzellige Ovarialtumoren machen etwa 3% der epithelialen Ovarialtumoren aus und sind meist Karzinome, sehr selten Borderline-Tumoren. Histologisch zeigen die Tumorzellen meist wasserhelles Zytoplasma, ähnlich wie bei den klarzelligen Nierenzellkarzinomen. Typisch ist auch die Schuhnagelform (Tapeziernagelform) der Tumorzellen. In einem Drittel bis zur Hälfte treten sie in Verbindung mit einer Endometriose auf. Aufgrund eines hohen Anteils von Patientinnen in fortgeschrittenen Tumorstadien (III, IV) ist die Prognose ungünstig.

Übergangszelltumoren

Die Übergangszelltumoren sind **urothelial** differenziert und zu 99% gutartig. Sie werden nach ihrem Erstbeschreiber auch **Brenner-Tumoren** genannt und machen etwa 3% aller epithe-

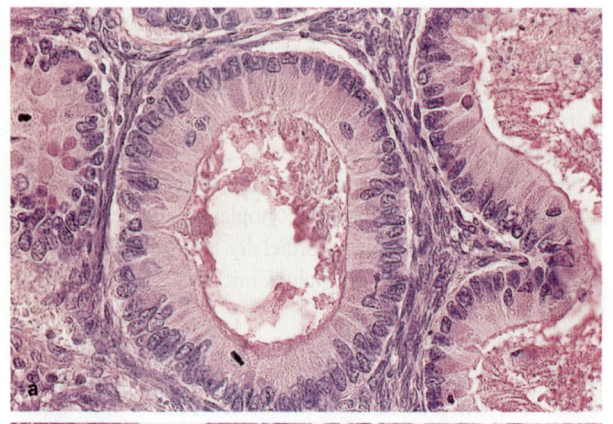

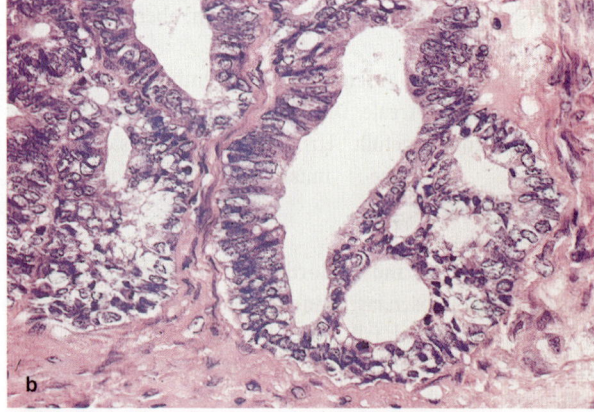

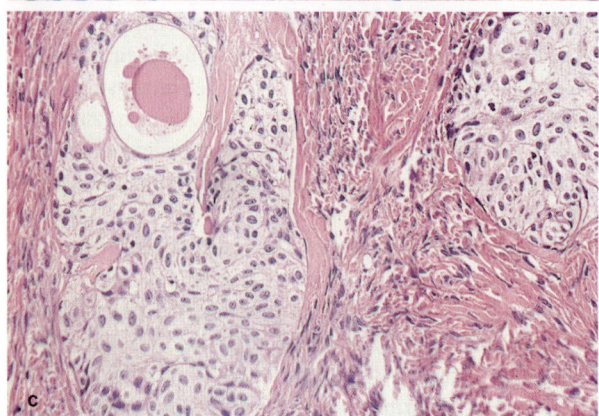

Abb. 40.7 Epitheliale Tumoren. a Muzinöses Ovarialkarzinom. Drüsen mit schleimbildendem, hochprismatischem Epithel. HE, Vergr. 400-fach. **b Endometrioides Ovarialkarzinom.** Konfluierende, atypische endometrioide Drüsen. HE, Vergr. 400-fach. **c Brenner-Tumor.** Urothelial differenzierte Zellverbände. HE, Vergr. 300-fach.

Endometrioide Tumoren

Die endometrioiden Tumoren machen weniger als 10% der epithelialen Ovarialtumoren aus. Etwa 90% sind Karzinome, der Rest überwiegend Borderline-Tumoren; benigne Tumoren (Zystadenome oder Adenofibrome) sind selten. In bis zu 20% der Fälle besteht gleichzeitig eine Endometriose der Ovarien. Der Altersgipfel liegt um das 50. Lebensjahr.

lialen Ovarialtumoren aus (➤ Abb. 40.7c). In 10–20% kommen sie beidseitig vor. Ihr Durchmesser schwankt von wenigen Millimetern bis über 20 cm. Histologisch sind sie aus einem fibrösen Stroma mit urothelialen Epithelnestern, gelegentlich auch meist kleinen muzinösen Zysten aufgebaut.

Keimstrang-Stroma-Tumoren

Definition Die Keimstrang-Stroma-Tumoren leiten sich vom Ovarstroma ab, das seinerseits von den Keimsträngen abstammt. Sie machen 5–10% der Ovarialtumoren aus und sind zu 85% benigne. Der Rest besteht aus Tumoren unsicherer maligner Potenz bzw. Dignität. Histogenetisch lassen sie sich Granulosa-, Theka-, Sertoli- oder Leydig-Zellen zuordnen.

Klinische Relevanz Bei etwa zwei Dritteln der Tumoren treten endokrine Symptome infolge der **Sekretion von Steroidhormonen** auf, wobei die Östrogenproduktion überwiegt. Je nach produziertem Hormon lassen sich unterschiedliche Störungen der endokrinen Regulationsmechanismen nachweisen (➤ Kap. 40.1.3). Das Alter der Patientin und die endokrine Ausgangssituation bestimmen wesentlich das klinische Erscheinungsbild.

Bei vermehrter **Östrogenproduktion** in der Postmenopause entsteht eine Endometriumhyperplasie mit Schmierblutungen. Bei prämenopausalen Frauen äußert sich die gesteigerte Östrogenproduktion mit Zyklusstörungen oder Zwischenblutungen.

Aus einer länger bestehenden Endometriumhyperplasie kann sich gelegentlich ein endometrioides Endometriumkarzinom entwickeln.

Bei **Gestagen-** oder **Androgensekretion** kann es zu einer sekundären Amenorrhö kommen. Bei dem seltenen Auftreten im Kindesalter lösen Keimstrang-Stroma-Tumoren mit Östrogenproduktion eine Pubertas praecox aus. Androgen sezernierende Tumoren führen zur Androgenisierung, d.h. zum Ende der normalen weiblichen Geschlechtsreife bei Auftreten im Kindesalter bzw. zum Verlust der sekundären weiblichen Geschlechtsmerkmale bei Auftreten im Erwachsenenalter.

Die meisten Keimstrang-Stroma-Tumoren produzieren α-**Inhibin,** das zur Diagnostik (Immunhistochemie) und zur klinischen Verlaufskontrolle (Serumkonzentration) herangezogen werden kann (➤ Abb. 40.8b).

Granulosazelltumor

Der häufigste Keimstrang-Stroma-Tumor geht von den Granulosazellen aus und tritt in ca. 95% einseitig auf. Etwa 75% der Tumoren treten in der Postmenopause auf. Die Prognose ist hinsichtlich des Auftretens von Rezidiven unsicher (Tumoren unsicherer Dignität).

Morphologie
Das **makroskopische** Erscheinungsbild beinhaltet solide, oft gelbliche sowie zystische Areale.

Mikroskopisch unterscheidet man den häufigeren adulten (95%) vom seltenen juvenilen Typ. Typisch für den adulten Granulosazelltumor sind helle, kaffeebohnenartig geformte Zellkerne (➤ Abb. 40.8a). Beim juvenilen Typ sind die Zellkerne hyperchromatisch. Es finden sich vermehrt Mitosen, ohne dass dies ein Zeichen für Malignität ist.

Etwa 20% des adulten Typs haben langfristig einen malignen klinischen Verlauf mit späten Rezidiven und Metastasen, oft erst 10 Jahre nach Entfernung des Tumors. Beim juvenilen Typ verläuft die Erkrankung in weniger als 5% maligne, wobei Tumorrezidive oft bereits 3 Jahre nach der Operation auftreten. Wie beim adulten Typ ist das Tumorstadium der wesentliche prognostische Parameter.

Tumoren der Thekom-Fibrom-Gruppe

Aufgrund von Überschneidungen und Mischformen werden diese Tumoren in einer Gruppe zusammengefasst.

Thekazelltumoren Thekazelltumoren sind benigne, aus Theka- und Theka-Luteinzellen aufgebaute, z.T. endokrin aktive Tumoren (Östrogenproduktion), die bevorzugt in der Peri- und Postmenopause auftreten.

Ovarialfibrome Diese faserigen, grauweißen Tumoren sind im Vergleich zu Thekazelltumoren wesentlich häufiger. Sie bestehen aus fibroblastenähnlichen, spindeligen Zellen (➤ Abb. 40.8c, d). Selten können Ovarialfibrome mit Aszites und Pleuraergüssen assoziiert sein (Meigs-Syndrom). Die seltenen Fibrosarkome können rezidivieren und metastasieren.

Sertoli-Leydig-Zell-Tumoren

Syn.: Androblastome

Sertoli-Leydig-Zell-Tumoren sind sehr selten (ca. 0,3% aller Ovarialtumoren). Sie bestehen aus einer Mischung von Sertoli-Zellen, Leydig-Zellen und Fibroblasten und können in allen Altersgruppen auftreten, finden sich aber typischerweise in der 3. Lebensdekade. Diese Tumoren haben eine gelbbraune bis graue Schnittfläche und sind meist klein (< 5 cm Durchmesser). Man unterscheidet gut differenzierte Formen mit einer Mischung aus Tubuli (aus Sertoli-Zellen), Leydigzellen und Stroma von intermediär und schlecht differenzierten Formen, Letztere mit spindelzelligem, sarkomähnlichem Bau. Die gut differenzierten Tumoren sind gutartig, die intermediär und schlecht differenzierten Tumoren verlaufen teilweise maligne und metastasieren. Eine endokrine Manifestation durch Androgen- oder Östrogensekretion findet sich in weniger als 50%.

Steroidzelltumoren

Diese meist gutartigen Tumoren sind sehr selten (0,1% der Ovarialtumoren) und aus Zellen aufgebaut, die Steroidhormone

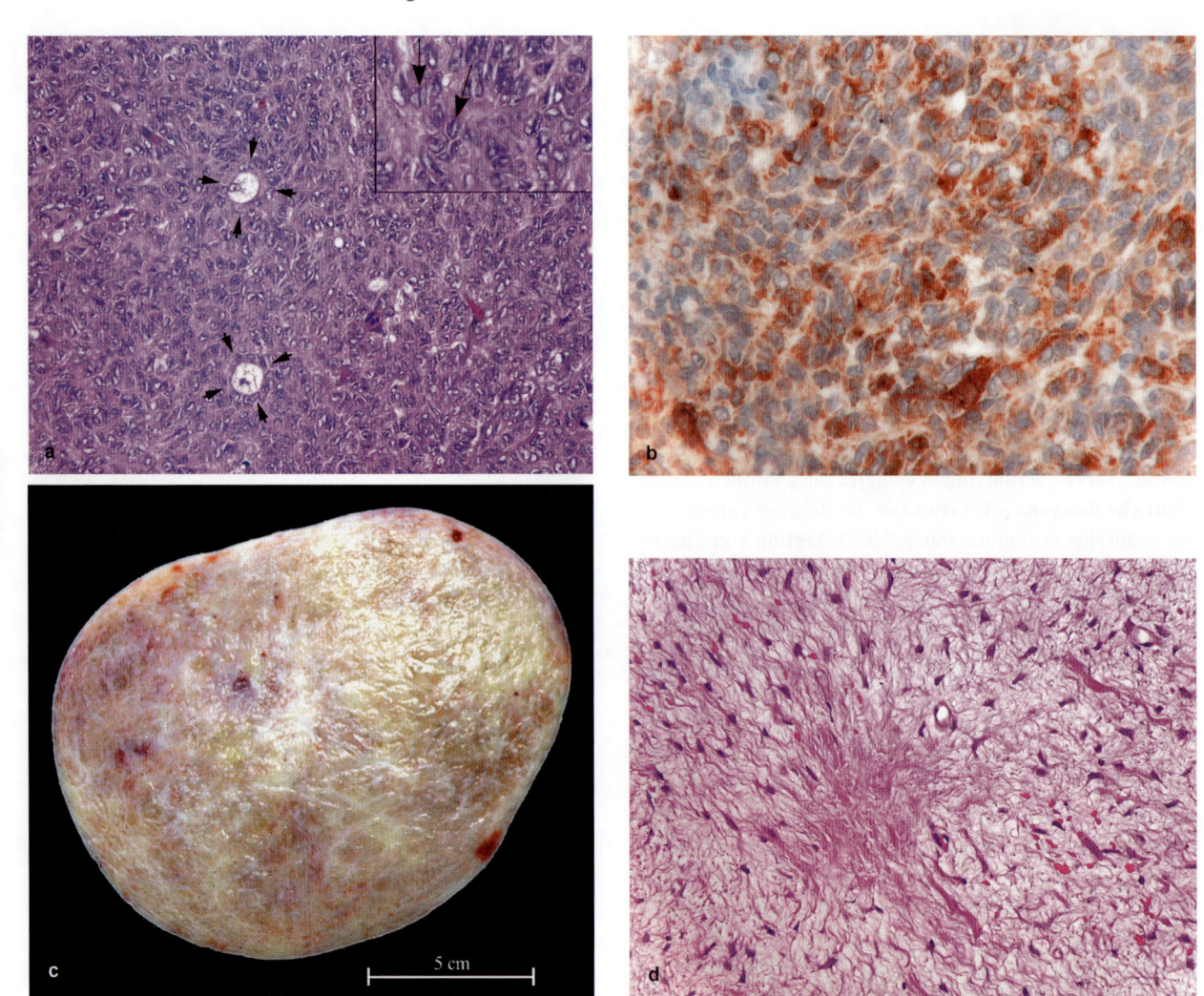

Abb. 40.8 Granulosazelltumor und Ovarialfibrom. a Granulosazelltumor vom adulten Typ mit typischen mikrofollikulären Strukturen (Call-Exner-Körperchen, Pfeilspitzen). Die Zellkerne sind charakteristisch gekerbt (Pfeile im Ausschnitt) und weisen helles Chromatin auf. HE, Vergr. 300-fach. **b** Die Zellen desselben Granulosazelltumors produzieren α-Inhibin, das immunhistochemisch nachgewiesen wurde. Peroxidase-Antiperoxidase, Vergr. 300-fach. **c** Ovarialfibrom: Die Schnittfläche weist sowohl bindegewebsfaserreiche, grauweiße als auch ödematöse gelbliche Areale auf. Die Überfläche glänzt durch den Reichtum an Ödemflüssigkeit. Herdförmig finden sich frische Blutungen. **d** Ausschnitt aus einem ödematösen Areal desselben Ovarialfibroms. Zwischen den meist sternförmigen fibrozytären Zellen liegen nur herdförmig kollagene Fasern. HE, Vergr. 300-fach.

(u.a. Androgene, Kortisol) produzieren können. Zu den Steroidzelltumoren zählen u.a. die Leydig-Zell-Tumoren sowie eine Gruppe nicht näher spezifizierter Steroidzelltumoren (NOS, „not otherwise specified").

Keimzelltumoren

Definition 10–20% aller Ovarialtumoren sind den Keimzelltumoren zuzuordnen. Sie können grundsätzlich in jeder Altersstufe vorkommen, finden sich aber überwiegend im Kindes- und Adoleszenten- sowie im jungen Erwachsenenalter. Sie entwickeln sich aus omnipotenten Keimzellen. Entsprechend findet man eine große morphologische Vielfalt. Die Histologie ist identisch mit derjenigen der Keimzelltumoren des Hodens (➤ Kap. 39.1.6). Im Unterschied zu den Hodentumoren sind über 95% der Keimzelltumoren des Ovars gutartige Teratome, maligne Tumoren sind mit weniger als 5% relativ selten.

Dysgerminom

Das Dysgerminom entspricht dem Seminom des Hodens, ist aber verglichen mit diesem selten. Dennoch stellt es mit ca. 50% den häufigsten malignen Keimzelltumor des Ovars dar und die häufigste maligne Ovarialgeschwulst im jüngeren Lebensalter. Etwa 80% der Tumoren manifestieren sich im Alter von 20–30 Jahren. Die Tumorzellen entsprechen unreifen primordialen Keimzellen, die meist einen XXY-Chromosomen-Typ enthalten. Dysgerminome sind oft mit verschiedenen Formen sexueller Fehlentwicklung assoziiert bzw. entstehen bei Patientinnen mit gonadaler Dysgenesie.

Morphologie

Makroskopisch zeigen Dysgerminome eine grauweiße Schnittfläche. Die Tumorzellen sind polygonal mit prominenten Nukleolen und liegen in Gruppen vor, die von einem lymphozytär infiltrierten Stroma begleitet werden.

Klinische Relevanz Dysgerminome sind fast immer einseitig lokalisiert. Selten können durch die Produktion von β-HCG endokrine Symptome auftreten. Durch die hohe Strahlensensibilität liegt die Heilungsrate im Stadium I bei über 95%.

Dottersacktumor

Der Dottersacktumor (entodermaler Sinustumor) ist der zweithäufigste maligne Keimzelltumor des Ovars und der häufigste im Kindes-/Jugendalter. Er ähnelt in seinem histologischen Aufbau Dottersackstrukturen. Typisch für diesen Tumor sind glomerulumartige Formationen aus Tumorzellen mit einem zentralen Blutgefäß (Schiller-Duval-Körper).

Zum Zeitpunkt der Diagnose haben sie häufig schon kavitär und/oder lymphogen bzw. hämatogen metastasiert. Mit der Chemotherapie ist heute eine 5-Jahres-Überlebensrate von etwa 50% zu erreichen. Proteine wie $α_1$-Fetoprotein, $α_1$-Antitrypsin, Präalbumin und Transferrin, können in der Immunhistochemie sowie als Serummarker für den postoperativen Verlauf verwendet werden.

Embryonales Karzinom

Dies ist ein im Ovar sehr seltener, hochmaligner und rasch metastasierender Tumor, der dem embryonalen Karzinom des Hodens entspricht. Der Tumor produziert $α_1$-Fetoprotein und β-HCG.

Chorionkarzinom

Diese seltenen Tumoren haben eine trophoblastäre Differenzierung und produzieren β-HCG.

Teratome

Teratome sind definiert als Keimzelltumoren mit Differenzierung von Geweben des Ento-, Ekto- und Mesoderms. Teratome sind die bei weitem häufigsten Keimzelltumoren des Ovars und zu 99% benigne. Histologisch lassen sich 2 Teratomtypen unterscheiden:
- **Reife Teratome** enthalten ekto-, ento- und mesodermale Differenzierungsprodukte, die histologisch nicht von Normalgewebe zu unterscheiden sind. Sehr häufig findet man auch reifes Nervengewebe. Sonderformen reifer Teratome sind überwiegend **monodermal differenzierte Teratome**, in denen ento- oder ektodermales Gewebe überwiegt. Typisch hierfür ist die ektodermal differenzierte **Dermoidzyste**, die in ca. 10% der Fälle beidseitig auftritt. Die Zyste enthält reichlich Talg, Haare und abgeschilferte Plattenepithelien (➤ Abb. 40.9). Ein Beispiel mit einer entodermalen Differenzierung ist die **Struma ovarii,** die aus Schilddrüsengewebe besteht.
- **Unreife Teratome** enthalten in wechselndem Ausmaß unreife Gewebestrukturen, die morphologisch embryonalem oder fetalem Gewebe entsprechen.

Makroskopisch sind reife Teratome typischerweise überwiegend zystisch, teilweise solide. Unreife Teratome hingegen sind überwiegend solide gebaut. Reife Teratome sind gutartig, unreife Teratome als potenziell maligne einzustufen.

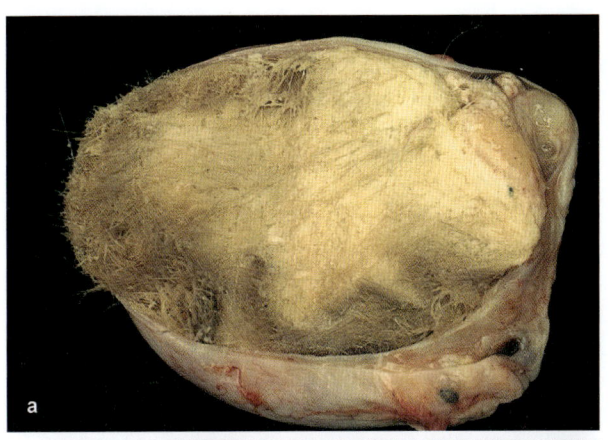

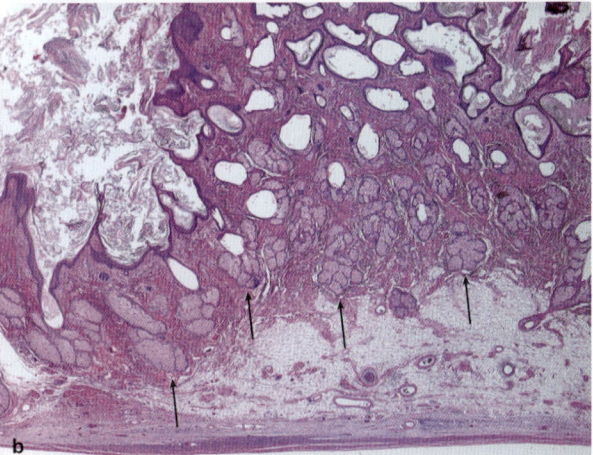

Abb. 40.9 Dermoidzyste. a Makroskopie. Typischer Aspekt der mit Talg und Haaren gefüllten Zyste. **b** Histologie. Auskleidung der Zyste mit haut- und subkutisähnlichem Gewebe mit zahlreichen Talgdrüsen (Pfeile). HE, Vergr. 20-fach.

Metastasen

Für 10% aller tumorösen Vergrößerungen des Ovars sind Metastasen von Primärtumoren anderer Organe verantwortlich. Metastasen extragenitaler Tumoren stammen häufig aus dem Gastrointestinaltrakt (Dickdarm, Appendix, Pankreas, Magen, seltener Gallenblase und Gallenwege). Ovarialmetastasen eines Magenkarzinoms vom diffusen Typ (speziell des Siegelringzellkarzinoms) werden nach dem Erstbeschreiber als **Krukenberg-Tumoren** bezeichnet. Mammakarzinome können im Spätstadium in die Ovarien metastasieren.

40.2 Tube

40.2.1 Normale Struktur und Funktion

Die Tuben (Eileiter) entwickeln sich aus dem Müller-Gang. Sie bestehen aus einem dünnen doppelseitigen Muskelschlauch, der beidseits am Tubenwinkel mit dem Cavum uteri verbunden ist und im oberen Rand des Lig. latum verläuft. Der ampulläre Teil hat eine offene Verbindung zum Bauchraum und umfasst mit seinen Fimbrien das Ovar. Die Tuben sind von Flimmerepithel ausgekleidet. Nach der Ovulation wird das Ei von der Tube aufgefangen und von der Tubenperistaltik und der Flimmerbewegung des Epithels in den Uterus transportiert.

40.2.2 Fehlbildungen

Fehlbildungen sind extrem selten und meist mit Fehlbildungen des Uterus kombiniert. Sie umfassen die Aplasie, die Hypoplasie und die Atresie einer oder beider Tuben.

40.2.3 Adnexitis

Definition Entzündung der Adnexe, bei der die Entzündung der Tube (Salpingitis, Oophoritis) meist im Vordergrund steht und das Ovar häufig einbezogen ist. Daher wird klinisch in den meisten Fällen generell von einer Adnexitis gesprochen.

Pathogenese
Am häufigsten ist die akute unspezifische Adnexitis, die von Bakterien (meist Enterokokken, *E. coli*, daneben auch Strepto- und Staphylo- und Gonokokken) und Chlamydien verursacht wird. Die Adnexitis entsteht meist infolge einer Keimaszension vom Uterus her, seltener von außen bei Divertikulitis oder Appendizitis sowie hämatogen bei einer Sepsis.

Morphologie
Die akute Adnexitis ist in der Regel eine unspezifische eitrige Entzündung, in deren Rahmen auch Abszesse auftreten können. Die Serosa zeigt häufig Eiterbeläge als Ausdruck einer Periadnexitis (Perisalpingitis und Perioophoritis).

Klinische Relevanz Im akuten Stadium treten typische Symptome einer bakteriellen Entzündung mit Fieber und Leukozytose auf, oft auch Unterbauchschmerzen wie bei einer Appendizitis oder Divertikulitis. Auswirkungen auf die Fertilität ergeben sich insbesondere aus Vernarbungen der Tubenschleimhaut und einer Obliteration des Fimbrienendes.

Die Entzündung kann sich auf die Nachbarorgane des kleinen Beckens ausbreiten (PID, „pelvic inflammatory disease"). In schweren Fällen bildet sich ein **Tuboovarialabszess.** Durch Verschluss des Ostiums und Aufstau des Eiters entsteht eine **Pyosalpinx** (> Abb. 40.10). Im Extremfall können ein septisches Krankheitsbild und/oder septikopyämische Absiedlungen in anderen Organen entstehen. Nach Abheilung kann das Fimbrienende verkleben und zu einer **Saktosalpinx** führen, die mit seröser Flüssigkeit ausgefüllt ist **(Hydrosalpinx).** Infolge Verwachsungen zwischen Fimbrienende und Ovar kann sich eine Zyste ausbilden, die als **Tuboovarialzyste** (> Kap. 40.1.5) bezeichnet wird. Durch Verwachsungen zwischen Ovar, Tube und Nachbarorganen kann sich auch ein **Konglomerattumor** bilden. Seltener entwickelt sich ein chronischer **Ovarialabszess.** Die entscheidende Komplikation ist **Infertilität,** die in 20–30% der schweren Adnexitiden als Spätfolge auftritt. Eine Tube mit entzündungsbedingten Veränderungen begünstigt außerdem eine **Tubargravidität** (> Kap. 40.2.4).

Salpingitis isthmica nodosa Hier handelt es sich um eine ätiologisch unklare, knotige Verdickung des Tubenisthmus durch zahlreiche von glatter Muskulatur umgebenen kleinen Drüsenknoten. Komplikationen sind Sterilität und Tubargravidität (> Kap. 40.2.4).

Tuberkulöse Salpingitis Die tuberkulöse Salpingitis ist in den Industrieländern heute selten (> Kap. 48.3.6).

40.2.4 Tumorartige Läsionen und Tumoren

Hydatiden

Hydatiden sind kleine, gestielte Zysten an der Eileiteroberfläche dar, die von tubenartigem Epithel ausgekleidet sind und aus den Müllerschen Gängen entstehen. Die Wand enthält glatte Muskulatur.

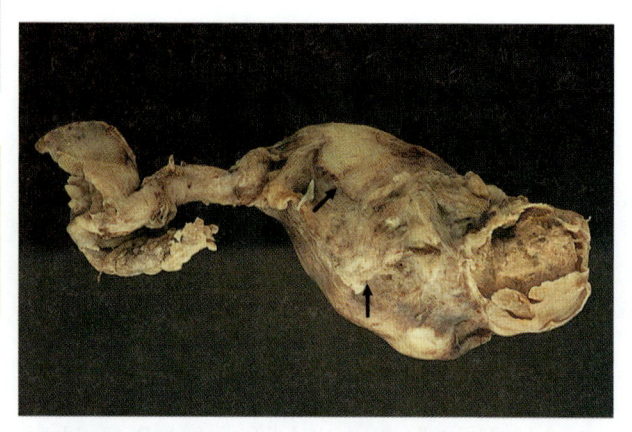

Abb. 40.10 Pyosalpinx. Deutlich ausgeweitete Tube, mit Eiter im Lumen. An der Außenseite eine fibrinös-eitrige Perisalpingitis (Pfeile).

Tumoren

Benigne Tumoren sind sehr selten. Zu ihnen gehören der vom Mesothel stammende Adenomatoidtumor (> Kap. 40.3.4) sowie benigne mesenchymale Tumoren.

Maligne Tumoren sind fast immer seröse **Adenokarzinome.** Zum Zeitpunkt der Diagnose sind sie meist weit fortgeschritten, sodass die 5-Jahres-Überlebensrate nur bei etwa 15% liegt. In jüngster Zeit wurde die Hypothese einer gemeinsamen Entstehung mit den Ovarialkarzinomen etabliert (> Kap. 40.1.7).

Metastasen

Tubenmetastasen stammen meist von Ovarial- oder Uteruskarzinomen.

Tubargravidität

> Kap. 40.2.4 (Extrauteringravidität).

40.3 Uterus

40.3.1 Normale Struktur und Funktion

Der Uterus (Gebärmutter) einer nichtschwangeren Frau hat die Größe und Form einer Birne. Er ist ein muskelstarkes Organ und besteht aus dem Uteruskörper (**Corpus uteri**) mit dem Grund (**Fundus uteri**) und dem Hals (**Cervix uteri**) mit der in die Vagina ragenden Portio vaginalis (> Abb. 40.11).

Die **Portio** besteht aus der vorderen und hinteren Muttermundlippe sowie dem äußeren Muttermund. Der von der Vagina aus sichtbare Anteil der Portio wird als **Ektozervix** bezeichnet und von einem nichtverhornten, glykogenreichen Plattenepithel bedeckt. Dieses geht im Bereich des Scheidengewölbes (**Fornix vaginae**) in das ebenfalls nicht verhornte, glykogenreiche Plattenepithel der Vagina über. Der Zervikalkanal ist vom muzinösen, hochprismatischen Epithel der **Endozervix** ausgekleidet, welches einen zähen, vor Infektionen schützenden Schleim sezerniert.

Der Zervikalkanal bildet unterschiedlich zahlreiche Krypten aus, die fälschlicherweise auch als Drüsen bezeichnet werden, und geht am inneren Muttermund in die Gebärmutterhöhle (**Cavum uteri**) über. Dieser Übergangsbereich ist eine Engstelle und wird als Isthmus bezeichnet. Das Cavum uteri nimmt beidseits am Tubenwinkel die Mündungen der Eileiter auf. Am Corpus uteri unterscheidet man 3 Wandschichten: **Endometrium** (Gebärmutterschleimhaut), **Myometrium** (Muskelschicht) und **Perimetrium** (Bauchfellüberzug).

Klinische Relevanz Das Kardinalsymptom von Uteruserkrankungen, speziell von Erkrankungen des Corpus uteri, sind **Blutungsanomalien.** Die meisten Uteruserkrankungen, v.a. Neoplasien des Korpus, treten nach dem 40. Lebensjahr auf und sind gekennzeichnet durch **Zwischenblutungen** (Metrorrhagien), **verlängerte** oder **verstärkte Regelblutungen** (Menorrhagien bzw. Hypermenorrhö) sowie nach der Menopause durch das Neuauftreten von Blutungen (postmenopausale Blutungen). Metro- und Menorrhagien sind jedoch unspezifische Symptome. Jede abnorme Genitalblutung muss klinisch abgeklärt werden, wobei das Hauptziel der Ausschluss eines malignen Prozesses ist. Am Ende des Abklärungsprozesses steht meist eine **Gewebeentnahme mit nachfolgender histologischer Untersuchung.** Eine bewährte Methode ist die getrennte (fraktionierte) Kürettage (Abrasio) von Zervikalkanal und Cavum uteri.

40.3.2 Fehlbildungen

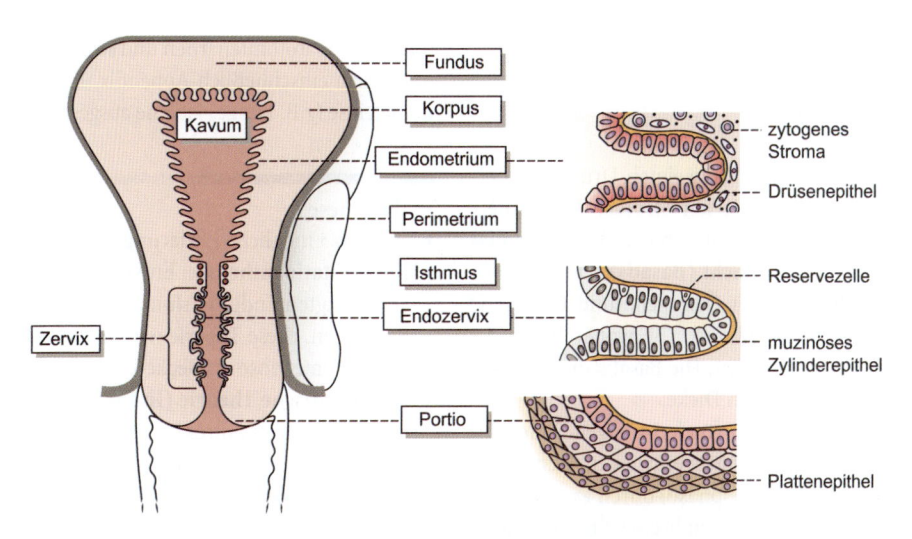

Fehlbildungen des Uterus sind selten (1 : 1000–5000 Geburten) und beruhen auf Anlageanomalien oder Fusionsstörungen der Müller-Gänge. Die Determinationsphasen der meisten

Abb. 40.11 Aufbau des Uterus.

Uterus didelphys mit doppelter Vagina

Uterus duplex

Uterus bicornis unicollis

Uterus septus

Uterus subseptus

Uterus unicornis

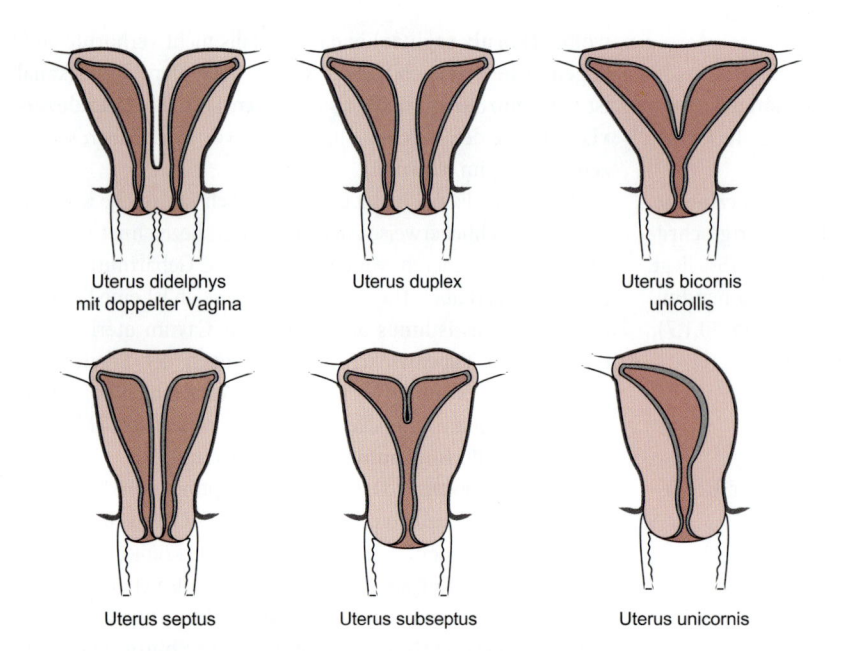

Abb. 40.12 Fehlbildungen des Uterus.

Entwicklungsstörungen liegen in unterschiedlichen Wochen des 1. Trimenons.
- **Anlageanomalien** sind Agenesie oder Aplasie des Uterus und mit Mutationen des Wilms-Tumor-1-Suppressor-Gens (WT1-Tumorsuppressorgens) assoziiert. Bei homozygoter Mutation bleibt die Entwicklung des Müller-Systems und der Urnieren völlig aus.
- **Fusionsstörungen der Müller-Gänge** bzw. **Resorptionsstörungen** führen zu verschiedenen Formen eines septierten Uterus bis zur Doppelanlage (z.B. Uterus duplex, subseptus, septus) oder zu einem einhornigen Uterus (Uterus unicornis; > Abb. 40.12). Gleichzeitig können auch Fehlbildungen der Vagina auftreten. Fusions- und Resorptionsstörungen des Uterus treten bei Trisomien gehäuft auf.

Fusions- bzw. Resorptionsstörungen sind weitgehend asymptomatisch und werden daher erst nach der Pubertät entdeckt, z.B. im Rahmen von Routineuntersuchungen.

40.3.3 Endometrium

Das Endometrium besteht aus unverzweigten Drüsen und einem zellreichen, stark vaskularisierten Stroma. Man unterscheidet die lumennahe Endometriumschicht (**Funktionalis**) von der basalen Endometriumschicht (**Basalis**). Die Funktionalis unterliegt als Zielgewebe der Östrogene und Gestagene zyklischen Veränderungen (> Abb. 40.13), wobei ihre Dicke je nach Zyklusphase 0–3 mm beträgt. Die Basalis dient als Regenerationsschicht und misst 1 mm Dicke.

Der Zyklus lässt sich in 2 Phasen von je 14 Tagen Dauer unterteilen. In der **Proliferationsphase** entwickelt sich unter dem Einfluss von Östradiol (Follikelphase) durch Proliferation von Drüsen und Stroma ein etwa 4 mm breites Endometrium. (> Abb. 40.13a). In der **Sekretionsphase** kommt es unter dem Einfluss von Progesteron (Corpus-luteum-Phase) zur sekretorischen Umwandlung der Drüsen (> Abb. 40.13b) sowie zur Ausreifung und Dezidualisierung des Stromas. Der Abfall des Progesteronspiegels führt zur Auflösung und zur Abstoßung des Endometriums (**Menstruationsblutung**), wobei NK-Zellen, die früher als Körnchenzellen bezeichnet wurden, eine Rolle spielen. Infolge des Absinkens der Sexualhormone in der **Postmenopause** kommt es zur Atrophie des Endometriums, bei der Drüsen und Stroma betroffen sind.

Endometriose

Definition Unter Endometriose versteht man das ektope Auftreten von Endometrium mit Drüsen und Stroma. Die Endometriose kommt mit abnehmender Häufigkeit an folgenden Stellen vor: Ovar, Uterusligamente, rektovaginales Septum, Beckenperitoneum, Laparotomienarben und selten an Nabel, Vagina, Vulva und Darm einschließlich Appendix. Eine extraabdominale Endometriose (z.B. Lunge) ist eine ausgesprochene Rarität.

Pathogenese
Es werden 3 mögliche Erklärungen herangezogen:
- **Regurgitationstheorie:** Entstehung der Endometriose aus versprengten Endometriumanteilen im Zuge menstrueller Blutungen. Diese Theorie wird derzeit für die Entstehung der Endometriose im Becken favorisiert (durch die Tuben).
- **Metaplastische Theorie (Induktionstheorie):** Entstehung der Endometriose direkt aus dem Zölomepithel (> Abb. 40.14). Diese Theorie wird vor allem für Endometriosen an Ovar und Tube angenommen.

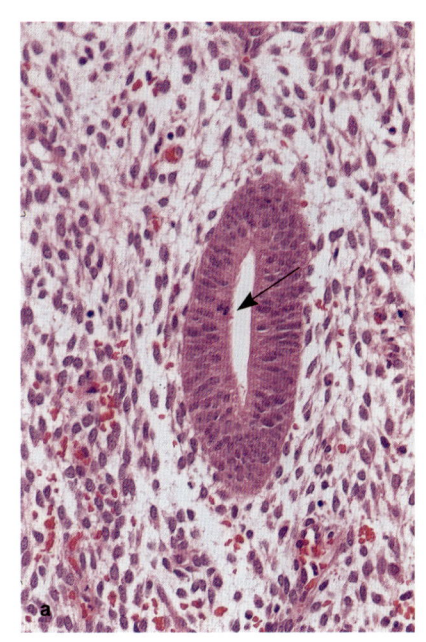

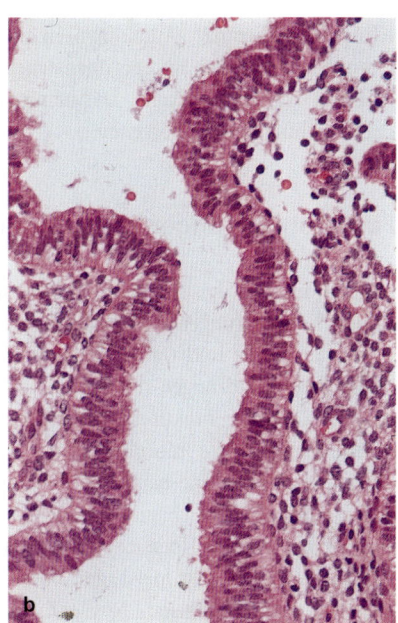

Abb. 40.13 Proliferation/frühe Sekretion des Endometriums. a Proliferation. Anschnitt des Endometriums mit gestreckt verlaufender Drüse, die von einem zweireihigen Epithel ausgekleidet ist. Das Drüsenepithel enthält Mitosen (Pfeil). HE, Vergr. 400-fach. **b Sekretion.** Geschlängelt verlaufende Drüse mit retronukleären Vakuolen, die typisch am 1.–2. postovulatorischen Tag auftreten. HE, Vergr. 40-fach.

Histologisch zeigt sich endometriumartiges Gewebe (endometrioide Drüsen, umgeben von endometriumtypischem Stroma), das bei längerem Bestehen durch Vernarbung und Blutungsresiduen regressiv verändert sein kann. Im Ovar sind Endometriosebezirke zumeist zystisch. Gerade im Ovar sammeln sich durch zyklische Blutungen häufig dunkelbraune, oft schmierige Blutreste an (daher die Bezeichnung „**Schokoladenzyste**").

Klinische Relevanz Die typischen Symptome der Endometriose sind Dysmenorrhö, Dyspareunie und Beckenschmerzen. Sie werden von Blutungen und Verwachsungen im Becken verursacht: Im Zuge der Organisation der Blutungen entstehen Verwachsungen zwischen Tube, Ovarien und anderen Strukturen sowie im Douglas-Raum. Folgen können Funktionsstörungen von Harnblase und Magen-Darm-Trakt oder Irregularitäten der Menstruation sein. Die Endometriose ist eine wesentliche Ursache für eine Infertilität. Selten können sich innerhalb eines Endometriosebezirks endometrioide Karzinome ausbilden.

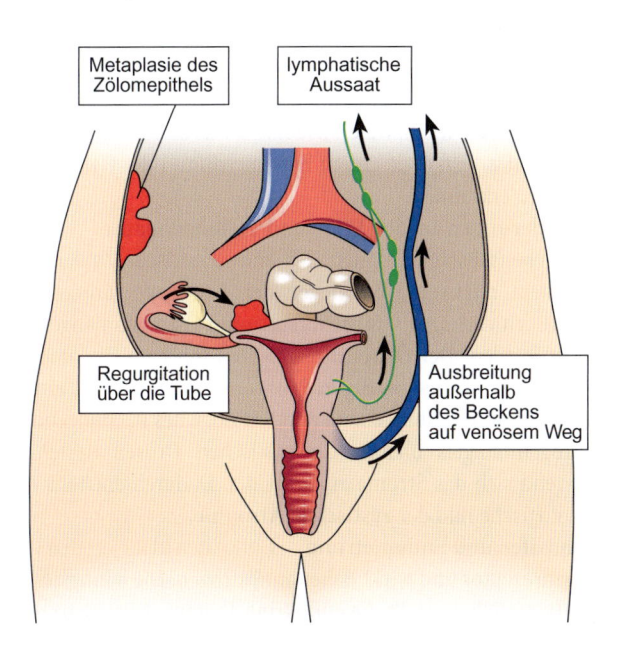

Abb. 40.14 Entstehungs- und Herkunftstheorien der Endometriose (mod. nach [3]).

- Vaskuläre oder lymphatische **Versprengungstheorie:** Verschleppung von Endometrium über Blut- oder Lymphbahnen. Dies könnte die Anwesenheit von Endometriumläsionen in der Lunge oder im Lymphknoten erklären, da dieses Phänomen mit den beiden anderen Theorien nicht erklärbar ist.

Morphologie
Endometrioseherde sind zwischen wenigen Millimetern und einigen Zentimetern groß. Oft erscheinen sie als blaurote bis gelbbraune Knoten.

Adenomyose

Unter Adenomyose versteht man das Auftreten von Endometriuminseln innerhalb des Myometriums. Eine Adenomyose findet sich bei 15–20% aller Frauen.

Morphologie
Wenn die Adenomyose ausgeprägt ist, verdickt sich die Uteruswand, wobei man **makroskopisch** Zysten erkennen kann.

Mikroskopisch finden sich unregelmäßige Endometriumnester mit oder ohne Drüsen innerhalb des Myometriums. Der Abstand von der endomyometranen Junktionszone sollte mindestens 2 mm betragen.

Klinische Relevanz Adenomyosen sind meist symptomlos, können aber mit prä- und perimenstruellen Beschwerden, u.a. in Form von Menorrhagie, Dysmenorrhö, Dyspareunie und Beckenschmerzen, einhergehen.

Funktionsstörungen des Endometriums

Definition Zu den Funktionsstörungen des Endometriums zählen Veränderungen der Zyklusdauer, der Zyklusrhythmik sowie der Stärke und Dauer der Menstruationsblutung. Man unterscheidet Störungen der Proliferations- und der Sekretionsphase. Diesen funktionellen Veränderungen liegen meist hormonell bedingte morphologische Endometriumveränderungen zugrunde. Die häufigste Störung ist eine starke Zwischenblutung (Metrorrhagie) oder eine verstärkte Regelblutung (Menorrhagie). Eine Übersicht findet sich in > Tab. 40.6.

Ätiologie Es besteht meist ein Missverhältnis zwischen Östrogenen und Gestagenen bzw. ein genereller Mangel oder Überschuss dieser Hormone. Dies kann endogen oder exogen bedingt sein.

Anovulatorische Zyklen Die **häufigste Ursache** für Funktionsstörungen des Zyklus sind anovulatorische Zyklen, die zu einer verlängerten östrogenen Stimulation und Proliferation führen. Die Ursache für den fehlenden Eisprung ist meist unklar. Seltene Ursachen sind endokrine Störungen von Hypothalamus und Hypophyse, der Schilddrüse, der Nebennieren oder der Ovarien (Thekazell- oder Granulosazelltumor, polyzystisches Ovarialsyndrom). Außerdem können generalisierte metabolische Störungen wie eine schwere Adipositas zu einer Anovulation führen. Eine exogene Ursache ist die Einnahme von Hormonpräparaten.

Histologisch liegt typischerweise ein proliferiertes Endometrium vor, oft mit Zeichen einer unvollständigen sekretorischen Umwandlung oder Abstoßung.

Tab. 40.6 Ursachen für abnorme uterine Blutungen nach Altersgruppe (mod. nach [3]).

Altersgruppe	Ursachen
vor der Pubertät	• Pubertas praecox (hypothalamisch, hypophysär oder ovariell bedingt)
Adoleszenz	• anovulatorische Zyklen, Koagulopathien
geschlechtsreifes Alter	• Schwangerschaftskomplikationen (Abortus, trophoblastäre Erkrankungen, extrauterine Gravidität)
	• organische Störungen (Leiomyom, Adenomyose, Polyp, Endometriumhyperplasie bzw. -karzinom)
	• anovulatorische Zyklen
	• Corpus-luteum-Insuffizienz
perimenopausal	• anovulatorische Zyklen
	• organische Störungen (Leiomyom, Adenomyose, Polyp, Endometriumhyperplasie bzw. -karzinom)
postmenopausal	• organische Störungen (Polyp, Endometriumhyperplasie bzw. -karzinom)
	• Endometriumatrophie

Corpus-luteum-Insuffizienz Infolge Progesteronmangels kommt es zu einer Verkürzung der zweiten Zyklushälfte (Lutealphase). Sie äußert sich durch unregelmäßige ovulatorische Zyklen mit verstärkten Blutungen oder aber Amenorrhö und ist eine häufige Ursache von Infertilität.

Corpus-luteum-Persistenz Infolge des fehlenden Abbaus des Corpus luteum (Corpus-luteum-Persistenz) entsteht ein Progesteronüberschuss mit Sekretion von Progesteron über den 28. Zyklustag hinaus. Folge ist eine verzögerte Abstoßung des Endometriums, die mit einer gesteigerten Sekretion einhergeht (sekretorische Hypertrophie).

Endometriumveränderungen durch Kontrazeptiva Orale Kontrazeptiva bestehen aus einer Kombination von Östrogenen und Gestagenen oder nur aus Gestagenen. Reine Östrogenpräparate sind wegen ihrer Nebenwirkungen nicht mehr auf dem Markt. Die meisten Präparate haben eine niedrige Hormondosis. Die Auswirkungen auf das Endometrium bestehen meist aus einer überwiegend gestagenen Wirkung, die sich in Form einer Inaktivität (fehlenden Proliferation) der Drüsen und einer decidua-artigen Stromaveränderung äußert. Im Extremfall kann es zu einer Atrophie des Endometriums kommen. Die Veränderungen sind reversibel. Ähnliche Veränderungen finden sich nach Applikation eines gestagenhaltigen Intrauterinpessars (Spirale). Die Einnahme oraler Kontrazeptiva senkt das Risiko, an einem Endometrium- oder Ovarialkarzinom zu erkranken.

Veränderungen in der Peri- und Postmenopause In diesem Lebensabschnitt finden sich anovulatorische Zyklen, die zu einem relativen Überwiegen der Östrogene führen und schließlich von einer Ovarinsuffizienz mit Östrogenmangel abgelöst werden. Der Östrogenüberschuss führt im Endometrium zu einer **unregelmäßigen Proliferation,** die in eine **einfache Hyperplasie** übergehen kann. Im Zuge des nachfolgenden Östrogenmangels bleiben die zystischen Drüsen bestehen, während sich das Stroma zurückbildet. Dadurch entsteht das histologische Bild der **zystischen Atrophie.**

Tamoxifen und Endometrium Tamoxifen blockiert den Östrogenrezeptor und wirkt daher antiöstrogen. Die häufigste Indikationsstellung stellt die endokrine Therapie östrogenrezeptor-positiver Mammakarzinome dar. Paradoxerweise hat es in der Postmenopause auf das Endometrium einen stimulierenden östrogenartigen Effekt und führt dadurch u.a. zu speziellen Endometriumpolypen. Abhängig von der Dosis und der Dauer der Einnahme erhöht sich das Risiko für ein Endometriumkarzinom, insbesondere auch für ein Uterussarkom.

Endometritis

Definition Entzündung des Endometriums. Sie ist während der reproduktiven Phase und insbesondere ohne begünstigende Faktoren selten, wobei hier die Zervixbarriere eine große Rolle spielen dürfte. Bei schwerem Verlauf kann es auch zu einer Beteiligung des Myometriums kommen (Endomyometritis).

Ätiologie und Pathogenese
Für die Entwicklung der akuten Endometritis sind vor allem Staphylokokken, Streptokokken, *E. coli* sowie Chlamydien und Mykoplasmen von Bedeutung. Die Entzündung entsteht meist durch Aszension, seltener durch Deszension der Keime. Es gibt eine Reihe begünstigender Faktoren (➤ Tab. 40.7).

Morphologie
Meist handelt es sich um eine unspezifische, akute eitrige oder chronische Entzündung. Für die Diagnose einer chronischen Endometritis ist das Vorhandensein von Plasmazellen entscheidend, da Lymphozyten auch im normalen Endometrium vorkommen können. Granulomatöse Endometritiden sind selten und finden sich vor allem bei der Genitaltuberkulose, einer Sarkoidose oder einer Fremdkörperreaktion (z.B. nach Hysteroskopie).

Klinische Relevanz Hauptsymptome sind Blutungsanomalien und Fieber. Durch die Ausbreitung der Entzündung auf Myometrium und Perimetrium können eine Myometritis und eine Perimetritis entstehen. Eine Pyometra (Eiteransammlung im Cavum uteri) entwickelt sich überwiegend in der Postmenopause als Folge eines Sekretrückstaus bei narbiger Stenose oder Obliteration des Gebärmutterhalses.

Endometriumhyperplasie

Definition Diffuse oder fokale Proliferation des Endometriums infolge anhaltender östrogener Stimulation. Die Endometriumhyperplasie ist eine Erkrankung der Peri- und Postmenopause.

Pathogenese
Die Hyperplasie entsteht durch eine persistierende Östrogenstimulation ohne Kompensation durch Gestagene. Die meisten Patientinnen weisen in der Vorgeschichte anovulatorische Zyklen, Follikelpersistenz oder eine Langzeit-Östrogentherapie auf. Auch bei polyzystischen Ovarien kommt es typischerweise zur Endometriumhyperplasie, ebenso bei Östrogen produzierenden Ovarialtumoren (Granulosazelltumor, Thekazelltumoren). Eine weitere wichtige Ursache für eine endogene Östrogenproduktion ist die Aromataseaktivität im Fettgewebe adipöser Frauen.

Morphologie
Die histopathologische Einteilung (Klassifikation) basiert auf dem Verhältnis zwischen Drüsen und Stroma und unterscheidet 3 Formen:
- Bei der **einfachen Hyperplasie** zeigt sich eine gleichmäßige Vermehrung von Drüsen und Stroma. Typisch sind zystische Drüsen (Schweizer-Käse-Muster; ➤ Abb. 40.15a)
- Bei der **komplexen Hyperplasie** kommt es zu einer Vermehrung der Drüsen gegenüber dem Stroma. Die Drüsen sind verzweigt und liegen annähernd Rücken an Rücken, von nur wenig Stroma getrennt (➤ Abb. 40.15b)
- Die **atypische Hyperplasie** zeigt meist die Veränderungen einer komplexen Hyperplasie, jedoch zusätzlich mit zellulären Atypien (charakterisiert durch abgerundete, blasse Zellkerne mit deutlichen Nukleolen und vergröbertem Chromatin, meist auch vermehrtes und stärker eosinophiles Zytoplasma; ➤ Abb. 40.15c).

Folgen und Komplikationen Die einzelnen Hyperplasieformen verhalten sich hinsichtlich eines Übergangs in ein endometrioides Adenokarzinom unterschiedlich. Ohne Behandlung gehen ca. 30% der atypischen Hyperplasien im Laufe mehrerer Jahre in ein invasives Karzinom über, jedoch nur 1% der einfachen und 3% der komplexen Hyperplasien. Bei Diagnose einer atypischen Hyperplasie in der Kürettage muss man in 10–40% bereits mit einem endometrioiden Endometriumkarzinom rechnen.

Klinische Relevanz Die Patientinnen leiden meist an abnormen Blutungen. In der Sonografie ist das hyperplastische Endometrium verbreitet. Endometriumhyperplasien ohne Atypien können mit hochdosierten Gestagenen behandelt werden. Bei atypischer Hyperplasie besteht die Therapie der Wahl in einer Hysterektomie, in der Prämenopause mit noch bestehendem Kinderwunsch in einer hochdosierten Gestagengabe.

Tab. 40.7 Begünstigende Faktoren einer akuten oder chronischen unspezifischen Endometritis.

Defekte Zervixbarriere
• offener Muttermund (z.B. nach Geburt oder Abort, Intrauterinpessar)
• vorausgegangener ärztlicher Eingriff (z.B. Abrasio, Konisation)
• Zervixinfektion
Reifungsstörung und Endometriumatrophie
• Peri-/Postmenopause
• exogen induzierte Gestagendominanz (z.B. hormonelle Kontrazeption)
• Intrauterinpessar
• submuköses Leiomyom
Intrauterine Nekrosen
• dysfunktionelle Blutung
• nach Geburt oder Abort
• Intrauterinpessar
• Polyp, submuköses Leiomyom
• Karzinom
Abflussstörung
• Zervixstenose (z.B. nach Infektion, Operation, siehe oben)
• Zervixdeviation (z.B. Dysgenesie, Deszensus, extragenitaler Tumor)

Tumorähnliche Läsionen

Endometriumpolypen

Endometriumpolypen sind häufige gutartige polypöse Endometriumproliferationen, bei denen vor allem das Stroma vermehrt ist. Ihre Entstehung wird mit einer fokalen Proliferation der Basalis erklärt. Polypen finden sich aber v.a. in der Postmenopause.

Endometriumpolypen enthalten ein fibrosiertes Stroma mit dickwandigen Blutgefäßen und unterschiedlich dicht liegenden, zum Teil zystischen Drüsen. Sie sind meist breitbasig, können aber auch gestielt sein.

Symptome treten v.a. im Rahmen von Blutungen infolge oberflächlicher Nekrosen und hämorrhagischer Infarzierung, seltener bei Infektionen auf. Innerhalb von Polypen können eine atypische Endometriumhyperplasie oder ein Endometriumkarzinom entstehen.

Endometriumkarzinom

Das Endometriumkarzinom ist neben dem Ovarialkarzinom der häufigste maligne Tumor des weiblichen Genitales und tritt fast ausschließlich in der Peri- und Postmenopause auf. In Europa und Nordamerika wird von einer Inzidenz von ca. 15 ausgegangen. Vor dem 40. Lebensjahr ist das Endometriumkarzinom eine Rarität, kann aber eine genetische Assoziation aufweisen.

Pathogenese
Der Großteil der Endometriumkarzinome entwickelt sich aus der Vorstufe einer atypischen Hyperplasie infolge eines lang anhaltenden östrogenen Stimulus. Diese Karzinome werden als **Typ-1-Endometriumkarzinome** bezeichnet. Sie sind histologisch meist hochdifferenziert und vom endometrioiden Subtyp. Ihren Altersgipfel haben sie um das 60.–65. Lebensjahr. Im Gegensatz dazu entstehen die **Typ-2-Endometriumkarzinome** (10–15% aller Endometriumkarzinome) auf dem Boden eines atrophen Endometriums und zeigen histologisch größtenteils eine seröse Differenzierung. Die Frauen sind um 5–10 Jahre älter als beim Typ 1. Die genaue Ätiologie und Pathogenese der Typ-2-Karzinome ist noch ungeklärt. Allgemeine Risikofaktoren für ein Endometriumkarzinom sind frühe Menarche, späte Menopause und Nulliparität.

Morphologie
Makroskopisch wachsen die Tumoren überwiegend exophytisch (➤ Abb. 40.16). Ein kleinerer Teil ist flach und infiltriert diffus das Myometrium. Der wichtigste Subtyp ist mit 80–90% das **endometrioide** Adenokarzinom (➤ Abb. 40.17). Der Differenzierungsgrad wird durch das Ausmaß der drüsigen Strukturen bestimmt. Hochdifferenzierte Karzinome sind fast ausschließlich

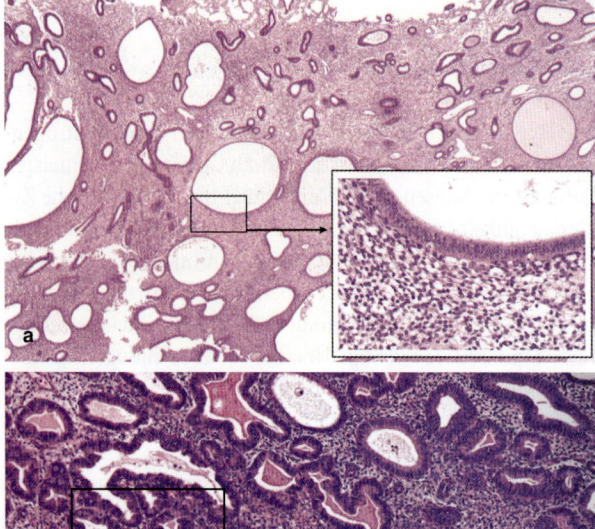

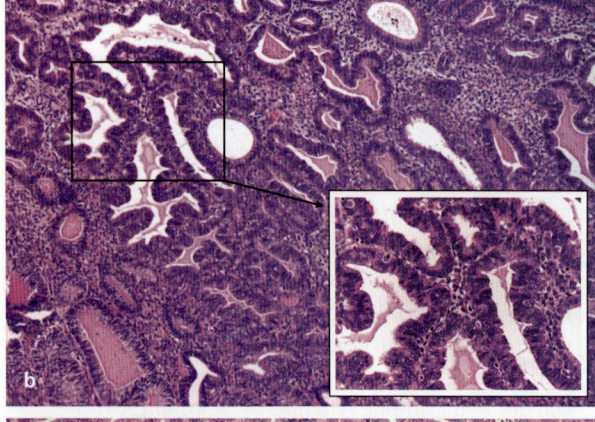

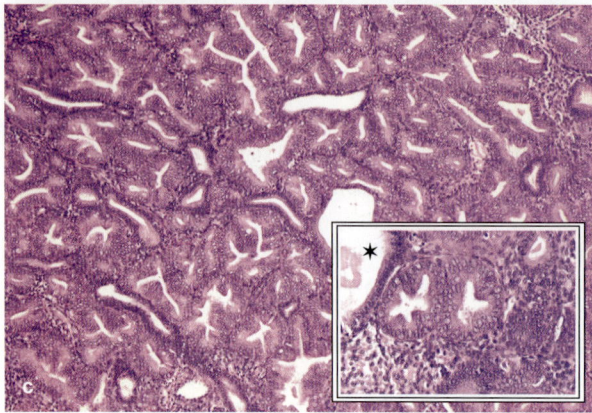

Abb. 40.15 Endometriumhyperplasie. a Einfache Endometriumhyperplasie ohne Atypie. Vermehrung von Drüsen und Stroma in einem ausgewogenen Verhältnis zueinander mit zystisch erweiterten Drüsen. HE, Vergr. 20-fach. **b** Komplexe Endometriumhyperplasie ohne Atypie: Die Drüsen sind gegenüber dem Stroma deutlich vermehrt und zum Teil stark verzweigt. Das Drüsenepithel ähnelt jenem des Endometriums in der Proliferationsphase, eine Atypie fehlt (Inset). HE, Vergr. 40-fach (Inset: HE, Vergr. 200-fach). **c** Atypische Endometriumhyperplasie. Die Drüsen sind dicht gelagert, Rücken an Rücken, der Stromagehalt zwischen den Drüsen ist deutlich reduziert. Die Zellkerne sind blasig und liegen im Vergleich zum normalen Drüsenepithel (Stern) ungeordnet. HE, Vergr. 40-fach (Inset: HE, Vergr. 200-fach).

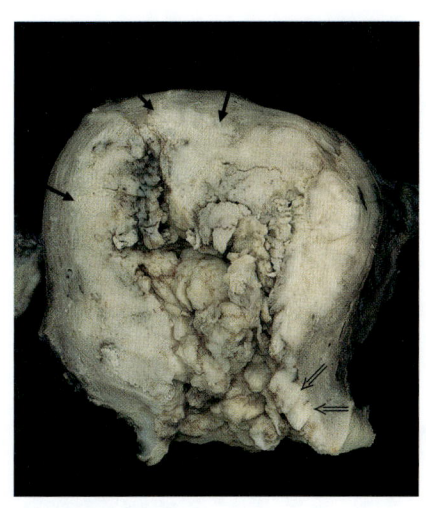

Abb. 40.16 Endometriumkarzinom. Fortgeschrittenes Karzinom mit Infiltration des Myometriums (Pfeile) und der Cervix uteri (Doppelpfeile).

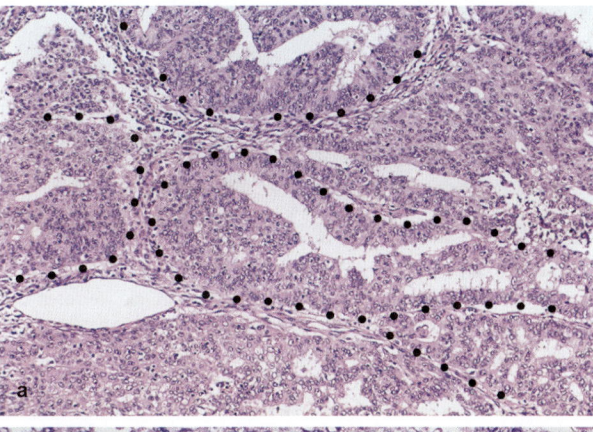

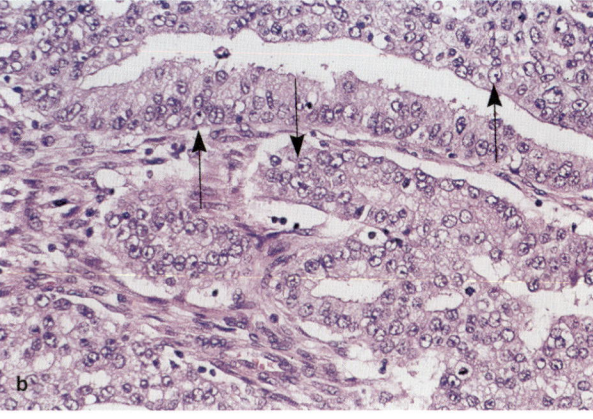

Abb. 40.17 Endometriumkarzinom (endometrioides Adenokarzinom). a Übersicht. Dicht gelagerte, atypische Drüsenschläuche. Einzelne Drüsenschläuche sind markiert (Punkte). HE, Vergr. 200-fach. **b** Stärkere Vergrößerung. Drüsenschläuche mit vergrößerten atypischen Kernen und kleinen Nukleolen (Pfeile). HE, Vergr. 400-fach.

aus Drüsen aufgebaut, niedrig differenzierte enthalten mehr als 50% solide Anteile. Häufig findet sich eine plattenepitheliale Komponente. **Seröse** Adenokarzinome machen ca. 5–10% aus und ähneln in ihrem Aufbau den serösen Ovarialkarzinomen. Sie sind schlecht differenziert.

Klarzellige Endometriumkarzinome (ca. 1%) ähneln den klarzelligen Ovarialkarzinomen. Sie kommen typischerweise im höheren Alter vor.

Rein muzinöse Adenokarzinome (1%) sind selten. Häufiger findet sich eine muzinöse Differenzierung in endometrioiden Adenokarzinomen.

Differenzialdiagnose Differenzialdiagnostisch kommen Endometriumhyperplasien und Adenokarzinome der Zervix mit Ausbreitung ins Corpus uteri in Betracht.

Tumorausbreitung Die Tumorausbreitung verläuft meist per continuitatem in das Myometrium. Das Ausmaß der myometranen Infiltration ist prognostisch wichtig, da sich in der äußeren Myometriumhälfte eine größere Anzahl von Lymphgefäßen findet. Endometriumkarzinome breiten sich auch auf Zervix und Adnexe aus oder durchbrechen die Serosa. Karzinome mit Ausbreitung auf Serosa und Adnexe können kavitär in das große Netz und die Dünndarmserosa metastasieren. Seltener ist eine Ausbreitung in Harnblase und Rektum. Im Rahmen einer lymphogenen Metastasierung werden zuerst die pelvinen und anschließend die paraaortalen Lymphknoten einbezogen – selten werden die pelvinen Stationen übersprungen (Skip-Metastasen). Ein Befall der inguinalen Lymphknoten ist selten. Hämatogene Metastasen finden sich zuerst in der Lunge.

Klinische Relevanz Die meisten Endometriumkarzinome äußern sich in Form einer Genitalblutung. Die Prognose hängt vom Tumorstadium und vom Tumortyp ab. Im Stadium I beträgt die 5-Jahres-Überlebensrate bei endometrioiden Karzinomen (Typ-1-Karzinomen) ca. 90%, in den Stadien III und IV sinkt sie bis auf 10%.

Der stärkste **Prognosefaktor** ist das histologische Tumorstadium. Ebenfalls von Bedeutung sind das Alter, der histologische Typ sowie beim endometrioiden Karzinom der Differenzierungsgrad. Seröse und klarzellige Karzinome haben einen aggressiven Verlauf und eine ungünstige Prognose. Meist besteht bei der Diagnosestellung ein fortgeschrittenes Stadium.

Stromatumoren

Definition Stromatumoren sind selten und durch eine neoplastische Proliferation von endometriumstromaartigen Zellen gekennzeichnet. Grundsätzlich wird zwischen den gutartigen Stromaknoten und den niedrigmalignen Stromasarkomen unterschieden, die eine ähnliche zelluläre Morphologie aufweisen, sich aber durch die Infiltration des Myometriums unterscheiden. Daneben gibt es hochmaligne, undifferenzierte Sarkome, die eine ausgeprägte Zellatypie und Polymorphie aufweisen.

Stromaknoten Stromaknoten sind gutartig und unterscheiden sich von niedrigmalignen Stromasarkomen durch das Fehlen einer Infiltration des Myometriums. Die Zellen sind meist klein und relativ monomorph mit nur geringen Atypien und meist nur wenigen Mitosen.

Stromasarkome des Endometriums Diese Tumoren ähneln morphologisch Stromaknoten, zeigen aber eine Infiltration des Myometriums. Häufig findet sich eine Tumorausbreitung über Lymphgefäße. Typisch sind Rezidive in Becken und Bauchhöhle, auch erst nach 5–10 Jahren. Hämatogene Metastasen sind selten. Die Prognose ist mit einem 5-Jahres-Überleben von ca. 80% im frühen Stadium I günstig. Molekulargenetisch wurde eine Translokation zwischen den Chromosomen 7 und 17 beschrieben, die zum Rearrangement der Gene JAZF1 und JJAZ1 mit Ausbildung eines Fusionsgens bzw. -proteins führt. Außerdem ist der „Wnt/β-catenin pathway" dadurch gestört, dass das Protein SFRP4 vermindert exprimiert wird.

Undifferenzierte Sarkome des Endometriums Undifferenzierte Sarkome des Endometriums sind seltener als Stromasarkome und zeigen eine ausgeprägte Zellatypie, verbunden mit einem sehr hohen Mitosegehalt. Sie werden nicht mehr zu den Stromasarkomen gezählt, da histomorphologisch eine Endometrium-Stroma-Differenzierung nicht mehr erkennbar ist. Heterologe Gewebeelemente wie Knorpel, Knochen, Fettgewebe und quergestreifte Muskulatur können vorkommen. Im Gegensatz zu den Stromasarkomen findet sich ein expansives Wachstum. Es liegt ein hoher Malignitätsgrad mit ungünstiger Prognose vor. Zur exakten Diagnosestellung und Abgrenzung von anderen undifferenzierten Neoplasien ist der Einsatz der Immunhistochemie erforderlich.

Karzinosarkom

Beim Karzinosarkom (maligner Müller-Mischtumor, MMMT) handelt es sich um einen hochmalignen gemischten Tumor des Endometriums mit maligner epithelialer und mesenchymaler Komponente (> Abb. 40.18). Da die beiden Tumorkomponenten genetische Ähnlichkeiten aufweisen, liegt wahrscheinlich ein entdifferenziertes Karzinom vor.

In beiden Komponenten sind unterschiedliche Gewebedifferenzierungen möglich, d.h. in der karzinomatösen Komponente können alle bekannten Arten einer Karzinomdifferenzierung, in der Sarkomkomponente unterschiedliche mesenchymale Differenzierungen vorkommen. Entspricht die Sarkomkomponente einem Gewebe, das im Uterus vorkommt (stromaartige bzw. leiomyogene Differenzierung), bezeichnet man den Tumor als homolog, bei für den Uterus untypischen Gewebearten wie Knorpel, Knochen, Fettgewebe oder quergestreifter Muskulatur als heterolog. Diese Unterscheidung hat allerdings weder eine prognostische noch eine therapeutische Bedeutung. MMMT können auch an anderen Lokalisationen des weiblichen Genitales vorkommen (z.B. Ovar).

MMMT machen etwa 1% aller Uterusmalignome aus und treten typischerweise zwischen dem 60. und 70. Lebensjahr auf. Die Prognose ist mit einem 5-Jahres-Überleben von unter 40% sehr schlecht.

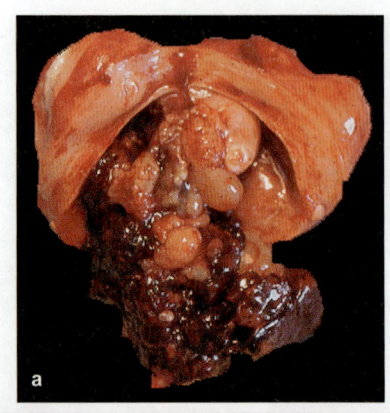

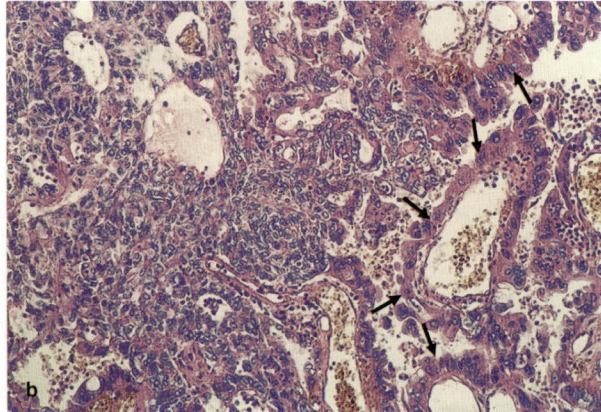

Abb. 40.18 Karzinosarkom. a Makroskopie. Das erweiterte Uteruskavum ist mit traubenförmigen Tumormassen ausgefüllt, die Nekrosen und Einblutungen aufweisen. **b** Histologie. Ausschnitt mit karzinomatösen (Pfeile) und sarkomatösen Anteilen. HE, Vergr. 200-fach.

Andere gemischte Tumoren des Endometriums

Adenofibrome sind seltene, gutartige Tumoren, die aus einer fibromatösen Stromakomponente und einer drüsigen Komponente bestehen und als Endometriumpolypen imponieren.

Adenosarkome sind polypöse Tumoren, die aus niedrigmalignem Endometriumstroma und wenigen gutartigen Drüsen bestehen. Eine Myometriuminvasion ist für die Diagnosestellung nicht zwingend und findet sich nur bei ca. 50%. Rezidive kommen in ca. 20% der Fälle vor, Metastasen in ca. 5%. Die sarkomatöse Komponente kann außerdem in ein höhermalignes Sarkom entdifferenzieren.

40.3.4 Myometrium

Das Myometrium ist eine kräftige Schicht aus **glatten Muskelzellen.** Diese stehen untereinander und mit den umgebenden Bindegewebezellen in Verbindung, sodass ein funktionelles „Synzytium" entsteht. Zwischen den Muskelfasern liegt eine bindegewebige Matrix mit Fibroblasten, Kollagen, Elastin, Proteoglykanen sowie Blut-, Lymphgefäßen und Nerven.

Myometritis

Die Myometritis ist eine meist fortgeleitete akute oder chronische Entzündung des Myometriums. Ausgangspunkt der Entzündung ist in der Regel das Endometrium, seltener das Peritoneum.

Tumoren

Leiomyome

Leiomyome sind die häufigsten Tumoren des Uterus. Sie sind aus glatten Muskelzellen aufgebaut und gutartig. Ca. 95% aller Leiomyome finden sich im Corpus uteri. Manifestationsalter ist meist das 4. oder 5. Lebensjahrzehnt. Leiomyome des Uterus finden sich bei etwa 20–30% aller Frauen über 30. Ein Uterus mit mehreren Myomen wird als **Uterus myomatosus** bezeichnet. Etwa 40% aller Myome weisen zytogenetische Veränderungen auf, meist Translokationen, partielle Deletionen, Trisomie 12 und verschiedene Rearrangements.

> **Morphologie**
> **Makroskopisch** sind Leiomyome grauweiß und zeigen eine homogene, oft faserige Schnittfläche (➤ Abb. 40.19a).
> **Histologisch** bestehen sie aus sich durchflechtenden Bündeln glatter Muskelzellen (➤ Abb. 40.19b). Mitosen sind selten, können aber – je nach Zyklusphase – auch recht zahlreich werden, wofür der Begriff „mitosereiches Leiomyom" verwendet wird. Die Mitosenzahl ist jedoch kein Dignitätskriterium. Regressive Veränderungen in Form von Vernarbung, Verkalkung und Zystenbildung sind möglich.
> Nach Lokalisation unterscheidet man submuköse, intramurale und subseröse Leiomyome. **Submuköse** Leiomyome können als Polypen in das Cavum uteri oder sogar in den Zervikalkanal vorragen (Myoma in statu nascendi). Sie müssen differenzialdiagnostisch von Endometriumpolypen abgegrenzt werden. **Subseröse** Myome sind meist gestielt. Myome, die in das Lig. latum ragen, werden als **intraligamentäre** Myome bezeichnet. Differenzialdiagnostisch ist das Leiomyom vom Leiomyosarkom abzugrenzen.

Klinische Relevanz Submuköse Leiomyome führen häufig zu Blutungen. In einer Schwangerschaft kann es zur gestörten Haftung der Plazenta und zum Spontanabort kommen. Leiomyome in der Zervix stellen ein Geburtshindernis dar. Myome in statu nascendi begünstigen aufsteigende Infektionen. Bei subserösen Leiomyomen kann es zur Stieldrehung und hämorrhagischen Infarzierung kommen. Sie werden unter Umständen auch als Ovarialtumoren fehlinterpretiert.

Sonderformen
- **Bizarres (symplastisches) Leiomyom:** Diese Form tritt herdförmig auf und hat polymorphe, hyperchromatische Zellkerne und mehrkernige Riesenzellen. Mitosen sind selten, Nekrosen fehlen

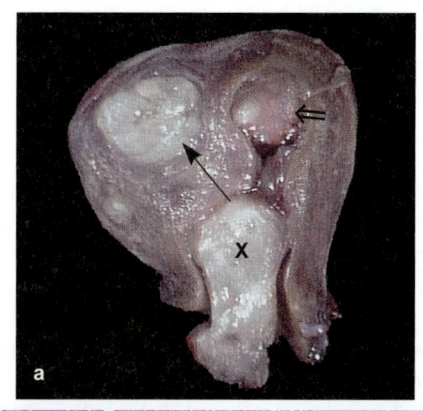

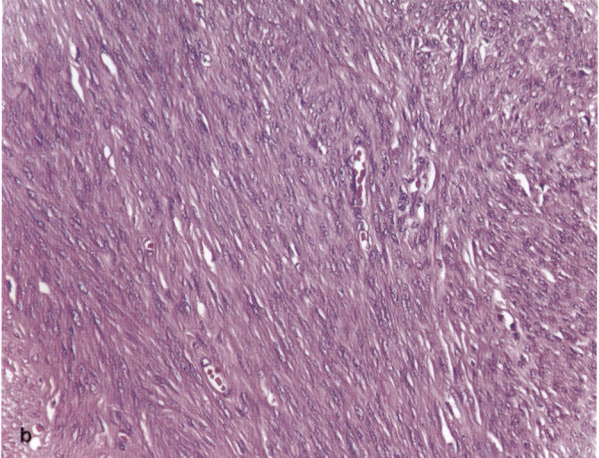

Abb. 40.19 Leiomyom. a Makroskopie. Ein intramurales (Pfeil), ein submuköses (Doppelpfeil) und ein in den Zervixkanal prolabiertes Leiomyom (x, Leiomyoma in statu nascendi). **b** Histologie. Ausschnitt mit spindeligen glatten Muskelzellen. HE, Vergr. 300-fach.

- Bei **Adenomyomen** handelt es sich um gutartige, glattmuskuläre Tumoren, die Endometrioseherde enthalten
- **Intravenöse Leiomyome** liegen in Uterusvenen. Sie weisen keine Malignitätskriterien auf. Man nimmt an, dass sie von den Gefäßwänden ausgehen.

Leiomyosarkom

Maligner leiomyogener Tumor, der überwiegend in der Postmenopause vorkommt und im Gegensatz zu Leiomyomen sehr selten ist.

> **Morphologie**
> **Makroskopisch** findet man oft eine bunte Schnittfläche mit gelblichen Nekrosearealen und eine weiche Konsistenz.
> **Histologische** Malignitätskriterien sind zelluläre Atypien, Tumorzellnekrosen, ein hoher Mitosegehalt und Invasion in Gefäße.

Das Leiomyosarkom imponiert als schnell wachsender Tumor. Die Prognose ist mit einer 5-Jahres-Überlebensrate von etwa 20% schlecht. Die Metastasierung verläuft überwiegend hämatogen. Seit 2009 gibt es für Leiomyosarkome ein eigenes Staging-System.

Adenomatoidtumor

Der Adenomatoidtumor ist ein seltener, wahrscheinlich vom Mesothel ausgehender benigner Tumor, der meist nur 1–2 cm misst. Am häufigsten liegt er am Tubenostium oder innerhalb des Myometriums.

Morphologie
Histologisch besteht er aus mesothelial-tubulären Proliferationen mit spaltförmigen Hohlräumen und dazwischenliegendem fibrösem Stroma. **Immunhistochemisch** lassen sich Zytokeratine und Mesothelmarker wie z.B. Calretinin nachweisen.

Metastasen

Metastasen im Myometrium sind Raritäten und machen weniger als 1% der Karzinome im Uterus aus. Meist handelt es sich um Metastasen primärer Adenokarzinome des Ovars, des Kolons sowie des Rektums, seltener der Mamma und des Magens. Die Tumorformationen gehen häufig von einer Peritonealkarzinose aus oder infiltrieren per continuitatem. Manifestationen im Rahmen einer hämatopoetischen Systemerkrankung (Lymphome, Leukämien) sind sehr selten.

40.3.5 Cervix uteri

Reaktive Veränderungen der Transformationszone

Der Bereich zwischen dem Plattenepithel der Ektozervix und dem Zylinderepithel der Endozervix wird als Transformationszone bezeichnet. Nach der Pubertät kommt es zu einer Verlagerung der endozervikalen Schleimhaut mit Ausbildung einer Plattenepithelmetaplasie. Durch eine Verlegung der Mündung von Krypten (Drüsen) können sich Retentionszysten bilden, die als Ovula Nabothi bezeichnet werden.

Ektopie

Syn.: Ektropion, Pseudoerosion, Eversion

Verlagerung endozervikaler Schleimhaut auf die vaginale Portiooberfläche (> Abb. 40.20). Sie entwickelt sich in der Pubertät unter dem Einfluss der weiblichen Geschlechtshormone. Nach der Menopause kommt es zur Rückverlagerung in den Zervixkanal.

Die ektropionierte Endozervikalmukosa ist rötlich, das Plattenepithel der Ektozervix grauweiß (> Abb. 40.21a). Im Zuge der Plattenepithelmetaplasie kann es auch zur Verhornung kommen. Diese verhornten Areale imponieren oft als betont grauweiße Flecken (Leukoplakie).

Metaplasie des Plattenepithels

Definition Ersatz des hochprismatischen Epithels (Zylinderepithels) der ektopen Endozervikalschleimhaut durch Plattenepithel. Die vordere Muttermundlippe ist doppelt so häufig betroffen wie die hintere. Plattenepithelmetaplasien kommen praktisch bei allen Frauen im geschlechtsreifen Alter vor.

Ätiologie und Pathogenese
Ausgangspunkt der metaplastischen Umwandlung des Epithels sind Reservezellen (Basalzellen) des endozervikalen Drüsenepithels. Proliferation und Differenzierung werden von Östrogenen und Gestagenen angeregt. Zusätzliche Faktoren sind eine chronische mechanische und/oder chemische Reizung und rezidivierende Entzündungen. Zunächst entwickelt sich eine Basalzellhyperplasie, die zu Plattenepithel ausdifferenziert.

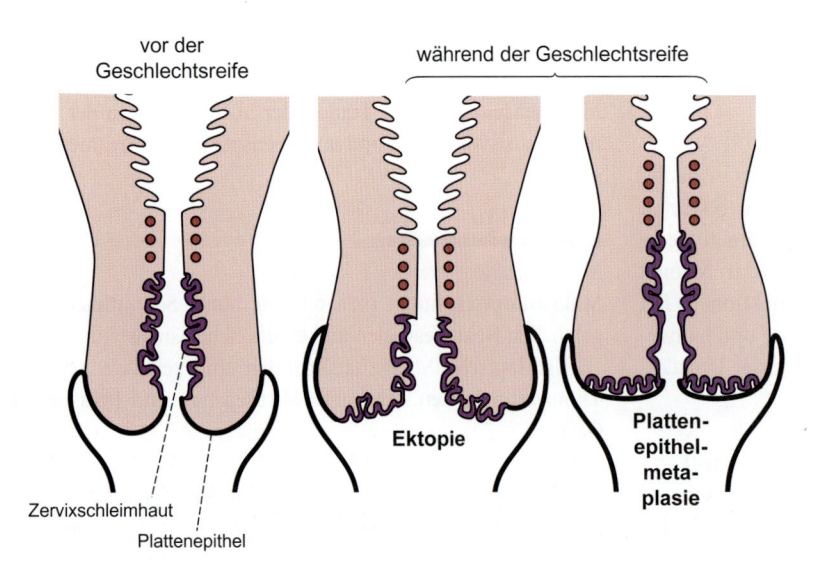

Abb. 40.20 Portioektopie. Entwicklung der glandulären Portioektopie (Schema).

Morphologie

Den Entwicklungsschritten der Plattenepithelmetaplasie entsprechend lassen sich morphologisch 3 Stadien unterscheiden (➤ Abb. 40.21):
- Reservezellhyperplasie
- unreife Plattenepithelmetaplasie
- reife Plattenepithelmetaplasie.

Im Stadium der **Reservezellhyperplasie** entstehen zwischen Basalmembran und endozervikalen Zylinderzellen 2–5 Lagen polygonaler bis isoprismatischer Zellen. Das Folgestadium der unreifen Plattenepithelmetaplasie besteht aus unreifen basalen und intermediären Zellen und ist oft von endozervikalen Zylinderzellen bedeckt.

Im Stadium der **reifen Plattenepithelmetaplasie** ist an der Oberfläche ein reguläres, nicht verhorntes Plattenepithel ausgebildet (meist reich an Glykogen), das deutlich eine Schichtung erkennen lässt. Da es bei diesem Prozess häufig zu einer Verlegung der endozervikalen Drüsenmündungen kommt, bilden sich unterschiedlich große **Retentionszysten** (Ovula Nabothi).

Klinische Relevanz Die Cervix uteri ist der Untersuchung leicht zugänglich. Untersuchungsmethoden sind vor allem die Kolposkopie und die Portiozytologie (Exfoliativzytologie von Ekto- und Endozervix). Makroskopisch suspekte Areale können biopsiert und in der Folge histologisch untersucht werden. Bei Fehlen eines pathologischen Befundes an der Zervixoberfläche und gleichzeitigem pathologischem Abstrich kann der Zervikalkanal kürettiert werden.

Zervizitis

Entzündungen der Zervix sind häufig und können akut oder chronisch sein. Nach ihren Ursachen unterscheidet man **infektiöse** (Bakterien wie *E. coli*, Chlamydien, Streptokokken, Sta-

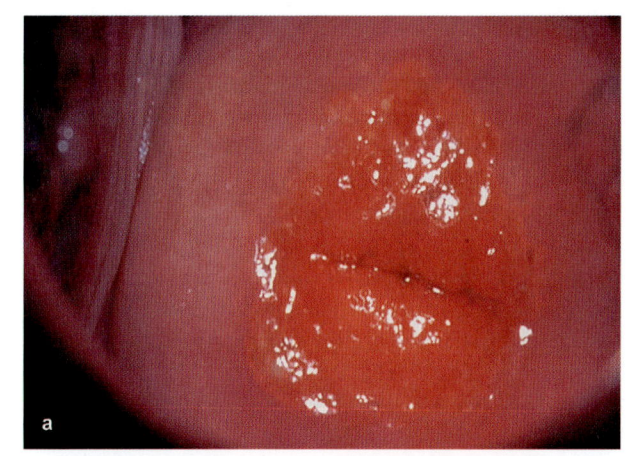

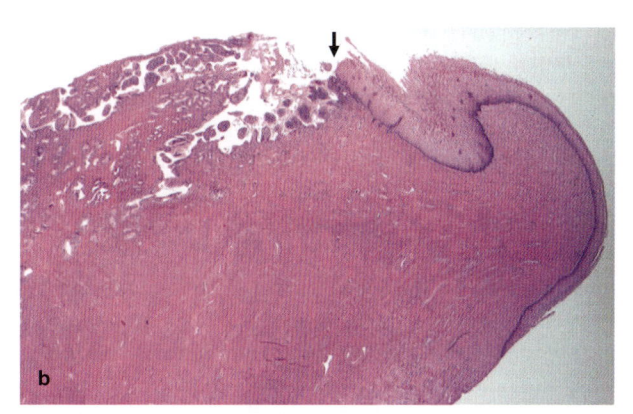

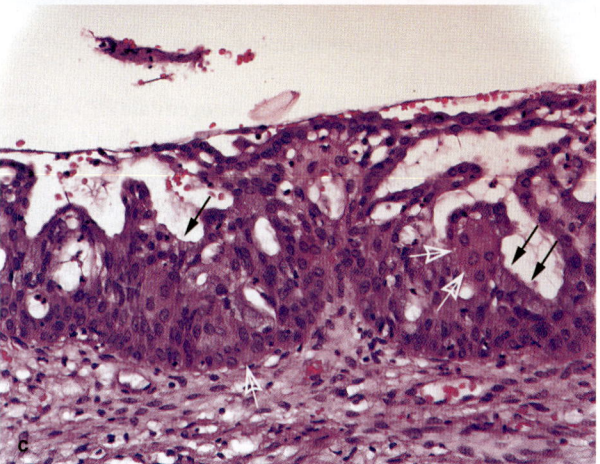

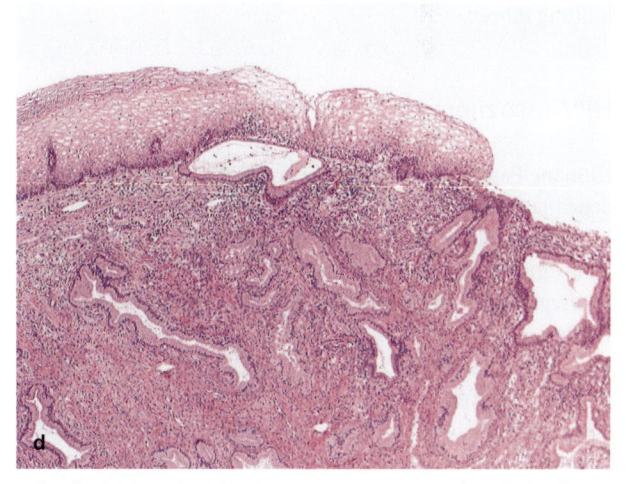

Abb. 40.21 Ektopie der Cervix uteri mit Plattenepithelmetaplasie. a Kolposkopie. Portio bei einer jungen Frau. Im Zentrum das scheibenförmig angeordnete, rötliche Zervixdrüsenfeld (Ektopie des Klinikers). **b** Histologie einer Ektopie der Zervix. Die papillär gebaute Endozervikalmukosa reicht bis an die Portiooberfläche. Zwischen dem Plattenepithel der Ektozervix und dem Zylinderepithel der Endozervix besteht eine scharfe Grenze (Pfeil). HE, Vergr. 10-fach. **c** Histologie einer unreifen Plattenepithelmetaplasie der Transformationszone. Ausdruck der unvollständigen Ausreifung des Plattenepithels sind die an der Oberfläche noch reichlich vorhandenen schleimbildenden Zylinderzellen (schwarze Pfeile) neben eindeutigen Zeichen plattenepithelialer Differenzierung (weiße Pfeile). HE, Vergr. 200-fach. **d** Histologie einer reifen Plattenepithelmetaplasie. Ausdifferenziertes Plattenepithel bedeckt Krypten mit hochprismatischem Epithel als Resultat einer Überkleidung der Ektopie. HE, Vergr. 40-fach.

phylokokken, Gonokokken, Mykoplasmen, Treponemen; Viren wie Herpes) und **nichtinfektiöse** Zervizitiden (chemische Reize oder traumatisch). In den meisten Fällen einer chronischen Zervizitis gelingt kein Erregernachweis. Äußerst selten sind Manifestationen im Rahmen spezifischer Entzündungen bzw. generalisierter Erkrankungen (z.B. Tuberkulose, Morbus Crohn, Morbus Behçet).

Das morphologische Substrat der akuten Zervizitis ist eine eitrige Entzündung, die mit Ulzerationen einhergehen kann. Bei der chronischen Zervizitis liegt meist eine lymphoplasmazelluläre Infiltration vor.

Die wichtigsten Komplikationen einer Zervizitis ergeben sich aus der Aszension der Entzündung mit nachfolgender Endometritis, Salpingitis und Oophoritis.

Tumorähnliche Läsionen

Drüsenhyperplasie Hierbei handelt es sich um eine meist herdförmige Vermehrung von Drüsen, die zystisch ausgeweitet sein können (zystische Hyperplasie) oder englumig erscheinen (mikroglanduläre Hyperplasie). Wichtig ist die Abgrenzung von Adenokarzinomen.

Polypen Exophytisch wachsende, teils gestielte fibroepitheliale Proliferationen, meist der Endozervix. Diese entsprechen wahrscheinlich einer umschriebenen Hyperplasie der Zervikalschleimhaut. Die Polypen bestehen aus gefäßreichem Stroma und Drüsen. Meist finden sich auch entzündliche Veränderungen sowie eine Plattenepithelmetaplasie. Seltener sind die Polypen aus endometriumartigem Gewebe aufgebaut (endometrioide Polypen). Diese entstehen oft durch einen Prolaps polypösen Endometriums, v.a. aus dem unteren Uterinsegment. Polypen sind oft asymptomatisch. Sie können aber auch exulzerieren und infarzieren und dadurch zu einer vaginalen Blutung führen.

HPV-assoziierte plattenepitheliale Läsionen

Humane Papillomaviren können an der Cervix uteri verschiedene plattenepitheliale Läsionen hervorrufen, die als zervikale intraepitheliale Neoplasien (CIN) bezeichnet werden. Außerdem verursacht *HPV* flache und spitze Kondylome der Anogenitalregion (Condylomata plana bzw. acuminata).

Epidemiologie von HPV-Infektionen *HPV* wird durch Geschlechtsverkehr übertragen. Allerdings kommt es nur bei einem kleinen Teil der gegenüber *HPV* exponierten Frauen zu einer Viruspersistenz mit kontinuierlich nachweisbarer *HPV*-DNA im Epithel des Genitaltrakts. Nur diese Frauen mit persistierender HPV-Infektion haben ein erhöhtes Risiko, eine hochgradige CIN und in der Folge ein invasives Zervixkarzinom zu entwickeln.

Faktoren, die die Viruspersistenz bzw. -eliminierung nach anogenitaler HPV-Infektion beeinflussen, sind zwar unbekannt, aber **immunologische Faktoren** und der **HPV-Typ** werden als wichtig erachtet. Denn bei *HIV*-infizierten Frauen persistiert die *HPV*-Infektion häufiger als bei *HIV*-negativen. Dies untermauert die wichtige Rolle **immunologischer Faktoren** bei der Tumorgenese. Außerdem steigt das Ausmaß der Viruspersistenz mit fortschreitender Immunsuppression im Rahmen der *HIV*-Erkrankung an.

Die **Persistenz von Hochrisiko-HPV-Typen** spielt bei der Pathogenese hochgradiger CIN und des invasiven Zervixkarzinoms eine entscheidende Rolle (virale Kanzerogenese). Studien haben gezeigt, dass Frauen mit persistierender Hochrisiko-HPV-Infektion 30-mal häufiger eine hochgradige CIN entwickeln als diejenigen, bei denen Hochrisiko-*HPV*-DNA nicht nachweisbar ist. Frauen mit persistierender *HPV*-Infektion entwickeln über 200-mal häufiger ein invasives Zervixkarzinom als Frauen ohne *HPV*-Infektion. 25% aller Frauen mit einem zytologisch unauffälligen Abstrich, aber nachweisbarer *HPV*-DNA, haben innerhalb von 3 Jahren einen abnormen Abstrich, wobei ca. 50% eine CIN zugrunde liegt.

Einteilung der HPV-Typen Papillomviren gehören zur Familie der **Papovaviren.** Sie unterscheiden sich von den übrigen Mitgliedern dieser Virusfamilie durch eine Doppelstrang-DNA, ein Virion und ein ikosaedrisches (zwanzigflächiges) Kapsid. Papillomviren sind weit verbreitet und spezifisch. Da die Kapsidproteine jedoch nicht spezifisch sind, unterscheidet man die Typen anhand der DNA-Sequenz, speziell der L1-, E6- und E7-Sequenzen.

Papillomviren sind epitheliotrop und infizieren bevorzugt Haut und Schleimhäute. Sie verursachen charakteristische Epithelproliferationen mit Ausbildung von Papillomen, die unter bestimmen Umständen maligne transformieren können. Bisher sind mehr als 100 *HPV*-Typen bekannt, die in 3 Gruppen eingeteilt werden:

- mukokutane Gruppe mit Befall von Haut und Mundschleimhaut
- Epidermodysplasia-verruciformis-Gruppe
- anogenitale Gruppe

Letztere umfasst mehr als 40 Typen. **Anogenitale** *HPV*-Typen werden bezüglich ihrer Assoziation mit spezifischen Läsionen ihrerseits in 3 onkogene **Risikogruppen** eingeteilt:

- **niedriges** onkogenes Risiko: *HPV*-Typen *6* und *11,* daneben *42, 43, 44* und *53*
- **Hochrisikogruppe:** *Typen 16* und *18,* daneben auch *45, 56* und *58.* Diese Gruppe findet sich am häufigsten in invasiven Plattenepithelkarzinomen
- **intermediäre** Risikogruppe: weniger häufig in invasiven Zervixkarzinomen zu finden; Virustypen *31, 33, 35, 39, 51, 52, 59* und *68.*

Mechanismen der malignen Transformation Hochrisiko-HPV-Typen wie *16* und *18* produzieren im Gegensatz zu **Niedrigrisiko-HPV** (z.B. *6* und *11*) die wachstumsstimulierenden und transformierenden Proteine E6 und E7. Diese ergänzen einander und werden für eine maligne Transformation in der Zellkultur gemeinsam benötigt. Dagegen kann man durch Blockierung der E6- und E7-Expression eine maligne Transformation hemmen. E7 interagiert mit einer Reihe von Proteinen, die den Zellzyklus beeinflussen, v.a. mit dem Retinoblastomprotein (RB), während E6 an p53 bindet. Durch die Bindung an diese Proteine wird deren normale Funktion in der Zelle ausgeschaltet.

HPV-Infektionen haben eine **Inkubationszeit** von wenigen Wochen bis mehreren Monaten. Prädilektionsort für die Infektionen ist das proliferativ aktive Epithel der Transformationszone. Der erste Schritt einer *HPV*-Infektion besteht im Kontakt der Virionen mit Basalzellen oder unreifen metaplastischen Plattenepithelien. In der Folge kann es entweder zu einer nichtproduktiven oder zu einer produktiven Infektion kommen:

- Bei einer **nichtproduktiven Infektion** verbleibt *HPV*-DNA als episomale Form im Kern der infizierten Zellen
- Bei **produktiven Infektionen** wird die Virussynthese von der zellulären DNA-Synthese abgekoppelt. Große Mengen an Virus-DNA und Proteinen werden in den Intermediär- und Oberflächenzellen des Epithels vermehrt. Dadurch entstehen die typischen zytopathogenen Effekte der *HPV*-Infektion wie Koilozyten und Dyskeratozyten.

Später kommt es zur Integration der *HPV*-DNA in die chromosomale DNA. Dadurch entsteht das histologische Bild einer echten Präkanzerose. Epithel mit latenter Virusinfektion zeigt dagegen keine histologischen Veränderungen.

HPV-Impfung (prophylaktische Immunisierung) In den letzten Jahren wurde eine prophylaktische Impfung gegen *HPV* entwickelt und steht in den mitteleuropäischen Ländern seit Oktober 2006 (Deutschland und Österreich) bzw. Anfang 2007 (Schweiz) zur Verfügung. Die Impfstoffe basieren auf synthetischen virusartigen Partikeln (VLP, „virus-like particles"), die dem L1-Protein des *HPV* entsprechen und frei von DNA sind. Man hat mono- *(HPV 16)*, bi- *(HPV 16/18)* und tetravalente *(6/11/16/18)* Impfstoffe erfolgreich getestet, wobei sich Letzterer bei der Markteinführung durchgesetzt hat (Gardasil®). Auf Basis der Phase-III-Studien nimmt man an, dass der tetravalente Impfstoff imstande ist, bis zu 95–100% aller zervikalen intraepithelialen Neoplasien zu verhindern (100%ige Wirksamkeit hinsichtlich der Entstehung einer CIN oder eines Karzinoms über einen Beobachtungszeitraum von etwa 2 Jahren in einer Phase-III-Studie). Darüber hinaus wird die Entstehung anogenitaler Warzen verhindert. Der bivalente *(16/18)* Impfstoff (Cervarix®) wurde 2007 zugelassen. Es besteht berechtigte Hoffnung, durch eine breit angelegte Vakzination der Bevölkerung, vor allem in Ländern mit hoher *HPV*-Durchseuchung, in Zukunft das Zervixkarzinom und seine Vorstufen weitgehend auszurotten, wozu aber insbesondere in Dritte-Welt- und Schwellenländern finanzielle Hürden überwunden werden müssen.

Die Impfung besteht aus 3 Injektionen innerhalb von 6 Monaten. Die Impfung sollte man möglichst in einem Alter durchführen, in dem es noch zu keinem Kontakt mit *HPV* gekommen ist (idealerweise zwischen dem 9. und 12. Lebensjahr, evtl. auch bis zum 26. Lebensjahr). In dieser Altersgruppe ist die Impfung auch nach bereits durchgemachter HPV-Infektion wirksam. Daher ist der Impfstoff derzeit nur für diese Altersgruppe zugelassen. Es gibt noch keine Erfahrung über die Auswirkungen der Impfung bei bereits durchgemachter HPV-Infektion und bei Frauen zwischen 26 und 55 Jahren. Dies soll im Rahmen laufender Studien erforscht werden. In der Altersgruppe 9–25 können auch Knaben bzw. Männer vorzugsweise mit Gardasil® geimpft werden, wobei ein verbesserter Schutz gegen genitale Warzen besteht.

Eine Ausweitung des Anwendungsgebiets auf *HPV*-assoziierte Plattenepithelläsionen des HNO-Bereichs ist momentan in der Testphase. Außerdem ist die Entwicklung eines pentavalenten Impfstoffs (16/18/45/31/33) im Gange. Derzeit wird aber angenommen, dass auch bei einer hohen Impfrate ein Karzinomscreening weiterhin erforderlich sein wird, da die Immunität typenspezifisch ist und durch die Impfung nicht das gesamte HPV-Spektrum abgedeckt werden kann.

Kondylome

Kondylome sind durch *HPV* verursachte plattenepitheliale Proliferationen mit meist papillärem Aufbau (spitze Kondylome oder Condylomata acuminata; > Abb. 40.22). Im Vergleich zur Vulva sind Condylomata acuminata an der Zervix aber sehr selten. Dort spielen vielmehr die flachen Kondylome (Condyloma planum) eine wichtige Rolle. Da die histologische Abgrenzung zu Läsionen mit leichter Dysplasie sehr schwierig bzw. oft unmöglich und auch schlecht reproduzierbar ist, werden die Kondylome als CIN I bzw. LSIL eingestuft (> Abb. 40.23).

Condylomata acuminata heilen meist spontan aus. Sie können aber rezidivieren oder über viele Jahre persistieren. Höchstens 5% der Läsionen entarten maligne.

Zervikale intraepitheliale Neoplasie

Man unterscheidet je nach Schweregrad 3 Stufen (CIN I, II und III). Veränderungen der Klassen CIN I und II gelten als rückbildungsfähig, während CIN III einer obligaten Präkanzerose des Plattenepithelkarzinoms entspricht. Für die zytologische Klassifikation wurde der Begriff „squamöse intraepitheliale Läsionen" (SIL) eingeführt. Man unterscheidet hierbei 2 Stufen: die niedriggradige (LSIL, „low grade SIL") und die hochgradige SIL (HSIL, „high grade SIL"). In > Abb. 40.23 sind die Klassifikationen einander gegenübergestellt.

Etwa 90% der CIN und der daraus resultierenden Karzinome treten in der Transformationszone auf. Zwei Drittel der CIN liegen vollständig oder teilweise auf der Portio und sind damit klinisch und kolposkopisch zu erkennen. Als Folge der postmenopausalen Retraktion der Umwandlungszone in den Zervikalkanal bestehen bei älteren Frauen ungünstigere Voraussetzungen für die Früherkennung.

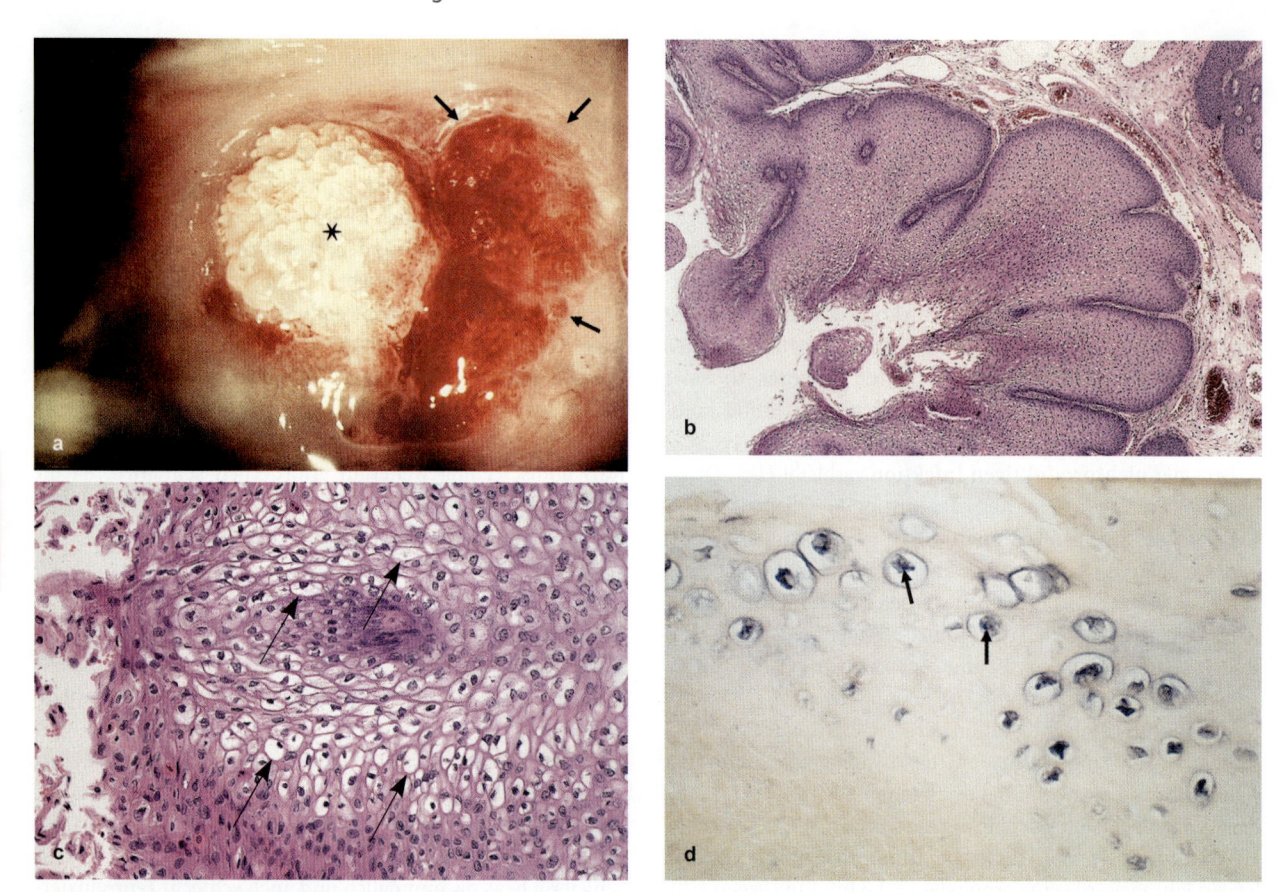

Abb. 40.22 Kondylomatöse Läsion. a Makroskopie: Um den Muttermund scheibenförmig angeordnet die ektopische Zervixschleimhaut mit scharfer Grenze zum außen liegenden Plattenepithel (Pfeile). An der vorderen Muttermundlippe ein Condyloma acuminatum (Stern). **b** Übersicht mit deutlich verbreitertem Plattenepithel. HE, Vergr. 50-fach. **c** Stärkere Vergrößerung. Deutlich erkennbare perinukleäre Zytoplasmaaufhellung (Koilozytose; Pfeile). HE, Vergr. 400-fach. **d** In-situ-Hybridisierung. Nachweis humaner Papillomaviren im Kern (Pfeile). *HPV*-In-situ-Hybridisierung. Vergr. 630-fach.

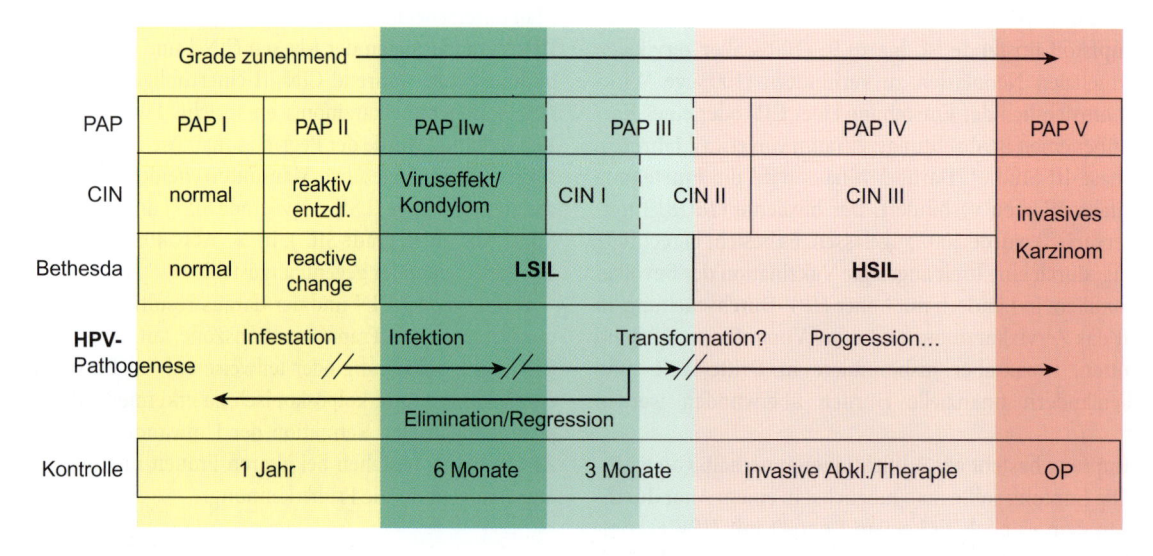

	Grade zunehmend →					
PAP	PAP I	PAP II	PAP IIw	PAP III	PAP IV	PAP V
CIN	normal	reaktiv entzdl.	Viruseffekt/ Kondylom	CIN I · CIN II	CIN III	invasives Karzinom
Bethesda	normal	reactive change	LSIL		HSIL	
HPV-Pathogenese	Infestation		Infektion	Transformation?	Progression...	
	← Elimination/Regression					
Kontrolle	1 Jahr		6 Monate	3 Monate	invasive Abkl./Therapie	OP

Abb. 40.23 Zytologische und histologische Klassifikationssysteme der zervikalen Präkanzerosen (mod. nach C. Moll, Münsterlingen). PAP = Grad nach Papanicolaou; CIN = „cervical intraepithelial neoplasia"; LSIL = „low grade squamous intraepithelial lesion"; HSIL = „high grade squamous intraepithelial lesion"; HPV = humanes Papillomavirus.

Morphologie

Die CIN ist als Dysplasie durch die Kombination einer Architekturstörung mit einer zellulären Atypie gekennzeichnet. Die Architekturstörung besteht in einer Proliferation atypischer basaloider Zellen und einer Ausreifungsstörung des Epithels. Die atypischen Zellen weisen eine verschobene Kern-Plasma-Relation auf, außerdem eine Hyperchromasie, vermehrte mitotische Aktivität, vermehrte Zelldichte und Polaritätsverlust. Abhängig vom Ausmaß der Proliferation atypischer basaloider Zellen wird die CIN in 3 Stufen eingeteilt, wobei man das Epithel in Drittel unterteilt:

- **CIN I** (geringgradige oder leichte Dysplasie): Die Proliferation atypischer basaloider Zellen nimmt nur das basale Drittel der Epithelhöhe ein.
- **CIN II** (mittelgradige oder mäßige Dysplasie): Die Proliferation reicht bis in das mittlere Drittel der Epithelhöhe.
- **CIN III** (hochgradige oder schwere Dysplasie bzw. Carcinoma in situ): Die Proliferation reicht bis in das oberflächennahe Drittel der Epithelhöhe oder nimmt die gesamte Epithelhöhe ein. Eine Unterscheidung zwischen CIN III und CIS (Carcinoma in situ) ist weder reproduzierbar noch klinisch relevant.

Bei der CIN I ist die abnorme Ausreifung des Epithels in den oberflächennahen Schichten mit meist ausgeprägten HPV-assoziierten Zellveränderungen verbunden (Koilozyten, Dyskeratozyten). **Koilozyten** sind Epithelzellen der intermediären und superfizialen Zellschichten mit einer perinukleären Aufhellungszone (Halo; ➤ Abb. 40.24). Zusätzlich sind die Zellkerne häufig unregelmäßig und hyperchromatisch.

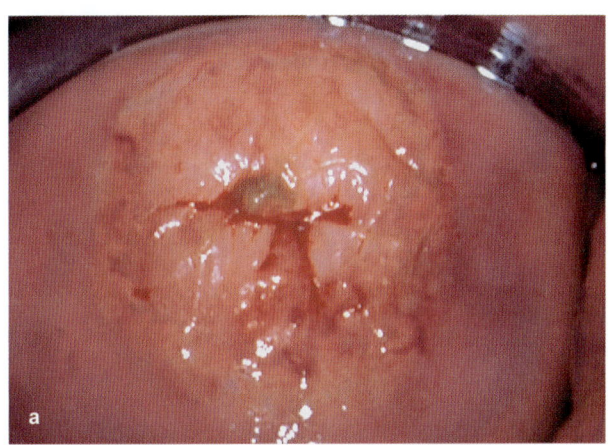

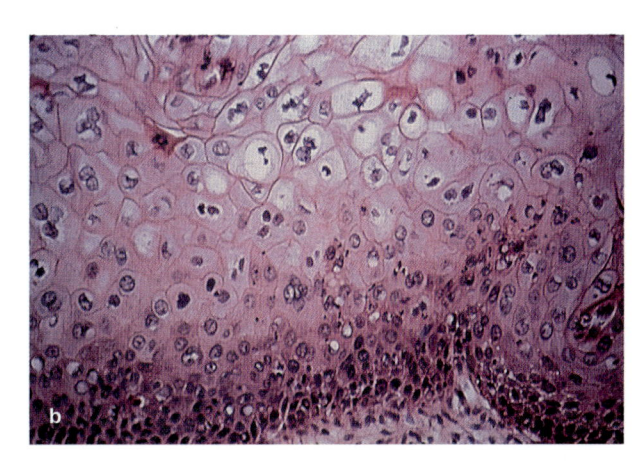

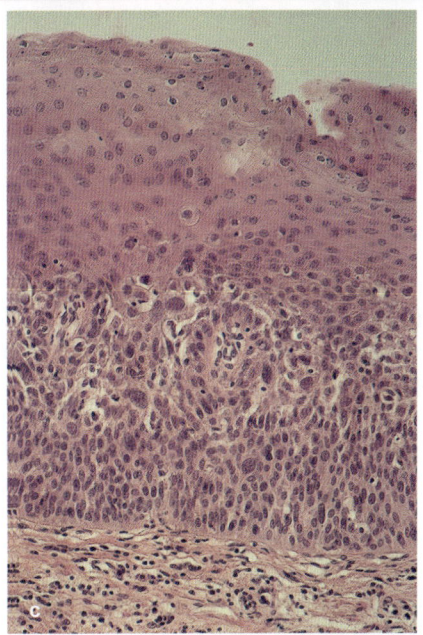

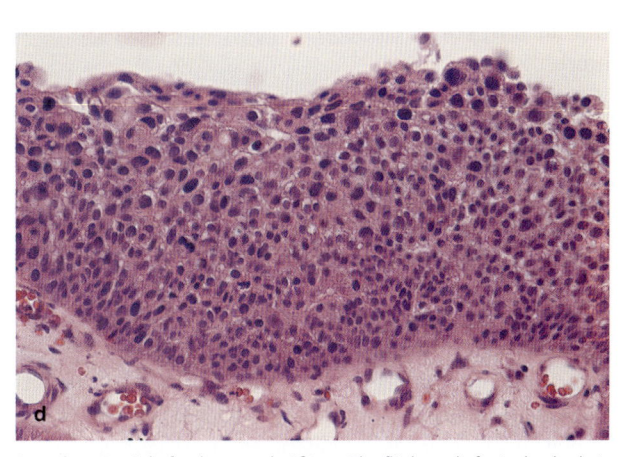

Abb. 40.24 Zervikale intraepitheliale Neoplasie (CIN). a Kolposkopie. Suspekter Portiobefund, unregelmäßiges Oberflächenrelief mit durchscheinenden „atypischen" Gefäßen. Darüber stellenweise Blutauflagerungen (mikroskopisch: CIN III mit Übergang in Zervixkarzinom). **b** CIN I mit erhaltener zonaler Gliederung des Epithels, mäßiger Verbreiterung der Basalis und typischen, teils mehrkernigen Koilozytosefeldern in der intermediären Zellschicht. HE, Vergr. 300-fach. **c** CIN II. Proliferation atypischer Zellen in der basalen Hälfte des Plattenepithels. HE, Vergr. 200-fach. **d** CIN III. Die Schichtung des Epithels ist weitgehend aufgehoben. In allen Schichten befinden sich neoplastische Zellen, auch teils atypische Mitosefiguren. HE, Vergr. 200-fach.

In die Gruppe der CIN I werden auch flache HPV-assoziierte Veränderungen eingeordnet, die früher als **Condyloma planum** (flaches Kondylom) bezeichnet wurden. Die Unterscheidung zwischen Condyloma planum und CIN I ist schwierig und ohne klinische Relevanz. Deshalb wurden im Bethesda-System beide Läsionen als LSIL („low grade squamous intraepithelial lesion") zusammengefasst (➤ Abb. 40.23). Die Tatsache, dass CIN II und CIN III teilweise ebenfalls schwer unterscheidbar sein können, führte zur Zusammenfassung dieser beiden Läsionen in die Gruppe HSIL („high grade squamous intraepithelial lesion").

Molekulare Analysen haben gezeigt, dass ein Teil der CIN I polyklonal, die meisten CIN II und III aber monoklonal sind. Monoklonale CIN I sind typischerweise mit High-risk-HPV-Typen, polyklonale CIN I mit Low-risk-HPV-Typen assoziiert.

Differenzialdiagnose Die deutliche Korrelation der HPV-Infektionen mit genitalen Neoplasien erlaubt es, HPV als Tumormarker zu nutzen und somit reaktive Epithelveränderungen ohne HPV-Infektion und Karzinomrisiko abzugrenzen. Die zytologische Diagnostik des Zervix- und Portioabstrichs ist die wichtigste Methode zur Früherkennung von Präkanzerosen (➤ Abb. 40.24, ➤ Abb. 40.25).

Klinische Relevanz Die CIN verläuft klinisch meist asymptomatisch. Eine CIN I oder LSIL kann sich in bis zu 60% zurückbilden. Eine Persistenz findet sich in 20–40%, eine Progression in etwa 10–15%. Im Gegensatz dazu schreitet eine CIN III bzw. HSIL in 20–70% zu einem invasiven Karzinom fort, in 35–70% persistiert sie und in 20–40% bildet sie sich zurück. Aufgrund der hohen Progressionsrate wird die **CIN III** als **obligate Präkanzerose** angesehen.

Die Standardtherapie der höhergradigen CIN ist die Konisation. Nach Konisation (oder Hysterektomie bei CIN III) und nachfolgenden negativen zytologischen Untersuchungen ist nur in 1–2% mit einem CIN-Rezidiv in der Zervix bzw. im Scheidenstumpf zu rechnen. Heute nimmt man an, dass es sich hierbei eher um Zweitläsionen handelt. Die CIN während der Gravidität ist keine Indikation für einen Schwangerschaftsabbruch.

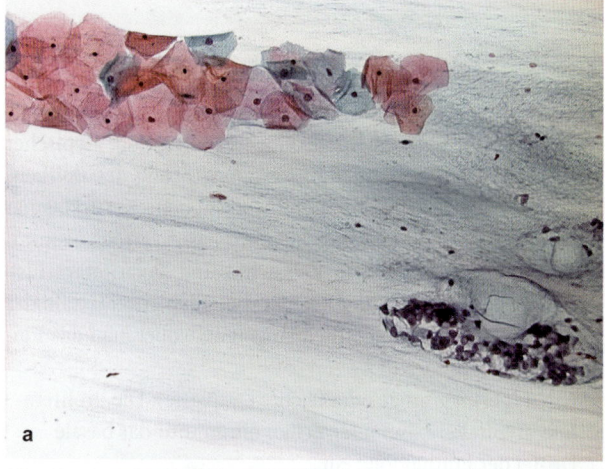

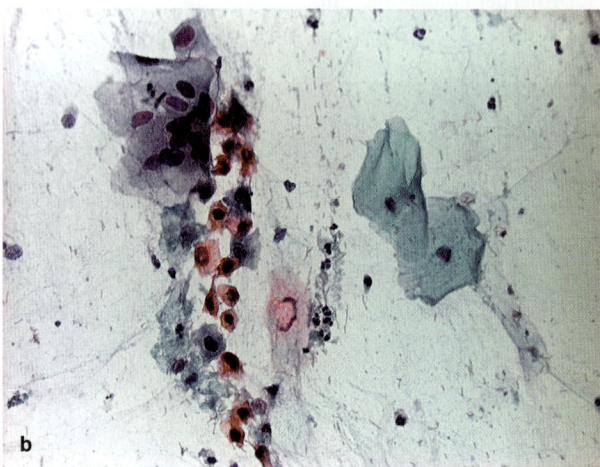

Abb. 40.25 Zytologische Abstrichpräparate von der Portio/Zervix. a Normales Zellbild mit großleibigen Superfizialzellen des Portioepithels (links oben), kleine, unauffällige Zylinderepithelien der Endozervix (rechts unten) sowie Schleim im Hintergrund. Dies entspricht einer zytologischen Klassifikation PAP I. Papanicolaou, Vergr. 200-fach. **b** Zytologisches Bild einer CIN III. Kleine Zellen vom basalen Typ mit verschobener Kern-Plasma-Relation und hyperchromatischem Zellkern (linke Bildhälfte). Rechts davon finden sich großleibige Superfizialzellen. Papanicolaou, Vergr. 200-fach.

Zervixkarzinom

Definition Etwa 90% der invasiven Zervixkarzinome sind Plattenepithelkarzinome, die meist im Bereich der Portio liegen. Die restlichen 10% bestehen aus Adenokarzinomen und seltenen kleinzelligen (neuroendokrinen) Karzinomen.

Epidemiologie Invasive Zervixkarzinome machen 20% der bösartigen Tumoren des weiblichen Genitaltrakts aus. Die Inzidenz liegt in den deutschsprachigen Ländern unter 10. In den letzten 40 Jahren hat die Häufigkeit des invasiven Zervixkarzinoms in Westeuropa und den USA um 50% abgenommen, wobei die niedrigste Inzidenz in den skandinavischen Ländern und dem Vereinigten Königreich zu finden ist. Dies ist insbesondere auf ein sehr effektives Screening zurückzuführen. Es verbleibt aber dennoch eine Gruppe von Patientinnen, die trotz flächendeckenden Screenings nicht erfasst bzw. deren Erkrankung zu spät diagnostiziert wird. Offensichtlich handelt es sich dabei um sehr aggressive, rasch fortschreitende Tumoren. Auch das Überleben manifest Erkrankter konnte nicht signifikant verbessert werden. Die **Letalität** des Zervixkarzinoms übertrifft immer noch diejenige des Endometriumkarzinoms. Statistisch gesehen lebt eine Frau mit einem Zervixkarzinom häufiger in der Stadt und entstammt häufiger wirtschaftlich schlechter gestellten Bevölkerungsschichten. Eine besonders hohe Inzidenz wird bei Prostituierten und Drogenabhängigen beobachtet. Es muss betont werden, dass die Infektion mit spezifischen High-risk-HPV-Typen zwar für die Entwicklung eines invasiven Zervixkarzinoms notwendig ist, aber allein nicht ausreicht.

Morphologie

Makroskopisch bei der klinischen Untersuchung erkennbare Tumoren sind per definitionem zumindest dem FIGO-Stadium Ib zuzuordnen. Meist handelt es sich um exophytisch wachsende und exulzerierte Knoten (> Abb. 40.26), wobei makroskopisch nicht zwischen den einzelnen Tumortypen unterschieden werden kann. Das FIGO-Stadium Ia ist dagegen klinisch nicht zu erkennen.

Histologisch unterscheidet man das Plattenepithelkarzinom (verhornt und nicht verhornt) vom Adenokarzinom. Sehr selten finden sich kleinzellige Karzinome und maligne Lymphome.

Sonderformen Mikroinvasives Karzinom (Frühkarzinom) ist eine Bezeichnung für Karzinome mit einer horizontalen Ausdehnung von maximal 7 mm sowie einer Stromainvasion bis zu einer Tiefe von maximal 5 mm. Diese Tumoren sind klinisch nicht zu erkennen und werden nur mit der Kolposkopie und Histologie entdeckt. Nach der Invasionstiefe unterscheidet man 2 Subtypen:
- FIGO-Stadium Ia1: Invasionstiefe maximal 3 mm
- FIGO-Stadium Ia2: Invasionstiefe maximal 5 mm

Die Abgrenzung der Mikrokarzinome ist von großer praktischer Bedeutung (s.u.).

Tumorausbreitung Das Zervixkarzinom infiltriert kontinuierlich die Zervixwand und in der Folge die Parametrien sowie die Vagina. Weit fortgeschrittene Tumoren umscheiden die Ureteren (Folge: Hydroureter und Hydronephrose) und brechen in Harnblase und Rektum ein. Typischerweise metastasiert das Zervixkarzinom in die pelvinen und paraaortalen Lymphknoten sowie hämatogen in die Lunge.

Prognose Die Prognose wird entscheidend vom Tumorstadium bestimmt. Die wichtigsten Prognoseparameter sind die Infiltration des Parametriums sowie Lymphknotenmetastasen. Die 5-Jahres-Überlebensrate ist im Stadium I mit 90–95% sehr gut, sinkt aber auf 30% im Stadium III. Mögliche neue Prognosefaktoren sind die Her2/neu-Überexpression, die Tumorhypoxie, die Tumorvaskularisierung und das SCC-Antigen, wobei Letzteres möglicherweise auch das Ansprechen auf Bestrahlung voraussagen kann. Die Bestimmung des SCC-Antigens im Serum dient auch als Tumormarker für die Rezidiverkennung. Von zunehmender Bedeutung ist die postoperative histologische pTNM-Klassifikation.

Klinische Relevanz Die **Frühstadien** des Zervixkarzinoms sind asymptomatisch. Daraus ergibt sich die große Bedeutung der zytologischen Vorsorgeuntersuchung zur Früherkennung. Zu den Symptomen **fortgeschrittener Karzinome** gehören meist blutiger vaginaler Ausfluss, Kontaktblutungen, Druckgefühl und Schmerzen. Die gynäkologische Untersuchung (Spekulumeinstellung der Zervix, vaginaler und rektaler Tastbefund) deckt den Tumorbefund auf. Die Zervix ist aufgetrieben und asymmetrisch. Bei parametraner Infiltration sind der Uterus und seine Nachbarorgane eingeschränkt beweglich. Der definitiven Diagnosestellung dienen Biopsie und Histologie.

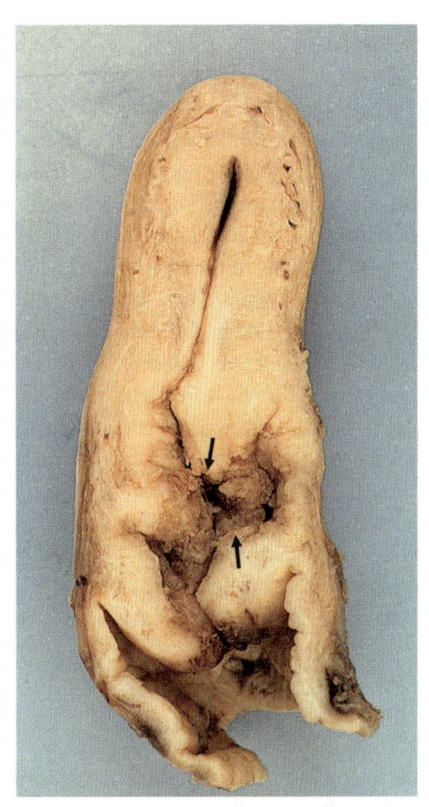

Abb. 40.26 Ausgedehntes Zervixkarzinom mit kraterförmigen Ulzerationen (Pfeile).

Besonderheiten beim Adenokarzinom der Zervix

Es kommen verschiedene histologische Typen vor, wobei grundsätzlich alle Typen des Müller-Systems infrage kommen. Am häufigsten ist eine muzinöse (endozervikale) Differenzierung. Zusätzlich zu viralen Faktoren werden hormonelle und hereditäre Einflüsse als Ursachen diskutiert (gelegentliche Assoziation mit dem Peutz-Jeghers-Syndrom). Ferner besteht bei den Patientinnen häufig eine ähnliche klinische Konstellation wie bei Frauen mit Endometriumkarzinom („Quartett" von Risikofaktoren: Nulligravida, Übergewicht, Hypertonie, Diabetes mellitus). Die Prognose von Adenokarzinomen der Zervix ist mit einem 5-Jahres-Überleben von 50–65% etwas schlechter als diejenige der Plattenepithelkarzinome.

Adenocarcinoma in situ (AIS)

Das AIS wird als Präneoplasie des Adenokarzinoms betrachtet. Beim AIS finden sich endozervikale Drüsen mit atypischem Epithel, aber ohne infiltratives Wachstum. In ca. 50% der Fälle besteht gleichzeitig eine CIN. Die Therapie besteht bei jüngeren Patientinnen aus einer Konisation, sofern die Resektionsränder im Konisat frei sind. Sonst wird eine einfache Hysterektomie durchgeführt.

40.4 Vagina

Die Vagina ist ein ca. 10 cm langer muskelkräftiger Schlauch, der Uterus und äußeres Genitale miteinander verbindet. Sie umfasst mit der **Fornix vaginae** proximal die Cervix uteri und endet im **Introitus vaginae**. Die Vagina wird von einem **nicht verhornten Plattenepithel** ausgekleidet. Die Wand besteht aus einem Bindegewebemantel mit reichlich glatter Muskulatur.

Befeuchtet wird die Vagina durch **Transsudation** und den Zervikalschleim. Drüsen sind in der Schleimhaut nicht vorhanden. **Laktobazillen** (Döderlein-Stäbchen) sorgen durch ihre Milchsäureproduktion für ein saures Scheidenmilieu (**pH 4,5**), das einen chemischen Schutz gegen die Besiedlung mit pathogenen Keimen darstellt. Östrogene sind für die Ausreifung der Plattenepithelzellen bis zu den Superfizialzellen verantwortlich, während Progesteron die Ausreifung verhindert. Entsprechend werden in der Corpus-luteum-Phase im Vaginalabstrich überwiegend Intermediärzellen gefunden. Nach der Menopause fehlt die Ausreifung und es kommt zur Atrophie des Plattenepithels.

40.4.1 Fehlbildungen

Kongenitale Anomalien sind sehr selten. Bei der **Aplasie** fehlt die Vagina. Ein Uterus ist entweder gar nicht oder rudimentär angelegt. Bei der **Atresie** besteht eine fehlende Lumenbildung der Vagina. Eine **septierte** oder **doppelt angelegte** Vagina findet sich bei fehlender oder mangelhafter Fusion der Müller-Gänge. **Gartner-Gang-Zysten**, die sich aus dem embryonalen Wolff-Gang entwickeln, liegen als flüssigkeitsgefüllte, meist ca. 2 cm große, submuköse Zysten in der lateralen Vaginalwand.

40.4.2 Kolpitis

Entzündungen der Vagina sind relativ häufig. Mädchen vor der Pubertät und Frauen nach der Menopause sind wegen des Östrogenmangels häufiger betroffen. Östrogenmangel und Progesteronüberschuss haben einen negativen Einfluss auf die Regeneration und den Glykogengehalt des Plattenepithels. Dies führt zu einer verminderten Milchsäureproduktion der Döderlein-Bakterien. Folge ist die Alkalisierung des sonst sauren pH-Werts in der Scheide, was die Ansiedlung pathogener Keime begünstigt.

Häufige Infektionserreger sind das sexuell übertragene Protozoon Trichomonas vaginalis, das gramnegative Bakterium *Gardnerella vaginalis* (Haemophilus vaginalis) und schließlich Candida albicans. Kolpitiden durch pyogene Keime sind dagegen selten.

Morphologie
Makroskopisch liegt eine Entzündung der Schleimhaut mit eitrigem Exsudat vor. Hinweise auf Candida-Besiedlung sind u.a. kleine Schleimhautdefekte oder grauweiße Beläge. Bei der Trichomonadenkolpitis entstehen häufig Epithelveränderungen mit vergrößerten Zellkernen.

Klinische Relevanz Klinische Symptome einer Kolpitis sind verstärkter vaginaler Ausfluss, Juckreiz und Brennen. Kolposkopisch zeigt die Vaginalwand Zeichen einer unspezifischen Entzündung und – bei der Candida-Kolpitis – weißliche Auflagerungen. Die *Gardnerella*-Kolpitis ist durch einen dünnen, wässrigen und übel riechenden Ausfluss gekennzeichnet, ohne dass eine Entzündung der Vaginalschleimhaut nachweisbar ist. Die Keime können häufig in zytologischen Ausstrichen nachgewiesen werden, manchmal schon vor dem Auftreten von Symptomen.

40.4.3 Tumoren und tumorartige Läsionen

Unter den malignen Tumoren sind das **Plattenepithelkarzinom**, das **klarzellige Adenokarzinom** und das **Rhabdomyosarkom** von Bedeutung. Karzinome kommen in der 6. und 7. Lebensdekade vor. Sie machen nur etwa 1% der Genitaltumoren aus.

Klinisch müssen diese Tumoren von seltenen gutartigen Tumoren (Plattenepithelpapillom, Hämangiom, Fibrom u.a.) und tumorartigen Läsionen (Gartner-Gang-Zyste, Endometriose, ➤ Kap. 40.3.3) abgegrenzt werden.

Plattenepithelkarzinom

Plattenepithelkarzinome machen etwa 95% aller primären Vaginalkarzinome aus. Häufigste Lokalisation ist der hintere Fornix vaginae.

Das Wachstumsmuster ist **exophytisch-polypös** oder **endophytisch**-ulzerierend. Die **Ausbreitung** erfolgt frühzeitig per continuitatem in das perivaginale Gewebe mit Ummauerung und/oder Infiltration von Ureteren, Harnblase und Rektum bzw. lymphogen in die regionären (iliakalen) Lymphknoten und (selten) hämatogen in die Lunge.

Intraepitheliale Neoplasien (Dysplasien) des Plattenepithels werden als vaginale intraepitheliale Neoplasien (VAIN) bezeichnet und analog zu Zervix und Vulva in 3 Stufen eingeteilt (VAIN I, II und III). Histologisch gleichen sie den intraepithelialen Neoplasien der Zervix und der Vulva.

Adenokarzinom

Adenokarzinome kommen überwiegend im 2. und 3. Lebensjahrzehnt bei Frauen vor, deren Mütter in der Schwangerschaft Diethylstilbestrol zur Vermeidung eines drohenden Aborts erhalten haben. Diese Karzinome entwickeln sich wahrscheinlich aus mukösen Drüsen, die unter einer Diethylstilbestrol-Therapie in Form einer Adenose vermehrt sind und als rote granuläre Areale in der Vaginalwand imponieren. Die meist polypös wachsenden und histologisch klarzelligen Adenokarzinome liegen in der vorderen oberen Vaginalwand.

Embryonales Rhabdomyosarkom

Syn.: Sarcoma botryoides

Das seltene embryonale Rhabdomyosarkom kommt bei Mädchen unter 5 Jahren vor. Es entwickelt sich aus dem subepithelialen Stroma der Vagina und der Cervix uteri. Der Tumor wächst polypös-traubenartig (botryoid) in das Lumen und infiltriert die Vaginalwand. Er ist histologisch aus unreifen Tumorzellen aufgebaut, die Merkmale quergestreifter Muskulatur aufweisen und die Proteine Desmin, Aktin und Myosin enthalten.

Metastasen

Häufiger als primäre Tumoren sind sekundär in der Vaginalwand auftretende Metastasen v.a. von Portio-, Vulva-, Blasen-, Urethra- und Rektumkarzinomen.

Klinische Relevanz Vaginaltumoren äußern sich durch Blutabgang und meist blutigen vaginalen Ausfluss. Seltener treten sie durch lokale Tumorkomplikationen wie vaginale Obstruktion, Ureterobstruktion und Fisteln in Erscheinung.

40.5 Vulva

40.5.1 Normale Struktur und Funktion

Die beiden seitlich gelegenen großen Schamlippen (**Labium majus**) gehen mit der vorderen Kommissur in den **Mons pubis** über und sind dorsal von der hinteren Kommissur begrenzt. Medial davon befinden sich die kleinen Labien (**Labium minus**) mit der ventral gelegenen **Klitoris.** In den Scheidenvorhof (**Vestibulum vaginae**) münden ventral die Urethra mit dem **Ostium urethrae externum,** dorsal die Scheide mit ihrem **Ostium vaginae.** Seitlich der Urethra liegen die beiden **paraurethralen Drüsen** (Skene-Drüsen), dorsolateral des Scheidenostiums die tubuloalveolären **Bartholin-Drüsen.** Außerdem enthält die Vulva eine große Zahl kleiner Schweißdrüsen. Mit Ausnahme der großen Schamlippen, die von behaartem, verhornendem Plattenepithel mit Talg- und Schweißdrüsen bedeckt sind, ist die Vulva mit Schleimhaut mit nichtverhorntem Plattenepithel ausgekleidet. Der **Lymphabfluss** der Vulva verläuft über inguinale und femorale Lymphknoten, derjenige der Klitoris über urethrale Lymphbahnen.

40.5.2 Fehlbildungen

Fehlbildungen sind äußerst selten und meist mit weiteren Störungen der Urogenitaldifferenzierung verbunden. Beispiele sind die Hymenalatresie, Fusionen, Überschussbildungen, Hypospadie und die Klitorishypertrophie mit Labienverschmelzung.

40.5.3 Vulvitis

Das feuchte Milieu der Vulva bietet günstige Voraussetzungen für die Ansiedlung von Erregern. Zu enge und zu wenig atmungsaktive Kleidung sowie mangelhafte, aber auch übertriebene Hygiene können zu Entzündungen der Vulva führen. Entsprechend ist die Vulvitis eine häufige Erkrankung. Ursachen und klinische Bilder sind vielfältig.

Nichtinfektiöse Vulvitis

Ein weites Spektrum physikalisch-chemischer Faktoren kann zu einer unspezifischen Entzündung der Vulva mit Rötung, Ödem und mitunter auch Nekrosen führen. Zu diesen Faktoren gehören unzureichende Hygiene, desodorierende Sprays, mechanische Schädigungen, aber auch Stoffwechselkrankheiten wie Diabetes mellitus, Avitaminosen und Urämie. Zu den nichtinfektiösen Vulvitiden gehören auch die Entzündungen im Rahmen systemischer Hauterkrankungen wie Neurodermitis und Psoriasis.

Infektiöse Vulvitis

Viele pyogene Bakterien (Streptokokken, Staphylokokken, *Neisseria gonorrhoeae*) sowie Trichomonaden, Pilze und Oxyuren können eine Entzündung der Vulva hervorrufen. Die klinischen Symptome sind meist Rötung, Schwellung, Brennen und Juckreiz. Im Folgenden werden einige insbesondere sexuell übertragene Sonderformen besprochen.

Granuloma inguinale

Hierbei handelt es sich um eine von *Calymmatobacterium granulomatis* (gramnegatives Stäbchen) verursachte, durch Geschlechtsverkehr übertragene, ulzeröse Hautinfektion der Anogenitalregion.

> **Morphologie**
> Die Primärläsion beginnt als schmerzlose, ulzerierte, papulöse Läsion im Genital-, Inguinal- oder Perianalbereich, die sich auf die angrenzende Haut ausbreitet.
>
> **Histologisch** findet man ein granulierendes Ulkus mit vakuolisierten Histiozyten, die die charakteristischen intrazellulären Bakterien (Donovan-Körperchen) enthalten. Von Bedeutung ist die häufig ausgeprägte Plattenepithelhyperplasie, die histologisch mit einem Karzinom verwechselt werden kann.

Lymphogranuloma venereum

Chlamydia trachomatis ist der sexuell übertragene Erreger des Lymphogranuloma venereum, einer Vulvitis mit ausgeprägter regionaler (inguinaler) Lymphadenitis.

Morphologie

Histologisch ist die retikulozytär-abszedierende Lymphadenitis für dieses Krankheitsbild typisch.

Klinische Relevanz Erstes Symptom ist ein schmerzloses, selbstheilendes Ulkus. Erst später entwickelt sich eine eitrige inguinale Lymphadenitis. In den entzündeten Lymphknoten kommt es zu eitrigen Einschmelzungen, gelegentlich mit Ausbildung von Hautfisteln. Später können Lymphabflussstörungen und eine Elephantiasis der Anogenitalregion auftreten.

Syphilis (Lues)

➤ Kap. 48.3.6

Ulcus molle

Syn.: weicher Schanker

Dies ist eine durch *Haemophilus ducreyi* verursachte vesikulopustulöse und ulzeröse Vulvitis, die 1–3 Tage nach Infektion durch Geschlechtsverkehr auftritt.

Primärläsion ist ein ca. 2 mm großes Bläschen, das sich zu etwa eurostückgroßen Ulzerationen der Vulva, der Perianalregion, der Vagina und der Zervix entwickelt. Aus dem schmerzhaften Ulkus wird eitriges Sekret abgesondert. Inguinale Lymphadenitis (20%) und Fieber sind begleitende Symptome.

Herpesvulvitis

Die Herpesvulvitis ist häufig. Sie wird meist durch *Herpes-simplex-Virus Typ 2* hervorgerufen und sexuell übertragen. Nach einer Inkubationszeit von 3–7 Tagen finden sich an Vulva, Vagina und Zervix Rötung und Schwellung, später schmerzhafte kleine Bläschen mit Ulzerationsneigung. In späteren Stadien entsteht ein Ulkus, das relativ schnell abheilt.

Condyloma acuminatum

➤ Kap. 40.3.5

Molluscum contagiosum

➤ Kap. 43.9.2

Soorvulvitis

Die Soorvulvitis wird durch Candida albicans hervorgerufen und imponiert klinisch durch Juckreiz und weißlichen Ausfluss. Diabetes mellitus, orale Kontrazeptiva und Schwangerschaft prädisponieren zu dieser Infektion. Etwa 10% aller Frauen sind asymptomatische Trägerinnen vulvovaginaler Pilze. Die Infektion führt zu Rötung und Schwellung oder zu grauweißen und gelblichen Belägen.

40.5.4 Chronische Vulvaerkrankungen

Die chronischen Vulvaerkrankungen wurden früher unter dem Begriff „Vulvadystrophien" zusammengefasst. Ihre Ätiologie ist unbekannt. Sie zeichnen sich durch einen ausgeprägten Pruritus aus.

Lichen sclerosus

Syn.: Craurosis vulvae

Dies ist eine ätiologisch ungeklärte, häufig multizentrische chronische Entzündung der Vulva, die gehäuft perimenopausal vorkommt und selten zu einem Vulvakarzinom führt. Andererseits ist der Lichen sclerosus in ca. 50% mit einem Vulvakarzinom assoziiert. Er verläuft langsam progredient.

Morphologie

Histologische Kennzeichen sind eine Atrophie der Epidermis und der Hautanhangsgebilde sowie eine bandartige Sklerose und chronische Entzündung der Dermis.

Plattenepithelhyperplasie

Bei dieser chronischen Entzündung der Vulva ist die Ätiologie ungeklärt. Sie geht mit einem leicht erhöhten Karzinomrisiko einher. Übergänge in eine vulväre intraepitheliale Neoplasie sind aber selten.

Morphologie

Makroskopisch finden sich an den äußeren Labien erythrosquamöse Plaques. **Histologisch** liegen eine bandartige lymphozytäre Infiltration der Dermis und eine Verbreiterung der Epidermis (Akanthose) mit Hyperkeratose vor.

40.5.5 Tumorähnliche Läsionen

Zysten können durch Retention von Schleim in den vestibulären Drüsen und in den Hautanhangsgebilden entstehen. Die wichtigste ist die 3–5 cm große **Bartholin-Zyste** im hinteren Abschnitt der großen Labien. Sie ist von einem Übergangsepithel oder einem abgeflachten Zylinderepithel ausgekleidet und kann sich durch Superinfektion mit pyogenen Bakterien entzünden. Plattenepitheliale und muzinöse Zysten sowie Endometriosezysten sind selten.

40.5.6 Tumoren

Benigne Tumoren

Gutartige **epitheliale** Tumoren können im Bereich der apokrinen Schweißdrüsen **(Hidradenom)** und der ekkrinen Drüsen **(Syringom)** der Labien entstehen. Es handelt sich um meist scharf begrenzte, bis 2 cm große Knoten mit einem typischen papillär-drüsigen Aufbau. Zu den gutartigen **Weichgewebstumoren** gehören u.a. Hämangiom, Lipom, Fibrom, Leiomyom und Granularzelltumor.

Präkanzerosen und Karzinome

Das Vulvakarzinom macht nur 3% aller Genitaltumoren der Frau aus. Es kommt überwiegend bei Frauen über 60 Jahre vor. 85% der Tumoren sind meist hochdifferenzierte, verhornte Plattenepithelkarzinome (➤ Abb. 40.27), der Rest sind Adenokarzinome, Basaliome und Melanome. Plattenepithelkarzinome entstehen oft aus einer vulvären intraepithelialen Neoplasie (VIN).

Vulväre intraepitheliale Neoplasie (VIN)

Syn.: Dysplasie, Carcinoma in situ

Die vulväre intraepitheliale Neoplasie (VIN) ist eine **Präkanzerose** des Vulvakarzinoms. Sie wird in Abhängigkeit vom Ausmaß der Epithelatypien analog zu den Veränderungen an der Zervix in 3 Schweregrade (VIN I–III) eingeteilt. Die VIN tritt häufig multifokal auf und hat je einen Häufigkeitsgipfel im 4. sowie im 6. und 7. Lebensjahrzehnt. Die VIN ist im jüngeren Kollektiv typischerweise *HPV*-assoziiert (in 90% mit HPV 16 oder 18), während im höheren Lebensalter ein Bezug zum Lichen sclerosus besteht. Klinisch imponieren grauweiße (➤ Abb. 40.28a) oder erythematöse Flecken **(Erythroplasie Queyrat)**. Andererseits sind VIN häufig auch pigmentiert. Nach den Nävuszellnävi ist die VIN III die zweithäufigste pigmentierte Läsion der Vulva. Eine frühere Bezeichnung für die VIN III (➤ Abb. 40.28b) war auch **Morbus Bowen**.

In etwa 75% der Fälle treten VIN multipel auf. Die Progressionsrate einer unbehandelten VIN III zu einem invasiven Karzinom ist nicht genau bekannt, die Rezidivrate einer VIN III nach Exzision liegt bei etwa 30%. In bis zu 20% der Fälle kann eine VIN III bereits mit einem invasiven Plattenepithelkarzinom vergesellschaftet sein. Patientinnen mit VIN III sollten einer genauen Untersuchung von Vagina, Cervix, Perianalregion und Perineum unterzogen werden, da an diesen Stellen häufig assoziierte intraepitheliale Neoplasien auftreten.

Extramammärer Morbus Paget

Es handelt sich um ein sehr seltenes, meist intraepidermales **Adenokarzinom,** das von undifferenzierten Zellen der basalen Zellschicht ausgeht. In einem geringen Prozentsatz liegt ein begleitendes Schweißdrüsenkarzinom vor.

Histologisch lassen sich, wie beim Morbus Paget der Mamille (➤ Kap. 42.6.2), große Tumorzellen in der Epidermis nachweisen.

Klinisch imponieren ekzematöse Hautläsionen der großen Labien, der Damm- und Perianalregion.

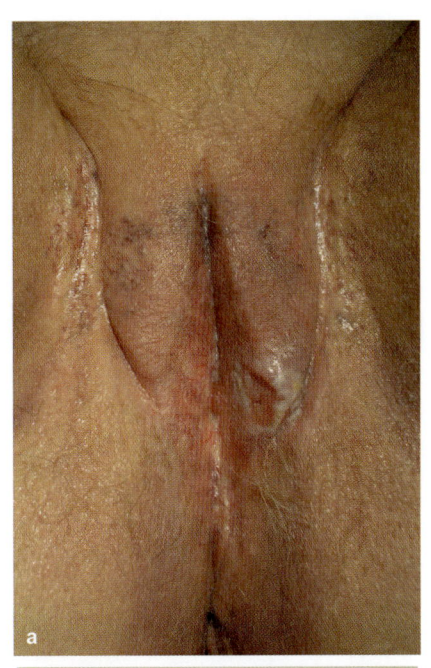

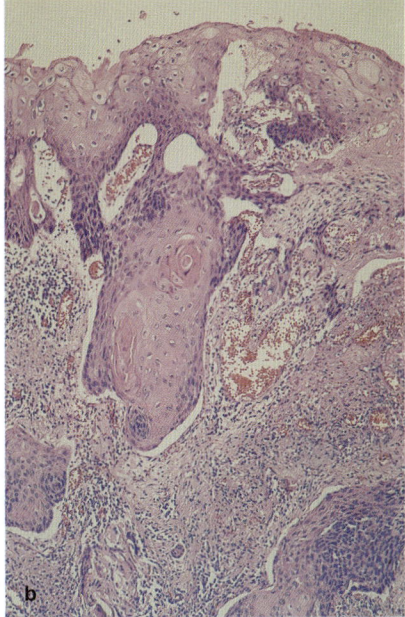

Abb. 40.27 Vulvakarzinom. **a** Kleiner exulzerierter Tumor im Bereich des linken Labium majus. **b** Histologie. Ausschnitt mit invasiv wachsenden atypischen Plattenepithelverbänden. HE, Vergr. 50-fach.

Invasives Plattenepithelkarzinom

Das invasive Plattenepithelkarzinom tritt bevorzugt an den großen Labien, der Klitoris und den kleinen Labien auf. Es können begleitende Infektionen vorliegen. Die Patientinnen leiden an Juckreiz und Schmerzen. Es gibt je einen Altersgipfel um das 40. bzw. nach dem 60. Lebensjahr. Nur die Tumoren in der jüngeren Altersgruppe sind häufig mit *HPV* assoziiert.

Morphologie
Der Tumor zeigt ein endophytisches und/oder exophytisches Wachstum mit nachfolgend auftretenden oberflächlichen Ulzerationen.

Histologisch handelt es sich meist um hochdifferenzierte, verhornte Plattenepithelkarzinome. Eine Sonderform ist das verruköse Karzinom, das gut differenziert ist und nur geringe Atypien aufweist und daher mitunter diagnostische Schwierigkeiten bereiten kann.

Prognose und Therapie Die 5-Jahres-Überlebensrate liegt bei Tumoren mit maximal 2 cm Durchmesser bei 60–80%, bei Tumoren mit Lymphknotenmetastasen bei unter 10%. In 65% liegen zum Zeitpunkt der Diagnose schon Lymphknotenmetastasen vor – betroffen sind primär in die inguinalen, danach in die iliakalen Lymphknoten. Die Therapie besteht in der Vulvektomie und Lymphadenektomie.

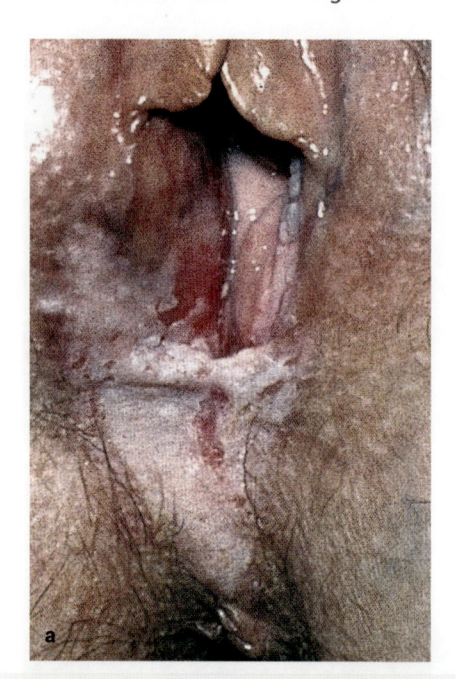

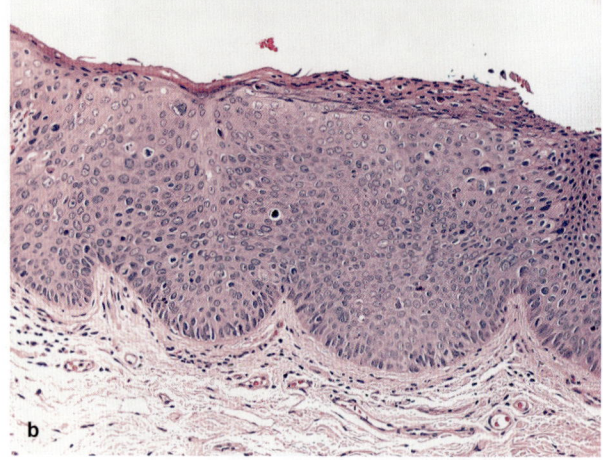

Abb. 40.28 Vulväre intraepitheliale Neoplasie III unter dem Bild einer Leukoplakie. **a** Unregelmäßige weißliche, meist leicht erhabene und indurierte Flecken der Vulva. **b** Histologie. Das gesamte Epithel besteht aus atypischen neoplastischen Zellen, welche von der Größe her Basalzellen ähneln. Die Basalmembran ist intakt. An der Oberfläche zeigt sich eine abnorme Verhornung. HE, Vergr. 200-fach.

KAPITEL 41

Th. Stallmach, I. Leuschner

Schwangerschaft, Perinatalperiode und Kindesalter

41.1	Normaler Aufbau und Funktion der Plazenta	788
41.2	Pathologie der Plazenta	788
41.2.1	Fehler bei der Implantation	788
41.2.2	Trophoblasterkrankungen	788
41.2.3	Mehrlingsschwangerschaften	790
41.2.4	Kreislaufstörungen	790
41.2.5	Krankheiten der Mutter in der Schwangerschaft	792
41.3	Intrauterine und perinatale Infektionen	793
41.3.1	Infektionswege	793
41.3.2	Bakterielle Infektionen	794
41.3.3	Protozoen und Pilze	796
41.3.4	Virale Infektionen	796
41.4	Kongenitale Anomalien und Fehlbildungen	798
41.4.1	Epidemiologie und Ursachen	798
41.4.2	Einteilung und Definitionen	798
41.4.3	Fehlbildungssyndrome	798
41.4.4	Fehlbildungssequenzen	798
41.4.5	Fehlbildungsassoziationen	799
41.4.6	Disruptionen	800
41.4.7	Entwicklungsstörungen des Skeletts	801
41.5	Hydrops des Fetus und der Plazenta	803
41.6	Adaptationsstörungen des Neugeborenen	804
41.6.1	Hyaline-Membranen-Krankheit und bronchopulmonale Dysplasie	804
41.6.2	Hirnblutungen und anoxische Enzephalopathie	804
41.6.3	Nekrotisierende Enterokolitis	805
41.7	Tumoren im Kindesalter	805
41.7.1	Neuroblastom	806
41.7.2	Nephroblastom	807
41.7.3	Hepatoblastom	807
41.7.4	Retinoblastom	808
41.7.5	Teratome	808
41.7.6	Langerhans-Zell-Histiozytose (LCH)	809

Zur Orientierung

Von allen Schwangerschaften enden 15% als Früh- oder Spätabort, d.h. bevor der Fetus lebensfähig wird. Die Fähigkeit, auch außerhalb des Uterus zu überleben, wird etwa um die 25. Schwangerschaftswoche erreicht. Die intrauterine Sterblichkeit von Kindern ab dem Erreichen der Überlebensfähigkeit wird mit der Sterblichkeit unter der Geburt und bis zum 7. Tag nach Geburt als **perinatale Mortalität** zusammengefasst. Diese betrug in früheren Zeiten und in medizinisch schlecht versorgten Regionen noch heute bis zu 10%, wobei in der Regel ein Drittel auf die „Geburtsasphyxie" entfällt. In medizinisch gut versorgten Regionen beträgt die perinatale Mortalität unter 1%, davon werden ein Zehntel durch schwere Fehlbildungen verursacht, ein Viertel durch Frühgeburtlichkeit und etwa die Hälfte durch den intrauterinen Tod aufgrund eines Versagens der Plazenta während der letzten Wochen vor der Geburt. Weitere Todesfälle ergeben sich aus speziellen Komplikationen eineiiger Zwillingsschwangerschaften, z.B. durch feto-fetale Transfusion über Gefäßverbindungen in der Plazenta. Akut verlaufende perinatale Infektionen tragen auch heute noch zur perinatalen Sterblichkeit bei, während schwere Herzfehler insbesondere dann noch tödlich ausgehen, wenn sie durch eine vorgeburtliche Diagnostik nicht erkannt wurden. Neben der Kreislaufumstellung nach Geburt können im Rahmen von Adaptationsstörungen insbesondere Lunge und Darm des Neugeborenen geschädigt werden, da sie aus dem sterilen Milieu des Uterus erstmals mit der Welt mikrobieller Krankheitserreger in Kontakt treten. Todesfälle der folgenden Lebensphase werden als **Kindersterblichkeit** bezeichnet; wichtigste Ursachen sind weltweit Infektionskrankheiten und Unterernährung. Die in diesem Kapitel behandelten Tumorerkrankungen des Kindesalters sind im Vergleich dazu selten.

41.1 Normaler Aufbau und Funktion der Plazenta

Die menschliche **Plazenta** ist einem Topf vergleichbar, der aus mütterlichem Gewebe besteht und mit mütterlichem Blut gefüllt ist. Der Deckel besteht aus kindlichem Gewebe, von dem ein wurzelartig verzweigtes Zottenwerk herabhängt. Das über 2 Nabelschnurarterien herangeführte sauerstoffarme Blut des Fetus strömt durch Stammzotten und Zwischenzotten in die Endzotten, in denen sich ein mit dem Schwangerschaftsalter zunehmend komplexes Kapillarsystem bildet. Bei der weiteren Ausreifung der Plazenta und insbesondere ihrer **Endzotten** werden die Kapillaren zu Sinusoiden ausgeweitet und der bedeckende Trophoblast ausgedünnt.

Der fetalen Zirkulation in der Plazenta steht die maternale Zirkulation gegenüber. Ihr besonderes Kennzeichen sind die **Spiralarterien,** die den „plazentaren Topf" füllen. Sie werden im Verlauf der Frühschwangerschaft durch fetale trophoblastäre Zellen von typischen muskelhaltigen Arterien zu weiten, muskelfreien Blutgefäßen transformiert.

41.2 Pathologie der Plazenta

Die 40 Wochen der Schwangerschaft werden in die **Embryonalperiode** (bis Ende der 8. Woche) und die **Fetalperiode** (9. Woche bis Geburt) unterteilt.

41.2.1 Fehler bei der Implantation

Parallel zu den ersten Teilungen der befruchteten Eizelle und ihrer Wanderung durch die Tube zum Uterus wandelt sich das Endometrium zur **Dezidua** um. Der nach dem Eisprung einsetzende Progesteroneinfluss führt zu einer starken Volumenzunahme der Fibroblasten im Endometrium und zu deren Umwandlung in Deziduazellen. Implantation und Weiterentwicklung der **Blastozyste** finden in der Schleimhaut in deutlichem Abstand von der Uterusmuskulatur statt.

Placenta accreta, increta, percreta

Normalerweise löst sich die Plazenta bei der Geburt innerhalb der Dezidua. Es kommt aber vor, dass der spontane Lösungsprozess versagt und die Plazenta daher manuell gelöst werden muss oder retinierte Anteile erst durch Nachkürettage entfernt werden können. Manchmal beruht dies auf einer abnormen Implantation, bei der die Chorionzotten ohne trennende Dezidua in direkten Kontakt mit dem Myometrium stehen. Dies wird als Placenta **accreta** bezeichnet. Wenn auch tiefere Schichten des Myometriums von Chorionzotten durchsetzt sind, handelt es sich um eine Placenta **increta**. Bei der sehr seltenen Placenta **percreta** kommt es zum Durchbruch der Chorionzotten durch die äußere Uteruswand.

Klinische Relevanz Placenta accreta und increta machen eine vollständige Lösung der Plazenta unmöglich, was meist eine Nachkürettage erfordert. Die Placenta percreta führt zu dramatischen klinischen Situationen durch Ruptur des Uterus.

Placenta praevia

Bei einer Placenta praevia ist der Zervikalkanal teilweise oder ganz von der Plazenta überdeckt. Als Grund, dass sich eine Blastozyste zu nahe an der Zervix implantiert, wird von einigen Autoren eine veränderte Zyklusdauer oder eine besonders späte Befruchtung der Eizelle angesehen. Nach Meinung anderer liegt die primäre Störung im Endometrium, wofür das gehäufte Auftreten einer Placenta praevia nach einem vorausgegangenen Kaiserschnitt sprechen würde.

Klinische Relevanz Bei der Placenta praevia treten gegen Ende der Schwangerschaft vaginale Blutungen auf und unter der Geburt ist das Kind durch Zerreißung fetaler Blutgefäße gefährdet.

Extrauteringravidität

Eine befruchtete Eizelle kann sich auch außerhalb der Uterushöhle implantieren. Die Tube ist der häufigste Ort einer extrauterinen (ektopen) Gravidität. Zur ektopen Einnistung des befruchteten Eis in der Tubenschleimhaut **(Tubargravidität)** kommt es, wenn der Eitransport in der Tube verzögert ist. Ursachen dafür sind angeborene (z.B. hypoplastisches Genitale) oder erworbene (z.B. abgelaufene Salpingitis) Störungen der Eileiterdurchgängigkeit und Störungen der Tubenperistaltik. In sehr seltenen Fällen kann eine Einnistung in die Darmoberfläche oder in das große Netz zu einer **Bauchhöhlenschwangerschaft** führen. Die Schleimhaut der „unbenutzten" Uterushöhle zeigt die gleiche **Dezidualisierung** wie bei intrauteriner Schwangerschaft, sodass diese Schleimhautveränderung nicht als Beweis einer hier erfolgten Implantation gewertet werden darf.

Klinische Relevanz Die Implantation einer befruchteten Eizelle im Eileiter kann ab der 6. Woche zu dessen Ruptur und dadurch zu einer starken Blutung in die Bauchhöhle führen.

41.2.2 Trophoblasterkrankungen

Das Wachstum der Plazenta, ihre Verankerung in den mütterlichen Geweben und die enge Interaktion mit den mütterlichen Blutgefäßen werden durch das Trophoektoderm bewerkstelligt, das sich am 7. Embryonaltag von der eigentlichen Embryonalanlage ablöst. Abkömmlinge dieses Gewebes werden im Bereich der **fetomaternalen Grenzfläche,** also innerhalb der Dezidua, als **„extravillöser"** oder **„invasiver"** Trophoblast bezeichnet. Die Chorionzotten sind von einer anfänglich doppelten, später einfachen Schicht eines „villösen" Trophoblasten überkleidet, wobei die innere Schicht deutliche Zellgrenzen aufweist (Zytotrophoblast) und die dem mütterlichen Blut zugewandte Schicht ein Synzytium bildet (Synzytiotrophoblast). Alle 3 genannten Differenzierungstypen des Trophoblastgewebes besitzen viele Eigenschaften von Epithelzellen, sie enthalten z.B. Keratine als Zytoskelettproteine.

Blasenmole

Ist der Uterus für das erreichte Schwangerschaftsalter zu groß, kann dies ein Hinweis auf eine Blasenmole sein. Die vorzeitige Volumenzunahme der Schwangerschaftsanlage ergibt sich aus einer bläschenförmigen Auftreibung der Chorionzotten, die histologisch dazu noch eine exzessive Trophoblastproliferation erkennen lassen (➤ Abb. 41.1). Bei der „kompletten" Blasenmole ist kein Embryo nachweisbar. Die „inkomplette" Blasenmole mit ihrer genetischen Konstitution der **Triploidie** kann einen dystrophen Fetus beinhalten. Da nach Blasenmolen gehäuft Chorionkarzinome beobachtet werden, muss das β-**HCG** im Blut der Schwangeren mehrfach noch einige Wochen und Monate nach dem Abort bestimmt werden. Das Risiko für ein Chorionkarzinom beträgt insgesamt 1 : 150.000, nach partieller Blasenmole 1 : 1000 und nach kompletter Blasenmole 1 : 50.

Chorionkarzinom

Das Chorionkarzinom ist eine maligne epitheliale Neoplasie, die von den Trophoblastzellen abstammt.

Morphologie
Das **histologische** Bild lässt noch die 2 verschiedenen Zelltypen (Zytotrophoblast, Synzytiotrophoblast) erkennen, die für die Überkleidung von Chorionzotten typisch sind (➤ Abb. 41.2). Es sind aber keine Zottenstrukturen mehr nachweisbar.

Metastasen entstehen rasch und betreffen meist die Lunge, häufig auch Gehirn und Leber. Unter Chemotherapie ist die Rate kompletter Heilungen sehr hoch. Das „Geheimnis des Therapieerfolgs" liegt zum Teil darin, dass das aus einer Schwangerschaftsanlage entstandene Chorionkarzinom ein „Transplantat" ist, denn die Tumorzellen besitzen auch paternale antigenetische Strukturen. Somit kann der Tumor auch vom Immunsystem der Mutter attackiert werden. Demgegenüber hat das im Ovar einer Frau nur aus ihren eigenen Keimzellen entstehende „syngene" Chorionkarzinom trotz Chemotherapie eine schlechte Prognose.

Chorangiom

Das Chorangiom ist ein hamartomatöser Gefäßtumor in den Chorionzotten. Ein oder mehrere scharf begrenzte Knoten werden meist als Zufallsbefund bei der Untersuchung einer

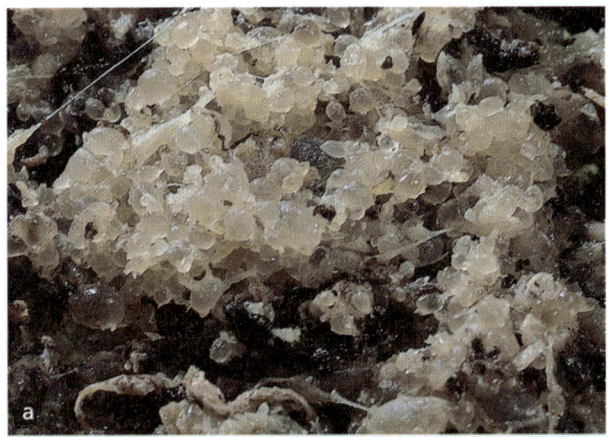

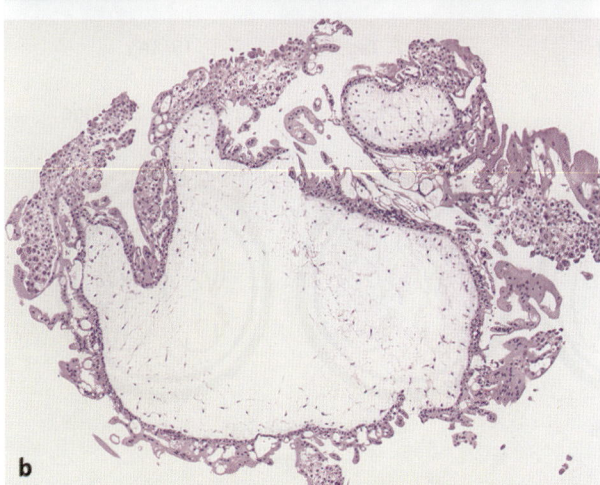

Abb. 41.1 Komplette Blasenmole. a Im Gewebematerial eines Aborts finden sich Bläschen von mehreren Millimetern bis einigen Zentimetern Größe. **b** Im histologischen Schnitt erkennt man eine überschießende Trophoblastproliferation auf der gesamten Zirkumferenz der Chorionzotten. Das Zottenstroma ist myxoid und entwickelt strukturlose Hohlräume, die den Blasen entsprechen. Blutgefäße kommen nicht vor. HE, Vergr. 80-fach.

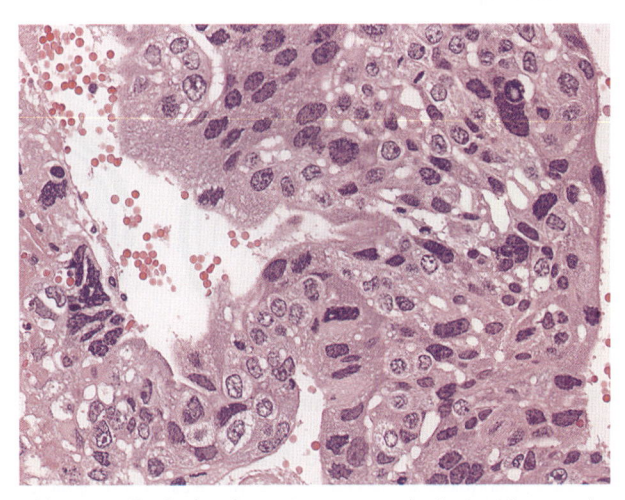

Abb. 41.2 Chorionkarzinom. Das gesamte durch eine Kürettage des Uterus gewonnene Gewebe zeigt keine Chorionzotten, sondern abwechselnd einkernige Zytotrophoblasten mit klarem Zytoplasma und synzytiale eosinophile Zellverbände mit Atypien. HE, Vergr. 150-fach.

Plazenta gefunden. Das mikroskopische Bild entspricht kapillären oder kavernösen Hämangiomen, wie sie auch andernorts auftreten. Chorangiome treten gehäuft bei genetisch bedingter Wachstumsimbalance auf, wie sie z.B. für das Wiedemann-Beckwith-Syndrom charakteristisch ist (➤ Kap. 41.4.3).

41.2.3 Mehrlingsschwangerschaften

Eine **monozygote (eineiige)** Zwillingsschwangerschaft entsteht durch die Teilung einer Zygote in 2 Embryonalanlagen bis zum 12. Tag nach der Befruchtung (➤ Abb. 41.3). Eine spätere Teilung führt zu unvollständigen Doppelbildungen („siamesische Zwillinge"). Die Teilung einer Zygote ist in 3–4 von 1.000 Schwangerschaften zu erwarten und zeigt eine nur geringe Abhängigkeit von Alter und ethnischer Zugehörigkeit der Mutter.

Eine **dizygote (zweieiige)** Zwillingsschwangerschaft ist hingegen das Resultat der Befruchtung von 2 Eizellen durch 2 Spermien. Die Häufigkeit dieses Ereignisses steigt mit dem Alter der Mutter an und ist auch regional sehr unterschiedlich (2,4 : 1.000 in Japan und 11 : 1.000 in der farbigen Bevölkerung der USA).

Zygotie und Eihäute

Monozygote Zwillinge haben in Abhängigkeit vom Zeitpunkt der embryonalen Trennung gemeinsame oder getrennte **Amnion-** und **Chorionhöhlen** (➤ Abb. 41.3). Dizygote Zwillinge haben praktisch immer getrennte Chorionhöhlen (dichorial). Dies ist bei einer mikroskopischen Untersuchung der Trennwand der Fruchthöhlen durch den Nachweis chorialen Gewebes erkennbar. Da auch monozygote Zwillinge bei früher Trennung dichorial sein können, ist diese Konstellation bezüglich der Zygotie nicht informativ. Lässt aber die histologische Untersuchung der Trennwand der Fruchthöhlen kein Chorion erkennen (**mono**chorial), handelt es sich mit 99%iger Wahrscheinlichkeit um **mono**zygote Zwillinge.

Fetofetale Transfusion

Bei 80% aller monozygoten Zwillinge haben die plazentaren Blutkreisläufe eine Verbindung. Wenn einem Zottenbäumchen (Kotyledo) vom einen Zwilling arteriell Blut zugeführt wird, das venös zum anderen Zwilling drainiert wird, so entsteht ein gerichteter Shunt, der zur **ungleichen Blutverteilung** zwischen den Zwillingen führt (➤ Abb. 41.4). Solange sich durch mehrere Shunts die ventilartig gerichteten Blutströme mengenmäßig ausgleichen, entwickeln sich beide Zwillinge ungestört. Kommt es während des Plazentawachstums oder durch Infarzierung einzelner Kotyledonen zu einem Ungleichgewicht, wird einer der Zwillinge hypertroph und hypervolämisch werden, während der andere anämisch und hypotroph wird. Häufig kann diese Situation für einige Wochen der intrauterinen Entwicklung durch adaptative Phänomene im Organwachstum der Zwillinge und durch unterschiedliche Flüssigkeitsausscheidung kompensiert werden. Insgesamt ist aber die Letalität des fetofetalen Transfusionssyndroms hoch.

41.2.4 Kreislaufstörungen

Die Blutkreisläufe von Mutter und Fetus sind im gemeinsamen Organ, der Plazenta, funktionell aufeinander abgestimmt. Der

Zeitpunkt der Trennung	1. – 3. Tag	4. – 7. Tag	8. – 12. Tag	13. Tag
Häufigkeit bei Eineiigkeit	25 – 30%	70 – 75%	1 – 3%	siamesische Zwillinge
Trennwand	dichorial diamnial	monochorial diamnial	monochorial monoamnial	

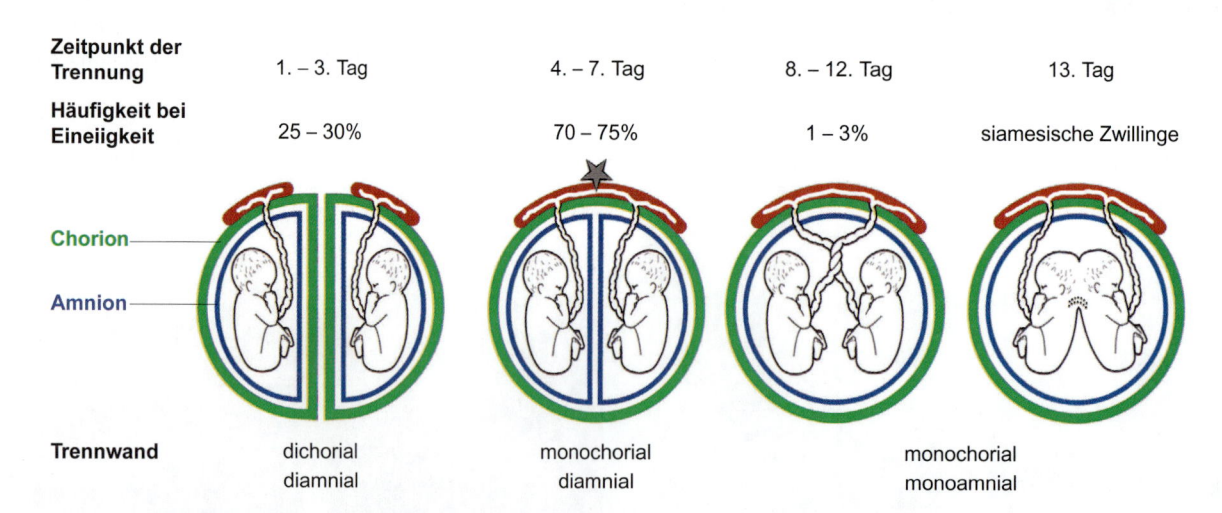

Abb. 41.3 Eineiige Zwillinge. Durch die Auftrennung einer befruchteten Zygote entstehen eineiige Zwillinge. Bei einer frühzeitigen Trennung (bis 3. Tag) bildet jeder Embryo eine eigene Chorionhöhle, weshalb bei der Untersuchung der Trennwand zwei Amnion- und zwei Chorionlamellen zu finden sind. Diese Konstellation besteht auch bei zweieiigen Zwillingen. Bei späterer Teilung der Zygote enthält die Trennwand kein Chorion mehr (monochorial-diamnial), und meist findet sich innerhalb der Plazenta eine Verbindung der Blutkreisläufe (Stern). Bei noch späterer Aufteilung ergibt sich eine gemeinsame Fruchthöhle (monochorial-monoamnial) mit zusätzlichen Risiken durch Nabelschnurkomplikationen. Ab dem 13. Entwicklungstag nach Befruchtung der Eizelle ist eine Aufteilung nur noch unvollständig.

Stoffaustausch zwischen Fetus und Mutter kann von beiden Seiten her gestört werden.

Nabelschnurkomplikation

Die fetale Blutzirkulation in der Nabelschnur kann beeinträchtigt werden durch echte **Knoten** (➤ Abb. 41.5) oder wenn die Nabelschnur durch **mehrfache Umschlingung** des Halses oder einer Extremität des Fetus unter Zugspannung gerät. In seltenen Fällen führt dies zum sofortigen intrauterinen Tod, typischer ist aber eine intermittierende Zirkulationsstörung. Durch die stark schwankende Durchblutung der Plazenta kommt es zu Endothelreaktionen in den fetalen Blutgefäßen. Aufgrund der Endothelproliferation entwickelt sich eine **obliterierende Endangiopathie** mit Einengung der Gefäßlumina der Chorionzotten.

Plazentainfarkt und intervillöse Thrombose

Plazentainfarkt Der Stillstand der mütterlichen Blutzirkulation im intervillösen Raum der Plazenta führt zur Ischämie und zu einer räumlich begrenzten Nekrose von Chorionzotten.

Morphologie
Frische Infarkte sind dunkelrot und ihre Grenze gegen das noch von mütterlichem Blut durchströmte Plazentaparenchym nicht leicht zu erkennen. Ein älterer Infarkt hingegen erscheint als scharf begrenzter, grauroter bis grauweißer, fester Herd.

Größere, annähernd kugelige Parenchymnekrosen ergeben sich aus der Ischämie einer fetalen Strombahneinheit (Kotyledo) und werden demzufolge Kotyledoinfarkt genannt. Kleinere, in der Form sehr variable Ischämien, bei denen Chorionzotten in Fibrinmassen eingeschlossen sind, werden als Gitterinfarkte bezeichnet.

Intervillöser Thrombus Von einem intervillösen Thrombus spricht man, wenn die Chorionzotten durch im intervillösen Raum geronnenes Blut auseinandergedrängt werden. Die verschiedenen Formen der intervillösen Durchblutungsstörung

Abb. 41.4 Fetofetale Transfusion. a Monochoriale Zwillingsplazenta mit großen arterioarteriellen und venovenösen Gefäßverbindungen innerhalb der Deckplatte (Pfeile). Hier kann akut eine Blutvolumenverschiebung eintreten, wenn es bei einem der Zwillinge zum Blutdruckabfall im arteriellen oder venösen Gebiet kommt („akute Transfusion"). **b** Monochoriale Plazenta, bei der die Nabelschnuransätze weit auseinanderliegen und keine Gefäßverbindungen zu sehen sind. Die Blutgefäße der Plazenta wurden mit verschiedenen Farbstofflösungen gefüllt. **c** Es zeigt sich, dass ein Areal (Rahmen in b) von beiden Seiten arteriell mit Blut versorgt wird, das nach Durchströmen des Kapillargebiets der Chorionzotten nur zur einen Seite hin venös abfließt. **d** Infolge der „chronischen fetofetalen Transfusion" ist an der Plazenta ein „anämischer" und ein „pletorischer" Anteil zu unterscheiden, was beim Blick auf die Basalseite besonders deutlich wird. Von den geborenen Kindern wies das eine einen Hämatokrit von 64, das andere einen Hämatokrit von 49 auf.

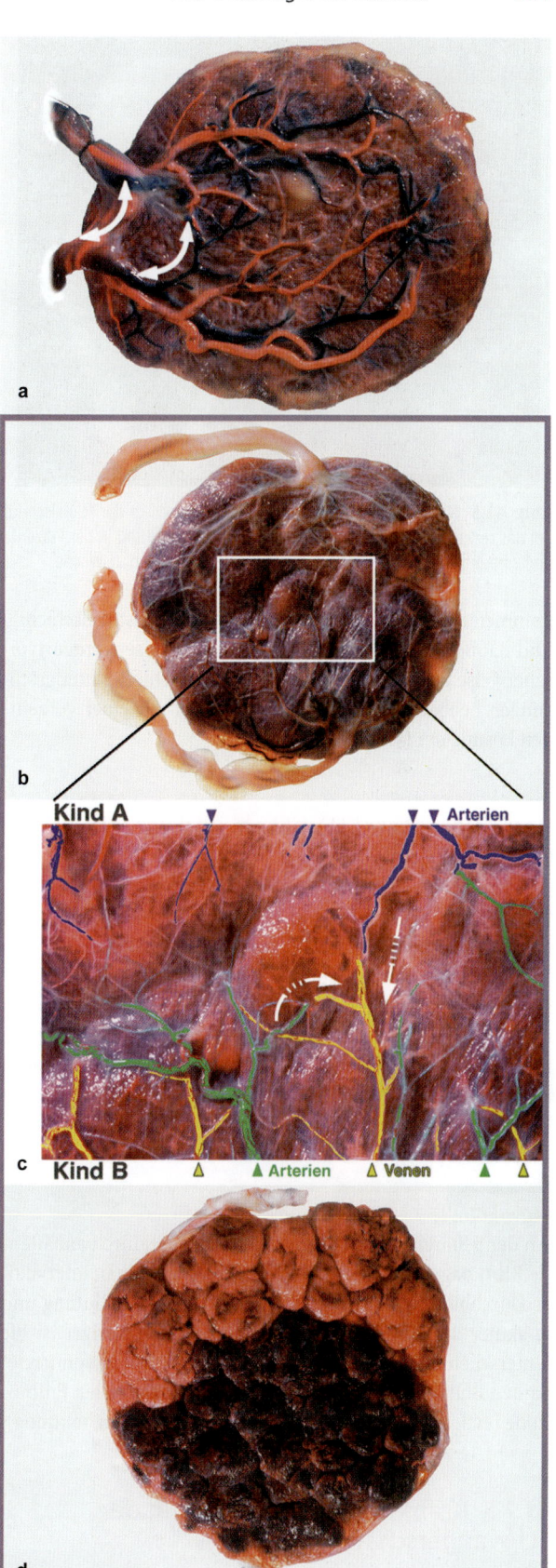

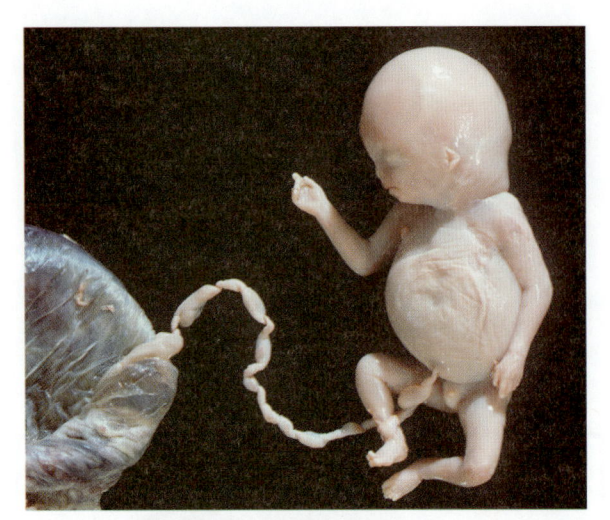

Abb. 41.5 Nabelschnurkomplikation. Ein Knoten in der Nabelschnur um das rechte Bein des Fetus führte zur Zirkulationsstörung in der Plazenta und zum intrauterinen Fruchttod in der 16. Schwangerschaftswoche.

kommen oft nebeneinander vor. Die Ätiologie ist vielschichtig und häufig nicht zu eruieren. Bei einer Gestose werden typischerweise ausgedehnte ältere und frische Durchblutungsstörungen beobachtet, manchmal verbunden mit einer vorzeitigen Lösung der Plazenta.

Retroplazentares Hämatom und vorzeitige Plazentalösung

Eine kleinere, zum Stillstand gekommene Blutung innerhalb der Dezidua fällt bei Geburt als fest haftendes Koagulum an der Basalplatte der Plazenta auf, was dem morphologischen Korrelat einer **umschriebenen vorzeitigen Lösung der Plazenta** entspricht. Eine ausgedehnte vorzeitige Lösung der Plazenta führt meist zu einer vaginalen Blutung, manchmal mit Schock und Gerinnungsstörung (> Kap. 7.10). Ätiologisch kommt neben der Gestose selten auch ein Bauchtrauma infrage.

Morphologie
An der geborenen Plazenta ist die Basalplatte durch anhaftende **Blutkoagel** eingedellt; **histologisch** erkennt man intervillöse Durchblutungsstörungen. Je ausgedehnter die Blutung und je akuter der klinische Verlauf war, umso schwieriger ist die Unterscheidung einer „echten" vorzeitigen Lösung von irrelevanten Blutauflagerungen im Rahmen einer normalen Entbindung (evtl. auch bedingt durch eine übermäßige Nachblutung).

41.2.5 Krankheiten der Mutter in der Schwangerschaft

Die Schwangerschaft belastet den mütterlichen Organismus, wodurch vorbestehende, aber bisher nicht manifeste Krankheiten zum Ausbruch kommen können (z.B. Hypertonie, Diabetes mellitus). Darüber hinaus bilden die Gestosen eine Gruppe von Krankheiten, die per definitionem durch die Schwangerschaft selbst ausgelöst werden und nach deren Beendigung wieder abklingen. Die eigentliche Pathogenese ist noch weitgehend unbekannt.

EPH-Gestose (Präeklampsie), Eklampsie, HELLP-Syndrom

Die EPH-Gestose („**e**dema, **p**roteinuria, **h**ypertension") und das **HELLP-Syndrom** („**h**emolysis, **e**levated **l**iver enzymes, **l**ow **p**latelets") zeigen an der Plazenta und dem Gewebe der fetomaternalen Grenzregion die gleichen typischen Befunde. Bereits in der ersten Hälfte der Schwangerschaft – während die Mütter noch symptomlos sind – scheint die trophoblastbedingte Umwandlung der Spiralarterien gestört zu sein. Dabei führt ein mangelhafter arterieller Blutzufluss zu einer zunehmenden Infarzierung des intervillösen Raums (> Abb. 41.6).

Morphologie
Morphologisch zeigen die Spiralarterien eine Degeneration mit Einlagerung von Schaumzellen (akute Atherose). Das Gesamtwachstum der Plazenta ist verringert. In den Kotyledonen, die nicht von der intervillösen Durchblutungsstörung betroffen sind, zeigen die Chorionzotten eine kompensatorisch vermehrte Gefäßausstattung.

Die schwerste Form der Gestose ist die **Eklampsie,** bei der neben den Symptomen der EPH-Gestose tonisch-klonische Krampfanfälle, ein starker Blutdruckanstieg sowie Leber- und Nierenversagen auftreten. Im Gehirn findet man Fibrinthromben in kleinen Hirngefäßen. Die Nieren zeigen die glomerulären und arteriolären Veränderungen der thrombotischen Mikroangiopathie. Die mütterliche Letalität beträgt 3–5%, die kindliche 30–50%.

Systemischer Lupus erythematodes (SLE)

Der SLE ist eine generalisierte Autoimmunkrankheit (> Kap. 4.4.4). Bei Patientinnen mit SLE kommen gehäuft **Frühaborte** (bis Ende der 16. Schwangerschaftswoche), **Spätaborte** (bis Ende der 24. Schwangerschaftswoche) und **intrauterine Todesfälle** in der Spätschwangerschaft vor.

Morphologie
Das Leitsymptom an der Plazenta ist wie bei der Präeklampsie der Infarkt des Chorionzottengewebes, bedingt durch eine intervillöse Durchblutungsstörung. Die Spiralarterien zeigen ebenfalls eine akute Atherose (> Abb. 41.6). Darüber hinaus sind Plasmazellinfiltrate im Endometrium typisch.

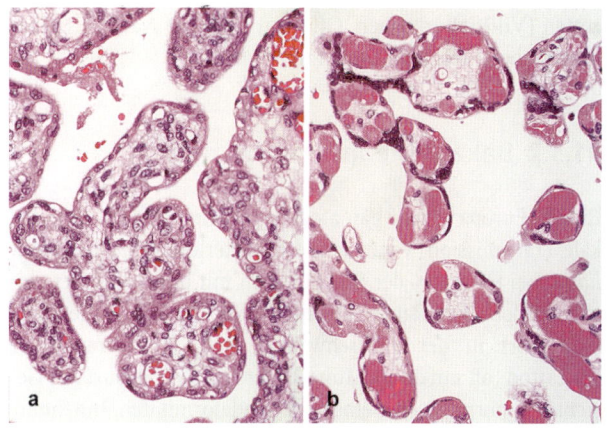

Abb. 41.7 Reifungsstörung der Plazenta bei Diabetes mellitus der Mutter. a Zum Geburtstermin in der 40. Schwangerschaftswoche zeigen die Chorionzotten große Durchmesser und eine zu geringe Gefäßausstattung, wobei insbesondere die Ausbildung der synzytiokapillären Membranen fehlt. **b** Zum Vergleich der Aspekt der Endzotten in einer normalen Plazenta zum Geburtstermin.

dungen des Fetus ist der plötzliche intrauterine Fruchttod eine spezifische Komplikation. Diesem liegt eine Reifungsstörung der Chorionzotten zugrunde, wodurch im letzten Schwangerschaftsdrittel die Reservekapazität für den fetomaternalen Gasaustausch in der Plazenta stark reduziert ist.

> **Morphologie**
> Morphologische Grundlage ist eine mangelnde Gefäßentwicklung innerhalb der terminalen Verzweigungen der Chorionzotten. Dabei werden die für den Gasaustausch notwendigen synzytiokapillären Membranen in zu geringem Maß ausgebildet (➤ Abb. 41.7).

41.3 Intrauterine und perinatale Infektionen

Fetus und Plazenta exprimieren paternale Antigene auf den Zelloberflächen, sodass die heranwachsende Frucht für die Mutter ein Allograft darstellt. Die deshalb notwendige lokale Immunsuppression begünstigt bestimmte Infektionen der fetomaternalen Einheit.

41.3.1 Infektionswege

Eine Infektion der Fruchthöhle und im Gefolge oft auch des Fetus entwickelt sich meist durch eine aufsteigende vaginale Infektion. Die Erreger entstammen dem urogenitalen Keimmilieu.

Die **aszendierende** Infektion ist histologisch am Nachweis einer Entzündung in den Eihäuten und in der Deckplatte der Plazenta (**Chorioamnionitis**) zu erkennen. Alle anderen Infektionswege sind selten (➤ Abb. 41.8). Die **hämatogenen** Infektionen kann man an einer Entzündung in den Chorion-

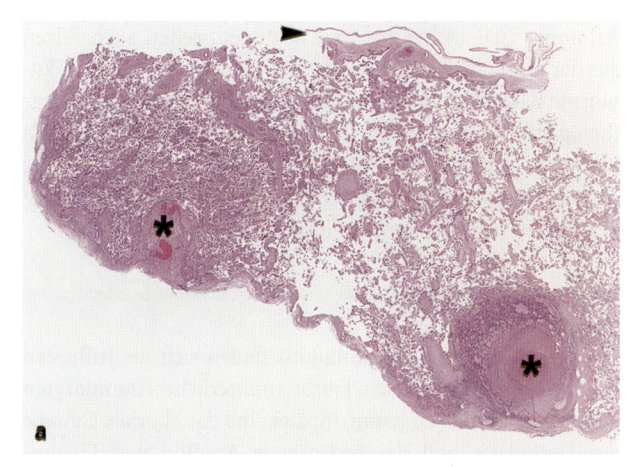

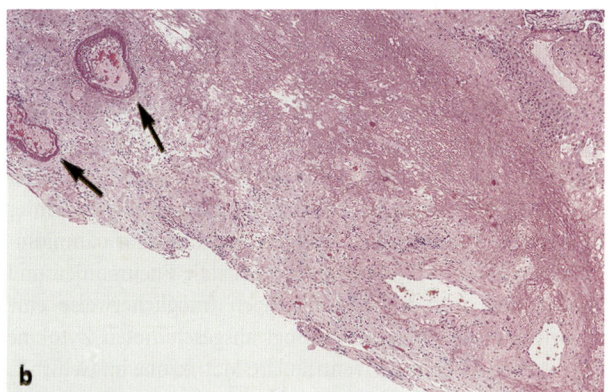

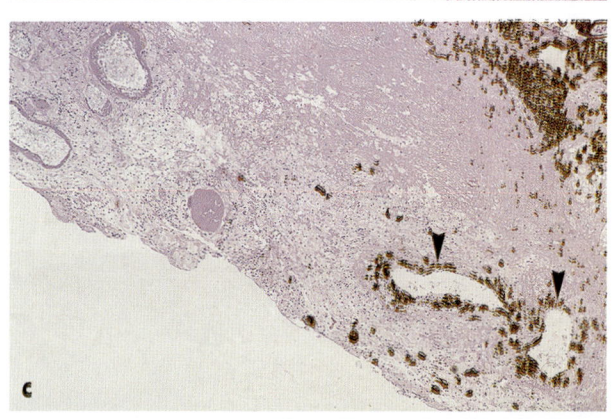

Abb. 41.6 Durchblutungsstörung der Plazenta und Pathologie der Spiralarterien. a Eine Plazenta (Pfeilspitze zwischen Amnionepithel und Chorionplatte) weist 2 an die Basalplatte angrenzende intervillöse Thromben mit angrenzenden Zotteninfarkten (Sterne) auf. HE, Vergr. 5-fach. **b** Ursache dieses Infarkts ist eine Verminderung des mütterlichen Blutzuflusses, bedingt durch eine „akute Atherose" in einer Spiralarterie (Pfeile). HE, Vergr. 100-fach. **c** Bei der „akuten Atherose" fehlt die physiologische Trophoblastinvasion in die Gefäßwand; hingegen ist sie an einer normalen Spiralarterie gut erkennbar (Pfeilspitzen). Immunhistochemie für Zytokeratine, Vergr. 100-fach.

Diabetes mellitus

Bei mütterlichem Typ-1-Diabetes (➤ Kap. 47.3.2) werden gehäuft sehr große Kinder mit sehr großen Plazenten geboren. Neben einer gesteigerten Rate von zumeist leichteren Fehlbil-

zotten (**Villitis**) erkennen. Oft kann auch der Nachweis eines spezifischen Erregers erbracht werden.

41.3.2 Bakterielle Infektionen

Eine in Europa seltene hämatogene Infektion des Fetus (vertikale Transmission) verursacht das Bakterium *Treponema pallidum* bei etwa 50% der Schwangeren mit unbehandelter primärer oder sekundärer **Syphilis** (➤ Kap. 48.3.6). Folgen sind ein Abort in der Frühschwangerschaft, ein intrauteriner Fruchttod (oft um den 6. Monat) oder eine Frühgeburt mit Gesichtsdysmorphien (Sattelnase), Zahndeformitäten, Innenohrschwerhörigkeit sowie Pneumonie und Hepatitis. In den Industrieländern nehmen mehr als 90% der bakteriellen Infektionen der Fruchtanlage den aszendierenden transzervikalen Weg, was klinisch als **Amnioninfekt** und pathologisch-anatomisch als **Chorioamnionitis** bezeichnet wird.

Chorioamnionitis

Definition Amnion und Chorion von Eihaut und Plazenta werden von neutrophilen Granulozyten infiltriert.

Ätiologie Die Aszension von Bakterien, selten auch Pilzen aus der physiologischen Scheidenflora (*Bacteroides* species, koliforme Bakterien, anaerobe Streptokokken) oder aus einer pathologischen Scheidenflora (z.B. Streptokokken der Gruppe B) führt zur Infektion des Fruchtwassers. Dies wird durch eine Zervixinsuffizienz, v.a. durch einen vorzeitigen Blasensprung begünstigt, tritt aber auch bei intakter Fruchthöhle auf.

> **Morphologie**
> Im Verlauf einer Chorioamnionitis finden sich die frühesten Infiltrate im subchorialen Fibrin (mütterliche Granulozyten aus dem intervillösen Raum). Später sind das choriale Gewebe der Deckplatte und das bedeckende Amnion von Entzündungszellen durchsetzt, wobei ein Teil der Granulozyten auch aus der fetalen Zirkulation stammt (➤ Abb. 41.9).

Klinische Relevanz Durch die Infektion werden Wehen ausgelöst, wodurch es zur Frühgeburt kommt. Die Prognose für das Frühgeborene hängt im Wesentlichen vom Gestationsalter ab (90%ige Letalität bei einem Gestationsalter von unter 25 Wochen). Lebensfähige Frühgeborene mit Chorioamnionitis haben ein erhöhtes Risiko für konnatale Pneumonien und Sepsis, aber auch für Hirnblutungen (möglicherweise eine Auswirkung der infektionsbedingt ausgeschütteten Zytokine auf die empfindliche periventrikuläre Matrixzone im Gehirn).

Campylobacter

Definition *Campylobacter jejuni* (alter Name: *Vibrio fetus*) ist ein gewundenes gramnegatives Stäbchenbakterium) und einer der häufigsten Erreger blutigen Durchfalls.

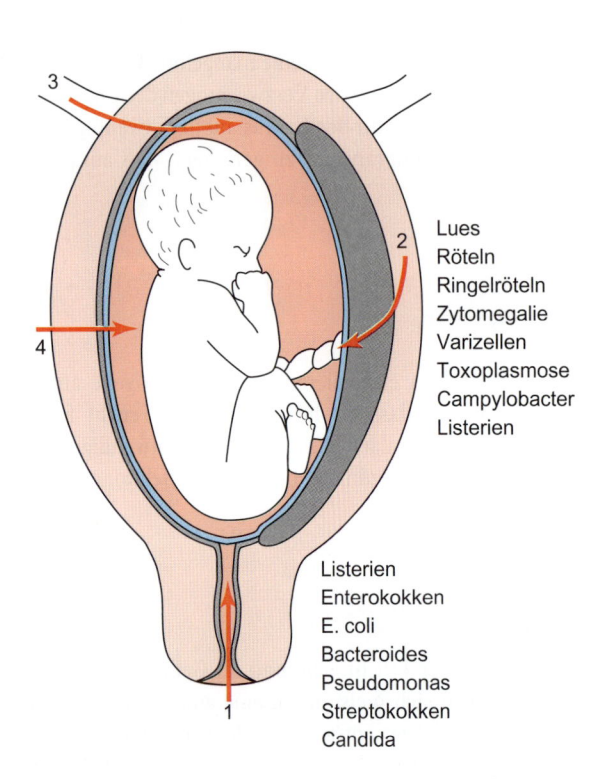

Abb. 41.8 Infektionswege bei intrauterinen Infektionen. Der aszendierende transzervikale (1, bei Vaginitis) ist der weitaus häufigste Weg. Selten sind die hämatogene transplazentare Infektion (2, bei Bakteriämie bzw. Virämie der Mutter), die deszendierende Infektion (3, bei Salpingitis) oder die transabdominale Infektion (4, nach Amniozentese oder Chorionzottenbiopsie).

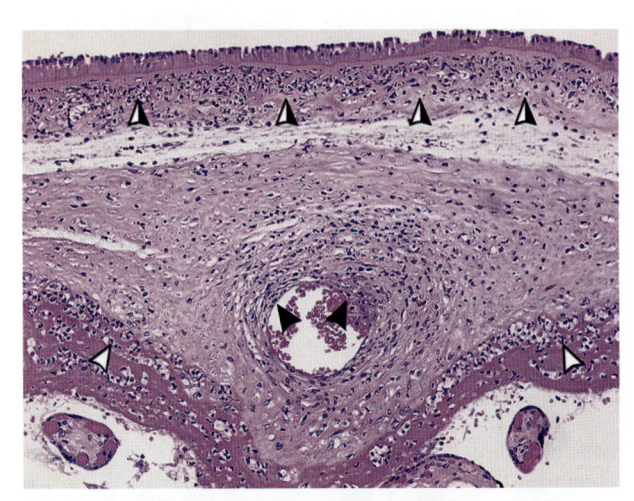

Abb. 41.9 Akute Chorioamnionitis (Amnioninfekt). Mütterliche Granulozyten aus dem intervillösen Raum erreichen durch das subchoriale Fibrin die plazentare Deckplatte (weiße Pfeilspitzen). Fetale Granulozyten treten aus den chorialen Blutgefäßen ins Gewebe über (schwarze Pfeilspitzen). Im amnialen Stroma liegen dicht gelagert Granulozyten mütterlichen und fetalen Ursprungs (schwarz-weiße Pfeilspitzen). Sie erreichen durch das Amnionepithel das Fruchtwasser. HE, Vergr. 75-fach.

Ätiologie Campylobacter wird aus ungenügend sterilisierter Milch oder ungenügend gekochtem Geflügelfleisch aufgenommen und führt zu einer akuten bakteriellen Kolitis. Nur selten entsteht eine Bakteriämie. Bei Schwangeren tritt – aus bislang ungeklärten Gründen – häufiger eine Sepsis auf, bei der der Fetus hämatogen infiziert wird.

Morphologie
Die Plazentazotten sind von neutrophilen Granulozyten infiltriert (akute Villitis). In der Giemsa-Färbung, besser noch in einer Versilberung können gewundene Stäbchenbakterien dargestellt werden (➤ Abb. 41.10).

Klinische Relevanz Die durch die mütterliche Sepsis über die Chorionzotten in die fetale Zirkulation gelangenden Bakterien führen immer zum intrauterinen Fruchttod; mütterliche Todesfälle sind sehr selten.

Listerien

Definition *Listeria monocytogenes* ist ein ubiquitäres gramlabiles (d.h. in der Gram-Färbung erscheint es manchmal blau, manchmal ungefärbt) Stäbchenbakterium, das fakultativ intrazellulär wächst.

Ätiologie Listerien sind opportunistische Bakterien, die sich auch bei niedrigen Temperaturen (5–10°C) noch gut vermehren können. Sie werden durch infizierte Nahrungsmittel aufgenommen und führen selten und nur unter speziellen Bedingungen (z.B. bei Immundefizienz) zur Sepsis. Bei Aufnahme einer großen Keimmenge (z.B. aus längere Zeit im Kühlschrank gelagertem infiziertem Rohmilchkäse) kann es bei Schwangeren zu hohem Fieber, Schüttelfrost und Lymphknotenschwellungen sowie zur hämatogenen Infektion des Fetus kommen.

Morphologie
Die Plazentazotten zeigen herdförmige Infiltrate histiozytärer Zellen (Mikroabszesse); zusätzlich kommt es zur Chorioamnionitis. Die generalisierte Infektion hat auch eine histiozytär abszedierende Entzündung in Lunge, Leber, Nebennieren und Haut des Fetus zur Folge (➤ Abb. 41.11). Die scharfe Infiltratbegrenzung führte zur Bezeichnung „Granulom" (alter Name: Granulomatosis infantiseptica).

Klinische Relevanz Bei der intrauterinen hämatogenen Infektion beträgt die fetale Letalität 50%. Die Überlebenden wei-

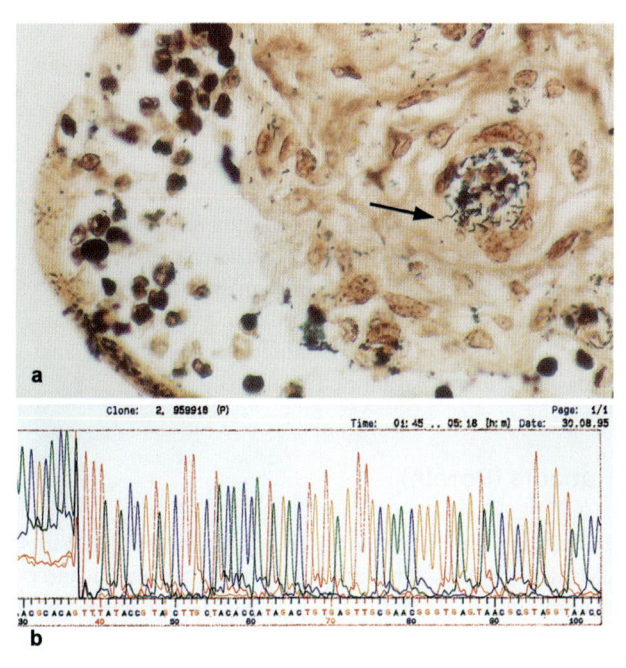

Abb. 41.10 Plazentitis und fetale Sepsis. a In den Chorionzotten ist ein granulozytäres Infiltrat zu erkennen (linke Bildhälfte), das durch Bakterien provoziert wird, die in der Versilberung schlank und gebogen erscheinen (Pfeil). Warthin-Starry, Vergr. 500-fach. **b** Zur Identifizierung amplifiziert man mit der PCR die Bakterien-DNA aus dem Chorionzottengewebe. Die Reaktion wird mit Primern gestartet, die in einem allen Bakterien gemeinsamen DNA-Abschnitt hybridisieren. Das Amplifikationsprodukt enthält Gensequenzen, die für jede Bakterienspezies spezifisch sind. Dadurch wird mit einer abschließenden Sequenzierung das versilberbare Bakterium als *Campylobacter jejuni* identifiziert.

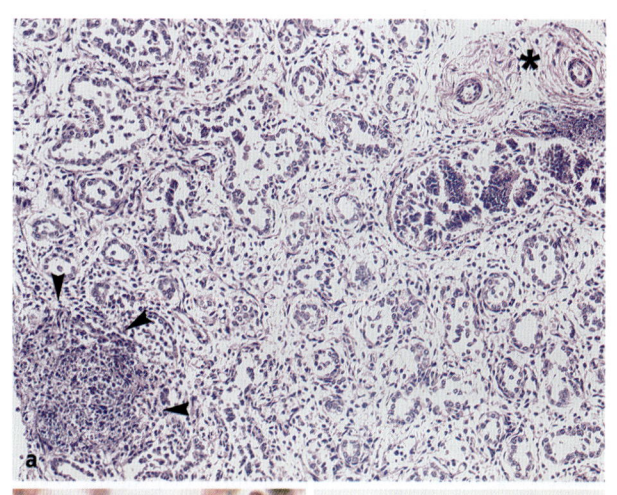

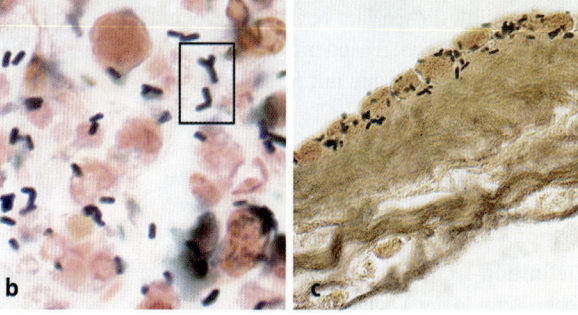

Abb. 41.11 Listerien (Granulomatosis infantiseptica). a Fetale Lunge mit Aufzweigung von Bronchien und Pulmonalarterien (Stern) und granulomartigem Entzündungsherd im Parenchym (Pfeilspitzen). HE, Vergr. 100-fach. **b** Eine Versilberungsreaktion zeigt Stäbchenbakterien in der für Listerien charakteristischen Y- und V-förmigen Lagerung (Rechteck). Warthin-Starry, Vergr. 1500-fach. **c** Ein für Listerien typisches intrazelluläres Bakterienwachstum in der Eihaut der zugehörigen Plazenta. Warthin-Starry, Vergr. 500-fach.

sen häufig Spätschäden auf, vor allem geistige Entwicklungsstörungen. Listerien können auch unter der Geburt durch direkten Kontakt des Fetus mit den Bakterien im Geburtskanal zur Erkrankung führen. Das wesentliche Risiko ist dann die eitrige Meningitis.

41.3.3 Protozoen und Pilze

Für diese Erreger gelten typische Infektionswege. Wegen ihrer Größe und morphologischen Charakteristika ist durch Anwendung geeigneter Färbungen ein spezifischer mikroskopischer Nachweis möglich.

Toxoplasma gondii (Toxoplasmose)

Definition *Toxoplasma gondii* ist ein bei Tieren weitverbreitetes Protozoon, das auf den Menschen übertragbar ist.

Ätiologie Durch den Genuss von infiziertem rohem Fleisch und anderen Lebensmitteln sowie durch erkrankte Haustiere, v.a. Katzen, infiziert sich der Mensch. Schwangere sind nur zu ca. 40% bereits immun. Das Infektionsrisiko während der Gravidität kann bis zu 20% betragen. Der Erreger erreicht den Fetus transplazentar.

> **Morphologie**
> Beim Fetus führt die Infektion zur intrauterinen Wachstumsretardierung und selten zum Fruchttod. Die meist frühgeborenen Kinder sind psychomotorisch retardiert und weisen oft eine Chorioretinitis sowie eine Hepatosplenomegalie auf. Bei der Untersuchung fetalen Gewebes sind die intrazellulären Pseudozysten, in denen der Erreger in Form von Tachyzoiten liegt, am besten in der Muskulatur zu erkennen. In der Plazenta befindet er sich im Amnion.

Klinische Relevanz Der Verdacht auf eine Erstinfektion während der Schwangerschaft kann durch den Nachweis von IgM im mütterlichen Blut bestätigt werden. Die Therapie der Mutter und ein weitgehender prophylaktischer Schutz des Fetus sind durch Therapie mit Spiramycin und Fansidar möglich.

Candida (Hefepilze)

Definition *Candida albicans* ist ein häufiger opportunistischer Keim in der Vagina.

Ätiologie Zur Infektion des Fetus kommt es durch Aszension, was aber selten ist. Begünstigt wird die Infektion durch Manipulationen an der Zervix (z.B. Cerclage) oder bei einer Schwangerschaft mit in utero liegender antikonzeptiver Spirale.

> **Morphologie**
> Neben einer eitrigen Chorioamnionitis (➤ Kap. 41.3.2) finden sich als Besonderheit herdförmige granulozytäre Infiltrate in den Außenschichten der Nabelschnur, in denen durch Spezialfärbungen anfärbbare Pilze liegen. Die pilzdurchwirkten Infiltrate sind häufig schon mit dem bloßen Auge als gelbe Flecken auf der Nabelschnur zu erkennen.

Klinische Relevanz Schwere Infektionen führen zur Pneumonie; die Pilze lassen sich meist im Darm nachweisen. Bei neonataler Sepsis kann es zu Arthritis und Meningitis kommen.

41.3.4 Virale Infektionen

Virämien bei mütterlicher Ersterkrankung während der Schwangerschaft, z.B. bei *Hepatitis-B-* und *-C*-Infektion, infizieren in einem geringen Prozentsatz den Fetus auf hämatogenem Weg. Wegen des uncharakteristischen Erscheinungsbildes beim Neugeborenen ist die Diagnose schwierig (➤ Kap. 33.4.1). Einige virale Infektionen führen zu einem charakteristischen fetalen Krankheitsbild und typischen pathologisch-anatomischen Veränderungen.

Von schicksalhafter Bedeutung für das Neugeborene sind 2 Virusinfektionen, welche erst während der Geburt im „Geburtskanal" akquiriert werden.

- Das **humane Papillomavirus** (*HPV*, ➤ Kap. 40.3.5) kann durch Infektion der Schleimhäute zu Papillomen in den Luftwegen des Säuglings und zum Erstickungstod führen. Rezidive nach Papillomentfernung sind häufig. Die chronische Infektion der tieferen Luftwege kann bereits im Adoleszentenalter zum Plattenepithelkarzinom führen.
- Bei einer **HIV-positiven** Mutter infizieren sich ca. 25% der Kinder unter der Geburt. Wenn man die Mutter vor dem Einsetzen von Wehen und Blasensprung durch einen Kaiserschnitt entbindet und sie antiretroviral behandelt, sinkt das Infektionsrisiko auf ca. 1%.

Rubeola (Röteln)

Definition Das *Rötelnvirus* ist ein einsträngiges RNA-Virus, das mit der Kinderkrankheit „Röteln" zu einer lange andauernden Immunität der Mutter führt – eine Infektion des Fetus ist in diesem Fall praktisch ausgeschlossen.

Ätiologie 4–10% aller Frauen zwischen 16 und 40 Jahren sind seronegativ, besitzen also keine IgG-Antikörper gegen Röteln. Eine Erstinfektion der Mutter während der Schwangerschaft führt zur Virämie. Die vom *Rötelnvirus* infizierten fetalen Zellen sind vorübergehend im Wachstum behindert und es kommt zu einer entzündlichen Gewebereaktion.

41.3 Intrauterine und perinatale Infektionen

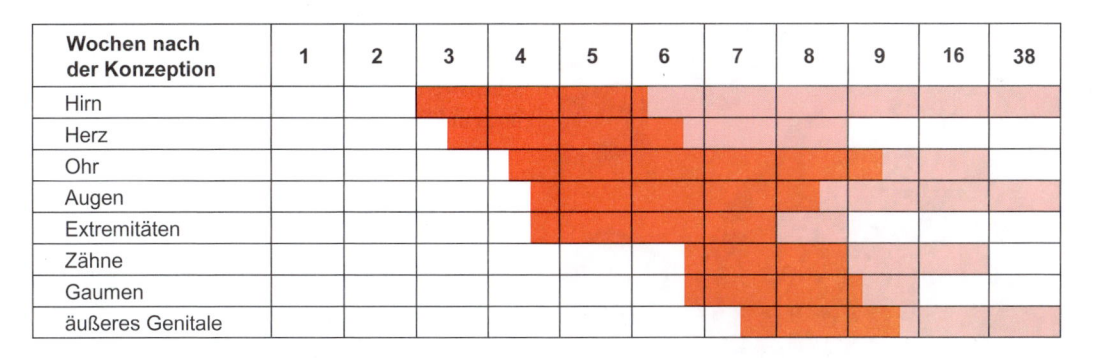

Wochen nach der Konzeption	1	2	3	4	5	6	7	8	9	16	38
Hirn											
Herz											
Ohr											
Augen											
Extremitäten											
Zähne											
Gaumen											
äußeres Genitale											

Abb. 41.12 Kritische Perioden der menschlichen Entwicklung. Umweltbedingte Einflüsse (z.B. Alkohol, Röteln) führen vor Beginn der Organogenese entweder zum Absterben des Keims oder hinterlassen keine Schädigung, da die Regeneration vollständig ist. Während der stark vulnerablen Phase (rot) und der weniger stark empfindlichen Periode (hellrot) können Fehlbildungen entstehen (mod. nach Moore).

Morphologie
Fast alle in Entwicklung begriffenen Organe können betroffen sein. Besonders häufig entstehen Herzfehler, Mikrophthalmie, Innenohrschwerhörigkeit und eine kongenitale Katarakt.

Klinische Relevanz Die Wahrscheinlichkeit einer angeborenen Fehlbildung beträgt bei Infektion im 1. Trimenon der Schwangerschaft 90%, im 2. Trimenon 25%. Anlässlich großer Epidemien hat man durch Analyse des Zeitpunkts der Infektion und des aufgetretenen Schädigungsmusters kritische Perioden der menschlichen Organentwicklung festgestellt (d.h. Zeitabschnitte, in denen ein Organ besonders oft und schwer in Mitleidenschaft gezogen ist; ➤ Abb. 41.12).

Parvovirus (Ringelröteln)

Definition *Parvovirus B19* ist ein einzelsträngiges DNA-Virus, das ausschließlich späte Vorläuferzellen der roten Blutkörperchen befällt und dort eine Apoptose induziert.
Ätiologie Parvoviren sind die Erreger der wenig bekannten Kinderkrankheit „Ringelröteln", die den Röteln ähnlich ist. Rund 50% der Frauen im gebärfähigen Alter sind immun, besitzen also IgG-Antikörper. In Abhängigkeit von kleinen Ringelröteln-Epidemien kommt es zur Serokonversion (vorübergehendes Auftreten von IgM, dann IgG) bei 3–7% aller Schwangerschaften. Nur 30% der infizierten Schwangeren werden symptomatisch (Hautausschlag, vorübergehende Anämie). Auch von den Feten wird offenbar nur ein kleiner Teil transplazentar infiziert.

Morphologie
Bei fetalen Todesfällen findet sich eine deutlich vermehrte Eisenablagerung in der Leber als Ausdruck der **fetalen Hämolyse** (dies ist mit den Befunden bei anderen hämolytischen Anämien identisch, z.B. bei Rhesusinkompatibilität). In der fetalen Zirkulation, meist besonders augenscheinlich in Lunge und Plazenta, findet sich eine deutliche relative Vermehrung kernhaltiger Zellen, von denen ein großer Teil im Kern einen rubinroten Einschluss zeigt.

Klinische Relevanz Die hämolytische Anämie beim Fetus führt zum Hydrops (➤ Kap. 41.5). Da die Virusinfektion selbstlimitierend ist und keine Spätschäden hinterlässt, ist eine intrauterine Therapie möglich. Durch eine Nabelschnurpunktion wird die kindliche Anämie bestätigt und durch eine oder mehrere Bluttransfusionen in utero behandelt.

Zytomegalie

Definition Das *Zytomegalievirus*, ein doppelsträngiges DNA-Virus, hat bei den meisten immunkompetenten Personen irgendwann im Leben zu einer Infektion mit Grippesymptomatik geführt.
Ätiologie Nicht nur bei einer mütterlichen Erstinfektion, sondern auch bei der Reaktivierung einer latenten Infektion in der Schwangerschaft kann das Virus transplazentar zur fetalen Virämie führen. Der Schweregrad der fetalen Infektion ist sehr unterschiedlich.

Morphologie
Tritt durch die Infektion ein intrauteriner Fruchttod ein, findet sich in der Plazenta ein lymphozytäres und plasmazelluläres Infiltrat in den Chorionzotten (chronische Villitis), jedoch nur sehr selten die typischen Eulenaugenzellen (➤ Abb. 41.13). Die fetalen Gewebe zeigen dagegen oft sehr reichlich typische Eulenaugenzellen, insbesondere Speicheldrüsen, Schilddrüse, Lunge und Niere.

Klinische Relevanz Ungewöhnlich ist, dass die mütterliche Immunität (vorhandene IgG) den Fetus nicht vor einer hämatogenen Infektion schützt. 0,5–3% der Neugeborenen sind mit dem Zytomegalievirus infiziert, 10% von ihnen zeigen Symptome; davon sterben 20–30%.

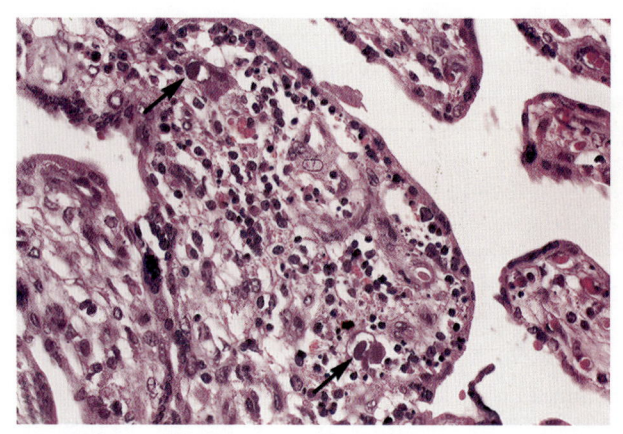

Abb. 41.13 Lymphozytäre Plazentitis (Villitis) bei Zytomegalie mit eulenaugenartigen Einschlusskörpern (Pfeile) in Stromazellen der Chorionzotten. HE, Vergr. 200-fach.

41.4 Kongenitale Anomalien und Fehlbildungen

41.4.1 Epidemiologie und Ursachen

Störungen in der Embryonalphase sind meist letal. Diejenigen Fehlbildungen, die mit einem intrauterinen Leben noch vereinbar sind, bilden heute einen Schwerpunkt in der vorgeburtlichen Diagnostik. Bei der Geburt weisen etwa 2% der Neugeborenen Störungen mit funktioneller Bedeutung (Fehlbildungen) und ca. 10–15% Störungen ohne wesentliche funktionelle Konsequenzen (Anomalien) auf.

Etwa ein Drittel der kongenitalen Anomalien und Fehlbildungen ist **genetisch** bedingt, wobei es sich um numerische Chromosomenaberrationen (Trisomie, Monosomie, Triploidie), um strukturelle Chromosomenveränderungen (unbalancierte Translokationen, Insertion, Deletion, Duplikationen) oder um Punktmutationen der DNA handeln kann. Diese genetischen Veränderungen können vererbt oder Neumutationen sein.

Umweltbedingte Fehlbildungen können durch physikalische Einwirkungen (Röntgenstrahlen, selten Trauma), Chemikalien (Alkohol, Thalidomid, Retinoide, Phenytoin, Methotrexat) oder Infektionserreger (Röteln, Windpocken, Herpes, Zytomegalie, Toxoplasmose) entstehen. Da die Organe in ihrer Bildungsphase besonders empfindlich sind, ist der Einfluss schädigender Substanzen **(Teratogene)** in der 5.–12. Schwangerschaftswoche besonders ausgeprägt (> Abb. 41.12).

41.4.2 Einteilung und Definitionen

Fehlbildungen werden einerseits nach dem vorrangig betroffenen Organ eingeteilt, andererseits nach dem Modus der Schadenseinwirkung. Manche Einflüsse sind permanent, wie z.B. ein angeborener genetischer Defekt. Andere Einwirkungen sind abrupt und einmalig, wobei der Auslöser eine Chemikalie oder ein Virus sein kann; hierfür wird der Begriff der „Disruption" verwendet. Generell sind kausale Klassifikationen wünschenswert, derzeit ist die Ätiologie vieler Fehlbildungen aber noch unklar.

41.4.3 Fehlbildungssyndrome

Syndrome (Ätiologie bekannt, Pathogenese der Einzelsymptome unklar), die durch ein typisches äußeres Erscheinungsbild und charakteristische Fehlbildungen gekennzeichnet sind, werden z.B. durch die **Trisomien** der Chromosomen 13 (Patau-Syndrom), 18 (Edwards-Syndrom) und 21 (Down-Syndrom) hervorgerufen (> Kap. 5.4.1).

Meckel-Gruber-Syndrom

Das Vollbild der syndromalen Fehlbildung umfasst Hirnfehlbildungen mit Enzephalozele, beidseitige Zystennieren und das Vorkommen zusätzlicher Finger (Hexadaktylie) und Zehen. Andere Organe können zusätzlich betroffen sein. Die Neugeborenen sterben meist bei der Geburt.

> **Pathogenese**
> Die Pathogenese der Fehlbildungen in den verschiedenen Geweben ist unbekannt. Der Erbgang ist autosomal rezessiv mit einem bislang nachgewiesenen Gen auf dem langen Arm des Chromosoms 17 (MKS1) und mindestens 2 weiteren Loci auf Chromosom 8 (8q24) und Chromosom 11 (11q13).

Wiedemann-Beckwith-Syndrom

Diese Krankheit gehört zu den **Makrosomiesyndromen.** Bereits intrauterin besteht ein unbalanciertes Wachstum, durch das einzelne Organe überproportional vergrößert sind, z.B. Zunge, Füße, Pankreas und Nieren. Tumoren treten gehäuft in Form von malignen Neoplasien oder Hamartomen auf, z.B. Angiomen, die auch die Plazenta betreffen können. Auch sind häufig Organfunktionen gestört, die sich z.B. in schweren Hypoglykämien äußern. Etwa eines von 14.000 lebend geborenen Kindern ist betroffen. In den letzten Jahren hat man als Ursache genetische Defekte auf dem kurzen Arm von Chromosom 11(11p15.5) in Form von Mikrodeletionen und -duplikationen, paternalen segmentalen uniparentalen Disomien und Imprinting-Defekten nachgewiesen (> Kap. 5.4.2).

41.4.4 Fehlbildungssequenzen

Störungen mit unbekannter Ätiologie an einem bestimmten Ort im wachsenden Embryonalkörper führen zu Folgeerscheinungen, die mehrere Organsysteme betreffen können. Ein klassisches Beispiel war bis vor Kurzem die DiGeorge-Sequenz, bei der durch einen „embryonalen Unfall" in der 3. und 4. Schlundtasche die eng benachbarten Organe Thymus, Nebenschilddrüse und Aortenbogen in Mitleidenschaft gezogen wurden, sodass in der Konsequenz ein Immundefekt, eine Hypokalzämie (bei Hypoparathyreoidismus, ➤ Kap. 15.4) und ein Herzfehler auftraten. In vielen Fällen werden jetzt Mikrodeletionen am Chromosom 22 dieser Patienten nachgewiesen. Sollte sich diese zytogenetische Veränderung als Ursache der DiGeorge-**Sequenz** herausstellen, müsste man – bei bekannter Ätiologie – von einem DiGeorge-**Syndrom** sprechen.

Prune-Belly-Sequenz

Eine **Abflussbehinderung** des Urins in der Urethra führt im frühen Fetalalter zur Vergrößerung der Blase, Dilatation der Ureteren (Hydroureter) und häufig auch zur zystischen Nierendysplasie (Hydrozele oder Zystennieren?). Sehr wahrscheinlich liegt die **primäre Störung in der Prostata,** weil die Prune-Belly-Sequenz (Pflaumenbauchsequenz) praktisch nur bei männlichen Feten auftritt. Die Ätiologie ist unklar, eine Entwicklungsstörung der Prostata scheint zur mangelnden Stabilität und damit zur Abknickung der Urethra zu führen. Weitere Veränderungen der Sequenz sind der fehlende Deszensus der Hoden und die **Degeneration der Bauchmuskulatur** (➤ Abb. 41.14).

Oligohydramnion-Sequenz

Der von den fetalen Nieren produzierte Urin bildet den mengenmäßig größten Anteil des Fruchtwassers. Die starke Verminderung **(Oligohydramnion)** oder das Fehlen (Anhydramnion) von Fruchtwasser führt zu typischen **Gesichtsdysmorphien, Extremitätenfehlstellungen,** insbesondere der Füße, und zu einer **Hypoplasie der Lungen.** Mit zunehmender Dauer des Fruchtwassermangels werden die Fehlbildungen immer deutlicher.

Pathogenese
Ursache kann ein chronischer Verlust von Fruchtwasser, wie er nach vorzeitigem Blasensprung auftritt, oder ein beidseitiges Fehlen der Nieren sein.

Die beidseitige Agenesie der Nieren tritt mit einer Häufigkeit von 1 : 3000 Feten auf; der historische Namensbegriff dafür ist „Potter-Sequenz". Da aber die pathogenetische Endstrecke zum Erscheinungsbild des Fetus auch andere Ursachen haben kann, wird heute der Begriff „Oligohydramnion-Sequenz" bevorzugt.

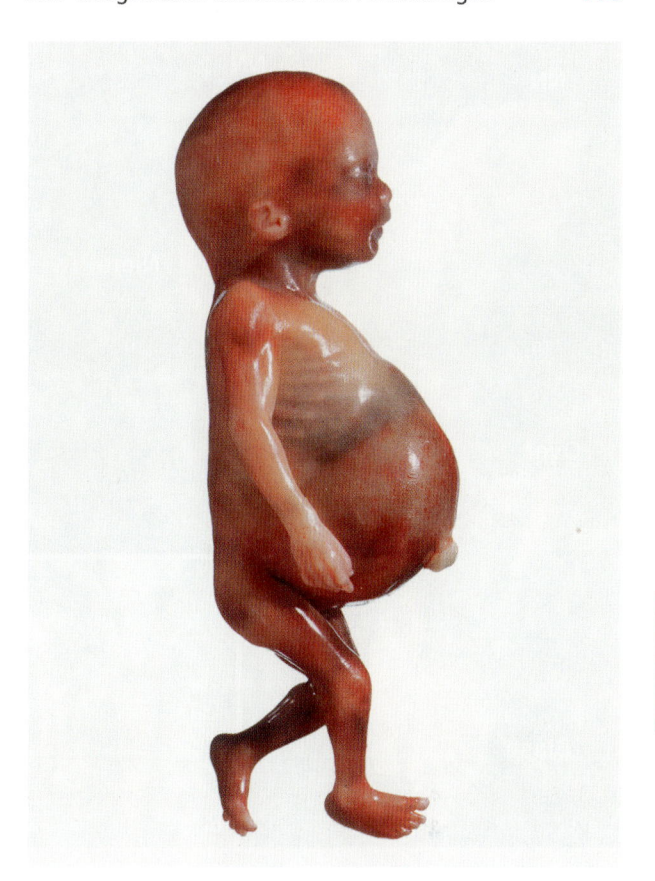

Abb. 41.14 Prune-Belly-Sequenz. Fetus der 20. Schwangerschaftswoche mit weit ausladendem Bauch, bedingt durch eine stark gefüllte Harnblase und vergrößerte dysplastische Zystennieren (aufgrund des Harnstaus). Die Degeneration der Bauchmuskulatur führt bei ausgetragenen Kindern zu einem weiten und faltigen Abdomen („prune belly", Pflaumenbauch).

41.4.5 Fehlbildungsassoziationen

Das **überzufällig häufige, gleichzeitige Auftreten von Fehlbildungen,** die bislang weder ätiologisch noch pathogenetisch auf einen „gemeinsamen Nenner" gebracht werden können, bezeichnet man als **Assoziation.** Die zur Krankheitsbezeichnung gebildeten Akronyme haben oft eine Wortbedeutung, die eine „Eselsbrücke" darstellen soll. Der Wortsinn ist jedoch im Zusammenhang mit den Krankheitssymptomen oft irreführend.

VA(C)TER(L)-Assoziation

Eine **Ösophagusatresie,** die fast immer mit einer **Fistel zur Trachea** verbunden ist, und eine Analatresie werden aufgrund ihrer funktionellen Bedeutung innerhalb von Stunden nach der Geburt bemerkt. Ein Teil dieser Kinder hat zusätzliche **Fehlbildungen der Wirbelsäule, Nierenzysten,** Handfehlstellungen durch **Fehlen des Radius** sowie **Herzfehlbildungen.** Der Begriff der VA(C)TER(L)-Assoziation leitet sich aus den englischen Bezeichnungen der Fehlbildungen ab („vertebral defect,

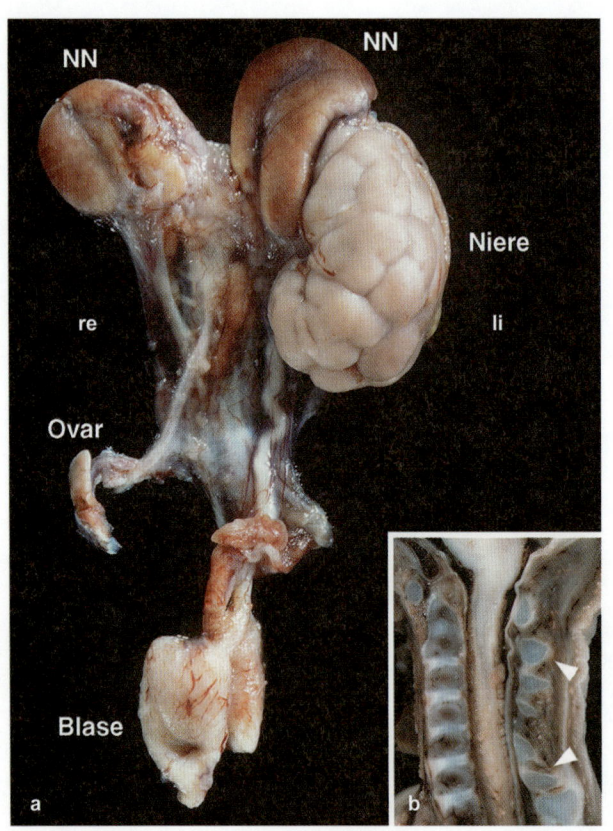

Abb. 41.15 MURCS-Assoziation. a Im Situs der Organe des Retroperitonealraums (NN = Nebennieren) und des kleinen Beckens fehlen auf der rechten Seite Niere und Eileiter. **b** An der Halswirbelsäule sind Wirbelkörper miteinander verschmolzen (Pfeilspitzen).

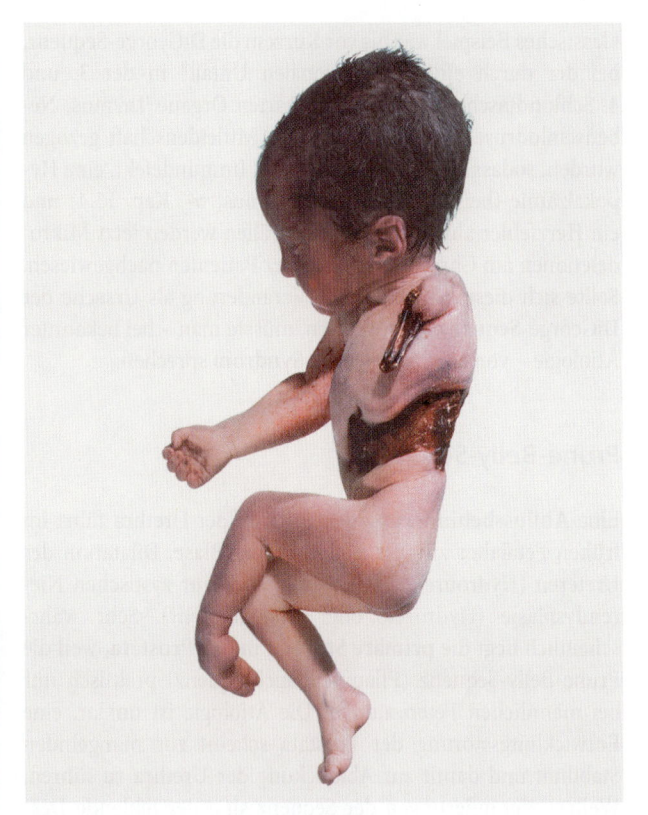

Abb. 41.16 Fetales Varizellensyndrom. Eine Infektion mit Windpockenvirus in der ersten Schwangerschaftshälfte hat zu einem Hautausschlag geführt, der am rechten Arm zu erkennen ist. Die Verstümmelung des linken Arms und mehrerer Segmente der Bauchwand ist durch Infektion und Zerstörung („Disruption") von Rückenmark und Spinalganglien der entsprechenden Segmente bedingt.

anal atresia, tracheo-esophageal fistula, renal anomaly", teilweise eingefügt: „cardiac defect und limb anomalies"). Wenn man die kinderchirurgisch bedeutsame tracheoösophageale Fistel bzw. Ösophagusatresie als Hinweis auf das Vorliegen einer Erkrankung beim Patienten verwendet, tritt die VATER-Assoziation mit einer Häufigkeit von 1 : 5000 Geburten auf. Die Inzidenz dürfte höher liegen, da man bei Spontanaborten häufiger besonders schwerwiegende Manifestationsformen findet.

MURCS-Assoziation

Bei der MURCS-Assoziation **fehlen die Eileiter** und häufig ist der **Uterus fehlgebildet** (> Abb. 41.15). Beide Organe entstammen embryologisch den Müller-Gängen. Ohne sichere ätiologische oder pathogenetische Beziehung sind auch die **Nieren** und die **Halswirbelsäule** betroffen („mullerian duct hypoplasia, renal aplasia, cervico-thoracic somite dysplasia"). Entsprechend der Natur der Fehlbildungen ist eine Therapie nicht möglich. Das Erkennen und Benennen einer solchen Assoziation ermöglicht aber einen Vergleich mit anderen betroffenen Patienten und führt z.B. zu der Erkenntnis, dass eine MURCS-Assoziation **sporadisch** auftritt und somit für die betroffenen Eltern kein wesentliches Wiederholungsrisiko bei weiteren Kindern besteht.

41.4.6 Disruptionen

Definition und Ätiologie Fehlbildungen, die nicht genetisch bedingt sind, sondern eine exogene Ursache haben, werden dann als Disruption bezeichnet, wenn man betonen möchte, dass die Einwirkung des schädigenden Agens möglicherweise nur kurzfristig war. Bei den Krankheiten mit bekannter Ätiologie kann natürlich auch der Begriff „Syndrom" verwendet werden.
Wichtige Ursachen sind:
- **Infektionen** durch **Viren** *(Zytomegalie-, Herpes-simplex-, Varicellavirus)* oder Protozoen (Toxoplasmose). Beispiel: fetales Varizellensyndrom
- **chemische Substanzen** (Medikamente, Alkoholkonsum der Mutter). Beispiel: Thalidomid-Embryopathie
- **mangelhafte Blutversorgung.** Beispiel: Sirenomelie.

Fetales Varizellensyndrom

Wegen der hohen Ansteckungsfähigkeit des *Varizella-Zoster-Virus* besitzen mehr als 95% der Frauen im gebärfähigen Alter eine Immunität gegen Windpocken. Bei 2% der Frauen, die erstmalig während der Schwangerschaft (8.–20. Woche) in Kontakt mit dem Virus kommen, ist der Fetus intrauterin der Infektion ausgesetzt. Das *Varizella-Zoster-Virus* befällt vorzugsweise Nervenzellen, die im Fetalalter schnell zerstört werden. Im Versorgungsgebiet dieser Nerven treten sekundäre Schäden auf, insbesondere auch Gewebeatrophien und Verstümmelungen. Obwohl das Virus nach kurzer Zeit aus den Nervenzellen eliminiert wird, ist die weitere Entwicklung abhängiger Organsysteme gestört (> Abb. 41.16).

Thalidomid-Embryopathie

Während der Jahre 1959–1963 wurde ein neu entwickeltes Medikament mit dem Wirkstoff Thalidomid (Handelsname: Contergan) als Schlaf- und Beruhigungsmittel verabreicht. In der Folge wurde eine sehr seltene Fehlbildung der Extremitäten, bei der die Zwischenabschnitte fehlen und Füße und Hände mehr oder weniger unmittelbar in Rumpfnähe ansetzen (**Phokomelie**), epidemieartig gehäuft beobachtet. Als der Zusammenhang zwischen dieser phokomelen Extremitätenfehlbildung und der Einnahme von Thalidomid während der Schwangerschaft bewiesen werden konnte, wurde Contergan verboten. Man nimmt heute an, dass es die Bildung embryonaler Blutgefäße beeinträchtigt. Es ist aber immer noch unklar, warum sich diese Störung der Angiogenese hauptsächlich an den Extremitäten deletär auswirkt. Thalidomid wird heute zur Therapie der Lepra und in der Onkologie eingesetzt.

Sirenomelie

Manche Auswirkungen einer schwer gestörten Embryonalentwicklung erinnern an Fabelwesen aus der griechischen Mythologie. Der Sirenomelie liegt wahrscheinlich eine **kurzfristige schwere Durchblutungsstörung** der unteren Körperhälfte des Embryos zugrunde, sodass die Ausbildung der Urogenitalorgane, des Beckens und insbesondere auch die korrekte Induktion von Beinanlagen gestört werden (> Abb. 41.17). Ausgebliebene Entwicklungsschritte können in der weiteren Entwicklung nicht nachgeholt werden.

41.4.7 Entwicklungsstörungen des Skeletts

Entwicklungsstörungen des Skeletts umfassen **Dysostosen,** bei denen es sich um die Fehlbildung einzelner oder weniger Knochen handelt, die isoliert oder zusammen mit Fehlbildungen an anderen Organen vorkommen können (z.B. Radiusaplasie bei der VATER-Assoziation). In diesem Abschnitt werden aber **Osteochondrodysplasien** behandelt, bei denen es sich um generalisierte, genetisch bedingte Defekte im Knorpel- und Knochengewebe handelt. Es sind über 200 verschiedene Osteochondrodysplasien mit Störungen in ganz unterschiedlichen Entwicklungsstufen bekannt. So kann die Knorpelanlage, die

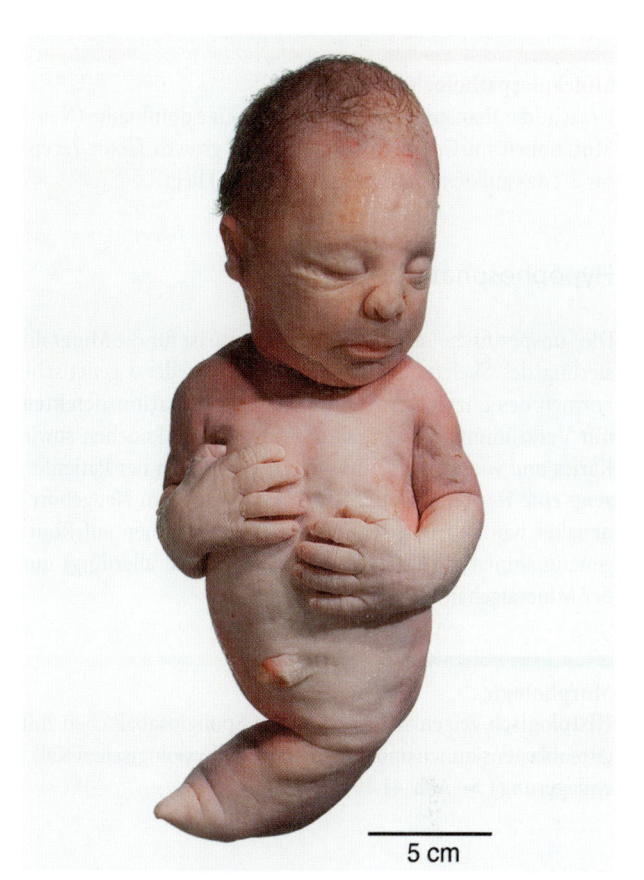

Abb. 41.17 Sirenomelie. Die Verschmelzung der Beine ist die Folge einer Durchblutungsstörung während einer kritischen Embryonalphase (6.–7. Woche). Bei Sirenen geht aus der Bauchaorta immer nur eine einzelne große Nabelarterie hervor, während die Aa. iliacae fehlen. Die Blutgefäße der unteren Körperhälfte werden über Kollateralen gefüllt.

enchondrale Ossifikation, die Kalzifikation oder die Knochenresorption gestört sein. Einige Mutationen betreffen ubiquitäre Moleküle wie das Kollagen 1. Dass es dabei „nur" zu Störungen im Skelettsystem kommt, ist schwer zu verstehen. Das klassische Beispiel ist die Osteogenesis imperfecta (> Kap. 5.3.1).

Thanatophore Dysplasie

Die thanatophore Dysplasie ist die häufigste letal verlaufende Skelettdysplasie. Bei der Geburt fällt ein ausgeprägter Zwergwuchs mit kurzen, gekrümmten Extremitäten auf (> Abb. 41.18a). Die Diagnose wird radiologisch anhand charakteristischer Knochenveränderungen von Femur, Wirbelsäule und Schädel gestellt. Der sehr enge Thorax bedingt eine Lungenhypoplasie, an der die Neugeborenen innerhalb von Stunden oder Tagen versterben.

Morphologie

Die **histologische** Untersuchung der Wachstumzone des Knochens zeigt eine verminderte Bildung von Säulenknorpel sowie eine vorzeitige und irreguläre Verknöcherung (> Abb. 41.18b, c).

Molekularpathologie

Ursache der thanatophoren Dysplasie ist eine dominante (Neu-) Mutationen im Gen für den „fibroblast growth factor receptor 3", das auf dem Chromosom 4 (4p16.3) liegt.

Hypophosphatasie

Die „unspezifische" alkalische Phosphatase ist für die Mineralisierung des Skeletts unentbehrlich. Verschiedene genetische Formen des Enzymmangels führen zu **Ossifikationsdefekten** mit Verkrümmung und Frakturen der Röhrenknochen sowie Karies und vorzeitigem Zahnverlust. Das Serum der Patienten zeigt eine **Hyperkalzämie.** Bei den schweren, im Neugeborenenalter häufig bereits tödlichen Formen scheinen auf Röntgenaufnahmen die Knochen zu fehlen (es fehlt allerdings nur der Mineralgehalt).

Morphologie

Histologisch zeigen sich verbreiterte Spongiosabälkchen mit Osteoblastensäumen und das Fehlen der physiologischen Kalkeinlagerung (> Abb. 41.19).

Osteopetrose

Einer Osteopetrose liegen verschiedene **Defekte beim Knochenabbau** zugrunde. Beispielsweise führt eine Homozygotie im TCIRG1-Gen auf Chromosom 11 (11q13) zum Funktionsausfall einer Protonenpumpe, die der Osteoklast benötigt, um den abgeschlossenen Raum zwischen sich und der Knochenoberfläche in einen sauren pH-Wert zu verschieben. Er verliert damit die Fähigkeit, die Mikroarchitektur des Knochens herauszumodellieren. Als Folge der stark reduzierten Markräume im Knochen kommt es zur Blutbildung an anderen Orten **(extramedulläre Blutbildung).** Der mangelhafte Knochenabbau führt bei vielen Patienten zu schweren **Hypokalzämien.** Eine charakteristische lokale Komplikation ist die **Erblindung** durch Einklemmen der Nn. optici in den zu engen Canales optici der knöchernen Orbita. Osteoklasten sind eine Differenzierungsform der aus dem Knochenmark stammenden Monozyten. Therapeutisch wird deshalb eine Knochenmarktransplantation durchgeführt, nach deren Gelingen sich der radiologische Aspekt einer vermehrten Knochendichte normalisiert (> Abb. 41.20).

Abb. 41.18 Thanatophore Dysplasie. a Zwergwuchs mit engem Thorax und kurzen Extremitäten; insbesondere die Oberschenkel zeigen eine charakteristische Krümmung. **b** Die Epiphysenfugen zeigen beim thanatophoren Zwergwuchs eine Reduktion des Knorpelwachstums (rechts) und eine vorzeitige, irreguläre Ossifikation. **c** Zum Vergleich eine normale Epiphysenfuge während des intrauterinen Wachstums. HE, Vergr. 100-fach.

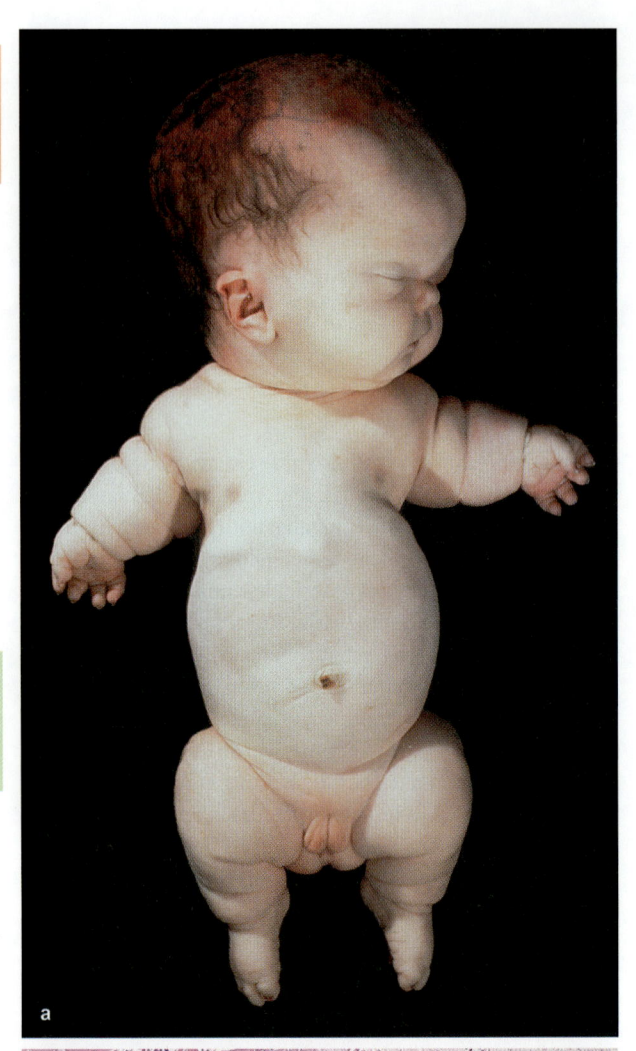

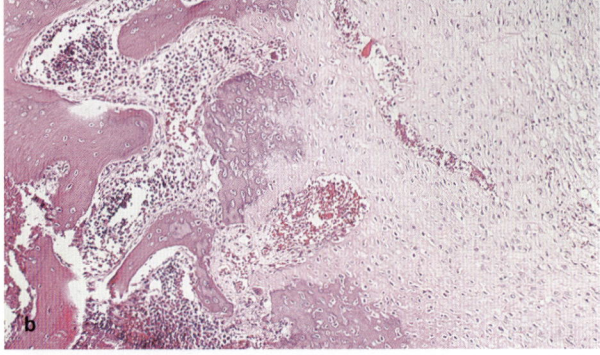

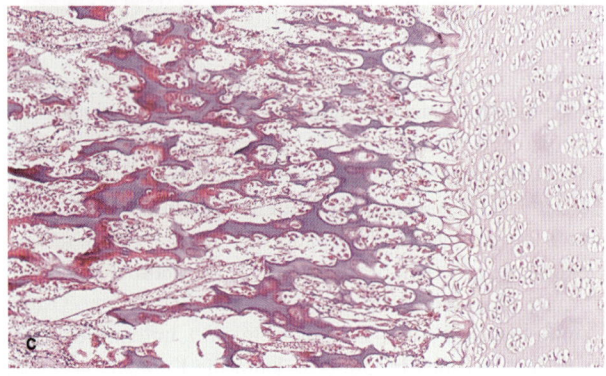

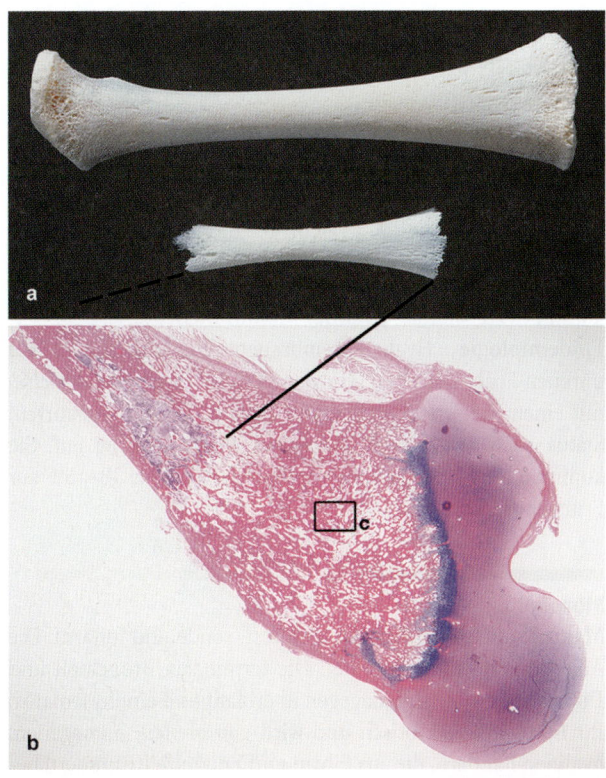

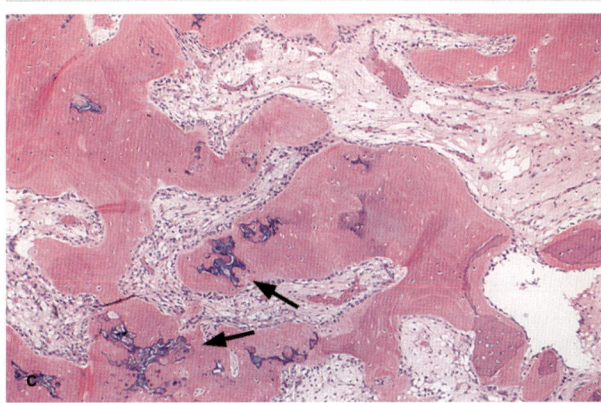

Abb. 41.19 Hypophosphatasie. a Mazerationspräparat der Tibia eines 8 Monate alt gewordenen Säuglings mit Hypophosphatasie (unten) und Vergleich zu altersentsprechendem normalem Knochen (oben). **b** Der histologische Großschnitt zeigt einen weitgehend normalen „Weichteilaspekt" des Knochens bei Hypophosphatasie (die schwarzen Linien zeigen in Bild a und b die Enden einer rudimentär kalzifizierenden Metaphyse). **c** Ausschnitt aus b. Die sonst zur histologischen Untersuchung eines Knochens notwendige Entkalkung ist nicht notwendig, da nur eine fleckförmige, geringe Mineralisierung des Osteoids besteht (Pfeile). HE, Vergr. 200-fach.

41.5 Hydrops des Fetus und der Plazenta

Definition Als Hydrops des Fetus werden massive subkutane Ödeme und Ergüsse in den Körperhöhlen bezeichnet. In den meisten Fällen ist auch die Plazenta hydropisch geschwollen und vergrößert.

Ätiologie Der Hydrops des Fetus und der Plazenta hat sehr viele verschiedene Ursachen. Einige sind in ➤ Tab. 41.1 aufgelistet. Früher war die fetale Anämie, bedingt durch eine Rhesusinkompatibilität, die häufigste Ursache. Heute sind es vor allem Infekte und Fehlbildungen. In über 50% bleiben Pathogenese und Ätiologie jedoch unklar.

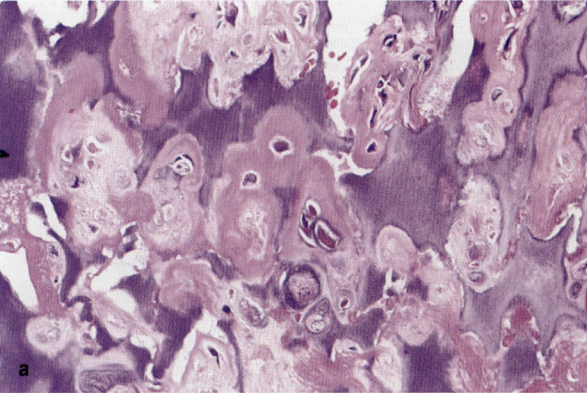

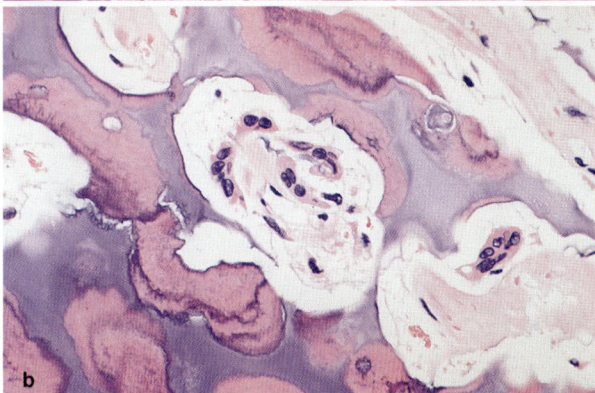

Abb. 41.20 Osteopetrose. a Eine Knochenbiopsie im Neugeborenenalter zeigt mineralisiertes Osteoid ohne klare Differenzierung von Spongiosabälkchen und Markräumen. **b** Wenige Wochen nach einer Knochenmarktransplantation sind in einer erneuten Knochenbiopsie mehrkernige Osteoklasten zu erkennen, die die gewohnte Knochenarchitektur herausmodellieren. HE, Vergr. 500-fach.

Morphologie
Bei schweren Anämien steht die hypoxische Schädigung der Kapillarwand mit Permeabilitätsstörung im Vordergrund. Dadurch kommt es zur Flüssigkeitsansammlung im Interstitium. Eine zu starke Belastung der rechten Herzkammer durch eine Vermehrung des hydrostatischen Drucks (z.B. bei vorzeitigem Verschluss des Foramen ovale) erklärt ebenfalls das Auftreten eines Hydrops.

Klinische Relevanz Die Feten und Neugeborenen sind wegen der massiven subkutanen Ödeme und der Ergüsse in den Körperhöhlen stark übergewichtig. Die ebenfalls zu schwere und zu große Plazenta zeigt ödematöse, in ihrer Differenzierung zurückgebliebene Zotten. Bei Blutgruppeninkompatibilitäten und Infekten ist die extramedulläre Blutbildung im Fetus (vor allem in der Leber) und in den Plazentazotten vermehrt.

Tab. 41.1 Ursachen des Hydrops des Fetus und der Plazenta.

Fehlbildung	Ursachen
fetale Anämie	• Blutgruppeninkompatibilität (Rhesus, AB0)
	• fetofetales Transfusionssyndrom
	• fetomaternales Transfusionssyndrom
	• Thalassämie
konnatale Herzfehler	• vorzeitiger Verschluss des Foramen ovale
	• vorzeitiger Verschluss des Ductus Botalli
	• Endokardkissendefekt
	• hypoplastischer linker Ventrikel
	• Endokardfibroelastose
konnatale Lungenfehlbildungen	• adenomatoidzystische Fehlbildung
	• Lymphangiektasien der Lunge
	• Zwerchfellhernie mit Lungenhypoplasie
intrauterine Infektionen	• Parvovirus
	• Lues
	• Toxoplasmose
	• Zytomegalie
konnatale Tumoren	• Teratome
	• Neuroblastom
	• Hämangiome der Plazenta
chromosomale Defekte	• Monosomie 45 X0
	• Trisomie 18
	• Trisomie 21
Skelettdysplasien	
konnatales nephrotisches Syndrom	

41.6 Adaptationsstörungen des Neugeborenen

Die **Geburt** ist eine sehr einschneidende Veränderung. Aus der geschützten Umgebung des Uterus kommt das Neugeborene in eine völlig andere Umgebung und muss binnen weniger Sekunden bis Tage eine Reihe von Funktionen übernehmen, die vorher die Plazenta erledigte. Innerhalb kürzester Zeit muss vor allem die **Atmung** in Gang kommen und der fetale **Kreislauf** umgestellt werden.

Anpassungsstörungen des Neugeborenen betreffen vor allem die **Lungen** (fetale Atelektasen, hyaline Membranen) und das **Herz-Kreislauf-System.** Als Folge davon können auch andere Organsysteme, insbesondere das Gehirn (subependymale Blutungen, anoxische Enzephalopathie und periventrikuläre Infarkte) und der Darm (nekrotisierende Enterokolitis), in Mitleidenschaft gezogen werden.

Die Flüssigkeit, welche die Lungenalveolen füllte, wird resorbiert. Die Alveolen müssen entfaltet werden. Notwendig ist hierzu **Surfactant,** ein Gemisch aus Proteinen, Salzen, neutralen Lipiden und vor allem Phospholipiden (v.a. gesättigtes Phosphatidylcholin und Phosphatidylglycerol), das die Oberflächenspannung herabsetzt und bereits ab der 28. Schwangerschaftswoche von den Pneumozyten Typ II gebildet wird.

41.6.1 Hyaline-Membranen-Krankheit und bronchopulmonale Dysplasie

Definition Ein Surfactant-Mangel führt zu fetalen **Atelektasen,** die aber häufig passager sind. Bei ausgeprägtem Mangel kommt es zur Bildung **hyaliner Membranen.**

Epidemiologie Hyaline Membranen treten insbesondere bei unreifen Frühgeborenen (vor der 28. Schwangerschaftswoche) mit einem Geburtsgewicht unter 1000 g, Mehrlingsgeburten, Status nach Sectio oder vorzeitiger Plazentalösung auf. Sie kommen bei 1–2% der Lebendgeborenen und bei 10–15% der Frühgeborenen vor.

Morphologie

Makroskopisch sind die Lungen fest, solide und luftarm. Die Alveolen sind nicht entfaltet. Die terminalen Bronchioli und Ductus alveolares sind dagegen überbläht und emphysematös. Ihr Epithel ist nekrotisch und wird von breiten, homogenen, hyalinen Bändern, die aus Fibrin und Epithelzelltrümmern bestehen, ersetzt (➤ Abb. 41.21a).

Klinische Relevanz Die Folge ist ein Atemnotsyndrom, das zur respiratorischen Insuffizienz mit Hypoxie, Hyperkapnie und Azidose führt. Bei unreifen Frühgeborenen (unter 32 Wochen und unter 1500 g) beträgt die Sterblichkeit 25–30%.

Die hyalinen Membranen werden zum größten Teil resorbiert. Bei Langzeitbeatmung mit hohem Druck und hohem Sauerstoffpartialdruck kann es jedoch zur Respiratorlunge des Neugeborenen kommen, zur bronchopulmonalen Dysplasie. Dabei werden die hyalinen Membranen nicht resorbiert, sondern bindegewebig organisiert mit Ausbildung einer Fibrose der Wand der Ductus alveolares und einer Metaplasie des Alveolar- und Bronchialepithels. In schweren Fällen sterben die Kinder an den Folgen der Lungenfibrose mit den Zeichen einer pulmonalen Hypertonie.

41.6.2 Hirnblutungen und anoxische Enzephalopathie

Die **Asphyxie** führt zu einer Nekrose der Ganglienzellen vor allem im Hippocampus, im Pons sowie in der Purkinje-Zell-Schicht des Kleinhirns. In schweren Fällen entstehen periventrikuläre Infarkte des Großhirns.

Subependymale Blutungen im Keimlager des Großhirns sind ebenfalls eine Folge der Hypoxie mit Schädigung der Gefäßwand. Sie sind beim sehr kleinen Frühgeborenen multipel und ausgedehnt, beim größeren Frühgeborenen liegen sie meist im Bereich der V. terminalis. Diese Blutungen können in angrenzende periventrikuläre Infarkte sowie in den Ventrikel durchbrechen (➤ Abb. 41.21b) und zur Tamponade der Ventrikel führen.

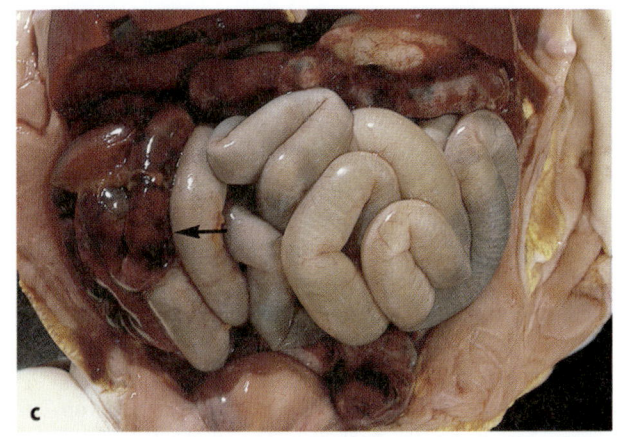

Abb. 41.21c Neonatale Adaptationsstörungen. Nekrotisierende Enterokolitis. Die befallenen Darmschlingen sind dunkelrot-blutig verfärbt (Pfeil), nekrotisch und von Fibrin bedeckt. Die proximalen Dünndarmschlingen sind gebläht.

delt. Die mit der Nahrung eingeschleppten Bakterien (insbesondere **Clostridien**) können die hypoxisch geschädigte Schleimhautbarriere durchbrechen und führen zu ausgedehnten Nekrosen mit Blutungen und meist geringer Entzündung, zur nekrotisierenden Enterokolitis (> Abb. 41.21c). Die **Nekrose der Darmwand** führt zu einer fibrinös-eitrigen Peritonitis. Wenn die Bakterien Gas bilden, sammelt sich dieses in stark dilatierten Lymphgefäßen und kleinen Venen an und gelangt über die Pfortader in die Leber.

41.7 Tumoren im Kindesalter

Tumoren im Kindesalter sind selten. Nur 1–2% aller Malignome treten bei Kindern unter 15 Jahren auf, obwohl diese Altersgruppe ca. 15% (Deutschland, Jahr 2000) der gesamten Bevölkerung ausmacht. Maligne Tumoren sind bei uns verantwortlich für ca. 10% der Todesfälle im Alter von 1–15 Jahren, was nach den Unfällen der zweithäufigsten Todesursache im Kindesalter entspricht. Zwischen den Tumoren der Erwachsenen und der Kinder bestehen große Unterschiede bei der Häufigkeit und der Art der Tumoren. Karzinome sind beispielsweise bei Kindern sehr selten (ca. 4%). Dagegen bilden embryonale Tumoren bei Kindern eine wichtige Gruppe und kommen bei Erwachsenen kaum mehr vor.

Beziehung zur Embryogenese Bei 3 typischen Gruppen von Tumoren und tumorähnlichen Läsionen ist die Beziehung zur Embryogenese besonders deutlich:
- **Embryonale Tumoren** bestehen aus unreifen, stark proliferierenden Zellen, deren Aussehen an das Blastem des entsprechenden Organs erinnert (z.B. Retinoblastom, Medulloblastom, Nephroblastom, Neuroblastom, Hepatoblastom). Das Rhabdomyosarkom geht von undifferenzierten pluripotenten Mesenchymzellen aus und zeigt eine Differenzierung in Richtung der Skelettmuskulatur (rhabdomyomatös) (> Kap. 46.3.4)

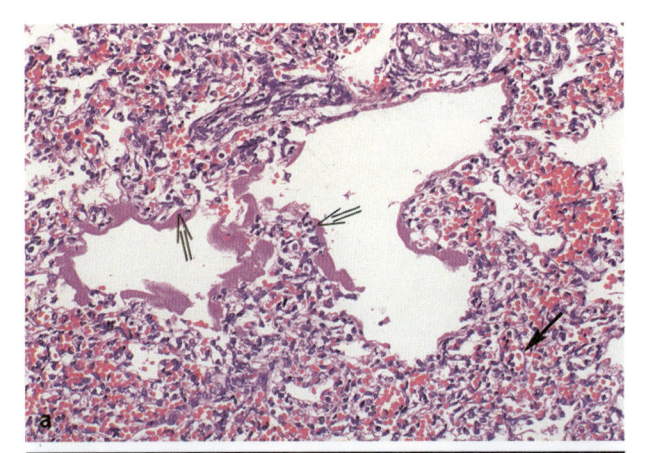

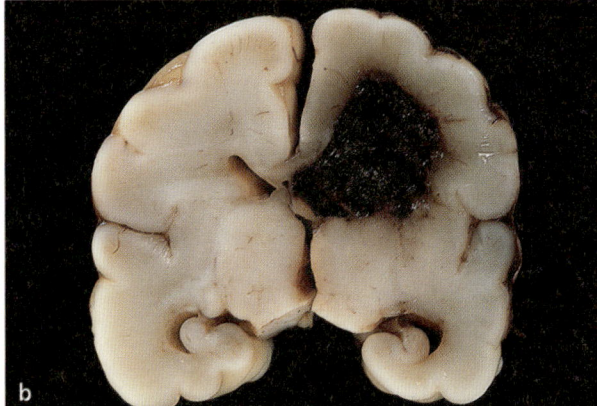

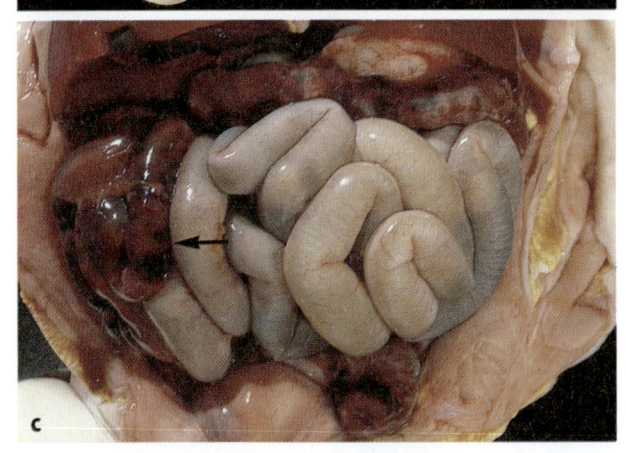

Abb. 41.21 Neonatale Adaptationsstörungen. a Hyaline Membranenkrankheit der Lunge. Die Alveolen sind kollabiert und atelektatisch (Pfeil). Die terminalen Bronchiolen und Ductus alveolares dagegen sind erweitert und von breiten, eosinophilen, homogenen Membranen (Doppelpfeile) ausgekleidet. HE, Vergr. 200-fach. **b** Ausgedehnte Keimlagerblutung. Es kommt zum Durchbruch in das Ventrikelsystem und zum Einbruch in das periventrikuläre Marklager.

Über das Foramen Monroi und den Aquädukt gelangt das Blut in den IV. Ventrikel und in den Subarachnoidalraum der Hirnbasis.

41.6.3 Nekrotisierende Enterokolitis

Von den übrigen Organen wird vor allem der Darm durch die Asphyxie geschädigt. Postnatal wird der Darm bakteriell besie-

- **Teratome** sind gut- oder bösartige Tumoren der Keimzellen, die Anteile aller 3 Keimblätter enthalten
- **Hamartome** sind tumorähnliche Fehlbildungen, die aus ortsständigem Gewebe aufgebaut sind
- **Choristome** sind tumorähnliche Fehlbildungen aus ortsständigen und ortsfremden Gewebekomponenten.

Beziehung zu Fehlbildungen Kindliche Tumoren können im Rahmen einzelner Fehlbildungssyndrome auftreten: Nephroblastome, Nebennierenrindenkarzinome und Hepatoblastome findet man gehäuft beim **Wiedemann-Beckwith-Syndrom** (➤ Kap. 41.4.3). Leukämien und Retinoblastome treten vermehrt bei der **Trisomie 21** auf.

Zwischen der Entstehung von Fehlbildungen und von Tumoren bestehen viele Analogien. Genetische Schädigungen, insbesondere Gen- und Chromosomendefekte, führen zu Störungen der Embryonalentwicklung und damit zu Fehlbildungen. Genetische Störungen während der Organogenese, die die Wachstumsregulation betreffen, können zu Tumoren führen.

Biologisches Verhalten Vor allem die **embryonalen Tumoren**, die aus kleinen, wenig differenzierten Tumorzellen aufgebaut sind, haben eine sehr hohe Proliferationsrate mit Tumorverdopplungszeiten, die meist wesentlich kürzer sind als beim Erwachsenen.

Einzelne Tumoren haben bei sehr jungen Kindern eine wesentlich bessere Prognose als bei älteren Kindern. Dies gilt insbesondere für das Neuroblastom, das sich sogar spontan zurückbilden kann.

Benigne Tumoren Diese betreffen im Kindesalter vor allem die Weichteile und die Haut. Dabei handelt es sich vorwiegend um kapilläre und kavernöse Hämangiome (27%) sowie Lymphangiome (14%). Bei den Fibromatosen (20%) gibt es mehrere für das Kindesalter typische Formen. Neurofibrome (10%) sind die wichtigsten benignen Weichteiltumoren im Kindesalter (➤ Kap 45.3).

Maligne Tumoren Die Häufigkeit der einzelnen Malignome im Kindesalter geht aus ➤ Tab. 41.2 hervor. Es bestehen große Unterschiede bei der Inzidenz maligner Tumoren zwischen jüngeren und älteren Kindern. 50% der malignen Tumoren treten in den ersten 5 Jahren auf. Auf die 2. und 3. Fünfjahresperiode entfallen je ca. 25%.

Die Prognose kindlicher Malignome war früher sehr schlecht. Die modernen Methoden der kombinierten chirurgischen, radiotherapeutischen und zytostatischen Behandlung haben aber gerade bei kindlichen Malignomen zu einer beeindruckenden Verbesserung der Überlebensrate geführt.

Tab. 41.2 Inzidenz maligner Tumoren im Kindesalter (pro 1 Million; Segi World Standard Population).

Malignomtyp	Jungen	Mädchen
alle Malignome	170	146
Leukämien	59	51
• akute lymphatische Leukämie	47	40
• chron. myeloproliferative Erkrankungen	1,0	1,0
Lymphome	20	11
• Hodgkin-Lymphom	7,0	5,0
• Non-Hodgkin-Lymphom	8,0	4,0
Hirntumoren	38	33
• Astrozytom	16	16
• Medulloblastom	7	4
Tumoren des sympathischen Nervensystems	15	13
• Neuroblastom	15	13
• Retinoblastom	4,3	4,9
Nierentumoren	9	11
• Nephroblastom	9	10
Lebertumoren	3	2
• Hepatoblastom	2	1
Knochentumoren	6	6
• Osteosarkom	3	3
• Ewing-Sarkom	3	3
Weichteiltumoren	10	9
• Rhabdomyosarkom	6	5
• Fibrosarkom, MPNST	1	1
Keimzelltumoren	4	5
• intrakranial	1	1
• gonadal	2	2
• extragonadal und extrakranial	1	2
epitheliale Tumoren	2	3
Nebennierenrindenkarzinom	0,3	0,2
Schilddrüsenkarzinom	0,6	1,7
nasopharyngeales Karzinom	1	1
Melanom	0,6	0,8

41.7.1 Neuroblastom

Definition Tumor aus Zellen, die der Neuralleiste entstammen und bei der Bildung des sympathischen Nervensystems in einem unreifen Stadium verblieben sind (Neuroblasten). Neuroblastome entstehen entlang des Grenzstrangs, zwei Drittel davon im Abdomen, vor allem in den Nebennieren. Neuroblastome erstrecken sich manchmal durch das Foramen intervertebrale in den Wirbelkanal hinein (wegen der Einschnürung im mittleren Drittel dann als Sanduhrgeschwulst bezeichnet).

Epidemiologie Zweithäufigster maligner solider Tumor des Kindesalters. 40% der Tumoren treten im 1. Lebensjahr auf, insgesamt 80% vor dem 4. Lebensjahr. Neuroblastome kommen gehäuft in Assoziation mit Syndromen vor (z.B. Wiedemann-Beckwith-Syndrom).

Pathogenese
Aus der Neuralleiste auswandernde Neuroblasten differenzieren sich und bilden Nebennierenmark und sympathische Ganglien. Kleine persistierende Herde von Neuroblasten sind bei 1 : 300 bis 1 : 400 aller Neugeborenen nachweisbar. Die meisten

Herde differenzieren sich noch nach der Geburt und verschwinden.

Morphologie

Neuroblastome sind graurote, weiche Tumoren, die häufig größere Blutungen, fleckförmige Nekrosen und Verkalkungen aufweisen.

Die Zellen enthalten wenig Zytoplasma, aber dichte, chromatinreiche Kerne. Eine beginnende Differenzierung führt zur Ausbildung von **Pseudorosetten** sowie einer feinfibrillären Matrix und einzelnen Ganglienzellen. Kommt es zu einer stärkeren Ausreifung und beinhaltet der Tumor reife Ganglienzellen, handelt es sich um ein **Ganglioneuroblastom.** Besteht er ausschließlich aus reifen Strukturen (Ganglienzellen, Schwann-Zellen und Neurofibrillen), wird der Tumor **Ganglioneurom** genannt und verhält sich gutartig.

Molekularpathologie

Zytogenetische Aberrationen (häufig eine Deletion an 1p36, seltener partielle Trisomie 2p23-24 oder Translokationen mit Chromosom 17) kommen in Neuroblastomen häufig vor. Prognostisch ungünstig sind eine Amplifikation des N-myc-Onkogens sowie eine 1p32-36 Deletion, die v.a. bei Tumoren in den Stadien III und IV vorkommt.

Klinische Relevanz Laborchemisch kann man Neuroblastome anhand erhöhter Werte der Katecholaminmetaboliten Vanillinmandelsäure und Homovanillinsäure im Urin nachweisen.

Die Prognose hängt sehr stark vom Alter ab: Säuglinge unter 1 Jahr haben eine 2-Jahre-Überlebensrate von 74%, Kinder über 2 Jahre von nur 12%.

41.7.2 Nephroblastom

Syn.: Wilms-Tumor
Definition Maligner embryonaler Nierentumor, der von den Zellen des metanephrogenen Blastems ausgeht.
Epidemiologie Eines von 10.000 lebend geborenen Kindern ist betroffen. Nephroblastome sind im 1. und nach dem 5. Lebensjahr selten und haben ihren Häufigkeitsgipfel im 2.–3. Lebensjahr. Beidseitige Nephroblastome kommen in 5% vor. Familiäre Häufungen sind bekannt.

Pathogenese

Das metanephrogene Blastem ist normalerweise nach der 36. Schwangerschaftswoche nicht mehr nachweisbar. Bei 1 : 300 aller Neugeborenen sind einzelne Herde jedoch noch bei Geburt nachweisbar. Man geht davon aus, dass sich aus solchen embryonalen Resten ein Nephroblastom entwickeln kann. Bei ca. 40% der Wilms-Tumor-Patienten sind im umgebenden Nierengewebe solche nephrogene Reste zu finden.

Morphologie

Nephroblastome sind große, weiche, solide Tumoren (Durchschnittsgewicht 500 g, selten bis 2 kg) mit hellgrauer Schnittfläche, vereinzelten Zysten, Nekrosen oder Blutungen (➤ Abb. 41.22a). Ein Durchbruch in das Nierenbecken ist selten, der Tumor hat jedoch eine Tendenz zum Einbruch in Nierenvenen mit Tumorzapfen bis in die V. cava inferior hinein.

Das Nephroblastom besteht aus rundlichen, zytoplasmaarmen Blastemzellen, zeigt jedoch meist auch eine epitheliale (Tubuli, glomeruloide Körperchen) und stromale Differenzierung (Fibroblasten, glatte und quergestreifte Muskelzellen; ➤ Abb. 41.22b). Etwa 5% der Nephroblastome enthalten große, chromatinreiche, anaplastische Tumorzellen; die Prognose ist dann schlechter.

Das Nephroblastom muss vom gutartigen mesoblastischen Nephrom (aus spindeligen, fibromyoblastischen Zellen) sowie von 2 seltenen, aber hochmalignen, v.a. im 1. Lebensjahr auftretenden Nierentumoren abgegrenzt werden: dem Klarzellsarkom der Niere (mit hellen Zellen) und dem malignen Rhabdoidtumor der Niere (mit typischen intrazytoplasmatischen Einschlüssen).

Molekularpathologie

Es sind mindestens 4 Gene bekannt, die mit der Entstehung des Nephroblastoms assoziiert sind. WT1 ist ein Tumorsuppressorgen auf 11p13 und codiert für ein 80 Aminosäuren langes Protein, das mit seinen 4 Zinkfingern an regulatorische DNA-Sequenzen von Wachstumsfaktoren (z.B. IGF-II, ein insulinähnlicher Wachstumsfaktor) bindet und deren Transkription unterdrückt. Bei Verlust beider Allele kommt es zu einer ungebremsten Expression dieser Wachstumsgene. Ein 2. Wilms-Tumorsuppressorgen (WT2) liegt auf 11p15, ein 3. Gen auf 16q13 und ein 4. Gen auf 17q12–q21.

Klinische Relevanz Unspezifische Beschwerden oder Bauchschmerzen sind häufig; oft werden Nephroblastome aber zufällig entdeckt. Ein tastbarer Tumor im Oberbauch ist das Leitsymptom in 85–90%. Eine Makrohämaturie findet sich nur in 5–15%.

Dank der chirurgischen Behandlung, der Radiotherapie und der Zytostatikabehandlung beträgt die heutige 5-Jahres-Überlebensrate über 90%.

41.7.3 Hepatoblastom

Definition Maligner, embryonaler Tumor der Leber. Er besteht aus epithelialen, aber auch mesenchymalen Tumorzellen, die den embryonalen und fetalen Leberzellen ähneln.
Epidemiologie Das Hepatoblastom ist der häufigste maligne Lebertumor im Kindesalter, tritt meist bei Kindern unter 5 Jahren auf und ist gelegentlich mit dem Wiedemann-Beckwith-Syndrom assoziiert. Es gehört zu den seltenen Malignomen.

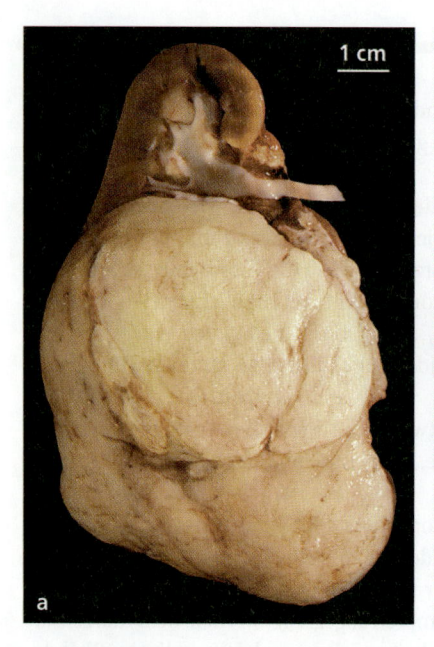

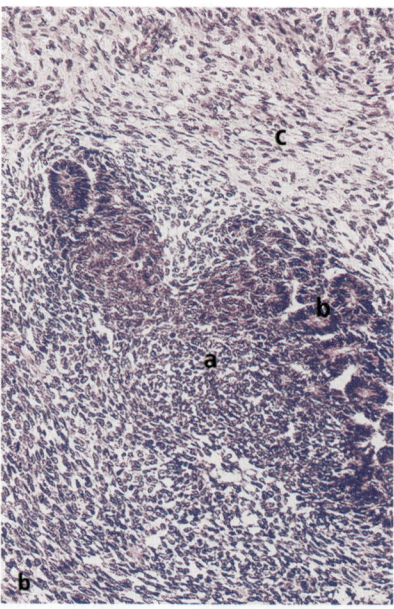

Abb. 41.22 Nephroblastom. a Großer, meist gut abgegrenzter, hellgrau-roter, knotig gegliederter Tumor. **b** Nephroblastom mit blastematösem, kleinzelligem Anteil (a), epithelialer, tubulärer Differenzierung (b) und stromaler, spindelzelliger Komponente (c). HE, Vergr. 75-fach.

Morphologie

Der Tumor liegt meist im rechten Lappen einer nichtzirrhotischen Leber. Er ist hellbraun, enthält oft nekrotische und blutige Areale und ist häufig sehr groß – bis über 1 kg schwer.

Die epitheliale Komponente der Hepatoblastome ist dem embryonalen oder fetalen Lebergewebe sehr ähnlich. Die Tumorzellen des fetalen Hepatoblastoms enthalten reichlich Glykogen und Neutralfette. Sie bilden unregelmäßige Stränge und Haufen, zwischen denen sich extramedulläre Blutbildungsherde und Gallekanalikuli finden. Mesenchymale Anteile des Hepatoblastoms enthalten oft Herde von Osteoid.

Klinische Relevanz Merkmale des Hepatoblastoms sind rasches Wachstum mit Hepatomegalie und Vergrößerung des Bauchumfangs. Da die Tumorzellen reichlich α-Fetoprotein bilden, kann dieses bei fast 90% der betroffenen Kinder im Blut als Tumormarker nachgewiesen werden.

Die Prognose hängt davon ab, ob der Tumor vollständig reseziert werden kann (2-Jahre-Überlebensrate ca. 90%) oder nicht (2-Jahre-Überlebensrate ca. 10%).

41.7.4 Retinoblastom

Definition Maligner, embryonaler Tumor des Auges, dessen Zellen den Blastzellen der Retina ähnlich sehen.

Epidemiologie Das Retinoblastom ist der häufigste intraokulare Tumor im Kindesalter (1 : 18.000) und kommt meist im 1.–3. Lebensjahr vor. Bei Jugendlichen und Erwachsenen ist er äußerst selten. 40% der Retinoblastome sind hereditär, sie treten früher auf als die sporadischen Tumoren und sind häufig multipel und bilateral oder sogar trilateral (mit Hirntumor).

Morphologie

Der Tumor liegt oft seitlich in der Retina, wächst in den Glaskörper oder den Subretinalraum ein, infiltriert Choroidea und N. opticus und kann sich intrazerebral ausbreiten. Er besteht aus kleinen runden Zellen mit wenig Zytoplasma und chromatinreichen Kernen und bildet in ca. 50% Rosetten. Verkalkungen sind häufig.

Molekularpathologie

Das Retinoblastom-Tumorsuppressorgen auf Chromosom 13q14 codiert für ein Phosphoprotein, das an die DNA bindet und die Zellteilung hemmt. Bei hereditären Tumoren wird der Funktionsverlust eines Allels in der Familie vererbt. Eine Deletion mit Verlust auch des zweiten Allels führt zur beschleunigten Zellproliferation und damit zur Entstehung des Retinoblastoms.

Klinische Relevanz Der rasch wachsende Tumor führt zur frühen Erblindung (amaurotisches Katzenauge). Die Prognose ist nach Enukleation des Auges gut (5-Jahres-Überlebensrate 92%), sofern der Sehnerv noch nicht befallen ist. 40% der Patienten entwickeln jedoch einen 2. Tumor (meist Osteosarkom, Melanom, Mammakarzinom).

Die Prognose des Tumors ist bei rechtzeitiger Erkennung und Therapie mit 80–90% Überlebenschance relativ gut. Die Letalitätsrate steigt auf 65%, wenn der N. opticus über die Lamina cribrosa hinein infiltriert ist.

41.7.5 Teratome

Definition Teratome sind Tumoren, die von pluripotenten Zellen (oft Keimzellen) ausgehen und Derivate aller 3 Keimblätter enthalten. **Reife Teratome** bestehen aus vollständig differenziertem Gewebe. **Unreife Teratome** enthalten außerdem unvollständig ausdifferenzierte Gewebe, meist neuralrohr- bzw. neurotubulusartige Strukturen. Die sehr seltenen **Teratome mit maligner Transformation** enthalten Malignomanteile, z.B. Karzinomherde oder dem Ewing-Tumor ähnliche Differenzierungen.

Epidemiologie Etwa 30% aller Tumoren bei Neugeborenen sind Teratome. Sie liegen entweder in den Gonaden oder in Strukturen der Mittellinie (z.B. Mediastinum, Nasopharynx, Hals, Perikard). Mediastinale Teratome werden hauptsächlich im jüngeren Erwachsenenalter manifest, die übrigen Teratome vor allem im Kindesalter. Angeborene Teratome finden sich meist im Hals (➤ Abb. 41.23a) oder am Steißbein.

Morphologie
Reife Teratome enthalten häufig zahlreiche, mit seröser Flüssigkeit oder Schleim gefüllte Zysten. Außerdem finden sich hirnähnliche Areale, aber auch Knochen, Knorpel und Fettgewebe. Beim reifen Teratom zeigen die Derivate der 3 Keimblätter die Morphologie der entsprechenden reifen Gewebe (➤ Abb. 41.23b). Beim unreifen Teratom besteht der nicht vollständig ausgereifte Anteil meist aus neurotubulusartigen Strukturen. Unreife Teratome bei Kindern können einen Dottersacktumoranteil aufweisen (s.u.). Teratome mit eindeutig malignen Anteilen (z.B. Plattenepithel- oder Adenokarzinom) kommen bei Kindern nur selten vor.

Teratome sind abzugrenzen von **parasitischen Zwillingen** (fetus in fetu). Diese haben eine Wirbelsäule und eine Tendenz zu geordnetem Wachstum.

Klinische Relevanz Sakrokokzygeale Teratome sind oft mit Anomalien des unteren Körperendes assoziiert. Sie sind häufig groß und erstrecken sich bis in das kleine Becken. Teratome des kindlichen Hodens sind im Gegensatz zu denjenigen des erwachsenen Mannes meist reif und haben eine gute Prognose. Ovarialteratome der jungen Mädchen sind im Gegensatz zu denjenigen der erwachsenen Frau selten zystisch und können unreif sein.

41.7.6 Langerhans-Zell-Histiozytose (LCH)

Syn.: Histiocytosis X

Definition Tumorähnliche, unkontrollierte Proliferation von Langerhans-Zellen in Haut, Weichteilen, Knochen und Knochenmark.

Morphologie
Die Langerhans-Zelle stammt aus dem Knochenmark, gehört zu den dendritischen Zellen des mononukleären Phagozytosesystems und wurde ursprünglich im Stratum basale der Haut beschrieben. Sie ist charakterisiert durch die zytoplasmatischen (Birbeck-)Granula, welche man elektronenmikroskopisch oder mit einem Antikörper gegen Langerin nachweisen kann. Außerdem wird das CD1a-Antigen an der Zelloberfläche exprimiert und die Zellen sind S100-positiv.

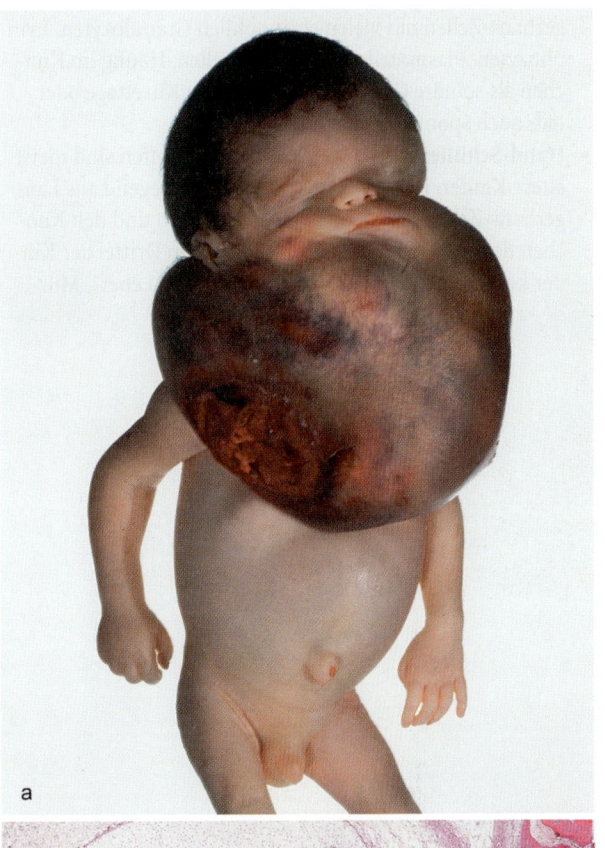

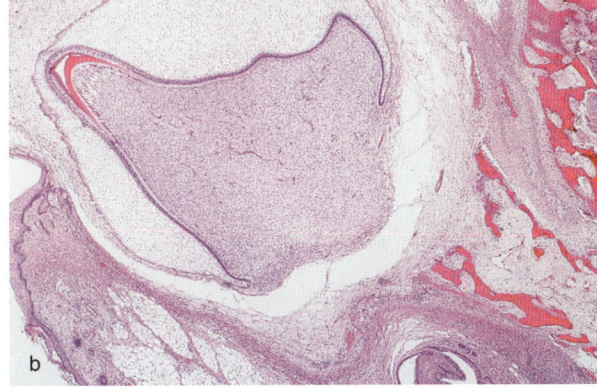

Abb. 41.23 Teratom. a Neugeborenes mit 500 g schwerem Tumor in den Halsweichteilen ohne Bezug zu den Halsorganen. **b** Histologisch findet sich Gewebe von vielen parenchymatösen Organen in „bunter Mischung", Oberflächenepithelien verschiedener Art, reifes und unreifes Hirngewebe sowie Knochen und Zähne. HE, Vergr. 12-fach.

Klinische Relevanz Ein großer Teil der Patienten mit einer LCH fällt mit Papeln im Hautbereich auf. Man muss lokalisierte und disseminierte Erkrankungen unterscheiden. Typische Manifestationsformen einer Langerhans-Zell-Histiozytose sind:

- **eosinophiles Granulom:** Kann alle Altersgruppen einschließlich Erwachsenen betreffen. Ansammlung von Lan-

gerhans-Zellen mit vielen eosinophilen Granulozyten, Lymphozyten, Plasmazellen und Riesenzellen. Häufig im Knochen als solitäre Osteolyse, die sich nach Kürettage oder teils auch spontan zurückbildet.
- **Hand-Schüller-Christian-Syndrom:** Betroffen sind meist ältere Kinder. Die Infiltrate bestehen vorwiegend aus Langerhans-Zellen, liegen meist in Weichteilen und den Knochen des Schädels (Osteolysen). Bei einem Drittel der Kinder kommt es zum systemischen Befall mit Leber-, Milz-, Lungen-, Haut- und Lymphknotenbefall und schlechter Prognose.
- **Abt-Letterer-Siwe-Syndrom:** Bei diesem Syndrom bestehen die Infiltrate vorwiegend aus Langerhans-Zellen. Die Infiltrate sind generalisiert, betreffen vor allem Lymphknoten, Leber, Milz und Knochenmark. In 90% führt die Krankheit in kurzer Zeit zum Tod.

KAPITEL 42

W. Böcker, H. Kreipe

Mamma

42.1	Normale Struktur und Funktion 811	42.5	Mastitis 816
42.2	Fehlbildungen 812	42.5.1	Infektiöse Mastitis 816
		42.5.2	Periduktale Mastitis 817
42.3	Fibrozystische Mastopathie 812	42.5.3	Fettgewebenekrosen 817
42.4	Benigne proliferative Mammaläsionen ... 813	42.6	Tumoren 818
42.4.1	Duktale Hyperplasie 813	42.6.1	Karzinome 818
42.4.2	Adenose/sklerosierende Adenose 814	42.6.2	Carcinoma in situ (CIS) 819
42.4.3	Radiäre Narbe 814	42.6.3	Invasives Mammakarzinom 823
42.4.4	Papillom (papilläres Adenom) 815	42.6.4	Sarkome und maligne Lymphome der Mamma 826
42.4.5	Adenome 815		
42.4.6	Fibroadenom 815	42.7	Männliche Mamma 826
42.4.7	Phylloider Tumor 816	42.7.1	Gynäkomastie 826
42.4.8	Adenomyoepitheliome 816	42.7.2	Karzinom 826

Zur Orientierung

Die **weibliche Mamma** ist eine komplexe exokrine Drüse, die ihre eigentliche Funktion – die Milchsynthese – nur während der Stillzeit ausübt. In der ruhenden Mamma findet sich dagegen ein relativ unreifes Epithel, das einer dauernden Erneuerung unterliegt. Das Mammaepithel steht unter der Kontrolle einer Reihe von Hormonen. Die wichtigste Erkrankung ist das **Mammakarzinom** und seine Vorstufen. Radiologisch imponiert das invasive Mammakarzinom häufig als unregelmäßig begrenzter Herdbefund. Im Rahmen der Vorsorgeuntersuchungen sind daher mammografisch nachweisbare Herdbefunde, Architekturstörungen und Mikroverkalkungen von besonderer Bedeutung. Die Inzidenz des Mammakarzinoms ist in den letzten Jahrzehnten ständig gestiegen und liegt in westlichen Industrieländern derzeit bei 70–100 : 100.000.

Karzinome und seine Vorläuferläsionen müssen von einer Reihe **benigner proliferativer Erkrankungen** abgegrenzt werden, die allesamt klinisch ein Mammakarzinom vortäuschen können. Hierzu zählen benigne proliferierende Läsionen wie die sklerosierende Adenose, die radiäre Narbe und das Fibroadenom sowie entzündliche Veränderungen.
Jede klinisch malignomverdächtige Läsion sollte durch histologische Untersuchungen von **Stanzbiopsien** abgeklärt werden. Zahlenmäßig ist die fibrozystische Mastopathie die häufigste Veränderung, gefolgt von verschiedenen gutartigen Erkrankungen. Danach folgt das Karzinom.
Die **männliche Mamma** erkrankt selten. Relevante Erkrankungen sind die Gynäkomastie und das Karzinom.

42.1 Normale Struktur und Funktion

Die Mamma entwickelt sich beim weiblichen Fetus im 2. Trimenon durch Proliferation von Basalzellen der Epidermis zu primitiven Milchgängen. Die weitere Entwicklung findet erst während der Pubertät statt. Dann kommt es zu einer fortlaufenden Verzweigung der Milchgänge und zur Ausbildung von Drüsenläppchen. Wachstum und Differenzierung werden durch eine Reihe von Hormonen gesteuert, zwischen denen komplexe Wechselwirkungen bestehen. Eine Rolle spielen u.a. Östrogen, Progesteron, Kortikosteroide, Aldosteron, Wachstumshormone und Insulin.

Der Drüsenkörper der geschlechtsreifen Frau besteht aus etwa 15–25 verzweigten Einzeldrüsen (➤ Abb. 42.1), die in einem **fibrösen Stroma,** dem Stützgewebe, eingebettet sind, das strang- und plattenförmig von der Mamille in die Tiefe zieht und den **Fettgewebekörper** septenartig unterteilt.

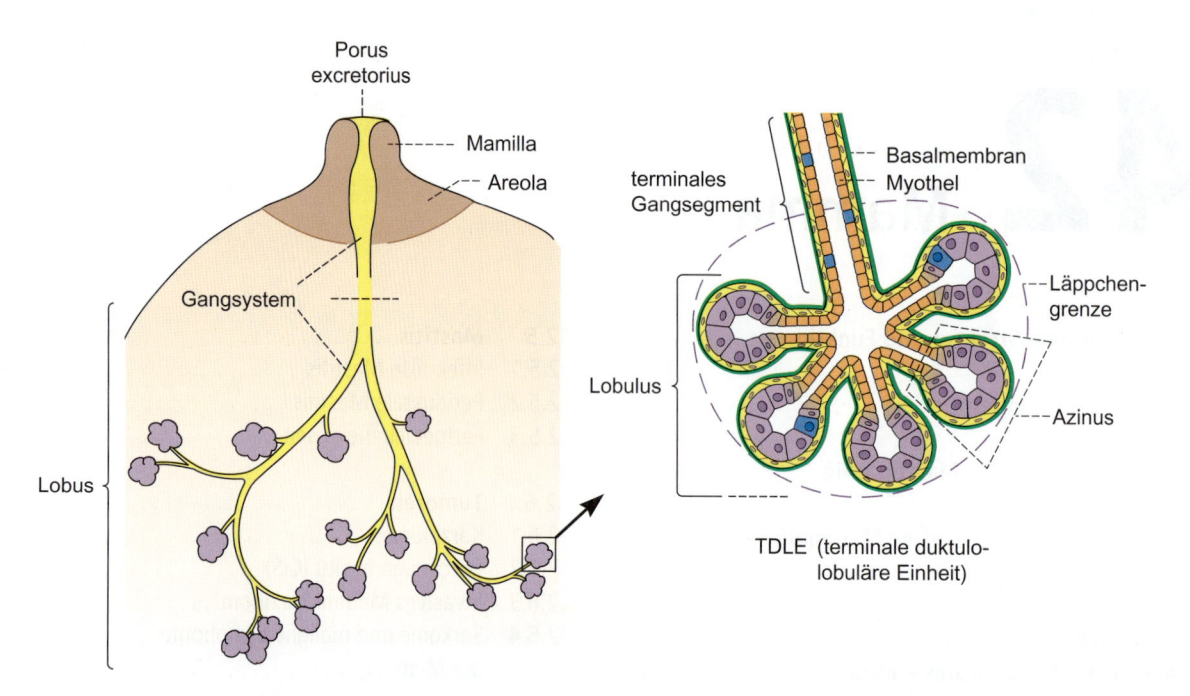

Abb. 42.1 Aufbau des Drüsenkörpers der Mamma bei der geschlechtsreifen Frau mit Darstellung einer tubulär verzweigten Einzeldrüse. Terminales Gangsegment und Läppchen (Lobuli), die als terminale duktulolobuläre Einheit (TDLE) zusammengefasst werden. Der Drüsenkörper besteht aus einem innen gelegenen Drüsenepithel (orange), einer myoepithelialen Zellschicht an der Außenseite (gelb) und einer kontinuierlichen Basalmembran (grün). Im Epithel finden sich Progenitorzellen (Reservezellen, blau), aus denen sich Drüsen- und Myoepithel entwickeln.

Der gesamte Drüsenbaum ist an der Innenseite von **Drüsenepithel** ausgekleidet. Nach außen schließt sich eine komplette **Myoepithelschicht** an, die gegen das Stroma von einer **Basalmembran** abgegrenzt wird. Im Epithel finden sich Keratin-5/14-positive Zellen, die Progenitorzellen (Reservezellen) darstellen. Aus ihnen entwickeln sich sowohl Drüsen- als auch Myoepithelzellen. Das Epithel der „ruhenden" Mamma ist ein unreifes Epithel.

Die **Drüsenläppchen (Lobuli)** besitzen ein lockeres Stroma (Mantelgewebe). Das terminale Gangsegment mit dem Läppchen bezeichnet man als **terminale duktulolobuläre Einheit (TDLE)**. Die terminalen Gangsegmente vereinigen sich über zwischengeschaltete kleine und mittlere Gangabschnitte zu den Milchgängen (Ductus lactiferi), die dann über den Ductus excretorius auf der Mamille münden (➤ Abb. 42.1).

Während des weiblichen Zyklus unterliegt die Mamma hormonell bedingten Veränderungen, die durch **Proliferation** der Läppchenepithelien, insbesondere während der Lutealphase, und durch **Zellverlust** (Apoptose) in der Phase der Menstruation gekennzeichnet sind.

Nur während der Schwangerschaft und Laktation kommt es zur vollen Ausreifung und Funktion der Mamma mit Zunahme des Parenchyms. Die differenzierten Drüsen der TDLE produzieren und sezernieren in dieser Phase Milch unter der hauptsächlichen Stimulation von Prolaktin. Nach der Laktation bewirkt der Abfall der Hormone einen Umbau des Mammagewebes mit Verlust des laktierenden lobulären Epithels und Ersatz durch ein „normales" Drüsenepithel, das dem vor der Schwangerschaft gleicht.

In der Menopause führt die Abnahme der hormonellen Stimulation zur **Altersatrophie** (lobuläre Atrophie und Fibrose sowie zunehmende Lipomatose) der Mamma.

42.2 Fehlbildungen

Die angeborenen Veränderungen der Brust sind zahlenmäßig von untergeordneter Bedeutung. Zu ihnen gehören:
- Überschussbildungen im Bereich des Milchstreifens:
  - Ausbildung zusätzlicher Brustwarzen (Polythelie)
  - Ausbildung zusätzlicher Mammae (Polymastie)
- Defektbildungen des Mammakörpers
  - Fehlen der Mamma (Amastie)
  - Hypoplasie der Mamma (Mikromastie)
- Fehlbildungen der Mamille und Areola (z.B. Hohlwarze).

42.3 Fibrozystische Mastopathie

Definition Der Begriff „fibrozystische Mastopathie" umfasst zystische Umbauprozesse der Drüsenläppchen (TDLE) mit begleitender Stromafibrose. Folgende Veränderungen werden in unterschiedlichem Ausmaß beobachtet:
- Zystenbildungen
- Fibrose des spezialisierten Stromas
- apokrine Metaplasien des Drüsenepithels

Pathogenese
Für die Entwicklung der fibrozystischen Veränderungen werden hormonelle Fehlsteuerungen der Drüsenläppchen und/oder Störungen der Sekretion vermutet.

Epidemiologie Der Häufigkeitsgipfel liegt im 3. und 4. Lebensjahrzehnt. Bei der Autopsie lässt sie sich bei etwa 50% aller Frauen nachweisen.

Morphologie
Der Umbauprozess umfasst eine **zystische Transformation der Drüsenläppchen** und eine **begleitende Fibrose** wechselnden Ausmaßes (➤ Abb. 42.2). In 20% sind diese Veränderungen nur histologisch nachweisbar, in 60% überwiegen Mikrozysten bis zu einer Größe von 2 mm Durchmesser, und in 20% liegen Makrozysten bis zu mehreren Zentimetern Durchmesser vor.

Die Zysten sind von einem kubischen, später abgeflachten, atrophischen Epithel ausgekleidet. Man findet eine herdförmige, apokrine Epithelmetaplasie mit auffallend eosinophil-granulärem Zytoplasma (➤ Abb. 42.2c). Die Zysten können mit einer graugrünen Flüssigkeit gefüllt sein. Das Sekret kann auch verkalken **(Mikrokalzifikationen).** Große Zysten (Tensionszysten) können rupturieren und zu einer resorbierenden Entzündung führen.

Klinische Relevanz Diese Veränderungen werden heute als Normvariante aufgefasst. Sie gehen nicht mit einem erhöhten Krebsrisiko einher. Tensionszysten (Spannungszysten) können eine schmerzhafte Schwellung verursachen. Man kann sie zur Entlastung punktieren; das Punktat sollte bei sonografisch auffälligen Zysten zytologisch untersucht werden.

42.4 Benigne proliferative Mammaläsionen

Diese Erkrankungsgruppe umfasst gutartige proliferative Brustdrüsenveränderungen. Hierzu gehören die duktale Hyperplasie, die sklerosierende Adenose, die radiäre Narbe, Papillome, Adenome, das Adenomyoepitheliom und das Fibroadenom. Die Läsionen können mikroskopisch klein sein und werden dann als Zufallsbefund in Biopsien nachgewiesen, die aus anderen Gründen durchgeführt wurden. Darüber hinaus können sie durch Verkalkungen, Verdichtungen des Drüsenkörpers oder durch Herdbildung auffallen.

Das relative Risiko, an einem Mammakarzinom zu erkranken, ist bei Frauen mit einer duktalen Hyperplasie, einer sklerosierenden Adenose, einem Fibroadenom oder einer radiären Narbe 1,6- bis 4,5-fach erhöht.

Klinische Relevanz Mammografisch nachweisbare Verkalkungen und/oder Gewebeverdichtungen (radiäre Narben) können Anlass zur Verdachtsdiagnose eines Karzinoms geben. Zur Abklärung setzt man minimal invasive Methoden ein (Stanzbiopsie).

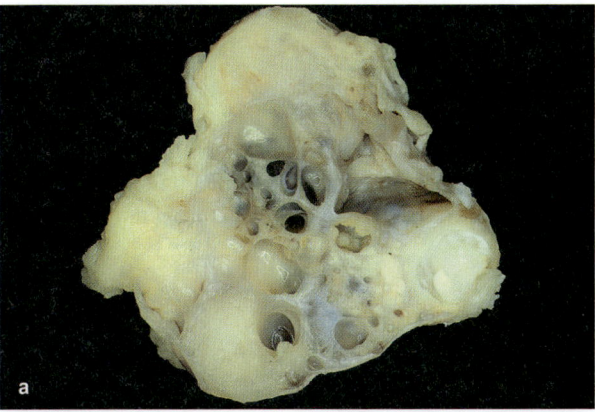

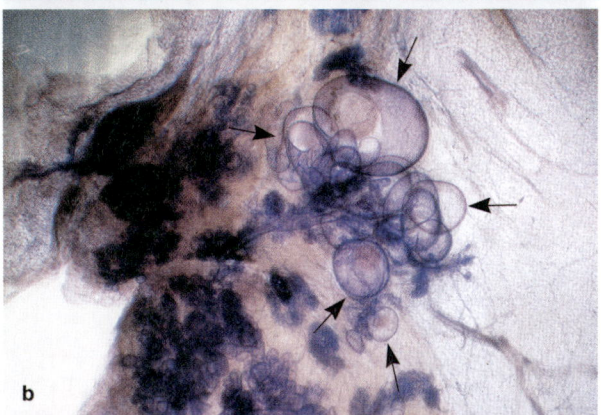

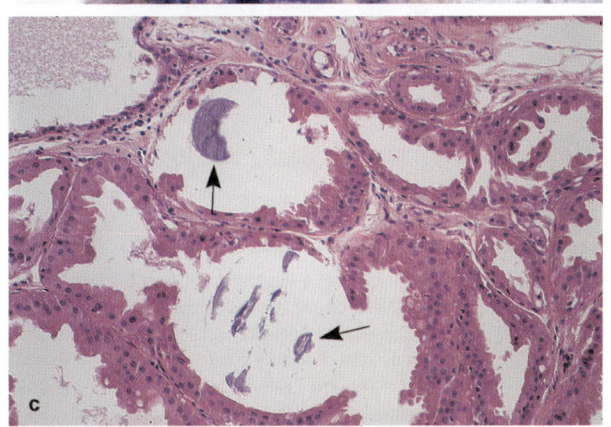

Abb. 42.2 Fibrozystische Mastopathie. a Schnittfläche eines Exzidats der Mamma mit einer fibrozystischen Mastopathie. Auf der Schnittfläche sind zahlreiche und unterschiedlich große Zysten zu erkennen. **b** Submakroskopischer Aspekt mit zystischer Auftreibung von Läppchen (Pfeile). **c** Ausschnitt von Zysten mit apokrinen Epithelmetaplasien sowie psammomatösen Verkalkungen (Pfeile). HE, Vergr. 250-fach.

42.4.1 Duktale Hyperplasie

Syn.: Epitheliose, intraduktale Hyperplasie, epitheliale Hyperplasie, „intraduktale" gewöhnliche Hyperplasie, einfache Hyperplasie

Definition Die duktale Hyperplasie ist eine benigne epitheliale Proliferation, die im normalen Mammaparenchym oder auf dem Boden anderer benigner Läsionen entsteht.

Morphologie

Makroskopisch findet man keine charakteristischen Veränderungen.

Histologisch findet man eine **heterogene epitheliale Zellproliferation** (> Abb. 42.3). Diese kann die Drüsenlumina ausfüllen (solides Wachstum) oder unregelmäßige Hohlräume bilden (fenestrierendes Wachstum). Die Zellen besitzen runde bis ovale, euchromatische Kerne. Die Zellgrenzen sind häufig nicht erkennbar (synzytiales Wachstum).

Immunhistochemisch besteht eine Proliferation von CK5/14-positiven glandulären Vorläuferzellen, die sich zu Drüsenepithelien differenzieren. Nach neueren Ergebnissen stellt die duktale Hyperplasie keine obligate Vorläuferläsion eines Mammakarzinoms dar.

42.4.2 Adenose/sklerosierende Adenose

Definition Benigne epithelial-myoepitheliale Proliferation azinärer bis tubulärer Strukturen mit unterschiedlich ausgebildeter Sklerose.

Morphologie

Die duktale **Adenose** besteht aus läppchenartig angeordneten tubulär/azinären Proliferaten, die mit einem zweischichtigen Epithel mit innenliegendem Drüsenepithel und außenliegendem Myoepithel ausgekleidet sind. Die Drüsen können lamelläre Mikroverkalkungen aufweisen, die ab 0,1 mm Größe mammografisch nachweisbar sind (> Abb. 42.4).

Bei der **sklerosierenden Adenose** kommt es zu unregelmäßigen, sich durchflechtenden tubulären Proliferaten mit Fibrose und Hyalinose (Sklerose). Der grundsätzliche Aufbau aus luminalem Epithel, Myoepithel und Basalmembran entspricht dem normalen Mammaepithel.

42.4.3 Radiäre Narbe

Die radiäre (strahlige) Narbe ist eine besondere Läsion. Sie ist gekennzeichnet durch eine zentrale Stromahyalinose und Elastose mit tubulären Proliferaten und strahlig angeordneten Drüsenproliferaten in einem fibrösen Stroma an der Außenseite. Häufig findet man in diesen Drüsen eine intraluminale Epithelproliferation. Die radiäre Narbe nimmt eine Sonderstel-

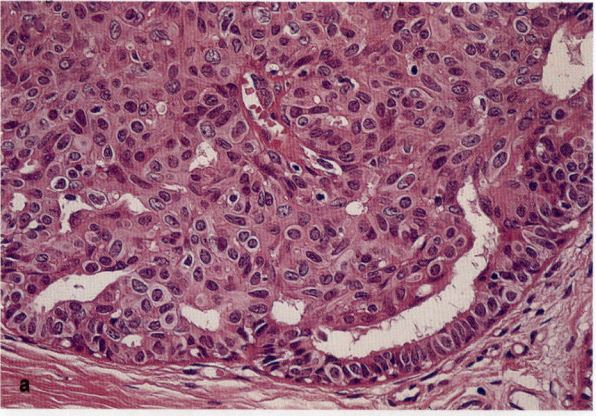

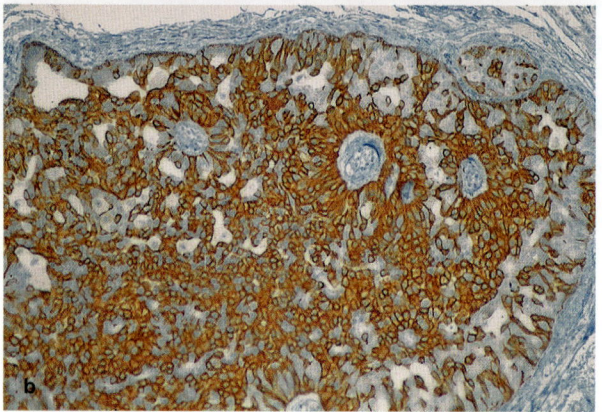

Abb. 42.3 Duktale Hyperplasie. a Ausschnitt aus einer duktalen Hyperplasie mit intraduktaler Proliferation unterschiedlich großer Zellen. Kerne oval, teilweise auch rund. Die Epithelzellen begrenzen unregelmäßige Spalträume. HE, Vergr. 320-fach. **b** Immunhistochemische Darstellung mit einem Keratin-5/14-Antikörper. Die epithelialen Proliferate bestehen im Wesentlichen aus Keratin-5/14-positiven Zellen. Immunhistochemie. HE, Vergr. 320-fach.

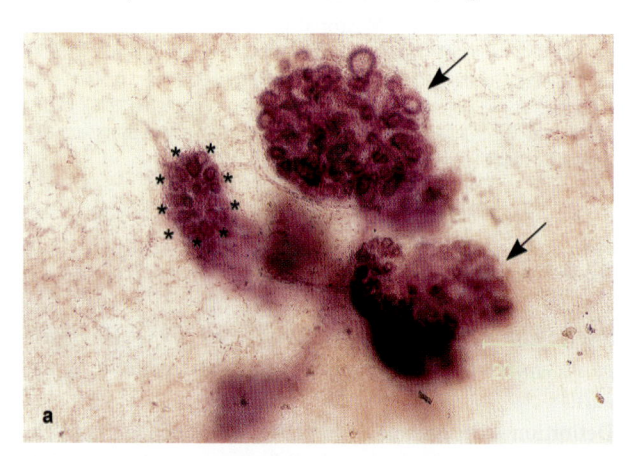

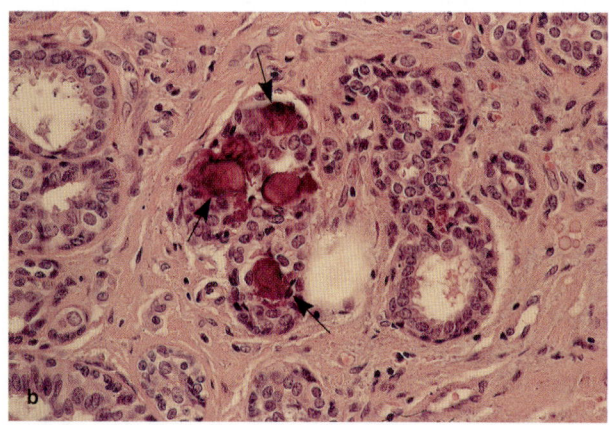

Abb. 42.4 Adenose. a Submakroskopie einer Adenose. Die Läppchen sind vergrößert (Pfeile) im Vergleich zu normalen Läppchen (mit Sternchen markiert). **b** Histologischer Ausschnitt aus der Adenose mit typischen benignen psammomatösen Verkalkungen (Pfeile) in den Drüsenlumina. HE, Vergr. 400-fach.

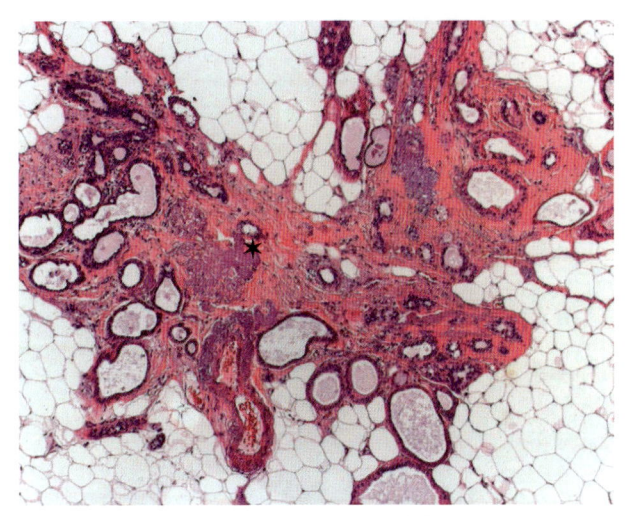

Abb. 42.5 Radiäre Narbe. Histologische Darstellung des zentralen Narbenherds (Stern) mit radiären Ausläufern von Drüsen. HE, Vergr. 50-fach (aus: Böcker W. Preneoplasia of the Breast. Philadelphia: Elsevier-Saunders; 2006).

lung ein, da sie sowohl mammografisch als auch histologisch mit einem Karzinom verwechselt werden kann (> Abb. 42.5).

42.4.4 Papillom (papilläres Adenom)

Beim papillären Adenom handelt es sich um eine **intraduktale Proliferationen** mit papillärem Aufbau. Sie sind mit einem luminalen Epithel und einem Myoepithel ausgekleidet. Papillome können mikroskopisch klein sein. Nach Lokalisation und Klinik unterscheidet man folgende 2 Formen:
- solitäres zentrales Papillom der (sub-) mamillären Gänge
- multiple periphere Papillome der Drüsenläppchen

Zentrale Papillome Sie kommen im mamillären und submamillären Bereich vor und zeigen häufig eine Mamillensekretion – bei größeren Papillomen mit eingebluteten Nekrosen kann es auch zu einem blutigen Ausfluss aus der Mamille kommen.

Periphere Papillome Diese Form findet sich in zystisch erweiterten Drüsenläppchen. Sie tritt als mammografische Verdichtungen, tastbare Knoten und/oder Verkalkungen in Erscheinung. Die peripheren Papillome sind allerdings in bis zu 25 % mit duktalen Neoplasien assoziiert, die sich im Papillom oder im angrenzenden Drüsengewebe befinden.

Morphologie
Histologisch findet man einen papillären Tumor in zystisch erweiterten Drüsen (> Abb. 42.6). Die benignen papillären Läsionen sind vom duktalen Carcinoma in situ mit papillärem Wachstum abzugrenzen.

Die **juvenile intraduktale Papillomatose,** die meist bei jüngeren Frauen durch eine tumorartige Verdichtung des Drüsenkörpers auffällt, weist Zystenbildungen mit duktaler Epithelhyperplasie auf. Sie stellt jedoch keine Präkanzerose dar.

Klinische Relevanz Zentrale Papillome sind häufig durch eine Mamillensekretion gekennzeichnet. Da größere Papillome Nekrosen mit Einblutungen aufweisen können, kann es auch zu blutigem Ausfluss aus der Mamille kommen. Periphere Papillome treten dagegen als mammografische Verdichtungen, tastbare Knoten und/oder Verkalkungen in Erscheinung. Eine Mamillensekretion besteht in aller Regel nicht.

42.4.5 Adenome

Adenome kommen im Bereich der Mamille (Adenom der Mamille) und im übrigen Drüsenkörper (tubuläres und duktales Adenom) vor. Symptomatik und Klinik entsprechen denen des Fibroadenoms (s.u.).

Morphologie
Adenome sind **histologisch** meist durch tubuläre Proliferationen gekennzeichnet, die den gleichen epithelialen-myoepithelialen Aufbau zeigen wie normales Mammagewebe.

42.4.6 Fibroadenom

Das Fibroadenom besteht aus Drüsen und Bindegewebe („Mischtumor"). Er ist der **häufigste gutartige Tumor** der weiblichen Mamma und kommt in jedem Alter vor, zeigt aber eine Häufung vor dem 30. Lebensjahr.

Das Fibroadenom ist ein **runder,** meist **scharf begrenzter** Knoten, der gegen das normale Mammagewebe **gut verschieblich** ist. Die Größe beträgt 1–10 cm. Die Schnittfläche ist grauweiß und streifig bis glasig-granulär. Postmenopausal kann es zu regressiven Veränderungen mit meist groben Verkalkungen kommen.

Morphologie
Histologisch kann man 2 Typen unterscheiden: das **perikanalikuläre** Fibroadenom und das **intrakanalikuläre** Fibroadenom. Diese Unterteilung hat allerdings klinisch keine Bedeutung. Beim perikanalikulären Fibroadenom ist das mesenchymale Stroma um die runden bis ovalen Drüsen angeordnet. Beim intrakanalikulären Fibroadenom werden die Drüsen durch das proliferierende Stroma zu hirschgeweihartig verzweigten, spaltförmigen Hohlräumen komprimiert. Fibroadenome können ausgedehnte Epithelproliferationen aufweisen (> Abb. 42.7).

Klinische Relevanz Leitsymptom des Fibroadenoms und der Adenome ist der palpable, gut verschiebliche Knoten, der mammografisch scharf begrenzt ist. Postmenopausal kann es zu regressiven Veränderungen mit meist groben Verkalkungen kommen. Obwohl der Palpationsbefund und die Mammografie auf einen gutartigen Prozess hindeuten, sollte zum Ausschluss eines malignen Tumors grundsätzlich die zytologische oder histologische Abklärung erfolgen.

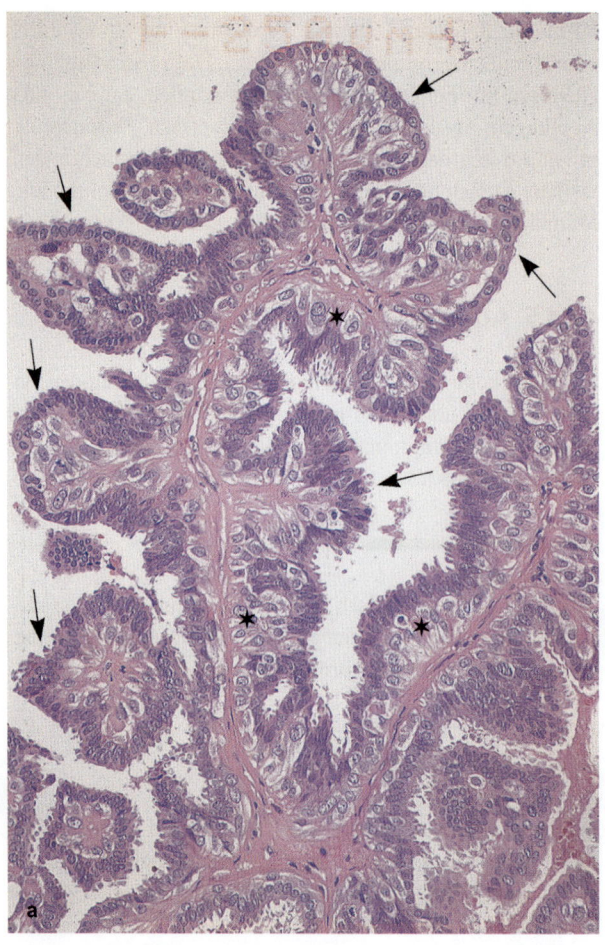

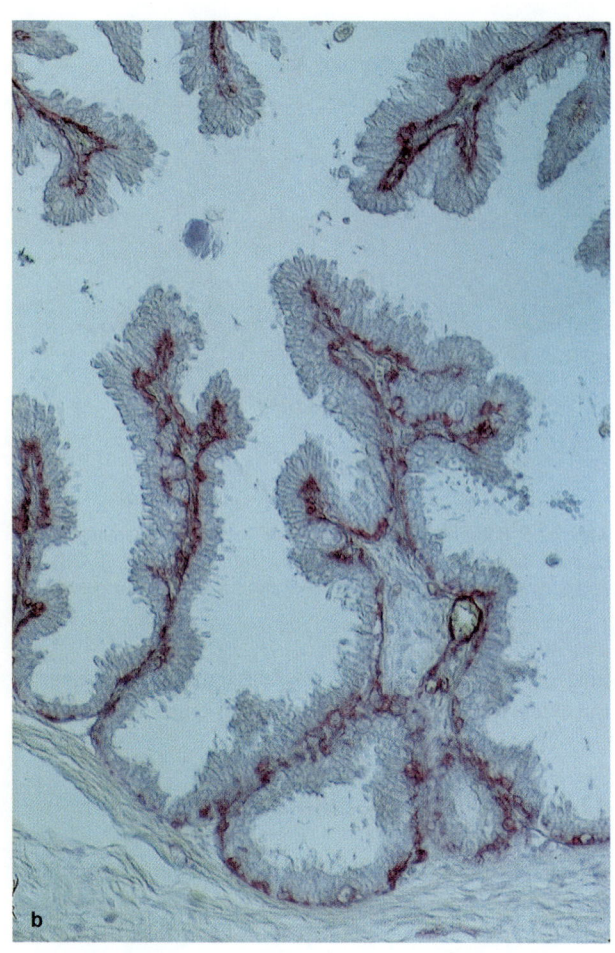

Abb. 42.6 Papillom (papilläres Adenom). a Zystisch erweiterter Gang mit einem papillären Tumor. Die papillären Proliferate enthalten luminales Epithel (Pfeile) und basal liegende (helle) Myoepithelzellen (Stern). HE, Vergr. 320-fach. **b** Papillom. Immunhistochemische Darstellung der aktinpositiven myoepithelialen Zellschicht (rot) in den papillären Proliferaten. Immunohistochemie mit Darstellung des glattmuskulären Aktins. Vergr. 200-fach.

42.4.7 Phylloider Tumor

Syn.: Cystosarcoma phylloides
Definition Seltener, fibroepithelialer, häufig großer Tumor mit einem Durchmesser von oft über 10 cm. Phylloide Tumoren neigen zu Rezidiven. Ein Teil der Tumoren ist maligne und etwa 15% metastasieren im Verlauf in Lunge, Skelett und Leber. In den Metastasen findet man lediglich den mesenchymalen Anteil. Entscheidend für die Prognose ist beim Ersteingriff die Resektion des Tumors mit breitem (1 cm) tumorfreiem Resektionsrand.

Morphologie
Sehr **zellreicher** Tumor vom Aspekt eines Fibrosarkoms mit Einschluss von teils zystischen Drüsen. Der mesenchymale Anteil kann zu Fettgewebe, quergestreifter Muskulatur und sogar Knochen differenzieren.

Hinweise auf Malignität sind fehlende Drüsen, Kernpolymorphie, Mitosen und infiltratives Wachstum. In den Metastasen findet man lediglich den mesenchymalen Anteil.

Klinische Relevanz Phylloide Tumoren neigen bei unvollständiger Entfernung zu Rezidiven. Entscheidend für die Prognose ist daher beim Ersteingriff die Resektion des Tumors mit breitem (1 cm) tumorfreiem Resektionsrand. Maligne phylloide Tumoren können in Lunge, Skelett und Leber metastasieren. In den Metastasen findet man lediglich den mesenchymalen Anteil.

42.4.8 Adenomyoepitheliome

Seltene Tumoren, die durch eine drüsige und ausgeprägte myoepitheliale Differenzierung gekennzeichnet sind. Meist verhalten sich diese Tumoren gutartig.

42.5 Mastitis

42.5.1 Infektiöse Mastitis

Definition und Ätiologie Entzündliche Erkrankung der Mamma unterschiedlicher Ätiologie, Pathogenese und Mor-

42.5.2 Periduktale Mastitis

Syn.: plasmazelluläre Mastitis, Retentionssyndrom, granulomatöse Mastitis

Ätiologie und Pathogenese
Diese seltene, durch einen Sekretstau ausgelöste chronische Mastitis breitet sich periduktal aus. Die Akkumulation von Sekretprodukten führt zu einer Gangektasie mit Austritt von Sekret in das periduktale Gewebe. Dabei kommt es zu einer chemisch induzierten Entzündung. Betroffen sind Frauen mittleren Alters.

Morphologie
In der Umgebung der Ausführungsgänge findet man in wechselndem Ausmaß lymphoplasmazelluläre Infiltrate. Gelegentlich kann es auch zur Ausbildung von Granulomen mit fettspeichernden Makrophagen („Schaumzellen" oder „Lipophagen"), Epitheloid- und Riesenzellen kommen. Folge ist eine zunehmende Vernarbung mit Gangdestruktion und Gangverödung. In einem Teil der Fälle entwickeln sich grobe, für dieses Krankheitsbild typische Verkalkungen (➤ Abb. 42.8).

Klinische Relevanz Typisch ist die Kombination einer tumorartigen, schmerzhaften Induration mit Ausfluss aus der Mamille. Zur differenzialdiagnostischen Abgrenzung gegenüber einem Mammakarzinom kann die Durchführung von Stanzbiopsien mit histologischer Abklärung erforderlich sein.

42.5.3 Fettgewebenekrosen

Syn.: nichteitrige Pannikulitis
Ätiologie Überwiegend (50%) traumatisch, teilweise auch durch Operationen bedingt. Betroffen sind meist Frauen im 5.–6. Dezennium.

Morphologie
Histologisch können kleinere **frische Fettgewebenekrosen** mit Einblutungen vorliegen. Es entsteht eine Entzündung mit Einlagerung von Lipophagen. Diese können sich in Gruppen zusammenlagern („Lipophagengranulome"). Später entwickelt sich eine **Fibrose.** Außerdem kommen Verkalkungen und – bei größeren Fettgewebenekrosen – Kolliquationen mit zystischer Hohlraumausbildung **(Ölzysten)** sowie Verkalkungen vor.

Klinische Relevanz Es entsteht ein umschriebener, schmerzhafter Knoten, evtl. mit einer Retraktion der Haut. Zum Ausschluss eines Karzinoms kann eine histologische Abklärung erforderlich sein.

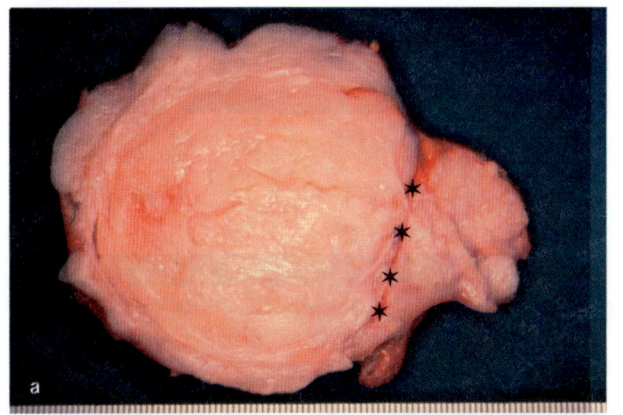

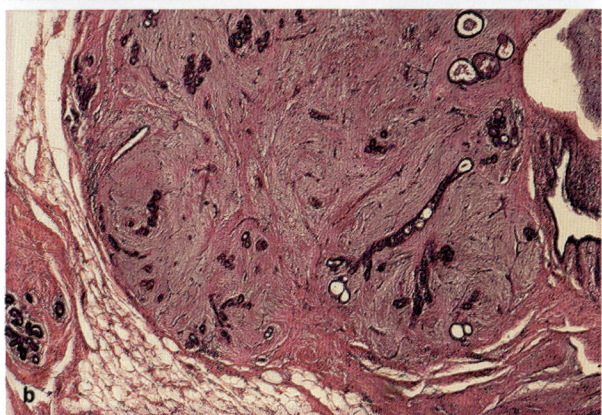

Abb. 42.7 Fibroadenom. a Makroskopischer Aspekt eines Fibroadenoms mit deutlich erkennbarer Grenze (Stern). **b** Histologischer Aspekt aus dem Rand des Fibroadenoms, bestehend aus mesenchymalem Stroma, in dem tubuläre Drüsen liegen. HE, Vergr. 50-fach.

phologie. Verursacht wird sie meist durch Staphylokokken oder Streptokokken. Sie breitet sich kanalikulär oder über kleine Rhagaden (Mamillenhautrisse) aus.

Die **Mastitis puerperalis** tritt in der Stillperiode auf und wird meist durch **Staphylokokken** aus dem Rachenraum von Mutter, Kind oder Pflegepersonal verursacht. Andere mikrobielle Infektionen wie **Tuberkulose, Lues,** Acne necroticans und **Mykosen** sind selten.

Morphologie
Bei der **durch pyogene Bakterien ausgelösten** Mastitis besteht eine phlegmonöse oder abszedierende Entzündung mit diffuser granulozytärer Durchsetzung des Gewebes. Bei länger bestehender Entzündung kann es zu Übergängen in chronische Verlaufsformen mit lymphoplasmazellulärem Infiltrat kommen.

Die **tuberkulöse** Mastitis ist dagegen durch zentral verkäsende, tuberkuloide Granulome gekennzeichnet.

Klinische Relevanz Die sehr schmerzhafte **bakterielle** Mastitis zeigt eine Schwellung und Rötung der Brust. Die Therapie besteht aus einer Antibiotikagabe. Abszesse müssen inzidiert werden. Die **tuberkulöse** Mastitis verläuft chronisch.

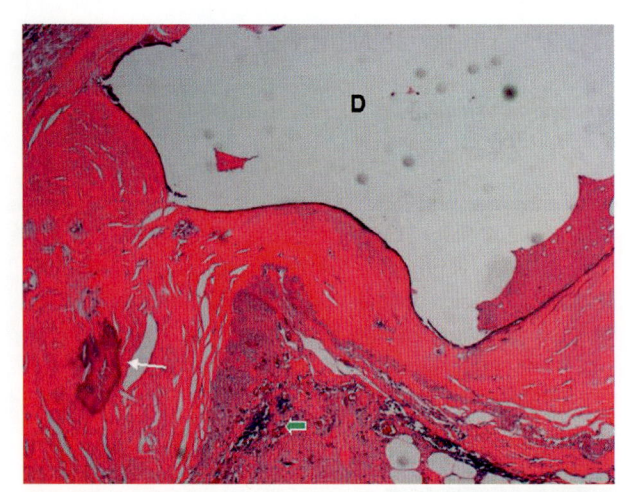

Abb. 42.8 Periduktale Mastitis. Histologie. Im Zentrum ein Gang (D). Ausgeprägte Hyalinisierung der deutlich verdickten Gangwand. Hier herdförmig lymphozytäre Entzündungsinfiltrate (Doppelpfeil) sowie eine herdförmige Verkalkung (Pfeil). HE, Vergr. 300-fach.

Tab. 42.1 Risikofaktoren für Brustkrebs.

Faktor	Relatives Risiko
Anamnese	
• Verwandte 1. Grades (Mutter, Schwester, Tochter)	1,2–3,0
• Menarche vor dem 12. Lj.	1,3
• Menopause nach dem 55. Lj.	1,5–2,0
Schwangerschaft	
• erstes Kind nach dem 35. Lj.	2,0–3,0
• Nullipara	3,0
Brustdrüsenerkrankungen	
• fibrozystische Mastopathie	0,9
• duktale Hyperplasie	1,5–2,4
• sklerosierende Adenose	1,7
• radiäre Narbe	bis 4,5*
• atypische duktale Hyperplasie	4,0
• atypische lobuläre Hyperplasie	4,0
• lobuläres Carcinoma in situ	12,0
• duktales Carcinoma in situ	12,0

* abhängig von Zahl und Größe der Läsionen

42.6 Tumoren

Tumoren sind die häufigste und wichtigste Erkrankung der Mamma. Der wichtigste benigne Tumor ist das Fibroadenom (➤ Kap. 42.4.6). Adenokarzinome machen den überwiegenden Teil der malignen Tumoren aus.

42.6.1 Karzinome

Das Mammakarzinom ist eine heterogene Tumorerkrankung. Die Tumoren zeigen Unterschiede hinsichtlich Verlauf, Prognose und Ansprechen auf eine Therapie.

Epidemiologie Das Mammakarzinom verursacht etwa **20% der Krebstodesfälle** der Frau. In den letzten 30 Jahren konnte die Letalität des Mammakarzinoms trotz steigender Inzidenz leicht gesenkt werden. Sie liegt zurzeit etwa bei 30 (pro 100.000 Frauen/Jahr).

Lokalisation 50% der In-situ-Karzinome und der invasiven Mammakarzinome entstehen im **äußeren oberen Quadranten,** je 10% in den restlichen Quadranten und 20% im Mamillenbereich. Die Entstehung eines Karzinoms in den großen Ausführungsgängen ist vergleichsweise selten.

Ätiologie Zahlreiche Untersuchungen haben gezeigt, dass sich die invasiven Mammakarzinome über präinvasive Stadien (Carcinoma in situ) entwickeln. Eine Reihe von Indizien spricht dafür, dass hereditäre Faktoren, hormonelle Einflüsse und Umweltfaktoren eine Rolle spielen. Folgende mit einem **erhöhten Krebsrisiko** verbundene **Faktoren** sind beim Mammakarzinom von besonderer Bedeutung (➤ Tab. 42.1):

- positive Familienanamnese: 1,2- bis 3-fach erhöhtes Krebsrisiko bei Vorkommen von Brustkrebs bei Verwandten 1. Grades (Mutter, Schwester, Tochter)
- frühe Menarche/späte Menopause: Erhöhtes Risiko bei Menarche vor dem 12. Lebensjahr bzw. Menopause nach dem 55. Lebensjahr
- Nulliparae und späte Erstgebärende: Wenn das erste Kind nach dem 35. Lebensjahr der Mutter geboren wird, ist das Mammakarzinomrisiko der Mutter um das 2- bis 3-Fache erhöht
- hormonelle Imbalancen: Möglicherweise hat ein erhöhter Östrogenspiegel Einfluss auf die Entwicklung von Mammakarzinomen. Ein Hormonentzug, z.B. durch Kastration, senkt das Krebsrisiko drastisch
- Adipositas
- Alter: Die Inzidenz des Mammakarzinoms nimmt mit dem Alter der Frau zu, allerdings verlangsamt sich dieser Anstieg nach der Menopause
- Karzinom der kontralateralen Mamma.

Folgende **morphologische Veränderungen** gehen mit einem erhöhten Risiko für ein **invasives** Mammakarzinom einher (➤ Tab. 42.1):

- duktale Hyperplasie, sklerosierende Adenose oder radiäre Narbe
- lobuläres Carcinoma in situ und atypische lobuläre Hyperplasie
- duktales Carcinoma in situ und atypische duktale Hyperplasie

Molekularpathologie

Zytogenetische und molekularbiologische Analysen an Mammakarzinomen und deren Vorläufern zeigen, dass Gewinne (Amplifikation von Onkogenen) und Verluste (z.B. Deletionen von Tumorsuppressorgenen) einer größeren Zahl von Genloci vorliegen, deren funktionelle Aufklärung teils noch aussteht. Mammakarzinome entwickeln sich über genetisch definierte

Wege, die bestimmten histologischen Malignitätsgraden der In-situ- und invasiven Karzinome zugeordnet werden können. Einige für die Entwicklung von Mammakarzinomen wichtige Gene sind in > Abb. 42.9 dargestellt. Bei der Umwandlung der Brustdrüsenzellen in Tumorstammzellen sind Zugewinne von genetischem Material im Chromosomenbereich 1q, Verluste in den Chromosomenbereichen 16q und 17q sowie Amplifikationen im 11q- (Zyklin-D1-Gen) und 17q-Bereich (ERB-B2-Gen) von besonderer Bedeutung.

Neben den an der Proliferation beteiligten Onkogenen und Tumorsuppressorgenen sind auch Gene mit anderen Funktionen beteiligt. Hierzu zählen DNA-Reparatur-Gene (BRCA-Gene) und Gene, die Zell-Zell- (E-Cadherin) und Zell-Matrix-Interaktionen regulieren oder die sekretorische Aktivität degradierender Enzyme bzw. die Motilität von Tumorzellen modulieren.

Wachstumsgene Zu den häufig von Mutationen betroffenen Wachstumsgenen gehören:

- Das auf Chromosom 17q12 gelegene Gen für den humanen epidermalen Wachstumsfaktorrezeptor **erbB2 (Her2)** wird durch eine Amplifikation mit einer Kopienzahl bis zu 100 zu einem Onkogen. Es codiert für ein 185 kD schweres transmembranöses Glykoprotein (Wachstumsfaktorrezeptor vom Tyrosinkinase-Typ). Durch Homo- und Heterodimerisierung stimuliert es das Zellwachstum, ohne einen eigenen spezifischen Liganden aufzuweisen. Etwa 20% der Mammakarzinome weisen eine solche Amplifikation und Überexpression auf.
- Ebenfalls durch Amplifikation zu einem Onkogen wird das **myc-Gen** auf Chromosom 8q24 aktiviert. Diese Veränderung findet man besonders im stark proliferativen Mammakarzinom mit einer schlechten Prognose. Sie tritt bei ca. 20% der Tumoren auf.
- Der epidermale Wachstumsfaktorrezeptor **EGFR** auf Chromosom 7p13 ist mit etwa 3% deutlich seltener amplifiziert als ERB-B2.
- Von einer Inaktivierung betroffen ist in fast allen lobulären Mammakarzinomen das CDH-1-Gen auf Chromosom 16q22, das für das Adhäsionsmolekül **E-Cadherin** codiert. Mechanismen der Inaktivierung sind Punktmutationen, Deletion und Hypermethylierung. Der Verlust der Adhäsionsfähigkeit erklärt das dissoziierte Wachstum mit den typischen, einzeln liegenden Tumorzellen beim lobulären Mammakarzinom.
- Durch Mutation oder Deletion inaktiviert wird in ca. 20% der Fälle das Tumorsuppressorgen **p53** auf 17p13, das als „Hüter des Genoms" bezeichnet wird.
- Zahlreiche weitere Onkogene und Tumorsuppressorgene dürften beim Mammakarzinom betroffen sein.

Brustkrebsgene Keimbahnmutationen sind bei etwa 5% aller Mammakarzinome für die Tumorentstehung mit verantwortlich. Die Brustkrebsgene **BRCA1** und **BRCA2** sind derzeit die am meisten diskutierten Gene.

Das BRCA1-Gen wurde auf dem langen Arm des Chromosoms 17q (17q21) lokalisiert. BRCA1-Mutationen sind für ca. 3% aller Mammakarzinome verantwortlich, für einen etwa gleichen Prozentsatz das auf dem langen Arm des Chromosoms 13q12-13 lokalisierte BRCA2-Gen. Beide Gene codieren für Proteine, die bei der DNA-Reparatur mitwirken. Das kumulative Risiko für Trägerinnen mit BRCA1-Gen-Defekt, bis zum 70. Lebensjahr an einem Mammakarzinom zu erkranken, liegt bei 80%, für BRCA2-Gen-Defekt-Trägerinnen bei 70%. Die meisten dieser Frauen erkranken vor dem 50. Lebensjahr. Überdies haben männliche Träger einer Keimbahnmutation von BRCA-2 ein 15-fach gesteigertes Risiko, an einem Mammakarzinom zu erkranken, was aber nicht für BRCA-1 zutrifft.

Das Ataxie-Teleangiektasie-Gen bzw. das p53-Tumorsuppressorgen (**Li-Fraumeni-Syndrom**) sind weitere Gene, bei denen Keimbahnmutationen beschrieben sind, die mit einem erhöhten Brustkrebsrisiko einhergehen. Diese Mutationen sind sehr selten.

42.6.2 Carcinoma in situ (CIS)

Das Carcinoma in situ ist die **Vorläuferläsion des invasiven Mammakarzinoms.** Es ist charakterisiert durch eine neoplastische Proliferation maligner epithelialer Zellen innerhalb der duktal-lobulären Drüsenschläuche. Vom gefäßführenden Fett- und Bindegewebe sind die Tumorzellen somit durch eine intakte Basalmembran (und durch Myoepithelzellen) abgegrenzt.

Die Mehrzahl der In-situ Karzinome entwickelt sich aus Zellen der Drüsenläppchen (TDLE). Nach dem Wachstumsmuster unterscheidet man das duktale (DCIS) und das lobuläre Carcinoma in situ (LCIS). Beim DCIS wachsen die Tumorzellen in zusammenhängenden (kohäsiven) Zellverbänden, beim lobulären Carcinoma in situ geht dagegen der Zellzusammenhang verloren (diskohäsiv). Ursache hierfür sind genetische Veränderungen im E-Cadherin-Gen (Chromosom 16q) mit Verlust des E-Cadherin-Proteins beim lobulären Karzinom (> Abb. 42.10). In-situ-Karzinome machen regional unterschiedlich zwischen 5 und 30% aller Mammakarzinome aus. Davon sind 95% dem DCIS, 5% dem LCIS zuzuordnen.

Lobuläres Carcinoma in situ (LCIS)

Syn.: lobuläre Neoplasie, Carcinoma lobulare in situ (CLIS)
Definition und Epidemiologie Neoplastische Proliferation monomorpher Tumorzellen innerhalb von Läppchen und Gängen, begrenzt von der **intakten Basalmembran** (und **Myoepithelzellen**). Das LCIS macht nur 1% aller Mammakarzinome aus. Der Häufigkeitsgipfel liegt prämenopausal.

Pathogenese
Die neoplastische Transformation nimmt ihren Ausgang von den Epithelien der Drüsenläppchen und führt über Zwischenstufen (atypische lobuläre Hyperplasie, ALH) zum Vollbild des LCIS.

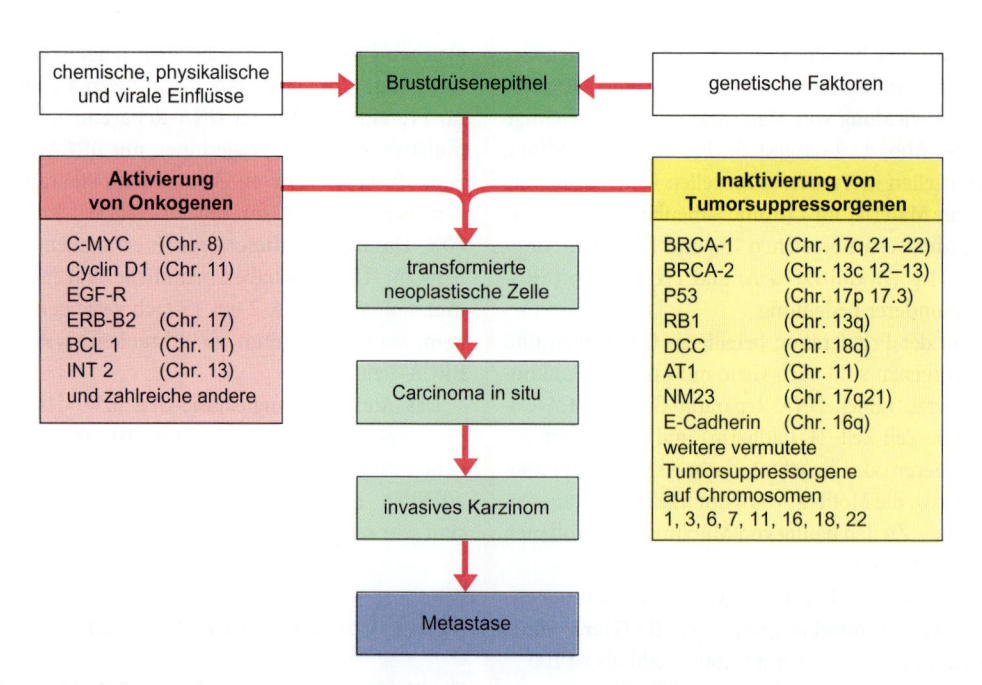

Abb. 42.9 Für die Entstehung des Mammkarzinoms bekannte Onkogene und Tumorsuppressorgene. Die bei den einzelnen Schritten der Tumorentwicklung auftretenden Veränderungen sind erst bruchstückhaft bekannt (BCL = B-Zell-Lymphom; ERB = Erythroblastose; MYC = Myelozytomatose; NM = nicht metastasierend; RB = Retinoblastom; BRCA = Mammakarzinom; DCC = „deleted in colon carcinoma").

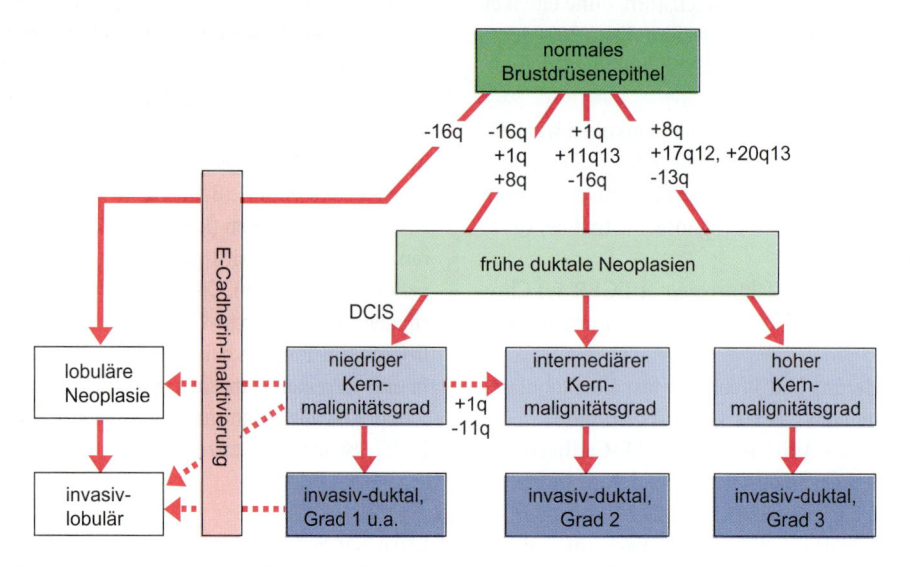

Abb. 42.10 Entwicklungswege des invasiv-duktalen und invasiv-lobulären Mammakarzinoms. Ein wesentlicher Entwicklungsweg ist durch den Verlust von 16q-Material gekennzeichnet. Dieser kann über ein duktales Carcinoma in situ (Grad 1) zu einem invasiven Mammakarzinom mit geringem Malignitätsgrad führen. Ein anderer Entwicklungsweg ist durch Amplifikationen von genetischem Material gekennzeichnet. Er führt zu einem DCIS (Grad 3). Hieraus kann sich ein invasives duktales Mammakarzinom (Grad 3) entwickeln. Das lobuläre Carcinoma in situ (LCIS) und das invasiv-lobuläre Karzinom (ILC) sind durch einen Verlust des E-Cadherin-Gens charakterisiert. Ursache ist der Verlust des einen Allels (LOH von 16q) und eine Mutation des 2. Allels (aus: Böcker W. Preneoplasia of the Breast. Philadelphia: Elsevier-Saunders; 2006).

Morphologie

Makroskopisch ist das LCIS nicht zu erkennen.

Histologisch findet man im Frühstadium nur eine geringe Auftreibung der Azini mit noch erkennbarem Lumen (**atypische lobuläre Hyperplasie**). Im voll entwickelten LCIS sind die Azini durch auffallend monomorphe Zellen mit nur gering hyperchromatischen Kernen aufgetrieben. Meist beobachtet man auch eine Infiltration von Tumorzellen in kleine Gänge, wobei die Tumorzellen zwischen luminalem und basalem Epithel liegen (pagetoides Wachstum). Somit bleibt die Läppchenstruktur erhalten (➤ Abb. 42.11).

Das LCIS entwickelt sich häufig multifokal. Nach autoptischen Befunden lässt es sich in 30–40% in beiden Mammae nachweisen. In 20–40% liegen histologisch fassbare Mikroverkalkungen vor, die überwiegend in dem die LCIS-Bereiche

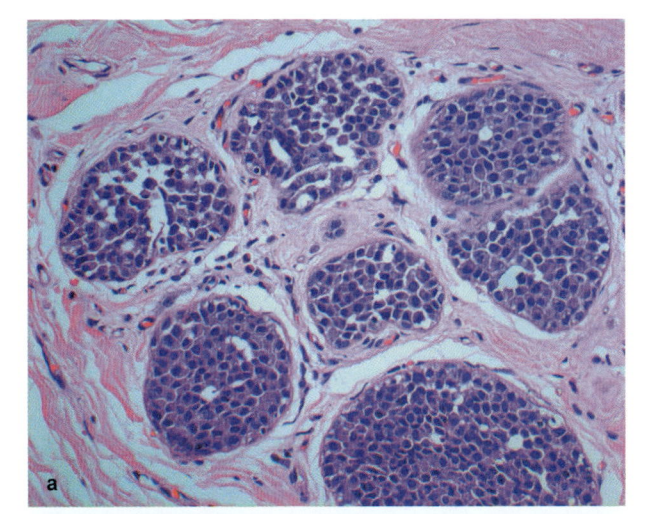

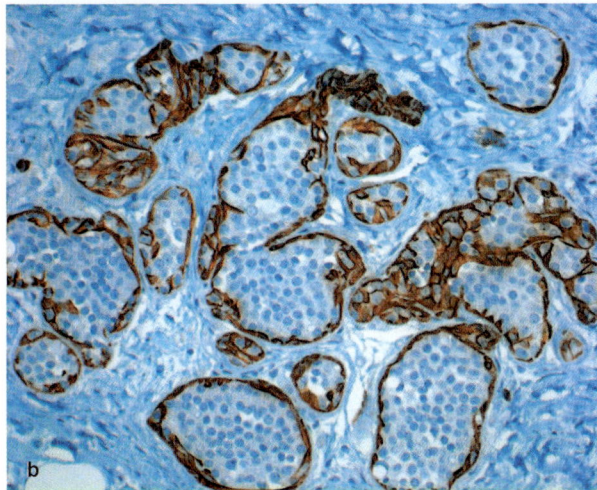

Abb. 42.11 Lobuläres Carcinoma in situ (LCIS). a Die azinären Strukturen sind aufgetrieben und enthalten locker liegende, relativ monomorphe Tumorzellen. HE, Vergr. 350-fach. **b** Die Tumorzellen sind an der Außenseite von Myoepithel begrenzt. Immunhistochemische Darstellung von Glattmuskel-Aktin, Vergr. 320-fach.

umgebenden „normalen" Mammagewebe auftreten und mammografisch als lobuläre Mikroverkalkungen nachweisbar sind.

Klinische Relevanz Nahezu immer wird das LCIS **zufällig** im Rahmen einer Biopsie histologisch entdeckt, nachdem aufgrund von mammografisch nachweisbaren Mikroverkalkungen oder suspekten Mammaverdichtungen vorgenommen wurde.

Für die Bewertung des LCIS als Präkanzerose sprechen viele Indizien. Etwa 20% der Patientinnen mit bioptisch nachgewiesenem LCIS entwickeln innerhalb eines postbioptischen Beobachtungszeitraums von 25 Jahren in der gleichen Mamma ein invasives Mammakarzinom. Untersuchungen an großen Kollektiven zeigten, dass sich nach 20 Jahren bei etwa 10% dieser Frauen ein Karzinom in der kontralateralen Mamma entwickelte. Patientinnen mit einem LCIS haben ein etwa 10-fach erhöhtes Karzinomrisiko.

Duktales Carcinoma in situ (DCIS)

Syn.: Duktale Neoplasie, intraduktales Karzinom, nichtinvasives duktales Karzinom

Definition Ein sich segmental im Drüsenbaum ausbreitendes Karzinom, dessen Tumorzellen durch eine **Basalmembran** begrenzt werden. Nach Histologie, Molekulargenetik und klinischem Verhalten ist das DCIS keine einheitliche neoplastische Erkrankung, sondern stellt ein Spektrum von Krankheitsbildern mit unterschiedlichem Malignitätsgrad dar. Überwiegend entwickelt sich das DCIS aus den Drüsenzellen der Drüsenläppchen.

Die Frühformen der duktalen Neoplasie bezeichnet man als flache epitheliale Atypie (FEA) und atypische duktale Hyperplasie (ADH). Sie sind gekennzeichnet durch eine tapetenartige Auskleidung mit einem atypischen Epithel (FEA) bzw. durch eine Proliferation monomorpher Tumorzellen in das azinäre Lumen einzelner Läppchen (ADH, „sick lobule").

Epidemiologie Auf das DCIS entfallen 5–30% aller Mammakarzinome, der Häufigkeitsgipfel liegt zwischen dem 45. und 55. Lebensjahr.

Pathogenese

Das DCIS ist nach heutigen Erkenntnissen eine lokale, sich segmental im Drüsenbaum ausbreitende Neoplasie, die sich aus einer transformierten Drüsenzelle entwickelt. Im Anfangsstadium beobachtet man zunächst eine Vermehrung der Tumorzellen im betroffenen Drüsenläppchen. Danach kommt es zu einer zunehmenden Ausbreitung der Tumorzellen im Drüsenbaum des betreffenden Segmentes. Später kann der Tumor über Kurzschlüsse auf benachbarte Segmente übergreifen (> Abb. 42.12). Bei mamillennahem DCIS können sich die Tumorzellen im Epithel der Mamille ausbreiten (Morbus Paget).

Morphologie

Beim typischen DCIS sind Anteile des Gangsystems ausgeweitet von soliden, kribriformen oder papillären Epithelformationen (> Abb. 42.13). Die Läppchen sind in diesen Stadien häufig aufgetrieben und nicht oder kaum mehr als Läppchen identifizierbar.

Meist kann man im DCIS **Mikrokalk** nachweisen, der als lamellierter Mikrokalk (psammomatöser Mikrokalk) oder als polymorpher Nekrosekalk vorkommt. Dieser Mikrokalk ist für die Entdeckung eines DCIS im Mammogramm von herausragender Bedeutung.

Zur Abgrenzung des DCIS von der gutartigen proliferativen Mastopathie und vom invasiven Karzinom bedarf es einer systematischen Untersuchung des eingebetteten Gewebes.

Das DCIS wird nach dem **Kernmalignitätsgrad** in 3 Grade untergliedert.

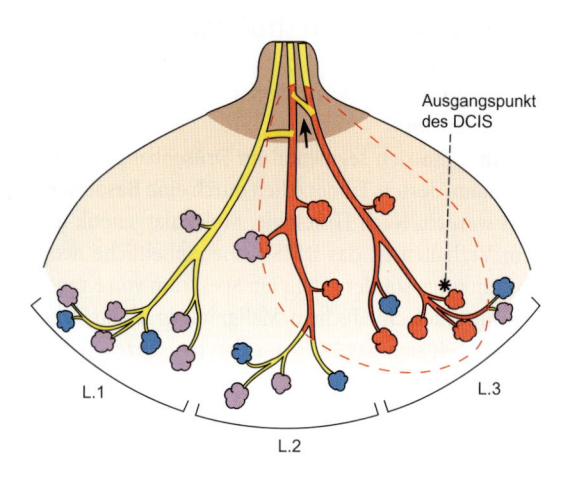

Abb. 42.12 Verteilungsmuster des lobulären und des duktalen Carcinoma in situ. Das lobuläre Carcinoma in situ (LCIS) entwickelt sich häufig multifokal (blau). Demgegenüber zeigt das duktale Carcinoma in situ (DCIS) eine meist kontinuierliche segmentale Ausbreitung in einem Drüsenlappen mit Wachstum mamillenwärts sowie in die Peripherie (rot). Darüber hinaus kann es durch Kurzschlüsse (Pfeil) zu einem Übergreifen des DCIS auf andere Lappen kommen. Der Ausgangspunkt des DCIS ist markiert. Nicht befallene Läppchen violett.

- **DCIS Grad 1** (niedriger Malignitätsgrad): enthält überwiegend kleine, kohäsiv wachsende Tumorzellen mit gleichförmigen kleinen Kernen (unter 2 Erythrozytendurchmesser). Häufig sind Drüsenlichtungen ausgebildet (➤ Abb. 42.13a).
- **DCIS Grad 2** (intermediärer Malignitätsgrad): Diese Gruppe umfasst Karzinome, die weder den gut noch den schlecht differenzierten Formen zuzuordnen sind.
- **DCIS Grad 3** (hoher Malignitätsgrad): polymorphe, große Tumorzellen mit großen blastischen Kernen (über 3 Erythrozytendurchmesser, ➤ Abb. 42.13b). Typisch sind auch die Kernpolymorphie und die meist großen Nukleolen. Häufig sind bei diesem Subtyp zentrale Nekrosen (Komedonekrosen) mit Verkalkungen nachweisbar.

Klinische Studien haben gezeigt, dass die **Prognose** eines DCIS von 3 Faktoren abhängt:

- **Malignitätsgrad** (s.o.).
- **Ausdehnung** (Größe) des DCIS im Gangsystem: Die Ausdehnung des DCIS wird in den histologischen Schnitten ermittelt. In einem Teil aller Fälle hat das DCIS zum Zeitpunkt der Diagnose bereits eine Ausdehnung von mehr als 4 cm erreicht und ist dann zumeist nicht mehr brusterhaltend therapierbar.
- Als wichtiger Prognosefaktor hat sich der **tumorfreie Exzidatrand** herauskristallisiert. Bei Operationspräparaten mit einem 0,5–1 cm breiten tumorfreien Exzidatrand kann man mit großer Wahrscheinlichkeit davon ausgehen, dass das DCIS im Gesunden entfernt wurde.

Klinische Relevanz Das DCIS manifestiert sich heute überwiegend durch mammografisch nachweisbare **Mikroverkalkungen,** seltener durch Mamillenausfluss oder einen palpatorisch fassbaren Tumor. Selten liegt ein Befall der Mamillenepidermis mit nässend-ekzematösen Hautveränderungen oder sogar Ulzerationen der Mamille vor (**Morbus Paget der Mamille**).

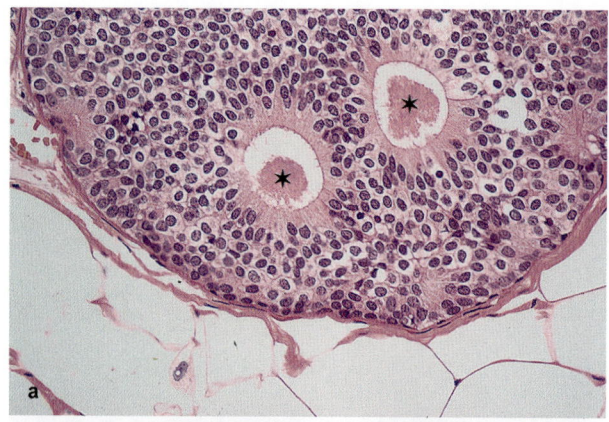

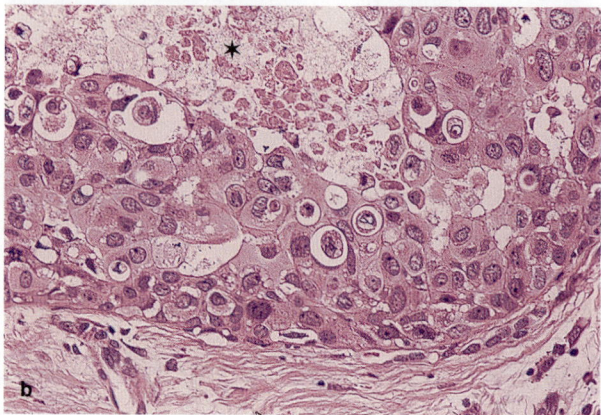

Abb. 42.13 Duktales Carcinoma in situ (DCIS). a DCIS mit **niedrigem Malignitätsgrad.** Zellen mit kleinen monomorphen, chromatindichten Zellkernen. Teilweise Ausbildung von Drüsenlichtungen mit Sekret (Sternchen). HE, Vergr. 400-fach. **b** DCIS mit **hohem Malignitätsgrad** und Komedonekrose. Große Tumorzellen mit polymorphen Kernen und prominenten Nukleolen. Im Zentrum eine Komedonekrose (Stern). HE, Vergr. 400-fach.

Morbus Paget der Mamille

Der Morbus Paget stellt eine Beteiligung der Mamillenepidermis (Tumorinfiltration mit Paget-Zellen) im Rahmen eines Mammakarzinoms dar. Nahezu immer lässt sich ein DCIS nachweisen. In einem Teil der Fälle liegt ein invasives Karzinom vor.

Klinisch imponiert der Morbus Paget durch ein nässendes Ekzem der Mamille und des Warzenvorhofs. Bei 50% der Patientinnen besteht ein palpabler Mamillentumor.

Die **Genese** des Morbus Paget wird kontrovers diskutiert. Heute wird eine intradermale Ausbreitung des DCIS in die Mamillenepidermis angenommen.

Differenzialdiagnostisch muss der Morbus Paget von benignen Tumoren der Mamille und von invasiven Mammakarzinomen mit kontinuierlicher Infiltration der Mamille abgegrenzt werden.

Tab. 42.2 Klassifikation der Mammakarzinome.

Lobuläres Karzinom
• Carcinoma lobulare in situ (CLIS)
• invasives lobuläres Mammakarzinom (10–20%)*

Duktales Karzinom
• duktales Carcinoma in situ (DCIS)
• invasives duktales Karzinom
– invasives duktales Karzinom (kein spezifischer Typ; NST, ca. 60%)
– medulläres Karzinom (< 1–7%)
– Gallertkarzinom (2%)
– tubuläres Karzinom (2–7%)
– papilläres Karzinom (< 1–2%)
– Morbus Paget der Mamille mit invasivem duktalem Mammakarzinom
– weitere Subtypen
* prozentualer Anteil an invasiven Karzinomen

42.6.3 Invasives Mammakarzinom

Definition Infiltrativ wachsender, maligner, epithelialer Tumor, der seinen Ausgang von In-situ-Karzinomen nimmt. Er metastasiert häufig lymphogen und hämatogen. Etwa 30–40% der Patientinnen mit einem Mammakarzinom sterben an diesem Tumor.

Morphologie

Der typische **makroskopische** Aspekt ist der eines strahlig begrenzten, derben Knotens mit weißlich-grauer Schnittfläche (➤ Abb. 42.14), evtl. mit gelben Stippchen. Ferner kann ein Karzinom glatt konturiert erscheinen, z.B. das medulläre Mammakarzinom. Gelegentlich zeigen Karzinome nur eine uncharakteristische Verhärtung des Gewebes.

Nach dem **histologischen** Aufbau lassen sich 90% der invasiven Karzinome 2 Wachstumsmustern zuordnen (invasives lobuläres Karzinom und invasives duktales Karzinom; ➤ Tab. 42.2).

Invasives lobuläres Karzinom

Das invasive lobuläre Karzinom macht 10–15% aller Mammakarzinome aus.

Morphologie

Das invasive lobuläre Karzinom zeigt ein dissoziiertes Wachstum der Tumorzellen (➤ Abb. 42.14). Dabei findet man für diesen Tumor typische Wachstumsmuster wie das Gänsemarschmuster (die Tumorzellen liegen in einer Reihe hintereinander; ➤ Abb. 42.15) oder das Schießscheibenmuster (die Tumorzellen liegen in Kreisen angeordnet um Ausführungsgänge).

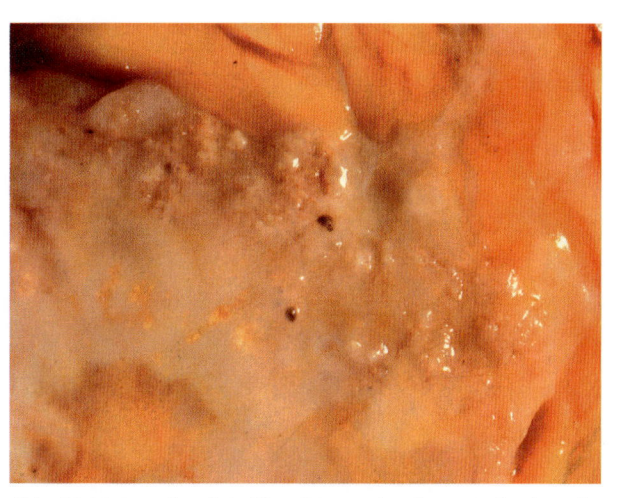

Abb. 42.14 Invasives lobuläres Mammakarzinom. Makroskopische Aufnahme. Unscharfe Begrenzung und Infiltration des Fett-Bindegewebes. Der Tumor ist in seinen genauen Ausmaßen kaum zu erkennen.

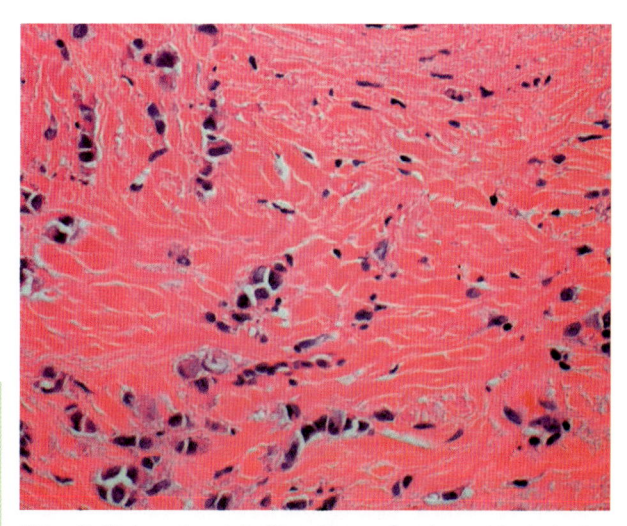

Abb. 42.15 Invasives lobuläres Mammakarzinom. Histologie. Das Karzinom besteht aus relativ kleinen Tumorzellen, die häufig im Gänsemarschmuster angeordnet sind. HE, Vergr. 40-fach.

Molekularpathologie

Genetische und immunhistochemische Untersuchungen haben Mutationen im E-Cadherin-Gen mit Verlust der Expression dieses Adhäsionsmoleküls als typisches Merkmal dieses Karzinomtyps ergeben.

Invasives duktales Karzinom

60% der invasiven duktalen Mammakarzinome gehören keinem spezifischen Typ an („no specific type", NST). Sie bilden eine Tumorgruppe, die keine speziellen histologischen Merkmale aufweisen – wie sie z.B. bei den Sonderformen des duktalen Mammakarzinoms nachweisbar sind.

Morphologie

Es handelt sich um Adenokarzinome mit tubulären, trabekulären oder soliden Zellverbänden, die sich im Kernatypiegrad

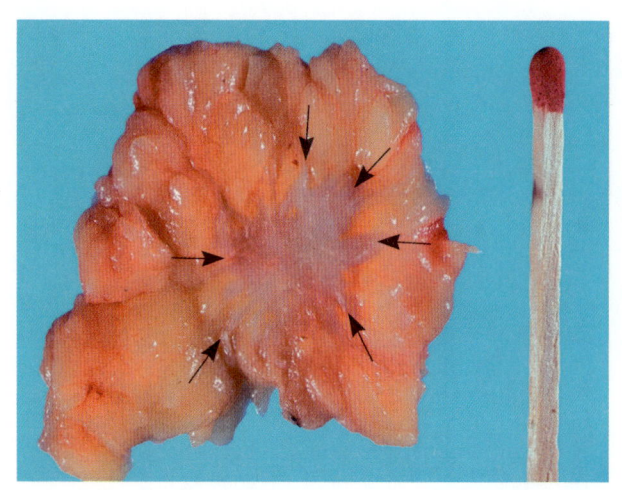

Abb. 42.16 Invasives duktales Mammakarzinom. Makroskopische Aufnahme. Typischer Aspekt eines invasiven duktalen Karzinoms mit induriertem, strahlig begrenztem Herd (Pfeile).

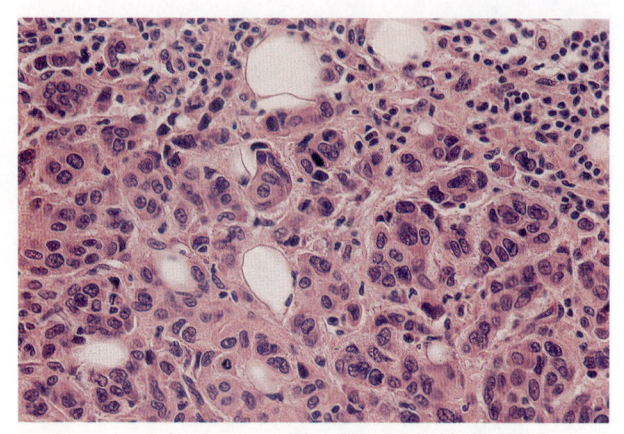

Abb. 42.17 Invasives duktales Mammakarzinom. Histologie. Zusammenhängende trabekuläre Tumorzellverbände mit hier deutlicher Kern- und Zellpolymorphie. Im Randbereich lymphozytäre Entzündungsinfiltrate. HE, Vergr. 40-fach.

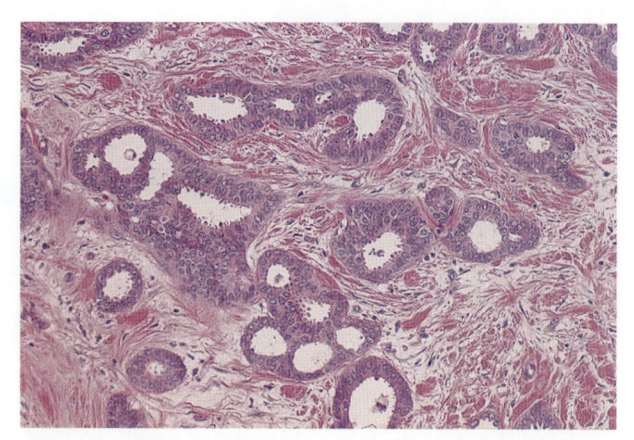

Abb. 42.18 Tubuläres Mammakarzinom. Die tubulären Drüsen sind von einem relativ monomorphen Epithel ausgekleidet. HE, Vergr. 40-fach.

und in der Mitosehäufigkeit unterscheiden (➤ Abb. 42.16, ➤ Abb. 42.17). In der Regel lässt sich auch ein begleitendes intraduktales Karzinom nachweisen. Die Tumoren haben einen wechselnden Stromaanteil.

Sonderformen des duktalen Mammakarzinoms

Die Häufigkeit dieser selteneren Tumortypen sind in ➤ Tab. 42.2 angegeben.

Medulläres Karzinom Dieser Tumortyp verdankt seinen Namen dem makroskopischen Aspekt einer glatten Begrenzung und markigen Schnittfläche ohne nennenswerte Stromabildung. Histologisch ist es durch solide Aggregate sehr großer Tumorzellen mit hochgradiger Zellatypie und synzytialem Wachstumsmuster sowie einem starken begleitenden lymphoplasmazellulärem Infiltrat gekennzeichnet. Dieser Tumortyp wird häufiger bei jüngeren Patientinnen und auch Trägerinnen der BRCA-1-Mutation angetroffen.

Tubuläres Karzinom Eine hohe Ausreifung mit tubulären Drüsenschläuchen kennzeichnet diesen Tumortyp (➤ Abb. 42.18). Überwiegend findet man kleine Tumoren mit einem Durchmesser unter 1 cm. Die histologische Abgrenzung von der benignen sklerosierenden Adenose kann bei kleinen Tumoren schwierig sein.

Papilläres Karzinom Charakteristisch ist der papilläre Aufbau.

Muzinöses (Gallert-)Karzinom Dieses Karzinom ist durch eine massive Akkumulation von extrazellulärem Schleim gekennzeichnet. Der Tumor ist bereits makroskopisch an seiner gallertigen Schnittfläche zu erkennen.

Inflammatorisches Karzinom Rasches Wachstum sowie eine entzündungsartige Rötung und Schwellung der Brustdrüse kennzeichnen diesen Tumor. Histologisch liegt keine eigene Entität vor. Der Tumor weist zahlreiche Gefäßeinbrüche auf.

Metastasierung

Das Mammakarzinom metastasiert über den Blut- und Lymphweg. Bei der **lymphogenen** Metastasierung sind vor allem die axillären Lymphknotenstationen entlang der V. axillaris und ihrer Äste betroffen. Die axillären Lymphknoten werden in 3 Etagen unterteilt:

- 1. Etage (untere Axilla): Lymphknoten lateral des lateralen Randes des M. pectoralis minor
- 2. Etage (mittlere Axilla): Lymphknoten zwischen medialem und lateralem Rand des M. pectoralis minor und interpektorale Lymphknoten
- 3. Etage (obere Axilla): Lymphknoten medial des medialen Randes des M. pectoralis minor einschließlich der als subklavikulär oder apikal bezeichneten Lymphknoten.

Als **Sentinel-Lymphknoten** (Wächter-Lymphknoten) wird (werden) der (die) erste(n) in einem Lymphabfluss befindliche(n) Lymphknoten bezeichnet (➤ Abb. 42.19). Bei histologisch tumorfreien Sentinel-Lymphknoten verzichtet man heute auf die weitere axilläre Lymphknotenentfernung und kann damit auch deren Komplikationen (Armödem) vermeiden.

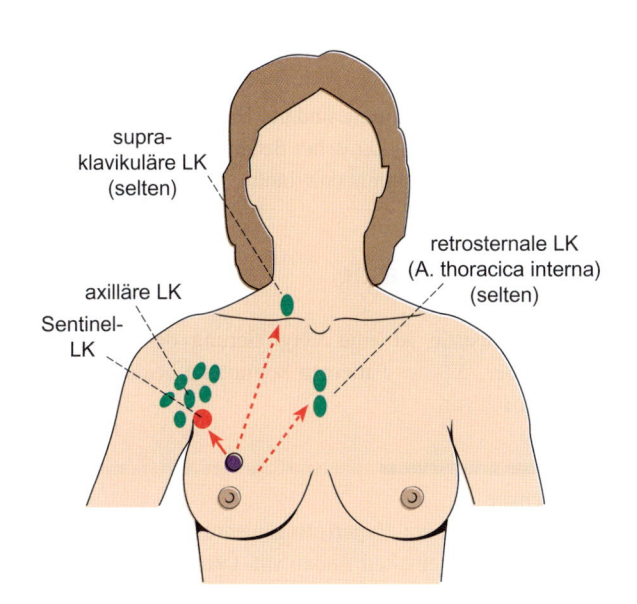

Abb. 42.19 Lymphogene Metastasierungswege des Mammakarzinoms. Mammakarzinome metastasieren überwiegend in die axillären, seltener in retrosternale Lymphknoten. Der erste im Lymphabflussgebiet befindliche Lymphknoten wird als Sentinel-Lymphknoten (Wächter-Lymphknoten) bezeichnet. Er ist meist die erste metastatische Lymphknotenabsiedlung.

Die häufigsten **hämatogenen** Metastasen werden im Skelettsystem (70%), in der Lunge (60%), der Leber (50%) und dem Gehirn gefunden. Bei Nachweis hämatogener Metastasen ist die Überlebenschance gering.

Prognosefaktoren

Prognosefaktoren können den Verlauf einer Erkrankung (Überlebensrate, Rezidive, Metastasierung), prädiktive Faktoren das Ansprechen auf Therapie in gewisser Weise „voraussagen". Die wichtigsten Prognosefaktoren sind:

Tumortyp Die 10-Jahre-Überlebensrate der verschiedenen histologischen Tumortypen beträgt für:
- invasive lobuläre Karzinome 35%
- invasive duktale Karzinome (NST) 30%
- medulläre Karzinome 60%
- Gallertkarzinome 60%
- papilläre Karzinome 65%
- tubuläre Karzinome > 90%

Ausbreitung/Staging Für Therapie und Prognose des Mammakarzinoms ist das Ausbreitungsstadium der wichtigste Faktor. Die hierbei entscheidenden Parameter sind Tumorgröße (Tumoren unter 1 cm Durchmesser haben eine günstige, Tumoren über 4 cm Durchmesser eine schlechte Prognose), Lymphknotenbefall und Fernmetastasierung.

Malignitätsgrad (Grading) Die Aggressivität eines Mammakarzinoms spiegelt sich im Atypiegrad wider, der im Grading erfasst wird. Dabei werden mit einem Punktesystem die Ausbildung von Tubuli, der Grad der Kernatypien und die Mitosefrequenz in 10 größenmäßig definierten Gesichtsfeldern berücksichtigt. Jedem der 3 Merkmale werden anhand einer Skala 1–3 Punkte vergeben. Nach Addition der Punktwerte ergibt sich eine Gesamtzahl, die einer niedrigen (< 6), intermediären (6–7) oder hohen Malignität (> 7) entspricht. Höhere Malignitätsgrade sind mit einer höheren Rezidiv- und Metastasierungsrate und damit auch mit einer schlechteren Überlebensrate verbunden.

Lymphknotenstatus Das Vorhandensein oder Fehlen axillärer Lymphknotenmetastasen ist der zuverlässigste morphologische Parameter für die Prognose. Fehlen Lymphknotenmetastasen, dann beträgt die 5-Jahres-Überlebensrate 80%, bei Befall von mehr als 4 Lymphknoten dagegen nur 20%. Dabei ist zu berücksichtigen, dass etwa 20% der Patientinnen mit tumorfreien axillären Lymphknoten Rezidive erleiden und an ihren Tumormetastasen sterben.

Nottingham-Prognose-Index (NPI) Die Nottingham-Gruppe hat einen neuen Prognoseindex erstellt, der die Größe des Tumors, seinen Malignitätsgrad und das Ausmaß der axillären lymphogenen Metastasierung erfasst (> Tab. 42.3).

Mit dem NPI lassen sich 3 Kollektive mit guter, mäßiger und schlechter Prognose definieren. Patientinnen mit guter Prognose haben eine nahezu normale Lebenserwartung, Patientinnen mit schlechter Prognose eine 5-Jahres-Überlebenserwartung von nur 5–10%. Mit diesem Index kann man Risikopatientinnen besser einschätzen als mit anderen Parametern.

Lymph- und Blutgefäßeinbrüche Zu den weiteren Merkmalen, die mit einer ungünstigeren Prognose verbunden sind, gehören der Befall von Lymph- und Blutgefäßen im Randbereich des Tumors (Lymphangiosis oder Haemangiosis carcinomatosa) sowie Mamillen- und/oder Hautbefall.

Rezeptorstatus Der Rezeptorgehalt wird heute immunhistochemisch semiquantitativ bestimmt. Die Rezeptoren werden unter Verwendung von Antikörpern gegen Östrogen- und Progesteronrezeptoren an den Tumorzellen nachgewiesen. Die immunhistochemische Methode erlaubt eine Aussage über den Hormonrezeptorstatus und gibt damit Hinweise auf die Prognose und die Effektivität einer Hormontherapie. Tumoren, die in über 10% der Zellen eine nukleäre Positivität aufweisen, werden als östrogenrezeptorpositiv gewertet. Etwa 70% aller Mammakarzinome zeigen dieses Merkmal.

Nach Hormontherapie (Tamoxifen, Ovariektomie) liegt die Regressionsrate bei Östrogenrezeptor-positiven Karzinomen

Tab. 42.3 Nottingham-Prognose-Index (NPI).

maximaler Durchmesser des Tumors (cm) × 0,2
+
Malignitätsgrad (1/2/3)
+
axilläre Lymphknotenmetastasierung
keine Lymphknotenmetastase = 1
bis 3 Lymphknotenmetastasen = 2
über 3 Lymphknotenmetastasen = 3
< 3,4 Punkte: gute Prognose
3,41–5,4 Punkte: mittlere Prognose
> 5,4 Punkte: schlechte Prognose

um 70%, bei Östrogenrezeptor-negativen Tumoren um 5%. Die höchste Ansprechrate haben Östrogen- und Progesteronrezeptor-positive Karzinome.

Molekularpathologie
Derzeit werden nahezu täglich neue Ergebnisse auf diesem Gebiet publiziert. Von den bekannten „Krebsgenen" sind insbesondere das ERB-B2-(HER2/NEU-)Onkogen und das P53-Tumorsuppressorgen von Bedeutung. Eine ERB-B2-Amplifikation führt in etwa 15% aller invasiven Mammakarzinome zu einer Überexpression des entsprechenden Wachstumsfaktorrezeptors in der Membran der Tumorzellen. Es handelt sich klinisch überwiegend um hochmaligne Karzinome, die gut auf eine bestimmte Chemotherapie ansprechen. Darüber hinaus stellt bei diesen Patientinnen eine Immuntherapie mit einem humanisierten Antikörper eine neue Therapieoption dar. Der Verlust eines P53-Allels sowie die Mutation des zweiten Allels führen zur Synthese eines funktionslosen Proteins, das sich aufgrund einer höheren Halbwertszeit im Zellkern der Tumorzellen immunhistochemisch nachweisen lässt. p53-Positivität ist überwiegend mit schlecht differenzierten DCIS und invasiven Karzinomen assoziiert.

42.6.4 Sarkome und maligne Lymphome der Mamma

Sarkome und maligne Lymphome der Mamma sind extrem selten. Zu den Sarkomen gehören das Liposarkom, Leiomyosarkom, Rhabdomyosarkom und Hämangioendotheliom.

Das **Angiosarkom** ist ein hochmaligner und aggressiver Tumor, der häufig auch bei jungen Frauen auftritt und zu raschen Rezidiven sowie zur Metastasierung führt.

42.7 Männliche Mamma

Bei der männlichen Mamma sind nur Drüsengänge, aber keine Azini ausgebildet. Von klinischer Bedeutung sind nur die Gynäkomastie und das Mammakarzinom.

42.7.1 Gynäkomastie

Die Gynäkomastie ist eine Vergrößerung der männlichen Mamma. Bei 75% der Patienten kommt sie beidseitig, meist asymmetrisch vor.

Pathogenese
Ursache ist meist ein Hyperöstrogenismus, der bedingt sein kann durch mangelhaften Abbau von Östrogen bei Leberzirrhose oder vermehrten Östrogenanfall, z.B. beim Klinefelter-Syndrom, bei östrogenproduzierenden Tumoren oder unter Östrogentherapie (Prostatakarzinom). Selten kommt es während der Pubertät zu einer ein- oder beidseitigen Vergrößerung der Mamma.

Morphologie
Makroskopisch findet man eine Schwellung der Mammae, die von einer **Proliferation von fibrösem Bindegewebe und Drüsengängen** hervorgerufen wird.

42.7.2 Karzinom

Das Mammakarzinom ist bei Männern **äußerst selten** und kommt nahezu ausschließlich im fortgeschrittenen Lebensalter vor. Es handelt sich überwiegend um nicht weiter spezifizierbare duktale Mammakarzinome. Die Tumoren infiltrieren frühzeitig die Haut und die Thoraxwand. Bei über 50% der operierten Karzinome bestehen bereits Lymphknotenmetastasen. Die Prognose ist schlechter als beim Mammakarzinom der Frau.

KAPITEL 43

I. Hegyi, B. Zelger*

* Auf der Basis des Kapitels von P. Fritsch

Haut

43.1	Normale Struktur und Funktion 827	43.6	Vaskulitis 836
43.1.1	Aufbau der Haut 827	43.6.1	Leukozytoklastische Vaskulitis 836
43.1.2	Pathophysiologische Grundmechanismen 829	43.7	Dermatosen mit granulomatöser Entzündung 836
43.1.3	Die histologische Musteranalyse der entzündlichen Dermatosen (nach A.B. Ackerman) 830	43.7.1	Granuloma anulare 836
43.1.4	Dermatopathologische Grundbegriffe 830	43.8	Dermatosen mit Blasenbildung 836
43.2	Entzündliche Dermatosen mit epidermaler Spongiose 831	43.8.1	Intraepidermale Blasen (Pemphigusgruppe) .. 837
43.2.1	Ekzeme 831	43.8.2	Subepidermale Blasen (Pemphigoidgruppe) .. 838
43.3	Entzündliche Dermatosen mit Veränderung der dermoepidermalen Junktion 832	43.9	Infektiöse Hautkrankheiten 838
43.3.1	Lichen ruber 832	43.9.1	Bakterielle Infektionen 838
43.3.2	Kollagenosen 832	43.9.2	Virusinfektionen 840
43.3.3	Schwere Arzneimittelreaktionen 833	43.9.3	Pilzinfektionen 841
43.4	Entzündliche Dermatosen mit psoriasiformer Epidermishyperplasie 834	43.10	Neoplasien 843
43.4.1	Psoriasis vulgaris 834	43.10.1	Epitheliale Neoplasien 843
		43.10.2	Mesenchymale Neoplasien 846
43.5	Entzündliche Dermatosen ohne epidermale Beteiligung 835	43.10.3	Melanozytäre Neoplasien 846
43.5.1	Lyme-Borreliose 835	43.10.4	Kutane Lymphome 849
43.5.2	Urtikaria 835	43.10.5	Mastozytosen 849

Zur Orientierung

Erkrankungen der Haut sind häufig und vielfältig (ca. 2.000 Hautkrankheiten). Ihr Spektrum reicht von harmlosen Manifestationen bis zu lebensbedrohenden Intoleranzreaktionen und Neoplasien. Viele sind auch von erheblicher psychosozialer und ökonomischer Bedeutung.
Für die histologische Beurteilung entzündlicher Dermatosen hat sich die histologische Musteranalyse von A.B. Ackerman (➤ Kap. 43.1.3) durchgesetzt. Obwohl die histologische Beurteilung entzündlicher Dermatosen damit deutlich verbessert wurde, hat auch diese Methode ihre Grenzen. Daher sind die klinischen Angaben zur Überprüfung der histologischen Analyse unerlässlich.

43.1 Normale Struktur und Funktion

43.1.1 Aufbau der Haut

Die Haut besteht aus der epithelialen **Epidermis,** der bindegewebigen **Dermis,** dem subkutanen **Fettgewebe** und den **Hautanhangsgebilden** (Haare, Nägel, Talg-, Duft- und Schweißdrüsen). Sie ist das Grenzorgan zur Umwelt und erfüllt Sinnes- (Wärme-, Schmerz- und Tastreize) und Schutzfunktionen. Schutzfunktionen ergeben sich aus der Barrierefunktion der Hornschicht (Verhinderung von Austrocknen und Eindringen von Fremdsubstanzen), mechanischem Schutz (Hornschicht,

Kollagengeflecht der Dermis, subkutane Fettpolster), Thermoregulation (Haarkleid, Fettgewebe, dermaler Gefäßplexus, Schweißdrüsen), Schutz vor Ultraviolettstrahlung (Melaninpigment, Hornschicht) und Infektionsschutz (trockenes, saures Milieu der Hautoberfläche, symbiontische Hautflora, antimikrobielle Peptide). Weitere Funktionen der Haut sind die eines Immun-, Entgiftungs- und Speicherorgans.

Epidermis

Die Epidermis (➤ Abb. 43.1) ist ein geschichtetes, verhornendes Plattenepithel, das zu über 90% aus **Keratozyten** besteht. Sie sitzt mit dem **Stratum basale** der **Basallamina** auf. Darüber liegen das **Stratum spinosum** (2–5 Zelllagen) und das **Stratum granulosum** (1–3 Zelllagen). In diesem läuft eine rapide Differenzierung ab: Abplattung, Verschwinden der Zellkerne, Auftreten der stark basophilen Keratohyalinkörner (sie enthalten Profilaggrin, den Vorläufer des Filaggrins, das die Aggregation der Keratinfilamente bewirkt) und der lipidreichen Odland-Körperchen. Der Übergang in das **Stratum corneum** (Hornschicht) ist abrupt. Letzteres ist ein impermeables Häutchen aus säulenförmig angeordneten, hexagonalen verzahnten Hornzellen, die durch eine Kittsubstanz (Lipidgemisch aus den Odland-Körperchen) verbunden sind. Die Keratozyten besitzen ein Zytoskelett aus Keratinfilamenten und haften mit Desmosomen aneinander. Die Basalzellen sind an der Basallamina mit Hemidesmosomen fixiert.

Symbiontische Zellen der Epidermis

Melanozyten sind in der Basalschicht residente Zellen, die in spezifischen Organellen (Melanosomen) den polymeren Lichtfilter „Melanin" synthetisieren und via Dendriten an die umgebenden Keratozyten abgeben. **Langerhans-Zellen** entsprechen noch unreifen immunmodulatorischen dendritischen Zellen. Sie befinden sich suprabasal in der Epidermis, entstammen dem Knochenmark und stehen in einem Fließgleichgewicht zwischen Auswanderung via afferente Lymphe in die Lymphknoten und Ersatz durch Vorläuferzellen über die Blutbahn. Gemeinsam mit den dendritischen Zellen der Dermis sind sie auf Antigenprozessierung und -präsentation spezialisiert und sind Vermittler der primären Immunantwort. **Merkel-Zellen** sind in der Basalschicht ansässige neuroendokrine Zellen mit Mechanorezeptorfunktion.

Junktionszone

Die Junktionszone ist Bindeglied zwischen Epidermis und Dermis und besteht aus der elektronenhellen Lamina lucida und der elektronendichten Lamina densa (Basallamina; Hauptbestandteile Kollagen Typ IV und Laminin). Ersterer sitzen die Basalzellen mit Hemidesmosomen auf, an Letzterer sind die Fasern der Dermis verankert. Die Junktionszone ist komplex aus zahlreichen Strukturproteinen aufgebaut und Schauplatz vieler pathologischer Prozesse.

Dermis

Die obere, dünnere **papilläre** Dermis reicht bis zum oberflächlichen Gefäßplexus von postkapillären Venolen und enthält die Kapillaren, aus denen die Epidermis durch Diffusion versorgt wird, sowie die Hautnerven. Sie besteht aus einem lockeren, vorwiegend aus Typ-III-Kollagen bestehenden Netzwerk. Darunter liegt die dickere **retikuläre** Dermis, die aus einem dichten Kollagennetzwerk (vorwiegend Typ I) von hoher Reißfestigkeit und Elastizität besteht. Die Fasern der Dermis (Kolla-

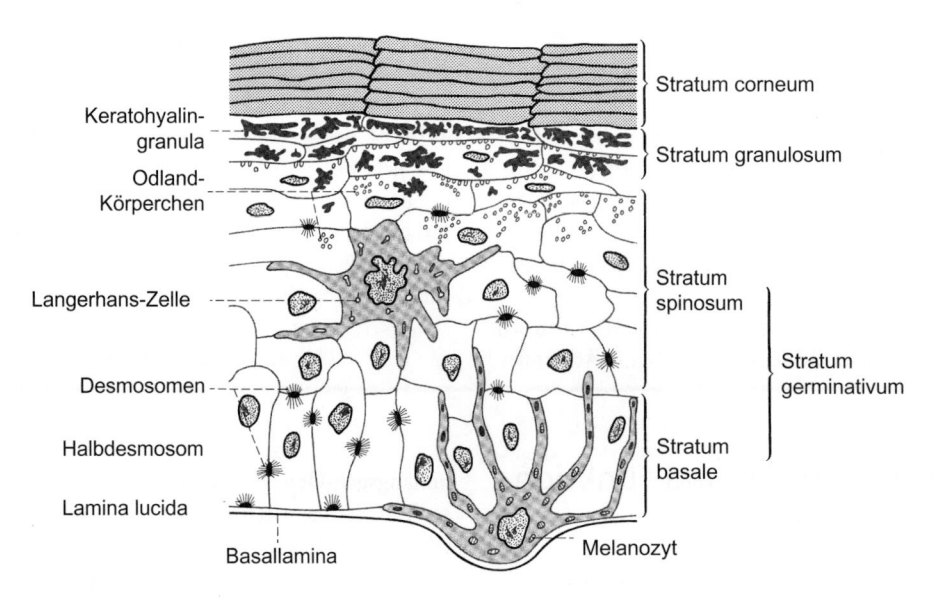

Abb. 43.1 Die Schichten der Epidermis, die symbiontischen Zellen der Haut und die wichtigsten Zellorganellen. Merkel-Zellen sind nicht dargestellt.

gen- und elastische Fasern) sind in eine Matrix aus Proteoglykanen eingebettet, die neben der Erhaltung des Gleichgewichts im Wasser- und Elektrolythaushalt eine wesentliche Rolle bei Entwicklung, Differenzierung und Zellmigration spielt. An der Grenze zur Subkutis besteht der tiefe Gefäßplexus aus postkapillären Venolen, verbunden durch intermediäre Plexus mit dem oberflächlichen sowie subkutanen Gefäßplexus.

Subkutis

Die Subkutis besteht aus in Läppchen strukturiertem und durch Bindegewebe septal gegliedertem Fettgewebe.

Adnexorgane der Haut

Zu den Adnexorganen der Haut (Hautanhangsgebilde) zählen die Haare, Talgdrüsen, apokrinen Duft- und ekkrinen Schweißdrüsen, Nägel.

43.1.2 Pathophysiologische Grundmechanismen

Das Erscheinungsbild entzündlicher Hautkrankheiten ist die Folge einer Schädigung und der durch sie ausgelösten Reaktionen der Haut. Letztere können trotz der Vielgestaltigkeit der Krankheitsbilder vereinfachend auf eine begrenzte Zahl prototypischer Reaktionsabläufe zurückgeführt werden. Man unterscheidet 3 funktionelle Kompartimente der Haut mit spezifischen Reaktionsweisen.

Epidermopapilläres Kompartiment

Epidermis und papilläre Dermis bilden eine reaktionsfreudige Einheit mit ausgeprägter wechselseitiger Interaktion. Die Noxen können sowohl von außen (über die Epidermis) als auch aus dem Organismus (über Hautgefäße) auftreffen, ziehen aber eine schnelle Mitreaktion des Partners nach sich. Alle Reaktionsabläufe münden in eine Regenerationsreaktion (analog der Wundheilung). Substanzverluste der **papillären** Dermis heilen narbenlos.

- **Auftreffen von Noxen auf den Gefäßplexus:** Auf ein Spektrum physikalischer, toxischer, entzündlicher, pharmakologischer oder nervöser Reize reagiert der Gefäßplexus mit einer mediatorvermittelten (Histamin, Eikosanoide) Weitstellung (Rötung, **Erythem**). Kommt es auch zur Permeabilitätssteigerung der Gefäße, entsteht ein Ödem der papillären Dermis (**Quaddel**). Eine stärkere Schädigung der Gefäßwand (degenerativ oder entzündlich, z.B. Immunkomplexvaskulitis) führt zum Blutaustritt (**Purpura**).
- **Auftreffen exogener Noxen auf die Epidermis:** Prototyp ist die **Ekzemreaktion**. Bei der **toxischen Kontaktdermatitis** löst die chemische Irritation der Epidermalzellen eine unspezifische Entzündungsreaktion aus, die durch Erythem, intraepidermales Ödem (**Spongiose**) und spongiotische Blasenbildung gekennzeichnet ist. Bei der **allergischen Kontaktdermatitis** wird ein gleichartiges Bild durch antigenspezifische TH1-Lymphozyten vermittelt.
- **Schäden der Epidermis durch Noxen aus der Gefäßbahn:** Solche können durch (Auto-)Antikörper (z.B. beim Pemphigus vulgaris), Toxine (z.B. beim „staphylococcal scalded skin syndrome", ➤ Kap. 48.3.5) oder bei zellulären Immunreaktionen gegen epidermale Determinanten auftreten. Bei Letzteren unterscheidet man die **multiformeartige Reaktion** (durch zytotoxische T-Lymphozyten vermittelte Zytolyse der Epidermis, z.B. toxische epidermale Nekrolyse) und die **lichenoide Reaktion.**
- **Blasenbildung:** Blasen sind flüssigkeitsgefüllte Hohlräume innerhalb der Epidermis oder in der dermoepidermalen Junktionszone. Voraussetzung der Blasenbildung sind Kontinuitätstrennungen und das Einfließen von Gewebeflüssigkeit. Erstere können Folge der Letzteren sein (z.B. **spongiotische** Blasen), häufiger jedoch fließt Flüssigkeit in präformierte Spalten. In der Epidermis ist dies etwa bei **zytolytischen** (z.B. bei Erythema multiforme) und **akantholytischen** Blasen (Pemphigus vulgaris) der Fall. **Junktionale** Blasen können innerhalb der Lamina lucida (Pemphigoidgruppe) oder unterhalb der Basallamina entstehen (**dermolytische Blasen,** z.B. Dermatitis herpetiformis). Die anatomische Lokalisation der Blasenbildung ist ein wichtiges Merkmal zur Klassifikation bullöser Dermatosen (Bestimmung mit Histologie, Immunfluoreszenz oder Elektronenmikroskopie).
- **Leukozytäre Entzündungsreaktionen:** Diese kommen durch Freisetzung chemotaktischer Mediatoren (oft aus Mikroorganismen) zustande. Leukozytäre Entzündungen sind infolge einer Einwirkung lytischer Enzyme häufig einschmelzend; je nach anatomischer Lage entstehen **Pusteln** (intraepidermal, follikulär), **Abszesse** und **Phlegmonen** (Dermis, Subkutis). Nicht einschmelzende leukozytäre Entzündungen sind durch Erythem und Ödem (z.B. Erysipel), Hämorrhagien (z.B. septische Vaskulitis) oder Nekrosen (z.B. nekrotisierendes Erysipel) gekennzeichnet.
- **Regenerationsreaktion:** Auf Entzündungen im epidermopapillären Kompartiment reagiert die Epidermis nach kurzer Latenzzeit mit Hyperproliferation (Regeneration). Folge ist eine gesteigerte Produktion von Hornzellen (**Abschuppung**) und bei längerer Dauer eine Verdickung der Epidermis (**Akanthose**). Die teilweise oder gänzliche Zerstörung der Epidermis führt zu oberflächlichen Substanzverlusten (**Erosion**) und zum Zusammenbruch der Barrierefunktion. Folge ist eine vermehrte Durchwanderung von Gewebeflüssigkeit (**Nässen, Krustenbildung**). Letztere verändert die Homöostase der Hautoberfläche und führt zu einer Proliferation der bakteriellen Hautflora, einer Superinfektion und weiteren Entzündung.

Retikuläre Dermis

Die retikuläre Dermis ist reaktionsträge. Ihre typischen Reaktionsformen sind **Sklerosierung** (Vermehrung, Verhärtung und Schrumpfung des Kollagengewebes) und **Atrophie**. Sie ist ferner Sitz entzündlicher **Granulome** und im Gegensatz zur papillären Dermis eine **Narbenbildung**.

Subkutanes Fettgewebe

Das subkutane Fettgewebe besitzt ein monotones Reaktionsmuster. Entzündliche, chemische, mechanische und andere Noxen führen zum Untergang von Fettzellen, zur Freisetzung freier Fettsäuren und heftiger Entzündung (**Pannikulitis**) mit Untergang weiteren Fettgewebes, Einschmelzung und Sklerosierung.

43.1.3 Die histologische Musteranalyse der entzündlichen Dermatosen (nach A.B. Ackerman)

Diese Methode erleichtert die Diagnostik der entzündlichen Dermatosen anhand der Erkennung von 8 definierten histologischen Grundmustern (➤ Tab. 43.1) in Kombination mit anderen histopathologischen Veränderungen der Epidermis, der dermoepidermalen Junktionszone, der Dermis oder Subkutis (z.B. Spongiose, Grenzflächendermatitis, Granulome; ➤ Tab. 43.1).

43.1.4 Dermatopathologische Grundbegriffe

Die histologische Beurteilung der Hautbiopsie setzt die Kenntnis dermatopathologischer Grundbegriffe voraus (➤ Tab. 43.2).

Tab. 43.1 Histologische Grundmuster entzündlicher Dermatosen.

Perivaskuläre Dermatitis	oberflächliche und/oder tief dermale perivaskuläre Infiltrate aus Lymphozyten ohne/mit Granulozyten • mit Spongiose (z.B. Ekzeme; ➤ Kap. 43.2.1) • mit Grenzflächendermatitis (z.B. Lichen ruber, Lupus erythematodes; ➤ Kap. 43.3.1) • mit psoriasiformer Epidermishyperplasie (z.B. Psoriasis vulgaris; ➤ Kap. 43.4.1) • ohne epidermale Beteiligung (z.B. Lyme-Borreliose; ➤ Kap. 43.5.1)
Vaskulitis	Fibrinablagerungen und entzündliches Infiltrat in den Gefäßwänden • (z.B. leukozytoklastische Vaskulitis; ➤ Kap. 43.6.1)
Noduläre und diffuse Dermatitis	dichtes noduläres oder diffuses entzündliches Infiltrat in der Dermis • mit Granulomen (z.B. Granuloma anulare; ➤ Kap. 43.7.1)
Blasenbildende Dermatosen	intra- oder subepidermale Blasenbildung • intraepidermale Blasen (z.B. Pemphigus vulgaris; ➤ Kap. 43.8.1) • subepidermale Blasen (z.B. bullöses Pemphigoid vulgaris; ➤ Kap. 43.8.2)
Pustulöse Dermatitis	herdförmig intraepidermale Ansammlung von Leukozyten („Pusteln") • in interfollikulärer Epidermis (z.B. Psoriasis pustulosa) • in follikulärem Bereich (z.B. Akne)
Perifollikulitis	perifolliukäres entzündliches Infiltrat • in der Kopfhaut (z.B. Lichen ruber planopilaris; ➤ Kap. 43.3.1)
Fibrosierende Dermatosen	Fibrosierung der Dermis • (z.B. Morphea; wird in diesem Kapitel nicht behandelt)
Pannikulitis	septale oder lobuläre Entzündung der Subkutis • (z.B. Erythema nodosum; wird in diesem Kapitel nicht behandelt)

Tab. 43.2 Histopathologische Begriffe.

Begriff	Erläuterung
Akantholyse	Bläschenbildung infolge Verlust des Zusammenhalts der Epidermiszellen durch Auflösung der Interzellularbrücken (z.B. Pemphigus vulgaris)
„Ballonierung"	Auftreibung der Keratozyten mit meist nachfolgender Akantholyse (z.B. *Herpesvirus*)
Dyskeratose	Einzelzellverhornung innerhalb der Basal- und Spinalschichten
Epidermotropismus	Einwandern von Zellen in die Epidermis (z.B. Mycosis fungoides)
Hypergranulose	Verbreiterung des Stratum granulosum (z.B. Lichen ruber)
Hyperkeratose	Verdickung der Hornschicht mit Kernresten (Hyperparakeratose) und ohne Kernreste (Hyperorthokeratose)
Grenzflächendermatitis	Vakuolisierung der Junktionszone (Basalzellschicht) mit apoptotischen/nekrotischen Keratozyten (z.B. Lupus erythematoses)
Leukozytoklasie	Kerntrümmer von Granulozyten (z.B. leukozytoklastische Vaskulitis)
Lichenoides Infiltrat	subepidermales dichtes bandförmiges, überwiegend lymphozytäres Infiltrat mit begleitender Grenzflächendermatitis (z.B. Lichen ruber)
Papillomatose	Vermehrung, Verlängerung und Verdünnung der dermalen Papillen und dadurch spiegelbildlich der Retezapfen (z.B. Psoriasis)
Spongiose	interzelluläres Ödem im Stratum spinosum (z.B. Ekzem)

43.2 Entzündliche Dermatosen mit epidermaler Spongiose

43.2.1 Ekzeme

Syn.: Dermatitis eczematosa

Ekzeme sind akut bis chronisch verlaufende, nichtinfektiöse Entzündungsreaktionen von Epidermis und Dermis, hervorgerufen durch eine Vielzahl exogener Noxen und endogener Reaktionsfaktoren, die durch Symptome vorwiegend der Epidermis gekennzeichnet sind (Ekzemreaktion). Ekzeme sind weltweit die häufigste Hautkrankheit. Die Haupttypen sind das Kontaktekzem, das atopische Ekzem und Sonderformen von Ekzemen (z.B. seborrhoisches, asteatotisches Ekzem).

Ekzemreaktion Die Ekzemreaktion läuft beim Kontaktekzem besonders deutlich ab. Nach einmaliger Einwirkung des ursächlichen Agens reagiert die Haut in einer typischen Sequenz: Rötung (Stadium erythematosum), Auftreten spongiotischer Bläschen (Stadium vesiculosum, ➤ Abb. 43.2), nach deren Platzen folgen Nässen (Stadium madidans), seröse Krusten (Stadium crustosum) und schließlich Abschuppen (Stadium desquamativum). Diese **akute** Ekzemreaktion ist innerhalb von bis zu 2 Wochen abgeschlossen.

Eine länger dauernde oder wiederholte Exposition gegenüber der auslösenden Noxe führt zur **chronischen** Ekzemreaktion. Diese ist, zusätzlich zu den Zeichen der akuten Ekzemreaktion, durch eine **Lichenifikation** gekennzeichnet (Vergröberung der Hauttextur durch entzündliche Papeln).

Akute Ekzeme sind scharf auf den Einwirkungsort der Noxe begrenzt, chronische sind unscharf begrenzt und können abseits gelegene Streuherde ausbilden.

Morphologie
Parakeratose mit Exsudateinschlüssen, Spongiose mit intraepidermaler Vesikelbildung, perivaskuläres Infiltrat aus Lymphozyten und Makrophagen mit Eosinophilen in der oberen Dermis. Die chronische Ekzemreaktion zeigt eine Hyperparakeratose, breitbasige Akanthose, geringe Spongiose und ein oberflächliches perivaskuläres Infiltrat aus Lymphozyten und Makrophagen mit wenigen Eosinophilen.

Kontaktekzem

Das Kontaktekzem beruht auf dem Kontakt der Haut mit exogenen Substanzen. Dabei sind 2 verschiedene Pathomechanismen möglich:
- direkte Irritation (**toxisches,** syn. **irritatives** Kontaktekzem)
- immunologische Reaktion vom Typ IV gegen ein Kontaktallergen (**allergisches** Kontaktekzem)

Die beiden Typen sind histologisch nicht unterscheidbar. Toxische Kontaktekzeme sind häufiger. Kontaktekzeme können an allen Körperstellen entstehen, am häufigsten jedoch an den Händen. Ihnen kommt große Bedeutung als Berufskrankheit zu (z.B. Maurer-, Friseur-, Hausfrauenekzem). Diagnostiziert werden Kontaktekzeme klinisch und mit der Epikutantestung.

Toxisches Kontaktekzem

Eine Exposition mit obligaten Irritanzien (z.B. Laugen, Säuren, oxidierende und reduzierende Chemikalien, pflanzliche Substanzen) bewirkt das **akute** toxische Kontaktekzem, das monomorph, oft intensiv und streng auf die Kontaktstelle beschränkt ist. Schwache Irritanzien führen bei längerer oder wiederholter Einwirkung zum **chronischen degenerativen** Ekzem (komplexeres Bild durch Schuppung, Lichenifikation u.a.). Pathogenetisch tritt hierbei zusätzlich zur direkten toxischen Wirkung eine Störung der Barrierefunktion auf. Chronische degenerative Ekzeme sind meist multifaktorieller Genese.

Allergisches Kontaktekzem

Man unterscheidet ein **akutes** und ein **chronisches** allergisches Kontaktekzem (➤ Abb. 43.2). Letzteres hat die charakteristische Fähigkeit zur Bildung generalisierter Streuherde. Chronische allergische Kontaktekzeme sind eine der häufigsten Ursachen von Berufsunfähigkeit.

Pathogenese
Das allergische Kontaktekzem ist eine von T-Lymphozyten vom TH1-Typ (➤ Kap. 4.1.4) vermittelte zelluläre Immunreaktion gegen spezifische Kontaktallergene. Voraussetzung ist die Sensibilisierung gegen ein Kontaktallergen (meist niedermolekulare Substanzen), das direkt oder nach Bindung an körpereigene Proteine als **Hapten** von den Langerhans-Zellen aufgenommen, prozessiert und nach deren Wanderung in die Lymphknoten an naive T-Lymphozyten mit dem passenden T-Zell-Rezeptor präsentiert wird (afferenter Schenkel der Immunantwort). Die aktivierten T-Zellen expandieren klonal, zirkulieren als Memory-Effektor-T-Zellen mithilfe des hautspezifischen Homing-Rezeptors CLA durch die Haut und verursachen bei Reexposition mit dem Allergen die ekzematische Entzündungsreaktion (efferenter Schenkel der Immunantwort). Die minimale Sensibilisierungsdauer beträgt bei starken Allergenen (z.B. Dinitrochlorbenzol, DNCB) 5 Tage. Andere Substanzen (z.B. Chromate) benötigen hierfür Monate bis Jahre.

Atopisches Ekzem

Syn.: endogenes Ekzem, Neurodermitis

Das atopische Ekzem ist eine häufige Ekzemform des Kindesalters (2–10% der Säuglinge und Kleinkinder) und Teilsymptom der polygen vererbten „**atopischen Diathese**". Bei dieser kommt es zu einer polyklonalen IgE-Überproduktion, Eosinophilie und zu einer gesteigerten Histaminausschüttung. Mögliche Manifestationen sind Rhinitis, Conjunctivitis allergica, Asthma bronchiale und/oder ein atopisches Ekzem (➤ Abb. 43.3).

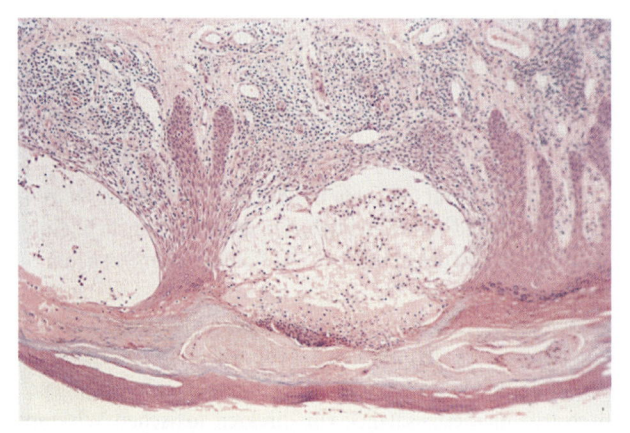

Abb. 43.2 Akute Ekzemreaktion. Spongiose und spongiotische Bläschen, intensive Rundzellinfiltrate der papillären Dermis. HE, Vergr. 25-fach.

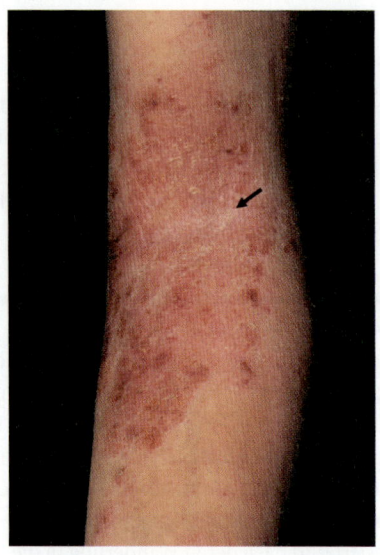

Abb. 43.3 Chronische Ekzemplaque der Ellenbeuge bei atopischem Ekzem. Mäßig scharf begrenzter Herd mit Schuppung, Krusten und Lichenifikation im Zentrum (Pfeil).

Pathogenese
Die Krankheiten des atopischen Formenkreises nehmen in den Industrieländern zu. Hypothetische Ursache ist eine zivilisationsbedingt keimarme Umgebung und eine dadurch verminderte Produktion von TH1-Zytokinen (z.B. Interferon-γ). Dadurch nimmt der protektive Effekt der Th1-Immunantworten ab zugunsten der für atopische Erkrankungen charakteristischen Th2-Antworten.

Die zelluläre Immunreaktion richtet sich vorwiegend gegen inhalative Allergene (Aeroallergene), z.B. Pollen, Hausstaubmilben. Die Antigenpräsentation wird durch allergenspezifische IgE-Antikörper potenziert, die an die an epidermalen Langerhans-Zellen exprimierten FcεI-Rezeptoren gebunden sind und Allergene „einfangen" (Allergenfokussierung). Exogene Faktoren (z.B. irritatives Milieu, Trockenheit) haben einen verstärkenden Einfluss. Eine weitere Rolle spielt die Störung der Hautbarriere (z.B. durch Polymorphismen im Filaggrin-Gen oder durch die erhöhte Expression von Aquaporin 3 in den Keratozyten).

43.3 Entzündliche Dermatosen mit Veränderung der dermoepidermalen Junktion

43.3.1 Lichen ruber

Syn.: Knötchenflechte

Der Lichen ruber ist eine relativ häufige, chronisch verlaufende, juckende, inflammatorische Erkrankung der Haut-, der Schleimhäute und der Kopfhaut unbekannter Ursache.

Pathogenese
Eine auf die Haut begrenzte Autoimmunreaktion gegen basale Keratozyten, die durch virale oder medikamentöse Induktion modifiziert wurden, ist wahrscheinlich.

Morphologie
Das typische morphologische Bild ist eine pyramidenstumpfartig abgeplattete, polygonale Papel von blauroter Farbe. Prädilektionsstellen sind die Beugeseiten der Extremitäten, Mund- und Genitalschleimhaut sowie Haare (Lichen planopilaris).

Histologisch sieht man eine Hyperorthokeratose, V-förmige Verbreiterung des Stratum granulosum, Akanthose mit sägezahnartig geformten Reteleisten, Grenzflächendermatitis sowie ein bandförmiges, lymphozytäres Infiltrat mit einer Beimengung von Melanophagen. In der Kopfhaut findet sich im Endstadium eine vernarbende Alopezie.

43.3.2 Kollagenosen

Kollagenosen sind diffuse Bindegewebekrankheiten. Hierzu zählen u.a. systemischer Lupus erythematodes, Dermatomyositis und Sklerodermie (➤ Kap. 4.4.4).

Eine wichtige und entweder isoliert oder als Begleitsymptom des systemischen Lupus erythematodes auftretende „Kollagenose" der Haut ist der Lupus erythematodes chronicus discoides (chronisch diskoider Lupus erythematodes, CDLE).

Chronisch diskoider Lupus erythematodes

Er ist eine relativ häufige, das junge und mittlere Erwachsenenalter und das weibliche Geschlecht bevorzugende Dermatose mit chronischem, schubartigem Verlauf.

Pathogenese
Der CDLE ist eine genetisch determinierte Autoimmunkrankheit. Es wird angenommen, dass es ausgehend von einer vermehrten Apoptoseinduktion zur Triggerung einer autoimmunologischen Reaktion kommt (Keratozyten produzieren nach Stimulation mit TNF-α oder INF-γ vermehrt IL-18-Rezeptoren

auf ihrer Oberfläche; sie werden nach IL-18 Exposition vermehrt apoptotisch. Gleichzeitig wird die Produktion von IL-12 reduziert; IL-12 schützt Keratozyten vor UV-induzierter Apoptose.

Tab. 43.3 Einteilung schwerer Arzneimittelreaktionen.

Einteilung	EEM	SJS	TEN
Hautablösung	< 10%	< 10%	> 30%
typische Kokarden	ja	–	–
Makulae	–	ja	ja

Morphologie
In lichtexponierten Regionen (Gesicht, Handrücken, seltener Kapillitium) finden sich einzelne oder wenige Herde, die durch die **Trias** Erythem, Schuppung und Atrophie gekennzeichnet sind. Im Endstadium findet sich eine Atrophie mit Verlust der Haarfollikel und der Melanozyten (zigarettenpapierartig verdünnte, weiße, haarlose „Narbe").

Histologie: Intrafollikuläre Hyperkeratose, Epidermisatrophie, Grenzflächendermatitis, oberflächliches und tiefes lymphozytäres perivaskuläres Infiltrat sowie Muzinablagerungen in der retikulären Dermis.

Immunfluoreszenz: In den Läsionen sind bandartige Ablagerungen von IgG und Komplement entlang der Junktionszone zu sehen („Lupusband").

43.3.3 Schwere Arzneimittelreaktionen

Zu den schweren Arzneimittelreaktionen zählen das Erythema exsudativum multiforme (EEM), das Stevens-Johnson-Syndrom (SJS) und die toxische epidermale Nekrolyse (TEN). Dies sind akut lebensbedrohliche Hautreaktionen, die zu einer ausgedehnten Blasenbildung führen. Die Einteilung basiert auf dem Typ und Verteilungsmuster der Hautveränderungen (➤ Tab. 43.3).

Pathogenese
Das **Stevens-Johnson-Syndrom** und die **toxische epidermale Nekrolyse** werden fast ausschließlich von Arzneimitteln ausgelöst (z.B. Sulfonamide, Hydantoine, nichtsteroidale Antiphlogistika, Allopurinol). Fälle von **Erythema exsudativum multiforme** und teilweise auch von **Stevens-Johnson-Syndrom** treten nach akuten viralen Infektionen auf (z.B. Herpes simplex, Mycoplasma).

Zytotoxische Effektor-T-Zellen wirken auf Epidermalzellen, die virale bzw. medikamentöse Antigene exprimieren. Dadurch kommt es zur Apoptose der Epidermalzellen.

Morphologie
Das **Erythema exsudativum multiforme** zeigt eine vakuolisierende Degeneration der Basalzellschicht und „Satellitenzellnekrosen" von Keratozyten (ähnlich wie bei einer Graft-versus-Host-Reaktion finden sich apoptotische Keratozyten, umgeben von einem Kranz zytotoxischer T-Lymphozyten), später partielle Nekrose der Basalschicht mit Blasenbildung, lymphozytäres Infiltrat und Ödem der papillären Dermis (➤ Abb. 43.4). Bei **Stevens-Johnson-Syndrom** und **toxische epidermale Nekrolyse** kommt zusätzlich noch eine breitflächige Apoptose/Nekrose der gesamten Epidermis. Das entzündliche Infiltrat ist relativ spärlich („stumme Dermis").

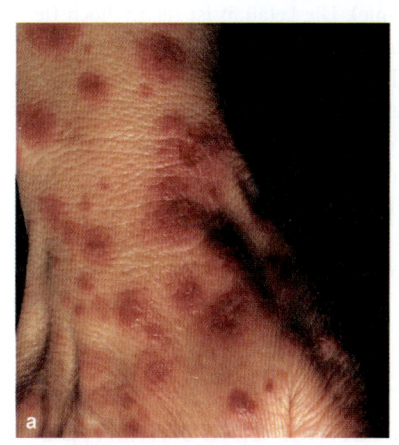

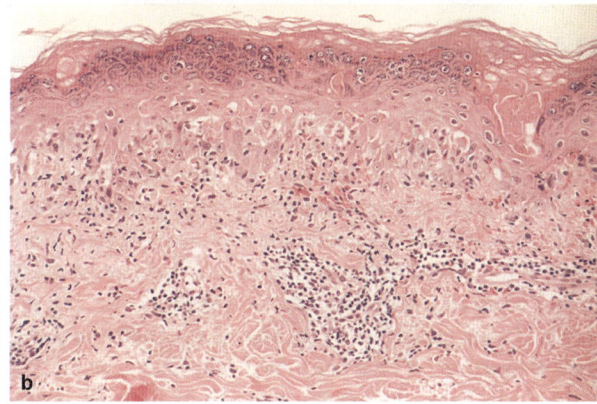

Abb. 43.4 Erythema exsudativum multiforme. a Multiple „Kokarden" am Handrücken (Prädilektionsstelle) mit zentraler Blasenbildung und hämorrhagischer Komponente. **b** Vakuolisierende Degeneration und Zytolyse der Basalschicht, Lymphozyteninfiltrate der papillären Dermis. HE, Vergr. 25-fach.

Klinische Relevanz Beim **Erythema exsudativum multiforme** finden sich die typischen schießscheibenförmigen Kokarden mit elevierter Rötung, zentraler Zyanose und Blasen. Prädilektionsstellen sind Hände und Füße. Hauptsächlich betroffen sind junge Erwachsene; saisonale Häufung im Frühjahr (UV-Provokation). Das Erythema multiforme heilt innerhalb einiger Wochen spontan ab, rezidiviert aber häufig.

Die **Stevens-Johnson-Syndrom** und die **toxische epidermale Nekrolyse** präsentieren sich mit dramatischer Hautablösung („dermatologischer Notfall") und massiven Schleimhautveränderungen. Prädilektionsgebiete sind Kopf und Hals, Rumpf und Aufliegestellen. Die Haut kann leicht durch tangentialen Fingerdruck abgeschoben werden (**Nikolski-Zeichen**), die Schleimhautläsionen wandeln sich in ausgedehnte, schmerzhafte Erosionen um. Die Krankheit ist von systemischen Symptomen ähnlich wie bei Verbrennungen begleitet, jedoch milder: Hämokonzentration, Protein- und Elektrolytverlust, Schock, Nierenfunktionsstörung.

Komplikationen können sich durch einen Befall des oberen Respirationstrakts und des Ösophagus entwickeln (z.B. Bronchopneumonie). Die Letalität ist relativ hoch (je nach begleitenden Grundleiden und Qualität der Versorgung 10–100%). Häufigste Todesursachen sind Sepsis und Herzversagen. Die Herde heilen unter Narbenbildung ab, was an den Schleimhäuten schwerwiegende Folgen haben kann: Ektropion, Trichiasis, Blindheit sowie Strikturen von Ösophagus, Vagina, Anus. Das Stevens-Johnson-Syndrom und die toxische epidermale Nekrolyse treten gewöhnlich – da meist an Medikamentenintoleranz gebunden – nur einmalig auf; bei mehrmaliger Exposition finden sich Manifestationen von steigendem Schweregrad.

43.4 Entzündliche Dermatosen mit psoriasiformer Epidermishyperplasie

43.4.1 Psoriasis vulgaris

Syn.: Schuppenflechte

Die Psoriasis vulgaris ist eine chronisch rezidivierende und entzündlich-proliferative Krankheit mit ererbter Prädisposition, bedingt durch eine epidermale Hyperproliferation als Folge einer TH1- und TH17-mediierten Entzündung. Sie wird heute meist als Autoimmundermatose mit noch unbekanntem Autoantigen betrachtet. Kennzeichnend sind erythematöse, charakteristisch schuppende Herde (> Abb. 43.5a). Die Erkrankung verläuft meist auf die Haut beschränkt, wird aber in bis zu 20% von der manchmal schweren Psoriasisarthritis begleitet. In den westlichen Industrieländern liegt die Prävalenz der Psoriasis vulgaris bei ca. 2%.

Die manifeste Psoriasis tritt schubartig auf. Der Verlauf ist individuell sehr verschieden. Die Erkrankung ist für den Betroffenen oft mit hohem psychosozialem Druck verbunden.

Pathogenese

Eine Fülle pathogenetischer Details ist bekannt, ein umfassendes Konzept steht noch aus. Die psoriatische Läsion wird durch Ansammlungen von Memory-Effektor-T-Zellen (Helfer- und zytotoxische T-Zellen) getragen, die durch TH1-Zytokine (INF-γ, TNF-α) und andere proinflammatorische Mediatoren eine chronische Entzündungsreaktion mediieren und die Epidermis zur Expression von Adhäsionsmolekülen (Einwanderung neuer Entzündungszellen, darunter auch neutrophiler Granulozyten) und von Wachstumsstoffen (z.B. EGF) stimulieren. Folge ist eine gesteigerte Keratozytenproliferation (Beschleunigung des Zellzyklus unter Einbeziehung der ruhenden G_0-Zell-Population) mit überstürzter und inkompletter Verhornung (Parakeratose).

Morphologie

Die psoriatische Läsion ist eine anfangs kleine, peripher anwachsende, kreisrunde, scharf begrenzte, ziegelfarbene Plaque

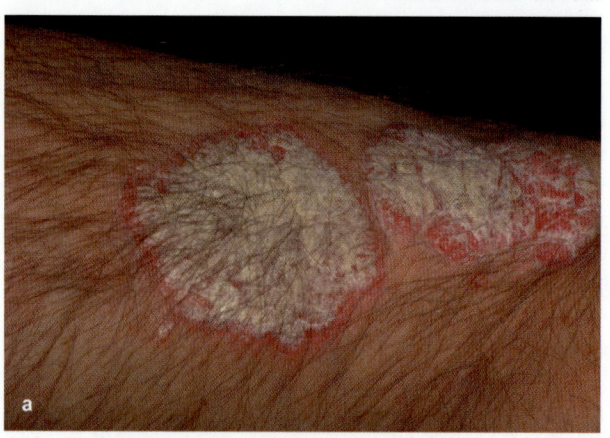

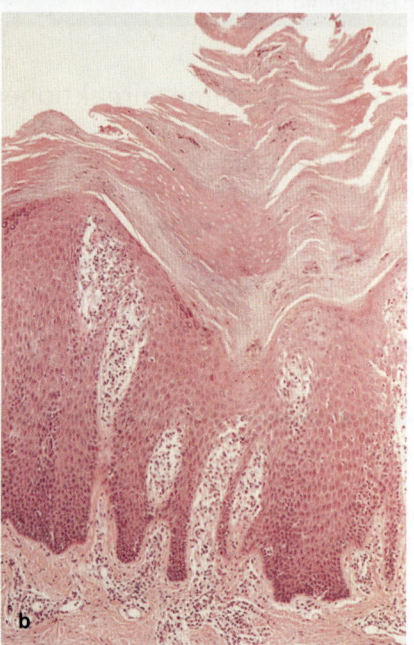

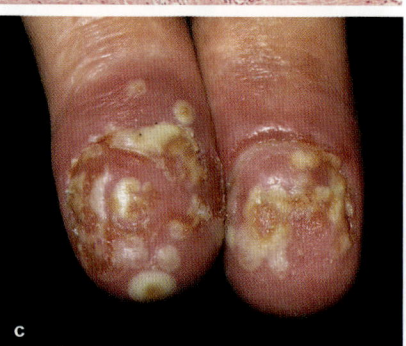

Abb. 43.5 Psoriasis vulgaris. a Runde, scharf begrenzte, erythematöse Herde mit grob lamellöser, silbrigweißer Schuppung. **b** Akanthose, Para- und Hyperkeratose, leukolymphozytäres Infiltrat der papillären Dermis. HE, Vergr. 25-fach. **c** Psoriasis pustulosa. Typ der Acrodermatitis continua Hallopeau. Zahlreiche oberflächliche, konfluierende Pusteln auf geröteter Haut an den Fingerkuppen. Zerstörung der Nagelplatte.

mit groblamellöser, silbrig-weißer Schuppung (**Kerzenwachsphänomen**). Die tieferen Zelllagen können in toto abgehoben werden (**letztes Häutchen**), darunter kann es zu punktförmigen Blutungen (**Auspitz-Phänomen**) kommen. Die Herde sind meist symmetrisch verteilt und bevorzugen die Streckseiten der Extremitäten (Knie, Ellenbogen) und das Kapillitium (kein Haarausfall).

Histologisch sieht man eine durchgehende Hyperparakeratose mit **„Munro-Mikroabszessen"**, eine gleichmäßige Akanthopapillomatose, einen Verlust des Stratum granulosum, eine Verschmälerung der suprapapillären Epidermis und in der papillären Dermis ein schütteres leukolymphozytäres Infiltrat (➤ Abb. 43.5b).

Molekularpathologie
Die erbliche Prädisposition ist polygenetisch. Das hauptsächliche Suszeptibilitätsgen (PSORS1) liegt im HLA-Locus auf Chromosom 6p21 und HLA-Cw6 repräsentiert dabei wahrscheinlich das Suszeptibilitätsallel von PSORS1.

43.5 Entzündliche Dermatosen ohne epidermale Beteiligung

43.5.1 Lyme-Borreliose

Eine in gemäßigten Breiten relativ häufige Systeminfektion. Ihr Erreger, *Borrelia burgdorferi*, wird durch den Stich infizierter Zecken übertragen. Sie verläuft in 3 Stadien (➤ Tab. 43.4). Das Stadium I (Erythema migrans) ist auf die Haut beschränkt, die Hauptmanifestationen der späteren Stadien sind Haut, Nervensystem, Gelenke (meist monoartikuläre Arthritiden) und Herz (Peri- und Myokarditis).

43.5.2 Urtikaria

Syn.: Nesselsucht

Die Urtikaria umfasst eine Gruppe von Intoleranzreaktionen, die durch die Effloreszenz der **Quaddel** (Urtica) definiert sind. Eine Quaddel kommt durch Ausschüttung von Histamin und anderen Mediatoren aus den Mastzellen der Haut zustande („Degranulierung"), was durch viele unterschiedliche Ursachen ausgelöst werden kann. Die Urtikaria zählt zu den häufigsten Hautkrankheiten. Man unterscheidet zahlreiche Typen, die 2 Hauptgruppen zugeordnet sind: immunologisch bedingte und nicht immunologisch bedingte Urtikariaformen.

Pathogenese
Die Mediatorfreisetzung (Histamin, Eikosanoide, Zytokine) durch Degranulierung der Mastzellen führt zur Weitstellung und erhöhten Permeabilität der (dermalen) Gefäße. Geschieht dies massiv und plötzlich, kann ein bedrohlicher hämodynamischer Schock entstehen (z.B. bei Anaphylaxie). Die Degranulierung kann über verschiedene Wege ausgelöst werden, von denen nur einige genau bekannt sind.

Der bekannteste (wenn auch ein seltener) Mechanismus liegt der **IgE-mediierten Urtikaria (anaphylaktoide oder Typ-I-Urtikaria)** zugrunde. Allergenspezifische IgE binden an die FcεRI der Mastzelle. Bei Hinzutreten des Allergens werden benachbarte IgE-Moleküle vernetzt („bridging"), wodurch die Degranulation angestoßen wird. Die Typ-I-Urtikaria verläuft besonders heftig und risikoreich. Wichtige auslösende Allergene sind Arzneimittel (z.B. Penizillin, Salicylate, Allergenextrakte), Seren, Nahrungsmittel (Fische, Schalentiere, gewisse Fleisch- und Obstsorten), Inhalationsallergene, Bienen- und Wespengift sowie Latex.

Eine seltenere immunologische Ursache der Urtikaria ist die immunkomplexassoziierte **Urtikaria (Typ-III-Urtikaria)**. Diese ist durch besonders ausgeprägte Schwellungen, Fieber, Gelenkergüsse, Albuminurie und einen langwierigen Verlauf gekennzeichnet. Die Mediatorfreisetzung ist Folge der bei Komplementaktivierung freigesetzten Komplementkomponenten C3a und C5a. Wichtige auslösende Antigene sind Seren und Medikamente (z.B. Penizillin, Insulin).

Eine wahrscheinlich nicht seltene Ursache chronisch rezidivierender Urtikaria ist die **Autoimmunurtikaria**, bei der Autoantikörper gegen den FcεRI gebildet werden, die die chronische Degranulation unterhalten.

Tab. 43.4 Stadieneinteilung und Klinik der Lyme-Borreliose.

Stadium	Symptom	Auftreten nach Zeckenbiss	Klinik
Stadium I	Erythema chronicum migrans	3–30 Tage	sich langsam ausbreitendes und durch zentrale Rückbildung ringförmiges Erythem um den Zeckenbiss; Begleitsymptome (meist intermittierend): Fieber, paragrippale Symptomatik, Arthralgien und Myalgien
	Lymphozytom	2–10 Monate	rötlich braune schmerzlose Knoten, vorwiegend am Ohrläppchen und Mamillen, pseudolymphomartiges histologisches Bild
Stadium II	nur neurologische Symptome		Meningopolyneuritis, Garin-Bujadoux-Bannwarth
Stadium III	Acrodermatitis chronica atrophicans	6 Monate – viele Jahre	meist einseitige, ausgedehnte Infiltration und Rötung einer Extremität, die in die Atrophie sämtlicher Hautschichten mündet
	Peri- und Myokarditis, Arthritis	2 Wochen – 4 Jahre	

Nichtimmunologische Trigger der Degranulation sind vielfältiger, als Ursache häufiger und weniger gut erforscht. Der einfachste Trigger ist die **mechanische** Degranulation (Friktion der Haut führt zur Quaddel – Urticaria factitia). Die „**physikalischen**" Urtikariaformen (Kälte-, Wärme-, Lichturtikaria) sind zum Teil gleichfalls nichtimmunologisch, teils jedoch durch Antikörper gegen in der betreffenden Situation gebildete Eigenantigene bedingt.

Die meisten Fälle von Urtikaria dürften durch unidentifizierte, **unspezifisch degranulierende exogene** Stoffe zustande kommen, die z.B. bei Nahrungsmittelunverträglichkeit aus dem Gastrointestinaltrakt resorbiert werden. Unspezifische Degranulatoren sind auch verschiedene **Medikamente** (z.B. Röntgenkontrastmittel).

Morphologie
Quaddeln sind flüchtige, sich innerhalb von Stunden zurückbildende, beetartige Erhabenheiten der Haut, einige Millimeter bis über handflächengroß, hellrot oder weiß (Blutleere durch besonders starkes Ödem). Häufig assoziiert sind „**Quincke-Ödeme**" (Angioödeme): teigige, tiefe, oft groteske Schwellungen in Regionen mit lockerem Bindegewebe (Gesichts- und Genitalhaut, Mundschleimhaut).

Histologisch findet man ein Ödem der papillären Dermis.

43.6 Vaskulitis

43.6.1 Leukozytoklastische Vaskulitis

Die leukozytoklastische Vaskulitis ist ein vaskulitisches Reaktionsmuster mit Akzentuierung der Entzündung um postkapilläre Venolen der Haut und Subkutis. **Klinisch** imponieren hämorrhagische Papeln („palpable Purpura") in stauungsbetonter Verteilung (untere Extremität; Nates und Rücken bei Bettlägrigen), häufig bedingt durch Immunkomplexe bei Infekten (Streptokokken) oder durch Medikamente (Pille). Eine urtikarielle Variante findet man nicht selten beim Lupus erythematodes. Eine leukozytoklastische Vaskulitis in Kombination mit Systemzeichen und Organbefall tritt auf bei der Purpura Schönlein-Hennoch sowie bei der mikroskopischen Polyarteriitis nodosa ohne Granulome, der Wegener-Granulomatose (cANCA) und dem Churg-Strauss-Syndrom mit Granulomen (➤ Kap. 20.5.1). Die wichtigsten Differenzialdiagnosen sind septische Vaskulitis, Hyperkoagulopathien und stauungsbedingte Einblutungen in vorbestehende entzündliche Hautläsionen.

Morphologie
Histologisch meistens unauffällige Epidermis, Erythrozytenextravasate, Fibrin in/um die Gefäßwand, neutrophile Granulozyten mit Kernstaub.

43.7 Dermatosen mit granulomatöser Entzündung

Ansammlungen von Makrophagen (Granulome) findet man in verschiedenen Formen:
- tuberkulide Granulome um tuberkulide Nekrosen bei Tuberkulose
- Fremdkörpergranulome mit Fremdkörperriesenzellen bei verschiedensten Fremdkörpern
- Palisadengranulome um zentrales Muzin bei Granuloma anulare bzw. Fibrin bei Rheumaknoten
- suppurativ-granulomatöse Granulome bei tiefen Mykosen und atypischen Mykobakteriosen
- plasmazellhaltige Granulome bei syphilitischen Gummen, Lepra, Lyme-Krankheit und Leishmaniose
- Xanthogranulome mit Schaumzellen, meist bei Kleinkindern
- sarkoidale Granulome mit Makrophagen ohne wesentliche andere Zell- und Gewebekomponenten bei Sarkoidose (Morbus Boeck; ➤ Kap. 4.4.6)

Klinisch imponieren Granulome in ihrer Eigenfarbe hautfarben bis apfelgeleeartig (unter Glasspateldruck), bei einer akuten Entzündung wie bei Fremdkörpern gelblich (Eiter) bis rötlich (Granulationsgewebe).

43.7.1 Granuloma anulare

Häufige, selbstlimitierte Dermatose aus ringförmig angeordneten, derben dermalen Papeln, die meist einzeln oder allenfalls in geringer Zahl auftreten. Bevorzugt findet man das Granuloma anulare im jugendlichen Alter und beim weiblichen Geschlecht. Prädilektionsstellen sind gelenknahe Hautareale (Hand- und Fußgelenke, Finger- und Zehengelenke). Als Varianten gibt es das **tiefe,** (v.a. bei Kindern), das **perforierende** (zentral exulzerierte), das **disseminierte** (zahllose exanthematisch auftretende kleine Papeln) und das **diffuse** (große Flecken bis flache Plaques) Granuloma anulare; außerdem das **Riesen-Granuloma anulare.**

Morphologie
Histologisch ist die Epidermis unauffällig. Man findet Palisadengranulome mit wenigen Riesenzellen und eine zentrale Degeneration des Kollagens mit Muzinablagerungen.

43.8 Dermatosen mit Blasenbildung

Bei den Dermatosen mit Blasenbildung handelt es sich um eine Gruppe seltener, schwerer Krankheiten, die klinisch durch Blasen und Erosionen der Haut und Schleimhäute auffallen. Neben erblich bedingten Epidermolysen (z.B. Epidermolysis bullosa simplex, junctionalis oder dystrophica) gehören v.a. die klassischen **autoimmunbullösen Dermatosen** in diese Gruppe. Je nach Spezifität der Autoantikörper gegen die Strukturproteine der Haut entstehen die Blasen entweder **intraepidermal** (Pemphigusgruppe), **junktional** (Pemphigoidgruppe) oder **subepidermal** (Epidermolysis bullosa acquisita, Dermatitis herpetiformis Duhring). Zur exakten Diagnosestellung ist daher die Bestimmung der genauen Lage der Spaltbildung mit Histologie, Immunfluoreszenz oder Elektronenmikroskopie Voraussetzung. Die meisten Zielstrukturen sind heute molekular definiert (Nachweis durch Western-Blot).

43.8.1 Intraepidermale Blasen (Pemphigusgruppe)

Bei dieser Gruppe blasenbildender Hauterkrankungen kann man intraepidermal bindende Autoantikörper nachweisen, die zu einer **Akantholyse** in der Epidermis führen. Man unterscheidet Pemphigusformen mit **suprabasaler** (Pemphigus vulgaris und vegetans) und solche mit **subkornealer** Akantholyse (Pemphigus foliaceus und erythematodus).

Ätiologie und Pathogenese
Die Zielantigene sind Polypeptiddeterminanten der Desmosomen:
- bei Pemphigus vulgaris Desmoglein 3 (in 50% auch Desmoglein 1)
- bei Pemphigus foliaceus Desmoglein 1

Die Autoantikörper werden an die Desmosomen gebunden und führen durch Aktivierung von Keratozytenproteasen (ohne Komplementaktivierung) zur Akantholyse.

Diagnostik Die Diagnose wird anhand des histologischen Bildes gestellt (suprabasale bzw. subkorneale Akantholyse). Der Bestätigung dienen die **indirekte** (Nachweis zirkulierender Autoantikörper) und die **direkte Immunfluoreszenz** (Nachweis von in vivo gebundenen Autoantikörpern) sowie der Western-Blot und ELISA.

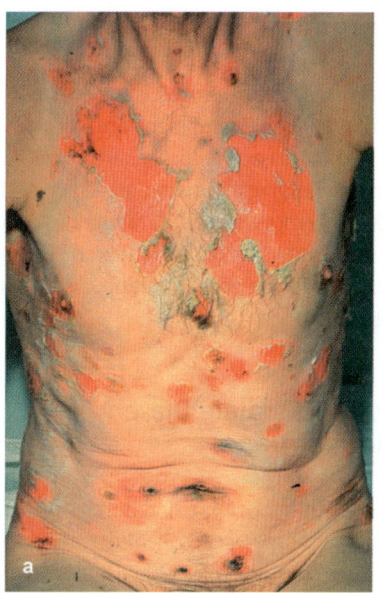

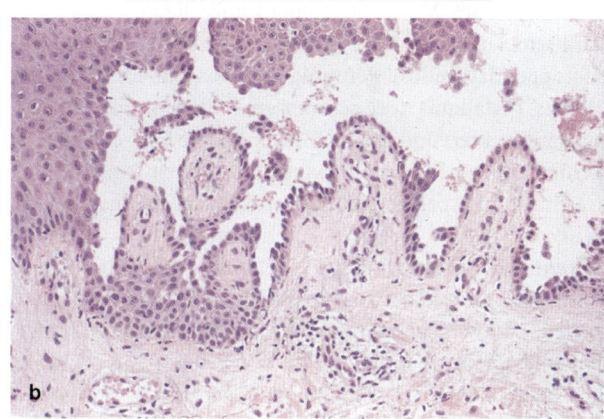

Abb. 43.6 Pemphigus vulgaris. a Multiple ausgedehnte Erosionen mit randwärts zusammengeschobenen Blasenresten. Bei Pemphigus vulgaris sind Blasen kurzlebig und prägen daher nicht das Erscheinungsbild. **b** Suprabasale Blasenbildung, akantholytische Epidermalzellen innerhalb der Blase. Die Basalschicht sitzt unverändert der Basallamina auf, da die Haftung der Basalzellen an den Hemidesmosomen durch die Pemphigusantikörper nicht beeinflusst wird. HE, Vergr. 45-fach.

Pemphigus vulgaris

Häufigster Pemphigustyp, jährlich Inzidenz ca. 0,5/100.000. Der Häufigkeitsgipfel liegt im mittleren Erwachsenenalter.

Morphologie
„Primärläsion" ist der Kohärenzverlust innerhalb der unverändert wirkenden Haut. Durch milde Reibetraumen wird die Epidermis weggeschoben (**Nikolski-Zeichen**). Folge sind schmerzhafte, nässende Erosionen mit halskrauseartigen, randständigen Epithelfetzen, manchmal auch schlaffen, kurzlebigen Blasen (> Abb. 43.6). Prädilektionsstellen sind Mundschleimhaut, Intertrigo- und Aufliegestellen.

Pemphigus foliaceus

Seltenerer Vertreter der Pemphigusgruppe. Wegen der oberflächlicheren Lage sind Blasen selten, das Nikolski-Zeichen ist schwer auslösbar.

Morphologie
Erytheme, Erosionen, Krusten und Schuppung bestimmen das Erscheinungsbild. Prädilektionsstellen sind Stamm und Kapillitium, die Schleimhäute sind stets frei. Eine mildere Verlaufsform ist der **Pemphigus erythematodus**. Eine nur in Brasilien endemisch vorkommende Form ist der **Pemphigus brasiliensis.**

Paraneoplastischer Pemphigus

Der paraneoplastische Pemphigus ist eine seltene und besonders schwer verlaufende Pemphigusform, die mit Neoplasien verbunden ist (fast ausschließlich maligne Lymphome, Morbus Castleman). Sie ähnelt klinisch und histologisch dem Pemphigus vulgaris, zeigt aber auch Veränderungen eines Erythema multiforme. Anders als bei den anderen Pemphigusformen sind die Autoantikörper gegen multiple desmosomale Determinanten gerichtet.

43.8.2 Subepidermale Blasen (Pemphigoidgruppe)

Die Dermatosen dieser Gruppe sind durch subepidermale Blasen und Autoantikörper gegen hemidesmosomale Strukturproteine (z.B. BP180 und BP230 bei bullösem Pemphigoid) gekennzeichnet. Morphologie und Klinik dieser Krankheiten sind sehr unterschiedlich. Die Hauptvertreter der Pemphigoidgruppe, das **bullöse Pemphigoid** (➤ Abb. 43.7) und der Herpes gestationis (bei schwangeren Frauen) präsentieren sich mit Juckreiz und prallen Blasen. Andere Vertreter wie das vernarbende Schleimhautpemphigoid weisen eine oft beträchtliche Narbenbildung auf (Konjunktiven, genitoanale Mukosa).

Diagnostik In der Histologie zeigt sich bei allen Krankheitsformen eine subepidermale Spaltbildung, in der Immunfluoreszenz eine bandartige Anfärbung der Basalmembran („Antibasalmembranantikörper"). Eine Unterscheidung zwischen der Spaltbildung ober- und unterhalb der Basallamina ist histologisch kaum möglich. Diese für Prognose und Therapie aber wichtige Unterscheidung kann durch das **Antigen-Mapping** getroffen werden (Bestimmung der Lage der angefärbten Struktur zur Basallamina, die mit Antikollagen Typ IV dargestellt wird). Eine weitere Methode der verfeinerten Diagnostik ist der **Antigennachweis mit Western-Blot**.

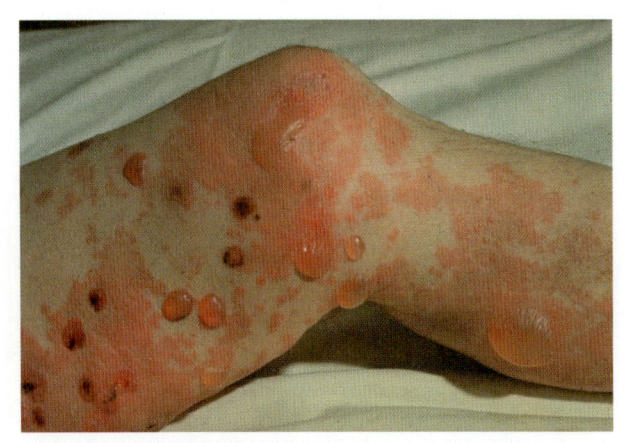

Abb. 43.7 Bullöses Pemphigoid. Multiple, konfluierende, rundliche Eritheme und teils hämorrhagische, pralle Blasen.

43.9 Infektiöse Hautkrankheiten

Die Haut ist als Grenzorgan zur Umwelt häufiger Manifestationsort von Infektionen (➤ auch Kap. 48). Dem wirkt ein komplexes Schutzsystem entgegen. Dazu zählt das trockene und saure (pH-Wert 5,5) Oberflächenmilieu, ein Oberflächenfilm mit antibakteriellen Substanzen (freie Fettsäuren, Defensine) und symbiontische Hautkeime, die das Wachstum pathogener Keime hemmen. Die Hautoberfläche ist mit einer dichten ($> 10^6$ Keime/cm^2) „residenten" Keimflora aus apathogenen oder fakultativ pathogenen Keimen besetzt (vorwiegend aerobe und anaerobe Diphtheroide, *Staphylococcus albus*, Mikrokokken und der Hefepilz *Malassezia furfur*), deren Dichte und Zusammensetzung alters- und regionsspezifisch schwanken. Residente Keime befinden sich überwiegend in den Haarfollikeln. Die „transiente" Keimflora rekrutiert sich aus den Keimen der Umwelt, darunter auch pathogene Spezies. Sie wird im Regelfall von der residenten Flora verdrängt. Der antimikrobielle Schutz der Haut ist an die Unversehrtheit der Hornschicht gebunden. Ausgedehnte nässende Dermatosen wie Neurodermitis, Ichthyosen und Ulzera sind deshalb ein guter Nährboden für Keime.

43.9.1 Bakterielle Infektionen

Streptokokkeninfektionen

Infektionen durch β-hämolysierende Streptokokken sind häufig, benötigen oft nur minimale Wunden als Eintrittspforte, breiten sich schnell aus und können erhebliche Allgemeinerscheinungen verursachen.

Oberflächliche Streptokokkeninfektionen

Impetigo contagiosa (Streptokokkenimpetigo) Die Impetigo contagiosa ist eine häufige, kleinblasige, pustulierende, später honiggelbe krustige Läsion, die sich vorzugsweise im Kindesalter im Gesicht und an den Extremitäten manifestiert. Insektenstiche und Bagatelltraumen sind oft die Eintrittspforten. Die Streptokokkenimpetigo bleibt meist auf die Haut beschränkt und heilt spontan narbenlos ab. Systemische Krankheitszeichen fehlen. Mögliche Komplikationen sind tiefe Streptokokkeninfektionen und akute Glomerulonephritis (bei „nephritogenen" Streptokokkenstämmen).

Tiefe Streptokokkeninfektionen

Erysipel Das Erysipel ist eine häufige, alle Altersklassen betreffende Streptokokkeninfektion der Lymphspalten und Lymphgefäße der papillären Dermis. Prädilektionsstellen sind Unterschenkel und Gesicht. Häufige Eintrittspforten sind Interdigitalmykosen, periorifizielle Ekzeme und Rhagaden.

Morphologie

Charakteristisch ist ein sich schnell zentripetal ausbreitendes, deutlich überwärmtes Erythem mit typischen flammenartigen Ausläufern (Lymphangitis). Begleiterscheinungen sind Lymphadenitis und meist hohes Fieber. Schwerere Verlaufsformen sind das hämorrhagische, das bullöse und das nekrotisierende Erysipel.

Das Erysipel ist prinzipiell selbstlimitiert, doch besteht hohe Rezidivneigung. Komplikationen sind Phlegmone, Sepsis und chronisches Lymphödem (Folge der Verlötung der ableitenden Lymphwege).

Phlegmone Die Phlegmone ist eine bedrohliche akute, diffus einschmelzende Infektion der tiefen Dermis und Subkutis. Sie unterscheidet sich vom Erysipel durch unscharfe Begrenzung, teigige Konsistenz (Fingerdruck bleibt bestehen) und Schmerzhaftigkeit. Sie geht von Vorläuferläsionen aus (Operationswunden, Ulzera, Erysipel) und kann zu Nekrose, Zerstörung großer Gewebepartien und Sepsis führen. Neben Streptokokken können auch andere, z.B. gramnegative Keime Phlegmonen verursachen.

Streptokokken-toxisches Schock-Syndrom Perakutes, bedrohliches Krankheitsbild, das sich aus einem Erysipel, einer Phlegmone oder einer nekrotisierenden Fasziitis entwickeln kann. Es beruht auf der Produktion des erythrogenen Toxins A (ein Superantigen) und ist durch massive Immunaktivierung und Schock gekennzeichnet (➤ Kap. 7.10 und ➤ Kap. 48.3.5).

Staphylokokkeninfektionen

Follikuläre Pyodermien

Infektionen der Haut durch *Staphylococcus aureus* befinden sich häufig am Haarfollikel. Ihr klinisches Kennzeichen ist die Eiterung („Pyodermie"). Man unterscheidet die **Follikulitis** (Infektion des infundibulären Teils des Haarfollikels), das **Furunkel** (sehr schmerzhafte, abszedierende Entzündung des gesamten Follikels) und das **Karbunkel** (analog dem Furunkel, mehrere benachbarte Follikel betreffend). Dem Furunkel ähnlich ist die **Hidradenitis suppurativa** (Schweiß- oder Duftdrüsenabszesse). Komplikationen sind Lymphadenitis und Sepsis.

Nichtfollikuläre Pyodermien

Nichtfollikuläre Pyodermien umfassen im Wesentlichen die **bullöse Impetigo** (Staphylokokkenimpetigo). Sie unterscheidet sich von der Streptokokkenimpetigo durch eine stärkere Eiterung („schwefelgelbe Krusten") und größere subkorneale, akantholytische Blasen. Diese entstehen durch die Aufspaltung von Desmoglein 1 durch ein Staphylokokken-Exotoxin (Exfoliatin, eine Serinprotease). Bei massiver Produktion von Exfoliatin und hämatogener Aussaat (meist bei extrakutanen Staphylokokkeninfekten) kann bei Kindern das „**staphylococcal scalded skin syndrome**" entstehen, eine potenziell lebensbedrohliche Erythrodermie mit großflächiger Abhebung der oberen Epidermis, die Verbrühungen und der toxischen epidermalen Nekrolyse ähnelt (➤ Kap. 48.3.5).

Weitere nichtfollikuläre Pyodermien sind die **Bulla repens** (bullöse Impetigo der Akren), die **Paronychie** (Nagelbetteiterung) und das **Panaritium** (einschmelzende Entzündung der ventralen Fingerseite).

Staphylokokken-toxisches Schock-Syndrom

Dieses Krankheitsbild ähnelt klinisch dem Streptokokken-toxischen Schock-Syndrom, ist von etwas milderem Verlauf und geht häufig von klinisch weniger dramatischen Infekten aus (klassisches Beispiel: Staphylokokkenkolonien bei Vaginaltampons). Ursache ist das Staphylokokken-toxische-Schock-Toxin 1 (ein Superantigen).

Infektionen durch gramnegative und seltene Erreger

➤ Kap. 48.3.5, ➤ Kap. 48.3.6

Mykobakterielle Infektionen

Hauttuberkulose

Die Hauttuberkulose (➤ Kap. 48.3.6) ist heute in den westlichen Ländern, nicht aber in der Dritten Welt selten geworden (Abhängigkeit von sozioökonomischen Faktoren). In den Industrieländern ist die häufigste Form der Lupus vulgaris, in der Dritten Welt ist die Tuberculosis verrucosa cutis (Inokulations-Hauttuberkulose) etwa gleich häufig.

Lupus vulgaris Klassische Erscheinungsform der Hauttuberkulose. Der Lupus vulgaris entsteht bei guter Abwehrlage meist durch eine endogene, selten durch eine exogene Infektion. Prädilektionsstelle ist das Gesicht.

Typisches Merkmal ist das Lupusknötchen, ein symptomloser, kleiner, unscharf begrenzter, rötlich-brauner Fleck oder eine flache Papel. Auf Glasspateldruck (Anämisierung) erkennt man die apfelgeleeartige Eigenfarbe des entzündlichen Infiltrats. Im Sondenversuch erweist sich die Läsion als morsch (Sonde bricht ein). Durch Konfluenz und Sekundärveränderungen der Lupusknötchen kommt es zu flachen, hypertrophen, papillomatös vegetierenden oder atrophischen und vernarbenden Herden. Der Verlauf ist chronisch, auf eine partielle narbige Abheilung folgen meist lokale Rezidive. Narbige Schrumpfung und Exulzeration können an den Akren zur Mutilation führen.

43.9.2 Virusinfektionen

Exanthematische Viruskrankheiten

Eine Gruppe systemischer Virusinfektionen mit hämatogener Dissemination. Die Erstexposition mit dem jeweiligen Erreger findet meist in der Kindheit statt („Kinderkrankheiten") und hinterlässt lebenslange Immunität. Es handelt sich meist um makulöse (Masern, Röteln, Ringelröteln, Infektionen mit *Coxsackie-, ECHO-* und anderen *Viren*), selten papulöse (Gianotti-Crosti-Syndrom bei z.B. *Hepatitis-B*-Infektion im Kindesalter) oder vesikulöse Exantheme (Varizellen).

Lokale Virusinfektionen

Eine Gruppe häufiger und gewöhnlich ungefährlicher Virusinfektionen, meist durch direkten Kontakt übertragen (> Kap. 48.2).

Humane Papillom-Virus-Infektionen

Die häufigste Virusinfektion der Haut. Klinische Manifestation sind die verschiedenen Typen der **Viruswarzen.** Aus manchen können sich im späteren Verlauf Karzinome entwickeln. Zur Erstinfektion kommt es gewöhnlich in der Kindheit. Viruswarzen heilen zwar klinisch spontan ab, doch bleiben die Viren latent erhalten. Immundefiziente Patienten können an besonders vielen und hartnäckigen Warzen leiden. Eine Immunsuppression (z.B. nach Organtransplantation) führt oft zum Wiederauftreten von Warzen.

Humane Papillom-Viren (HPV) Man unterscheidet *HPV* vom **Hauttyp** und solche vom **Schleimhauttyp.** Die meisten Virustypen liegen in Plasmidform vor und sind nicht zur neoplastischen Transformation der Wirtszelle fähig (**„Low-risk"-HPV**). Die **„High-risk"-HPV** werden in das Genom der Wirtszelle integriert und führen nach bis zu jahrzehntelanger Latenz zu anogenitalen Karzinomen (**Zervixkarzinom,** > Kap. 40.3.5) oder im Rahmen der **Epidermodysplasia verruciformis** (extensive *HPV*-Infektion bei spezifischem Immundefekt) zu Plattenepithelkarzinomen der Haut (u.a. Typen 5, 8). Die **verrukösen** Karzinome werden wahrscheinlich von den nicht zu den „High-risk"-HPV zählenden Typen 6 und 11 hervorgerufen.

Morphologie

Verrucae vulgares sind bei Kindern weit verbreitet, vorwiegend an Fingern und Händen. Typisch sind derbe, hyperkeratotische Knoten mit papillärer Oberfläche, oft zu beetartigen Aggregaten konfluierend. **Verrucae plantares** wachsen druckbedingt mehr endophytisch. **Verrucae planae juveniles** sind fast fleckartig flach (Gesicht und Handrücken), **filiforme Warzen** solitär, zapfenartig ausgezogen (Gesicht). **Mundschleimhautwarzen** (Kinder) erscheinen als weißliche, polsterartige Beete. **Condylomata acuminata** (Feigwarzen; Erwachsene) sind oft ausgedehnte, hahnenkammartige, rötliche, papilläre Wucherungen in der Anogenitalregion. Sie werden durch Geschlechtsverkehr übertragen. Ebenso die unscheinbaren **Condylomata plana,** die als rötliche, flache Papeln des äußeren Genitales, der Zervix und der Analregion imponieren. Sie werden oft von „High-risk"-*HPV* ausgelöst (Vorläuferläsionen virusbedingter Anogenitalkarzinome).

Histologisch findet man eine papilläre Akanthose und Hyperkeratose, eine fokale Parakeratose und gelegentlich eosinophile Einschlusskörperchen (> Abb. 43.8). Condylomata plana sind durch bowenoide Atypien gekennzeichnet.

Molluscum contagiosum

Beim Molluscum contagiosum handelt es sich um warzenähnliche Hautläsionen, die von einem Pockenvirus hervorgerufen werden. Sie treten vorwiegend in der Kindheit auf, bei Erwachsenen kommen sie als genitale Kontaktinfektion vor.

Infektionen durch Viren der Herpesvirusgruppe

Herpesviren sind weltweit verbreitete, zu sehr unterschiedlichen Krankheitsbildern führende DNA-Viren. Die Gruppe umfasst u.a. *Herpesvirus hominis* (Erreger des Herpes simplex) und das *Varizella-Zoster-Virus* (> Kap. 48.2.6). Diese beiden

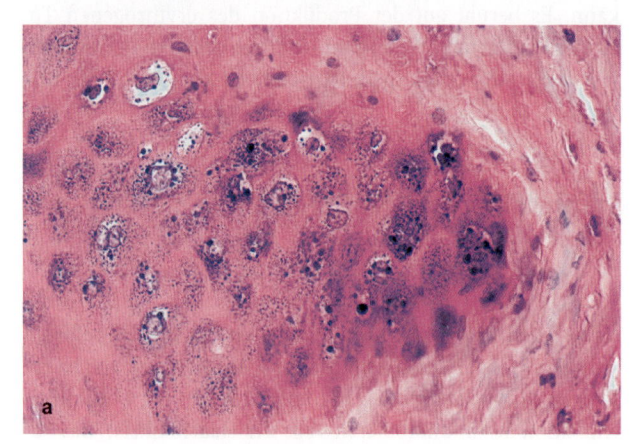

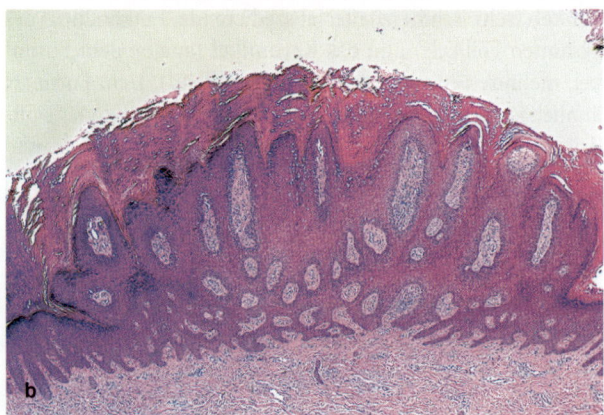

Abb. 43.8 Verruca vulgaris. a Einschlusskörperchen im Stratum granulosum und Stratum corneum. HE, Vergr. 45-fach. **b** Papillär aufgebaute hyperkeratotische Läsion. HE, Vergr. 4-fach.

Viren führen zu häufigen und charakteristischen Hauterscheinungen. Ihnen gemeinsam sind die Affinität zu Epidermal- und Ganglienzellen (**Epidermo-** und **Neurotropie**) und die Viruslatenz nach klinischer Abheilung.

Herpes simplex

Mit einer Durchseuchung von bis zu 75% ist Herpes simplex eine der häufigsten Virusinfektionen des Menschen. Man unterscheidet Typ I (Erreger des **Herpes labialis**) und Typ II (Erreger des **Herpes genitalis;** durch Geschlechtsverkehr übertragen). Die beiden Typen sind serologisch, aber nicht morphologisch unterscheidbar. Typ II neigt zu schwerer verlaufenden Infektionen.

Die klinischen Bilder variieren je nach der Immunlage des Patienten. Man unterscheidet Erst-, Rezidiv- und Inokulationsmanifestationen. Nach der Erstinfektion bleiben die Herpesviren in Haut und Spinalganglien zeitlebens latent erhalten. Die Rezidivmanifestationen sind Folge ihrer Reaktivierung.

Die oft ausgedehnte **Erstinfektion** besteht aus einer heftigen Entzündung, einer regionalen Lymphadenitis, Systemzeichen und dem Befall der Schleimhäute (herpetische Gingivostomatitis, Vulvovaginitis). Besonders heftige Verläufe ergeben sich bei herpetischer Superinfektion einer Neurodermitis („Ekzema herpeticatum").

Ein **chronisch rezidivierender Herpes simplex** tritt nur bei einem kleinen Teil der Patienten auf und verläuft deutlich milder. Er ist meist an Übergangsstellen von Haut und Schleimhaut lokalisiert (Lippen, Genitale). Die Häufigkeit von Rezidiven schwankt von einzelnen Malen bis mehrmals monatlich, ist jedoch langfristig spontan rückläufig.

Der **Inokulations-Herpes-simplex** ist eine exogene Neuinfektion nach einer Erstinfektion.

Als **Herpes vegetans** bezeichnet man eine nekrotisierende, sich langsam und unbehandelt unaufhörlich ausbreitende Verlaufsform bei schlechter Abwehrlage (Lymphome, Organtransplantation, AIDS). Komplikation: **Herpes-simplex-Sepsis** mit Meningoenzephalitis und Pneumonie.

Diagnostik Die exfoliative Zytologie aus Herpesbläschen (**Tzanck-Test**) ergibt Virusriesenzellen. Mit Immunfluoreszenz kann man zwischen den Typen I und II unterscheiden.

Morphologie

Typisch sind gruppiert stehende Bläschen auf entzündetem Grund.

Histologisch sieht man eine ballonierende Degeneration der Keratozyten. Häufig mehrkernige Keratozyten mit stahlgrauem Nukleoplasma und eine intraepidermale Blasenbildung (➤ Abb. 43.9).

Varizellen und Herpes zoster

Varizellen (Windpocken) Häufige fieberhafte, exanthematische Kinderkrankheit. Erstmanifestation der *Varicella-Zoster-Virus*-Infektion. Charakteristisch sind disseminierte Bläschen auf erythematösem Grund. Spontanheilung nach ca. 2 Wochen. Die Viren wandern die sensiblen Nerven entlang in die Spinalganglien und führen dort zur latenten Infektion.

Herpes zoster (Gürtelrose) Rezidivmanifestation der *Varicella-Zoster-Virus*-Infektion. Die Inzidenz steigt mit dem Lebensalter linear an.

Klinische Relevanz Der Herpes zoster ist eine auf ein Nervensegment beschränkte, einseitige, sehr schmerzhafte Eruption von in Gruppen stehenden Bläschen auf entzündetem Grund (➤ Abb. 43.10). Prädilektionsstellen sind Gesicht (N. trigeminus) und Rumpf. Der Hauteruption geht eine Ganglionitis voraus. Sie ist Ursache der Schmerzen und Folge der Virusreaktivierung (durch Absinken der Immunlage oder lokale Triggerfaktoren, z.B. Metastasen). Die Hautläsionen können bei schwerem Verlauf hämorrhagisch und nekrotisch werden (Herpes zoster gangraenosus). Bei schlechter Immunlage besteht die Gefahr der *Herpes-zoster*-Sepsis mit Meningoenzephalitis und Pneumonie.

43.9.3 Pilzinfektionen

➤ auch Kap. 48.4

Man unterscheidet **Systemmykosen mit Hautbeteiligung** (selten, vorwiegend in den Tropen, bedrohlich) und **Hautmy-**

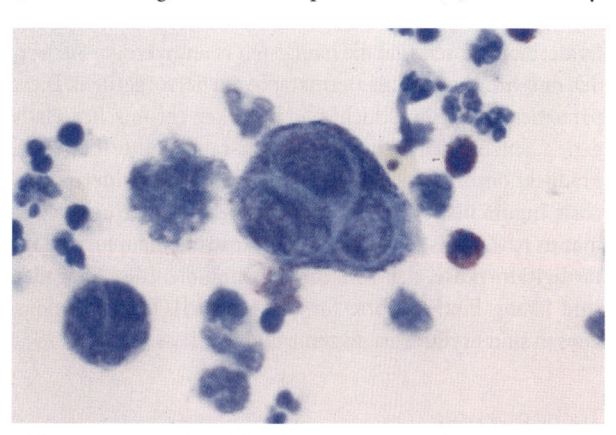

Abb. 43.9 Ein- und mehrkernige Virusriesenzellen in einem Herpes-simplex-Bläschen. Ausstrichpräparat. Giemsa, Vergr. 63-fach.

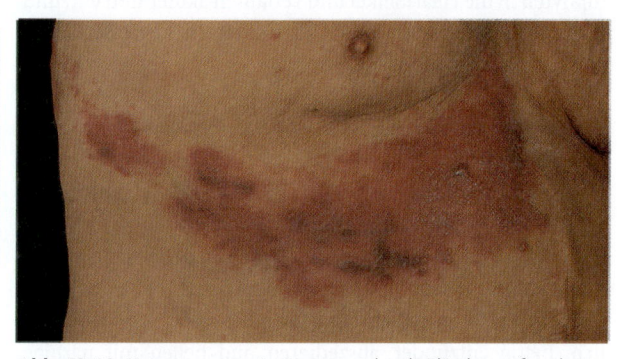

Abb. 43.10 Herpes zoster. In Gruppen stehende Bläschen auf erythematösem Grund in linearer Ausbreitung. Die einzelnen Bläschengruppen sind verschiedenen Alters (frische, pralle Bläschen mit wasserklarem Inhalt und ältere, schlaffe Bläschen mit nekrotischer Blasendecke).

kosen (häufig, bei Immunkompetenten harmlos). Die Hautmykosen werden eingeteilt in:
- Dermatomykosen (Erreger: Dermatophyten)
- *Candida*-Mykosen (Erreger: Sprosspilze)
- Schimmelpilzmykosen (meist nur Superinfektion bestehender Läsionen)

Ein nahezu saprophytärer Pilzbewuchs ist die Pityriasis versicolor.

Dermatomykosen

Dermatophyten sind „keratophile" Fadenpilze mit der Fähigkeit, Keratin abzubauen. Das Erdreich ist ihr natürlicher Lebensraum. Sie vermehren sich asexuell durch Sporenbildung und sind Parasiten von Nagetieren, seltener von größeren Säugern. Etwa 40 Arten aus den 3 Gattungen *Epidermophyton*, *Trichophyton* und *Microsporum* sind menschenpathogen. Man unterscheidet **zoophile** (Erregerreservoir Tiere, hochinfektiös, akut verlaufend und selbstlimitiert) und **anthropophile** Dermatophyten (Erregerreservoir Mensch, wenig infektiös, Verlauf chronisch und eher milde). Der Nachweis wird mikroskopisch (Nativpräparat) und in der Kultur geführt.

Epidermomykosen

Epidermomykosen sind die häufigsten Hautmykosen. Sie werden durch anthropophile Dermatophyten hervorgerufen. Diese parasitieren die Hornschicht und bewirken chronische, relativ gering entzündliche, charakteristisch randbetonte Läsionen. Prädilektionsorte sind die Intertrigoregionen (**Epidermomycosis inguinalis**) sowie Hände und Füße (**Epidermomycosis manus** bzw. **pedis**). Die häufigste Mykose überhaupt ist die **Interdigitalmykose** der Zwischenzehenräume (die Rhagaden sind häufig Eintrittspforte für das Erysipel). Differenzialdiagnosen sind Erythrasma, Ekzeme und Psoriasis.

Trichomykosen

Diese entstehen durch das Eindringen meist zoophiler Dermatophyten in die Haarfollikel und verlaufen akuter und entzündlicher als Epidermomykosen. Man unterscheidet **oberflächliche** und **tiefe** Trichomykosen.

Morphologie
Oberflächliche Trichomykosen erscheinen als scheibenförmige Herde ähnlich der Epidermomykose, weisen jedoch periphere Papeln, Bläschen und Krusten auf. In den befallenen Follikeln kommt es zum reversiblen Haarverlust.

Tiefe Trichomykosen sind furunkel- bzw. karbunkelähnlich, heftig entzündet, abszedieren und heilen mit narbiger Alopezie ab. Prädilektionsstellen sind das Kapillitium (**Kerion Celsi**; bei Kindern) und die Bartregion (**Sycosis barbae**).

Onychomykosen

Jenseits der Lebensmitte häufige Infektionen der Zehen- und Fingernägel, meist im Rahmen einer Epidermomycosis pedis. Charakteristisch sind missfarbene, krümelige, subunguale Hornmassen. Differenzialdiagnosen: Onychodystrophie, Nagelpsoriasis.

Candida-Mykosen

Candida-Pilze sind weit verbreitete und nur fakultativ pathogene, opportunistische Hefepilze. Sie vermehren sich asexuell durch Sprossung. Das Genus *Candida* umfasst zahlreiche, aber nur etwa 10 wichtige Spezies, wovon *Candida albicans* die häufigste ist. Candida-Mykosen sind fast stets ein Zeichen von Immunschwäche („**very young, very old, very sick**"; wichtige zugrunde liegende Krankheiten sind Diabetes mellitus und AIDS) und daher ein dermatologisches Warnsymptom.

Morphologie
Die sehr vielgestaltigen klinischen Bilder lassen sich auf 2 Grundmuster zurückführen. Läsionen vom **Schleimhauttyp** (weißliche, leicht wegwischbare Beläge auf gerötetem Epithel – Myzelrasen; ➤ Abb. 27.6) und vom **Hauttyp** (oberflächliche Pusteln auf geröteter Haut, die schnell platzen und zu kreisrunden Erosionen mit peripherer Halskrause aus nekrotischer Epidermis werden; ➤ Abb. 43.11).

Mundhöhlensoor: Eine *Candida*-Infektion der Mundhöhle findet man häufig bei Säuglingen und Greisen, bei Marasmus und schwerer Immunschwäche.

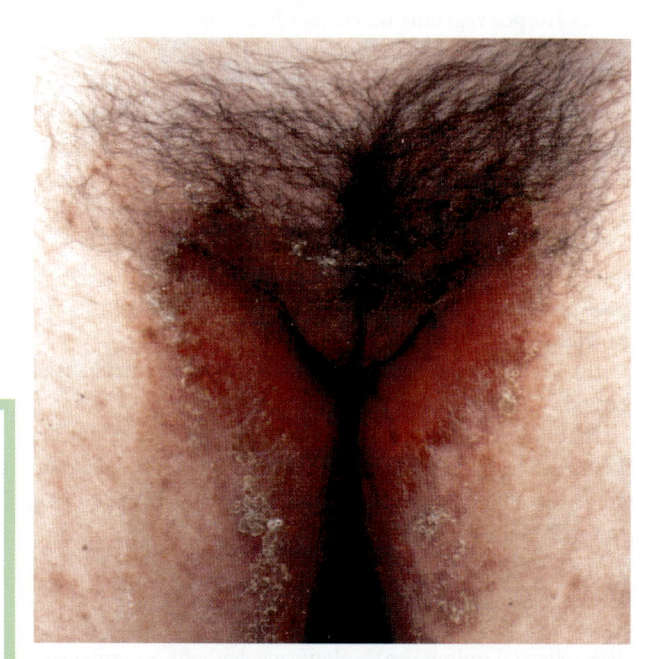

Abb. 43.11 Candidiasis der Leistenregion bei einer Patientin mit chronischer mukokutaner Candidiasis. Scharf begrenzte nässende Erytheme der Leisten, von Pusteln und Schuppenkrusten umgeben.

43.10 Neoplasien

43.10.1 Epitheliale Neoplasien

Primäre epitheliale Neoplasien können einerseits die Plattenepitheldifferenzierung und andererseits die Differenzierung der Adnexstrukturen betreffen (follikulär, sebazär, apokrin, ekkrin). Die Haut ist häufig Metastasierungsort von Karzinomen innerer Organe (sekundäre epitheliale Neoplasie).

Benigne epitheliale Neoplasien der Epidermis

Verruca seborrhoica

In der zweiten Lebenshälfte häufige Neoplasie der Epidermis.

> **Morphologie**
> Umfasst ein Spektrum von flachen bis mächtig verdickten oder gar erhabenen, scharf begrenzten Plaques, hautfarben bis bräunlich-schwarz mit samtartiger Oberfläche, einer Größe von Millimeter bis mehrere Zentimeter sowie mit fettiger Konsistenz. Je mehr Melaningehalt desto dunkler die Pigmentierung. Differenzialdiagnose: melanozytärer Nävus, Melanom.
> **Histologie:** Akanthose und Papillomatose, Hyperkeratose mit infundibulären Zysten („Hornzysten").

Maligne epitheliale Neoplasien der Epidermis

Krebsrisikofaktoren und Mechanismen der Karzinogenese ➤ Kap. 6.8 und ➤ Kap. 6.5
Kanzerogenese der Haut Das wichtigste Kanzerogen ist das **UV-Licht.** Dies ist tierexperimentell erwiesen und wird durch zahlreiche klinische Beobachtungen bestätigt: Prädilektion der lichtexponierten Regionen (Gesicht, Handrücken), Korrelation der Karzinominzidenz mit der Sonneneinstrahlung, Seltenheit von Karzinomen bei dunkelhäutigen (melaningeschützten) Personen. Besonders gefährdet sind hellhäutige Weiße.

> **Pathogenese**
> Die wichtigsten **chemischen** Kanzerogene sind Teerinhaltsstoffe (Methylcholanthren u.a.). Eine wichtige kanzerogene Rolle (gleichfalls über Inaktivierung des p53) spielen auch **humane Papillomviren** vom „High-risk"-Typ (anogenitale Karzinome, Larynxkarzinom). Bedeutsam sind ferner **genetische Faktoren** wie z.B. Defekte der DNA-Reparaturmechanismen (z.B. Xeroderma pigmentosum) oder Gendefekte bei Syndromen mit vererbbarer Tumorneigung (z.B. Basalzellnävus-Syndrom, multiples Hamartom-Syndrom). Ein bei der Tumorentstehung wichtiger Faktor ist schließlich die **Immundefizienz** (Lymphome, AIDS oder iatrogen induziert).

Frühformen

Frühformen werden gleichgesetzt mit intraepithelialen Neoplasien (In-situ-Karzinome, pTis) und bleiben auf das jeweilige Epithel beschränkt. Eine besondere Bedeutung kommt den Frühformen bei immunsupprimierten Patienten zu (Transplantation unter immunsuppressiver Therapie, AIDS). Jegliche Frühform hat das Potenzial, invasiv zu werden.
Aktinische Keratose Die häufigste Frühform findet sich auf chronisch UV-geschädigter Haut (Gesicht, Handrücken), meist multipel, und ist besser tastbar (kleine Rauigkeiten) als sichtbar. Sie wächst langsam und bildet dabei neben Kalkspritzern mitunter richtige Hauthörner (Cornu cutaneum; ➤ Abb. 43.12), die zwischenzeitlich abfallen (nur scheinbar heilen) und erneut auftreten können. Eine Sonderform betrifft die Lippen, v.a. die Unterlippe **(aktinische Cheilitis).**

> **Morphologie**
> **Histologisch** findet man eine Hyperparakeratose und eine Aufhellung des Epithels. Das Stratum granulosum fehlt meist. Dyskeratosen sowie Kernatypien von der Basalschicht bis zur gesamten Epitheldicke.

Morbus Bowen Polyzyklische, rötlich-erosive Herde, scharf begrenzt mit samtiger bis verruköser Oberfläche, subjektiv symptomlos. Prädilektionsstellen sind Rumpf und distale Extremitäten. An Glans oder Preputium penis, seltener an den Labien als **Erythroplasie Queyrat** bekannt. Nach Jahren kommt es zur Progression in ein invasives Plattenepithelkarzinom.

> **Morphologie**
> Die normale Schichtung der Epidermis ist aufgehoben mit starken Kernpolymorphien, reichlich Mitosen und dyskeratotischen Zellen („full thickness atypia"), Hornschichten fehlen meist.

Differenzialdiagnosen sind die chronische Ekzemplaque (klassische Fehldiagnose), die Psoriasis und das superfizielle Basalzellkarzinom.

Invasive Formen

Plattenepithelkarzinom

Epidemiologie Das Plattenepithelkarzinom ist relativ häufig (Inzidenz 50–100 in gemäßigten Breiten; in den letzten Jahrzehnten starker Anstieg von jährlich 3–6%). Es bevorzugt das männliche Geschlecht (2 : 1); sein Häufigkeitsgipfel liegt im 6. und 7. Lebensjahrzehnt. Es entsteht meist als Folge eines chronischen UV-Schadens, Prädilektionsstellen sind Gesicht und Handrücken.

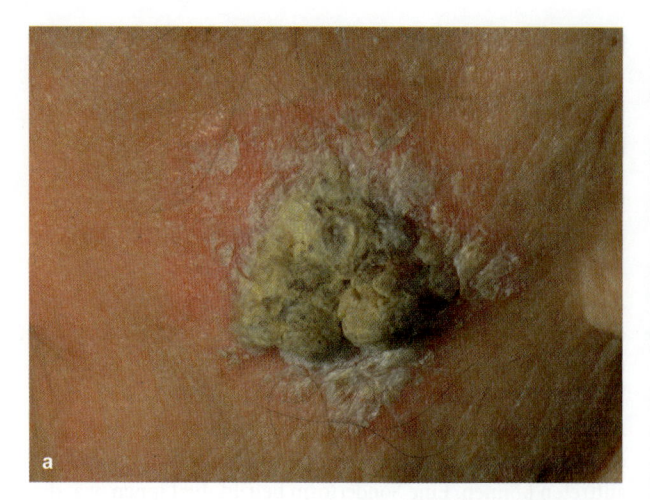

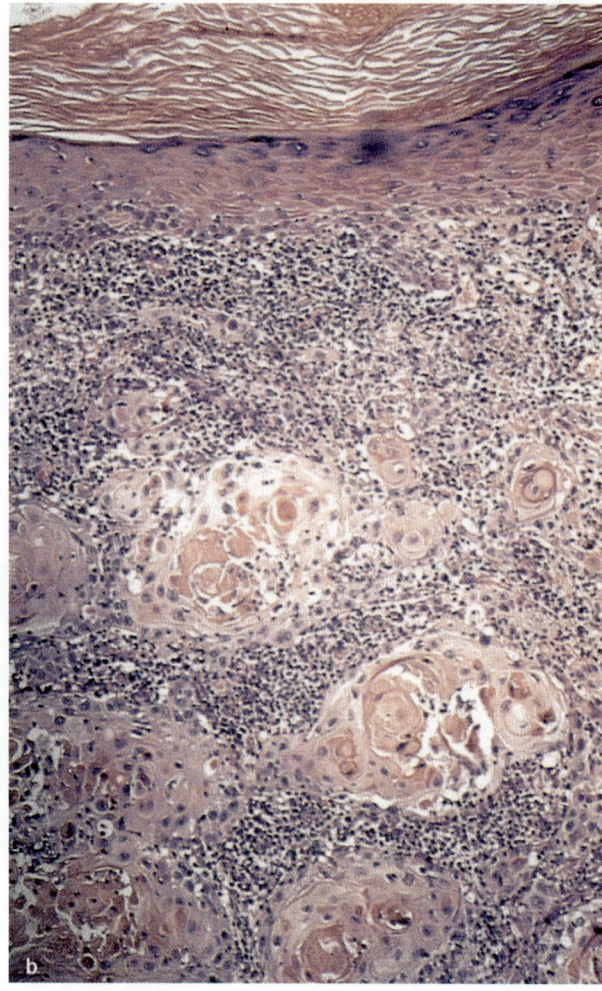

Abb. 43.12 a Aktinische Keratose mit Übergang in ein Plattenepithelkarzinom. Kalkharter, schmutzigweißer, unregelmäßig verruköser Knoten. **b Histologie des Plattenepithelkarzinomanteils.** Die Dermis infiltrierende Verbände eines gut differenzierten verhornenden Plattenepithelkarzinoms mit entzündlicher Begleitreaktion. HE, Vergr. 45-fach.

Plattenepithelkarzinome können exophytisch über das Hautniveau wachsen oder im Hautniveau bleiben und invasiv in die Unterlage vordringen und dabei in beiden Fällen exulzerieren. Die Oberfläche ist dabei unregelmäßig gebuckelt, die Unterlage derb bis bretthart infiltriert. Die Neoplasien wachsen in der Regel langsam.

Die **Metastasierung** verläuft lymphogen in regionäre Lymphknoten, die vergrößert und derb imponieren. **Entdifferenzierte Plattenepithelkarzinome** sind schnell wachsende, weiche, leicht blutende und zerfallende Läsionen, die früh lymphogen metastasieren. Die Prognose der Plattenepithelkarzinome korreliert mit der Invasionstiefe. Plattenepithelkarzinome mit einer Invasionstiefe von 2 mm zeigen nur selten eine Metastase, während die mit einer Invasionstiefe von 2–5 mm haben ein intermediäres Risiko (ca 5%). Bei Plattenepithelkarzinomen, die eine Invasionstiefe von mehr als 5 mm erreichen, steigt das Metastasierungsrisiko auf ca. 20%.

Morphologie
Bei gut differenzierten Formen findet man eine Plattenepitheldifferenzierung mit Verhornung als Hornperlen bis zu Dyskeratosen, bei schlecht differenzierten Läsionen ein solides Wachstum und eine Einzelzellinfiltration. Das Stroma ist unterschiedlich stark entzündlich durchsetzt, vaskularisiert und unterschiedlich desmoplastisch (➤ Abb. 43.12b). Sonderformen können akantholytisch, kleinzellig, aber auch bowenoid sein. Spindelzellige Plattenepithelkarzinome kann man mit der Zytokeratin-Immunhistochemie von anderen spindelzelligen Neoplasmen unterscheiden.

Differenzialdiagnosen sind das Basalzellkarzinom, das desmoplastische Melanom und das atypische Fibroxanthom.

Verruköse Karzinome Seltene Sonderform mit besonders hohem Differenzierungsgrad. Im Verlauf kommt es zu einer lokoregionären Ausbreitung mit Destruktion. Rezidive sind häufig, Metastasen selten. Es handelt sich um exophytische, polypoide, plumpzapfig invasive Neoplasien. Prädilektionsstellen sind die Mundschleimhaut („floride orale Papillomatose") und der Genitalbereich (Riesencondyloma acuminatum Buschke-Löwenstein). An der äußeren Haut sind verruköse Karzinome selten. Es besteht eine Assoziation mit *HPV* und chemischen Karzinogenen.

Histologie: Gut differenzierte papilläre Plattenepithelien mit plumpen Zapfen zur Unterlage („Caterpillar-artig"). Kernatypien findet man selten bis gar nicht.

Benigne epitheliale Neoplasien mit Adnexdifferenzierung

Syringome zeigen eine Drüsengangdifferenzierung mit tennisschlägerförmig angeordneten Epithelverbänden und umgebender konzentrischer Fibrose. Sie treten multipel auf und befinden sich v.a. periokulär. **Trichoblastome** haben eine follikuläre Differenzierung und befinden sich zentrofazial in der Nasolabialfalte als hautfarbene Papeln. **Zylindrome** sind solide drüsig differenziert mit verdickter Basalmembran und kommen v.a. an der Stirn-Haar-Grenze vor (multipel als „Turbantumoren" am Kopf). **Pilomatrixome** (Epithelioma calcificans Malherbe) zeigen eine Differenzierung der Haarfollikelmatrix, kommen bei Kindern vor und imponieren als harte Knoten im Gesicht und an den Beugeseiten der oberen Extremitäten. **Sebazeome** weisen eine Talgdrüsendifferenzierung auf. Sie befinden sich in talgdrüsenreichen Regionen.

Maligne epitheliale Neoplasien mit Adnexdifferenzierung

Zu jeder Differenzierung gibt es einen malignen Gegenspieler. Genannt seien hier sebazäre Karzinome, die sporadisch aber auch im Rahmen des Muir-Torre-Syndrom (hereditäres Neoplasiesyndrom, Assoziation mit Dickdarmkarzinomen) vorkommen.

Basalzellkarzinome sind die häufigsten malignen Neoplasien mit Adnexdifferenzierung.

Basalzellkarzinom (gemäß WHO)

Syn.: trichoblastäres Karzinom

Das Basalzellkarzinom ist eine lokal destruktive Neoplasie mit geringem metastatischem Potenzial (< 0,1%). Es differenziert sich in Richtung der Stammzelle der follikulo-sebazär-apokrinen Einheit. Die jährliche Inzidenz beträgt 200–400/10.000. Es handelt sich um eine Neoplasie des höheren Lebensalters mit Bevorzugung des männlichen Geschlechts. Das Basalzellkarzinom findet sich vor allem im Gesicht, seltener am restlichen Körper.

Basalzellkarzinome weisen Mutationen des „Patch"-Gens auf (PTC; 9q22-31, ein Morphogen). UV-Licht ist ein weiterer ätiologischer Faktor.

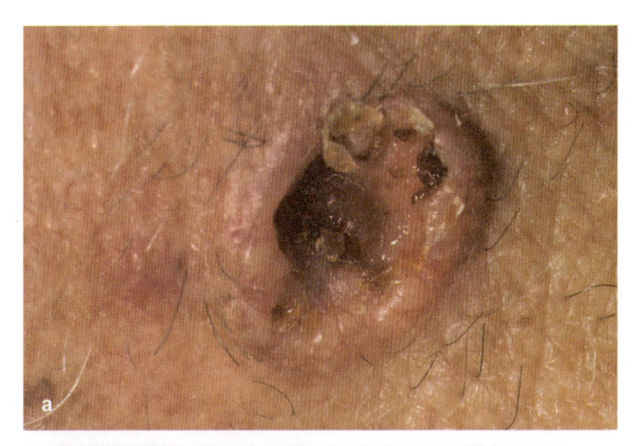

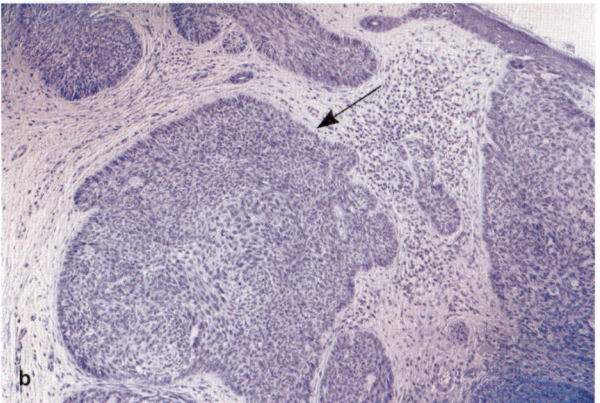

Abb. 43.13 Basalzellkarzinom. a Makroskopie. Exulzerierter rundlicher Knoten mit einem Randwall aus einzeln stehenden, durchscheinenden, hautfarbenen und mit Teleangiektasien überzogenen Papeln. **b** Histologie. Gut abgegrenzte solide Neoplasie mit peripherer Palisadenstellung der Zellen (Pfeil). Hohe Kern-Plasma-Relation der basophilen Zellen, kaum Kernatypien. HE, Vergr. 25-fach.

Morphologie

Makroskopisch zeigen sich hautfarbene, perlmutartig glänzende Papeln mit prominenten Teleangiektasien (> Abb. 43.13). Es kann nur eine Papel ausgebildet sein, aber auch mehrere. Die Läsionen exulzerieren häufig. Sie haben eine Größe von wenigen Millimetern bis mehrereren Zentimetern. Neben knotigen, erhabenen Läsionen gibt es indurierte Plaques.

Man unterscheidet **solide, solid-zystische, oberflächliche** (Rumpfhauttyp), **fibroepitheliale** (Pinkus-Tumor) und stark **infiltrative sklerodermiforme** Varianten. Alle Typen können auch Pigmentierung zeigen. Exulzerierte Basalzellkarzinome mit ausgedehnter oberflächlicher Ausbreitung sind als **Ulcus rodens** bekannt, solche mit ausgeprägter Ausbreitung in die Tiefe als **Ulcus terebrans.** Ein Durchbrechen knöcherner Strukturen mit Einbruch in die Schädelhöhle ist möglich, ebenso können Gefäßarrosionen mitunter eine lebensbedrohliche Komplikation sein.

Das **Basalzellnävus-Syndrom (Gorlin-Goltz-Syndrom)** ist ein autosomal dominant vererbtes Neoplasie- und Fehlbildungssyndrom mit Makrozephalie, Hypertelorismus, Kieferzysten, Verkalkungen der Dura mater, Rippen- und Wirbelkörperfehlbildungen, Ovarialfibromen und multiplen Basalzellkarzinomen (im Laufe des Lebens bis zu mehreren Hunderten!). Bei Gorlin-Goltz-Syndrom liegt eine Keimlinienmutation des PTC-Gens vor.

Histologisch finden sich beim soliden Typ solide, blauzellige Zellballen mit Palisadenstellung der randständigen Kerne, optional Zystenbildung. Das Stroma ist myxoid.

Sklerodermiforme Basalzellkarzinome sind durch derb desmoplastisches Stroma gekennzeichnet. Die Zellen liegen in Einzelsträngen, mitunter ist ein perineurales Wachstum zu sehen. In solchen Fällen ist eine weite Exzision mit sorgfältiger Schnittrandkontrolle notwendig, um Rezidive zu vermeiden.

Neuroendokrines Karzinom der Haut

Syn.: Merkel-Zell-Tumor

Seltene, hochmaligne Neoplasie der neuroendokrinen Zellen der Haut. Rasch wachsende, bläulich livide, halbkugelige Knoten, vorwiegend im Gesicht älterer Personen. Ein Drittel der Fälle verläuft letal mit frühen Metastasen (innerhalb des 1. Jahres nach Diagnose). Metastasen treten lokoregionär im umgebenden Haut-Weichgewebe, in Lymphknoten und der Lunge auf.

> **Morphologie**
> **Histologie:** Genestete, trabekulär bis solid gebaute kleinzellige, verwaschene basophile Tumorstränge mit massenhaft Mitosen. Immunhistochemische Bestätigung: Expression neuroendokriner Marker (Synaptophysin, Chromogranine, CD56) und von Zytokeratin 20 (typisches „paranukleär dot-like" Signal). Eine Assoziation mit Poliomaviren wird diskutiert.

43.10.2 Mesenchymale Neoplasien

Mesenchymale Neoplasien kommen in allen Differenzierungen vor, wobei fibrozytäre (fibröses Histiozytom), vaskuläre (Hämangiome) und neurogene (Neurofibrome) die häufigsten gutartigen mesenchymalen Neoplasien sind. Zu den malignen mesenchymalen Neoplasien zählen kutane Leiomyosarkome und kutane Angiosarkome, die trotz oberflächlicher Lage aggressiv in die Lunge metastasieren (schlechte Prognose).

Dermatofibrosarcoma protuberans Die häufigste maligne mesenchymale Neoplasie der Haut ist das Dermatofibrosarcoma protuberans. Dabei handelt es sich um eine spindelzellige, fibroblastär differenzierte Geschwulst, die die Dermis und Subkutis infiltriert. Lokalrezidive sind bei knapper Exzision häufig, Metastasen treten v.a. bei entdifferenzierten Läsionen auf (sarkomatös entdifferenziertes DFSP). Immunhistochemisch sind DFSP CD34-positiv (Ausnahme entdifferenzierte Formen).

43.10.3 Melanozytäre Neoplasien

Melanozytäre Nävi

Melanozytäre Nävi sind gutartige Proliferationen mit melanozytärer Differenzierung. Sie sind angeboren oder treten im Laufe des Lebens mit großer Variationsbreite auf.

Eingeteilt werden melanozytäre Nävi nach ihrem Verteilungsmuster in **junktionale, compound** (➤ Abb. 43.14) und **dermale** melanozytäre Nävi, nach ihrer Silhouette in Unna-Nävi (exophytisch, polypoid), Miescher-Nävi (exoendophytisch, V-förmig), Clark-Nävi (flach horizontal, spiegeleiförmig), Zitelli-Nävi (oberflächlich entlang der Gefäße und Adnexe ausgebreitet, damit w- oder sägezahnförmig) und Mark-Nävi (diffus bis in die Subkutis oder tiefer). Extrem große, stark behaarte, bereits bei der Geburt bestehende Nävi bezeichnet man als „**Tierfellnävi**". Sonderformen wie z.B. der Spitz-Nävus (epithelioide Zellen) und der Reed-Tumor (stark pigmentierte Spindelzellen) zeichnen sich durch einen besonderen Aufbau sowie eine spezielle Zytologie aus. Der Pigmentgehalt ist variabel, dementsprechend finden sich hautfarbene bis bräunlich schwarze Läsionen.

> **Morphologie**
> Symmetrisch in Nestern angeordnete monomorphe Melanozyten an der dermoepidermalen Junktionszone und/oder Dermis. Keine transepidermale Migration bzw. pagetoide Durchsetzung der Epidermis (Ausnahme: akrale melanozytäre Nävi).

Melanome

Melanome können de novo auf normaler Haut, aber auch in Assoziation mit präexistenten melanozytären Nävi entstehen. Melanozytäre Nävi, die eine solche Assoziation häufiger zeigen, werden als Vorläuferläsionen bezeichnet (große **kongenitale** und die **dysplastischen**/atypischen **Nävi**).

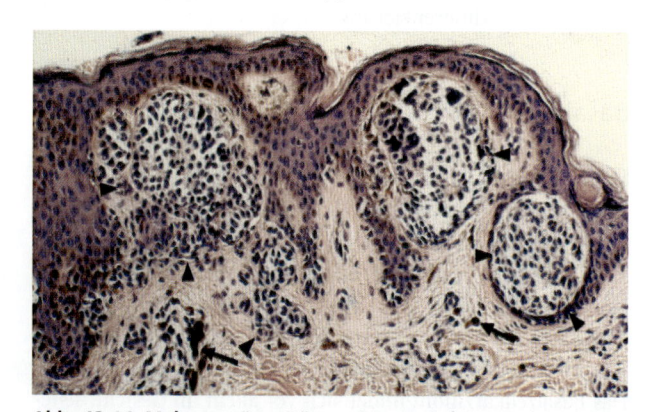

Abb. 43.14 Melanozytärer Nävus, Compound-Typ. Teils junktional innerhalb der Epidermis, teils in der oberen Dermis gelegene kugelige Nester aus hellen (nur fokal pigmentierte Melaninvorstufen sind im HE-Schnitt farblos, Pfeilspitzen), kuboidalen Melanozyten. Die Epidermis ist papillomatös, in der Dermis Melanophagen (Pfeile). HE, Vergr. 25-fach.

Dysplastische Nävi unterscheiden sich von „gewöhnlichen" melanozytären Nävi vom Junktions- bzw. Compound-Typ durch spezifische morphologische Kriterien. Das Konzept dysplastischer Nävi wird kontrovers diskutiert. Dies zeigt die diagnostische Problematik, manche Frühformen von irritierten oder ungewöhnlichen benignen Läsionen zu unterscheiden.

Manchmal finden sich derartige Nävi familiär gehäuft (**dysplastisches Nävus-Syndrom,** BK-Mole-Syndrom, „familiar atypical mole malignant melanoma syndrome", FAMMM-Syndrom, **familiäres Melanomsyndrom,** Genlokus 1p36). Diese Patienten haben ein Lebenszeitrisiko von ca. 10%.

In-situ-Melanome Die neoplastischen melanozytären Proliferate sind auf die Epidermis beschränkt, die Basalmembran ist intakt. Prädilektionsstellen sind Gesicht, Hände und Schultern, also sonnenexponierte Haut. Als **Lentigo maligna** werden In-situ-Melanome der Gesichtshaut bezeichnet. In-situ-Melanome können im Einzelfall über Jahre und Jahrzehnte in situ bleiben und ausgedehnte Areale befallen (über 10 cm). Die wichtigste Differenzialdiagnose sind flache Verrucae seborrhoicae (Lentigines seniles).

Morphologie

Histologisch findet man variabel atypische Melanozyten in irregulärer Verteilung, einzeln oder in Nestern, v.a. entlang der Junktionszone von Epidermis und Hautadnexepithel.

Invasive Melanome

Maligne Neoplasie der Haut mit melanozytärer Differenzierung und metastatischem Potenzial. Invasive Melanome sind für 90% der Todesfälle durch Hauttumoren verantwortlich. Die jährliche Inzidenz steigt weltweit stark an (Verdoppelung etwa alle 10 Jahre) und beträgt in gemäßigten Breiten bei Weißen derzeit 10–20/100.000. Das Lebenszeitrisiko, 1985 noch 1 : 150, beträgt derzeit 1 : 75.

Pathogenese

Neben genetischen Faktoren spielt UV-Licht eine wichtige Rolle, v.a. dann, wenn hellhäutige Hauttypen betroffen sind (z.B. Engländer in Australien). Schwarze Hauttypen entwickeln selten Melanome und dann treten sie v.a. akral und an den Schleimhäuten auf. Die Inzidenz des Melanoma in situ, Typ Lentigo maligna, korreliert mit der kumulativen UV-Bestrahlung, diejenige anderer Varianten (v.a. beim superfiziell spreitenden Melanom) mit der Zahl der schweren Sonnenbrände.

Die Entstehung der Melanome geht vom In-situ-Melanom aus und führt über eine flächige horizontale Ausbreitung zum Tiefenwachstum (horizontale und vertikale Wachstumsphase). Die Zeitspanne der einzelnen Phasen ist für den Einzelfall unvorhersagbar. Ab dem Zeitpunkt des nodulären Wachstums ist die Prognose deutlich schlechter und das Metastasierungsrisiko hoch.

Klassifikation

Historisch werden Melanome in 4 Typen eingeteilt:
- Lentigo-maligna-Melanom (LMM)
- superfiziell spreitendes Melanom (SSM)
- noduläres Melanom (NM)
- akrolentiginöses Melanom (ALM)

Lentigo-maligna-Melanom Ist ein durch die Basalmembran durchgebrochenes In-situ-Melanom Typ Lentigo maligna.

Superfiziell spreitendes Melanom Am häufigsten betroffen ist das mittlere Lebensalter (40–50 Jahre). Prädilektionsstellen sind bei Männern der Rumpf, bei Frauen die Beine. SSM sind flache, tastbare Erhabenheiten (da der Durchbruch durch die Basallamina schon stattgefunden hat), mehrere Zentimeter groß mit oft stark ausgeprägter Unregelmäßigkeit in Kontur, Begrenzung, Farbe (Nebeneinander aller Grau-, Braun-, Schwarz-, Blau- und Rottöne, daneben Weiß als Indiz der Regression) und Oberfläche (flache und knotige Anteile). Daneben finden sich oft auch Sekundärphänomene (Schuppung, Krusten, Exulzeration; ➤ Abb. 43.15a).

Histologisch zeigt das SSM bevorzugt eine horizontale Ausbreitung. Die Epidermis ist in allen Epithelhöhen von Melanozyten durchsetzt (pagetoide Durchsetzung; ➤ Abb. 43.15b).

Noduläres Melanom Zeigen keine horizontale Wachstumsphase mehr. Oft exulzerierte Knoten. Histologisch knotig, solide Zellplatten, in die Tiefe vorwachsend. Das noduläre Melanom macht ungefähr ein Sechstel aller Melanome aus.

Akrolentiginöses Melanom Tritt an den Akren auf (Finger, Zehen, palmoplantar, subungual). Cave: Differenzialdiagnose zu melanozytären Nävi an speziellen Lokalisationen (diese können eine pagetoide Durchsetzung der Epidermis zeigen).

Stadieneinteilung

Der **Clark-Level** gibt an, welche Schicht der Haut infiltriert ist (hat an Bedeutung verloren). **Die Tumordicke nach Breslow** gibt die maximale Dicke des Melanoms in Millimetern an (von der letzten vitalen Zelle der Epidermis im Stratum granulosum bis zur tiefsten invasiven Melanomzelle; ➤ Abb. 43.16).

Hat der Tumor bereits metastasiert, bedeutet dies eine schlechtere Prognose unabhängig von Clark-Level und Breslow-Dicke. Eine hämatogene Aussaat wiegt schwerer als eine lymphogene. Bei lymphogener Aussaat sind die Zahl und auch die Größe der Absiedlungen von Bedeutung. Die **Sentinel-Lymphknoten-Biopsie** setzt man beim Melanom ab einer Dicke von 1,0 mm ein.

Melanome mit einer maximalen Tumordicke von unter 1,5 mm werden nach der WHO als „**low risk**", solche mit 4 mm Dicke oder mehr als „**high risk**" bezeichnet, wobei man bei der Beurteilung aber alle prognostischen Faktoren berücksichtigen muss (Subtyp, Alter, Geschlecht, Lokalisation, Ulzeration, Regression, Mitosen). Im Einzelfall können durchaus auch dünne Melanome einen aggressiven Verlauf nehmen.

Zusätzliche ungünstige prognostische Kriterien sind Mitosen, männliches Geschlecht, höheres Alter, bestimmte Lokali-

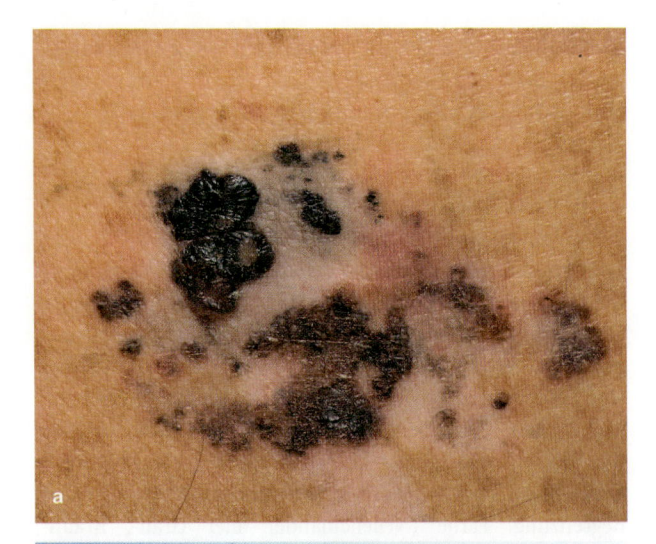

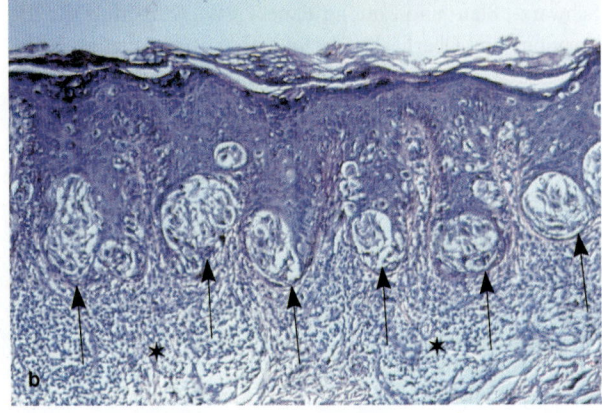

Abb. 43.15 Superfiziell spreitendes Melanom. a Makroskopie. Die Neoplasie ist unregelmäßig, polyzyklisch begrenzt, aus flach erhabenen und knotigen Anteilen aufgebaut und von scheckiger Farbe (blau, grau, schwarz, rötlich, weiß – partielle Spontanrückbildung). **b** Histologie. Unregelmäßige rundliche Tumorzellnester sowohl an der dermoepidermalen Junktionszone als auch in der Epidermis („pagetoide" Anordnung; Pfeile). In der oberen Dermis intensives entzündliches Infiltrat (Sterne). HE, Vergr. 25-fach.

sationen (Kopf, Nacken, Rücken), bestimmte morphologische Merkmale (Exulzeration, exophytisches Wachstum, partielle Rückbildung/Regression) und die Expression von Metallothioninen, HLA-DR oder ICAM-1.

Metastasierung

Das Melanom metastasiert lokoregionär (umgebendes Haut- und Weichgewebe), lymphogen (Lymphknoten), hämatogen (v.a. Lunge, Leber, ZNS, Knochen) und selten kavitär (Pleuritis, Peritonitis, Perikarditis und Meningitis melanomatosa). Bestimmte Metastasierungsprofile sind zu beobachten. So gibt es Läsionen, die bevorzugt lokoregionäre Rezidive ausbilden und erst spät hämatogen metastasieren. Andere wiederum metastasieren bevorzugt in innere Organe, in Knochen (oft sehr schmerzhaft) oder ins Gehirn.

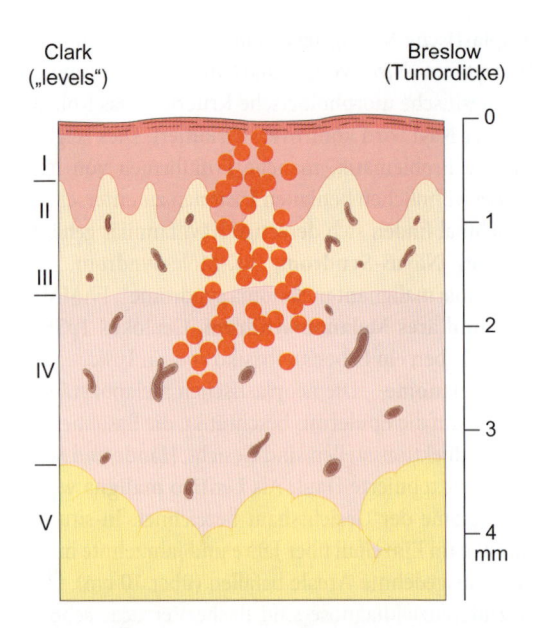

Abb. 43.16 Bestimmung der Eindringtiefe von Melanomen (als prognostischer Parameter) nach Clark und Breslow. Die Millimeterskala ist nicht maßstabgerecht (nach Fritsch, P.: Dermatologie und Venerologie. Springer 1998).

Weitere Melanomtypen

Neben den genannten 4 Melanomtypen gibt es weitere seltene Formen. Hierzu zählen Schleimhautmelanome und Sonderformen wie das amelanotische, polypoide, nävoide, spitzoide und desmoplastische Melanom sowie das Spindelzellmelanom.

Morphologie

Makroskopisch (formalinfixierte Exzisate oder Stanzzylinder) erkennt man heterogen pigmentierte Läsionen mit variabler Größe, Silhouette, Oberfläche und Begrenzung. Es können sich Erosionen, Ulzerationen, aber auch eine Atrophie zeigen.

Histologisch findet man asymmetrische melanozytäre Läsionen. Asymmetriekriterien betreffen die Gesamtsilhouette ebenso wie die Teilkomponenten:
- epidermale Silhouette
- epidermale Pigmentierung
- Melanozyten (einzelstehend oder in Nestern in Epidermis, Dermis und tiefer)
- Verteilung von Entzündungszellen (Lymphozyten, Plasmazellen und Melanophagen)
- Gefäßversorgung
- Fibrosklerosierung

Melanozyten sind einzeln und in Nestern in allen Epidermisschichten nachweisbar. Die Melanozyten sind atypisch und weisen Mitosen auf, insbesondere an der Tumorbasis. Regressionsphänomene (z.B. Fibrose, Melanose, lymphoidzelliges Infiltrat) und Plasmazellen kommen vor.

In pigmentierten Läsionen das Pigment als Melanin zu identifizieren ermöglicht eine Melaninfärbung. In völlig unpigmentierten Melanomen (amelanotische Melanome) fehlt die Pigmentierung und in solchen Fällen ist diagnostisch eine immunhistochemische Aufarbeitung mit Markern für melanozytäre Differenzierung hilfreich (z.B. S100-Protein, Melan A, HMB45).

Molekularpathologie
Molekularpathologische Techniken wie Mutationsanalysen (BRAF-Mutationen), „comparative genomic hybridization" (CGH; Darstellung von Genzugewinn oder -verlust) und In-situ-Hybridisierungstechniken (v.a. Amplifikationen) nehmen an Bedeutung zu und finden auch zunehmend Eingang in die Routinediagnostik.

43.10.4 Kutane Lymphome

Mycosis fungoides

Mycosis fungoides ist mit 60–70% aller Hautlymphome das häufigste primäre kutane Lymphom. Es weist eine T-Zell-Differenzierung auf, trifft Männer doppelt so häufig wie Frauen und ist eine Erkrankung der 2. Lebenshälfte. Prädilektionsstelle ist die Natesregion, gefolgt vom Rumpf. Finden sich Plaques und Knoten im Gesicht spricht man von „Facies leonina" (Löwengesicht). Es handelt sich um ein niedrigmalignes Lymphom mit langsamem, indolentem Verlauf. „Metastasen" in Lymphknoten und inneren Organen findet man im Spätstadium (➤ Kap. 22.2.2).

Morphologie
Makroskopisch findet man je nach Stadium der Erkrankung verschiedene Hautveränderungen. Die Erkrankung beginnt mit exanthematischen, unregelmäßig verteilten, atrophischen, lividbraunen, oft ekzem- oder psoriasisähnlichen Flecken („Prämykose"), die über Jahre oder Jahrzehnte persistieren, langsam an Zahl und Ausdehnung zunehmen und schließlich weite Teile der Haut betreffen. Später entwickeln sich bräunlich livide, polyzyklische Flecken bis Plaques, die fokal erosiv und knotig werden und sich in Nekrosen und Ulzera umwandeln (Stadium T1–T3). Prädilektionsstelle ist das Gesicht („Facies leonina"). Von da ab verläuft die Krankheit schneller. Später sind die Lymphknoten (Stadium N) und die inneren Organe (Stadium M) befallen.

Histologie: Atypische Lymphozyten in der Epidermis (Epidermotropismus) mit geringer Spongiose, Lymphozytenansammlungen in der Epidermis imitieren Abszesse **(Pautrier-Mikroabszesse)**. Die Lymphomzellen haben einen charakteristisch zerebriform gyrierten Zellkern **(Sézary-Zellen im Blutausstrich)**. Immunhistochemisch finden sich T-Zell-Marker und in der PCR ein T-Zell-Rezeptor-Rearrangement.

Klinische Relevanz Unter den zahlreichen **Sonderformen** der Mycosis fungoides ist das nicht seltene **Sézary-Syndrom** hervorzuheben – eine leukämische Verlaufsform (Lymphozytose bis zu 30.000/µl) mit Erythrodermie, diffuser Infiltration der Haut und generalisierter Lymphadenopathie. Es hat eine schlechtere Prognose als die klassische Mycosis fungoides.

43.10.5 Mastozytosen

Das Spektrum der Mastzellerkrankungen umfasst einen lokalisierten Hautbefall mit und ohne Systembefall bis zur äußerst seltenen Mastzellleukämie.

Histologisch finden sich Mastzellinfiltrate bei erweiterten Gefäßen und vermehrt basaler Pigmentierung der Epidermis (parakrine Mitreaktion).

Klinische Relevanz Klinisch imponieren bräunliche Flecken bis Papeln, die nach mechanischer Reizung aufgrund der Mastzellentleerung Quaddeln bilden (Darier-Zeichen). Die Abklärung einer Systembeteiligung ist bei jeder kutanen Mastozytose ein unabdingbarer Bestandteil der Diagnostik (Knochenmarkpunktion).

KAPITEL 44

G. Jundt

Knochen

44.1	**Normale Struktur und Funktion**	851	44.5	**Fraktur und Frakturheilung**	865
44.1.1	Knochenzellen	852	44.5.1	Frakturen	865
44.1.2	Knochenbildung und -umbau	854	44.5.2	Frakturheilung	866
44.1.3	Kalziumstoffwechsel	855			
			44.6	**Tumoren des Knochens**	867
44.2	**Entzündliche Knochenerkrankungen**	857	44.6.1	Knochenbildende Tumoren	870
44.2.1	Osteomyelitis	857	44.6.2	Knorpelbildende Tumoren	871
44.2.2	Osteitis deformans	859	44.6.3	Fibrohistiozytische Tumoren	875
			44.6.4	Riesenzelltumor	875
44.3	**Generalisierte Osteopathien**	860	44.6.5	Tumoren anderer Herkunft	875
44.3.1	Osteoporose	860	44.6.6	Tumorähnliche Läsionen	877
44.3.2	Vitamin-D-abhängige Osteopathien	863	44.6.7	Skelettmetastasen	879
44.3.3	Parathormonabhängige Osteopathien	864			
44.4	**Aseptische Knochennekrosen**	865			
44.4.1	Juvenile Knochennekrosen	865			
44.4.2	Aseptische Knochennekrosen im Erwachsenenalter	865			

Zur Orientierung

Die Gestalt des menschlichen Körpers wird wesentlich vom **Skelettsystem** bestimmt, das gleichzeitig Stütz- und Schutzfunktionen bereitstellt. Sein lebenslanger Umbau wird von der gekoppelten Aktivität der Osteoklasten, Osteoblasten und Osteozyten gewährleistet, die ihrerseits durch Hormone, Wachstumsfaktoren und Zytokine beeinflusst werden. Das Skelettsystem ist auch ein Stoffwechselorgan: Es spielt als Kalziumreservoir des Körpers eine entscheidende Rolle im Kalziumstoffwechsel.

Einzelne **Knochenerkrankungen,** beispielsweise (regional sehr unterschiedlich) die Osteitis deformans und insbesondere Osteoporose sowie Knochenmetastasen, sind bei älteren Personen sehr häufig und können invalidisierend sein. Störungen der normalen Knochenentwicklung führen zu Osteochondrodysplasien. Entzündliche Erkrankungen wie die Osteomyelitis und wahrscheinlich auch die Osteitis deformans können langwierig verlaufen oder einzelne Knochen schwächen. Die generalisierten Osteopathien wie die Osteoporose, die Rachitis oder die Osteomalazie befallen das gesamte Skelettsystem. **Zirkulationsstörungen** können zu Knochennekrosen führen, traumatische Einwirkungen, aber auch Schwächungen der Knochenstruktur zu Frakturen. Schließlich bilden sich innerhalb des Skeletts zahlreiche **Tumoren und tumorähnliche Läsionen,** die ihren Ursprung zum Teil in der Knochenentwicklung haben.

44.1 Normale Struktur und Funktion

Der Knochen hat 2 wesentliche Aufgaben zu erfüllen: die **Stütz- und Schutzfunktion** sowie die **Regulation des Kalziumstoffwechsels** (➤ Abb. 44.1). Die für die Stützfunktion erforderliche mechanische Belastbarkeit wird durch die lamelläre Struktur des Knochengewebes erreicht.

Die **Kortikalis** ist der am stärksten belastbare Bereich des Knochens. Sie zeigt einen charakteristischen Aufbau aus zylindrischen Osteonen (Havers-Systeme). Neben der Stützfunktion hat sie die Aufgabe, den Markraum nach außen abzugrenzen und das blutbildende Knochenmark, aber auch die inneren Organe und das Zentralnervensystem zu schützen. Die Spongiosa verstärkt in den belasteten Skelettabschnitten die mechanische Festigkeit (➤ Abb. 44.2).

44.1.1 Knochenzellen

Die den Knochen bildenden kubischen **Osteoblasten** (ca. 4–6% der Knochenzellen; Lebensspanne: 1–200 Tage) sind modifizierte mesenchymale Zellen des Knochenmarks, die sich unter dem Einfluss spezifischer nukleärer Transkriptionsfaktoren (*Runx 2* und *Osterix*; ➤ Tab. 44.1) aus pluripotenten, mesenchymalen Vorläuferzellen entwickeln. Sie synthetisieren Kollagenfasern (v.a. Kollagen Typ I) und nichtkollagene Strukturproteine, die zusammen mit extraossär synthetisierten Proteinen die wichtigsten Bestandteile der nichtmineralisierten Knochenmatrix (**Osteoid**) darstellen (➤ Abb. 44.3). Nach Abschluss der Matrixsynthese persistiert ein Teil der Osteoblasten als inaktive, flache Zelle an der Oberfläche von Spongiosa oder Kortikalis („lining cells": Lebensspanne: 1–10 Jahre).

Aus den Osteoblasten entwickeln sich **Osteozyten** (ca. 90–95% der Knochenzellen; Lebensdauer: 1–50 Jahre), die in die Grundsubstanz eingemauert und über ihre in Canaliculi liegenden Fortsätze untereinander netzartig verbunden sind. Dieses „Osteozytensynzytium" erfüllt vermutlich die Funktion eines (Mechano-)Sensors und Kommunikationssystems im Knochen. Wahrscheinlich wird der lokale Knochenumbau („remodeling" – s.u.) auch über die Osteozyten gesteuert. Außerdem übernehmen Osteoblasten und Osteozyten eine zentrale Rolle im Kalziumstoffwechsel, indem sie die Mineralisie-

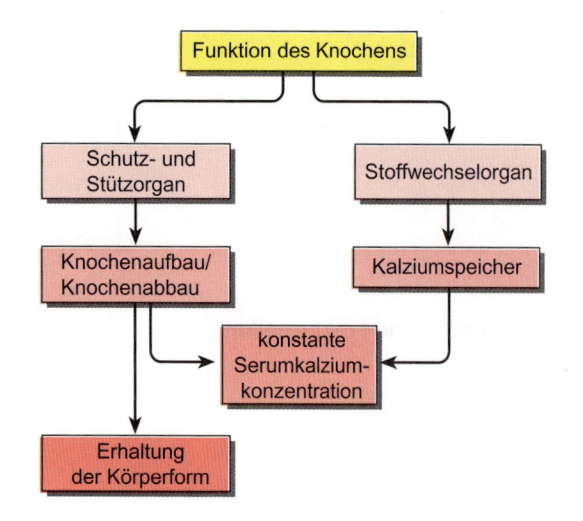

Abb. 44.1 Funktionen des Skelettsystems.

Abb. 44.2 Aufbau und Remodeling des Skelettsystems. a Schematischer Querschnitt. **b** Knochenumbau. Aktivierte Osteoklasten, die durch eine Fusion monozytärer Zellen entstanden sind, resorbieren zunächst Knochengewebe. Aus Mesenchymzellen im Knochenmark („Stromazellen") hervorgegangene Osteoblasten synthetisieren dann neues Osteoid. Knochenresorption und -neubildung sind miteinander gekoppelt, wobei neben lokalen, aus der Knochenmatrix stammenden Faktoren auch systemische, über den Sympathikus vermittelte Einflüsse (Leptin) wirksam sind. M-CSF = „macrophage colony stimulating factor"; NFκB = „nuclear factor κB"; OPG = Osteoprotegerin; RANK = Rezeptor für RANK-Ligand; RANKL = RANK-Ligand.

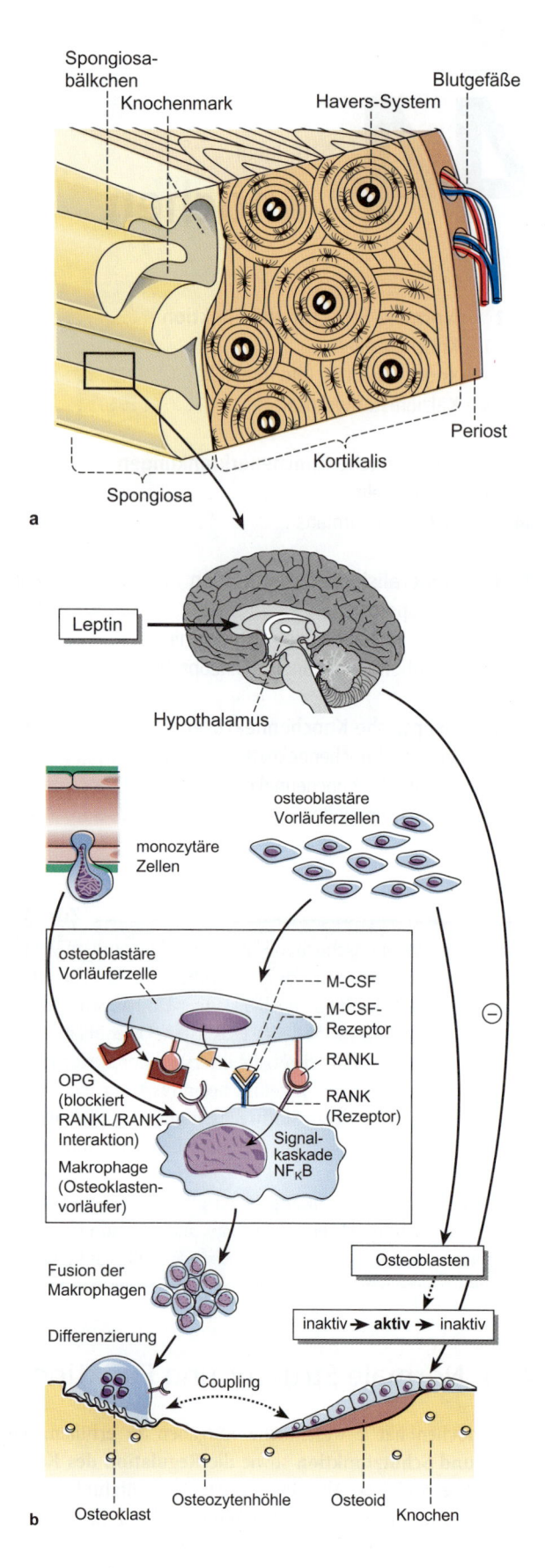

44.1 Normale Struktur und Funktion

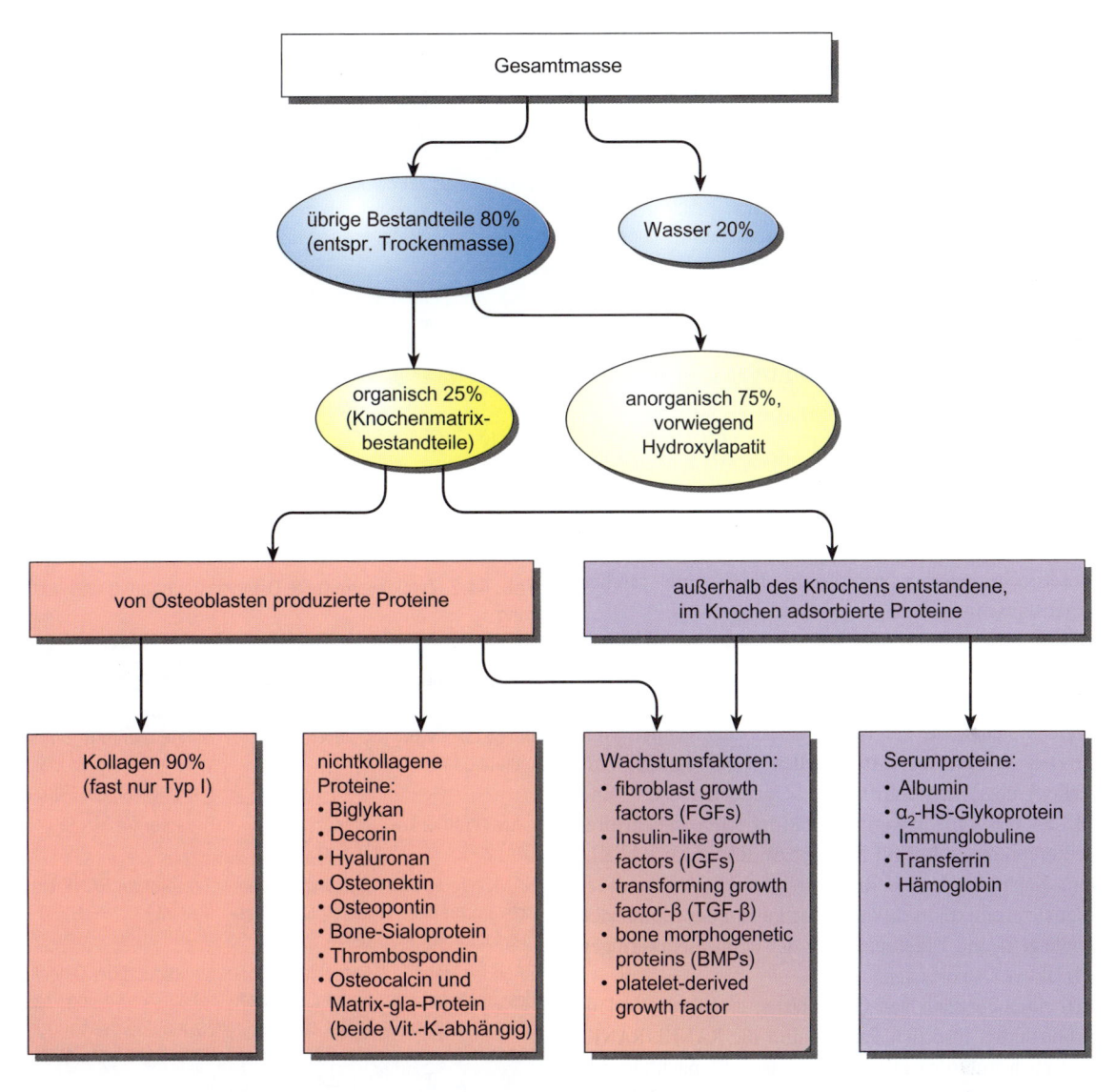

```
                        Gesamtmasse
                       /           \
        übrige Bestandteile 80%    Wasser 20%
        (entspr. Trockenmasse)
              /        \
     organisch 25%    anorganisch 75%,
   (Knochenmatrix-    vorwiegend
    bestandteile)     Hydroxylapatit
        /    \
von Osteoblasten    außerhalb des Knochens entstandene,
produzierte Proteine   im Knochen adsorbierte Proteine
```

von Osteoblasten produzierte Proteine		außerhalb des Knochens entstandene, im Knochen adsorbierte Proteine	
Kollagen 90% (fast nur Typ I)	nichtkollagene Proteine: • Biglykan • Decorin • Hyaluronan • Osteonektin • Osteopontin • Bone-Sialoprotein • Thrombospondin • Osteocalcin und Matrix-gla-Protein (beide Vit.-K-abhängig)	Wachstumsfaktoren: • fibroblast growth factors (FGFs) • Insulin-like growth factors (IGFs) • transforming growth factor-β (TGF-β) • bone morphogenetic proteins (BMPs) • platelet-derived growth factor	Serumproteine: • Albumin • α₂-HS-Glykoprotein • Immunglobuline • Transferrin • Hämoglobin

Abb. 44.3 Chemische Zusammensetzung des Knochens (gla = γ-Carboxyglutaminsäure).

Tab. 44.1 Transkriptions- und Differenzierungsfaktoren der Knorpel- und Knochenentwicklung.

Runx-2	Das Runx-2-Gen gilt als der „Hauptschalter" der Osteoblastenentwicklung, dessen Aktivierung die Differenzierung mesenchymaler Vorläuferzellen zu Prä-Osteoblasten auslöst. Es spielt außerdem bei der Knorpelausreifung eine Rolle (Übergang von Säulenknorpel/proliferierenden Chondrozyten zu Blasenknorpel/hypertrophen Chondrozyten). Runx-2-Mutationen sind die Ursache der vorwiegend die desmale Ossifikation betreffende cleidokranialen Dysplasie. Die 3 Runx-Gene sind Transkriptionsfaktoren, die Homologien zu einem Abschnitt des für die Segmentation in Drosophila verantwortlichen Gens (runt) aufweisen. „Run" steht für „runt related protein" und „x" bezeichnet sein Vorkommen in Säugetieren. Runx-Gene wirken als Entwicklungsregulatoren.
Osterix	Für Osteoblasten spezifischer Transkriptionsfaktor, ohne dessen Aktivierung durch Runx-2 der Übergang von Prä-Osteoblasten in matrixproduzierende Osteoblasten nicht möglich ist.
Sox-9	Die Aktivierung von Sox-9 führt zur Aggregation/Kondensation chondrozytärer Vorläuferzellen und deren Differenzierung zu proliferierenden Chondrozyten („Knorpelmodell" der enchondralen Ossifikation). Sox-9 gehört zur Proteinfamilie der „high mobility group"(HMG). HMG-Proteine besitzen eine hohe elektrophoretische Mobilität und wirken bei der architektonischen Organisation des Chromatins mit. Dadurch erzeugen sie aktive oder inaktive Chromatinabschnitte und agieren als Transkriptionsfaktoren. Sox-Gene erhielten ihren Namen wegen ihrer hohen Homologie zu Abschnitten („box") des ebenfalls zur HMG-Familie gehörenden, auf dem Y-Chromosom befindlichen SRY-Gens („sex determining region Y"; Sox = Sry bOX), das den männlichen Phänotyp determiniert.
FGF18	„Fibroblast growth factor 18". Ligand von FGFR3. Wird im Perichondrium produziert, bremst nach Bindung an FGFR3 die Chondrozytenproliferation und fördert deren Differenzierung zu hypertrophen Chondrozyten.

Tab. 44.1 Transkriptions- und Differenzierungsfaktoren der Knorpel- und Knochenentwicklung. (Forts.)

FGFR-3	Einer von 5 FGF-Rezeptoren, der eine wichtige Rolle in der Regulierung des Knorpelwachstums spielt und in proliferierenden Chondrozyten vorkommt. Seine Aktivierung führt zu einer Hemmung der Chondrozytenproliferation. Mutationen verursachen eine konstante Aktivierung, die mit Störungen des Aufbaus der Epiphysenfuge und konsekutiven, unterschiedlich schweren, teils intrauterin letalen Wachstumsstörungen und Zwergwuchs einhergehen (thanatophore Dysplasie, Achondroplasie, Hypochondroplasie).
Ihh	„Indian Hedgehog" ist ein Hauptregulator der Chondrozytenproliferation und -entwicklung in der enchondralen Ossifikation und wird von prähypertrophen Chondrozyten gebildet. Es gehört zu der zuerst in Drosophila beschriebenen Hedgehog-Familie (Hh) morphogenetisch aktiver Signalproteine, die Entwicklungsprozesse regulieren. Hh-Mutationen verursachen ein „stacheliges" Aussehen von Drosophila-Embryonen, daher der Name („hedgehog" = Igel).
PTHrP	„Parathormone-related peptide" wird von zahlreichen Geweben, u.a. vom Perichondrium, als autokriner/parakriner Faktor synthetisiert und hemmt im Knorpel die Ausdifferenzierung von Chondrozyten zu hypertrophen Chondrozyten. Ihh induziert die Produktion von PTHrP, das seinerseits die Synthese von Ihh hemmt. PTHrP wirkt über denselben Rezeptor wie PTH (PTH/PTHrP-Rezeptor = PPR), der in prähypertrophen Chondrozyten lokalisiert ist. Mutationen von PPR führen zu Wachstumsstörungen, die teils mit Zwergwuchs einhergehen.
BMP	„Bone morphogenetic proteins" oder „growth and differentiation factors" (GDF) sind Signalmoleküle und gehören zur TGF-β-Superfamilie. Sie sind in der Lage, eine ektope Knorpel- und Knochenbildung zu induzieren und spielen über die Aktivierung von Sox-9 eine wichtige Rolle bei der Kondensation mesenchymaler Zellen zu chondrozytären Vorläuferzellen, ebenso bei der Chondrozytendifferenzierung über die Aktivierung von Ihh.

rung des Knochengewebes beeinflussen und für einen raschen Kalziumaustausch zur Verfügung stehen.

Demgegenüber entwickeln sich die den Knochen abbauenden, mehrkernigen **Osteoklasten** (ca. 1–2% der Knochenzellen; Lebensdauer: 1–25 Tage) aus Zellen des mononukleären Phagozytensystems, das der Hämatopoese zugerechnet wird. Dazu treten Knochenmarkstromazellen (osteoblastäre Vorläuferzellen) über membranständige Liganden (M-CSF und RANKL; ➤ Tab. 44.2) in Kontakt zu Monozyten, die entsprechende Rezeptoren (c-fms für M-CSF bzw. RANK für RANKL) besitzen. Nach der Ligand-Rezeptor-Interaktion kommt es über Signaltransduktionskaskaden zur Fusion der Monozyten (Makrophagen) und Differenzierung der dann mehrkernigen Zellen in aktive Osteoklasten.

Durch einen ebenfalls von Osteoblasten und ihren Vorläufern produzierten löslichen Faktor kann die RANKL/RANK-Reaktion auch unterdrückt werden, sodass die nachfolgende Transkriptionskaskade nicht ausgelöst wird, die zur Bildung, Differenzierung und Aktivierung der Osteoklasten führt. Dieser Decoy- oder Scheinrezeptor hemmt somit den osteoklastären Knochenabbau und „schützt" vor Knochenverlust. Er wurde deshalb Osteoprotegerin (OPG) genannt. Andere osteotrope Faktoren wie Parathormon (PTH), aber auch „PTH-related peptide" (PTHrP), Östrogene, Glukokortikoide und 1,25(OH)$_2$-Vitamin-D$_3$ können die Synthese von OPG oder RANKL beeinflussen. So sinkt bei Östrogenmangel die osteoblastäre OPG-Produktion und damit der „Schutz" vor Knochenverlust.

Mit dem RANK/RANKL/OPG-System steht im Mikromilieu des Knochens ein wirksames, zur TGF-β-Superfamilie gehörendes Zytokinsystem zur Verfügung, über das alle Aspekte der Osteoklastenfunktion (Proliferation, Differenzierung, Aktivierung und Apoptose) und damit der Knochenresorption (indirekt auch des Knochenmasseerhalts) reguliert werden können.

Die Osteoklasten haben viele Mitochondrien und Lysosomen mit Proteasen (wie Kathepsin K), Kollagenasen und saure Phosphatasen. An der dem Knochen zugewandten Seite besitzen sie zahlreiche kammartige Zellmembraneinfaltungen („ruffled border"). Seitlich wird dieses Areal, unter dem die Knochenresorption stattfindet, von einer fast organellenfreien Zytoplasmazone („clear zone" oder „sealing zone") begrenzt, die sich integrinvermittelt an die Knochenoberfläche heftet und ein subzelluläres Reaktionskompartiment mit einem pH-Wert von ca. 4,5 begrenzt, dessen pH-Wert von einer Protonenpumpe und von Chloridkanälen reguliert wird.

Tab. 44.2 Zytokinvermittelte Osteoklastenbildung und -aktivierung.

Name	Vorkommen im Knochen	Funktion
M-CSF („macrophage colony stimulating factor")	Stromazellen, Osteoblasten	Überlebens-, Wachstums-, Differenzierungs- und Aktivierungsfaktor für Makrophagen und ihre Vorläufer
c-fms (Protoonkogen)	Monozyten, Makrophagen	Rezeptor für M-CSF
RANK („receptor activator of nuclear factor κB")	Osteoklastenvorläufer, Osteoklasten	Rezeptor für RANK-Ligand (RANKL)
RANKL (Ligand des „receptor activator of nuclear factor κB")	Osteoblastenvorläufer (Stromazellen), Osteoblasten, T-Lymphozyten u.a.	Stimulation der Osteoklastendifferenzierung, deren Fusion und des Langzeitüberlebens von Osteoklasten
OPG (Osteoprotegerin)	Osteoblasten	Decoy-Rezeptor (Scheinrezeptor), der RANKL abfängt, die Bindung an RANK verhindert und so die Osteoklastenaktivierung hemmt

44.1.2 Knochenbildung und -umbau

Knochengewebe kann direkt metaplastisch aus Bindegewebe entstehen. Diese intramembranöse oder **desmale Ossifikati-**

on, die durch die Aktivierung der Transkriptionsfaktoren **Runx-2** und **Osterix** ausgelöst wird, führt zur Bildung der flachen Knochen des Schädeldachs, großer Teile des Gesichtsskeletts und der Klavikula. Mutationen von Runx-2 sind die Ursache der kleidokranialen Dysplasie, bei der es zu einer generellen Retardierung des Knochenwachstums mit Hypoplasie der Schlüsselbeine und verzögertem Fontanellenschluss kommt.

Das übrige Skelett wird über präformierte Knorpelmodelle gebildet **(enchondrale Ossifikation).** Diese Knorpelmodelle entstehen aus Kondensationen mesenchymaler Zellen unter dem Einfluss von SOX-9 und weiterer Transkriptionsfaktoren der SOX-Familie (➤ Tab. 44.1). Ausgehend von Ossifikationszentren wird das Knorpelmodell durch Knochen ersetzt. An der Grenze zwischen Epi- und Metaphyse bleibt bis zum Wachstumsabschluss Knorpelgewebe erhalten **(Wachstums- oder Epiphysenfuge),** das für das Längenwachstum des Knochens verantwortlich ist. Dabei können mehrere zellhaltige Zonen unterschieden werden (ruhender Knorpel, Proliferations- und Wachstumszone mit Säulen- und Blasenknorpel, Verkalkungszone; ➤ Abb. 44.4).

Proliferation, Wachstum und Differenzierung stehen unter dem Einfluss von Ihh, FGF18, FGFR3, PTHrP und BMP (➤ Tab. 44.1), deren mutationsbedingte Veränderungen teils zu Entwicklungsstörungen des Skeletts, den **Osteochondrodysplasien** führen. Diese können mit einem **Zwergwuchs** einhergehen (➤ Kap. 41.4.7). Nach apoptotischem Zerfall der Chondrozyten in der Verkalkungszone wird der kalzifizierte Knorpel von Osteoklasten partiell resorbiert. Vom metaphysären Markraum aus lagern dann Osteoblasten Osteoid an die erhalten gebliebenen verkalkten, pfeilerförmigen Knorpelreste an. Diese **primäre, zentral knorpelhaltige Spongiosa** wird erneut von Osteoklasten resorbiert und durch die endgültige **sekundäre Spongiosa** ersetzt.

Der **Knochenumbau** („remodeling") spielt sich an den Oberflächen der Kompakta (subperiostal, intrakortikal, endostal) und besonders der Spongiosa ab, die eine etwa 3-mal so große Umbaufläche wie die Kortikalis aufweist (➤ Abb. 44.2). Hierbei werden zunächst Osteoklasten lokal aktiviert (wahrscheinlich indirekt hormonell-vermittelt oder über Signale, die sie von Osteozyten erhalten), die dann über ca. 5 Wochen Knochen resorbieren. Eine Umschaltphase verbindet die Resorption mit der Formationsphase und koppelt die Osteoklasten- und Osteoblastenaktivität aneinander („coupling"). Dies geschieht wahrscheinlich über lokale, während der Resorptionsphase aus der Knochenmatrix freigesetzte Wachstumsfaktoren der TGF-β und IGF-Familien sowie systemisch hormonell u.a. über eine intraossäre, über Leptin vermittelte Modulation des Sympathikus mit negativer Beeinflussung der Osteoblastenaktivität über β2A-adrenerge membranständige Rezeptoren (β-2AR). Der entstandene kraterförmige Knochendefekt, die **„Howship-Lakune",** wird innerhalb von ca. 20 Wochen von aktiven kubischen Osteoblasten mit neu gebildetem Osteoid wieder aufgefüllt. Mit einer Zeitverzögerung von ca. 10 Tagen folgt die Mineralisierung. In der Kompakta läuft dieser Prozess etwas schneller ab. Danach sind an der Oberfläche inaktive, abgeflachte, osteoblastäre Zellen („lining cells") zu finden (➤ Abb. 44.5). Die beteiligten Zellen werden auch als **„bone remodeling unit"** (BRU) bezeichnet, der neu gebildete Knochen als **„bone structural unit"** (BSU). Störungen des Knochenumbaus werden bei den Osteopathien beobachtet.

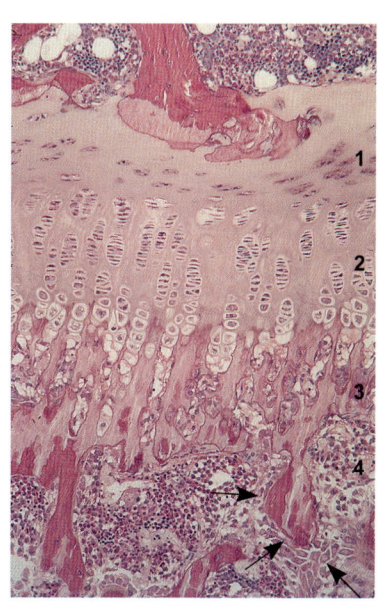

Abb. 44.4 Säulenförmig angeordneter Epiphysenknorpel (Epiphyse Miniaturschwein). Die oberste Zelllage besteht aus abgeflachten, ruhenden Knorpelzellen (1), daran anschließend proliferierender Säulenknorpel (2), der in die Verkalkungszone (3) übergeht, in der die Knorpelmatrix mineralisiert (verstärkte Basophilie). An diesen mineralisierten Knorpel (4) wird Osteoid durch kubische Osteoblasten (Pfeile) angelagert (Primärspongiosa). HE, unentkalkte Kunststoffeinbettung, Vergr. 12-fach.

44.1.3 Kalziumstoffwechsel

Die **Serumkalziumkonzentration** wird über eine hormonelle Steuerung konstant gehalten (➤ Kap. 15.1). **Parathormon** bewirkt eine indirekte, über die Osteoblasten via RANKL/RANK vermittelte Stimulation der osteoklastären Resorption sowie eine direkte Erhöhung der renalen tubulären Kalziumrückresorption und führt damit zu einem Anstieg des Serumkalziumspiegels. **Kalzitonin** hemmt durch direkte Wirkung auf die Osteoklasten die Kalziumfreisetzung aus dem Knochen und senkt den Kalziumspiegel. Eine wichtige Rolle spielt auch das **Vitamin D,** das in seiner dihydroxylierten Form (1. Hydroxylierungsschritt in der Leber, 2. Hydroxylierungsschritt in der Niere – daher auch Mineralisationsstörungen bei chronischen Leber- und Nierenerkrankungen) als 1,25(OH)$_2$-Vitamin-D$_3$ die enterale Kalziumresorption und die parathormonvermittelte Kalziummobilisierung aus dem Knochen fördert.

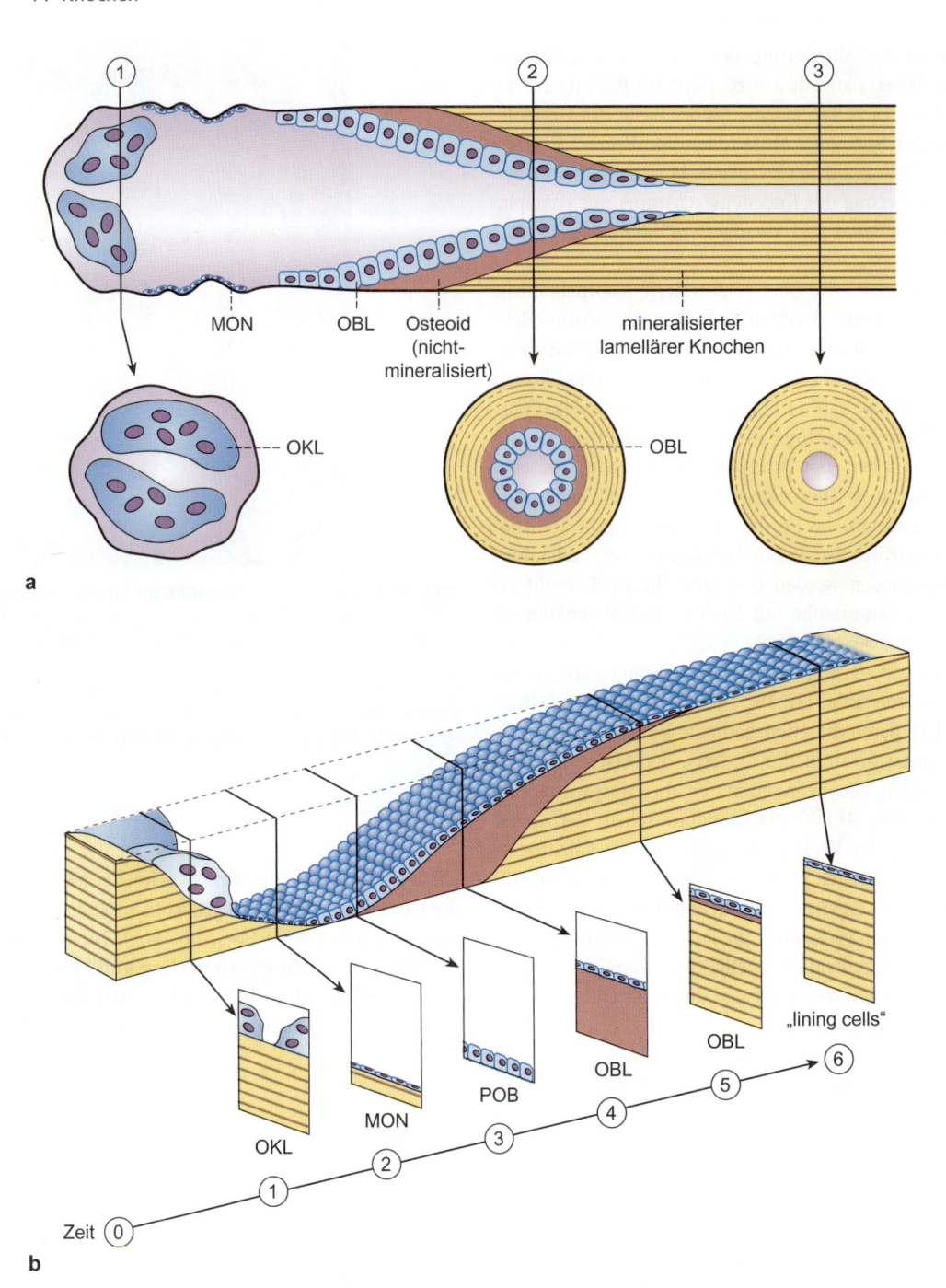

Abb. 44.5 Umbau kortikalen und lamellären Knochens. a Kortikaler Knochen. Osteoklasten (OKL) eröffnen gleichsam als „Bohrkopf" einen Kanal innerhalb der Kortikalis, dessen Wände anschließend von mononukleären Zellen (MON) ausgekleidet und geglättet werden (1). Nach einer Umschaltphase („reversal phase") wird die Wand von Osteoblasten (OBL) besetzt, die neue Knochenmatrix bilden und den in ca. 30 Tagen entstandenen Hohlraum innerhalb von etwa 70 Tagen wieder ausfüllen (2). Mit einer Verzögerung von ca. 10 Tagen mineralisiert die neu gebildete Knochenmatrix. Durch die schichtweise Ablagerung und verzögerte Mineralisierung des Osteoids ergibt sich auf Querschnitten eine konzentrische Schichtung des neu gebildeten Knochens (3). **b Spongiöser Knochen.** An trabekulärem Knochen findet der Umbau in gleicher Weise statt: Durch osteoklastären (OKL) Abbau entsteht eine Lakune (1), die anschließend von mononukleären Zellen (MON) geglättet wird (1, 2). In der folgenden Umschaltphase werden Präosteoblasten (POB) rekrutiert, die sich zu Osteoblasten (OBL) umwandeln und neues Osteoid bilden (3, 4). Dieses Osteoid wird schichtweise in die Lakune eingelagert (4, 5) und mineralisiert mit einer Zeitverzögerung von ca. 10 Tagen. Anschließend wird die Oberfläche von inaktivierten Osteoblasten („lining cells", 6) bedeckt. In der Spongiosa dauert die gesamte Umbausequenz („remodeling") ca. 200 Tage. (Nach: E.F. Eriksen: Normal and pathological remodeling of human trabecular bone: three dimensional reconstruction of the remodeling sequence in normals and in metabolic bone disease. Endocrine Rev 1986; 7: 379–408).

44.2 Entzündliche Knochenerkrankungen

44.2.1 Osteomyelitis

Als Osteomyelitis werden alle (vorwiegend mikrobiell verursachten) Knochen- und Knochenmarkentzündungen bezeichnet (> Abb. 44.6). Die Osteomyelitis kann auf dem **Blutweg** (hämatogen, endogen) oder durch **Fortleitung** (exogen), z.B. nach offenen Frakturen (in bis zu 3%), nach orthopädisch-chirurgischen Eingriffen (z.B. 0,5–2% nach Gelenkersatz) sowie bei Patienten mit einer Gefäßinsuffizienz (z.B. bei Diabetes mellitus mit ossärem Befall nach Infektion der Fußweichteile) hervorgerufen werden. Die exogene Form ist doppelt so häufig wie die endogene. Beide Formen können einen ähnlichen Verlauf zeigen und führen oft zu einer sekundären chronischen Osteomyelitis.

Besondere morphologische Manifestationen sind der metaphysär in der Spongiosa gelegene Brodie-Abszess (> Abb. 44.7), die plasmazellreiche (plasmazelluläre) Osteomyelitis und die wegen der ausgeprägten reaktiven Knochenneubildung als sklerosierende Osteomyelitis bezeichnete Form. Diese Erkrankungen können nach einer akuten, aber auch einer schleichend beginnenden, primär chronischen Osteomyelitis auftreten.

Man unterscheidet unspezifische von spezifischen Knocheninfektionen bei Tuberkulose und Lues (> Kap. 48.3.6).

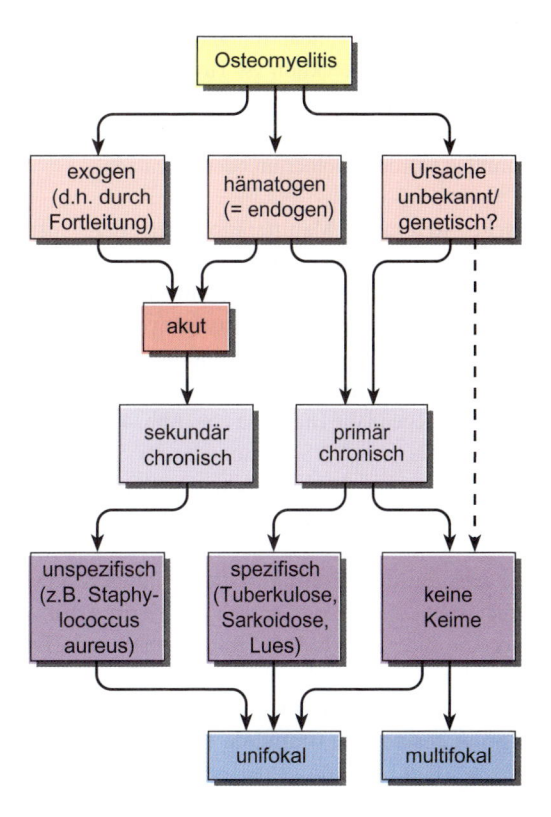

Abb. 44.6 Einteilung der Osteomyelitis nach klinisch-pathologischen Gesichtspunkten.

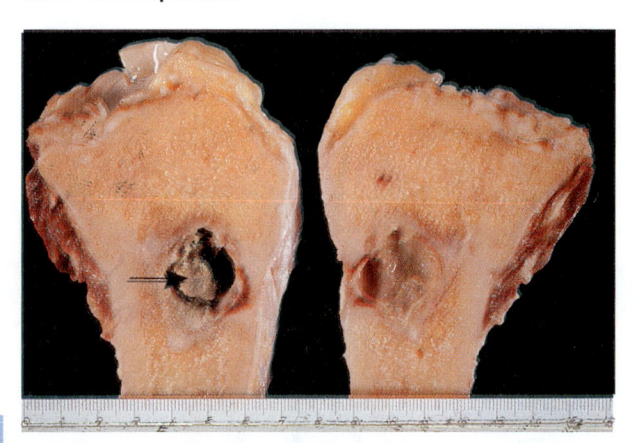

Abb. 44.7 Chronische Osteomyelitis. Längsschnitt durch die proximale Tibia. Zentraler Einschmelzungsherd mit Spongiosasequester (Pfeil) und Abszessmembran (Brodie-Abszess).

Unspezifische Osteomyelitis

Definition und Epidemiologie Die unspezifische endogene Osteomyelitis ist eine hämatogen (endogen) entstandene infektiöse Knochenkrankheit, bei der sich der entzündliche Prozess zunächst immer im Markraum abspielt und sekundär auf den Knochen übergreift. In der Mehrzahl (80%) sind Kinder und Jugendliche mit einer Inzidenz von etwa 4 pro 10.000 Kinder pro Jahr betroffen (Arthritiden mit einbegriffen).

Ätiologie und Pathogenese

Häufigster Erreger ist *Staphylococcus aureus* (85%). Die meisten dieser Bakterien besitzen Rezeptoren für Knochenmatrixbestandteile, z.B. für Bone-Sialoprotein und Kollagen. Sie haften am Knochen (ebenso an Implantatmaterial wie Schrauben, Platten oder Prothesen) und umgeben sich mit einem Biofilm aus Polysacchariden, der sie kaum angreifbar für Phagozyten oder Antibiotika macht. Die Keime gelangen über die Vasa nutritia in die terminalen Kapillarschlingen, deren arterielle Schenkel in stark dilatierte venöse Sinus münden, sodass eine Strömungsverlangsamung entsteht (die durch Mikrothrombenbildung nach lokalen Traumatisierungen noch verstärkt wird), welche die Ansiedlung von Bakterien begünstigt.

Morphologie

In der akuten Phase liegt ein entzündliches Exsudat aus Fibrin, polymorphkernigen Leukozyten und Makrophagen vor, das sich durch die Kortikalis bis unter das Periost ausdehnen kann. Über den entzündlich bedingten erhöhten Binnendruck im Markraum kommt es zu Durchblutungsstörungen und damit zu Nekrosen (Sequester) der Spongiosa, aber auch der alterierten Kortikalis. Der Sequester wird seinerseits bevorzugt von Biofilm produzierenden Keimen besiedelt und unterhält so die Entzündung. Das durch das entzündliche Exsudat abgehobene

Periost verknöchert sekundär (radiologische Differenzialdiagnose: reaktive Periostreaktion vs. Tumor). Besonders in der präantibiotischen Ära kam es häufig vor, dass die sequestrierte Kortikalis von reaktiv neu gebildetem Knochen nahezu komplett umhüllt wurde (Involucrum oder Totenlade).

Klinische Relevanz Manifestationsorte der unspezifischen Osteomyelitis sind die langen Röhrenknochen (80%), die platten Knochen (10%) und die kurzen Röhrenknochen (8%). Bei der seltenen Säuglingsosteomyelitis sind Meta- und Epiphyse befallen, im Kindes- und Jugendalter (bis zum Schluss der Epiphysenfugen) die Metaphyse, im Erwachsenenalter vorwiegend die Diaphyse (> Abb. 44.8), aber auch die Wirbelsäule (v.a. LWS). Besonders im Säuglings- und Kleinkindesalter besteht die Gefahr eines Gelenkeinbruchs mit septischer Arthritis und nachfolgender Gelenkzerstörung.

Eine wichtige **Komplikation** ist die chronisch rezidivierende Osteomyelitis, die außerordentlich langwierig verlaufen und zu einer Amyloidose führen kann. Außerdem kann die Entzündung durch das Periost in die Weichteile durchbrechen und zu einer kutanen Fistelbildung führen. Differenzialdiagnostisch können das **eosinophile Granulom** (Langerhans-Zell-Histiozytose, > Kap. 41.7.6) histologisch, das **Ewing-Sarkom** (> Kap. 44.6.5) radiologisch schwer von einer akuten Osteomyelitis abzugrenzen sein.

Chronische rekurrierende multifokale Osteomyelitis (CRMO)

Diese Form der Osteomyelitis tritt vorwiegend bei Kindern und Jugendlichen auf und betrifft meist mehrere Knochen. Sie beginnt schleichend, ohne eine akute Phase zu durchlaufen, und neigt zu Rezidiven. Mikrobiologisch können keine Erreger isoliert werden. **Histologisch** ist sie von chronisch verlaufenden, aus akuten Osteomyelitiden hervorgehenden Formen nicht zu unterscheiden. Offenbar ist diese Erkrankung mit Mutationen des Chromosoms 18 (bei 18q21.3-18q22) assoziiert, die jedoch nicht das ebenfalls hier lokalisierte RANK-Gen betreffen. Ähnliche Krankheitsbilder können bei Erwachsenen zusammen mit Hauterkrankungen (Akne, Psoriasis, Pustulosis palmarum) auftreten.

Spezifische Osteomyelitis

Knochentuberkulose

Die hämatogene Spondylitis tuberculosa (> Abb. 44.9) ist die mit Abstand häufigste Form der insgesamt seltenen spezifischen Osteomyelitiden. Sie betrifft meist ältere Menschen. Bei Kindern befällt die Knochentuberkulose bevorzugt das Hand- und Fußskelett.

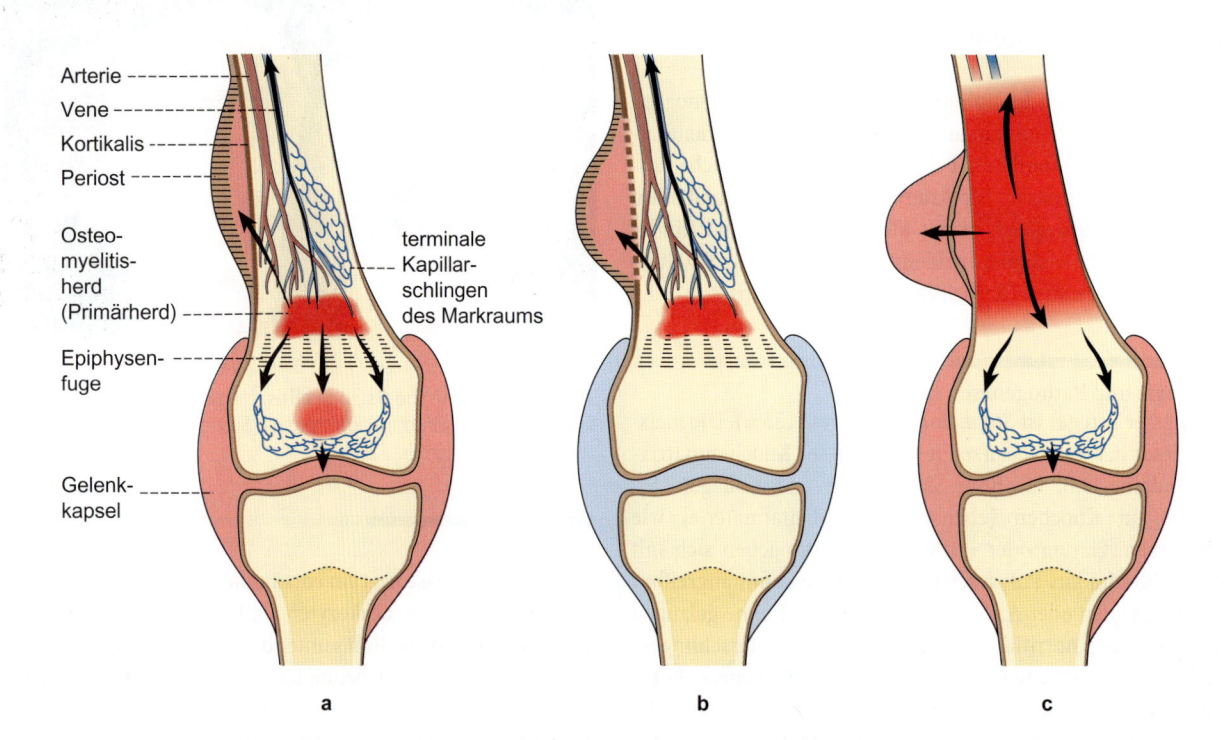

Abb. 44.8 Verlauf der hämatogenen Osteomyelitis in verschiedenen Lebensaltern. **a Säugling.** Befall der Metaphyse mit Durchbruch unter das Periost sowie über Fugen kreuzende Gefäße in die Epiphyse mit Durchbruch in das Gelenk. **b Kind.** Befall der Metaphyse mit sekundärem Durchbruch unter das Periost. Da perforierende Gefäße fehlen, kein Epiphysenbefall. **c Erwachsener.** Gemeinsamer Kreislauf von Meta-, Dia- und Epiphyse mit Durchbruch unter das Periost und in das Gelenk.

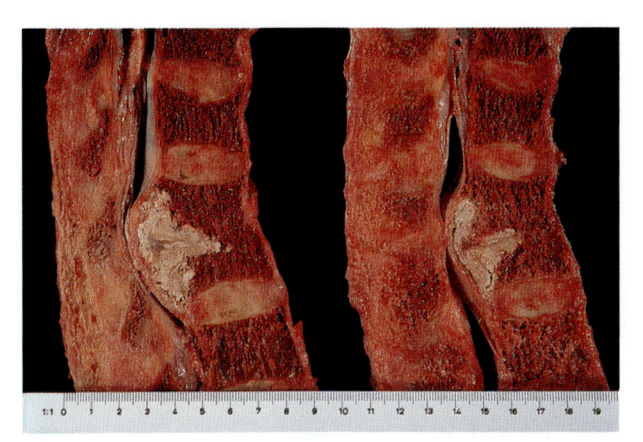

Abb. 44.9 Spondylitis tuberculosa. Schnitte durch die Lendenwirbelsäule. Blockwirbelbildung zweier benachbarter Wirbelkörper. Das stark verkäsende tuberkulöse Exsudat hat sich nach dorsal bis unter das hintere Längsband ausgebreitet und engt den Wirbelkanal ein.

Es handelt sich um eine gewöhnlich schleichend verlaufende Entzündung mit Destruktion des Knochens (primär chronische Osteomyelitis).

Die **Histologie** entspricht der tuberkulösen Entzündung anderer Lokalisationen (> Kap. 48.3.6). **Komplikationen** sind Gibbus (Buckel) und Senkungsabszess entlang des M. psoas (Psoasabszess).

Knochensarkoidose

Syn.: Morbus Boeck

Die Ätiologie der Sarkoidose ist unklar. Wegen ihres histologischen Bildes (epitheloidzellige granulomatöse Entzündung) wird sie traditionsgemäß zu den spezifischen Entzündungen gerechnet (> Kap. 4.4.6). Im Knochen befällt sie vorzugsweise die Mittel- und Endphalangen der Finger und Zehen und führt dort zu radiologisch charakteristischen Knochendestruktionen. Die Manifestation der Erkrankung am Skelett ist allerdings äußerst selten.

Andere granulomatöse Osteomyelitiden können u.a. bei Pilzerkrankungen, der Brucellose und der Melioidose beobachtet werden.

44.2.2 Osteitis deformans

Syn.: Morbus Paget

Ätiologie und Epidemiologie Die Osteitis deformans wird zu den entzündlichen Skelettkrankheiten gerechnet. Ihre Ätiologie ist ungeklärt („Slow-Virus-Infektion"?). Sie tritt meist nach dem 40. Lebensjahr auf. Über die **Inzidenz** liegen keine genauen Angaben vor. Die **Prävalenz** ist sehr unterschiedlich. Relativ häufig ist die Krankheit bei Nordeuropäern (3% des Autopsieguts) und in Mittelengland (bis 10% nach radiologischen Studien), äußerst selten in China und Japan. Sie ist damit nach der Osteoporose die häufigste Skeletterkrankung.

Die Osteitis deformans geht mit einem stark gesteigerten, die Knochenstruktur schwächenden Umbau einher, der in der floriden Phase um etwa 0,5–1 cm pro Jahr fortschreitet. Sie verläuft zu etwa 70–80% polyostotisch (Ganzkörper-Skelettszintigrafie). Eine generalisierte Verlaufsform ist nicht bekannt. Grundsätzlich kann jeder Knochen befallen sein; am häufigsten sind das **axiale Skelett** (Becken, Schädel, Wirbelsäule) und die **langen Röhrenknochen** betroffen.

Morphologie

Röntgenmorphologisch findet man in der Frühphase ein aktives lytisches Stadium („Osteoporosis circumscripta"). Es folgen ein kombiniertes Stadium und in der Spätphase ein Sklerosestadium. Typisch ist die Knochendeformierung mit Akzentuierung der Knochentrabekel entlang den Hauptbelastungslinien. Meist ist das Röntgenbild so charakteristisch, dass eine histologische Untersuchung nicht erforderlich ist.

Histologisch sieht man in den Frühphasen eine leichte Markraumfibrose, eine erhebliche Vermehrung und Dilatation der Blutgefäße sowie als Hauptkriterium zahlreiche, erheblich vergrößerte **„Riesenosteoklasten"** mit bis zu 100 Zellkernen, die den Knochen abbauen. Anschließend kommt es durch große, plumpe Osteoblasten zu einem ausgeprägten irregulären Anbau von Faserknochen, der seinerseits wieder abgebaut werden kann. So entsteht ein unregelmäßiges Kittlinienmuster (**Mosaikstruktur;** > Abb. 44.10).

Elektronenmikroskopisch sind in den Kernen der Osteoklasten virusähnliche Einschlüsse sichtbar, immunhistochemisch lassen sich Paramyxoviren (Masern- und RS-Viren) nachweisen. Kürzlich wurde in Paget-Läsionen in vivo molekularbiologisch das Nukleokapsid-Gen des Masernvirus nachgewiesen. Möglicherweise ist das RANKL/RANK-System auch an der Pathogenese des Morbus Paget beteiligt, da Stromazellen (osteoblastäre Vorläufer) aus Paget-Läsionen eine deutlich erhöhte RANKL-Expression aufweisen, die zur Bildung der pagettypischen, sehr aktiven Riesenosteoklasten beitragen könnte. Außerdem zeigen osteoklastäre Vorläuferzellen nach Übertragung genetischen Materials von Masernviren in vitro eine höhere Fusionsrate bei größerer Empfindlichkeit gegenüber $1,25(OH)_2$-Vitamin-D_3, das seinerseits über eine Steigerung der RANKL-Expression die Osteoklastenaktivität erhöht.

Molekularpathologie

Familiäre Häufungen kommen vor mit Hinweisen auf eine vermehrte, mit dem Chromosom 6 (HLA-Locus) assoziierte Erkrankungsempfindlichkeit. Neuere genetische Untersuchungen sprechen dafür, dass Suszeptibilitätsgene auf Chromosom 5 (5q35) und Chromosom 18 (18q23) existieren. Eine Beziehung zum gleichfalls auf Chromosom 18 (18q22.1) lokalisierten RANK-Gen besteht aber nicht.

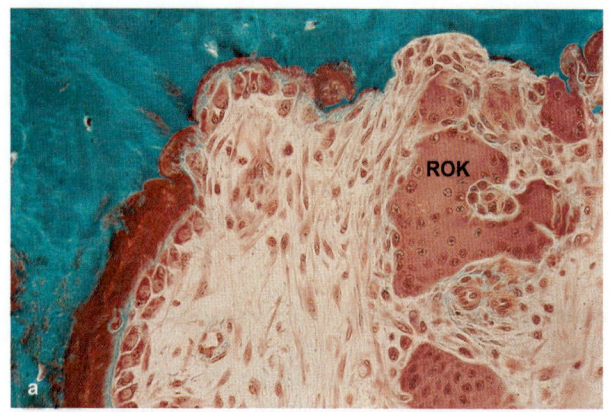

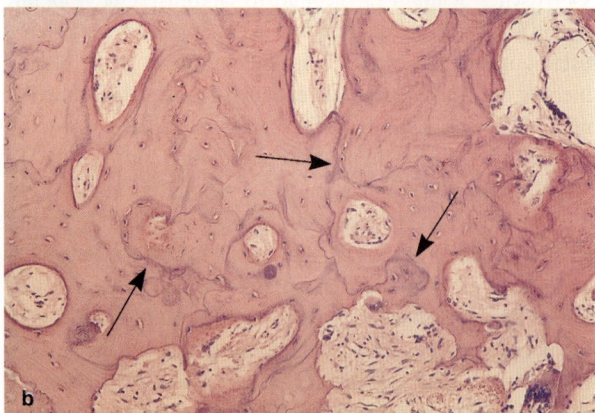

Abb. 44.10 Osteitis deformans. a Aktive Phase mit ausgeprägter osteoklastärer Knochenresorption mit teils bizarren Riesenosteoklasten (ROK) sowie reaktiven kubischen Osteoblastensäumen, die die Defekte mit neuem Osteoid (rot) ausfüllen. Die Markräume sind fibrosiert. Innerhalb der Markräume sind vermehrt Kapillaren zu erkennen. Unentkalkt, Goldner-Färbung, Vergr. 80-fach. **b** In der **Spätphase** ist als Resultat dieses überstürzten Umbaus eine mosaikartige Knochenstruktur mit irregulär angeordneten Kittlinien (Pfeile) erkennbar. Entkalkt, HE, Vergr. 25-fach.

Klinische Relevanz Bei 70–90% der Patienten verläuft die Erkrankung klinisch stumm. Sie wird meist zufällig bei einer Röntgenuntersuchung oder über eine ungeklärte Erhöhung der alkalischen Phosphatase entdeckt. Ist sie symptomatisch, stehen zu 80% Skelettschmerzen im Vordergrund, gefolgt von Deformierungen (15%) des Schädels und der gewichttragenden Röhrenknochen (Belastungsfolge mit anterolateraler Biegung; ➤ Abb. 44.11) sowie Frakturen (< 9%).

Der Verlauf ist in den meisten Fällen protrahiert ohne Einschränkung der Lebenserwartung. Eine seltene (< 1%), aber wichtige Komplikation ist die Entwicklung eines prognostisch ungünstigen sekundären Knochensarkoms, meist eines Osteosarkoms **(Paget-Sarkom).**

44.3 Generalisierte Osteopathien

Unter dieser Bezeichnung werden Skelettkrankheiten zusammengefasst, die durch endokrine Störungen oder metabolische Prozesse hervorgerufen werden. Sie befallen zwar das gesamte Skelett, sind jedoch in den belasteten Knochenabschnitten stärker ausgeprägt. Im Einzelnen unterscheidet man:
- Knochenatrophie/Osteoporose
- Rachitis und Osteomalazie (Vitamin-D-abhängig)
- parathormonabhängige Knochenkrankheiten
- renale Osteopathien.

Für das Osteopathieverständnis ist die Kenntnis des normalen Knochenumbaus („remodeling") wichtig (➤ Kap. 44.1.2).

44.3.1 Osteoporose

Definition und Ätiologie Charakteristikum dieser Gruppe von Krankheiten ist ein **Verlust an Knochenmasse,** der mit einer **Mikroarchitekturstörung** des Knochengewebes einhergeht und so eine verminderte Festigkeit und erhöhte Frakturanfälligkeit zur Folge hat. Das Ausmaß dieser Störungen wird von der bis etwa zum 30. Lebensjahr erworbenen Gesamtknochenmasse bestimmt, die zu etwa 70% genetisch festgelegt ist.

Ganz allgemein beruhen alle Formen der Osteoporose auf einem **gestörten Zusammenspiel von Osteoblasten, Osteozyten und Osteoklasten,** die nach neueren Studien bereits im 3. Lebensjahrzehnt beginnt, wofür in erster Linie eine – durch oxidativen Stress mitbedingte – Verkürzung der Lebensdauer der Knochenzellen verantwortlich ist. Daneben spielen Änderungen der Aktivität, der Rekrutierung und der Stimulierbarkeit dieser Zelltypen eine wesentliche Rolle. Einzelne dieser Aspekte können durchaus gegensätzlich beeinflusst werden. Zahlreiche Faktoren wie Zytokine (TNF-α, INF-γ, Il-1 und Il-6), Hormone (PTH, PTHrP, $1,25(OH)_2$-Vitamin-D_3, Östrogene und Androgene) oder Wachstumsfaktoren (FGF, PDGF, IGF, TGF-β) können dabei modulierend oder auslösend eingreifen. So führt die postmenopausale Verminderung der Östrogenproduktion zwar zu einer gesteigerten Rekrutierung von Osteoblasten und Osteoklasten, gleichzeitig verkürzt sich aber durch gegensätzliche Effekte auf die Induktion der Apoptose die Lebensdauer der Osteoblasten, während sich diejenige der Osteoklasten verlängert. Außerdem sinkt die osteoblastäre OPG-Produktion, die RANKL-Synthese steigt jedoch. Androgene zeigen generell ähnliche Wirkungen. Zusammengenommen führen diese Effekte deshalb zu einem Knochenmasseverlust, d.h. zur Osteoporose. Antikörper gegen RANKL (Denosumab) werden bereits bei der Therapie der Osteoporose eingesetzt, ebenso Substanzen, die den Kollagenabbau der Osteoklasten via Kathepsin-K-Inhibitoren verhindern.

Endokrine Faktoren spielen eine wesentliche Rolle für die normale Knochenbildung. Die **Östrogenreduktion in der Postmenopause** ist mitverantwortlich für die erheblich erhöhte Osteoporoseinzidenz bei älteren Frauen. Nach neueren Konzepten lässt sich sowohl die frühe akzelerierte (postmenopausale) als auch die späte langsame (senile) Phase der Osteoporose bei Frauen, teils aber auch bei Männern (durch reduzierte Konversion von Androgenen zu Östrogenen) auf eine Verminderung bioverfügbarer Östrogene zurückführen. Jugendliche entwickeln sehr selten eine Osteoporose.

44.3 Generalisierte Osteopathien

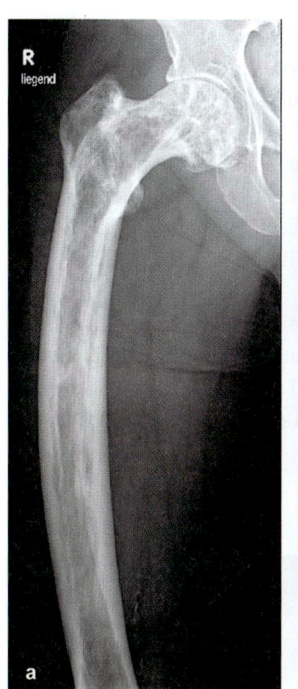

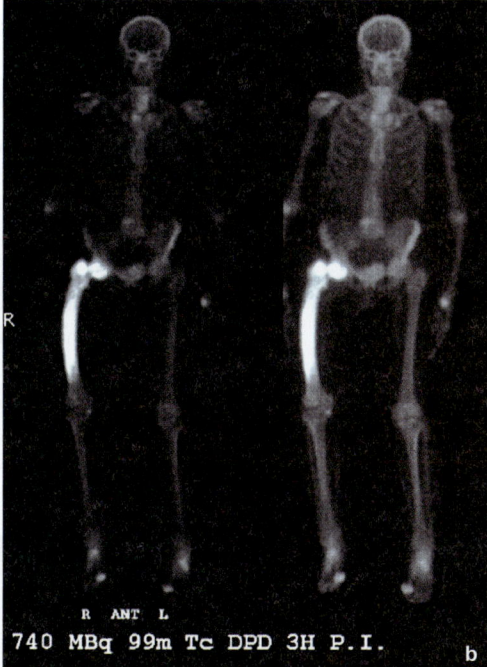

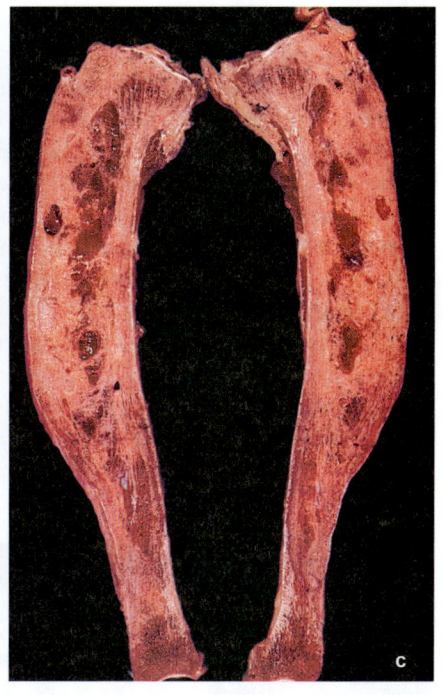

Abb. 44.11 Osteitis deformans. a Das Übersichtsbild (a.p.) zeigt eine deutliche Verbiegung des rechten Femurs einer 88-jährigen Frau. Sklerosierungen und Osteolysen verwischen die Grenzen zwischen Markraum und Kompakta. Die Kortikalis ist strähnig umgebaut und aufgeblättert. Die distalen Femurabschnitte sind typischerweise nicht betroffen. **b** Großflächige homogene Aktivitätsanreicherung in den proximalen vier Fünfteln des Femurs (die distale Epimetaphysenregion ist ausgespart). Aktivitätsanreicherungen sind sowohl in der Früh- als auch in der Spätphase (nach 3 h) sichtbar. (Aufnahmen a und b: A. Nidecker, Basel). **c** Sagittalschnitt durch die Tibia. Typische Verbiegung des Knochens nach ventral (hier: außen) mit Ausbildung einer Säbelscheidentibia mit grobsträhnigem Spongiosa- und Kompaktaumbau. Der distale Anteil ist typischerweise ausgespart.

Tab. 44.3 Einteilung der Osteoporose.

Primäre Osteoporose	• juvenile Osteoporose • postmenopausale Osteoporose • Altersosteoporose
Sekundäre Osteoporose (oft gemischte Ursachen)	• Steroidosteoporose • Inaktivitätsosteoporose • bei Hyperthyreose • bei Hypogonadismus • nach Thyroidektomie • nach Magenresektion • Medikamente

Außerdem können auch eine Thyreotoxikose, ein Hyperkortisolismus sowie ein längerfristiger Mangel an körperlicher Bewegung eine Osteoporose (**sekundäre Osteoporose**, > Tab. 44.3) verursachen. Schwerwiegende Ernährungsstörungen mit Protein-, Kalzium- und Phosphormangel, z.B. bei der Anorexia nervosa oder bei lang dauernden Hungerzuständen, können ebenfalls zu einer Osteoporose führen.

Primäre Osteoporose

Postmenopausale Osteoporose

Syn.: präsenile Involutionsosteoporose; Typ-I-Osteoporose
Epidemiologie Diese Form der Osteoporose ist wahrscheinlich die häufigste Skelettkrankheit und tritt vor allem bei Frauen jenseits des 50.–60. Lebensjahrs auf (etwa jede fünfte Frau ab dem 60. Lebensjahr ist betroffen). Insgesamt leiden ca. 7,5–10% der Gesamtbevölkerung in Deutschland an einer Osteoporose.

Pathogenese

Die genaue Ursache der Krankheit ist noch unbekannt, ein Zusammenhang mit der postmenopausal bedingten verminderten Bioverfügbarkeit von Östrogenen jedoch gesichert. Als weitere mögliche Ursache werden die Zunahme der Resorptionslakunentiefe, die Zunahme aktiver „Umbaueinheiten" (normal aktive Osteoklasten, weniger aktive Osteoblasten) und die bevorzugte Resorption bereits dünner Bälkchen diskutiert. Daraus resultieren schließlich Trabekelperforationen, die zu einem an der betreffenden Stelle irreversiblen Knochenverlust führen, da neuer Knochen nur an präexistenten Knochen angebaut werden kann.

Die postmenopausale Osteoporose geht mit einer Nettoresorptionserhöhung einher. Da die Umbauaktivität in der Spongiosa wesentlich höher ist als in der Kortikalis, sind die spongiosareichen Knochen wie die Wirbelkörper stärker betroffen (erhöhtes Frakturrisiko).

Morphologie

Charakteristisch ist der fortschreitende Verlust von Knochengewebe der Wirbelsäule, des Brustkorbs und des Beckens. Extremitätenskelett und Schädel bleiben weitgehend intakt. Röntgenmorphologisch stellt sich erst eine Reduktion der Knochenmasse von mehr als 30% als verminderte Dichte des spongiösen Knochens dar. Neuere densitometrische Verfahren können eine verminderte Knochendichte schon vor radiologischen Auffälligkeiten erfassen.

Zunächst werden die statisch am wenigsten belasteten Trabekel resorbiert sowie die Kortikalis insbesondere an der endostalen Oberfläche ausgedünnt (> Abb. 44.12a, b). Häufig kommt es zu Wirbelkörperkompressionsfrakturen. An der Brustwirbelsäule frakturieren die ventralen Wirbelkörperabschnitte entsprechend der dort stärkeren statischen Belastung und bilden **Keilwirbel**. Dies führt zu einer stärkeren Kyphose der Brustwirbelsäule.

Histologisch sieht man bei unentkalkter Kunststoffeinbettung erheblich verminderte und verschmälerte, gelegentlich perforierte oder mikrofrakturierte, oft isoliert liegende Knochenbälkchen ohne Verbreiterung der Osteoidsäume (> Abb. 44.12c, d).

Klinische Relevanz Kompressionsfrakturen der Wirbelkörper und Radiusfrakturen sind die häufigsten Komplikationen. Ein Größenverlust von bis zu 10 cm mit und ohne Schmerzen kommen vor. Kalzium, Phosphor und alkalische Phosphatase im Serum sind normal.

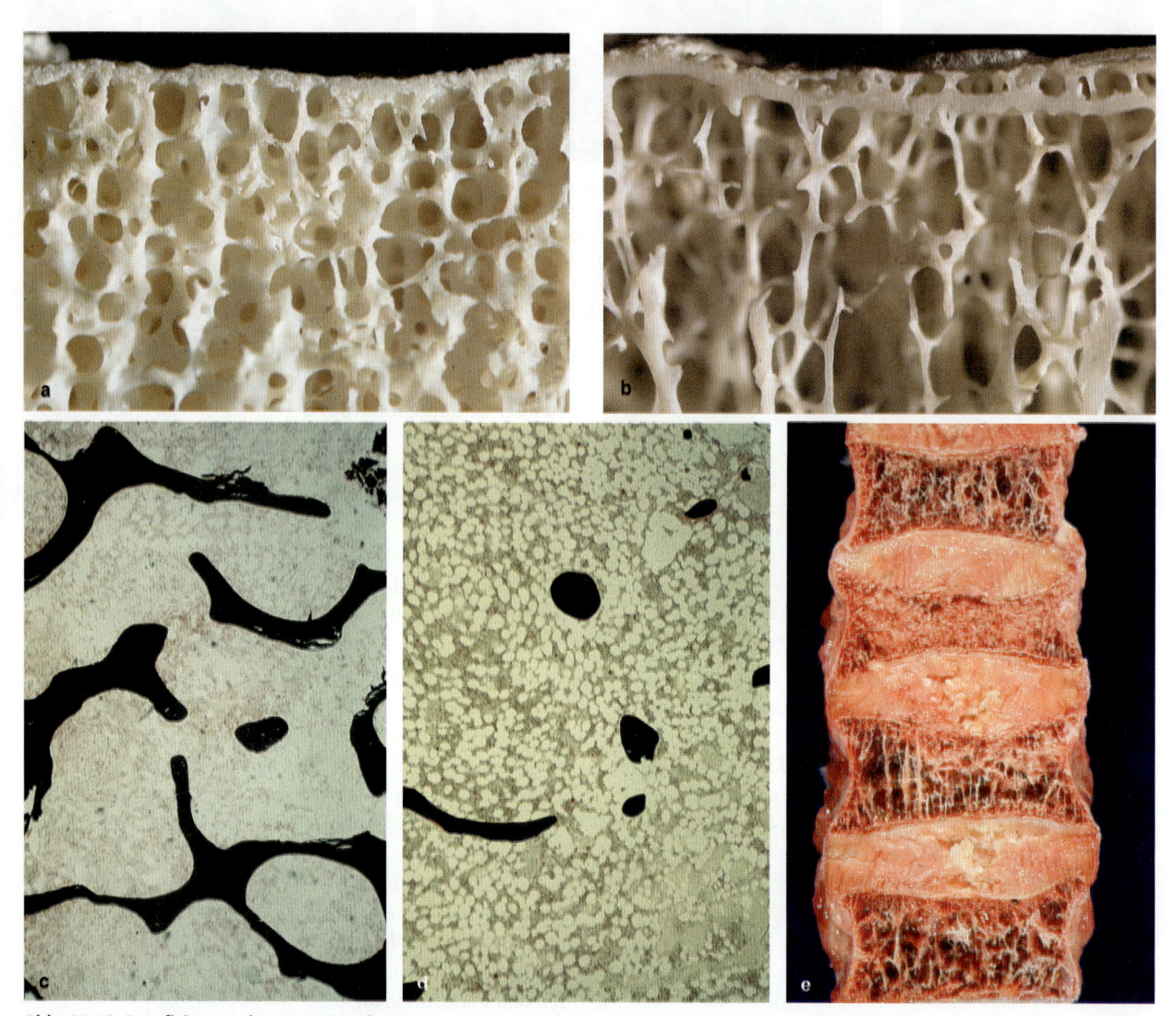

Abb. 44.12 Rarefizierung der Spongiosa bei Osteoporose. Wirbelsäulen-Mazerationspräparat. **a** und **c Normale Spongiosastruktur** eines knochengesunden jungen Erwachsenen (Makroskopie und Histologie). **b** und **d Osteoporose-Wirbel.** Die Makroskopie (b) zeigt deutlich rarefizierte horizontale Spongiosabälkchen mit Betonung der vertikalen belasteten Abschnitte. In der Histologie (d) sind zwischen den rarefizierenden Spongiosabälkchen Fettmark und blutbildendes Knochenmark zu erkennen. Von Kossa-Färbung, Vergr. 10-fach. **e Steroidosteoporose.** Fischwirbelartige Deformierung der Lendenwirbelsäule mit Kompressionsfraktur von LWK 2. Ausgeprägte Rarefizierung der Spongiosabälkchen der übrigen Lendenwirbelkörper mit deutlicher Prominenz der vertikalen, stärker belasteten Trabekel.

Senile Involutionsosteoporose

Syn.: Altersosteoporose, Typ-II-Osteoporose
Definition Als Altersosteoporose bezeichnet man die im höheren Lebensalter auftretende Verminderung der Knochenmasse des Skeletts. Diese ist mit der altersbedingten Atrophie anderer Organe zu vergleichen.

Pathogenese
Pathogenetisch handelt es sich um eine reduzierte Aktivität der Osteoblasten in Kombination mit einem leichten sekundären Hyperparathyreoidismus, der sich infolge einer nachlassenden Nierenfunktion mit verminderter Bereitstellung von Ca^{2+} entwickelt (tubulärer Ca^{2+}-Verlust sowie verminderte enterale Ca^{2+}-Resorption aufgrund reduzierter Vitamin-D-Hydroxylierung in der Niere).

Morphologie
Radiologisch ist eine diffuse Aufhellung des gesamten Skeletts nachzuweisen, die im Gegensatz zur postmenopausalen Osteoporose nicht auf das Stammskelett konzentriert ist.

Klinische Relevanz Die Krankheit bleibt lange stumm. Häufig führen erst Frakturen (v.a. Schenkelhals- und meist keilförmige Wirbelkörperfrakturen) zur Diagnose.

Sekundäre Osteoporose

Steroidosteoporose

Steroide hemmen direkt die Proteinsynthese der Osteoblasten. Daher entwickelt sich beim endogenen Hyperkortisolismus (Morbus Cushing) und dosisabhängig bei der Steroidtherapie eine Osteoporose durch Verminderung des Knochenanbaus. Die Knochenresorption wird nicht beeinflusst. Die Veränderungen sind in den Wirbelkörpern besonders ausgeprägt. Charakteristisch sind eine muldenförmige Eindellung der Grund- und Deckplatte sowie extrem dünne, unvernetzte Spongiosabälkchen. Es bilden sich **Fischwirbel**. In fortgeschrittenen Stadien kommt es zu Kompressionsfrakturen der Wirbelkörper (➤ Abb. 44.12e).

Osteoporose bei Hyperthyreose

Die Hyperthyreose führt zwar durch direkte Aktivierung der Osteoblasten zu einer Erhöhung der Knochenbildung, die gleichzeitige Stimulation der Knochenresorption überwiegt aber, sodass eine negative Knochenbilanz entsteht. Ähnliche Befunde wurden auch nach therapeutischer Schilddrüsenhormongabe beobachtet.

Immobilisierungsosteoporose

Bei einer Immobilisierung des gesamten Skeletts oder eines Skelettabschnitts entwickelt sich nach einiger Zeit eine Knochenatrophie. Bei viermonatiger Bettruhe kommt es zu einem ca. 15%igen Verlust der Knochenmasse. Ähnliche Veränderungen ergeben sich unter den Bedingungen der Schwerelosigkeit. Pathogenetisch ist dies darauf zurückzuführen, dass der normale An- und Umbau des Knochens durch die mechanische Belastung über das Osteozytensynzytium aktiviert wird. Selten kann eine Hyperkalzämie mit Hyperkalzurie und Nierensteinen auftreten.

44.3.2 Vitamin-D-abhängige Osteopathien

Dazu gehören die **Rachitis** des Säuglings und des Kleinkindes sowie die **Osteomalazie** des Erwachsenen. Beide sind histologisch durch eine Vermehrung unverkalkter Knochengrundsubstanz, eine **Osteoidose,** charakterisiert. Darüber hinaus beeinflusst Vitamin D positiv Funktion und Stärke der Skelettmuskulatur (zunehmende Sturzneigung im Alter bei Vitamin-D-Mangel).

Rachitis

Epidemiologie und Ätiologie Die Rachitis ist eine Krankheit der ersten Lebensmonate, die durch eine ungenügende Vitamin-D-Zufuhr mit der Nahrung oder eine ungenügende Bildung von Vitamin D in der Haut bei fehlender Sonneneinstrahlung hervorgerufen wird. In Europa ist sie heute durch eine konsequente Vitamin-D-Gabe in den ersten Lebensmonaten praktisch eliminiert, in Gebieten mit Mangelernährung wird die Rachitis jedoch häufig beobachtet.

Pathogenese
Der Vitamin-D_3-Mangel führt zu einer verminderten Resorption von Kalzium und Phosphat aus dem Dünndarm sowie zu einer Beeinträchtigung der Synthese des Kalziumtransportproteins. Im Knorpel kommt es zu einer Reduktion der Kollagen- und Proteoglykansynthese sowie zu einer verminderten proteolytischen Aufspaltung der Knorpelgrundsubstanz und zu einer reduzierten Mineralisierung besonders des epiphysären Blasenknorpels und der primären Spongiosa. Dadurch wird die Knorpelresorption verzögert.

Morphologie
Die Wachstumszone insbesondere der langen Röhrenknochen ist irregulär gestaltet und stark aufgetrieben. Säulen- und Blasenknorpelzone sind erheblich verbreitert. Der proliferierte Knorpel wird nicht abgebaut und führt zu einer Auftreibung der Wachstumsfugen (➤ Abb. 44.13). Das Osteoid der primären

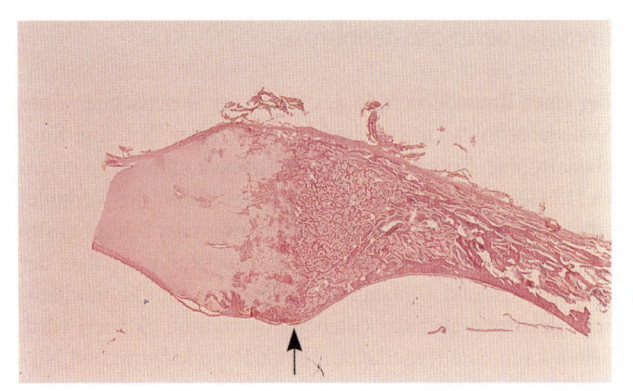

Abb. 44.13 Rachitis. Übersicht über die Knorpel-Knochen-Grenze der Rippe. Kugelige Auftreibung der Knorpel-Knochen-Grenze mit unregelmäßiger Grenzlinie (Pfeil) zwischen Knorpel links und Knochen rechts (klinisch-makroskopisch dem rachitischen „Rosenkranz" entsprechend). Vereinzelt in den Knorpel vordringende Gefäßsprossen. Völlig unregelmäßige Anordnung der an den Knorpel angrenzenden Spongiosa. HE, Vergr. 1,2-fach.

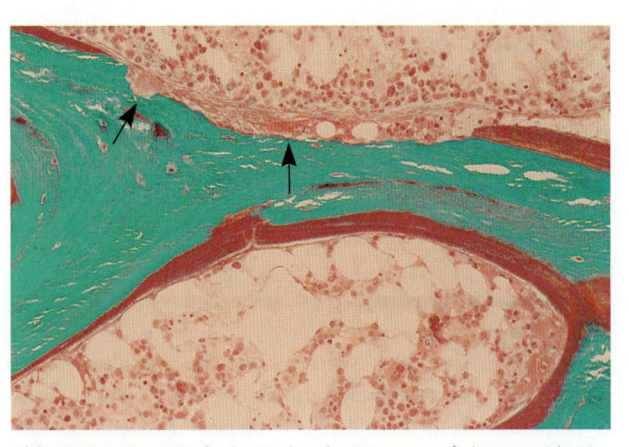

Abb. 44.14 Osteomalazie. Stark verbreiterte, rot gefärbte osteoide Säume (Oberflächenosteoidose) bei Osteomalazie. In der oberen Bildhälfte ist eine breitflächige, teils von Osteoklasten besetzte flache Resorptionslakune (Pfeile) zu erkennen, die einer gesteigerten Knochenresorption bei sekundärem Hyperparathyreoidismus entspricht (Folge der verminderten enteralen Kalziumaufnahme bei Vitamin-D-Mangel). Goldner, unentkalkte Kunststoffeinbettung, Vergr. 50-fach.

Knorpelbälkchen wird nicht mineralisiert. Dadurch entsteht eine breite Zone nichtverkalkter Grundsubstanz, das **„Chondroosteoid"**. Auch an der Spongiosa findet sich eine ausgeprägte Osteoidose.

Klinische Relevanz Das Längenwachstum ist vermindert **(rachitischer Zwergwuchs)**, die infolge mangelhafter Mineralisierung nicht voll belastbaren Röhrenknochen sind verbogen. Die ungenügende Mineralisierung der Wirbelkörper bedingt eine Verkrümmung der Wirbelsäule **(Kyphoskoliose).**

Osteomalazie

Definition und Epidemiologie Die Osteomalazie ist eine generalisierte Skeletterkrankung mit unzureichender Mineralisierung der Knochengrundsubstanz, die nach Abschluss des Skelettwachstums auftritt.

Pathogenese
Ursachen sind eine verminderte Vitamin-D-Aufnahme mit der Nahrung, eine verminderte intestinale Vitamin-D-Resorption bei Malassimilationssyndrom (z.B. bei der einheimischen Sprue, nach Dünndarm- oder Magenteilresektion, bei Gallensäuremangel oder chronischer Pankreatitis), Leber- und Nierenerkrankungen, die über eine Hydroxylierungsstörung des resorbierten Vitamins zu einer Osteomalazie führen, sowie mit dem hepatischen Vitamin-D-Stoffwechsel interferierende Antiepileptika. Nach einer Bestandsaufnahme aus dem Jahr 2008 muss in Deutschland bei etwa 45% der erwachsenen Bevölkerung von einer Vitamin-D-Untervorsorgung (< 50 nmol/l) ausgegangen werden, bei zusätzlich 15% von einem echten Vitamin-D-Mangel (< 25 nmol/l).

Morphologie
Das **histologische** Charakteristikum ist die Osteoidvermehrung **(Osteoidose)**. Die Trabekel sind erheblich verbreitert und bestehen überwiegend aus Osteoid. Auch die Resorptionslakunen sind mit nicht mineralisierter Grundsubstanz gefüllt. Die verminderte enterale Kalziumaufnahme (ebenfalls Vitamin-D-abhängig!) kann zu einem sekundären Hyperparathyreoidismus mit Fibroosteoklasie führen (➤ Abb. 44.14).

Klinische Relevanz Knochendeformierungen (Glockenthorax und Kyphoskoliose) und unspezifische Skelettschmerzen können auftreten. Die diagnostische Sicherung ist besonders bei mildem klinischem Erscheinungsbild oft nur mit einer **Beckenkammbiopsie** möglich.

44.3.3 Parathormonabhängige Osteopathien

Das Parathormon hat eine zentrale Bedeutung bei der Regulation des Kalziumstoffwechsels. Eine Überproduktion von Parathormon (Hyperparathyreoidismus) verursacht eine vermehrte Kalziummobilisierung aus dem Knochen. Man unterscheidet den **primären** und den **sekundären Hyperparathyreoidismus** (➤ Kap. 15.3).

Sekundärer Hyperparathyreoidismus und renale Osteopathie

Hierbei handelt es sich um eine regulative Überfunktion der Nebenschilddrüsen als Folge einer länger dauernden Senkung des Serumkalziumspiegels, oft in Kombination mit Störungen des Vitamin-D-Stoffwechsels. Häufigste Ursache ist die **chronische Niereninsuffizienz,** in deren Folge es zu tubulärem

Ca²⁺-Verlust sowie über eine Verminderung der renalen Hydroxylierung von 25-Vitamin-D in Position 1 zu einem Mangel an 1,25-Vitamin-D$_3$ kommt. Das hat eine Mineralisierungsstörung sowie eine verminderte enterale Kalziumresorption mit konsekutiver Stimulation der Nebenschilddrüsen zur Folge. Daraus resultiert das morphologische Bild der **renalen Osteopathie,** das nur **bioptisch** (unentkalkte Beckenkammhistologie) in seinen verschiedenen Manifestationen erfasst werden kann. Diese bestehen aus der Kombination einer Osteoidose und einer tunnelierenden Fibroosteoklasie, d.h. einer ausgeprägten, die Knochentrabekel teils tunnelartig aushöhlenden Knochenresorption.

44.4 Aseptische Knochennekrosen

Die aseptischen Knochennekrosen gehen meist auf **Zirkulationsstörungen** zurück. **Ursachen** sind intraossäre Druckerhöhungen mit Störungen des venösen Abflusses, Thrombosen oder Embolien. Daneben können Nekrosen hervorgerufen werden durch Traumen, die Therapie angeborener Hüftgelenkluxationen, das Cushing-Syndrom, Steroidgaben, Tumoren, Röntgen- oder Isotopenbestrahlung, Speicherkrankheiten sowie die Caisson-Krankheit. Bei Jugendlichen ist die Ursache häufig nicht zu eruieren (idiopathische Nekrose).

Um das vielschichtige Bild der Knochennekrosen zu systematisieren, hat sich die Einteilung in die juvenile und die adulte Form bewährt. Diese können dann weiter in symptomatische und idiopathische Formen unterteilt werden.

44.4.1 Juvenile Knochennekrosen

Juvenile Knochennekrosen sind **idiopathische** Knochennekrosen, die anhand ihrer Lokalisation unterschieden werden und jeweils nach dem Erstbeschreiber benannt sind. Von der Vielzahl der Krankheitsbilder sind nur die wichtigsten und häufigsten hier aufgeführt.

Morbus Perthes

Der Morbus Perthes ist eine aseptische Knochennekrose der Epiphyse des Hüftkopfes, die meist zwischen dem 4. und 12. Lebensjahr auftritt (Inzidenz: 10 pro 10.000 Kinder) und bei Jungen 4-mal häufiger ist als bei Mädchen. Als Ursache wird eine entwicklungsbedingte Mangeldurchblutung diskutiert, bei der genetische Faktoren eine Rolle spielen (35-mal höheres Risiko für Verwandte 1. Grades).

Durch den Zusammenbruch des Hüftkopfes kann sekundär eine schwere Koxarthrose entstehen.

Osteochondrosis dissecans

Als Osteochondrosis dissecans wird die intraartikuläre Absprengung (durch eine Ermüdungsfraktur) eines gelenkknorpeltragenden Knochenfragments bezeichnet, das als freier Gelenkkörper („Gelenkmaus") in das Gelenk gelangt. Am häufigsten sind Knie-, Ellenbogen- und (seltener) das Hüftgelenk von Jugendlichen betroffen.

Sonstige Formen

Weitere aseptische Knochennekrosen finden sich am Os naviculare pedis (Morbus Köhler I), Os metatarsale II (Morbus Köhler II) und Os lunatum der Handwurzel (Morbus Kienböck). Der Morbus Osgood-Schlatter ist eine Nekrose der Tibiaapophyse, die traumatisch oder anlagebedingt sein kann.

44.4.2 Aseptische Knochennekrosen im Erwachsenenalter

Unter den **idiopathischen** Formen hat die aseptische Nekrose des Femurkopfs in letzter Zeit an Bedeutung gewonnen. Besonders eindrucksvoll ist das floride Stadium mit ausgedehnten halbmondförmigen subchondralen Knochen- und Markraumnekrosen und der konsekutiven Abscherung der Gelenkfläche (➤ Abb. 44.15).

Die wichtigste **sekundäre Form** ist die **Steroidnekrose** infolge einer hochdosierten oder lang dauernden Steroidtherapie oder eines endogenen Hyperkortisolismus (Morbus Cushing). Diese Nekrosen findet man besonders am Femurkopf sowie an den langen Röhrenknochen an der Grenze zwischen Meta- und Diaphyse. Als Ursachen werden lokale Thromben bzw. Thromboembolien oder steroidbedingte Veränderungen der Venenwand mit konsekutiver Drosselung des Blutabflusses und intraossärer Druckerhöhung diskutiert.

Bei der **Taucher-** oder **Caisson-Krankheit** kommt es zu Knochennekrosen v.a. in der proximalen Humerusepiphyse oder in den Epiphysen des proximalen Femurs und der Tibia mit sekundären Arthrosen (➤ Kap. 51.1.3). In Ausnahmefällen können im Randbereich dieser Areale Sarkome (Osteosarkom, malignes fibröses Histiozytom/pleomorphes Sarkom) entstehen.

44.5 Fraktur und Frakturheilung

44.5.1 Frakturen

Eine Fraktur ist eine Trennung des Zusammenhangs des Knochens mit Bildung von Knochenbruchstücken. Man unterscheidet folgende Arten von Frakturen:
- **Traumatische Fraktur:** Bei äußerer Gewalteinwirkung kann es zu Biegungs- und Schubkräften kommen, die die

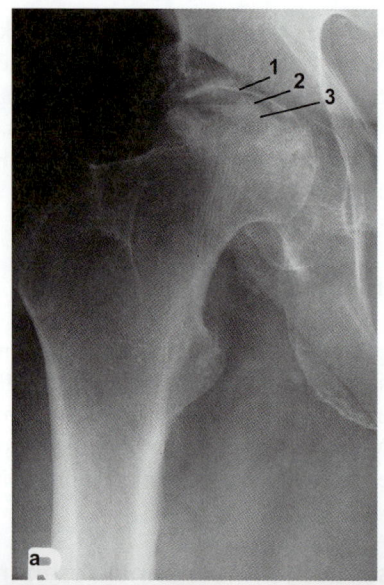

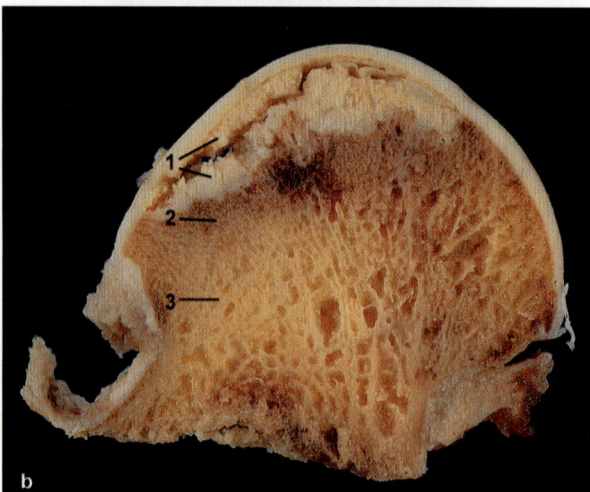

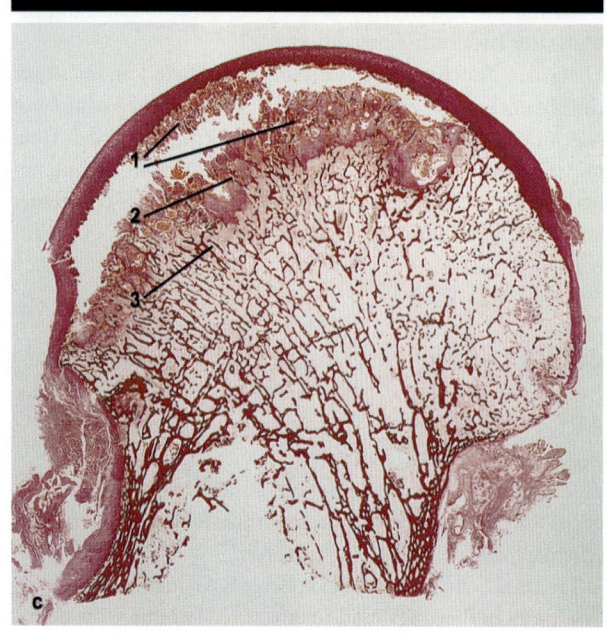

Elastizitätsgrenze des Knochens überschreiten und zu einer Knochenfraktur führen.
- **Ermüdungsfraktur:** Eine chronische mechanische Überlastung kann zur Fraktur führen. Ein Beispiel hierfür ist die „Marschfraktur" der Mittelfußknochen.
- **Pathologische Fraktur:** Spontanfraktur eines pathologisch veränderten Knochens (z.B. Knochenmetastase, ➤ Kap. 44.6.7) ohne übermäßige Belastung und ohne äußere Gewalteinwirkung.

44.5.2 Frakturheilung

Unter Frakturheilung versteht man die adaptiven Mechanismen des Organismus zur Wiederherstellung der mechanischen Stabilität des Knochens. Die Art der Frakturheilung ist abhängig von der Stellung der Frakturenden. Bei optimal adaptierten Frakturenden kommt es zum direkten Durchbau des neu gebildeten Knochens über den Frakturspalt hinweg. Man spricht dann von einer **primären** Frakturheilung. Bei dehiszentem Frakturspalt bildet sich zunächst Kallusgewebe mit anschließender **sekundärer** Frakturheilung.

Primäre Frakturheilung

Bei stabiler Verbindung der Frakturenden und Fixation unter Druck kommt es zur Frakturheilung ohne Kallusbildung. Dabei werden 2 **Formen** unterschieden:
- Die **Spaltheilung** ist durch einen schmalen Spalt zwischen den Frakturenden gekennzeichnet, der innerhalb von 3–4 Wochen von Granulationsgewebe überbrückt wird. Die Fibroblasten wandeln sich (unter dem Einfluss lokaler Wachstumsfaktoren der Knochenmatrix) zu Osteoblasten um und bilden Faserknochen, der sekundär zu Lamellenknochen umgebaut wird.
- Zur **Kontaktheilung** kommt es bei direktem Kontakt zwischen den Frakturenden analog zur normalen Bildung kortikaler Osteone. Dabei schieben sich Osteoklasten aus eröffneten Havers-Kanälen in die gegenüberliegende

Abb. 44.15 Femurkopfnekrose. a Röntgenübersicht. Abflachung des Gelenkkopfes sowie deutliche Verdichtung der Knochenstruktur unterhalb der Gelenkfläche (1). Daran schließt sich ein schmaler Aufhellungssaum (2) an, unter dem wiederum eine verdichtete bandartige Zone (3) zu erkennen ist. **b** Auf der **Sägeschnittfläche** des Resektats erkennt man eine breite, unterhalb der Gelenkfläche liegende gelbliche Nekrosezone (1). Die Gelenkfläche selbst ist durch eine Spaltbildung vom darunterliegenden Knochen abgehoben. In der Tiefe schließt sich eine bräunlich verfärbte, bandartige Zone (2) an, die in leicht rarefizierte Spongiosa (3) übergeht. **c Großflächenschnitt.** Die subchondrale Nekrose mit Abhebung der Gelenkfläche ist deutlich zu erkennen (1). Die darunterliegende bandförmige, rötliche Zone (2) entspricht nekrotischem Knochen- und Markraumgewebe, das sekundär hypermineralisiert. Daran schließt sich eine reaktive Zone mit Markraumfibrose und Knochenneubildung (3) an. HE, Vergr. 1,2-fach.

Frakturfläche als „Bohrkopf" vor. Die nachfolgenden Osteoblasten mit begleitendem lockerem Bindegewebe und einer zentralen Kapillare tapezieren den Resorptionskanal mit Osteoid aus, sodass die Stabilität wiederhergestellt ist. Im Prinzip gleicht dieser Vorgang dem normalen Remodeling in der Kortikalis. Diese Situation liegt z.B. nach einer **Osteosynthese** vor, bei der mit Metallplatten und Schrauben die Frakturenden aufeinandergepresst werden.

Sekundäre Frakturheilung

Bei breiterem Frakturspalt verläuft die Knochenheilung in mehreren Schritten. Man spricht deshalb von sekundärer Frakturheilung. Zunächst entsteht ein **Frakturhämatom im Frakturspalt** und in den angrenzenden Weichteilen, das innerhalb von 1–2 Wochen von einem Granulationsgewebe organisiert wird **(bindegewebiger Kallus).** Am frakturierten Ende wird der Knochen auf ca. 1–2 mm nekrotisch und dann osteoklastisch resorbiert. Wenn die mechanischen Verhältnisse im Frakturspalt stabil sind, folgt eine desmale Faserknochenbildung **(Knochenkallus)** mit anschließender lamellärer Umwandlung.

Bei noch bestehender Beweglichkeit zwischen den Frakturenden entsteht zunächst – wohl wegen der schlechteren Blutversorgung – bradytropher Faserknorpel (➤ Abb. 44.16). Dieser Knorpelkallus wird innerhalb von 4–6 Wochen knöchern umgewandelt. Die Kortikalis an den Frakturenden ist durch zahlreiche Resorptionskanäle zunächst deutlich aufgelockert. Durch fortwährenden Knochenumbau entsteht schließlich wieder der endgültige lamelläre Knochen.

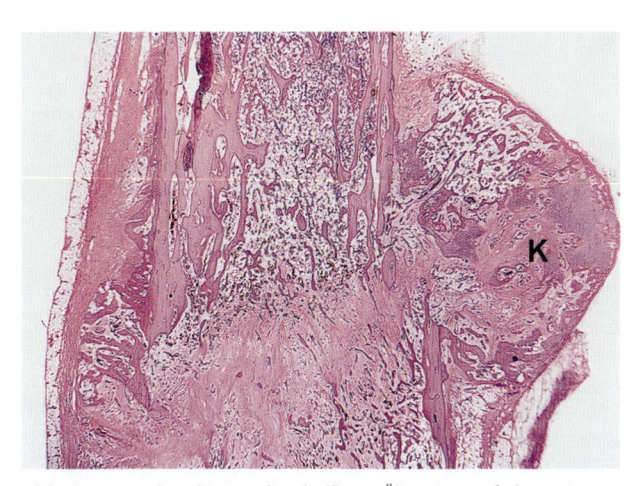

Abb. 44.16 Sekundäre Frakturheilung. Ältere Rippenfraktur mit quer zur Längsachse verlaufender Frakturlinie, die mit fibrösem Bindegewebe ausgefüllt ist. Die Kortikalisstümpfe sind gegeneinander verschoben und durch sekundäre osteoklastäre Knochenresorption aufgelockert. Vom Periost ausgehend, erkennt man eine ausgedehnte Kallusbildung mit größeren bläulichen Knorpelbezirken (K), die sekundär enchondral ossifiziert werden. HE, Vergr. 1,2-fach.

Komplikationen der Frakturheilung

- **Infektion:** Die bakterielle Infektion ist die wichtigste Komplikation der offenen und der osteosynthetisch versorgten Frakturen (➤ Kap. 44.2.1).
- **Pseudarthrose:** Bei starker Beweglichkeit der Frakturenden, ungenügender knöcherner Überbrückung oder zu früher Belastung kommt es nur zur Bildung von faserreichem Bindegewebe, das nicht in Knochenkallus umgewandelt werden kann. Ein bindegewebiger Verschluss der Markräume führt zu einem „Falschgelenk" mit zentralem Spalt und entsprechender Beweglichkeit.
- **Überschießender Kallus (Callus luxurians):** Die Kallusbildung kann sich bis weit in die angrenzenden Weichteile ausdehnen, z.B. bei Osteogenesis imperfecta (➤ Kap. 5.3.1). Folge ist eine schmerzhafte Bewegungseinschränkung. Außerdem ist die statische Funktion minderwertig.
- **Knochennekrosen:** Diese entstehen im Frakturbereich aufgrund von Durchblutungsstörungen infolge traumatischer Gefäßschäden. Ein Beispiel ist die Femurkopfnekrose nach Schenkelhalsfraktur.

44.6 Tumoren des Knochens

Die Tumoren des Skeletts können in primäre Knochentumoren (benigne und maligne) sowie sekundäre Tumoren (Skelettmetastasen) eingeteilt werden. Skelettmetastasen sind etwa 2,5-mal häufiger als primäre maligne Knochentumoren.

Primäre Tumoren des Skeletts sind selten. Benigne Tumoren sind ca. 3- bis 4-mal häufiger als maligne. Maligne Knochentumoren machen rund 0,5% aller malignen Tumoren aus (das Plasmozytom, das traditionsgemäß zu den Tumoren des hämatopoetischen Systems gezählt wird, ist dabei nicht berücksichtigt). Betroffen sind vor allem Kinder und Jugendliche, bei denen fast 50% aller primären malignen Knochentumoren auftreten, vor allem das Ewing-Sarkom und das Osteosarkom. Therapieresistente, über 3 Wochen anhaltende Skelettschmerzen sind in dieser Altersgruppe deshalb immer tumorverdächtig! Bei Tumorverdacht im Erwachsenenalter müssen zunächst die sehr viel häufigeren Metastasen ausgeschlossen werden.

Primäre Knochentumoren bestehen aus neoplastisch transformierten skelettalen Mesenchymzellen, die sich in osteo-, chondro- und/oder fibroblastische Richtung differenzieren können. Zusätzlich kommen Mischdifferenzierungen vor. Damit ergeben sich **benigne und maligne knochen-, knorpel- und faserbildende Tumoren.** Die Histiozyten und histiozytären Riesenzellen in den Knochentumoren sind meist reaktiver Natur. Wenn sie primär vermehrt auftreten, liegt ein Tumor aus der Gruppe der fibrohistiozytären Tumoren vor.

Daneben gibt es **tumorähnliche Knochenläsionen.** Hierunter werden Krankheitsbilder zusammengefasst, die klinisch-radiologisch zwar den Aspekt eines Knochentumors zeigen, nach ihrem biologischen Verhalten jedoch keine echten Neoplasien sind.

Praktisch alle Knochentumoren und tumorähnlichen Läsionen kann man nur mit einer **bioptische Untersuchung** diagnostizieren. In die histologische Beurteilung sollte man immer auch das **Röntgenbefund** (Übersichtsbild in 2 Ebenen) einbeziehen, da eine Biopsie meist nur einen kleinen Ausschnitt aus einem heterogen aufgebauten Tumor wiedergibt, dessen biologisches Verhalten gegenüber der Umgebung aus dem Röntgenbild (Makroskopie-Ersatz!) oft wesentlich besser ersichtlich ist.

Die WHO unterscheidet **über 60 verschiedene Entitäten.** Wesentliche Hinweise auf die jeweilige Tumorentität lassen sich bereits durch Berücksichtigung des Alters und der Lokalisation im Knochen (Epi-, Meta- oder Diaphyse) gewinnen. Wegen der Seltenheit und morphologischen Vielfalt von Knochentumoren sollte man Diagnostik und Therapie nur in Zusammenarbeit mit einem spezialisierten Zentrum und im Rahmen von Therapiestudien durchführen. Nachfolgend werden die wichtigsten Tumorformen besprochen. ➤ Tab. 44.4 zeigt eine Synopsis der wichtigsten primären Knochentumoren und tumorähnlichen Läsionen.

Tab. 44.4 Synopsis der primären Tumoren des Knochens (basierend auf den Daten des Basler Knochentumor-Referenzzentrums).

Tumor M : F mittleres Durchschnittsalter Ø	Hauptlokalisation	Dignität	Charakteristika			Therapie
			makroskopisch	histologisch	radiologisch	
Osteoidosteom M : F = 2 : 1 Ø-Alter: 19 J. 80% < 20. LJ	Femur, Tibia, Hände und Füße (kleine Röhren- knochen)	benigne	bräunlicher spongiöser Herd, sklerosierte Kortikalis	Osteoblasten, Faserknochen, Riesenzellen	Sklerose, Nidus (Schaftende der Röhrenknochen)	Nidusentfernung
Osteoblastom M : F = 3 : 1 Ø-Alter: 20 J.	Wirbelsäule (35%), Femur, Tibia	benigne	blutreiches bröckeliges Gewebe	Osteoblasten Riesenzellen Faserknochen	lytischer Herd mit sklerotischer Randzone	vollständige Tumorentfernung (Kürettage)
Osteosarkom M : F = 1,1 : 1 Ø-Alter: 19 J. 70% bis 30. LJ 50% 10.–20. LJ	Femur, Tibia (60%: Knie!), Humerus	hochmaligne	grauweißer Tumor	atypische, Osteoid bildende Zellen	**metaphysäre** unscharfe Sklerose und/oder Osteolyse, Periostreaktion (Spiculae)	prä- und postoperative Chemotherapie Resektion
Osteochondrom M : F = 2 : 1 Ø-Alter: 17 J. 70% bis 30. LJ 50% 10.–20. LJ	Femur, Tibia, Humerus	benigne	Knochensporn mit Knorpelkappe	Aufbau aus 3 Zonen: hyaliner Knorpel, verzerrte enchondrale Ossifikation, spongiöser Knochen	**metaphysäre** gestielte oder breitbasige, in den ortsständigen Knochen übergehende Formation	chirurgische Abtragung an der Ansatzstelle
Enchondrom M : F = 0,9 : 1 Ø-Alter: 38 J. 60% 20.–50. LJ	Hände und Füße (kleine Röhrenknochen (60%), Femur, Humerus	benigne	glasig	reifes Knorpelgewebe	lobulierte Osteolysen mit ringförmigen Verkalkungen im Schaftbereich	lange Röhrenknochen: bei Beschwerden Kürettage, besser En-bloc-Resektion; sonst nur Kontrolle; kleine Röhrenknochen: Kürettage
Chondroblastom M : F = 2 : 1 Ø-Alter: 20 J. 75% bis 30. LJ 50% 10.–20. LJ	Femur, Tibia, Humerus	benigne	graurosa, blutig, (tastbare) Verkalkungen	große, gut begrenzte Zellen mit Kerneinbuchtungen, chondroosteoide Matrix, Riesenzellen	scharf begrenzte, **epiphysäre**, exzentrische Osteolyse mit Sklerosesaum	Kürettage
Chondromyxoidfibrom M : F = 1,6 : 1 Ø-Alter: 23 J. 80% < 40. LJ 50% 10.–30. LJ	Tibia, Femur Becken, kleine Röhrenknochen	benigne	grauweiß, teils glasig, lobuliert, scharf begrenzt	chromatindichte, teils bizarre Kerne, Hyperzellularität in der Peripherie, Riesenzellen knorpelig-myxoide Grundsubstanz	scharf begrenzte, exzentrische, lobulierte Osteolyse **metadiaphysär** mit Kortikalisarrosion	En-bloc-Resektion, da rezidivfreudig
Chondrosarkom M : F = 1,4 : 1 Ø-Alter: 46 J. 60%: 20.–60.LJ	Femur, Becken, Humerus	meist niedrigmaligne	grauweiß, glasig, Verkalkungen	zelldichtes Gewebe mit je nach Malignitätsgrad zunehmenden Atypien bei abnehmender Differenzierung der Knorpelmatrix	expansive bis mottenfraßartige **metadiaphysäre** Osteolysen mit Verkalkungen und Kompaktadestruktion	Resektion, malignitätsabhängig GI–GIII

Tab. 44.4 Synopsis der primären Tumoren des Knochens (basierend auf den Daten des Basler Knochentumor-Referenzzentrums). (Forts.)

Tumor M : F mittleres Durchschnittsalter Ø	Hauptlokalisation	Dignität	Charakteristika			Therapie
			makroskopisch	histologisch	radiologisch	
dedifferenziertes Chondrosarkom M : F = 1,8 : 1 Ø-Alter: 55 J. 65% > 50. LJ	Femur, Becken	hochmaligne	lobuliertes Knorpelgewebe neben grauweißen bis rotbräunlichen, fischfleischartigen Arealen	gut differenziertes Chondrosarkom getrennt von anderer, hochmaligner Sarkomkomponente	gut begrenzte Osteolyse mit stippchenartiger Verkalkung, übergehend in unscharf begrenzte Osteodestruktion	Resektion und Chemotherapie (schlechte Prognose)
Klarzellchondrosarkom M : F = 3,3 : 1 Ø-Alter: 36 J. 75% < 45. LJ	Femur, Humerus, Becken	niedrigmaligne	grauweiß, teils kalzifiziert, eingeblutet	große, helle Zellen, kleine zentrale Kerne, herdförmig Knorpelmatrixbildung und (reaktive?) Osteoidablagerungen, Riesenzellen	**epiphysäre**, selten expansive, gut begrenzte Osteolyse	Resektion
mesenchymales Chondrosarkom M : F = 0,6 : 1 Ø-Alter: 30 J.	Wirbelsäule (inkl. paravertebrale Weichteile) Femur	hochmaligne	graurosa, teils verkalkt, selten knorpelig-glasige Anteile, eingeblutet	runde bis spindelige atypische Zellen neben gut differenzierten Knorpelinseln	unscharfe, destruktive Osteolyse mit irregulärer Verkalkung	Resektion, Chemotherapie
Riesenzelltumor M : F = 1 : 1 Ø-Alter: 31 J. 55% 20.–40. LJ	Femur, Tibia, Wirbelsäule Becken	intermediär (Lungenmetastasen möglich)	braunes, weiches, blutig imbibiertes Gewebe	Riesenzellen mononukleäre Histiozyten, Siderin	exzentrische, unscharfe **epimetaphysäre** Osteolyse	Kürettage und Knochenzementplombe
Ewing-Sarkom, peripherer neuroektodermaler Tumor des Knochens (PNET) M : F = 1,5 : 1 Ø-Alter: 17 J. 50% 10.–20. LJ 90% < 30. LJ	Becken, Femur, Schultergürtel	hochmaligne	weich, bräunlich blutig	zytoplasmaarme Rundzellen mit kleinen Nukleolen und Glykogenablagerungen, keine Faserbildung PNET: Rosetten	**diaphysäre**, mottenfraßartige Osteolyse mit Abhebung des Periosts und mehrschichtiger periostaler Ossifikation (Zwiebelschalenbild)	prä- und postoperative Chemotherapie, Resektion, evtl. Bestrahlung
Chordom M : F = 2,1 : 1 Ø-Alter: 45 J. 65% 30.–60. LJ	Os sacrum/coccygis, BWS/LWS Schädel (Klivus)	maligne	grauweißes, lobuliertes Gewebe	vakuolisierte (physaliphore) Tumorzellen, mukoide Extrazellulärsubstanz	Osteolysen	Resektion bzw. Strahlentherapie
fibröse Dysplasie M : F = 1,2 : 1 Ø-Alter: 24 J. 60% < 30. LJ	Femur, Humerus, Schädel	benigne	grauweiß, weich, teils körnig	Bindegewebe mit irregulär verteilten Faserknochenbälkchen *ohne* Osteoblastensäume	expansive Osteolyse mit milchglasartiger Verschattung, verdünnte Kortikalis	Kürettage, evtl. modellierende Chirurgie (polyosteolytische Formen)
nicht ossifizierendes Knochenfibrom M : F = 1,6 : 1 Ø-Alter: 15 J. 85% < 20. LJ	Tibia, Femur, Fibula	benigne	bräunlich gelblich, weich	typische Fibroblasten, eisenspeichernde Histiozyten, Schaumzellen, Riesenzellen	exzentrische, scharf begrenzte Osteolyse der **Metaphyse** langer Röhrenknochen mit Sklerosesaum	Therapie nur bei Fraktur erforderlich, da spontane Regression
aneurysmatische Knochenzyste M : F = 1,3 : 1 Ø-Alter: 19 J. ca. 80% < 30. LJ	Femur, Humerus, Tibia, Becken	benigne	septiert, bräunlich, Blutkoagel	pseudoendothelialisierte Hohlräume, Septen mit Makrophagen, Riesenzellen, Fibroblasten und reaktiver Osteoidbildung	expansiv-exzentrische, scharf begrenzte **metaphysäre** Osteolyse mit Kompaktapenetration („blown-out lesion")	Kürettage, evtl. En-bloc-Resektion (Rezidive möglich)

44.6.1 Knochenbildende Tumoren

Osteoidosteom und Osteoblastom

Definition, Epidemiologie und Ätiologie Osteoidosteom und Osteoblastom werden von der WHO als unterschiedliche Manifestationen des gleichen gutartigen Tumors aufgefasst. Ihre Ätiologie ist unbekannt. Sie machen 12–15% aller gutartigen und ca. 5% aller Knochentumoren aus. Beide kommen vorwiegend in den ersten 3 Lebensdekaden (Gipfel: 2. Lebensjahrzehnt) vor und zeigen eine weitgehend identische Histologie. Während das Osteoidosteom intrakortikal und vor allem an Femur und Tibia sowie im Hand- und Fußskelett lokalisiert ist, findet sich das Osteoblastom intramedullär und vorwiegend in den dorsalen Wirbelabschnitten, dem Sakrum und den langen Röhrenknochen. Ihre Größe (Osteoidosteom bis 1 cm; Osteoblastom 2–10 cm), die auch ein unterschiedliches therapeutisches Vorgehen erfordert, wurde von der WHO als Unterscheidungskriterium festgesetzt, wobei die „Grauzone" (1–2 cm) auf die Willkürlichkeit dieser Trennung hinweist.

Morphologie

Osteoidosteom

Röntgenmorphologisch stellt sich das Osteoidosteom meist als eine kleine Aufhellung dar (Nidus; ➤ Abb. 44.17a), der von einer breiten spindelförmigen reaktiven Sklerose umgeben ist. Dem entspricht **makroskopisch** ein zentraler spongiöser, bräunlicher Herd, umgeben von hyperostotischer Kompakta. **Histologisch** besteht der Nidus aus einem Geflecht von unreifen, miteinander anastomosierenden Faserknochenbälkchen mit plumpen Osteoblasten und spindeligen mesenchymalen Zellen sowie Osteoklasten. Zentral können sklerosierte Abschnitte vorkommen. Das bindegewebige Stroma enthält reichlich ektatische Kapillaren (➤ Abb. 44.17b).

Osteoblastom

Das Osteoblastom zeigt **radiologisch** eine mehr oder minder scharf begrenzte Osteolyse mit zentralen Verdichtungen und makroskopisch nidusartiges, rotes, blutreiches oder graubraunes, bröckeliges Gewebe.

Klinische Relevanz Das **Osteoidosteom** verursacht in 70% der Fälle heftige, vor allem nachts auftretende Schmerzen, die gut auf Salizylate ansprechen. Die Therapie ist die chirurgische, u.U. auch radiofrequenzablative Entfernung des Nidus. Die Schmerzen sind beim **Osteoblastom** deutlich geringer.

Osteosarkom

Definition und Epidemiologie Das Osteosarkom ist der häufigste **primäre maligne Knochentumor**. In Europa ist mit einer jährlichen Inzidenz von 2–5 Patienten pro 1 Mio. Einwohner zu rechnen. Betroffen sind überwiegend Jugendliche, zu 60% Jungen. Mehr als 80% werden vor dem 40. Lebensjahr diagnostiziert. Die meisten Osteosarkome sind hochmaligne

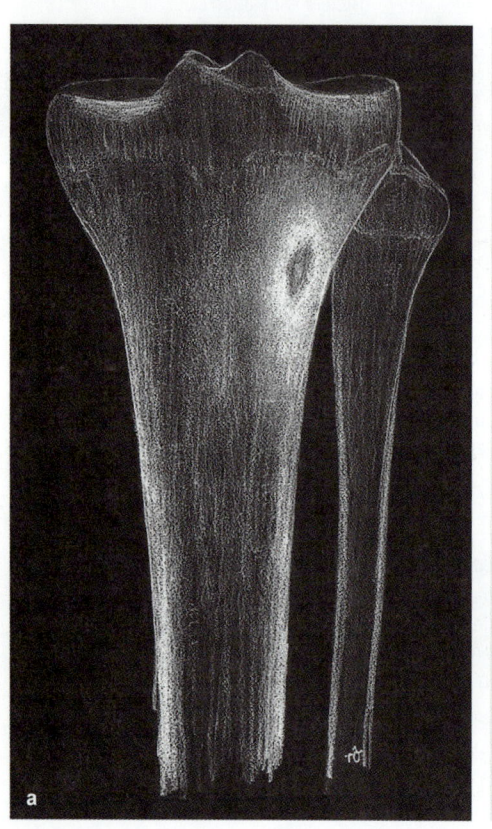

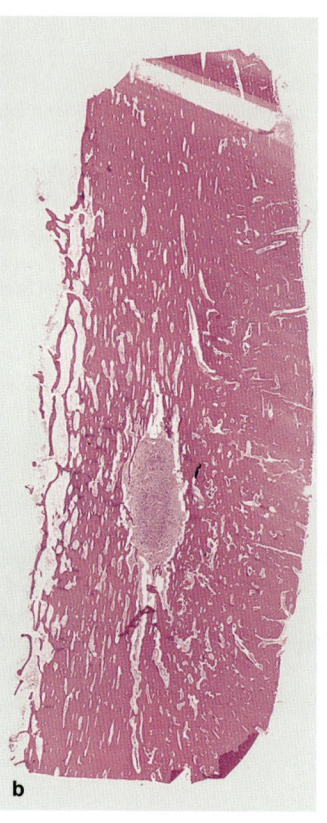

Abb. 44.17 Osteoidosteom. a Rundliche bis ovale Aufhellungszone an der lateralen Tibiametaphyse (Nidus), die von einem Sklerosesaum umgeben ist (Röntgenskizze aus Remagen et al., Handbuch der Inneren Medizin, Springer 1980). **b** Der Großflächenschnitt des Resektats zeigt die stark verdichtete Kortikalis, in deren Zentrum der transparentere Nidus zu erkennen ist. HE, Vergr. 1,2-fach.

(ca. 93%) und liegen intraossär. Die häufigste Form mit ca. 85% ist das **hochmaligne konventionelle** Osteosarkom. **Niedrigmaligne zentrale** (intramedullär gelegene) Osteosarkome sind mit 1–2% sehr selten.

Prädilektionsorte sind distales Femur, proximale Tibia (Knieregion: < 60%), proximaler Humerus sowie Unter- und Oberkiefer. Daneben kommen **kortikalisassoziierte** Formen vor (< 7%). Mit Ausnahme des extrem seltenen, hochmalignen Oberflächenosteosarkoms (< 1%) besitzen sie meist einen niedrigen Malignitätsgrad und lassen sich oft bereits durch das Röntgenbild in die häufigeren parosteal-sklerotischen knochenbildenden (ca. 5%) und die selteneren periostalen, vorwiegend knorpelbildenden (1–2%) Formen einteilen.

Morphologie

Abhängig vom Ausmaß der Tumormatrixmineralisierung erscheint das Röntgenbild sklerotisch oder osteolytisch (➤ Abb. 44.18a–d). **Makroskopisch** wird die Metaphyse von einem grauweißen Tumor durchsetzt. Oft besteht ein großer extraskelettaler Anteil (➤ Abb. 44.18e).

Histologisch ist das hochmaligne Osteosarkom durch atypische mesenchymale Zellen gekennzeichnet, die Tumorosteoid bilden. Sie sind oft sehr polymorph und zeigen zahlreiche, mitunter atypische Mitosen (➤ Abb. 44.18f). Neben einer gelegentlich sehr kleinen, aber immer vorhandenen osteoblastischen Komponente können zusätzlich chondro- und fibroblastische, teils einem Fibrosarkom oder einem malignen fibrösen Histiozytom/pleomorphen Sarkom ähnliche Areale vorhanden sein. Eine Variante ist das teleangiektatische hochmaligne Osteosarkom mit zahlreichen blutgefüllten Hohlräumen. Die histologischen Unterschiede haben für die Prognose keine Bedeutung.

Die niedrigmalignen zentralen Osteosarkome können histologisch oft nur schwer von gutartigen Läsionen wie der fibrösen Dysplasie abgegrenzt werden. Hier hilft das Röntgenbild, das einen aggressiven Befund zeigt.

Molekularpathologie

Nahezu alle Osteosarkome zeigen zytogenetisch komplexe numerische und strukturelle chromosomale Aberrationen. In sporadisch auftretenden Osteosarkomen werden außerdem sehr oft Amplifikationen von CDK4 (Zellzyklus-Regulator) oder MDM2 (p53-Regulator) bzw. Alterationen des Retinoblastomgens (Rb, Zellzyklus-Regulator) und des p53-Gens gefunden. Die beiden letztgenannten Gene (Rb und p53) sind speziell bei hereditären Osteosarkomen betroffen (Retinoblastom-Familien, Li-Fraumeni-Syndrom). Eine c-myk-Amplifikation weist auf eine schlechte Prognose hin.

Klinische Relevanz Typisch sind belastungsunabhängige Schmerzen des befallenen Knochens, die auf eine symptomatische Behandlung nicht ansprechen. Differenzialdiagnostisch muss das Osteosarkom von der aneurysmatischen Knochenzyste, dem Osteoblastom und reaktiven Prozessen wie Kallusbildung und Myositis ossificans abgegrenzt werden.

Bei alleiniger chirurgischer Therapie lag die 5-Jahres-Überlebensrate bei 1–15%, durch die zusätzliche Chemotherapie ist sie im Rahmen von Therapiestudien (im deutschsprachigen Raum: **C**ooperative **O**steosarkom **S**tudie = COSS) auf ca. 70% gestiegen.

44.6.2 Knorpelbildende Tumoren

Osteochondrom und Enchondrom sind häufige benigne Knorpeltumoren. Das vorwiegend in der 2. Dekade vorkommende epiphysäre Chondroblastom (< 2%) und das meist die Tibiametaphyse betreffende Chondromyxoidfibrom (< 0,5%) sind sehr seltene benigne Knorpeltumoren (➤ Tab. 44.4).

Osteochondrom

Definition, Epidemiologie und Ätiologie Das Osteochondrom ist mit etwa 40% die **häufigste gutartige** Neubildung des Knochens, die in der Regel solitär, selten auch multipel im Rahmen der autosomal dominant vererbten **Exostosenkrankheit** vorkommt. Das Osteochondrom tritt bevorzugt in den ersten 3 Lebensdekaden auf, meist beim männlichen Geschlecht.

Morphologie

Prädilektionsorte des Osteochondroms sind Femur, proximale Tibia, proximaler Humerus und Beckenknochen. **Röntgenologisch** sieht man pilzförmig gestielte oder breitbasig dem Knochen aufsitzende ossäre Strukturen, deren Basis direkt in die ortsständige Spongiosa übergeht (➤ Abb. 44.19a). **Makroskopisch** findet sich eine Kappe mit knollig-knorpeliger Oberfläche und angrenzendem spongiösem Knochen. **Histologisch** geht die oberflächliche hyaline Knorpelkappe über eine Schicht verzerrter enchondraler Ossifikation in spongiösen Knochen über (➤ Abb. 44.19b, c).

Molekularpathologie

Ursache sind Mutationen im Ext-1- oder Ext-2-Gen auf Chromosom 8q24.1. Da auch bei sporadisch auftretenden Osteochondromen ein „loss of heterozygosity" (LOH) in der Region des Ext-1-Gens und mit FISH-Untersuchungen eine Deletion gleichfalls in 8q24.1 nachgewiesen wurde, geht man heute davon aus, dass es sich beim Osteochondrom um eine echte Neoplasie handelt.

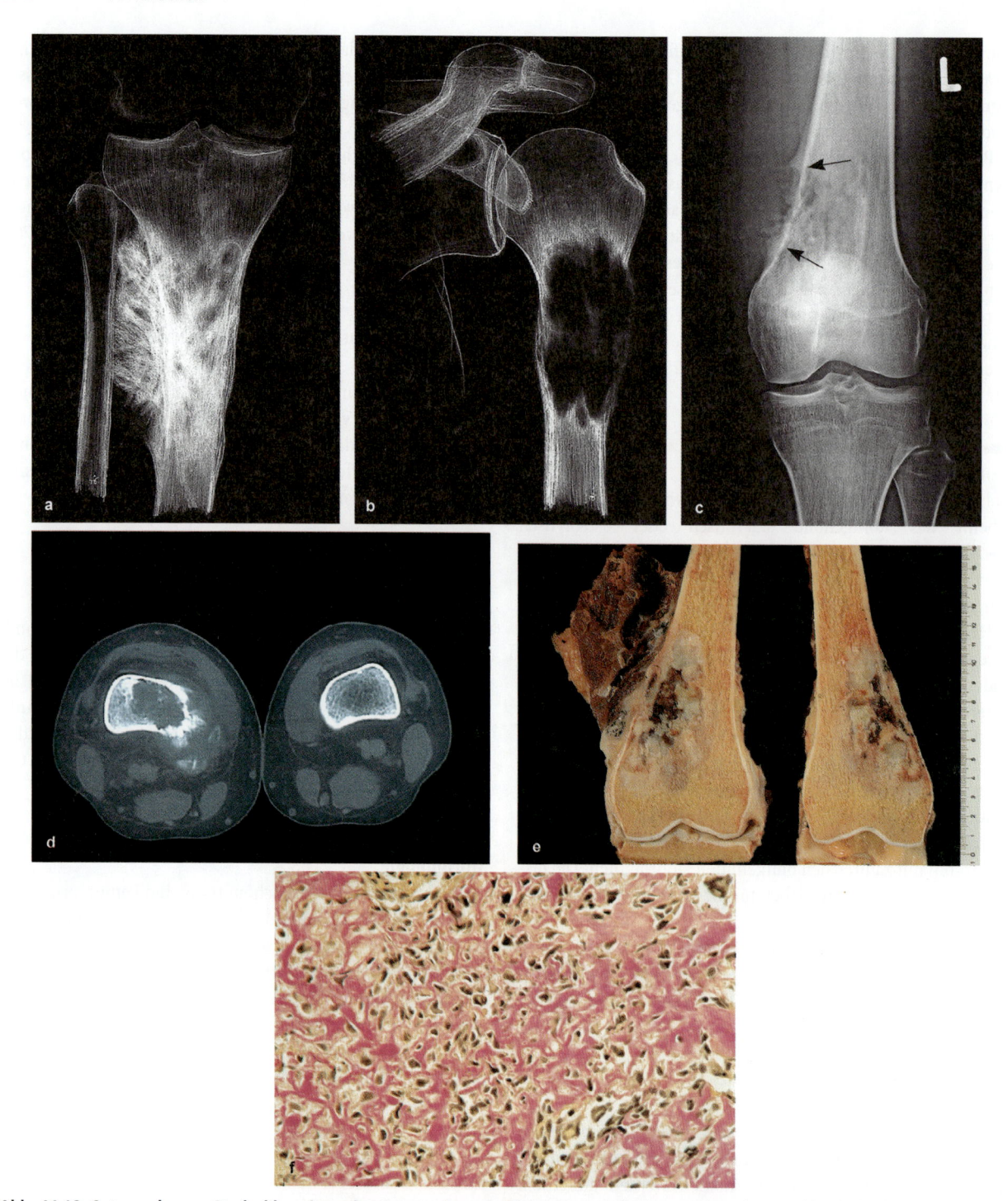

Abb. 44.18 Osteosarkom. a Stark sklerosierendes Osteosarkom der Tibiameta- und -diaphyse mit lateralem Durchbruch durch die Kompakta und Aufblätterung der medialen Kortikalis. Innerhalb des Tumors fleckförmige Aufhellungen (Röntgenskizze aus: Remagen et al., Handbuch der Inneren Medizin, Band VI, Springer 1980). **b Vorwiegend lytisches Osteosarkom** des proximalen Humerus mit unscharfer Begrenzung nach proximal. Durchbruch durch die Kortikalis nach lateral sowie medial mit hier aufgelockerter Kompakta und schwacher Periostreaktion (Röntgenskizze aus: Remagen et al., Handbuch der Inneren Medizin, Band VI, Springer 1980). **c Gemischtes, teils lytisches, teils gering sklerotisches Osteosarkom** der linken distalen Femurmetaphyse mit Destruktion der Spongiosa. Der Tumor hat zu einer reaktiven periostalen schalenartigen Knochenneubildung geführt (medial), die zunächst die gesamte betroffene Kortikalis bedeckt hat, dann aber durch den ausbrechenden Tumor zerstört wurde. Auf diese Weise bleibt in der Randzone eine dreieckförmige reaktive Knochenneubildungszone erhalten („Codman-Dreieck"; Pfeile). Dieser Befund findet sich häufig bei Osteosarkomen, ist aber nicht pathognomonisch. **d** CT des proximalen Femurs mit **osteolytischem Tumor.** Mediale Kortikalisarrosion, Durchbruch durch die Kompakta und irreguläre Ausbreitung in die Weichteile. Auch hier sind Verkalkungen zu erkennen (vgl. mit gesunder Gegenseite). **e Resektionspräparat** (vgl. c und d) mit intramedullärem landkartenförmigem, medial gelegenem, grauweiß-glasigem, teils gelblichem Tumorgewebe mit zentralen Einblutungen (Biopsiefolgen und Chemotherapieeffekte). Das Tumorgewebe ist durch die Kortikalis in die angrenzende resezierte Muskulatur ausgebrochen. **f Irreguläre netzartige Bildung von primitivem Faserknochen** durch atypische, polymorphe Tumorzellen. Van Gieson, Vergr. 50-fach.

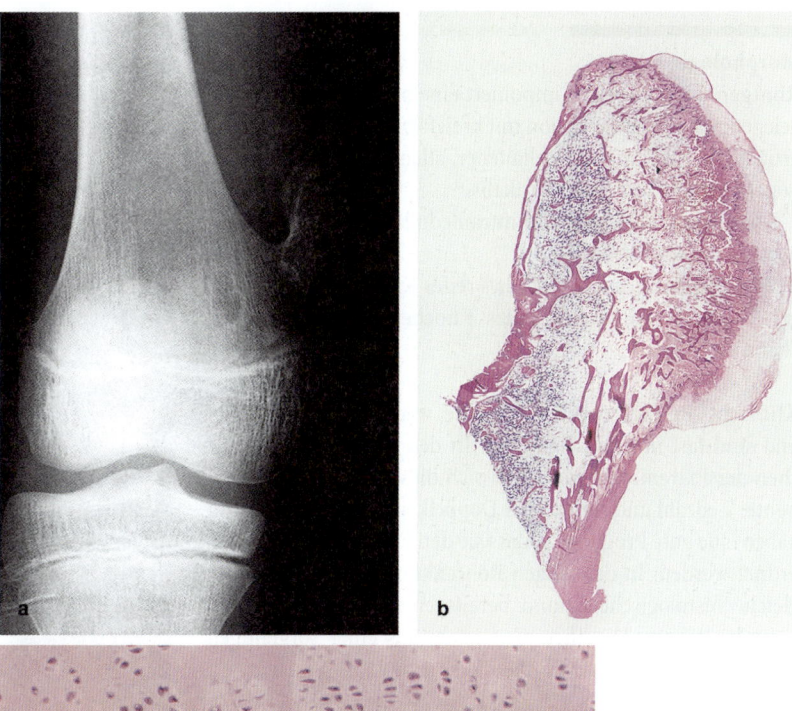

Abb. 44.19 Osteochondrom. a Röntgenübersicht, Femur. Hakenförmig konfigurierte Läsion, deren Spitze zur Diaphysenmitte zeigt. Die Basis geht in die Struktur des ortsständigen Knochens über. **b** Das Großschnittpräparat zeigt an der Oberfläche kappenartig konfigurierten hyalinen Knorpel, darunter eine schmale enchondrale Ossifikationszone, an die sich Spongiosa mit Fettmark und blutbildendem Mark anschließt. Auch histologisch fließender Übergang der Basis in den ortsständigen Knochen. HE, Vergr. 1,2-fach. **c** Histologie: Der säulenartig aufgebaute Knorpel der Kappe des Osteochondroms wird an der Basis mineralisiert und geht hier in primäre, zentral noch knorpelhaltige Spongiosa über. Die primäre Spongiosa zeigt an ihrer Oberfläche Osteoblastensäume sowie auch einzelne osteoklastäre Riesenzellen. HE, Vergr. 10-fach.

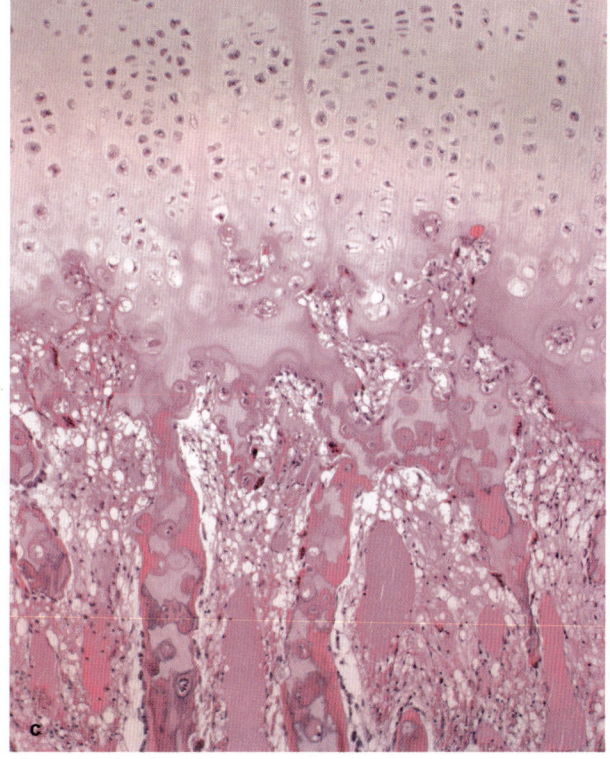

Klinische Relevanz Eine Therapie mit vollständiger Entfernung des Osteochondroms an der Ansatzstelle des Trägerknochens ist nur dann notwendig, wenn es zu störenden Symptomen kommt oder sich die Läsion nach Abschluss des Skelettwachstums vergrößert. Sehr selten (< 1%) kommen sekundäre, epi-exostotische Chondrosarkome vor. Bei der insgesamt sehr seltenen genetisch bedingten Exostosenkrankheit werden sekundäre Chondrosarkome dagegen in 1–5% beobachtet.

Enchondrom

Definition, Epidemiologie und Ätiologie Das Enchondrom ist ein **häufiger, benigner,** im Markraum wachsender Knorpeltumor, der möglicherweise von Resten der Epiphysenfuge abstammt. Er findet sich bevorzugt im mittleren und höheren Lebensalter und ist vorwiegend in den kleinen Röhrenknochen der Hände (< 60%), sehr viel seltener der Füße, im Femur und im Humerus lokalisiert.

Morphologie

Röntgenmorphologisch imponiert eine meta- bzw. diaphysär gelegene osteolytische Läsion mit kreisförmigen oder popcornartigen Verkalkungen bei erhaltener, allenfalls endostal gering bogenförmig arrodierter Kortikalis.

Makroskopisch sieht man intramedullär blassblaues, lobuliertes Knorpelgewebe.

Histologisch liegt ein typisches reifes Knorpelgewebe mäßiger Zelldichte vor, welches das Knochengewebe verdrängt, aber nicht destruiert.

Klinische Relevanz Enchondrome wachsen sehr langsam und sind fast immer schmerzlos. In den kurzen Röhrenknochen der Extremitäten verhalten sich diese Tumoren trotz erhöhter Zellzahl und vermehrter Doppelkernigkeit benigne und haben eine gute Prognose, sodass sie den Enchondromen zugeordnet werden. In den langen Röhrenknochen entspricht der gleiche histologische Befund bereits einem niedrigmalignen Chondrosarkom. Die Therapie besteht aus einer sorgfältigen Kürettage, ggf. aus einer En-bloc-Resektion.

Chondrosarkom

Definition, Epidemiologie und Ätiologie Das Chondrosarkom ist mit etwa 15% der zweithäufigste **maligne** Knochentumor, der im Erwachsenenalter – etwas häufiger bei Männern als bei Frauen – auftritt und dessen Häufigkeit mit zunehmendem Alter langsam bis zu einem Gipfel im 6. Lebensjahrzehnt ansteigt. Die Ätiologie ist unbekannt.

Morphologie

Röntgenmorphologisch sind irreguläre, sklerotisch begrenzte Osteolysen typisch, die oft ausgedehnte Verkalkungen erkennen lassen (➤ Abb. 44.20a und b). In den langen Röhrenknochen findet sich eine Expansion der Markhöhle mit Verdünnung und Arrosion, manchmal auch Aufblätterung der Kortikalis durch Tumorinfiltration.

Makroskopisch entspricht das Bild dem eines Enchondroms mit graubläulichem Knorpelgewebe, das allerdings auch innerhalb der Kortikalis vorkommen kann.

Histologisch ist der Tumor wenigstens abschnittsweise zelldichter als das Enchondrom und wächst osteodestruktiv (➤ Abb. 44.20c). Die Tumorzellen zeigen deutliche Atypien mit vereinzelten Mitosen. Eine direkte Osteoid- oder Knochenbildung durch die Chondrosarkomzellen ist nicht nachweisbar. Auf der Grundlage von Kerngröße, Kernhyperchromasie und Zellularität werden 3 Malignitätsgrade unterschieden (G1: 60%, G2: 35%, G3: 5%). Bei G1-Tumoren kommen Metastasen kaum vor.

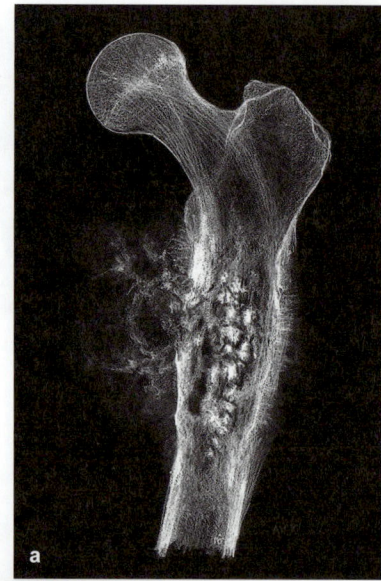

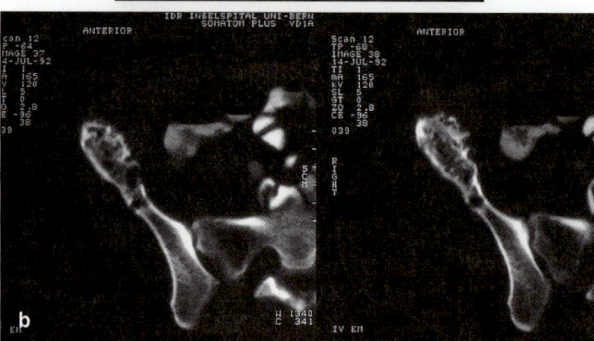

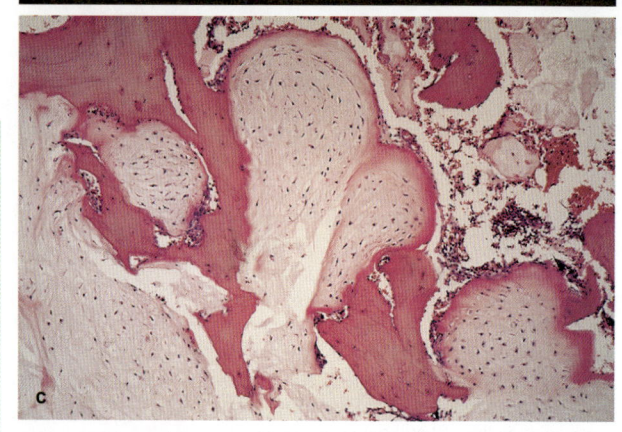

Abb. 44.20 Chondrosarkom. a Diaphysärer Tumor im linken Femur mit ausgeprägten Osteolysen und plumpen, schollige Verkalkungen. Der Tumor ist nach medial durch die Kortikalis gebrochen und hat einen großen Weichteiltumor verursacht, der ebenfalls schollige und ringförmige Verkalkungen zeigt. Nach lateral ist die Kompakta infiltriert und dadurch hochgradig aufgetrieben (Röntgenskizze aus: Remagen et al., Handbuch der Inneren Medizin, Band VI, Springer 1980). **b Niedrigmalignes Chondrosarkom** Grad I: CT des Beckens mit Destruktion der Kompakta der Beckenschaufel und fleckförmigen intraossären sowie periossären Verdichtungen. **c Atypisches Knorpelgewebe** (hell), das als Malignitätskriterium den ortsständigen Knochen (rot) zerstört hat und ein den Markraum ausfüllendes Wachstum zeigt. Gleiche Patientin wie in (b). In der mittleren Vergrößerung sind in den hellen Bereichen (Tumor) zahlreiche, dicht nebeneinander gelagerte Tumorzellen zu erkennen. HE, Vergr. 40-fach.

Molekularpathologie
Die zytogenetischen Befunde sind uneinheitlich und umfassen ein breites Spektrum numerischer und struktureller Aberrationen bis zu komplexen Umlagerungen. 13q-Deletionen sind offenbar mit einem hohen Metastasierungsrisiko verbunden, unabhängig vom histologischen Typ oder Malignitätsgrad. Neuere Befunde weisen darauf hin, dass Mutationen der Isocitratdehydrogenase 1 (IDH1) und 2 (IDH2) in der Pathogenese intraossärer Knorpeltumoren (Enchondromen und Chondrosarkomen) eine konstitutive Rolle spielen. Die bevorzugten Lokalisationen sind Beckenknochen und proximales Femur.

Klinische Relevanz Gut differenzierte Tumoren werden wegen der geringen Schmerzen oft erst spät erkannt. Sie metastasieren auch erst spät. Die Therapie besteht in einer weiten Resektion unter Mitnahme des Biopsiekanals (Gefahr der Implantationsmetastasen).

Sonderformen des Chondrosarkoms

In bis zu 10% der Chondrosarkome entwickelt sich ein prognostisch ungünstiges, hochmalignes **dedifferenziertes Chondrosarkom,** das neben einer niedrigmalignen Knorpelkomponente auch hochmaligne Sarkomanteile enthält (malignes fibrosierendes Histiozytom [MFH], Fibro- oder Osteosarkom). Weitere seltene Sonderformen sind das prognostisch sehr günstige, bevorzugt in der 4. Dekade vorkommende, epiphysär lokalisierte, niedrigmaligne **Klarzellchondrosarkom** (< 2%) sowie das sehr seltene (< 1%; 2.–3. Dekade), oft auch extraskelettal auftretende, hochmaligne **mesenchymale Chondrosarkom** (➤ Tab. 44.3).

44.6.3 Fibrohistiozytische Tumoren

Zu diesen sehr seltenen, vorzugsweise in den Weichteilen vorkommenden fibroblastisch-spindelzelligen Tumoren mit unterschiedlich ausgeprägter Kollagensynthese gehören das **desmoplastische Fibrom** („Desmoid im Knochen"), das **Fibrosarkom** und das **maligne fibröse Histiozytom/pleomorphe Sarkom** (MFH), die in ➤ Kap. 46.3 besprochen werden.

44.6.4 Riesenzelltumor

Definition und Epidemiologie Der Riesenzelltumor ist ein Tumor, der äußerst viele osteoklastäre Riesenzellen enthält und von der WHO als separate Entität geführt wird. Er macht etwa 5% aller Knochentumoren aus. Man findet ihn zu über 50% in den Epiphysen der Knieregion, aber auch in der distalen Radiusepiphyse, im proximalen Humerus, in der distalen Tibia sowie in Becken und Kreuzbein. 80% treten nach dem 20. Lebensjahr auf mit einem Altersgipfel in der 3. Lebensdekade. Vor dem 15. Lebensjahr kommen echte Riesenzelltumoren praktisch nie vor. Die meisten Riesenzelltumoren verhalten sich gutartig. Die frühere histologische Gradeinteilung ist sinnlos, da sich keine Korrelation mit dem klinischen Verlauf herstellen lässt. Auch Grad-I-Tumoren können rezidivieren und evtl. sogar in die Lunge metastasieren. Der Riesenzelltumor wird deshalb von der WHO auch zu den Tumoren mit sog. intermediärer Dignität gerechnet.

Morphologie
Röntgenmorphologisch findet man eine expansive osteolytische Läsion mit exzentrischer epi- und metaphysärer Lage, meist im reifen Skelett bei geschlossener Epiphysenfuge (➤ Abb. 44.21a).

Makroskopisch liegt ein graubraunes, weiches, meist blutig imbibiertes Gewebe vor (➤ Abb. 44.21b).

Histologisch charakteristisch sind die auffallend großen, osteoklastenähnlichen Riesenzellen mit teils mehr als 50 Zellkernen (➤ Abb. 44.21c). Diese haben dem Tumor auch den früher gebräuchlichen Namen „Osteoklastom" gegeben. Regelmäßig sind auch mononukleäre Histiozyten zu beobachten, die Vorläufer der Riesenzellen. Der eigentliche, unter 10% betragende proliferierende Tumorzellpool wird aber von Stromazellen gebildet, die erhebliche Mengen von RANKL produzieren und dadurch über eine Stimulierung der Osteoklastogenese sekundär den Riesenzellreichtum des Tumors bedingen.

Klinische Relevanz Die Tumoren machen durch Schmerzen, Schwellung, Bewegungseinschränkungen oder eine pathologische Fraktur auf sich aufmerksam. Eine komplette Entfernung ist notwendig. Eine alleinige Kürettage ohne zusätzliche Maßnahmen wie Ausfräsen, Kryochirurgie, Palakosplombe oder Phenolinstillation ist mit einer sehr hohen Rezidivrate verbunden. Neuerdings wird im Rahmen von Studien Denosumab erprobt, ein gegen RANKL (s.o.) gerichteter Antikörper, der die Osteoklastenaktivität und -rekrutierung hemmt.

44.6.5 Tumoren anderer Herkunft

Ewing-Sarkom

Definition und Epidemiologie Das Ewing-Sarkom ist der – nach Osteo- und Chondrosarkom – dritthäufigste (< 10%), im Kindesalter zweihäufigste **maligne** Knochentumor. Überwiegend betroffen sind jugendliche Patienten in der 1. und 2. Lebensdekade. Manifestationsorte sind vor allem die Diaphysen der langen Röhrenknochen, Femur, Tibia und Humerus, aber auch das Becken.

Morphologie
Röntgenmorphologisch findet man oft diaphysär gelegene Infiltrate, die die Kortikalis spindelig auftreiben und durchbrechen und das Periost abheben. Dieses zeigt eine mehrschichtige, zwiebelschalenartige Periostreaktion (➤ Abb. 44.22a).

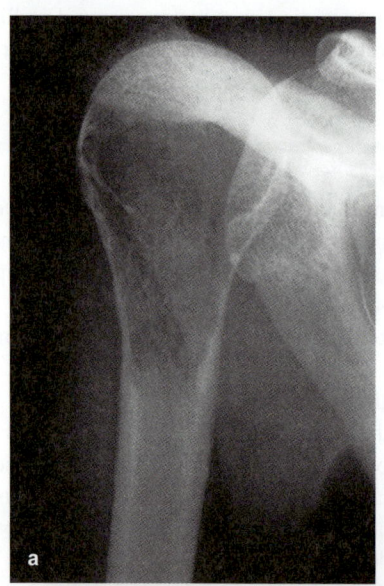

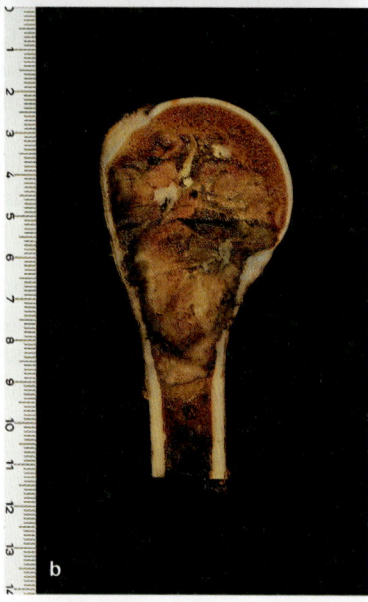

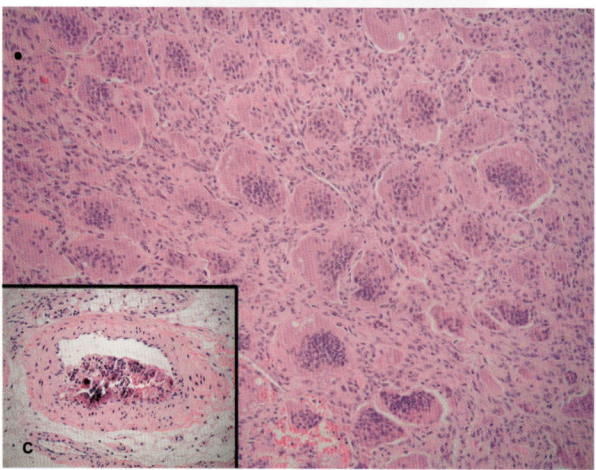

Das **histologische** Bild ist monomorph (> Abb. 44.22b). Es finden sich zahlreiche dicht gepackte, kleine Rundzellen mit lockerem Chromatingerüst und mit PAS-positiven Glykogenablagerungen im Zytoplasma. Mitosen sind relativ selten. Eine extrazelluläre Matrix wird nicht gebildet. Immunhistochemisch reagieren die Zellen mit CD99 (> Abb. 44.22c). Beim PNET findet sich zusätzlich eine Expression neuroendokriner Marker wie neuronspezifische Enolase, Synaptophysin oder Neurofilament. Histologisch ist oft eine Pseudorosettenbildung nachweisbar.

Molekularpathologie

Das Ewing-Sarkom ist wahrscheinlich neuroektodermaler Abstammung und zeigt in 85% eine charakteristische chromosomale Translokation t(11;22)(q24;q12), die einer Fusion des EWS-Gens, eines Transkriptionsfaktors, mit dem FLI1-Gen entspricht. Letzteres ist ebenfalls ein Transkriptionsfaktor, der zur ETS-Familie gehört. Die anderen 15% der Ewing-Tumoren zeigen EWS-Fusionen mit anderen Faktoren der ETS-Familie. Als Variante des Ewing-Sarkoms wird der periphere neuroektodermale Tumor des Knochens (PNET) aufgefasst, bei dem ebenfalls die t(11;22)-Translokation vorliegt, die mittels FISH-Untersuchung (Break-apart-Probe) nachgewiesen werden kann.

Klinische Relevanz Schmerzen sind das führende Symptom. Sie können bereits Monate vor einer sichtbaren Schwellung auftreten. Bei alleiniger chirurgischer Therapie ist die Prognose mit einer 5-Jahres-Überlebensrate von 5–8% nahezu infaust. Heute wird im Rahmen von Therapiestudien (im deutschsprachigen Raum und international: EWING 2008) eine prä- und postoperative Polychemotherapie mit interkurrenter Tumorresektion und evtl. Bestrahlung durchgeführt, wodurch sich die 5-Jahres-Überlebensrate von Extremitätentumoren auf 60–70%, von Ewing-Sarkomen des Beckengürtels auf ca. 40% verbessert hat.

Chordom

Definition und Epidemiologie Das Chordom macht etwa 2% aller malignen Knochentumoren aus und ist damit sehr selten. Es entsteht aus notochordalen Resten der Wirbelsäulenan-

Abb. 44.21 Riesenzelltumor. a Röntgenübersicht: ausgedehnte, etwas unscharf begrenzte Osteolyse der Epi- und Metaphyse des proximalen Humerus, bis in die Diaphyse reichend. Die Kortikalis ist stark verdünnt, jedoch nicht durchbrochen. **b** Sägeschnittfläche mit bräunlich verfärbtem (siderinhaltigem) Tumorgewebe, das daneben auch weißlichere, bindegewebige Areale besitzt. **c** Histologisch bestimmen zahlreiche Riesenzellen das Bild, dazwischen die eigentlich proliferierende mononukleäre Tumorzellkomponente. Gefäßinvasionen auch in unmittelbarer Nachbarschaft des Tumors werden immer wieder beobachtet (Inset), über die es selten zu Lungenmetastasen kommen kann. HE, Vergr. 40-fach.

44.6 Tumoren des Knochens

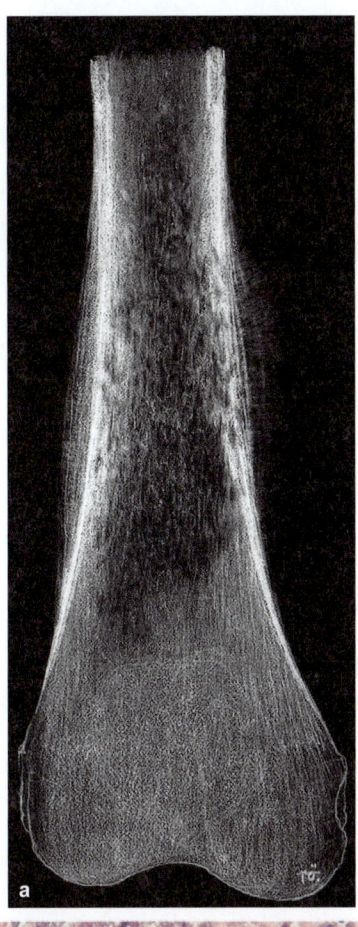

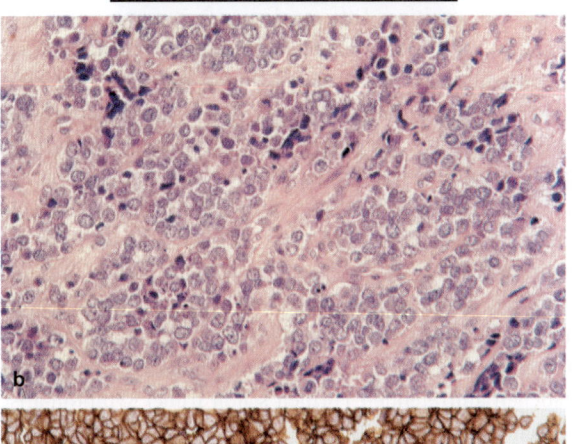

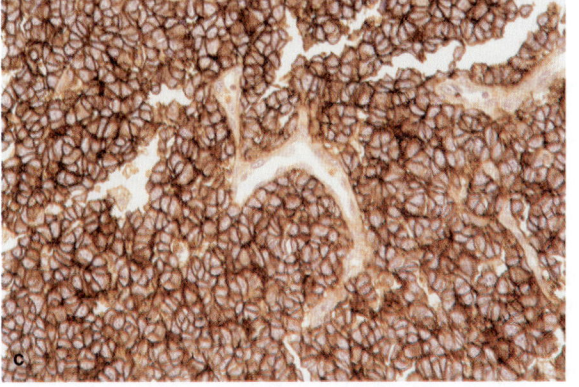

lage und liegt immer in der Mittellinie, hauptsächlich im Os sacrum und der sphenookzipitalen Region des Schädels. Alle Altersgruppen sind betroffen, besonders aber das mittlere und höhere Lebensalter.

Morphologie

Röntgenmorphologisch findet man lytische Läsionen mit ausgedehnter Knochendestruktion und Übergreifen auf die angrenzenden Bindegewebestrukturen (➤ Abb. 44.23a).

Makroskopisch ist der Tumor lobuliert, grauweiß und oft blutig imbibiert.

Histologisch sieht man bei lobulärem Aufbau hochgradig vakuolisierte Tumorzellen. Mitosen komen nur ganz vereinzelt vor. Extrazellulär findet man ausgedehnte mukoide Substanzen (➤ Abb. 44.23b).

Differenzialdiagnostisch ist zu beachten, dass die Chordome histologisch manchmal nur schwer von Chondrosarkomen zu unterscheiden sind. Hier helfen immunhistochemische Untersuchungen, da Chordome positiv sind sowohl für Zytokeratine, das epitheliale Membranantigen (EMA), das S100-Protein und den Transkriptionsfaktor Brachyury.

Klinische Relevanz Da aufgrund der Lage an der Wirbelsäule oder der Schädelbasis der Tumor oft nicht vollständig entfernt werden kann, treten häufig Rezidive auf. In diesen und in nicht operablen Fällen kann eine Strahlentherapie (Protonentherapie) indiziert sein.

44.6.6 Tumorähnliche Läsionen

Nichtossifizierendes Knochenfibrom

Definition und Epidemiologie Es ist die häufigste **nichtneoplastische** Knochenläsion bei jungen Menschen, die bei ca. 1–2 % aller Untersuchten der ersten beiden Lebensdekaden vorkommt.

Ätiologie Möglicherweise entsteht das nichtossifizierende Fibrom als Reaktion auf abnorme Belastungen im Bereich eines Sehnenansatzes.

Abb. 44.22 Ewing-Sarkom. a Ausgedehnte, mottenfraßartige Destruktion der distalen Femurdiaphyse, auf die Metaphyse übergreifend, nach distal und proximal kaum abgrenzbar. Lateral (links) zwiebelschalenartige Periostreaktion, die medial (rechts) in Spiculae übergeht. Diese Spiculae (Knochenbälkchen) werden vom Periost gebildet und werden vom sehr schnell wachsenden Tumor induziert (Röntgenskizze aus: Remagen et al., Handbuch der Inneren Medizin, Springer 1980). **b** Histologisch zeigt das Ewing-Sarkom relativ uniforme Zellen mit schmalem, kaum abgrenzbarem Zytoplasma und allenfalls punktförmigen, kleinen Nukleolen. Die dunklen Zellelemente entsprechen Quetschartefakten des sehr druckempfindlichen Tumorgewebes. HE, Vergr. 80-fach. **c** Positive Reaktion der Tumorzellen mit CD99 (Antikörper HBA71b). Diese Reaktion ist diagnostisch hilfreich, für das Ewing-Sarkom jedoch nicht beweisend. ABC-Immunperoxidase, Vergr. 80-fach.

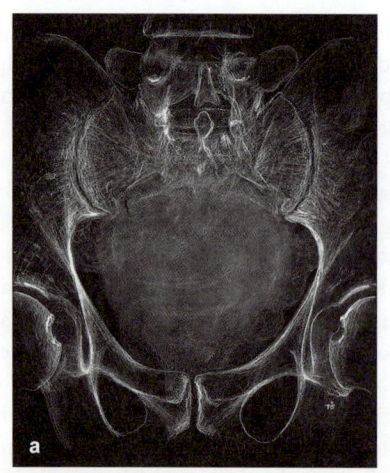

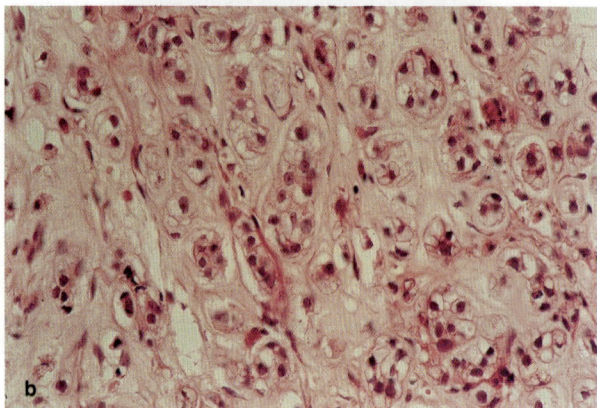

Abb. 44.23 Chordom. a Mehrere Kreuz- und Steißbeinwirbel sind durch eine flaue Osteolyse zerstört. Diese wird von einem ausgedehnten Weichteiltumor überschattet, der zu einer Erhöhung der Röntgendichte führt und die Osteolyse maskiert. Zusätzlich Überlagerungen durch Darmschlingen und Harnblasenschatten (wird deshalb oft im Frühstadium übersehen) (Röntgenskizze aus Remagen et al., Handbuch der Inneren Medizin, Springer 1980). **b** Tumorgewebe aus Strängen und Nestern großleibiger zytoplasmareicher Zellen, die vakuolisiert sind und die einen kleinen, meist pyknotischen Zellkern besitzen. HE, Vergr. 80-fach.

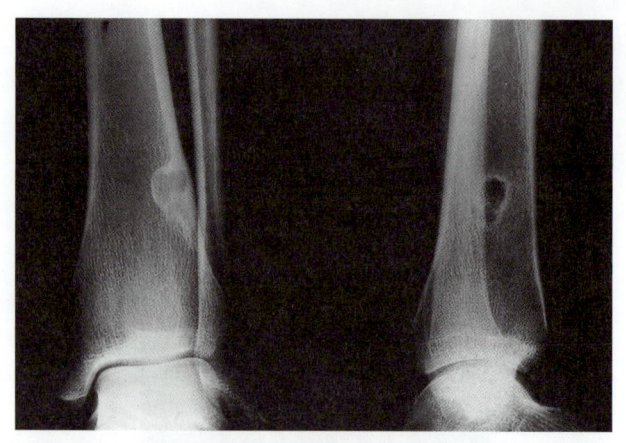

Abb. 44.24 Nichtossifizierendes Knochenfibrom. Röntgenbild der distalen Tibia und Fibula (a.p. und seitlich). Scharf begrenzte, traubenförmig konfigurierte, von einem Sklerosesaum umgebene Osteolyse der Metadiaphyse in der distalen und lateralen Tibia. Der Knochen ist nicht aufgetrieben, die Kortikalis nicht durchbrochen. Das Röntgenbild ist typisch.

Morphologie

Röntgenmorphologisch sieht man eine exzentrische, traubenförmige, scharf begrenzte Osteolyse in der Metaphyse der langen Röhrenknochen (> Abb. 44.24).

Histologisch findet man Fibroblasten ohne Atypien. Dazwischen liegen Histiozyten, die Eisenpigment gespeichert haben, sowie Schaumzellen.

Klinische Relevanz Die Läsion ist so typisch, dass sie fast immer im Röntgenbild diagnostiziert werden kann und deshalb keine Probeexzision erfordert. Die meisten nicht ossifizierenden Fibrome sind symptomlos. Sie zeigen oft eine spontane Regression. Eine Behandlung ist nur bei einer zusätzlichen Fraktur erforderlich.

Fibröse Dysplasie

Definition, Epidemiologie und Ätiologie Die fibröse Dysplasie ist eine tumorähnliche Erkrankung, die als genetisch bedingte Entwicklungsstörung (postzygotische Mutation mit Mosaikbildung) des knochenbildenden Mesenchyms aufgefasst werden kann (durch Mutation des GNAS-I-Gens, das für das signaltransduzierende Protein Gsα codiert, erfolgt eine Aktivitätszunahme der Adenylcyclase mit Überexpression des c-fos-Protoonkogens). Sie führt zu einer Proliferationszunahme bei gleichzeitiger Differenzierungshemmung des den betroffenen Knochen bildenden Mesenchyms. Obwohl genaue Zahlen fehlen, gehört sie sicher zu den häufigsten gutartigen Knochenläsionen, die zu weit über zwei Drittel als **monostotische,** in über 25% als **polyostotische** (mehrere, aber nie alle Knochen befallende) Form vorkommt. Selten tritt sie im Rahmen des **McCune-Albright-Syndroms** mit Café-au-Lait-Flecken und endokrinen Störungen auf (besonders bei Pubertas praecox). Alle Knochen, vor allem Femur, Tibia, der (Gesichts-)Schädel und die Rippen, können betroffen sein. Die monostotische Variante wird meist zufällig im 2.–4. Lebensjahrzehnt entdeckt, während die polyostotischen, häufiger bei Mädchen auftretenden Formen schon früher symptomatisch werden.

Morphologie

Röntgenologisch sieht man scharf begrenzte, typischerweise milchglasartig getrübte, den Knochen teils seifenblasenartig auftreibende Osteolysen (> Abb. 44.25a).

Makroskopisch ist der Markraum mit weißlichem, derbem, manchmal pseudozystisch umgewandeltem Gewebe ausgefüllt. Die Kortikalis ist verdünnt.

Histologisch sieht man ein mäßig zellreiches Bindegewebe mit kleinen ovalen bis spindeligen Zellen und zarten Kernen.

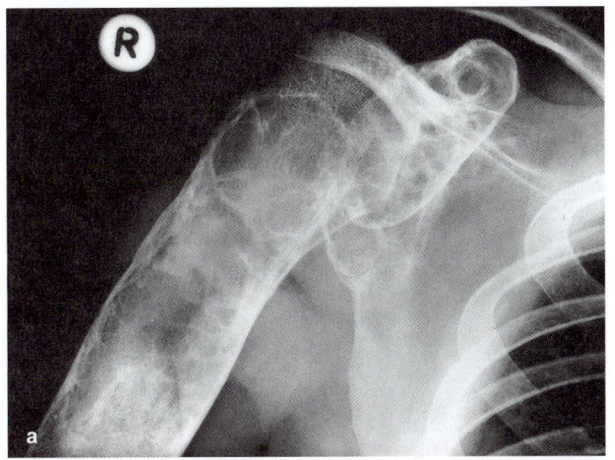

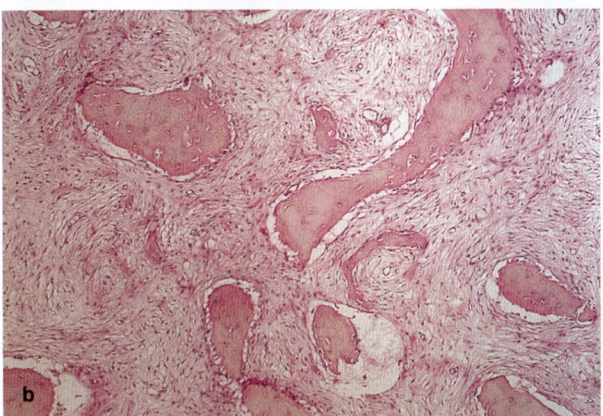

Abb. 44.25 Fibröse Dysplasie. a Röntgenübersicht: polyostotische Form mit Auftreibung des rechten proximalen Humerus sowie des Proc. coracoideus der Skapula durch blasenförmige, milchglasartige Osteolysen. Die Kompakta ist stark rarefiziert, jedoch nicht durchbrochen. **b** Histologisch erkennt man bereits in der Übersicht irregulär verzweigte, kaum untereinander anastomosierende Knochenbälkchen, die in lockeres Bindegewebe eingelagert sind. Charakteristischerweise besitzen sie keine kubischen Osteoblasten an ihrer Oberfläche. HE, Vergr. 25-fach.

Darin eingelagert finden sich irregulär verteilte, untereinander meist nicht anastomosierende Faserknochenbälkchen, die typischerweise keine kubischen Osteoblasten an ihrer Oberfläche besitzen (> Abb. 44.25b). Knorpelinseln können vorkommen.

Klinische Relevanz Neben Deformierungen und funktionellen Beeinträchtigungen (Kiefer) können statische Beschwerden und Ermüdungsfrakturen auftreten. Therapeutisch reichen symptomatische modellierende Maßnahmen aus.

44.6.7 Skelettmetastasen

Nach Leber und Lunge ist das Skelett die dritthäufigste Lokalisation hämatogener Metastasen maligner Tumoren. Besonders Mamma-, Prostata-, Lungen-, Nieren- und Schilddrüsenkarzinome metastasieren oft in den Knochen. Am häufigsten ist nach szintigrafischen Untersuchungen die Wirbelsäule inkl. Becken betroffen (zusammen 50%; einzeln 37% bzw. 13%), gefolgt von Thorax (30%), Schädel (10%), proximalem Femur und proximalem Humerus (10%). Im Kindesalter sind Neuroblastom, das Rhabdomyosarkom und das Medulloblastom die häufigsten Primärtumoren bei Knochenmetastasen.

Pathogenese
Radiologisch können Metastasen osteolytisch oder osteosklerotisch sein. Oft liegen Mischformen vor. Osteolysen werden von Faktoren verursacht, die von Tumorzellen abgegeben werden und Osteoklasten aktivieren, z.B. PTHrP (Plasmozytom oder Mammakarzinom), das seinerseits die RANKL-Synthese steigert, gleichzeitig aber die OPG-Produktion hemmt und so zu einer vermehrten Rekrutierung und gesteigerten Aktivierung von Osteoklasten führt. TGF-β hingegen ist ein starker Osteoblastenstimulator. Es wird z.B. oft von Prostatakarzinomzellen gebildet, die zusätzlich andere die Osteoblasten stimulierende Proteine wie „bone morphogenetic proteins" (BMP) freisetzen, die ihrerseits die Ansiedelung von Tumorzellen im Knochen begünstigen. Prostatakarzinomzellen bilden außerdem drei- bis viermal mehr OPG als normale Prostataepithelien, sodass lokal der RANKL/OPG-Quotient zugunsten von OPG und damit in Richtung Knochenanbau (Osteosklerose) verschoben wird.

Klinische Relevanz Oft machen sich Metastasen mit Schmerzen (Wirbelsäule) oder pathologische Frakturen (Femur) bemerkbar. In etwa 10–15% sind sie die Erstmanifestation eines (zu diesem Zeitpunkt noch) unbekannten Primärtumors.

KAPITEL 45

E. Bruder, Th. Aigner

Gelenke

45.1	Normale Struktur und Funktion 881	45.4.3	Traumatische Sehnenruptur 893
		45.4.4	Tendovaginitis stenosans 893
45.2	Arthritis 882	45.4.5	Karpaltunnelsyndrom 894
45.2.1	Infektiöse Arthritis 882	45.4.6	Entzündliche Erkrankungen 894
45.2.2	Allergische Arthritis 883		
45.2.3	Akute rheumatische Polyarthritis 883	45.5	Bursen 894
45.2.4	Chronisch entzündliche Gelenkerkrankungen .. 883	45.5.1	Entzündungen 894
45.2.5	Arthritiden durch Kristallablagerung 887	45.5.2	Baker-Zyste 894
45.3	Degenerative Gelenkerkrankungen 889	45.6	Tumoren und tumorähnliche Veränderungen 894
45.3.1	Arthrosis deformans 889	45.6.1	Benigne Tumoren 894
45.3.2	Andere Arthropathien 890	45.6.2	Maligne Tumoren 894
45.4	Erkrankungen der Sehnen und Sehnenscheiden 893	45.6.3	Tumorähnliche Läsionen 896
45.4.1	Anatomische Grundlagen 893		
45.4.2	Degenerative Veränderungen 893		

Zur Orientierung

Gelenke sind bewegliche Knochenverbindungen unterschiedlicher biomechanischer Komplexität. Sie unterliegen einer **kontinuierlichen mechanischen Belastung,** die zu Schädigungen der Gelenkflächen und der Gelenkverbindungen (Gelenkkapsel, Bandapparat) sowie zu Gelenkerkrankungen führen kann.
Gelenkerkrankungen sind sehr häufig. Sie können invalidisierend sein, ihre Diagnostik und Therapie sind daher praktisch wichtig.
Wichtige Funktionsstörungen sind **entzündliche** und **degenerative Erkrankungen,** die zum Leitsymptom „**Gelenkschmerz"** führen. Die wichtigsten Erkrankungen sind die **chronische Polyarthritis,** die **Arthrose** und metabolische Erkrankungen wie die **Gicht.** Differenzialdiagnostisch sind sie abzugrenzen von einer sekundären vorübergehenden Beteiligung der Gelenke bei Erkrankungen anderer Organe und seltener von tumorähnlichen Läsionen.

Die grundlegende **Diagnostik** beinhaltet neben der eingehenden Anamnese mit Erhebung des Symptomrhythmus eine klinische und serologische Untersuchung sowie die konventionelle Röntgendiagnostik. Darüber setzt man insbesondere bei der Abklärung von Tumoren und tumorähnlichen Läsionen die CT und die MRT ein.
Zwischen primär entzündlichen (Arthritis) und primär durch Belastung verursachten, degenerativen (Arthrose) Gelenkerkrankungen bestehen enge Beziehungen, da einerseits die Entzündung zu einer Schädigung der Gelenkkomponenten und andererseits Belastungsschäden zu einer Entzündung der Synovialmembran führen. Tumoren der Gelenkkomponenten sind Raritäten, reaktive tumorähnliche Läsionen sind hingegen häufiger und werden Entzündungen oder Traumen zugeschrieben.

45.1 Normale Struktur und Funktion

Gelenke sind bewegliche Knochenverbindungen. Die Knochenenden sind von **Gelenkknorpel** überzogen, bei dem es sich meist um hyalinen Knorpel handelt. Er hat „Stoßdämpferfunktion" und bewirkt eine Anpassung der Gelenkkörper aneinander. Für seine Elastizität sind Proteoglykane, für seine Festigkeit Kollagenfibrillen verantwortlich. Ernährt wird der Gelenkknorpel größtenteils aus der Synovialflüssigkeit („Synovia") und nur zu einem geringen Teil über Gefäße des subchondralen Knochens.

Die Gelenke sind von der **Gelenkkapsel** umschlossen. Diese besteht aus einem äußeren Stratum fibrosum und einer inneren Membrana synovialis. Das Stratum fibrosum enthält vorwiegend straff-faseriges kollagenes Bindegewebe (Typ-I/III-Kollagen) und ist mit Bändern verstärkt. Die Membrana synovialis („Synovialis") besteht aus einer inneren synovialen und einer äußeren subsynovialen Schicht. In einigen Gelenken ragen von Fettgewebe unterlagerte Wülste und Falten (Plicae synoviales) sowie Synovialzotten (Villi synoviales) in den Gelenkraum vor.

Die **synoviale Intima** besteht aus einer Lage synovialer Deckzellen (Synoviozyten), wobei man 2 Zellpopulationen unterscheidet: die makrophagenähnlichen Typ-A-Zellen und die fibroblastenähnlichen Typ-B-Zellen. Die **A-Zellen** sind morphologisch und funktionell dem Monozyten-Makrophagen-System zuzuordnen und haben Phagozytose- und damit auch Abwehrfunktion, während die **B-Zellen** (möglicherweise aber auch die A-Zellen) Hyaluronsäure sezernieren und damit zur Bildung der Synovialflüssigkeit in der Gelenkhöhle beitragen.

Die **Synovialflüssigkeit** (Synovia, Gelenkschmiere) ist ein Dialysat des Blutplasmas, vermischt mit Sekretionsprodukten der Synoviozyten. Sie enthält Proteine, Glukose und Hyaluronsäure. Zellen sind in der Synovia kaum vorhanden, wenn man von abgeschilferten Synoviozyten und vereinzelten Monozyten absieht. Die Synovialflüssigkeit sorgt für die Ernährung des Gelenkknorpels und der intraartikulären Strukturen. Daneben dient sie auch als „Schmiermittel" für eine optimale, reibungsfreie Bewegung.

Intraartikuläre Strukturen sind Diszi, Menisken sowie intraartikuläre Bänder und Sehnen.

Gelenkerkrankungen sind besonders im höheren Lebensalter häufig. Es handelt sich um metabolische (**Gicht, Pseudogicht**) und insbesondere degenerative Erkrankungen (**Arthrosen**). Seltener und teilweise bereits im Jugendalter sowie mittlerem Lebensalter treten entzündliche Erkrankungen (**Arthritiden**) auf.

45.2 Arthritis

Arthritiden sind Gelenkentzündungen, die auf infektiöse, immunologische oder chemisch-physikalische Ursachen zurückgehen. Bei Befall eines Gelenks wird von **Monarthritis,** bei Befall mehrerer Gelenke von **Polyarthritis** gesprochen. Die Erkrankungen können akut, chronisch oder rezidivierend verlaufen und entweder folgenlos abheilen oder zu bleibenden Defekten führen.

45.2.1 Infektiöse Arthritis

Infektiöse Arthritiden werden von Bakterien, Viren und Pilzen hervorgerufen. Die Erreger können direkt (z.B. bei offenen Wunden), fortgeleitet von der Umgebung (z.B. bei Infektionen in der Gelenkumgebung) oder hämatogen in das Gelenk gelangen.

Akute, unspezifische, bakterielle Arthritis

Syn.: eitrige Arthritis

Definition Es handelt sich um eine exsudativ-eitrige, meist bakteriell bedingte Gelenkentzündung. Wichtigste Erreger sind Staphylokokken (*Staphylococcus aureus*), Streptokokken, Gonokokken, *Haemophilus*, Salmonellen, *Proteus*, *Pseudomonas* und *E. coli*.

Morphologie
Üblicherweise ist nur *ein* Gelenk betroffen. Das Gelenk ist geschwollen, gerötet und schmerzhaft. In der Synovialmembran und der Synovialflüssigkeit finden sich überwiegend neutrophile Granulozyten und Histiozyten, in geringer Anzahl Lymphozyten und Plasmazellen (eitrige Synovialitis, Pyarthros). Die Synovialis zeigt eine aktive Hyperämie, Nekrosen und aufgelagertes Fibrin. In der Folge kann es durch leukozytäre Proteasen oder durch Ernährungsstörungen zu degenerativen Veränderungen des Gelenkknorpels, zu Knorpelnekrosen und durch Übergreifen des entzündlichen Prozesses auf den Knochen zur Osteomyelitis kommen.

Lyme-Arthritis

Im Rahmen der Lyme-Borreliose (Erreger: *Borrelia burgdorferi*, übertragen durch Zecken) kommt es neben Hautveränderungen (Erythema chronicum migrans, Acrodermatitis chronica atrophicans Herxheimer) sowie kardiovaskulären und neurologischen Störungen auch zu einer Arthritis. Dabei findet sich eine unspezifische chronische Synovialitis mit lymphoplasmazellulären Infiltraten und Lymphfollikeln (➤ auch Kap. 48.3.6).

Virale Arthritiden

Eine Reihe von Virusinfektionen (z.B. Rubeola, Parvovirus B19, Hepatitis B, Mumps, Varizellen) wird von akuten und vorübergehenden Gelenkbeschwerden (Schmerzen) begleitet. Das morphologische Substrat ist eine unspezifische lymphozytäre Infiltration der Synovialis. Pathogenetisch können dabei Antigen-Antikörper-Komplexe eine Rolle spielen.

Andere infektiöse Arthritiden

Zur Arthritis bei Infektionen mit Mykobakterien, Gonokokken und Spirochäten ➤ Kap. 48.3.6.

45.2.2 Allergische Arthritis

Bei Nahrungsmittel- und Medikamentenallergien kann es durch die Wirkung von Immunkomplexen nach Komplementaktivierung zu einer Synovialitis kommen.

45.2.3 Akute rheumatische Polyarthritis

➤ Kap. 19.4.1

45.2.4 Chronisch entzündliche Gelenkerkrankungen

Chronische Polyarthritis (cP)

Syn.: rheumatoide Arthritis, primäre chronische Polyarthritis

Es handelt sich um eine jahrelang verlaufende (chronische) Entzündung, v.a. der Gelenke, die zu einer schweren Gelenkzerstörung führen kann. Die Prävalenz der auf den Menschen beschränkten, sehr häufigen Erkrankung liegt weltweit bei 2–3%. Frauen sind dreimal häufiger betroffen als Männer. Die Häufigkeit der Erkrankung steigt nach dem 49. Lebensjahr an. Häufig sind die Extremitätengelenke (v.a. die kleinen Gelenke, wie die Fingergelenke) gleichzeitig und symmetrisch betroffen. Bei 31% der Patienten sind die kleinen Gelenke initial betroffen, bei 16% die mittleren und bei 28% die großen Gelenke. Der Verlauf ist variabel und folgt schubweise einer proliferativen Phase, danach einer destruktiven und degenerativen Phase, um letztlich in die ausgebrannte und terminale Phase zu münden. Wie bei anderen Erkrankungen aus dem rheumatischen Formenkreis kann die cP auch innere Organe betreffen.

Ätiologie und Pathogenese

Die primäre Ursache der cP ist noch unbekannt. Eine Schlüsselrolle kommt humoralen und zellulären immunologischen Mechanismen zu. Hierbei wird eine einmal ausgelöste Entzündung unterhalten. Als Auslöser werden bakterielle Erreger diskutiert. Als auslösende Antigene kommen sowohl exogene als auch endogene Peptide infrage wie z.B. zitrulliniertes Protein, humanes Knorpel-Glykoprotein 39 und „heavy-chain"-bindendes Protein.

HLA-II-Moleküle präsentieren die antigenen Peptide an CD4-T-Zellen. Durch Antigen aktivierte T-Zellen stimulieren Monozyten, Makrophagen und synoviale Fibroblasten zur Produktion der Zytokine Interleukin 1, Interleukin 6 und TNF-α sowie zur Sekretion von Matrixmetalloproteinasen. Hierbei vermitteln Oberflächensignale CD69 und CD11 sowie lösliche Mediatoren wie Interferon-γ und Interleukin 17. Interleukin 1, Interleukin 6 und TNF-α sind die wichtigsten Zytokine, die die Entzündung bei der cP stimulieren. Es sind auch die aktivierten T-Zellen, die die B-Zellen über membranvermittelte Signale zur Produktion von Immunglobulinen anregen.

Es kommt zur Freisetzung angiogenetischer Faktoren wie vaskulärem endothelialem Wachstumsfaktor VEGF. Diese führen über die Zytokinkaskade und die Zyklooxygenase zur Neubildung von Blutgefäßen und wiederum zur Rekrutierung von Entzündungszellen. Gleichzeitig stimuliert das Rezeptor-Aktivator-NFκB-Osteoprotegerin-System (RANK/RANKL-Osteoprotegerin-System) die Ausbildung und Aktivierung von Osteoklasten. Folge ist die Resorption des subchondralen Knochens und schließlich eine schwere periartikuläre Osteoporose.

Die Entzündung ist zunächst auf das vaskularisierte Stratum synoviale beschränkt. In der Synovialis finden sich Lymphozyten und Plasmazellen, die Immunglobuline, v.a. vom Typ IgG, produzieren. Daneben sind im Kapselgewebe Immunkomplexe nachweisbar. Bei bis zu 80% der Patienten finden sich im Serum und auch in der Synovialflüssigkeit **Rheumafaktoren.** Dabei handelt es sich um Antikörper (vorwiegend IgM, aber gelegentlich auch IgA und IgG), die gegen den Fc-Teil von körpereigenem IgG gerichtet sind. Immunkomplexe von Rheumafaktoren und IgG lassen sich in der Synovialis, in der Synovia, aber auch in extraartikulären Geweben nachweisen. Rheumafaktoren sind nicht spezifisch für diese Erkrankung, sondern finden sich auch bei nichtrheumatischen Erkrankungen wie Sarkoidose, Endokarditis, Tuberkulose, interstitiellen Lungenkrankheiten und bei 25% der 60- bis 89-Jährigen. Sie sind aber mit schwereren und komplizierteren Verlaufsformen der cP assoziiert.

Daneben bestehen auch Hinweise auf die Beteiligung zellulärer Immunreaktionen. Bei Patienten mit cP finden sich in der Synovialis aktivierte T-Lymphozyten (TH- und TC-Zellen). Da bei vielen Patienten Antikörper gegen **Epstein-Barr-Virus-codierte Antigene** gefunden werden, könnte diesem Virus eine Rolle bei der Pathogenese der Erkrankung zukommen. Auf eine wichtige Rolle genetischer Faktoren weisen nicht nur Familienuntersuchungen, sondern auch die Assoziation der Erkrankung mit **HLA-DRB1** hin.

Morphologie

Die Krankheit betrifft **Gelenke, Sehnen** und **Sehnenscheiden** sowie **periartikuläre Weichteile.** Gelenke und Weichteile sind geschwollen und gerötet. Die Erkrankung betrifft in 21% nur ein Gelenk (monoartikulär), in 44% einige (oligoartikulär) und in 35% viele (polyartikulär) Gelenke.

Histologisch entsprechen die klassischen Veränderungen einer proliferativen Synovialitis. Die Synovialzellschicht ist hyperplastisch. In der Synovialmembran finden sich anfangs und im akuten Schub neutrophile Granulozyten, später überwiegen Lymphozyten, Plasmazellen, Makrophagen, Mastzellen und Lymphfollikel mit Keimzentren (➤ Abb. 45.1). Es kann auch zu einer fokalen Fibrinablagerung und einer fibrinoiden Nekrose in der Synovialis kommen. Folge ist eine granulierende Entzündung mit einer Verdickung der Synovialmembran und der Ausbildung ödematöser, gefäßreicher Zotten (➤ Abb. 45.2).

Das die Gelenkoberfläche bedeckende Granulationsgewebe wird als **Oberflächenpannus** bezeichnet. Durch frei werdende Enzyme (z.B. Kollagenase) und Zytokine (Interleukin-1, TNF-α), aber auch durch eine Beeinträchtigung der Knorpelernährung werden der Gelenkknorpel und der Knochen geschädigt und später zerstört (➢ Abb. 45.3). Schließlich wächst der Pannus auch in den subchondralen Knochen ein. Dieser wird durch aktivierte Osteoklasten resorbiert. Auch **Sehnen, Muskeln** und **periartikuläres Gewebe** werden in den Entzündungsprozess einbezogen. Späte Folgen sind eine fibröse oder knöcherne Gelenkversteifung (Ankylose) und Gelenkdeformationen.

Bei ca. 30% der Patienten kommt es zur Ausbildung von subkutanen **Rheumaknoten**, bevorzugt am Ellenbogen und an anderen Stellen, die erhöhter Druckbelastung ausgesetzt sind (➢ Abb. 45.4). Sie können auch in inneren Organen (Herz, Perikard, Lunge, Gastrointestinaltrakt, Blutgefäße) vorkommen. Es finden sich bis zu 2 cm große Knoten mit zentraler fibrinoider Nekrose (bestehend aus Fibrin, Kollagenabbauprodukten und eingelagerten neutrophilen Granulozyten), umgeben von palisadenartig (radiär) angeordneten Epitheloidzellen (Histiozyten), an die peripher Lymphozyten, Plasmazellen, Fibroblasten und Makrophagen anschließen. Pathogenetisch werden Traumen mit Mikroblutungen und das Auftreten von Immunkomplexen mit nachfolgender Aktivierung von Makrophagen verantwortlich gemacht, deren Proteinasen und Kollagenasen zur Nekrose führen sollen.

Systemische Manifestationen sind bei 30% der Patienten eine Perikarditis, ebenso eine Splenomegalie, Lymphknotenhyperplasie, normozytäre hypochrome Anämie (durch IL-1-inhibierte Erythropoese), Pleuritis, interstitielle Pneumonie und Fibrose, in 10% eine Hepatomegalie mit Steatose und portaler Entzündung. Für die systemische Osteoporose wird neben der Steroidtherapie und körperlicher Inaktivität die Aktivierung von Osteoklasten durch Interleukine verantwortlich gemacht.

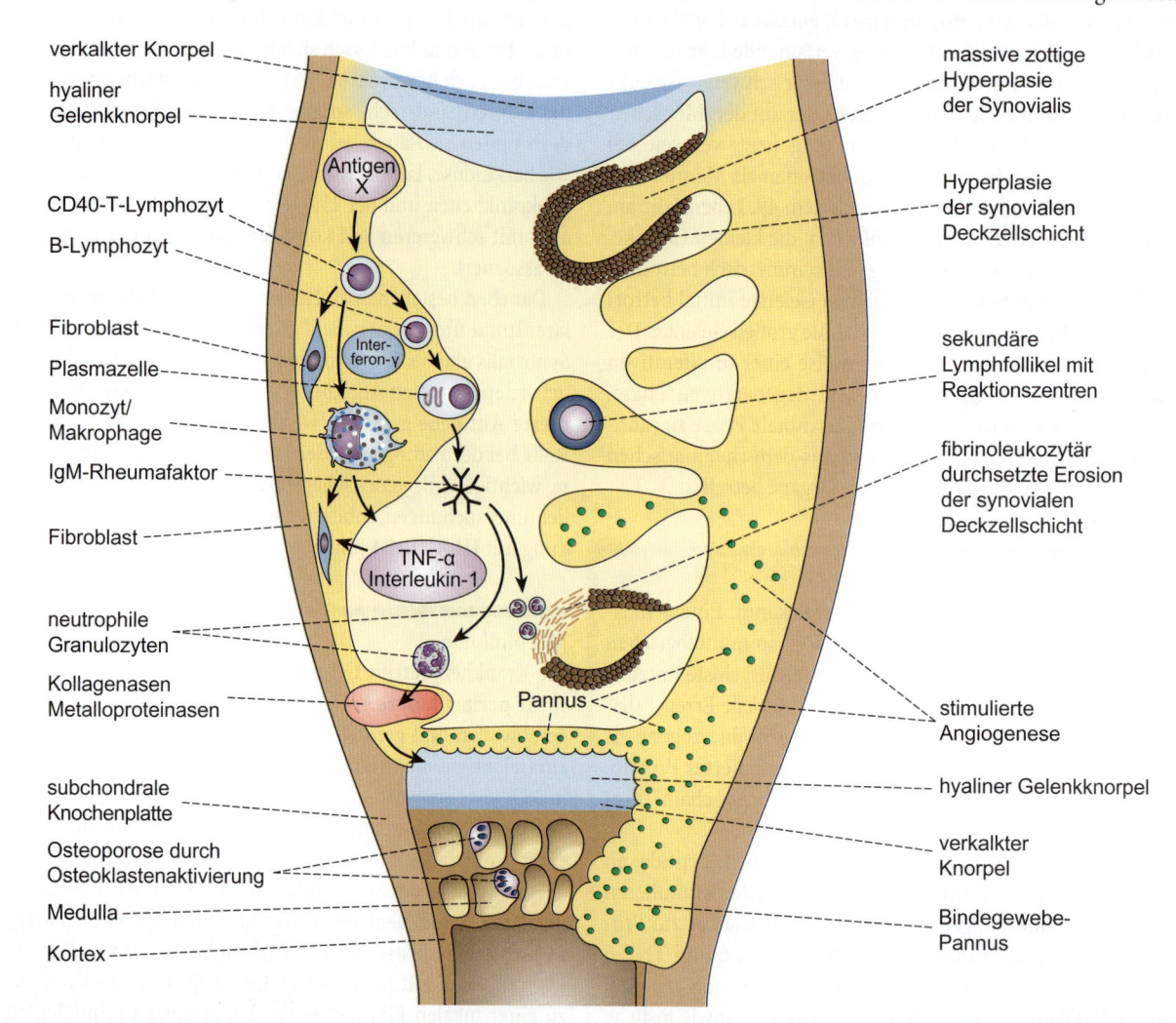

Abb. 45.1 Entwicklung der Gelenkveränderung bei chronischer Polyarthritis. Linke Seite: Aktivierte CD4-T-Zellen regen Makrophagen und Fibroblasten zur Produktion von Interleukinen und TNF-α an, sie stimulieren B-Zellen zur Sekretion von Immunglobulinen und regen die Bildung und Aktivierung von Osteoklasten an. Rechte Seite: Die Synovialmembran ist geschwollen und entzündlich infiltriert (Granulationsgewebe mit neutrophilen Granulozyten, Lymphozyten, Plasmazellen, Makrophagen, Mastzellen, Lymphfollikeln). Die synoviale Deckzellschicht ist hyperplastisch, es bilden sich Synovialzotten aus. Das Granulationsgewebe überwächst als Pannus den Gelenkknorpel und führt zur Knorpelschädigung. Nach Einwachsen in den subchondralen Knochen kann es zusätzlich zu einer Knochenzerstörung kommen.

Molekularpathologie

Auf der Suche nach prädisponierenden Genlozi wurde ein funktioneller Polymorphismus im Protein-Tyrosin-Phosphatase-Nonrezeptor-Typ-22-Gen (PTPN22) gefunden, der nicht nur mit rheumafaktor-positiver chronischer Polyarthritis, sondern auch mit Diabetes mellitus Typ 1 assoziiert ist. Das PTPN22-Gen codiert für die intrazelluläre Tyrosin-Phosphatase LYP, die als negativer T-Zell-Regulator wirkt.

Allerdings liegt die Konkordanz bei eineiigen Zwillingen nur bei 15–21%, sodass man davon ausgehen muss, dass Umweltfaktoren auf prädisponierende Faktoren treffen.

Klinische Relevanz Klinischer Leitbefund ist der **Gelenkschmerz**. Neben einer symmetrischen Schwellung und Rötung der Gelenke, insbesondere der Hand, besteht eine v.a. morgendliche Gelenksteifigkeit. Als Folge der Knochen- und Knorpeldestruktion sowie der Sehnenkontraktur entwickelt sich nach langjährigem Verlauf eine typische **Ulnardeviation** der Finger (➤ Abb. 45.5).

Sonderformen der chronischen Polyarthritis

Juvenile chronische Arthritis

Syn.: Morbus Still

Diese Arthritis setzt vor dem 16. Lebensjahr ein und hält mindestens 6 Monate an. Die Inzidenz liegt bei 13,9 Neuer-

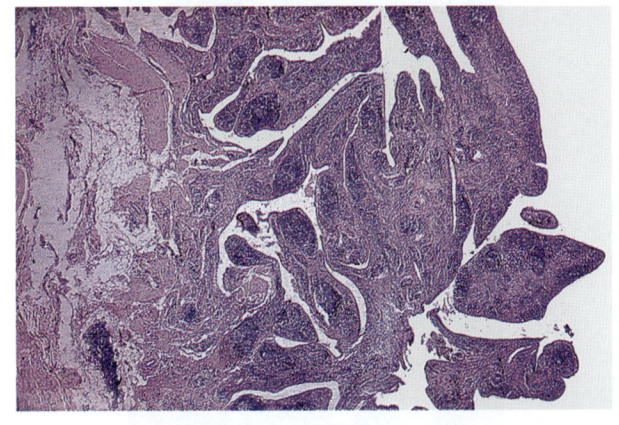

Abb. 45.2 Chronische Polyarthritis. Zottige Hyperplasie der Synovialis mit teils follikulär angeordneten lymphoplasmazellulären Entzündungsinfiltraten. HE, Vergr. 25-fach.

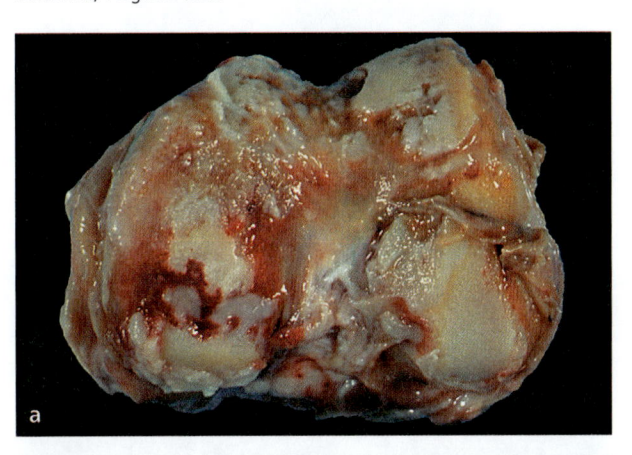

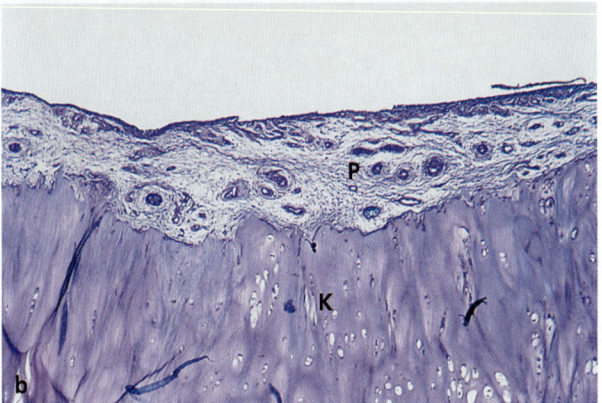

Abb. 45.3 Knorpeldestruktion bei der chronischen Polyarthritis. a Makroskopie der pannösen Knorpeldestruktion. **b** Histologie. P = gefäßreicher Pannus, K = Knorpel. HE, Vergr. 100-fach.

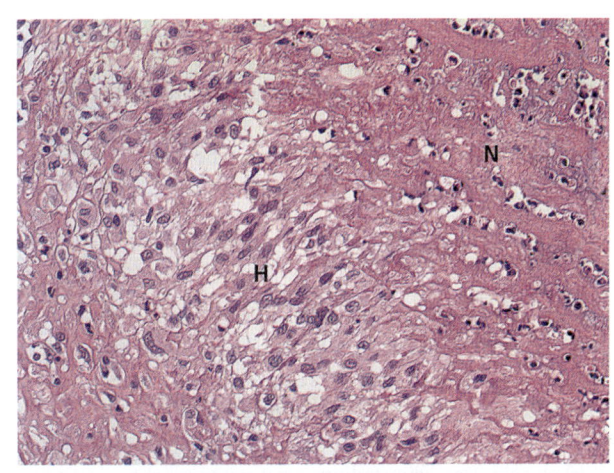

Abb. 45.4 Rheumaknoten bei chronischer Polyarthritis. Die zentrale fibrinoide Nekrose (N) ist in der Peripherie palisadenartig von Histiozyten (H) umgeben. HE, Vergr. 200-fach.

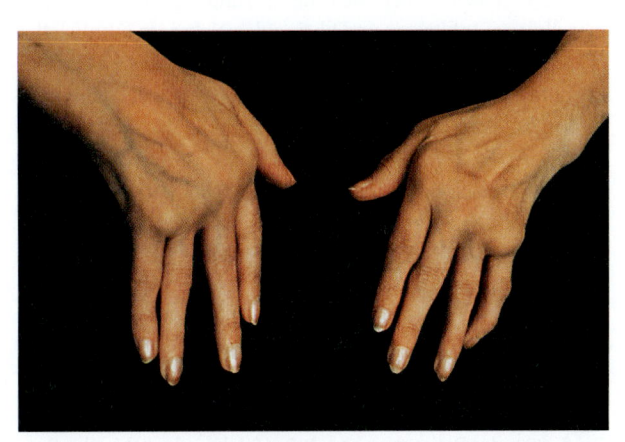

Abb. 45.5 Chronische Polyarthritis. Typische ulnare Deviation der Finger, Schwellung im Gelenkbereich (Metakarpophalangealgelenk) und Atrophie der Handmuskulatur.

krankungen pro 100.000 Kinder pro Jahr. Die Erkrankung verläuft meist seronegativ (ohne Rheumafaktoren).

Morphologisch bestehen Ähnlichkeiten zur cP des Erwachsenen. Bei einem Teil der Patienten sind nur ein oder wenige Gelenke befallen. Knie- und Sprunggelenke sind bevorzugt. Daneben werden polyartikuläre Formen mit Beteiligung vieler Gelenke beobachtet, die entweder mit oder ohne systemische Manifestationen einhergehen (z.B. Fieber über 39 °C bei 95% der Patienten, Hautausschlag bei 88%, Hepatosplenomegalie bei 45%, Lymphknotenvergrößerung bei 60%, Pleuritis, Perikarditis, Anämie, Leukozytose). Solche systemischen Manifestationen können sich auch bei der cP des Erwachsenen finden (Morbus Still des Erwachsenen). 10% der juvenilen Patienten entwickeln eine sekundäre Amyloidose.

Felty-Syndrom

Das Felty-Syndrom ist eine schwere Verlaufsform der chronischen Polyarthritis mit Splenomegalie und Neutropenie, die bei ca. 1% der cP-Patienten beobachtet wird. Adulte und juvenile Formen kommen vor. Die Ursache der Neutropenie ist noch ungeklärt. Die Gelenkzerstörungen sind bei diesen Patienten besonders stark ausgeprägt. Das Milzgewicht erreicht bis zu 2.150 g. Mögliche Ursache der Neutropenie sind eine vermehrte Margination, ein gesteigerter lienaler Abbau und eine verminderte Granulopoese. Die Mortalität ist hoch.

Spondylitis ankylosans

Syn.: Morbus Bechterew, Spondylarthritis ankylopoetica

Die Erkrankung setzt bei 80% der meist männlichen Patienten zwischen dem 16. und 40. Lebensjahr ein, betrifft in erster Linie das Achsenskelett und führt nach 15–20 Jahren zum Spätstadium mit charakteristischer Kyphose und Ankylose der Wirbelsäule. Das Frühstadium zeigt entzündliches destruktives Granulationsgewebe der Zwischenwirbelscheiben, der Zwischenwirbelgelenke und der Sakroiliakalgelenke. An den peripheren Gelenken äußert sich die Entzündung in lymphoplasmazellulären Infiltraten und fibrinoiden Nekrosen (ähnlich der cP). Es kommt zur typischen Verknöcherung des Bandapparats und der Bandscheiben der Wirbelsäule mit brückenartiger Verbindung der Wirbelkörper und Gelenke („Bambusstabwirbelsäule"; ➤ Abb. 45.6). Außerhalb des Bewegungsapparats manifestiert sich die Erkrankung bei 25% der Patienten als Iridozyklitis (➤ Kap. 11.10) und bei 10% als Aortitis (➤ Kap. 20.5.1). 4–5% der Erkrankten entwickeln eine sekundäre Amyloidose (➤ Kap. 47.3.3).

Psoriatische Arthritis

Bei 5–20% der Patienten mit seit 5–10 Jahren bestehender Psoriasis, v.a. mit schwerer dermaler Manifestation (➤ Kap. 43.4.1), finden sich Arthritiden mit asymmetrischer Bevorzugung der distalen Interphalangealgelenke der Hände und Füße. Daneben können aber auch Knie-, Sakroiliakal-, Hüft- und Sprunggelenke betroffen sein. Die entzündlichen Veränderungen entsprechen weitgehend denen der cP. Im Phalangenbereich kann es zu Osteolysen, Gelenkdestruktionen und Knochenresorption kommen (mutilierende Form). Als für

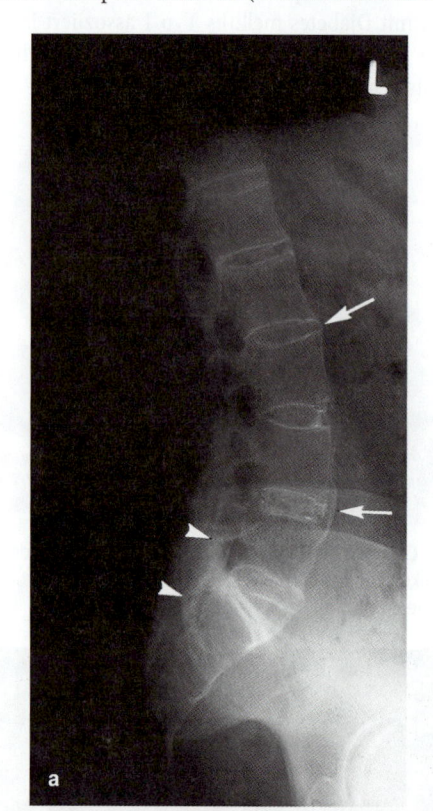

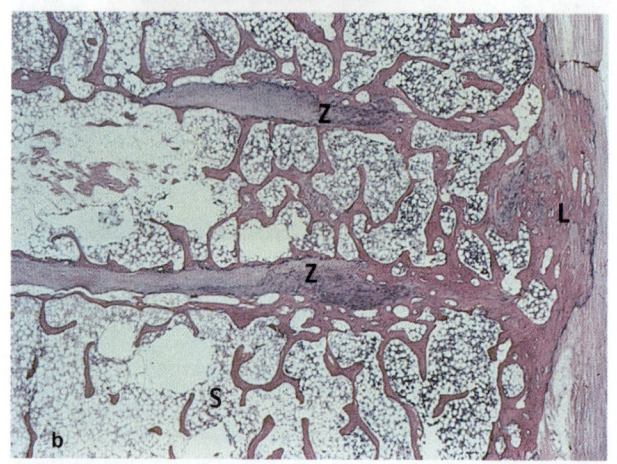

Abb. 45.6 Spondylitis ankylosans. a Seitliches Röntgenbild der unteren Lumbalwirbelsäule und der Iliosakralgelenke. Die Iliosakralgelenke sind ankylosiert (Pfeilspitzen). Schmale Syndesmophyten als Ausdruck der Verknöcherung des Anulus fibrosus ziehen von einem Wirbelkörper zum nächsten (Pfeile). Die Zwischenwirbelscheiben sind gering verbreitert und konvex geformt. Sie führen zur konkaven Verformung der Wirbelkörpergrund- und -deckplatte. **b** Wirbelkörper mit verdünnten Zwischenwirbelscheiben (Z) und rarefizierten Spongiosabälkchen (S) als Hinweis auf Osteoporose werden durch das verknöcherte Längsband (L) überbrückt und verbunden (Syndesmophyten). Ergebnis ist eine starre Wirbelsäule („bambusstabartig"). HE, Vergr. 50-fach.

die psoriatische Arthritis charakteristisch wird eine „Osteoperiostitis" der Großzehe beschrieben, die radiologisch mit Knochenresorption und Spikulabildung einhergeht. 10% der Patienten mit psoriatischer Arthritis entwickeln eine Amyloidose.

Reiter-Syndrom

Syn.: Morbus Reiter, Friesinger-Leroy-Reiter-Syndrom

Das Syndrom ist durch die Trias **seronegative Arthritis** (betroffen sind vorwiegend Gelenke der unteren Extremitäten wie Kniegelenk und Sprunggelenk), **Urethritis** und **Konjunktivitis** charakterisiert. Es tritt bevorzugt bei Männern um das 20.–30. Lebensjahr auf. Die Inzidenz liegt bei 3,5 pro 100.000 Männer jünger als 50 Jahre. In etwa 50% geht die Erkrankung mit Fieber und Entzündungen anderer Organe (Prostatitis, Keratitis, Stomatitis) oder mit psoriatiformen Hautveränderungen einher.

Die **Ätiologie** der Erkrankung ist uneinheitlich. Es finden sich epidemische und sporadische Formen. Chlamydien, Shigellen und Yersinien können bei genetischer Disposition (60–80% der Patienten sind Träger von HLA-B27) die Erkrankung auslösen. Das Reiter-Syndrom kann auch bei HIV-Infizierten auftreten.

Morphologisch gleichen die strukturellen Veränderungen denen der cP.

Enteropathische Arthritis

Syn.: reaktive Arthritis

Diese Arthritis gehört zu den reaktiven Arthritiden, die mit einer Infektion an einem gelenkfernen Ort assoziiert und als sterile Arthrithis definiert sind. Man findet sie als Entzündung peripherer und spinaler Gelenke (monoartikulär oder oligoartikulär), nach Enteritiden (durch Salmonellen, Shigellen, Yersinien, Campylobacter), aber auch bei chronisch entzündlichen Darmerkrankungen (Colitis ulcerosa, Morbus Crohn) und Morbus Whipple bei disponierten Personen (meist HLA-B27-positiv). Die Behandlung der Grunderkrankung führt oft zur Heilung der Arthritis.

Arthritiden bei generalisierten Erkrankungen

Gelenkbeteiligungen finden sich bei disseminiertem Lupus erythematodes, Sklerodermie, Polyarteriitis nodosa, Dermatomyositis, Sarkoidose, Morbus Behçet sowie anderen generalisierten Erkrankungen bekannter und unbekannter Ätiologie.

45.2.5 Arthritiden durch Kristallablagerung

Zu den Kristallarthritiden gehören als wichtigste Vertreter die Gicht, die Kalziumpyrophosphatdihydrat-Arthropathie (Chondrokalzinose, Pseudogicht) sowie die Oxalose. Dabei kommt es zu einer Ablagerung von Kristallen im Gelenkknorpel, Menisken und Synovialis, wodurch degenerative Veränderungen und Entzündungsreaktionen induziert werden.

Gicht

Syn.: Arthritis urica

Definition Die Gicht ist durch einen erhöhten Harnsäurespiegel im Serum (> 7 mg/dl beim Mann, > 6 mg/dl bei der Frau) und Ablagerung von Uratkristallen in Gelenken, gelenknahen Weichteilen (Tophi) und Niere charakterisiert. Es kommt zu rezidivierenden, akuten Arthritisanfällen.

Nur wenige Personen mit Hyperurikämie entwickeln das klinische Krankheitsbild der Gicht. Das Risiko nimmt mit steigendem Serumharnsäurespiegel zu. Männer ab dem 30. Lebensjahr sind bevorzugt betroffen.

Epidemiologie Die Prävalenz beim Erwachsenen wird mit 2–2,6% angegeben.

Pathogenese

Man unterscheidet eine **primäre** und eine **sekundäre** Gicht. Bei primärer Gicht liegt eine Störung des Harnsäurestoffwechsels vor, während bei sekundärer Gicht eine andere Grunderkrankung eine Störung des Harnsäurestoffwechsels nach sich zieht.

Harnsäure ist ein Endprodukt des Purinstoffwechsels und entsteht überwiegend in der Leber und der Dünndarmmukosa. Purine werden entweder exogen über die Nahrung zugeführt oder im Organismus gebildet. Die gebildete Harnsäure wird zu ca. 70% über die Niere und zu ca. 30% über den Darm ausgeschieden (bakterielle Urikolyse).

Eine **Hyperurikämie** kommt zustande durch:
- Überproduktion von Harnsäure
- verminderte Ausscheidung von Harnsäure
- Kombination beider Mechanismen (selten)

Die **primäre Hyperurikämie** (Gicht) wird mit geringer Penetranz autosomal dominant vererbt. Bei ca. 99% der Patienten besteht eine Störung der renalen Harnsäureausscheidung, insbesondere der tubulären Harnsäuresekretion. Bei der Störung der renalen Harnsäureausscheidung handelt es sich um eine heterogene Krankheitsgruppe. Bei der Mehrheit dieser Patienten liegt eine Mutation des Uromodulin-Gens zugrunde.

Nur in ca. 1% liegt eine gesteigerte endogene Harnsäuresynthese, bedingt durch Enzymdefekte des Purinstoffwechsels und/oder eine gestörte Regulation vor. Bei Erwachsenen konnten Mutationen des Hypoxanthin-Guanin-Phosphoribosyltransferase-Gens (HPRT) oder des Phosphoribosyl-Pyrophosphatsynthetase-Gens nachgewiesen werden. Die Mutationen führen zu einer gesteigerten Purinsynthese durch einen Enzymdefekt der Hypoxanthin-Guanin-Phosphoribosyltransferase, eine Überaktivität der Phosphoribosylpyrophosphat-Synthetase und einen Defekt der Glukose-6-Phosphatase. Das Gen, das die HPRT codiert, liegt auf dem X-Chromosom (Xq 26-q27) und enthält 9 Exone.

Ist der Enzymdefekt der HPRT vollständig, so führt er bereits im Kindesalter zum **Lesch-Nyhan-Syndrom.** Dieses wird X-chromosomal rezessiv vererbt und tritt mit einer Häufigkeit von 1 : 50.000 bis 1 : 100.000 auf. Die Säuglinge zeigen bei der Geburt außer einer akzentuiert gelblichen Urinverfärbung keine Symptome. 6–8 Wochen nach der Geburt stellt sich eine erhöhte Neigung zum Erbrechen ein. Schließlich kommt es ab einem Alter von 6–10 Monaten zu Hyperurikämie, Choreoathetose, Spastik, mentaler Retardierung, stark eingeschränktem Bewegungsdrang, Aggressivität und zwanghafter charakteristischer Selbstmutilation an Unterlippen und Fingern. Trotz dieses Verhaltens sollen diese Kinder oft besonders beliebt sein, da sie über einen ausgeprägten Humor verfügen und sich nach den Aggressionsattacken besonders freundlich verhalten. Die Prognose des Syndroms ist schlecht, unbehandelt versterben die Patienten in der 1. oder 2. Lebensdekade an Nierenversagen.

Die **sekundäre Hyperurikämie** ist meist bedingt durch eine Überproduktion von Harnsäure im Rahmen eines erhöhten Zellzerfalls und eines damit erhöhten Umsatzes von Nukleinsäuren (z.B. bei myeloproliferativen Erkrankungen). Eine Hyperurikämie entsteht aber auch bei verminderter renaler Ausscheidung von Harnsäure (z.B. durch Reduktion des funktionsfähigen Nierenparenchyms) oder durch Medikamente (z.B. Saluretika) oder Toxine. Letztere können eine Überproduktion und/oder verminderte Uratausscheidung über die Niere bewirken. Weitere mögliche Ursachen sind eine vermehrte Purinzufuhr mit der Nahrung, Stoffwechselstörungen (z.B. Ketoazidose bei Diabetes mellitus) und chronischer Alkoholismus.

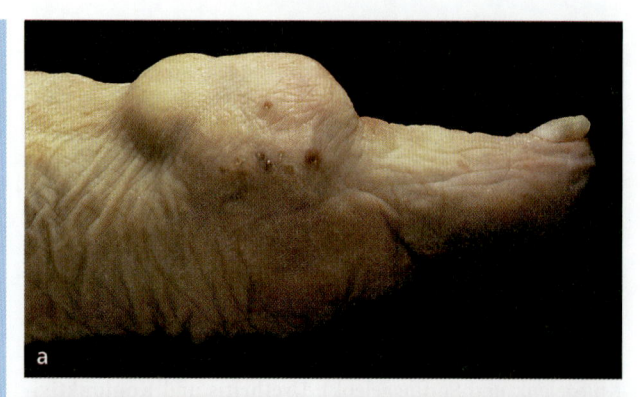

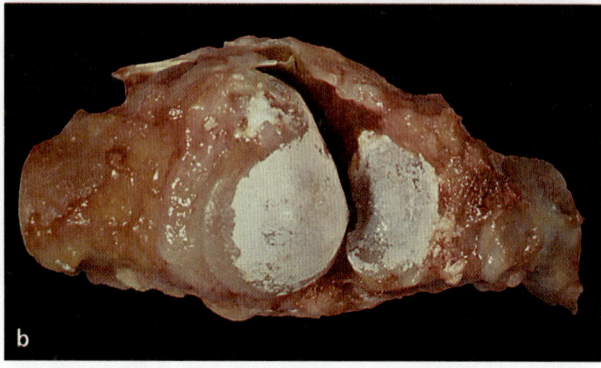

Abb. 45.7 Gelenkveränderungen bei der Gicht. a Gichttophus am Großzehengrundgelenk. **b** Bei eröffnetem Gelenk erkennt man auf den Gelenkflächen einen weißen Belag von Natriumuratkristallen.

Morphologie
Durch Ablagerung von Uratkristallen kommt es v.a. zu Schädigungen der Gelenke und der gelenknahen Kutis und Subkutis. Die neutrophilen Granulozyten phagozytieren Uratkristalle und setzen dabei lysosomale Enzyme und andere Entzündungsmediatoren mit chemotaktischer Wirkung frei. Dadurch kommt es zum schmerzhaften Gichtanfall.

Das bevorzugt befallene Gelenk ist das Großzehengrundgelenk, nach Häufigkeit folgen Sprung- und Fußwurzelgelenke, Hand- und Fingergelenke sowie das Kniegelenk. Zehen-, Hüft-, Schulter- und Ellenbogengelenke sind nur selten betroffen. Bei eröffnetem Gelenk zeigen sich die Uratkristallablagerungen als weiße Stippchen im Gelenkkapselgewebe, in fortgeschrittenen Stadien als kalkähnlicher gelbweißer Belag an der Oberfläche des Gelenkknorpels (➤ Abb. 45.7).

Histologisch lassen sich im gelenknahen Bindegewebe büschelförmige Natriumuratkristalle nachweisen. Sie sind umgeben von Histiozyten und Riesenzellen vom Fremdkörpertyp, Fibroblasten, Lymphozyten sowie neutrophilen Granulozyten (Fremdkörpergranulationsgewebe, **Tophus;** ➤ Abb. 45.7 und ➤ Abb. 45.8).

Die Synovialzellschicht ist hyperplastisch und mit Fibrin bedeckt. Bleibt die Erkrankung unbehandelt, kommt es zu einer Knorpel- und Knochendestruktion. Am Ende dieses Prozesses kann die Zerstörung des Gelenks stehen.

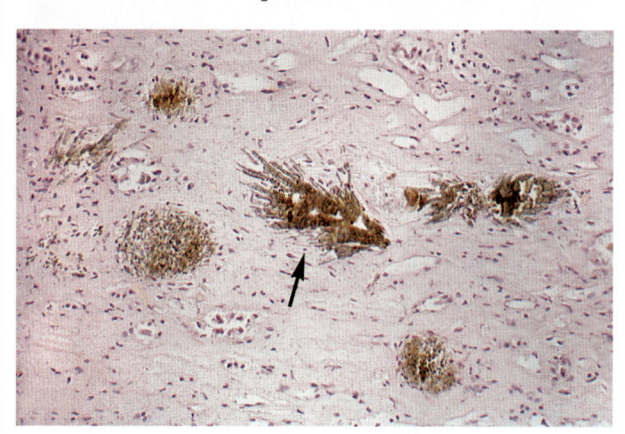

Abb. 45.8 Gichttophus in der Haut. Die büschelförmigen Harnsäurekristalle (Pfeil) liegen in einer fibrillären Proteinmatrix. Die Gichtablagerungen in den Weichteilen (Tophi) sind von Fremdkörpergranulomen mit mehrkernigen Riesenzellen umgeben. HE, Vergr. 100-fach.

Klinische Relevanz Als Leitbefund ist beim akuten (häufig nächtlichen) Gichtanfall das periartikuläre Gewebe geschwollen, gerötet und schmerzhaft. Daraus kann sich eine deformierende chronische Arthritis entwickeln. Ferner treten subkutane Uratablagerungen (Gichttophi) sowie eine Nephrolithiasis und Uratnephropathie auf (mit Hypertonie; ➤ Kap. 37.5.4).

Kalziumpyrophosphatdihydrat-Arthropathie

Syn.: Chondrokalzinose, Pseudogicht

Diese Arthropathie entsteht durch Ablagerung von Kalziumpyrophosphatdihydrat-Kristallen in Knorpel- und Gelenkkapselgewebe. Gelangen diese Kristalle in die Synovialflüssigkeit, so können sie eine akute Arthritis mit dem klinischen Bild eines Gichtanfalls (Pseudogichtanfall) auslösen.

Pathogenese
Anorganisches Pyrophosphat entsteht bei verschiedenen Stoffwechselschritten im Organismus, z.B. bei der Protein-, Nukleotid-, Lipid- und Steroidsynthese. Die Ursache der Ablagerung ist noch nicht bekannt. Die Kristalle entstehen in unmittelbarer Assoziation zu Knorpelzellen in der Grenzzone zwischen peri- und extrazellulärer Matrix, wobei lokal erhöhte Kalziumkonzentrationen und/oder pH-Veränderungen eine Rolle spielen könnten.

Disponierende Erkrankungen sind Hypothyreose, Hyperparathyreoidismus, Diabetes mellitus, Hämochromatose, Gicht und andere Stoffwechselstörungen. Daneben wurden auch primäre (familiäre, hereditäre) und sporadische Formen beschrieben. Die Entzündung wird durch Ausbrechen der Kristalldepots aus dem Knorpel und deren Übertritt in die Synovialflüssigkeit hervorgerufen. Bei älteren Patienten kann es auch zur asymptomatischen Ablagerung in Menisken, Gelenkknorpel, Gelenkkapsel, Bändern und Sehnen kommen (Chondrokalzinose). Die Häufigkeit der Kalziumpyrophosphatdihydrat-Ablagerungen nimmt mit dem Alter zu.

Morphologie
Die Pyrophosphatablagerungen betreffen bevorzugt die großen Gelenke (Knie-, Hüft-, Schulter- und Ellenbogengelenk), finden sich weniger häufig aber auch in kleinen Gelenken. Die Ablagerungen in hyalinem Gelenkknopel und Meniskus sind radiologisch nachweisbar. **Lichtmikroskopisch** finden sich basophile granuläre Kristallablagerungen mit schwach positiver Doppelbrechung im polarisierten Licht im Faserknorpel der Menisken, im hyalinen Gelenkknorpel und in den Synovialzotten. Sie können in der Synovialmembran von einer Fremdkörper-Granulationsgewebsreaktion mit mehrkernigen Riesenzellen vom Fremdkörpertyp, ähnlich wie bei der Gicht, umgeben sein.

Verlauf und Prognose Bei den meisten Patienten kommt es zu einer Knorpelzerstörung mit Ausbildung einer Arthrosis deformans, wobei unklar ist, inwieweit nicht die Arthrose selbst zu einer sekundären Bildung von Pseudogichtkristallen führen kann.

Hydroxylapatit-Synovialitis

Die Ablagerung von basischem Kalziumphosphat (Kalziumhydroxylapatit) im Knorpel führt zur Knorpeldestruktion. Es ist allerdings unklar, ob die Kristallablagerung Ursache oder Folge des destruktiven Prozesses ist. Folge der Apatitablagerung soll die Induktion einer gesteigerten Kollagenaseaktivität sein. Die Ablagerung wird von einer villösen Hyperplasie der Synovialis begleitet.

Oxalose

Bei der seltenen primären und der sekundären Oxalose wird die Entzündung durch die Oxalatkristallablagerung im Gelenkkapselgewebe ausgelöst. Oxalatkristalle sind auch in Knorpel- und Knochengewebe enthalten (> Kap. 47.2.4).

45.3 Degenerative Gelenkerkrankungen

45.3.1 Arthrosis deformans

Syn.: Osteoarthrose

Definition Die Erkrankung ist durch eine fortschreitende Degeneration und schließlich den Verlust des Gelenkknorpels charakterisiert und äußert sich v.a. an den stärker belasteten Gelenken. In der Folge kommt es zu einer Verdichtung (Sklerose) des subchondralen Knochens und zur Bildung von Knochenauswüchsen an den Gelenkrändern (Osteophyten). Man unterscheidet primäre und sekundäre Formen.

- **Primäre Arthrosen:** Die Knorpeldegeneration tritt ohne erkennbare Ursache auf und könnte auf einen endogenen Knorpelbildungsdefekt zurückgehen. Die degenerativen Veränderungen nehmen mit dem Alter zu. Eine familiäre Häufung wird beobachtet.
- **Sekundäre Arthrosen:** Sie haben bekannte Ursachen. Mechanische Einflüsse spielen dabei eine wesentliche Rolle. Sie entwickeln sich bei übermäßiger Belastung (z.B. Übergewicht), in einem traumatisch geschädigten Gelenk, bei schlechter „Passform" der Gelenkkomponenten (z.B. bei angeborener Hüftgelenkdysplasie), bei Infektionen, Kristallablagerungen oder Gelenkblutungen.

Pathogenese
Mechanische und biochemische Faktoren spielen in der Pathogenese eine Rolle In erster Linie handelt es sich dabei um ständig wiederholende Mikrotraumen, insbesondere bei Übergewicht und Hochleistungssport. Eine gesteigerte mechanische Belastung kann mit einer vorübergehend gesteigerten Proteoglykansynthese als Kompensationsversuch der Chondrozyten einhergehen, die dann jedoch dekompensiert. Es kommt zu einer Destruktion, einem Verlust an Matrixmolekülen und einer Degeneration der Knorpelzellen. Der wenig resistente Knorpel zeigt als Folge Fibrillationen seiner Oberfläche, die zu tiefen Fissuren werden. Von Chondrozyten und Synovialzellen freigesetzte Proteasen führen zusätzlich zur Knorpeldestruktion. Die als Reaktion auf den Knorpelabrieb entstehende Synovialitis führt zu Schmerzen und kann zusätzlich die Knorpelzerstörung durch verstärkte Freisetzung lytischer Enzyme weiter beschleunigen. Im Knorpel kommt es zu Veränderungen der Knorpelmatrix (Verminderung der Proteoglykane, Destruktion des Kollagennetzwerks) sowie zu einer Zunahme des Wassergehalts.

Morphologie

Betroffen sind v.a. die großen, mechanisch besonders belasteten Gelenke – mit Bevorzugung des Kniegelenks (Gonarthrose; ➤ Abb. 45.9), des Hüftgelenks (Koxarthrose) und des Schultergelenks (Omarthrose) – sowie die zervikalen und lumbalen Wirbelgelenke. Ellenbogen-, Hand-, Fuß-, Finger- und Zehengelenke sind weniger häufig betroffen (Ausnahme: Heberden-Knötchen in den Phalangealgelenken). Makroskopisch und radiologisch findet man eine Verschmälerung des Gelenkspalts (bedingt durch Knorpelverlust), eine Verbreiterung und Verdichtung (Sklerosierung) des subchondralen Knochens mit Pseudozystenbildung sowie eine gesteigerte Knochenneubildung in der Grenzregion zwischen Gelenkkapselansatz und Knorpel, wodurch sich Randexostosen mit einer Faserknorpelüberkleidung bilden (Osteophyten). Die morphologischen Veränderungen zeigen einen stadienhaften Verlauf (➤ Abb. 45.10):

- **Stadium I:** oberflächennaher Proteoglykanverlust des Knorpels und oberflächliche Knorpeleinrisse (Fissuren).
- **Stadium II:** Die Fissuren vertiefen sich und reichen bis zur Zone des radiären Knorpels. Knorpelzellen gehen zugrunde. Gleichzeitig proliferieren überlebende Chondrozyten unter Ausbildung von „Brutkapseln", die von proteoglykanreichen Höfen umgeben sind. Durch den Fremdkörperreiz kommt es zur Entwicklung einer Synovialitis mit Aktivierung der Synoviozyten sowie – seltener – zur einer lymphoplasmazellulären Entzündungsreaktion.
- **Stadium III:** Die Risse werden tiefer und erreichen die tiefen Knorpelschichten. Größere Knorpelstücke brechen aus und führen zu einer weiteren Reizung der Synovialmembran. Selten können sie frei im Gelenkraum liegen (freier Gelenkkörper, „Gelenkmaus").
- **Stadium IV:** Durch den Schwund des Gelenkknorpels wird die knöcherne Deckplatte freigelegt. Von der Epiphyse und aus dem subchondralen Knochen sprossen Gefäße in den Defekt ein. Es kommt einerseits zum osteoklastischen Knochenabbau, andererseits aber auch zur Verdickung und Sklerosierung der subchondralen Knochenplatte durch die erhöhte Osteoblastenaktivität und zu einer verstärkten Bindegewebeproliferation. Außerdem wird Faserknorpel gebildet. Durch die eindringende Synovialflüssigkeit entstehen subchondrale Pseudozysten im Knochen, die mit Synovialflüssigkeit gefüllt und von reaktiv neu gebildetem Knochen umgeben sind. Später werden sie von fibrösem Narbengewebe ausgefüllt. Im Randbereich der Gelenke kommt es zu einer metaplastischen Knochen- und Knorpelbildung in der Synovialis sowie zu Osteophyten und Randzacken (Randexostosen). Bei Interphalangealgelenken werden diese Randexostosen als Heberden-Knötchen bezeichnet.

Klinische Relevanz Es entsteht eine zunehmende und schmerzhafte Bewegungseinschränkung der betroffenen Gelenke. Die Arthrose wird erst mit der Ausbildung von Osteophyten und der Verschmälerung des Gelenkspalts radiologisch fassbar.

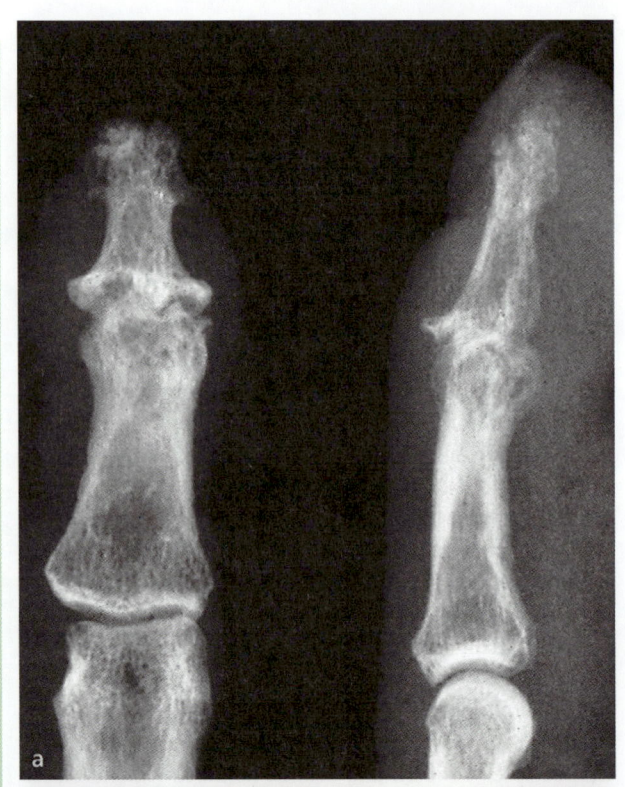

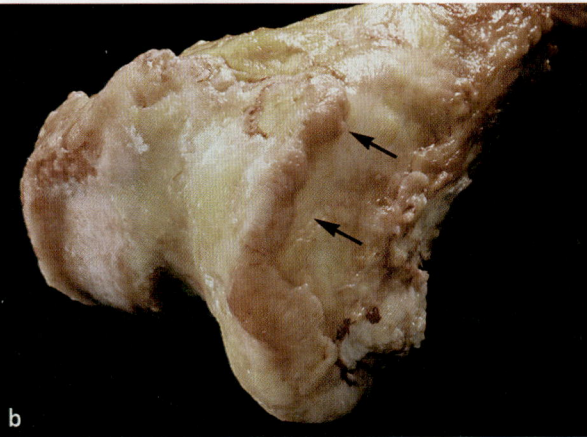

Abb. 45.9 Arthrose (Arthrosis deformans). a Finger II posteroanterior und seitlich. Die Arthrose kann auch kleine Gelenke betreffen, wie hier die distalen Interphalangealgelenke. Der Interphalangealabstand ist verschmälert, die Gelenkflächen sind unregelmäßig konfiguriert, die angrenzende subchondrale Knochenplatte zeigt eine Sklerose neben kleinen Geröllpseudozysten. Im Randbereich des Gelenks Osteophyten (Bild: H. Troeger, Basel). **b** Gonarthrose. Unregelmäßige Struktur und partielle Destruktion des Gelenkknorpels sowie Osteophyten (Pfeile).

45.3.2 Andere Arthropathien

Neuropathische Arthropathie

Bei **Tabes dorsalis** oder **Syringomyelie** (➤ Kap. 8.5.4) kommt es aufgrund einer verminderten Schmerzempfindlichkeit und einer Störung der Tiefensensibilität bei unbeeinträchtigter Motorik zu einer Überlastung der Gelenke mit rezidivierender

Traumatisierung, Mikrofrakturen und Einblutungen. Dies führt zur Gelenkzerstörung (**Charcot-Gelenk**).

Spondylosis deformans

Die Ursache dieser Erkrankung liegt in degenerativen Veränderungen der Zwischenwirbelscheiben. 80–90% der über 60-Jährigen weisen entsprechende Veränderungen auf.

Ätiologie und Pathogenese
Mit zunehmendem Alter vermindert sich der Protein- und Polysaccharidgehalt und eröht sich der Anteil kollagener Fasern im Nucleus pulposus. Folge ist ein Elastizitätsverlust, als dessen Folge es bei Belastung zu Einrissen im Anulus fibrosus und zu einer Verlagerung von Bandscheibengewebe nach lateral kommt. Durch die dadurch bedingte Überbelastung der lateralen Anteile des vorderen Längsbandes sowie durch periostale Knochenneubildung und (enchondrale) Ossifikation im verlagerten Bandscheibengewebe bilden sich Knochenwülste.

Morphologie
Es finden sich Knochenwülste seitlich des vorderen Längsbandes. Die Wirbelkörper können auch durch knöcherne Brücken verbunden sein.

Histologisch lassen sich in den Zwischenwirbelscheiben Nekrosen, Fissuren und eine Brutkapselbildung der Chondrozyten nachweisen.

Klinische Relevanz Die Randwulstbildung kann zu einer Bewegungseinschränkung der Wirbelsäule führen. In seltenen Fällen ist dadurch auch eine Kompression des Rückenmarks mit neurologischer Symptomatik möglich.

Bandscheibenvorfall

Syn.: Bandscheibenprolaps, Diskushernie

Beim Bandscheibenvorfall handelt es sich um eine Verlagerung des Nucleus pulposus und von Teilen des Anulus fibrosus über die normale Begrenzung der Bandscheibe hinaus. Die Verlagerung ist in verschiedene Regionen hinein möglich: in

Abb. 45.10 Entwicklung der Gelenkschädigung bei Arthrosis deformans (nach Otte, Söder u. Aigner). Im Stadium I kommt es zu oberflächlichen Knorpeleinrissen, die sich in Stadium II und III vertiefen, wobei durch Ausbrechen von Knorpelstücken größere Defekte entstehen. Die subchondrale Knochenplatte wird freigelegt. Einerseits kommt es zu einem Knochenabbau, andererseits zur Verdickung und Sklerosierung des subchondralen Knochens. Durch Mikrofrakturen und Mikronekrosen entstehen subchondrale Pseudozysten im Knochen, die von verdichtetem Knochen umgeben sind (Stadium IV). Im Randbereich der Gelenke findet man durch metaplastische Knochen- und Knorpelbildung verursachte Knochenvorsprünge und Knochenzacken (Osteophyten).

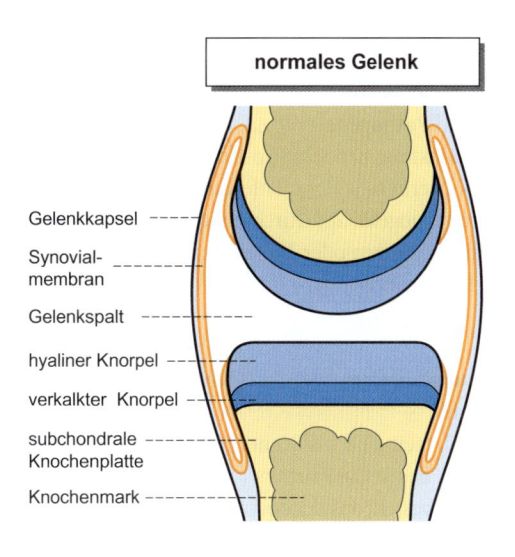

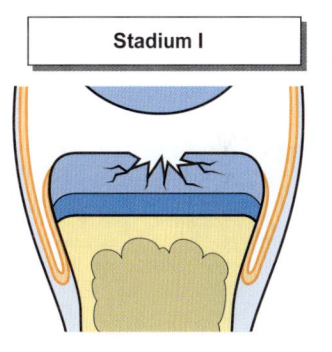

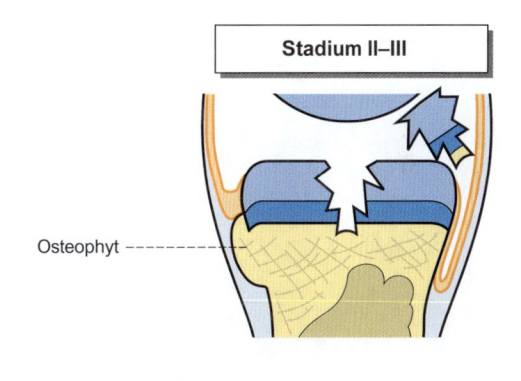

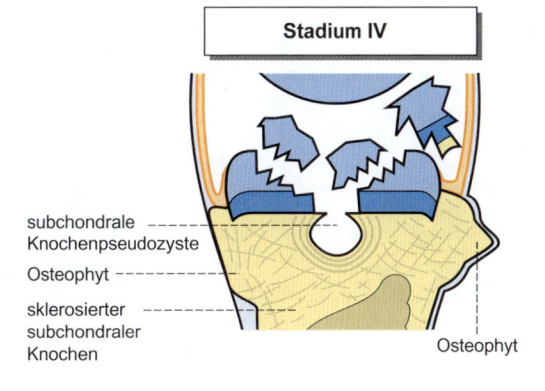

den Knochen des kranialen oder kaudalen Wirbelkörpers (**Schmorl-Knötchen**)**,** nach ventral (als Ursache der Spondylosis deformans) oder nach dorsal in den Wirbelkanal.

Ätiologie und Pathogenese
Für die Entwicklung der Schmorl-Knötchen sind eine Schwäche der knöchernen Schlussplatte der Wirbelkörper verantwortlich (physiologisch am Durchtritt der Chorda dorsalis), seltener Entzündungen oder Metastasen. Der hintere und der vordere Bandscheibenprolaps entsteht durch Risse im Anulus fibrosus.

Morphologie
Schmorl-Knötchen sind bis 1 cm große, grauweiße Herde in der Spongiosa des Wirbelkörpers (> Abb. 45.11). Das verlagerte Material besteht aus degenerativ veränderten und nekrotischen Anteilen des Nucleus pulposus und Anulus fibrosus.

Schmorl-Knötchen liegen am häufigsten in der Brust- und Lendenwirbelsäule. Ein Einbruch in die untere Schlussplatte ist häufiger als in die obere. Der Bandscheibenprolaps bevorzugt die untere Lendenwirbelsäule.

Klinische Relevanz Schmorl-Knötchen bereiten meist keine Beschwerden. Es kann, insbesondere bei Befall mehrerer Wirbelkörper, eine Kyphose entstehen. Beim hinteren Bandscheibenvorfall kann es zu Schmerzen durch Druck auf die Nervenwurzeln, aber auch zu Parästhesien und Lähmungen durch eine Schädigung der Nervenwurzeln und des Rückenmarks kommen.

Arthropathien bei generalisierten Erkrankungen

Ochronose

Bei der Ochronose fehlt das Enzym Homogentisinsäureoxidase, wodurch Phenylalanin und Tyrosin nur bis zur Homogentisinsäure abgebaut werden können. Die dadurch vermehrt anfallende Homogentisinsäure wird mit dem Urin ausgeschieden. Polymerisierte Homogentisinsäure führt zur Schwarzfärbung des Bindegewebes (> Abb. 45.12). Durch Anlagerung polymerisierter Homogentisinsäure an kollagene Fasern kommt es zu einer gesteigerten Quervernetzung und zum Elastizitätsverlust des Knorpels, der dann gegenüber Belastungen weniger resistent ist.

Hämophilie

Durch wiederholte Gelenkblutungen (Hämarthros) bei 80% der Patienten mit Hämophilie (Bluterkrankheit) kommt es v.a. in größeren Gelenken (Knie-, Ellenbogen-, Hüft- und Schultergelenk) zu einer von der Synovialis ausgehenden resorbierenden Entzündung mit Sidereineinlagerung in Synovialzellen und Makrophagen der Synovialmembran (**Blutergelenk**)**.** Im Knorpel kommt es zu degenerativen Veränderungen (sekundäre Osteoarthrose). Die Ausprägung der Arthropathie korreliert dabei mit der Aktivität der Gerinnungsfaktoren. Hämoglobin und seine Abbauprodukte sind für eine Reduktion der Knorpelproteoglykane verantwortlich, sodass der an interfibrillärer Grundsubstanz verarmte Knorpel einer mechanischen

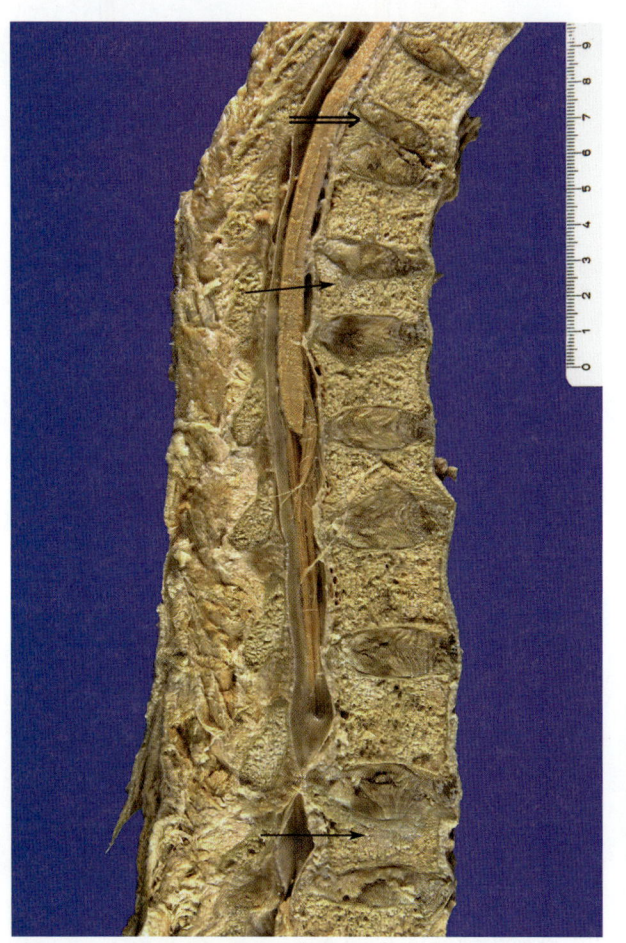

Abb. 45.11 Schmorl-Knötchen. Übersicht der Wirbelsäule des thorakolumbalen Übergangs mit Schmorl-Knötchen (Pfeile) und Kompressionsfraktur eines Wirbelkörpers (Doppelpfeil).

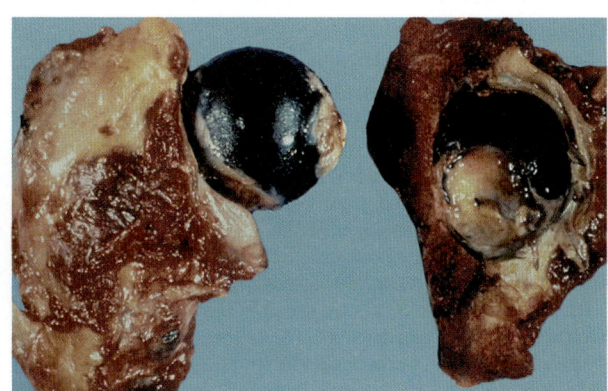

Abb. 45.12 Ochronose. Schwarze Verfärbung des Gelenkknorpels (Femurkopf und Azetabulum).

Belastung gegenüber weniger resistent ist. Bilirubin und Hämoglobin hemmen die chondrozytäre Matrixsynthese. Hämatoidinkristalle sind nach intraartikulären Blutungen auch in nekrotischen Chondrozyten nachweisbar. Die Folge kann eine fibröse Versteifung (Ankylose) von Gelenken sein.

Andere Ursachen

Arthropathien können auch in Verbindung mit Hämochromatose, Amyloidose, Akromegalie, Hyperparathyreoidismus und Diabetes mellitus auftreten.

Meniskuserkrankungen

Meniskusveränderungen haben degenerative und traumatische Ursachen.

Meniskusdegeneration

Morphologie
Degenerative Meniskusläsionen äußern sich als mukoide oder fettige Veränderungen des Meniskusgewebes.
 Histologisch findet man eine verstärkte Faserstruktur und eine Verquellung der Grundsubstanz bis zur Ausbildung von Pseudozysten mit reaktiver Knorpelzellproliferation und Ausbildung von Brutkapseln. Fettablagerungen kommen in den Zellen und in der Zwischensubstanz vor.
Folgen Die degenerativen Veränderungen können eine Zerreißung oder einen Abriss des Meniskus bei Traumen begünstigen.

Traumatische Meniskusläsion

Darunter wird eine traumatische Zerreißung des Meniskus ohne vorangegangene degenerative Veränderungen verstanden. Meist sind Sport- oder Berufsunfälle dafür verantwortlich. Die Gefahr einer Meniskusruptur besteht insbesondere dann, wenn das gebeugte und abduzierte Kniegelenk bei außenrotiertem Unterschenkel und fixiertem Fuß plötzlich gestreckt wird.

Morphologie
Die inneren Menisken sind wesentlich häufiger betroffen als die äußeren. Am häufigsten kommt es zu Längs- oder Korbhenkelrissen.
 Histologisch finden sich regressive Veränderungen (Nekrosen, Blutungen), später treten eine reparative Fibrose, Knorpelzellproliferation (Brutkapselbildung) und evtl. auch Granulations- und Narbengewebe auf.

Klinische Relevanz Bei kleinen Rissen ist eine Restitutio ad integrum möglich. Abgerissene Meniskusanteile können zwischen den Gelenkflächen eingeklemmt werden und zu einer Gelenksperre führen.

Traumatische Schäden

Durch stumpfe Gewalteinwirkung kann es zu einem Gelenkerguss oder einer Blutung in das Gelenk (Hämarthros) kommen. Durch Kapseldehnungen entstehen Distorsionen der Gelenkflächen. Bei Luxationen kommt es zu einer Verschiebung der Gelenkenden gegeneinander. Sie können zu Kapsel- oder Bänderrissen und zur Absprengung von Knochen oder Knorpelteilen führen.

45.4 Erkrankungen der Sehnen und Sehnenscheiden

45.4.1 Anatomische Grundlagen

Sehnen bestehen größtenteils aus geordneten kollagenen Fasern (Typ-I/III-Kollagen) mit dazwischenliegenden Tendozyten (spezialisierten Fibrozyten). Ernährt wird das Gewebe über Blutgefäße des Mesotendineums. Sehnenscheiden sind Gleiträume, die Synovialflüssigkeit enthalten. Sie sind mit einer Synovialzellschicht ausgekleidet. Darunter liegt lockeres, vaskularisiertes Bindegewebe.

45.4.2 Degenerative Veränderungen

Im Alter kann eine Verfettung des Sehnengewebes eintreten. Bei chronischer Überbelastung kommt es zur ödematösen Verquellung der Grundsubstanz, zur Aufsplitterung der Sehnenbündel, einem Fibrillenzerfall und fibrinoiden Nekrosen. Auch dystrophe Verkalkungen kommen vor.

45.4.3 Traumatische Sehnenruptur

Als Folge von Traumen kann es zu Sehnenabrissen kommen. Häufig betroffen sind die Achillessehne, Sehnen des Schultergelenks und des M. quadriceps. In rupturierten Sehnen findet man häufig degenerative Veränderungen, die auf vorangegangene Mikrotraumen zurückgeführt werden können.

45.4.4 Tendovaginitis stenosans

Diese mit Schmerzen und Bewegungseinschränkung einhergehende Erkrankung betrifft meist Frauen im mittleren und höheren Lebensalter. Ihr liegt eine Verdickung der Sehnenscheide (der Ringbänder von 1 auf 2–3 mm) mit Verengung des Sehnenscheidenkanals zugrunde (➤ Abb. 45.13). Ursache ist eine Proliferation von Blutgefäßen und Fibroblasten, wahr-

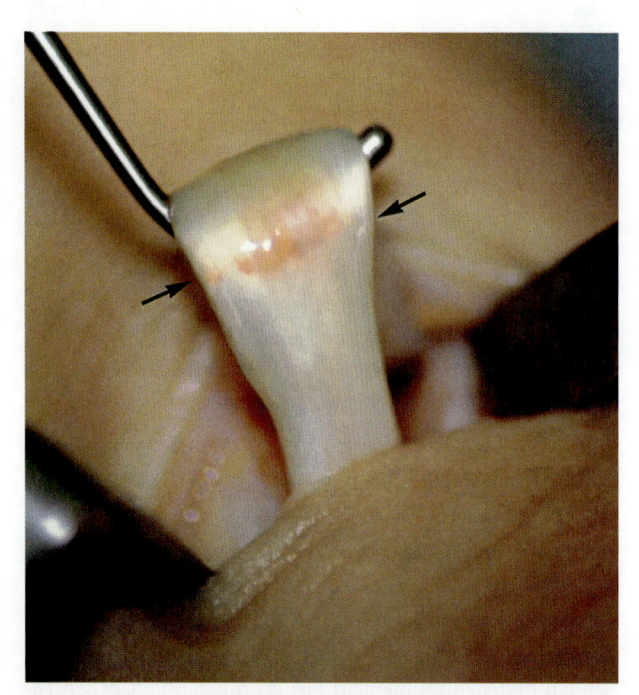

Abb. 45.13 Tendovaginitis stenosans de Quervain (intraoperative Makroaufnahme von H. Troeger, Basel). Die Sehne des M. abductor pollicis longus zeigt eine Auftreibung proximal des durch Kompression und Einengung bedingten Kalibersprungs (Pfeile). Ursache ist eine Verdickung des Ringbandes (im Bild nicht zu sehen).

scheinlich infolge mechanischer Schädigungen. Ein Diabetes mellitus wird als prädisponierender Faktor angesehen. Hauptlokalisationen sind die Sehnenscheiden des M. abductor pollicis longus, des M. extensor pollicis brevis, des M. flexor pollicis longus, des M. flexor digiti minimi, des M. flexor carpi radialis, des M. peroneus longus und des M. tibialis posterior.

Die morphologische Differenzialdiagnose hat die Amyloidose und Stoffwechseldefekte zu berücksichtigen.

45.4.5 Karpaltunnelsyndrom

Dieses Syndrom geht mit Schmerzen und Parästhesien der Hände und mit einer Atrophie der Daumenballenmuskulatur einher. Ursache ist eine Kompression des N. medianus im Karpalkanal durch das Lig. carpi transversum. Die Ursache ist uneinheitlich. Frakturen, Luxationen, Arthritiden, Arthrosen und Stoffwechselerkrankungen (z.B. Gicht und Amyloidose) können zu dieser Symptomatik führen. Auffällig ist das häufige Auftreten bei Frauen in der Prämenopause, was auf eine Beteiligung hormoneller Faktoren hindeutet. Mechanische Ursachen in Form von Mikrotraumen nach repetitiven Bewegungen sind als Ursache des Karpaltunnelsyndroms umstritten.

45.4.6 Entzündliche Erkrankungen

Entzündungen der Sehnen und Sehnenscheiden (Tendosynovitis) können auf bakterielle (z.B. Eitererreger, Tuberkulose)
und immunologische (z.B. chronische Polyarthritis) Ursachen oder Stoffwechselstörungen (z.B. Gicht) zurückgehen. Die morphologischen Veränderungen entsprechen der jeweiligen Grunderkrankung.

45.5 Bursen

Bursen (Schleimbeutel) sind Hohlräume mit oder ohne Verbindung zu Gelenken, die mit einer Synovialmembran ausgekleidet sind. Sie befinden sich in Regionen, die Druck ausgesetzt sind. Durch wiederholte Traumen kann es zu zystischen Schwellungen kommen, die als **Hygrome** bezeichnet werden.

45.5.1 Entzündungen

Bursitiden können durch bakterielle Erreger eitriger Entzündungen (eitrige Bursitis) bedingt sein oder im Rahmen der chronischen Polyarthritis auftreten. Auch bei Gicht können Bursen entzündlich verändert sein und in ihrer Wand Gichttophi enthalten.

Bursen können wie Sehnen oder die Gelenkbinnenhaut eine rein fibrinös-exsudative Entzündungsreaktion zeigen, die mit Schwellung und Schmerzen einhergeht und meist eine chronische mechanische Reizung zur Ursache hat.

45.5.2 Baker-Zyste

Die Baker-Zyste entspricht einem Hygrom des Kniegelenks. Sie entsteht durch wiederholte Traumen meist an der Innenseite der Kniekehle. Die Baker-Zyste steht mit der Kniegelenkhöhle in Verbindung und ist mit Synovialflüssigkeit gefüllt. Sie kann eine Komplikation der Gonarthrose oder der chronischen Polyarthritis sein. Die Therapie besteht in der Exzision.

45.6 Tumoren und tumorähnliche Veränderungen

Primärtumoren der Gelenke, Sehnen, Sehnenscheiden und Bursen sind selten und fast immer gutartig. Häufiger sind tumorähnliche Veränderungen.

45.6.1 Benigne Tumoren

Gutartige Tumoren im Gelenkbereich sind Lipome, Hämangiome und Fibrome.

45.6.2 Maligne Tumoren

Maligne Tumoren der Gelenke, Sehnen, Sehnenscheiden und Bursen sind sehr selten. Häufiger kommt eine sekundäre Gelenkbeteiligung durch benachbarte maligne Knochentumoren vor (> Kap. 44.6). In diesem Kapitel werden das synoviale Sarkom und das Klarzellsarkom abgehandelt. Beide Tumoren treten häufig in Assoziation mit Sehnen, Sehnenscheiden, Bursen oder Gelenkkapseln auf, wenn auch eine histogenetische Beziehung zu Strukturen der Gelenke nicht belegt ist. Aufgrund dieser Lokalisation werden sie hier beschrieben, gehören aber zum System der Weichgewebstumoren (> Kap. 46.3).

Synoviales Sarkom

Das synoviale Sarkom ist das vierthäufigste Sarkom. Es wächst vorwiegend in der Umgebung großer Gelenke mit einer Assoziation zu Sehnenscheide, Bursa und Gelenkkapsel. Weniger als 5% dieser Tumoren liegen unmittelbar im Gelenkbinnenraum, 60% treten an der unteren Extremität auf, davon 30% in der Knieregion, 23% in der oberen Extremität und ca. 10% an Kopf und Hals. Das synoviale Sarkom kommt auch in Regionen ohne Bezug zu synovialen Strukturen vor, z.B. in Abdominalwand, Pleura, Herz, Lunge, parapharyngeal sowie in der Niere. Die Bezeichnung „synoviales Sarkom" rührt von der morphologischen Ähnlichkeit zur Synovialis in der Embryonalentwicklung her. Hingegen ist ein Tumorursprung von bestehender Synovialis nicht bewiesen. Männer sind häufiger betroffen als Frauen (1,2 : 1). Die Patienten sind typischerweise Adoleszenten oder junge Erwachsene (10–40 Jahre). Symptom ist meist eine tief gelegene, schmerzhafte, langsam expansiv wachsende, umschriebene Raumforderung mit geringer Bewegungseinschränkung. In 15–20% kommt es zu Knochenarrosion oder -destruktion.

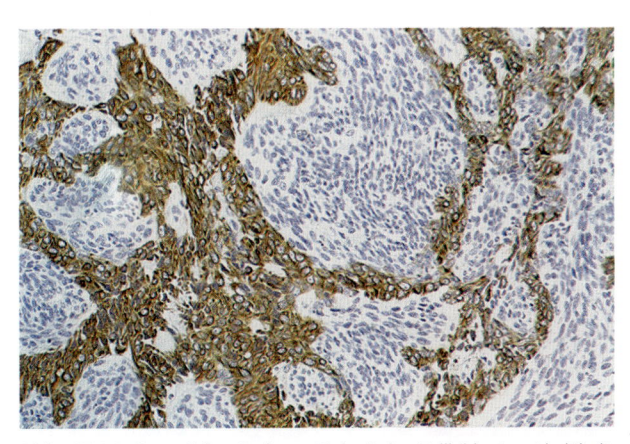

Abb. 45.14 Synoviales Sarkom. Biphasisches Zellbild mit epithelähnlichen Tumorzellen (positive braune immunhistochemische Reaktion) und umgebendem sarkomähnlichem Gewebe mit spindeligen Tumorzellen. Immunhistologische Darstellung von Zytokeratinen, Gegenfärbung Hämatoxylin. Vergr. 100-fach.

Morphologie

Der Tumordurchmesser beträgt meist 3–5 cm, gelegentlich über 15 cm. Die Tumoren sind überwiegend von einer Pseudokapsel umgeben und können ausgedehnte Pseudozysten enthalten. Die Schnittfläche ist gelb bis weißgrau. 50% zeigen den klassischen biphasischen Aufbau aus epithelähnlichen Zellen in Strängen, Nestern oder Drüsenformationen, umgeben von zytoplasmaarmen Spindelzellen: rasenförmig angeordnet mit abwechselnd zellreicheren und zellärmeren, teils myxoiden oder hyalinisierten, verkalkten oder ossifizierten Arealen (> Abb. 45.14). Die übrigen 50% bestehen fast ausschließlich entweder aus der epithelähnlichen oder aus der spindelzelligen Komponente und werden als monophasische Synovialsarkome bezeichnet. Mitosefiguren sind selten, bei schlecht differenzierten Tumoren finden sich allerdings mehr als 2/HPF („high power field"). Immunhistochemisch exprimieren 99% der synovialen Sarkome Zytokeratine oder EMA („epithelial membrane antigen").

Molekularpathologie

Als spezifisch gilt die meist balancierte Translokation t(X;18) (p11,2; q11,2) mit Fusion des SYT-Gens mit dem SSX1- oder SSX2-Gen. Die mRNA des SYT/SSX-Fusionsgens kann man mit RT-PCR oder FISH an Frischgewebe oder sogar formalinfixiertem, in Paraffin eingebettetem Gewebe nachweisen. Handelt es sich um einen monophasischen, wenig differenzierten oder ungewöhnlich lokalisierten Tumor, ist der molekularbiologische Nachweis der Translokation diagnostisch wegweisend.

Klinische Relevanz Die Therapie besteht aus der radikalen chirurgischen Resektion mit adjuvanter Chemo- und Radiotherapie. Die 5-Jahres-Überlebensrate beträgt 36–76%, die Rezidivrate 40%. Metastasen treten bei ca. 50% der Patienten auf, zu 94% in der Lunge, in 10% auch in Lymphknoten. Ungünstige prognostische Parameter sind weniger differenzierte Tumoranteile, ein Alter über 40 Jahre sowie ein Tumordurchmesser von über 5 cm.

Klarzellsarkom der Weichteile

Es handelt sich um seltene, oft langsam wachsende Tumoren, die bevorzugt an den unteren Extremitäten in Verbindung mit Sehnen, Bändern und Aponeurosen auftreten. Der Altersgipfel liegt in der 3. und 4. Dekade. Frauen sind etwas häufiger betroffen als Männer. Der Tumor hat keine Beziehung zum gleichnamigen Klarzellsarkom der Niere.

Ätiologie und Pathogenese

Im Gegensatz zur früheren Annahme einer histogenetischen Verwandtschaft zum synovialen Sarkom wird das Klarzellsarkom der Weichteile aufgrund neuerer Untersuchungen als **neuroektodermaler Tumor mit melanozytärer Differenzierung** eingeordnet, welcher dem zellreichen blauen Nävus ähnlich ist. Die Tumorzellen exprimieren S100 und die mit der Melaninsynthese assoziierten Antigene HMB45 und Melan A.

Morphologie

Makroskopisch findet man umschriebene grauweiße, gelegentlich pigmentierte Knoten. Sie bestehen aus runden oder spindeligen Zellen mit hellem, vakuolisiertem oder feingranulärem Zytoplasma und blasigen Zellkernen mit prominenten Nukleolen.

Molekularpathologie

Über 75% der Klarzellsarkome zeigen eine charakteristische Translokation t(12;22)(q13; q12), die zur Fusion des ATF-1-Gens mit dem EWS-Gen führt und die das Klarzellsarkom als „Melanom der Weichteile" vom malignen Melanom der Haut unterscheidet.

Klinische Relevanz Die Prognose ist schlecht, die 5-Jahres-Überlebensrate beträgt 54–65%. Bevorzugter Metastasierungsort ist die Lunge, eine Metastasierung in regionale Lymphknoten ist ebenfalls häufig (bis 50% der Patienten).

45.6.3 Tumorähnliche Läsionen

Tumorähnliche Läsionen im Gelenkbereich sind die pigmentierte villonoduläre Synovitis, synoviale Chondromatose, Ganglien, vaskuläre und lymphatische Malformationen.

Pigmentierte villonoduläre Synovialitis, Bursitis und Tendosynovialitis

Zu dieser Gruppe gehören der Riesenzelltumor der Sehnenscheiden (noduläre Tendosynovialitis) und die pigmentierte villonoduläre Synovitis im eigentlichen Sinne. Es handelt sich um Proliferationen, die von den Synovialiszellen der Synovialmembran der Gelenke, Bursen und Sehnenscheiden ausgehen. Der Riesenzelltumor der Sehnenscheide ist der häufigste echte synoviale Tumor. Man unterscheidet diffuse und lokalisierte Formen, wobei Letztere im Gelenk (artikulär) oder außerhalb des Gelenks (extraartikulär) liegen können. Bei den diffusen Formen ist die gesamte Synovialmembran, bei den lokalisierten nur ein Teil der Synovialis betroffen.

Typische Lokalisation der diffusen Form ist das Kniegelenk, bei der lokalisierten Knie und Hände. Die Inzidenz beträgt 1,8–9,2 pro 1 Million Einwohner, die Prävalenz ca. 1% aller Gelenkkrankheiten. Die meisten Patienten sind 30–50 Jahre alt, Frauen sind häufiger betroffen als Männer. Die Tumoren wachsen langsam über Jahre. Bei 50% der Patienten mit der diffusen Form der Erkrankung findet sich eine Knochenarrosion.

Ätiologie und Pathogenese

Die Ätiologie der Erkrankung ist noch unbekannt. Zytogenetische Befunde bei der diffusen Form der pigmentierten villonodulären Synovialitis sprechen für eine klonale Proliferation von Synoviozyten und damit in erster Linie für eine Neoplasie. Die publizierten Translokationen und Rearrangements können jedoch noch nicht als diagnostisch relevant gelten.

Morphologie

Makroskopisch ist die Synovialmembran braun verfärbt und zottig bis knotig gestaltet. Bei den lokalisierten Formen finden sich gelbbraune Knoten, bei der generalisierten Form ist die gesamte Synovialmembran verändert. In den Sehnenscheiden finden sich 0,5–4 cm große gelbbraune Knoten (Riesenzelltumor der Sehnenscheiden).

Histologisch zeigt sich eine zottige Hyperplasie des synovialen Gewebes. Die deckende Synovialzellschicht ist verbreitert. Darunter liegen fibroblastenähnliche Zellen, Schaumzellen (lipidspeichernde Makrophagen) und Siderophagen (siderinspeichernde Makrophagen). Eingestreut sind mehrkernige Riesenzellen vom Osteoklastentyp in unterschiedlicher Menge. Mitosefiguren können vorkommen, ebenso Gefäßeinbrüche in 1–5% (➤ Abb. 45.15).

Molekularpathologie

Diffuse und lokalisierte Form zeigen in 61% eine Translokation t(1p13;2q35) mit Fusion des CSF1-Gens auf 1p13 mit dem COL6A3-Gen auf 2q35 und daraus resultierender Überexpression von CSF1 in einem Teil der läsionalen Zellen.

Synoviale Chondromatose

Es handelt sich um eine knorpelige Metaplasie des Gelenkkapselgewebes mit Knorpelinseln und -knoten. Die Erkrankung tritt vorwiegend monartikulär auf und bevorzugt die großen Gelenke (Knie-, Ellenbogen-, Hüft- und Schultergelenk). Diese Knoten können sich ablösen und als freie Gelenkkörper in der Synovialflüssigkeit schwimmen.

Ganglion

Definition Ganglien sind pseudozystische Veränderungen an Gelenken und Sehnenscheiden.

Ätiologie und Pathogenese

Ätiologie und Pathogenese sind noch nicht geklärt. Man nimmt an, dass degenerative Prozesse (myxoide Degeneration) des synovialen Bindegewebes, unterstützt durch Traumata, eine Rolle spielen.

45.6 Tumoren und tumorähnliche Veränderungen

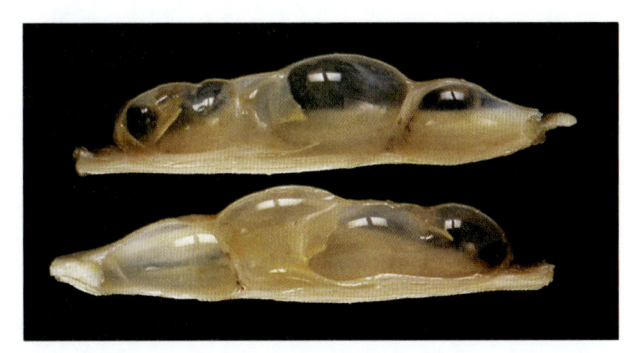

Abb. 45.16 Ganglion im Bereich der Sehnenscheide. Flüssigkeitsgefüllte Pseudozysten mit dünner, transparenter Wand.

Morphologie

Makroskopisch findet man ein- und mehrkammerige Pseudozysten, die den Sehnenscheiden anhaften und mit visköser (fadenziehender) Flüssigkeit gefüllt sind (➤ Abb. 45.16). Die Hauptlokalisation ist das dorsale Handgelenk.

Mikroskopisch besteht die Pseudozystenwand aus Bindegewebe mit Fibroblasten ohne eine das Zystenlumen auskleidende Zelllage.

Fibromatosen der Palmar- und Plantaraponeurosen

➤ Kap. 46.3.2

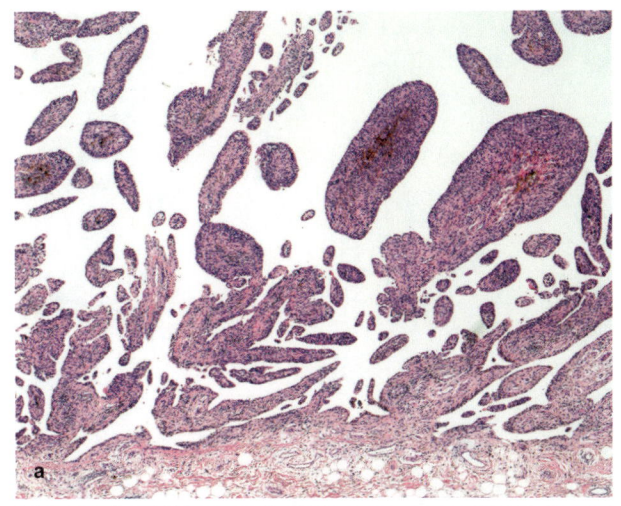

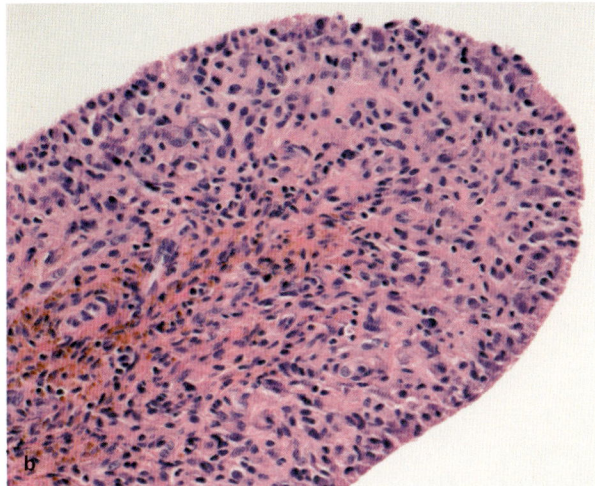

Abb. 45.15 Pigmentierte villonoduläre Synovialitis. a Diffuse Form: Die Synovialmembran zeigt eine villöse (zottige) Hyperplasie mit Hämosiderinablagerungen im Zottenstroma. HE, Vergr. 25-fach. **b** Hämosiderinablagerungen (braun) im Zottenstroma. Hyperplasie der synovialen Deckzellen. HE, Vergr. 200-fach.

Pathologie von Implantaten und Gelenkersatz

➤ Kap. 49.4

KAPITEL 46

Ph. Ströbel, E. Wardelmann*
Auf der Basis des Kapitels von D. Katenkamp

Weichgewebe

46.1 Normale Struktur 899	46.3.3 Tumoren mit glattmuskulärer Differenzierung 907
46.2 Grundlagen der Weichgewebstumoren ... 899	46.3.4 Tumoren mit skelettmuskulärer Differenzierung 908
46.3 Grundlagen der Klassifikation von Weichgewebstumoren 901	46.3.5 Tumoren mit vaskulärer Differenzierung 910
46.3.1 Tumoren mit lipomatöser Differenzierung 902	46.3.6 Sarkome ohne linienspezifische Differenzierung 911
46.3.2 Tumoren mit (myo-)fibroblastärer und fibrohistiozytärer Differenzierung 904	

Zur Orientierung

Zu den Weichgeweben zählen per Definition die nichtepithelialen extraskelettalen Gewebe einschließlich Muskeln, Fett und fibrösem Stützgewebe. Weichgewebstumoren können überall im Körper entstehen, kommen aber vorwiegend in 3 wichtigen Körperregionen vor: den Extremitäten einschließlich dem Schulter- und Beckengürtel (60% der Fälle), in der Rumpfwand (10%) und im HNO-Bereich (10%) sowie im Abdomen (retroperitoneal oder viszeral) (20%). Gutartige Weichgewebstumoren (z.B. Lipome, Uterusleiomyome) sind sehr häufig; maligne Tumoren (Sarkome) machen dagegen nur etwa 1% aller Krebserkrankungen aus. Sarkome sind überwiegend Tumoren des höheren Erwachsenenalters; nur etwa 15% kommen bei unter 15-Jährigen vor. Etwa die Hälfte der Sarkome weist rekurrente chromosomale Aberrationen auf, die eine große Rolle für die Biologie, Diagnose und Therapie dieser Tumoren spielen.

46.1 Normale Struktur

Definition Zu den „Weichgeweben" zählen die nichtepithelialen Gewebe des Körpers, also Bindegewebe, glatte und quer gestreifte Muskeln, Fettgewebe, Blutgefäße und periphere Nerven. Nicht zu den Weichgeweben gezählt werden dagegen die Glia im ZNS, das Stützgewebe parenchymatöser Organe wie der Leber oder Niere sowie mononukleäre phagozytierende Zellen (Histiozyten/Makrophagen).

Entwicklung Während der Embryonalperiode entwickelt sich aus Zellen des mittleren und des äußeren Keimblattes (dem Meso- bzw. Neuroektoderm) ein multipotentes embryonales „Bindegewebe", das Mesenchym, aus dem sich später Muskeln, Sehnen und Bänder, Fett- und Bindegewebe sowie Knorpel, Knochen und die Blutgefäße des Körpers entwickeln. Neoplasien der Weich- (und Stützgewebe) werden demnach auch als mesenchymale Tumoren bezeichnet.

Stammzellen Mesenchymale Stammzellen kommen auch noch in allen adulten Weichgeweben vor und besitzen eine hohe Plastizität (d.h. sie können unter entsprechender Manipulation zu verschiedenen Weichgewebstypen ausdifferenzieren).

Viele Weichteiltumoren besitzen Eigenschaften solcher mesenchymaler Stammzellen. Nicht selten findet sich bei Sarkomen eine Inaktivierung des WNT-Signalweges, was die Differenzierung mesenchymaler Stammzellen blockiert und ihre Transformation begünstigt.

46.2 Grundlagen der Weichgewebstumoren

Ätiologie Die weitaus meisten Sarkome entstehen aus **unbekannter Ursache.** Es gibt weder Hinweise auf eine Änderung in der Inzidenz von Sarkomen in den letzten Jahrzehnten, noch existieren merkliche geografische Unterschiede – beides indirekte Indizien dafür, dass Sarkome meist unabhängig von Umwelteinflüssen oder Ethnie entstehen. Alter ist ein wichtiger Risikofaktor, da etwa 85% aller Sarkome bei Erwachsenen im höheren Lebensalter auftreten. Das Erkrankungsalter ist auch prognostisch relevant, da ältere Patienten ein höheres Risiko aufweisen, an dem Tumor zu versterben.

Unter den wenigen Fällen mit **bekannter Ätiologie** spielen Bestrahlung, Viren und bestimmte genetische Erkrankungen eine wichtige Rolle:
- **Strahleninduzierte Sarkome** entwickeln sich dosisabhängig mit einer Latenz von durchschnittlich 10 Jahren z.B. nach brusterhaltender Resektion eines Mammakarzinoms. Ihre Prognose ist im Vergleich zu sporadischen Tumoren meist deutlich ungünstiger.
- Ein wichtiges Beispiel für einen **virusinduzierten Weichteiltumor** ist das Kaposi-Sarkom, ein durch das humane Herpesvirus 8 (HHV 8) verursachter maligner Tumor mit vaskulärer Differenzierung, welcher vor allem bei HIV-Infizierten oder seltener nach Organtransplantation vorkommt. Ein weiteres Beispiel sind EBV-assoziierte Leiomyosarkome, die gehäuft bei immunsupprimierten Patienten nach Organtransplantation oder bei HIV-Infektion auftreten.
- **Genetische Erkrankungen** sind vor allem die Neurofibromatose Typ 1 (NF-1-Genmutation), das Li-Fraumeni-Syndrom (TP53-Genmutation) und das Beckwith-Wiedemann-Syndrom (mehrere Regionen auf Chromosom 11p15).

Pathogenese

Als Regel gilt, dass maligne Weichgewebstumoren **de novo** entstehen, sich also nicht durch eine maligne Transformation aus gutartigen Weichgewebetumoren entwickeln. Die wahrscheinlich einzige Ausnahme ist das **Neurofibrom**, das insbesondere im Rahmen der Neurofibromatose Typ 1 in einen malignen peripheren Nervenscheidentumor übergehen kann. Bei den Weichgewebstumoren sind bislang keine den Präkanzerosen bei epithelialen Tumoren (intraepitheliale Neoplasien, Dysplasien) vergleichbaren Vorstufen bekannt. Eine Ursache für diesen wichtigen Unterschied zu den Karzinomen liegt in der Molekulargenetik von Sarkomen begründet. Sarkome fallen genetisch betrachtet in 2 Hauptkategorien:
- Sarkome mit tumorspezifischen Translokationen oder einzelnen onkogenen Mutationen (z.B. von c-KIT oder PDGFRA) und 3 hauptsächlichen Wirkungsmechanismen:
  - aberrante Expression von Transkriptionsfaktoren (z.B. WT-1 oder ATF-1)
  - konstitutive Aktivierung von Rezeptor-Tyrosinkinasen (z.B. ALK oder KIT)
  - konstitutive Expression von Wachstumsfaktoren (z.B. PDGFB), z.B. beim Ewing-Sarkom, Synovialsarkom und alveolären Rhabdomyosarkom
- Sarkome mit komplexen genetischen Veränderungen (z.B. komplexe unbalancierte chromosomale Rearrangements mit multiplen Zugewinnen oder Verlusten chromosomaler Segmente), z.B. Leiomyosarkome, embryonale Rhabdomyosarkome und Angiosarkome

Darüber hinaus weisen fast alle Sarkome beider Gruppen Störungen des Retinoblastomgens (RB) und TP53 sowie häufig auch im PTEN-Signalweg auf.

Morphologie

Die Tumormorphologie im H.E.-gefärbten Schnittpräparat spielt bei der Diagnostik von Weichgewebstumoren eine immense Rolle, da viele Tumoren keine spezifischen Marker exprimieren und daher durch immunhistochemische Methoden nicht zuverlässig klassifiziert werden können. Der Immunhistochemie kommt häufig die Aufgabe zu, Weichteiltumoren von morphologisch ähnlichen Tumoren anderer Histogenese (z.B. spindelzelligen Karzinome, malignen Melanomen, Lymphomen oder kleinzelligen neuroendokrinen Tumoren) abzugrenzen. Wichtige **Zellformen** von Weichteiltumoren sind:
- spindelzellig, klein- und rundzellig (die Zellgröße und Morphologie ähnelt Lymphozyten)
- epitheloid (die Morphologie ähnelt Epithelzellen)

Diese Grundcharakteristik wird noch ergänzt durch den Atypiegrad der Zellkerne und durch das **Wachstumsmuster** (> Abb. 46.1). Die Wachstumsmuster spielen für die histologische Diagnose und Differenzialdiagnose von Weichgewebstumoren eine große Rolle. Wichtige Wachstumsmuster sind:
- faszikulär (in Zellbündeln und -zügen)
- storiform (ähnlich Radspeichen von einem gedachten Zentrum ausgehend)
- fischgrätenartig ("herringbone")
- palisadenförmig (Zellkerne parallel angeordnet)
- alveolär (Alveolen der Lunge nachahmend mit Ausbildung weiter Hohlräume)
- biphasisch (Spindelzellen und epitheloide Zellen nebeneinander)

Diese Grundmuster können noch ergänzt werden durch das Vorhandensein von Entzündungszellen (inflammatorische Komponente) oder spezifischer Blutgefäßmuster, wie z.B. schlitzartig ("hämangioperizytomartige") oder arborisierend (mit bäumchenartigen Aufzweigungen). Wichtig ist daneben auch die Beschreibung der von den Tumorzellen gebildeten interzellulären Matrix (z.B. kollagen, myxoid, chondroid). Einige **Beispiele** für häufigere Tumoren, die sich anhand solcher Kriterien beschreiben und diagnostizieren lassen:
- Leiomyosarkome (spindelzellig mit faszikulärem Wachstumsmuster)
- Fibrosarkome (spindelzellig mit fischgrätenartigem Wachstumsmuster)
- maligne periphere Nervenscheidentumoren (spindelzellig oder epitheloid mit palisadenartiger Kernanordnung)
- Ewing-Sarkome und primitive neuroektodermale Tumoren (klein- und rundzellig)
- proximale epitheloide Sarkome und epitheloide Angiosarkome sowie Synovialsarkome (häufig biphasisch, oft mit „hämangioperizytomartigen" Blutgefäßen)

TNM-Klassifikation Es existiert bislang lediglich eine einzige Klassifikation für Sarkome sämtlicher Lokalisationen. Für die T-Kategorie sind die Größe eines Tumors (5-cm-Grenze) und seine Lokalisation (oberflächlich vs. tief gelegen) maßgeblich. Ergänzt wird das Stadium durch Angaben zu Lymphknoten- und

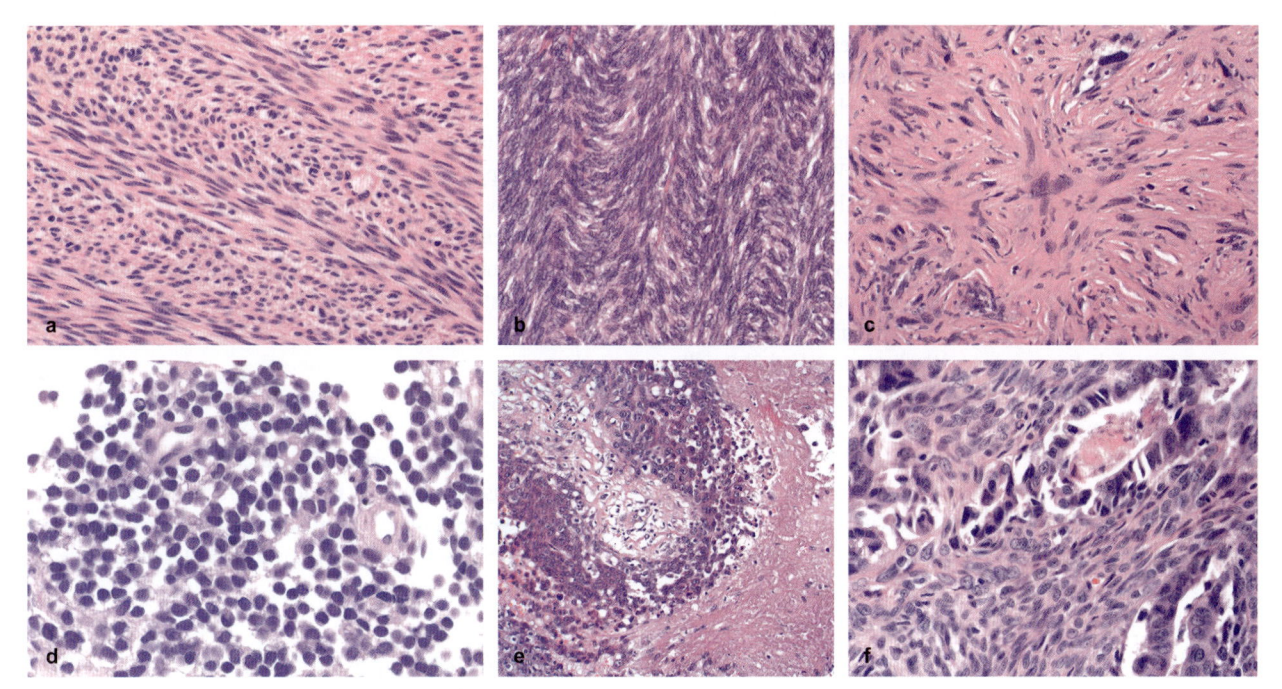

Abb. 46.1 Wachstumsmuster von Weichgewebssarkomen. a Faszikuläres Muster (z.B. Leiomyosarkom). **b** Fischgrätenartiges Muster (z.B. maligner peripherer Nervenscheidentumor). **c** Storiformes Muster (z.B. pleomorphes undifferenziertes Sarkom). **d** Klein- und rundzelliges Muster (z.B. extraskelettales Ewing-Sarkom). **e** Epitheloides Muster (z.B. Epitheloid-Sarkom). **f** Biphasisches Muster (z.B. Synovialsarkom).

Fernmetastasen. Obwohl diese Einteilung wertvolle Informationen beinhaltet, bestehen auch wichtige Einschränkungen: Durch die Anwendung auf so verschiedene Körperregionen wie Extremitäten und Retroperitoneum wird die unterschiedliche anatomische und chirurgische Situation (unterschiedliche Resektabilitätsraten) außer Acht gelassen, außerdem werden auch die verschiedenen Subtypen von Sarkomen mit ihrem unterschiedlichen biologischen Potenzial nicht berücksichtigt.

Grading Neben der Tumorausdehnung spielt daher auch die Tumorgraduierung bei der Prognoseabschätzung von Sarkomen eine zentrale Rolle. Für die Tumorgraduierung gibt es unterschiedliche **Systeme,** die u.a.
- den histologischen Tumortyp,
- die Mitoserate,
- zytologische Atypien und
- die Ausdehnung von Tumornekrosen

berücksichtigen. Die Graduierung eines Sarkoms darf immer erst nach genauer histologischer Diagnose erfolgen, denn die Graduierung kann nicht zwischen gutartigen und bösartigen Prozessen differenzieren – bestimmte gutartige Läsionen wie z.B. die noduläre oder proliferative Fasziitis können maligne Tumoren nachahmen und müssten bei Anwendung eines Gradings als High-Grade-Läsionen klassifiziert werden. Die Tumorgraduierung ist besonders aussagekräftig bezüglich der **Metastasierungswahrscheinlichkeit** und des Gesamtüberlebens (bei Grad-1-Tumoren beträgt das metastasenfreie 5-Jahres-Überleben 90%, bei Grad 2 70%, bei Grad 3 45%). Das Grading liefert daher besonders für die Entscheidung für oder gegen eine Chemotherapie wertvolle Informationen: Patienten mit Grad-1-Sarkomen sollten keine Chemotherapie erhalten, während sie bei Patienten mit Grad-3-Sarkomen zur Senkung der Metastasierungshäufigkeit indiziert ist. Bei Grad-2-Sarkomen spielen bei der Entscheidung für oder gegen eine Chemotherapie noch andere Faktoren wie z.B. die Lokalisation (oberflächlich vs. tief) und die Tumorgröße eine Rolle.

Klinische Relevanz Die meisten Weichgewebssarkome der Extremitäten und der Rumpfwand sind auch bei erheblicher Größe schmerzlose Tumoren, die häufig weder die Funktion noch das Wohlbefinden des Patienten einschränken. Basierend auf epidemiologischen Daten gilt als Faustregel, dass es sich bei oberflächlichen Tumoren > 5 cm und bei allen tiefen Tumoren (unabhängig von der Größe) mit mindestens 10%iger Wahrscheinlichkeit um maligne Prozesse handelt. Retroperitoneale Sarkome können unbemerkt monströse Ausmaße (mehrere Kilogramm) annehmen, bevor sie entdeckt werden. Das Risiko für Fernmetastasen hängt vom histologischen Typ und der Tumorgraduierung ab und beträgt 30–50%. Es ist nicht abschließend geklärt, ob Lokalrezidive das Risiko für Fernmetastasen generell erhöhen; primär niedriggradige Sarkome können aber bei Lokalrezidiven zu höhergradigen Sarkomen transformieren und dabei ein höheres Metastasierungsrisiko entwickeln.

46.3 Grundlagen der Klassifikation von Weichgewebstumoren

Weichgewebstumoren werden nach ihrer zellulären Differenzierung und nicht nach ihrer Ursprungszelle oder ihrem Ursprungsgewebe klassifiziert. Ein Rhabdomyosarkom bezeichnet also einen malignen mesenchymalen Tumor mit histologisch nachweisbarer muskulärer Differenzierung – nicht einen von der quergestreiften Muskulatur ausgehenden Tumor. Tatsächlich kommen Rhabdomyosarkome auch in Organen ohne quergestreifte Muskulatur (z.B. den ableitenden Harnwegen oder dem Galletrakt) vor. Neoplasien der Weichgewebe werden wie die epithelialen Tumoren nach ihrem biologischen Verhalten in gutartige (lokal verdrängend wachsend, nicht metastasierend) und bösartige (lokal infiltrativ wachsend und metastasierend) Tumoren unterteilt. Daneben gibt es bei verschiedenen Entitäten noch eine intermediäre Kategorie von Tumoren mit lokal aggressivem Wachstum und erhöhtem Rezidivrisiko, aber fehlender oder geringer Metastasierungsneigung (z.B. Fibromatosen).

46.3.1 Tumoren mit lipomatöser Differenzierung

Lipomatöse Tumoren ahmen Fettgewebe nach.

Benigne lipomatöse Tumoren (Lipome)

Lipome sind sehr häufig und entstehen meist oberflächlich im subkutanen Fettgewebe oder in den tiefen Weichgeweben (z.B. intramuskulär) als solitäre Neubildungen. Ihr Häufigkeitsgipfel liegt bei 40–60 Jahren.

Morphologie
Histologisch bestehen Lipome aus reifen adipozytären Zellen ohne Atypien. **Oberflächliche Lipome** sind meist gut umschrieben und weisen eine schmale bindegewebige Kapsel auf, während **intramuskuläre Lipome** unscharf begrenzt sind (erhöhtes lokales Rezidivrisiko). **Angiolipome** sind subkutan lokalisiert und kommen besonders bei jüngeren Erwachsenen vor. Sie können multipel auftreten und schmerzhaft sein. Neben reifen adipozytären Zellen sind reichlich kapilläre Gefäße mit Fibrinthromben vorhanden.

Molekularpathologie
Lipome sind genetisch heterogen mit Translokationen/Insertionen unter Beteiligung von Chromosom 12q13-15 (ca. 60% der Fälle), Rearrangierungen von Chromosom 6p21-23, und Deletionen von Chromosom 13q. Lipome können bei unvollständiger Exzision lokal rezidivieren; eine maligne Entartung kommt nicht vor.

Spindelzell- und pleomorphe Lipome weisen zytogenetisch komplexere Veränderungen als konventionelle Lipome auf (häufig intrachromosomale Deletionen auf Chromosom 16q13) und exprimieren stark und diffus den Marker CD34. Sie kommen besonders bei älteren Männern vor, sind subkutan lokalisiert (meist im Nacken- und Schulterbereich) und besitzen eine Kapsel. Neben reifen adipozytären Zellen beobachtet man blande Spindelzellen, Kollagenfaservermehrung und ein myxoides Stroma (Spindelzell-Lipom) oder mehrkernige Tumorriesenzellen (pleomorphes Lipom).

Weitere Lipomvarianten sind das Myolipom, das chondroide Lipom, das Angiomyolipom und das Myelolipom. Das Hibernom ist ein Fettgewebstumor, der neben univakuolären Adipozyten mehr oder weniger reichlich braune Fettgewebszellen aufweist.

Maligne lipomatöse Tumoren (Liposarkome)

Liposarkome machen mehr als 20% aller Sarkome im Erwachsenenalter aus. Man unterscheidet 3 verschiedene Subtypen, die zwar alle eine lipomatöse Differenzierung aufweisen, genetisch, morphologisch und klinisch jedoch völlig unterschiedliche Tumoren sind.

Hochdifferenzierte Liposarkome

Hochdifferenzierte Liposarkome (> Abb. 46.2) kommen zum einen in den Extremitäten (günstige Prognose), zum anderen im Retroperitoneum, der Bauchhöhle, paratestikulär und im Mediastinum vor. Abdominelle Tumoren sind oft sehr groß und dann kaum lokal vollständig zu entfernen, sodass sie immer wieder rezidivieren und schließlich zum Tode des Patienten führen können. Bei Auftreten dieser Tumoren an den Extremitäten gelingt dagegen häufiger die vollständige Resektion mit dann exzellenter Prognose. Aufgrund dieser Unterschiede in der Prognose werden hochdifferenzierte Liposarkome der Extremitäten auch als atypische lipomatöse Tumoren bezeichnet.

Morphologie
Histologisch sind hochdifferenzierte Liposarkome gekennzeichnet durch größen- und formvariable Adipozyten mit hyperchromatischen Zellkernen, häufig auch durch Lipoblasten (Fettzellen mit hyperchromatischen Kernen und einer oder mehreren zytoplasmatischen Fettvakuolen), häufig begleitet von einem herdförmigen schütteren inflammatorischen Infiltrat. Hochdifferenzierte Liposarkome können im Verlauf ihre lipomatöse Differenzierung verlieren und werden dann als dedifferenzierte Liposarkome bezeichnet.

Molekularpathologie
Hochdifferenzierte und die von ihnen abgeleiteten dedifferenzierten Liposarkome weisen zytogenetisch überzählige Ring- und Riesenchromosomen mit Amplifikation von Chromosom 12q14-15 auf (wichtige Gene in dieser Region: MDM2, CDK4, SAS, HMGIC, GLI1).

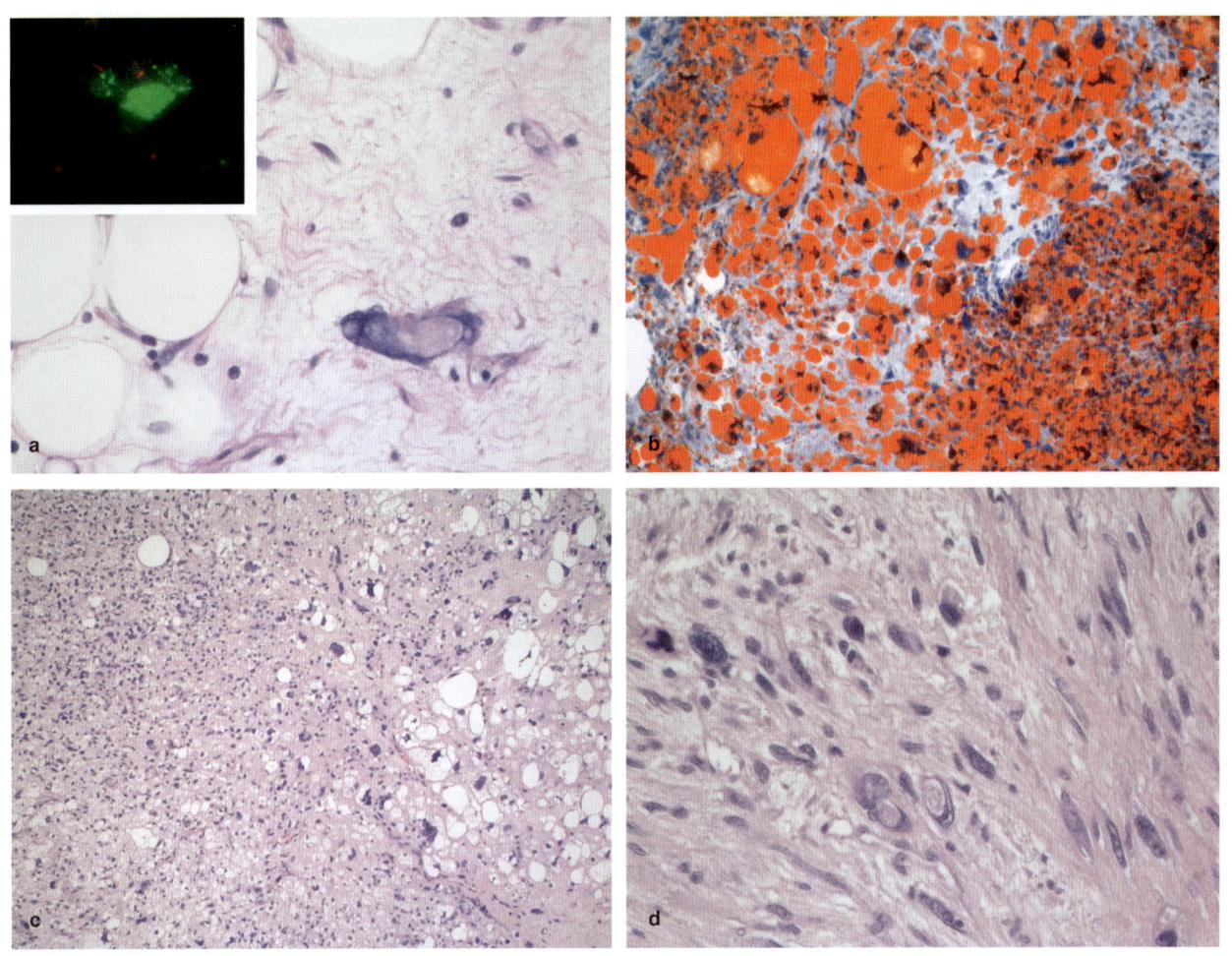

Abb. 46.2 Hochdifferenziertes/dedifferenziertes Liposarkom. a Detail aus einem hochdifferenzierten Liposarkom mit einer stark atypischen Tumorzelle vor einem lockeren fibrösen Hintergrund neben Fettzellen mit Kaliberschwankungen. Inset: High-Level-Amplifikation MDM2 in der FISH-Analyse. **b** Sudan-Färbung bei einem hochdifferenzierten Liposarkom mit ausgeprägten Kaliberschwankungen der rot gefärbten Fettzellen. **c** Übergang eines retroperitoneal lokalisisierten hochdifferenzierten Liposarkoms mit noch einzelnen Fettzellen in ein fibröses und zelldichtes dedifferenziertes Liposarkom. **d** Detail aus c mit stark atypischen Tumorzellen ohne erkennbare lipomatöse Differenzierung, die aber morphologisch noch immer den Tumorzellen in a ähneln.

Myxoide/rundzellige Liposarkome

Myxoide/rundzellige Liposarkome (> Abb. 46.3) machen etwa 10% aller Sarkome im Erwachsenenalter aus. Myxoide Liposarkome sind Tumoren des jüngeren Erwachsenenalters, sie treten vor allem in den tiefen Weichgeweben der Extremitäten und der Hüfte auf.

Morphologie
Myxoide/rundzellige Liposarkome bestehen aus primitiven nicht lipogenen Zellen und einem variablen Anteil kleiner Lipoblasten in einem myxoiden Stroma mit einem charakteristischen verzweigten (arborisierenden) Gefäßmuster. Ein Teil der Fälle zeigt eine Progression zu rundzelligen Tumoren mit rasenartiger Vermehrung primitiver kleiner runder Zellen ohne zwischenliegende Lipoblasten oder Stroma; solche Veränderungen sind mit einer deutlich schlechteren Prognose assoziiert.

Molekularpathologie
Zytogenetisch sind myxoide Liposarkome durch eine spezifische t(12;16)-Translokation gekennzeichnet, die zu einem FUS/DDIT3-Fusionsgen führt.

Pleomorphe Liposarkome

Pleomorphe Liposarkome sind selten, treten im höheren Lebensalter auf und machen nur etwa 5% aller Liposarkome aus.

Morphologie
Sie sind immer High-Grade-Tumoren mit einem variablen Gehalt an pleomorphen Lipoblasten.

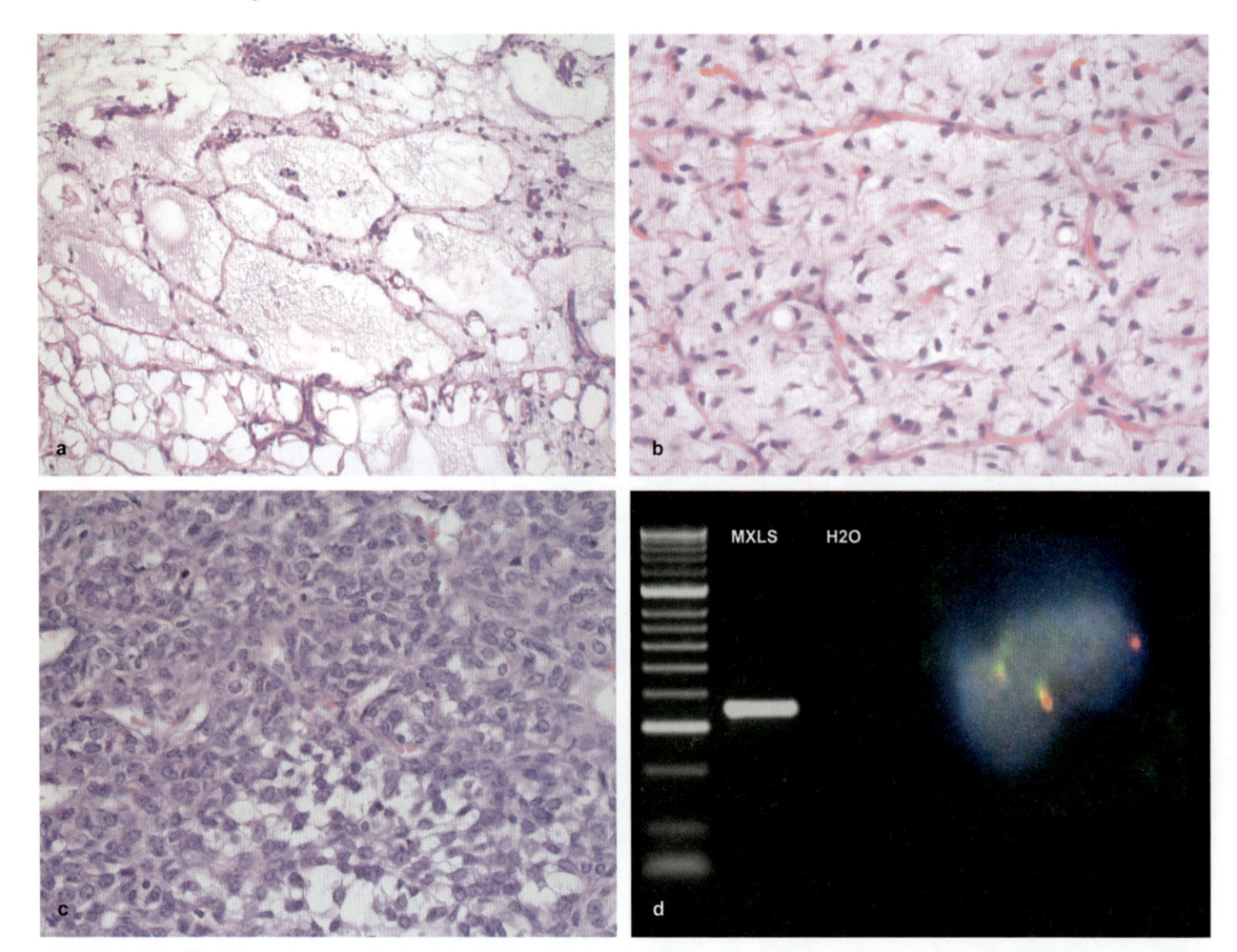

Abb. 46.3 Myxoides Liposarkom. a Typisches locker-blasiges Wachstumsmuster mit einem myxoiden Tumorstroma. **b** Etwas zelldichteres Areal mit zytologisch blanden Tumorzellkernen und einem charakteristischen „arborisierenden" zarten kapillären Gefäßmuster. **c** Progression zu einem rundzelligen Tumorareal in einem myxoiden Liposarkom mit Verlust des myxoiden Stromas. **d** Nachweis der charakteristischen t(12;16) Translokation mittels FISH (hier: Trennung des in normalen Zellen übereinander gelagerten roten und grünen Signals) bzw. Nachweis des FUS/CHOP Fusionsgen-Produkts mittels RT-PCR.

Molekularpathologie

Sie weisen zytogenetisch komplexe Veränderungen auf; MDM2-Amplifikationen wie beim hochdifferenzierten Liposarkom oder ein FUS/CHOP-Fusionsgen wie beim myxoiden Liposarkom sind nicht nachweisbar. Pleomorphe Liposarkome sind damit zytogenetisch eher mit anderen High-Grade-Sarkomen als mit den übrigen Liposarkomsubtypen verwandt.

46.3.2 Tumoren mit (myo-)fibroblastärer und fibrohistiozytärer Differenzierung

Tumoren dieser Kategorien machen einen sehr großen Teil aller mesenchymalen Tumoren aus. Ihr biologisches Potenzial reicht von gutartig über intermediär bis maligne.

Benigne fibroblastäre Tumoren und tumorartige Läsionen

Zu diesen Tumoren gehören das Sehnenscheidenfibrom, das Myofibrom, die Myofibromatose, sowie das vorwiegend an der Vulva auftretende Angiomyofibroblastom. Als reaktive tumorartige Läsionen sind das Keloid, pseudosarkomatöse, schnell wachsende Läsionen wie die noduläre Fasziitis, die proliferative Fasziitis/Myositis oder die Myositis ossificans aufzufassen.

Fibroblastäre Tumoren mit intermediärem Malignitätsgrad

Fibromatosen

Fibromatosen sind klonale fibroblastäre Proliferationen ohne Metastasierungspotenzial, jedoch mit lokal infiltrierendem

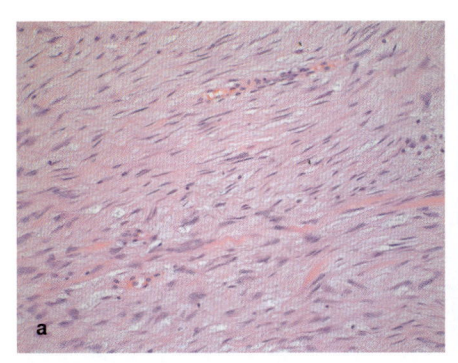

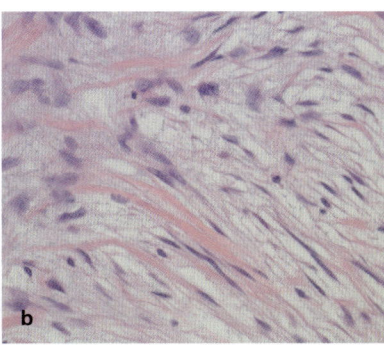

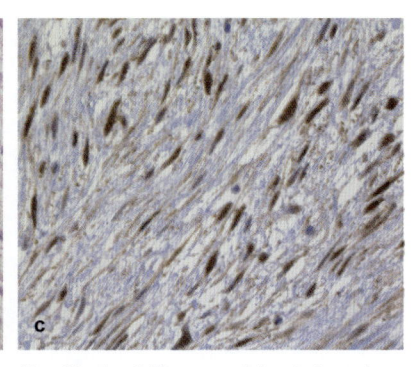

Abb. 46.4 Desmoid-Fibromatose. a, b Schlanke, spindelförmige Tumorzellen mit rundlichen oder ovalären blanden Zellkernen und dazwischengelegenen kräftigen Kollagenfasern. **c** Immunhistochemische β-Catenin-Färbung mit nukleärer Translokation des normalerweise membranös oder zytoplasmatisch lokalisierten Proteins bei einem Tumor mit APC-Mutation.

Wachstum und einer hohen Rezidivneigung. Man unterscheidet superfizielle und tiefe Fibromatosen.
- Superfizielle Fibromatosen sind multifaktorielle Erkrankungen (Trauma, Diabetes, Alkohol) mit einer genetischen Prädisposition. Als Hauptformen werden die palmare Fibromatose (Morbus Dupuytren) bei vorwiegend älteren Männern und die plantare Fibromatose (Morbus Ledderhose) bei vorwiegend jüngeren Patienten beiderlei Geschlechts unterschieden. Vor allem der Morbus Dupuytren führt durch Verkürzung der Aponeurose in der Hohlhand häufig zu Kontrakturen.
- Tiefe Fibromatosen (Desmoid-Fibromatosen) (> Abb. 46.4) kommen in 3 klinischen Gruppen vor:
  - Bauchwand-Desmoide: besonders bei jüngeren Frauen im Bereich der Faszie des M. rectus abdominis
  - intraabdominelle Desmoide: besonders im Dünndarmmesenterium junger Erwachsener, oft in Assoziation mit einer Spezialform der familiären adenomatösen Polypose, dem Gardner-Syndrom
  - extraabdominelle Desmoide: bevorzugt die Gliedmaßengürtel und die proximalen Extremitäten junger Erwachsener

Morphologie
Bei **superfiziellen Fibromatosen** sind frische Läsionen histologisch durch knotige Proliferate von Spindelzellen gekennzeichnet, während ältere Läsionen deutlich zellärmer sind und von dichten Kollagenfasern dominiert werden.

Desmoid-Fibromatosen sind mäßig zellreiche spindelzellige Tumoren mit gelegentlich storiformem Wachstumsmuster und prominenten, weit gestellten dünnwandigen Blutgefäßen.

Molekularpathologie
Ein wichtiger pathogenetischer Faktor bei der Entstehung von Desmoid-Fibromatosen scheinen Störungen im Wnt-Signalweg zu sein. So zeigt ein erheblicher Prozentsatz der Fälle entweder inaktivierende Mutationen im APC-Gen oder aktivierende Mutationen im beta-Catenin-Gen.

Klinische Relevanz Aufgrund des infiltrierenden Wachstums sind Fibromatosen schlecht vom umgebenden Gewebe abzugrenzen und rezidivieren deshalb häufig nach der operativen Entfernung.

Solitäre fibröse Tumoren

Solitäre fibröse Tumoren (SFTs) (> Abb. 46.5) sind seltene Tumoren des höheren Erwachsenenalters, die in nahezu allen Organen des Körpers auftreten können. Obwohl in der Mehrzahl klinisch gutartig, kommen in 10–25% der Fälle auch aggressive Verläufe und gelegentlich auch Metastasen vor.

Morphologie
Histologisch bestehen solitäre fibröse Tumoren aus zytologisch meist blanden fibroblastären Zellen mit stark wechselndem Zellgehalt und einem faserreichen, manchmal keloidartigen Stroma mit klaffenden, schlitzartigen Blutgefäßen mit perivaskulärer Hyalinisierung. Solitäre fibröse Tumoren exprimieren häufig CD34, CD99 und BCL2.

Inflammatorischer myofibroblastärer Tumor

Der inflammatorische myofibroblastäre Tumor ist eine charakteristische Spindelzell-Läsion mit einem plasmazell- und eosinophilenreichen Begleitinfiltrat, das sich vor allem im Mesenterium und Omentum von Kindern und jungen Erwachsenen entwickelt. Bei Kindern zeigen sie häufig klonale chromosomale Veränderungen, die eine Aktivierung der Rezeptor-Tyrosinkinase ALK zur Folge haben. Die Tumoren neigen zu lokalen Rezidiven, Metastasen sind dagegen selten.

Maligne fibroblastäre und fibrohistiozytäre Tumoren

Dermatofibrosarcoma protuberans

Das DFSP ist ein superfizieller Tumor des jüngeren Erwachsenenalters mit starker Prädilektion für die Cutis und Subku-

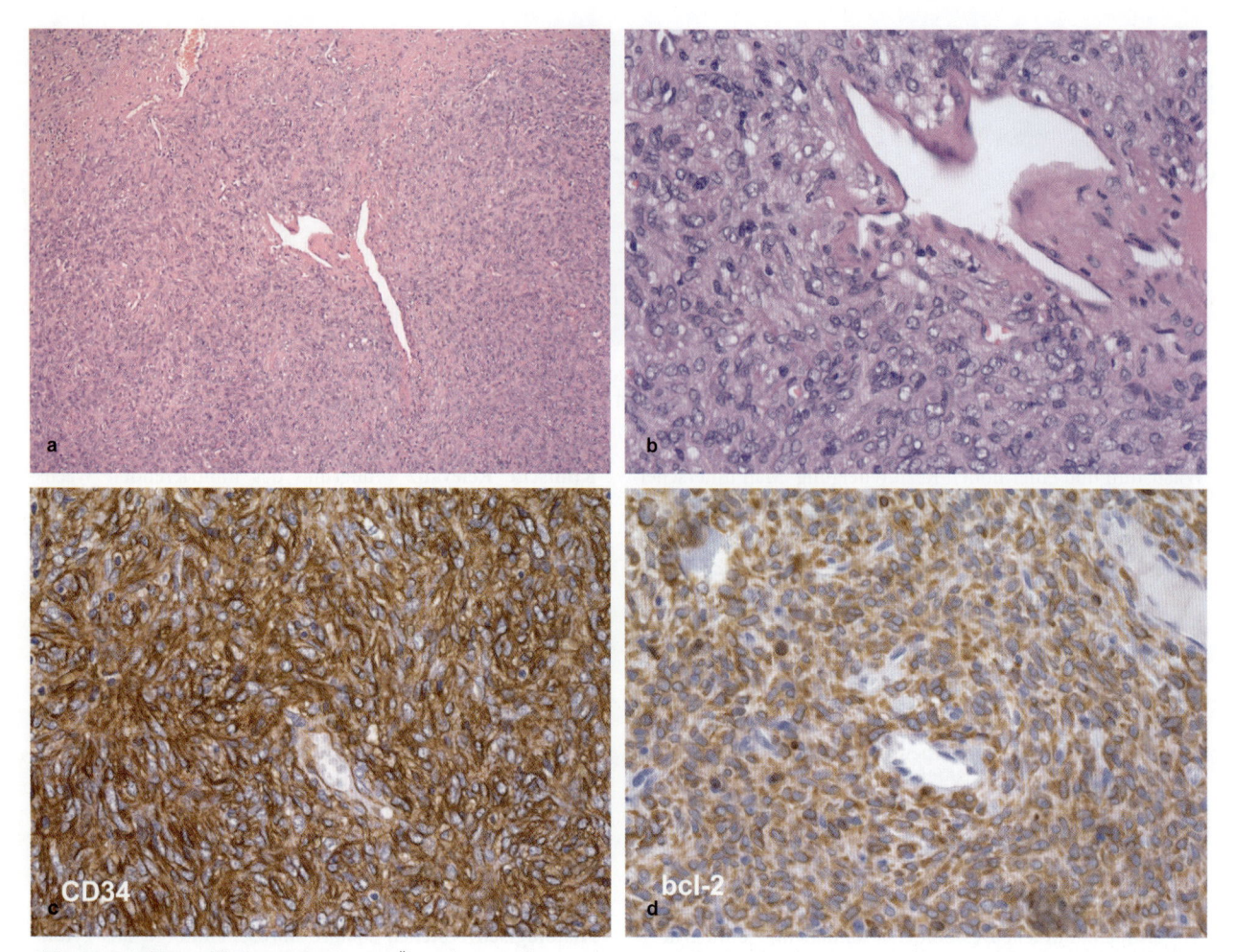

Abb. 46.5 Solitärer fibröser Tumor. a Die Übersichtsvergrößerung zeigt einen zellreichen fibrösen Tumor mit einem zentral gelegenen charakteristischen schlitzartigen dilatierten Blutgefäß. **b** Das Detail von a zeigt zytologisch blande spindelförmige Tumorzellen mit unscharf abgrenzbaren Zellgrenzen und runden kleinen Zellkernen. Um das Blutgefäß liegt eine faserreiche Bindegewebsmanschette. **c, d** Immunhistochemisch charakteristische kräftige und diffuse Expression von CD34 (c) und bcl2 (d).

tis von Rumpf und proximalen Extremitäten. Der Tumor manifestiert sich als plaqueartige Induration, die später auch ulzerieren kann. Es besteht eine hohe lokale Rezidivneigung. Selten kommen Transformationen in einen fibrosarkomartigen High-Grade-Tumor vor, der dann auch metastasieren kann.

Molekularpathologie
DFSPs sind durch eine spezifische t(17;22)-Translokation mit Ausbildung eines PDGFB-COL1A Fusionsgens und durch Expression von CD34 gekennzeichnet.

Adulte Fibrosarkome

Adulte Fibrosarkome sind sehr seltene Tumoren des höheren Erwachsenenalters. Da verschiedene andere Sarkomtypen (z.B. Synovial-Sarkome, dedifferenzierte Liposarkome) ein fibrosarkomähnliches Wachstumsmuster aufweisen können, handelt es sich immer um eine Ausschlussdiagnose. Fibrosarkome sind Tumoren der tiefen Weichgewebe der Extremitäten, des Rumpfes und des Kopf-Hals-Bereichs.

Morphologie
Histologisch sind Fibrosarkome zellreiche Tumoren mit fischgrätenartigem Wachstumsmuster der schlanken spindelförmigen Tumorzellen.

Myxofibrosarkome

Myxofibrosarkome zählen dagegen zu den häufigsten Sarkomen bei älteren Erwachsenen. Sie entstehen vor allem in den Extremitäten und hier oft in den oberflächlichen subkutanen Gewebsschichten.

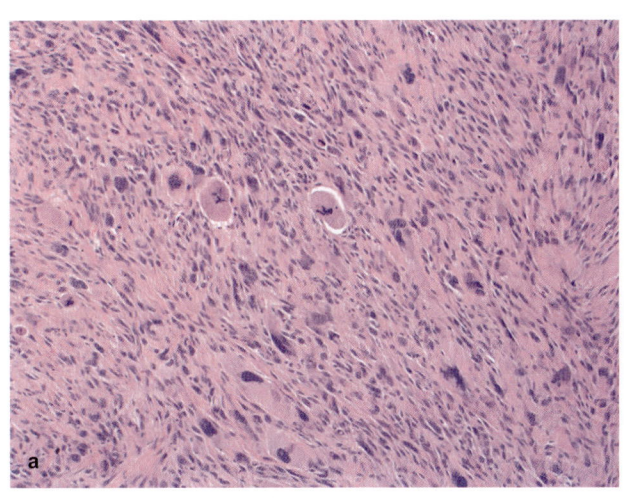

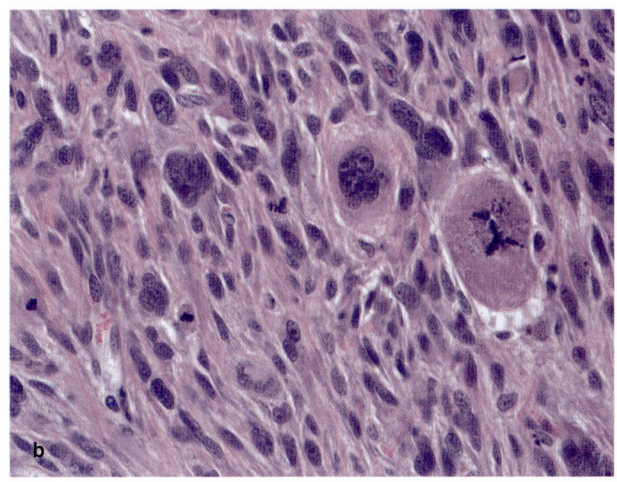

Abb. 46.6 Pleomorphes undifferenziertes Sarkom (Typ „MFH"). **a** Zelldichter spindelzelliger undifferenzierter Tumor mit ausgeprägter Kernpleomorphie der Tumorzellen und zahlreichen Tumorriesenzellen. **b** Detail von a mit einer pathologischen tripolaren Mitose sowie mehreren weiteren Mitosen in kleinen benachbarten Tumorzellen als Hinweis auf die hohe genetische Instabilität und das rasche Wachstum derartiger Tumoren.

Morphologie

Histologisch sind Myxofibrosarkome durch ein multinoduläres Wachstumsmuster und ein myxoides Stroma mit kurvilinearen Blutgefäßen gekennzeichnet. Der Zellgehalt variiert und nimmt mit dem Malgnitätsgrad zu. Die Abgrenzung von High-Grade-Myxofibrosarkomen zum undifferenzierten pleomorphen Sarkom (Typ „MFH") ist häufig arbiträr.

Undifferenziertes High-Grade-pleomorphes Sarkom

Der Begriff undifferenziertes high-grade pleomorphes Sarkom hat die über lange Zeit gebräuchliche Bezeichnung „malignes fibröses Histiozytom/MFH" heute weitgehend abgelöst, weil sich gezeigt hat, dass eine große Zahl vermeintlicher „MFHs" in Wirklichkeit dedifferenzierte Liposarkome oder sogar maligne Melanome oder entdifferenzierte Karzinome darstellen. Der Begriff wird für High-Grade-Sarkome mit pleomorphen Tumorriesenzellen und storiformem Wachstumsmuster (➤ Abb. 46.6) verwendet, die anhand der verfügbaren Technologien keine andere linienspezifische Differenzierung aufweisen. Solche Tumoren treten häufig (und im Gegensatz zu den meist oberflächlich gelegenen Myxofibrosarkomen) in den tiefen Geweben der Extremitäten auf.

46.3.3 Tumoren mit glattmuskulärer Differenzierung

Diese Tumoren bestehen aus Zellen, die Merkmale von glatten Muskelzellen ausgebildet haben. Die Verteilung gutartiger glattmuskulärer Tumoren (Leiomyome) folgt weitgehend dem Vorkommen glatter Muskulatur im Körper (häufig im Urogenitalbereich, vor allem Uterusleiomyome) und Magen-Darm-Trakt, seltener in der Haut, selten in den tiefen Weichgeweben.

Es gibt keine Hinweise darauf, dass Leiomyome maligne entarten. Leiomyosarkome kommen ebenfalls im Urogenital- und Gastrointestinaltrakt, daneben vor allem retroperitoneal, seltener in den tiefen Weichgeweben der Extremitäten sowie in der Haut vor.

Benigne glattmuskuläre Tumoren

Leiomyome der Haut leiten sich von den Mm. arrectores pilorum ab, treten solitär und multipel auf (piläre Leiomyome) und können erhebliche Schmerzen verursachen. Eine zweite Gruppe von Leiomyomen tritt vor allem in der Genitalregion (Vulva, Scrotum, Brustwarze, Areole der Mamma) auf.

Das **Angioleiomyom** ist häufiger als das piläre Leiomyom und in der Regel solitär. Es ist meist subkutan und oft im Unterschenkelbereich lokalisiert, betroffen sind ältere Patienten. Neben glatten Muskelzellen findet man Gefäße mit verdickter muskulärer Wand.

Maligne glattmuskuläre Tumoren

50–75% aller **Leiomyosarkome** sind intraabdominal, besonders retroperitoneal, lokalisiert. Betroffen sind vor allem ältere Frauen. Ein Teil der Fälle entsteht in der muskulären Wand der V. cava. Die Prognose dieser Tumoren ist ungünstig, bedingt durch die meist große Tumorausdehnung mit Infiltration von Nachbarorganen zum Zeitpunkt der Diagnose. Tumoren der tiefen Weichgewebe sind deutlich seltener, zeigen keine Geschlechtsbevorzugung und betreffen vor allem die untere Extremität. Leiomyosarkome der Haut nehmen ihren Ausgang häufig von den Streckseiten der Extremitäten. Ihre Prognose ist verglichen mit den beiden anderen Gruppen exzellent, da praktisch nie Metastasen auftreten.

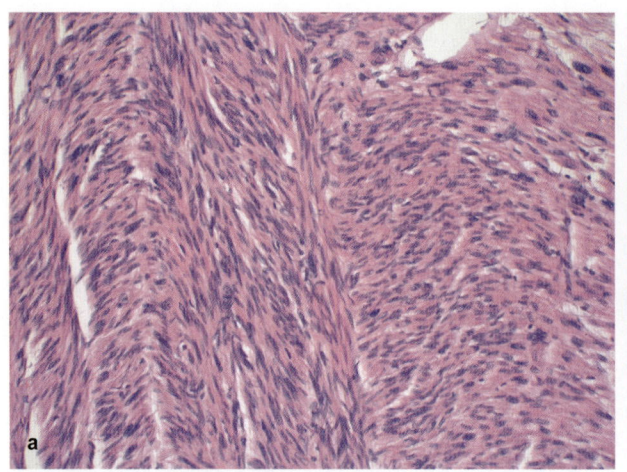

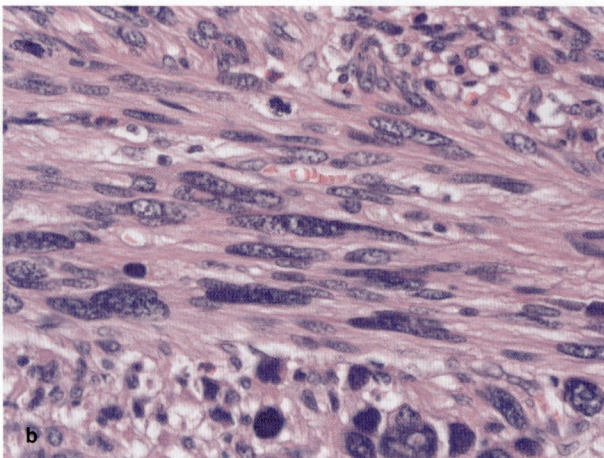

Abb. 46.7 Leiomyosarkom. a G1-Leiomyosarkom mit faszikulärem Wachstumsmuster und nur gering atypischen zigarrenförmigen Zellkernen in einem stark eosinophilen Zytoplasma. **b** G3-Leiomyosarkom mit deutlichen Kernatypien, aber noch immer erkennbarer charakteristischer Kernform und eosinophilem Zytoplasma. Die Abgrenzung gegen ein undifferenziertes pleomorphes Sarkokm muss hier durch zusätzliche immunhistochemische Färbungen mit Nachweis muskulärer Proteine erfolgen.

Morphologie

Histologisch sind Leiomyosarkome durch perpendikulär angeordnete Bündel von atypischen Spindelzellen mit stark eosinophilem Zytoplasma und ovalären länglichen Zellkernen gekennzeichnet (> Abb. 46.7). Die Diagnose beruht neben der Morphologie auch auf dem immunhistochemischen Nachweis der glattmuskulären Differenzierung (Expression von glattmuskulärem Aktin, Desmin, und h-Caldesmon).

Molekularpathologie

Leiomyosarkome sind genetisch komplexe Tumoren, bei denen aber in einer erheblichen Zahl der Fälle Mutationen des Tumorsuppressorgens PTEN nachweisbar sind (PTEN spielt auch eine wichtige Rolle bei der experimentellen Induktion von Leiomyosarkomen in Mausmodellen).

46.3.4 Tumoren mit skelettmuskulärer Differenzierung

Benigne Tumoren: Rhabdomyome

Man findet sie gleichermaßen selten bei Kindern (**fetale Rhabdomyome**) und Erwachsenen (**adulte Rhabdomyome**) im Kopf-Hals-Bereich. **Kardiale Rhabdomyome** gehören zu den häufigeren der insgesamt seltenen Herztumoren und entwickeln sich besonders bei Säuglingen und Kindern. Sie haben eine signifikante Assoziation zur tuberösen Sklerose (> Kap. 8.10.12). **Genitale Rhabdomyome** entstehen im Vaginal- und Zervixbereich von Frauen im mittleren Lebensalter.

Maligne Tumoren: Rhabdomyosarkome

Rhabdomyosarkome sind die häufigsten malignen Weichgewebstumoren bei Kindern und Jugendlichen und kommen nach dem 45. Lebensjahr praktisch nicht mehr vor. Ein kleinerer Teil der Fälle kommt in einem syndromalen Zusammenhang (z.B. Beckwith-Wiedemann-Syndrom, Neurofibromatose Typ 1, Li-Fraumeni-Syndrom) vor. Wie bei anderen Weichgewebstumoren gibt es keine Hinweise darauf, dass Rhabdomyosarkome aus quergestreifter Muskulatur entstehen – sie entwickeln sich häufig in Organen ohne (z.B. Gallenwege, Harnblase) oder mit nur wenig quergestreifter Muskulatur (Nasenhöhle, Mittelohr, Vagina). Rhabdomyosarkome treten vornehmlich im HNO-Bereich, dem Urogenitaltrakt und dem Retroperitoneum sowie den Extremitäten auf.

Man unterscheidet 3 Subtypen mit unterschiedlicher Epidemiologie, Morphologie, Genetik und Prognose.

Embryonale Rhabdomyosarkome (ERMS)

ERMS (> Abb. 46.8) machen ca. 50% aller Rhabdomyosarkome aus. Sie kommen vor allem bei präpubertären Kindern im HNO-Bereich (Orbita, Meningen), sowie im Urogenitaltrakt vor.

Morphologie

Die Histologie von ERMS ist sehr variabel mit einem Spektrum, das von Tumoren mit deutlich erkennbarer Querstreifung der Tumorzellen bis hin zu primitiven klein- und rundzelligen Tumoren reicht, deren muskuläre Differenzierung nur immunhistochemisch oder elektronenmikroskopisch nachweisbar ist. Je nach Histologie werden beim ERMS weitere Subgruppen (botryoid, spindelzellig, anaplastisch) abgegrenzt.

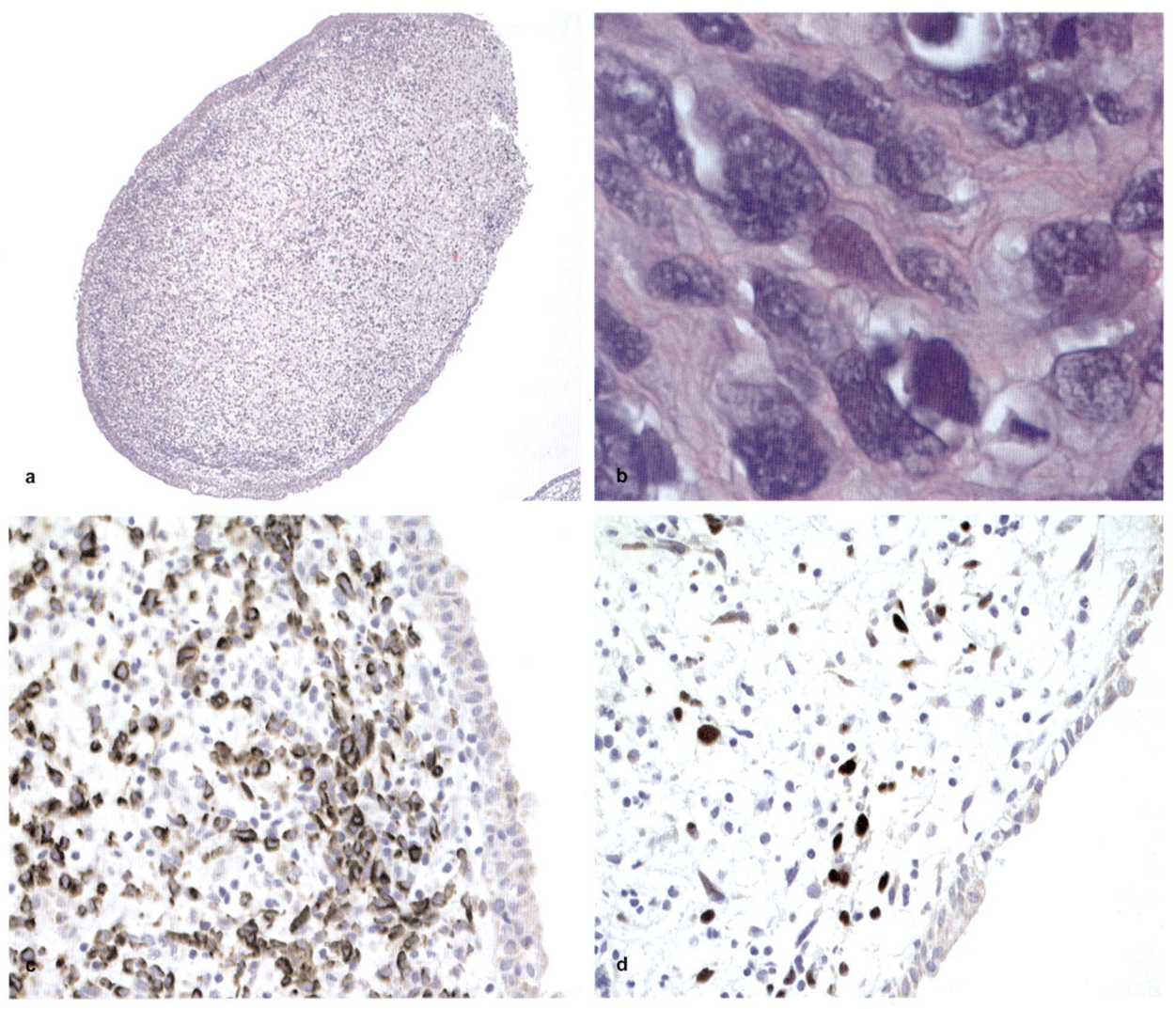

Abb. 46.8 Embryonales Rhabdomyosarkom der Nasenhöhle (botryoide Variante). **a** Die niedrige Vergrößerung zeigt die botryoide („traubenförmige") Vorwölbung des Tumors unter einer intakten Schleimhautoberfläche. **b** Bei höherer Vergrößerung zeigen sich einzelne Rhabdomyoblasten mit deutlich erkennbarer Querstreifung. **c, d** Immunhistochemisch kräftige Expression von Desmin (c, zytoplasmatische Färbung) und Myogenin (d, nukleäre Färbung).

Molekularpathologie

Zytogenetisch zeigen ERMS neben anderen Veränderungen meist einen Verlust der Heterozygotie (LOH) verschiedener Genloci auf Chromosom 11p15.5.

Klinische Relevanz Mit modernen multimodalen Therapien hat sich die Überlebensrate von ERMS auf über 70% verbessert, mit besonders günstiger Prognose des botryoiden und spindelzelligen Subtyps.

Alevoläre Rhabdomyosarkome (ARMS)

ARMS treten in etwas höherem Alter als embryonale Rhabdomyosarkome und häufig in den Extremitäten und der Dammregion auf und verhalten sich klinisch aggressiver.

Morphologie

ARMS sind Tumoren aus uniformen primitiven runden Zellen, die in soliden Verbänden mit zentralem Kohäsionsverlust wachsen, woraus die morphologische Ähnlichkeit zu den Alveolen der Lunge (daher der Name) resultiert. Die muskuläre Differenzierung ist rein histologisch meist schwer zu erkennen; selten finden sich einzelne Rhabdomyoblasten mit Querstreifung. Immunhistochemisch zeigen die Tumoren dagegen eine kräftige und diffuse Expression muskulärer Marker (z.B. Desmin, Myogenin, MyoD1).

Molekularpathologie

Zytogenetisch sind ARMS mit 2 rekurrenten chromosomalen Translokationen vergesellschaftet, welche das Gen FOXO1 (auf Chromosom 13q14) entweder mit PAX3 (auf Chromosom

2q35; 70–80%) oder seltener mit PAX7 (auf Chromosom 1p36, 10–20%) fusionieren. Unlängst wurde zudem eine Variante ohne diese spezifischen Translokationen entdeckt, die als „translokationsnegatives alveoläres Rhabdomyosarkom" bezeichnet wird und im Vergleich zu den translokationspositiven Tumoren möglicherweise eine anderen klinischen Verlauf nimmt.

Pleomorphe Rhabdomyosarkome

Pleomorphe Rhabdomyosarkome sind seltene Tumoren des Erwachsenenalters, die sich zumeist in den tiefen Weichgeweben der Extremitäten entwickeln. Die Diagnose beruht vor allem auf dem immunhistochemischen Nachweis der muskulären Differenzierung. Zytogenetisch handelt es sich um komplexe Tumoren; die typischen Alterationen der beiden anderen Typen kommen nicht vor. Die Prognose ist ungünstig mit weniger als 25% Gesamtüberleben.

46.3.5 Tumoren mit vaskulärer Differenzierung

Gefäßtumoren werden untergliedert in die gutartigen Neubildungen der Blut- und Lymphgefäße (Hämangiome und Lymphangiome), die intermediäre Gruppe der Hämangioendotheliome und die bösartigen Angiosarkome. Das Kaposi-Sarkom, das ebenfalls zu den malignen Gefäßtumoren zählt, ist ein Sonderfall, da es immer mit einer HHV-8-Infektion assoziiert ist und damit eines der wenigen Sarkome mit bekannter Ätiologie darstellt.

Benigne vaskuläre Tumoren

Hämangiome

Hämangiome zählen zu den häufigsten gutartigen Weichteiltumoren (ca. 10% aller benignen Tumoren) und sind die häufigsten Tumoren des Kleinkindes- und Kindesalters:
- **Kapilläre Hämangiome** machen 30–40% aller Gefäßtumoren aus. Das sog. Granuloma pyogenicum ist eine polypöse Variante des kapillären Hämangioms mit Rezidivtendenz und tritt an der Schleimhaut und an den Fingern auf.
- **Kavernöse Hämangiome** bestehen aus dilatierten, großen Blutgefäßen. Sie entwickeln sich auch in inneren Organen (z.B. in der Leber).

Klinische Relevanz   Kapilläre Hämangiome treten meist meist früh im Kleinkindesalter auf, können innerhalb von 6–12 Monaten dramatisch größer werden, bilden sich aber in ca. 90% bis zum Schulalter wieder zurück. Außer bei komplizierten Fällen (z.B. Verlegung der Atemwege) ist daher in der Regel keine Therapie notwendig. Kavernöse Hämangiome zeigen dagegen keine Tendenz zur Spontanregression und können durch Druckatrophie auch Nachbarorgane schädigen. Sie müssen häufig therapiert/operiert werden. Komplikationen kavernöser Angiome sind Nekrosen, Blutungen sowie Verbrauchskoagulopathien (Kasabach-Merritt-Syndrom).

Lymphangiome

Lymphangiome sind im Vergleich zu den Hämangiomen selten. Sie sind möglicherweise eher Fehlbildungen als echte Tumoren. Man nimmt an, dass sie sich aus sequestrierten Lymphstrukturen entwickeln, die den Anschluss an die normalen Lymphbahnen verloren haben. Sie sind meist im Kopf-Hals-Bereich und der Axilla lokalisiert und sind schon bei der Geburt vorhanden. Lymphangiome können zu erheblichen funktionellen Beschwerden durch Verlegung der Atem- und Speisewege führen. Intrauterin durch Ultraschall nachgewiesene Lymphangiome können Hinweis auf ein Turner-Syndrom sein.

Maligne vaskuläre Tumoren

Angiosarkome

Angiosarkome sind bösartige Tumoren, deren Zellen endothelial differenziert sind und die Gefäßstrukturen nachahmen. Das Spektrum von Angiosarkomen reicht von hochdifferenzierten Tumoren, die nur schwer von gutartigen oder reaktiven Läsionen abgrenzbar sind, bis hin zu undifferenzierten Tumoren, deren endotheliale Differenzierung erst immunhistochemisch erkennbar wird. Der Begriff **Hämangioendotheliom** bezeichnet eine Gruppe vaskulärer Tumoren mit intermediärem Malignitätsgrad, d.h. erheblichem lokalem Rezidivrisiko, jedoch im Vergleich zu Angiosarkomen deutlich niedrigerer Metastasierungsneigung.

Ätiologie und Pathogenese
Angiosarkome sind als spontan auftretende Form seltene Tumoren, sie gehören aber zu den häufigsten strahlenassoziierten Sarkomen (das Risiko für ein Angiosarkom z.B. nach brusterhaltender Resektion eines Mammakarzinoms mit nachfolgender Bestrahlung steigt um den Faktor 1000). Daneben können sie auch auf dem Boden eines chronischen Lymphödems (sog. Stewart-Treves-Syndrom) und nach Exposition auf arsenhaltige Insektizide und Vinylchlorid (Kunststoffindustrie) entstehen.

Morphologie
Unter den spontanen Angiosarkomen sind die meisten in der Haut im Kopf-Hals-Bereich lokalisiert und entwickeln sich in höherem Lebensalter. Daneben können Angiosarkome aber auch in nahezu allen anderen Organen (insbesondere Leber, Milz, Schilddrüse, Knochen) und zeigen dann in der Regel eine deutlich schlechtere Prognose.

Histologisch sind Angiosarkome durch irregulär geformte, anastomosierende Gefäßstrukturen mit dissezierendem, infiltrativem Wachstumsmuster gekennzeichnet. Die neoplastischen Endothelzellen sind vergrößert und hyperchromatisch (➤ Abb.

46.9). Immunhistochemisch lassen sich zwar Hämangio- und Lymphangiosarkome differenzieren, diese Unterteilung hat aber derzeit keine klinische Relevanz, da sich beide Typen ähnlich verhalten und zudem häufig Mischbilder existieren.

Molekularpathologie
Angiosarkome sind genetisch komplexe Tumoren mit multiplen chromosomalen Verlusten und Zugewinnen. Als konstanteste Veränderung zeigen strahlenassoziierte Tumoren in mindestens 70% der Fälle High-Level-Amplifikationen des Protoonkogens c-MYC, die bei spontan auftretenden Tumoren nicht vorkommen.

Kaposi-Sarkom

Das Kaposi-Sarkom ist ein in 100% der Fälle mit einer Infektion mit humanem Herpesvirus Typ 8 (HHV 8) lokal aggressiver endothelial differenzierter Tumor. Man unterscheidet 4 klinisch und epidemiologisch unterschiedliche Hauptformen:

- Die „klassische" Form bei älteren Männern aus dem Mittelmeerraum hat einen indolenten klinschen Verlauf.
- Die endemische (afrikanische) Variante bei HIV-negativen Kindern und jungen Erwachsenen manifestiert sich üblicherweise in Form einer ausgeprägten Lymphadenopathie und kann durch Beteiligung innerer Organe sehr rasch tödlich verlaufen.
- Das iatrogene (transplantationsassoziierte) Kaposi-Sarkom tritt fast ausschließlich nach Nierentransplantation auf und kann sich nach Reduktion der Immunsuppression vollständig zurückbilden.
- Die AIDS-assoziierte Form ist die aggressivste Variante, die über ausgedehnte innere Organbeteiligung häufig tödlich verläuft. Durch die Einführung hocheffektiver antiretroviraler Therapien (HAART) konnte die Mortalität in den letzten Jahren deutlich reduziert werden.

46.3.6 Sarkome ohne linienspezifische Differenzierung

In dieser „Mischgruppe" werden Tumoren erfasst, die zwar eindeutig zu diagnostizieren sind, die aber kein Normalgewebe tumorartig nachahmen.

Synovialsarkome

Synovialsarkome (> Abb. 46.10a) sind maligne mesenchymale Spindelzelltumoren mit einer variablen epithelialen Differenzierung (z.B. Drüsenbildung) und einer spezifischen chromosomalen t(X;18)-Translokation. Das aus der Translokation resultierende SS18-SSX-Fusionsgenprodukt, welches als Transkriptionsfaktor wirkt, dereguliert die Selbsterneuerungs- und Differenzierungsprogramme mesenchymaler Stammzellen. Die Bezeichnung „Synovialsarkom" ist historisch bedingt und irreführend (Synovialsarkome entstehen zwar häufig in der Nachbarschaft von Gelenken, insbesondere dem Kniegelenk, dagegen fast nie in Gelenkhöhlen). Betroffen sind vor allem junge Erwachsene. Metastasen treten in etwa 40% in Lunge, Knochen und regionären Lymphknoten auf.

Alveoläres Weichteilsarkom

Das sog. alveoläre Weichteilsarkom (> Abb. 46.10b) ist ein sehr seltener Tumor, der in der gleichen Altersgruppe wie das Synovialsarkom auftritt und bei Kindern vor allem den Kopf-Hals-Bereich, bei Erwachsenen vor allem die tiefen Weichgewebe der Hüftregion befällt. Die Bezeichnung stammt vom charakteristischen alveolären Wachstumsmuster der großen, epithelähnlichen eosinophilen Tumorzellen, die massenhaft PAS-positive kristalline Zytoplasmaeinschlüsse enthalten. Alveoläre Weichteilsarkome sind durch eine spezifische der17t(X;17)-Translokation gekennzeichnet; das resultierende ASPL/TFE3-Fusionsgen fungiert als aberranter Transkriptionsfaktor. Alveoläre Weichteilsarkome sind sehr langsam wachsende Tumoren, die aber eine ausgeprägte Metastasierungstendenz, oft erst nach Jahren oder Jahrzehnten, aufweisen.

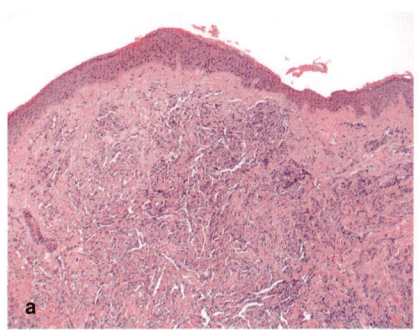

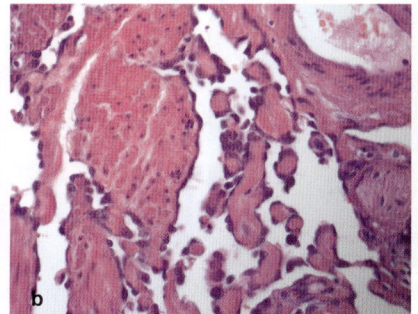

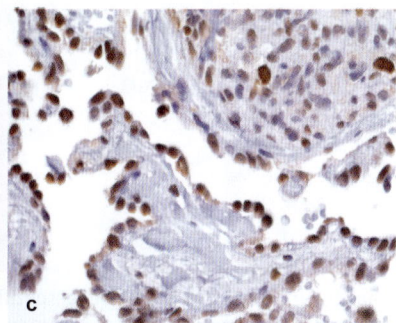

Abb. 46.9 Strahlenassoziiertes gut differenziertes Angiosarkom der Brust. a Die Übersichtsvergrößerung zeigt das unscharf begrenzte, infiltrierende Wachstumsmuster unter einer intakten Hautoberfläche. Es sind zahlreiche unregelmäßige, „dissezierende" und anastomosierende Gefäßhohlräume nachzuweisen. **b** Das Detail zeigt die abnormen Gefäßstrukturen mit atypischen, „tapeziernagelartig" vorgewölbten neoplastischen Endothelzellen. **c** Immunhistochemisch kräftige diffuse Überexpression von c-MYC bei einem Tumor mit zytogenetisch nachgewiesener High-Level-Amplifikation.

Epitheloide Sarkome

Epitheloide Sarkome (> Abb. 46.10c) sind Sarkome mit einer charakteristischen epithelähnlichen Morphologie, die sich vor allem flexorseitig im Bereich von Fingern und Händen bei jungen Erwachsenen entwickeln. Die proximale, prognostisch ungünstigere Variante befällt vor allem die proximale Hüft- und Dammregion. Bei beiden Varianten besteht eine hohe Neigung zu lokalen Rezidiven und Fernmetastasen. Zytogenetisch sind epitheloide Sarkome durch einen Verlust des Tumorsuppressorgens INI-1 auf Chromosom 22 gekennzeichnet.

Desmoplastischer klein- und rundzelliger Tumor (DSRCT)

Der DSRCT (> Abb. 46.10d) ist ein seltener und fast immer tödlich verlaufender Weichteiltumor bei Kindern und jungen Erwachsenen, der sich normalerweise durch ausgedehnten Befall der Serosa der Bauchhöhle manifestiert. Die Verbände aus kleinen runden Tumorzellen liegen dabei in einem prominenten „desmoplastischen" Stroma. Immunhistochemisch zeigen DSRCT typischerweise gleichzeitig multiple Differenzierungen mit Expression muskulärer, epithelialer und neuraler Marker. DSRCT sind zytogenetisch charakterisiert durch eine spezifische t(11;22)-Translokation, die zur Fusion des Ewing-Sarkom-Gens EWS mit dem Wilms-Tumor-Gen WT1 führt.

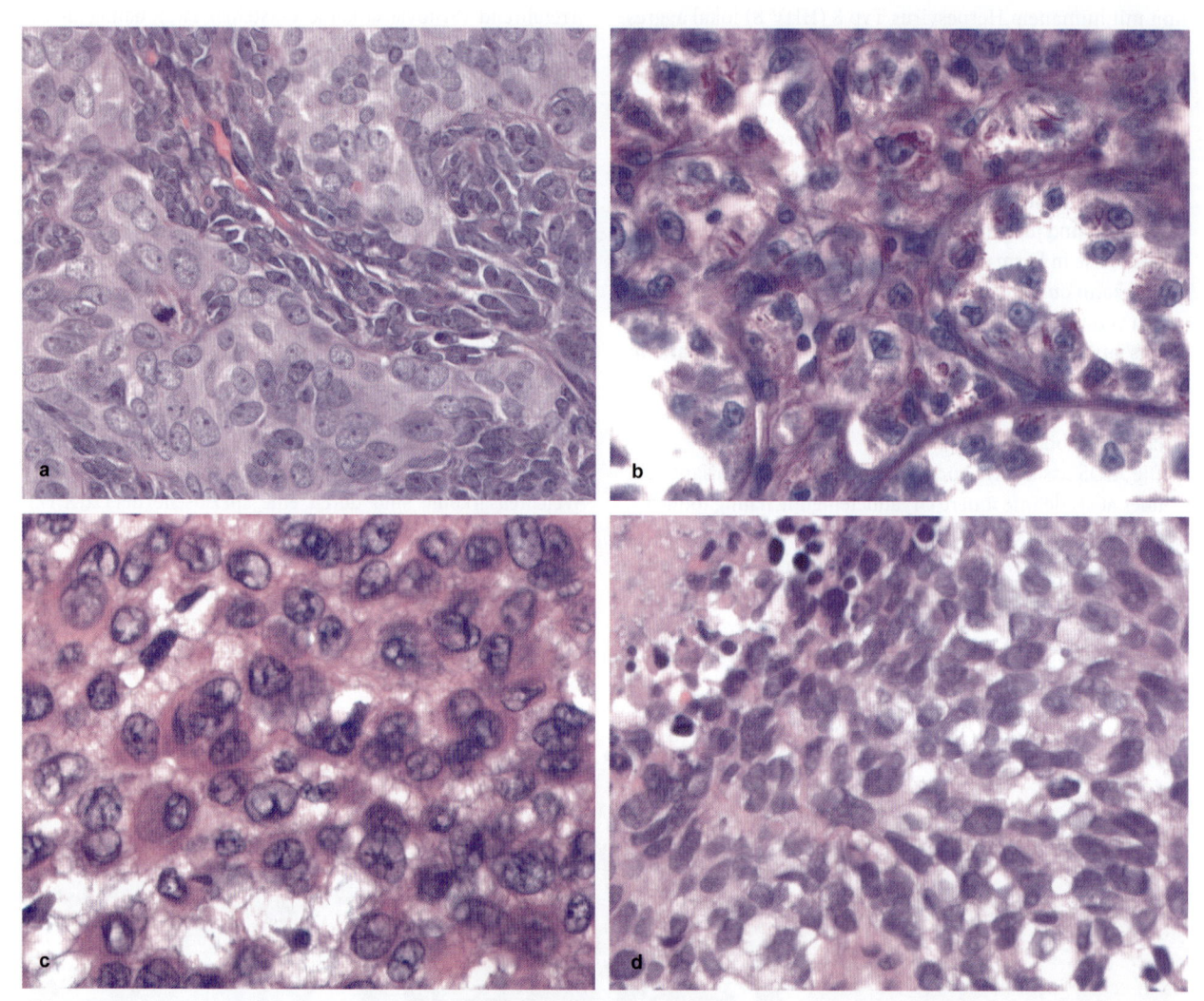

Abb. 46.10 Sarkomtypen ohne linienspezifische Differenzierung. a Synovialsarkom mit biphasischer Differenzierung mit einer breit zytoplasmatischen epithelialen Komponente neben einer in den zentralen Bildabschnitten erkennbaren kleineren spindelzelligen Komponente. **b** Alveoläres Weichteilsarkom (PAS-Färbung) mit charakteristischem „alveolärem" Wachstumsmuster und massenhaft kristallinen PAS-positiven Zytoplasmaeinschlüssen. **c** Epitheloid-Sarkom mit stark eosinophilem Zytoplasma der Tumorzellen, die morphologisch z.B. an ein Plattenepithelkarzinom erinnern. **d** DSRCT mit primitiven kleinen runden Tumorzellen, wie sie auch beim Ewing-Sarkom vorkommen können. In der linken oberen Bildecke ist eine herdförmige Tumornekrose zu sehen.

KAPITEL 47

Th. Stallmach, G.A. Spinas, Ch. Röcken

* In der Vorauflage unter Mitarbeit von G. Klöppel J. Roth

Stoffwechselerkrankungen

47.1	Interaktion von Krankheitsgenen und Umwelteinflüssen	913	47.3	Durch genetische Disposition und Umwelteinflüsse bedingte Stoffwechselerkrankungen ... 920
47.1.1	Einteilungskriterien und Klassifikationen	914	47.3.1	Porphyrie ... 920
47.1.2	Angeborene vs. erworbene Stoffwechselerkrankungen	914	47.3.2	Diabetes mellitus ... 923
			47.3.3	Amyloidose ... 927
47.2	Genetisch bedingte Stoffwechselerkrankungen (geringgradige bis keine Umwelteinflüsse)	915	47.4	Erworbene Stoffwechselerkrankungen (geringgradige bis keine genetischen Einflüsse) ... 929
47.2.1	Mukopolysaccharidosen	915	47.4.1	Überernährung ... 929
47.2.2	Morbus Gaucher	916	47.4.2	Unterernährung ... 929
47.2.3	Glykogenosen	917	47.4.3	Vitaminmangel ... 930
47.2.4	Oxalose (primäre Hyperoxalurie Typ 1)	919		
47.2.5	Zystinose	920		

Zur Orientierung

Monogene Erbleiden sind selten und haben Modellcharakter für die Forschung und hoffentlich für die eines Tages mögliche Therapie. Demgegenüber sind **Krankheiten,** die durch die **Kombination genetischer Faktoren und Umwelteinflüsse** oder **überwiegend exogen** bedingt sind, teilweise sehr häufig und belasten aufgrund ihrer Komplikationen das Gesundheitssystem schwer. Beispiele dafür sind in den Industrienationen der Diabetes mellitus und die Überernährung, in Ländern der Dritten Welt aber Unterernährung und Vitaminmangel, insbesondere bei Kindern.
Im Jahr 1909 erschien ein Buch mit dem Titel „Inborn errors of metabolism", in dem Archibald E. Garrod klinische Symptome verschiedener Stoffwechselkrankheiten beschrieb; aufgrund von Familienstudien stellte er dabei eine familiäre Häufung der Alkaptonurie fest. Inzwischen sind mehr als 6000 **monogene Erbleiden** beschrieben. Diese meist sehr seltenen Krankheiten liefern Ausgangspunkte für die Erforschung von Gendefekten und deren Auswirkung auf die Struktur der Zelle und das Verhalten von Zellprodukten.

Einige sind sog. Kandidatenkrankheiten, an denen die Entwicklung der Gentherapie vorangetrieben wird.
Zu den rein **exogen bedingten Stoffwechselkrankheiten** gehören die weit verbreiteten Vitaminmangelzustände. Der Schotte James Lind bewies 1747 experimentell die vorbeugende und heilende Wirkung von Zitrusfrüchten bei Skorbut (Vitamin-C-Mangel-Krankheit). In der britischen Flotte konnte damit ein wirkungsvoller Kampf gegen die Krankheit beginnen. Möglicherweise war das Zurückdrängen des Skorbuts bei den Seesoldaten ein wesentlicher Faktor für die Erfolge Lord Nelsons bei den Seeschlachten von Abukir (1798) und Trafalgar (1805). Auch heute – 200 Jahre später – führt eine Vitaminmangelkrankheit zur Invalidisierung großer Bevölkerungsgruppen in den Dritte-Welt-Ländern. Man streitet allerdings, ob die Erblindung (Xerophthalmie) wegen Mangels an Vitamin A durch ökologische und erzieherische Maßnahmen, durch das Verabreichen von Tabletten oder aber die genetische Manipulation von Grundnahrungsmitteln (z.B. „golden rice") angegangen werden soll.

47.1 Interaktion von Krankheitsgenen und Umwelteinflüssen

Die im Organismus ständig ablaufenden chemischen Umwandlungen werden als **Stoffwechsel** bezeichnet. Der Verbrauch von Molekülen (z.B. Glukose beim Studieren) und der plötzliche Zustrom aus der Umgebung (z.B. Schokolade auf nüchternen Magen) führen zu schnellen Stoffwechseländerungen, wobei der biochemische Apparat sehr unterschiedliche Umwelteinflüsse verarbeiten kann. Wenn eine exogen zugeführte Substanz nur ungünstige Wirkungen hat, handelt es sich um ein Gift, wie z.B. Amanitin aus dem Knollenblätterpilz, das die RNA-Polymerase 2 blockiert. Eine „Giftwirkung" von Umweltsubstanzen oder Medikamenten kann z.B. auch entstehen, wenn Enzyme aufgrund genetischer Defekte fehlen. Beispielsweise reagieren die roten Blutkörperchen beim genetisch bedingten Mangel des Enzyms **Glukose-6-Phosphatdehydrogenase** (G6PD) sehr empfindlich auf exogen zugeführte Oxidanzien. Der Betroffene ist gesund, bis er z.B. Primaquin (ein Antimalariamittel) oder ein Sulfonamid (z.B. wegen Blasenentzündung) zu sich nimmt. Bei seiner speziellen (enzymatischen) Konstitution führt dies zu einer hämolytischen Anämie. Die Kenntnis eines solchen Stoffwechseldefekts hat also große praktische Bedeutung, weil man die Ausprägung einer Krankheit durch einfache Vorsichtsmaßnahmen vermeiden kann. Bei Neugeborene wird z.B. der Guthrie-Test durchgeführt, um den genetisch bedingten schweren Mangel an Phenylalaninhydroxylase aufzudecken. Unbehandelt würde innerhalb weniger Monate ein irreversibler neurologischer Schaden auftreten. Eine diätetische Einschränkung der Phenylalaninaufnahme kann die Krankheitssymptome verhindern (> Kap. 8.7.5).

47.1.1 Einteilungskriterien und Klassifikationen

Zum Zweck einer Systematisierung werden Stoffwechselkrankheiten manchmal nach **Stoffklassen** zusammengefasst. So handelt es sich z.B. bei der Hämochromatose (> Kap. 33.10.1) und beim Morbus Wilson (> Kap. 33.10.2) um pathologische Ansammlungen eines Metalls, Eisen bzw. Kupfer, im Körper.

Andere Einteilungen stellen die primär von einem Stoffwechseldefekt **betroffene Zellstruktur** in den Vordergrund. Man kennt beispielsweise den Ausfall mitochondrialer Enzyme, der zur mangelhaften Energieversorgung aller Zellen führt, wobei die Symptome vorrangig die mitochondrienreiche Muskulatur und das Nervensystem betreffen. Die Blockade abbauender Stoffwechselwege führt durch Speicherung angestauter Zwischenprodukte in den Lysosomen zur Schädigung (lysosomale Speicherkrankheiten).

Neueste Einteilungen stellen die Art des Schadens auf dem **Niveau des Genoms** in den Vordergrund, weil das Rückschlüsse auf das **Manifestationsalter** erlaubt. So kann der Wegfall von Transkriptionsfaktoren notwendige Entwicklungsschritte bereits in utero blockieren: Eine WT1-Mutation (> Kap. 41.7.2) verhindert die Ausbildung des männlichen Genitales sowie die Differenzierung der Nieren und bedingt Nephroblastome (Denys-Drash-Syndrom). Der Ausfall eines einzelnen Enzyms kann unmittelbar nach der Geburt durch den Mangel einer notwendigen Substanz auffallen (Hypoglykämie bei Glykogenose Typ I) oder erst später, wenn die Ansammlung einer im Stoffwechsel nicht weiter abbaubaren Substanz Störungen verursacht (z.B. Speicherung und Zirrhose bei Glykogenose Typ IV).

47.1.2 Angeborene vs. erworbene Stoffwechselerkrankungen

Die meisten angeborenen Stoffwechselerkrankungen folgen einem **autosomal rezessiven** Erbgang, bei dem das vollständige Fehlen einer genetischen Information (homozygoter Zustand) einen biochemischen „Ausweg" bedingt. Während des intrauterinen Lebens wird der Defekt oft durch den Organismus der Mutter kompensiert, spätestens ab der Geburt fehlt dann das Substrat mehr und mehr oder eine nicht entfernbare Zwischensubstanz reichert sich an.

Bei 90% aller bekannten angeborenen Stoffwechselerkrankungen handelt es sich um den Defekt nur eines einzigen Gens (**monogene** Leiden). Allerdings gibt es monogene Krankheiten, bei denen viele Proteine gleichzeitig betroffen sind; solch ein **pleiotroper** Effekt ist für die Glykosylierungskrankheiten typisch. Hier modifiziert die posttranslationale Anheftung verschiedener Zuckerstrukturen an Enzymproteine die Reaktionskinetik und Lebensdauer von Proteinen (**„modulators of protein function"**). Die Notwendigkeit eines korrekten „make-up" von Eiweißen durch Glykosylierung wird auch durch die geringe oder fehlende Wirksamkeit von manchen (exogen zugeführten) biotechnologisch hergestellten therapeutischen Substanzen belegt; z.B. hat das in einer Hefezelle hergestellte α_1-**Antitrypsin** (es besitzt nicht die korrekten Zuckerseitenketten) eine Halbwertszeit von nur 8 Stunden im Organismus, während das im Körper hergestellte, von der Aminosäuresequenz her identische α_1-Antitrypsin durch eine posttranslationale „Reifung" (Anheftung von Zuckerstrukturen = Glykosylierung) eine Halbwertszeit von 4 Tagen aufweist (α_1-Antitrypsin-Mangel, > Kap. 5.3.2 und > Kap. 33.10.3).

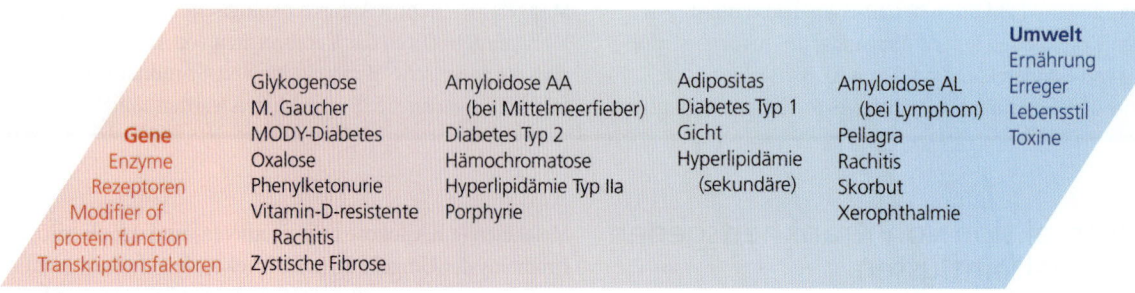

Gene Enzyme Rezeptoren Modifier of protein function Transkriptionsfaktoren	Glykogenose M. Gaucher MODY-Diabetes Oxalose Phenylketonurie Vitamin-D-resistente Rachitis Zystische Fibrose	Amyloidose AA (bei Mittelmeerfieber) Diabetes Typ 2 Hämochromatose Hyperlipidämie Typ IIa Porphyrie	Adipositas Diabetes Typ 1 Gicht Hyperlipidämie (sekundäre)	Amyloidose AL (bei Lymphom) Pellagra Rachitis Skorbut Xerophthalmie	**Umwelt** Ernährung Erreger Lebensstil Toxine

Abb. 47.1 Genetische Einflüsse (rot) und Umweltfaktoren (blau) bei der Entstehung von Stoffwechselkrankheiten. Beispiele eines unterschiedlichen Beitrags dieser ätiologischen Faktoren.

Einige Erkrankungen mit sehr großer volkswirtschaftlicher Bedeutung (z.B. Diabetes mellitus Typ 1 und 2) entstehen aus der Interaktion einer genetischen Konstitution und ungünstigen Umwelteinflüssen (➤ Abb. 47.1; z.B. Virusinfektion bzw. Überernährung). Die genaue Kenntnis der Zusammenhänge ermöglicht therapeutische und präventive Maßnahmen mit potenziell großem Effekt.

47.2 Genetisch bedingte Stoffwechselerkrankungen (geringgradige bis keine Umwelteinflüsse)

Die Mutation eines einzigen Gens in unserem Genom legt den Grundstein zu einer Krankheit, bei der es keines zusätzlichen Auslösers mehr bedarf. Der Zeitpunkt der Manifestation und der Schweregrad der Krankheit können je nach Art der Mutation unterschiedlich sein. Die Kenntnis spezifischer Mutationen ermöglicht prognostische Aussagen. Umwelteinflüsse können eine modifizierende Rolle spielen.

47.2.1 Mukopolysaccharidosen

Die Interzellularsubstanz, insbesondere von Bindegewebe und Knorpel, enthält verschiedene Glykosaminoglykane, deren unvollständiger Abbau zur lysosomalen Speicherung von partiell abgebauten Molekülen führt. Den Mukopolysaccharidosen liegen 10 verschiedene Enzymdefekte zugrunde, und allein anhand einer unterschiedlichen klinischen Symptomatik lassen sich 6 Formen unterscheiden (➤ Tab. 47.1).

Definition Bei der Mukopolysaccharidose **Typ I Hurler (MPS I H)** besteht Homozygotie für verschiedene Punktmutationen im α-L-Iduronidase-Gen. Das völlige Fehlen des α-L-Iduronidase-Proteins verhindert den Abbau kettenförmiger Moleküle vom Typ des Dermatansulfats.

Epidemiologie Autosomal rezessiver Erbgang mit einer Genhäufigkeit für das Allel der **MPS I H** von 1 : 150 (Erkrankungshäufigkeit ca. 1 : 100.000). Ein klinisch deutlich unterscheidbares Krankheitsbild, **MPS I Scheie (MPS I S),** mit milderem Verlauf wird durch eine andere Mutation (s.u.) am gleichen Genort auf Chromosom 4p16.3 bewirkt (Genhäufigkeit 1 : 400, daraus errechnet sich eine Prävalenz von 1 : 600.000).

Ätiologie und Pathogenese
Für den schrittweisen Abbau von Dermatan-, Heparan- und Keratansulfat sind bisher 10 verschiedene Enzyme bekannt. Fehlt ein Enzym, werden unvollständig abgebaute Moleküle in den Lysosomen von Bindegewebezellen gespeichert. Bei Mutationen, die zur MPS 1 H führen, besteht keine Restaktivität der α-L-Iduronidase. Patienten mit dem Typ MPS 1 S sind homozygot

Tab. 47.1 Mukopolysaccharidosen (MPS): klinische Hinweise auf genetisch distinkte Subtypen.

Typ	Benennung nach Erstbeschreiber	Enzymdefekt	Vererbungsmodus Genort	Mukopolysaccharide im Urin	Skelettdeformitäten	Korneatrübung	ZNS-Befall	Gefäß- und Herzbefall	Hepatosplenomegalie
I H	Pfaundler-Hurler	α-L-Iduronidase	AR, 4p16.3	DS HS	+++	+	+++	+	+++
I S	Scheie	α-L-Iduronidase	AR, 4p16.3	DS HS	+	+	−	+	+
II	Hunter	L-Iduronatsulfat-Sulfatase	XR, Xq28	DS HS	+	−	+	−	+
III	Sanfilippo A	Heparansulfat-N-Sulfatase	AR, 17q25.3	HS	+	+	+++	−	+
	Sanfilippo B	N-Acetyl-α-D-Glukosaminidase	AR, 17q21						
	Sanfilippo C	α-Glukosaminid-Acetyltransferase	AR, 14						
	Sanfilippo D	N-Acetylglukosamin-6-Sulfatase	AR, 12q14						
IV	Morquio A	Galaktose-6-Sulfatase	AR, 16q24.3	KS	+++	+/−	−	+	+
	Morquio B	β-Galaktosidase		Ch 6-S					
VI	Maroteaux-Lamy	N-Acetylgalaktosamin-4-Sulfatase	AR, 5q11-13	DS	+ bis +++	+++	−	−	−
VII	Sly-Thompson-Nelson	β-Glukuronidase	AR	Ch 4-S DS	+	+	+	?	+

DS = Dermatansulfat, KS = Keratansulfat, HS = Heparansulfat, Ch 4-S = Chondroitin-4-Sulfat, Ch 6-S = Chondroitin-6-Sulfat, AR = autosomal rezessiv, XR = X-chromosomal-rezessiv, +++ = stark, + = schwach, − = nicht ausgebildet
Die Bezeichnung MPS V ist nicht mehr in Gebrauch

oder compound-heterozygot für eine Mutation, durch die eine neue und bei der Prozessierung vorzugsweise benutzte „splice-site" entsteht (Codierung eines Proteins ohne Enzymaktivität). Die ursprüngliche „splice-site" wird nicht zerstört, und es entstehen auch funktionstüchtige mRNAs, allerdings in stark verminderter Anzahl.

Morphologie
Bei der Geburt ist der Aspekt meist noch unauffällig. Weil die Interzellularsubstanzen nur unvollständig abgebaut werden, vermehren sich die Bindegewebszellen und sind schaumig vergrößert, was zur Vergröberung der Körperkonturen, zur Bewegungseinschränkung von Gelenken und zur Herzinsuffizienz führt. Die Patienten verlieren ihren individuellen Gesichtsausdruck und werden durch Entwicklung einer krankheitstypischen Fazies einander immer ähnlicher (> Abb. 47.2). Das gespeicherte Dermatansulfat führt im elektronenmikroskopischen Bild zu vakuolig aufgetriebenen Lysosomen; in den von der Stoffwechselstörung der Glykosaminoglykane ebenfalls betroffenen Neuronen werden sog. Zebrakörperchen gebildet.

Klinische Relevanz Wachstum und Entwicklung sind mit zunehmendem Alter immer stärker behindert. Patienten mit MPS I H erreichen ein einfaches Sprachverständnis. Plötzliche Todesfälle treten entweder durch die zunehmende Kardiomyopathie oder durch Apnoe bei verengten Atemwegen auf. Seit einigen Jahren ist eine Therapie durch intravenöse Gabe von rekombinanter humaner α-L-Iduronidase möglich.

47.2.2 Morbus Gaucher

Beim Abbau von Zellmembranen, insbesondere von gealterten Leukozyten und Erythrozyten, werden Glykolipide zu Glukozerebrosiden abgebaut. Der Ausfall der sauren β-Glukosidase (Glukozerebrosidase) führt zur lysosomalen Speicherung von Glukozerebrosid. Drei klinisch deutlich unterschiedliche Formen des Morbus Gaucher sind durch verschiedene Mutationen am gleichen Genlokus verursacht.

Epidemiologie Autosomal rezessiver Erbgang. Die Häufigkeit von Mutationen am Genlokus auf Chromosom 1q21 beträgt 1 : 200, woraus rechnerisch eine Krankheitshäufigkeit von 1 : 160.000 resultiert. In manchen jüdischen Populationen (Aschkenasim) beträgt die Genhäufigkeit 1 : 30, was zu einer Prävalenz von 1 : 3600 führt. Die adulte Form (Typ I) des Morbus Gaucher ist die häufigste lysosomale Speicherkrankheit.

Ätiologie und Pathogenese
Die Mutationen des β-Glukosidase-Gens führen mehrheitlich nicht zum kompletten Verlust der enzymatischen Aktivität des codierten Proteins, sondern zur Abschwächung. Die mit 50% häufigste Mutation **N370S** (Typ I) bedingt einen milden Verlauf und führt nicht zu Störungen im Nervensystem. Eine Speicherung findet lediglich in Zellen des retikuloendothelialen Systems statt. Demgegenüber führt die Mutation **L444P** im homozygoten Zustand zur schweren neuronopathischen Form (Typ II). Bei der **Compound-Heterozygotie L444P/N370S** wird zwar eine relativ ausgeprägte und früh einsetzende Form der Speicherung im retikuloendothelialen System beobachtet, das Nervensystem bleibt jedoch unbehelligt (nicht neuronopathisch). Bei den Aschkenasim ermittelt ein Screening für die 5 häufigsten Mutationen etwa 97% aller Mutationen. In einer nicht jüdischen Population können mithilfe des gleichen Screenings nur 75% aller Mutationen ermittelt werden.

Morphologie
Die Speicherung von Glykosylceramid im retikuloendothelialen System führt in der Milz und in der Leber zur Vergrößerung von Zellen und zu einem charakteristischen Aspekt des Zytoplasmas (> Abb. 47.3); es resultiert eine Hepatosplenomegalie. Die Speicherung im Knochenmark hat eine Anämie, Thrombozytopenie und Knochenschmerzen zur Folge. Wenn sich die Krankheit früh manifestiert, kommt es zur Wachstumsretardierung.

Klinische Relevanz Die Kenntnis der bei einem individuellen Patienten vorliegenden Mutation (mehrere Mutationen bei Compound-Heterozygotie) ermöglicht eine Prognose über

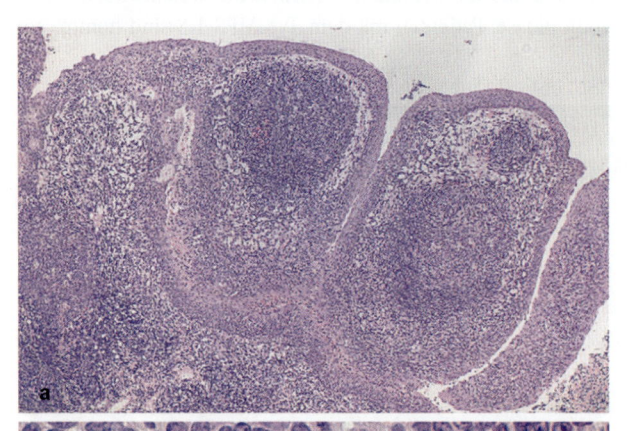

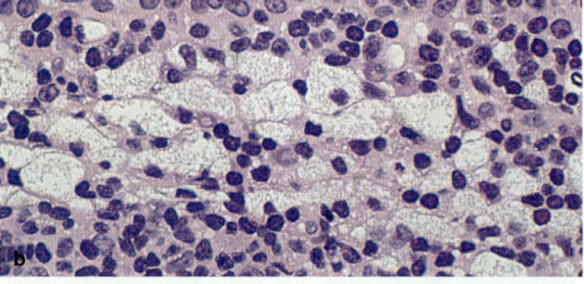

Abb. 47.2 Mukopolysaccharidose Typ I H (Pfaundler-Hurler). a Die Rachenmandeln (Adenoide) sind (bei klinisch unauffälligem Patienten) stark vergrößert und behindern die Atmung. Sie zeigen tiefe Krypten und einen hellen Saum zwischen lymphatischem Gewebe und Epithel. HE, Vergr. 50-fach. **b** Bei starker Vergrößerung erkennt man Rasen von schaumig transformierten Bindegewebszellen; die Zellveränderung wird durch die lysosomale Speicherung von Glykosaminoglykanen hervorgerufen. HE, 500-fach.

Schweregrad und Manifestationsalter. Milde Formen sind mit einem normalen Leben und ungestörter Fortpflanzung vereinbar; sie führen in höherem Alter zu Knochenschmerzen. Bei den schweren neuronopathischen Formen (Typ II) kommt es zu Krämpfen, Spastik und Lähmungen bereits in den ersten 3 Lebensmonaten; die Krankheit führt in den ersten 2 Lebensjahren zum Tod. Eine Enzymersatztherapie ist möglich. Bei Kindern kann eine Knochenmarktransplantation durchgeführt werden, bei deren Gelingen die übertragenen und sich reproduzierenden Lymphozyten (Chimärismus) das fehlende Enzym (β-Glukosidase) produzieren, das von den Zellen des retikuloendothelialen Systems aufgenommen und zum Abbau der Glukozerebroside eingesetzt werden kann.

47.2.3 Glykogenosen

Glukose ist für die meisten Zellen die primäre Energiequelle. Für eine individuelle Zelle ist es von Vorteil, wenn sie überschüssige Glukose aus der Blutbahn aufnehmen und in eine Speicherform überführen kann. Das Speichermolekül Glykogen ist besonders reichlich in Leber und Muskulatur vorhanden. Bei korrekt aufgebautem Glykogen und funktionstüchtigen Enzymen des Glykogenabbaus kann die Leber ihre zentrale Rolle in der Glukosehomöostase spielen, und die Muskulatur besitzt einen zusätzlichen lokalen Speicher für kurzfristigen Verbrauch hoher Energiemengen. Wird Glykogen in falscher Form synthetisiert oder fehlt ein Enzym zur Rückumwandlung in Glukose, wird das Molekül zu einem Problem für die Zelle und es resultieren Glykogenosen (Typ I–XIII) als typische Stoffwechselspeicherkrankheiten.

Definition Der Defekt in einem der Enzyme von Glykogensynthese oder Glykogenabbau führt zur abnormen Akkumulation von Glykogen in verschiedenen Organen.

Epidemiologie Autosomal rezessiver Erbgang bei den meisten Formen. Außerhalb spezieller Populationen beträgt die Gesamthäufigkeit der Glykogenosen ca. 1 : 200.000, wobei deutliche Häufigkeitsunterschiede zwischen den einzelnen Formen (Typ I–VII) bestehen (➤ Tab. 47.2). Von den weiteren biochemisch definierten Typen VIII–XIII sind weltweit zum Teil nur einzelne Patienten bekannt.

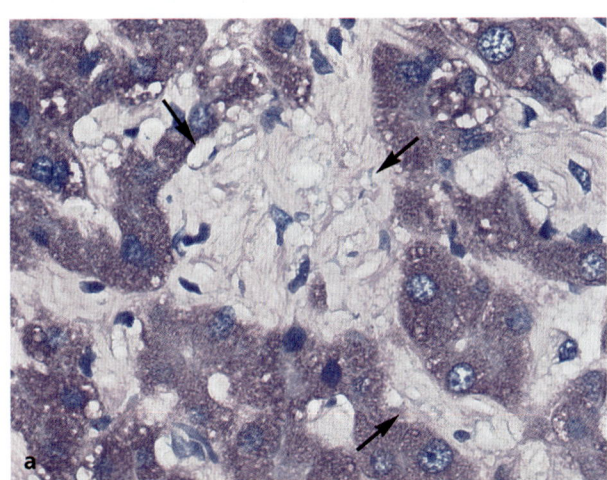

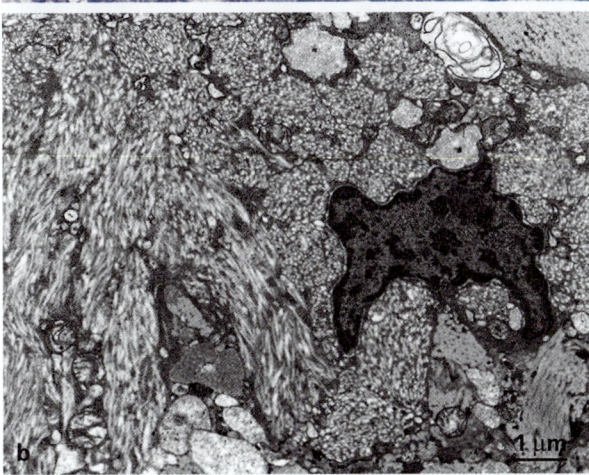

Abb. 47.3 Morbus Gaucher. a Leber; PAS-Färbung: Die Hepatozyten sind wegen ihres Glykogengehalts stark angefärbt, die Kupffer-Zellen vermehrt und vergrößert (Pfeile); der Aspekt ihres hellen Zytoplasmas wird in der Literatur häufig mit „geknitterter Seide" verglichen. HE, Vergr. 500-fach. **b** Elektronenmikroskopie einer Kupffer-Zelle mit zytoplasmatischen Ceramidtrihexosid-Einschlüssen in fischzugähnlichen Bündeln.

Ätiologie und Pathogenese

- **Typ I (von Gierke):** Durch den Mangel an Glukose-6-Phosphatase kann Glykogen in der Leber nicht mehr zu Glukose abgebaut werden, was eine Hepatomegalie bedingt. Durch den Enzymdefekt ist auch die Glukoneogenese behindert, sodass eine Hypoglykämie während Nahrungskarenz zur wichtigsten Krankheitsmanifestation wird.
- **Typ II (Pompe):** Physiologischerweise wird Glykogen im Zytoplasma gespeichert. Die genaue Erforschung der Typ-II-Glykogenose ließ deutlich werden, dass ein kleiner Teil des Glykogens innerhalb der Zelle phagozytiert und intralysosomal prozessiert wird. Bei der Typ-II-Glykogenose findet man keinen Fehler im Glykogenmolekül, jedoch fehlt in allen Körpergeweben das lysosomale Enzym α-1,4-Glykosidase (saure Maltase), sodass die Krankheit durch ein korrektes, innerhalb eines bestimmten zellulären Kompartiments aber nicht mehr mobilisierbares Glykogenmolekül hervorgerufen wird. Die Typ-II-Glykogenose ist somit eine lysosomale Speicherkrankheit.
- **Typ III (Forbes-Cori):** Beim Abbau des Glykogens fehlt das zum „Knacken" der 1,6-Verzweigung notwendige Enzym, und es bleiben abnorme Glykogenmoleküle mit kurzen Seitenketten im Zytoplasma der Zelle liegen. Bei einigen Patienten ist nur die Leber betroffen und es bestehen keine erkennbaren Muskelsymptome (Subtyp IIIb).
- **Typ IV (Andersen):** Es fehlt das „Brancher"-Enzym, das für die zur Verzweigung des Glykogenmoleküls notwendigen 1,6-Bindungen benötigt wird. In der Leber wird ein abnormes Polysaccharid mit geringer Löslichkeit gespeichert, wobei es sich um ein Glykogenmolekül mit verminderter Anzahl von Verzweigungen handelt.

Tab. 47.2 Glykogenose-Typen I–VII.

Typ Autor (Jahr)	Enzymdefekt/Genort Vererbung/relative Häufigkeit	Organbefall Morphologie	Symptome	Prognose/Therapie
I von Gierke (1929)	Glukose-6-Phosphatase/ Chr. 17 AR/25%	Leber, Niere, Darm in Leber auch Fetttropfen	Wachstumsretardierung, Hepatomegalie	Stärkeinfusionen während der Nacht
II Pompe (1932)	α-1,4-Glykosidase (saure Maltase)/Chr. 17q23-25 AR/15%	generalisiert lysosomal	Hypoglykämie, Hyperlipidämie	Tod im 1. Lebensjahr
III Forbes, Cori (1952)	Amylo-1,6-Glukosidase (glykogen debranching)/ Chr. 1p21 AR/20%	Leber, (Muskel) in der Leber geringe Fibrose, keine Fetttropfen	Hepatomegalie (mäßig), Kardiomyopathie (mäßig), Hypoglykämie, Krampfneigung	deutliche Unterschiede im Schweregrad der Erkrankung; nach der Pubertät Besserung der leberbedingten Symptome
IV Andersen (1956)	Amylo-1,4-1,6-Transglukosidase (Brancher-Mangel)/ Chr. 3p12 AR/3%	generalisiert Ablagerung einer amyolopektinartigen, wasserunlöslichen, diastaseresistenten Substanz, besonders in der Leber; progressive Leberzirrhose	Wachstumsretardierung, Hepatosplenomegalie, Pfortaderhochdruck, Aszites, Ösophagusvarizen, Kardiomyopathie, Muskelschwäche	Lebertransplantation kuriert die leberbedingten Symptome
V McArdle (1959)	Muskelphosphorylase/ Chr. 11q13 AR/3%	Skelettmuskulatur (Beginn im Erwachsenenalter)	Muskelschwäche bei Anstrengung, gefolgt von Myoglobinurie	starke Anstrengungen meiden; Lebenserwartung ist nicht reduziert
VI Hers (1959)	Leberphosphorylasekinase/ Chr. 14q21 und Xp22 AR und XR/33%	Leber	Hepatomegalie, Hypoglykämie	kohlenhydratreiche Ernährung mit häufigen Mahlzeiten; gute Prognose Subtyp mit Phosphorylasekinase-Mangel im Herzen verläuft früh letal
VII Tarui (1965)	Phosphofruktokinase/ Chr. 12q13.3 AR/1%	Skelettmuskulatur (Beginn im Kindesalter)	Muskelschwäche bei Anstrengung hämolytische Anämie (leicht)	starke Anstrengungen meiden

AR = autosomal rezessiv, XR = X-chromosomal rezessiv, Chr. = Chromosom

- **Typ V (McArdle):** Bei dieser Krankheit fehlt eine muskelspezifische Phosphorylase, sodass Glykogen, das eine normale Struktur besitzt, in der Muskulatur nicht abgebaut werden kann.
- **Typ VI (Hers):** Dieser Typ fasst eine heterogene Gruppe von Leberglykogenosen zusammen, bei denen das abbauende Schlüsselenzym Phosphorylase oder das aktivierende Enzym Phosphorylasekinase fehlt. Neben einem autosomal rezessiven Erbgang wird bei einigen Subtypen eine X-gebundene Vererbung gefunden.
- **Typ VII (Tarui):** Durch den Mangel des Enzyms Phosphofruktokinase in der Muskulatur und Reduktion auch in den Erythrozyten ist der Glykogenabbau behindert.

Morphologie

Glykogen ist wasserlöslich. Es wird bei der üblichen Formalinfixierung (4%ige Lösung von Formaldehyd in Wasser) zu einem großen Teil aus dem Gewebe herausgelöst und ist dann auch durch Spezialfärbungen nicht mehr nachweisbar. Ausnahme ist die Glykogenose Typ IV, bei der das Glykogen nicht wasserlöslich ist und nicht einmal durch Diastaseeinwirkung entfernt werden kann. Alle anderen Glykogenosen sind an aufgetriebenen, „leeren" Zellen zu erkennen, wobei die unterschiedlichen Typen im Schweregrad und in der Beteiligung verschiedener Organsysteme variieren und der Typ I durch zusätzliche ausgeprägte Fettspeicherung hervorsticht (> Abb. 47.4).

Klinische Relevanz Eine kausale Therapie ist bislang bei keiner Form der Glykogenose möglich. Solange Ätiologie und Pathogenese völlig unklar waren, führten die schweren Formen früh zum Tod. Dies hat sich für den Typ II mit der lysosomalen Speicherung von Glykogen auch kaum geändert; die Patienten sterben noch immer im 1. Lebensjahr an Herzinsuffizienz. Beim häufigen Typ I wurde ein entscheidender Fortschritt dadurch erzielt, dass während der Nacht eine dosierte enterale (durch eine Nasensonde) Glukosezufuhr erfolgt (langsam degradierbare Maisstärke). Damit überleben viele Patienten bei gutem Befinden bis ins Erwachsenenalter. Einige Typen (III, V, VI und VII) haben einen relativ milden Spontanverlauf oder bessern sich merklich nach der Pubertät. Der Typ IV, der durch das besonders abnorme, unlösliche Glykogen gekennzeichnet ist, führt aus unbekannten Gründen zur Leberzirrhose und erfordert eine Lebertransplantation meist vor dem 5. Lebensjahr.

47.2.4 Oxalose (primäre Hyperoxalurie Typ 1)

Definition Ein funktioneller Defekt des nur in der Leber exprimierten Enzyms Alaninglyoxylataminotransferase (AGT) führt zu einem erhöhten Oxalsäurespiegel im Blut und stark erhöhter Ausscheidung im Urin.

Epidemiologie Der Erbgang ist autosomal rezessiv. Das Gen ist auf Chromosom 2q36-37 lokalisiert, bisher sind 6 Mutationen beschrieben. Die Genfrequenz wird auf 1 : 500 geschätzt (Prävalenz 1 : 1 Mio.).

Ätiologie und Pathogenese

Der genetische Defekt führt nicht dazu, dass AGT gar nicht mehr exprimiert wird. Es fehlt also nicht, wird aber über eine falsche Adressierungssequenz im Vorläufermolekül zu den Mitochondrien statt in die Peroxisomen dirigiert. In den Peroxisomen ist der normale Abbauweg der Aminosäure Alanin damit nicht möglich. Das dort in einem Zwischenschritt erzeugte Glyoxylat wird daher in zu Oxalat umgewandelt, das nicht weiter abbaubar ist (toxisches Stoffwechselendprodukt). Die in allen Körperflüssigkeiten erhöhte Oxalatkonzentration führt vorrangig in der Niere zur Ausfällung als Kalziumoxalat im Gewebe (Nephrokalzinose) und zur Bildung von Kalziumoxalat-Steinen im Nierenbecken und Harntrakt (Urolithiasis). Meist ist die Nierenfunktion vor dem 10. Lebensjahr so stark geschädigt, dass ohne therapeutisches Eingreifen der Tod in der Urämie eintritt.

Morphologie

Die Niere wird von zahlreichen großen Steinen durchsetzt (➤ Abb. 47.5).

Mikroskopisch finden sich dicht gelagerte sternförmige, lichtbrechende und im polarisierten Licht stark leuchtende Kristalle mit einer begleitenden interstitiellen Nephritis mit Bildung von Granulomen. Kristalle treten in geringerer Zahl in allen anderen Geweben auf, erstaunlicherweise nicht in der Leber. Die Ablagerungen im Knochen führen zu Schmerzen und erhöhter Brüchigkeit.

Klinische Relevanz Ein plötzlicher Todesfall im Kindesalter kann die „Erstmanifestation" der Erkrankung sein. Durch Oxalatkristalle werden dabei im Reizleitungssystem des Herzens Rhythmusstörungen ausgelöst. Üblicherweise wird die Diagnose jedoch bei bereits fortgeschrittener Niereninsuffizienz gestellt, die eine Nierentransplantation erfordert. Wegen des primären Defekts in der Leber wird gleichzeitig eine Lebertransplantation durchgeführt. Danach treten keine Kristalle mehr auf. Vermehrte exogene Zufuhr aus Nahrungsmitteln kann eine Oxalose nicht auslösen. In Einzelfällen ist jedoch eine Oxalose bei der Vergiftung durch Ethylenglykol (Gefrierschutzmittel) beobachtet worden.

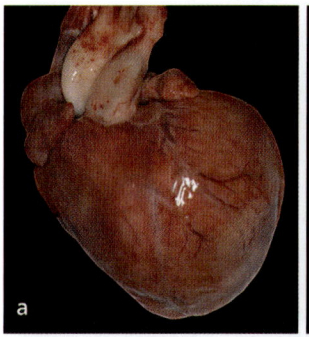

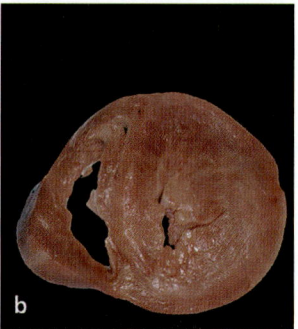

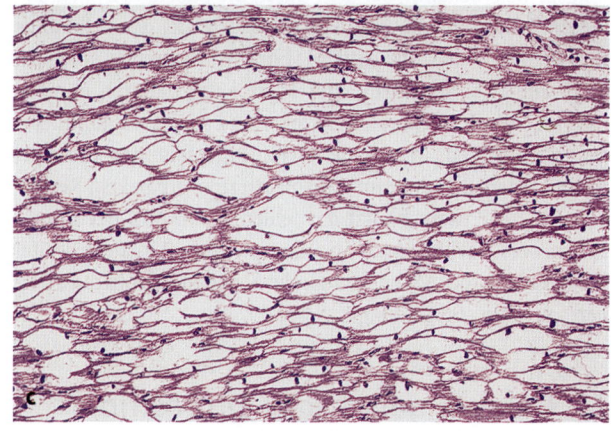

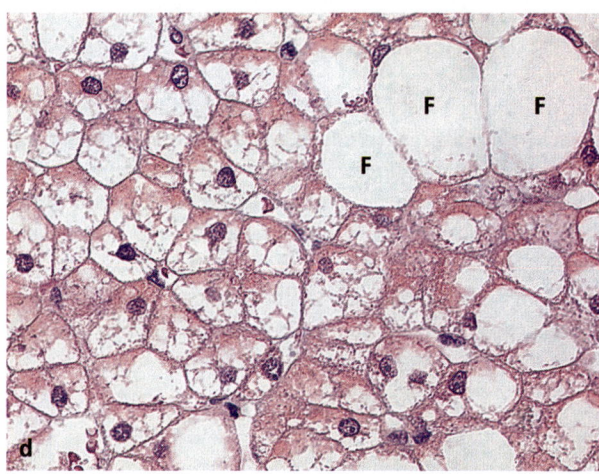

Abb. 47.4 Glykogenosen. a Bei der Glykogenose **Typ II** ist das Herz durch lysosomal gespeichertes Glykogen stark vergrößert und kugelförmig deformiert. **b** Ausgeprägte Wandverdickung des Herzens durch speicherungsbedingte Vergrößerung der Herzmuskelfasern (nicht als Folge einer Hypertrophie). **c** Die aufgetriebenen Herzmuskelfasern zeigen in der HE-Färbung ein netzförmiges Bild. Das gespeicherte Glykogen ist durch die wässrige Formalinlösung während der Fixation zum Teil herausgelöst (HE färbt Glykogen nicht an). HE, Vergr. 200-fach. **d Typ-I**-Glykogenose. Die Glykogen speichernden, stark vergrößerten Hepatozyten besitzen ein schaumiges Zytoplasma und zentralständige Kerne. Bei den davon zu unterscheidenden Fett speichernden Zellen (F) sind die Zellkerne durch Fetttropfen an den Rand der Zelle gedrängt. HE, Vergr. 500-fach.

Erstaunlicherweise wurde bei einigen Patienten nach der Transplantation auch eine Reduktion der Ablagerung im Myokard beobachtet, was möglicherweise auf aus dem Lebertransplantat migrierende Zellen („Enzymkuriere") zurückzuführen ist.

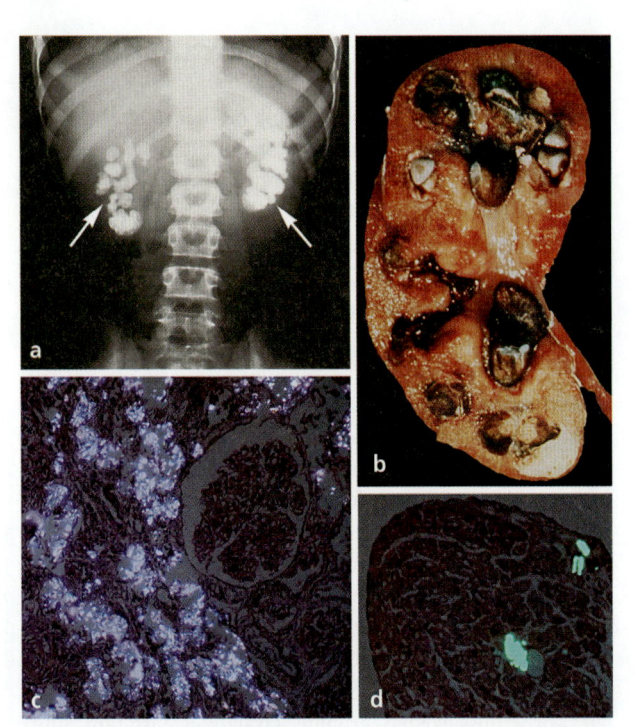

Abb. 47.5 Oxalose. a Röntgenbild (Abdomenleeraufnahme) mit kalkdichten Schatten im Bereich beider Nieren (Pfeile) im Alter von 7 Jahren. **b** Die anlässlich einer Nierentransplantation entfernten Eigennieren zeigen zahlreiche große Oxalatsteine im Bereich des Nierenbeckenkelchsystems. **c** Das Nierenparenchym ist von sternförmigen Kristallen durchsetzt, die im polarisierten Licht stark leuchten (Oxalat). HE, Vergr. 400-fach. **d** Kristallablagerungen auch in der Herzmuskulatur (polarisiertes Licht). HE, Vergr. 400-fach.

47.2.5 Zystinose

Definition Fehlt das Enzym Zystinosin in der lysosomalen Membran, kann Zystin nicht ausgeschleust werden und sammelt sich in den Lysosomen an (lysosomale Speicherkrankheit).

Epidemiologie Der Erbgang ist autosomal rezessiv. Das Gen (CTNS) ist auf Chromosom 17 lokalisiert. Bisher sind mehr als 55 Mutationen beschrieben, die Frequenz krankheitsbedingender Allele beträgt ca. 1 : 200 mit regionalen Häufungen (z.B. 1 : 80 in der Bretagne).

Ätiologie und Pathogenese
Das in den Lysosomen von Zellen aller Gewebe des Organismus „gefangene" Zystin führt zu einer 10- bis 1.000-fachen Erhöhung des Normalgehalts und zur Kristallbildung. Die Kristalle sind in der Retina einer direkten Untersuchung mit der Spaltlampe zugänglich und führen hier zu Lichtscheu und später Erblindung. Unbehandelt bewirken die Kristallablagerungen schon im 1. Lebensjahr eine Nierenfunktionsstörung und schließlich das Nierenversagen vor dem 10. Lebensjahr.

Morphologie
In allen Geweben finden sich ungefärbt flaschengrüne, lichtbrechende Kristalle, v.a. in den Zellen des retikulohistiozytären Systems. In der Niere kommt es schon früh zu einer interstitiellen Nephritis mit Ausbildung von Schrumpfnieren.

Elektronenmikroskopisch sind tafelförmige Zystinkristalle in Lysosomen nachweisbar (> Abb. 47.6).

Klinische Relevanz Seit mehr als 25 Jahren ist ein Behandlungsprinzip bekannt, bei dem durch die Substanz Zysteamin, die an Zystin bindet, eine Ausschleusung aus der Zelle ohne Zuhilfenahme des (fehlenden) Enzyms Zystinosin möglich wird. Die „Überlebenszeit" der Niere kann dadurch mindestens verdoppelt werden. Segensreich sind auch zysteaminhaltige Augentropfen. Muss eine Nierentransplantation durchgeführt werden, tritt zwar im transplantierten Organ kein Rezidiv auf (die neue Niere besitzt das fehlende Enzym), der Krankheitsprozess geht jedoch in allen anderen Organen weiter (Wachstumsstörung, neurologische Schäden, Myopathie, Diabetes mellitus, Erblindung).

47.3 Durch genetische Disposition und Umwelteinflüsse bedingte Stoffwechselerkrankungen

Zuckerkrankheit und Fettstoffwechselstörungen haben in manchen Bevölkerungsgruppen eine hohe Prävalenz, was offenbar auf Ernährungsgewohnheiten zurückzuführen ist. In der Pathogenese einiger Stoffwechselerkrankungen (Typ-1-Diabetes, AA-Amyloidose) sind Infektionen von entscheidender zusätzlicher Bedeutung. Es wird aber auch beobachtet, dass sich unter den gleichen Umweltbedingungen bei denjenigen Menschen eine Stoffwechselerkrankung manifestiert, die eine bestimmte genetische Konstellation aufweisen.

47.3.1 Porphyrie

Porphyrine sind komplexe ringförmige Makromoleküle mit der Fähigkeit, zentral ein Metallatom als Chelat zu binden. So findet sich zentral im Chlorophyll der Pflanzen ein Magnesiumatom; im roten Blutfarbstoff (Häm) ist zentral ein leicht oxidierbares Eisenatom gebunden. Der Aufbau der Ringstruktur der Porphyrine aus 8 Molekülen Glycin und 8 Molekülen Succinyl-CoA erfordert 8 verschiedene Enzyme (> Abb. 47.7a). Von 7 Enzymen sind genetische Defekte bekannt. Bei diesen Defekten häufen sich die Intermediärprodukte der Häm-Synthese an, die dem entsprechenden enzymatischen Schritt vorgelagert sind. Sie werden vermehrt in Harn und Stuhl ausgeschieden.

Entgegen dem bei den meisten genetisch bedingten Stoffwechselkrankheiten anzutreffenden rezessiven Erbgang folgen die klinisch bedeutsamen Porphyrien einem dominanten Erbgang. Außerdem ist bemerkenswert, dass viele Anlageträger

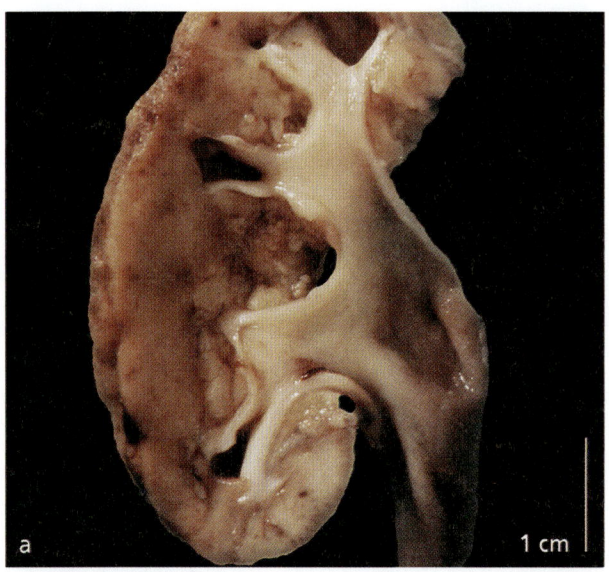

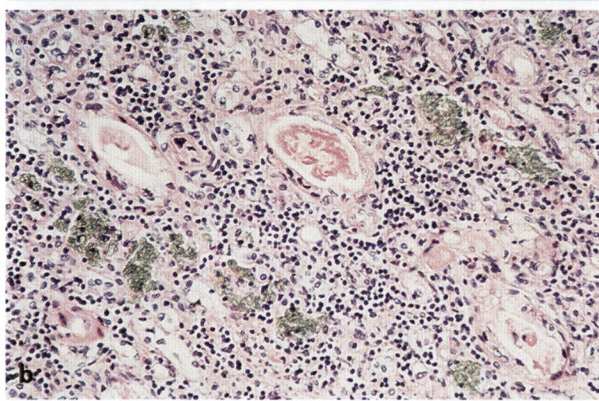

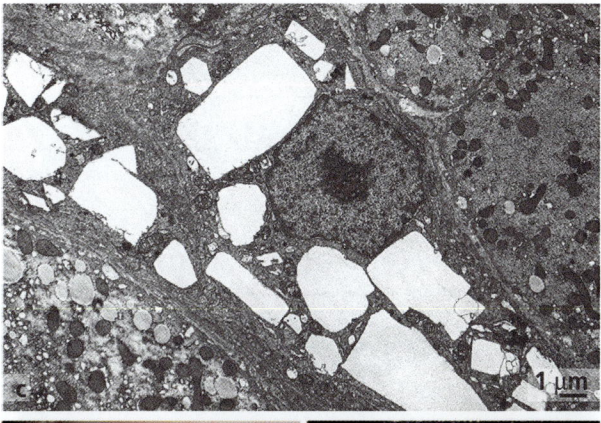

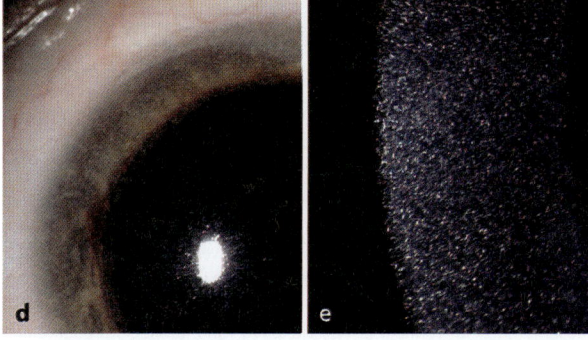

47.3 Durch genetische Disposition und Umwelteinflüsse bedingte Stoffwechselerkrankungen

niemals erkranken und bei den übrigen die Erkrankung durch Umweltfaktoren ausgelöst oder verschlimmert wird.

Definition Die Porphyrien entstehen aus genetisch bedingten und erworbenen Störungen der Aktivität von Enzymen der Häm-Biosynthese. Abhängig vom Hauptort der Defektexpression werden **hepatische** und **erythropoetische Porphyrien** unterschieden.

Epidemiologie Von der Porphyrie, die durch den rezessiv bedingten Mangel an Aminolävulinsäuredehydratase bedingt ist, wurden weltweit erst 6 Patienten beobachtet. Bei der dominant vererbten akuten intermittierenden Porphyrie ist die Inzidenz der klinischen Erkrankung in Schweden 1,5. Am häufigsten ist die Porphyria cutanea tarda mit einer Inzidenz von 20–50.

Ätiologie und Pathogenese

Bei den drei häufigsten Formen der Porphyrie ist der Zusammenhang zwischen genetischer Konstitution und Manifestation von Krankheitssymptomen wie folgt:

Akute intermittierende Porphyrie (aus der Gruppe der akuten hepatischen Porphyrien): Bei autosomal dominantem Erbgang führt der funktionelle Ausfall eines Allels am Locus der Porphobilinogen(PBG)-Desaminase zur 50%igen Enzymreduktion. Im kaskadenförmigen Ablauf der Häm-Biosynthese wird die PBG-Desaminase nun zum geschwindigkeitslimitierenden Faktor. Klinisch gesunde Genträger weisen eine Erhöhung der Vorstufen Aminolävulinsäure (ALS) und PBG im Urin auf (> Abb. 47.7b). Eine Induktion des Enzyms ALS-Synthase durch bestimmte Medikamente (z.B. Psychopharmaka) führt zu einem weiteren Anstieg der Vorstufen, durch deren Neurotoxizität dann Krankheitssymptome ausgelöst werden (> Abb. 47.7c).

Porphyria cutanea tarda (aus der Gruppe der chronischen hepatischen Porphyrien): Es gibt erworbene Formen ohne genetische Grundlage (Typ I), während die familiären Formen (Typ II und III) einem autosomal dominanten Erbgang folgen. Bei Manifestation der Krankheit ist die Porphyrin-Biosynthese in der Leber und in der Haut gesteigert, bei gleichzeitiger Reduktion des Enzyms Uroporphyrinogen-Decarboxylase (> Abb. 47.7a). Die vermehrten Intermediärprodukte werden durch UV-Strahlung in der Haut phototoxisch. Sowohl die sporadischen (meist in höherem Alter) als auch die genetischen (schon im jüngeren Erwachsenenalter) Formen werden durch Umweltfaktoren getriggert, insbesondere durch Alkohol, Östrogene, Eisen und chlorierte zyklische Kohlenwasserstoffe.

Abb. 47.6 Zystinose. a Niere eines 7-jährigen Kindes mit narbigen Einziehungen. Rinde und Mark sind nicht mehr zu unterscheiden. Keine Steine. **b** Histologisch zeigt die Niere eine ausgeprägte interstitielle Entzündung und Ansammlungen grünlicher Kristalle. HE, Vergr. 100-fach. **c** Im elektronenoptischen Bild erscheint das Zystin als tafelförmige Aussparung im Zytoplasma von Fibroblasten. **d** Im Auge eines Patienten sind neben dem Lichtreflex auf der Kornea kleine weiße Flecken zu erkennen, die Zystinkristallen entsprechen. **e** Im Spaltlampenbild erkennt man das Ausmaß der Zystinkristallablagerungen in der Kornea, die zu Visusverschlechterung und Konjunktivitis führen (Bilder d und e: K. Landau, Universitäts-Augenklinik, Zürich).

Erythropoetische Protoporphyrie (auch als erythrohepatische Protoporphyrie bezeichnet, aus der Gruppe der erythropoetischen Porphyrien): Wegen einer 50%igen Reduktion (bei autosomal dominantem Erbgang) des Enzyms Ferrochelatase kommt es zur Akkumulation von Protoporphyrin (> Abb. 47.7a) in Erythrozyten, Blutplasma und Stuhl. Durch Einwirkung von Sonnenlicht wird das Protoporphyrin in der Haut phototoxisch und führt bereits im Kindesalter zur Blasenbildung.

Morphologie

Die abdominalen Schmerzattacken der **akuten intermittierenden Porphyrie** haben schon häufig zu einer Laparotomie geführt, bei der sich dem Chirurgen kein makroskopischer Befund darbietet. Entnommene Gewebeproben wiesen degenerative Veränderungen in den feinen Verzweigungen des autonomen Nervensystems auf (daher die Bezeichnung „neuroviszerale Symptomatik").

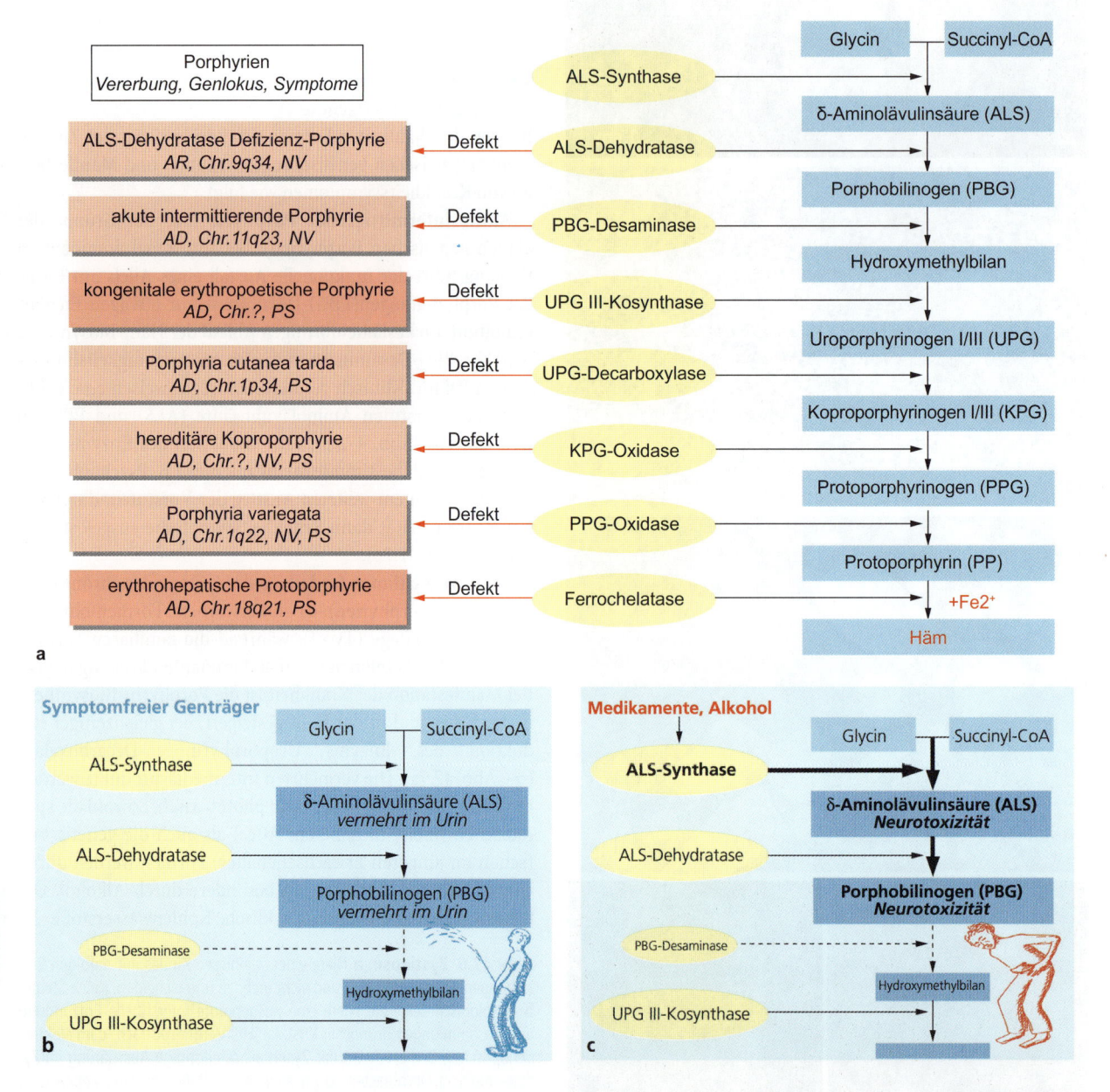

Abb. 47.7 Porphyrien. a Biosynthese des Häms mit Intermediärprodukten (blau) und beteiligten Enzymen (gelb). Dem jeweiligen Enzymdefekt zugeordnete klinische Formen der Porphyrie mit Erbgang und vorherrschender Symptomatik sowie Schwerpunkt des Enzymmangels in der Leber (hellbraun) oder in der Blutbildung (dunkelbraun). NV = neuroviszerale Symptome, PS = Photosensitivität, AR = autosomal rezessiv, AD = autosomal dominant. **b Akute intermittierende Porphyrie:** Imbalance des Stoffwechsels bei einem symptomlosen Träger mit vermehrter Ausscheidung von Intermediärprodukten im Urin. **c Akute intermittierende Porphyrie:** Stoffwechselveränderung während einer medikamentös ausgelösten Schmerzattacke.

Bei der **Porphyria cutanea tarda** führen die unter UV-Einwirkung in ihrer Toxizität verstärkten Porphyrine in der Haut zur Blasenbildung, die ihren Ausgangspunkt in der Lamina lucida der Basalmembran nimmt.

Die **erythropoetische Protoporphyrie** (erythrohepatische Protoporphyrie) führt zum Anstieg von freiem Protoporphyrin in der Leber, das über die Galle ausgeschieden wird. Porphyrine emittieren eine intensive rote Fluoreszenz, wenn sie mit Licht einer Wellenlänge von ca. 400 nm angeregt werden. Bei entsprechendem Verdacht ist eine Untersuchung des histologischen Schnitts im Fluoreszenzmikroskop diagnostisch indiziert (> Abb. 47.8).

Klinische Relevanz Die Neurotoxizität führt im Zentralnervensystem zu Funktionsstörungen unter dem Bild epileptischer Anfälle oder psychiatrischer Symptome (depressive Verstimmungen, Halluzinationen). Im peripheren und insbesondere autonomen Nervensystem ist das klinische Korrelat der Nervendegeneration eine abdominale Schmerzsymptomatik. Die Therapie umfasst in erster Linie die Vermeidung auslösender Stimuli (Alkohol, Medikamente, Östrogene) und bei Photosensitivität den Schutz vor Sonnenlicht. Bei Kenntnis der Krankheitsbilder der Porphyrie und entsprechendem Verdacht ist die Diagnose relativ einfach (z.B. am Licht stehender Urin wird dunkel). Die rechtzeitig gestellte Diagnose kann den Patienten vor unnötigen Operationen bewahren und auch vor der Einwirkung von Barbituraten, die durch Induktion der ALS-Synthase die unmittelbar auslösende Ursache noch verstärken. Eine porphyriebedingte Epilepsie kann durch Verabreichung bestimmter Antiepileptika noch verstärkt werden. Es wird auch immer wieder von einem gehäuften „Vorkommen" von Porphyrien unter den Patienten psychiatrischer Institutionen berichtet.

47.3.2 Diabetes mellitus

Definition Der Diabetes mellitus beruht auf einer Störung der Insulinproduktion und/oder -wirkung mit nachfolgender Störung des Glukose- und Lipidstoffwechsels.

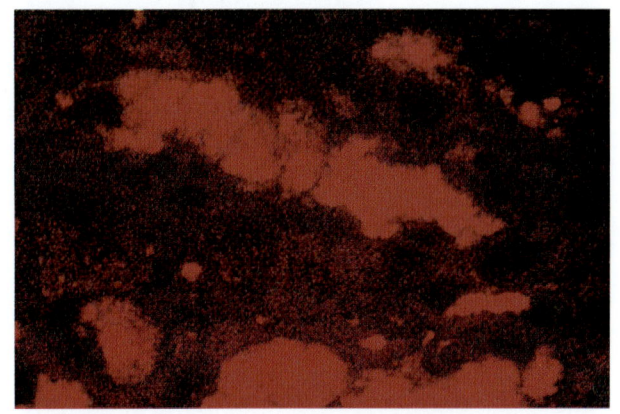

Abb. 47.8 Erythrohepatische Protoporphyrie. Der Ferrochelatase-Mangel führt zur vermehrten Ablagerung von Protoporphyrin im Lebergewebe, das im UV-Licht eine intensive Rotfluoreszenz zeigt.

Epidemiologie Der Diabetes mellitus gehört zu den häufigsten Stoffwechselerkrankungen. Im Jahre 2010 litten weltweit ca. 200 Mio. Menschen an Diabetes und nach Schätzungen der WHO soll sich diese Zahl bis zum Jahr 2020 verdoppeln. Der Grund dafür ist die zunehmende Adipositasprävalenz und der Mangel an körperlicher Aktivität, beides Faktoren, welche die Insulinresistenz fördern. Man nimmt an, dass in westlichen Industrieländern bis zu 15% der finanziellen Aufwendungen für das Gesundheitswesen auf die Behandlung des Diabetes mellitus und dessen Folgekrankheiten entfallen.

Klassifikation Ein Diabetes mellitus wird aufgrund einer erhöhten Glukosekonzentration im Blutplasma diagnostiziert (Nüchternplasmaglukose > 126 mg/dl oder ein zufällig gemessener Wert > 200 mg/dl) oder wenn das glykolysierte Hämoglobin (HbA_{1c}) > 6,5% beträgt. Verschiedene Grunderkrankungen können einen Diabetes mellitus zur Folge haben, z.B. wenn durch eine Hämochromatose oder im Rahmen einer zystischen Fibrose das endokrine Gewebe zerstört wird. In seltenen Fällen ist der Diabetes auch die unmittelbare Konsequenz eines monogenen Erbleidens z.B. aufgrund einer Mutation im Gen, das für die Glukokinase codiert, oder einer Mutation des Insulinrezeptors oder von Transkriptionsfaktoren, die für die Insulinbiosynthese oder Betazellproliferation notwendig sind (> Tab. 47.3).

Beim **Typ-1-Diabetes** werden auf der Grundlage einer genetischen Suszeptibilität (HLA-DQ8, HLA-DR4) und nach Einwirkung von Umwelteinflüssen (Autoimmunprozess, möglicherweise ausgelöst durch eine Virusinfektion oder alimentäre Bestandteile) die insulinproduzierenden Betazellen selektiv zerstört. Deshalb erfordert die Therapie eine exogene Zufuhr von Insulin.

Beim **Typ-2-Diabetes** bleiben die Betazellen anfänglich weitgehend erhalten. Da die Muskulatur und das Fettgewebe jedoch ungenügend auf Insulin ansprechen (**Insulinresistenz**), steigt trotz normaler oder sogar gesteigerter Insulinsekretion der Blutzuckerspiegel an. Die genetische Disposition zum Typ-2-Diabetes kommt durch den Einfluss mehrerer für die Betazellfunktion bzw. die Insulinwirkung verantwortlicher Gene zustande, und unterschiedliche Ernährungs- und Lebensstilformen sind als entscheidende Umweltfaktoren anzusehen.

Komplikationen und Folgekrankheiten Die Morbidität, die mit zunehmender Dauer der Erkrankung bei allen Diabetesformen gleichermaßen beobachtet wird, resultiert beim **Typ-1-Diabetes** vorwiegend aus der Hyperglykämie. So zeigen Nieren nichtdiabetischer Spender nach Transplantation in einen diabetischen Empfänger innerhalb von 3–5 Jahren die typischen Zeichen einer diabetischen Nephropathie, während solche Veränderungen schwinden können, wenn die Niere eines Diabetikers in einen nichtdiabetischen Empfänger transplantiert wird.

Beim **Typ-2-Diabetes** spielen neben der Hyperglykämie die mit der Insulinresistenz assoziierte Dyslipidämie, Endotheldysfunktion und Störungen des Gerinnungssystems eine wichtige Rolle in der Entstehung der Makroangiopathie.

Tab. 47.3 Ätiologische Klassifikation des Diabetes mellitus (Expert Committee, 2003).

I. Typ-1-Diabetes
(Betazellzerstörung, die meist zur absoluten Insulindefizienz führt)
A immunologische Ursache
B idiopathisch

II. Typ-2-Diabetes
(vorwiegend Insulinresistenz mit relativem Insulinmangel bis vorwiegend Insulinsekretionsdefekt mit Insulinresistenz)

III. andere spezifische Typen
A genetische Defekte der Betazellfunktion
- Chromosom 12, HNF-1α (MODY3)*
- Chromosom 7, Glukokinase (MODY2)
- Chromosom 20, HNF-4α (MODY1)
- Chromosom 13, IPF-1 (MODY4)
- Chromosom 17, HNF-1β (MODY5)
- Chromosom 2, NeuroD1 (MODY6)
- mitochondriale DNA
- andere

B genetische Defekte der Insulinwirkung, z.B. Typ-A-Insulinresistenz**, Leprechaunismus***
C Pankreaserkrankungen, z.B. chronische Pankreatitis, zystische Fibrose, Hämochromatose
D Endokrinopathien, z.B. Akromegalie, Morbus Cushing, Phäochromozytom
E durch Medikamente oder Chemikalien induziert, z.B. Glukokortikoide, Pentamidin, Thiaziddiuretika
F Infektionen, z.B. kongenitale Röteln, Zytomegalie
G ungewöhnliche immunvermittelte Formen, z.B. Antikörper gegen den Insulinrezeptor
H andere gelegentlich mit Diabetes assoziierte genetische Krankheiten, z.B. Down-Syndrom, Chorea Huntington, Friedreich-Ataxie

IV. Schwangerschaftsdiabetes

* MODY = Maturity Onset Diabetes of the Young
** Typ-A-Insulinresistenz: Funktionseinschränkung (durch Mutationen) des Insulinrezeptors mit Hyperinsulinämie und meist mäßiger Hyperglykämie als Folge
*** Leprechaunismus: in utero beginnender Wachstumsrückstand, verbunden mit extrem unterentwickeltem Fettgewebe und endokrinen Störungen

Eine Hyperglykämie kann über verschiedene Mechanismen zu diabetischen Folgeerkrankungen führen. Am wichtigsten sind glykosylierte Proteine, die sich bilden, wenn Glukose nicht enzymatisch an die Aminogruppen von Proteinen (Albumin, Hämoglobin und Strukturproteine) angelagert wird. Diesen sog. Schiff-Basen (reversible Glykosylierung) stehen **nicht reversible Glykosylierungsendprodukte** gegenüber. Dies sind u.a. unphysiologisch stabil vernetzte Proteine, die nur in geringem Umfang abgebaut werden und z.B. in Gefäßwänden akkumulieren (➤ Abb. 47.9). Dies führt zur Einlagerung von Blutplasmabestandteilen, darunter auch Low-Density-Lipoproteinen, sodass der Prozess der **Atherosklerose** in kleinen und großen Blutgefäßen in Gang gesetzt wird. Die irreversiblen Produkte werden als „**a**dvanced **g**lycosylation **e**ndproducts" (AGE) bezeichnet. Sie binden auch an Rezeptoren verschiedener Zelltypen – z.B. Endothel, Makrophagen, Lymphozyten und mesangiale Zellen. Dadurch verändern sich biologische Funktionen, z.B. die Migration und Ausschüttung von Zytokinen, Endothelzellen werden stärker durchlässig oder sind an ihrer Oberfläche so verändert, dass Blut leichter koaguliert. Des Weiteren werden Fibroblasten und glatte Muskelzellen zur Proliferation angeregt.

Die **neurologischen Komplikationen** sind zum Teil durch eine intrazelluläre Toxizität der Glukose verursacht. Nervenzellen, Augenlinse, Endothel- und Nierenzellen sind insulinunabhängig, sodass ihr Glukosegehalt bei einer Hyperglykämie zunimmt. Dadurch wird das Enzym Aldose-Reduktase angeregt, was zu einer intrazellulären Bildung und Akkumulation von Sorbitol führt. Die damit erhöhte intrazelluläre Osmolarität kann die Zelle über den Einstrom von Wasser osmotisch schädigen. Zusätzlich nimmt die intrazelluläre Konzentration des für die Funktion der Zellmembranen wichtigen Myoinositols ab.

Die diabetische **Mikroangiopathie** betrifft alle Kapillaren, manifestiert sich aber v.a. an der Niere (Glomerulopathie; ➤ Abb. 47.9d und ➤ Kap. 37.4.2) und am Augenhintergrund (Retinopathie; ➤ Abb. 47.9e und ➤ Kap. 11.9.2).

Die beschleunigte **Atherosklerose** führt bei Diabetikern zum deutlich erhöhten Risiko für Myokardinfarkt, Hirninfarkt oder Gangrän; Letztere betrifft besonders häufig die Zehen. Histologisch unterscheiden sich die atherosklerotischen Läsionen nicht von denjenigen des Nichtdiabetikers (➤ Abb. 47.9b).

Die diabetische **Polyneuropathie** beeinträchtigt in symmetrischer Form v.a. periphere sensible, weniger motorische Funktionen im Bereich der unteren Extremität. Histologisch sind die betroffenen Nerven durch Entmarkung und axonale Schädigung charakterisiert.

Als weitere Läsionen werden bei Diabetikern **Fettgewebsnekrosen** (Necrobiosis lipoidica) und **Katarakt** gesehen. Bei schlecht eingestelltem Diabetes besteht eine Infektionsneigung, die sich häufig als Pilzerkrankung der Haut (Intertrigo) bzw. Infektion der unteren Harnwege äußert.

Typ-1-Diabetes

Definition Eine selektive Zerstörung der Betazellen des endokrinen Pankreas führt zum Verlust der Insulinproduktion. Zur Prävention einer diabetischen Ketoazidose muss Insulin verabreicht werden.

Epidemiologie Von den weltweit geschätzt 200 Mio. Diabetikern entfallen ca. 15% auf den Typ 1. Beide Geschlechter sind gleich häufig betroffen. Die Erstmanifestation erfolgt meist während der Kindheit oder Adoleszenz. Die frühere Bezeichnung „juveniler Diabetes" ist aber nicht mehr haltbar, da der Typ 1 auch nach dem 30. Lebensjahr, gelegentlich sogar erst im Alter auftreten kann.

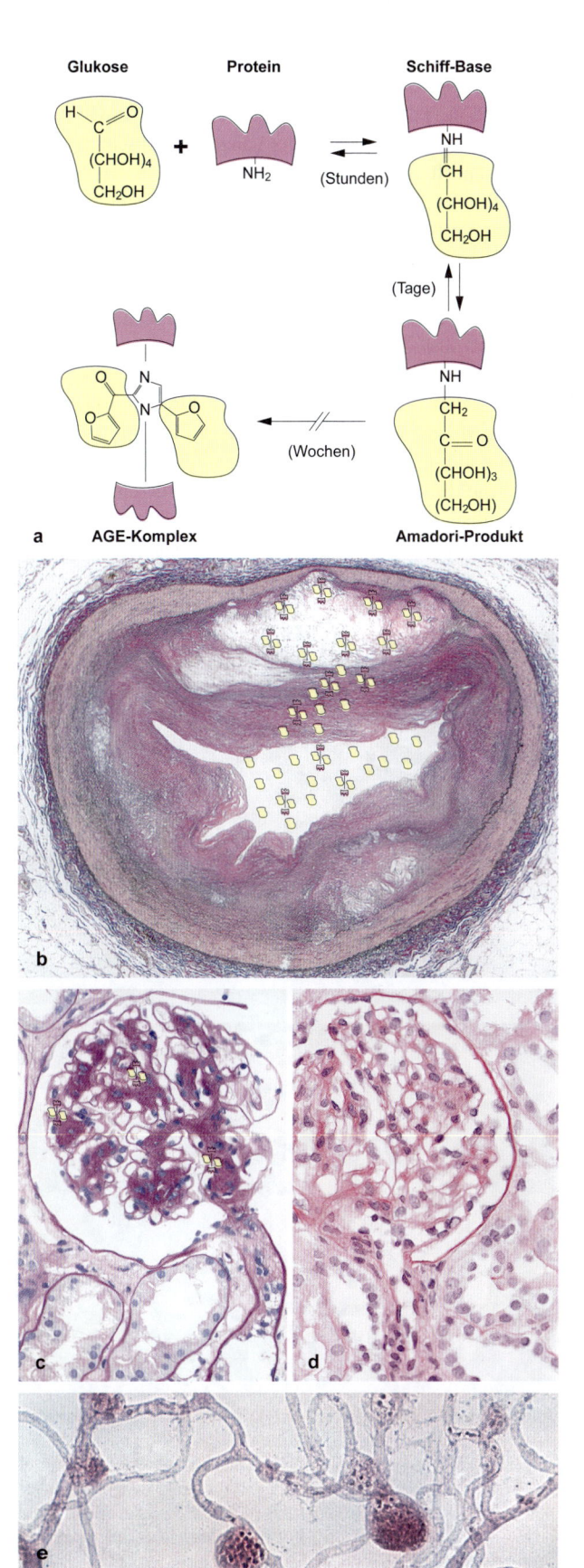

Ätiologie und Pathogenese

Bei Menschen mit erhöhtem Risiko für einen Diabetes mellitus (z.B. Zwillingsgeschwister eines Erkrankten) kann man im Blut zirkulierende Autoantikörper gegen verschiedene Strukturen der pankreatischen Inselzellen (Glutamatsäuredecarboxylase, Tyrosinphophatase und Zinktransporter) finden, in einem hohen Prozentsatz schon Jahre vor dem Auftreten des Diabetes mellitus. Bei Patienten, die in der frühen Phase eines Typ-1-Diabetes starben, hat man eine lymphozytäre Insulitis beobachtet. Diese beiden Merkmale ähneln den Befunden bei einer lymphozytären (Hashimoto-)Thyreoiditis (➤ Kap. 14.4.2), sodass eine autoimmune Zerstörung der Betazellen angenommen wird.

Patienten mit Typ-1-Diabetes-mellitus haben ein erhöhtes Risiko für andere endokrine Autoimmunerkrankungen (lymphozytäre Thyreoiditis, Autoimmunadrenalitis, ➤ Kap. 16.1.11). In diesen Fällen spricht man von einer **polyendokrinen Insuffizienz** (➤ Kap. 18.4). Im Tiermodell kann man einen Diabetes durch die transgene Expression von HLA-Molekülen auf der Oberfläche von Betazellen erzeugen. Die natürlichen Oberflächenstrukturen der Inselzelle erhalten dadurch eine vermehrte Antigenität und werden dem Immunsystem ausgesetzt. Der genaue Mechanismus der Betazellzerstörung ist aber auch hier noch unklar.

Der Einfluss **genetischer Faktoren** ist beim menschlichen Typ-1-Diabetes nicht sehr ausgeprägt; nur etwa 30–50% der eineiigen Zwillinge erkranken konkordant (beide Zwillinge betroffen). Die Entstehung des Autoimmunprozesses erfordert also exogene Faktoren, wobei in erster Linie Virusinfektionen im Verdacht stehen (Coxsackie-B-Virus, Rötelnvirus, Mumpsvirus).

Morphologie

Bei Manifestation der Erkrankung ist der Großteil der Betazellen bereits zerstört. Die Insulitis im Frühstadium des Typ-1-Diabetes ist ein außerordentlich seltener Befund (➤ Abb. 47.10a). Da Insulin auch ein Wachstumsfaktor ist, entwickelt sich bei seinem Wegfall eine **Atrophie des exokrinen Pankreas** (Gewicht < 50 g).

Abb. 47.9 Auswirkungen eines hohen Blutzuckerspiegels. a Ein hoher Blutzucker begünstigt die chemische Reaktion von Aldol-Gruppen des Glukosemoleküls mit Aminogruppen von Proteinen; die entstandenen Schiff-Basen können sich einerseits auflösen, andererseits weiter reagieren zu Amadori-Produkten. Auch hier besteht eine Reversibilität der chemischen Reaktion. Die Bildung von „advanced glycosylation endproducts" (AGE) ist dadurch gekennzeichnet, dass die Reaktion nicht mehr reversibel ist. **b** Bei der Atherosklerose in einem Herzkranzgefäß wird die Plaquebildung durch die Ansammlung von AGE in der Media begünstigt, gefolgt von Einlagerung von Lipiden und Serumproteinen. Elastica-van Gieson, Vergr. 8-fach. **c** Mikroangiopathie in der Niere mit AGE-Komplexen in Gefäßwänden, mesangialen Ablagerungen und verdickten Basalmembranen von Tubuli (in den Basalmembranen wird das korrekte „self assembly" behindert und der Abbau verzögert). PAS, Vergr. 280-fach. **d** Glomerulus und Vas afferens einer unauffälligen Niere zum Vergleich, ebenfalls in einer PAS-Färbung. PAS, Vergr. 280-fach. **e** Diabetische Mikroangiopathie in der Retina: Ausbildung von Mikroaneurysmen nach Schwächung der Arteriolenwand und Verlust der Perizyten durch AGE-Einlagerungen.

Klinische Relevanz Eine klinische Symptomatik tritt erst auf, wenn ca. **80%** der Betazellen zerstört sind. Bereits während einer stummen präklinischen Phase (Monate bis Jahre) treten verschiedene Autoantikörper auf. So lassen sich bei 90% der Patienten zytoplasmatische Inselzellantikörper nachweisen. Diese umfassen Antikörper gegen GAD65 (Glutamatsäuredecarboxylase), IA-2-Autoantikörper (gegen Tyrosinphosphatase) und Autoantikörper gegen den Zinktransporter (Zn8-T). 40% der kindlichen Diabetiker haben auch Autoantikörper gegen Insulin. Diese können im Verlauf der Krankheit verschwinden.

Typ-2-Diabetes

Definition Die Krankheit nimmt ihren Ausgang von einer reduzierten Insulinantwort insulinabhängiger Gewebe (Insulinresistenz). Die Betazellen produzieren daraufhin mehr Insulin. Wenn sie die zunehmende Insulinresistenz jedoch nicht mehr kompensieren können und ihre Funktion zusätzlich durch die chronische Hyperglykämie eingeschränkt wird, entsteht der Typ-2-Diabetes.

Epidemiologie 85% aller Diabetiker leiden an Typ-2-Diabetes-mellitus; beide Geschlechter sind gleich häufig betroffen. Der Beginn ist schleichend und die meist adipösen Patienten sind älter als 40 Jahre. Aufgrund der weltweit zunehmenden Adipositas und Bewegungsarmut wird eine zunehmende Inzidenz des Typ-2-Diabetes auch bei Jugendlichen beobachtet.

Ätiologie und Pathogenese
Das Auftreten der Krankheit wird bei entsprechender familiärer Belastung durch Adipositas, Bewegungsmangel und hyperkalorische Ernährung begünstigt. Die zentrale Pathologie des Typ-2-Diabetes besteht in einer **Insulinresistenz** (Unempfindlichkeit insulinabhängiger Gewebe, insbesondere der Skelettmuskulatur und des Fettgewebes, gegenüber Insulin). Dies wird normalerweise durch eine **vermehrte Insulinproduktion** ausgeglichen. Nur die Menschen, die diese kompensatorische Mehrproduktion nicht auf Dauer aufrechterhalten können, entwickeln einen Typ-2-Diabetes. Es wird hier ein Defekt der Insulinsekretion postuliert, der wahrscheinlich genetisch bedingt ist. Im Pankreas wird ein 10- bis 50%iger Verlust von Betazellen beobachtet. Die Reduktion der Betazellmasse kann aber nicht als alleinige Ursache des Typ-2-Diabetes angesehen werden, da Menschen, denen 90% der Inselzellmasse entfernt wurden, keinen Diabetes entwickelten. Es scheinen vielmehr die chronische Hyperglykämie und die erhöhten freien Fettsäuren zu sein, die eine Apoptose von Betazellen induzieren **(Gluko- und Lipotoxizität)**. Zudem ist aufgrund der reduzierten Betazellmasse die Masse der Alphazellen und konsekutiv die Plasmaglukagonkonzentration „relativ" erhöht, was wegen des glykogenolytischen Effekts des Glukagons zu einer Verschlechterung der Stoffwechsellage beitragen kann.

Morphologie
Die Reduktion der Betazellen im Pankreas ist nur durch morphometrische Analysen der endokrinen Inseln festzustellen. Etwa 80% der Patienten im hohen Alter weisen **Amyloidablagerungen** um die Kapillaren der Langerhans-Inseln auf. Chemisch handelt es sich dabei um das von der Inselzelle sezernierte Protein Amylin, dessen physiologische Funktion bislang unbekannt ist (> Abb. 47.10).

Klinische Relevanz Die beim Typ-1-Diabetes zu beobachtenden Autoantikörper gegen Inselzellen und Insulin finden sich nicht. Modellhaft lässt sich das Auftreten eines Typ-2-Diabetes durch den Einfluss mehrerer Gene im Zusammenhang mit überkalorischer Ernährung herleiten. Einige Bevölkerungsgruppen weisen eine sehr hohe Inzidenz des Typ-2-Diabetesmellitus auf, allerdings nur, wenn sie eine hochkalorische „westliche" Ernährung zu sich nehmen. Daraus kann geschlossen werden, dass die diabetogene Genkonstellation unter den Bedingungen einer seltenen, unregelmäßigen und insgesamt

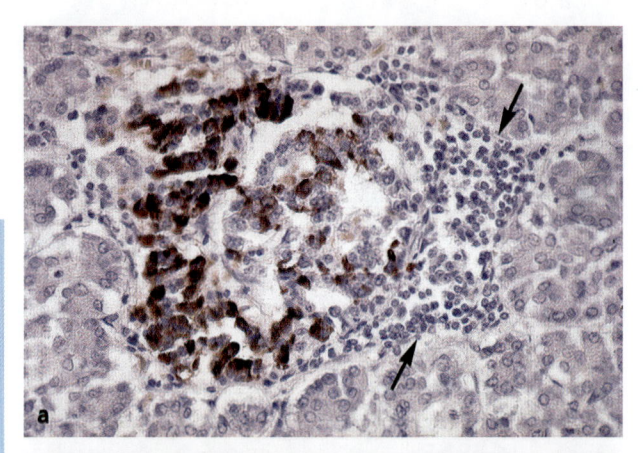

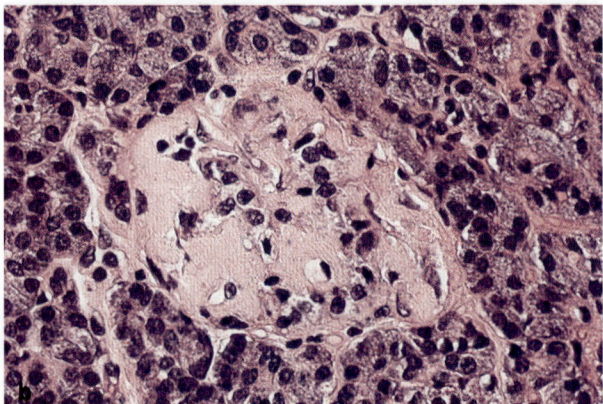

Abb. 47.10 Morphologie des endokrinen Pankreas bei Diabetes. a Insulitis bei Typ-1-Diabetes: Die Betazellen der Inseln sind immunhistochemisch braun markiert (Insulin), bei den ungefärbten kleinen Infiltratzellen (zwischen den Pfeilen) handelt es sich um Lymphozyten. HE, Vergr. 400-fach. **b** Inselamyloidose (lokalisierte AIAPP-Amyloidose) bei Typ-2-Diabetes. Lachsfarbene, strukturlose Einlagerung zwischen wenigen residuellen endokrinen Inselzellen. HE, Vergr. 500-fach.

geringen Nahrungsaufnahme Vorteile bietet, sodass sie in den genannten Populationen einer positiven Selektion unterlag.

47.3.3 Amyloidose

Definition Amyloid ist eine pathologische fibrilläre Polypeptidaggregation mit einer Cross-β-Struktur, die intra- und/oder extrazellulär auftritt. Amyloidosen sind durch Amyloidablagerung verursachte Krankheiten.

Die Bezeichnung Amyloid („stärkeartig") wurde 1854 von Rudolf Virchow gewählt, weil amyloidhaltige Gewebe bei der Behandlung mit Jodlösung die gleiche Blaufärbung zeigten wie Getreidestärke. Inzwischen weiß man, dass die Jodreaktion auf den hohen Anteil an Glykosaminoglykanen im Amyloid zurückzuführen ist.

Amyloid kann in jedem Organ und Gewebetyp gebildet und abgelagert werden. Es werden lokale oder organlimitierte von den systemischen, mehrere Organe betreffenden Formen unterschieden. Amyloid tritt sowohl sporadisch als auch familiär gehäuft auf (hereditäre Amyloidose).

Nomenklatur Die Nomenklatur des Amyloids und der Amyloidosen orientiert sich am Amyloidprotein. Das Amyloid wird mit dem Anfangsbuchstaben „A" gekennzeichnet, dem ohne Leerzeichen die Kennzeichnung des Vorläuferproteins folgt: z.B. ALys. Das „Lys" steht für das Vorläuferprotein, das sich bei der ALys-Amyloidose von Lysozym ableitet. Es sind inzwischen über 30 verschiedene Proteine identifiziert worden, die Amyloid bilden können.

Epidemiologie 8 von 1 Million Menschen erkranken in Nordamerika neu an einer immunglobulinassoziierten (AL-) Amyloidose. Hereditäre Amyloidosen kommen lokal gehäuft vor, z.B. in Portugal, Nordschweden, Arao und Ogawa (Japan), mit einer Prävalenz in Portugal von bis zu 1 : 1000 Einwohner. Amyloid tritt grundsätzlich in jedem Lebensalter und bei beiden Geschlechtern auf. Männer sind häufiger betroffen als Frauen.

Ätiologie und Pathogenese

Die Ätiopathogenese des Amyloids und der Amyloidose ist multifaktoriell und weist bei den einzelnen Amyloidproteinen Besonderheiten auf. Die folgenden **Faktoren** beeinflussen die Entstehung und Persistenz des Amyloids: die Primär- und Sekundärstruktur des Vorläuferproteins, Keimbahnmutationen, Polymorphismen nicht amyloidogener Proteine, eine pathologisch erhöhte lokale oder systemische Konzentration des Vorläuferproteins, die Anwesenheit eines Nidus, modifizierte Proteolyse des Vorläuferproteins und verzögerter Abbau des Amyloids.

Die Amyloidosen zählen zum Formenkreis der konformationellen Krankheiten, denen eine Aggregation pathologisch gefalteter Proteine und Peptide zugrunde liegt. Diese wird auf eine **verringerte Faltungsstabilität** des Proteins/Peptids und dessen gesteigerte Neigung, mehr als einen Konformationszustand einzunehmen, zurückgeführt. Proteine und Peptide mit hoher Faltungsstabilität und schneller Proteinfaltungskinetik weisen eine geringere Aggregationsneigung auf. Die Faltungseigenschaften werden durch die Primär-, Sekundär- und Tertiärstruktur bestimmt. Die Primärstruktur hängt von der genomisch hinterlegten Aminosäuresequenz und der Aktivität von Proteasen ab. Die Protein- und Peptidfaltung wird von zahlreichen verschiedenen Zell- und Gewebebestandteilen (z.B. Chaperonen, Protein- und Salzgehalt, pH) beeinflusst.

Die **Bildung von Amyloid** verläuft zweiphasig. Nach einer langsamen Nukleationsphase, in der die ersten Aggregate gebildet werden, folgt eine schnelle Extensionsphase der Fibrillen. Die Nukleationsphase kann durch die Zugabe eines Nidus erheblich verkürzt werden. Die orale oder intravenöse Gabe eines extern hergestellten Nidus kann bei entsprechender Empfänglichkeit des Organismus (z.B. im Fall einer chronischen Entzündung; s.u.) rasch zur Bildung von Amyloid führen. Im Tiermodell ist die Transmissivität der Amyloidose mehrfach, eindeutig und bei verschiedenen Warmblütern gezeigt worden, u.a. durch intravenöse Applikation von Seide (mit hohem Cross-β-Faltblattanteil), Amyloidfribillen, amyloidhaltigen Monozyten und orale Gabe amyloidhaltiger Gänseleberpastete. Bei Menschen sind hierfür noch keine direkten Belege gefunden worden. Allerdings gibt es Hinweise, dass eine in Regression befindliche AA-Amyloidose bei Rekurrenz der chronisch entzündlichen Grunderkrankung eine nahezu explosionsartige Progression zeigen kann. Diese entspricht der exponentiellen Extensionsphase der Amyloidbildung (s.o.) und lässt einen In-vivo-Niduseffekt der bereits vorliegenden Amyloidfibrillen vermuten.

Die folgenden Amyloidosen kommen am häufigsten vor:

- **AL-Amyloidose:** Bei der AL-Amyloidose werden intakte oder proteolytische Fragmente der Immunglobulin-Leichtketten (λ oder κ) abgelagert. Der AL-Amyloidose liegt eine monoklonale Proliferation von B-Lymphozyten oder Plasmazellen zugrunde mit Sekretion pathologischer Leichtketten. Bei 90% der Patienten ist auch im Serum ein monoklonales Immunglobulin (Bence-Jones-Protein) nachweisbar. 10% der Patienten leiden an einem Plasmazellmyelom. Das mediane Überleben der unbehandelten AL-Amyloidose beträgt 12–18 Monate!

- **ATTR-Amyloidose:** Die nichterbliche, senile-kardiovaskuläre ATTR-Amyloidose ist die häufigste Amyloidose des Seniums und betrifft vor allem das Herz und die Blutgefäße. Das retinolbindende Vorläuferprotein Transthyretin (TTR) ist ein β-Faltblatt-reiches Serumprotein mit hoher intrinsischer Neigung zur Amyloidbildung. Bei der in Deutschland am häufigsten auftretenden erblichen Amyloidose, der hereditären ATTR-Amyloidose, findet sich, anders als bei der nichterblichen Form, im TTR-Gen eine amyloidogene Keimbahnmutation, die zu einer Änderung der Primärstruktur des TTR-Proteins führt. Die hereditäre ATTR-Amyloidose manifestiert sich im Mittel 10–20 Jahre früher als die nichterbliche Form und befällt neben dem Herzen das Auge, den Gastrointestinaltrakt und das periphere Nervensystem.

- **AA-Amyloidose:** Bei der AA-Amyloidose wird stets ein proteolytisches Spaltprodukt des Akute-Phase-Proteins Serumamyloid A (SAA) abgelagert. Die systemische AA-Amyloidose war bis Mitte des 20. Jahrhunderts die häufigste Amyloidose-Form in Deutschland. Ihr liegt eine chronisch entzündliche Erkrankung zugrunde (z.B. rheumatoide Arthritis, Tuberkulose, familiäres Mittelmeerfieber), die zu einer dauerhaft erhöhten SAA-Serumkonzentration führt und damit zur Bildung von AA-Amyloid. Die AA-Amyloidose weist noch in Ländern Osteuropas, der Dritten Welt und des Mittelmeerraums eine hohe Prävalenz auf.
- **Aβ-Amyloidose:** Das kleine β-Protein (auch: A4-Protein) wird im Hirn gebildet und kann sich dort als Amyloid ablagern (lokalisierte Amyloidose). Die zerebrale Aβ-Amyloidose (Amyloid-Plaques) ist einer der wesentlichen Befunde bei der Alzheimer-Demenz (> Kap. 8.8.2).

In allen Amyloidablagerungen findet sich ein Plasmaglykoprotein, das eine Homologie zum C-reaktiven Protein besitzt. Die Affinität dieser Amyloid **P-Komponente** zu Fibrillen und die zusätzliche Anlagerung von Glykosaminoglykanen scheinen die Ablagerungen zu stabilisieren (> Abb. 47.11a).

Morphologie

Bei entsprechender Ausdehnung ist die Amyloidose durch einen Verlust der Elastizität des Gewebes mit steifer, wächserner, manchmal auch speckiger Schnittfläche und erhöhter Brüchigkeit charakterisiert. Ein Befall der weißen Milzpulpa führt zum Bild der „**Sagomilz**" und ein homogener Milzbefall mit Betonung der roten Pulpa zum Aspekt der „**Schinkenmilz**". Kutane Manifestationen gehen mit Einblutungen einher. Ein Befall der Zunge führt zur Makroglossie mit Zahnabdrücken an den Zungenaußenkanten. Viszerale Amyloidosen können mit Organrupturen und Blutungen einhergehen. Ein ausgedehnter Befall der Schilddrüse wird als Amyloidstruma bezeichnet.

Amyloid erscheint im HE-gefärbten Schnittpräparat als homogen-eosinrote Ablagerung. In der Kongorotfärbung findet sich polarisationsoptisch eine charakteristische anomale, rot-grüne Polarisationsfarbe (sog. Doppelbrechung).

Elektronenmikroskopisch besteht Amyloid aus ca. 10 nm dünnen, nicht verzweigten Fibrillen von variabler Länge. Moderne biophysikalische Untersuchungen haben eine erstaunliche Polymorphie der Polypeptidaggregate innerhalb der Fibrillenstruktur nachgewiesen.

Klinische Relevanz Die Symptomatik wird von der Verteilung und der Menge des abgelagerten Amyloids beeinflusst.

Abb. 47.11 Systemische Amyloidose. a Pathogenese: Sehr unterschiedliche Ursachen führen zur gesteigerten Produktion von Kettenmolekülen, deren Weiterprozessierung zu Ablagerungen mit gleichen physikalischen (z.B. färberischen) Eigenschaften führt. **b** Amyloidablagerungen in Interlobulärarterien und Glomeruli der Niere. Kongorot, Vergr. 100-fach. **c** Immunhistochemie zur Detektion der chemischen Natur des hier vorliegenden Amyloids: positive Reaktion bei Verwendung eines Antikörpers gegen Amyloidprotein A (AA-Amyloidose). Vergr. 400-fach.

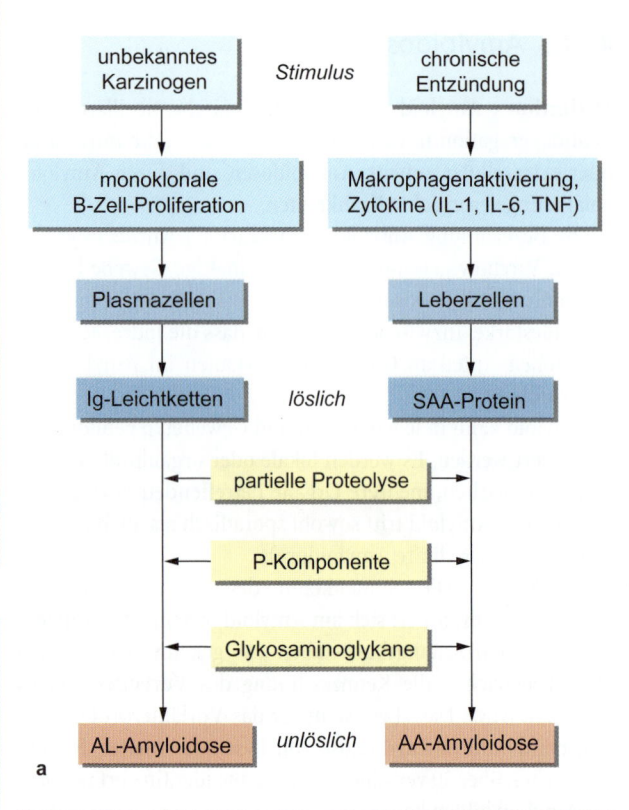

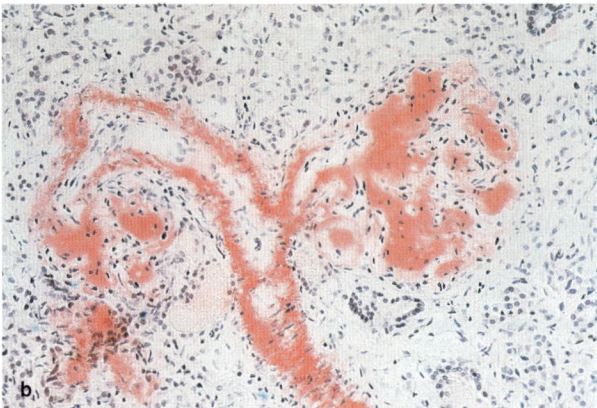

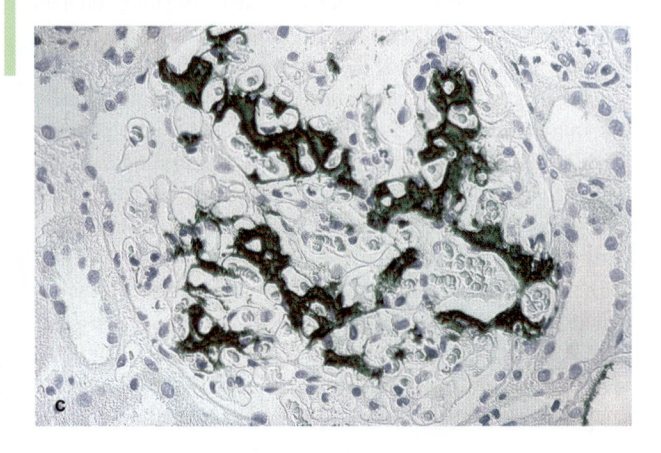

Das Ausmaß und Verteilungsmuster hängt von der Grunderkrankung, dem Typ des abgelagerten Amyloidproteins und dem Krankheitsstadium ab. Die verschiedenen Amyloidosen weisen eine sehr variable, oft unspezifische Klinik auf und können leicht übersehen werden. Amyloid wird nicht selten ohne vorausgehenden klinischen Verdacht erstmals vom Pathologen diagnostiziert. Eine bestimmte Konstellation klinischer Symptome kann den Verdacht auf eine Amyloidose lenken. Zu den häufigen amyloidassoziierten klinischen Symptomen zählen die Proteinurie, das nephrotische Syndrom und die Niereninsuffizienz. Weitere wichtige klinische Manifestationen sind die Makroglossie, periorbitale Blutungen, das Karpaltunnelsyndrom, die Polyneuropathie, Herzinsuffizienz und Herzrhythmusstörungen. Amyloidosen sind behandelbar. Die Therapie hängt vom Amyloidtyp ab.

47.4 Erworbene Stoffwechselerkrankungen (geringgradige bis keine genetischen Einflüsse)

➤ auch Kap. 51.5

Umwelteinflüsse spielen bei Ernährungsstörungen die entscheidende Rolle, wobei es auch Überlagerungen gibt. So sind in den sog. Dritte-Welt-Ländern Infektionen häufig der entscheidende Auslöser zur Manifestation einer Mangelsituation. Genetische Einflüsse spielen insofern eine Rolle, als einige „Mangelkrankheiten" durch Zufuhr der entsprechenden Substanz nicht zu beheben sind, weil der Patient einen spezifischen genetischen Defekt aufweist, der die Utilisation einer ausreichend vorhandenen Substanz verhindert (z.B. Vitamin-D-resistente Rachitis). Global gesehen, sind solche Patienten aber eine extreme Ausnahme.

In den USA und Europa sind hingegen viele Menschen übergewichtig. Brisant ist die Frage, ab wann der Überernährung Krankheitswert zukommt.

47.4.1 Überernährung

Wer über einen längeren Zeitraum mehr Energie zu sich nimmt, als er verbraucht oder ungenutzt ausscheidet, füllt seine Energiespeicher durch Vermehrung des Fettgewebes. Dies muss durch die Menge zugeführter Nahrung reguliert werden. Auf den Regelmechanismus „Appetit" scheint jedoch wenig Verlass zu sein (Energiebilanz ➤ Kap. 51.5.1).
Definition Aus der Formel „Körpergewicht (in kg)/Körpergröße (in m^2)" ergibt sich der BMI (Body-Mass-Index). Das Normalgewicht ist als BMI zwischen 18,5 und 24,9 kg/m^2 definiert, das Übergewicht und die 3 Grade der Adipositas sind von der WHO jeweils in 5-kg-Schritten definiert (➤ Tab. 51.5).
Epidemiologie Für das Jahr 2000 wurde ermittelt, dass 56% der US-Amerikaner übergewichtig sind. Die Prävalenz der Adipositas (BMI > 30) betrug dabei 20%.

Ätiologie und Pathogenese
Eine unausgeglichene Energiebilanz durch zu reichliche Zufuhr von Energieträgern ist die unmittelbare Ursache der Fettsucht (Adipositas). Dahinter steht schwer veränderbares (Fehl-)Verhalten:
- Wer über lange Zeiträume um jede Nahrungskalorie kämpfen musste, dem fällt es bei plötzlichem Überfluss schwer, das richtige Maß für die Kalorienzufuhr zu finden.
- Andere Motive als bloße Kalorienzufuhr für die Nahrungsaufnahme sind vermehrtes Essen aus sozialen Gründen, zur Kompensation erlittener Frustrationen oder einfach zur Steigerung des Lebensgefühls (z.B. Zuckerzeug und Alkohol); diese dürften den wesentlichen Grund für die Adipositas als allgemeines Gesundheitsproblem darstellen.
- Auch familiäre Faktoren sind von Bedeutung: Der genetische Einfluss wird auf ca. 30% geschätzt. Bei adoptierten Kindern, die aus „genetisch dicken" Familien stammten, wurde festgestellt, dass sie ihre Tendenz zur Adipositas behielten, auch wenn sie in „dünnen" Familien aufwuchsen; ebenso war die umgekehrte Konstellation feststellbar. Eineiige Zwillinge, die unter sehr unterschiedlichen Nahrungsbedingungen leben, haben die Tendenz, den gleichen BMI zu erreichen.

Morphologie und Komplikationen ➤ Kap. 51.5.1.

47.4.2 Unterernährung

Definition Unterernährung resultiert aus einer langfristig zu geringen Kalorienzufuhr und ist – weltweit gesehen – eine häufige Todesursache.
Epidemiologie Die UN-Ernährungsorganisation hat im Jahr 2000 weltweit 826 Mio. unterernährte Menschen gezählt und die Zahl der Hungertoten mit 36 Mio. angegeben.

Ätiologie und Pathogenese
Nach dem vorherrschenden klinischen Bild und der Ätiologie werden verschiedene Begriffe verwendet:
- **Marasmus:** Mangelnde Kalorienzufuhr aus äußeren Gründen (Hungergebiete) führt zur Abnahme des Körpergewichts durch Fettverlust und Organatrophie. Körpertemperatur und Blutdruck sind erniedrigt, bei Kindern ist das Wachstum verzögert.
- **Kwashiorkor:** Man versteht darunter die aus äußeren Gründen (Hungergebiete) erniedrigte, aber gerade noch ausreichende Zufuhr von Kalorien, verbunden mit einem kritischen Mangel an Proteinen (z.B. ausschließliche Ernährung mit Kohlenhydraten nach dem Abstillen). In der Folge kommt es zu Hypalbuminämie, Ödemen, Aszites und trophischen Störungen an Haut und Haaren (ein rötlicher Haarton ist typisch). Der Mechanismus einer gleichzeitig entstehenden Fettleber ist noch weitgehend ungeklärt.

- **Kachexie (Auszehrung):** Nicht durch äußere Bedingungen erzwungener und nicht beabsichtigter Gewichtsverlust als Folge von Erkrankungen. Ursächlich kann eine Kachexie durch erhöhten Energieverbrauch durch z.B. Hyperthyreose bedingt sein wie auch durch Proteinverlust bei Malabsorption (z.B. zu kurzer Darm nach Darmresektion wegen ausgedehnter Infarzierung). In den hochentwickelten Gesundheitssystemen wird Kachexie am häufigsten als Folge einer therapeutisch nicht mehr beeinflussbaren Tumorprogression gesehen, bei der es durch im Einzelnen noch nicht völlig klare Änderungen im Stoffwechsel zur Dominanz kataboler Vorgänge kommt. Eine zentrale Rolle scheint hier die Aktivierung von Lipasen im Fettgewebe zu spielen. Zusätzlich kommt es zu einem pathogenetisch noch nicht geklärten Abbau der Skelettmuskulatur.
- **Anorexie:** Eine Störung des Essverhaltens mit Ablehnung der Nahrungsaufnahme, z.T. in Verbindung mit willkürlich herbeigeführtem Erbrechen von bereits aufgenommener Nahrung, führt zur starken Reduktion des Körpergewichts. Bei der zurzeit häufig diagnostizierten „Anorexia nervosa" Jugendlicher kommt es zur Amenorrhö und Rückbildung sekundärer Geschlechtsmerkmale. Die ätiologisch im Bereich der Psychodynamik angesiedelte Störung führt zum gleichen Bild wie die Kachexie. Auch die Sterblichkeit ist mit 10% hoch.

47.4.3 Vitaminmangel

Vitamine sind Bestandteile katalytischer Einheiten oder nicht eiweißartiger Bestandteil von Enzymen. Die 4 fettlöslichen und 9 wasserlöslichen Vitamine (➤ Tab. 47.4) werden vom menschlichen Organismus nicht oder in lediglich geringem Ausmaß gebildet und müssen mit der Nahrung zugeführt werden. Generelle Unterernährung bringt auch einen Vitaminmangel mit sich, wodurch sich die klinischen Bilder überlagern. Manche Formen einseitiger Ernährung führen zu klinisch eindeutigen Bildern (z.B. Skorbut). Einige der Erkrankungen tragen Bezeichnungen aus Sprachkreisen, in denen das ernährungsbedingte klinische Bild häufig ist, z.B. Beriberi.

(Nacht-)Blindheit, Xerophthalmie (Vitamin-A-Mangel)

Vitamin A ist ein fettlösliches Vitamin, das als Retinol (Alkohol), Retinal (Aldehyd) und Retinsäure in dunkelgrünen Blattgemüsen, gelben Gemüsen, Eiern, Butter, Fleisch und v.a. Fischleber vorkommt. Für die Resorption aus dem Darm sind Galle und Pankreasenzyme erforderlich. Ein Vitamin-A-Mangel ist an einer charakteristischen Symptomatik leicht zu erkennen und mit weltweit mehr als 200 Mio. Betroffenen der häufigste Vitaminmangel. Vitamin A hält den Differenzierungsgrad und die Integrität von Schleimhäuten aufrecht, v.a. im Urogenitaltrakt und am Auge, wobei die molekularen Mechanismen unbekannt sind.

Tab. 47.4 Vitamine: wichtigste Funktionen und Symptome bei Mangel.

Vitamin	Funktion	Mangelerscheinung
Fettlöslich		
Vitamin A	Bestandteil des Sehpigments	(Nacht-)Blindheit, Xerophthalmie
	Differenzierung von Epithelien	Plattenepithelmetaplasie (Auge, Harntrakt)
	Widerstand gegen Infektionen	Infektanfälligkeit (hohe Masernsterblichkeit)
Vitamin D	Förderung der intestinalen Absorption von Kalzium und Phosphat sowie Mineralisierung des Knochens	Rachitis bei Kindern, Osteomalazie bei Erwachsenen
Vitamin E	wichtiges Antioxidans, Fänger freier Radikalgruppen	spinozerebelläre Degeneration
Vitamin K	Kofaktor in der Synthese der Gerinnungsfaktoren II, VII, IX und X in der Leber	Blutungsneigung
Wasserlöslich		
Vitamin B_1 (Thiamin)	Koenzym bei der ATP-Synthese; Integrität von Zellmembranen; wichtig für die Nervenleitung	Polyneuropathie („trockene" Beriberi-Erkrankung), Herzinsuffizienz („feuchte" Beriberi); Wernicke-Enzephalopathie (➤ Kap. 8.7.2)
Vitamin B_2 (Riboflavin)	Kofaktor vieler Enzyme im Intermediärstoffwechsel	Dermatitis, Schleimhautentzündung im Mund, Sehschwäche, schmerzhafte Neuropathie
Niacin (Nicotinamid)	Bestandteil der Koenzyme NAD und NADP: wichtig für Redox-Reaktionen	Pellagra (siehe separaten Text)
Vitamin B_6 (Pyridoxin)	Koenzym bei vielen Reaktionen des Intermediärstoffwechsels	Schleimhautentzündung im Mund, periphere Neuropathie
Vitamin B_{12} (Kobalamin)	Folsäuremetabolismus, DNA-Synthese	megaloblastäre perniziöse Anämie
	Erhalt der Myelinisierung in den Rückenmarksbahnen	Degeneration von posterolateralen Rückenmarksbahnen
Folsäure	essenziell bei der DNA-Synthese	megaloblastäre Anämie ohne neurologische Symptome; in der Schwangerschaft gesteigertes Auftreten von Spina bifida
Pantothensäure	Bestandteil vom Koenzym-A-Komplex	keine klar definierten Symptome
Biotin	Kofaktor bei Karboxylierungsreaktionen	Enzephalopathie
Vitamin C	Faktor bei Redox-Reaktionen und bei der Hydroxylierung von Kollagen	Skorbut

Klinische Relevanz Bei Vitamin-A-Mangel ist die Keratinisierung des konjunktivalen Epithels gestört, was zur Augentrockenheit **(Xerophthalmie)** führt. Im weiteren Verlauf kommt es zur Ulzeration und Erweichung der Hornhaut mit den Folgen Narbenbildung und Erblindung. Jährlich erblinden weltweit durch Vitamin-A-Mangel 250.000–500.000 Menschen (> Abb. 47.12). Eine Erblindung durch Vitamin-A-Mangel kann auch auf völlig anderem Weg entstehen: Das in den Stäbchen der Netzhaut vorhandene Sehpigment Rhodopsin ist für die Umsetzung des visuellen Lichtimpulses in einen elektrischen Impuls verantwortlich, v.a. bei reduzierter Lichtmenge. Retinol ist hier eine prosthetische Gruppe, die im Prozess des Sehens verschiedenen Konformationsänderungen unterliegt. Eine Frühmanifestation des Vitamin-A-Mangels ist die reversible **Nachtblindheit.**

Vitamin A verbessert die **Immunitätslage.** Man hat beobachtet, dass in Regionen mit Vitamin-A-Mangel (manifestiert durch Xerophthalmie) die prophylaktische Gabe von Vitamin A die Infektionsraten in der Population deutlich senkt und insbesondere die Masernsterblichkeit auf die Hälfte reduziert. Allerdings ist bislang völlig unklar, an welcher Stelle im Immunsystem Vitamin A eine Rolle spielt.

Toxizität von Vitamin A Überdosierung von Vitamin A kann zu neurologischen Schäden und Leberfibrose führen. Bei Schwangeren, die wegen einer Aknetherapie hohe Dosen von Vitamin A zu sich nahmen, wurden Fehlbildungen des Embryos beobachtet.

Pellagra (Vitamin-B-Mangel)

Die Substanzen Thiamin (Vitamin B_1), Riboflavin (Vitamin B_2), Nicotinamid, Folsäure, Pantothensäure, Pyridoxin (Vitamin B_6), Biotin, Cobalamin (Vitamin B_{12}) und Pangaminsäure (Vitamin B_{15}) kommen meist gemeinsam vor (Vitamin-B-Komplex). Es handelt sich um wasserlösliche Substanzen, die besonders über Blattgemüse, Getreide, Leber und Milch aufgenommen und im Dünndarm resorbiert werden.

Nicotinamid ist Bestandteil verschiedener Koenzyme (NAD und NADP). Es wird zu einem kleinen Teil beim Abbau von Tryptophan im Körper gewonnen, zu einem größeren Teil mit der Nahrung (Muskelfleisch, Fisch, Hefe, Getreide) aufgenommen. Nicotinamid ist stabil gegen Hitze und Oxidanzien. Im Mais ist es in einer gebundenen, nicht resorbierbaren Form enthalten.

Klinische Relevanz Bei einer Mangelernährung (v.a. wenn Mais der Hauptnahrungsbestandteil ist) sowie bei Alkoholismus, lang dauernder Diarrhö oder chronischen Erkrankungen (Tuberkulose, Leberzirrhose, Tumoren) tritt die als Pellagra bezeichnete Mangelerkrankung auf. Es kommt zu Dermatitis, Diarrhö und Demenz **(3D).** Dermatitis (> Abb. 47.13) und Diarrhö gehen auf eine Atrophie von Haut bzw. Schleimhaut zurück. Die Demenz beruht auf einer Degeneration von Nervenzellen und -bahnen des Rückenmarks.

Skorbut (Vitamin-C-Mangel)

Im Unterschied zu den meisten Tierspezies kann der Mensch Vitamin C (Ascorbinsäure) nicht synthetisieren und ist auf eine exogene Zufuhr angewiesen. Vitamin C findet sich in den meisten Nahrungsmitteln, reagiert jedoch sensibel auf längere Lagerung oder Erhitzen.

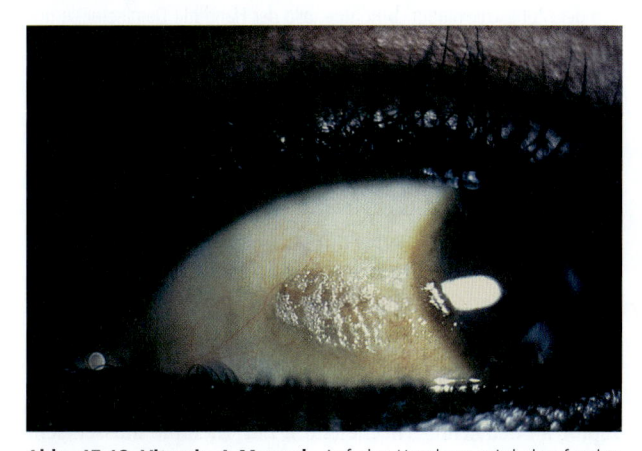

Abb. 47.12 Vitamin-A-Mangel. Auf der Hornhaut wird das feuchte Konjunktivalepithel durch ein trockenes verhornendes Plattenepithel ersetzt, was zu einem „trockenen Auge" (Xerophthalmie) führt. Neben den subjektiven Beschwerden kommt es im weiteren Verlauf zur Ulzeration und Infektion, wodurch die Hornhaut erweicht (Keratomalazie; Bild: Arbeitskreis Sehen und Leben, Basel, www.sightandlife.org).

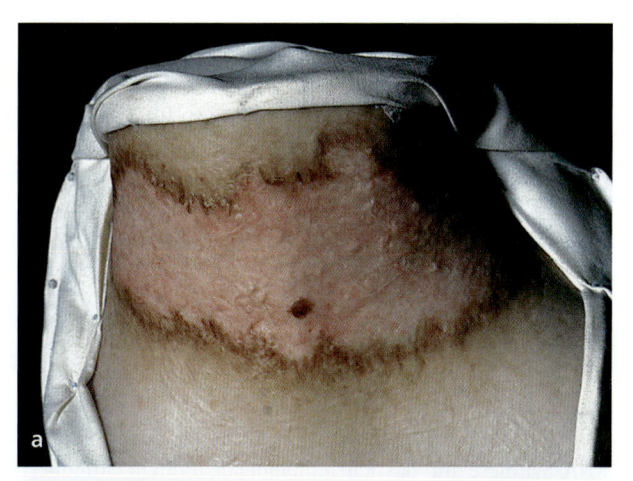

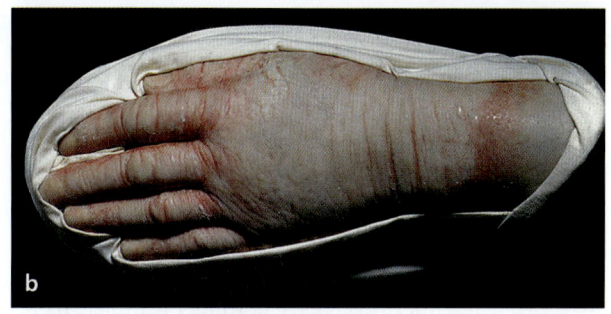

Abb. 47.13 Pellagra (Vitamin-B-Mangel). a Scharf begrenzte, depigmentierte, leicht schuppende Veränderung am Hals infolge schwerer Fehl- und Mangelernährung bei Katatonie. **b** Die Hautveränderungen der Pellagra treten an sonnenexponierter Stelle auf und beginnen mit einem sonnenbrandartigen Erythem. (Moulagen, hergestellt von Lotte Volger um 1945 in der Dermatologischen Klinik des Universitätsspitals Zürich).

Die Mangelkrankheit Skorbut wurde in epidemischem Ausmaß beobachtet, als zahlreiche lange Schiffspassagen üblich waren, während deren die Seeleute fast ausschließlich mit gesalzenem Fleisch und lang gelagerten Getreideprodukten ernährt wurden. Eine Prophylaxe war mit relativ einfachen Mitteln durch die Zufuhr von Zitrusfrüchten zum Speiseplan möglich – dafür aber mussten zunächst einmal die Zusammenhänge erkannt werden (siehe „zur Orientierung").

Vitamin C ist ein Antioxidans, in seiner Wirkung vergleichbar dem Vitamin E. Dadurch wird z.B. im Darm die Oxidation von Tetrahydrofolat (Vitamin-B-Komplex) verhindert. Außerdem wird die Absorption von Eisen verbessert. Am besten bekannt ist die Rolle der Ascorbinsäure bei der Kollagensynthese. Zahlreiche Cholin- und Lysinreste müssen posttranslational hydroxyliert werden. Das dazu nötige Enzym enthält zweiwertiges Eisen, was nur in der Gegenwart von Ascorbinsäure erreicht werden kann.

Klinische Relevanz Auswirkungen einer gestörten Kollagensynthese bei Vitamin-C-Mangel sind Blutungen durch mangelnde Stabilität der Gefäßwände, die besonders häufig in der Mundschleimhaut (➤ Abb. 47.14), subperiostal und intrazerebral auftreten. Daneben ist die Wundheilung stark gestört, das Immunsystem behindert und über den fehlenden Schutz des Hydrofolats entsteht eine megaloblastäre Anämie.

Rachitis (Vitamin-D-Mangel)

Vitamin D kann im Körper aus Ergosterol zu Vitamin D_2 synthetisiert werden. Ergosterol ist in nennenswertem Maß in Getreide, Milchprodukten und Fisch vorhanden. Eine rein endogene Synthese von Dehydrocholesterol zu Vitamin D_3 findet in der Basalschicht der Epidermis statt, erfordert aber UV-Strahlen aus dem Sonnenlichtspektrum.

Hauptfunktion von Vitamin D ist die Aufrechterhaltung der Serumspiegel von Kalzium und Phosphat (➤ Kap. 15.1). Die aktiven Metaboliten des Vitamin D reagieren mit spezifischen Rezeptorproteinen an der Zelloberfläche und werden in den Zellkern transportiert. In der Dünndarmschleimhaut wird die RNA-Synthese für das kalziumbindende Protein stimuliert. Das neu gebildete Transportprotein führt im Zusammenhang mit einer durch das Vitamin D direkt bedingten Erhöhung der Permeabilität des Bürstensaums zur erhöhten Kalziumaufnahme aus dem Darm.

Klinische Relevanz Längerfristiger Vitamin-D-Mangel führt zu hypokalzämischen Krämpfen und Reduktion des Mineralgehalts im Knochen. Beim **Erwachsenen** wird bei der physiologischen Skeletterneuerung im neu gebildeten Osteoid zu wenig Kalzium deponiert, sodass eine **Osteomalazie** resultiert. Deutlich schwerwiegender sind **Kinder** betroffen, da bei ihnen das Skelett noch wächst. Bei voll entwickeltem Bild können die Ossa parietalia des Schädels mit der Hand eingedrückt werden (Kraniotabes). Eine – funktionell nutzlose – überschießende Osteoidproduktion führt zu Stirnhöckern (Frons quadrata). Überschuss an Osteoidbildung und Deformierung der

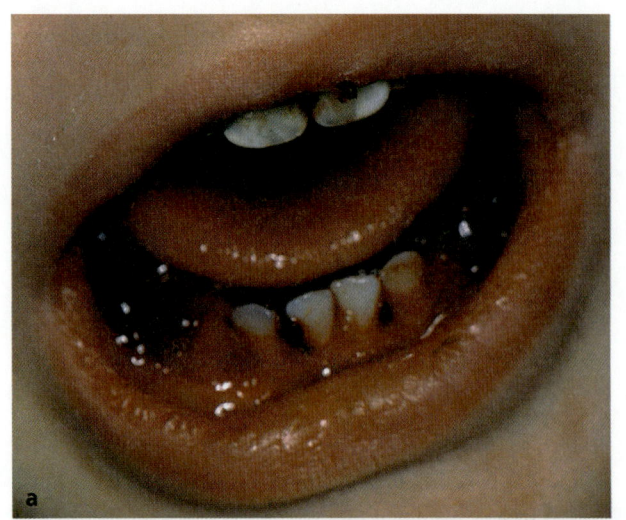

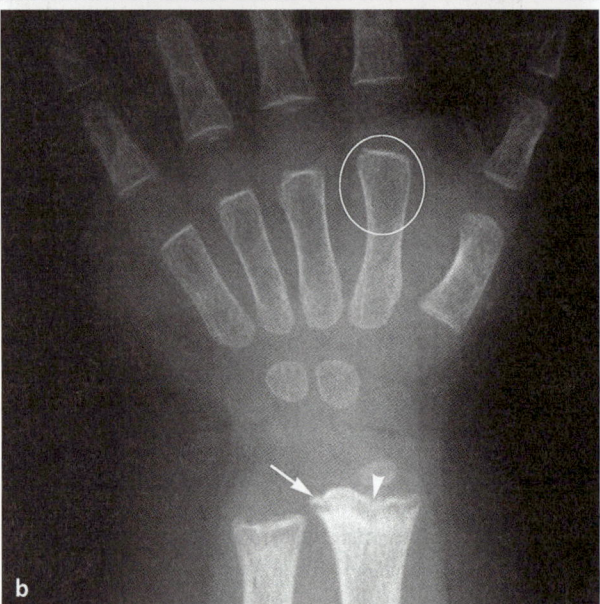

Abb. 47.14 Skorbut (Vitamin-C-Mangel). a Schwellung und Blutungen der Mundschleimhaut. **b** Röntgenbild der Hand mit Demineralisierung und verdünnter Kortikalis (milchglasartige Knochenzeichnung) der Phalangen (Kreis) und metaphysärer Spornbildung (Pfeil) sowie „Trümmerfeldzonen" in der Wachstumszone (Pfeilkopf) (Bilder: F. Riepe, Klinik für allgemeine Pädiatrie, Christian Albrechts-Universität, Kiel).

kostochondralen Verbindungen durch Muskelzug an den Rippen hat einen „rachitischen Rosenkranz" und eine Trichterbrust zur Folge. Die mangelnde Stabilität des Knochens führt zu einer fixierten lumbalen Lordose und Verbiegung der Beine. Prophylaxe und Therapie der **Rachitis** durch exogene Zufuhr von Vitamin D sind leicht möglich.

Selten führen umschriebene genetische Defekte zu einer **Vitamin-D-resistenten Rachitis.** Hier fehlt der Vitamin-D-Rezeptor an der Zelloberfläche (s.o.). Zur Therapie müssen sehr hohe Dosen von Vitamin D medikamentös zugeführt werden.

Überdosierung Bei Gesunden führt eine extreme, lang dauernde Überdosierung von Vitamin D zu einem gesteigerten Kalziumspiegel im Blut mit sog. metastatischen Verkalkungen und Ausbildung von Nierensteinen.

KAPITEL 48

G. Cathomas, A. zur Hausen,
* In der Vorauflage unter Mitarbeit von K. Becker, B. Eing, H. Herbst, W. Fegeler

Erregerbedingte Erkrankungen

48.1	Wechselwirkungen zwischen Mensch und Mikroorganismen	933	48.4.3 Erkrankungen durch Pilze (Mykosen)	959
			48.4.4 Candidosen	959
48.2	Viren	934	48.4.5 Kryptokokkose	960
48.2.1	Virus-Zell-Wechselwirkung	935	48.4.6 Aspergillose	960
48.2.2	Virusinfektion	936	48.4.7 Mukormykose – Zygomykose	962
48.2.3	Abwehrmechanismen	936	48.4.8 Pneumozystose	963
48.2.4	Diagnostik einer Virusinfektion	936	48.4.9 Außereuropäische Mykosen	963
48.2.5	Erkrankungen durch RNA-Viren	936		
48.2.6	Erkrankungen durch DNA-Viren	941	48.5 Protozoen	963
			48.5.1 Abwehrmechanismen	964
48.3	Bakterien	943	48.5.2 Erkrankungen durch Rhizopoden	964
48.3.1	Morphologie von Bakterien	944	48.5.3 Erkrankungen durch Sporozoen	964
48.3.2	Aufbau eines Bakteriums	944	48.5.4 Erkrankungen durch Flagellaten	966
48.3.3	Pathogenese bakterieller Erkrankungen	945		
48.3.4	Abwehrmechanismen	946	48.6 Helminthen	967
48.3.5	Akute Erkrankungen durch Bakterien	946	48.6.1 Abwehrmechanismen	967
48.3.6	Chronische Erkrankungen durch Bakterien	953	48.6.2 Erkrankungen durch Zestoden (Bandwürmer)	967
			48.6.3 Erkrankungen durch Nematoden (Rundwürmer)	968
48.4	Pilze	957	48.6.4 Erkrankungen durch Trematoden (Saugwürmer)	969
48.4.1	Morphologie der Pilze	957		
48.4.2	Abwehrmechanismen	958		

Zur Orientierung

Erkrankungen durch Erreger – Viren, Bakterien, Pilze, Parasiten – sind trotz erfolgreicher Impfungen und antimikrobieller Substanzen außerordentlich häufig und führen weltweit zum Tod von Millionen von Menschen. Während in den ärmsten Ländern vor allem Kinder betroffen sind, erkranken in den Industrieländern vor allem ältere und chronisch kranke Menschen. Von zunehmender Bedeutung sind außerdem erregerbedingte Erkrankungen bei immunsupprimierten Patienten. Schließlich bedrohen uns neue (z.B. AIDS, multiresistente Keime, Influenzavirus H5N1), sowie die Rückkehr besiegt geglaubter Erreger (z.B. Tuberkulose).

Der zeitliche Verlauf ist sehr unterschiedlich und reicht vom kurzen, hochfieberhaften Zustand bis zur Jahre dauernden, chronischen Krankheit. Viren können als Langzeiteffekt eine karzinogene Wirkung entfalten.
Aufgrund diagnostischer und therapeutischer Gemeinsamkeiten liegt diesem Kapitel eine erregerbezogene Systematik zugrunde. Im Wesentlichen wird auf organübergreifende Erkrankungen eingegangen. Krankheiten, in deren Verlauf nur ein Organ befallen wird, werden in den entsprechenden Organkapiteln abgehandelt.

48.1 Wechselwirkungen zwischen Mensch und Mikroorganismen

Den Erkrankungen durch Erreger liegt ein komplexes Wechselspiel zwischen dem infektiösen Agens und dem Wirt zugrunde (➤ Abb. 48.1). Der Krankheitsverlauf hängt von zahlreichen Faktoren ab. Die **Virulenz** oder **Pathogenität** eines Erregers bestimmt seine Fähigkeit, in den Organismus einzudringen und dort das physiologische Gleichgewicht zu stören und evtl. zu einer Gewebeschädigung zu führen. Das Vorhandensein eines Erregers allein ist nicht gleichbedeutend mit einer Erkrankung. Der Mensch hat sich in seiner Entwicklung daran angepasst, mit vielen Keimen zu leben – seien diese **Kommensalen** (z.B. Kolonialisierung der Hautflora) oder **Symbionten** (Vitamin-K-produzierende Darmbakterien). Von der Vielzahl von Mikroorganismen, von denen wir umgeben sind, ist nur eine Minderheit pathogen.

Zur Abwehr von Erregern dient dem Wirt sein Immunsystem. Man unterscheidet das **angeborene Immunsystem** einschließlich der Barrieren von Haut und Schleimhäuten und das **erworbene Immunsystem** (➤ Kap. 3). Häufig ist das Immunsystem in der Lage, einen Erreger ohne klinische Symptome zu eliminieren oder in Schach zu halten (**stumme Infektion**). Gelingt dies nicht, kommt es zu einer verstärkten Immunantwort und einer Gewebeschädigung mit entsprechenden klinischen Symptomen. Ist die Immunabwehr geschwächt, können Erreger, welche beim Gesunden und Immunkompetenten harmlose Mitbewohner sind, zu schweren Erkrankungen führen. In diesen Fällen spricht man von **opportunistischen Infektionen.**

Der Körper hat nur beschränkte Möglichkeiten, auf Erreger zu reagieren. Entsprechend erlaubt ein gegebenes Krankheitsbild nur selten die direkte Schlussfolgerung auf den Erreger (z.B. Masern, Windpocken oder Diphtherie). Andererseits gibt das Muster der Entzündung durchaus Hinweise auf den Erregertyp. So weist eine eitrige Entzündung auf Erreger wie Staphylokokken hin, eine granulomatöse Entzündung dagegen auf Mykobakterien.

Meldepflicht Infektionskrankheiten können nicht nur für einzelne Menschen, sondern auch für die Gemeinschaft eine ernste Gefährdung darstellen. Um deshalb die Gefahr von Seuchen und Epidemien frühzeitig erkennen und bekämpfen zu können, besteht für bestimmte Infektionen eine Meldepflicht. Was wie gemeldet werden muss, ist den jeweilig aktualisierten Bestimmungen der verschiedenen Länder zu entnehmen (Deutschland www.bmgs.de; Österreich www.bmgf.gv.at; Schweiz: www.bag.admin.ch).

48.2 Viren

Viren sind obligate Zellparasiten. Sie sind somit auf die Nutzung der Syntheseleistungen fremder Zellen angewiesen. Dies haben sie mit Viroiden und Prionen gemeinsam und unterscheidet sie von allen übrigen mikrobiellen Erregern (Bakterien, Pilze, Protozoen, Würmer). Sie bestehen aus nur einer Nukleinsäureart, RNA oder DNA. Diese ist umgeben von einem Schutzmantel aus Protein, dem Kapsid, mit seinen Untereinheiten, den Kapsomeren. Ihre Größe liegt zwischen 25 und 300 nm (➤ Abb. 48.2). Das Kapsid schützt das genetische Ma-

Abb. 48.1 Balance der Wechselwirkung zwischen Patient und Mikroorganismus.

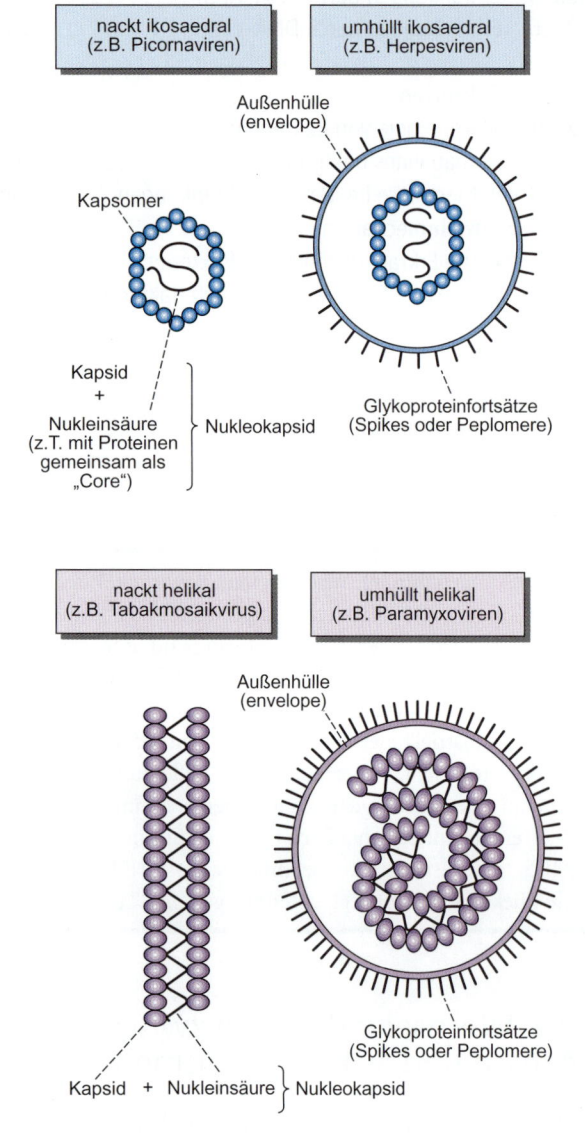

Abb. 48.2 Struktur und Aufbau von Viren (nach Brandis).

terial des Virus vor schädigenden Umweltfaktoren (Nukleasen, Strahlen). Einige Viren besitzen eine Hüllmembran, die von der Wirtszelle (Zellmembran, Kernmembran oder endoplasmatisches Retikulum) stammen kann und viruscodierte Proteine einschließt.

Orientierend lassen sich Viren nach ihren Zielzellen in bakterienpathogene (Bakteriophagen), pflanzenpathogene sowie tier- und menschenpathogene (animale) Viren unterteilen. Die eigentliche Einteilung der Viren richtet sich nach Art und Struktur ihres Genoms und ihrer weiteren Struktur (➤ Tab. 48.1).

48.2.1 Virus-Zell-Wechselwirkung

Das Viruskapsid hat bei nackten Viren insbesondere die Aufgabe, über **Liganden-Rezeptor-Bindungen** die infektiöse Nukleinsäure in die Zielzelle einzuschleusen. Bei umhüllten Viren ist die Hülle in diese Aufgaben einbezogen.

Kommt es zu einer Reproduktion des Virus im Wirt, spricht man von einer **produktiven Infektion.** Diese verläuft vereinfacht in 5 Schritten:

- **Adsorption** des Virus an die Zelloberfläche über spezifische Liganden-Rezeptor-Bindungen: Dies erklärt teilweise die **Wirts-** und **Organspezifität** von Viren. So bindet z.B. das Oberflächenprotein gp120 des HIV spezifisch an den CD4-Rezeptor der Zielzellen (➤ Kap. 48.2.5)
- **Penetration:** Einschleusung des genetischen Materials in die Wirtszelle
- **Eklipse:** Freisetzung der Virusnukleinsäure (Uncoating) und virusinduzierte Synthese viraler Sofort- und Frühproteine; Replikation von Virusnukleinsäure, Kapsid- und Hüllmaterial (Spätproteine)
- **Zusammenbau** der Viren aus den vorgefertigten Teilen
- **Freisetzung** der Viren durch Exozytose, Knospung oder Zelllyse.

Die Auswirkungen einer Virusinfektion hängen ab von der Natur des Virusgenoms und seinem Aktivitätszustand einerseits sowie der Immunreaktion der infizierten Zelle andererseits:

- **Zytopathische Virusinfektion mit zytopathischem/zytozidem Effekt:**
    - **Irreversible Zellschädigung, Zelllyse** und **Zellnekrose** sind Folgen des durch die Virusreplikation veränderten oder ausgeschalteten Wirtszellstoffwechsels. Es kommt dabei zur Freisetzung von Viren
    - Entstehung von **Riesenzellen** durch Fusion einkerniger zu mehrkernigen, großleibigen Zellen (Synzytium), begünstigt durch Virusproteine in der Zellmembran.
    - **Milchglashepatozyten** entstehen durch eine Vermehrung des endoplasmatischen Retikulums infolge massiv gesteigerter Synthese von Virusproteinen (HBs-Antigen) bei der Virushepatitis B (➤ Kap. 33.4.1)
    - **Einschlusskörper** im Kern (*Zytomegalievirus, Herpes-simplex-Virus*) oder im Zytoplasma (Adenoviren) sowie Veränderungen der Kernkontur (eingefaltete Kernmembran der Koilozyten bei Papillomvirusinfektionen) können zu sehr charakteristischen, teils sogar pathognomonischen lichtmikroskopischen Befunden führen.
- **Nichtzytopathische Virusinfektion:** DNA-Viren und – nach reverser Transkription – Retroviren können in das Zellgenom integriert werden oder als freie virale Nukleinsäuren zeitweise oder lebenslang in der Zelle verbleiben **(Persistenz).** Bei einer **latenten Infektion** werden keine Viren produziert. Besondere virale Genprodukte verlängern die Lebensspanne der latent infizierten Zellen (z.B. durch Unterdrückung von Apoptose oder mitotischer Aktivität) und hemmen ggf. die Aktivität zytotoxischer T-Zellen. Eine geringfügige Virusproduktion kann ohne Schädigung der Zelle ablaufen, aber zur **chronischen Infektion** führen. Beispiele hierfür sind das *Herpes-simplex-Virus* (HSV) und das *Varizella-Zoster-Virus* (VZV) in neuronalen Zellen oder das *Hepatitis-B-Virus* (HBV) in Leberzellen. Durch eine Schwächung der Abwehr kann es zu einer Reaktivierung der latenten Infektion mit Übergang in eine lytische/replikative Infektion und damit zur Bildung eines **Rezidivs** kommen (z.B. *Herpes-simplex-Virus*-Infektion). Bestimmte Viren können infizierte Zellen immortalisieren. Diese Zellen werden durch spezifische zytotoxische T-Zellen unter Kontrolle gehalten. Versagt diese Abwehr, können die Zellen proliferieren und ggf. durch Mutationen zu neoplastischen Zellen transformiert werden (onkogene Zelltransformation, ➤ Kap. 6.5.2).

Tab. 48.1 Familien humanpathogener Viren.

Nackt		Umhüllt	
RNA-Viren			
Reoviridae	DS	Togaviridae	ES
Picornaviridae	ES	Flaviviridae	ES
Caliciviridae	ES	Coronaviridae	ES
		Filoviridae	ES
		Paramyxoviridae	ES
		Rhabdoviridae	ES
		Bunyaviridae	ES
		Arenaviridae	ES
		Retroviridae	ES
		Orthomyxoviridae	ES
DNA-Viren			
Parvoviridae	ES	Herpesviridae	DS
Polyomaviridae	DS	Hepadnaviridae	(DS)
Papillomaviridae	DS	Poxviridae	DS
Adenoviridae	DS		

Nukleinsäure als: ES = Einzelstrang, DS = Doppelstrang, () = teilweise

48.2.2 Virusinfektion

Die virale Infektionskrankheit setzt die Aufnahme und Vermehrung des Virus voraus. Eintrittspforten sind Haut, Schleimhäute und Blut.

Die virusbedingten Krankheitsbilder reichen von klinisch **asymptomatischen** (subklinisch) bis zu **letalen** Infektionen. Sie können **akut** oder **chronisch, latent, persistierend** oder **rezidivierend** verlaufen.

Die Infektion kann zu einer **lokalen Schädigung** mit Ausbildung eines entzündlichen Ödems und einer Hyperämie führen. Ausgehend von einer lokalen Virusinfektion kann es aber auch zum Befall des **lymphatischen Systems** mit einer Vermehrung der Viren oder zum Auftreten von Viren im Blut (**Virämie**) kommen. Meist stehen klinisch Allgemeinsymptome wie Fieber, Abgeschlagenheit und Unwohlsein im Vordergrund. In einem zweiten Schritt kommt es dann bei vielen Viren zur **Infektion des Zielorgans,** die sich klinisch als Funktionsstörung des betroffenen Organs bemerkbar macht.

48.2.3 Abwehrmechanismen

Unspezifische und spezifische Infektabwehr führen zur Elimination virusbefallener Zellen und Viren (> auch Kap. 3.2, > Kap. 4).

Neutrophile Granulozyten und Monozyten sind zur **Phagozytose** von Viren befähigt. Virusinfizierte Zellen produzieren vermehrt Interferon α und β (IFN-α und IFN-β). Dadurch werden virale Transkription, Translation von Virus-mRNA und Virusreifung gehemmt. Benachbarte, nicht infizierte Wirtszellen werden durch Interferone über eine Rezeptorblockade vor einer Infektion geschützt. Virusinfizierte Zellen zeigen darüber hinaus eine verstärkte Antigenpräsentation auf MHC-Antigenen. Ergänzend kommen das Komplementsystem (Opsonisierung) und die Natürliche-Killer-Zellen (NK-Zellen) hinzu.

Die **spezifische virale Infektabwehr** setzt nach 3–5 Tagen ein. Ihre humoralen und zellulären Effektormechanismen richten sich sowohl gegen die Viren selbst als auch gegen virusbefallene Zellen.
- **Humorale Infektabwehr:**
  - **Neutralisierung extrazellulärer Viren** durch spezifische Antikörper (IgM und IgG, an den Schleimhautoberflächen IgA) mit Blockade „kritischer Moleküle" (z.B. Störung der Adsorption) oder mit Komplementaktivierung und Lyse von Viren
  - **Opsonisierung extrazellulärer Viren** durch Antikörper und/oder Komplement mit anschließender Phagozytose und intrazellulärer Lyse. Bei ausbleibender Lyse kann dieser Mechanismus zu einer Infektion von Abwehrzellen (z.B. Monozyten) führen
  - **Lyse infizierter Wirtszellen durch antikörpervermittelte Komplementaktivierung** über virale Antigene auf der Zelloberfläche.
- **Spezifische zelluläre Immunabwehr:**
  - antikörperabhängige zelluläre Zytotoxizität (**ADCC**) mit Bindung von Killerzellen über den Fc-Rezeptor mit darauf folgender Lyse virusproduzierender Zellen
  - Lyse virusbefallener Zellen durch zytotoxische T-Zellen (> Kap. 4.2.5).

Immunpathologie Die Immunantwort gegen Viren kann auf verschiedene Arten zu einer Schädigung und im schwersten Fall zum Tod des Wirtes führen:
- **zelluläre Immunreaktion** mit Zerstörung infizierter Zellen. Je nach dem Ausmaß der Zellzerstörung kann es zu Funktionsstörungen bis zum Organausfall kommen (z.B. Hepatitis B)
- **Immunkomplexerkrankungen** durch zirkulierende Komplexe aus viralen Antigenen und Antikörpern (z.B. Immunkomplex-Glomerulonephritis bei chronischer Virushepatitis)
- **Immunsuppression** durch Interferenz mit Lymphozyten und antigenpräsentierenden Zellen. Folge sind schwere Infektionsverläufe, die durch opportunistische Keime kompliziert werden.

48.2.4 Diagnostik einer Virusinfektion

Aus der klinischen Symptomatik ergibt sich häufig eine Verdachtsdiagnose. Die weitere Diagnostik umfasst folgende Methoden (> Kap. 1.6):
- **serologische Methoden** zum Nachweis von viralen Antigenen und Antikörpern
- **direkter Virusnachweis** im nativen Untersuchungsmaterial mit Elektronenmikroskopie (z.B. Rotaviren, Herpesviren)
- **immunhistochemischer Nachweis** von Virusproteinen in befallenen Zellen
- **molekularbiologische Methoden (PCR)**
- Bei persistierenden Virusinfektionen werden zur Beurteilung der aktuellen Situation sowie des antiviralen Therapieerfolgs **quantitative Methoden** (quantitative PCR, Dot-/Slot-Blot-Hybridisierung) eingesetzt
- **In-situ-Hybridisierung**

48.2.5 Erkrankungen durch RNA-Viren

Picornaviren

Humanpathogene Picornaviren – winzige (= pico) RNA-Viren – sind in den Gattungen **Enterovirus, Hepatovirus** (*Hepatitis-A-Virus, HAV*; > Kap. 33.4.1) und **Rhinovirus** zu finden. Innerhalb der einzelnen Arten besteht eine große Typenvielfalt.

Neben inapparenten Infektionen rufen die **Enteroviren** – *Coxsackieviren A* und *B, ECHO-Viren* („enteric cytopathogenic human orphan") – unspezifische Erkrankungen wie aseptische Meningitis, Enzephalitis, Ataxie, Myo- und Perikarditis, Pleurodynie, respiratorische Infekte und die „Sommergrippe" hervor.

Polioviren, die auch zu den Enteroviren zählen, sind die Erreger der Poliomyelitis (> Kap. 8.5.7). Mit dem klinischen Bild einer akuten schlaffen Lähmung können auch andere Enterovirusinfektionen verlaufen. Jede akute, nicht traumatisch bedingte schlaffe Lähmung ist nach § 6 des IfSG als Poliomyelitisverdacht zu melden.

Rhinoviren verursachen insbesondere in den Wintermonaten durch Tröpfcheninfektion Schnupfenepidemien. Ihre große Typenvielfalt (> 100) begünstigt Re-Infektionen.

Tollwut

Die Tollwut wird durch ein einsträngiges RNA-Virus, das *Lyssa-* oder **Rabiesvirus** verursacht. Infektionsquellen für den Menschen sind Füchse, infizierte Hunde und Katzen. Das Virus befällt periphere Nerven und breitet sich zentripetal in Spinalganglien sowie im Mittel- und Zwischenhirn aus. Es entsteht eine akute Enzephalomyelitis. Bei jeder Tollwutexposition ist umgehend eine postexpositionelle aktive und evtl. passive Immunisierung erforderlich, da die Erkrankung nach Ausbruch über Koma und Atemstillstand zum Tod führt. Jägern und Angehörigen verwandter Berufe ist die vorbeugende aktive Immunisierung zu empfehlen.

Paramyxoviren

Hierzu gehören die Gattungen **Paramyxovirus** (z.B. *Parainfluenza-* oder *Mumpsvirus*), **Morbillivirus** (z.B. *Masernvirus*) und **Pneumovirus** (z.B. *respiratory syncytial virus, RSV*).

Die **Parainfluenzaviren** Typ 1–4 verursachen insbesondere bei Kindern grippeartige respiratorische Erkrankungen, wobei der Typ 1 häufig mit einem Pseudo-Krupp, der Typ 3 mit (asthmatoiden) Bronchitiden und Pneumonien einhergeht.

Das **Mumpsvirus** ist der Erreger der Parotitis epidemica (Ziegenpeter, Mumps). Die Viren befallen zunächst die Epithelzellen und Lymphknoten des oberen Respirationstrakts. Über eine Virämie kommt es zum Befall der Parotiden (> Kap. 26.3.6).

Das **Masernvirus** ist ein hochkontagiöses Virus, das per Tröpfcheninfektion zunächst den oberen Respirationstrakt befällt. Im Rahmen einer primären Virämie werden die T-Lymphozyten in den lymphatischen Organen befallen. Durch ein Fusionsantigen verursachen die Viren eine Fusion antigenpräsentierender Zellen zu mehrkernigen Warthin-Finkeldey-Riesenzellen (> Abb. 48.3). Der sekundären Virämie aus dem Replikationszyklus der Lymphozyten folgt ein Befall der Haut und Mundschleimhaut (Koplik-Flecken) mit einem sich rasch ausbreitenden Exanthem und Enanthem. Beide werden durch eine ausgeprägte Hyperämie sowie eine leichte perivaskuläre lymphozytäre Entzündungsinfiltration verursacht.

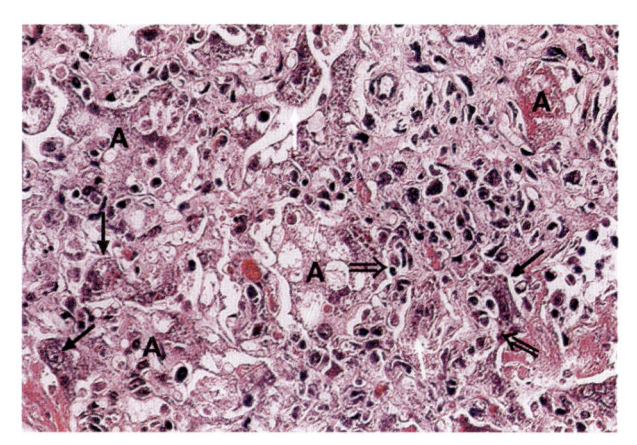

Abb. 48.3 Masernpneumonie. Interstitielle lymphomononukleäre Entzündung in den Alveolarsepten, alveoläres Ödem und einzelne Riesenzellen (Pfeile). A = Alveole, Doppelpfeile = Alveolarwand. HE, Vergr. 100-fach.

Schwerwiegende **Komplikationen** der Erkrankung sind:
- Masern-Riesenzellpneumonie
- akute Masernenzephalitis (15% Letalität und bis zu 40% Dauerschäden)
- subakute sklerosierende Panenzephalitis (SSPE).

Das **respiratorische Synzytialvirus (RSV)** ist weltweit Ursache akuter respiratorischer Erkrankungen. Dabei ist das Erkrankungsbild in der Regel altersabhängig. Bei Kindern zwischen 6 Wochen und 6 Monaten steht eine peripher betonte Bronchiolitis oder Bronchopneumonie (nicht selten mit bakterieller Superinfektion), bei Kleinkindern ein milderer Verlauf und bei Erwachsenen ein grippeartiger oder meist asymptomatischer Verlauf im Vordergrund.

Orthomyxoviren

Die Orthomyxoviren umfassen die Gattungen **Influenza** A, B und C. *Influenza-A-Viren* sind für Mensch und Tier pathogen und können zu Epi- und Pandemien führen. Vom *Influenza-B-Virus* sind nur Infektionen beim Menschen bekannt. Das *Influenza-C-Virus* besitzt statt Neuraminidase und Hämagglutinin ein spezielles Glykoprotein und ruft nur vereinzelt milde Erkrankungsbilder hervor.

Die Epithelzellen des Respirationstrakts werden von den Influenzaviren bevorzugt befallen. Der Einschleusungsmechanismus der Viren in die Epithelzellen zeigt eine Besonderheit: Das Virus legt mit dem Enzym Neuraminidase den Rezeptor frei. Nach Einschleusung und Virusreplikation stirbt die Zelle ab.

Aufgrund des fragmentierten RNA-Genoms der *Influenza-A-Viren* kann es bei Koinfektion durch unterschiedliche *Influenza-A-Virus*-Stämme zum Auftreten neuartiger Virusmutanten mit vollständig veränderten biologischen Eigenschaften kommen (Reassortment). Dieser Vorgang wird auch als „antigener Shift" bezeichnet und hat in der Vergangenheit zur Ausbreitung von *Influenza-A-Virus*-Erkrankungen in pandemischem Ausmaß geführt.

Demgegenüber führen ständige Punktmutationen mit einer Häufigkeit von 10^{-3}–10^{-4} zu einer hohen Variabilität und zum Auftreten von jährlichen neuen epidemischen Varianten („antigener Drift").

Klinische Relevanz Influenzaviren können zu einer schweren hämorrhagischen oder pseudomembranösen Tracheobronchitis führen (Grippetracheitis; > Abb. 48.4). Eine evtl. eintretende hämorrhagische Bronchopneumonie hat eine hohe Letalität. Besonders gefürchtet sind hierbei sekundäre Superinfektionen, z.B. mit Pneumokokken, Staphylokokken und *Haemophilus influenzae*. Weitere **Komplikationen** sind Perikarditis, Myokarditis, Pseudokrupp – v.a. bei Kindern unter 1 Jahr – sowie evtl. bei gleichzeitiger Einnahme von Acetylsalicylsäure als Kofaktor das Reye-Syndrom (hepatozelluläres Syndrom) und selten Enzephalopathien.

Exogene Retroviren

Charakteristikum exogener Retroviren ist ihr Replikationsmodus. Die retrovirale RNA wird nach Einschleusung in die Wirtszelle von der **reversen Transkriptase** in eine doppelsträngige DNA (DNA-Provirus) umgeschrieben und in das Genom des Wirts integriert. Diese latente Infektion kann über Jahre oder Jahrzehnte „folgenlos" bleiben. Bei einer Reaktivierung wird das provirale Genom in eine einzelsträngige RNA umgeschrieben und im Zytoplasma mit Virusproteinen zu einem Virus komplettiert. Das Virus schnürt sich knospenartig von der Zelloberfläche ab und umgibt sich dabei mit einer zytoplasmatischen Hülle der Wirtszelle.

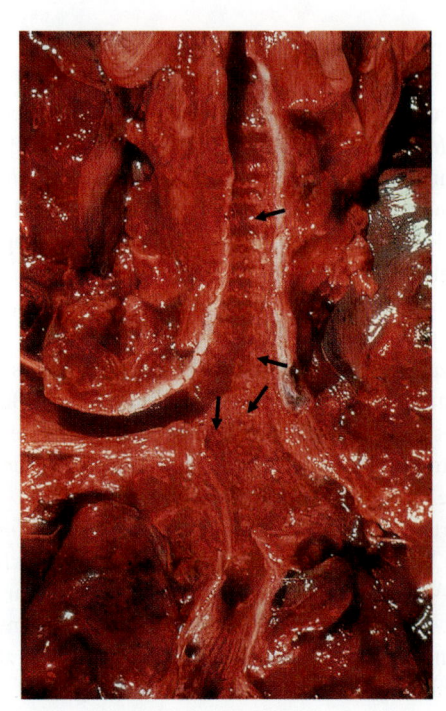

Abb. 48.4 Akute Grippetracheobronchitis. Hämorrhagische Entzündung der Tracheobronchialschleimhaut (Pfeile).

In der Familie der Retroviridae gibt es 7 Gattungen, von denen derzeit 2 mit je 2 humanpathogenen exogenen Retroviren von Bedeutung sind: die Gattung **Deltaretrovirus** (*HTLV-1* und *HTLV-2*) und die Gattung **Lentivirus** (*HIV-1* und *HIV-2*).

Deltaretrovirus

Das **Deltaretrovirus** *HTLV-1* (*humanes T-lymphotropes Virus*) ist in Südjapan und der Karibik endemisch. Es wird durch Sexualkontakte und Blutprodukte übertragen. In den Zielzellen des Virus, CD4-T-Lymphozyten, bewirkt das *HTLV-1* eine Störung des Zellzyklus mit der Folge der Proliferation. Nach einer Latenzzeit von vielen Jahren bewirken Mutationen in einzelnen proliferierenden T-Zellen die Transformation zu einem besonderen T-Zell-Lymphom, das sich auch in Form einer Leukämie manifestieren kann (ATL, „adult T-cell leukemia/lymphoma").

Erworbenes Immundefektsyndrom

Syn.: AIDS (acquired immunodeficiency syndrome)

Die Erreger des erworbenen Immundefektsyndroms (AIDS), die humanen Immundefizienzviren (**HIV-1** und **HIV-2**), gehören zur Subfamilie der Lentiviren. *HIV-1* ist der häufigste Erreger. *HIV-2* spielt derzeit nur lokal in Westafrika und Indien eine Rolle.

Pathogenese

Die **Übertragung** verläuft meist auf sexuellem Weg (Sperma, Vaginalsekret) oder durch *HIV*-kontaminiertes Blut und Blutprodukte. Das Risiko in Ländern mit obligatorischer *HIV*-Testung von Blutspenden ist jedoch fast gleich null und wird in den USA auf ein Restrisiko von 1 : 500.000 Transfusionen geschätzt. Von einer *HIV*-positiven Mutter kann die Infektion auf das Kind intrauterin, perinatal und mit der Muttermilch übertragen werden. Das Risiko für das Kind liegt in Europa bei ca. 14% und in Afrika bei ca. 40%. Mit Ausnahme des intravenösen Drogenkonsums („needle sharing") spielt die Verbreitung durch infizierte Kanülen in westlichen Industrienationen eine unbedeutende Rolle.

Das *HI-1-* und das *HI-2-Virus* können grundsätzlich jede humane CD4-T-Zelle infizieren. Hierzu gehören vor allem die T-Helferzellen, aber auch antigenpräsentierende Zellen, darunter Makrophagen, Gliazellen des ZNS sowie Langerhans-Zellen der Haut und des Darms. Neben viralen Genprodukten beeinflussen Zytokine die Virusreplikation, so wirken der Tumornekrosefaktor α (TNF-α) und die Interleukine IL-2, IL-6, IL-12 stimulierend, wohingegen Interferon α und Interferon β hemmen.

Der entscheidende **Infektionsvorgang** ist die Bindung des **viralen Hüllproteins gp120** an das CD4-Antigen, den natürlichen HLA-Klasse-II-Antigen-Korezeptor. Durch die Bindung an das CD4-Molekül und weitere Korezeptoren (Chemokinrezeptoren) kommt es zur Freilegung des **viralen Transmembranproteins gp41**, das als Fusionspeptid in die Zellmembran inseriert (> Abb. 48.5). Die Virusaufnahme kann auch über eine rezeptorvermittelte Endozytose ablaufen. Die Bindung des viralen Hüllproteins an den Fc-Rezeptor, an den Komplementrezeptor oder das mannosebindende Protein verstärken die Virusaufnahme in die Zelle.

Ein weiterer Infektionsweg bei den CD4-T-Zellen ist die Verschmelzung infizierter mit nicht infizierten Zellen über **gp120** und die Ausbildung mehrkerniger Riesenzellen. Nach der primären Infektion mit Ausbreitung in das lymphatische Gewebe, einer stark ausgeprägten Virämie und Abfall der T-Helferzellen in der Phase des **akuten retroviralen Syndroms** kommt es in der Regel zu einer Abnahme der Virämie und zum Übergang in das **asymptomatische Stadium** (klinische Latenz).

Diese symptomlose Phase, früher als latente Infektion gedeutet, ist durch eine individuell ausgeprägte, kontinuierliche Zerstörung der CD4-TH-Zellen geprägt.

Das Verhältnis von latent infizierten Zellen (*HIV*-DNA-positiv) zu virusproduzierenden Zellen (*HIV*-mRNA-positiv) ist zu Beginn der symptomlosen Phase der Infektion 10 : 1 und größer. Die Bildung von ca. 10^{10} Virionen/d findet überwiegend (99%) in den T-Lymphozyten statt, die dabei zerstört und „aufgebraucht" werden.

Die **kontinuierliche Verminderung** der CD4-T-Zellen hat folgende Ursachen:
- zytotoxische Effekte durch das Virus selbst
- zytopathogene Effekte, vermittelt durch das virale Hüllprotein gp120
- Zytolyse viral infizierter Zellen durch das Immunsystem.

Die schweren Störungen im Immunsystem, z.B. diejenige der HLA-Klasse-II-Antigen-restringierten Antigenpräsentation, der T-B-Zell-Kooperation sowie der Störung der T-Zell-Aktivierung, sind die Grundlagen für vermehrte und schwer verlaufende **opportunistische Infektionskrankheiten** wie auch für **Tumorerkrankungen.**

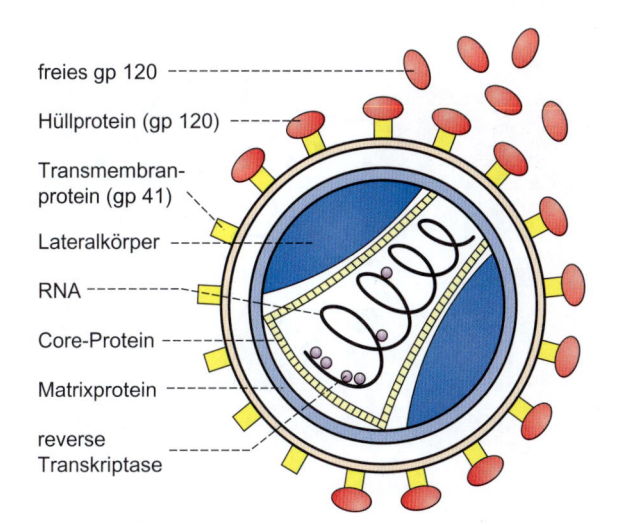

Abb. 48.5 Humanes Immundefizienzvirus (HIV). Strukturmodell nach Gelderblom.

Morphologie

Lymphadenopathie Sie besteht aus einer frühen generalisierten Lymphknotenvergrößerung mit einer massiven follikulären Hyperplasie, wobei die Grundstruktur der teilweise konfluierenden Keimzentren erhalten bleibt. Deren Vergrößerung beruht auf einer hohen Zahl von Zentroblasten. Der Follikelmantelsaum wird sehr schmal, sodass die Keimzentren häufig „nackt" erscheinen (> Abb. 48.6). Während der Progression der *HIV*-Infektion folgt eine Involution der Follikel mit Verlust des Keimzentrums und einer deutlichen Gefäßproliferation. Schließlich kommt es zur Depletion von Lymphozyten.

Blut Im **Frühstadium** treten atypische Lymphozyten, häufig in Zusammenhang mit Fieber und einem klinischen Bild wie bei infektiöser Mononukleose auf. Patienten mit fortgeschrittener Infektion haben häufig eine Lymphozytose oder eine isolierte Thrombozytopenie. Im **Spätstadium** der Erkrankung findet sich eine Panzytopenie mit Lymphopenie. Das klinische Bild wird von zusätzlichen Infektionskrankheiten und der medikamentösen Therapie beeinflusst.

Knochenmark Der Zellgehalt variiert. Alle 3 hämatopoetischen Reihen zeigen mehr oder weniger stark ausgeprägte dysplastische Veränderungen sowie topografische Störungen. In 50–60% der Knochenmarkbiopsien besteht eine Plasmozytose, in einem Drittel finden sich reaktive Lymphozytenaggregate. Oft ist eine deutliche Markraumfibrose nachzuweisen. Zusätzlich kann ein Stromaödem bestehen. Etwa 15% der Biopsien enthalten Granulome, meist aufgrund einer Infektion mit atypischen Mykobakterien. Bei Bestehen eines mit der HIV-Infektion assoziierten malignen Non-Hodgkin- oder Hodgkin-Lymphoms ist das Knochenmark häufig befallen.

Stadieneinteilung

Nach der Diagnosestellung mit Antikörpernachweis (ELISA) sowie einem Bestätigungstest (z.B. Western-Blot) in 2 getrennten Blutproben sind für die weitere **prognostische Beurteilung** die Anzahl der CD4-T-Lymphozyten/μl sowie der quantitative Nachweis viraler RNA im Blut entscheidende Parameter.

Die HIV-Erkrankung läuft nach der Infektion in 3 Phasen ab – dem **akuten retroviralen Syndrom,** dem **asymptomatischen** und dem **symptomatischen Stadium,** das im Vollbild AIDS fast ausnahmslos tödlich endet. Die Zeit zwischen der Infektion und dem Ausbruch des Vollbildes AIDS variiert mit 4,5–15 Jahren stark. Der Median liegt derzeit bei 8–10 Jahren. Ein kleiner Anteil der Infizierten (< 5%) ist auch nach mehr als 10 Jahren noch symptomlos („long-term survivors" oder „non-progressors"), die anderen entwickeln das Vollbild AIDS.

Die allgemein gebräuchliche **Stadienklassifikation** des Center for Disease Control (CDC) richtet sich nach dem klinischen Bild mit den Klassen A–C und hierin wieder die Klassen 1–3 nach der Anzahl an CD4-T-Lymphozyten. Vereinfacht lässt sich der klinische Verlauf in 3 Phasen (I–III) einteilen.

I. Akutes retrovirales Syndrom (CDC-Stadium A): 2–6 Wochen nach der Erstinfektion klagt der Patient über Fieber, „Grippegefühl", Nachtschweiß. Bei der körperlichen Untersuchung finden sich geschwollene Lymphknoten und Exantheme sowie eine Pharyngitis. Im Blut sind eine starke Virämie, die mit einer hohen Infektiosität verbunden ist, und ein Abfall der T-Helferzellen nachweisbar. Die *HIV*-Antikörper können noch negativ sein (diagnostisches Fenster), und bei 25% der Fälle finden sich vermehrt mononukleäre Zellen im peripheren Blutbild.

II. Asymptomatisches Stadium (klinische Latenzphase, CDC-Stadium A): Im Verlauf von 10 Jahren und mehr kommt es zu einer kontinuierlichen Abnahme der CD4-T-Lymphozyten und meist zur Entstehung eines **Lymphadenopathie-Syndroms (LAS)**. Dieses ist definiert durch 2 extrainguinale, über 1 cm große Lymphknotenstationen, die länger als 3 Monate persistieren.

III. Symptomatisches Stadium:
- **CDC-Stadium B:** Gesicherte HIV-Infektion, die mit einer Vielfalt von Symptomen verbunden ist, z.B. Nachtschweiß, Fieberschübe oder subfebrile Temperaturen, Durchfälle ohne Erregernachweis, Gewichtsverlust von über 10% des Körpergewichts, Abgeschlagenheit, Anämie, Leukopenie, Thrombopenie sowie eine Verminderung der T-Helferzellen
- **CDC-Stadium C (AIDS):** Das erworbene Immundefektsyndrom ist u.a. gekennzeichnet durch:
  - **opportunistische Infektionen** („AIDS-definierende Infektionen"): *Pneumocystis-jirovecii*-Pneumonie, ZNS-Toxoplasmose, *Candida*-Ösophagitis, Kryptokokkose, Exazerbation latenter Virusinfektionen *(CMV, HSV),* progressive multifokale Leukenzephalopathie, Salmonellen-Sepsis, Tuberkulose, atypische Mykobakteriosen (➤ Abb. 48.7 und ➤ Abb. 48.8)
  - **virusassoziierte Tumoren:** maligne Non-Hodgkin-Lymphome *(Epstein-Barr-Virus, EBV)*, Kaposi-Sarkome *(humanes Herpesvirus 8, HHV-8)* und anogenitale Plattenepithelkarzinome *(humane Papillomviren, HPV)*
  - **neurologische Komplikationen:** ZNS-Beteiligung

ZNS-Beteiligung

Eine Beteiligung des ZNS tritt bei mehr als der Hälfte der an AIDS versterbenden Patienten auf und beherrscht oft das terminale Krankheitsbild. Es handelt sich dabei um:
- ZNS-Prozesse, die durch *HIV-1* selbst hervorgerufen werden, insbesondere die *HIV*-Enzephalopathie
- opportunistische Infektionen
- primäre zerebrale maligne B-Zell-Lymphome.

Die *HIV*-**Leukenzephalopathie** verläuft subakut progressiv. Histologisches Kennzeichen ist die diffuse Demyelinisierung des Marklagers der Großhirnhemisphären und des Kleinhirns

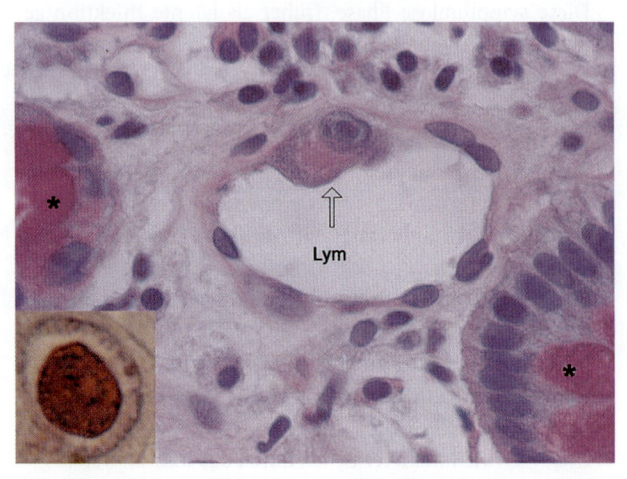

Abb. 48.7 AIDS-assoziierte Zytomegaliekolitis. Kolonbiopsie: Die Endothelzellen der Lymphgefäße (Lym) im Schleimhautstroma sind vergrößert (Pfeil) und zeigen *CMV*-typische Kerneinschlüsse („Eulenaugen"). Schleimhautkrypten sind mit Sternchen gekennzeichnet. PAS, Vergr. 140-fach. Inset: Immunhistochemischer Nachweis des 43 kD schweren *CMV*-Antigens im Zellkern einer Endothelzelle. Antikörper CCH2, Vergr. 1150-fach.

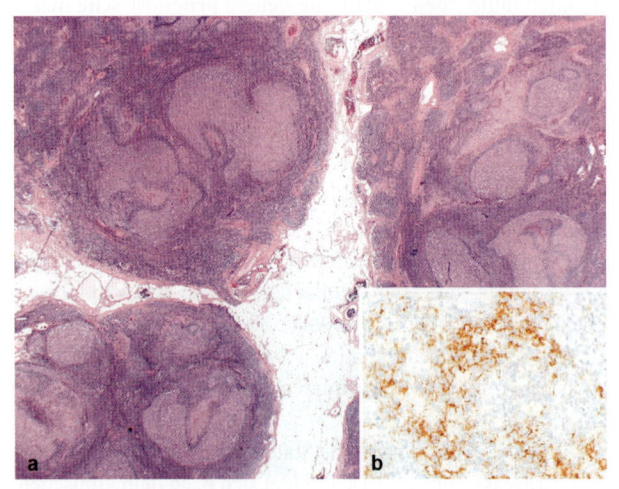

Abb. 48.6 Lymphadenopathie bei HIV-Infektion. a Sehr große, unregelmäßige Keimzentren; Vergr. 60-fach. **b** Immunhistochemischer Nachweis von viralem Protein mit Antikörpern gegen das Kapsidprotein p24; Vergr. 400-fach (Abbildung freundlicherweise zur Verfügung gestellt von Sebastian Lucas, London).

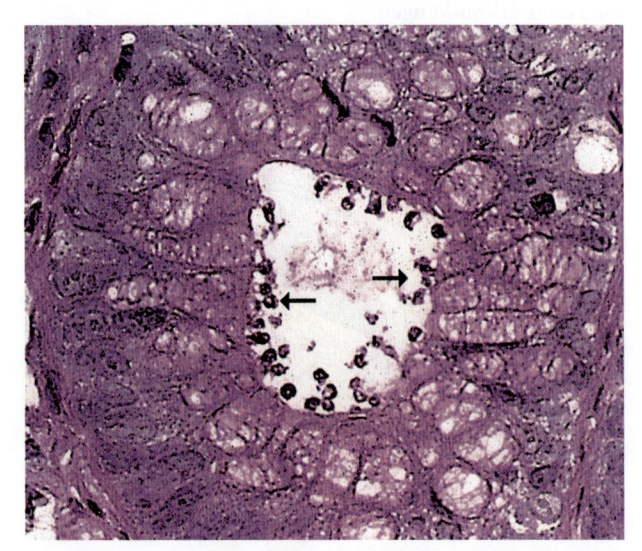

Abb. 48.8 AIDS-assoziierte Kryptosporidiose des Kolons. An der Oberfläche der Enterozyten finden sich zahlreiche Kryptosporidien (Pfeile). PAS, Vergr. 200-fach.

(> Abb. 48.9), wobei die kompakten Myelinbahnen (u.a. Balken, innere Kapsel) ausgespart bleiben. Ferner besteht eine reaktive Astrogliose und, besonders perivaskulär, treten typische mehrkernige Riesenzellen (Makrophagen) auf. Entzündliche Infiltrate sind selten oder fehlen.

Die häufig bei Kindern beobachtete, subakut verlaufende **HIV-Enzephalitis** ist histologisch charakterisiert durch disseminierte kleine Entzündungsherde mit lymphozytärem Infiltrat, Mikrogliareaktion, mehrkernigen Riesenzellen (Makrophagen) und gelegentlichen zentralen Nekrosen (> Abb. 48.10).

Bei der **HIV-Poliodystrophie** erkennt man in MRT und CT eine diffuse Großhirnwindungsatrophie. Histologisch findet sich ein Neuronenverlust ohne erkennbare Resorptionsvorgänge (Neuronophagie), jedoch eine starke Aktivierung der Astrozyten und der Mikroglia.

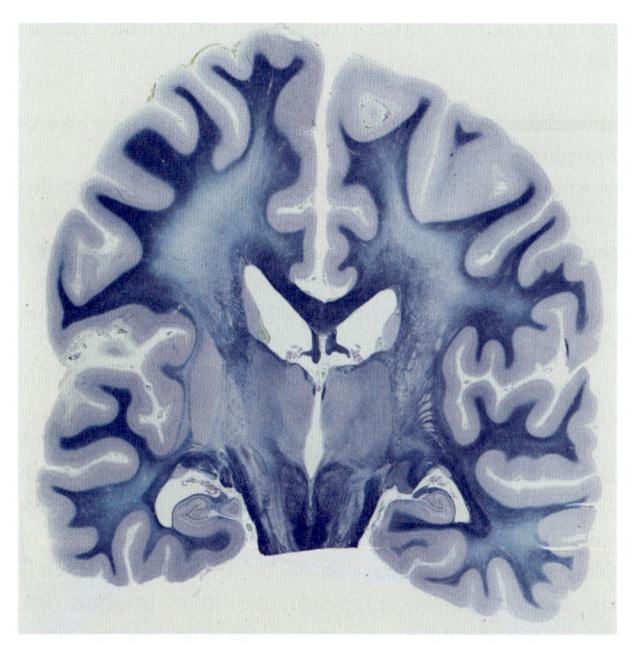

Abb. 48.9 HIV-Leukenzephalopathie mit diffuser Demyelinisierung des Marklagers beider Großhirnhemisphären. Markscheidenfärbung. Luxol-Nissl-Färbung.

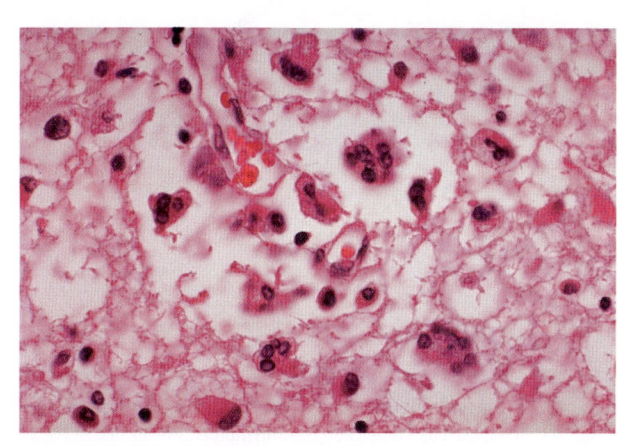

Abb. 48.10 HIV-Enzephalitis. Akkumulation mehrkerniger Makrophagen.

Die klinischen Symptome der *HIV*-Enzephalopathie werden unter dem Begriff „AIDS-Demenz-Komplex" oder „AIDS-assoziierter kognitiver/motorischer Komplex" zusammengefasst. Sie treten bei etwa 25% aller AIDS-Patienten auf. Die Patienten entwickeln ein komplexes psychoorganisches Syndrom mit kognitiven Störungen und neurologischem Defizit, das letztlich in eine Demenz mündet.

HIV-assoziierte vakuoläre Myelopathie

Die vakuoläre Myelopathie tritt bei weniger als 5% der AIDS-Patienten auf und ist morphologisch gekennzeichnet durch eine vakuoläre Degeneration der weißen Substanz des Rückenmarks. Die Pathogenese der Erkrankung ist ungeklärt. Der Nachweis von HIV in den betroffenen Rückenmarksegmenten gelingt selten. Die betroffenen Patienten entwickeln ein progressives Querschnittssyndrom.

Flaviviren

Vertreter der Familie der Flaviviren (> Kap. 33.4) werden typischerweise durch Arthropoden als Vektoren übertragen. Das Frühsommer-Meningoenzephalitis-Virus **(FSME-Virus)** wird von einer verbreiteten Zeckenart, den Holzbock (Ixodes ricinus) übertragen. Andere Vertreter dieser Virusfamilie sind bei uns vor allem in reisemedizinischer Hinsicht wichtig **(Dengue-Viren, Gelbfiebervirus).**

Das **Hepatitis-C-Virus** (HCV), ein einsträngiges RNA-Virus, ist als eigenständige Gattung der Familie der Flaviviren zugeordnet (> Kap. 33.4.2).

48.2.6 Erkrankungen durch DNA-Viren

Hepadnaviren

Hierzu gehört das humanspezifische **Hepatitis-B-Virus** (HBV; > Kap. 33.4.1). Das gelegentlich mit dem *Hepatitis-B-Virus* klinisch assoziierte *Hepatitis-Delta-Virus (HDV)* ist ein Einzelstrang-RNA-Virus, das das *Hepatitis-B-Virus* als Helfervirus benötigt, aber nicht zu den Hepadnaviren gehört.

Papillomaviren

Die **humanen Papillomaviren (HPV)** verursachen **tumorartige Warzen** der Haut und der Schleimhäute (> Kap. 43.9.2). Insgesamt sind über 100 verschiedene HPV-Typen bekannt. Von besonderer Bedeutung sind die tumorassoziierten *HPV-Typen (HPV 6, 11, 16, 18, 31, 33, 35, 45)*, die sich bei Präkanzerosen, auch bei den fakultativ präkanzerösen Condylomata acuminata, dem Larynxpapillom, der zervikalen intraepithelialen Neoplasie sowie dem invasiven Plattenepithelkarzinom der Cervix uteri und des Pharynx nachweisen lassen (> Kap. 6.5.2

und ➤ Kap. 40.3.5). HPV-positive Malignome zeichnen sich durch eine deutlich erhöhte Strahlensensibilität aus. Dies hat insbesondere bei den mit *HPV 16* assoziierten Plattenepithelkarzinomen des Pharynx und Larynx dazu geführt hat, dass diese in erster Linie radiotherapeutisch behandelt werden.

Polyomaviren

Die Gruppe der Polyomaviren umfasst derzeit 9 verschiedene Typen. Die Polyomaviren können bei Patienten mit Immundefekten eine **hämorrhagische Urozystitis** *(BK-Virus)* sowie selten auch die **progressive multifokale Leukenzephalopathie** *(JC-Virus,* ➤ Kap. 8.5.7) hervorrufen. Nach Nierentransplantation ist auch die **BK-assoziierte Nephropathie** (BKVAN) des Transplantats eine nicht seltene Komplikation.

Kürzlich wurde das *Merkelzellpolyomavirus* als neues humanes Tumorvirus identifiziert, welches in ca. 80% der Merkelzellkarzinome gefunden wird und meist klonal in die Tumor DNA integriert ist.

Adenoviren

Diese Erreger sind erstmals aus der Rachenmandel (Adenoide) isoliert worden und tragen daher diesen Namen. Sie verursachen beim Menschen Infektionen im oberen Respirationstrakt, der Konjunktiven, der Harnblase und des Magen-Darm-Trakts. Von den für den Menschen relevanten Serogruppen lassen sich bestimmte Haupterregertypen verschiedenen Krankheitsbildern zuordnen, so z.B. der **epidemischen Keratokonjunktivitis** *(AV 8, 19, 37),* der **akuten hämorrhagischen Zystitis** *(AV 11, 21)* sowie der **Gastroenteritis** *(AV 40, 41).* Es handelt sich um einen zytoziden Infektionstyp mit Kerneinschlusskörpern und charakteristischen chromophilen Zellnekrosen, die massenhaft Viren enthalten.

Herpesviren

Die Herpesviren werden nach biologischen Kriterien in die 3 Subfamilien der α-, β- und γ-Herpesviridae eingeteilt. Von Bedeutung sind die folgenden humanpathogenen Herpesviren:
- α-Herpesviridae:
  - *Herpes-simplex-Virus 1* und *2* (HSV-1, HSV-2)
  - *Varizella-Zoster-Virus* (VZV)
- β-Herpesviridae:
  - *Zytomegalievirus* (CMV)
  - *humanes Herpesvirus 6* (HHV-6)
  - *humanes Herpesvirus 7* (HHV-7)
- γ-Herpesviridae:
  - *Epstein-Barr-Virus* (EBV)
  - *humanes Herpesvirus 8* (HHV-8)

Herpes-simplex-Virus 1 und 2

Die *HSV*-**Erstinfektion** verläuft meist inapparent. Die Viren gelangen über periphere Nervenendigungen axonal aufwärts zu den regionalen sensorischen Ganglien, wo sie persistieren. Durch äußere (UV-Licht, Nervenirritationen) und innere Reize (Fieber, Stress, Hormone) kommt es zur **Reaktivierung** des Virus und zu seiner neuralen Wanderung in die Peripherie. Dort findet die Virusvermehrung statt, die entweder inapparent verlaufen kann oder zu charakteristischen klinischen Symptomen führt, z.B. Herpes labialis.

HSV-1 verursacht Gingivostomatitis, Keratokonjunktivitis oder eine meist letal endende Herpesenzephalitis (➤ Kap. 8.5.7). **HSV-2** wird überwiegend sexuell übertragen und verursacht Vulvovaginitis und Herpes genitalis.

Besondere **Komplikationen** sind der Herpes neonatorum und die Reaktivierung des Virus bei immundefizienten Patienten.

Morphologie
Morphologisch liegen intraepidermale Blasen mit Entzündungsreaktion der Umgebung vor (➤ Abb. 48.11). Der Blaseninhalt ist infektiös. Die im Exsudat vorhandenen herpesinfizierten Zellen sind durch ein homogenes Zytoplasma sowie Kerneinschlüsse (Cowdry-Körper) gekennzeichnet (➤ Kap. 27.6.3).

Varicella-Zoster-Virus

Das hochkontagiöse *Varicella-Zoster-Virus (VZV)* wird durch Tröpfchen oder Kontakt übertragen und befällt primär den Respirationstrakt. Von dort aus verbreitet es sich hämatogen in den Nasen-Rachen-Raum und die Haut. Die **Windpocken** – ein makulopapulöses Exanthem, das in mehrkammerige, durch Einschwemmung von Leukozyten trübe Bläschen über-

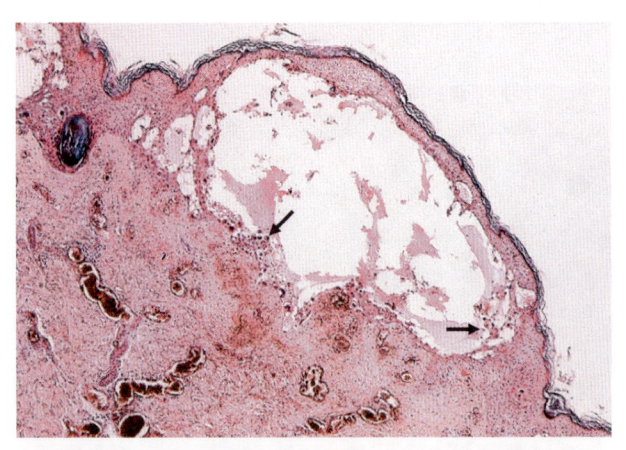

Abb. 48.11 Blasenbildende Dermatitis durch HSV-1-Viren. Die eosinophilen Kerneinschlusskörperchen (Cowdry-Körper, Pfeile) sind in dieser Vergrößerung gerade eben zu erkennen. Die intraepidermale Blase ist mit serösem Exsudat gefüllt. HE, Vergr. 50-fach.

geht – sind die *VZV*-**Erstmanifestation.** Durch die schubweise ablaufende Virämie kommt es zum gleichzeitigen Auftreten von Effloreszenzen verschiedener Stadien. Daneben besteht eine Schwellung der Lymphknoten. Wesentliche **Komplikationen** sind die Varizellenenzephalitis und die meist interstitielle Varizellenpneumonie.

Bei einer allgemeinen Schwächung der Immunabwehr oder beim Nachlassen der spezifischen Immunität gegen *VZV* kommt es zum endogenen **Rezidiv** im zugehörigen Dermatom, zum **Herpes zoster** (Gürtelrose).

Bei Immunsupprimierten, insbesondere bei immunsupprimierten Kindern, können sich nach einer Primärinfektion, selten nach einer Reaktivierung, schwer verlaufende Krankheitsbilder entwickeln, die unbehandelt mit einer Letalität von 10–30% verbunden sind.

Bei einer Primärinfektion in der Frühschwangerschaft ist mit einem Schädigungsrisiko von 1% zu rechnen. Bei Ausbruch des Exanthems innerhalb des Zeitraums von 4 Tagen vor bis 4 Tage nach der Geburt beträgt die Häufigkeit einer **konnatalen** Varizellenerkrankung des Kindes 30%. Dessen Letalität beträgt unbehandelt ebenfalls 30%.

Zytomegalievirus

Die **Übertragung** des humanpathogenen Zytomegalievirus (CMV) ist möglich über Speichel, Urin, Samenflüssigkeit, Muttermilch und Blut. Meist verlaufen die Infektionen inapparent oder als fieberhafte Infekte mit Lymphadenitis, seltener unter dem Bild einer infektiösen Mononukleose (negative EBV-Serologie).

Die **perinatale Infektion** verläuft in der Regel stumm und ohne Spätschäden. Bei einer **pränatalen Infektion** im Rahmen einer Primärinfektion der Mutter kann es zu zerebralen (Hydrocephalus e vacuo, Mikrozephalus, Chorioretinitis mit periventrikulären Verkalkungen), viszeralen oder hämatologischen Krankheitsbildern (Hepatitis, Gastroenterokolitis; Anämie, Hämolyse, Thrombozytopenie) kommen. Liegt eine **Reaktivierungsinfektion** bei der Mutter im Verlauf der Schwangerschaft vor, dominieren beim Kind Hörschäden (ca. 15%), verzögerte Sprachentwicklung und Intelligenzdefekte.

Bei Immunsuppression kommt es nicht selten zu einer meist generalisierten CMV-Reaktivierung mit Entzündung v.a. von Leber, Lunge, Retina, Nieren, Lymphknoten und Pankreas.

> **Morphologie**
> **Histologisch** ist die produktive Virusinfektion durch intranukleäre Einschlusskörper (Eulenaugenzellen) charakterisiert (➤ Abb. 48.7; ➤ Kap. 26.3.6).

Humane Herpesviren 6 und 7

Das humane Herpesvirus 6 (*HHV 6* und *7*) ist der Erreger des **Exanthema subitum** (Roseola infantum). Dieses manifestiert sich in den ersten 3 Lebensjahren als „Dreitagefieber" mit einem fleckförmigen Exanthem. *HHV 7* kann ebenfalls fieberhafte Erkrankungen mit Exanthem verursachen.

Epstein-Barr-Virus (EBV)

Das Epstein-Barr-Virus (EBV) ist ein B-lymphotropes Virus, das über 90% der Bevölkerung weltweit infiziert. Es wird per Tröpfcheninfektion über den Oropharynx übertragen. Dabei kommt es zu einer Infektion von B-Lymphozyten, in denen das Virus lebenslang persistiert.

Die Primärinfektion ist gewöhnlich asymptomatisch, sofern sie in der Kindheit stattfindet. Bei verspäteter Primärinfektion im Jugend- und frühen Erwachsenenalter kann die **infektiöse Mononukleose** (Pfeiffer-Drüsenfieber) auftreten. Diese ist eine selbstbegrenzende, lymphoproliferative, fiebrige Erkrankung von gewöhnlich blandem Verlauf, kann allerdings mit Organkomplikationen (Hepatitis, Splenomegalie, Milzruptur, Pneumonie, Exanthemen u.a.) einhergehen. Sehr selten sind fulminante, tödliche Verläufe, die vorwiegend Patienten mit angeborenen Immunschwächesyndromen betreffen (z.B. X-chromosomal vererbtes Lymphoproliferationssyndrom, XLP).

Die latente EBV-Infektion ist assoziiert mit dem endemischen Burkitt-Lymphom, dem Nasopharynxkarzinom, ca. 10% der Adenokarzinome des Magens sowie mit den klassischen Hodgkin-Lymphomen – insbesondere vom Mischtyp – sowie verschiedenen Non-Hodgkin-Lymphomen der B- und T-Zell-Reihen und Lymphoproliferationen bei Immunsuppression oder Immunschwäche (➤ Kap. 22.2.2).

Humanes Herpesvirus 8

Bei Patienten mit erworbener Immunschwäche (AIDS) tritt das Herpesvirus 8 (HHV 8) in Kaposi-Sarkomen (➤ Kap. 46.3.5) und großzelligen B-Zell-Lymphomen auf, die mit einer Ergussbildung der großen Körperhöhlen einhergehen (➤ Kap. 22.2.2).

48.3 Bakterien

Bakterien sind zu den Prokaryoten gehörende einzellige Mikroorganismen. Beginnend mit der Geburt werden die Haut und die Schleimhäute des Biotops „Mensch" mit Mikroorganismen besiedelt **(Kolonisation)**, die angepasst an diesen Standort als **Kommensalen** die **residente Standortflora** bilden (im Gegensatz zur **transienten Flora,** die nur für kurze Zeit den Wirt besiedeln). Um eine **Infektion** hervorrufen zu können, müssen Bakterien die unspezifische und spezifische Infektionsabwehr des Wirtes überwinden und ihre pathogenen Fähigkeiten zum Tragen bringen. Als **fakultativ pathogen** bezeichnet man Bakterien, die nur bei Einschränkung der Infektionsabwehr bzw. nach Verschleppung (z.B. durch Verletzungen) in primär sterile Körperbereiche (z.B. Körperhöhlen, innere Organe) eine Infektion hervorrufen können **(Opportunisten).**

48.3.1 Morphologie von Bakterien

Nach ihrer Gestalt unterscheidet man kugelförmige (Kokken), stäbchenförmige und schraubenförmige Bakterien (Spirochäten). Einige können umweltresistente Sporen bilden (Bazillen, Clostridien), aus welchen unter günstigen Lebensbedingungen wiederum ein vegetatives Bakterium entsteht, das sich dann durch Querteilung vermehren kann.

Gestalt und Färbeverhalten der Bakterien in der Gram-Färbung erlauben eine orientierende Einteilung (➤ Tab. 48.2).

48.3.2 Aufbau eines Bakteriums

Die Bakterien besitzen statt des Zellkerns ein Kernäquivalent (**Nukleoid**), das ringförmig geschlossen als stark gefaltetes und teils mehrfach verdrilltes DNA-Molekül frei im Zytoplasma liegt (➤ Abb. 48.12). Unabhängig vom Nukleoid können Bakterien im Zytoplasma kleinere ringförmige DNA-Stränge (**Plasmide**) enthalten. Auf ihnen sind unterschiedlichste „Eigenschaften" codiert, so z.B. Toxine, Virulenzfaktoren, Resistenzen.

Das **Zytoplasma** der Bakterien enthält u.a. Ribosomen, Strukturproteine, Enzyme, Ribonukleinsäuren (RNA), Granula mit Polymetaphosphaten, Lipiden und Polysacchariden.

Die **Zytoplasmamembran** besteht aus einer Phospholipiddoppelschicht mit einer Vielzahl eingelagerter Proteine. Sie dient als Permeabilitätsbarriere, als energietransduzierende Membran sowie als Sitz verschiedenster Biosynthese- und Transportenzyme.

Der **periplasmatische Raum** zwischen Zytoplasmamembran und dem Peptidoglykan ist nur bei gramnegativen Bakterien deutlich ausgebildet und enthält Enzyme (z.B. Hydrolasen, Nukleasen, Phosphatasen) sowie Binde- und Transportproteine.

Die Grundstruktur der bakteriellen **Zellwand** baut auf dem Peptidoglykan (Murein) auf, einer netzartigen, dreidimensionalen Struktur von Polysaccharidketten (Glykan), die über Peptidketten miteinander verknüpft sind. Dieses Makromolekül umschließt sackartig die Bakterienzelle (Murein-Sacculus). Die Zellwände bei gramnegativen und grampositiven Bakterien unterscheiden sich deutlich in ihrem Aufbau.

Bei **gramnegativen** Bakterien besteht die Zellwand aus einer dünnen Peptidoglykanschicht, die von einer äußeren Membran aus Phospholipiden, Proteinen („outer membrane proteins", OMP) und Lipopolysacchariden (LPS) umgeben ist. In der Lipopolysaccharidmembran sind u.a. folgende funktionelle Einheiten zu unterscheiden: die O-spezifische Seitenkette aus einer Kette repetitiver Oligosaccharideinheiten (**O-Antigene**), die beim Wirt die Bildung O-spezifischer Antikörper hervorruft, und das **Lipid A**, ein Phospholipid, die eigentliche Komponente des **Endotoxins** der gramnegativen Bakterien (➤ Kap. 48.3.2).

Die **grampositiven** Bakterien besitzen eine einfache, nur aus einer dicken Peptidoglykanschicht bestehende Zellwand. Weitere Bestandteile sind entweder kovalent (Teichon- und/oder Teichuronsäuren) oder nicht kovalent (Lipoteichonsäuren) mit dem Murein verknüpft. Mit der Zellwand nicht kovalent assoziiert sind auch eine Reihe von Proteinen, so z.B. die **M-Proteine** bei den A-Streptokokken oder das **Protein A** bei *Staphylococcus aureus*. Das Peptidoglykangerüst der grampositiven **Mykobakterien** weist als Besonderheit einen sehr hohen Gehalt an Lipiden und Wachsen auf. Dies ist der Grund für die **Säurefestigkeit** und die **hohe Resistenz** der Mykobakterien gegenüber sonstigen äußeren Einflüssen und stellt einen wesentlichen **Virulenzfaktor** dar (➤ Kap. 48.3.6).

An ihrer Außenseite können Bakterien **zusätzliche Differenzierungen** aufweisen:

- **Kapseln** aus viskösem Material (extrazelluläre Polysaccharide oder andere Polymere), die durch ihre antiphagozytäre Eigenschaft ein wesentlicher Virulenzfaktor sind
- **Flagellen** (Geißeln und Kinozilien) als lange, dünne, bewegliche Filamente aus kontraktilen Proteinen (Flagellin), die den Bakterien Mobilität verleihen
- **Fimbrien** (Pili) als kurze, zahlreich ausgebildete Proteinfilamente der Wand vieler, insbesondere gramnegativer Bakterien, die für adhäsive Eigenschaften der Bakterien mit verantwortlich sind

Tab. 48.2 Einteilung wichtiger Bakterien nach Form und Verhalten in der Gram-Färbung.

Form	Verhalten in der Gram-Färbung		
	grampositiv	gramnegativ	Gram-Färbung zum Nachweis ungeeignet
Kokken	*Staphylococcus* *Streptococcus*	*Neisseria*	
Stäbchen	*Corynebacterium* *Listeria*	*Bacteroides* *Bordetella* *Brucella* *Haemophilus* *Legionella* Enterobacteriaceae* *Pseudomonas* *Stenotrophomonas*	*Mycobacterium*
faden-, spindelförmige Stäbchen (teils verzweigt)	*Actinomycetes* *Nocardia* *Propionibacterium*	*Fusobacterium* *Leptotrichia*	
Sporenbildner	*Bacillus* *Clostridium*		
gebogene bis schraubenförmige Bakterien		*Campylobacter* *Vibrio*	*Borrelia* *Treponema* *Leptospira*
Bakterien ohne Zellwand			*Mycoplasma* *Ureaplasma*

* umfasst u.a. folgende Gattungen: *Citrobacter, Enterobacter, Escherichia, Klebsiella, Proteus, Providencia, Serratia, Salmonella, Shigella* und *Yersinia*

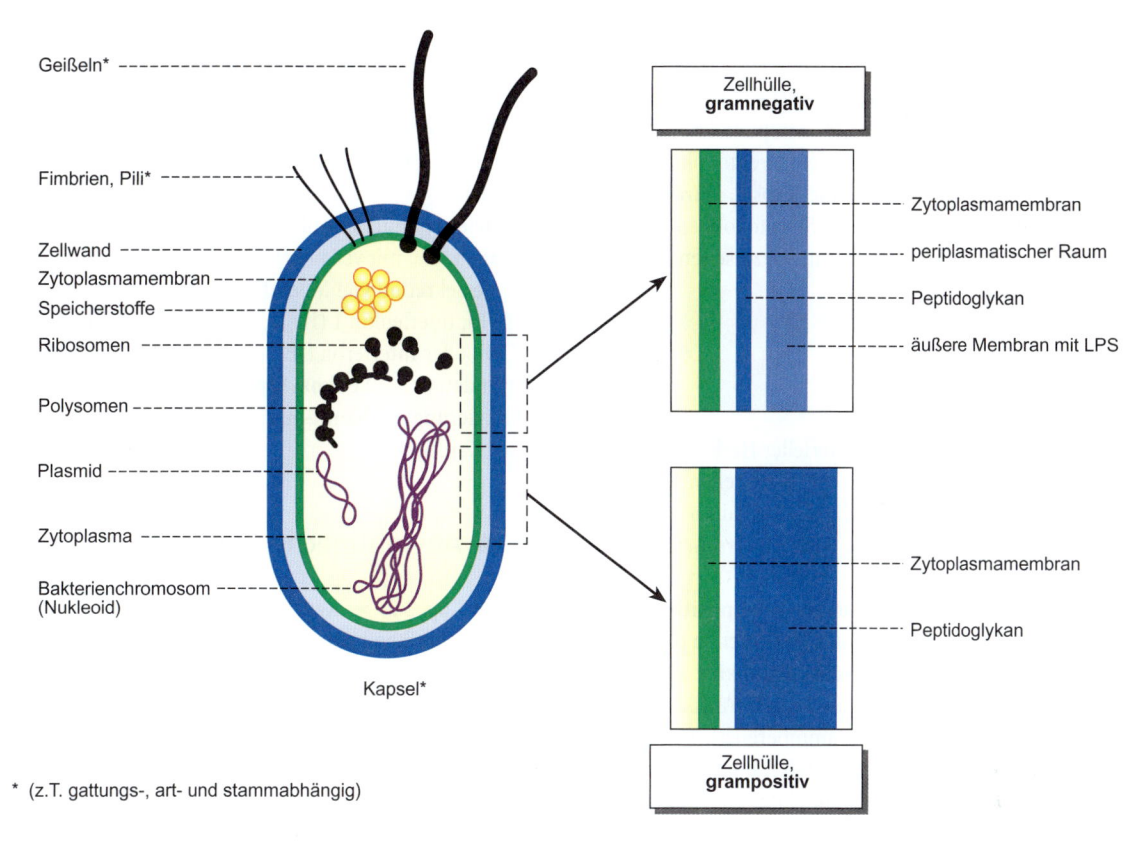

Abb. 48.12 Aufbau eines Bakteriums (Schema nach Brandis).

- Neben den Fimbrien können **Fertilitätspili** (Sexpili) vorkommen, durch die DNA und damit Erbmerkmale übertragen werden können (Konjugation).

Einige Bakterien wie z.B. Spirochäten (schraubenförmige Gestalt) und Mykoplasmen (fehlende Zellwand) haben einen abweichenden Aufbau.

48.3.3 Pathogenese bakterieller Erkrankungen

Pathogenitäts- und Virulenzfaktoren

Pathogenitäts-, Virulenz-, aber auch Resistenzfaktoren können chromosomal oder auf extrachromosomalen Elementen (Plasmiden, Bakteriophagen) codiert sein. Von besonderer Bedeutung ist, dass diese Faktoren durch „parasexuelle" genetische Austauschprozesse an andere Bakterien, auch über Spezies- und Gattungsgrenzen hinweg, weitergegeben werden können.
- Bei der **Transformation** wird „nackte" DNA zwischen Bakterien übertragen, wobei die Zellwand permeabel („kompetent") für die Fremd-DNA sein muss.
- Bei der **Transduktion** kommt es zur Übertragung bakterieller DNA durch Bakteriophagen (Viren, die Bakterien als Wirtszellen befallen). Bei temperenten Phagen (**Prophagen**) wird deren DNA in das Bakterienchromosom integriert. Bei ihrer Exzision aus dem Bakterienchromosom können benachbarte Sequenzen mit ausgeschnitten und auf andere Bakterien übertragen werden.
- Bei der **Konjugation** kommt es zu einer Weitergabe transferierbarer bzw. mobilisierbarer Plasmide durch Zellkontakt über Sexpili. **Plasmide** sind extrachromosomale, sich autonom vermehrende DNA-Moleküle. Häufig tragen sie virulenzassoziierte Gene, die für Toxine, Adhäsine, Invasine und Eisenaufnahmesysteme codieren, sowie Resistenzgene und tragen somit direkt zur Pathogenität und zum Infektionsgeschehen bei. Auch bei den chromosal codierten „Pathogenitätsinseln" und anderen mobilen genetischen Elementen kann es sich um integrierte und veränderte Plasmide handeln.

Adhäsion, Invasion und Ausbreitung

Die Adhäsion ist zu Beginn einer Infektion und bei luminal vorkommenden Bakterien von besonderer Bedeutung. An ihr sind unterschiedliche **Adhäsine** beteiligt, die im Zusammenhang mit Strukturen der Zelloberfläche stehen (Kapseln, Lipoteichonsäure, O-Antigene, Pili).

Von den Bakterien sezernierte **lytische** und **zytotoxische Enzyme** wie Proteinasen (Kollagenasen), Phosphatasen, Fibrolysin, Nukleasen und Hyaluronidase spielen bei der **Invasion** und **Ausbreitung** der Erreger eine Rolle. Dabei wird das lokale Krankheitsbild vom Enzymmuster des Erregers entscheidend mitgeprägt.

Antiphagozytäre Faktoren

Phagozytosehemmend wirken **Exotoxine** (Leukozidin und Hämolysine der Staphylokokken und Streptokokken) sowie **Oberflächenproteine** (M-Proteine der Streptokokken oder Protein A der Staphylokokken) und die **Kapsel.** Durch die hohe **Variabilität der Oberfläche** bei A-Streptokokken und Gonokokken kommt die Infektabwehr mit spezifischen Antikörpern kaum zum Tragen.

Exo- und Endotoxine

Toxine als Stoffwechselprodukte bakterieller Herkunft sind bereits in geringer Konzentration für die Wirtszellen letal oder beeinflussen ihre Funktion nachteilig. Damit führen sie zu typischen Krankheitserscheinungen. Man unterscheidet **Exo**- und **Endotoxine.**

Exotoxine Exotoxine sind Proteine **grampositiver und gramnegativer Bakterien,** die von den Bakterien in das umgebende Medium ausgeschieden werden. Exotoxine sind stark immunogen und induzieren neutralisierende Antikörper. Sie sind hochtoxisch (LD_{50} im Mikrogrammbereich). Durch Formalineinwirkung sind sie in nichttoxische, immunogene **Toxoide** (Impfstoffproduktion) umwandelbar. Sie haben sehr unterschiedliche Angriffspunkte und Wirkungen. Historisch wurden sie häufig nach ihrer Hauptwirkung bezeichnet, z.B. als Enterotoxine (emetische Wirkung), Neurotoxine (paralytische Wirkung), Zytotoxine wie Hämolysine oder Leukozidine (nekrotisierende Wirkung). Nach ihren **molekularen Wirkungsmechanismen** lassen sie sich in verschiedene Wirkgruppen einteilen:

- enzymatisch oder physikalisch **membranschädigende Toxine,** z.B. Phospholipase C von *Clostridium perfringens* und die Zytolysine (Hämolysine/Leukozidine) u.a. von *Staphylococcus aureus, Streptococcus pyogenes, Streptococcus pneumoniae* und *Listeria monocytogenes*
- **rezeptormodulierende Toxine,** z.B. die Superantigene von *Staphylococcus aureus* (Enterotoxine, Toxic-Shock-Syndrom-Toxin 1) und β-hämolysierenden Streptokokken (erythrogene Toxine A und C)
- **internalisierte Toxine** mit intrazellulärer enzymatischer Wirkung, z.B. ADP-Ribosyltransferasen (z.B. Pertussistoxin von *Bordetella pertussis,* Diphtherietoxin von *Corynebacterium diphtheriae,* Choleratoxin von *Vibrio cholerae*)
- N-Glykosidasen (z.B. Shigatoxin von *Shigella dysenteriae*), Metalloproteasen (z.B. Tetanustoxin von *Clostridium tetani*), invasive Adenylatcyclasen (z.B. Ödemfaktor von *Bacillus anthracis*).

Endotoxine Endotoxine sind struktureller Bestandteil der äußeren Membran der Zellwand **gramnegativer Bakterien.** Bei der Lyse der Bakterien bzw. bei der Zellteilung werden die hitzestabilen Lipopolysaccharid-Komplexe (LPS-Komplexe) freigesetzt. Ihr Lipid-A-Teil ist für die Toxizität verantwortlich. Endotoxine sind wenig immunogen und induzieren neutralisierende Antikörper. Sie verursachen im Organismus eine Reihe von Reaktionen (➤ Kap. 7.10):

- Aktivierung des **Komplementsystems** über den klassischen und alternativen Weg (➤ Kap. 3.2.4)
- Freisetzung **lysosomaler Granula** aus neutrophilen Granulozyten
- Aktivierung und Stimulation von **Monozyten** und **Makrophagen,** u.a. mit vermehrter Bildung lysosomaler Enzyme sowie Sekretion von Mediatoren wie Tumornekrosefaktor (TNF), Interleukin 1 (IL-1), „colony stimulating factor" (CSF) oder Interferon (IFN).
- Stimulation der **Leukozytopoese**
- Aktivierung des **Kinin**- und **Gerinnungssystems** (➤ Kap. 3.2.4).

48.3.4 Abwehrmechanismen

➤ auch Kap. 3.2, ➤ Kap. 4

Bei den meisten bakteriellen Infektionen kommt die **unspezifische** Abwehr mit ihren Effektoren, den neutrophilen Granulozyten und Makrophagen, zum Tragen. Unterstützend wirken dabei die Opsonierung der Bakterien mit spezifischen Antikörpern, die Komplementaktivierung und die Lyse der Bakterien. Morphologisches Korrelat dieser Abwehrreaktion ist die eitrige Entzündung.

Bei nichtinvasiven Keimen, wie z.B. Choleravibrionen und *Corynebacterium diphtheriae,* steht die **humorale spezifische** Abwehr im Mittelpunkt mit toxinneutralisierenden und die Bakterienadhäsion blockierenden Antikörpern.

Bei obligat intrazellulären Erregern (z.B. bei Mykobakterien) ist die durch **T-Zellen** und **Lymphokine** bewirkte Aktivierung von Makrophagen von besonderer Bedeutung. Hier kommt es meist zu einer charakteristischen histiozytär-epitheloiden Entzündungsreaktion.

Klinische Relevanz Die meisten Bakterien (Streptokokken, Staphylokokken u.a.) verursachen **akute** und/oder **chronische eitrige** Entzündungen mit unterschiedlich ausgeprägten Allgemeinsymptomen (z.B. Fieber, Tachykardie) bis zum septischen Krankheitsbild (➤ Kap. 7.10).

Zum Spektrum bakterieller Infektionskrankheiten gehören auch **chronische granulomatöse** Entzündungen (z.B. Tuberkulose) sowie ausschließlich durch **bakterielle Toxine** verursachte Krankheiten (z.B. Tetanus, Diphtherie).

48.3.5 Akute Erkrankungen durch Bakterien

Eitrige Infektionen werden überwiegend von **Staphylokokken, Streptokokken** sowie im Krankenhaus erworbenen gramnegativen Stäbchenbakterien der Familie der **Enterobacteriaceae (nosokomiale Infektionen)** hervorgerufen.

Erkrankungen durch Staphylokokken

Staphylokokken sind grampositive Haufenkokken. Zu ihnen gehören *Staphylococcus aureus* und die Gruppe der weniger virulenten koagulasenegativen Staphylokokken (CNS).

Staphylococcus aureus

Pathogenese
Staphylococcus aureus besitzt eine Vielzahl von **Virulenzfaktoren**. Die **MSCRAMM** („microbial surface components recognizing adhesive matrix molecules"), z.B. der fibrinogenbindende **Clumping-Faktor** sowie weitere Adhäsine (z.B. Teichonsäure) dienen der Anheftung des Erregers an Wirtszellen und an extrazelluläre Matrixproteine sowie der Phagozytoseabwehr. Nach der Adhärenz verfügt *S. aureus* über eine umfangreiche Ausstattung an **Enzymen** (Phospholipasen, Kollagenasen, Nukleasen und Hyaluronidasen), um in das Wirtsgewebe einzudringen. Strategien des Erregers zur Phagozytoseabwehr umfassen den Aufbau eines Fibrinschutzwalls mit **Plasmakoagulase** und **Clumping-Faktor.** Dieser Wall kann durch ein erregereigenes Fibrolysin (Staphylokinase) wieder aufgelöst werden. Antiphagozytär wirken auch die erregereigene Kapsel sowie zytotoxische **Hämolysine** und **Leukozidine**. Das α-Hämolysin zeigt eine dermatonekrotisierende Wirkung. Zu den Leukozidinen zählt auch das Panton-Valentine-Leukozidin (PVL). **Protein A** ist in der Lage, Komplement zu aktivieren und besitzt die Fähigkeit, Antikörper über die Fc-Stücke zu binden, wodurch der Opsonierungseffekt aufgehoben wird.

Hinzu kommen weitere hochwirksame **Toxine** wie die pyrogenen Superantigen-Toxine (➤ Kap. 48.3.3), die die Enterotoxine und das Toxic-shock-syndrome-Toxin 1 umfassen.

Klinische Relevanz *Staphylococcus aureus* ist die häufigste Ursache **eitriger Infektionen der Haut.** Furunkel, Karbunkel, Pyodermie, Panaritium und bei der verletzten Haut Wundinfektionen sind Ausdruck lokaler, von der Haut und ihren Anhangsgebilden ausgehender Infektionen. Von hier aus kann sich der Erreger in andere Organsysteme absiedeln und **Abszesse** in Weichteilen und Organen sowie **Empyeme** in Körperhöhlen (z.B. Gelenke, Pleurahöhle) ausbilden. Im Kindesalter typisch ist die primär hämatogene **Osteomyelitis.** Es handelt sich meist um lokale, eitrig-abszedierende Entzündungen. Tiefe Infektionen umfassen u.a. Pyomyositis, **Mastitis puerperalis,** Mastoiditis, Otitis media, Sinusitis und **Parotitis**.

Sekundäre Infektionen (z.B. ZNS, Niere, Lunge) können im Rahmen einer **hämatogenen Streuung** oder **Sepsis** auftreten. So kann es z.B. beim Nasenfurunkel zu einer Thrombophlebitis der V. angularis kommen. Die Verschleppung erregerhaltigen thrombotischen Materials in den Sinus cavernosus kann dann zu schweren zerebralen Komplikationen wie **Meningitis** führen. Selten, aber mit einer hohen Letalität verbunden sind die *Staphylococcus-aureus-***Pneumonie** (➤ Abb. 48.13), die sich meist als sekundär abszedierende Superinfektion nach Viruspneumonien (v.a. nach Influenzapneumonien) oder als nosokomiale Pneumonie bei beatmeten Patienten entwickelt, sowie die akute ulzeröse **Endokarditis.** Die sekundäre (postoperative, posttraumatische) **Osteomyelitis** dagegen neigt eher zum chronischen Verlauf.

Toxinvermittelte *Staphylococcus-aureus-***Erkrankungen**

- Die **Staphylokokken-Lebensmittelvergiftung** (Enterotoxikose) wird durch sehr wirksame, hitzestabile **Enterotoxine** (SEA-SEE, evtl. weitere) hervorgerufen, welche präformiert über kontaminierte Nahrung in den Organismus gelangen und nach wenigen Stunden massives Erbrechen, Kreislaufdekompensation, Fieber sowie seltener eine Diarrhö verursachen. Die Gastroenteritis klingt nach 24–48 h ohne Spätfolgen ab.
- Das **toxische Schocksyndrom** („toxic shock syndrome", TSS) wird durch Freisetzung des **Toxic-shock-syndrome-Toxins 1** (TSST-1) bei fehlendem protektivem Antikörpertiter hervorgerufen. Die klinische Symptomatik besteht aus Fieber, Hypotonie, Kreislaufdekompensation und scarlatiniformem Exanthem in der Akut- sowie Desquamation in der Rekonvaleszenzphase. Dabei kann es unter dem Bild eines protrahierten Schocks zum **Multiorganversagen** kommen. Die im Zusammenhang mit der Menstruation insbesondere durch die Verwendung von Tampons mit hoher Saugkraft auftretende Form **(menstruelles TSS)** ist häufiger als das nichtmenstruelle TSS. Ein TSS kann jedoch auch durch Enterotoxin B oder durch die pyrogenen (erythrogenen) Toxine A und C von *Streptococcus pyogenes* hervorgerufen werden (➤ Kap. 7.10).

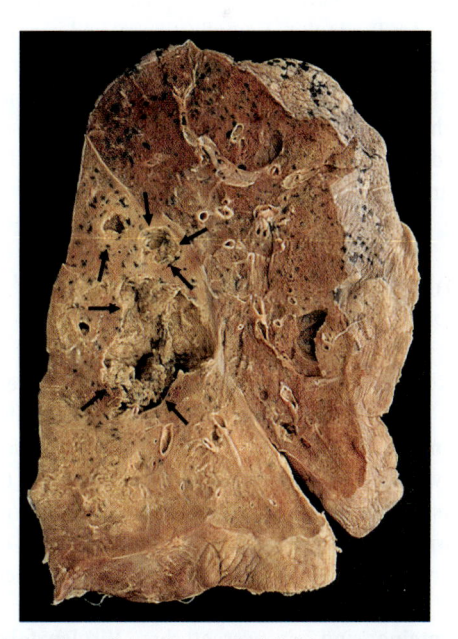

Abb. 48.13 Abszedierende Staphylokokkenpneumonie. Ausbildung mehrerer Abszesshöhlen (Pfeile). Pyogene Membran im Randbereich der Abszesshöhlen.

- Das **Staphylococcal Scalded Skin Syndrome** (SSSS) wird durch **Exfoliativtoxine** (ETA und ETB) hervorgerufen. Die generalisierte Form (Morbus Ritter von Rittershain) kommt hauptsächlich bei Neugeborenen und Kleinkindern, aber auch bei immunsupprimierten Erwachsenen in Form einer großflächigen, blasenbildenden Epidermolyse mit Hautnekrose vor (toxische epidermale Nekrolyse). Zur lokalisierten Verlaufsform (bullöse Impetigo, Pemphigus neonatorum) kommt es bei nur lokal wirksamer Toxinproduktion. Beim SSSS handelt es sich um eine **intraepidermale Spaltbildung** im Gegensatz zur subepidermalen Spaltbildung beim Lyell-Syndrom, der schwersten Form eines akuten Arzneimittelexanthems.

Koagulasenegative Staphylokokken

Die zur physiologischen Flora gehörenden koagulasenegativen Staphylokokken (CNS; *Staphylococcus epidermidis, Staphylococcus haemolyticus, Staphylococcus hominis, Staphylococcus lugdunensis* u.a.) können bei entsprechenden prädisponierenden Faktoren Infektionen hervorrufen, die einen chronisch larvierten Verlauf haben. Sie sind bei Heroinsüchtigen für eine Rechtsherz-Endokarditis sowie bei abwehrgeschwächten Patienten und Früh- und Neugeborenen für septische Schübe mit Fieber und Schüttelfrost verantwortlich (➤ Kap. 48.3.5). CNS besitzen die Fähigkeit, sich an Kunststoffoberflächen (Katheter, Liquorableitungen, künstliche Herzklappen u.a.) anzuheften und sich dort zu vermehren. Der entstehende Biofilm aus Staphylokokken-Schichten, extrazellulärer Schleimsubstanz und Wirtsproteinen schützt die Erreger vor Wirtsabwehrmechanismen (Opsonophagozytose) und vor Chemotherapeutika. Je nach implantiertem Fremdkörper verursachen **fremdkörperassoziierte Infektionen** eine Sepsis, Ventrikulitis, Endokarditis oder Peritonitis. Komplikationen sind generalisierte, abszedierende Entzündungen in parenchymatösen Organe.

Staphylococcus saprophyticus ist – wahrscheinlich aufgrund einer erhöhten Affinität zum Urothel – der Erreger des **Dysuriesyndroms** bei Frauen und einer unspezifischen **Urethritis** bei Männern.

Erkrankungen durch Streptokokken und Enterokokken

Streptokokken und Enterokokken sind grampositive Kettenkokken. Traditionelle Einteilungen beruhen einerseits auf ihrem **Hämolyseverhalten** auf Blutagarplatten in β-hämolysierende (vollständige Hämolyse), α-hämolysierende (partielle Hämolyse, Vergrünung) und nichthämolysierende Streptokokken sowie andererseits auf dem **Antigencharakter** des Zellwandpolysaccharids (C-Substanz) in die serologischen Gruppen A–T nach Lancefield (➤ Tab. 48.3).

M-Proteine sind ein wesentlicher **Virulenzfaktor** der Streptokokken in den serologischen Gruppen A, C und G. Sie befinden sich „fimbrienartig" an der Zelloberfläche und besitzen antiphagoytäre Eigenschaften. Die hohe Variabilität dieser M-Proteine führt jedoch dazu, dass nur eine stammspezifische Immunität erworben wird mit der Folge, dass Stämme mit anderen M-Typen erneut zu Erkrankungen führen können. Weitere Virulenzfaktoren sind die Streptolysine O und S mit ihren zellmembranschädigenden Wirkungen sowie die für die phlegmonöse Ausbreitung verantwortlichen Enzyme, Hyaluronidase, Streptokinasen sowie die DNAsen A, B, C und D. Die von einigen Stämmen sezernierten Toxine A, B und C sind für das Scharlachexanthem verantwortlich. Die Streptokokkentoxine A und C verursachen das **Streptokokken-Toxin-Schocksyndrom,** wobei die entsprechenden Streptokokkenstämme häufig auf ihrer Oberfläche die Proteine M1 und M3 tragen.

Tab. 48.3 Einteilung der Streptokokken und Enterokokken.

Gattung	Lancefield-Gruppe	Häufige Arten
Streptococcus	pyogene Streptokokken	
	A	S. pyogenes
	B	S. agalactiae
	C, G	S. dysgalactiae subspp. dysgalactiae und equisimilis
	orale Streptokokken	
	–	S. mutans
	–	S. salivarius
	F, A, C, G, –	S. anginosus („S. milleri")
	–	S. oralis
	–	S. pneumoniae
	andere Streptokokken	
	D	S. equinus (früher S. bovis)
Enterococcus	D, Q	E. faecalis
	D, Q	E. faecium

Streptococcus pyogenes

Streptococcus pyogenes gehört zu den pyogenen, β-hämolysierenden Streptokokken der Gruppe A. Er verursacht v.a. die **akute Pharyngitis, Tonsillitis** und die **Otitis media.** Weitere **lokale** *Streptococcus-pyogenes*-Infektionen sind die Impetigo contagiosa – meist gemeinsam mit *Staphylococcus aureus* – und das Erysipel sowie die Phlegmone, deren schwerste Form, die nekrotisierende Fasziitis, mit einem rasch progredienten Verlauf und einer hohen Letalität verbunden ist.

Infektionen der **inneren Organe** umfassen Pneumonie, Empyem, Perikarditis, Peritonitis, Meningitis, Arthritis und Endokarditis (akute und subakute bakterielle Endokarditis; ➤ Kap. 19.4.1). Die Puerperalsepsis („Kindbettfieber") geht nicht selten von einer Endometritis post partum durch *Streptococcus pyogenes* aus.

Wichtige immunologisch bedingte **Folgeerkrankungen** eines Streptokokkeninfekts sind die **akute Glomerulonephritis** (➤ Kap. 37.4.1) und das **akute rheumatische Fieber** (➤ Kap. 19.4.1).

Streptococcus agalactiae

Der β-hämolysierende *Streptococcus agalactiae* aus der serologischen Gruppe B ist als Erreger einer – nicht selten – letalen Infektion vom **„Early-Onset"-Typ** (bis 8. Lebenstag) mit einer Sepsis bzw. einer 1–6 Wochen nach Geburt auftretenden Infektion vom **„Late-Onset"-Typ** mit Meningitis bei Neugeborenen von besonderer Bedeutung. Ferner sind neben Wund- und insbesondere im höheren Alter Harnwegsinfektionen, seltener auch Endokarditiden, Pneumonien und Osteomyelitiden bekannt. Wesentlicher Virulenzfaktor ist die Kapsel.

Streptococcus pneumoniae

Pneumokokken sind die häufigsten Erreger einer **primären Pneumonie.** Früher dominierte die klassische, auf einzelne Lungenlappen begrenzte **Lobärpneumonie,** heute dagegen die **Bronchopneumonie** (➤ Kap. 24.6.1). Im Rahmen einer septischen Streuung oder ausgehend von einer Sinusitis oder Otitis media kann es zum Hirnabszess, zur Mastoiditis und zur **Pneumokokkenmeningitis** kommen. Letztere hat auch heute noch trotz antibakterieller Therapie eine hohe Letalität. Sie ist die häufigste bakterielle Meningitis bei Patienten über 40 Jahre. Ein besonders hohes Risiko haben splenektomierte Patienten, die aus diesem Grund aktiv immunisiert sein sollten.

Vergrünende und nichthämolysierende Streptokokken

Vergrünende und nichthämolysierende Streptokokken des Mundraums sind die häufigsten Erreger einer **Endokarditis** (> 50%) (Endocarditis lenta, ➤ Kap. 19.4.1) sowie wichtige Erreger der Spätprothesenendokarditis.

Enterokokken

Typische Infektionen der das Darmlumen von Mensch und Tier besiedelnden Enterokokken (*E. faecalis, E. faecium* u.a.) betreffen die Harnwege, das Endokard, das Peritoneum und Operationswunden. Zunehmend Probleme bereiten nosokomiale Infektionen durch vancomycinresistente (glykopeptidresistente) Stämme (VRE bzw. GRE).

Erkrankungen durch gramnegative Kokken

In der Familie der *Neisseriaceae* sind *Neisseria meningitidis* (Meningokokken) und *Neisseria gonorrhoeae* (Gonokokken) von besonderer klinischer Bedeutung. Diese beiden Arten liegen meist als Diplokokken vor, also als paarweise auftretende Kokken.

Neisseria meningitidis

Neisseria meningitidis ruft als häufigste Erkrankung eine **eitrige Meningitis** mit plötzlichem Beginn und foudroyantem Verlauf hervor. Andere Erkrankungsbilder sind seltener.

Die Serotypen A, B und C besonders sind besonders virulent. Weitere Virulenzfaktoren sind Pili, die zur Adhäsion am Epithel des Nasopharynx beitragen, eine IgA-Protease, die sekretorische IgA-Antikörper in der Schleimhaut zerstört, sowie ein Endotoxin.

Virulente Stämme können über lokale Schleimhautinfektionen (z.B. Pharyngitis) und eine Bakteriämie zu Meningitis und **Sepsis** mit Endotoxinschock, disseminierter intravaskulärer Koagulopathie, schweren Hämorrhagien und Nebennierenversagen führen (**Waterhouse-Friderichsen-Syndrom,** ➤ Kap. 7.10.2 und ➤ Kap. 16.1.11).

Neisseria gonorrhoeae

Neisseria gonorrhoeae ist der Erreger der **Gonorrhö** (Tripper), der häufigsten bakteriellen Geschlechtskrankheit. Beim Mann steht eine akute **eitrige Urethritis,** bei der Frau meist eine symptomärmere **Cervicitis uteri** im Vordergrund.

Komplikationen bei unbehandeltem chronischem Verlauf sind bei der Frau eine Adnexitis, selten eine Peritonitis und beim Mann eine eitrige Prostatitis und Epididymitis. Während die Monarthritis gonorrhoica zu schweren Gelenkschäden führen kann, verläuft die seltene Gonokokkensepsis meist benigne. Die unter der Geburt erworbene Konjunktivitis (Blennorrhoea gonorrhoica) bei Neugeborenen ist durch die Prophylaxe nach Credé (Einträufeln einer 1%igen Silbernitratlösung) in jeden Konjunktivalsack unmittelbar nach der Geburt eine Seltenheit geworden. Die alternative lokale Applikation von Antibiotika ist u.a. aufgrund möglicher Resistenzen umstritten.

Erkrankungen durch gramnegative Stäbchenbakterien

Zu den gramnegativen Stäbchenbakterien gehört die Familie der Enterobacteriaceae. Von diesen verursachen **Salmonellen, Shigellen, Yersinien** sowie einige Pathovarietäten (Pathovare) von *Escherichia coli* weitgehend spezifische Krankheitsbilder. Davon ist die Gruppe der **fakultativ pathogenen** Enterobacteriaceae mit unspezifischen Erkrankungsbildern abzugrenzen. Weiterhin werden in diesem Kapitel die Pseudomonaden und andere Nonfermenter sowie *Francisella tularensis* besprochen.

Enterobacteriaceae

Salmonellen *Salmonella typhi* und *Salmonella paratyphi A, B* und *C* sind die Erreger der typhösen Salmonellosen (**Typhus abdominalis** und **Paratyphus A, B und C**). Hierbei handelt es sich um Allgemeinerkrankungen.

Salmonella enteritidis und *Salmonella typhimurium,* die häufigsten und bedeutendsten Erreger unter den „Enteritis-Salmonellen", verursachen auf den Darm beschränkte Infektionen (**Enteritiden,** ➤ Kap. 30.7.1) mit profusen, wässrigen Durchfällen. Auch septische Verläufe kommen vor.

Man unterteilt die Salmonellen serologisch anhand ihrer unterschiedlichen Oberflächenantigene, deren Muster im Kauffmann-White-Schema zusammengefasst sind.

Shigellen Nach den Serotypen unterscheidet man 4 Shigellenarten, deren Häufigkeit regional variiert, *Shigella dysenteriae* (Tropen und Subtropen), *Shigella boydii* (Vorderasien und Nordafrika) sowie die weltweit vorkommenden *Shigella flexneri* und *Shigella sonnei.*

Shigellen sind die Erreger der **bakteriellen Ruhr** (Shigellose, ➤ Kap. 32.5.1).

Yersinien *Yersinia enterocolitica* und *Yersinia pseudotuberculosis* penetrieren als invasive Keime die Schleimhaut des unteren Darmtrakts und verursachen **Enteritiden** und **Enterokolitiden** mit einer mesenterialen Lymphangitis und Entzündungen in Dünn- und Dickdarm, oft unter dem Bild einer Appendizitis (➤ Kap. 30.7.1).

Yersinia pestis ist der Erreger der **Pest,** einer der gefährlichsten Anthropozoonosen, die schon bei Verdacht melde- und quarantänepflichtig ist. Nach dem **Übertragungsmodus** unterscheidet man zwischen der Bubonenpest (Beulenpest) und der primären Lungenpest.

- **Bubonenpest:** Übertragung der Erreger von erkrankten Nagetieren (v.a. Ratten) durch den Biss infizierter Rattenflöhe. Die Erreger gelangen in die regionären Lymphknoten, wo sie sich vermehren und nach einer Inkubationszeit von 5–10 Tagen zu den charakteristischen, bläulich verfärbten, geschwollenen Lymphknoten (Bubonen) führen. Eine hämatogene Aussaat kann zur Absiedlung der Erreger in andere Organe führen. Beim septischen Verlauf kommt ers zu einem Endotoxinschock. Gangröse Hautnekrosen der Pestpurpura führten wahrscheinlich zur historischen Bezeichnung als „Schwarzer Tod". Eine Absiedlung in die Lunge hat die **sekundäre Lungenpest** mit erregerreichem, hochinfektiösem, hämorrhagischem Sputum zur Folge.
- Die **primäre Lungenpest** wird von Pestkranken mit sekundärer Lungenpest aerogen übertragen. Die Inkubationszeit beträgt wenige Stunden bis maximal 2 Tage. Es kommt zu einer hämorrhagischen Bronchopneumonie, die zusammen mit Sepsis und starker Toxinwirkung (z.B. toxische Herzlähmung) unbehandelt innerhalb von Stunden bis zu 4 Tagen zum Tod führt.

Darmpathogene Escherichia-coli-Stämme Darmpathogene *E.-coli*-Stämme (➤ Tab. 48.4) rufen im Intestinum definierte Erkrankungsbilder hervor. Es werden mehrere Gruppen unterschieden: **enterotoxische** *E. coli* (ETEC), **enteroinvasive** *E. coli* (EIEC), **enterohämorrhagische** *E. coli* (EHEC) und **enteropathogene** *E. coli* (EPEC) (➤ auch Kap. 30.7.1). Zunehmende Bedeutung besitzen auch die enteroaggregativen *(EAEC)* und diffus adhärenten *(DAEC) E.-coli*-Pathovare.

Fakultativ pathogene Enterobacteriaceae Der weitaus häufigste Keim dieser Gruppe ist *E. coli.* Dazu gehören außerdem *Klebsiella pneumoniae, Enterobacter cloacae, Proteus mirabilis, Serratia marcescens* u.a.

Diese Enterobacteriaceae gehören teils zur physiologischen Darmflora des Menschen. Im Vordergrund **extraintestinaler,** teils eitriger Prozesse stehen Harnwegsinfektionen, Pyelonephritis und Entzündungen der Gallenwege sowie im Krankenhaus erworbene (**nosokomiale**) **Infektionen** (postoperative Wundinfektionen, Peritonitis, Pneumonie, Meningitis und Septikämie). Bei nosokomialen Infektionen ist mit einer erhöhten antibakteriellen Resistenz der Erreger zu rechnen, da Resistenzplasmide unter den Bakterien weitergegeben werden können.

Bei Septikämien mit gramnegativen Bakterien besteht die zusätzliche Gefahr des **Endotoxinschocks** (➤ Kap. 7.10). Bei der Autopsie findet man häufig nur die Zeichen eines generalisierten Schocks mit einer disseminierten intravasalen Koagulopathie (DIC). Bei **hämatogener** Ausbreitung können **Abszesse** in der Leber oder anderen Organen entstehen (**Septikopyämie**).

Pseudomonaden und andere „Nonfermenter"

Der wichtigste Vertreter anspruchsloser, nicht fermentierender („Nonfermenter"), gramnegativer Stäbchen ist *Pseudomonas aeruginosa* als wichtiger Erreger von nosokomialen Infektionen. Bei Patienten mit geschwächter spezifischer und unspezifischer Abwehr kommt es u.a. zu Pneumonien, Peritonitis, Wundinfektionen und Pyelonephritis. *P. aeruginosa* produziert Pigmente (Pyozyanin, Fluoreszein), die dem Eiter eine blau-grünliche Färbung mit dem typischen lindenblütenartigen Geruch verleihen können. Die Gattungen *Acinetobacter, Alcaligenes* und *Stenotrophomonas* repräsentieren weitere Erreger insbesondere nosokomialer Infektionen.

Francisella tularensis

Die durch *Francisella tularensis,* ein kokkoides, gramnegatives, sporenloses Stäbchen, hervorgerufene **Tularämie** („Hasenpest") ist eine Zoonose, die durch direkten oder indirekten Kontakt mit infizierten Tieren (v.a. Hasen, Nager) übertragen wird. Der **Primäraffekt** in Form wenig schmerzhafter, schmierig belegter Geschwüre mit leicht unterminierten Rändern ergibt zusammen mit den beteiligten Lymphknoten einen Primärkomplex.

Sonderformen der äußeren Tularämie sind die ulzeroglanduläre Form mit kurzfristiger Einschmelzung der Lymphknoten sowie die okuloglanduläre Form mit einer Konjunktivitis. Neben den beschriebenen äußeren Formen der Tularämie (ca. 90%) gibt es auch **innere Formen:** die pulmonale bzw. thorakale, abdominale und die typhöse Form. Der Verlauf ist meist gutartig.

Tab. 48.4 Infektiologische Aspekte bei darmpathogenen E.-coli-Stämmen.

	ETEC	EIEC	EHEC	EPEC
Lokalisation	Jejunum	Kolon	Kolon	Jejunum/Ileum
Morphologie	intakte Mukosa, Hyperämie	Entzündung, Ulzeration, Nekrosen	Destruktion der Mikrovilli, Nekrosen	Destruktion der Mikrovilli
Pathogenese	Enterotoxine	Invasion in die Enterozyten	Adhärenz, Shiga-Toxin-Familie	Adhärenz
Klinik	Reisediarrhö, Diarrhö bei Kindern	blutige Diarrhö	hämolytisch-urämisches Syndrom (HUS) thrombotisch-thrombozytopenische Purpura	Diarrhö bei Säuglingen und Kindern, Reisediarrhö

ETEC = enterotoxische *E.-coli*-Stämme
EIEC = enteroinvasive *E.-coli*-Stämme
EHEC = enterohämorrhagische *E.-coli*-Stämme
EPEC = enteropathogene *E.-coli*-Stämme

Morphologie

Histologisch findet man tuberkuloide Granulome mit neutrophilen Granulozyten (retikulär-abszedierend), die im Frühstadium von Nekrosen, im späteren Stadium von einer granulomatösen Entzündung mit Endangiitis geprägt sind.

Klinische Relevanz Das klinische Bild ist begleitet von Fieber und ausgesprochen vielgestaltig in Abhängigkeit vom Eintrittsort sowie von der unterschiedlichen Virulenz der Erreger.

Erkrankungen durch grampositive Stäbchenbakterien

Diphtherie

Corynebacterium diphtheriae ist ein nichtsporenbildendes, grampositives, keulenförmiges Stäbchen und der Erreger der Diphtherie. Die Pathogenität der Diphtheriebakterien beruht auf einem **Exotoxin**, welches aus den Untereinheiten A und B besteht. Über die B-Untereinheit bindet sich das Toxin an die Zellmembran. Die zellschädigende A-Untereinheit wird eingeschleust und blockiert irreversibel die Translation der Zelle, was zum Zelltod führt. Da die genetische Information für die Toxinbildung auf dem Genom eines sich in die DNA der Bakterienzelle integrierenden Bakteriophagen liegt, haben nur lysogene Bakterienstämme die Fähigkeit zur Toxinbildung.

Man unterscheidet eine lokale Infektion – z.B. der Tonsillen, des Rachens oder des Kehlkopfs – von einer systemischen Intoxikation. Die **lokale Infektion** ist gekennzeichnet durch eine pseudomembranös-nekrotisierende Entzündung der Rachen-, selten der Nasenschleimhaut mit grauweißen Belägen, Epithelnekrosen, Ödem und Toxinämie. Die **generalisierte Intoxikation** manifestiert sich – häufig erst nach Abklingen der akuten Infektion – als Parenchymschädigung von Herz, Leber, Niere und Nebenniere sowie mit einer Lähmung motorischer Nerven.

Listeriose

Listerien, die Erreger der Listeriose, sind grampositive Stäbchenbakterien, die fakultativ intrazellulär wachsen. Die Infektion erfolgt meist über Nahrungsmittel (u.a. naturbelassene Milchprodukte).

Listeria monocytogenes verursacht bei Patienten mit geschwächter Immunabwehr **akute eitrige Entzündungen** (Meningitis, Sepsis, Endokarditis, Endometritis). Bei intaktem Immunsystem hingegen verläuft die Infektion meist asymptomatisch oder unter dem klinischen Bild eines kurzen fieberhaften grippalen Infekts.

Nach **diaplazentarer** oder **perinataler** Infektion kommt es zum Abort oder beim Neugeborenen zu einer generalisierten Infektion mit miliaren, granulomatösen Entzündungsherden in den parenchymatösen Organen (**Granulomatosis infantiseptica**).

Erkrankungen durch sporenbildende Bakterien

Milzbrand

Bacillus anthracis, ein hochinfektiöses, aerobes, grampositives, sporenbildendes Stäbchen, ist der Erreger des Milzbrands (Anthrax), einer Anthropozoonose.

Pathogenitätsfaktoren sind die phagozytosehemmende Polypeptidkapsel und der Anthraxtoxinkomplex (letales Toxin und Ödemtoxin). Er verursacht eine schwere Schädigung der Endothelien der Endstrombahn mit hämorrhagischer Entzündung. Übertragen wird Milzbrand meist über tierische Produkte wie Wolle oder Felle.

Je nach Eintrittspforte manifestiert sich der Milzbrand an der Haut mit hämorrhagischen Hautnekrosen (**Hautmilzbrand**), an der Lunge mit einer hämorrhagischen Bronchopneumonie (**Lungenmilzbrand**) oder im Darm mit einer hämorrhagischen Enteritis (**Darmmilzbrand**). Der klinische Verlauf ist geprägt vom toxischen Schock (Milzbrandsepsis mit Schüttelfrost, Fieber, Hautblutungen und Schock) und der Schädigung des ZNS.

Clostridien

Clostridien sind anaerobe, sporenbildende, grampositive Stäbchen. Sie kommen ubiquitär in der Umwelt vor, z.B. im Darmtrakt von Mensch und Tier sowie als Spore im Erdboden. Die Pathogenität der Clostridien ist auf ihre **Exotoxine** (Neurotoxine, Histotoxine) zurückzuführen.

Gasbrand Der Gasbrand (Gasödem) entsteht durch Wundinfektion mit *Clostridium perfringens,* aber auch *Clostridium novyi, Clostridium septicum* und *Clostridium histolyticum.* Nicht selten handelt es sich um eine Mischinfektion mit anderen aeroben und anaeroben Erregern. Unter anaeroben Wundverhältnissen kommt es innerhalb von Stunden durch die Enzyme und **Histotoxine** der Clostridien zu Ödembildung und rasch fortschreitenden Nekrosen unter Gasbildung im Gewebe (Knistern bei Palpation).

Histologisch finden sich ausgedehnte Nekrosen (➤ Abb. 48.14). Die Toxine führen zu einem toxisch-septischen Schock. Eine starke Gewebeschädigung mit Minderdurchblutung (Muskelquetschung, Polytrauma, Fraktur) begünstigt den raschen Verlauf. Bei Verletzungen des Dickdarms, bei Darmkarzinomen sowie nach Dickdarmoperationen kann es auch zu endogenen Infektionen mit diesem Erreger kommen (➤ Kap. 30.7.1).

Tetanus Beim Tetanus (Wundstarrkrampf) handelt es sich um eine lokale Wundinfektion bei anaeroben Wundverhältnissen mit *Clostridium tetani*. Das allgemeine Krankheitsbild wird vor allem durch das Tetanustoxin (Tetanospasmin), das sich endoneural ausbreitet, hervorgerufen.

Die Blockierung von Transmittersubstanzen (Glycin, γ-Aminobuttersäure) im Bereich der Vorderhörner führt je nach Erkrankungsstadium zu tonischen bzw. tonisch-klonischen Krämpfen und vegetativen Störungen. Die Letalität ist von der Inkubationszeit abhängig: Bei unter 5 Tagen beträgt sie ca. 100%, bei 14–21 Tagen ca. 35%. Je länger die Inkubationszeit ist, desto besser sind die Überlebenschancen.

Nach meist kaum bemerkten Prodromalzeichen, allgemein und im Bereich der Wunde, ist das erste klinisch charakteristische Zeichen eine zunehmende tonische Lähmung der Gesichtsmuskulatur, die zu einem **Trismus** und zum Bild des **Risus sardonicus** führt. Fortschreitend werden die Nacken- und Rückenmuskulatur mit der Folge eines **Opisthotonus,** dann die Thorax- und Bauchmuskulatur befallen. Durch die Lähmung der Schlundmuskulatur und des Zwerchfells kann es zum Erstickungstod kommen. Verstärkt wird das Erkrankungsbild durch Krampfparoxysmen, die durch leichteste mechanische, optische und akustische Reize ausgelöst werden können. Der Patient ist dabei bei klarem Bewusstsein. In Entwicklungsländern stellt der **Tetanus neonatorum** eine von der Nabelschnur ausgehende Form dieser Erkrankung dar (Letalität 85%).

Da Antikörper gegen das Tetanustoxin einen sicheren Schutz vor einer Tetanusinfektion bieten, kommen der **aktiven Grundimmunisierung** mit einem Tetanustoxoid sowie der **Postexpositionsprophylaxe** mit aktiver oder – je nach Immunstatus – aktiver und passiver Immunisierung eine entscheidende Bedeutung zu.

Botulismus Der Botulismus ist eine Lebensmittelvergiftung, deren Ursache die Aufnahme von C.-botulinum-Toxin ist. Dieses wird in proteinhaltigen Nahrungsmitteln von *Clostridium botulinum* unter anaeroben Bedingungen gebildet. Das stark wirksame Neurotoxin verhindert die Freisetzung von Acetylcholin an den Nervenendplatten des peripheren Nervensystems und führt so zu schlaffen Lähmungen. Durch die Paralyse der Atemmuskulatur tritt der Tod ein.

Erkrankungen durch Aktinomyzeten

Aktinomykose

Actinomyces israelii ist ein anaerobes, grampositives, fadenförmiges, verzweigtes Stäbchenbakterium, das zur physiologischen Mundflora des Erwachsenen gehört. Infektionen treten auf, wenn der Keim gemeinsam mit anderen Bakterien der Begleitflora durch Verletzungen in tiefere Gewebeschichten gelangt. Es handelt sich um eine eitrige Entzündung mit Bildung von Granulationsgewebe und Fisteln. Typisch ist die Bildung von **Drusen,** kleiner myzelialer Aktinomyzetenkolonien, die von einem Leukozytenwall umgeben sind und als stecknadelkopfgroße, derbe, gelblich bis bräunlich tingierte Körnchen imponieren. Häufigste klinische Verlaufsform ist die **zervikofaziale Aktinomykose.**

Nokardiose

Die Nokardiose ist eine Monoinfektion durch aerobe Aktinomyzeten der Gattung *Nocardia,* insbesondere *Nocardia asteroides, Nocardia farcinica, Nocardia abscessus*. Nokardien sind aerobe, grampositive, teils verzweigte Stäbchenbakterien.

Die häufigste klinische Verlaufsform ist eine meist abszedierende Bronchopneumonie. Bei septischer Streuung kann es zu abszedierenden Entzündungen in anderen Organen kommen (v.a. im Gehirn).

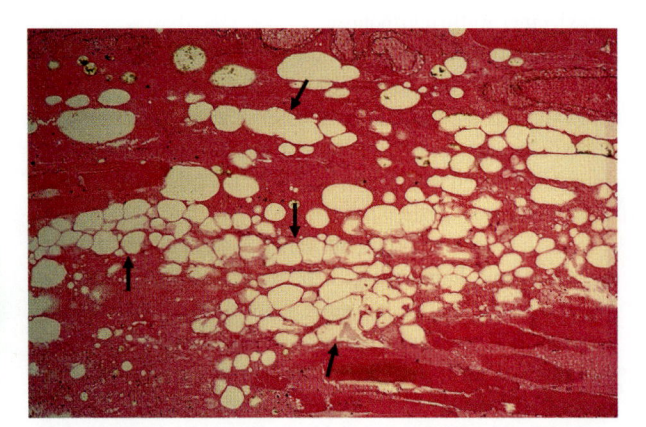

Abb. 48.14 Gasbrand mit ausgedehnten Muskelnekrosen sowie unterschiedlich großen Gasblasen (Pfeile) im Interstitium. HE; Vergr. 100-fach.

48.3.6 Chronische Erkrankungen durch Bakterien

Syphilis (Lues)

Treponema pallidum ist der Erreger der Syphilis (Lues), einer durch Geschlechtsverkehr übertragenen generalisierten Infektion. Der Erreger ist außerhalb des Organismus kaum überlebensfähig und dringt über kleine Haut- und Schleimhautdefekte, aber auch durch die intakte Schleimhaut in den Organismus ein. Die Erkrankung verläuft in folgenden Stadien:

- **Primärstadium (Lues I):** 2–4 Wochen nach der Infektion entsteht an der Eintrittspforte (z.B. Vulva, Penis, Anus, Lippen) ein **Primäraffekt** mit einem schmerzlosen Ulkus (harter Schanker, Ulcus durum; ➤ Abb. 48.15). In diesen Läsionen sind Treponemen mit Dunkelfeldmikroskopie, direkter Immunfluoreszenz und Silberfärbung nachweisbar. Sie breiten sich über die Lymphwege in die regionären Lymphknoten aus und führen hier zu einer schmerzlosen Lymphknotenschwellung. Die Symptome des Primärstadiums klingen auch ohne Therapie bei fortbestehender Lymphadenopathie ab.
- **Sekundärstadium (Lues II):** Etwa 6–18 Wochen nach Infektion entwickeln sich durch hämatogene Keimaussaat Schleimhauterosionen und makulopapulöse Exantheme, nässende, hochinfektiöse **Condylomata lata** sowie eine generalisierte Lymphadenopathie. Zusätzlich können auch Leber, Milz, Nieren, Gelenke, das Gefäßsystem sowie das Nervensystem befallen werden. Auch die Lues II kann unbehandelt in eine symptomfreie Latenzphase mit positiver Serologie übergehen.
- **Tertiärstadium (Lues III):** 2–20 Jahre nach Infektion kommt es ohne Behandlung nach jahrelangem symptomfreiem Intervall (Latenzstadium, **Lues latens**) bei 40% der unbehandelten Syphilispatienten zu tertiären Manifestationen. Hierbei handelt es sich in je 10% um die **Neurosyphilis** (➤ Kap. 8.5.4) und die **kardiovaskuläre** Syphilis (Mesaortitis luica, ➤ Kap. 20.5.1) und in 15% um die **gummöse** Syphilis. Letztere kann in jedem Organ auftreten.
- Die **kongenitale Syphilis** ist meist durch eine transplazentare Infektion bedingt. Bei früher und ausgeprägter Infektion kommt es zum Abort oder zur Totgeburt. Ein infiziertes Neugeborenes entwickelt meist einen Schnupfen (Coryza syphilitica) mit anschließendem makulopapulösem und flächenhaftem Exanthem sowie einen syphilitischen Pemphigus. Spätere charakteristische Veränderungen sind die generalisierte Osteochondritis und Perichondritis mit Sattelnase und Säbelscheidentibia. Im weiteren Verlauf entwickeln sich:
  - eine chronisch fibrosierende Entzündung der Leber **(Feuersteinleber)**
  - eine fortschreitende interstitielle Pneumonie mit Lungenfibrose **(Pneumonia alba)**
  - die Tonnenform der oberen und mittleren Schneidezähne mit halbmondförmiger Einbuchtung der Schneidekante, eine Keratitis parenchymatosa und eine Innenohrschwerhörigkeit **(Hutchinson-Trias)**

Morphologie
Histologische Kriterien sind chronische lymphoplasmazelluläre und/oder granulomatöse Entzündungen mit Nekrosen (Syphilom, Gumma) sowie eine Endarteriitis befallener Organe. Im weiteren Verlauf entstehen zunehmend Fibrosen und Vernarbungen.

Klinische Relevanz Die **Diagnose** der Lues erfolgt durch den Nachweis spezifischer Antikörper, da *Treponema pallidum* kulturell nicht anzüchtbar ist. Durch die Kombination verschiedener serologischer Tests unter Berücksichtigung der verschiedenen Immunglobulinklassen sind Stadieneinteilung und Therapieführung möglich. Als Suchtest wird heute der Treponema-pallidum-Häm- bzw. Partikelagglutinationstest (TPHA, TPPA) eingesetzt.

Leptospirosen

Zu den wichtigsten Serovaren (historisch mit Artnamen versehen) gehören *Leptospira icterohaemorrhagica*, *Leptospira grippotyphosa* sowie *Leptospira canicola*. Die Annahme, dass die unterschiedlichen Verläufe der Erkrankung (**Morbus Weil,** Schlamm-Feldfieber, Canicolafieber) durch die verschiedenen Leptospira-„Arten" bedingt würden, gilt heute als überholt (➤ Kap. 20.5.1). Die Erreger befinden sich in Wasser, das mit infektiösem Urin von Ratten und Haustieren verseucht ist, und dringen über kleine Hautrisse in den Körper ein.

Morphologie
Histologisch findet man ausgedehnte Tubulusnekrosen der Nieren, in der Leber eine nekrotisierende Entzündung mit überwiegend portalen Entzündungsinfiltraten, hydropischer Veränderung der Leberzellen sowie Gallenthromben.

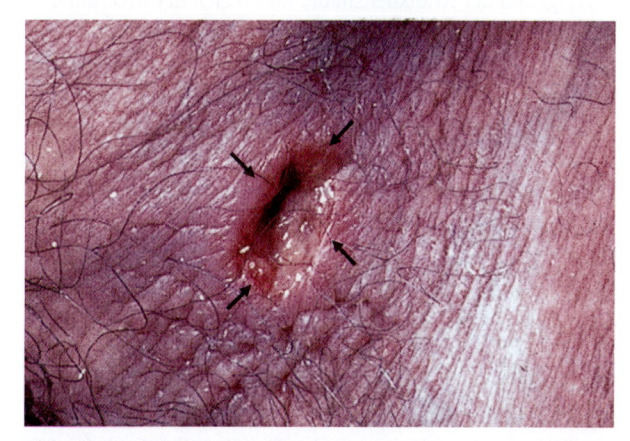

Abb. 48.15 Syphilitisches Ulcus durum am Skrotum. Umschriebener, wie ausgestanzt wirkender Hautdefekt mit leicht erhabenem Randwall (Pfeile).

Klinische Relevanz Der **Krankheitsverlauf** ist biphasisch mit akutem Beginn (hohes Fieber, Schüttelfrost, Myalgien, Kopfschmerzen, Augensymptome). Im Vordergrund stehen Leber- und Nierenveränderungen – im schwersten Fall **(Morbus Weil)** mit Oligo-/Anurie, schwerem Ikterus und generalisierten Hämorrhagien – sowie eine meist **lymphozytäre Meningitis.**

Borreliosen

Borrelia burgdorferi, Borrelia afzelii und *Borrelia garinii* sind die Erreger der **Lyme-Borreliose,** die durch den Stich verschiedener infizierter Zeckenarten übertragen wird. Die Krankheit verläuft typischerweise in 3 Stadien (➤ Kap. 43.5.1, ➤ Kap. 45.2.1). Zunächst entsteht um die Hautinfektionsstelle das **Erythema chronicum migrans.** Durch die Ausbreitung über die Lymphwege kommt es zu einer lokalen Lymphadenitis. Nach mehreren Wochen folgt **Stadium II,** dessen Leitsymptome die lymphozytäre Leptomeningitis und Polyneuritis sind. Daneben treten eine lymphoplasmazelluläre Myo- und Epikarditis auf. Nach Monaten kommt es im **Stadium III** zur Acrodermatitis chronica atrophicans (Herxheimer) und zu einer chronischen Lyme-Arthritis mit Synovialitis und Gelenkergüssen.

Borrelia recurrentis, Borrelia duttoni und einige andere Arten übertragen das epidemische Rückfallfieber (Läuserückfallfieber) bzw. das endemische Rückfallfieber (Zeckenrückfallfieber) – Erkrankungen mit wiederholt auftretendem Fieber und einer Myokarditis als schwerster Komplikation.

Mykobakteriosen

Mykobakterien sind unbewegliche, Stäbchenbakterien, die keine Sporen bilden. Sie besitzen gegenüber anderen Bakterien einen besonders hohen Anteil (bis zu 60%) an Lipiden und Wachsen in der Zellwand, die ihnen sowohl in der Umwelt als auch im Körper entscheidende Überlebensvorteile verschaffen.

Aufgrund der Krankheitsbilder lassen sich der *Mycobacterium-tuberculosis*-Komplex, das *M. leprae* sowie atypische oder nichttuberkulöse Mykobakterien (NTMI) unterscheiden. Außerdem unterteilt man Mykobakterien nach ihrer Generationszeit in schnell wachsende (Generationszeit 1–4 h) und langsam wachsende (Generationszeit 6–24 h) Arten. Die derzeit wichtigsten als obligat bzw. fakultativ pathogen eingestuften Mykobakterienarten sind in ➤ Tab. 48.5 zusammengefasst.

Tuberkulose

Die Tuberkulose wird von *Mycobacterium tuberculosis* (99%), *Mycobacterium bovis* (unter 1%) und in Afrika durch *Mycobacterium africanum* verursacht. In 90% geht die Infektion auf eine **Tröpfcheninfektion** durch Patienten mit einer offenen Lungentuberkulose zurück. Da die Erreger über Wochen auch außerhalb des Organismus überleben, ist auch eine Übertragung durch Staub möglich. Tierseuchen- und Lebensmittelhygiene, z.B. die Pasteurisierung der Milch, haben dazu geführt, dass eine primär nahrungsmittelbedingte intestinale Tuberkulose (Darmtuberkulose) in Europa selten geworden ist.

Die niedrige Inzidenz der Tuberkulose in Europa, Nordamerika, Neuseeland und Australien (10–50) und der Erkrankungsgipfel im Alter und bei Randgruppen täuschen leicht darüber hinweg, dass die Tuberkulose weltweit die bedeutendste Infektionserkrankung mit schätzungsweise 60 Mio. Erkrankten und jährlich 3 Mio. Todesfällen ist. Ein Drittel der Erkrankten, also 20 Mio., haben eine offene Tuberkulose und sind damit Ansteckungsquelle. Der Schwerpunkt liegt in den Entwicklungsländern (Asien, Afrika, Lateinamerika), wobei hier jedoch überwiegend Kinder und junge Erwachsene betroffen sind.

Ätiologie und Pathogenese

Die Pathogenität von *M. tuberculosis* beruht wesentlich auf dem besonderen Aufbau der Zellwand, die es den Bakterien erlaubt, innerhalb der Phagosomen der Makrophagen zu überleben. Außerdem können einzelne Zellwandbestandteile die Immunantwort des Körpers entscheidend beeinflussen. Hinzu kommt, dass die von den Mykobakterien hervorgerufene Immunreaktion im Gegensatz zu anderen Bakterien eine Überempfindlichkeitsreaktion vom verzögerten Typ ist (Coombs-Typ IV, ➤ Kap. 4.3.1).

Mykobakterien enthalten in ihrer **Zellwand:**

- **Trehalose-Dimykolat:** „cord factor" (girlandenförmiges Wachsen in der Kultur), der bei virulenten Stämmen vorkommt. Gereinigtes Trehalose-Dimykolat ist für Makrophagen direkt zytotoxisch.
- **Lipoarabinomannan:** Lipopolysaccharid, das an Rezeptoren auf Makrophagen bindet und ihre Aktivierung durch Interferon γ verhindert. Außerdem veranlasst es die Makrophagen zur Bildung von Tumornekrosefaktor α.

Tab. 48.5 Pathogene und fakultativ pathogene Mykobakterien (Auswahl, mod. nach E.C. Böttger).

Langsam wachsend	
obligat pathogen	fakultativ pathogen
M. africanum, M. bovis, M. tuberculosis, M. leprae	M. asiaticum, M. avium, M. celatum, M. genavense, M. haemophilum, M. heidelbergense, M. intermedium, M. intracellulare, M. kansasii, M. malmoense, M. marinum, M. paratuberculosis, M. scrofulaceum, M. shimoidei, M. simiae, M. szulgai, M. ulcerans, M. xenopi
Schnell wachsend	
fakultativ/obligat pathogen	
M. abscessus, M. chelonae, M. fortuitum, M. peregrinum, M. mucogenicum	

- **Muramyldipeptid:** Dieses Peptid hat komplexe Auswirkungen auf Immunreaktionen.

M. tuberculosis bindet Komplement und fördert damit seine Phagozytose durch Makrophagen über den Komplementrezeptor CR3. In den Phagosomen blockieren mykobakterielle Bestandteile dann die Fusion mit Lysosomen, sodass die Bakterien in diesen Organellen überleben können.

Zur Bakterizidie sind die Makrophagen erst unter dem Einfluss spezifischer T-Zellen befähigt, deren Ausbildung beim immunkompetenten Individuum einen Zeitraum von 2–3 Wochen erfordert. Diese T-Zell-Reaktion vom verzögerten Typ erklärt das Muster der Gewebeschädigung, die Mechanismen der Resistenz und die Unterschiede in den Reaktionen nach Primärexposition und bei sekundärer Reaktion nach der Infektion. Durch die erlernte T-Zell-Reaktion wird die Immunantwort zeitgleich mit dem Auftreten einer positiven Tuberkulinreaktion „spezifisch".

Die Immunantworten und die direkte zytotoxische Wirkung der mykobakteriellen Zellwandbestandteile führen zur Bildung epitheloidzelliger Granulome vom Tuberkulosetyp (➤ Abb. 48.16; ➤ Kap. 3.3.3). Da überlebende Mykobakterien in diesem anaeroben extrazellulären Milieu der verkäsungsartigen Nekrose nicht weiterwachsen können, wird die Mykobakterieninfektion eingedämmt, allerdings nur unter der Voraussetzung, dass unter ständiger T-Zell-Hilfe eine effektive Abschottung durch Epitheloidzellsäume stattfindet. Das klinisch-pathologische Bild nach einer Infektion mit Mykobakterien wird daher von der individuellen Abwehrlage und dem zeitlichen Verlauf entscheidend mitbestimmt.

Stadieneinteilung der Tuberkulose

Primäre Tuberkulose Die initiale Reaktion ist durch eine unspezifische Herdpneumonie gekennzeichnet. Dieser Primärherd liegt meist in den besser belüfteten Lungenanteilen subpleural in der Lunge im oberen Unter- bzw. unteren (rechten) Mittellappen („Mittelgeschosse"). Die Mykobakterien werden von den Phagozyten aufgenommen, können jedoch nicht abgetötet werden. Die infizierten Makrophagen wandern über die Lymphbahnen in die regionären Lymphknoten. Die Infektion hat damit einen zweiten Ort erreicht. Mit Einsetzen der T-Zell-vermittelten Abwehr kommt es an beiden Orten zu einer produktiven granulomatösen Reaktion. Es bildet sich der **Ghon-Primärkomplex** aus Primärherd und Lymphknotenherd. Beide Herde können im weiteren Verlauf vernarben (etwa 3 Monate), verkalken (3–5 Jahre) oder verknöchern (10 Jahre). Bei Kindern ist der Lymphknotenherd oft größer als der Lungenherd, bei Erwachsenen ist es dagegen gewöhnlich umgekehrt. In über 90% der Fälle ist die Primärinfektion mit der unkomplizierten Abheilung des Primärkomplexes beendet. Die Narben des Primärkomplexes können jedoch noch über Jahre hinweg lebensfähige Mykobakterien enthalten.

Je nach Abwehrlage sowie Virulenz und Menge des Erregers kann die Primärinfektion fortschreiten (**progressive Tuberkulose;** ➤ Abb. 48.17). Ausgehend vom Lungenherd kann es zur einschmelzenden Bronchopneumonie (Primärherdphthise), meist begleitet von einer Pleuritis exsudativa kommen. Erlangt die einschmelzende Entzündung Anschluss an das Bronchialsystem, so kommt es zu einer Kaverne („Primärkaverne") mit bronchogener Streuung und **offener Lungentuberkulose.**

Aus dem Lymphknotenherd kann sich eine **Hilustuberkulose** entwickeln (➤ Abb. 48.18).

Zur **hämatogenen Streuung** im Rahmen der Primärtuberkulose kommt es, wenn Tuberkelbakterien in die Blutbahn einbrechen, ggf. mit Lungenblutung und Bluthusten, oder aber über die Lymphwege. Je nach Immunstatus unterscheidet man 3 Verlaufsformen:

- Bei geringer Virulenz bzw. geringer Bakterienlast sowie gutem Immunstatus kommt es zu einer **blande** verlaufenden **hämatogenen Frühstreuung.** So entstehen u.a. apikale Herde in den Lungenoberlappen [Simon-Spitzenherde] oder Herde in anderen Organen wie z.B. Niere, Nebenniere,

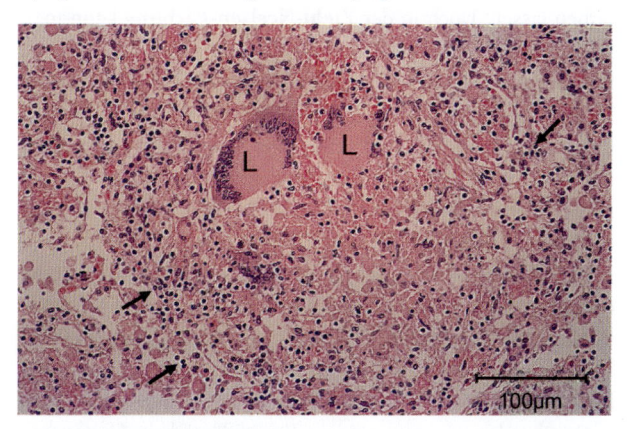

Abb. 48.16 Frisches tuberkulöses Granulom mit Langhans-Riesenzellen (L) und zahlreichen, hier noch locker liegenden Epitheloidzellen. Im Randbereich lymphozytäre Infiltrate (Pfeile). HE, Vergr. 150-fach.

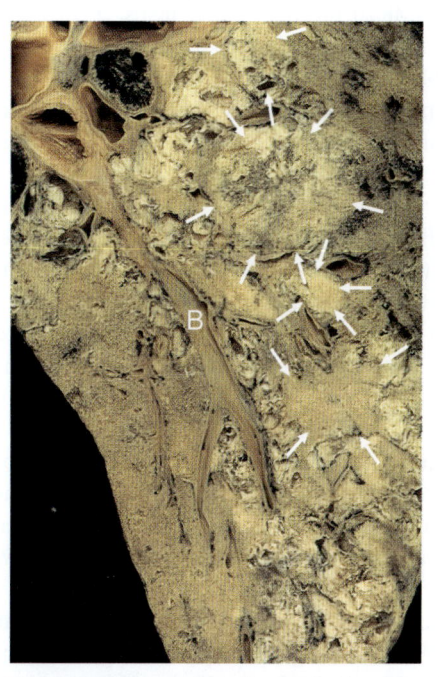

Abb. 48.17 Progressive, verkäsende tuberkulöse Bronchopneumonie. Ausgedehnte verkäsende Nekrosen (Pfeile; B = Bronchialsystem).

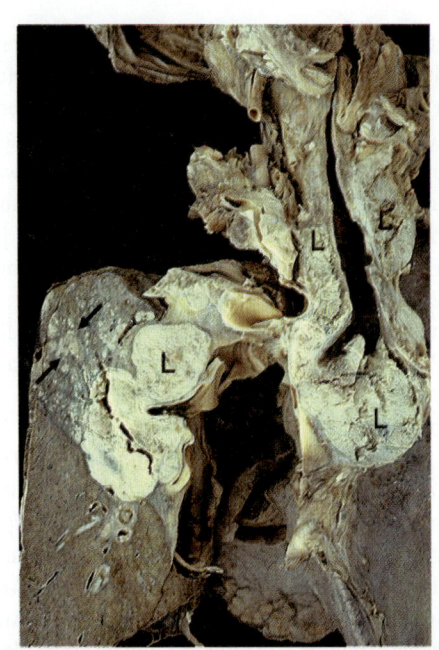

Abb. 48.18 Progressive Lymphknotentuberkulose. Deutlich vergrößerte Lymphknoten (L) mit ausgedehnten verkäsenden Nekrosen. Im linken Lungenoberlappen eine azinös-nodöse Lungentuberkulose (Pfeile).

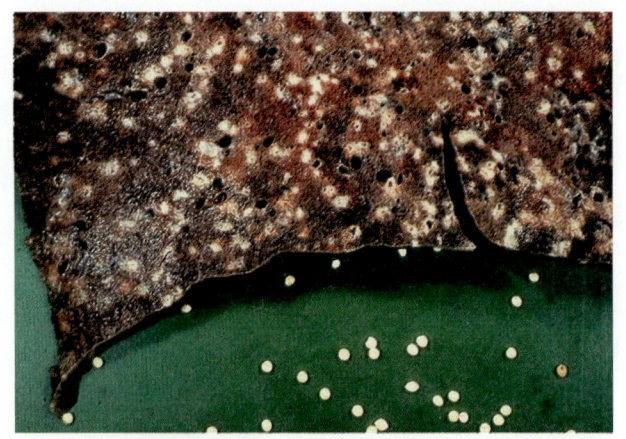

Abb. 48.19 Akute Miliartuberkulose. Ausschnitt der Lunge mit hirsekorngroßen tuberkulösen Infiltraten. Zum Größenvergleich Hirsekörner neben dem Präparat.

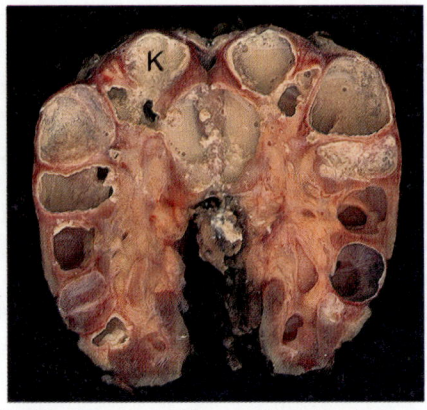

Abb. 48.20 Kittniere. Ausgedehnte verkäsende Tuberkulose der Niere mit weitgehender Destruktion des Nierenparenchyms. Durch Anschluss an das Nierenbecken entstehen Tuberkulosekavernen (K).

Tube, Knochen. Diese Herde heilen meist aus, können aber später im Rahmen einer Postprimärtuberkulose exazerbieren.

- Eine **Miliartuberkulose** entsteht bei unzureichender Abwehrlage und hoher Erregerlast durch eine generalisierte Streuung mit Ausbildung hirsekorngroßer Granulome (1–2 mm) in potenziell allen Organen (➤ Abb. 48.19). Darüber hinaus können sich verschiedenartige Organtuberkulosen ausbilden (z.B. „Kittniere" bei Urogenitaltuberkulose; ➤ Abb. 48.20; tuberkulöse Meningitis, ➤ Kap. 8.5.2 und ➤ Abb. 8.26; Knochentuberkulose, ➤ Kap. 44.2.1 und ➤ Abb. 44.9).
- Für eine **Tuberkulosesepsis** (Sepsis tuberculosa gravissima Landouzy, Landouzy-Sepsis) sind immungeschwächte Patienten besonders gefährdet (z.B. primäre und erworbene Immunschwächesyndrome, Zustand nach immunsuppressiver Therapie). Der Tuberkulinhauttest ist bei diesen Patienten meist negativ. Die Bakterien vermehren sich ungehemmt in Makrophagen und überschwemmen den Körper. Gleichzeitig produzieren die infizierten Makrophagen große Mengen an TNF-α, welches zu Gewebeschäden führt. Die Patienten gleiten rasch in einen septischen Schock, der meist zum Tode führt.

Postprimäre Tuberkulose Eine postprimäre Tuberkulose kann durch **Reinfektion** (Sekundärinfektion) oder durch **Exazerbation alter Herde** auftreten (z.B. alters-, erkrankungs- oder therapiebedingte Veränderungen der Immunabwehr, Unterernährung – „Hungertuberkulose"). Diese können entsprechend der Abwehrlage entweder eher proliferativ-granulomatös oder aber vorwiegend exsudativ-käsig verlaufen. Häufig betroffene Organe sind Lunge, Nieren, Nebennieren und Skelett. Bei schlechter Abwehrlage kann eine hämatogene Streuung eine tuberkulöse Meningitis (➤ Kap. 8.5.2), eine Miliartuberkulose oder gar eine Landouzy-Sepsis nach sich ziehen.

Diagnostik der Tuberkulose

Der besondere Wandaufbau der Mykobakterien führt dazu, dass die Erreger sich nicht mit den klassischen Färbungen anfärben lassen. Doch in der **Ziehl-Neelsen-Färbung** kann man sie nicht einmal mit Salzsäurealkohol entfärben („**säurefeste Stäbchen**"). Nachgewiesen werden Mykobakterien in Ziehl-Neelsen-gefärbten Ausstrichen oder histologischen Präparaten (➤ Kap. 1.6.3). Eine Artdiagnose der Erreger ist so aber nicht möglich. Sie bedarf der kulturellen Anzüchtung auf festen und in flüssigen Nährmedien mit anschließender Differenzierung (Biochemie, Gensonden, Sequenzierung, ➤ Kap. 1.6.10).

Die **Flüssigkulturen** werden in teilautomatisierten Systemen entweder radiometrisch oder über den Sauerstoffverbrauch kontinuierlich überprüft und zeigen das Wachstum von Mykobakterien nach ca. 2 Wochen an, wohingegen auf **festen Nährböden** oft erst nach 4–8 Wochen Kolonien nachweisbar sind.

Darüber hinaus kann man in Lavageflüssigkeit, Liquor und Gewebe mit der Polymerasekettenreaktion (**PCR**) bakterielle Nukleinsäuren aus den Proben direkt und spezifisch nachweisen.

Atypische Mykobakteriosen

Alle Mykobakterien, die nicht die klassischen Tuberkuloseerreger sind, werden als atypische oder nichttuberkulöse Mykobakterien (NTMI) zusammengefasst. Eine nur kleine Gruppe ist medizinisch wichtig (➤ Tab. 48.5). Hierzu zählen z.B. *Mycobacterium avium, Mycobacterium intracellulare, Mycobacterium kansasii; Mycobacterium fortuitum* und *Mycobacterium marinum*. Für die Entstehung einer Infektion sind lokale Schädigungen (Lunge, Haut) oder eine Störung insbesondere der T-Zell-abhängigen Immunabwehr Voraussetzung. Die Erreger können bei Kindern Lymphadenitiden hervorrufen. Meist kommt es zur Bildung einer granulomatösen, atypischen Infektion mit chronisch protrahiertem Verlauf. Bei ausgeprägten Immundefekten (z.B. AIDS) kann es auch zu generalisierten Infektionen und Meningitis kommen.

Lepra

Mycobacterium leprae ist der Erreger der Lepra, einer chronisch granulomatösen Infektionskrankheit, die durch eine extrem lange Inkubationszeit (3–12 Jahre) sowie durch 2 verschiedene Krankheitsverläufe gekennzeichnet ist.

Pathogenese
Pathogenitätsfaktoren sind das speziesspezifische phenolische Glykolipid der Zellwand und die sonst bei keinem anderen Mykobakterium nachgewiesene Dihydroxyphenylalanin-Oxidase (DOPA). Ein essenzieller Bedarf an DOPA für *Mycobacterium leprae* könnte die hohe Affinität des Erregers zu peripheren Nerven erklären, wo diese Substanz reichlich vorkommt.

Morphologie und Symptomatik
In Abhängigkeit von der Immunkompetenz des Patienten ergibt sich eine Vielzahl von klinischen Bildern, die ineinander übergehen können. Man unterscheidet die **tuberkuloide** (TT) und die **lepromatöse** (LL) Verlaufsform. Bei intakter zellulärer Immunität entwickeln sich Epitheloidzellgranulome mit zentraler Verkäsung (tuberkuloide Lepra). Eine unzureichende T-Zell-Antwort führt dagegen zu einer fortschreitenden histiozytären Entzündung (lepromatöse Lepra). Die **Borderline-Form** stellt eine Variante zwischen diesen beiden Formen dar. Mischformen (z.B. BL, BT) kommen vor.
- Die **indeterminierte Form** (I-Form) ist mit einzelnen, mehrfach auftretenden, teils hypopigmentierten Maculae die Frühform.
- Die **tuberkuloide Form** (TT-Form) ist die benigne Variante der Lepra. Erreger sind in den Makrophagen und den Läsionen meist nur vereinzelt nachweisbar. Es kommt zu pigmentarmen, anästhetischen Maculae mit Einbeziehung der Schweißdrüsen und peripheren Nervenstränge.

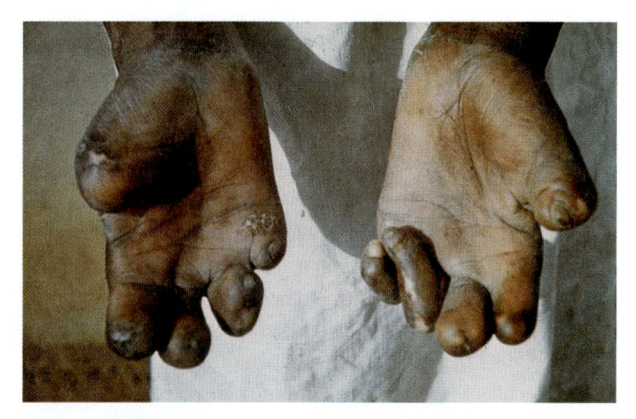

Abb. 48.21 Krallenhand bei Lepra im Spätstadium.

- Bei der **lepromatösen Form** (LL-Form) fehlt eine ausreichende Immunreaktion der T-Lymphozyten. Die verfetteten Makrophagen (Schaumzellen) sind überfrachtet mit Erregern. Es liegen zahlreiche derbe Infiltrate der Haut (Leprome) vor. Insbesondere an der Nasen-, Mund- und Rachenschleimhaut entstehen tiefe Ulzera. Für das Spätstadium charakteristisch sind das Löwengesicht, Lähmungen und Anästhesien der peripheren Nerven, die zur typischen Krallenhand (➤ Abb. 48.21) führen. Ferner kann es zur Fazialisparese mit Augenkomplikationen kommen.

In ca. 80% ist ein Erythema nodosum nachzuweisen. Die Lymphknoten sind bei allen Formen der Lepra vergrößert.

Diagnose Aus dem klinischen Bild und dem Nachweis der Erreger aus Hautveränderungen und Nasensekret in der Ziehl-Neelsen-Färbung wird die Diagnose gestellt. Erregerspezifische Nukleinsäuren können mit der PCR nachgewiesen werden.

48.4 Pilze

Pilze (Myces, Fungi) sind chlorophylllose, eukaryotische Organismen mit einer ausgeprägten Zellwand. Sie decken ihren Energiebedarf durch den Abbau höhermolekularer organischer Substanzen (Heterotrophie).

In der Humanmedizin unterscheidet man 4 Krankheitsformen durch pathogene Pilze:
- **Mykosen** sind eine parasitäre Erkrankung.
- **Mykoallergosen** sind allergische Erkrankungen, bei denen Pilzbestandteile oder Sporen auslösende Allergene sind.
- **Mykotoxikosen** sind Vergiftungen durch Mykotoxine (z.B. Aflatoxin, Fusariotoxin), die als Stoffwechselprodukte der Pilze teils auch kanzerogene Wirkung besitzen.
- **Myzetismus** ist eine Vergiftung durch den Genuss giftiger Pilze (z.B. Knollenblätterpilz).

48.4.1 Morphologie der Pilze

Einige Pilze wachsen mit Pilzfäden (**Hyphen**), die sich verzweigen können und je nach Differenzierungsgrad septiert oder unseptiert sind. Durch das verzweigte Wachstum entsteht ein Geflecht, das **Myzel,** weshalb diese Wachstumsform als **M-Form** bezeichnet wird (> Abb. 48.22).

Eine andere Wachstumsform ist die **Zellsprossung,** bei der ausgehend von einer Öffnung in der Zellwand eine Tochterzelle entsteht. Da Hefen (engl.: „yeast") in der Form der Zellsprossung wachsen, wird diese Form auch als **Y-Form** bezeichnet. Auf diese Art wachsen u.a. die Pilze der Gattung *Candida* und *Cryptococcus*. Bei manchen Candida-Arten entsteht durch Längenwachstum der Tochterzellen ein **Pseudomyzel** (> Abb. 48.22). Einige pathogene Candida-Arten können im Gewebe echtes Myzel bilden. Während bei einem echten Myzel zwischen 2 Zellen im Bereich des Septums keine Zellwandveränderung besteht (> Abb. 48.22), liegt bei einem Pseudomyzel an dieser Stelle eine Einziehung (> Abb. 48.23). Dimorphe Pilze können je nach Umgebung sowohl in der M- als auch in der Y-Form wachsen (z.B. *Histoplasma capsulatum*).

Pilze vermehren sich durch **Sporen,** wobei eine geschlechtliche von einer ungeschlechtlichen Vermehrungsform unterschieden wird. Viele medizinisch relevante Pilze vermehren sich durch ungeschlechtliche Sporen (Konidien), die je nach Art und Gattung oft auf speziellen Strukturen (Konidiophoren) gebildet werden.

Für die medizinische Diagnostik hat sich die Einteilung im **DHS-System** (Dermatophyten-Hefen-Schimmelpilze) nach Rieth bewährt (> Tab. 48.6).

48.4.2 Abwehrmechanismen

Die Abwehrmechanismen des Körpers gegen Pilze sind derart effektiv, dass der gesunde Organismus geschützt ist. Je nach Erreger verläuft die Abwehrreaktion auf spezifischer und/oder unspezifischer zellulärer Ebene.

Bei Kryptokokkosen sind T-Lymphozyten und Lymphokine, welche Makrophagen aktivieren, die Effektoren des Immunsystems. Defekte der spezifischen zellulären Immunität, z.B. Lymphome oder AIDS, prädisponieren daher zu einer Infek-

Tab. 48.6 Erreger von Mykosen im DHS-System nach Rieth (Auswahl).

Gruppe	Gattung	Art
Dermatophyten	Trichophyton	T. rubrum T. mentagrophytes T. verrucosum T. quinckeanum T. violaceum T. schoenleinii
	Microsporum	M. audouinii M. canis M. gypseum
	Epidermophyton	E. floccosum
Hefen	Candida	C. albicans C. glabrata C. tropicalis C. parapsilosis C. krusei
	Cryptococcus	Cr. neoformans
	Pityrosporum	
	Rhodotorula	
	Trichosporon	T. asahii
	Saccharomyces	
Schimmelpilze	Aspergillus	A. fumigatus A. flavus A. niger A. terreus
	Penicillium	
	Scopulariopsis	S. brevicaulis
	Geotrichum	G. candidum
	Mucor	
	Absidia	
	Rhizopus	
	Histoplasma	
	Coccidioides	
	Blastomyces	
	Paracoccidioides	

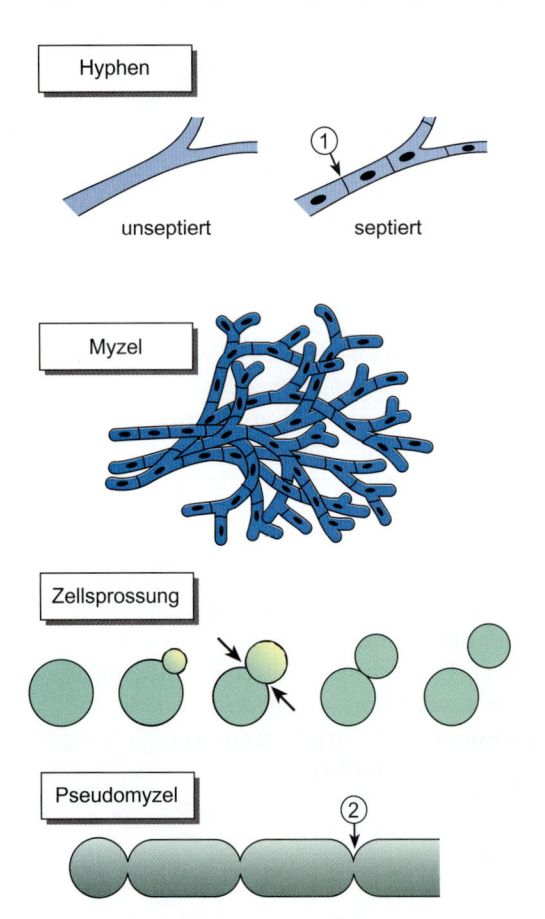

Abb. 48.22 Wachstumsformen der Pilze. Hyphen, Myzel, Zellsprossung und Pseudomyzel.

tion mit *Cryptococcus neoformans* (➤ Kap. 48.4.5 und ➤ Abb. 48.8).

Sprosspilze der Gattung *Candida* und Schimmelpilze dagegen werden von neutrophilen Granulozyten und Makrophagen abgewehrt. Eine Leukopenie prädisponiert daher zu einer invasiven Aspergillose, *Candida*-Mykose oder Mukormykose.

48.4.3 Erkrankungen durch Pilze (Mykosen)

Eine Mykose wird durch das parasitäre Wachstum des Pilzes im lebenden Gewebe hervorgerufen. Je nach Lokalisation unterscheidet man **oberflächliche, subkutane** und **tiefe** Mykosen.
Oberflächliche Mykosen Oberflächliche Mykosen sind Infektionen der Haut, Nägel und Haare sowie der Schleimhautoberflächen (➤ Kap. 27.6.5, ➤ Kap. 30.7.3 und ➤ Kap. 43.9.3).
Subkutane Mykosen Subkutane Mykosen entstehen in der Regel auf dem Boden von Verletzungen. Die wesentlichen Erreger gehören zu den Dematiaceae (Schwärzepilzen) und wachsen mit braun pigmentierten, septierten Hyphen im Gewebe. Eine Infektion der Subkutis kann auf den Knochen übergreifen. Diese Form der Mykose kommt meist in den Tropen vor und verläuft nicht selten chronisch. Auch bei immunsupprimierten Patienten wurden vereinzelt tiefe Mykosen beschrieben. Subkutane und tiefe Mykosen durch Dematiaceae sind in Europa jedoch eine Seltenheit.

Subkutane und kutane Infektionen können aber bei einer hämatogenen Streuung tiefer europäischer Mykosen auftreten (➤ Tab. 48.7).
Tiefe Mykosen Tiefe Mykosen können einzelne Organe betreffen und/oder generalisieren. Sie sind in Europa meist opportunistische Erkrankungen bei prädisponierenden Faktoren (➤ Tab. 48.8). In der Reihenfolge ihrer Häufigkeit handelt es sich bei den **generalisierten Mykosen** um Candidosen, Aspergillosen, Kryptokokkosen und Mukormykosen. Die Candidose ist eine endogene oder exogene „Schmierinfektion". Generalisierte Organmykosen enden häufig letal.

48.4.4 Candidosen

Erreger der Candidose sind Hefen der Gattung *Candida*, zu der mehr als 150 Hefearten gehören. Wichtige pathogene Erreger sind *Candida albicans, Candida tropicalis, Candida glabrata, Candida parapsilosis, Candida krusei* und *Candida inconspicua*. Der Verdauungstrakt von Mensch und Tier ist für einen Teil der pathogenen Hefen der natürliche Lebensraum. In ca. 25% sind bei Gesunden Hefen im Mund-Rachen-Raum oder im Anorektalbereich als Teil der **transienten Flora** nachweisbar.

Pathogenese
Liegt eine lokale, regionale oder generalisierte Prädisposition vor, kann es zu einer Kolonisation von Hefen der transienten Flora auf der Haut und/oder v.a. den Schleimhäuten kommen. Sie ist häufig der Ausgangspunkt für eine lokale und/oder eine tiefe Infektion. Dabei spielen **Exoenzyme** (saure Proteinasen, Phosphomonoesterasen, Phospholipasen) und verschiedene **Zellwandproteine** (Manoproteine) als Adhäsine eine Rolle (➤ Kap. 27.6.5).

Morphologie
Je nach Art stellen sich die Pilze histologisch als PAS-positive Sprosszellen oder lang gestreckte Elemente dar (teils Pseudomyzel, teils echtes Myzel). Während bei der akut disseminierten Form Nekrosen und Abszesse im Vordergrund stehen, kommt es bei chronisch disseminierten Verläufen eher zur Granulombildung.

Klinische Relevanz Bestimmte Hefen (z.B. *Candida albicans*) verursachen schon bei einer Kolonisation auf Wundflä-

Tab. 48.8 Prädisponierende Faktoren für Mykosen.

Krankheiten
• hormonelle Erkrankungen (v.a. Diabetes mellitus)
• gastroenterologische Erkrankungen
• hämatologische Erkrankungen
• Immundefekte (z.B. AIDS)
• maligne Tumoren
• Infektionskrankheiten
• Verbrennungen
Medikamente/therapeutische Eingriffe
• Immunsuppressiva, Kortikosteroide
• Zytostatika
• Antibiotika
• Bestrahlung
• Verweilkatheter
• große chirurgische Eingriffe (z.B. Abdominal-, Thorax-, Transplantationschirurgie)
Andere Faktoren
• physiologische Lebensabschnitte mit besonderer Empfänglichkeit: Früh- und Neugeborene, Schwangere, Menschen im Senium
• nutritive Faktoren (z.B. kohlenhydratreiche Ernährung)
• örtliche und berufliche Faktoren

Tab. 48.7 Häufigkeit hämatogen bedingter kutaner und subkutaner Veränderungen bei tiefen generalisierenden Mykosen.

Mykose	Hämatogen bedingte (sub-)kutane Veränderungen
Aspergillose	5%
Candidose	10%
Kryptokokkose	10–15%
Fusariose	70%

chen aufgrund eines ausgeprägten zytopathischen Effekts **Wundheilungsstörungen,** ohne jedoch unbedingt eine Mykose auszulösen.

Die **Candida-Pneumonie** bietet radiologisch das Bild einer Herdpneumonie. Die **hepatolienale** Candidose ist eine Sonderform der chronisch disseminierten Candidosen bei einer Knochenmarkaplasie. Bei der **Candida-Sepsis** handelt es sich in den meisten Fällen um eine von einer Hefekolonisation im Dünndarm ausgehende endogene Infektion prädisponierter Patienten. Durch Persorption (parazellulärer Durchtritt von festen, unverformbaren Partikeln bis zu einer Größe von 150 μm) gelangen Hefen vom Dünndarm aus in die Lymphbahnen des Magen-Darm-Trakts und führen so zu einer Fungämie (> Abb. 48.23). Besteht eine Einschränkung der zellulären Immunabwehr, v.a. der Granulozyten und Makrophagen und/oder des retikuloendothelialen Systems, so kann es zu einer Pilzsepsis mit Absiedlung der Erreger in verschiedene Organe kommen, bevorzugt in Lunge, Leber, Nieren (80%), Gehirn (50%) und Herz (50%). Der Einbruch von Hefen in die Gefäßbahn im Rahmen einer sekundären Candida-Pneumonie ist ein weiterer Infektionsweg einer Candida-Septikämie. Die Letalität der Candida-Sepsis ist hoch (ca. 38%).

48.4.5 Kryptokokkose

Cryptococcus neoformans ist ein runder, 10 μm großer, hefeartiger Pilz mit einer Schleimkapsel. Er ist der Erreger der Kryptokokkose. Vogelkot und damit verunreinigtes Erdreich sind das Erregerreservoir.

Wichtigster disponierender Faktor ist eine Störung der spezifischen zellulären Immunität wie z.B. AIDS (> Kap. 48.2.5 und > Abb. 48.8). Das Krankheitsbild verläuft in Stadien, wobei man lokalisierte und generalisierte Stadien unterscheidet.

- **Lokalisierte Lungenkryptokokkose:** Die Kryptokokken gelangen aerogen in die Lungen, wo sie bei entsprechend prädisponierten Patienten meist kleine, asymptomatische Pilzherde ohne nennenswerte Abwehrreaktion des Organismus bilden. Die primäre Infektion der Lunge wird in der Regel nicht bemerkt und verläuft unter den Zeichen eines milden pulmonalen Infekts (Husten, vermehrte Sputumproduktion, evtl. Fieber). Bei inhalativer Kortikoidtherapie kann es zu einer miliaren Streuung mit granulomatöser Entzündung und Nekrosen kommen.
- **Generalisierungsstadium:** Es kommt zur Dissemination mit überwiegender Manifestation im ZNS, typischerweise als **Meningoenzephalitis,** die mit einer hohen Letalität verbunden ist. Erreger und/oder Kapselantigen lassen sich im Liquor nachweisen (> Abb. 48.24). Bei ca. 5% der ZNS-Manifestationen finden sich tumorartige, raumfordernde Herde. In diesen Fällen ist die zelluläre Immunabwehr meist nur partiell eingeschränkt (> Kap. 8.5.5).

Bei der Dissemination kann es auch zum Befall von Haut (10–15%), Skelettsystem (5–10%) und anderen Organen kommen. Bei AIDS-Patienten ist die Prostata ein bleibendes Reservoir für Kryptokokken.

Klinische Relevanz Symptomatik und Verlauf der generalisierten Kryptokokkose sind durch die Hirnbeteiligung bestimmt. Patienten mit einem bleibenden T-Zell-Defekt bedürfen einer lebenslangen Therapie.

48.4.6 Aspergillose

Die Aspergillose ist eine opportunistische Pilzerkrankung, die von Schimmelpilzen der Gattung Aspergillus hervorgerufen wird. Der Erreger wächst in Form etwa 3 μm gleichmäßig breiter, septierter und verzweigter Hyphen, die ein Myzel mit Fruchtköpfen bilden. Das bekannteste Mykotoxin ist das **Aflatoxin,** das u.a. in der Ätiologie des primären Leberkarzinoms eine Rolle spielt. Die häufigsten humanpathogenen Arten sind Aspergillus fumigatus, Aspergillus niger, Aspergillus flavus und Aspergillus terreus.

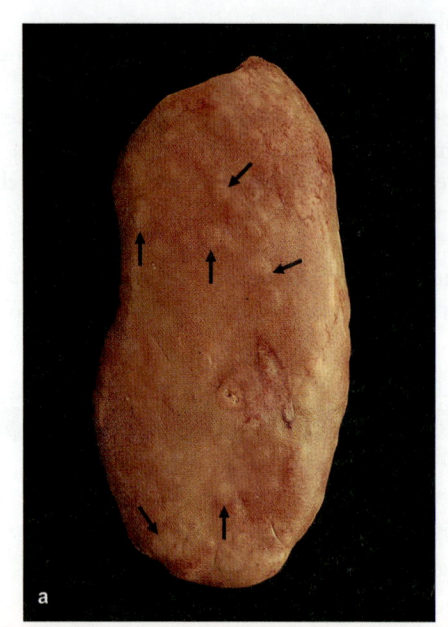

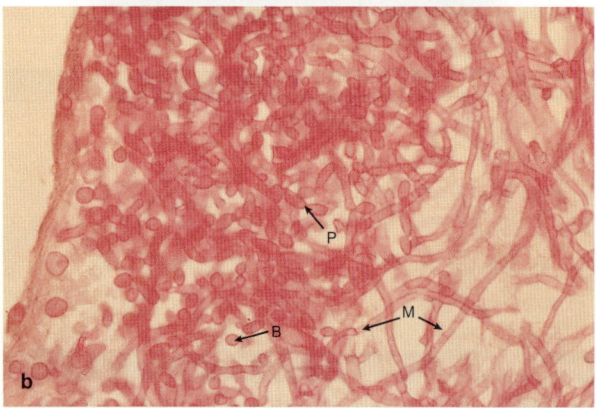

Abb. 48.23 Candidosen. a Candida-Sepsis mit Befall der Niere. Nierenoberfläche mit zahlreichen septikopyämischen Pilzherden (Pfeile). **b** Histologisches Präparat der Niere mit Blastokonidien (B), Pseudomyzel (P) und echtem Myzel (M). Kulturell: Candida albicans.

Die Aspergillose ist eine klassische Inhalationsmykose. Erkrankungen der Lunge und der Nasennebenhöhlen stehen im Vordergrund. Dispositionsfaktoren sind Alkoholismus, Diabetes mellitus, Leukopenie und Kortisontherapie. Bei immunsupprimierten Patienten kann es zu einer Absiedlung in andere innere Organe kommen mit einer Letalität von 45% und mehr.

Akute invasive pulmonale Aspergillose

Dieses Krankheitsbild tritt insbesondere bei Neutropenie und/oder bei Patienten mit Knochenmarkaplasie auf und nimmt an Häufigkeit zu. Die invasive pulmonale Aspergillose ist gekennzeichnet durch:
- bevorzugtes Einwachsen der Erreger in die Pulmonalarterien
- hämorrhagische Infarkte (➤ Abb. 48.25)
- hämatogene Streuung und Metastasierung in Gehirn, Gastrointestinaltrakt oder andere Organe mit einer Wahrscheinlichkeit von 30%

In allen befallenen Organen finden sich thrombotisch bzw. thromboembolisch verschlossene Gefäße mit septierten und spitzwinklig verzweigten Pilzmyzelien und meist ausgedehnten, teils hämorrhagischen Nekrosen.

Aspergillom und Pseudoaspergillom

Ein **Aspergillom** entwickelt sich über verschiedene Stadien. Im späten Stadium des „toten Sequesters" kann es auch eine Quelle für eine allergisch-bronchopulmonale Aspergillose sein (ABPA, s.u.).

Beim **klassischen Aspergillom** handelt es sich um ein Konglomerat aus Pilzhyphen in präformierten Höhlen (z.B. Kieferhöhle), in tuberkulösen Kavernen oder Bronchiektasen.

Aggressive, invasiv verlaufende Aspergillomformen führen in 50–80% zu einer Gefäßarrosion mit teilweise lebensbedrohlicher Blutung.

Das **Pseudoaspergillom** entsteht im Verlauf einer invasiven pulmonalen Aspergillose nach Wiederherstellung eines immunkompetenten Zustands von Patienten nach Knochen-

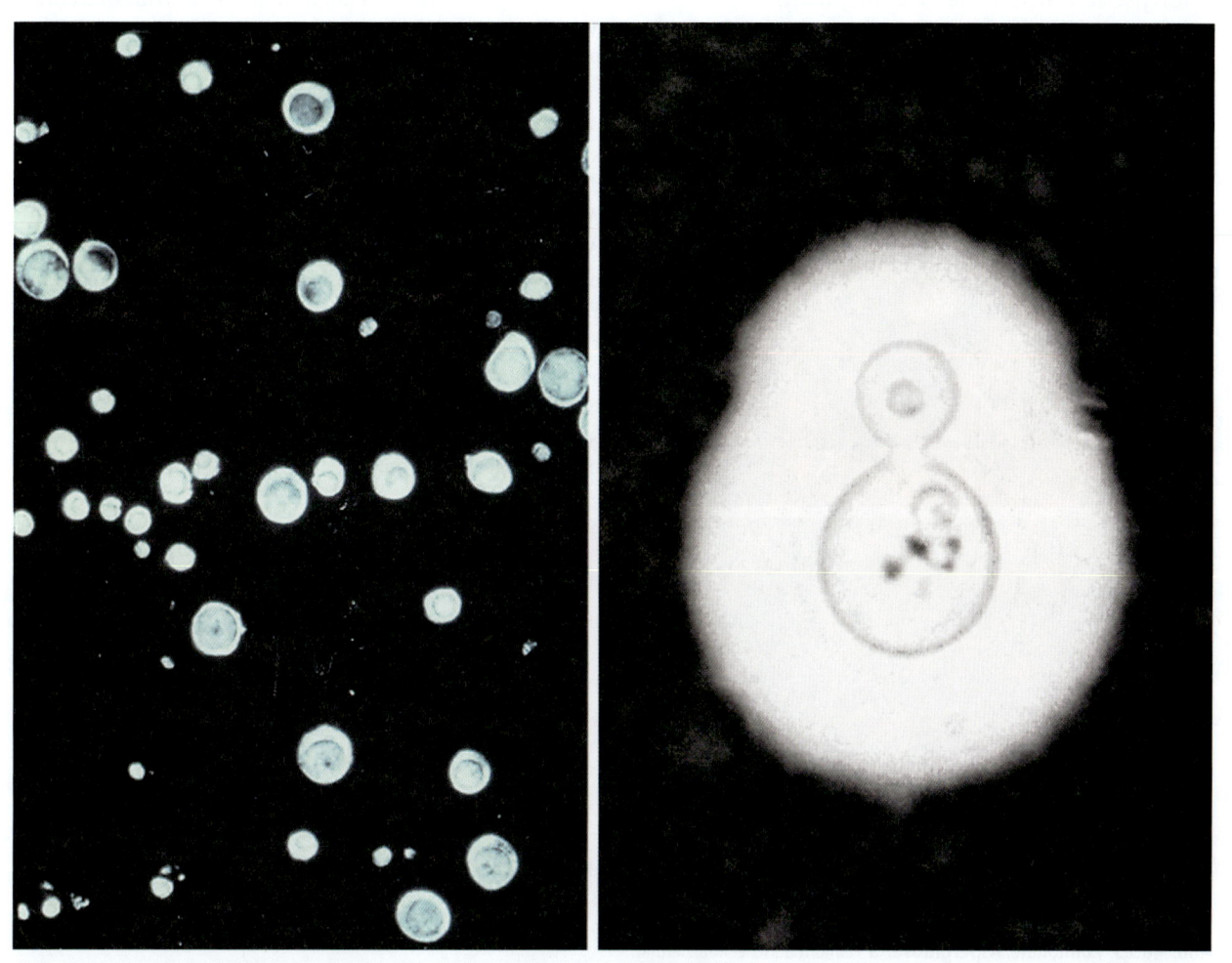

Abb. 48.24 Tuschepräparat des Liquors bei einer Kryptokokkenmeningitis. Links: Unterschiedlich große Kryptokokken mit Kapseln („Sternenhimmel"). Tusche, Vergr. 250-fach. **Rechts:** Von einer ausgeprägten Kapsel umgebene, sprossende Hefezelle (*Cryptococcus neoformans*) mit charakteristischer, „knopfartig" aufsitzender Tochterzelle, Vergr. ca. 1.250-fach.

markaplasie. Hierbei kommt es zur Markierung der Lungenherde durch Granulozyten und Makrophagen sowie zu Einschmelzungs- und Resorptionsprozessen, die sich radiologisch als Luftsichel darstellen. **Histologisch** handelt es sich beim Pseudoaspergillom um Lungengewebe mit den Zeichen einer invasiven Aspergillose.

Klinische Relevanz Aufgrund ihrer Entstehung und der damit verbundenen Gefäßversorgung sind Pseudoaspergillome in der Regel einer **systemisch-antimykotischen Therapie** zugänglich. Bei echten, lokalisierten Aspergillomen dagegen ist derzeit nur die Resektion möglich.

Sinunasale Aspergillosen

Sinunasale Aspergillosen manifestieren sich unter dem Bild einer Polyposis der Nebenhöhlen als chronische Erkrankung. Sie sollten vor einer aplasiogenen Therapie ausgeschlossen werden (Infektionsherd für invasive Aspergillosen in Aplasie).

Allergische Formen der Aspergillose

Bei der allergisch-bronchopulmonalen Aspergillose (ABPA) kommt es zu einer komplizierten allergischen Reaktion, die sich aus Reaktionen vom Typ I, III und IV zusammensetzt. Im Verlauf der Erkrankung kann es zu fortschreitenden Bronchiektasen und zur Fibrose kommen. Bei Patienten mit zystischer Fibrose ist in einem erhöhten Prozentsatz (4–15%) mit einer APBA zu rechnen.

48.4.7 Mukormykose – Zygomykose

Unter dem Begriff der **Mukormykose** fasst man Erkrankungen durch Schimmelpilze der Ordnung Mucoralis zusammen. Prädisponiert sind v.a. Diabetiker mit ketoazidotischer Stoffwechsellage, knochenmarktransplantierte und immunsupprimierte Patienten sowie Patienten unter Hämodialyse und gleichzeitiger Therapie mit Deferoxamin.

Der wichtigste Erreger der humanen Mukormykose ist *Rhizopus arrhizus*. In der Kultur und im Gewebe sind diese Pilze durch breite (10–25 μm im Durchmesser), wenig septierte oder unseptierte, irregulär verzweigte Hyphen gekennzeichnet (> Abb. 48.26).

Die Mukorazeen haben eine starke Gefäßaffinität. Ihr Einbruch in die Blutbahn führt zu Hämorrhagien, Ischämien und metastatischer Streuung.

Die häufigste Manifestationsform ist die **rhinozerebrale Mukormykose,** gefolgt von der generalisierten Mukormykose. Pulmonale, abdominale und kutane Mukormykosen kommen selten als Einzelformen vor, sondern sind in der Regel Organmanifestationen im Rahmen einer Generalisierung. Die Mukormykose wird zu den Zygomykosen gerechnet.

Akute rhinozerebrale Mukormykose
Ausgehend von der Nase oder den Nasennebenhöhlen kommt es zu einem massiven invasiven Wachstum der Erreger mit Einbruch in Gefäße, Orbita, Auge und Gehirn. Ischämie und Hämorrhagien begünstigen das Auftreten einer schnell voranschreitenden Nekrose des Wundgebiets. Im nekrotischen Material liegen nach Behandlung mit Kalilauge dickwandige, kaum oder nicht septierte Hyphen mit einem mittleren Durchmesser von 10–15 μm vor. Reguläre Verzweigungen sowie

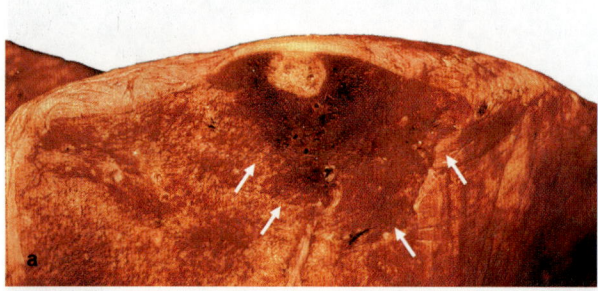

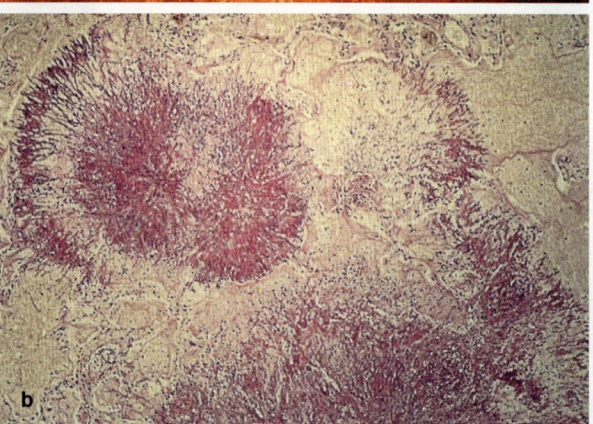

Abb. 48.25 Pulmonale Aspergillose. a Hämorrhagische Infarzierung der Lunge (Pfeile), subpleuraler bronchopneumonischer Herd. HE, Vergr. 10-fach. **b** Histologisches Präparat mit typischem Wachstum von Aspergilusmyzel. HE, Vergr. 20-fach.

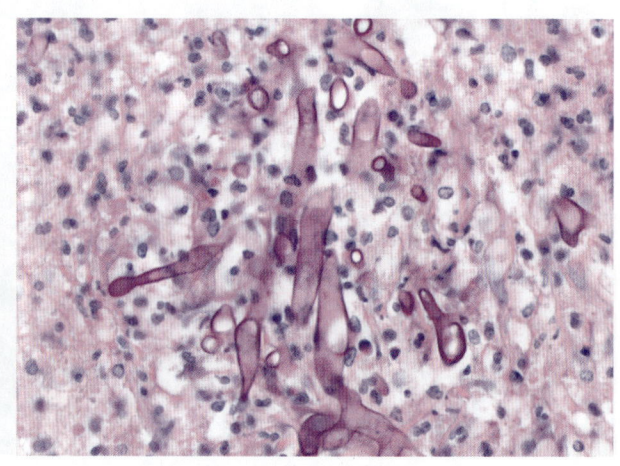

Abb. 48.26 Mukormykose. Infektion durch Mukormykose mit den typischen breiten, wenig oder unseptierten, irregulär verzweigte Hyphen. Granulozytäre Begleitentzündung. PAS, Vergr. 630-fach.

sprunghafte Veränderungen im Durchmesser der Hyphen kommen vor. Die Letalität einer rhinozerebralen Mukormykose liegt bei 70–100%.

48.4.8 Pneumozystose

Die Pneumozystose ist eine interstitielle Pneumonie (➤ Abb. 48.27) bei Frühgeborenen und Säuglingen sowie bei immunsupprimierten Personen und wird durch *Pneumocystis jirovecii* (vormals *P. carinii*) verursacht. Dabei handelt es sich um einen ubiquitär vorkommenden, fakultativ pathogenen Erreger (➤ Kap. 24.6.2), dessen Morphologie protozoenähnlich ist, der aber aufgrund von RNA-Analysen zu den Pilzen gerechnet wird.

48.4.9 Außereuropäische Mykosen

Die **Blastomykose,** die **Kokzidioidomykose,** die **Parakokzidioidomykose** sowie die **Histoplasmose** kommen in Europa nur bei Personen vor, die sich in den Endemiegebieten der Erkrankung aufgehalten haben oder deren besondere berufliche Exposition einen direkten Infektionsweg beinhaltet (➤ Tab. 48.9).

48.5 Protozoen

Protozoen sind einzellige, eukaryotische Mikroorganismen. Humanpathogene Formen werden in 3 Gruppen eingeteilt: Die Amöben (**Rhizopoden**), **Flagellaten,** und **Sporozoen,** zu welchen auch die Mikrosporidien zählen. Protozoen werden über den fäkal-oralen Weg oder von Insekten übertragen und infizieren vor allem den Magen-Darm-Trakt oder befinden sich im Blut. Der Lebenszyklus der meisten Protozoen weist unterschiedliche Formen auf. Dauerstadien haben eine hohe Widerstandsfähigkeit (Tenazität) gegen Umwelteinflüsse. Ein Teil des Entwicklungszyklus kann in spezifischen Vektoren (Blutsauger wie Mücken und Wanzen) oder unter besonderen Bedingungen in der Umwelt stattfinden, bevor sich nach Infektion eines Wirtsorganismus der Entwicklungskreis schließt.

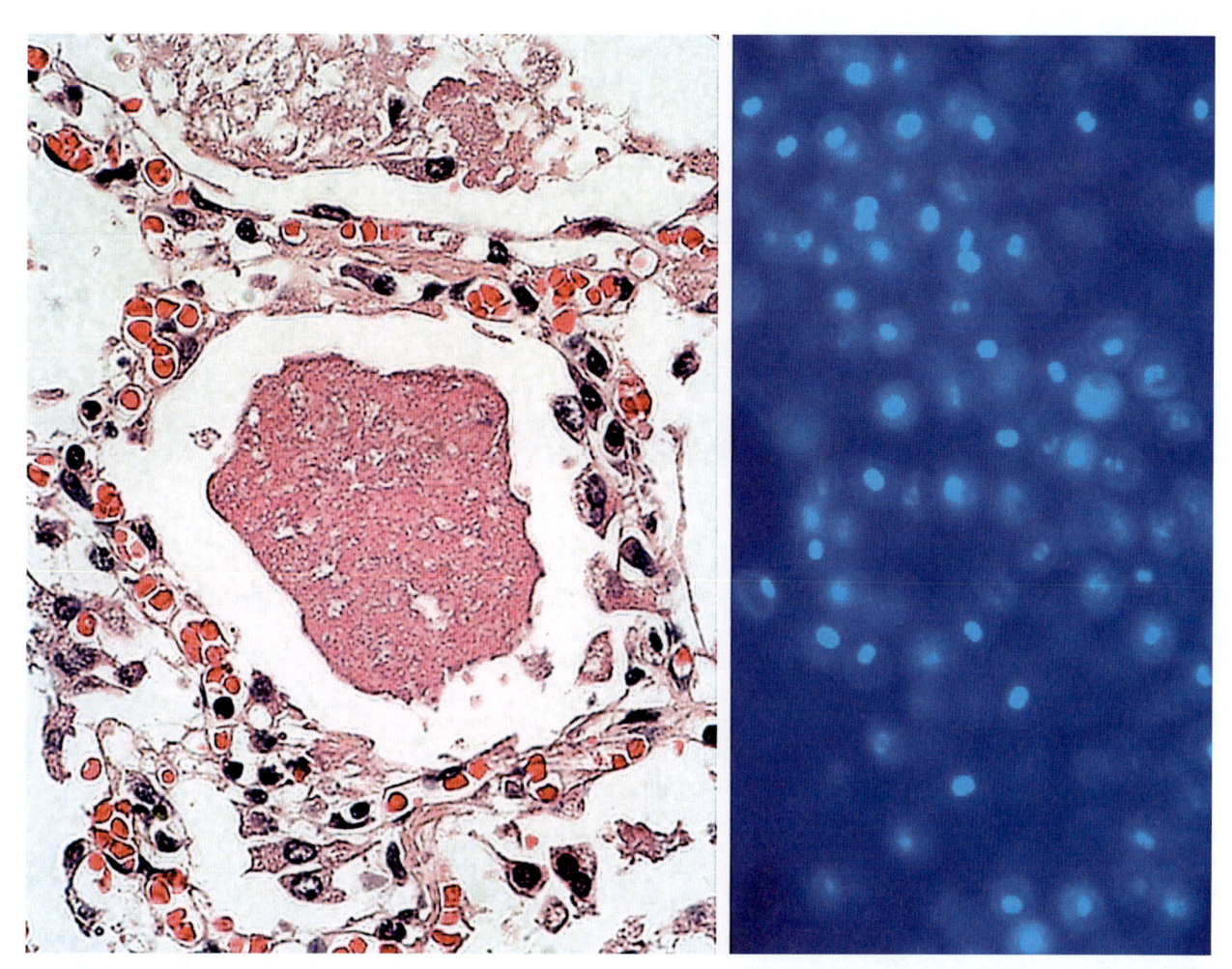

Abb. 48.27 Pneumocystis-Pneumonie. Links: Die Erreger befinden sich intraalveolär, das entzündliche Infiltrat liegt dagegen im Interstitium. HE, Vergr. 270-fach (mit freundlicher Genehmigung von pathologie-online.de). **Rechts:** Bronchoalveoläre Lavage (BAL) mit typisch in Nestern gelagerten *Pneumocystics-jirovecii*-Zellen. Doppelkommastruktur im Zellinneren. Calcofluor-White-Färbung. Vergr. ca. 1.000-fach.

Tab. 48.9 Wichtige außereuropäische Mykosen. Infektionsweg: aerogen, keine Übertragung von Mensch zu Mensch.

Erkrankung	Gattung/Art	Endemiegebiete	Klinisch-pathologische Korrelationen
Blastomykose	*Blastomyces* *B. dermatitidis*	• Gebiete des Ostens und des Mittleren Westens der USA bis nach Kanada • Mittel-, Südamerika • Teile Afrikas	• epitheloidzellige Granulome • chronische Eiterungen • Fibrosierung • Nekrosen

Klinische Relevanz: akute pulmonale Infektion (grippeähnlich), gefolgt von Metastasierungen in die Haut (Mikroabszesse, Fistelbildung, papillomatöse, warzenartige Läsionen), ferner in Knochen (25–50%), Urogenitalsystem (5–20%), ZNS (3–10%), Leber, Milz u.a.

Kokzidioidomykose	*Coccidioides* *C. immitis*	• Südwesten Nordamerikas • Mittel- und Südamerika	• Eiterungen • epitheloidzellige Granulome • Fibrose • Verkäsung • Verkalkung

Klinische Relevanz: asymptomatischer oder grippeähnlicher Verlauf (ca. 60%), nach 1–3 Wochen Fieber, Pneumonie, Pleuritis, Husten mit Auswurf, Anorexie, Erythema nodosum, Arthralgien, Disseminierung selten, aber in alle Organe möglich (< 1%)

Histoplasmose	*Histoplasma* *H. capsulatum*	• Zentralregion Nordamerikas, Mittel- und Südamerika • Afrika • Australien • Südostasien, insbes. Indien, Malaysia	• Befall des RES • intrazelluläre Lagerung in Makrophagen • epitheloidzellige Granulome • Fibrose • Verkäsung • Verkalkung

Klinische Relevanz: primäre Form: Lungenveränderungen ähnlich Tuberkulose mit Primärkomplex; in 99% Spontanheilung; disseminierte Form: bei Immunsuppression (z.B. AIDS); chronische Form: chronisch obstruktive Form, Fibrose, Granulomatose u.a.

afrikanische Histoplasmose	*H. capsulatum var. dubosii*	• Afrika, v.a. Zentralbereiche	• Granulome • Eiterungen • Aggregate von Riesenzellen • Kettenbildung (4–5) der Hefezellen

Klinische Relevanz: destruktive granulomatöse Prozesse kutan, subkutan und im Bereich der Knochen und Lymphknoten. Infektionsweg unbekannt – oral?

Parakokzidioidomykose	*Paracoccidioides* *P. brasiliensis*	• Süd- und Mittelamerika	• Mikroabszesse • epitheloidzellige Granulome • chronische Eiterungen • Mikroabszesse • Nekrosen • Fibrosierung • „Steuerradformation" der Erreger

Klinische Relevanz: Geschwüre in Oropharynx, Gingiva, Zahnverlust; primär benigne pulmonale Form; progressive Form: akut: bei Immunsupprimierten; chronisch: Befall der Lymphbahnen, Leber, Milz u.a.

48.5.1 Abwehrmechanismen

Bei Plasmodien, Sporozoiten und Trypanosomen lösen Antikörper gegen Protozoenantigene und Komplement eine Schädigung oder Lyse der Erreger im Blut oder in Gewebeflüssigkeiten aus. Durch Opsonierung fördern die Antikörper die Phagozytose der Erreger. Andererseits können Antikörper die Adhäsionsmoleküle auf Zellen des Wirtsorganismus besetzen und so die Anlagerung der Erreger an die Wirtszellen sowie deren weitere Ausbreitung im Wirt verhindern.

Zelluläre Immunmechanismen sind v.a. bei intrazellulären Protozoen (Trypanosomen, Leishmanien) von Bedeutung und umfassen die Aktivierung von Makrophagen durch T-Lymphozyten und Lymphokine mit Verstärkung der makrophagozytären Abtötungsmechanismen.

48.5.2 Erkrankungen durch Rhizopoden

Amöbiasis

Syn.: Amöbenruhr
➤ Kap. 32.5.1

48.5.3 Erkrankungen durch Sporozoen

Malaria

Plasmodien sind die Erreger der Malaria. Man unterscheidet verschiedene Malariaformen, die von unterschiedlichen Plasmodien-Arten hervorgerufen werden:

- Malaria tropica: *Plasmodium falciparum*
- Malaria tertiana: *Plasmodium vivax*
- Malaria-tertiana-ähnliches Krankheitsbild: *Plasmodium ovale*
- Malaria quartana: *Plasmodium malariae*

In fast allen tropischen und vielen subtropischen Ländern ist die Malaria verbreitet, derzeit jedoch nicht in Europa, Nordamerika und Australien. Herdgebiete gibt es ferner an der nordafrikanischen Küste, in der Türkei sowie in den mittelasiatischen Staaten.

Pathogenese

Endwirt der Malariaerreger sind die Stechmückenweibchen der Gattung Anopheles, in deren Darm der geschlechtliche Entwicklungszyklus der Erreger abläuft. Am Ende der Entwicklung gelangen die **Sporozoiten** in die Speicheldrüse der Mücke. Beim Stich werden sie dann mit dem Speichel der Mücke in die Gefäßbahn des Menschen übertragen. Eine erste ungeschlechtliche Vermehrungsphase findet in den Leberparenchymzellen und im retikuloendothelialen System (RES) statt (**exoerythrozytäre Schizogonie;** ➤ Abb. 48.28). Wenn befallene Leberzellen zerfallen, werden Tochterparasiten (Merozoiten) frei, die nun Erythrozyten befallen. In der Folge laufen Teilungszyklen in den Erythrozyten ab (**erythrozytäre Schizogonie),** die nach einer Anfangsphase artspezifisch rhythmisch synchronisiert werden. Nach einigen Teilungszyklen der Parasiten kommt es zur Lyse der Erythrozyten und es werden **Merozoiten** und ihre Stoffwechselprodukte frei, u.a. pyrogene Substanzen. Das führt zu Krankheitserscheinungen wie Fieber (typisches Wechselfieber, ausgenommen bei der Malaria tropica), Anämie und Thrombopenie.

Einige Merozoiten differenzieren sich zu **Gametozyten** (Makro- und Mikrogametozyten) und werden beim Stich eines Anophelesweibchens wieder aufgenommen, wo sie sich geschlechtlich vermehren.

Ursache von Rezidiven bei Infektionen mit *P. vivax* oder *P. ovale* ist die Ausbildung von Hypnozoiten (Ruhestadien in den Leberzellen), bei *P. malariae* eine diagnostisch nicht nachweisbare geringgradige Persistenz des Erregers in Erythrozyten.

Ursache des – im Gegensatz zu den benigne verlaufenden Malariaformen – **lebensbedrohlichen Verlaufs** der **Malaria tropica** ist u.a. die *Plasmodium-falciparum*-bedingte Ausbildung von „knobs" an der Erythrozytenoberfläche. Diese rufen durch die verstärkte Adhäsion der Parasiten an die Endothelzellen der Kapillarwände Gefäßverschlüsse mit nachfolgender Ischämie hervor. Von besonderer Bedeutung sind hierbei die Veränderungen in Gehirn (zerebrale Malaria), Herz, Leber, Milz, Niere, Nebenniere und Knochenmark.

Klinische Relevanz Die Malaria ist geprägt von Zirkulationsstörungen, Gewebehypoxie und Diapedeseblutungen. Im retikulohistiozytären System kann es zur Einlagerung von schwarzem Malariapigment (➤ Abb. 48.29) kommen. Dieses

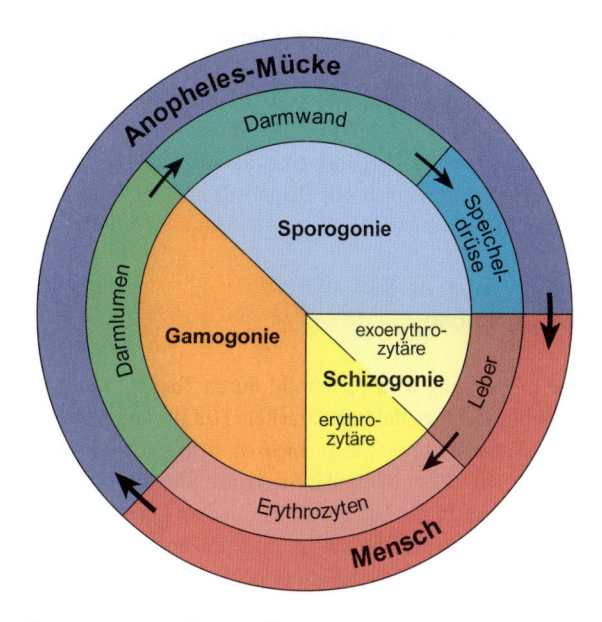

Abb. 48.28 Entwicklungszyklus der humanpathogenen Plasmodien.

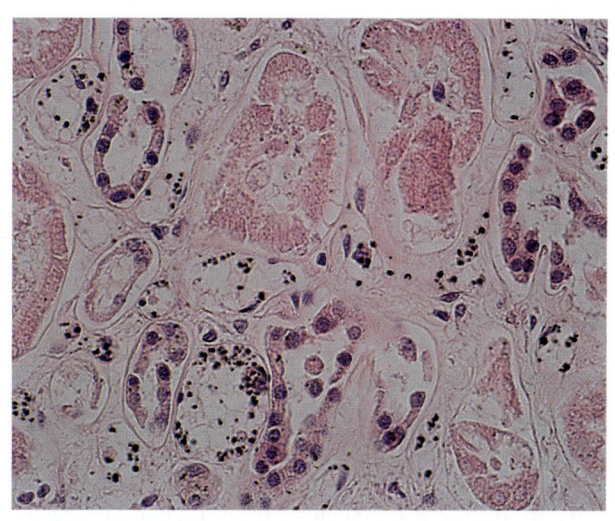

Abb. 48.29 Malariapigment (Hämozoin) in der Niere. HE, Vergr. 325-fach (mit freundlicher Genehmigung von pathologie-online.de).

Hämozoin entspricht dem von den Parasiten abgebauten Hämoglobin.

Die **Malaria tropica** hat den schwersten klinischen Verlauf mit nicht selten letalem Ausgang. Komplikationen sind:
- **Zerebrale Malaria:** schwerwiegendste Komplikation, führt zu Störungen des Bewusstseins bis zum Koma und zu neurologischen Symptome (Krämpfe, Lähmungen)
- **Hämoglobinurie** (historischer Begriff: Schwarzwasserfieber): massive intravasale Hämolyse mit terminaler Niereninsuffizienz (Hämoglobinurie mit Nekrosen der Tubulusepithelien), Erythrozytophagozytose, Ikterus und hämorrhagische Diathese

Schwere Verläufe der Malaria tropica mit zentralen Komplikationen haben eine Mortalität von 20–50%. Bei der Malaria tertiana und quartana steht das Fieber im Vordergrund, Todesfälle sind selten.

Diagnose Nur der mikroskopische Nachweis im gefärbten „Dicken Tropfen" (20- bis 40-fache Anreicherung) oder Blutausstrich sichert die Diagnose einer akuten Malaria. Serologische Techniken sind nicht zur Diagnostik einer akuten Malaria geeignet.

Toxoplasmose

Diese Erkrankung wird verursacht durch *Toxoplasma gondii*, einen obligat intrazellulären Parasiten. Das Wirtsspektrum der Toxoplasmen ist breit. Sie vermehren sich geschlechtlich im Darm der Katze. Der Mensch infiziert sich über die sehr widerstandsfähigen, an der Luft gereiften, mit dem Katzenkot ausgeschiedene Oozysten. Eine weitere Infektionsmöglichkeit ist der Verzehr von rohem Fleisch (Schweinehack), welches Hunderte von Parasiten in dickwandigen Gewebezysten enthalten kann.

Nach oraler Aufnahme und Penetration durch die Darmwand befallen die Parasiten zunächst die Zellen des RES und können in Blut, Lymphknoten und Liquor nachgewiesen werden. Sie vermehren sich in den Zellen des Wirtsorganismus, bis dieser zugrunde geht oder eine Immunreaktion einsetzt. Dabei bildet der Erreger Gewebezysten insbesondere im Gehirn und in der Muskulatur aus, in denen er sich langsam weiter vermehren kann.

In der Regel führt die Toxoplasmainfektion ohne nennenswerte Krankheitszeichen zu einer effektiven Immunabwehr. Die Parasiten selbst können aber in Gewebezysten überleben und bedingen eine infektgebundene Immunität.

Klinische Relevanz Selten entwickelt sich bei immunkompetenten Personen vorzugsweise am Hals eine schmerzlose **Lymphknotenschwellung.** Histologisch findet sich in den vergrößerten Lymphknoten das Bild einer kleinherdigen epitheloidzelligen Lymphadenitis (▶ Kap. 22.2.1).

Bei immundefizienten Patienten kann es zu einer Reaktivierung der Toxoplasmainfektion kommen. Typisch ist dabei die **Toxoplasmaenzephalitis** (▶ Kap. 8.5.6).

Eine **konnatale Toxoplasmose** kann nur bei einer Erstinfektion der Schwangeren während der Gravidität entstehen. Das Risiko einer fetalen Erkrankung hängt ab vom Infektionszeitpunkt während der Schwangerschaft und ist im 3. Trimenon am höchsten.

48.5.4 Erkrankungen durch Flagellaten

Leishmaniose

Unter dem Begriff „Leishmaniasis" (Leishmaniose) werden von Leishmanien (intrazelluläre Protozoen) hervorgerufene chronische Infektionserkrankungen zusammengefasst. Vektoren sind infizierte Sandmücken (Phlebotomus, Lutzomyia). Folgende Erkrankungen sind zu unterscheiden:

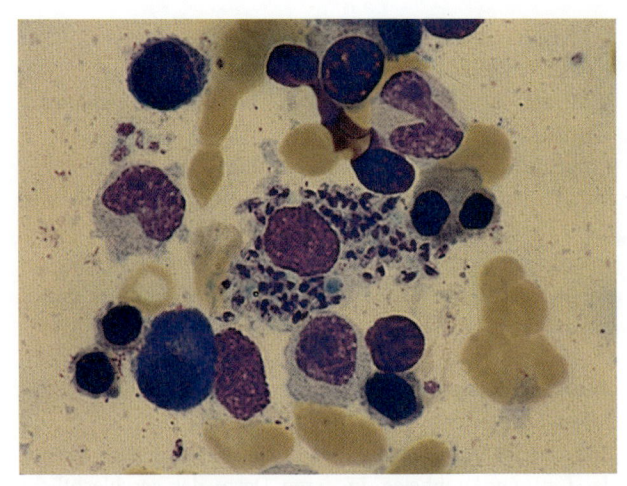

Abb. 48.30 Leishmaniose im Knochenmarkausstrich. Makrophage mit zahlreichen intrazytoplasmatischen Leishmanien. Giemsa, Vergr. 1.000-fach.

- **Kutane Leishmaniosen** der **Alten Welt** (Orientbeule, Aleppo-Beule, Delhi-Beule): Erreger sind verschiedene Subspezies von *Leishmania tropica*, *L. infantum* und *L. major* u.a. im Mittelmeerraum, in der Sahelzone und in Ostindien (▶ Abb. 48.30).
- **Kutane** und **mukokutane Leishmaniosen** der **Neuen Welt in Lateinamerika** (Chicleros-Ohrgeschwür, Espundia, Uta) werden hervorgerufen von Erregern aus dem *Leishmania-brasiliensis*-Komplex und dem *L.-mexicana*-Komplex sowie durch *L. peruviana*.
- Die **viszerale Leishmaniose** (Kala-Azar) wird hervorgerufen durch Subspezies von *L. donovani* im Mittelmeerraum, in Teilen Afrikas, Asiens und Lateinamerikas.

Pathogenese
Die Erreger vermehren sich in Zellen des retikuloendothelialen Systems (RES) von Darm, Leber, Milz, Lymphknoten und Knochenmark. Manifeste Infektionen setzen häufig Defekte der zellulären Immunität voraus.

Morphologie
Im Vordergrund steht eine ausgeprägte Splenomegalie, gelegentlich auch eine Hepatomegalie. Die Zellen des RES enthalten reichlich Erreger, die mit Spezialfärbungen nachgewiesen werden können. Es imponiert eine ausgeprägte Vermehrung von Histiozyten, die teilweise das Bild einer granulomatösen Entzündung annehmen kann. Für die Diagnostik der Leishmaniose ist die Knochenmarkpunktion mit dem Nachweis der Erreger in den histiozytären Knochenmarkzellen von besonderer Bedeutung.

Klinische Relevanz Bei der **viszeralen Leishmaniose** (Kala-Azar) stehen die Störungen des RES im Vordergrund. Im Verlauf der Erkrankung kommt es zu Fieber, Splenomegalie, seltener zur Hepatomegalie und durch Verdrängung des Knochenmarks zunehmend zu Anämie, Granulozytopenie und Thrombopenie.

Trypanosomiasis

Die wichtigsten Erkrankungen durch Flagellaten der Gattung *Trypanosoma* sind die **Schlafkrankheit** (afrikanische Trypanosomiasis) sowie die **Chagas-Krankheit** (amerikanische Trypanosomiasis).

Schlafkrankheit Bei der Schlafkrankheit unterscheidet man zwischen 2 Formen:
- **akute Form:** kommt in den trockenen Savannen Ostafrikas vor. Erreger ist *Trypanosoma brucei subsp. rhodesiense* (Vektoren: Glossina-morsitans-Gruppe)
- **chronische Form:** in West- und Zentralafrika. Erreger ist *Trypanosoma brucei subsp. gambiense* (Vektoren: *Glossina palpalis* u.a.).

Chagas-Krankheit Hierbei handelt es sich um eine von Trypanosoma cruzi hervorgerufene Allgemeinerkrankung. Als Vektoren fungieren blutsaugende Raubwanzen *(Triatomidae)*, die v.a. in Mittel- und Südamerika vorkommen. Übertragen werden die Erreger nicht beim Stich, sondern durch den beim Blutsaugen abgesetzten Wanzenkot, der in Haut- und Schleimhautläsionen eingerieben wird.

Die Letalität ist regional unterschiedlich, liegt aber in der akuten Phase unter 5%. Chronisch verlaufende Formen gehen mit der Ausbildung von Megaorganen (insbesondere Herz, Ösophagus, Magen, Kolon) einher. Die Pathogenese der Entstehung der Megaorgane ist noch unklar.

48.6 Helminthen

48.6.1 Abwehrmechanismen

Die Größe der Helminthen sowie die häufige Veränderung ihrer Antigenstruktur während ihrer Entwicklung sind eine besondere Herausforderung für die spezifische und unspezifische Infektabwehr. Bei vielen Parasitosen steht die Immunantwort auf die Parasiteninfektion, die auch den Wirt in Mitleidenschaft ziehen kann, im Vordergrund. Oft weniger bedeutsam ist die direkte Zerstörung von Wirtsgewebe durch den Wurm oder die Wirkung von Toxinen.

Wesentliche Träger der zellulären Infektabwehr sind eosinophile und neutrophile Granulozyten sowie Makrophagen. Ihre Vermehrung, Differenzierung und Aktivität werden besonders durch die Mediatoren von T-Lymphozyten und Mastzellen beeinflusst. Ergänzt wird diese Abwehr durch spezifische Antikörper und das Komplementsystem. Morphologisches Korrelat dieser Abwehrreaktion ist ein an eosinophilen Granulozyten reiches Granulationsgewebe, das zunehmend fibrosiert.

48.6.2 Erkrankungen durch Zestoden (Bandwürmer)

Für eine Reihe von Zestoden kann der Mensch End- oder Zwischenwirt sein. Während im Fall des **Endwirts** die geschlechtsreifen Würmer im Dünndarm meist ohne besondere klinische Symptomatik leben, kann es als **Zwischenwirt** zu einer vielfältigen klinischen Symptomatik durch den Befall von Larven als Gewebeparasiten kommen.

Erreger und Epidemiologie Bandwürmer besitzen bei all ihren Unterschieden einen übereinstimmenden strukturellen Aufbau. Generell bestehen sie aus dem Kopf **(Skolex)**, einer anschließenden Proliferationszone und der folgenden Gliederkette **(Strobila)** mit ihren einzelnen Gliedern **(Proglottiden)**. Ein eigenes Darmsystem fehlt den Proglottiden, die Nahrungsaufnahme erfolgt über die Körperoberfläche aus dem Darminhalt des Wirts. In der Regel sind die Proglottiden insbesondere im Endabschnitt von den Geschlechtsorganen des Wurms ausgefüllt. Bei den beim Menschen vorkommenden Bandwürmern handelt es sich um Hermaphroditen (Zwitter).

Zystizerkose (Taeniasis)

Pathogenese
Die vom **Endwirt (Schwein)** ausgeschiedenen Eier von *Taenia solium* enthalten in der Regel eine **Larve** (Oncosphaera), die nach oraler Aufnahme durch den **Zwischenwirt** Mensch über die Blutbahn in parenchymatöse Organe wie Gehirn, Auge und Muskulatur gelangt. Hier wird aus der Larve eine infektionsfähige Finne (Cysticercus), wobei der Skolex des späteren Bandwurms in die Finnenblase eingestülpt ist (Protoscolex). Hierdurch entstehen 15–20 mm große Zysten (Zystizerken).

Der Genuss von finnenhaltigem, unzureichend erhitztem Schweinefleisch führt beim Menschen im Dünndarm zur Ausstülpung des Skolex und zum Heranwachsen des adulten Wurms im Verlauf einiger Wochen (Taeniasis). Die Würmer bleiben über Jahrzehnte lebensfähig. Die Zystizerkose ist heute in Westeuropa selten, in warmen Ländern dagegen ein schwerwiegendes Problem.

Morphologie
Im Randbereich der Zysten entwickelt sich zunächst eine lymphoplasmazelluläre und eosinophile Entzündung, die in eine zunehmende Vernarbung und die Entwicklung einer bindegewebigen Kapsel übergeht.

Klinische Relevanz Das klinische Bild der Zystizerkose wird von der Anzahl und der Lokalisation der Zystizerken bestimmt. Bei Befall des ZNS und der Augen kann die klinische Symptomatik Sehstörungen bis zur Erblindung, Hirndruckzeichen, Krampfanfälle und eine Querschnittssymptomatik umfassen.

Echinokokkose

Zystische Echinokokkose

Bei der zystischen Echinokokkose handelt es sich um eine Erkrankung durch **Larven** von *Echinococcus granulosus* **(Hundebandwurm)**, bei der der Mensch als **Zwischenwirt** fungiert.

Pathogenese
Echinokokkeneier befinden sich in hundekotverschmutzten Nahrungsmitteln sowie im Fell und an der Schnauze des Hundes. Nach oraler Aufnahme der Eier gelangen diese in das Duodenum des Menschen, wo die Oncosphaera-Larve schlüpft und die Darmwand durchdringt. Über Lymph- und Blutgefäße gelangen die Larven in Leber (60%), Lunge (25%) und weitere Organe. Dort entwickeln sich **zystenförmige Larven** (Finnen, **Hydatiden**). Der Durchmesser dieser Zysten kann 20 cm und mehr betragen. Ihre äußere Schicht wird vom Bindegewebe des Wirts, ihre innere Schicht von einer laminierten Membran (Cuticula) sowie einer Keimschicht aus lebendem Wurmgewebe gebildet (> Abb. 48.31). Ausgehend von der Keimschicht kommt es zur Knospung mit Bildung von Brutkapseln, in denen mehrere Kopfanlagen neuer Bandwürmer (**Protoscolices**) entstehen.

Klinische Relevanz Die mechanische Verdrängung durch die Zysten in den betroffenen Organen ergibt ein klinisches Bild, welches mit dem eines metastasierenden Tumors vergleichbar ist.

Alveoläre Echinokokkose

Die Infektion mit dem **Kleinen Fuchsbandwurm** *(Echinococcus multilocularis)* wird u.a. vom Fuchs auf den Menschen als **Zwischenwirt** durch die orale Aufnahme von Eiern übertragen. Die Finnen entwickeln sich überwiegend in der Leber und rufen die alveoläre Echinokokkose hervor. Im Gegensatz zum Befall mit der Hundebandwurm *(Echinococcus granulosus)* kommt es in der Leber zu einem unregelmäßigen, infiltrativen Wachstum des Keimepithels des Wurms mit späterer Ausbildung schlauchartiger Hohlräume im Lebergewebe.

Klinische Relevanz Die Klinik ist von der massiven Raumforderung und Destruktion in der Leber bestimmt und geht mit Ikterus und Splenomegalie einher.

48.6.3 Erkrankungen durch Nematoden (Rundwürmer)

Infektionen durch die runden, zweigeschlechtlichen Würmer aus der Gruppe der Nematoden (Rundwürmer) finden entweder oral oder perkutan statt. Der typische Nematodenzyklus führt vom umweltresistenten Ei über Larvenstadien zu den geschlechtsreifen Adultwürmern.

Trichinellose

Pathogenese
Die Trichinellose ist eine Zoonose durch *Trichinella spiralis* und verwandte Trichinenarten. Der Erreger weist eine ausgesprochen geringe Wirtsspezifität auf. Die Infektion verläuft über ungenügend erhitztes Fleisch (Muskeltrichinen). Durch die konsequenten Kontrollmaßnahmen (Trichinenschau) ist die Erkrankung in Europa selten geworden.

Die im Darm durch Verdauungsprozesse freigesetzten Würmer entwickeln sich in 5–7 Tagen zu adulten Würmern. Die befruchteten Weibchen dringen in die Darmmukosa ein, wo sie lebende Larven freisetzen. Über den Lymph- und Blutweg gelangen die Larven vorzugsweise in die quergestreifte Muskulatur, wo sie sich in Muskelfasern einbohren und spiralig aufgerollt zu einer Größe von 1 mm Durchmesser heranwachsen.

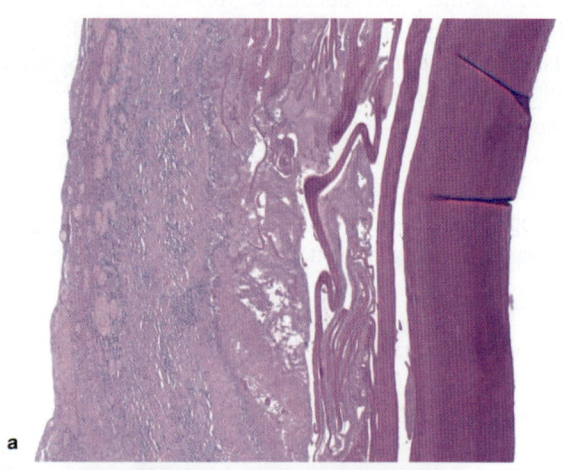

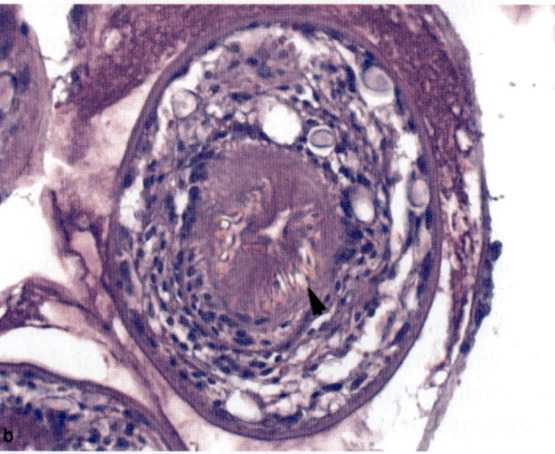

Abb. 48.31 Zystische Echinokokkose. a Zystenwand mit Wirtsmembran, bestehend aus Granulationsgewebe (links) und der stark PAS-positiven, azellulären laminierten Membran (Cuticula) des Parasiten. Das Keimepithel des Parasiten zum Lumen (rechts) ist nicht zu erkennen. PAS, Vergr. 25-fach. **b** Protoscolices mit chitinisiertem Hakenkranz (Pfeil). PAS. Vergr. 630-fach.

Morphologie

Nach der Larveninvasion kommt es in den ersten 2 Tagen zum Verlust der Querstreifung der Muskulatur sowie zu einer basophilen und ödematösen Aufquellung. Nach 2 Wochen sind die Larven von Wirtszellen mit hypertrophierten Kernen umgeben. In der Nachbarschaft findet sich ein unspezifisches entzündliches Infiltrat mit eosinophilen Granulozyten. In der 5. Woche kapseln sich die Larven ab, eine Verkalkung setzt frühestens nach 6 Monaten ein.

Klinische Relevanz Nach einer Inkubationszeit von 1–28 (meist 5–7) Tagen treten bei massiver Infestation intestinale Beschwerden (Gastroenteritis, Durchfälle) auf. Nach 1 Woche kommt es dann bei beginnender Penetration in die Muskelfasern zu einem toxisch-allergischen Syndrom mit kolikartigen Schmerzen, Fieber, urtikariellen und asthmaartigen Beschwerden sowie zu einem Gesichtsödem. Eine periphere eosinophile Leukozytose (in bis zu 90% der Fälle) tritt in der 2.–3. Woche auf. Eine akute Pneumonie sowie myokardiale und seltener neurologische Komplikationen können zu einem letalen Ausgang führen. Nach der 3. Krankheitswoche geht das Krankheitsbild mit der Entzystierung der Larven in die chronische Phase über, in der Myalgien und allergische Reaktionen als dauerhafte Symptome, insbesondere nach körperlicher Belastung, über Jahre fortbestehen können.

Filariosen

Fadenwürmer (Filarien), die sich im Gewebe absiedeln, sind die Erreger typischer Tropenerkrankungen. Bis auf die Onchozerkose sind die adulten Filarien für die Symptomatik verantwortlich. **Insekten** fungieren als Überträger und Zwischenwirte. Die Weibchen sind vivipar, sie gebären also lebende Larven (0). Diese werden von den Insekten bei der Blutmahlzeit aufgenommen. In der Muskulatur der Insekten entwickeln sich die Mikrofilarien zu infektionsfähigen **Larven,** die bei einem erneuten Stich auf den Menschen übertragen werden.

Lymphatische Filariosen

Lymphatische Filariosen werden hauptsächlich von den Arten *Wuchereria bancrofti* und *Brugia malayi* hervorgerufen, die durch Stechmücken übertragen werden. Die Entzündungsreaktionen auf die oft bis zu 10 cm langen adulten Würmer führen in den Lymphgefäßen zu Lymphstau und begleitendem Lymphödem. Durch Bindegewebsproliferation vor allem in der Subkutis können unförmige bis monströse Vergrößerungen insbesondere der Beine, des Skrotums und der Mammae auftreten (**Elephantiasis tropica**).

Loiasis

Eine entzündliche Schwellung im Unterhautgewebe (Calabar-Schwellung) ruft die im subkutanen Bindegewebe wandernde Filarie „Loa loa" hervor. Überträger sind Bremsenarten. Die wandernden Würmer (Wanderfilarien) sind nicht auf die Haut beschränkt, sondern können auch Konjunktiven und innere Organe befallen. Das Innere des Auges wird von diesen in Zentralafrika und im östlichen Teil Westafrikas auftretende Filarienart anders als bei der Onchozerkose jedoch nicht befallen.

Onchozerkose

Die Onchozerkose (**Flussblindheit**) wird von *Onchocerca volvulus* hervorgerufen und durch Kriebelmücken übertragen. Die bis zu 70 cm langen adulten Weibchen liegen aufgeknäuelt in derben, haselnuss- bis walnussgroßen Bindegewebeknoten (Onchozerkome) in der Subkutis. Ihre zu Millionen ausgeschiedenen Mikrofilarien, die sich in der Subkutis fortbewegen, rufen die Krankheitserscheinungen hervor. Neben einem starken Juckreiz kommt es bei chronischem Verlauf zu Atrophie, Hyperkeratose und Depigmentierung der Haut (**Onchodermatitis**) sowie zu Lymphadenopathien, die zu einer genitalen Elefantiasis führen können. Die Mikrofilarien verursachen auch **Augenentzündungen** (sklerosierende Konjunktivitis, Keratitis, Iridozyklitis, Optikusatrophie) mit Einsprossungen von Gefäßen und Bindegewebe, welche zur Erblindung führen.

48.6.4 Erkrankungen durch Trematoden (Saugwürmer)

Schistosomiasis

Syn.: Bilharziose

Die Schistosomiasis gehört zu den häufigsten Wurmerkrankungen. Sie wird hervorgerufen von Schistosomen (Pärchenegel). *Schistosoma haematobium* ist Erreger der regional begrenzten **Harnblasenbilharziose,** bei der ein Zusammenhang mit der Entstehung von Harnblasenkarzinomen besteht. Schis-

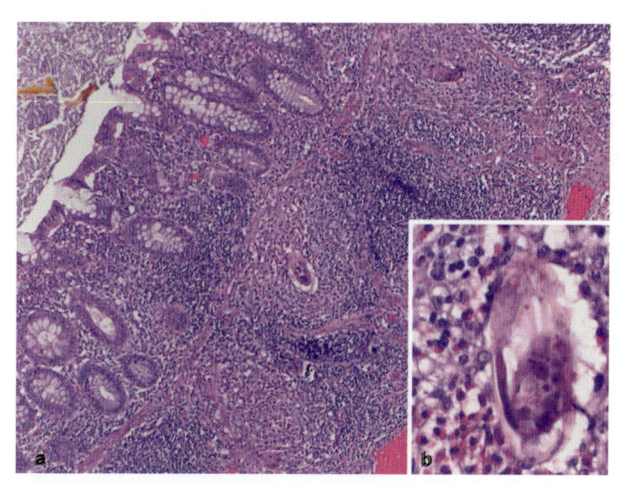

Abb. 48.32 Appendizitis durch Schistosomiasis. a Appendixwand mit Eiern von Schistosomen (*Schistosoma mansoni*) mit einer angedeutet granulomatösen Entzündungsreaktion. HE, Vergr. 60-fach. **b** Parasitenei, umgeben von eosinophilen Leukozyten. HE, Vergr. 630-fach.

tosoma mansoni (➤ Abb. 48.32), *Schistosoma japonicum*, *Schistosoma intercalatum* und *Schistosoma mekongi* rufen die **Darmbilharziose** hervor.

Pathogenese
Für die Pathogenese entscheidend sind weniger die in den Venen parasitierenden, 1–2 cm langen Würmer, sondern die massenhaft in Blasen- bzw. Darmwand abgesetzten Eier. Diese gelangen über den Blutweg in Leber und Lunge sowie in andere Organe. Dort rufen sie eine starke entzündliche Reaktion hervor und führen zu Granulomen und Narben. In der Leber kann es durch die entstehende periportalen Fibrose zu einer portalen Hypertonie kommen.

KAPITEL 49

F.A. Offner, R.M. Bohle*

* In der Vorauflage unter Mitarbeit von K.-M. Müller

Fremdmaterialimplantate

49.1 Allgemeine Reaktionsmuster nach Fremdmaterialimplantation 971

49.2 Blutgefäße, Liquordrainage 972

49.3 Herz 973
49.3.1 Schrittmacher 973
49.3.2 Herzklappenprothesen 974

49.4 Gelenke 975

49.5 Mamma 975

49.6 Bauchwand 976

Zur Orientierung

Schwerwiegende Funktionsstörungen – meist verbunden mit erheblichen Schmerzen – können durch Implantation von Prothesen aus Kunststoffen, Metalllegierungen oder denaturierten Organteilen einzelner Tierspezies behandelt werden. Zu den heute am häufigsten implantierten Ersatzmaterialien gehören:
- Metalllegierungen und Keramik zur endoprothetischen Behandlung von Hüftgelenks- oder Kniegelenksarthrosen (Cox- bzw. Gonarthrosen)
- gitterförmige, selbst expandierende Metall- (Nitinol-) und Kunststoffstents zur Therapie der koronaren Herzkrankheit, von Aortenaneurysmen oder von Stenosen des Bronchialsystems, des Ösophagus und der Gallengänge
- Kunststoffe zum Ersatz von Blutgefäßen, zum rekonstruktiven oder kosmetischen Organaufbau der Mamma oder zum Verschluss von Bauchwandbrüchen (Hernien)

Die stark gestiegene durchschnittliche Lebenserwartung hat dazu geführt, dass altersbedingte degenerative Veränderungen des Herz-Kreislauf- und Skelettsystems zugenommen haben. In vielen Fällen können sie durch operative und endovaskuläre Maßnahmen mit Fremdmaterialimplantaten kompensiert werden.

49.1 Allgemeine Reaktionsmuster nach Fremdmaterialimplantation

Implantierte Fremdkörper führen immer zu einer biologischen Reaktion. Sie ist stark abhängig von der sog. Biokompatibilität des Fremdmaterials:

- Als chirurgische **Nahtmaterialien** werden heute vielfach Kunststoffe und biologische Produkte verwendet, die im Organismus aufgelöst bzw. durch Makrophagen vollständig abgebaut werden können.
- Bei Einschaltung von Fremdmaterial in den Blutkreislauf – **Gefäßprothesen/Herzklappen** – ist meist eine blutgerinnungshemmende Therapie notwendig.
- Nach Einsatz von **Gelenkprothesen** können Partikel des Implantationsmaterials durch Abrieb- und/oder Korrosionsprozesse in das periartikuläre Gewebe gelangen und Fremdkörperreaktionen hervorrufen. Die Untersuchung von Synovialisgewebe und Knochenstrukturen ergibt daher wichtige Informationen zu besonderen Reaktionsmustern der Weichteil- und Knochenstrukturen auf die vorwiegend metallischen Fremdkörper.
- Beim Einsatz von **Gefäßprothesen** sind überschießende Gewebereaktionen mit Entwicklung einer hyperplastischen Neointima oder z.B. eine fehlende endothelähnliche Innenauskleidung möglich. Die Aufarbeitung entsprechender Gefäßpräparate nach Stent-Implantation gibt wichtige Hinweise zur Pathogenese dieser Reaktionen. Aus den morphologischen Befunden zu Explantaten mit Restenosen als Folge einer z.B. überschießenden Myofibroblastenproliferation resultieren wichtige Informationen für die Entwicklung und Produktion von Stents und für evtl. zusätzlich notwendige Behandlungsmethoden.
- Die Dokumentation körpereigener Gewebereaktionen auf **Implantate bei Brustrekonstruktionen** oder Bauchwandverstärkungen im Rahmen der Hernienchirurgie sind auch unter Berücksichtigung möglicher Fragestellungen zu Regressansprüchen von Patienten von Bedeutung.

Besonders bedeutsam ist der **Nachweis von Infektionen.** Da Erreger an der Oberfläche von Implantaten in Form sehr resistenter, sog. Biofilme wachsen und in dieser Form mikrobiologisch kaum zu kultivieren sind, gelingt der Nachweis einer Implantatinfektion häufig nur histologisch an Gewebeproben.

49.2 Blutgefäße, Liquordrainage

Gefäßprothesen werden bevorzugt im Bereich von Aorta, Becken- und Beinarterien eingesetzt. Sie bestehen vorwiegend aus Dacron (Polyethylenterephthalat) und PTFE (Polytetrafluorethylen) und dienen der Überbrückung (Bypass) oder dem Ersatz atherosklerotischer, hochgradig stenosierter oder erweiterter (Aortenaneurysmen) Arterienabschnitte (> Abb. 49.1). Zum Einsatz kommen sie auch bei der Anlage arteriovenöser Shunts, z.B. für wiederholte Dialysebehandlungen bei Niereninsuffizienz und als ventrikuloperitoneale oder –atriale Shunts zur Therapie des Hydrozephalus.

Einheilungsphasen von Gefäßprothesen

Einheilungsphasen und Reaktionsmuster auf intravasal implantierte Kunststoff- und Metallprothesen – Stents – sind entscheidend von der Grunderkrankung abhängig (in der Regel fortgeschrittene atherosklerotische Läsionen). Voraussetzung für eine ausreichende Erweiterung von Stenosen, z.B. der Koronargefäße durch einen Metallstent, ist eine mindestens noch sektorförmig erhaltene Dehnbarkeit des entsprechenden Gefäßabschnitts. Im Idealfall kann die luminale Oberfläche von transformierten Neo-Endothelzellen überkleidet werden.

Das **Reaktionsmuster** auf die Implantation von Kunststoffgefäßen lässt sich in 3 Phasen unterteilen (> Abb. 49.2):

- **Phase 1 (Frühphase):** Bis zu 2 Wochen nach Implantation wird die Prothese von Granulationsgewebe, bestehend aus Histiozyten, mehrkernigen Riesenzellen, proliferierenden Bindegewebezellen, Myofibroblasten und neu gebildeten Blutgefäßen, umgeben. Zellen des Granulationsgewebes wachsen zwischen den gestrickten oder gewebten Kunststofffibrillen der Prothese bis zur luminalen inneren Oberfläche vor und bilden extrazelluläre Matrix. Gleichzeitig gelangen aus dem Blutstrom Eiweißsubstanzen und Zellen zwischen das Maschenwerk der Prothese.
- **Phase 2 (Organisationsphase):** Bis zu 1 Monat nach Implantation dominiert eine fortschreitende bindegewebige Einscheidung des Fremdmaterials. Im äußeren bindegewebigen Prothesenmantel bleibt eine oft erhebliche zelluläre Fremdkörperreaktion bestehen. Der luminale innere Mantel wird auch als **Neointima** bezeichnet. Entwicklung, Kontinuität und Zusammensetzung des inneren Mantels sind stark von örtlichen Kreislauffaktoren, Strömungsanomalien, z.B. verursacht durch thrombogene Wandunregelmäßigkeiten und Gerinnungsstörungen, abhängig.
- **Phase 3 (Spätphase):** Nach 6 Monaten bis zu vielen Jahren wird bei ausreichender Durchbauung der Prothese im Regelfall ein weitgehend stabiler Zustand erreicht (> Abb. 49.1; > Abb. 49.2). Der definitive Einbau der

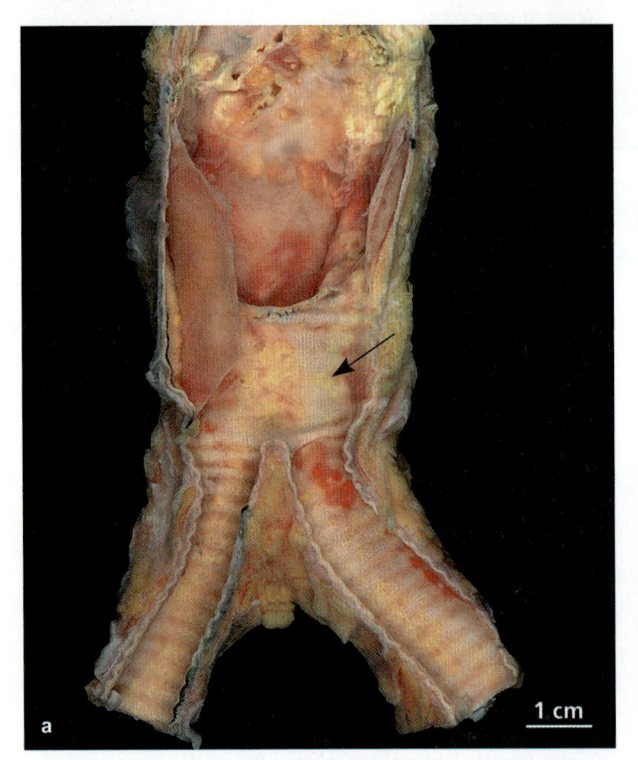

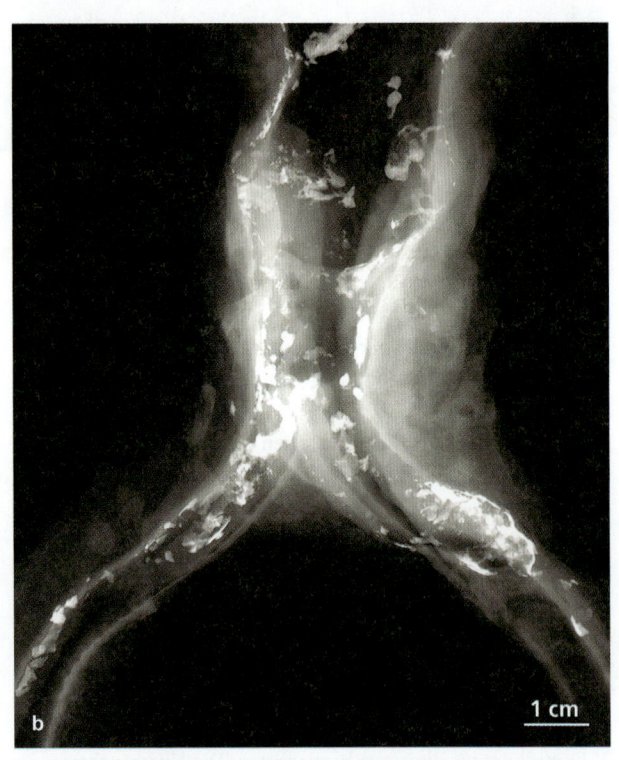

Abb. 49.1 Aortobifemorale Kunststoff-Bypass-Prothese bei verschließender Atherosklerose der Beckenarterien. a Fibrinreicher Parietalthrombus im Bereich der „Neointima" (Pfeil). **b** Im Röntgenbild ist die erhebliche verkalkende Atherosklerose in den dorsal des Bypasses verbliebenen Abschnitten von Aorta und Iliakalgefäßen zu sehen.

Phase I — Phase II — Phase III

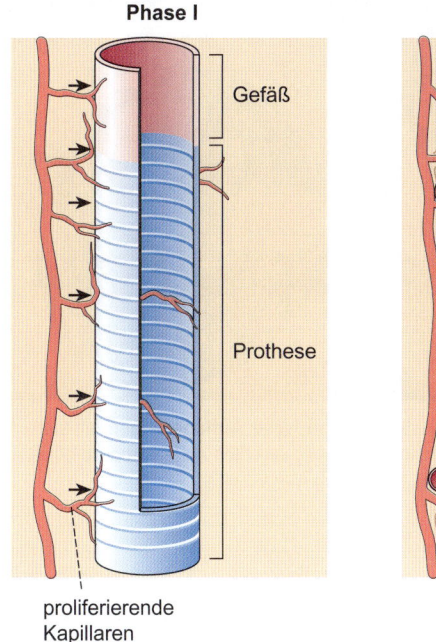

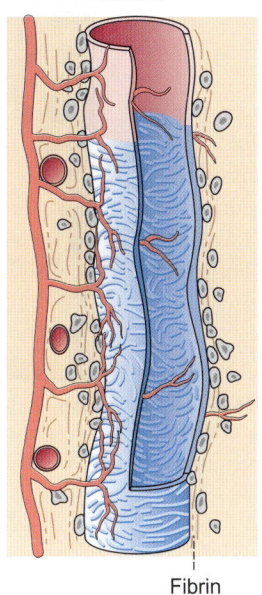

Gefäß
Prothese
proliferierende Kapillaren
Fibrin

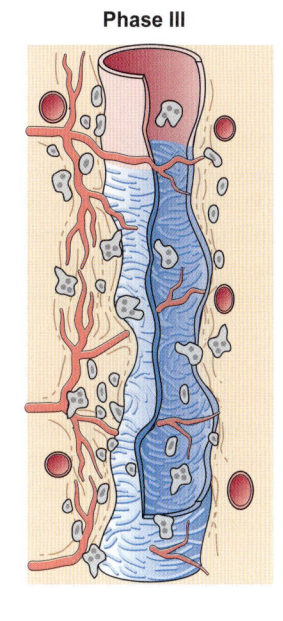

Abb. 49.2 Einheilungsphasen von porösen Kunststoffprothesen nach Implantation als Gefäßersatz.

Prothese geht allerdings mit dem Verlust ihrer Elastizität einher. Dies ist bedingt durch die bindegewebige Durchbauung, aber auch durch Materialermüdung und langsame Degradation der elastischen Kunststoffbestandteile.

Komplikationen

Während der verschiedenen Einheilungsphasen können thrombotische Verschlüsse, Frühstenosen, sog. Intimahyperplasien und regressive Prothesenveränderungen bis hin zu echten Prothesenaneurysmen entstehen. Etwa 30% der operierten Patienten entwickeln im Bereich von Koronarstents bei fortbestehender Fremdkörperreaktion erneut Stenosen, die dann mit dem Verfahren der Katheter-Ballondilatation teilweise wieder eröffnet werden können.

49.3 Herz

49.3.1 Schrittmacher

Batterien von Herzschrittmachern werden im Regelfall in den Weichteilen der Thoraxwand implantiert. Die durch das venöse System über die obere Hohlvene und den rechten Vorhof bis in den rechten Ventrikel eingeführten Schrittmachersonden werden bis in das subendokardiale Myokard vorgeschoben. Sie sind an ihrer Spitze mit feinen Häkchen versehen. Dort kommt es zu einer kleinherdigen, narbigen, festen Verankerung der Sondenspitzen. Im Verlauf des Katheters durch Vorhof- und Venenregionen bilden sich strangförmige, vom Endokard ausgehende **Fibrosierungen,** die zu einer partiellen Fixierung der Schrittmachersonden führen können (> Abb. 49.3).

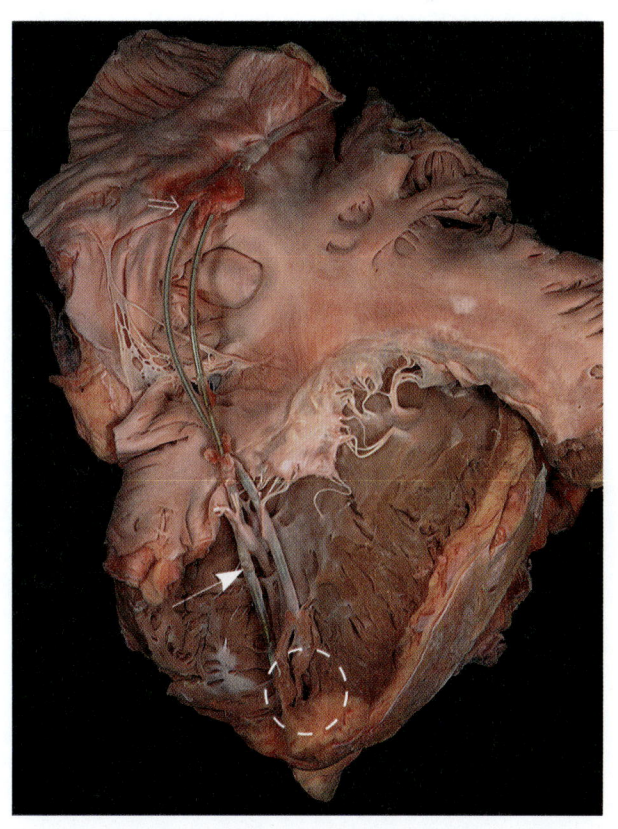

Abb. 49.3 Zwei Herzschrittmachersonden im eröffneten rechten Herz. Fest im Myokard eingeheilte Katheterspitzen (Markierung). Teilweise graue fibröse Umscheidung der Katheter im Bereich von Ventrikel und Trikuspidalklappe (Pfeil). Frischer Thrombus an Anheftungsstellen im Vorhof oberhalb der Fossa ovalis (Doppelpfeil; 77-jähriger Mann).

49.3.2 Herzklappenprothesen

Typen

In den USA werden jährlich ca. 30.000 Herzklappen implantiert – mechanische Klappen und sog. Bioprothesen:

- **Mechanische Prothesen:** Aus pyrolytischem Karbon bestehende Klappen sind über Bügel an einem Klappenring aus Metalllegierungen, z.B. Kobaltchrom, befestigt. Das Metall ist mit Polyestermanschetten ummantelt. Nach Form und Funktion kommen u.a. Kippscheiben- oder Zweischeibenprothesen zum Einsatz (➤ Abb. 49.4).
- **Bioprothesen:** Man verwendet Herzklappen von Schweinen nach Glutaraldehydfixierung oder auch körpereigenes Material, z.B. vom Perikard. Das biologische Material wird auf vorgefertigte Rahmen mit basalen Metallringen und pfeilerartigen Kunststoffbögen befestigt.

Verlauf und Komplikationen

Mechanische Prothesen erfordern eine lebenslange Hemmung der Blutgerinnung, um Funktionsstörungen der Klappen durch die Anlagerung thrombotischen Materials sowie daraus resultierende Embolien im großen Kreislauf zu verhindern (➤ Abb. 49.5). Funktionsstörungen können auch auftreten, wenn die eingenähten Metall- oder Kunststoffringe in der Klappenebene ausreißen

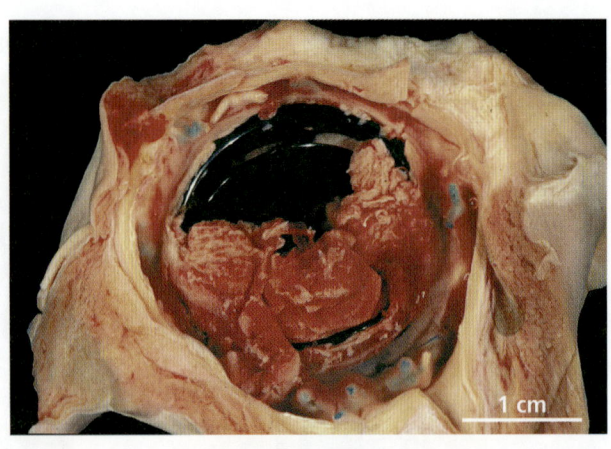

Abb. 49.5 Thrombotische Auflagerungen mit starken Funktionseinschränkungen einer mechanischen Aortenklappenprothese 6 Monate nach Operation (58-jähriger Mann).

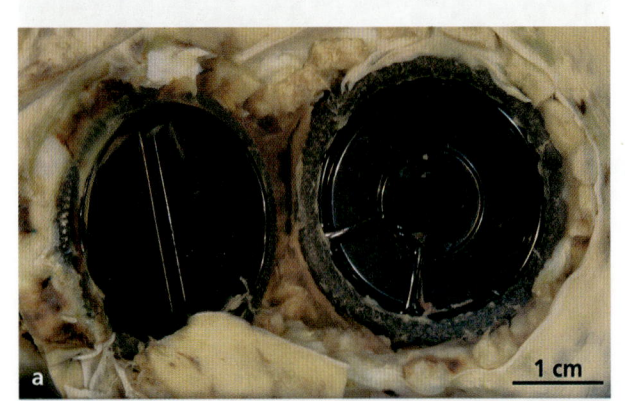

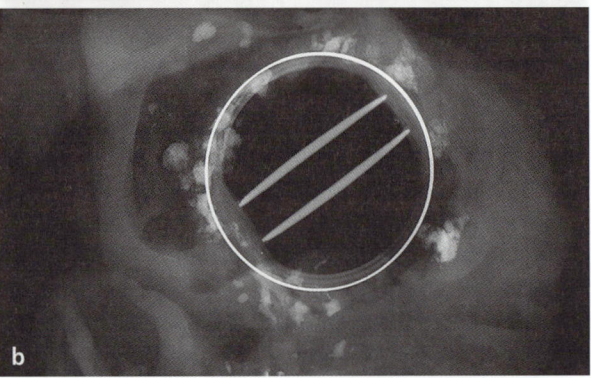

Abb. 49.4 Herzklappenprothesen. a Mechanische Herzklappenprothesen 2 Jahre nach Operation mit einer Kippscheibenprothese als Ersatz der Aortenklappe (links) und einer Scheibenprothese in Mitralklappenposition (rechts) bei einem 71-jährigen Mann. **b** Röntgenbild einer geöffneten Zweischeibenprothese aus dem Aortenklappenbereich.

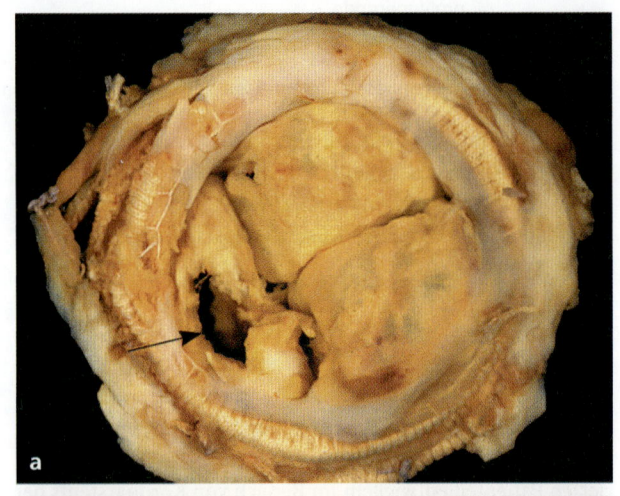

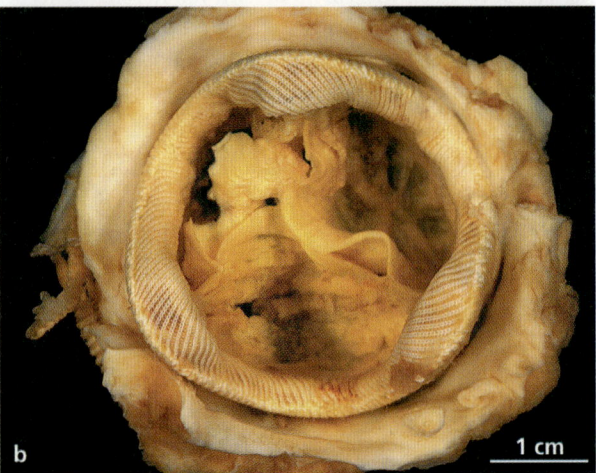

Abb. 49.6 Insuffiziente Bioprothese (Aortenklappe eines Schweins) als Ersatz der Mitralklappe 11 Jahre nach Implantation. Fibrose (grau) am Klappenring-Kunststoffmantel. Massive graugelbe Verkalkungen aller Taschen. **a** Aufsicht von oben. Entzündliche Perforation der Tasche links durch eine bakterielle Infektion (Pfeil). **b** Zugehöriges Röntgenbild mit Erfassung der streifigen Verkalkungen.

(sog. paravalvuläres Leck). Derartige Defekte treten v.a. dann auf, wenn an den Klappenringen (Anulus fibrosus) im höheren Alter ausgedehnte Verkalkungen (Klappenringsklerose) vorliegen.

Bei **Bioprothesen** können die durch die vorausgegangene Glutaraldehydfixierung partiell denaturierten Kollagenfasern verkalken. Wegen dieser teilweise sehr ausgedehnten und schon nach wenigen Jahren einsetzenden Verkalkungen werden Bioprothesen bevorzugt älteren Patienten implantiert. Verschleiß, Klappenschrumpfung, Pfeilerausrisse am Rahmen und Klappenperforationen können zur Klappeninsuffizienz führen (> Abb. 49.6). Über thrombotische Auflagerungen mit Bakterienbesiedlung sind Klappenentzündungen auch im biologischen Fremdmaterial der transplantierten Prothesen möglich.

49.4 Gelenke

Endoprothetischer Gelenkersatz

Schwerwiegende Arthrosen oder entzündliche Gelenkveränderungen, vor allem der Hüft- oder Kniegelenke, werden immer häufiger durch Implantation von Fremdmaterial behandelt. Bevorzugt kommen Prothesen aus Stahl, Titan-Aluminium-Vanadium-Legierungen oder Molybdänlegierungen, die mit Kunststoffkomponenten (Polyethylen) binden, zum Einsatz (> Abb. 49.7).

Fixation

Die Fixation der Implantate erfolgt durch Einzementierung mit Polymethylmetacrylat oder „zementfrei" durch Einwachsen des umliegenden Knochengewebes in spezielle poröse Implantatoberflächen. Nach Einzementierung entwickeln sich innerhalb weniger Tage ein Granulationsgewebe und schließlich eine chronisch entzündlich infiltrierte bindegewebige Pseudomembran, die das Implantat umgibt.

Komplikationen

Lockerungen sind die häufigste Ursache für ein Implantatversagen und erfordern einen Wechsel des Implantats. Verantwortlich sind der progrediente Abrieb von Implantatbestandteilen aus verschiedenen Metallen, Kunststoffen, Keramik u.a. und/oder Mikrobewegungen zwischen Implantat und Knochen mit verstärkter Knochenresorption. Selten kommt es zur **Implantatinfektion** (meist *Staphylococcus epidermidis* oder *Staphylococcus aureus*). Durch mechanischen Abrieb und Korrosionsprozesse gelangen im Lauf der Zeit Abriebpartikel (Metalle, Zement, Polyethylen) in das periartikuläre Gewebe. Sie finden sich im Interstitium, in Histiozyten oder Riesenzellen. Gelegentlich rufen sie **granulomatöse Pseudotumoren** hervor.

Typische Komplikationen nach Hüftprothesen sind **Verknöcherungen** in den periartikulären Weichteilen unter dem Bild der heterotopen Ossifikation.

49.5 Mamma

Implantate

Implantate werden zur Brustrekonstruktion (nach Amputation) oder aus kosmetischen Gründen zum Brustaufbau (Mammaaugmentation) eingesetzt. Die Außenhülle der Implantate besteht aus Silikon (Silikonelastomer), die Füllung aus Silikongel oder Kochsalzlösung. Die Implantation erfolgt entweder unter den M. pectoralis (retromuskulär) oder unter das Brustdrüsengewebe (retroglandulär). Am Implantationsort kommt es zunächst zu einer entzündlichen Infiltration durch Makrophagen und Lymphozyten, danach zu zunehmender Fibrosierung mit Ausbildung einer das Fremdmaterial umschließenden Bindegewebemembran („Kapsel").

Komplikationen

Infektionen (meist Staphylokokken) treten selten und in der Regel unmittelbar postoperativ auf. Plötzliche oder kaum

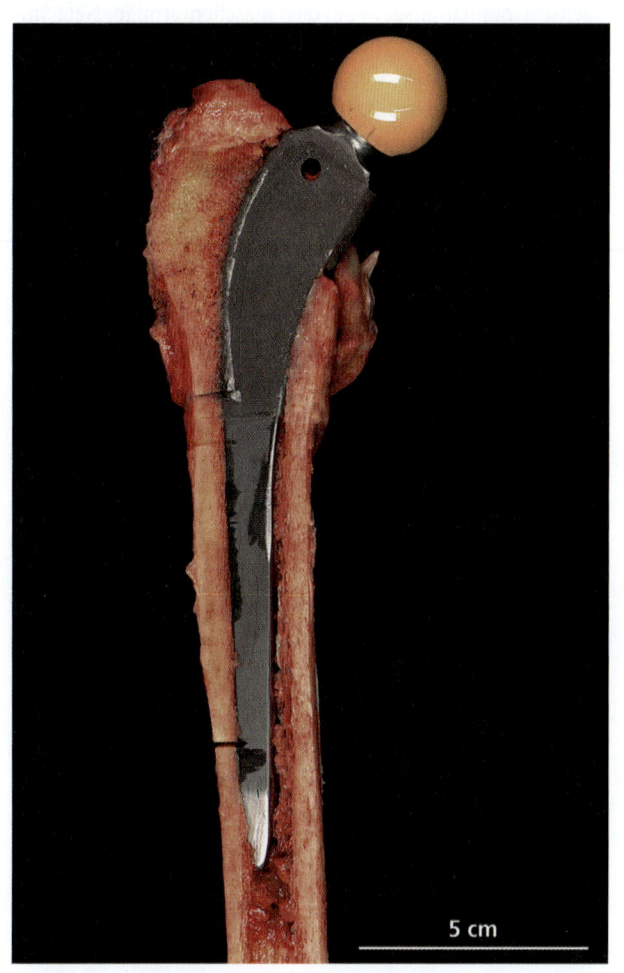

Abb. 49.7 Totalendoprothese der Hüfte (TEP) mit Prothesenkopf aus Porzellan und Metallschaft im eröffneten Markraum des Oberschenkels. Operation 3 Wochen vor dem Tod infolge rezidivierender Lungenembolien (66-jähriger Mann).

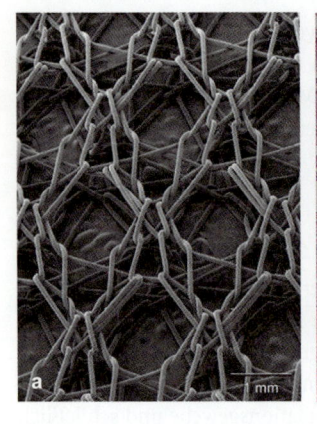

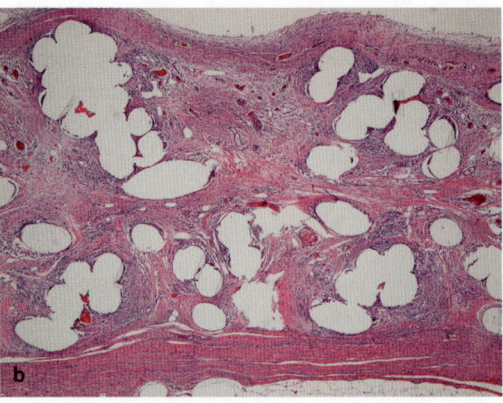

Abb. 49.8 Explantiertes Polypropylen-Mesh.
a Polypropylen-Mesh im Rasterelektronenmikroskop. **b** Die mikroskopische Struktur des grobporigen Polypropylen-Netzes ist als Abdruck im Gewebe erkennbar. Das Netz ist bindegewebig durchbaut und fest integriert. Die Explantation erfolgte aufgrund einer Verlagerung des Meshes (66-jähriger Mann).

merkbare („stille") Rupturen können zur Schrumpfung des Implantats und zum Austritt des Füllmaterials in das umgebende Gewebe mit konsekutiver Ausbildung von Fremdkörpergranulomen führen. Ursache für Rupturen sind Alterungsprozesse der Silikonhülle, Traumen oder Kapselkontrakturen. Letztere sind die häufigste Komplikation (4–8%) und führen je nach Schweregrad zu einer erheblichen Verfestigung und Deformierung der Brust. Seltenere Nebenwirkungen sind eine Druckatrophie des Brustdrüsengewebes oder eine Galaktorrhö.

49.6 Bauchwand

In der Hernienchirurgie werden zur Verstärkung der Bauchwand immer häufiger chirurgische Kunststoffnetze verwendet. Weltweit werden derzeit pro Jahr mehr als 2 Millionen derartiger Netze (Meshes) aus Polypropylen, Polyester oder Polytetrafluorethylen (PTFE) implantiert. Nach Implantation durchwächst Granulationsgewebe das maschenförmige Netz aus Kunststofffibrillen. Es dient dann als bindegewebig durchgebaute Membran zur Verstärkung von Weichteilstrukturen (> Abb. 49.8). Komplikationen umfassen Mesh-Infektionen (oft durch *Staphylococcus epidermidis*) oder Verlagerungen und Schrumpfungen des Netzes, die zu narbigen Kontrakturen oder Einrollungen führen und dann korrigierende Operationen erfordern.

KAPITEL 50

H.A. Baba, A. Gaspert, G. Höfler

Transplantationspathologie

50.1	**Grundlagen** ... 977	50.2.3	Lunge ... 982
50.1.1	Typen der Organtransplantation ... 977	50.2.4	Herz ... 984
50.1.2	Pathogenetische Mechanismen und Verlauf von Transplantatabstoßungen ... 978	50.2.5	Pankreas und Pankreasinseln ... 984
50.1.3	Risiken nach Organtransplantationen ... 979	50.2.6	Dünndarm ... 985
50.2	**Transplantation solider Organe** ... 980	50.3	**Transplantation hämatopoetischer Stammzellen** ... 985
50.2.1	Niere ... 980		
50.2.2	Leber ... 981		

Zur Orientierung

Transplantationen werden beim Versagen von Organen wie Herz, Leber oder Niere durchgeführt. Darüber hinaus werden hämatopoetische Stammzellen zur Behandlung hämatologischer Erkrankungen transplantiert. Transplantationen können somit Leben retten, sie sind aber für die meist schwerkranken Patienten auch eine hohe physische und psychische Belastung. Typische und häufige Probleme nach einer Transplantation sind (atypische) Infekte, bedingt durch die notwendige Immunsuppression des Transplantatempfängers, Tumoren und Rezidive der Grundkrankheit. Das schwerwiegendste Problem ist jedoch die Abstoßung des Spenderorgans (Niere, Herz, Leber, Lunge und Pankreas) durch das Immunsystem des Empfängers (**Host-versus-Graft-Reaktion;** HvGR). Im Gegensatz dazu richtet sich nach der Knochenmarktransplantation das transplantierte Knochenmark gegen den Empfänger, es entsteht die **Graft-versus-Host-Reaktion** (GvHR).

Durch die Verwendung hochwirksamer immunsuppressiver Therapien kann heute vor allem die akute Abstoßung in vielen Fällen erfolgreich unterdrückt bzw. behandelt werden. Dadurch wird allerdings das Problem der chronischen Abstoßung des Organs im Langzeitverlauf nicht gelöst.
Aufgabe der Pathologie ist in erster Linie die Beurteilung von Biopsien, wenn sich der Verdacht auf eine Transplantatdysfunktion ergibt. Differenzialdiagnostisch sind dabei z.B. Infektionen oder Rezidive der Grunderkrankung zu berücksichtigen. Darüber hinaus sind aber auch morphologische Aussagen gefragt, wenn das Spenderorgan klinisch auffällig ist oder sein Status dokumentiert werden soll (Nullbiopsie), wenn das explantierte Organ maligne Tumoren enthält oder infiziert ist oder wenn die Diagnose und der Status des transplantierten Organs im Rahmen einer Autopsie untersucht werden muss.

50.1 Grundlagen

50.1.1 Typen der Organtransplantation

Im Wesentlichen lassen sich folgende 4 Typen der Transplantation unterscheiden:
- **Autologe Transplantation:** Zellen oder Gewebe desselben Individuums werden verpflanzt, z.B. Hautlappen nach Verbrennung oder Stammzellen nach aplasierender Zytostatikatherapie.
- **Syngene Transplantation:** Spender und Empfänger sind genetisch identisch (z.B. monozygote Zwillinge oder Inzuchttierstämme).
- **Allogene Transplantation (Allotransplantation):** Bei dieser häufigsten Form der Transplantation werden Organe zwischen verschiedenen Individuen der gleichen Spezies (z.B. Mensch zu Mensch), die jedoch immungenetisch verschieden sind, transplantiert.
- **Xenotransplantation:** Die Übertragung von Organen zwischen verschiedenen Spezies (z.B. Schwein zu Mensch) befindet sich noch im experimentellen Stadium.

Derzeit sind vor allem die allogene, in geringerem Umfang auch die autologe Transplantation von klinischer Bedeutung. Nach allogener Transplantation kommt es regelmäßig zu einer therapiebedürftigen Abstoßungsreaktion.

50.1.2 Pathogenetische Mechanismen und Verlauf von Transplantatabstoßungen

Körperfremde Antigene der Transplantate verursachen Abstoßungsreaktionen in Form komplexer, sowohl zell- als auch antikörpervermittelter Immunreaktionen (HvGR). Werden bei der Transplantation von hämatopoetischen Stammzellen immunkompetente Zellen des Spenders auf den Empfänger übertragen, entsteht dagegen die GvHD.

Bei den Abstoßungsreaktionen hängen die Stärke und damit die Geschwindigkeit der Abstoßung von der genetischen Disparität zwischen Spender und Empfänger (sog. „Fremdheit") ab. Auf der Basis des klinischen Verlaufs, der pathogenetischen Mechanismen und der Morphologie können 3 Typen – die hyperakute, die akute und die chronische Abstoßung – unterschieden werden (> Abb. 50.1).

Hyperakute Abstoßung

Die hyperakute Abstoßung wird durch vorbestehende **alloreaktive Antikörper** gegen Gruppenantigene (AB0) oder Histokompatibilitätsantigene ausgelöst. Sie kann sich innerhalb weniger Minuten oder nach Stunden und Tagen entwickeln und führt praktisch ausnahmslos zum Verlust des Transplantats. Die alloreaktiven Antikörper binden an Antigene im Gewebe, insbesondere an das Endothel, was zu einer Aktivierung der Komplementkaskade und des Gerinnungssystems führt (Typ-II-Überempfindlichkeitsreaktion). Es bilden sich Mikrothromben, welche die Kapillaren verschließen, sodass hämorrhagische Nekrosen entstehen. Durch die verbesserte Typisierung der Transplantate ist diese Form der Abstoßung selten geworden.

Akute Abstoßung

Die akute Abstoßung ist die häufigste Form. Sie entwickelt sich oft während der ersten Wochen nach Transplantation und wird primär durch **aktivierte T-Zellen** vermittelt. Bei einer vorangegangenen Sensibilisierung der T-Zellen gegenüber den Spenderantigenen sind sowohl Auftreten als auch Verlauf der Abstoßungsreaktion beschleunigt („second set rejection" bzw. akzelerierte Abstoßungsreaktion). Als Effektormechanismen der akuten Transplantatabstoßung stehen beide Äste einer Typ-IV-Reaktion, d.h. die T-Zellantwort vom verzögerten Typ („delayed type hypersensitivity", DTH) und die zellvermittelte Zytotoxizität durch CD8-T-Zellen, im Vordergrund. Man unterscheidet eine akute zelluläre, eine akute humorale (antikörpervermittelte) Abstoßung und eine Kombination von beiden.

Akute zelluläre Abstoßung Die T-Zell-Antwort des Empfängers betrifft vor allem Moleküle der Klasse I des MHC. Die Empfänger-T-Zellen erkennen Alloantigene auf antigenpräsentierenden Zellen des Spenders im transplantierten Organ oder solche, die in die regionalen Lymphknoten gelangt sind (**direkte Allogenerkennung**), und werden dadurch aktiviert. Die zweite Möglichkeit liegt in der Aufnahme von Alloantigenen durch antigenpräsentierende Zellen des Empfängers mit nachfolgender T-Zell-Präsentation und Aktivierung der T-Zellen (**indirekte Allogenerkennung**). Die Erkenntnis, dass die MHC-Moleküle den entscheidenden Faktor bei Transplantatabstoßungen ausmachen, führte in der Transplantationsmedizin zu einer Abstimmung der HLA-Typen von Spender und Empfänger.

Morphologie
Histomorphologisch findet man eine lymphozytäre/granulozytäre Entzündung mit begleitender Schädigung der Parenchymzellen im Transplantat. Zusätzlich ist in einigen Organen eine vaskuläre Endothelzellschädigung durch eine lymphozytäre Endothelitis zu beobachten. Diese Form der Entzündung ist auf das Endothel beschränkt.

Akute humorale Abstoßung Die akute humorale Abstoßung (vaskuläre Abstoßung) wird durch Antikörper gegen Alloantigene vermittelt und manifestiert sich an den Blutgefäßen.

Morphologie
Die entstehende nekrotisierende Vaskulitis führt zu Endothelzellnekrosen mit Thrombosen und einer lymphozytären Endothelialitis. Außerdem ist eine transmurale Entzündung der Gefäßwand mit fibrinoiden Nekrosen typisch.

Chronische Abstoßung

Die chronische Abstoßung tritt frühestens nach dem 2. Monat nach Transplantation auf. Sie kann oft erst nach Monaten bis Jahren einsetzen und langsam progredient verlaufen. Hierbei sind sowohl relativ schwache, **zellvermittelte Abstoßungsreaktionen** als auch **Ablagerungen von Antikörpern und Antikörper-Antigen-Komplexen** an den Gefäßwänden des Transplantats beteiligt. Auch nichtimmunologische Faktoren wie Bluthochdruck und Fettstoffwechselstörungen als Nebenwirkung der Immunsuppression können hier eine wichtige Rolle spielen.

Morphologie
Morphologisch findet man eine konzentrische lumenobliterierende Intimaverbreiterung. Einerseits sind schaumzellig transformierte Makrophagen in der Intima nachzuweisen, andererseits auch eine fibromuskuläre Intimafibrose. Im Gegensatz zur allgemeinen Atherosklerose ist die Lamina interna der Arterie typischerweise intakt. Die daraus resultierende Minderdurchblutung führt zu schleichendem Parenchymverlust mit zunehmender Fibrosierung und entsprechendem Funktionsverlust des betroffenen Organs. Typische Veränderungen finden sich z.B. in der Niere als Transplantatglomerulopathie, in der Leber einen Verlust der Gallengänge und in der Lunge die Bronchiolitis obliterans.

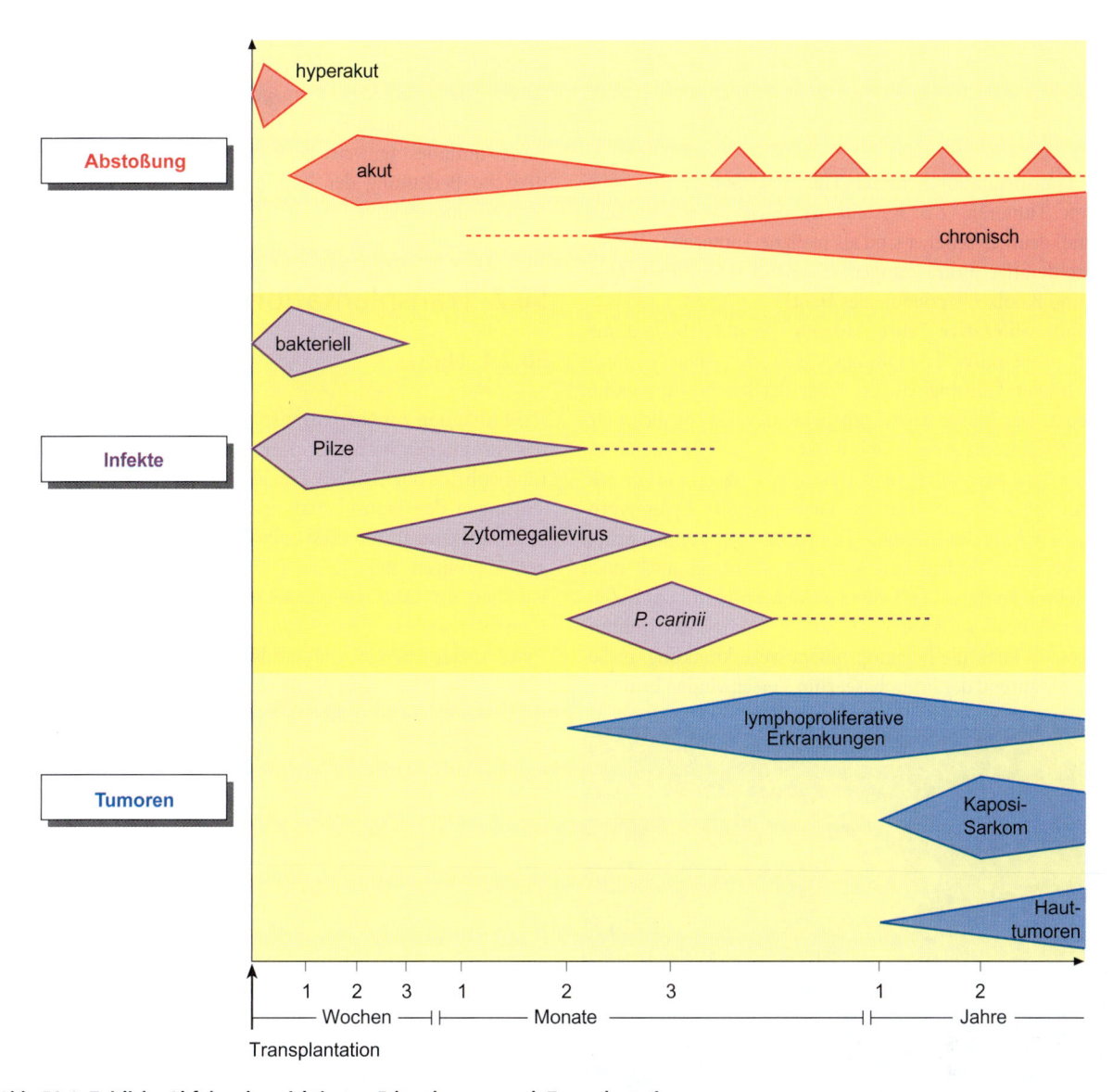

Abb. 50.1 Zeitliche Abfolge der wichtigsten Erkrankungen nach Transplantation.

50.1.3 Risiken nach Organtransplantationen

Akut kann nach Organtransplantationen der ischämische Organschaden auftreten, kurz- bis langfristig besteht das größte Risiko in Infektionen und in der Entwicklung von Tumoren.

Ischämischer Organschaden

Er entsteht einerseits bei Insuffizienz der anastomosierten Blutgefäße und führt zur ungenügenden arteriellen Blutversorgung. Mögliche Folgen sind Infarkte, die bis zum Verlust des Organs führen können. Andererseits kann bei soliden Organen schon während der Organkonservierung – in der Zeit zwischen Transplantatentnahme und Implantation beim Empfänger – durch die damit verbundene Ischämie eine Gewebeschädigung auftreten. Diese kann durch die Reperfusion nach Anschluss des Organs an den Empfängerkreislauf noch verstärkt werden („Ischämie-/Reperfusionsschaden").

Infektionen

Die Immunsuppression erhöht das Risiko für Infektionen. In den ersten Wochen nach Transplantation gilt dies – insbesondere bei knochenmarktransplantierten Patienten – für bakterielle und mykotische Infekte (speziell durch Candida und Aspergillus), aber auch für Infektionen mit dem Herpes-simplex-Virus. Besonders im 2. und 3. Monat treten Infektionen mit dem Zytomegalievirus auf. Zudem ist nach einer Transplantation auch ein erhöhtes Risiko für *Pneumocystis-carinii*-Infekte vorhanden (➤ Abb. 50.1). Virale Infektionen scheinen außerdem direkt oder indirekt einen negativen Effekt auf die Transplantatfunktion auszuüben, dies gilt vor allem für das

Zytomegalievirus und bei Nierentransplantaten für das BK-Virus *(Polyomavirus)*.

Tumoren

Nach Transplantation kommen Tumoren häufiger vor, wobei benigne Tumoren (z.B. Epstein-Barr-Virus-assoziierte Leiomyome) deutlich seltener sind als maligne Tumoren (z.B. lymphoproliferative Erkrankungen, Kaposi-Sarkom, Plattenepithel- und Basalzellkarzinome der Haut).

Lymphoproliferative Erkrankungen Posttransplantationslymphoproliferative Erkrankungen (PTLD) können bei Empfängern aller Transplantate als Folge der Immunsuppression auftreten. Das Risiko nach Transplantation eines soliden Organs liegt langfristig bei 1–5%. Rund 80% der PTLD sind mit dem Epstein-Barr-Virus (EBV) assoziiert und die Mehrzahl stammt von Zellen des Transplantatempfängers. Lymphoproliferative Erkrankungen nach Transplantation können schon nach wenigen Wochen und Monaten, allerdings auch noch nach Jahren auftreten. Es handelt sich überwiegend um B-Zell-Proliferationen (➤ Abb. 50.2). Eine Reduktion der Immunsuppressiva kann die lymphoproliferative Erkrankung, insbesondere während der Frühphase, zum Verschwinden bringen.

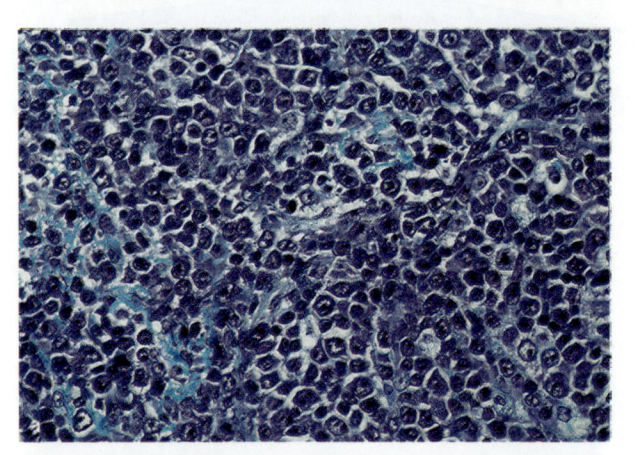

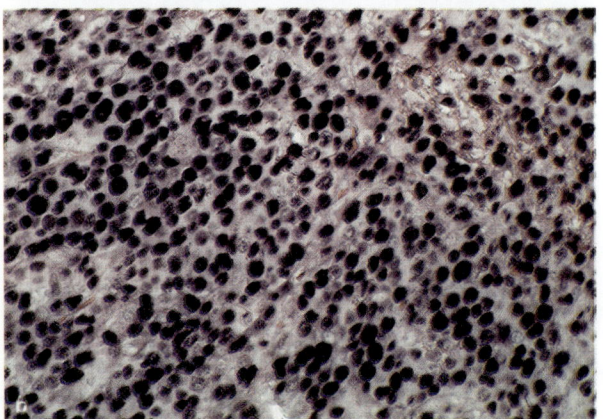

Abb. 50.2 Posttransplantations-lymphoproliferative Erkrankung (PTLD). a Monomorphes Infiltrat von blastären, lymphozytären Zellen. Giemsa, Vergr. 400-fach. **b** Der *EBV*-Nachweis zeigt, dass die große Mehrheit der blastären Zellen *EBV*-infiziert ist. In-situ-Hybridisierung für *EBV*, Vergr. 400-fach.

Kaposi-Sarkom Ein weiterer Tumor, der nach Transplantation auftritt, ist das Kaposi-Sarkom, welches durch das *humane Herpesvirus 8 (HHV 8)* ausgelöst wird. Die Tatsache, dass diese Tumoren durch Reduktion der immunsuppressiven Therapie zumindest teilweise zurückgehen, weist auf die pathogenetische Bedeutung der Immunabwehr bei der Entstehung dieser Tumoren hin.

50.2 Transplantation solider Organe

50.2.1 Niere

Die Indikation zur Nierentransplantation umfasst alle Formen des chronischen Nierenversagens, z.B. bei chronischer Glomerulonephritis oder Diabetes mellitus. Kommt es zu Funktionsstörungen des Transplantats, wird die Nierenbiopsie eingesetzt, um eine abstoßungsbedingte von anderen Veränderungen abgrenzen zu können. Differenzialdiagnostisch müssen vor allem der akute Tubulusschaden, aber auch Störungen des Urinabflusses, der Durchblutung, Infekte, neu entstandene (oder rezidivierende) glomeruläre Erkrankungen oder eine medikamentös-toxische Schädigung ausgeschlossen werden.

Die Abstoßungsreaktionen werden gemäß der international anerkannten Banff-Klassifikation gradiert (➤ Tab. 50.1). Sie können akut oder chronisch verlaufen und antikörper- oder T-Zell-vermittelt sein.

Akute Abstoßung

Die Ablagerung der C4d-Komplement-Fraktion (C4d$^+$) in peritubulären Kapillaren gilt als immunologischer Marker einer antikörpervermittelten Abstoßung. Laborchemisch finden sich zirkulierende Anti-Donor-Antikörper.

Morphologie
Morphologische Zeichen einer **akuten antikörpervermittelten Abstoßung** sind akute tubuläre Schädigung, Anschoppung von neutrophilen Granulozyten und/oder mononukleären Zellen in peritubulären Kapillaren und/oder Glomerula, kapilläre Thrombosen, transmurale Entzündung oder fibrinoide Nekrose in Arterien.

Bei der Diagnostik der **akuten T-Zell-vermittelten Abstoßung** werden morphologisch 3 Elemente beurteilt und gradiert:
- Tubulitis: Infiltration des Tubulusepithels durch mononukleäre Zellen (➤ Abb. 50.3)
- Interstitielle Entzündung: mononukleäres Entzündungsinfiltrat, vorwiegend aktivierte Lymphozyten, im Niereninterstitium
- Arteriitis: Unterschieden wird zwischen der intimalen Arteriitis (Syn.: Endothelitis), definiert als lymphozytäre Infiltration unterhalb des Endothels, und der Arteriitis mit entzündlichen Infiltraten in der Media und/oder fibrinoider

Nekrose der Gefäßwand. Der Schweregrad der Endothelitis wird nach Banff entsprechend dem Ausmaß der Lumeneinengung befallener Gefäße beurteilt. Bei der transmuralen Arteriitis ist die ganze Arterienwand einschließlich der Media betroffen. Es finden sich Nekrosen der glatten Muskelzellen, Fibrininsudation und entzündliches Infiltrat aus Lymphozyten und (weniger) Granulozyten.

Chronische Abstoßung

Die chronische Graft-Dysfunktion kann durch Abstoßung bedingt sein. Andere nichtimmunologisch bedingte Ursachen, insbesondere Calcineurin-Inhibitor-Toxizität, vorbestehende Erkrankung der Spenderniere, Ischämie, Infekte (insbesondere *Polyomavirus*-Nephropathie), Obstruktion, Hypertonie, Glomerulonephritis oder Rezidiv der Grunderkrankung, müssen abgegrenzt werden. Die „chronische" Abstoßung kann schon einige Monate nach Transplantation auftreten.

Morphologie
Morphologisch finden sich folgende Läsionen bei der **chronisch aktiven antikörpervermittelten Abstoßung**: C4d$^+$, Doppelkonturen der glomerulären Basalmembran (Transplantat-Glomerulopathie), Multilamellierung der Basalmembran peritubulärer Kapillaren, interstitielle Fibrose und Tubulusatrophie, elastinfreie Intimafibrose in Arterien. Wie bei der akuten antikörpervermittelten Abstoßung finden sich zirkulierende Anti-Donor-Antikörper.

Die **chronisch aktive T-Zell vermittelte Abstoßung** ist charakterisiert durch eine elastinfreie Intimafibrose in Arterien mit mononukleären Zellen in der Fibrose (➤ Abb. 50.4).

Klinische Relevanz Die **akute Abstoßung** nach Nierentransplantation äußert sich vor allem im Anstieg des Serumkreatinins, meist bis 2 Monate nach Transplantation. Daneben können eine Schwellung des Transplantats sowie Sekundärsymptome wie Fieber, Hypertonie und Inappetenz beobachtet werden. Die **chronische Abstoßung** manifestiert sich mit langsamem Funktionsverlust mit/ohne Proteinurie.

50.2.2 Leber

Eine wichtige Indikation für die Lebertransplantation ist ein Leberversagen. Ursachen dafür sind chronische Lebererkrankungen wie beispielsweise Virushepatitis, nutritiv-toxische, Stoffwechsel- oder Gallenwegserkrankungen und das akute Leberversagen.

Morphologie
Eine **akute Abstoßung** äußert sich morphologisch in 3 Hauptmerkmalen:

- Portale Entzündung: Dieses Entzündungsinfiltrat besteht überwiegend aus Lymphozyten, aber auch eosinophilen Leukozyten und vereinzelt auch neutrophilen Granulozyten und blastären Lymphozyten. Bei zunehmendem Schweregrad der Entzündung greift das Infiltrat auf das angrenzende Leberläppchen über.
- Gallengangläsionen: Interlobuläre Gallengänge zeigen eine intraepitheliale Entzündung im Sinne einer lymphozytären Duktitis. Als Folge davon kommt es zu degenerativen Gallengangveränderungen mit unregelmäßigen Kernen, gestörter Zellpolarität und zytoplasmatischer Vakuolisierung der Epithelzellen und schließlich zur Zerstörung des Gallengangs.
- Endothelitis: Entzündung der Portal- oder Zentralvenen mit subendothelialen Lymphozyten und Endothelschwellung (➤ Abb. 50.5). Bei einer schweren Abstoßung kommt es zusätzlich zu einer perivenulären lymphozytären Entzündung mit Leberzellnekrosen.

Eine Einteilung der morphologischen Veränderungen in Schweregrade ist nach dem Banff-Schema möglich (➤ Tab. 50.2).

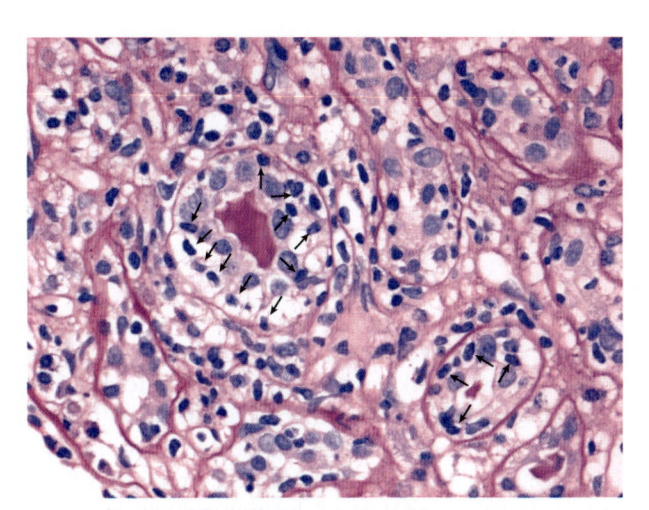

Abb. 50.3 Akute Abstoßung der Nieren. Als ein Merkmal der „akuten" T-Zell-vermittelten Abstoßung der Nieren findet sich eine Tubulitis mit intraepithelialen Lymphozyten (Pfeile). PAS, Vergr. 250-fach.

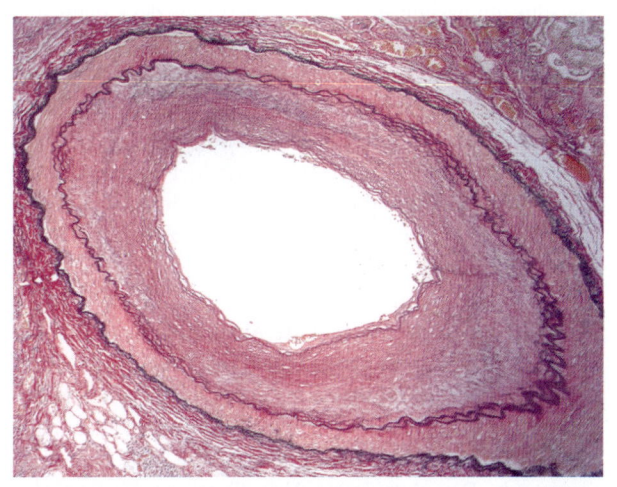

Abb. 50.4 Chronische Abstoßung der Nieren. Die A. arcuata zeigt eine konzentrische elastinfreie Intimafibrose. Elastica-van-Gieson, Vergr. 25-fach.

Tab. 50.1 Diagnostische Kategorien für Nierentransplantat-Biopsien (Banff-2009-Klassifikation).

	Typ	Beschreibung/Details	Mit*
1	normal		

2	antikörpervermittelte Abstoßung	bei Nachweis zirkulierender donorspezifischer Antikörper, C4d-positiver Reaktivität oder entsprechender pathologischer Veränderungen
		• C4d-Ablagerungen ohne morphologischen Anhalt einer aktiven Anstoßung
		• akute Abstoßung
		  – Typ I: ATN-like – C4d-positiv, minimale Entzündung
		  – Typ II: Margination der Leukozyten und/oder Thrombosen in Kapillaren und/oder Glomerula, C4d-positiv
		  – Typ III: arteriell, C4d-positiv
		• chronisch aktive Abstoßung
			3,4,5,6

3	Borderline-Veränderungen	verdächtig auf eine akute T-Zell-vermittelte Abstoßung	

4	T-Zell-vermittelte Abstoßung	• akute Abstoßung
		  – Typen IA und IB
		  – Typen IIA (v1) und IIB (v2)
		  – Typ III (v3)
		• chronisch aktive Abstoßung
			2,5,6

5	interstitielle Fibrose (IF) und Tubulusatrophie (TA) ohne Hinweis auf eine spezifische Ätiologie	• Grad I: geringe IF und TA (< 25% der Nierenrindenfläche) • Grad II: moderate IF und TA (26–50% der Nierenrindenfläche) • Grad III: schwere IF und TA (> 50% der Nierenrindenfläche)	
6	andere	Veränderungen, die nicht auf eine akute und/oder chronische Abstoßung zurückzuführen sind	2,3,4,5

* = kommt zusammen mit den hier genannten Kategorien vor; ATN = akute Tubulusnekrose; v1 = Entzündung in Intima, < 25% des Lumens, v2 = Entzündung in Intima, ≥ 25% des Lumens, v3 = transmurale Entzündung oder fibrinoide Nekrose

Die morphologischen Hauptmerkmale der **chronischen Abstoßung** des Lebertransplantats sind der zunehmende Verlust an Gallengängen (sog. Gallengangsverlustsyndrom, engl. „vanishing bile duct syndrome"; ➤ Abb. 50.6) und eine obliterative Arteriopathie. Die beiden Veränderungen treten meist, aber nicht immer gleichzeitig auf. Die Transplantatarteriopathie, die sich histologisch in Form einer lumenobliterierenden Intimaverbreiterung manifestiert, ist in der Nadelbiopsie nur selten nachweisbar, da eher größere Gefäße betroffen sind. Ein indirekter Hinweis auf das Vorliegen einer Arteriopathie mit nachfolgender Minderperfusion des Organs sind perivenuläre Leberzellnekrosen oder eine perivenuläre Fibrose. Im Frühstadium finden sich Gallengänge mit degenerativen Epithelveränderungen. Diese Gänge werden im Verlauf der Erkrankung zerstört. Ein Verlust von mehr als 50% der Gallengänge aller untersuchten Portalfelder ist wegweisend für eine chronische Abstoßung. Daneben finden sich Cholestase, perizentrale Leberschwellung und Leberzelluntergang sowie Venulosklerose.

Klinische Relevanz Eine **akute Abstoßung** kann sich klinisch durch Fieber, Transplantatvergrößerung, Ikterus und, bei zunehmendem Schweregrad, durch Zeichen des Leberausfalls bis hin zum Transplantatverlust äußern. Laborchemisch sind die Leberenzyme erhöht und die Syntheseleistung nimmt ab. Die **chronische Abstoßung** manifestiert sich durch eine progrediente Cholestase mit Ikterus und erhöhten Cholestaseparametern im Serum (Bilirubin, γ-GT, alkalische

Tab. 50.2 Banff-Schema für das Grading der akuten Leberabstoßung.

Grad	Kriterien
intermediär	portale Entzündung (nicht ausreichend den Kriterien der akuten Abstoßung entsprechend)
mäßig (Grad I)	Entzündungsinfiltrat in wenigen Portalfeldern, mäßig bei intakter Grenzlamelle
moderat (Grad II)	Entzündungsinfiltrat in den meisten bzw. allen Portalfeldern
schwer (Grad III)	wie bei „moderat" mit Durchbrechen der Grenzlamelle zum Parenchym, perivenoläre Hepatozytennekrose

Phosphatase). Im fortgeschrittenem Stadium kann eine biliäre Zirrhose vorliegen.

50.2.3 Lunge

Die orthotope Lungentransplantation wird im Endstadium chronischer Lungenerkrankungen, z.B. bei Patienten mit Mukoviszidose, chronisch obstruktiver Lungenkrankheit (COPD), interstitiellen Fibrosen sowie bei primären Erkrankungen der Lungengefäße durchgeführt. Bei schwerer, irreversibler Schädigung von Lunge und Herz, z.B. bei primärer pulmonaler Hypertonie, kann eine kombinierte Herz-Lungen-Transplantation indiziert sein.

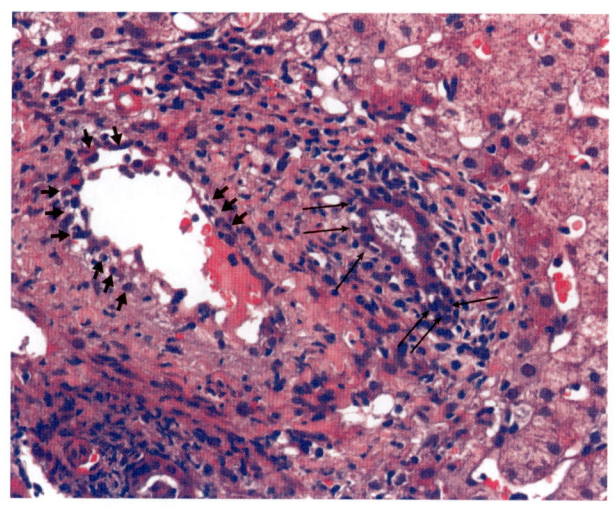

Abb. 50.5 Akute Abstoßung der Leber. Entzündungsinfiltrat in einem Portalfeld mit subendothelialer Infiltration durch Lymphozyten (Endothelitis, kurze Pfeile) und einer Gallengangsläsion mit lymphozytärer Duktitis (lange Pfeile). HE, Vergr. 400-fach.

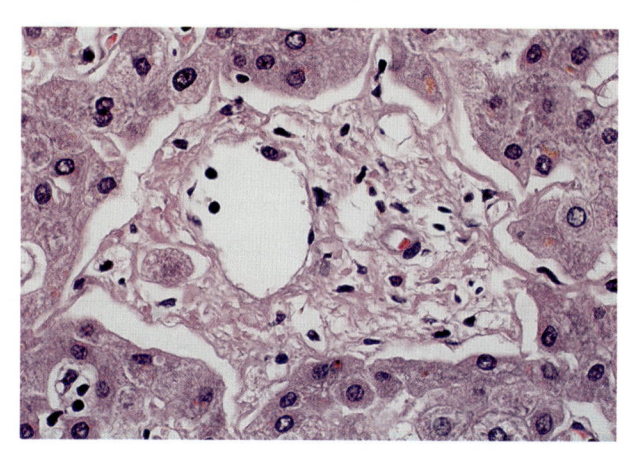

Abb. 50.6 Chronische Abstoßung der Leber. Portalfeld mit erkennbarer Portalvene und Arteriole, aber ohne nachweisbaren Gallengang. Nur ganz vereinzelt Entzündungszellen. Bei Befall von mehr als 50% der Portalfelder spricht man von einem Gallengangsverlustsyndrom. HE, Vergr. 360-fach.

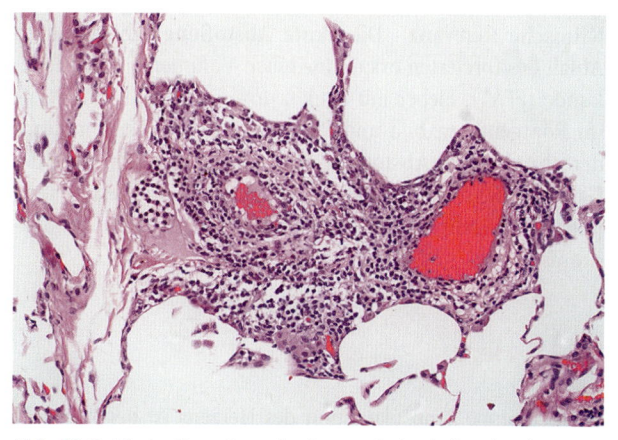

Abb. 50.7 Akute Abstoßung der Lunge. Perivaskuläres lymphozytäres Infiltrat. HE, Vergr. 110-fach.

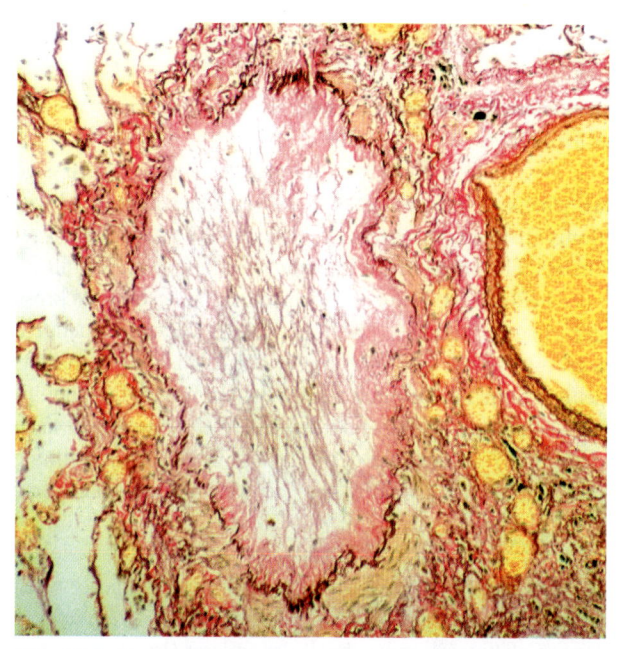

Abb. 50.8 Chronische Abstoßung der Lunge. Bronchiolus mit obliteriertem Lumen durch Fibrose (Bronchiolitis obliterans, konstriktive Form). Benachbart die normale Pulmonalarterie (rechts). Elastica-van-Gieson, Vergr. 90-fach.

Morphologie

Die Diagnose der **akuten Abstoßung** wird mittels einer transbronchialen Biopsie gestellt. Das histologische Hauptmerkmal ist ein überwiegend aus Lymphozyten bestehendes perivaskulär manschettenartig angeordnetes Entzündungsinfiltrat. Bei zunehmendem Schweregrad wird dieser Lymphozytensaum ausgedehnter und kann auch auf die benachbarten Alveolarwände übergreifen (> Abb. 50.7). Schließlich kommt es bei schweren Formen zu einem diffusen perivaskulären und interstitiellen Entzündungsinfiltrat mit Alveolarwandschaden, Nekrose, Blutungen und hyalinen Membranen. Eine Entzündung der Atemwege (lymphozytären Bronchitis bzw. Bronchiolitis) kann ebenfalls Ausdruck einer Abstoßung sein. Die Veränderungen sind allerdings identisch mit denjenigen eines Infekts, sodass neben der Morphologie klinische und laborchemische Befunde für die Diagnose der Abstoßung erforderlich sind.

Die **chronische Abstoßung** tritt meist erst nach dem 3. Monat nach Transplantation auf und stellt sich durch submuköse Einlagerungen von Bindegewebe mit zunehmender fibröser Obliteration des Lumens der Bronchiolen dar (Bronchiolitis obliterans, konstriktive Form, > Abb. 50.8). Davon zu unterscheiden ist die proliferative Form der Bronchiolitis obliterans, die eher bei entzündlichen Veränderungen auftritt (Bronchiolitis obliterans mit organisierender Pneumonie). Sowohl akute Abstoßung als auch lymphozytäre Bronchitis/Bronchiolitis sind Risikofaktoren einer Bronchiolitis obliterans bzw. eines Bronchiolitis-obliterans-Syndroms.

Außerdem wird – wie bei anderen Transplantaten – auch nach der Lungentransplantation eine **chronische vaskuläre Abstoßung** mit fibrointimaler Verdickung von Arterien und Venen mit oder ohne entzündliches Infiltrat beobachtet.

Klinische Relevanz Die **akute Abstoßung** schließt einen Abfall des forcierten exspiratorischen Volumens in der 1. Sekunde (FEV$_1$), Fieber mit Leukozytose, interstitielle Infiltrate im Röntgenthoraxbild und Pleuraergüsse ein. Leitsymptome der **chronischen Abstoßung** sind die Verschlechterung des Gasaustauschs und die daraus resultierende progressive Dyspnoe. Es besteht das Bild eines Bronchiolitis-obliterans-Syndroms.

50.2.4 Herz

Die orthotope Transplantation des Herzens ist bei Patienten mit therapieresistenter schwerer Herzinsuffizienz indiziert. Mögliche Ursachen dieser Insuffizienz sind ischämische Herzerkrankungen, Kardiomyopathien, aber auch schwere Herzrhythmusstörungen.

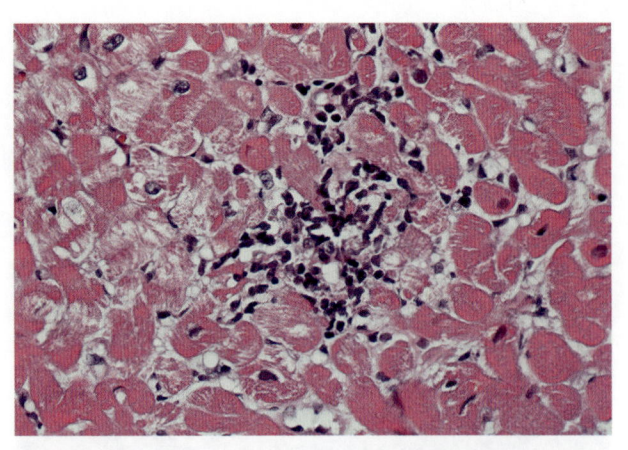

Abb. 50.9 Akute Abstoßung des Herzens. Herdförmiges lymphozytäres Entzündungsinfiltrat mit Untergang von Herzmuskelfasern. HE, Vergr. 330-fach.

Morphologie

Die Endomyokardbiopsie ist die derzeit einzige zuverlässige diagnostische Methode zum Nachweis einer **akuten Abstoßung.** Histologisch besteht ein interstitielles wie auch perivaskuläres, überwiegend aus Lymphozyten bestehendes Infiltrat. Entscheidend ist eine zusätzliche Schädigung bzw. Nekrose der Herzmuskelzellen (> Abb. 50.9). Bei zunehmendem Schweregrad der Nekrose zeigt sich zusätzlich ein gemischtzelliges Entzündungsinfiltrat mit neutrophilen und eosinophilen Leukozyten. Die Graduierung der Abstoßung erfolgt nach dem ISHLT-Schema auf der Basis von Zahl und Anordnung der lymphozytären Infiltrate sowie der Myozytenschädigung (> Tab. 50.3).

Bei einer **chronischen Abstoßung** besteht eine Transplantatvaskulopathie, die sich in Form einer lumenobliterierenden Intimaverbreiterung vor allem der größeren Arterien äußert. Diese Gefäßveränderung ähnelt der anderer Organe mit chronischer Abstoßung. Die Lumeneinengung führt zu ischämischem Herzschaden mit nachfolgender Myokardfibrosierung. In den Endomyokardbiopsien werden entsprechende Gefäßkaliber jedoch nicht mit biopsiert, weshalb nach den Folgen dieser obliterativen Vaskulopathie gefahndet wird, die sich im Myokard durch Myokardnekrosen und Fibrose äußert.

Nicht als Abstoßung wird die sog. **Quilty-Läsion** bewertet, die ein endokardiales lymphozytäres Entzündungsinfiltrat zeigt, das auch auf das Myokard übergreifen kann.

Tab. 50.3 Schema der ISHLT (International Society for Heart and Lung Transplantation) von 2004 zur Beurteilung des Schweregrades einer Abstoßungsreaktion.

Grad	Bedeutung
0	keine Abstoßung
Grad 1R, mild	interstitielle und/oder perivaskuläre Infiltrate; höchstens ein Focus mit Myozytenschaden
Grad 2R, moderat	zwei oder mehr Infiltrate mit begleitendem Myozytenschaden
Grad 3R, schwer	diffuses Infiltrat mit Myozytenschaden

50.2.5 Pankreas und Pankreasinseln

Das Pankreas oder Pankreasinseln werden in erster Linie bei Diabetikern und meist in Kombination mit einer Niere transplantiert. Im Fall einer Abstoßung kann im Rahmen der Überwachung des Patienten von den Befunden an der Niere auf diejenigen des Pankreas geschlossen werden. Bei einer isolierten Pankreastransplantation oder einer Pankreastransplantation nach Nierentransplantation wird das Pankreas jedoch direkt über eine transkutane Biopsie untersucht.

Morphologie

Morphologisch zeigt sich bei der **akuten Abstoßung** ein überwiegend lymphozytäres Entzündungsinfiltrat, häufig vermischt mit eosinophilen und neutrophilen Granulozyten. Es ist vor allem periduktal und perivaskulär in den fibrösen Septen nachweisbar. Die Endothelitis beweist eine akute Abstoßungsreaktion des Pankreas. Mit zunehmendem Schweregrad werden auch Azini von den Entzündungsinfiltraten erfasst, während die Langerhans-Inseln lange ausgespart bleiben.

Bei der **chronischen Abstoßung** findet sich eine obliterative Transplantatvaskulopathie, welche zum Parenchymverlust und zur Parenchymfibrose führt. In der Anfangsphase überlappen sich die histologischen Zeichen der akuten und chronischen Abstoßung häufig. Wie bei der chronischen Pankreatitis bleiben auch hier die Langerhans-Inseln lange ausgespart.

Anstelle des gesamten Pankreas kann in speziellen Fällen auch eine **isolierte Pankreasinseltransplantation** durchgeführt werden. Dabei werden die isolierten Pankreasinselzellen über die Portalvene in die Leber gespritzt, wo sie sich in den Portalfeldern einnisten (> Abb. 50.10). Der Vorteil gegenüber einer Pankreastransplantation liegt in der geringen Belastung des

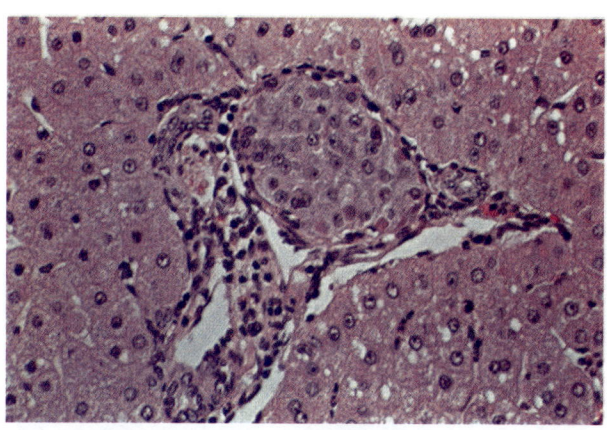

Abb. 50.10 Pankreasinseltransplantation. In einem Portalfeld der Leber eingenistete transplantierte Langerhans-Insel. HE, Vergr. 200-fach (Bild: R. Lehmann, Zürich).

Patienten. Derzeit wird eine breitere Anwendung dieser Therapie durch technische und medizinische Probleme sowie hohe Kosten erschwert.

50.2.6 Dünndarm

Die Dünndarmtransplantation wird selten durchgeführt. Sie ist indiziert beim angeborenen Kurzdarmsyndrom (über 50% der Dünndarmtransplantatempfänger sind Kinder) oder bei nicht ausreichender Resorptionsleistung nach ausgedehnter Darmresektion. Die Dünndarmtransplantation ist sehr anspruchsvoll, denn der Dünndarm ist ein Organ mit ausgeprägter Immunogenität.

> **Morphologie**
> Histologische Hauptmerkmale der **akuten Abstoßung** sind ein herdförmiges, primär lymphozytäres Entzündungsinfiltrat, intraepitheliale Entzündungszellen (sog. Kryptitis) sowie insbesondere eine Apoptose der Kryptenepithelien. Mit zunehmendem Schweregrad kommt es zu einer Ulzeration mit Übergreifen des Entzündungsinfiltrats auf Nerven- und Ganglienzellen.
> Bei der **chronischen Abstoßung** bildet sich primär eine obliterative Transplantatvaskulopathie mit Ulzera und zunehmender Fibrose.

50.3 Transplantation hämatopoetischer Stammzellen

Zellgewinnung

Bei der Knochenmarktransplantation werden Zellen durch Knochenmarkaspiration gewonnen. Demgegenüber wird bei der peripheren Stammzelltransplantation durch die Gabe hämatopoetischer Wachstumsfaktoren die Ausschwemmung von Stammzellen ins periphere Blut stimuliert. So mobilisierte Stammzellen können danach aus dem peripheren Blut über Apherese gewonnen werden.

Zelltransplantation

Die Stammzelltransplantation wird in Abhängigkeit von der Grunderkrankung und der Verfügbarkeit eines geeigneten Spenders allogen oder autolog durchgeführt.

Allogene Stammzelltransplantation

Sie nimmt heute einen festen Platz in der Therapie maligner hämatologischer Erkrankungen ein, z.B. bei der chronischen myeloischen Leukämie, akuten Leukämien, malignen Lymphomen oder beim Plasmozytom. Nach Möglichkeit werden bei der allogenen Transplantation Stammzellen von einem Geschwister des Empfängers verwendet, um eine möglichst hohe HLA-Übereinstimmung zu erreichen. Die Registrierung von Tausenden freiwilliger Spender oder von Nabelschnurblut erlaubt es auch, nicht verwandte Spender mit einer hohen HLA-Übereinstimmung zu finden.

Konditionierung Vor der Transplantation wird der Tumor durch eine aggressive Chemo- und/oder Radiotherapie behandelt (Konditionierung). Hierbei wird sowohl der Tumor eradiziert als auch das Immunsystem des Empfängers weitgehend eliminiert, wodurch das Risiko einer Abstoßungsreaktion vermindert wird.

GvL-Effekt Die bei der Transplantation übertragenen allogenen Zellen des transplantierten Knochenmarks greifen die hämatologischen Tumorzellen des Empfängers wirkungsvoll an und leisten dadurch einen wesentlichen Beitrag zum Langzeiterfolg der Stammzelltransplantation (Graft-versus-Leukemia-Effekt = GvL-Effekt). Dies konnte u.a. damit belegt werden, dass Infusionen von T-Lymphozyten des ursprünglichen Stammzellspenders beim Rezidiv einer Leukämie oder eines Lymphoms zu einer vollständigen Remission führen können.

Autologe Stammzelltransplantation

Bei der autologen Stammzellentransplantation werden dem Patienten Stammzellen entnommen und im Anschluss an die Konditionierungsbehandlung zurückinfundiert. Der Vorteil dieser Methode ist, dass durch das eigene Mark keine GvHR ausgelöst wird, allerdings fehlt auch der oben angeführte GvL-Effekt.

Nichtmyeloablative allogene Stammzelltransplantation

Bei diesem neuen, bisher anscheinend erfolgreichen Vorgehen („mini-transplant") wird die Konditionierung mit einer reduzierten Intensität durchgeführt, um eine völlige Zerstörung der Knochenmarkzellen zu vermeiden. Durch Ausnützung des GvL-Effekts sollen die Tumorzellen zerstört und das Empfängermark durch das Spendermark verdrängt werden. Der Vorteil besteht in der reduzierten Toxizität, wodurch auch ältere Menschen behandelt werden können. Ein weiterer Vorteil besteht in der raschen Rekonstitution des Immunsystems und dadurch einer Reduktion von Infektionen.

Graft-versus-Host-Reaktion

Das größte Problem im Anschluss an eine Stammzelltransplantation ist die Graft-versus-Host-Reaktion (GvHR).

Akute GvHR

Die **akute GvHR** befällt vor allem die Haut, den Gastrointestinaltrakt und die Leber.

Morphologie
In der **Haut** finden sich zu Beginn Apoptosen einzelner Zellen in der basalen Epidermis bei häufig nur geringgradigem entzündlichem Infiltrat. Mit zunehmendem Schweregrad kommt es zu subepidermalen Spaltbildungen, die bis zu vollständiger Ableitung der Epidermis führen können. Differenzialdiagnostisch ist vor allem eine medikamentöse Schädigung der Haut in Erwägung zu ziehen.

Auch im **Gastrointestinaltrakt** beginnen die Veränderungen mit Apoptosen. Durch die absterbenden Zellen der Kryptenepithelien entstehen Lakunen, die mit Zelldébris („Zellmüll") gefüllt sind (➤ Abb. 50.11). Sie werden auch als „implodierende Krypten" bezeichnet. Nimmt der Schweregrad der GvHR zu, gehen immer mehr Krypten verloren, bis sich schließlich flächenhafte Ulzerationen bilden.

In der **Leber** sind die Gallengänge geschädigt, es finden sich lymphozytäre Infiltrate in den Portalfeldern und gelegentlich zusätzliche zentrolobuläre Nekrosen. Ein zunehmender Verlust von Gallengängen kann zu einem Gallengangsverlustsyndrom führen (➤ Kap. 50.2.2).

Klinische Relevanz Die Veränderungen in Haut, Gastrointestinaltrakt und Leber führen zu Erythemen der Handflächen und Fußsohlen, wässrigen bis blutigen Durchfällen und Ikterus.

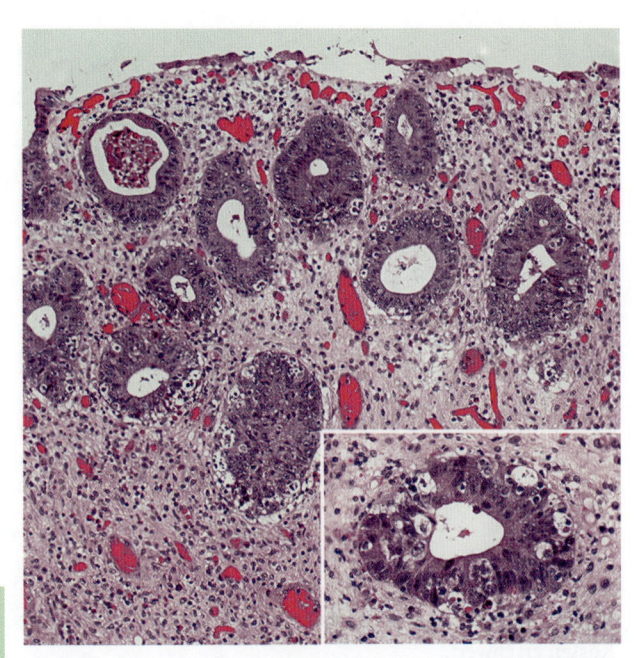

Abb. 50.11 Graft-versus-Host-Reaktion nach Knochenmarktransplantation. Entzündliches Infiltrat der Tunica propria des Rektums sowie Kryptenveränderungen mit herdförmigen Nekrosen der Kryptenepithelien. HE, Vergr. 70-fach. Inset: Krypte mit apoptotischen Zeichen, charakterisiert durch Lakunen mit Zelldébris. HE, Vergr. 360-fach.

Chronische GvHR

Bei der chronischen Graft-versus-Host-Reaktion, die 100 Tage oder später nach Transplantation auftritt, sind neben den bereits für die akute GvHR erwähnten Organen oft zahlreiche weitere Organsysteme betroffen. Der Befall der Speichel- und Tränendrüsen führt zu trockenem Mund bzw. zu trockenen Augen (Sicca-Syndrom). In der Haut findet man eine zunehmende dermale und subepidermale Fibrosierung mit Pigmentverschiebungen und Atrophie der Epidermis sowie der Hautanhangsdrüsen. Andere Erkrankungen, die nach Knochenmarktransplantation gehäuft auftreten, sind interstitielle Pneumonien und ein Verschluss der Zentralvenen der Leber (venookklusive Erkrankung).

KAPITEL 51

M. Brockmann

Umweltbedingte Erkrankungen

51.1	Schäden durch physikalische Einwirkungen	987	51.4	Umweltbedingte Tumorerkrankungen	998
51.1.1	Mechanische Einwirkungen	987			
51.1.2	Schäden durch Temperaturänderungen	989	51.5	Ernährungsbedingte Schäden	999
51.1.3	Schäden durch Änderungen des atmosphärischen Drucks	990	51.5.1	Überernährung und Fettsucht	999
51.1.4	Schäden durch elektromagnetische Energie	990	51.5.2	Unterernährung und Kachexie	1000
			51.6	Schäden durch Tabakrauchen	1000
51.2	Umweltbedingte Schäden der Lunge und der Atemwege	992	51.7	Schäden durch Alkohol	1000
51.2.1	Obstruktive Atemwegserkrankungen	992			
51.2.2	Pneumokoniosen	992	51.8	Schäden durch illegale Drogen	1000
			51.8.1	Schäden durch Rauschmittel: allgemeine Auswirkungen	1001
51.3	Schäden durch chemische Einwirkungen	996			
51.3.1	Umweltgifte	997			
51.3.2	Medikamente	997			

Zur Orientierung

Krankheiten sind mit nur wenigen Ausnahmen eine Folge von Interaktionen zwischen Genotyp bzw. Phänotyp des Individuums und dessen Umwelt. Umweltbedingte Schäden im engeren Sinn („environmental and occupational diseases") umfassen Folgen der Umweltverschmutzung, schädigender Lebensgewohnheiten und/oder schädigender Einflüsse am Arbeitsplatz:

- Unter den **umweltbedingten Schäden** lassen sich Erkrankungen durch physikalische Einwirkungen, ferner durch toxisch-irritative, fibrosierende und allergisierende sowie kanzerogene Noxen unterscheiden. Charakteristisch für umweltbedingte Schäden ist eine langfristige Belastung durch vergleichsweise niedrige Schadstoffdosen, nicht selten überlagert durch kurzfristige Konzentrationserhöhungen.

- **Schädigende Lebensgewohnheiten** werden zusehends häufiger und nehmen teilweise bedrohliche Ausmaße an. Sie bestehen vor allem in Fehlernährung, Tabakrauchen und dem Konsum von Alkohol und Drogen. Sie werden die Kosten des Gesundheitswesens drastisch und nachhaltig beeinflussen.

- Erkrankungen, die nach den Erkenntnissen der medizinischen Wissenschaft durch **Einwirkungen am Arbeitsplatz** verursacht oder wesentlich mitverursacht werden, sind in der Berufskrankheiten-Verordnung (BKV) aufgelistet und werden von den Trägern der gesetzlichen Unfallversicherung, den Berufsgenossenschaften, als Berufskrankheiten entschädigt.

51.1 Schäden durch physikalische Einwirkungen

Der menschliche Organismus ist einer Reihe unterschiedlicher physikalischer Einwirkungen ausgesetzt. Dazu gehören mechanische Einwirkungen, Änderungen der Temperatur, des atmosphärischen Drucks und die Einwirkungen durch elektromagnetische Energie.

51.1.1 Mechanische Einwirkungen

Bei den Folgen der Einwirkung von mechanischen Kräften muss differenziert werden, ob große Kräfte kurzzeitig oder schwächere Kräfte langfristig auf den Organismus einwirken. Bei den schwächeren Kräften kann es sich zum einen um eine rhythmische Einwirkung in Form von Schwingungen handeln; hierzu gehören im weiteren Sinne auch die Einwirkungen von

Schallwellen. Zum anderen kann die Einwirkung weitgehend statisch bzw. in Form einer Überbeanspruchung gegeben sein.

Kurzfristige Einwirkungen großer Kräfte

Definition und Ätiologie Große Krafteinwirkung auf den menschlichen Organismus erfolgt üblicherweise im Rahmen von Unfällen. In der **Arbeitswelt** ereignen sich allein in Deutschland über 900.000 Unfälle (2010: 954.459 Unfälle), davon fast 900 mit tödlichem Ausgang (2010: 886 Arbeits- und Wegeunfälle mit Todesfolge). Die Zahl der Unfälle im häuslichen Umfeld bzw. während der Freizeit ist wesentlich höher und wird auf mehr als 5 Mio. geschätzt. Unter umweltmedizinischen Aspekten sind hier insbesondere **Verkehrsunfälle** zu nennen, die allein in Deutschland jedes Jahr mehrere tausend Menschen das Leben kosten (2011: ca. 3900), darunter ca. 90 Kinder unter 15 Jahren.

Morphologie
Morphologisch fassbare Folgen der Einwirkung großer Kräfte sind Gewebezerreißungen bzw. -zerstörungen mit nachfolgender Blutung aus den eröffneten Gefäßen. Folgt der Tod des Gesamtorganismus unmittelbar nach der mechanischen Einwirkung, fehlen vitale Reaktionen auf die Gewebezerstörung.

Bei lokalisierter Krafteinwirkung können verschiedene Formen von Wunden entstehen, abhängig von der übermittelten Energie, von der betroffenen Oberfläche und vom Charakter des betroffenen Gewebes:
- **Abschürfung (Schürfwunde):** Durch Reibung oder Quetschung wird die Epidermis flächenhaft abgelöst, wobei der Defekt bis in das Korium reichen kann.
- **Lazeration (Rissquetschwunde):** Durch Dehnung, stumpfes Trauma oder durch komprimierte Gase entsteht diese Wunde mit unregelmäßigen, unterminierten Wundrändern.
- **Kontusion (Quetschung):** Die Haut ist nicht verletzt, aber in subkutanen Gewebeschichten finden sich Blutungen und andere Schädigungen.
- **Schnittwunde:** Scharfe, schneidende Gegenstände verursachen diese Wunde mit glatten Wundrändern.
- **Stichwunde:** Sie wird durch spitze Gegenstände erzeugt.
- **Schusswunde:** Form und Größe dieser Wunde hängen vom Geschoss bzw. den Geschosssplittern ab, von der Energie, mit der sie auftreffen, und der Schussentfernung.
- **Fraktur (Bruch):** Ein adäquates Trauma kann zu Frakturen führen. Lässt sich eine Fraktur dagegen auf ein nicht adäquates Trauma zurückführen, spricht man von pathologischen Frakturen. Ursache ist eine verringerte Knochenfestigkeit (Osteoporose, osteolytische Knochenmetastasen).

Einwirkung von Schwingungen

Definition und Ätiologie Längerfristig wirken Schwingungen (Vibrationen oder Erschütterungen) fast ausschließlich im Rahmen beruflicher Tätigkeit auf den Körper ein. Gefährdet sind z.B. Gabelstaplerfahrer und Bauarbeiter bei der Benutzung vibrierender Arbeitsgeräte, z.B. eines Bohrhammers.

Pathogenese
Bei **lokalisierter** Einwirkung von Schwingungsbelastungen, v.a. im Hand-Arm-Bereich, führen diese insbesondere bei anlagebedingter verminderter Leistungsfähigkeit der Gelenke zu vorzeitigen Abnutzungsreaktionen und zu Schäden an Gefäßen und peripheren Nerven. **Ganzkörperschwingungen** hingegen wirken sich in erster Linie auf die Wirbelsäule aus. Dort kommt es durch die mechanische Überbeanspruchung in den blutgefäßlosen Zwischenwirbelscheiben zu einer Reduktion der druckabhängigen Flüssigkeitsverschiebungen mit nachfolgender Laktatakkumulation und pH-Verschiebung zu sauren Werten. Dadurch wird ein Milieu erzeugt, das die Enzyme der Zytolyse aktiviert, reparative Prozesse hemmt und damit degenerative Veränderungen einleitet bzw. beschleunigt.

Morphologie
Lokalisierte Einwirkungen von Schwingungen führen zu einer vorzeitigen Arthrose (➤ Kap. 45), insbesondere des Ellenbogen- und Handgelenks. Daneben kommt es zu einer Hypertrophie der Gefäßmuskulatur.

Folgen von **Ganzkörperschwingungen** sind degenerative Wirbelsäulenveränderungen, insbesondere im Bereich der Lendenwirbelsäule.

Klinische Relevanz Die Funktionsstörungen der Gefäße und Nerven bei lokaler Einwirkung äußern sich klinisch in anfallsartigen, durch Kälteeinfluss begünstigten, örtlich begrenzten Durchblutungs- und Sensibilitätsstörungen (vibrationsbedingtes vasospastisches Syndrom, traumatisches Raynaud-Phänomen). Ganzkörperschwingungen verursachen an der Wirbelsäule ein lokales Lumbalsyndrom oder mono- bzw. polyradikuläre Wurzelsyndrome („Ischias").

Lärm

Definition und Ätiologie Unter „Lärm" versteht man eine unerwünschte, als unangenehm empfundene Schalleinwirkung. Nach den Ergebnissen verschiedener sozialpsychologischer Erhebungen klagt etwa jeder 3., in Großstädten sogar jeder 2. Einwohner über eine Beeinträchtigung seines Wohlbefindens durch Umweltlärm. Als Hauptstörquelle steht dabei der Straßenverkehrslärm im Vordergrund, gefolgt von Flug- und Gewerbelärm. Daneben werden insbesondere bei Jugendlichen auch Schäden durch erwünschte Schalleinwirkung (Diskotheken) beobachtet.

Pathogenese
Eine physiologische Wirkung von Schallreizen besteht in der Beeinflussung vegetativer Areale im Zwischenhirn im Sinne

einer ergotropen Reaktion. Auf diesem Wege beeinflussen übermäßige Schallreize (Lärm) u.U. die Funktion des autonomen Nervensystems.

Darüber hinaus können Schallwellen eine **Schallempfindungsschwerhörigkeit** verursachen. Dabei spielt nicht nur die Lärmintensität, sondern auch die Frequenz des Schalls eine Rolle. Geräusche, bei denen Frequenzen über 1000 Hz vorherrschen, und schlagartige Geräusche hoher Intensität (Impulslärm) sind für das Gehör besonders gefährlich.

Morphologie
Ist das Gehör langfristig Schallwellen von 90 dB(A) ausgesetzt, ermüden zunächst die Sinneszellen der unteren Schneckenwindung. Im späteren Stadium entsteht ein Dauerschaden durch Stoffwechselerschöpfung und Zelltod (**Lärmschwerhörigkeit**). Nach etwa 15–20 Jahren sind bei andauernder Lärmexposition alle durch Lärm zerstörbaren Zellen abgestorben.

Demgegenüber bewirkt das akute **Knalltrauma,** das klassischerweise durch den Mündungsknall bei Schusswaffengebrauch in Ohrnähe hervorgerufen wird, mit seinem sehr hohen, aber kurzzeitigen (< 2 ms) Schalldruck einen umschriebenen Haarzelluntergang im Innenohr am Übergang von der ersten zur zweiten Schneckenwindung.

Einwirkung statischer Kräfte bzw. Überbeanspruchung

Definition und Ätiologie Eine einseitige, lang andauernde mechanische Beanspruchung kann besonders bei fehlender oder gestörter Anpassung Erkrankungen zur Folge haben. Dabei kann es sich um chronische Druckbelastungen (z.B. von Schleimbeuteln oder Kniegelenken), ständig sich wiederholende einseitige Bewegungsabläufe (z.B. am Computerarbeitsplatz, beim Tennisspielen oder beim Spiel von Musikinstrumenten) oder Haltungsschäden bei mangelnder Bewegung bzw. ungenügendem körperlichem Training handeln.

Morphologie
Die einseitige mechanische Beanspruchung führt über Mikrotraumen zu rezidivierenden Blutungen, nachfolgender Bildung von Granulationsgewebe und schließlich zu Vernarbungen. Typische Folgen sind Tendovaginitis (= Entzündung der Sehnenscheiden), Periostosen an Sehnenansätzen (Epikondylitis), Bursitiden bzw. Schleimbeutelhygrome und degenerative Veränderungen von Menisken, Bändern, Gelenkkapseln und Zwischenwirbelscheiben. Die isolierte chronische Druckbelastung hat eine Atrophie der belasteten Abschnitte zur Folge, ggf. mit kompensatorischer Hypertrophie anderer Areale.

Diese Folgeerkrankungen sind die häufigste Ursache für krankheitsbedingte Arbeitsausfälle.

51.1.2 Schäden durch Temperaturänderungen

Als homöothermes (= mit gleichbleibender Körpertemperatur trotz äußerer Temperaturschwankungen) Lebewesen ist der Mensch darauf angewiesen, seine Temperatur in engen Grenzen konstant zu halten. Thermische Zellschädigungen entstehen bei Gewebetemperaturen von mehr als 5 °C über und von mehr als 15 °C unter der Normaltemperatur. Der Schweregrad hängt von der Temperatur und der Dauer der Einwirkung ab sowie davon, ob die Temperaturänderung lediglich lokal wirksam ist oder den Gesamtorganismus betrifft. Die Haut ist das bei lokalem Temperatureinfluss am häufigsten geschädigte Organ.

Hitze (Hyperthermie, Verbrennung)

Bei länger dauernder Erwärmung auf 40–45 °C kommt es zu einer Gewebeschädigung als Folge des gesteigerten Zellstoffwechsels. Die Einwirkung von 70 °C führt schnell zu Nekrosen.

Morphologie
Lokalreaktionen: In den Frühphasen der Hyperthermie erweitern sich die Gefäße und ihre Permeabilität nimmt zu. So entstehen Ödeme, an der Haut entwickeln sich Blasen. Die thermisch geschädigten Zellen werden nekrotisch (Koagulationsnekrose): Das Kollagen verliert dabei seinen fibrillären Charakter und wird homogen. Es kommt zu einer aseptischen Entzündungsreaktion, die durch eine sekundäre Bakterienbesiedlung kompliziert werden kann (➤ Abb. 51.1). Nach dem Ausmaß der Schädigung lassen sich an der Haut 4 Verbrennungsgrade unterscheiden (➤ Tab. 51.1).

Als „**Hitzschlag**" wird die Folge einer Überwärmung des Organismus durch erhöhte Wärmeproduktion oder verminderte Wärmeabgabe verstanden. Die morphologisch fassbaren Veränderungen sind weitgehend unspezifisch. Es kommt zu:
- Endothelschädigung
- disseminierter intravasaler Gerinnung
- Ausbildung hyaliner Thromben
- perivaskulären Blutungen
- Zellschäden in Gehirn, Leber, Herz und Nieren

Kälte (Hypothermie, Erfrierung)

Übersteigt die Wärmeabgabe längerfristig die endogene Wärmeproduktion, kommt es bei einem Absinken der Körperkerntemperatur unter 36 °C zu einer Störung der Organfunktionen (Unterkühlung bzw. Hypothermie). Demgegenüber bezeichnet man eine schwere lokale Unterkühlung von Körperteilen als Erfrierung (Congelatio).

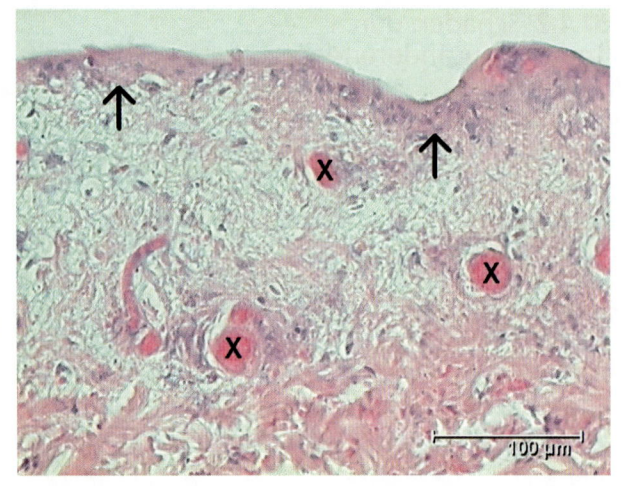

Abb. 51.1 Verbrennung der Haut. 3 Tage alte Verbrennung III. Grades mit Verlust der Kernanfärbbarkeit der Epidermis (Pfeil), Verquellung der kollagenen Fasern und Thrombose der Gefäße (X) des Coriums. 66 Jahre alte Frau. Vergr. 198-fach.

Tab. 51.1 Hautveränderungen in Abhängigkeit vom Verbrennungsgrad.

Grad	Veränderung	Folgen
I	Rötung, Schwellung	Restitutio ad integrum
II	Blasenbildung	Restitutio ad integrum
III	Nekrose	Narbenbildung
IV	Verkohlung	Abstoßung

Tab. 51.2 Hautveränderungen in Abhängigkeit vom Erfrierungsgrad.

Grad	Veränderung	Folgen
I	weiße Haut, Gefühllosigkeit	Restitutio ad integrum
II	subepidermale Blasenbildung	Restitutio ad integrum
III	Nekrose	Narbenbildung
IV	Vereisung	Abstoßung

Morphologie

Erfrierungen beginnen im Bereich der Gefäßendstrombahnen und führen durch Schädigung des Kapillarendothels zu erhöhter Gefäßpermeabilität, Vasodilatation und exsudativer Entzündung. Anders als bei Verbrennungen tritt bei Erfrierungen keine Eiweißkoagulation auf. Durch aggregierte Erythrozyten kann es zu einem Verschluss von Gefäßlumina mit anschließender Nekrose kommen. Es werden 4 Schweregrade der Congelatio unterschieden (➤ Tab. 51.2).

51.1.3 Schäden durch Änderungen des atmosphärischen Drucks

Zwar ist der menschliche Organismus an einen konstanten atmosphärischen Druck von 1 Atmosphäre (1 atm = 760 Torr) adaptiert, innerhalb bestimmter Grenzen kann er sich jedoch auch an einen höheren (z.B. beim Tauchen mit Druckkammern) oder niedrigeren Druck (z.B. Andenbewohner, Bergsteiger) gewöhnen. Schäden treten auf, wenn dem Organismus nicht genügend Zeit bleibt, sich an den geänderten Druck zu adaptieren.

Pathogenese

Plötzliche starke Druckänderungen, z.B. Explosionen, bestehen aus einer initialen Verdichtungsphase mit nachfolgendem sehr schnellen Druckabfall. Die Verdichtung kann Lungengewebe und Blutgefäße zerreißen und eine letal verlaufende Luftembolie verursachen. Die plötzliche Gasausdehnung in der Phase des Druckabfalls führt oft zu schweren Mittelohrschäden mit Zerreißung des Trommelfells und zu ausgedehnten Läsionen im Innenohr mit nachfolgenden akuten und chronischen Hör- und Gleichgewichtsstörungen.

Ein nicht explosionsartiger, aber zu schneller Übergang vom Normal- zum **Überdruck,** beispielsweise beim Einschleusen in den Caisson (Senkkasten) und beim Abstieg im Wasser, führt dazu, dass der Druckausgleich in Ohrtuben, Stirn- und Kieferhöhlen unvollständig bleibt. Als Folge treten akute Kopf- und Ohrenschmerzen auf.

Bei höherem Druck sind Gase, insbesondere Stickstoff, verstärkt gelöst. **Fällt der Druck rasch ab,** können die Gase nicht langsam entweichen. Dies geschieht z.B., wenn ein Flugzeug in große Höhen steigt (der Druck fällt von 1 atm auf ⅓ atm in 8.400 m Seehöhe) oder wenn Druckluftarbeiter mit dem Caisson oder Taucher in ihren Anzügen zu schnell auftauchen. Die autochthone Stickstoffentbindung, d.h. das Freiwerden von Stickstoff innerhalb der Zellen, kann vorübergehende oder andauernde Gesundheitsschäden hervorrufen. Beim Vollbild der **Dekompressionskrankheit,** auch Dysbarismus, Taucherkrankheit oder **Caissonkrankheit** genannt, bilden sich Gasblasen in Blut und Gewebe, die zu heftigen Schmerzen in Gelenknähe, zu Lähmungen, schwerer Dyspnoe und Herzmuskelschwäche führen können. Die bedrohlichste Komplikation stellt die nach Ruptur von Lungenvenen auftretende Luftembolie dar, die sog. **arterielle Gasembolie.** Letal verlaufende Luftembolien können bei Einsatz von Atemgeräten mit Überdruck bereits beim Auftauchen aus geringen Tiefen von ca. 5 m auftreten. Als **chronische Folgen** zeigen sich neben neurologischen Symptomen und Herzbeschwerden aseptische Knochennekrosen bevorzugt im Bereich der proximalen Humerusepiphyse und in den Epiphysen der Tibia und des proximalen Femur (Morbus Perthes) mit nachfolgender Arthrose (➤ Kap. 44.4.2).

51.1.4 Schäden durch elektromagnetische Energie

Zu den Schäden durch elektromagnetische Energie sind im weiteren Sinne Folgezustände nach Einwirkung elektrischen Stroms und von elektromagnetischen Wellen zu rechnen. Bei

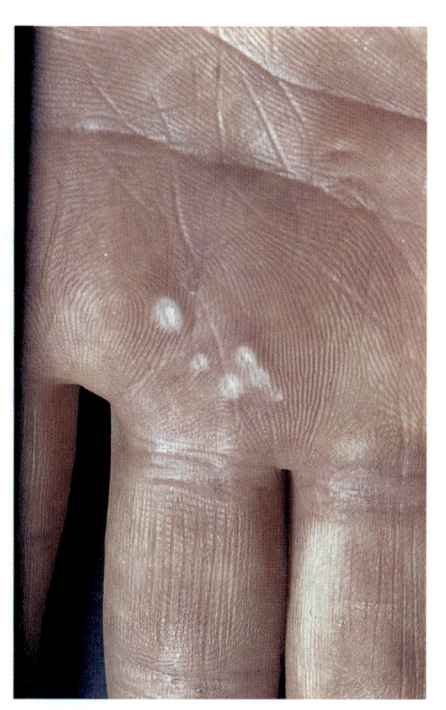

Abb. 51.2 Strommarken.

Letzteren muss man unterscheiden, ob sie durch ionisierende Strahlen oder Strahlen niedrigerer Energie, z.B. Licht- oder UV-Strahlen (= **U**ltra**v**iolett-Strahlen), induziert werden.

Elektrischer Strom

Eine Schädigung des menschlichen Organismus ist gewöhnlich Folge eines Stromunfalls oder seltener eines Blitzschlags. Die schädigende Wirkung hängt ab von der Stromart (Wechselstrom ist gefährlicher als Gleichstrom), der Stromstärke und der Spannung, Weg und Dauer des Stromflusses sowie der Kontaktfläche (➤ Abb. 51.2).

Die Gewebeschädigung entsteht einerseits durch direkte **Stromeinwirkung** auf die Zellmembran, was ein Herzkammerflimmern mit Herzstillstand, aber auch zentralnervöse Ausfälle bis hin zum Versagen des Atemzentrums und einen neurogenen Schock auslösen kann (➤ Kap. 7.10). Andererseits entstehen durch die Umwandlung von elektrischer Energie in Hitze (elektrothermischer Effekt) in Abhängigkeit von Energiestärke und Dauer der Einwirkung ausgedehnte Verbrennungen, die letztlich über einen septisch-toxischen Schock (➤ Kap. 7.10.1) zum Tod führen können.

Ein **Blitzschlag** kann einem Stromstoß von 1 Milliarde Volt entsprechen. Neben Verbrennungen und den Auswirkungen auf Herz, Atmung und Muskulatur sind durch den hohen Luftdruck Frakturen und Zerreißungen von Gefäßen und abdominalen Organen möglich.

Strahlen

Elektromagnetische Strahlen bzw. Wellen sind sich mit Lichtgeschwindigkeit wellenförmig ausbreitende elektromagnetische Felder, die bei der beschleunigten Bewegung elektrischer Ladungsträger (bes. Elektronen) entstehen. Das Spektrum reicht von den energiearmen langwelligen Radiowellen über die Infrarotstrahlung, das sichtbare Licht, die Ultraviolettstrahlung bis zu den Röntgen- und γ-Strahlen. Der menschliche Organismus ist nicht nur den Licht- und UV-Strahlen, sondern auch ionisierenden Strahlen, z.B. der kosmischen Strahlung, ständig ausgesetzt. Elektromagnetische Strahlen sind daher ein universeller Umweltfaktor.

Energiearme Strahlen

Die energiearmen Strahlen umfassen den Frequenzbereich von 10 kHz bis 300 GHz. Technisch werden diese elektromagnetischen Wellen vorwiegend als Radiowellen und für die Funktechnik (z.B. Mobilfunk, Bluetooth, WLAN), die höherfrequenten Mikrowellen (300 MHz bis 300 GHz) auch zur Erwärmung (z.B. von Lebensmitteln) verwendet.

Grundlage der biologischen Wirkung ist die Absorption dieser Strahlung mit Polarisationen auf atomarer und molekularer Ebene. Dabei muss zwischen der **thermischen** Wirkung (bei der Mikrowellenbehandlung auch therapeutisch eingesetzt) und der **nichtthermischen Wirkung,** z.B. durch Ladungsverschiebungen an Zellmembranen, unterschieden werden.

Klinische Relevanz Insbesondere seit der weiten Verbreitung der Mobilfunktechnik werden denkbare gesundheitliche Folgeschäden intensiv diskutiert, z.B. Schlafstörungen, Kopfschmerzen, allgemeine gesundheitliche Beschwerden und Beeinflussung der kognitiven Leistungsfähigkeit, ferner der Tumorentstehung (Hirntumoren, Akustikusneurinomen oder Augentumoren) und akuter Wirkungen auf Embryonen bzw. Kinder. Bislang haben sich trotz umfangreicher Untersuchungen keine ausreichenden Hinweise auf gesundheitliche Auswirkungen der gegenwärtig in der Umwelt auftretenden elektromagnetischen Felder ergeben. Dabei ist zu berücksichtigen, dass Langzeitergebnisse bei der vergleichsweise neuen Technik zurzeit noch nicht vorliegen können und subtile Effekte nur schwierig nachzuweisen sind.

Licht und UV-Strahlen

Da elektromagnetische Strahlen umso energiereicher sind, je höher ihre Frequenz ist, kommt den Licht- und insbesondere den **UV-B-Strahlen** im Hinblick auf ihren krank machenden Effekt besondere Bedeutung zu. Licht- und UV-Strahlen dringen dabei nur wenig in die Haut ein und verursachen direkte Schäden nur an den äußeren Körperschichten, insbesondere an der Haut. Bei dunkelhäutigen Menschen hat das vermehrte Vorkommen von Melaninpigment in Epidermiszellen eine schützende Wirkung, während wenig pigmentierte Personen (hellhäutig, blond oder rothaarig) der UV-Schädigung in stärkerem Maße unterliegen. Von Bedeutung sind v.a. die aktinische Keratose sowie maligne Hauttumoren (> Kap. 43.10.1).

Ionisierende Strahlen

Definition und Ätiologie Neben der ubiquitären, wenn auch regional unterschiedlich intensiven natürlichen (z.B. der terrestrischen und kosmischen) Strahlung ist in den Industrieländern zusätzlich eine Exposition durch künstlich erzeugte Strahlung gegeben. Letztere kann massiv, meist kurzzeitig, auf den Menschen einwirken, gewöhnlich im Rahmen von Unfällen bzw. beim militärischen Einsatz der Kernenergie (Atombombe), oder es kann eine vergleichsweise schwächere chronische Exposition (z.B. aus Kraftwerken) gegeben sein.

Pathogenese
Strahlungsenergie erzeugt entweder direkt oder indirekt (durch Bildung freier, hochreaktiver Radikale) Läsionen, besonders der DNA. Diese haben entweder den sofortigen Zelltod, den reproduktiven Zelltod oder Mutationen zur Folge, wobei Letztere maligne Tumoren (> Kap. 6) und Erbschäden verursachen können. Darüber hinaus können Spätschäden infolge einer Strahlenvaskulopathie auftreten. Diese entsteht durch die strahleninduzierte Permeabilitätssteigerung der Endothelien mit nachfolgender Insudation von Blutplasma in das subendotheliale Gewebe. Das Plasma stimuliert die Fibroblasten zur vermehrten Produktion von kollagenen Fasern und Proteoglykanen. Dies führt zu einer irreversiblen hochgradigen stenosierenden Intimafibrose mit nachfolgenden chronischen Durchblutungsstörungen (> Abb. 51.3).

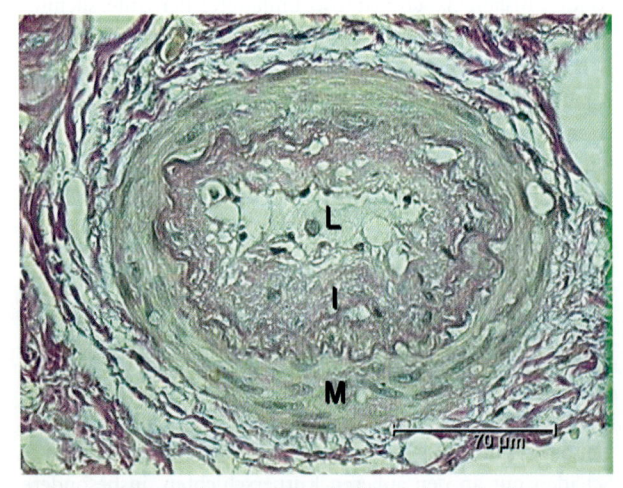

Abb. 51.3 Chronische Strahlenvaskulitis. Hochgradige Einengung der Gefäßlichtung (L) durch eine konzentrische Fibrose der Intima (I), umgeben von einer unveränderten Media (M). 51-jähriger Mann mit radiogenem Ulkus. Elastica-van Gieson, Vergr. 307-fach.

Morphologie
Nach Bestrahlung des gesamten Körpers kann sich eine Strahlenkrankheit ausbilden, deren Symptome zunächst Abgeschlagenheit und Übelkeit sind. Je höher die Strahlenexposition war, desto früher und intensiver setzen die Symptome ein. Erst nach einer gewissen Latenzzeit treten in Abhängigkeit von der Strahlenbelastung Symptome der durch die Bestrahlung geschädigten Organe hinzu.

51.2 Umweltbedingte Schäden der Lunge und der Atemwege

Die Atemwege des Erwachsenen werden täglich von 15.000–20.000 l Luft durchströmt. Der Gasaustausch findet auf einer Fläche von ca. 80 m² statt, die über die Atmung unmittelbar mit der Umwelt in Berührung kommt. Dies erklärt die zentrale Bedeutung des Respirationstrakts bei den umweltbedingten Schäden (> auch Kap. 23, > Kap. 24 und > Kap. 25).

51.2.1 Obstruktive Atemwegserkrankungen

Häufigste Folge umweltbedingter inhalativer Schadstoffbelastungen sind obstruktive Atemwegserkrankungen. Sie sind meist allergisch bedingt, seltener auf die chemisch-irritativen bzw. toxischen Wirkungen der Schadstoffe zurückzuführen.
Ätiologie Für die Entstehung obstruktiver Atemwegserkrankungen sind neben den wichtigsten Faktoren, dem **Rauchen** und der **Allergenexposition** (z.B. Pollen), auch die Folgen der Luftverschmutzung von Bedeutung: **Ozon** (O_3; bildet sich aus O_2 unter Einfluss von Autoabgasen und UV-Strahlung) und die Allergenexposition bei Atopikern wirken synergistisch, **Stickoxide** (NO_x), z.B. aus Autoabgasen begünstigen Allergien. Eine Inhalation von Schwefeldioxid (SO_2; Heizungs- und Industrieabgase) führt in hohen Konzentrationen direkt zu einer Atemwegsobstruktion. In belasteten Ballungsräumen, Industrieregionen und verkehrsreichen Wohngebieten sind Allergien und bronchiale Hyperreagibilität daher häufiger.

Pathogenese
In Abhängigkeit von der allergenen Potenz des Schadstoffs sowie der Dauer, Häufigkeit und Konzentration des inhalativen Allergeneinstroms können disponierte Personen Antikörper bilden, z.B. Immunglobulin E. Nach erneutem inhalativem Kontakt kommt es zu einer spezifischen Allergie, meist vom Typ der Sofortreaktion, seltener vom verzögerten Typ (> Kap. 4.3.1).

51.2.2 Pneumokoniosen

Pneumokoniosen sind **Inhalationsschäden** der Lungen. Sie entstehen durch in der Luft befindliche anorganische oder organische Partikel (sog. Schwebestäube) mit einem maximalen aerodynamischen Durchmesser von 3,5 μm. Größere Staubpartikel werden aufgrund der auf sie einwirkenden Trägheitskräfte im Schleim des Nasen-Rachen-Raums (Partikel > 15 μm) bzw. des Tracheobronchialbaums (Partikel > 3,5 μm) abgeschieden, von den Zilien der Flimmerepithelien mundwärts geführt und dann verschluckt oder ausgehustet. Ultrafeine Partikel, Staubpartikel mit einem Durchmesser < 0,1 μm (sog. Nanopartikel), werden wegen ihrer kleinen Masse in den Alveolen im Luftstrom bewegt und teils wieder ausgeatmet, teils können sie heftige Entzündungen auslösen oder direkt in die Blutbahn übertreten. Mögliche Gesundheitsrisiken sind derzeit Gegenstand intensiver Forschungsbemühungen.

Schwebestäube, die in den Alveolen deponiert und nicht von den Alveolarmakrophagen eliminiert werden, können zu akuten oder chronischen Schädigungen des Lungengewebes führen. Diese Lungenveränderungen sind, je nach Zusammensetzung der Stäube, gekennzeichnet

- durch generalisierte bzw. knotig-granulomatöse Bindegewebeneubildungen
- durch allergische Reaktionen bzw. entzündliche Prozesse und ihre Folgen
- bei sog. inerten Stäuben durch reaktionslose bzw. nahezu reaktionslose Ablagerungen in den Lungen

Sind die Reinigungsmechanismen überlastet (sog. Overload-Phänomen), können aber auch inerte Stäube krankhafte Veränderungen zur Folge haben.

Pneumokoniosen infolge organischer Stäube

Die Lungenveränderungen nach Inhalation organischer Partikel beruhen meist auf allergischen Reaktionen und führen zum Bild einer exogen-allergischen Alveolitis. Wesentlich seltener wird eine irritativ-toxische Wirkung beobachtet, z.B. durch Einatmen von Staub ungereinigter Rohbaumwolle oder nicht gehechelten Flachs (Byssinose).

Exogen-allergische Alveolitis

Definition und Ätiologie Exogen-allergische Alveolitiden sind Lungenentzündungen, die durch eingeatmete Antigene, meist von **Schimmelpilzen,** verursacht werden. Risikofaktoren im häuslichen Bereich sind hohe Raumfeuchtigkeit, verunreinigte Klimaanlagen, aber auch Haustiere. Im beruflichen Umfeld ist vornehmlich der Umgang mit verschimmelten Materialien wie Heu oder Getreide (Farmerlunge, Drescherlunge) potenziell gefährlich.

Pathogenese
Nach Antigenexposition kommt es bei entsprechender Disposition vorwiegend im Alveolarbereich zu einer Überempfindlichkeitsreaktion (➤ Kap. 4.3.1).

Morphologie
Histologisch handelt es sich bei der exogen-allergischen Alveolitis um eine lymphoplasmazelluläre interstitielle Pneumonie mit begleitender granulomatöser Bronchiolitis. Die typischerweise kleinen Granulome bestehen aus Epitheloid- und Fremdkörperriesenzellen (➤ Abb. 51.4). Bei chronischem Verlauf geht die Erkrankung in eine interstitielle Lungenfibrose über.

Pneumokoniosen infolge anorganischer Stäube

Die Folgeveränderungen nach Inhalation anorganischer Stäube beruhen meist auf einer Bindegewebeneubildung. Dabei können z.T. typische morphologische Befunde erhoben werden. So ist z.B. die Silikose durch hyalinschwielige Granulome und die Asbestose durch Asbestkörper charakterisiert. Zusätzlich können inkorporierte Stäube im Rasterelektronenmikroskop näher typisiert werden. Mit der energiedispersiven Röntgenmikroanalyse ist eine Elementanalyse möglich. Grundsätzlich ist zu berücksichtigen, dass nicht selten Begleitfaktoren und nicht die im Vordergrund stehende Staubkomponente für die Fibrose verantwortlich sind.

Silikose

Definition und Ätiologie Die Quarzstaublungenerkrankung (Silikose) ist eine **progrediente Lungenfibrose** infolge der Einwirkung lungengängigen quarzhaltigen Staubes. Eine Gefährdung ist insbesondere bei der Gewinnung, Be- und Verarbeitung von quarzhaltigen Materialien gegeben. Betroffene Berufsgruppen sind z.B. Steinmetze, Sandstrahler und Arbeiter in der keramischen Industrie. Wesentlich häufiger als reine Quarzstaubexpositionen sind **Mischstaubexpositionen,** z.B. die gleichzeitige Kohlenstaubeinwirkung im Kohlebergbau. Folge ist eine **Anthrakosilikose.**

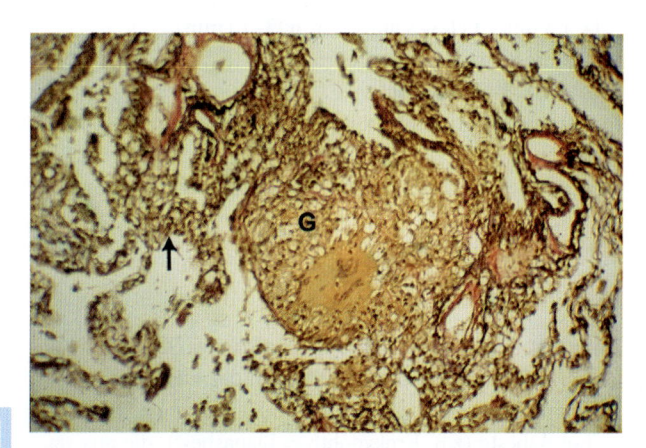

Abb. 51.4 Exogen-allergische Alveolitis. Lymphoplasmazelluläre interstitielle Pneumonie (Pfeil) mit riesenzellhaltigem Granulom (G) in der Wand eines Bronchiolus. 47-jähriger Landwirt mit Exposition gegenüber schimmeligem Heu. Elastica-van Gieson, Vergr. 180-fach.

51 Umweltbedingte Erkrankungen

Pathogenese

In den Alveolarbereich gelangter Quarzstaub wird von Makrophagen phagozytiert. Diese können den Staub nicht abbauen, gehen zugrunde und setzen eine chronische Entzündung in Gang, die je nach Kieselsäuregehalt unterschiedlich stark ist und mit einer hyalinisierenden Fibrose einhergeht. Dieser Prozess wird durch verschiedene Mischstaubkomponenten modifiziert.

Morphologie

Makroskopisch finden sich die Granulome in Frühstadien symmetrisch in den Mittelgeschossen der Lunge. Werden die Staubpartikel über die Lymphwege eliminiert, lassen sich gleichartige Veränderungen in den Hiluslymphknoten nachweisen. Mit fortschreitender Schwielenbildung kommt es zu narbigen Einengungen des Bronchialbaums und einem perifokalen Narbenemphysem (> Abb. 51.5c).

Histologisch finden sich konzentrisch aufgebaute **Granulome.** Sie bestehen aus einem hyalinisierten Zentrum und einem schmalen Saum eines zellreichen Faserbindegewebes, in dem sich reichlich sog. **Staubzellen** nachweisen lassen. Die Granulome können zu größeren Schwielen konfluieren (> Abb. 51.5a, b).

Pathologisch-anatomisch wird das Ausmaß quarzstaubinduzierter Lungenveränderungen durch Zuordnung in die Stadien 0 bis III beschrieben. Demgegenüber hat sich klinisch-radiologisch die vom International Labor Office vorgeschlagene Einteilung (sog. **ILO-Klassifikation**) durchgesetzt. Diese verzichtet auf eine allgemeine Angabe zum Schweregrad, stattdessen wird eine formelhafte Kurzbezeichnung silikotischer Herde bezüglich der Größenordnung, der Verbreitung in den verschiedenen Lungenfeldern und in der Anzahl der Herdbildungen angegeben. So bezeichnet man

- kleine rundliche Herdbildungen in Abhängigkeit von der **Größe** mit **p** (< 1,5 mm), **q** (1,5–3 mm) bzw. **r** (3–10 mm)
- in der **Form** unregelmäßige Herdbildungen mit **s** (< 1,5 mm), **t** (1,5–3 mm) bzw. **u** (3–10 mm)
- größere **Schwielen** mit **A** (1–5 cm), **B** (5 cm bis ⅓ Lunge) bzw. **C** (> ⅓ Lunge)

Die Streuung wird in 12 Stufen von 0/– über ½ bis 3/+ wiedergeben. Zusätzliche Befunde wie z.B. Pleurabefunde, ein Emphysem oder eine Tuberkulose werden gleichfalls mit Symbolen belegt.

Asbestassoziierte Lungen- und Pleuraerkrankungen

Asbest ist ein Sammelbegriff für faserförmige Silikate. Sie bestehen aus einem Siliziumoxidgitter, in das Elemente wie z.B. Eisen und Magnesium eingelagert sind. Dabei grenzt man Amphibol-Asbeste (z.B. Krokydolith = Blauasbest), die aus starren, im Gewebe stabilen Fasern bestehen, von Serpentin-Asbest (Chrysotil = Weißasbest) ab, der aus biegsamen Fasern besteht und dazu neigt, sich in die Elementarfibrillen aufzu-

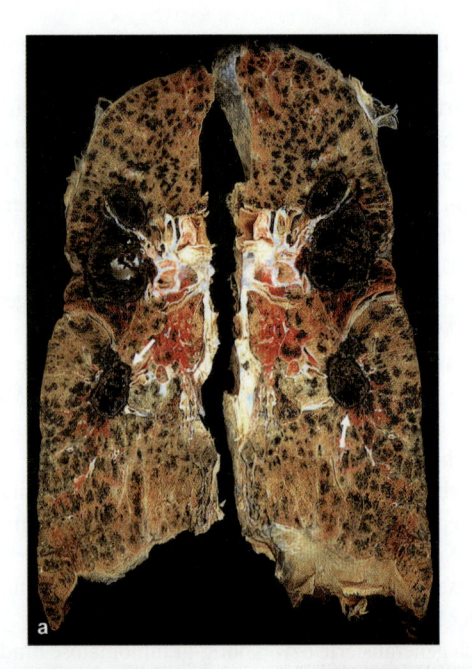

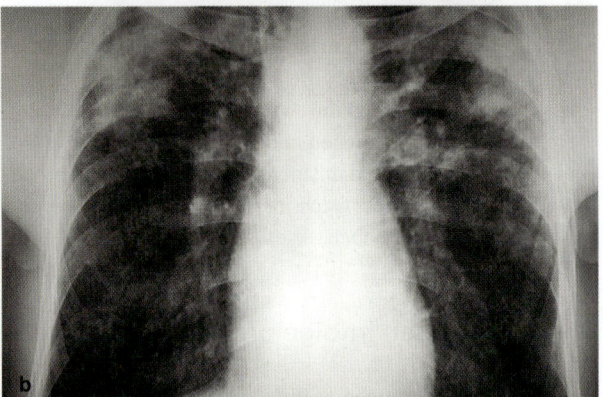

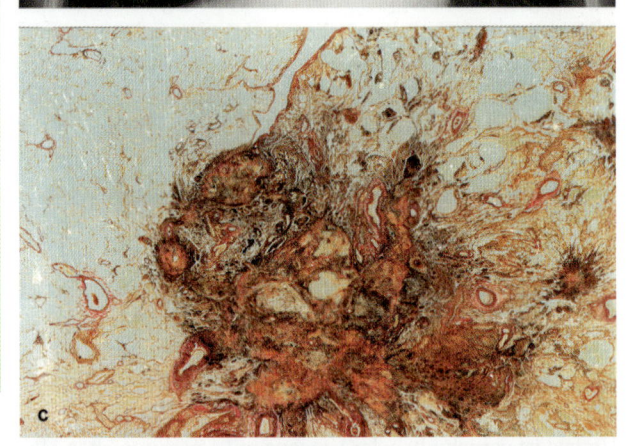

Abb. 51.5 Silikose bzw. Anthrakosilikose. a Zwei korrespondierende Lungenschnittflächen mit einer schwergradigen Anthrakosilikose. Bis 5 cm große, zentral erweichte und über die Bronchien entleerte anthrakosilikotische Schwielen in den Mittelgeschossen (Pfeile). **b** Thorax-Röntgenaufnahme im a.p. Strahlengang. Schwergradige Silikose mit flächenhaften, nahezu symmetrischen Verschattungen in den seitlichen Oberfeldern sowie kleineren Fleckschatten in den Ober- und Mittelgeschossen beider Lungen. Begleitende Hilusvergrößerung. **c** Mittelgroßknotige Anthrakosilikose mit einer 2,1 cm großen, subpleuralen Mischstaubschwiele, begleitendem Narbenemphysem und Pleuraeinziehung. Elastica-van-Gieson, Vergr. 3,6-fach.

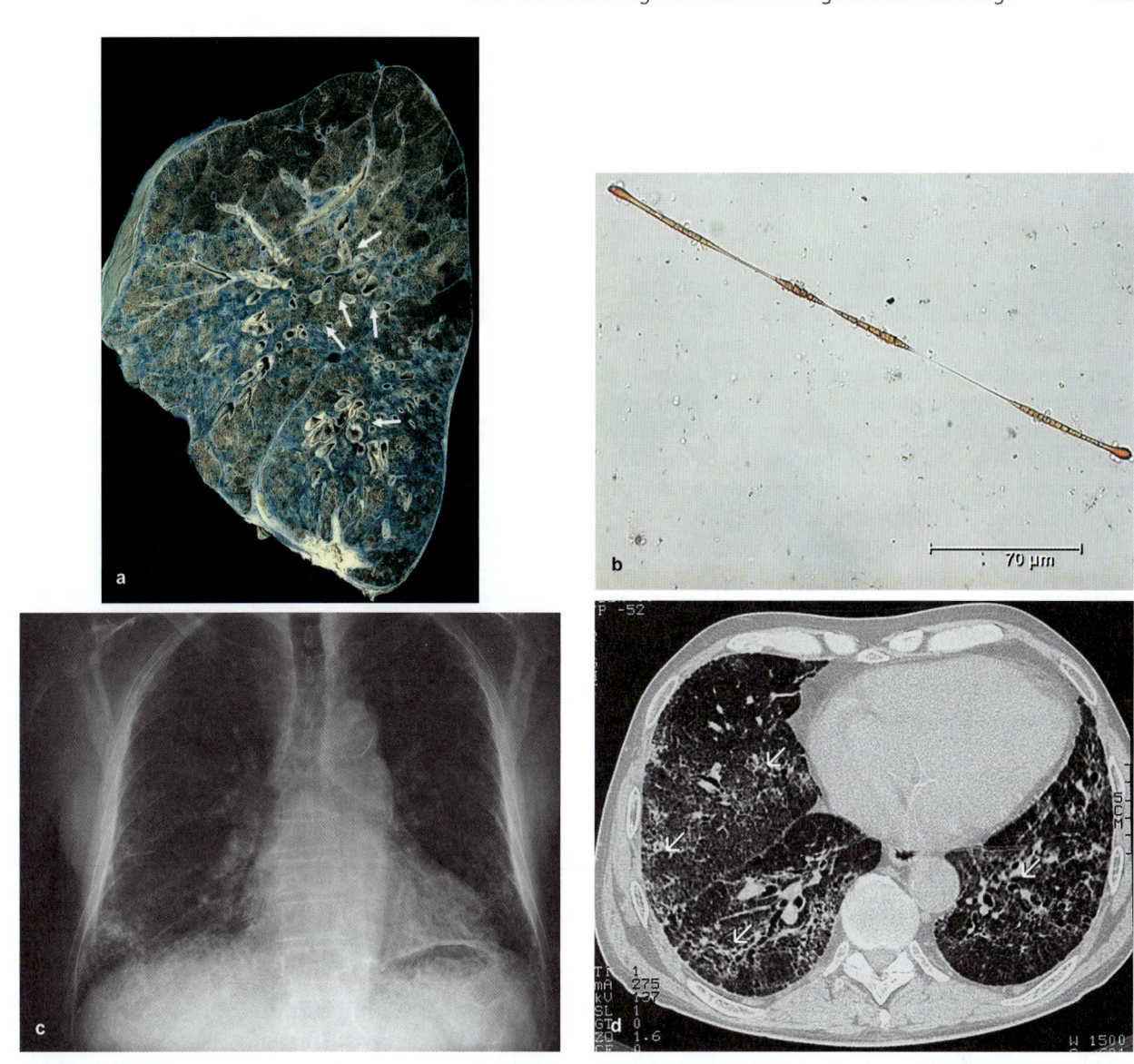

Abb. 51.6 Asbestose. a Lungenschnittfläche mit einer fortgeschrittenen Asbestose bei einem 58-jährigen Asbestweber. Schwergradige Lungenfibrose mit wabenartigem Umbau (Pfeile) in den Mittel- und Untergeschossen der Lunge. Begleitende diffuse Pleuraverdickung mit charakteristischen krähenfußartigen Pleuraeinziehungen. **b** Typischer Asbestkörper im Lungenstaub nach Lungenkaltveraschung mit Zentralfaser und umgebender Proteinhülle. Millipore-Filter, Vergr. 460-fach. **c** Thorax-Röntgenaufnahme im a.p. Strahlengang. Asbestose mit streifigen Verschattungen in den Mantelzonen beider Lungen basal. **d** Computertomografische Aufnahme. Irregulär verdickte bronchovaskuläre Strukturen (Pfeile) mit Ausweitung der terminalen Lufträume unter dem Bild der sog. Honigwabenlunge.

spleißen. Aufgrund ihrer besonderen physikalischen und chemischen Eigenschaften haben insbesondere Blau- und Weißasbest bis in die 1970er-Jahre hinein breite Verwendung gefunden, z.B. im Isolier- und Baugewerbe sowie im Fahrzeugbau. Asbest gilt als eindeutig kanzerogener Arbeitsstoff, eine Gefährdung ist vor allem durch Emission vorhandener asbesthaltiger Materialien gegeben, z.B. bei der Asbestentsorgung. In einigen Gegenden kommen Asbest bzw. asbestartige Mineralien auch in der natürlichen Umgebung vor, z.B. in der Türkei, Zypern, Griechenland und Finnland.

Als **Asbest-Inhalationsfolgen** finden sich in der Lunge die Asbestose und das asbestassoziierte Bronchialkarzinom, in der Pleura u.a. die „Asbestpleuritis", Pleuraplaques und das maligne diffuse Mesotheliom. Die Latenzzeit zwischen dem Beginn der Asbestexposition und dem ersten Auftreten von Symptomen ist lang und beträgt z.B. für das Mesotheliom im Mittel 33 Jahre (➤ Kap. 6.8.1, ➤ Kap. 25.4).

Asbestose

Definition Die Asbestose ist eine progrediente Lungenfibrose infolge Asbeststaubinhalation. Für den Schweregrad der Erkrankung sind neben der Asbestart, der Dauer und Intensität der Exposition und der Latenzzeit auch individuelle Faktoren verantwortlich.

Morphologie

Die Asbestose ist eine interstitielle Lungenfibrose. In den Fibrosierungsarealen lassen sich regelmäßig Asbestkörper nachweisen. Das sind vom Organismus mit einer eisenhaltigen Proteinhülle ummantelte Asbestfasern, gewöhnlich von Amphibol-Asbesten.

Die früheste Veränderung ist die **Minimalasbestose** (Asbestose Grad I nach der angloamerikanischen Nomenklatur). Sie beinhaltet den lichtmikroskopischen Nachweis minimaler Fibrosierungsherde um die Bronchioli respiratorii und die begleitenden Gefäße mit Einstrahlung bis maximal in die direkt angrenzenden Alveolarsepten sowie in diesen Arealen eingelagerte Asbestkörper. Dabei reicht der zufällige (einmalige) Nachweis von Asbestkörpern zur Diagnosestellung einer Minimalasbestose nicht aus. Ein staubanalytischer Grenzwert für die Minimalasbestose ist zurzeit nicht definiert.

Das Spektrum der Asbestose reicht über verschiedene Schweregrade der Fibrose bis zum Vollbild einer sog. **Wabenlunge** (Asbestose Grad IV nach der angloamerikanischen Nomenklatur). Die Veränderungen sind in beiden Lungen gewöhnlich symmetrisch ausgebildet. Die subpleurale Region der mittleren und unteren Lungenabschnitte ist in der Regel am stärksten betroffen (➤ Abb. 51.6).

„Asbestpleuritis"

Definition Nach einer Latenzzeit von nicht selten weniger als 10 Jahren nach dem Beginn der Asbestexposition treten rezidivierende, andererseits sich aber spontan zurückbildende, meist einseitige Ergüsse auf, die zu einer progredienten Verschwartung der Pleura mit Obliteration des Spalts führen können.

Morphologie

Es handelt sich um fibrinreiche Ergüsse, die praktisch keine Entzündungszellen enthalten. Eine spezifische Morphologie gibt es nicht. Entscheidend für die Diagnose ist der Ausschluss anderer Ergussursachen, insbesondere tuberkulöser, traumatisch-entzündlicher und tumoröser Pleuraveränderungen.

Pleuraplaques

Definition Pleuraplaques sind umschriebene hyaline Pleuraverdickungen. In den westlichen Industrieländern lässt sich bei ca. 80% der Patienten eine frühere Asbestexposition nachweisen.

Morphologie

Plaques treten gewöhnlich multipel, bilateral und symmetrisch rippenparallel im Bereich der Pleura parietalis bzw. im Bereich des Centrum tendineum des Zwerchfells auf. **Makroskopisch** sind sie tafelbergartig erhaben. Ihre Oberfläche ist glatt und weiß, zentral können sie verkalken.

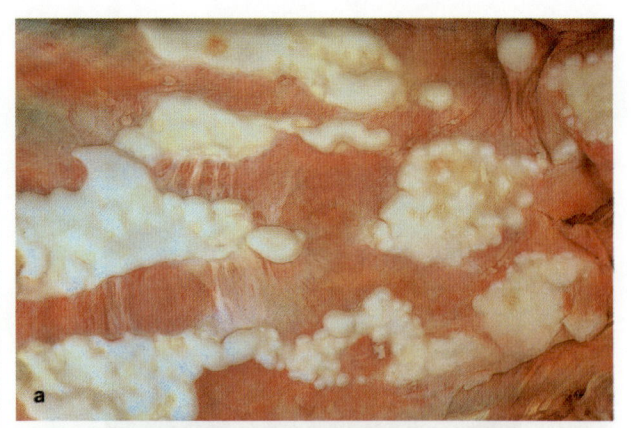

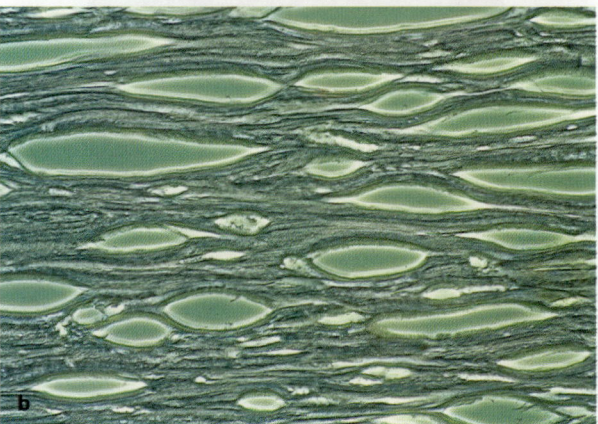

Abb. 51.7 Pleuraplaques. a Makroskopischer Aspekt hyaliner Plaques der Pleura parietalis mit rippenparalleler Anordnung der inselartigen, grauweißen, knorpelähnlichen Pleuraverdickungen. **b** Zugehöriges histologisches Bild mit nahezu zellfreiem kollagenem Bindegewebe, breiten, gewellt verlaufenden Faserbündeln und dazwischenliegenden spaltförmigen Hohlräumen. Phasenkontrastmikroskopisches Bild. HE, Vergr. 360-fach.

Histologisch besteht die verbreiterte Pleura aus breiten, parallel angeordneten, gewellt verlaufenden, hyalinisierten Faserbündeln mit dazwischenliegenden spaltförmigen Hohlräumen (➤ Abb. 51.7).

51.3 Schäden durch chemische Einwirkungen

Definition und Ätiologie Chemische Stoffe können mit Zellen bzw. Zellbestandteilen reagieren, die Zellfunktion stören und ggf. einen Zelluntergang bewirken. Voraussetzungen hierfür sind der unmittelbare Kontakt zwischen Noxe und Zielgewebe, eine ausreichend lange Einwirkzeit und eine ausreichend hohe lokale Konzentration. Letztere ist im Gewebeverband nur dann gewährleistet, wenn der Stoff gelöst und resorbiert werden bzw. das Gewebe durchdringen und in die Zellen eintreten kann.

Die Zahl der chemischen Schadstoffe und damit der Gefahrenquellen ist in der modernen Industriegesellschaft unüberschaubar groß geworden. So waren im Jahr 1978 ca. 4 Mio. chemische Verbindungen bekannt. Von diesen wurden damals etwa 40.000–50.000 auch tatsächlich genutzt. Seither sind pro Jahr etwa 300.000 neue Verbindungen hinzugekommen, von denen etwa 500–1000 Anwendung finden, insgesamt derzeit also ca. 50.000–80.000. Entsprechend hat das Institut für Arbeitsschutz der DGUV (IFA) im Jahr 2009 fast 130.000 Analysen von Gefahrstoffen und biologischen Stoffen durchgeführt.

51.3.1 Umweltgifte

Halogenierte, nicht nur chlorierte Kohlenwasserstoffe wie das **Dioxin** (Tetrachlordibenzo-p-dioxin, TCDD) sind sehr toxische synthetische Umweltgifte. Es handelt sich um stark lipophile und muttermilchgängige Substanzen, die in geringen Mengen bei der Herstellung zahlreicher chemischer Verbindungen wie Herbiziden, Insektiziden, Fungiziden und Imprägniermitteln entstehen und bei Massenunfällen in chemischen Betrieben zu schweren Vergiftungen führen (z.B. Seveso).

Wesentlichster Indikator einer Intoxikation ist die nicht ganz korrekt bezeichnete sog. **Chlorakne.** Dabei handelt es sich um eine Hyperkeratose der Haarfollikel (sog. Komedonen) besonders des Gesichts mit nachfolgender Ruptur, Vernarbung sowie sekundärer Zystenbildung. Ferner treten Hyperpigmentierungen, Konjunktivitis und, als Ausdruck der Systemschädigung, eine **Porphyria cutanea tarda** auf. Neben Leberschäden können auch Nieren-, Lungen- und ZNS-Schädigungen, Fettstoffwechselstörungen, koronare Herzkrankheit, Magen-Darm-Beschwerden, Schädigung der Nasen- und Rachenschleimhäute bis zur Nekrose auftreten.

51.3.2 Medikamente

Bei der Antwort des Organismus auf die Verabreichung von Medikamenten lassen sich vorhersehbare und nicht vorhersehbare Reaktionen unterscheiden. Im Vordergrund stehen Leberschädigungen (➤ Kap. 33), aber auch Schädigungen des hämatopoetischen Systems, der Haut, des Blutgefäßsystems und des Nervengewebes.

Die **vorhersehbaren Reaktionen** entsprechen einer verstärkten pharmakologischen Wirkung des Medikaments und stehen in Abhängigkeit vom pharmakologischen Wirkungsmechanismus sowie von Resorption, Verteilung im Organismus und Exkretion. Die Schädigung kann entweder direkt (primäre Wirkung) oder indirekt nach metabolischer Konversion erfolgen (sekundäre Wirkung).

Bei den (bisher) **nicht vorhersehbaren Reaktionen** handelt es sich um Schädigungen an unterschiedlichen Organen, die nur bei vereinzelten Menschen auftreten, nicht dosisabhängig und im Tierversuch nicht reproduzierbar sind. Es kann sich dabei einerseits um toxische Wirkungen handeln, andererseits kommen genetisch oder immunologisch determinierte Mechanismen infrage. Hinsichtlich der genetischen Ursachen wurden bereits mehrere Genpolymorphismen identifiziert, die den Metabolismus der Substanzen oder deren Wirkung beeinflussen. Dadurch kann die Substanzwirkung verstärkt werden, oder es können abnorme Stoffwechselprodukte als Antigene wirken und Immunreaktionen der Typen I und III hervorrufen. Die systematische Suche nach derartigen genetischen Faktoren, die die Wirkung von Arzneimitteln beeinflussen (Pharmakogenomik), sollte zukünftig einen gezielteren („individuellen") Einsatz von Medikamenten zulassen und „nicht vorhersehbare" Reaktionen minimieren.

Es kann auch zu einer **Beeinträchtigung der protektiven Mechanismen** kommen (z.B. Verminderung von Glutathion). Dies ist z.B. bei einer Reihe von Hepatotoxinen (z.B. Paracetamol) der Fall. Bei direkt zytotoxisch wirksamen Substanzen kommt es zu einer direkten Interaktion des Toxins mit Zellkomponenten.

Pathogenese

Den Schädigungen durch chemische Einwirkungen können unterschiedliche Prozesse zugrunde liegen. So verursachen Säuren eine **Koagulationsnekrose** mit Verschorfung des Gewebes. Laugen bewirken zwar gleichfalls eine Eiweißdenaturierung, jedoch eine **Kolliquationsnekrose** mit Verflüssigung und Auflösung des Gewebes.

Ein Beispiel für eine schädigende Wirkung mittels **Enzymblockade** ist das Blei. Es bindet an Sulfhydrylgruppen von Enzymen der Hämsynthese, verhindert so den Einbau des Eisens in das Häm-Molekül, vor allem der mitochondrialen Cytochrome, und hemmt damit die Zellatmung. Demgegenüber bindet α-Amanitin selektiv an die RNA-Polymerase II in den Leberzellkernen und hemmt die Transkription und damit die Protein- und Lipoproteinsynthese. DDT (= Dichlor-Diphenyl-Trichlorethan) führt hingegen über eine mikrosomale **Enzyminduktion** zu einem vermehrten Umbau von Vitamin D in gallefähige Metaboliten, die ausgeschieden werden, sodass es zu einem Vitamin-D- und damit zu einem Kalziummangel kommt.

Andere chemische Substanzen entfalten ihre Wirkung durch **Interaktion mit Hämoglobin,** so z.B. Kohlenmonoxid (CO). Dieses bindet mit hoher Affinität an Hämoglobin. Das so gebildete Carboxyhämoglobin (COHb) fällt für den O_2-Transport aus und behindert zudem die Freisetzung von O_2 aus Oxyhämoglobin mit hierdurch bedingter Hypoxidose. Die Wirkung von Tetrachlorkohlenstoff (CCl_4) beruht auf der **Bildung von Radikalen,** die über eine Peroxidation von Membranlipiden zu einer u.U. letalen Zellschädigung führen (➤ Kap. 2).

Morphologie

Die morphologischen Befunde nach chemischen Einwirkungen sind abhängig vom Schädigungsmechanismus der jeweiligen Substanz sowie deren Zielorgan. Anders als bei den Pneumokoniosen muss dieses mit der jeweiligen Eintrittspforte nicht identisch sein. So werden einzelne Noxen zwar über die

Tab. 51.3 Fünf wichtige Umweltgifte: Expositionsmodus, Zielorgane, morphologisch/klinische Veränderungen und Pathogenese.

Noxe	Exposition	Zielorgan	Morphologie/Klinik	Pathogenese
Tabakinhaltsstoffe	Genussgift	Atemwege	chronisch obstruktive Lungenerkrankung, Karzinome	abhängig vom Inhaltsstoff, u.a. Kanzerogene und Kokanzerogene, toxisch-irritativ, Interaktion mit Hämoglobin
		Herz, Gefäße	Atherosklerose, Herzinfarkt	
		Magen	Gastritis, Ulkus	
		Embryo/Fetus	Abort, kindliche Hypotrophie, Fehlbildungen	
Alkohol	Genussgift		**akut**	Hemmung der neuronalen Aktivität, Metabolit Acetaldehyd hemmt die ribosomale und die mitochondriale Proteinsynthese
		ZNS	evtl. Hirnödem	
		Leber	Verfettung, Nekrosen	
		Magen	akute Gastritis, akutes Ulkus	
			chronisch	
		Leber	Verfettung, Hepatitis, Zirrhose	
		Herz	Kardiomyopathie	
		Nervensystem	Wernicke-Enzephalopathie, periphere Neuropathien	
		Magen	chronische Gastritis, Ulkus	
Blei	**beruflich** Bleigewinnung, -verarbeitung, Batterien, Auspuffgase **nicht beruflich** Wasser aus Bleirohren, Bleifarben, Luftverschmutzung	Blut	mikrozytäre, hypochrome Anämie mit basophiler Tüpfelung	Blockierung sulfhydrylhaltiger Enzyme
		Nervensystem	Hirnödem, Demyelinisierung	
		Niere	interstitielle Nephritis, Fanconi-Syndrom	
Kohlenmonoxid	Abgase, defekte Verbrennungsanlagen		**akut**	Bindung an Hämoglobin, Verdrängung von O_2, Behinderung der O_2-Freisetzung
		Blut	hellrotes Blut, hellrote Leichenflecken	
			chronisch	
		ZNS, Leber, Niere, Herz	Zeichen der chronischen Hypoxie	
α-Amanitin	Pilzvergiftung	Leber	akute, gelbe Leberdystrophie	Blockierung der RNA-Polymerase II
		Niere	Nekrose der Tubulusepithelien	

Atemwege oder die Haut aufgenommen, aufgrund ihrer Lipotropie entfalten sie dann aber im Zentralnervensystem ihre Wirkung. Beispiele sind die Halogenkohlenwasserstoffe.

Andere weitgehend inerte Noxen werden durch den Organismus erst in Giftstoffe umgebaut. So ist CCl_4 selbst nicht toxisch. Erst durch Metabolisierung in der Leber wird das sehr kurzlebige Radikal CCl_3·gebildet, das für die Schädigung verantwortlich ist. Auch bei der chemischen Kanzerogenese werden vielfach die in den Organismus aufgenommenen Prokanzerogene erst nach metabolischer Konversion in das Kanzerogen umgewandelt (> Kap. 6.8). Aufgrund der Vielzahl an Giftstoffen ist in den meisten Fällen ohne ergänzende anamnestische Angaben ein Rückschluss vom morphologischen Schädigungsmuster auf die verursachende Noxe nicht möglich (> Tab. 51.3).

51.4 Umweltbedingte Tumorerkrankungen

Definition und Ätiologie Bösartige Tumoren, an deren Entstehung physikalische und chemische Noxen aus der häuslichen oder beruflichen Umwelt einen zumindest maßgeblichen Anteil haben („Umweltverschmutzung"), gelten als umweltbedingt.

Wichtigster Einzelfaktor ist wahrscheinlich das inhalative Tabakrauchen, weitere wichtige Noxen sind u.a. eine intensive UV-Bestrahlung, Nitrosamine, Mykotoxine und Radon. Der Anteil der menschlichen Krebsleiden, bei denen berufliche Einflüsse von Bedeutung sind, wird auf etwa 4% geschätzt.

Pathogenese
Der Angriffspunkt des Kanzerogens und die nachfolgenden Prozesse variieren in Abhängigkeit von der jeweiligen Noxe, teils auch in Abhängigkeit vom Zielorgan (> Kap. 6).

Tab. 51.4 Manifestationsort bösartiger Tumoren und ggf. Tumortyp in Abhängigkeit vom Kanzerogen und vom Aufnahmemodus.

Kanzerogen	Aufnahmemodus	Tumorlokalisation bzw. Tumortyp
aromatische Amine	perkutan, inhalativ	Harnwege (Zweittumor: Lunge)
Asbest	inhalativ	Lunge, seröse Häute (diffuses Mesotheliom)
Benzol	inhalativ	Leukämien, maligne Lymphome
Chrom-VI-Verbindungen	inhalativ	Atemwege, besonders Lungenkrebs
Hartholzstäube	inhalativ	Nase, Nasennebenhöhlen
Nickel, -verbindungen	inhalativ	Atemwege
Vinylchlorid	inhalativ, perkutan	Leber (Hämangiosarkom)
ionisierende Strahlen	inhalativ, oral, perkutan	Atemwege, hämatopoetisches System, Schilddrüse, Knochen, Lunge, Mamma, Leber u.a.
UV-Strahlen	kutan	Haut (Plattenepithelkarzinome, Melanome)

Morphologie

Während der **histologische** Tumortyp praktisch immer für die Noxe unspezifisch ist, ist der Manifestationsort vom Kanzerogen und vom Aufnahmemodus abhängig (➤ Tab. 51.4). Wie bei den übrigen umweltbedingten Schäden sind auch bei den bösartigen Tumoren die **Atmungsorgane** der Hauptmanifestationsort.

51.5 Ernährungsbedingte Schäden

Definition Eine ernährungsbedingte Erkrankung liegt vor, wenn
- die Erkrankung durch Ernährungsgewohnheiten mit verursacht wurde
- der Erkrankung durch Vermeiden von Fehlernährung vorgebeugt werden kann
- die Erkrankung durch Ernährungsmaßnahmen behandelt werden kann

Dabei ist die Ernährungsabhängigkeit einzelner Krankheiten unterschiedlich zu bewerten. Vitaminmangelkrankheiten werden in der Regel allein durch Fehlernährung verursacht. Hingegen sind an Erkrankungen des Herz-Kreislauf-Systems auch genetische Faktoren, Bewegungsmangel, Rauchgewohnheiten u.a. beteiligt. Zu den ernährungsabhängigen Erkrankungen zählen z.B. Diabetes mellitus, Gicht, Fettstoffwechselstörungen, Struma, Anämien, Karies, Osteoporose, Lebensmittelinfektionen, Hypertonie, Atherosklerose, ischämische Herzerkrankung, Schlaganfall, bösartige Neubildungen der Speiseröhre, der Leber, des Dickdarms, des Magens und anderer Organe (➤ entsprechende Kapitel).

Tab. 51.5 WHO-Klassifikation des Gewichts.

BMI	Bezeichnung
< 18,5 kg/m^2	Untergewicht
18,5–24,9 kg/m^2	Normalgewicht
25,0–29,9 kg/m^2	Übergewicht
30,0–34,9 kg/m^2	Adipositas Grad I
35,0–39,9 kg/m^2	Adipositas Grad II
> 40 kg/m^2	Adipositas Grad III

51.5.1 Überernährung und Fettsucht

Definition und Ätiologie Unter einer Fettsucht (Adipositas) versteht man eine im Vergleich zur Norm vermehrte Ablagerung von Depotfett. Da es schwierig ist, den Fettanteil des Körpers zu ermitteln, hat sich der **Body-Mass-Index** (BMI) zur Abschätzung des Körperfettanteils weltweit durchgesetzt. Der BMI errechnet sich als Quotient aus dem Körpergewicht in Kilogramm und dem Quadrat der Körpergröße in Metern (Einheit kg/m^2, ➤ auch Kap. 47). Auf ihm basiert die Klassifikation der WHO für Erwachsene (➤ Tab. 51.5), nach der im Jahr 2009 ca. die Hälfte der erwachsenen deutschen Bevölkerung (60% der Männer und 43% der Frauen) übergewichtig waren. Bei den 10-jährigen Kindern müssen über 30% als übergewichtig angesehen werden.

Pathogenese

Eine Fettsucht ist Folge einer **gestörten Energiebilanz**, wobei die Energiezufuhr durch die Nahrungsaufnahme größer ist als der Energieverbrauch. Untersuchungen an Zwillingen, die bei der Geburt getrennt wurden, sprechen dafür, dass neben der übermäßigen Energiezufuhr bzw. dem Bewegungsmangel auch genetische Faktoren für die Entwicklung einer Adipositas von Bedeutung sind. Auf Stoffwechselebene spielen dabei Hormone und hormonähnliche Stoffe wie Adiponectin und Leptin eine Rolle.

Übergewicht und Bewegungsmangel verstärken das sog. **metabolische Syndrom**, das im Vorfeld eines Typ-2-Diabetes auftritt und durch eine angeborene, in der Muskulatur lokalisierte Unterempfindlichkeit gegenüber dem körpereigenen Insulin gekennzeichnet ist. Die Insulinresistenz beim metabolischen Syndrom führt zur Entwicklung einer kompensatorischen Hyperinsulinämie, Dyslipoproteinämie mit Hypertriglyzeridämie und Abfall des HDL-Cholesterins, Stammfettsucht, Hypertonie, Gerinnungsstörungen mit früher Atherosklerose und ersten Störungen der Glukosetoleranz (➤ Kap. 47).

Morphologie

Das vermehrte Depotfett erscheint gewöhnlich geschlechtsspezifisch verteilt, d.h. beim Mann im Bereich der vorderen Bauchwand, des Rückens und des Nackens (= Falstaff-Typ), bei der Frau an den Hüften, den Oberarmen, den Oberschenkeln und dem Gesäß (= Rubens-Typ). **Histologisch** findet sich eine Hypertrophie der Fettzellen, ihre Zahl bleibt bei Erwachsenen hingegen weitgehend konstant.

51.5.2 Unterernährung und Kachexie

Definition und Ätiologie Die Weltgesundheitsorganisation (WHO) geht von einem Untergewicht aus, wenn der BMI eines Erwachsenen unter 18,5 kg/m² beträgt (➤ Kap. 47.4.1). In den westlichen Industrieländern ist Untergewicht weitaus weniger verbreitet als Übergewicht, dabei sind Frauen häufiger als Männer betroffen (2009 1% der Männer und 3% der Frauen in Deutschland). Eine Unterernährung, insbesondere aber eine **Kachexie** (= Auszehrung), tritt häufig als Krankheitskomplikation auf, z.B. bei Tumorleiden und Malassimilationssyndromen (➤ Kap. 30.6). Nicht zu unterschätzen sind aber auch Essstörungen wie **Anorexia nervosa** (= Magersucht) und **Bulimia nervosa** (regelmäßige Essanfälle mit gesteigertem Gewichtsbewusstsein), die auch mit Untergewicht verbunden sein können. Besonders anfällig sind 10- bis 25-jährige Mädchen bzw. Frauen. Schätzungen zufolge leidet jede 3. Schülerin an Frühformen einer Essstörung, ca. 2,4% der Bevölkerung sind manifest von Bulimia nervosa betroffen.

51.6 Schäden durch Tabakrauchen

Das inhalative Tabakrauchen, gewöhnlich mittels Zigaretten, ist die Lebensgewohnheit mit den stärksten negativen Auswirkungen auf die Gesundheit der Bevölkerung und die Gesamtsterblichkeit. Pro Jahr sterben in Deutschland etwa 110.000 Menschen an den Folgen des Tabakkonsums.

Pathogenese
Tabakrauch ist ein komplexes Gemisch aus über 4800 unterschiedlichen chemischen Substanzen, die teils gasförmig, teils an Tabakrauchpartikel gebunden vorliegen:
- hochpotente Kanzerogene, z.B. polyzyklische Kohlenwasserstoffe, aromatische Amine, Nitrosamine, Arsen sowie kanzerogene Metallverbindungen wie Cadmium, Chrom und das radioaktive Polonium 210
- toxisch-irritative Substanzen, z.B. Formaldehyd, Blausäure, Stickoxide (NO_x) und Ammoniak
- Kohlenmonoxid (= CO), das infolge der Bildung von COHb zur Hypoxie führt
- Nikotin, ein auf vegetative Ganglien wirkendes Alkaloid, u.a. mit Einfluss auf das Herz-Kreislauf-System

Bei der Bewertung dieser Inhaltsstoffe ist zu berücksichtigen, dass sie miteinander in Wechselwirkung treten und sich gegenseitig verstärken können.

51.7 Schäden durch Alkohol

Nach dem inhalativen Tabakrauchen stellt der Konsum von Alkohol (Ethanol) das wichtigste Suchtproblem dar. Psychische Veränderungen und Verhaltensstörungen durch Alkohol waren im Jahr 2004 die zweithäufigste Entlassungsdiagnose bei vollstationären männlichen Patienten. Gesteigerter und chronischer Alkoholkonsum kann zu einer Vielzahl von Gesundheitsstörungen und Krankheiten führen. Etwa 40.000 Menschen sterben in Deutschland jährlich vorzeitig an den Folgen des Alkoholkonsums.

Als **Maß für den Alkoholkonsum** hat sich der Pro-Kopf-Verbrauch reinen Alkohols etabliert. Deutschland nimmt mit ca. 10 l reinen Alkohols (als Bier, Spirituosen, Wein oder Sekt) pro Jahr einen der vorderen Plätze in Europa ein. Die tolerierbare obere Alkoholzufuhrmenge (TOAM), bei der gesundheitsschädigende Konsequenzen für die Mehrheit der Bevölkerung unwahrscheinlich sind, liegt für den erwachsenen Mann bei 20–24 g und für die erwachsene Frau bei 10–12 g Alkohol am Tag.

Pathogenese
Alkohol wird rasch und nahezu vollständig über die Magen- und Dünndarmschleimhaut aufgenommen. Über das Blut verteilt er sich im gesamten Körperwasser einschließlich dem des Zentralnervensystems. Abhängig von der aufgenommenen Menge ist in 1–2 Stunden das Maximum der Blutkonzentration erreicht. Aufgrund seiner einfachen chemischen Struktur kann Alkohol praktisch jede Körperzelle erreichen und durch Diffusion über die Zellmembran in das Zellinnere gelangen.

Neben unbedeutenden Anteilen, die über die Lungen und die Nieren ausgeschieden werden, wird der Alkohol zu ca. 90% in der Leber oxidativ metabolisiert (➤ Kap. 33.5). Ein chronischer Alkoholkonsum geht gewöhnlich auch mit einer chronischen Unter- und Fehlernährung einher – Mangelzustände an Eiweißen, Vitaminen und Spurenelementen sind die Folge. Ursachen sind die Ernährungsumstellung, ferner alkoholinduzierte Veränderungen des Dünndarms mit nachfolgender Malabsorption.

51.8 Schäden durch illegale Drogen

Unter Rauschgiften („illegalen Drogen") versteht man in der Rechtsprechung eine Gruppe von Substanzen unterschiedlicher Herkunft, Zusammensetzung und Wirkung, deren Herstellung und Handel unter Strafe gestellt ist. Überwiegend handelt es sich um Rauschmittel (Betäubungsmittel), also Stoffe, die eine direkte Wirkung auf das zentrale Nervensystem besitzen. Die Verwendung der Rauschgifte kann zur Abhängigkeit führen.

Drogenabhängigkeit ist definiert als:
- ein zwanghaftes Verlangen nach Einnahme der Substanzen, um einen angenehmen psychischen Zustand zu erreichen bzw. einen unangenehmen zu vermeiden (**psychische Abhängigkeit**)
- das körperliche Angewiesensein auf eine fortlaufende Zufuhr der Giftstoffe, wobei die Dosis nicht selten permanent erhöht wird (**physische Abhängigkeit**)

Pathogenese
Entsprechend der großen Heterogenität der Rauschgifte finden sich in Abhängigkeit von den unterschiedlichen Wirkungen verschiedene Reaktions- und Schädigungsmuster. Die Rauschmittel werden in folgende Gruppen eingeteilt: Morphintyp, Barbiturat- und Alkoholtyp, Kokaintyp, Cannabistyp, Kathtyp, Halluzinogentyp und Opiatantagonisttyp.

51.8.1 Schäden durch Rauschmittel: allgemeine Auswirkungen

Unter- und Fehlernährung

Die psychische und ggf. auch physische Abhängigkeit von der regelmäßigen Zufuhr steigender Rauschmitteldosen hat zur Folge, dass die Nahrungszufuhr eine untergeordnete Bedeutung erlangt. Hinzu kommt, dass viele Rauschmittel eine Störung intellektueller Funktionen und einen Verlust an Realitätsorientierung zur Folge haben, einige dämpfen zudem das Hungergefühl.

Infektionen

Bereits die Unter- bzw. Fehlernährung begünstigt Infektionen. Einige Rauschgifte, z.B. Cannabisprodukte (Haschisch, Marihuana), führen zudem zu einer Immunabwehrschwäche. Bei Rauschgiften, die intravenös oder subkutan appliziert werden (z.B. Heroin), infizieren sich die Konsumenten vielfach über kontaminierte Kanülen.

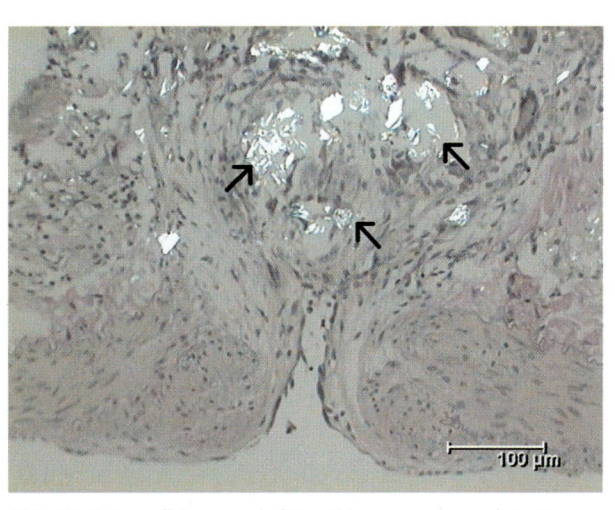

Abb. 51.8 Fremdkörpervaskulitis. Ablagerungen von polarisationsoptisch doppelt brechenden Kristallen in der Wand einer peripheren Pulmonalarterie. 42 Jahre alter Mann mit chronischem i.v. Drogenabusus. Elastica-van-Gieson. Vergr. 130-fach.

Pulmonale Fremdkörpervaskulitis

Sie entsteht durch die intravenöse Injektion von Substanzen, die nicht für die parenterale Applikation bestimmt sind. Von Drogensüchtigen werden nicht selten Medikamente in Wasser aufgelöst und injiziert. Zudem werden speziell Opiate häufig von Händlern „gestreckt". So gelangen unlösliche Stoffe, Füll- und Bindemittel wie Talk und Stärke in den Kreislauf und werden in die peripheren Lungengefäße embolisiert, wo sie zu multiplen Fremdkörpergranulomen führen (➤ Abb. 51.8).

Register

Symbole
1α-Hydroxylase, Parathormon 324
2-Treffer-Hypothese 149
3, 4-Benzpyren 161
5q--Syndrom 428
5α-Reduktase, Intersexualität 730
11β-Hydroxylase-Mangel
– adrenogenitales Syndrom 337
– Klinik 338
– Nebennierenrinde 332
17-Hydroxylase-Mangel
– adrenogenitales Syndrom 337
– Klinik 338
21-Hydroxylase-Mangel
– adrenogenitales Syndrom 337
– Klinik 338
– Nebennierenrinde 332
α-1, 4-Glykosidase-Defekt 918
$α_1$-Antitrypsin 914
– Emphysem 480
$α_1$-Antitrypsin-Gen 115
$α_1$-Antitrypsin-Mangel
– autosomal rezessive Vererbung 118
– Elastinveränderungen 40
– Leberzellschädigung 657
– Lungenemphysem 480, 481
– Proteinfaltungserkrankungen 41
$α_1$-Fetoprotein
– hepatozelluläres Karzinom 660
– Keimzelltumor 763
α-Actinin IV 705
α-Aktin, Marker 14
α-Amanitin 997, 998
α-Amylase, Speicheldrüsen 535
α-Fetoprotein
– Hepatoblastom 808
– Marker 14
– Tumormarker 167
α-Glukosaminid-Acetyltransferase-Defekt 915
α-Granula, Thrombozyten 180
α-Inhibin 752, 762
α-L-Iduronidase-Defekt 915
α-only-Adenom 298
α-Strahlung 164
α-Synuclein
– Lewy-Körperchen 250
– Pick-Körperchen 248
α-Synuclein-Gen 250
α-Thalassämie 419
β-Amyloid
– frontotemporale Demenz 248
– Vorläuferprotein 246
β-Galaktosidase-Defekt 915
β-Glukosidase-Defekt 916
β-Glukuronidase-Defekt 915
β-HCG
– Blasenmole 789
– Dysgerminome 763
– Immunzytologie 740
– Keimzelltumor 763
– Seminom 737

β-Strahlung 164
β-Thalassämie 418
γ-Sekretase, Morbus Alzheimer 247
γ-Strahlung 164

A
AA-Amyloidose 708, 927
AB0-Isoagglutinine 423
Abdomen, akutes
– Peritonitis 686
Aberration, chromosomale, *siehe* Chromosomenaberration
Abhängigkeit
– physische 1001
– psychische 1001
abl-Protein
– chromosomale Translokation 147
– Onkogene 143
Abscheidungsthrombus 184
– arterielle Thrombose 184
– Morphologie 184
– Pathogenese 183
Abschürfung 988
Abszess
– Amöbiasis 601
– Appendizitis 590
– chronische Entzündung 66
– eitrige Entzündung 62
– Entzündungsfolge 63
– Gehirn 227
– – kalter 228
– Hirnparenchym 229
– Leber 639, 640
– – Amöbiasis 640
– – cholangitischer 647
– Lunge 498
– Milz 459, 460
– otogener 227
– perianaler 620
– perityphlitischer 591
– – Peritonitis 686
– Pyelonephritis 711
– septische Kardiomyopathie 389
– Staphylokokkenpneumonie 947
– subphrenischer 686
– Toxoplasmose 230
Abt-Letterer-Siwe-Syndrom 810
Abwehr, *siehe* Immunität, Immunantwort
Acanthosis nigricans, Paraneoplasie 166
Acetaldehyd 644
Acetylcholinesterase
– Enzymhistochemie 12
– enzymhistochemischer Nachweis 10
– Morbus Hirschsprung 598
Achalasie 546
Ackerman-Tumor 527
ACTH
– Hyperkortisolismus 332
– Hypophysenadenom 299
– Nebennierenrindenhyperplasie 332

Actinomyces israelii 952
Adaptation
– Gesundheit 3
– Zellen 24
Adaptationsstörung, Neugeborene 805
ADCC (antibody-dependent cellular cytotoxicity) 94
– Virusinfektion 936
Addison-Krankheit 339
Addison-Krise 339
ADEM (akute disseminierte Enzephalomyelitis) 237
Adenocarcinoma in situ 781
Adenofibrom, Endometrium 772
Adenohypophyse 295
– Erkrankungen 297
– Funktion 296
– Steuerung 296
– Überfunktion 297
– Unterfunktion 300
Adenoid 469
Adenokarzinom 129
– ableitende Harnwege 725
– Appendix 592, 593
– Cervix uteri 780, 781
– Cholangiokarzinom 661
– Dünndarm 587, 588
– Eileiter 765
– endometrioides 771
– Gallenblase 671
– kolorektales 612, 614
– Lunge 507
– – Zytologie 513
– Lymphknotenmetastase 138
– Magen 564
– muzinöses 129
– Nase 469
– Niere 717
– Ösophagus 553
– Ovar
– – endometrioides 760
– – seröses 758, 759
– Pankreas 680, 681
– Papilla Vateri 683
– papilläres
– – Tumorklassifikation 127
– Samenblase 744
– schleimbildendes 130
– Speicheldrüsen 542
– szirrhöses 130
– Tumorklassifikation 127
– Vagina 782
Adenom 128
– autonomes 313
– Dünndarm 587
– Duodenum 569
– follikuläres 313, 314
– – Feinnadelpunktat 321
– Gallengang 659
– hepatozelluläres 658
– Hypophyse 297

– kolorektales 610
– – FAP 617
– – tubuläres 611, 612
– – Typen 611
– – villöses 612
– Magen 564
– Mamma 815
– Nebennierenrinde 333, 334
– – Hyperaldosteronismus 336
– Nebenschilddrüsen 324, 325
– nephrogenes 724
– papilläres, Mamma 815, 816
– pleomorphes 540
– Schilddrüse 313, 314
– sessiles serratiertes 593
– toxisches 313
– tubuläres 128
– Tumorklassifikation 127
Adenomatoidtumor 743, 774
Adenomatosis coli 617
Adenom-Karzinom-Sequenz 612
– Duodenum 569
– intraduktale papillär-muzinöse Neoplasie 681
Adenomyoepitheliom 816
Adenomyom 773
– Magen 556
– Prostata 745
Adenomyose 767
Adenosarkom, Endometrium 772
Adenose 814
– sklerosierende 814
Adenosin, Blutgerinnung 181
Adenosin-Deaminase-Defekt 111
Adenoviren 942
– Einschlusskörper 935
– Enteritis 586
– Pneumonie 499
Aderhaut 286
– malignes Melanom 287
ADH (antidiuretisches Hormon), Herzinsuffizienz 174, 175
Adhäsion
– Bakterien 945
– Entzündung 49
– Lymphozytenzirkulation 83
Adhäsionsmoleküle 51
Adipositas 999
– Fettlebererkrankung 646
– Varizen 413
– WHO-Klassifikation 999
Adnexitis 764
ADPKD (autosomal dominante polyzystische Nierenerkrankung) 696
Adrenalin
– Phäochromozytom 341
– Schock 193
Adrenoleukodystrophie 244
Adsorption, Virus 935
Affinitätsreifung 83
– B-Lymphozyten 87
Aflatoxin 960
– hepatozelluläres Karzinom 659
– Kanzerogene 159

AFP (α-Fetoprotein)
– Marker 14
– Tumormarker 167
Agammaglobulinämie
– schweizerische 111
– X-chromosomale 109
Aganglionose
– Morbus Hirschsprung 597
– totale 598
AGE (advanced glycosylation endproducts) 924
– Atherosklerose 399
– diabetische Glomerulopathie 708
Agenesie
– anorektale 596
– Balken 217
– Leber 625
– Milz 457
– Nebenhoden 742
– Nebennierenrinde 331
– Nebenschilddrüsen 324
– Niere 694, 799
– Ovarien 753
– Pankreas 675
– Samenblase 743
– Schilddrüse 305
– Thymus 462
– Uterus 766
Agranulozytose 54
Agyrie 218
Ahornsirup-Erkrankung, ZNS-Schädigung 244
AIDP (akute inflammatorische demyelinisierende Polyradikuloneuropathie) 269
AIDS (acquired immunodeficiency syndrome) 938
– CDC-Stadien 940
– Mundschleimhaut 524
AIDS-Demenz-Komplex 941
AIN (anale intraepitheliale Neoplasie) 620, 621
AIRE-Gen 354
AITL (angioimmunoblastisches T-Zell-Lymphom) 455
Akantholyse
– Definition 830
– Pemphigus 837
Akanthose 829
– Ekzem 831
– Leukoplakie 526
– Lichen ruber 832
– Psoriasis vulgaris 834
– Warzen 840
Akrodermatitis continua Hallopeau 834
Akromegalie 299
Akrosklerose 104
Aktin
– Heterotopie 219
– kongenitale Myopathie 275
– Muskelfaser 271, 272
– Tumormarker 167
Aktinomykose, zervikofaziale 952
Aktinomyzeten 952
– Drusen 952
– Morbus Whipple 585

Aktivierungsweg
– alternativer 58
– klassischer 58
– lektinvermittelter 58
Akustikusneurinom 269, 270
Akustikusneurofibromatose, bilaterale 262
Alagille-Syndrom 630
AL-Amyloidose 709, 927
– Plasmozytomniere 710
Alaninglyoxylataminotransferase-Defekt 919
Albinismus, Melaninpigment 38
Albumin
– Bilirubinstoffwechsel 626
– Ödementstehung 179
Alcianblau-PAS-Färbung 9
ALCL (anaplastisches großzelliges Lymphom vom T-Zell-Typ) 455, 456
Aldosteron
– 21-Hydroxylase-Mangel 338
– Hyperaldosteronismus 336
– Linksherzinsuffizienz 176
– Nebennierenrinde 329
ALH (atypische lobuläre Hyperplasie) 819
ALK1 (activin receptor-like kinase type 1)
– Bronchialkarzinom 508
– pulmonale Hypertonie 492
Alkaptonurie, Melaninpigment 38
Alkohol
– Pro-Kopf-Verbrauch 1000
– Stoffwechsel 644
– Umweltgifte 998, 1000
– Zufuhrmenge 1000
Alkoholabusus
– Embryopathie 241
– Fettlebererkrankung 645
– Großhirnatrophie 239
– Kardiomyopathie 387
– Kleinhirnatrophie 240
– Leberschaden 644
– Mundhöhlenkarzinom 527
– Neurotoxizität 238
– Ösophaguskarzinom 552
– Pankreatitis 676, 678
– Wernicke-Enzephalopathie 240
– zentrale pontine Myelinolyse 241
Alkoholdehydrogenase 644
ALL (akute lymphoblastische Leukämie) 436
Alleppo-Beule 966
Allergie 92
Allotransplantation 977
Alopezie, Lichen ruber 832
Alport-Syndrom 709
ALPS (autoimmunes lymphoproliferatives Syndrom) 99
ALS (amyotrophe Lateralsklerose) 251
ALS-Parkinson-Demenz-Komplex 250
Alter
– Arteriolosklerose 404
– Atherosklerose 399
– Einflussfaktoren 18
– Veränderungen 41
Altern 41
Altersappendizitis 589

Altersatrophie
- Gehirn 25
- Mamma 812
Altersemphysem 481
Altersherz 358
Alterskatarakt 282
Altersosteoporose 863
Altersverteilung, maligne Tumoren 139
Aluminiumin, Dialyse-Enzephalopathie 245
Alveolarmakrophagen 477
- desquamative interstitielle Pneumonie 490, 491
- Lungenemphysem 480
- Lungenstauung 491
- Metallose 506
- respiratorische Bronchiolitis 490
- Stauungslunge 491
Alveolarporen 477
Alveolarproteinose 504, 505
- primäre 504
- sekundäre 505
Alveolarschaden, diffuser 499
- Pneumonie 499
- Schocklunge 493
- Stadien 494
Alveolarseptum 477
Alveolen 476
- Alveolarproteinose 505
- Aufbau 478
- Langerhans-Zell-Histiozytose 490
- Lungenemphysem 480
Alveolitis
- exogen-allergische 504, 993
- - bronchoalveoläre Lavage 512
- - Typ-III-Überempfindlichkeitsreaktion 97
- Pneumonie 496
Alzheimer-Krankheit 246, 247
Alzheimer-Zytoskelettveränderung 247
Ameloblastom 533, 535
Amenorrhö
- Ovar 753
- Ullrich-Turner-Syndrom 753
Amine
- aromatische
- - enzymatische Umwandlung 161
- - Kanzerogene 160, 161
- - Urothelkarzinom 725
- biogene, Entzündung 55
- vasoaktive 55
Aminosäurenstoffwechsel, ZNS-Schädigung 244
AML (akute myeloische Leukämie) 433
- Chromosomenbefunde 433
- Subtypisierung 433
- WHO-Klassifikation 433
Ammonshornsklerose 252
Amnioninfekt 794
Amöbenabszess
- Kolon 601
- Leber 640
Amöbenkolitis 601
Amöbenruhr 601
Amöbiasis 601
- Leber 640
Amotio retinae 285

Amplifikation
- N-MYC 148
- Onkogene 146
Amputationsneurom 266
Amsterdam-Kriterien 615
Amylo-1, 4-1, 6-Transglukosidase-Defekt 918
Amylo-1, 6-Glukosidase-Defekt 918
Amyloid
- Amyloidose 927
- Bildung 927
- Doppelbrechung 928
Amyloid Precursor Protein 246
Amyloidkaskade-Hypothese 247
Amyloidose 927
- Dickdarm 609
- Inselzellen 926
- Konjunktiva 280
- Milz 460
- Morbus Bechterew 886
- Morbus Still 886
- Neuropathie 267
- Niere 708
- Nomenklatur 927
- Proteinfaltungserkrankungen 41
- senile kardiovaskuläre 358
- systemische 928
Analatresie 596
- VA(C)TER(L)-Assoziation 799
Analfissur 620
Analkanal 595, 596
- Anatomie 596
- Fehlbildungen 596
- Mukosaprolaps-Syndrom 610
Analkarzinom 621
Analstenose 597
Anämie 418
- AML 433
- aplastische 420
- Bildungsstörung 418
- Eisenmangel 418
- Hämoglobinsynthesestörung 418
- hämolytische 421, 423
- - antikörperbedingte 423
- - erworbene 423
- - hereditäre 421
- - Infekte 421
- - Milz 460
- hyperchrome 419
- hypochrome 418
- Infekte 421
- kongenitale dyserythropoetische 421
- mechanisch bedingte 423
- megaloblastäre 419
- myelodysplastisches Syndrom 428
- Paraneoplasie 167
- perniziöse 419, 420
- - Gastritis 557
- - Mundschleimhaut 525
- refraktäre 427, 428
- - Blastenexzess 427
- - Ringsideroblasten 427, 429
- Tumor 168
Anaplasie
- maligner Tumor 126
- Meningeom 259

Anästhetika, Tubulopathie 709
ANCA (antineutrophile zytoplasmatische Antikörper) 407
Androblastom 761
Androgene
- adrenogenitales Syndrom 337
- Biosynthese 331
- Nebennierenrinde 330
- Virilisierung 337
- Wirkungen 331
Androgenrezeptor, Prostatakarzinom 748
Anenzephalie 215, 216
Anergie
- Autoimmunität 98
- B-Zell-Toleranz 91
- T-Zell-Toleranz 91
- - fehlerhafte 100
Aneuploidie, maligner Tumor 126
Aneurysma 405
- arteriovenöses 407
- atherosklerotisches 400, 406
- dissecans 405, 406
- - Aortenklappeninsuffizienz 377
- echtes 405
- entzündliches 406
- falsches 405
- Formen 405
- Herzwand 383
- Hirnbasisarterien 210
- kongenitales 406
- mykotisches 406
- spurium 405
- Thrombose 182
- verum 405
Aneurysmaruptur 211
- intrazerebrale Massenblutung 211
- Rezidivblutung 211
- Subarachnoidalblutung 211
Anfall
- Asthma bronchiale 486
- Epilepsie 252
- Gicht 710, 888
- Raynaud-Phänomen 105
Angiitis 407
Angina
- abdominalis 576
- pectoris 378
Angiodysplasie, Magen 556
Angiofibrom, nasopharyngeales 469
Angiogenese
- chronische Entzündung 67
- Tumoren 155
- Wundheilung 72
Angiogenese-Inhibitor 137
Angiogenese-Stimulator 137
Angiogenic Switch 155
Angioleiomyom 907
Angiolipom 902
Angiom
- arteriovenöses 211
- kapilläres 212
- kavernöses 212
- teleangiektatisches 212
Angiomyofibroblastom 904
Angiomyolipom 720

Angioödem 835
Angiopathie, kongophile 247
Angiosarkom 910, 911
– Leber 643, 661
– Mamma 826
Anisokaryose, maligner Tumor 126
Anisonukleose, maligner Tumor 126
Anisozytose 419
Anitschkow-Zelle 69, 370, 371
Ankyloglossie 522
Ann-Arbor-Klassifikation, Hodgkin-Lymphom 448
Anomalie
– Gallenblase 667, 668
– kongenitale 798
– männliche Geschlechtsorgane 730
– Pankreas 675
– Penis 748
Anorexia nervosa 1000
Anorexie 930
Anoxie, Infarkt 188
ANP (atriales natriuretisches Protein) 357
Anschoppung, Lobärpneumonie 497
Anthrakose, Zelleinschlüsse 37
Anthrakosilikose 993, 994
Anthraxtoxinkomplex 951
Antibasalmembran-Antikörper-Glomerulonephritis 698
Antibiotika
– Osteomyelitis 857
– Tubulopathie 709
Anti-DNA-Antikörper 102
Anti-DNA-Topoisomerase 102
Anti-Donor-Antikörper 981
Anti-dsDNA-Antikörper, systemischer Lupus erythematodes 102
Anti-Endomysium-AK 579
Antiepileptika, interstitielle Nephritis 713
Antigen 77
– HBV-assoziiertes 633
– karzinoembryonales 14
– – medulläres Karzinom 317
– – Tumormarker 167
– onkofetales 14, 167
– prostataspezifisches 14, 748
– – Tumormarker 167
– tumorassoziiertes 158
– Überempfindlichkeitsreaktion 92
Antigen-Antikörper-Komplex
– Immunkomplex-Glomerulonephritis 698
– Typ-III-Überempfindlichkeitsreaktion 97
– Vaskulitis 407
Antigen-Antikörper-Komplex-Erkrankung 92
Anti-Histon-Antikörper 102
– systemischer Lupus erythematodes 102
Anti-Jo1 102
Antikoagulanzien, interstitielle Nephritis 713
Antikörper
– alloreaktive 978
– antimitochondriale, primär biliäre Zirrhose 647
– antineutrophile zytoplasmatische 407

– antinukleärer 102
– Aufbau 80
– Autoimmunhepatitis 638
– B-Lymphozyten 77
– Charakterisierung 80
– erworbenes Immunsystem 80
– Immunhistochemie 12
– inkompletter, hämolytische Anämie 423
– kompletter, hämolytische Anämie 423
– Typhus abdominalis 582
– Typ-II-Überempfindlichkeitsreaktion 95
– Überempfindlichkeitsreaktion 92
– Virusinfektion 936
– Zöliakie 579
Anti-Müller-Hormon, Intersexualität 730
Antiphlogistika, nichtsteroidale
– Enterokolitis 608
– Tubulopathie 709
Antiphospholipid 102
Antiphospholipid-Antikörper-Syndrom 103
Anti-Ribonukleoprotein 102
AntiRNP 102
Anti-Smith-Antigen 102
Antithrombin-III-Mangel, Thrombose 183
Anti-Transglutaminase-Antikörper 579
Antizentromer 102
Antizipation 116
Antoni-A-Formation 270
Antoni-B-Formation 270
Anulozyten 418
Anulus fibrosus
– Bandscheibenvorfall 891
– Schmorl-Knötchen 892
– Spondylosis deformans 891
Aorta
– Fallot-Tetralogie 363
– Koarktation 365
– reitende 365
– Transposition der großen Arterien 363
Aortendissektion 405, 406, 407
– Typen 406, 407
Aortenisthmusstenose 365
– Hypertonie 191
– postduktale 366
– präduktale 366
Aortenklappe 358
– bikuspidale 377
– degenerative Veränderungen 374
– Endocarditis thrombotica 371
– Erregungsleitungsstörung 367
– infektiöse Endokarditis 373
– Prothese 974
– rheumatische Endokarditis 370
Aortenklappeninsuffizienz 377
– Hämodynamik 375
– Lungenödem 177
Aortenklappenstenose 173, 377
– Hämodynamik 375
– Lungenödem 179
– subvalvuläre muskuläre 385
– verkalkende 377
APC-Gen 140, 618
– Medulloblastom 258

APECED (autoimmune polyendocrinopathy ectodermal dystrophy syndrome) 99
– T-Zell-Toleranz 100
Apenie 748
Aphthe 523
– Bednar-Aphthe 524
– habituelle 524
– Morbus Behçet 523
– Morbus Crohn 605
Aplasie
– Nebennierenrinde 331
– Nebenschilddrüsen 324
– Niere 694
– Schilddrüse 305
– Thymus 462
– Uterus 766
– Vagina 782
Apolipoprotein E, Alzheimer-Krankheit 247
Apoptose 31
– Ablauf 32, 152
– Aktivierung 150
– HE-Färbung 33
– Immunsystem 91
– Immuntoleranz 99
– p53-Protein 150, 151
– Tumorwachstum 134
– Unterschied Nekrose 36
Apoptoseresistenz 150
APP (Amyloid Precursor Protein) 246
Appendikopathie, neurogene 591, 592
Appendix 589
– Anatomie 589
– Fehlbildungen 589
– Ganglioneuromatose 355
– Mukozele 592
– neuroendokrine Neoplasie 347, 349
– Tumoren 592
Appendixkarzinoid, Tumorklassifikation 127
Appendizitis
– abszedierende 590
– akute 589, 590
– Entzündung 52
– gangränöse 590
– phlegmonöse 590
– rezidivierende 591
– Schistosomiasis 969
– Stadieneinteilung 590
– ulzerophlegmonöse 590, 591
APP-Gen 247
APS1 (autoimmune polyendocrinopathy syndrome, type 1) 99
APUDom 345
APZ (antigenpräsentierende Zelle)
– Entzündung 48
– – HIV-Infektion 938
Aquaporin 2, Diabetes insipidus 299
Arachidonsäurederivate, Entzündung 55
Arbovirus-Enzephalitis 234
Arcus lipoides 281
ARDS (acute respiratory distress syndrome) 196, 493
– Stadien 494
Arenie 694

ARMS (alevoläres Rhabdomyosarkom) 909
Arnold-Chiari-Malformation 217
Array (Expressionschip) 17
Array-Technologie 17
Arrhythmie
– dilatative Kardiomyopathie 386
– hypertrophe obstruktive Kardiomyopathie 385
– Mitralklappenprolaps 376
– plötzlicher Herztod 391
Arsen
– Neurotoxizität 239
– toxischer Leberschaden 643
Arteria
– appendicularis 590
– basilaris
– – Aneurysma 210
– – Hypertonie 209
– – Infarkt 207
– carotis, Riesenzellarteriitis 408
– carotis interna
– – Aneurysma 210
– – Carotis-Sinus-cavernosus-Fistel 225
– – Infarkt 207
– cerebri anterior
– – Aneurysma 210
– cerebri media
– – Aneurysma 210
– – AV-Angiom 211
– – Hirninfarkt 207
– – Hypertonie 209
– – Infarkt 207
– – Status lacunaris 209
– cerebri posterior
– – Aneurysma 210
– – Infarkt 207
– – Massenverschiebung 205
– choroidea anterior, Infarkt 207
– communicans anterior, Aneurysma 210
– communicans posterior, Aneurysma 210
– coronaria dextra 378
– coronaria sinistra 378
– hepatica 652
– – Leberzirrhose 651
– – Portalfeld 624
– – Verschluss 652
– ileocolica, Verschluss 575
– iliaca interna 360
– inferior posterior cerebelli, Infarkt 207
– lusoria 548
– meningea media, Epiduralhämatom 221
– mesenterica superior
– – Dünndarm 571
– – Durchblutungsstörung 576
– – Verschluss 575
– pulmonalis
– – Druck 358
– – Lungenembolie 494
– – Transposition der großen Arterien 363
– renalis
– – fibromuskuläre Dysplasie 715
– – hypoplastische 696
– subclavia, Dysphagia lusoria 547
– temporalis, Riesenzellarteriitis 408, 409

– vertebralis
– – Infarkt 207
– – Subarachnoidalblutung 223
Arterien 396
– Aneurysmen 405
– Vaskulitis 407
– Wandaufbau 396, 397
Arteriendissektion, atherosklerotische 406
Arteriitis 407
– granulomatöse 408
– Hoden 732
– Nierentransplantatabstoßung 980
– temporalis 408
Arteriolen 396
– Entzündung 45
– Hyalinose 404
Arteriolonekrose 405
Arteriolosklerose
– Niere 714
– ZNS-Erkrankungen 209
Arteriosklerose 398
– Arteriolonekrose 405
– Arteriolosklerose 404
– Atherosklerose 398
– Mediasklerose Mönckeberg 404
Arthritis 882
– allergische 883
– bakterielle 882
– chronische juvenile 885
– enteropathische 887
– Gicht 887
– infektiöse 882
– Kristallablagerung 887
– psoriatische 886
– reaktive 887
– seronegative 887
– urica 887
– virale 882
Arthropathie
– Hämophilie 892
– neuropathische 890
– Ochronose 892
Arthrose 890
– primäre 889
– Schwingungen 988
– sekundäre 889
Arthrosis deformans 889, 890, 891
Arthus-Reaktion 98
ARVCM (arrhythmogene rechtsventrikuläre Kardiomyopathie) 387
Arzneimittelreaktion
– Einteilung 833
– schwere 833
Asbest
– Kanzerogene 159
– Erkrankungen 994
– Pleuratumor 518
Asbestose 505, 995
Asbestpleuritis 996
Aschoff-Geipel-Knötchen 370
Aschoff-Zelle 69, 370, 371
ASD (Atriumseptumdefekt) 360
Aspergillom 961
Aspergillose 960
– allergische Formen 962
– Häufigkeit 959

– pulmonale 961, 962
– sinunasale 962
Aspergillus
– Endokarditis 372
– flavus 961
– – hepatozelluläres Karzinom 659
– fumigatus 960
– niger 960
– terreus 961
– Transplantation 979
– Vaskulitis 412
Asphyxie
– nekrotisierende Enterokolitis 805
– Neugeborene 804
Aspirationspneumonie 498
Asservierung 7
Assoziation
– Fehlbildungen 799
– MURCS 800
– VA(C)TER(L) 799
Asteroidkörper 106
Asthenospermie 735
Ästhesioneuroblastom 469
Asthma bronchiale 485, 486
– endogenes 485
– exogen-allergisches 485
Astrozytom 253
– anaplastisches 254
– autokrines Wachstum 143
– diffus infiltrierendes 253
– Epidemiologie 253
– fibrilläres 254
– gemistozytisches 254
– Häufigkeit bei Kindern 806
– myc-Überexpression 145
– niedriggradiges 254, 255
– pilozytisches 253
– – Auge 287
– Tumorklassifikation 127
– Veränderungen der Intermediärfilamente 40
Aszites 688
– chylöser 689
– hämorrhagischer 689
– portale Hypertonie 655
Ataxia teleangiectasia
– DNA-Reparaturgene 155
– Recombination-Repair 153
Ataxie
– spinozerebellare 251
– – Degeneration Rückenmark 251
– – Trinukleotidexpansion 249
Atelektase 479
– fetale 804
– herdförmige 479
– primäre 479
– sekundäre 479
Atemnotsyndrom
– akutes 196
– Hyaline-Membranen-Krankheit 804
– infantiles 499, 500
Atemwege
– obere 467
– umweltbedingte Schäden 992
Atemwegserkrankung, obstruktive 992
Atherom 400

Atherosklerose 398
– Aneurysma 406
– Definition 398
– Diabetes mellitus 924
– Epidemiologie 398
– Gefäßprothese 972
– Hoden 732
– Klassifikation 402
– koronare Herzkrankheit 378
– Niere 714
– Nierenarterie 714
– Pathogenese 399, 400
– Risikofaktoren 398, 399
– zerebrale Ischämie 205
Ätiologie 4
ATN (akute Tubulusnekrose) 709
Atopie 92
ATP7B-Gen 656
Atresie
– anorektale 596
– Dünndarm 572
– Formen 572
– Gallengang 663
– membranöse 572
– Nebenhoden 742
– Ösophagus 546
– Vagina 782
Atrioventrikularklappe 369
Atriumseptumdefekt 360
– Typ I 362
– Typ II 362
Atrophia bulbi 289
Atrophie 24
– Adaptation 24, 25
– braune 25, 37
– chronisch diskoider Lupus erythematodes 833
– dentorubrale pallidoluysiale 249
– Dermis 830
– einfache 24
– Gehirn 248
– – Degeneration 245
– – frontotemporale Demenz 248
– – Morbus Parkinson 250
– Golgi-Apparat 39
– Herz 26
– Hypophyse 300
– Muskel 271
– Nebennierenrinde 332
– numerische 24
– olivopontozerebellare 250
– retinale 283
– Thymus 462
– Tractus corticospinalis 252
Attacke, transitorische ischämische 206
ATTR-Amyloidose 927
Atypie
– flache epitheliale 821
– maligner Tumor 125, 126
– Tumordiagnostik 168
Auerbach-Plexus
– Aganglionose 598
– Morbus Hirschsprung 597
Auer-Stäbchen 434
Augapfel, Schrumpfung 289

Auge 277
– Bindehauterkrankungen 279
– Glaskörpererkrankungen 283
– Horizontalschnitt 278
– Hornhauterkrankungen 280
– Konjunktivitis 279
– Linsenerkrankungen 282
– Meningeom 288
– Metastasen 287
– Netzhauterkrankungen 283
– Retinoblastom 808
– Sarkoidose 107
– Vorderkammererkrankungen 282
Augenhöhle 288
– Entzündung 288
– Myositis 288
– Tumoren 288
Augenlid 278
– Entzündungen 278
– Fehlstellungen 278
– Querschnitt 279
– Tumoren 279
– Xanthelasmen 278
Ausbildung 6
Ausgussstein 669
Auspitz-Phänomen 834
Autoantigen 77
– Zöliakie 579
Autoantikörper
– ANCA 407
– Antibasalmembran-Antikörper-Glomerulonephritis 698
– Autoimmunerkrankungen 101, 102
– Autoimmungastritis 557
– Helicobacter-pylori-Gastritis 558
– Myasthenia gravis 463
– paraneoplastische Enzephalomyelopathie 238
– Pemphigoid 838
– perniziöse Anämie 419
– Typ-1-Diabetes 924, 926
Autodigestion, Pankreatitis 676
Autoimmunadrenalitis 339
– Nebennierenrindenatrophie 332
– Nebennierenrindeninsuffizienz 339
– pluriglanduläre endokrine Insuffizienz 354
Autoimmunerkrankung 98, 101
– Agammaglobulinämie 109
– Antiphospholipid-Antikörper-Syndrom 103
– Autoantikörper 102
– chronisch diskoider Lupus erythematodes 832
– chronische Entzündung 66
– Dermatomyositis 104
– Endokarditis 370
– Gastritis 557
– gemischte Bindegewebekrankheit 106
– Gewebeschädigung 101
– Hashimoto-Thyreoiditis 308
– Kollagenose 101
– Lichen ruber 832
– Milz 460
– Morbus Basedow 311
– multiple Sklerose 236

– Myasthenia gravis 463
– Orchitis 733
– polyklonale Lymphozytenaktivierung 99
– Polymyositis 106
– primär biliäre Zirrhose 647
– Psoriasis vulgaris 834
– Sarkoidose 106, 503
– Sialadenitis 538
– Sklerodermie 104
– Spektrum 101
– systemischer Lupus erythematodes 102
– ZNS 236
– Zöliakie 581
Autoimmunhämolyse 96
Autoimmunhepatitis 638, 639
Autoimmunität 98
– Überempfindlichkeitsreaktion 92
– Verlust 99
Autoimmunsyndrom, pluriglanduläres 354
Autoimmunthrombozytopenie 426
Autoimmunthyreoiditis 307, 308
– Autoimmunerkrankungen 99
– Feinnadelpunktat 321
– pluriglanduläre endokrine Insuffizienz 354
Autoimmunurtikaria 835
Autonomie, disseminierte 313
Autophagozytose, Lysosomen 39
Autopsie 5
Autosomen
– dominante Vererbung 116
– Monosomie 120
– rezessive Vererbung 118
– Trisomie 120
AV-Angiom 211
AV-Block, idiopathischer 367
Avidin-Biotin-Technik 10
AV-Kanal 362
AV-Klappe 369
AV-Knoten, Erregungsleitungsstörung 367
AVM (arteriovenöse Malformation) 211
AVSD (atrioventrikulärer Septumdefekt) 362
Axon
– Degeneration 266
– Waller-Degeneration 266
Axonopathie 266
Azidose, Schock 194
Azinus 476
– desquamative interstitielle Pneumonie 490
– Leber 624
– Lungenemphysem 480
Azinuszellkarzinom
– Pankreas 682, 683
– Speicheldrüsen 542, 543
Azofarbstoff, Kanzerogene 160
Aβ-Amyloidose 928
Aβ-Peptid 246

B
Bacillus anthracis
– Exotoxine 946
– Milzabszess 459
– Milzbrand 951

Backwash-Ileitis 603
Bacteroides fragilis
– Appendizitis 590
– Fournier-Gangrän 748
Baker-Zyste 894
Bakterien
– Abwehrmechanismen 946
– Arthritis 882
– Aufbau 944, 945
– chronische Erkrankungen 953
– eitrige Infektionen 946
– Endotoxine 946
– Exotoxine 946
– fakultativ pathogene 943
– Gram-Färbung 944
– gramnegative 944
– – Endotoxine 946
– – Exotoxine 946
– – Pneumonie 496
– grampositive
– – Exotoxine 946
– – Pneumonie 496
– Infektionen 943
– Morphologie 944
– Phagozytose 52
– Spezialfärbung 9
– sporenbildende 951
– Virulenzfaktoren 945
Bakterienruhr 600
Bakteriophage 935
Bakterizide, Phagozytose 52
BAL (bronchoalveoläre Lavage) 512
Balanitis 748
– plasmazelluläre 749
Balanoposthitis xerotica obliterans 749
Balkenblutung 224
– traumatische 224
Balkenmangel 217
Ballonierung, Definition 830
Balo-Krankheit 237
Bambusstabwirbelsäule 886
Bandscheibenvorfall 891
Bandwürmer 967
– Enteritis 586
Banff-Klassifikation
– Lebertransplantatabstoßung 982
– Nierentransplantatabstoßung 982
Bannayan-Ruvalcaba-Riley-Syndrom 617, 619
Bantu-Siderose 656
Barrett-Karzinom 551, 553, 554
Barrett-Mukosa 551
– Histologie 551
– intraepitheliale Neoplasie 552
– Refluxösophagitis 548
Bartholin-Zyste 784
Bartter-Syndrom 337
Basalis, Endometrium 766
Basalmembran
– Alport-Syndrom 709
– Angiogenese 67
– Asthma bronchiale 486
– Bronchiolitis 483
– diffuse membranoproliferative Glomerulo-nephritis 703, 704

– diffuse membranöse Glomerulonephritis 702
– duktales Carcinoma in situ 821
– Entzündung 45
– Glomerulonephritis 698
– Kapillaren 396
– kollagene Kolitis 607
– Mamma 812
– Merosinopathie 274
– Nephron 695
– Niere 694
– pathologische Veränderungen 40
– Pemphigus 96
Basalzellkarzinom 845
– Augenlid 279
– Penis 749
– UV-Strahlung 164
– Varianten 845
Basalzellnävus-Syndrom 845
Basensubstitution 114
Basenterminationsmethode 17
Bauchhöhlenschwangerschaft 788
Bauchwand
– Desmoide 905
– Fremdmaterialimplantation 976
Bauchwassersucht 688
Bauhin-Klappe, Appendix 589
BAX, Apoptose 152
BAX-Gen 150
bcl2-Protein, Apoptose 150
B-CLL (chronisch lymphozytische Leukämie des B-Zell-Typs) 436, 450, 451
BCR-ABL-Fusionsgen 429
Becherzellhyperplasie, Bronchitis 488
Becherzellkarzinoid 593
Beckenniere 694
Becker-Muskeldystrophie 272
Bednar-Aphthe 524
Belegzelle
– Autoimmungastritis 557, 558
– diffuse Hyperplasie 563
– Duodenitis 567
Bence-Jones-Proteine
– AL-Amyloidose 927
– Plasmazellmyelom 435
– Plasmozytomniere 711
Benzo-a-pyren, Bronchialkarzinom 506
Beriberi 243
Berliner-Blau-Reaktion 9
Bernard-Soulier-Syndrom 425
Bethesda-Kriterien 615
Bezoar 556
Biermer-Addison-Syndrom 419
Bilharziom 722
Bilharziose 969
– Leberinfektion 640
– Urothelkarzinom 725
– Urozystitis 722
Bilirubin 626
– Enzephalopathie 214, 215
– freies 627
– Konjugationsstörungen 628
– konjugiertes 627
– Neugeborenenikterus 662
– Pigmentsteine 669
– primär biliäre Zirrhose 648

– Stoffwechsel 626, 627
– tubuläre Speicherung 710
– unkonjugiertes, Kernikterus 628
– Zelleinschlüsse 38
Bilirubin-Albumin-Komplex 627
Bindegewebe
– Pathologie 40
– Spezialfärbung 9
Bindegewebserkrankung
– Ehlers-Danlos-Syndrom 117
– erbliche 118
– Marfan-Syndrom 118
Bindegewebsmetaplasie 26
Bindehaut 279
– Degenerationen 279
Bioprothese
– Herzklappe 974
– insuffiziente 974
– Komplikationen 975
Biopsie 5
Biotin 930
Biotransformation 641
BK-Mole-Syndrom 847
BK-Virus 942
Blase
– akantholytische 829
– dermolytische 829
– intraepidermale 837
– junktionale 829
– spongiotische 829
– subepidermale 838
– zytolytische 829
Blasenbildung 829
– Arzneimittelreaktion 833
– Dermatosen 836
– Erythema exsudativum multiforme 833
– Pemphigus vulgaris 837
Blasenekstrophie, Epispadie 748
Blasenhirn 214
Blasenkarzinom, autokrines Wachstum 143
Blasenmole 789
– komplette 789
– – Ploidiestörung 121
– partielle 122
Blasten
– Hodgkin-Lymphom 447
– internationales Prognose-Score-System 427
– myelodysplastische Syndrome 427
Blastenkrise 430
Blastom
– Retina 285
– Tumorklassifikation 134
Blastomykose 964
Blastozyste 788
blebs (Apoptose) 33
Blei
– chemische Schäden 997
– Neurotoxizität 239
– Umweltgifte 998
Blephara 278
Blinddarm, siehe Appendix
Blind-Loop-Syndrom 419
Blitzschlag 991

Bloom-Syndrom, Recombination-
  Repair 153
Blotting-Verfahren 8, 15
Blutausstrich
– Eisenmangelanämie 418
– Glukose-6-Phosphat-Dehydrogenase-
  Mangel 422
– Haarzellenleukämie 437
– idiopathische thrombozytopenische
  Purpura 426
– Kugelzellenanämie 422
– perniziöse Anämie 420
– Sichelzellenanämie 422, 423
Blutergelenk 892
Blutgefäße 395
– Entzündung 52
– Prothesen 972
– Zelltypen 395
Blutgerinnung
– disseminierte intravasale 197
– – Pathogenese 197
– – Schock 193, 196
– Störungen 180
– Thrombose 182
Blutgerinnungsfaktoren, Verbrauchskoagu-
  lopathie 197
Blutgerinnungskaskade 180, 181
– endogenes System 180
– exogenes System 180
– Verbrauchskoagulopathie 197
Blutgerinnungsstörung
– intrakraniale Blutung 212
– Leberversagen 651
– Purpura cerebri 212
Blutgerinnungssystem, Entzündung 58
Blut-Hirn-Schranke 203
– Alkohol 238
– Hirnödem 202
Blutplättchen, siehe Thrombozyten
Blutstauung 176
– chronische 491
– Lungen 491, 492
– Magen 556
– Mesenterialvenen 577
– Milz 458
– portale 458
Blut-Testis-Schranke 729
Blutung 182
– epidurale 221
– flächenhafte 182
– intrakraniale, Koagulopathie 212
– intraretinale 283
– intrazerebrale, Hypertonie 210
– Magen 556
– Magenulkus 561
– Marklager 206
– Ösophagus 550
– präretinale 283
– punktförmige 182
– subdurale 222
– subependymale 213
– – perinatale 213
– subretinale 283
– uterine 768
Blutungsanämie 424
Blutveränderung, HIV-Infektion 939

Blutverlust
– Anämie 424
– Schock 193
B-Lymphozyten
– Affinitätsreifung 83, 87
– AL-Amyloidose 927
– Antikörper 77
– Autoimmunität 98
– B-Zell-Reaktion 444
– Entwicklung 83
– Entzündung 48
– erworbenes Immunsystem 80
– Hypermutation 87
– Migration 86
– naive 83, 84
– periphere Differenzierung 86
– Reifung 82
– Rezeptorvielfalt 82
– Rezirkulation 83, 84
– T-Zell-Hilfe 86
BMP (bone morphogenetic proteins)
  854
BMPR-1A-Gen 619
BMPR-2 (bone morphogenetic protein
  receptor type II), pulmonale Hypertonie
  493
Body-Mass-Index
– ernährungsbedingte Schäden 999
– Überernährung 929
– WHO-Klassifikation 999
Bogen, romanischer 173, 175
Bolustod 486
Borderline-Myokarditis 390
Borderline-Tumor 756
– endometrioider 760
– seröser 757, 758
Bordetella pertussis, Exotoxine 946
Borrelia
– afzelii 954
– burgdorferi
– – Borreliose 954
– – Lyme-Arthritis 882
– – Lyme-Borreliose 835
– – Myositis 275
– – Neuropathie 268
– duttoni 954
– garinii 954
– recurrentis 954
Borreliose 954
Borrmann-Klassifikation 564
Botulismus 952
Bouins-Fixativ 8
BPH (benigne Prostatahyperplasie)
  744
BPI (bactericidal permeability increasing
  protein) 52
Bradykinin, Entzündung 59
Bradyzoiten 230
BRAF-Onkogen 437
BRCA
– Mammakarzinom 818
– Ovarialkarzinom 756
Brenner-Tumor 760, 761
Breslow-Tumordicke 847, 848
BRIC (benigne rezidivierende intrahepa-
  tische Cholestase) 629

Brodie-Abszess 857
Bronchialkarzinom 506
– Adenokarzinom 507
– großzelliges 509
– Klassifikation 507
– kleinzelliges 507, 509
– – Zytologie 512, 513
– Komplikationen 507, 511
– Metastasen 511
– Molekularpathologie 510
– Operabilität 511
– Pancoast-Syndrom 510
– Plattenepithelkarzinom 507
– sarkomatoides 509
– TNM-System 511
– Topografie 507
– Wachstumsmuster 508
Bronchialsystem 476, 477, 478
Bronchiektasen 483
– angeborene 484
– erworbene 484
– Formen 484
– Morphologie 484
Bronchien 476
– Erkrankungen 482
– Verzweigungsmuster 476
Bronchiolitis 483
– granulomatöse 484
– obliterans 502
– – Lungentransplantatabstoßung 982,
  983
– – Transplantatabstoßung 978
– pseudomembranöse 483
– respiratorische 489, 490
Bronchitis 483
– Bronchiektasen 483
– chronische 488
Bronchopneumonie 496, 497
– tuberkulöse 955
Bronchostenose 482
Bronzediabetes 656
BRU (bone remodeling unit) 855
Brückeninfarkt 207
Brugada-Syndrom 369
Brugia, malayi 969
Brunner-Drüsen, Duodenum 567
Brustkrebs 818
Brustkrebsgen 818
Brutkapsel 890
BSE (bovine spongiforme Enzephalopathie)
  234
BSEP (bile salt export pump) 629
BSU (bone structural unit) 855
B-Symptome
– angioimmunoblastisches T-Zell-
  Lymphom 455
– Hodgkin-Lymphom 448
btk-Gen, Agammaglobulinämie 109
Bubonenpest 950
Budd-Chiari-Syndrom 652, 653
Buerger-Erkrankung 412
Bulbus
– Horizontalschnitt 278
– Schrumpfung 289
Bulimia nervosa 1000
Bunina-Körperchen 252

Burkitt-Lymphom 453
– onkogene DNA-Viren 162
Bursa 894
– Baker-Zyste 894
– Entzündung 894
– Hygrome 894
– synoviales Sarkom 895
Bursitis 894
– Überbeanspruchung 989
Bürstenschädel 419
Byler-Erkrankung 629
Byssinose 993
B-Zell-Defizienz 109
B-Zell-Lymphom
– AL-Amyloidose 709
– blastisches 452
– – Burkitt-Lymphom 453
– – diffuses großzelliges 452
– diffuses großzelliges 453
– extranodales 453
– kleinzelliges 449, 450
– mediastinales großzelliges 454
– onkogene DNA-Viren 162
– Ursprung 449
– WHO-Klassifikation 449
– ZNS 259, 260
– Zytopathologie 450
B-Zell-Reaktion
– monozytoide 444
– – Toxoplasmose 445
– polymorphe 454
B-Zell-Rezeptor 81
B-Zell-Toleranz 91
B-Zone, Lymphknoten 440

C
C3b-Rezeptor, Phagozytose 51
CA-15-3 (Tumormarker) 167
CA-19-9 (Tumormarker) 167
CA-125 (Tumormarker) 167
Cabot-Ringe 419
Cadherine, Tumorinvasion 155
CAG-Motiv, Chorea Huntington 249
Caisson-Krankheit 990
– Luftembolie 187
– Knochennekrose 865
Calabar-Schwellung 969
Call-Exner-Körperchen 741, 762
Calor 44
– Entzündung 45
Calpain 3, Gliedergürteldystrophie 274
Calpainopathie 274
Calymmatobacterium granulomatis
– Balanitis 749
– Granuloma inguinale 783
Campylobacter
– coli
– – Enteritis 585
– – Kolitis 600
– enteropathische Arthritis 887
– jejuni
– – Enteritis 585
– – Guillain-Barré-Syndrom 269
– – intrauterine Infektion 794
– – Kolitis 600
– – Nachweis 795

Cancer-testis-Antigen 159
Candida
– albicans 959
– – Endokarditis 372
– – Hautmykose 842
– – intrauterine Infektion 796
– – Kolpitis 782
– – mykotische Keratitis 281
– – Myokarditis 389
– – Ösophagitis 549
– – Soorvulvitis 784
– glabrata 959
– inconspicua 959
– krusei 959
– parapsilosis 959
– Transplantation 979
– tropicalis 959
– Y-Form 958
Candida-Mykose 842
Candida-Sepsis 960
Candidiasis 842
– Pneumonie 498
– Stomatitis 524
Candidose 959, 960
– Häufigkeit 959
– hepatolienale 960
– Morphologie 959
Canicolafieber 953
Caput medusae 655
Carboxyhämoglobin 997
Carcinoma in situ
– ableitende Harnwege 724
– maligner epithelialer Tumor 131
– Mammakarzinom 819
– Vulva 785
Carcinosis peritonei 687
Carney's complex 741
Carnitinmangel, Myopathie 275
Carnitin-Palmitoyl-Transferase-Mangel, Myopathie 275
Carnoys-Fixativ 8
Caroli-Krankheit 626
Carotis-Sinus-cavernosus-Fistel 224
Caspase
– Apoptose 33, 152
– Inflammasom 52
– Zytotoxizität 90
Cast-Nephropathie 710
Cavum
– tympani 291
– uteri 765
CD4-T-Lymphozyten
– chronische Polyarthritis 884
– Colitis ulcerosa 603
– HIV-Infektion 938
– Morbus Crohn 604
– Sklerodermie 104
– Typ-IV-Überempfindlichkeitsreaktion 96
– Zöliakie 579
CD8-T-Lymphozyten
– multiple Sklerose 236
– Polymyositis 106
– Transplantatabstoßung 978

– Tumorüberwachung 96
– Typ-IV-Überempfindlichkeitsreaktion 96
CD34, Lymphozytenrolling 83
CD40L, Hyper-IgM-Syndrom 110
CD95/Fas, Apoptoseaktivierung 150
CDH-1-Gen 818
CDK (zyklinabhängige Proteinkinase) 146
CDLE (chronisch diskoider Lupus erythematodes) 832
CEA (karzinoembryonales Antigen)
– medulläres Karzinom 317
– Tumormarker 167
CEL (chronische Eosinophilenleukämie) 432
Central Core Disease 273, 274
Cervix uteri 765, 774
– Abstrichpräparate 780
– Entzündung 775
– intraepitheliale Neoplasie 131
– Karzinom 780
– Kondylome 777
– Metaplasie 774
CFTR-Protein, zystische Fibrose 119
Chagas-Krankheit 967
– Myokarditis 389
Chalazion 278, 279
Chalcosis bulbi 288
Chaperone, Proteinfaltungserkrankungen 41
Charcot-Gelenk 891
Charcot-Leyden-Kristalle 486
Chediak-Higashi-Syndrom 54
– Lysosomenveränderungen 39
Cheilitis
– aktinische 526, 843
– angularis 526
Chemokine
– Endothel-Leukozyten-Interaktionen 50
– Homing 158
– Lymphozytenzirkulation 83
– Metastasierung 158
Chemokin-Rezeptor-Theorie 158
Chemotaxis
– Entzündung 51, 56
– positive 51
Chiari-Malformation, Typ II 217, 218
Chicleros-Ohrgeschwür 966
Child-Pugh-Klassifikation 651
Chlamydia
– pneumoniae, koronare Herzkrankheit 378
– trachomatis
– – Balanitis 749
– – Epididymitis 742
– – Konjunktivitis 280
– – Lymphogranuloma venereum 783
– – Orchitis 732
Chlamydien
– Adnexitis 764
– Prostatitis 744
– Reiter-Syndrom 887
Chlorakne 997
Choanalpolyp 468

Cholangiokarzinom 660, 661
– mikrobielle Kanzerogene 162
Cholangiolithiasis 668
Cholangiopathie, infantile obstruktive 663
Cholangitis 671
– akute 647
– chronische nichteitrige destruierende 647, 648
– primär sklerosierende 648, 649
– – Cholangiokarzinom 660
– sekundär sklerosierende 649
Cholatstase 631
Cholecystitis
– phlegmonosa 670
– ulcerosa 670
Choledochuszyste 667
– Typen 668
Cholelithiasis 668
Cholera 584
Choleragen 584
Cholestase 628, 629, 631
– benigne rezidivierende intrahepatische 629
– Choledochusverschluss 669
– extrahepatische 631
– intrahepatische 630
– – toxischer Leberschaden 642
– Klassifikation 630
– Maldigestion 578
– mechanische 631
– progressive familiäre intrahepatische 629
– Schwangerschaft 665
Cholesteatom 292, 293
Cholesteatose 671
Cholesterin
– Atherosklerose 399
– Cholesterinsteine 669
– Hyperlipoproteinämien 399
– Lipoidose 671
– Zelleinschlüsse 36
Cholesterinembolie 188
– Mesenterialarterien 575, 576
Cholesterinstein 669, 670
Cholesterolose 671
Cholezystitis 670
– akute 670
– chronische 670, 671
Cholezystokinin 344
Cholezystolithiasis 668
Chondroblastom 868
Chondrodermatitis, nodularis chronica helicis 292
Chondrokalzinose 888
Chondrom, Tumorklassifikation 127
Chondromatose, synoviale 896
Chondromyxoidfibrom 868
Chondroosteoid 863
Chondrosarkom 868, 874
– dedifferenziertes 869, 875
– mesenchymales 869, 875
– niedrigmalignes 874
– Sonderformen 875
– Tumorklassifikation 127
Chorangiom 789

Chordom 260, 869, 876, 878
Chorea Huntington 248
– Proteinfaltungserkrankungen 41
Chorioamnionitis 793, 794
– Candida albicans 796
– Listerien 795
Chorioidea 286
Chorioiditis 286
Choriokarzinom 738
Choriongonadotropin, humanes
– Blasenmole 789
– Dysgerminome 763
– Immunzytologie 740
– Keimzelltumor 763
– Seminom 737
– Tumormarker 167
Chorionhöhle, Zwillinge 790
Chorionkarzinom 763, 789
– Blasenmole 789
– Trophoblasterkrankung 789
– Tumorklassifikation 128
Chorionzotten
– Chorionkarzinom 789
– Diabetes mellitus 793
– EPH-Gestose 792
– intervillöser Thrombus 791
– Zytomegalie 797
Chorioretinitis, Toxoplasmose 796
Choristom 806
Chromogranin A, neuroendokrine Neoplasie 348
Chromosom
– 1
– – Glykogenosen 918
– – Morbus Gaucher 916
– – Neuroblastom 341, 807
– – Oligodendrogliom 256
– – pigmentierte villonoduläre Synovialitis 896
– – Van-der-Woude-Syndrom 522
– 2
– – Diabetes mellitus 924
– – Hyperoxalurie 919
– – N-MYC-Gen 148
– – pigmentierte villonoduläre Synovialitis 896
– 3
– – Glykogenosen 918
– – Lungenkarzinom 510
– – Nierenzellkarzinom 719
– – Tumorsuppressorgene 148
– – Von-Hippel-Lindau-Syndrom 261
– 4
– – Mukopolysaccharidosen 915
– – thanatophore Dysplasie 802
– – Zystenniere 697
– 5
– – FAP 618
– – Mukopolysaccharidosen 915
– – Osteitis deformans 859
– – Polyposis coli 140, 141
– – Tumorsuppressorgene 148
– 6
– – Hämochromatose 655
– – Histokompatibilitätsantigene 77
– – Lipome 902

– – Psoriasis vulgaris 834
– – Zystenniere 696
– 7
– – CFTR-Protein 119
– – Diabetes mellitus 924
– – Nierenzellkarzinom 719
– – Wolff-Parkinson-White-Syndrom 369
– 8
– – Meckel-Gruber-Syndrom 798
– – Osteochondrom 873
– – Prostatakarzinom 748
– – Translokation 148
– 9
– – CML 429
– – spinozerebellare Ataxie 251
– – Translokation 148
– – tuberöse Sklerose 261
– – Urothelkarzinom 727
– 10
– – Dubin-Johnson-Syndrom 628
– – Glioblastom 254
– – juvenile Polypose 619
– – MEN 2 352
– – Morbus Hirschsprung 597
– – multiple endokrine Neoplasie 141
– 11
– – Beckwith-Wiedemann-Syndrom 798
– – embryonales Rhabdomyosarkom 909
– – Glykogenosen 918
– – Meckel-Gruber-Syndrom 798
– – MEN 1 352
– – Nephroblastom 141, 808
– – Nesidioblastose 345
– – neuroendokrine Neoplasie 346
– – Osteopetrose 802
– – Tumorsuppressorgene 148
– 12
– – Diabetes mellitus 924
– – Glykogenosen 918
– – Keimzelltumoren 736
– – Lipome 902
– – Liposarkome 902
– – Mukopolysaccharidosen 915
– 13
– – Diabetes mellitus 924
– – Lipome 902
– – Mammakarzinom 818
– – Morbus Wilson 656
– – Pätau-Syndrom 121
– – Plasmazellmyelom 435
– – Retinoblastom 141, 261, 808
– – Retinoblastomentstehung 149
– – Retinoblastomgen 149
– – Tumorsuppressorgene 148
– 14
– – Glykogenosen 918
– – Mukopolysaccharidosen 915
– – Plasmazellmyelom 435
– – Translokation 148
– – α_1-Antitrypsin-Mangel 657
– 16
– – Mukopolysaccharidosen 915
– – tuberöse Sklerose 261
– – Tumorsuppressorgene 148
– – Zystenniere 697

– 17
– – Diabetes mellitus   924
– – Glykogenosen   918
– – Li-Fraumeni-Syndrom   141, 261
– – Lissenzephalie   218
– – Mammakarzinom   818
– – Meckel-Gruber-Syndrom   798
– – Medulloblastom   258
– – Mukopolysaccharidosen   915
– – Neurofibromatose   141, 261
– – Nierenzellkarzinom   719
– – TP53-Gen   150
– – Tumorsuppressorgene   148
– – Urothelkarzinom   727
– – Zystinose   920
– 18
– – Edwards-Syndrom   121
– – juvenile Polypose   619
– – neuroendokrine Neoplasie   346
– – Osteitis deformans   859
– – Tumorsuppressorgene   148
– 19
– – Astrozytom   254
– – Oligodendrogliom   256
– 20, Diabetes mellitus   924
– 21
– – Amyloid Precursor Protein   246
– – Down-Syndrom   120
– 22
– – CML   429
– – DiGeorge-Syndrom   799
– – epitheloides Sarkom   912
– – Neurofibromatose   141, 261
– – Translokation   148
– – Tumorsuppressorgene   148
– X
– – Agammaglobulinämie   109
– – Hodentumor   736
– – Hyper-IgM-Syndrom   110
– – Hyperurikämie   887
– – Lissenzephalie   219
– – Mukopolysaccharidosen   915
– – Wiskott-Aldrich-Syndrom   110
– Y, Hypogonadismus   734
Chromosomenaberration   120
– ALL   436
– AML   433
– Down-Syndrom   120
– Edwards-Syndrom   121
– Herzfehler   359
– Lungenkarzinom   510
– Monosomie   120
– myelodysplastisches Syndrom   428
– numerische   115
– – Geschlechtschromosomen   121
– Pätau-Syndrom   121
– strukturelle   116
– Trisomie   120
Chromosomensatz, haploider   121
Chromotrop-Anilinblau-Färbung   9
Churg-Strauss-Syndrom   407, 410
– mesenteriale Durchblutungsstörung   576
Chylothorax   516
CIN (zervikale intraepitheliale Neoplasie)   130, 776, 779
– maligner epithelialer Tumor   131

Cisplatin, Neurotoxizität   242
CJD (Creutzfeldt-Jakob-Erkrankung)
– Morphologie   235
– Prion-Erkrankungen   234
– Proteinfaltungserkrankungen   41
Clark-Level   847
Clark-Nävus   846
Claudicatio intermittens
– intestinale   576
– Thrombangiitis obliterans   412
Clonorchiasis   641
Clonorchis sinensis
– Cholangiokarzinom   660
– Leberinfektion   641
Clostridien   952
– Fournier-Gangrän   748
– nekrotisierende Enterokolitis   805
Clostridium
– botulinum   952
– difficile
– – antibiotikainduzierte Kolitis   608
– – Morbus Hirschsprung   597
– histolyticum   952
– novyi   952
– perfringens   952
– – Anämie   421
– – Exotoxine   946
– septicum   952
– tetani   952
– – Exotoxine   946
Clumping-Faktor, Staphylococcus aureus   947
Clustering   17
CML (chronisch myeloische Leukämie)   429
– Akzeleration   429, 430
– Bauchsitus   430
– BCR-ABL-Fusionsgen   429
– chronische Phase   430
– Philadelphia-Chromosom   147
– Punktmutationen   147
– Splenomegalie   461
– Translokation   148
CNL (chronische Neutrophilenleukämie)   430
Codman-Dreieck   872
COL3A1-Gen, Ehlers-Danlos-Syndrom   118
Colitis
– cystica profunda   610
– ulcerosa   602, 603
– – aktive   603, 604
– – Arthritis   887
– – fulminante   604
– – intraepitheliale Neoplasie   605
Commotio cerebri   220
Compound-Heterozygotie L444P/N370S   916
Computertomografie, Asbestose   995
c-onc   143
Condylomata
– acuminata   749, 776, 778, 840
– – Zervix   777
– lata   953
– plana   776, 777, 780, 840

Contrecoup   224
Contusio
– bulbi   288
– cerebri   223
Cooley-Anämie   419
Coombs-Test, hämolytische Anämie   423
Coombs-Typen   92
COP (cryptogenic organising pneumonia)   501, 502
COPD (chronische obstruktive Lungenerkrankung)   487
– Morphologie   488
Cor
– commune   359
– pulmonale
– – akutes   496
– – chronisches   192, 496
– triloculare biventriculare   362
cord factor   954
Cornea guttata   281
Corpora amylacea   745
Corpus
– albicans   752
– – Zyste   754
– atreticum   752
– luteum
– – graviditatis   752
– – Insuffizienz   768
– – menstruationis   752
– – Persistenz   768
– – Zyste   754
– striatum, Chorea Huntington   249
– uteri   765
Corynebacterium diphtheriae   951
– Exotoxine   946
– Myokarditis   389
Coryza syphilitica   953
Cotton-Wool-Herd   283
Councilman-Körper   636
– Apoptose   33
Courvoisier-Zeichen   672
Cowden-Syndrom   617, 619
Cowdry-Körper   942
Coxiella burnetii, Q-Fieber   640
Coxsackievirus   936
– Enteritis   586
– Hepatitis   637
– Myokarditis   388, 389
Craniorachischisis totalis   215
Craurosis vulvae   784
CREST-Syndrom   104
– Autoantikörper   102
Creutzfeldt-Jakob-Erkrankung   236
– Morphologie   235
– Prion-Erkrankungen   234
– Proteinfaltungserkrankungen   41
Crigler-Najjar-Syndrom   628
CRMO (chronische rekurrierende multifokale Osteomyelitis)   858
Cronkhite-Canada-Syndrom   620
Cruorgerinnsel   184
Cryptococcus
– neoformans   960, 961
– Y-Form   958

CTFR (cystic fibrosis transmembrane conductance regulator) 630
Curschmann-Spiralen 486
Cushing-Syndrom 335
– iatrogenes 300
– Paraneoplasie 166
Cyanocobalaminmangel 243
Cyclitis 286
Cystadenoma lymphomatosum 541
Cysticercus 967
Cystosarcoma phylloides 816
Cytidin-Deaminase 87
C-Zelle 303
– Kalzitonin 305
– medulläres Karzinom 317
C-Zell-Hyperplasie, MEN 2 354

D

DAD (diffuse alveolar damage) 494
– Pneumonie 499
– Schocklunge 493
– Stadien 494
DAEC (diffus adhärente E. coli) 950
Dakryoadenitis 288
Dallas-Klassifikation 390
Dandy-Walker-Malformation 218
Dane-Partikel 632
Darier-Zeichen 849
Darmbilharziose 935
Darmerkrankung, chronisch entzündliche 602
– Colitis ulcerosa 602
– Morbus Crohn 604
– pathogenetische Mechanismen 602
Darminfarkt
– hämorrhagischer 189
– ischämische Kolitis 599
Darmverschluss, siehe Ileus
Darmwandbruch 690
DCIS (duktales Carcinoma in situ) 819, 821, 822
– Entwicklungswege 820
– Kernmalignitätsgrad 821
– Prognose 821
– Verteilungsmuster 822
DCM (dilatative Kardiomyopathie) 386
Decoy-Rezeptor 854
Dedifferenzierung 24
Defektheilung 71
Deferentitis 742
Degeneration
– Axon 266
– frontotemporale lobäre 247
– Ganglien 897
– Gelenke 889
– hepatolentikuläre 656
– kortikobasale 247
– Makula 285
– Meniskus 893
– Nervenfasern 266
– Pyramidenseitenstrangbahn 251
– Sehnen 893
– Überbeanspruchung 989
Dekompressionskrankheit 990
Del-Castillo-Syndrom 734

Deletion 114
Delhi-Beule 966
Dellwarze, Augenlid 278
Delta-F508-Mutation 119
Deltaretrovirus 938
Demenz
– Chorea Huntington 248
– frontotemporale 247
Demyelinisierung
– Blei 239
– nephrogene Enzephalopathie 245
– primäre segmentale 267
– Tractus corticospinalis 252
– zentrale pontine Myelinolyse 241
Denervation, neurogene Muskelatrophie 272
Dengue-Virus 941
Dense-Deposit-Erkrankung 703
dense deposits 703
Dermalsinus 216
Dermatitis
– Dermatomyositis 104
– diffuse 830
– eczematosa 831
– Ekzeme 831
– HSV-1 942
– noduläre 830
– perivaskuläre 830
– pustulöse 830
Dermatofibrosarcoma protuberans 846, 905
Dermatomykose 842
Dermatomyositis 104
– Autoantikörper 102
– Myositiden 275
– Paraneoplasie 166
Dermatophyten 842
– DHS-System 958
Dermatose
– Blasenbildung 830, 836
– entzündliche
– – Ekzeme 831
– – Kollagenose 832
– – Lichen ruber 832
– – Lyme-Borreliose 835
– – Psoriasis vulgaris 834
– – Spongiose 831
– – Urtikaria 835
– fibrosierende 830
– histologische Grundmuster 830
– Musteranalyse 830
Dermis 828
– Ekzem 831
– papilläre 828
– – Pathophysiologie 829
– – Quaddeln 829, 835
– Phlegmone 839
– retikuläre 828
– – Pathophysiologie 830
– stumme 833
Dermoidzyste 763
– Mundboden 523
– Ovar 763
– Tumorklassifikation 134

Desmin, Tumormarker 167
Desminopathie 275
Desmoid
– extraabdominelles 905
– intraabdominelles 905
Desmoid-Fibromatose 905
Desmoplasie, Pankreas 680
Determination, Stammzelle 23
Devic-Syndrom 237
Dezidua 788
DHS-System 958
Diabetes
– insipidus 298
– – hereditärer neurohypophysärer 301
– – renaler 301
– mellitus 923
– – Arteriolosklerose 404
– – Atherosklerose 399
– – Fettlebererkrankung 646
– – Herzfehler 359
– – Klassifikation 923
– – Plazentareifungsstörung 793
– – Schwangerschaft 793
– – Tendovaginitis stenosans 894
– – Typ 1 923, 924
– – Typ 2 923, 926
– – Wundheilungsstörung 73
– – Zelleinschlüsse 37
Diagnostik 5
– intravitale 5
– postmortale 5
Dialyse-Demenz 245
Dialyse-Enzephalopathie 245
Diapedese, Entzündung 49
Diaphyse, Ewing-Sarkom 875
Diarrhö
– Cholera 584
– Colitis ulcerosa 603
– Laktasemangel 578
– Morbus Crohn 605
– reiswasserähnliche 584
Diastematomyelie 216
Diathese, hämorrhagische 182
– Verbrauchskoagulopathie 197
Dickdarm
– Aganglionose 598
– Amyloidose 609
– Divertikel 598
– Endometriose 617
– Fehlbildungen 596
– Pneumatosis intestinalis 609
– tumorartige Läsionen 615
Diethylstilböstrol 160, 161
Dieulafoy-Läsion 556, 561
Differenzierung
– Adenokarzinom 129
– benigner Tumor 124
– maligner Tumor 126
– Plattenepithelkarzinom 129
– Sarkome 133
– Zellen 24
Diffusionsstörung, Lunge 477
DIG (disseminierte intravasale Gerinnung) 197
– Pathogenese 197
– Schock 193

DiGeorge-Syndrom 110, 799
– Herzfehler 359
– inkomplettes 462
– Thymus 462
Dignität, Tumor 124
Dioxin, chemische Schäden 997
DIP (desquamative interstitielle Pneumonie) 490, 491
Diphenylhydantoine, interstitielle Nephritis 713
Diphtherie 951
– Myokarditis 389
– Tonsillitis 470
Diploidie, uniparentale 122
Diplomyelie 216
Disaccharidmalabsorption 578
Diskushernie 891
Disomie, uniparentale 116, 121
Disruption 800
Dissé-Raum 625
Divertikel
– Dickdarm 598
– Duodenum 567
– Meckel-Divertikel 572, 573
– Ösophagus 547
Divertikulitis
– Dickdarm 599
– Komplikationen 599
Divertikulose, Sigma 599
DLBCL (diffuse large B-cell lymphoma) 469
DNA
– Array-Technologie 17
– freie Radikale 29
– Genom 113
– Mitose 21
DNA-Amplifikationstechnik 7
DNA-Amplifizierung 15
DNA-In-situ-Hybridisierung 8, 14
– Zytomegalievirus 15
DNA-Mismatch-Repair 153
DNA-Reparaturgene 152
DNA-Replikation 22
DNA-Sequenzanalyse-Verfahren 7, 16
DNA-Viren 935
– Erkrankungen 941
– – Nervensystem 231
– Hauterkrankungen 840
– onkogene 162
– – Tumorantigene 159
Döderlein-Stäbchen, Kolpitis 782
Dolor 44
Donovan-Körperchen 783
Dopamin, Neuroblastom 341
Doppelbrechung, Amyloid 928
Doppelstrangviren 935
Dot-Blotting 15
Dottersacktumor 740
– Keimzelltumoren 738, 763
– Tumorklassifikation 128
Doublecortin 219
Douglas-Abszess, Peritonitis 686
Down-Syndrom 120
– Alzheimer-Krankheit 246
Dreitagefieber 943
Drift, antigener 938

DRPLA (dentorubrale pallidoluysiale Atrophie) 249
Druck
– atmosphärischer 990
– hydrostatischer 177
– – Entzündung 45
– – Ödem 177
– – Ödementstehung 179
– – Schock 194
– – Varizen 413
– kolloidosmotischer 177
– – Ödem 177, 179
– – Ödementstehung 179
– osmotischer
– – Ödem 179
– – Ödementstehung 179
Druckarbeit 358
Druckatrophie, benigner Tumor 124
Druckerhöhung, intrakraniale 204
Druckhypertrophie, Aortenklappenstenose 377
Drusen 952
Drüsenhyperplasie, Cervix uteri 776
Drüsenkörperzyste 562
DSRCT (desmoplastischer klein- und rundzelliger Tumor) 912
DTH (delayed type hypersensitivity) 95
Dubin-Johnson-Syndrom 628, 629
Duchenne-Muskeldystrophie 272
Ductus
– arteriosus Botalli
– – Aortenisthmusstenose 366
– – Blutzirkulation vor der Geburt 360
– – fetale Zirkulation 361
– – Linksherzsyndrom 365
– choledochus
– – Gallensteine 669
– – Karzinom 672
– – Zyste 667
– cysticus
– – Gallensteine 669
– – Karzinom 672
– deferens, Samenblasen 743
– epididymidis 742
– lactiferi 812
– omphaloentericus 572
– venosus, Blutzirkulation vor der Geburt 360
Ductus-Bellini-Karzinom 719
Ductus-thyreoglossus-Zyste 305
Dünndarm
– Anatomie 571
– Atresie 572
– Duodenum 567
– Fehlbildungen 572
– Ileum 571
– Ileus 574
– Infarkt 575, 576
– Invagination 573, 574
– Jejunum 571
– Malassimilation 577
– Pneumatosis intestinalis 609
– Transplantation 985
– Tumoren 587
– Volvulus 574

Dünndarminfarzierung 189
Duodenalulkus 568
Duodenitis 567, 568
– Pathogenese 568
Duodenum 567
– Adenom-Karzinom-Sequenz 569
– Fehlbildung 567
– Hormonbildung 344
– MEN 1 352, 353
– neuroendokrine Neoplasie 346, 353
– Tumoren 569
Duodenumkarzinom 569
Dupuytren-Kontraktur, Tumorklassifikation 132
Durchflusszytometrie 7, 12
dying-back 266
Dynein, Mikrotubuliveränderungen 39
Dysbarismus 990
Dysferlin, Gliedergürteldystrophie 274
Dysferlinopathie 274
Dysfibrinogenämie 652
Dysfunktion
– endotheliale 397
– – Arteriolosklerose 404
– – Atherosklerose 399
– kardiale
– – Kardiomyopathie 384
– – Myokarditis 388
– – valvuläre Kardiomyopathie 387
Dysgenesie
– Ovarien 753
– retikuläre 111
– testikuläre 730
Dysgerminom 762
– Tumorklassifikation 128
Dyskeratose, Definition 830
Dysostose 801
Dysphagia lusoria 547
Dysplasie
– anale plattenepitheliale 620
– anhidrotische ektodermale, X-chromosomale Vererbung 119
– arteriohepatische 663
– Barrett-Mukosa 551
– bronchopulmonale 500, 804
– fibromuskuläre 715
– – Hypertonie 190
– fibröse 869, 878, 879
– histologische Kriterien 526
– kolorektale Adenome 611
– maligner epithelialer Tumor 131
– neuronale intestinale 598
– Ösophagus 552
– renofaziale 694
– thanatophore 801, 802
– Thymus 462
– Tumorentstehung 142
– zervikale intraepitheliale Neoplasie 777
Dysrhaphie 215
– kraniale 215
– Mundhöhle 522
– spinale 216
Dystelektase 479
Dystroglykanopathie 274

Dystrophie
– intrauterine, Chromosomenaberrationen 120
– Kornea 281
– myotone, Trinukleotidexpansion 249
– Vulva 784
Dystrophin
– Duchenne-Muskeldystrophie 272
– Muskelfaser 271, 272

E
EAEC (enteroaggregative E. coli) 950
– Enteritis 584
EBV (Epstein-Barr-Virus) 943
E-Cadherin
– invasives Mammakarzinom 823
– Mammakarzinom 818, 819
– Tumorinvasion 137, 155
Echinococcus
– granulosus 641, 968
– multilocularis 641, 968
Echinokokkose 968
– alveoläre 968
– Leberbeteiligung 641
– zystische 968
ECHO-Viren 936
– Enteritis 586
ECL-Zell-Hyperplasie 345, 563
Economo-Enzephalitis 250
Edwards-Syndrom 121
Effektor
– humoraler 54
– zellulärer 54
Effektormechanismus
– Gewebeschädigung 55
– humoraler 54
– zellulärer 54
EGFR, Mammakarzinom 818
EHEC (enterohämorrhagische E. coli) 950
– Enteritis 584
Ehlers-Danlos-Syndrom, autosomal dominante Vererbung 118
EIEC (enteroinvasive E. coli) 950
– Enteritis 584
Eierstock 751
Eihäute 790
Eileiter 764
– Fehlbildung 764
– Metastasen 765
– MURCS-Assoziation 800
– Tumoren 765
Eileiterschwangerschaft 788
Eingeweideprolaps 689
Einklemmung, Hernie 690
Einschlusskörper
– Demyelinisierung 268
– Virusinfektion 935
– Zytomegalievirus 943
Einschlusskörperchenmyositis 273, 275
Einwirkung
– chemische 996
– mechanische 987
– physikalische 987
– Schwingungen 988

Einzelstrangviren 935
Einzelzellnekrose, Nekrose 63
Eisenmangelanämie 418, 424
Eisenmenger-Reaktion 363
Eisenspeicherkrankheit 655
Eisenüberschuss, Hämosiderin 38
Eiter, Meningitis 62
Eiweiß, tubuläre Speicherung 710
Ekchymose 182
Eklampsie 792
Eklipse, Virus 935
Ekstrophie, Harnblase 722
Ektopie
– Cervix uteri 774
– Hoden 731
– Nebenhoden 742
– Nebennierenrinde 331
– Schilddrüse 305
– Speicheldrüse 522
– Talgdrüse 522
Ektozervix 765, 775
Ektropium 278
Ekzem 831
– akutes 832
– atopisches 831, 832
– endogenes 831
– Entstehung 829
– Morbus Paget 822
Ekzema herpeticatum 841
ELAM (endothelial-leukozytäres Adhäsionsmolekül) 51
Elastase, α_1-Antitrypsin-Mangel 118
Elastin, pathologische Veränderungen 40
Elastizitätshochdruck 190
Elastoderma 40
Elastofibroma dorsi 40
Elastolyse, Störung 40
Elastose, aktinische solare 40
Elektronenmikroskopie 7, 12
– Alveolen 478
– Amyloid 928
– Asservierung 8
– enterochromaffine Zelle 344
– Kupffer-Zelle 917
– Lungenemphysem 480
– Morbus Whipple 585
– Neuropathie 267
– Onkozytom 542
– Zystinose 921
Elektroneurografie 266
Elephantiasis tropica 969
ELISA, Methoden 7
Embolie 185
– Fett 186
– Fruchtwasser 187
– Luft 187
– Lunge 494, 495
– septische 187
– Tumorzellen 187
embryoid bodies 738
Embryonalperiode 788
Embryopathie
– alkoholische 241
– Sirenomelie 801
– Thalidomid 801

Emigration
– Entzündung 49, 52
– Monozyten 51
Emphysem 479, 480
– bullöses 481, 482
– Einteilung 480
– Graduierung 482
– juveniles 481
– panlobuläres 481
– paraseptales 481
– zentroazinäres 481
– zentrolobuläres 480
Empyem
– eitrige Entzündung 62
– Gallenblase 669
– Pleura 516, 517
– subdurales 227
Encephalomyelitis, disseminata 236
Enchondrom 869, 873
Endangiitis obliterans 412
Endocarditis
– lenta 374
– marantica 371
– parietalis 369
– parietalis fibroplastica Löffler 371, 372, 386
– thrombotica 371
– thrombotica Libman-Sacks 371
– ulceropolyposa 373, 378
– valvularis 369
– verrucosa rheumatica 370
Endokard 369
Endokardfibrose
– Endocarditis parietalis fibroplastica Löffler 372
– restriktive Kardiomyopathie 386
Endokarditis 369
– Aortenklappeninsuffizienz 377
– Herzklappenfehler 374
– infektiöse 372
– – akute 372
– – subakute 374
– kardiale Thrombose 184
– Karzinoidsyndrom 371
– nichtinfektiöse 370
– Paraneoplasie 167
– systemischer Lupus erythematodes 103
– verruköse 371
Endokardkissendefekt 362
Endokardthrombose, parietale 383
Endokrinopathie
– autoimmune 354
– Ovar 753
– paraneoplastische 166, 167
Endometrioid, Häufigkeit 757
Endometriose 766
– Dickdarm 617
– Entstehung 767
Endometriosezyste 755
Endometritis 768
– begünstigende Faktoren 769
Endometrium 765, 766
– Funktionsstörung 768
– Implantation 788
– Karzinosarkom 772
– Proliferation 766, 767

– Sekretion 766, 767
– Stromaknoten 771
– Stromatumoren 771
– tumorartige Läsion 770
Endometriumhyperplasie 769, 770
– Klassifikation 769
Endometriumkarzinom 770, 771
– Prognose 771
Endometriumpolyp 770
Endomyokard
– Anabolikamissbrauch 388
– Biopsie 385, 391
– dilatative Kardiomyopathie 386
– Endocarditis parietalis fibroplastica Löffler 371
– Myokarditis 389
– restriktive Kardiomyopathie 386
Endomyokardbiopsie
– Anabolikamissbrauch 388
– Dallas-Klassifikation 390
– dilatative Kardiomyopathie 386
– hypertrophe obstruktive Kardiomyopathie 385
– Virusmyokarditis 390
Endomyometritis 769
Endophlebitis obliterans hepatica 652
Endoskopie
– allergieassoziierte Kolitis 607
– antibiotikainduzierte Kolitis 608
– Barrett-Mukosa 551
– eosinophile Ösophagitis 550
– Magenfrühkarzinom 565
– Magenkarzinom 564
– Magenulkus 560, 561
– Ösophagitis 549
– ösophago-gastraler Übergang 545
– Ösophaguskarzinom 553
– Soorösophagitis 550
– Zöliakie 580
– Zytomegalieösophagitis 549
Endothel
– Blutgerinnung 181
– Entzündung 45
– fenestriertes 396
– Kapillaren 396
– Leukozyteninteraktion 50
– Niere 694
– Schock 194
– Thrombose 182
– Zellen 395
Endothelaktivierung 397
Endotheldysfunktion 397
Endothelitis
– Lebertransplantatabstoßung 981, 983
– Nierentransplantatabstoßung 980
– Pankreastransplantatabstoßung 984
Endothel-Leukozyten-Interaktion 49
Endothelstimulation 397
Endothelzelle 395
– Entzündung 46
Endotoxine
– bakterielle Erkrankungen 946
– gramnegative Bakterien 944
– Schock 193, 195
Endozervix 765, 775
Energiebilanz, gestörte 999

Enolase, neuronenspezifische
– Lungenkarzinom 507
– Tumormarker 167
Entamoeba histolytica
– Amöbenruhr 601
– Leberinfektion 640
Entartung
– Erythroplakie 526
– hyperplastischer Polyp 616
Entartungsrisiko
– kolorektale Adenome 611
– pleomorphes Adenom 541
Entdifferenzierung 24
– maligner Tumor 126
Enteritis
– bakterielle 582
– Campylobacter 585
– Escherichia coli 584
– Helminthen 586
– Pilze 586
– Protozoen 586
– virale 586
– Yersinien 584
Enterobacter cloacae 950
Enterokokken
– Einteilung 948
– Endokarditis 372
– Erkrankungen 948
– Pyelonephritis 711
Enterokolitis
– medikamentenassoziierte 607
– nekrotisierende 805
– NSAR-assoziierte 608
– strahleninduzierte 608
Enteropathie, glutensensitive 579
Enterotoxikose 947
Enterovirus 936
Entmarkung
– multiple Sklerose 237
– parainfektiöse Enzephalomyelitis 238
Entropium 278
Entspannungsatelektase 479
Entwicklungsstörung, ZNS 215
Entwicklungstheorie, klonale 135
Entzündung 43
– Ablauf 43
– ableitende Harnwege 722
– abszedierende 63
– akute 44
– – vaskuläre Reaktionen 44
– – Vasodilatation 45
– Augenlider 44
– Ausbreitungswege 64
– Bursa 894
– chronische 44, 65
– – granulierende 67
– – granulomatöse 68
– – hypertrophische granulierende 68
– – lymphozytäre 68
– – primäre 66
– – sekundäre 66
– – sklerosierende 68
– – Tumorentstehung 141
– – xanthomatöse 68
– Effektormechanismen 54
– Einteilung 43

– eitrige 52, 62
– Endothelzellen 46
– exsudative 60
– fibrinöse 61
– Formen 44, 59
– Gallenblase 670
– Gallenwege, extrahepatische 671
– gangränöse 63
– Gesichtshaut 44
– hämatogene Ausbreitung 64
– hämorrhagische 61
– histiozytenreiche 65
– Hoden 732
– interstitielle, Nierentransplantatabstoßung 980
– kontinuierliche Ausbreitung 64
– Leukozyten 45
– lymphogene Ausbreitung 64
– lymphozytäre 64
– – Transplantatabstoßung 978
– Mediatoren 55
– nekrotisierende 63
– perakute 44
– Peritoneum 686
– Plasmamediatoren 55
– portale, Lebertransplantatabstoßung 981
– pseudomembranös-nekrotisierende 61
– pseudomembranös-nichtnekrotisierende 61
– rezidivierende 44
– seröse 60
– spezifische 68
– Stickstoffmonoxid 56
– subakute 44
– subchronische 44
– systemische Auswirkung 65
– ulzeröse 63
– vernarbende 71
– Zellen 45
– zelluläre Reaktionen 49
– Zytokine 56
Enzephalitis
– Arboviren 234
– Herpes-simplex-Virus 231
– HIV-Infektion 941
– Masern 238
– paraneoplastische 238
– progressive Paralyse 229
– Toxoplasmose 230
Enzephalomalazie, Hirninfarkt 206
Enzephalomyelitis
– akute disseminierte 237
– parainfektiöse 237
– postinfektiöse 237
– – Masern 238
– Tollwut 937
Enzephalomyelopathie, paraneoplastische 238
Enzephalo-Myelo-Radikulopathie, Methotrexat 242
Enzephalomyopathie, mitochondriale 276
Enzephalopathie
– anoxische 207, 804
– bovine spongiforme 234
– Dialyse 245
– hepatische 651

– hypertensive 209
– hypoxische 196
– infantile subakute nekrotisierende 276
– metabolische
– – angeborene 244
– – erworbene 244
– multizystische 214
– nephrogene 244
– portosystemische 651
– renale 244
– Reye-Syndrom 664
– spongiforme 236
Enzephalozele 215
Enzym
– degradierendes 156
– Kanzerogene 161
Enzymblockade, Medikamente 997
Enzymhistochemie 7, 10, 12
– Asservierung 8
Enzyminduktion, Medikamente 997
Eosinophilenleukämie, chronische 429, 432
Eosinophilie
– chronische Eosinophilenleukämie 432
– Endocarditis parietalis fibroplastica Löffler 372
– Entzündung 65
– Myokarditis 388
EPEC (enteropathogene E. coli) 950
– Enteritis 584
Ependymitis, eitrige 226, 227
Ependymom 256
– Epidemiologie 253
EPH-Gestose 792
Epidemiologie 17
– Prävention 17
– Tumoren 139
Epidermis 828
– Akanthose 829
– Blasenbildung 829
– Ekzem 829, 831
– Neoplasien 843
– Pathophysiologie 829
– Schichten 828
– symbiontische Zelle 828
Epidermomykose 842
Epidermophyton 842
Epidermotropismus 849
– Definition 830
Epididymitis 742
– tuberkulöse 733, 742
– unspezifische 742
Epiduralhämatom 221
Epikard 392
Epikondylitis, Überbeanspruchung 989
Epilepsie 252
– fokale 252
– genuine 252
– idiopathische 252
– symptomatische 252
Epipharynx 469
Epiphyse, Riesenzelltumor 875
Epiphysenfuge 855
– thanatophore Dysplasie 802
Epiphysenknorpel 855

Episkleritis 282
Epispadie 748
Epistaxis 467
Epithelioma calcificans Malherbe 845
Epithel-Mesenchym-Transition 137
– Entzündung 60
Epitheloidsarkom 912
Epitheloidzelle
– Epitheloidzellgranulom 70
– granulomatöse Entzündung 69
– Lungentuberkulose 503
– Sarkoidose 106
– tuberkulöses Granulom 955
Epitheloidzellgranulom 69, 70
– Bronchiolitis 484
– Lepra 957
– Lungentuberkulose 503
– Nierentuberkulose 713
– Pseudotuberkulose-Typ 460
– Splenitis 459
– Tuberkulose 503
Epitop 77
Epstein-Barr-Virus 943
– Burkitt-Lymphom 453
– chronische Polyarthritis 883
– Hepatitis 632, 637
– Hodgkin-Lymphom 447
– Kanzerogenese 162
– koronare Herzkrankheit 378
– malignes Lymphom 446
– Nachweis 980
– Nasopharynxkarzinom 469
– onkogene DNA-Viren 162
– Schneider-Papillom 468
– Tonsillitis 470
– Transplantation 980
– ZNS-Infektion 231, 232
Epulis 531
– fibromatosa 531
– granulomatosa 531
erbB2
– dilatative Kardiomyopathie 386
– Mammakarzinom 818
– Überexpression 144
– Wachstumsfaktorrezeptor 144
erbB2-Protein, Tumorantigene 159
Erbgang 116
– autosomal dominanter 116, 117
– – Ehlers-Danlos-Syndrom 117
– – familiäre Hypercholesterinämie 116
– – Marfan-Syndrom 117
– – Osteogenesis imperfecta 117
– autosomal rezessiver 118
– – zystische Fibrose 119
– – α_1-Antitrypsin-Mangel 118
– mitochondrialer 120
– X-chromosomal dominanter 120
– X-chromosomaler 119
– – anhidrotische ektodermale Dysplasie 119
– – Fragiles-X-Syndrom 119
– – Incontinentia pigmenti 120
Erdbeergallenblase 671
Erdheim-Gsell-Medianekrose 405
Erfrierung 989

Erguss 177
– hämorrhagischer 182
– Perikard 392
– Pleura 516
Erkrankung
– demenzielle 245
– erregerbedingte 933
– genetische 113
– lymphoproliferative 454
– – Transplantation 980
– neurodegenerative 245
– – Chorea Huntington 248
– – frontotemporale Demenz 247
– – Morbus Alzheimer 246, 247
– – Morbus Parkinson 249
– – motorisches Neuron 251
– – olivopontozerebellare Atrophie 250
– – spinozerebellare Ataxie 251
– neuroimmunologische 236
– umweltbedingte 987
– zerebrovaskuläre 205
Erkrankungsrisiko 18
ERMS (embryonales Rhabdomyosarkom) 908
Ermüdungsfraktur 866
Ernährung
– Erkrankungen 999
– Kanzerogenese 161
Erosion
– Colitis ulcerosa 603
– inkomplette 560
– komplette 560
– Magen 559, 560
– Refluxösophagitis 548
Erreger
– Enteritiden 582, 583
– Pathogenität 933
– Virulenz 933
Erregungsbildungsstörung 367
Erregungsleitungsstörung 367
– akzessorische Bündel 368
– His-Bündel 369
– Ursachen 368
Eruptionszyste 532
Erysipel 838
Erythem
– Candidiasis 842
– chronisch diskoider Lupus erythematodes 833
– Entstehung 829
– fliederfarbenes 105
– Pellagras 931
– schmetterlingsförmiges 103, 467
– Streptokokkeninfektion 838
Erythema
– chronicum migrans 835, 954
– exsudativum multiforme 833
– nodosum, Lepra 957
Erythroblasten 417
Erythroblastophthise 421
Erythrone 417
– Folsäuremangel 419
– hämolytische Anämie 423
Erythroplakie 526
– Larynx 472
Erythroplasie Queyrat 749, 785, 843

Erythropoese, myelodysplastisches Syndrom 428
Erythropoetin
– Erythrozytopoese 417
– Polyglobulie 424
Erythropoetinmangel, Anämie 421
Erythrozyten
– beschleunigter Abbau 421
– Entzündung 45
– Erythrozytopoese 417
– Folsäuremangel 419
– Heinz-Innenkörper 422
– Kugelzellenanämie 422
– Lungenstauung 491
– Milz 457
– myelodysplastisches Syndrom 427
– schießscheibenartige 418
– Sichelzellenanämie 422, 423
Erythrozytopoese 417
– Anämie 418
– megaloblastäre 420
– myelodysplastisches Syndrom 428
– nichtneoplastische Störungen 417
– Polycythaemia vera 430
– Polyglobulie 424
– Sichelzellenanämie 422
Escherichia coli
– Appendizitis 590
– darmpathogene 950
– diffus adhärente 950
– Enteritis 584
– enteroaggregative 950
– – Enteritis 584
– enterohämorrhagische 950
– – Enteritis 584
– enteroinvasive 950
– – Enteritis 584
– enteropathogene 950
– – Enteritis 584
– enterotoxische 950
– – Enteritis 584
– Epididymitis 742
– Orchitis 732
– Pyelonephritis 711
E-Selektin, Endothel-Leukozyten-Interaktionen 49
ESPGHAN-Kriterien 581
Espundia 966
ETEC (enterotoxische E. coli) 950
– Enteritis 584
Eulenaugen
– Hodgkin-Lymphom 477
– Zytomegalie 798, 940, 943
Ewing-Sarkom 869, 875, 877, 901
– Häufigkeit bei Kindern 806
Exanthem, Windpocken 942
Exanthema subitum 943
Exfoliativtoxin 948
Exfoliativzytologie 7, 8
– Tumordiagnostik 168
Exophthalmus, Morbus Basedow 312
Exostosenkrankheit 871
Exotoxine
– bakterielle Erkrankungen 946
– Bakterien 946
– Corynebacterium diphtheriae 951

– internalisierte 946
– membranschädigende 946
– rezeptormodulierende 946
– Vibrio cholerae 584
Exsudat
– Aszites 689
– entzündliches, Regeneration 71
– Entzündung 45, 52
– fibrinöses 61
– leukozytäres 62
– Ödem 177
– Pleuraerguss 517
Exsudation, Schock 196
Exsudatmakrophagen, Entzündung 48, 51
Extrauteringravidität 788
Extravasation, Metastasierung 157

F
Facies leonina 849
Fadenpilze 842
Fadenwürmer 969
– Enteritis 586
Faktor, plättchenaktivierender
– Blutgerinnung 182
– Entzündung 45
– zelluläre Mediatoren 56
Fallot-Pentalogie 364
Fallot-Tetralogie 363, 365
Falstaff-Typ 999
Familienanamnese, Mammakarzinom 818
FAMMM-Syndrom 847
Fanconi-Anämie
– Recombination-Repair 153
FAP (familiäre adenomatöse Polypose) 617, 618
– attenuierte 617
– Drüsenkörperzyste 563
– Duodenaladenome 569
Farmerlunge, Typ-III-Überempfindlichkeitsreaktion 98
Fasciola hepatica, Leberinfektion 641
Fascioliasis 641
Fas-Ligand, Zytotoxizität 90
Fasziitis
– noduläre 904
– proliferative 904
fatty streaks 400, 403
Favismus, Anämie 422
Fazialisparese, Parotistumor 539
FEA (flache epitheliale Atypie) 821
Febris uveoparotidea 538
Feedback-Hemmung 297
Fehlbildung
– ableitende Harnwege 721
– Disruptionen 800
– kongenitale 798
– Mamma 812
– Niere 694
– Ovarien 752
– Röteln 797
– Uterus 765, 766
– Vagina 782
– Vulva 783

– ZNS 215
– – Differenzierungsstörungen des Prosenzephalons 216
– – Dysrhaphien 215
Fehlbildungsassoziation 799
Fehlbildungssequenz 798
Fehlbildungssyndrom 798
– Tumoren 806
Feinnadelbiopsie 8
– Schilddrüse 319
– Tumordiagnostik 168
Felty-Syndrom 886
Feminisierung
– adrenale 337
– testikuläre 730
Femoralhernie 690
Femurkopfnekrose 866
Ferrochelatase-Mangel 923
Ferroportin 655
Fetalperiode 788
Fette, tubuläre Speicherung 710
Fettembolie 186, 187
– Mesenterialarterien 576
– zerebrale Ischämie 205
Fettgewebe, subkutanes, Pathophysiologie 830
Fettgewebsnekrose 34, 817
– Diabetes mellitus 924
– Pankreatitis 676, 678
Fettleber 642, 643
– Alkoholabusus 644
– Schwangerschaft 665
Fettleberekrankung 645
Fettleberhepatitis 644, 645
Fettsäurestoffwechsel
– Fettlebererkrankung 645
– Myopathie 275
Fettstoffwechselstörung 643
– Arcus lipoides 281
– Atherosklerose 399
Fettsucht 999
Fetus, Hydrops 803
Feuersteinleber 953
FFI (familiäre tödliche Insomnie) 234
FGF (Fibroblastenwachstumsfaktor), Tumorangiogenese 137
FGF18 853
FGFR-3 854
Fibrillin1-Gen, Marfan-Syndrom 118
Fibrin
– Regeneration 71
– Spezialfärbung 9
– Wundheilung 71
Fibrinfärbung 9
Fibrinogen
– Entzündung 54
– fibrinöse Entzündung 61
– Leberversagen 652
Fibrinolyse 180, 181
– Entzündung 58
– Verbrauchskoagulopathie 198
Fibrinringgranulom 640
Fibroadenom, Mamma 815, 817
Fibroblasten
– chronische Entzündung 67
– Neurofibrom 261

Fibroblastenwachstumsfaktor
– Onkogene 143
– Tumorangiogenese 137
Fibroelastose, Elastinveränderungen 40
Fibrom
– Mundhöhle 525
– ossifizierendes 535
– Tumorklassifikation 127, 132
Fibromatose 904
– aggressive 133
– palmare 905
– Penis 749
– plantare 905
– superfizielle 905
– tiefe 905
– Tumorklassifikation 132
Fibronektin
– Wundheilung 71
– Blutgerinnung 182
Fibroosteoklasie 325
Fibrosarkom
– adultes 906
– Häufigkeit bei Kindern 806
– Paraneoplasie 166
– Tumorklassifikation 127
Fibrose
– biliäre 631
– interstitielle
– – dilatative Kardiomyopathie 386
– – Diphtheriemyokarditis 389
– – hypertrophe obstruktive Kardiomyopathie 385
– – Nierentransplantatabstoßung 982
– Knochenmark 427
– Leber 649
– Lunge 500
– – idiopathische 502
– Lungenstauung 492
– Nierenparenchym 712
– orale submuköse 526
– Pankreatitis 678
– Peritonitis 687
– retroperitoneale 688
– Schrumpfniere 715
– seröse Entzündung 60
– Splenomegalie 458
– zystische
– – autosomal rezessive Vererbung 118, 119
– – Transportdefekt 630
Fibrose cardiaque 653
Fieber
– Entzündung 65
– Malaria 965
– rheumatisches
– – Granulome 69
– – molekulares Mimikry 100
FIGO-Stadien, Zervixkarzinom 781
Filarien 969
Filariose, lymphatische 969
Fimbrien, Bakterien 944
Finnen 968
Fischgrätenmuster 901
Fischwirbel 863

FISH (Fluoreszenz-In-situ-Hybridisierung) 15
– MEN 1 352
Fistel
– anokutane 596
– anovestibuläre 596
– Entzündungsfolge 63
– ösophagotracheale 546
– perianale 620
– perirektale 620
– rektourethrale 596
– Tumorwachstum 165
Fixationsanomalie, Dünndarm 572
Flagellaten 966
Flagellen, Bakterien 944
Flaschenkaries 530
Flaviviren 941
FLNA-Gen 219
Flora, transiente 943
– Candida 959
Flügelfell 279
fluid lung 492
Fluoreszenz-In-situ-Hybridisierung 15
– MEN 1 352
– Nierenzellkarzinom 719
– Urothelkarzinom 727
Flussblindheit 969
Flüssigkeitsverlust, Schock 193
FMD (fibromuskuläre Dysplasie) 715
Follikel 303
– Lymphknoten 87
– Morbus Basedow 312
– papilläres Karzinom 316
– Struma 306
Follikelreifung 752
Follikelzyste 754
Follikulitis 839
Folsäure 930
Folsäuremangel
– Anämie 419
– Ursachen 419
Foramen
– interventriculare 359
– ovale 359
– – Blutzirkulation vor der Geburt 360
– – fetale Zirkulation 361
– – Vorhofseptumdefekt 362
Fordyce-Zustand 522
Forschung 6
Fortbildung 6
fos-Protein, Onkogene 143
Fournier-Gangrän 748
Foveolarepithel 555
– chemisch-reaktive Gastritis 559
– foveoläre Metaplasie 564
– Helicobacter-pylori-Gastritis 558
– Hyperplasie 562
– Morbus Ménétrier 563
FOXP3-Transkriptionsfaktor, fehlerhafte T-Zell-Toleranz 100
Fragiles-X-Syndrom
– Trinukleotidexpansion 249
– X-chromosomale Vererbung 119
Fraktur 865
– mechanische Einwirkung 988
– pathologische 165, 866

– Schädel 221
– traumatische 865
Frakturheilung 866
– Komplikationen 867
– primäre 866
– sekundäre 867
frame shift mutation 114
Francisella tularensis 950
Frataxin 251
Fremdantigen 77
– Typ-IV-Überempfindlichkeitsreaktion 95
Fremdkörper
– Bronchostenosen 482
– episkleraler 282
– implantierter 971
– Larynx 471
– Magen 556
– Trachealstenose 486
Fremdkörperembolie 188
Fremdkörpergranulom 69, 70
– Drogenabusus 990
– Gichtophus 888
– Silikonimplantat 976
– Spermagranulom 743
Fremdkörperreaktion
– chronische Entzündung 66
– Gelenkprothese 971
Fremdkörperriesenzelle
– Spermagranulom 743
– Uratnephropathie 710
Fremdkörpervaskulitis 1001
Fremdmaterialimplantation 971
– Bauchwand 976
– Blutgefäße 972
– Gelenke 975
– Herz 973
– Mamma 975
– Reaktionsmuster 971
Friedländer-Pneumonie 497
Friedreich-Ataxie 251
– Trinukleotidexpansion 249
Friesinger-Leroy-Reiter-Syndrom 887
Frons quadrata 932
Fruchtwasserembolie 187
Frühgeburt, Chorioamnionitis 794
Frühinfiltrat, rheumatisches 370
Frühkarzinom
– Magen 564
– Tumorklassifikation 131
– Zervixkarzinom 780
Frühsommer-Meningoenzephalitis 234
Frühsommer-Meningoenzephalitis-Virus 941
FSGN (fokal sklerosierende Glomerulonephritis) 704
FSGS (fokale segmentale Glomerulosklerose) 704
FTLD (frontotemporale lobäre Degeneration) 247
Fuchsbandwurm 968
Fuchs-Endothel-Dystrophie 281
Fukutin-related protein, Gliedergürteldystrophie 274
Functio laesa 44
Fundus uteri 765

Fundusdrüsenpolyp 562
Funikulitis 742
Funktionalis, Endometrium 766
Furunkel 63, 839
FUS/TLS-Gen 252
Fusariose, Häufigkeit 959
Fusionsgene 147

G
G0-G1-Übergang 22
G0-Phase 22
G1-Phase 22
G2-M-Übergang 23
G2-Phase 22
gain of function 143
Galaktose-6-Sulfatase-Defekt 915
Galle
– Bestandteile 667
– Cholesterinsteine 669
– Gallensteine 668
– Lithogenität 669
Gallefluss 624
– Cholestase 628
– Mechanismen 629
Galleinfarkt 631
Gallenblase
– Anomalien 667, 668
– Entzündung 670
– Funktion 667
– Lipoidose 671
– Tumoren 671
Gallenblasenkarzinom 671, 672
Gallengänge
– extrahepatische
– – Atresie 664
– – Karzinom 672
– intrahepatische
– – Atresie 663
– – Cholestase 630
– – Fehlbildungen 625
– – kongenitale Dilatation 626
Gallengangläsion, Lebertransplantatabstoßung 981
Gallengangsadenom 659
Gallengangsmikrohamartom 626
Gallengangsverlustsyndrom, Lebertransplantatabstoßung 981, 983
Gallensäureverlustsyndrom, Maldigestion 578
Gallensteine 668
– Cholesterinsteine 669
– Pigmentsteine 669
Gallenwege
– extrahepatische
– – Entzündung 671
– intrahepatische 624
– – Entzündung 647
Gallert-Atrophie 426
Gallert-Karzinom, Mamma 824
GALT (gut-associated lymphoid tissue) 441
Gametozyten 965
Gammopathie, monoklonale 435
– lymphoplasmozytisches Lymphom 451
Gamna-Gandy-Knötchen 458
Gangliogliom 257

Ganglion 896, 897
Ganglioneuroblastom 341, 806
Ganglioneurom 341, 806
– MEN 2 353
Ganglioneuromatose, MEN 2 355
Gangliozytom 257
Gangrän 34
– feuchte 64
– Entzündungsfolge 64
– Lunge 498
Gänsegurgel-Arterie 404
Gänsehautgastritis 559
Gänsemarschmuster, invasives Mammakarzinom 823
GAP (GTPase-aktivierendes Protein) 145
Gardnerella-Kolpitis 782
Gardnerella vaginalis, Kolpitis 782
Gardner-Syndrom 617, 618
Gartner-Gang-Zyste 782
Gasbrand 952
gastric inhibitory polypeptide 344
Gastrin 344
– Immunhistochemie 353
Gastrinom 349, 353
Gastritis 556
– ätiopathogenetische Einteilung 557
– autoimmune 557, 558
– – Magenkarzinom 564
– bakterielle 558
– chemisch-reaktive 559
– – Magenkarzinom 564
– eosinophile 559
– granulomatöse 559
– Klassifikation 556
Gastroenteritis 583
Gastrointestinaltrakt
– Graft-versus-Host-Reaktion 986
– lymphatisches Gewebe 441
– MALT-Lymphom 453
– Schock 197
– Sklerodermie 105
G-CSF (Granulozyten-koloniestimulierender Faktor) 417
GDF (growth and differentiation factors) 854
Gebärmutter 765
Geburt, Blutzirkulation 360
Gedächtnis, immunologisches 77
Gedächtniszelle
– B-Lymphozyten 83, 84
– Lymphknoten 87
– T-Lymphozyten 83, 84, 89
Gefäß, Zelltypen 395
Gefäßfehlbildung, ZNS 210
Gefäßhaut 285
Gefäßintima
– Atherosklerose 398
– Lipidflecken 400
– Riesenzellarteriitis 409
– Takayasu-Arteriitis 410
Gefäßläsion, Tumorwachstum 165
Gefäßmedia
– Aneurysma 406
– Aortendissektion 406
– Mönckeberg-Sklerose 404

– Riesenzellarteriitis 409
– Takayasu-Arteriitis 409, 410
Gefäßprothese 971, 972
– Einheilung 972, 973
Gefäßspasmus, zerebrale Ischämie 205
Gefäßtumor 910
Gefäßverschluss
– arterieller, Dünndarm 575
– mesenterialer 575
– Myokardinfarkt 380
– Talkumpneumokoniose 506
Gefrierschnitt, Schnellschnittuntersuchung 11
Gefügedilatation 173
Gehirn
– Altersatrophie 25
– Altersveränderung 245
– Schock 196
Gehirnerschütterung 220
Gelbfiebervirus 941
– Hepatitis 632, 637
Gelbkörperbildung 752
Gelbsucht, siehe Ikterus 628
Gelenk 881
– Endoprothese 975
– Ochronose 892
– Sarkoidose 107
– Struktur 881
– systemischer Lupus erythematodes 103
Gelenkerkrankung, degenerative 889
Gelenkkapsel 882
– synoviales Sarkom 895
Gelenkknorpel 881
Gelenkmaus 890
Gelenkprothese 971
Gemischte Bindegewebekrankheit 106
– Autoantikörper 102
Gene
– Definition 113
– geprägte 116
– Histokompatibilitätsantigene 79
– Krebsentstehung 142
– Mosaik 115
– Mutation 114
Genetik, Tumorepidemiologie 140
Genexpressionsanalyse 17
Genom
– DNA-Reparaturgene 152
– PI-Locus 118
– Prägung 115
– Störungen 114
– Struktur 113
– Umwelt 114
– Z-Allel 118
Genotyp 116
Gerinnsel, postmortales 184
Gerinnung, siehe Blutgerinnung
Gerinnungsthrombus
– Morphologie 184
– Pathogenese 184
– venöse Thrombose 184
Gerlach-Klappe 590
Germinom 257
Gerstenkorn 278

Gerstmann-Sträussler-Scheinker-Erkrankung 234
– Morphologie 235
Geschlecht
– Atherosklerose 399
– Einflussfaktoren 18
Geschlechtschromosomen
– numerische Aberration 121
– X-chromosomale Vererbung 119
Geschlechtsorgane
– männliche 729
– – Hoden 729
– – Nebenhoden 742
– – Penis 748
– – Prostata 744
– – Samenblase 743
– – Samenleiter 742
– – Samenstrang 742
– – Skrotum 748
– weibliche 751
– – Ovar 751
– – Tube 764
– – Uterus 765
– – Vagina 782
– – Vulva 783
Geschlechtsverteilung, maligne Tumoren 139
Gesundheit
– Einflussfaktoren 18
– WHO-Definition 3
Gewebe
– Altern 41
– Asservierung 7
– Atrophie 24
– Heterotopie 26
– Hyperplasie 25
– Hypertrophie 25
– labiles 23
– lymphatisches mukosaassoziiertes 441
– Metaplasie 26
– permanentes 23
– Regeneration 24
– stabiles 23
– Verkalkung 40
Gewebehypoxie, Schock 194
Gewebemakrophagen, Entzündung 48
Gewebenekrose, Entzündung 55, 63
Gewebeschädigung
– Autoimmunerkrankung 101
– Effektormechanismen 55
Gewebestammzelle 136
Gewebethromboplastin
– Blutgerinnung 182
– Verbrauchskoagulopathie 197
Ghon-Primärkomplex 955
Giardia intestinalis 586, 587
Gicht
– Anfall 888
– Arthritis 887
– Gelenkveränderungen 887
– Ohr 292
– Uratnephropathie 710
Gichtniere 710
Gichttophi 888
– Großzehengrundgelenk 887
– Haut 887
– Ohr 292
– Uratnephropathie 710
Giemsa-Färbung 9
Gilbert-Syndrom 628
Gingivahyperplasie 530
Gingivitis 530
GIST (gastrointestinaler Stromatumor) 565
GJB1 (Gap-junction-Protein-beta 1) 268
Glandula
– intestinalis 571
– parotis
– – pleomorphes Adenom 540
– – Sarkoidose 107
– – Sialadenitis 537
– – Sialadenose 539
– – Tumor 539
– – Uveo-Parotis-Syndrom 107
– – zystische lymphoide Hyperplasie 537
– pinealis, Tumoren 257
– sublingualis, Tumor 539
– submandibularis 536
– – Sialadenitis 537, 538
– – Tumor 539
Glaskörper 283
Glaukom 288
– Optikusatrophie 287
– phakolytisches 283
Gleason-Grading 746, 748
Gleason-Score 746
Gleithernie, ösophagogastrale 548
Gliedergürteldystrophie 273
Glioblastom 254, 255
– Epidemiologie 253
– genetische Veränderungen 254
– Kanzerogene 160
– primäres 255
– sekundäre 255
– Tumorklassifikation 127
Gliom
– Auge 287
– gutartiges, Tumorklassifikation 127
Globalinsuffizienz 477
Globulin, thyroxinbindendes 303
Glomerulonephritis 697
– Ausbreitungsmuster 700
– diffuse 700
– – endokapilläre 700
– – extrakapilläre 706, 707, 708
– – membranoproliferative 703, 704
– – membranöse 701, 702
– – mesangioproliferative 701
– fokal nekrotisierende 706
– Hypertonie 190
– IgA-Nephritis 701
– Klassifikation 698
– membranoproliferativem, Silberfärbung 10
– mikroskopische Polyarteriitis 412
– primäre 700
– rapid progressive 706
– sekundäre 707
– Syndrome 699
– systemischer Lupus erythematodes 102
– Typ-III-Überempfindlichkeitsreaktion 98
– Wegener-Granulomatose 411
Glomerulopathie, diabetische 708
Glomerulosklerose
– diabetische 708
– fokale segmentale 704
– noduläre 708
Glomerulus 694, 695, 706
– pathologische Veränderungen 698
– Poststreptokokken-Glomerulonephritis 701
Glomus jugulare, Paragangliom 342
Glossitis
– migrans 523
– rhombica mediana 524
Glottiskarzinom 472
Glukagon 344
– disseminiertes neuroendokrines System 343
– Immunhistochemie 349
Glukagonom 350
Glukokortikoide
– Biosynthese 331
– Wirkungen 330
– Knochenregulation 854
– Nebennierenrinde 330
– Nebennierenrindeninsuffizienz 338
Glukose-6-Phosphatase-Defekt 887, 918
Glukose-6-Phosphatdehydrogenasemangel 914
– Anämie 421, 422
Glukozerebrosidase-Defekt 916
Glutaraldehyd, Elektronenmikroskopie 12
Glutenunverträglichkeit 579
Glykogen
– Glykogenose 917
– Spezialfärbung 9
– tubuläre Speicherung 710
– Zelleinschlüsse 37
Glykogenakanthose 549, 551
Glykogenfärbung 9
Glykogenose 917, 919
– Zelleinschlüsse 37
Glykolyse, Tumorzellen 153
Glykoproteine, Endothel-Leukozyten-Interaktionen 51
GM-CSF (Granulozyten-Makrophagen-koloniestimulierender Faktor) 417
GNAS-I-Gen 878
Golgi-Apparat
– Fragmentierung 39
– pathologische Veränderungen 39
Gonadendysgenesie 730, 753
Gonadenstroma, Tumoren 740, 741
Gonadoblastom 741
Gonarthrose 890
Gonokokken 949
– Adnexitis 764
Goodpasture-Syndrom 96, 407
– Autoimmunerkrankungen 99
– diffuse extrakapilläre Glomerulonephritis 708
Good-Syndrom 464

Gorlin-Goltz-Syndrom 846
– Keratozyste 532
Gorlin-Syndrom 258
gp120 938
Graaf-Tertiärfollikel 752
Grading 5
– Mammakarzinom 825
– Sarkome 901
– Tumordiagnostik 169
Graft-versus-Host-Reaktion 977
– Abstoßungsreaktionen 978
– Knochenmarktransplantation 986
– Stammzelltransplantation 986
Graft-versus-Leukemia-Effekt 985
Gram-Färbung 9
– Bakterien 944
Granula, Thrombozyten 180
Granularatrophie
– blasse 716
– rote 716
Granularzelltumor
– Mundhöhle 525
– Ösophagus 554
Granulationsgewebe
– chronische Entzündung 66, 67
– Entstehung 68
– Gefäßprothesen 972
– Myokardinfarkt 381
– Wundheilung 72
Granulom
– chronische Entzündung 68
– Dermatosen 836
– eosinophiles, Langerhans-Zell-Histiozytose 809
– gemischtzelliges 69
– granulomatöse Lungenerkrankung 502
– infektiöses 426
– Knochenmark 426
– Leber 641
– – toxischer Leberschaden 643
– Lungensarkoidose 504
– Mykobakterien 955
– primär biliäre Zirrhose 648
– reaktiv-toxisches 426
– rheumatisches 370, 371
– Sarkoidose 106
– Silikose 993
– subakute granulomatöse Thyreoiditis 307
– tuberkulöses 503, 955
– Tularämie 951
– Typen 69, 70
– Typ-IV-Überempfindlichkeitsreaktion 96
– Uratnephropathie 710
– Urozystitis 722
Granuloma
– anulare 836
– inguinale 783
– pyogenicum 910
Granulomatosis infantiseptica 795, 951
Granulomzelle 69
Granulosaluteinzelle 752
Granulosazelltumor 761, 762

Granulozyten
– angeborenes Immunsystem 79
– basophile
– – Entzündung 47
– – Typ-I-Überempfindlichkeitsreaktion 93
– eosinophile
– – Entzündung 47
– – Helminthen 967
– – Trichinellose 969
– Granulozytopoese 417
– Leukozytenadhäsionsdefekt 424
– myelodysplastisches Syndrom 427
– Neutropenie 425
– neutrophile 420
– – Defekte 54
– – Entzündung 47, 52, 54, 56
– – Enzymhistochemie 12
– – Komplementfaktoren 58
– – Leukozytenzirkulation 80
– – Wundheilung 72
– Pelger-Huet-Anomalie 424
Granulozytopenie 54
Granulozytopoese 417
– chronisch myeloische Leukämie 429, 430
– myelodysplastisches Syndrom 428
– Störungen 424
Granulozytose, Entzündung 65
Granzym B, Apoptose 33
Graves' disease 311
Grenzflächendermatitis 830
Grenzzonenhepatitis 638
Grenzzoneninfarkt 208
Grippelaryngitis 471
Grippetracheobronchitis 938
Grocott-Färbung 9
Großhirnatrophie
– Alkoholabusus 239
– Mangan 239
– Quecksilber 239
Großhirnrinde, tuberöse Sklerose 262
ground glass nuclei 321
GSS (Gerstmann-Sträussler-Scheinker-Erkrankung) 234
Guillain-Barré-Syndrom 269
– molekulares Mimikry 100
Gumma 953
Gumprecht-Kernschatten 436
Gürtelrose 841, 943
Gynäkomastie 826
– Leydig-Zell-Tumor 741
– Sertoli-Zell-Tumor 741
G-Zelle
– diffuse Hyperplasie 563
– Duodenitis 567
G-Zell-Hyperplasie 345
– Autoimmungastritis 557

H
H_2O_2-Halogenid-Peroxidase-System 52
Haarleukoplakie 524
Haarzelle 437
Haarzellenleukämie 437, 450
– Immunphänotyp 450
– Zytopathologie 450
Haarzunge, schwarze 523

Haematocephalus internus
– Aneurysmaruptur 211
– subependymale Blutung 213
Haemophilus
– ducreyi
– – Balanitis 749
– – Ulcus molle 784
– influenzae
– – Epiglottitis 471
– – Pneumonie 496
Hagelkorn 278, 279
Hals, Lymphknoten 471
Halsfistel 469
Halszyste, mediane 305
Hämangioblastom, Kleinhirn 262, 263
Hämangioendotheliom 910
– Tumorklassifikation 127
Hämangiom 846, 910
– kapilläres 910
– kavernöses 910
– Kindesalter 806
– Leber 661
– Milz 461
– Mundhöhle 525
– zerebelläres, Paraneoplasie 166
Hämangiosarkom, Tumorklassifikation 127
Hämarthros 892
Hamartin 262
Hamartom 806
– Gallengang 626, 659
– Milz 461
Hämaskos 689
Hämatokornea 281
Hämatom
– epidurales 221
– intramurales 406
– intrazerebrales 224
– retroplazentares 792
– subdurales 221, 222
– – chronisches 222
Hämatopoese 415, 417
– AML 433
– myelodysplastische Syndrome 427
Hämatoserothorax 516
Hämatoxylin-Eosin-Färbung 9
Hämochromatose 655
– autosomal rezessive Vererbung 118
– Hämosiderin 38
– primäre 655
– sekundäre 656
Hämodynamik, Thrombose 182
Hämoglobin
– Blutergelenk 892
– glykolysiertes 923
– Kohlenmonoxid 997
– Konstellationen 419
– Sichelzellenanämie 422
– Synthesestörungen 418
– Typen 418
Hämoglobinopathie
– Anämie 421
– Sichelzellenanämie 422
Hämoglobinsynthese
– Eisenmangelanämie 418
– Thalassämie 418
Hämoglobinurie, Malaria 965

Hämolyse
– extravaskuläre, hämolytische Anämie 423
– fetale, Ringelröteln 797
Hämoperikard 392
Hämophilie
– Arthropathie 892
– X-chromosomale Vererbung 119
Hämorrhagie, Atherosklerose 400
Hämosiderin
– Linksherzinsuffizienz 176
– pigmentierte villonoduläre Synovialitis 897
– Zelleinschlüsse 38
Hämosiderose, Hämosiderin 38
Hämostase
– sekundäre 180
– primäre 180
Hämozoin 965
Hand-Schüller-Christian-Syndrom 810
Hapten 77
Harnblase
– Ekstrophie 722
– Harnwegsinfekt 722
– Urozystitis 722
Harnblasenbilharziose 970
Harnblasenkarzinom 725
– Kanzerogene 160
– mikrobielle Kanzerogene 162
Harnsäure
– Arthritis urica 887
– nephrogene Enzephalopathie 245
– Uratnephropathie 710
Harnsäureinfarkt 710
Harnstauung, obstruktive Nephropathie 712
Harnsteine, Zusammensetzung 723
Harnstoff, nephrogene Enzephalopathie 244
Harnwege, ableitende 721
– Obstruktion 723
– tumorähnliche Läsionen 724
– Tumoren 724
– Tumorvorstufen 724
Harnwegsinfekt 722
Hasenpest 950
Hashimoto-Thyreoiditis 307, 308
– Autoimmunerkrankungen 99
– Feinnadelpunktat 321
– pluriglanduläre endokrine Insuffizienz 354
Haubenmeningitis 226
Hauptzelle 556
Hauptzellhyperplasie, Nebenschilddrüsen 325, 326
Haut 827
– Adnexorgane 829
– Aufbau 827
– bakterielle Infektionen 838
– Dermis 828
– Epidermis 828
– Erfrierungsgrade 990
– Gichttophi 888
– Graft-versus-Host-Reaktion 986
– Hämochromatose 656
– Infektionen 838
– Kanzerogenese 843

– Lymphome 849
– Mycosis fungoides 456
– Pellagra 931
– Pilzinfektion 841
– Plattenepithelkarzinom 843
– Sarkoidose 107
– Sklerodermie 105
– Subkutis 829
– systemischer Lupus erythematodes 103
– Verbrennung 990
– Verbrennungsgrade 990
– Virusinfektion 840
Häutchen, letztes 834
Hautmykose 842
Hauttuberkulose 839
Havers-System 851
HBcAg 632, 633, 634
HBsAg 632, 633, 634
– Spezialfärbung 9
HCG (humanes Choriongonadotropin)
– Blasenmole 789
– Dysgerminome 763
– Immunzytologie 740
– Keimzelltumor 763
– Seminom 737
– Tumormarker 167
HCM (hypertrophe Kardiomyopathie) 385
Heat-Shock-Proteine 736
– Proteinfaltungserkrankungen 41
Heerfordt-Syndrom 107, 538
HE-Färbung
– Apoptose 33
– Nekrose 34
Hefen, DHS-System 958
Heilung
– per primam intentionem 73
– per secundam intentionem 73
– vollständige 71
Heinz-Innenkörper 422
Helicobacter pylori
– Duodenitis 567
– Kanzerogenese 162
– Magen 558
– Magenkarzinom 564
– MALT-Lymphom 454
– mikrobielle Kanzerogene 163
Helicobacter-pylori-Gastritis 558, 559
HELLP-Syndrom 792
Helminthen 967
– Abwehrmechanismen 967
– Enteritis 586
– IgE-vermittelte Immunreaktion 93
Hemiparese, Hirninfarkt 207
Hepadnaviren 941
Heparansulfat-N-Sulfatase-Defekt 915
Hepatisation
– gelbe 497
– graue 497
– rote 497
Hepatitis
– akute 631, 636
– – Mesenchymreaktion 636, 637
– – Morphologie 636
– – Nekrosen 637
– – Parenchymveränderungen 636
– – Sonderformen 637

– alkoholische
– – Proteinfaltungserkrankungen 41
– cholestatische 637
– chronische 637, 639
– fulminante 637
– granulomatöse 641
– – toxischer Leberschaden 643
– Kindesalter 663
– lobuläre 636
– Nekroseformen 634
– neonatale 663
– Schwangerschaft 665
– Synopse 632
– α_1-Antitrypsin-Mangel 657
Hepatitis A 632
Hepatitis B 632
– akute 633, 634
– chronische 634, 637
– diffuse membranoproliferative Glomerulonephritis 703
– fulminante 634
– prolongierte 634
Hepatitis C 634
– chronische 638
– diffuse membranoproliferative Glomerulonephritis 703
Hepatitis D 635
– chronische 638
Hepatitis E 635
Hepatitis-A-Virus 632, 936
Hepatitis-B-Virus 632, 941
– chronische Infektion 935
– Glomerulonephritis 698
– hepatozelluläres Karzinom 659
– onkogene DNA-Viren 162
Hepatitis-C-Virus 634, 941
– hepatozelluläres Karzinom 659
Hepatitis-D-Virus 635
Hepatitis-E-Virus 635
Hepatitisviren
– Enteritis 586
– Kanzerogenese 162
– onkogene DNA-Viren 162
Hepatoblastom 807
– Häufigkeit bei Kindern 806
– Tumorklassifikation 128
Hepatomegalie, Rechtsherzinsuffizienz 175
Hepatovirus 936
Hepatozyten 624
– Cholestase 630
– Milchglas- 633
Hepcidin, Hämochromatose 655
Her2, Mammakarzinom 818
Her-2/neu
– dilatative Kardiomyopathie 386
– Tumorantigene 159
Herdenzephalitis, hämatogene 227
Herdpneumonie 497
Hermaphroditismus 730
Hernia
– accreta 691
– femoralis 690
– funiculi umbilicalis 690
– inguinalis 689
– – lateralis 689
– – medialis 689

– ischiadica 690
– obturatoria 690
– umbilicalis 690
– uteri inguinalis 730
Hernie 689
– abdominelle 690
– äußere 689
– echte 689
– falsche 689
– Hiatus oesophageus 548
– innere 690
– intraabdominelle 690
– Komplikationen 690
– Kunststoffnetz 976
Herpes
– genitalis 841
– labialis 841
– simplex 841
– – Bläschen 841
– – Enzephalitis 231
– – Vulvitis 784
– vegetans 841
– zoster 232, 841, 943
– – Stomatitis 523
Herpesösophagitis 549
Herpes-simplex-Virus 942
– Balanitis 749
– chronische Infektion 935
– Einschlusskörper 935
– koronare Herzkrankheit 378
– Ösophagitis 549
– Stomatitis 523
– Transplantation 979
Herpesviren 942
– Hautinfektion 840
– Hepatitis 637
– Kaposi-Sarkom 911, 980
– onkogene DNA-Viren 162
– Weichteiltumor 900
– ZNS-Infektion 231
Herpesvulvitis 784
Hertwig-Wurzelscheide 529
Herz 357
– Anatomie 357
– Atrophie 26
– Druckbelastung 173
– Entwicklung 359
– Fehlbildungen 358
– Gewicht 358
– Hypertrophie 26
– Maße 358
– Schock 196
– Schrittmacher 973
– Sklerodermie 105
– systemischer Lupus erythematodes 103
– Transplantation 984
– Tumoren 393
– Volumenbelastung 173
Herzbeutelerguss 392
Herzbeuteltamponade 383
– Perikarderguss 393
Herzfehler
– Aortenisthmusstenose 365
– Endokardkissendefekte 362
– Fallot-Tetralogie 363

– Häufigkeit 359
– hypoplastisches Linksherzsyndrom 365
– Transposition der großen Arterien 363
– Ventrikelseptumdefekt 362
– Vorhofseptumdefekt 360
Herzfehlerzelle 176, 491
Herzinfarkt, *siehe* Myokardinfarkt
Herzinsuffizienz 173
– akute 175
– chronische 175
– Circulus vitiosus 174
– Endokardkissendefekt 362
– mesenteriale Durchblutungsstörungen 576
– Thrombose 182
– Ursachen 174
Herzklappe
– Endocarditis ulceropolyposa 373
– Endokard 369
– Entzündungen 372
– Prothese 974
– – thrombotische Auflagerung 974
– Verkalkung 41
Herzklappenfehler
– Auswirkungen 375
– erworbene 374
Herzklappeninsuffizienz, Endocarditis ulceropolyposa 373
Herzklappenvegetationen 372
Herzkrankheit, koronare 377
– Angina pectoris 378
– Komplikationen 379
– Koronararterienbefunde 380
– plötzlicher Herztod 391
Herz-Kreislauf-Stillstand, globale zerebrale Ischämie 207
Herz-Kreislauf-System 172
– Adaptationsstörungen 804
Herzmetastase 394
Herztod, plötzlicher 391
Herzwandaneurysma 383
Herzwandruptur 383
Heterodisomie 116
Heteroplasmie 276
Heterotopie 26, 219
– gastrale 567
– Niere 694
– noduläre 219
– Ösophagus 546
Heterozygotenvorteil 114
– autosomal rezessive Vererbung 118
– zystische Fibrose 119
Heterozygotie 116
Hexadaktylie 798
Heymann-Nephritis 701
HFE-Gen 655
HHV 6 (humanes Herpesvirus 6) 943
HHV 7 (humanes Herpesvirus 7) 943
HHV 8 (humanes Herpesvirus 8) 943
– Kanzerogenese 162
– Kaposi-Sarkom 911, 980
– onkogene DNA-Viren 162
– Weichteiltumor 900
Hiatushernie, Formen 548
hibernating myocardium 379

Hidradenitis suppurativa 839
Hidradenom 785
HIF-1α (hypoxieinduzierbarer Faktor 1α)
– Glykolyse 154
– Tumorangiogenese 155
Hinterwandinfarkt 382, 383
Hirnabszess 227
Hirnbasisaneurysma 210
Hirnbasisarterie, Atherosklerose 205
Hirnblutung, Neugeborene 804
Hirn-Dura-Narbe 220
Hirndurchblutungsstörung, perinatale 212, 213
Hirngewebenekrose
– periventrikuläre Leukomalazie 213
– Status lacunaris 209
– venöse Infarzierung 209
– zerebrale Hypoxie 208
Hirninfarkt 205, 206, 207
– anämischer 206
– hämorrhagischer 206
– inkompletter 206
– posttraumatischer 224
– Stadien 206
Hirnödem 202
– Alkoholabusus 239
– Formen 203
– generalisiertes 203
– hyposmotisches 203
– interstitielles 203
– nephrogene Enzephalopathie 245
– perifokales 203, 204
– vasogenes 203
– – Ausbreitung 203
– zytotoxisches 203
Hirnprellung 223
Hirnstammgliom, malignes 255
Hirntod
– Kriterien 5
– Massenverschiebung 205
Hirntumor, Häufigkeit bei Kindern 806
His-Bündel 367
Histamin
– Entzündungszellen 47
– Permeabilitätssteigerung 45
– Typ-I-Überempfindlichkeitsreaktion 93
– Urtikaria 835
– vasoaktive Amine 55
– Vasodilatation 45
Histiocytosis X 809
Histiozyten
– Fremdkörpergranulom 70
– granulomatöse Entzündung 69
– Sinuskatarrh 444
Histiozytom, fibröses 846
– Tumorklassifikation 127
Histiozytosis X 489, 490
Histokompatibilitätsantigen 77, 78
Histologie
– benigner Tumor 125
– maligner Tumor 125
– Tumordiagnostik 168
Histoplasmose, afrikanische 964
Hitzeschaden 989
Hitzschlag 989

HIV
- Kanzerogenese 162
- intrauterine Infektion 796
HIV-Enzephalitis 941
HIV-Infektion 938
- Lymphadenopathie 939
- Mundschleimhaut 524
- Stadieneinteilung 939
- zystische lymphoide Hyperplasie 537
HIV-Leukenzephalopathie 940, 941
HIV-Poliodystrophie 941
H-Kette, Rezeptorvielfalt 82
HLA-Allel, Autoimmunerkrankung 99
HMSN (hereditäre motorisch-sensorische Neuropathie) 268
HMWK (high-molecular-weight kininogen) 59
HNCM (hypertrophe nichtobstruktive Kardiomyopathie) 385
HNPCC (hereditäres kolorektales Karzinom ohne Polypose) 614
HOCM (hypertrophe obstruktive Kardiomyopathie) 385
Hoden 729
- Arteriitis 732
- Atherosklerose 732
- Deszensus 729
- Ektopie 731
- Entzündung 732
- Klinefelter-Syndrom 735
- Komponenten 729
- Teratom 739
- Torsion 731
- Varikozele 731
Hodenatrophie, Mumpsorchitis 733
Hodentumor 735
- Risikofaktoren 736
- Tumormarker 740
- WHO-Klassifikation 736
Hodgkin-Lymphom 447
- Häufigkeit bei Kindern 806
- lymphozytenarmer Typ 447
- lymphozytenprädominanter Typ 447
- onkogene DNA-Viren 162
- Splenomegalie 461
- Stadieneinteilung 448
- Typen 448
Hodgkin-Zelle 447, 448
Holoprosenzephalie 217
- alobäre 217
Home-Mittellappen 745
Homer-Wright-Rosette 258
Homing 158
Homogentisinsäureoxidase-Defekt 892
Homozygotie 116
Homozygotisierung 121
Honigwaben-Architektur 256
Honigwabenlunge
- Asbestose 995, 996
- interstitielle Pneumonie 502
Hordeolum 278
Hormon
- antidiuretisches
- - Diabetes insipidus 931
- - Herzinsuffizienz 174, 175

- gastrointestinales 344
- Marker 14
- pankreatisches 344
Hormonbildung, ektope 167
Hormonsekretion, Paraneoplasie 166
Hormonsynthese
- Kalzitonin 305
- Schilddrüse 303, 304
Hornhaut
- Auge 280
- Degenerationen 281
- Dystrophien 281
Hornhautbanddegeneration 281
Hornhautpigmentierung 281
Horton-Arteriitis 408
Host-versus-Graft-Reaktion 977
- Abstoßungsreaktionen 978
Howell-Jolly-Körperchen 419, 420
Howship-Lakune 855
Hoxgen 696
HPV (humane Papillomaviren)
- Condyloma acuminatum 749
- Peniskarzinom 749
HPV (humane Papillomviren) 941
- anale intraepitheliale Neoplasie 620
- bowenoide Papulose 620
- Cervix uteri 776
- Hautinfektion 840
- Impfung 777
- intrauterine Infektion 796
- Mundhöhlenkarzinom 527
- Mundschleimhaut 525
- onkogene DNA-Viren 162
- Schneider-Papillom 468
- Typen 776
- verruköses Karzinom 621
HSAN (hereditäre sensorisch-autonome Neuropathie) 268
HSR (homogenous staining regions) 148
HTLV (humanes T-Zell-Leukämie-Virus)
- Kanzerogenese 162
- malignes Lymphom 446
- Myelopathie 234
- Retroviren 938
- ZNS-Infektion 231
Hufeisenniere 694
Hüfte, Totalendoprothese 975
Hüllprotein gp120 938
Humps 700
Hundebandwurm 968
Hunger, Fettlebererkrankung 646
Hungertuberkulose 956
Hunter-Glossitis 420
Huntingtin 249
HUS (hämolytisch-urämisches Syndrom) 426
Hutchinson-Trias 953
Hyalin, alkoholisches 644, 645
Hyaline-Membranen-Krankheit 804
Hyalinose
- Arteriolen 404
- fokale segmentale Glomerulosklerose 705
- Mamma-Adenose 814
- Mönckeberg-Sklerose 404
- Nierenarteriolosklerose 715

Hyalomer 180
Hyaluronidase, eitrige Entzündung 62
Hybridisierungsmethode 14
Hybridisierungstechnik, Methoden 7
Hydatide 764, 968
Hydranenzephalie 214
Hydrocephalus
- communicans 220
- e vacuo 220
- externus 220
- hypersecretorius 220
- internus 220
- - metachromatische Leukodystrophie 244
- occlusus 220
Hydromyelie 216
Hydronephrose 712
- Ureterfehlbildung 721
Hydroperikard 392
Hydrops
- Fetus 803
- Gallenblase 669
- Plazenta 803
- Ringelröteln 797
Hydrosalpinx 764
Hydrothorax 516
Hydroureter 712
Hydroxylapatit-Synovialitis 889
Hydrozele 732, 742
Hydrozephalus, Formen 220
Hygrom 894
Hypalbuminämie, Leberversagen 652
Hyperaldosteronismus 336
- Hypertonie 191
- primärer 336
- sekundärer 337
Hyperämie 176
- aktive 176
- Entzündung 45
- Mesenterialvenen 577
- passive 176
- - Lungen 491
Hyperbilirubinämie 628
- Dubin-Johnson-Syndrom 628
- Kernikterus 215
- Klassifikation 628
Hypercholesterinämie, familiäre, autosomal dominante Vererbung 116
Hypergastrinämie 345
Hyperglykämie, Komplikationen 924
Hypergranulose, Definition 830
Hyper-IgM-Syndrom 88, 110
Hyperinsulinismus 345
Hyperkaliämie
- Addison-Krise 339
- adrenogenitales Syndrom 338
- Schock 194
- Schockniere 709
Hyperkalzämie
- Hyperparathyreoidismus 324, 326
- Hypophosphatasie 802
- Nephrokalzinose 710
- Paraneoplasie 166
- Verkalkung 41

Hyperkeratose
– Definition 830
– Psoriasis vulgaris 834
– Warzen 840
Hyperkoagulabilität, Antiphospholipid-Antikörper-Syndrom 104
Hyperkortisolismus 332, 335
– Hypertonie 191
Hyperlipidämie, Atherosklerose 399
Hyperlipoproteinämie, Klassifikation 399
Hyperlipoproteinämie Typ IIa, autosomal dominante Vererbung 116
Hypermutation
– B-Lymphozyten 87
– Immunglobuline 87
– somatische 83
Hyperoxalurie 919
Hyperparakeratose
– Ekzem 831
– Leukoplakie 526
– Psoriasis vulgaris 834
Hyperparathyreoidismus 324
– nephrogene Enzephalopathie 245
– Paraneoplasie 166
– primärer 324
– sekundärer 326, 864
– tertiärer 326
– Verkalkung 41
Hyperpituitarismus 297
Hyperplasie 25
– Adaptation 24, 25
– atypische lobuläre 819
– diffuse
– – Belegzellen 563
– – foveoläre 563
– duktale 813, 814
– Duodenum 569
– Endometrium 769, 770
– epitheliale, Mamma 813
– fokale foveoläre 562
– fokale noduläre 658
– folliculäre 443
– – HIV-Infektion 939
– – Lymphadenitis 442
– Gingiva 530
– glanduläre 563
– Magenschleimhaut 561
– Milz 459
– Morbus Basedow 312
– Nebennierenrinde 332, 333
– – adrenogenitales Syndrom 337
– Nebenschilddrüsen 326
– – MEN 2 353
– noduläre regenerative 658
– papilläre mesotheliale 688
– Parakortikalzone 443
– primäre, Nebenschilddrüsen 324, 325
– Prostata 744
– pseudoepitheliomatöse 551
– Sinus 443
– Thymus 462
– verruköse 526
– wasserhelle, Nebenschilddrüsen 325
– zystische lymphoide 537
– zytomegale, Nebennierenrinde 331

Hyperprolaktinämie 299
Hypersplenismus 457
Hyperthekose 755
Hyperthermie 989
Hyperthyreose 310
– autoimmune 311
– Hypertonie 191
– Osteoporose 863
– Ursachen 311
Hypertonie 190
– arterielle 190
– Arteriolosklerose 404
– Atherosklerose 399
– Einteilung 190
– endokrine 191
– essentielle 190
– kardiovaskuläre 191
– Komplikationen 191
– neurogene 191
– portale 653
– – Choledochuszyste 668
– – idiopathische 654
– – intrahepatische 654
– – Klassifikation 654
– – Leberzirrhose 651
– – Magen 556
– – Mesenterialvenenstauung 577
– – posthepatische 654
– – prähepatische 653
– – pulmonale 191, 492, 493
– – Cor pulmonale 496
– – Folgen 192
– – Klassifikation 492
– – primäre 191
– – sekundäre 192
– – Talkumpneumokoniose 506
– – Ventrikelseptumdefekt 362
– renale 190
– sekundäre 190
– ZNS-Erkrankungen 209
Hypertrophie 25
– Adaptation 24, 25
– exzentrische 172, 173
– Golgi-Apparat 39
– Herz 26, 172
– Kardiomyopathie 385
– konzentrische 172, 173
– Riesenzelle 25
Hyperurikämie
– Arthritis urica 887
– primäre 887
– sekundäre 887
Hyphen 958
– Mukormykose 962
Hypnozoiten 965
Hypochlorid 52
Hypogammaglobulinämie, gewöhnliche variable Immundefizienz 109
Hypoganglionose 598
Hypoglykämie
– hyperinsulinämische 345
– Paraneoplasie 166
Hypogonadismus 734
– hypergonadotroper 734
– – Ullrich-Turner-Syndrom 753

– posttestikulärer 735
– prätestikulärer 734
– testikulärer 734
Hypokaliämie, Hyperaldosteronismus 337
Hyponatriämie
– adrenogenitales Syndrom 338
– Paraneoplasie 166
– zentrale pontine Myelinolyse 241
Hypoparathyreoidismus 327
Hypopharynx 469
Hypophosphatasie 802, 803
Hypophyse
– Hyperkortisolismus 332
– Hypogonadismus 734
– MEN 1 351
– Portalsystem 296
– Post-partum-Nekrose 300
– Regelkreis 297
– Überfunktion 297
– Unterfunktion 298
Hypophysenadenom 297
– Histologie 300
– MRT 298
Hypophysenapoplexie 298
Hypophysenatrophie 300
Hypophysenhinterlappen 296
– Erkrankungen 301
Hypophysennekrose 300
– Histologie 300
Hypophysentumor, hormonproduzierender 297
Hypophysenvorderlappen 295
– Erkrankungen 297
– Überfunktion 297
– Unterfunktion 300
Hypopituitarismus, partieller 300
Hypoplasie
– Balken 217
– linksventrikuläre 365
– Milz 457
– Nebenhoden 742
– Nebennierenrinde 331
– Niere 694, 696
– Thymus 462
Hypopyon 281
Hypospadie 748
– pseudovaginale, perineoskrotale 730
Hypospermatogenese 734
Hyposphagma 288
Hyposplenismus 457
Hypothalamus
– Hyperkortisolismus 332
– Regelkreis 297
Hypothermie 989
Hypothyreose 309
– Ursachen 310
Hypovolämie, Schock 193
Hypoxanthin-Guanin-Phosphoribosyltransferase-Defekt 887
Hypoxanthin-Guanin-Phosphoribosyltransferase-Gen 887
Hypoxie
– Infarkt 188
– Schock 194

– Zellschädigung 28
– zerebrale 208
– – Neugeborene 214

I
IBM (inclusion body myositis) 275
ICAM (intercellular adhesion molecule) 51
– Endothel-Leukozyten-Interaktionen 49
Icterus
– e graviditate 665
– in graviditate 665
– neonatorum gravis 214, 215
– neonatorum 662
IgA-Defizienz, isolierte 109
IgA-Nephritis 701, 703
– primäre 701
– sekundäre 701
IgG-Antikörper, hämolytische Anämie 423
IgM, Hyper-IgM-Syndrom 110
IgM-Antikörper
– hämolytische Anämie 423
– humorale Immunität 89
IKBKAP (IkappaB kinase associated protein) 268
Ikterus 628
– Bilirubinenzephalopathie 215
– Klassifikation 628
– Leberversagen 651
– Neugeborene 662
– Pankreaskarzinom 681
Ileitis
– Backwash-Ileitis 603
– retrograde 603
Ileum 571
– Hormonbildung 344
– Morbus Crohn 604
– neuroendokrine Neoplasie 347, 348
Ileus 574
– mechanischer 574
– paralytischer 575
– – Mesenterialarterienverschluss 575
– Peritonitis 686
ILO-Klassifikation 994
Immobile-Zilien-Syndrom 484, 735
– Mikrotubuliveränderungen 39
Immobilisierungsosteoporose 863
Immunantwort
– humorale 89
– – Virusinfektion 936
– spezifische 85
– Virenbefall 29
– zelluläre, Virusinfektion 936
Immundefekt
– erworbener 111
– schwerer kombinierter 111
– – Thymusdysplasie 462
Immundefekterkrankung 107, 938
– Lymphadenopathie 939
– Stadieneinteilung 939
Immundefizienz
– B-Zell-vermittelte 109
– gewöhnliche variable 109
– T-Zell-vermittelte 110
Immundefizienzvirus, humanes 938, 939

Immunelektronenmikroskopie 11
Immunfluoreszenzmarkierung, Durchflusszytometrie 12
Immunglobuline
– Eigenschaften 81, 82
– Hyper-IgM-Syndrom 110
– monoklonale 435
– oligoklonale 236
Immunglobulin-Superfamilie, Endothel-Leukozyten-Interaktionen 49
Immunhistochemie 12
– Amyloid 928
– CMV-Antigen 940
– duktale Hyperplasie 814
– Durchflusszytometrie 12
– erbB2-Überexpression 144
– Gastrin 353
– Kalzitonin 354
– Mamma-Papillom 816
– Protein S-100 355
– Synaptophysin 352
– Tumordiagnostik 168
– Weichgewebstumoren 900
Immunhistologie
– Asservierung 8
– Insulin 10
– Methoden 7
Immunhyperthyreose 311
Immunität
– humorale 77, 89
– zelluläre 77, 90
Immunkomplexe
– diffuse membranoproliferative Glomerulonephritis 703
– diffuse membranöse Glomerulonephritis 702
Immunkomplexerkrankung
– Farmerlunge 98
– Glomerulonephritis 98
– Lupus erythematodes 98
– Serumkrankheit 98
– Vaskulitis 98
– Virusinfektion 936
Immunkomplex-Glomerulonephritis 698
– diffuse membranöse Glomerulonephritis 701
– Typ-III-Überempfindlichkeitsreaktion 97
Immunkomplexreaktion 94
Immunkomplexvaskulitis 407
Immunorgan 79
Immunozytom 451
Immunozytom, lymphoplasmozytisches 450
Immunreaktion
– allergische 94
– anaphylaktische 92
– antikörpervermittelte 92, 93, 95
– IgE-vermittelte 92, 93
– immunkomplexbedingte 92, 94
– pathologische 75
– zellulär bedingte 92
– zelluläre, Virusinfektion 936
– zellvermittelte 95
– zytotoxische T-Zell-vermittelte 95

Immunsystem
– angeborenes 76
– – Leukozytenzirkulation 79
– – Zellen 79
– Apoptose 91
– Aufbau 76
– Erregerabwehr 934
– erworbenes 76, 77
– – Defekte 107, 108
– – Zellen 80
– Fehlleistungen 91
– Primärantwort 89
– Sekundärantwort 90
– Toleranz 91
– Zellen 79
Immuntoleranz, Verlust 99
Impetigo
– bullöse 839
– contagiosa 838
– Staphylokokken 839
Impfmetastase 139
Implantation
– Fehler 788
– Fremdmaterial 971
Imprinting 115, 116
Incontinentia pigmenti, X-chromosomale Vererbung 120
Indian Hedgehog 854
Induktion, Stammzelle 23
Induktionstheorie 766
Induration, braune 177
Infarkt 188
– anämischer 188
– Gehirn 206
– hämorrhagischer 189
– – Darm 189
– – Dünndarm 575, 576
– – Gehirn 206
– – ischämische Kolitis 599
– – Lunge 189
– Milz 188, 458
– Plazenta 791
– Speicheldrüse 539
– Zahn'scher 652
Infarzierung
– hämorrhagische 189
– – Dickdarm 600
– – Dünndarm 189
– – Lunge 962
– – Niere 714
– – Ovar 753
– venöse 208
Infektion
– AIDS-definierende 940
– bakterielle
– – Darm 582
– – Haut 838
– – intrauterine 794
– – Leber 639
– – Nervensystem 225
– Bursa 894
– Fremdmaterialimplantation 972
– intrauterine 793, 794
– mykobakterielle 839
– Nervensystem 225

– opportunistische 934
– – Dickdarm 602
– parasitäre
– – Leber 640
– – ZNS 229
– perinatale 793
– posttraumatische, Schädel-Hirn-Trauma 225
– Rauschmittel 1001
– stumme 934
– Transplantation 979
– virale 840
– – intrauterine 796
– – Leber 631
– – ZNS 230
Infertilität
– Adnexitis 764
– Endometriose 767
– männliche 734
Infertilitätsdiagnostik 735
Infiltrat, lichenoides 830
Inflammasom 52
Influenzaviren 937
– Pneumonie 499
Inguinalhernie 689, 690
Inkarzeration, Hernie 690
Inklusionszyste 755
INK-Protein 146
Innenohr 291
Inokulations-Hauttuberkulose 839
Inokulations-Herpes-simplex 841
Insertion 114
In-situ-Hybridisierung 14, 15
– Epstein-Barr-Virus 980
– ERBB2-Amplifikation 145
– HPV-Infektion 778
– JC-Virus 233
– Nierenzellkarzinom 719
In-situ-Karzinom
– Haut 843
– Lunge 509
In-situ-Melanom 847
Insomnie, familiäre tödliche 234
Insuffizienz
– Aortenklappen 377
– Mitralklappe 375
– pluriglanduläre endokrine 354
– polyendokrine 925
– respiratorische 477
– zerebrovaskuläre 206
Insulin 344
– disseminiertes neuroendokrines System 343
– Fettlebererkrankung 645
– Immunhistologie 10
– immunhistologischer Nachweis 10
Insulin-like-Faktor 3 731
Insulinom 349
– Hypoglykämie 345
– Tumorklassifikation 127
Insulinresistenz
– Diabetes mellitus 923
– Typ-2-Diabetes 926
Insulitis, Typ-1-Diabetes 925
Integrine, Endothel-Leukozyten-Interaktionen 49

Interferon
– Atherosklerose 399
– Tumorangiogenese 137
– Virusinfektion 936
Interfollikulärzone 440
Intermediärfilamente
– Marker 13
– pathologische Veränderungen 40
Interphase 21
Intersexualität 730, 753
Intimadefekt, Aortendissektion 406
Intimafibrose
– Nierentransplantatabstoßung 981
– Transplantatabstoßung 978
Intimaverdickung 397
Intravasation, Metastasierung 157
Intrinsic-Faktor, Vitamin-B_{12}-Mangel 419
Intron-Mutation, frontotemporale Demenz 248
Intussuszeption 573
Invagination 573, 574
– Typen 573
Invasion
– Auflösung von Zell-Zell-Kontakten 155, 157
– Bakterien 945
– Degradation 156
– maligner Tumor 125
– mikroinvasives Karzinom 131
– molekulare Mechanismen 155
– Tumoren 137
Involucrum 857
Involutionsosteoporose
– präsenile 861
– senile 863
Inzidentalom 333
Inzidenz 18
– Definition 18
– maligne Tumoren 139
IPEX (immune dysfunction polyendocrinopathy, X-linked) 99
IPF (idiopathic pulmonary fibrosis) 500, 502
IPMN (intraduktale papillär-muzinöse Neoplasie) 681, 682
IPSS (Internationales Prognose-Score-System) 427
IRDS (infantiles respiratorisches Atemnotsyndrom) 499, 500
Iris 285
– Gefäßerkrankungen 285
– Rubeosis 285, 286
Irisnävus 286
Iritis 285
– granulomatöse 285
– nichtgranulomatöse 285
Ischämie 188
– absolute 188
– Entzündung 45
– funktionelle, Mesenterialarterien 576
– Infarkt 188
– Kolon 599
– myokardiale, Angina pectoris 379
– nichtokklusive mesenteriale 576
– relative 188
– Transplantation 979

– Zellschädigung 28
– zerebrale
– – fokale 205
– – globale 207
– – Neugeborene 214
ISHLT (International Society for Heart and Lung Transplantation) 984
Isochromosom i 736
Isocitratdehydrogenase 875
Isodisomie 116
Isoniazid, Myokarditis 388
Isospora, Enteritis 586
ITAC (intestinal type adenocarcinoma) 469
ITKZN (intratubuläre Keimzellneoplasie) 736
Ito-Zelle 625
– Leberfibrose 650
ITP (idiopathische thrombozytopenische Purpura) 426
– Milz 460

J
JAG1-Gen 630
JAK2-Tyrosinkinase 428
JAK2-V617F-Mutation 430
Jak-3-Kinase, SCID 111
JC-Virus 942
– ZNS-Infektion 231
Jejunum 571
– Hormonbildung 344
– neuroendokrine Neoplasie 347
Jodmangel, folliküläres Karzinom 314
Jodmangelstruma 305
Junktionszone 828

K
Kachexie 930, 1000
– Tumoren 167
Kala-Azar 966
– Leber 640
Kalk, Spezialfärbung 9
Kalkfärbung 9
Kallikrein-Kinin-System, Entzündung 59
Kallus
– bindegewebiger 867
– überschießender 867
Kälteagglutininkrankheit 423
Kälteantikörper, hämolytische Anämie 423
Kälteschaden 989
Kalzitonin 305
– Immunhistochemie 354
– Knochen 855
– medulläres Karzinom 317
– Tumormarker 167
Kalzium
– Knochenstoffwechsel 855
– Parathormon 323
Kalzium-Bilirubinat-Stein 669
Kalziumhydroxylapatit 889
Kalziumoxalat-Kalziumphosphat-Stein 723
Kalziumoxalatstein 723
Kalzium-Phosphat-Stoffwechsel, Parathormon 323

Kalziumpyrophosphatdihydrat-Arthropathie 888
Kammerwasserabfluss 282
Kanzerogene 159
– chemische 159
– Haut 843
– mikrobielle 161
– neuroendokrines Lungenkarzinom 346
– Nierenbeckenkarzinom 720
– Strahlen 163
– Tabakrauch 1000
– Tumorentstehung 999
Kanzerogenese
– chemische 161
– Ernährung 161
– Haut 843
– kolorektale 141
Kapillare 396
– Flüssigkeitsstrom 177, 178
– Wandaufbau 397
Kapillaritis 407
Kaposi-Sarkom 911, 980
– mikrobielle Kanzerogene 162
– Mundschleimhaut 528
Kapsel, Bakterien 944
Kapsid 934
Karbunkel 839
Kardinalsymptome, Entzündung 44
Kardiomyopathie 384
– alkoholische 387
– arrhythmogene rechtsventrikuläre 386
– dilatative 386
– endokrine 387
– erworbene 388
– hypertensive 387
– hypertrophe 385
– – nichtobstruktive 385
– – obstruktive 385
– inflammatorische 390
– ischämische 387
– Klassifikation 384
– medikamentös-toxische 387
– nichtklassifizierbare 387
– peripartale 388
– Phäochromozytom 341
– plötzlicher Herztod 391
– primäre 385
– restriktive 386
– – Endocarditis parietalis fibroplastica Löffler 372
– sekundäre 387
– septische 374, 389
– valvuläre 387
Karies 530
Karpaltunnelsyndrom 894
Kartagener-Syndrom 484
– Hypogonadismus 735
– Mikrotubuliveränderungen 39
Karunkel, Urethra 724
Karyolyse 38
– Nekrose 34
Karyorrhexis 38
– Nekrose 34
Karyotyp 45, X 121
Karyotyp 47, XXY 121

Karyotyp 47, XYY 121
Karzinogene, Urothelkarzinom 725
Karzinogenese
– mikro-RNAs 155
– orale 528
– telomerabhängige 152
Karzinoid
– Definition 345
– Lunge 510
Karzinoidsyndrom
– neuroendokrine Neoplasie 347
– Endokarditis 371
– Paraneoplasie 166
Karzinom
– adenoid-zystisches 543
– adenoneuroendokrines 345
– Analkanal 621
– anaplastisches 130, 318
– Cervix uteri 780
– Dünndarm 587
– Duodenum 569
– embryonales 738, 739, 763
– – Tumorklassifikation 134
– Endometrium 770, 771
– follikuläres 314, 315
– – Feinnadelpunktat 321
– Gallenblase 671, 672
– gering differenziertes 318
– hepatozelluläres 659, 660
– – fibrolamelläres 660, 661
– – Typen 660
– intraduktales 821
– kolorektales 612
– – DNA-Mismatch-Repair 153
– – muzinöses 612, 614
– – ohne Polypose 614
– – siegelringzelliges 613
– lymphoepitheliales 469
– Mamma 818
– medulläres 317
– – familiäres 317
– – Feinnadelpunktat 321
– mikroinvasives 131
– mukoepidermoides 541, 542
– muzinöses 129
– nasopharyngeales, Häufigkeit bei Kindern 806
– Nebennierenrinde 334, 335
– Nebenschilddrüsen 325
– neuroendokrines 345
– – Haut 846
– – Lunge 507
– – Thymus 465
– nichtinvasives duktales 821
– papilläres 315, 316
– – Feinnadelpunktat 321
– Peritoneum 687
– präinvasives 131
– Prostata 746
– sinunasales undifferenziertes 469
– subglottisches 473
– supraglottisches 473
– szirrhöses 130
– trichoblastäres 845
– verruköses 621
– Vulva 785

Karzinosarkom 130
– Endometrium 772
Kasabach-Merritt-Syndrom 910
Kasai-Operation 664
Katarakt 282, 283
Katarrh, seröse Entzündung 60
Katecholamine
– Biosynthese 340
– Paraganglien 340
Katzenauge, amaurotisches 808
Katzenkratzkrankheit 445
Kaverne, Lungentuberkulose 503
Kawasaki-Erkrankung 407, 409
Kayser-Fleischer-Kornealring 656
Kehlkopfkrebs 472
Kehlkopfpapillom 472
Kehlkopftuberkulose 472
Keilwirbel 862
Keimbahnmutation, Tumorepidemiologie 140
Keimstrang-Stroma-Tumor, Granulosazelltumor 761
Keimzelle
– Mutationen 114
– Chromosomenaberrationen 120
– Hypogonadismus 734
– Orchitis 732
Keimzellen-Stroma-Mischtumor 741
Keimzellmosaik 115
Keimzellneoplasie, intratubuläre 736, 737
Keimzelltumor 736
– Häufigkeit bei Kindern 806
– Hoden 736
– intrakranialer 257
– nicht seminomatöse 738
– nicht seminomatöser 739
– Ovar 762
– Seminome 737
– Thymus 465
– Tumorklassifikation 128, 134
Keimzentrum
– HIV-Infektion 939, 940
– Lymphknoten 87
– – Morbus Castleman 444
– – progressiv transformiertes 444
Keloid 904
– Wundheilungsstörung 73
– Ohr 292
Kent-Bündel 368
Keratin, Veränderungen der Intermediärfilamente 40
Keratitis 280
– bakterielle 280
– dendritica 281
– mykotische 281
– ulzerierende 281
– virale 281
Keratoconjunctivitis epidemica 280
Keratokonus 281
Keratose
– aktinische 843, 844
– – Nase 467
– Ösophagus 551
Keratozyste 531, 532
Kerckring-Falten 571
Kerion Celsi 842

Kernatypie
- Grading 169
- seröses Adenokarzinom 759
Kernchromatin 38
Kerneinschlüsse 38
Kernhyperchromasie, maligner Tumor 126
Kernikterus 214, 215, 628
Kern-Plasma-Relation 38
- Basalzellkarzinom 845
- maligner Tumor 126
Kernpolymorphie
- Keimzellneoplasie 737
- maligner Tumor 126
Kernpyknose 38
- Nekrose 34
Kernschwellung, degenerative 38
Kerzenwachsphänomen 834
KHK (koronare Herzkrankheit) 377
- Angina pectoris 378
- Komplikationen 379
- Koronararterienbefunde 380
- plötzlicher Herztod 391
Ki-67-Antigen 135
Kieferzyste 531, 532
Kikuchi-Lymphadenitis 443, 446
Kimmelstiel-Wilson-Glomerulosklerose 708
Kinine
- Kallikrein-Kinin-System 59
- Vasodilatation 45
Kininogen, hochmolekulares, Entzündung 59
Kittniere 956
Klappeninsuffizienz, Endocarditis ulceropolyposa 373
Klappenringsklerose 975
Klappenvegetationen 372
Klarzellchondrosarkom 869, 875
Klarzellsarkom 895
Klassifikation, Tumoren 127
Klatskin-Tumor 672
Klebsiella pneumoniae 950
- Pneumonie 497, 498
Klebsiellen
- Myokarditis 389
- Pneumonie 498
Kleinhirn
- Arnold-Chiari-Malformation 218
- Dandy-Walker-Malformation 218
- Hämangioblastom 262, 263
- hypertensive Massenblutung 210
- Medulloblastom 257, 258
- olivopontozerebellare Atrophie 251
- paraneoplastische Degeneration 238
- pilozytisches Astrozytom 253
Kleinhirnatrophie
- Alkoholabusus 240
- Quecksilber 239
Kleinhirndruckkonus 204, 205
Klinefelter-Syndrom 121
- Hoden 735
Knalltrauma 988
Knochen 851
- Bildung 854
- chemische Zusammensetzung 853

- Frakturen 865
- Funktion 851
- kortikaler, Umbau 856
- Osteomyelitis 857
- Sarkoidose 107
- Spezialfärbung 9
- spongiöser, Umbau 856
- Zellen 852
Knochendichte, Osteoporose 862
Knochenerkrankung, entzündliche 857
- Osteitis deformans 859
- Osteomyelitis 857
Knochenfibrom, nichtossifizierendes 869, 877, 878
Knochenkallus 867
Knochenläsion, tumorähnliche 867
Knochenmark
- ALL 436
- aplastisches 421
- B-CLL 436
- chronisch myeloische Leukämie 429, 430
- Erythrozytopoese 417
- essenzielle Thrombozythämie 431
- Fibrose 427
- Folsäuremangel 419
- Granulozytopoese 417
- Hämatopoese 416
- hämolytische Anämie 423
- HIV-Infektion 939
- malignes Lymphom 434
- Mastozytose 433
- Monozytopoese 417
- myelodysplastisches Syndrom 427
- Nekrose 426
- Neoplasien 133
- Plasmazellmyelom 435
- Polycythaemia vera 430
- Polyglobulie 424
- primäre Myelofibrose 431
- Thrombozytopoese 417
Knochenmarkfibrose, primäre Myelofibrose 431
Knochenmarktransplantation 985
- Graft-versus-Host-Reaktion 986
Knochennekrose
- aseptische 865
- - Erwachsene 865
- - juvenile 865
- Femurkopf 866
- Frakturheilung 867
- Steroide 865
Knochensarkoidose 859
Knochentuberkulose 858
Knochentumor 867
- Häufigkeit bei Kindern 806
- primärer 867, 868
Knochenumbau 855, 856
Knochenzyste, aneurysmatische 869
Knorpeltumor, Enchondrom 873
Knötchenflechte 832
Knoten
- heißer 313
- solitärer 319
Knotenstruma 306
- toxische 313

Koagulationsnekrose 34
- chemische Schäden 997
- Gehirn, ionisierende Strahlen 243
- Infarkt 188
- Leukenzephalopathie bei Methotrexat 242
- Milzinfarkt 459
- Myokardinfarkt 380
- Niereninfarkt 714
Koagulopathie, intrakraniale Blutung 212
Koarktation, Aorta 365
Kobalamin 930
Kohlenhydrate, Zelleinschlüsse 37
Kohlenmonoxid, Umweltgifte 998
Kohlenmonoxidvergiftung, zerebrale Hypoxie 208
Kohlenstaub (Zelleinschlüsse) 37
Kohlenwasserstoffe
- aromatische
- - enzymatische Umwandlung 161
- - Kanzerogene 160, 161
- chemische Schäden 997
- polyzyklische
- - Lungentumoren 506
- - Tabakrauchen 1000
Kohn-Poren 477
- Lungenemphysem 480
Koilozyten 777
Koilozytose, Cervix uteri 778
Kokarde, Erythema exsudativum multiforme 833
Kokken, gramnegative 949
Kokzidioidomykose 964
Kolitis 600
- allergieassoziierte 607
- Amöbiasis 601
- antibiotikainduzierte 608
- Colitis ulcerosa 602
- infektiöse 600
- ischämische 599, 600
- kollagene 607
- lymphozytäre 607
- medikamentenassoziierte 607
- mikroskopische 607
- neutropenische 608
- NSAR-assoziierte 608
- pseudomembranöse 608
- strahleninduzierte 608
Kollagen(stoffwechsel)
- Dermis 828
- Osteogenesis imperfecta 117
- Sehnen 893
- Vitamin C 932
- Wundheilung 71
Kollagen-Gastritis 559
Kollagenose 832
- Autoimmunerkrankung 101
Kolliquationskatarakt 283
Kolliquationsnekrose 34
- chemische Schäden 997
- Hirninfarkt 206
- Infarkt 188
Kolobom 285
Kolon 595
- Polyposis coli 140
- Anatomie 596

– Colitis ulcerosa 602
– HNPCC 614
– Hormonbildung 344
– Melanosis coli 608
– Morbus Crohn 604
– neuroendokrine Neoplasie 347
Kolonisation 943
– COPD 488
Kolonkarzinom 612, 613
– Adenokarzinom 614
– autokrines Wachstum 143
– hämatogene Metastasierung 138
– muzinöses 614
– Punktmutationen 147
– RAS-Mutation 145
– Telomeraseaktivität 152
– Tumormarker 167
Kolopathie, ischämische 599, 600
Kolpitis 782
Kolposkopie, CIN 779
Kommensalen 934
Kommunikation, interzelluläre 295
Kompensation, Zellen 24
Komplementaktivierung
– Immunkomplex-Glomerulonephritis 698
– Poststreptokokken-Glomerulonephritis 700
– Typ-III-Überempfindlichkeitsreaktion 94, 97
– Virusinfektion 936
Komplementfaktoren
– Fragmente 54
– Permeabilitätssteigerung 45
– vasoaktive Amine 55
– Wirkung 58
Komplementsystem
– Aktivierung 57
– alternativer Weg 57, 58
– angeborenes Immunsystem 77
– Entzündung 56
– klassischer Weg 57, 58
– lektinvermittelter Weg 57, 58
– Mediatoren 59
– Schock 195
Kompressionsatelektase 479
Kompressionsileus 574
Kondensationskern, Gallensteine 669
Kondition, präkanzeröse 127, 141
Konditionierung, Stammzelltransplantation 985
Kondylom
– Cervix uteri 776, 777, 778
– verruköses Karzinom 621
– zervikale intraepitheliale Neoplasie 780
Kongorot-Färbung 10
Konidien 958
Konjugation, Bakterien 945
Konjunktiva 279
– Degenerationen 279
Konjunktivitis 279
– diffuse unspezifische 280
– follikuläre 280
– granulomatöse 280
– membranöse 280
– papilläre 280
– Reiter-Syndrom 887

Kontaktdermatitis
– allergische 829
– Entstehung 829
– toxische 829
Kontaktekzem 831
– allergisches 831
– irritatives 831
– toxisches 831
Kontaktheilung, Knochen 866
Kontraktur, Wundheilung 73
Kontrazeptiva
– Endometriumveränderungen 768
– Soorvulvitis 784
Kontusion
– kortikale 223
– mechanische Einwirkung 988
Kopfsteinpflasterrelief, Morbus Crohn 605
Koplik-Flecken 524, 937
Korezeptor, Lymphozyten 85
Kornea 280
– Degeneration 281
– Dystrophie 281
– Kayser-Fleischer-Kornealring 656
Koronararterien 358
– Anatomie 378
– koronare Herzkrankheit 378
– Thrombose 380
Koronarinsuffizienz
– absolute, Myokardinfarkt 380
– relative 378
– – Angina pectoris 379
Koronarreserve 379
Koronarthrombose, Myokardinfarkt 380
Koronartod, akuter 391
Körperchen, eosinophile 253
Korpusgastritis, autoimmune 558
Kortikalis 851
– Ewing-Sarkom 875
– Osteitis deformans 861
Kortisol
– adrenogenitales Syndrom 337
– Hyperkortisolismus 332
– Wirkungen 330
Kostmann-Syndrom 425
KOT (keratozystischer odontogener Tumor) 531
Koteinklemmung, Hernie 691
Kotyledoinfarkt 791
Koxarthrose 890
Krallenhand, Lepra 957
Kraniopharyngeom 260
Kraniotabes 932
Krankheit
– Ätiologie 4
– Definition 4
– Diagnostik 5
– Einflussfaktoren 18
– erworbene 4
– genetisch bedingte 4
– kongenitale 4
– Pathogenese 4
Krankheitsrisiko 18
Kreatinin, nephrogene Enzephalopathie 245
Krebsentstehung 141
– 2-Treffer-Hypothese 149

Krebsgene 142
Krebsnabel 662
Krebsstammzelle 136
Kreislaufzentralisation 193
Kretinismus 309
Krise
– hyperkalzämische 326
– hämolytische 421
– thyreotoxische 313
Kropf 305
Krukenberg-Tumor 764
Krusten
– Ekzem 832
– Pyodermien 839
Kryoglobulinämie, essenzielle, Typ-III-Überempfindlichkeitsreaktion 407
Krypten, implodierende 986
Kryptenabszess
– Colitis ulcerosa 603, 604
– Gastroenteritis 583
– Kolitis 600
Kryptenhyperplasie, Zöliakie 580
Kryptitis
– Dünndarmtransplantatabstoßung 985
– Gastroenteritis 583
Kryptokokkose 960
– Häufigkeit 959
Kryptorchismus 731
– Hodentumor 736
– Hypogonadismus 734
Kryptosporidiose, AIDS-assoziierte 940
Kuchenniere 694
Kugelzellenanämie 422
Kunstlinse 283
Kunststoff-Bypass-Prothese 972
Kupffer-Zelle 624
– Bilirubinstoffwechsel 626
– Hepatitis 636
– Leishmaniose 640
– Morbus Gaucher 917
Kuru-Plaques 235
Küttner-Tumor 538
Kwashiorkor 929
– Fettlebererkrankung 646
Kyphoskoliose, Rachitis 864

L

Labyrinth 291
LAD (Leukocyte Adhesion Deficiency) 52
Laennec-Zirrhose 650
Laktasemangel 578
Laktatdehydrogenase, Enzymhistochemie 12
Laktobazillen 782
Lamblia intestinalis 586, 587
Lamin
– Gliedergürteldystrophie 274
– Veränderungen der Intermediärfilamente 40
Laminin-2 705
Laminopathie 274
LAMN (low grade appendiceal mucinous neoplasm) 593
Landouzy-Sepsis 956
Langerhans-Insel 343

Langerhans-Zelle 809, 828
– HIV-Infektion 938
– Kontaktekzem 831
– Langerhans-Zell-Histiozytose 809
Langerhans-Zell-Histiozytose 489, 490, 809
Langhans-Riesenzelle 955
– Lungensarkoidose 504
– Lungentuberkulose 503
– Sarkoidose 106
Lärmschaden 988
Lärmschwerhörigkeit 988
Laryngitis 471
Laryngozele 471
Larynkarzinom 472
Larynx 471
– Entzündungen 471
– Fremdkörper 471
– Ödem 471
– Papillom 472
– Tumoren 472
Läsion
– präkanzeröse 127
– tumorähnliche 877
– – ableitende Harnwege 724
– – Cervix uteri 776
– – Dickdarm 615
– – Endometrium 770
– – Gelenke 896
– – Leber 658
– – Ovar 755
– – Peritoneum 688
– – Vulva 784
Latenzzeit, Einflussfaktoren 19
Lateralsklerose, amyotrophe 251
– Golgi-Apparat 39
– Proteinfaltungserkrankungen 41
– Veränderungen der Intermediärfilamente 40
Laurén-Klassifikation 564, 566
Läuserückfallfieber 954
Lavage, bronchoalveoläre 512
Laxanzien, Melanosis coli 609
Lazeration 224, 988
LCIS (lobuläres Carcinoma in situ) 819, 821
– Entwicklungswege 820
– Verteilungsmuster 822
LDL (low density lipoproteins), Atherosklerose 399, 400
Leber
– Anatomie 624
– Azinusstruktur 624
– Fehlbildungen 625
– Funktion 625
– hepatozelluläres Karzinom 659
– Metastasen 662
– Netzdegeneration 631
– Schock 197, 652
– Transplantation 981
– tumorähnliche Läsionen 658
– Tumoren 657
– Zyste
– – polyzystische Nierenerkrankung 625
– – solitäre 626

Leberabszess 639, 640
– cholangitischer 647
Leber 624
Leberegel
– Kanzerogenese 162
– Leberinfektion 641
Lebererkrankung
– entzündliche 631
– Folgezustände 649
– hepatorenales Syndrom 651
– Kindesalter 662
– Schwangerschaft 665
Leberfibrose 649
– Fettlebererkrankung 645
– kongenitale 625
Lebergewebe, ektopes 625
Leberinsuffizienz 651
– parenchymatöse 651
– zirkulatorische 651
Leberkarzinom
– Kanzerogene 160
– mikrobielle Kanzerogene 162
Leberläppchen 624
Leberlappen, akzessorischer 625
Leberphosphorylasekinase-Defekt 918
Leberschaden
– alkoholischer 644
– Hämochromatose 655
– toxischer
– – Formen 644
– – toxischer 641
Lebersinusoid 624
Leberstauung 653
Lebertoxin 642
– Alkohol 644
– fakultatives 642
– obligates 642
Lebertumor
– embryonaler 807
– Häufigkeit bei Kindern 806
Leberversagen 651
Leberzelle
– Fettlebererkrankung 646
– Fettleberhepatitis 644, 645
– HBcAg 633
– HBsAg 633
– hepatozelluläres Adenom 658
Leberzellkarzinom
– Aflatoxin 159
– Paraneoplasie 166
– Tumormarker 167
Leberzellnekrose
– chronische Hepatitis 638
– toxischer Leberschaden 642
– Virushepatitis 637
Leberzellverfettung, toxischer Leberschaden 642
Leberzirrhose 650
– Alkoholabusus 645
– Child-Pugh-Klassifikation 651
– Cholangiokarzinom 660
– Cholestase 631
– Enzephalopathie 651
– Fettlebererkrankung 645
– hepatozelluläres Karzinom 659
– Hyperaldosteronismus 337

– indische frühkindliche 664
– Kindesalter 664
– kryptogene
– – α_1-Antitrypsin-Mangel 657
– makronoduläre 650
– mikronoduläre 650
– primär biliäre 647, 648
– Prostatakarzinom 746
– sekundär-biliäre 631, 647
– Thrombose 182
Lederhaut 282
Legionellenpneumonie 498
Leichengerinnsel 184
Leichtkettenamyloidose 710
Leiomyom 773, 907
– intravenöses 773
– Ösophagus 554
– piläres 907
– symplastisches 773
– Tumordignität 125
– Tumorklassifikation 127
Leiomyosarkom 773, 901, 907, 908
– EBV-assoziiertes 900
– Tumordignität 125
– Tumorklassifikation 127
Leishmania
– brasiliensis 966
– donovani 966
– infantum 966
– major 966
– mexicana 966
– peruviana 966
– tropica 966
Leishmanien, intrazytoplasmatische 966
Leishmaniose 966
– kutane 966
– mukokutane 966
– viszerale 966
– – Leber 640
Leistenbruch 689, 690
– direkter 689
– indirekter 689
Leistenhernie 689, 690
– direkte 689
– indirekte 689
Lektin, Mannose-bindendes 58
Lentigo maligna 847
Lentigo-maligna-Melanom 847
Lentivirus 938
Lepra 957
– Borderline-Form 957
– Krallenhand 957
– lepromatöse 957
– – Orchitis 732
– tuberkuloide 957
Leprom 957
Leptomeningitis
– eitrige 227
– purulenta 226
Leptospira
– canicola 953
– grippotyphosa 953
– icterohaemorrhagica 953
– – Morbus Weil 640
Leptospirose 640, 953
– interstitielle Nephritis 713

Lesch-Nyhan-Syndrom 887
Letalität, Definition 18
Leucine-rich-repeat-kinase-2-Gen 250
Leukämie
– akute lymphoblastische 436
– akute myeloische 433
– – Chromosomenbefunde 433
– – Subtypisierung 433
– – WHO-Klassifikation 433
– chronisch lymphozytische 436, 450, 451
– – Zytopathologie 450
– chronisch myeloische 429
– – Akzeleration 429, 430
– – atypische 429
– – Bauchsitus 430
– – BCR-ABL-Fusionsgen 429
– – chronische Phase 430
– – Klassifikation 429
– – Philadelphia-Chromosom 147
– – Punktmutationen 147
– – Splenomegalie 461
– – Translokation 148
– chronisch myelomonozytäre 429
– Haarzellenleukämie 437
– Häufigkeit bei Kindern 806
– ionisierende Strahlen 164
– juvenile myelomonozytäre 429
– Kanzerogene 160
– – mikrobielle 162
– Mundschleimhaut 525
– Tumorklassifikation 127
Leukenzephalitis, Definition 225
Leukenzephalopathie
– Arsen 239
– disseminierte nekrotisierende 242
– HIV-Infektion 940, 941
– progressive multifokale 232
Leukodystrophie, metachromatische 244
Leukomalazie, periventrikuläre 213
Leukoplakie 525, 526
– Larynx 472
– Portioektopie 774
– präkanzeröse 131
– Stimmband 472
– vulväre intraepitheliale Neoplasie 786
Leukotriene
– Arachidonsäurederivate 55
– Permeabilitätssteigerung 45
Leukozyten
– Endothel-Leukozyten-Interaktionen 50
– Entzündung 45, 56
– Marker 13
– Transmigration 49
– Zirkulation 79
Leukozytenadhäsionsdefekt 424
Leukozyten-Adhäsionsdefizienz 54
Leukozyteninteraktion, Entzündung 50
Leukozytenrollen, Entzündung 49
Leukozytenselektin 51
Leukozytoklasie 830
Leukozytose
– AML 433
– basophile 425
– chronische Neutrophilenleukämie 430
– Entzündung 65

– eosinophile 424
– neutrophile 424
Lewy-Körperchen 250
Leydig-Zelle 729
– Hypogonadismus 734
– Klinefelter-Syndrom 735
– Tubulusfibrose 734
Leydig-Zell-Tumor 741
LFA (leukozytenfunktionsassoziiertes Molekül) 51
LGMD (limb girdle muscular dystrophy) 273
Libman-Sacks-Endokarditis 371
– systemischer Lupus erythematodes 103
Lichen
– planopilaris 832
– ruber 832
– sclerosus, Vulva 784
Lichenifikation, Ekzem 831, 832
Lidspaltenfleck 280
L-Iduronatsulfat-Sulfatase-Defekt 915
Lieberkühn-Krypten 571
Li-Fraumeni-Syndrom 263
– Tumorepidemiologie 141
– Tumorsyndrome 261
Lingua
– geographica 523
– plicata 523
– villosa 523
Linksherzdilatation 173
Linksherzinsuffizienz
– akute 175
– chronische 176
– Hyperämie 176
– Lungeninfarkt 189
– Ödementstehung 177
– pulmonale Hypertonie 192
– Ursachen 174
Linksherzsyndrom, hypoplastisches 365
Linksverschiebung 65
– chronisch myeloische Leukämie 429
Linksversorgungstyp 382
Linse 282
Linsenluxation 282
Linsentrübung 282
Lipide
– Spezialfärbung 9
– Zelleinschlüsse 36
Lipidfleck 403
– Atherosklerose 399, 400
– Morphologie 400
Lipidmembran, Sauerstoffintermediärprodukte 28
LIP (lymphoid interstitial pneumonia) 501, 502
Lipoarabinomannan 954
Lipofuszin
– Granula 39
– Zelleinschlüsse 37
Lipoidnephrose 705
Lipoidose, Gallenblase 671
Lipom 132, 902
– pleomorphes 902
– Tumorklassifikation 127

Liposarkom 133, 902
– hochdifferenziertes 902, 903
– myxoides 903, 904
– pleomorphes 903
– rundzelliges 903
– Tumorklassifikation 127
Lippen-Kiefer-Gaumen-Spalte 522
Lippen-Kiefer-Spalte 522
Lippenspalte 522
Liquifikationsnekrose, Pankreatitis 677
Liquorfistel 225
Liquorpunktat, Morbus Whipple 586
Lissenzephalie 218
Listeria, monocytogenes 951
– Exotoxine 946
– intrauterine Infektion 795
Listerien 951
Listeriose 951
Littré-Hernie 690
Loa loa 969
Lobärpneumonie 496, 497
– Stadien 497
– Unterlappen 497
Lochkern 38
– Meningeom 259
Locus Kiesselbachii 467
Löffler-Endokarditis 371, 372
Löfgren-Syndrom 107, 504
Loiasis 969
Lokomotion, Tumorzelle 156
Long-QT-Syndrom 369
Long-segment-Aganglionose 597
loss of function 148
Lösungsmittel
– Kanzerogene 160
– Tubulopathie 709
Löwengesicht 849
LP-Zelle 447
L-Selektin, Endothel-Leukozyten-Interaktionen 49
Lues 953
– latens 953
– Morphologie 953
Luftembolie 187
– Druckschaden 990
Lunge 475
– Adaptationsstörungen 804
– Adenokarzinom 507
– Anatomie 476
– Anthrakose 37
– Belüftungsstörung 479
– Funktion 477
– Karzinoid 510
– Kreislaufstörungen 491
– Lappen 476
– MEN 1 353
– neuroendokrine Neoplasie 346
– Plattenepithelkarzinom 507, 509
– Sarkoidose 107, 503
– Segmente 476
– Sklerodermie 105
– systemischer Lupus erythematodes 103
– Transplantation 982
– Tumoren 506
– umweltbedingte Schäden 992

Lungenabszess 498
Lungenatelektase 479
– herdförmige 479
Lungenembolie 185, 186, 494, 495
– fulminante 186, 495
– rezidivierende 495
Lungenemphysem 479, 480
– bullöses 481, 482
– Einteilung 480
– Entwicklung 481
– Graduierung 482
– juveniles 481
– paraseptales 481
– zentroazinäres 481
– zentrolobuläres 480, 489
Lungenerkrankung
– chronische obstruktive 487
– entzündliche 496
– granulomatöse 502
– metallinduzierte 505
– raucherbedingte 487
– Zytologie 512
– Zytopathologie 512
Lungenfell 515
Lungenfibrose 500
– Asbestose 995
– idiopathische 500, 502
– interstitielle 501
– – Asbestose 995
– Silikose 993
Lungengangrän 498
Lungenhämosiderose, Linksherzinsuffizienz 177
Lungenhypoplasie, thanatophore Dysplasie 801
Lungeninfarkt, hämorrhagischer 189
– Lungenembolie 495
Lungenkarzinom 506
– Adenokarzinom 507
– autokrines Wachstum 143
– großzelliges 509
– ionisierende Strahlen 164
– Kanzerogene 160
– Klassifikation 507
– kleinzelliges 507, 509
– – Amplifikation 146
– – Zytologie 512, 513
– Komplikationen 507, 511
– Metastasen 511
– Molekularpathologie 510
– myc-Überexpression 145
– Operabilität 511
– Organotropismus 157
– Pancoast-Syndrom 510
– Paraneoplasie 166
– Plattenepithelkarzinom 507
– Punktmutationen 147
– sarkomatoides 509
– TNM-System 511
– Topografie 507
– Tumormarker 167
– Wachstumsfaktorrezeptor 144
– Wachstumsmuster 508
Lungenkryptokokkose 960
Lungenmetastasen 512

Lungenmykose
– Bronchopneumonie 498
– Erreger 496
Lungenödem 492
– alveoläres 492
– interstitielles 492
– Linksherzinsuffizienz 177
– Lungenstauung 491
– Mitralklappenstenose 375
– Ursachen 492
Lungenpest 950
Lungenstauung 491
– akute 491
– chronische 176, 491, 492
Lungentuberkulose 502
– Miliartuberkulose 503
– verkäsende 503
Lungenversagen, akutes 196, 493
Lupusband 833
Lupus erythematodes
– äußere Nase 467
– chronisch diskoider 832
– generalisierter 102
– – Autoantikörper 102
– – Autoimmunerkrankungen 99
– – Schwangerschaft 792
– – Typ-III-Überempfindlichkeitsreaktion 98
– medikamenteninduzierter, Autoantikörper 102
– Vaskulitis 836
Lupus pernio 107
Lupus vulgaris 839
Lupusglomerulonephritis 103, 698
Lupusknötchen 839
Lupusnephritis 103
Lyme-Arthritis 882
Lyme-Borreliose 835, 954
– Stadieneinteilung 835
Lyme-Disease 269
Lymphadenitis 442
– akute 442
– chronische 442
– – unspezifische 442
– dermatopathische 444
– eitrige 442
– epitheloidzellige 445
– granulomatöse 98, 442
– – epitheloidzellige 445
– – Sarkoidose 445
– histiozytär-nekrotisierende 446
– Katzenkratzkrankheit 445
– Kawasaki-Erkrankung 410
– Lymphogranuloma venereum 784
– mykobakterielle histiozytäre 445
– pseudotuberkulöse 445
– retikulozytär-abszedierende 442
– Sarkoidose 107, 445
– Sinushistiozytose 443
– spezifische 442
– Toxoplasmose 445
– unspezifische 443
Lymphadenopathie
– chronische Polyarthritis 444
– HIV-Infektion 939, 940
– Syphilis 953

Lymphadenopathie-Syndrom 940
Lymphangiektasie, intestinale 577
Lymphangiitis 407
Lymphangiom 910
– Kindesalter 806
– Tumorklassifikation 127
Lymphangiosarkom, Tumorklassifikation 127
Lymphangiosis carcinomatosa 137
Lymphangitis
– Streptokokkeninfektion 838
Lymphfollikel
– Hyperplasie 443
– Lymphknoten 87
– Milz 457
Lymphgefäß 397
– Ödementstehung 179
Lymphknoten 439
– Entzündung 50, 442
– Grundstruktur 440
– Hals 471
– Sarkoidose 106, 107
– TNM-Klassifikation 169
Lymphknotenhyperplasie, angiofollikuläre 444
Lymphknoten 87
Lymphknotenmetastase 137, 138
Lymphknotensyndrom, mukokutanes 409
Lymphknotentuberkulose 956
Lymphoblasten, ALL 436
lymphocyte predominant cells 447
Lymphödem, Erysipel 839
Lymphogranulomatose, siehe Hodgkin-Lymphom
Lymphogranuloma venereum 783
Lymphom 133
– malignes
– – klonale Umlagerung 83
– ZNS 260
– bcl2-positives 150
– benignes, Castleman 444
– chromosomale Translokation 147
– follikuläres 450, 451, 452
– Häufigkeit bei Kindern 806
– hochmalignes 133
– immunoblastisches 450
– Kanzerogene 160
– kleinzelliges lymphozytisches 450
– kutanes 849
– lymphoblastisches 450, 453, 454
– – T-Zell-Typ 456
– lymphoplasmozytisches 450, 451
– lymphozytisches 450
– malignes 446
– – Ätiologie 446
– – Hodentumor 741
– – Knochenmark 434
– – Kolon 615
– – Magen 566
– – Mamma 826
– – Mundschleimhaut 525
– – Schilddrüse 319
– – Thymus 465
– – WHO-Klassifikation 446
– mikrobielle Kanzerogene 162
– myc-Überexpression 145

– Nase 469
– niedrigmalignes 133
– Paraneoplasie 166
– plasmozytisches extramedulläres 451
– Tonsillentumoren 471
– Tumorklassifikation 127
– zentroblastisches 450, 452
– ZNS 259
Lymphoproliferationssyndrom, X-chromosomales 943
Lymphozyten
– B-Typ, Entzündung 48
– Durchflusszytometrie 12
– Entzündung 56
– intraepitheliale 580, 581
– Korezeptor 85
– naive 83, 84
– Rolling 83
– Reifung 82
– Rezeptorvielfalt 82
– Rezirkulation 83
– T-Typ, Entzündung 49
– Zirkulation 83
Lymphozytenaktivierung, polyklonale 99
Lymphozytopenie 425
Lymphozytopoese, Störungen 425
Lymphozytose 425
– B-CLL 436
– Entzündung 65
Lynch-Syndrom 614
Lyonisierung 114
– Hämophilie 119
Lyse, Lobärpneumonie 497
Lysosomen, pathologische Veränderungen 39
Lyssavirus 937

M

Mac (macrophage antigen alpha polypeptide) 51
mad-Protein 145
Magen 555
– Adenom 564
– Blutung 556
– ECL-Zell-Hyperplasie 345
– Fehlbildungen 556
– G-Zell-Hyperplasie 345
– Hormonbildung 344
– Lipidinseln 556
– maligne Lymphome 566
– MEN 1 353
– mesenchymale Tumoren 565
– Motilitätsstörung 556
– neuroendokrine Neoplasie 346
– Tumoren 564
Magen-Darm-Trakt
– lymphatisches Gewebe 441
– MALT-Lymphom 453
Magenerosion 559, 560
Magenfrühkarzinom 564, 565
Magenheterotopie
– Meckel-Divertikel 572, 573
– Ösophagus 546
Magenkarzinom 564
– autokrines Wachstum 143
– diffus-anaplastisches 564

– diffus-siegelringzelliges 564
– Einteilung 566
– Helicobacter pylori 163
– Invasion 155
– ionisierende Strahlen 164
– Kanzerogene 160
– Klassifikation 564
– maligner Tumor 126
– Migrantenstudie 19
– mikrobielle Kanzerogene 162
– onkogene DNA-Viren 162
– Tumormarker 167
– Wachstumsfaktorrezeptor 144
Magenschleimhaut
– aggressive Faktoren 559
– Defekte 559
– Erosion 560
– Gastritis 556
– Heterotopie 546
– Hyperplasien 561
– Metaplasien 563
– Polyp 562
– protektive Faktoren 559
– Ulkus 560
Magenulkus 63, 559, 560, 561
– Blutung 556
– chronische Entzündung 67
– hepatogenes 559
– kallöses 561
– Komplikationen 561
Magnesium-Ammonium-Phosphat-Stein 723
MAK (membranattackierender Komplex)
– Entzündung 58
– Typ-II-Überempfindlichkeitsreaktion 95
Makroglossie, Amyloidose 928
Makrophagen
– Alveolen 477
– angeborenes Immunsystem 79
– Entzündung 48, 54
– – chronische 67
– mononukleäres phagozytisches System 79
– Regeneration 71
– Sternenhimmelbild 442
– Typ-IV-Überempfindlichkeitsreaktion 96
– Virushepatitis 637
– Wundheilung 72
Makroskopie
– benigner Tumor 125
– maligner Tumor 125
– Methoden 7
Makuladegeneration 285
Malabsorption 577, 578
– Laktase 578
Malakoplakie 610, 733
Malaria 964
– diffuse membranoproliferative Glomerulonephritis 703
– Leberbeteiligung 640
– tropica 965
– zerebrale 965
Malariapigment 640, 965
Malassez-Epithelrest 529
Malassezia furfur 838

Malassimilation 577
– Malabsorption 578
– Maldigestion 578
– Zöliakie 579
Maldescensus testis 731
Maldigestion 577, 578
– hepatobiliäre 578
– pankreatogene 578
Mallory-Denk-Körper 644, 645
– Veränderungen der Intermediärfilamente 40
Mallory-Weiss-Syndrom 556
Malrotation
– Appendix 589
– Dünndarm 572
MALT-Lymphom, Mageninfiltrat 454
MALT (mukosaassoziiertes lymphatisches Gewebe) 441
– Agammaglobulinämie 109
Mamma
– Fibroadenom, Tumorklassifikation 127
– Fremdmaterialimplantation 975
– männliche 826
– – Gynäkomastie 826
– – Karzinom 826
– Phylloidtumor, Tumorklassifikation 127
– weibliche
– – Adenom 815
– – Adenose 814
– – Aufbau 811
– – Drüsenkörper 812
– – duktale Hyperplasie 813
– – Fehlbildungen 812
– – Fettgewebenekrose 817
– – Fibroadenom 815, 817
– – Papillom 815
– – radiäre Narbe 814
– – Tumoren 818
– weibliche 811
Mammakarzinom 818
– Amplifikation 146
– autokrines Wachstum 143
– Carcinoma in situ 819
– Chemokinrezeptoren 158
– erbB2-Überexpression 144
– inflammatorisches 824
– Invasion 155
– invasives 823
– – duktales 823, 824
– – lobuläres 823
– ionisierende Strahlen 164
– Klassifikation 823
– Letalität 818
– Li-Fraumeni-Syndrom 203
– maligner Tumor 126
– Männer 826
– medulläres 823, 824
– Metastasierung 824
– Migrantenstudie 19
– Molekularpathologie 818, 826
– Morbus Paget 822
– muzinöses 824
– Onkogene 144
– papilläres 824
– Paraneoplasie 166
– Perikarditis 393

– Prognose 825
– Recombination-Repair 153
– Rezeptorstatus 825
– Risikofaktoren 818
– Staging 825
– tubuläres 824
– Tumormarker 167
– Verkalkung 41
– Wachstumsfaktorrezeptor 144
MAMP (microbe-associated molecular patterns), angeborenes Immunsystem 76
MANEC (mixed adenoneuroendocrine carcinoma) 593
Mangan, Neurotoxizität 239
Mantelzelllymphom 451, 452
– Immunphänotyp 450
– Zytopathologie 450
Mantelzone, Lymphknoten 87
Marasmus 929
Marfan-Syndrom
– Aortendissektion 406
– autosomal dominante Vererbung 118
– Erdheim-Gsell-Medianekrose 405
Marginalzone 441
Marginalzonenlymphom 452
– extranodales 453
– Immunphänotyp 450
Margination
– Entzündung 49
– Felty-Syndrom 886
– Leukozytenzirkulation 80
– Monozyten 47
Marker, immunhistologischer 13
Mark-Nävus 846
Markraumfibrose
– myelodysplastisches Syndrom 427
– primäre Myelofibrose 431
Markscheide
– Axonopathie 266
– Demyelinisierung 267
– Nervenfasern 265
– tomakulöse Verdickung 268
– Waller-Degeneration 266
Marschhämoglobinurie 423
Marsh-Typen 580
Maschendrahtfibrose 645, 649
Masern
– Enzephalitis 238
– Mundschleimhaut 524
– Tonsillitis 470
Masernpneumonie 937
Masernvirus 937
– Osteitis deformans 859
– Pneumonie 499
– Riesenzellpneumonie 499
– ZNS-Infektion 231
Maß, epidemiologisches 17
Massenblutung
– AV-Angiom 211
– hypertensive 210
– intrazerebrale, Aneurysmaruptur 211
Massenverschiebung 204
– intrakraniale 204
– transtentorielle 204
Maßzahl, epidemiologische 18

Mastitis 816
– granulomatöse 817
– infektiöse 816
– periduktale 817, 818
– plasmazelluläre 817
– puerperalis 817
– tuberkulöse 817
Mastopathie
– fibrozystische 812, 813
– Zysten 813
Mastozytom, extrakutanes 432
Mastozytose 432, 849
– Klassifikation 429
– systemische 432, 433
Mastzelle
– Entzündung 47, 55
– Komplementfaktoren 58
– Magen 556
– Mastozytose 432, 849
– Typ-III-Überempfindlichkeitsreaktion 94
– Typ-I-Überempfindlichkeitsreaktion 93
– Urtikaria 835
Mastzellensarkom 432
Matrixmetalloproteinase 156
– chronische Polyarthritis 883
– seröse Entzündung 60
max-Protein 145
MBL (Mannose-bindendes Lektin), Entzündung 58
MBP (major basic protein) 52
– IgE-vermittelte Immunreaktion 93
McCune-Albright-Syndrom, fibröse Dysplasie 878
MCN (muzinös-zystische Neoplasie) 682
M-CSF (Makrophagen-koloniestimulierender Faktor) 417
MDN (myelodysplastische Neoplasie) 429
MDR3 (multidrug resistance protein 3) 629
MDS (myelodysplastisches Syndrom) 427, 428
– Prognose-Score-System 427
– WHO-Klassifikation 427
Meatus acusticus externus 291
Meckel-Divertikel 572, 573
Meckel-Gruber-Syndrom 798
Mediakalzinose 404
Medianekrose, idiopathische 405
Mediasklerose Mönckeberg 404
Mediatoren
– Endothel-Leukozyten-Interaktionen 51
– Entzündung 46, 55
– Plasma 59
– – Entzündung 55, 56
– Typ-I-Überempfindlichkeitsreaktion 93
– zelluläre 55
Mediaverkalkung Typ Mönckeberg 404
Medikamente
– chemische Schäden 997
– toxischer Leberschaden 642
Medulloblastom 257, 258
– Epidemiologie 253
– Häufigkeit bei Kindern 806
– Tumorklassifikation 128
Medusenhaupt 212
Meerrettichperoxidase 10

Megacolon congenitum 597
Megakaryoblast 417
Megakaryozyten 417
– chronisch myeloische Leukämie 429
– essenzielle Thrombozythämie 431
– Polycythaemia vera 430
– primäre Myelofibrose 431
Megakolon, toxisches 604
Megaloblasten
– Folsäuremangel 419
– myelodysplastisches Syndrom 428
Megaloureter 721
Mehrlingsschwangerschaften 790
Mehrschritt-Theorie, Krebsentstehung 141
Meibom-Karzinom 279
Meiose 21
– Chromosomenaberrationen 120
Meissner-Plexus
– Aganglionose 598
– Morbus Hirschsprung 597
Mekoniumileus 574
Melanin, Zelleinschlüsse 37
Melaninfärbung 9
Melanom 846
– akrolentiginöses 847
– amelanotisches 849
– autokrines Wachstum 143
– Eindringtiefe 848
– Häufigkeit bei Kindern 806
– invasives 847
– Klassifikation 847
– malignes
– – Aderhaut 287
– – Iris 286
– – Konjunktiva 280
– – Mundschleimhaut 528
– – Tumorklassifikation 127
– – UV-Strahlung 164
– – Ziliarkörper 286
– Metastasierung 848
– noduläres 847
– Penis 749
– Stadieneinteilung 847
– superfiziell spreitendes 847, 848
Melanom der Weichteile 896
Melanoplakie 523
Melanosis
– coli 608, 609
– conjunctivae 280
Melanozyten 828
– Melanom 849
MELAS (mitochondrial encephalomyopathy, lactic acidosis, and stroke-like episodes) 276
Meldepflicht 934
Membran
– alveolokapilläre 477
– hyaline
– – infantiles respiratorisches Atemnotsyndrom 500
– – interstitielle Pneumonie 499
– – Neugeborene 804
– – Schocklunge 493, 494
Membrandefekt, hämolytische Anämie 421
Membransyndrom, hyalines, Schock 196

Menin 351
Meningeom 258, 259
– anaplastisches 259
– Auge 288
– fibroblastisches 259
– meningotheliales 259
– parasagittales 259
– präpontines 259
– psammomatöses 259
– sporadisches 258
– Tumorklassifikation 127
Meningeosis carcinomatosa 260
Meningitis
– tuberkulöse 228
– Definition 225
– eitrige 62, 225, 226
– luetische 228
– tuberkulöse 228
Meningoencephalitis, tuberculosa 228
Meningoenzephalitis, Definition 225
Meningokokken 949
Meningozele 216
Meniskuserkrankung 893
MEN (multiple endokrine Neoplasie)
– medulläres Karzinom 317
– Punktmutationen 148
– Tumorepidemiologie 141
– Typ 1 351
– – Charakteristika 352
– Typ 2 353
– – Charakteristika 352
– – Familienanalyse 355
– Tyrosinkinaserezeptor 144
Menorrhagie 765
Merkel-Zelle 828
Merkelzell-Polyomavirus 163, 942
Merkel-Zell-Tumor 348, 846
Merosinopathie 274
Merozoiten 965
MERRF (myoclonic epilepsy and ragged red fibers) 276
Merseburger Trias 312
Mesangiumzelle
– diffuse mesangioproliferative Glomerulonephritis 701
– IgA-Nephritis 703
Mesenterialarterienverschluss 575
Mesenterialvenenthrombose 577
Mesothelien
– Pleura 515
– Pleuraerguss 517
– Pneumothorax 516
Mesotheliom
– Peritoneum 687
– Pleura 518
– Tumorklassifikation 127
Metalle
– Lungenerkrankungen 505
– Neurotoxizität 238
Metallose 505
– allergische 506
Metamyelozyt 417
Metaplasie 26
– drüsige 26
– Cervix uteri 774
– foveoläre 564

– gastrale 26, 564, 606
– Hashimoto-Thyreoiditis 309
– intestinale 551, 563
– Magenschleimhaut 563
– pseudopylorische 564
– synoviale Chondromatose 896
Metastase
– Auge 287
– Eileiter 765
– Myometrium 774
– Nebennierenrinde 334
– Niere 720
– Ovar 763
– Peritoneum 687
– Schilddrüse 319
– Skelettsystem 879
– TNM-Klassifikation 169
– Vagina 783
– ZNS 260
Metastasenleber 662
Metastasierung 137
– Analkarzinom 621
– Chorionkarzinom 789
– Endometriumkarzinom 771
– Epithel-Mesenchym-Transition 137
– hämatogene 138
– – Cava-Typ 138
– – Lungenvenen-Typ 138
– – Pfortader-Typ 138
– – vertebral-venöser Typ 138
– hepatozelluläres Karzinom 660
– kavitäre 139
– Kolonkarzinom 613
– lymphogene
– – Mammakarzinom 824, 825
– lymphogene 137
– Magenkarzinom 565
– maligner Tumor 124, 126
– Mammakarzinom 824
– Melanom 848
– molekulare Mechanismen 157
– Mundhöhlenkarzinom 527
– Nierenzellkarzinom 717
– Organotropismus 157
– Ösophaguskarzinom 553
– Ovarialkarzinom 757
– Sarkome 901
– Tumorembolie 187
Metastasierungskaskade 157, 158
Methoden 6
Methotrexat
– Leukenzephalopathie 242
– Neurotoxizität 241
Metrorrhagie 765
MFN2 (Mitofusin 2) 268
MGUS (monoklonale Gammopathie unbestimmter Signifikanz) 435
MHC-Klasse-I-Moleküle 78
– T-Lymphozyten 88
MHC-Klasse-II-Moleküle 78
MHC-Klasse-III-Moleküle 78
MHC (major histocompatibility complex) 77, 78
MHC-Restriktion 82
Michaelis-Gutmann-Körperchen 610
Microsporum 842

Miescher-Nävus 846
Migrantenstudie 19
Migration
– B-Lymphozyten 86
– transendotheliale, Leukozytenzirkulation 80
Migrationsstörung 218
– Agyrie 218
– Heterotopie 219
– Polymikrogyrie 219
Mikroabszess
– Epitheloidzellgranulom 69
– Hirnparenchym 227
– Prostatitis 744
– Sézary-Syndrom 456
– Splenitis 460
– subakute granulomatöse Thyreoiditis 308
Mikroangiopathie
– diabetische 708, 924
– diabetische Retinopathie 284
– hypertensive 209
– thrombotische 715
Mikroadenom, Hypophyse 298
Mikrodissektion 15
Mikroembolie, Lunge 186
Mikrokalk
– duktales Carcinoma in situ 821
– psammomatöser 821
Mikrokalzifikation, Mastopathie 813
Mikrokarzinom, papilläres 316
Mikromegakaryozyten 429, 430
Mikroorganismen, Spezialfärbung 9
mikro-RNAs 154, 155
Mikroskopie 8
– Methoden 7
– Schnellschnittuntersuchung 11
– Zellschädigung 31
Mikrothrombus
– hyaliner 184, 197
– Schock 196
– Transplantatabstoßung 978
– Verbrauchskoagulopathie 197
Mikrotubuli, pathologische Veränderungen 39
Mikrotumor, papillärer 317
Milchgang 812
Milchgangspapillom, Tumorklassifikation 127
Milchglasaspekt 321
Milchglashepatozyt, Virusinfektion 935
Milchglas-Hepatozyten 633
– chronische Hepatitis 638
Miliartuberkulose 503, 956
Miller-Dieker-Syndrom 218
Milz 441, 457
– Abszess 460
– Amyloidose 460, 928
– Anatomie 457
– Blutversorgung 458
– Fehlbildungen 457
– Hämangiom 461
– Hyperplasie 459
– Kreislaufstörungen 458
– lymphatische Komponente 441
– Pulpa 457

– Tumoren 461
– Zyste 461
Milzabszess 459
Milzbrand 459, 951
Milzinfarkt 188, 458
Milzruptur 459
Milzvenenthrombose 458
Mimikry, molekulares 100
– Helicobacter-pylori-Gastritis 558
– multiple Sklerose 237
– parainfektiöse Enzephalomyelitis 238
Minimalasbestose 995
Minimal-Change-Nephropathie 705
Minimalläsion, glomeruläre 705, 706, 707
mini-transplant 985
Mischtumor 127
Missense-Mutation 114
– p53-Protein 150
Mitochondrien
– Hyperoxalurie 919
– pathologische Veränderungen 38
Mitose 21
Mitosefigur
– maligner Tumor 126
– pigmentierte villonoduläre Synovialitis 896
– synoviales Sarkom 895
Mitosephase 21
Mitosezahl, Grading 169
mitosis promoting factor 23
Mitralklappe 358
– degenerative Veränderungen 374
– Endocarditis lenta 374
– Endocarditis ulceropolyposa 373
– infektiöse Endokarditis 373
– rheumatische Endokarditis 370
– Ringverkalkung 376
– verruköse Endokarditis 371
Mitralklappeninsuffizienz 376
– Endocarditis ulceropolyposa 373
– Hämodynamik 375
– Lungenödem 179
– Mitralklappenprolaps 376
– Papillarmuskelabriss 376
Mitralklappenprolaps 376
– Erregungsleitungsstörung 367
Mitralklappenstenose 374, 375
– Hämodynamik 375
– Lungenödem 179
Mittellinienverschiebung 204
Mittelohr 291
Mittelohrentzündung 292
Mixed Connective Tissue Disease, Autoantikörper 102
Miyoshi-Myopathie 274
MMMT (maligner Müller-Mischtumor) 772
modulators of protein function 914
Molekularbiologie
– Asservierung 8
– Techniken 14
Molekulargewicht
– Immunglobuline, 82 81
Molekularpathologie
– Krebsentstehung 141
– Techniken 14

Molluscum contagiosum 840
– Augenlid 278
Monarthritis 882
Mönckeberg-Sklerose 404
Monoblasten 417
Mononeuropathie 266
Mononukleose, infektiöse 445, 943
– interstitielle Nephritis 713
– Pulpahyperplasie 444
– Splenitis 460
Mononukleose-Hepatitis 637
Monosomie 120
– Chromosomenaberration 116
– Turner-Syndrom 121
Monosomie-7-Syndrom 428
Monozyten 417
– angeborenes Immunsystem 79
– Emigration 51
– Entzündung 47
– Leukozytenzirkulation 80
– Wundheilung 72
Monozytopenie 425
Monozytopoese 417
– Störungen 425
Monozytose 425
Morbillivirus 937
Morbus
– Addison 339
– Alzheimer 247
– Alzheimer 246
– – Atrophie 248
– – Golgi-Apparat 39
– – Mikrotubuliveränderungen 40
– – Proteinfaltungserkrankungen 41
– Andersen 918
– Balo 237
– Basedow 311
– – Autoimmunerkrankungen 99
– Bechterew 886
– Behçet, Stomatitis 523
– Berger 701
– Boeck 859
– Bourneville-Pringle 262
– Bowen 620, 749, 785, 843
– Castleman 444, 838
– Crohn 604, 606
– – Arthritis 887
– Cushing
– – Knochennekrose 865
– – Osteoporose 863
– Dupuytren 905
– Forbes 918
– Forbes-Cori 918
– Friedreich 251
– Gaucher 916, 917
– Gilbert 628
– Glanzmann 425
– Heck 525
– Her 918
– Hers 918
– Hirschsprung 597, 598
– Hodgkin 133, 447
– Hunter 915
– Junius-Kuhnt 285
– Kugelberg-Welander 271

– Ledderhose 905
– – Tumorklassifikation 132
– Maroteaux-Lamy 915
– McArdle 918
– Ménétrier 563
– Menière 294
– Meulengracht 628
– Morquio 915
– Osgood-Schlatter 865
– Paget
– – Analkanal 622
– – extramammärer 785
– – Penis 749
– Paget 821, 822, 859
– Parkinson 250
– – Melaninpigment 38
– – Proteinfaltungserkrankungen 41
– – Veränderungen der Intermediärfilamente 40
– Parkinson 249
– Perthes 865
– Pfaundler-Hurler 915, 916
– Pick, Atrophie 248
– Pompe 918, 919
– Reiter 887
– Ritter von Rittershain 948
– Sanfilippo 915
– Scheie 915
– Schilder 237
– Sly-Thompson-Nelson 915
– Still 885
– Tarui 918
– von Gierke 918, 919
– von Recklinghausen 260, 261
– Weil 640, 953
– Werdnig-Hoffmann 271
– Werlhof 426
– Whipple 585, 586
– – Arthritis 887
– Wilson 656
– – Hornhautpigmentierung 281
– – Ursache 630
Morgagni-Katarakt 283
Morgagni-Kugel 283
Morsicatio buccarum 526
Mortalität
– Definition 18
– maligne Tumoren 139
Mosaik
– Gene 115
– Keimzellen 115
– numerisches 121
Motilin 344
Motilitätsstörung
– Magen 556
– Magenulkus 561
Mottenfraßnekrose 638
MPGN (diffuse membranoproliferative Glomerulonephritis) 703
M-Phase 22
MPN (myeloproliferative Neoplasie) 428
– WHO-Klassifikation 429
M-Protein 944, 946, 948
MPS (mononukleäres Phagozytensystem) 79
– Typ-III-Überempfindlichkeitsreaktion 94

MPZ (myelin-protein zero) 268
MSCRAMM (microbial surface components recognizing adhesive matrix molecules) 947
MS (multiple Sklerose) 236, 237
– akute 237
– Autoimmunerkrankungen 99
– Varianten 237
MTMR2 (myotubularin related protein 2) 268
M-Typ-Phospholipase-A_2-Rezeptor 701
Mukopolysaccharidose 915, 916
– Zelleinschlüsse 37
Mukormykose 962
– generalisierte 962
– rhinozerebrale 962
Mukosaprolaps-Syndrom 610
Mukoviszidose, siehe Fibrose, zystische
Mukozele
– Appendix 592
– Sinusitis 468
Müller-Epithel 751
Müller-Gang
– Eileiter 764
– Parovarialzyste 755
– Uterus 766
– Vaginafehlbildung 782
Müller-Mischtumor, maligner 130, 760
Multiple Sklerose 236, 237
– akute 237
– Autoimmunerkrankungen 99
– Varianten 237
Multisystematrophie 245
Mumpsorchitis 733
Mumpsvirus 937
– Hepatitis 637
– Parotitis 538
Mundhöhle 521
– Anomalien 522
– Fehlbildung 522
Mundhöhlenkarzinom 527
– adenosquamöses 528
– basaloides 528
– Metastasierung 527
– spindelzelliges 528
– Varianten 527
– verruköses 527
Mundhöhlensoor 843
Mundschleimhaut
– Erythroplakie 526
– Kaposi-Sarkom 528
– Leukoplakie 525
Munro-Mikroabszess 834
Muramyldipeptid 954
MURCS-Assoziation 800
Muscle-Eye-Brain-Disease 274
Muscularis mucosae
– Aganglionose 597
– Duodenalulkus 568
– Magenerosion 560
– Magenulkus 560
– Morbus Hirschsprung 598
– Mukosaprolaps-Syndrom 610
Muskatnussleber 653

Muskelatrophie
– Dermatomyositis 275
– neurogene 271
– spinale 271
Muskeldystrophie 272
– Becker-Typ 272
– distale 274
– Duchenne-Typ 272
– – X-chromosomale Vererbung 119
– fazio-skapulo-humerale 274
– Gliedergürteldystrophie 273
– Kardiomyopathie 388
– kongenitale 274
– myopathische Veränderungen 272, 273
– okulo-pharyngeale 274
– Trinukleotidexpansion 249
– X-chromosomale 272
Muskelerkrankung
– neurogene Muskelatrophie 271
– primäre 272
Muskelfaser 271
– Dystrophinverlust 274
– Einschlusskörperchenmyositis 275
– Muskeldystrophie 272
– Polymyositis 275
Muskelphosphorylase-Defekt 918
Muskulatur
– Dermatomyositis 104
– Gasbrand 952
– Sklerodermie 105
– Tumoren 908
Mutation
– Gene 114
– Genom 114
– Mosaik 115
– Polymorphismus 114
– somatische, Tumoren 114
Mutatorphänotyp 153
Muzine, Spezialfärbung 9
Myasthenia gravis 463
– Autoimmunerkrankungen 99
– Paraneoplasie 166
– paraneoplastische 463
– seronegative 464
– Thymom 464
Myasthenie, Paraneoplasie 166
myb-Protein, Onkogene 143
myc-Gen, Mammakarzinom 818
Mycobacterium
– africanum 954
– avium 957
– bovis 954
– fortuitum 504, 957
– intracellulare 957
– kansasii 957
– leprae 954, 957
– marinum 957
– tuberculosis 954
– – Lungentuberkulose 502
– – Nekrose 34
Mycosis fungoides 456, 849
myc-Protein
– Funktion 145
– Onkogene 143

Myelin
– Nervenfasern 265
– segmentale Demyelinisierung 267
– tomakulöse Verdickung 268
Myelinolyse, zentrale pontine 241
Myelinovoide 267
Myelinscheide
– Axonopathie 266
– Demyelinisierung 267
– tomakulöse Verdickung 268
Myeloblasten 417
Myelofibrose 427
– primäre 429, 431
– – JAK2-Mutation 428
Myelom, multiples 435
– AL-Amyloidose 709
Myelomeningoradikulitis, Definition 225
Myelomeningozele 216
Myelomniere 435
Myelopathie
– HIV-assoziierte vakuoläre 941
– HTLV-1-assoziierte 234
Myeloperoxidase 52
Myelose, funikuläre 243
Myelozyt 417
Mykoallergose 957
Mykobakterien 954
– Abwehrmechanismen 946
– fakultativ pathogene 954
– nichttuberkulöse 957
– obligat pathogene 954
– Spezialfärbung 9
– Zellwand 944
Mykobakteriose 954
– atypische 957
– – Lymphadenitis 445
Mykoplasmen, Prostatitis 744
Mykose 957, 959
– außereuropäische 963
– Erreger 958
– generalisierte 959
– Lunge 496
– oberflächliche 959
– prädisponierende Faktoren 959
– subkutane 959
– tiefe 959
Mykotoxikose 957
Myofibrille 271
– Myokardinfarkt 380
Myofibroblasten
– chronische Entzündung 67
– seröse Entzündung 60
– Wundheilungsstörung 73
Myofibrom 904
Myokard im Winterschlaf 380
Myokardfibrose, Angina pectoris 380
Myokardinfarkt 380
– frischer 381
– Komplikationen 382
– Lokalisation 382, 383
– Morphologie 380
– Narbe 381
– Nekrose 35
– Perikarditis 393
– subendokardialer 382
– transmuraler 382

– Verlauf 382
– WHO-Kriterien 380
Myokarditis 388
– akute 390
– bakterielle 389
– chronische 390, 391
– Diphtherie 389
– Erregungsleitungsstörung 367
– granulomatöse 389
– hypereosinophile 389
– kardiale Thrombose 184
– Linksherzdilatation 173
– lymphozytäre 64
– mykotische 389
– plötzlicher Herztod 391
– Protozoen 389
– rheumatische 389
– virale 389, 391
Myokardnekrose
– Angina pectoris 380
– Infarkt 380
Myom
– kardiales 394
– Uterus 773
Myometritis 773
Myometrium 765, 772
– Metastasen 774
– Tumoren 773
Myopathie
– kongenitale 273, 274
– medikamenteninduzierte 276
– metabolische 275
– mitochondriale 273, 276
– myofibrilläre 275
– myotubuläre 274
– toxische 276
– tubuläre 379
Myositis 106, 275
– autoimmun bedingte 275
– Orbita 288
– ossificans 904
– Trichinose 275
– virale 275
Myotubularin, kongenitale Myopathie 275
Myozytolyse, kolliquative 379
Myxödem 309
– prätibiales 312
Myxofibrosarkom 906
Myxom
– kardiales 394
– odontogenes 534
Myzel 958
– Candida 960
Myzetismus 957

N

Nabelbruch 690
Nabelhernie 690
Nabelschnurbruch 690
Nabelschnurhernie 690
Nabelschnurkomplikation 791, 792
N-Acetylgalaktosamin-4-Sulfatase-Defekt 915
N-Acetylglukosamin-6-Sulfatase-Defekt 915

N-Acetyl-α-D-Glukosaminidase-Defekt 915
Nachlast 173
Nachtblindheit 930
NADPH-Oxidase 52
Nahtmaterial 971
Narbe
– Entzündungsfolge 63
– Myokardinfarkt 381
– radiäre 815
– – Mamma 814
– rheumatische 370
Narbenemphysem 481, 482
Narbenhypertrophie, Wundheilungsstörung 73
Narbenneurom 266
Nase 467
– äußere 467
– innere 467
Nasenbluten 467
Nasenhöhlenkarzinom, Kanzerogene 160
Nasenschleimhautpolyp 468
Nasopharynx 469
– Entzündung 469
– Karzinom 469
Natürliche-Killer-Zelle
– angeborenes Immunsystem 79
– Autoimmunhämolyse 96
– Entzündung 47
– Typ-II-Überempfindlichkeitsreaktion 95
Nävus
– dysplastischer 847
– Iris 286
– melanozytärer 846
Nävus-Syndrom, dysplastisches 847
Nävuszellnävus 286
– Augenlid 279
– Konjunktiva 280
Nebenhoden 742
– Entzündung 742
Nebenhöhlen 467
Nebenmilz 457
Nebenniere 329, 330
– Nebennierenmark 340
– Nebennierenrinde 329
– Paraganglien 340
– Phäochromozytom 340
Nebenniereninsuffizienz, pluriglanduläre endokrine Insuffizienz 354
Nebennierenmark, Tumoren 340
Nebennierenrinde 329
– Adenom 333, 334
– – Hyperaldosteronismus 336
– Atrophie 332
– Ektopie 331
– Fehlbildungen 331
– Hyperkortisolismus 332, 335
– Hyperplasie 332, 333
– Karzinom 334, 335
– Metastasen 334
– Tumoren 333
– Überfunktionssyndrom 335
– Unterfunktionssyndrom 338
Nebennierenrindenadenom, Tumorklassifikation 127

Nebennierenrindeninsuffizienz
– primäre 338
– Waterhouse-Friderichsen-Syndrom 338
Nebennierenrindenkarzinom
– Häufigkeit bei Kindern 806
– Li-Fraumeni-Syndrom 203
– Tumorklassifikation 127
Nebennierenrindenkrise 336, 338
Nebenschilddrüsen 323
– Adenom 324, 325
– Entwicklung 323
– Hyperparathyreoidismus 324
– Hypoparathyreoidismus 327
– Karzinom 325
– MEN 1 351
– MEN 2 353
– primäre Hyperplasie 325
Nebenzelle 556
Nebulin, kongenitale Myopathie 275
Necrobiosis lipoidica 924
Neisseria
– gonorrhoeae 949
– – Epididymitis 742
– – Orchitis 732
– – Vulvitis 783
– meningitidis 949
Nekrolyse, toxische epidermale 833
Nekrose 33
– Defektheilung 36
– Entzündung 63
– fibrillogranuläre 34, 35
– fibrinoide 34, 35
– – chronische Polyarthritis 883, 885
– Gehirn
– – ionisierende Strahlen 243
– Glioblastom 255
– hämorrhagische
– – Pankreatitis 677, 678
– hämorrhagische Infarzierung 189
– HE-Färbung 34
– Hirngewebe, periventrikuläre Leukomalazie 213
– Hypophyse 300
– Infarkt 188
– ischämische 34
– käsige 34, 35
– Knochenmark 426
– Myokardinfarkt 35
– Pankreatitis 677
– retinale 283
– subendokardiale 196
– Tumor 124
– Tumorstroma 137
– Typen 34
– Unterschied Apoptose 36
Nekrose-Fibrose-Sequenz 678
Nemalinmyopathie 274
Nematoden 968
– Enteritis 586
Neointima 398
– Gefäßprothesen 972
Neoplasie
– anale intraepitheliale 621
– duktale 821
– epitheliale 843
– – Chorionkarzinom 789

– hämatologische
– – Paraneoplasie 166
– – Tumorklassifikation 133
– intraduktale papilläre 659
– intraepitheliale 749, 843
– – anale 620
– – Barrett-Mukosa 551
– – Colitis ulcerosa 604, 605
– – Entstehung 142
– – kolorektale 610
– – Magen 131
– – maligner epithelialer Tumor 131
– – Ösophagus 552
– – Ösophaguskarzinom 552
– – pankreatische 680
– – prostatische 746
– – squamöse 526
– – vaginale 131, 782
– – vulväre 131, 785, 786
– – zervikale 130, 131, 776, 777, 779
– intrapepitheliale, ableitende Harnwege 724
– Knochenmark 133
– lobuläre 819
– melanozytäre 846
– mesenchymale 846
– multiple endokrine
– – medulläres Karzinom 317
– – Punktmutationen 148
– – Tumorepidemiologie 141
– – Typ 1 351
– – Typ 2 353, 355
– – Tyrosinkinaserezeptor 144
– muzinös-zystische 682
– – Gallengang 659
– myeloproliferative 428
– neuroendokrine 345
– – Bronchialsystem 346
– – Duodenum 353
– – Haut 348
– – Magen-Darm-Trakt 346
– – Pankreas 348, 349
– – Urogenitaltrakt 347
– papillär-muzinöse, intraduktale 681, 682
– solid-pseudopapilläre 683
Nephrin 705, 707
Nephritis
– Hyperoxalurie 919
– interstitielle 711
– – abakterielle 713
– – bakterielle 711
– – Zystinose 920
Nephroblastom 807, 808
– Häufigkeit bei Kindern 806
– Tumorepidemiologie 141
– Tumorklassifikation 128
Nephrohydrose 713
Nephrokalzinose 710
Nephrolithiasis 723
– Nierenbeckenkarzinom 720
Nephron 694, 695
Nephropathie
– diabetische 708
– obstruktive 712
– polyzystische 696
Nervenbiopsie, N. suralis 266

Nervenfaser 265
Nervenleitgeschwindigkeit 266
Nervensystem
– autonomesm, Lärmschaden 988
– peripheres 265
– sympathisches, Herzinsuffizienz 173
– zentrales 202
– – Entwicklungsstörung 215
– – Entzündung 225
– – Fehlbildung 215
– – Hirnödem 202
– – Prion-Erkrankungen 234
– – Sarkoidose 228
– – Schädel-Hirn-Trauma 220
– – toxische Schädigung 238
– – Tuberkulose 228
– – Tumoren 252
– – zerebrovaskuläre Erkrankung 205
Nervus
– medianus, Karpaltunnelsyndrom 894
– oculomotorius, Massenverschiebung 205
– opticus, Erkrankungen 287
– recurrens, Läsion 471
– suralis, Biopsie 266
– trigeminus
– – Gürtelrose 841
– – Herpes-simplex-Virus 232
– vagus, Achalasie 546
– vestibulocochlearis, Neurinome 269
Nerz-Enzephalopathie 234
Nesidioblastose 345
Nesselsucht 835
Netzdegeneration 631
Netzhaut 283
Netzhautablösung 285
Netzhautspaltung 285
Neugeborene
– Adaptationsstörungen 804
– Alveolarproteinose 504
– Asphyxie 804
– Atemnotsyndrom 500
– Fehlbildungen 798
– Hirnblutung 804
– Morbus Hirschsprung 597
– multizystische Enzephalopathie 214
– periventrikuläre Leukomalazie 213
– Riesenzellhepatitis 663
– subependymale Blutung 213
– Zystenniere 696
Neugeborenenikterus 662
Neuraminidase 584
Neurinom 269
– Akustikusneurofibromatose 262
– Mundhöhle 525
Neuritis 268
– immunpathologisch bedingte 269
– nervi optici 287
Neuroblastom 806
– Amplifikation 146
– Häufigkeit bei Kindern 806
– myc-Überexpression 145
– Nebennierenmark 341
– olfaktorische 469
– Onkogene 144
– Organotropismus 157

– Tumorklassifikation 128
– Tumormarker 167
Neurodermitis 831
Neurofibrom 261, 846
– Kindesalter 806
– Mundhöhle 525
– Tumorklassifikation 127
– Weichteiltumoren 900
Neurofibromatose
– Neurinom 269
– Tumorepidemiologie 141
– Typ 1 260, 261
– Typ 2 261, 262
Neurofibromin 261
Neurofilament, Tumormarker 167
Neurohypophyse 296
– Erkrankungen 298
– Funktion 301
Neurom
– Appendix 591, 592
– traumatisches 266
Neuromyelitis optica 237
Neuronopathie 266
– Arsen 239
– Thallium 239
Neuronopathie-Enzephalomyelitis-Komplex 238
Neuropathie 266
– Amyloidose 267
– autonome 266
– – Sialadenose 539
– demyelinisierende 267
– entzündliche 268
– hereditäre 267
– – motorisch-sensorische 268
– – sensorisch-autonome 268
– hypertrophe 268
– interstitielle 267
– metabolische 269
– Reaktionsmuster 266
– toxische 269
– vaskuläre 267
Neurosyphilis 228
Neurotensin 344
Neurotoxizität
– Alkoholabusus 238
– Cisplatin 242
– ionisierende Strahlen 242
– Metalle 238
– Methotrexat 241
– Vinca-Alkaloide 242
– Vitaminmangel 243
– Zytostatika 241
Neurotransmitter, Marker 13
Neurozytom, zentrales 257
Neurulationsstörung 216
Neutropenie 425
– refraktäre 427
Neutrophilenleukämie, chronische 429, 430
Next-Generation-Sequenzierverfahren 17
NF1-Tumorsuppressorgen 261
Niacin 930
Niacinmangel 243
NID (neuronale intestinale Dysplasie) 598
Nidus, Osteoidosteom 870

Niere 693
– Adenokarzinom 717
– Amyloidose 708
– Arteriolosklerose 714
– Atherosklerose 714
– Aufbau 694
– Basalmembran 694
– Durchblutung 694
– Fehlbildungen 694
– Funktionen 694
– Hyperoxalurie 920
– Hypoplasie 694, 696
– Metastasen 720
– Onkozytom 716, 717
– Schock 197
– Sklerodermie 105
– systemischer Lupus erythematodes 102, 103
– Transplantation 980
– Tuberkulose 956
– Tubulopathien 709
– Tumoren 716
– Zystinose 921
Nierenadenom 716
Nierenarterienstenose
– Atherosklerose 714
– Hypertonie 190
Nierenbecken, Fehlbildungen 721
Nierenbeckenkarzinom 719
Nierendysplasie, polyzystische 696
– adulte 696
– infantile 696
Nierenerkrankung
– glomeruläre 697
– polyzystische 696
– – Leberzysten 625
– zystische 696
Niereninfarkt 714
Niereninsuffizienz
– chronische, Hyperparathyreoidismus 864
– Zystenniere 697
Nierenkarzinom, Paraneoplasie 166
Nierensteine 723
Nierentuberkulose 713
Nierentumor
– embryonaler 807
– Häufigkeit bei Kindern 806
– mesenchymaler 720
Nierenversagen
– akutes
– – ischämisches 709
– – toxisches 709
– diabetische Glomerulopathie 708
Nierenzellkarzinom 717
– buntes Bild 717
– Chemokinrezeptoren 158
– chromophobes 718
– histologische Typen 717
– klarzelliges 717, 718
– Metastasierung 717
– Molekularpathologie 719
– papilläres 717, 718
– Risikofaktoren 717
– Sammelrohrkarzinom 719

Nierenzyste 696
– solitäre 696
– VA(C)TER(L)-Assoziation 799
Nikolski-Zeichen 833, 837
Nikotinabusus
– Atherosklerose 399
– Kanzerogene 159
– Ösophaguskarzinom 552
Nitrosamine
– bakterielle Umwandlung 161
– Bronchialkarzinom 506
– Kanzerogene 160
NK/T-Zell-Lymphom 454
– angioimmunoblastisches 455
– Einteilung 455
– extranodales 456
– leukämisches 455
– nasaler Typ 456
– primär leukämisches 454
– primär nodales 455
– reifzelliges 455
– unspezifiziertes peripheres 455, 456
NK-Zelle
– angeborenes Immunsystem 79
– Autoimmunhämolyse 96
– Entzündung 47
– Typ-II-Überempfindlichkeitsreaktion 95
Nocardia
– abscessus 952
– asteroides 952
– farcinica 952
Nokardiose 952
NOMI (nichtokklusive mesenteriale Ischämie) 576
Non-A-Non-B-Non-C-Non-E-Hepatitis 636
Nonfermenter 950
Non-Hodgkin-Lymphom 448
– blastisches 449
– B-Zell-Reihe 450
– Häufigkeit bei Kindern 806
– kleinzelliges 449
– kleinzelliges B-Zell-Lymphom 450
– lymphozytisches Lymphom 450
– Prognose 447
– Risikoparameter 447
– WHO-Klassifikation 449
Nonsense-Mutation 114
Noradrenalin
– Phäochromozytom 341
– Schock 193
Normoblasten 417
– myelodysplastisches Syndrom 428
Northern-Blotting 15
Nottingham-Prognose-Index 825
Noxe
– chronische Entzündung 66
– Entzündung 43
– Nekrose 33
– Zellschädigung 24, 27
NSIP (nonspecific interstitial pneumonia) 500, 502
NSKT (nicht seminomatöser Keimzelltumor) 738
NTMI (nichttuberkulöse Mykobakterien) 957

nuclear grooves 321
nuclear grooving 316
Nucleotide-Excision-Repair 153
Nucleus
– caudatus
– – Atrophie 248
– – Chorea Huntington 249
– pulposus
– – Bandscheibenvorfall 891
– – Schmorl-Knötchen 892
– – Spondylosis deformans 891
Nukleoid 944
Nukleolus
– Hodgkin-Zelle 448
– pathologische Veränderungen 38
Nukleotide, Genom 113
Null-Adenom 300
Null-Zell-Adenom 299
NYHA-Klassifikation 175

O
O-Antigen 944
Oberflächenpannus 883
Oberflächenpapillom, seröses 757
Obstruktion
– ableitende Harnwege 723
– idiopathische pelviureterale 721
Obstruktionsatelektase 479
Obstruktionsileus 574
Obturationsileus 574
Ochronose 892
Ödem 177
– chronische Entzündung 67
– Entstehung 177
– Entzündung 45
– Gehirn 202
– hyposmotisches, Gehirn 203
– interstitielles
– – Gehirn 203
– – Schocklunge 493
– Larynx 471
– Lunge 492
– Pathogenese 179
– perivaskuläres, Entzündung 52
– seröse Entzündung 60
– vasogenes, Gehirn 202, 203
– zytotoxisches, Gehirn 203
Odland-Körperchen 828
Odontogenese 529
Odontom 534
– komplexes 534, 535
Offenwinkelglaukom 288
Ohr, äußeres 291
Okklusionsileus 574
Oligodendrogliom 256
– Epidemiologie 253
Oligodendrozyt, Myelin 265
Oligohydramnion 799
Oligurie, Schockniere 709
Omarthrose 890
Onchocerca volvulus 969
Onchozerkose 969
onion bulbs 267
Onkogene 142
– Aktivierungsmechanismen 146
– Kanzerogene 161

– Mammakarzinom 820
– virale 142, 143
– zelluläre 142, 143
Onkoproteine 143
– Signaltransduktionskette 145
– Transkriptionsfaktoren 145
– Tyrosinkinaserezeptor 144
– Wachstumsfaktoren 143
– Wachstumsfaktorrezeptoren 144
– Zykline 145
Onkornaviren 163
Onkozyten, Mitochondrienveränderungen 39
Onkozytom 541, 542, 716
– Molekularpathologie 719
Onychomykose 842
Oophoritis 764
OP (organising pneumonia) 501, 502
OPCA (olivopontozerebellare Atrophie) 250
Ophthalmie, sympathische 289
Ophthalmoplegie, chronisch progressive externe 276
Opisthorchis viverrini, Cholangiokarzinom 661
Opisthotonus 952
Opportunisten 944
Opsoklonus-Syndrom, paraneoplastisches 238
Opsonisierung, Virusinfektion 936
Optikusatrophie 287
Orbita 288
– Myositis 288
– Tumoren 288
Orbitaphlegmone 288
Orbitopathie, endokrine 312
Orceinfärbung 9
Orchitis 732
– allergische 733
– bakterielle 732
– granulomatöse 733
– infektiöse 732
– syphilitische 732
– tuberkulöse 732, 733
– virale 732
Organ
– Altern 41
– lymphatisches 79, 439, 440
– – primäres 82
– – sekundäres 83, 439
Organisation, Heilung 71
Organotropismus, Tumoren 157
Organtransplantation, siehe Transplantation
Orientbeule 966
Oropharynx 469
Orthner-Krankheit 576
Orthomyxoviren 937
Ösophagitis 548
– Candida albicans 549, 550
– eosinophile 550
– Herpes-simplex-Virus 549
– Reflux 548
– Verätzung 549
– Zytomegalie 549

Ösophagotrachealfistel 546
Ösophagus 545
– Achalasie 546
– Anatomie 546
– Barrett-Karzinom 553, 554
– Blutungen 550
– Divertikel 547
– Fehlbildungen 546
– Plattenepithelkarzinom 552, 553
– Ruptur 550
– Tumoren 551
Ösophagusatresie, VA(C)TER(L)-Assoziation 799
Ösophaguskarzinom 553
Ösophagusmembran 547
Ösophagussphinkter 546
Ösophagusvarizen 654
Ossifikation
– desmale 855
– enchondrale 855
Osteitis
– deformans 859, 860, 861
– fibrosa cystica 325
Osteoarthrose 889
Osteoblasten
– Knochenumbau 856
– Knochenzellen 852
– Osteitis deformans 859
– Osteoporose 860
– Osterix 853
– Prostatakarzinom 748
– Runx-2-Gen 853
Osteoblastom 868, 870
Osteochondrodysplasie 801, 855
Osteochondrom 868, 871, 873
Osteochondrosis dissecans 865
Osteodystrophie, hereditäre 327
Osteogenesis imperfecta
– autosomal dominante Vererbung 117
Osteoid 852
– Hepatoblastom 808
Osteoidose 864
Osteoidosteom 868, 870
Osteoklasten
– chronische Polyarthritis 883
– Knochenumbau 855, 856
– Knochenzellen 854
– Osteitis deformans 859
– Osteopetrose 803
– Osteoporose 860
– Regulation 854
– Remodeling 852
Osteolyse
– Chondrosarkom 874
– Chordom 878
– fibröse Dysplasie 879
– Knochenfibrom 878
– Osteoblastom 870
– Plasmazellmyelom 435
Osteom, Tumorklassifikation 127
Osteomalazie 864, 932
Osteomyelitis 857
– chronische 857
– chronische rekurrierende multifokale 858

– Einteilung 857
– spezifische 858
– unspezifische 857
– Verlauf 858
Osteomyelofibrose 431
Osteopathie
– generalisierte 860
– parathormonabhängige 864
– renale 864
– Vitamin-D-abhängige 863
Osteopetrose 802, 803
Osteophyt 889, 890, 891
Osteoporose 860
– Einteilung 861
– postmenopausale 861
– primäre 861
– sekundäre 861
Osteoporose-Wirbel 862
Osteoporosis, circumscripta 859
Osteoprotegerin 854
Osteosarkom 868, 870, 872
– autokrines Wachstum 143
– Häufigkeit bei Kindern 806
– Kiefer 535
– lytisches 872
– sklerosierendes 872
– Tumorklassifikation 127
Osteozyten
– Knochenzellen 852
– Osteoporose 860
Osterix 853
– Knochenbildung 855
Ostitis multiplex Jüngling 107
Ostium-primum-Defekt 362
– AV-Kanal 362
Ostium-secundum-Defekt 362
Östrogene
– Feminisierung 337
– Hypogonadismus 734
– Knochenregulation 854
– Osteoporose 860
– Prostatakarzinom 746
– Vagina 782
Otitis
– externa 291
– media 292
– – akute 292
– – chronische 292
– – seröse 292
Otosklerose 293
Ovar 751
– Borderline-Tumor 756
– epitheliale Zysten 755
– Fehlbildungen 752
– Funktionsstörung 753
– Übergangszelltumor 760
– Zystadenom 128
Ovarialfibrom 761, 762
Ovarialkarzinom
– Amplifikation 146
– endometrioides 760
– Genetik 756
– klarzelliges 760
– muzinöses 760
– Onkogene 144
– Recombination-Repair 153

– seröses 758
– Stadieneinteilung 757
– Tumormarker 167
– Typen 757
– Wachstumsfaktorrezeptor 144
Ovarialstromahyperplasie 755
Ovarialtumor 755
– epithelialer 755
– – Häufigkeiten 756
– muzinöser 758
– primärer 756
– seröser 757
Ovarialzyste, nichtneoplastische 754
Overlap-Syndrom
– primär biliäre Zirrhose 648
– Wegener-Granulomatose 411
Overload-Phänomen 993
Ovula Nabothi 774
Ovulation 752
Oxalatstein 920
Oxalose 889, 919, 920
Oxyuren, Vulvitis 783
Ozon, obstruktive Atemwegserkrankung 992

P
p53, Tumorreplikation 153
p53-Protein 150, 151
– Funktionsverlust 150
– Tumorantigene 159
– Zervixkarzinom 162
p53-Tumorsuppressorgen
– Astrozytom 254
– Glioblastom 255
– Hodentumor 736
– Keimbahnmutationen 263
– Mammakarzinom 818
– Urothelkarzinom 727
Pachygyrie 218
PAFAH1B1-Gen 219
PAF (plättchenaktivierender Faktor)
– Blutgerinnung 182
– Entzündung 45
– zelluläre Mediatoren 56
Palpebrae 278
PAMP (pathogen-associated molecular patterns) 51
– angeborenes Immunsystem 76
Panaritium 839
Pancoast-Syndrom 510
Pancreas
– anulare 675
– divisum 675
Panenzephalitis, subakute sklerosierende 238
Panhypopituitarismus 300
PanIN (Pankreatische Intraepitheliale Neoplasie) 680
Pankreas 675
– neuroendokrine Neoplasie 349
– Azinuszellkarzinom 682
– endokrines, Diabetes 926
– exokrines 675
– – Atrophie 925
– – Tumoren 680
– Hämochromatose 655

– Hormonbildung 344
– MEN 1 352
– neuroendokrine Neoplasie 348
– Transplantation 984
– Typ-1-Diabetes 925
Pankreasheterotopie
– Duodenum 567
– Magen 556
– Ösophagus 546
Pankreasinseltransplantation 984, 985
Pankreasinsuffizienz 578
Pankreaskarzinom 680
– adenosquamöses 680
– autokrines Wachstum 143
– duktales 680, 681
– Paraneoplasie 166
– Punktmutationen 147
– RAS-Mutation 145
– Tumormarker 167
Pankreatitis 676
– akute 676, 677, 678
– alkoholische 676
– biliäre 676
– chronische 677, 679, 680
– – autoimmune 679
– – obstruktive 680
– familiäre 679
– infektiöse 676
– Nekrose 35
Pankreatoblastom 683
Panmyelophthise 421
Panmyelose, Polycythaemia vera 430
Pannikulitis 830
– nichteitrige 817
Pannus 883, 885
– corneae 281
Pantothensäure 930
Panzerherz 383
Papanicolaou-Färbung 9, 10
Papanicolaou-Klassifikation 778
Papillarmuskelabriss 376, 383
Papilla Vateri
– Karzinom 672
– Tumoren 683
Papillarmuskelabriss 376
Papillenkarzinom 683
Papillom 128
– Augenlid 279
– Kehlkopf 472
– Konjunktiva 280
– Larynx 472
– Mamma 815, 816
– Ösophagus 551
Papillomatose 830
– juvenile 472
– juvenile intraduktale 815
Papillomavirus, Condyloma acuminatum 749
Papillomviren 776, 941
– bowenoide Papulose 620
– Cervix uteri 776
– Hautinfektion 840
– intrauterine Infektion 796
– Kanzerogenese 162
– Mundhöhlenkarzinom 527
– Mundschleimhaut 525

Papulose, bowenoide 620, 749
Paraganglien 340
Paragangliom 341
Paragranulom, noduläres 447
Parainfluenzavirus 937
– Pneumonie 499
Parakeratose
– Ekzem 831
– Psoriasis vulgaris 834
Parakokzidioidomykose 964
Parakortikalzone
– dermatopathische Lymphadenitis 445
– Hyperplasie 443
Paralyse, progressive 229
Paramyxoviren 937
– Osteitis deformans 859
Paraneoplasie 166
– Enzephalomyelopathien 238
– hämatologische 167
– Kleinhirndegeneration 238
– Neuronopathie-Enzephalomyelitis-Komplex 238
– Opsoklonus-Syndrom 238
Paraösophagealhernie 548
Paraparese, tropische spastische 234
Paraphimose 748
Parathormon 323
– Knochen 855
– Knochenregulation 854
– Osteopathie 864
– Wirkungen 324
Paratubalzyste 755
Parenchymembolie 187
Parese, progressive supranukleäre 247
Parietalzelle 556
Parinaud-Syndrom 257
Parkin-Gen 250
Parkinson-Demenz-Komplex 250
Parkinsonismus, symptomatischer 250
Parkinson-Syndrom, postenzephalitisches 250
Parodontitis 530
Parodontium, Erkrankungen 530
Paronychie 839
Parotis
– Sarkoidose 107
– Uveo-Parotis-Syndrom 107
Parotis-Mischtumor 540
Parotitis epidemica 538
Parovarialzyste 755
Partialinsuffizienz 477
Parvovirus
– intrauterine Infektion 797
– Vaskulitis 412
Pätau-Syndrom 121
Pathogenese 4
Pathogenität 933
Pathologie
– Aufgaben 3
– Bindegewebe 40
– Diagnostik 5
– Epidemiologie 17
– Forschung 6
– Makroskopie 7
– Methoden 6

– Mikroskopie 8
– Zellorganellen 38
Pauci-Immun-Glomerulonephritis 707
Paukenhöhle 291
Pautrier-Mikroabszess 456, 849
PCO (polyzystische Ovarien) 755
PCR (Polymerasekettenreaktion) 15, 16
PDGFRA-Gen 566
PECAM (platelet endothelial cell adhesion molecule) 51
Pelger-Huet-Anomalie 424
Pellagra 243, 931
Pemphigoid, bullöses 838
Pemphigus
– brasiliensis 837
– erythematodus 837
– foliaceus 837
– paraneoplastischer 838
– Typ-II-Überempfindlichkeitsreaktion 96
– vulgaris 837
– – Autoimmunerkrankungen 99
Penetration, Virus 935
Penis, Priapismus 748
Peniskarzinom 749
Penizillin
– interstitielle Nephritis 713
– Myokarditis 388
Peptid YY 344
Perforation, Ösophagus 550
Perfusionsischämie, Mesenterialarterien 576
Perfusionsstörung
– Cor pulmonale 496
– Lunge 477
Periadnexitis 764
Periappendizitis 591
Pericarditis
– constrictiva 393
– epistenocardica 383, 393
Perichondritis 292
Peridivertikulitis, Dickdarm 599
Perifollikulitis 830
Perikard 392
– Metastasen 358
Perikarderguss 392
– hämorrhagischer 392
– Herzbeuteltamponade 393
Perikarditis 393
– bakterielle 393
– fibrinös-hämorrhagische 393
– Myokardinfarkt 383
– rheumatische 393
– systemischer Lupus erythematodes 103
– tuberkulöse 393
– urämische 393
Perilymphe 291
Perimetrium 765
Perineurium, Waller-Degeneration 266
Perioophoritis 764
Periorchitis 743
Periostreaktion, Ewing-Sarkom 876, 877
Perisalpingitis 764
Perisplenitis 459
Perithyreoiditis, invasiv-sklerosierende 309
Peritonealabszess 686

Peritonealkarzinose 687
– Metastasierung 139
Peritoneum 685
– Entzündung 686
– Mesotheliom 687
– Metastasen 687
– parietale 685
– Pseudomyxom 687
– retroperitoneale Fibrose 688
– Tumoren 687
– viscerale 685
– Zysten 688
Peritonitis 686
– abakterielle 686
– akute 686
– chronische 686
– eitrige 686
– fibrinöse 686
– fibrinös-eitrige 686
– hämorrhagische 686
– sklerosierende 687
– sterkorale 686
– tuberkulöse 687
Perizyten, Kapillaren 396
Perjodsäure-Schiff-Reaktion 9
Permeabilitätssteigerung, Entzündung 45
Peroxisomen
– Hyperoxalurie 919
– pathologische Veränderungen 39
Petechien 182
– Purpura cerebri 212
Peutz-Jeghers-Polyp 616
Peutz-Jeghers-Syndrom 617, 618
Peyer-Plaques
– MALT 441
– Typhus abdominalis 583
Peyronie-Krankheit 749
Pfeiffer-Drüsenfieber 445, 943
Pfeiffer-Zelle 445
PFIC (progressive familiäre intrahepatische Cholestase) 629
Pflaumenbauchsequenz 799
Pfortader
– hämatogene Metastasierung 138
– Leber 652
– Portalfeld 624
– Verschluss 652
– Zirkulationsstörung 652
Pfortaderembolie 185
Pfortaderthrombose, portale Hypertonie 653
PGA (pluriglanduläres Autoimmunsyndrom) 354
Phagosombildung, Phagozytose 51
Phagosomen 39
Phagozyten, angeborenes Immunsystem 79
Phagozytensystem, mononukleäres, Typ-III-Überempfindlichkeitsreaktion 94
Phagozytose
– Bakterien 52
– Entzündung 51
– Viren 936
Phagozytosedefekt 54
Phakomatose 260
Phänotyp 116

Phäochromozytom 340
– Hypertonie 191
– MEN 2 353
– Tumorklassifikation 127
– Tumormarker 167
Pharyngitis 469
Pharynxkarzinom 470
Phenylketonurie
– Herzfehler 359
– ZNS-Schädigung 244
Philadelphia-Chromosom 147, 429
Phimose 748
Phlebektasie 413
Phlebitis 407, 412
– migrans 412
Phlebosklerose 413
Phlebothrombose 412
Phlegmone 839
– eitrige Entzündung 62
– Entstehung 829
– Orbita 288
Phokomelie, Thalidomid 801
Phosphatase, alkalische, Hypophosphatasie 802
Phosphofruktokinase-Defekt 918
Phosphoribosyl-Pyrophosphatsynthetase-Gen 887
Phosphotransferasemangel, Golgi-Apparat 39
PHPV (primärer hyperplastischer persistierender Glaskörper) 283
Phthisis bulbi 289
Pick-Körperchen 248
Picornaviren 936
Pigment
– anthrakotisches 37
– Bilirubin 38
– Dubin-Johnson-Syndrom 629
– Hämosiderin 38
– Lipofuszin 37
– Melanin 37
– Zelleinschlüsse 37
Pigmente, Spezialfärbung 9
Pigmentierung
– Haut
– – Hämochromatose 655
– – Morbus Addison 339
– korneale 281
– Mundschleimhaut 523
Pigmentstein 669
PI-Locus 118
Pilomatrixom 845
Pilze
– Abwehrmechanismen 958
– DHS-System 958
– Enteritis 586
– Erkrankungen 957
– Morphologie 957
– Spezialfärbung 9
– Vulvitis 783
– Wachstumsformen 958
– Zellsprossung 958
Pilzinfektion
– Haut 841
– Leber 641
– ZNS 229

Pilzpneumonie 498
Pinealoblastom 257
Pineozytom 257
Pinguecula 280
Pinkus-Tumor 845
PIN (prostatische intraepitheliale Neoplasie) 746
Piringer-Lymphadenitis 443, 444, 445
PKD1-Gen 697
PKD2-Gen 697
PKD (polyzystische Nierenerkrankung) 696
Placenta
– accreta 788
– increta 788
– percreta 788
– praevia 788
Plaques
– atherosklerotische 400, 403
– fibröse 403
– – Atherosklerose 399, 400
– instabile 379
– koronare Herzkrankheit 378
– kritische 379
– multiple Sklerose 237
– plötzlicher Herztod 391
– senile 247
– stabile 379
Plasmamediatoren, Entzündung 56
Plasmamediatorsystem 59
Plasmaproteine, Entzündung 65
Plasmazelle 417
– AL-Amyloidose 927
– atypische 435
– Endometritis 769
– Lymphknoten 87
– Lymphozytenzirkulation 84
Plasmazellhyperplasie 443
Plasmazellmyelom 435
Plasmid 944
– Virulenzfaktoren 945
Plasmin
– Entzündung 54
– Fibrinolyse 180
– Regeneration 71
Plasmodien 964
– Entwicklungszyklus 965
Plasmodium
– falciparum 965
– malariae 965
– ovale 965
– vivax 965
Plasmozytom 435
– AL-Amyloidose 709
– extramedulläres 451
– – Mundschleimhaut 525
– Tumorklassifikation 127
– Tumormarker 167
Plasmozytomniere 435, 710
Plättchenselektin 51
Plättchenthrombus 184
Plattenepithelhyperplasie, Vulva 784
Plattenepithelkarzinom 129
– ableitende Harnwege 725
– Analkarzinom 621
– Augenlid 279

– basaloides 528
– Cervix uteri 780
– Haut 843, 844
– – entdifferenziertes 844
– – Kanzerogene 160
– – UV-Strahlung 164
– – verruköses 844
– Lunge 507, 509
– – Zytologie 513
– Mundhöhle 527
– Ösophagus 552, 553
– Penis 749
– sarkomatoides 528
– sinunasales 468
– Stimmband 472
– Tumorklassifikation 127
– Vagina 782
– verhornendes 129
– verruköses 129, 621
– Vulva 785
– – invasives 786
Plattenepithelmetaplasie 26, 27
– Cervix uteri 774, 775
Plattenepithelpapillom, Tumorklassifikation 127
Plazenta 788
– Hydrops 803
– monochoriale 791
– Thromben 793
Plazentainfarkt 791
Plazentalösung, vorzeitige 792
Plazentitis 795
– lymphozytäre 798
Pleiotropie, Zytokine 85
Pleura 515
– Aufbau 516
– Metastasen 519
– parietalis 515
– visceralis 515
Pleuraempyem 516, 517
– Pneumonie 498
Pleuraerguss 516
Pleurakarzinose, Metastasierung 139
Pleuramesotheliom 518
– Asbest 159, 160
– Kanzerogene 160
– malignes 519
Pleuraplaques 996
Pleuraschwarte 517
Pleuratumor 518
– benigner 518
– fibröser 518
– maligner 518
Pleuritis 517
– Asbest 996
– fibrinöse 517
– Pneumonie 498
– serofibrinöse 517
Plexus
– myentericus
– – Morbus Hirschsprung 597
– – Ösophagus 546
– pampiniformis, Varikozele 731
– submucosus, Morbus Hirschsprung 597
Plexuspapillom 256

Plummer-Vinson-Syndrom, Ösophagus 547
PMF (primäre Myelofibrose) 431
PML (progressive multifokale Leukenzephalopathie) 232, 233
PMP (peripheres Myelinprotein) 268
PNET (primitiver neuroektodermaler Tumor) 869, 877
– Medulloblastom 258
– Pinealoblastom 257
Pneumatosis intestinalis 609
Pneumocystics, jirovecii 963
Pneumocystis
– carinii, Transplantation 979
– jirovecii 963
Pneumocystis-Pneumonie 963
Pneumokokken 949
– Lobärpneumonie 497
– Myokarditis 389
– Pneumonie 496
Pneumokokkenmeningitis 949
Pneumokoniose 505, 992
– anorganische Stäube 993
– Asbestose 505
– organische Stäube 993
– Silikose 505, 993
Pneumonia alba 953
Pneumonie 496
– alveoläre 496
– ambulant erworbene 496
– atypische 496
– Candidose 960
– exogen-allergische Alveolitis 993
– granulomatöse
– – Sarkoidose 503
– – Tuberkulose 502
– hämorrhagische 498
– interstitielle 498
– – akute 499
– – chronische 500
– – desquamative 490, 491
– – gewöhnliche 500, 500, 501, 502
– – lymphozytäre 502
– – lymphozytische 501
– – metallinduzierte Lungenerkrankung 506
– – organisierende 501
– – Pneumozystose 963
– – unspezifische 500, 502
– karnifizierende 71
– Klassifikationen 496
– Legionellen 498
– lobuläre 497
– Masern 937
– nosokomiale 496
– organisierende 498, 502
– – kryptogene 500, 502
– Pneumokokken 497
– primäre 496
– Pseudomonas aeruginosa 496
– Sarkoidose 504
– sekundäre 496
– Staphylococcus aureus 947
– Staphylokokken 498
– Streptococcus pneumoniae 496, 949
Pneumoperitoneum 689

Pneumothorax, idiopathischer 516
Pneumovirus 937
Pneumozystose 963
Pneumozyten 477
– hämorrhagische Pneumonie 498
– interstitielle Pneumonie 499
– Schocklunge 493, 494
Podocalyxin 707
Podozin 705, 707
Podozyten
– glomeruläre Minimalläsion 706, 707
– Niere 694
Poikilozytose
– Eisenmangelanämie 418
– Folsäuremangel 419
– Sichelzellenanämie 423
Polioenzephalitis, Definition 225
Poliomyelitis 233
– akute 233
– Definition 225
Poliomyelitisviren, ZNS-Infektion 231
Poliovirus 937
Polyarteriitis
– mikroskopische 411, 412
– – ANCA 407
Polyarteriitis nodosa 410
– Hypertonie 190
– mesenteriale Durchblutungsstörung 576
– Typ-III-Überempfindlichkeitsreaktion 407
Polyarthritis 882
– chronische 883, 885
– – Gelenkveränderungen 884
– – Knorpeldestruktion 885
– – Lymphadenopathie 444
– – Sonderformen 885
– – Ulnardeviation 885
Polycythaemia vera 429, 430
– JAK2-Mutation 428
Polyembryom 738
Polyglobulie 424
Polymerasekettenreaktion 15, 16
– Asservierung 8
Polymikrogyrie 219
Polymorphismus 114
Polymyositis 106, 273
– Myositiden 275
Polyneuropathie 266
– diabetische 924
Polyomaviren 942
– onkogene DNA-Viren 162
– Transplantation 980
Polyp
– Cervix uteri 776
– Endometrium 770
– hamartomatöser 616
– hyperplastischer
– – Dickdarm 615
– – Magen 562
– juveniler 616
– lymphoider 616
– Magenschleimhaut 562
– Nasenschleimhaut 468
– sessiler serratierter 593
– Stimmband 471

Polypeptid, pankreatisches 344
– disseminiertes neuroendokrines System 343
Polyploidie
– Kernvergrößerung 38
– maligner Tumor 126
Polypose 617
– adenomatöse 617
– Cronkhite-Canada-Syndrom 620
– familiäre adenomatöse 617, 618
– – Drüsenkörperzyste 563
– – Duodenaladenome 569
– hamartomatöse 617
– hereditäre 617
– hyperplastische 616, 620
– juvenile 617, 619
– lymphomatöse 615
– MUTYH-assoziierte 617, 618
Polyposis coli, Tumorepidemiologie 140, 141
Polypropylen-Mesh 976
Polyradikuloneuropathie, demyelinisierende 269
Polyspleniesyndrom 457
Polyzystin-1 697
Polyzystin-2 697
Polyzythämie, Paraneoplasie 166
Pons
– Arnold-Chiari-Malformation 218
– hypertensive Massenblutung 210
Popcorn-Zelle 447
Porenzephalie 213, 214
Porphyria cutanea tarda 921
– chemische Schäden 997
Porphyrie 920, 922
– akute intermittierende 921, 922
Porphyrine 920
Portalfeld 624
– Cholangitis 647
– Fettleberhepatitis 644
Portalsystem Hypophyse 296
Portio 765
– Abstrichpräparate 780
– zervikale intraepitheliale Neoplasie 777
Portioektopie 774, 775
Porzellangallenblase 670
Posthitis 748
Postkardiotomiesyndrom 393
Postmenopause
– Endometriumhyperplasie 769
– Endometriumveränderungen 768
Poststreptokokken-Glomerulonephritis 700
Potter-Nierendysplasie 696
Potter-Sequenz 799
Potter-Syndrom 694
Prädisposition, genetische
– Tumorepidemiologie 140
Präexzitationssyndrom 368
Prä-Golgi-Intermediate 39
Prägung, X-Chromosom 115
Präkallikrein, Entzündung 59
Präkanzerose 127
– Barrett-Mukosa 551
– fakultative 127
– – anale intraepitheliale Neoplasie 620

– kolorektale Adenome 610
– lobuläres Carcinoma in situ 821
– Mundhöhle 525
– obligate 127
– – FAP 618
– Tumorepidemiologie 141
– Vulvakarzinom 785
– zervikale 777, 778
Präsenilin-Gen 247
Prästase, Entzündung 45
Prävalenz 18
– Definition 18
– maligne Tumoren 139
Prävention, Gesundheit 4
Priapismus 748
Primäraffekt, Appendizitis 590
Primärharn 694
Primärkomplex, Lungentuberkulose 503
Primärprävention 17
Primärstadium, Syphilis 953
Primärtumor, TNM-Klassifikation 169
Prinzmetal-Angina, koronare Herzkrankheit 378
Prionen, Vermehrung 235
Prion-Erkrankung 234
Prion-Gen 235
Prion-Protein, infektiöses 235
Proerythroblast 417
Profilaggrin 828
Proglottiden 967
Prokanzerogen 161
Prolaktinom 298
– klinische Relevanz 299
– Tumorklassifikation 127
Proliferationskatarakt 283
Prolymphozytenleukämie 437, 450
Promonozyt 417
Promyelozyt 417
– AML 434
Promyelozytenleukämie, akute 434
Prosenzephalon, Differenzierungsstörungen 216
Prostaglandine, Entzündung 45, 55
Prostata 744
– Adenomyom 745
– Entwicklung 744
– Entzündung 744
– hyperplastische Knoten 745
– Tuberkulose 744
– Tumoren 746
– Zonen 744
Prostatahyperplasie 744, 745
– myoglanduläre 745
Prostatakarzinom 746, 747
– Gleason-Grading 748
– Grading 746
– hämatogene Metastasierung 138
– Organotropismus 157
– Paraneoplasie 166
– pluriformes 746
– Risikofaktoren 746
– Tumormarker 167
Prostataphosphatase, saure
– Tumormarker 167
prostatic osteoblastic factor 746
Prostatitis 744

– akute 744
– chronische 744
– granulomatöse 744
– tuberkulöse 744
Prostazyklin
– Blutgerinnung 181
– Entzündung 55
Protease-Antiprotease-Imbalance 480
Proteaseinhibitor 480
Proteasen 480
– neutrale 56
– saure 56
Protein A 944, 946, 947
Proteine
– Faltungserkrankungen 41
– Zelleinschlüsse 37
Proteinkinase, zyklinabhängige 146
Proteinkinasen, G0-G1-Übergang 22
Proteinmangelernährung, Fettlebererkrankung 646
Proteinmodifikation, Sauerstoffintermediärprodukte 29
Protein S-100, Immunhistochemie 355
Protein-Tyrosin-Phosphatase-Nonrezeptor-Typ-22-Gen 885
Proteus mirabilis 950
Prothese
– Gefäße 971, 972
– – Einheilung 972, 973
– Gelenk 971, 975
– Herzklappe 974
– mechanische
– – Herzklappe 974
– – Komplikationen 974
Prothrombinzeit, Leberversagen 652
Protoonkogen, Knochenzellen 854
Protoporphyrie
– erythrohepatische 923
– erythropoetische 921, 922
Protoscolex 967
Protozoen 963
– Abwehrmechanismen 964
– Enteritis 586
– Leberinfektion 640
– Myokarditis 389
Provirus 163
PRR (pattern-recognition receptor) 51
– angeborenes Immunsystem 76
– Komplementsystem 57
Prune-Belly-Sequenz 799
Psammomkörper 259
– papilläres Karzinom 316
PSA (prostataspezifisches Antigen) 748
– Tumormarker 167
P-Selektin, Endothel-Leukozyten-Interaktionen 49
Pseudarthrose 867
Pseudoaspergillom 961
Pseudodivertikel
– Dickdarm 598
– Ösophagus 547
– Sigma 599
Pseudodivertikulose, intramurale 547
Pseudo-Gaucher-Zelle 429
Pseudogichtanfall 889
Pseudogicht 888

Pseudo-Hermaphroditismus 730
Pseudo-Hypoparathyreoidismus 327
Pseudokapsel
– Nierenzellkarzinom 717, 718
– pleomorphes Adenom 541
– Prostata 745
Pseudo-Kerneinschluss 38, 316
Pseudo-Klinefelter-Syndrom 734
Pseudokrupp 471
Pseudomembran
– antibiotikainduzierte Kolitis 608
– fibrinöse Entzündung 61
Pseudomonas
– aeruginosa 950
– – Pneumonie 496
– Epididymitis 742
– Myokarditis 389
Pseudomonas aeruginosa
– Otitis externa 292
Pseudomyxoma peritonei 687, 688, 759
Pseudomyzel 958
– Candida 960
Pseudopapille, Morbus Basedow 312
Pseudo-Pelger-Anomalie 427
Pseudophakos 283
Pseudopubertas praecox 337
Pseudorosette 806
– perivaskuläre 256
– neuroblastische 258
Pseudostrumafelder 712
Pseudotumor, inflammatorischer, Milz 461
Pseudozyste
– Astrozytom 254
– Ganglien 896
– Hirnparenchym 230
– Milz 461
– Nebennierenrinde 332
– Nebenschilddrüsenhyperplasie 325
– Pankreatitis 677, 678
– periventrikuläre Leukomalazie 213
– pilozytisches Astrozytom 253
– Speicheldrüsen 536
– synoviales Sarkom 895
– Toxoplasmose 230
Psoriasis
– pustulosa 834
– vulgaris 834
PSS (progressive systemische Sklerose) 104
PTCH-Gen 258
PTEN-Gen 619
Pterygium
– colli 121
– Konjunktiva 279
PTHrP (parathyroid hormone-related protein) 324, 853
– Knochenmetastasen 879
– Knochenregulation 854
PTLD (Posttransplantations-lymphoproliferative Erkrankung) 980
pTNM-Klassifikation 169
Pubertas praecox 753
Pulmonalklappe 358
Pulmonalklappenstenose, Fallot-Tetralogie 363

Pulpa
– Lymphknoten 440
– Milz 441
– – rote 457
– – weiße 457
Pulpahyperplasie
– bunte 443, 444
– pseudotuberkulöse Lymphadenitis 445
Pulpitis 530
– radikuläre Zyste 533
pulseless disease 408
Pulsionsdivertikel 547
Punktionszytologie 7
– Tumordiagnostik 168
Punktmutation, Onkogenaktivierung 147
Purin-Nukleotid-Phosphorylase-Defekt 111
Purpura 182
– cerebri 212
– Entstehung 829
– idiopathische thrombozytopenische 426
– – Milz 460
– palpable 836
– Schönlein-Henoch, mesenteriale Durchblutungsstörung 576
– thrombotisch-thrombozytopenische 426
Pustel, Entstehung 829
PVL (periventrikuläre Leukomalazie) 213
Pyelektasie 712
Pyelonephritis
– akute 711
– aszendierende 713
– chronische 712
– Hypertonie 190
– Refluxnephropathie 713
Pylorusstenose 556
Pyodermie
– follikuläre 839
– nichtfollikuläre 839
Pyometra 769
Pyomyositis 275
Pyonephrose, Nierenbeckenkarzinom 720
Pyosalpinx 764
Pyozephalus 226
Pyridoxin 930
Pyridoxinmangel 243
Pyrogene
– exogene 65
– endogene 65
Pyrophosphat 889
Pyrosequenzierung 17
Pyruvatkinasemangel, Anämie 421, 422

Q
Q-Fieber 640
Quaddel
– Entstehung 829
– Urtikaria 835
Quarzstaublungenerkrankung 993
Quecksilber, Neurotoxizität 239
Quervain-Tendovaginitis 894
Quetschung 988
Quilty-Läsion 984
Quincke-Ödem 835

R
RAAS (Renin-Angiotensin-Aldosteron-
   System) 330
– Hypertonie 190
– Herzinsuffizienz 173, 174
– Hyperaldosteronismus 337
– Schock 193
RAB7 (small GTP-ase late endosomal
   protein) 268
Rabies 234
– postvakzinale Enzephalomyelitis 238
Rabiesvirus 937
– ZNS-Infektion 231
Rachenmandel 469
Rachitis 863, 864, 932
– Vitamin-D-resistente 932
Radikulitis, Tabes dorsalis 229
Radikulopathie 266
Radionekrose 243
ragged red fibers 273
RANK, Knochenzellen 854
RANKL, Knochenzellen 854
RANKL/RANK-System, Osteitis deformans
   859
Ranula 536
Ranulomer 180
Ranvier-Schnürring 265
Rappaport-Azinus 624
RAS-Gen
– Punktmutation 147
– Tumorentstehung 145
– Wirkung 146
ras-Protein 143
– Signaltransduktion 145
– Transkriptionsfaktoren 145
Rauchen
– Atherosklerose 399
– Bronchialkarzinom 506
– Bronchiolitis 483
– COPD 488
– desquamative interstitielle Pneumonie
   490
– Kanzerogene 159
– koronare Herzkrankheit 378
– Langerhans-Zell-Histiozytose 489
– respiratorische Bronchiolitis 489
Raumforderung
– intrakraniale 204
– radiogene ZNS-Schädigung 243
Rauschmittel, Schäden 1001
Raynaud-Phänomen 105
rb1-Protein 148
– Funktion 150
– Zellzyklus 149
– Zervixkarzinom 162
RBILD (respiratory bronchiolitis interstitial
   lung disease) 489
reactive oxygen species 28
Rechtsherzhypertrophie
– Fallot-Tetralogie 364, 365
– Mitralklappenstenose 375
– pulmonale Hypertonie 192
– Vorhofseptumdefekt 362
Rechtsherzinsuffizienz
– akute 175
– chronische 176

– Hyperämie 177
– Leberstauung 653
– Mesenterialvenenstauung 577
– Ödementstehung 179
– Stauungsleber 653
– Thrombose 182
– Ursachen 174
Rechts-links-Shunt, Fallot-Tetralogie 364
Rechtsversorgungstyp 382
Recombination-Repair 153
Reed-Sternberg-Zelle 133
Reed-Tumor 846
Reepithelisierung 71, 72
Reflux
– duodenogastraler
– – chemisch-reaktive Gastritis 559
– duodenogastroösophagealer 548
– gastroösophagealer 548
– – Barrett-Karzinom 553
– vesikoureteraler 713
– – Megaloureter 721
Refluxnephropathie 713
Refluxösophagitis 548, 549
– Barrett-Mukosa 551
Regelkreis, neuroendokriner 296
Regenbogenhaut 285
Regeneration 71
– Wundheilung 72
– Zellen 24
Regurgitationstheorie 766
Reinnervation, neurogene
   Muskelatrophie 272
Reiter-Syndrom 887
– Bakterienruhr 601
Reizfibrom 525
Reizleitungssystem, Störungen 366
Rekombination somatische
– Rezeptorvielfalt 82
Rektum 595
– Amyloidose 609
– Anatomie 596
– Colitis ulcerosa 603
– Endometriose 617
– Fehlbildungen 596
– Hormonbildung 344
– Mukosaprolaps-Syndrom 610
– neuroendokrine Neoplasie 347
Rektumkarzinom 612, 613
Rektumulkus, solitäres 610
Remodeling 172
– Entzündung 48
– Skelettsystem 852
Renin, Hyperaldosteronismus 336
Renin-Angiotensin-Aldosteron-
   System 330
– Herzinsuffizienz 173, 174
– Hyperaldosteronismus 337
– Hypertonie 190
– Schock 193
Reparation, Wundheilung 72
Reperfusionsstörung 383
Reserveräume, Ausfüllung 204
Reservezelle 23
Reservezellhyperplasie, Cervix uteri 775
Residualkörper 25
Residualzyste 532, 533

Resorptionsatelektase 479
respiratory burst 52
respiratory syncytial virus 937
Restitutio ad integrum 71
Rete testis, Spermatozele 742
Retentionsösophagitis 550
Retentionspneumonie 482
Retentionssyndrom 817
Retentionszyste
– Appendix 592
– Speicheldrüsen 536
Retikulozyten 417
Retikulum, endoplasmatisches
– raues 26
– Veränderungen 39
Retinaangiomatose 263
Retina 283
Retinitis pigmentosa 284
Retinoblastom 285, 808
– Pathogenese 149
– Häufigkeit bei Kindern 806
– Prognose 808
– Tumorepidemiologie 141
– Tumorklassifikation 127
– Tumorsyndrome 261
Retinoblastomgen 148
– Sarkome 900
Retinoblastomprotein, Zellteilung 22
Retinoblastom-Tumorsuppressorgen 808
Retinopathia proliferans 284
Retinopathie, diabetische 284
Retinoschisis 285
RET-Protoonkogen
– medulläres Karzinom 318
– MEN 2 353
Retroviren, exogene 938
Reye-Syndrom 664
Rezeptor, Marker 13
Rezeptorvielfalt, Lymphozyten 82
Rhabdomyom 394, 908
– adultes 908
– fetales 908
– genitales 908
– kardiales 908
– Tumorklassifikation 127
Rhabdomyosarkom 743, 908
– alevoläres 909
– embryonales 783, 908, 909
– Häufigkeit bei Kindern 806
– pleomorphes 910
– Tumorklassifikation 127
Rhesus-Inkompatibilität 96
Rhesus-Isoagglutinine, hämolytische
   Anämie 423
Rheumafaktoren, chronische Polyarthritis
   883
Rheumaknoten 883, 885
– Granulome 69
Rhinitis
– akute 468
– allergisch-neurovaskuläre 468
– catarrhalis 468
– chronische 468
– hyperplastische 468
– purulenta 468
– sicca 468

Rhinoliquorrhö 225
Rhinophym 467
Rhinovirus 936
Rhizopus arrhizus 962
Rhombenzephalon, Fehlbildungen 217
Riboflavin 930
Riboflavinmangel 243
Richter-Hernie 690
Rickettsien, Q-Fieber 640
Riedel-Struma 309
Riesenfaltenmagen 563
Riesengranula, Phagozytosedefekt 54
Riesenkondylom Buschke-Loewenstein 621, 749
Riesenosteoklasten 859
Riesenzellarteriitis 408, 409
– Typ-IV-Überempfindlichkeitsreaktion 407
Riesenzelle
– Epitheloidzellgranulom 70
– Fremdkörpergranulom 69, 70
– Gichttophus 888
– Glioblastom 255
– granulomatöse Entzündung 69
– Herpesösophagitis 549
– HIV-Infektion 938
– Hodgkin-Lymphom 447
– Hypertrophie 25
– Masernvirus 937
– mehrkernige, pigmentierte villonoduläre Synovialitis 896
– Riesenzellpneumonie 499
– Riesenzelltumor 876
– synzytiotrophoblastische 737
– Typ-IV-Überempfindlichkeitsreaktion 96
– Viren 30
– Virusinfektion 935
Riesenzellepulis 531
Riesenzellgranulom, peripheres 531
Riesenzellhepatitis 663
Riesenzellmyokarditis 388
Riesenzellpneumonie 499
Riesenzellthyreoiditis 307
Riesenzelltumor 869, 875, 876
– Sehnenscheiden 896
– tuberöse Sklerose 262
Rindenprellungsherd, traumatischer 223
Ringelröteln, intrauterine Infektion 797
Ringmelanom 286
Rippenfell 515
Rissquetschwunde 988
Risus sardonicus 952
RNA-In-situ-Hybridisierung 8, 14
RNA-Viren 935
– Erkrankungen 936
– Erkrankungen des Nervensystems 231
– onkogene 163
– – Tumorantigene 159
– Tumorentstehung 142
Rolling
– Entzündung 49
– Lymphozytenzirkulation 83
Röntgenbild
– Atherosklerose 972
– Herzklappenprothese 974

Rosenkranz 864
– rachitischer 932
Rosenthal-Faser 40, 253
Roseola infantum 943
Rosette, pineozytische 257
ROS (reactive oxygen species) 28
Rotationsanomalie Dünndarm 572
Röteln
– interstitielle Nephritis 713
– intrauterine Infektion 796
Rötelnvirus
– Hepatitis 637
– Herzfehler 359
Rotor-Syndrom 628
RSV (respiratory syncytial virus) 937
– Pneumonie 499
– Riesenzellpneumonie 499
Rubens-Typ 1000
Rubeosis iridis 284, 285, 286
Rubor 44
– Entzündung 45
Rückfallfieber
– endemisches 954
– epidemisches 954
Rückwärtsversagen, Linksherzinsuffizienz 175
Ruhr
– katarrhalische 600
– pseudomembranös-nekrotisierende 600
– rote 601
– ulzeröse 600
– weiße 601
Rundwürmer 968
Runx-2, Knochenbildung 855
Runx-2-Gen 853
Ruptur
– Herzwand 383
– OsophagusÖsophagus 550
– Plaque 379
Ryanodinrezeptor, kongenitale Myopathie 275

S
Sackniere, hydronephrotische 712
Sagomilz 460, 928
Saktosalpinx 764
Salmonella
– enterica, Kolitis 600
– enteritidis 950
– – Gastroenteritis 583
– paratyphi 949
– typhi 949
– – Typhus abdominalis 582
– typhimurium 950
Salmonellen 949
– Cholezystitis 670
– enteropathische Arthritis 887
Salmonellose 582
Salpingitis 764
– isthmica nodosa 764
– tuberkulöse 764
Salz-und-Pfeffer-Muster 321
Salzverlustsyndrom 338
Samenblase 743
– Agenesie 743
– Tumoren 744

Samenleiter 742
– Entzündung 742
– Hypogonadismus 735
Samenstrang 742
– Rhabdomyosarkom 743
Sammelrohrkarzinom, Molekularpathologie 719
Sanduhrgeschwulst 806
Sanduhrneurinom 270
Sängerknötchen 471
sarcoid-like lesion 445
Sarcoma botryoides 783
Sarkoglykan, Gliedergürteldystrophie 274
Sarkoidose 106
– Bronchiolitis 484
– bronchoalveoläre Lavage 512
– Knochen 859
– Lebergranulome 641
– Lunge 503
– Lymphadenitis 445
– Mundschleimhaut 525
– Myokarditis 389
– Pneumonie 504
– Sialadenitis 538
– ZNS 228
Sarkom 899
– Endometrium 772
– epitheloides 912
– Grading 901
– Li-Fraumeni-Syndrom 203
– Mamma 826
– myeloisches 433
– pleomorphes undifferenziertes 907
– strahleninduziertes 900
– synoviales 895
– TNM-Klassifikation 900
– Tumorklassifikation 133
– Tumormarker 167
– undifferenziertes High-Grade-pleomorphes 907
– Wachstumsmuster 901
Sarkomer 271
Satellitenzelle 271
Satellitenzellnekrose 833
Sauerstoff, aktivierter 28
Sauerstoffintermediärprodukte 28
Sauerstoffmangel, Zellschädigung 28
Sauerstoffsuperoxid 52
Saugwürmer 969
– Enteritis 586
SCA (seröses Zystadenom) 681
SCD (sudden cardiac death) 391
Schädelbasis, Tumor 260
Schädelfraktur 221
Schädel-Hirn-Trauma 220
– Balkenblutung 224
– Carotis-Sinus-cavernosus-Fistel 225
– Commotio cerebri 220
– Contusio cerebri 223
– Epiduralhämatom 221
– Formen 221
– gedecktes 220, 221
– intrazerebrales Hämatom 224
– ischämische Läsionen 224
– Liquorfistel 225
– offenes 220, 221

– posttraumatische Infektion   225
– Schädelfraktur   221
– Schussverletzung   225
– Subarachnoidalblutung   223
– Subduralhämatom   222
Schaden
– alkoholbedingter   1000
– drogenbedingter   1000
– druckbedingter   990
– elektromagnetische Energie   990
– ernährungsbedingter   999
– physikalischer   987
– tabakbedingter   1000
– temperaturbedingter   989
Schäfer-Lösung   8
Schallempfindungsschwerhörigkeit   988
Schanker
– harter   953
– – Penis   749
– weicher   784
Scharlach
– interstitielle Nephritis   713
– Tonsillitis   470
Schatzki-Ring   547
Schaumann-Körper   106
Schaumzelle
– Atherosklerose   399, 400, 404
– chronische Entzündung   67, 68
– Lepra   957
– Morphologie   400
– Nierenzellkarzinom   718
– pigmentierte villonoduläre Synovialitis   896
– Stippchengallenblase   671
– Xanthelasmen   278
Schenkelblock   368
Schenkelbruch   690
Schenkelhernie   690
Schießscheibenmuster, invasives Mammakarzinom   823
Schilddrüse   303
– Anomalien   305
– Ektopie   305
– Entwicklung   303
– Entzündungen   306
– Hormonsynthese   303, 304
– Knoten   319
– Metastasen   319
– Tumor   313
– – anaplastisches Karzinom   318
– – epithelialer   313
– – follikuläres Adenom   313, 314
– – follikuläres Karzinom   314, 315
– – gering differenziertes Karzinom   318
– – Klassifikation   314
– – medulläres Karzinom   317, 321
– – nichtepithelialer   319
– – papilläres Karzinom   315, 316, 321
Schilddrüsenadenom, benigner Tumor   125
Schilddrüsenkarzinom
– Häufigkeit bei Kindern   806
– ionisierende Strahlen   164
– MEN 2   353, 354
– papilläres, Tyrosinkinaserezeptor   144

– Punktmutationen   147
– Tumormarker   167
Schilder-Krankheit   237
Schiller-Duval-Körper   763
Schimmelpilze
– DHS-System   958
– exogen-allergische Alveolitis   993
Schinkenmilz   460, 928
Schistosoma
– haematobium   969
– – Orchitis   732
– intercalatum   970
– japonicum   970
– – Leberinfektion   641
– Kanzerogenese   162
– mansoni   969, 970
– – Leberinfektion   641
– mekongi   970
Schistosomiasis   969
– Appendizitis   969
– Leberinfektion   640
Schizogenie
– erythrozytäre   965
– exoerythrozytäre   965
Schizogyrie   223, 224
Schlafkrankheit   967
Schlamm-Feldfieber   953
Schleimbeutel   894
Schleimgranulom   536
Schlingennekrose, diffuse extrakapilläre Glomerulonephritis   707
Schmetterlingsgliom   255
Schmidt-Syndrom   354
Schmorl-Knötchen   892
Schneider-Papillom   468
Schnellschnittuntersuchung   11
Schnittwunde   988
Schnupftabakprostata   746
Schock   192
– anaphylaktischer   193
– endokriner   193
– hämorrhagischer   193
– hypovolämischer   192
– – Pathogenese   193, 194
– kardiogener   193, 383
– – Pathogenese   194
– Klassifikation   192
– Leber   652
– neurogener   193
– Organveränderungen   196
– Pathogenese   193
– peritonealer   686
– septischer, Pathogenese   195
– septisch-toxischer   193
– – Pathogenese   194
Schocklunge   196, 493
Schockniere   197, 709
Schock-Syndrom
– Staphylokokken-toxisches   839
– Streptokokken-toxisches   839
Schokoladenzyste   755, 767
Schönlein-Henoch-Purpura
– mesenteriale Durchblutungsstörung   576
– Typ-III-Überempfindlichkeitsreaktion   407
Schornsteinfegerkrebs   749

Schrittmacher   973
Schrotschussschädel   435
Schrumpfgallenblase   670
Schrumpfniere   715
– Pyelonephritis   711
– vaskuläre   714
Schuppenflechte   834
Schuppung
– chronisch diskoider Lupus erythematodes   833
– Psoriasis vulgaris   834
Schürfwunde   988
Schussverletzung, Schädel-Hirn-Trauma   225
Schusswunde   988
Schwammniere   696
Schwangerschaft
– Lebererkrankung   665
– Varizen   413
Schwangerschaftscholestase   630, 665
Schwangerschaftsdiabetes, Klassifikation   924
Schwangerschaftsfettleber   665
Schwangerschaftsnephropathie, Hypertonie   190
Schwannom   269
– Epidemiologie   253
– Tumorklassifikation   127
Schwann-Zelle
– Nervenfasern   265
– Neurinom   269
– Neurofibrom   261
– onion bulbs   267
– segmentale Demyelinisierung   267
– Zwiebelschalenbildung   268
Schwartz-Bartter-Syndrom   301
Schweißtest, zystische Fibrose   119
Schweizer-Käse-Muster   387
Schwellung, Entzündung   55
Schwerhörigkeit, Lärmschaden   988
Schwingung, Schädigung   988
SCID (severe combined immunodeficiency disease)   111
Scrapie   234
Sebazeom   845
Segelklappe   358
– Entwicklung   359
Segmentkerniger
– eosinophiler   417
– neutrophiler   417
Sehnenerkrankung   893
Sehnenruptur   893
Sehnenscheide, synoviales Sarkom   895
Sehnenscheidenerkrankung   893
– entzündliche   894
– Ganglion   896, 897
– Karpaltunnelsyndrom   894
– Riesenzelltumor   896
– Tendovaginitis   893
Sehnenscheidenfibrom   904
Sehnerv, Entzündung   287
Seitenwandinfarkt   382, 383
Sekretin   344
Sekundärprävention   17
Sekundärstadium, Syphilis   953

Selbstantigen 77
– Autoimmunerkrankung 99
Selbsttoleranz, Überempfindlichkeitsreaktion 92
Selektin
– endotheliales 51
– Endothel-Leukozyten-Interaktionen 49, 50
Selektion, T-Lymphozyten 82
Semilunarklappe 369
Seminom 737
– ausgebranntes 738
– Hodentumoren 736
– klassisches 737, 738
– spermatozytisches 737
– synzytiotrophoblastische Riesenzellen 737
– Tumorklassifikation 127, 134
Senkniere 694
sentinel node 137
– Melanom 847
Sentinel-Lymphknoten 824, 825
Sepsis 64
– Candidose 960
– fetale 795
– lenta 374
– tuberculosa gravissima Landouzy 956
– Waterhouse-Friderichsen-Syndrom 338
Septikopyämie 65
Septum
– aorticopulmonale 359
– primum 359
– secundum 359
– – Vorhofseptumdefekt 362
Septumdefekt
– atrioventrikulärer 362
– Ventrikel 362
Sequenz
– Fehlbildungen 798
– Oligohydramnion 799
– Prune-Belly- 799
Sequenzpolymorphismen 114
Sequester, Osteomyelitis 857
Serotonin
– Entzündung 45, 55
– neuroendokrine Neoplasie 347
Serratia marcescens 950
Sertoli-Cell-only-Syndrom 734
Sertoli-Leydig-Zell-Tumor 761
Sertoli-Zelle 729
– Sertoli-Cell-only-Syndrom 734
Sertoli-Zell-Tumor 741
– großzelliger verkalkender 741
Serumamyloid A 927
Serumkrankheit, Typ-III-Überempfindlichkeitsreaktion 98
Sézary-Syndrom 456, 849
Sézary-Zelle 849
SFT (solitärer fibröser Tumor) 905, 906
shaken baby syndrome 222
Sheehan-Syndrom 300
Shift, antigener 937
Shigella
– boydii 950
– dysenteriae 950
– – Exotoxine 946

– flexneri 950
– sonnei 950
Shigellen 950
– Bakterienruhr 600
– enteropathische Arthritis 887
– Reiter-Syndrom 887
Shigellose 600
Short-segment-Aganglionose 597
Shunt-Hyperbilirubinämie 628
SIAD (syndrome of inappropriate antidiuresis) 301
Sialadenitis 536, 537
– autoimmune 538
– bakterielle 537
– chronisch sklerosierende 538
– epitheloidzellige 538
– lymphozytäre 538
– virale 538
Sialadenose 539
Sialolithiasis 536
Sialometaplasie, nekrotisierende 539
Sicca-Syndrom
– Graft-versus-Host-Reaktion 986
– Sialadenitis 538
Sichelzelle 422
Sichelzellenanämie 422
– Blutausstrich 423
Sick-Sinus-Syndrom 367
Siderophagen, chronische Entzündung 68
Siderose 656
– Blutung 182
Siegelringzellkarzinom 130
Sigma
– Divertikulose 599
– Endometriose 617
Signalkaskade, Apoptoseaktivierung 150
Signaltransduktion, Tumorentstehung 145
Signalvermittlung, intrazelluläre, Onkogene 143
SIL (squamöse intraepitheliale Läsion) 777
Silber-Methenamin-Färbung 10
Silikonimplantat 975
Silikose 505, 993, 994
Simian-Virus 40, Pleuratumor 518
SIN (squamöse intraepitheliale Neoplasie) 526
Sinus
– Milz 457
– urogenitalis, Epispadie 748
Sinushistiozytose 443
Sinusitis 468
Sinuskatarrh 444
Sinusknoten, Erregungsbildungsstörung 367
Sinusoid (Leber) 624
– Endothel 396
– hepatozelluläres Adenom 658
– Venenverschlusskrankheit 652
Sinustumor
– endodermaler 738
– entodermaler 763
Sinus-venosus-Defekt 362
Sirenomelie 801
SIRS (systemic inflammatory response syndrome) 64, 374
Sitosterolämie 630

Situs inversus 572
Sjögren-Syndrom 538
– Autoantikörper 102
Skelettdysplasie 801
Skelettsystem
– Arthritis 882
– chronische Polyarthritis 883
– Entwicklungsstörungen 801
– entzündliche Knochenerkrankung 857
– Funktionen 852
– Gelenke 881
– generalisierte Osteopathien 860
– Knochen 851
– Metastasen 879
– Morbus Bechterew 886
– Osteomalazie 864
– Osteoporose 860
– Rachitis 863
– Remodeling 852
– Sklerodermie 105
– Tumoren 867
Sklera 282
Skleritis 282
Sklerodermie 104, 105
– Autoantikörper 102
– Nierengefäße 105
Sklerose
– diffuse 237
– fokale segmentale Glomerulosklerose 705
– hepatoportale 654
– konzentrische 237
– Mamma-Adenose 814
– multiple 236, 237
– – akute 237
– – Autoimmunerkrankungen 99
– – Varianten 237
– progressive systemische 104
– tuberöse 262
– – Typ 1 261
– – Typ 2 261
Sklerosierung, Dermis 830
Skolex 967
Skorbut 913, 931, 932
Skrotalhernie 689
Skrotum 748
SLE (systemischer Lupus erythematodes) 102
– Schwangerschaft 792
– Typ-III-Überempfindlichkeitsreaktion 98
Slot-Blotting 15
SMA (spinale Muskelatrophie) 271
SMAD4/DPC4-Tumorsuppressorgen 619
small airways disease 483
SMN1 (Survival-Motor-Neuron-1) 271
SNUC (sino-nasal undifferentiated carcinoma) 469
SOD1-Gen 252
Sofortreaktion 93
Somatostatin 344
– disseminiertes neuroendokrines System 343
Sonografie, Schilddrüsenknoten 320
Soor
– Mundhöhle 842
– Vulvitis 784

Soorösophagitis 549, 550
Soorstomatitis 524
Soorvulvitis 784
Southern-Blotting 15
SOX-9 853
– Knochenbildung 855
Spaltbildung, siehe Dysrhaphie 522
Spaltheilung, Frakturen 866
Spätperikarditis, traumatische 393
SPC-Zelle 585
Speckhautgerinnsel 184
Speicheldrüse
– Ektopie 522
– Karzinom, Wachstumsfaktorrezeptor 144
– Sklerodermie 105
Speicheldrüsen 535
– aberrierende 536
– Adenokarzinom 542
– akzessorische 536
– Azinuszellkarzinom 542, 543
– Bauprinzip 536
– Fehlbildungen 536
– Zysten 536
Speicheldrüseninfarkt 539
Speicheldrüsentumor 539
– adenoid-zystisches Karzinom 543
– Adenokarzinom 542
– Azinuszellkarzinom 542, 543
– Klassifikation 539
– mukoepidermoides Karzinom 541, 542
– Onkozytom 541, 542
– pleomorphes Adenom 540
– Warthin-Tumor 541
Speichelextravasations-Mukozele 536
Speichelstein 536
Speicherkrankheit
– lysosomale 244
– – Lysosomenveränderungen 39
– – Morbus Gaucher 916
– – Zystinose 920
Spermagranulom 743
Spermatozele 732, 742
Spermatozoen, Spermagranulom 743
Spermatozystitis, chronische 744
Spermienantikörper 733
Spezialfärbung 9, 10
– Methoden 7
Spezifität
– angeborenes Immunsystem 76
– erworbenes Immunsystem 77
Sphärozyten, Kugelzellenanämie 422
Sphärozytose, hereditäre 421, 422
S-Phase 22
Spiculae, Ewing-Sarkom 877
Spina bifida
– Anenzephalie 216
– occulta 216
Spindelzelllipom 902
Spirochäten, Spezialfärbung 9
Spitz-Nävus 846
Splenitis, granulomatöse 459
Splenomegalie 457
– CML 461
– Hodgkin-Lymphom 461

– portale Hypertonie 655
– Ursachen 458
Spondylarthritis ankylopoetica 886
Spondylitis
– ankylosans 886
– tuberculosa 858, 859
Spondylosis deformans 891
Spongiosa
– Knochenumbau 855
– Osteochondrom 873
– Osteoporose 862
– Rachitis 863
Spongiose 829
– Definition 830
– Ekzem 831
spongy myocardium 387
Spontanpneumothorax 516
Sporen 958
Sporozoen 964
Sporozoiten 965
Sprue 581
– einheimische 579
– tropische 582
SPTLC1 (serine palmitoyltransferase, long chain base subunit 1) 268
src-Protein, Onkogene 143
SRY-Gen 730
SSPE (subakute sklerosierende Panenzephalitis) 238
Stäbchen, säurefeste 956
Stäbchenbakterien
– gramnegative 949
– grampositive 951
Stabkerniger, neutrophiler 417
Stadieneinteilung
– HIV-Infektion 939
– Tuberkulose 955
– Tumordiagnostik 169
Staging 5
– Tumordiagnostik 169
Stagnationsthrombus 184
– Morphologie 184
Stammbaum
– autosomal dominante Vererbung 116
– X-chromosomale Vererbung 119
Stammganglien
– hypertensive Massenblutung 210
– Kernikterus 214
– Morbus Wilson 657
– Status lacunaris 209
– zerebrale Hypoxie 208
Stammzelle 23
– Determination 23
– Differenzierung 23
– disseminiertes neuroendokrines System 343
– embryonale 23
– hämatopoetische 76
– – Neoplasie 428
– – Transplantation 985
– mesenchymale
– – Sarkome 133
– – Weichgewebserkrankung 899
– multipotente 23, 415
– pluripotente 23

Stammzelltransplantation 985
– allogene 985
– – nichtmyeloablative 985
– autologe 985
– Graft-versus-Host-Reaktion 986
Standortflora 943
Staphylococcal Scalded Skin Syndrome 948
Staphylococcus
– albus 838
– aureus 947
– – Exotoxine 946
– – Gelenkprothese 975
– – Osteomyelitis 857
– – Pneumonie 947
– – Sialadenitis 537
– epidermidis 948
– – Gelenkprothese 975
– haemolyticus 948
– hominis 948
– lugdunensis 948
– saprophyticus 948
Staphylokokken
– Adnexitis 764
– Endokarditis 372
– Erkrankungen 947
– koagulasenegative 948
– Lebensmittelvergiftung 947
– Mastitis 817
– Myokarditis 389
– Pleuraempyem 518
– Pneumonie 496, 498
– Vulvitis 783
Staphylokokkenimpetigo 839
Staphylokokkenpneumonie 947
Staphylokokken-toxisches Schock-Syndrom 839
Star
– grauer 282, 283
– grüner 288
Starling-Gesetz 177
Stase
– Entzündung 45
– Thrombose 182
Status
– asthmaticus 485, 486
– marmoratus 214
– lacunaris 209
Staubzelle 993
Stauung
– Milz 458
– portale 458
Stauungsleber 653
Stauungslunge, chronische 491
Stauungsmilz, portale 655
Stauungsniere 714
Steatohepatitis 645
Steatose
– Alkoholabusus 644
– Fettlebererkrankung 645
– toxischer Leberschaden 642
Stein-Leventhal-Syndrom 755
Stenose
– Aortenklappe 377
– Dünndarm 572

– intratracheale 486
– Mitralklappe 374, 375
– Ösophagus 546
– Trachea 486, 487
– Tumorwachstum 165
Stent
– Einheilung 972
– Implantation 384
Sternberg-Reed-Zelle 447
Sternenhimmelbild
– Lymphadenitis 442
– lymphoblastisches Lymphom vom T-Zell-Typ 456
Steroidnekrose 865
Steroidosteoporose 862, 863
Steroidzelltumor 761
Stevens-Johnson-Syndrom 833
Stewart-Treves-Syndrom 910
Stichwunde 988
Stickstoff, Hypertonie 190
Stickstoffmonoxid
– Blutgerinnung 181
– Entzündung 56
– Zellschädigung 28
Stickstoffoxid, Schock 195
Stimmbandpolyp 471
Stippchengallenblase 671
Stoffwechsel, Definition 913
Stoffwechselerkrankung 913
– angeborene 914
– erworbene 929
– genetisch bedingte 915
– Klassifikationen 914
– Leberschädigung 655
– Morbus Wilson 656
– Neuropathien 269
– α$_1$-Antitrypsin-Mangel 657
Stomatitis 523
– herpetica 523
– nicotinica palati 526
Störung, polyglanduläre 351
Strachan-Syndrom 243
Strahlen
– elektromagnetische 164
– – Schäden 991
– energiearme 991
– ionisierende
– – AML 433
– – Kanzerogenese 163, 164
– – Kardiomyopathie 388
– – Neurotoxizität 242
– – Schäden 992
– Kanzerogene 163
– ultraviolette 164, 991
Strahlenkaries 530
Strahlenkrankheit 992
Strahlenvaskulitis 992
Strangulationsileus 574
Straßenbahnschienen-Phänomen 703
Stratum
– basale 828
– corneum 828
– granulosum 828
– – Psoriasis vulgaris 834
– spinosum 828

Streptococcus
– agalactiae 949
– mutans 530
– pneumoniae 949
– – Exotoxine 946
– – Pneumonie 496
– pyogenes 948
– – Anämie 421
– – Exotoxine 946
Streptokokken
– Adnexitis 764
– Einteilung 948
– Endokarditis 370, 372
– Erkrankungen 948
– Glomerulonephritis 698
– Hautinfektionen 838
– Mastitis 817
– nichthämolysierende 949
– orale 948
– Poststreptokokken-Glomerulonephritis 700
– pyogene 948
– Sialadenitis 537
– vergrünende 949
– Vulvitis 783
– β-hämolysierende
– – Exotoxine 946
– – Tonsillitis 470
Streptokokkenimpetigo 838, 839
Streptokokken-Toxin-Schock-Syndrom 839, 948
Streptomycin, Myokarditis 388
Strickleiterphänomen 185
Strobila 967
Stroma, Mamma 811
Stromaknoten, Endometrium 771
Stromasarkom, Endometrium 772
Stromatumor
– Endometrium 771
– gastrointestinaler 565
Stromazelle 852
Strommarke 991
Stromschaden 991
Struma 305, 312
– Abklärung 320
– eisenharte 309
– diffuse 306
– endemische 305
– Hashimoto-Thyreoiditis 308
– lymphomatosa 308
– Morbus Basedow 312
– ovarii, Tumorklassifikation 134
Strumakarzinoid 347
Subarachnoidalblutung
– Aneurysmaruptur 211
– traumatische 222
Subduralhämatom 221, 222
– chronisches 222
Subileus 574
Subkutis 829
– Phlegmone 839
Substantia nigra, Morbus Parkinson 249, 250
Substanz
– alkylierende, Kanzerogene 160
– anorganische, Kanzerogene 160

– biologische, Kanzerogene 160
– organische, Kanzerogene 160
Substanz P, neuroendokrine Neoplasie 348
Sudan-Färbung, Liposarkom 903
Sudan-Fettfärbung 9
Sulfonamide
– interstitielle Nephritis 713
– Myokarditis 388
Sulfonylharnstoff-Rezeptor 345
Superoxid, Zellschädigung 28
Surfactant 477, 804
– Alveolarproteinose 504
– infantiles respiratorisches Atemnotsyndrom 500
– Schocklunge 493
Surfactant-Mangel 804
SUSA-Fixativ 8
Sycosis barbae 842
Sydney-Klassifikation 557
Symbiont 934
Synaptophysin, Immunhistochemie 352
Syndrom
– adrenogenitales 337
– – Hypertonie 191
– – männliches 730
– akutes retrovirales 940
– hämolytisch-urämisches 426
– hepatorenales 651
– metabolisches 999
– – Hypertonie 190
– myelodysplastisches 427, 428
– nephrotisches
– – Hyperaldosteronismus 337
– – Paraneoplasie 166
– – Thrombose 183
– paraneoplastisches 166, 166
– – Thrombose 183
– – Tumormarker 167
– spinozerebellares 243
Synovialis 882
– Arthritis 882
– chronische Polyarthritis 883
– Hydroxylapatit-Synovialitis 889
– Hyperurikämie 887
– Sehnenscheiden 893
Synovialitis
– Arthrose 889
– chronische Polyarthritis 883
– pigmentierte villonoduläre 896, 897
Synovialsarkom 895, 901, 911, 912
Synoviozyten 882
Synovialitis, pigmentierte villonodulare 896
Synzytialvirus, respiratorisches 937
– Pneumonie 499
Synzytiotrophoblast 789
Synzytium 772
– Virusinfektion 935
Syphilis 953
– intrauterine Infektion 794
– kongenitale 953
– meningovaskuläre 228
– Morphologie 953
– Nervensystem 228
– progressive Paralyse 229
– Tabes dorsalis 229

Syphilom 953
Syringom 785, 845
Syringomyelie 216
– Arthropathie 890
System
– disseminiertes neuroendokrines 343
– lymphatisches
– – extranodales 442
– – Tumoren 133
– lymphatisches 439
– mononukleäres phagozytisches 79
Systematrophie 245
S-Zelle 344

T
Tabak
– Leukoplakie 526
– Umweltgifte 998
Tabakrauchen
– Atherosklerose 399
– Bronchialkarzinom 506
– COPD 488
– desquamative interstitielle Pneumonie 490
– koronare Herzkrankheit 378
– Langerhans-Zell-Histiozytose 489
– Mundhöhlenkarzinom 527
– respiratorische Bronchiolitis 489
– Schäden 1000
Tabaksbeutelmund 105
Tabes dorsalis 229
– Arthropathie 890
– Hinterstrangdegeneration 251
Tachyzoiten 230
Taenia solium 967
Taeniasis 967
Takayasu-Arteriitis 408, 410
Talgdrüse, Ektopie 522
Talgdrüsenkarzinom 279
Talkumpneumokoniose 506
Tamoxifen, Endometriumveränderungen 768
Tangier-Syndrom 399
Targetzelle 418
– Sichelzellenanämie 422
Taschenklappe 358
Tätowierung, Zelleinschlüsse 37
Taucherkrankheit 990
– Knochennekrose 865
– Luftembolie 187
Tauopathie 247
Tau-Protein 247
– frontotemporale Demenz 248
TBG (thyroxinbindendes Globulin) 303
TCIRG1-Gen 802
TDLE (terminale duktulolobuläre Einheit) 812
– Mastopathie 812
TDP-43-Gen 252
Telomerase
– Funktion 153
– Tumorentstehung 151
– Zellteilungsfähigkeit 42

Telomere
– Teilungsfähigkeit 151
– Tumorentstehung 153
– Zellteilungsfähigkeit 42
Temporallappen
– Epilepsie 252
– Gangliozytom 257
– Herpes-Enzephalitis 232
Tendosynovialitis, noduläre 896
Tendosynovitis 894
Tendovaginitis
– stenosans 893, 894
– Überbeanspruchung 989
Teratom 738, 806, 808, 809
– Hoden 739
– Ovar 763
– reifes 134, 809
– sakrokokzygeales 809
– Tumorklassifikation 127, 134
– unreifes 134, 809
Tertiärprävention 17
Tertiärstadium, Syphilis 953
Testosteron
– Intersexualität 730
– Prostatakarzinom 746
Tetanospasmin 952
Tetanus neonatorum 952
tethered cord syndrome 216
Tetrajodthyronin
– Synthese 304
– Wirkung 304
Tetrazykline, Myokarditis 388
TGF (transformierender Wachstumsfaktor)
– Knochenmetastasen 879
– Tumorangiogenese 137
Thalamus, hypertensive Massenblutung 210
Thalamus-Hand 207
Thalassämie 418
– Minor-Form 419
Thalidomid-Embryopathie 801
– Herzfehler 359
Thallium, Neurotoxizität 239
Theka-Luteinzelle 752
Thekazelltumor 761
T-Helferzelle 88
– HIV-Infektion 938
Thiamin 930
– Wernicke-Enzephalopathie 240
Thiaminmangel 243
Thorax-Röntgenaufnahme, Asbestose 995
Thrombangiitis obliterans 412
Thrombasthenie 425
Thromboembolie 185
– arterielle 186
– gekreuzte 186
– Mesenterialarterien 575
– paradoxe 186
– Pulmonalarterie 495
– venöse 185
– zerebrale Ischämie 205
Thrombolyse 184
Thrombophlebitis 184, 412
Thromboplastin, Schock 194

Thrombose 182
– Antiphospholipid-Antikörper-Syndrom 104
– arterielle 184
– – Klinik 185
– Entzündung 45
– Herzklappenprothese 974
– kardiale 184
– – Klinik 185
– Koronararterien 380
– Mesenterialarterien 575
– Milzvenen 458
– Myokardinfarkt 380
– Nierenarterie 714
– Pathogenese 183
– venöse 184
– – Klinik 185
– venöse Infarzierung 209
– Virchow-Trias 182
– zerebrale Ischämie 206
Thrombospondin, Blutgerinnung 182
Thromboxan A$_2$
– Entzündung 56
– Thrombose 184
– Thrombozyten 180
Thrombozyten
– Bernard-Soulier-Syndrom 425
– Entzündung 45, 46
– essenzielle Thrombozythämie 431
– funktionelle Defekte 425
– Hämostase 180
– myelodysplastisches Syndrom 427
– Thrombose 183
– Thrombozytopoese 417
– Verbrauchskoagulopathie 197
Thrombozytenaggregation 184
Thrombozytenwachstumsfaktor, Onkogene 143
Thrombozythämie, essenzielle 429, 431
– JAK2-Mutation 428
Thrombozytopenie 426
– AML 433
– refraktäre 427
Thrombozytopoese 417
– Störungen 425
Thrombozytose 425
Thrombus 182
– Atherosklerose 399, 400
– Embolie 185
– Endokarditis 370
– gemischter 184
– hyaliner, Verbrauchskoagulopathie 197
– intervillöser 791
– Organisation 185
– puriforme Erweichung 185
– Verkalkung 185
Thymitis, lymphofollikuläre 463
– Myasthenia gravis 463
Thymom 464, 465
– Klassifikation 464
– Paraneoplasie 166
Thymus 461
– Anatomie 462
– DiGeorge-Syndrom 110
– Entzündungen 463

– Fehlbildungen 462
– Hyperplasie 462
– Hypoplasie 462
– MEN 1 353
– Tumoren 464
– Zyste 465
Thymusdysplasie 462
Thymusgewebe
– akzessorisches 462
– ektopes 462
Thymushyperplasie, lymphofollikuläre 463
Thyreoglobulin 303
– Hypothyreose 310
– Tumormarker 167
Thyreoiditis 306, 307
– chronisch lymphozytäre 308
– de Quervain 307
– lymphozytäre 68
– – Autoimmunerkrankungen 99
– Riedel-Struma 309
– subakute granulomatöse 307
– – Feinnadelpunktat 321
Thyroxin 303
TIA (transitorische ischämische Attacke) 206
Tierfellnävus 846
TIMP (tissue inhibitors of metalloproteinase) 60, 156
Tinnitus 294
tissue remodeling 48
TLR (toll like receptors) 51
T-Lymphozyten
– Autoimmunität 98
– autoreaktive 91
– CD4-positive 88
– – Differenzierung 88, 89
– – T-Zell-Toleranz 91
– CD8-positive 88
– – Differenzierung 88
– Entwicklung 83
– Entzündung 49
– erworbenes Immunsystem 80
– infektiöse Mononukleose 445
– Korezeptoren 86
– naive 83, 84
– periphere Differenzierung 88
– Reifung 82
– Rezeptorvielfalt 83
– Rezirkulation 83, 84
– Sarkoidose 107
– SCID 111
– spezifische Immunantwort 85
– Thymus 462
– Transplantatabstoßung 978
– Typ-IV-Überempfindlichkeitsreaktion 95
– T-Zonen-Hyperplasie 443
– Überempfindlichkeitsreaktion 92
– Virenbefall 29
TMA (thrombotische Mikroangiopathie) 715
TNF (Tumornekrosefaktor)
– chronische Polyarthritis 883
– HIV-Infektion 938
– Kachexie 168
– Tumorangiogenese 137

TNM-Klassifikation 169
– klinische 169
– pathologische 169
– Sarkome 900
TOAM (tolerierbare obere Alkoholzufuhrmenge) 1000
Tocopherolmangel 243
Tod 5
– biologischer 5
– klinischer 5
Todeszeichen 5
Toleranz, immunologische 91
Tollwut 234, 937
Tonsilla pharyngea 469
Tonsillitis 470
– Formen 470
– hyperplastische 470
– lacunaris 470
Torsion
– Hoden 731
– Ovar 753
Totalendoprothese, Hüfte 975
Totenflecke 5
Totenlade 857
Totenstarre 5
Toxizität, Vitamin A 931
Toxoid 946
Toxoplasma gondii 966
– intrauterine Infektion 796
– Myokarditis 389
Toxoplasmose 966
– Enzephalitis 230
– intrauterine Infektion 796
– konnatale 966
– Lymphadenitis 445
– Myokarditis 389
– zerebrale 230
TP53, Tumorentstehung 149
TP53-Gen, Lungenkarzinom 511
T-Prolymphozyten-Leukämie 454
Trachea
– Erkrankungen 486
– Stenose 486, 487
Tracheitis 487
– akute 487
– chronische 487
Tracheomalazie 486
Tracheopathia chondro-osteoplastica 486
Trachom 280
TRAK 312
Traktionsdivertikel 547
Tränendrüse
– Entzündung 288
– Sklerodermie 105
Transdifferenzierung 24
Transduktion, Bakterien 945
Transformation
– Bakterien 945
– noduläre, Leber 658
Transformationszone
– HPV-Infektion 777
– Uterus 774
– zervikale intraepitheliale Neoplasie 777
Transfusion, fetofetale 790, 791
Transfusionszwischenfall 96
Transglutaminase 579

Transkriptase, reverse 938
Transkription, Definition 113
Transkriptionsfaktor
– Ewing-Sarkom 877
– Knochenentwicklung 853
– Onkogene 143
– Osterix 853
– p53-Protein 150
– Runx-2-Gen 853
– Tumorentstehung 145
Translation, Definition 114
Translokation
– alveoläres Weichteilsarkom 911
– balancierte 116
– chromosomale
– – Onkogenaktivierung 147
– – Onkogene 148
– DSRCT 912
– Ewing-Sarkom 877
– Klarzellsarkom 896
– myxoide Liposarkome 903
– pigmentierte villonoduläre Synovialitis 896
– Plasmazellmyelom 435
– Stromasarkom 772
– Synovialsarkom 895, 911
Translokation, alveoläres Rhabdomyosarkom 909
Transmigration
– Endothel-Leukozyten-Interaktionen 50
– Entzündung 49
– Lymphozytenzirkulation 84
Transplantatabstoßung 978
– akute 978, 980
– – Dünndarm 985
– – Herz 984
– – Leber 981, 983
– – Lunge 982, 983
– – Niere 981
– – Pankreas 984
– chronische 978, 981
– – Dünndarm 985
– – Herz 984
– – Leber 981, 983
– – Lunge 982, 983
– – Niere 981
– – Pankreas 984
– hyperakute 978
Transplantatglomerulopathie 978, 981
Transplantation
– allogene 977
– autologe 977
– Dünndarm 985
– hämatopoetische Stammzellen 985
– Herz 984
– Leber 981
– Lunge 982
– Niere 980
– Pankreas 984
– Risiken 979
– syngene 977
– Typen 977
Transplantationspathologie 977
Transplantatvaskulopathie 407
– Pankreas 984

Transposition der großen Arterien 363, 364
Transsudat
– Ödem 177
– Aszites 689
– Entzündung 45
– Pleuraerguss 517
Trehalose-Dimykolat 954
Trematoden 969
– Enteritis 586
Treponema
– pallidum 953
– – intrauterine Infektion 794
– Vincentii 470
Trichinella spiralis 969
Trichinellose 969
Trichinose, Myositis 275
Trichoblastom 845
Trichomonaden
– Prostatitis 744
– Vulvitis 783
Trichomonas vaginalis
– Kolpitis 782
Trichomykose 842
– oberflächliche 842
– tiefe 842
Trichophyton 842
Trichterbrust 932
Triglyzeride
– Fettlebererkrankung 645
– Hyperlipoproteinämien 399
– toxischer Leberschaden 642
– Zelleinschlüsse 36
Trijodthyronin 303
– Synthese 304
– Wirkung 304
Trikuspidalklappe 358
Trinukleotidexpansion
– Fragiles-X-Syndrom 119
– Antizipation 116
– Chorea Huntington 249
– erbliche Erkrankungen 249
Trinukleotidsequenz 114
Triploidie 122
– Blasenmole 789
– Urothelkarzinom 727
Trismus 952
Trisomie 120
– 13 (Pätau-Syndrom) 121
– – Herzfehler 359
– 18 (Edwards-Syndrom) 121
– – Herzfehler 359
– 21 (Down-Syndrom) 120
– – Endokardkissendefekt 362
– – Herzfehler 359
– – Mundhöhlenfehlbildungen 522
– Chromosomenaberration 116
TRKA (Tyrosinkinase-A-Rezeptor) 268
Tropheryma whipplei, Morbus Whipple 585
Trophoblasterkrankung 788
Trophozoit 601
Tropomyosin, kongenitale Myopathie 275
Truncus
– pulmonalis, Endokard 369
– sympathicus, Pancoast-Syndrom 510

Trunkusseptum 359
Trypanosoma
– brucei subsp. gambiense 967
– brucei subsp. rhodesiense 967
– cruzi, Myokarditis 389
Trypanosomiasis 967
– afrikanische 967
– amerikanische 967
TSH-Rezeptor
– Antikörper 312
– Mutationen 313
TSS (toxic shock syndrome) 947
TSTA (tumor-specific transplantation antigen) 159
TTF (thyroid-transcription factor) 310
TTP (thrombotisch-thrombozytopenische Purpura) 426
Tuba auditiva 291
Tubargravidität 788
Tube 764
– Schwangerschaft 788
Tubera, kortikale 262
Tuberin 262
Tuberkulom
– Lungentuberkulose 503
– ZNS 228
Tuberkulose 954
– Diagnostik 956
– Epitheloidzellgranulom 503
– Haut 839
– Hoden 732
– käsige Nekrose 35
– Kehlkopf 472
– Knochen 858
– Lebergranulome 641
– Lunge 502
– Lymphknoten 956
– Niere 713, 956
– Perikarditis 393
– Peritonitis 687
– Pleuritis 517
– postprimäre 956
– primäre 955
– progressive 955
– Prostata 744
– Stadieneinteilung 955
– Urozystitis 722
– Verkalkung 41
– ZNS 228
Tuberkulosesepsis 956
Tuboovarialzyste 755, 764
Tubuli seminiferi 729
– Keimzelltumoren 736
– Orchitis 732
Tubulitis
– Nierentransplantatabstoßung 981
– Transplantatabstoßung 980
Tubulopathie 709
– akute ischämische 709
– akute toxische 709
– ischämisches Nierenversagen 709
– Nephrokalzinose 710
– toxisches Nierenversagen 709
– tubuläre Speicherung 710
– Uratnephropathie 710

Tubulusatrophie
– Nierentransplantatabstoßung 982
– Schrumpfniere 716
Tubulusfibrose, idiopathische 734
Tubulusschaden, Transplantatabstoßung 980
Tularämie 950
Tumor 44
– Appendix 592
– benigner 124, 125
– – Aderhaut 286
– – Gallenblase 671
– – Kindesalter 806
– – Larynx 472
– – Mundschleimhaut 525
– – Nase 468
– – Nasopharynx 469
– – Nierenadenom 716
– – Onkozytom 716
– – Pharynx 470
– – Speicheldrüsen 540
– brauner 325
– Definition 124
– desmoplastischer 912
– Dignität 124
– Dünndarm 587
– Duodenum 569
– Eileiter 765
– embryonaler 257, 805
– endokriner, Überfunktionssyndrome 166
– Entzündung 45
– Epidemiologie 139
– epithelialer 716
– – ableitende Harnwege 725
– – Adenokarzinom 129
– – Adenom 128
– – Appendix 592
– – benigner 128
– – Dünndarm 587
– – Häufigkeit bei Kindern 806
– – Karzinosarkom 130
– – kolorektaler 612
– – Leber 658
– – Lunge 506
– – maligner 128
– – Mundhöhle 527
– – Nierenadenom 716
– – Nierenzellkarzinom 717
– – Onkozytom 716
– – Ovar 755
– – Papillom 128
– – Pharynx 470
– – Plattenepithelkarzinom 129
– – Schilddrüse 313
– – Schneider-Papillom 468
– – Tumorklassifikation 127, 128
– – undifferenziertes (anaplastisches) Karzinom 130
– – Urothelkarzinom 129
– – Wuchsformen 131
– fibroblastärer 904
– fibrohistiozytärer 905
– Genexpressionsanalyse 17
– Glandula pinealis 257

– glattmuskulärer 907
– – benigner 907
– – maligner 907
– hämatologischer, Tumorklassifikation 127, 133
– Herz 393
– Hoden 735
– inflammatorischer myofibroblastärer 905
– intrakranialer 252
– – Epidemiologie 253
– Kindesalter 805
– – Hepatoblastom 807
– – Langerhans-Zell-Histiozytose 809
– – Nephroblastom 807
– – Neuroblastom 806
– – Retinoblastom 808
– – Teratome 808
– Klassifikation 127
– Knochen 867
– knochenbildender 870
– – Kiefer 535
– knorpelbildender 871
– – Kiefer 535
– kolorektaler 610
– lipomatöser
– – benigner 902
– – maligner 902
– lokale Auswirkungen 164
– Lunge 506
– Magen 564
– maligner 124, 125
– – Anaplasie 126
– – Atypie 126
– – Differenzierung 126
– – Gallenblase 671
– – Invasion 125
– – Kindealter 806
– – Kindesalter 806
– – Larynx 472
– – Nasopharynx 469
– – Nierenbeckenkarzinom 719
– – Nierenzellkarzinom 717
– – Prostatakarzinom 746
– – relative Häufigkeit 140
– – sinunasale Plattenepithelkarzinom 468
– – Speicheldrüsen 541
– Mamma 818
– MEN 1 352
– MEN 2 354
– mesenchymaler 661
– – Appendix 593
– – benigner 132
– – Dünndarm 587, 588
– – Duodenum 569
– – Magen 565
– – maligner 133
– – Mundhöhle 525
– – Niere 720
– – Ösophagus 554
– – Peritoneum 688
– – Tumorklassifikation 127, 132
– Milz 461
– Mutationen 114
– Myometrium 773
– Nebennierenmark 340

– Nebennierenrinde 333
– Nekrose 124
– neuroektodermaler
– – Tumorklassifikation 127
– neuroendokriner 345
– – Appendix 349, 593
– – Dünndarm 587
– – Duodenum 569
– – Ileum 348
– – Lunge 346, 509
– – Magen 347
– – Paraneoplasie 166
– – Tumorklassifikation 127
– neuronaler 257
– nichtepithelialer
– – Dickdarm 615
– – Schilddrüse 319
– odontogener 533
– Organotropismus 157
– Ösophagus 551
– Ovar 755
– Pankreas 680
– paratestikulärer 743
– Peritoneum 687
– phylloider 816
– Pleura 518
– Progression 124
– Prostata 746
– Regression 124
– renaler 716
– Replikationspotenzial 153
– Schädelbasis 260
– Schilddrüse 313
– Schnellschnittuntersuchung 11
– seröser, Ovar 757
– solitärer fibröser 905, 906
– Speicheldrüsen 539
– systemische Auswirkung 165
– Transplantation 980
– umweltbedingter 998
– Vagina 782
– vaskulärer 910
– Volumenverdopplungszeit 136
– Vulva 785
– Wachstum 124
– Zellzahlverdopplungszeit 135
– ZNS 252
– – Astrozytome 253
– – embryonale Tumoren 257
– – Ependymom 256
– – Epidemiologie 253
– – Meningeome 258
– – Oligodendrogliom 256
– – Plexuspapillom 256
tumor dormancy 137
Tumoranämie 168
Tumorangiogenese 137, 155
Tumorantigen 158
Tumorembolie 187
Tumorembolus 165
Tumorentstehung 141
Tumorimmunität 158
Tumorinvasion 137
– Auflösung von Zell-Zell-Kontakten 155, 157
– Epithel-Mesenchym-Transition 137

– Lokomotion 156
– molekulare Mechanismen 155
Tumorkachexie 167
Tumorklassifikation
– Blastome 134
– epithelialer Tumor 128
– hämatologische Neoplasien 133
– Keimzelltumor 134
– mesenchymaler Tumor 132
Tumorlets 510
Tumormarker 167
Tumornekrose 165
Tumornekrosefaktor
– chronische Polyarthritis 883
– HIV-Infektion 938
– Kachexie 168
– Tumorangiogenese 137
Tumorosteoid, Osteosarkom 871
Tumorpathologie 124
– Dignität 124
– Epidemiologie 139
– Invasion 137
– Klassifikation 127
– Metastasierung 137
– molekulare Mehrschritt-Theorie 141
– Präkanzerose 127
– Tumorprogression 124
– Tumorregression 124
– Tumorwachstum 124
Tumorprogression
– Glykolyse 154
– klonales Wachstum 134
– molekulare Mehrschritt-Theorie 141
– Onkogene 142
Tumorregression, Angiogenese 137
Tumorrezidiv, maligner Tumor 126
Tumorstammzelle 134, 135, 136
– Tumorentstehung 142, 156
Tumorstroma 136
Tumorsuppressorgen
– INI-1 912
– Kanzerogene 161
– Lungenkarzinom 511
– Mammakarzinom 820
– Medulloblastom 258
– Menin 351
– Nephroblastom 808
– TP53 149
Tumorsuppressorgene 148
Tumorsyndrom, erbliches 260
Tumorthrombus 165, 184
Tumorwachstum 134
– endophytisches 131, 132
– epithelialer Tumor 131
– exophytisches 131, 132
– Formen 132
– Funktionsstörungen 164
– Kinetik 135
– klonale Entwicklungstheorie 135
– klonales 134
– monoklonales 135
– ulzeröses 131, 132
Tumorzelle
– autokrines Wachstum 143
– Glykolyse 154
– Lokomotion 157

– Metastasierung 157
– Organpräferenz 158
– Telomerase 152
Tumorzellenembolus 157
TUNEL-Reaktion, Apoptose 33
Tunica vaginalis
– Hydrozele 742
– Rhabdomyosarkom 743
Turcot-Syndrom 617, 618
Turner-Syndrom 121
– Aortenisthmusstenose 366
– Herzfehler 359
Two-Hit-Hypothese 149
Typ-1-Diabetes 923, 924
– Klassifikation 924
– Komplikationen 923
Typ-2-Diabetes 923, 926
– Klassifikation 924
– Komplikationen 923
Typ-A-Gastritis 557
Typ-B-Gastritis 558
Typ-C/R-Gastritis 559
Typhus
– abdominalis 582, 583
– interstitielle Nephritis 713
Typ-III-Überempfindlichkeitsreaktion 94, 97
– Farmerlunge 98
– Glomerulonephritis 98
– Serumkrankheit 98
– Vaskulitis 407
Typ-II-Osteoporose 863
Typ-II-Überempfindlichkeitsreaktion 93, 95
– Goodpasture-Syndrom 96
– Pemphigus 96
– Rhesus-Inkompatibilität 96
– Transfusionszwischenfall 96
– Transplantatabstoßung 978
– Vaskulitis 407
Typ-I-Osteoporose 861
Typ-I-Überempfindlichkeitsreaktion 92, 93
– Asthma 485
– Vaskulitis 407
Typ-I-Urtikaria 835
Typ-IV-Überempfindlichkeitsreaktion 95, 98
– Transplantatabstoßung 978
– Vaskulitis 407
– verzögerter Typ 96
Tyrosin, Melaninpigment 37
Tyrosinkinase
– Agammaglobulinämie 109
– JAK2 428
Tyrosinkinaserezeptor
– Mammakarzinom 818
– Tumorentstehung 144
Tyrosin-Phosphatase 885
Tzanck-Test 841
T-Zell-Aktivierung 89
T-Zell-Antwort
– dendritische Zellen 48
– Mykobakterien 954
– Transplantatabstoßung 978
T-Zell-Defizienz 110

T-Zelle, zytotoxische
– ApoptoseH 33
– Entzündung 54, 64
– Transplantatabstoßung 978
– Virusinfektion 936
T-Zell-Leukämie, Paraneoplasie 166
T-Zell-Lymphom 454
– Enteropathie-Typ 456
– extranodales 456
– Haut 456
– hepatosplenisches 456
– HTLV-1 938
– Nase 469
– subkutanes pannikulitisähnliches 457
T-Zell-Rezeptor 80, 81
– Histokompatibilitätsantigene 77
– Korezeptor 86
T-Zell-Toleranz 91
– fehlerhafte 100
– periphere 91
T-Zone, Lymphknoten 440
– Hyperplasie 443

U

Überbeanspruchung 989
Überdehnungsemphysem 481
Überdruck, Druckschaden 990
Überempfindlichkeitsmyokarditis 388
Überempfindlichkeitsreaktion 91, 92
– Endokarditis 370
– Kolitis 607
– Typ I 92
– Typ II 92
– Typ III 92
– Typ IV 92
– Vaskulitis 407
Überernährung 929, 999
– Fettlebererkrankung 646
Überfunktionssyndrom, Nebennierenrinde 335
Übergangszellkarzinom, Prostatakarzinom 746
Übergangszelltumor 760
Überleben, Definition 18
Übersichtsfärbung 9
– Methoden 7
Überwässerungsödem 492
Ubiquitin, amyotrophe Lateralsklerose 252
UDP-Glukuronyltransferase, Crigler-Najjar-Syndrom 628
UDP-Glukuronyltransferase-System 627
UGT1-Gen 628
UIP (usual interstitial pneumonia) 500, 501, 502
Ulcus
– duodeni 568
– durum 953
– – Penis 749
– molle 784
– – Penis 749
– rodens 845
– rotundum 561
– serpens 281
– terebrans 845
– ventriculi 63, 559, 560

Ulkus
– Duodenum 568
– hepatogenes 559
– kallöses 561
– Magen 559, 560, 561
– – Komplikationen 561
– radiogenes 992
– Typhus abdominalis 583
Ullrich-Muskeldystrophie 274
Ullrich-Turner-Syndrom 753
Umbilikalarterien 360
Umweltgift 997
Unfall, mechanische Einwirkung 988
Unkushernie 204
Unna-Nävus 846
Unterernährung 929, 1000
– Rauschmittel 1001
Unterfunktionssyndrom, Nebennierenrinde 338
Untersuchung, autoptische 5
UPD (uniparentale Disomie) 116, 121
uptur, Ösophagus 550
Urachuspersistenz 722
Urachuszyste 722
Uratnephropathie 710
Uratstein 723
Ureaplasma urealyticum, Orchitis 732
Ureter
– duplex 721
– Fehlbildungen 721
– fissus 721
Urethra
– Apenie 748
– Epispadie 748
– Fehlbildungen 722
– Hypospadie 748
– Obstruktion 723
Urethralkarunkel 724
Urethritis, Reiter-Syndrom 887
Urocystitis cystica 724
Urogenitaltrakt, neuroendokrine Neoplasie 347
Urogenitaltuberkulose 713
Urolithiasis 723
Uromodulin-Gen 887
Uroporphyrinogen-Decarboxylase-Defekt 921
Urothelkarzinom 129, 725, 726
– Entstehungswege 725
– High-Grade-Tumor 727
– Low-Grade-Tumor 727
– Nierenbecken 719
– papilläres 727
– Tumorklassifikation 127
Urothelpapillom 128, 725
– Tumorklassifikation 127
Urozystitis
– akute 722
– – Zystoskopie 722
– chronische 722
Urtikaria 835
– IgE-mediierte 835
– immunkomplex-assoziierte 835
Uta 966

Uterus 765
- Aufbau 765
- Fehlbildungen 765, 766
- MURCS-Assoziation 800
- myomatosus 773
- Myome 773
- Transformationszone 774
Uteruskarzinom, Paraneoplasie 166
Uvea 285
Uveitis
- anterior 285
- Autoimmunerkrankungen 99
- intermedia 286
- Morbus Behçet 523
- posterior 286
Uveo-Parotis-Syndrom 107
UV-Licht
- Kanzerogenese 843
- Melanom 847
UV-Strahlen 991
UV-Strahlung 164
- Kanzerogenese 163

V
VA(C)TER(L)-Assoziation 799
Vagina 782
- Adenokarzinom 782
- Aplasie 782
- Atresie 782
- Entzündung 782
- Fehlbildungen 782
- Plattenepithelkarzinom 782
- Tumoren 782
Vaginalkarzinom, Kanzerogene 160
VAIN (vaginale intraepitheliale Neoplasie) 782
- maligner epithelialer Tumor 131
Van-der-Woude-Syndrom 522
Van-Gieson-Elastin-Färbung 9
Varikozele 731, 732
- Hypogonadismus 734
- Hyspermatogenese 734
- primäre 731
- sekundäre 732
Varizella-Zoster-Virus 942
- ZNS-Infektion 231
- chronische Infektion 935
- fetales Varizellensyndrom 800
- Hepatitis 637
- Stomatitis 523
- Varizellen 841
Varizellen 841
- Stomatitis 523
Varizellensyndrom, fetales 800
Varizen 413
- Pathogenese 413
- Risikofaktoren 413
Varizenblutung, Ösophagusvarizen 654
Vasektomie, Spermagranulom 743
Vaskulitis 407, 836
- granulomatöse 411
- Haut 830
- immunkomplexvermittelte, Typ-III-Überempfindlichkeitsreaktion 98
- Klassifikation 409
- kutane leukozytoklastische 411

- leukozytoklastische 836
- Lungensarkoidose 504
- mesenteriale Durchblutungsstörung 576
- nekrotisierende 407
- paraneoplastische 412
- primäre 407
- - Arterien 407
- sekundäre 407, 412
- strahlenbedingte 992
- Talkumpneumokoniose 506
- Venen 412
Vaskulopathie, pulmonale 362
Vasodilatation
- Schock 196
- Entzündung 45
Vasopressin-V2-Rezeptor, Diabetes insipidus 301
Vasospasmus, Aneurysmaruptur 211
VCAM (vascular adhesion molecule) 51
VEGF (vascular endothelial growth factor)
- Glioblastom 255
- Tumorangiogenese 137
Vena
- cava inferior
- - Blutzirkulation vor der Geburt 360
- - hämatogene Metastasierung 138
- cava superior, Blutzirkulation vor der Geburt 360
- cerebri magna, Infarzierung 209
- gastrica dextra, Ösophagusvarizen 654
- mesenterica superior, Dünndarm 572
- portae
- - hämatogene Metastasierung 138
- - Leber 652
- - Verschluss 652
- - Zirkulationsstörung 652
- umbilicalis, Blutzirkulation vor der Geburt 360
Venedig-Klassifikation 492
Venen 396
- Varizen 413
- Vaskulitis 412
- Wandaufbau 397
Venenstein 185
Venenthrombose
- Paraneoplasie 167
- Varizen 413
Venenverschlusskrankheit 652
Venole
- postkapilläre 396
- postkapilläre hochendotheliale
- - Lymphozytenzirkulation 83
Ventilationsstörung 477
- obstruktive 477
- restriktive 477
Ventrikelseptum
- Entwicklung 360
- Erregungsleitungsstörung 367
- hypertrophe obstruktive Kardiomyopathie 385
Ventrikelseptumdefekt 362, 363
- Fallot-Tetralogie 363
- muskulärer 362
- perimembranöser 362, 363
- Transposition der großen Arterien 363

Verätzungsösophagitis 549
Verbrauchskoagulopathie 197
- Pathogenese 197
- Schock 196
Verbrennung 989, 990
Verbund-Odontom 534
Vererbung 116
- autosomal dominante 116, 117
- - Ehlers-Danlos-Syndrom 117
- - familiäre Hypercholesterinämie 116
- - Marfan-Syndrom 117
- - Osteogenesis imperfecta 117
- autosomal rezessive 118
- - zystische Fibrose 119
- - α₁-Antitrypsin-Mangel 118
- maternale 120
- mitochondriale 120
- X-chromosomale 119
- - anhidrotische ektodermale Dysplasie 119
- - dominante 120
- - Fragiles-X-Syndrom 119
- - Hämophilie 119
- - Incontinentia pigmenti 120
- X-gebundene 116
Verkalkung
- Atherosklerose 400
- dystrophische 40
- Mamma-Adenose 814
- metastatische 41
- Nephrokalzinose 710
Verruca
- plana juvenilis 840
- plantaris 840
- seborrhoica 843
- vulgaris 840
Verschlussaspermie 735
Versprengungstheorie 767
VHL-Gen 263
Vibrio cholerae
- Cholera 584
- Exotoxine 946
Villitis 794
- Campylobacter jejuni 795
- Zytomegalie 797, 798
Vimentin, Tumormarker 167
Vinca-Alkaloide, Neurotoxizität 242
VIN (vulväre intraepitheliale Neoplasie) 785, 786
- maligner epithelialer Tumor 131
Vinylchlorid, toxischer Leberschaden 643
VIPom 350
Virämie 936
Virchow-Trias 182
Viren
- Aufbau 934
- Familien 935
- Infektionen 934
- Prostatitis 744
- Zellschädigung 29
Virilisierung
- 11β-Hydroxylase-Mangel 338
- 21-Hydroxylase-Mangel 338
- adrenale 337
Virulenz 933

Virulenzfaktor
– Meningokokken 949
– Staphylococcus aureus 947
Virushepatitis
– akute 631, 636
– – Mesenchymreaktion 636, 637
– – Morphologie 636
– – Nekrosen 637
– – Parenchymveränderungen 636
– – Sonderformen 637
– chronische 637, 639
– fulminante 637
– Kindesalter 663
– Schwangerschaft 665
– Synopse 632
– Typ A 632
– Typ B 632
– – chronische 634
– – prolongierte 634
– – Verlaufsformen 633
– Typ C 634
– Typ D 635
– Typ E 635
Virusinfektion 936
– Abwehrmechanismen 936
– chronische 935
– Diagnostik 936
– exanthematische 840
– Haut 840
– latente 935
– – Retroviren 938
– multiple Sklerose 237
– nichtzytopathische 935
– produktive 935
– Vaskulitis 412
– zytopathische 935
Viruskapsid 934
Virusmyokarditis 389, 391
– akute 391
– Dallas-Klassifikation 390
Virusriesenzelle 841
Vita reducta 5
Vitamin 930
Vitamin A 930
– Toxizität 931
Vitamin-A-Mangel 930, 931
Vitamin B_1 930
Vitamin B_2 930
Vitamin B_6 930
Vitamin B_{12} 930
Vitamin-B_{12}-Mangel
– Anämie 419
– Ursachen 419
Vitamin-B-Mangel 931
Vitamin C 930
– Wundheilungsstörung 73
Vitamin-C-Mangel 913, 931, 932
Vitamin D 930
– Knochen 855
– Osteomalazie 864
– Rachitis 863
Vitamin-D-Mangel 932
Vitamin E 930
Vitamin K 930
Vitaminmangel 930
– Neurotoxizität 243

Vitium
– arteriovenöses 360
– venoarterielles 363
VLA (very large antigen) 51
Volumenarbeit 358
Volumenhochdruck 190
Volumenhypertrophie, Aortenklappeninsuffizienz 377
Volvulus 574
v-onc 142, 143
Von-Hansemann-Zelle 610
Von-Hippel-Lindau-Erkrankung 261, 262, 263
Von-Meyenburg-Komplex 626
Von-Willebrand-Faktor, Thrombose 183
Vorderwandinfarkt 382, 383
Vorhofmyxom 394
Vorhofseptum, Entwicklung 360
Vorhofseptumdefekt 360
– Typ I 362
– Typ II 362
Vorlast 173
Vorläufer-T-Zell-Lymphom 454
Vorwärtsversagen, Linksherzinsuffizienz 175
Vulva 783
– Fehlbildungen 783
– Plattenepithelhyperplasie 784
– Plattenepithelkarzinom 785
– tumorartige Läsionen 784
– Tumoren 785
Vulvadystrophie 784
Vulvakarzinom 785
– mikrobielle Kanzerogene 162
Vulvitis 783
– Herpes simplex 784
– infektiöse 783
– nichtinfektiöse 783
– Ulcus molle 784
VZV (Varizella-Zoster-Virus) 942

W

Wabenlunge 501
– Asbestose 995
Wachstum
– lepidisches 509
– Tumor 124
Wachstumsfaktor
– autokriner 143
– Entzündung 47
– G0-G1-Übergang 22
– Granulozytopoese 417
– hämatopoetischer
– – Hämatopoese 416
– – Stammzelltransplantation 985
– Insulin 925
– Knochenumbau 855
– Onkogene 143
– Osteoporose 860
– Stammzellen 23
– Struma 305
– transformierender, Tumorangiogenese 137
– Tumorinvasion 155
– Tumorstroma 136

– vaskulärer endothelialer
– – chronische Polyarthritis 883
– – Tumorangiogenese 137
Wachstumsfaktorrezeptor
– epidermaler 143
– Onkogene 143, 144
Wächter-Lymphknoten 137, 824, 825
Wachstumshormon, Hypophysenadenom 299
Wadenvenenthrombose 182
Walker-Warburg-Syndrom 274
Wallenberg-Syndrom 207
Waller-Degeneration 266
Wanderfilarien 969
Wanderniere 694
Warburg-Effekt 153
Wärmeantikörper, hämolytische Anämie 423
Warthin-Finkeldey-Riesenzelle 470, 937
Warthin-Starry-Färbung 9
Warthin-Tumor 541
Wasserstoffperoxid 52
– Zellschädigung 28
Waterhouse-Friderichsen-Syndrom 338
Wegener-Granulomatose 410, 411
– ANCA 407
– Rhinitis 468
Weichgewebe 899
– Definition 899
– Klarzellsarkom 895
– synoviales Sarkom 895
Weichgewebstumor 899
– Häufigkeit bei Kindern 806
– Klarzellsarkom 895
– Klassifikation 901
– Morphologie 900
– synoviales Sarkom 895
– virusinduzierter 900
– Zellformen 900
Weichteilsarkom, alveoläres 911, 912
Weiterbildung 6
Wernicke-Enzephalopathie 240, 243
Wernicke-Korsakow-Syndrom 240
Western-Blot 13
– Methoden 7
WHO-Klassifikation
– AML 433
– Appendixtumoren 592
– B-Zell-Lymphome 449
– Dünndarmtumoren 587
– Gewicht 999
– Hodentumoren 736
– Kardiomyopathie 384
– Magenkarzinome 564
– malignes Lymphom 446
– myelodysplastische Syndrome 427
– myeloproliferative Neoplasie 429
Widerstandshochdruck 190
Widerstandshypertonus, Folgen 191
Wiedemann-Beckwith-Syndrom 798
Williams-Beuren-Syndrom, Herzfehler 359
Wilms-Tumor 807
– Tumorklassifikation 128
Wilms-Tumor-Gen 705
Windkesselhypertonie 191

Windpocken 841, 942
Winkelblock, sekundärer 282
Winkelblockglaukom 288
Wiskott-Aldrich-Syndrom 110
Wolff-Gang
– Gartner-Gang-Zyste 782
– mesonephrische Zysten 755
– Niere 694
Wolff-Parkinson-White-Syndrom 369
WPW-Syndrom 369
WT1-Tumorsuppressorgen 766, 808
Wuchereria bancrofti 969
Wunddehiszenz 73
Wundheilung 71, 72
– Komplikationen 73
Wundstarrkrampf 952
Wurmerkrankung 967

X

Xanthelasmen, Augenlid 278
Xanthindehydrogenase, Sauerstoffintermediärprodukte 29
Xanthinoxidase, Sauerstoffintermediärprodukte 28
X-Chromosom
– Erbgänge 119
– Inaktivierung 114
– Karyotyp 47, XXY 121
Xenotransplantation 977
Xeroderma pigmentosum
– Nucleotide-Excision-Repair 153
– Tumorepidemiologie 140, 141
– UV-Strahlung 164
Xerophthalmie 930, 931

Y

Y-Chromosom, Karyotyp 47, XYY 121
Yersinia
– enterocolitica 950
– – Enteritis 584
– – Kolitis 600
– – Lymphadenitis 442, 445, 446
– pestis 950
– pseudotuberculosis 950
– – Enteritis 584
– – Lymphadenitis 445
– – Splenitis 460
Yersinia-Enteritis 584
Yersinien 950
– enteropathische Arthritis 887
– Reiter-Syndrom 887
Young-Syndrom 735

Z

Zahnalveole 529
Zähne 529
Zahnentwicklung 529
Zahnhalteapparat 529, 530
– Erkrankungen 530
Zahn-Infarkt 652
Zahnkaries 530
Z-Allel 118
ZAP-70-Kinase, SCID 111
Zeckenrückfallfieber 954

Zelldifferenzierung 23
– Beeinflussung 24
– Mechanismen 23
Zelle
– Altersveränderungen 42
– antigenpräsentierende
– – Entzündung 48
– – HIV-Infektion 938
– – spezifische Immunantwort 85
– Asservierung 7
– Atrophie 24
– dendritische
– – angeborenes Immunsystem 79
– – Entzündung 48
– – folliculäre 87
– – mononukleäres phagozytisches System 79
– – T-Zonen-Hyperplasie 443
– Einschlüsse 36
– Entdifferenzierung 24
– enterochromaffine 344
– Entzündung 45
– Erneuerung 21
– erworbenes Immunsystem 80
– Funktionsstörung 27
– hämatopoetische, Entwicklung 416
– Hyperplasie 25
– Hypertrophie 25
– Immunsystem 79
– Knochen 852
– labile 23
– Metaplasie 26
– Mikrodissektion 15
– neuroendokrine
– – diffuse Hyperplasie 563
– – Magen 555
– permanente 23
– Regeneration 24
– stabile 23
– symbiontische 828
– Transdifferenzierung 24
– tumorinitiierende 136
– Verkalkung 40
– Zytopathologie 8
Zellkern
– Einschlüsse 38
– Atypie 126
– Genom 113
– pathologische Veränderungen 38
– Pyknose 38
Zellödem 28, 39
Zellorganelle
– Einschlüsse 36
– Pathologie 38
Zellpolymorphie
– CIN 130
– invasives duktales Mammakarzinom 824
– maligner Tumor 126
Zellproliferation 21
Zellschädigung 27
– Apoptose 31, 33
– chemische Substanzen 30
– genetische Defekte 30
– Mechanismen 28
– Medikamente 30

– Membranschädigung 28
– physikalische Faktoren 30
– Viren 29
Zellsprossung, Pilze 958
Zellteilung 21
Zelltod 31
– Apoptose 31
– Nekrose 33
– programmierter 31
– – p53-Protein 150
Zellverlustrate, Tumorwachstum 135
Zellwand
– Bakterien 944
– Mycobacterium tuberculosis 954
– Mykobakterien 944
Zellweger-Syndrom 244
– Peroxisomenveränderungen 39
Zellzuwachs, Tumorwachstum 135
Zellzyklus 21, 22
– p53-Protein 150, 151
– rb1-Protein 149
– Zykline 146, 147
Zentralarterienverschluss 284
Zentralisation, Schock 193
Zentralvenenverschluss 284
Zentroblasten
– B-Zone 440
– B-Zonen-Hyperplasie 442
– follikuläres Lymphom 451
– immunoblastisches Lymphom 453
Zentrozyten
– B-Zone 440
– follikuläres Lymphom 451
Zervixinsuffizienz, Chorioamnionitis 794
Zervixkarzinom 780, 781
– Frühkarzinom 781
– Letalität 780
– mikrobielle Kanzerogene 162
– mikroinvasives 780
– onkogene DNA-Viren 162
– Prognose 781
– Tumordiagnostik 168
Zervizitis 775
Zestoden 967
– Enteritis 586
Ziehl-Neelsen-Färbung 9, 956
Zieve-Syndrom 645
Ziliarkörper, Entzündungen 286
Zilien, Mikrotubuliveränderungen 39
Ziliendyskinesiesyndrom 39
Zirkulation, fetale 361
Zitelli-Nävus 846
Zöliakie 579, 580, 581
– atypische 581
– Erscheinungsformen 581
– intraepitheliale Lymphozyten 580
– kollagene 582
– Marsh-Typen 580
– Pathogenese 579
– refraktäre 581
Zollinger-Ellison-Syndrom
– diffuse Hyperplasie 563
– Duodenitis 567
– Magenulkus 559

Zona
- fasciculata 329, 332
- glomerulosa 329, 332
- reticularis 329, 332
Zuckergussmilz 459
Zuelzer-Wilson-Syndrom 598
Zungengrundstruma 305
Zwergwuchs
- rachitischer 864
- thanatophore Dysplasie 801, 802
Zwiebelschalen
- Meningeom 259
- Schwann-Zelle 268
- segmentale Demyelinisierung 267
Zwillinge
- eineiige 790
- fetofetale Transfusion 790
- parasitische 809
- zweieiige 790
Zwillingsschwangerschaft 790
Zwölffingerdarm, *siehe* Duodenum 567
Zyanose, Rechtsherzinsuffizienz 177
Zygomykose 962
Zygotie 790
Zykline
- Bedeutung 147
- Onkoproteine 145
- Tumorentstehung 145
Zyklus, anovulatorischer 768
Zylindrom 845
Zystadenofibrom
- Ovar 757
- Tumorklassifikation 127
Zystadenokarzinom
- Leber 661
- Tumorklassifikation 127
Zystadenom
- Ovar 128, 757, 758
- Pankreas 681, 682
- Tumorklassifikation 127
Zyste
- Cholesteatom 293
- Drüsenkörper 562
- Ductus choledochus 667
- Ductus-thyreoglossus-Zyste 305
- dysontogenetische 532
- Entamoeba histolytica 601
- epitheliale 755
- Follikel 754
- follikuläre 532, 533
- funktionelle 754
- gingivale 532
- Hydatiden 764
- Kiefer 531, 532
- Leber
- - Echinococcus granulosus 641
- - polyzystische Erkrankung 625
- lymphoepitheliale 536
- Mastopathie 813
- mediane 305
- Milz 461
- Müller-Epithel 755
- nasoalveoläre 532, 533
- nasopalatinale 533
- Nebennierenrinde 332
- nichtodontogene 532, 533
- Niere 696, 697
- odontogene 531
- Ovar 754
- paramesonephrische 755
- Peritoneum 688
- radikuläre 532, 533, 534
- Samenblase 743
- Speicheldrüsen 536
- Thymus 465
- Toxoplasmose 230
- Urachus 722
Zystenniere 696
- Erwachsene 696, 697
- Neugeborene 696
- Prune-Belly-Sequenz 799
Zystinose 920, 921
Zystinstein 724
Zystizerken 967
Zystizerkose 967
Zytokine
- chronische Polyarthritis 883
- Entzündung 45, 56
- HIV-Infektion 938
- Morbus Crohn 604
- NK-Zellen 47
- Osteoporose 860
- Pleiotropie 85
- spezifische Immunantwort 85
- Typ-I-Überempfindlichkeitsreaktion 93
- Typ-IV-Überempfindlichkeitsreaktion 96
- T-Zell-Aktivierung 89
Zytologie
- Färbungen 9
- Herpesviren 841
- Lungendiagnostik 512
- Lungentumoren 513
- Portio 780
- Tumordiagnostik 168
Zytomegalie
- intrauterine 797
- subependymale 232
- zerebrale 232
Zytomegalieösophagitis 549
Zytomegalievirus 943
- DNA-In-situ-Hybridisierung 15
- Einschlusskörper 935
- intrauterine Infektion 797
- koronare Herzkrankheit 378
- Ösophagitis 549
- Transplantation 979
- Vaskulitis 412
- Zellschädigung 29
- zerebrale Zytomegalie 232
- ZNS-Infektion 231
Zytopathologie 8, 11
- Asservierung 8
- B-Zell-Lymphom 450
- Lungenerkrankungen 512
- Methoden 7
Zytopenie, refraktäre 427
Zytoplasma
- Altersveränderungen 41
- Bakterien 944
- Einschlüsse 36
- Fettvakuolen 36
- homogenisiertes 39
- schaumiges 36
Zytoskelett
- Dystrophinkomplex 272
- Keratozyten 828
- Morbus Alzheimer 246, 247
- Virenbefall 30
Zytostatika
- AML 433
- interstitielle Pneumonie 499
- Kanzerogene 159
- Neurotoxizität 241
- Tubulopathie 710
Zytotoxizität
- antikörperabhängige, Virusinfektion 936
- antikörperabhängige zelluläre 94
- - Autoimmunhepatitis 638
- antikörpervermittelte 94
- - entzündliche Neuropathie 268
- Transplantatabstoßung 978
- zellvermittelte 90
Zytotrophoblast 789
- Chorionkarzinom 789